U0278894

2015 年度“上海高校服务国家重大战略出版工程”入选项目

实用心脏病学

（第五版）

主　编　陈灏珠

副主编　何梅先　魏　盟　葛均波

上海科学技术出版社

图书在版编目(CIP)数据

实用心脏病学/陈灏珠主编. —5版. —上海：上海科学技术出版社，2016. 3(2025. 1重印)
ISBN 978-7-5478-2608-9

Ⅰ. ①实… Ⅱ. ①陈… Ⅲ. ①心脏病学-研究 Ⅳ. ①R541

中国版本图书馆CIP数据核字(2015)第069437号

实用心脏病学(第五版)
主编 陈灏珠

上海世纪出版（集团）有限公司
上 海 科 学 技 术 出 版 社 出版、发行
（上海市闵行区号景路159弄A座9F-10F）
邮政编码 201101 www.sstp.cn
上海中华商务联合印刷有限公司印刷
开本 889×1194 1/16 印张 83.75 插页 4
字数 3200千字
1962年3月第1版
2016年3月第5版 2025年1月第17次印刷
ISBN 978-7-5478-2608-9/R·896
定价：348.00元

内 容 提 要

《实用心脏病学》是我国第一部大型、权威临床心血管病学专著，初版于1962年，一直由我国心血管病学领域的近百位专家共同编写。第五版由我国著名心血管病学家陈灏珠院士主编，继承了前四版的优秀传统，以心血管临床工作为立足点，兼具先进性和临床实用性。

第五版内容涵盖整个心血管基础与临床领域，分为心血管病基础知识、心脏病的诊疗方法和技术，以及心律失常、晕厥和心脏性猝死、心力衰竭和心源性休克、冠状动脉性心脏病、血压异常、心脏瓣膜病、先天性心血管病、心肌炎、肺循环疾病、感染性心内膜炎、心包疾病、主动脉和大动脉疾病、高原性心脏病、心脏肿瘤、周围血管疾病等疾病各论部分。

与第四版相比，本次修订根据医学科学和诊疗技术的迅猛发展，尤其是介入性诊治技术的进步，进行了相应的补充和修改，在心律失常、心源性猝死、经导管心脏瓣膜疾病治疗、心肌病和心脏介入性手术等相关章节更新了较多内容，并重新编写了心脏再同步治疗、先天性血管异常交通的封堵等治疗技术和感染性心内膜炎、心脏瓣膜病以及主动脉瘤等疾病的相关内容。

本书主要读者对象为内科医师、心血管病专科医师、心血管病外科医师、儿科医师等，对有志于从事心血管病防治工作的医学生们也有很高的参考价值。

编写者名单

主　　编　陈灏珠

副 主 编　何梅先(常务)　魏　盟　葛均波

学术秘书　宿燕岗

编 写 者(按编写章节次序排序)

金雪娟　复旦大学附属中山医院

周　俊　复旦大学附属中山医院

范维琥　复旦大学附属华山医院

杨　琳　复旦大学上海医学院

(现就职于复旦大学附属眼耳鼻喉科医院实验中心)

王克强　复旦大学附属中山医院

陈思锋　复旦大学上海医学院

姚　泰　复旦大学上海医学院

唐朝枢　北京大学医学部

齐永芳　北京大学医学部

何梅先　复旦大学附属中山医院

陈灏珠　复旦大学附属中山医院

魏　盟　上海交通大学附属第六人民医院

姜　楞　Tufts University, Boston, USA

李高平　复旦大学附属中山医院

李景霞　复旦大学附属中山医院

曾俭英　复旦大学附属中山医院

胡伟国　上海交通大学附属第六人民医院

潘翠珍　复旦大学附属中山医院

舒先红　复旦大学附属中山医院

李成州　上海交通大学附属第六人民医院

吴春根　上海交通大学附属第六人民医院

王佩芬　复旦大学附属中山医院

杨　姗　复旦大学附属中山医院

曾蒙苏　复旦大学附属中山医院

恽　虹　复旦大学附属中山医院

陈绍亮　复旦大学附属中山医院

程　旭　南京医科大学第一附属医院

黄　钢　上海交通大学医学院
颜　彦　复旦大学附属中山医院
林靖宇　复旦大学附属中山医院
钱菊英　复旦大学附属中山医院
葛均波　复旦大学附属中山医院
朱文青　复旦大学附属中山医院
张　澍　中国医学科学院阜外心血管医院
李京波　上海交通大学附属第六人民医院
李毅刚　上海交通大学医学院附属新华医院
张　松　上海交通大学医学院附属新华医院
于　瀛　上海交通大学医学院附属新华医院
王　蔚　复旦大学附属中山医院
周京敏　复旦大学附属中山医院
王大英　复旦大学附属华山医院
李　勇　复旦大学附属华山医院
宿燕岗　复旦大学附属中山医院
刘少稳　上海交通大学附属第一人民医院
汪智全　上海交通大学医学院附属新华医院
葛　雷　复旦大学附属中山医院
刘铭雅　上海交通大学附属第六人民医院
潘晔生　上海交通大学附属第六人民医院
周达新　复旦大学附属中山医院
陆志刚　上海交通大学附属第六人民医院
马士新　上海交通大学附属第六人民医院
杭靖宇　上海交通大学附属第六人民医院
李　清　复旦大学附属中山医院
陈允钦　复旦大学附属中山医院
陈纪林　中国医学科学院阜外医院
杨跃进　中国医学科学院阜外医院
秦学文　中国医学科学院阜外医院
袁晋青　中国医学科学院阜外医院
于全俊　中国医学科学院阜外医院
徐义枢　中国医学科学院阜外医院
刘海波　中国医学科学院阜外医院
张维忠　上海交通大学医学院附属瑞金医院
黄国倩　复旦大学附属华山医院

陈瑞珍　复旦大学附属中山医院
杨英珍　复旦大学附属中山医院
杨　茗　复旦大学附属中山医院
于　波　哈尔滨医科大学附属第二医院
关振中　哈尔滨医科大学附属第二医院
雷　寒　重庆医科大学附属第一医院
何礼贤　复旦大学附属中山医院
刘学波　同济大学附属东方医院
文　为　同济大学附属东方医院
陈桢玥　上海交通大学医学院附属瑞金医院
陆国平　上海交通大学医学院附属瑞金医院
符伟国　复旦大学附属中山医院
张国辉　江苏省镇江市第一人民医院
郑德裕　中国医学科学院阜外医院
赵　清　上海交通大学附属第六人民医院
潘静薇　上海交通大学附属第六人民医院
金立仁　上海交通大学附属第六人民医院
张庆勇　上海交通大学附属第六人民医院
戎卫海　复旦大学附属中山医院
胡　蓉　复旦大学附属妇产科医院
李笑天　复旦大学附属妇产科医院
徐俊冕　复旦大学附属中山医院
张昀昀　上海交通大学附属第六人民医院
陈　歆　上海交通大学附属第六人民医院
侯晓峰　上海交通大学附属第六人民医院
陈伟新　广东省深圳市孙逸仙心血管病医院
王齐兵　复旦大学附属中山医院
樊　冰　复旦大学附属中山医院
林贻梅　复旦大学附属中山医院
唐　斌　复旦大学附属中山医院
朱　伟　上海交通大学附属第六人民医院
西　雁　复旦大学附属中山医院
顾水明　上海交通大学附属第六人民医院
蒋　利　上海交通大学附属第六人民医院
柏　瑾　复旦大学附属中山医院
陈世波　复旦大学附属中山医院
杨昌生　复旦大学附属中山医院

前　言

《实用心脏病学》第五版经各位编者和主编的共同努力与广大读者见面了。本版主编仍由陈灏珠院士担任，副主编仍为何梅先教授（常务）、魏盟教授和葛均波院士。参编的单位除原有的复旦大学上海医学院，复旦大学附属中山医院、华山医院和妇产科医院，上海交通大学医学院及附属瑞金医院、新华医院，上海交通大学附属第六人民医院、第一人民医院，中国医学科学院阜外医院，北京大学医学部，哈尔滨医科大学附属第二医院，江苏省镇江市第一人民医院等外，尚有新参编的重庆医科大学附属第一医院、同济大学附属东方医院、南京医科大学第一附属医院和广东省深圳市孙逸仙心血管病医院。参编专家人数也从第四版的84位增加到现在的100位。对上述单位和专家们在本书修订过程中给予的支持和帮助，我们在此向他们致以由衷的感谢！

医学科学发展迅速，新理论、新观念、新技术、新方法不断地涌现，心脏病学亦趁势而上。例如循证医学理念的提出和推广，使诊治疾病、判断预后从以经验为基础转变为以证据为基础，制订出各种规范化的诊治指南，提高了诊治效果。又如转化医学理念打破基础医学与药物研发、临床医学之间的鸿沟，使基础研究的成果能加快转化成临床诊治的新方法。再如整合医学理念认为现代医学发展到今天，临床医学学科分得过细，人体结构从微观到宏观是分子→细胞→组织→器官→系统→个体→群体，其中器官受到过分重视，学科以器官（如心脏科）或系统（如呼吸科）来命名，把器官当成“患者”，将症状视为疾病，把检验当成临床，将心理与躯体分离，更不关心群体的保健和疾病的预防，因而强调要从全局的视角了解疾病的发生机制和发展规律，特别是基因、环境和生活方式的相互作用，实施整体化治疗、替代性治疗和预防性治疗的统一，这才是医学发展的方向。新的诊疗技术和方法的问世，继续提高心血管病的诊疗水平，特别是介入性诊治技术的崛起，其以微创性的特点与药物治疗和外科手术治疗形成三足鼎立之势，在冠心病冠脉血流重建、先天性心脏病缺损封堵、经导管瓣膜病的瓣口扩张及瓣膜置换治疗等的应用上，介入手术数有超过外科手术数之势。

本版修订时一如既往地跟随学科的前进步伐做相应的补充和修改，新增了“窦性心率震荡的检测”“大动脉僵硬度及踝臂指数的测定”“电风暴”“J波相关的室性心动过速”“T波电交替的室性心动过速”“P-R间期过度延长综合征”“心脏再同步治疗”“经导管心脏人工瓣膜瓣周漏封堵术”“经导管主动脉瓣置换术”“应激性心肌病”等章节。重新编写了“植入性心脏转复除颤器”“先天性血管异常交通的封堵术”“心脏瓣膜病”“感染性心内膜炎”“主动脉瘤”等内容。

我国心血管病患病率现正处于持续上升阶段。国家心血管病中心编写的《中国心血管病报告2013》的数据显示，目前估计全国有心血管疾病患者2.9亿，其中患高血压者2.7亿、脑卒中者至少700万、心肌梗死者250万、心力衰竭者450万、肺源性心脏病者500万、风湿性心脏病者250万、先天性心脏病者200万，每5个成人中就有1人是心血管病患者。2012年我国心血管病在城市居民疾病死亡构成中占41.1%，在农村则占38.7%，均居各种疾病之首，每5例死亡者中就有2例死于心血管病。可见我国心血管病的诊治和预防工作已成为一件非常严峻的任务。我们期望本书作为我国最早出版的心血管内科学专著，其第五版的出版能为从事心血管病防治工作的内科、外科和儿科同道以及将来有志于从事心血管病防治工作的医学生们提供有价值的参考资料。

本版修订后新增和修改的内容可能会有不少缺点和错误，祈望读者一如既往惠予批评和指正。

陈灏珠 何梅先 魏 盟 葛均波

2015 年 8 月

目　录

第一篇

心血管病基础知识

第一章　心血管病流行病学

金雪娟　周　俊

一、流行概况

在国际疾病分类第10版（International Classification of Diseases, Tenth Revision, ICD－10）中，心血管病编码为Ⅰ00～Ⅰ99，主要包括急性风湿热、慢性风湿性心脏病、高血压、缺血性心脏病、肺源性心脏病、脑血管病以及其他循环系统疾病，但不包括先天性心脏病。由于受诊断条件、诊断水平及不同分类的影响，在比较不同地区、不同时间的心血管病流行状况时，通常采用大组分类原则，例如总心血管病、总缺血性心脏病、总心脏病、总脑卒中。

心血管病通常起病隐袭，发生、进展过程漫长，早期可无症状，患者常在出现较严重症状时才去就医，甚至发生心源性猝死来不及就医，因此，心血管病的发病率和患病率统计困难。心血管病死亡是一个明确的、客观的、反映严重心血管病事件的指标，大多数国家及地区都有完整的或部分的疾病死亡登记系统和统一的国际疾病分类（International Classification of Diseases, ICD）编码，因此，通常是用心血管病的死亡率来描述与比较不同人群间心血管病的分布状况。

世界卫生组织（World Health Organization, WHO）每年出版的卫生统计年报提供了全球有疾病死亡登记国家的死亡率统计资料。在WHO卫生统计报告中，把心血管病与糖尿病作为一个分类统计，其他心脏病的子类，没有单独列出。美国心脏协会（American Heart Association, AHA）与美国疾病控制和预防中心（Centers for Disease Control and Prevention, CDC）、美国国立卫生研究院（National Institutes of Health, NIH）以及其他政府机构协作，每年出版美国的心脏病、脑卒中及其风险因素最新统计报告。在此报告中，列出了总心脏病（ICD－10编码：Ⅰ00～Ⅰ09、Ⅰ11、Ⅰ13和Ⅰ20～Ⅰ51）、原发性高血压和高血压性肾脏疾病（ICD－10编码：Ⅰ10、Ⅰ12、Ⅰ15）、冠心病（ICD－10编码：Ⅰ11和Ⅰ20～Ⅰ25）、脑血管病（ICD－10编码：Ⅰ60～Ⅰ69）的死亡率及部分发病率、患病率的最新数据。我国的《中国卫生统计年鉴》收录了31个省、自治区、直辖市卫生事业发展情况和目前居民健康水平的统计数据，其中包括心脑血管病的死亡率。由国家心血管病中心编制、不定期出版的《中国心血管病报告》是我国心血管病流行状况和防治研究重要进展的权威报告。这些报告为观察和比较研究不同国家与地区心血管病的流行现状及长期趋势创造了条件。

（一）死亡类型的流行病学转变

世界上大多数国家与地区，在20世纪都见证了人类历史上健康状况的最显著改善。随着现代医疗保健及抗生素等药物的发展，婴儿死亡率极大地降低，平均预期寿命延长，出现人口学转变。人口数从几乎停滞阶段（高出生率和高死亡率）到快速增长阶段（高出生率和低死亡率），然后到一个稳定的低增长率阶段（低出生率和低死亡率）。伴随着人口学转变，引起死亡的疾病从过去的以营养缺乏性疾病和传染病等为主向退行性疾病（慢性病如心血管疾病、肿瘤和糖尿病）转变。

目前，心血管病是大多数国家45岁以上男性的第1位死亡原因，在女性则是仅次于肿瘤的第2位死因。2008年，全球30～70岁成年人心血管病与糖尿病的总死亡率为245/10万，其中33.6%是由缺血性心脏病事件和脑卒中所引起。在高收入国家和部分中等收入国家，心血管病所造成的支出已经占疾病负担第1位；在低收入国家，这一比例正在迅速增加。据WHO预计，到2030年，全球每年死于心血管病的人数将达到2 330万。

（二）地区分布

心血管病的分布有一定的地区性，不同国家与地区心血管病死亡率显著不同。根据2013年WHO提供的193个国家的2008年年龄标化心血管病与糖尿病的总死亡率，男性最高的瑙鲁（922/10万）是最低的日本（118/10万）的7.8倍；女性最高的马绍尔群岛共和国（931/10万）是最低的日本（65/10万）的14.3倍。这种差异和人种没有关联。日本女性（65/10万）与死亡率最接近的法国女性（69/10万）在遗传上不可能和其亚洲邻国，例如我国女性（260/10万）更接近。我国不同地区间高血压、冠心病事件、脑卒中的发病率和死亡率均呈北高南低分布，差异在5倍以上。

心血管病死亡在总死亡率中所占比例存在地区差异。非洲、美洲、东南亚、欧洲、东地中海区域、西太平洋地区2008年心血管病与糖尿病的总死亡率在总死因所占的比例依次为22.3%、31.8%、32.6%、38.0%、39.0%、33.8%。按经济发展水平分类，低收入、较低中等收入、较高中等收入、高收入国家与地区，比例依次为27.7%、33.8%、36.6%、27.7%。我国

2011 年心血管病与糖尿病在总死因构成中占 41%，无论是城市还是农村，均占死因构成的第 1 位。然而，死因谱并非一成不变，低、中等收入国家伴随着经济发展和人口学转变，心血管病与糖尿病在全死因中的构成比在快速上升。

心血管病病种死亡率的构成也有明显的地区差异。据 WHO 2013 年公布的资料，全球总死亡率中，33.6%是由缺血性心脏病事件和脑卒中所引起。在许多高收入国家，缺血性心脏病死亡率均占总心血管病死亡率的约 50%，如 2013 年 AHA 公布的数据，美国冠心病死亡占总心血管病死亡的 49.0%。而在中等收入与低收入国家，缺血性心脏病占总心血管病死亡的比例较小，最低的是我国农村居民(2008 年为 18.0%)与中国城市居民(2008 年为 26.0%)。脑卒中占总心血管病死亡最高的国家是我国农村居民(2008 年为 47.3%)，最低的是美国(2009 年为 16.5%)。上述心血管病死亡构成的差别反映了不同人群中危险因素谱的差别，也反映了脑卒中和缺血性心脏病发病遗传学上的差异。

(三) 人群分布

1. 年龄　心血管病分布有明显的年龄差异。总心血管病无论是发病率、患病率还是死亡率，总趋势均随年龄增加而升高。据美国国家健康与营养调查以及 Framingham 心脏研究结果，高血压患病率及总心血管病患病率、发病率、死亡率随年龄增高呈近似线性上升趋势(图 1-1-1～图 1-1-4)。

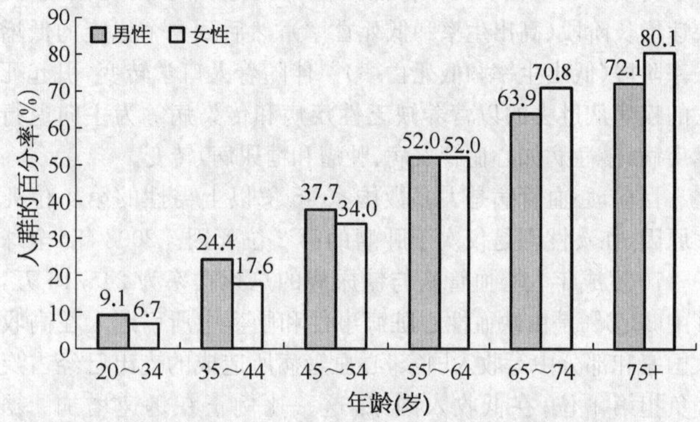

图 1-1-1　20 岁及以上成人高血压患病率

高血压指收缩压≥140 mmHg，或舒张压≥90 mmHg，或服用降压药物治疗。

数据来源：2007～2010 年美国国家健康与营养调查。Heart disease and stroke statistics — 2013 update: a report from the American Heart Association [J]. Circulation, 2013,127: e6 - e245

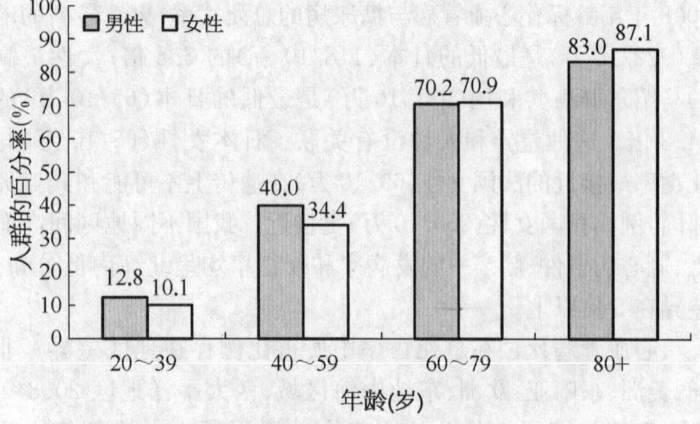

图 1-1-2　20 岁及以上成人心血管病患病率

数据包括冠心病、心力衰竭、脑卒中和高血压。

数据来源：2007～2010 年美国国家健康与营养调查。Heart disease and stroke statistics — 2013 update: a report from the American Heart Association [J]. Circulation, 2013,127: e6 - e245

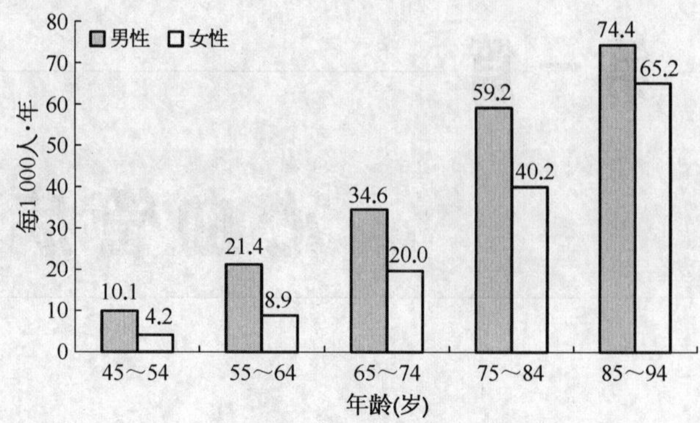

图 1-1-3　45 岁以上成人心血管病发病率(%)

数据包括冠心病、心力衰竭、脑卒中和间歇性跛行。

数据来源：1980～2003 年 Framingham 心脏研究。Heart disease and stroke statistics — 2013 update: a report from the American Heart Association [J]. Circulation, 2013,127: e6 - e245

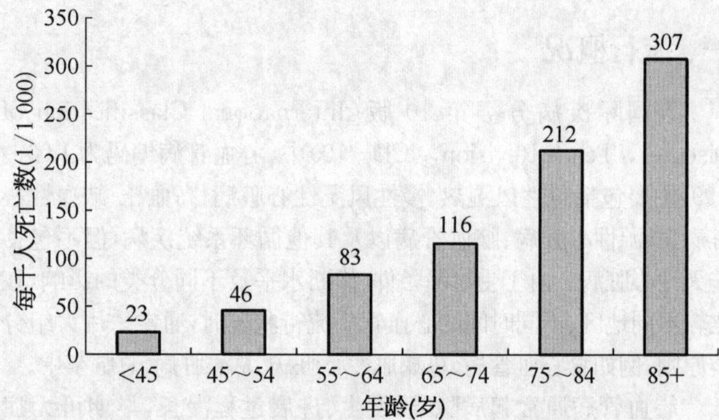

图 1-1-4　45 岁以上成人心血管病死亡率

心血管病包括 ICD-10 中编码为 I 00～I 99，Q 20～Q 28。

数据来源：2009 年美国国家卫生统计中心。Heart disease and stroke statistics — 2013 update: a report from the American Heart Association [J]. Circulation, 2013,127: e6 - e245

2. 性别　心血管病患病率、发病率和死亡率性别比的人群差异因疾病种类和年龄而不同。一般而言，女性心血管病的死亡率相对较低，例如美国，2009 年心血管病(ICD-10 编码：I 00～I 99)标化死亡率，男性比女性高 46.5%(287.2/10 万 比 196.1/10 万)。性别差异随着年龄的增加而减小，在美国，发生于 65 岁前的早发心脏病 70%是男性。死亡率性别差异反映了两性心血管病危险因素暴露水平的差异，例如生活方式的不同，特别是吸烟、饮酒及膳食中动物脂肪的比例可能是这些差异的部分原因。另一个可能的原因是男女两性对心血管病危险因素的敏感性存在差异。

3. 种族　心血管病与种族有一定的关系。例如，2009 年美国白种人男性心血管病死亡率为 281.4/10 万，而非裔美国男性为 387.0/10 万，非裔美国人的心血管病死亡率明显高于白种人。与白种人相比，非裔美国人发生高血压的年龄更早，血压水平更高。美国 2011 年 18 岁以上成人年龄标化总心脏病、冠心病、高血压、脑卒中的患病率，白种人分别为 11.1%、6.3%、23.3%和 2.3%；非裔美国人分别为 10.7%、6.9%、33.4%和 4.5%；亚裔美国人分别为 7.4%、4.3%、18.7%和 2.7%。种族差异反映了不同人群遗传背景与心血管病危险因素暴露水平的差异。

（四）时间分布

1. 长期趋势　过去的40年里，心血管病死亡率水平在世界范围内发生了很大的变化。在高收入国家，总心血管病死亡率，无论缺血性心脏病或是脑卒中都有显著持续地下降。例如美国，1999～2009年，总心血管病、冠心病、脑卒中的死亡率分别下降28.2%、34.6%和32.3%。而在许多中等收入与低收入国家，包括心血管病在内的慢性非传染性疾病呈增加趋势。我国的监测数据，1984～2004年，出血性脑卒中发病率平均每年下降1.7%，然而缺血性脑卒中发病率平均每年上升8.7%。北京地区的监测数据，1984～1999年，年龄标化冠心病死亡率男性增加了约50%，女性增加了27%。据WHO估计，未来10年，我国慢性病的死亡率将增加19%，尤其是糖尿病相关的代谢心血管病，将增加50%。

2. 季节性　无论在南半球还是北半球，冠心病、脑卒中的发病率和死亡率均呈现冬季高峰和夏季低谷的规律。季节的波动反映心血管病危险因素的季节性变化。例如生活方式的危险因素如饮食、运动的季节变化；其他危险因素，如血压、血清胆固醇水平、凝血因子和血糖水平的季节波动。然而，一些研究也提出了环境因素如温度对于生理的直接影响以及急性和慢性感染的影响。

（五）主要心脏病的流行现况

1. 冠心病流行概况　由于冠心病的诊断较困难，因此难以确切统计冠心病的发病率和患病率。根据WHO和MONICA（Multinational Monitoring of Trends and Determinants in Cardiovascular Disease）研究组规定，近些年来只以急性心肌梗死（致死性与非致死性）和冠心病猝死来计算冠状动脉事件的发病率。冠心病死亡率的计算除心肌梗死、冠心病猝死外尚包括慢性冠心病死亡。

冠心病发病率和死亡率存在明显的地区差别，并随年龄而增加，男性最为明显，一般认为男性在大于40岁后，大约每增长10岁，发病率即上升1倍；女性在绝经后增长也较明显。各个年龄组死亡危险男性均比女性高，男性冠心病死亡率60岁以后保持不变，而女性70岁以前持续增加。2001年全世界有超过700万人死于冠心病，占全球死亡人口总数的12.5%，在很多发达国家中冠心病死亡人数已占总死亡人数的1/3左右。据WHO预测，至2030年全球将有超过1 000万人死于冠心病，占全部死亡人口的14.0%。1985～1990年MONICA研究发现，冠心病年龄标化死亡率在北欧和东欧国家较高，北美、西欧居中，中国较低。我国冠心病的发病率和死亡率地区差别也很大，MONICA研究发现，如以1987～1989年参加调查的17个协作单位计算，山东青岛男性发病率最高，为108.7/10万，而安徽滁州最低，仅为3.3/10万，前者是后者的32.9倍。从地域分布总体来看，我国冠心病死亡率城市高于农村，高收入地区高于低收入地区，东北地区高于南方地区。但值得注意的是，我国农村地区冠心病死亡率近年来上升趋势迅猛，2008年起粗死亡率已超过中小城市，2009年起急性心肌梗死粗死亡率超过城市。

冠心病的流行趋势在世界各国呈现不同的类型。北美和绝大多数西欧国家在20世纪60年代之前冠心病的危险因素和死亡率上升，而之后则开始下降。美国冠心病年龄标化死亡率1940～1967年上升了14.1%，而1968年以后卫生策略改变，采取了冠心病危险因素的综合干预措施，冠心病年龄标化死亡率以平均每年2%～3%的速度下降。1968～1981年共下降了31.8%，其中生活方式改变的影响占54%，医疗保健水平提高的影响占39%。美国1970年冠心病年龄标化死亡率为448/10万，到2000年降至186/10万，2009年则为116/10万，1999～2009年10年间实际死于冠心病的人数下降了27.1%。在这些国家中的调查表明，冠心病发病率和死亡率在低收入阶层比高收入阶层更高，这可能与其高血压患病率、吸烟率高有关。冠心病在东欧国家中正处于高死亡率水平，例如俄罗斯1990～1992年45～75岁年龄段男性的冠心病死亡率高达767/10万。近年来冠心病死亡率在波兰、斯洛文尼亚、匈牙利、捷克共和国和斯洛伐克等经济转型较为成功的国家已呈现明显下降趋势，而在加盟共和国中则趋于稳定。冠心病在发展中国家中正在成为主要死亡原因。例如印度死于冠心病的人口从1990年的117万增加至2002年的153万，已占心血管疾病死亡的50%以上，而1960年这一数据仅为4%。但必须指出的是，日本的冠心病发病率并没有经历其他发达国家一样急剧上升的阶段，WHO 1998年公布的世界卫生统计年报表明，在总死亡率和心血管病死亡率中，无论男女，日本都居末位，这可能与其以鱼类和植物为主的低脂饮食和由此产生的低胆固醇水平有关。可见，将冠心病的增加归因为经济发展的必然产物并不恰当。

我国冠心病死亡率近30年来增长迅速。根据卫生部统计年鉴资料，1984～1999年，我国35～74岁人群经年龄调整后的冠心病死亡率男性增加了41%，女性增加了39%。2000年我国城市冠心病死亡率为71.3/10万，农村为31.6/10万，2009年则增至城市94.96/10万，农村71.27/10万。这与我国经济的发展、生活方式的变化、人群中致冠心病危险因素增高以及对高血压、冠心病的预防干预措施不够得力密切相关。据前上海医科大学（现为复旦大学上海医学院）附属的2所综合性医院资料统计，20世纪90年代冠心病患者已经占住院心脏病患者总数的1/3，冠心病住院人数是20世纪50年代的近15倍。如再无有效的预防治疗措施，冠心病的发病率和死亡率还会继续增高，将对我国卫生资源造成极大的负担。

2. 心脏瓣膜病流行概况　心脏瓣膜病可由多种原因引发。从全球范围来看，风湿性心脏病（简称风心病）是引起心脏瓣膜病的主要原因。风心病发病的总体趋势已明显下降，1990年全球风心病仅占总死亡原因的0.7%，但仍是儿童和青少年常见的疾病之一，是50岁以下心脏病患者早年致残和死亡的主要原因之一。在发展中国家，特别是靠近赤道的国家，风湿热和风心病的流行还没有得到有效控制，多数地区患病率高于1‰，个别地区甚至高达18.6‰，目前风心病仍是引起死亡的一个主要疾病。而在发达国家，风心病已较少见，心脏瓣膜病以瓣膜退行性病变多见。在我国，风心病仍属常见病，据报道风心病瓣膜手术占所有心脏瓣膜手术的81.4%～83.5%。

美国在20世纪20～40年代几个大城市学龄儿童风心病患病率曾高达（30～140）/10万，但到1985年已下降到0.5/10万，2005年美国全人口的风心病死亡率为1.1/10万，仅占全部总死亡的0.14%，这与生活水平和居住条件的改善，以及广泛使用抗生素预防风湿热有重要关系。但随着人口的老龄化以及超声诊断技术的提高，瓣膜退行性病变正在增加。据AHA

报告，2006 年全美心脏瓣膜病标化患病率为 2.5%（男性 2.4%，女性 2.5%），其中主动脉瓣狭窄患病率 0.4%，主动脉瓣反流 0.5%，二尖瓣狭窄 0.1%，二尖瓣反流 1.7%。心脏瓣膜病的患病率随着年龄而增长，三项大型调查的结论显示 18～44 岁年龄组人群的患病率为 0.7%，65～75 岁年龄组为 8.5%，75 岁以上年龄组为 13.3%。心脏瓣膜病患者的 5 年生存率为 79%，8 年生存率为 68%。

1980 年全国 13 省市调查发现，儿童风心病患病率为 0.52‰，低于同期发展中国家 1.4‰～18.6‰水平。1994 年对 6 省市近 27 万 5～18 岁中小学生进行的风心病患病率调查表明，总患病率为 0.22‰，各地患病率从 0.03‰（重庆）至 0.4‰（广东）不等，随年龄增大而升高，南方高于北方，农村高于城市，性别间无显著性差异。近数十年我国风湿热发病率和风心病患病率、死亡率已明显下降。据上海两所综合性医院报道，1948～1957 年风心病患者占内科住院患者比例为 50.30%，1990～1999 年降至 10.25%。

3. 先天性心脏病流行概况 先天性心脏病（简称先心病）是先天性畸形中较常见的一种，根据 ICD-10，先心病分类属于先天性异常，不包括在心血管病分类中，但该病仍是心血管病医生需经常诊治的病种。

先心病的发生与人种、民族等遗传因素，地域、环境等外界因素以及母体内环境等诸多因素有关。根据 WHO 报告，2010 年全球小于 5 岁儿童死因中，先天畸形占 7%，在低收入国家中占 4%，在高收入国家中占 25%。

美国近年来报道的先心病发生率为 4‰～10‰。由于医疗技术的提高，使许多先心病能够得到纠正，1999～2006 年先心病占全部死亡原因的比例下降了 39%。许多患儿得以存活至成年，美国目前每 150 个成人中即有 1 人患有某种先心病，加拿大的调查显示成人中先心病的患病率为 4.09‰，儿童为 11.89‰。

在我国，由于诊断技术的提高等原因，先心病的发生率呈上升趋势。估计我国大陆每年有约 16 万先心病患儿出生。目前先心病已经成为大城市 5 岁以下儿童死亡的第 1 位原因。我国大部分地区最常见的先心病为室间隔缺损（占 30.4%～59.7%），其次为房间隔缺损（占 18.0%～39.8%），动脉导管未闭也较常见（占 5.0%～14.9%）。我国先心病的流行病学调查，采用的调查人群年龄不尽一致，患病率在 1.3‰～17.0‰，其中青海、云南等高原地区先心病患病率高于广东、福建、四川等平原或低海拔地区。另外，不同的民族以及所在地区的污染状况也与先心病的患病率有关。

4. 心肌病流行概况 由于该病常常起病隐匿，诊断较为困难，且尸检率低，心肌病目前的流行病学资料较少。总体来说，心肌病近年来呈现发病率升高，死亡率降低的趋势。据统计，在住院患者中，心肌病可占心血管病的 0.6%～4.3%。在全部尸检中，诊断心肌病者占 0.11%。

最为常见的心肌病为扩张型心肌病，发病男多于女，男女发病比例约 2.5∶1。美国 1996 年起对部分州小于 18 岁人群调查发现，该病年发病率为 0.57/10 万，其中小于 1 岁组发病率最高，为 4.4/10 万，66% 的患儿由特发性疾病引起，最为常见的是心肌炎（占 46%），5 年的猝死率为 3%。我国南京市心肌病流行病学研究协作组对 1985～1989 年南京市区及郊区 60 岁以内自然人群做发病率调查，发现扩张型心肌病年发病率为 1.3/10 万，发病率随年龄增加而上升，50～59 岁年龄组达到高峰。2001～2002 年全国抽样调查显示患病率为 19/10 万。

肥厚型心肌病是最常见的遗传性心肌病，发病男多于女，目前认为该病的患病率约为 2‰，大多数患者并不知晓患有此病。美国的调查显示在小于 18 岁人群中的发病率是 0.47/10 万，其中小于 1 岁组发病率最高。我国曾报道 1985～1989 年南京市区及郊区 0～59 岁自然人群中年龄标化发病率为 0.9/10 万，与国外报道相似。2001～2002 年我国一次以超声心动图检查为基础的 8 080 例成人调查表明，我国肥厚型心肌病的患病率为 161/10 万，据此推测我国现有该病患者 100 万名以上。

5. 心律失常流行概况 心律失常的种类很多，流行病学调查需要结合病因以及伴随的器质性心脏病情况，因此其流行病学调查较多是针对住院病例的分析。美国 1991～1998 年，65 岁以上老年人心律失常作为住院主要诊断的人数迅速上升，11 种常见心律失常的住院率男性均高于女性，发生率随年龄而增加。我国上海市住院患者的统计资料显示，因心律失常而住院病例数 20 世纪 90 年代比 50 年代增加了 100 多倍。近年 1 项对全国 22 家省级医院 2007 年上半年住院患者的回顾性调查显示心律失常患者占心内科住院患者总数的 26.8%，所有心律失常患者中，心房颤动占 35.0%，阵发性室上性心动过速占 28.0%，病窦综合征占 11.9%，室性期前收缩占 11.6%。心律失常患者中 38% 伴高血压，24.7% 伴冠心病，10.2% 伴瓣膜病。

心房颤动（简称房颤）是临床最常见的持续性快速心律失常，其发病率随着年龄升高而升高。由于人均寿命的提高，近年来在所有的心律失常中房颤的发病率增长最快。1993～2007 年，全美 65 岁以上接受治疗的房颤患者每年约增加 5%，1996～2001 年，初诊房颤的住院患者增加了 34%。2010 年全美有 270 万～610 万房颤患者，预计到 2050 年患者数将达到 560 万～1 200 万。年龄标化的房颤患病率男性高于女性，且男性发病年龄小于女性。原发性高血压、缺血性心脏病、心力衰竭和糖尿病是房颤常见的合并疾病。2004 年公布的我国 14 个省 30 岁以上自然人群中房颤的流行病学调查结果，房颤患病率为 0.77%，其中瓣膜性、非瓣膜性及孤立性房颤所占比例分别为 12.9%、65.2% 和 21.9%。年龄分组显示患病率有随年龄增加的趋势。男性（0.9%）患者房颤患病率高于女性（0.7%）。

6. 心力衰竭流行概况 心力衰竭常是各种心脏病的最终结局，是严重危害人类生命健康的综合征，已经成为 65 岁以上老年人住院和死亡的常见原因。心力衰竭预后不良。美国 Framingham 地区研究显示心力衰竭一旦出现，37% 的男性和 33% 的女性将于 2 年内死亡；6 年的死亡率男女分别为 82% 和 67%，是一般人群的 4～8 倍。28% 的男性和 14% 的女性心力衰竭患者死于心脏性猝死，猝死发生是相同年龄组正常人群的 6～9 倍。

根据 2007～2010 年美国国家健康与营养调查资料显示，美国现有 510 万 20 岁以上心力衰竭患者，且有增加的趋势，目前心力衰竭患病率为 2.1%，其中 60～79 岁人群男性为 7.8%，女性为 4.5%，80 岁以上人群男性为 8.6%，女性为 11.5%。

75～84岁人群的心力衰竭年发病率为1.5%～2.2%，85岁以上人群为3.3%～4.2%。根据统计，2010年美国初诊心力衰竭患者180万，住院心力衰竭患者超过100万。估计2013年用于心力衰竭治疗的费用约320亿美元。在过去40年中，美国心力衰竭导致的死亡增加了6倍。心力衰竭是主要心血管病中发病率显著增加的唯一的综合征，高血压、糖尿病和冠心病是心力衰竭的主要原因。

我国心力衰竭的患病率低于西方国家，2000年抽样调查10省市35～74岁城乡居民15 518人的结果显示，心力衰竭患病率为0.9%，男性为0.7%，女性为1.0%。35～44岁、45～54岁、55～64岁、65～74岁各组心力衰竭患病率分别为0.4%、1.0%、1.3%、1.3%。北方地区患病率高于南方，城市人群高于农村。对我国42家医院1980年、1990年和2000年3个全年段的住院病历进行分析，显示住院心力衰竭患者平均年龄由67.8岁降至63.1岁，3个年龄段住院死亡率明显下降，分别为15.4%、12.3%和6.2%，但仍高于同期心血管病的平均住院死亡率。另外值得注意的是住院心力衰竭患者的病因谱的变化，风湿性心脏病所占比例从1980年的34.4%下降至2000年的18.6%，而冠心病加上高血压则从44.8%增至58.5%。上海地区12家医院的调查显示了相似的结果，风湿性心脏病所占比例从1980年的46.8%下降至2000年的8.9%，而冠心病则从31.1%增至55.7%。由于我国冠心病和高血压的发病呈上升趋势，人口日趋老龄化，可以预计我国心力衰竭的患病人数将会逐渐增加，心力衰竭正成为心血管病领域一个严重的公共卫生问题，加强对这一综合征的研究和防治工作非常重要。

二、危险因素

自1961年在美国Framingham随访6年的报告中首次提出“危险因素”这个概念以来，欧洲、美国和亚洲的多项前瞻性队列研究除了对传统危险因素进行深入细致地定量地分析外，还陆续发现了一些新的危险因素。迄今，已知的心血管病的危险因素有近300种，但重要的只有十几种。这些危险因素可以归为两大类：遗传因素和环境因素。前者重要的有年龄、性别和家族遗传史，这些因素是不可变的(non-modifiable risk factors)；后者重要的有高血压、血脂异常、吸烟和饮酒、糖尿病、缺少运动、不平衡膳食(常导致超重、肥胖和血脂异常)以及精神压力。这些因素和生活方式密切相关并且是可以改变的(modifiable risk factors)。

(一) 不可变的主要危险因素

1. 年龄增长　年龄增长是心血管病的危险因素。据AHA 2013年的心脏病与脑卒中统计报告，美国有1/3以上的成人患1种或以上心血管病，其中一半以上患者年龄≥65岁。发生首次心肌梗死的平均年龄男性为64.7岁，女性为72.2岁。约80%的冠心病死亡者年龄≥65岁。55岁以后，年龄每增长10岁，脑卒中的风险增加1倍。

2. 男性　男性较女性更可能在年轻时就发生心脏病事件。男性患心脏病的风险高于绝经前的女性。女性绝经后，即使心脏病的死亡率增高，但仍低于男性。

3. 家族史　一级亲属中在55岁(男性亲属)或65岁(女性亲属)前患冠心病或脑卒中者，其发生心血管病风险增加。

4. 种族　非洲人发生心血管病的风险高于其他种族。

(二) 可以改变的主要危险因素

1. 高血压　高血压是最常见的心血管病，同时也是脑卒中、心肌梗死、心力衰竭及慢性肾病的主要危险因素。血压水平与心血管病及其并发症的发生危险呈剂量反应关系，并没有明确的阈值。单纯收缩期高血压及门诊偶测血压值也是动脉粥样硬化性心血管病(包括冠心病、脑卒中、周围动脉病)独立的预测因子。高血压与肥胖、吸烟、高胆固醇水平、糖尿病等其他危险因素同时存在时，有协同致病作用。有效的药物和非药物降压治疗可以明显减少心血管病及其并发症。在有多种危险因素并存时，控制高血压可以有效减轻其他危险因素的致病作用。据WHO报告，2008年，全球25岁及以上成人高血压的患病率男性为29.2%，女性为24.8%。我国自新中国成立以来进行过4次大规模的高血压患病率抽样调查，4次调查高血压的患病率分别为5.11%、7.73%、13.58%、17.65%，呈明显的上升趋势。2010年上海城区15岁以上人群高血压患病率已达到31.15%。

2. 血脂异常　血脂异常是指血液中脂类代谢的异常。能导致心血管病的血脂异常主要有血清总胆固醇(TC)水平过高；血清低密度脂蛋白胆固醇(LDL－C)水平过高；血清三酰甘油(TG)水平过高以及血清高密度脂蛋白胆固醇(HDL－C)水平过低。血脂异常与动脉粥样硬化性心血管病呈正连续等级相关。血脂异常与高血压、吸烟等其他危险因素同时存在时有协同致病作用。通过非药物和药物干预减轻血脂异常的程度可以明显减少心血管病事件(包括初发和复发)的发生率。在血脂异常和其他危险因素合并存在时，控制血脂异常可以有效减轻其他危险因素的致病作用。美国国家卫生统计中心(National Center for Health Statistics, NCHS)2007～2010年国家健康与营养调查(National Health and Nutrition Examination Survey, NHANES)数据显示：美国20岁或以上成人高血清胆固醇血症(TC≥240 mg/dl)的患病率为13.8%，高三酰甘油血症(TG≥150 mg/dl)的患病率为27.0%。在我国，上海地区2008～2009年的调查结果显示：相应的患病率依次为4.0%和26.1%。2007～2008年我国糖尿病与代谢综合征研究小组报告数据显示：全国20岁或以上成人高血清胆固醇血症(TC≥240 mg/dl)为9.0%。

3. 吸烟　吸烟是心血管病的主要危险因素之一。吸烟与心血管病发病和死亡相关并有明显的剂量-反应关系。被动吸烟也会增加患心血管病的危险。吸烟的危害是低剂量、长期持续的慢性化学物质累积中毒过程。吸烟的危害往往是在开始吸烟以后十几年或几十年后才表现出来。吸烟者戒烟后，烟草对身体的毒性作用会慢慢消失。不同国家与地区，吸烟率有明显差异，2008年全球15岁以上男性吸烟率为8%～71%，女性为1%～50%。我国男性吸烟率为51%，女性为2%。

4. 胰岛素抵抗、糖耐量异常与糖尿病　糖代谢异常可分为3个阶段：① 高危人群阶段，存在胰岛素抵抗，即血糖正常但有易患糖尿病的倾向；② 血糖增高阶段，糖尿病前期，血糖已经增高，糖耐量受损，但尚未达到糖尿病的诊断标准；③ 临床糖尿病。糖尿病显著增加心血管疾病的风险。即使血糖水平控制良好，糖尿病患者的心脏病和脑卒中的风险还是增高。如果血糖没有控制好，则风险更高。至少有65%的糖尿病患者会死于某种心脏病或血管疾病。美国Framingham研究表明，糖尿病或糖耐量异常是心血管病事件的独立危险因素，且其影响女性大于男性。2008 年，全球 25 岁及以上成人血糖增高(糖尿病+糖尿病前期)的患病率，男性为 9.8%，女性为 9.2%。2007～2008 年我国糖尿病与代谢综合征研究小组报告数据，全国 20 岁或以上成人糖尿病患病率男性为 10.6%，女性为 8.8%；糖尿病前期患病率男性为 16.1%，女性为 14.9%。美国 2010 年数据，20 岁或以上成人糖尿病患病率男性为 11.8%，女性为 10.8%。

5. 超重与肥胖　超重与肥胖，尤其是中心性腹部肥胖，是心血管病的重要危险因素；同时，体质指数(body mass index, BMI)增加可导致所有心血管病危险因素升高，包括高血压、糖耐量异常、胰岛素抵抗、高血清三酰甘油、HDL-C 降低、高血尿酸和血浆纤维蛋白原增高。超重和肥胖与心血管病危险呈正的、等级相关。在我国人群体质指数远较西方为低的情况下，体质指数与心血管病发病危险以及与其他危险因素水平及其聚集性仍呈剂量反应关系。据 WHO 公布的数据，2008 年，全球高收入国家、高中等收入国家、低中等收入国家、低收入国家 20 岁以上成人肥胖(BMI≥30 kg/m^2)患病率男性分别为 21.8%、19.5%、4.7%和 2.6%，女性依次为 21.6%、28.9%、8.4%和 5.1%；其中我国男性与女性分别为 4.6%与 6.5%。在美国，2007～2010 年 NHANES 调查结果显示，有 68%的成人超重或肥胖(BMI≥25 kg/m^2)，其中男性为 73%，女性为 64%。

6. 缺乏体力活动　缺少体力活动能引起心血管病发病和死亡增加。经常参加体力活动可以有助于控制体重、胆固醇水平和糖尿病以及降低血压。中等强度的活动(如较快地步行 30 min 以上、游泳、骑自行车等)可显著降低冠心病的发病危险。能加快心肌梗死发病后以及搭桥手术和冠状动脉成形术后的康复并且能减少心血管事件的复发。

7. 不平衡膳食　“平衡膳食”是指膳食中所供给的营养素的量和成分能符合人体生理动能和生存的需要。能引起心血管损害的不平衡膳食主要有以下几种：① 总热量摄入过多，导致超重和肥胖；② 饱和脂肪酸和胆固醇摄入过多，不饱和脂肪酸摄入偏低，导致血脂异常；③ 钠摄入过多，钙和钾摄入偏低，导致血压升高；④ 食物纤维素和抗氧化维生素摄入过低，导致血压和血脂异常。中国居民 2002 年营养与健康状况调查结果显示，城市居民热量食物来源构成中，谷类食物仅占 48.5%，脂肪供能比高达 35.0%；农村居民膳食结构趋于合理，谷类食物与脂肪供能比分别为 61.4%和 27.5%。

8. 精神压力　心理应激会引起神经内分泌功能失调，诱发血压升高和心律失常以及引起血小板反应性升高等，这些都是促进动脉粥样硬化的因素。另外，长期负性情绪或过度的情绪波动会诱发冠状动脉收缩，粥样斑块破裂从而引发心脑血管急性事件。对已有心血管病的患者，心理应激会使病情恶化、不利于康复和容易再次引发心脑血管急性事件。

(三) 其他危险因素

还有许多危险因素与心血管病发生之间的关系尚没有明确定论。例如纤维蛋白原和凝血因子Ⅶ、高同型半胱氨酸血症、左心室肥厚、白细胞计数和纤维蛋白原偏高等。

(四) 危险因素的聚集

高血压、肥胖、胰岛素抵抗、血脂异常等多种代谢心血管病危险因素常常出现(聚集)在同一个人身上，即个体的多重心血管病危险。在糖尿病患者中，有 75%～85%合并高血压，70%～80% 合并 LDL-C 增高，60%～70% 合并肥胖。“代谢综合征”是多重心血管病危险的一个特例，其实质就是与代谢有关的危险因素在个体身上的聚集。危险因素在个体的聚集不是偶然的巧合，而是因为各种因素之间有着千丝万缕的因果联系。有时一种危险因素诱发另一种危险因素，有时一种危险因素同时诱发多种危险因素。其致病作用互相协同，互为因果，加速了心血管病的发生与发展。美国 Framingham 研究发现，个体同时具有高血压、血脂异常和吸烟 3 个危险因素者，冠心病发病危险比只有 1 个危险因素者增加 10 倍以上。

(五) 个体心血管病发病危险评估和分层

个体心血管病发病危险的估计对心血管病防治(尤其是早期一级预防)有重要指导意义。国际上最有影响的心血管风险评估工具有 Framingham 风险评分(Framingham risk score)、得分图表(SCORE charts)和波捷特 CUORE 得分(Progetto CUORE score)等。在我国，有参照 Framingham 风险评分开发的中国人缺血性心血管病发病危险综合评估方法。在中国高血压指南中，对高血压合并其他危险因素和临床情况的危险进行了定量分层。

三、预防策略与措施

通过健康的生活方式，包括健康的饮食、规律的体育活动(体育活动时间≥150 min/w；或至少 5 d/w 并且≥30 min/d)、远离烟草危害(完全戒烟+远离二手烟)至少可以防止 80%的早发心脏病、脑卒中、2 型糖尿病的发生。据 WHO 估计，在未来 10 年中，我国慢性病死亡率如果每年下降 2%，那么，可以减少 360 亿美元的损失。

(一) 预防策略

1. 全人群策略和高危策略　在全人群策略和高危策略这两种相辅的策略中，应以全人群策略为主，高危人群策略为辅。由于心血管病传统危险因素，如吸烟、高血压、血脂异常等并无“阈值”。要减少人群中心血管病发生与死亡，应使整个人群的危险因素分布向左移(降低)，使人群危险因素控制在“最佳”水平。

2. 多因素长期干预策略　由于心血管病危险因素存在聚集性的特点，多种危险因素聚集在一个个体会大大增加发病的危险。因此，在心血管病预防中，强调把每一项危险因素都应视为整个危险因素谱的一个组成成分。同时，由于对危险因素的干预目的是降低心血管病的发病和死亡，因此强调要观察长期干预的效果。

(二) 预防措施

1. 公共卫生手段和健康教育　公共卫生手段和健康教育是原始预防和一级预防的核心内容，也贯穿了二级预防到三级预防的内容。采取健康教育手段，防止和改变不良的生活方式和行为应是心血管病预防策略的中心环节，也是全人群策略的体现。改变生活方式和健康教育主要的内容是合理的膳食，坚持中等强度体力活动，戒烟与远离二手烟，防止超重和精神的松弛，其具体内容也随心血管病危险因素的研究进展而日益充实和完善。

2. 由预防心血管病到对多种慢性病进行综合预防　一些

常见慢性病如冠心病、脑卒中、糖尿病、某些肿瘤与某些共同的不良生活方式有关，因此预防疾病最终落实到改变不良生活方式的共同努力。

参 考 文 献

1. 王增武，王馨，陈柯萍，等. 部分医院住院患者心律失常类型调查[J]. 中华心律失常学杂志，2009，13：395 - 398.
2. 卫生部心血管病防治研究中心. 中国心血管病报告 2011[M]. 北京：中国大百科全书出版社，2012.
3. 吴兆苏. 多重心血管病危险综合防治建议[J]. 中华心血管病杂志，2006，34：1061 - 1071.
4. 中华人民共和国卫生部. 2012 中国卫生统计年鉴[M]. 北京：中国协和医科大学出版社，2012.
5. American Heart Association Statistics Committee and Stroke Statistics Subcommittee. Heart disease and stroke statistics — 2013 update: a report from the American Heart Association [J]. Circulation, 2013, 127: e6 - e245.
6. Chen H, Chen Y, Jin X, et al. A survey on blood lipid levels among newborns and healthy inhabitants in urban Shanghai (2008 - 2009) [J]. J Clin Lipidol, 2011, 5: 380 - 386.
7. World Health Organization. International statistical classification of diseases and related health problems, tenth revision [M]. 2nd ed. Geneva: World Health Organization, 2004.
8. Yang W, Lu J, Weng J, et al. China National Diabetes and Metabolic Disorders Study Group. Prevalence of diabetes among men and women in China [J]. N Engl J Med, 2010, 362: 1090 - 1101.
9. Yang W, Xiao J, Yang Z, et al. China National Diabetes and Metabolic Disorders Study Investigators. Serum lipids and lipoproteins in Chinese men and women [J]. Circulation, 2012, 125: 2212 - 2221.
10. Zhao D, Liu J, Wang W, et al. Epidemiological transition of stroke in China: twenty-one-year observational study from the Sino-MONICA-Beijing Project [J]. Stroke, 2008, 39: 1668 - 1674.

第二章　心血管病循证医学

范维琥

循证医学(evidence-based medicine)这一名称，根据其创始人加拿大临床流行病学家 Sackett 所给的定义，是指“慎重、准确和明智地应用当前所能获得的最佳研究证据，同时结合临床医师的个人临床经验，考虑患者的价值和愿望，将三者结合，制订出患者的临床措施”。循证医学较传统医学更重视在对患者的处理中应用“当前所能获得的最佳研究证据”，认为临床决策不应当仅仅根据疾病发病机制和治疗的基础研究知识，或者建立在局限和片面的临床观察或临床经验的基础上，还应当系统收集目前所能获得的最佳临床证据来作为临床诊断、治疗、预后、病因/危险因素和有害因素判断等的依据，对这些证据加以分析和应用到日常所面对的患者身上，指导或达到对患者最佳处理的目的。

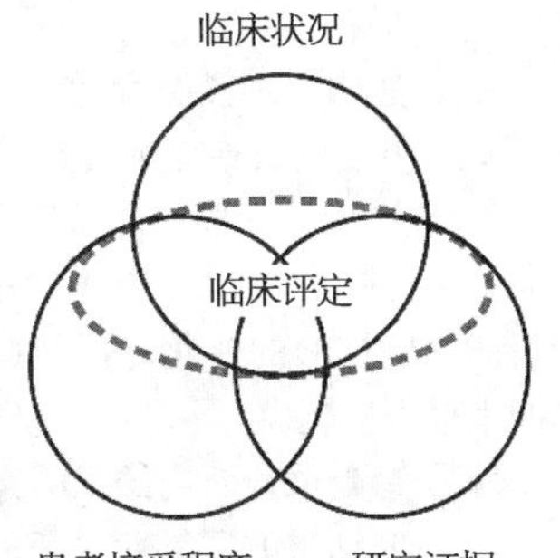

图 1 - 2 - 1　循证临床决策的现代模式

以下就这四方面研究临床证据的科学性(真实性)和实用性的评价原则做一介绍。

一、心血管病诊断试验研究证据的评价和使用

(一) 基本概念

1. 参照标准或“金标准”　研究对象患病的“真实”依据，如病理检查发现疾病的特异性证据和冠状动脉造影发现的冠状动脉病变等。新的诊断试验的结果应当在同一批研究对象中与参照标准的结果进行比较，其可靠性才能被认可。

2. 敏感度、特异度和受试者操作特性曲线　如果被考核的新诊断试验只有两种结果，异常或正常，则用该诊断试验结果异常者占全部有病者的比例表示该诊断试验的敏感度，而用该试验结果正常者占全部无病者的比例表示该诊断试验的特异度，即敏感度＝a/(a＋c)，特异度＝d/(b＋d)。由表 1 - 2 - 1 可见，该诊断试验的真阳性率(有病者诊断试验异常率)＝敏感度＝a/(a＋c)，假阳性率(无病者诊断试验异常率)＝1－特异度＝b/(b＋d)。

表 1 - 2 - 1　诊断试验结果和参照标准结果的比较

诊断试验的结果	参 照 标 准	
	有　病	无　病
异常	真阳性(a)	假阳性(b)
正常	假阴性(c)	真阴性(d)

对于试验结果为连续变量(如血清脑钠肽水平和肌钙蛋白水平)的诊断试验，由于不同的分界点对应不同的敏感度和特异度，因此需要根据临床应用的目的来确定最佳的分界点。可以用图直接地表示某项诊断试验的敏感度和特异度之间的关系：以不同分界点的真阳性率(或敏感度)为纵坐标，以假阳性率(1－特异度)为这些分界点的横坐标，连接各分界点可得到受试者操作特性曲线(receiver operator characteristic curve, ROC 曲线)。ROC 曲线可用以直观地确定诊断试验的最佳分界点。ROC 曲线也可用来对两种以上的诊断试验的价值进行比较，通过检查每一诊断试验的 ROC 曲线下面积，用以指导临床医师选择最佳的诊断试验。

3. 阳性预测值和阴性预测值 敏感度和特异度是诊断试验的特性，供临床医师在选择诊断试验时参考。但一旦得到了诊断试验的结果，就不必再考虑这两个特性，因为它们仅仅适用于已知患病或未患病者。而临床上使用诊断试验的目的恰恰是，只知道诊断试验的结果，需要从这些结果去推断研究对象是否有所研究的疾病。根据诊断试验结果对患者患该病的概率进行推测，阳性预测值是指试验结果阳性者患病的概率[表 1-2-1，a/(a+b)]，阴性预测值则是指试验结果阴性者无病的概率[表 1-2-1，d/(c+d)]。

4. 似然比、验前概率和验后概率 以上诊断试验的指标都建立在诊断试验结果只有两种可能(即正常或异常)的基础上。对于结果是连续变量的诊断试验，必须首先确定一个分界点。将连续变量转化为两分组的变量，这样势必大大减少了结果信息的利用率，使诊断试验的效率有所下降。克服这一缺点的方法是将诊断试验的结果划分为两个以上的水平，由此引出“似然比”的概念。似然比的含义是，当诊断试验的结果位于不同层次中的某一层次时，诊断疾病的概率会较验前概率进一步提高或降低多少。似然比为 1，表示验后概率与验前概率相同。似然比大于 1，表示患病的可能性增大。似然比越大，患病可能性也越大。相反的，似然比小于 1，表示患病的可能性减小，似然比越小，患病可能性减少越多。同时，根据具体某一检查对象原先估计的患病概率(验前概率)和新试验结果的似然比，可以计算出其现在所患疾病的概率(验后概率)。由于在验前概率中已经包含了患病率的因素，因此验后概率不再会受到患病率的影响。

(二) 研究结果的真实性评价

1. 可靠的参照标准 近年来，随着检查技术的进展，许多心血管病诊断试验提供的信息已经十分接近作为参照标准的疾病“真实”情况，如超声心动图、CT、MRI 和一些特异性的生物标记物，由于其对患者的无创性而被越来越多地用作研究新的诊断试验的参照标准。目前还有许多心血管病缺乏明确的参照标准，如急性和慢性心力衰竭，需研究者结合患者的临床表现、实验室检查和随访结果等多方面进行综合判断确立相对的参照标准。生物标记物是急性心肌梗死诊断的重要参照标准，近年随着敏感性更高的高敏肌钙蛋白检测用于临床，急性心肌梗死的诊断标准不断修改，敏感性增高导致大量的轻度心肌梗死和非 S-T 段抬高心肌梗死得到诊断，但也带来了假阳性的问题。高血压的诊断难以找到参照标准，因为血压与心血管事件呈连续的线性相关关系，迄今为止的临床研究对是否存在合适的分界点结果不一，因而无法认定血压高于哪一水平属于“高血压患者”。标准来自专家共识，并没有绝对的意义。

2. 盲法评定 研究者在确定所考核的、新的诊断试验结果时，不应当事先知道研究对象的参照标准结果，否则容易产生“先入为主”的主观偏倚(由人为因素所致的系统误差)，通常是人为拔高了被评价的诊断试验的价值。与此相反，被评价的诊断试验的结果也不应影响作为参照标准的检查的实施。如果研究者认为诊断试验阴性的受试者患病的可能性不大，从而不再进行参照标准的检查，往往会将若干真正的该病患者排除在研究结论之外(因为他们已失去参照标准诊断的机会)。后一种情况常见于缺乏严格设计的前瞻性研究，或者完全是回顾性的资料总结，同样会歪曲诊断试验研究结果的真实性。

3. 研究对象的代表性 除了有病和无病者，诊断试验研究的对象还应包括临床实践中需要鉴别诊断的其他患者。几乎任何诊断试验都能将正常人与典型病例相鉴别，但一项诊断试验只有在达到能鉴别容易混淆的疾病或状态的程度时才能被认为真正是有价值的。因此，要确立一项新的诊断试验的价值，其研究对象还应当包括那些与日常医疗实践中所遇到的十分相似(不同性别、年龄、病情程度、病期、已接受治疗和未接受治疗的，以及患有容易混淆的疾病)又不是该病的真正患者的那些人。

(三) 诊断试验指标的临床应用

1. 敏感度和特异度 临床上，有时候应选用敏感度高的诊断试验，而对特异度不做高的要求。如果疾病的漏诊会造成严重后果(如对有一定危险而又有办法治疗的疾病)则必须选用敏感度高的试验。在对疾病进行初步的鉴别诊断时，要减少被考虑的可能疾病的数量，也可采用敏感度较高的诊断试验。此时，诊断试验是为了排除可疑疾病，即确定某些疾病是不可能的。总之，敏感度高的诊断试验在得到阴性结果时对临床医师最有帮助。

相反的情况，特异度高的诊断试验有助于肯定已经有其他资料提示的诊断。因为一项特异度高的试验几乎不会在没有这种疾病存在的情况下得到阳性结果。如果试验的假阳性结果会对研究对象的身心健康和经济方面带来重大损害，则特别需要做这种特异度高的诊断试验。因此，特异度高的诊断试验在得到阳性结果时对临床医师最有帮助。

2. 阳性预测值和阴性预测值 临床上使用这两个参数时，应注意应用对象患病率的高低。如果该诊断试验的阳性和阳性预测值是在高患病率的人群(如心血管病专科门诊)中所得，如将其用于低患病率人群(如普通门诊或社区诊所)时，虽然其敏感度和特异度均未变，但阳性预测值会明显降低，是其不足之处。

3. 似然比 一般而言，似然比>10 或<0.1 使验前概率向验后概率产生较大或常常是结论性的变化。似然比为 5～10 或 0.1～0.2 使验前概率向验后概率产生中等度的变化。似然比为 2～5 或 0.5～0.2 使验前概率向验后概率产生较小程度(但有时是重要)的变化。似然比为 1～2 或 0.5～1 使患病概率产生很小变化。

(四) 诊断试验研究结果的实用性评价

1. 研究结果的重复性 任何诊断试验的价值取决于它在再次用同样病情的患者时能否产生同样的结果。一项诊断试验的研究结果应该包括试验结果的重复性检查，这在实施和解释诊断试验需要有一定的技巧时尤其重要。

2. 研究结果对个体患者的诊断价值 由于不同研究人群中不同病情程度者的构成比不同，研究所得到的诊断试验的总体特性也会发生变化。如果研究对象全部都是重患者，似然比将从 1 偏离；相反，如果都是轻患者，似然比将会偏向 1。不同的亚组人群会有不同的诊断试验特性。例如，冠状动脉造影发现的冠状动脉病变(参照标准)越严重，运动试验阳性(诊断试验)诊断血管狭窄的似然比就越大。

3. 研究结果对治疗决策的影响 在做出治疗决策时，将决策与患者患病的可能性(概率)结合起来是很有用的。对任何一种疾病，都存在一个概率，在此概率以下，临床医师将否定该病的诊断，并不再对这一患者开出下一个别的诊断试验（“试验”阈值）。同样存在一个概率，在此概率以上，临床医师将考虑诊断可以确立，并不再对这一患者进行进一步的诊断试验，而开始进行治疗（“治疗”阈值）。当研究对象患病的概率介于这两者之间时，需做进一步的诊断试验。一旦决定了“试验”阈值和“治疗”阈值，该研究对象所做诊断试验的验后概率就具有直接的治疗启示。“试验”阈值和“治疗”阈值应当根据治疗本身所伴随的风险和不治疗该病的危险来确定。如果大多数患者诊断试验的结果都是似然比接近1，那么这一试验不十分有用。因此，一项诊断试验的实用价值在很大程度上受到所研究对象中似然比很高或很低者所占的比例，具有这种似然比值的诊断试验结果将使患者患病概率移动幅度超越“试验”阈值和“治疗”阈值。

4. 诊断试验的结果最终应能使患者得益　无论如何，从全局来看，任何诊断试验的目的都在于增加信息，改进治疗，最后给患者带来益处，即改善症状和（或）预后。如果某一疾病在未被及时诊断时具有很大危险性，而这项诊断试验已被证明是可信的，其对接受这项诊断试验的患者的危险又很小，又有有效的治疗手段可供应用，那么，这项诊断试验的价值是无可争议的。

二、心血管病治疗研究证据的评价和使用原则

（一）基本概念

1. 心血管病治疗研究的基本方法　包括回顾性研究、横断面研究和前瞻性研究，后者又包括干预性研究（包括各种对照和无对照的临床试验）、注册登记研究和非干预性观察性队列研究。其中以干预性研究中的随机对照试验论证强度最高，但费钱费时，多未纳入高危患者或合并其他疾病者作为研究对象，因此将其研究结果外推到广泛的临床应用环境时有一定局限性；前瞻性注册登记研究旨在反映治疗措施在真实世界中的应用结果和接受度等，为随机对照试验后的疗效和安全性研究结果，费用较低，但需要有足够的病例数和亚组病例，对数据通过分组分析和多因素分析排除各种混杂因素的干扰。在非干预性观察性队列研究中，研究者仅对一组临床上已在接受某种治疗患者进行疗效和安全性观察，不做任何干预和处理，也不设对照组，论证强度较低。无论采用何种研究方法，受试者都必须事先签署由伦理委员会批准的知情同意书。

2. 治疗对照组　与治疗组病情相同的一组患者，给予不同的对照性治疗，将结果与治疗组相比较，以确定治疗组的相对疗效和安全性。所考核的治疗措施，可以包括药物或介入、手术治疗，也可以是一组综合治疗措施（如CCU）。根据对照组患者所接受治疗的内容，分为阳性对照组（已知有效药物对照）和阴性对照组（空白对照、安慰剂对照）等。阴性对照旨在考核治疗措施的绝对疗效，阳性对照旨在考核治疗措施的相对疗效和安全性（如新药的疗效是否优于另一种治疗药，或者不良反应更小）。治疗组和对照组可以接受相同的基础治疗，在此基础上比较加用要考核的治疗手段和对照治疗手段，称为加载治疗比较。不同剂量对照的临床试验旨在比较不同剂量治疗的疗效和安全性，用于探索疗效的合适剂量。

3. “盲”法原则　为了防止来自研究者和受试者的主观意识对研究结果的影响，可以采取单盲（受试者盲）或双盲（受试者和研究者盲）的方法。未设盲的临床试验为开放性试验。采用安慰剂（外形、大小和气味与试验药物相似）的临床试验可以有效地减少主观因素对研究结果的干扰，但必须符合伦理原则，并采用双盲设计。对于难以全程设盲的治疗试验，也可以在某些环节（如测量结果时）部分设盲。

4. 随机化分组和随机化的“隐藏”　采用随机化的方法将受试者分配到治疗组和对照组，每一例受试者进入各组的机会均等，旨在保证各组在治疗起始时均衡可比。随机化方法必须符合统计学要求，并有足够病例数的保证。按照随机化的定义，无论是开放性或盲法试验，受试者在接受随机化分组时都不应当事先知道他将被分配到哪一组，称为随机化的“隐藏”，目的是使受试者有相同的机会（随机化）进入各试验组，这一规则必须在知情同意书中告知受试者。

5. “意向治疗分析”（ITT分析）和“按实际接受的治疗分析”（PP分析）　针对临床试验中有些研究对象提前退出试验而采取的一种统计分析原则。ITT分析即在试验结束，比较各组治疗结果时，把所有提前退出研究的患者都回归入原先随机化分配到的各组中进行分析。这种分析方法保留了随机化的价值，所有原先与结果有关的因素都将被均等地分配至治疗组和对照组，结果的差别仅仅是由于所考核治疗的不同。与此相反的分析对策是“按实际接受的治疗分析”（PP分析），研究结束时，只对治疗组和对照组中得到完整随访的病例的结果进行比较，由于两组中提前终止试验的患者特点不同，这种分析会导致两组间可比性被破坏，结果的可信度下降。

（二）治疗研究结果的真实性评价

1. 真正随机化的治疗分配　导致临床结果产生的因素有许多，如年龄、病情程度，所考核的治疗措施只是其中之一。非随机分组的治疗研究（包括同期非随机分组的对照研究、不同地区、医院患者的对照和历史性对照）都会由于所考核以外的相关因素在相比较的各组分布不一致而导致组间不可比性和最终疗效评定的歪曲。随机化分组是在病例数量足够的情况下，通过随机分组的方法（简单随机化、分层随机化和区组随机化）将受试者均等地分配到各组中去，以达到与结果有关的因素（已知的和未知的）在各组分布均匀的目的（即各组均衡可比）。一项临床试验是否做到了真正的随机化分组并不是看其声称，而是看这些研究的受试者入组过程是否能够使每一位受试者有同等的机会进入各组，任何一例受试者都不能从前一例受试者进入哪一组推测出自己将会被分配进入哪一组。在随机化分组有困难的情况下，非随机化分组比较对疗效和安全性结论的论证强度降低，需要对研究结果采用校正、分层、亚组分析和多因素分析等统计手段来识别和减少结果的偏倚，提高研究结论的可信度。

2. 各治疗组在治疗开始时的特点和试验过程中其他合并治疗和随访的可比性　为了相信有关研究结论的可靠性，研究结果中应给出有关治疗组和对照组可比性的证据，即在治疗开始时，除了所研究的治疗措施外，各组患者在所有影响所研究的临床结果的因素（临床特征）方面都完全相似。而在临床试验过程中，除了所考核的治疗外，各组患者的其他治疗和随访是否相同。两组患者在所接受的其他治疗方面的差别，可以削弱或歪曲研究的结果。如果其中一组患者的随访比另一组患者密切，结果事件就可能更多地被报告，所接受的其他治疗措

施也可能更多。治疗组和对照组患者接受不同的非研究治疗措施。在非设盲的临床试验中,或研究容许医生使用疗效很强的非研究性治疗时,合并治疗的影响更大。如果在"方法"一节中已写明合并用药的规定,在"结果"一节中也已交代使用不多,则研究结果的可信度将有所提高。

3. 下结论时,应包括所有进入试验的患者 当一项临床试验对研究结果下结论的时候,必须包括每一个进入试验的患者。如果不是这样,或有相当数量的患者报告为"失访",研究的真实性就会成问题。失访的患者越多,研究的偏倚就越大,这是因为失访者和未失访者的预后不相同,失访者的失访原因可能是发生了不良的结果(甚至死亡),或者由于自觉良好,因此不再前来就诊和接受检查。如何估计失访数对研究结果是否有影响?对一项结果为阳性的临床试验,可以假定治疗组所有失访者都发生了不良结果事件,而对照组所有失访者都没有发生不良结果事件,这样计算所得的结果如果并未改变原先的结论,则失访数不算过多。如果改变了原先的结论,那就使原先所做结论的论证强度减弱,即研究结果的可信度下降。可信度下降的程度取决于治疗组失访者发生不良结果事件的百分比,以及对照组失访未发生不良结果事件者的百分比。对有一定失访数量的临床试验,分析疗效可按照 ITT 原则,由于未破坏原先的随机化分组结果,组间的可比性可得以维持。

(三) 疗效指标的临床应用

1. 临床试验中疗效大小的估计参数 包括相对危险度(RR)、相对危险减少(RRR)、绝对危险度(AR)、绝对危险减少(ARR)和为预防一次不良结果事件所需治疗的患者数(NNT)。其中,相对危险度是对两组患者进行比较时,不良结果事件发生的相对概率;相对危险减少是与对照组相比,治疗组不良结果事件减少的百分比;绝对危险度是结果事件发生的绝对概率;绝对危险减少是治疗组和对照组不良结果事件绝对危险度的差别。为预防一次不良结果事件所需治疗的患者数:NNT=1/ARR,这一参数为临床疗效更为直观的表述,可以用来进行不同治疗措施之间疗效的比较。

2. 疗效估计的精确性指标——可信限 由于不可能让所有的该病患者都来接受同一项临床试验的研究,因此,患者总体的疗效和安全性是无法准确得知的。我们所能得到的,是由其中某一部分具有代表性的患者样本经过严格的临床试验所提供的对疗效的估计值,即"点上的估计值",总体真正的疗效值应位于该点附近。根据所研究样本的结果,可以计算出来一个区间,总体的真正效果有 95% 的可能位于这一区间内,这一区间称为可信区间,或可信限(CI)。目前,一般采用95%的 CI(95%是任意规定的),可以简单地理解为,真正的疗效(如 RRR)有 95%的机会位于此范围内。或者说,95%CI 的含义是,如果进行 100 次类似的临床试验,其中有 95 次试验的 95% CI 中会包括总体真正的疗效值。临床试验的样本越大,可信限越窄。可信限比 P 值更有用,因为它能告诉我们有关研究结果的论证强度,而 P 值仅对无效假设进行检验。

例如,一项临床试验将 200 例患者随机分入治疗组和对照组,每组各 100 例,随访结果对照组死亡 20 例,治疗组死亡 15 例。对 RRR 的点上的估计为 25%。计算得到 RRR 的 95%CI 为-38%~+59%。它表示,总体的真正治疗效果有 95%的可能是在"接受新疗法的患者较对照组患者的病死率高 38%"至"接受新疗法的患者较对照组病死率低 59%"这一范围内。显然,这一结果对医生决定是否要给予患者以新疗法毫无帮助。

如果在上述研究中每组病例数为各 1 000 例,而所观察到的病死率与上例中相同,即对照组死亡 200 例(病死率=200/1 000=0.20),而治疗组死亡 150 例(病死率=150/1 000 =0.15)。同样,RRR 的点上估计为 25%,而计算得到的 RRR 的 95%CI 为+9%~+41%,全部大于 0,表示总体的真正治疗效果有 95%的可能是在"接受新疗法的患者较对照组患者的病死率低 9%~41%"的范围内。

这个例子说明,临床试验的样本量越大,可信限越窄,越可以相信所观察得到的疗效值(如 RRR)接近真正的疗效。什么时候样本大小足够了呢?在一项"阳性结果"的研究中,如果研究者所得到的结果是治疗有效,我们应当注意可信限的下限。在以上第二个例子中,RRR 的 95%CI 的下限为+9%。如果认为这种程度的 RRR 仍有临床意义,则可认为研究的病例数已经足够。但如果从临床意义考虑,9%的 RRR 尚无重要性,则尽管该研究结果的 RRR 已达到统计学上差别的显著性水平(即 RRR 为 0 的可能性很小),但病例数仍属不够。

CI 有助于解释"阴性结果"的研究,即研究者根据研究结果得出了"新疗法并不比对照组疗法好"的结论。此时应看的是 CI 的上限。如果 RRR 的上限仍具有临床意义,则该研究结果仍未排除新疗法优于对照组疗法的可能。在上述第一个例子中,RRR 的 95%CI 的上限为+59%。显然,如果这代表总体 RRR 的真正值的话,则治疗效果是十分显著的。可以得出以下结论,即虽然研究者不能证明新疗法优于对照组疗法,但也未证明新疗法不比对照组疗法好;研究者并未能排除新疗法具有临床上显著疗效的可能。

(四) 治疗研究结果的实用性评价

1. 研究结果对个体患者的治疗价值 如果个体患者完全符合该临床试验的入选标准,也无任何排除标准所列出的情况,则研究结果应用于该患者几乎没有问题。如果该病例不符合该临床试验的入选标准,则需要进行判断后修订决策。如果符合该临床试验中某一亚组患者的特点,希望将文中该亚组分析的结果用于该患者,则必须十分慎重,因为亚组分析是建立在非随机化分组分析的基础上,组间的可比性往往已经受到破坏。

2. 临床试验报告应当提供所有重要的临床结果 如同诊断试验一样,治疗性临床试验的最终目的也是使患者受益。① 研究结果不仅要报告疗效,而且要报告不良反应(事件);即使研究者报告了一项治疗对某一重要临床结果的有益作用,仍然要注意其对另外的临床结果是否有不利的作用。如有些调脂药能减少冠心病死亡,但使非心血管病的死亡增加。② 主要疗效指标应该是患者症状、功能或生活质量等临床的改善,或者预后的改善(如降低病死率、心血管事件发生率),而不仅仅是替代指标(中间指标,如实验室指标)的变化。

CAST 试验(心肌梗死后抗心律失常药物疗效的研究)是一个明显的例子。已有证据显示,急性心肌梗死后的频发室性期前收缩增加患者的死亡风险,而在短期临床试验中,抗心律失常药物显示能减少室性期前收缩(替代终点),因此,它们应该能够在长期应用中减少致命性心律失常的产生,从而减少患者的死亡风险。但该研究对 3 种以往显示能有效地抑制室性期前收缩的药物(恩卡尼、氟卡尼和莫雷西嗪)进行了随机对照试验,结果发现,患者服用上述抗心律失常药物10个月后复查室性早搏显著减少,但病死率明显高于服用安慰剂者。

三、心血管病预后研究证据的评价和使用原则

(一)基本概念

1. 预后　是指在疾病过程中,一段特定的时间(急性期、中期、远期)内,患者发生某一不良心血管事件(如心血管病死亡、非致死性心肌梗死、非致死性脑卒中)的可能性,通常用一段时间内该事件的发生率(如生存率或病死率)来表示,也可以用生存曲线来描述一组患者不同时间的心血管事件发生率,后者更多用于需要长期随访的慢性心血管疾病患者。由于慢性心血管病(高血压、冠心病、心力衰竭)患者病程长,心血管事件的发生率较低,对其预后的研究可以以单一指标(如心血管病死亡)为结果终点,但目前更多将各种不同的终点事件联合统计,即所谓"联合终点"或"复合终点",但要注意其各组成成分的意义和重要性(权重)并不完全相同。

2. 预后因素　与心血管病患者预后相关的因素,包括人口学特征(性别、年龄)、病情特点(症状和体征)、实验室检查和特殊检查等,以及治疗因素。许多检测指标兼有诊断意义和预后意义,如血清脑钠肽、甲胎蛋白和左心室射血分数等。这种关系可以是正性,也可以是负性的,但是正如CAST研究的结果证实,对负性预后因素加以干预不一定能改善预后。临床实践中,相同疾病患者具有不同的预后因素,识别不同患者人群的预后因素及其作用是预后研究的重要目的。不同预后因素对预后的作用不同。如同治疗益处的作用一样,在预后因素的研究中,也可用相对危险度(危险比)、绝对危险度等概念来表示各种预后因素对预后的影响程度,也可以通过具有不同预后因素患者的生存曲线来表述不同时间预后的差异。

3. 危险分层　对于同一种心血管疾病患者,根据各人所具有的不同预后因素及其综合,再进一步分出预后不同的层次(如高危和低危患者组),是为危险分层。危险分层用于识别亚组患者预后的严重程度,以进一步指导患者的分层治疗。

4. 预后研究的设计　疾病的预后,可以通过对患者进行回顾性或前瞻性的队列研究得到了解,前瞻性研究更为可靠。识别预后因素的研究,则需要通过对一组患者的回顾性队列研究或病例对照研究,采用单因素和多因素分析的方法筛选出可能与不良结果发生有关的因素,即预后因素,再收集有和无所研究的预后因素但尚未发生不良结果的该病患者,进行足够长时间的前瞻性随访观察,比较两组患者结果的差异,最后确认该因素是否为疾病的预后因素。由于同一疾病患者各种预后因素的重要性(权重)不同,可以采用多因素分析的方法建立预后指数,用于个体患者的预后评估。

(二)预后研究结果的真实性评价

1. 应当有一个具有代表性,而且定义明确的患者人群,在其病程的相同起点开始随访　这里强调两个相关的问题。其一是研究中对象的定义是否严格,这些对象能否代表患者的基本人群。研究者应该对诊断标准以及这些对象是如何被挑选出来的有明确的说明。病例收集过程中可以产生的一些偏倚可以歪曲研究的结果。例如,向上级医院转诊的过程可以使重病患者和不寻常患者的比例增高,从而增加不良结果事件发生的机会。其二是研究对象是否都是从其病程中一个相似的、定义明确的点上开始随访。对患者进入研究时处于疾病的哪一阶段应有清楚的叙述。例如,由于疾病的病程常常与不良结果事件有关,因此研究者还应报告病程的长短。同样,所有的研究对象都应从病程中相似的一点上开始观察,如首次心肌梗死存活后的患者。

2. 随访的完整性　由于预后因素常常存在于不良结果事件发生之前一段较长的时间,因此,随访时间必须足够长,以发现所研究的结果。在理想的情况下,研究者应完成对所有研究对象的随访,但实际上常常难以做到。患者未能再来随访常常可能是因为他(她)已经发生所研究的不良结果事件(如死亡或已经住院)。相反的,患者也可能感觉完全恢复健康而不想再来复查。失访者越多,对不良结果事件估计就越不可靠。

在什么情况下失访会影响一项研究的可信度?重要的是考虑失访者比例和不良结果事件发生率之间的关系。与发生不良结果事件者的人数相比,不知结果的失访者的人数越多,则对研究结果可信度的威胁就越大。例如,假定一组特定的高危人群(如老年糖尿病患者)在随访期间有30%的患者发生不良结果(如死于心血管病)。如果有5%的患者失访,则患者的真正病死率可能高至35%。即使如此,研究结果的临床意义并未发生变化,失访并未影响研究的可信度。但是,在一组危险性低得多的患者中(如外表健康的中年男性),所观察到的不良结果发生率可能是1%。在后一例子,如果所有5%的失访患者均已死亡,则不良结果事件发生率将为6%,这一数字与1%相比,结论发生了变化。如果失访者的人数可能使研究的可信度受到损害,读者应当寻找失访的理由,并对失访者和未失访者的重要的人口学特征和临床特征进行比较。如果失访的理由在很大程度上与不良结果事件无关,失访者与未失访者可比,则可提高结果的可信度。如果不能得到这些信息,则结果的可信度下降。

3. 对结果的评定标准应当客观而没有偏倚　在研究开始前,研究者必须对不良结果事件提供明确的定义。有些结果客观而易于测定(如死亡),而某些结果的确定需要进行判断(如心肌梗死),还有些结果的确定需要相当的判断过程,常常可能难以测定(如残疾、生活质量)。为了最大限度地减少偏倚,对结果进行确定的研究者应当不知道该患者是否有所研究的预后因素。这一点并不总是能够做到,对于一些明确的结果事件(如死亡)可能是不需要的。但是,对于需要相当程度判断的那些结果变量,需要采用盲法进行确定。

4. 重要预后因素和合并治疗的校正　在比较两组患者的预后时,研究者应考虑到其病情是否相似,如果不同,应对所发现结果的差别进行校正。由于治疗也可能改变患者的结果,因此在分析预后因素时也应加以考虑。

(三)预后指标的临床应用

1. 预后、预后因素和危险分层　用病程的一段特定的时间内,所研究结果事件发生率或用生存率曲线来表述患者的预后,后者还可以显示事件发生与随访时间的关系,患者的预后随时间而变,在制订治疗方案时应加以考虑。描述各种预后因素对预后的作用,可用相对危险度、绝对危险度等概念来表示。由于易患因素研究中各患者队列并非通过随机分组而形成,尽

管研究者事先可以通过某些手段(如配对)对各队列间除所研究因素以外的其他“混杂因素”加以控制,但却无法排除一些未知因素对结果事件的影响,采用事后分析、比较其他作者的研究结果,以及与临床经验(“直觉”)加以判断十分重要。临床上,对于患同一种疾病的患者,根据各人所具有的不同预后因素及其综合,再进一步分出预后不同的亚组(如高危和低危患者组),甚至判断个别患者的预后(如预后指数),作为制订治疗方针的依据。在临床试验中,将所考核的治疗手段作为特定可能的预后因素进行多因素分析,确定该治疗手段是否为患者预后的独立的决定因素,进一步验证疗效。

2. 预后和预后因素、风险评估的精确性　即使是可信的,一项预后研究也只能提供患者总体预后的估计值。对其精确度的估计,最好的办法也是采用可信限(CI)。必须注意,在大多数生存曲线中,随访期中较早的一段所包括的提供结果的患者数比后期多(由于失访和有些患者进入研究较晚)。这意味着生存曲线的前一部分精确度较高,表现为曲线左侧部分点上估计值的可信限较窄。同样,对预后因素的 RR 也可计算可信限。

(四) 预后研究结果的实用性评价

1. 对研究对象有足够详细的描述　包括诊断依据、病情特点,甚至治疗经历,都应有详细的描述,以便在将研究结果用于临床实践中时具有针对性,可以“对号入座”。

2. 研究结果应当有助于治疗方案的取舍　预后资料常常能为做出有价值的决策提供基础。了解所治疗的患者临床情况的发展趋势,有助于对是否给予治疗做出判断。例如,华法林能明显降低瓣膜性和非瓣膜性心脏病房颤患者脑卒中的危险,对许多这类患者都有使用指征。但对“孤立性房颤”患者的长期随访显示其远期脑卒中发生率仅为 1%左右,提示长期华法林治疗的得益可能低于出血风险。即使预后研究的结果并不能导致一项有效的治疗决策的做出,但它仍然对临床患者的处理有帮助。如果一项可信、精确而可推广性高的研究显示疾病具有良好的预后,则十分有助于向焦虑的患者或其家属做出解释而使其放心。另一方面,一项结果可靠的研究显示疾病预后不良,就应该以此为起点,与患者和家属进行有关不良结局的讨论。

四、心血管病病因和有害作用研究证据的评价和使用原则

(一) 基本概念

1. 病因和有害作用研究的基本设计　随机对照试验通过将研究对象随机分配至接受假定的有害因素的观察组和不接受该因素的对照组,然后前瞻性随访这些患者,比较所发生不良结果的差别。而在队列研究中,研究者首先要形成暴露组和非暴露组两个受试者队列,前瞻性监测不良结果的发生有无差别。如果所要研究的不良结果事件的发生率很低,或需要观察的发生时间很长,队列研究可能还是很难实行。研究者可以采用另一种研究方法,即首先收集已经发生所要研究的结果(如某种疾病、需要住院治疗以及死亡)的那些病例作为病例组。然后选择未发生这类结果的人形成对照组,而且对照组应当在已知对结果发生有影响的因素(如年龄、性别、合并用药)的分布上与病例组相仿。研究者继而回顾性地比较两组对象既往对所研究因素的暴露频率。这种观察性的设计称为病例对照研究。不良事件或结果的成组病例报告和个案病例报告不设立任何对照组。虽然描述性研究偶尔能证实哪些需要立即改变医师行为的非常显著的发现,但如果根据对这种论证强度低的研究结果做出决策,很可能会发生不希望出现的后果。一般来说,临床医师不应根据病例报告来得出因果关系的结论,但可以由此产生问题向药政部门和临床研究人员提出,以便进一步的研究。

2. 危险因素　许多心血管病或综合征(如高血压、冠心病、心力衰竭)并无单一病因,其发生与遗传和环境、患者生活方式等多种因素有关,这些因素统称为相应心血管病的“危险因素”或“易患因素”(risk factors)。由于冠心病已经成为目前发达国家的主要心血管疾病,发展中国家的发生率也在迅速上升,冠心病的危险因素习惯上也被称为“心血管病危险因素”。危险因素的控制是冠心病重要的基本治疗策略。

3. 相对危险度(RR)　是表示暴露因素与不良结果之间关系的最常用方法。RR 是将暴露组不良事件的危险度(发生率)除以非暴露组不良事件的发生率。RR 大于 1 表示暴露组不良事件的危险性增加,小于 1 表示减少。

(二) 研究结果的真实性评价

1. 所采用研究设计的论证强度　随机对照试验是一种真正的实验研究,其最大优点是保证各研究组不仅在已知的与结果有关的因素上,而且在未知的预后因素上也十分相似,具有最高的论证强度。由于伦理学的原因,随机对照试验难以用于心血管病的病因和危险因素研究,主要用于发现与疾病治疗有关的不良事件,识别可能有害的治疗(暴露因素)。如果一项设计完善的随机对照试验能证实某种治疗与不良反应之间存在重要的关系,则临床医师对结果会更加相信。在前瞻性研究中,当研究对象不能被随机分配到暴露组(如研究者要评价职业暴露的作用)时,需要采用队列研究。由于队列研究中的研究对象是经过自我选择(或由医师选择)而进入暴露组和非暴露组的,因此,他们在所研究结果的其他重要影响因素方面不会完全相同。因此,重要的是,研究者应当表述研究结果的同时列出暴露组和非暴露组患者的特点,或者证明两组对象具有可比性,或者采用统计学方法对存在的差别进行校正。即使研究者已经证明暴露组和非暴露组研究对象可能的混杂因素具有可比性,或采用统计学技术对两组混杂因素的不均一进行了校正,两组结果的差别仍然可能是由于研究者未知的或未测定的预后因素在两组间有明显的分布不均衡所致。因此,就研究结果的真实性而言,队列研究的论证强度总是低于随机对照试验。如同队列研究一样,病例对照研究也容易受到未识别的混杂因素的影响,因此,所得结果的论证强度可能有一定的局限性。

2. 进行比较的各组,患者的结果和暴露因素应当采用相同方法测定　在病例对照研究中,暴露的确定是一个关键问题。研究对象回忆的主动性更强(回忆偏倚),或者调查者在询问时更为仔细(调查者偏倚)都会产生病例组和对照组暴露率差别的错误判断结果。应当注意研究者是否使用了一些方法(如盲法)来减少这些偏倚,以提高结果的可信度。

3. 随访的完整性　危险因素导致慢性心血管病的产生取决于危险因素的强度和患者对疾病的易感性,随机对照试验和

队列研究都需要有足够长的随访期来发现心血管不良事件是否发生。研究对象失访过多会影响研究结果的可信度。目前发表的慢性心血管病长期随访研究往往需要至少半年的随访期(心力衰竭研究)，必要时随访时间更长(高血压)，由于病例数量大、时间长，应注意随访期的中位数(平均数)和可信限。

4. 因果关系在时间上是否正确　是否暴露在先，结果在后。

5. 有无量效关系　如果随着所研究有害因素的暴露量或暴露时间的增加，不良结果的发生也增加，则可以更加有把握地将不良结果归因于该有害因素。

(三) 研究结果指标的临床应用

1. 暴露变量和结果变量的联系强度　在前瞻性的研究中，可用 RR 来表述(表 1－2－2)。如在一项评定非心脏手术后住院病死率的队列研究中，289 例有高血压史者中死亡 23 例，185 例无高血压史者中 3 例死亡。因此，高血压男性死亡的 RR 为 4.9。其意义是，高血压患者死亡的危险是正常血压者的 5 倍左右。

表 1－2－2　暴露组和非暴露组患者的相对危险度(RR)和比数比(OR)计算

患　者	发生不良结果(病例)	未发生不良结果(对照)
暴露	a	b
非暴露	c	d

注：RR=[a/(a+b)]/[c/(c+d)]；OR=(a/c)/(b/d)。

RR 的计算必须有暴露和非暴露的患者组，然后确定各组患者不良结果的发生率。因此，RR 不适用于病例对照研究，因为病例对照研究中的病例和对照者的数量(以及由此而产生的发生不良结果者所占的比例)是由研究者选定的。由此，病例对照研究不应使用 RR，而应采用 OR(比数比)：病例组比数除以对照组比数。当所研究的病例来自不良结果发生率很低的患病人群时(这也常常是首先采用病例对照研究的理由)，OR 与 RR 将十分接近。

如果同时考虑研究设计和因果关系的强度，当研究设计的论证强度很高(如随机对照试验)时，我们会把危险度较小的增加解释为代表着真正的有害作用。而当研究设计的论证强度较低时(如队列研究或病例对照研究)，则需要有较大的增加幅度才可信，因为幅度较小的增加可能是由于研究设计上的缺陷所致。很大的 RR 或 OR 表示因果之间有很强的联系，这种联系由混杂或偏倚所致的可能性较小。

2. 对有害作用危险性估计的精确度　如同对治疗效果的评价，可以用可信限(CI)来评价对有害作用危险性估计的精确度。在一项研究中，研究者已经显示暴露因素和不良结果之间的联系，所估计的 RR 的下限提供对联系强度的最低估计。反之，如果在一项研究中，研究者未能证实暴露因素和不良结果之间的联系(即“阴性”结果的研究)，所估计的 RR 的上限告诉读者，尽管这项研究未能显示两者的联系在统计学上具有显著性，但所研究的因素仍然可能有多大的有害作用。

(四) 病因与有害作用研究的实用性评价

1. 研究纳入的受试者与临床实践中所遇到患者的相似性　包括病情、年龄、种族，以及其他重要的因素，其意义不言自明。

2. 危险性的大小如何　RR 和 OR 并非不良事件发生的频度，其含义是，与非暴露组相比，暴露组发生不良结果的危险增加或减小的程度。在临床治疗的研究中，曾经计算过“防止一次不良结果所需治疗的病例数”。在研究有害作用时，同样可以使用来自随机对照试验或队列研究的资料，进行类似的计算，以确定要造成一次不良结果必须有多少人暴露于所研究的有害因素。在心律失常抑制试验(CAST)中，安慰剂组和恩卡尼/氟卡尼治疗组 10 个月随访期内病死率分别为 3.0% 和 7.7%，绝对危险增加为 4.7%，计算其倒数，得到：用恩卡尼或氟卡尼每治疗 21 例这样的患者 1 年，将增加 1 例患者的死亡。

3. 提供是否应当中止暴露变量的证据　在确定暴露因素的有害作用之后，要进一步做出行动决策往往并不容易。在做出临床决策时，至少需要考虑以下三方面的问题：其一是该研究的论证强度如何；其二是继续让患者暴露于该因素的危险性有多大；其三是减少或中止暴露的不利后果是什么。如果暴露因素产生有害作用的可能性和程度都很大，做出临床决策是简单的。恩卡尼和氟卡尼增加死亡的证据来自随机对照试验，因此结果是可信的。由于仅仅治疗 21 例患者就会增加 1 例死亡，因此该试验的结果一旦公布，临床医师无疑会停止对心肌梗死后患者使用这类抗心律失常药物。如果有其他可行的方法来避免不良结果的产生，则做出临床决策也比较容易。例如，服用β受体阻滞剂治疗高血压可以导致哮喘或慢性气道阻塞患者气道阻力增加而呼吸困难，此时可换用其他抗高血压药。即使论证强度弱，但是有其他方法可用，也使临床决策十分明确。

参 考 文 献

1. 范维琥. 心血管病循证医学[M]//陈灏珠. 实用心脏病学. 第 4 版. 上海：上海科学技术出版社，2007：11－20.
2. Fletcher R H, Fletcher S W, Wagner E H. Clinical epidemiology — the essentials [M]. London：Williums & Wilkins Baltimore，1982.

第三章　心脏的解剖

杨　琳　王克强

心脏(heart)是连接动、静脉的枢纽和心血管系统的“动力泵”。心脏有左、右心房和左、右心室四个腔。正常情况下左、右心房间，左、右心室间分别由房间隔和室间隔分隔而互不相通；同侧心房经房室口与心室相通。心房接受静脉，心室发出动脉。在房室口和动脉口处均有瓣膜，它们颇似泵的阀门，可顺流而开启，逆流而关闭，保证血液定向流动。随着科学研究的进展，人们现已认识到心脏不仅是血液循环的动力装置，而且还具有重要的内分泌功能。现已证明，心肌细胞、血管平滑肌、内皮细胞都具有重要的内分泌功能，它们产生和分泌几十种生物活性物质和神经递质等体液因子，参与调节心血管、呼吸、泌尿、水盐代谢和血液凝固等多种功能。心脏的内分泌功能主要有以下三个方面。① 心肌细胞产生的激素：1984 年科学家们分离、纯化出了心钠素（atrial natriuretic peptide，ANP）。心内的肾素-血管紧张素系统（reninangiotensin system）的发现，进一步支持了心肌细胞具有自身合成肾素和血管紧张素的能力，它在局部起着自分泌、旁分泌和胞内分泌的作用。此外，心肌细胞可产生脑钠素（brain natriuretic peptide，BNP）、内源性洋地黄因子、抗心律失常肽（antiarrhythmic peptide，AAP）和心肌生长因子等多种心源性激素。② 内皮细胞产生的激素：主要有内皮细胞素（endothelin）、内皮细胞松弛因子（endothelium-derived relaxing factor，EDRF）、内皮细胞生长因子、血管紧张素转化酶（angiotensin-converting enzyme，ACE）等生物活性物质。③ 心内的神经递质：支配心脏的神经末梢释放的递质主要有儿茶酚胺（catecholamine，CA）、乙酰胆碱（acetylcholine，ACh）、降钙素基因相关肽（calcitonin-gene-related peptide，CGRP）、神经肽 Y/神经肽酪氨酸（neuropeptide Y，NPY）、血管活性肽（vasoactive peptide）、肠道血管活性肽（vasoactive intestinal peptide，VIP）等调节肽。

一、心脏的外形

心脏外观一般稍大于本人的拳头，我国成人男性心脏重（284±50）g，女性（258±49）g，正常心脏的重量约为体重的 1/200。但其重量可因年龄、身高、体重、体力活动等因素而有个体差异，一般认为超过 350 g 者则为异常。心脏长轴为 12～14 cm，横径 9～11 cm，前后径 6～7 cm。4 个心腔的体积大致相等，安静时每个心腔容积为 60～70 ml。

心脏是中空的肌性器官，形似前后略扁的倒置圆锥体。心尖指向左前下方，心底朝向右后上方。

从外观上看，心脏通常被描述为有一尖、一底、4 个面和 4 个缘，表面尚有 4 条沟（图 1-3-1）。

心尖（cardiac apex）：游离，圆钝，朝向左前下方；由左心室构成。在左侧第 5 肋间隙距锁骨中线内侧 1～2 cm 处贴近胸壁，故可在此处扪及心尖搏动。

心底（cardiac base）：略呈方形，朝向右后上方；主要由左心房和小部分的右心房构成。左、右心房分别有左、右肺静脉和上、下腔静脉注入。

胸肋面（sternocostal surface）：隆凸，朝向前上方；主要由右心房、右心室和部分左心耳、左心室组成。

膈面（diaphragmatic surface）：较平坦，朝向后下方；主要由左心室构成。位于膈肌上。借房室沟与解剖学的心底分开，并有斜行的后室间沟通过。

左面（left surface）：朝向左后上方；几乎完全由左心室钝缘构成，仅有小部分由左心房及其上方的心耳参与。心脏左面

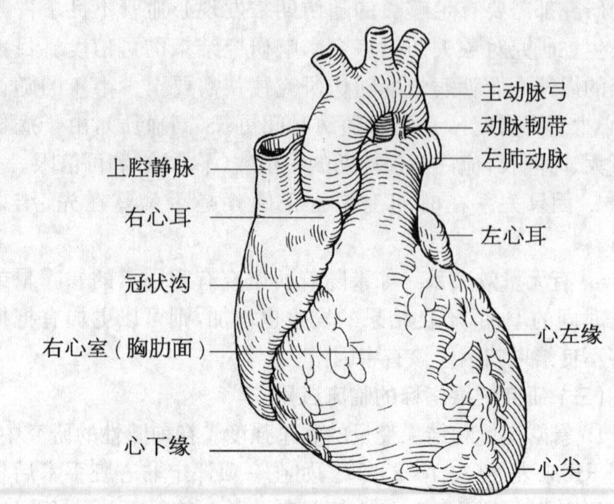

图 1-3-1　心脏的形态结构（前面观）

的上部隆凸且最宽，有房室沟经过。

右面（right surface）：为一圆形隆凸面，由右心房构成。其隆凸缘下部与短的下腔静脉胸内段相延续，而且其上方则与上腔静脉相延续。界沟是右心房的固有心房和窦部之间的明显表面标志。

上缘（upper border）：由心房上缘构成，前方是升主动脉和肺动脉干，其上极有上腔静脉注入右心房。

下缘（inferior border）：即所谓心锐缘，此缘薄而锐利，近于水平，自右缘下界至心尖，主要由右心室构成。左心室参与近心尖处的小部分。

左缘（left border）：也属心钝缘，介于胸肋面与左面之间。此缘圆钝，主要由左心室构成，一小部分由左心耳构成。此缘从心耳至心尖斜形下降并略凸向左侧。

右缘（right border）：相当于右心房处，其侧面轻度凸向右侧。

冠状沟（coronary groove）：又称房室沟（atrioventricular groove），心的表面近心底处分隔心房与心室的沟，是心脏表面区分心房和心室的标志，此沟环行，几呈冠状位，内含冠状动脉的主干，自心的胸肋面下行至右侧，将右心室右缘及漏斗部与右心房分开。冠状沟的左上部消失，此处由肺动脉干跨过。冠状沟是从左侧较高处行向右侧较低处。沿冠状沟所做的切面与矢状面约呈 45°的角，而与横断面的夹角更大一些且多变。冠状沟差不多经过左、右房室瓣及主动脉瓣和肺动脉瓣的附着线。通过冠状沟平面中心的垂直线指向左前下方，直达心尖。

前、后室间沟（anterior/posterior interventricular groove）：在心室部的胸肋、膈面各有 1 条自冠状沟向下达心尖右侧的纵行沟，也称为前、后纵沟，它们是左、右心室在心表面的分界。前、后室间沟在心尖右侧的会合处稍凹陷，称心尖切迹（cardiac apical incisure）。前室间沟内有左冠状动脉的前室间支及心大静脉行走，后室间沟内有右冠状动脉的后室间支及心中静脉行走，两沟内都填有脂肪。

房间沟（interatrial groove）：在心底后面上、下腔静脉和右肺静脉之间的纵行浅沟，此即左、右心房在后表面分界标志线，也是房间隔或左心房手术的进路。房间沟、后室间沟与冠状沟的相交处称房室交点（crux），是心脏表面的重要标志，此处是 4 个心腔在膈面的临界区域，其深面有重要的血管和神经等结

构。此处左、右房室沟不在一个水平上，而是左侧高于右侧。后房间沟与后室间沟也不在一条垂线上，而是后室间沟偏右，后房间沟偏左。故该点也称之为房室交点区（crux area）（图 1-3-2）。

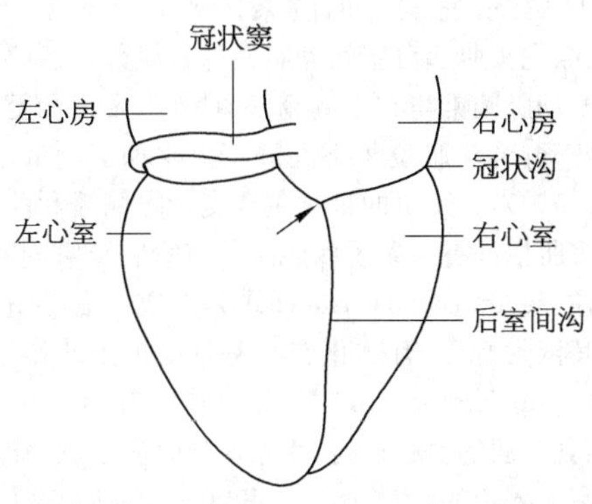

图 1-3-2　房室交点示意图（后面观）
箭头示房室交点

二、心脏的位置和毗邻

心脏斜位于中纵隔内，周围裹以心包。成人心脏约 2/3 居正中线的左侧，1/3 位于其右侧，心底被大血管根和心包返折线所固定，而心室部分较为活动。由于原始心管的盘曲和逆时针方向扭转的结果，右半心占据心的前部，而左半心位居心的后部。心的长轴贯穿主动脉根部至左心室心尖部，位于自右肩到左肋下区之连线上，与正中线约成 45°。

1. 前面　与胸骨及第 2(3)～6 肋软骨相对，仅胸骨体下部的左侧半和第 4～5 肋间才直接与心包相接触（心包裸区），其余大部分均被肺的前缘和胸膜覆盖，故在左侧第 4 肋间隙、胸骨左侧缘处进行心内注射，一般不会伤及胸膜和肺。左肋纵隔窦在左心耳和左心室的前方。青春期以前，胸腺居于心包的前上方，成年人的胸腺残余仍位于心包前上部大血管的前方。

2. 后方　与第 5～8 胸椎体相对，左心房与其后方的左主支气管、食管、左迷走神经和胸主动脉相邻。右心房向后与右主支气管相邻。

3. 左、右侧面　分别与左肺、左侧纵隔胸膜和右肺、右侧纵隔胸膜相接触，两肺的心压迹均在肺根的前方，故呼吸时肺体积的改变对心活动会有所影响。心的两侧与纵隔胸膜之间，肺根前方有膈神经和心包膈动、静脉自上而下穿行。

4. 膈面　紧贴膈中心腱，并与其下面的肝左叶、胃底，有时也可与结肠左曲相邻。

三、心腔内结构

心脏的内腔分为左半心和右半心，左半心又分为左心房和左心室，右半心分右心房和右心室。两半心由房间隔和室间隔分开，虽两半心的纤维肌性网是相交织的，但其生理功能不同，左右不直接相通，右半心内流动的是静脉血，左半心内流动的是动脉血。同侧的心房和心室经房室口相通。

（一）右心房

右心房（right atrium）壁薄腔大，近乎四边形，构成心右缘。由于房间隔是倾斜的，因此右心房位居于左心房的右前方并延至左心房的下方。在 4 个心腔中右心房最靠右侧，其主轴几乎呈垂直位。右心房可分为前后两部：前部称固有心房，后部称腔静脉窦，二部间以界沟（sulcus terminalis）为界，此沟在心外表面，在上腔静脉和下腔静脉入右心房处的纵行浅沟。心腔内面与之相对应纵行肌嵴，称为界嵴（crista terminalis）。

1. 固有心房（atrium proper）　其内壁较粗糙，外侧壁的内面有许多大致平行排列的肌束，称为梳状肌（pectinate muscles），起自界嵴，止于右房室口。梳状肌之间房壁较薄，韧度亦较差，做右心导管插管时，需注意避免损伤这些薄壁。固有心房向前呈锥体形凸出的盲囊部分称右心耳（right auricle），覆盖于主动脉根部的右侧，其内面的肌束发达且交织成网状，当心功能障碍，血液在心耳内流动缓慢而淤积，则易致血栓形成。右心耳是外科切口的常用部位。

2. 腔静脉窦（sinus venarum）　居右心房后部，其内壁光滑，故界沟以后的部分是常用的右心房手术入路。该部的上方有上腔静脉开口（orifice of superior vena cava），而其下部有下腔静脉开口（orifice of inferior vena cava）。上下腔静脉不在一条垂直线上，两者间形成一个向后开放的 140°夹角。上腔静脉入口下方，腔静脉窦后壁上稍隆起的部分称静脉间结节或静脉间嵴（Lower 结节），成人此结节不明显，胎儿者则甚明显，有引导上腔静脉血液流入右心室的作用。在下腔静脉口的前外侧缘有胚胎时残留的半月形的下腔静脉瓣（valve of inferior vena cava, eustachian valve），其外侧端连界嵴，内端连延卵圆窝前缘，在胎儿时期此瓣有引导下腔静脉血经卵圆孔流入左心房的作用，该瓣可呈筛状或缺如。一部分人在下腔静脉口处有 Charis 网连于界嵴、房壁与下腔静脉瓣之间。在下腔静脉口与右房室口之间有冠状窦口（orifice of coronary sinus）。冠状窦口的位置有变异：① 位于下腔静脉瓣的左前方，占 90.2%；② 下腔静脉瓣下方并为下腔静脉瓣所掩盖，占 6.5%；③ 位于下腔静脉瓣的后上方，占 3.3%。冠状窦口一般横径为 5～11 mm，纵径为 6～17 mm。如冠状窦口较大，有时做右心导管插管可能误入冠状窦内，甚至引起导管在窦内盘曲，造成窦壁的损伤。由于冠状窦口邻近房室交界区，房间隔下部与室间隔膜部亦在此处与心后壁相交，手术操作时应注意，避免误伤。冠状窦开口处的下方也有一小而薄的半月形瓣膜，称冠状窦瓣（valve of coronary sinus, thebesian valve），此瓣也可呈筛状或缺如。

右心房内侧壁的后部主要由房间隔形成。房间隔右侧面中下部上有一卵圆形凹陷，名卵圆窝（fossa ovalis），为胚胎时期的卵圆孔闭合后的遗迹，此处薄弱，是房间隔缺损的好发部位，也是从右心房入左心房心导管穿刺的理想部位。卵圆窝的边缘隆起，称卵圆窝缘（limbus fossa ovalis），该缘的前上部较为显著，而下部常缺如，卵圆窝缘可作为导管进入卵圆窝的解剖标志。在卵圆窝上缘处有时可见一小裂隙，无任何功能意义，不会引起心功能异常，这种形式的卵圆孔未闭者约占正常人的 1/3。

位于下腔静脉瓣前方的心内膜下可触摸到一个细的腱性结构，称托特洛腱（Todaro tendon），它是一细长圆形的纤维束，从右纤维三角穿经房间隔而向后延伸，并与下腔静脉瓣前端相连，且被薄层心房肌遮盖。右心房的冠状窦口的前内缘、托特洛腱和三尖瓣隔侧瓣的附着缘之间的三角区，称 Koch 三角（图 1-3-3），其尖（顶角尖）对着膜性室间隔的房室部，三角的顶角内是房室结的所在地。Koch三角是心内直视手术时的一个有用的标志,用以指示房室结的位置,以防术中损伤。右心房内侧壁前上部邻接主动脉根部,在膜性室间隔和卵圆窝前上方之间,由于其左侧的主动脉右后窦及前窦而形成膨隆,故称为主动脉隆凸(torus aorticus)。临床上主动脉窦动脉瘤或先天性主动脉窦瘘可经此破入右心房。

右心房的出口称右房室口(right atrioventricular orifice),位于右心房前下方,血液经此进入右心室。

(二) 右心室

右心室(right ventricle)居右心房的左前下方,前壁在胸骨左缘第4、第5肋软骨后方,故在胸骨旁第4肋间隙做心内注射时多直接注入右心室。此壁较薄,供应血管相对较少,通常是右心室手术的切口部位。

右心室腔被室上嵴(supraventricular crest)分为后下方的流入道(窦部)和前上方的流出道(漏斗部)两部分。室上嵴是一宽厚的弓形肌隆起。根据其所在部位不同,它可分为三部分:壁带、隔带及漏斗隔(图1-3-3)。漏斗隔位于肺动脉左、右瓣下方,其深面与主动脉右窦相邻。此处肌束折向右前方并加厚形成漏斗隔的前壁,这一增厚而转折部的肌束称壁带,此带凸向右房室口,上方的心外膜下有右冠状动脉起始部经过。漏斗隔向下可见一明显呈"Y"形分叉的肌隆起,称为隔带,其下端移行于隔缘肉柱(即"Y"形向下的一竖),向上的分叉可分为两脚,前脚行向肺动脉左瓣,后脚沿室间隔伸向膜部,两脚之间的上方为漏斗隔。室上嵴肥厚可使右房室口或漏斗部狭窄。

1. 流入道(窦部) 入口为右房室口,下界为隔缘肉柱,腔面粗糙不平。室壁有许多纵横交错嵴状肌隆起,称肉柱(trabeculae carneae)。室壁内面的另一种锥体形的肌隆起称之为锥状乳头肌(conus papillary muscle),其根部附于室壁室间隔中上部,而尖端伸向心室腔并与腱索(chordae tendineae)连于三尖瓣前瓣和隔侧瓣交界处附近。锥状乳头肌是漏斗隔与隔带分界的标志,其根部相当于主动脉右瓣环下缘中点,右束支过其根部之后下,这也是室间隔缺损修补术修补时的重要标志之一,故具有重要临床意义。右心室的乳头肌通常分3组:前乳头肌、后乳头肌和隔侧乳头肌,也有学者把它分为前群、后群、隔侧群和圆锥部群等四群。前乳头肌较大,起于前壁中下部,它发出的腱索主要支持三尖瓣的前瓣(93.6%±2.3%);后乳头肌起自后壁,它发出的腱索主要支持后瓣(96.4%±1.7%);隔侧乳头肌起自室间隔肌性部右侧部,大部分缺如,它恒定地位于动脉圆锥与右心室流入道之间,发出的腱索支持隔侧瓣;圆锥部群乳头肌位于室间隔室上嵴和节制带之间,缺如者较多(53.9%),它发出的腱索主要支持隔侧瓣和前瓣的交界处。前乳头肌根部有一条桥状肌束跨过室腔至室间隔的下部,称隔缘肉柱(septomarginal trabecula),形成了右心室流入道的下界。因其依附特征,有防止右心室过度扩张的作用,故又称节制带(索)(moderator band)。由于其内有房室束的右支通过,且有前乳头肌的血管通行,手术操作时应注意保护。

右心室流入道的入口为右房室口,呈卵圆形,其周围由致密结缔组织构成的三尖瓣环围绕。三尖瓣(tricuspid valve)基底附着于该环上,瓣膜游离缘借腱索和乳头肌相连。瓣膜被3个深陷的切迹分为3片近似三角形的瓣叶,按其位置分别称前瓣、后瓣和隔侧瓣。与3个切迹相对处,2个相邻瓣膜之间的瓣膜组织称为瓣间连合,有相应3个瓣连合即前内侧连合、后内侧连合和外侧连合,连合处亦有腱索附着,瓣膜粘连多发生在连合处,造成房室口狭窄。三尖瓣环、腱索和乳头肌在结构和功能上是一个整体,称三尖瓣复合体(tricuspid complex)。它们共同保证血液的单向流动,其中任何一部分结构损伤,将会导致血流动力学上的改变。

2. 流出道(漏斗部,infundibulum) 居于右心室的前上部,其内壁光滑无肉柱,呈锥体状,又称为动脉圆锥(conus arteriosus),由胚胎时期心球演化而来。流出道与流入道大致成45°交角,两者的长度比例约为2∶3。漏斗部向左上延续为肺动脉干,两者借肺动脉口(orifice of pulmonary trunk)相通。肺动脉口的周缘有3个彼此相连的半环形纤维环称为肺动脉瓣环,其上附有3个袋状的半月形的肺动脉瓣(pulmonary

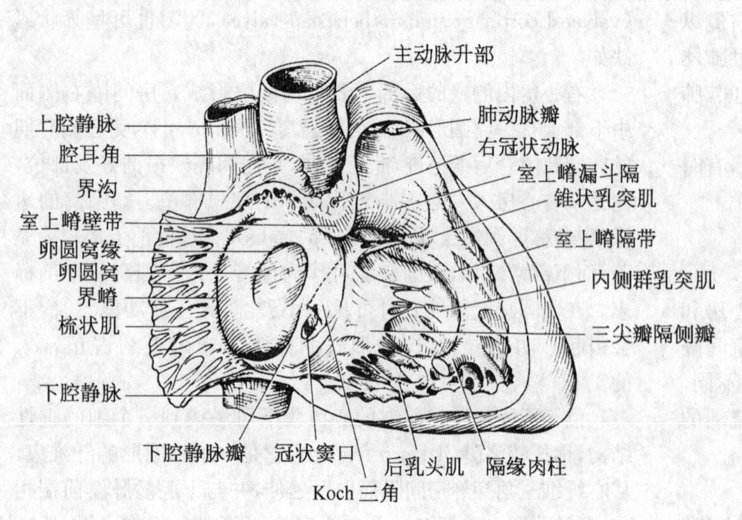

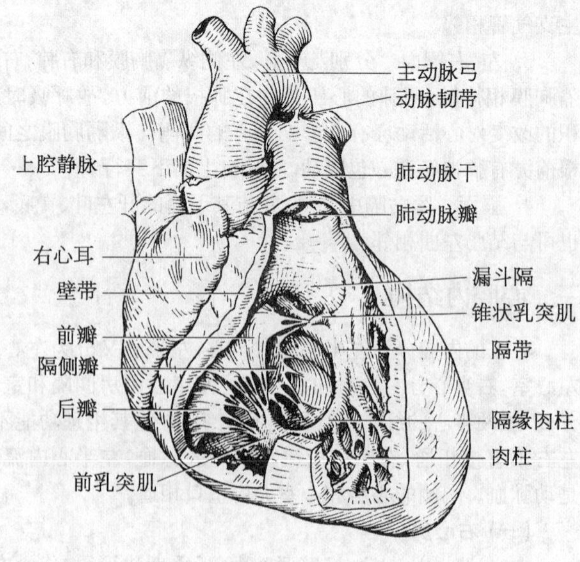

图1-3-3 右心房和右心室

上图虚线示Todaro腱的位置

valve)。瓣膜游离缘中点的增厚部分称为半月瓣小结节。当心室舒张时,使3个瓣膜相互靠拢,肺动脉口关闭,阻止血液流入心室。

(三) 左心房

左心房(left atrium)构成了心底的大部分,位居其他心腔的最后方。由于它被前方的升主动脉、肺动脉及其他心腔遮挡,故正常的后前位X线片不能显示出左心房。食管和胸主动脉与左心房后面紧邻,故左心房增大时可压迫其后方的食管,右前斜位或左侧位X线钡餐造影时在食管上显示有压迹,从而提示左心房扩大。左心房分为前部的左心耳和后部的左心房窦。

1. 左心耳(left auricle) 较右心耳狭长,壁厚,边缘有几个深陷的切迹。突向左前方,覆盖于肺动脉干根部左侧及左冠状沟前部,因与二尖瓣邻近,为心外科常用手术入路之一。左心耳腔面结构与右心耳相似。梳状肌没有右心耳发达且分布不匀。由于左心耳腔面凹凸不平,当心功能障碍时,血流缓慢,易导致血栓形成。因此,采用左心耳手术入路时,应防止血栓脱落进入体循环。

2. 左心房窦(sinus of left atrium) 又称固有心房。腔面光滑,其后壁两侧有左、右各一对肺静脉开口,开口处无静脉瓣。左心房窦前下部借左房室口(left atrioventricular orifice)通左心室。

大部分人和其他哺乳类动物中,在左心房和肺静脉交接处,由左心房肌包绕肺静脉形成心肌袖(myocardial sleeve),其肌纤维可至肺静脉的一半以上或达肺实质,从数量和范围上随着延伸而渐渐地消失。从组织形态学上心肌和肺静脉平滑肌较易区分,并且两者之间被疏松的纤维组织分离,而左心房内膜可延续至肺静脉,之间无明显分界,一般上肺静脉的肌袖长于下肺静脉,上肺静脉下部和下肺静脉上部的心肌袖较厚,以左上肺静脉最厚。心肌袖的概念在20世纪早期就已出现,且被认为具有瓣膜和括约肌的作用。目前临床上已注意到心肌袖和肺静脉与阵发性房颤的发生和复发有关,基于肺静脉内心肌袖是产生异位兴奋的解剖基础,因此对肺静脉口附近的心肌袖行导管消融术(catheter ablation)阻断其电传导(点隔离)是治疗阵发性房颤的有效方法之一。

(四) 左心室

左心室(left ventricle)位于右心室的左后方,左心房的左前方,是四个心腔中居最左侧的一个,构成心左缘、心尖和心膈面的大部分。左心室壁的厚度约为右心室的3倍。左心室腔呈圆锥形,心尖处的心壁肌最薄,临床外科手术可在此插入引流管或器械,该处也是室壁瘤容易发生的部位。与右心室相类似,左心室腔也可区分为左后方的流入道和位于右前方的流出道,两者以二尖瓣前瓣叶为界。

1. 流入道(左心室窦部) 起自左房室口,该部室壁有肉柱,有二尖瓣复合体的装置,包括左房室口上的二尖瓣环、二尖瓣、腱索和乳头肌等结构。

左房室口较右房室口小,2～3指尖大,其周缘有2片帆状瓣膜,即二尖瓣(mitral valve)。前瓣叶位于右前方(即前内侧),呈椭圆形或半圆形或近似长方形,也有呈三角形。它介于左房室口与主动脉口之间,并与主动脉壁直接延续。前瓣的基底部有左心房前壁肌附着,自此向上以致密结缔组织板(纤维延续)与主动脉左瓣与后瓣环之间的瓣间隔(intervalvular septum)相连续,这样,二尖瓣前瓣叶、纤维延续、瓣间隔、主动脉左、后瓣叶及瓣环,加上左、右纤维三角等从结构上和功能上即构成一个整体,在心脏力学上起重要作用,有人将这些结构合称为主动脉心室膜(aorto-ventricular membrane)(图1-3-4)。二尖瓣后瓣叶位于左后方(即后外侧),大致呈半月形,其游离缘常有裂隙,被两个裂口分为三个大小不等的小瓣叶,中间的一片较大,临床上二尖瓣脱垂以后瓣叶脱垂多见。当二尖瓣开闭时,前瓣叶易于活动,后瓣叶则活动度较小,为前瓣叶主动向后瓣叶贴近。前瓣与后瓣的主瓣叶间有两个较深的裂凹,此二处两瓣叶分隔并不完全,在裂凹顶部的膜性组织即为前外侧连合和后内侧连合,瓣膜的粘连或关闭不全多发生在连合处。

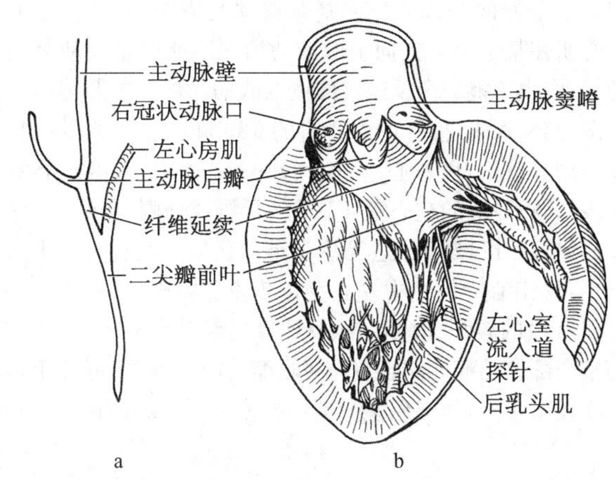

图1-3-4 左心室流出道和主动脉心室膜

a. 通过主动脉左瓣和二尖瓣前叶的纵切面示主动脉心室膜
b. 左心室流出道

二尖瓣借腱索连于左心室乳头肌上。左心室乳头肌较右心室者粗大,共有两组,即前乳头肌和后乳头肌,前者位于左心室前壁和外侧壁交界处,常常为单个且较粗大;后者位于后壁和近隔壁交界处,通常可见有1～5个。前、后乳头肌的尖端分别对向前外侧和后内侧(瓣)连合,所以乳头肌也可作为瓣膜连合定位的标志。腱索发自乳头肌的尖端,连于两侧尖瓣的相邻边缘,二尖瓣的前瓣有两个分别由前外侧和后内侧乳头肌发起的粗大的腱索,特称为"支柱腱索"。若支柱腱索断裂,可致二尖瓣严重关闭不全,引起血流动力学的严重紊乱。

左心室条索(假腱索)的出现率为77.7%,应视为正常结构。多从室间隔至后乳头肌、左心室前壁和前乳头肌,直径多小于3 mm。较粗的肉柱形条索多连至前壁和前乳头肌。条索大部分含有浦肯野纤维,系左束支的分支。

有临床资料认为,乳头肌基底部的心室壁和左心房都与二尖瓣的生理功能和病理变化有关,近些年来有学者主张二尖瓣复合装置应包括乳头肌附着处的左心室壁和与二尖瓣有延续关系的部分左心房。

2. 流出道(主动脉前庭,aortic vestibule) 又称为主动脉下区,该部室壁光滑无肉柱。流出道的前壁是室间隔,后壁为二尖瓣的前瓣叶,其出口为主动脉口(aortic orifice)。先天性主动脉瓣下狭窄的发生部位即是主动脉口以下的主动脉前庭。若前瓣叶的附着有变异或有前乳头肌的异常牵拉,可导致主动脉前庭阻塞。若室间隔膜部缺损，则可使左心室内血液向右心房分流。主动脉口居于左心室的右(前)上方，口上附有3个半月形的主动脉瓣(aortic valve)，与之相对应的升主动脉根部的管壁向外膨出，在主动脉瓣游离缘以下的升主动脉壁与主动脉瓣之间的内腔称为主动脉窦(aortic sinus)。在胚胎发育时，由于动脉干的旋转，主动脉右前窦几乎转至正前方，为了避免混淆，根据有无冠状动脉开口，将主动脉瓣和主动脉窦称为左、右冠状动脉瓣(窦)和无冠状动脉瓣(窦)。当心舒张时，半月瓣关闭，可阻止血流向左心室内逆流。从左心室面观察室间隔，其膜部恰位于主动脉瓣右前瓣叶和后瓣叶的瓣间联合下方。

3. 左心室分段　心室肌可分为3层纤维，分别呈纵向、横向和斜向排列，因此心室收缩时心肌的运动也包括纵向、轴向和扭转三个方向合成的三维复杂移动及横向的缩短/延伸运动。心肌在某个单一方向上的运动情况不能完全反映其他方向的运动，也不能完全反映该部位的收缩功能。参照美国超声心动图协会(ASE)推荐的左心室的16节段或17节段法将左心室腔划分节段，以左心室重心(gravity)为中心，沿左心室心内膜表面，将对应的左心室各节段边界画线分割，获得16或17个多面体容积区域，代表左心室各节段区域。通过对三维数据的分析，得出心动周期中左心室各节段的容积参数，并绘制局部心肌节段的容积-时间曲线及计算局部射血分数，直接评价左心室局部泵功能。左心室局部收缩功能的评价，可采用多种超声心动图技术，如彩色室壁运动技术(color kinesis, CK)、组织多普勒显像(tissue Doppler imaging, TDI)、应变和应变率显像等。它们主要着眼于局部心肌位移和收缩速度的观测，结合多种显像模式，定性或定量评价心肌的局部收缩性能，但较少用于对局部心肌的泵功能状态进行评价。

四、心脏的构造

(一) 心脏的纤维支架

心脏的纤维支架(图1-3-5)主要由致密结缔组织构成，位于房室口、主动脉口和肺动脉口的周围，为瓣膜和心肌所附着，故人们又称其为心脏的骨骼或心脏纤维骨骼(fibrous skeleton)，而且在临床上室间隔缺损的修补和人工心瓣膜的缝合方面具有十分重要的作用。随着年龄的增长，心纤维支架可出现不同程度的钙化甚至骨化。心纤维支架包括右纤维三角、左纤维三角、4个瓣膜纤维环(主动脉瓣环、肺动脉瓣环、二尖瓣环和三尖瓣环)、圆锥韧带、室间隔膜部和瓣膜间隔等结构。

1. 右纤维三角(right fibrous trigone)　位于二尖瓣环、三尖瓣环和主动脉后瓣环之间，因其位于心脏的中央部位，故又称之为心脏中心体或中央纤维体(central fibrous body)。右纤维三角向下向前伸展延续于室间隔膜部；向后发出一圆形纤维束，伸入到右心房心内膜深面，称为Todaro腱；右纤维三角沿右房室口延伸成三尖瓣环；向后发出镰刀形半环纤维束参与构成二尖瓣环。房室束穿过右纤维三角的右上面，向下行到达室间隔膜部与肌部交界处离开右纤维三角。由于右纤维三角与

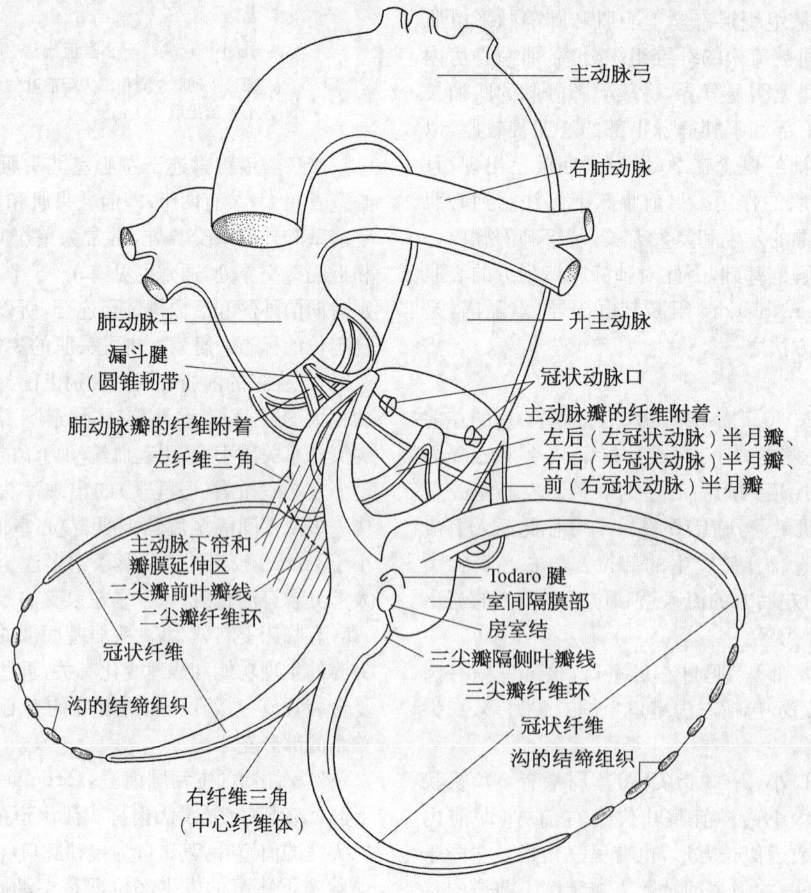

图1-3-5　心纤维支架的基本结构

二尖瓣、三尖瓣和主动脉瓣的解剖紧邻关系，临床上处理二尖瓣后内侧连合、主动脉后半月瓣下端或室间隔膜部，操作时应特别注意不要误伤房室束。

2. 左纤维三角(left fibrous trigone)　位于主动脉左瓣环外侧与二尖瓣环连接处，即位于主动脉口之后和左房室口之前，呈三角形，体积较小。从左纤维三角向后亦发出弧形纤维束，参与构成二尖瓣环。近年有研究证明，左房室口纤维环并不是完整的环状纤维束，左、右纤维三角向背侧伸出的"U"形的腱样结构只能达房室口的一半左右，故左房室口的背侧 1/3～1/2 处不存在纤维结缔组织束，故二尖瓣的后瓣叶并无坚实的依附点，后瓣叶与左心房心内膜是延续的，一旦左心房扩大，可牵拉后瓣叶向后移位而导致二尖瓣关闭不全。

3. 瓣膜间隔(intervalvular septum)或主动脉下隔(subaortic curtain)　在主动脉根部，3 个半月瓣的附着点形成 3 个扇形纤维环，统称为主动脉瓣环，其中后半月瓣(无冠状动脉瓣)的扇形纤维与右纤维三角相连，左半月瓣附着到左纤维三角，而右半月瓣的扇形纤维束的附着点达室间隔膜部。以上 3 个扇形结构之下是 3 个近似三角形区域，称主动脉下跨架(subaortic span)。在主动脉左瓣环与后瓣环相对缘之间的主动脉下跨架，其两侧附着于左、右纤维三角，向下移行于二尖瓣的前瓣叶，这一膜性结构特称为瓣膜间隔或主动脉下隔，亦有人称之为主动脉下垫。它被一薄层的心房肌所覆盖，当心室收缩时主动脉下隔突向二尖瓣区，但心室舒张时它又凸向主动脉前庭，故主动脉下隔是一个可移动位置的帘状结构，可以调节二尖瓣的开闭。

4. 圆锥韧带(漏斗腱)　主动脉瓣环、二尖瓣环和三尖瓣环这三部分彼此相互连接，但肺动脉瓣环则比较"独立"，它们位于前三者较高的平面，且借圆锥韧带(处于主动脉右瓣基部和肺动脉基部之间的纤维组织，又称为漏斗腱或球腱索)与主动脉瓣环相连。由于圆锥韧带可扭曲变形，可以防止左、右心室因不同的射血方向所产生的分离力，保证了心室肌收缩的稳固性。

(二) 心壁

心壁由心内膜、心肌层和心外膜组成，心肌层是构成心壁的主要部分。

1. 心内膜(endocardium)　是被覆于心腔内面的一层膜，由内皮和内皮下层构成。内皮与大血管的内皮相延续。① 内皮下层位于基膜外，由结缔组织构成，其外层较厚；② 靠近心肌层，又称心内膜下层，为较疏松的结缔组织，含有小血管、淋巴管和神经以及心传导系的分支。心瓣膜是由心内膜向心腔折叠而成。

2. 心肌层(myocardium)　心肌纤维聚集成束，心房肌和心室肌借心传导系统联系，两者肌束附着于心脏纤维支架并被其分开而不连续，故心房和心室肌可不同时收缩。一般认为心房肌和心室肌都是分层排列的。

心房肌较薄，由深、浅两层肌组成。浅层肌横行，环绕左、右心房，故为两心房所共有，深层肌分别包绕左、右心房，呈襻状或环状。襻状纤维起于房室口的纤维环，襻绕心房而又止于房室口的纤维环。

心室肌较厚，尤以左心室为甚，可分为浅、中、深三层。浅层和深层为左、右心室所共有。心室浅层肌斜行，在心尖处捻转形成心涡，然后进入室壁深部移行为纵行的深层肌，形成肉柱和乳头肌。中层心室肌呈环行分布，且为各个心室所固有。总的看来，心肌的浅层、深层肌纤维走向复杂，且有互相交叉或吻合。由于它们分别起止于心脏纤维支架，故心脏收缩时都向着动脉口的方向运动，浅层、深层肌收缩，心室向心底运动且心腔变短；而中层肌收缩则使心腔变窄。又因有心涡的形成，浅层肌均伸入深层参与形成房间隔与室间隔，部分心室肌束呈螺旋状移行，故心脏收缩时均伴有顺时针旋转，有利于由心尖向心底充分射血。不过，右心室压力远低于左心室，右心室从功能上表现为容量泵(低压泵)，左心室内压力高，它是一个壁厚的压力泵(高压泵)。

3. 心外膜(epicardium)　即浆膜性心包的脏层，包裹在心肌表面。表面被覆一层间皮，由扁平上皮细胞组成。间皮深面为薄层结缔组织，在大血管与心连接处，结缔组织与血管外膜相连。

(三) 心的间隔

心的间隔将左心内的动脉血和右心内的静脉血分隔开来。分隔左、右心房的是房间隔，左、右心室被室间隔分隔开，右心房与左心室之间为房室隔。

1. 房间隔(interatrial septum)　位于左、右心房之间，在心表面并无明显的标志，其右侧缘与房间沟的位置相当。房间隔较薄，呈由左前偏向右后的倾斜位(偏斜的额状位)，与身体正中面相交呈 45°，故左心房被隔在右心房的左后方。整体形状大致呈叶片形(手术刀片状)，具有前、后、下三个边缘。前缘与升主动脉后面相适应，稍向后弯曲。后缘的上端与前缘的交汇点为尖，位于上腔静脉口的内侧。后缘由此向后下弯行，经卵圆窝的后方止于冠状窦口的前上方，后缘正对表面的后房间沟。下缘短直，在左侧面与二尖瓣在间隔上的附着缘相平；在右侧面，房间隔的下缘约在三尖瓣隔侧瓣叶附着缘上方 1 cm 处。房间隔右侧面中下部有卵圆窝，其与房间隔前缘的狭窄区域为前峡，内有 James 所说的前节间束通过。卵圆窝与房间隔后缘间的窄区称为后峡，较前峡更窄。房间隔的左侧面较平整，只在前缘上部附近可见一肌性弓状边缘，此为原发房间隔(第一房间隔)边缘的残余，当房间隔未完全闭合时，此处可呈一小的半月形裂隙使左、右房相通，心导管可通过这一裂隙由右心房通至左心房。房间隔两侧房面均有心内膜，中间夹有结缔组织和少量肌束。

2. 室间隔(interventricular septum)　它的前后缘相当于表面的前、后室间沟，也呈 45°的斜位。室间隔整体呈三角形，基底位于心底部(上方)，顶(角)相当于心尖部。室间隔上方呈额状位，随着向下至心尖部呈顺时针螺旋形扭转，导致室间隔的前部转为弯曲，后部较平直，从而使室间隔中部明显凸向右心室，凹向左心室。室间隔可分为肌部和膜部两部分。

(1) 肌部：占据室间隔的大部分，由肌组织覆盖心内膜而成，厚 1～2 cm，其左侧面心内膜深面有左束支及其分支通过，在右侧有右束支通过，但其表面有薄层心肌覆盖。

(2) 膜部：在室间隔上部，于主动脉口下方处一小的卵圆形区域，较薄，缺乏心肌，其上缘为主动脉右瓣和后瓣下缘，前缘和下缘为室间隔肌部，后缘为右心房壁。膜部右侧面有三尖瓣隔侧瓣附着，故将膜部分为后上部和前下部：后上部位于右心房与左心室之间称房室部，而前下部位于左、右心室之间称室间部。室间部范围甚小，位于室上嵴下方，其后上方以三尖瓣隔侧瓣叶附着缘与房室隔相邻；下方是肌性室间隔的嵴，前方为漏斗部肌肉，室间隔缺损多发生于此部。所以在室间隔缺损需要行封堵术时尤其要注意三尖瓣隔瓣叶与膜部缺损的关系。

3. 房室隔(atrioventricular septum)　房室隔(图 1-3-6)为房间隔和室间隔之间的过渡、重叠区域，位于右心房与左心室之间的间隔部分。其中的重要结构是房室结和房室束。其上界是间隔上的二尖瓣环，它高于右侧的三尖瓣附着缘约 1 cm，上缘向前是中心纤维体的左上缘，再向前是主动脉后瓣环和右瓣环，所以房室隔的上界主要以左侧间隔上的主动脉瓣环和二尖瓣环的水平来确定，两者以中心纤维体的左上缘相连接；下界为三尖瓣隔侧瓣叶附着缘；前界右侧为室上嵴，左侧为主动脉右瓣环；后界为冠状窦口前缘至隔侧瓣叶的垂线。房室隔右侧面全部属于右心房，左侧面则属左心室流入道后部和流出道前部。房室隔整体大致呈前窄后宽的三角形。房室隔前部的膜部后下缘处主要有房室束，它与三尖瓣隔侧瓣叶附着缘相交叉；在前部后端，中心纤维体的右侧有房室结。在房室隔后部，左侧有二尖瓣环和室间隔肌肉；右侧有薄层右心房肌，它可延伸至三尖瓣隔侧瓣叶的根部；在左、右两侧的肌肉之间为一较大的疏松组织间隙，内有房室结动、静脉，神经纤维束，少量神经节细胞和过渡性的少量分散的心肌纤维。此外，房室副束(Kent 纤维)亦可通过房室隔。

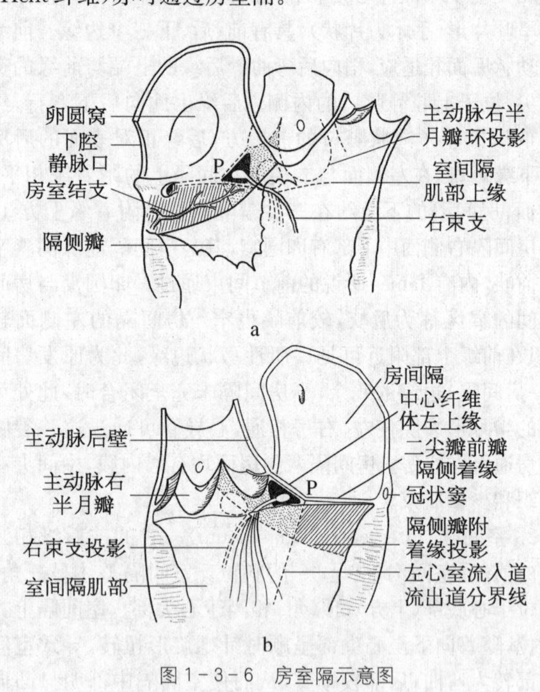

图 1-3-6　房室隔示意图

a. 右侧面　b. 左侧面

P,转折点；黑区，中心纤维体；点区，房室隔前部；斜线区，房室隔后部

五、心脏传导系统

心肌细胞分为两类：一类是普通的收缩心肌细胞，构成心壁的心肌层主要执行射血功能；另一类是特殊分化的心肌细胞，能产生和传导兴奋，从而保证了心的自动节律，包括窦房结、心房内的传导束、房室结区、心室内传导束等(图 1-3-7)，心脏传导系的病变将引起心律失常而影响心脏的射血功能。

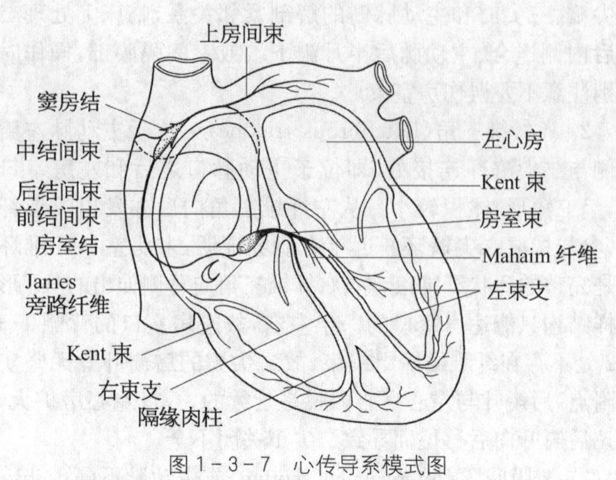

图 1-3-7　心传导系模式图

(一) 窦房结

窦房结(sinuatria node)是心脏正常起搏点，"窦性心律"由它产生。窦房结位于上腔静脉与右心房交界处的界沟上端的心外膜下，位置较浅，一般在外膜下约 1 mm。在大体解剖时不易辨认，结的外形呈两端尖细而中间粗大的近似梭形或呈马蹄铁形，国人资料报道窦房结大小约为 14 mm×3.6 mm×1 mm。窦房结深面邻接心房肌，而不直接接触心内膜。结的长轴与界沟平行。窦房结动脉纵贯该结，是一个重要的解剖学特征，这条动脉相对的粗大。有人认为该动脉内存在压力感受装置。窦房结的细胞主要有起搏细胞(pacemaker cell，P 细胞)和过渡细胞(transitional cell，T 细胞)，后者从形态上是 P 细胞和普通心肌细胞之间的各种过渡形式的特化心肌细胞。除了细胞外，结内还有丰富胶原纤维、无髓神经纤维、成纤维细胞等。

(二) 心房内的传导束

窦房结产生的冲动是通过什么途径传导至心房和传向房室结的，在相当长时期内一直有争论。近 30 多年来，有不少学者从生理、生化及临床等方面证明心房内有结间束和房间束的存在。

1. 结间束

(1) 前结间束：起自窦房结的头端，弓状绕上腔静脉的前方和右心房前壁，向左行至房间隔上缘分为两束：一束延续为上房间束至左心房前壁，又称之为 Bachmann 束；另一束弯向后，经卵圆窝前方的房间隔，下行入房室结的上缘。

(2) 中结间束：由窦房结的右上缘发起，向右呈弓状绕过上腔静脉的后方，而后进入房间隔，经卵圆窝前缘，下行止于房室结的上端。此束即 Wenchebach 束。

(3) 后结间束：由窦房结下端发出，向下进入界嵴内，沿该嵴行转向下内，经下腔静脉瓣，跨过冠状窦口的上方到达房室结的后上端，急转向下入房室结的后缘，该束沿途尚有分支经右心房梳状肌散布于右心房壁。该束又名 Thorel 束。

2. 房间束

(1) 上房间束，即 Bachmann 束，为前结间束的一个分支。它发自窦房结前端，向左横行达左心房前壁和左心耳的心肌束内，它是房间传导的主要束，若 Bachmann 束受损可引起心房内传导阻滞。窦房结动脉常有一较大分支到达 Bachmann 束，若窦房结动脉起自左冠状动脉旋支时，则往往经 Bachmann 束到达窦房结，故这时的窦房结动脉可作为确认上房间束的标志。

(2) 下房间束由3组结间束在房室结的上方相互交织，且发出分支与房间隔左侧的左心房肌纤维相连，从而冲动到达左心房。

应当指出的是，关于心房内传导束的组织结构，各家报告不一。这些束是否为特殊分化的组织束正是长期争论的焦点。

(三) 房室交界区

房室交界区(atrioventricular junction region)(图1-3-8)又可称为房室结区(atrioventricular nodal region)，是心脏传导系统在心房与心室互相连接部位的特殊分化心肌结构，位于房室隔内。其范围基本与房室隔右侧面的Koch三角一致。按形态和功能，可将该区分为3个部分：房室结、房室结的心房扩展部(结间束的终末部)和房室束(His束)的近侧部(穿部和未分叉部)，此3个部分又可称房区、结区和束区。房室结区的各部之间无截然的分界。该区的中央部分是房室结(atrioventricular node)。房室结是一矢状位的扁椭圆形结构，大小约为6 mm×3 mm×1 mm，但有相当的变异。位于Koch三角的尖端，其左下面邻接右纤维三角，右侧面有薄层心房肌及心内膜覆盖之，距冠状窦口约5 mm，距三尖瓣隔瓣附着缘约4 mm，向上距Todaro腱附着点约1 mm，向前距室间隔膜部后缘约4 mm。房室结右表面距右房心内膜约0.5 mm。房室结在左心室侧正对应左心室流出道后隐窝(此隐窝由中心纤维体左侧面和与其相连的二尖瓣前瓣叶的右侧端围成，下界相当于肌性室间隔上缘水平)。房室结的后上端和右侧面有数条纤维束伸至房间隔和冠状窦口，即结间束的入结部位，也就是房室结的心房扩展部。房室结向前变细即为房室束。房室束穿入右纤维三角而到达室间隔肌部上缘及膜部后下缘处分为左、右束支。

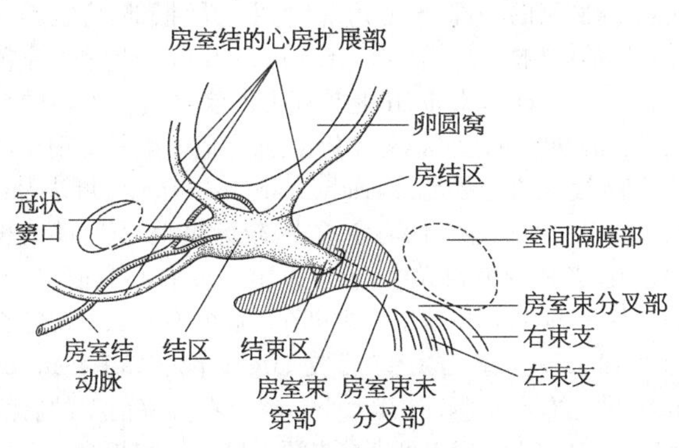

图1-3-8　房室交界区的位置和分部

房室交界区的功能：① 传导作用：冲动从心房向心室传导的必经之路，其传导功能有两个特点。一是双向传导，即冲动从心房传向心室，可以顺传和逆传，形成折返环路。二是双路传导，即冲动下传经该区时分离成快通道和慢通道。② 延搁作用：该区将来自窦房结的兴奋延搁下传至心室，使心房和心室肌依次先后顺序分开收缩。③ 起搏作用：是重要的心脏次级起搏点。④ 过滤冲动作用：在某些情况下，如房颤时，由心房传来的冲动不但频率快，而且强弱不一，但由于此区结纤维相互交织，一些弱小的冲动可以减轻乃至消失，于是进入心室的冲动大为减少，这可保证心室基本以接近正常的心率收缩。

(四) 心室内传导束

1. 房室束(atrioventricular bundle)　房室束又称His束，房室束的室内部可分为未分叉部和分叉部。未分叉部已归于房室交界区，而分叉部是左、右束支的起始部。房室束在室间隔肌部可居中或常偏向左侧，偶见穿经室间隔顶的肌层。从左侧观，房室束分叉部的前端恰在主动脉右、后半月瓣交接处；从右侧面看，三尖瓣隔尖的前端斜跨房室束，故在主动脉瓣或三尖瓣处手术操作时要慎防误伤房室束或束支的起始部，以免引起房室或束支传导阻滞。

2. 左束支(left bundle branch)　左束支呈瀑布状由房室束分出，宽短扁带状，经主动脉右、后半月瓣交接处的下方心内膜下，此处有一小凹，左束支主干宽约5 mm，自此小凹处沿室间隔左心室侧心内膜下向下逐渐变宽，约下行16 mm，于室间隔左侧面的中、下1/3交接处分为3组分支，即前组(左前分支)、后组(左后分支)和间隔组(间隔支)。前组分布于前乳头肌、左心室前壁和侧壁；后组分布到后乳头肌和左心室后壁。这两组先分别到达前、后乳头肌的中下部，分支散开后分布于乳头肌和隔旁区，再继续绕行分布于左心室游离壁内面并交织成网。前、后组的纤维有些是经过游离于心室腔的"假腱"(false tendon或称左心室条索)，类似右心室的节制索，但不含普通肌纤维，从室间隔较直接地到达乳头肌或隔旁区的室壁上，在碘染时可以看到这些假腱呈棕黑色的小梁状，而且这些假腱是由Purkinje纤维所构成。由于这些假腱是重要的传导组织，在手术时应避免损伤。间隔组分布于室间隔中下部，并绕心尖而分布于左心室游离壁。生理学观察人心证实，左心室有3个部位(前壁、后壁及室间隔的3个内膜区)最早兴奋，就是在前、后乳头肌的根部附近和室间隔的中下部，这与左束支三组传导范围是一致的。临床上左前分支、左后分支传导阻滞，可能与左束支的左前分支和左后分支的病变有关。

3. 右束支(right bundle branch)　右束支是一个单一的细长束，从房室束分出后沿室间隔右心室侧的心内膜深面呈弓形弯向前方，在室间隔前上部的圆锥乳头肌的后下方，转向外下面而入节制索，通过节制索到达前乳头肌的根部，然后分散开在心内膜下交织成网状而分布于右心室壁内。右束支分支较晚，主干呈圆柱状，故易受局部病灶影响而发生传导阻滞。

4. 浦肯野纤维网　左、右束支在心室壁内膜下形成心内膜下支(subendocardial branches)且交织成内膜下浦肯野网，再发出纤维以直角或钝角进入心室肌内，呈放射状向心外膜方向分布而构成心肌内网，由网发出分支与心肌相连。

心内膜下浦肯野纤维网：在不同的部位密度不一，一般在室间隔的中下部、心尖部以及乳头肌的基底部最丰富，而室间隔的上部、动脉附近和心底部稀少。这种分布特点符合室间隔上部的兴奋，主要是由中下部兴奋后经心肌传播至上部。

乳头肌的浦肯野纤维分布：左束支的前上支和后下支的纤维经假腱索可分别到达前、后乳头肌；右束主干经隔缘肉柱至右心室前乳头肌底部，并由此向后分布至后乳头肌。乳头肌的这种分布形式，可使乳头肌先从基底部开始兴奋，保证乳头肌在房室瓣关闭时的支持作用。

心肌内网：从心内膜下浦肯野纤维以直角或钝角伸向心室肌内，并呈放射状向心外膜方向散布，构成心肌内网，再继续分支与心室肌相续。

(五) 心脏传导系统的常见变异

心房和心室间兴奋的传导除了上述正常的房室束外，少数人尚可出现变异的连接于心房与心室之间的旁路束，即副传导束。由于旁路束不经过房室结，激动由心房直接到达心室壁肌，免除了房室结传导的生理性延搁，从而使得心室肌有一部分预先激动。副传导束可以分为两类：一类与心传导系不相连，即房室副束，由普通心肌束构成；另一类为与房室传导系相连的副束，由特殊化心肌构成。

1. 房室副束 通常又称 Kent 束，它仅见于少数人，是在房室束以外，经左、右房室环浅面上出现另一连接心房肌与心室肌的肌束，一般为一条。有时出现两条或多条，多位于左、右心室的侧壁，少数位于房室间隔。由于 Kent 束很细，直径 1～3 mm，长 3～10 mm，由心肌构成，无延搁作用，可将兴奋提早传至心室，因而使一部分心室肌发生预激。由于 Kent 束出现，房室间有正常传导束和异常副束两条通路，冲动沿一条通路下传时它也有可能经另一条通路折返而再次激动心房，并下传到心室，即形成房室折返性心动过速。

2. 与心脏传导系统相连的副束 此类变异的副传导束也可区分为两种。① 结室副束和束室副束：少数人可从房室结、房室束或束支主干上发出纤维连于室间隔心肌，又称为 Mahaim 纤维。在胎儿、新生儿和儿童，Mahaim 纤维多见，多为束支的短路纤维，成人则少见。有此种纤维存在或加上其他损伤，也可以引起心室预激、心律不齐甚至引起患儿死亡。② 房结旁路束和房希旁路束：也有人称这类旁路纤维为"外侧房室束"。它们主要是由后结间束的大部分纤维和前、中结间束的少部分纤维或小部分心房肌，绕过房室结的主体（经过房室结的右侧表面）而止于其下部（房结旁路束）或终止于房室束（房希旁路束），常统称为 James 旁路。对于 James 旁路各家看法不一，有人认为它是正常结构，有人报告 James 旁路出现率很低，也有人否认其存在。

一般认为这些变异副束是小的先天性变异，至今还没有确切地证实正常人有这些旁路束，Kent 束和 Mahaim 纤维只是在胚胎及婴儿多见，随年龄增长而减少或消失（纤维化）。实际上正常人心的传导系统各个部分也可以有位置、大小和形态上的变异，随着年龄增长，心脏传导系统可发生变化，70 岁以前肌性成分所占比例无明显的变化，70 岁以后肌性成分又有一个减少过程。但超过了 80 岁肌性成分的比例又有回升，提示窦房结内的肌性成分在长寿上可有意义。

六、心脏的血管、淋巴管

心脏血管由冠状动脉（coronary artery）和心静脉（cardiac vein）构成。大部分心肌和传导组织的血供从冠状血管获得，冠状血管一般位于心外膜下的脂肪组织中，小部分深埋于心肌组织中，并同时接受交感和副交感神经的支配。

（一）冠状动脉

冠状动脉（coronary artery）为主动脉的第一分支，行于房室沟（或冠状沟，coronary groove）内相互吻合成斜冠状位的动脉环。左、右冠状动脉分别起源于主动脉升部相应的主动脉窦。

冠状动脉窦口的形态可为圆形、卵圆形或一狭窄的裂隙。一般认为左冠状窦口开口于左后窦的中 1/3，开口离窦底距离为 1.5～2 cm，左冠状窦口外径为 0.5～0.7 cm，最大可达 0.75 cm；右冠状窦口开口于右前窦的中 1/3，开口离窦底距离为 1.5～2 cm，右冠状窦口外径相对较左侧小，为 0.15～0.3 cm。窦口的数目可有变异，可共起于或分别起于同一个主动脉窦，也可出现 3～4 条冠状动脉。右冠状动脉起点变异多于左冠状动脉（见本节后面有关"变异"的内容）。

1. 右冠状动脉（right coronary artery） 起源于升主动脉的右前窦，先在右心耳与肺动脉干之间向右侧行，进入房室沟（冠状沟）垂直下降至心右缘，至膈面越过房室交界（crux）形成 U 形弯曲，其终末支与左冠状动脉进行吻合。

右冠状动脉可分为 3 段：第一段从起始处至心右缘，第二段从心右缘至房室交界，第三段从房室交界至末梢。

右冠状动脉的第一分支为右圆锥动脉（right conus artery），约有 36％的人直接起于主动脉窦，有人称之为"第三冠状动脉"、副冠状动脉或右冠状动脉的第一条心室支，其分布于肺动脉圆锥最下部和右心室上部，并可和左冠状动脉的同名动脉吻合成 Vieussens 环。离起始端 1～2 cm 内还发出窦房结动脉（sinoatrial nodal artery，60％），较为细小，初行于主动脉和右心耳间沟内，然后在心外膜下绕过上腔静脉基底部的后方向前形成动脉襻，至终沟的上部穿过窦房结，营养窦房结并在其行程中供应右心房两侧的心房肌。右上隔动脉（right superior septal artery，RSSA）供应房间隔，它短而细小，起源也多变，有起源于右冠状动脉近端、右冠状动脉窦口或直接起于主动脉右窦，供应房间隔和室间隔上部，为潜在的侧支循环。房间隔前动脉又称 Kugel 动脉（Kugel artery），前房间隔下动脉，多起源于右冠状动脉（68％），亦可起源于左旋支（27％）和左、右冠状动脉同时发出（3％）。向后内经前房间沟下端进入房间隔下缘，过卵圆窝下方，平左房室环向后可达房室交界区。它与房室结支、左心房后支或右心房后支、心房前支和窦房结支等存在广泛的吻合，为潜在的侧支循环。它分支供应卵圆窝下方的房间隔、卵圆窝的一部分、心房前壁、主动脉根部、房室瓣和房室交界区的结构。心房前支（anterior atrial branch）和心室前支（anterior ventricular branch）是位于心右缘之前所发出的彼此相互垂直的动脉供应右心室和右心房，它们一般相对细小，2～3 支而不到达心尖。右缘支（right marginal branch）可认为是右侧冠状沟内的一支最大的心室前支，较为粗大，有足够的长度到达心尖，当其较为粗大时，也可发出部分右心室前支（right anterior ventricular branch）。也可在动脉的右心缘至房室交界段间发出 2～3 条右心室后支（right posterior ventricular branch）供应右心室膈面，其大小与供应右心室前壁的右缘支成反比，有时右心室后支可直接来源于较后位和相对粗大的右缘支。在右冠状动脉行至房室交界时主要有两个方向的行程：① 其中有1～3 支后室间支（单支者多见，约占 70％），仅一支行于后室间沟内至心尖与前室间支吻合，称为后室间动脉（posterior interventricular branch），它除发出分支供应左、右心室膈面外，还发出房、室间隔支（septal branch），供应房间隔和后 1/3 的室间隔。② 另一方向即越过房室交界呈 U 形弯曲后向左行，在 U 形弯曲处 80％～90％可发出房室结动脉（AV nodal artery），该动脉一般行经该结背侧 1/3 或中分时，主干离开结向尾侧，以 50°～90°成角离开结，然后穿右纤维三角；而其本干最终成为左心室后支和右旋支分别供应左心室膈面和与左旋支吻合。

总体来说，右冠状动脉可供应右心房、大部分右心室、部分左心室膈面、部分室间隔（后 1/3）和房间隔、窦房结（60％）和房室结（80％）。

2. 左冠状动脉(left coronary artery)　起源于升主动脉的左后窦,较右冠状动脉粗大且起始处无脂肪组织覆盖,它的主干很短,行于主肺动脉后方时不易暴露,经过左心耳和肺动脉干间的冠状沟内仅 10～15 mm 就分为前降支、旋支和两者间的对角支。其总干平均为(6.48±2.57)mm。左冠状动脉总干的直径为(3.58±0.59)mm,外径平均值为 5.3 mm。

左冠状动脉分段为:第一段从起始处至发出第一分支间,往往较短,位于左心耳和肺动脉干行于冠状沟内,第二段即从三大分支开始至末梢。

在起始处除发出较小的心房支外并无其他分支,然后向前发出前室间支(或左前降支,anterior interventricular branch),紧靠肺动脉向前下行于前室间沟内,常绕过心尖后至膈面与后室间支吻合,有时近端的 1/3～2/3 可埋在浅层心肌组织中。前室间支可发出细小而少量的右心室前支供应右心室前壁,其中在近肺动脉瓣处与右冠状动脉的动脉圆锥支吻合成 Vieussen 环,在构成侧支循环上有重要的作用。另外,前室间支主要发出较粗和量多的左心室前支(left anterior ventricular branch)2～9 支供应左心室前壁,它们常以锐角发出并且几乎相互平行,并与旋支的外侧支吻合,而在心尖处的小分支可在左心室的膈面与旋支的膈面支吻合。室间隔支(septal branch)以几乎垂直的方向进入室间隔,分布于室间隔前 2/3 区域,并与从膈面来的穿透支吻合,供应室间隔前部的右束支和一部分左束支;当前室间支绕过心尖至膈面时同样可发出室间隔后支供应室间隔后下部的 1/3 区域。故室间隔的大部分由前室间支供应,当其阻塞时后果严重,而阻塞时的后室间支将成为室间隔血供的重要的侧支循环。

对角支(diagonal branch)可看成是在近端的较大的左心室前支,出现率为 42.3%,起源于左冠状动脉干分叉处,供应左前室壁。也被认为是左冠状动脉的主要分支之一。

旋支(circumflx branch)是左冠状动脉本干向左行的一大分支,口径与前室间支相近,绕冠状沟左侧至心脏膈面。它的近侧端暴露较好而远侧端则深藏于心大静脉的下方,在施行主动脉-左旋支搭桥手术时不易游离旋支,有时甚至需结扎心大静脉以暴露动脉,同时二尖瓣手术时需特别注意避免损伤旋支,否则会造成左心严重供血不足。约有 40%的人在其近端可发出窦房结动脉(sinoatrial nodal artery),上行有时同样绕上腔静脉的基部后方至窦房结,也分出左心房支(left atrial branch)供应左心房。几近直角发出旋支的左缘支(left marginal branch),以外侧支和膈面支分布于左心室的外侧壁直至心尖区以供应相应的区域。旋支行至膈面时成为左心室后支(left posterior ventricular branch),分布于左心室膈面,与来自右冠状动脉的终末支吻合。

通常认为左冠状动脉供应左心房,左、右心室前壁室间隔的前下 2/3 和下 1/3 区域,左心室前、侧壁和膈面,窦房结(40%)(图 1-3-9)。

3. 传导系统的血供　包括窦房结支:60%发自右冠状动脉的起始部,40%来源于左冠状动脉旋支,可以分叉、顺行或逆行向至窦房结,也可以最近距离直接到达之。房室结支 90%起于右冠状动脉,起于房间隔后方 U 形弯曲处;少数情况下可起于左冠状动脉。结间支可由心房支供应。左、右束支由室间隔支供应。

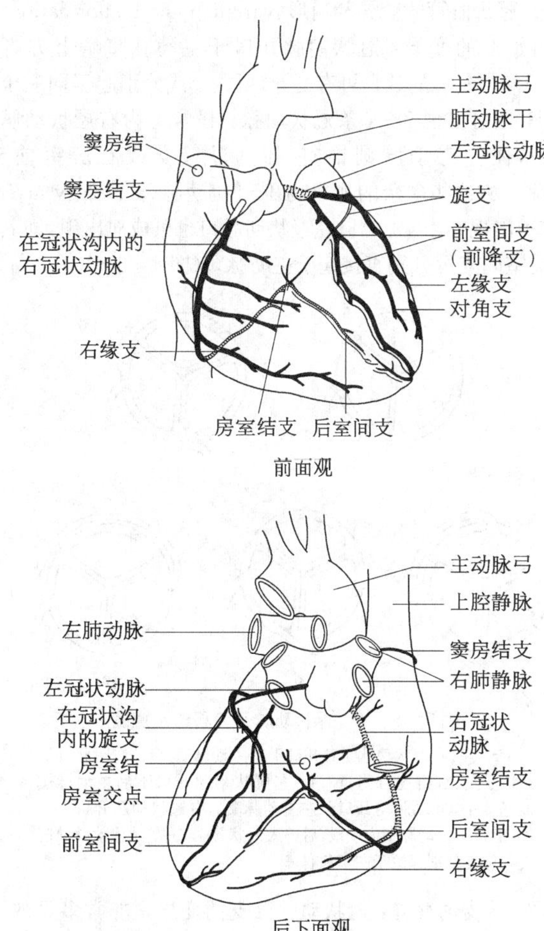

图 1-3-9　冠状动脉示意图

4. 室壁供血特点　心壁供血层分为心外膜下层、心肌中层和心内膜下层。心外膜下层的毛细血管口径和间距均大,但吻合丰富,易形成侧支循环;心肌中层的血管直行,毛细血管口径和间距均小,吻合相对少;心内膜下层的毛细血管较肌层血管粗但较为稀疏,所以心肌梗死的发生往往从心内膜下开始,而心外膜下层则发生较晚。

5. 冠状动脉分布类型的优势型(dominant pattern)　优势型并非指对心供血量的多少,主要指心室膈面的血管分布形式,取决于膈面血供的来源,即以心脏十字交叉或称房室交界(crux of the heart)为重要的解剖标志,根据哪一个冠状动脉越过这个交叉来定哪一支呈优势型。① 右冠状动脉优势型:占 80%～90%,即右冠状动脉供应大部分的心脏膈面,这种情况下右冠状动脉的阻塞将造成左、右心室膈面的严重缺血。② 左冠状动脉优势型:约占 10%,旋支越过心脏十字交叉,成为后降支,分布于左、右心室的膈面,这种情况下,右冠状动脉就相当短小。③ 左、右冠状动脉呈均势的平衡型:左、右冠状动脉各有后降支,分布于本侧的心脏膈面,动脉大小相等,属这种情况的极少。

右冠状动脉的优势型常让人误解为整个的心脏血供主要靠右冠状动脉,而左心室的血液供应有 70%～90%来源于左冠状动脉。此外,左冠状动脉还供应右心室的一部分和室间隔的大部分血液。所以,从整个心脏来看,即使左冠状动脉仅有 10%的正常心脏越过心脏十字交叉,它仍是心脏的主要动脉。

6. 冠状血管的变异和畸形(variation and malformation)

(1) 起始部的变异：冠状动脉开口于主动脉窦嵴上方者为6%～8%。窦口的数目可有变异，可共干或分别起于同一个主动脉窦，也可出现3～4条冠状动脉。最常见为右冠状动脉口(64%)，往往有动脉圆锥支、肺动脉壁支或右房室前支，Symmers称这些多余的血管为副冠状动脉(accessory artery)的开口，出现率为42.3%；左冠状动脉口也可成对出现，即其旋支和前室间支可分别直接起于主动脉窦(图1-3-10)。

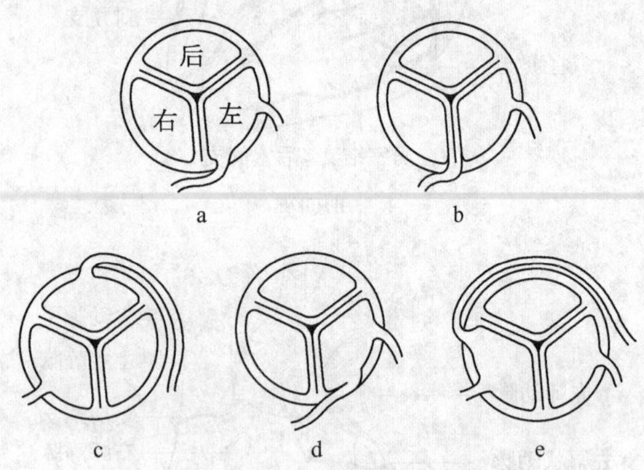

图1-3-10　冠状动脉开口移位示意图

a. 左、右冠状动脉同时开口于左主动脉窦　b. 右冠状动脉开口于左、右瓣连合附近　c. 左冠状动脉开口于后主动脉窦　d. 左、右冠状动脉均开口于左主动脉窦。右冠状动脉开口在窦外，潜行于主动脉壁内一段，后进入冠状沟　e. 左冠状动脉前降支和旋支分别起源于左窦和右窦

(2) 分支的变异：冠状动脉分支的变异是非常多见的，除表现为右、左优势型和均衡型分布外，有极少部分人左旋支可直接起于右冠状动脉。

(3) 畸形(malformation)：一支或几支冠状动脉起于肺动脉，使心脏接受静脉血，往往这样的胎儿不易存活；有的发生冠状动脉-静脉瘘，即冠状动脉与右心房、右心室和肺动脉相通或冠状动脉与伴行静脉相通，形成“窃血”现象，这种瘘多见于右冠状动脉。

7. 壁冠状动脉(parietal coronary artery)　该动脉表面所覆盖的这部分心肌纤维称心肌桥(mycardial bridging)，是指心外膜下行走的冠状动脉被浅层心肌覆盖所形成，它的厚度、宽度和数目都不一致，出现率为60%，其中绝大多数位于前室间支、后室间支、右室前支和对角支等，解剖结构形态变异较大(图1-3-11)。现在认为心肌桥不只是正常解剖变异，它在收缩期的压迫作用，可引起壁冠状动脉管腔狭窄，可能与心源性猝死有关。近年来国内外对心肌桥有关的临床心脏缺血事件的报道不断增多，受到越来越多的重视。葛均波在心血管超声显像时发现，凡有心肌桥的人均能在心肌桥处壁冠状动脉与心外膜间有特征性半月形超声透亮区，且有很高的诊断价值。在1999年欧洲心脏病年会上被定为葛氏现象，最近他领导的研究小组对此进行深入研究，结果表明心肌桥压迫可能导致壁冠状动脉血流量的减少与心肌桥的厚度、包裹的紧密程度(即受压程度)和心率有关，而与心肌桥宽度、血压、基础流量无关。同时，壁冠状动脉段内皮细胞对血流切应力增高，在扫描电镜下可呈梭形形态，内皮细胞表面完整进而说明这是内皮细胞保护作用性反应，而其近段内皮细胞形态不规则和内膜易出现“虫蚀”样变化而损伤，可成为动脉粥样硬化发生的基础，其机制与局部血流动力学因素有关。

8. 冠状动脉的侧支循环(collateral routes)　冠状动脉的分支通常被认为是终动脉，在分布上无重叠但有一定的吻合(anastomoses)，相对于其他脏器其侧支循环能力较弱。从临床研究看，这些吻合在急性冠状动脉阻塞时并不能及时提供足够的血供以防止心肌梗死的发生，而在心肌慢性缺氧时具有重要的意义。这些吻合通常包括冠状动脉末梢之间的吻合和冠状动脉与心脏外血管的交通支。

冠状动脉末梢间吻合：① 左、右冠状动脉的肺动脉圆锥支之间的吻合，构成Vieussens吻合环。② 右冠状动脉与旋支的心房支的吻合。③ 右冠状动脉的心房支与旋支的心房支间的吻合。④ 前后间隔动脉的吻合。Kugel动脉经房间膈，与供应房间膈的冠状动脉分支吻合，此动脉可起自左、右冠状动脉的分支，例如左旋支或窦房结动脉等。⑤ 右冠状动脉分支间吻合(同侧吻合)有右房前支与右房后支的吻合和右缘支与右室前支的吻合两种。⑥ 左冠状动脉分支间吻合(同侧吻合)为前室间支和对角支的左室前支与旋支的外侧支的吻合。

壁腔吻合：血管与心腔的吻合，称动脉腔血管(arterio-luminal vessel)，交通支的直径通常为70～222 μm，激光打孔重建血运就是基于此原理。另外，起源于心肌毛细血管床的一些小静脉，为壁薄而不规则的网状窦状隙且无静脉瓣膜，直接开口于心腔，允许心腔内的血液直接入心肌，故在侧支循环上起

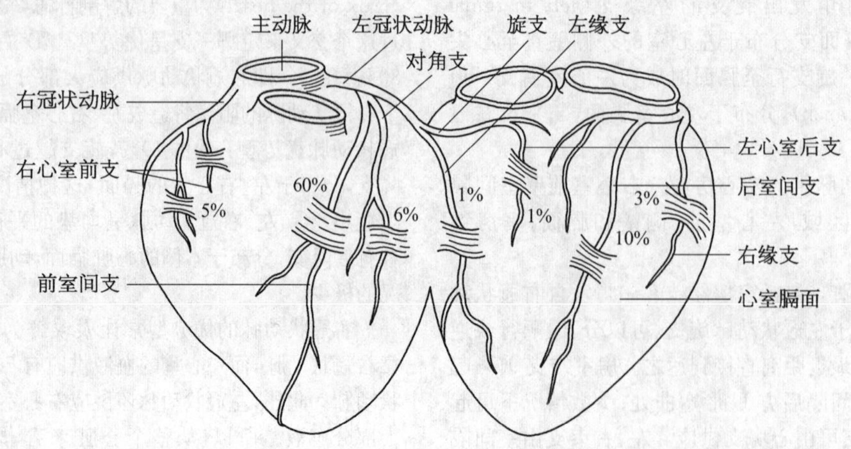

图1-3-11　心肌桥分布示意图

着重要的作用。

心外吻合：主要通过心包动脉网连接于冠状动脉和主动脉之间。从胸廓内动脉、心包膈动脉、前纵隔动脉、支气管动脉、食管动脉、膈下动脉和肋颈干等形成心包动脉网，通过升主动脉壁网、肺动脉壁网和心房动脉网与冠状动脉进行吻合。

（二）心脏的静脉

心脏的静脉(cardiac vein)(图 1-3-12)包括浅静脉和深静脉。浅静脉起源于心肌各部，在心外膜下汇合成网、干，最后大部分汇流到冠状窦(coronary sinus)，部分可通过小静脉回流至右心房，在心肌内的深静脉血可直接注入房室内，故在浅静脉血受阻时静脉血液可由心肌的深静脉血回流至心脏而不致造成淤滞。冠状窦位于心脏后面的冠状沟内，在左心房和左心室之间向右越过房间隔，于下腔静脉口和右房室口之间的冠状窦口注入右心房。冠状窦的起始处文献报道不一，俞寿民等认为是在左心房斜静脉和心大静脉汇合处，杨文亮等把钝缘静脉与心大静脉的汇合处作为冠状窦的起始处，而曾昭明等则将最左侧的左心室后静脉与心大静脉的汇合处作为冠状窦的起始处。冠状窦左端接受心大静脉(或前室间静脉)，右端接受心中静脉(或后室间静脉)和心小静脉，左心室后静脉和左缘支直接开口于冠状窦。往往在这些静脉的开口处可见单瓣或双瓣，以防止血液回流。而左心房的斜静脉汇入冠状窦处无静脉瓣的存在。冠状窦已成为心脏电生理检查、射频导管消融术、经冠状窦心外膜植入起搏电极和逆行灌注心脏造影等许多心脏疾病诊断、治疗的标志与通道。

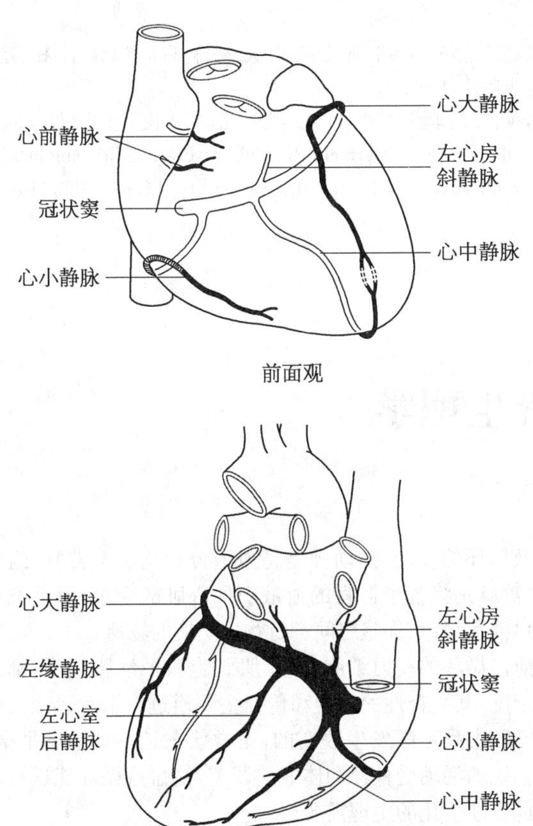

图 1-3-12　心脏的静脉

心大静脉(great cardiac vein)是冠状窦的主要属支，起源于心尖和前室间沟下 1/3 段，与左冠状动脉的前室间支伴行，在冠状沟内转向左侧与旋支同行，在心膈面时续于冠状窦。心大静脉主要收集左冠状动脉所供应区域的静脉血。心中静脉(middle cardiac vein)在膈面的后室间沟内与后室间动脉伴行，而心小静脉(small cardiac vein)位于右侧的冠状沟内，此两者主要收集右冠状动脉所供应区域的静脉血。左心房斜静脉(oblique vein of the left, Marshall vein)行于左心房后壁，相对小而不重要，可与心大静脉汇合或直接汇入冠状窦，它是上腔静脉的遗迹，可作为冠状窦起始的标志。一些小的心前静脉(anterior cardiac veins)起源于右心室前壁，通常跨过右冠状沟直接汇入右心房或心小静脉。心最小静脉(smallest cardiac veins 或 the besian vein)是起源于心肌毛细血管床的一些小静脉，直接开口于心腔，它们有时呈壁薄而不规则的窦状隙并连接成网状结构，且无静脉瓣膜，允许心腔内的血液直接入心肌，故在侧支循环上起着重要的作用。右侧明显多于左侧。

（三）心脏的淋巴

心脏的淋巴管对心肌的新陈代谢和营养具有重要的作用。

心脏的淋巴管包括心内膜下淋巴管、心肌淋巴管和心外膜下淋巴管，在此三层结构中它们都是相互形成丛和网状结构。淋巴的回流主要经过气管支气管淋巴结和气管旁淋巴结，最后至左、右淋巴干。

心内膜的淋巴管：心内膜的毛细淋巴管网位于内皮下层的结缔组织内，网眼较大，毛细淋巴管的管径及走形均不规则。毛细淋巴管汇合成淋巴管后，穿入心肌层与心肌层的淋巴管汇合，也可与心肌层的毛细淋巴管或淋巴管相通。

心肌层的淋巴管：一般认为，心肌层的毛细淋巴管位于心肌纤维束间的结缔组织内，沿肌纤维长径分布，并汇合成网。该网发出的淋巴管，与肌束间结缔组织内血管伴行，并与来自心内膜的淋巴管汇合后，外行至心外膜。

心外膜的淋巴管：心外膜的毛细淋巴管位于心外膜下的结缔组织内。浅层的毛细淋巴管与深层的相通，深层的毛细淋巴管注入心外膜下的淋巴管。心外膜下的淋巴管互相吻合成丛，从心内膜和心肌层的淋巴管也汇入此丛。自心外膜下淋巴管丛发出集合淋巴管，沿冠状动脉细小分支经行，汇成更大的集合淋巴管，至前后室间沟或冠状沟，继续沿左、右冠状动脉经行，分别形成心脏的左、右淋巴干。

心包壁层的结缔组织内也有浅、深两层毛细淋巴管网，但较心包脏层的稀疏。这些淋巴管可与纵隔、胸膜、膈、腹膜以及心、肺的淋巴管相吻合。

七、心脏的神经

支配心脏的神经主要有三部分：交感神经、副交感神经和感觉神经。

交感神经的低级中枢位于脊髓 C_6～T_6 侧角的中间外侧核，其节前纤维在交感神经节换元成为节后纤维后，分别经心脏上、中、下神经和胸心神经至心脏参加组成心脏浅丛和心脏深丛。

副交感神经的低级中枢位于迷走神经背核、疑核和孤束核等，它们的节前纤维组成迷走神经的主要成分，经心上支、心下支和胸心支参加心脏浅丛和深丛的组成。迷走神经的节后神经小部分位于心脏浅丛的 Weisberg 神经节内，大部分位于心脏壁内的神经节内，节后纤维分布于心房心室肌、心血管和心传导系。交感神经表现为肾上腺素能的作用，可使心率加快，心肌收缩力增加，与人体应急的功能有关；而副交感神经表现为胆碱能的作用，可使心率减慢，减少冠状动脉血流量，与机体的热量储备有关。它们两者相互拮抗又相互配合。

心脏的感觉神经在形态上不成系统，而是行走于交感和副交感神经内，它的胞体位于脊神经节和迷走神经的下神经节内，一般痛觉纤维行走于交感神经中，而其他感觉纤维则行走于迷走神经中。

心脏的神经丛包括有心脏浅丛和心脏深丛。心脏浅丛位于心脏上方，主动脉弓的凹侧面，由左交感神经干的心上神经和左迷走神经的心下支组成；心脏深丛位于气管下端的前面，主动脉弓的后下方，由交感神经和副交感神经的其余心支组成。在心脏神经丛中有小的神经节和神经节细胞。

八、心包

心包(pericardium)是包裹心和出入心的大血管根部纤维浆膜囊，分内、外两层，外层为纤维心包，内层是浆膜心包。

纤维心包(fibrous pericardium)由坚韧的纤维性结缔组织构成，上方包裹出入心的升主动脉、肺动脉干、上腔静脉和肺静脉的根部，并与这些大血管的外膜相延续。下方与膈中心腱愈着。

浆膜心包(serous pericardium)位于纤维心包囊之内，可分脏、壁两层。壁层衬贴于纤维性心包的内面，与纤维心包紧密相贴。脏层包于心肌的表面，称心外膜。脏壁两层在出入心的大血管根部互相移行，两层之间的潜在腔隙称心包腔(pericardial cavity)，内含少量浆液起润滑作用。

在心包腔内，浆膜心包脏、壁两层返折处的间隙，称心包窦，主要有：① 心包横窦(transverse sinus of pericardium)：为心包腔在主动脉、肺动脉后方与上腔静脉、左心房前壁前方间的间隙。窦的前壁为主动脉、肺动脉，后为上腔静脉及左心房，上为右肺动脉，下为房室间的凹槽。窦的左侧入口在左心耳与肺动脉左侧之间，窦的右侧入口在上腔静脉、右心耳与主动脉之间。从横窦左、右侧入口可伸入两个横指，当心直视手术需阻断主动脉、肺动脉血流时，可通过横窦从前后钳夹两个大动脉。② 心包斜窦(oblique sinus of pericardium)，又称 Haller 窦，为位于左心房后壁，左、右肺静脉，下腔静脉与心包后壁之间的心包腔。其形状似口向下的盲囊，上端闭锁，下端与心包腔相通，稍偏左。心包斜窦的右侧界是浆膜性心包脏壁两层在右肺上、下静脉，下腔静脉根部转折形成的右心包壁；左侧界为左肺上、下静脉根部的左心包壁；上界为心包连合壁；前界为左心房后壁；后界为心包后壁。手术需阻断下腔静脉血流时，可经过斜窦下部进行。③ 心包前下窦(anterior inferior sinus of pericardium)位于心包腔的前下部，心包前壁与膈之间的交角处，由心包前壁移行至下壁所形成。人体直立时，该处位置最低，心包积液常存于此窦中，是心包穿刺比较安全的部位。从左侧剑肋角进行心包穿刺，恰可进入该窦。

参 考 文 献

1. 陈灏珠. 心血管病学新理论与新技术[M]. 上海：上海科技教育出版社，2002.
2. 凌风东，林奇. 心脏临床解剖学[M]. 西安：陕西科学技术出版社，1996.
3. 毛焕元，曹林生. 心脏病学[M]. 北京：人民卫生出版社，2001：19 - 38.
4. 威廉斯. 格氏解剖学[M]. 第 38 版. 杨琳，高英茂，译. 沈阳：辽宁教育出版社，1999.
5. 张朝佑. 人体解剖学[M]. 第 3 版. 北京：人民卫生出版社，2009.
6. Roul G，Sens P，Germain P，et al. Myocardial bridging as a cause of acute transient left heart dysfunction [J]. Chest，1999，116：574 - 580.

第四章　心血管生理学

陈思锋　姚　泰

人体血液循环系统由心脏和血管组成。心脏的节律性收缩和舒张活动起着“泵”的作用，推动血液不断循环，血管的收缩与舒张起到调节血液分配和保证心脏舒张期组织获得足够血液灌注的作用。心脏可被看成是两个并列的但是互相串联的泵。左心室将血液射入体循环，血液流经身体各个器官，然后回到右心；右心室再将血液射入肺循环，血液流经肺后进入左心。整个血管系统是由动脉、毛细血管和静脉相互串联构成的复杂的网络。在体循环，供应各个器官的血管床相互间又呈并联关系。

血液循环是维持机体生命活动的基本条件，其主要的生理功能是作为体内各种物质的运输系统和交换场所，保证机体内环境的稳态(homeostasis)和新陈代谢的正常进行。心脏泵血是血液循环的原动力，动脉是将血液分配给各个器官、组织的管道，静脉是将各个器官的血液引回心脏的管道，而毛细血管则是血液和组织、细胞之间进行物质交换的场所。

血液循环的动力细胞，即心肌细胞和平滑肌细胞，都是可兴奋细胞，其兴奋性的发生和传播主要通过电活动形式。机体的功能状态是不断发生改变的，正常状态是一种动态平衡，心血管系统的活动受神经和体液的调节，使血液循环能适应和满足机体不断变化的生理需要。

一、心脏生理

心脏的主要功能是泵血，心肌细胞的节律性收缩和舒张心脏是泵血的基础，而心肌细胞的节律性收缩和舒张是由心肌细胞的生理特性决定的。

（一）心肌细胞的生理特性

心肌细胞按其形态和功能的差别可以分为两大类：一类是构成心室和心房的普通心肌细胞，细胞内含有丰富的肌原纤维，具有收缩和舒张功能，称为工作心肌细胞（cardiac working cell）；另一类是构成心脏特殊传导系统的细胞，包括窦房结、房室交界的细胞和心室的浦肯野细胞（Purkinje cell），细胞内肌原纤维稀少或缺如，故收缩能力很低，但具有自动发生节律性兴奋的能力，因此称为自律细胞（rhythmic cell）。

1. 心肌细胞电活动的特点　心肌各种生理特性的表现都是以心肌细胞膜的电活动为基础的。心肌的动作电位（action potential）是心肌起搏活动（pacemaker activity）、兴奋扩布（impulse spread）以及控制兴奋-收缩耦联（excitation contraction coupling）的细胞基础。与骨骼肌细胞的电活动比较，心肌细胞的电活动有明显的特点。不同心肌细胞的电活动也有差别，表现为不同心肌的兴奋性、自律性和传导性之间的差别。

（1）心肌细胞膜内外的离子分布：可兴奋细胞膜是由镶嵌着不同结构和功能的蛋白质的脂质双分子层构成的，平均厚度约 8 nm。双层脂质的疏水部分位于双层的内部，而亲水部分位于两侧，分别与细胞内液和外液接触，细胞膜的这种双层结构形成一道屏障，使得亲水性物质不能通过弥散自由通过，从而在细胞内外形成浓度差异。细胞内液和外液中存在大量带电离子，主要有钠（Na^+）、钾（K^+）、钙（Ca^{2+}）、氯（Cl^-）等，这些离子均为高度极性的亲水物质，不能自由通过细胞膜，所以造成细胞膜内外各种离子的分布差异（表 1-4-1），这种差异形成了跨膜电位差，即膜电位。

表 1-4-1　细胞膜内外几种主要离子的浓度和它们的平衡电位

离子	细胞膜内浓度（mmol/L）	细胞膜外浓度（mmol/L）	平衡电位（mV）
Na^+	10	142	+70
K^+	155	4	−98
Cl^-	5～30	101	−65～−45
Ca^{2+}	0.000 1	2.5	+150

在心肌细胞处于静息状态或兴奋状态时，都有一些离子发生跨越细胞膜的流动，称为离子流（ion current）。各种不同的离子流是形成心肌膜电位变化的基本原因。由于细胞膜对离子来说是不能自由弥散通透的，因此离子的跨膜流动必须通过膜上各种蛋白质的活动而实现。这些蛋白质按其工作机制的不同被授予不同的名称，如离子通道（ion channel）、离子泵（ion pump）、离子交换体（ion exchanger）、受体（receptor）等。由表 1-4-1 可知，细胞膜内主要的正离子是 K^+，细胞膜外主要的正离子是 Na^+；细胞膜外 Cl^- 的浓度为膜内的 4～20 倍，Ca^{2+} 的浓度为膜内的约 20 000 倍。细胞膜内外各种离子的浓度差的维持，主要依靠细胞膜上的离子泵和离子交换体的活动。

膜内外单价离子浓度差的维持靠钠钾 ATP 酶的活动维持。钠钾 ATP 酶即钠钾泵，也称钠泵（sodium pump），其活动需要由 ATP 供应能量，每水解 1 个 ATP 分子，可将细胞内 3 个 Na^+ 泵出膜外，同时从膜外将 2 个 K^+ 转移入膜内。可见，钠泵向膜内和膜外转移的电荷量是不相等的，所以它的活动是“生电性”的。细胞膜上的 Na^+-Ca^{2+} 交换体可将在心肌兴奋时进入细胞内的 Ca^{2+} 转移出细胞。Na^+-Ca^{2+} 交换是依靠由钠钾 ATP 酶活动造成的膜内外 Na^+ 浓度差的势能，将细胞内的 Ca^{2+} 逆电化学梯度转移出细胞，所以是一种继发性主动转运。Na^+-Ca^{2+} 交换体的活动可以使细胞外 3 个 Na^+ 和细胞内 1 个 Ca^{2+} 进行交换，所以在电荷转移上也是不平衡的。

除了上述的钠钾 ATP 酶和 Na^+-Ca^{2+} 交换体外，离子的跨膜移动主要是通过各种离子通道进行的。不同的离子通道在不同的情况下可处于关闭或者开放的状态。除了少数通道外，离子通道都有高度的选择性，即在开放时只让一种离子按其电化学梯度快速地跨膜移动，并导致膜电位的相应变化。通道的开放和关闭，实际上是由于构成通道的蛋白质的构型发生改变。不同的因素可造成通道蛋白构型的改变，从而控制通道“闸门”的闭启，称为“门控”作用。有些通道的开放和关闭是由跨膜电位决定的，称为电压门控通道（voltage gated channel）；另一些通道的开放和关闭由不同的化学物质（如各种受体的配体）决定，称为化学门控通道（chemically gated channel），或配体门控通道（ligand gated channel）。心肌细胞的离子通道主要是电压门控通道。通道开放时，选择性地让一种离子通过，形成离子流。离子流的方向是以正电荷的流动方向命名的，正离子从膜内流向膜外，或负离子从膜外流向膜内，都称为外向离子流；反之，正离子内流或负离子外流都称为内向离子流。

（2）心肌的膜电位：心肌细胞膜内外各种离子分布的差别，是形成心肌膜电位的基础。在实验中将一根玻璃微电极插入心肌细胞内，可以测得膜的内外存在着一定的电位差，称为跨膜电位（transmembrane potential）。由于离子泵、离子交换体、离子通道种类众多，特定离子在同一时间存在内向和外向电子流，其跨膜电位是两者综合作用的结果。如果将膜外的电位设为零电位，则膜内的电位为负值。细胞膜内电位较膜外为负的现象，称为极化（polarization）。膜内电位向正的方向改变（即负值变小），称为去极化（depolarization）；膜内电位向负的方向改变（即负值变大），称为超极化（hyperpolarization）。

在静息状态下，细胞膜内外的离子转运处于一种动态平衡状态，膜电位处于一个相对稳定的水平，此时的膜电位称为静息膜电位（resting membrane potential）。它是所有参与跨膜转运的离子的平衡电位（equilibrium potential）及其在膜上的通透性（permeability）的综合体现，所以是个综合膜电位（E_m），可用 Goldman-Hodgkin-Katz 公式计算：

$$E_m=\frac{RT}{F}\ln\frac{P_{K^+}[K^+]_i+P_{Na^+}[Na^+]_i+P_{Cl^-}[Cl^-]_o}{P_{K^+}[K^+]_o+P_{Na^+}[Na^+]_o+P_{Cl^-}[Cl^-]_i}$$

式中：P_{K^+}、P_{Na^+} 和 P_{Cl^-} 分别为 K^+、Na^+ 和 Cl^- 在膜上的通透性，R 为气体常数，T 为绝对温度，F 为法拉第常数。由于 P_{K^+} 为 P_{Na^+} 的 50～100 倍，也显著大于其他主要离子的膜通透性，所以静息膜电位很接近 K^+ 的平衡电位，处于一种膜内电位远较膜外为负的极化状态。但实际上，在静息状态下心肌细胞膜也允许很少量的 Na^+ 和其他离子通透，这种离子流称为背景电流。因此心肌的静息电位并不和 K^+ 平衡电位完全等同，而是

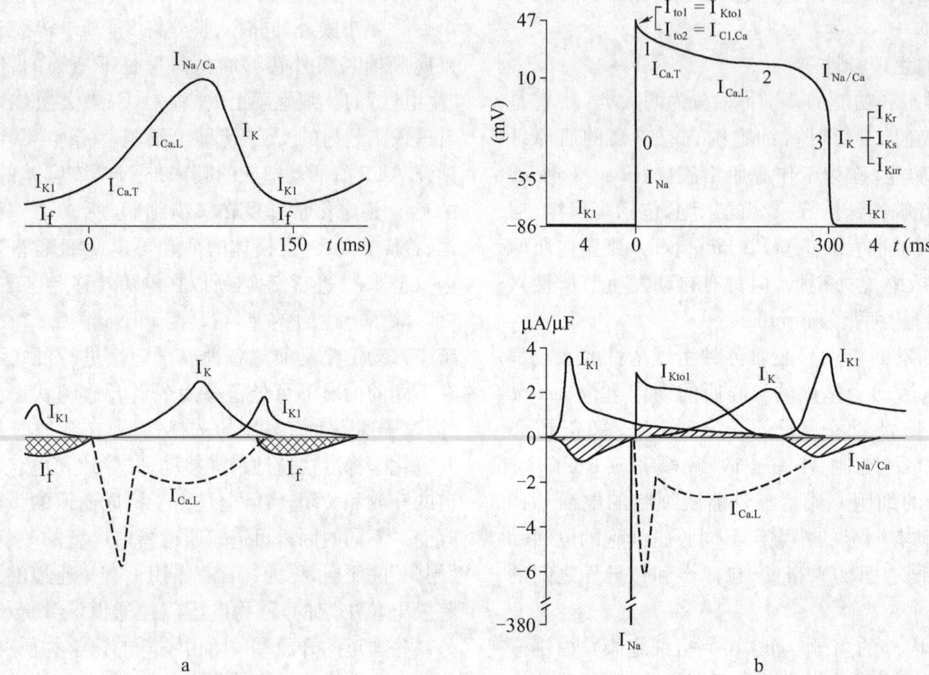

图 1-4-1　窦房结自律细胞(a)和心室肌工作细胞(b)的动作电位波形及动作电位各期的主要离子流

比 K^+ 平衡电位稍正，也即静息电位的负值稍小于 K^+ 平衡电位。此外，由于钠钾 ATP 酶的活动是生电性的，所以在静息电位的形成中也起一定的作用。一般来说，钠钾 ATP 酶的活动可提供不到 10 mV 的电位差。心室肌细胞处于静息状态时，外流和内流的离子所携带的总的电荷量是相等的，所以膜电位是稳定的。

静息状态下心肌细胞膜上开放的 K^+ 通道是一种“内向整流性”K^+ 通道，也称 I_{K1} 通道。它的特性将在下面叙述。

(3) 工作心肌细胞的动作电位：和其他可兴奋细胞相同，心房肌和心室肌兴奋的标志就是出现动作电位(图 1-4-1)。和神经及骨骼肌细胞相比，心房肌、心室肌动作电位的最明显的特征是时程长，可达 200～400 ms，并且有相当长一段时间膜电位处于接近 0 mV 的水平，称为平台期(plateau)。很明显，工作心肌细胞动作电位的这些特点是与心脏每次收缩能维持足够长的时间以保证射出一定量的血液的功能相匹配的。

离子通道蛋白是由多个亚基组成的复合体，控制离子通过的孔道位于 α 亚基，钠通道和钙通道的 α(α1) 亚基的 4 个跨膜区由共价键连接成四倍体，而钾通道是由 4 个 α 亚基通过共价键连接成的四聚体。在整个动作电位过程中，离子通道蛋白至少在静息关闭、开放和失活 3 种状态下循环转换(图 1-4-2)。在合适的刺激作用下，静息状态下的离子通道被激活，通道开放，允许离子通过，激活状态下的离子通道随着时间推移逐渐失活，通道关闭。失活关闭状态的离子通道不能直接返回开放状态而处于不应期，待膜电位复极化达到一定程度，失活关闭状态的离子通道才恢复为静息关闭状态，才能再次接受有效刺激而激活开放。

下面主要介绍心室肌细胞的动作电位。

心室肌细胞的动作电位可人为地分成 0 期、1 期、2 期、3 期、4 期共 5 个时相(图 1-4-1b)。

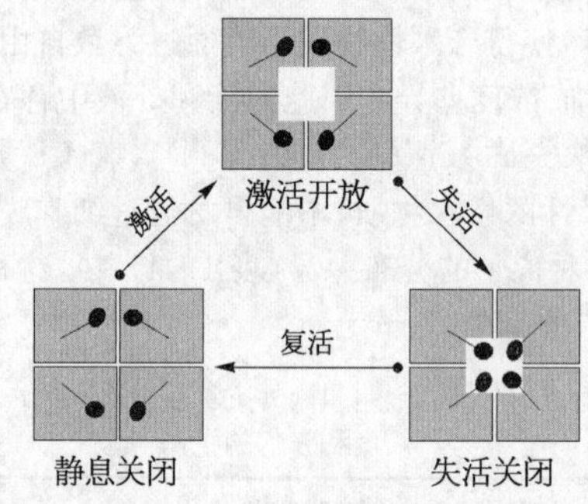

图 1-4-2　电压依赖性通道的三种活性状态

1) 0 期：0 期是指心室肌受刺激而发生兴奋的去极化过程，细胞的膜电位由静息时的 -90～-80 mV 迅速地上升至 $+30$～$+40$ mV，形成动作电位的升支。这一电位变化的幅度约 120 mV，但持续时间很短，仅 1～2 ms，表明心室肌去极化的速率很快，其最大去极化速率达 200～300 V/s。

心室肌 0 期去极化是由于细胞膜上的电压门控性快钠通道(I_{Na}通道)开放，Na^+ 快速内流而引起的。心室肌受到外来的刺激(在正常情况下是由心脏传导系统传来的兴奋)后，细胞膜即发生轻度去极化；一旦去极化使膜电位达到 -70 mV 即阈电位时，便出现再生性的 I_{Na} 通道开放和 Na^+ 内流，使膜电位迅速向 Na^+ 平衡电位的水平发展。I_{Na} 通道在开放后即迅速关闭，因此 0 期去极化的水平不能达到 Na^+ 平衡电位的水平。I_{Na} 通道的关闭是时间依赖性的，也是电压依赖性的。在动作电位复极化到 -55 mV 之前，即使很强的刺激都不能再使 I_{Na} 通道开放。I_{Na} 通道的这种特性也就决定了心肌具有较长的绝对不应期。具有 I_{Na} 通道的心肌，包括心房肌、心室肌和浦肯野细胞，因其去极化速度快，兴奋的传导速度也快，因此称为快反应细胞。在 0 期中，绝大部分 I_{Na} 通道就已经重新回到关闭状态，仅剩很

少 I_{Na} 通道继续开放到动作电位的 2 期。

2) 1 期：也称快速复极化期。在这一期内，膜电位很快地从去极化的顶峰下降至 0～10 mV 的水平，历时约 10 ms。动作电位 1 期是由于 I_{Na} 通道的关闭和一种瞬时性外向离子流(transient outward current，I_{to})引起的。实际上，I_{to} 是在心肌去极化的过程中被激发的。I_{to} 包括两个成分：一个成分是由一种选择性的 K^+ 通道开放引起的，称为 I_{to1}。I_{to1} 通道是电压门控通道，在膜去极化达到阈电位时即已开放，经 5～10 ms 达到峰值，并可持续开放到 2 期。这种 K^+ 通道可被 4-氨基吡啶和四乙胺阻断。I_{to} 的另一个成分是由一种被 Ca^{2+} 激活的 Cl^- 通道开放引起的，称为 I_{to2}。当细胞内 Ca^{2+} 浓度升高时，可打开 Cl^- 通道，使 Cl^- 内流。这种通道可被锰、咖啡因等阻断。在总的 I_{to} 的形成中，I_{to2} 所起的作用比 I_{to1} 小。

3) 2 期：2 期是心室肌细胞动作电位的重要特征。在此期间，复极化过程进展缓慢，膜电位保持在 1 期末的水平，在动作电位记录中形成一个平台，故称为平台期。2 期持续 100～150 ms，是导致整个动作电位持续时间较长的主要原因。2 期中膜电位水平保持稳定，说明此时膜电导很低，只有很少通道开放。有人认为在 2 期每个心肌细胞上仅数百个离子通道开放。另外，外向离子流(主要是 K^+ 电流)和内向离子流(主要是 Ca^{2+} 电流)之间达到精确的平衡。到 2 期末，Ca^{2+} 的内流停止，K^+ 的外流加强，膜电位复极化过程加快，就进入动作电位的 3 期。

在 2 期，绝大多数 I_{Na} 通道已经关闭，只有极少量的 Na^+ 通道仍开放，故 Na^+ 内向电流极微弱。2 期的内向电流主要是 Ca^{2+} 电流。Ca^{2+} 电流有两类：一类是瞬时(T 型)Ca^{2+} 通道(transient Ca^{2+} channel)开放形成的电流，称为 $I_{Ca,T}$；另一类是长时程(L 型)Ca^{2+} 通道(longlasting Ca^{2+} channel)开放形成的电流，称为 $I_{Ca,L}$。$I_{Ca,T}$ 通道在膜电位去极化至－50 mV 时开放，－20 mV 时完全开放，以后即较快关闭。$I_{Ca,T}$ 通道可被镍阻断，但对二氢吡啶(如硝苯地平等)不敏感。在 2 期中，$I_{Ca,T}$ 形成的 Ca^{2+} 内流只有 $I_{Ca,L}$ 的约 1/5，故起的作用不大。2 期中形成 Ca^{2+} 内流的主要是 $I_{Ca,L}$。$I_{Ca,L}$ 通道在膜电位去极化至－30 mV 时开放，至＋10 mV 时开放达到峰值，关闭速度很慢，需数百毫秒。$I_{Ca,L}$ 通道可被二氢吡啶和维拉帕米等阻断。

外向离子流主要是内向整流 K^+ 通道(I_{K1} 通道)和延迟整流 K^+ 通道(I_K 通道)开放形成的 K^+ 电流。I_{K1} 通道的特性是当膜去极化(较 K^+ 平衡电位为正)时通道对 K^+ 的通透性降低。这一现象称为内向整流(inward rectification)。由于这一特性，I_{K1} 通道在 2 期基本是关闭的。I_K 通道在膜去极化时被激活，但其激活的过程很慢，需数百毫秒，所以称为延迟整流 K^+ 通道(delayed rectifying K^+ channel)。I_K 通道开放形成的 K^+ 电流在 2 期中逐渐增大(图 1-4-1b)。

此外，由于在 2 期细胞内 Ca^{2+} 浓度增高，使 Na^+-Ca^{2+} 交换体的活动加强。Na^+-Ca^{2+} 交换体的生电性活动(3 个 Na^+ 内流和 1 个 Ca^{2+} 外流)也构成平台期的末期内向离子流的一个成分，并可使平台期延长。

4) 3 期：心室肌动作电位 3 期是快速复极化末期，膜电位较快地下降至静息电位的水平，历时 100～150 ms。3 期复极化主要是 K^+ 外流。I_K 通道是一种电压门控通道，可分为快速(rapid，I_{Kr})和缓慢(slow，I_{Ks})两型。I_{Kr} 在膜去极化至－50 mV 时开放，约需 500 ms 达到峰值；I_{Ks} 在约 0 mV 时开始开放，开放的过程更慢，需约 1 s 达到峰值。另外，还有一种超快(ultrarapid)型 I_K，称为 I_{Kur}，开放很快，约 10 ms 就达到峰值。有人认为 I_{Kur} 通道在心房肌的 3 期复极化中起重要的作用。在 3 期的后期，当膜电位复极化至－40 mV 时，I_K 关闭；但此时 I_{K1} 通道又重新开放，由于膜电位复极化，I_{K1} 通道的内向整流作用减弱，I_{K1} 通道开放增加，并出现再生性的通道开放和 K^+ 外流，使复极化过程加快。

在复极化过程的大部分时间中，心室肌细胞不能被新的刺激激活，因而不能发生动作电位。这是因为此时 I_{Na} 通道仍处于失活、关闭状态。直到膜电位复极化至约－70 mV 后，I_{Na} 通道才开始恢复到静息状态，即可被激活的状态。这也就是产生不应期(refractory period)的原因。

5) 4 期：4 期是复极化完毕，膜电位恢复至静息电位水平的时期。如前所述，此时 I_{K1} 通道开放，使膜电位靠近 K^+ 平衡电位。由于在动作电位期间 Na^+、Ca^{2+} 内流和 K^+ 外流造成细胞膜内外离子分布的改变，因此在 4 期中钠钾 ATP 酶及 Na^+-Ca^{2+} 交换体的活动都加强，并形成相应的钠钾 ATP 酶电流和 Na^+-Ca^{2+} 交换电流。对心室肌来说，4 期中的外向离子流和内向离子流所携带的电荷量是平衡的，因此膜电位稳定在静息电位水平。

(4) 自律心肌细胞的动作电位：自律心肌细胞是指窦房结、房室结、房室束的细胞和浦肯野细胞等，它们有自动地产生节律性兴奋的能力，称为自动节律性(autorhythmicity)。自律细胞动作电位的最主要特点是在 3 期复极末达到最大复极化电位(maximal repolarization potential)水平后，4 期的膜电位即开始自动去极化。当去极化达到阈电位水平时，就暴发一次新的动作电位。下面以窦房结起搏细胞(pacemaker cell)即 P 细胞的动作电位为例，说明自律心肌细胞的特点。

和心室肌细胞的动作电位相比，窦房结 P 细胞 0 期去极化的幅度较小，速度较慢，在复极化过程中没有明显的 1 期和 2 期，4 期的膜电位不稳定，发生自动去极化(图 1-4-1a)。

1) 0 期：P 细胞在 4 期膜电位由最大复极化电位(约－70 mV)自动去极化至－40 mV 时，膜上的 Ca^{2+} 通道开始开放，Ca^{2+} 的内流使膜的去极化速度加快，形成动作电位的 0 期去极化。Ca^{2+} 的内流首先是由于 $I_{Ca,T}$ 通道的开放。到膜去极化至－30 mV 时，$I_{Ca,L}$ 通道也开放。由于 $I_{Ca,L}$ 通道的开放和关闭都比较缓慢，故 P 细胞 0 期去极化的速度较慢，<10V/s，其传导速度也较慢，所以 P 细胞属于慢反应细胞。P 细胞上也存在 I_{Na} 通道，但数量很少；并且在生理状态下，由于 P 细胞舒张期的膜电位在－70 ～－50 mV 的水平，I_{Na} 通道处于失活关闭状态，因此 P 细胞的去极化没有 Na^+ 流参与。

2) 3 期：P 细胞没有明显的 1 期和 2 期。在去极化至－40 mV，Ca^{2+} 通道开放的同时，延迟整流 K^+ 通道也被激活，K^+ 外流逐渐增强。到 0 期末，外向离子流(I_K)和内向离子流($I_{Ca,T}$、$I_{Ca,L}$ 和 Na^+-Ca^{2+} 交换电流)达到平衡。以后 Ca^{2+} 通道逐渐关闭，外向的 K^+ 电流则增强，进入 3 期复极化。到 3 期的后期，I_{K1} 通道也开放，复极化速度加快。但 P 细胞上 I_{K1} 通道数量很少，起的作用不大。

3) 4 期：P 细胞 3 期复极化到最大复极化电位后，即进入 4

期，并立刻开始发生自动去极化。窦房结P细胞自动去极化的速度约为0.1 V/s。P细胞的自动去极化由多种离子流参与，包括内向的和外向的离子流，而总的是有一个随着时间逐渐增强的净内向离子流，使膜电位逐渐去极化。4期中外向离子流的减小是由于复极化至－40 mV时I_K通道关闭，使K^+外流衰减；另外，I_{K1}通道因具有内向整流的特性，故通过I_{K1}通道的K^+外流也很少。4期的内向离子流有I_f和$I_{Ca,T}$。I_f是一种由膜电位超极化激活的电流，它对离子的选择性较低，可让Na^+、K^+和少量Ca^{2+}通过，总的结果是净内向电流。I_f于膜电位在－100～－35 mV时开放，形成的离子流使膜电位向其平衡电位E_f(－20 mV)靠近。在浦肯野细胞，I_f是形成4期自动去极化的一个重要的离子流。

(5) 对心肌电活动起调节作用的其他离子通道：除了上述参与心室肌动作电位的10种离子通道(I_{Na}、I_{to1}、I_{to2}、$I_{Ca,T}$、$I_{Ca,L}$、$I_{Na/Ca}$、I_{Kr}、I_{Ks}、I_{Kur}、I_{K1})和参与窦房结P细胞动作电位的6种离子通道($I_{Ca,T}$、$I_{Ca,L}$、$I_{Na/Ca}$、I_K、I_{K1}、I_f)外，心肌细胞膜上还存在一些在生理和病理生理情况下对细胞电活动起调节作用的离子通道。下面主要介绍起调节作用的Cl^-通道和K^+通道。

1) Cl^-通道：除了上面已经提到的I_{to2}是参与心室肌细胞正常动作电位的一种Cl^-通道外，在细胞肿胀和交感神经兴奋时还可以分别引起$I_{Cl,swell}$通道和$I_{Cl,cAMP}$通道开放。因为Cl^-平衡电位为－65～－45 mV，如果膜电位在负于Cl^-平衡电位的水平，Cl^-通道开放可引起内向电流(Cl^-外流)，使膜电位去极化，即静息电位的负值变小；反之，在动作电位平台期，Cl^-通道开放引起外向电流(Cl^-内流)，因此可促进K^+的外流而加快3期复极化过程。已证实$I_{Cl,swell}$通道存在于人的心房肌和心室肌。当因心肌缺血等原因引起心肌细胞肿胀时，该通道开放。另外，交感神经兴奋时，细胞内cAMP增高，可通过PKA使许多离子通道包括$I_{Ca,L}$和$I_{Cl,cAMP}$等发生磷酸化。$I_{Ca,L}$通道的开放可使Ca^{2+}内流增加，引起正性的变力和变时作用，心搏加强、加快；而$I_{Cl,cAMP}$通道的开放可使动作电位平台期的电位水平稍降低，有利于Ca^{2+}内流，但动作电位的时程则缩短。总之，心肌Cl^-通道对动作电位的调节作用是加快1期和3期复极化过程，缩短动作电位时程和舒张期(4期)去极化。

2) 调节性K^+通道：心肌细胞的调节性K^+通道至少有5种，包括$I_{K,ATP}$、$I_{K,ACh}$、$I_{K,Ca^{2+}}$、I_{K,Na^+}和$I_{K,AA}$。$I_{K,ATP}$通道在正常情况下被ATP抑制，细胞内ATP降低时激活；$I_{K,ACh}$通道能被乙酰胆碱(ACh)激活；$I_{K,Ca^{2+}}$通道在细胞内Ca^{2+}浓度升高时激活，可加快复极化过程；I_{K,Na^+}通道在细胞内Na^+浓度升高时(例如给予洋地黄时)激活，其作用也是加快复极化过程；$I_{K,AA}$通道可被花生四烯酸(arachidonic acid)激活。

$I_{K,ATP}$通道也称ATP敏感性K^+通道，其开放和关闭由心肌的代谢活动调节。在正常生理情况下，心肌细胞内的ATP浓度较高，可使该通道关闭。心肌缺血时，ATP浓度降低，就激活$I_{K,ATP}$通道，使动作电位的平台期缩短，复极化过程提前发生，动作电位时程明显缩短，因此心脏的收缩期缩短；但另一方面，由于动作电位时程缩短，不应期也缩短，因此可能引起心律失常。一些使$I_{K,ATP}$通道开放的药物可能对心肌有一定的保护作用。

迷走神经兴奋时末梢释放ACh，后者与细胞膜上的M_2型胆碱能受体结合后，激活G蛋白，G蛋白的β－γ亚单位与α亚单位分离，β－γ亚单位可直接与$I_{K,ACh}$通道结合，并使之激活。窦房结和房室结P细胞上的$I_{K,ACh}$通道被ACh激活后，发生超极化，使起搏频率减慢，故心率减慢。静脉给予腺苷产生的效应，大部分也是通过$I_{K,ACh}$通道实现的。腺苷与心肌细胞上的A_1受体结合后，也能使G蛋白的β－γ亚单位与α亚单位分离，β－γ亚单位直接与$I_{K,ACh}$通道结合，使之激活。腺苷可使窦房结P细胞的起搏频率减慢，并使房室结细胞的传导速度减慢。腺苷的负性变时性和变传导性作用可用于室上性心动过速的诊断和治疗。

2. 心肌的兴奋性、自律性和传导性 在了解心肌电活动的基础上，很容易理解心肌的兴奋性、自律性和传导性。

(1) 心肌的兴奋性(excitability)：心肌的兴奋性是指心肌具有对刺激产生反应的能力。兴奋性的具体表现就是心肌在刺激的作用下能产生动作电位。兴奋性的高低一般用心肌舒张期发生兴奋的阈值表示，阈值越高，表明兴奋性越低。因为心肌的兴奋是在刺激的作用下细胞膜从静息电位的水平发生去极化，去极化达到阈电位水平时即导致I_{Na}通道或$I_{Ca,L}$通道的激活开放，产生动作电位，因此心肌兴奋性的高低取决于静息电位和阈电位之间的差距。如果静息电位和阈电位之间的差距较小，心肌的兴奋性就比较高；反之，两者之间的距离较大时，心肌的兴奋性就较低。静息电位升高(负值变小)或阈电位降低时，两者之间的距离缩短，因此都可以使心肌的兴奋性升高。支配心肌的迷走神经兴奋时，其末梢释放的乙酰胆碱可使心肌细胞膜上的乙酰胆碱依赖性K^+通道开放，导致静息电位降低(即负值增大)和阈电位之间的距离增大，因此心肌的兴奋性降低。血钾轻度升高时，由于心肌的静息电位升高，与阈电位之间的距离缩短，因此心肌的兴奋性升高；但当血钾继续升高时，由于心肌细胞膜发生去极化，使Na^+通道部分失活，于是心肌的阈电位升高，心肌的兴奋性降低。普鲁卡因胺也可使阈电位上移，降低心肌的兴奋性。

心肌在发生一次兴奋后，其兴奋性会发生一个周期性的变化。快反应心肌细胞兴奋时，I_{Na}通道在开放后很快就关闭，在动作电位复极化至－55 mV前，再强的刺激也不能产生新的动作单位，这段时间称为绝对不应期。在绝对不应期以后的一段时间内，阈上刺激可以引起心肌的局部兴奋，但仍不能产生可以扩播的动作单位；直到复极化至－60 mV以后，刺激才能引起一个新的动作电位。因此把从动作电位0期至复极化至－60 mV的一段时间称为有效不应期。在复极化从－80到－60 mV的一段时间内，心肌的兴奋性虽然还没有完全恢复正常，但用阈上刺激已可使心肌产生一个新的动作电位，所以称为相对不应期。在相对不应期，刺激引起的动作单位的幅度和0期去极化的速度都较正常动作电位低。在相对不应期之后，出现一个兴奋性高于正常的超常期，然后兴奋性恢复到正常。不应期长，是心室肌的一个明显特征。对于心室的射血功能来说，这个特征是与心室需要有足够长的射血时间相适应的。慢反应心肌细胞的有效不应期几乎占动作电位的全部时程，相对不应期可持续到膜电位完全复极化之后，但没有超常期。

(2) 心肌的自律性：具有自律性的心肌细胞包括窦房结、房室交界和希氏束-浦肯野系统的细胞。其中，窦房结细胞的自动节律的频率(也称起搏频率)最高,约 100 次/min。从心房到心室,自律细胞的起搏频率逐渐降低,例如房室交界细胞的起搏频率为 40～50 次/min,浦肯野细胞为 30 次/min。因此,在正常情况下,整个心脏的节律性搏动是由窦房结控制的,换句话说,窦房结是控制正常心脏活动的起搏点(pacemaker),它所引起的心脏搏动节律称为窦性节律(sinus rhythm)。其他部位的自律细胞在窦性节律的控制下活动,在正常情况下其自身的节律性活动不能表现出来,因此是"潜在的"起搏点(latent pacemaker)。在异常情况下,由于窦房结的起搏活动发生障碍,心脏其他某个部位的起搏点的活动占优势,并控制整个心脏的节律活动,这个起搏点就成为异位起搏点。

如前所述,自律细胞的自动节律性是由于它们在动作电位的 4 期发生自动去极化。因此,自动节律的频率取决于最大复极化电位水平、阈电位水平和 4 期自动去极化速率三个因素(图 1-4-3)。很明显,最大复极化电位水平上移(负值变小),阈电位下移(负值变大),4 期自动去极化速率变大,都可以使细胞膜从最大复极化电位自动去极化达到阈电位水平所需的时间缩短,因此起搏频率加快;在相反的情况下,最大复极化电位水平下移,阈电位上移,4 期自动去极化速率变小,都能使起搏频率减慢。

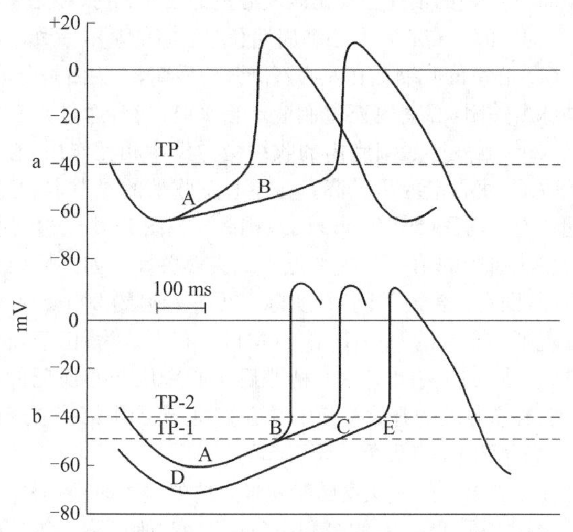

图 1-4-3 影响自律细胞起搏频率的因素

a. 4 期自动去极化速率改变(由 A 变成 B)对起搏频率的影响 b. 最大复极化电位(由 A 变成 D)或阈电位水平(由 TP-1 变成 TP-2)改变对起搏频率的影响。TP,阈电位水平

在病理情况下,心房和心室的工作肌细胞也有可能呈现自动节律性。例如由于心肌局部缺血而发生去极化,并与邻近的正常心肌间形成电位差和损伤电流,损伤电流可刺激正常心肌,使它反复兴奋而形成异位节律。

(3) 心肌的传导性:心肌细胞具有传导兴奋的能力,称为传导性(conductivity)。在正常的心脏,从起搏点发生的兴奋必须能很快地依次传导到心房、心室,才能使心室有效地泵血。影响心肌兴奋传导的因素主要是动作电位 0 期去极化的速率和幅度、心肌细胞膜的绝缘性(即膜电阻)和兴奋通过心肌细胞间缝隙连接(gap junction)传导的能力。动作电位 0 期去极化的速率和幅度越大,和邻近未兴奋心肌之间的电位差也就越大,传导速度就越快。同样,0 期去极化的速率快,则传导速度也快。另外,如果心肌细胞膜的静息电位向去极化方向变动(即负值变小),则膜上部分 I_{Na} 通道失活关闭,在发生兴奋时 0 期动作电位的去极化速率就降低,因此传导速度也就变慢。心肌的膜电阻对传导速度也发生影响。膜电阻愈高,即膜上开放的离子通道数量少,则传导速度较快。此外,兴奋在心肌细胞之间的传导速度还取决于细胞间的缝隙连接。心肌细胞间的缝隙连接实际上是细胞间的低电阻通道,局部电流可以很快地通过缝隙连接进行传导,使心肌细胞能同步活动,成为一个功能性的合胞体。

在正常的心脏,窦房结发生的节律性兴奋经心房肌传导到左、右心房;在窦房结和房室结之间存在优势传导通路,可将兴奋较快地传导到房室交界。房室交界是兴奋由心房进入心室的唯一通路,但其传导速度较慢,仅 0.02 m/s,因此兴奋从心房传导至心室的过程中,在房室交界要延搁一段时间,称为房室延搁。房室延搁具有一定的生理意义,即血液从心房进入心室,使心室有足够的时间充分地接纳血液,然后进行射血。兴奋通过房室交界进入心室后,即由希氏束和浦肯野细胞很快地将兴奋传导到全部心室肌。浦肯野细胞的传导速度(约 4 m/s)远高于心室肌的传导速度(约 1 m/s),对于心室肌的同步收缩和有效射血具有重要的意义。

3. 心肌的收缩性和兴奋收缩耦联 心肌细胞和骨骼肌细胞一样,其兴奋不仅表现为动作电位的发生,而且表现为细胞的缩短。换句话说,心肌细胞在动作电位的触发下可发生收缩。心肌的这个生理特性称为收缩性(contractility)。心肌收缩的机制也与骨骼肌大致相同,即心肌兴奋时 Ca^{2+} 进入细胞内,再触发肌质网内的 Ca^{2+} 进入胞质,胞质中的 Ca^{2+} 与细肌丝上的肌钙蛋白 C(troponin C)结合,使肌钙蛋白的构型发生变化,肌动蛋白的活化点暴露,肌球蛋白横桥头部与肌动蛋白结合,横桥头部发生摆动,粗肌丝与细肌丝间发生滑行,肌节长度缩短。横桥头部摆动的能量来自 ATP 的高能磷酸键,横桥摆动后,原来与之结合的 ADP 解离,横桥又与一个 ATP 结合,结合 ATP 分子的横桥与肌动蛋白解离。如果胞质内 Ca^{2+} 的浓度较高,横桥头部又可以和肌动蛋白结合,开始一个新的周期。这就是肌肉兴奋收缩耦联(excitation-contraction coupling)以及横桥周期(cross bridge cycling)和肌丝滑行的整个过程。胞质中增多的 Ca^{2+} 经过肌质网和肌细胞膜上的一些机制被回收入肌质网或排出细胞。胞质内的 Ca^{2+} 浓度降低,导致肌钙蛋白 C 与 Ca^{2+} 解离,肌球蛋白横桥头部不能再与肌动蛋白结合,肌肉便回到舒张状态。在上述心肌兴奋收缩和舒张的过程中,心肌胞质内的 Ca^{2+} 浓度发生瞬时的升高和降低的现象称为钙瞬变(calcium transient)。心脏的节律性收缩和舒张,是心脏实现泵血功能的基础。

Ca^{2+} 在心肌的兴奋收缩耦联中起关键的作用,包括细胞外的 Ca^{2+} 和肌质网内的 Ca^{2+} 经相关的 Ca^{2+} 通道进入胞质,其具体过程是:动作电位沿肌细胞膜扩布至 T 管,使 T 管膜上的 L 型 Ca^{2+} 通道开放,Ca^{2+} 进入细胞内(图 1-4-4)。L 型 Ca^{2+} 通道能被双氢吡啶阻断,因此也称为双氢吡啶受体(dihydropyridine receptor)。T 管膜与连接肌质网(junctional sarcoplasmic reticulum)的膜非常靠近,肌质网上存在 ryanodine 受体,ryanodine 受体的结构有一部分从肌质网伸向 T 管膜,称为 ryanodine 的足状结构(foot structure)或连接通道复合体

(junctional channel complex)。由于存在这样的结构特征，因此从T管膜进入细胞的Ca^{2+}可立即到达ryanodine受体的足状结构。ryanodine受体实际上是一种Ca^{2+}释放通道(calcium release channel)，它被经L型Ca^{2+}通道进入细胞内的Ca^{2+}激活而发生分子构型的改变，使Ca^{2+}释放通道开放，于是肌质网内的Ca^{2+}通过该通道很快进入胞质，使胞质内的Ca^{2+}浓度升高10倍以上。这个过程称为钙触发钙释放(calcium induced calcium release, CICR)，是心肌兴奋收缩耦联中的一个关键步骤。连接肌质网的膜上有大量ryanodine受体分布，有人计算其密度为每1 μm^2膜上有800个受体。

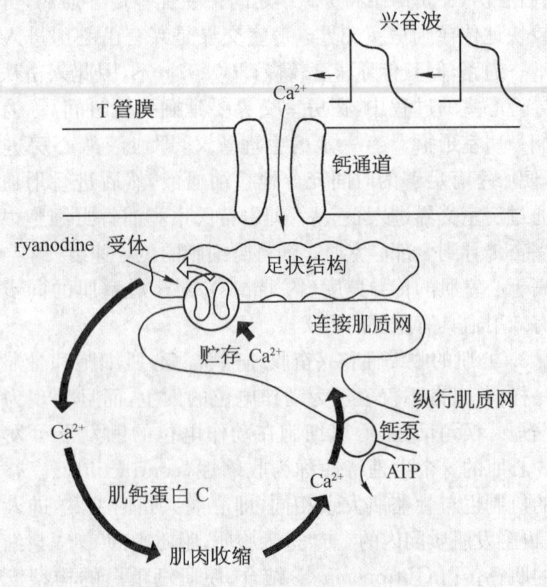

图1-4-4　心肌兴奋收缩耦联示意图

除ryanodine受体外，肌质网上还存在另一种受体，即肌醇三磷酸(inositol triphosphate, IP_3)受体。IP_3受体被激动时，也能使肌质网释放Ca^{2+}。IP_3是磷脂酰肌醇信号转导途径中的第二信使物质，有介导去甲肾上腺素、血管紧张素Ⅱ、内皮素等缩血管物质的作用。

在心肌兴奋和收缩过程结束后，胞质内增多的Ca^{2+}通过一些机制重新进入肌质网或被排出细胞外。主要是由肌质网上的钙ATP酶(钙泵)，即Ca^{2+} ATPase(也称SERCA)，将胞质中的Ca^{2+}回收入肌质网。钙ATP酶的活动需要由ATP供给能量，每水解一个ATP分子，可将2个Ca^{2+}回收入肌质网。肌质网上还有一种蛋白质，称为受磷蛋白(phospholamban)，能调节钙ATP酶的活动。未磷酸化的受磷蛋白对钙ATP酶有抑制作用；在磷酸化后能使钙ATP酶构型发生改变而激活。有几种蛋白激酶可使受磷蛋白磷酸化。例如β受体激动剂使心肌细胞内的cAMP浓度升高，cAMP可通过一种蛋白激酶使受磷蛋白磷酸化，钙ATP酶回收Ca^{2+}的活动增强，使心肌舒张过程加快；由于肌质网回收的Ca^{2+}增多，在心肌兴奋时释放的Ca^{2+}也增多，因此心肌收缩的速度和力量也增加。通过钙ATP酶回收入肌质网的Ca^{2+}以与Ca^{2+}结合蛋白结合的形式存在。这种Ca^{2+}结合蛋白称为钙扣压素(calsequestrin)，可贮存Ca^{2+}，降低游离Ca^{2+}的浓度，并在ryanodine受体足状结构的入口附近将Ca^{2+}放出，使Ca^{2+}能在ryanodine受体激活时被释放入胞质。

除肌质网回收Ca^{2+}外，胞质内的Ca^{2+}还可通过细胞膜上的Na^+-Ca^{2+}交换体和钙ATP酶被排出细胞外。

在心力衰竭时，心肌细胞肌质网ryanodine受体的活性降低。严重心力衰竭时，心肌内ryanodine受体、钙ATP酶、受磷蛋白以及L型Ca^{2+}通道的mRNA水平都明显降低，Na^+-Ca^{2+}交换体的mRNA水平则升高。对从心脏移植时得到的晚期心力衰竭患者的心脏标本进行观察，心肌动作电位的时程明显延长，心肌细胞的钙瞬变迟缓，即在兴奋时胞质内Ca^{2+}浓度升高的速度缓慢，同样，在复极化过程中胞质内Ca^{2+}浓度降低的速度也很缓慢。这些观察结果说明心力衰竭的心肌中肌质网释放Ca^{2+}和回收Ca^{2+}的机制都受到影响，因此心脏的收缩和舒张功能都发生障碍。Na^+-Ca^{2+}交换体mRNA水平的升高和Na^+-Ca^{2+}交换体活动的加强，可能是对钙ATP酶回收Ca^{2+}减少的一种代偿反应。但由于进入细胞的Na^+增加，可能会导致心律不齐的发生。

(二) 心脏的泵血功能

前面是从细胞的水平上叙述心肌的生理特征，而心肌的主要功能是表现在整个心脏的泵血，所以下面讨论心脏的泵血功能。

1. 心脏泵血的过程——心动周期　一般对心动周期(cardiac cycle)的描述主要是以左心室的收缩、舒张和充盈为例(图1-4-5)。右心室的心动周期和左心室的基本一致。

(1) 心室的收缩期在左心室舒张的后期，二尖瓣是开放的，主动脉瓣关闭，心室内充盈血液。心室肌兴奋，通过兴奋收缩耦联，Ca^{2+}触发心肌细胞内的收缩蛋白发生相互作用，心室肌开始收缩，使心室内压升高。在左心室收缩的早期，当心室内压超过左心房压(约10 mmHg或稍高)时(图1-4-5中心室压和心房压曲线的第一个交叉点)，二尖瓣关闭。如果同时记录心音图，则在二尖瓣关闭时(实际上可能延迟约20 ms)心音图中出现第一心音的第一个成分(M1)。有人认为，由于血流的惯性，二尖瓣的关闭实际上稍滞后于心室压与心房压的交叉点。右心室收缩的开始略晚于左心室，心音图中第一心音的第二个成分(T1)是三尖瓣关闭引起的。

在二尖瓣关闭而主动脉瓣尚未开放的这段时间，心室肌的收缩继续加强，但心室的容积不发生改变，所以称为等容收缩期(isovolumic contraction phase)。在等容收缩期内，心室内压急剧上升。当心室内压超过主动脉压时，主动脉瓣即打开(图1-4-5中心室内压和主动脉压曲线的第一个交叉点)，进入心室射血期。在射血的早期，由于心室内压高，而且主动脉因其弹性贮器的特性而被扩张，因此心室射出的血量较多，称为快速射血期(rapid ejection phase)。此时心室内压达到峰值。在快速射血期结束时，心室内压即开始下降，并低于主动脉压，但由于此时心室内的血液因具有较大的动量(momentum)，因此在短时间内仍可继续进入主动脉。射血期的后期称为减慢射血期(reduced ejection phase)。

(2) 心室的舒张期心室肌收缩后，胞质内的Ca^{2+}被回收入肌质网，心肌进入舒张期，心室内压很快下降，主动脉瓣关闭(图1-4-5)。主动脉瓣关闭形成第二心音的第一个成分(A2)；随后肺动脉瓣的关闭形成第二心音的第二个成分(P2)。从主动脉瓣关闭到二尖瓣开放之前的这段时间，心室肌继续舒张，但心室的容积不变，因此称为等容舒张期(isovolumic

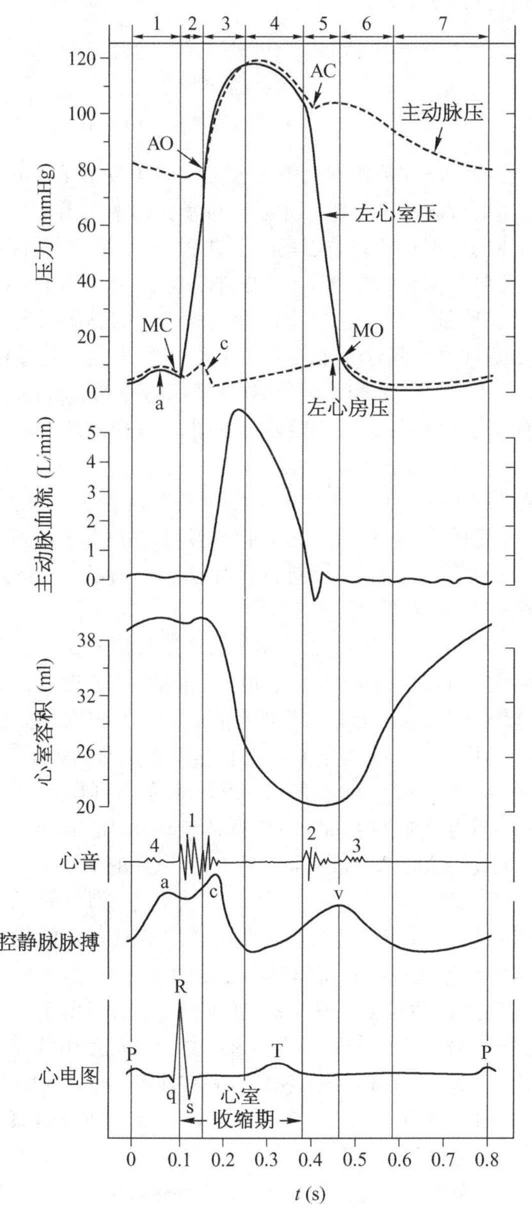

图 1-4-5　犬心动周期各时相左心室内压、容积等的变化和瓣膜启闭情况

relaxation phase)。心室内压继续下降，当心室内压刚低于左心房压时，二尖瓣即打开(图 1-4-5 中心室内压和心房压曲线的第二个交叉点)，进入心室充盈期。在舒张期的早期，心室肌的主动舒张有利于心室的快速充盈，称为快速充盈期(the phase of rapid filling)。心室的快速充盈有时可引起第三心音(S3)。当心室内压下降至与心房压相等时，心室的充盈可发生瞬时的暂停，即心舒和充盈分离(diastasis)。随后，由于心房收缩，心房压超过心室压，心室可继续充盈。当机体需要较高的心排血量(如肌肉运动)时，心房收缩增加心室的充盈是很重要的。在左心室肥厚而舒张功能减弱时，心房收缩对于心室的充分充盈具有重要的意义。

对于心脏泵血来说，不仅心室的收缩功能十分重要，心室的舒张功能也十分重要。正常的舒张使心室能够有足够的充盈，才能保证心室收缩期有足够的搏出量。心肌舒张并不是被动的，而是一个主动过程。心肌收缩后，胞质内的 Ca^{2+} 浓度必须很快降低才能进入舒张过程。与 Ca^{2+} 浓度降低有关的机制，如受磷蛋白的磷酸化，是需要能量的；钙 ATP 酶将 Ca^{2+} 回收入肌质网也需要 ATP 供能。心室舒张期的第一个成分，即等容舒张期，钙 ATP 酶从 ATP 得到能量，将 Ca^{2+} 回收入肌质网。如果 ATP 供能不足，舒张早期 Ca^{2+} 的回收速度就会减慢，心肌舒张就发生障碍。心肌本身的黏弹性对收缩后的舒张也十分重要。由于心室在收缩末期的容积小于在自然情况下的容积，缩短的心肌和胶原等就有一种弹性回位的趋势。心室肌在舒张早期的主动舒张，可以产生一种抽吸作用，增大心房和心室之间的压力差，有利于心室的充盈。在二尖瓣狭窄的情况下，心室舒张的抽吸效应就显得更加重要。此外，在一定范围内心肌收缩期的负荷越大，胞质内 Ca^{2+} 浓度就越高，只要肌质网回收 Ca^{2+} 的功能良好，胞质内 Ca^{2+} 浓度降低的速率也就越快，因此心肌舒张的速度也越快。但如果心室收缩期的负荷过大，则舒张的速率反而降低。

2. 心脏泵血功能的评定　心脏的主要功能是将血液泵入血管系统，通过血管系统将血液分配至各个器官、组织，满足机体的代谢需要。心脏的泵血功能可以用多种指标来衡量。

(1) 心脏的每搏量：心脏的排血量是指一个心室的排血量。如果不考虑体循环中供应支气管的血液有少量(占体循环血流量的不到 1%)直接回流入肺静脉，则左、右心室的排血量是相等的。左心室或右心室在一次心搏过程中射出的血量，称为每搏量(stroke volume)。每搏量所占心室舒张末期容积的百分比称为射血分数(ejection fraction)。如果每搏量为 70 ml，心室舒张末期容积为 125 ml，则射血分数为 56%。每搏量的多少可以受许多因素影响。不同个体的每搏量可以有很大的差别；同一个体在不同生理情况下，每搏量也可以发生很大的变化。每搏量受前负荷、后负荷和心肌收缩能力等因素影响。

1) 前负荷(preload)：前负荷是指心室在开始收缩之前的负荷，一般以心室舒张末期容积(end diastolic ventricular filling)来表示。在一般情况下，心室舒张末期容积增加时，心室收缩的力量就增大，每搏量增大。心室舒张末期容积增加，对于心肌细胞来说，即收缩开始前的初长度增加，因此在收缩时产生的张力增大。这种因初长度改变而引起心肌收缩强度改变的现象，称为异长调节(heterometric regulation)。在整体中，决定心室舒张末期容积(即前负荷)的主要因素是静脉回心血量。

2) 后负荷(after load)：后负荷是指心室开始收缩后才负载的负荷，也即射血必须产生的张力或必须克服的阻力。在整体条件下，大动脉压表现为心室的后负荷。对左心室来说，后负荷就是主动脉压。左心室收缩产生张力，使心室内压升高，只有当心室内压超过主动脉压时，才能将血液射入主动脉。当主动脉压明显升高时，心室的等容收缩期会延长，而射血期则相应缩短，心肌的收缩程度和缩短速度也都会降低，因此每搏量减少。

3) 心肌的收缩能力(contractility)：心肌的收缩能力是指心肌细胞本身的与收缩有关的功能状态。在同样的外部条件下，如前负荷和后负荷都相同，收缩能力强表现为肌肉收缩时产生的张力大，张力升高的速率快，肌肉缩短的速度快，每搏量较大。心肌的收缩能力可以受多种因素影响，能影响兴奋收缩耦联过程中各个环节的因素都可影响心肌的收缩能力。在同样的心肌初长度条件下，如果一些原因使胞质内 Ca^{2+} 浓度升高，就可以提高活化横桥的比例，使心肌收缩能力增强。这种现象称为等长调节(homeometric regulation)。

综合上面的讨论，每搏量取决于心室舒张末期容积，又受主动脉压的影响；但如果心肌的收缩能力强，则可减小主动脉压的影响。可以把心脏比作一个弹性体系统，其弹性是可变的。心室在舒张期是高度可扩张的，在收缩期则变坚硬，表现为心室收缩末期弹回率(end systolic ventricular elastance，Ees)升高。Ees 值与心肌收缩能力有关，心肌收缩能力强，则 Ees 值高。

(2) 心排血量：左心室或右心室每 1 min 内射出的血液总量，称为心排血量(cardiac output)或每分输出量(minute volume)。心排血量等于每搏量和心率的乘积。如果每搏量为 70 ml，心率为 70 次/min，则心排血量接近 5 L/min。在不同的生理情况下，随着每搏量和心率的改变，心排血量也发生改变。不同个体的心排血量也可因年龄、性别、体格等的不同而有差别。由于在人群中进行调查时发现不同个体的心排血量的多少与人体的体表面积有很好的相关性，因此常常用单位体表面积对心排血量进行标准化，即算出单位体表面积的心排血量，称为心排血指数(cardiac index)。中等身材成年人的体表面积为 1.6～1.7 m^2，安静时的心排血量为 5～6 L/min，心排血指数为 3.0～3.5 L/(min・m^2)。

凡能影响每搏量和心率的因素都能影响心排血量。影响每搏量的因素已在前面讨论，这里再讨论心率对心排血量的影响。一般地说，如果每搏量不变，则心率加快可使心排血量增加。但当心率过快时(>170 次/min)，由于舒张期明显缩短，心室充盈量明显减少，因此每搏量明显降低，虽然心率很快，但心排血量仍减少。另外，在离体实验中观察到，在一定范围内当心率增加时，心室的收缩力量逐步加强，这个现象称为阶梯现象(staircase phenomenon)。反之，心率降低时心室收缩力量逐步减弱。对于阶梯现象的解释是，由于兴奋频率高，进入心肌细胞的 Na^+ 和 Ca^{2+} 增多，钙 ATP 酶和 Na^+－Ca^{2+} 交换等机制不能及时从胞质移除过多的 Ca^{2+}，故胞质中 Ca^{2+} 浓度升高；同时，细胞内 Na^+ 浓度升高可降低 Na^+－Ca^{2+} 交换体的活动，其结果也是使细胞内 Ca^{2+} 浓度升高。

(3) 心搏作功：将一定质量的物体提高一定的高度，就是做了外功(external work)。对于心脏来说，心室做的外功表现为在对抗一定压力的条件下将一定量的血液射出，换句话说，心室在每次收缩时所做的功，表现为使射出的血液(即每搏量)增加了一定的压强能，以及这部分血液在血管中向前流动的动能。动能部分在心室的全部作功量中只占很小的比例，常常可以忽略不计，因此心室每次射血所做的功等于每搏量和射血压力的乘积。射血压力是指心室收缩期的压力和舒张期的压力之差。由于心室在收缩和舒张时每个瞬间的压力都是在改变的，所以要用积分的方法分别求得收缩期和舒张期的平均压力。为简便起见，也可以用平均动脉压值代替心室收缩期的平均压，用左心房平均压代替心室舒张期的平均压，则左心室每次射血做的功(称每搏功)可以用下式计算：

左心室每搏功＝每搏量 ×(平均动脉压－左心房平均压)

功的单位是焦耳(J)，血压的单位是 mmHg，因此每搏功的具体计算应按下式：

左心室每搏功(J)＝每搏量(L)×(平均动脉压－左心房平均压)(mmHg)×13.6×9.807×(1/1 000)

左心室每分钟作的功等于左心室每搏功和心率的乘积。右心室的排血量和左心室相同，但肺动脉的平均压只有主动脉平均压的约 1/6，所以右心室的作功量也只有左心室的约 1/6。

心脏在泵血过程中除了完成外功外，还要为离子的跨膜转运、心室壁张力的产生、克服心肌组织内部的黏滞阻力等提供能量，后面这些部分的能量不表现为外功，而是以热量的形式释放。由于心肌的能量消耗可以用心肌的耗氧量来表示，因此心脏作功的效率就可以用单位时间内心脏作的外功所占心脏耗氧量的百分比来表示。在机体保持安静的状态下，心脏的耗氧量中仅 12%～14%转化为外功；而用于离子转运的能量可占总耗氧量的 20%～30%，更大部分能量是在肌球蛋白和肌动蛋白相互作用时消耗的。在进行肌肉运动时，心脏作功的效率可以提高，最大可达 20%～25%。

(4) 压力-容积环：心脏每次搏动所做的功是压力和容积的乘积，而心动周期的每个瞬间压力和容积都在变化。如果同时测定心室内的压力和心室的容积，以压力为横坐标，容积为纵坐标，则每个心动周期的压力和容积变化形成的压力-容积环(pressure volume loop)的面积就可以反映每搏功。当一些因素使心搏力量加强时，如给予β受体激动剂，压力-容积环的面积增大；反之，心搏力量减弱时压力-容积环的面积缩小。除了压力-容积环外，也可以用压力-压力变化率(即＋dp/dt 值)环(也称心力环)、室径压力环等作为衡量心搏作功的指标。压力-容积环等是反映心搏作功的很好指标，用适当的仪器制作这些环也很方便，在生理学研究中较多使用；但由于必须做心室内插管来记录心室内压，所以在临床上常规使用就受到相当的限制。另外，连续记录心室的容积在技术上也比较困难。

3. 心泵功能的储备　如前所述，在安静情况下健康成人的心排血量为 5 L/min 左右，而在剧烈运动时心排血量可以增加 5～6 倍，表明心脏的泵血功能有较大的储备量。一些心脏病患者的心泵功能储备变小，他们的心泵功能或许能满足安静状态时的需要，但不能满足在进行体力活动时的需要，因此患者不能进行稍强的体力活动。心泵功能的储备包括每搏量的储备和心率的储备。

(1) 搏出量的储备：安静状态时心室收缩末期的容积与心室做最大射血后心室内剩余的血量之差，称为收缩期储备，是心力储备的主要组成部分。也就是说，心脏可以通过加强收缩提高射血分数，从而提高每搏量。另一方面，心脏也可通过增加舒张期的最大容积来增加每搏量，称为舒张期储备。由于心室顺应性的限制，舒张期储备对每搏量储备的贡献较小。

(2) 心率的储备：如前所述，加快心率可以增加心排血量，但当心率>170 次/min 后，由于舒张期心室充盈不足，心排血量可能反而降低。

二、血管生理

(一) 各类血管的功能特点

血管可以分为动脉、毛细血管和静脉。从生理功能的角度，又可以把血管分为弹性贮器血管、阻力血管、交换血管和容量血管等几类。

1. 弹性贮器血管(windkessel vessel)　弹性贮器血管是指主动脉、肺动脉和它们发出的最大的分支。这些血管有很大的可扩张性(distensibility)和弹性(elasticity)。弹性贮器血管的生理作用是使心室间断性的射血变成血管中连续的血流，并且减小动脉血压的搏动幅度。老年人弹性贮器血管的这种功能减弱，因此动脉血压的波动幅度增大，即脉压变大。

2. 阻力血管(resistance vessel)　阻力血管是指小动脉，特别是微动脉。它们的管径小，对血流产生的阻力大，而且数量庞大，在形成动脉外周阻力中起主要的作用。阻力血管的收缩或舒张对于控制它们所灌流的器官的血流量起重要的作用。神经和体液对各器官血流量的调节，主要就是通过调节不同器官、组织的微动脉的口径来实现的。

3. 交换血管(exchange vessel)　交换血管是指真毛细血管。它们由单层内皮细胞构成，是血管内血液和血管外组织液之间进行物质交换的主要场所。真毛细血管起始部存在毛细血管前括约肌，其舒缩活动决定毛细血管是否开放，可调节局部血液灌注。

4. 容量血管(capacitance vessel)　容量血管是指静脉。因为静脉管壁较薄，可扩张性很大，在压力发生很小变化时其容积就可以发生较大的变化，因此可以起血液贮存库的作用。

(二) 动脉血压、器官血流量和血流阻力

1. 动脉血压的形成和影响因素　血管内的血液对血管壁产生的压力称为血压(blood pressure)。一定的动脉血压是血液在血管系统内流动的动力。血压的形成，首先是由于心血管系统内有足够的血液充盈。在血液不流动的情况下，心血管系统内的血液对心血管壁产生的压力称为充盈压。充盈压的高低取决于心血管系统的容积和其中所容纳的血量之间的相互关系。如果心血管系统的容积不变而血量减少，充盈压就降低；反之，血量增加时充盈压就升高。如果血量不变，全身血管舒张而使心血管系统的容积增大，则充盈压也降低。在充盈压的基础上，心脏的收缩作功，将血液射入动脉，同时使动脉血压升高，血液得以在心血管系统内流动。左心室舒张末期，心室内压仅几个毫米汞柱，在射血期心室内压最高时可达一百几十毫米汞柱。在射血的早期，心室射出的血量一部分流向动脉的外周部分，另一部分则被暂时贮存在主动脉内，主动脉被充盈扩张。主动脉瓣关闭后，心室停止射血，但扩张的主动脉发生弹性回缩，将多贮存的那部分血液继续向外周推进。因此，在心舒期动脉血压虽然降低，但仍能维持在一定的高度。也就是说，每个心动周期中动脉压的波动幅度远比心室内压的波动幅度小。这也是弹性贮器血管的主要的生理功能。

动脉血压(arterial blood pressure)的形成，还取决于动脉系统的外周阻力(peripheral resistance)。外周阻力主要是指全身小动脉和微动脉对血流的阻力。如果不存在外周阻力，则心室收缩时释放的能量可以全部转化为推动血液流动的动能，射出的血液可全部流至外周。

动脉血压的高低取决于心排血量和外周阻力。凡是能影响心排血量和外周阻力的因素都能影响动脉血压。

(1) 每搏量对动脉血压的影响：每搏量改变时，心排血量也改变，所以能影响动脉血压。在每搏量增加而外周阻力和心率变化不大的情况下，动脉血压的升高主要表现为收缩压的升高，舒张压可能升高不多，故脉压增大。反之，当每搏量减少时，则主要使收缩压降低，脉压减小。所以，在一般情况下收缩压的高低主要反映心脏每搏量的多少。

(2) 外周阻力对动脉血压的影响：广泛性的阻力血管收缩和(或)血液黏滞度升高，都可以使循环系统的总外周阻力升高。如果心排血量不变而外周阻力升高，则心舒期内血液从动脉系统进入毛细血管和静脉的速度减慢，因此舒张压升高；而在心缩期，由于动脉血压升高，血流速度加快，因此收缩压的升高不如舒张压的升高明显，同时脉压也相应减小。反之，当外周阻力降低时，舒张压的降低比收缩压的降低更明显，脉压加大。所以，在一般情况下舒张压的高低主要反映外周阻力的大小。

(3) 心率对动脉血压的影响：在心率加快而每搏量和外周阻力都不变的情况下，由于心舒期缩短，在心舒期内流出动脉系统的血量就减少，故舒张压升高；相对而言，收缩压的升高不如舒张压的升高显著，因此脉压减小。相反，心率减慢时，舒张压降低的幅度比收缩压降低的幅度大，故脉压增大。

2. 器官血流量和血流阻力

(1) 血流量(blood flow)：血流量是指单位时间(1 min)内流过血管横截面的血量。对于任何一个器官来说，1 min 内经过供应该器官的动脉进入的血量，就是该器官的血流量。器官的血流量(Q)与灌注该器官的动脉压(p_A)与静脉压(p_V)的差值成正比，与该器官对血流的阻力(R)成反比，即 $Q=(p_A-p_V)/R$。

按照 Poiseuille 定律，液体在管道系统内流动时，单位时间内液体的流量(Q)与管道两端的压力差(p_1-p_2)以及管道半径(r)的 4 次方成正比，与管道的长度(L)和液体的黏滞度(η)成反比。Poiseuille 定律可用下式表示：

$$Q=\pi(p_1-p_2)r^4/8\eta L$$

比较上述 2 个公式，则血流阻力(R)可以用下式计算：

$$R=8\eta L/\pi r^4$$

对于一个器官来说，如果血液的黏滞度不变，由于在一般情况下血管的长度很少发生变化，所以影响器官血流阻力的主要因素是阻力血管的口径。微动脉舒张时，器官血管床对血流的阻力降低，血流量就增多；反之，微动脉收缩时，器官血流量就减少。各种神经、体液因素对各个器官的血流量的控制，就是通过调节它们的阻力血管的口径来实现的。

(2) 流态：血液在血管内流动的方式有层流(laminar flow)和湍流(turbulent flow)两种形式(图 1-4-6)。层流时，液体流向与长轴平行，管道轴心处血液流速快，越靠近管壁，流速越慢。Poiseuille 定律仅适用于层流。用于判断层流和湍流的指标为雷诺系数(Reynold number, Re)。计算公式是：$Re=VD\rho/\eta$。Re 为无单位纲数，V、D、ρ 和 η 分别为血液流速(cm/s)、管腔直径(cm)、血液密度(g/cm^3)和血液黏度(P)。Re 值越大越容易发生湍流，通常当 Re 值大于 2 000 时，发生湍流的概率大。

在生理条件下，心脏和主动脉内的血流为湍流，其他部位的血流以层流为主。在病理情况下，部分血管内的血流有可能从层流变为湍流，有利于循环中的细胞附壁，但也可引起血管内皮细胞的激活与损伤。

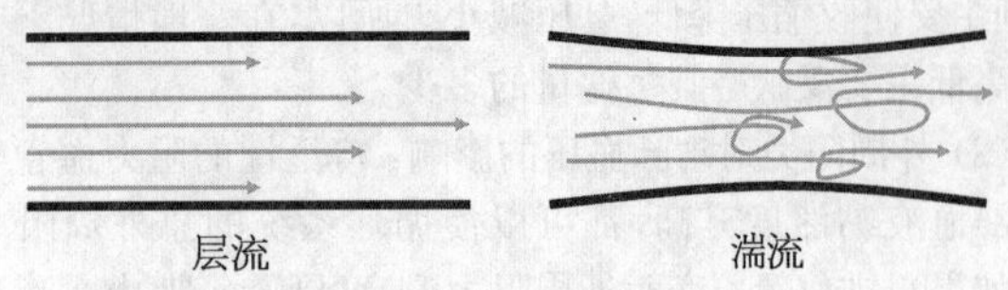

图 1-4-6 层流与湍流示意图

3. 静脉回流 在整个循环系统中，静脉是血液回流入心脏的通道。由于静脉的数量很多，而且其血管的截面形状（圆形或椭圆形）或管径（血管收缩或舒张）的改变，都可明显地改变静脉内的血容量，因此静脉系统在体内起着血液贮存库的作用。静脉系统内容纳的血量的改变，可有效地调节回心血量和心排血量，使血液循环能够适应机体在各种生理状态时的需要。

体循环的血液在流经动脉和毛细血管时，血压逐渐降低，到达微静脉时，血压降至 15～20 mmHg。右心房是体循环的终点，其血压接近于大气压。因此测定心血管各部分的压力时应以右心房压作为参照水平，即要求被测部位与右心房处于同一水平。通常将右心房和胸腔内大静脉的血压称为中心静脉压（central venous pressure），而各器官静脉的血压称为外周静脉压（peripheral venous pressure）。中心静脉压的高低取决于心脏射血能力和静脉回心血量之间的相互关系。如果心脏射血能力较强，能及时地将回流入心脏的血液射入动脉，中心静脉压就较低。反之，心脏射血能力减弱时，中心静脉压就升高。所以中心静脉压也可以作为反映心脏功能的一个指标。另一方面，如果静脉回流速度加快，中心静脉压也会升高。因此，在血量增加、全身静脉收缩或微动脉舒张使外周静脉压升高等情况下，中心静脉压都可能升高。

与动脉相比较，静脉的顺应性很大。血管的顺应性是指血管壁内外的压力差每改变 1 mmHg 时血管容积的变化。血管壁内外的压力差称为跨壁压（transmural pressure）。血管的顺应性可用下式表示：

$$C = \Delta V / \Delta p$$

式中：C 为顺应性，ΔV 为血管容积的变化值，Δp 为跨壁压的变化值。顺应性大，表示静脉的跨壁压发生很小的变化就可以使容积发生较大的变化。静脉的管壁较薄，管壁中弹性纤维和平滑肌都较少，一定的跨壁压是保持静脉充盈膨胀的必要条件。跨壁压减小到一定程度，静脉就不能保持充盈膨胀而发生塌陷，即静脉的截面形状从圆形变成椭圆形，因此静脉的容积减小；当跨壁压增大时，静脉充盈膨胀，截面形状为圆形，静脉的容积增大。由于静脉的这个特性，人在改变体位时对循环功能可发生影响。人在平卧时，全身的静脉大致处于和心脏相同的水平；当人由平卧转为直立时，处于心脏平面以下的血管的血压都将升高。这是因为垂直于地面的血管内血柱的重力产生静水压。在每个水平上血压增加的数值等于该水平与右心房水平之间的垂直距离、血液比重和重力加速度三者的乘积。一般地说，在右心房水平以下每 1 cm，静水压增高0.77 mmHg；而在右心房水平以上的血管，重力的作用使血压水平相应降低。对于一个一般身高的成人来说，采取直立体位时足部血管的血压比卧位时增高约 90 mmHg（假定两种体位的右心房高度相差 117 cm）。这一变化对于足部的动脉和静脉来说是相同的，但由于血管结构和性能的差异，这一变化对动脉血流的影响并不明显，而对于静脉血流则能发生明显的影响。因为静脉的顺应性高，在直立体位时心脏水平以下部位的静脉（主要是两下肢的静脉）扩张充盈，可以比卧位时大约多容纳 500 ml 血液。换句话说，当人从平卧位很快地转变为直立位时，相当于减少 500 ml 血液，因此回心血量减少，导致心排血量减少，动脉血压降低。在正常情况下，这种变化立即被动脉压力感受器感受，通过压力感受性反射的调节机制，动脉血压可很快恢复。在压力感受性反射功能不健全的人，体位改变时可能会发生直立性低血压。

除上述的心脏功能和体位改变可对静脉回流发生影响外，还有一些因素，如骨骼肌的收缩和呼吸运动等，也可影响静脉回流。下肢肌肉收缩时可对穿行于肌肉群之间的静脉发生挤压作用。由于静脉内有静脉瓣，因此肌肉的挤压可加快静脉内的血液向心脏方向流动。在肌肉舒张时，对静脉的压迫解除，又有利于静脉容纳血液。因此，肌肉收缩和静脉瓣共同构成了促进静脉回流的"肌肉泵"。很明显，肌肉泵的作用只有在下肢做节律性的运动时才能很好地表现出来，例如步行、踩自行车等。如果肌肉维持在收缩状态，肌肉泵的作用就不能表现。肌肉泵的这种作用，对于在立位情况下降低下肢静脉压和减少血液在下肢静脉内的滞留有重要的生理意义。呼吸运动可以通过改变胸腔内压对静脉回流发生影响。由于胸膜腔内的压力为负压，位于胸腔内的大静脉的跨壁压较大，血管经常处于充盈扩张的状态。在深吸气时，胸膜腔内的压力更负，因此能加快静脉回流；呼气时则静脉回流稍减少。在屏气并且做用力呼气的动作时，胸内压明显升高，对静脉回流起阻碍作用。

4. 冠状动脉循环的生理特点 在安静状态下，人冠状动脉血流量为每 100 g 心肌每分钟 60～80 ml。中等体重的人，总的冠状动脉血流量约 225 ml/min，占心排血量的 4%～5%。冠状动脉血流量与心肌的活动程度有关。心肌活动加强时，冠状动脉舒张，冠状动脉血流量增加。冠状动脉达到最大舒张状态时，血流量可达 300～400 ml/(min · 100 g)。左心室单位克重心肌组织的血流量大于右心室。

（1）冠状动脉血流的特点：冠状动脉血管大部分行走于心肌内，当心肌收缩时可压迫冠状动脉血管，从而阻碍血流。图 1-4-7 为犬的左、右冠状动脉血流在一个心动周期中的变化情况。在左心室等容收缩期，心肌收缩对冠状动脉血管发生强烈压迫，左冠状动脉血流急剧减少，甚至可以发生倒流。在左心室射血期，主动脉压升高，冠状动脉血流量增加；但在慢速射血期血流量又有下降。心肌舒张时，对冠状动脉血管的压迫解除，故冠状动脉血流量增加。一般说来，左心室收缩期血流量减少，只有舒张期的 20%～30%。动脉舒张压的高低和心舒期的长短是影响冠状动脉血流量的重要因素。动脉舒张压升高时冠状动脉血流量增多。心率加快时，由于心舒期缩短，故冠状动脉血流量减少。右心室肌肉比左心室薄弱，收缩时对血流的影响不如左心室明显。在安静情况下，右心室收缩期的血流量和舒张期的血流量相差不多，甚至多于后者。

（2）冠状动脉血流的调节：神经和体液因素对冠状动脉的血流量都能进行调节。但调节冠状动脉血流量的最重要的因

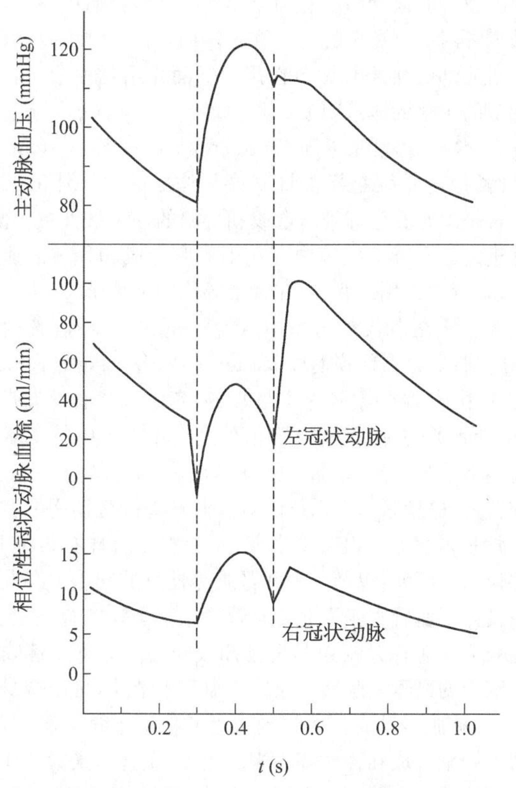

图 1-4-7　在一个心动周期中犬心左、右冠状动脉血流的变化

素是心肌本身的代谢水平。心肌的能量来源主要依靠心肌组织的有氧代谢。由于心肌连续不断地活动,耗氧量较大。在人处于安静状态时,血液流经心脏一次后,其中 65%~75%的氧已被心肌摄取和利用,因此进一步增加从单位血液中摄取氧的潜力较小。在肌肉运动、精神紧张等情况下,心肌代谢活动增强,耗氧量增加,此时机体主要通过扩张冠状动脉血管以增加冠状动脉血流量,从而满足心肌对氧的需求。心肌代谢活动增加时,主要通过一些代谢产物直接对冠状动脉产生舒血管作用,其中最重要的是腺苷,其他如 H^+、CO_2、乳酸等也起一定作用。

三、心血管活动的调节

心血管活动的调节有自身调节、神经调节、体液调节几种方式。

(一) 自身调节

器官和组织的自身调节(autoregulation)是指在不需要外来神经或体液因素参与的情况下器官和组织通过局部的机制对其自身活动进行的调节。例如心肌在受到牵拉时,其初长度增加,收缩力会加强;对于整个心脏来说,当前负荷增加,即心脏舒张末期容积增大时,每搏量增加。这些都属于自身调节。

器官的血流量也有自身调节机制。对于许多器官来说,在一定范围内,动脉血压的变化不会引起器官血流量的明显变化。肾脏血流量的自身调节是一个很好的例子。当肾动脉血压在 80~160 mmHg 的范围内变动时,肾血流量能保持恒定。对于器官血流量自身调节机制的解释主要有两种,即肌源性机制和代谢性机制。肌源性机制是指血管平滑肌本身具有的特性,当平滑肌被外力牵拉时,其自身的紧张性活动加强;当血管内的压力升高时,血管平滑肌因被牵张而收缩,使血管对血流的阻力增大,因此虽然灌注压升高,但血流量可以保持不变。代谢性机制是指当器官血流量减少时,组织的代谢产物如 CO_2、腺苷等在局部积聚,这些代谢产物能使微动脉和毛细血管前括约肌舒张,因此血流量可以增加。

(二) 神经调节

1. 心脏和血管的神经支配　支配心脏和血管的神经是交感神经和副交感神经。

(1) 心脏的神经支配:心交感神经节后纤维组成心脏神经丛,支配心脏的各个部分,包括窦房结、房室交界、房室束、心房肌和心室肌。心交感神经节后纤维末梢释放的递质为去甲肾上腺素(norepinephrine),与心肌细胞膜上的 β 肾上腺素受体结合,可导致心率加快,房室交界的传导加快,心房肌和心室肌的收缩能力加强。这些效应分别称为正性变时作用(positive chronotropic action)、正性变传导作用(positive dromotropic action)和正性变力作用(positive inotropic action)。刺激心交感神经可使心室的收缩期缩短,收缩期心室内压上升的速率加快,心室内压的峰值增高,舒张早期心室内压下降的速率加快。这些变化有利于心室收缩射血,同时也有利于心室在舒张期的充盈。交感神经对心肌作用的细胞机制,主要是通过激动 β 受体使细胞膜上的 L 型 Ca^{2+} 通道开放的概率增加,在动作电位 2 期进入细胞内的 Ca^{2+} 增多,同时从肌质网释放的 Ca^{2+} 也增加;在复极化过程中肌质网对 Ca^{2+} 的回收速度加快,因此心肌舒张的速度加快。

支配心脏的副交感神经是迷走神经。心迷走神经纤维和心交感神经一起组成心脏神经丛,并和交感纤维伴行进入心脏,与心内神经节细胞发生突触联系。心迷走神经的节前和节后神经元都是胆碱能神经元。节后神经纤维支配窦房结、心房肌、房室交界、房室束及其分支。心室肌也有迷走神经支配,但纤维末梢的数量远较心房肌中为少。迷走神经末梢释放的递质是乙酰胆碱。乙酰胆碱作用于心肌细胞膜上的 M 胆碱能受体,可使心率减慢,心房肌收缩能力减弱,心房肌不应期缩短,房室传导速度减慢,即具有负性变时、变力和变传导作用。刺激迷走神经时也能使心室肌收缩减弱,但其效应不如对心房肌明显。前面已经叙述,乙酰胆碱与心肌细胞膜上的 M 胆碱能受体结合后,通过 G 蛋白的机制使 $I_{K.ACh}$ 通道开放,导致最大复极化电位降低(即负值增大),因此起搏频率变慢,故心率减慢。乙酰胆碱还能抑制腺苷酸环化酶的活性,使细胞内 cAMP 浓度降低,肌质网释放 Ca^{2+} 减少。

(2) 血管的神经支配:除真毛细血管外,血管壁都有平滑肌分布。绝大多数血管平滑肌都受自主神经支配。毛细血管前括约肌上神经分布很少,其舒缩活动主要受局部组织代谢产物影响。支配血管平滑肌的神经纤维可分为缩血管神经纤维(vasoconstrictor fiber)和舒血管神经纤维(vasodilator fiber)两大类。

缩血管神经纤维都是交感神经纤维,故称为交感缩血管纤维,其节后纤维末梢释放的递质为去甲肾上腺素。体内几乎所有血管的平滑肌都受交感缩血管纤维支配,但不同部位的血管中缩血管纤维分布的密度不同。而且,人体内多数血管只接受交感缩血管纤维的单一神经支配。人体在安静状态下,交感缩血管神经纤维持续发放 1~3 次/s 的低频冲动,称为交感缩血管紧张(sympathetic vasomotor tone)。交感缩血管神经的紧张性活动使其支配的血管平滑肌保持一定程度的收缩状态。当交感缩血管紧张增强时,血管平滑肌进一步收缩;交感缩血管紧张减弱时,血管平滑肌收缩程度减低,于是血管舒张。在不同的生理状况下,交感缩血管纤维的放电频率在每秒<1次至每秒8～10次的范围内变动。这一变动范围足以使血管口径在很大范围内发生变化,从而可调节不同器官的血流阻力和血流量。

舒血管神经纤维有几类。一类是交感舒血管纤维,其末梢释放的递质为乙酰胆碱。交感舒血管纤维分布至骨骼肌的血管。在机体发生防御反应时,通过交感舒血管纤维使骨骼肌的血管舒张。另一类是副交感舒血管纤维,主要分布至软脑膜、肝脏、盆腔器官和外生殖器等部位的血管。

2. 心血管中枢(cardiovascular center)和心血管反射(cardiovascular reflex) 神经调节是以反射的形式进行的。心血管反射的中枢部位,即心血管中枢,是指参与控制心血管活动的神经元及它们在中枢神经系统中分布的部位。最基本的心血管中枢位于延髓,具体地说,是在延髓头端的腹外侧部。该部位神经元的紧张性活动是交感缩血管紧张活动的起源。将脑的这个部位做很局限的损毁,而其他部分都完好,交感缩血管紧张活动就立即明显减弱,动脉血压降低至60 mmHg以下。除头端腹外侧部外,延髓中还有一些与心血管活动有关的神经元,如迷走背核的神经元等。在延髓水平以上,包括脑桥、中脑、下丘脑、小脑和大脑皮质,也都有参与调节心血管活动的神经元,特别是下丘脑,是调节心血管活动的重要部位。

当机体处于不同的生理状态如体位改变、运动、睡眠时,或当机体内、外环境发生各种变化时,都可以引起各种心血管反射,使心排血量和各器官的血管收缩状况发生相应的改变,动脉血压也可发生变动。心血管反射一般都能很快完成,其生理意义在于使循环功能适应当时机体所处的状态或环境的变化。各种变化在被相应的感受器感受后,由传入神经将信息传送至中枢,经过中枢的分析和整合,由传出神经将中枢的调节指令传送到效应器,改变效应器的活动。心血管反射的效应器是心脏和血管,而感受器则可按感受刺激的性质分为多种:分布于主动脉弓和颈动脉窦的压力感受器受刺激时可引起压力感受性反射(baroreceptor reflex),分布在心脏和大血管的机械感受器(称为心肺感受器或容量感受器)可感受血容量的变化而引起心肺感受性反射(cardiopulmonary receptor reflex),主动脉体和颈动脉体化学感受器受刺激时可引起化学感受性反射(chemoreceptor reflex),等等。压力感受器和心肺感受器都是感受机械牵张的感受器,当动脉血压升高或中心静脉血容量增加时,刺激相应的感受器,反射性地引起交感神经活动抑制和心迷走神经活动加强,使心率减慢,血压下降;而当动脉血压降低或血容量减少时,则通过反射使交感神经活动加强,心迷走神经活动减弱,使血压回升,心率加快。化学感受器感受血浆气体分压的改变,在血浆氧分压降低和二氧化碳分压升高时,通过反射引起交感神经活动兴奋,使血压升高。有些反射的传出部分除神经外还有体液途径,例如心肺感受器受刺激时(血容量增多),除引起交感神经活动抑制外,还可抑制血管升压素的释放,使肾脏排水量增多。

(三) 体液调节

体液调节是指血液或局部组织液中的一些物质能在不同生理情况下对心血管活动起调节作用。这些物质中,有些可通过血液循环对心脏和全身的血管起作用,另一些则在局部组织产生并对局部的血流起调节作用。下面介绍几种参与心血管活动调节的主要的体液因素。

1. 肾素-血管紧张素系统(renin angiotensin system) 肾素-血管紧张素系统是指由许多成员构成的一个体液调节系统。肾素是由肾脏近球细胞合成和分泌的一种酸性蛋白酶,经肾静脉进入血循环。血浆中存在由肝脏合成和释放的血管紧张素原,是肾素作用的底物,在肾素的作用下水解,产生十肽血管紧张素Ⅰ。在血浆和组织中,特别是在肺循环血管内皮表面,存在血管紧张素转换酶(angiotensin converting enzyme),在后者的作用下,血管紧张素Ⅰ被水解,产生八肽血管紧张素Ⅱ(angiotensin Ⅱ)。血管紧张素Ⅱ在血浆和组织中的氨基肽酶A的作用下,再失去一个氨基酸,成为七肽血管紧张素Ⅲ。

在肾素-血管紧张素系统中对心血管直接起作用的物质主要是血管紧张素Ⅱ。血管平滑肌、肾上腺皮质球状带细胞、脑一些部位的神经元,以及心脏和肾脏等器官的细胞上存在血管紧张素受体。血管紧张素Ⅱ与血管紧张素受体结合,引起相应的生理效应。血管紧张素Ⅱ是已知较强的缩血管活性物质之一。血浆中的血管紧张素Ⅱ作用于血管平滑肌,可使全身微动脉收缩,动脉血压升高。血管紧张素Ⅱ作用于肾上腺皮质,可使球状带细胞合成和释放醛固酮。此外,血管紧张素Ⅱ还可以作用于交感神经末梢,使递质去甲肾上腺素的释放增加;作用于脑的穹隆下器和后缘区等部位的血管紧张素受体,使交感神经活动加强,血管升压素释放增加,并发生饮水行为。

肾素-血管紧张素系统的活动受多种因素调节。在不同的生理情况下,机体主要通过对肾素合成和释放的调节,改变血管紧张素的生成,进而调节心血管的活动。肾脏本身有一些机制可对肾素的释放进行调节。肾脏的灌注压降低时,肾脏小动脉的压力感受器感受这种压力变化,可使肾素释放增加;反之,肾脏血管的灌注压升高时,肾素释放减少。肾内的另一个机制是通过致密斑感受远球小管液中 Na^+ 和 Cl^- 的量,肾素的释放与远球小管中 Na^+ 和 Cl^- 的转运量成反比。体内一些物质能影响肾脏近球细胞合成和释放肾素。前列腺素(特别是前列环素)可直接使肾脏近球细胞释放肾素。刺激交感神经或血浆去甲肾上腺素浓度升高也都能使肾素释放增加。血管紧张素Ⅱ浓度升高时对肾脏近球细胞起负反馈作用,抑制肾素分泌。血管升压素、内皮素和心房钠尿肽等也能抑制肾素释放。此外,血管紧张素Ⅱ的代谢产物血管紧张素1～7的浓度与血管紧张素Ⅱ浓度呈正相关,曾经以为血管紧张素1～7没有功能,后来发现高浓度的血管紧张素1～7有扩血管作用,在血管紧张素Ⅱ浓度过高时作为代谢产物发挥负反馈调节作用。

在正常生理情况下,血浆中存在低浓度的血管紧张素Ⅱ。在低钠饮食、直立体位和精神紧张等情况下,肾素-血管紧张素系统的活动加强。脱水、失血时肾素释放明显增加。另外,在一些病理情况下,如心力衰竭、肝硬化等,肾素释放也增加。肾素-血管紧张素系统功能发生异常时,可导致心血管活动的改变,如引起高血压等。临床上用一些药物可干扰肾素-血管紧张素系统的不同环节,使血管紧张素Ⅱ的生成减少,起到降血压的作用。

2. 肾上腺素(epinephrine)和去甲肾上腺素(norepinephrine) 肾上腺素和去甲肾上腺素在化学结构上都属于儿茶酚胺

(catecholamine)。循环血液中的肾上腺素和去甲肾上腺素主要来自肾上腺髓质的分泌。肾上腺素能神经末梢释放的递质去甲肾上腺素也有一小部分进入血液循环。肾上腺髓质释放的儿茶酚胺中，肾上腺素约占80%，去甲肾上腺素约占20%。

血液中的肾上腺素和去甲肾上腺素对心脏和血管的作用相似，但并不完全相同，因为两者与不同的肾上腺素能受体的结合能力不同。肾上腺素可与心脏的β_1受体结合，产生正性变时和变力作用，使心排血量增加。β受体被激动后，可通过增加心肌细胞膜上L型Ca^{2+}通道的开放，增加肌质网ryanodine受体(Ca^{2+}释放通道)释放Ca^{2+}，以及增加受磷蛋白的磷酸化而加快肌质网对Ca^{2+}的回收，从而使心肌收缩力量加强，收缩速度加快，产生正性变力作用。在血管，肾上腺素的作用取决于不同血管平滑肌上α和β受体分布的情况，α_1受体激活引起血管收缩，β_2受体激活引起血管舒张。小剂量的肾上腺素以兴奋β_2受体的效应为主，引起骨骼肌和肝脏血管舒张，其舒血管作用超过肾上腺素对其他部位血管的缩血管作用，故全身总外周阻力降低。大剂量的肾上腺素则引起体内大多数血管收缩，总外周阻力增大。去甲肾上腺素主要与血管的α_1受体结合，和血管平滑肌的β_2受体结合的能力较弱。静脉注射去甲肾上腺素可使全身血管广泛收缩，动脉血压升高；血压升高又通过感受性反射使心率减慢。

3. 激肽释放酶激肽系统　激肽释放酶(kallikrein)是一类蛋白酶，可使血浆或组织中的激肽原(kininogen)水解为激肽(kinin)。激肽是一类物质，其中缓激肽(bradykinin)和赖氨酰缓激肽(lysylbradykinin)是已知的最强烈的舒血管物质，主要是通过血管内皮释放NO而使血管平滑肌舒张。激肽还可使毛细血管的通透性增高。在肾脏和一些消化腺中，组织内生成的缓激肽可以使局部血管舒张，血流量增加。循环血液中的缓激肽和血管舒张素等激肽参与对动脉血压的调节，可使血管舒张，血压降低。

缓激肽在激肽酶的作用下水解失活。由于血管紧张素转换酶抑制剂也能抑制激肽酶，在临床上使用卡托普利和依那普利等药物时，一方面使血管紧张素Ⅱ的生成减少，另一方面又可因抑制激肽酶而使缓激肽的降解减少，两方面的作用结果都是使血管平滑肌舒张，血压降低。

4. 血管内皮生成的血管活性物质　内皮不仅仅是作为心脏和血管腔面的一层内衬，而且能生成多种活性物质，对心血管活动起调节作用。内皮细胞可生成和释放使血管平滑肌舒张的物质和收缩的物质。

(1) 血管内皮生成的舒血管物质：实验指出，如果将乙酰胆碱作用于内皮完整的血管，可引起血管舒张；而将血管内皮去除后，则乙酰胆碱引起血管收缩。这个观察结果说明乙酰胆碱的舒血管作用是通过内皮实现的。同样，缓激肽的舒血管作用也是通过内皮实现的。这些实验证明，乙酰胆碱等物质必须先作用于内皮细胞，使内皮细胞产生一种(或一些)舒血管物质，然后引起血管舒张。血管内皮生成和释放的舒血管物质有多种，其中较重要的是内皮源性舒张因子(endothelium derived relaxing factor, EDRF)和前列环素(prostacyclin, PGI_2)。现在认为，EDRF实际上就是NO。NO的前体是L-精氨酸，后者在一氧化氮合酶的作用下生成NO。NO可使血管平滑肌内的鸟苷酸环化酶激活，cGMP浓度升高，游离Ca^{2+}的浓度降低，故血管舒张。PGI_2由内皮细胞内的前列环素合酶合成。血管内的搏动性血流对内皮产生的切应力可促使内皮合成、释放NO和PGI_2，使局部的血管平滑肌舒张。有些缩血管物质，如去甲肾上腺素、血管升压素、血管紧张素Ⅱ等，也可以使内皮释放NO和PGI_2，NO和PGI_2可反过来减弱缩血管物质对血管平滑肌的收缩效应。在实验中如果先给予一氧化氮合酶或前列环素合酶的抑制剂，然后再给予去甲肾上腺素或血管紧张素Ⅱ，则去甲肾上腺素或血管紧张素Ⅱ的缩血管效应明显加强。

NO在体内可参与对动脉血压的即刻调节。当血压突然升高时，血流对血管内皮的切应力增大，可导致内皮细胞释放NO；NO则使阻力血管扩张，故血压回降。所以这也是血压调节中的一个局部的负反馈机制。

另外，NO和PGI_2还可以抑制交感神经末梢释放去甲肾上腺素。这也是在神经平滑肌接头处对递质释放的一种局部负反馈调节。在实验中将血管内皮去除后，再刺激血管的交感神经，则递质的释放增多。

一些实验指出，在将NO和PGI_2的合成都阻断后，内皮还能释放一种舒血管物质。已证明这种物质能使血管平滑肌的K^+通道开放，导致平滑肌细胞超极化，细胞内Ca^{2+}浓度降低，因而血管舒张，所以将这种舒血管物质称为内皮源性超极化因子(endothelium derived hyperpolarizing factor, EDHF)。其实NO和PGI_2的作用最后也是通过平滑肌细胞膜上的K^+通道开放和超极化，但它们的作用都被格列本脲(glibenclamide)阻断，说明参与的是ATP依赖性K^+通道。而EDHF激活的K^+通道对格列本脲是不敏感的。目前一般所说的EDHF仅限于对格列本脲以及NO和前列环素合酶抑制剂不敏感的内皮超极化因子。

(2) 血管内皮生成的缩血管物质：血管内皮细胞也可产生多种缩血管物质，称为内皮源性缩血管因子(endothelium derived vasoconstrictor factor, EDCF)，其中研究得较深入的是内皮素。内皮素(endothelin)是内皮细胞合成和释放的一种多肽，是已知的较强烈的缩血管物质之一。在生理情况下，血管内血流对内皮产生的切应力可使内皮细胞合成和释放内皮素。此外，还有血栓素A_2、前列腺素H_2等。

5. 肺泡氧分压　肺泡氧分压对肺微动脉具有重要的调节作用，当肺泡氧分压降低时，相应部位的肺动脉收缩，使血液重新分布，使更多的血液流向氧分压正常的肺泡，保证气体交换。但广泛的肺动脉收缩可导致肺动脉高压。

6. 血管升压素(vasopressin)　血管升压素是由下丘脑视上核和室旁核的一些神经元合成，经下丘脑垂体束运送至神经垂体，并由神经垂体释放入血液循环的一种激素。血管升压素的受体有两类，分别称为V_1受体和V_2受体。V_1受体主要分布在血管平滑肌，被激动后引起血管平滑肌的强烈收缩；V_2受体分布在肾脏集合管上皮细胞，被激动后可使细胞内的水孔蛋白(aquaporin 2, AQP2)插入上皮细胞的管腔面，形成水通道，使集合管内的水被重吸收。血管升压素是体内具有较强缩血管作用的物质之一，但在完整机体中，血管升压素有很强的提高压力感受性反射敏感性的作用，因此其升血压作用常常不能明显地表现出来。如果在动物实验中将压力感受器的传入神经切断，则血管升压素可引起明显的升血压效应。

血管升压素对体内细胞外液量和体液渗透压的稳态起重

要的调节作用。细胞外液量减少(如失水、失血等)时,心肺感受器的传入冲动减少,可使血管升压素释放增加;血浆渗透压升高时,可刺激下丘脑的渗透压感受器,导致血管升压素释放增加。血管升压素可使肾脏重吸收水,因此在失水、血浆渗透压升高等情况下有利于体液的量和渗透压恢复至正常水平。

7. 细胞因子(cytokines)　细胞因子如白介素、肿瘤坏死因子、趋化蛋白、干扰素等数十种,多数具有调节炎症的作用。部分促炎因子具有扩血管和增加毛细血管通透性的作用。多数生长因子具有促血管新生作用,改善微循环。

8. 气体小分子　除NO外,目前发现一氧化碳(CO)和硫化氢(H_2S)也有扩血管作用。体内的血红素可经过血红素加氧酶作用产生CO,血管内皮细胞和平滑肌细胞均含有血红素加氧酶。产生硫化氢的酶有胱硫醚β合成酶、胱硫醚γ裂解酶和3-巯基丙酮酸硫基转移酶,其中胱硫醚γ裂解酶主要表达于血管内皮细胞和平滑肌细胞。

9. 心房钠尿肽(atrial natriuretic peptide)　心房钠尿肽是由心房肌细胞合成和释放的一类多肽。心房钠尿肽的作用是使血管平滑肌舒张,外周阻力降低;也可使心脏每搏量减少,心率减慢,减少心排血量。心房钠尿肽作用于肾脏内相应的受体,可以使肾脏排水和排钠增多。此外,心房钠尿肽还能抑制肾的近球细胞释放肾素,抑制肾上腺球状带细胞释放醛固酮。这些作用都可导致体内细胞外液量减少,血压降低。

当心房壁受到牵拉时,可使心房肌释放心房钠尿肽。在生理情况下,当血容量增多、取头低足高的体位、身体浸入水中(头露出水面)时,血浆心房钠尿肽浓度都会升高,并引起利尿和尿钠排出增多等效应。因此,心房钠尿肽是体内调节水盐平衡的一种重要的体液因素。在心力衰竭的患者,血浆心房钠尿肽浓度升高,经治疗且心功能改善后,心房钠尿肽浓度下降。

10. 肾上腺髓质素(adrenomedullin)　肾上腺髓质素是最初从人的肾上腺嗜铬细胞瘤提取物中分离出的一种多肽,后来知道它分布于体内的几乎所有的组织,在肾上腺、肺和心房等组织中最多。血管内皮可能是肾上腺髓质素合成和分泌的主要部位。在心、肺、肝、脾、骨骼肌等组织中都分布有肾上腺髓质素的特异受体;许多血管的内皮和平滑肌细胞上也都有肾上腺髓质素受体的分布。肾上腺髓质素的生物学作用和心房钠尿肽相似,能使血管舒张,外周阻力降低,血压降低,并使肾脏排水和排钠增多。肾上腺髓质素还能使血管内皮细胞合成和释放NO,通过NO使血管舒张。

(四) 血压的短期调节和长期调节

机体对心血管活动的调节,就是通过神经和体液因素一方面改变心脏的每搏量和心率,从而改变心排血量;另一方面改变不同器官的阻力血管的口径,使整个血管系统在血容量没有很大变化的情况下,相应减少活动水平较低的器官的血供,从而保证活动水平较高的器官得到充分的血液供应。对于一个器官来说,其血流量取决于动脉的灌注压和器官的血流阻力。一定的动脉血压是保证器官血流供应的重要条件,因此动脉血压的调节是循环调节中的重要组成部分。前面叙述的参与心血管活动调节的各种神经反射和体液因素,有些是在短时间(数秒至数分钟)内发挥调节作用的,有些则是长时间(以小时、日、月或年计)起调节作用的。

1. 血压的短期调节　大多数神经反射都是在短时间内起调节作用的。压力感受性反射的主要功能就是在心血管活动发生改变的情况下,进行快速的调节,使动脉血压保持稳定。前面曾提到,当人的体位由平卧很快转为直立时,由于下肢静脉的跨壁压增大,可多容纳数百毫升血液,因此回心血量减少;这种变化立刻被动脉压力感受器和心肺感受器感受,反射性地引起交感神经活动加强,使心率加快,血管收缩,因此动脉血压能保持稳定。反之,在从直立体位变为卧位时,发生相反的变化。

在动物实验中可看到,正常犬24 h内动脉血压的变动范围一般在平均动脉压水平(约100 mmHg)10～15 mmHg以内;而在将犬的压力感受器传入神经都切断后,血压经常出现很大的波动,其变动范围可超过平均动脉压上下各50 mmHg,但是一日中动脉血压的平均值并不明显高于正常水平。因此认为,压力感受性反射的主要功能是保持动脉血压的平稳,而在动脉血压的长期调节中并不起重要的作用。

2. 血压的长期调节　对血压在较长时间内的调节,需要体液因素和交感神经系统的共同作用。交感神经的紧张性活动使阻力血管维持一定的收缩状态。交感神经活动长时间加强,能使动脉血压持续升高。许多体液因素能通过对中枢神经系统的作用而影响交感神经的紧张性活动,从而影响血压。体液因素也可以通过对血管平滑肌和肾脏排钠、排水的作用而影响血压。引起血压升高的各种体液因素和引起血压降低的各种体液因素之间的平衡协调,对于交感神经紧张性和动脉血压的长期调节是十分重要的。

肾脏通过对体内细胞外液量的调节而在动脉血压的长期调节中起重要的作用。血压的这种长期调节机制称为肾体液控制机制(renal body fluid mechanism)。当体内细胞外液量增多时,血量也就增多,血量和循环系统容量之间的相对关系发生改变,使动脉血压升高;而当动脉血压升高时,能直接导致肾脏排水和排钠增加,使体内细胞外液总量减少,从而使血压恢复到正常水平。体内细胞外液量减少时,发生相反的过程,即肾脏排水和排钠减少,使体液量和动脉血压恢复。肾体液控制机制也可以受一些体液因素的影响,其中较重要的是血管升压素和肾素-血管紧张素系统。如前所述,血管升压素在调节体内细胞外液量中起重要作用。血管升压素能促进肾集合管对水的重吸收。血量减少时,血管升压素释放增加,肾脏排水量减少,有利于血量的恢复;血量增加时则相反,血管升压素释放减少,肾脏排水增多。肾素-血管紧张素系统的活动生成血管紧张素Ⅱ。一定水平的血管紧张素Ⅱ对于维持交感神经的紧张性活动和循环系统的外周阻力是很重要的,因此在动脉血压的长期调节中起重要作用。循环血液中血管紧张素Ⅱ的水平如长期高于正常,除可使血管平滑肌收缩,外周阻力增高外,还可使交感神经活动的水平持续增强,压力感受性反射的敏感性降低,因此血压持续升高。血管紧张素Ⅱ水平长期升高,还可以使血管平滑肌肥大,血管发生重构(vascular remodeling),进一步促进血压升高。血管紧张素Ⅱ能促进血管升压素的释放,并使肾上腺皮质分泌醛固酮(aldosterone)。醛固酮使肾小管增加对Na^+的重吸收,并分泌K^+和H^+,在重吸收Na^+时也吸收水,故细胞外液量和体内的Na^+量增加,血压升高。因此,任何原因引起的肾脏排钠功能的降低,都可能最后导致体液量的增加,并引起高血压。

参考文献

1. 苏定冯,陈丰原. 心血管药理学[M]. 北京：人民卫生出版社,2011.
2. 姚泰. 生理学[M]. 第6版. 北京：人民卫生出版社,2004.
3. 朱大年,王庭槐. 生理学[M]. 第8版. 北京：人民卫生出版社,2013.

第五章　分子心脏病学

唐朝枢　齐永芬

一、概述

分子生物学是从分子水平上研究生命现象物质基础的学科。分子生物学的发展为解决临床及科研的诸多问题提供了有力的工具,是在分子水平上阐明临床疾病发生的基本特征和机制。与临床疾病研究相关的分子生物学技术包括分子遗传学、遗传病动物模型、基因转染以及基因敲除动物模型等,它们在临床疾病研究中具有非常重要的意义。首先,大量遗传标志的发现,促进了单基因遗传病分析的发展。其次,体基因转染不仅是某些基因表达模型制备的工具,而且是基因治疗的工具。利用分子生物学技术在临床疾病研究中取得成功典范的例子是对长Q-T间期综合征(long Q-T syndrome, LQTS)的研究。遗传学家谱分析提示,3种离子(KVLQTI,心脏K^+通道基因的突变;HERG,K^+通道的基因改变;SCN5A, Na^+通道的基因改变)通道对LQTS发生起重要作用。最近的一篇报道提示针对患者的基因型改变进行量体裁衣给予具体相应的药物治疗将成为可能。很显然,临床心脏病学感受到了分子生物学优势带来的巨大推动力。转变刚刚开始,重大的变革即将到来。本章仅对这场重大变革的冰山一角进行了阐述,然而它将对临床心脏病学的研究和治疗产生重大而久远的影响。

二、分子生物学原理与心脏的发育

(一) 哺乳类动物细胞的解剖学

细胞膜由磷脂双分子层和蛋白质及外表面的糖蛋白组成,蛋白质(包括细胞外受体)镶嵌在磷脂双分子层中。它不仅能保护细胞免受胞外环境的损伤,而且能使细胞对胞外的信号如激素、药物、毒素等做出应答。DNA存在于细胞核内的染色体上。染色体相当于遗传信息的载体。DNA被复制、转录成为RNA,进入胞质,成为蛋白质合成的模板,进而发挥各种生物学功能,如作为细胞表面的受体感知胞外的信号并传输信号。

除以上共同的结构和功能外,很多细胞还表达其特异的蛋白质,行使其特异的功能,如心肌细胞表达一整套收缩蛋白,保证其节律性收缩。

遗传机器与细胞内信息的传递：

1. DNA　尽管DNA构成简单,却是一个最复杂、最安全的信息储存系统。其储存的信息在生物进化中从最简单的病毒和细菌到人类是非常保守的。

2. 染色体与基因　在细胞核内,遗传物质被包裹成染色体,即单独的长链双股DNA分子紧密盘绕,并与特异性核蛋白结合成致密、不连续的片段。人类染色体包含约3×10^9对核苷酸,组成23对染色体。在1条染色体内,被组织成为各个信息小体的DNA称为基因。每1个基因都有独特的核苷酸序列。人类基因组织含有80 000～150 000个基因。除编码序列外,每1个基因包含DNA调节序列,如启动子、增强子等。启动子通常位于基因编码区的上游,增强子则可位于上游、下游甚至位于内含子内。

3. 细胞内信息的传递

(1) 由基因到蛋白质

1) 转录：RNA合成酶将DNA的反义链碱基配对地转录成RNA。RNA同样是1条多核苷酸链,其构成与DNA略有不同,其碱基构成不是A、G、C、T,而是A、G、C、U。RNA含有内含子和外显子,经剪切去除内含子,形成信使RNA(mRNA)。mRNA经修饰后,由核内转入胞质,结合于核糖体,完成蛋白质翻译过程。

2) 基因密码：DNA和RNA由一系列核苷酸构成,而蛋白质由一系列氨基酸构成,因而必然存在一种密码将两者联系起来。在RNA中3个连续的核苷酸形成1个密码子,编码1个氨基酸,同一氨基酸可由不同密码子编码。

3) 翻译：在核糖体内mRNA翻译成蛋白质需要转运RNA(tRNA)。tRNA反密码子环中部的3个碱基可以与mRNA中的三联体密码子形成碱基互补配对,把正确的氨基酸引入合成位点。tRNA的3′末端的CCA—OH结构可与所转运的氨基酸结合。按照mRNA的序列,tRNA将正确的氨基酸组装成为蛋白链。

(2) 进化中的保守：生物进化中,DNA、RNA、蛋白质结构和遗传密码子具有高度保守性,对分子遗传学有深远的意义。人类基因可以转入细菌、酵母和昆虫等,可以完全复制、转录和翻译。该特性是基因重组技术的基础。而且,涉及人类心血管发育和功能的基因在小鼠、鱼甚至苍蝇中也是高度保守的。因而,以上这些有机体可作为模型系统来研究人类的心血管发育和功能,以及筛选心血管疾病的基因和药物治疗等。

(3) 基因表达的调控：在某一细胞某一时刻,人类细胞基因组中仅有很小的一部分基因能够表达产生蛋白质、多肽产物。基因表达在多种水平受到调节,如基因的转录、mRNA的核外转移过程(出核)、胞质内mRNA的稳定性、mRNA翻译成为蛋白质的过程、翻译后的蛋白质修饰、蛋白质向亚细胞器的转移、蛋白质的稳定性等。然而其中比较重要的两种调节是基因的转录核蛋白的磷酸化、去磷酸化。

(二) 人类心血管疾病的遗传基础

突变是个别基因结构的改变，它能够导致相应的蛋白质结构及功能改变，从而导致多种心血管疾病发生。有证据表明，基因的突变常与环境因素共同导致大多数的人类心血管疾病。

(三) 分子生物学的基本技术

由于人类细胞内含有 80 000～150 000 个基因，如何去认识它们，分子生物学家发展了简单的、独特的方法分离基因、序列分析和突变某个基因并将其转入细菌复制。

1. 限制性内切酶　限制性内切酶是一种细菌蛋白，它能够识别并切割 DNA 上特殊的序列。限制性内切酶的三个特性使其成为分子生物学中的重要工具，即内切酶能在某一特定部位切割基因；数百种内切酶均有各自独特的识别序列；酶切片段所带有的黏性末端可以使两个不同的片段连接起来。

2. 基因克隆　质粒是小片段的环状 DNA，能够在细菌体内进行自我复制。质粒常含有抗生素抵抗的编码序列，从而在有抗生素的培养基中筛选存活的细菌来筛选质粒。质粒可用限制性内切酶割成线状 DNA，可与用同样酶切割的人类基因连接起来，转染入细菌复制。

3. 蛋白质重组　细菌除能够快速、准确地复制基因外，还能够表达克隆基因编码的蛋白质。把克隆的人类基因转入包含有基因转录调节系统的细菌质粒中，细菌能够产生大量的人类蛋白质。

4. 聚合酶链反应　聚合酶链反应中，一段双链 DNA 与人工合成的寡核苷酸引物混合加热后使双螺旋的 DNA 解链，温度下降时，互补的寡核苷酸引物与互补序列结合。此过程随着控制温度的变化而重复发生。每 1 个循环约 3 min，基因片段增加约 1 倍。

5. DNA 序列分析和人类基因组计划　基因组的变化与突变是疾病形成的重要因素。人类基因组的序列分析已在 2000 年完成，目前更大的挑战是对这些信息进行整理和分析。

6. 单克隆抗体　不可能长期培养正常细胞并克隆单克隆抗体，Kohler 和 Milstein 将能够产生所需抗体的细胞融入永生的骨髓瘤细胞，从而能够不断地分泌大量的抗体。

7. 杂交技术　根据片段的大小和序列，杂交技术可以识别没有纯化的单个基因、RNA 或蛋白质。包括 Southern 杂交、Northern 杂交和 Western 杂交。Southern 杂交是 DNA 杂交技术，DNA 双螺旋中的两条链之间通过碱基互补原则结合在一起叫做杂交；Northern 杂交技术和 Western 杂交分别用来检测 mRNA 和蛋白质序列，原理同 Southern 杂交技术。

8. 基因芯片技术　利用核酸杂交原理检测未知分子的基因芯片技术可以比较两种不同细胞系间上百甚至成千上万个基因表达谱的差异。它是将核酸片段以预先设计的排列方式固定在载体(载玻片或尼龙膜)上，组成密集的分子排列，与待测样品杂交反应，根据杂交分子或未杂交分子发出不同波长的光检测杂交信号，确定待测样品的基因表达谱。

(四) 人类心血管疾病研究的动物模型系统——遗传修饰的小鼠

前已述及，控制心血管形成和功能的分子共同通路的进化是相当保守的。小鼠和人类有相似的基因和信号通路，调节心脏和血管的形成及功能。

1. 转基因小鼠　使小鼠过量表达某种野生型或突变基因，观察其对小鼠发育的影响，由此可了解该基因在正常小鼠发育过程中的功能，也可了解某些疾病的发病过程。获得转基因小鼠需经历以下过程：① 克隆目的基因；② 将克隆到的基因融入基因转录调节区；③ 将纯化好的基因转移到受精卵中的雄性原核中；④ 重新将受精卵移入假孕的雌性小鼠子宫中。

2. 基因敲除小鼠　动物的基因敲除是使某一基因不能表达其所编码的蛋白质，使相应的蛋白质功能丧失。经典的基因敲除方法包括向小鼠多能干细胞中转染入有缺失或无义突变的一段相关基因。转入的基因与内源性基因的一条链进行同源重组，产生一个异源性相关基因缺失的干细胞。该干细胞注入孕鼠的胚胎细胞中。待雄性小鼠成年后，与野生型小鼠杂交，产生异源性基因敲除小鼠。此小鼠可以再生产同源型基因敲除小鼠。

(五) 细胞生长的分子基础

1. 生长的模式(增生、肥大和基本生长)　生长可以是细胞数目增多(增生)；可以是细胞体积增大(肥大)；也可以是细胞数目、体积和功能都不变，而蛋白质在代谢过程中被其他蛋白质替代(基本生长)。

2. 生长反应的基础——生长因子和受体　生理状态下的生长和病理状态下的生长均由多种因子诱发。如转化生长因子、成纤维细胞生长因子等局部产生的生长因子，可作用于邻近细胞，发挥介导细胞生长及发育作用，此即旁分泌或自分泌作用。通常情况下，膜内受体及细胞表面受体可感知影响生长的外界刺激，并通过多种信号传导机制将刺激信号传到细胞核，启动转录因子，进而表达相应蛋白质导致细胞生长发育。

(六) 心脏生长反应

心脏对心肌梗死、高血压、瓣膜病等的心肌损伤所做出的生长反应是决定病死率的重要因素。心脏的生理性与病理性的生长反应局限于肥大、扩张或两者兼有。

局限性生长是成年人对心脏损伤反应的主要形式。如主动脉瓣狭窄时左心室重量增加，而右心室很少受到影响。Hammoned 等认为肥大的心肌内存在的生长因子通过旁/自分泌机制诱导心肌肥大。

在成年人中，虽然心肌细胞的数目没有增加，但是其他形式的生长却十分独特。心肌细胞的正常生长反应表现为多种胎儿蛋白(一般只有在胎儿期才表达)的 DNA 合成及蛋白质再表达。其表达胎儿蛋白的机制尚不清楚，有人认为是适应性反应、适应性障碍或被激发反应的一部分，如心房钠尿肽的表达。

哺乳动物的心脏发育过程已经明确，即在胚胎时期首先是平滑肌，后来成为骨骼肌，最后成为心肌。成年人心脏再次生长所表达的胚胎基因的功能如何尚不清楚，可能只有一系列胚胎基因表达后才能够激发心脏生长。

(七) 心脏的分化与发育

先天性心血管畸形是心脏病发病率和病死率较高的常见原因。胎儿心脏在胚胎第 18 日开始分化发育，第 56 日时基本结束。从分子生物学角度研究心脏的形成和发育对了解这些缺陷是非常重要的。决定心脏分化发育的主要因素有：

1. Myo - D　Myo - D 是骨骼肌的决定因子，心肌成纤维细胞表达的 Myo - D 使中胚层及非中胚层来源的细胞向成纤维细胞分化，它还能激活肌肉特异性基因表达。以 Myo - D 作为探针，在成纤维细胞中发现多个其他骨骼肌细胞系特异的调节因子，如肌浆蛋白(myogenin)、Myf5、MRF4 - herculin 和 Myf6 等。它们分别在碱性区域和 HLH 模体有同源结构域，其碱性区域和 HLH 模体分别介导 DNA 结合和二聚体形成。HLH 蛋白能够识别免疫球蛋白及多数肌肉特异基因调控区的 CANNTG 序列(即 E - box)。因而，βHLH 生肌调节因子调节骨骼肌分化。心脏并不表达 Myo - D、生肌素、Myf5、MRF - 4 和 Myf6，但多数骨骼肌和心肌的基因中都有 E-box，是否有某种相关的决定基因控制心肌发育尚不清楚。

2. *tinman* 和 *NK - 2* 基因　同源基因是指决定结构有些微改变的基因，它们一般有 60 个氨基酸的相同编码域。这一段相同域通常叫做同源异型盒(Hox)基因，通常在早期分化中上调，表现为时间依赖性的序列结构。最近，人们发现了 NK Hox 家族基因(*NK - 1/S59*. *NK - 2/vnd*、*NK - 3/bagpipe*、*NK - 4/msh - 2/tinman* 和 *H6*)。脊椎动物早期心脏的发育过程中，NK 家族的同源异型盒可能发挥很重要的作用。

3. 血清反应因子(serum response factor, SRF)、肌细胞增强因子(myocyte enhancer factor 2, MEF2)和 MADS box 因子　心脏中高表达 SRF——组织因子。SRF 是一古老的 DNA 结合蛋白，它的同源蛋白具有一个由 90 个氨基酸组成的保守的 DNA 结合域，即 MADS box。SRF 相关蛋白能够与肌肉特异和非肌肉特异基因的调控区结合。SRF 相关蛋白还能与肌肉特异性和非肌肉特异性基因的 *MEF2* 和 *CTA(A/T) 4TAG* 等位点结合。同 SRF 类似，MEF2 因子也具有 MADS box 结构，相邻处还有 MEF2 box。MEF2 蛋白是心脏发育过程中心肌分化所必需的，它能够被 tinman 激活。

MEF2 基因是心脏和骨骼肌分化的关键因子，*MEF2* 基因在小鼠胚胎的心脏和骨骼肌细胞的表达先于其他心肌和骨骼肌基因表达。在脊椎动物中已经分离出 4 种 *MEF2* 基因，依次被命名为 *MEF2A*～*MEF2D*。它们在 MADS box 区具有高度同源性，由于选择性剪切机制不同，导致其羧基端相差很大。*MEF2C* 具有高度的组织特异性，仅在骨骼肌、脑和脾中表达，但在心肌形成分化期间，心肌形成因子(myogenin)可诱导心肌成纤维细胞表达 *MEF2C*。

4. Nkx - 2.5　SRF 与 Phox(类似于鼠 *Pax* 基因的人类同源蛋白)协同作用，促进 SRF 与其在 c - fos 的互换。SRF 与 DNA 结合后，诱导 Nkx - 2.5 与 SRF 结合，间接激活(transactive)α 激动蛋白基因，从而促进心肌分化发育。

5. GATA 蛋白家族　GATA 蛋白家族分为 GATA - 1/2/3(与血细胞形成有关)和 GATA - 4/5/6(与心脏、肠、血管形成相关)。6 种 GATA 蛋白均含有 DNA 结合区域，该 DNA 结合区域形成 2 个 C4 锌指结构，可结合到 DNA 序列元件(A/T)——GATA(A/T)，并且这两个锌指结构可以互换。GATA - 4 转录因子在调控心脏特异性基因的表达中起着重要的作用，可能是 *Nkx - 2.5* 基因的下游基因。

6. 骨形成蛋白　骨形成蛋白(bone morphogenic protein, BMP)是转化生长因子 β 家族中的一员。转染 *BMP - 4* 和 *BMP - 2* 基因到正常不分化为心脏的鸡胚中，可诱导心脏调节因子——Nkx - 2.5 和 GATA - 4 表达。*BMP - 4* 基因敲除的小鼠中胚层几乎不能分化，同时 *BMP - 2* 基因缺陷的小鼠不能表达 Nkx - 2.5，故 BMP 是影响 Nkx - 2.5 表达和影响心脏早期发育的重要信号分子。

7. HAND　dHAND 和 eHAND 在 βHLH 区具有高度同源性，两者都是 βHLH 蛋白，均在心脏和神经脊中表达，dHAND 在心内膜中表达；eHAND 在心肌中表达，dHAND 是右心室形成的关键蛋白质，而 eHAND 是右心室形成的关键蛋白质。两种蛋白质表达后，心脏开始分化为左、右心室。

(八) 总结和展望

分子生物学和分子遗传学技术帮助我们从分子水平认识到心脏的生长和发育，为了解心脏疾病和如何防治这些疾病奠定了坚实的基础。它们将有力地推动临床心脏病学的发展。

三、血管的细胞生物学

血管壁的生物学知识对我们了解动脉粥样硬化、血管痉挛和高血压等心血管疾病非常重要。多数心血管疾病似乎都反映了血管内皮功能障碍，在此将以内皮功能为重点介绍血管生物学。

(一) 血管管壁的构成及旁/自分泌功能

大、中动脉由内膜、中膜和外膜三层构成。中膜与内膜的分界线为内弹力板，中膜由平滑肌细胞(smooth muscle cells, SMCs)、胶原纤维、弹性纤维和细胞外基质构成。外膜由高密度弹性纤维组织、滋养血管和神经组成。由于血管种类不同，以上 3 种成分构成也不同。

内皮细胞的排列方向一般与血流方向一致，其长轴平行于血管的主轴方向。内皮细胞通过连接复合体相互连接在一起，该连接复合体调节着血管通透性和细胞间信息的传递。SMCs 呈梭形，其方向与血管种类有关，但在大弹性动脉中通常是螺旋形排列，而在肌性动脉中是向心性分布。在正常的动脉中，SMCs 为收缩表型；在动脉粥样硬化斑块、血管成形术后内膜增生和 SMCs 体外培养等调节下，SMCs 开始增生，形状改变，生化功能改变，由收缩表型转变为合成表型。

近年来随着分子生物学的发展，血管外膜和血管外膜成纤维细胞的生理及病理生理意义受到人们的重视。外膜主要由胶原纤维网和外膜成纤维细胞组成。已有大量的研究证明其在血管重塑乃至介入术后再狭窄中有着重要的作用。

血管具有重要的旁/自分泌功能，血管内、中、外膜细胞在某些情况下均可分泌多种血管活性因子。旁分泌指细胞分泌活性因子后作用于邻近细胞；自分泌指细胞分泌的活性因子作用于自身相应的受体而发挥生物学效应。有些活性因子未经分泌，直接作用于自身细胞，这种作用称为自身内分泌(intracrine)。

(二) 内皮细胞

内皮细胞有三种重要的功能：代谢、内分泌功能，抗凝、抗血栓功能，防止血液成分进入血管壁的屏障功能。

1. 内皮细胞分泌的多种血管活性因子　内皮细胞被看作是体内最大的内分泌器官。它能够合成多种血管活性物质，包括前列环素、内皮细胞源舒张因子、内皮细胞源极化因子等舒张血管的活性物质，以及内皮素、内皮源性收缩因子等收缩血管的活性物质。

内皮细胞还能够合成并分泌因子Ⅷ、von Willebrand factor (vWF)、纤溶激活因子等参与凝血/纤溶的活性物质。内皮细胞合成的细胞外基质成分包括胶原、弹性蛋白、纤维素和氨基多糖(glycoaminoglycans)等。这些细胞外基质成分受到金属蛋白酶的动态调节。金属蛋白酶降解基质蛋白，参与胞外基质的重塑。这些酶产生于内皮细胞和平滑肌细胞。除此之外，内皮细胞还能够合成并分泌肝素(haparins)和生长因子来调节SMCs的增生。最终，内皮细胞能够清除并改变血浆脂蛋白、血脂、核苷(nucleoside)、腺嘌呤核苷酸、5-羟色胺、儿茶酚胺、缓激肽和血管紧张素Ⅰ等。

2. 内皮细胞与血脂的代谢 内皮细胞通过多种方式参与血脂的调节：脂蛋白酯酶通过乙酰硫酸肝素结合于内皮细胞表面，将三酰甘油(又称甘油三酯)分解成脂肪酸。动脉粥样硬化时，这种酶与极低密度脂蛋白相互作用而释放当游离脂肪酸，后者穿过内皮进入SMCs或炎症细胞。另外，内皮细胞含有低密度脂蛋白(low-density lipoprotein, LDL)受体，能够调节LDL的转运及修饰。正常情况下，由于受体过程受到抑制，因而LDL受体是下调的，然而还有另外两种途径参与LDL的摄取。首先，LDL可通过一种活跃的受体依赖性机制进入内皮细胞。其次，修饰后的或氧化型的LDL能够被LDL清道夫受体摄取，而这种清道夫受体的表达是不受内皮细胞生长状态影响的。这些细胞还有修饰LDL的能力，从而促进了LDL的摄入，最终增加了血管壁中胆固醇酯的水平，并增加了疾病中炎症细胞对LDL的摄入。

3. 内皮细胞与凝血/纤溶系统 静止的内皮细胞表面通常带有负电荷，可防止血栓形成。但是内皮细胞能够生成并分泌前血栓因子，尤其是在受到细胞因子或其他炎性刺激时，从而内皮细胞具有维持血凝-抗血凝平衡的功能。内皮细胞产生的潜在抗凝性物质包括抑制血小板聚集的前列环素、激活蛋白C的肝素样因子、血栓调节素等。另外，抗凝血酶结合于细胞表面的肝素样分子，清除凝血酶并能够抑制凝血酶的形成。这些细胞同样能够产生组织纤溶激活因子和纤溶激活抑制因子-1，并能将纤溶酶原通过纤维素、血小板反应素结合于自己的表面。纤溶酶原激活物抑制因子-1和组织纤溶因子的量受到凝血酶和其他血管活性物质的调节，从而控制栓子的形成与裂解。

在损伤因素和炎症因子刺激的情况下，内皮细胞进入血栓前状态。一旦受到炎症因子的激活，内皮细胞表面的组织因子和白细胞黏附分子表达增多，而血栓调节素表达减少。凝血酶本身进一步激活vWF生成，vWF与血栓调节素、纤维结合素一起参与了血栓的形成过程。而且，内皮细胞能够结合被vWF-Ⅶa复合体激活的因子Ⅸ，并在因子Ⅷ的协调下，激活因子Ⅹ。活化的因子Ⅹ(Ⅹa)能够促进凝血酶原复合体的聚合。因此在炎症时，内皮细胞能够放大凝血反应。可见内皮是一个调节凝血/纤溶稳态的重要器官。

4. 内皮的屏障功能与通透性 内皮细胞通过三种途径选择性地调节着血浆中巨噬细胞进入动脉壁：细胞间紧密连接、吞噬小泡或跨内皮通道及内皮细胞膜的脂相。这些方式使完整的内皮细胞成为一个屏障，阻止了高丝裂原性、高凝血性血管活性物质进入下层的SMC。

(三) 平滑肌细胞

一般情况下，在正常动脉中血管平滑肌细胞(vascular smooth muscle cell, VSMC)为收缩表型，具有收缩功能。而当VSMC受到环境或各种应激因素刺激时，其收缩表型改变。在某些疾病状态下，VSMC首先的表现是增殖、肥大和向内膜迁移。

1. 传统的与收缩相关的第二信使 钙动员血管活性激动剂激活后，最早产生的信号为特定种类的膜脂-磷酸肌醇的降解。磷脂酶C裂解磷脂并释放磷脂的水溶性头部和二磷酸甘油。二磷酸甘油能够进一步降解为甘油、磷脂酸和脂肪酸，最终裂解成白三烯。磷脂的水溶性头部是肌醇三磷酸(IP_3)，对于产生生物信号最重要。IP_3能够释放细胞内储存的Ca^{2+}，Ca^{2+}反过来又可以激活一系列的酶导致细胞的收缩和生长。二磷酸甘油是蛋白激酶C(protein kinase C, PKC)的激动剂。PKC是一种Ca^{2+}和磷脂酶依赖的酶，能够将细胞内大量的蛋白磷酸化。白三烯本身可以调节血管张力。此外，血管收缩因子可诱导细胞内持续性碱化和Ca^{2+}内流入细胞，后两者又可维持并进一步加强收缩。

(1) 经典的与增殖相关的生化信号：经典的生长因子可激活多种血管收缩信号通路：磷酸肌醇的水解；Ca^{2+}的动员与内流；Na^+/H^+交换和细胞内碱化。血管活性激动剂和生长因子还可将生长的重要信号通路——酪氨酸信号通路中多种蛋白磷酸化。

推测生长信号的下游复合体与激活的生长因子受体复合体有密切的关系，能够激活细胞内一系列反应，最终导致细胞对生长因子做出反应。这个复合体的构成蛋白有γ磷脂酶和磷脂酰肌醇-3-激酶。最近又有研究提示，这些蛋白中多数能够被具有7个跨膜域的激素受体激活，解释了诸如血管紧张素Ⅱ等血管收缩物质为什么具有刺激细胞增生的作用。

某些条件下，生长因子和血管活性激动剂还可激活另外一条信号途径，即磷脂酶D介导的细胞膜上的磷脂酰胆碱的水解。由于磷脂酸可能在生长反应中起着非常重要的作用，且磷脂酶D的激活似乎在增生反应中必不可少，因而上面提及的这种信号途径愈加受到重视。

(2) 收缩信号链级反应：一般认为，血管平滑肌收缩也受到滑动丝的调控。收缩力量的产生伴随肌球蛋白头部附着于肌动蛋白丝。附着后ATP水解，产生张力。VSMC的肌动蛋白比骨骼肌细胞多，而肌球蛋白少。与骨骼肌不同的是，平滑肌激动球蛋白的Ca^{2+}调节位点位于肌球蛋白分子。平滑肌肌球蛋白由20 kDa和16～17 kDa两个大的亚单位构成，均为肌球蛋白的轻链。20 kDa的亚单位磷酸化/去磷酸化调节着平滑肌收缩力的产生。一旦磷酸化，肌动蛋白激活的Mg^{2+}-ATP酶被激活，导致横桥周期(cross-bride cycling)。肌球蛋白轻链激酶(myosin light chain kinase, MLCK)将肌球蛋白轻链磷酸化而将其激活。MLCK与钙调蛋白有关。胞质内多种酶的激活都需要抑制钙结合蛋白(即钙调蛋白)。因此，各种活性物质导致细胞内Ca^{2+}增加时，Ca^{2+}与钙调蛋白结合，将MLCK激活。MLCK又将肌球蛋白轻链磷酸化，促进了Mg^{2+}-ATP酶的激活，最后导致横桥的形成。当细胞内Ca^{2+}浓度降到<100 nmol/L时，Ca^{2+}与钙调蛋白分离，钙调蛋白从MLCK上脱离下来，MLCK随之失活。接着肌球蛋白轻链主要表现为其磷酸酶活性，肌球蛋白轻链去磷酸化，横桥周期停止。然而，在持续收缩相中，胞内Ca^{2+}浓度非常低，能量消耗少，提示一个侧桥(latch bridge)的形成或低循环状态。另一种可能，收缩反应对Ca^{2+}的敏感性增加，此过程受PKC的调节。

2. 生长 VSMC的生长有两种形式：肥大和增生。一般来讲，肥大的特征是细胞内蛋白质增加而导致细胞质量的增加，是对血管收缩物质的长期刺激反应；而增生的特征是细胞的复制，是对经典生长因子刺激的反应。

(四) 细胞外膜与血管重塑

1. 血管重塑 血管重塑主要是指血管内径的改变或者动脉壁结构的改变。血管壁结构改变主要包括细胞的生长、细胞死亡、细胞外壁基质产生和降解。血管重塑可分为有利重塑和不利重塑,前者指一种正常的适应性或者代偿性改变,后者指适应不良改变。常见的血管重塑发生于高血压和冠状动脉介入术后的再狭窄中。

2. 血管外膜 过去的观点认为外膜仅仅是血管外层无功能的包裹物。目前血管外膜的生理作用和病理生理作用尚不很清楚,但其在血管重塑中的作用已经有大量的实验报道。其中,发生于再狭窄的血管重塑研究得比较透彻,血管外膜在其发生中起着重要的作用。

外膜中成纤维细胞在血管损伤后表型由成纤维细胞转变为肌成纤维细胞,并且分泌多种血管活性因子如转化生长因子-β1(transforming growth factor-β1, TGF-β1),合成胶原纤维增加,且伴随着血管内弹力板和外弹力板的断裂迁移至内膜参与血管损伤后新生内膜的形成。除此之外,血管外膜还可能通过外膜的炎症反应及新生外膜的形成和收缩导致血管的迟发管腔狭窄,参与血管的重塑。

(五) 细胞外基质

细胞外基质是血管壁的主要成分。细胞外基质的降解和再合成是血管重塑的必要过程。实验证明毛细血管、静脉内皮细胞和 SMCs 都能合成基质金属蛋白酶(matrix metalloproteinases, MMPs)和金属蛋白酶组织抑制制(tissue inhibitor of metalloproteinases, TIMPs)。MMPs 选择性地消化基质中的特有成分。

MMPs 分为三大组:Ⅳ型胶原酶(也叫明胶酶、MMP-2)、sromelysins(MMP-3)和间质胶原酶(MMP-1)。MMPs 活性也能够被细胞因子在基因转录和转录后水平调节,还受到 TIMPs 水平的影响。静脉和微血管内皮细胞中,尽管 MMP-3 表达量甚微,但内皮细胞与肿瘤坏死因子(tumor necrosis factor-α, TNF-α)共孵育可以诱导 MMP-3 的产生。这种共孵育还可以诱导 MMP-9 的表达。由于 MMP-2 和 TIMP-2 的表达不受 TNF-α 等的影响,因而细胞因子激活内皮细胞可改变金属蛋白酶的组成。在 VSMCs 内,MMP-2 持续表达,而 MMP-1 和 MMP-9 (92 kDa 明蚀酶)及 MMP-3 能够被白介素-1 和 TNF-α 等细胞因子诱导。细胞因子还可激活MMP-2 酶原。因此,细胞因子可增加 SMCs 中活性金属蛋白酶的范围,从而能够拮抗降解多种主要基质成分的蛋白酶。相反,在 SMCs 中持续表达的 TIMP-1 和 TIMP-2 不受细胞因子的影响,因而细胞因子对血管作用的净效应是改变 MMPs 和 TIMPs 产量间的平衡,以促进细胞外基质的降解和血管重塑。

(六) 内皮细胞与平滑肌细胞的相互作用

1. 内皮细胞控制血管的张力 内皮通过分泌多种血管活性因子对血管张力进行双向的调节。

(1) 内皮衍生的舒张因子/一氧化氮(NO):Furchgott 和 Zaw. dzki 最早提出内皮衍生舒张因子(endothelium derived relaxing factor, EDRF)。这种 EDRF 主要是 *L*-精氨酸在一氧化氮合酶(nitric oxide synthase, NOS)作用下生成的 NO。NO 能够激活 GC;能够被氧自由基、甲基蓝和含有血红素的蛋白质所抑制;其舒张血管的作用是非前列环素依赖性的。NO 极不稳定,能很快被氧化成硝酸盐和亚硝酸盐。

实验证明,许多因子可通过增加细胞内 Ca^{2+} 浓度来调节 NO 的释放。这些因子包括乙酰胆碱、缓激肽、血栓素、血管加压素、ATP、组胺、血小板衍生因子、5-羟色胺、去甲肾上腺素和物理应力。NO 很容易穿过 SMCs 膜,结合于可溶性鸟苷酸环化酶的血红素中心,从而增加了 cGMP 的含量。cGMP 反过来减少细胞内 Ca^{2+} 的浓度,导致肌球蛋白轻链去磷酸化和平滑肌舒张。值得注意的是,药物硝普钠也是通过转变为 NO 而发挥其舒张血管作用的。不能够释放活性 NO 是血管痉挛的重要原因。

NOS 将 *L*-精氨酸中胍基氮氧化生成 NO 和胍氨酸。目前已经从脑(nNOS, typeⅢ)、巨噬细胞(iNOS, typeⅡ)和内皮细胞(eNOS, typeⅠ)中分别克隆出 NOS。这三种 NOS 具有相同的重要序列,编码 NADPH、FAD 和 FMN、钙调蛋白等辅助因子结合位点。尽管过去人们认为 eNOS 在内皮细胞持续表达,但在内皮细胞,流体切应力是 eNOS 产生的重要调节因子。TNF-α 同样也是 eNOS mRNA 表达的重要调节因子,24 h 内可成倍地抑制 eNOS 的产生。eNOS 表达同时还受到细胞生长状态的影响:静止细胞中 NOS 水平远远低于增生的细胞。在增殖相产生的 NO 对内皮细胞生长无影响,但对血管损伤后内皮的再生和抑制 SMCs 的增生、血小板的聚集等具有重要的作用。

(2) 前列环素:前列环素是花生四烯酸经环氧化酶催化产生的,由内皮细胞释放,通过增加胞质中 cAMP 浓度而舒张血管。前列环素具有抑制血小板活化、抗血栓等作用;还能减少内皮细胞和巨噬细胞中生长因子的释放。刺激前列环素产生的激动剂有缓激肽(重要的一种)、P 物质、血小板源性生长因子、表皮生长因子和腺嘌呤核苷酸;而阿司匹林则能够短暂地抑制前列环素的产生。

(3) ATP 及其相关复合体:ATP 与 ADP 是内皮细胞在血栓素、血流等刺激下生成、释放的。ATP 结合于 P1 purinergic 受体,激活 cAMP,从而舒张血管。而 ADP 激活 P2 受体,导致磷酸肌醇水解。内皮细胞中 P2 受体的激活又导致内皮细胞内 Ca^{2+} 浓度增加且前列环素得到释放,而 SMCs 中 P2 受体的激活介导了 SMCs 的收缩反应。因此 ATP、ADP 的量及内皮的完整性决定了 ATP 复合体对血管平滑肌的最终效应是收缩还是舒张。此外,内皮具有一个细胞外的核外核酸酶系统,可以将 ATP 催化成 ADP 和 AMP,从而改变这个复合体的构成。

(4) 内皮素:内皮素(endothelin, ET)家族是由某些血管床的内皮细胞分泌的多种相近的肽组成。内皮素有 3 种:ET-1、ET-2、ET-3。3 种皆是 18 个氨基酸组成的多肽。最初内皮细胞合成的是前内皮素,以前体形式释放出来,然后被内皮素转化酶激活。内皮素的血管效应由内皮素受体介导。目前已发现 3 种内皮素受体:ET-A、ET-B、ET-C。3 种受体特异性地识别不同的内皮素,并激活不同的信号通路。

内皮素有广泛的血管效应。其最重要的作用为慢性、持续性血管收缩作用。这似乎与磷酸肌醇/蛋白激酶通路的激活和电压依赖性 L 型 Ca^{2+} 通道的开放有关。其次,内皮素也是重要的 VSMCs 生长因子。内皮素还是重要的单核细胞趋化因子。此外,内皮素在硝基甘油的耐受中起着重要作用。

(5) 血管紧张素转换酶(angiotensin converting enzyme,

ACE)：内皮细胞可以合成血管紧张素转换酶并在其表面表达。ACE具有将血管紧张素Ⅰ转化为具有血管收缩作用的血管紧张素Ⅱ的作用，它还可以降解并灭活缓激肽。

2. 内皮细胞可以控制血管的生长 内皮细胞不仅有重要的调节血管张力的作用，而且在血管的生长中也起着重要的作用。内皮细胞既可以合成、分泌生长促进因子，又可以合成、分泌生长抑制因子。

(1) 内皮衍生的平滑肌细胞生长抑制因子：正常情况下，VSMCs对生长刺激相对不敏感，保持一种静止的高分化状态。内皮对VSMCs正常表型的维持是非常重要的。其机制是内皮细胞可以分泌一些特异性细胞增殖抑制因子。另外，内皮也是抑制血液来源生长因子进入SMCs的有效屏障。目前，人们已经注意到肝素和其他氨基多糖(glycosaminoglycans)可以抑制内皮衍生的生长因子。无论是在体还是离体，在血管受到损伤后3 d内应用肝素可抑制VSMCs的增生和迁移，并抑制内膜增殖。然而，这种抑制并不完全，而且其他内皮细胞因子也参与了这个过程。另一种有效物质是NO，在大动脉中NO有抗炎症、抗血栓形成和拮抗丝裂原的丝裂素效应的作用。此外，内皮细胞可以分泌并释放TGFβ，后者可以被SMCs激活。TGFβ直接抑制SMCs的生长且改变细胞PDGF的分泌和细胞外基质的组成，后者可能在影响SMCs增生中起到重要作用。

VSMCs对生长因子的反应取决于激素和VSMCs所暴露的环境之间的平衡。例如，成纤维细胞生长因子(fibroblast growth factor, FGF)对完整的动脉不起作用，只有当内皮受损或去掉内皮时，FGF才刺激动脉增生。推测内皮细胞分泌的因子的作用机制是诱导VSMCs产生一种或多种可以对丝裂原发生反应的因子或蛋白质。如前所述，多数生长因子激活一系列酪氨酸激酶作为丝裂原刺激反应的第一步。酪氨酸磷酸酶的作用是去除酪氨酸残基中的磷酸基团。因此，在酪氨酸磷酸酶非常活跃的细胞中，酪氨酸激酶不能诱导酪氨酸的持续磷酸化，这样，理论上就能够抑制生长反应。目前，有关这种调节机制的研究局限于胞质酪氨酸磷酸酶和跨膜域的克隆。

(2) 内皮衍生的平滑肌细胞生长刺激因子：在动脉粥样硬化形成和高血压中，内皮细胞能够分泌多种因子参与SMCs的异常生长。其中，研究得较为清楚的是血小板源性生长因子(platelet-derived growth factor, PDGF)。PDGF是两个不同肽链组成的二聚体(A链和B链)，因组合不同可形成AB、AA和BB三种二聚体。尽管PDGF分泌的具体形式不清楚，但是内皮细胞中含有A、B链的mRNA。内皮细胞中PDGF的释放受到第二信使或其他活性因子的调节，包括cAMP、TGFβ、FGF、TNF等多种生长因子、循环因子，以及局部产生的血栓素、PKC激活因子等。内皮细胞能够合成的第二个生长因子是胰岛素样生长因子-1(insulin-like growth factor-1, IGF-1)。IGF-1能够推进细胞周期，但它本身不是一个强的丝裂原。在体外，它能够加强PDGF对SMCs的丝裂原效应。PDGF和流体静力学压力调节着内皮中IGF-1的生成。最近，证明IGF在血管的肥厚、增生中起着重要的作用。

内皮细胞生成的其他可以改变SMCs增生的因子有白介素-1(interleukin-1, IL-1)、FGF、内皮素等。IL-1是一个炎症因子，除了具有丝裂原作用外，还有刺激前凝血物质的活性、诱导白细胞黏附、抑制收缩等大量的血管效应。IL-1能调节自身表达，另外其表达还受到TNF-α、干扰素-7(interferon-7, IFN-7)和脂多糖的调节。FGF也在内皮细胞中可以发现，也是一个重要的SMCs丝裂原，尤其在内皮损伤后。FGF不具有能够转运蛋白出胞的信号肽，因此认为FGF不是内皮细胞合成的，但是它出现并储存于内皮下的基质中，在内皮裂解或死亡时释放出来。VSMCs释放的FGF在血管成形术后动脉壁受损后的生长反应中尤为重要。结合于基质中的FGF能够被肝素和蛋白酶释放出来，因而基质起到一个FGF受体的作用。最后，内皮素也是一个重要的SMCs的丝裂原，可能通过增加SMCs中PDGF-A链的分泌发挥作用。

(七) 内皮细胞与白细胞相互作用

已经证明，内皮很活跃地参与了炎症反应，通过分泌化学趋化分子和表达黏附分子趋化白细胞到炎症部位。

炎症细胞因子作用在于增加了内皮中血管舒张因子的合成，从而增加了炎症部位的血流。血管炎症部位释放的组胺能够收缩一定区域的内皮细胞，从而增加了血管的通透性。炎症细胞因子还刺激内皮细胞分泌IL-8和单核细胞趋化蛋白-1；刺激通透性内皮细胞表达黏附分子如细胞间黏附分子1和2、内皮细胞-白细胞黏附分子-1(endothelial leukocyte-adhesion molecule-1, ELAM-1)、血管细胞黏附分子-1(vascular cell adhesion molecule-1, VCAM-1)、颗粒膜蛋白-140(granule membrane protein, GMP-140)等。ELAM-1和GMP-140结合于静止的中性粒细胞；VCAM-1结合于单核细胞与T细胞上的VLA-4抗原(very late antigen-4)；ICAM-1和ICAM-2结合于B细胞上淋巴细胞功能相关抗原-1(lymphocyte function-associated antigen-1, LFA-1)整合素受体。以上这些分子的表达受到细胞因子、血栓素和组胺的不同调节，因此它们在细胞表面的表达决定了哪一类白细胞黏附于内皮细胞层上。白细胞黏附分子和化学趋化蛋白很有可能在动脉粥样硬化的形成中起着重要的作用。

(八) 内皮细胞对血流动力学影响的反应

除了受到循环血细胞的影响之外，VSMCs、基质和内皮同样对循环动力学中的物理压力、张力和切应力有反应。很多血管床中都有血流介导的内皮依赖的血管舒张，而切应力也被认为在控制内皮细胞增生中起着重要的作用。压力增加、血管壁的牵拉和切应力都有可能独立地影响内皮细胞的形态和功能。体外培养的内皮细胞受到牵拉时，细胞的形态及胞内信号生成发生改变，随之有胞内Ca^{2+}浓度增加和细胞的增生。切应力对内皮细胞作用广泛。首先在结构上，内皮细胞所受切应力增加时，它们的方向变为一致，方向的改变伴随着细胞骨架的改变。骨架的改变包括重新排列、肌动蛋白丝和微管平齐。内皮细胞的功能也能被切应力所改变，包括K^+电流增加；血管活性因子和生长因子的分泌；内皮素、前列环素和碱性成纤维细胞生长因子分泌增加；组织因子表达增加；摄入LDL增加和组织型纤溶酶原激活物的分泌增加。

内皮细胞感受并传导机械信号的机制尚不为人知。可能的机制有：表面表达机械力受体、血流感应的离子通道、变形导致的细胞骨架张力的改变和血流依赖的沿着细胞表面的生物活性物质的梯度。

(九) 内皮功能失调和血管平滑肌的异常

正常情况下，内皮处于抑制状态：抑制收缩、抑制血栓形成、抑制白细胞黏附和血管平滑肌的生长。然而在某些区域，内皮变为激活状态，很可能内皮细胞功能失调是多数心血管疾病的原因。

1. 动脉粥样硬化　动脉粥样硬化是以内皮功能失调为特征的典型疾病。如单核细胞和淋巴细胞的浸润、血管的高收缩性、LDL 的修饰、平滑肌细胞的生长和内膜增生等都与内皮功能失常有关。而内皮功能失常是由高脂血症、高血压、吸烟和不为人知的因素导致的。

临床上，动脉粥样硬化中内皮细胞功能失常最初被看作是内皮细胞依赖的舒张功能减退。内皮依赖的冠状动脉舒张功能减退可发生于高胆固醇血症患者。其机制在于高胆固醇血症导致内皮生成 NO 增加，而生成的 NO 迅速被降解为没有活性的代谢产物。而且高胆固醇血症降解的氧化型 NO 代谢刺激了内皮细胞产生了过量的氧自由基，从而导致血管舒张功能减退。

内皮功能失调的第二个表现是血管壁中单核细胞和巨噬细胞的聚集。这种聚集很可能是 VCAM－1 和单核细胞趋化因子－1(monocyte chemoattractant protein－1，MCP－1)诱导表达与分泌的结果。高脂血症和炎症细胞因子介导了这些黏附分子的表达。在动脉粥样硬化中，SMCs 的迁移、增生及细胞外基质的积聚导致了内膜增生。内膜增生主要与 PDGF、FGF 和 IGF－1 等生长因子有关。在动脉粥样硬化中从生长抑制状态转变为生长促进状态的内皮细胞也分泌了多种生长因子。

2. 血管痉挛　当内皮功能失调时(如动脉粥样硬化中)，位于其下层的 SMCs 对包括 5－羟色胺、麦角新碱在内的一些血管收缩因子的刺激反应高度敏感。这种现象导致的冠状动脉痉挛并进一步导致的心肌梗死是最相关的临床问题。其机制包括 SMCs 本身对收缩因子刺激的高度敏感和内皮依赖的舒张功能消失。同时血栓形成倾向的增加是内皮细胞正常抗凝功能丧失导致的。内皮细胞抗凝功能降低的同时也会促进附近的 SMCs 释放一些血栓形成相关因子，如 5－羟色胺、ADP、血栓素 A_2、PDGF、凝血酶等，这些血栓形成相关因子同时还可以导致内皮功能丧失的血管收缩。

3. 高血压　高血压的特征是内皮和平滑肌功能失调。在慢性高血压形成过程中，传输性动脉和阻力性(resistance)动脉皆有内皮依赖的舒张功能受损。内皮功能这种改变的机制尚不清楚。

高血压的另一特征是血管壁质量的增加。在自发性高血压和肾动脉闭塞性高血压的动脉中，这种血管壁质量的增加主要由 SMCs 体积的增加引起。在细胞肥大的同时，伴随着每个细胞中 DNA 含量的增加。相反，在这些动物的阻力血管中，这种血管壁质量的增加主要是由 SMCs 的增生引起。血管的重塑大体有两相：① 最初的、可以逆转的、由神经和内生信号导致的血管强烈收缩；② 紧接着第一相，VSMCs 质量的增加和血管腔的狭窄。有一些证据表明，这种反应是内皮依赖性的。

最近研究表明，氧化应激参与了高血压，尤其是有血循环中血管紧张素Ⅱ增加为特征的高血压的发生。如给动物输注超氧化物歧化酶可以显著地抑制血管紧张素Ⅱ引起的血压慢性升高。

4. 再狭窄　再狭窄是血管成形术后新生内膜的增生所致，常常导致最初损伤部位的再闭塞。内皮的丢失和 SMCs、血管外膜成纤维细胞的表型改变都起了重要的作用。去除内皮不但改变了 SMCs 所处的旁分泌环境；而且使血管暴露于一个血小板和其他循环因子都易黏附而容易形成血栓的表面，最终导致血栓形成。除此之外，对下层平滑肌的损伤可能释放 FGF，从而对其余的 SMCs 具有丝裂原效应。最后，巨噬细胞滤过到内皮剥脱的血管壁和激活将会对平滑肌增加额外的激素效应，最终新生内膜形成。

四、冠心病的分子生物学

冠状动脉粥样硬化性心脏病(coronary atherosclerotic heart disease，CHD，简称冠心病)的分子生物学，是利用分子生物学的理论和技术，通过研究 CHD 病因学与发病学特点，揭示 CHD 的发生、发展规律，为 CHD 的临床治疗和预防提供理论依据的一门新兴学科。在过去的 50 年中，大量的实验研究和流行病学调查已经证实，CHD 的发生主要与遗传因素和环境因素有关。近年来，随着分子生物学理论的不断发展与新技术的广泛应用，相继揭示了家族性高胆固醇血症、Tangier 病等疾病的遗传因素，使人们对 CHD 的病因学有了新的认识。

(一) CHD 发病的遗传易感性

CHD 的发生除与环境因素有关外，遗传因素在 CHD 的发生、发展中也具有重要作用(表 1－5－1)。家族性高胆固醇血症、家族联合性高脂血症以及家族性载脂蛋白(B)缺乏症等，均与遗传性基因缺陷有关。

表 1－5－1　与 CHD 有关的遗传因素

具有明显遗传成分的因素	研究的方法与依据
LDL/VLDL 水平增高	流行病学调查显示相关并得到遗传病和动物模型研究的支持，临床已证实降低胆固醇是有益的
HDL 水平降低	大量调查资料显示相关并得到遗传病和动物模型研究的支持
脂蛋白(a)水平增高	流行病学调查显示大多数与之相关，动物实验结果尚存差异
血压升高	流行病学调查显示相关，临床已证实降低血压特别对减少脑卒中的发生有益
同型半胱氨酸升高	流行病学调查显示相关，而且高同型半胱氨酸尿(homocystinuria)可引起严重的血管闭塞性疾病
家族史	控制所有已知的危险因素后，家族史是一个非常显著的独立的因素
糖尿病和肥胖	流行病学调查与动物模型研究证实与 CHD 相关
凝血因子水平增高	明显独立的与纤维蛋白、纤溶酶原抑制因子Ⅰ和血小板活性相关的因素
压抑和其他特征	对多个人群的研究发现与 CHD 的发生有关
性别(男性)	年龄＜60 岁的男性发病率比相同年龄女性高 2 倍
全身的炎症	在一些炎症性疾病如风湿时，炎症因子像 C 反应蛋白升高的水平与 CHD 相关
代谢综合征	许多代谢紊乱如主要特征为胰岛素抵抗，与 CHD 的发生明显相关

目前发现，CHD发病的遗传率大于50%，虽然CHD的发生与遗传因素密切相关，但尚缺乏深入的研究。

（二）血浆脂蛋白代谢障碍与载脂蛋白基因的多态性在CHD发病中的作用

高脂血症是CHD发生的重要因素之一。LDL是导致动脉粥样硬化（atherosclerosis，AS）斑块发生、发展的主要脂质成分。当血液流经动脉分支或拐弯处时，血流由层流变为涡流，血细胞由椭圆形变为多边形，血细胞也由直线变为无特定方向运动，此处的动脉内皮细胞易发生剪切应力性损伤，对大分子物质的通透性增高，造成LDL在内膜下基质中沉积，循环中LDL水平越高，LDL积聚越多。

近年的研究显示，巨噬细胞内的LDL是经过高度修饰的，包括氧化、脂解、蛋白水解和聚集。巨噬细胞和内皮细胞产生的氧自由基、髓过氧化物酶（myeloperoxidase）、鞘磷脂酶（sphingomyelinase）、分泌型磷脂酶等参与了LDL的氧化过程。鞘磷脂酶可以促进脂蛋白的积聚，有利于被巨噬细胞摄取。研究发现，ox-LDL的生物学活性主要在于其磷脂部分，以及由不稳定脂肪酸裂解或重新排列的三个活性氧产物。由于ox-LDL不能被巨噬细胞清道夫受体识别，在损伤局部聚集，并刺激内皮细胞产生大量的炎症刺激分子（pro-inflammatory molecules），包括单核巨噬细胞集落刺激因子（macrophage colony-stimulating factor，M-CSF）、黏附分子（adhesion molecules）和生长因子等，导致单核细胞积聚，引起炎症反应；还能抑制NO生成，而NO具有很强的抗AS的作用。研究表明，缺乏eNOS的小鼠易患AS。而缺乏12/15脂氨酶受体的小鼠极少发生AS。提示脂氨酶可能是LDL氧化的最重要的氧的来源。脂氨酶使分子氧进入多聚脂肪酸内，产生羟基过氧化二十碳四烯酸（hydroperoxyeicosaretraenoic acid，HPETE），HPETE通过细胞膜将氧转移到LDL上，形成ox-LDL。高度氧化的LDL被巨噬细胞快速摄取，导致泡沫细胞形成，该过程是由一组广泛被配体修饰的受体所介导的。其中A型清道夫受体（scavenger receptor-A，SR-A）和CD36最为重要，缺乏这两个受体的小鼠AS的发病明显降低。而清道夫受体的表达是受活化增殖的过氧化物酶增殖体激活受体γ调节的，该受体是一种转录因子，其配体包括氧化的脂肪酸和细胞因子，如TNF-α、IFN-γ等。

迄今已发现了20余种载脂蛋白，目前认为*ApoE*基因的多态性与CHD的发生最为密切。人类ApoE有3种主要的异构体即E2、E3和E4，其区别在于彼此之间单个氨基酸的替换及其与ApoE受体的亲和力不同。有人认为ApoE的多态性引起了血脂水平增高，导致AS形成。通过骨髓移植研究ApoE的作用显示，接受无ApoE骨髓移植的小鼠发生AS损害比接受正常骨髓移植的小鼠明显增加。此外还发现，缺乏ApoE的大鼠自发性的总胆固醇、三酰甘油水平升高而HDL水平下降，且有人类AS形成的典型变化。提示ApoE具有抑制AS形成的作用。当*ApoE*基因发生变异或其表型改变后，将影响血浆LDL/HDL的比值。

血浆HDL是一种小而致密的球形脂蛋白，所含的载脂蛋白主要是ApoAⅠ与ApoAⅡ。HDL能从外周组织清除过多的胆固醇，血浆HDL水平与AS的发生呈负相关。但当某些遗传性疾病如Tangier病、ApoAⅠ缺乏时（表1-5-2），血浆中HDL含量降低，脂代谢障碍，发生CHD的可能性必然增大。此外，有人发现，在相同饲养条件下ApoAⅠ/ApoAⅡ转基因小鼠AS损害比ApoAⅠ转基因小鼠高15倍，提示ApoA多态现象在CHD的发生中也具有不容忽视的作用。

表1-5-2　影响CHD的发生并增强其危险因子作用的常见的基因变异

特　点	基　因	变　异
LDL/VLDL	*ApoE*	3个常见的等位基因错义，与5%的胆固醇水平变化有关
HDL水平	肝脂肪酶	启动子的多态性
	ApoAⅠ-CⅢAⅣ	多样的多态性
	胆固醇脂转移蛋白	错义的多态性，日本人常无突变
	脂蛋白脂肪酶	错义的多态性
脂蛋白(a)	Apo(a)	造成90%以上的变异是因等位基因很多
同型半胱氨酸		启动子的多态性
凝血障碍	纤维蛋白原B	启动子的多态性
	纤溶酶原活性抑制因子1	启动子的多态性
	因子Ⅷ	错义的多态性
高血压	血管紧张素原	错义和启动子的多态性
	$β_2$受体	错义的多态性
	α-adducin	错义的多态性
CHD	*ACE*	插入-删除的多态性
	血浆paraoxonase	错义的多态现象影响酶活性
	haemachromatosis相关基因	错义的多态性
	eNOS	错义的多态性
	因子ⅫⅠ	错义的多态性

血浆脂蛋白(a)[lipoprotein a，LP(a)]水平升高与人AS病变高度相关。且其载脂蛋白Apo(a)与纤溶酶原的结构相似，均含有二硫键。推测Apo(a)水平升高可能会抑制纤溶酶原的溶栓活性而成为AS和CHD的危险因子。故有人称其为一种独立的、与脂蛋白相连的心血管疾病的危险因子。

（三）细胞因子与某些血管活性物质在CHD发生、发展中的作用

研究证实，AS斑块的形成除细胞外脂类堆积外，还有来源于动脉中膜的SMCs和其分泌的细胞外基质。巨噬细胞和T细胞分泌的细胞因子和生长因子是SMCs迁移、增殖和产生细胞外基质的主要因素。最近的研究显示，CD40也在巨噬细胞、内皮细胞和SMCs中表达，CD40与其配体之间的结合可引起炎症细胞因子、基质降解蛋白酶和黏附因子的产生，对推动AS的发展起着重要作用。当CD40与其配体之间的结合被破坏后，仅发生轻微的炎症反应和较重的纤维化损伤。

最近的研究表明，核因子κB（nuclear factor-kappa B，NF-κB)和过氧化物酶增殖体激活受体 α/γ(peroxisome proliferator activated receptor, PPARα/γ)在 AS 的形成中十分重要。体外培养人脐静脉内皮细胞研究发现,NF-κB 能引起明显的内皮细胞凋亡。氧化脂质能通过 PPARγ 的信号传递而使巨噬细胞基因表达发生重要的改变,可能调控炎症过程和泡沫细胞分化。PPARγ 是核受体超家族(其功能为细胞分化及脂质代谢的一个关键性调节者)的一个成员。PPARγ 高度表达于巨噬细胞,包括粥样病变的泡沫细胞。在病变形成中起重要作用的 ox-LDL 能提供氧化脂肪酸而活化此受体。巨噬细胞内 PPARγ 通路的阐明将反映氧化脂质可能直接调节 AS 有关的基因表达。目前已鉴定出这些细胞上的 PPARγ 的许多可能的靶基因。如 PPARγ 配体导致 B 型清道夫受体 CD36(一种 88 kDa 的糖蛋白)的高表达,而 A 型清道夫受体、iNOS 和某些细胞因子的表达则受抑制。各种 PPARγ 配体对 AS 过程的净作用似反映了它们对动脉壁的局部作用与全身代谢之间的平衡。

此外,*ACE* 基因的多态性可能是 CHD 发病的独立危险因素(表 1-5-2)。ACE 是由二十肽酸性糖蛋白单链构成的含锌金属水解酶,分子量为 90~160 kDa,属二肽羧肽酶。研究显示,*ACE* 属单拷贝基因,定位于 17 号染色体长臂 2 区 3 带(17q23),由 26 个外显子和 25 个内含子构成。近年已发现了几种 ACE 基因多态标志。人类存在 D、I 两种等位基因组成的 DD 型(纯合子)、II 型(纯合子)、DI 型(杂合子)三种基因型。研究发现,冠心病和心肌梗死患者 DD 型等位基因的频率与对照组相比明显增高,且与病变冠状动脉的支数相关,如三支病变者的 DD 基因型频率显著高于一支病变者。因此,目前认为 ACE I/D 型多态性可能是各人种普遍存在的、独立的冠心病发病的危险因子。

五、心力衰竭的分子机制

在细胞和分子水平阐述心力衰竭发生的机制,特别是心肌细胞基因表达异常和心肌细胞凋亡在心力衰竭发生中作用的重要性,成为越来越多临床和基础研究人员关注的热点。

(一) 心肌细胞凋亡

心肌细胞凋亡参与心力衰竭时心肌重塑。心力衰竭时心肌细胞凋亡增加,纤维化加重,从而进一步加重心力衰竭。研究发现,在心肌细胞走向衰竭的过程中,维持其生存的重要环节是抑制心肌细胞凋亡的发生。正常情况下,细胞水平存在着凋亡与抗凋亡信号间的平衡。该平衡状态破坏,会引起细胞凋亡。

多种体液因素和细胞因子参与心肌细胞凋亡调节,促凋亡的基因主要有 *Bax*、*wp53* 等;抑制凋亡的基因有 *Bcl*、*mp53*、*ras*、*Bcr/Abl* 等。各基因之间存在正负调节和相互作用。许多细胞因子既可以促进抗凋亡信号的产生,亦能促进凋亡信号的形成。如 TNF-α、p21、ras 等。在丝裂素活化蛋白激酶(mitogen-activated protein kinase,MAPK)中,位于细胞外调节信号传导的激酶具有抗凋亡的倾向,而 p38 同型的 α 和 β 具有抗凋亡的作用。由于心肌组织及心肌细胞内存在凋亡和抗凋亡的平衡,当促凋亡作用超过一个"特定的阈值"后,即可发生心肌细胞凋亡。近年发现,心肌细胞内 G 蛋白耦联的 130(Gp130)受体依赖途径不仅可抑制凋亡的发生,在心脏由代偿转变为衰竭的过程中也具有重要的作用。

(二) 某些细胞因子缺乏在心力衰竭发生中的作用

心肌营养素(cardiotrophin-1, CT-1)是较强的心肌细胞保护因子。它由 105~120 个氨基酸构成,分子量约 26.7 kD,属白介素-6(IL-6)家族的成员。CT-1 与 Gp130 受体结合后,可活化 p42/p44 MKP 激酶,刺激心肌细胞的存活。

生长因子家族成员中内皮源旁分泌因子 neuregulin(NRG)能促进不同类型的细胞生长与分化。NRG 有 NRG1 和 NRG2 两种亚型,其共同的受体有 ErbB2 和 ErbB4。许多研究表明,机体内 NRG 含量减少或 ErbB 的功能障碍,可能与心力衰竭的发生有关。

最近的研究显示,NF-κB 通过不典型的蛋白激酶的调节,在抗凋亡基因的表达和促进细胞存活等方面也具有重要的作用。NF-κB 还是调节细胞间黏附因子表达的转录因子,在促进后者的表达中具有重要的作用。由于黏附因子增多,使单核细胞黏附增强,AS 将进一步的发展。

(三) 酶的变化

心力衰竭时线粒体内膜外侧的肌酸激酶(creatine kinase, CK),抑或胞液和亚细胞器膜外面以及肌膜内面的 CK 皆表现为反应速率降低。CK 活力降低可能与衰竭的心肌供血减少因而供氧不足有关。

已知腺苷酸脱氨酶 1(AMP deaminase 1, AMPD1)是进入嘌呤核苷酸循环的限速步骤。最近研究表明,腺苷能减弱活化炎症细胞表达促炎因子 TNF-α,减少离体大鼠心脏缺血后产生的 TNF-α。衰竭的心脏再次表达 TNF-α、血浆 TNF-α 的水平与疾病严重性之间有直接关系。提示腺苷的抗 TNF-α 作用与人的心力衰竭相关。

(四) 结构蛋白的变化

1. 肌膜　心力衰竭时心脏的 β_1 肾上腺素受体(adrenergic receptor, AR)、β_2-AR 发挥作用,Gia2 上调,Gs 下调,腺苷酸环化酶活性降低,而 α_1-AR 数目无变化,但重度心力衰竭时 α_1-AR 对激动剂的反应降低。两种受体的反应性降低,引起 cAMP 水平和 IP_3 水平下降。

2. 收缩蛋白　肌原纤维 ATP 酶活性减低,而肌球蛋白 ATP 酶活性无改变,肌钙蛋白-T_2 表达增加,而磷酸化的肌球蛋白轻链减少。

β 受体属 G 蛋白耦联受体,心肌细胞膜上存在 β_1、β_2 和 α 受体,这些受体被激活后可产生正性肌力的作用。心力衰竭时,体内的"受体激动剂"含量增高,β 受体系统的敏感性降低。而且心脏在持续超负荷刺激下,心肌细胞基因表达亦可发生改变,使心肌细胞内功能性的 G 蛋白合成减少;G 蛋白耦联受体激酶(G-protein-coupled receptor kinases, GRKs)异源体之一的 GRK2 mRNA 的表达量增加,活性也有所增强,可使 β 受体磷酸化,也可导致受体功能障碍。同时 β 受体的 mRNA 表达量也明显减少,β 受体数目下调。以上均可导致心肌泵功能的进一步下降。

有资料表明,心肌细胞在持续超负荷刺激下可出现胚胎期人心肌肌动蛋白表型(骨架型 α-actin)增多与胎儿期收缩蛋白基因再表达,表现为:肌球蛋白重链(myosin heavy chain, MHC)异构体的改变,胚胎期主要合成 β-MHC;成年期可同时合成 α-MHC 和 β-MHC;心力衰竭时由于 β-MHC 合成增多,α-MHC/β-MHC 比值降低,引起肌球蛋白 ATP 酶减少,

ATP的利用率降低,肌小节收缩强度与张力均下降。

3. 肌质网 Ca^{2+}-ATP酶活性减低,其mRNA表达减少,Ca^{2+}通道释放Ca^{2+}减少。

4. 线粒体 ADP/ATP运载体活动效率减低,数目增加。DNA缺失率增高。

(五)心力衰竭时腺嘌呤核苷酸水平

心肌活检未发现衰竭心肌中ATP含量和腺嘌呤核苷酸总量与正常心肌有明显差别。因而心力衰竭时能量供不应求的矛盾不是能量生成减少,而是能量运输和利用发生障碍所致。

六、冠状动脉再狭窄损伤:一个生长调节的问题

施行经皮腔内冠状动脉成形术(percutaneous transluminal coronary angioplasty, PTCA)后,半年内血管再狭窄发生率高达20%~40%。

(一)再狭窄损伤的演变过程

PTCA术后10 d内,损伤局部有血栓形成和中性粒细胞、单核细胞及少量淋巴细胞浸润;在再狭窄过程中最具有特征性的SMCs向内膜迁移之前,还能观察到动脉损伤不久血管中层SMCs有一个增殖峰;1~2周内,血栓溶解,在原来的粥样斑块附近只有少量炎症细胞浸润,而外周有大量合成型SMCs堆积。炎症细胞释放大量活性氧分子,促进局部瘢痕形成、管腔缩小和组织重塑。新生内膜下的SMCs的增生主要发生在术后10 d和3~6个月。它们沿血管长轴排列,形成一个无序的网状结构。这些细胞周围的基质富含蛋白多糖、黏液样物质且Ⅰ型胶原含量减少。

在术后6~24个月,内膜SMCs堆积持续存在,但此时SMCs形状更像梭形,胞核明显延长,胞质较少。这些变化更像未损伤血管中膜的收缩型SMCs。周围的细胞外基质Ⅰ型胶原含量增加,因而变得更致密。新生内膜的形成是再狭窄的中心环节,而新生内膜的主要成分就是增生的SMCs。

1. 新生内膜形成的早期介质 血管成形术即刻就有血栓形成。促进新生内膜形成的早期介质大多是血栓内释放出来的细胞成分和血栓形成过程中的蛋白质成分。血栓内血小板脱颗粒主要发生于内皮剥脱区域。血栓网入的血小板是各种生长因子、细胞因子、血管活性物质的丰富来源,是术后启动新生内膜早期形成所必需的因子,也是中膜SMCs第一个增殖峰的信号分子。另外,纤维蛋白凝块本身就是促进迁移细胞穿透的良好基质,纤维蛋白降解产物则是强力的趋化因子。

术后几日内病损处发现有血小板、中性粒细胞、单核细胞、淋巴细胞、组织巨噬细胞、组织淋巴细胞和残存的内皮细胞。每一种细胞都能释放对损伤再狭窄有重要作用的活性因子。其中,血小板可能是最早(损伤数秒钟内即释放)、最重要的介质源。例如血小板可合成释放PDGF、血小板第四因子、IL-1、FGF、血清素、血栓黏素、血管紧张素Ⅱ和TGF-β。其中,PDGF被认为是第一个具有趋化作用的生长因子。

细胞向内膜的迁移也需要基质分子介导。骨桥蛋白就是其中之一。基质蛋白促迁移活性也需要蛋白受体的激活,包括$\alpha_v\beta_3$和其他整合素。直接作用于它的拮抗剂会抑制球囊损伤后新生内膜的生成。

中性粒细胞、作用较小的巨噬细胞和SMCs都能产生活性氧。活性氧不但有毒性作用,而且能介导细胞因子的表达。损伤区内许多细胞产生的NO可能对早期术后冠状动脉再狭窄损伤有促进作用。

2. 平滑肌细胞

(1) SMCs的表型转换:在胚胎形成过程中,低分化表型的VSMCs是合成表型,能够快速增殖和定向迁移。成人VSMCs表型是收缩表型,其增殖、迁移能力有限,其作用主要是通过收缩-舒张维持血管张力和维持血管壁完整性。

(2) SMCs的迁移、增殖:同一种受体介导细胞的增殖、迁移。若信号分子在体液中均匀分布,则表现为分裂增殖;若呈跨细胞梯度分布,则表现为趋化效应。

(3) 负调控信号:中膜SMCs保持正常收缩表型的分子基础目前知之甚少,但内皮完整非常重要。而PTCA后内皮细胞合成的特异氨基葡聚糖随时间不同而不同,可能氨基葡聚糖的结构改变很重要。细胞外基质也表现出促SMCs分化的特性。

(4) 不同谱系的SMCs对生长因子的不同应答:再狭窄患者不同谱系的血管SMCs,分布可能存在差异,融合的外、中胚层SMCs对TGF-β_1的反应是DNA合成增强,而中胚层SMCs对其无反应和表现为生长抑制。受体糖基化和其他需要糖基化的蛋白质水平间的差异可能导致了两种来源的SMCs功能上的差异。

(5) SMCs在内膜增生的作用:导致新生内膜形成的导火线可能是有关基因表达上调,合成表型的SMCs形成。尽管PTCA触发收缩表型SMCs向合成表型转化的机制尚不十分清楚,但最近对启动SMCs表型转变的信号已有所认识。例如,PDGF能刺激中膜SMCs向合成表型转变。

(6) 新生内膜平滑肌细胞的来源、中膜平滑肌细胞迁移:新生内膜形成的位置直接与中膜、外膜撕裂处相关,原因是中膜SMCs穿过断裂的中膜弹力板到达邻近内膜处,并继续迁移、增殖,且在内膜广泛扩展。实验表明AS增生性病变处的SMCs是克隆的,这个克隆源于纤维帽。胚胎内皮细胞可突破内皮防线,进入内膜,表现出分泌型SMCs样特征。因此一些新生内膜细胞可能是来自内膜本身。最新资料表明部分增生的内膜SMCs来源于外膜的成纤维细胞。因而SMCs的其他来源可能也很重要。

(二)再狭窄:平滑肌细胞内相关生长因子介导的事件

多种生长因子在促进SMCs向血管损伤区迁移、刺激细胞生长、促进细胞增殖以及抑制凋亡方面具有重要作用,从而形成再狭窄。

1. 碱性成纤维细胞生长因子 在再狭窄损伤过程中,成纤维细胞生长因子家族的重要性在于其有力促进内皮细胞及SMCs生长活性。

2. TGF-β TGF-β对SMCs增殖的不同效应取决于当时的环境条件。其最重要的功能是促进间质型胶原的合成,后者构成新生内膜的致密细胞外基质。

3. 其他生长调控分子 IFN-γ是平滑肌增殖的抑制剂,具有延缓再狭窄进程的作用。然而,它通过刺激巨噬细胞产生多种生长因子,从而加速再狭窄进程。粥样斑块内巨噬细胞除合成PDGF外,还能合成表皮生长因子类似物、TGF-α和最近才对该家族成员有所了解的肝素结合表皮生长因子样分子,后者强烈刺激平滑肌增殖。活化血小板释放的强效血管收缩肽内皮素和血清素刺激SMCs分裂。凝血酶本身就可以促进损

伤急性期 SMCs 增殖，同时在激活血小板、促进单核细胞和中性粒细胞趋化作用、刺激内皮合成前凝血活性物质等方面有重要作用。PTCA 后可能加重损伤的生长因子和细胞因子的数量是逐步显著增多的。

4. PDGF　大量的实验证实 PTCA 后，生长因子是促进血管损伤的重要信号分子。其中，PDGF 是最引人关注的。

(1) PDGF 的特性：PDGF 释放是许多炎症和损伤修复始发事件的主要启动者。PDGF 由 2 条多肽链组成，每一条链由不同的基因编码。两者都能独立表达调控。PDGF 在多种细胞内广泛表达，包括内皮细胞、单核细胞、SMCs、成纤维细胞、胎盘细胞滋养层、神经细胞和神经胶质细胞。

(2) PDGF 受体结构和调控：PDGF 受体有 α 和 β 两种亚型，是受体型酪氨酸蛋白激酶家族成员。这些蛋白胞外区氨基末端折叠，可与生长因子结合，胞内区羧基末端由酪氨酸蛋白激酶区和自我磷酸化区组成。胞外区结合生长因子后诱导受体多聚化和受体位点交互磷酸化，继而活化酪氨酸蛋白激酶。α 受体具有独特的酪氨酸磷酸化位点。这些位点突变为苯丙氨酸后，受体就可能介导 PDGF 对细胞的趋化作用。至今和这些抑制位点结合的蛋白质还不清楚。

(3) PDGF 对无限生长细胞的作用：多年以来，培养的肿瘤细胞和经 PDGF 慢性刺激的细胞及炎症区的细胞在形态特征上几乎没有差别。

已有实验证实 *PDGF* 基因就是原癌基因，因此当其表达失调时，可使细胞发生分化；转化细胞分泌的生长因子促使分泌细胞生长(自分泌假说)；PDGF 分泌之前，自身也能激活其内部受体，以维持自分泌生长和细胞分化。

(4) PDGF 诱导细胞因子基因表达：PDGF 可诱导细胞表达多种重要基因。从肿瘤组织纯化的 *JE* 基因表达产物表明它是一种主要的单核细胞趋化因子，等同于 VSMCs 分泌的 SMCs 趋化因子。KC 是 HS294T 细胞的丝裂原，但在体内是中性粒细胞的高度特异趋化物质。损伤的血管 *JE*、*KC* 基因表达上调。

PDGF 诱生的另一种细胞因子是 PTN(pleiotrophin)。PTN 是成纤维细胞、脑毛细血管内皮细胞的有丝分裂原。PTN 能赋予持续表达 *PTN* 基因的细胞产生肿瘤样生长特征。PTN 是否影响 VSMCs 还不清楚。

(5) PDGF 各种细胞反应的信号途径：许多实验已经证实特异的信号蛋白与 PDGF 受体特定的自我磷酸化位点结构是 PDGF 引起各种细胞反应所必需的。多种信号途径参与 PDGF 的细胞反应，包括 Grb-2/SOS/Ras/Raf/MEK/ERK 途径、SHP2 途径、Ras-GAP 途径、PI_3 途径等。

(6) 血管紧张素Ⅱ和 PDGF 受体：资料显示，PDGF 受体和血管紧张素Ⅱ途径介导平滑肌反应时，两者存在交互正调控通路。虽然本身是 G 蛋白耦联受体，血管紧张素Ⅱ可作用于 SMCs 刺激多种蛋白质的酪氨酸磷酸化。特别是蛋白质局部黏附位点(包括 P125FAK 和 Paxillin)酪氨酸磷酸化。因此，一些血管紧张素Ⅱ效应可能是 PDGF 受体介导的。

多种对血管成形术后再狭窄干预的失败告诉我们应该在分子水平上寻找新的方法。在再狭窄的防治中，DNA 技术是最有希望的技术，其前景令人兴奋。再狭窄的干预靶点包括抑制细胞之间、细胞和基质的相互作用、抑制生长因子、趋化因子的作用，调控细胞的转录、增殖、迁移和死亡。目前最常用的方法有嵌合毒性分子、反义寡聚核苷酸技术和基因治疗。

七、心肌病发病的分子机制

原发性心肌病中研究得比较透彻的是扩张型心肌病和肥厚型心肌病。

(一) 扩张型心肌病的分子基础

1. CK 活性减低　CK-MB 含量和活性升高、肌酸含量减低，这些变化是心肌对无氧代谢的适应性反应所致。

2. $β_1$-AR 下调　正常心肌内所有存在的 $β_1$-AR 皆与 AC 系统耦联，亦即没有多余的受体。$β_1$-AR 下调意味着 $β_1$-AR 兴奋时可利用的收缩储备减少，心肌 cAMP 浓度下降。

3. Giα 蛋白增加　儿茶酚胺水平增高不仅使 cAMP 生成减少，而且激活 Gi-cAMP 磷酸二酯酶，使 cAMP 降解增多，导致 cAMP 含量减少，正性变力效应减弱。

4. 左心室肌组织乳酸脱氢酶(lactate dehydrogenase, LDH)同工酶谱由 LDH1 向 LDH5 转移　即 H 亚单位相对含量明显减少。表明氧化磷酸化减少，无氧酵解增加，ATP 生成减少。

5. ADP/ATP 运载体含量明显增加　ATP 的磷酸化电位差下降、心脏作功降低等可刺激 ADP/ATP 增加(由 LDH5 增加间接表示)，其可能与心肌病毒感染引发的自身免疫过程有关。

6. 心脏重塑的适应性　心脏新的肌小节、线粒体和肌质膜钙通道以及心房钠尿肽等基因表达增加；肌膜 Ca^{2+}-ATP 酶、Na^+-Ca^{2+} 交换体以及肌质网膜 Ca^{2+}-ATP 酶和 $β_1$-*AR* 基因表达和密度皆减少；肌原纤维 ATP 酶活性降低，收缩-舒张循环减慢，收缩性减弱，能量消耗减少。

(二) 肥厚型心肌病的分子基础

目前，肥厚型心肌病的发病机制尚不明确，但已认识到遗传因素的重要作用，许多基因、多种突变参与此病的发生。

1. α 原肌球蛋白基因　α 原肌球蛋白约占心肌纤维蛋白总量的 5%。α 原肌球蛋白基因错义突变有 4 种(A63V、K70T、D175N、E180G)，所致家族性肥厚型心肌病少见，不到 5%。

2. 肌钙蛋白 T(*TnT*)基因　TnT 蛋白约占心脏肌原纤维蛋白的 5%。目前已发现 7 种 *TnT* 基因错义突变和 1 种缺失突变。每种 TnT 突变所致的左心室壁增加的最大厚度近似。TnT 基因突变在家族性肥厚型心肌病中约占 15%。

3. β 肌球蛋白重链(*βMHC*)基因　βMHC 是肌小节的主要收缩蛋白，约占心肌肌原纤维蛋白的 35%。它的突变多发生在此蛋白质头部的进化高度保守的氨基酸上，在 13 号外显子的第 403 位密码子位置发生错义突变，导致 Arg 与 Gln 置换，在家族性肥厚型心肌病中较为常见，属于恶性突变的一种，容易发生心脏猝死。

八、心血管疾病的基因治疗

基因治疗是应用基因工程和细胞生物学技术治疗疾病的一种方法，包括基因的修复、替换和基因表达产物的补充、阻遏。

近十几年来，随着对心血管病发病的分子机制的阐明和分子生物学技术的进步，人们认识并克隆了一些对心血管系统发育和功能相关的重要基因，促使人们采用新型的基因治疗方法来治疗各种心血管疾病。

（一）心血管疾病基因治疗的特点

心血管疾病主要包括单基因遗传病和多基因心血管病两大类。前者发病率较低，主要有家族性高胆固醇血症、遗传性扩张型心肌病、肥厚型心肌病、长 Q－T 间期综合征等，这些疾病多由基因突变和缺陷所引起，基因治疗的靶基因比较明确，外源基因需要在体内长期、稳定表达才能有效。后者发病率较高，主要有高血压、动脉粥样硬化、心肌肥厚、心功能不全、再狭窄等，这些疾病多是遗传因素和环境因素相互作用所引起的，其发病确切的分子机制尚不十分了解，涉及多种基因。其基因缺陷主要为基因表达和调节的障碍。有较多的候选基因可供选择。

实现心血管病基因治疗相对容易，原因有二：① 心血管系统构成简单，一般血管树由内膜、中膜、外膜构成，血管床面积大，易于外源基因导入，且介入技术可将目的基因导入血管局部。② 心血管系统主要构成细胞——内皮细胞、平滑肌细胞、成纤维细胞和心肌细胞自身都是内分泌细胞，外源基因导入后不仅可作用于自身，还可影响到其他的细胞。

大多数心血管疾病的基因治疗过程包括以下三个独立又相互联系的过程：① 选择合适的治疗基因；② 携带基因所需的载体；③ 一个合适的基因导入系统或器械（如导管、支架等）。

（二）心血管疾病基因治疗中的可选基因

1. 增加心肌收缩力的基因 ① 抑制心肌纤维化和重塑的基因，如反义 *ACE* 等。② 增加心肌细胞收缩力的基因如 ATP 酶等。③ 抑制胶原形成的基因，如反义胶原蛋白基因。④ 增加 β-*AR* 的表达 β_2-*AR* 基因。

2. 增加心肌细胞数量的基因 ① 促进成纤维细胞向肌细胞转化的基因，如 *MyoD* 基因。② 抑制心肌细胞凋亡的基因，如 *bcl*－*2*、*mp53*、*ras* 等基因。

3. 抗 VSMCs 增殖的基因（其中部分同时有舒张血管作用） ① 反义细胞周期的调控基因，如 *CDC*－*2*、*CDK*－*2* 和 *PCNA*。② 反义原癌基因如 *ras*、*myc*、*myb*、*fms* 等。③ 抗癌基因 *Rb*、*p53* 等。④ 自杀性基因，如单纯疱疹病毒胸苷激酶（HSV－TK）。⑤ 反义生长因子及其受体的基因，如 *PDGF*、*IGF*－*1*。⑥ 反义促细胞增殖的活性多肽基因，如 *ACE*、*ET*。⑦ 抑制 VSMCs 增殖的多肽基因，如 *NOS*、心钠素、angiopeptin。⑧ 促进细胞凋亡的基因。

4. 促血管生长和侧支循环的基因 如 *VEGF*、血管生成素、*bFGF* 等。

5. 降低血浆胆固醇和高脂血症的基因 如低密度脂蛋白受体基因、脂蛋白脂肪酶基因、某些载脂蛋白基因。

6. 抗凝血和溶血栓的基因如纤溶酶基因（如 *t*－*PA*、*SK* 等）、反义纤溶酶原激活物抑制物基因、反义促凝因子的基因、反义黏附分子的基因（表 1－5－3）。

表 1－5－3 部分心血管病基因治疗试验治疗疾病和靶基因

治疗疾病	靶 基 因
扩张型心肌病	*dystrophin*, *myogenic gene*, *AC*
肥厚型心肌病	β-*myosin heavy chain gene*, *ribozyme gene*
长 Q－T 间期综合征	*Shh gene*
家族性高胆固醇血症	*LDL*－*R*, *TK*, *ganciclovir*, *LPL*
梗死性血管病	*FGF*－*1*, *FGF*－*2*, *FGF*－*4*, *VEGF121*, *VEGF165*, *Del*－*1*, *Akt*, *Ang*－*1*, *cis*－*NF*－κ*B decoy*, *SOD*, *hepatocyte growth factors*, *MCP*－*1*, *PDGF*－*BB*, *eNOS*
内膜增生、再狭窄	*p27*, *p16*, *p21*, *p53*, *VEGF*, *cis*－*E2F*－*decoy*, *NF*－κ*B decoys*, *c*－*fms*, *Upar*, *hr*－*R3*－*HSV*, *As-phosphorothioate*, *CNP*, *kallikrein*, *TIMP*－*3*, *TIMP*－*4*, *NOS*, *TK*, *Gax*, *As*－*c*－*myc*, *As*－*c*－*myb*, *As*－*cdc2*, *As*－*cdk2*, *As*－*PCNA*, *As*－*bcl*. *As*－*ras*, *Rb*, *caspase*－*1*、*3*、*8*、*9*, *t*－*PA*, *PrUK*, *thrombomodulin*, *COX*, *CyA*, *fasL*, *sdi*－*1*, *ribozyme*, *cecropine A*, *blocking PDGF or TGF*－β *expression or receptors*
动脉粥样硬化、高脂血症	*eNOs*, *ApoA Ⅰ*, *FasL*, *Feline Ⅳ*, *LDL*－*R*, *Lp(a) inhibitors*, *apoE*（*1*～*202*）, *LCAT*, *VLDL*－*R*, *ApoE3*, *paraoxonase*, *hepatic lipase*, *As-scavenger*－*R*－*B1*, *soluble scavenger receptors*, *soluble VCAM or ICAM*, *ApoB mRNA editing protein*, *LPL*, *leptin*, *SOD*, *lipid transfer proteins*
高血压	*ANP*, *Adm*, *kallikrein*, *eNOS*, *cGRP*, *As*－*bR*, *As*－*AT*－*1R*, *As*－*ACE*
心功能不全	*VEGF*, β_2－*AR*, *AC*, Ca^{2+}－Mg^{2+}－*ATPase*, *Cat*, *SOD*, *MyoD*, *SERCA*－*pump*, *phospholamban*
内皮细胞功能不良	*eNOS*, *ECSOD*, *cGRP*, *VEGF*, *COX*
肺动脉高压	*eNOS*, *cGRP*, *MCP*－*1*
心律失常	*Latent rectificative potassium channel*, β_1－*AR*
血栓形成	*VEGF*, *NOS*, *COX*, *t*－*PA*, *UK*, *SK*, *hirudin*, *thrombomodulin*, *tissue factor inhibitor*, *CNP*

（三）心血管疾病基因治疗的基因运载体系

迄今为止，众多的基因运载体系中有 5 种运载体系已经为心血管疾病的基因治疗带来了希望：① 裸 DNA；② 合成的寡核苷酸；③ 复制缺陷的腺病毒；④ 复制缺陷的腺相关病毒；⑤ 逆转录病毒。其比较见表 1－5－4。

表 1－5－4 心血管疾病的基因治疗中 5 种基因运载体系比较

载 体	优 点	缺 点
逆转录病毒	整合细胞染色体 易操作 无病毒产物，相对免疫原性弱 感染广谱宿主细胞	滴度低 外源基因容量小 在体不稳定 仅感染分裂细胞

续　表

载　体	优　点	缺　点
腺病毒	附加形式表达 能感染非分裂细胞 无免疫反应时比较稳定 体内高效表达 无致病作用 滴度高	宿主感染及免疫反应影响基因的表达 靶向性差 不易操作
腺病毒相关病毒	能感染非分裂细胞 定位整合性高 相对无免疫原性 滴度高 对人类无致病性	仅携带小量的基因 难以大量生产 体内不能感染多种细胞 容易导致插入突变
质粒	易操作，产量高 无致病性 相对无免疫原性 不需要有感染性的媒介 附加形式表达	感染效率低
合成的寡核苷酸	可大量合成 通过病毒导入时相对转染效率高	只能减少或去除基因的表达 非特异的生物学作用 无特种细胞靶向性 体内相对半衰期短

最近的几年中，心血管疾病基因治疗的基因运载体系有了重大的进展。如应用细胞特异的转录调节序列来构建能够在特定细胞中表达的载体(如 SMCs 特异的载体)；载体外层蛋白结构改变而增加其转染率；外源性药物可用来调节转染基因的表达。而最近，人们更加关注的是能够修复突变的运载体系。目前，人们正在逐步认识的是化学合成的寡核苷酸来指导细胞介导的单个碱基突变的修复。

(四) 基因导入系统

心血管疾病的基因治疗中，基因导入系统没有运载体系进展快。大致方法包括：基因直接注射法；血管腔内经一系列导管技术如双球囊导管、水凝蚀导管、微孔球囊导管等和支架进行基因转移；脂质体介导的基因转移；受体介导的基因转移；病毒介导的基因转移等。近年应用基因修饰的干细胞植入作为基因导入的研究也受到高度关注。

细胞介导的基因转移是一种较为可行的方法。它指在体外将外源性基因导入培养的中介细胞，经选择性培养、扩增后再回输至体内的一种方法。在心血管系统中常用的细胞有内皮细胞、肝细胞、成纤维细胞等。

(五) 展望

心血管基因治疗是很有希望的治疗手段，对于许多难治性疾病，基因治疗具有现有治疗手段所无可比拟的优越性。但基因治疗进入临床还有很长的路要走。首先，心血管系统的基因转移体系必须安全、高效、特异、可控、经济、简便易行。其次，外源基因表达的调控。另外，心血管基因治疗的应用必须解决简便廉价的问题。

参考文献

1. Braunward E, Zipes D P, Libby P. Heart disease — a textbook of cardiovascular medicine [M]. 6th ed. Philadelphia: W. B. Saunders Co., 2001.
2. Deuel T F, Bianchi C, Cantley L. Restensis injury: a problem in regulation of growth [M]//Chien K R. Molecular basis of cardiovascular disease. Philadelphia: W. B. Saunders, 1999: 367 - 392.
3. Doran A C, Meller N, McNamara C A. Role of smooth muscle cells in the initiation and early progression of atherosclerosis [J]. Arterioscler Thromb Vasc Biol, 2008,28(5): 812 - 819.
4. Dzau V J, Beatt K, Pompilio G, et al. Current perceptions of cardiovascular gene therapy [J]. Am J Cardiol, 2003, 92 (9B): 18N - 23N.
5. Forgione M A, Leopold J A, Loscalzo J. Roles of endothelial dysfunction in coronary artery disease [J]. Curr Opin Cardiol, 2000, 15(6): 409 - 415.
6. Koskinas K C, Chatzizisis Y S, Antoniadis A P, et al. Role of endothelial shear stress in stent restenosis and thrombosis: pathophysiologic mechanisms and implications for clinical translation [J]. J Am Coll Cardiol, 2012,59(15): 1337 - 1349.
7. Leask A. Potential therapeutic targets for cardiac fibrosis: TGFbeta, angiotensin, endothelin, CCN2, and PDGF, partners in fibroblast activation [J]. Circ Res, 2010,106(11): 1675 - 1680.
8. Moiseeva E P. Adhesion receptors of vascular smooth muscle cells and their functions [J]. Cardiovasc Res, 2001,52(3): 372 - 386.
9. Roberts R, Stewart A F. Genes and coronary artery disease: where are we? [J]. J Am Coll Cardiol, 2012,60(18): 1715 - 1721.
10. Tuttolomondo A, Di Raimondo D, Pecoraro R, et al. Atherosclerosis as an inflammatory disease [J]. Curr Pharm Des, 2012,18(28): 4266 - 4288.

第六章　与遗传疾病相关的心血管病

何梅先　陈灏珠

一、遗传性疾病和遗传性心血管病

遗传性疾病指由遗传因子引起并按一定方式传给后代的一类疾病，这种遗传因子称为基因，它位于细胞染色体的特定位置上，所以染色体也被称为基因载体。据估计，人类的基因总数为 50 000～100 000 个，每个基因的两个拷贝(等位基因)排列在 23 对染色体上，其中 22 对染色体称为常染色体(标记为 1～22 号染色体)，第 23 对染色体是性染色体即 X 和 Y 性染色体，女性有2个X性染色体，男性有1个X和1个Y性染色体。基因是染色体中脱氧核糖核酸(DNA)分子链上的一段，含有遗传密码，作为遗传信息通过生殖细胞由亲代传递到后代。遗传学上的显性和隐性遗传是表型而非基因型特征，当1个位点具有1个突变的等位基因和1个正常的等位基因，其表型为显性；若具有两个突变的等位基因，其表型为隐性。染色体的两个等位基因均具有指导和转录RNA的潜力活性。基因可以自行复制，也可以突变，如果基因发生变异或其载体即染色体出现异常，后代就可能按这种异常的遗传信息，经过一定的生长发育过程形成遗传性疾病。不过，通过遗传基因遗传给后代的并不是现成的疾病，而是疾病的发病基础，疾病的发生还受到细胞外和体外环境因素的影响。

遗传性疾病既然是通过生殖细胞中遗传物质的传递而在子代中形成，它们就应该是先天性和家族性的。确有不少遗传性疾病在胎儿期中就形成，婴儿一出生即可诊断，甚至在未出生时借助现代的检查方法也能检出。许多遗传性疾病确有明显家族性发病的现象，但也有一些遗传性疾病在胚胎发育期尚无表现，出生后还要经过一段时期，到成年甚至老年才发病。然而，先天性疾病未必都是遗传性的，如有些先天性心血管病，患者家族并无患先天性心血管畸形的病史，由胎儿期发生感染或由其他环境因素所引起，与遗传并不相关。家族中多人同时或先后罹患的疾病，同样也可能是感染性疾病而未必是遗传性疾病。此外，同一种疾病对某些患者来说与遗传因素有关，而对另一些患者来说则可能完全是后天获得的。

可见，判断某一种病属遗传性疾病有时并不容易。现已阐明，许多心血管病包括先天性的或后天性的属于遗传性疾病的范畴，而不少遗传性疾病常伴有心血管受累。这些都可以诊断为遗传性心血管病。目前被认为属于遗传性心血管病的病种有200余种，因此心血管病在遗传性疾病中占有重要地位。同样，在心脏病学中遗传性心血管病也受到重视，本章仅介绍一些较常见的遗传性心血管病。

(一) 遗传性心血管病的分类

根据遗传方式和遗传物质不同进行遗传学分类，遗传性心血管病可分为单基因遗传(孟德尔遗传)、多基因遗传和染色体异常三大类。

1. 单基因遗传性心血管病　单基因遗传性疾病指受一对等位基因控制的遗传性疾病，根据致病基因所在染色体的位置和性质不同，又分为常染色体显性遗传、常染色体隐性遗传、性染色体显性遗传和性染色体隐性遗传等类别。其遗传特点按孟德尔遗传规律，具有明确的遗传方式，故又称孟德尔型遗传性疾病。单基因遗传性疾病病种数多，群体发病率为3%左右，但每一病种的病例数少，多属罕见病。其心血管损害的发生率，可因基因的多效性使多个系统受损而相对较低。基因的变异性可使不同个体具有不同表型，而基因的异质性又使几种基因型出现类似的表型。

2. 多基因遗传性心血管病　多基因遗传性疾病指由多对基因控制的疾病，表现出多对基因的累加效应，具有明显的家族性。其发病是遗传因素和环境相互和共同作用的结果。多基因遗传性疾病病种不多，但包括了4种常见的心血管病，即各种先天性心脏病(简称先心病)、高血压、动脉粥样硬化和冠状动脉粥样硬化性心脏病(简称冠心病)、风湿热和风湿性心脏病。其总病例数较多，群体发病率可高达20%，但一级亲属再显风险率低于单基因遗传性疾病。

3. 染色体异常性心血管病　染色体异常性疾病指染色体的数量和结构异常引起的疾病，多以综合征形式出现。本类疾病患者大多数有不同程度的智力障碍，有多系统器官受累的表现伴多发性畸形，其发病率在新生儿中约1%。心血管受累的发病率随病种而不同，从14%至99%。一些散发病例不一定代代下传。

(二) 遗传性心血管病的诊断

诊断遗传性心血管病首先从发现患者有心血管病开始，然后寻找其遗传性疾病的依据。诊断心血管病要依靠病史采集、体格检查和实验室检查所取得的资料进行综合分析，对此，本书各章已有详细的描述，此处仅讨论有关遗传学的诊断。由于遗传性心血管病病种较多，表型各异，遗传学特征的特异性不高且互相有交错，单基因遗传性和染色体异常的病种、病例数又少，临床上易被忽视。因此，对疑有遗传因素存在的心血管病患者，宜进行有关遗传学方面的检查，以助明确诊断。

1. 家族系谱分析　家族发病史的确定，在遗传学诊断上有重要意义。遗传性疾病的遗传特征往往从家族病史中首先显露。因此，对每一位疑有遗传性心血管病的患者都要进行家族系谱调查，按遗传学上统一的规格和符号绘制完整的系谱，以供分析。家族系谱分析是诊断遗传性疾病的重要依据。

2. 生物化学检查　酶和蛋白质是基因的直接产物，基因突变引起的单基因遗传性疾病常是酶和蛋白质的质或量变异的结果。因此酶和蛋白质的定性和定量分析是确诊单基因遗传性疾病的重要方法。由于近年来生物化学研究方法的进展，目前不仅能对酶的活性和蛋白质含量的变化直接测定，还能直接测定出酶和蛋白质含量的变化，以及测定酶和蛋白质结构上的变化。这些都非常有助于诊断各种单基因遗传性疾病，也有助于它们亚型的分类。

由于部分单基因遗传性疾病的病因还未明确，因而通过酶和蛋白质的测定在方法学上尚有困难，在临床诊断中难以进行，这时只能测定酶促反应的中间产物、底物、终产物或代谢旁路产物，或用其他间接的方法来反映蛋白质的质和量的异常。

3. 常染色体和性染色体分析　染色体异常性疾病的诊断，主要依靠染色体核型分析和性染色体检查。由于显带技术的应用和改进，以及高分辨检查技术的应用，诊断染色体异常性疾病已不困难，而且还可做深入分类。

4. 细胞培养　细胞培养技术是进行染色体检查和某些生物化学检查的辅助手段。由于单个细胞在体外培养能够克隆，因而可使复杂的生物化学过程在离体细胞中进行。这对遗传性疾病的发病机制和诊断的研究、细胞杂交、绘制人类基因图都提供了极有利的条件。由于成纤维细胞有易取得、生长快、生长条件容易控制等优点，已成为常用的细胞，并建立了许多常用的细胞株。

5. 皮纹学检查　皮纹特别是指(趾)掌纹，为每一个人所特有，出生后已定型，而且终身不变。皮纹的形成与遗传有直接关系，某些染色体异常性疾病和其他遗传性疾病患者的皮纹可呈现某些变化。检查皮纹简便、快速、易行，因此皮纹学资料常作为一些染色体异常性疾病诊断的参考资料。

6. 产前检查　产前检查是产科检查胎儿和孕妇健康情况

的常规检查，近年加入了遗传性疾病的产前诊断内容，对发现遗传性疾病很有作用。遗传性心血管病中，发生于染色体异常性疾病、先天性代谢缺陷和神经管缺陷者，往往在胎儿期即有发育异常，出现包括心血管在内的各种畸形。目前可用胎儿超声心动图检查无创地做出胎儿有先天性心血管畸形或其他心血管异常的诊断。通过羊膜穿刺技术获得羊水中胎儿脱落细胞，经细胞培养后，进行遗传学和生化检查。应用内镜可在子宫腔内直接观察胎儿情况，不但能辨认形态上的畸形，还可采取活体组织或血液标本，做进一步检查。

通过产前检查及时发现一些遗传性疾病，予以终止妊娠或早期治疗，对预防遗传性疾病的扩散有重要作用。

（三）遗传性心血管病的治疗和预防

遗传性心血管病被视为不治之症虽已结束，但对本类疾病的治疗目前还不尽如人意。随着分子生物学、医学遗传学和临床诊断的进步，一些遗传性疾病的发病过程已逐渐清楚，遗传性疾病的治疗已从临床水平进入到代谢、酶和基因的治疗水平。避免风疹等病毒感染和致畸药物的应用，可预防部分先心病的发生。通过改变环境因素、控制饮食、使用药物、补充酶和诱导酶的活性、施行手术等的治疗方法，可以调节代谢的失衡，纠正可以纠治的畸形，达到早期治疗和预防某些遗传性疾病发病的目的。近年发展的基因工程，用基因转移的方法，人为地改变基因，更可从根本上治疗遗传性疾病。这种基因治疗方法目前虽处于实验研究阶段，还未能应用于临床，其前景却令人鼓舞。然而，对遗传性心血管病患者已发生的心血管损害，目前尚无特效的治愈办法。严重的心血管畸形则施行外科手术或介入治疗予以纠治，但它不能干预致病基因，也无法改变其对后代的威胁。

正是由于遗传性心血管病的治疗不够理想，对它的预防就显得重要。预防遗传性心血管病可采取下列一些措施。

1. 普查和普防　预防遗传性疾病引起的心血管损害，关键在于未发生心血管损害之前即发现该病，并尽早给予预防性治疗。对某些遗传性代谢性缺陷可用患者尿液做有关化学反应，或采用Guthric的细菌抑制法进行筛查，普查确诊的病例，应尽早予以预防性治疗，否则一旦发病，治疗往往难以奏效。可采用控制饮食、补充酶和诱导酶的活性以及药物等来治疗。

2. 控制和改变环境因素　人类生存环境中各种因素的改变都将直接或间接地影响人的健康。近年来由于工业生产过程中产生大量的废水、废气和废渣，农业生产过程中使用的农药，造成环境污染，正严重地威胁人类的健康。这些污染物不仅会直接引起一些严重的疾病，还会对人类遗传产生危害，包括：① 诱发机体产生基因突变；② 诱发染色体畸变；③ 诱发先天性畸变；④ 致癌。因此，预防和治理环境污染有助于预防遗传性疾病。

此外，多基因遗传性心血管病的发病，受遗传因素和环境因素的共同影响，因此消除和减少致病的环境因素，可以预防一些多基因遗传性疾病。先天性心血管病的发病机制中，遗传有较重要的作用，但对于复杂性先天性心血管病，环境因素则较重要，如孕期3个月内避免风疹等病毒感染和致畸药物（接触化学毒物，早期服用阿司匹林、四环素类药物，某些降压、降脂、抗心律失常药物，抗生素等）的应用是可预防部分先天性心血管病的发生。在高危家庭中，孕妇在孕后18周做胎儿超声心动图以便早期确定是否有先天性心血管病，采取必要措施减少先天性心血管病患儿的出生。减少原发性高血压和动脉粥样硬化的致病因子，可降低原发性高血压和动脉粥样硬化的发病。预防和治疗溶血性链球菌感染，可预防发生风湿性心脏病等。

3. 检出携带者和指导生育　携带者指外表正常但带有致病基因或易位染色体，能将异常的遗传物质传递给后代的个体。发现致病基因或易位染色体携带者有助于推算出该病在其后代再现的风险率，可作为指导他们结婚生育的依据。同一遗传性疾病的男女携带者不宜通婚，已结婚者应绝育，以避免将疾病传给后代。已妊娠的妇女要进行产前诊断，及时采取措施终止妊娠或在婴儿出生后及时治疗，防止发病。

4. 避免近亲结婚　婚前对男女双方进行体格检查过去作为常规，现改为自愿检查，但对家族中有遗传性疾病者，应引导其主动进行有关遗传性疾病的检查，尤其是查出携带者。在人群中，每种遗传性疾病的患者数并不多，但致病基因携带者的人数则不少。亲戚之中，越是近亲携带相同致病基因的可能性越大，一级亲属为1/2，二级亲属为1/4，三级亲属为1/8。因此，近亲婚配中，如一方为致病基因携带者，则另一方也是该基因的携带者的可能性极大，这样他们所生子女患病的机会要比一般人群高3～4倍。应该广泛宣传近亲结婚的危害性，已结婚者应按查明双方均为携带者同样的情况处理。

5. 计划生育　隐性遗传性疾病的男女携带者通婚，其子女将按1/4的概率发病。检出这些携带者，进行遗传学指导和实行计划生育，很有必要。

妊娠年龄往往与一些染色体异常性疾病有关。40岁以上的高龄孕妇，出生的子女患唐氏综合征者的概率明显增高；35岁以上的产妇，其子女患唐氏综合征、Edward综合征、Patau综合征、原发性睾丸发育不全综合征、三X综合征等的机会多。20岁以下的孕妇，生育先天性畸形儿的比例较25～34岁的孕妇高50%。因此，选择生育年龄也应是计划生育的一项重要内容，在防治遗传性心血管病中有重要意义。

6. 产前诊断和处理　对遗传性疾病于产前做出诊断，及时终止妊娠或给予早期有效的治疗，可以预防它们的垂直蔓延，因而避免其扩散。

产前诊断的方法包括：① 羊水与绒毛膜细胞培养后的染色体分析、DNA分析等细胞遗传学方法。② 特殊蛋白质、代谢产物、酶活性测定等生物化学检查。③ 对单基因病进行DNA的基因诊断方法。④ X线、胎儿超声心动图、胎儿镜等物理学检查。

胎儿多普勒超声技术作为诊断胎儿宫内畸形的无创性产前诊断技术已广泛应用。目前于妊娠16～20周，采用经腹羊膜腔穿刺的方法抽取羊水进行细胞培养、染色体分析、基因诊断和酶活性测定，或测定羊水中的代谢产物、特殊蛋白质和酶的活性等，为诊断胎儿是否患遗传性疾病的常用方法。也可于妊娠8～12周经孕妇阴道吸取绒毛进行上述的检查以做出诊断。

（四）遗传性心血管病的咨询

遗传性疾病影响到整个家族，因此一旦家族成员中发现有遗传性心血管病，必然引起整个家族的关心。患者和他的家族将会提出有关该病的一些问题，诊病的医生有责任给予清楚的解答。患者和他的家属所关心的问题一般有三个方面：① 所患的心血管病是否可确诊为遗传性心血管病？② 这病是如何遗传的？如何防治？预后如何？③ 后代再显风险率如何？

在解答上述问题时，医生需对患者及家属采取深表同情、热情关怀的态度，言谈中注意用词适当，尽量避免用对患者有恶性刺激的如白痴、兔唇、尖头等词句来形容病的特征。首先介绍根据家系分析、临床特点、染色体分析和生物化学检查等确诊患者所患的心血管病为遗传性心血管病，然后解释这病的由来和它的遗传方式。这时要充分理解患者的心理状态，注意解除他们的顾虑和亲属间的埋怨、误会。向他们解释人群中本来就存在一定数量的致病基因，后代发病是偶然的不幸，不是父母哪方的过失。对防治工作中牵涉到的一些问题，特别是婚姻和生育问题，要科学地说明道理，坦诚地交换意见，根据有关规定提出建议，耐心地说服而不做强迫命令。由于尚缺乏特异性的治疗，本类疾病预后多数不佳，因此对预后的判断要实事求是，向患者做介绍时宜多从鼓励的角度出发，增强其与疾病做斗争的信心。同时，还应该告知其子女和亲属，使子代有潜在风险的夫妇能认识到有利于他们的各种对策，并帮助他们就婚姻或生育计划衡量利弊，自行做出决定，但是对有高风险的夫妇，也应劝阻其生育。

再显风险率因遗传方式不同而各异。单基因遗传性疾病中，常染色体显性遗传病者，其同胞和子女的发病风险率为1/2；常染色体隐性遗传病者，其同胞的发病风险率约1/4；患者与非近亲的正常人结婚，其子女一般不发病。X连锁显性遗传病者，男性患者与正常女性结婚，其子女中男性均正常，女性都发病；女性患者与正常男性结婚，其子女发病的风险率男女性各为1/2。X连锁隐性遗传病者，男性患者同胞中兄弟约1/2发病，姐妹则不发病，男性患者的子女一般不发病，女性患者的子女中男性均发病，女性都是携带者。

多基因遗传性疾病由于病种不同，其遗传度和发病阈值各异，再显风险率推算颇为困难。一般参考遗传度、群体发病率、一级亲属发病率来估计。其特点：① 患者亲属（尤其是一级亲属）再显风险率较群体高，即接近一般人群发病率的平方根值。② 家庭间风险的变动是相同的。③ 病变的畸形程度越严重，亲属的再显风险率越高。④ 如男女性别不等于1，即男性患病者多（比值>10）或女性患病者多（比值<1），此时较少患病性别的亲属再显风险率高。

染色体异常性疾病中，约50%的先天性心血管病由染色体异常所致，其中大部分是基因突变引起，其同胞再显的风险率与一般人相同，仅少部分由双亲中有平衡易位携带者引起，其再显风险率高。因此，需根据患者及其双亲核型来估计再显的风险率。

目前分析人类各种遗传性疾病的再显风险率有各种计算公式。但推算出的再显风险率作为子代发病的概率是一种估计，不宜据此做出将患病或将不患病的保证。本章不拟对这些公式做深入的介绍。

二、单基因遗传性心血管病

（一）常染色体显性遗传性心血管病

常染色体显性遗传（autosomal dominant inheritance，AD）性疾病是指致病基因位于第1～22对常染色体中某一对上，呈显性（或不完全、不规则显性）方式传递，其遗传特点是双亲中至少一方为患者（杂合体）时其子女将有半数患病。极少数双方均为患者（纯合体）时，其子女全部为患者。家族系谱的特点是除非有新的突变或不完全的外显率，否则每代都有发病。与常染色体隐性遗传性疾病相比，其发病年龄晚，故多见于成人，临床表现多变。

1. 先天性心血管畸形　先天性心血管畸形多属多基因遗传性疾病，但也有一部分属单基因遗传，主要是常染色体显性遗传性疾病，且往往伴有其他异常。

（1）腭-心-面综合征（velo-cardio-facial syndrome）：本病在1980年始有报道，故确切的遗传方式未能完全确定，认为是常染色体显性遗传，也可能为X连锁显性遗传。本病的主要特征为腭裂、心血管缺损、特殊面容和智力障碍。患者100%有腭裂，次生腭黏膜下裂占70%，全层裂占30%。有脸窄长、眼裂窄、鼻肥大而鼻梁扁平塌陷、颧扁平、下颌小而后缩、头发厚密和小耳畸形。100%智力低下，约一半的病例有严重的智力障碍。80%以上有心血管畸形，以室间隔缺损多见，其次为右位主动脉弓、法洛四联症、肺动脉瓣狭窄、动脉导管未闭、左锁骨下动脉畸形等。治疗主要是手术修补腭裂和心血管畸形，进行特殊的智力训练。目前尚无有关预后的报道。

（2）遗传性心血管上肢畸形综合征（Holt-Oram综合征）：本病男女发病相等。国外文献累积300多例，国内有近98例报道。主要表现是心血管畸形（尤其是房间隔缺损）和上肢发育不全。常见是桡侧骨骼受累，可表现为拇指小指化、三节指畸形，可作为诊断的线索。亦有拇指缺如、内偏手、桡骨过短、尺桡骨骨性连接、驼背、腭弓高、锁骨发育不全等。并可伴有相应的骨骼肌改变，如大鱼际肌、小鱼际肌、指间肌、上肢肌群发育不连接、萎缩等。骨畸形不累及下肢，且呈非对称性。心脏畸形的发生率为50%，主要是巨大继发孔型房间隔缺损，早期即有严重的血流动力学异常。其他有室间隔缺损、主动脉缩窄、动脉导管未闭、肺动脉高压、冠状动脉异常、大血管转位、限制型心肌病、心内膜心肌纤维化、各种心律失常（如窦性心动过缓、P-R间期延长、右束支传导阻滞等）。治疗主要是外科手术或介入纠治心血管病和上肢畸形。

（3）先天性侏儒、痴呆综合征（Noonan综合征）：本病临床类似Turner综合征。患者身材矮小，有眼距过宽、下颌发育不全、腭弓高、腭垂裂、卷发、眼睑下垂、突眼、严重近视、斜视、神经性耳聋和肘外翻等骨骼畸形。50%有先天性心脏畸形，常见的为肺动脉口狭窄（瓣膜型或漏斗部型），约占60%，其他有房间隔缺损、三尖瓣下移畸形、动脉导管未闭、法洛四联症等。男女均可得病，性染色体正常，男性性腺功能可以低下。与典型Turner综合征不同为染色体核型不同，本病主动脉缩窄罕见，指纹嵴总数正常。典型Turner综合征只有女性表型，70%可有主动脉缩窄，指纹嵴总数增多，眼裂增宽少见。治疗主要是外科手术或介入纠治畸形。

（4）豹皮综合征（Leopard综合征）：本病患儿出生后不久全身皮肤出现散在的1～8 mm大小不一扁平褐色斑疹或黑褐色痣。发育迟缓，有鸡胸，脊柱后凸、侧弯，骨囊肿和纤维性骨发育不良。有神经性耳聋症状。泌尿生殖系统出现尿道下裂、卵巢发育不良、隐睾等。有眼距过宽、斜视、眼球震颤、眼睑下垂等眼部病变。神经精神系统表现为轻或中度智力障碍、自主神经功能失调、癫痫等。50%～90%的患者有心血管损害，常见者为肺动脉瓣狭窄、主动脉缩窄、二尖瓣关闭不全、心肌病、冠状动脉瘤、左心房黏液瘤等，并有传导异常。治疗主要是外科手术或介入纠治畸形，以及抗心律失常。

(5) 房间隔缺损伴房室传导阻滞：本病有第二孔型房间隔缺损同时伴有一或二度(少数为三度)房室传导阻滞的心电图表现。患者有房间隔缺损的临床表现，缺损大者成年期可发生肺动脉高压、右向左分流、发绀和心力衰竭等。诊断本病时，应该对上肢尤其是拇指予以仔细检查，以排除 Holt - Oram 综合征。治疗主要在儿童少年期施行手术修补或介入治疗，伴有肺动脉高压者则不宜手术治疗。

2. 心脏瓣膜病

(1) 家族性二尖瓣脱垂综合征(Barlow 综合征)：二尖瓣脱垂综合征为二尖瓣一个或两个瓣叶在收缩中期或晚期突入左心房，引起二尖瓣血液反流，瓣叶有黏液样变性。它是表型多样的常染色体显性遗传性疾病，以女性多见。可见于多种器质性心脏病中，但 1/3 患者查不出其他器质性心脏病，并有家族史者为 Barlow 综合征。其在人群中的发病率约为 5%(见第十三篇第四章)。

(2) 马方综合征(Marfan 综合征)：本病在人群中发病率约 0.1‰，心血管损害的发生率为 30%～80%。典型病变有 3 个主征：骨骼、眼和心血管(主动脉和心脏)的受累。表现为高身材，四肢细长，手指和脚趾呈蜘蛛指(趾)样，鸡胸或漏斗胸，脊柱侧凸，高腭弓，眼晶状体脱位或半脱位，视网膜脱离。心血管病变常为进行性加重，最常见的是二尖瓣脱垂伴关闭不全，Valsalva 窦扩张，以及主动脉夹层动脉瘤，主动脉瓣关闭不全等，累及冠状动脉时可出现心绞痛。马方综合征也可以呈非典型改变，仅有 1～2 项主征的表现。一般具备骨骼、眼、心血管病变和遗传家族史 4 项中的任何 2 项即可诊断本病，但要注意与同型胱氨酸尿症鉴别。治疗上限制举重物、接触性运动和任何极量运动。长期使用β受体阻滞剂，使主动脉扩张和主动脉夹层的危险性降低。必要时进行手术修补或人工瓣膜置换脱垂的二尖瓣，对主动脉扩张及夹层可分阶段预处理至完全置换主动脉(见第二十篇第三章)。

(3) 弹力过度性皮肤综合征(Ehlers - Danlos 综合征)：本病为一种遗传性结缔组织病，男女发病相等。由于遗传因素影响，导致Ⅰ型和Ⅱ型胶原的原发性合成和代谢障碍所致。Ⅰ型和Ⅱ型胶原是构成皮肤、韧带、肌腱、血管和内脏的主要蛋白质，其异常可导致全身结缔组织的功能障碍。表现为皮肤松弛、脆弱易损、愈合差，外周血管脆性增高，静脉穿刺困难，骨骼发育不全，关节过伸，扳动拇指可触及前臂背侧，伸舌可碰着鼻尖，可将足趾放入口中，习惯性关节移位可达 20%，有“橡皮人”之称。心脏损害达 50%，有主动脉夹层动脉瘤、主动脉瓣狭窄和关闭不全、主动脉缩窄、松弛性二尖瓣综合征(floppy mitral valve syndrome)。遗传方式为显性，但也可以为隐性。治疗可给予高蛋白质饮食、大量维生素 C 和维生素 E、硫酸软骨素等。注意防止外伤，避免血管破裂，预防感染。

(4) 成骨不全：本病骨骼发育不良，皮质变薄疏松，易发生反复自发性骨折。脊柱侧后凸，耻骨凸出或凹陷，头颅增大呈蘑菇状。身材矮小，发育迟钝。眼部有巩膜变薄呈蓝色、圆锥状角膜或大角膜、小眼球等。其他尚有传导性耳聋、皮肤萎缩、毛发变细、韧带松弛、关节脱臼、肌肉无力、牙齿缺损等。心血管病变发生率为 10%，主要累及主动脉瓣或二尖瓣，也可有周围动脉硬化。治疗主要是避免过劳，预防外伤和骨折，按临床表现做相应的手术。

3. 心肌病

(1) 梗阻性心肌病：本病以心室肌肥厚为病理特征。心室壁的增厚常呈不对称，以室间隔肥厚为主，使心室腔及其流出道狭窄。过去称特发性肥厚性主动脉瓣下狭窄。半数以上为家族性，也有散发病例(见第十六篇第一章)。

(2) 致心律失常性右心室心肌病(ARVC；旧称致心律失常性右心室发育不全，ARVD)：本病为常染色体显性遗传病伴不完全外显，在国际上已报道 6 个 ARVD/C 的基因相关点，其中 3 个已得到证实。本病 35%～50%有家族史，青年男性多见，男女比例为 3∶1 左右。本病的特点为右心室局部或大块心肌组织逐渐被纤维脂肪组织替代，右心室可有局限性瘤样扩张，或流出道、心尖部右心室下隔部乃至整个右心室不规则扩张、变薄、收缩力下降，病情进展可累及左心室心尖部和下后壁。由于右心室心肌传导性和不应期离散而继发右心室起源的折返性室性心动过速。因此临床表现可无症状，或有心悸、轻度头晕、运动相关的晕厥或猝死。室性心律失常可为单发的室性期前收缩到持续性的左束支阻滞型的室性心动过速甚至室颤。在本病的早期，室上性快速心律失常如房速、房扑、房颤也可出现。也有部分患者在休息或睡眠中发生猝死。约 50%的患者体表心电图有特征性改变：胸前 V1～V3 导联复极异常，T 波倒置，可出现不同程度的右束支传导阻滞，约 30%患者在 QRS 波后 S - T 段起始部可见顿挫即出现心室激后波(epsilon wave)的特异性改变(图 1 - 6 - 1)。

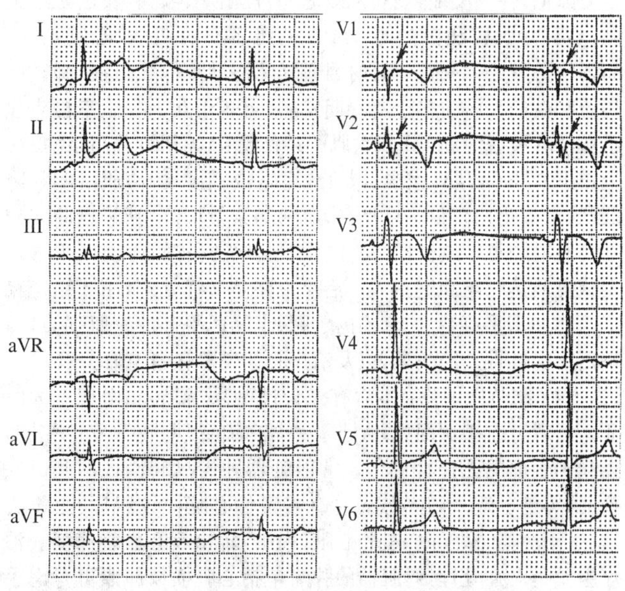

图 1 - 6 - 1　ARVC 心电图

V1～V3 导联 T 波倒置，V1、V2 导联 QRS 波后可见一个小的向上波，即 epsilon 波

由于本病是造成青年人猝死的重要原因之一，早期诊断对患者显得尤为重要，目前大多数按 Task Force 标准进行诊断，具备以下 2 个主要点，或 1 个主要点加 2 个次要点，或不同组别的 4 个次要点即可诊断成立。

1) 全部/局部功能下降及结构改变。主要点：严重的右心室扩张及射血分数(EF)下降(无或轻度左心室受累);右心室壁局部瘤样膨出;严重右心室局部扩张。次要点:轻度右心室扩张及EF下降,无左心室受累;轻度右心室局部扩张,局限右心室活动低下。

2) 室壁组织特征。心内膜心肌活检见心肌被纤维脂肪组织替代。

3) 复极异常。次要点:12岁以上成人平时心电图见胸前V2、V3导联T波倒置,右束支传导阻滞图形。

4) 除极传导异常。主要点:心电图胸前V1～V3导联QRS波时限延长>110 ms,可见epsilon波。次要点:心室晚电位阳性。

5) 心律失常。主要点:心电图、动态心电图、心电图运动试验可见持续或非持续性左束支传导阻滞图形,室性心动过速、频发室性期前收缩>1 000/24 h。

6) 家族史。主要点:家族中患者经心肌活检或外科证实为本病。次要点:家族中不到35岁患者右心室发育不全导致猝死。

本病在目前尚无根治办法,对有恶性室性心律失常者首选药物治疗的基础上安置埋藏式自动复律除颤器(ICD)。药物主要联合应用β受体阻滞剂和Ⅰ类/Ⅲ类抗心律失常药。射频消融术根治室性心律失常的成功率低,手术风险及难度大,不宜作为常规治疗。外科手术仅对于心律失常区域<4 cm^2范围做病灶切除,>4 cm^2范围行右心室壁部分隔离或全右心室壁隔离可能有效。

(3) 强直性肌营养不良(Steinert病):本病的特征为骨骼肌强直和进行性萎缩,由肢体远端开始累及全身。颅骨增厚、智力减退,性腺萎缩,性功能减退,男性阳痿、额秃,女性月经失调,多有糖尿病和白内障。60%的患者有心肌病,心脏增大,85%伴各种心律失常。有时因通气障碍导致低氧血症、肺动脉高压和右心衰竭。多于青春期发病,男多于女。实验室检查显示血清乳酸脱氢酶(LDH)、肌酸磷酸激酶(CPK)升高,免疫球蛋白IgA、IgG、IgM减少;尿肌酸正常或轻度增高,肌酐明显降低;脑脊液蛋白含量轻度增高;血胰岛素量增高,糖耐量曲线异常。肌电图见持续性肌强直电位。脑电图呈慢波。脑CT显示大脑皮质萎缩与脑室扩大。治疗主要是对症处理,用膜系统稳定药物如苯妥英钠、二苯乙内酰脲、卡马西平等改善肌强直,睾酮治疗男性性功能失调,以及治疗心律失常和白内障手术。

(4) 结节性硬化:本病有先天性痴呆、癫痫和面痣三大特征。后者分布于颜面处,大小不一,红褐色或与正常皮色相同,隆起于表面的无痛性结节。常伴脏器肿瘤,如肾、视网膜、肝、脑、肺等处肿瘤。约半数患者有多发性心脏横纹肌瘤、心律失常、主动脉瘤、室间隔缺损、心脏(内脏)转位等心血管病变。治疗主要是对症处理,对脏器的肿瘤包括心脏横纹肌瘤可考虑手术切除。

4. 心律失常 心律失常(cardiac arrhythmia)包含一大组性质不同的心脏电学异常,大多伴有基础的结构性心脏病。但也发现少数无基础的结构性心脏病,看似健康人,尤其是青年人,存在潜在的致死性心律失常,可随时发作危及生命,甚至猝死,还发现这些患者有明显的家族聚集性。随着心血管遗传学领域的分子生物学进展,其有关的遗传学基础大部分已清楚,是不同的致病基因突变所致,也发现存在等位基因(指相同的基因)突变的位点不同,而产生不同的疾病,如Brugada综合征、第3型LQTS、特发性室颤、Lev－Lenegre病,致病基因均为*SCN5A*的突变,只是突变位点不同。

其他一些基础遗传机制也在被发现的边缘,对分子基础发病机制的了解,提高了临床诊断的准确性,并且使在临床前期识别高危人群成为可能,对预后和治疗方面也起了重要的作用。

(1) 具有Q－T间期延长特征的一组综合征

1) 长Q－T间期综合征(long Q－Tsyndrome, LQTS):长Q－T间期综合征是由于编码心脏离子通道的3个基因突变(*KCNQ1*、*KCNH2*、*SCN5A*)而导致的一组综合征,其特点为心肌的复极延长,而心脏结构正常,是指心电图上具有Q－T间期延长、T波异常、易产生室性心律失常(尤其是尖端扭转型室性心动过速)、晕厥和猝死的一组综合征。

目前3个基因突变已确诊了15个亚型,其中LQT1、LQT2、LQT3占92%。LQT1者心电图表现为T波低平,基底部宽,运动、情绪激动易触发,应避免剧烈运动,尤其是游泳。LQT2者心电图表现为T波低振幅,切迹或双向,在安静时突发声音刺激易诱发,应避免闹钟、突发电话铃声等。

可分为获得性和遗传性两种类型。获得性LQTS通常与局部心肌缺血、心动过缓、电解质紊乱和应用某些引起Q－T间期延长药物,如奎尼丁、普鲁卡因酰胺、胺碘酮、索他洛尔、氯丙嗪、红霉素等。遗传性LQTS则属于常染色体遗传性疾病,目前已发现致病基因已达13个,已发现100多个突变位点。

遗传性LQTS为常染色体遗传性疾病,有2种形式:① 属常染色体显性遗传的Q－T间期延长综合征(Romano－Ward综合征),不伴耳聋,其后代患病的概率为50%,较为常见。

2) 属常染色体隐性遗传的Q－T间期延长综合征(Jervell and Lange-Nielsen综合征),伴耳聋,相对少见。它们的特征均为心电图示Q－T间期延长(男性Q-Tc>460 ms,女性Q－Tc>480 ms),T波宽大或有切凹,U波明显或TU融合波,但亦有Q－T间期静息时正常,运动后才会延长。常伴室性心律失常,可反复发生室性心动过速,QRS波群呈多形性或尖端扭转型,发生昏厥、抽搐,可演变为室颤,导致猝死。

Jervell and Lange－Nielsen综合征患者Q－T间期延长的程度比Romano－Ward综合征者显著,发生晕厥和猝死的概率也高。受惊、焦虑、剧烈运动为常见的诱因。标准治疗是应用抗肾上腺素能药物β受体阻滞剂,在接受最大耐受剂量的β受体阻滞剂仍有晕厥发生时,可做左侧心交感神经节切除术,目前方法是选择左侧第4、5胸交感神经节切除,保留左侧星状神经节的头侧部分,这样可使术后Horner综合征发生率降到最低。只有在上述的治疗后仍发生恶性心律失常时才考虑安置植入型心脏复律除颤器(ICD)。临床上有少数的患者因其心动过缓或心率较慢,可能通过早期后除极诱发尖端扭转型室性心动过速,因而不能耐受β受体阻滞剂,这组患者可联合应用β受体阻滞剂和心脏起搏器治疗。在发作尖端扭转型室性心动过速时不能短时间自行终止者,需立即转复心律,可静脉注射硫酸镁,首次剂量2 g,在2～3 min内注射完毕,随后以2～4 mg/min速度给药,如有复发,可再次给予2 g注射。另一方法是以90～110次/min的频率进行临时起搏治疗,若TdP发作已转为室颤,则非同步电除颤是首选的治疗方法(见第五篇

第六章)。

3) Andersen-Tawil综合征(ATS):1971年Andersen首先描述,1994年Tawil再描述,并以其命名为Andersen-Tawil综合征。

本病为异质性疾病,可为散发性或常染色体显性遗传,并有高度变化的表型和不完全性外显率。其遗传学基础被认为*KCNJ2*的独特基因错义突变所致,位点在17q23。曾被列为第7型LQTS。

目前在全球范围确认本病为罕见、多系统病变,其特点为临床三联症表现——周期性麻痹、畸形和室性心律失常。心电图异常表现为Q-Tc明显延长,U波显著和室性异位心律包括多形性室性心动过速(VT),二联律和双向性心动过速。虽然室性异位心律常见,但本病多数病人无症状,心脏性猝死也极罕见。

4) Timothy综合征(TS):1992和1995年,数例新的心律失常综合征伴有先天性心脏病和并指(趾)畸形患者被描述。2004年,Splawski及其同事认定此为新的、罕见的、多系统的、伴高度致命性心律失常的疾病,Q-T间期都有显著的延长:480~700 ms,平均600 ms,有并指(趾)畸形(足趾和手指蹼状),多数有危及生命的心律失常,包括2∶1房室传导阻滞、尖端扭转型室性心动过速和室颤,其他常见的表现还包括面貌畸形、先天性心脏病(室间隔缺损、动脉导管未闭、法洛四联症等)、免疫功能低下和神经精神疾病(孤独症、禁闭症、精神发育延缓)。

本综合征曾被命名为第8型LQTS,后经Katherine Timothy研究并定出本病致病基因,为*CACNAIC*基因的错义突变所致,位点在12p13.3,因而本病命名为Timothy综合征。治疗:绝大多数应用β受体阻滞剂,其他缩短心室复极的药物如美西律也被推荐,以降低恶性心律失常发生的风险。ICD的植入可防止心脏性猝死。

5) LQTS诊断标准的建议:具备以下1种或多种情况,可明确诊断:① 无Q-T间期延长的继发因素、Schwartz诊断评分≥3.5分(表1-6-1)。② 存在明确的至少1个基因的致病突变。③ 无Q-T间期延长的继发因素,12导联心电图Q-Tc≥500 ms。

有以下情况可以诊断:有不明原因晕厥、无Q-T间期延长的继发原因、未发现致病基因的突变、12导联心电图Q-Tc在480~499 ms。

表1-6-1　遗传性长Q-T间期综合征的Schwartz诊断评分标准

诊断标准	评分
心电图表现	
Q-Tc(ms)	
>480	3.0
460~470	2.0
>450	1.0
尖端扭转型室性心动过速[a]	2.0
T波交替	1.0
T波切迹(3个导联以上)	1.0
静息时低于正常2个百分位数	0.5
临床表现	
晕厥	
紧张引起	2.0
非紧张引起	1.0
先天性耳聋	0.5
家族史	
家族成员中有肯定的LQTS	1.0
直系亲属中有<30岁的心脏性猝死	0.5

注:a,除外继发性尖端扭转型室性心动过速;评分>4分,可诊断LQTS,2~3分为可疑LQTS。

6) 治疗:β受体阻滞剂是一线治疗药物,无禁忌证者推荐使用,包括Q-Tc间期正常,而基因诊断阳性者。首选普萘洛尔,不能耐受或服药顺应性差者,可用长效制剂,如美托洛尔缓释片、卡维地洛、阿尔马尔等。发生过心脏停搏、对β受体阻滞剂有禁忌证或服用β受体阻滞剂仍有晕厥发生,需考虑ICD治疗。但不建议ICD作为无症状LQTS患者,特别是年轻患者的一线治疗。左侧交感神经去除术(LCSD)适用于对β受体阻滞剂不能耐受或无效者(详见第五篇第六章)。

(2) 短Q-T综合征(short Q-T syndrome,SQTS):本病自2000年以来逐渐认识,2004年初才被基本确定是一种单基因突变引起心肌离子通道功能异常而致恶性心律失常、有猝死高度危险的遗传性疾病,属常染色体显性遗传方式传递。此综合征少见,目前在人群中的发病率尚不清楚,从全球范围内已有报道的3个家族和15个病例的资料分析,男女均可发病,心脏性猝死的家族史较明显。在三个家系两个家系成员中确定了一个致病基因和两个错义突变位点。目前的研究认为致病基因已有7个报告,尚有不同的突变位点,或可存在突变基因的不完全外显。

本病的临床症状,轻者有头晕、心悸,重者可发生晕厥或猝死,且猝死可为首发症状。心电图显示Q-Tc间期持续性或慢频率依赖性(矛盾性)缩短,一般<330 ms,而无器质性心脏病和引起间期缩短的其他因素(高温、高血钙、高血钾、酸中毒、自主神经张力变化)。可发生房颤、室速、室颤。电生理检查发现心房不应期和心室不应期缩短,显示心房肌和心室肌的易损性增加。

本病目前尚无特效的治疗方法,有报告奎尼丁可延长其Q-T间期。对于心内电生理检查可诱发恶性室性心律失常者可考虑安置ICD。不能诱发者是否需植入ICD治疗尚未达成一致的意见。药物治疗或更有效的其他疗法尚有待于今后对本病在基础和临床的进一步研究(见第五篇第六章)。

(3) 其他离子通道病

1) Brugada综合征(BrS):Brugada综合征是在1992年由Brugada兄弟俩报道了具有特征性心电图表现,发生恶性心律失常、猝死而无器质性心脏病8例患者而被命名。目前研究已得出此综合征为常染色体显性遗传性疾病,编码Na^+通道、I_{to}通道、$I_{K.ATP}$通道和(或)Ca^{2+}-Na^+交换体的基因突变都可能是其分子生物学基础。在Brugada综合征中10%~30%是由第3

号染色体上编码钠离子通道的 *SCN5A* 上的 9 个位点的基因突变，引起钠离子通道的失活，产生原发性心电紊乱，诱发出多形性室速、室颤的致命性心律失常。晕厥和心脏性猝死是该综合征仅有的症状，多形性室速的联律多较短，往往自行终止又反复，造成反复发作性晕厥，猝死好发于睡眠中，尤其是发生于清晨。特异性心电图标志是表现在右胸 V1～V3 导联心肌复极和除极异常的 S－T 段改变的心电图表现(无可致右胸导联 S－T 段抬高的已知原因)，而无器质性心脏病的证据，可有恶性心律失常的家族史或有过快速室性心律失常发作引起的症状。2002 年欧洲心脏学会提出"关于 Brugada 综合征诊断指标的建议"中，认为其心电图在自发/药物诱发出现右胸 V1～V3 导联除极和复极异常的 S－T 段改变表现有 3 种类型(表 1－6－2)。

表 1－6－2 心电图 V1～V3 导联除极和复极异常的 S－T 改变表现

表 现	Ⅰ型	Ⅱ型	Ⅲ型
J 波* 的幅度	≥2 mm	≥2 mm	≥2 mm
T 波	倒置	正立或双向	直立
ST－T 形状	穹隆形(或穹形)	马鞍形	马鞍形
S－T 段(后半部分)	逐渐下降	抬高≥1 mm	抬高≤1 mm

注：*，J 波又称 Osborn 波。

由于 Brugada 综合征显性遗传的外显率较低，84%的突变基因携带者心电图可以正常，其中部分突变基因携带者可无临床症状，因此 Brugada 综合征有较宽的临床疾病谱，可表现为静息基因携带者(即携带有 *SCN5A* 突变的基因，无临床症状，即使用药物激发条件下心电图仍正常)；临床无症状，仅药物激发试验阳性；自发性心电图异常；晕厥反复发作及猝死者。高度怀疑为 Brugada 综合征，而心电图表现不明显，可做药物激发试验，但要谨慎，在有心肺复苏的条件下进行。诱发的药物有阿吗啉、氟卡尼、普鲁卡因胺。

Brugada 综合征与第 3 型 LQTS 属于分离的等位基因，前者 *SCN5A* 突变使 Na^+ 通道快速失活，而后者是 *SCN5A* 突变使 Na^+ 通道延迟失活。两者具有相同的突变基因，但突变的基因作用的生理基质不同，Brugada 综合征基因的突变主要在心肌外层，而第 3 型 LQTS 基因的突变主要在心肌的中层，所以两者在临床表现上具有高度相似性，心律失常事件常发生在睡眠或休息时，但两者的心电图表现差异很大。1999 年 Bezzina 报道在同一具有 *SCN5A* 基因突变的家族成员中，一部分表现为 LQTS，一部分表现为 Brugada 综合征。

有症状者安置 ICD 是首选治疗手段，β 受体阻滞剂和胺碘酮对猝死无预防作用。应避免应用强钠通道阻滞剂和三环类抗抑郁药(见第五篇第六章)。

2）特发性室颤(idiopathic ventricular fibrillation，IVF)：即病因不明的室颤，是指对室颤、猝死及其幸存者经过详尽的有创和无创的各种检查(包括尸检)，仍不能确定该恶性心律失常的器质性或功能性的临床病因。

目前 IVF 的特异性基因尚未确立，遗传学的发病机制有待证实，众多学者正在积极探索之中，近年来认为与 Brugada 综合征、第 3 型 LQTS、Lev－Lenegre 病同属于等位致病基因 *SCN5A* 的突变有关，多数专家认为在遗传学和机制上与 BrS 在本质上具有相似性。

近来研究发现 1/3 的 IVF 患者的心电图提示下侧壁导联 J 点抬高(心电图基线抬高在 1 mm 以上，即所谓早期复极)，认为早期复极过度表达时，可出现晕厥或睡眠时心脏停搏(VF)。

本病的诊断是排除性的诊断，即在明确诊断为室颤的基础上，排除其他可能导致室颤和心搏骤停的因素才能考虑为 IVF，本病的恶性心律失常的复发率非常高，β 受体阻滞剂对降低复发率效果不明显，首选仍是 ICD 的植入。

3）进行性心脏传导障碍(progressive cardiac conduction defeat，PCCD)：亦称 Lev－Lenegre 病，是较常见的无结构性心脏病的心脏传导性疾病之一。Lev－Lenegre 病是 Lenegre 病和 Lev 病的统称，由于同属于等位基因性疾病，均为 *SCN5A* 基因突变，只是位点不同。临床表现、心电图特征两病极为相似，在病理上均是仅累及心脏传导系统的纤维化、硬化，终末期病理上更难区分，故将两病统称为 Lev－Lenegre 病。

Lenegre 病并非少见，病理证实该病心脏传导系统除双束支纤维化外，整个传导系统都存在弥漫性纤维化，因此累及的心脏特殊传导系统范围较广，包括窦房结、房室结、浦肯野纤维网。心电图表现为右束支传导阻滞(RBBB)，可伴窦性心动过缓、P－R 间期延长，以后进行性发展和加重，发展为右束支传导阻滞伴左前分支(RBBB＋LAH)阻滞，形成双束支不同组合的阻滞，最后发展为三度房室传导阻滞。临床表现为持续性心动过缓、晕厥甚至猝死。发病年龄较早(＜40 岁)，在新生儿期、青春期就可能出现单支或双束支阻滞。遗传倾向明显大于 Lev 病，家族聚集性明显。目前无阻止本病进程的治疗方法，由于束支阻滞本身不引起血流动力学异常，故无需处理，若发展到双束支间歇性或完全性阻滞，出现头晕、黑矇、晕厥，则植入永久心脏起搏器。

随着社会人口老龄化，Lev 病发病率渐增，目前也不少见。该病是心脏左侧纤维支架硬化、钙化，压迫、分割临近的房室传导组织，并累及双侧束支纤维化产生传导阻滞。

心脏纤维支架是围绕心室底部、房室口(二、三尖瓣)和主动口周围，由致密结缔组织形成的复合支架，将心房肌和心室肌之间的电活动分隔开，起着两者间电活动的绝缘作用，使心脏电活动循特殊的传导系统进行传导。心脏纤维支架另一重要作用是将心脏瓣膜固定在心室上，同时也是普通心肌纤维的起始点和活动的支点。因此纤维支架硬化、钙化，可涉及心脏瓣膜钙化，故 Lev 病常伴发老年退行性瓣膜病，约 85%的患者同时伴有老年心脏钙化综合征(即有冠状动脉钙化、主动脉钙化，甚至左心室乳头肌、腱束钙化)。

Lev 病发病年龄较晚，多在 40 岁以后发病，当发现双侧束支阻滞(多先表现为完全性左束支阻滞)心电图表现，以及老年退行性瓣膜病或(和)老年心脏钙化综合征的影像学证据时，就可诊断 Lev 病。治疗与同 Lenegre 病。

4）遗传性病态窦房结综合征(hereditary sick sinus syndrome，HSSS)：是病态窦房结综合征(SSS)中的一种少见类型，SSS 是在获得性心脏病变，包括心肌病、充血性心力衰竭、缺血性心脏病或代谢性疾病中发生。HSSS 是无基础心脏病变，有家族聚集性，发病年龄早，可发生在任何年龄，包括胎儿。起病隐匿，进展缓慢，临床表现和治疗与获得性心脏病变基础的SSS相同（见第五篇第六章）。

本病为常染色体显性遗传，也有常染色体隐性遗传的报道。其遗传学基础涉及3个基因突变：*SCN5A*、*HCN4*和*ANKB*基因突变，位点分别为3p21、15q24、4q25。通过改变钠通道的生物物理机制，使通道表达缺失或其功能轻至重度丧失从而导致钠通道无功能。

5）儿茶酚胺敏感性多形性室性心动过速（catecholaminergic polymorphic ventricular tachycardia，CPVT）：是一种遗传性心律失常综合征，心脏结构正常，以常染色体显性形式遗传，*RyR2*基因突变，位点1q42、1q43功能障碍，细胞内钙从肌浆网释出的关键成分的失调，导致钙释出通道泄漏和过度钙释出，是CPVT的发病机制基础。尤其在交感刺激时可诱发钙超负荷、延迟除极化（DADs）和室性心律失常。多发生在年轻人，与LQT1的基因型密切相似，但远比后者易致命。游泳是CPVT潜在的诱发致命性心律失常的触发因素，其经典表现为运动引起晕厥或猝死，心电图有显著的室性期前收缩伴双向性室性心动过速这一标记性的表现。临床上如运动引起晕厥的表现，而Q－Tc短于460 ms时，应立即首先考虑，需要排除CPVT，而不是考虑所谓隐匿性或正常Q－T间期的LQT1。

治疗：应用β阻滞剂是Ⅰ类指征，必要时植入ICD。

6）家族性心房颤动（familial atrial fibrillation，FAF）：又称特发性心房颤动（idiopathic atrial fibrillation）或孤立性心房颤动（isolated atrial fibrillation，IAF）。在本病的命名上尚有争议，因为早年即出现房颤时，不伴有基础心脏病，被称为孤立性房颤，但有些孤立性房颤最终发现有器质性心脏病，而特发性房颤是指没有任何器质性疾病基础的房颤，有明显家族聚集倾向性者，可称家族性房颤，占所有房颤患者的2%～16%。

虽然多数家族性类型的遗传学尚不清楚，诸多的医学家发现家族性类型房颤，为常染色体显性遗传。近年来，关于致病基因的鉴定取得了很大进展，对基因的突变原因进行了功能研究，并明确了其致病机制。涉及KCNQ1、KCNJ2、KCNA5密码心脏钾离子通道、SCN5A心脏钠通道、NPPA心房利钠肽前体的突变（功能丧失或功能获得），以及与伴有常染色体隐性遗传的临床基因的NUP155核孔蛋白、GJA5连接蛋白有关。

（4）家族性预激综合征（familial pre-excitation syndrome）：本病在新生儿或婴儿期即可有预激综合征的心电图表现，好发室上性快速性心律失常，家庭成员中常2人或2人以上患本病，可不伴或伴有其他先天性心血管畸形，如三尖瓣下移畸形或家族性的心肌病如肥厚型心肌病等。

5. 冠状动脉和其他血管病

（1）家族性高脂血症：本病与动脉粥样硬化和冠状动脉粥样硬化性心脏病（冠心病）关系密切。家族性高脂血症包括家族性高胆固醇血症、家族性高甘油三酯血症和家族性混合性高脂血症3种类型。① 家族性高胆固醇血症的特点是血清胆固醇和低密度脂蛋白增高，而血清三酰甘油（甘油三酯）和极低密度脂蛋白正常。纯合子者血清胆固醇高达130 mmol/L以上，低密度脂蛋白受体完全缺乏。杂合子者血清胆固醇在6.5～7.8 mmol/L，低密度脂蛋白受体部分缺乏。临床表现有黄瘤病、角膜老年环、早年发生动脉粥样硬化和冠心病，后者包括心绞痛、心肌梗死和猝死。② 家族性高甘油三酯血症的特点是血清三酰甘油和极低密度脂蛋白增高，而血清胆固醇和低密度脂蛋白正常。患者多肥胖，较多伴糖尿病和高尿酸血症。动脉粥样硬化和冠心病发病率亦高。③ 家族性混合性高脂血症的特点是血清胆固醇和三酰甘油均增高，早年发生动脉粥样硬化和冠心病，黄瘤病和肥胖者多见（见第十篇）。

（2）家族性特发性肺动脉高压：本病遗传学的研究尚不充分，因为已有一些家族性的病例报道，故有学者认为本病可能有2种遗传类型：散发性呈多基因遗传；家族性呈常染色体显性或隐性遗传。主要表现为先天性肺小动脉病变，出生后逐渐发展。肌型小动脉内膜增厚，成垫状或瓣状物向腔内凸出；弹力型动脉内膜增厚和粥样硬化等，引起肺动脉持续性增高（见第十七篇）。

（3）遗传性出血性毛细血管扩张：本病患者的皮肤、黏膜和内脏小血管有遗传性缺陷。群体患病率为（1～2）/1万，国内报道1 000例以上。本病极易出血，如鼻出血以及消化道、呼吸道、泌尿道、脑、眼底等处出血。该处毛细血管扩张，呈点状、线状或放射状成簇分布，亦可见结节状和血管瘤状，以上肢、额面、上下唇、舌、鼻的皮肤和黏膜处多见。毛细血管镜检查和束臂试验阳性及在家族中有同样病例则有助于诊断。治疗一般用支持疗法。局部用压迫、冷冻电凝止血，全身用止血剂，补充铁剂、蛋白质等止血和纠正贫血。预防外伤，避免感冒和空气干燥的环境。患者的止血和凝血功能正常，故能经受各种手术。纯合子病孩常因严重出血而夭折；杂合子患者预后较好，有存活到80岁以上的报道。

（4）Williams综合征：本病为常染色体显性遗传，但尚不能排除常染色体隐性遗传的可能性。本病以特殊面容、主动脉瓣上狭窄、婴儿期高血钙和智力迟钝为主要特征。患者面貌似童话中的精灵，称精灵面容。主动脉瓣上狭窄可分为主动脉中层和内膜下肌纤维增厚致主动脉呈漏斗状环形狭窄、主动脉腔内有纤维隔膜呈膜性狭窄、升主动脉广泛管状发育不良3种类型，而以后者多见。主动脉瓣上狭窄引起左心室肥大、左心衰竭、心绞痛甚至猝死。部分患者伴有肺动脉干和（或）分支狭窄。治疗主要是手术纠治心血管畸形，宜尽早施行。高血钙时给予对症处理并进低钙饮食。心力衰竭者予以强心和利尿剂。

（5）先天性肺动静脉瘘：本病为肺动脉和肺静脉之间的异常沟通，并形成血管曲张或海绵状血管瘤，肺动脉未氧合的血液直接流入肺静脉，产生右向左分流，引起发绀。本病有家族性发病的倾向，50%～60%的患者伴有遗传性出血性毛细血管扩张。

（二）常染色体隐性遗传性心血管病

常染色体隐性遗传（AR）性疾病的遗传特点是双亲通常无症状，仅在同胞中发病，致病基因是隐性基因，在杂合体时不表现疾病，只有在纯合体时才发病。一般不会连续两代出现，只有双亲都有隐性基因时才会连续两代出现患病。多见于近亲婚配者，男女发病相等，发病年龄早，多见于儿童。

1. 先天性心血管畸形

（1）软骨外胚层发育不良综合征（Ellisvan Creveld综合征）：本病的特点是软骨外胚层发育不良。临床表现为身材小，远端肢体短，形成小肢体侏儒症；有多指（趾）畸形，以六指较多；由于远端指骨较短而握拳困难；指甲发育不全，头发细而稀疏，牙齿发育不全或无牙。1/3 患者出生后 6 个月内死亡，半数患者伴有先天性心血管病，如房间隔缺损、单心房等。目前尚无特效疗法，对骨骼和心血管畸形可考虑外科手术治疗。

（2）血小板减少性桡骨不发育综合征：本病有先天性血小板减少而红细胞和白细胞一般正常，同时有双侧桡骨发育不良或缺如，60%可有其他骨骼畸形。30%患者伴有心血管畸形，如房间隔缺损、法洛四联症、右位心等。女性多于男性。治疗主要是对症处理。血小板减少，出血量大时酌情输血小板或新鲜血液，有指征者尽早做骨科手术。

2. 心脏瓣膜病

（1）黏多糖贮积症：本病主要是溶酶体缺陷，影响黏多糖降解，未分解的黏多糖代谢产物在各脏器内积聚，产生各种症状。男女发病相等。患者生长迟缓，有侏儒症表现。头大、面容粗陋、鼻梁宽而塌陷、舌大、唇厚、牙齿小而不整；角膜混浊、视网膜色素沉着；手如爪，长骨和肋骨增宽，胸腰椎后凸；有脐疝、腹股沟疝，多毛，肝脾肿大，先天性骨关节脱位等。X 线示蝶鞍呈"丁形"。黏多糖在心脏瓣膜和冠状动脉内膜沉着，可致二尖瓣、主动脉瓣关闭不全或狭窄，冠状动脉病变，而发生心功能不全乃至死亡。死亡年龄大多在 7～10 岁，尸检 85%有心脏异常。本病有 7 种临床类型，分别称为Ⅰ、Ⅱ、Ⅲ、Ⅳ、Ⅴ、Ⅵ、Ⅶ型。除Ⅱ型为 X 连锁隐性遗传外，均为常染色体隐性遗传。其中Ⅰ型称为 Hueler 或承瘤病，Ⅱ型称为 Hunter 综合征（属 XR）较多见。目前尚无特殊疗法，宜加强保护，防止感染，及时对症治疗。

（2）镰状细胞贫血：本病多见于非洲，是珠蛋白β链中第 6 位谷氨酸被缬氨酸取代，形成异常血红蛋白 S(HbS)，促使红细胞呈镰刀状改变，畸形的红细胞可使毛细血管阻塞，导致溶血性贫血、血栓形成。多种器官由于缺氧、血栓形成和栓塞而出现肺、中枢神经、眼、肝、泌尿系统、骨骼等症状。可有发作性腹部、背部、骨或关节疼痛，溶血性贫血，出现黄疸、肝脾肿大。85%有心脏受损，出现心脏增大、心力衰竭、二尖瓣关闭不全、心包炎等表现。目前尚无根治方法，贫血严重时可输血，骨髓有类巨细胞改变者可试用叶酸每日 5～10 mg。现可用 DNA 探针做早期产前诊断，如诊断确立，应中止妊娠。

3. 心肌病

（1）心脏淀粉样变性：多数淀粉样变性与遗传无关。遗传性原发性淀粉样变性是由于遗传缺陷引起在器官组织细胞外淀粉样蛋白沉积造成的疾病。主要累及神经、心、肾、肝、脾、胃肠、肌肉、皮肤等组织。心脏淀粉样变性属于继发性心肌病，占心肌病的 5%～10%，呈常染色体显性方式遗传，外显不完全。在遗传上有民族或地区分布特点，心脏受损主要有 3 种类型：Ⅰ型葡萄牙型，见于葡萄牙、西班牙、意大利、日本九州岛、东南亚等，以及美籍华裔。Ⅱ型印第安纳型，见于美国印第安纳州、法国、德国，以及瑞士后裔等。Ⅲ型亚伯拉罕型，见于美国北部。淀粉样蛋白为一种类糖多肽复合物，沉积于心脏使心肌僵化，心脏增大，部分患者静脉压增高，酷似缩窄性心包炎或限制型心肌病。有时瓣膜受累，在心尖部或主动脉瓣区出现杂音，与老年性硬化、钙化难以区分。可有期前收缩、心房颤动、传导阻滞等心律失常，严重者可猝死。最终发生顽固性心力衰竭。治疗主要是对症处理。

（2）糖原贮积症：Ⅱ、Ⅲ型糖原贮积症是一类罕见的遗传性代谢病，1952 年证实为肝脏内葡萄糖-6-磷酸酶缺乏引起肝脏、肌肉及其他组织糖原代谢异常。临床上分 10 型，其中累及心脏的有Ⅱ型和Ⅲ型。糖原贮积症Ⅱ型称为 Pompe 综合征，其特征是心肌过多的糖原沉积引起心脏增大和心功能障碍，亦称糖原心综合征，是酸性麦芽糖酶或 α-1,4 葡萄糖苷酶缺乏以至全身组织均有糖原沉积。糖原贮积症Ⅱ型心脏受累明显，临床又分为 3 型：① 婴儿型，出生后哺乳困难、营养不良、巨舌、肌肉软弱无力，常于 3 个月内因呼吸肌衰竭而死。心脏呈球形增大，有奔马律，进而心力衰竭。心电图示 P-R 间期缩短，QRS 波群电压高，S-T 段和 T 波改变，左心室肥大。② 儿童型，病情发展较慢，常于 20 岁前死亡。③ 成人型，发病较晚，进展慢，30～40 岁症状才明显，预后良好。本病无特效疗法，于妊娠 14 周取羊水检查，如诊断明确应终止妊娠。糖原贮积症Ⅲ型又称 Cori 病或 Forhes 病，是淀粉-1,6 葡萄糖苷酶（脱支链酶）缺陷，以至在许多组织中积聚结构不正常的糖原为特征，临床较多见。心脏受累的发生率较低，主要表现为肝脏受累明显，肌肉萎缩、无力，有低血糖发作。本病无特殊治疗，低血糖如反复发作可多次进食。随年龄增长，肌肉症状和肝脏增大可逐渐恢复，故预后较好。

（3）遗传性共济失调：本病特点是缓慢的进行性共济运动失调，深部感觉消失，晚期可有痴呆和构音障碍，并可见视神经萎缩、神经性耳聋以及脊柱后侧凸、弓形足和马蹄内翻足等骨骼畸形。90%患者有心血管病变，主要是肥厚型心肌病和各种心律失常，心电图示 S-T 段 T 波改变，常因心力衰竭或发生心源性脑缺氧综合征而死亡。治疗主要是支持疗法和对症处理。

（4）重型β珠蛋白生成障碍性贫血：可分为α和β型。后者又有轻、中、重之分。为突变的基因影响了蛋白质的合成过程（转录、翻译），使指导β链合成的 mRNA 量减少，或转录正常而翻译有缺陷。除了有慢性贫血外，同时伴有巨脾和骨髓改变以及产生贫血性心脏病。重型β珠蛋白生成障碍性贫血常于出生后 6～12 个月出现贫血，进行性加重。有食欲不振、面色苍白、发育迟钝、体弱无力，常有发热、腹泻、腹胀等症状。肝脾肿大，因颅骨畸形而呈现特殊面容，骨骼因长期骨髓增生而使骨皮质变薄，伴脾功能亢进、糖尿病和肝功能损害，有甲状旁腺、性腺、肾上腺等功能低下表现。心肌肥厚、心脏增大、心律失常、心包炎和心力衰竭是主要的心血管损害，也是死亡的主要原因。对症治疗可用"输血疗法"、铁螯合剂、脾切除等，基因治疗可能根治，产前检查如能确诊，应终止妊娠。

（5）原发性含铁血黄素沉着症：本病为原发性铁代谢缺陷，含铁血黄素和棕色素沉积于组织，造成多器官损害。铁在心肌内沉着可致心律失常和充血性心力衰竭而引起死亡。其他临床特征有肝硬化、皮肤色素沉着、糖尿病、心律失常（如期前收缩、阵发性房性心动过速、心房颤动、房室传导阻滞等）。心脏扩大呈球形，颇似心包积液或黏液性水肿，有些患者心脏不大，呈限制型心肌病表现。治疗除处理肝硬化、糖尿病和心血管受累的症状外，每周放血 500～1 000 ml，至出现轻微贫血征象为止，有助于延缓疾病的发展，改善症状。

4. 心律失常 伴耳聋的 Q-T 间期延长综合征（Jervell Lange Nielsen 综合征）除患者有先天性耳聋外，其他表现与不伴耳聋的 Q-T 间期延长综合征（Romano Ward 综合征）相同。

5. 冠状动脉和其他血管病

(1) 成人型早老症(Werner 综合征)：患孩幼年期发育正常，多在 20～30 岁起生长突然停滞，头发、眉毛、阴毛脱落，面部皮肤皱缩，鼻呈鹰钩，貌似老人。皮下组织和肌肉弥漫性萎缩，由四肢末端开始向心性发展，呈硬皮样外观，关节活动受限，下肢可有溃疡。多于 20～30 岁时发生白内障，常伴糖尿病、性腺功能低下、高血钙等，易发生恶性肿瘤。几乎 100%早年发生广泛动脉粥样硬化，血管和瓣膜钙化。可导致主动脉瓣狭窄、关闭不全。冠状动脉粥样硬化则引起心绞痛、心肌梗死和心律失常，为患者早死的主要原因。治疗主要是对症处理。

(2) 弹力假性黄瘤病：按遗传方式和临床表现分为 4 型，其中 2 个类型呈常染色体显性遗传，另 2 个为常染色体隐性遗传。其基本病变是皮肤和动脉的弹力纤维钙化，以中等口径动脉受累最甚。皮肤、眼底和心血管是最严重的受累器官。皮肤病变以弹力假性黄瘤为特征，散发于屈侧部位如颈部两侧、腋、肘、腹股沟和腘窝等处，为淡黄至橘黄色的斑点状高出的丘疹(黄色假黄瘤)，大小不一。眼底有视网膜下水肿和出血，形成黄斑部盘状变性。由于弹力纤维钙化，血管失去有效的收缩，胃肠道出血时止血困难。心血管损害为全身广泛性动脉的中层进行性纤维增生和钙化，引起全身动脉管腔狭窄，供血不足。出现冠状动脉、肠系膜动脉、脑动脉、肾动脉、肢体动脉等缺血的表现。此外，还可有二尖瓣病变、心肌炎、心内膜炎、动脉瘤、静脉曲张、血管性紫癜等。本病无特殊治疗办法，可试用大量维生素 E 和透明质酸酶，因为表型的严重性与饮食钙的摄取成正比，所以避免补钙，控制高血压和动脉粥样硬化等危险因素。由于 4 种类型遗传方式不相同，故应明确分型，分别按其遗传方式咨询，以减少生育本病患者。

(3) 多发性大动脉炎：本病目前被认为是一种自身免疫性疾病，可能由链球菌、结核杆菌或立克次体等感染所诱发，与遗传和内分泌异常有关。有家族性发病倾向者，其遗传方式属常染色体隐性遗传。

(4) X 综合征：本病见于中年以上的女性，有轻度缺铁性贫血，伴易激动、心悸、多汗、抑郁、失眠等自主神经功能失调表现，具典型或不典型心绞痛发作，用硝酸甘油能缓解。心电图有心肌缺血改变，平板运动试验阳性，但冠状动脉造影未见异常。治疗在于消除患者顾虑，纠正缺血性贫血，对心绞痛可用硝酸酯和美托洛尔等治疗。

(5) 同型半胱氨酸尿症：本病是甲硫氨酸代谢过程中酶缺陷所致的遗传性疾病，尿中同型半胱氨酸增多。酶的缺乏有胱硫醚合酶合成缺乏、甲基转换酶缺乏和还原酶缺乏 3 种类型。其中以胱硫醚合酶缺乏最为常见。于出生后 5～9 个月起病，有脊柱侧凸、四肢细长等骨骼畸形。后期出现晶状体脱位，常伴有青光眼、视网膜脱离。100%患者有广泛的血栓形成，可发生于任何器官的血管。智力发育迟缓。本病以心血管系统形态学改变最为突出，临床表现与马方综合征相似，但尿中甲硫氨酸和半胱氨酸增多。治疗可试用大量维生素 B_6、维生素 B_{12} 以及叶酸单独或联合应用，无效时限制甲硫氨酸摄入量，补充胱氨酸，加用甜菜碱。

(三) X 连锁遗传性心血管病

X 连锁遗传性心血管病发病与性别密切相关。它指决定某种性状或遗传病的基因位于 X 染色体上，这样的遗传方式称 X 连锁遗传。性染色体有 X、Y 两种，男女性染色体的组成是不同的。女性有两条 X 性染色体，任一条 X 染色体上有致病基因即可患病，可连续数代出现患者。女性患者可传给儿子或女儿，但无父传子现象。女性患者较多。临床上病种较少。根据致病基因的位置和性质，有 X 连锁显性遗传(XD)、X 连锁隐性遗传(XR)。

1. X 连锁显性遗传性心血管病

(1) 色素失调症(Bloch Sulzberger 综合征)：出生后至 1～2 岁内出现皮肤损害，先为荨麻疹、疱疹、丘疹或红斑，消退后发生疣状损害，继而出现奇形怪状的色素沉着斑，4～5 岁后或青春期时消退，不留痕迹或尚有轻度脱色斑。常有小头、神经障碍、牙齿发育不良、眼部损害、耳聋、毛发稀疏、指(趾)甲萎缩、并指(趾)和伴脊椎畸形、智力不全等。心血管损害有动脉导管未闭、原发性肺动脉高压、心功能不全等。双亲常有近亲婚配史，患者多为女性，男女比例为 1∶10。在皮肤损害早期可用皮质激素和大量维生素 C 治疗，外用 3%氢醌霜。

(2) 灶性皮肤发育不全综合征(Gorllin Goltz 综合征)：患者多为男性儿童。本病主要特点为皮肤、骨骼及眼部三大病变。皮肤黏膜有点状发育不良、萎缩和色素沉着斑，线状毛细血管扩张，淡黄色柔软的脂肪结节和乳头状血管纤维瘤。尚有骨骼异常、并指、多指或无指畸形，指(趾)甲小而萎缩，小眼球、斜视和色素膜缺损，牙齿异常或缺失。心血管损害见于 10%患者，主要是主动脉口狭窄、房间隔缺损、肺动脉高压和毛细血管扩张。治疗主要是对并指、多指和心血管畸形以及皮肤血管纤维瘤施行手术治疗。

2. X 连锁隐性遗传性心血管病

(1) 黑酸尿症：又名尿黑酸氧化酶缺乏症。本病是 X 连锁隐性遗传，杂合子目前尚无法检测，是罕见的酪氨酸代谢缺陷病。由于肝脏或肾脏内尿黑酸氧化酶活性降低或缺如，使苯丙氨酸和酪氨酸在转变成尿黑酸后的进一步代谢过程受阻，尿黑酸在体内堆积，造成器官的损害和尿黑酸大量从尿中排出所致。患者耳、鼻、双颊等处可见褐黄色色素沉着，关节疼痛、畸形，尿在空气中放置后呈褐色或黑色。过早发生全身性动脉粥样硬化、心绞痛甚至心肌梗死而死亡，主动脉瓣和二尖瓣钙化也常见。本病无特效疗法。减少食物中的酪氨酸和苯丙氨酸量并无疗效。口服大量维生素 C 可阻止黑尿酸对赖氨酸羟化酶的抑制作用，可减少色素沉着。对心血管病变给予对症处理。

(2) 进行性肌营养不良：本病是一组遗传性原发性肌肉变性疾病，受累的骨骼肌进行性萎缩、肌无力。根据遗传方式和临床表现不同分为多种类型，其中假肥大型肌营养不良、良性假肥大型肌营养不良和单纯性遗传性挛缩型肌营养不良都属 X 连锁隐性遗传性疾病。它们都有不同比例的心肌受累，临床表现为心脏增大、心律失常和心力衰竭。心电图示 S－T 段和 T 波改变，有时有 Q 波、P－R 间期延长等。治疗主要增加营养，适当锻炼，用腺苷三磷酸或能量合剂可能有帮助。

(3) Ⅱ型黏多糖贮积症(Hunter 综合征)：也是黏多糖贮积症各型中属 X 连锁隐性遗传的类型，50%～100%的患者发生动脉粥样硬化(参见本章“常染色体隐性遗传性心血管病”)。

(4) 弥漫性血管角质瘤综合征(Fabry 综合征)：为溶酶体

α半乳糖苷酶A缺陷或活性降低，使该酶的基质三己糖苷角质胺不能水解，积蓄于体内，沉着于皮肤和各脏器所致。青少年期发病，皮肤各处出现大小约4 mm的圆形或卵圆形丘疹，伴肢端疼痛，角膜混浊、白内障或视网膜出血，肾功能不全和脑血管病变。心血管损害有心肌缺血、心肌梗死、心力衰竭、心律失常，还可以有二尖瓣和主动脉瓣病变。治疗主要是对症处理。患者多死于心、肾功能衰竭。

(5) 卷发综合征(Menkes综合征)：为遗传性铜代谢异常，使与铜代谢有关的多种酶活性降低，使铜的吸收、转运和利用过程异常所致。患者均为男性。主要表现为毛发异常，有捻卷毛、连球毛、结节性裂毛等，毛发无光泽；生长迟缓，智能低下；有顽固性癫痫大发作或呈痉挛状态；骨质疏松，易发生骨折；心血管损害表现为全身性动脉硬化病变，引起冠心病、脑血管意外、间歇性跛行、肾缺血或梗死、肠系膜动脉栓塞等。治疗主要是对症和支持治疗。预后不佳，患儿多于3岁内死亡。

三、多基因遗传性心血管病

有些疾病临床上被发现有家族发病的趋势，但不表现典型的孟德尔遗传，决定遗传的是多对基因而不是单一基因，环境因素可促进或抑制基因的表现。多基因遗传性心血管病包括了4种常见的心血管病：先天性心血管病、动脉粥样硬化和冠状动脉粥样硬化性心脏病(简称冠心病)、原发性高血压、风湿热和风湿性心脏病。此4种心血管病在本书均有专章阐述，本节仅就其遗传特点做一些补充。

(一) 先天性心血管病

先天性心血管病的遗传情况可分为3类：① 单基因遗传所致；② 染色体畸变所致；③ 多基因遗传所致。在前两类疾病中，先天性心血管病变为其多系统受累的组成部分之一，病例较少。第三类是单独发生的先天性心血管病，这时心血管畸形是主要或唯一的病变。遗传学学者认为，在各种先天性心血管病中，由单基因遗传和染色体畸变引起者占8%～10%，由多基因遗传引起者占85%～90%，单纯由环境因素引起者仅占2%～5%。足以引起先天性心血管畸形的物质或因素不少，如母亲妊娠年龄在38岁以上，妊娠期母亲各种疾病尤其是风疹感染、糖尿病、苯丙酮尿症、红斑狼疮、高原缺氧环境、化学制剂或药品的接触和应用如乙醇、锂制剂、三甲双酮、沙利度胺(反应停)、苯妥英钠、苯异丙胺、性激素等，但多数需要通过内在的遗传因素才起作用。人群对先天性心血管畸形的遗传倾向分为3种类型：① 家庭无本病的遗传倾向，有畸形的因素存在时不发生本病或仅极少数发生本病。② 家庭有本病的中度遗传倾向，在有畸形因素的作用下，部分家庭成员发生本病，大多数先天性心脏病属此类。③ 家庭有明显遗传易患性，即使无致畸因素，亦可能有少数家庭成员患本病，有畸形因素时成员发生本病的人数明显增多。此外，致畸因素是否起作用还与其量的多少、发生作用的时间(妊娠第2～8周)等有关。

按多基因遗传规律推算，双亲之一患先天性心血管病时，子女的再现风险率在2%～4%；先天性心血管病患者，其同胞患病的再现风险率在1%～4%。

(二) 动脉粥样硬化和冠心病

本病的病因和发病机制虽未完全阐明，但目前已公认本病为多病因疾病，其致病的多种因素称为危险因素或易患因素。其中有些因素与遗传有关，有些因素为环境因素，它们相互作用形成本病，故本病为多基因遗传性心血管病。环境因素主要是高脂肪、高胆固醇和高盐饮食，吸烟，缺少体力活动，精神紧张或紧迫感，肥胖或超重，不良生活方式等。而遗传有关的因素则有高脂血症、高血压、糖尿病、家族史、性格、免疫和凝血机制等。此外，年龄和性别可能通过生活方式、内分泌和代谢改变而起作用。

冠心病患者一级亲属的再现风险率在20%以上，为一般人群患病率的2～7倍，患高血压者较一般人群高2倍以上，患糖尿病者较一般人群高6倍。

(三) 原发性高血压

原发性高血压患者血压的增高主要是全身小动脉痉挛以致管壁增厚、硬化，引起周围动脉阻力增高所致。其病因和发病机制也未完全阐明，显然也是多因素的疾病，其中遗传因素起重要作用，故也属多基因遗传性心血管病。环境致病因素主要是多盐饮食、紧张的脑力劳动和生活环境、体重超重、吸烟、嗜酒、摄入脂肪过多等。其他如血管活性物质、肾和肾上腺激素等也起重要作用。

原发性高血压患者的子女中高血压的发生率较一般人群高2倍。6～16岁的高血压患者中，51%的父亲和(或)母亲患原发性高血压。父亲和(或)母亲有高血压，其子女的高血压患病率较父母血压均正常者高0.5～17倍。同卵双生儿间收缩压的一致性较异卵双生儿高2～3倍。高血压在双胞胎人群中的遗传度为63%～69%。提示至少在双胞胎人群中，遗传因素对血压的影响较环境因素重要。

(四) 风湿热和风湿性心脏病

风湿热和风湿性心脏病被认为是A组溶血性链球菌感染引起的自身免疫性疾病，但其确切病因和发病机制还未完全明确。近几年研究认为风湿热的发生是遗传因素、变态反应和A组溶血性链球菌毒力共同作用的结果，提示它是多基因遗传性疾病。

风湿热有家族发病倾向，早期研究提示35%～73%的患者有阳性家族史。双亲之一患风湿热，其子女再显风险率为9%～29%；双亲均无风湿热者，其子女发病的机会为5%～8%。风湿热患者的同胞患病率为10%～19.6%。同卵双生儿患风湿病的一致性(19%～30%)明显高于异卵双生儿(5%～9%)。曾用过A组溶血性链球菌疫苗预防链球菌感染，但却在风湿热患者的子女中引起急性风湿热，提示有家族的易患性存在。近几年在风湿热患者中发现B细胞表面有风湿热遗传标记抗原的存在。上述这些情况说明，在人群中存在易患个体，在A组溶血性链球菌感染的作用下产生异常的免疫反应，加上A组溶血性链球菌抗原对机体的直接影响，引起风湿热和风湿性心脏病的病理和临床表现。据估计一般人群中遗传易患个体约20%，但风湿热的发生率一般小于5%。

四、染色体异常性心血管病

染色体异常引起的疾病多以综合征的形式出现，心血管畸形常是综合征的一部分。平均半数以上的染色体异常疾病伴心血管病变，而先天性心血管病患者中可有多达5%为染色体异常所致。患儿出生后尚无有效的治疗方法，故在孕期及早筛查并做出诊断、降低发生率的二级预防是一项重要手段。常见的染色体异常性心血管病有三体畸形、染色体缺失、性染色体异常等综合征。

(一) 三体畸形综合征

1. 唐氏综合征(21 三体综合征、先天愚型、伸舌样痴呆、Down 综合征)　本病为第 21 号染色体出现三体(具有 3 条 21 号染色体)、嵌合或易位，是人类中最早被描述也是最常见的因染色体畸形导致的疾病。新生儿发病率为 1/(600～800)，已有近万例病例报告。目前在产科已普遍对怀孕 14～20 周的孕妇应用酶联免疫吸附法(ELISA)做常规筛选。畸变的发生率与孕妇的年龄成指数相关，在 35 岁以上高龄产妇中发生率骤升。患者身材矮小，智力低下，面容特殊，眼距宽、眼裂小、外眼角上斜、眼球震颤，鼻梁扁平，伸舌，口腔小，耳小且低位，肌张力差，可有通贯手等皮纹改变，十二指肠闭锁、食管或肛门闭锁和癫痫等，易患白血病。40%～50%患者伴有心血管畸形，在所有因先天性心血管病而死亡的患者中本病约占 5%。最具特征性的先天性心血管畸形为房室共道永存，其次为室间隔缺损、房间隔缺损、法洛四联症、动脉导管未闭等，尚可有大血管转位、主动脉缩窄、主动脉发育不良，偶见主动脉瓣和肺动脉瓣异常。发生于本病的左向右分流先天性心血管病，易发生肺动脉高压而形成艾森门格综合征，是患者早年死亡的重要原因。20%～30%患者于 1 岁内死亡。治疗主要是对症处理，对心血管畸形可考虑手术纠治。

2. 18 三体综合征(Edward 综合征、E 综合征)　是第 2 位高发的常染色体三体性疾病。本病为 18 号染色体三体、嵌合或易位。新生儿发病率为 1/(4 000～5 000)，和高龄孕妇明显相关。主要表现为出生时体重过低，生长迟缓，智力低下，头如舟状、枕向后凸、眼裂小，耳畸形和低位，肢体张力高、有特殊的握拳姿势，并指畸形、足弯缩，胸骨短小、横膈抬高、桶状胸等，约 30%有通贯手。至少 90%有心血管畸形，常见依次为室间隔缺损、动脉导管未闭、房间隔缺损、二叶式主动脉瓣和二叶式肺动脉瓣等。患者女多于男，比例约为 4∶1。预后差，常于婴儿期死亡。治疗主要是对症处理。

3. 13 三体综合征(Patau 综合征)　本病为 13 号染色体三体、嵌合或易位。在新生儿发病率为 0.001%，在死亡及自发性流产的胎儿中发病率明显增高。主要表现为未出生时体重过低，生长迟缓，可有癫痫、耳聋、兔唇、腭裂、多指(趾)、小头、各种眼畸形等，60%有通贯手。80%～90%有心血管畸形，常见者依次为室间隔缺损、右位心、二叶式半月瓣、动脉导管未闭、房间隔缺损、大血管转位、主动脉缩窄等。预后差，半数在产后 1 个月内死亡。母亲年龄在 40 岁以上者，本病发生率较一般人群高 10 倍。治疗主要是对症处理，特别要加强监护。

4. 22 三体综合征　本病为 22 号染色体三体、嵌合或易位。新生儿发病率为 1/(3 万～5 万)。主要表现为生长严重障碍、面容特殊、严重智力低下、听力障碍、手指细长、男性小阴茎和阴囊不发育。心血管畸形有房间隔缺损、室间隔缺损、动脉导管未闭、大血管转位、主动脉缩窄等。治疗主要是对症处理，患儿存活率低。

5. 22 部分三体综合征(猫眼综合征)　主要表现为猫眼(或虹膜缺损)、肛门闭锁、生长迟缓、智力低下，尚有耳低位与后旋、耳郭发育不全、斜视和肾异常等。40%～50%有心血管畸形，常见者为法洛四联症、三尖瓣闭锁、完全性肺静脉畸形引流、房间隔缺损和室间隔缺损等。治疗主要是对症处理。

(二) 染色体缺失综合征

1. 4p 部分单体综合征(4p 综合征、Wolf Hirschhorm 综合征)　本病为 4 号染色体短臂部分缺失所致。表现为生长障碍，智力低下，头小，面部不对称，眼距宽、虹膜和晶状体异常，人中短、唇和(或)腭裂，鼻呈三角形，马蹄内翻足，男性多有隐睾和尿道下裂，女性子宫发育不良。50%～60%伴心血管畸形，常见者为室间隔缺损、房间隔缺损、动脉导管未闭、肺动脉口狭窄等，尚可有左心发育不良、右位心、大血管畸形、三尖瓣闭锁、法洛四联症等。本病女多于男，1/3 的患儿于 2 岁内死于心脏病、感染、癫痫发作。治疗主要是对症处理。

2. 5p 部分单体综合征(猫叫综合征、5p 综合征)　本病为 5 号染色体短臂缺失所致。多为新的突变，少数是平衡重排。表现为出生时体重轻，生长障碍，婴儿期哭声奇特有如猫叫，1 岁后始渐消失，头小，婴儿期脸圆、少年期脸长，眼距宽、斜视、赘皮，鼻梁宽，骨骼和肾畸形，智力和语言障碍。约 1/3 患者有心血管畸形，常见者为室间隔缺损、动脉导管未闭、房间隔缺损和肺动脉口狭窄等。预后较好，多数患儿存活至儿童期，少数可存活至成年。治疗主要是对症处理。

3. 13q 部分单体综合征(13q 综合征)　本病为 13 号染色体的长臂部分缺失。表现为生长迟缓、智力低下、头小、面部不对称、鼻梁宽而隆起、上唇短、上门齿暴露、肛门闭锁等。20%～30%患儿早期发生视网膜母细胞瘤。25%～50%患儿伴心血管畸形，常见者为主动脉干永存、室间隔缺损、动脉导管未闭、主动脉缩窄、双侧上腔静脉等。患视网膜母细胞瘤的病婴多数夭折。治疗主要是对症处理。

4. 18q 部分单体综合征　本病为 18 号染色体之一的 q21→qter片段缺失所致。其特征为面部中央凹陷、面下颌凸出、眼球深陷、眼距宽、上睑下垂斜视、短鼻等特殊面容，上唇短、下唇上翻，凸出形成鲤鱼样嘴，因此又称为鲤鱼嘴综合征。患者生长迟缓、智力低下、头小、面中部发育差，常有青光眼、斜视、视神经萎缩，多有唇和(或)腭裂，半数有耳道闭塞、耳聋，生殖器发育不良，肌张力低下，有癫痫发作等。25%～50%的患者有心血管畸形，常见者为室间隔缺损、动脉导管未闭、房间隔缺损和肺动脉瓣口狭窄等。治疗主要是对症处理。

(三) 性染色体异常综合征

1. 特纳综合征(Turner 综合征)　本病是缺失一条 X 性染色体病，在新生女婴发病率约为 1/2 500。患者核型为 45，X0，故又称 X 单体综合征。少数患者核型为 46，XX 或 46，XY 嵌合。患者主要症状为性腺发育不全等表现。典型患者均为女性。特点为身材矮小，面容呆板，窄腭，短颈和颈蹼，肘外翻，指甲过凸，听觉丧失，视力差，乳房不发育，阴毛、腋毛少，卵巢发育不全。20%～50%的患者有心血管畸形，常见者为主动脉缩窄(多为动脉导管后型)、二叶式主动脉瓣、主动脉瓣下狭窄、室间隔缺损、二尖瓣脱垂和右位心等。治疗用雌激素替代疗法，从 13～15 岁开始应用。对心血管畸形者可考虑手术矫治。一些患者可存活至成年。

2. XXY 综合征(Kinefelter 综合征)　本病是生殖细胞成熟分裂或受精卵再分裂中发生性染色体或性染色单体不分离所致。其核型为 47，XXY。表现为青春期后睾丸小或隐睾、生殖器小或萎缩、第二性征发育不良、有男性女性型乳房发育表现。身材较高，智力正常或低下，有性格行为异常。血浆睾酮正常或减低，雌激素产生和排出增多。心血管畸形的机会较一般人群高5倍左右。最常见者为法洛四联症，其次为房间隔缺损、室间隔缺损、三尖瓣下移畸形、主动脉瓣狭窄、动静脉瘘和右心室双出口等。治疗是自幼开始心理治疗，强化男性意识的教育培养，从青少年开始用雄激素治疗。

参 考 文 献

1. 葛均波. 现代心脏病学[M]. 上海：复旦大学出版社，2011.
2. 李广镰，张开滋，Cheng T O. 心血管遗传病学[M]. 北京：北京医科大学中国协和医科大学联合出版社，1994.
3. 邢福泰. 临床心肌病学[M]. 长沙：湖南科学技术出版社，2012.
4. 中华心血管病杂志编委会心律失常循证工作组. 遗传性原发性心律失常综合征诊断与治疗中国专家共识[J]. 中华心血管病杂志，2015，43(1)：5－20.
5. Goldman L，Ausielto D. Cecil textbook of medicine [M]. 22nd ed. Philadelphia：W. B. Saunders，2004.
6. Gussak I，Brugada P，Brugada J，et al. Idiopathic short Q－T interval：a new clinical syndrome? [J]. Cardiology，2000，94：99－102.

第二篇

心脏病的病史询问和临床表现

第一章 心脏病的病史询问

魏 盟

一、病史的重要性和询问

近几十年来心血管疾病的诊疗有了明显的进步，由于检查技术朝高、精、尖方向发展，并在临床得到广泛应用，从而将心血管疾病的诊断技术推向一个新的水平。然而，无论在国内或国外普遍存在着一种倾向，即过度重视实验室或特殊检查，而忽视或轻视临床观察。当然，某些实验室或特殊检查常可提供极为宝贵的诊治线索。但总的来说，它们大多是补充或证实，而不能替代临床资料。多年的临床经验告诉我们，有时仅仅根据准确的病史即可做出初步诊断，至少可将鉴别诊断的范围缩小，所以准确的病史记录加上认真、全面的体格检查仍应作为心血管病诊治的基础。

病史的询问和记录，既是科学，又是艺术，要写好一份资料丰富、准确、内容完整、条理清楚而又精简、扼要的病史并不那么轻而易举，往往较心脏听诊或阅读心电图难得多。病史的记录应有一定的格式。开始时应该让患者自己详细叙述其主诉症状。在叙述过程中，有时有关医生需插入并提出一些诱导性的问题，以便尽快地获得一份准确而不烦琐的病史。对于其主诉，必须详细询问其具体情况，特别是诱发因素、发作性质、发作时间、缓解方式等。如有原始资料，包括原始病案、X线片、心电图等，详细阅读后，其内容可作为过去病史的重要组成部分。

过去病史应特别注意有无发热史、较剧烈的喉痛史、关节炎或关节痛史、出血，以及各种传染病史；此外，饮食习惯、体重的增减、营养不良或营养过度、烟酒史以及具体职业也应加以记录。

关于心血管疾病的内因，即遗传因素问题，除个别疾病外，目前的认识还较为肤浅，但高脂血症（低密度脂蛋白增高症）、冠心病、脑血管疾病（如蛛网膜下后动脉瘤破裂）、高血压及某些先天性心脏病均有内在的遗传因素。风湿热与风湿性心脏病也与内因、外因相互影响有关。

二、心脏病的症状

心脏病的病史中以呼吸困难、胸痛、心悸、晕厥为常见及重要的主诉，现分述如下。

（一）呼吸困难

与循环系统有关的呼吸困难大致可分为4种：① 一般性、心源性呼吸困难；② 阵发性呼吸困难；③ 周期性呼吸；④ 叹息性呼吸。

1. 一般性、心源性呼吸困难　是心脏病患者中最常见的症状和体征。呼吸困难主观方面指患者自觉空气不够（通气不畅）与呼吸费力，客观方面指呼吸急促（每分钟呼吸频率增加，每次呼吸深度变浅，每分钟总通气量略增加）。有以下情况之一即可引起呼吸困难：每分钟需要的换气量增加，或每分钟最大的换气量（约等于肺活量）降低。生理学方面研究提示，呼吸困难主要是与产生一定的呼吸潮量所费的胸腔内压力或所耗的呼吸肌力有关；任何增加肺静脉压的病理情况会导致肺血管床的淤血，减低肺组织的顺应性（弹性），从而增强呼吸肌的工作量。产生肺静脉高压的主要病因：① 二尖瓣口的循环障碍；② 左心室衰竭。心源性呼吸困难大多系慢性疾病，症状多逐渐加重。突然发生的呼吸困难除下述的阵发性呼吸困难外，应考虑急性肺梗死、气胸、严重肺炎及支气管阻塞等。

呼吸困难不一定是病理现象，例如剧烈体力活动的气急即系生理性，但日常生活中发生的呼吸困难多是病理现象，可为心源性或肺源性呼吸困难两类（表2-1-1）。心源性呼吸困难的主要诊断依据：① 心脏病的存在；② 充血性心力衰竭的存在，但应排除呼吸道疾病引起的呼吸困难。如难以确定呼吸困难究竟是由于循环系统疾病或由于呼吸道疾病所引起，应综合临床发现做出判断，有时通过快速利尿剂的反应可能有助于鉴别诊断。

表2-1-1　心源性与肺源性呼吸困难的鉴别诊断

项　目	心源性呼吸困难	肺源性呼吸困难
病史	劳力性呼吸困难，端坐呼吸，阵发性呼吸困难，下肢皮下水肿，或心绞痛史	多只有劳力性呼吸困难，慢性咳嗽、咳痰史，并发支气管炎、肺炎等
体格检查	心前区搏动增强，心音响亮，收缩期杂音明显，奔马律或心律失常，肺底湿啰音，横膈活动度正常	心前区搏动不明显，心音遥远，在剑突下较易听到，呼吸音轻，呼气时常有喘气音或哮鸣音，横膈活动度小

续 表

项　　目	心源性呼吸困难	肺源性呼吸困难
X线胸片	心脏增大,肺淤血	心脏大小正常或狭小,肺充气过度
心电图	正常或不正常(P波切迹;左或右心室肥大,或心肌梗死图形)	正常或不正常(电轴右偏或肺型P波)
对快速洋地黄的反应	多有良好的治疗或预防作用	无反应
对快速利尿剂的反应	呼吸困难明显减轻,肺底啰音消失,利尿作用明显	无明显反应,有皮下水肿患者可有利尿作用
对扩张支气管喷雾或气溶胶的反应	无明显反应	有明显反应

注:个别患者可能同时存在心源性与肺源性呼吸困难的情况。

轻度的心源性呼吸困难多是劳力性呼吸困难,中度的呼吸困难多为持续性呼吸困难(即休息时有气急、劳力时气急加重)。中度或重度的呼吸困难大多有端坐呼吸,即指患者因气急而被迫采取坐位以减轻其气急,但一般坐位不能完全消除其呼吸困难。为使患者能安卧床上需要垫于其颈背部枕头数量的多少,一般可作为端坐呼吸程度的标志;严重时,患者往往只能坐在靠背椅上入睡。

有明显的呼吸困难而不伴有端坐呼吸时应考虑以下原因之一:① 患者的呼吸困难系肺源性而非心源性;② 心力衰竭患者发生功能性三尖瓣关闭不全后使从右心进入肺脏的血容量减少,从而使患者可采取平卧体位;③ 左心房黏液肿瘤患者坐位时常可因引起二尖瓣口血流阻塞而产生急性肺淤血,平卧体位时肿瘤可向上移位使瓣口的障碍消除。

2. 阵发性呼吸困难　急性肺淤血是阵发性呼吸困难的病理生理基础,而急性左心衰竭是急性肺淤血的主要因素。阵发性呼吸困难多在夜间熟睡时发生,患者常因严重胸闷、气急而急促坐起或走近窗口呼吸。病情较轻者气急逐渐消退,较重者可发展为急性肺水肿,发病原理主要是与平卧体位引起血容量分布的改变有关,周围血液回流至肺循环过多,引起急性肺淤血。

3. 周期性呼吸(潮式呼吸)　周期性呼吸是一种呼吸过度或呼吸暂停相互交替的潮式呼吸,呼吸暂停或几乎停止为时10~40 s,其后呼吸即逐渐加深加速,为时30~60 s,以后呼吸又逐渐变浅变慢,以致暂停或几乎停顿。呼吸过度时,患者常有呼吸困难,其胸廓多保持在吸气状态。呼吸暂停时,患者思睡或入睡,四肢松弛,胸廓多保持在呼气状态。此种呼吸常见于左心衰竭、心排血量降低、肺-大脑循环时间延长兼有大脑血供不足与中枢神经敏感度减低的老年患者。轻度周期性呼吸可被忽视,患者也可能否认有呼吸困难,但此类患者可因周期性呼吸而引起失眠,因此准确诊断很重要。周期性呼吸困难的呼吸过度期有时被误诊为阵发性呼吸困难。呼吸过度时,动脉压与中心静脉压升高,并可因迷走神经的刺激引起窦性心动过缓、房室传导阻滞,甚至心脏停搏,须与频发性的心源性脑缺氧综合征(阿-斯综合征)相鉴别。无心脏疾病而仅有脑动脉狭窄或颅内压增高时,亦可有周期性呼吸。吗啡与镇静剂常是此种呼吸的诱发因素。苏醒时出现周期性呼吸的病例,其预后一般恶劣。正常婴儿及健康老年人睡眠时可有轻度周期性呼吸。

4. 叹息性呼吸　叹息性呼吸是一种心脏神经症的常见表现,切不可与真正的呼吸困难相混淆。此类患者常诉空气不够或窒息感,但实际上并无呼吸困难的征象,主要表现为偶然出现一次很深的呼吸,并伴有叹息状的呼气,在深呼吸和叹息后患者暂时感觉舒适。此类呼吸可反复出现,偶尔可持续几分钟以上(换气过度表现)而引起四肢麻木,甚至昏晕,但患者平时呼吸完全正常,睡眠时也不发生换气过度现象。

(二) 胸痛

心前区疼痛大多不是冠状动脉血供不足的表现。很多心外情况也可以引起心前区痛(表2-1-2)。如胸痛局限于心尖区(乳头下或心尖搏动处),与体力活动或情绪激动无密切的时间关系,则大多是神经系统过度敏感的临床表现之一,而不是心绞痛。此种心前区痛或前胸痛多为持续性隐痛或闷痛,常发生在紧张的脑力活动之后,可持续几小时或整日;或为极短促(仅1~2 s)的针刺样痛(非持续性,但可反复出现),两者均非体力活动引起,两者也均可伴有皮肤感觉过敏点或局部压痛点。

表2-1-2 引起胸痛的疾病

心血管疾病	肺炎
心绞痛	胸膜炎
冠状动脉粥样硬化(狭窄或阻塞)	气胸
非动脉粥样硬化性冠心病(心肌桥,X综合征等)	肺肿瘤
主动脉瓣狭窄或关闭不全	神经与关节病
冠状动脉口阻塞(梅毒性)	胸肋软骨炎
冠状动脉瘤和梗阻性肥厚型心肌病	带状疱疹
心肌梗死	颈椎疾病
主动脉夹层形成	放射性胸痛
心包炎	食管裂孔疝
肺脏疾病	胆囊疾病
肺梗死	心血管神经症

真正的心绞痛系一种暂时性、相对性、局限性心肌缺血的临床表现,一次发作为时短暂,一般不超过3~5 min,也不短于1 min。如心肌缺血较为严重并伴有心肌细胞坏死的临床或心电图表现,称之为心肌梗死。介乎两者之间的发作,无明显诱发因素,胸痛剧烈,时限超过3~5 min,称之为不稳定型心绞痛、心绞痛状态、卧位型心绞痛、中间型综合征、梗死前心绞痛,目前称之为急性冠状动脉综合征(ACS),其重要性在于该型患者多发展为心肌梗死或猝死。

用不透X线的液体注射于冠心病患者尸体的冠状动脉内,证明几乎全部心绞痛患者至少有一支或一支以上冠状动脉主要分支的阻塞。由此可见,冠心病的病理解剖所见的程度远远超过临床的估计。

心绞痛患者有时可否认有胸痛而只承认有胸部(特别胸骨上、中段后方)紧束感或压迫感,因此又可称为狭心症。发作多有明显诱因(主动脉炎与主动脉瓣关闭不全患者的心绞痛多在半夜熟睡中痛醒)。口含易于溶化的硝酸甘油片立即起解痛作用,但硝酸甘油有时也可对食管痛或胸壁肌痛起缓解作用。诊断时可用 PQRST 按顺序考虑：P(peculiarity)代表疼痛的特征,包括诱因和缓解方式;Q(quality)为疼痛的性质;R(referral site)代表放射部位;S(severity)为疼痛程度;T(time)代表疼痛时间。

中医学对于心绞痛的描述,认为“心痛间动作益甚”,与近代观点相符。又“心痛甚,旦发夕死,夕发旦死”,似指急性心肌梗死之痛。关于心绞痛的部位,宋代《圣济总录》中述“痛于两乳之中,鸠尾之间”(指剑突上),亦符合临床实际。

急性心包炎(尤其是急性非特异性心包炎)常伴有尖锐的心前区痛,可在胸骨左缘或心前区。急性心肌炎有时可引起心前区闷痛,主动脉动脉瘤或主动脉夹层动脉瘤可产生剧烈的胸痛。尚有不少胸痛的原因应予以注意：肋间神经痛,肋骨-肋软骨关节痛或关节松弛引起的局部痛,颈椎、胸椎神经根痛,肋骨、肋软骨或肋间软组织痛,胸膜炎,食管炎,食管裂孔疝,自发性纵隔气肿,纵隔炎或纵隔肿瘤等,均可引起类似心绞痛的症状。

(三) 心悸

心悸是自觉心跳伴有心前区不舒适感。心悸的临床意义不大,但在某些患者可成为其主诉症状,引起不必要的焦虑,而焦虑可增加交感神经的兴奋,引起心搏增强、心搏频率与节律的改变,从而形成恶性循环。

产生心悸的原因可有几种：① 心律失常,如窦性心动过速或过缓、明显窦性心律不齐、窦房结功能不全、期前收缩、心房颤动或扑动、阵发性心动过速、高度房室传导阻滞等;② 心脏搏动增强,即心搏量(每次搏血量)增加,见于剧烈的体力活动、情绪激动、甲状腺功能亢进、贫血、发热或感染、低血糖症、贫血、嗜铬细胞瘤,主动脉瓣或二尖瓣关闭不全等,以及食物、药物影响(烟草、咖啡、茶、酒精、肾上腺素、麻黄素、氨茶碱、阿托品、甲状腺素);③ 神经血循环衰弱症即心血管神经症,此类心悸如发生于短期焦虑情况下,心悸常可在促发因素去除后完全消失。如发生于长期或慢性焦虑过程中,特别是在患者所接触的医务人员曾偶然提及器质性心脏病存在的可能性或患者确实同时有心血管病变时。心悸如主要与自主神经平衡失调有关,其预后较差。此类心悸多有血循环运动过度的表现,如心前区收缩期杂音,脉率加速,脉压增宽,心电图上也可有 T 波振幅改变,T 波切迹,甚至 T 波轻度倒置(特别在饱餐后)。

(四) 晕厥

轻度大脑血流减少可引起头晕,突然而严重的大脑血流灌注减少则可引起昏晕或昏厥。因此,出现的症状与大脑血供减少的程度和速度有关。大脑血管病变本身当然可以引起昏晕等症状,但如同时存在心排血量(心脏每分钟排血量)的降低,暂时性大脑症状更易于发生。某些心血管功能异常可产生暂时性大脑缺血,引起眩晕等症状,如房室传导阻滞(伴心室率过慢)、高度窦性心动过缓或窦房传导阻滞、颈动脉窦过敏、阵发性心动过速以及心排血量突然降低等。高度房室传导阻滞或心室颤动所引起的心源性脑缺氧综合征为大脑血供暂时停顿的最突出的临床表现。此外,重度主动脉瓣狭窄也是引起晕厥的原因之一,原发性肺动脉高压也可发生晕厥。无明确心血管疾病而出现的晕厥多数是血管迷走性晕厥(vasovagal syncope),诊断的方法是直立倾斜试验(head up tilt table test)。方法：停用无任何影响自主神经和血管活性药物 5 个半衰期以上,检查当日要空腹 4～8 h,平卧 20 min,用加固带将患者固定于电动倾斜床上,记录血压和心电,然后将试验床倾斜至头高 70°,至出现阳性反应;阳性反应为倾斜过程中出现晕厥或接近晕厥,如始终为阴性则持续 30 min 后再用药物(舌下含硝酸甘油 0.50 mg或硝酸异山梨酯 5 mg,保持头高 70°至出现阳性反应,出现阴性反应再持续 20 min),阳性反应为倾斜过程中出现或接近昏厥伴心率减慢至 50 次/min,或收缩压≤80 mmHg 或舒张压≤50 mmHg,或平均动脉压下降≥25%。

参 考 文 献

1. 陈灏珠. 心脏听诊(第一～六讲)[J]. 中华内科杂志,1978,17：141,297,385；1979,18：309，479;1981，20：120.
2. 汪自文,吴宗,陈孟扬,等. 倾斜试验用于诊断血管迷走性晕厥的建议[J]. 中华心血管杂志,1998,26：423.
3. Benditt D G. Tilt table testing for assessing syncope [J]. J Am Coll Cardiol, 1996, 28: 263.
4. Craige E. Diastolic and continuous murmurs [J]. Prog Cardiovasc Dis, 1971, 14: 38.
5. Hurst J W. The Heart [M]. 7th ed. New York: McGraw - Hill, 1990: 175.
6. Jeresaty R M. Mitral valve prolapse-click syndrome [J]. Prog Cardiovasc Dis, 1973, 15: 623.
7. Reddy P S. Cardiac systolic murmurs: pathophysiology and differential diagnosis [J]. Prog Cardiov Dis, 1971, 14: 1.

第二章　心脏的物理检查

陈灏珠　姜　楞

一、心脏物理检查的重要性

物理检查亦称体格检查(physical examination),是诊断心脏疾病的重要步骤,包括心脏的望诊、触诊、叩诊和听诊,以及动脉和静脉的检查。心脏听诊是心脏临床检查的基石。自 1816 年法国 Laënnec 医生创用听诊器以来,直到 20 世纪中后期,心脏病专家们在临床实践中,通过床旁心脏听诊,并与心血管造影和手术结果比较,不断完善了这一临床技能，使之成为临床诊断心血管病的重要手段。然而，随着心脏病诊断技术的机械化和电子化，尤其是超声显像/多普勒技术，以及磁共振显像，目前在临床教学和实践中有忽视传统的心脏听诊及其他心脏物理检查的倾向。

实际上，心脏物理检查通过对全身动脉搏动和静脉压力，心前区搏动，心音变化和心脏杂音的检测，不仅可为解剖异常的诊断，而且可为血流动力学异常及其严重程度提供重要的线索。现代器械诊断技术的进步并不能取代心脏物理检查；两者应相互补充。如超声心动图对心瓣膜病和许多先天性缺损虽具有确定诊断的价值，但它取决于手握超声探头的检查者。在无临床检查的提示时，局限的病变可能因探头未到位而被遗漏；又如部位不典型的肌部小室间隔缺损，或冠状动静脉瘘，但在临床检查中常伴有典型的心脏杂音。许多急性心肌梗死的机械性并发症，诸如乳头肌断裂、室间隔穿孔等，都先由床旁心脏听诊发现，后经超声心动图或心脏造影证实。此外，冠状动脉造影和介入治疗是诊断和治疗冠心病的有效手段，但当冠心病合并中重度主动脉瓣关闭不全时，应首选冠状动脉搭桥和主动脉瓣替换术而不是单纯的冠状动脉介入治疗。然而，如冠状动脉造影前忽视了心脏物理检查，未发现舒张期杂音和水冲脉的存在，而盲目地放入冠状动脉支架而留下后患。因此，只有完善的病史和临床检查，才能使现代的器械诊疗技术有的放矢地和正确有效地应用。诊断疾病主要靠医生的分析和思维。切忌片面地根据诊断器械的结论或通过"自动分析系统"的结论，而无视对病史和体征的分析。在诊治疾病中医生应占主导地位，而不应跟在诊断器械后面转。常规地进行盲目的、千篇一律的器械检查不仅不一定使患者得益，而且还会增加患者的经济负担，造成社会医疗资源的浪费。

心脏听诊是临床医生最有用的在床旁可以使用的诊断工具，它不受时间、地点或设备条件的限制。大多数心脏瓣膜病和非发绀型先天性心脏病的患者是由于临床听诊发现杂音而首先做出诊断的。对于合格的心脏科临床医生，心脏听诊在检测心脏瓣膜病中的敏感性为 70%，特异性为 98%，阳性和阴性预测值可达 92%。然而，听诊的正确性取决于临床医生的听诊专业知识和经验。心脏听诊是一门基本的临床技能，但它并不是轻而易举就能掌握应用的。它既是一门科学，又是一门艺术。娴熟的心脏听诊技能是基于理论与实践的结合：首先需要懂得各种正常和异常听诊发生的机制，然后在临床实践中学习和掌握，并需要极大的耐心和恒心，在床旁反复实践。

二、心脏物理检查的基本条件

心脏检查宜采取望诊、触诊、叩诊和听诊依次的步骤进行。环境需相当寂静，有适当的照明。患者应躺在适当高度的检查床或病床上，检查者如习惯用右手，应站在患者的右侧。

听诊器最好具备钟型与膜型两种胸件，钟型胸件能最有效地传输低频率的声音，适宜听诊低音调的心音与杂音，如二尖瓣狭窄的舒张期杂音、奔马律等；也用于儿童或瘦小成年人的听诊。膜型胸件能最有效地传输较高频率的声音，适宜于听取高频率杂音，如主动脉瓣关闭不全的杂音。钟型胸件口径不宜<2.5 cm，胸件杯宜浅，其深度应为 6 mm。膜型听诊器的胸件口径应为 3.7 cm 或 4.5 cm，深度宜更浅，应为 3～4 mm。胸件系声音聚积器，4.5 cm 口径的膜型胸件可使听到的声音较响，但不适宜用于瘦小成人或幼儿。两种胸件杯底小孔及橡皮管的内径应为 3 mm，橡皮管宜用较硬的厚壁管或塑料管，双管长度约 10 cm，单管长度约 20 cm。听诊器的总长度为 50～55 cm。耳塞的直径应为 12 mm，连接两侧耳塞间的钢制弹簧宜较紧，以免用过一段时间后弹簧变松而致耳塞不能紧贴外耳道。使用听诊器时，耳塞应略朝前方，使耳塞的轴与外耳道相平行，否则耳塞孔可能部分地为外耳壁所堵塞而影响听诊。

有的听诊器把听低频和高频的两个功能结合在单一的薄膜上：在听诊时，将胸件轻触胸壁，易于听取低频率声音；如将胸件紧压胸壁，则易于听到高频率声音。最近推出的电子听诊器，具有放大和过滤的能力，以求降低噪声。其临床应用的价值及其与各类型的声学听诊器的比较尚有待同行的评议。

三、心脏的望诊与触诊

详细的心前区望诊与触诊，常能为诊断提供宝贵的资料。两种诊法基本上可同时进行，并可相互补充。一般先用直视望诊法，从仰躺患者的足部向上观察两侧胸部是否在同一水平或有局部隆起等，然后再用正切望诊法在前胸水平线上做侧面望诊。

（一）胸骨左缘隆起

胸骨下段与胸骨左缘第 3、4、5 肋骨及肋间隙的局部隆起，是发育完成前右心室肥厚所造成的胸廓畸形，多数病例同时有左乳头向上向外移位。胸骨左缘隆起主要见于先天性心脏病伴右心室肥厚，如法洛四联症、肺动脉口狭窄等或慢性风湿性心脏病的患者，有时也可由伴大量渗液的儿童期心包炎所引起。

（二）心基底部隆起或异常搏动

胸骨左缘第 2 肋间隙或附近如有隆起或收缩期搏动，多是主动脉弓动脉瘤或升主动脉扩张的征象。肺动脉扩张患者可在胸骨左缘第 2 肋间隙有显著收缩期搏动，但无隆起。肺动脉高压而不伴有肺动脉扩张时，也可能有肺动脉瓣区收缩期搏动。正常青年人，有时在肺动脉瓣区有轻度收缩期搏动，尤其是在体力活动或情绪激动时。

右侧或左侧胸锁关节处有时可因存在主动脉弓动脉瘤而发生收缩期搏动。先天性右主动脉弓的位置多较正常的左主动脉弓为高，有时可产生右胸锁关节处收缩期搏动。升主动脉夹层分离时也偶可见到右胸锁关节处搏动。

（三）心尖搏动的移位

心尖搏动位置的测定法如下：检查者望诊后将手掌放在第 5 肋或第 4 肋间隙锁骨中线的内侧或外侧，借以粗略估计心尖搏动的位置，然后将中指尖端垂直放于心尖搏动的最显著点上。搏动的最显著点就是心尖搏动点。利用心尖搏动点来决定心脏是否增大或移位较其他任何体征更为可靠。有时心尖搏动可因胸壁肥厚或肺气肿而不明显；心尖搏动的位置也易因横膈的高低而变动。如横膈升高，心尖搏动向外移位；如横膈下降，心尖搏动移向内侧。

心尖搏动向外移位的原因可分为两大类，即心脏移位与心脏增大。首先必须确定有无心脏移位因素存在。一侧胸腔有萎缩性病变（如一侧胸膜粘连、增厚或一侧肺不张）使心脏移向同侧。一侧胸腔内有扩张性病变（如一侧胸膜渗液或气胸）则使心脏移向对侧。脊柱畸形时心脏也会移位，移位方向随脊柱畸形情况而定。横膈升高使心脏移向左外侧。如能排除心脏外因素，心尖搏动移至锁骨中线以外，应认为是心脏增大的指征。心尖搏动移向左上侧（心尖搏动点在第 4 肋或第 5 肋间隙左锁骨中线外），多是右心室增大的指征；心尖搏动移向左下侧（第 6、7 肋间隙锁骨中线外），多是左心室增大的指征。

（四）心尖搏动不明显

心尖搏动不明显并非心脏收缩功能不全的征象；反之，心力衰竭病例的心尖搏动多较为明显（增强或弥散）。心尖搏动不明显见于下列几种病况：胸壁肥厚、肺气肿、心包渗液、胸腔积液、心脏沿长轴顺钟向转位以至左心室转向后方（右心室肥厚等所致）。正常成人中有 1/4～1/2 无明显的心尖搏动可见。

（五）胸骨左缘抬举性搏动

胸骨左缘抬举性搏动（心前区抬举性搏动）是指胸骨体下端及其左缘肋间隙和肋软骨在心脏收缩时出现一个强有力而较持久的抬举，此搏动可持续到第二心音的开始。此搏动是由于心脏收缩时肥厚的右心室壁向前、向右转动所致。如检查者握拳用小鱼际突或直接将手掌鱼际放在上述区域，心脏收缩会使手的接触部分被冲动抬起片刻。胸骨左缘抬举性搏动往往伴有心尖处收缩期软组织凹缩，形成摇摆形搏动。胸骨左缘收缩期抬举性搏动是存在时间已较久的右心室肥厚的可靠征象，但如患者同时有高度肺气肿，此搏动即不易见到（此时肥厚右心室壁的搏动常出现在上腹部）。右心室肥厚提示收缩期右心室压力负荷的长期增加。

右心室容量负荷的长期增加（舒张期充盈过度）时，如左至右分流的先天性心脏病、动静脉瘘、高度贫血、甲状腺功能亢进等，胸骨左缘可出现较轻的弥漫性收缩期搏动，搏动范围较为广泛，时限较为短促，抬举力也不大。正常成人的心前区无明显搏动，有时可有轻度收缩期回缩。

急性前壁间隔心肌梗死可有暂时性异常的心前区收缩期搏动，此种异常搏动可持续数日或数周（代表功能性心室壁膨胀瘤）。如形成解剖结构上的心室壁膨胀瘤，心尖处内上方或心尖区与胸骨左缘之间可出现持久性收缩期异常搏动。异常搏动与正常心尖搏动可形成双重搏动（异常搏动发生在收缩晚期），或两者融合成为一个范围增宽的心前区搏动。如桡动脉搏动较为细小而心前区搏动明显增宽，增强往往提示心室壁膨胀瘤的可能。心绞痛发作时有时也可出现明显的暂时性心前区抬举，口含硝酸甘油可使抬举迅速消退。在缩窄性心包炎病例，右心室充盈的急促开始和急促停止，使心前区发生舒张中期抬举性搏动，又称为舒张期震荡或搏动。

（六）心尖区抬举性搏动

心尖区抬举性搏动是指一种徐缓的强有力的比较局限性的心尖搏动。如将手指尖端稍微用力地按在心尖处，心脏收缩会使手指抬起片刻（抬举持续时间可延至第二心音处）。同时心尖搏动范围直径多数大于 2 cm；即使心尖搏动部位不在锁骨中线外，抬举性心尖搏动也是左心室肥厚的可靠体征。此种心尖搏动的区域较广，往往需要两个或三个手指端方能将其盖住，法国学者称之为“圆顶型心尖搏动”。有此种搏动的患者，可以同时在胸骨下端左缘处有收缩期胸壁软组织的凹缩，形成与右心室肥厚时相反的摇椅样摇动。正常心尖搏动的范围直径小于 2 cm，收缩期中第一个 1/3 时段搏动向外，后 2/3 时段搏动向内。

（七）上腹部搏动

上腹部的搏动可能是心脏所产生，亦可能是腹主动脉所产生。在高度肺气肿患者，肥厚右心室的搏动，常只能在上腹部扪及。上腹部搏动是心脏还是主动脉所致，可用以下方法鉴别。将手指从剑突下伸入前胸壁后面，右心室搏动冲击手指末端而腹主动脉搏动则冲击手指的掌面。在右心室肥大患者，可同时在胸骨体下段有收缩期搏动。

（八）震颤和震荡

触诊到震颤（thrill）相当于听诊到某些杂音。一般来说，震颤多发生于心瓣膜狭窄，但有时也可发生于心瓣膜关闭不全；极响亮的杂音都可以伴有震颤，但舒张期震颤大多数发生于有低频率舒张期杂音的患者（如二尖瓣狭窄的舒张期杂音多伴有震颤）。即使该杂音并不响亮或几乎听不到，扪诊时仍往往可觉察震颤。耳朵对于低频率声音不够敏感，而手掌则对同一低频率声音的震颤比耳朵敏感。除右心（三尖瓣及肺动脉瓣）所产生的震颤外，所有震颤均在深呼气后较易扪及。

胸骨右缘第 2 肋间的收缩期震颤提示主动脉瓣狭窄。胸骨左缘第 2 肋间收缩期震颤提示肺动脉瓣狭窄。胸骨左缘第 3、4 肋间的收缩期震颤提示心室间隔缺损（梗阻性肥厚型原发性心肌病有时在胸骨左缘有收缩期震颤）。心尖区收缩期震颤提示器质性二尖瓣关闭不全，心尖区舒张期震颤提示二尖瓣狭窄。胸骨体下段左侧或剑突左侧舒张期震颤提示三尖瓣狭窄。主动脉瓣关闭不全或肺动脉瓣关闭不全杂音极少伴有舒张期震颤（除非杂音异常响亮）。左侧第 2 肋间或其附近的连续性震颤提示动脉导管未闭。心包摩擦音有时可伴有心前区或胸骨左缘的连续性震动感觉，它类似震颤，但比较粗糙。

震荡（shock）是指触诊时所触知的一种短促的拍击感。右侧第 2 肋间的舒张期震荡提示主动脉瓣第二音亢进，左侧第 2 肋或第 3 肋间舒张期震荡提示肺动脉瓣第二音亢进（肺动脉高压）。心尖区收缩期震荡提示第一心音亢进。心尖区或心尖区内侧舒张期震荡提示舒张期奔马律、第三心音亢进或二尖瓣开放拍击音。

四、心脏的叩诊

心脏叩诊的诊断价值不及触诊或听诊，但在临床诊断上仍有一定意义。

心浊音区可分为相对与绝对两种，前者包括心脏被肺组织所遮蔽的部分，后者则不包括这部分。通常所称的心脏浊音区主要是指相对浊音区。但在较早期的右心室肥大时，相对浊音区可能改变不多，而绝对浊音区则增大；心包渗液较多时，绝对与相对浊音区均增大，且两者较为接近。因此，区别以上两种心浊音区仍有一定的临床意义。

叩诊一般从心底部开始。左、右侧心浊音界的叩诊，分别从胸廓之左、右侧逐渐移向中线。测定左侧的心脏浊音界，通常用轻叩诊法较为准确，但对肺气肿和肥胖患者，则宜用较重的叩诊法。右侧叩诊时宜使用较重的叩诊法，因右侧心脏离胸前壁较远之故。由于胸壁形态及心脏结构在胸腔内位置的特殊性，心脏叩诊的浊音界并非与实际心缘完全一致。如左侧叩诊时，由于肋骨的弯曲度与“心尖”部位较为表浅，左浊音界多超出实际左心缘 1～2 cm；右侧叩诊时，由于胸壁的平坦及右心房位置较深，右浊音界多在实际右心缘内 1～2 cm。

正常心脏的右侧叩诊，在第1～4肋间无浊音，需叩诊到胸骨边缘才发现叩诊音的改变。正常人左侧第1肋和第2肋间亦无浊音区，胸骨柄和胸骨体也不呈浊音，但胸骨体下部大多略呈浊音。左侧第3肋间心浊音界不超过胸骨中线到心尖处距离之半(通常不超过胸骨中线外3～4 cm)。第5肋间心浊音区左缘在心尖搏动点外约1 cm处。该肋间浊音区左缘在正常心脏不超出锁骨中线外(锁骨中线系指胸骨中线与锁骨外端两垂直线之中点，在胸骨中线外6～8 cm)。左侧第4肋间浊音区左缘在第3肋和第5肋间浊音区左缘的中间。如心浊音界向左或向右扩大，则首先应除外心脏移位的因素。如左心室显著扩大，则左侧心浊音界显著扩展，且在第6肋间较第5肋间更移向左侧。左侧第3肋间浊音区向左增大时，可能有肺总动脉或肺动脉圆锥增大。胸骨右侧第2～3肋间叩诊时出现浊音，则提示升主动脉瘤、主动脉扩张或纵隔肿瘤等的可能。胸骨右侧第3～4肋间叩诊呈浊音时，多提示右心房或右心室极度扩大或心包大量渗液。后者当患者平卧时，在左侧第1及第2肋间可出现浊音区，而当患者坐起或直立位时即消失。

五、心脏的听诊

心脏听诊是心脏物理检查中最重要的组成部分，根据听到的心音、杂音、心率和心律变化，有助于心血管疾病的诊断与鉴别诊断，且操作简便，无须消耗任何材料，是一种多、快、好、省的检查方法。近年来，通过与心电图、心音图、颈静脉波图、颈动脉波图、超声心动图、心尖搏动图及心导管检查发现的分析研究，使临床听诊水平大为提高。根据心脏听诊，不仅可对心血管病提供病理解剖诊断，而且还可借以分析病理生理的变化。

(一) 心脏听诊的物质基础

1. 心音的物理特点　血液的流动是心脏能产生声音的基本原因。心音是由瓣膜结构的活动(包括瓣叶的开放和关闭，乳头肌、腱索和瓣环的紧张)，心房、心室的收缩，心室壁和动脉壁的振动，以及血柱的振动所引起。总而言之，是在心脏活动的过程中，血流在心血管内忽而加速忽而减速，引起“心-血液”系统的振动所致。杂音是由于血液在心血管内流动时引起激流、漩涡、空腔现象和冲击心血管壁引起。粗糙的壁层和脏层心包摩擦而引起的振动，则产生心包摩擦音。

心音的频率在5～600 Hz。习惯上将120 Hz以上的划为高频音，80 Hz以上、120 Hz以下的划为中频音，80 Hz以下的划为低频音。听诊心脏时常听到的声音频率分布如下：第三心音与第四心音，10～50 Hz；第一心音与第二心音，50～100 Hz；舒张期隆隆样杂音，40～80 Hz；高频杂音(收缩期与舒张期吹风样杂音)，100～600 Hz；心包摩擦音，100～600 Hz。

额外心音的频率与第一心音或第二心音相近或略高；舒张期隆隆样杂音的频率，有些可达140 Hz；高频杂音和心包摩擦音的频率，有些可达1 000 Hz。

心音的强弱，不单与心脏产生的声波振幅大小(与声波振幅平方成正比)和它所带动的能量多少有关，而且还与频率的高低(与声波频率平方成正比)、传导它的介质的性质、心脏与体表的距离(与距离平方成反比)以及听诊者听觉的敏感度有关。

心音从心脏传到胸壁，所经过的组织以骨的传导最好最快，故发生于主动脉或左心房近脊柱的杂音可沿脊椎传到颅、肩、背等处，血液和肌肉次之，肺和脂肪组织最差，故有肺气肿或肥胖者，听诊到的心音均较轻。

心音和杂音基本上都是不同频率的声波杂乱地混合而成的噪声，只有少数的杂音属纯音或谐音，听起来如鸟鸣或似金属敲击声。心音和额外心音持续的时间短，而杂音持续时间较长。

2. 人听觉系统的生理特点　人的听觉系统能感知16～20 000 Hz的振动，这就是声波的频率范围。20 000 Hz以上的振动称为超声波，16 Hz以下的称为次声。人耳听1 000～3 000 Hz范围内的声音最灵敏，但听1 000 Hz以下的声音则灵敏度急剧下降。心音和杂音的频率都在1 000 Hz以下，不在人听觉的敏感范围。年老听力减退时，听250 Hz以上的声音将受到影响。因此要掌握心脏听诊需通过一定的训练，而要掌握好它更要有一个从实践到理论，又从理论到实践的反复学习过程。

在听觉范围内的声波要具有一定的强度才能听到，这就是人耳的听觉阈。刚达到听觉阈的最弱声音，其加到耳膜上的压力极轻，仅约相当于一只蚊子翅膀的重量。过强的声波压迫耳膜可引起疼痛而抑制了听觉，也就是达到人耳的痛觉阈。强度在听觉阈与痛觉阈之间而频率又合适的声波，人耳都能听到(图2-2-1)。

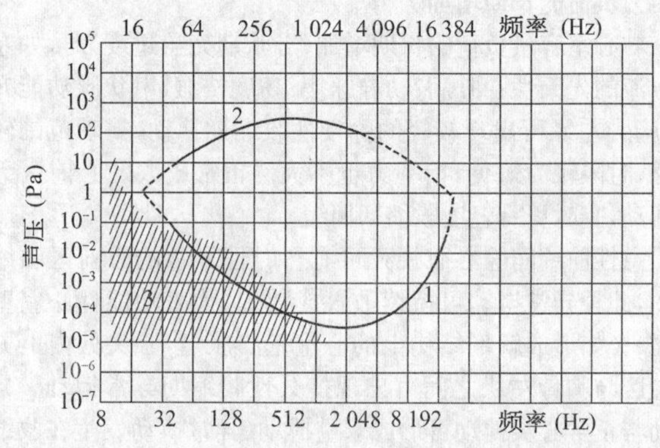

图2-2-1　正常人耳的听觉阈曲线

1，听觉阈曲线；2，痛觉阈曲线；3，心音和杂音的频率和声压范围，只有一小部分达到人耳的听觉阈

强度相同而频率不等的两个声音，听觉的感受是频率高的较响，例如强度相同而频率各为1 000 Hz和100 Hz的两个声波，听起来1 000 Hz的要较100 Hz的响。如要后者达到前者的同样响度，则要将其声压增到前者的100倍才行。因此声音的强度与声音的响度虽然是平行的，但两者不完全是一回事。响度是听觉系统判断声音轻重的主观感觉，由声强、音频和耳的敏感度三者共同决定(声强并不是决定响度的唯一因素)，我们日常所听到的声音，其响度即在0～120 dB，例如耳语的响度为20 dB，1.0 m距离一般谈话的响度为65 dB，0.7 m距离敲打铁板的响度为114 dB等。

人耳能够同时感受不同频率的几种声音，但在听到高频音之后，如接着出现低频音时，后者常被掩盖而不被听到。在听到极响的声音之后，听觉还可由于疲劳而暂变聋，听不出其他声音。

人耳对辨别音色极为灵敏，辨别声音时限及其间隔的长短也相当敏感，例如间隔只有0.02～0.03 s相继出现的两个高频音也能够辨别出来。

（二）心脏听诊的步骤和注意事项

传统的心脏听诊顺序是先听心尖部后听心底部，但从易于对心音做出正确判别和便于跟踪杂音传播方向来考虑，则以从心底部开始听诊为佳。首先听诊胸骨右缘第2肋间（主动脉瓣区），判别第一、二心音，如有杂音再在其上、下肋间及两侧颈根部和颈动脉上听诊。继之胸件移向胸骨左缘第2肋间（肺动脉瓣区），再沿胸骨左缘依次听诊第3、4、5肋间（三尖瓣区）。必要时也听诊第1肋间，然后将胸件移向心尖部（二尖瓣区），如有杂音再听诊左腋部（图2-2-2）。必要时在腹、胸背、腰背、颈背、颅等部和周围动脉上听诊，以发现血管杂音或他处传来的心杂音。听诊有明显肺气肿患者的心脏时，心音可能仅在剑突附近才听到。

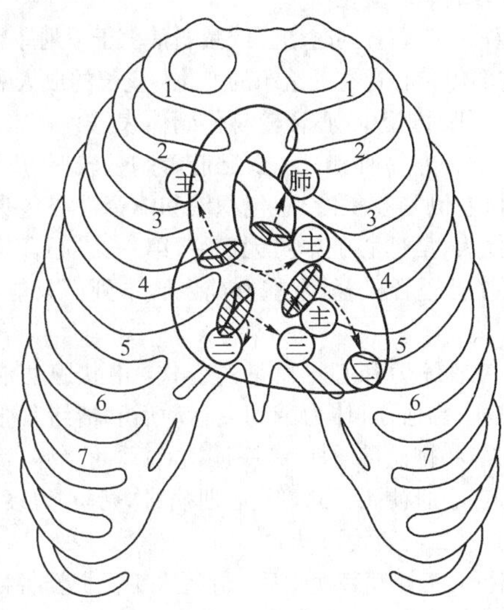

图2-2-2　心瓣投射于胸壁上的解剖学位置与听诊时心瓣区位置（空心圆圈）

听诊过程中室内要注意安静，尽量减少外来声音的干扰。患者取平卧位。但听诊二尖瓣狭窄的隆隆样舒张期杂音时，宜嘱患者向左侧卧。听诊主动脉瓣关闭不全的吹风样舒张期杂音时，宜嘱患者坐起上半身向前倾。注意比较吸气与呼气过程以及体位转变时心音和杂音的变化。注意观察颈动脉搏动、颈静脉波动、心尖搏动与心音和杂音的关系。必要时还可采用一些改变血流动力学的措施，如嘱患者做仰卧起坐活动以增加心脏负荷、增快心率，吸气后屏住、平卧位抬起双足或下蹲等动作以改变静脉的回流，用增加或降低血压、增强或减弱心脏收缩力、增快或减慢心率、增多或减少回心血量的药物，观察心音和杂音的变化，来协助解释其意义。

听诊时思想必须集中，不漏听任何一瞬即逝的心音和杂音。注意寻找从病史分析中估计有可能出现的一些心音变化或杂音，听诊者心中不断向自己提问并作答。如听到第一心音时问该心音强弱有无变化、有无分裂、其前有无第四心音、其后有无收缩喷射音及收缩期杂音，听诊第二心音时问该心音强弱有无变化、有无分裂、其前有无收缩晚期喀喇音、其后有无开瓣音及舒张期杂音等。当听诊到一些心音异常、异常心音（额外音）或杂音时，当即从病理生理和病理解剖两方面做出解释，同时寻找与这些病理变化有关而可能出现的其他声音。

（三）正常心音及其异常变化

正常心音有4个，依次为第一、二、三、四心音。听诊时第四心音一般听不到，第三心音在青少年中偶可听到（图2-2-3、图2-2-4）。

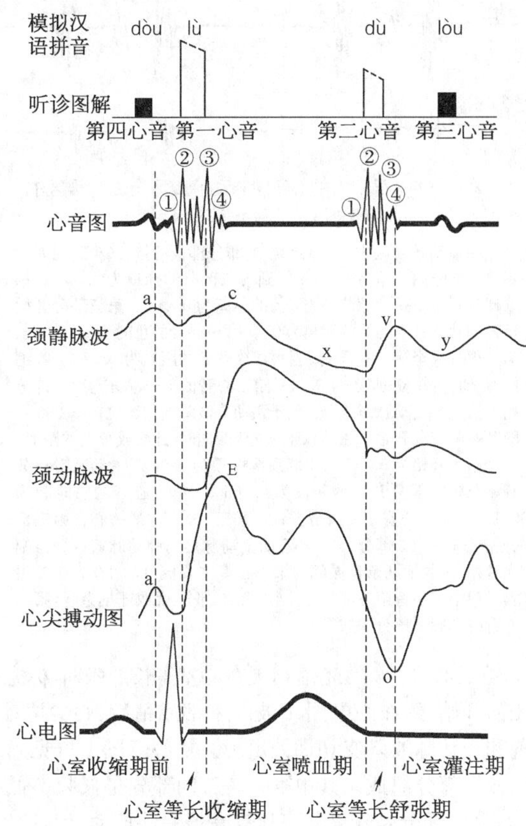

图2-2-3　心音图与其他心脏活动的时间关系示意

心音图中第一心音的①、②、③、④和第二心音的①、②、③、④，分别表示该心音的第一、二、三、四部分。听诊图解中标记的高度代表响度，标记所占的宽度代表该音经过的时限。第三、四心音用黑色标记，第一、二心音用空白标记，因后两者可分裂。第一心音标记的第一根线代表第二部分，第二根线代表第三部分，两者用虚线相连表示该音并无分裂。第二心音标记的第一根线代表第二部分的主动脉瓣成分，第二根线代表肺动脉瓣成分，两者用虚线相连表示并无分裂。心音的各成分与颈静脉波、颈动脉波、心尖搏动图、心电图等的时间关系参见正文

1. 第一心音　第一心音出现在心脏的等长收缩期，标志着心室收缩的开始，在心电图QRS波群开始后0.02～0.04 s、心尖搏动图收缩波上升支处和颈动脉波上升前出现，而在颈静脉波c波波峰前结束。从心音图上仔细分析，第一心音由4个部分组成。其中第一和第四部分为低频低振幅的振动，第二和第三部分为较高频率和较高振幅的振动，这两者是构成第一心音的主要成分，也是第一心音可听到的部分，它们历时平均共0.071～0.076 s，两者之间可有0.02～0.03 s的间距。

第一心音第二、三部分产生的机制，各家的看法还不一致。认为前者主要由二尖瓣关闭、后者主要由三尖瓣关闭所引起的看法能解释一些异常现象，似较符合实际。

听诊到的第一心音类似汉语拼音的lù，在心尖部较响，在心底部较轻。

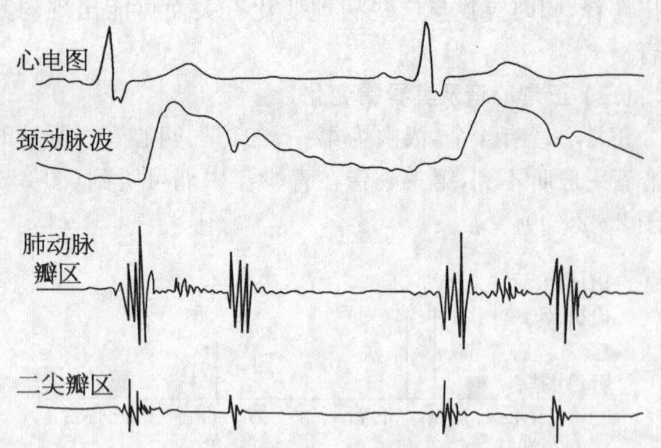

图 2-2-4 正常人的心音图肺动脉瓣区与二尖瓣区的高频波段记录(片速 80 mm/s)

在肺动脉瓣区中第一心音 4 个部分都很清楚。Q1 时间如算到第二部分的开始为 0.06 s,算到第二部分的峰顶为 0.08 s。第二部分开始至颈动脉波升支开始的距离为 0.04 s。第三部分开始至颈动脉波升支开始的距离为 0 s。第一心音的总时间为 0.14 s。第三部分末至第二心音主动脉瓣成分开始的距离为 0.25 s。收缩期有杂音近于菱型,历时 0.14 s,第二心音的第一部分与第三部分均不清楚。主动脉瓣成分开始于颈动脉波降支切凹之前 0.035 s,肺动脉瓣成分开始于颈动脉波降支切凹同时,此两成分间的距离,由开始至开始为 0.035 s,由峰顶至峰顶为 0.04 s,主动脉瓣成分开始至第四部分开始的距离为 0.065 s。第二心音的总时间为 0.11 s。第一心音主要成分振幅大于第二心音,第一心音第三部分振幅大于第二部分,第二心音的主动脉瓣与肺动脉瓣成分振幅大致相等,收缩期杂音振幅为第一心音主要成分的 1/8。在二尖瓣区中第一心音第三部分振幅小于第二部分,无收缩期杂音,第二心音肺动脉瓣成分缺如

2. 第二心音 第二心音出现在心室等长舒张期,标志着心室舒张的开始,约在心电图 T 波的末部或稍后、心尖搏动图 o 波之前和颈动脉波降支切凹处出现。从心音图上可见第二心音也由 4 个部分组成。其中第一、三、四部分是低频率低振幅的振动,第二部分是较高频率和较高振幅的振动,后者是构成第二心音的主要成分,也是正常情况下第二心音可听到的部分,它历时平均 0.053～0.059 s,有时可分裂为两部分,其间可有 0.026～0.03 s 的间距,吸气时还可略增。

第二心音第二部分产生的原因是血流在主动脉与肺动脉内突然减速和半月瓣关闭所引起的振动,主动脉瓣关闭在前,是该音的主动脉瓣成分,肺动脉瓣关闭在后,是该音的肺动脉瓣成分。

听诊到的第二心音类似汉语拼音的 dù。本音在心底部较响,在心尖部较轻。在心尖部听到的仅为主动脉瓣成分。

听诊心脏最基本的一点是判别第一和第二心音。可根据它们的一些特点来判别:① 第一心音的音调较第二心音低,时限较长,在心尖部较响;第二心音时限较短,在心底部较响。② 第一心音至第二心音间的距离较第二心音至下一心搏第一心音间的距离短。③ 颈动脉和心尖的向外搏动均与第一心音同时出现。④ 在心尖部分不清第一、二心音时,可先听诊心底部,确定第一、二心音,然后将听诊器的胸件逐渐向心尖部移动,默诵此两心音的规律,当胸件到达心尖部即可根据此规律来判别心尖的两音,孰为第一和第二心音。

3. 第三心音 第三心音出现在心室急速充盈期之末,约与颈静脉波中 v 波的降支同时出现,第二心音主动脉瓣成分开始至本音开始的距离为 0.15～0.17 s,心电图 T 波末部至本音开始的距离为 0.13～0.20 s(平均 0.16 s)。正常的第三心音为低频率低振幅的振动,历时平均 0.05 s。

第三心音产生的原因是心室急速充盈之末,心室肌纤维伸展延长,使房室瓣、腱索和乳头肌突然紧张,血流减速以及心室与胸壁接触而导致振动。

听诊到的第三心音类似汉语拼音的 lòu,位于第二心音之后,在二尖瓣区或三尖瓣区处听到。

4. 第四心音 第四心音出现在心室舒张的末期,约相当于颈静脉波与心尖搏动图的 a 波处。由心房收缩使房室瓣及其有关结构突然紧张,血流先增速然后减速所引起。正常人可在二尖瓣区或三尖瓣区记录到,为低频率低振幅的振动,历时平均 0.05 s。

如第四心音能听诊到,类似汉语拼音的 dòu,位于第一心音之前。

5. 心音的响度变化

(1) 第一、二心音同时增强或减弱常由于下列原因引起。

1) 胸部传导心音有关组织的变化:瘦长的成人和儿童,胸壁较薄,皮下脂肪较少,心音较易传到体表,第一、二心音均可增强,第三心音亦易听到;反之,肥胖者胸壁较厚,皮下脂肪较多,肺气肿、左侧胸腔积液、心包积液和缩窄性心包炎,均妨碍心音传到体表,虽然心脏本身无病变,第一、二心音均可减弱。重度肺气肿时心音极轻,常在心前区听不到而只能在剑突处听到。

2) 心室收缩力和心排血量的变化:甲状腺功能亢进、发热、严重贫血、高血压、体力劳动或运动后和情绪紧张等,心室收缩力增强,心排血量增加,第一、二心音均可增强;反之,甲状腺功能减退、心肌梗死、心肌炎、心肌病、休克、心力衰竭和临终期等,则第一、二心音均可减弱。

3) 施行人工瓣膜替换术后:施行人工机械瓣替换后,由于人工球瓣或碟瓣在心室舒缩时与金属环和金属架撞碰,第一、二心音均可呈响亮的"喀喇音"。

(2) 第一心音增强或减弱(图 2-2-5):房室瓣的解剖病变性质、心室压力在收缩期中上升的速度、心室舒张期的充盈情况和心室收缩时房室瓣所处的位置等,都能影响第一心音的响度。

1) 第一心音亢进:常见于二尖瓣狭窄,此时血液自左心房流经狭窄的二尖瓣进入左心室发生障碍,舒张期左心室血液充盈较少(正常时在舒张早期急速充盈阶段,左心室充盈就已近乎完全),心室收缩前二尖瓣尚在最大限度地张开状态,瓣叶的游离缘尚远离瓣口,故心室收缩二尖瓣关闭过程中瓣叶游离缘要经过较长的距离才合拢,产生较大的振动,心尖部第一心音因而亢进。

在 P-R 间期短的患者,如短 P-R 间期综合征、干扰性房室脱节或完全性房室传导阻滞中的一些 P 波与 QRS 波极接近的心搏和人工心室起搏时,心室收缩紧接在心房收缩之后发生,心室收缩前房室瓣也处在较大的张开状态,因而也产生亢进的第一心音。

心动过速、心房颤动或频发期前收缩(过早搏动),当两次心搏相距较近,由于心室收缩时压力上升速度快或心室舒张期较短,心室在房室瓣最大限度地张开的急速充盈期后,再次迅速收缩,也引起第一心音亢进。

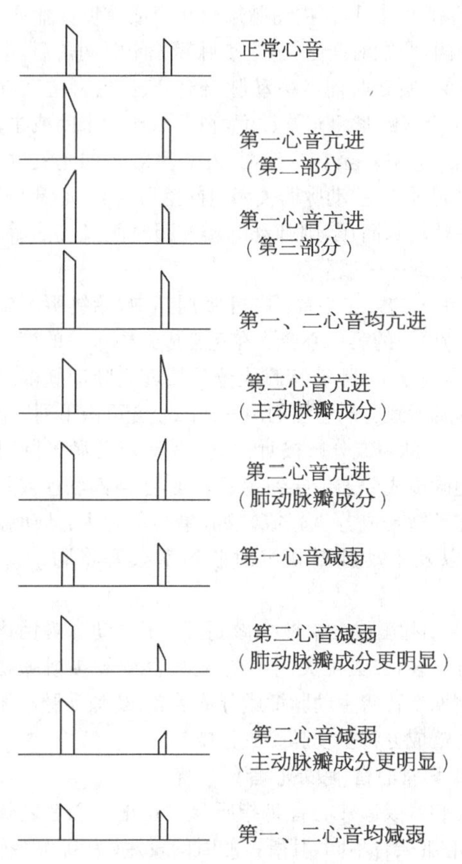

图 2-2-5　各种类型的第一、二心音亢进、减弱听诊图解

亢进的第一心音听起来呈拍击声。

2）第一心音减弱：常见于二尖瓣关闭不全，由于二尖瓣反流，左心房贮血量增多，从左心房流入左心室的血量大，左心室舒张时过度充盈，心室收缩前二尖瓣瓣叶的游离缘已靠近房室瓣口，加上瓣叶可纤维化或钙化且关闭不全，关闭时振动小，心尖部第一心音减轻。乳头肌功能失调所引起的二尖瓣脱垂，虽也有二尖瓣反流，但二尖瓣可先关闭然后脱垂入左心房，因而心尖第一心音可不减轻或可亢进。

P-R 间期延长的患者，心室在心房收缩后较长时间才收缩，这时房室瓣瓣叶的游离缘已靠近房室瓣口，因而也产生轻的第一心音。

左束支传导阻滞时，左心室压力上升缓慢，心尖第一心音减轻。

减弱的第一心音听起来呈含糊的声音。

3）第一心音增强和减弱交替：常见于心房颤动和完全性房室传导阻滞。前者当两次心搏相距近时第一心音增强，相距远时则减弱；后者当心电图中 P 波和 QRS 波群接近时第一心音增强，远离时减弱。由于后者第一心音的强弱变化差别极为显著，亢进的第一心音曾被描写成“大炮音”。

（3）第二心音增强或减弱（图 2-2-5）：循环阻力的大小、血压的高低和半月瓣的解剖病变是影响第二心音响度的主要因素。

1）第二心音亢进：体循环阻力增高、循环血流量增多时，主动脉压高，主动脉瓣关闭有力，引起较大的振动，第二心音主动脉瓣成分增强，主动脉瓣第二音亢进。后者可向肺动脉瓣区和心尖部传导。明显亢进的第二心音可呈金属调，类似汉语拼音的 déng。

肺循环阻力增高、肺血流量增多时，肺动脉压高，肺动脉瓣关闭有力，第二心音肺动脉瓣成分增强，肺动脉瓣第二音亢进，后者可向主动脉瓣区和胸骨左缘第 3 肋间传导，但一般不传向心尖部。

2）第二心音减弱：体循环阻力降低、流量减少、血压低、主动脉瓣狭窄以及器质性的主动脉瓣关闭不全时，主动脉瓣关闭无力或不能很好关闭，主动脉瓣第二音减弱。

肺循环阻力降低、流量减少、肺动脉压低和肺动脉瓣狭窄时，肺动脉关闭无力或不能很好关闭，肺动脉瓣第二音减弱。

明显减弱的第一或第二心音，听诊时几乎听不出来，可形成所谓“单音律”。第一和第二心音之间以及第二心音和下一心搏的第一心音之间的距离几乎相等，两者响度相近并减轻时，可形成所谓“钟摆律”。

6. 心音的分裂　第一或第二心音的两个主要成分之间如有较长的间距，听诊时可感觉到它们分裂成两个声音（图 2-2-6）。

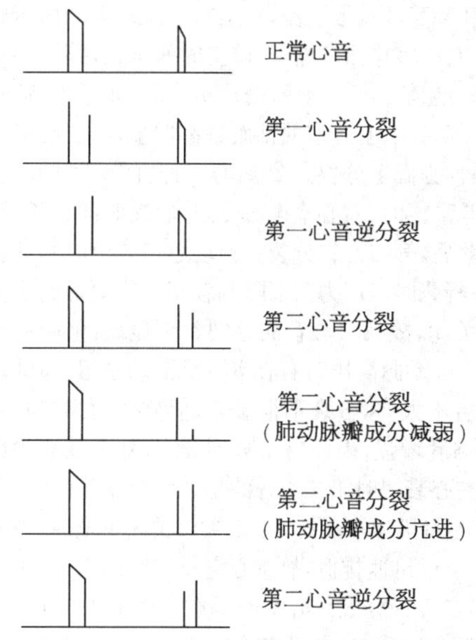

图 2-2-6　各种类型的第一、二心音分裂听诊图解
图中第一心音第二、三部分间和第二心音主动脉瓣成分、肺动脉瓣成分间无虚线连接时表示心音分裂

（1）第一心音分裂：在正常情况下，虽然左、右心室的收缩略不同步，二尖瓣和三尖瓣的关闭时间先后略有参差，但很少听到第一心音分裂。当左、右心室收缩的不同步变得显著，第一心音的第二、三部分间隔在 0.03 s 以上时，可听到该音分裂为二。第一心音分裂可由两类情况引起。

1）心室电活动延迟：完全性右束支传导阻滞、心电图中呈右束支传导阻滞型的心室自身节律、来自左心室的期前收缩和起搏电极置于左心室的人工心脏起搏等，由于右心室激动延迟，右心室的收缩更落后于左心室，第一心音分裂。此时在胸骨左下缘处听诊最为清楚。

来自右心室的期前收缩和起搏电极置于右心室的人工心脏起搏，左心室激动延迟，左心室的收缩反而落后于右心室，第一心音的第二部分可在第三部分之后一段距离处才出现，于是第一心音分裂，是为“逆分裂”。但完全性左束支传导阻滞并不常引起第一心音分裂。

2）心室机械活动延迟：二尖瓣狭窄、左或右心室黏液瘤和先天性三尖瓣下移畸形等，二尖瓣或三尖瓣延迟关闭，可产生第一心音分裂。

（2）第二心音分裂：在正常情况下，左、右心室舒张的不完全同步，导致主动脉瓣和肺动脉瓣关闭时间的先后参差。吸气时，由于胸腔负压增加，胸外的静脉贮备向右心回流增多，右心室排空时间长，肺动脉瓣关闭进一步延迟，此时胸内的静脉贮备向左心回流尚未增加，主动脉瓣如常关闭，可使第二心音的主动脉瓣成分和肺动脉瓣成分之间的距离增大到 0.03 s 以上，并听诊到该音分裂为二。吸气 1～3 s 后，由于回流到左心室的血也增多，分裂就不明显。呼气时主动脉瓣成分和肺动脉瓣成分之间的距离接近或互相重叠，分裂消失。此正常的第二心音分裂可见于青少年和儿童，以在肺动脉瓣区听诊最明显，在主动脉瓣区和胸骨左缘亦能听到，坐位时可消失。异常的第二心音分裂见于下列情况。

1）右心室机械活动延迟：① 右心室舒张期充盈过度：房间隔缺损和肺静脉畸形引流，左至右分流量大时由于肺循环血流量增多，右心室排血量增多，排空时间延长，第二心音肺动脉瓣成分明显地落后于主动脉瓣成分，第二心音明显分裂并亢进，患者吸气时左、右心室的排血量都增多，第二心音的分裂不致更显著，称为固定分裂。② 右心室排血受阻：肺动脉瓣口狭窄或肺动脉高压时，右心室排血受阻，收缩时间延长，肺动脉瓣关闭时间落后，第二心音分裂。肺动脉口狭窄时肺动脉内压力低，右心室舒张时其压力需下降到较正常时更低的水平才发生肺动脉瓣关闭，故第二心音的分裂常更显著，但肺动脉瓣成分响度减轻。肺动脉高压时右心室机械活动延迟，但肺动脉瓣关闭时间落后不太多，分裂不很显著，但分裂的第二心音的肺动脉瓣成分响度增强，因而易于听到分裂，甚至在心尖部亦能听到。发生右心衰竭时第二心音的分裂就较显著。

2）左心室机械活动提早：二尖瓣关闭不全时，左心室有两个流出口，可以迅速排血，故左心室排空时间缩短，主动脉瓣提前关闭，第二心音分裂。心室间隔缺损时亦有类似的情况，加之还有左至右的分流，亦可有第二心音分裂。此外，缩窄性心包炎时，在呼气期中由于左心室排血量明显减少，主动脉瓣提前关闭，第二心音也可分裂。

3）右心室电活动延迟：完全性右束支传导阻滞时，右心室的收缩和舒张均更延迟，肺动脉瓣关闭更落后，形成第二心音分裂，吸气时分裂可更明显。人工左心室起搏、来自左心室的期前收缩或心室自身节律中，也可产生同样情况。

4）肺动脉瓣活动延迟：原发性肺动脉扩张时，由于扩张的肺动脉缺乏弹性，也可使肺动脉瓣关闭时间延迟，第二心音分裂。

5）逆分裂：亦即反常的第二心音分裂，此时主动脉瓣成分落后于肺动脉瓣成分，吸气时肺动脉瓣成分延迟，分裂不明显，呼气时肺动脉瓣成分提早，分裂更明显，故与一般规律相反。见于下列情况：① 完全性左束支传导阻滞或起源于右心室的期前收缩，左心室的收缩和舒张均延迟，主动脉瓣关闭时间落后于肺动脉瓣，第二心音呈逆分裂，以在主动脉瓣区听诊最为明显。人工右心室起搏时约 25%的患者有同样情况。右心室先行激动类型的预激综合征中，第二心音仅有轻度的逆分裂。② 左心室排血受阻，在主动脉瓣口狭窄或重度高血压时，左心室排血受阻，收缩时间延长，主动脉瓣关闭时间落后，第二心音可呈逆分裂，听诊时前者主动脉瓣成分轻，后者主动脉瓣成分响。③ 左心室舒张期充盈过度，在动脉导管未闭或主、肺动脉间隔缺损有大量左至右分流时，左心室舒张期充盈过度，左心室收缩时间延长，主动脉瓣关闭时间落后，第二心音呈逆分裂。但如发生肺动脉高压，则肺动脉瓣关闭时间又可落后，第二心音可不分裂或呈一般分裂。

（3）单一的第二心音：在呼吸周期中，始终听不到第二心音分裂，为单一的第二心音。在正常成人中单一的第二心音颇不少见，是由于主、肺动脉瓣成分甚接近或肺动脉瓣成分轻而未被听诊到所致。病理性的单一第二心音可由下列原因引起。

1）肺动脉瓣成分未被听诊到：见于重度肺气肿时第二心音的肺动脉瓣成分未传导到胸壁表面，法洛四联症或肺动脉瓣闭锁时肺动脉瓣成分极轻或缺如，单心室时主、肺动脉瓣成分极接近，以及主动脉瓣狭窄时收缩期杂音将肺动脉瓣成分掩盖。

2）主动脉瓣成分未被听诊到：见于主动脉瓣钙化时主动脉瓣成分极轻，二尖瓣关闭不全、心室间隔缺损或肺动脉瓣狭窄时收缩期杂音将主动脉瓣成分掩盖，以及肺动脉高压时亢进的肺动脉瓣成分将主动脉瓣成分掩盖。

（四）异常心音（额外心音）

异常心音或额外心音是指听诊时在正常心音之外听到的心音，与心脏杂音不同，其所占的时间较短（为 0.01～0.08 s），而颇接近正常心音所占的时间，但其频率较正常心音高（25～100 Hz，可高达 150 Hz）。它可出现于心室的收缩期或舒张期中。

1. 心室收缩期额外心音（图 2-2-7）

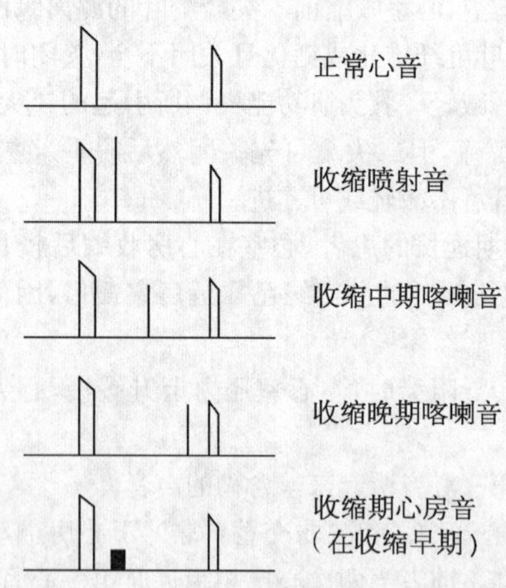

图 2-2-7 各种类型的收缩期额外心音听诊图解

（1）收缩早期额外心音：亦称收缩早期喀喇音或收缩喷射音。为高频爆裂样声音，短促、尖锐而清脆，在第一心音第二部分开始后 0.05～0.14 s（平均 0.07 s）处和心电图 QRS 波后 0.14 s 处出现。听诊时本音易被误认为亢进的第一心音，但它在心底部最易听到，而在心尖部听不到或较轻，且其前有较轻的第一心音，可资鉴别。本音由扩大的肺动脉或主动脉在心室收缩喷血时突然扩张振动以及在肺动脉或主动脉阻力增高的情况下，半月瓣瓣叶有力地开启或狭窄的半月瓣开启过程中突然受限制，因而产生振动所致，有两种类型。

1) 肺动脉收缩喷射音：见于肺动脉高压，原发性肺动脉扩张，轻、中度瓣膜型肺动脉瓣口狭窄，大血管错位以及肺血流量增加而有一定程度肺动脉压增高的患者，如房间隔缺损、室间隔缺损等，此外亦见于肺动脉瓣关闭不全。本音在胸骨左缘第2、3肋间最响，不向心尖部传导，多在肺动脉压力曲线上升后平均0.03 s处出现。

2) 主动脉收缩喷射音：见于瓣膜型主动脉口狭窄、主动脉缩窄、主动脉瓣关闭不全、高血压、主动脉瘤、主动脉干永存和法洛四联症伴有显著肺动脉瓣狭窄或闭锁的患者。此音在胸骨右缘第2、3肋间最响，可传导到心尖部。

动脉导管未闭的患者可同时有肺动脉和主动脉收缩喷射音。

(2) 收缩中、晚期额外心音：亦称收缩中、晚期喀喇音。为高频、短促、清脆的爆裂样声音。可为心脏以外的原因引起，亦可由房室瓣的突然紧张或其腱索的突然拉紧所致(又称为腱索拍击音)。

收缩中期额外心音在某些患者中有病理意义。本音可由心脏附近器官或组织的动作(如软骨与肋骨或胸骨以及剑突与胸骨交接处等的动作)和互相撞碰或牵拉(如胸膜与心包粘连、心包粘连、左侧气胸、纵隔气肿以及胸廓畸形等)所引起，常随呼吸与体位的改变而变化，多在心尖部、胸骨下段附近和心前区听诊到，在心底部较少听到。有时多个收缩中期额外心音连续出现可类似收缩期杂音。

收缩晚期额外心音多由胸膜与心包粘连所引起，在心尖部和胸骨左下缘最明显。

在一些二尖瓣病变，包括乳头肌功能失调所引起的二尖瓣反流，以及各种原因的二尖瓣黏液样变性，引起“二尖瓣脱垂综合征”(如Barlow综合征)等，常在心尖部听到收缩中、晚期额外心音，并可伴有收缩晚期杂音。这种额外心音是由于收缩中、晚期时二尖瓣脱垂入左心房，腱索骤然拉紧或瓣膜突然紧张所致，有明显的病理意义。

(3) 收缩期心房音：为扩大的心房在心室收缩期中收缩引起的振动，而在心室收缩期中产生的额外音。本音频率较低，性质与第四心音相仿。在房室结以下的起搏点控制心室搏动的患者中，包括完全性房室传导阻滞，心房与心室的收缩顺序互不相关，或心房由逆传的激动引起收缩，以致有时心房收缩发生在心室收缩期中，即可产生此额外心音。

2. 心室舒张期额外心音(图2-2-8)

(1) 舒张期三音律：为在第二心音之后出现的响亮的额外心音。心率快速时第一、二心音和这个额外心音接连出现，宛如马在奔跑的蹄声，故在心脏听诊上传统地被称为奔马律。

舒张期三音律有3种类型：① 舒张早期奔马律；② 收缩期前奔马律；③ 重叠型奔马律。

形成舒张期三音律的额外心音，在正常情况下本来都是存在的，但听诊时往往听不出或很轻，在心脏有病变的情况下，此音变得响亮而形成三音律。

1) 舒张早期奔马律：亦称心室性(或第三心音)奔马律。额外音发生在舒张期的前1/3与中1/3之间，约在第二心音主动脉瓣成分开始之后0.15 ～ 0.17 s，即心室急速充盈期中，与第三心音出现的时间相同，故多数学者认为此音实为增强的第三心音。

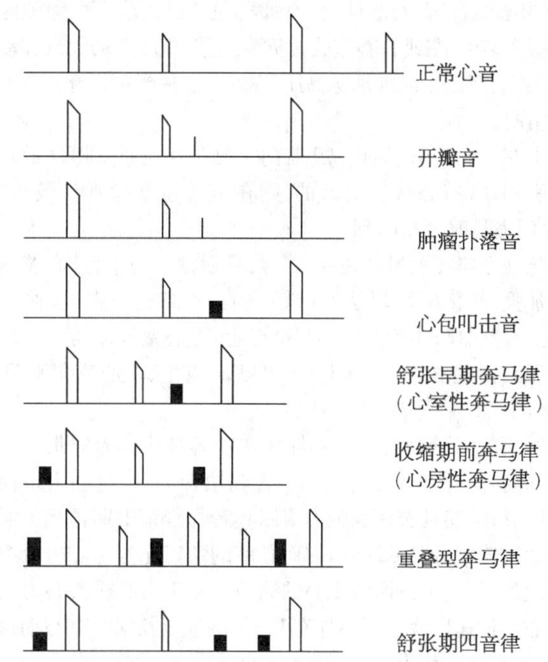

图2-2-8　各种类型的舒张期额外音听诊图解

正常人尤其青少年、儿童期，心尖部可有第三心音，并随呼吸而变化，坐位时消失，在运动、发热、心率增快和两腿上抬等使心室舒张期充盈加快的情况下较为明显，此种情况可无病理意义。

病理性的舒张早期奔马律被认为是舒张早期血液极快地充盈到扩大的心室，因而引起心室壁的振动，并撞击周围组织和胸壁，或可能振动房室瓣所产生的声响。常见于下列情况：① 严重心肌损害、心肌梗死、心肌炎、心肌病、冠心病和肺源性心脏病等。② 心力衰竭，尤其是左心衰竭。③ 瓣膜关闭不全，风湿性心脏病、梅毒性心脏病等引起的二尖瓣或主动脉瓣关闭不全，特别是二尖瓣关闭不全。④ 大量左至右分流和高心排血量情况，心内心外的动静脉沟通，甲状腺功能亢进、贫血、妊娠等。

由左心病变引起的，以患者平卧位或向左侧卧时在心尖部以钟型胸件听诊最清楚，甚至可在胸壁上触到；由右心病变引起的则在胸骨左下缘听诊最清楚。站立或坐位以及用止血带减少四肢静脉回流，可使之减轻或消失，轻度活动、连续数声咳嗽和血压增高可使之增强或出现。发生心房颤动时本音仍可存在。

对病理性的三音律，即使心率不快，目前临床上也倾向于称之为奔马律。

2) 收缩期前(舒张晚期)奔马律：亦称心房性(或第四心音)奔马律。额外心音发生在第一心音第二部分之前0.08 s以外处，相当于第四心音出现的时间，实为加强的第四心音。

在正常成人一般听诊不到第四心音，但在青少年、儿童期和在40～50岁以上的老年人中可能听到。

收缩期前奔马律与心房收缩有关，故心房增大时易于发生，心房颤动时消失。当心室过度充盈或顺应性减低而充盈阻力增高时，心房压随之增高而心房收缩力加强，心室则因心室壁的张力增高而能很好地传导音响，使加强的心房收缩传到胸壁而形成本音。常见于下列情况，可伴有或不伴有心力衰竭：

① 严重心肌损害、心肌梗死、心肌病、心肌炎、冠心病和肺源性心脏病等。② 左或右心室收缩负荷过重，重度主动脉或肺动脉瓣口狭窄、高血压或肺动脉高压。③ 大量左至右分流和高心排血量情况。

由左心病变引起的，以患者向左侧卧在左心室搏动最强处最易听到；由右心病变引起的，则在胸骨左下缘听诊最清楚。P-R间隔长时容易听到。

急性心肌梗死患者在起病一两日后常出现本音，心绞痛时可能加强，在恢复阶段逐渐减轻或消失；高血压患者，血压越高，此音越明显；主动脉瓣口狭窄患者，左心室收缩压与主动脉收缩压间阶差在 70 mmHg(9.3 kPa)以上、左心室舒张压在 15 mmHg(2.0 kPa)以上者明显。

3) 重叠型奔马律：亦称舒张中期奔马律。为舒张早期和收缩期前奔马律(加强的第三心音和第四心音)重叠出现而引起。P-R 间期延长使加强的第四心音在舒张中期再现。明显的心动过速使舒张期缩短，因而心室的急速充盈与心房收缩同时发生，这是使上述两音重叠的原因。见于心肌病或心力衰竭伴有心动过速以及风湿热伴有 P-R 间期延长同时有心动过速的患者，可被误诊为二尖瓣狭窄。偶亦见于正常人发生心动过速时。用药物或刺激迷走神经的方法使心率减慢，可使重叠的两音分开，此时听诊可能两者都听不到，或听到其中之一而仍为三音律，或两者均可听到而成为四音律。

(2) 舒张期四音律：为加强的第三心音和第四心音同时出现，因而舒张期有两个额外音形成四音律。听诊时在一个心动周期中相继出现 4 个声音，其节奏宛如火车在奔驰时一节车厢 4 对车轮碰击铁轨交接处时产生的声响，故亦称火车头奔马律(图 2-2-8)。此种奔马律较少见，其临床意义与舒张早期奔马律、收缩期前奔马律相同。

(3) 开瓣音：正常的房室瓣开放时可产生振动，在心音图中这一振动构成第二心音的第四部分，但听诊时不能听到。在二尖瓣狭窄，偶尔或在严重的三尖瓣狭窄时，瓣膜交界粘连并增厚，心房压力增高，心室舒张时心房与心室间的压力阶差增大，紧张的房室瓣被强力的心房血流压向心室，并有力地开启，但半途突然受阻而不能继续开放，于是振动而产生尖锐的拍击样声音。

开瓣音最常见于二尖瓣狭窄，68%～87%的二尖瓣狭窄患者有开瓣音；亦见于三尖瓣狭窄。

二尖瓣开瓣音出现在第二心音主动脉瓣成分开始后 0.03～0.14 s，平均 0.07 s 处，深吸气时此值可缩短，而深呼气时有延长的趋向。为频率较高、历时短促而尖锐的声音，在心尖部和沿胸骨左缘处最易听到，还可传导到心底部。呼气时较响，有时还可能触诊到，出现心房颤动时仍然存在，其后即继以隆隆样舒张期杂音。

二尖瓣狭窄患者如有明显的开瓣音，说明瓣膜的活动度，尤其是前瓣叶的活动度良好，尚无严重的钙化或纤维化。施行交界分离手术，术后本音可减轻但不完全消失。二尖瓣狭窄的程度与开瓣音的响度不成比例，但与开瓣音和第二心音主动脉瓣成分开始间的距离(即Ⅱ-OS)成比例。此距离越短，说明左心房压力越高，心室舒张期中左心房与左心室间的压力阶差越大，二尖瓣狭窄越严重。合并显著的关闭不全或瓣膜严重钙化时，开瓣音消失。

三尖瓣开瓣音的性质与二尖瓣开瓣音相似，但在胸骨下段最易听诊，且与第二心音主动脉瓣成分开始间的距离较长。

(4) 舒张期心包叩击音：见于缩窄性心包炎的患者，为在第二心音主动脉瓣成分开始后 0.07～0.13 s 处出现的中等频率，较第三心音略短，有时是尖锐的声音。由于心包炎后纤维化并缩窄，缩窄的心包不论有无钙化，都限制了心室的舒张，在舒张早期心室急速充盈阶段，舒张过程被迫骤然停止而产生。因此本音出现的时间略晚于开瓣音而略早于第三心音或舒张早期奔马律。本音在心尖部和胸骨下段左缘处最易听诊到。

(5) 肿瘤扑落音：见于心房黏液瘤的患者，为在第二心音主动脉瓣成分开始后 0.08～0.12 s 处出现的类似开瓣音的声响。由黏液瘤在舒张期中撞碰心房壁或越过房室瓣向心室腔移动的终末阶段，瘤蒂柄突然紧张所产生。本音与开瓣音不同之处在于本病患者症状虽严重，但本音与第二心音主动脉瓣成分开始之间的距离并不缩短。

3. 医源性额外心音(图 2-2-9)

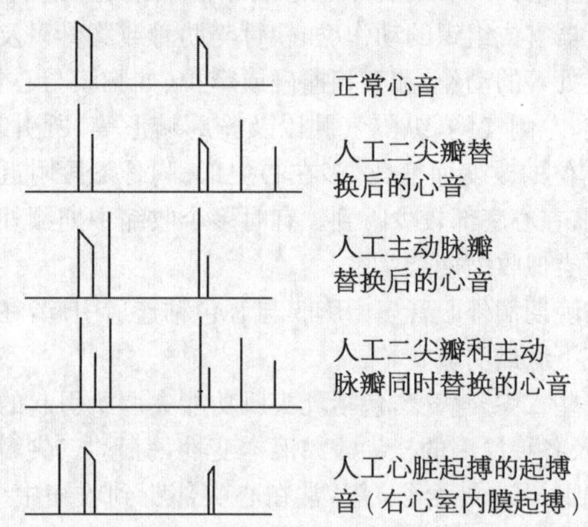

图 2-2-9 医源性额外心音听诊图解

(1) 人工瓣替换术后的异常音：人工生物组织瓣替换术后，一般不产生额外心音，但施行人工机械瓣替换术后，则可引起心音的明显改变和产生一些额外心音。笼球型、笼碟型和斜碟型等人工机械瓣都可引起心音的改变，而以前者最为明显。

1) 人工二尖瓣关瓣喀喇音：为在相当于第一心音处出现的响亮的喀喇音，由心室收缩时人工瓣关闭，其球或碟撞击金属瓣环而引起，在心尖部听诊最清楚。有心房颤动的患者，本音亦有强弱的改变，当心率快、两次心搏间距短时响，心率慢、两次心搏间距长时轻。

2) 人工二尖瓣开瓣喀喇音：为在舒张早期相当于二尖瓣开瓣音处出现的响亮的喀喇音，是心室舒张时，人工二尖瓣开放，其球或碟撞击金属架所引起，在胸骨左下缘听诊最清楚。

3) 舒张早期额外心音：可在心尖部听诊到，历时短，颇响，类似喀喇音性质。出现时间与平常的第三心音相同，可能是此时左心室充盈，压力增高，使球离开金属架撞击金属瓣环所引起。

4) 舒张晚期额外心音：心房收缩使球在金属笼中撞碰，可在心室收缩期前产生额外心音。

5) 人工主动脉瓣开瓣喀喇音：为在第一心音之后出现的响亮的喀喇音，是心室收缩时人工主动脉瓣开放，球或碟撞击金属架或再弹回所引起，在心底部和心尖部都可听到。有时在本音之后还可听到另一个喀喇音。

6) 人工主动脉瓣关瓣喀喇音：为在相当于第二心音处出现的响亮的喀喇音，是心室舒张时人工瓣关闭，其球或碟撞击金属瓣环所引起，主要在心底部听诊到。

如二尖瓣和主动脉瓣同时替换了人工机械瓣，则可有上述两类心音变化的同时出现，每一心动周期至少可听诊到 4 个高频喀喇音。

(2) 安置人工心脏起搏器后的额外心音

1) 起搏音：发生在收缩期前，在第一心音之前 0.08～0.12 s 处，高频、短促、带喀喇音性质，在心尖部内侧和胸骨左缘下部听诊最清楚。为起搏电极发放的脉冲电流刺激心内膜或心外膜电极附近的神经组织，引起局部胸壁肌肉收缩所致。故安置心外膜电极容易产生，心内膜电极如深入到心肌小梁之间亦可产生，吸气时胸壁离电极较远则本音减轻或消失。

2) 膈肌音：发生在第一心音之前，伴有上腹部收缩期前搏动，类似膈肌扑动时产生的声响。为起搏电极发放的脉冲电流刺激膈肌或膈神经，引起膈肌收缩所产生。心内膜电极穿透或未穿透心肌（尤其是在冠状静脉窦内）都可能引起本音。

4. 异常心音的鉴别诊断　异常心音中许多在发生时间和性质上甚为接近，但临床意义不同，需要注意相互鉴别。此外，也要和第一、二心音分裂进行鉴别。鉴别要点列表于下（表 2-2-1、表 2-2-2）。

表 2-2-1　第一心音分裂、收缩早期额外心音、第四心音、心房性奔马律和起搏音的鉴别

项　目	第一心音分裂	收缩早期额外心音（收缩喷射音）	第四心音	心房性奔马律（收缩期前奔马律）	起搏音
时间	分裂间距＞0.04 s	第一心音后 0.05～0.14 s，平均 0.07 s	第一心音前 0.06～0.13 s（完全性房室传导阻滞者例外）	第一心音前 0.06～0.13 s（完全性房室传导阻滞者例外）	第一心音前 0.08～0.12 s
听诊部位和患者位置	二尖瓣和三尖瓣区坐位	心底部，体位无影响	二尖瓣或三尖瓣区卧位（尤其向左侧卧）	二尖瓣或三尖瓣区卧位（尤其向左侧卧）	心尖内侧及胸骨左下缘，体位无影响
采用听诊器胸件类型	膜型	膜型	钟型	钟型	膜型
性质	短促、中低调、非爆裂样	高调、爆裂样、短促、清脆	短促、低调、音轻	低调、音较响、较长，经胸壁可扪及，心率快	高调、短促、清脆
呼吸关系	呼气时清楚，但不增强	呼气时响	呼气末期响（左心房），吸气时响（右心房）	呼气后屏住，坐位或减少四肢静脉回流可减轻或消失	吸气时减轻
发生机制	两室收缩时间及房室瓣关闭时间不同	心室收缩射血使扩张的肺动脉或主动脉振动；肺动脉或主动脉阻力增高，肺动脉瓣或主动脉瓣有力开启；狭窄的半月瓣开启过程中突然受限制	心房收缩，血流迅速地进入心室	扩大的心房压力增加，收缩力增加而心室过度充盈或顺应性减低，阻力增高，室壁张力增高，增强心房收缩音的传导	起搏电极发放脉冲电流，刺激局部胸壁肌肉，使之收缩
临床意义	多见于完全性右束支传导阻滞，偶见于严重二尖瓣狭窄、室性期前收缩、人工心脏起搏器左心室起搏、完全性左束支传导阻滞等	引起肺动脉或主动脉扩张或阻力增高的疾病，半月瓣狭窄	正常儿童、青少年、50 岁以上的老年人高度房室传导阻滞	严重心肌损害，左或右心室收缩负荷过重，大量左至右分流和高心排血量情况	安置起搏器

表 2-2-2　第二心音分裂、开瓣音、肿瘤扑落音、第三心音、心室性奔马律和心包叩击音的鉴别

项　目	第二心音分裂	开瓣音	肿瘤扑落音	第三心音	心室性奔马律（舒张早期奔马律）	心包叩击音
时间	分裂间距 0.02～0.03 s，可达 0.08 s	第二心音后 0.03～0.14 s，平均 0.07 s	第二心音后 0.08～0.12 s	第二心音后 0.15～0.17 s	第二心音后 0.15～0.17 s	第二心音后 0.07～0.13 s
听诊部位和患者位置	肺动脉或主动脉瓣区体位无影响	胸骨左缘第 3、4 肋间或心尖部，有时可触诊到，平卧位清楚	胸骨左缘第 3、4 肋间或心尖部，有时可触诊到，坐位或立位易出现	二尖部或三尖瓣区，抬腿、运动后左侧卧位最响	心尖部平卧或左侧卧位（左心室）胸骨左缘第 4 肋间（右心室）经胸壁可扪及，减少四肢静脉回流后可减轻或消失	心尖部，胸骨左下缘体位无影响

续 表

项　目	第二心音分裂	开瓣音	肿瘤扑落音	第三心音	心室性奔马律（舒张早期奔马律）	心包叩击音
采用听诊器胸件类型	膜型	膜型	膜型	钟型	钟型	均可用
性质	中高调	高调清脆，拍击样	中高调	低调，音轻，较长（但短于第二心音）	低调，音较响，较长，心率快	中调，有时尖锐响亮
呼吸关系	吸气时明显，逆分裂时呼气明显	呼气时增强	呼气时响	呼气末最响，深吸气末减轻或消失	呼气末最响	呼气末、压迫肝脏后响
发生机制	肺动脉与主动脉关闭时间不一致	病变的房室瓣突然开启的振动	心房肿瘤撞碰心房壁或肿瘤越过房室瓣移入心室使瘤蒂柄突然拉紧	房室间压力迅速平衡使房室瓣与腱索突然拉紧和室壁振动	血液急速进入扩大的心室，引起心室壁振动或房室瓣的振动	心室急速充盈舒张时被迫骤然停止舒张
临床意义	见于正常人，分裂明显见于右束支传导阻滞、二尖瓣关闭不全、大量左至右分流的先天性心脏病、肺动脉高压或原发扩张，逆分裂见于左束支传导阻滞、重度高血压、主动脉病变等	二尖瓣狭窄而瓣叶活动度尚好，三尖瓣狭窄	左或右心房黏液瘤	儿童及 30 岁以下的青年人	严重心肌损害、心力衰竭、瓣膜关闭不全、大量左至右分流及高心排血量情况	缩窄性心包炎

（五）心脏血管杂音

心脏血管杂音是一组历时较长，由多种频率混合而成的杂乱的声音。它可发生于心脏的收缩或舒张期。

1. 心脏血管杂音产生的机制　心脏血管杂音主要是心脏收缩或舒张期中，血液在心脏或血管内产生湍流或漩涡所引起。局部血流压力下降引起的“空腔”现象，瓣叶、腱索和心肌的振动，血流喷射冲击血管壁，也参与心脏杂音的形成。当一种松弛的组织如断裂的腱索或瓣叶在血流中振动，可产生极响而带音乐调的杂音。

正常血流呈层流，不产生杂音。在瓣膜远端的大血管内可有轻度的湍流存在，但它产生的振动一般听诊听不到。运动、情绪激动、贫血或发热时血流加快，上述的湍流可增加到足以在正常的心脏中产生可听到的声音，为功能性杂音，它包括生理性杂音（无害性杂音）在内。在病理情况下，血流中出现压力阶差，血液流速增快，血液被有力地送过狭窄或因病变而变成不规则的瓣膜或血管，或被送入扩大的血管或心腔，或血流高速从异常通道如关闭不全的瓣膜、心室间隔缺损或动脉导管未闭等处逸去，均发生显著的湍流而产生器质性或病理性杂音。

2. 心脏血管杂音的特性

(1) 响度：杂音的响度一般分为Ⅵ级（主要指收缩期杂音；舒张期杂音有人按同样方法分级，亦有人只分为轻、中、重三级）。

Ⅰ级：最轻的杂音，初听时常不被发觉，仔细听诊时才发现。

Ⅱ级：轻的杂音，但初听时即被发觉。

Ⅲ级：明显，但不算响的杂音，不太注意听时也可听到，不伴有震颤。

Ⅳ级：响的杂音，伴有震颤。

Ⅴ级：甚响的杂音，听诊器胸件稍接触胸壁即能听到。

Ⅵ级：极响的杂音，听诊器胸件未接触胸壁即能听到，甚至不用听诊器也能听到。

(2) 出现的时间和时限：杂音可出现在心动周期的收缩期或舒张期中，或在两期持续存在，分别称为收缩期、舒张期和连续性杂音。收缩期杂音出现在第一心音之后、第二心音之前，按其出现的早晚、维持时间的长短，有收缩早期、中期、晚期和全收缩期之别。舒张期杂音出现在第二心音之后、第一心音之前，亦有舒张早期、中期、晚期（又称收缩期前）和全舒张期之别。连续性杂音则从收缩期持续到舒张期，临床上常将杂音出现的时间和时限作为杂音分类的基础。

(3) 形态：从心音图的记录可以清楚地看到杂音的形态，它是心音图学中描写杂音性质的常用指标，通过听诊亦能加以辨别，有 6 种类型（图 2-2-10）。不同形态的杂音有其不同的病理生理基础。

1）一贯型杂音的响度始终如一，直到消失。

2）递增型杂音开始轻，逐渐增响，直到消失。

3）递减型杂音开始响，逐渐减轻而消失。

4）菱型杂音开始较轻，逐渐增响，达到高峰后又逐渐减轻而消失。

5）连续型杂音在第一心音后开始，先轻然后逐渐增响，到第二心音处达最高峰，以后逐渐减轻，直到第一心音之前。因此本型实为大的菱型杂音。

6）不规则型杂音响度不规则地变化。

(4) 音色和音调：临床上常用于形容杂音音色的词是柔和、粗糙、吹风样、隆隆样、机器样、搔抓样、营营样、鸟鸣样、音乐调等。

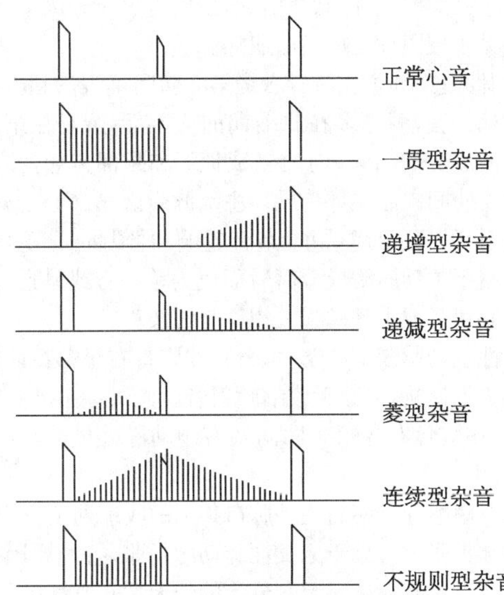

图 2-2-10　各种类型杂音的听诊图解

注意：图解中显示的杂音实际只有心音图记录到的杂音形态的一半(上半)，其频率显示也规则，实际上在心音图记录中除鸟鸣样或音乐调的杂音外，其他杂音频率均不规则

听诊为吹风样的杂音，其音调高，频率常在 100～600 Hz，可高达 1 000 Hz。听诊为粗糙吹风样的杂音，其音调中等，频率常在 80～120 Hz。听诊为隆隆样的杂音，其音调低，频率常在 40～80 Hz，但也可达 140 Hz 或以上。鸟鸣样或音乐调的杂音，其频率均匀，形态固定，有时极响。

不同音色和音调的杂音，反映不同的病理变化。杂音的频率常与形成杂音的血流速度成正比。

(5) 听诊的部位和传布的方向：不同的心脏血管病变所产生的杂音，一般有特定的听诊部位和传布的方向。杂音越响，其传布的范围越广。

3. 收缩期杂音　收缩期杂音是临床上最常听到的杂音，可为功能性或器质性。前者一般发生在无心脏病的健康人，后者见于有器质性心血管病的患者。但需要注意的是有器质性心血管病的患者，除有器质性的杂音外，还可能在没有器质性病变的部位同时产生一些"功能性"的收缩期杂音，这时后者便不能被认为是生理性或无害性的了。

(1) 功能性收缩期杂音：为柔和、吹风样，响度不到Ⅲ级，可在心尖部、心底部或沿胸骨左缘听到。运动后、情绪激动、贫血和心动过速时易于出现或增强。多见于青少年与儿童。可发生于收缩早、中或晚期，可为递减型或菱型，偶呈不规则型。可分：① 收缩早期功能性杂音，主要在肺动脉瓣区听诊到，调高，仰卧时明显，是射入肺动脉或主动脉的血量和血流速度增加引起；② 收缩中期功能性杂音，可在肺动脉瓣区听诊到，其音调高、吹风性，呈菱型，产生机制与收缩早期功能性杂音相同，亦有在心前区和心尖部听诊到的，音调中等，其产生机制除血流速度的改变外，可能尚有心肌振动的因素参与；③ 收缩晚期功能性杂音，主要在心尖部听诊到，调高，递增型，常被认为是心外因素(如心包或胸膜)引起。

(2) 器质性收缩期杂音：根据其发生的机制，可分为喷射性和反流性两大类。

1) 喷射性收缩期杂音：由高压的血液从左或右心室快速射入大血管所引起，是前流性杂音。

喷射性收缩期杂音主要见于下列 4 种情况：① 主动脉或主动脉瓣、肺动脉或肺动脉瓣及左心室或右心室流出道狭窄；② 主动脉根部或肺总动脉扩张；③ 心室射入大血管的血量增多，速度增快；④ 主动脉或肺动脉瓣瓣膜有非狭窄性的病变。

喷射性收缩期杂音的共同特点：① 出现在收缩中期，杂音的开始与第一心音之间有一段距离，这是由于心室等长收缩期时出现第一心音，然后待左或右心室的压力增高到超过主动脉或肺动脉的压力，主动脉瓣或肺动脉瓣才能开启，心室开始射血乃出现杂音。② 类型为菱型，这是由于射血先逐渐增加，杂音增强，随后射血减少，杂音减弱。③ 杂音在第二心音主动脉瓣或肺动脉瓣成分前结束。这是由于射血结束后，心室压力要下降到低于主动脉压或肺动脉压，主动脉瓣或肺动脉瓣才能关闭。④ 音调高或中等。⑤ 响度与心室射血的平均速度成正比。⑥ 杂音在收缩期中所占的位置、时限，菱峰出现的早晚、形态的变异，则与心室射血量、射血时间、射血期的长短和射血期瞬间血流特性等有关(图 2-2-11、图 2-2-12)。

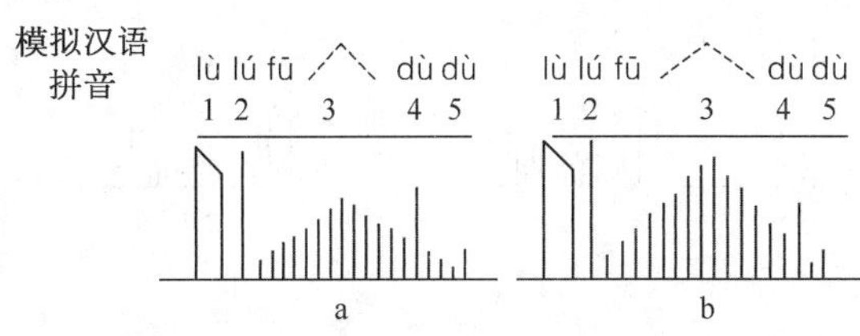

图 2-2-11　两种典型喷射性收缩期杂音的听诊图解和模拟汉语拼音

a. 肺动脉瓣狭窄：1，第一心音；2，收缩喷射音；3，菱型杂音；4，第二心音主动脉瓣成分；5，第二心音肺动脉瓣成分　b. 主动脉瓣狭窄：1，第一心音；2，收缩喷射音；3，菱型杂音；4，第二心音肺动脉瓣成分；5，第二心音主动脉瓣成分

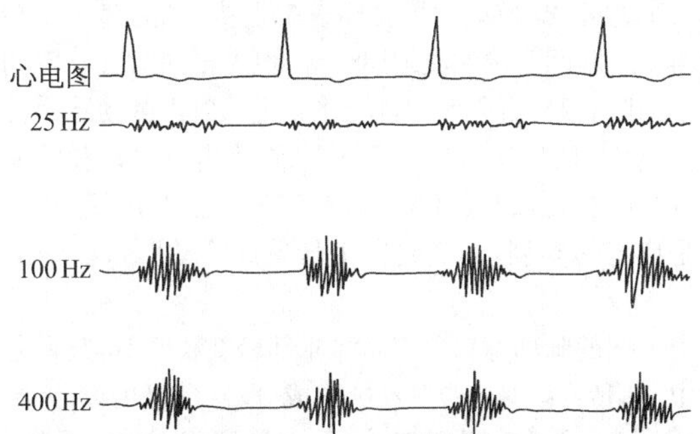

图 2-2-12　主动脉瓣狭窄的心音图，主动脉瓣区低频(25 Hz)、中频(100 Hz)、高频(400 Hz)波段记录(片速 50 mm/s)

在中、高频波段中有菱型收缩期杂音，菱峰在收缩中期，第二心音主动脉瓣成分振幅很低，难以辨认

喷射性收缩期杂音见于下列疾病。

单纯肺动脉口狭窄——主要见于先天性心血管病，可为瓣膜、瓣上(肺动脉段)或瓣下(右心室漏斗部)狭窄。肺动脉瓣膜狭窄时，在胸骨左缘第 2 肋间听诊到收缩期杂音，随狭窄程度的加重而越响越粗糙，向上下肋间、左上胸、胸骨上窝、左颈根及背部传导。肺动脉瓣区第二音由于肺动脉瓣成分落后而分裂，肺动脉瓣成分常因减弱或消失又可使第二心音成为单一音。可有收缩喷射音。杂音的时限及形态随狭窄的严重程度

而变化。轻度狭窄患者，杂音之前有收缩喷射音，杂音的菱峰在收缩中期，而在第二心音的肺动脉瓣成分前结束。中度狭窄患者，杂音之前有收缩喷射音，杂音时限较长，其菱峰在收缩后期，第二心音的主动脉瓣成分可被其掩盖，第二心音的肺动脉瓣成分出现晚并减轻。重度狭窄患者，杂音之前的收缩喷射音常与第一心音融合，只在呼气时由于前者后移才可辨别，杂音时限更长，其菱峰在第二心音主动脉瓣成分附近，将后者完全掩盖，第二心音的肺动脉瓣成分出现得更晚更轻，此外还可能有心房音(图 2-2-13)。右心室漏斗部狭窄时，杂音在胸骨左缘第 3、4 肋间最响，杂音之前无收缩喷射音，杂音的菱峰出现早，常在收缩期的前半部，第二心音的肺动脉瓣成分轻并出现晚。肺动脉段狭窄时，杂音在胸骨左缘上部最响，可向右胸、两侧腋部与背部广泛传导。杂音之前无收缩喷射音，菱峰出现晚，常将第二心音掩没，杂音有时延续到舒张期，呈连续性。

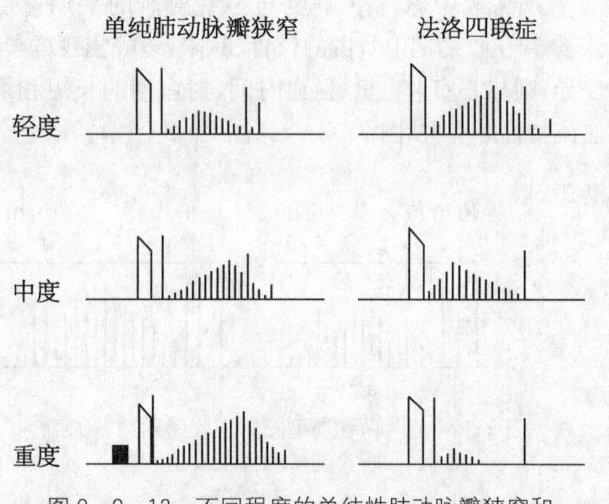

图 2-2-13 不同程度的单纯性肺动脉瓣狭窄和法洛四联症杂音变化听诊图解

法洛四联症——本病由于有肺动脉口狭窄(常为右心室漏斗部狭窄，亦可有肺动脉瓣膜部或瓣上狭窄)的存在而在胸骨左缘第 2、3 肋间听诊到收缩期杂音，但由于同时有心室间隔缺损与主动脉骑跨，右心室的血液并非全部射入肺动脉而部分分流到主动脉，且肺动脉口狭窄越严重，则进入肺动脉的血将越少，分流到主动脉的血将越多，因此杂音轻、时限短，其类型往往不是典型的菱型，其变化规律与单纯肺动脉口狭窄的患者不同。

当本病的肺动脉口狭窄属漏斗部轻度狭窄时，杂音菱峰在收缩中期略后，第二心音肺动脉瓣成分轻、延迟出现，无肺动脉收缩喷射音。漏斗部中度狭窄时，杂音菱峰在收缩早期，然后递减，在第二心音主动脉瓣成分前结束，第二心音肺动脉瓣成分消失，无肺动脉收缩喷射音。兼有瓣膜部狭窄时，杂音为全收缩期而菱型不典型。以瓣膜部狭窄为主时，则杂音开始呈递增型，其后半部呈不典型的菱型，其菱峰在收缩期的后半部。漏斗部或瓣膜部高度狭窄时，杂音在收缩早期出现，轻、时限短，在收缩中期前结束，第二心音肺动脉瓣成分消失，有主动脉收缩喷射音，如兼有肺动脉段狭窄则杂音更轻、更短(图 2-2-13)。

单纯肺动脉口狭窄患者下蹲或吸入亚硝酸异戊酯后，杂音增强，时限也增长。法洛四联症患者则杂音减轻，时限也缩短。

主动脉口狭窄——可为瓣膜、瓣上或瓣下型。前者可由风湿、先天或动脉硬化等因素所引起，后两者见于先天性畸形，瓣下型还可见于梗阻性肥厚型心肌病。

主动脉瓣狭窄时，在胸骨右缘第 2 肋间可听诊到响亮而粗糙的收缩期杂音，菱峰多在收缩期的前半部，杂音在第二心音的主动脉瓣成分前结束，向两侧锁骨下和颈部传导，亦沿胸骨左缘第 3、4 肋间向心尖部传导。主动脉瓣区第二心音减轻，可有收缩喷射音。狭窄越严重，杂音越响，时限越长，菱峰后移，第二心音由于主动脉瓣成分落后而成为单一音或呈逆分裂，此外还可有心房音或主动脉瓣关闭不全的杂音。

先天性主动脉瓣下狭窄时，杂音在胸骨右缘第 2 肋间或左下缘和心尖处最响，多数无收缩喷射音。先天性主动脉瓣上狭窄时，杂音在胸骨右缘第 1 肋间及右颈动脉处最响，多数无收缩喷射音。

吸入亚硝酸异戊酯后主动脉口狭窄的收缩期杂音均增强。

肺动脉扩张——见于原发性肺动脉扩张、各种原因引起的肺动脉高压以及有大量左至右分流的先天性心血管病。

原发性肺动脉扩张时，在胸骨左缘第 2 肋间处可听到收缩期杂音，较轻，历时较短，主要在收缩早期，第二心音由于肺动脉瓣成分延迟出现而分裂，常有肺动脉收缩喷射音。

原发性肺动脉高压时，在胸骨左缘第 2 肋间处可听到收缩期杂音，杂音时限短，第二心音肺动脉瓣成分亢进。有收缩喷射音，此音与第一心音间有一段距离，此距离随肺动脉压的增高而延长。

房间隔缺损和部分性肺静脉畸形引流——此两病均可在胸骨左缘第 2、3 肋间处听到收缩期杂音，轻至中度，柔和到粗糙，是流经肺动脉瓣的血量增多所致。杂音多呈不典型的菱型，高峰出现较早，在收缩期后 1/3 处消失，第二心音肺动脉瓣成分亢进，延迟出现而形成固定分裂，常有肺动脉收缩喷射音。

房间隔缺损并发显著肺动脉高压时，上述杂音可能消失，而为"功能性"肺动脉瓣关闭不全所致的舒张期杂音所取代。

重度主动脉瓣关闭不全——本病除有主动脉瓣关闭不全的舒张期杂音外，还可在胸骨右缘第 2 肋间听到收缩期杂音，这是由于左心室收缩时流经主动脉瓣的血量增多以及主动脉根部扩张所致。杂音较轻，时间较短，菱峰出现也较早。

其他二叶式主动脉瓣、主动脉瓣纤维增厚或硬化等非狭窄性的主动脉瓣病变，高血压、主动脉退行性变化或硬化等的主动脉根部增宽，完全性房室传导阻滞的心搏量增加，可在主动脉瓣区听诊到收缩期杂音。贫血、甲状腺功能亢进、妊娠、周围动静脉瘘、高动力循环心脏综合征等的心排血量增加，可在肺动脉瓣区听诊到收缩期杂音。直背综合征患者，由于胸部脊柱向后的弯度消失，胸部前后径缩短，肺动脉总干接近前胸壁，在肺动脉瓣区可听诊到收缩期杂音。

此外，主动脉缩窄或周围动脉狭窄、周围肺动脉狭窄、周围动脉血流增快(如主动脉瓣关闭不全、贫血、甲状腺功能亢进等时)以及肺动脉血流增快(如房间隔缺损)等，可在动脉狭窄或血流增快的相应部位处听诊到高调动脉收缩期杂音，杂音开始与第一心音常有一段距离，先递增然后递减。

2) 反流性收缩期杂音：由血液在心室收缩期中从心室或血管高速地逸入异常通道，且在整个收缩期中心室的压力又高于异常通道的压力所引起。

反流性收缩期杂音可发生于下列几种情况：① 二尖瓣或

三尖瓣关闭不全，心室收缩时高压的血液从心室反流入心房；② 心室间隔缺损或穿孔，心室收缩时左心室高压的血液流入压力较低的右心室；③ 主动脉与肺动脉间的沟通，但由于肺动脉高压，主动脉血液仅在收缩期分流入肺动脉。

反流性收缩期杂音的共同特点：① 时限长，多占据整个收缩期；② 音调高；③ 响度从轻吹风性到响亮粗糙；④ 形态多为一贯型，可有递增、递减型甚至菱型的变异（图 2-2-14、图 2-2-15）。

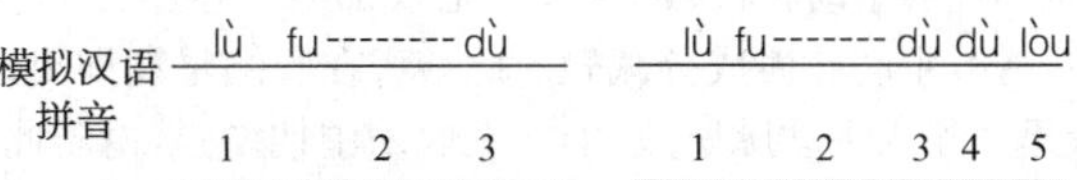

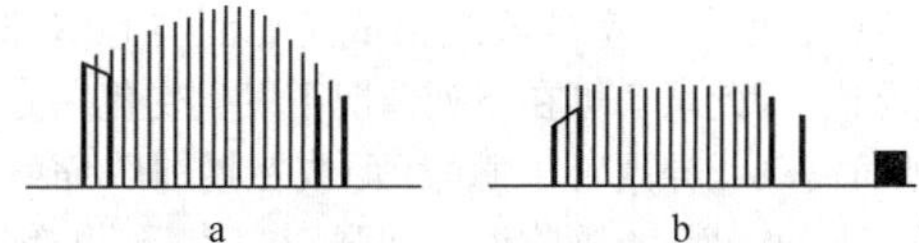

图 2-2-14　两种典型反流性收缩期杂音的听诊图解和模拟汉语拼音

a. 心室间隔缺损：1，第一心音；2，一贯型杂音略带菱型；3，第二心音　b. 二尖瓣关闭不全：1，第一心音；2，一贯型杂音；3，第二心音主动脉瓣成分；4，第二心音肺动脉瓣成分；5，第三心音

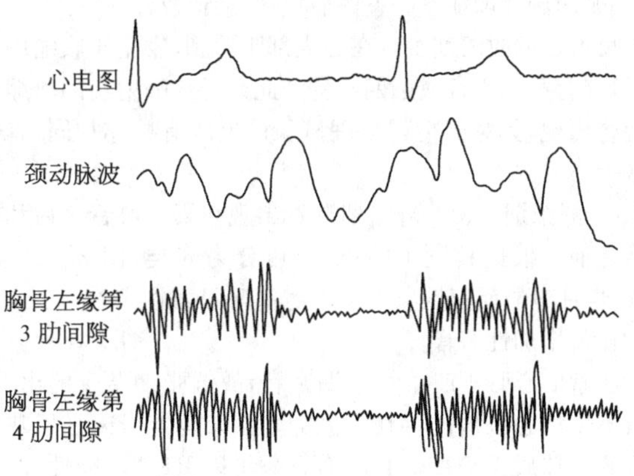

图 2-2-15　高位心室间隔缺损的心音图，胸骨左缘第 3 与第 4 肋间隙高频波段记录（片速 80 mm/s）

两处均记录到全收缩期一贯型杂音，第一、二心音均被遮盖

反流性收缩期杂音见于下列疾病。

二尖瓣关闭不全——器质性的二尖瓣关闭不全主要是风湿性的，亦见于感染性心内膜炎和先天性心血管病等；“功能性”的二尖瓣关闭不全见于左心房和左心室扩大以及左心衰竭。可在心尖部听到轻吹风性到响亮粗糙的收缩期杂音，向左腋甚至肩胛间区传布。杂音与第一心音同时出现，可将第一心音掩盖，占据整个收缩期，在第二心音主动脉瓣成分处结束。后者常提早出现，因而造成第二心音分裂。杂音亦可能将第二心音主动脉瓣成分掩盖。杂音形态可为一贯型或递增型，偶为递减型。第一心音正常或减弱，常有第三心音（图 2-2-14、图 2-2-16）。二尖瓣瓣膜钙化后，杂音可呈乐音性。急性二尖瓣关闭不全可由二尖瓣瓣膜撕裂或穿孔（创伤或感染性心内膜炎所致）和乳头肌或腱索断裂（急性心肌梗死、创伤或感染性心内膜炎所致）所引起，其杂音多为全收缩期递减型或在收缩中期增强，终止于第二心音主动脉瓣成分之前或之后。第二心音明显分裂，常伴房性或室性奔马律。杂音不仅可传到左腋和背部或心底部甚至可传到头顶或骶部。二尖瓣关闭不全患者在下蹲、用升压药或做 Valsalva 动作后松弛期杂音增强，吸入亚硝酸异戊酯后杂音减弱。重度二尖瓣关闭不全时心尖部可能有类似二尖瓣狭窄的隆隆样舒张期杂音。

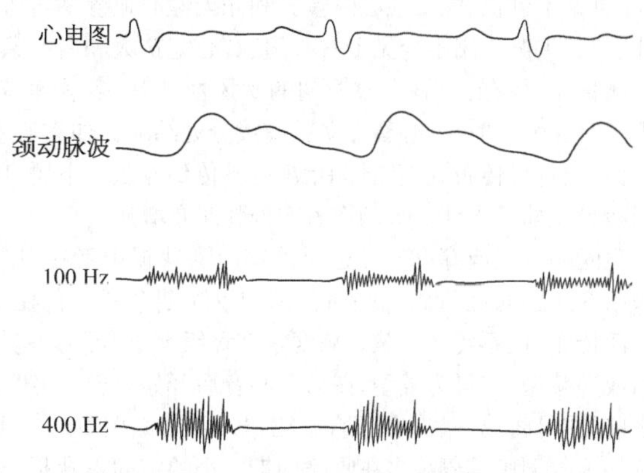

图 2-2-16　风湿性心脏病二尖瓣关闭不全的心音图，左腋前线第 4 肋间隙中、高频波段记录（片速 50 mm/s）

在中、高频波段中均见全收缩期一贯型杂音

乳头肌功能失调——常见于冠心病心肌缺血或前、后壁心肌梗死中，在急性心肌梗死时可间断或持续地出现，在心绞痛发作时可短暂地出现（图 2-2-17）。由乳头肌功能失调引起二尖瓣关闭不全所产生的收缩期杂音，可因乳头肌病变情况的不同而不同：① 乳头肌梗死或缺血时，在左心室等容收缩期之后，二尖瓣脱垂入左心房，产生收缩中期杂音，第一心音正常或亢进。② 乳头肌纤维化或挛缩时，在左心室等容收缩期和收缩喷血期中，二尖瓣瓣叶均被拉向下而不完全关闭，产生全收缩期杂音，第一心音减轻或消失。③ 伴有左心室扩大或室壁瘤的乳头肌功能失调，因乳头肌向外移位，其轴心偏斜，使二尖瓣在心室收缩期中不能对合而产生全收缩期杂音。此杂音在收缩后期减轻，第一心音减轻或消失。三尖瓣乳头肌也可发生功能失调，但较少见。

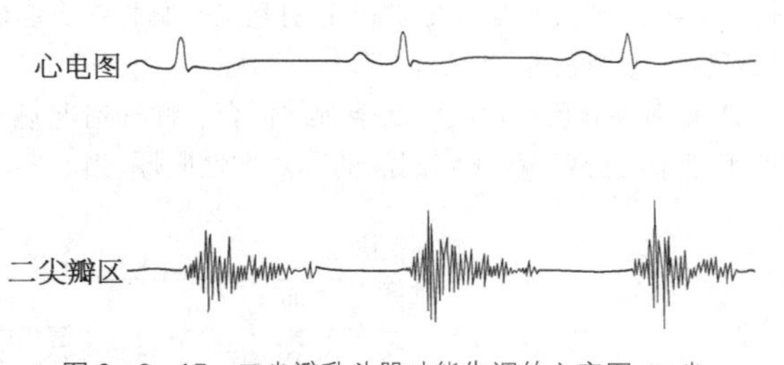

图 2-2-17　二尖瓣乳头肌功能失调的心音图，二尖瓣区的高频波段记录（片速 50 mm/s）

图示递减型全收缩期杂音，并有第三心音

收缩中、晚期喀喇音-收缩晚期杂音综合征——本综合征的特点是心尖部有收缩晚期递增型杂音，伴有收缩中、晚期单个或多个喀喇音。

本综合征的收缩晚期杂音是由于瓣叶黏液样变性、腱索延长或乳头肌功能失调，在收缩后期二尖瓣的一个或两个瓣叶脱垂入左心房，引起收缩晚期二尖瓣反流所致，亦称二尖瓣脱垂综合征。收缩中、晚期的喀喇音则是由于腱索的突然紧张或拉紧振动所致。多个腱索的振动，可产生多个额外音。吸气、立位、吸入亚硝酸异戊酯、Valsalva 动作的用力期等减少左心室舒张末期容量，使喀喇音提前，杂音延长；反之，下蹲、期前收缩后、Valsalva 动作的松弛期等增加左心室舒张末期容量，使喀喇音延迟，杂音缩短，用升压药物可使杂音增强。

三尖瓣关闭不全——器质性的三尖瓣关闭不全多为风湿性，亦可见于创伤、感染性心内膜炎和先天性心血管病等。“功能性”的三尖瓣关闭不全见于右心房、右心室扩大和右心衰竭。可在胸骨左下缘处听到全收缩期的吹风性杂音，多呈递减型，在吸气时加强，到第二心音肺动脉瓣成分处结束。如右心室明显扩大，杂音可传布到左锁骨中线，但不传到左腋。下蹲、吸入亚硝酸异戊酯及 Valsalva 动作后的松弛期亦增强。

室间隔缺损或穿孔——先天性室间隔缺损患者在其胸骨左缘第 3、4 肋间处听到响亮而粗糙的收缩期杂音。它在心前区广泛传布，但不传向左腋。响度常在Ⅳ级上下，可为一贯型、递增或递减型，亦可为菱型，在第一心音后开始，终止于第二心音之前，亦可将第一、二心音遮盖(图 2－2－14、图 2－2－15)。杂音如为菱型则其菱峰多在收缩中期。小的室间隔缺损，杂音可在收缩中期后消失。以后此种缺损可能自动闭合而杂音消失。下蹲或用升压药物后杂音增强，吸入亚硝酸异戊酯后杂音减弱。发生肺动脉高压时杂音时限缩短，如肺动脉压显著增高，经室间隔缺损的左至右分流量极少或转变为右至左时，则此杂音可消失。后天性的室间隔穿孔见于急性心肌梗死或创伤，杂音性质与室间隔缺损相仿，但可能传到心尖与左腋。可有房性奔马律。

动脉导管未闭伴肺动脉高压——动脉导管未闭的杂音应是连续性的。但当有一定程度的肺动脉高压时，肺动脉舒张压和主动脉的舒张压相等，舒张期的分流消失，杂音的舒张期部分可消失。这时在胸骨左缘第 2 肋间只听到全收缩期杂音，此杂音与第一心音间常可有一段距离。第二心音亢进。

其他原因引起的二尖瓣病变，造成二尖瓣的囊样突入左心房，或心脏导管经过二尖瓣口造成二尖瓣关闭的缺陷，可引起位于心尖部的高调鸟鸣样(如同鹅叫)或乐音性的收缩期(主要在晚期)杂音。经过三尖瓣的人工心脏起搏器的导管电极，可干扰三尖瓣造成三尖瓣的关闭缺陷，引起位于胸骨左下缘的高调乐音性收缩期杂音，此杂音在吸气时增强。

3) 喷射性和反流性收缩期杂音的混合。此种情况见于梗阻性肥厚型心肌病，由于室间隔的不对称性肥厚，当心室收缩时，肥厚的室间隔突入左心室(偶或右心室)流出道，造成流出道狭窄。另由于在心室收缩中后期，二尖瓣瓣叶向前移位与室间隔对合，造成二尖瓣关闭不全。故本病既有左心室流出道狭窄引起的喷射性收缩期杂音，也有二尖瓣关闭不全引起的反流性收缩期杂音。事实上，约 50％的患者此两者常混合存在。

喷射性收缩期杂音在胸骨左缘第 3、4 肋间(有时还在第 2 肋间)听诊到，可较轻或响而粗糙，向心尖部传布而甚少传向颈部，常不伴有主动脉收缩喷射音。心底部第二心音反常分裂或呈单一性，主动脉瓣成分减轻。此杂音在收缩早期即出现，由血液迅速喷入主动脉所致；继之在收缩中期增强，由于此时左心室流出道狭窄明显，左心室与主动脉间压力阶差显著所致；在收缩后期随上述压力阶差的消失而消失。由于左心室流出道狭窄的程度与心室的收缩力成正比而与心室腔容量及后负荷成反比，因此杂音可在下列情况下发生变化：① 用强心药后(洋地黄制剂或异丙肾上腺素等)或在期前收缩(过早搏动)后随即出现的心搏，心脏收缩力加强，左心室流出道狭窄加重，杂音增强。反之，用 β 受体阻滞剂后，心脏收缩力减弱，杂音减轻。② 立位、Valsalva 动作用力期、静脉放血，使左心室腔内血容量减少，杂音增强。反之，下蹲、Valsalva 动作松弛期、平卧时抬高双腿，使左心室腔内血容量增加，杂音减轻。③ 吸入亚硝酸异戊酯或用降压药物，减轻左心室的后负荷，杂音增强。反之，用升压药物增加左心室的后负荷，杂音减轻。

反流性的收缩期杂音在心尖部听诊到，发生于收缩中或晚期，可伴有第三心音或第四心音。此杂音与喷射性的收缩期杂音混合出现，其对药物与生理试验的反应有些亦相同，有时很难区分。

4. 舒张期杂音　舒张期杂音出现在第二心音之后和第一心音之前。根据其发生的机制，可分为 3 类(图 2－2－18)：① 经半月瓣的反流性杂音；② 房室瓣阻塞性杂音；③ 经房室瓣的血流增加性杂音。

正常的心脏不产生舒张期杂音，故舒张期杂音的出现，说明有器质性心脏病的存在。但舒张期杂音本身未必反映相应的瓣膜有器质性病变。心脏血管病可以引起“功能性”的瓣膜狭窄或关闭不全，产生“功能性”舒张期杂音，但这种杂音仍有病理意义。

(1) 经半月瓣的反流性杂音：在心室舒张期中，大血管与心室间有显著的压力阶差。如有半月瓣关闭不全，则当半月瓣

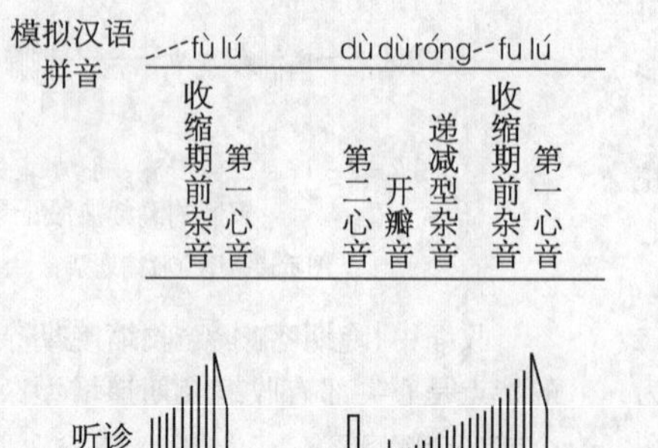

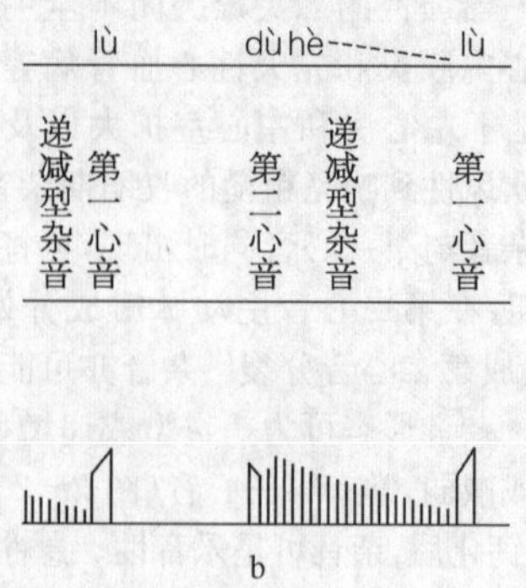

图 2－2－18　两种舒张期杂音的听诊图解和模拟汉语拼音

a. 房室瓣狭窄性舒张期杂音(二尖瓣狭窄)　b. 反流性舒张期杂音(主动脉瓣关闭不全)

关闭后即发生血液反流，故紧接在第二心音之后出现舒张早期杂音。当心室内舒张压已下降到零，而大血管内舒张压仍高时杂音最响；其后大血管内舒张压逐渐降低，杂音也逐渐减轻，但可持续于整个舒张期。此种杂音音调高，响度低者常用膜型胸件紧压胸壁，患者取略向前倾的坐位时，才易听到。

1）主动脉瓣关闭不全：器质性主动脉瓣关闭不全常为风湿性，亦见于动脉粥样硬化、感染性心内膜炎、创伤、二叶式主动脉瓣、瓣膜脱垂（见于室间隔缺损和梅毒等）、梅毒、主动脉中层囊样变性、主动脉夹层分离、马方综合征等。高血压与升主动脉或左心室的扩张，则可引起“功能性”的主动脉瓣关闭不全。在胸骨右缘第 2 肋间和左缘第 3 肋间听诊到高调的吹风样舒张期杂音。风湿性者杂音主要位于胸骨左缘第 3 肋间，沿胸骨左缘向下传导并可到达心尖部；梅毒性或主动脉夹层分离使升主动脉扩张右移，则杂音主要位于胸骨右缘第 2 肋间，除向左缘传导外，并沿胸骨右缘向下传导，音调较低、较响；创伤、感染性心内膜炎或梅毒等导致瓣膜破裂时，杂音常极响且呈鸟鸣样。杂音在第二心音主动脉瓣成分之后立即出现，先有极短期的递增，然后长时间地递减，可占舒张期的前半部直至整个舒张期，其所占时间的长短与关闭不全的严重度成正比。第二心音可减轻、正常或增强。心尖部第一心音常减弱（图 2-2-18）。“功能性”的主动脉瓣关闭不全，杂音时限一般较短，第二心音常亢进。下蹲或用升压药物后杂音增强。吸入亚硝酸异戊酯、妊娠期或心力衰竭时杂音减轻。此外，重度的主动脉瓣关闭不全时还可在主动脉瓣区听到喷射性收缩期杂音，或可在心尖部听到隆隆样舒张期杂音。

2）肺动脉瓣关闭不全：器质性的肺动脉瓣关闭不全极少见，可由先天性、风湿性、外科创伤、感染性心内膜炎等引起。由原发性或继发性肺动脉高压（如二尖瓣狭窄、肺源性心脏病、艾森门格综合征等）所致的“功能性”肺动脉瓣关闭不全则多见。在胸骨左缘第 2、3 肋间听诊到舒张期杂音，从轻吹风性到响而粗糙，吸气时增强，卧位时明显，很少向心尖部传布。“功能性”的杂音发生在舒张早期，高调，短时限，递减型，与舒张期中肺动脉与右心室间的压力阶差大、从肺动脉反流入右心室的血液流速快、时间短有关，第二心音的肺动脉瓣成分增强，常有收缩喷射音及喷射性收缩期杂音；器质性的杂音发生在舒张早期或中期，调较低，时限较长，先递增然后递减，第二心音分裂，其肺动脉瓣成分可减轻或缺如。肺动脉瓣关闭不全的杂音，不因吸入亚硝酸异戊酯或用升压药物而改变。

（2）房室瓣阻塞性杂音和经房室瓣的血流增加性杂音：由于二尖瓣或三尖瓣狭窄，心室在舒张期充盈受阻，血液流经狭窄的瓣口产生漩涡所引起。因心室舒张期中心房与心室的压力阶差不大，血液流速不快，故杂音低调，隆隆样。经房室瓣的血流增加时，正常的房室瓣相对地显得狭窄，妨碍血液通过，也产生类似的杂音。

1）二尖瓣狭窄：器质性的二尖瓣狭窄常属风湿性，偶见于先天性心脏病或感染性心内膜炎（在二尖瓣上形成大块赘生物）。“功能性”的二尖瓣狭窄见于各种原因所致的左心扩大二尖瓣口流量增加（如动脉导管未闭、主肺动脉间隔缺损）、室间隔缺损有大量左至右分流或二尖瓣关闭不全有大量反流时，使左心房血量增多，压力增高，经二尖瓣的流量增大，以及二尖瓣在心室舒张期受主动脉反流血液的冲击而不能很好地开放（主动脉关闭不全时）等情况。在心尖部听诊到舒张期隆隆样杂音，并可有收缩期前增强，杂音的位置常较局限，用钟型胸件向左侧卧时最易听到，伴第一心音亢进，二尖瓣开瓣音和肺动脉瓣区第二音亢进与分裂。此杂音音调为低至中等，在开瓣音之后立即开始，为递增型，视心室舒张期中左心房与左心室间的压力阶差及血流情况的不同，杂音可占据舒张早、中、晚期或全舒张期。在舒张晚期，心房收缩，上述压力阶差增大，左心房内剩余的血液较快地排入心室，可出现一高调的杂音，在第一心音之前达最高峰，称为收缩期前加强，或收缩期前杂音（图 2-2-18、图 2-2-19）。在一度房室传导阻滞，心房收缩与第一心音出现之间的间隔延长，可听到此收缩期前杂音的后半部为递减型，因而整个舒张期杂音成为先递增然后递减的菱型，类似喷射性的杂音，其菱峰在收缩期之前。心房颤动时此收缩期前杂音消失。轻型的二尖瓣狭窄，杂音较轻，而且在舒张晚期已无杂音。极轻的二尖瓣狭窄，可能在整个舒张期中都听不到杂音。重度的二尖瓣狭窄，杂音响，时限长，占据整个舒张期。极重的二尖瓣狭窄和二尖瓣狭窄伴有显著肺动脉阻力增高或明显肺气肿时，流经二尖瓣的血液减少，杂音可减轻甚至消失。急性风湿性心脏炎时，由二尖瓣急性炎症而产生的舒张期杂音常轻而短，并伴有第三心音。器质性二尖瓣狭窄的舒张期杂音，吸入亚硝酸异戊酯后增强，用升压药物后减轻。疑有二尖瓣狭窄而听不到舒张期杂音时，可让患者稍事运动（如平卧起坐 10 次），然后向左侧卧，用钟型胸件听诊器再在心尖部仔细听诊。“功能性”二尖瓣狭窄时杂音出现略晚，时限较短，较少有开瓣音，吸入亚硝酸异戊酯后可减轻，用升压药物后可增强。

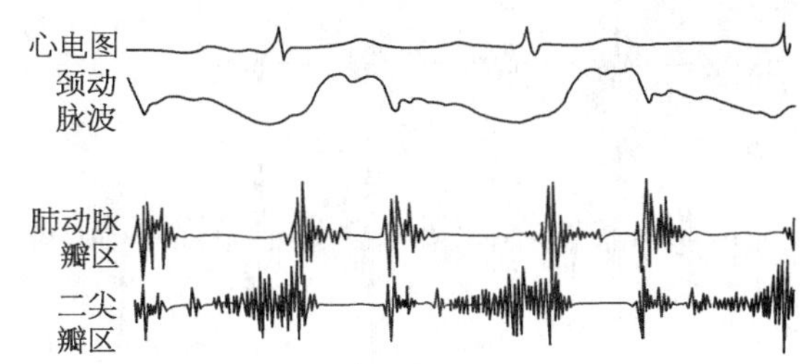

图 2-2-19　风湿性心脏病二尖瓣狭窄的心音图，肺动脉瓣区与二尖瓣区高频波段记录（片速 80 mm/s）

在二尖瓣区见第一心音振幅大，有开瓣音与舒张期杂音，后者在收缩期前频率增高，振幅增大。在肺动脉瓣区见有低振幅的收缩期杂音，第二心音振幅大并分裂

2）三尖瓣狭窄：器质性的三尖瓣狭窄少见，可为风湿性或先天性，偶见于感染性心内膜炎在三尖瓣上形成大块赘生物。“功能性”的三尖瓣狭窄见于各种原因所致的右心扩大和三尖瓣口流量增加（如二尖瓣狭窄等导致右心扩大，房间隔缺损有大量左至右分流，三尖瓣关闭不全有大量反流）等情况。在胸骨左下缘第 4、5 肋间听诊到舒张期隆隆样杂音，可能传布到心尖部，吸气时增强，第一心音多不亢进，有三尖瓣开瓣音。此杂音出现于舒张早、中期，低调，在收缩期前达最高峰然后递减，在第一心音之前一段短距离内结束。

3）心房黏液瘤：约 75%的心房黏液瘤发生于左心房，由于它常是球形并有蒂，可有一定的移动范围，因此在心室舒张期中可阻塞房室瓣口，产生类似二尖瓣或三尖瓣狭窄时的隆隆样舒张期杂音（也可能妨碍房室瓣的关闭，引起房室瓣关闭不全的杂音)。但杂音的出现与体位变化(坐、立位时出现,平卧位可消失)密切有关。无开瓣音,但可有音调略低的肿瘤扑落音,常有第三心音。

5. 连续性杂音　连续性杂音指杂音开始于收缩期,连续进入舒张期,其间并无中断。可发生于下列情况:① 血管或心腔间的分流:当血液从收缩期和舒张期的压力均较高的血管或心腔分流到压力均较低的血管或心腔时,血液的分流无论在收缩期或舒张期中均连续进行,杂音成为连续性。见于动脉导管未闭,主肺动脉间隔缺损,先天性、创伤性、感染性炎症或手术造成的动静脉瘘,主动脉窦动脉瘤破入右心,冠状动脉与冠状静脉、肺动脉或心腔间的瘘和动脉夹层分离破入右心房等。② 血液流过极狭窄的血管:血管极狭窄段的近端压力高而远端压力低,血液在收缩期和舒张期流过此狭窄段时都有压力阶差而产生连续的杂音。见于重度主动脉缩窄、多发性大动脉炎、周围肺动脉狭窄等。③ 血液快速流过正常或扩张的血管:此时快速流动所引起的激流与漩涡持续于收缩期和舒张期中。见于完全性肺静脉畸形引流、妊娠或哺乳期的乳房部血管扩张、甲状腺功能亢进的局部血管扩张血流增快、发绀型先天性心脏病的支气管动脉扩张、颈部静脉血的快速回流等。

连续性杂音有别于来往性杂音,后者常是收缩期杂音与反流性舒张期杂音同时存在所造成,此时收缩期与舒张期虽均为杂音所占据,但有第二心音将两者隔开(图 2-2-20)。

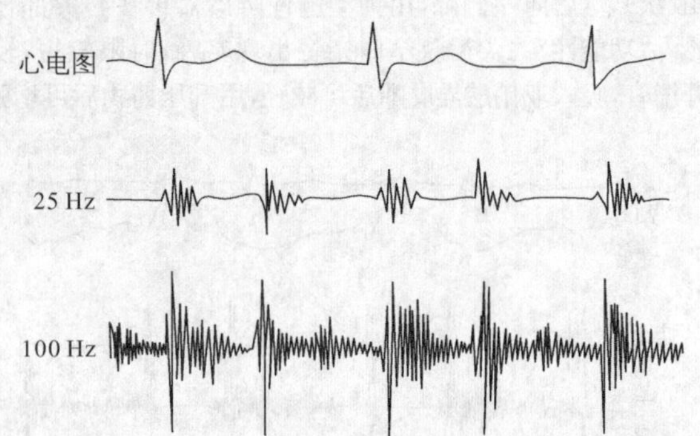

图 2-2-20　风湿性心脏病,主动脉瓣狭窄与关闭不全的心音图,主动脉瓣区低、中频波段记录(片速 50 mm/s)
在中频波段中记录到递减型的收缩期和舒张期杂音

(1) 血管或心腔间分流的连续性杂音

1) 动脉导管未闭:分流发生于主动脉与肺动脉之间,一般情况下主动脉的收缩压和舒张压都较肺动脉高,分流为连续性。如肺动脉平均压较主动脉平均压低 75%,即出现连续性杂音。在胸骨左缘第 2(亦在第 3)肋间听到响亮连续性机器样杂音,向左锁骨下与左颈部传布,平卧位最响。杂音在第一心音后不久开始,音调中等,递增型,至收缩晚期达最高峰,与第二心音连接,然后在舒张早、中期递减,因而形成一个持续于收缩、舒张两期的大菱型杂音,其菱峰在第二心音处往往将第二心音掩没。吸入亚硝酸异戊酯后杂音减轻,用升压药物后增强。心尖部可有第三心音、收缩期吹风样杂音或隆隆样舒张期杂音。

婴幼儿期由于肺动脉阻力高,可能无杂音或只有收缩期杂音。当发生肺动脉高压时,连续性杂音的舒张期部分可消失,肺动脉瓣区可出现收缩喷射音,第二心音的肺动脉瓣成分亢进。当肺动脉显著高压时,则收缩期杂音亦可能消失而出现"功能性"肺动脉瓣关闭不全的舒张期杂音。

2) 主肺动脉间隔缺损:本病主动脉与肺动脉间的分流发生于大动脉的根部,其听诊的发现及血流动力学变化对听诊的影响与动脉导管未闭相仿,但杂音位置较低,主要在第 3 肋间处听诊到,且在第一心音之后立即出现。此外,如发生肺动脉高压,则杂音在舒张期中可不出现,其听诊发现就可类似室间隔缺损。

3) 主动脉窦动脉瘤破裂入右心:可为先天性、梅毒性或感染性心内膜炎所引起。瘤体可破入右心室、右心房或肺动脉而造成主动脉与这些心腔间的沟通。以破入右心室最为常见。

本病杂音的性质与动脉导管未闭者亦甚相似,但位置较低而范围较广,常在胸骨左缘第 3～5 肋间处听到。在舒张期由于右心压力低,破裂的窦道扩张,分流血量增多,杂音更响。这些都与动脉导管未闭不同。

4) 其他:畸形的冠状动脉与冠状静脉、肺动脉、右心房或右心室间发生沟通时,可在胸骨左或右缘相应部位处听到连续性杂音,在舒张期中杂音常较响。如畸形的冠状动脉与左心室或与因病变而发生高压的右心室沟通,则收缩期中可无杂音。先天性的周围动静脉瘘、肺动静脉瘘、创伤性的动静脉瘘、由手术造成的动静脉瘘(如法洛四联症的姑息性分流手术)、感染性炎症引起的动静脉瘘等,可在胸部或其他相应部位听到连续性杂音,其收缩期或舒张期杂音的响度均可有变异。

(2) 血液流过极狭窄血管的连续性杂音:主动脉缩窄、多发性大动脉炎引起的主动脉或其分支的狭窄、周围肺动脉狭窄(包括由肺栓塞所引起的部分性阻塞)等,可在胸、腹、背或颈等动脉狭窄段所在相应部位听诊到收缩期杂音,如前所述。但如狭窄极重,则杂音成为连续性。杂音开始于收缩中、后期,而终止于舒张早期,调高;如在整个舒张期中杂音很明显,则可能是同时听到了附近的侧支循环血管所产生的杂音。

(3) 血液快速流过正常或扩张血管的连续性杂音:完全性肺静脉畸形引流的患者,所有的肺静脉可汇总成一根总的肺静脉,引流入上腔静脉、右心房或下腔静脉等处。在总的肺静脉引流入周围静脉所在相应部位处可听到连续性的杂音,其音色类似闭口的轻轻哼唱。

妇女妊娠或哺乳期中,乳房部血管扩张,可在胸前听诊到收缩期或连续性杂音,此杂音在收缩早、中期开始,高调,在收缩期较响而舒张期减轻,可能来源于动脉。

甲状腺功能亢进时,供应甲状腺的血管扩张,血流加速,在颈部腺体上下处可听诊到收缩期或连续性高调杂音。

一些发绀型先天性心脏病(特别是肺动脉闭锁)产生发达的支气管动脉侧支循环时,血液流经扩张、扭曲的支气管动脉支,可产生连续性杂音。

颈静脉内血液的快速回流,可在颈根部近锁骨处甚至在锁骨下(尤其是右侧)出现连续性的杂音,称为颈静脉营营音,其音色也类似轻轻地哼唱。在坐位(或立位)、吸气、舒张期中和吸入亚硝酸异戊酯时增强;平卧位、呼气和收缩期中减轻。以手指压迫颈静脉暂时中断血流,杂音即消失。本杂音是无害的,其重要性在于易与先天性心血管病的杂音相混淆。此外,肝硬化引起腹壁静脉明显曲张时,在腹壁上亦可听到静脉营营音,其音色有时如流水声。

(六) 心包摩擦音

正常心包表面光滑,心脏舒张过程中脏层与壁层心包之间、壁层心包与其周围组织之间虽相互撞碰,但不产生声响。各种原因引起的急性心包炎,当其病理变化处于纤维蛋白渗出阶段或渗液吸收阶段时,在心脏舒缩过程中两层发炎的心包互相摩擦,产生声响,是为心包摩擦音。当心脏周围组织(如胸膜)发炎延及壁层心包或后者发炎延及前者,可产生心包胸膜摩擦音。在心外膜安置人工心脏起搏器的电极亦可引起心包摩擦音。

心包摩擦音为高调的类似皮革摩擦或抓刮不平的表面所发出的声音,多似"嚓……嚓……嚓"的声响。在心前区听诊到,其部位随心包纤维蛋白渗出的部位而异,最常出现在胸骨左缘第3、4肋间处。可发生在收缩期、舒张期或收缩期前,亦可两期均有,呈来往性,或可能将心音掩盖,其形态不规则,可连续地出现高峰,并常给人以近在耳边且与心音并无直接联系的感觉。发生在收缩期者多在收缩中、晚期,发生在收缩期前者则与第一心音相距一段距离而不与之融合。其响度变化很大,常随患者的体位、呼吸情况而异,一般在坐位、上身略向前倾、呼气屏住时较易听到,加压于听诊器的胸件时声音增强。

心包摩擦音的音色有时可类似心脏杂音,尤其是当变得响亮而粗糙时,与响亮而粗糙的收缩期杂音极相似,但它存在的时间短暂,常仅持续数小时至数日,则与心脏杂音不同。

心包胸膜摩擦音的特点与心包摩擦音相仿,但与呼吸发生关系,因而随呼吸周期发生明显变化。

急性的心包与胸膜炎症消退后,可遗留心包或心包与胸膜间的粘连,引起一些额外音。

(七) 动态听诊

一些药物和生理动作可引起血流动力变化,因而对杂音和心音的性质产生影响。在这血流动力变化的前后及其过程中进行听诊,以了解这时杂音和心音变化的规律,协助鉴别不同疾病所引起的相似的杂音和心音的异常变化,被称为动态听诊。

1. 药物　临床上最常用以改变杂音性质的药物是亚硝酸异戊酯(以手帕或纱布包裹 0.2 ml 安瓿,打碎安瓿立即蒙住患者的鼻口,嘱患者做快速深吸气3次)、作用于周围血管的升压胺类(最常用去氧肾上腺素 10 mg 加入 5%葡萄糖液 250 ml 中静脉滴注,使收缩期血压约在 3 min 后升高 20～30 mmHg)和β受体阻滞剂(普萘洛尔或艾司洛尔静脉给药)。

(1) 亚硝酸异戊酯:本药的基本作用是松弛小血管的平滑肌,吸入后周围动、静脉阻力下降,血压降低,静脉回流减少,心室容积减少。但它又极易反射地引起心动过速并增加心肌的张力,因而又可增加心排血量和静脉回流。

单纯肺动脉口狭窄患者吸入本药后由于心率增快,右心血液流速增快,故除右心室明显增大者外,使收缩期杂音增强,当心排血量增加时杂音延长;法洛四联症患者则由于同时有室间隔缺损的存在,吸入本药后右至左分流增加,流入肺动脉的血量减少,收缩期杂音减轻并缩短;主动脉口狭窄患者吸入本药后由于血压降低,心率增快,心排血量增加,经主动脉瓣的血流速度增快,致收缩期杂音增强;梗阻性肥厚型心肌病则由于心室容积减少,血压降低,梗阻程度更重而杂音增强;二尖瓣关闭不全患者吸入本药后由于左心室收缩压下降,反流减少,使收缩期杂音减轻。三尖瓣关闭不全患者吸入本药后,由于本药不影响右心室收缩压或反使之增高,故收缩期杂音无改变或反增强;室间隔缺损患者吸入本药后由于左心室收缩压下降而右心室收缩压无改变,左至右分流减少,故杂音减轻,但室间隔缺损较大而伴有高动力性肺动脉高压时,杂音甚至可增强;主动脉瓣关闭不全患者吸入本药后由于主动脉舒张压下降,反流血量减少,杂音减轻;但本药对肺动脉舒张压一般无影响,故肺动脉瓣关闭不全患者吸入后杂音无变化;二尖瓣和三尖瓣狭窄患者吸入本药后由于心率增快,流经该两瓣口的血流速度增快和舒张充盈期缩短,杂音增强;但由于主动脉瓣关闭不全引起的"功能性"二尖瓣狭窄的杂音,则随主动脉舒张压的降低而减轻;动脉导管未闭患者吸入本药后由于主动脉舒张压下降,此时分流到肺动脉的血量减少,其连续性杂音的舒张期部分减轻。

(2) 作用于周围血管的升压胺类:本类药物收缩血管,增加周围动脉阻力,升高血压,反射地减慢心率,心排血量则稍减或不变。

法洛四联症患者滴注去氧肾上腺素后,由于主动脉压增高使右至左分流量减少,流入肺动脉的血量增多,收缩期杂音增强并延长;二尖瓣关闭不全或室间隔缺损患者滴注去氧肾上腺素后,由于左心室收缩压增高,反流或分流量增加,杂音增强;主动脉瓣关闭不全患者滴注去氧肾上腺素后由于主动脉舒张压增高,反流血量增加,杂音增强,因此应用升压胺类有利于发现轻度的主动脉瓣关闭不全。5-羟色胺能选择性地升高肺动脉压,使肺动脉瓣关闭不全的杂音增强,起到鉴别主动脉瓣和肺动脉瓣关闭不全的作用。

此外,去氧肾上腺素可通过增加主动脉压而增加左至右分流,使一些只有收缩期杂音的动脉导管未闭患者杂音转变为连续性;或原有连续性杂音的患者,其舒张期部分增强。去氧肾上腺素也可通过增加主动脉压而使梗阻性肥厚型心肌病左心室流出道与主动脉的压力阶差减低,杂音可明显减轻。

(3) β受体阻滞剂:本类药物减慢心率,减弱左心室收缩力,使梗阻性肥厚型心肌病左心室流出道与主动脉的压力阶差减低,杂音减轻。艾司洛尔半衰期短,比较安全,可用300 μg/kg 1 min内静脉滴注。与此相反,β受体激动剂则增快心率,增强左心室收缩力,使梗阻性肥厚型心肌病左心室流出道与主动脉的压力阶差增大,杂音增强。可用异丙肾上腺素静脉滴注 2 μg/min。

2. 生理动作　生理动作包括一般运动、改变体位(立位、下蹲、平卧抬腿)、Valsalva 动作、吸气、握力动作、双肩高度伸张等。

(1) 运动:运动增快心率,增加循环流量和流速,使瓣膜狭窄所致的杂音增强。

(2) 改变体位:向左侧卧可暂时增强二尖瓣狭窄的杂音,坐起或侧卧可诱致心房黏液瘤杂音的出现,坐起并上身向前倾有利于主动脉瓣关闭不全杂音的听诊。从立位迅速下蹲或平卧位双足举起可增加静脉回流,因而心搏量和心排血量增加,使主动脉瓣膜狭窄和二尖瓣、三尖瓣、主动脉瓣关闭不全的杂音增强;而梗阻性肥厚型心肌病的杂音则下蹲时减轻,立位时增强。

(3) Valsalva 动作:Valsalva 动作的用力期增加胸腔内压

力，阻碍静脉回流心脏，增高周围静脉压，使主动脉瓣膜狭窄的杂音减弱而梗阻性肥厚型心肌病的杂音增强，并可使颈部的静脉营营音消失。

(4) 深吸气：深吸气减低胸腔内压力，增加静脉回流，使三尖瓣狭窄或关闭不全的杂音增强。

(5) 握力运动：握力运动升高主动脉压，使主动脉瓣和二尖瓣关闭不全、二尖瓣狭窄以及室间隔缺损的杂音增强，主动脉瓣狭窄和梗阻性肥厚型心肌病的杂音减轻，也使动脉导管未闭的连续性杂音的舒张期部分增强。

(6) 双肩高度伸张：双肩高度伸张(向后伸张)的动作可使一种位于锁骨上部的无害性收缩期杂音减轻或消失，此种杂音可在正常儿童和青年中听诊到，可能传到锁骨下部，其形态属先递增然后递减型，时限短，其发生机制还未完全明确，可能来源于主动脉弓的头臂分支。

此外，短暂动脉压迫法，即以血压计的气袖缠绕患者的两侧上臂，同时打气至超过患者收缩压 20～40 mmHg 的水平，维持 20 s，可使主动脉的阻抗增高，从而使二尖瓣关闭不全、主动脉瓣关闭不全和室间隔缺损的杂音增强。期前收缩后的第 1 次心搏，由于其前有代偿性间歇，此时心室充盈增加、主动脉舒张压降低、心排血量增多、心肌收缩力加强、血液前向流动增加，使主动脉瓣口狭窄包括瓣膜、瓣上和瓣下狭窄以及梗阻性肥厚型心肌病的杂音增强，肺动脉瓣口狭窄的杂音增强，主动脉瓣和肺动脉瓣关闭不全的杂音减弱。表 2－2－3 列出主要药物和生理动作对杂音的影响。

表 2－2－3　主要药物和生理动作对杂音的影响

	杂音	亚硝酸异戊酯	去氧肾上腺素	运动	立位	下蹲	抬腿	Valsalva 动作		吸气	等长握力动作	期前收缩后
								用力期	松弛期			
收缩期杂音	单纯肺动脉口狭窄	↑延长	—	↑	↓或—	↑	↑	↓	↑	↑或—		↑
	法洛四联症	↓缩短	↑延长	↑	↓或—	↑	↑	↓	↑	↑或—		↑
	主动脉瓣狭窄	↑	—	↑	—	↑	↑	↓	↑	—	↓	↑
	梗阻性肥厚型心肌病	↑	↓	↑	↑	↓	↓	↑	↓	—	↓	↑
	二尖瓣关闭不全	↓	↑	↑	—	↑	↑或—	↓	↑	—	↑	—
	二尖瓣脱垂综合征	←	↑	↑	←	→	→	←	→	←	↑	→
	二尖瓣乳头肌功能失调	↕	↕	↑或—	—	↕				—		↓或—
	三尖瓣关闭不全	—或↑	—	↑	↓或—	↑	↑	↓	↑	↑		—
	室间隔缺损	↓	↑		—	↑				—	↑	
	房间隔缺损	↑	—									
舒张期杂音	主动脉瓣关闭不全	↓	↑	↑	↓	↑	↑	↓	↑或—	↓	↑	↓
	肺动脉瓣关闭不全	—或↑	—	↑	↓	↑	↑	↓	↑或—	↑		↓
	“功能性”肺动脉瓣关闭不全(肺高压所致)	↑	—或↑									
	二尖瓣狭窄	↑	↓	↑				↓	↑	—	↑	
	Austin Flint 杂音	↓	↑								↑	
	三尖瓣狭窄	↑	—				↑	↓	↑	↑		
连续性杂音	动脉导管未闭	↓(尤其是舒张期)	↑(尤其是舒张期)								↑(尤其是舒张期)	
	颈静脉营营音	↑	↓					↓				
	肺动静脉瘘	↑	—									
	体循环动静脉瘘	↓	↑									

注：↑，增强；↓，减弱；—，不变；↕，不定；←，喀喇音前移杂音延长；→，喀喇音后移杂音缩短。

【附】　心音图检查和心脏听诊进展

(一) 心音图检查

心音由心脏发出向胸壁传播，借助于心音图机，通过拾音、滤波、增幅和记录等步骤，将心音的振动波转变为电能，加以放大，再推动电流计，在记录纸上录下线条图形，即为心音图。它使心脏听诊形象化，可供详细分析、长期保存。特别是可与心电图、心尖搏动图、颈动脉或颈静脉波等同时记录，准确测量心音与心脏杂音出现的时间；可同步记录两个听诊区的心音图以供比较；可记下心脏听诊时不易辨别的第三、四心音和收缩期额外音、心音分裂等以供鉴别；可记录心脏杂音的形态、频率、响度和时限以助杂音性质的判断。此外，心音图还可发现在听诊时被响亮杂音所掩盖的心音或心脏杂音。然而，心音图检查不能代替心脏听诊，后者简单、快速，便于床旁反复进行。有些轻度的高频杂音(如主动脉瓣或肺动脉瓣反流的舒张期杂音)可以被听到，但不能记录到；而由于振动的阻尼不足，又可致伪差。有时可受心外声音的干扰。因此，心音图在临床上的应用远不如心电图广泛。在临床诊断时应主要根据心脏听诊，需要时再做心音图检查补充或互相取长补短。

心音图检查室需安静而温暖。记录时患者平卧，胸部衣服松解、肌肉松弛，暂时屏住呼吸。微音器固定于各心瓣膜区及选定的部位。心音振幅以调节至10～15 mm高度最为适宜。每次记录3～4次心搏，同步记录心脏生理活动产生的其他图形。

（二）电子听诊器、心音频谱显像等

心脏听诊现在仍是临床医学的重要组成部分，在诊断心脏病方面仍有重大的价值。标准的机械听诊器应用已超过一个世纪，通过它可以听到各种心音和杂音，但不能加以改变、储存、回放，也不能行视觉的显示，而且在同一时间内，只能让一个人听到。

由于电子学技术的发展，20世纪就曾生产过电子听诊器，听诊时可将音响增强而易于听到，可连接数个耳件供几个人同时听诊。但它不能很好地保存声音原来的频率，导致失真，还易受背景噪声的干扰，加之价格也较贵，因而未能推广应用。进入21世纪电子听诊器的制造取得很大的改进，有厂家已生产出价格不太贵的携带式的电子听诊器。通过电子数字化技术，增强声音响度而保持良好的音质。与电子计算机相容，可以进行声音的视觉显示包括标准的波形显示（即心音图）和频谱形式显示并同步进行；资料可储存在医学记录中，可以反复回放，包括全速和半速回放，而不丧失其频率的表达，不影响声音的质量；听诊结果可以远程传送，供会诊之用，也可供教学之用；可判断主动脉瓣狭窄的严重程度、鉴别无害性与器质性病变的杂音，还可发现一些不容易被用标准机械听诊器听诊到的声音。有些学者认为这是心脏听诊中很有前途的发展。

参考文献

1. 陈灏珠. 心脏听诊(第一～六讲)[J]. 中华内科杂志，1978，17：141，297，385；1979，18：309，479；1981，20：120.
2. Barrett M J，Lacey C S，Sekara A E，et al. Mastering cardiac murmurs：the power of repetition [J]. 2004，Chest，126：470.
3. Fang J C，O'Gara P T. The history and physical examination：an evidence-based approach [M]//Bonow R O，Mann D L，Zipes D P，et al. Braunwald's heart disease. 9th ed. Philadelphia：Elsevier Saunders，2012.
4. Grewe K，Crawford M H，O'Rourke R A. Differentiation of cardiac murmurs by dynamic auscultation [J]. Curr Probl Cardiol，1988，13：675.
5. Lembo N J，Dell'Italia I J，Crawford M H，et al. Bedside diagnosis of systolic murmurs [J]. New Engl J Med，1988，318：1572.
6. Tavel M E. Cardiac auscultation：a glorious past-and it does have a future! [J]. Circulation，2006，113：1255.

第三章　脉搏与血压

魏　盟

脉搏检查与心脏病变存在着密切的关系。中医学中的切脉为“四诊”之一，十分重视。远在公元前4世纪，扁鹊首先运用切脉法为人诊治疾病。经过历代医学家的整理归纳，将分类非常复杂的脉象定为二十八脉，内容丰富多彩。

习惯上常在两侧桡动脉搏动部位观察动脉搏动的速度、节律、张力、幅度及性质；动脉壁的一般状态亦在观察范围之内。但两侧肱动脉、股动脉、足背动脉、肱后动脉等的搏动，在有需要时也应该加以观察。借助于心脏听诊法虽能察知心搏数及其节律，借助于血压测量法虽然可以了解脉搏的张力，但是具有极重要诊断意义者乃动脉波的性质及其搏动的幅度，而这些只能在检查周围血管中察觉。

动脉波之升支称为叩击波，在描记正常人脉搏的图表中可见其形态光滑均匀，上升较快，但并不骤然，占时0.06～0.1 s（平均0.08 s）；动脉波的顶峰成圆形，持续时间为0.06～0.12 s；脉波之降支下降的速度较升支为慢。整个脉波的形态是光滑、均匀而一致的（图2-3-1）。

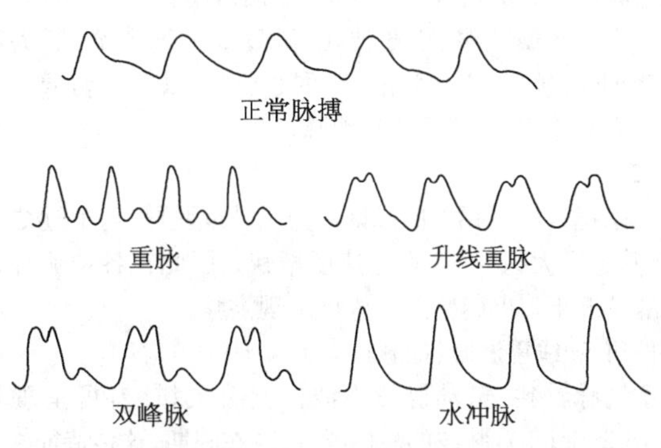

图2-3-1　正常与异常的脉搏图

正常动脉压力波包括：① 叩击波；② 潮波；③ 重搏波。将这3种波和心动周期以及生理机制联系起来，可认为叩击波发生在左心室的收缩早期，由心室瞬间搏出的速率冲击动脉壁所产生；潮波出现在收缩晚期，系血液向动脉终端冲击后“折返”到动脉壁所引起；至于在重搏波切迹后出现的重搏波，则发生在心室舒张期，系血液从外周向近端（主动脉根部）折回后，遇到主动脉瓣关闭，再次向外周“折返”所致。

动脉插管到达主动脉根部记录到的压力波形，与左心室的作功、因左心室收缩而加速了的血液以及血管的扩张性有关。动脉压力波从主动脉根部向外周传播的过程中，脉搏波形逐渐发生变化。影响这种变化的因素有：① 血液流经血管的摩擦；② 脉波传播的延迟；③ 上述两种“折返”的反复叠加。因而，叩击波与潮波之间的转折逐步消失，脉波变为光滑（图2-3-2）。

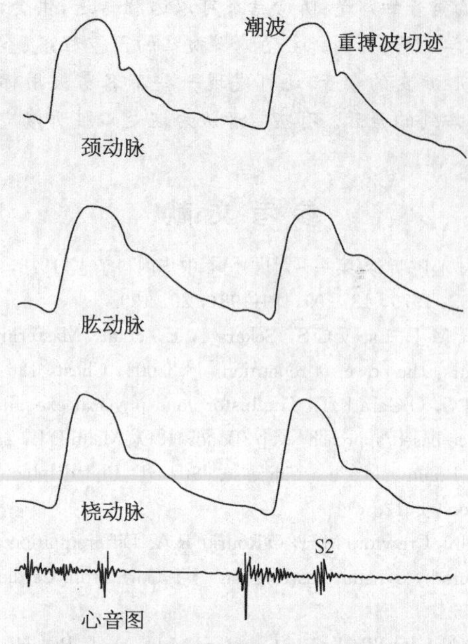

图2-3-2 压力传感器记录的颈动脉、肱动脉、桡动脉同步活力波

可见脉搏压力波从颈动脉传播到桡动脉的过程中，潮波逐渐消失，波形变为光滑，重搏波切迹下移。由于时间上的延迟，重搏波切迹逐渐移向心音图第二心音之后

一、各种异常脉搏

(一) 细脉

细脉是振幅较小的脉搏，其收缩压与舒张压之差较正常为小，即收缩压与舒张压两者皆接近动脉压。如出现细脉，一般表示周围血管有普遍性的缩小，多间接地说明心排血量的减少。正常人受到寒冷或精神紧张时，亦可出现细脉。主动脉缩窄症患者可在下肢动脉出现局部性细脉，动脉闭塞的远端亦可显示。主动脉瓣狭窄、心肌梗死、高度二尖瓣狭窄、三尖瓣狭窄、缩窄性心包炎、心包积液、严重心肌炎，以及一切低心排血量心力衰竭等疾病，皆可出现细脉。

(二) 洪脉

形态正常而振幅大的脉搏称为洪脉或跳脉，与上述之细脉相反，其脉压大，且伴有血流速度增快。因此在各种循环动力亢进的情况下，如实热之证，皆可出现洪脉。

(三) 升线重波脉(徐脉)

主动脉瓣狭窄，动脉压力波的上升支缓慢，可呈现切迹(anacrotic notch)，脉波的峰位低，出现在晚期，这种特征性改变称为徐脉(pulsus tardus)或徐细脉(pulsus tardus et parvus)，与中医学“脉学”中的涩脉或涩细脉相符合。

老年人主动脉瓣狭窄，由于血管壁顺应性减退，颈动脉、肱动脉和桡动脉压力波升支的最大上升速率可不显著延长，但小于1 000 mm/s时，对诊断主动脉瓣狭窄仍有价值。

至于梗阻性心肌病，虽然也有左心室流出道狭窄，然而这种狭窄是功能性的，因此其动脉压力波也与主动脉瓣狭窄者不同。在射血早期，左心室流出道不存在梗阻，故动脉压力波的升支最大上升速率并不受到影响，动脉波的上升支尖锐。收缩中期，由于二尖瓣前叶的前移，主动脉瓣的下部出现一种所谓收缩中期关闭的现象，脉搏压力波出现一个凹陷，继而呈现一种由于左心室流出道狭窄造成的膨隆，被称为尖锐的上升和膨隆。这种梗阻性心肌病所特有的脉搏压力波也被称为“尖峰和圆顶”脉搏(图2-3-3)。

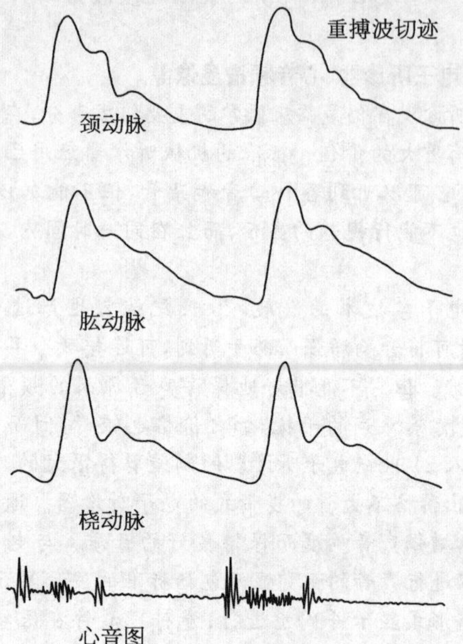

图2-3-3 梗阻性心脏病颈动脉、肱动脉、桡动脉同步脉搏压力波图形

呈尖峰和圆顶状，第二峰圆顶出现在重搏波切迹之前，心音图呈收缩期杂音

(四) 双峰脉

此乃主动脉瓣狭窄合并关闭不全的特征。脉波中有两个顶峰，其第二成分称为潮波。有上述病变时，当叩击波的尾部尚未消失，其头部已自周围返回，与尾波相遇即产生两个顶峰。有时双峰脉可能被误诊为期前收缩所致的脉搏(图2-3-4)。

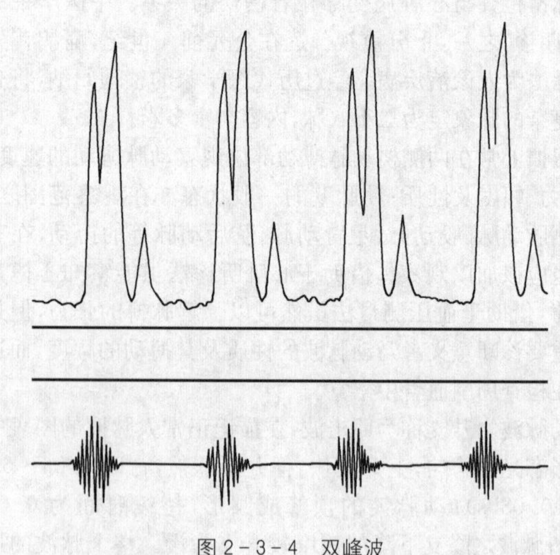

图2-3-4 双峰波

可见双峰波，心音图上相对应出现收缩期菱型杂音

(五) 重脉

正常脉波的降支上可见一切迹，此乃代表主动脉瓣的关闭，其后出现一小波(重波)。重波一般不能触知，但在某些疾病，例如伤寒，或其他周围血管松弛，周围阻力减低时，这种重波比较明显，能被扪及，即为重波。

(六) 水冲脉(速脉)

水冲脉的特点为突然出现的叩击波,其顶峰持续时间极短,降支骤然下陷,说明左心室排血时,其周围动脉的充盈阻力极低。脉搏的下陷支发生在收缩后期。正常人发热、精神激动、妊娠、饮酒,以及各种发生血管扩张的情况,亦有轻度水冲脉出现。在病理情况下,循环动力亢进的疾病,如甲状腺功能亢进、贫血、脚气病、肝衰竭及肺源性心脏病等,皆能发生周围血管扩张和阻力减低而出现水冲脉。左心排血时,如有分流或反流,则所遏阻力减低而出现水冲脉,例如动静脉瘘、动脉导管未闭、主动脉瓣关闭不全及二尖瓣关闭不全等。此外,妊娠期的子宫、变形性骨炎(Paget 病)患骨等部位亦有类似动静脉瘘的情况,也可出现轻度水冲脉。完全性房室传导阻滞患者在每一心跳时,有大量血液骤然冲入充盈不足的动脉,因此亦有水冲脉的表现。临床上最常见和最显著的水冲脉发生在高度主动脉瓣反流的病例(图 2-3-5)。

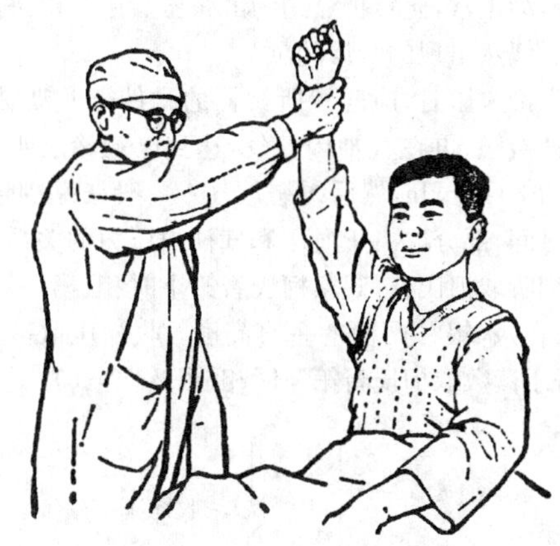

图 2-3-5　水冲脉按诊法

高举患者上肢并紧握其手腕掌面,可感到急促有力的冲击

(七) 交替脉

节律正常而交替出现一强一弱的脉搏者称为交替脉。测量血压时常可遇到轻搏与重搏间有 5～30 mmHg。气袖慢慢放气至脉搏声刚出现时,即代表强搏的声音,其频率为心脏频率的一半。心脏听诊或心电图检查可无异常发现。

产生交替脉的机制尚无令人满意的解释。有人提出弱搏系因参加心室收缩的心肌纤维减少所致,此时部分心脏处于相对不应期;在下次心搏时,全部心肌纤维发生收缩,故产生强脉。另有人提出心室舒张程度不等的解释,认为心脏充盈血容量较多时则其搏动增强,反之则弱,强弱交替时则成交替脉。

交替脉常出现于重度高血压、较严重的冠心病、左心衰竭、阵发性心动过速及心房扑动等。由于同样原因,重度肺动脉高压或肺动脉瓣狭窄患者的肺动脉或右心室的压力波中亦可出现交替脉。在患者采取坐位,并将手腕举起至肩水平时,交替脉较易于出现。

在条件成熟的情况下,一个期前收缩后可以出现短阵的交替脉。偶然交替脉可以持续 2～3 年之久。当静脉充盈压减低时,交替脉比较明显,反之则不显,因此交替脉常出现在明显右侧淤血性心力衰竭发生之前。过去认为如有交替脉出现,指示预后恶劣,但在阵发性心动过速时所出现者,或是由于暂时性束支传导阻滞所引起者,以及在一个早期收缩后短阵之交替脉,其临床重要性并不大。

(八) 逆脉(奇脉)

正常人吸气时脉搏快,呼气时则慢,但脉搏的振幅无明显变化。慢性缩窄性心包炎以及心包大量积液时,吸气时脉搏变小,甚至消失,此与正常所见的相反,故称为逆脉。用血压计观察逆脉,常较手指触诊更为明显。检查者通常在气袖内充气至收缩压 5～10 mmHg,再在肱动脉部位听诊,可见脉搏音于吸气末减弱或消失。

逆脉亦可见于喉部狭窄与重度哮喘等情况,正常人深吸气时有时也可出现程度较轻的逆脉,故称之为逆脉实不甚妥当。实际上正常吸气时,左心室的搏出量平均约减少 7%。动脉收缩压相应地平均降低约 3%。心脏压塞时,这种变化只不过是加强而已。至于逆脉的发生机制,有两种不同的看法: ① 吸气时,位于心包外的血管,如上腔静脉、下腔静脉以及肺静脉并不受到心包压迫的影响,故吸气仍可使之充盈扩张。左心和右心的充盈,则因心脏压塞的关系,吸气时均减少,出现吸气时脉搏减弱。② 另一种看法是吸气时右心充盈仍有所增强,但是由于心脏受到心脏压塞的影响,扩张受到一定的限制;右心充盈增加后,由于向外扩张受限,因而室间隔移向左心室,使后者的容积更为减少。右心室血容量增加,血流抵达左侧心脏需要一定的时间,所以并不能使左心室的搏出量增加。这种观点似经超声心动图证实。

(九) 二联脉

如在每两次搏动后有一间歇,则成二联脉,每一正常心跳后出现一个室性期前收缩为形成二联律的最常见原因,但间隔且有节律出现的房性期前收缩以及 3∶2 房室传导阻滞等亦可形成二联脉。期前收缩所产生的脉搏较弱,因此强弱交替,偶可与交替脉混淆。如为二联脉,则强搏的间歇较弱与强搏间的间歇为短;交替脉的节律均匀,有时可与二联脉相反,即强搏与弱搏间的间歇可略为延长,这是由于弱搏传导到桡动脉所需时间略长之故。

中医学中的二十八脉与西医学相结合的艰巨任务,尚需努力深入探讨。二十八脉象中与心脏病有关者,经临床粗浅的理解,可能有以下几种。

(1) 细脉、微脉以及伏脉: 可能包括于西医学的细脉中。

细脉者来如线,细而软,但较微脉为明显。重度二尖瓣狭窄、三尖瓣狭窄、缩窄性心包炎以及心包积液等可能呈现细脉。

微脉者模糊,极细极软,似有似无,欲绝非绝。这种描述似与心肌梗死、心力衰竭以及休克等所见到的脉搏相近。

至于脉象隐伏,推筋着骨,始得其形之伏脉,则可能见之于累及肱动脉的大动脉炎。

(2) 洪脉: 脉来洪大,满于指下,来时盛大,去时稍衰,可能相当于西医学的洪脉。

(3) 芤脉: 与革脉均与西医学中的水冲脉相类似。芤脉者形如葱管,浮候、沉候具有,中候空虚,多见由于周围血管扩张、左心室排血时以及周围动脉的充盈阻力极低的各种疾病。芤脉可能系轻度水冲脉。脉来大而弦急,浮取即得,按之变空者为革脉。此似为主动脉瓣关闭不全的水冲脉。

(4) 迟脉: 脉来迟缓,一息只有三至。窦性心动过缓、房室交界处性节律等缓慢的脉搏,可能均属迟脉。

(5) 促脉、结脉及代脉: 促脉者脉来急促,数中时有一止。

脉来迟徐，时见一止者为结脉。代脉者脉来更代，几至一止，不能自还，良久复动。促脉、结脉与代脉可能包括各种快速和缓慢的心律失常。

二、脉搏的检查

检查脉搏时应依次比较两侧桡动脉、肱动脉、颈动脉、股动脉、腘动脉、胫后动脉以及足背动脉。实际上检查右肱动脉最易发现异常。检查者在患者右侧，以右手拇指触知；所施压力必须能到达感知最大搏动为止，这个压力即相当于动脉的舒张压。左侧肱动脉与桡动脉的搏动有时较右侧者为弱，因为左锁骨下动脉容易发生异位或采取异常的径路。少数人的桡动脉采取异常背侧方向路径时，称为“反关脉”。微弱之脉搏出现于一侧或两侧时，常指示其近端受压，例如主动脉弓瘤或锁骨下动脉被斜角肌所压迫之所谓前斜角肌综合征。

颈动脉搏动在主动脉缩窄、主动脉瓣关闭不全时较为剧烈。高血压或动脉粥样硬化时，主动脉弓向上抬高，使颈总动脉，特别是右侧者形成扭曲，其搏动可类似右颈总动脉基底的动脉瘤。

常规检查下肢动脉的搏动，可以不致遗漏主动脉缩窄的诊断。主动脉缩窄患者的股动脉搏动减弱，时间延迟，可立即作为诊断的有力证据（正常人股动脉搏动出现在桡动脉搏动之前，且较后者为强）。

脉搏的张力亦应予以注意，动脉的张力一般可以代表舒张压。正常人的桡动脉只在收缩期可以按到；如在舒张期桡动脉可明显触知，多提示舒张压超过 100 mmHg，但必须排除桡动脉壁硬化因素。将后者除外的方法是用两手指将桡动脉内血液压出，然后再按桡动脉，如此时动脉仍可明显摸到，且手指能将动脉移动，则提示桡动脉中层硬化的存在。

三、动脉血压

血压是重要的生命体征。血压的维持是一个复杂的生理活动过程，受环境等诸因素的影响而呈明显的节律性。血压是血流对血管壁的侧压力，通常所说的血压是指动脉血压，是体循环内的压力，是推动血压计的大气压为基数，而以血压高于大气压的数值代表血压的高低度。

（一）血压的调节机制

血压的调节主要通过神经精神、肾脏以及激素和血管活性物质进行。

（1）神经精神调节应激、情绪激动通过交感神经兴奋而使血压增高，体位变动则通过压力感受器反射，有自主神经参与来短暂急速调节心血管功能以维持血压。血压过低致使脑血流减少时，位于延髓和脑桥下 1/3 的血管运动中枢可促使外周血管高度收缩、血压升高。

（2）肾脏体液调节血压的长期调节是通过肾脏对体液和血容量的调节来完成，血压稳定的基础是机体的摄入量和排出量的相对平衡，而盐摄入量远较水的摄入量重要。肾脏是循环血容量调节，乃至血压长期调节的重要器官。

（3）激素和血管活性物质包括肾脏分泌的肾素（通过转换酶转化为血管紧张素Ⅱ）；肾上腺分泌的醛固酮、去氧皮质酮以及儿茶酚胺等；下丘脑分泌的抗利尿激素；脑垂体分泌或释放的生长激素、血管加压素以及血管内皮分泌的内皮素等，均是调节血压的激素。

另一类激素和血管活性物质，则能通过舒张血管或排钠排水而降低血压，包括心钠素、前列腺素、缓激肽、血管内皮舒张因子（EDRF）等。

综合以上，参与调节血压时各种机制是复杂的正、负反馈系统，不能以某单一因素的变化或某一调节机制的障碍来解释高血压的发病机制。但在心血管系统检查过程中，用水银或弹簧血压计测压为不可缺少的步骤之一。不论采取卧位或坐位，患者必须舒适，运动或情绪激动后必须静待片刻，再行测量。测压的手臂必须裸露至肩胛部以避免衣袖的压挤，然后将气袖均匀地捆于上臂，使其下缘在肘窝上约 0．33 cm（1 寸）。气袖的中央位于肱动脉上。

在用听诊器测压前，必先用扪诊法略估计收缩压的高度，即先充气到桡动脉搏动消失时之上，再缓缓放气至桡动脉搏动出现时约为收缩压；在放气时，桡动脉搏动呈现水冲脉的性质，以后突然转为正常，此转折点约为舒张压。用触诊法测压可以避免听诊时偶然出现的听诊间歇。

进行听诊测压时，应轻置听诊器的胸件于肱动脉上，同时避免与气袖接触，再在气袖内打气，达到以触诊法所测定的收缩压以上约 20 mmHg，然后缓缓放气。一般来说，听到动脉声的强度和时间，部分取决于血压和气袖内压力的关系。在放气过程中仔细听取柯氏音，观察柯氏音第Ⅰ时相（第一音）和第Ⅴ时相（消失音）水银柱凸面的垂直高度。收缩压取柯氏音第Ⅰ时相，舒张压读数取柯氏音第Ⅴ时相（图 2-3-6）。

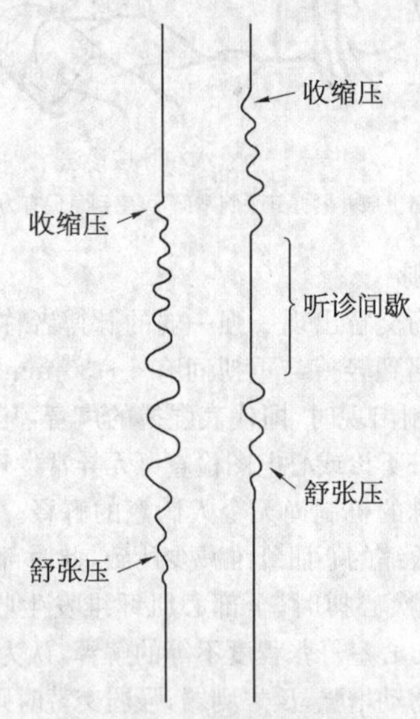

图 2-3-6 动脉血压听诊

左：正常人。右：听诊间歇期患者

关于气袖的宽度问题，一般用宽度为 12～13 cm，长 35 cm 的气袖。但历年来的观察发现这个标准宽度的气袖仅适合于一般大小的手臂；手臂太粗或在大腿测压时，所得结果则偏高；反之，手臂太细时所测得的结果则偏低。儿童测压时，气袖宽度应在 7～8 cm，成人手臂过于粗大时，气袖宽度应达 20 cm。事实上间接听诊测压法所取得的收缩压约较动脉直接穿刺所得值约低 12 mmHg；以第四期为标准的舒张压约较直接穿刺所得约高 3 mmHg，但以动脉音消失所得值作为舒张压较直接穿刺所得的舒张压值约低 7 mmHg。一般在临床上间接测量血压法仍不失其实用性。

(二) 听诊间歇

听取血压时，有时在动脉音初出现的压力水平以下10～40 mmHg出现一个无音阶段，即所谓听诊间歇。此间歇可以持续10～50 mmHg的距离，如不先以扪诊法测量血压，则此听诊间歇可以使收缩压的测定发生错误，即可能认为听诊间歇下的动脉音为收缩压。听诊间歇最易出现于动脉硬化性心脏病、高血压以及主动脉瓣狭窄患者。血压越高，特别是当收缩压超过220 mmHg时，听诊间歇越易出现，因此对高血压患者来讲，此听诊间歇很重要。在坐位以及立位中测压时，较仰卧位容易出现听诊间歇。

动脉硬化性心脏病患者的听诊间歇常在脉搏声出现后30～40 mmHg内出现，此乃相当于动脉声转为柔和的听诊第二期。测量血压时以心音图描记脉搏声证明，在听诊间歇期动脉声并不消失，只是由于其振幅低、时间短，故不易被人的听觉所感知而已。

听诊时出现动脉音的振幅与时间，主要与动脉内血流量多少有关。血流量大，则动脉声的强度与时间均相应增加；反之，则动脉声减低，其时间也缩短。因此，血流量减少时，听诊间歇容易出现，也就是说，听诊间歇的发生原因乃动脉内血流量的减少。由此可见，听诊间歇的出现足以说明患者有周围血管收缩的情况。高血压以及冠心病患者的心脏储备力较差，因此出现血管调节作用，使肢体血流减少，以调配更多血液供给中枢神经系统、心脏以及其他重要器官。患者往往有四肢发冷、间歇性跛行及周围性发绀，此均足以解释这类患者在测量血压时听诊间歇的出现。

(三) 肥胖人与婴儿测压法

对于一般成人来讲，以标准宽度的气袖测压时，其结果尚不失其正确性，因为气袖内的压力并不受到弹性正常的软组织所阻碍，而能较直接施压于动脉。但肥胖患者的手臂较一般人粗而不结实，气袖内一部分压力乃用于压迫脂肪组织，因此使读数上升而所得结果较实际为高。血压稍高的肥胖者可能根本没有高血压。因此，对肥胖者测压时，欲取得比较符合实际的血压数，必须另用一法。Trout等建议置气袖于前臂，气袖之中离鹰嘴13 cm，然后在桡动脉处以扪诊法或听诊法测压。他们发现此法比较正确。

用常规方法测量新生儿以及年龄较大的婴儿的血压，除气袖的宽度发生问题之外，还有因婴儿的吵闹不安而使脉搏声不易听取的困难。但是往往正确的血压数值为诊断某些疾病所必需，例如主动脉缩窄症、先天性肾脏异常、缺钾、低血糖等代谢紊乱，以及母亲有妊娠高血压综合征或者有糖尿病的新生儿等。Goldring的“潮红法”比较简单而切合实际，所得结果一般尚正确。其法以2.5 cm宽的气袖，按一般测压法捆于婴儿的踝部或腕部；另以一橡皮布或旧橡皮手套，从远端开始，紧裹其手或足部，将血向上挤压，然后在气袖内充气至约超过其收缩压处，再去除手或足部的橡皮绷带。在徐徐放气时，密切观察血液重新进入苍白的手或足部时之突然潮红。此潮红发生一刹那即为其收缩压。测压时尽量设法使婴儿安静，必须在光线充足的情况下观察终点，放气速度不得超过每秒6～7 mmHg。新生儿血红蛋白含量较高，因此观察潮红不致发生困难。

(四) 孕妇、心律失常测压法

当孕妇平卧时，由于子宫压迫，有可能使静脉回流减少，血压降低。因此，应采取15°～30°侧卧位或坐位测压。舒张压仍取柯氏第Ⅴ音，如DBP很低以至为零，则以柯氏第Ⅳ音为准。

心律失常时，每搏量和血压在相邻的两个心动周期的差别很大，使准确测定较为困难。长心动周期后第一心搏的舒张压下降而使下一心搏的收缩压升高。测压时，偶发的期前收缩可忽略不计；但频发的期前收缩或心房颤动，应反复测量3次，取其平均值。

(五) 正常血压值

根据2010年修订的中国高血压防治指南中，成年人正常血压应＜120/80 mmHg，(120～139)/(80～89)mmHg应视为正常高值，有糖尿病、肾病者血压应≤130/80 mmHg。长期来，脉压增大被视作为高血压患者判断预后的重要参数。脉压增大与心脏肥大及肾脏等靶器官的损害有关；但已有研究证明，高血压左心肥大的决定因素非脉压大，而是收缩压增高。舒张压曾被视为高血压患者判断预后的重要参数，至1980年认识有了转折，作为危险因素的评估，收缩压升高临床意义至少与舒张压升高相同，且收缩压升高更具有预测脑卒中的价值。目前认为50岁的高血压患者收缩压升高是心血管并发症的危险因素。在正常情况下，收缩压和舒张压均随年龄增加而逐渐升高；69岁以上的高血压患者，收缩压和舒张压可见分离现象，舒张压正常或低于正常，而收缩压则明显升高：老年人动脉壁结缔组织增生，内膜增厚，腔壁比例小，顺应性降低，这是舒张压正常或低于正常的原因。因此老年高血压患者往往表现为单纯性收缩期高血压，其收缩压升高，脉压增大。

两侧臂部血压可以有5 mmHg的差别。正常人平卧时，下肢血压较上肢高20～40 mmHg。产生这个差别的主要因素在于气袖的宽度，因为动脉穿刺直接测压时，上下肢血压并无差别。立位在心脏同一水平线测压时，收缩压一般可不发生变化，但33%正常人可发现收缩压下降10～15 mmHg的现象。站立时舒张压上升5 mmHg占48%，下降5 mmHg占12%，40%无任何变化。

(六) 24 h动态血压监测

24 h动态血压监测(ABPM)是近20年来迅速发展和推广应用的无创性血压诊断新技术，仪器由袖带、充气球、传感器和记录仪组成，通过定时器定期充气测压，采用振荡法或柯氏音听诊法记录动态血压(ABP)，能连续测昼夜压达125～200次。

受检者上臂缠扎一定规格的袖带，与监测仪相连，监测仪定时间歇性自动使气囊反复充气和放气并摄取肱动脉的柯氏音或感知肱动脉搏动的信号，储存在监测仪中；测定结束后，再将储存的血压、脉搏数据输入计算机分析系统；统计分析后由打印机打出报告，提供24 h的ABP信息，测量间隔时间白昼每15～30 min 1次(通常20 min)，夜间每20 min至1 h 1次，必要时随机手动测量。

ABP平均值包括24 h、白昼、夜间及每小时平均值，国人24 h正常平均值为130/80 mmHg，白昼平均值135/85 mmHg，夜间平均值125/75 mmHg。此为目前20～79岁年龄段ABP正常上限值的参考标准。至于每小时平均正常值尚无统一的标准。ABP正常值无论白昼或夜间，男性高于女性，老年高于中青年。

血压负荷值是指监测过程中收缩压>140 mmHg 或舒张压>90 mmHg 的次数百分率应均<10%。血压昼夜节律减弱的标准是夜间血压下降率<10%，或其值为零或负值为血压昼夜节律消失。

动态测定的高血压诊断标准有待于解决，许多研究表明 ABP 要低于诊所测量者(CBP)，显然用 WHO/ISH 推荐的高血压标准不适用于动态高血压的诊断。目前多采用的标准是大于 ABP 上限值或第 95 百分位数，且血压负荷值>50%为动态高血压，>10%者定为动态血压升高，24 h DBP 平均值 80～89 mmHg、90～99 mmHg 和>100 mmHg 分别为轻、中和重度动态高血压。

24 h ABP 曲线可分为：① 勺型曲线，夜间血压下降率在10%以上。② 非勺型曲线，夜间血压下降率<10%，甚至高于白昼者，是非勺型曲线的患者，其心、脑、肾的损害程度明显大于勺型者。

血压随四季的更替而变化，一般冬季血压升高，夏季血压相对降低，随年龄的增长而更趋明显。血压与环境温度呈负相关。Woodhome 等报道，环境温度每降低 1℃，在安静状态下血压要升高 1.3/0.6 mmHg。除诊断高血压以及排除白大衣高血压(WCH)外，ABPM 对观察降压药物的疗效有很大的帮助。较高的血压水平和昼夜节律消失者，提示有心、脑、肾靶器官损害。目前 ABPM 还不能取代标准汞柱血压计的血压测量而只能作为后者的补充。但最近的研究指出，在治疗过程中，ABPM 测得的收缩压和舒张压增高较 CBP 更具有预后价值。

凡在诊所测量血压升高，而在诊所外血压正常者，被 Keinert 命名为“白大衣高血压”或“诊所高血压”。实际上，1897 年 Riba-Rocci 已注意到这种“警戒性”升压反应。1940 年 Ayman 和 Goldshine 指出高血压患者在诊所测压要比家庭测压高出 30～40 mmHg，一般在 4 min 内血压上升到最高水平，10 min 左右逐渐恢复。WCH 多见于女性、年轻、体型瘦、高血压病程较轻或临界高血压患者，在诊所测压时应避免受检者的紧张不安等因素，必要时做 ABPM，并与 CBP 比较，可有以下 4 种表现：① CBP 正常，ABPM 也正常，前者略低于后者，见于正常人；② CBP 正常，ABPM 升高，为正常生活中对应激状况有较强的升压反应；③ CBP 升高，ABPM 正常，此即 WCH；④ CBP 与 ABPM 均升高，为大多数高血压患者的表现。

(七) 电子血压计测压法

电子血压计为近 20 多年来的新产品，具有小巧轻便、便于携带、使用简便等优点，适合家庭自测血压用。其核心部件是微电脑芯片，以压力示波法(振荡法)测压。压力传感器是准确性的关键，由于其灵敏度高，抗干扰性能较差，易受体位、上臂位置以及袖带缠扎部位等因素影响而准确性较差。电子血压计有臂式、手腕式和手指式 3 种，以臂式更接近于汞柱血压计(舒张压相近，收缩压稍高 3～5 mmHg)。

四、静脉压与中心静脉压

静脉压起源于毛细血管，终于心脏，因而静脉压在反映毛细血管状况及心脏功能方面就具有一定的重要意义。静脉内压力可以反映出邻近毛细血管压力及右心舒张终期压的高低。

血液流经小动脉、毛细血管到达静脉后，原来间歇性而强烈的动脉搏动消失，血液乃连续而缓慢地流入右心房，因此身体中的静脉可视为一系列相互衔接的管系统，最后导入右心房。所以，血液在一切静脉中应有一相同水平，即在所谓流体静力零点之上。在人体中此零点约在胸骨柄体角下 5 cm，它代表右心房血流的最低水平，也被称为中央静脉压的零点。

一般临床静脉压测定方法如下：受测者取仰卧位，取腋中线或距离背部皮肤 10 cm 处位为零点(按受测者胸腔前后径大小不同而略予加减)，将右臂外展，与躯体成 45°～60°。以 1 号针头与三通接头及带有刻度的玻璃管相连，在无菌操作下将针头刺入肘静脉后，观察血柱在玻璃管中上升的高度。或在管内先注满生理盐水，在刺入静脉后观察盐水在管内的高度，测压前患者必须休息至少 15 min。测压时必须注意呼吸均匀，并避免肌肉紧张等因素。

肘静脉的平均值在 4～6 mmHg，与目前国际通用的标准大致相同。男性静脉压平均值较女性略高。

测量静脉压的方法有多种。最简易的方法为先使两手随意下垂于身体两旁，直至手背静脉明显充盈，然后将其慢慢举起，当见静脉充盈消失时，即停止。正常时此点在胸骨柄体角附近发生，此上举的距离即约为静脉压的高度。手部静脉离心脏较远，因此观察颈外静脉比较正确。正常坐位时，颈部静脉搏动应不明显，静脉压增高后可见颈外静脉明显充盈，其高度与患者所采取位置以及静脉压增高的程度有关。测压时，置一枕垫于患者头部，除去其上身衣着，并使其舒适，再注明颈静脉凹陷的开始点，若此点与胸骨柄体角处于同一水平，则说明其静脉压等于 3～4 mmHg；不同的静脉压可依次估计。当然，以右心导管术直接测量右心房压的方法最为准确。

右心衰竭、缩窄性心包炎、心包积液、阻塞性肺气肿、主动脉动脉瘤及上腔静脉血栓形成均可促使肘静脉压力增高。反之，休克、晕厥等患者的静脉压降低，所以测定静脉压时对上述疾病的诊断具有一定价值，尤其是对右侧淤血性心力衰竭的诊断有其肯定的价值。反复测定有助于心脏病患者的治疗与预后的估计。

中心静脉压测定是休克患者补液量多少的重要指标之一。有创性中心静脉压测定和临床意义详见第四篇第二章第二节。

另有一种不需静脉切开插管的简易中心静脉压测定法。患者仰卧，头部稍高使颈静脉明显现出。测压者将一直尺直立于胸骨之上，从颈静脉搏动的顶端与直尺成直角连一线，所读厘米数尚需加上从胸骨柄体角到右心房中心的距离。此距离一般约 5 cm。正常人颈静脉搏动顶端约在胸骨上 3 cm，加上 5 cm，中心静脉压一般不超过 5～6 mmHg。

参 考 文 献

1. 陈万春. 老年性主动脉瓣狭窄[J]. 中华老年医学杂志，1983，2：76.
2. 黄克铭，王慧，宗惠英. 血压和动态血压监测[M]. 上海：上海科学技术出版社，2003.
3. 张维忠，施海明，王端冬，等. 动态血压参数正常参照值协作研究[J]. 中华心血管病杂志，1995，23：325.
4. Benchimol A. The carotid tracing and apexcardiogram in subaortic stenosis and idiopathic myocardial hypertrophy [J]. Am J Cardiol, 1963, 11: 427.
5. Chobanian A V. The seventh report of the Joint National Committee on prevention, detection, evaluation and treatment of

high blood pressure, the JNC report [J]. JAMA, 2003, 289: 2534.

6. Clement D L. Prognostic value of umbulatory blood pressure recordings [J]. N Eng J Med, 2003, 348: 2407-2415.
7. Franklin S S. New interpretations of blood pressure: the importance of pulse pressure[M]//Oparil S, Webber M A. The kidney. St Louis: Saunders, 2000: 227.
8. Lyle D P. Slopes of the carotid pulse wave normai subject aortic vascular disease, and hypertrophic subaortic stenosis [J]. Circulation, 1971, 43 : 374.
9. Nadhaven S, Doi W L, Cohen H, et al. Relationship of pulse pressure and blood pressure reduction to the inadence of myocardial infarction [J]. Hypertension, 1999, 23 : 395.
10. O'Rourke M F. The arterial pulse in health and disease [J]. Am Heart J,1971, 82: 686.
11. Verdecchia P. Prevalent influence of systolic over pulse pressure on left ventricular mass in essential hypertersion [J]. Europ Heart J, 2002, 23: 658.
12. Zanchetti A. The role of ambulatory blood pressure monitoring in dinical practice [J]. Arn J Hypertens, 1993, 10: 1069.

第三篇

心脏病的无创性检查

第一章　常规心电学检查

第一节　体表心电图

李高平

心肌兴奋与恢复时有微小的生物电产生，由此产生的电活动称为心电，后者在心脏周围乃至全身的导电组织和体液中激发一电场，使身体各个部位在每一心动周期中发生电场的改变。将金属质的探查电极置于人体表面不同部位可以感应因电场强度和方向改变所产生的电位差，用心电图机对其进行记录，即为体表心电图。心电图直接反映的是心脏兴奋的产生、传导和恢复过程中的生物电变化，间接地可以反映心脏解剖、代谢、离子和血流动力学等方面的改变。自100多年前Einthoven首次将其应用于临床至今，心电图已经成为极为重要甚至是唯一的心脏事件的观察手段。心电图是诊断心律失常的黄金标准，也是诊断其他心脏疾病的关键或重要指标，同时也是治疗疗效的重要观察指标。

一、心电产生的原理

(一) 心肌细胞产生电力的学说

1. 静息膜电位　心肌细胞的电位变化即膜电位变化。膜电位变化是细胞内外离子活动的表现。正常情况下，心肌细胞内外的离子分布差别很大。细胞内的阳离子主要是K^+，其浓度比细胞外高约30倍，阴离子主要是有机离子；细胞外的阳离子主要是Na^+，其浓度比细胞内高30倍，其次是Ca^{2+}，阴离子主要是Cl^-。当细胞处于静息状态时，细胞膜上的K^+通道开放，此时带正电荷的K^+顺浓度梯度外流至细胞外，致使细胞内的电位下降，细胞外的电位上升，引起电位差。当K^+外流时吸引细胞内的有机负离子外流趋势，由于细胞膜有选择性的通透性，阻止有机负离子外流，使之细胞膜内负离子与细胞外正离子夹细胞膜而对立存在，并保持稳定与均衡，这种情况称为极化状态。极化状态时的细胞内外的电位差称之为静息膜电位，心室肌细胞的电位约为－90 mV。

2. 动作电位　当心肌细胞受外来刺激或内在变化而兴奋时，快反应细胞膜上的快钠通道开放，膜外的Na^+顺浓度梯度快速内流，使细胞膜内的电位由－90 mV迅速上升至＋20～＋30 mV，直至Na^+内流趋于稳定，细胞的极化状态被破坏，称为心肌细胞的除极化。这一过程历时1～2 ms，为动作电位曲线中的0相。除极化完成后，细胞外的负离子与细胞内的正离子又夹细胞膜而相互对立存在，但与静息状态时不同，为逆转极化状态。心肌细胞除极化后，迅速进入复极化过程，一般经过4个阶段：1相，心肌细胞除极完毕后Na^+通道随即失活，K^+通道再次开放，K^+外流，细胞内电位下降；2相，在1相以后，快钠离子通道关闭，缓慢的Ca^{2+}、Na^+通道开放，内流的Ca^{2+}、Na^+与外流的K^+近乎平衡，使细胞内外电位大致相等，其差接近于0，形成一个平坦期电位；3相，此后Ca^{2+}通道失活，K^+通道仍然开放，K^+继续外流，细胞内电位又迅速下降，直至到达静息膜电位的水平；4相，通过细胞钠钾ATP酶的作用，使细胞内的Na^+、Ca^{2+}外移，细胞外的K^+内移，使细胞内外的离子分布恢复到细胞兴奋以前的状态(图3-1-1)。由此可见，细胞兴奋与恢复而产生的周期性除极与复极中的离子运动是产生心电的基础。由于每一部位的心肌细胞的离子通道存在着重要的差别，致使心脏不同部位的动作电位差异很大。

(二) 电偶学说

细胞膜处于极化状态时无电活动，此时细胞膜外面任何两点之间的电位都相等，因而无电位差。当细胞膜的一端受刺激时，受刺激处的细胞膜开始除极，该处细胞膜外的正电荷消失，但邻近的细胞膜尚未除极，其膜外仍带有正电荷。前者电位低，称为电穴；后者电位高，称为电源，两者形成一对电偶。电穴与电源之间因存在电位差而产生电流，使未除极处的细胞膜两侧电位差减小，形成新的除极，使之成为新的电穴。按此道理，电穴-电源或除极-未除极界面呈波浪状沿一定方向推进，激动从细胞的一端循序推进至另一端，直至整个心肌细胞除极完毕。

在心肌细胞复极过程中，按先除极处先复极的规律，首先除极的一端先恢复，此处细胞外带正电荷形成电源，未复极处细胞外带负电荷形成电穴，由此又形成一对电偶。电流自电源流向电穴，使未复极部分复极而形成新的电源。电源-电穴或复极-未复极界面在细胞膜表面推进，最终使整个心肌细胞完成复极过程。由此可见，复极与除极以相同的方式和方向进行，但由于正、负电荷或电源、电穴方面恰恰相反，故复极时电位变化与除极相反(图3-1-2)。

心肌细胞除极与复极的电位变化可以用电流计记录下来，

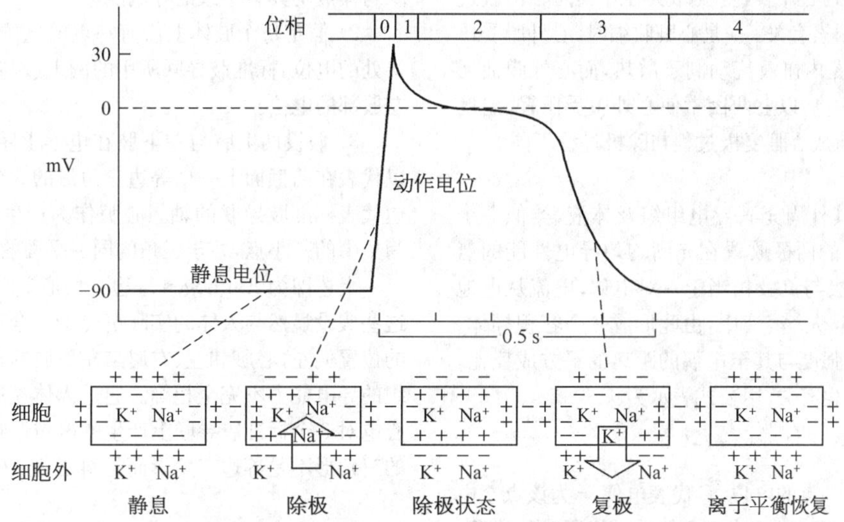

图 3-1-1　心室肌细胞的动作电位曲线及相应的细胞内外离子活动示意图

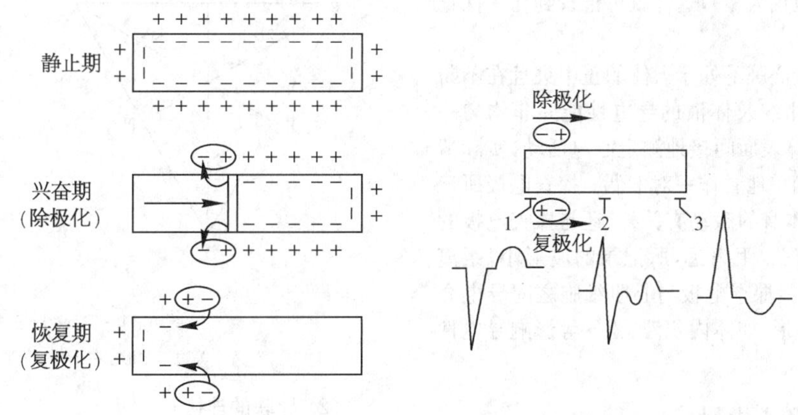

图 3-1-2　心肌细胞活动时电力的产生

形成除极波与复极波。将一活动中的心肌细胞置于盐水一类的容积导电体中，用一探查电极将其连接于电流计上，电流计的另一极与远离细胞而不受影响的一点相连，使电路接通。如此可以在细胞周围各点记录细胞电活动。

由于心肌细胞电活动具有一定的方向与大小，将电极置于电源侧，可记录到正向波；反之，将电极置于电穴侧，可记录到一负向波。当心肌细胞处于静息状态时，因无电位变化，所记录的为等电位线。

（三）除极波与复极波

将探查电极置于细胞除极开始端附近，此时除极方向与电极方向相反，整个除极过程中电极始终处于负电位或电穴的一侧，除极进行越多，负值越大，待整个细胞除极完毕，负电位消失。上述过程的电位变化在记录上留下一个完全向下的曲线（图 3-1-2，曲线 1）。将探查电极置于细胞除极终止端或开始端对侧，此时除极方向与电极相同，整个除极过程中电极始终处于正电位或电源一侧，除极进行越多，正值越大，待整个细胞除极完毕，正电位消失。上述过程的电位变化在记录上留下一完全向上的曲线（图 3-1-2，曲线 3）。将探查电极置于细胞除极开始端与终止端之间或细胞除极途中，在除极尚未到达电极或除极过程的前半段，电极处于正电位一侧，记录为向上的波。在除极行进至电极处以后或除极过程的后半段，电极转为处于负电位一侧，记录为向下的波，整个过程所记录的为一先正后负的双相波（图 3-1-2，曲线 2）。在整个细胞除极完毕时，置于细胞两端的探查电极所记录到的最大电位（正或负）骤然降为零；置于细胞两端之间的电极由于处在除极途中，在除极到达探查电极处时电位骤然由正降至零并转为负；正、负两种曲线骤然交替，形成“内部波折”。

如前所述，细胞复极的顺序与除极相同，但正、负极性恰与除极相反。除极时，电源在前，电穴在后；复极则相反，电穴在前，电源在后。因而上述探查电极所记录的曲线波折方向与除极也相反，这是两者的主要区别。另外，由于易受新陈代谢等各种因素的影响，与除极相比，复极过程进展慢，故与除极曲线较窄、高而尖锐不同，复极曲线较宽、低而圆钝，但除极曲线和复极曲线所包含的面积代表各个过程中电位改变的总和，两者相等。此外，复极时无内部波折，即复极到达探查电极时波形未见骤然转折。

（四）心脏的除极与复极

整个心脏的除极和复极过程不同于单个心肌细胞，情况要复杂得多。对于心肌细胞，先除极处先复极，后除极处后复极，但整个心脏的复极不尽相同，心房是先除极的先复极，而心室的除极是从心内膜扩布到心外膜，复极却从心外膜向心内膜进行，其发生可能与以下因素有关：一是心脏收缩时，心外膜受压较心内膜为轻；二是心腔内血液流动利于散热，而心外膜面无此作用，温度较心内膜为高，以上两因素使心外膜受压轻、温度高而较心内膜早复极，造成心脏复极过程与除极过程不同。

（五）容积导体

心脏处于人体内，其外周充满导电组织及体液，类似一个容积导体。把一个电池的两极放置在充满均匀导电性能的氯化钠溶液中，电池的阳极与负极相当于一对电偶，电流从电池阳极流向阴极，并传导至整个溶液中，由此形成一个容积导体。容积导体内各处的电位强度与其至电偶的距离的平方成反比，与其与电偶轴线的角度也有关，用公式表示为：

$$V = E \times \cos\theta / r^2$$

V 为容积导体中某一点的电位，E 代表电偶，r 为该点至电偶的距离，θ 为该点和电偶中心连线与电偶轴心线所成的成角。把探查电极放在容积导体中的任一点，无干电极放于距两正、负极等距离的平面上（其电位为零），这样就可记录到任一探查电极处的电位。

在体表心电图中，由于心脏不处于人体的正中央且在不断运动之中，其周围的导电组织及体液的导电性能并非均匀一致，加之探查电极位于人体表面间接地测定心电活动，实际情况较为复杂，不能将心脏简单地看作一对电偶。探查电极所记录的心电图形，除与心脏本身的激动有关外，还与探查电极的部位及其与心脏的距离有关，距离远，所记录的波形小，距离近，所记录的波形大。此外，探查电极与心肌细胞之间导电介质的性能也影响心电图波形，如体内积液、积气等影响导电性能的情况，均可使波形减小。

二、心电图导联系统和心电轴

心电图导联是将安放在人体表面一定部位的探查电极，通过导线分别连接到心电图机电流计的阳极和阴极，即构成电路，称为导联。临床心电图对探查电极在体表的安放部位及其与阳、阴极中哪一极接通都有明确而严格的规定，形成导联的标准。这样做的目的是为了便于对不同人之间，或同一人不同时间的心电图进行比较。按照电极与心电的变化可将心电图导联分为双极导联及单极导联。双极导联是指将两个电极分别放置于体表，两者间形成由负极指向正极的导联轴，记录两电极间的电位差。如正极的电位高于负极，则此导联轴记录一正向波，反之为负向波。单极导联是通过技术处理，将负极作为无干电极，其电位几乎不受心脏电位的影响，近乎为零。这样正极记录的则是电极所在之处电位与零电位之差。如正极处的电位高于零，则为正向波，反之为负向波。目前临床使用的导联体系有多种，其中标准肢导联、加压单极肢导联和单极胸导联最为常用，称为标准导联。

（一）常规导联

1. 标准肢导联　标准肢导联为双极导联，最早于 1905 年由 Einthoven 建立，是利用左右两上肢与左下肢分别连成的 3 个导联，称为Ⅰ、Ⅱ、Ⅲ标准导联。

(1) Einthoven 定律

1) 假定身体躯干为一个很大的球状容积导电体，体内各组织与体液均具有一致的导电能力。

2) 假定每个肢体上任何一点的电位等于该肢体与躯干交接处的电位，标准肢导联所用的两上肢与左下肢即代表两肩与左股部的电位。

3) 假设两上肢与左下肢在电学上距离相等，据此，3 处可以代表在前额面上一个等边三角形的 3 个尖端，三角形的 3 条边代表标准肢导联的轴。心脏作为产生电力的根源可以假定为集中的一小点，处于三角的同一平面的中心。

上述即为 Einthoven 等边三角形学说的主要基础内容。但这些假设显然与人体的实际情况不完全符合，如心脏在胸腔中的位置偏左，心脏和左、右肩与左下肢的距离不等，身体各部组织的导电能力不完全相等。通过人体模型和尸体的研究，发现心电对 3 个标准肢导联上产生的电位影响并不相等，由此构成的三角形不是等边三角形而是斜三角形（图 3-1-3）。

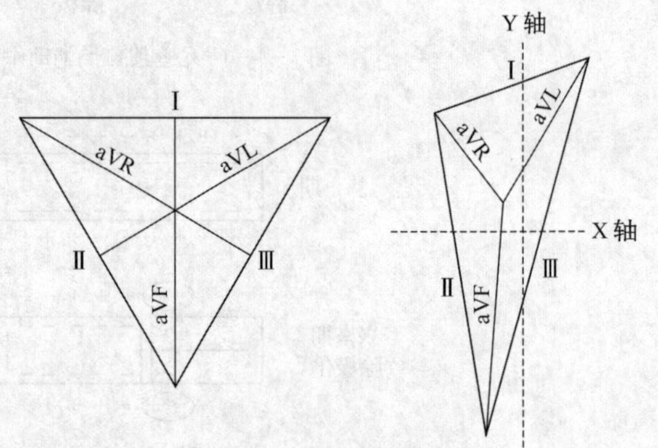

图 3-1-3　爱氏三角形

左：等边三角形。右：斜三角形（按 Burger）

(2) 导联的连接

Ⅰ导联：将电极分别接在左臂与右臂上以测量两者之间的电位差，左臂为正，右臂为负。左臂电位高于右臂时得正向波，反之得负向波。

Ⅱ导联：将电极分别接在左腿与右臂上以测量两者之间的电位差，左腿为正，右臂为负。左腿电位高于右臂时得正向波，反之得负向波。

Ⅲ导联：将电极分别接在左腿与左臂上以测量两者之间的电位差，左腿为正，左臂为负。左腿电位高于左臂电位时得正向波，反之为负向波（图 3-1-4）。

2. 加压单极肢导联　Einthoven 所建立的Ⅰ、Ⅱ、Ⅲ标准导联反映了两个探查电极或身体两个不同部位之间的电位差。Wilson 为了达到通过心电图反映某一个局部心电变化的目的，提出了“中心电端”的概念，技术性地认为该电端在整个心动周期中电位近乎为零。将电流计的负极与中心电端相连，正极与探查电极相连，所得的图形即代表探查电极所在部位的电位变化。中心电端的构成如下：将左、右上肢与左下肢 3 个肢体各通过 5 000 Ω 电阻相连接而成（图3-1-5）。中心电端与探查电极所构成的导联为单极导联。

加压单极肢导联：最初探查右臂、左臂与左腿电位的单极肢导联时，分别用 VR、VL、VF 来标志。但由于上下肢的电位较小，各单极肢导联上所得图形往往波幅过小。如将中心电端与拟探查的一侧肢体脱离，用这种改变后的中心电端连成单极

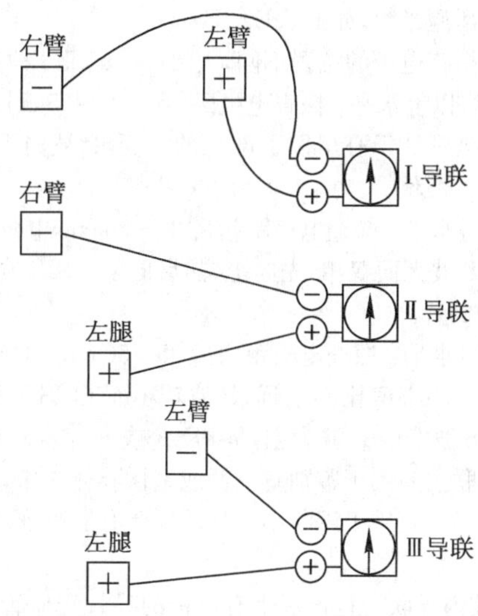

图 3-1-4　标准肢导联连接法

3 个双极导联均有一定的方向性，将 3 个导联轴连接起来，即形成 Einthoven 三角

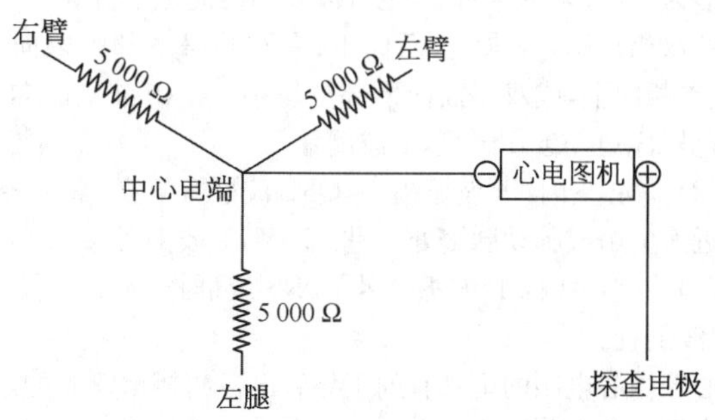

图 3-1-5　中心电端的连接方法

肢导联，能使电压增高 50%，故称之为加压单极肢导联，以 aVR、aVL、aVF 为标志(图 3-1-6)。

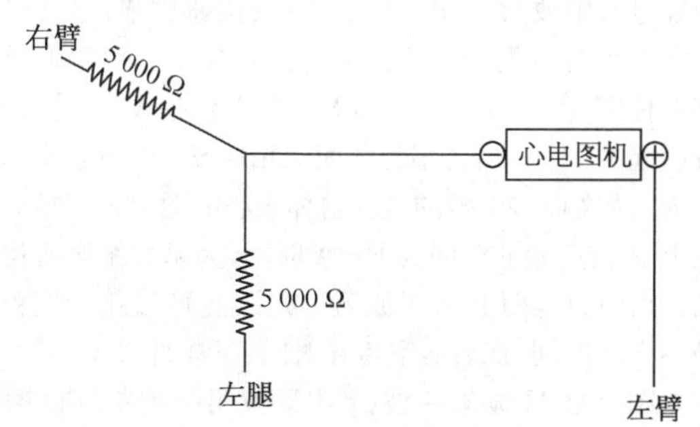

图 3-1-6　加压单极肢导联连接方法(以 aVL 为例)

标准双极导联与单极肢导联数学关系如下：

$$\text{Ⅰ} = VL - VR = 2/3(aVL - aVR)$$

$$\text{Ⅱ} = VF - VR = 2/3(aVF - aVR)$$

$$\text{Ⅲ} = VF - VL = 2/3(aVF - aVL)$$

$$aVR + aVL + aVF = 0$$

由此可推导出 Ⅱ ＝ Ⅰ＋Ⅲ，即指在任何时间Ⅱ导联的电位等于Ⅰ、Ⅲ导联的和，此公式可帮助判断导联线有无连接错误。

将 3 个标准导联与 3 个加压单极肢导联绘制于同一个中心上，则得到一个辐射状的图形，虚线代表该轴的负侧，实线则代表正侧，彼此间的夹角均为 30°，称为 Bailey 六轴系统，它反映了额面的心电变化。

3. 单极胸导联　类似于单极肢导联，将导联的阳极即探查电极置于胸部相应部位，阴极与肢导联组成的中心电端相连，可得到单极胸导联。

常用的胸导联 V1～V6 的胸部电极安放位置规定为(图 3-1-7)：V1，在右侧第 4 肋间靠近胸骨右缘；V2，在左侧第 4 肋间靠近胸骨左缘；V3，在 V2 与 V4 的中间；V4，在左锁骨中线第 5 肋间；V5，在左腋前线上，与 V4 同一水平；V6，在左腋中线上，与 V4 同一水平。

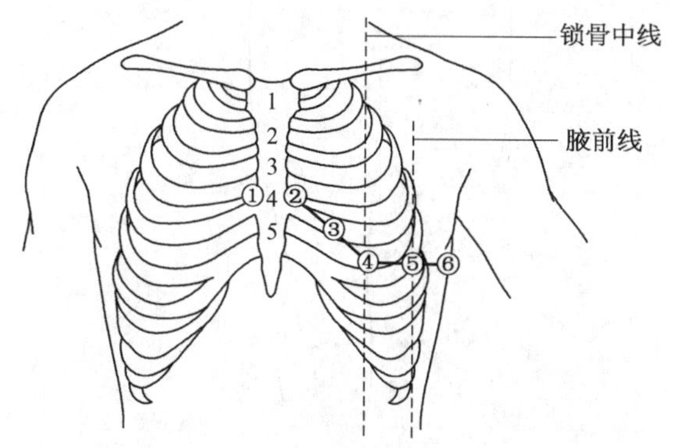

图 3-1-7　心前区各导联电极的位置

除此常用的 6 个胸前导联外，有时可根据再向左后或向右加做胸导联：在右前胸与 V3、V4、V5 对称位置的导联为 V3R、V4R、V5R；V7，在左后腋线上，与 V4 同一水平；V8，在左肩胛线上，与 V4 同一水平；V9，在左椎旁线上，与 V4 在同一水平。

在上述各导联部位的高一肋间或低一肋间安放电极，即构成 HV 或 LV 导联，按部位的不同在 V 后标注数字。如将电极放在胸骨剑突处，即成 VE 导联。

临床上常规记录心电图时依次记录Ⅰ、Ⅱ、Ⅲ、aVR、aVL、aVF、V1、V2、V3、V4、V5、V6 共 12 导联，称为常规 12 导联。肢导联反映心电在垂直面的上、下、左、右变化，所以又称额面导联；胸导联反映心电在水平面的前、后、左、右变化，又称横面导联。

(二) 特殊导联

1. Frank 正交导联　正交心电图导联系统可更好地反映心电的空间变化。目前最常用的是 Frank 正交导联体系，也是获取心向量图最常用的导联方法，由 Frank 于 1956 年提出，已逐渐为国际上绝大多数单位所采纳应用。该体系采用 X、Y、Z 3 个导联，分别记录左右、上下及前后 3 个相互垂直的导联轴的心电变化。为了矫正心脏在解剖上的偏位、身体各部分导电能力的不均匀和体型的差异等因素所造成的影响，除 X、Y、Z 3 个导联的 6 个电极外，在左侧与正前的电极之间加入了一个校正电极，7 个电极的部位如下：第 5 肋间前正中线(E)、背正中线(M)、右腋中线(I)、左腋中线(A)、前正中线和左腋中线间的 45°处(C)以及左腿(F)和颈项部(H)，其中 C 为校正电极。以 I、C、A 构成 X 轴，A、C、E、I、M 构成 Z 轴，H、M、F 构成 Y 轴

(图3-1-8)。其与X及Y轴的夹角为45°。3个导联轴的极性分别以左、下、后为正端。此种导联与心向量图可以互相推导,具有相似的信息价值。

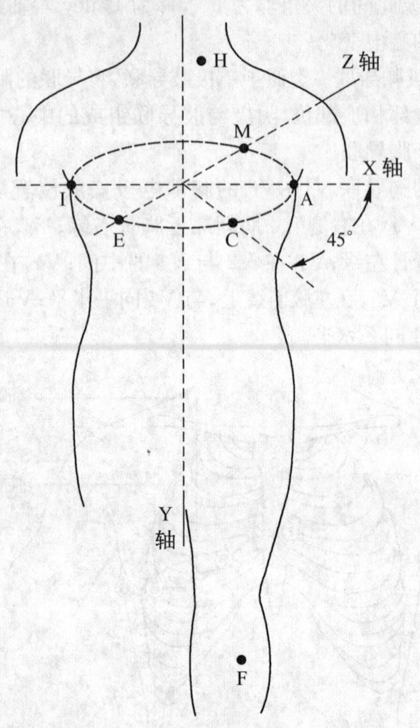

图 3-1-8 Frank正交导联电极安放位置

Frank正交导联的心电图表现(图3-1-9):X导联上P波正立,QRS波群以R波为主,可有小q或S波在R波的前后,T波正立;Y导联上P波正立,QRS波群以R波为主,常有小q,少数有小S,T波正立;Z导联上P波常呈双相,先负后正,QRS波群呈QR或qR形,T波倒置。

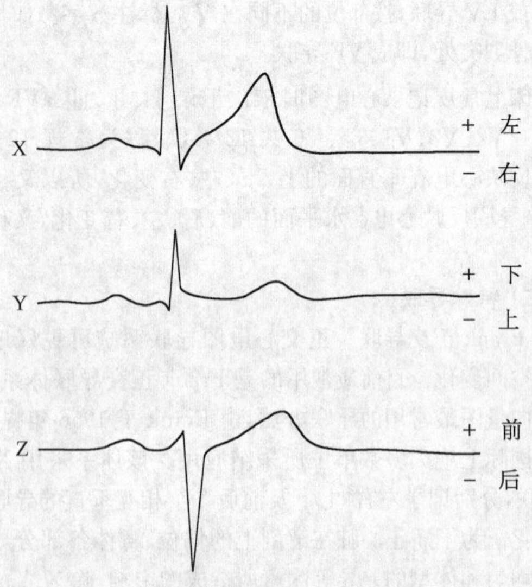

图 3-1-9 正交(直角、XYZ、ABC)导联心电图

2. 单极食管导联(VE导联) 食管位于心脏的后方,两者紧密相邻。将金属探查电极吞至食管内,可以从心脏的背面记录心电活动。由于电极靠近心脏,可以获得胸壁尤其是前胸壁所不能获取的结果。食管电极以E为标志,E右下角注明电极与门齿的距离厘米数,如E_{25}、E_{30}、E_{40}等。

按食管探查电极的位置不同,大致可以记录3种波形。

(1) 心房以上水平:探查电极距门齿15～25 cm或离鼻孔25～40 cm,电极处于心房以上部位的背面,P波向下,QRS波呈Qr波形,T波倒置。

(2) 心房水平:探查电极距门齿25～35 cm,电极处于左心房的背面。P波大而双相,先向上,然后向下,QRS波群呈Qr、QR型,T波倒置。

(3) 心室水平:探查电极距门齿35～50 cm,相当于左心室的背面。由于距心房比心室远,P波较小而QRS波群较大,P波正立,QRS波群以R波为主,呈qR、R或Rs型,T波正立。

食管导联主要用于鉴别室上性或室性心律失常,观察心房的电活动;此外,可用于诊断小面积的后壁心肌梗死,还可用于食管调搏。

3. 心腔内导联 将顶端带有电极的导管经血管插入心房或心室,可在各不同部位记录单极心电图。随导管电极所在心脏位置,可记录以下各种波形变化。

(1) 右心房内:P波振幅大,电极位于右心房上部者以向下波形为主,可以单相向下,也可以双相面向上部分较小;右心房中部双相波形,先向上,后向下;左右心房下部则以向上为主,或单相向上,或双相面向下部分较小。QRS波则以向下为主,可呈rS、Qs、Qr、rSr′型,T波倒置。

(2) 右心室内:P波振幅小,QRS波群振幅大,常呈rs型,在靠近三尖瓣或肺动脉瓣处可呈rSr′型,T波倒置。

(3) 左心室内:P波振幅小,QRS波群振幅大,呈Qs、Qr型,T波倒置。

心腔内心电图的记录有助于导管电极起搏治疗时的定位、心律失常的鉴别以及临床电生理研究。

4. 房室束(希氏束)电图导联 由于房室结与房室束兴奋时所产生的电位变化很小,不能从一般的体表心电图上反映出来。用带有多电极的导管,经静脉插至右心房,在三尖瓣附近,适当地经过心电放大和频率过滤,以较快速度描记,可以记录反映房室束兴奋过程的图形。多电极导管在三尖瓣附近可以记录到3种主要波折:① 由心房兴奋引起的A波;② 由房室束兴奋引起的H波,后者多为狭而双相的波;③ 由心室兴奋引起的V波,为宽而多波折的波。自体表心电图P波起始到房室束电图上A波起始的时间为P-A时间,为窦房结至心房的传导时间。房室束电图上自A波第一波折至H波第一波折间的时间为A-H时间,代表房室传导时间,正常时为80～140 ms;房室束电图上自H波第一波折至V波第一波折间的时间为H-V时间或H-Q时间,代表下段房室束与束支内传导时间,正常为35～55 ms;房室束电图上自H波至V波终末的时间为H-S时间,表示总的心室内传导时间。

房室束电图的记录主要用于房室传导阻滞的定位,判别心动过速是否兴奋起源于室上或是起源于室内起搏点等。

5. 头胸导联 此导联采用了统一参比点的方法,以右前额为参比点,接地点距离参比点2～5 mm;体表测定点1～24个不等,体表记录部位按对称坐标法8×15的阵列选点。

在心动周期中,心电的强度和方向不断变化,而其传导至体外的周围组织电阻率并不均匀一致,由此传至体表各部位的心电有强度和时相的差异,因此选用统一的参比点是一个理想的导联系统所必需的；此外，头胸导联较之传统导联系统，其参比点与地电极均位于心电准寂静区，因为右前额正对心底，该处心电较弱，接近理想零点；并且参比点与地电极的电位、相位无明显差异，所以会弱化心电共模抑制效应及异常差模放大效应，减少了仪器导致的心电图失真。以上为头胸导联较之常规12导联系统的优势，但仍需进一步通过临床大样本的对比观察，确定头胸导联系统的诊断标准。

6. 监护导联 在重危患者(如急性心肌梗死或严重心律失常)需长时间连续观察心电变化时，常安置监护导联。电极多置于前胸，但尽量不放在左下胸，以备紧急抢救时做心内注射、胸外挤压及电击除颤安放电极之用。比较常用的导联连接法为Marriot等提倡用的MCL1导联，连接时以正极在V1位置，负极在左肩，地线在右肩(图3-1-10)，此种导联记录的P波清楚，又便于区分左、右束支传导阻滞和左、右心室源的期前收缩。如将正极置于V6位置，即成MCL6导联。

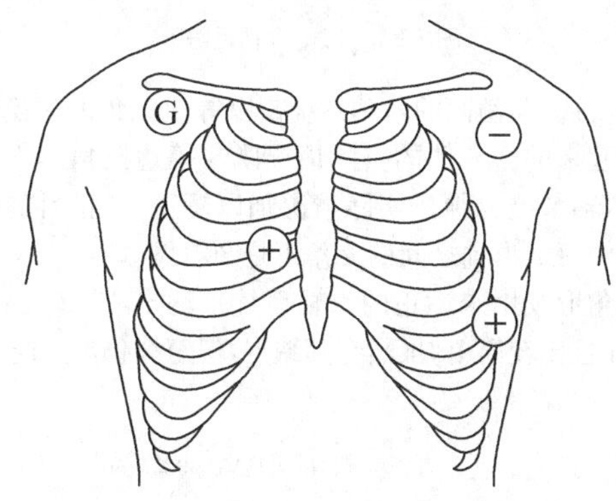

图3-1-10 监护导联

7. 动态心电图导联系统 目前动态心电图多采用以下几个导联中的2～3个进行记录与分析，主要为CM5、CM1、CM2及CMF，这些导联均为双极导联，其图形分别为V5、V1、V2及aVF。CM5的正极放于V5的位置，负极放在胸骨右缘第2肋间，波形振幅高，对侧壁心肌缺血敏感，是主要的模拟导联；CM1正极放于V1的位置，负极放于胸骨左缘第2肋间，P波较为清晰，但振幅较低，易于受干扰；CM2正极放于V2处，负极放于胸骨左缘第2肋间，波形较CM1高，也比较常用；CMF正极放在左下肋弓处，负极放在胸骨柄上端，适用于下壁缺血的发现。

目前有动态检测12导联同步心电图，图形接近常规12导联心电图。其电极安放位置与下述的运动试验12导联心电图的位置一致。

8. 运动试验导联系统 目前临床上运动试验多采用12导联心电图，但在实际操作中将电极从肢体移到了躯干，左、右上肢的电极分别放于左、右锁骨下窝的外侧，左下肢电极放在左髂嵴，右下肢电极放在右髂窝，而胸导联的位置不变。该导联系统可较敏感地反映各部位心肌的缺血情况及心律失常的发生。

(三) 心电图机

心电图机是用以描记心肌电位变化的仪器装置，以线性波折表示随时间变化的心电变化，即以曲线的上下波动表示电位的正、负及大小，以曲线的水平移动表示时间进程，故亦称为线性心电图。心电图机的基本工作原理是对极为微小的生物电放大描记，因此其基本结构为具有高度放大功能和描记装置的电流计。

早期的心电图机先后采用电子管和晶体管进行信号放大，采用弦线式和动圈式电流计进行信号感知，采用阴极射线管、热笔和墨水喷笔等装置进行信号显示，由这些技术构成的心电图仪具有体积大、易损坏的缺点。近年来随着数字技术的逐渐引入，心电图机的体积缩小，功能增强，耐用性也提高，为更广泛地应用心电图创造了条件。

在相当长的时间内，大部分心电图机仅有单通道电路，须对不同导联进行异步记录。最新的心电图机多配备12个或更多的通道，可同步记录多导联心电信号。另外，许多型号的心电图机还配备了计算机心电图辅助诊断功能，能模拟人工提供诊断意见，称为计算机心电图，其基本工作模块和原理如下。

1. 采样系统 前置放大部分对信号进行同步放大，后通过12位精度的模/数(A/D)转换器对上述信号进行顺序转换，使之由模拟信号转换成为数字信号。通过信号传送装置，采样系统连续地将信号传至计算机，后者通过一个控制模块将信号连续地在屏幕上滚动显示，以便操作人员观察。当信号质量达到要求或出现有意义的心电活动时，操作人员将当前的信号段作为样本存储于计算机，供后续分析。

2. 信号识别系统 一旦接收到样本信号，计算机自动进入信号识别系统。这一阶段主要完成以下任务：信号前期处理指对原始信号进行滤波处理，包括剔除来自环境、人体的高频干扰信号和将融合于信号中的低频信号如呼吸动作所产生的电信号与心电信号分离并去除。

3. 信号识别与分类 该模块首先从多路心电信号中构筑一条空间曲线作为工作曲线，利用模型匹配原理在该曲线上寻找一个与理论P-QRS-T波群最为接近的P-QRS-T波群，并认定该P-QRS-T波群为理想P-QRS-T波群，以此为模板对剩余波形进行匹配和分类，认定基础P-QRS-T波群与异位波形，并剔除伪波。

4. 信号叠加 该模块对P-QRS-T波群进行加权处理，即把被认定为基础心动的P-QRS-T波群在空间上排列一致进行数学上的加权计算，形成一个代表性的P-QRS-T波群，在心电图的形态学诊断中，计算机只需对这一波形进行分析即可。

5. 信号分析和测量系统 该模块首先采用匹配法确定代表性P-QRS-T波群各波段的起止点，再计算各波段的幅度和长度，并在一定程度上对波形的特征进行分类、提取，如双相P或S-T段下降类型等。

6. 模拟诊断系统 该模块模仿人工诊断，对心律和心电图形态进行分析和诊断。在诊断模式上，该模块采用推理法(deterministic)，遵循临床心电图诊断标准建立不同的推理逻辑树，以完成对心律或P-QRS-T波群的诊断。

由于技术的局限性，由计算机做出的心电图诊断仅具参考价值，在疑难心电图诊断方面有时甚至全无价值，因此应无一例外地对计算机诊断进行人工核对或再分析。但其所具有的筛选效率，以及计算机在信号储存、检索和管理方面的优势，使得计算机心电图越来越成为不可缺少的工具。

(四) 心电轴

前已述及，Einthoven定律提出Ⅰ、Ⅱ、Ⅲ导联组成一个等边三角形，心脏位于三角形的正中心。等边三角形学说的假设虽不完全正确，但与实际情况还比较接近，多年来被应用于阐明心电轴的概念，对了解心电图的变化有一定帮助。最早提出并应用至今的标准肢导联是以等边三角形学说为基础，由于已经积累了大量的资料，迄今仍在广泛应用之中，但也应了解它的缺点。

1. 心电轴的定义　如前所述，心脏在激动或恢复过程中每一时刻心肌细胞均有许多电力产生，这些电力既有大小，又有方向性，可用向量来表示。将心动周期的每一瞬间所有的心肌细胞产生的电力综合起来，则形成瞬间向量，又称瞬间心电轴；比心脏的瞬时心电轴更有实际意义的是在一个活动阶段中的平均电轴，也就是心房或心室在激动过程中所有不断改变的瞬间向量综合起来形成的平均综合向量或平均心电轴。由于平均心电轴处于空间之中，具有立体性，不易测定，所以通常测定其在一个平面上的投影，即该平面上的心电轴。临床一般测定额面平均心电轴，即心脏投影在额面上的向量的大小和方向。额面平均心电轴包括心房除极、心室除极及心室复极的心电轴，即P平均电轴、QRS平均电轴和T平均波电轴。我们说的心电轴如不特别指明，通常是指前额面QRS平均心电轴，它与Ⅰ导联构成的角度即心电轴的度数。

2. 心电轴的测量　Einthoven等边三角形学说被用于阐明心电轴的概念，心电轴的各种测量方法也是基于此，常用的方法有面积计算法、坐标图法、三角系统法、六轴系统法及目测法。

(1) 三角系统法：将任何两个标准导联上QRS波群的振幅分别在相应的等边三角形边上按正负画出，再从每条边的中心及其所画出一段的另一端用垂直线指向三角形的中间，垂直线所交叉的两点(其中一点为三角形的中心)用线连接，即得到前额面上的QRS平均心电向量。这一向量与Ⅰ导联(即水平线)所构成的角度称为平均心电轴，以表明前额面上心电向量的方向。以平行于Ⅰ导联向左方的线为界，在此线以上者为负值角度，以下者为正值角度，向下垂直处为+90°(图3-1-11)。

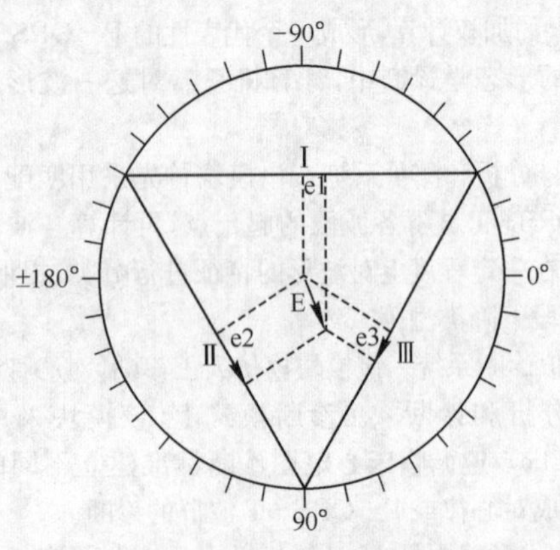

图3-1-11　心脏电轴的测定

(2) 六轴系统法：如将等边三角形上3条边(3个标准肢导联的轴)的中点移至三角形的中心，再加上单极加压肢导联的3根轴(通过三角形中心指向3个尖端的3根直线)，可得到前额面上的六轴系统(图3-1-12)。每一根轴从中心点分成正、负两半，各轴之间角度均为30°。如Ⅰ导联轴在正的方向为0°，负的方向为±180°；Ⅲ导联轴的正端为-60°，负端为+120°。计算出Ⅰ导联与Ⅲ导联QRS波群电压的代数和，并在六轴图上的相应位置标出，各自做垂线，两条垂线相交点与六轴中心连线即心电轴的方向，其与Ⅰ导联的夹角即为心电轴的角度。

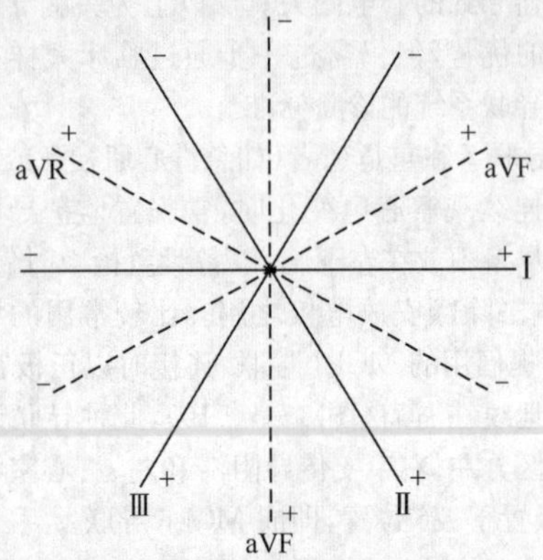

图3-1-12　六轴系统

如前所述，前额面的六轴系统是以等边三角形学说作为基础而建立起来的。人体的实际情况既与等边三角形学说不完全符合，六轴系统也须按实际情况加以矫正，矫正后的前额面六轴系统中每2根轴之间的夹角不是30°(图3-1-13)。但由于等边三角形及用未矫正的六轴系统来测定心电轴的方法沿用已久，并且比较简单，虽然有其缺点，但至今仍然广泛应用。

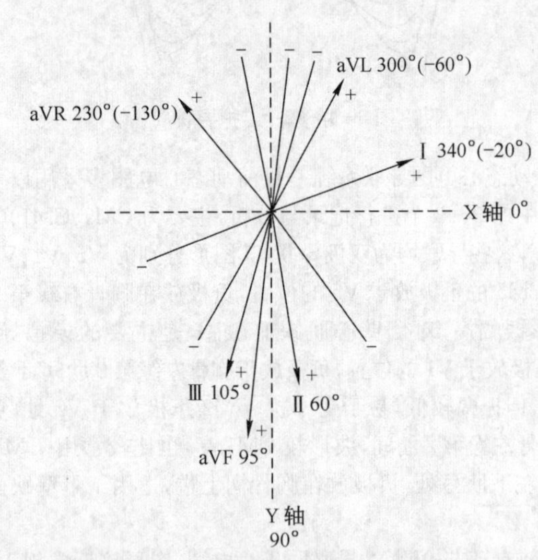

图3-1-13　矫正后的六轴系统

(3) 面积法：心电轴代表了心室除极过程的平均综合向量，所以其测量从理论上说，应利用两个标准肢导联上QRS波群的面积，用上述同样的方法在等边三角形或六轴系统图上测出。每个导联上QRS波群的面积代数和是将向上的面积(正值)和向下的面积(负值)相加后取得。但计算QRS波群的净面积比较困难，并且Einthoven等边三角形学与人体的实际情况不完全符合，所以在QRS综合波不增宽的情况下，为简便起见，也可用QRS波群电压的代数和替代面积的代数和。

(4) 目测法：目测法由于其简便可行，在临床上比较常用。

根据肢导联中出现等电位波的导联进行目测。当QRS电轴与某个导联轴相互垂直时，QRS向量在此导联轴上的投影近乎为零，就是说该导联 QRS 波的正向波等于负向波的振幅，即等电位波。所以如某肢导联出现等电位波时，可以推断心电轴与该导联轴近乎成直角。如果未见明显的等电位波导联，也可找出 QRS 呈正向波的导联与 QRS 呈负向波的导联之间的过渡区。如Ⅱ导联的 QRS 波主波向下，其相邻的 aVR 主波向上，则过渡区位于＋30°～＋60°，心电轴与过渡区呈直角，大致接近－45°。

根据肢导联 QRS 正向波最高的导联进行目测。当心电轴与某个导联轴相平行时，QRS 向量在该导联轴上的投影最大，即该导联 QRS 波群的最高。心电轴大致位于 QRS 正向波最高与次高的导联之间，更偏向于正向波最高的肢导联。

另外，可根据Ⅰ、Ⅱ、Ⅲ导联进行心电轴的目测。Ⅰ与Ⅲ导联主波均向上，心电轴正常；Ⅰ导联主波向上，Ⅲ导联主波向下，心电轴左偏，如此时Ⅱ导联 R/S＝1，则心电轴为－30°，R/S<1，电轴在－30°以左；Ⅰ导联主波向下，Ⅲ导联坐标向上，心电轴右偏，如此时Ⅰ导联 QRS 的代数和等于Ⅲ导联 QRS 的代数和的一半，电轴为＋120°，Ⅰ导联 QRS 的代数和大于Ⅲ导联 QRS 的代数和的一半，电轴为＋120°以右。

在心电图学未加说明的“心电轴”均指前额面上的 QRS 电轴。与肢导联相似，也可以假定各胸导联都处于同一水平面上，而各胸导联分别处于不同角度的电轴上，若以左腋中线为 0°，右腋中线为 180°，则 V1～V6 各导联分别处于 115°、94°、58°、47°、22°、0°电轴上，构成水平面的六轴系统。按前额面上求平均电轴的方法也可以求得水平面上的平均电轴。水平面上的六轴系统同样存在着需要矫正的问题(图 3－1－14)。在临床实际工作中，水平面 QRS 平均电轴较少应用。

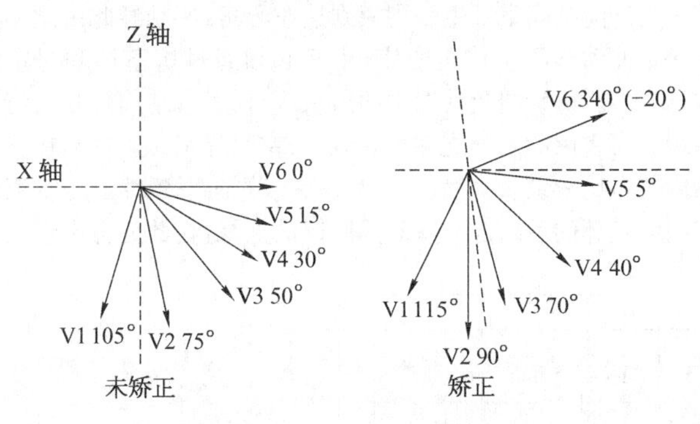

图 3－1－14　水平面的六轴系统

3. 心电轴的正常值　由于房室口向着右上方，而正常时电力占优势的左心室是位于右心室的左、后、下方，所以正常心室激动所产生的电力的平均方向是向下、向左、略向后。在前额面上正常人的 QRS 平均电轴是在0°～＋90°。一般认为＋30°～＋90°无电轴偏差，正值角度超过＋90°者称为电轴偏右，其中自＋120°以上为显著电轴偏右，显著电轴偏右多具病理意义；自－90°～＋30°称为电轴偏左，其中自－90°～－30°称为显著电轴偏左，显著电轴偏左者也常具病理意义。

如果所有的标准肢导联上 R/S 均等于 1，则额面心电轴不能测定出，称为不确定电轴。

4. 心电轴的影响因素　决定心电轴位置的因素主要有：① 心脏的解剖位置，特别是左、右心室位置的相互关系。正常心脏呈垂悬位者有电轴偏右趋向，呈横位者有电轴偏左趋向。② 心室内传导组织的分布特点及其生理性或病理性变化。左前分支时电轴偏左和左后分支时电轴偏右的意义已被认识。③ 部分心室肌的坏死、梗死或纤维化使电轴偏向病变心肌相反的方向。④ 左、右心室心肌重量的对比，右心室肥大并占优势时常引起电轴偏右，左心室肥大并占优势时可能伴有轻度电轴偏左。

当然，心电轴正常者，不能除外两侧心肌均肥大时除极向量的中和所致的伪正常化；电轴轻度偏移者，也不一定有器质性心脏病，所以电轴偏差的具体意义必须根据实际情况加以分析判断。

(五) 心室坡级与原发性和继发性 T 波改变

1. 心室坡级　又称心室复极差力。理论上讲，心室被激动后，如其各个部分的心肌处于激动状态的时间完全相等，则恢复过程与激动过程的顺序一致，心电图上 T 波应与 QRS 波群方向相反而面积相等，也就是说，除极过程中的平均向量总和与复极过程中平均向量总和相加应等于零。但正如前面已提到的，正常心肌的除极过程是从心内膜面向心外膜面进行的，而复极过程则由于心内膜心肌与心外膜面心肌温度、压力等影响的不同，使心内膜面心肌的复极延迟，心外膜面先行复极，造成 T 波与 QRS 波群中主波的方向相同。这种使心室各部分在除极与复极过程中造成程序差别的因素称为心室坡级(ventricular gradient)。

心室坡级的测量：心室坡级可以用除极过程与复极过程中的平均综合向量，即 QRS 波与 T 波的平均向量来表示。与心电轴相似，实际上心室坡级也是一个空间立体向量，但因其测量上存在困难，所以一般测量其投影在额面上心室坡级。其测定的方法与求平均 QRS 向量的方法相仿，先测定额面 QRS 与 T 的平均电轴，再按向量综合的方法求得 QRS 与 T 的平均电轴的综合向量，即得心室坡级(图 3－1－15)。正常时心室坡级在额面上的电轴是 0°～90°，且与 QRS 的电轴保持一定关系。

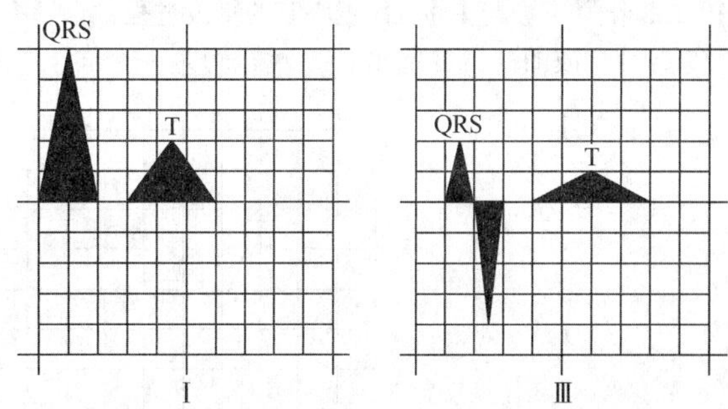

图 3－1－15　心室坡级的求得方法

先计算Ⅰ、Ⅱ导联上 QRS、T 的面积的代数和，求得 QRS、T 的平均电轴，在六轴系统上标出为 $\hat{A}$QRS(QRS 平均电轴)和 $\hat{A}$T(T 平均电轴)，按向量综合的方法求得 $\hat{A}$QRS 与 $\hat{A}$T 的综合向量，即得心室坡级($\hat{G}$)

另一种反映心室复极过程改变的方法是测定空间 QRS－T 角，即 QRS 平均空间向量与 T 平均空间向量间的夹角。同样在心电图上，一般测定额面上 QRS 电轴与 T 电轴的夹角，正常时在 50°以内。在心向量图上，每一个平面上测量 QRS 环最大向量与 T 环最大向量间的角度，即 QRS－T 夹角，也是为了相似的目的。

2. T 波的原发性改变与继发性改变　T 波可以在以下两种情况下发生异常的变化。

(1) 心室除极过程的程序有显著异常,从而相应地影响复极过程的程序,引起“继发性T波改变”,即QRS除极向量的改变,进而影响了T波复极向量。常见于束支阻滞、心室肥大、预激综合征、室性期前收缩及运动、进餐等生理情况。

(2) 复极过程本身由于心肌的异常变化而发生异常,产生“原发性T波改变”,而QRS除极向量并未发生改变。由于心室的复极过程易于受各种因素的影响,在QRS除极向量尚未改变时,T波复极的大小和方向已发生异常。原发性T波改变常见于各类心肌疾病、电解质紊乱、洋地黄等药物的影响。

在临床上的某些情况下,T波的原发性改变可与继发性改变同时存在,仅通过心电图的T波不变化无法判定T波的变化是原发性的还是继发性的。心室坡级是正常时使T波从与QRS波群主波方向相反转变为方向相同的因素。在同样心室坡级的作用下,QRS波群的面积越大,则T波越趋向相反的方向。所以心室坡级可用于判定T波的原发性或继发性改变。当QRS波群由于心室除极过程的异常而变为显著宽大时,或QRS时间延长时,即使心室坡级无改变,T波也可转为与QRS波群相反的方向,形成继发性T波改变。而在原发性T波改变时,QRS波群无改变,是心室坡级的变化造成T波的改变,并决定其改变的程度(图3-1-16)。测量心室坡级对于心肌疾病的临床判断有其意义,但其测量方法较复杂,所以在心电图检测方法中不常用。

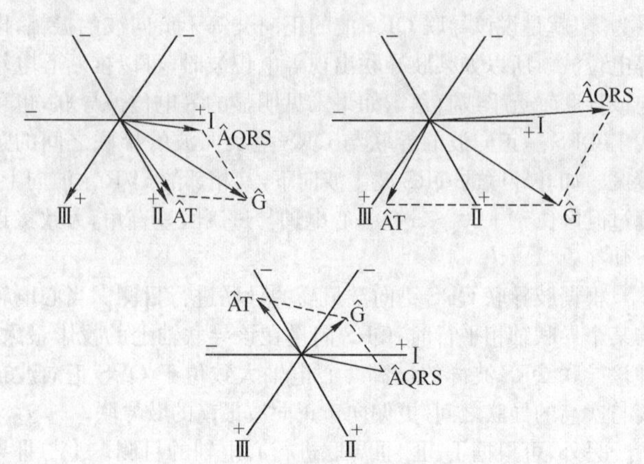

图3-1-16　心室坡级与T波改变的关系

左图:正常心室坡级(Ĝ)。中图:继发性T波改变,此时心室坡级(Ĝ)不变,由于ÂQRS改变而引起nT改变。右图:原发性T波改变,此时心室坡级(Ĝ)改变,ÂT改变而ÂQRS不变

三、正常心电图

(一) 心电图各波形的命名

在心电图上每一心动周期中出现一系列波折,称为P、Q、R、S、T、U等波(图3-1-17),其中P波由心房的激动所引起,其他各波皆由心室的活动所引起,合称为心室复合波。心室复合波可分为两个部分:第一部分为QRS波群,代表心室除极过程;第二部分为T波与U波,代表心室的复极过程。

QRS综合波的命名规定如下:Q波,为第一个向下的波,其前面必须无向上的波;R波,为第一个向上的波,不论其前面有无向下的波;S波,为随R波之后的向下波。R′波,为S波后的向上波;S′波,为R′波后的向下波。

QRS综合波可根据其组成各波的大小用大小字母代表其波形,如用rS代表以小R波与大S波所组成的QRS波群。

(二) 心电图各波形的生成

1. 心脏内冲动的正常传布　正常心脏的心跳冲动起源于窦房结。窦房结是右心房壁近上腔静脉入口处的一小块特殊组织。冲动由窦房结发生后,先后传到右心房和左心房。心房内冲动经结间束由窦房结传至房室结。结间束可分为前、中、后三支。前结间束发生一副束到达左心房,冲动经此束激动左心房。冲动从心房传至心室,中途必须经过房室结和房室束(希氏束)。房室结及其周围的组织,包括房室结前的心房特殊组织和房室束的未分支部分,构成房室交界组织。冲动在房室结内传布比较缓慢。房室束为房室结的向下延续。房室束沿室间隔膜部的后缘走向室间隔肌部的上缘,在此处分出左束支

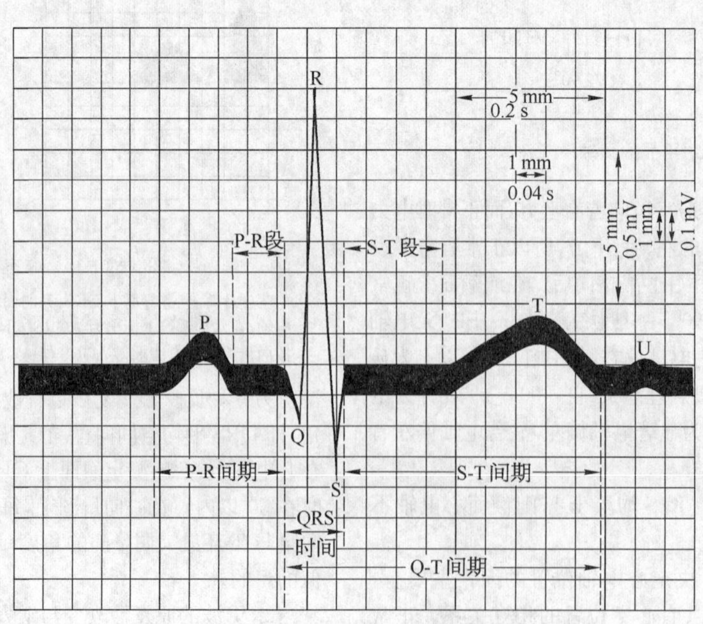

图3-1-17　心电图上的波和段

和右束支。右束支较细长，沿室间隔的右侧向下观认前乳头肌的基底部和右心室的心尖部，然后分为前、后小分支，再扩展为许多细支，构成心室肌肉纤维网或心肌传导纤维网，分布于右心室室壁和右侧室间隔肌。左束支自房室束分出后不久又在室间隔的左侧分为隔支、前分支和后分支。隔支到达室间隔。前分支为左束支主干的延续，沿心内膜做扇形分布，到达前乳头肌、室间隔肌的前上部和左心室的心尖部、前侧壁。后分支的纤维实际上来自两方面，一部分来自房室结，另一部分来自左束支主干，汇合后，呈扇形分布面到达后乳头肌、间隔的后下部和左心室的下侧。左束支的前、后两个分支最后在心室肌肉构成纤维网。左、右支的心室内纤维网主要分布于心内膜下，与普通的心肌纤维相连接。通过上述的特殊传导组织，由心房传下的冲动能在较短的时间内到达心室各部的心内膜下心肌，然后再向心包膜下心肌扩展，最后使全部心室肌激动(图 3-1-18)。

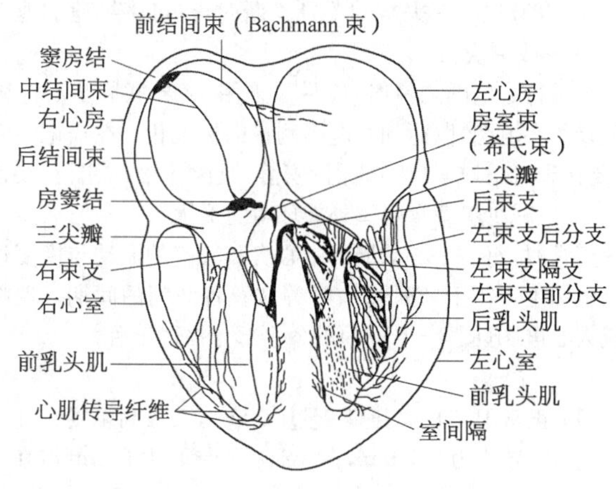

图 3-1-18 心脏传导系统示意图

2. 心脏的除极和复极程序与心电图各波的形成

(1) P 波：为心房的除极波。心脏的激动自位于右心房上腔静脉入口处的窦房结发出后，首先传布至右心房。右心房大部分位于前方，故位于右心房后、上、右的窦房结使右心房除极的方向为向前、下、左。此后，冲动从右心房经前结间束或与左心房相连接的心房肌传入左心房。左心房位于右心房的后、下、左，故除极产生的向量主要向后、下、左。按此过程，心房除极或激动过程产生一前半部向前、下、左和后半部向后、下、左的空间心向量环，分别表现为水平面上位于左侧的逆时针向心向量环、右侧面上位于下方的顺时针向心向量环和前额面上位于左下方的逆时针向或顺时针向心向量环。

根据心房的激动顺序，心电图上 P 波的起点代表右心房开始除极，P 波的终点代表心房除极结束，即 P 波前半部分主要为右心房除极波，后半部分主要为左心房除极波。

(2) Ta 波：为心房的复极波。心房复极过程的进行顺序与除极过程相同，但复极时向量的极性与除极相反，且所需时间较长，故复极时先主要向右、上、后，然后转为向右、上、前，形成的心向量环位于右侧面甚小，此种环称为 Ta 环，分别在水平面上做顺时针向运行，右侧面上做逆时针向运行，前额面上运行方式不定。心房的复极过程在心电图上记录为 Ta 波，正常时甚小，常与 P-R 段和 QRS 综合波相重叠，一般并不明显。

(3) P-R 段：心房除极完毕后，冲动即传入房室结，在房室结内有一定时间的延搁，在心电图上记录为 P-R 段，为 P 波结束后与 QRS 起始前的等电位线，其中包含 Ta 波的成分。

(4) P-R 间期：为心房除极开始到心室除极开始的时间，指 P 波起点至 QRS 起点的距离。

(5) QRS 波群：为心室除极波。冲动经房室束及左、右束支迅速传入心室，按照一定的程序进行，即由室间隔开始到心尖部、心室外壁，最后为心底部，除极在心室壁内由心内膜面向心外膜面进行。

根据实验及人体研究，目前认为心室内最早除极的部位是室间隔的左侧，居上、中、下的中部。此部分可能由冲动从左束支的隔支传入。以此部位开始，除极在室间隔内从左向右进行传向室间隔的右面，冲动在越过室间隔时历时约 0.01 s。由于正常时室间隔的位置比较倾斜，此时造成的向量主要指向右、前，至于向上或向下则视心脏的位置而有不同，这一向量称为心室激动的隔向量，在心室激动开始后 0.01 s，一般电力较小。此后冲动传入室间隔的右面和前乳头肌的基底部，同时经两侧束支迅速传至两心室的心内膜面和心尖部，冲动从心室壁的心内膜面传向心外膜面，到达右心室的侧壁、左心室的心尖部和前壁。右心室激动产生的向量主要指向右前，左心室激动产生的向量主要指向左下，但由于青年期以后正常人左心室的心肌比右心室为厚，故综合向量指向左前而略向下，这是心室激动的心尖前壁向量，此过程通常在心室激动开始后 0.02 s 内完成。室间隔和右心室侧壁除极结束后，除右心室的后基底部仍在继续除极外，主要是左心室的侧壁除极。左心室的侧壁是整个心脏中心肌最厚的部分，因此造成最大的电力。左心室位于左、下、后，故其产生的向量也主要指向左、下、后，此为心室激动的左心室向量，此过程在心室激动后 0.04 s 内完成。心室最后除极的部分是左心室的后基底部、右心室的后基底部(包括室上嵴)，前者除极主要指向左、上、后，后者除极主要指向右、上、后，正常青年期以后左心室心肌比右心室心肌肥厚，故综合向量多数指向左、上、后，也有少数正常人可以在终末指向右、上、后。儿童时右心室占优势，终末部综合向量指向右、上、后。此为心室激动的基底部或终末部向量，此过程在心室激动开始后 0.06～0.08 s 完成(图 3-1-19)。

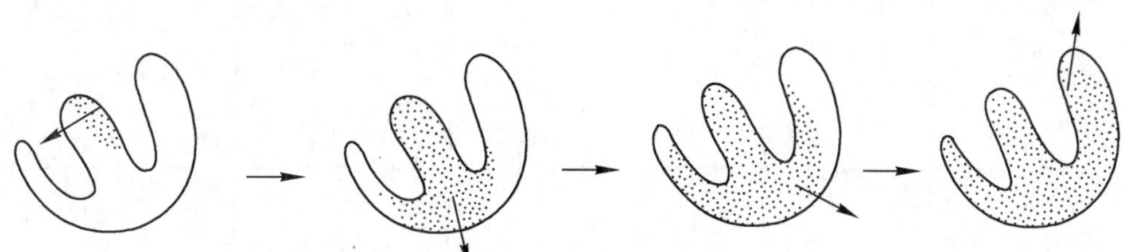

图 3-1-19 正常心室激动过程中主要向量的产生程序

整个心室的除极过程在心电图上记录为QRS综合波。根据上述除极顺序，对于心电图各不同导联，可视导联电极的指向与空间或平面上向量的方向关系而产生相应的QRS综合波的波形。例如，在左向导联(V6、V5、Ⅰ、aVL)上正常时常为qR或R波形，在右向导联(V1、V2、aVR)上正常时常为rS波形，在下向导联(Ⅱ、Ⅲ、aVF)上正常时为qR或RS波形。

如前所述，身体上任何一点的电位决定于这一点与当时平均向量的方向间的关系。但在与心脏表面较靠近的心前各点，电极下最邻近部分的心肌所产生的影响远较远处的心肌为大。因此，当探查电极下的心肌本身向心外膜面进行除极时，所测得的电位继续上升，产生R波，而当除极已到达该处心外膜面时，电位骤然由正转负，R波由波峰迅速下降，形成所谓类内部波折，因为电极并不直接与心脏表面接触，故类内部波折不如内部波折陡峻。

(6) T波：心室的复极波。已知心室中恢复过程与激动过程不同，其进程与传导系统无相关。前已述及，由于压力和温度的影响，结果心室壁的复极由心外膜面向心内膜面进行，与除极过程不同。因此，心室复极向量的方向不是与除极向量反方向，而是比较接近。正常人心向量图中记录到的T环的最大向量指向下、前、左，在心电图中多数导联上记录到的T波与QRS综合波中的主要波方向一致。心室的复极过程由细胞的代谢所决定，代谢过程进行速度比激动过程为慢，故T波的时间比QRS环或QRS综合波为长，而复极过程在心外膜面心肌进行的速度又比心内膜面心肌为慢，故T波的前一半所经历的时间比后一半为长，或T波从起始至波峰(或波谷)的时间比从波峰(或波谷)至终末的时间为长。

(7) S-T段：正常时，自心室除极完毕到复极开始间可有短暂的电活动静止期，在心电图上表现为等电位的S-T段，即QRS波群终点至T波起点间的时间期。

但是，常在心室除极完毕时已经有一些心肌开始复极，以至心向量图上QRS环最后不回到起始点。从起始的零点指向QRS环终末与T环起始处的向量为ST向量。正常时ST向量小而不易看出，其方向指向下、前、左，在心电图上与ST向量相当的变化为S-T段的偏差，即向上或向下移位，一般不明显。

(8) J点：为QRS波群终点与S-T段开始的连接处，代表QRS除极结束。

(9) U波：正常人心室复极过程中除T波与S-T段之外，还可能见到U波。U波为T波后的一个小波，其方向常与T波一致。U波的发生机制尚未最后明确，有人认为是心肌传导纤维的复极所造成，也有人认为U波代表心室的后电位。

(10) Q-T间期：为QRS起点至T波终点的间期，代表心室除极与复极的过程。

(三) 正常的心电图波形

先简单介绍以下心电图记录纸，一般心电图记录纸上有横线和直线划分为1 mm^{2}大小的小格。每2根横线间为1 mm高，通常标准定标电压为1 mV定准为10 mm，则每1 mm代表0.1 mV。在某些情况下，定标电压也可为0.5 mV或2 mV，这样每1 mm分别代表0.2 mV或0.05 mV。每2根竖线间为1 mm宽，通常图纸走动速度为每秒25 mm，则每1 mm代表0.04 s。在某些心律失常的鉴别诊断时，也可将纸速加速至每秒50 mm或更快。

在进行心电图测量时，应尽量采用12导联同步心电图仪所记录的心电图，以达到心电图测量的标准化。在描记心电图时，要让患者采取平卧位，保持安静，肌肉放松，周围不放置大型电器，以减少患者自身及外周环境的干扰。

正常时，每一个心动周期中心房和心室的激动与恢复过程在心电图上产生P、QRS、T、U等波及各波间的间期。现将正常成人心电图(图3-1-20)的各个部分描述于后。

1. P波

(1) 正常P波的宽度不超过0.11 s，其最高幅度在Ⅱ、Ⅲ、aVF与V1导联为2.5 mm，在V2～V5导联为2.0 mm，在Ⅰ与aVL导联为1.5 mm。P波振幅＜0.05 mm为P波过低，但一般无病理意义。

(2) 正常P波的额面电轴0°～＋90°，平均为＋50°，所以在肢导联上P波是圆钝平滑的，也可有轻微切凹。由于心房的除极向量主要从右上向左下，所以P波在aVR导联上一律是倒置的，在Ⅰ、Ⅱ与aVF导联上差不多全是直立的，在Ⅲ导联上大多数是直立的，而少数为水平、双相或倒置，在aVL导联上则约半数为直立而其余为倒置、水平或双相，这些正常变异取决于前额面上P向量环与各导联轴之间的关系。

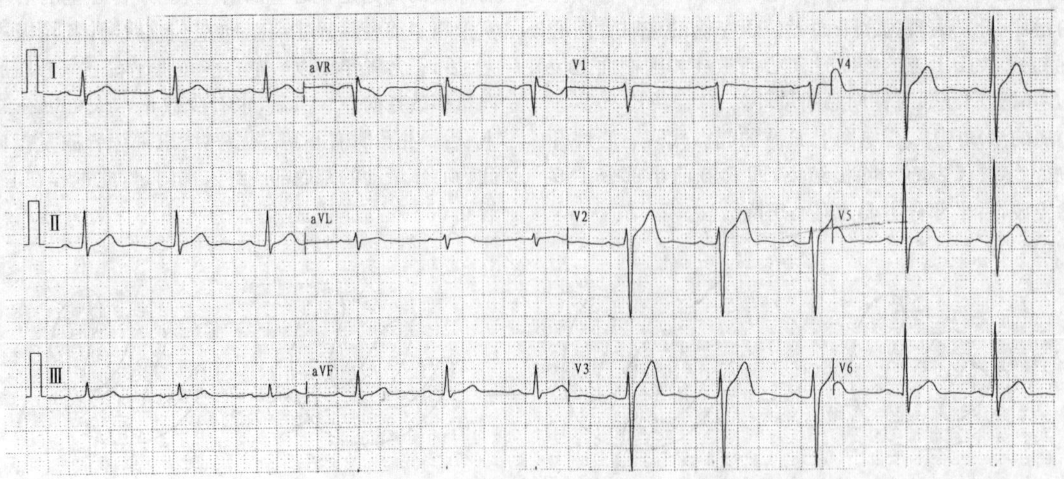

图3-1-20　正常心电图

(3) 正常P波的横面电轴为－60°～＋60°，平均约－10°。横面胸导联中V3～V6导联上P波均直立或低平；V3R、V1与V2导联上的P波多数是直立的，少数为双相，也有个别是倒置的。当V1导联上的P波为双相时，P波的终末向量PtfV1(负向波的电压与时间的乘积)为－0.03～－0.01 mm·ms。胸导联上P波波形的差异取决于水平面P向量环与各导联轴间的关系。此外，胸廓上各导联电极离心脏的距离差别也是一个因素。

2. P-R间期　P-R间期是从P波起点到QRS波群起点相隔的时间，即代表从心房开始激动到心室开始激动的时间，也就是相当于冲动自窦房结发出后经过心房、房室结和房室束的时间。P-R间期有时也称为P-Q间期。由于冲动通过房室结和房室束时造成的电力甚小，在P波之后到QRS波群之前有一段水平线，称为P-R段或P-Q段。测定P-R间期时，应选择P波最宽的导联，一般为Ⅱ导联，但如该导联上QRS波群较其他导联上为窄，应将QRS时限的差额从测得的P-R间期上减去。

P-R间期随着年龄的增高而有加长的趋向，故在成年后较儿童期稍长。在成人的正常范围是0.12～0.20 s，在儿童则最高限度为0.16～0.19 s。P-R间期与心率有一定的关系，随着心率的增快，P-R间期随之缩短。

3. Ta波　Ta波为心房复极波，其方向与P波相反。正常Ta波很小，被QRS波群掩盖不易辨认。如果心房的复极波(Ta波)较大而与P波反向，常可造成P-R段的下垂(或上斜)，所以P-R段的偏移实际上反映了P-Ta段(心房除极结束至心房复极开始)的变化。由于P-Ta段与P波的方向相反，所以当同导联上P波直立时，P-R段发生轻度压低属于正常范围，特别是当心动过速时。正常情况下P-R段压低不超过同导联P波的1/2，在0.8 mm以下，其抬高不超过0.5 mm。

4. QRS波群

(1) QRS时限：QRS时限即整个QRS波群的宽度，代表全部心室肌激动或除极过程所需要的时间，一般系根据标准导联中QRS波群最宽的导联而测得。正常成人的QRS时限多在0.07～0.08 s，最低为0.06 s，最高不超过0.10 s。儿童期的QRS时限较短，在婴儿与幼童为0.04～0.08 s，随年龄的增长而与成人接近。

(2) QRS波群的振幅与形态

1) 胸导联：正常QRS波群的形态和振幅取决于正常水平面QRS向量环在各导联轴的投影。在各个胸导联上正常QRS波群有一定特点，各个波在不同胸导联之间也保持有规律性的关系。左右侧心前区(V3R、V1、V2)导联上无Q波出现，R波小而S波较深，QRS波群呈rS型。在左侧心前区(V5、V6)导联上R波较高而S波小或完全消失，半数以上的例子有小q波，故QRS波群呈qRS、qR、RS或R型。从V3R、V1起至左侧心前区各导联上，R波逐渐增高，在V4或V5导联达最高振幅；S波在V1或V2导联最深，向左逐渐减小，至V4导联以左常完全消失。R与S比例在V1、V2导联应<1.0，而向左各导联则逐步增大，在V3或V4导联常出现R与S波差不多相等或整个QRS波群较小的所谓过渡区型QRS波群。有不少例子在V1，更常见的是在V3R或V4R导联上，R或S波有显著的切迹，或出现较小的r′波，在儿童与年轻成人尤为多见。

正常的Q波均较为狭小，没有顿挫，其宽度不到0.04 s，而深度不超过同一导联上R波的1/4。

R与S波的振幅正常范围较大。V1导联的R波平均为2～3 mm，最高不超过7 mm，偶尔可以几乎看不到。V5导联的R波平均在12～18 mm，最高一般不超过25 mm，但偶尔可高达30 mm左右。S波在V1、V2导联平均为12 mm左右，最深的一般不超过24 mm，但在V2导联偶尔可达29 mm(以上均为成人值)。男子，尤其在青年男子的心电图上，QRS波群的振幅常较大。儿童期间V1导联的R波平均为4 mm，而V5导联的R波平均为16 mm。

2) 肢导联：正常QRS波群的形态取决于正常前额面QRS向量环在各导联轴的投影。前额面QRS向量环主要位于左下，因此在aVR导联上的QRS波群一概以向下的波为主，可以是一个单独向下的波(Q型)，但多半在其后有一个小的向上的波r、rs或rsr′型。如前所述，前额面上正常QRS平均电轴或平均QRS向量位于0°～＋90°，在这一范围内的差异就造成各肢导联上QRS波形的变化。QRS平均电轴接近0°时，在aVL导联上出现以R波为主的QRS波群(qRS、qR、RS或R型)，在aVF导联上出现小而双相的QRS波群(RS型)；QRS平均电轴在－30°左右时，在aVL和aVF导联上均出现以R波为主的QRS波群。QRS平均电轴在＋60°左右时，在aVL导联上出现小而双相的RS波，在aVF导联上出现以R为主的QRS波群。QRS平均电轴接近＋90°时，在aVL导联上出现以S波为主的QRS波群(rS型)，在aVF导联上出现以R波为主的QRS波群。

标准肢导联上的QRS波群的正常波形变化也很大。正常前额面上QRS平均电轴或QRS平均向量在0°～＋90°，与Ⅱ导联的导联轴方向基本一致，故正常时以R波为主。Ⅰ与Ⅲ导联上的波形随QRS平均电轴而变化，当平均电轴接近＋90°左右时，Ⅰ导联上为小而双相的rS波，Ⅱ导联上为R波为主的QRS波群；QRS平均电轴在＋60°左右时，Ⅰ、Ⅲ导联上均为R波为主的QRS波群；QRS平均电轴在0°～＋30°时，Ⅰ导联上为以R波为主的QRS波群，Ⅲ导联上为双相或以S波为主的QRS波群。

无论前额面QRS向量环为顺时针向、逆时针向或S字形运行，其起始部(Q环)向右向上的向量都较小，因此在Ⅰ、Ⅱ与aVF导联上的Q波最大不超过R波的1/4，在aVL导联上Q波不超过R波的1/3。在某些正常人，如前额面的QRS电轴在－30°～0°时，QRS环更多地投影在Ⅲ导联的负侧，在Ⅲ导联上可有较深的Q波，应同时结合Ⅱ及aVF导联来判断其临床意义，此时Ⅱ导联并不出现Q波，如让患者深吸气后屏气，以使QRS向量环向下偏移，投影在Ⅲ导联负侧的成分减少，则其Q波明显减小或消失。aVR导联的图形类似于右心图形，以负向波为主，所以在aVR导联Q波Q/R>1。Q波的宽度标准：除去Ⅲ、aVR导联，其余肢导联上Q波的宽度与胸导联一样应<0.04 s。

各肢导联上正常时R波的最高振幅多在6～15 mm，在aVL导联上最高不超过12 mm，在aVF导联上不超过21 mm，在aVR导联上不超过4 mm。

当所有肢导联上最大的波不到5 mm或胸导联上不到10 mm时，即认为QRS电压过低。个别导联上QRS振幅的微小则并无意义。

(3) 心室壁激动时间：指心室激动过程中激动波自心室肌内膜面到达心室肌心外膜面所需的时间。在心前区导联上从QRS波起始到R波波峰的出现，即类内部波折的开始，一般认为可以被用来估计心室壁激动时间。因此，在V1、V2等导联上，从QRS波群开始到R波波峰的时间，即qR时间，代表右心室表面类内部波折开始的时间，用于反映右心室壁完成激动所需要的时间；而V5、V6导联上的qR时间反映左心室壁完成激动所需要的时间。正常时右心室壁激动时间(V1的qR时间)为0.01～0.03 s，左心室壁激动时间(V5的qR时间)为0.02～0.05 s。心室壁激动时间是从心电图学的单极导联概念中产生出来的，实际上，上述的qR时间仅代表水平面QRS向量环在各胸导联轴上正面端投影所经历的时间，并不精确地反映右心室或左心室的实际厚度。这一时间对于诊断心室肥大有一定的辅助意义。

5. S-T段 S-T段是从QRS波群的终点到T波起点的一段。S-T段的变化是心向量图上ST向量的反映。正常时无明显的ST向量，所以S-T段是接近等电线的；如有ST向量，S-T段即可能有轻度的向上或向下偏移。正常人S-T段的压低(向下偏移)很少见，发生程度也轻，在任何导联上一般不超过0.5 mm。S-T段的抬高(向上偏移)较为常见，且可能相当显著，在肢导联上最多不超过1.0 mm；在胸导联上，尤其是V3与V4导联，有时可达2.0～3.0 mm。除了抬高的程度外，S-T段的形态和随后的T波的情况对于鉴别S-T段是否正常有很大帮助。正常抬高的S-T段向上凹的，且常与后面一个较高的T波相连接。测定S-T段时，应注意从J点后0.4 s开始测量。偶尔在右侧心前区导联上由于QRS波群最后部分的畸形可产生假的S-T段抬高，比较显著的心房复极波(Ta波)可使P-R段下垂而同时影响J点。S-T段的位置一般应与T-P段等电位线相比，但如因心动过速等原因而T-P段不明显时可与P-R段相比较。正常的S-T段时限为0.05～0.12 s，如S-T段水平线型延长>0.12 s，可能与冠状动脉早期缺血有关。

6. T波 T波是T向量环在各心电图导联轴上的投影。正常的T波比较平滑而宽大，其近肢(T波起始至波峰或波谷)的坡度较远肢(T波波峰或波谷至T波终末)为小，使波形不对称。

(1) 胸导联：T波是水平面T向量环在各胸导联的投影。正常成人水平面T环最大向量指向左前方，故V3～V6导联上T波一律是直立的；在V3R、V1导联T波可为倒置、直立、双相或低平；在V2导联则绝大多数是直立的，极少数可为双相或倒置。直立的T波振幅平均值为5～7 mm，常在V2～V4导联较高，其最高值在V3R～V1导联为6～7 mm；在V2～V4导联为16 mm，偶尔可达20 mm；在V5与V6导联各为14 mm与10 mm。在R波较高的导联上，T波不应低于R波的1/10。

(2) 肢导联：T波是前额面T向量环在各肢导联轴的投影。正常成人前额面T环最大向量指向左下方，所以aVR导联上正常T波无例外都是倒置的，在Ⅰ、Ⅱ导联上都是直立的，在Ⅲ、aVL与aVF导联上可以直立、双相、倒置或水平。直立T波的振幅平均值为2～4 mm，最高不超过6 mm，在Ⅱ导联偶尔可达8 mm。在R波为主的导联上，T波不应低于R波的1/10。

7. Q-T间期 从QRS波群的起始点到T波的终点为Q-T时限，有时称为心室的电收缩时限，即心室除极与复极过程总共所需的时间。测量时应选QRS起点清楚而T波较大的导联，如心律不完全规则，必须取3～4个心动周期中Q-T间期的平均值。Q-T间期的正常范围为0.36～0.44 s。Q-T间期与年龄、性别及心率有相关性，女子的Q-T间期较男子与儿童为长。Q-T间期随心率的快慢而有显著的变动，心率越慢，则Q-T时限越长。正常Q-T间期与心率的关系可用Bazett公式来表示，即$Q-T=K\sqrt{RR}$。其中，RR代表心电图上测得的每个心动周期以秒计的时间；K为一常数，等于0.37(对于男性及儿童)或0.40(女性)。Q-T间期的最高正常限度可根据上述公式按不同长短的心动周期求得。亦可以用Bazett公式计算校正的Q-T时限，即$Q-Tc=Q-T/\sqrt{RR}$，再与上述K的最高值(0.45)比较。

使Q-T间期显著延长的原因很多，心肌病与心肌缺血、心肌炎、心肌肥大、药物(有些抗心律失常药、三环类抗抑郁药)、电解质紊乱(如低血钙、低血钾)等均能使Q-T时限延长，但应注意勿将异常明显的U波误计在T波内。在洋地黄作用下和血钙过高时Q-T时限可缩短。在应用上述一些药物过程中监测Q-T间期有其临床意义。此外，Q-T间期因QRS波群增宽(如束支传导阻滞)而延长，此时应测量J-T间期(J点至T波终点的时限)，其意义与Q-T间期相似。

8. U波 U波是在T波后0.02～0.04 s出现的一个较宽而低的波，经仔细观察可在大多数肢导联和几乎全部胸导联上见到。U波的发生机制尚无定论，存在以下几种假说：U波形成与机械电耦联引起的后电位有关；U波是浦肯野纤维的复极波；U波是部分心肌如乳头肌、M细胞的延迟复极波。

正常U波的宽度在0.1～0.3 s，其方向一般是与T波一致，但在胸导联V1～V6全是向上的。U波的正常振幅较小，并且与T波的振幅有相关性，一般为T波电压的5%～25%。在肢导联上绝大多数是在0.5 mm以下，在胸导联上常以V2～V3的U波最高，有时可达2～3 mm。正常时U波与T波之间相隔一短的等电位线，称为T-U段，而在病理状态下U波可与T波相连接或融合，因而不易与有切迹或双峰的T波鉴别。一般可参考两波分隔较清楚的其他导联测量，也可测量TU波中两个顶峰的时间而加以判别，一般说双峰T波其两峰间的距离<0.15 s，而T与U波两峰间距多>0.15 s；此外，双峰T波双峰间的切迹点多在等电位线上2 mm以上，而T-U连接点多距离等电位线上2 mm以内。必要时可利用心音图做鉴别，因T波的波峰出现在第二心音之前，两U波的波峰则在第二心音之后。

U波倒置指其倒置深度>0.5 mm。心绞痛时可出现一过性U波倒置；在高血压、冠心病、主动脉瓣或二尖瓣反流时可发生U波倒置。

静息时U波倒置提示冠状动脉存在病变。

U波振幅显著增高的最重要因素是低血钾。奎尼丁、胺碘酮等抗心律失常药，以及洋地黄、肾上腺素等药物作用，亦使U波增高；甲状腺功能减退、低温、二尖瓣脱垂时U波也可以较高。

9. 心电位 心电位是指心脏在胸腔中的电学位置，它是根据单极导联心电图的波形来进行推断的，实际上心电位并不与心脏的解剖位置完全相符，但其有利于解释心电图产生及改变的原因，所以应了解心电位的概念。

根据单极加压导联 aVL 与 aVF 导联上 QRS 波群的波形，将心脏按电学上的位置分为以下 6 个型。

(1) 垂悬位：aVF 导联以 R 波为主，aVL 导联以 S 波为主。

(2) 半垂悬位：aVF 导联以 R 波为主，aVL 导联为 rS 型。

(3) 中间位：aVL、aVF 导联均以 R 波为主。

(4) 半横置位：aVF 导联为低小的 rs 型波，aVL 导联以 R 波为主。

(5) 横置位：aVF 导联以 S 波为主，aVL 导联以 R 波为主。

(6) 不定位：aVL、aVF 导联上 QRS 波形不符合上列各型。

以上的分型可反映心脏沿前后轴向做顺时针向或逆时针向转位。

正常人大多数属于垂悬位或半垂悬位，而横置位或半横置位见于少数肥胖者。

根据单极胸导联上 QRS 波群形态，如果 RS 型（“过渡区 QRS 波群”）出现于 V1、V2 导联而 R/S 比例仍向左递增，反映心脏沿长轴（即心尖至心底的轴）有逆时针向转位，也就是反映水平面 QRS 向量环沿前后轴做逆时针向转位；如果 RS 波出现于 V5、V6 导联而 R/S 比例仍向右递减，反映心脏沿长轴有顺时针向转位，也就是反映水平面 QRS 向量环沿前后轴做顺时针向转位。

右心室肥大或深吸气膈肌下降，可出现顺时针向转位；左心室肥大或膈肌上升，可出现逆时针向转位。上述转位的概念是心电学中向量概念还未充分推广时所发展的，必须注意不将心室肥大看作单纯的转位。

四、正常变异心电图

（一）$S_1S_2S_3$ 综合征

在Ⅰ、Ⅱ、Ⅲ导联上均出现 S 波，并且 S 波不小于同一导联的 R 波，称 $S_1S_2S_3$ 综合征。S 波的生成是因 QRS 的起始向量来自右心室流出道或间隔的后基底部，指向右上方所致。这种现象多见于正常人，但偶尔可见于右心室肥大及肺源性心脏病患者。$S_1S_2S_3$ 综合征应与异常电轴左偏区别，在后者 S_3 比 S_2 深，而 $S_1S_2S_3$ 综合征时 S_3 比 S_2 低。

（二）RSR 型

在 V1 导联上出现 RSR′或 rSr′型，QRS 时间＜0.12 s，可见于某些正常人，其 R′波低于同一导联的 R 波及 S 波，通常小于 5 mm，R 波一般不超过 7 mm。如果低一肋间记录，R′波可消失。

（三）过早复极化

某些正常人心电图可出现 S－T 段的抬高，特别是在胸前导联，可有类似心肌损害引起的 S－T 段抬高。这种 S－T 段抬高是心室肌过早复极引起的，多见于年轻人。心室率较慢时，其特点为 S－T 段抬高始于 J 点，抬高 1～4 mm；T 波的下降支可见明显切迹；S－T 段抬高呈凹面朝上；同导联的 T 波多高耸；S－T段的抬高可长期存在，但抬高程度可在多次记录时发生变化。这些特点多见于 V2～V5 导联。过早复极化的 S－T 段抬高的振幅/同一导联 T 波的振幅不应超过 0.2 s，否则要考虑极性心包炎。

（四）胸前导联 R 波演变不良

多见于年轻人，特别是女性，在 V1、V2 导联，有时在 V3 导联上可见极小的 R 波，一般无器质性病变。

（五）运动员心电图

经过系统培训的运动员，其心电图不能按正常标准判定，有以下特征。

窦性心动过缓，在静息时，每分钟 30～40 次也常见；在动态心电图中，约 1/3 运动员 R－R 间期可达2 s。一度房室传导阻滞比较常见，二度Ⅰ型房室传导阻滞也可发生。以上现象与迷走神经张力增高有关。此外，还可发生交界性逸搏或逸搏心律。QRS 电压在训练几个月后可增高。S－T 段抬高比较常见，属于早期复极化现象，T 波振幅通常较高。在胸导联或肢导联上 T 波可出现双相或倒置，并且 T 波的波形不固定，可随某些生理情况或药物发生变化，其运动试验与冠状动脉造影正常。

这些心电图现象在停止训练后可逐渐消失。当然，有心电图异常的运动员也可有器质性病变，如肥厚型心肌病，其猝死的发生率较高，应引起重视。

五、异常心电图

（一）心房肥大

1. 左心房肥大　左心房肥大主要见于二尖瓣或主动脉瓣病变、高血压、慢性左心衰竭等情况下，由于偏内压力或容积负荷过重，造成左心房肥厚、扩大以及左心房内冲动传导障碍，使除极时间延长（图 3－1－21）。左心房肥大时，左心房除极向量增大，整个心房除极时间延长，终末向量指向左后电势力增加。

心电图表现为 P 波增宽达 0.12 s 或更长，常伴有显著的切迹，使 P 波呈双峰形。两峰间距离可达0.04 s以上。此种改变在Ⅰ、Ⅱ、aVL、aVR 导联上比较明显。

V1 导联上双相 P 波，其终末电势力增大。将 V1 导联上负向波部分的时间（s）与振幅（mm，以负值计）相乘以求得左心房除极向量的“面积”，称为“PtfV1”。经过正常与病理对比，凡 PtfV1 达到－0.04 mm·s 或负值更大于此数时，即认为符合左心房肥大。其实，不仅左心房肥大，各种引起左心房压力负荷增加的因素均可使 PtfV1 阳性。

V2～V5 导联上 P 波也常为双峰形，但振幅不如 V1 导联大。

上述 P 波改变常见于二尖瓣病变时，故有时被称为“二尖瓣型 P 波”。在房内传导阻滞时，也可出现 P 波时限延长、双峰 P、两峰间距离可达 0.04 s 等表现，可伴有 P－R 段的延长，这不同于左心房肥大，其 P 波增宽不伴 P－R 间期的延长，P 波时限与 P－R 段的比值＞2.6。

2. 右心房肥大　右心房肥大主要见于具有肺动脉高压、肺动脉狭窄、三尖瓣病变等疾病，由右心房的压力或容积负荷过重所引起（图3－1－22）。

右心房肥大时，尽管右心房的除极时间延长，但由于右心房的除极为心房的前半部分，所以不会影响整个心房的除极时限；右心房的除极向量指向前下并偏右。

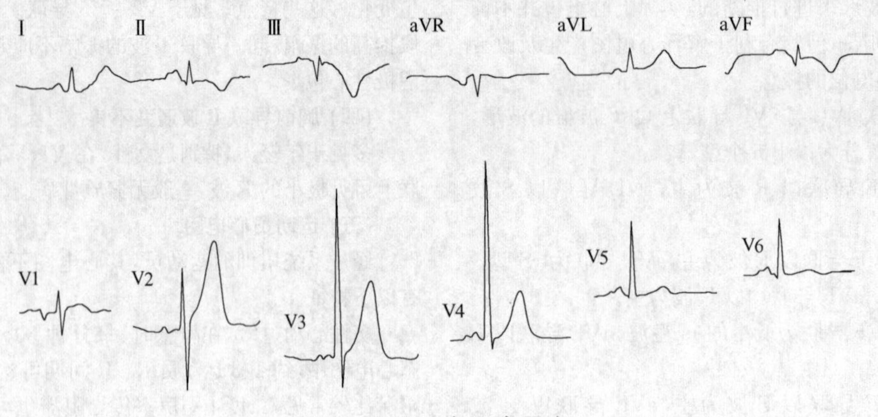

图 3-1-21　左心房肥大

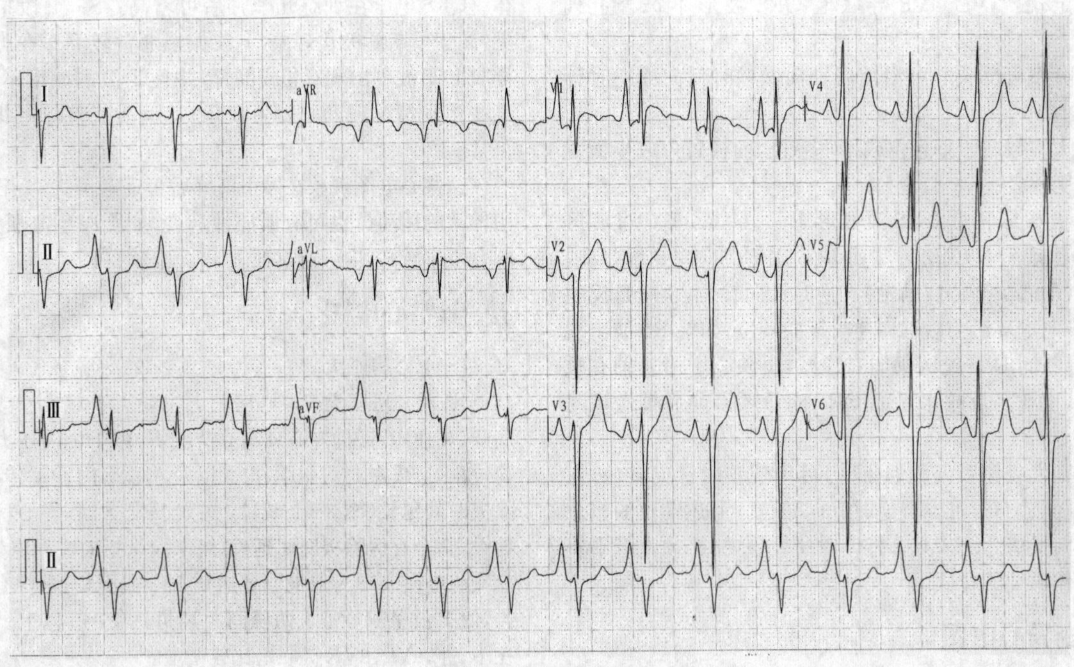

图 3-1-22　右心房肥大、双室肥大

心电图表现为P波振幅增高，在任何导联上>2 mm，造成高而尖的P波。在Ⅰ、Ⅲ、aVF导联上P波的高尖最为明显，>2.5 mm。右胸导联上P波的全部或其前都显得高而尖，其正向波>1.5 mm；V5、V6导联相对低平。P波的宽度在正常范围内，P波电轴右偏，>70°。

上述形态的P波改变常见于肺源性心脏病，故有时被称为“肺型P波”。慢性肺源性心脏病时由于肺气肿等因素使心电图各波的电压减低，但此时根据P波高耸的形态，仍可考虑右心房肥大的诊断。

3. 左、右心房合并肥大　由于右、左心房激动并非完全同时而有先后，故其电力不易发生抵消而可各自表现。左、右心房合并肥大时心电图上同时具备右心房肥大与左心房肥大的特征(图3-1-23)。

房颤时，有研究发现在V1导联上房颤波的振幅>1 mm，与窦性心律时异常P波有明确相关性；并且影像学及解剖学证明与心房肥大或心房压力增加有其相关性，特别是左心房肥大；其病因多见于风湿性心脏病。当然，根据f波的振幅来判断心房肥大仅适用于房颤初发期，因为随着持续性房颤的病程进展，心房肌细胞减少，心房除极向量降低，其房颤波可更加碎裂，振幅降低，此时房颤波的振幅对判断心房的肥大已无意义。

房扑时，有研究发现，未经药物治疗的房扑频率超过每分钟290次，多无明显的心房肥大，而中重度心房肥大的患者，房扑率低于每分钟230次。房扑率与心房肥大的关系尚需进一步证实。

(二) 心室肥大

心脏由于心肌的病变，或由于排血时负荷过重而产生代偿，引起心肌的肥厚与扩张。引起心室排血负荷过重的原因大致有2种：① 压力负荷过重。心室在排血时遇到的阻力过大，如主动脉瓣、肺动脉瓣、左或右心室流出道等的狭窄，高血压或肺动脉高压等，所引起的心室肥大常以心肌的肥厚为主。② 容积负荷过重。心室排出的血容量增多，如主动脉瓣或肺动脉瓣关闭不全、具有左至右分流的先天性心脏病、重度贫血等，所引起的心室肥大以扩张为主。心室的肥厚和扩大，加以心室肥大时心脏位置的改变，以及伴发的传导障碍，都引起心电的改变，

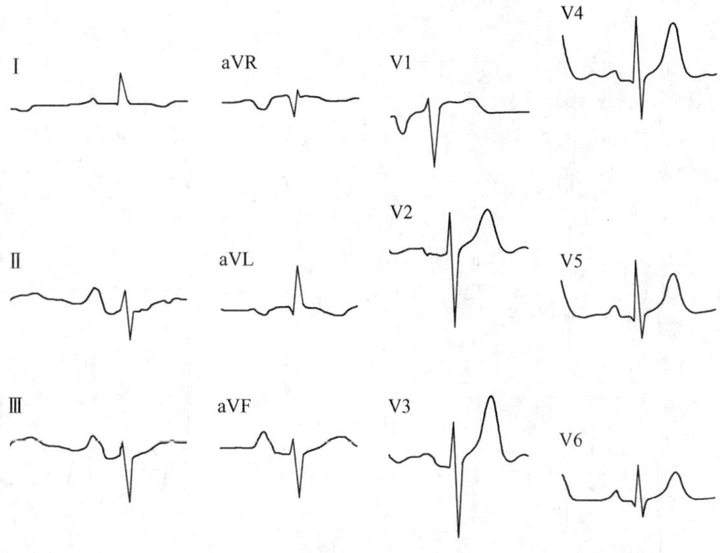

图 3-1-23　双心房肥大

造成心电图上的变化，这些变化成为临床上诊断心室肥大的一项重要依据。在心室肥厚而未伴有扩大时，心电图的变化常较体征或X线上为明显。

根据受累部位的不同，心室肥大可分为左心室肥大，右心室肥大，左、右心室合并肥大和室间隔肥厚四类，现分述于后。

1. 左心室肥大

(1) 心电图表现

1) QRS波群电压改变：左心室肥大时心室的激动顺序与正常相同，除极向量指向左后，并且增大。左心室肥大时R向量以移向左后方为主，在水平面上的改变比前额面上显著，加以左心室扩大后与胸壁探查电极的距离比较接近，胸导联上QRS波群的改变也比肢导联显著。

在水平面上主要影响代表左心室除极的胸导联V5、V6的R波及V1、V2的S波。左心室肥大时R向量增大并向左后移位，使V5、V6导联上R波显著增高，常>25 mm；而V1、V2导联上S波加深。

一般左心室肥大的起始向量与正常相似，故V1、V2导联上有r波，V5、V6导联上有q波；如伴有左心室间隔心肌的肥厚，则V1、V2导联上的r波和V5、V6导联上的q波可增大。

肢导联上QRS波群改变是前额面QRS向量在各导联轴上的投影。R向量向后增大的因素在前额面上不能反映，加以左心室肥大时R向量的方位变化比较大，肢导联上的改变就比较不一致。R向量大多数向左增大并略向上移位，故在Ⅰ、aVL导联上可造成较高的R波。

2) 左心室室壁激动时间延长：左心室肥大时QRS向量扩大，最大向量(R向量)的时间延迟，总的运行时间也有延长，因此R向量投影于V5、V6导联轴上所经历的时间也略延长，即室壁激动时间延长，通常>0.05 s。

QRS时限延长，常为0.10～0.11 s。这与室壁激动时间延长及心室内激动传导延迟有关。

3) S-T段与T波改变：继发性ST-T改变是由于左心室肥大时除极时间延长，先除极的心内膜先复极，使复极T波方向与正常时相反，出现T波倒置。此外，在心室除极尚未完全结束时，已开始复极，出现ST向量改变，指向右前，因而在V5、V6和R波较高的导联上，可出现以下改变：① S-T段压低；② T波倒置，其近肢下行较慢而远肢上升较快，使波形不对称。V1导联则发生相反的变化。Q-T间期一般不延长。

原发性ST-T改变可见于心肌损害或合并冠状动脉供血不足，引起复极不同于正常时的改变，表现为：① T波倒置且近肢与远肢对称，波谷比较尖锐，倒置较深的T波可出现于R波不高的导联(如V2～V4)；② S-T段有时抬高；③ Q-T间期可延长(图3-1-24)。

此外，也曾认为V5、V6导联上高R波伴S-T段压低和T波倒置反映左心室收缩期或压力负荷过重，V5、V6导联上高R波伴有高而尖的T波反映左心室舒张期或容积负荷过重，由于ST-T的改变易于受药物、电解质紊乱、心肌缺血等多种因素的影响，并且部分患者收缩期负荷增加时，其ST-T改变不明显，所以这种区分并不肯定。

4) 电轴左偏：以往认为左心室肥大时电轴偏左，在-30°以上也列为诊断标准之一。实际上，额面QRS最大向量并不指向左上，所以电轴偏左不是左心室肥大的特点，如果存在，要考虑合并有心室内传导阻滞，尤其左束支前分支阻滞的可能。

(2) 左心室肥大的诊断主要标准

1) QRS波群振幅改变：$R_{V5}>25$ mm，$S_{V1}>20$ mm；$S_{V1}+R_{V5}$(或R_{V6})>35 mm(女性)或45 mm(男性)；$R_{Ⅰ}+S_{Ⅲ}>25$ mm；$R_{aVL}>13$ mm(心脏横置位时)，$R_{aVF}>20$ mm(心脏垂悬位时)。

2) ST-T改变：V5或R波高的导联上S-T段下降，T波倒置；V1或S波为主的导联上S-T段抬高，T波直立增高。

3) 室壁激动时间延长，V5、V6导联通常>0.05 s。

必须指出，以上心电图改变，特别是QRS波群电压的改变，很难与正常范围划清界限，所以诊断左心室肥大时应考虑到以下因素：① 年龄：年轻人的电压通常较高，有研究统计，在20～29岁，$S_{V1}+R_{V5}$或R_{V6}平均可达53 mm；从20～78岁，QRS最大向量每10年可平均降低6.5%。② 体型：对于消瘦体型

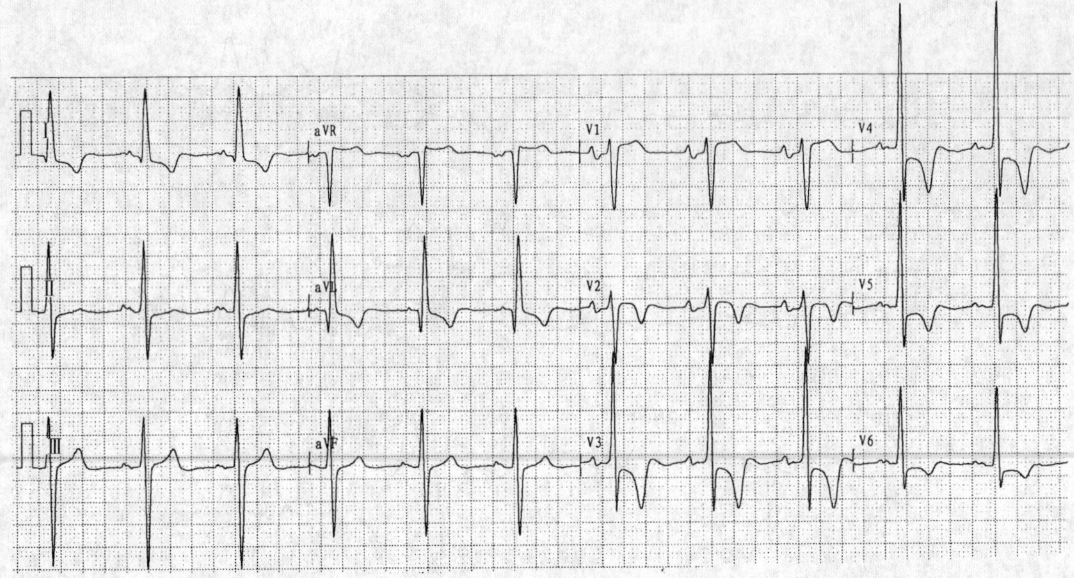

图 3-1-24　左心室肥大伴 ST-T 改变

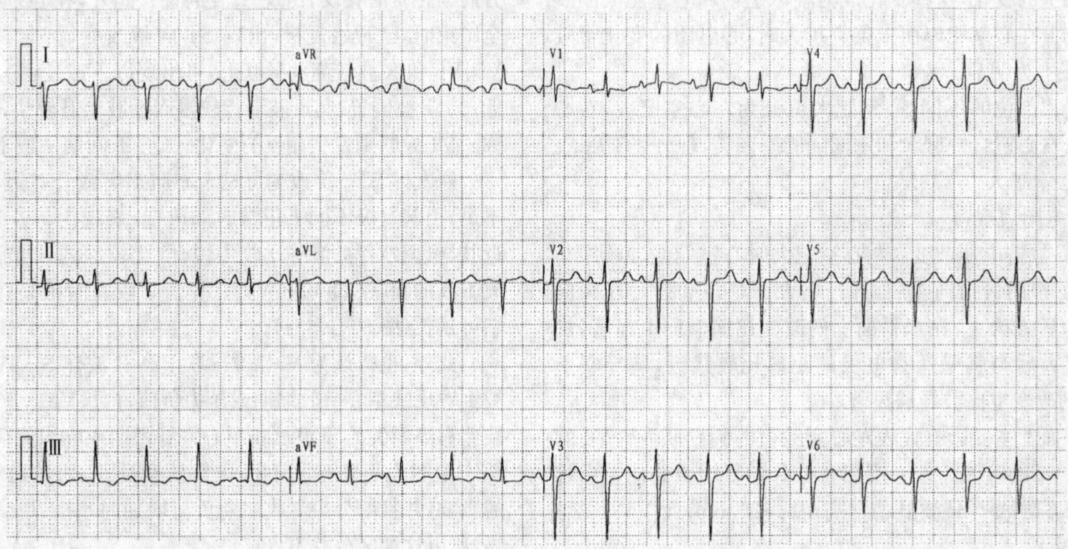

图 3-1-25　右心室肥大

的人，其电压较正常为高，这与电极和心脏间的距离及其间体液和组织的导电性能的差异有关。③ 性别和种族：一般男性的电压较女性高，特别在胸导联上；在女性时，注意尽量不要将电极放在乳房上，这会导致其电压的明显降低。黑种人心电图的电压正常范围要较其他种族的高。

所以在左心室肥大的诊断上，不能依靠单独的任何一项标准，如 V5 或 V6 的电压达到标准，就诊断左心室肥大，而必须根据几方面改变的综合现象，必要时得结合临床其他资料而下结论。对于心室肥大，较之心电图，心脏超声的诊断价值更大一些。

2. 右心室肥大

(1) 心电图表现：右心室肥大时，依据右心室肥大的程度及不同的病因有不同的心电图表现。轻度的右心室肥大，整个心室的除极向量仍以左心室占优势，心电图可无明显变化，随右心室肥大程度的不同，左、右心室的心电向量对比不断发生改变，心电图上出现相应变化。根据心电图与病理解剖及病理生理的联系，可将其分为以下几种类型。

1) 胸导联 V1、V2 上以 R 波为主：呈 R 或 qR 型，V5、V6 导联上为 RS 或 qRS 型，S 波较正常为深。此型见于较重的右心室肥大，如法洛四联症、重症二尖瓣狭窄、肺动脉狭窄等，其病理基础常为右心室流入道与流出道均发生肥厚。在水平面上 QRS 向量顺时针向运行，向量的大部分位于 X 轴之前。QRS 起始向量向左前的在 V1、V2 导联上产生 q 波，向右前的则无 q 波。T 向量最大向量与 QRS 最大向量或半面积向量间夹角常较大，故 V1、V2 导联上 T 波常倒置，ST 向量的存在使 S-T 段压低。肢导联上的波形变化较不规则，前额面 QRS 向量最大向量或半面积向量常指向右下，因而在Ⅰ、aVL 导联上造成 S 波，Ⅲ、aVF 导联上造成 R 波为主的波形(图 3-1-25)。

2) 胸导联 V1、V2 上呈 rsR′型，此型多见于房间隔缺损及二尖瓣狭窄，其右心室容积负荷过重以流出道肥大为主(图 3-1-26)。水平面 QRS 向量起始向右前的向量在 V1 上产生 r 波，逆时针向运行向左的向量造成 S 波，后期顺时针向运行向右前或右后的向量引起 R′波，相应地在 V5、V6 导联上可引起 qRs 型波。终末 QRS 向量运行缓慢使 V1 导联上 R′较为宽大。前额面 QRS 向量最大向量常在 90°或略偏右，做标准肢导联Ⅰ上可能多呈 RS 波，Ⅱ、Ⅲ导联上有 R 波，aVR 导联上可有 R′波。R－T 夹角宽度比正常大，V1 导联与有 R′波的导联上 T 波常倒置。

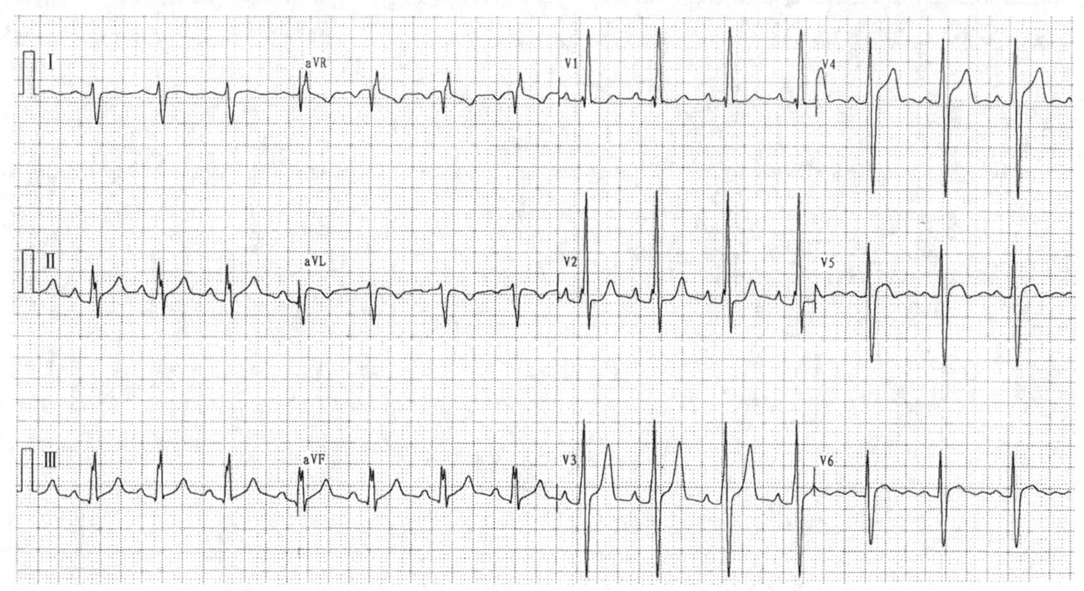

图 3－1－26 右心室肥大

3) 胸导联 V1～V6 均为 rS 型，此型多由慢性肺源性心脏病引起，除右心室肥大外，还存在明显顺时针向转位及垂位心等因素。由于 QRS 向量明显向后移位，在水平面上向后的向量大于向前的向量，因而在胸导联上普遍出现 S 波。前额面 QRS 向量的主体部分与最大向量常在右侧，故常有电轴偏右，使 aVR 导联上 R 波较高，且导联以 R 波为主，因电轴过度偏右达 210°～270°(－150°～－90°)，即呈“电轴偏左假象”时，在Ⅰ、Ⅱ、Ⅲ导联上均呈 rs 波形。

4) 胸导联 V1、V2 有 R 波，V3～V5 导联也均有 R 波，但 V5、V6 导联上 S 波并不深。此型相当于轻度右心室肥大以心尖部为主者，QRS 向量向左前下移。由于水平面最大向量指向左前，故出现上述胸导联图形。前额面心向量无特殊，肢导联也无特殊变化。此型的图形变化缺乏特异性，可见于隔支阻滞、后壁梗死。

(2) 右心室壁激动时间延长：右心室肥大时右心室完全除极的时间比正常为长，右心室的向量投影在 V1、V2 导联上所经历的时间——右心室壁激动时间也延长，通常>0.03 s。

QRS 时限一般不延长，部分重度肥大者可达 0.10 s 左右。

(3) ST－T 改变：由于除极时间的延长，复极发生了与正常相反的改变，所以右心室肥大多为继发性ST－T改变，表现为 V1 导联的 S－T 段降低，T 波低平或倒置，V5、V6 导联的 T 波常直立，这是与正后壁心肌梗死鉴别的重要依据。

为了能更多地反映心室激动时向右前的电力变化，怀疑右心室肥大时胸导联中除 V1、V2 导联外，应加做 V3R 或 V4R 导联。

与左心室肥大一样，并不是每一例右心室肥大都能产生有诊断意义的心电图改变。诊断主要依靠 V1 或 V3R 导联中 QRS 波形的特殊改变。

(4) 右心室肥大具有诊断价值的指标：① V1 的 R/S 比值>1，V5 的 R/S 比值<1，V1 的 R/S 大于 V2 的 R/S，或 V3R 的 R/S 大于 V1 的 R/S；② R_{V1} > 7.0 mm；③ aVR 的 R 波>15.0 mm，并大于 Q 波；④ $R_{V1}+S_{V5}$>10.5 mm；⑤ 电轴偏右>110°。

有时诊断须结合各种条件，如 V3R、V1 导联上 R 波较小，V1～V5 导联均呈 rs 型，额面电轴显著偏右，结合有高而尖的 P 波，可以考虑合并肺气肿的右心室肥大(图 3－1－27)。

V1 导联上 QRS 波呈 rSR′型者须与不完全性右束支传导阻滞加以鉴别，右心室肥大时以 R′增高为主而右束支传导阻滞则以 R′增宽为主，但有时仅从心电图波形上较难区分。

3. 左、右心室合并肥大　左、右心室合并肥大时，左、右心室的电力可以互相抵消而构成正常或非特异性的图形，或者左、右心室之一的表现较为突出而掩盖了另一心室，表现为一侧心室肥大的图形，少数病例可同时表现左、右两心室肥大的征象(图 3－1－28)。心电图仅能根据后一种情况做出诊断。

4. 隔肌肥大　心室间隔肌肥大引起隔向量增大，即心室激动时起始向右前的向量增大。在心电图上反映为 V1、V2 导联有较高的 R(或 r)波，V5、V6、Ⅰ、aVL 导联上有较深而不宽的 q 或 Q 波，其宽度不到 0.04 s(图3－1－29)。

此种情况应不误诊为侧壁心肌梗死。典型的图形见于单独存在的隔肌肥大，如同时有其他部位的心肌肥大，则可因电力抵消而变为不典型和不明显。

(三) 束支及分支传导阻滞

在心脏的传导系统中，房室束从房室结的下部延伸，跨越室间隔的上方分为左、右两束支。右束支为一细而长的单支，故易受损，无分支，沿室间隔右面下行，扩展成为心肌传导纤维网而广布于右心室肌内。左束支主干粗而短，在室间隔左侧面的中上 1/3 交界处再分出分支，即左前分支、左后分支与隔支。

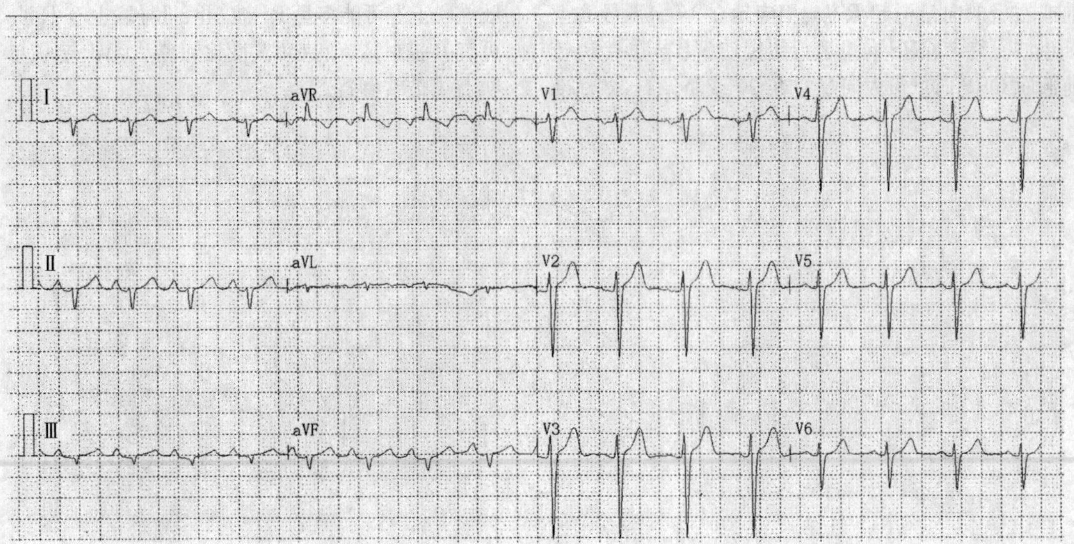

图 3-1-27 右心室肥大

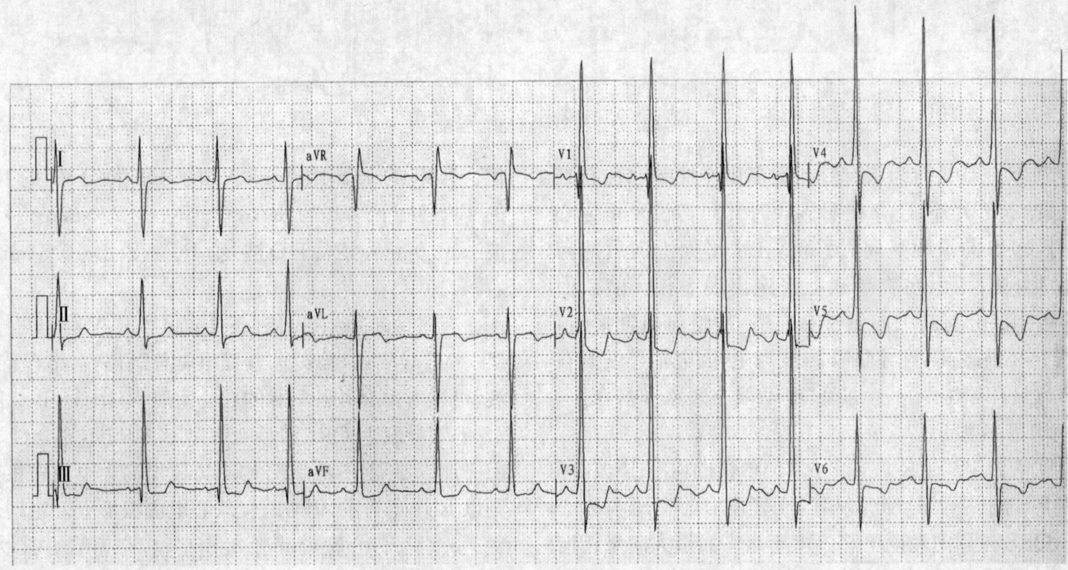

图 3-1-28 双心室肥大伴 ST-T 改变

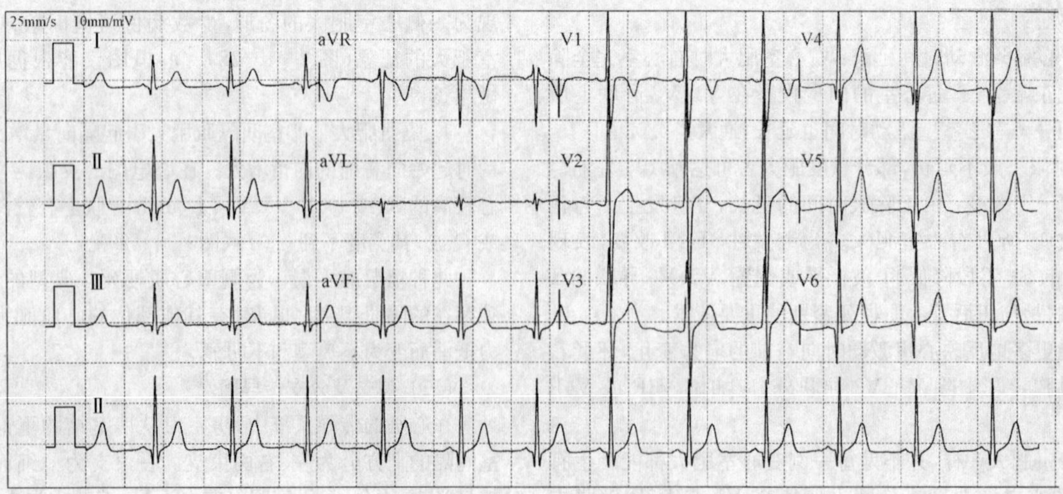

图 3-1-29 室间隔肥厚

左前分支引向前乳头肌、室间隔的前上部和左心室壁的前、侧部；左后分支引向后乳头肌，室间隔的后下部与左心室的下壁。左束支分出分支的形式变异颇大，可以呈两支、三支或网状(图3-1-30)。隔支散向室间隔的中下部，其纤维可以来自左前分支、左后分支或主干，可以成束状或网状。各分支最后都扩展为心肌传导纤维而散布于心室肌内，且在末端有广泛的吻合支。不同部位的束支或分支阻滞引起不同的心电改变。细而长的右束支比粗而短的左束支主干易于受损，故临床上右束支传导阻滞远比左束支传导阻滞多见。左前分支比较长而细，单源血供(左前降支动脉)，又位于血流较急的左心室流出道，受损的机会比相对粗短、双重血供(右冠状动脉和左回旋支动脉)位于血流较慢的左心室流入道的左后分支要多得多。各部位的阻滞还可以合并存在，构成比较复杂的组合，在心电图上有所表现。

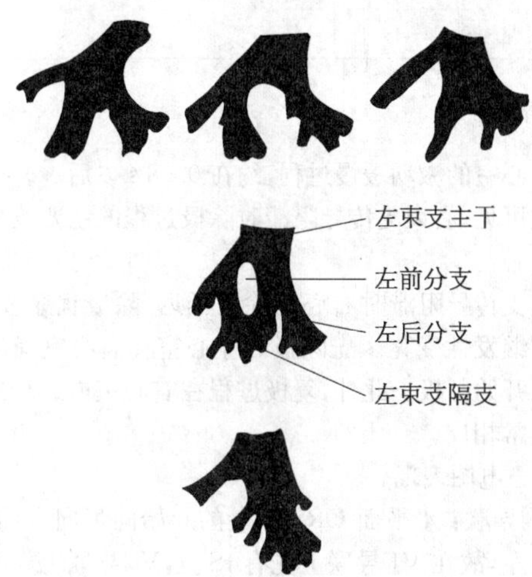

图3-1-30　左束支分支产生形式示意图

1. 左束支传导阻滞

(1) 发生机制：从实验及理论研究，左束支传导阻滞时心室内除极过程可以分为下列主要代表向量(图3-1-31)。

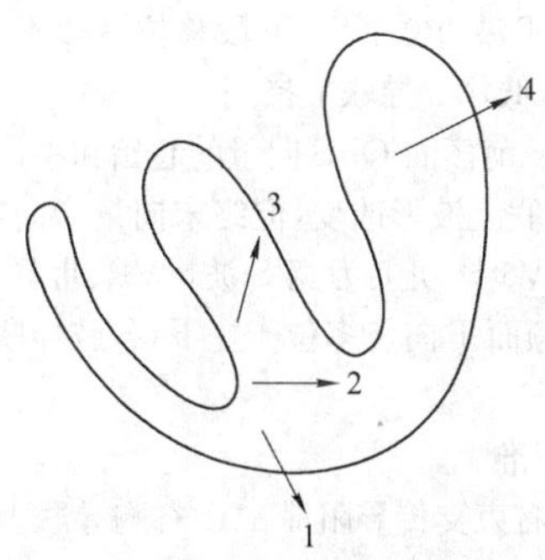

图3-1-31　左束支传导阻滞时主要向量的示意图

第一向量，室间隔右侧下部近前乳头肌的基底部处先除极，冲动以后同时传布到右心室前壁与室间隔的右下部。右心室前壁的向量指向右、前、下，室间隔右下部的向量指向左、后、下，故起始0.01 s向量取决于两者的综合，一般指向左、前、下，这一向量振幅较小。

第二向量，冲动自右向左越过室间隔而兴奋室间隔的左下部，此向量的方向为自右至左，自前向后，向上或向下则视隔肌的位置而定。整个过程历时0.05～0.06 s。

第三向量，冲动从室间隔左侧自下向上传布，使室间隔的中、上部激动。此向量的方向指向左、上、后。由于冲动传布时不经过特殊的传导组织，在心肌纤维内传导极缓慢，造成QRS向量中部运行缓慢现象。此向量历时为0.04～0.05 s。与此同时冲动也传至左心室壁的中下1/3，但电力不如室间隔强，作用不明显。

第四向量，冲动最后传至左心室壁的上1/3处，此向量的方向指向左、后，向上或向下，历时0.03～0.04 s。

左束支传导阻滞时复极过程的改变为除极顺序改变所引起，故属于继发性变化。复极起始于最先除极的心肌，即室间隔的右面近心尖处，故复极的方向为自右向左、自心尖向心底，造成的复极向量指向右前，与心室的除极向量方向相反。由于左心室完全除极之前心室复极即已开始，故构成ST向量。ST向量指向左前，与T向量的方向一致。

(2) 心电图表现

1) 胸导联心电图表现：在水平面上，由于心室起始除极向量向左前，故V1导联上常无R波而呈QS型；有些病例V1导联上可有r波，此可能由于心室除极第一向量中右心室前壁的电力占优势，产生指向右前的向量所造成。心室除极的各向量都主要向左，因此在V5、V6导联上引起R型波，而在V1、V2导联上引起较大的S波或QS波。心室除极的时间延长，而中、后期的冲动传布缓慢，使V5、V6导联上的R波宽顶或有切迹，V1、V2导联上的S波也深宽。V5、V6导联上T波倒置和S-T段压低，V1、V2导联上T波直立和S-T段抬高。

2) 肢导联波形图：在额面上，心室除极向量基本上向左，使Ⅰ导联上产生大而含糊的R波而无S波。aVL导联上波形常与Ⅰ导联相似。aVR导联则常呈现QS型波。电轴多数正常或轻度偏左。在Ⅰ、aVL导联上T波常倒置，S-T段压低。

3) 左束支传导阻滞与电轴：多数左束支传导阻滞的QRS向量最大向量指向左下后，与正常相似，额面心电图平均电轴也在左下。约20%左束支传导阻滞QRS向量最大向量在左上，心电图示电轴偏左，其可能发生机制有：不完全性左束支传导阻滞合并左前分支传导阻滞、左前分支阻滞伴室壁阻滞、左束支传导阻滞合并室壁阻滞、完全性左前分支传导阻滞合并部分性左后分支传导阻滞等，病理意义较严重。

(3) 诊断标准

1) 完全性左束支传导阻滞：① Ⅰ、V5、V6导联上R型波，宽而含糊或有切迹；② Ⅰ、V5、V6导联上无q波，也无s波；③ V1、V2导联上R波甚小或无，S波宽而含糊或有切迹；④ S-T段偏移和T波与QRS波群的主波反向；⑤ QRS时间在0.12 s以上，V5、V6导联的VAT>0.07 s(图3-1-32)。

在完全性左束支传导阻滞时，起始向量指向左前方，所以V5、V6导联上无q波，如出现q波，应考虑其合并右下室间隔的心肌梗死；同样，由于终末向量指向左方，所以V5、V6导联上不应出现s波，否则，要考虑可能合并侧壁心肌梗死。有时，无并发症的左束支传导阻滞，在V5、V6导联上出现s波，这主要见于显著顺时针向时，胸前导联过渡区左移所致。

2) 不完全性左束支传导阻滞：在心电学上一般将心室激动时间在0.10～0.12 s而具有类似完全性左束支传导阻滞表现的称为“不完全性左束支传导阻滞”。

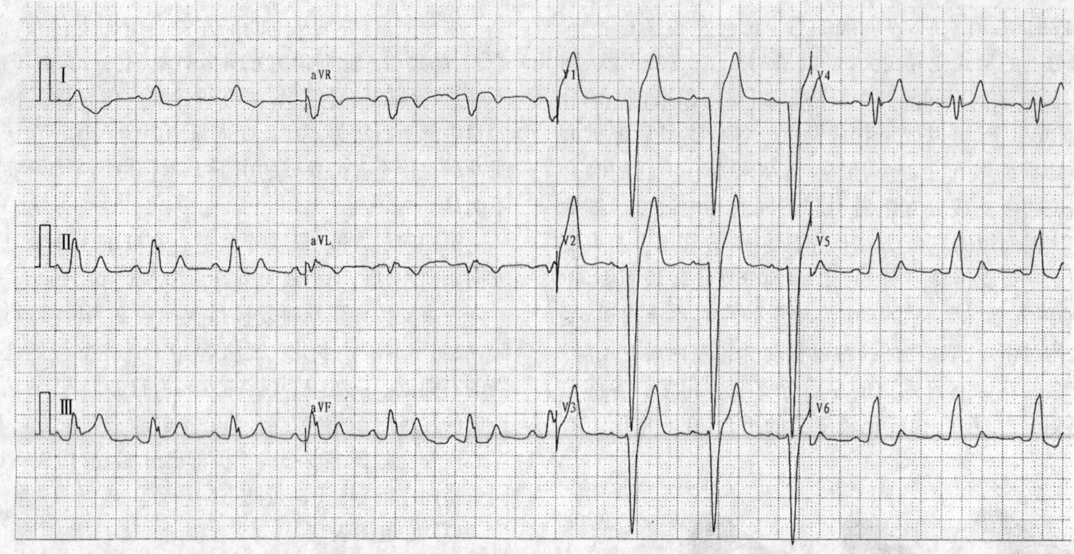

图 3-1-32　完全性左束支传导阻滞

2. 右束支传导阻滞

(1) 发生机制

1) 阻滞位于右束支主干。最初的冲动自左束支及其分支进入室间隔，一如正常，以后冲动越过室间隔到达间隔右下部及前乳头肌，与此同时，冲动已沿左束支激动左心室壁，最后冲动由室间隔右下部向上传至右隔肌的中下部以及右心室壁。

2) 阻滞位于右束支主干的远端。动物实验中切断右束支主干后发生的心电变化以起始向量为主，而不是临床上所见的右束支阻滞以终末向量变化为主。临床上切开右心室壁或刺激右心室游离壁可产生右束支传导阻滞心电变化，此时右束支主干未受到影响。因此，认为阻滞发生于右束支主干的远端，冲动抵达阻滞处后即向周围传布，使其后的右心室冲动在心肌内缓慢传导而激动。

3) 在解释右束支传导阻滞的心室激动过程时通常按下列程序分为 5 个主要代表向量(图 3-1-33)。

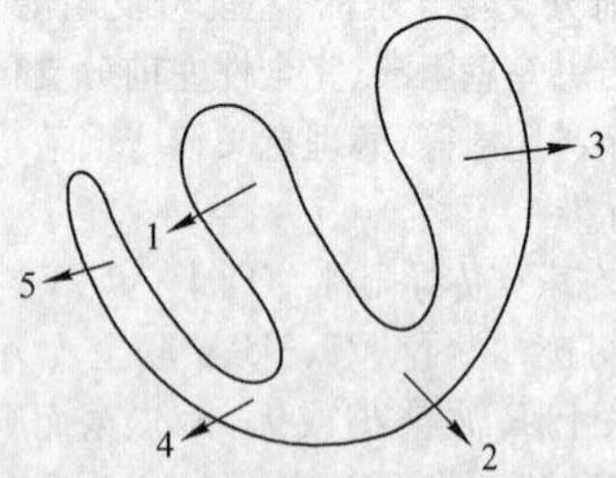

图 3-1-33　右束支传导阻滞时主要向量的示意图

第一向量表示室间隔由左侧向右的激动，与正常相同，指向右前上，约在数个 0.01 s 内完成。

第二向量表示左心室心尖部与前壁的激动，指向左下后，约在 0.02 s。

第三向量表示左心室侧壁的激动，指向左下后，约在 0.04 s。

第四向量表示左心室基底部的激动，以及在隔肌内冲动自左向右激动右心室的心尖部，指向右，约在 0.06 s。

第五向量表示冲动经心肌纤维间或心肌传导纤维间传导而激动右心室的激动缓慢过程，约在 0.08 s 以后。

由此可见，右束支传导阻滞时除极过程的主要改变在终末向量。

右束支传导阻滞时右心室除极延迟，除极程序改变，故复极时也有继发性变化。先除极的左心室在右心室尚未完成除极时即已开始复极。此外，复极过程在右心室内进行的方向也可能与正常相反。

(2) 心电图表现

1) 胸导联：水平面 QRS 向量的起始向量向右前，以后的向量转向左，故在 V1 导联上先有 rS 波，V5 导联上先有 qR 波，与正常相似。此后，QRS 向量终末向量指向右前并历时较长，反映在 V1 导联上为宽大的 R′波，在 V5 导联上为宽大的 S 波。因此，V1 导联上常见 rsR′波，S 波的深浅不一，少数病例 S 波未构成，而表现为宽大 R 波伴较明显的切迹；V5 导联上为 qRs 波。位于左后的 T 向量反映在 V1、V2 导联为倒置的 T 波，V5、V6 导联则 T 波直立。S-T 段移位一般不显著，如存在则在 V1 导联上压低，V5 导联上抬高。

2) 肢导联：前额面 QRS 向量的起始和中部向量与正常相似，不引起肢导联上波形改变，但终末向量指向右并历时较长，反映在Ⅰ、V5、V6 导联上为宽 S 波，aVR、Ⅲ导联上为 R 波或 R′波。由于前额面 T 向量多位于左下，各肢导联上 T 波改变不明显。

(3) 诊断标准

1) 完全性右束支传导阻滞：① 右胸导联上 rsR′波或宽大而有切迹的 R 波。② Ⅰ、V5 导联上终末 S 波增宽。③ QRS 时限>0.12 s，且 QRS 波由室上起搏点引起，如为窦性则 P-R 间期在 0.12 s 以上；右胸导联的 VAT 延长，>0.07 s；左胸导联 VAT 正常。④ 部分可出现继发性 ST-T 改变：V1、V2 导联 S-T 段下降，T 波倒置；V5、V6 导联 T 波直立，S-T 段多无明显改变(图 3-1-34)。

2) 不完全性右束支传导阻滞：QRS 时限为 0.10～0.12 s，具有类似完全性右束支传导阻滞表现的称为“不完全性右束支传导阻滞”。

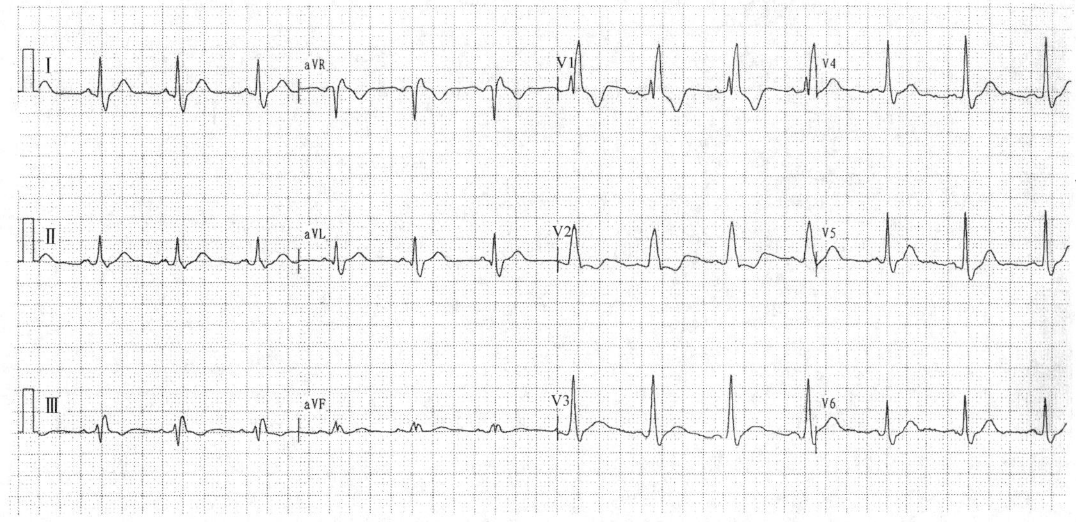

图 3-1-34　完全性右束支传导阻滞

(4) 右束支传导阻滞合并右心室肥大：一般认为，心电图中见导联上 R′波振幅>15 mm 时须考虑右束支传导阻滞合并右心室肥大，但常可有假阳性结果，还须结合显著顺时针向转位、电轴明显右偏等其他条件进行判断。

(5) V1 导联 RSR′波的心电图的鉴别诊断

1) 正常变异：正常人在 V1 导联出现 RSR′波，第二个 R 波的生成原因是室上嵴或右心室流出道延迟除极。有以下特点：R′低于 R 的电压；R′<5 mm，R<7 mm；R/S<1；低一肋间记录，R′可消失。

2) 右心室肥大：多见于房间隔缺损及二尖瓣狭窄引起的右心室肥大，除在 V1 导联有 RSR′波，还合并右心室肥大的其他表现，R′>10 mm，电轴右偏，V5、V6 导联的R/S<1，异常 P 波等。

3) 不完全性右束支传导阻滞：V1 导联 RSR′波，R′波宽而粗钝，一般高于 R 波。Ⅰ导联及 V5、V6 导联见 S 波终末粗钝。

4) 急性右心室扩张：在急性肺梗死时，可在 V1 导联出现 RSR′波，R′波通常较小，在肢导联上可出现$S_{Ⅰ}Q_{Ⅲ}$、肺型 P 波、右胸导联 T 波倒置等表现，以上心电图变化通常存在时间短暂。如 R′宽大，应考虑合并完全性右束支传导阻滞。

5) 正后壁心肌梗死：一般正后壁心肌梗死在 V1 导联上有高的 R 波，有时也出现 RSR′波，其 T 波通常是直立的，还可合并下壁的梗死性 Q 波。

6) 直背综合征：由于骨骼畸形使心脏位置发生改变，可出现 V1 导联 RSR′波，其 R′很小，V1 导联的 P 波多倒置，似左心房肥大。

7) 电极位置错误：如将 V1 导联的电极放在胸骨右缘第 3 肋间，在 V1 导联上可出现 RSR′波，此时其R-QRS-T 波相似于 aVR，因此电极位置接近右肩。

综上所述，在 V1 导联上 RSR′波，应加以分析，不宜笼统地诊断为"不完全性右束支传导阻滞"。

3. 左束支分支传导阻滞　左束支分支包括左前分支、左后分支和隔支，发生传导障碍时可呈现不同的心电改变。

(1) 左前分支传导阻滞

1) 发生机制：冲动经左前分支激动室间隔的前上部和左心室壁的前壁、侧壁，而室间隔的后下部和左心室的其余部分则由左后分支激动。左前分支阻滞时，冲动先经过左后分支到达室间隔的后下面与左心室下壁。由于室间隔的位置比较倾斜，起始向量向下，略向右，然后冲动通过心肌末梢传导纤维网而激动左前分支所支配的左心室壁，造成自右向左、自下而上的向量。在此过程中冲动传经左心室的心肌传导纤维网比较缓慢，因而使心室的激动时间比正常略延长(0.02 s 左右)。

2) 心电图表现：QRS 时限比正常略长至 0.10 s 左右，但一般不超过 0.11 s。

肢导联上左前分支传导阻滞的变化既然在前额面上比较明显，在心电图上也以肢导联的波形改变更为重要。起始 0.02 s向右下的向量在Ⅰ、aVL 导联上引起比较明显的 q 波，在Ⅱ、Ⅲ、aVF 导联上造成 r 波。0.03 s 以后的向量多指向左上面振幅较大，使Ⅰ、aVL 导联上造成 R 波，Ⅱ、Ⅲ、aVF 导联上造成 S 波，使 QRS 平均电轴显著偏左，超过−30°，或更偏左。

胸导联上的变化不如肢导联明显。起始向右前的向量使 V1、V2 导联上有 r 波，V5、V6 导联上有 q 波；以后向左后的向量则使 V1、V2 导联上有 S 波，V5、V6 导联上有 R 波，终末向量常使 V5、V6 导联出现比较明显的 S 波(图 3-1-35)。

3) 诊断标准：左前分支阻滞在心电图上的诊断标准：① 平均 QRS 电轴在−30°以左；② QRS 时限在 0.10 s 左右；③ Ⅰ、aVL导联上 qR 波，aVL 导联的 R 波大于Ⅰ导联的 R 波；④ Ⅱ、Ⅲ、aVF 导联上 rS 波。Ⅲ导联的 S 波深于Ⅱ导联的 S 波。

对左前分支传导阻滞时电轴左偏的程度，有学者认为应达到−45°。实际上，在评价电轴左偏时应了解患者的体型、年龄及临床情况。在一个体型瘦长，或患有左心室病变的人，电轴在−30°，已达到左前分支传导阻滞的条件；而对于一个体型肥胖，又无心脏病证据的人，其左前分支传导阻滞诊断的电轴偏移应严格些，需达到−45°。对于老年人，其电轴趋向于左偏，在诊断左前分支阻滞时，电轴的偏移要较之于患有心肌病的儿童更严格。

4) 左前传导分支阻滞应与下壁心肌梗死鉴别。在陈旧性下壁心肌梗死时，心肌坏死的征象可逐渐消失，由于 QRS 起始

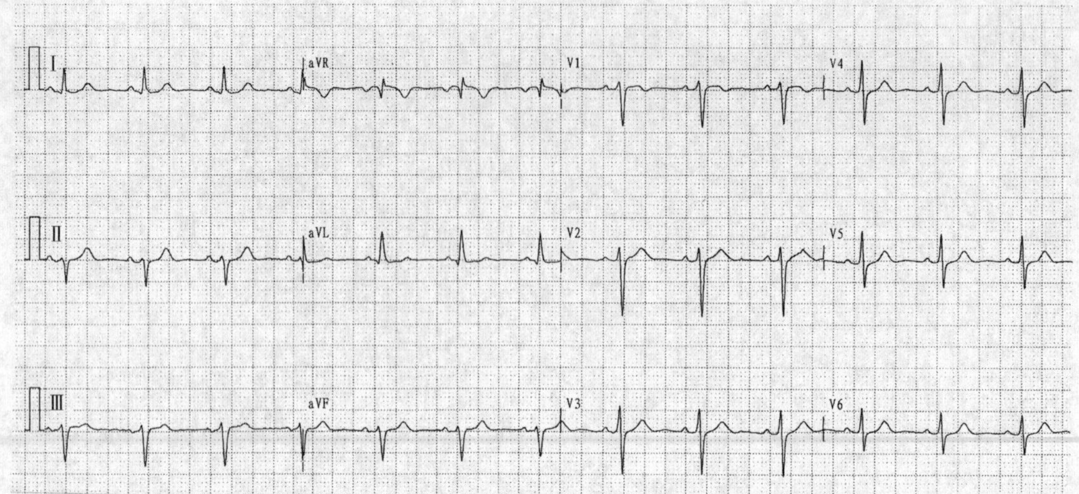

图 3-1-35　左前分支阻滞

向量开始偏向右下，在Ⅱ、Ⅲ、aVF导联可出现小r波，Ⅱ导联的q波也可缩小，难以与左前分支阻滞鉴别。在陈旧性下壁心肌梗死时，QRS向量顺时针运行，所以Ⅲ、aVF、Ⅱ导联的r波依次减小；而左前分支传导阻滞为逆时针运行，与之相反。

此外，在下壁心肌梗死时，QRS起始向量偏向右上，在aVR导联上出现明显的R波，振幅高1～1.5 mm；而左前分支传导阻滞时，起始向量偏右，并不一定向上，所以aVR导联的R波较小。下壁心肌梗死时，Ⅱ导联可有小q波，而左前分支传导阻滞时Ⅱ导联不会出现q波。

陈旧性下壁心肌梗死合并左前分支传导阻滞时可相互影响。左前分支传导阻滞的起始向量向下，下壁心肌梗死起始向量向上，所以两者并存时，以何者的向量起始，取决于下壁心肌梗死的范围，如下壁梗死仅累及下壁前部，则未受累的下壁后部仍可产生向下的向量，此时左前分支传导阻滞的起始向下的向量占优势，Ⅱ、Ⅲ、aVF导联出现起始的r波，而无病理性Q波；如下壁心肌梗死范围大，下壁完全丧失除极能力，则起始向量向上，Ⅱ、Ⅲ、aVF导联出现Q波(图3-1-36)。

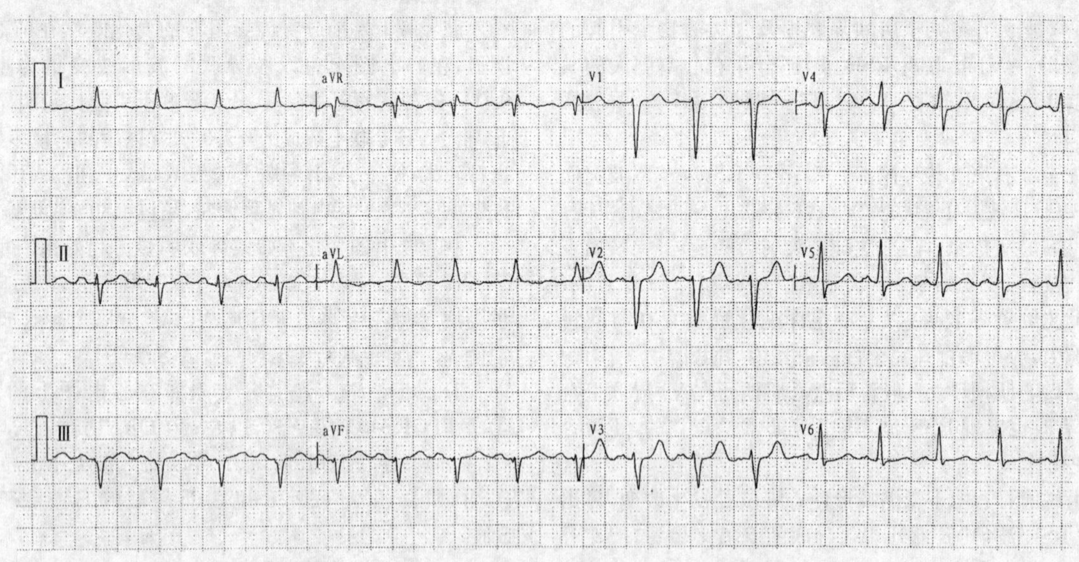

图 3-1-36　左前分支传导阻滞、陈旧性下壁心肌梗死

以上两种情况的心电图改变：① 下壁心肌梗死图形被左前分支传导阻滞图形掩盖，呈左前分支阻滞的图形，但仍有线索：Ⅲ、aVF、Ⅱ导联的r波依次减小，Ⅱ导联的r波可缺如，呈QS型。② 左前分支传导阻滞的图形被下壁心肌梗死掩盖，呈下壁心肌梗死的图形，但Ⅱ导联不会出现S波，Ⅱ、Ⅲ、aVF导联的QS波起始有顿挫，有时能在顿挫之前发现小r波，较深，并且此QS波较深。

(2) 左后分支传导阻滞

1) 发生机制：左后分支受损的机会比左前分支少，故临床上比较少见。左后分支传导阻滞时，冲动经左前分支下传，室间隔的上部与左心室的前侧壁先被激动，造成早期向左上向量，以后冲动通过心肌中的心肌传导纤维网而传向由左后分支所支配的室间隔下部与左心室的下壁，造成终末向右向下的向量。冲动在通过上述心室末梢传导纤维网时较慢，使心室的激动时间比正常延长约0.02 s。左后分支传导阻滞的心电图变化也以肢导联较为明显。

2) 心电图表现：QRS时限比正常略长，在0.10～0.11 s。

在Ⅱ、Ⅲ、aVF 导联上呈 qR 波，$R_{Ⅲ}>R_{Ⅱ}$，在Ⅰ、aVL 导联上呈 rS 波，因而造成 $S_{Ⅰ}Q_{Ⅲ}$ 型。额面平均电轴明显偏右，一般在＋120°左右。多合并左心室肥厚，V1、V2 导联上可无 r 波或 r 波甚小。

3）诊断要点：左后分支传导阻滞虽有上述心电图变化，但并无特异性，因此诊断时必须从临床上除外可以产生类似变化的一些情况，包括右心室肥大、慢性肺气肿、瘦长体型的垂直位心、侧壁心肌梗死等。左心室肥大的存在，左侧心脏疾病包括高血压、冠心病、心肌病作为病因，有利于左后分支传导阻滞的诊断。

（3）隔支传导阻滞

1）发生机制：自 20 世纪 70 年代中期发现隔支以后，逐渐发展出隔支传导阻滞的概念。正常时隔支引起室间隔的激动，造成起始自左后向右前的向量，冲动同时经左前分支与右后分支下传，由于此两分支的除极方向相反而有所抵消，隔支所致的右前向量比较明显。隔支传导阻滞时，向右前的起始向量不能出现，心尖与左心室前壁的除极造成向前左下的向量，使 QRS 向量偏左前方。隔支可在不同水平受损，在通向室间隔和心室前壁网状纤维中发生阻滞，或在传导系统和心肌间连接部位发生传导障碍。迄今为止，隔支阻滞的实验与临床病理对照研究还较少。

2）心电图表现：QRS 向量起始向右前向量小或无，使 V5、V6 导联上 q 波小（＜0.1 mV）或无；向左前向量增大，使 V1～V4 导联上 R 波增高。

3）诊断要点：上述图形与右心室肥大中向左前电力增大的类型或后壁心肌梗死的图形甚相似，前者须结合临床其他检查及疾病基本诊断加以区别。后者如合并下壁心肌梗死或有缺血性 S－T 段与 T 波改变，则有利于诊断。少数心脏正常者也可具有上述图形，解释为其隔支比较长而产生心电改变（图 3－1－37）。

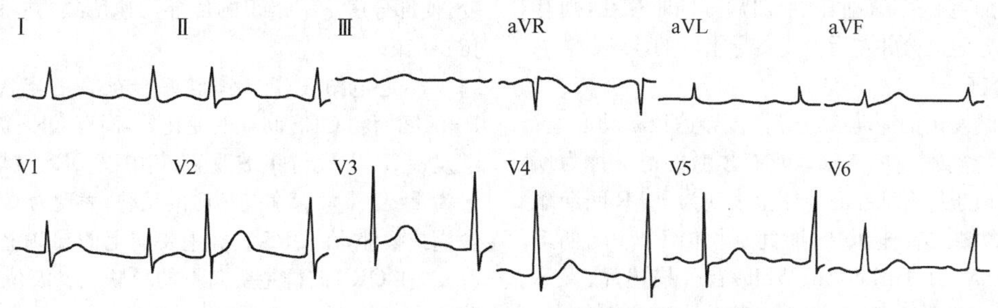

图 3－1－37　隔支阻滞

（4）右束支传导阻滞合并左前分支传导阻滞

1）发生机制：右束支传导阻滞合并左前分支阻滞在临床上不少见。两者在解剖部位上比较接近，尤其在室间隔的中部，而且都接受左冠状动脉前降支供血，因而易于同时遭受损害。此时心室内冲动的下传主要通过左后分支，如果病变进一步损及左后分支，则可致完全性房室传导阻滞。

2）心电图表现：① 明显电轴偏左，多在－90°～－30°，具有左前分支传导阻滞的波形改变，但须注意在推算电轴时，QRS 波前 0.08 s 的变化，有时较大的 S 波可以掩盖电轴偏左；QRS 波的后部显示反映右束支传导阻滞的变化，包括Ⅰ、aVL 导联的宽 S 波，aVR 导联的宽 R 波；② 胸导联上右束支传导阻滞的波形改变，在 V1、V2 导联上呈 rsR′、RSR′或 R 波而有深切迹的波形；③ QRS时限为 0.12 s 或更长（图3－1－38）。

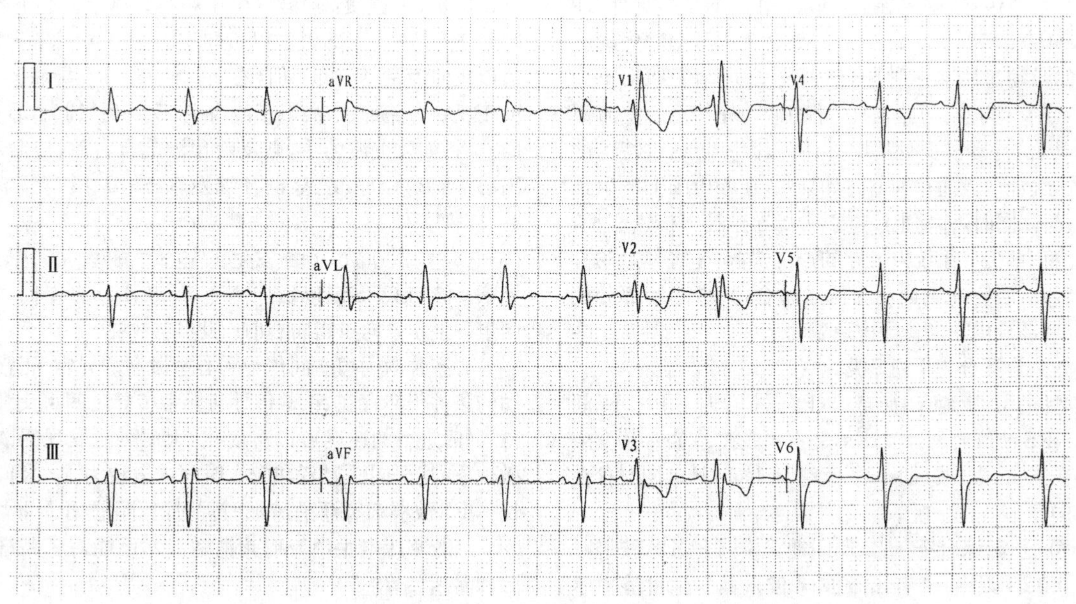

图 3－1－38　左前分支传导阻滞、完全性右束支传导阻滞

(5) 右束支传导阻滞合并左后分支传导阻滞

1) 发生机制：临床上比较少见。右束支由左冠状动脉的左前降支供血，左后分支由右冠状动脉或左回旋支供血，两者供血来源不同，解剖上相距也较远，同时发生传导阻滞说明病变广泛而严重，易发展成完全性房室传导阻滞。

2) 心电图特点：① 肢导联上 $S_I Q_{III}$ 型，明显电轴偏右；由于完全性右束支传导阻滞或左后分支传导阻滞的后期向量都偏右，两者合并存在时使电轴偏右更为突出，常在 120°～150°。② 胸导联上主示右束支传导阻滞改变。③ QRS 时限为 0.12 s 或更长。

同单纯左后分支传导阻滞一样，右束支传导阻滞合并左后分支传导阻滞的诊断不能孤立地由心电图或心向量图做出，类似的改变可以见于右束支传导阻滞合并下列情形：右心室肥大、肺气肿、瘦长体型的垂直位心、侧壁心肌梗死等，必须从临床上加以除外和鉴别。临床上或心电图上如有左心室肥大，或有左心室疾病基础如冠心病、高血压、心肌病等同时存在，则有利于做出右束支传导阻滞合并左后分支传导阻滞的诊断。

(四) 预激综合征

预激指自窦房结发出的冲动通过异常传导途径激动心室，其时间早于正常传导对心室的激动。具有预激的情况称为预激综合征。典型的预激综合征在心电图上表现为 P－R 间期缩短、QRS 波群起始含糊或顿挫、QRS 时间延长但 P－J 间期正常等。上述变化由 Wolff、Parkillson、White 首先描述，故又称 WPW 综合征，多见于无器质性心脏病者，部分有家庭性倾向，近半数患者出现房室折返性心动过速。

1. 预激综合征的发生机制　即心房至心室间存在异常的传导途径，冲动借此传至心室，包括：① Kent束：连接左心房与左心室，或右心房与右心室。② Mahaim 纤维：从房室结的下部、房室束或一个束支或分支发出，连接至部分心室肌。③ James束：从后结间束到达房室结下部近房室束起始处。

无论 Kent 束或 James 束存在时，冲动均从心房不经过房室结而传入心室，下传的速度加快，心电图上表现为 QRS 时间缩短。至于心室内传导，除单独的 James 束是不受影响外，冲动无论经 Kent 束或 Mahaim 纤维下传都会造成激动顺序的改变。心室内的激动过程为一种融合过程：窦房结的冲动下传时，同时进入正常途径与短路，经旁路的冲动先传至心室肌而引起局部激动，但冲动从此处再向外传时，因不再通过特殊的传导组织，传导极慢，且途径和方向均异常，在心电图上产生预激波或 δ 波；与此同时，冲动也经过正常传导途径下传入心室，冲动在心室内正常传导系统内传导的速度快，迅速将其余的心室肌激动。因此，心室肌的激动为两者融合，其中起始部分由旁路激动，以后部分由正常传导途径激动。

可将预激综合征分为下列 3 类。

(1) 典型的预激综合征或 WPW 综合征：P－R 间期<0.12 s，QRS 波群时间>0.12 s，并有预激波(δ 波)，其发生可能由于存在 Kent 束，或是 James 束与 Mahaim 纤维同时存在(图 3－1－39)。

(2) 变形的预激综合征：P－R 间期正常，但 QRS 波群时间在 0.10～0.12 s 以上，并有预激波(δ 波)，其发生可能由于 Mahaim 纤维的单独存在。

(3) 短 P－R 正常 QRS 综合征(Lown-Ganong-Levine 综合征，LGL 综合征)：P－R 间期<0.12 s，QRS 波群形态及时间属于正常传导的范围，其发生可能由于 James 束单独存在，最近发现部分人心电图上出现 P－R 间期<0.12 s，是房室结内病变，使部分房室结组织的传导加速所致，并不存在解剖结构的 James 束。

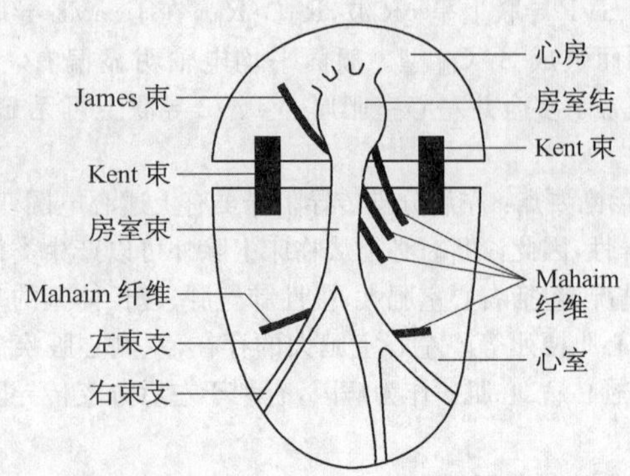

图 3－1－39　预激综合征旁路示意图

2. 心电图表现　预激综合征在心电图上的表现，除有 P－R 间期和 QRS 间期的变化外，尚有 QRS 波群波形改变以及继发性 S－T 段与 T 波改变，其中以 QRS 波群起始部分的 δ 波最为重要。δ 波存在是预激的反映，表现为 QRS 波群起始部的含糊或顿挫，在 QRS 波群主要向上的导联上 δ 波位于 R 波的升支，在 QRS 波群主要向下的导联上 δ 波位于 Q 波或 S 波的降支。

随预激旁路解剖部位的不同，心室内激动的途径也不同，在心电学上也有不同表现。目前多按预激造成的 δ 波的指向分类。

3. 预激综合征分型

(1) A 型预激：预激发生于左心室或心室间隔的后基底部。心电图胸导联上自 V1～V6 都是以 R 波为主的波形，反映激动自后向前，向右心室与左心室室壁传布。δ 波在 V1、V2 导联上向上，肢导联上波形变化不定(图 3－1－40)。

(2) B 型预激：预激发生于右心室侧壁。心电图上 V1 导联 δ 波为负向，QRS 波群以负向波为主，V4～V6 导联 QRS 波群以正向为主，反映激动自右向左传布。V2 导联上 QRS 波有助于反映旁路部位，如以正波为主，反映预激起自右前，使激动向左后；如以负波为主，则反映预激起自右后，使激动向左前。因心室激动顺序改变，也有继发性 S－T 段与 T 波改变(图 3－1－41)。

(3) C 型预激：预激发生于左心室侧壁。心电图上 V5、V6 导联 δ 波与 QRS 波以负向为主，反映激动自左向右传布。心向量图上示 δ 向量指向右前。此型甚少见。

心室预激为房室间传导和心室激动的异常，正常传导和激动的条件仍然存在，正常传导与异常传导之间可交替或同时进行，同时进行的速度可以有变化，因而可能发现间歇性出现预激现象，甚至同一患者在较短时间内表现为 P－R 间期渐短渐长，QRS 波群渐宽渐窄，δ 波时现时消，即呈“手风琴”现象。

当今临床电生理与射频消融技术已能对旁路进行精确标测和阻断。

4. 鉴别诊断

(1) 预激综合征合并束支阻滞：预激综合征的心电图易与

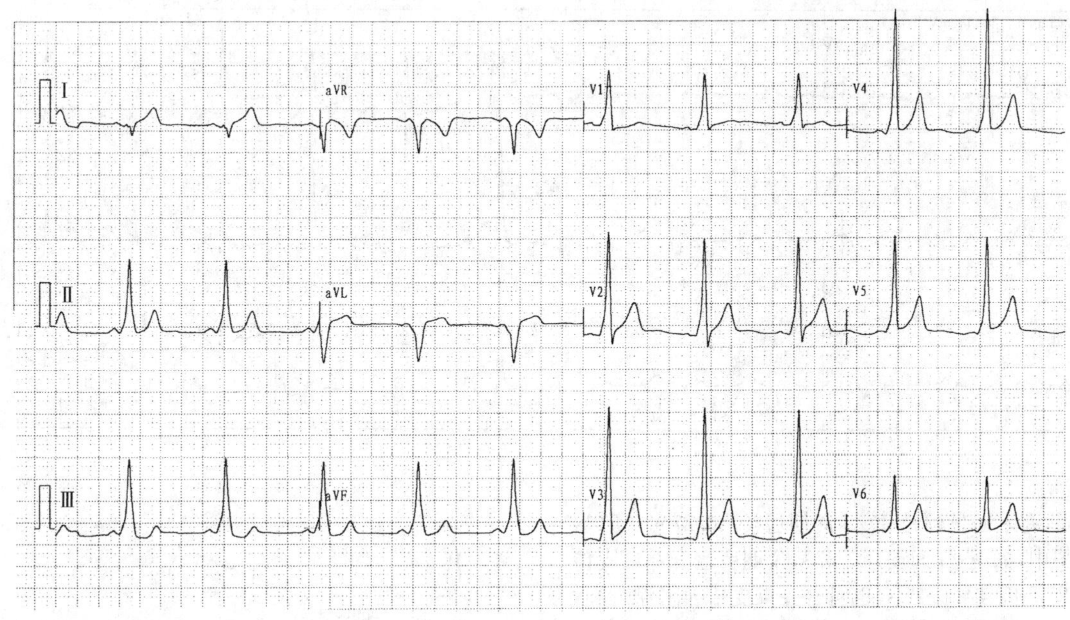

图 3-1-40　A 型 预 激

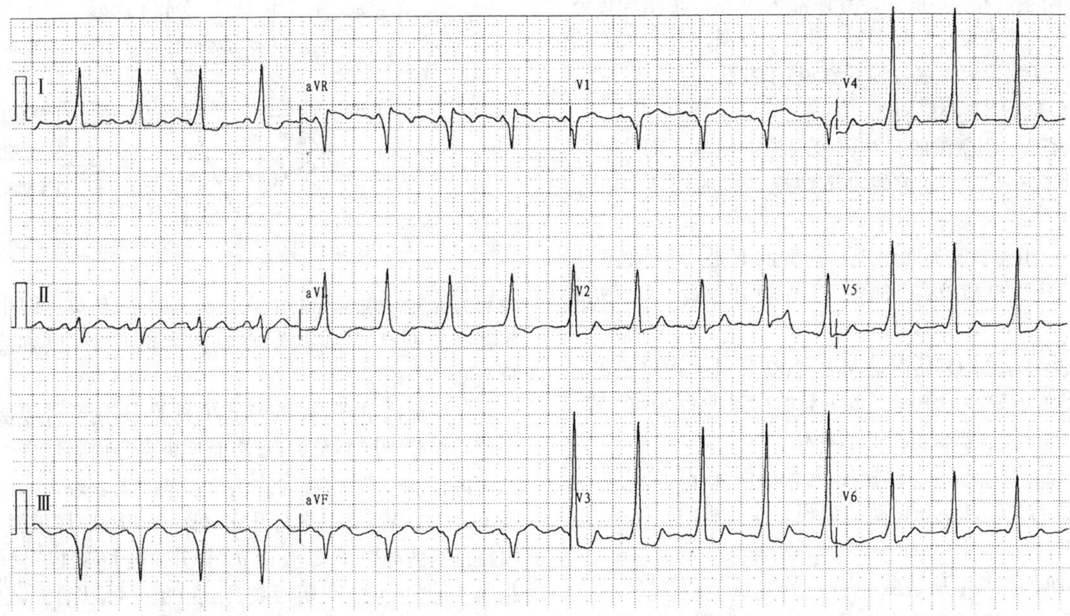

图 3-1-41　B 型 预 激

完全性左束支或右束支传导阻滞相混淆，应加以鉴别。显性预激心电图实际上为通过旁道预先激动心室与通过正常房室传导激动心室形成的融合波，所以当预激合并束支传导阻滞时，心电图的图形与旁道的部位、束支阻滞的部位、通过旁道传导的速度、正常房室传导速度有关。

当旁道与阻滞的束支位于同侧时，旁道下传的激动提前除极受阻滞侧的心室，这样束支传导阻滞图形可被掩盖而不表现，仅有预激表现。

当旁道与阻滞的束支位于不同侧时，旁道提前激动未受阻滞侧的心肌，而受阻滞侧的心肌除极明显延迟，所以从理论上讲，应同时表现为预激与束支传导阻滞的心电图图形特点。

左侧旁道合并右束支传导阻滞时，QRS 起始出现预激 δ 波，而终末部分表现为右心室延迟除极，即右束支传导阻滞的特点表现在 QRS 的终末部分，Ⅰ、V5、V6 导联出现宽钝的 S 波，V1、V2 导联的 R 波出现切迹，所以预激与右束支传导阻滞图形共存(图 3-1-42)。

右侧旁道合并左束支传导阻滞时，理论上可同时出现预激与左束支阻滞的图形。但由于预激波主要出现于 QRS 的起始，而左束支传导阻滞的心电图特征主要表现在 QRS 的前半部分，两者同时存在，易于混淆。此时可测量 P-J 间期，在无合并束支阻滞的预激中，窦性激动提前激动心室，但心室的终末除极向量不受影响，所以 P-J 间期与正常窦性激动沿房室结下传时的 P-J 间期相等，均<0.27 s；在单纯的束支传导阻滞时，P-J 间期为房室结传导时间与通过左束支在心室间及心

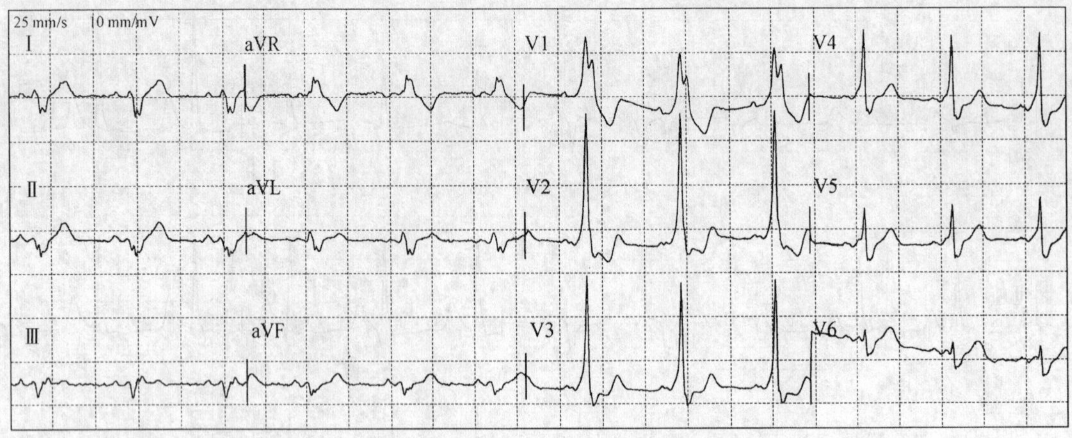

图 3－1－42　预激综合征合并完全性右束支传导阻滞

室内传导时间，终末向量延迟，P－J 间期通常＞0.27 s。所以，在预激心电图中，如 P－J 间期＞0.27 s，说明旁道合并束支传导阻滞。但 P－J 间期＜0.27 s，也可合并束支传导阻滞，此时使 P－J 间期“正常”的原因是旁道下传速度显著快于房室结的传导速度，使心室不同部位的除极时间依次提前，所以P－J间期＜0.27 s，不能排除合并束支传导阻滞的可能。此原理也适用于左侧旁道合并右束支传导阻滞，但由于预激波与右束支传导阻滞图形特征共存时不易混淆，所以易于判断。

(2) 预激综合征与心肌梗死

1) 心室预激：预激波的存在可表现为类似各个部位的心肌梗死，此时 P－R 间期的缩短和 δ 波或 δ 段的辨认有利于鉴别。

A 型预激，由于右胸导联出现高而宽的 R 波，可类似于正后壁心肌梗死。B 型预激综合征在 V1 导联上为 Q 波，类似前隔心肌梗死。

部分预激综合征的起始向量向上左，在Ⅱ、Ⅲ、aVF 导联上产生 Q 波，类似下壁心肌梗死。也可起始向量向右前，在 V5、V6 导联上产生 Q 波，类似侧壁心肌梗死。

2) 预激综合征如合并心肌梗死，可使心肌梗死的心电被掩盖，应进行前后对比，注意急性期缺血损伤性心肌的心电变化，否则容易漏诊。

(五) 心肌梗死与心肌缺血

心肌梗死指由于冠状动脉严重供血不足所造成的心肌坏死。按心肌梗死所占范围可分为透壁性、心内膜下与室壁内 3 种。心肌梗死多发生于心室肌，心房梗死少见。

1. 心肌缺血梗死的基本心电变化　在急性心肌梗死的早期，根据梗死部位心肌受损的程度可以分为 3 个区域：① 中心坏死区；② 坏死区周围的严重损伤区；③ 最外周的缺血区。以上3 种程度的损害相应地产生心电图上的特殊改变(图 3－1－43)。

(1) 心肌缺血的心电变化：心肌缺血使缺血区心肌的复极延迟。如缺血限于心内膜下层心肌，则该处心肌复极延迟。正常时心内膜下层心肌原来比心外膜下层心肌的复极为迟，故缺血后心室壁复极进行的方向未改变，但复极时间可略延迟。缺血区的复极既晚，其电力也不被其他区心肌的电力所抵消，因而造成较晚出现的大而面向缺血区的 T 向量。在心电图上则

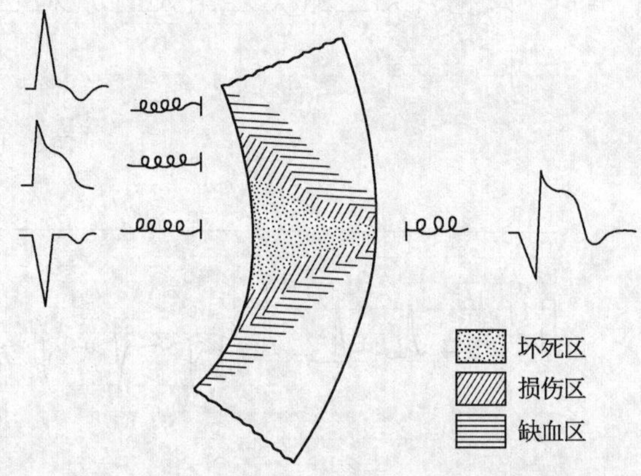

图 3－1－43　心肌梗死时坏死、损伤和缺血与心电图的关系

表示为面对缺血区导联上高大而宽的 T 波，Q－T 间期略延长。此种变化见于少数急性心肌梗死的早期，或称之为“超急阶段”。

如缺血区贯穿心室壁而达心外膜下，则心外膜层心肌的复极比心内膜下层心肌更迟，因而复极自心内膜层向心外膜下层方向进行，即与正常反向。此时心电图上表现为面向缺血区导联上 T 波倒置，其降支与升支对称，呈“冠状 T”波型特征，于背向缺血区的导联上 T 波正立，其升支与降支也对称。上述变化属于原发性变化，历时数月或数年后可以消失，也可以转变为继发性变化，此时表现为面向缺血区导联上 T 波平坦、双相或倒置，升支与降支不对称。继发性变化可能反映梗死和缺血区心肌无复极电力，而仅见其对面的、室壁正常心肌的复极电力。

(2) 心肌损伤的心电变化：由于心肌严重缺血，心肌细胞遭受损害，在未受激动时不能保持极化，以致正常心肌与受损心肌之间存在电位差，即“损伤电流”，心肌除极时此电流即消失。当心肌被激动或除极时，受损害的心肌又未能除极或未能完全除极，以致“除极受阻”；当正常心肌除极完毕时，受损心肌尚未除极完毕，正常心肌与受损心肌之间又发生电位差，待整个心室心肌除极完毕，此种电位差方消失。无论损伤电流的存在和消失或心肌的除极受阻，其结果均为心室在除极后与除极前相比发生明显的电位差，因而造成 ST 向量，其方向自缺血损伤心肌指向正常心肌。

若缺血损伤在心内膜下心肌，ST 向量从心外膜指向心内膜；若缺血损伤在心外膜下心肌或为透壁性，ST 向量由心内膜指向心外膜。上述机制所造成如下改变：心外膜下心肌缺血损伤时在面对缺血区的导联上 S－T 段抬高，心内膜下心肌缺血时在面对缺血区(心外膜外)导联上 S－T 段压低，此种改变不限于梗死时，也见于冠状动脉供血不足时。透壁心肌梗死在心电图上则于面向梗死区的导联上 S－T 段呈弓背向上抬高，背向梗死区的导联上 S－T 段压低。

(3) 心肌坏死或纤维化的心电变化：心肌梗死后，梗死区已坏死的心肌不能激动，对形成瞬时向量不起作用。随梗死心肌的程度和范围不同，部分心肌的电力和其所造成的向量消失，瞬时向量由未被抵消的正常心肌的向量所构成，从正常的指向移位，造成 QRS 向量的相应的定时向量振幅与方位都有改变。左心室各部分的心内膜下区在心室除极的 0.02～0.04 s 内先后除极，而多数心肌梗死发生于心内膜下，故 0.02～0.04 s 向量常受影响，向背离正常向量的方向移位，反映在心电图上即成为面对梗死区导联上的异常 Q 波或 QS 波，Q 波常宽达 0.04 s 以上，其深度也常达 R 波的 25%以上，而在背向梗死区导联上成为增高的 R 波。异常 Q 波或 QS 波的大小和在各导联上的分布则随梗死的部位与范围而异(图 3－1－44)。

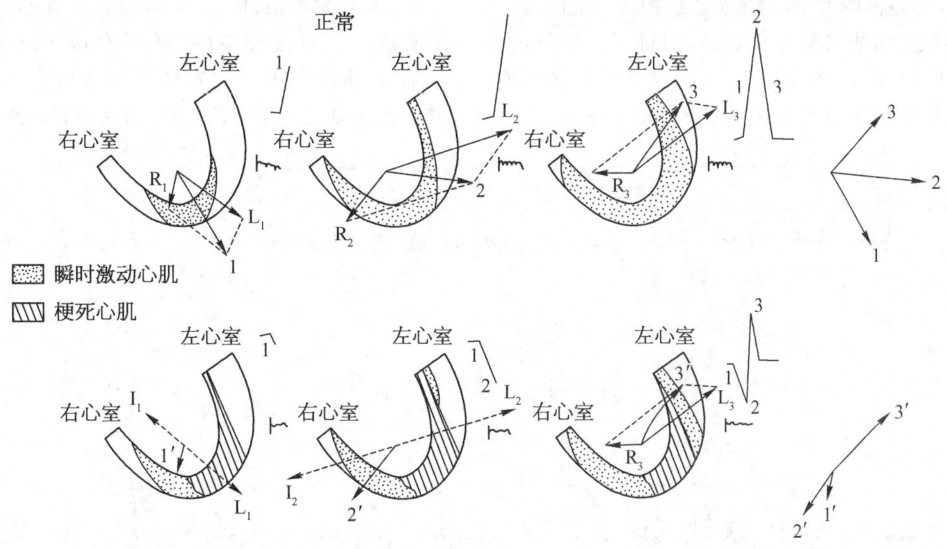

图 3－1－44　心肌梗死时向量改变及 Q 波形成示意图

急性心肌梗死形成时，常在 12 h 或 24 h 内即有明显的心电改变。在演变过程中一次记录上可同时测得上述 3 种表现的变化。

最早的变化主要为 S－T 段的偏移，但同时或不久以后便出现心电图上异常 Q 波或 QS 波。有时在最初几小时内出现面对梗死区导联上异常高大的 T 波，但不久以后即逐渐消失。以 S－T 段偏移为表现的急性心肌损伤是一种暂时的现象，一部分靠近外周的损伤的心肌得到血液供应的改善而功能改进，即归并入缺血区，另一部分则进一步发展至坏死状态，损伤区域迅速缩小，以致最后消失。因此，S－T 段偏移大多数仅持续十几小时至几日，偶尔可达 1～2 周以上；如长期持久存在，则应考虑有室壁瘤的可能性。

随着 S－T 段逐渐向等电线回降，缺血性 T 波倒置开始出现，异常 Q 波也更为明显。心电图上 S－T 段已变为弓背向上的形状。T 波则倒置逐步加深，呈对称而尖锐的冠状 T 波型。

T 波的变化常在 2～3 周内达到最显著的程度，以后开始逐渐减轻，至 3～4 个月或更长的时间后趋向稳定，T 波可接近原来状况或仍平坦或轻度倒置。QRS 波群的改变多为永久性的，但常在梗死愈合过程中减轻，少数病例甚至恢复或接近原状。

2. 不同部位心肌梗死的心电变化　冠状动脉不同分支的阻塞引起心脏不同部位的梗死，在心电图上也有不同类型的变化。心电图变化取决于心肌梗死的有效电位置，一般而论，与心肌梗死的解剖位置大致相符。通常按部位将心肌梗死分为下列各类：① 前间壁梗死，梗死位于心室间隔与其邻近的左心室前壁。V1～V3。② 前壁梗死，梗死位于左心室室壁，但与心室间隔不相连。V3～V4。③ 侧壁梗死，梗死位于从心尖到心底中间的左心室室壁。V5～V6、Ⅰ、aVL。④ 后壁梗死，梗死位于后上部的左心室室壁，与心室间隔的后部相邻，也称为背面梗死或正后壁梗死。V7～V9。⑤ 下壁或膈面梗死，梗死位于左心室壁的后下部，与膈肌相邻。Ⅱ、Ⅲ、aVF。⑥ 右心室梗死，指梗死位于右心室。V3R～V5R。⑦ 心房梗死，指梗死位于心房。

从冠状动脉各分支病变与发生梗死的部位间关系看，左前降支病变可引起前间壁、前壁或侧壁梗死；左回旋支病变可引起侧壁、后壁或下壁梗死；右冠状动脉病变可引起下壁、后壁梗死。以上各部位均在左心室。右冠状动脉与左冠状动脉的病变还可以引起右心室梗死。

3. 不同部位心肌梗死的心电图特征

(1) 左心室前间壁梗死：梗死局限于心室间隔前部，连及左心室前壁靠近心室间隔处。由于梗死区不能发生电力，因而正常由这一部分心肌所产生的 0.01～0.02 s 心室早期除极向右前的隔向量消失，使起始 0.01～0.02 s 向量向后左移位，在心电图上表现为胸导联 V1～V3 上有异常 Q 波，有时可波及 V4 导联。可以全部为 QS 波形，此时 V3R 导联呈 RS 型，若 V3R 导联也呈 QS 型，则心肌梗死的诊断尚不能肯定；也可以在 V1、V2 导联上示 QS 波形而 V3 导联上示 qR 或 QR 波形，V1 导联上示 QS 或 QR 波形而 V2～V4 导联上为 QR、qRs、qrS 波形。

V5、V6 与Ⅰ导联上无正常隔向量所致的 q 波(图 3-1-45)。急性期时伴 S-T 段弓背向上抬高,并随心肌梗死的演变出现 ST-T 的动态变化。

(2) 左心室前壁梗死:梗死在左心室前壁,如心室间隔未波及,则正常 0.02 s 以内向前右的隔向量仍存在。正常由左心室前壁所产生的0.02～0.04 s向量消失,结果使0.02～0.04 s向量向后移位,若心室间隔未波及,心电图上表现为 V2、V3 或 V4 导联上为 QS 波或有异常 Q 波,其宽度达0.04 s以上,深度达 R 波的 25%以上,V1、V3 导联上仍有起始 r 波,V5、V6 导联有起始 q 波(图 3-1-46)。若 V3、V4 导联有 Q 波,而 V5、V6 导联无 Q 波,则不论 Q 波的大小,均提示心肌梗死。范围较小的前壁梗死,胸导联上可能未见异常 Q 波,但自 V1 导联以左各导联有 r 波逐渐减小的趋势,到 V5、V6 导联可能 R 波再增高,肢导联波形变化不明显,Ⅰ导联上正常 q 波仍存在。

(3) 左心室前侧壁梗死:梗死位于左心室的前侧壁,正常时该处在 0.02～0.04 s 除极,梗死后 0.02～0.04 s 向量向右后移位,心电图表现为在胸导联 V5～V6 导联上有异常 Q 波,宽度达 0.04 s 以上,V1～V2 导联仍呈 rS 型波,V2～V4 导联上 R 波振幅减低;在肢导联Ⅰ、aVL 上也可有异常 Q 波,其宽度达 0.04 s以上,其中Ⅰ导联的异常 Q 波的诊断意义比 aVL 导联上的异常 Q 波大(图 3-1-47)。

(4) 左心室下壁(膈面)梗死:梗死位于左心室的下部,即与膈肌相邻处。梗死区不产生电力,与其相对的左心室壁上部的电力在左心室激动的早期占优势,因而形成主要向上的向量,时间在心室除极的 0.02～0.04 s。在心电图肢导联上反映最明显。Ⅱ、Ⅲ、aVF 导联上有异常 Q 波,宽度达 0.04 s 以上,振幅大于同导联 R 波的 25%,严重者呈 QS 型波。Ⅲ与 aVF 导联上 q 或 Q 波比Ⅱ导联上多,为除外非梗死性 q 波,可以做深

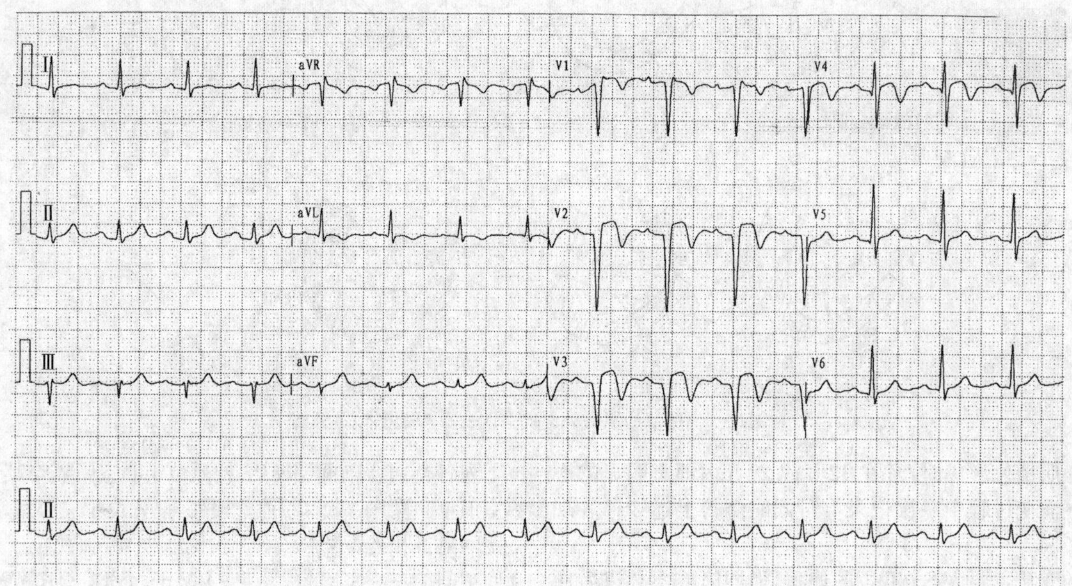

图 3-1-45 急性前间壁心肌梗死

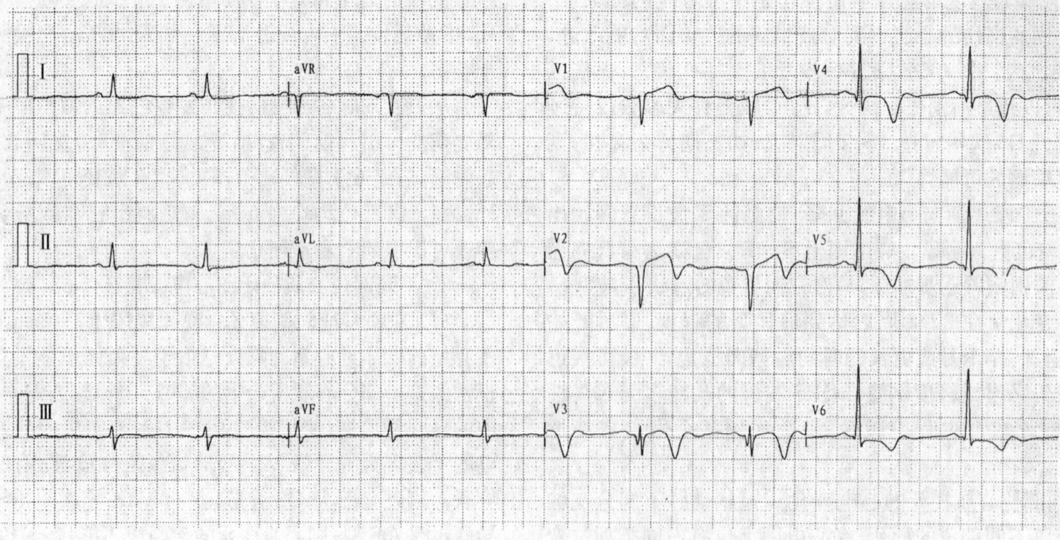

图 3-1-46 急性前壁心肌梗死

吸气动作，若 q 或 Q 波仍宽达 0.04 s，则可以诊断为梗死性。胸导联上 QRS 波群变化不明显，部分可在 V1～V4 导联上出现 S－T 段压低，如持续时间较短，并与下壁导联呈同步动态改变，提示为对应性改变；否则，提示合并多部位病变(图 3－1－48)。

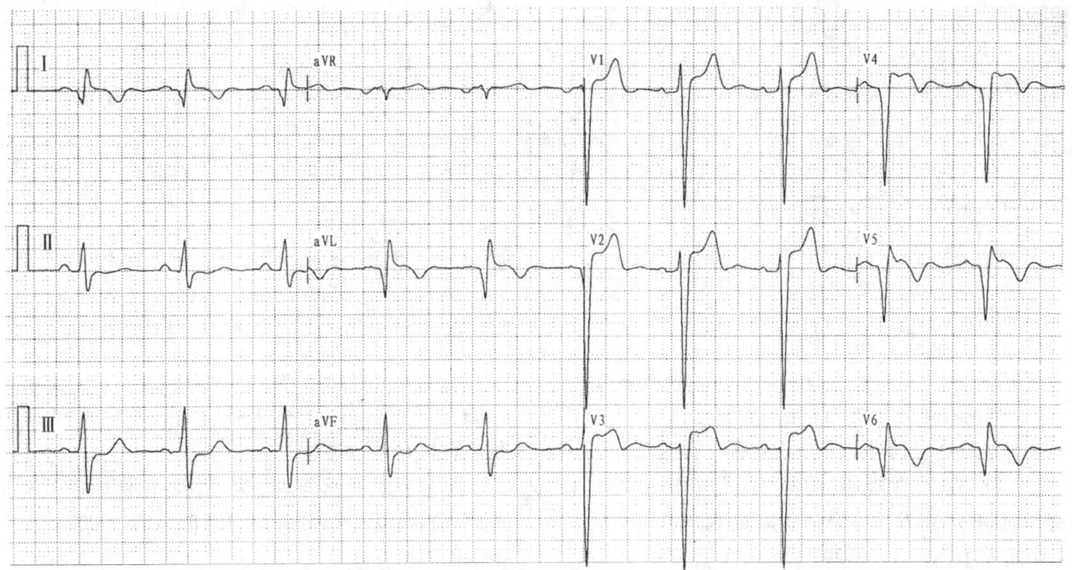

图 3－1－47　急性前侧壁心肌梗死

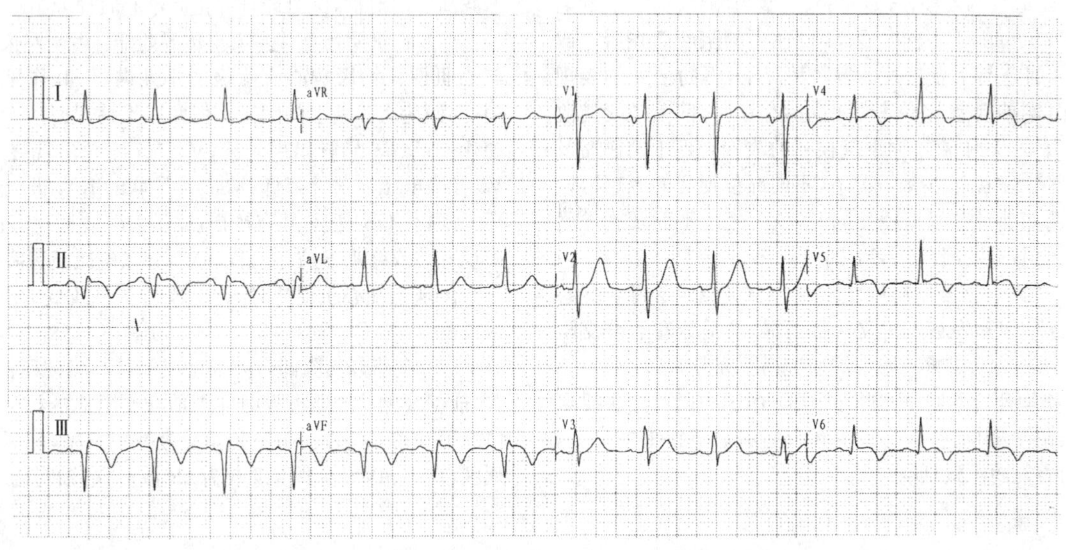

图 3－1－48　急性下壁心肌梗死

(5) 左心室后壁梗死：梗死位于与心室间隔后上部相邻的左心室。梗死区正常向后的电力消失，与梗死区相对的前壁心肌的电力增大，心电图在胸导联上不产生异常 Q 波，所以易被忽略，但 V3R～V2 导联上 R 波增高，S－T 段轻度压低，T 波高大正立而升支与降支对称，加做 V7、V8 导联可发现异常 Q 波(图 3－1－49)。前述右胸导联的改变为后壁心肌梗死的镜像反映。

因图形改变与右心室肥大、隔支阻滞相似，后壁梗死的诊断标准缺乏特异性，必须参考上述图形特征加以鉴别。

(6) 右心室梗死：指梗死发生于右心室。右心室梗死很少单独发生，由于下壁、后壁和右心室多由右冠状动脉提供血供，所以如下壁、后壁梗死时，出现右心功能不全，应考虑右心室心肌梗死。在下壁、正后壁的心肌梗死时，应常规加做右胸导联，心电图上表现为右胸导联 V1、V3R～V6R 导联上在急性期有心肌损伤型 S－T 段抬高>1 mm，但多在数小时内恢复正常；V3R～V7R 导联上 QS 波或出现 Q 波或出现对称性 T 波倒置，并呈动态改变。

(7) 心内膜下心肌梗死：指心肌梗死发生在心室壁的心内膜，又称非透壁性心肌梗死。由于心内膜下心肌较薄，其坏死所引起的电力的消失不足以生成梗死性 Q 波，所以其诊断主要依靠非特异性 ST－T 改变，需结合临床表现及心肌酶学来判断。

在心电图上出现 ST－T 改变并呈心肌梗死演变规律，S－T 段呈缺血性压低，T 波呈对称性倒置；某些患者无 QRS 波群及 S－T 段的改变，仅出现冠状 T 波，并符合心肌梗死的 T 波衍变；在某些情况下，可仅出现 R 波电压的变化。如 V1～V4 导联出现 R 波逐渐降低，或者呈无规律性改变如 V3 或 V4 导联的 R 波突然降低，V3～V4 导联的 T 波倒置较 V1～V2 导联明显。这种

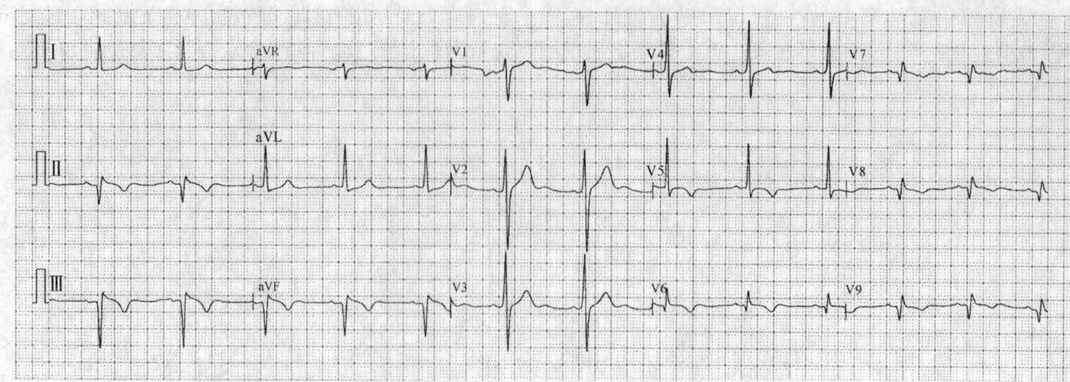

图 3-1-49 下壁心肌梗死、后壁心肌梗死

现象应与右心室肥大、右位心鉴别。右位心有其肢导联的特征；右心室肥大有电轴右偏、肺型 P 波、R_{V1} 增高等变化。

(8) 心房梗死：心房梗死可与心室梗死合并存在或单独出现，其心电变化的研究远不如心室梗死充分。心房梗死时有 P-Ta 段的移位，P 波形态发生变化：增宽或切迹。P-Ta 段在 P 波直立时(如在Ⅰ、V5、V6 导联上)抬高的意义较大，P 波压低时(如在Ⅱ、Ⅲ导联上)则压低>1 mm 有意义。

在临床上同时出现多处心肌梗死者不少见，既可由于同一血供的阻断而造成两处梗死，如前隔、前壁与侧壁梗死，下壁与后壁梗死等；也可由于不同时间、不同血供的阻断而先后造成多处梗死，如前壁与下壁梗死。多数情况下，不同梗死的表现可同时存在，例如前壁与下壁梗死同时存在时，前壁梗死的改变表现于水平面及胸导联，而下壁梗死的改变表现于前额面及肢导联，两者不致抵消；少数情况下，不同部位梗死的表现可以相互抵消，例如前壁与后壁梗死同时存在，使水平面及胸导联上的电力改变不明显，造成诊断困难。

4. 心肌梗死合并心室内传导阻滞　心肌梗死常可合并心室内传导阻滞，包括左或右束支传导阻滞、左前或左后分支阻滞。有关心肌梗死合并隔支阻滞的研究尚不充分。

(1) 心肌梗死合并右束支传导阻滞：由于心肌梗死主要影响心室除极的早期向量，而右束支传导阻滞影响终末向量，两者可以分别表现而不致抵消。

前间壁、前壁或前侧壁心肌梗死时心电图胸导联上产生异常 Q 波，但 V1、V2 导联上有后期出现的 R 或 R′波，V5、V6 导联上有较宽的 S 波(图 3-1-50)。

下壁心肌梗死合并右束支传导阻滞时胸导联 QRS 波群表现单纯右束支传导阻滞，在Ⅱ、Ⅲ、aVF 导联上有异常 Q 波，反映下壁心肌梗死。

后壁心肌梗死合并右束支传导阻滞时心电图诊断有一定困难，此时可观察右胸导联的 T 波变化，如右束支传导阻滞时 T 波高耸而对称，则可能合并正后壁心肌梗死。

(2) 心肌梗死合并左束支传导阻滞：由于左束支传导阻滞与心肌梗死均影响心室除极的早期向量，其作用可以相互抵消，因而造成诊断上的困难。但在以下情况时应考虑合并心肌梗死：V5、V6 导联出现 q 波；V5、V6 导联出现终末 S 波；V5、V6 导联电压显著性降低；V3、V4 导联的 R 波进行性降低；V3、V4 导联呈 QS 波形，并有错折，或呈 Qrs 波形；Ⅱ、Ⅲ、aVF 导联出现 q 波或终末 S 波；Ⅱ、Ⅲ、aVF 导联电压显著降低。

出现急性心肌梗死时 S-T 段与 T 波改变的演变对诊断有帮助。

(3) 左前分支阻滞合并前壁或侧壁心肌梗死：由于解剖位置，前壁或侧壁心肌梗死时伴左前分支阻滞的机会较多。此种情况下冲动先经左后分支传至无梗死的下壁，然后传至前壁梗死区，在Ⅰ、aVL 导联上反映为 qR 波形，电轴明显左偏，符合左

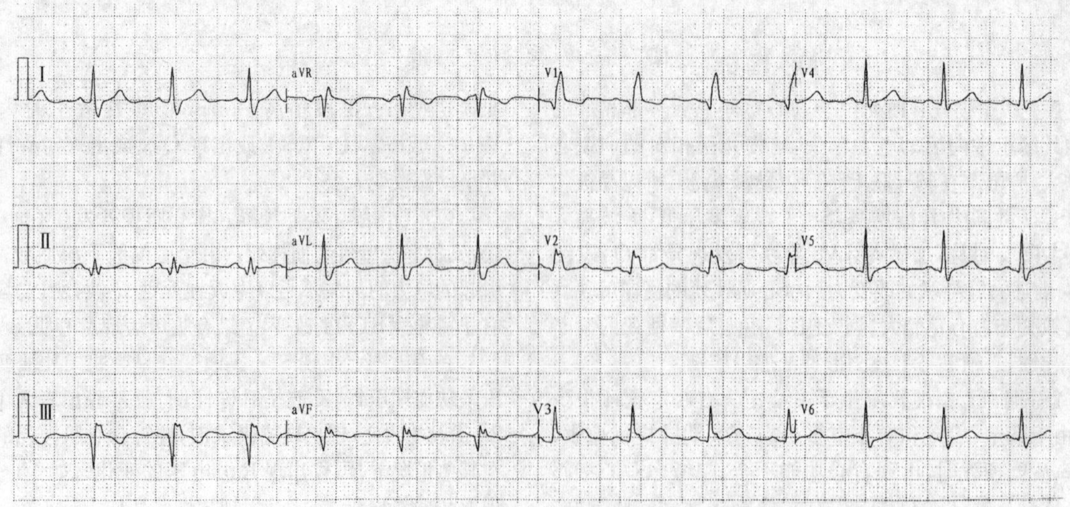

图 3-1-50 完全性右束支传导阻滞、陈旧性下壁心肌梗死、陈旧性间隔心肌梗死

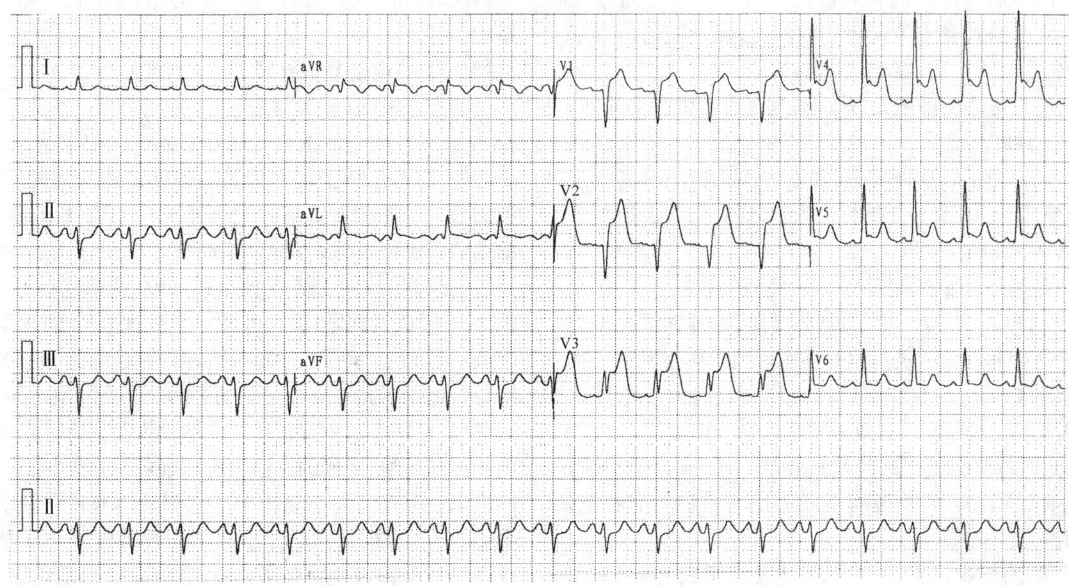

图 3-1-51　急性前间壁心肌梗死、左前分支阻滞

前分支阻滞表现，胸导联则示前壁或侧壁心肌梗死图形，QRS 波群时间可略延长(图 3-1-51)。

(4) 左前分支阻滞合并下壁心肌梗死：冲动经左后分支下传至下壁，而下壁因梗死而不产生电力，故起始 0.02 s 左右向量在上方，反映在Ⅱ、Ⅲ、aVF 导联上呈 QS 波形而有向上切迹，或呈 QrS 波形。

(5) 下壁梗死合并左后分支阻滞：冲动先经左前分支传布至未梗死的前、侧壁，然后传至梗死的下壁，故在Ⅰ、aVL 导联上呈 rS 波形，电轴明显偏右，Ⅱ、Ⅲ、aVF 导联呈 QR 波形；胸导联均表现为左后分支阻滞的变化。

(6) 前、侧壁心肌梗死合并左后分支阻滞：发生机会较少，在胸导联上表示为前、侧壁心肌梗死，在肢导联上表现为左后分支阻滞。

(7) 后壁心肌梗死合并左后分支阻滞：少见，在胸导联上表示为正后壁心肌梗死，而肢导联上表现如左后分支阻滞。

临床上还可能发生心肌梗死合并右束支传导阻滞和左束支分支阻滞，此时 QRS 波群的起始部分受心肌梗死影响，终末部分受右束支传导阻滞影响，中间的 40～80 ms 受左束支分支阻滞影响。例如前、侧壁心肌梗死合并右束支传导阻滞可在胸导联上表现而诊断；若再有左束支分支阻滞，则可在肢导联上表现而诊断。

5. 异常 Q 波的鉴别诊断　按前所述，各部位心肌梗死都有一定的心电改变，可借以诊断，但存在不少困难。在急性期，典型的 S-T 段与 T 波改变出现对诊断帮助甚大；若无 S-T 段与 T 波改变而仅有 QRS 变化，则必须与以下情况相鉴别。

(1) 肺气肿：由于右心室肥大、极度顺时针向转位、心脏呈垂直位，致使心尖朝后，心电图 V1～V3 甚至整个胸前导联均呈 QS 波形，类似于前间壁心肌梗死。但其有电轴偏右或偏左(假性电轴左偏)、肺型波等，有时降低一个肋间，可在胸前导联出现 rS 波形。少数情况下鉴别非常困难，须依赖其他临床资料结果。

(2) 左心室肥大：此时电力向后增大，似前壁心肌梗死，左心室肥大时水平面 QRS 向量顺时针向运行，似前侧壁心肌梗死；少数左心室肥大者前额面 QRS 向量上移，在上方的运行时间可达 0.03 s，似下壁心肌梗死；左心室肥大涉及室间隔引起起始较大的向右前的电力，似侧壁心肌梗死。电压诊断标准对鉴别上有一定价值。必须认识到不少心肌梗死者同时合并左心室肥大，有时诊断比较困难。心电图上 V3、V4 导联有 q 或 Q 波时，左心室肥大在低一肋间或低二肋间的 V3、V4 导联上转为 rS 波，而前壁心肌梗死则无变化。

(3) 右心室肥大：轻度收缩期负荷过重的右心室肥大使 QRS 主要电力指向左前，右心室肥大时起始 QRS 向量常向右前，在 V1 导联上有 r 波，因而与后壁心肌梗死相似。但有时肥大有电轴右偏、T_{V1} 倒置等表现，并且在下壁及后壁导联不会出现异常 Q 波。

收缩期负荷过重的右心室肥大在右胸导联上可呈 qR 波形，疑前间壁心肌梗死，心电图上电轴偏右并可伴右心房肥大，R_{V1} 增高，V3 及 V4R 可出现 QR 或 qR 波形，并且在 V4 以左的导联上不会有异常 Q 波，以上均有助于辨识右心室肥大。

(4) 预激综合征 δ 段或 δ 波：可表现为类似异常 Q 波，易误诊为各个部位的心肌梗死，应加以鉴别。其 P-R 间期缩短及预激波可加以鉴别。

(5) 非梗死性心肌纤维化：不同原因所致的心肌纤维化产生相同的心电改变，以 QRS 改变为主，例如隔肌纤维化与前隔梗死的 QRS 变化相仿。若非同时有 S-T 段与 T 波缺血性改变，心电学无法反映其病因。

六、心电图临床应用价值

心电图的记录方法简便，已成为临床上检查心脏情况的一种基本方法，其主要应用范围包括以下方面。

(1) 分析与鉴别各种心律失常：心电图是诊断心律失常的必需的检查方法，对检出一度房室传导阻滞或室内传导阻滞等尤为重要。连续心电图检查能指明心律失常的质和量。

(2) 查明某些心肌病变，此类病例可能无明显的症状或体征,心电图变化可能是唯一的客观临床表现。发生心肌梗死时,可通过心电图的观察来了解病变的部位,通过随访检查了解其发展过程。

(3) 诊断心房或心室的肥大,从而协助各种心脏病的诊断,以及判断疾病的进程。

(4) 对影响心肌的代谢性疾病,如血钾或血钙的过高或过低、黏液性水肿等,心电图不仅有助于诊断,且对疾病进展与治疗过程有重要参考价值。

(5) 作为药物作用的监测手段。一些药物包括: ① 作用于心肌并用于治疗心血管疾病的药物如洋地黄、各种抗心律失常药;② 用于治疗非心血管疾病但对心肌可能产生毒性的药物如多柔比星(阿霉素)等。在应用过程中均须定时做心电图检查以了解其疗效及心脏副作用,便于掌握剂量与疗程。

(6) 在心脏与冠状动脉导管检查、心脏手术、起搏治疗时,进行心电图的示波观察,可以及时反映心律与心脏功能状况,借以指导操作的进行。

对有些心脏的疾病,如急性心肌梗死及大多数心律失常,心电图上的发现可直接提供临床诊断,但在很多情况下,同样的心电图改变可见于几种不同的心脏病,如左心室肥大征象可见于高血压,亦可见于主动脉瓣病;ST-T 的改变更是因素多而复杂。还有不少心脏病,如较轻的心瓣膜病,心电图上常无明显异常,因此正常的心电图不一定表明心脏无病。相反,由于心电图在各个方面的正常范围都相当大,故容易将较少见的正常变异误认为不正常,甚至作为一种严重的心脏病的诊断根据,使被检查者产生很大的精神负担。此外,必须指出,心电图对心脏的储备力和机械功能的估计无价值。总之,心电图上的发现必须结合其他临床资料做综合性分析,才能发挥更大的作用而避免引起严重的错误。

第二节 动态心电图

李景霞

动态心电图(dynamic electrocardiagraphy, DCG)是美国物理学博士 Narman J Holter 于 1957 年首先创用,也称为 Holter 检测(Holter monitoring)。1961 年美国 Delmarx 先生最先推出 Holter 系统,并投入临床应用。1978 年,我国著名心脏病专家黄大显教授将动态心电图技术引进国内并广泛运用于临床。在 50 多年的历史中,动态心电图的记录方式及分析软件的技术开发有飞速发展。动态心电图能一次记录 24 h 或更长的心电信息,允许被检查者不限制日常活动,身体和精神状况处于不断改变的条件下做心电图检查,它所获得的心电信息是常规心电图的几千倍,因此能较全面地反映被检查者一日内完整的生物电周期的变化。动态心电图在心律失常检测中用于定性和定量,而且广泛用于检测心肌缺血,筛选高危患者心肌梗死后可能发生的心脏事件,评定药物疗效和随访起搏器功能等,为临床诊断和治疗疾病提供了可靠的依据。

一、动态心电图设备

目前国内外制造动态心电图机的厂家比较多,其产品技术性能、产品质量和产品价格等方面都存在一定差别,但不论哪一档次的机器,都包括两部分: 心电信号记录器和回放分析系统。

(一) 心电信号记录器

动态心电图记录器相当于一个体积小、分量轻、能连续工作 24 h 以上的心电图机。记录器能连续记录这一时段的每一个心电波形,包括干扰和伪差。根据存储方式的不同,分为模拟信号记录器和数字信号记录器。模拟信号记录器系一电磁驱动的磁带记录器,曾是早年动态心电图记录器的主流产品,由于记录器的老化所产生的走速问题,调频调幅影响造成的假性 ST-T 改变问题,以及容易产生机械故障等问题,影响了记录的质量和心电波形的真实性,因此,目前已被逐渐淘汰。数字信号记录器是将连续记录的 24 h 心电图经压缩后存储在记录器中,在回放时再将被压缩的数据恢复成 24 h 连续记录的心电图。在压缩-恢复的过程中可出现数据误差以致心电图波形的失真。失真的大小取决于压缩算法本身的性能和压缩比的大小,与存储器的容量大小有关。数字信号记录器以闪光卡(flash card)作为主要存储介质,存储容量目前可以达到 128～256 MB 以上。进入 21 世纪以后存储元件技术又有了进一步发展,快闪存储器(flash memory)作为采用不压缩或无失真压缩的固态记录器成为可能,其存储容量可达 1 000 MB,它将心电信号直接转换为数字信号保存。由于快闪存储器体积小,且可提高记录的可靠性和减少心电波的失真,因此,已成为记录器的主流产品。

记录器上一般都有一个事件按钮(event),当患者出现临床症状时,可以按下此按钮,记录器将记录下这一时段,并在存储器中保存,回放信息时可根据记录器自动存储的事件心电图进行阅读,以便观察临床症状与心电图的关系。

(二) 回放分析系统

回放分析系统的主件是分析软件。计算机软件对记录器记录的信号进行心律失常分析、S-T 段分析、起搏器功能分析、心率变异性分析等,有些动态心电图系统还能进行 Q-T 离散度分析及微伏 T 波电交替分析。过去,动态心电图分析系统采用的是全自动分析,操作人员不能对分析过程进行干预,对动态心电图的识别完全由计算机自动进行,这样有可能出现计算机诊断的偏颇,并可能出现漏判重要事件,造成诊断结果的不科学性。目前应世的动态心电图机软件都具有人机对话的半自动分析功能,操作者可以根据不同患者心律失常的情况设置不同的分析参数(如期前收缩的提前量、长周期的设置时间等),并可对计算机分析统计的结果进行重新修改辨认,纠正错误,补充计算机漏判的或不能识别的复杂心律失常事件。

计算机分析心律失常的原理主要是: ① 根据 QRS 波群的形态和宽度进行 QRS 波群的分析,从而检出室性心律失常; ② 根据 R-R 周期的提前百分比来确认室上性心律失常; ③ 根据 R-R 的长周期或 N-N 延迟的百分比确认缓慢心律失常。由于心律失常的变数很大,依上述 3 种分析原理而设置的心律失常分析参数经常会出现不尽如人意的现象,给操作者带来诊断困难。目前有些软件已能识别 P 波,弥补了上述分析心律失常的一些不足。

计算机分析心律失常的方法有:

(1) 前瞻性分析: 在心率叠加扫描的过程中,操作者可以通过屏幕上的显示(如栅状图)对分析过程进行干预,修改分析参数，修正分析错误，补充计算机不能识别的复杂心律失常，让计算机进行智能化的学习识别，以达到比较完善的分析结果。这个过程会减慢分析速度，增加分析时间。

(2) 回顾性分析：计算机先进行智能化的自动分析，然后由操作者进行检查认证和补充，可根据软件提供的直方图、趋势图、心电图片段及QRS模块进行编辑，以使分析结果更准确。

由于动态心电图记录的过程是连续性的，且不受活动的限制，因此，同一种性质的QRS波群形态也会因体位、活动、频率的变化而有所不同，且经常在记录的过程中会夹杂干扰伪差而使QRS波群的真假难辨，这就需要计算机的分析软件有比较强的干扰识别能力，同时操作者也应对这种现象有足够认识，以免诊断失误。

二、动态心电图的导联系统

(一) 常用导联

动态心电图导联与常规心电图的导联系统不同，目前采用最多的是胸前双极导联，有7个导线组成的3个通道，复旦大学附属中山医院采用的是模拟导联，即MV5、MV1/MV2及MaVF。安放的位置为：MV5正极在V5，负极在右边的锁骨下；MV1/MV2正极在V1/V2，负极在左边锁骨下；MaVF正极在左肋弓，负极在胸骨柄；另一无关电极可放于胸前的任何部位。MV1/MV2对P波显示较清晰，有利于鉴别心律失常，MV5及MaVF对QRS波群和S-T段的变化较敏感，有利于检测心肌缺血。

(二) 12导联

由于传统的动态心电图记录采用的导联仅为3个通道，比常规心电图的导联数明显减少，有些心律失常的辨认存在一定的盲区(例如交接性心律)，尤其在ST-T诊断意义上与常规心电图有所不同，这就需要有一个与常规心电图相似的导联系统。1994年美国Mortara公司研究推出了世界上第一台12导联动态心电图，现在已基本普及。12导联动态心电图电极安放的位置与常规心电图相似，即胸前导联与常规心电图一样安放，肢体导联则移至躯干。从12导联记录器记录的心电图信息经计算机回放分析后观察，其各导联描记的心电图波形与常规12导联心电图的波形高度吻合，S-T段和T波的改变也十分相似，这对心律失常的鉴别诊断、旁路的定位、心肌缺血和心肌梗死的定位诊断有很大帮助。但由于此导联系统的连接方法在肢体导联中交互应用，因此一旦有一个电极出现问题则可能使全部导联的记录出现干扰现象，增加了分析难度。

(三) 推导12导联及18导联

12导联动态心电图有其优势，但电极安放的数目多，消耗品的代价大，因此，1996年Dower根据Frank正交心电图构成的原理，采用5个电极构成EASI正交导联系统，将A-I(X)、E-S(Y)、A-S(Z)导联采集记录的心电波形通过一系列计算，推导出12导联心电图，据实际操作的结果观察，推导的12导联动态心电图与常规12导联心电图比较一致。目前已由美国Zymed和英国Oxford动态心电图系统采用了这一导联体系。EASI正交系统的导联安放位置是：利用Frank定义的A、E、I三个电极，一个附加的位于胸骨上缘的S电极，再加上一个参考电极，导出12导联心电图。采集记录的三通道是：通道1，E为正极，放在胸骨下缘，S为负极，放在胸骨上缘；通道2，A为正极，放在左腋中线第5肋间的水平，S为负极；通道3，A为正极，I为负极，放在右腋中线第5肋间的水平。根据同样的原理，近来有厂商推出18导联动态心电图(比顿BETHUNE-21系列)，即常规12导联加上右胸导联(d-V3R、d-V4R、d-V5R)和正后壁导联(d-V7、d-V8、d-V9)。此导联需7个电极，分别安放的位置是：红色电极，位于左腋中线第4或第5肋；白色电极，位于右腋中线第4或第5肋；蓝色电极，位于背部脊柱左缘第4或第5肋；黄色电极，位于胸骨左缘第4或第5肋；黑色电极，位于右锁骨上缘；棕色电极，位于脐部与左髂前上棘连线的棘上缘；绿色电极，位于胸骨右缘第4或第5肋。

以上2种根据Frank导联推导出的12导联或18导联动态心电图，以其导线少、耗材少、成本低、导联多而在使用上有一定的优势，但其导联系统中的每一个电极都参与了多个导联的形成，因此，一旦因活动或其他因数造成某一个电极的脱漏或抗干扰性能差，则可影响多个导联的记录质量，从而在分析诊断上造成了一定的困难。

(四) 保证记录盒良好记录质量的有关事项

为了减少记录中的伪差，应选择良好的电极，并经常检查连接电极和记录盒的导线，有时导线的外观不能看出问题，但在同一个记录盒上连续3次以上出现记录质量差的现象，最常见的原因是导线内发生了折裂或断裂，应该及时更换导线。一般来说，当使用了100个患者左右，导联线会出现老化、断裂等情况，应予注意。

要保证动态心电图的记录质量，除了设备本身的性能及电极和连接线的完好外，还应注意以下几点。

(1) 皮肤的处理：对胸毛多者，应告知事先剃去胸毛，否则影响电极的粘贴强度；如皮肤污垢重者，应先清洁皮肤。在安装电极前建议用细砂纸轻轻擦拭表皮，使导电液迅速渗入角化层，使皮肤阻抗下降，使之减轻人体活动时的基线飘移。

(2) 安放的部位：尽量选择骨骼表面，即胸骨旁、锁骨上或肋骨上，这样可以减轻肌电干扰。

(3) 尽可能指导患者在检查当日避免穿化纤内衣，防止静电对记录的影响。

三、动态心电图的临床应用

(一) 心律失常的发生率

1. 窦性心律失常　正常人群中窦性心律的频率可随活动、休息、体位及昼夜等生物节律与生理状态的变化而有一定规律性变化，并经常受到自主神经的控制。在动态心电图监测中发现正常窦性心律的变化范围很大，在进食、情绪激动时心率都可大于100次/min，在剧烈活动中心率甚至可达190～200次/min，通常最快心率随年龄增加而降低，老年人最高心率一般不超过130次/min。窦性心动过缓在几乎所有受检者均可发生，多与迷走神经张力过高有关。安睡时窦性心率可降至35～40次/min，运动员睡眠时间的心率可慢至24次/min。窦性暂停在正常各年龄组均可看到，年龄越小越多见。有资料分析指出，在健康年轻人中夜间出现窦性暂停可达30%左右，停搏的时间一般为1.5～2 s，这与夜间迷走神经张力过高有关。窦性停搏＞2 s以上在正常人群中不到1%。从病理生理学的角度上，当窦性停搏不合并其他因素存在，至少停搏需持续4 s左右才可能引起意识障碍。因此有学者认为，偶然出现窦性停搏＜

2 s者可能不一定是异常；一般成年人和(或)老年人出现>2 s的窦性停搏，需进一步观察。

动态心电图捕捉信息量大，对早期和不典型病态窦房结综合征(简称病窦)是重要的监测方法。有学者认为，病窦患者动态心电图常有如下改变：① 24 h全部心搏数<80 000次；② 最高窦性心率<90次/min；③ 最低窦性心率<40次/min；④ 平均窦性心率40～50次/min；⑤ 出现频发的窦性暂停或窦房阻滞，如伴有房室传导阻滞或交接区逸搏与前一窦性P波间距>2 s者，提示双结病变；⑥ 慢快综合征。

2. 室上性心律失常　动态心电图由于对P波的分辨力差，且采用的导联与常规心电图的导联体系不同，很难区别房性和交接性，因此统称为室上性。正常人群在动态心电图监测中发现室上性心律失常检出率高，但大多数为不频发的，各家报道的结果在50%～70%，>80岁的老年人100%有室上性期前收缩，偶可见二联律，成对、成串。目前多数学者认为，正常人群的室上性心律失常发作频度低，其期前收缩发生数应≤100次/24 h或≤5次/h的范围。室上性心律失常的发生随年龄而增长。

动态心电图的分析软件在识别室上性心律失常上不尽如人意，其原因主要有以下几点：① 无法准确地分辨P波，仅从R-R节律的提前量做统计，房性期前收缩伴延长的P-R间期及阻滞型房性期前收缩无法正确检出。② 大多数软件的提前百分比全程是一致的，不能随心率的变化而改变。因此，显著窦性心律不齐或反复发作的房性心律失常时检出错误就更多，其统计数据的可信度较差。③ 阵发性房颤一般都无法识别，只能以房性期前收缩、房速的形式做统计。④ 伴有室内差异传导的室上性心律失常几乎全统计在室性心律失常中。要纠正软件上的不足，从事分析动态心电图资料的医生必须做到：① 室上性心律失常分析的提前量不应是恒量，而应根据患者的窦性心律的节律情况做相应调整；② 对于提前出现的异常QRS心搏，应根据室上性期前收缩的特点仔细加以鉴别；③ 有些未下传的房性期前收缩，P波经常重叠在前一心动的T波上而难以辨认，其形成的P-P长周期很容易误诊为窦性暂停或窦房传导阻滞。因此，对于较为固定的P-P长周期不能笼统诊断为窦性暂停。一般来说，窦性暂停时的长周期无规律可循，而窦房传导阻滞和阻滞型房性期前收缩都有一定的规律。当P-P长周期在相当的窦性频率范围内周期基本相等时，窦性暂停一般不予考虑，如P-P长周期低于2倍的窦性频率，以阻滞型房性期前收缩可能为大；如等于2倍的P-P周期，则可根据全程的心电图表现综合考虑。

3. 室性心律失常　过去认为正常人群中室性心律失常的发生是罕见的，Averill和Lamb检查的67 359例正常人群中室性心律失常仅为0.8%，Jiss和Lamb在122 043例正常人群中检出室性心律失常仅为0.6%，这是因为常规心电图检测只有1 min左右的资料。应用动态心电图监测后发现，健康人群室性心律失常的发生率为17%～100%，以40%～50%居多，并以单源的为多，复杂的心律失常较少。室性期前收缩的发生率随年龄而增加，正常老年人发生率高。Fleg和Kenneely的一个报道中，98例(65～85岁)正常老年人中85%有室性期前收缩。心脏“正常”的判断标准是心电图次极量运动试验和^{201}Tl心肌灌注显像均为阴性。青年人单源性室性期前收缩多见，老年人多源性室性期前收缩可见。正常人群中单个室性期前收缩的发生密度低，各家报道为室性期前收缩≥50次/h为1.2%～4%。多数学者同样认为，正常人群中室性心律失常发生率应≤100次/24 h或≤5次/h。超过此数只能说明电活动异常，是否属于病理应综合临床资料分析。

器质性心脏病中用动态心电图检测发现的室性心律失常的发生率高，其中复杂形式的百分率也较高。Ryan等的100例慢性冠心病中，88%有室性期前收缩，成对及非持续室速达40%。Moss等报道的总数为1 798例急性心肌梗死患者，室性期前收缩发生率达80%，成对及室速亦达40%；扩张型心肌病室性心律失常发生率更为常见，室性期前收缩的发生率为70%～95%，短阵室速达50%～90%。总之，器质性心脏病室性心律失常发生率高，其中复杂形式百分率高(复杂形式的室性期前收缩为多源、成对、短阵室速)。当QRS波时限>160 ms，常提示器质性心脏病。

室性期前收缩的危险性主要取决于室性期前收缩发生的病因、频度、性质、基础心脏病的严重程度、心功能情况以及对血流动力学的影响，而对血流动力学的影响又取决于期前收缩发生的频率、提前出现的程度、发生的部位。如室性期前收缩发生的提前量越大，发生率越频繁，加之来源于左心室的室性期前收缩，则对血流动力学的影响越大。

室性期前收缩的危险程度分级是根据Lown分级法：0级，无室性期前收缩；1级，偶发单个室性期前收缩，≤2次/min或≤30次/h；2级，频发单个室性期前收缩，≥2次/min或≥30次/h；3级，频发多源性室性期前收缩；4A级，连发成对室性期前收缩；4B级，连发3个或3个以上的室性期前收缩(短阵室速)；5级，R on T型室性期前收缩。

目前有人提出，根据动态心电图资料对室性期前收缩做更详细的Lown分级：0级，在3 h期间呈0级；Ⅰ级，在4 h期间呈1级；Ⅱ级，在6 h期间呈2级，室性期前收缩的总数≤760次；Ⅲ级，在6 h期间呈3级，每小时内发生多源性室性期前收缩≥3次；Ⅳa级，在4 h期间呈4A级，最大频度为2次/h；Ⅳb级，在2 h期间呈4B级，共有4次以上室速发生，最多由7个室性QRS组成；Ⅴ级，在1 h期间有R on T发生，共发生3次。

临床上将3级以上的室性期前收缩视为警告性室性期前收缩，属于恶性倾向的心律失常。大量的动态心电图监测资料显示，正常人出现的室性期前收缩有时可以是频发和复杂型室性期前收缩，但不等于预后很差。将Lown分级用于预测这部分人的预后显然不适合，这是将Lown分级的应用泛化的结果，因为Lown分级最初研究的对象是急性心肌梗死恢复期的患者。

从理论上讲，动态心电图分析软件在检测室性心律失常上准确率较高，但在实际应用的过程中仍发现相当比例的漏检和错检，究其原因如下。

(1) 室性心律失常漏检的常见原因：① 室性心律的QRS主波方向与分析主通道的正常QRS主波方向一致。② 室性心律的QRS形态方向与分析主通道的正常QRS形态相似。③ 室性心律的QRS振幅较小。

解决方法为重新选择分析导联。取室性心律的QRS形态与正常QRS形态差别显著的通道作为分析主导联，这样可大大提高检测准确率，减少工作强度。

(2) 室性心律失常误检的常见原因：① 室上性心律失常伴室内差异传导。② 间歇性束支传导阻滞。③ 间歇性预激综合征。④ 各种记录伪差(图 3-1-52)。

解决的方法为提高阅读心电图的能力。

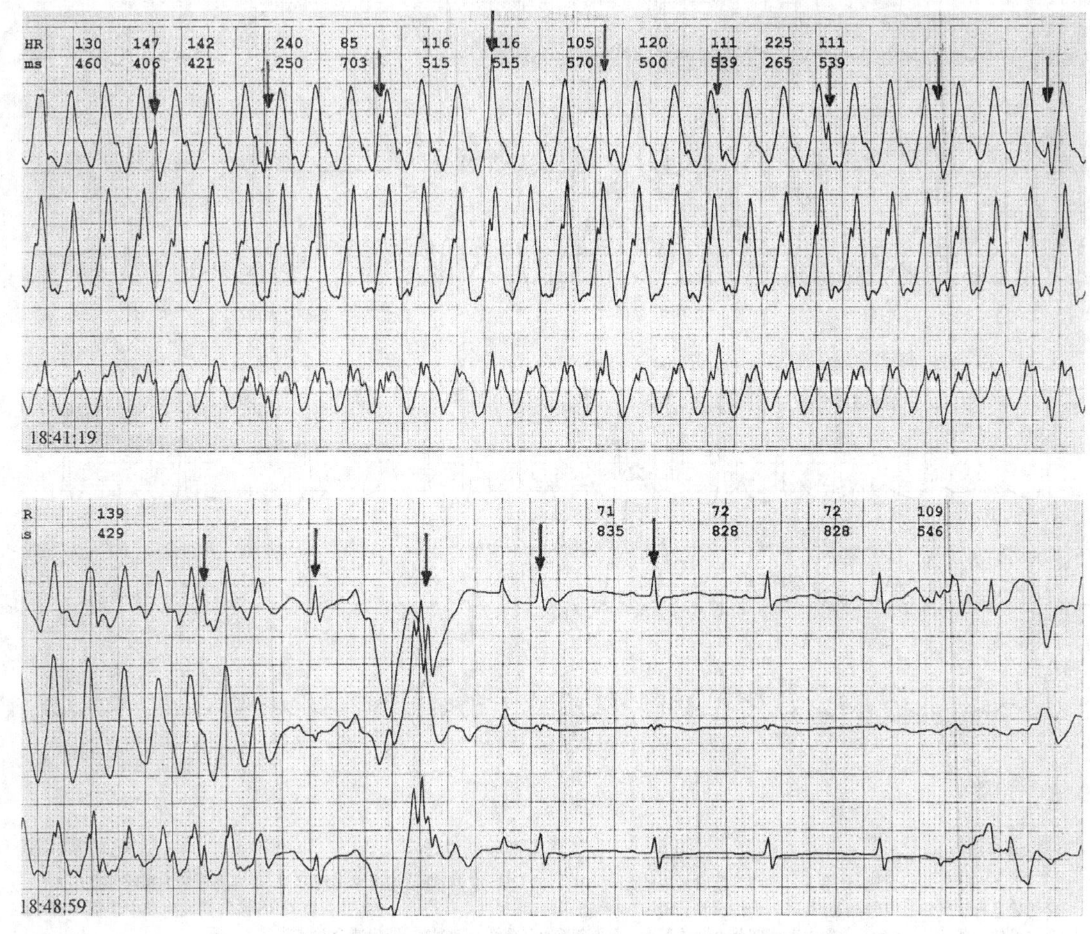

图 3-1-52　一份酷似室性心动过速的心电图

仔细辨认，在箭头所指处可见较规则的尖波，而尖波与心动过速发作中止后窦性心率的 QRS 频率一致，据此可推断快速的宽 QRS 系伪差引起

4. 双重心律失常　动态心电图监测发现室上性心律失常与室性心律失常同时发生率极高，尤其是器质性心脏病。有时往往 2 个部位发生的期前收缩可同时出现，形成双重心律失常，造成诊断上的偏颇。例如：房性期前收缩、室性期前收缩同时发生，误认为房性期前收缩伴心室内差异传导；房速、室速同时发生，误认为房速伴心室内差异传导呈蝉联现象(图 3-1-53)。因此，在分析心律失常时应仔细地阅读心律失常发生前后的心电图变化，并根据心律失常发生的机制帮助分析心电图，这样能够提高诊断的准确率。

5. 房室传导阻滞　动态心电图监测发现，正常人群在夜间出现房室传导阻滞的比例为 2%～8%，均为短暂的一度至二度Ⅰ型房室传导阻滞，系迷走神经张力过高所致。由于现有的设备对 P 波分辨率差或是根本无法识别，因此一度房室传导阻滞在动态心电图分析中只能依靠人工识别观测，而间歇性一度房室传导阻滞往往因没有全程浏览心电图而漏诊。从目前大量的动态心电图资料分析发现，许多间歇性的 P-R 间期延长并不一定是真正的一度房室传导阻滞，有些是隐匿性房室交接性期前收缩引起，有些则是房室结双径路中快径路的蝉联现象。房室结双径路是指房室结存在传导速度和不应期不同的两条径路，通常快径路的传导速度快，有效不应期长；慢径路的传导速度慢，有效不应期短。当窦性心律时，P-P 间期大于快径路有效不应期，激动经快径路下传，P-R 间期正常；当期前收缩(或心率加快)联律间期(或 P-P 间期)小于快径路的有效不应期时，激动只能沿慢径路下传，P-R 间期明显延长。估算不应期主要取决于 R-P 间期。R-P 间期过短，快、慢径路均处于不应期，则出现心房激动不能下传心室；R-P 间期长，则快、慢径路均恢复应激能力，激动沿快径路下传，P-R 间期正常；一旦 R-P 间期适中，快径路尚处于有效不应期内，而慢径路则脱离了不应期，激动就能沿慢径路下传，使之 P-R 间期明显延长。诱发慢径路开放的心律失常有房性期前收缩、室性期前收缩，亦可以是二度Ⅰ型房室传导阻滞。一旦任何原因诱发慢通道的开放，激动就能沿慢径路缓慢下传，并可同时逆向隐匿除极快径路，使快径路再次处于不应期，影响随后的激动传导。这种连续的逆向隐匿传导直到出现不应期的条件改变(比如窦性频率减慢、室性期前收缩的再次出现等)，快径路有机会脱离不应期，蝉联现象才能中止，激动才恢复从快径路下传。这种现象的心电图特点在于受窦性频率加速或期前收缩等因素的影响，P-R 间期呈跳跃式的明显延长，而窦性频率减慢时 P-

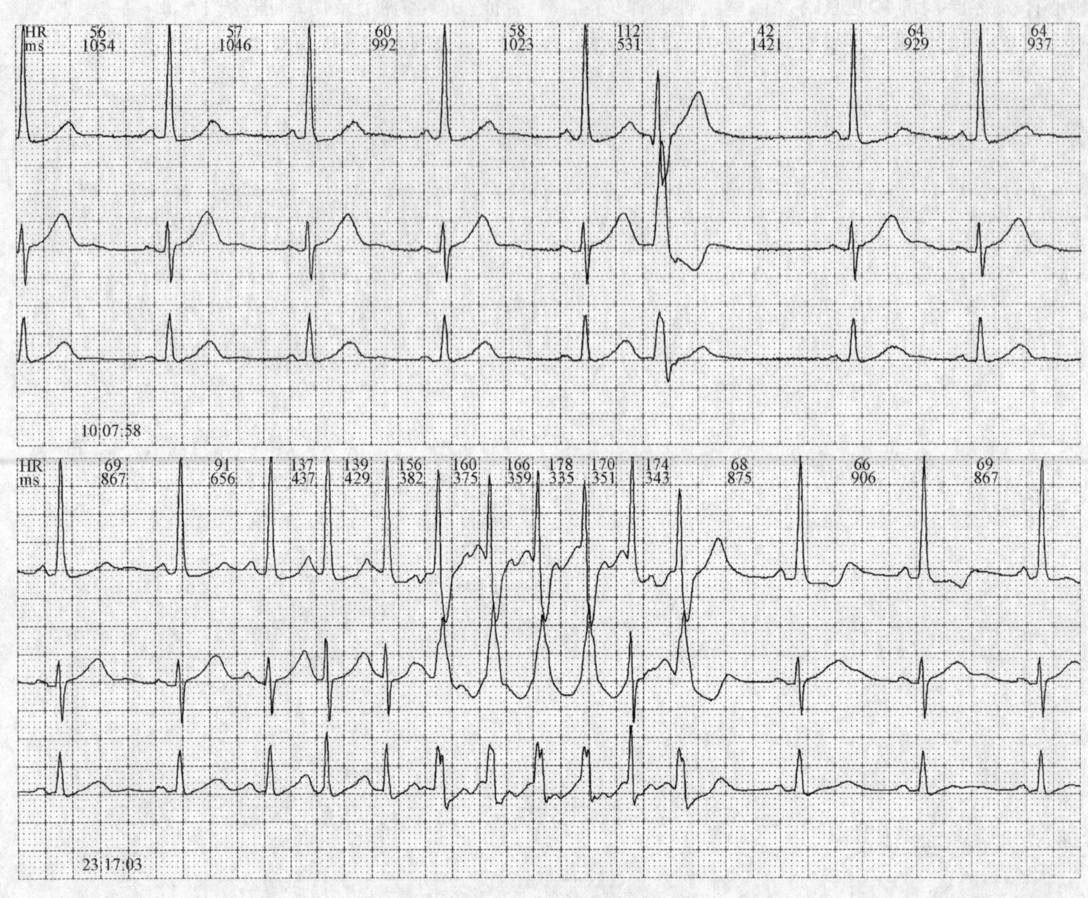

图 3-1-53 双重性心动过速

下条图示短阵的房速，在第 3 个房性 P 波后紧跟的是一串畸形的 QRS 波群，期前均可见房性 P 波，很容易诊断为房速伴室内差异传导呈蝉联现象。但仔细观测，第 7 个快速的 QRS 波群形态正常，系房性心律夺获心室，并且宽 QRS 波群的发生和中止都不符合差异传导的条件，结合上条图中室性期前收缩的形态，不难诊断为双重性心动过速，即房速合并室速

R 间期反而缩短至正常，这与迷走神经张力增高所致的窦性频率缓慢、P－R 间期延长的表现形式不同(图 3－1－54)。

另外，传统的房室传导阻滞分类法只强调房室传导的时间和传导比例，忽略了心房率和心室率的变化。在常规心电图检查中，由于记录的时间短，有时只能发现完全性房室分离，而诊断为完全性房室传导阻滞。通过动态心电图检查的连续记录发现，在二度房室传导阻滞的病例中，尤其是二度Ⅰ型房室传导阻滞时，有相当一部分可出现较长时间的心房活动不能下传心室的现象，尤其在心房率较缓慢的二度 2∶1 房室传导阻滞时，逸搏频率超过了 2 倍的心房率或者存在加速的逸搏频率，这种现象经常发生。一旦心房率或逸搏频率发生改变时，心房活动就可夺获心室，这是因为在房室传导阻滞的基础上存在房室交接处的干扰，非传导阻滞的程度加重。当房颤合并加速的逸搏心律时也很容易误诊为三度房室传导阻滞(图 3－1－55)。

目前比较一致的观点是诊断三度房室传导阻滞最好依靠长程心电图的检查，同时注意：① 观测心电图应有连续性，注意房室阻滞合并房室干扰现象的存在；② 注意心房率和心室率的关系，即心房率要 ≥2 倍的心室率，即逸搏频率＜2∶1 房室阻滞频率；③ 足够慢的心室率，应≤45 次/min。

6. 缓慢心律失常 动态心电图在缓慢心律失常的分析中只有 R－R 长周期一个指标，其实质性的心律失常则需要操作者仔细地分辨方能定性，而不同原因引起的长 R－R 间期，其临床意义是不尽相同的。大量的动态心电图资料显示，缓慢的心律失常除了有缓慢的窦性心律失常外，还有未下传的房性期前收缩、期前收缩后的代偿间歇、室上性心动过速或房颤、房扑后的窦房结恢复时间，以及二度以上房室传导阻滞。为了提高缓慢心律失常的检出率，应经常根据被检查者的基础心率情况随时调整 R－R 长周期长度的参数。例如，有些运动员基础心率较慢，如将长周期的值设定在 1.5 s，睡眠中的心率如＜40 次/min，则将全部统计在长周期中，引起不必要的紧张。而一些窦房结功能低下者，由于逸搏周期较短，逸搏频率＞40 次/min，计算机则会统计在心动过缓中，如不仔细读图，则将遗漏实质性心律失常的诊断。在房室传导阻滞中 R－R 长周期是由脱漏的心室波所形成，因此与心房率关系密切。当心房率较快，脱漏 QRS 波形成的 R－R 长周期有时不能达到预设的长度而漏检；有时在脱漏 QRS 波的长周期中存在逸搏或逸搏心律，其逸搏周期又短于检测 R－R 长周期的预设长度时，同样可出现漏检。所以在分析 R－R 长周期时应随时根据被检查者的心率情况调整所设参数，以达到最好的分析结果。对于计算机统计的长 R－R 周期的性质、出现的时间、伴随的心律失常，以及被检查者的临床症状，应逐一描述，这对提高临床诊断及选择有效的治疗方法都有积极的作用。

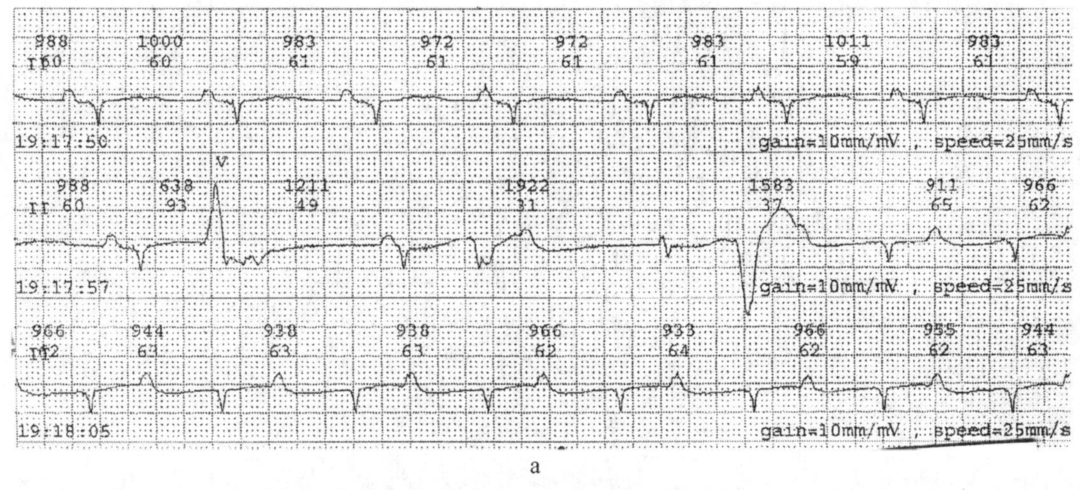

a

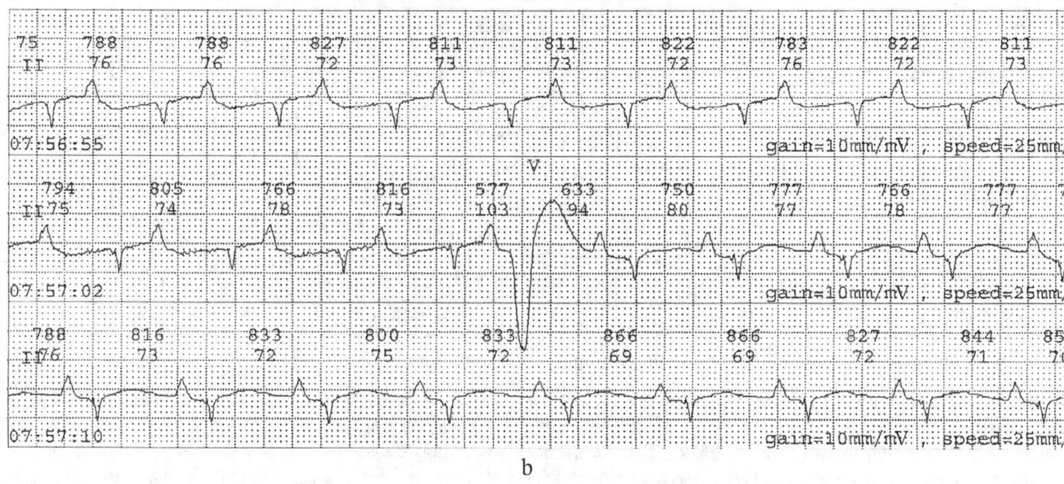

b

图 3-1-54　12 导联动态心电图连续记录（Ⅱ导联）

a. 记录中起始的 P-R 间期正常，在前 2 个室性期前收缩后窦性 P 波被干扰未下传心室，这与快、慢径路都处于不应期有关。第 3 个室性期前收缩后 R-P 间期为 0.44 s 时窦性 P 波以 0.60 s 的时间下传心室，之后以 0.56 s 的时间连续下传心室，酷似一度房室传导阻滞　b. 与 a 不是同一个时间段，P-R 间期延长，当室性期前收缩后 R-P 间期为 0.56 s 时窦性 P 波以正常速度下传心室。从此图中可以推断出慢径路的不应期是0.44 s左右，因此当 R-P 间期达到此时间段，慢径路则恢复传导，使激动得以下传，并逆向隐匿快径路，使之不应期蝉联。而快径路的不应期则是 0.56 s 左右，一旦脱离了不应期，快径路则恢复了优先的传导性能

（二）帮助临床有关症状学及发病机制的解释

动态心电图是被检查者在日常活动中记录的心电图，能很客观地反映被检查者的各种心律失常性质、频度及伴随的症状。尤其是一些严重的、致命的临床症状，其相关的动态心电图资料对诊断和治疗都有十分重要的价值。当症状频繁出现时容易获得有价值的资料；而症状偶尔出现，则需多次监测方能提供症状与心律失常的关系。一些相同的症状可以由不同的心律失常产生。例如：晕厥的原因可以是室速、室颤，同样也可以是缓慢的心率，包括窦性停搏、窦房阻滞、房室传导阻滞、快速房性心律失常中止后的异常延长的窦房结恢复时间，甚而连续的阻滞型房性期前收缩等，这就需要动态心电图记录的大量信息来做判断。

当今心源性猝死发生率高，几个学者组报道总数为 61 例患者于佩戴动态心电图记录器期间发生心源性猝死，分析记录的结果表明，57 例(89%)导致猝死的心律失常是室速和室颤，其余 4 例(11%)是缓慢心律失常引起。在快速的室性心律失常中，每个患者在猝死前几分钟至几小时先有期前收缩数目增加，或其复杂形式增加，绝大多数在室颤前先有室速，且频率快，表明致死的室颤是由室速蜕变所致。复旦大学附属中山医院曾有 1 例在做动态心电图检查时猝死的患者，其分析结果发现，猝死前的心律失常既有室速、室颤，又有心电活动暂停。从猝死的原因看，快速心律失常较之缓慢心律失常为多。动态心电图对筛选有猝死危险的心脏病患者分析可能引起的心率、心律的变化，研究猝死机制，加强防治措施等，均有一定实用价值。

（三）有关缺血型 S-T 段的问题

动态心电图监测是研究日常生活中心肌缺血的一个很有价值的手段，尤其对于无症状心肌缺血更有意义。动态心电图监测发现，冠心病患者可出现无症状性缺血型 S-T 段改变及劳力性或静息心绞痛时 S-T 段的改变。从大量的动态心电图监测资料观测到，心绞痛患者一昼夜内有多次短暂的 S-T 段降低发生，其中 70%～80%没有症状，其频率为有症状发作的 3～4 倍。无症状心肌缺血发作的第一高峰时间在早晨 7～11 时，第二高峰的时间在下午 17～21 时，在凌晨 2～6 时缺血发作最低。此时间段与心肌梗死的发病和冠心病猝死的发生呈并行。同时发现，快频率时的发生率相对较高，达 80%以上，与

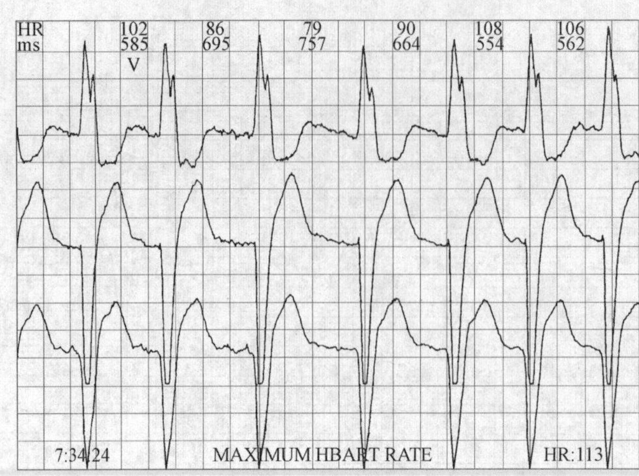

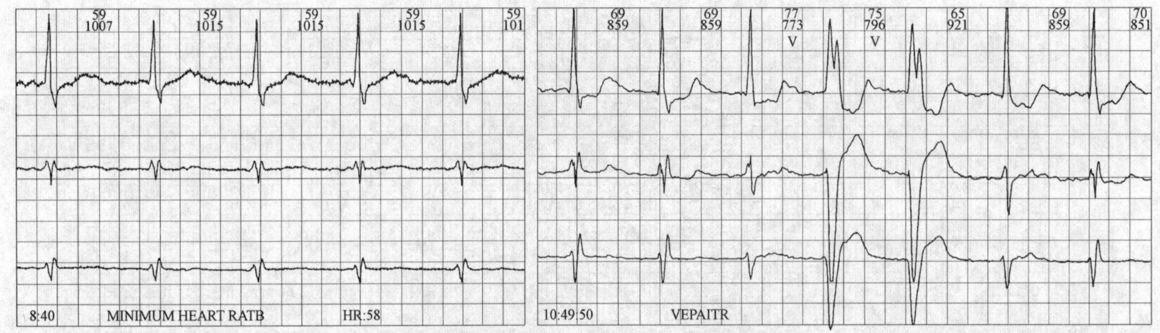

图 3-1-55 干扰脱节现象

图示 7:34 是房颤，伴完全性 CLBBB；8:40 是房颤，心室率 59 次/min，呈 RBBB 型，呈完全性房室分离现象。根据传统的房室传导阻滞的分类法，此图诊断三度房室传导阻滞无疑。但在 10:40 的图中可以看到上述 2 种 QRS 波群同时存在，呈 LBBB 型的 QRS 频率快，呈 RBBB 型的 QRS 频率慢，且匀齐，其中第 3、6 个 QRS 形态酷似正常化，从而提示了不齐的 LBBB 型 QRS 波群系房颤下传，而匀齐的 RBBB 型 QRS 系心室自身节律，当下传的 QRS 频率慢于心室自身节律的频率时，则室性自身节律控制心室，当两者频率接近时则形成心室融合波。因此此图系典型的干扰脱节现象，非传导阻滞

交感神经张力增高、儿茶酚胺及皮质激素分泌有关。夜间慢频率时发生率相对较低，但也时有发生，这与迷走神经张力增高导致冠状动脉阻力增加、血流缓慢、血小板聚集有关。

对缺血型 S-T 段的判定标准，1984 年美国国立研究所根据 Deanfield 等医生的研究成果最先提出了 1×1×1 诊断标准，1986 年我国心血管病专家在广西百色大会上正式接受该标准为我国评价心肌缺血的动态心电图分析系统的诊断标准。“3 个 1”的诊断标准内容为：① 基线的 S-T 段在等电位上呈水平型或下斜型压低≥1 mm，在 J 点后 80 ms 处测量；如原有 S-T 段压低，则在原有基础上 S-T 段再压低≥1 mm，亦在 J 点后 80 ms 处测量；② S-T 段明显压低至少持续时间＞1 min；③ 两次心肌缺血发作至少间隔＞1 min 统计为 2 次。目前动态心电图的 S-T 段分析软件上已根据这个标准做相应的监测统计。

随着动态心电图检测的不断开展，积累的信息日趋增多，有关缺血型 S-T 段的准确评价问题也引起了重视。有学者报道，在健康人群中 S-T 段出现缺血型压低的检出率为 2%～30%，如此高的假阳性率对动态心电图检测中 S-T 段的缺血型改变是否反映了心肌缺血的真实性有颇多异议，尤其是在胸痛不典型或平时无症状，又未能确诊有冠心病的患者，仅根据动态心电图上的 S-T 段压低而做出心肌缺血的诊断似不妥。动态心电图之所以出现假阳性的 S-T 段改变，究其原因，可能如下。

(1) 动态心电图检测所采用的导联体系与常规心电图的导联体系不同。目前动态心电图绝大多数仍为三通道记录，采用的为双极模拟胸前导联，而常规心电图为单极胸前导联。经常发现，常规心电图无 ST-T 改变，而在模拟导联上出现缺血型 ST-T 改变，稍移动部位就可以有明显变化。反之，常规心电图有明显的心肌缺血表现，包括心肌梗死的 ST-T 改变，而模拟胸前导联却示正常(图 3-1-56)。

(2) 曾应用的模拟记录方式较多受调频、调幅的影响，其 S-T 段改变的真实性相应受到影响。

(3) 由于活动、体位及电极安装等因素，造成记录中的伪差，亦可影响 S-T 段改变的可靠性(图 3-1-57)。

Voller 等对动态心电图监测的 S-T 段一过性改变进行了研究，并提出了一些补充条件来排除假阳性：① S-T 段降低前 10 个 R 波的平均幅度高于 S-T 段降低最显著时 R 波 20%，则不考虑病理性改变，可能由体位改变所致。② 突然发生 S-T 段下斜型下移，可能属伪差或体位改变所引起。③ 伴随 P-Q 段降低的 S-T 段降低也不考虑病理性改变，常由心动过速所致。但此补充条件仅供参考，其可行性尚有待于临床大样本试验来验证。

有人指出，S-T 段假阳性与 S-T 段压低的幅度、持续时间无关，但据我们观测分析，似乎两者有一定的关系，即假阳性

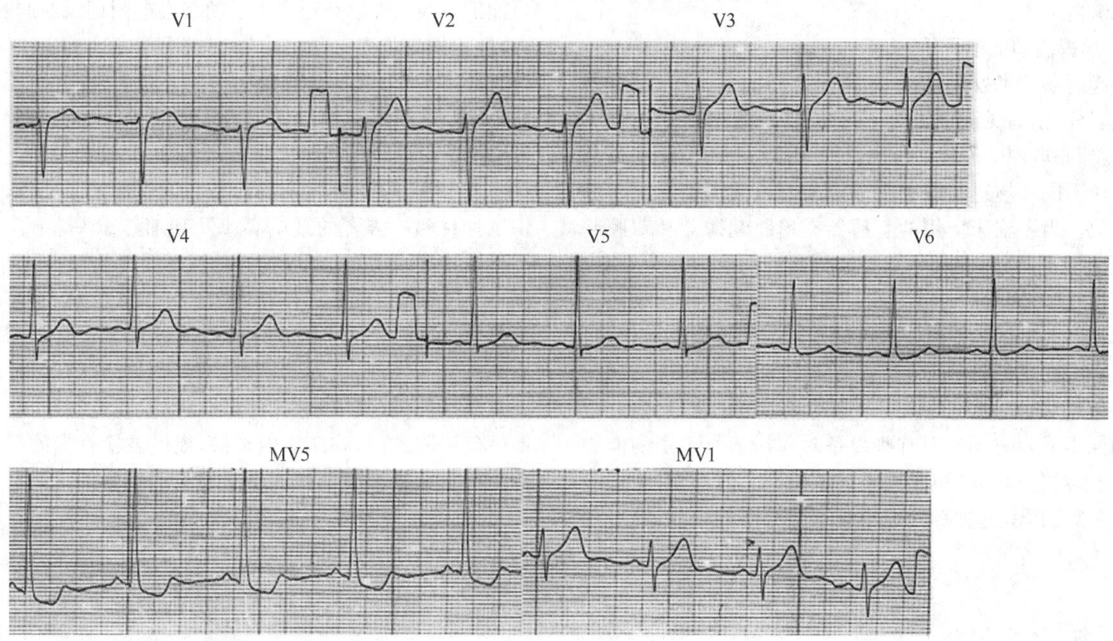

图 3-1-56　常规心电图与动态心电图 ST-T 改变比较

图示上、中行为常规心电图的胸前导联，下行系模拟双极导联—— MV5、MV1，导联体系不同，QRS-T 有明显的不同，如在检测动态心电图前不做常规心电图，此现象不被发现，即会误诊为 ST-T 改变

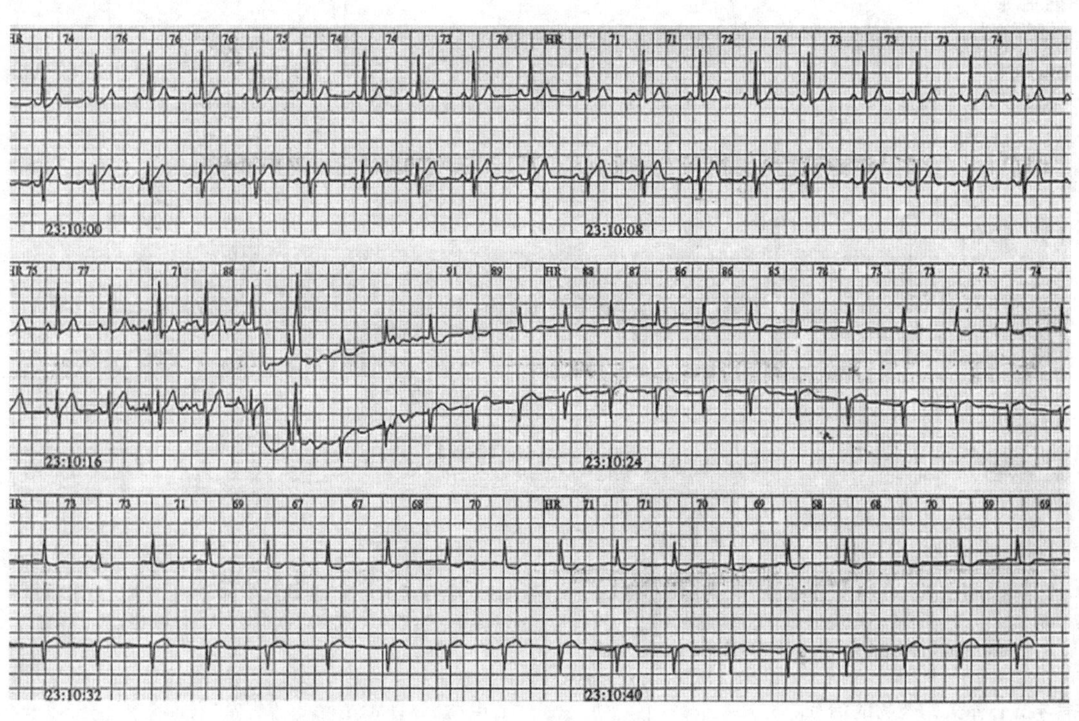

图 3-1-57　突然发生的 S-T 段压低

计算机能自动检出其发生的时间，并统计其压低的幅度、持续的时间。但从发生的突然性，以及伴随P-QRS 振幅同时降低的特点分析，考虑系体位改变所致，非真正的缺血改变

者 S-T 段压低的幅度相对小，且持续时间长，有的甚至可持续数小时，而临床有意义的 S-T 段压低则幅度相对较深，而持续时间短。有关这方面的现象尚需做进一步的观测分析。

因此，在评价动态心电图 S-T 段缺血型改变的临床意义时，首先应该在做动态心电图监测之前先做一份常规心电图，最好能加做坐位、站位的心电图，以便做比较。对于计算机统计出来的 S-T 段异常的数据，我们应注意以上几个问题，观测 S-T 段的动态变化，去伪存真，方能较为准确地确定其意义。对于拟诊冠心病的患者，其动态心电图检出 S-T 段的异常需结合病史和其他检查，不能仅凭动态心电图的结果来诊断冠心病。而对于临床上尚未诊断冠心病者，虽然动态心电图有 S-T 段的异常，但无其他检查支持冠心病的依据，则不宜诊断无症状心肌缺血。

(四) 起搏器功能的评估

当前起搏器技术发展迅速，起搏器应用的范围扩大，起搏器的功能多样化，加之起搏的部位不同以及起搏器的类型不同，使起搏器心电图的表现复杂化。用动态心电图监测安装起搏器患者于不同环境进行各种活动时的心电活动情况有十分重要的价值。当今临床应用的起搏器有单腔起搏器和双腔起搏器甚至三腔起搏器，尤其是双腔起搏器的功能很完全，相应的心电图很复杂，因此对心电工作者的要求较高。由于动态心电图对起搏器心电图的检测技术落后于起搏器发展的技术，目前的动态心电图设备大多只停留在形态上的鉴别，相应的起搏功能只能通过对起搏脉冲的识别及起搏频率范围来检测，并根据起搏间期生成直方图。但有些设备对起搏信号识别的能力很差，以至于对起搏心电图无法准确地识别。另外，对于双腔起搏器，经常会因双起搏脉冲而出现双倍心率的统计，这些都只能依靠人工加以纠正。由于动态心电图记录时间长、信息量大，经常发现许多一般心电图记录不能发现的心律失常，包括自身心律失常、起搏器介导引起的心律失常、起搏器合并的心律失常及起搏器参数设置不恰当所致的心律失常等。在动态心电图资料分析的实际工作中，要能够完整地分析一份起搏器动态心电图，除了有扎实的诊断心律失常的基础外，还应注意识别：① 被检查者的基础心律及基础心律失常；② 起搏器的类型及特殊的功能；③ 起搏器的逸搏周期及起搏周期的计时范围；④ 起搏器启动的工作原理；⑤ 尽可能了解起搏器工作的各项参数。这样才能正确地评价起搏器功能正常与否。用动态心电图监测发现，植入起搏器的患者约 18%有间歇的起搏或感知功能失灵，其中绝大部分只需程控就能纠正，非起搏器功能障碍。因此，对临床医生来讲，提供被检查者的起搏器有关数据将直接影响到起搏器动态心电图报告的准确与否(图 3-1-58)。

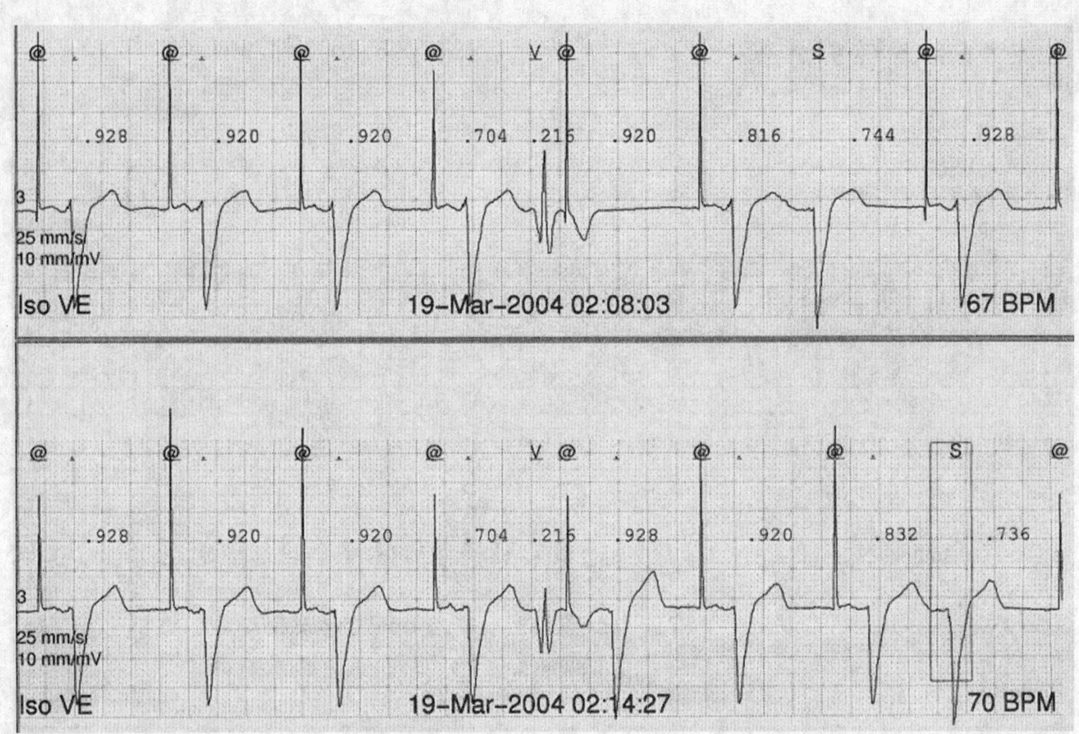

图 3-1-58 起搏器影响动态心电图记录

可见心房起搏，心室是自身的，如不仔细观测自身的心律失常，很难区别是 DDD 起搏器呈 AAI 形式起搏还是 AAI 起搏器。从上下两条图中都能看见室性期前收缩后心房起搏脉冲继续发放，而房性期前收缩后心房起搏脉冲被抑制，从而可分辨出系 AAI 起搏器。第 2 条图中还能看到室性期前收缩后心房起搏脉冲能缓慢下传心室的现象，更证实了 AAI 起搏器的功能。从此图中可推断，其基础的心律失常是缓慢的窦性心律，自身的房室传导功能是正常的

(五) 指导抗心律失常药物的治疗

动态心电图在检测心律失常方面的作用是任何一种心电检查项目不能与之相比的，它除了能定性外，还能较为准确的定量，这对于观察抗心律失常药物的疗效起了一个积极作用，并且也可作为一种方法来选择长期使用的抗心律失常药物。

在试用抗心律失常药物前，应先做一次动态心电图监测，以确定不用药的基础状态时自发心律失常的类型和发作频度，如已用抗心律失常的药物，应停用所有的抗心律失常药物，并在适当的“清除”时期后(通常是停药后 5 个半衰期)，再做动态心电图，以评定基础心律失常。

用动态心电图监测评定药物有效的标准是：① 阵发性室速完全消失；② 室性期前收缩的成对减少≥90%；③ 单个室性期前收缩减少≥50%。

当使用抗心律失常药物后与基础心律失常相比未达到以上标准时则为无效。任何抗心律失常的药物都有致心律失常的副作用，因此当用药以后与基础心律失常相比出现以下情况则为心律失常恶化：① 单个室性期前收缩数目增加 4 倍；② 连续出现的室性期前收缩(成对，成串)增加 10 倍；③ 发生持续室速(异位搏动连续≥100 个，或发作时间>30 s)。

(六) 心率变异性

心率可随机体状况和昼夜而改变，即使安静状态下，个体间心率的差异也很大，这种心率的快慢差异变化称为心率变异性(heart rate variability, HRV)。HRV 是目前临床上认为能定量分析自主神经的唯一方法。HRV 最早由 Hon E H 和 Lee S T 在 1965 年监测胎儿时发现并提出了有关 HRV 的临床报道。1978 年 Wolf 等提出心肌梗死后 HRV 减少与严重心律失常、心源性猝死密切相关后，HRV 受到医学界广泛重视。

支配心脏的自主神经为交感神经和迷走神经，两者对心脏的作用是相互拮抗、相互依赖、相互配合。在安静状态下，心脏周期的变化很大程度上依靠迷走神经的调节。动态心电图完整记录了心率的变化，利用电子技术、计算机技术和数字信号处理技术可对心电图上逐次发生的心搏之间的变异数测量出来，即可了解 HRV。HRV 能反映心脏自主神经的活动及其调节功能，反映了神经、体液与窦房结相互作用的平衡关系。大量资料表明，心肌梗死和充血性心力衰竭患者心脏自主神经的功能受损，活性明显降低，显著地增加了这类人群的心源性猝死和总死亡率，提示了自主神经功能失调严重影响着器质性心脏病患者的预后。另外，自主神经系统对心律失常发生的作用也被广泛评定。当交感神经张力过高，使心室致颤的阈值减低，室颤易于发生；反之，副交感神经张力提高了室颤阈值，防止了恶性心律失常的发作，对心脏起保护作用。因此，HRV 是判断自主神经活动的定量指标。HRV 降低可以作为器质性心脏病，特别是心肌梗死患者猝死的一项预测指标。

1. HRV 的分析方法　HRV 的分析方法包括时域和频域分析，频域分析敏感性高，当前更为重视。目前 HRV 的分析都采用 24 h 动态心电图记录，由电脑自动分析，加人工校正编辑或人机对话方式剔除全部异位搏动和伪差，对窦性搏动进行分析。由于动态心电图对 P 波识别差，所以只能对 R－R 周期进行分析。

(1) 时域分析法：应用常规统计学的方法分析 24 h 动态心电图资料，计算各种指数。较常用的方法如下。

1) 根据心率周期计算

SDNN：24 h 记录中全部正常窦性心率 R－R 间期的标准差，用于估计总 HRV，正常参考值为(141±39)ms。

SDANN：24 h 记录中全部正常窦性心率每 5 min R－R 间期平均值的标准差，可提供昼夜差别，正常参考值为(127±35)ms。

SDNNindex：24 h 记录中全部正常窦性心率每 5 min R－R 间期标准差的平均值，参考值为(37±15)ms。

2) 比较临近周期的长度

PNN50：24 h 记录中全部正常窦性心率 R－R 间期差值＞50 ms 个数所占的百分比。

RMSSD：24 h 记录中全部正常窦性心率 R－R 间期的均方根值，参考值为(27±12)ms。

时域分析指数主要反映副交感神经的活性，交感神经活性对其有不同程度影响，对于评价总体的 SDNN，目前比较一致地认为＞100 ms 为正常，＜100 ms 为降低。

以上时域的参考值参考 1996 年欧美 HRV 专委会提供的数据，适用于长程(24 h)HRV 分析。国内由于各地区医院采用的动态心电图设备不同，采样频率不同，分析软件亦不同，尽管报道的参考值指标很多，但差异很大，目前尚无权威性的参考值。

(2) 频域分析：心动周期是非连续变量，但运用快速傅里叶变换，可将连续的窦性心律 R－R 周期转换为不同频段，绘出心率功率谱图，得到 HRV 的频谱。经研究，正常人的心率变异功率谱在 0～0.4 Hz 之间波动。典型的功率谱频段可分为 4 个主要的部分：高、低、极低和超低频带。这 4 部分反映了自主神经系统的不同部分。高频(high frequency, HF)介于 0.15～0.4 Hz，代表了副交感神经部分，因为迷走神经刺激在第 1 次或第 2 次心跳时就可出现高峰反应，停止刺激后反应恢复较快，一般在 5 s 内，即起效和恢复都很快；低频(low frequency, LF)介于 0.04～0.15 Hz，代表了交感神经部分，受压力感受器的影响，其起效和恢复都很慢。极低频(very low frequency, VLF)介于 0.003～0.04 Hz。超低频(ultra low frequency, ULF)≤0.003 Hz，受许多因素影响，包括温度和肾素-血管紧张素系统的调节。正常人群中 LF 和 HF 的表现有昼夜变化，白天 LF 作用大，夜间 HF 占优势，但这两部分仅占全量的 5%。尽管 VLF 和 ULF 占总量的 95%，但它们的生理意义仍不清楚。LF 和 HF 的参考值在不同的动态心电图设备中差值很大，与其采样分析影响因素多有关，如期前收缩、心律失常事件或噪声，使各频段功率谱出现难以用生理学观点解释的变化，从而影响应用价值。LP/HP 比值反映交感神经和迷走神经活性的比值，比值增大为异常表现。

动态心电图的 HRV 频域结果基于 10 万余次心电信号的识别和叠加，与短程(5 min)的 HRV 结果不能相提并论。短程 HRV 测定时，患者取平卧位，于安静状态时记录信号，控制了环境因素，避免了各种能对自主神经系统活性产生影响的因素，比较客观地反映出被检查者固有的自主神经活动的情况。而长程 HRV 的频域分析难以避免以上的各种影响因素，加之心电图记录质量的优劣因素，因此其结果只能反映被检者自主神经活动的大致趋势。1996 年欧美 HRV 专委会只提供了一组短程(5 min)HRV 频域参考值。

短程(5 min)频域分析指标参考值：总功率谱，所有 R－R 间期的变数，正常值(3 466±1 018)ms；LF，低频范围的功率谱，参考值为(975±203)ms；HF，高频范围内的功率谱，参考值为(1 170±416)ms；LF/HF，低频与高频间比，参考值为 1.5～2.0。

2. HRV 的临床应用

(1) 血管疾病的预后观察

1) 急性心肌梗死：1987 年 Kleiger 等对 808 例急性心肌梗死发病 3 d 后应用动态心电图观察发现，SDNN＜50 ms 者病死率较＞50 ms 者高出 5.3 倍，认为 HRV 下降对急性心肌梗死各种原因的病死率有预测意义。之后 HRV 研究的实验证明，急性心肌梗死时，迷走神经张力降低，交感神经活性增加，损伤的心肌生物电不稳定，容易导致恶性心律失常，尤其是室颤的发生率增高，从而导致猝死，同时动态心电图监测发现 HRV 值整体降低。目前，国内外很多研究证实 HRV 是预测心肌梗死后心源性猝死的最有价值的独立指标。

HRV 的频域指标只能反映被检者自主神经活性的大致趋势。急性心肌梗死后患者的 LF、HF、LF/HF 是否都下降，或者只有 HF 下降，LF、LF/HF 升高，目前有较多争议。所以，在

LF、VLF、ULF的生理意义没有完全弄清楚之前，在临床上针对患者个体而言，重要的是观测急性心肌梗死后HRV指标的动态变化，不要太拘泥于一些参考值范围进行大小比较。据观察，多数急性心肌梗死后患者的HRV于3个月后开始恢复，6～12个月甚至更久才能完全恢复。

2）充血性心力衰竭：HRV对于充血性心力衰竭者的预测价值是肯定的。研究表明心力衰竭患者HRV中的SDNN和功率谱各频带功率较正常对照组明显减少，尤以HF减少为主，LF/HF比值上升或无明显改变，并且HRV的昼夜节律消失，提示充血性心力衰竭患者交感神经与迷走神经活性均受到不同程度的损伤，尤其迷走神经损伤更严重。但HRV降低程度是否与心功能损害程度一致还存在争议。虽然各种不同病因引起的心力衰竭均可使HRV降低，但扩张型心肌病降低最为显著。研究发现，心肌病患者夜间交感神经亢进，迷走神经功能低下，白天此变化消失，故心肌病患者夜间猝死机会大。

3）高血压：自主神经在血压的调节中起了重要的作用，同时也参与了高血压的发病过程。1998年Framingham心脏研究中心对2 342例人群进行随访4年的研究发现，无论男女高血压患者，其HRV各项指标除LF/HF外均降低，LF与男性高血压的发生相关而与女性高血压发生无关。在血压正常的男性中，HRV值越低，发展为高血压的危险越大。这一试验不仅证实了正常人与高血压人群HRV的差异，同时还证实了HRV对高血压的发病有一定的预测价值，证实了自主神经功能低下出现在高血压早期的假说。另有研究表明，当高血压患者HRV降低时，随着治疗效果的出现，HRV可逐渐恢复正常。

（2）其他

1）心脏移植：大量的资料提示，刚移植的心脏HRV几乎等于零，移植6个月后供体心脏的心率才开始减慢，HRV的时域和频域才开始增加，提示自主神经缓慢恢复。另有学者认为HRV的监测可以帮助判断心脏移植后的排斥反应。如在手术后迅速出现HRV增高，并且缺乏正常的频段分布，应高度怀疑是排斥反应。

2）糖尿病：目前比较公认HRV是判断糖尿病患者是否伴有自主神经系统损害的最准确、最敏感的指标。多数研究证实，无论是2型糖尿病还是1型糖尿病，24 h的HRV都是全面下降的，其正常的昼夜节律被打乱，甚至消失，而合并糖尿病神经病变的患者HRV值进一步下降，提示糖尿病患者交感神经和迷走神经全面受损。Karavanaki等认为，糖尿病自主神经病（diabetic autonomic neuropathy, DAN）的早期诊断和自主神经功能的常规检查均应当采用HRV频域分析，以便早期防止DAN的进展。

3. HRV亟待解决的问题　动态心电图HRV分析对于临床和基础研究有很高的价值。HRV作为一种定量、无创性、可重复应用的心血管自主神经的检查方法，有很大的发展前景。但是，HRV在研究中还有很多问题亟待解决，只有合理解决以下这些问题，才能推动HRV的未来发展。

（1）建立正常生理的HRV范围，包括不同年龄和性别亚组，尤其是频域分析指标参考值。

（2）检测有关药物对HRV的直接或间接影响，例如β受体阻滞剂等，从而有助于临床对HRV进行有效的干预和良性诱导。

（3）疾病危险性分层研究，提高预测价值。

（4）解决动态心电图记录中伪差的影响和行为噪声的影响。

第三节　运动负荷心电图

曾俭英

运动负荷心电图是心电图负荷试验的重要组成部分。运动试验是通过一定负荷量的生理运动，了解患者生理及病理变化的技术。临床上应用最为广泛，是目前对已知或可疑心血管病，尤其冠状动脉粥样硬化性心脏病（简称冠心病）进行临床评估的最重要和最有价值的无创性诊断试验，也可用于对健康人进行冠心病危险性预测，以及用于诊断心律失常和判断其预后。

一、运动试验的历史

心电图始于1901年，创立于“爱氏三角”学说。1905年心电图正式应用于临床，1908年由Einthoven发现记录到第1例运动后心电图变化。1931年Wood率先致力于运动诱发心绞痛的临床研究，并与正常人群进行比较。1932年Goldhammer将适量运动后心电图改变作为诊断冠心病的辅助手段。1938年Master采用二阶梯运动试验，并完成了二阶梯运动试验标准化。到20世纪70年代，运动试验进行了重大改进，就是分级运动试验。Bruce运动试验方案是通过改变运动的速度及平板的坡度，规定各级运动时间，经与冠状动脉造影结果对比研究，确定了心电图运动试验在缺血性心脏病中的应用价值。现在运动负荷试验已成为一项独立试验，并已成为进行其他图像检查如放射性核素造影或超声诊断指征。

二、运动生理学

（一）人体运动类型

一般有2种类型，即等长运动和等张运动。

1. 等长运动（静态运动）　是肌肉作功时，肌肉长度保持基本不变，而肌肉张力明显增高，如举重、搬运重物、握拳等。等长运动时肌肉张力明显增加，可显著增加外周血管阻力，而引起血压明显升高，心脏后负荷增加，使冠状动脉和骨骼肌血管阻力增加，冠状动脉灌注减少。因此，等长运动时心率和心排血量不平衡增加对心血管患者不利，是应避免的运动形式。

2. 等张运动（动态运动）　等张运动即肌肉作功时，肌肉张力保持相对恒定，肌肉长度呈有规则地舒缩，如步行、跑步、游泳等典型的等张运动。等张运动时，迷走神经活性降低而心室率加快，肺泡通气量增加，同时因交感神经活性增加，血管收缩而使静脉回心血量增加。骨骼肌血管及冠状血管是扩张的，血压轻度升高是因心排血量增加，冠状动脉血流量和流速是增加的。等张运动最符合人体的生理条件，是健康人和心血管患者宜采用的运动形式。日常生活中人们往往同时进行这两种活动，以等张运动为主。

（二）冠状动脉储备及心肌氧耗

机体的所有系统，包括心血管系统，都具有巨大储备能力。运动试验是目前应用最广泛、最安全，能使兴奋心肌达到最大心肌氧耗量(MVO_2)，也是唯一能使机体达到最大氧摄入的方法。运动时心肌氧耗量取决于心肌张力及心肌收缩状态。在剧烈运动时心肌氧耗从安静时每搏 1.2×10^3 ml/100 g 心肌组织增加到每搏 1.9×10^3 ml/100 g 心肌组织。冠状动脉血流量从安静时的 60 ml/100 g 心肌组织增加到 240 ml/100 g 心肌组织。

（三）运动时心排血量增加

成人在极量运动时，心排血量能从 5 L/min 增加到 25 L/min。骨骼肌血管床的扩张促使心排血量增加，随之平均动脉压亦可升高，一般可升高 50%，这相应地引起心肌收缩力增加。运动时每搏最大量是不同的，取决于运动量及运动时的体位。由于每搏量的增加是有一定限度的，因此运动时心排血量的增加主要是由于心率加快所致，故运动时由于心率加快、心肌收缩力增强、外周血管阻力降低而使心排血量增加。

（四）患者体位

卧位时静息心排血量及心排血量大于立位。正常人卧位运动时心排血量增加几乎总是心率加快、心搏量略有增加。而正常人立位运动时的心排血量增加则是心搏量增加与心率加快两者共同所致。由卧位向立位改变时回心血量、左心室舒张末期容量与压力、心搏量及心脏指数降低，肾素与去甲肾上腺素水平则升高，收缩末期容量和射血分数无明显改变。正常人无论取卧位还是取立位，自静息状态改变为运动状态时，收缩末期容量降低与射血分数增加程度相似。由静息状态改变为极量运动状态时，卧位和立位舒张末期容量均很小。立位与卧位相比，极量运动时运动时间心脏指数、心率及心率压力乘积约净增 10%。

（五）因冠状动脉供血不足所致的心肌缺血

正常冠状动脉具有强大的储备能力，如心脏和冠状动脉正常，无血液携氧障碍，采用极量及次极量运动不会引起心肌缺血。在冠状动脉狭窄达冠状动脉直径<50%时一般运动量也不会引起心肌缺血。有学者认为冠状动脉的侧支循环丰富，血供有强大的代偿能力。仅在冠状动脉病变使血供下降至正常的 30%～50%时才出现心电改变，常见于单支病变，提示预后好。当存在中等程度的冠状动脉狭窄>50%时，运动试验即出现心肌缺血。因此，许多心脏功能异常在静息时很难检出，而在运动时尤其是极量运动时能发现心脏轻微异常。有人认为运动心电图对单支冠状动脉病变敏感性为 25%～75%，运动诱发 S-T 段改变常见于冠状动脉左前降支病变，其次是右冠状动脉和孤立性左回旋支病变，孤立性左回旋支阻塞则有加深异常心电图上 S-T 段压低程度的趋势。这最有可能与心肌缺血区域位于侧胸前导联处有关，运动诱发 S-T 段压低所提供的诊断信息有 75%～85%表现在 V4～V6 导联。右冠状动脉病变，运动心电图加做 V5R，可提高发现异常变化的诊断率。

三、心肌缺血反应的病理生理

运动过程中冠状动脉血流增加的机制主要是冠状动脉的小动脉水平阻力降低。在心外膜面冠状动脉逐渐发生动脉粥样硬化狭窄的患者中，在运动引起的心室舒张功能与收缩功能异常、心电图改变及胸痛发生之前就出现心肌缺血阈值。心内膜下心肌较心外膜下心肌更易缺血，因为前者室壁张力大于后者，需氧量也就相应增加。动脉粥样硬化斑块处冠状动脉张力的动态改变会导致静态或动态运动过程中冠状动脉血流减少。也就是说，运动过程中狭窄性斑块远端灌注压的下降会导致心内膜下血流减少。因此，左心室心肌局部缺血不仅是由于运动过程中心肌需氧量增加，还与动脉粥样硬化斑块附近冠状动脉狭窄与舒张无力，使血流受限有关。

四、运动方法学

（一）运动试验的类型

1. 双倍二阶梯运动试验　应用最久，设备简单，安全。缺点是运动试验很难达到最大心肌氧耗量，因此阳性率偏低，且不能在运动中获得满意心电图，运动中无心电图、血压连续监测。目前本试验很少被采用。

2. 蹬车运动试验　所用工具为蹬车功量计，运动量以千克・米/分(kg・m/min)为单位，可做极量或次极量分级运动试验。试验时上身可相对保持平稳，监护心电图基线较稳，易测量血压，功量单位是标准化。最大缺点是需要患者主观配合，不会骑车的人下肢很快疲劳，不能达到目标心率，因此运动肌过早疲劳可成为蹬车运动试验的一个限制因素。

3. 活动平板试验　活动平板试验是所有目前常用器械运动中引起心肌氧耗最高的运动方式。用其参与作功的肌群多，包括双下肢、躯干部及双臂。活动平板运动是最理想的生理运动形式，等长运动的成分降至最小。

（二）运动试验的方案

目前已有多种运动试验方案可供选择，但各方案有利弊。理想的运动方案应达到试验的峰负荷和最大的敏感性、特异性，具有逐增的负荷量。理想时程为 8～15 min，运动 2 min 后能达到稳定氧耗，因此应有 2～3 min 级长。主要区别在作功量递增的方式(变速变斜率，恒速变斜率，恒定斜率变速)、递增量每一级持续时间(温醒过程)和作功总量方面。运动试验时作功量用梅脱(Mets)来代表生理活动时的能量消耗。1 Mets 相当于坐位基础状态时能量消耗值，约为 3.5 ml/(kg・min)氧摄入量。目前应用最广泛的平板运动试验方案为 Bruce 方案和 Naughton 方案。Bruce 方案为变速变斜率运动，是目前最常用的方案，其Ⅰ级能耗值为 5 Mets，即相当于 17.5 ml/(kg・min)氧耗。此作功负荷相当于纽约心脏协会心功能分级的Ⅱ～Ⅲ级。Ⅱ级相当于 7～8 Mets，Ⅲ级相当于 10 Mets，Ⅳ级相当于 14 Mets。由此可见，Bruce 方案氧耗值及作功递增量较大，较易达到预定心率，对高度体强者不失为良好方案。但运动级之间的负荷变化增量大，大的增量意味着许多人的峰负荷位于两级之间，这是功能评估中的问题，可导致试验的敏感性降低。目前用改良的 Bruce 方案，对年龄较大者或心脏功能不良、运动能力受限的患者，提供较低的运动负荷，以两个“热身”运动级开始，其运动速度和坡度分别为 2.7 km/h(1.7 英里/小时)的速度及具有 0 和 5%的坡度，每级运动时间为 3 min，以便在增加运动负荷量之前达到稳定状态。通过年龄预测最大心率有助于保证运动试验的安全。最大心率可用下列公式计算：最大心率＝(220－年龄)±(10～12)次/min；次极量(85%)＝(195－年龄)±(10～12)次/min。由于(应用各种回归方程计算出的)年龄预测最大心率的标准差大，且受到药物治疗及个体差异的影响，使该参数的应用有一定限制。最大心率见表 3-1-1。

表 3-1-1　最大心率表

年龄（岁）	25～29	30～34	35～39	40～44	45～49	50～54	55～59	60～64	65～70
平均最大心率	200	194	188	182	176	171	165	159	153
85%最大心率	170	165	160	155	150	145	140	135	130

作功负荷量可用以下公式：

$$\text{Mets}=1+0.8\times\text{速度}+0.1375\times\text{速度}\times\text{坡度}$$

目前运动试验判断心功能分级的方法，能忍受 8 Mets 以上为Ⅰ级心功能，5～8 Mets 为Ⅱ级心功能，2～4 Mets 为Ⅲ级心功能，1.6 Mets 以下为Ⅳ级心功能。Naughton 方案为恒速变斜率试验，每一级斜度增加 2.5%，其耗能增加 1 Mets，故总作功较少，适于年老体弱者，需较长时间才能达到预期心率。重症患者和恢复期患者采用此方案合适。其他方案：① Blake 方案适于年轻、体强者，此方案采用了 3 mph、3.5 mph 或 4 mph 的速度，每 2 分级增一坡级。② Cormell 方案：采用不同的初始坡级而适于大范围的体能水平。③ 跳跃方案：开始速度相对较慢，不断增加负荷直至达到最大活动量，此为运动持续增加的终点，但是任何指定负荷均不能处于稳定状态。

（三）运动试验监测

1. 试验前患者的准备　指导患者运动前禁食 3 h，不要喝含咖啡因的饮料或吸烟，穿着舒适的鞋子和宽松的衣服。运动前应避免超常的体力活动。应当对患者做简要的病史采集和体格检查，向患者说明运动试验的危险性及有益之处。通常需征得患者的同意，并在运动试验知情同意书上签字。为达到正确诊断的目的，必须停用一切抗心绞痛药物及洋地黄类制剂至少 3～4 个半衰期。试验前除记录 12 导联常规心电图外，必须记录站位或坐位 12 导联心电图，以了解体位对心电图图形及 S-T 段的影响。

2. 皮肤的准备　为了获得高质量的心电图，必须做好适当的皮肤准备，去除皮肤表皮层以增大心电信号与噪声的比例，否则记录的心电图将有较大的干扰和不稳定的基线。为减少皮肤电极间的边界电流，皮肤可用浸满酒精的纱布垫擦放置电极部位的皮肤，去除皮脂，并在该处用细砂纸或小砂轮轻轻磨光，以便皮肤电阻降至 5 000 Ω 以下。氯化银电极上含有液柱，可避免金属与皮肤直接接触，有助于获得高质量的心电图。连接电极与记录器之间的导线必须轻便，柔顺性好，具有适当的防护层。少数患者需穿渔网式运动衫，覆盖导线与电极，减少运动时产生的伪差。

3. 导联选择　运动试验的监护导联选择对正确的诊断有极其重要的意义。目前强调多导联记录的重要性。单导联 V5 或 CMV5 导联记录常有约 1/3 下壁心肌缺血漏诊，前壁心肌缺血的阳性率仅为 12 导联的 89%左右。为了全面了解患者在运动试验中出现的心肌缺血和心律失常情况，现普遍采用的仍是 12 导联心电图记录。肢导联部位可采用 Mason-Liker 改进肢导联系统（图 3-1-59）。

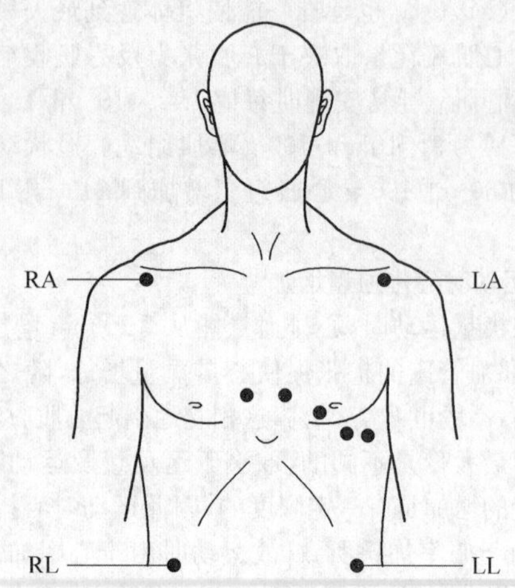

图 3-1-59　Mason-Liker 改良肢导联系统

左、右上肢导联应放在锁骨下的外侧面，心前导联部位不变

4. 心电及血压监测　运动试验前应测定患者卧位及坐位（或站立位）右上肢血压各 3 次，取其平均值。应当示教患者如何在活动平板上行走。试验中在监护仪上可常规持续监护 12 导联或 V2、V5 及Ⅱ导联，并记录每级运动及运动终止前后即刻、缺血反应开始及恢复阶段 8～10 min 内每分钟的心率、血压和心电图。运动过程中至少应在心电示波器上连续显示 3 个导联或 12 个导联心电图。每 2～3 min 测血压 1 次，直至运动后 8～10 min。如出现血压下降，则应随时测血压。对患者运动试验阶段取何种体位为最佳意见不一。坐位时所占空间小，便于伸展四肢，因而患者运动后即刻取坐位较舒适。卧位时取舒张末期容量增多，具有增大 S-T 段改变的潜力。

五、运动试验的指征及禁忌证

（一）指征

1. 评价目的　包括：① 了解冠心病的预后，检出高危患者；② 了解心肌梗死患者的预后；③ 了解冠心病治疗效果；④ 了解冠心病缺血阈值、冠状动脉储备及心功能情况，以及帮助检出无痛性缺血发作。

2. 诊断目的　包括：① 帮助诊断不明原因的胸闷、胸痛等症状的可疑冠心病患者；② 早期检出高危患者中隐性冠心病，评定心脏功能；③ 明确冠心病患者的劳动耐量以指导其生活；④ 了解各种和运动有关症状（如昏厥、心悸、胸闷痛等）的病因；⑤ 了解运动引起的心律失常及对心律失常的评定；⑥ 早期检出不稳定型高血压；⑦ 对有冠心病危险因素（吸烟、肥胖、糖尿病、高血压等）患者的检查；⑧ 对急性心肌梗死后运动试验，有助于判断心功能和预后的作用。

3. 研究目的　包括：① 评估抗心律失常药物；② 了解各种心血管病变对运动的反应；③ 评估 CAS、PTCA 的再通程度及预后。

（二）禁忌证

1. 绝对禁忌证　任何急性或严重疾病，如：① 急性心肌梗死（2 d 内）、高危的不稳定型心绞痛；② 急性肺栓塞或肺梗死、急性心肌炎或心包炎、急性风湿热、亚急性心内膜炎、急性或严重的未控制的有症状心力衰竭、心源性休克；③ 严重的高血压，静息时血压＞220/110 mmHg；④ 严重的未被控制的、伴有症状或血流动力学障碍的心律失常(室性心动过速、进行性或完全性房室传导阻滞);⑤ 急性主动脉夹层分离;左冠状动脉主干狭窄;⑥ 运动能力障碍、精神损害合作能力丧失者;⑦ 患者拒绝。

2. 相对禁忌证　包括:① 静息时收缩压>180 mmHg,舒张压>100 mmHg;② 轻度瓣膜性心脏病;③ 电解质紊乱(例如低钾血症、低镁血症);④ 洋地黄中毒者;⑤ 固定频率起搏器起搏、室壁瘤、心肌病(包括肥厚型心肌病)、未控制的代谢病(例如糖尿病、甲状旁腺毒症、黏液性水肿)。

六、运动终点

运动试验终止指标是当患者在运动中出现不宜继续进行运动的情况,如继续运动将对患者有害,此时应立即终止运动试验。目前采用达到预期心率或预期作功量为指标的心率,或负荷限制,或出现稳定症状。

(1) 达到预期目标心率:近年来研究发现,预期最大心率在同一年龄组各个体之间有较大差异,同性别同年龄组的标准误差约 10 次/min,运动员比同年龄组普通人平均低 7～8 次/min,同年龄组性别之间差异较小,女性约比男性平均低 5 次/min。

(2) 出现中、重度心绞痛或胸痛增加伴有 S－T 段改变。

(3) 在左胸导联及下壁导联 S－T 段水平及下垂型压低≥2 mm或 S－T 段抬高≥2 mm。ACC/AHA 运动试验指南指定在临床进行运动试验时不推荐使用右胸导联。

(4) 出现恶性心律失常(例如频发多源性室性期前收缩、室性心动过速、窦房传导阻滞、房室传导阻滞)。

(5) 增加运动负荷时出现高血压反应,收缩压>210 mmHg,或收缩压较基础血压水平下降≥10 mmHg,或心率下降在 1 min 内减少 20 次。

(6) 呼吸困难、头晕、发绀、面色苍白、步态不稳、运动失调,极度疲劳。在大运动量时在达到峰值心率及作功量时,伴有呼吸困难及疲劳是常见的,亦是正常反应。如低负荷量或低心率时出现明显疲劳和呼吸困难,需仔细区别是因为心脏功能不良导致的还是患者因平时缺少锻炼发生的正常反应。运动中出现面色苍白、皮肤湿冷,常是循环功能不良的早期表现。如伴有血压下降及 S－T 段改变,则需要密切注意,同时也需注意排除低血糖反应,试验前的血糖检查及病史可提供诊断依据。

运动中注意事项:① 仔细询问病史并进行必要的检查;② 停用影响心脏的药物,严格掌握禁忌证;③ 必须有一定临床经验的医生参加;运动过程中由专人观察心电监视,定期测血压;④ 准备好有关抢救药品及器械,包括除颤器、氧气、静脉输液装置、心内注射器、听诊器、人工呼吸机、抢救药品[硝酸甘油、利多卡因、普鲁卡因胺、肾上腺素、异丙肾上腺素、间羟胺(阿拉明)、毛花苷 C(西地兰)、多巴胺、呋塞米(速尿)、阿托品、碳酸氢钠液、葡萄糖液等]。仪器及药品应定期检查,制订心脏急症的特殊处理常规。出现严重反应,立即停止运动并及时进行处理和抢救,必要时将患者移入监护病房。

七、运动试验的结果判断

(一) 运动试验诊断冠心病的阳性标准

(1) 运动中或运动后出现典型心绞痛。

(2) 运动中或运动后 J 点后 0.06～0.08 s S－T 段水平及下垂型压低≥1 mm,持续 2 min 以上;原有 S－T 段下降在原来基础上再下降≥1 mm,持续 2 min 以上。J 点后 80 ms 处呈缓慢上斜型的 S－T 段压低≥1.5 mm,应视为阳性。

(3) S－T 段在左胸导联及下壁导联抬高≥1 mm。

(4) 运动中血压下降,收缩压比运动前或前一级运动时下降≥10 mmHg。

(5) 运动中或运动后出现 QRS 振幅增高,伴 QRS 时间延长,U 波倒置,也可作为心肌缺血的参考指标。

(二) 运动试验引起的心电图正常改变

正常人运动试验引起的心电图改变多与运动引起心率改变有关。

1. P 波　运动试验时 P 波振幅增大,但 P 波形态无明显改变。心率>120 次/min 时,即会引起 T－P 融合;≥160 次/min 时,P 波振幅可达安静时的 2～4 倍。

2. P－R 间期　正常反应是缩短,反映运动时交感神经兴奋性增加。

3. QRS 波群　运动试验不引起 QRS 间期的显著改变,运动试验引起 QRS 间期延长是异常表现。

4. Q－T 间期　Q－T 间期在运动时缩短。但在心率较快时,由于 T－P 融合,实际上很难精确测定 Q－T 间期值。

5. S－T 段　连接点或 J 点下移是极量运动过程中的正常表现,迅速上斜的 S－T 段(>1 mm/s)于 J 点后压低<1.5 mm 应视为正常。但是,偶有 J 点后 80 ms 处 S－T 段上斜型压低≥1.5 mm,有报道这种"缓慢上斜"型 S－T 段可能是有明确的阻塞型冠状动脉病患者的唯一心电图表现。如安静时 12 导联普遍存在 S－T 段抬高,而运动时及运动后 S－T 段变平,恢复到等电位线常为早期复极表现。如在运动中,右胸导联上轻度 S－T 段抬高,常是正常反应,无诊断意义。

6. T 波　运动试验时 T 波振幅的变化个体差异很大,T 波的形态受到体位、呼吸和过度通气的影响,但大部分是增加的。许多健康年轻人可随运动量的增加,T 波振幅进行性增高,反映 T 波振幅与心率的相关性。许多健康人运动时可出现 T 波倒置或低平,这可能是由于血液循环中儿茶酚胺增高,或其他非心脏病因素引起。在健康人群中亦可出现 T 波由安静时倒置而运动时变为直立的情况。尽管极少数情况下 T 波假性正常化是可疑冠心病病史者心肌缺血的标志,但有必要做进一步的辅助检查予以证实。例如若同时做^{201}Tl 核素心肌灌注显像发现有可逆性心肌充盈缺损,则心肌缺血诊断可以成立。在开展运动试验的早期曾把出现这些 T 波改变认为是诊断心肌缺血的重要指征。目前已经明确,运动试验时出现单纯的 T 波改变无诊断意义,不应作为冠心病的诊断依据。当无 QRS 波异常时,对称深倒置 T 波常为穿壁性心肌缺血的表现。

7. 心率反应　窦性心率随着运动负荷量的加大而逐渐加快。这种反应部分是通过窦房结的交感与副交感神经的控制,以及循环儿茶酚胺所介导。有些患者对运动试验感到焦虑,运动开始时最初的心率与收缩期血压反应过度,运动 30～60 s 后达到稳定状态。运动过程中的最大心率以儿童最快,随着年龄的增长而减慢,但训练有素的运动员最大心率的减慢甚微。

(三) 运动引起 S－T 段改变及其临床意义

1. S－T 段移位的机制　运动诱发 S－T 段移位的机制尚

不明了。正常人心内膜区域心肌的动作电位时程长于心外膜区域心肌，心肌复极过程是从心外膜心肌开始向心内膜心肌推进的。心肌缺血时动作电位时程缩短，由此产生电位差，导致S-T段压低或抬高，这取决于发生在哪个体表心电图导联。若心肌需氧量增加而局部冠状动脉血流不能相应增加或反而减少，则常常引起S-T段压低。偶尔会出现S-T段抬高，这取决于冠状动脉血流减少的严重程度。在非Q波导联S-T段抬高提示心肌缺血程度较S-T段压低时更为严重。

2. S-T段下移　运动时当心肌灌注不能适应氧需时，首先引起心内膜下心肌缺血，因该区心肌灌注受损发生最早，亦较严重。心肌缺血引起该区产生舒张期损伤电流，其向量和QRS波群主波方向相反，造成R波为主导联上S-T段压低。运动引起的S-T段压低和静息时心绞痛发作时产生的S-T段压低相似，都可见到一发展过程。首先是以QRST波连接点(J点)下移，随之S-T段上斜型下移而逐渐隐没在T波中，随着运动进行，缺血进一步加深，J点下移程度加深，S-T段逐渐由上斜型下移变成水平型或下垂型下移。此时的一个主要特点为在J点后80 ms段呈水平型或下垂型下移。一般下移的标准为≥1 mm，持续2 min以上，则认为是心肌缺血的指征。对冠状动脉高危人群中的患者，J点后80 ms处呈缓慢上斜型S-T段≥1.5 mm应视为异常。但对无症状者或冠状动脉低危的受试者，这一心电图表现的重要性较不明确。对心电图有缓慢上斜型S-T段的患者，若J点后80 ms处S-T段压低程度增加，≥2.0 mm，会增加特异性，但却降低敏感性。

3. S-T段抬高　运动试验引起S-T段抬高发生率为2%～4%(临床试验室中仅占0.1%)，运动诱发S-T段抬高是引起严重局部透壁性缺血所致，是左心室室壁运动异常较为严重的标志，提示预后不佳。亦包括由运动激发冠状动脉主干的严重痉挛，引起典型的变异性心绞痛。虽然典型的该型心绞痛发生在安静时，但同样能由运动诱发。左胸导联及下壁导联S-T段凸面向上抬高≥1 mm，即认为是心肌缺血的表现，为运动试验的阳性标准。S-T段抬高与S-T段压低相比，S-T段抬高更容易导致心律失常，并且更易定位缺血区域。V2～V4导联的S-T段抬高，提示左前降支病变；侧壁导联S-T段抬高，提示左回旋支和对角支病变；Ⅱ、Ⅲ、aVF导联出现S-T段抬高，提示右冠脉病变。

4. S-T段/心率斜率测量　S-T段压低时的心率调节可提高运动试验的敏感性，尤其是预测多支冠状动脉病变时。S-T段/心率斜率取决于运动试验的类型、监护电极的数目和位置，S-T段压低测量的方法，以及研究对象的临床特征。最大S-T段/心率斜率[mV/(次・min)]的计算开始于运动试验终末，先测量各导联S-T段压低的总和，然后就其与分级运动末期心率的关系进行线性回归分析。S-T段/心率斜率≥2.4 mV/(次・min)为异常，该指标≥6 mV/(次・min)则提示冠状动脉三支病变。应用这项指标时需修改运动试验方案，以便使心率逐渐增加。S-T段/心率斜率改良法，即计算ΔS-T段/心率指数，能反映整个运动过程中与心率相关的S-T段压低的平均变化。ΔS-T段/心率指数小于S-T段/心率斜率。ΔS-T段/心率指数≥1.6为异常。

5. 运动试验对确定冠状动脉病变部位的意义　在单支血管病变时S-T段改变的导联不能正确地反映冠状动脉病变的部位，尤其是右冠状动脉病变或左回旋支病变时，运动试验时，S-T段的向量和^{201}Tl测量的心肌缺血部位的向量并无确切的相关性。因此，在单支血管病变时，运动试验S-T段改变的导联不能用于确定冠状动脉病变的部位。精确的定位要靠冠状动脉造影术，但对多支血管病变，运动试验能引起多导联S-T段显著改变，能较准确地反映多支冠状动脉病变，如结合多变量分析，亦能较好反映冠状动脉病变的严重程度。有学者认为，运动试验可以依据缺血的部位来推断相关动脉病变的缺血程度。前间壁、前壁、前侧壁及广泛前壁预测左前降支的病变，认为具有高度的敏感性(90%)及特异性(95%)。典型下壁改变而无正后壁及侧壁改变，预测右冠状动脉病变有高度特异性(98%)。单纯正后壁或侧壁改变而无下壁高度提示左回旋支病变。确定相关动脉可以前瞻性提供临床制订治疗方案，对评估预后有重要意义。冠状动脉狭窄越重，运动中S-T段出现时间早、幅度越大、持续时间长。多支病变持续时间长于单支病变，导联数目多、范围广、>2 mm，诊断价值高，可以排除假阳性。运动试验不能单纯根据试验结果做肯定与否定。分析时应结合性别、年龄、冠心病危险因素及运动量、临床表现、血流动力学、心电图反应等各方面加以综合考虑，才能得出正确的结论。

6. 心肌梗死后的运动试验　心肌梗死后的运动试验自1971年Swcden等首先开展以来，已在国内外广泛开展。心肌梗死患者出院前常需进行低负荷运动试验，坡度从0、速度从1.0 km/h开始，递增量亦小，分级递增0.3～0.7 Mets，最大运动能量为5～6 Mets，或按年龄预计量的70%～80%。运动量能够达到5～6 Mets或按年龄预测极量的70%～80%而无心电图异常或血压异常，年死亡率为1%～2%。高危险相关参数包括出院前不能承受低负荷运动试验、运动耐量差、运动时收缩压不能增加或收缩压下降，以及低运动负荷时发生心绞痛或诱发S-T段压低。心肌梗死后运动试验用于了解患者的预后，对患者的心脏功能做出判断，以指导患者恢复正常活动能力、患者心脏耐受各种刺激程序及心肌梗死后患者康复治疗及康复期运动锻炼的评估，更好评价最大运动负荷时心血管的储备功能。目前分两个阶段进行，即急性期(心肌梗死后7～10 d)和恢复期(心肌梗死后3～6周)，严格掌握禁忌证及应用低负荷运动方案，心肌梗死后运动试验还是安全的。运动试验的禁忌证包括充血性心力衰竭、恶性心律失常、心源性低血压、S-T段抬高≥0.2 mV、心肌梗死后心绞痛持续≥24 h。终止指标包括：① 运动量以达到最大预测心率的70%或达到3～5 Mets的负荷量为终止目标；② 运动中出现明显的S-T段下降、室性心律失常、血压下降、心绞痛、气急和疲劳等。

(四) 运动试验的血流动力学变化

(1) 运动试验时正常的血压反应为收缩压随运动量的增加而进行性增加，舒张压的改变相对很小。但中老年人在运动时，由于血管系统顺应性降低，收缩压增高幅度较大，舒张压轻度升高而无下降趋势。

(2) 低血压反应

1) 健康人，在高运动负荷及近极量心率时，有的亦可出现短暂收缩压下降，有时可下降≥10 mmHg，如不伴有其他心肌缺血的反应，则仍可能是正常反应。精神焦虑，有过高交感神经张力者，在运动初期 3 min 内常有短暂的收缩压下降，同时伴有心率减慢。在应用某些药物如β受体阻滞剂、钙拮抗剂或其他血管扩张剂者，运动期间的低血压反应一般为无诊断意义，应与运动中血压下降阳性者区别。

2）目前认为收缩压在运动试验中异常降低，如能排除一些个别的正常变异、药物反应及其他引起心功能不全的心脏病变，如心肌病、瓣膜病和高血压等，则强烈提示冠心病的存在，但敏感性较低。在无心肌梗死的患者，收缩压降低常反映左主干或三支病变；在有心肌梗死病史者，则反映存在大块心肌缺血性损伤而引起的左心室功能不全。出现异常低血压反应的工作负荷越低，反映病变越严重。收缩压比运动前或前一级运动时降低≥10 mmHg，如同时伴有心绞痛及 S－T 段改变，则特异性高，是冠心病的重要诊断依据。

（五）运动试验引起的心电图其他变化及临床意义

（1）运动引起的心电图变化最明显的导联是 R 波最高的导联。通常为左外侧导联 V4～V6、Ⅰ、Ⅱ、aVL，特别是Ⅱ、V5 导联。这些导联的部位代表左心室心尖部及其邻近的前间壁和前侧壁。这些部位是心脏的主要肌肉部分，受累的区域主要是心内膜下心肌，因为运动时当心肌灌注不足不能适应氧需时，首先引起心内膜下心肌缺血，该区心肌灌注受损发生最早、较严重，心肌缺血引起该区产生舒张期损伤电流，其 ST 向量与 QRS 波群主波方向相反，造成以 R 波为主的导联上 S－T 段下移（图 3－1－60）。

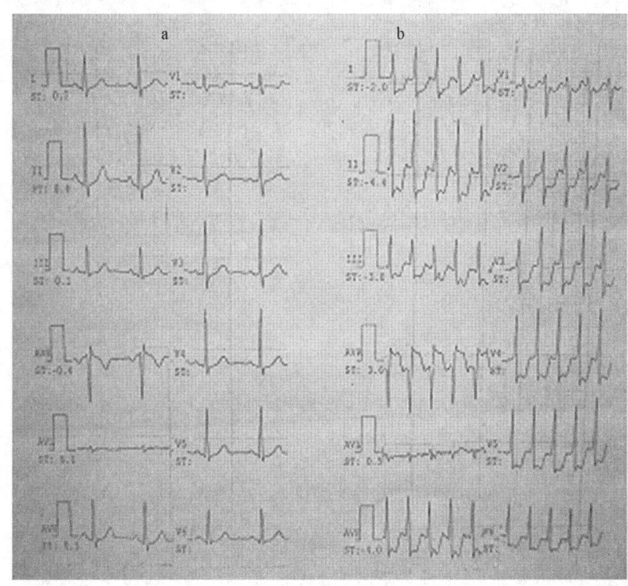

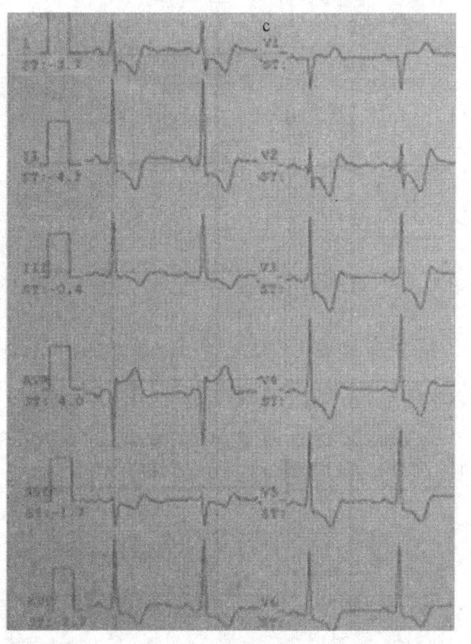

图 3－1－60　运动诱发典型心绞痛

患者，83 岁，活动后胸闷痛，近几个月加剧。a. 为运动前，心电图正常　b. 为运动 4 min 后，感觉胸闷痛，并放射背部。心电图见Ⅰ、Ⅱ、Ⅲ、aVF、V2～V6 导联S－T段呈水平性压低 2～4 mm，伴 T 波双向或倒置，aVR 导联 S－T 段抬高 2 mm。服硝酸甘油后缓解　c. 运动后3 min，可见Ⅰ、Ⅱ、Ⅲ、aVL、aVF、V2～ V6 导联 S－T 段下垂型压低 1～2.5 mm，伴 T 波倒置

（2）运动引起的心肌缺血，可涉及心电图的各个波形，最常见是影响心室肌的复极过程，即 S－T 段、T 波、U 波，也可引起心律失常。运动后即刻比运动时出现的心电图异常多而严重，因为运动后即刻心脏负荷最重。在 S－T 段及 T 波出现的异常时间顺序上，T 波倒置常发生于 S－T 段下降之后。

（3）运动时心率增快，超过临界心率时，可发生室内传导阻滞，左束支传导阻滞发生率为 0.5%，右束支为 0.1%，分支（主要是左前分支阻滞）发生率为 0.3%，随着心率的减慢而恢复。这是由于运动时当心率增快时室上性激动下传正遇一侧束支处于不应期，激动沿另一侧束支下传，两侧束支不能等速下传形成束支阻滞图形；当心率减慢时，双侧束支均已脱离不应期，激动沿两侧束支等速下传，阻滞图形消失（图 3－1－61）。运动引起孤立的室内传导阻滞，主要是频率依赖性的。可在健康人中出现，单独出现则无任何诊断意义，但与冠状动脉供血不足的其他心电图和临床异常表现同时出现，则应视为异常。如在已知冠心病患者中，运动引起左前分支阻滞，则常反映左前降支近端病变或三支血管病变。

（4）在静息时心电图正常者，运动后 U 波倒置均为异常，高度提示心肌缺血，有很高特异性，发生率仅 2%左右，有时为唯一的冠状动脉供血不足的异常所见，常伴有 S－T 段下降或抬高。如原有左心室肥厚及服用抗心律失常药物者，运动引起的 U 波则不一定反映冠状动脉本身的病变。另外，运动时心率增加使 Q－T 间期不能准确测定时，由于 T 波、U 波难以区分，此时 U 波倒置不能作为诊断指标。在运动时 Q－T 间期随心率增加而缩短，Q－T 间期有时很难测定。如 Q－X/Q－T≥1∶2，亦曾被认为能高度提示冠心病，但目前这些指标没有再被应用于临床（注："X"点即在 S－T 段回升到两个 QRS 波起点的连线上，Q 波起点至"X"点为 Q－X 间期）。

（5）运动诱发的心绞痛往往出现在心电图异常以后，而心绞痛的缓解则发生于心电图变化恢复之前。运动引起的 S－T 段抬高，伴有 T 波倒置，偶可出现倒置的 T 波变为正常直立，这种异常 T 波"正常化"反映冠状动脉供血不足并处于不稳定期，预后很差，较易发生心肌梗死或猝死（图 3－1－62）。

（6）完全性右束支阻滞患者常常在胸前导联（V1～V3）出

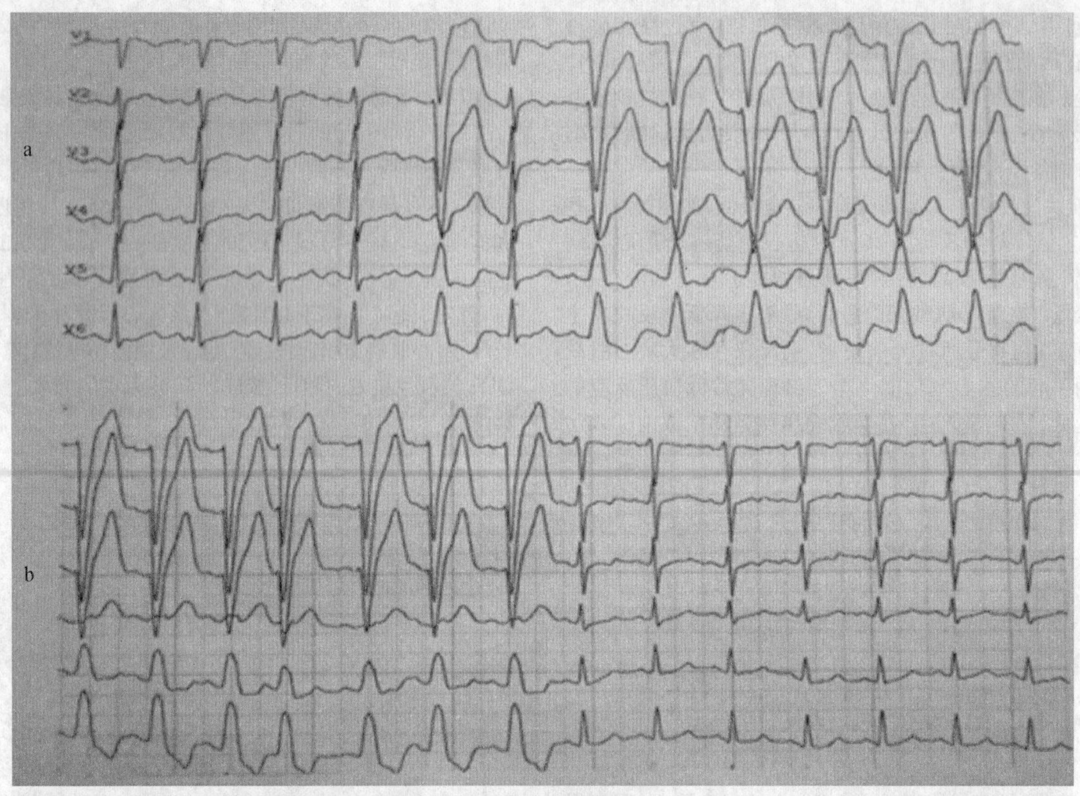

图 3-1-61　阵发性胸痛(男性,53 岁)

a. 为运动心率达 100 次/min 时患者出现与心率相关的完全性左束支传导阻滞，并在整个运动期间持续存在。至运动后心率＜100 次/min，束支阻滞图形消失　b. R_4 为房性期前收缩

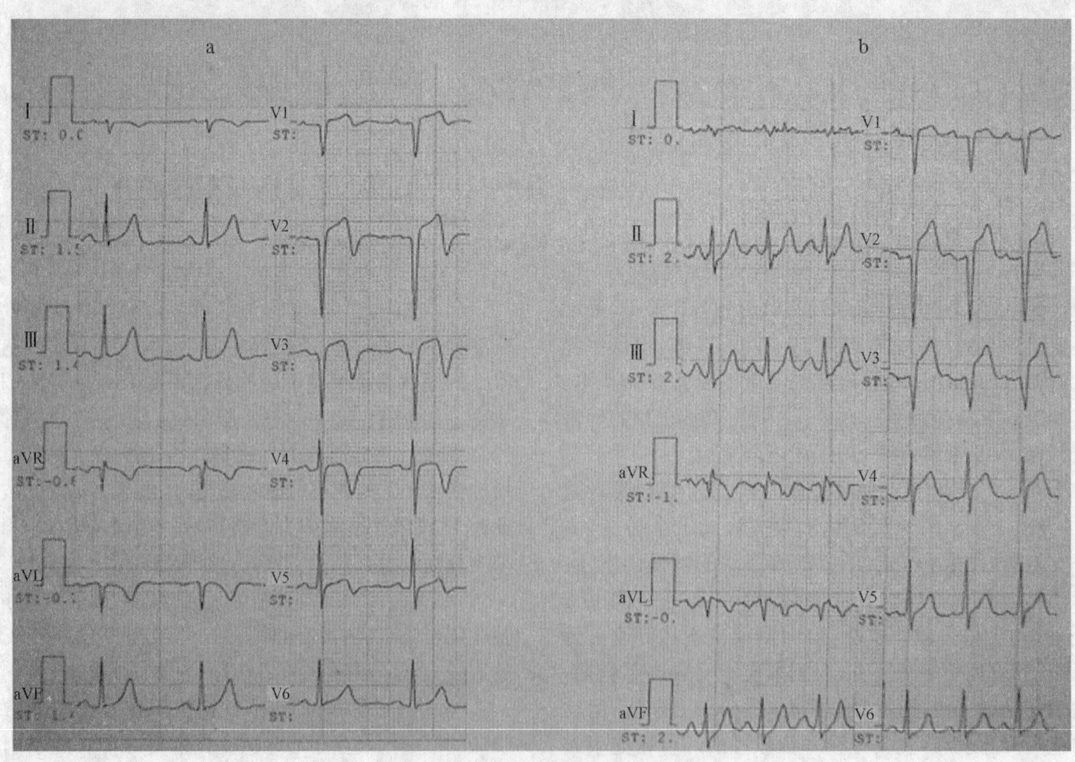

图 3-1-62　反复胸痛(男性,44 岁)

a. 为窦性心律，Ⅰ、aVL、V1～V5 导联 S-T 段弓背抬高 1～3 mm，伴 T 波倒置。根据临床症状及心电图特点，考虑急性广泛前壁心肌梗死衍变过程　b. 运动时心电图，Ⅰ、aVL、V1～V5 导联 S-T 段弓背抬高 1～4 mm，T 波由倒置转为直立，形成 T 波的假性正常化，说明心肌有严重缺血，冠状动脉造影显示左前降支近端 95%狭窄

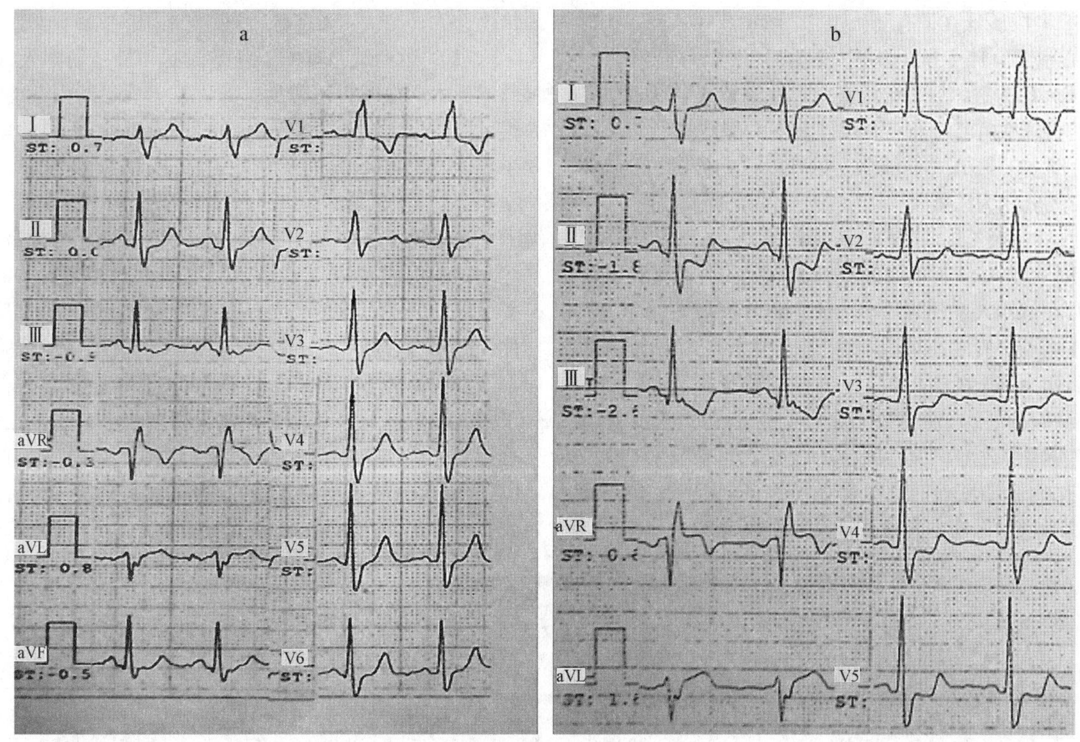

图 3-1-63 发作性胸痛(男性,45岁)

a. 为运动前心电图显示完全性右束支传导阻滞 b. 运动中、运动后心电图 V1 导联呈 R 型伴 T 波倒置,Ⅰ、Ⅱ、Ⅲ、aVF、V3~V6 导联 S 波增宽;aVR 导联 S-T 段呈 90°显著抬高,Ⅱ、Ⅲ、aVF、V3~V6 导联显著下移达 2~3 mm 伴 T 波双向(±),考虑为完全性右束支传导阻滞伴心肌缺血

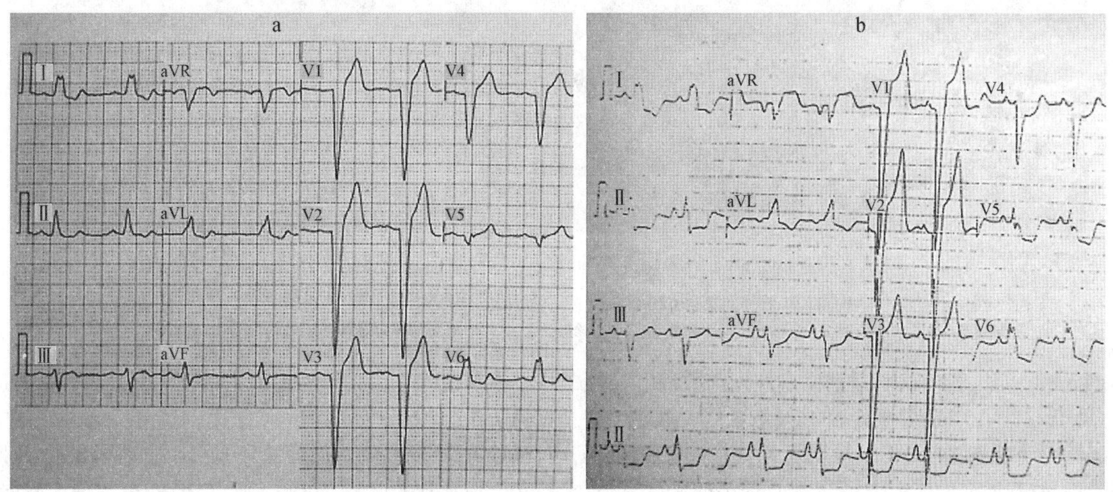

图 3-1-64 心肌缺血(男性,60岁)

a. 运动前示完全性左束支传导阻滞 b. 为运动后 2 min 心电图,Ⅰ、Ⅱ、aVL、aVF、V4~V6 导联 S-T 段下移呈凹面向上,非常显著,最大 S-T 段下移 2~5 mm;V1~V2 导联 S-T 段抬高 8~9 mm,故不能单纯考虑完全性左束支传导阻滞伴继发性 ST-T 改变,提示心肌缺血

现运动诱发 S-T 段压低与缺血无关。然而,完全性右束支阻滞合并冠状动脉供血不足可依据左胸导联(V5、V6)或下壁(Ⅱ,aVF)导联 S-T 段下降来判断(图 3-1-63)。左束支阻滞最新心电运动试验检查指南提出,运动试验特异性下降,而敏感性不受影响。运动诱发的 S-T 段压低一般与缺血无关。即使在健康的正常人都可以出现 S-T 段压低 1 mm。在左束支传导阻滞的患者还没有确定具有诊断意义的 S-T 段压低水平,对那些阳性结果的患者应结合其他的检查。所以左束支传导阻滞合并冠状动脉供血不足的判断较困难,因为冠状动脉供血不足的原发性 S-T 段变化与左束支传导阻滞的继发性 S-T 段方向相同,加重了左束支传导阻滞的继发性 S-T 段及 T 波改变,以下几点提示左束支传导阻滞合并冠状动脉供血不足(图 3-1-64):① S-T 段下降呈现凹面向上。② S-T 段压低非常显著。③ 正常时伴随的倒置 T 波变为直立。④ S 波为主的导联 S-T 段抬高>0.8 mV。

(7) 心室预激合并冠脉供血不足时,运动后继发性 ST-T

变化加重，S－T段压低在原有基础上≥2 mm。

(8) 左心室肥厚伴劳损，运动中、运动后出现下列变化应考虑原发性ST－T改变：① T波两支对称性倒置或T波变为直立，亦呈对称性箭头样。② S－T段显著水平型下降。③ 运动后U波变为倒置。④ 以负向波为主的及以正向波为主的导联S－T段由不压低变为压低。

(9) R波振幅改变。1978年Bonoris和Greenbeg等曾提出运动试验时R波振幅明显增加是冠心病的又一佐证。但近来研究发现，在健康人和患者中，运动试验时R波振幅呈现多样化改变，在运动试验时心率达120～150次/min时，R波振幅一般均升高，而>150次/min时，则R波振幅反而降低。而患者一般运动试验的心率范围均在120～150次/min范围内，无法了解R波振幅的改变情况。因此不少学者目前反对应用R波振幅改变作为运动试验时心肌缺血的佐证，如伴有QRS时间延长，可认为增加左心室容量或改变功能的结果有一定参考价值。

(10) 运动试验有助于判断冠状动脉搭桥术及经皮冠状动脉成形术后血管再通程度。如反复出现运动引起的心肌缺血，很可能发生再梗死。有人统计报道，10%～30%的患者在术后半年内发生再狭窄，常见于左前降支近端病变。

(11) 运动试验引起的心律失常

1) 窦性心律失常：运动时心率恢复情况与预后密切相关，运动试验时极量或亚极量运动心率≤120次/min或Bruce方案运动>6 min，心率≤160－0.66×年龄，为运动试验心率变时性反应阳性，提示窦房结功能低下。次极量运动试验正常的心率恢复应>50次/min，≤45次/min则属于异常。心率恢复不正常者以后病死率和死于心血管病多于心率恢复正常者，有显著差异。运动恢复异常者反映迷走神经张力高及心功能欠佳(需排除运动员或药物作用)。运动试验时常能引起窦房阻滞或窦性静止，可能存在窦房结功能不良的反应(图3－1－65)。

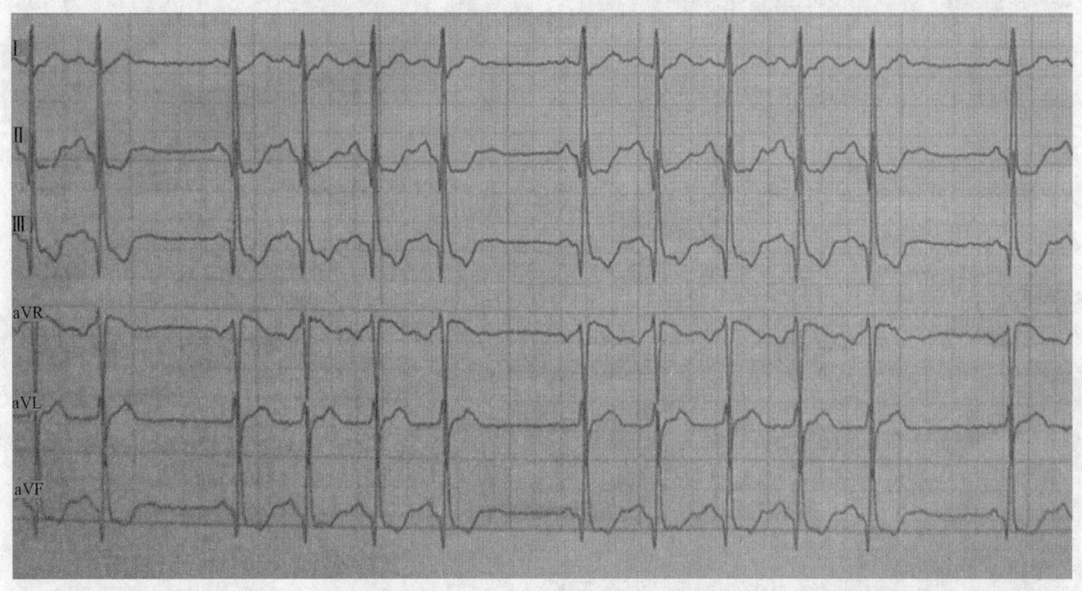

图3－1－65 二度Ⅱ型窦房传导阻滞伴心肌缺血

本图为运动终止即刻时出现短P－P周期规则为0.48 s，长P－P周期相等为0.96 s，是短P－P周期的2倍，P－R间期固定，同时见Ⅱ、Ⅲ导联S－T段水平压低2～2.5 mm，伴T波负、正双向，诊断为二度Ⅱ型窦房传导阻滞伴心肌缺血，运动试验阳性

2) 房性心律失常：运动试验时诱发房性期前收缩和房性心动过速，见于4%～10%的健康人和40%患者中。如房性期前收缩及房性心动过速的心动周期短于束支不应期时，可出现心室内差异传导，其形成的原因为：① 与其提早的程度有关。联律间期短，期前收缩提前程度大于基本间期50%者容易产生心室内差异传导。② 束支不应期长。与其前一个心搏周期长度有关。前周期长，其后不应期愈长。迷走神经张力增高及束支有隐匿性传导阻滞时均使束支不应期延长。心室内差异传导时仅QRS波群而言，有时难与室性期前收缩及短阵室性心动过速相鉴别。鉴别的关键是在增宽的QRS波群之前隐约见到正向P波，P－R间期≥0.12 s。注意区分是不难鉴别的。

运动引起的短阵心房颤动(图3－1－66)或心房扑动(图3－1－67)，常发生在冠状动脉粥样硬化性心脏病、风湿性心脏病、甲状腺功能亢进、高血压性心脏病、心室预激(发生率为11%～39%)及正常健康人。慢性心房颤动患者呈快速心室反应，60%～70%的总心率变化通常出现于运动的最初阶段。如房性异位激动经房室传导系统向心室传导时，有些激动抵达某侧正处于不应期，冲动只能沿着另一侧束支下传形成宽大畸形QRS波群，酷似室性期前收缩，实为室内差异传导。

3) 房室连接处心律失常：运动引起的房室连接处心律失常，其机制多为折返，少数是自律性或触发机制。如房室连接处期前收缩、房室结折返性心动过速、非阵发性房室交接处心动过速常见于器质性心脏病患者。此外，还包括房室折返性心动过速(图3－1－68、图3－1－69)(如心室预激)。

运动引起的房室连接处逸搏及逸搏性心律，常是窦房结功能不良的表现。

4) 房室传导阻滞：运动试验对判断房室传导的部位很有帮助。由于运动改善房室结传导，则常提示房室交接区上部的阻滞。而如引起房室阻滞程度加重，则反映了结希区及希氏束

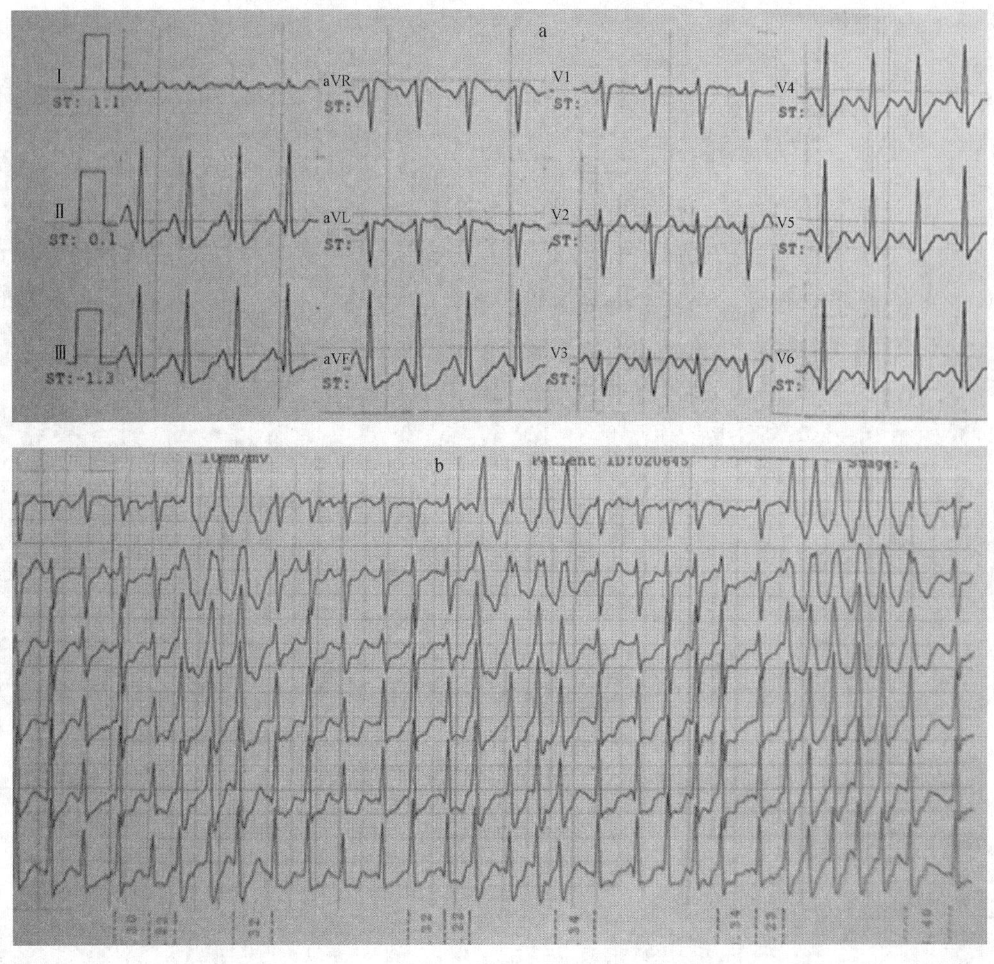

图 3－1－66　不典型心前区闷痛(75 岁)

a. 运动前心电图示窦性心律，频率 140 次/min，为窦性心动过速　b. 运动 5 min 时，胸前导联可见明显 S－T 段呈水平压低 1.5～3.0 mm；P 波消失，代之大小不等的“f”波；R－R 绝对不等，频率为 200 次/min；在相对长短后可见宽大畸形的 3 组 QRS－T 波群；V1 导联呈右束支传导阻滞，连续 3 次以上，此为运动诱发阵发性心房颤动伴心室内差异传导呈蝉联现象，心肌缺血

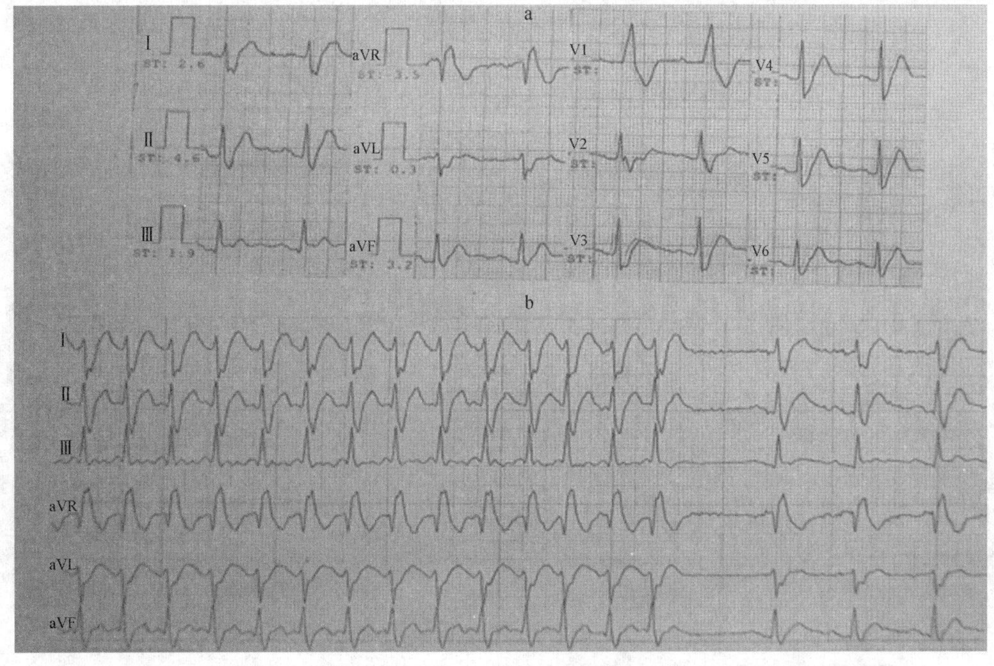

图 3－1－67　反复心悸，运动前为窦性心律(男性，66 岁)

a. 完全性右束支传导阻滞，运动中诱发房扑　b. F∶R 之比呈 2∶1 房室传导，频率 250 次/min，运动后自行终止

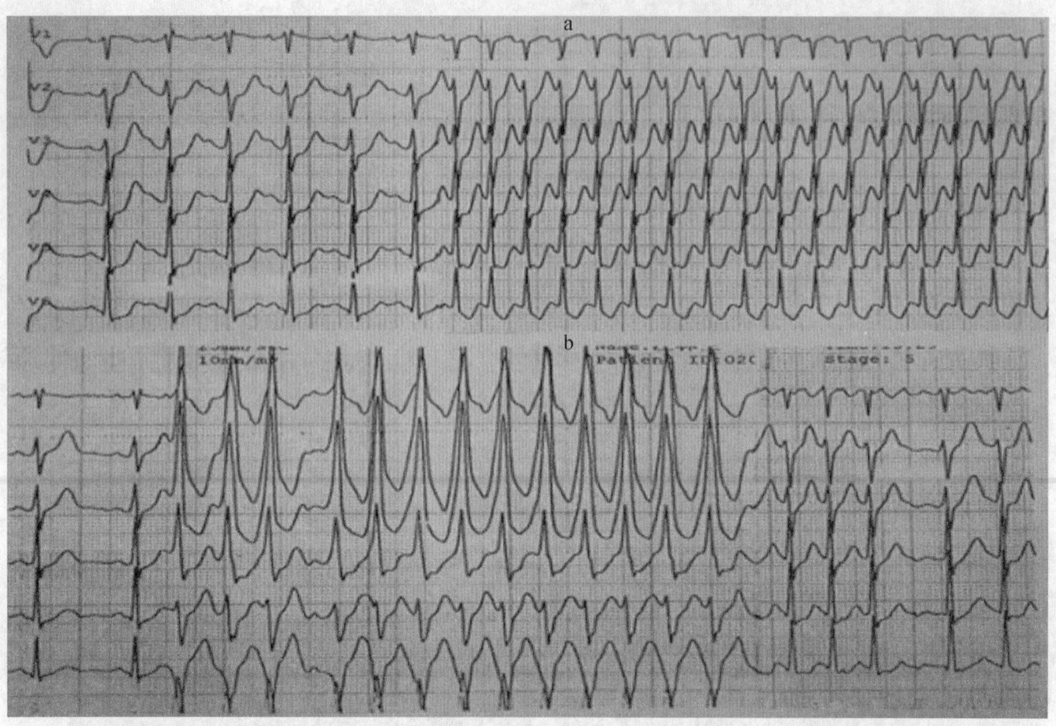

图 3-1-68 房室折返性心动过速(男性,56 岁)

a. 运动中当心率达 136 次/min 时诱发快速 QRS-T 波群(R7-R23),R-R 规则,频率 230 次/min,P 波看不清,QRS 呈室上性,考虑为阵发性室上性心动过速,激动从房室结顺传、旁道逆传形成顺传性房室折返性心动过速 b. 同一患者,运动终止后(R3-R13)可见宽大畸形的 QRS-T 波群,起始部模糊有 δ 波,R-R 绝对不规则,考虑为心房颤动伴间歇性预激

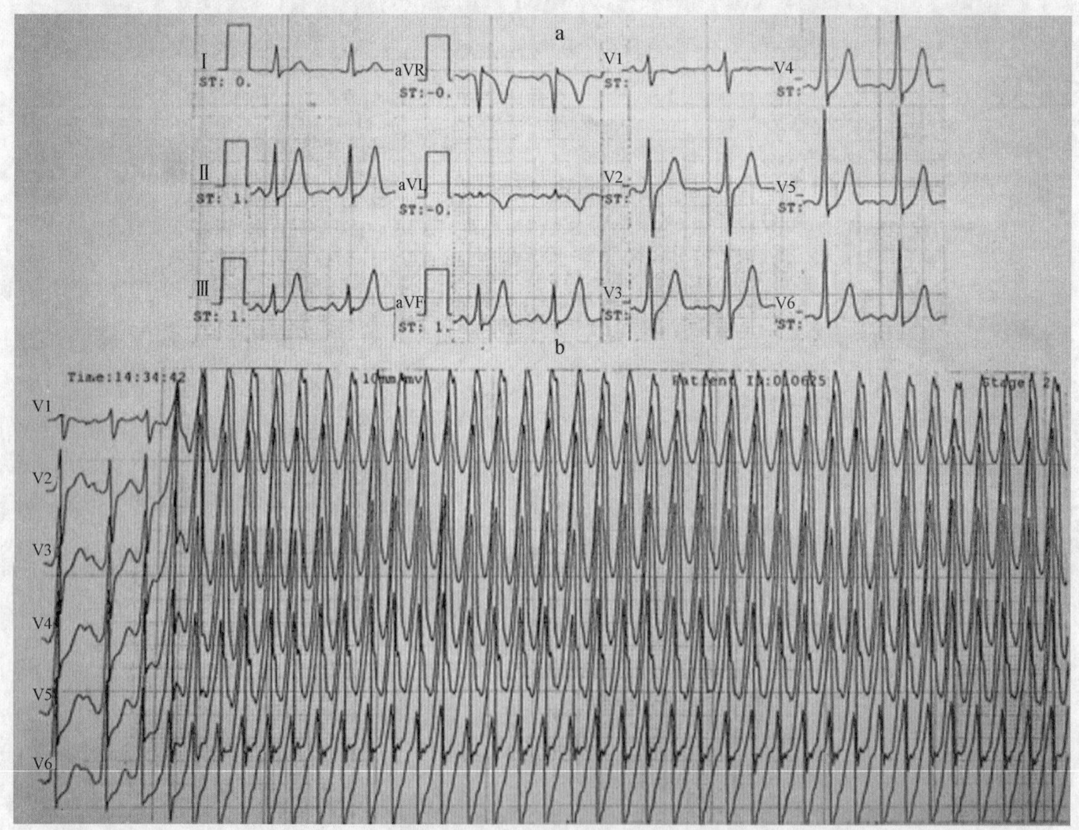

图 3-1-69 房室折返性心动过速(男性,47 岁)

a. 运动前为预激图形 b. 运动中当心率为 150 次/min 时诱发快速、宽大畸形的 QRS 波群,频率为 250 次/min,R-R规整,起始部可见 δ 波。此为激动从旁道顺传、房室结逆传形成逆传型房室折返性心动过速

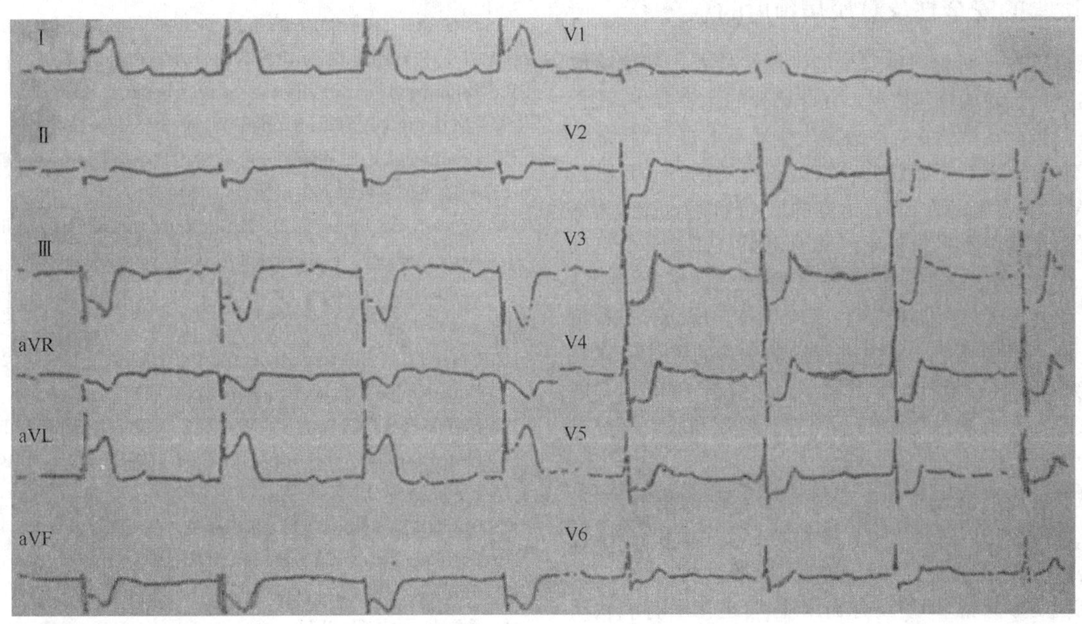

图 3-1-70 房室传导阻滞

反复活动后胸闷 3 个月入院行活动平板试验，进行至 6 min 时出现三度房室传导阻滞（心室率 46 次/min）及 S-T 段改变。Ⅰ、aVL、V1 导联 S-T 段抬高 2～4 mm；Ⅱ、Ⅲ、aVF 和 V2～V6 导联 S-T 段压低 2～5 mm。冠状动脉造影示三支病变

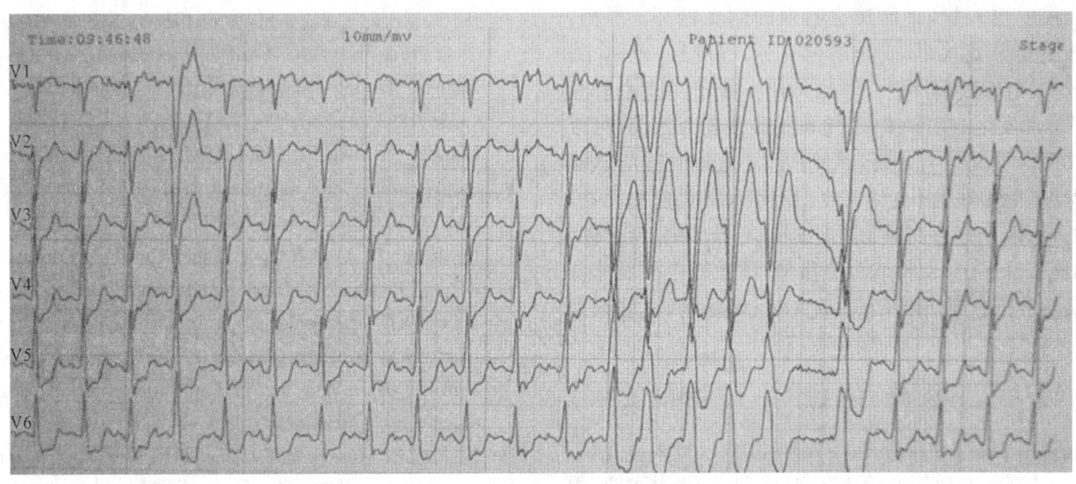

图 3-1-71 室性心律失常（男性，59 岁）

因反复心悸行运动试验，运动达极量时可见宽大畸形的 QRS 波群。R13～R18 连续出现 5 次畸形的 QRS 波。R17～R18 是 R16～R17 的 2 倍。R4 介于窦性与室性期前收缩之间，为室性融合波。同时Ⅱ、Ⅲ、aVF、V4～V6 导联最大 S-T 段呈水平压低 2～3 mm，持续 2 min 以上，无明显症状。诊断为无痛性心肌缺血伴短阵室性心动过速偶呈传出阻滞

部位的阻滞。这是由于房室结传导改善，使下传的激动提前或激动数增加所致。运动试验对房室传导阻滞患者，有助于判断是否需要安装人工心脏起搏器及选择起搏器种类。运动试验诱发冠状动脉痉挛导致三度房室传导阻滞，提示痉挛的发生与心肌氧耗量增加有关。在右冠状动脉分支后降支和房室结支之前存在严重的固定性狭窄，致使活动后下壁及房室结严重缺血，出现下壁导联 S-T 段下移及高度或三度房室传导阻滞（图 3-1-70）。

5）室性心律失常：运动试验可用于评价室性心律失常患者，且与动态心电图一样有重要的辅助作用。运动试验引起的心律失常，最常见的是室性心律失常。在健康人和患者中，运动引起的室性期前收缩发生率约为 50%。室性期前收缩本身不能作为心肌缺血的诊断指标，但在冠心病及其他心脏病患者中，运动诱发的级别越高（Lown 分级）、出现越早，提示预后较差或病变严重。运动诱发室性心动过速，同样不是冠心病的诊断标准，除冠心病外，尚可发生在各种器质性心脏病患者及健康人。目前一些由运动诱发的特异性室性期前收缩引起人们重视，如分支性室性期前收缩，右心室源性室性期前收缩，多形性、多源性室性期前收缩等。运动诱发的这类室性期前收缩及室性心动过速可发生于心脏正常的年轻人中，且可导致猝死。运动试验对检出这部分高危患者有特殊意义（图 3-1-71）。

八、运动试验的安全性及对疾病预后的意义

运动试验已被证明是一种安全的无创性检查。其危险取决于接受检查的患者的临床情况。在非选择的患者群中，死亡率<0.01%。当运动试验在急性缺血发生后不久进行时，危险性增加，运动试验最新指南认为：以运动诱发的S-T段压低≥0.1 mV以及不能完成Bruce方案的第一阶段为基础，为高危险度人群。这些患者平均年死亡率为59%。那些至少可以运动至Bruce方案第三阶段，而无S-T段改变的患者(34%)构成了低危险度患者(评估的年死亡率<1%)。Hamm等人报道941例急性心肌梗死后4周内进行运动试验的统计资料显示，死亡率为0.03%。复旦大学附属中山医院自1992年开展平板运动试验迄今为止亦未发生死亡、心肌梗死和心室纤颤等较严重的并发症。

运动试验前应严格选择患者，掌握终止运动的指征，严密的心电图及血压监护以及严密注意患者的主观症状和表现，包括运动后心脏听诊，严重并发症是可以预防和避免的。

运动试验明显异常，即使没有临床症状，也指示有冠状动脉供血不足。S-T段异常改变是冠状动脉供血不足最显著的表现，也最容易对缺血的程度做出估计(S-T段下降或抬高的程度)。运动引起S-T段下降或抬高的程度大致和死亡率增加相平衡。运动试验阴性者，并不绝对除外冠状动脉供血不足，即使有，程度也较轻，或已建立有效的侧支循环。原因：① 冠状动脉主要分支狭窄，或受累分支少、程度轻、范围小。② 冠状动脉主要分支虽有狭窄，但侧支循环良好。③ 心脏互为对应的部位都发生心肌缺血，心电图的改变相互抵消，可以无ST-T改变。④ 运动量不足，试验操作不标准化或导联错误。然而运动试验阳性也不能绝对肯定冠状动脉供血的存在，出现假阳性。原因：① 存在明显的高血压、心瓣膜病、低血钾、自主神经功能紊乱(尤其女性)、束支阻滞、预激综合征及非特异性S-T段异常。② 服用洋地黄、奎尼丁、降压药、镇静剂等药物。

参考文献

1. 陈清启. 心电图学[M]. 济南：山东科学技术出版社，2002.
2. 陈新，万立礼，尹彦琳. 动态心电图临床应用[M]//石毓澍，陈新，周金台. 心脏电生理学进展. 北京：中国科学技术出版社，1994：51-64.
3. 郭继鸿，张萍. 动态心电图学[M]. 北京：人民卫生出版社，2003.
4. 黄宛. 临床心电图学[M]. 第5版. 北京：人民卫生出版社，2001.
5. 李景霞，陈卫文，刘军. 动态心电图分析S-T段压低及T波倒置时应注意的有关问题[J]. 中国临床医学，2000，7(1)：102.
6. 邵耕. 现代冠心病[M]. 北京：人民卫生出版社，1998：200-214.
7. 邢惠莉，沈卫峰. 左冠状动脉回旋支病变患者心电图与心血管造影表现的关系[J]. 临床心血管杂志，1990，6(2)：65-68.
8. 杨均国. 心肌梗死心电图新进展[J]. 临床心电学杂志，1996，5(1)：32-35.
9. 张开滋. 临床动态心电图学[M]. 北京：中国医药科技出版社，2005.
10. 中华心血管病杂志编委会心率变异性对策组. 心率变异性检测临床应用建议[J]. 中华心血管病杂志，1998，26(4)：252-265.
11. Beckers F, Ramaekers D, van Cleemput J, et al. Association between restoration of autonomic modulation in the native sinus node and hemodynamic improvement after cardiac transplantation [J]. Transplantation，2002，73(10)：1614-1620.
12. Braunwald. Heart disease: a text book of cardiovascular medicine [M]. 6th ed. Philadelphia: W. B. Saunders Co., 2001.
13. Braunwald. 心脏病学——心血管内科学教科书[M]. 陈灏珠，译. 第5版. 北京：人民卫生出版社，2000：145.
14. Bruce R A, Fisher L D, Pettinger M, et al. ST segment elevaion with exercise: a marker for poor ventricular function and poor prognasis. Coronary artery surgery study(CASS) confirmation of seattle heart watch results [J]. Circulation, 1988, 77: 897.
15. Chou T C. Electrocardiography of clinical practice [M]. 4th ed. Philadelphia: W. B. Saunders Co., 1996.
16. Coooksey J D, Dunn M, Massie E. Clinical vectorcardiography and electrocardiography [M]. 2nd ed. Chicago: Year Book Medical Publishers, 1977.
17. Couhan L, Krone R J, Keller A, et al. Utility of leacd V4R in exercise testing for detection of coronary artery disease [J]. Am J Cardiol, 1989, 64: 938.
18. Friedman H H. Diagnostic electrocardiography and vectorcardiography [M]. 3rd ed. New York: MeGraw-Hill Book Co., 1985.
19. Gibbons R J, Balady G J, Bricker J T, et al. ACC/AHA 2002 guideline update for exercise testing: summary article: a report of the American College of Cardiology/American Heart Association Task Force on Practice Guidelines (Committee to Update the 1997 Exercise Testing Guidelines) [J]. Circulation, 2002, 106(14): 1883-1892.
20. Kantelip J P, Sage E, Duchene-Marullaz P. Findings on ambulatory electrocardiographic monitoring in subjects older than 80 years [J]. Am J Cardiol, 1986, 57: 398.
21. Kaufmann P, Vassall G, Utzinger U, et al. Coronary vasomotion during dynamic exerciss; influence of in travenous and intracoronary nicardipine [J]. J Am Cou Cardiol, 1995, 26: 624.
22. Kligfield P, Ameisen O, Okin P M. Heart rate adjustment of ST segment depression for improved detection of coronary artery disease [J]. Circulation, 1989, 79: 245.
23. Kostis J B, Moreyra A E, Amendo M T, et al. The effect of age on heart rate in subjects free of heart disease: studies by ambulatory electrocardiophy and maximal exercise stress test [J]. Circulation, 1982, 65: 141.
24. Lachterman B, Lehmann K G, Detrano R, et al. Comparison of ST segment/heart rate index to standard ST criteria for analysis of exercise electrocardiogram [J]. Circulation, 1990, 82: 44.
25. Lanza G A, Manzoli A, Pasceri V, et al. Ischemic-like ST-segment changes during Holter monitoring in patients with angina pectoris and normal coronary arteries but negative exercise testing [J]. Am J Cardiol，1997，79：1-6.
26. Mody F V, Nademanee K, Intarachot V, et al. Severity of silent myocardial ischemia on ambulatory electrocardiographic monitoring in patients with stable angina pectoris: relation to prognostic determinants during exercise stress testing and coronary angiography [J]. J Am Coll Cardiol, 1988, 12: 1169.
27. Shaw L J, Peterson E D, Kesler K, et al. A metaanalysis of predischarge risk stratification after acute myocardial infarction with

stress electrocardiographic myocardial pension and ventricular function imaging [J]. Am J Cardiol, 1996, 78(5): 1327 - 1335.

28. Shaw L, Rounis L, Stocke K, et al. Effects of posture on metabolic and hemodynamic predischarge exercise response after acute myocardial infarction [J]. Am J Caxdiol, 1990, 66: 134.

29. Uren N G, Crake T, Lefroy D C, et al. Delayed recovery of coronary resistive vessel function after coronary angioplasty [J]. J Am Coll Cardiol, 1993, 21: 612.

第二章　特殊心电学检查技术

第一节　心 向 量 图

李高平

心向量图(VCG)利用心电变化具有大小、方向等所谓向量特点,对瞬间心脏电场活动进行连续和三维记录,所形成的空间轨迹图可以反映心电在时间、幅度与方向三个方面的发展、演变及其相互关系。因此,在其发明以后的相当一段时间里,被认为具有提供更多心电信息和更精确分析的潜力,理论上优于常规体表心电图。但是经过半个多世纪的发展,目前认为,与常规心电图相比,心向量图的优势并不明显,且由于分析过程复杂和不易掌握,已经逐渐淡出临床。由于心向量图在阐述心电发生、发展原理上具有直观的效果,仍可见用于教学活动中。

一、心向量图原理

1. 电偶学说与向量　根据电偶学说,心脏表面除极与未除极部分之间存在电位差,该电位差因除极阶段的不同而发生强度和方向的改变,这种具有大小和方向的量在数学上称为矢量或向量,可用一带有箭头的直线表示,箭头所指表示向量方向,直线长短表示向量大小(图 3-2-1)。

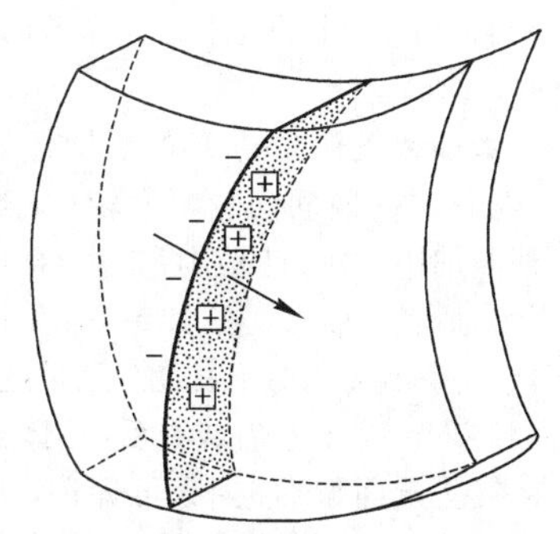

图 3-2-1　心肌除极与未除极部分之间形成的电位差可用向量来表示

2. 瞬间向量与瞬间综合向量　在心脏激动的任一瞬间,除极边界两侧存在无数瞬间向量,由于除极边界所在心脏解剖位置不同以及两侧心肌比例的不同,这些瞬间向量的大小和方向各异。但是通过体表所记录的是这些瞬间向量的综合值,称为瞬间综合向量(图 3-2-2)。

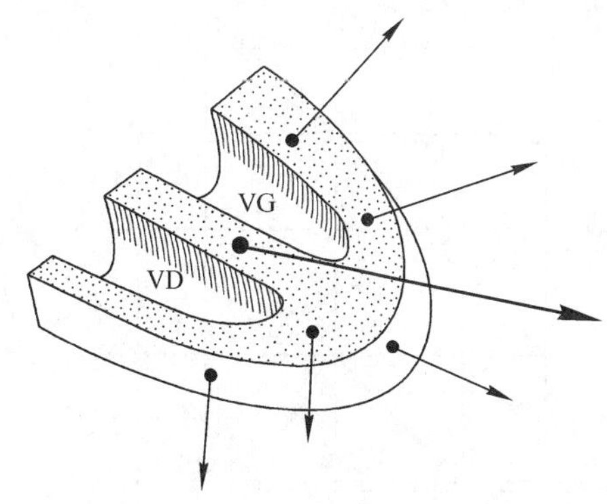

图 3-2-2　激动在心室内扩散,形成无数前正后负的瞬间向量,其总和为瞬间综合向量

3. 心电向量环及其投影　按照一定的规律连续记录,可获得一系列瞬间综合向量,对这些向量的箭头所在位置进行描线处理,可获得心电向量环。该环的环体走向代表了心脏电激动的空间轨迹,可以反映心电的活动规律。通过仪器所获得的仅为心电向量环在某一平面的记录,是为立体的心电向量环在该平面的"投影"。实际操作中,首先获得的是"投影",即某一平面的心电向量环,再通过想象,在人脑中建立"空间"向量环(图 3-2-3)。

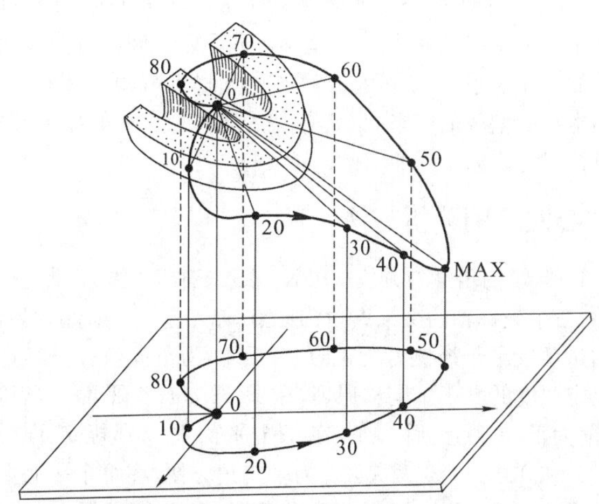

图 3-2-3　立体的心向量环"投影"于平面形成平面向量环

4. Frank 导联体系与额面、横面、侧面　Frank 导联体系为正交导联体系(图 3-2-4),采用相互垂直的 3 个导联 X、Y、Z 以记录左右、上下、前后轴向的心电图。3 个导联中每 2 个导联构成一平面,与其他导联构成的平面相互垂直,分别为

额面(F 面,X+Y 构成,由前向后观察)、横面(H 面,X+Z 构成,由上向下观察)和侧面(S 面,Z+Y 构成,国内大多采用右侧面,由右向左观察,国外多采用左侧面,由左向右观察)。可以这样理解平面、导联和向量环三者的关系,平面上的二维向量环是空间向量环在该平面上的“投影”,而导联上的心电图是平面上的向量环在该导联上的“二次投影”。Frank 导联体系中有一组和导联系统串联的电阻系统和校正电极 C,利用具有不同增益效果的电阻人为地改变导联输入电压,以校正由于心脏位于左侧胸腔所造成的解剖不对称性(心脏位置偏左、前)和由此产生的电位不对称性,故又称为 Frank 正交校正导联体系。

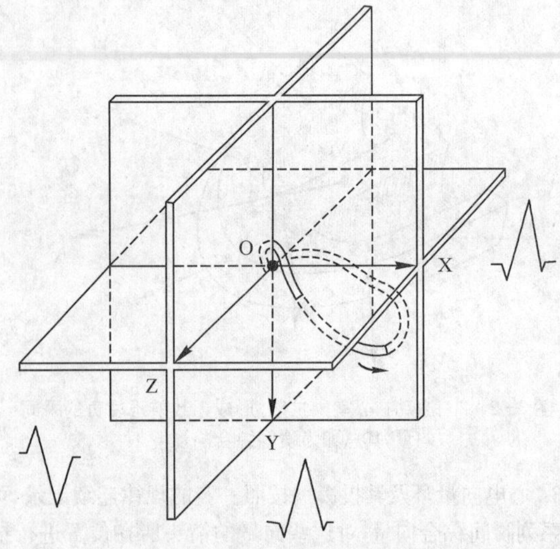

图 3-2-4　Frank 导联体系采用三个相互垂直的导联 X、Y、Z,后者分别构成额面、横面和侧面

5. 心向量图与常规心电图的关系　与 Frank 导联体系相同,可以将常规心电图视为心向量环在 12 个导联轴上的投影,其中胸前导联心电图相当于横面向量环在各自导联轴上的投影,肢导联心电图相当于额面向量环在各自导联轴上的投影。借助于这种“投影”关系,可以阐明不同导联之间心电曲线此消彼长的内在联系,为更好地理解心电图提供帮助。另外,心向量图本身所呈现的图形,也是心电活动极为直观的显示方式,可直接成为临床诊断的依据。

二、心向量图分析方法

1. 向量的角度与方位　在 X、Y、Z 三轴构成的三维坐标体系中,三个坐标轴的交叉点 O 为原点,原点左、下、前部分为正,心向量环投影于该侧者为正向波;反之,为负向波。投影量大小决定幅度的大小。同样原理,在 F、H、S 三个平面上,以左、下、前为正,右、上、后为负,在每个平面上分别规定了 0°～+180°和 0°～−180°两大区。为了描述方便,在每个平面上还分别设置了Ⅰ、Ⅱ、Ⅲ、Ⅳ共四个象限,各自代表 0°～+90°、+90°～+180°、−180°～−90°、−90°～0°四个区域。上述极坐标系统为精确、简便地表达向量方向提供了可能。

2. 向量的时间标记　将心脏开始激动的瞬间标记为 0,其后依次为 10 ms、20 ms、30 ms,直至激动结束,所标记的向量依次为 0 ms、10 ms、20 ms、30 ms 的瞬间向量,两者之间的时间长度为环体的总运行时限。计算机技术已经允许以 2 ms 为最小单位标记瞬间心向量,进而描记心向量环。

3. 向量的幅度　原点与瞬间向量所在环体之间连线的长度,即为该向量的幅度。最大向量为向量环中最大幅度的瞬间向量(图 3-2-5),其方位和幅度可以大致代表环体的方位和幅度。

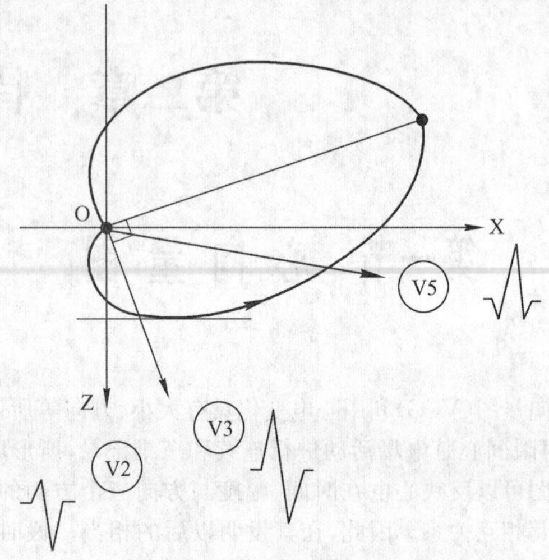

图 3-2-5　最大向量为向量环中最大幅度的瞬间向量

4. 向量环的定性描述　在心向量的分析中,借助上述参数进行定量描述以外,还需对向量环体进行包括环体所在象限、形态大小、运行速度、运行方向等方面的定性描述,后者如顺时针向、逆时针向、8 字形运行等。

三、正常心向量图

一个心动周期中包含心房除极、心室除极及其复极活动所激发的电场,在心向量图上先后形成 P、QRS、T 三个环体,其中心向量图对 QRS 环的分析相对重要(图 3-2-6)。

1. P 环　P 环通常起始于前、下,略向右,环体大部和最大向量均位于后、下、左。横面 P 环先向左前,逆时针向运行向后,或呈 8 字形。额面 P 环先向下再向左逆向运行,呈长条状。侧面 P 环先向下再向后顺时针向运行。正常 P 时间约 110 ms,最大向量不超过 0.2 mV。

2. QRS 环　大多数正常 QRS 环的起始部分(0～30 ms)位于右、前、下,运行较慢,瞬间向量幅度较小,随后环体转向左、后、下,运行逐渐加快,瞬间向量幅度增大,直至出现最大向量(最大空间向量),后者一般出现在 40 ms 前后。

横面 QRS 环呈椭圆形,起始于右、前,后呈逆时针向运行,由左前转向左后,终末部位于左后或右后,环体 1/3 在前、2/3 在后。最大向量在左方而偏后,少数可偏前,不超过 1.6～2 mV。额面 QRS 环可呈逆时针向、顺时针向或 8 字形。最大向量在左下,不超过 2 mV。侧面 QRS 环呈椭圆形,起始向前上、顺时针运行向下后,环大部分在下方,最大向量指向下方,振幅不超过 1.6 mV。

3. T 环　正常情况下 T 环的空间方位及运行方向均与 QRS 环大致相同,多呈狭长椭圆形,长/宽比约 2.6∶1 或更大,离心支运行缓慢,向心支运行相对较快。一般情况下 T 环最大向量与 QRS 环最大向量间夹角<45°。

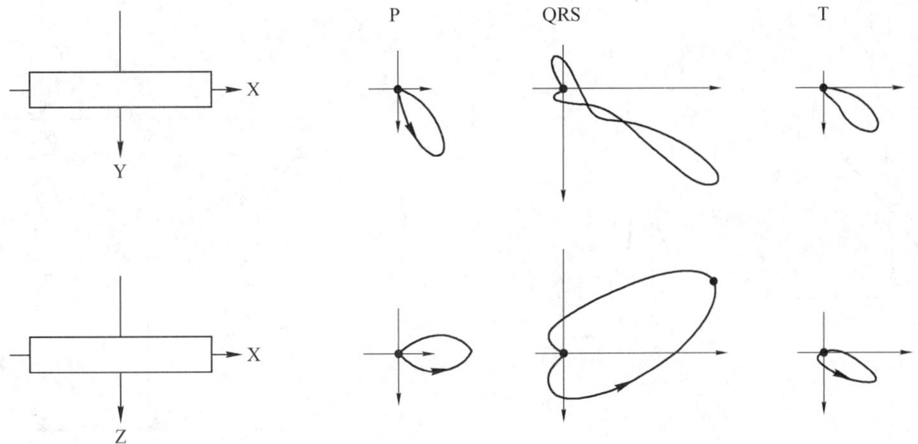

图 3-2-6　正常 P、QRS、T 环

四、异常心向量图

1. 左心室肥大　左心室肥大使 QRS 环向左后方向扩大，各瞬间向量振幅增大，其中 QRS 最大向量的增大尤其突出，幅度可达 1.5～2 mV 或更大，方向位于左后，出现时间也由正常的 40 ms 延迟为 60 ms 左右。整个 QRS 环的运行时间略延长，但环体运行方向与正常相似，多数仍可见位于右前的小幅度起始向量。左心室肥大病例中存在 T 环空间方位背离 QRS 环空间方位的趋势，为继发性改变。横面 QRS 环主体绝大部分位于左后，环体增大，最大向量明显后移，多数呈逆时针向运行，也可呈 8 字形运行，严重者可呈顺时针向运行。QRS 环在额面最大向量方位正常或略偏上，多数呈逆时针向运行。侧面 QRS 环大部分位于后下，多呈顺时针向运行(图 3-2-7)。

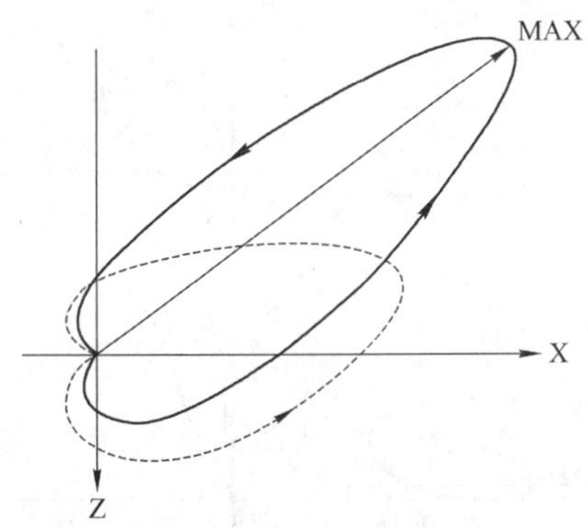

图 3-2-7　左心室肥大横面 QRS 环增大，最大向量明显后移

2. 右心室肥大　右心室肥大的 QRS 形态变化多样，视右心室肥大部位和程度及其所造成的心脏体位变化、对左心室电压的抵消情况而呈现不同的改变，但通常表现为 QRS 环体的前向(左或右)和右向部分增大，以横面的表现最为典型，可分为 A、B、C 三类。A 型的 QRS 环体位于右前，可呈椭圆、狭长或 8 字形，反映较为严重的右心室肥大。B 型的 QRS 环大部分位于左前，小部分位于后，常见于二尖瓣狭窄或房间隔缺损者。C 型中约有半数的 QRS 环体位于左后或右后象限，呈时针向运行，多见于慢性阻塞性肺疾病患者。右心室肥大时，QRS 环时间一般不延长(图 3-2-8)。

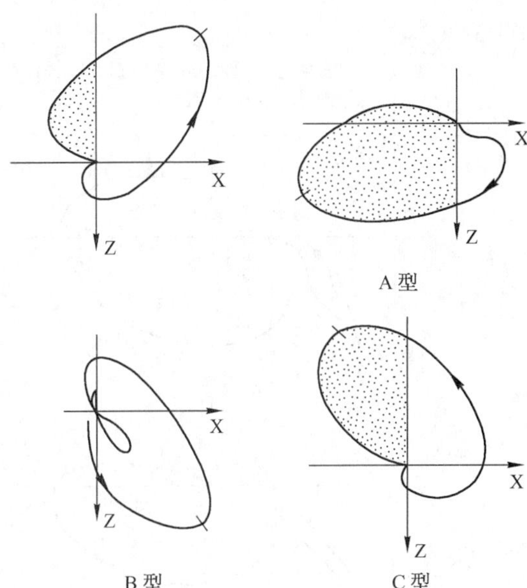

图 3-2-8　A、B、C 型右心室肥大的横面 QRS 环向量改变与正常比较

3. 左束支传导阻滞　左束支传导阻滞使得兴奋传至左心室的时间延迟，左心室内的除极时间延长，其在心向量图的表现为 QRS 环时间延长，＞120 ms，环体大部分位于左后，环体运行速度从中段以后减慢(图 3-2-9)。

4. 右束支传导阻滞　右束支传导阻滞时，右心室的激动出现于左心室激动后期，其在心向量图的表现为 QRS 环体终末部出现一附加环，位于右前或右后。这一部分的环体运行缓慢，运行时间＞30 ms，QRS 环体时间＞120 ms(图 3-2-10)。

5. 左前分支传导阻滞　左前分支传导阻滞使激动在左心室前、侧壁的传导延迟，整个 QRS 环体向左上方向偏移，最大 QRS 向量位于左上象限，在额面上呈现一环体大部位于左上、逆时针向运行、起始向量指向右下的 QRS 环。与正常相比，左心室激动时间延长 10～20 ms。

6. 左后分支传导阻滞　左后分支传导阻滞时，激动在左心室下壁和室间隔下部的传导延迟，在心向量图上可见 QRS 环大部位于下方，最大向量位于右下。额面 QRS 环起始向量指

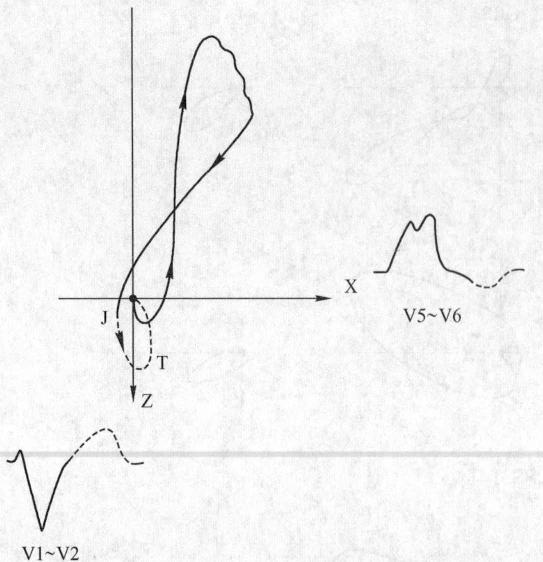

图 3-2-9　左束支传导阻滞的横面 QRS 向量环以及心电图改变

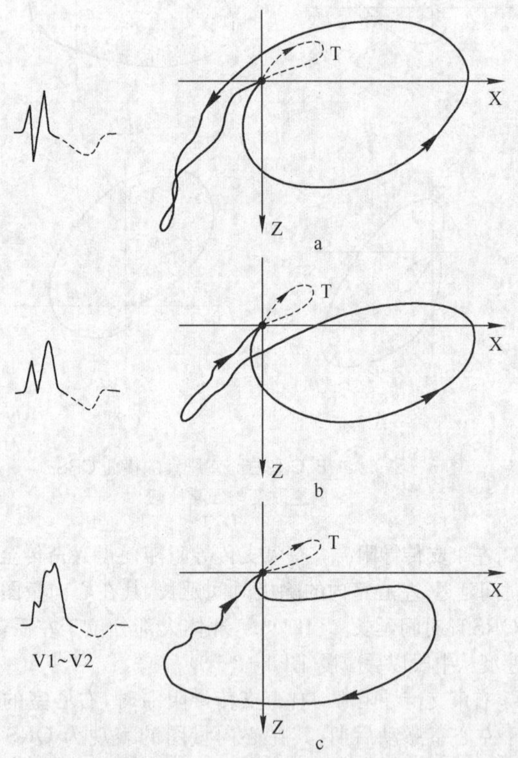

图 3-2-10　右束支传导阻滞的横面 QRS 向量环以及心电图改变

向左上，后呈顺时针向转向左下，继之转向右下。左后分支传导阻滞在图形学上不具备特异性，仅凭心电学证据不能构成诊断(图 3-2-11)。

7. 心肌梗死　局部的心肌组织坏死导致该部位产生的瞬间向量减弱或消失，其他部位的瞬间向量因失去抵消力而相对增强或突出，在心向量图上表现为 QRS 环体起始向量(30 ms 以内)方向发生背离和逆转，形同“咬缺”。不同部位的梗死导致这种逆向的 QRS 环起始部分指向不同方向，成为梗死区的

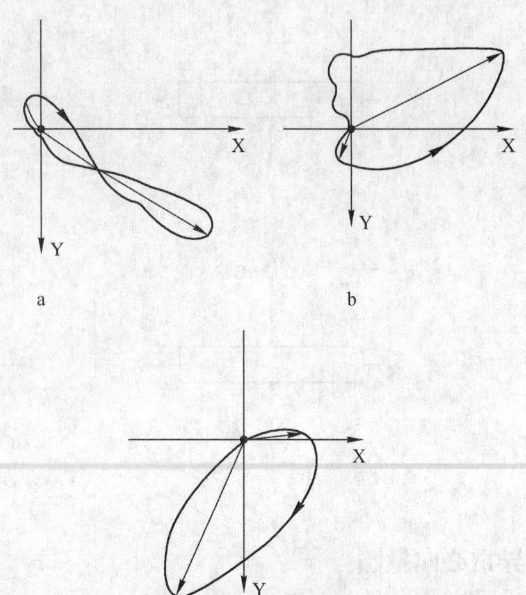

图 3-2-11　正常(a)、左前半分支阻滞(b)、左后半分支阻滞(c)的额面 QRS 环

定位依据。

(1) 前间壁、前壁、前侧壁梗死：前向的 QRS 起始向量消失，或仅存微小的前向向量，代之以后向的起始向量，位于左后或右后，其后环体循类似正常的方位运行，呈顺时针向、逆时针向或 8 字形，环体大部和最大向量大多位于左后。上述变化在横面最易观察，侧面则表现为环体向后移位，额面变化不大(图 3-2-12)。

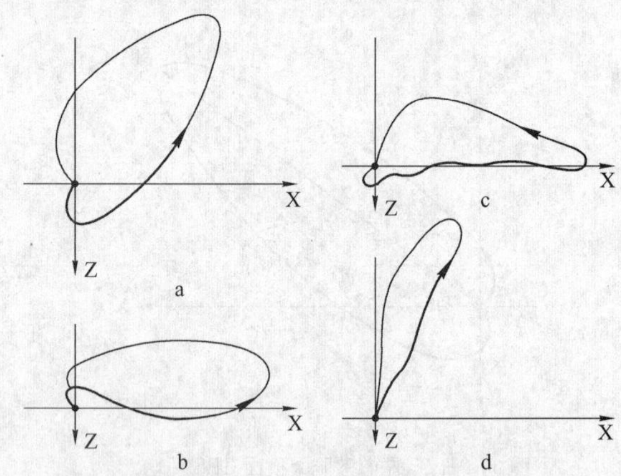

图 3-2-12　正常(a)、间壁心肌梗死(b)、前壁心肌梗死(c)、前间壁心肌梗死(d)的横面 QRS 环

(2) 下壁梗死：额面 QRS 环起始向量指向右上或左上，最大向量常在+30°的上方，横面 QRS 环改变不明显(图 3-2-13)。

(3) 后壁心肌梗死：后壁心肌梗死使前向电力增大，QRS 环向前移位，横面、右侧面上均可观察到 QRS 环向偏左前(图 3-2-4、图 3-2-5)。但这一改变不能成为独立诊断指标，伴有下壁或侧壁心肌梗死或存在缺血性 T 环改变有助于诊断。

心肌缺血的心向量图表现为 T 环最大向量与 QRS 环最大向量夹角增大，向心支与离心支呈等速运行。发生心肌损伤

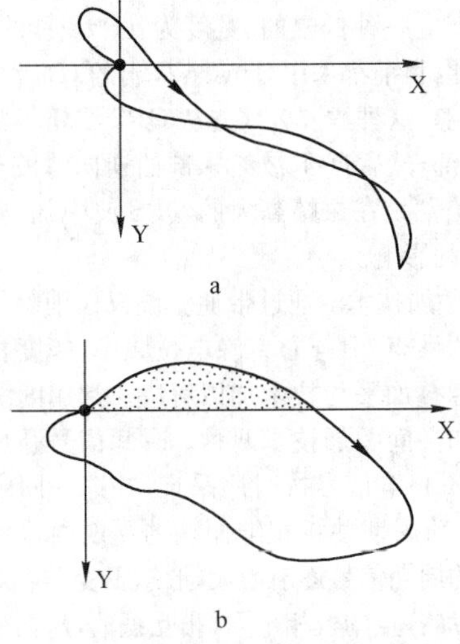

图 3－2－13　正常(a)与下壁心肌梗死(b)的额面 QRS 环

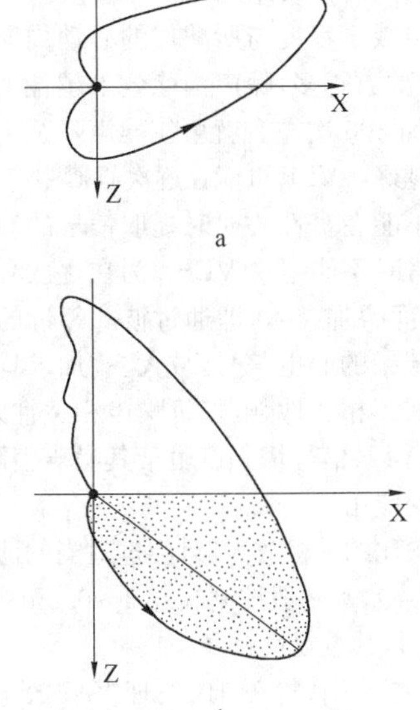

图 3－2－14　正常(a)与后壁心肌梗死(b)的横面 QRS 环

时，心向量图上 QRS 环终末部不能回归原点，环体不能闭合，形成所谓 ST 向量，其方向指向损伤区。

8. 预激综合征　预激综合征的解剖基础是心房室间存在房室结以外的传导结构，通常为肌性组织，激动可通过该组织提前传至心室局部，但传播缓慢，心室大部仍经由正常传导系统兴奋。这种心脏局部的“预先激动”反映在心向量图上，表现为 QRS 起始段的运行异常缓慢，瞬间向量低小且方向与正常迥异，称为 δ 向量或 δ 波(心电图)，δ 向量以后的 QRS 环体与正常类似(图 3－2－15)。根据 δ 向量方向，可将预激综合征分为 A、B、C 三型。

(1) A 型：侧面、横面上 δ 向量位于前向，向上或向下，说明激动由后向前，预激发生在左心室或室间隔的后基底部。

(2) B 型：额面 δ 向量指向左上或左下，横面 δ 向量指向左后或左前，反映激动发生于右心室壁。

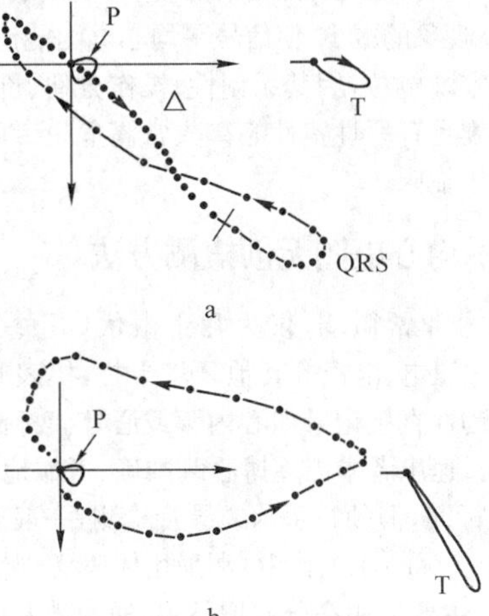

图3－2－15　同一患者的两份横面心向量图

a. 旁道去除前　b. 旁道去除后

(3) C 型：横面上可见 δ 向量指向右前，反映预激发生于左心室侧壁，此型较少见。

无论预激 QRS 分型如何，均伴有继发性 T 环改变。

第二节　信号平均心电图(心室晚电位)

胡伟国

一、概念

信号平均心电图(signal averaged ECG，SAECG)是一种特殊的心电图检测技术，用以检测心室晚期心电活动(心室晚电位)。所谓心室晚电位(ventricular late potential，VLP)是在 SAECG 中，QRS 波终末部、S－T 段上的高频、低振幅、多形性碎裂电活动。因其发生在心室电活动的晚期，故称心室晚电位。VLP 的病理生理学基础是心肌组织形态学和电生理功能呈不均匀状态。绝大多数出现在心肌梗死患者，在心肌梗死愈合部位中有岛状存活心肌、坏死心肌及纤维化间质混杂交织存在，存活的心肌被间质纤维化分隔形成曲折路径。冲动沿这曲折路径中传导延迟且传导方向和速度的不同步和不均匀产生的电活动。因而 VLP 实际上是心室某些小块心肌内延迟发除极所产生的电活动。VLP 与直接从心脏记录到的晚期电位以及延迟激动组织的总量相关。这种电活动缓慢传导和不同步是折返形成的条件，在有触发因素条件下，可激活这种致心律失常基质，诱发折返性室性心动过速，并可在折返径路内持续。因此，心室晚电位是受损心室肌延迟所致，提示心室内存在产生折返形成室性心律失常可能。可能代表一种有潜在危险的室性心动过速的基质。对心肌梗死后、致心律失常的右心室病、Brugarda 综合征等其他心脏病和无原因晕厥的一些特殊患者人群的预后判断及猝死的风险评估等方面具有非常有用的应用价值。最早在 1961 年由 Durrer 等在实验犬缺血心肌心内膜下梗死区记录到 QRS 波末端存在高频低幅的电位。20 世纪七八十年代 Berbari 和 Simson 分别首次报道在犬和人的体表检测出 VLP 之后，随着检测技术的发展，尤其是双向滤波技术的应用，振铃现象的减少，使信号平均心电图能清晰、定量检测地记录到心室晚电位，因其无创性、操作方便、价格便宜，是一种预测和识别具有恶性室性心律失常高危患者的无创性筛选技术而应用于临床。

二、信号平均心电图无创检测方法

VLP 信号非常微弱，仅为几十微伏以下。频响在 25～500 Hz。加之肌电、电极等其他环境干扰，体表心电图难以记录。虽说有创性直接记录如心内膜或心外膜标测在心肌梗死和室性心动过速患者中能逐搏心跳准确、可靠地记录到 VLP，尤其心内膜标测，但须行手术或导管检测，一般医院常无条件进行。因此，实际临床工作中，常采用体表无创性检测及信号平均心电图，主要采用高分辨增益、高通滤波及信号叠加平均技术，使有规律出现的信号得以放大，而随机的噪声抵消，提高了信号/噪声比，再通过特殊的滤波方法获取 VLP。其叠加方法有两种：空间叠加和时间叠加。前者理论上可逐搏检测 VLP，然而实际运用中，因其系统复杂且信号干扰性大、技术不够完善无法推广。目前国内外临床上广泛应用时间叠加信号平均心电图检测 VLP。由此可见信号平均心电图技术通过放大增益、带通滤波、A/D 转换、QRS 波群检测、模板、叠加平均后，尽可能减小噪声，提高信噪比，检测出有规律的微弱的心室晚电位信号。信号平均技术中尚有两种分析方法：时域分析（time domain analysis）和频域分析（frequency domain analysis）。

（一）时域分析法

1. 记录电极和导联体　通常临床上大多数采用 Simson 倡导的 X、Y、Z 双极导联。X 导联置于两侧腋中线第 4 肋间，Y 导联置于胸骨柄上方与左腿上部或左髂嵴，Z 导联置于第 4 肋间 V2 部位与其正后的脊柱左侧。分别以左、下、前为正极方向，并放置一无关电极。然而部分研究者认为，Simson 倡导的 X、Y、Z 双极导联不尽完善，检测 VLP 不敏感，提出其他的导联体系，如左心室导联更易检测左心室晚电位。可见信号平均心电图的结果随选用导联不同而改变，目前仍以 Simson 倡导的 X、Y、Z 双极导联为标准导联体系。

2. 心电信号放大器和模/数转换　心室晚电位是高频、低振幅的碎裂电活动，要有效检测到微伏级信号，心电信号放大器增益 1 000～10 000 倍，采样频率＞1 000 Hz，频响范围为 0.05～300 Hz，电压校准应精确到±2%，输入信号的线性范围不应＜±2.5 mV，A/D 转换至少为 12 位精度。

3. 带通滤波

（1）带通滤波一般选择为 25～250 Hz 或 40～250 Hz。带通滤波对 VLP 影响很大。低通滤波限制高频信号，高通滤波则限制低频信号。数据显示：当低通滤波参数不变时，随着高通滤波频率的改变，将影响 QRS 波终末 40 mV 的低幅值、40 μV 持续时间及平均后 QRS 波群实现。实际应用中常以 25 Hz 为主。

（2）滤波方式：一方面采用带通滤波限制无效的信号，即低通滤波限制高频信号、高通滤波限制低频信号。另一方面采用双向滤波。由于采用数字滤波，单向滤波时必然会引起“相位移”和“振铃现象”两种失真，使 VLP 失真或产生伪差。尤其单向滤波从 QRS 波开始向 T 波方向进行时，易在 QRS 波下降支或终末部产生一种低幅的、宽度为几十毫秒的振荡波，即振铃现象。因此，目前都采用 Simson 提出的双向滤波法，消除振铃现象的影响。这种滤波方式先从 QRS 波朝 T 波方向前向滤波至 QRS 中部，然后自 T 波终末部始逆向滤波至 QRS 中部，使“振铃现象”发生在振幅高大的 QRS 波中部，从而完全消除对 VLP 检测的影响。

4. 信号叠加技术　通过带通滤波仅仅消除了与心室晚电位相差甚远的噪声，但与心室晚电位频率、幅度相近噪声须进一步通过信号叠加平均技术加以解决。常用的叠加技术有时间信号叠加和空间叠加技术两种。时间信号叠加为把含噪声的固定的同一心电信号按时序采集，并选一固定基准点为标准，对齐各心动周期并将相继而至的周期内信号重和相加平均。有规律的周期信号逐渐增大，形态不变。而对非周期噪声信号，由于叠加各点的位相不同，相互抵消，从而使杂乱无章的噪声趋于降低。对于一个既有相同周期信号又有非周期噪声的混合信号，相加结果使周期信号得到加强，非周期信号互相抵消。因此，规则性 VLP 随叠加平均次数增加而增大，噪声则随之消除。改善了信噪比，使 VLP 从原本掩埋在噪声中突现。理论上认为噪声减少程度与所叠加的心动周期数目的平方根成正比，即叠加次数越多，噪声消除效果越佳。但在临床实际工作中只要叠加 300 次左右就可使噪声降至 1 μV 以下，并非次数叠加越多越好。VLP 可能在逐次心搏中有变化，时间信号叠加平均技术不能在窦性心律时提取信号的动态改变以及在复杂的心律失常时不能记录 VLP。为在逐次心搏基础上增加信噪比，采用空间叠加技术，即通过彼此邻近的多对电极在一次心搏中同时记录的心电信号，放大、叠加求均处理。邻近部位的心电信号因其相关性强，随机噪声相关性差，叠加平均后噪声信号减弱，VLP 信号增强。由于其噪声消除不够充分，尚未被临床上广泛应用。

采用高信噪比的前极放大器，经过适当的滤波以及信号叠加平均技术，噪声水平一般控制在 0.3～0.5 μV 为佳。若噪声水平＜0.1 μV 时，其重复性就差。

因此，一般在 VLP 检测前，处理好安放电极后，先记录 6～12 个正常心动周期的心电信号，建立计算机辨识 QRS 波群模板，以便在采集数据过程中剔除与模板不符的异常波形，如室性期前收缩、差异性传导和严重噪声等。信号通过同步叠加平均技术处理后，再经 25～250 Hz 的带通滤波，使有规律的 VLP 周期信号逐渐增大，形态不变；而非周期噪声信号相互抵消，削弱至最低。由此信号平均心电图中获得有效的 VLP。

由于 VLP 的分析易受高通滤波和噪声水平的影响，如取不同的 25 Hz 或 40 Hz 高通频率，以及噪声水平＞0.1 μV 或＜0.1 μV，其所得结果不同，正确率亦有变化。同时在滤波叠加的心电图上，VLP 与 QRS 波终末部融合，并一起延伸至 S－T 段内。因此，滤波后的 VLP 终点和起点的判断尤应当心。通常把 S－T 段后半部分、＜1 μV 的基础噪声作为参考标志，逆向判断 S－T 段。当低振幅高频波大于基础噪声 3 倍的点，定为 QRS 波或 VLP 的终点。而 VLP 的起始点各家所用标准不一，有的学者把 QRS 波终末部＜40 μV 处作为 VLP 的起点，也有把＜25 μV 或 20 μV 处作为起点。因此，分析时系统能允许操作人员对自动判定的始点和终点做手动调整，然后进行其他参数测量计算和窄量分析，准确性更为可靠。

心室晚电位判断标准各家有所不同。推荐在无束支阻滞，带通滤波在 40～250 Hz 条件下，心室晚电位阳性标准(图 3-2-16)：① QRST＞114 ms；② RMS40＜20 μV；③ LAS＞38 ms。带通滤波在 25～250 Hz 条件下，心室晚电位阳性标准：① QRST＞120 ms；② RMS40＜25 μV；③ LAS＞40 ms。若遇束支传导阻滞者，下列 VLP 阳性标准可供参考：RMS40＜17 μV，LAS＞47 ms。但目前束支传导阻滞 VLP 阳性标准尚未统一，尤其在完全性右束支传导阻滞时，判断 VLP 阳性须慎重。

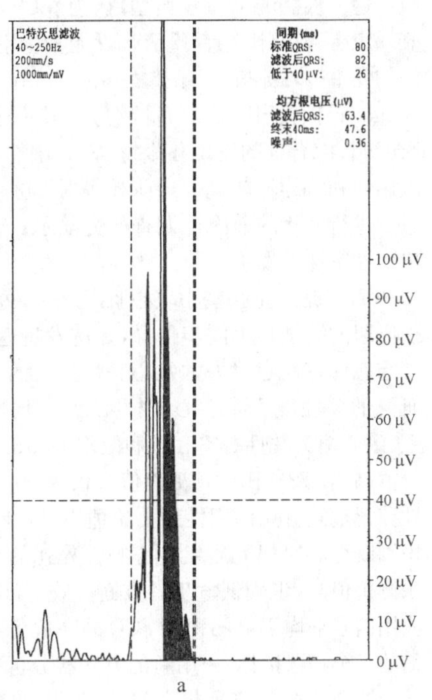

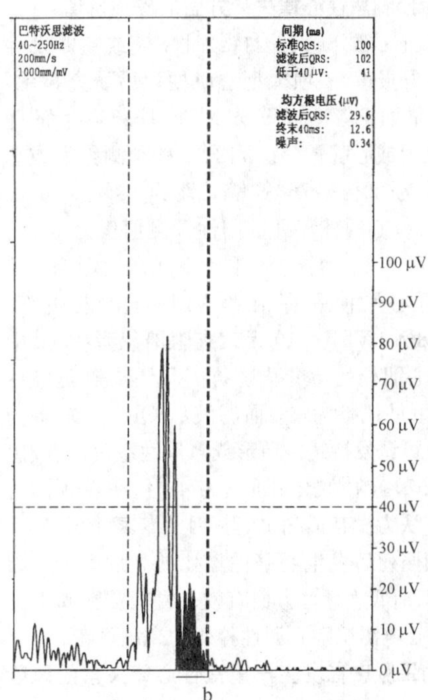

图 3-2-16　心室晚电位阴性、阳性图

a. 晚电位阴性　b. 晚电位阳性

(二) 频域分析法

由于时域分析法存在诊断标准不统一且受高频滤波影响、埋在 QRS 波群中的 VLP 不能检出、对束支阻滞者难以鉴别，由此出现对 SAECG 进行频域分析。

信号频域分析是一种信号数据后处理方法，把采集存储的数据通过计算机进行快速傅里叶转换(fast Fourier transformation，FFT)，分解含有各种频率的复合正弦曲线信号为基本频率和谐波频率，并计算所分析的信号间期中基波和频率不等的谐波的相对比例，表现为电压对频率变化的曲线，称频谱或频率能量谱。平均心电图频域分析就是在信号平均心电图数据采集的基础上，运用信号频域分析方法检测 VLP 的存在。信号平均心电图时域分析因必须通过带通滤波存在固有局限性，不可避免地引起振铃伪差等信号失真，而且在束支传导阻滞或掩埋在 QRS 之中时，VLP 检测困难。由于 VLP 属高频碎裂电位，其频率一般≥20 Hz 高于 ST-T 的复极电位的频率，为信号平均心电图频域分析提供了理论依据。为此，在 1984 年 Cain 等首先报道了采用频域分析检测 VLP。目前常用的频域分析有二维频谱和三维频谱分析法。Cain 等首先报道了采用二维频谱分析法研究室性心动过速患者。以频带的振幅峰值和不同频带振幅总和的比例为定量指标，发现其中有 88%在 QRS 终末部及 S-T 段高频成分明显增高，而无室性心动过速史的对照组中仅为 15%。此后一段时间，一些学者用此方法观察分析了 VLP，但各家研究结果不一，甚至相反，目前临床上已很少使用。

(三) 其他分析方法

1. VLP 的时频域分析方法　该方法结合了时域分析 VLP 的低频特性及频域分析的高频特性的两种方法对 VLP 检测，有助于提高 VLP 检测的准确性和可靠性。时频域分析方法：其数据采集的方法和要求同前述的信号平均心电图时域分析，过滤掉信号平均心电图的直流成分，对 QRS 终点前 20 ms 至 S-T 段上 80 ms 的固定时间窗，间隔 3 ms 进行一次快速傅里叶变化，绘出频谱-时间标测图，同时形成三维频谱图显示。因其不需要高通滤波克服了时域及频域的不足，是一项可行、直观的晚电位检测方法，尤其适用于冠心病或心肌病合并束支传导阻滞患者的 VLP 检测。但该方法易受不同的窗口函数、分析的时间窗口影响，其分辨率和标测结果波动较大，重复性差。其方法学、诊断标准以及敏感性和特异性尚需进一步研究。

2. 小波变换分析方法　该方法是一种特殊的时频域分析，根据信号的频率不同调节时间窗口进行分析不同于前述时频域分析的固定时间窗口分析。克服固定时间窗口分析的不足。因此小波变换分析可获得更高精度的时频谱图，能方便地把信号分割成不同频带，更有效地获取 VLP 信号。若采用碎裂因子其量化便可对 VLP 进行定量分析。尽管小波变换分析应用于 VLP 检测较晚，但显现出独特优点。

三、临床应用

VLP 异常是心肌梗死后、梗死或瘢痕区心室肌激动传导延缓，使 QRS 波持续低幅活动与其碎裂电位有关。提示心室内存在产生折返形成室性心律失常的可能。也可能代表一种有潜在危险的室性心动过速的基质。检测的临床意义在于对心肌梗死、致心律失常的右室心肌病、Brugarda综合征等其他心脏病和无原因晕厥的一些特殊患者人群的预后判断及猝死的风险评估等方面具有应用价值。

(一) 心肌梗死后预测恶性心律失常方面的应用价值

心肌梗死后有相当一部分患者因持续性室速或室颤发生心源性猝死的危险。据报道，一项大型心肌梗死后研究显示，15%～35%心肌梗死早期患者出现VLP阳性，1～3年后的随访3.3%～9%发生猝死或心脏骤停。VLP阳性预测猝死或恶性心律失常的敏感性为30%～76%，特异性为63%～96%。由于事件发生率相对低，心源性猝死的阳性预测值仅为7%～40%，阴性预测值可达95%。溶栓治疗和PCI干预可影响心肌回归和预后，可降低心肌梗死存活者VLP异常发生率。MUSST试验中，1 268例LVEF<40无束支阻滞患者中，其中15%近期发生过急性心肌梗死，5年内随访：VLP异常(滤波后QRS延长)心律失常事件风险为28，而滤波后QRS较短者为17(风险比1.90)。且可诱发持续性单形或多形性室速，其敏感性为46%，特异性为57%，阳性预测价值为42%，阴性预测价值为62%。也有研究认为没有预测价值。因此专家共识，VLP可用于识别既往心肌梗死后发生心脏性猝死的高危患者。因其阴性预测价值高，识别低危患者方面有效。目前资料尚不支持常规应用信号平均心电图识别心源性猝死的高危患者。

(二) 不明原因的晕厥患者发生严重室性心律失常的风险评估

临床上有10%～35%不明原因晕厥者能诱发出持续性室速，尤其是有冠心病心肌梗死者更为多见，病死率高达30%。因此，若能准确诊断不明原因的晕厥的起因，并采取相应的治疗手段是十分重要的。VLP检测异常，可作为有创电生理检查的筛选，进一步判断不明原因的晕厥是否与持续性室速或室颤有关。Gang等对一组24例原因不明晕厥小样本患者同时进行电生理及VLP检查显示，其中9例诱发室速或室颤中，8例VLP为阳性；其余15例未能诱发室速或室颤中，无1例VLP阳性。因此作者提出，对原因不明的晕厥患者，VLP可作为一种非创伤性筛选手段，阳性患者有必要选择进一步电生理检查。阴性患者则没有必要选择进一步电生理检查。

(三) 其他一些心脏疾病预后评估

扩张型心肌病病死率较高，1年病死率为25%～30%，5年为50%，其中28%为猝死。其VLP阳性率为20%～29%。Ohnishi等报道VLP阳性预测扩张型心肌猝死的敏感性为71%、特异性为66%、准确性为67%。在一组87例先证有致心律失常右室心肌病/发育不良患者中观察了信号平均心电图指标，比较对照组信号平均心电图指标异常与致心律失常右室心肌病/发育不良有很高的关联，提高诊断的敏感性。其中3个信号平均心电图指标中2个异常，敏感性可提高47%，用3个信号平均心电图指标中1个异常，敏感性则可提高69%，并且维持很高的特异性(95%)。因此，建议信号平均心电图指标合并与当前诊断致心律失常右室心肌病/发育不良标准中，可提高其诊断的敏感性和特异性。另一组报道，VLP阳性可达57%，VLP阳性者持续性室性心动过速发生率高。且其中对31例致心律失常右室心肌病8年的随访显示：VLP有关参数进行性改变，有助于识别持续性室速发生的患者且独立于心脏超声。但有争议VLP在致心律失常右室心肌病预后评估中的作用。造成这一疾病VLP阳性很高的原因可能是由于左右两侧交感神经张力不均，使Q-T间期延长，造成心室肌复极不均匀，同时心室肌纤维变性也可能影响心室肌复极不均匀所致。由于这一疾病的临床较典型，认为VLP检测意义不大。心力衰竭患者VLP阳性者预示有可能发生室性心律失常，与心功能的进一步衰竭无直接关系。Ajiro Y等、Yodogawak对Brugada综合征用VLP危险分层，其中小波变换分析有利于Brugada综合征的发现和诊断，VLP阳性者电生理诱发室颤的敏感性和特异性较高。Perloff等对242例先天性心脏病术后患者进行8年的前瞻性调查研究显示：VLP能够较好地预测单形性室速的发生。

VLP是心室某些小块心肌内延迟除极所产生的电活动，受损心肌的缓慢和不同步传导，是诱发折返性室速的必要条件。常与恶性室性心律失常及心脏性猝死的关系密切。目前临床研究的关注度主要在心肌梗死后、结构性心脏病伴心功能低下、致心律失常性右室心肌病及Brugard综合征。其阴性预测价值高达97%，阳性预测价值高仅为20%。由于VLP对心脏性猝死危险分层的阳性预测价值不高，专家共识，VLP可用于识别既往心肌梗死后发生心脏性猝死的高危患者。因其阴性预测价值高，识别低危患者方面有效。目前资料尚不支持常规应用信号平均心电图识别SCD的高危患者。VLP作为预后评估的一个筛选指标，采用新的方法和分析手段与其他检查指标结合综合性判断，从而提高VLP的识别准确率和临床应用价值。

第三节 心率变异性

胡伟国

一、概念

心率变异性(heart rate variability, HRV)系指心脏窦性心律时逐次心动周期之间的时间变异数及窦性心律不齐现象。HRV是目前临床上认为能定量分析自主神经功能的一种方法，是评估风险的一种重要手段。自主神经系统对正常及异常心脏的功能及电生理活动起着重要作用，是调节心率的最后通路。在心源性猝死中的三大因素中扮演了重要的角色。20世纪60年代起，人们逐步关注到HRV与疾病关系及评估的重要性，如胎儿宫内窘迫及存活率、糖尿病HRV降低与其自主神经受损有关，与心肌梗死后恶性心律失常及心源性猝死密切有关。尤其在80年代末，Kleuger报道了急性心肌梗死患者HRV降低(SD<50 ms)相对于SD>100 ms而言，猝死率达5倍，引起了医学界高度关注和重视。随着动态心电图记录及信号处理技术的不断发展，加快了HRV的研究和进展。现已成为简便、无创评估自主神经功能的方法，广泛应用于临床。

二、机制

人体在正常的状态下，窦房结作为主导起搏点，窦房结内在起搏细胞的固有自动起搏能力受自主神经系统支配。交感神经活动通过释放去甲肾上腺素加快心率，迷走神经则通过释放乙酰胆碱减慢心率，交感神经和迷走神经两者相互影响及制约，达到动态平衡状态，决定其心率变化。在静息状态下，交感神经与迷走神经均参与对心率的影响，以兴奋作用占优势，因而，静息状态下，心率的变化主要受到迷走神经调节，运动、情绪紧张及疼痛等情况下，以兴奋作用占优势，心率增快。交感神经和迷走神经同时对心脏作用的相互关系复杂。既可表现在交感神经和迷走神经对心率、心房和心室收缩的影响，又可对P－R间期和窦房结、房室结、心室特性和室颤易感性的影响。迷走神经张力增高，抑制交感神经的兴奋效应；反之，交感神经张力增高，抑制迷走神经的兴奋效应。研究证明，迷走神经对窦房结的作用时间短，400 ms之内可达最大效应。窦房结受到迷走神经刺激，其第一、二心跳后就出现最大效应。停止刺激后反应略慢(5 s)。增加迷走神经张力，就增加其降低心率作用。迷走神经增高及其所释放的递质乙酰胆碱使心肌兴奋阈值增大，致使室颤的阈值降低。因此，迷走神经具有保护性抗室颤的作用。交感神经作用时间相对延迟，约在5 s起效，此后，心率逐渐增加到稳定状态持续20～30 s。交感神经及其所释放的儿茶酚胺对心脏的作用主要表现为正性变力作用，使心肌收缩加强，在一定的条件下可致心律失常。因此，交感神经与迷走神经只有相互协调才能维持正常的心脏活动及适应生理的正常变化。两者一旦失去协调失衡，将导致心血管系统紊乱，甚至发生严重心律失常。HRV作为反映自主神经功能的指标，通过检测HRV可以了解与自主神经功能有关的疾病如冠心病、心力衰竭、高血压、糖尿病、甲状腺功能亢进及心脏移植等的自主神经变化及对心血管调节作用并可预测心脏病的病情和预后判断等。

三、HRV的分析方法

HRV的分析方法主要分为3种，包括时域分析法(time domain analysis methods)和频域分析法(frequency domain analysis methods)，分析流程见图3－2－17；第三种为非线性分析法，仍处于研究探索阶段。时域分析法和频域分析法从分析连续心率时间而言，可分为短程HRV(5 min或1 h)，可以在规定的时间、体位(如仰卧位、直立位、倾斜位等)和动作(如平静呼吸、深呼吸、Valsalva动作、运动等)。长程HRV为24 h。HRV分析理应测量逐搏窦性P－P间期之间的差异，由于P波在计算机自动识别有一定难度，故以R－R间期为基础来进行处理。目前常以24 h动态心电图记录最普遍。分析前，先剔除全部异位搏动(如房性、交接处性、室性期前收缩、逸搏及除窦性心动过速外的异位心动过速)及伪差，对窦性心动速率进行分析，形成R－R间期变化的心动速率图及文件，采用时域分析法、频谱分析法予以分析。

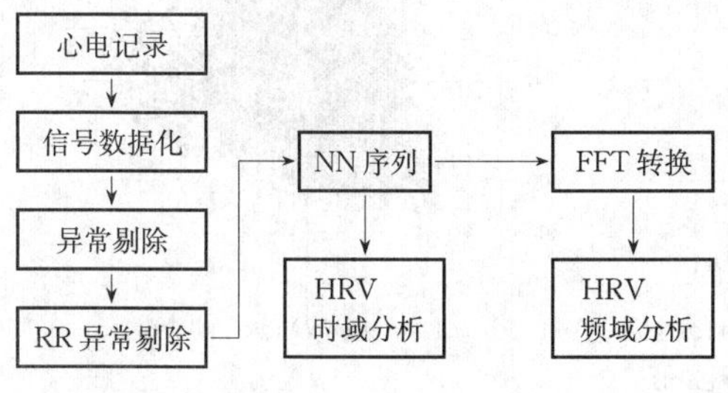

图3－2－17　HRV分析流程

(一) 时域分析

HRV的时域分析是选用正常窦性间期(即正常下传的R－R间期)的变化，以各种统计方法定量描述心动周期的变化特征。对自主神经对心率的调控作用做出总体评价。常用指标参数的意义及参考值见表3－2－1。

表3－2－1　常用HRV时域分析指标参数的意义及参考值

指标参数(ms)	计算方法	意　义	正常值(ms) X±SD
SDNN	N－N间期的标准差	整体HRV直观指标	141±39 ＜100中度降低 ＜50重度降低
RMSSD	相邻N－N间期差值的均方根	HRV中快变化部分	127±35
PNN50	相邻正常N－N间期＞50 ms 心搏数所占百分率	HRV中的高频成分 反映心动周期的逐搏变异	27±35
其他指标			
SDANN	N－N间期均值标准差		
SDSD	相邻正常N－N间期标准差		
NN50	相邻正常N－N间期＞50 ms心搏数		
三角指数	N－N间期总个数除以N－N间期直方图的高度		＜20中度降低 ＜15重度降低

上述指标中推荐24 h检测，临床上以SDNN、RMSSD、PNN50最为常用。由于缺乏大样本正常人数据以及其他因素，1996年仅由欧洲心脏病学和北美起搏与电生理学会共同提出的试用标准值。24 h时域：SDNN、DSANN、RMSSD分别为(141±39)ms、(127±35)ms、(27±35)ms。国内由中华医学会心电生理与起搏分会组织对不同年龄组提出了HRV参考值。时域分析时应注意，不宜以任何一段时间代替24 h，尤其对急性心肌梗死患者的风险及预后评估；各指标含义不同；不应相互取代和比较。

(二) 频域分析

采用快速的傅里叶变化转换(FFT)或自回归参数模型(AR)运算，把随时间变化的心率波动曲线分解成不同频率、不同振幅的正弦曲线之和，并描绘标计出各个功率谱。由此得到以频率为横坐标，功率谱图、功率谱密度为纵坐标的功率谱图(ms^2/Hz)(图3－2－18左图)。AR是在FFT基础上再次运算。两者结果高度相关。AR方法较为准确且曲线平滑(图3－2－18右图)，有利于目测，是目前使用的方法。研究显示人的HRV功率谱的范围一般在0～0.5 Hz。其典型的频谱主要3个频段及频谱成分：① 高频带功率(HF)，0.15～0.40 Hz，与迷走神经调节有关；② 低频带功率(LF)，0.04～0.15 Hz，受交感神经及迷走神经共同影响，与体位有明显关系，体位倾斜或直立均可使LF增加，同时HF减低；③ 极低频带功率(VLF)，

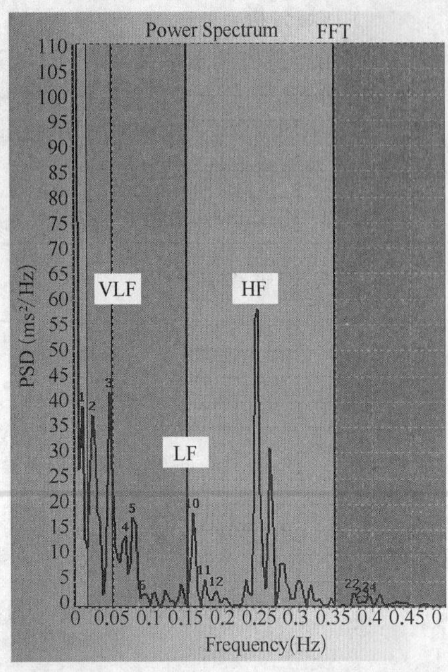

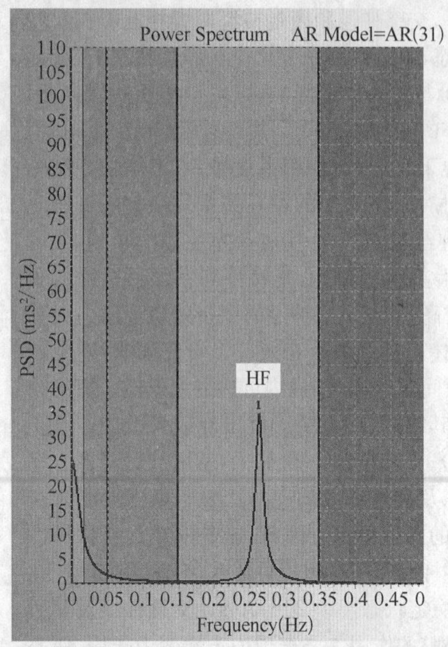

图 3-2-18 频域分析图

左图：FFT。右图：AR

0.003～0.04 Hz，可作为交感活动指标，可能与毛细血管及温度调控有关；④ 超低频功率(ULF≤0.003 Hz)；⑤ 总功率谱(TP)。

由于各频段的数值常受总功率影响，不宜直接进行 HF 或 LF 绝对值比较。常需归一化处理，LF(或 HF)norm=100×LF(或 HF)/(TP－VLF)，单位 NU。能客观全面地反映交感迷走之间的平衡状态，也可以 HF 及 LF 成分作为基础，通过计算 LF/HF 比值代表交感迷走神经张力的平衡状态。LF/HF 升高，交感神经兴奋。频域分析法在反映交感、迷走神经活动平衡上有独到之处，定量性较强地用于评估自主神经功能、压力感受器功能及肾素-血管紧张素系统对心血管的快速调节作用，推荐 5 min 短程分析为佳。然而，频域分析法易受外界干扰因素较多。凡是能影响到交感和迷走神经兴奋的因素，均可影响到 HRV 的检测结果。有一般因素：年龄、性别、体温、呼吸、血压、心率、饮食、睡眠、烟酒咖啡等。老年人 TP、LF、HF 均低于年轻人。尤其 HF，提示老年人迷走神经活性降低。体力活动、心理因素、情绪变化及体位改变。昼夜节律：正常人白天交感神经活性(LF)占优势且昼夜有一定的变化，夜间则迷走神经活性(HF)占优势，昼夜有变化不大，以及环境因素、影响自主神经的药物和心律失常等。因此分析时应注意：检测 HRV 前最好保持一定相同对比条件，应用时需尽可能排除或减少外界影响，避免分析错误。

(三) Poincare 散点图

心率的调节并非属于线性系统中的调节，实际上是一个混沌的非线性调节过程，因此应用非线性的动态方法来分析 HRV 可能取得更有价值的信息。其中，Poincare 散点图是最常用的一种方法。其绘制方法是以相邻心动周期的前一个 R－R 间期为横坐标，后一个 R－R 间期为纵坐标，一般取 24 h 所有 R－R 间期绘制成 HRV 散点图。从形态上反映 HRV 的变异情况，一般分 4 种形态：彗星形、鱼雷形、扇形和复杂形等。正常人多呈彗星形，疾病时这种形状消失，代之以其他异常形状(图 3-2-19)。正常人的散点图多呈彗星状，其特点为体长、头小、尾大，散点在图中 45°角附近，说明正常人相邻的窦性心搏 R－R 间期大致相等，散点图沿 45°方向代表在 24 h 内平均心率变化的大小，垂直于 45°方向离散代表瞬时心率快速变化。正常 Poincare 散点图反映迷走神经的活性，浓密的核心部分是反映交感神经的活性。

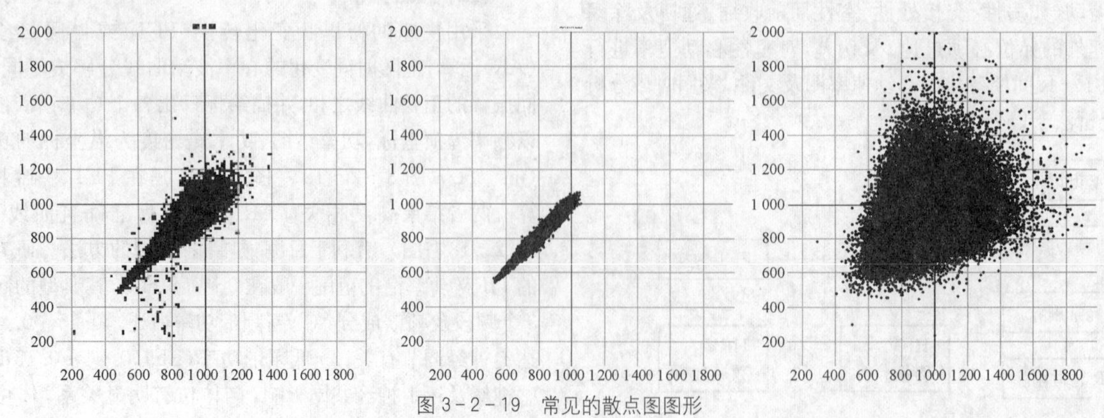

图 3-2-19 常见的散点图图形

左图：正常的“彗星形”。中图：异常的“鱼雷形”。右图：异常的“扇形”

四、临床应用

HRV分析主要是评价自主神经的功能，因此直接或间接影响自主神经的平衡失调，都会引起HRV改变。自主神经系统对正常及异常心脏的功能及电生理活动起着重要作用，是调节心率的最后通路。因此，通过HRV分析，对自主神经的功能的判断，可对快速的室性心律失常、猝死预警并可协助疾病治疗的观察和预后判断。

（一）急性心肌梗死预后及心脏性猝死危险分层

急性心肌梗死幸存者进行危险分层一直是临床特别关注的问题，早期识别心血管事件的高危患者并及时进行干预将有利于减少心肌梗死患者的病死率。动物实验及临床已证明心肌梗死可以引起有意义的HRV降低，尤其在梗死后几小时到2～3周时变化最明显，6～12个月后有所恢复。在HRV时域和频域指标均降低中，特别是高频功率、RMSSD、PNN50等反映迷走神经活性的指标降低更明显，提示迷走神经活性减低和交感神经占优势。HRV降低不仅可以反映心肌梗死后心肌损害的严重程度，且与室速或室颤发生率密切相关。一旦自主神经对心脏的调节能力降低，尤其是迷走神经张力降低，心肌细胞电不稳定性增强，室颤阈值降低，易发生猝死。Yoshioka等发现，刺激交感神经可使部分失神经支配心脏复极离散度进一步扩大，易诱发后除极电流和心律失常，最终可导致猝死。因此HRV降低是迷走神经活性减弱、交感神经活性增强，降低室颤域值，所以HRV对检查心脏性猝死具有一定意义。现已公认HRV降低是一个预测急性心肌梗死后恶性心律失常和死亡的强有力指标，其预测价值独立于其他急性心肌梗死后危险分级指标。数据显示SDNN＞50 ms的死亡率高为高危患者，SDNN＞100 ms的5.3倍。SDNN小于100 ms为中度危险患者。在预测总病死率方面，HRV降低与LVEF类似；而在预测恶性心律失常方面HRV指标则优于LVEF。单独用HRV分析的阳性预测值不足40%，但其阴性预测值可达到90%以上，意味着急性心肌硬死后拥有正常HRV患者发生心血管事件的危险性较低。

（二）充血性心力衰竭

在充血性心力衰竭的发生发展过程中，交感神经和肾素-血管紧张素-醛固酮系统的过度激活性血流动力学异常同样起着重要的作用。心力衰竭时HRV降低，可能是交感活性增强、副交感活性减弱之故，LF、HF均比正常人低下，尤以HF更明显，而LF/HF则比正常人高。但心力衰竭的病因不同，代偿程度不一，也会使自主神经调节反应不一致，HRV有所变异。在一组心力衰竭者观察研究中，心功能Ⅱ～Ⅲ级充血性心力衰竭患HRV的高频功率成分减少，心功能Ⅳ级时，HRV的高频功率成分几乎完全消失。存在交感神经活性增强，迷走神经活性下降并与心功能分级恶化相关。在充血性心力衰竭患者中，SDNN降低预测总病死率增加，HRV降低的重度充血性心力衰竭患者的死亡风险较无降低者高20倍。HRV分析可用于评价CHF患者自主神经功能异常。对中到重度CHF患者预测意义都很大。与心力衰竭程度、EF、最大氧耗量、室速等其他参数结合预测价值更大。CHF患者再同步化治疗后，可在一定程度上改善HRV，未能改善则预示可能有较高的心血管事件发生风险。

（三）原发性高血压

高血压的发病机制是较复杂的，自主神经参与了调节高血压的发病过程中起了重要作用，自主神经系统在原发性高血压发病机制中的地位一直是一个研究的热点。有研究显示在疾病的早期阶段，LF比正常人高，而HF比正常人低；LF/HF比值增大，LF的昼夜变化消失，而HF夜间仍升高。原发性高血压与交感张力升高或是迷走神经功能受损有关，交感副交感中枢的调节机制欠佳。HRV降低可能是由于该病可使压力感受器功能受损，引起心脏自主神经调节的紊乱和HRV正常昼夜节律消失。而压力感受器功能受损是HRV改变的主要原因。在动脉粥样硬化危险社区队列研究中，对无高血压的7 099名个体进行了长达9年的随访，发现HRV降低预示了高血压发生危险，提示自主神经功能异常先于临床高血压的发生，参与了高血压发病的始动机制。自主神经功能损害与病情呈正相关，ACEI在有效降压的同时可改善HRV。HRV分析可研究高血压的发病机制以及病情的评估。

（四）心脏移植

移植心脏后可出现去神经状态，这时心率趋向固定，HRV小，心率功率谱表现于基线上示不规则的波动，缺乏典型的峰波，但亦有发现有清楚的HF和LF。一组心脏移植患者观察中，发现6个月供体心脏的心率开始减慢，HRV的时域和频域指标开始增加，提示自主神经的恢复。有认为HRV检测可以判断心脏移植后的排斥反应，术后HRV迅速升高，并缺乏正常的频段分布，则高度怀疑排斥反应。

（五）心肌病

扩张型心肌病患者在总体HRV显著降低的基础上，以迷走神经张力低下和HRV昼夜节律性丧失为突出表现。肥厚性梗阻型心肌病患者有较高的SCD发生，因此HRV分析预测SCD发生备受关注。但HRV在肥厚性梗阻型心肌病患者中应用价值各家报道不一。一组小样本应激性心肌病左室心尖球囊综合征数据显示心肌病患者发作期间和发作后3个月HRV比较，发作期间SDNN和SDANN明显降低，而RMSSD、PNN50和频域指标无显著性差异。研究较少，样本量也较小，尚需更多研究资料支持应激刺激可引发的急性自主神经功能紊乱这一结论。

（六）糖尿病

目前认为HRV异常是糖尿病患者伴有自主神经系统损害最准确、最敏感的指标。认为在糖尿病自主神经的早期诊断及常规检查中，通过HRV降低可对自主神经受损进行早期预告。Kataoka等对3 089例2型糖尿病患者及5 828名非糖尿病患者随访观察，在2型糖尿病患者中心率变异系数减低者心脏性猝死发生显著增高，提示HRV降低是2型糖尿病患者心脏性猝死的危险因素之一。并有报道，LF减低可预测2型糖尿病患者动脉硬化的进展程度。在评估糖尿病患者整个自主神经系统功能时，长程24 h HRV时域分析比短时程敏感度高，重复性好，指标多采用PNN50和SDSD。而卧位静息短时程5 min频域分析可有助分辨交感和迷走神经损害。

（七）阻塞性睡眠呼吸暂停综合征

多项研究证实阻塞性睡眠呼吸暂停综合征（OSAS）患者存在自主神经功能异常，并参与了多种心血管疾病的启动和发展，是高血压、冠心病、CHF、脑血管疾病和糖尿病等的独立危险因素，并与心律失常和夜间猝死有关。OSAS患者HRV昼夜差值与缺氧指数和氧饱和度降低程度相关，提示OSAS患者的自主神经功能紊乱与夜间反复发作的低氧血症、高碳酸血症有关。研究也发现指标极低频功率、低频功率、高频功率、低频功率与高频功率比值在呼吸暂停时降低，而在快速动眼睡眠时增高，可用来鉴别睡眠分期及睡眠呼吸暂停。因此，认为对OSAS患者进行HRV分析可评价病情和自主神经紊乱情况，并可利用HRV分析，无论是频域指标还是时域指标对初筛OSAS都有一定价值，且频域指标优于时域指标。

（八）其他

在慢性阻塞性肺疾病（COPD）中，自主神经对肺脏的影响机制相当复杂。在COPD的病理生理变化中，自主神经功能紊乱起着重要作用，并在慢性低氧下导致HRV降低，自主神经功能受损促进心律失常的发生。恶病质的COPD患者进行24 h心率变异性分析，其HRV明显低于对照组，提示心率变异性可作为评估恶病质COPD患者病死率的独立危险因素。因此，心率变异性可作为监测COPD患者生理和功能状况的重要指标。通过心率变异性分析COPD患者的自主神经功能状态，对了解COPD的病理生理及评估COPD的严重程度、预后、预测病死率及指导治疗、机体康复等方面具有一定临床价值和研究价值。甲状腺功能异常在桥本甲状腺炎所致甲状腺功能亢进、伴有自主功能异常、过量用抗甲状腺药物后，HRV可出现降低，但经治疗症状控制良好后，HRV恢复正常。妇产科早产儿、婴儿猝死综合征等，通过HRV分析对宫内窒息做出判断，当胎儿HRV降低时，提示胎儿窘迫，应加速分娩。更年期综合征、希恩综合征、帕金森病等HRV也有所反应。酒精性神经病变、家族性多发性神经病变、先天性Q－T间期延长综合征也可有HRV变异。肾功能不全、尿毒症与HRV也有关。尿毒症患者HRV比正常差，LF及HF均比正常人低，提示交感神经和副交感神经不同程度受到抑制或损害。麻醉中HRV的分析能及时观察药物作用及麻醉意外的出现。

HRV是作为一种定量、无创伤、可重复、间接测定心血管自主神经调节功能的一种手段。时域参数通常反映迷走神经的功能。频域中的LF反映交感及迷走神经的双重影响，HF主要反映迷走神经的功能，LF/HF比值反映交感和迷走神经之间的平衡，增高代表交感张力高，降低则为两者间处于不平衡。通过HRV分析为了解病情进展、预后评估提供一些客观数据。HRV分析专家共识：HRV异常、自主神经张力和心律失常三者之间存在病理方面的联系。大量资料表明HRV降低是总死亡率增加的预测因子，HRV降低时全因死亡的相对风险较高。预测非心律失常引起的死亡价值更高。在冠心病心衰和心肌梗死患者HRV异常时死亡率增加，相对危险度为2～3。HRV在猝死分层中的价值还需进一步确定。随着数字信号处理技术进一步发展，为HRV提供了多种科学方法，提示心脏节律的一些规律、机制和意义，促进临床的应用价值。

第四节　Q－T离散度

胡伟国

一、概述

在常规标准12导联同步心电图中，最长Q－T间期与最短Q－T间期之差称为Q－T离散度（Q－T dispersion，Q－Td），反映了心室肌复极的不均一性和电不稳定性。心室肌复极异常是室性心律失常发生的重要机制。长期以来，12导联心电图各导联间Q－T间期值不同为人们所关注，只是原因不明。起初常被认为是记录上伪差和测量误差所致。直到1985年Campbell等发现，不同导联间Q－T间期的差异有其一定的规律性非伪差和测量误差，是心室肌复极不均一性在体表上的表现，认为心电图不同导联间Q－T间期的差异为不同心室各部位复极的差异，提出了Q－T离散度这个概念。1990年Day和Campbell在研究一组长Q－T综合征患者经Sotalol治疗后发现，Q－Td减小者无致命性心律失常发生，而Q－Td未减少者发生恶性心律失常仍然较高，首次从临床上证实Q－Td与快速的恶性心律失常有关。之后又从心外膜单相动作电位标测证实这种设想，不同部位的心肌复极时间存在差异，其平均离散度与体表12导联心电图的Q－Td呈正相关，心外膜及心内膜单向动作电位时程的离散度与体表心电图测定的Q－Td相关系数达0.67。体表心电图上的Q－T间期包括心室肌除极时间和复极的时间，心室肌的除极非常迅速，仅占Q－T间期的很少部分。其中T波是心室复极的一个重要时间标记，心室的不应期在T波的终末部分。Q－T间期长短与动作电位时限相关，Q－T间期在一定程度上代表心肌复极过程。不同部位的心室肌存在着除极和复极时间的差异，由此产生的综合向量在各导联轴上的投影，其时程有所不同，则Q－Td不同。Q－Td的大小与自主神经有关，并有节律性的改变。影响T波变化的应由心肌三层细胞复极时程的差异所致。其中M细胞最长复极时程决定Q－T间期，其心室分布不均一影响了Q－Td。M细胞动作电位时程又主要受交感神经调节。因而Q－Td的大小与自主神经活性有关。基础和临床研究显示：Q－Td基本为心室肌复极不稳定性的表现或心肌不应期差异的程度，反映心室肌复极局部差异。这种区域性复极化差异是折返形成的重要条件，可引起室性心动过速、心室颤动等恶性心律失常。由于体表12导联同步心电图中Q－Td的测量简便、无创，又为快速恶性心律失常的预警指标在临床广泛应用。

二、Q－Td的测定

1. 记录方法　Q－Td检测时，患者取安静状态，一般采用25 mm/s、10 mm/mV记录，最好采用50 mm/s，增益视QRS－T幅度调整，获得清晰的标准12导联心电图中，避免干扰引起的测量误差。测量最长Q－T间期与最短Q－T间期之差。Q－Td测量方法主要包括目测和计算机测量。

（1）人工检测方法：可用常规体表心电图单导联或多导联心电图记录，每个导联需取连续3个以上心动周期测量，取平均数。由于记录为非同步记录，Q－T间期易受不同的心动周期影响，由此影响Q－Td测量结果。尽管易行，但准确性差。

（2）计算机12导联同步心电图记录：记录了在同一次心动周期综合心电向量在体表12导联上的投影。规范了Q－Td测量方法：其QRS波的起点一致，以QRS波最早的起点为标准，Q－Td则为同一次心动周期中的变化。

2. 测量方法　Q－Td的测量关键在于准确的QRS波的起点和T波终点的确定，尤其是T波终点的确定。一般通过以下方法确定T波的终点：① T波的下降支与TP等电位线的交点；② 如出现U波则取T波与U波之间的转折点或T波下降支切线与等电位的交点。T波过于低平、双峰、倒置及U波明显时，其测量的误差可达数十毫秒，影响结果的判断。必要时应放弃受影响的导联。计算机自动测量Q-T间期。其T波终点一般有4种方法：① T波与阈值水平的交点；② T波的微分与阈值水平的交点；③ T波最大斜率与等电位线交点；④ T波高峰和T波最大斜率的连线与等电位线交点。但是，不论是人工测量和计算机自动测量，都必须采用同样的测量标准。随着对记录技术、确定QRS波起点和T波终点算法的提高及规范，误差尽可能减低，必须采用12导联同步心电图记录。Q-Td计算公式为：

$$Q-Td=最长Q-T间期-最短Q-T间期$$
$$(Q-T_{max}-Q-T_{min})$$

为避免受心率影响，可采心率校正的Q-Td(Q-Tdc)。$Q-Tdc=Q-Tc_{max}-Q-Tc_{min}$。目前正常值尚无统一的数值。全国专题研讨会提出的参考数值：Q-Td<50 ms为正常；50～60 ms，可疑；>65 ms则为异常。

三、临床应用

1. 心血管疾病预后的评估　Q-Td基本为心室肌复极不稳定性的表现或心肌不应期差异的程度，反映心室肌复极局部差异。这种区域性复极化差异是折返形成的重要条件，可引起室性心动过速、心室颤动等恶性心律失常。由此开展了大量的临床研究，对心血管疾病患者进行预后评估及恶性室性心律失常风险进行分层。文献显示冠心病心肌梗死后Q-Td有所增加，心肌梗死能影响迟发除极及非同步复极，这是造成猝死的危险因子。另外，梗死面越大，Q-Td越大。如果梗死后经溶栓有效治疗，泵功能好转，Q-Td降低，心肌再灌注改善，死亡率就减小，因此认为Q-Td对于心肌梗死的预后有预测作用。其中急性心肌梗死的Q-Td较陈旧性高。另外，冠心病心绞痛患者，尤其是不稳定型心绞痛比稳定型心绞痛患者Q-Td长，提示其心电不稳定性存在显著差异，给临床提供了线索。心力衰竭由于明显影响心脏功能，心肌局部纤维化，室壁运动异常，以及神经体液因素改变，特别是伴有猝死者，Q-Td有明显升高趋势。心肌肥厚如高血压性左心室心肌肥厚、肥厚型心肌病时Q-Td有显著差异，而且Q-Td与左心室肥厚的程度呈正相关，肥厚型心肌病时Q-Td显著高于继发性左心室肥厚，特别是伴有室性心律失常者。Q-T间期延长综合征，其Q-Td增加，通过用受体阻滞剂治疗前后对照及左颈交感神经节切除，认为长Q-T间期综合征的Q-Td改变是心室复极的非同步性增加之故，所以认为Q-Td的测定对这类疾病的治疗效果及意外事件具有预示作用。各疾病之间Q-Td值无明显差异。

2. 抗心律失常药物评估　抗心律失常药物有致心律失常作用，评价抗心律失常药物疗效、检测其安全性很重要。通过对Q-Td观察来判断抗心律失常药物疗效以及是否会出现药物性抗心律失常。在可诱发室性期前收缩、室性心动过速患者中如对抗心律失常药物有反应者Q-Td可明显降低。如在先天性长Q-T间期综合征中，对β受体有良好反应者Q-Td明显下降。胺碘酮和Ⅰ$_a$类抗心律失常药物均可引起心电图Q-T延长，但Ⅰ$_a$类药物Q-Td增大。在同样使用Ⅰ$_a$类药物治疗患者中，Q-Td增大者易出现尖端扭转型室性心动过速。在抗心律失常药物治疗时，Q-Td增大高度提示有出现尖端扭转型室性心动过速的风险。因此，Q-Td对评价抗心律失常药物疗效、检测其安全性的作用结果较为一致，可提供抗心律失常药物疗效评价及致心律失常安全性检测的线索。

然而对Q-Td产生的生理机制看法不一，存在争议。有学者Kors等报道，Q-Td受心电向量图T环形态、方向影响。各导联Q-T间期主要有终末向量与导联轴之间的角度所定，角度越大Q-T间期越大。T环电压越大、越宽Q-Td则越大。同时发现心电图中各导联Q-T间期的差异仅是T环向量投影不清导致的Q-T间期测量的误差。因此，Q-Td仅是一个粗略反映心室复极离散度的指标，一种无创性、测定简便的方法，临床有一定的价值。专家共识：Q-T间期代表心室动作电位时程，Q-Td是不同导联Q-T间期的最大差值；Q-T间期变异性是患者Q-T/R-R比值，反映Q-T间期的动态变化。一些观察研究显示Q-T间期、Q-Td增加与左心室功能降低患者的死亡率相关。Q-T间期变异性的增大是复极不稳定的指标，可能和心律失常易感性有关。最近一些研究显示Q-Td和预后之间没有相关性，虽然有资料显示心脏复极异常与SCD的危险性增高有关，但目前的资料不足以支持Q-T间期、Q-Td或Q-T变异性对没有长Q-T间期综合征的患者进行SCD的危险性分层。因此，实际工作中必须建立严谨的方法学，还有很多工作要深入研讨。只有完满解决所存在的问题，才能进一步更好地推广。

第五节　T波电交替

胡伟国

一、概述

T波电交替(T wave alternans，TWA)是指在心律规则时，体表心电图同一导联上T波振幅、形态以及极性呈ABAB形式逐波交替变化，是心电活动不稳定的标志。大量研究显示，TWA与室性心律失常尤其是恶性室性心律失常有密切关系，是恶性室性心律失常引发SCD最具有预测价值的无创电生理检查指标。早在20世纪初就有在心电图肉眼直观的T波电交替现象及猝死与其有关的报道。但因毫伏级的T波电交替现象较少见(参见第五篇第四章)，而微小的不易觉察的T波电交替现象则无法发现，TWA一直未作为临床指标得以应用。1988年Smith等应用频谱分析方法能检测出微伏级的T波电交替。1993年，美国研制出CH2000心脏诊断系统，应用频域分析原理在运动负荷试验中检测TWA，为研究及临床应用开辟了道路，随后T波电交替的检测技术不断改进和发展。2002年又出现了时域分析法，为临床研究提供了全新的方法。近十几年来临床研究表明，TWA与恶性室性心律失常关系密切，可导致折返性室性心动过速甚至心室颤动。具有极高的阴性预测价值和敏感性，是预测器质性和非器质性心脏病患者发生恶性室性心律失常与心脏性猝死独立、有力的指标。

T波代表心室的复极活动。TWA的本质是复极交替动作电位延长、跨壁复极离散度增加，是心肌细胞的内在特性。当心肌缺血缺氧时心肌动作电位传导速度的变慢和不应期的不均一性，复极不一致性增加并产生不应期的离散，复极不一致加剧产生 TWA，可导致单向阻滞和折返。因此，心肌复极化时间和空间的离散是产生 TWA 的电生理基础。就 T 波电交替产生的离子基础而言，在 TWA 的产生中，钙离子水平的变化可能起主要作用。细胞内钙释放的交替调节心脏的复极化电流而产生 T 波电交替。缺血区心肌可发生一过性钙离子流变化，跨膜动作电位 2 相时由钙离子穿膜能力交替改变亦可产生 TWA 病理情况下离子通道异常，低血钾、低血镁亦可能降低诱发 TWA 的心率阈值。同时很多学者认为交感神经及副交感神经系统对 TWA 的发生可产生重要影响。总之，T 波电交替反映单个心肌细胞的复极交替，最可能出现在心率加快时，这是由于过快的心室率超过了心肌细胞转运细胞内钙离子的能力，从而引起复极交替，且具有频率依赖性。然而确切的 TWA 发生机制还有待于进一步研究。

二、TWA 检查方法

在过去的 20 年里，出现了很多 TWA 检测的方法，目前，微伏级 T 波电交替主要有两种检测方法：频域分析法和时域分析法。

(一) 频域分析法

通过运动、药物或快速起搏的方法使患者的心率稳定地维持于较快水平。通常使用特殊电极在平板运动试验中，选择适宜的运动方案，使心率在较短的时间内满足和维持 90～110 bpm 采集心电信号。取 128 个连续心搏排成一行，将其心搏标记为奇数和偶数，在 T 波上进行多点同步采集。以 T 波电压的平均值为纵坐标，心搏序号为横坐标，获得 T 波电压趋势，对符合要求的心电信号应用快速傅里叶转换(FFT)，绘制频谱图。在 0.5 个变化周期处，所有奇数和偶数的交替能量值为 TWA(图 3-2-20)。确定 TWA(Valt>1.9 μV)开始出现的心率，对 TWA 进行测量，该法有明确的采样方案和诊断标准：① 当心率≤110 bpm 时，在任何相互垂直导联或连续 2 个心前导联中，Valt≥1.0 μV，交替率(K)≥3 且持续 1 min，或心率≥105 bpm，Valt≥1.9 μV，K≥3 且持续 1 min 为 TWA 阳性；② 心率≥105 bpm 时，无持续的 Valt≥1.9 μV 和≥1 min 为 TWA 阴性；③ 两者均不符以及 10%以上的房(室)性期前收缩、房室结文氏现象和噪声引起的过多干扰为 TWA 不确定性。其检查的结果受到心率异位心搏 QRS 时呈噪声和干扰等因素影响。

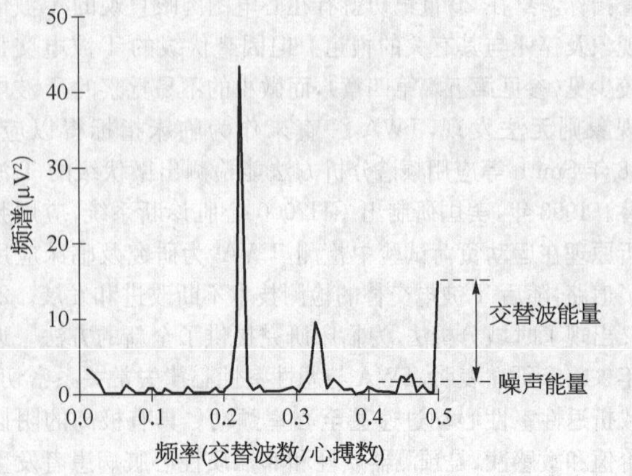

图 3-2-20 TWA 在频谱图中交替能量(Valt)及交替比值(K)

(二) 时域分析法

应用移动平均修正(modified moving average，MMA)对 ST-T 段波形进行动态的时域定量分析。首先，选取一段连续心搏，纠正基线漂移，通过低通滤波除去>40 Hz 高频信号的干扰，自动剔除干扰后，将处理后的心电图依次标记为 $A_1B_1A_2B_2\cdots A_nB_n$，分别对 $A_1A_2\cdots A_n$，$B_1B_2\cdots B_n$ 波形依次进行渐近增量修正，计算各自中位数(图 3-2-21)。两组 T 波的振幅的差值平均值为 T 波交替值。这种方法既可以在常规或动态心电图分析系统中检测 MTWA，也可以在运动平板分析系统中检测 MTWA。时域法无须特殊电极、固定心率和时间，被检查者可自由活动，可动态地捕捉短暂而剧烈的心律失常，从而分析 TWA 在一日中的动态变化，但目前尚无统一的采样方案和诊断标准。建议其阳性参考值为频域的方法阳性参考值的 4 倍，即 T 波电交替>7.6 μV，性噪比≥3，持续时间>1 min。

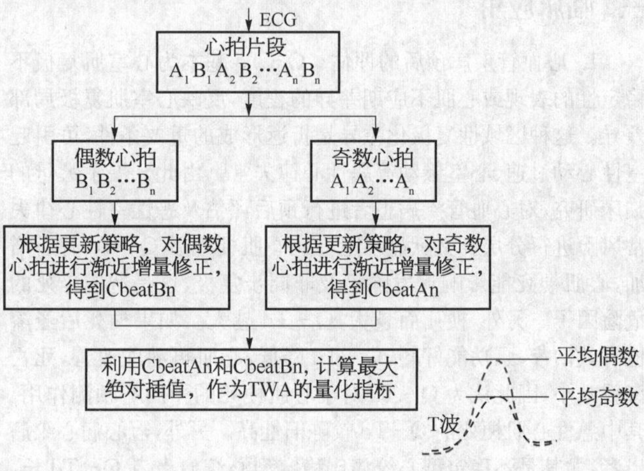

图 3-2-21 移动平均修正算法流程

三、临床应用

大多数临床研究表明 T 波电交替对恶性室性心律失常和心脏性猝死的预测价值，TWA 对室性心律失常的预测价值等同于甚至优于心内电生理检查。TWA 阳性患者猝死的危险性是阴性者的 11.4 倍。

(一) 急性心肌梗死患者进行危险分层

数据显示对心肌梗死后左心室射血分数 40%的患者进行 TWA 非持续性室性心动过速、心室晚电位等 11 个危险变量与恶性心律失常事件关系的研究，结果表明，TWA 检测的阳性患者的危险度、敏感性、阳性预测值均明显高于非持续性室性心动过速和心室晚电位等其他预测指标，是对心肌梗死后风险分层的一种可靠技术，但对心肌梗死后早期的预测价值尚有争议。动态心电的 TWA 分析可为急性心肌梗死及不能进行运动试验的患者进行分析。

(二) 心肌病患者发生恶性心律失常和猝死的预测

近年来许多研究表明 TWA 阳性可识别心肌病患者中可能发生室性心律失常及猝死的高危患者，其预测室性心动过速的灵敏度、特异性、阳性和阴性预测价值分别是100%、35%、54%和100%，在分析肥厚型心肌病患者TWA检查发现，在受检者发生非持续性室性心动过速中，阳性组比例较阴性组显著增多。一项入选768例缺血性心肌病患者的研究发现，T波电交替阳性者和不确定者死亡风险及心律失常致死的风险增加，死亡风险分层危险比为2.24，95%CI为1.34～3.75，心律失常风险比为2.29，95%CI为1.00～5.24。无论患者是缺血性还是非缺血性心肌病，TWA结果异常患者的事件发生率显著高于结果正常者，TWA结果异常者的事件发生率分别为6.8%和13.3%；结果正常者的事件发生率分别为4.8%和0。

（三）心力衰竭的预后评估

纽约心脏协会一项关于心脏功能Ⅱ级充血性心力衰竭患者TWA预测价值的研究结果显示，TWA的灵敏度、专一性、阴性和阳性预测值分别是100%、53%、100%和24%，这提示TWA在心力衰竭患者心律失常事件预测方面有广泛的应用前景。一项入选549例EF值≤30%患者(49%为冠心病)的多中心研究中，162例TWA阳性患者2年事件发生率为12.3%，事件包括死亡或非致命性持续性快速室性心律失常，198例TWA不确定的患者的事件发生率为17.5%，189例T波电交替阴性患者的事件发生率为2.5%(与结果异常患者的危险比为6.5)。

TWA主要用于SCD危险分层，特别是用于筛选植入除颤器(ICD)进行一级预防。meta分析发现TWA阳性患者发生心律失常的风险比TWA阴性患者高达近4倍，TWA的阴性预测价值为97%，阳性预测价值为51%。显然TWA阴性的患者预后良好。

（四）植入心脏复律除颤器患者评估

一项入选177例EF值≤30%的冠心病患者的研究证实，在筛选可能从植入ICD获益的患者方面，TWA优于QRS时限增宽的标准。TWA异常患者的2年死亡的危险比为4.8，而QRS时限增宽的危险比为1.5。TWA检测可以对ICD植入患者进行危险分层，TWA阳性者可从植入型心律转复除颤器预防中获益，而TWA阴性者则不一定需要植入ICD。虽然TWA作为单独遴选ICD病例的标准仍需完善，但TWA是接受ICD治疗患者再发心律失常的独立的预测因子，可作为需要安装ICD的指征。

ACC/AHA/ESC2006预防指南中指出：室性心律失常或致命性室性心律失常的患者均需进行TWA协助诊断和危险分层(Ⅱa，证据级别：A)。TWA对具有发生恶性心律失常及猝死的高危患者危险分层，有助于高危人群的筛选及相应干预方案的制订。FDA认可仅有TWA和SAECG两项技术可用于猝死危险的评估。但少数研究对TWA对恶性室性心律失常和心脏性猝死的预测价值未予以肯定。专家共识：尽管有研究支持应用，T波电交替对SCD的危险分层可能有帮助，TWA作为一项无创的心电检测方法，现已成为预测室性心律失常、心肌缺血和心脏性猝死的独立预测指标，对提高恶性室性心律失常的防治水平，降低猝死率具有重要意义，具有很高的预测价值，有广阔的临床应用前景。但这一技术的确切作用尚不明确。联合应用其他危险预测因子可以增加TWA的预测价值，为明确在临床试验中如何应用这项技术，还需要更多的相关信息。

第六节　窦性心率震荡

胡伟国

一、概述

窦性心律震荡(heart rate turbulence，HRT)是评价自主神经调节功能的一种无创、实用的检查方法，是指在一次伴有代偿间期的室性期前收缩后出现的窦性心律先加速后减速的短暂波动现象，反映了窦房结的双向变时功能。是自主神经对内源性刺激即单发室性期前收缩所做出的迅速和敏感的反应。自1999年德国慕尼黑医学中心的Schmidt博士首先提出心率振荡概念后，近年来，临床研究证实了室性期前收缩后窦性心律震荡现象减弱或消失多见于心肌梗死后猝死的高危患者，是不稳定型心绞痛、心肌梗死、心力衰竭等预测心源性猝死的独立预测因子，受到临床广泛的关注。

有关窦性心律震荡的确切机制尚未完全明了。目前大部分研究认为发生机制主要是压力反射机。提前出现的室性期前收缩引起心排血量减少，继而动脉血压短暂地下降，导致动脉壁的机械牵张性变化，颈动脉窦及主动脉弓等压力感受器发放冲动至延髓，使交感神经兴奋性增高，迷走神经的兴奋性下降，窦性心率一过性增加。其后完全代偿间期，心室充盈时间延长，心搏的射血量增加，动脉血压一过性上升。血压上升引起大动脉扩张，压力感受器兴奋性降低，交感神经中枢的兴奋性降低，副交感神经中枢的兴奋性增加，窦性心率一过性降低。可见，在压力反射过程中，交感神经和迷走神经对心率震荡的影响是通过室性期前收缩后血压的双相改变来实现的。在窦性心率加速期，由于低血压，通过压力反射调节机制，使交感神经兴奋性增加，迷走神经兴奋性减低，心率增快。HRT现象正常存在时，提示自主神经的功能正常，保护性机制完整。当HRT现象减弱或消失时可能提示这种保护性机制破坏，自主神经失衡，推测HRT现象可反映自主神经的功能状态。另外，室性期前收缩对心房肌和窦房结区域也存在机械牵拉作用，影响窦房结自律性。

二、窦性心率震荡常用检测方法

HRT的检查及定量计算最常用的手段是通过连续的心电记录，常在24 h动态心电图记录中应用，选择单个室性期前收缩测量其前2个窦性心动周期和其后20个窦性心动周期并予以分析(图3-2-22)。如应用24 h动态心电图记录，可以为每个室性期前收缩做出一条心率震荡曲线，将所有的震荡曲线进行叠加分析(图3-2-23)，可以计算出平均TO和TS。通过波形叠加的方法计算出平均的TO和TS改善信噪比对结果的影响。目前临床上应用最为广泛和最多的常用指标有两项。

1. 震荡初始(turbulence onset，TO)　TO反映室性期前收缩后窦性心率的加速指标，指室性期前收缩后最初相邻两个窦性R-R间期均值与室性期前收缩前最后两个窦性R-R间期均值的差值再除以后者，计算公式如下：

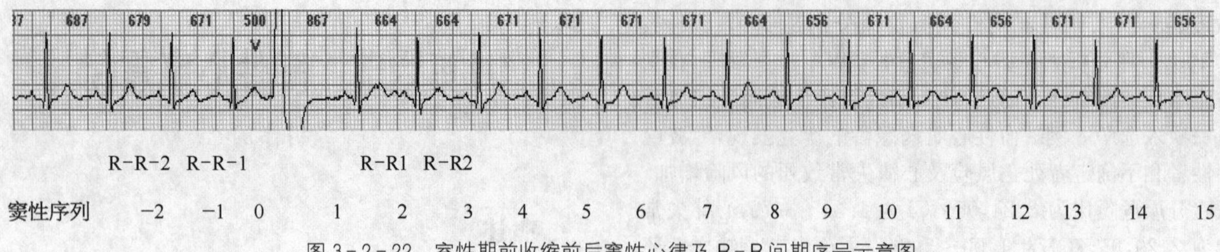

图 3-2-22　室性期前收缩前后窦性心律及 R-R 间期序号示意图

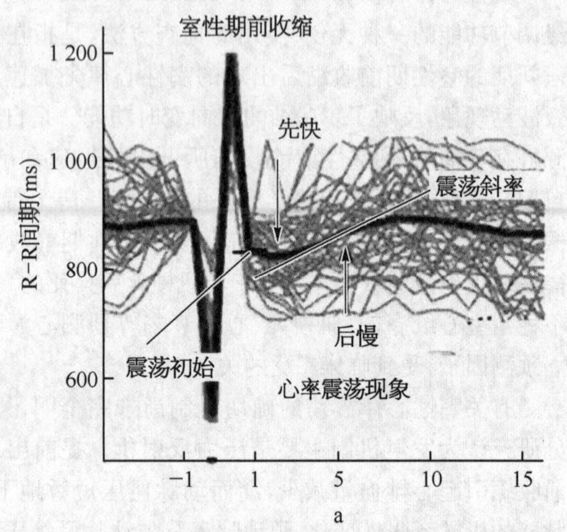

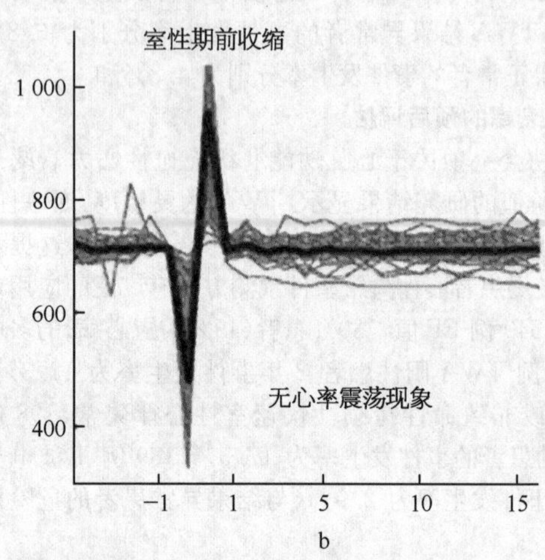

图 3-2-23　以 R-R 间期值作为纵坐标，以 R-R 间期的序号为横坐标，绘制图表

a. 正常的心率震荡现象，先快后慢的表现　b. 异常心率震荡现象，无先快后慢的表现

$$TO(\%)=[(R-R1+R-R2)-(R-R-2+R-R-1)]/(R-R-2+R-R-1)\times 100\%$$

反映了室性期前收缩后心率的加速（如图 3-2-23a 所示）。TO 的界值定义为 0，TO＜0 时，表明室性期前收缩后窦性心率加速即有先快的现象属正常反应；TO＞0 时，表明室性期前收缩后窦性减速、加速即无先快的现象属异常反应。

2. 震荡斜率（turbulence slope，TS）　TS 反映了室性期前收缩后心率的减慢指标（图 3-2-23）。首先测定室性期前收缩后的前 20 个窦性心律的 R-R 间期值，以 R-R 间期值作为纵坐标，以 R-R 间期的序号为横坐标，绘制 R-R 间期的分布图，再以任意连续 5 个序号的窦性心律的 R-R 值做出回归线，其中，正向的最大斜率即是 TS。TS 值以每个 R-R 间期的 ms 变化值表示，TS 的界值定义为 2.5 ms/R-R 间期，当 TS ≥ 2.5 ms/R-R 间期，表示室性期前收缩后存在后慢现象属异常反应，当 TS ＜ 2.5 ms/R-R 间期，表示室性期前收缩后无后慢的现象属为异常反应。

3. 其他指标　① 震荡点（turbulence timing，TT），指震荡斜率（TS）最大的 5 个 R-R 间期的第一个心搏序号，即在此点心率震荡最激烈。② 震荡跳跃（turbulence jump，TJ），指相邻 R-R 间期相差最大值（ms），意即在此处 R-R 间期发生了跳跃。③ 震荡频率减低（turbulence frequency decrease，TFD），指心率震荡频域分析的指标，指代偿间期后 RR 值的频谱按正弦曲线波德方式随时间逐渐降低，是心源性死亡的另一个独立预测指标。④ 震荡斜率的相关系数（correlation coefficient of TS，CCTS），指震荡斜率最大的 5 个 R-R 间期回归曲线的相关系数。⑤ 动态心率震荡（turbulence dynamicity，TD），是指心率震荡参数 TS 与当时心率的比值。上述新参数可从不同时域、频域等方面反映窦性心率震荡与室性期前收缩前心率的关系，但临床应用价值的研究报告尚少，还缺乏大规模的临床试验研究结果，临床意义需要更进一步的工作加以证实。

在窦性心率震荡检测方法及指标定量分析应注意：① 必须存在单个室性期前收缩，且须排除其他心律失常，例如成对室性期前收缩、室性心动过速、房性期前收缩、房性心动过速、心房颤动等以及人工伪差、T 波等因素。② 单个室性期前收缩后须有足够的窦性心搏（≥ 20）。③ 还需排除具有以下特征的 R-R 间期：＜300 ms 者；＞2000 ms 者；与前一窦性间期相差＞ 200 ms 者；与参照间期相差＞20%者（参照间期指前 5 个窦性节律间期的平均值）；对于室性期前收缩要求联律间期提前最小量应该为正常窦性 R-R 间期的 20%，一个期前收缩之后的间期至少比正常窦性 R-R 间期长 20%。没有室性期前收缩的心电图记录的研究对象只能剔除掉。TO、TS 的分析不受体表或心内心电图的限制，心腔内、食管及起搏器记录的心电图均可进行分析。

三、临床应用

（一）急性心肌梗死危险分层和死亡风险的预测

急性心肌梗死患者是心脏性猝死的高危人群，对其死亡率及发生心血管事件的危险性进行预测，是临床研究的热点。循证医学已经证实 HRT 对心肌梗死后患者的死亡率有预测价值。研究发现心肌梗死后 HRT 的异常比例较高。HRT 在没有心肌梗死的冠心病患者中也出现减弱，这对心血管事件及死亡率有较高的预测价值。

HRT 作为心肌梗死后死亡率的独立危险因素的证据来自

6个大规模的临床回顾性研究及2个前瞻性研究。6个回顾性研究包括MPIP(Multicenter Post-Infarction Program)、EMITA研究(European Myocardial Infarction Amiodarone)、ATRAMI研究(Autonomic Tone and Reflexes after Acute Myocardial Infarction)、CAST研究(Cardiac Arrhythmia Suppression Trials)Ⅰ和Ⅱ、FINGER研究(Finland and Germany post-infarction trial);前瞻性研究包括ISAR(Innovative Stratification of Arrhythmic Risk)HRT研究和REFINE研究(Risk Estimation Following Infarction Noninvasive Evaluation)。除CAST研究外,这些临床试验都应用了统一的界值(TO的界值定义为0,TS的界值定义为2.5 ms/R-R间期)。并且所有这些研究都表明HRT对死亡率及心血管事件危险性有较好预测价值。在单因素分析研究中,HRT两项指标均异常(TO ≥0%和TS≤2.5 ms/R-R间期)在两年的随访中与HRT正常患者相比,死亡率高出4.4~11.3倍。研究表明,在心肌梗死后患者中,联合的TO/TS能够有效预测患者的死亡风险,对于检出心肌梗死后高危患者有重要价值。另外,心肌梗死后血流恢复程度与HRT的改善密切相关。研究发现急性心肌梗死患者PCI治疗后罪犯血管的TIMI血流改善程度与治疗前后HRT的改善密切相关,这可能和缺血再灌注后压力反射活性,自主神经功能快速恢复有关。在心肌梗死的发病过程中,HRT呈动态变化,它不仅可应用于慢性阶段,还可用于急性阶段的预后预测。

(二)心力衰竭罹患风险预测的价值

近年来心率动态变化在心力衰竭患者危险分层及进展和预后中的预测作用成为新的研究热点。交感神经过度激活和进行性血流动力学恶化是心力衰竭的重要特征,存在自主神经紊乱的情况。在心力衰竭患者的早期自主神经系统功能障碍和神经激素激活发挥着主导作用。通过心力衰竭患者同健康对照者比较,TS明显降低,TO明显升高,两组间有明显差异,说明HRT,特别是TS对心力衰竭患者有很好的预测价值,能够区分高危和低危人群,是心力衰竭恶化和死亡强有力的预测指标,但对预测致死性室性心律失常的价值有限。MUSIC试验对487例心力衰竭患者研究发现TO与心力衰竭程度有关,TS还与N型脑钠肽水平密切相关。如果药物可以有效控制心力衰竭,TO和TS也会明显得到改善,HRT不仅对心力衰竭患者死亡和心脏骤停有预测价值,还可用于治疗监测。

(三)原发性高血压

原发性高血压患者迷走神经活性降低发生于高血压升高前,是发生高血压的危险因素,心脏自主神经活性改变对高血压的发生和维持有着重要作用,交感神经活性升高和迷走神经活性降低被认为是原发性高血压的主要发生机制。β受体阻滞剂可抑制交感神经活性。部分高血压患者在降压时需联用β受体阻滞剂,而HRT几乎不受β受体阻滞剂的影响,是评价原发性高血压患者心脏自主神经功能状态的理想指标。

此外,HRT还应用于糖尿病,一些研究评价了HRT对糖尿病患者死亡的预测,目前结论尚存分歧,有认为HRT是最强的危险预测因素,但无法独立预测糖尿病患者的病死率。糖尿病患者普遍自主神经系统功能受损可能影响了HRT的预测价值。在慢性阻塞性肺疾病研究中,显示HRT对慢性阻塞性肺疾病患者危险分层预后评估及干预治疗都有重要的临床价值。

心率震荡的检测方法简单、无创、稳定,可充分反映心脏自主神经功能。窦性心率震荡是由于单个室性期前收缩引发的心电现象,因此并不是在所有的心血管病患者中都能够观察到。其次,对于心房扑动、心房颤动、房室传导阻滞等心律失常患者以及起搏心律的患者无法分析HRT,应用受到一定程度的限制。尽管HRT有其局限性以及受较多因素影响,专家共识:方法简单,对心肌梗死后、非缺血性扩张性心肌病、心力衰竭、肥厚型心肌病等研究表明,HRT参数异常时SCD的相对危险度增加。HRT是一个具有吸引力的危险分层指标,但需进一步明确其在危险分层中的价值。尽管HRT有其局限性以及受较多因素影响,但是其作为一种新的心电预测指标,正在展现它广阔的应用前景。

参考文献

1. 程源,王邦宁. 微伏级T波电交替及其对心脏性猝死的预测价值[J]. 中国心脏起搏与心电生理杂志,2010,247:0-73.
2. 方丕华,张澍. 心电学新进展[M]. 北京:中国协和医科大学出版社,2008.
3. 郭继鸿. 窦性心率振荡现象[J]. 临床心电学,2003:427-431.
4. 郭继鸿. 心电图学[M]. 北京:人民卫生出版社,2005.
5. 任淑静,金奇,吴立群. T波电交替预测心肌梗死患者并发心源性猝死的电生理机制和临床价值[J]. 中国心脏起搏与心电生理杂志,2010,24:66-69.
6. 佟光明,郭继鸿,张兆国,等. 应用心率变异性初筛睡眠呼吸暂停低通气综合征[J]. 中国心脏起搏与心电生理杂志,2007,21:44-46.
7. 王红宇,曾秋棠,董京,等. 心率振荡在急性心肌梗死患者中的变化及传统预测指标相关性[J]. 山西医科大学学报,2008,39:41-45.
8. 王培宁,吴书林,肖燕萍,等. 致心律失常性右心室心肌病患者心室晚电位与室性心动过速关系[J]. 岭南心血管病杂志,2008:398-400.
9. 张存泰,程冕. T波电交替及其对恶性心律失常的预测价值[J]. 中国心脏起搏与心电生理杂志,2008,22:E1-14.
10. Bauer A, Malik M, Schmidt G, et al. Heart rate turbulence: standards of measurement, physiological interpretation, and clinical use: International Society for Holter and Noninvasive Electrophysiology Consensus [J]. J Am Coll Cardiol, 2008, 52(17)1: 353-1365.
11. Braunwald. Heart disease: a text book of cardiovascular medicine [M]. 6th ed. Philadelphia: W. B. Saunders Co, 2001.
12. Chhabra S K. Pulmonary hypertension associated with chronic obstructive pulmonary disease [J]. Indian J Chest Dis Allied Sci, 2010, 52: 29-40.
13. Chou T C. Electrocardiography of clinical practice [M]. 4th ed. Philadelphia: W. B. Saunders Co, 1996.
14. Chow T, Kereiake D J, Onufer J, et al. Does microvolt T-wave alternans testing predict ventricular tachyarrhythmias in patients with ischemic cardiomyopathy and prophylactic defibrillators? The MASTER (Microvolt T Wave Alternans Testing for Risk Stratification of Post-Myocardial Infarction Patients) trial [J]. J Am Coll Cardiol, 2008, 52: 1607-1615.
15. Coooksey J D, Dunn M, Massie E. Clinical vectorcardiography and electrocardiography [M]. 2nd ed. Chicago: Year Book Medical Publishers, 1977.

16. Dempsey J A, Veasey S C, Morgan B J, et al. Pathophysiology sleep apnea of Physio Rev, 2010: 90-112.
17. Friedman H H. Diagnostic electrocardiography and vectorcardiography [M]. 3rd ed. New York: McGraw-Hill Book Co, 1985.
18. Furushima H, Chinushi M, Okamura K, et al. Comparison of conduction delay in the right ventricular outflow tract between Brugada syndrome and right ventricular cardiomyopathy: investigation of signal average ECG in the precordial leads [J]. Europace, 2007, 9: 951-956.
19. Jeffrey J. American Heart Association/American College of Cardiology Foundation/Heart Rhythm Society Scientific Statement on noninvasive risk stratification techniques for identifying patients at risk for sudden cardiac death [J]. Circulation, 2008: 1498-1518.
20. Kamath G S, Zareba W, Delaney J, et al. Value of the signal-averaged electrocardiogram in arrhythmogenic right ventricular cardiomyopathy/dysplasia [J]. Heart Rhythm, 2011, 8 (2): 256-262.
21. Kenji Y, Norishige M, Yoshinori K, et al. A new approach for the comparison of conduction abnormality between arrhythmogenic right ventricular cardiomyopathy/dysplasia and Brugada syndrome [J]. Ann Noninvasive Electrocardiol, 2011: 263-269.
22. Kuroda N, Ohnishi Y, Yoshida A, et al. Clinical significance of T-wave alternans in hypertrophic cardiomyopathy [J]. Circ J, 2002.
23. Lanza G A. The electrocardiogram as a prognostic tool for predicting major events [J]. Progress in Cardiovascular Diseases, 2007: 318-324.
24. Miwa Y, Ikeda T, Sakaki K, et al. Heart rate turbulence as a predictor of cardiac mortality and arrhythmic events in patients with dilated cardiomyopathy: a prospective study [J]. J Cardiovasc Electrophysiol, 2009, 20: 788-795.
25. Naeije R, van de Borne P. Clinical relevance of autonomic nervous system disturbances in pulmonary arterial hypertension [J]. Eur Respir J, 2009, 34: 792-794.
26. Sakabe K, Ikeda T, Sakata T, et al. Comparison of T-wave alternans and QT interval dispersion to predict ventricular tachyarrhythmia in patients with dilated cardiomyopathy and without antiarrhythmic drugs: a prospective study [J]. Jpn Heart J, 2001, 42: 451-457.
27. Santangeli P Infusino F, Sgueglia G A, et al. Ventricular late potentials: a critical overview and current application [J]. Journal of Electrocardiology, 2008: 318-324.
28. Schmidt G, Malik M, Barthel P, et al. Heart-rate turbulence after ventricular premature beats as a predictor of mortality after acute myocardial infarction [J]. Lancet, 1999, 353: 1390-1396.
29. Schroeder E B, Liao D, Chambless L E, et al. Hypertension, blood pressure AND heart rate variability: the Atherosclerosis Risk in Communities (ARIC) study [J]. Hypertension, 2003, 42: 1106-1111.
30. Sredniawa B, Cebula S, Kowalczyk J, et al. Heart rate turbulence for prediction of heart transplantation and mortality in chronic heart failure [J]. Ann Noninvasive Electrocardiol, 2010, 15: 230-237.
31. Stein P K, Sanghavi D, Domitrovich P P, et al. Ambulatory ECG-based T-wave alternans predicts sudden cardiac death in high-risk post-MI patients with left ventricular dysfunction in the EPHESUS study [J]. J Cardiovasc Electrophysiol, 2008, 19: 1037-1042.
32. Szydlo K, Orszulak W, Trusz-Gluza M, et al. Heart rate turbulence in post infarction patients with history of malignant ventricular arrhythmias [J]. J Electrocardiol, 2011, 44: 142-147.
33. Opthof T, Sutton P, Coronel R, et al. The association of abnormal ventricular wall motion and increased dispersion of repolarization in humans is independent of the presence of myocardial infarction [J]. Front Physiol, 2012, 3: 235-244.
34. Wustmann K, Kucera J P, Scheffers I, et al. Effects of chronic baroreceptor stimulation on the autonomic cardiovascular regulation in patients with drug-resistant arterial hypertension [J]. Hypertension, 2009, 54: 530-536.

第三章 超声心动图

潘翠珍 舒先红

1953年，瑞典的Edler和Hertz首先应用超声探测心脏结构，从而开创了超声心动图检查(echocardiography)。在过去60年的历史中，超声心动图发展发生了质的飞跃，日臻完善，从早年单声束的M型超声心动图进展到二维、三维超声心动图及多普勒超声心动图、造影超声心动图、经食管超声心动图的临床应用，进一步提高了超声诊断心血管疾病的能力。超声心动图检查现已成为诊断心血管疾病的常用方法之一，它不但可以直观反映心脏和大血管的结构形态，实时显示其生理活动情况，动态评估心功能，并具有无创伤性、可重复性、价格相对低廉和可在床旁进行等无可替代的优势，在临床工作中占据着越来越重要的地位，为心血管疾病诊断水平的提高开辟了崭新的领域。

第一节 概 述

一、M型超声心动图

M型超声心动图采用单声束探测从心脏和大血管反射的回声，能对各心瓣膜、房室腔及血管壁的活动曲线进行距离和时相分析，但M型超声不能全面显示心内结构的空间和毗邻关系，在心血管病诊断中的价值有限。

正常心脏M型超声心动图的基本曲线如下。

(一) 心前区探查

探头置于胸骨左缘第3、4肋间。在二维图像指引下，M型取样由心底部逐渐向心尖部移动，可见主动脉前壁延续为室间隔，主动脉后壁延续为二尖瓣环，而后逐渐移行于二尖瓣前叶。继续向下方扫查，可见二尖瓣前、后叶同时出现，左心房后壁演变为左心室后壁，以后二尖瓣前、后叶逐渐消失，出现腱索。移行至心尖部时，左心室后壁处常可见乳头肌反射。根据M型取样线取样部位的不同，将心前区探查的M型曲线分为心底波群、二尖瓣波群、心室波群、心尖波群等(图3-3-1)。

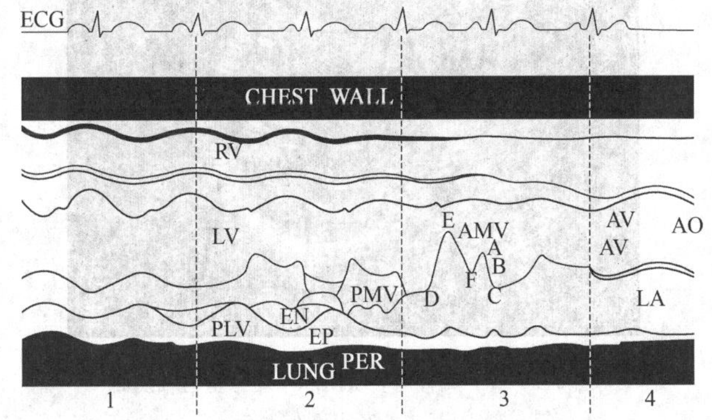

图3-3-1　心前区探测超声束贯穿心脏不同水平的探测区示意图

CHEST WALL，胸壁；RV，右心室；LV，左心室；LA，左心房；AMV，二尖瓣前叶；PMV，二尖瓣后叶；PLV，左心室后壁；EN，心内膜；EP，心外膜；AV，主动脉瓣；AO，主动脉；PER，心包；LUNG，肺

(二) 剑突下探查

探头置于剑突下，探头斜向右上方，可探及右心室的一部分、三尖瓣及右心房大部分；探头垂直向上向后，可探及右心室一小部分、室间隔及主动脉；探头斜向左上方，则可探及右心室一部分、室间隔及左心室。

(三) 胸骨上窝探查

探头置于胸骨上窝，自上而下可探及主动脉弓、右肺动脉及左心房等结构。

二、二维超声心动图

二维超声心动图(two-dimensional echocardiography)与单声束探测的M型超声心动图不同，为多声束探测，由心脏或大血管从多条声束线上所返回的大量回声，按其空间位置排列而组成图形。为适应透声窗小而心脏大的特点，探测时需采用扇扫式，又称扇形超声心动图(cross-sectional echocardiography)。

二维超声心动图检查时，探头可置于不同的透声窗进行探测，根据探头的方位分成胸骨旁位、心尖位、肋下位、胸骨上窝位4组，每组中包含若干切面。

1. 胸骨旁系列切面

(1) 胸骨旁左心室长轴切面：是常用的切面之一。本切面提供的信息最多，可检测出右心室、室间隔、左心室、左心室后壁、主动脉及主动脉瓣、二尖瓣、左心房及心包等处的病变(图3-3-2)。探头斜向右上方可显示升主动脉大部分。当主动脉瓣关闭线偏心时，必须在大血管短轴切面着重观察主动脉呈几叶式。二尖瓣脱垂的患者必须在此切面上观察瓣膜是否脱垂。

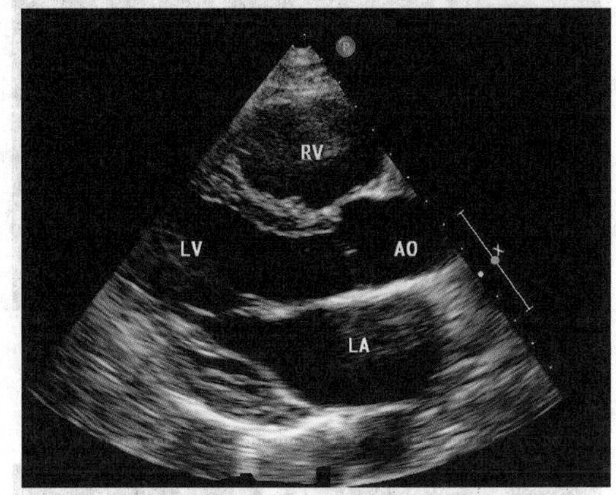

图3-3-2　胸骨旁左心室长轴切面

RV，右心室；LV，左心室；LA，左心房；AO，主动脉

(2) 胸骨旁右心室流入道切面：可检测右心房、右心室、三尖瓣前叶与后叶及下腔静脉(图3-3-3)。当Ebstein畸形时，可在此切面上检测到三尖瓣后叶下移及下移的程度。三尖瓣关闭不全时，可根据三尖瓣反流估测肺动脉收缩压。

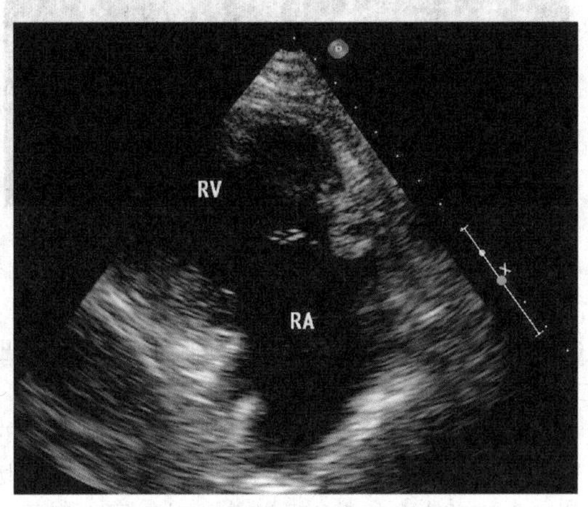

图3-3-3　胸骨旁右心室流入道切面

RA，右心房；RV，右心室

(3) 胸骨旁主动脉根部水平短轴切面：可检测出右心室流出道前壁、右心室流出道、三尖瓣前叶与隔叶、主动脉窦、主动脉瓣(靠前者为右冠瓣，偏右心房和房间隔为无冠瓣，偏肺动脉侧者为左冠瓣)、肺动脉瓣，主动脉后方为左心房和左心房后壁，左心房与右心房之间为薄而光滑的房间隔(图3-3-4)。当房间隔缺损位置偏前方时，在此切面上能观察到房间隔回声缺失，彩色多普勒示该处左向右分流。主动脉呈二叶式畸形时，在此切面能清晰显示。

(4) 胸骨旁右心室流出道长轴切面：可检测出右心室流出道、肺动脉总干、肺动脉瓣及左、右肺动脉分支近段(图3-3-5)。动脉导管未闭时，在此切面上可检测到降主动脉与左肺动脉分叉处有一导管沟通，彩色血流显像示该处左向右分流。肺动脉瓣或右心室流出道狭窄时，在此切面上可检测右心室流出道狭窄内径及肺动脉瓣开放呈圆顶状，连续多普勒可估测狭窄处的压差，从而定量狭窄程度。

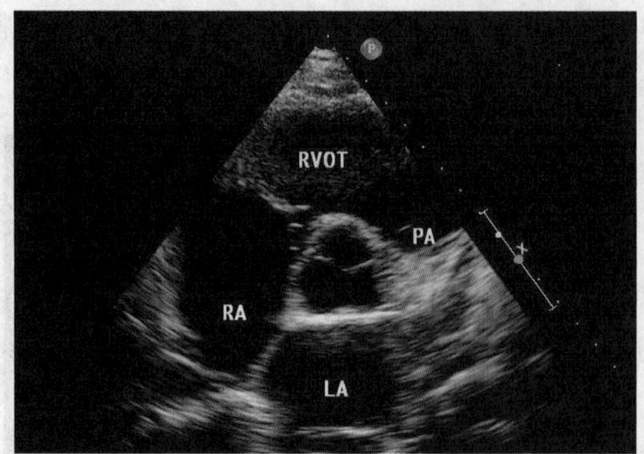

图 3-3-4　胸骨旁主动脉根部水平短轴切面
LA,左心房;RVOT,右心室流出道;PA,肺动脉;RA,右心房

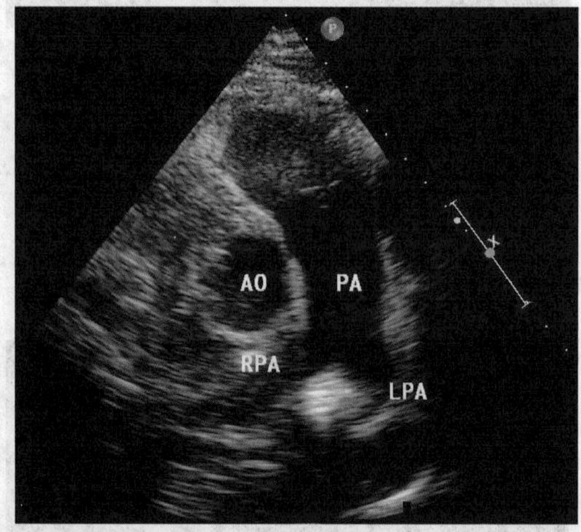

图 3-3-5　胸骨旁右心室流出道长轴切面
AO,主动脉;PA,肺动脉;LPA,左肺动脉;RPA,右肺动脉

(5) 胸骨旁二尖瓣水平左心室短轴切面：可检测出二尖瓣、二尖瓣水平左心室壁各节段(包括前壁、室间隔、下壁、后壁、侧壁)的运动和室壁厚度,以及右心室游离壁的运动和室壁厚度(图 3-3-6)。二尖瓣关闭不全时,在此切面上可检测二尖瓣反流束的面积及部位。对于冠心病及肥厚型心肌病患者,可检测二尖瓣水平左心室壁各节段的运动及室壁厚度。

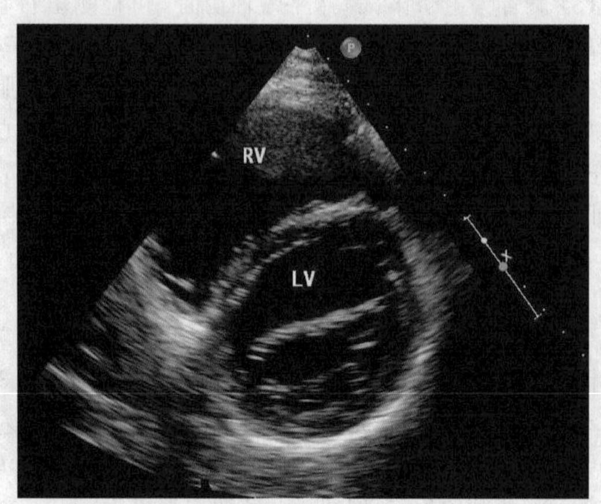

图 3-3-6　胸骨旁二尖瓣水平左心室短轴切面
LV,左心室;RV,右心室

(6) 胸骨旁乳头肌水平左心室短轴切面：可检测乳头肌水平左心室各节段(包括前壁、室间隔、下壁、侧壁)的运动和室壁厚度,以及右心室游离壁的运动和室壁厚度(图 3-3-7)。对于冠心病及肥厚型心肌病患者,可检测乳头肌水平左心室壁各节段的运动及室壁厚度。

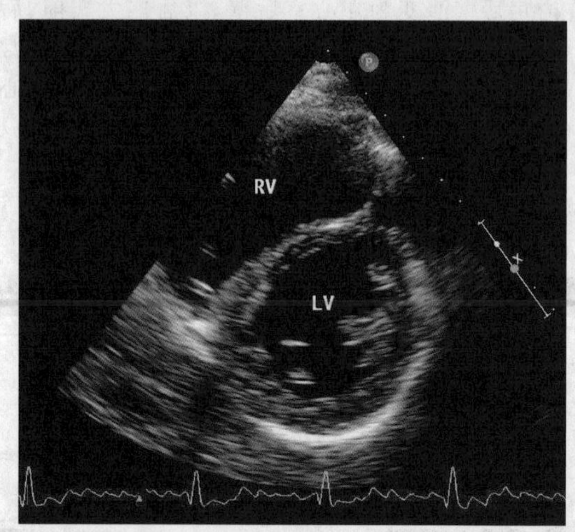

图 3-3-7　胸骨旁乳头肌水平左心室短轴切面
LV,左心室;RV,右心室

(7) 胸骨旁心尖水平左心室短轴切面：可检测心尖水平左心室壁各节段(包括前壁、室间隔、侧壁、下壁)的运动及室壁厚度(图 3-3-8)。对于冠心病及肥厚型心肌病患者,可检测心尖水平左心室壁各节段的运动及室壁厚度。特别对于怀疑心尖部肥厚型心肌病患者,必须在此切面上仔细观察室壁的厚度。

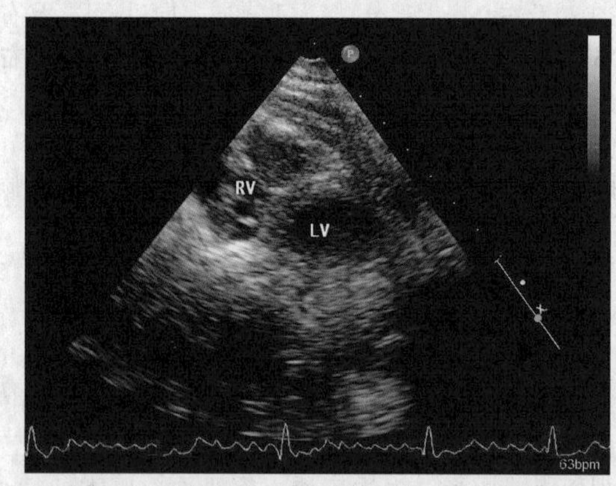

图 3-3-8　胸骨旁心尖水平左心室短轴切面
LV,左心室;RV,右心室

2. 心尖系列切面

(1) 心尖四腔心切面：可检测左心房、左心室、右心房、右心室、二尖瓣、三尖瓣(图 3-3-9)。对于乳头肌功能不全患者,在此切面上可示二尖瓣收缩期不能退至瓣环水平,同时可检测左心室后间隔及后侧壁的运动。

(2) 心尖五腔心切面：可检测左心房、左心室、右心房、右心室、主动脉、主动脉瓣、三尖瓣及二尖瓣(图 3-3-10)。在此切面上可检测二尖瓣、主动脉瓣及三尖瓣的病变,同时可以检测左心室前间隔及前侧壁的节段运动。主动脉瓣双病变时,彩

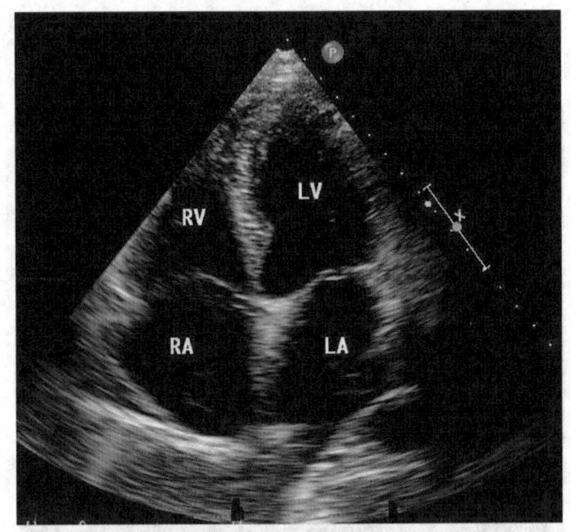

图 3-3-9　心尖四腔心切面

LA,左心房;LV,左心室;RA,右心房;RV,右心室

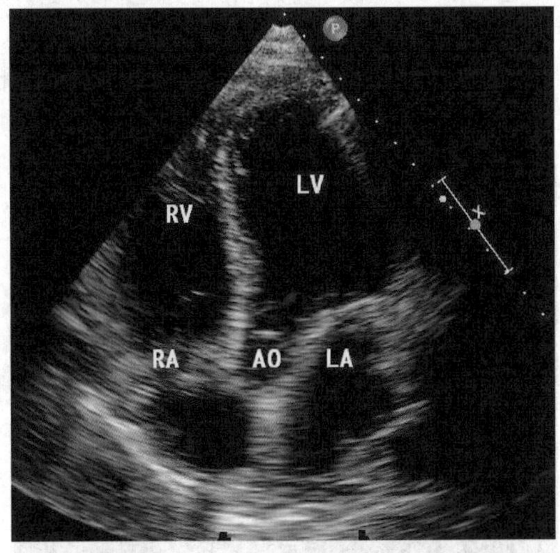

图 3-3-10　心尖五腔心切面

LA,左心房;LV,左心室;RA,右心房;RV,右心室;AO,主动脉

色多普勒可观察主动脉瓣反流程度,连续多普勒可估测主动脉跨瓣压差。

(3) 心尖左心室长轴切面:可检测左心房、左心室、主动脉、二尖瓣、主动脉瓣、前间隔及后壁(图 3-3-11)。在此切面上可检测二尖瓣、主动脉瓣的病变,同时可检测前间隔及后壁在纵轴方向的节段运动。

(4) 心尖左心二腔心切面:可检测左心房、左心室、二尖瓣、左心室前壁及下壁(图 3-3-12)。在此切面上可检测二尖瓣的病变,同时可检测左心室前壁及下壁节段运动。

3. 肋下系列切面

(1) 剑突下四腔心切面:可检测左心房、左心室、右心房、右心室、二尖瓣、三尖瓣、房间隔、室间隔(图 3-3-13)。在此切面上有利于观察房间隔的病变。

(2) 剑突下五腔心切面:可检测到左心房、左心室、右心房、右心室、主动脉、二尖瓣、三尖瓣及主动脉瓣(图 3-3-14)。

(3) 剑突下主动脉根部水平短轴切面:可检测到右心室流

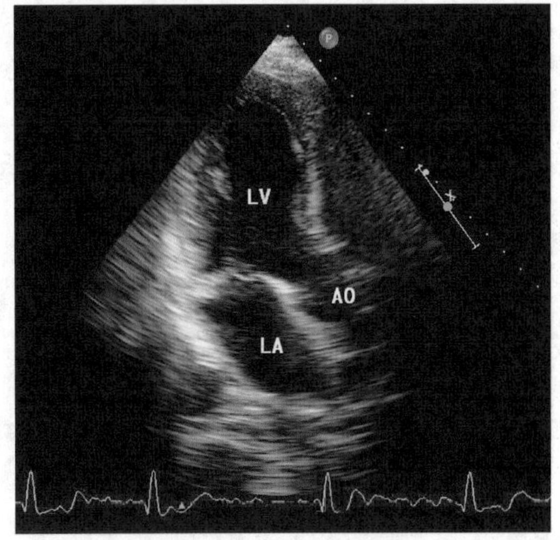

图 3-3-11　心尖左心室长轴切面

LV,左心室;LA,左心房;AO,主动脉

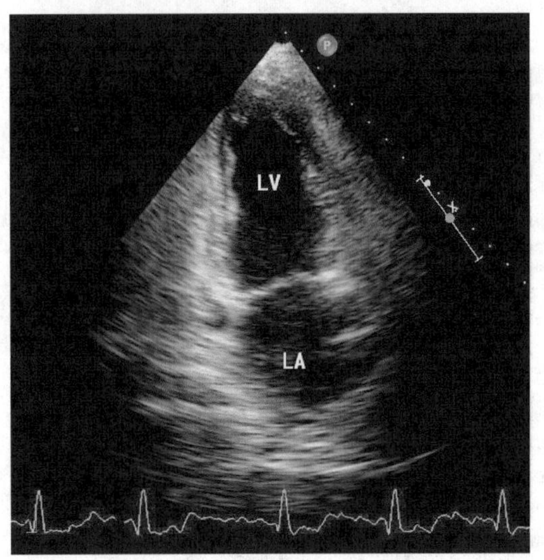

图 3-3-12　心尖左心二腔心切面

LV,左心室;LA,左心房

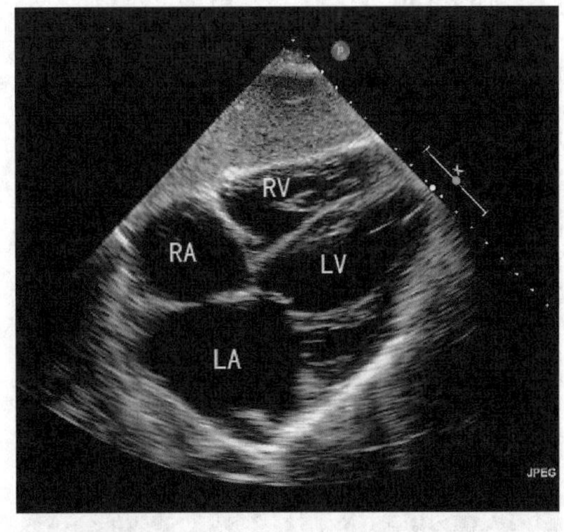

图 3-3-13　剑突下四腔心切面

LA,左心房;LV,左心室;RA,右心房;RV,右心室

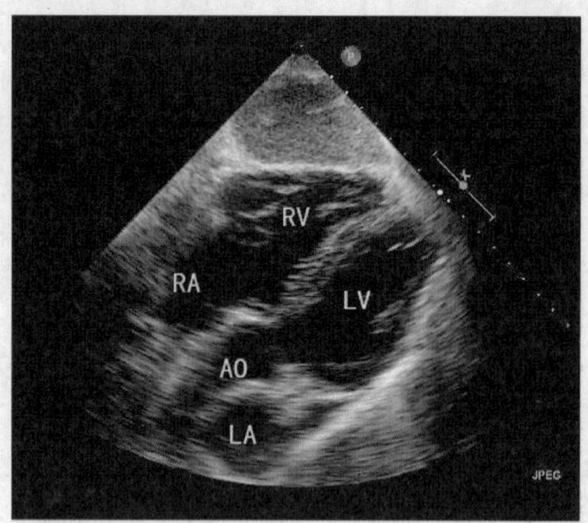

图 3-3-14 剑突下五腔心切面

LA,左心房;LV,左心室;RA,右心房;RV,右心室;AO,主动脉

出道、肺动脉瓣、主动脉窦、主动脉瓣、右心房及左心房(图 3-3-15)。

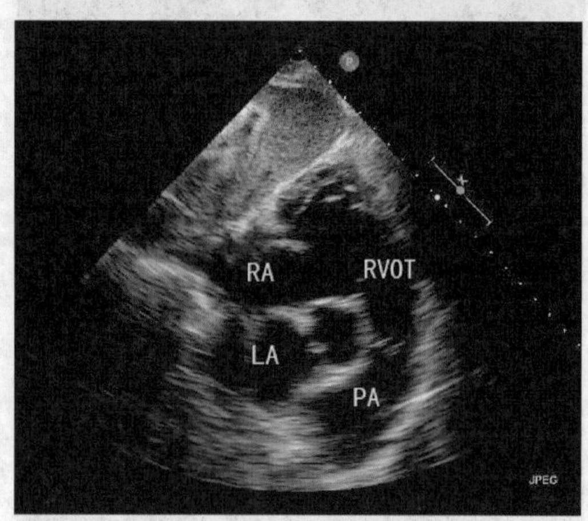

图 3-3-15 剑突下主动脉根部水平短轴切面

LA,左心房;RA,右心房;PA,肺动脉;RVOT,右心室流出道

(4) 剑突下二尖瓣水平左心室短轴切面：可检测二尖瓣水平左心室壁的所有节段运动及厚度(图 3-3-16)。

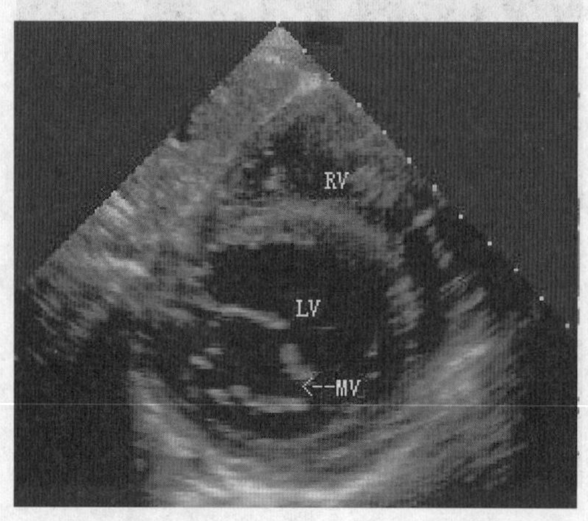

图 3-3-16 剑突下二尖瓣水平左心室短轴切面

LV,左心室;RV,右心室;MV,二尖瓣

(5) 剑突下乳头肌水平左心室短轴切面：可检测乳头肌水平左心室壁的所有节段运动及厚度(图 3-3-17)。

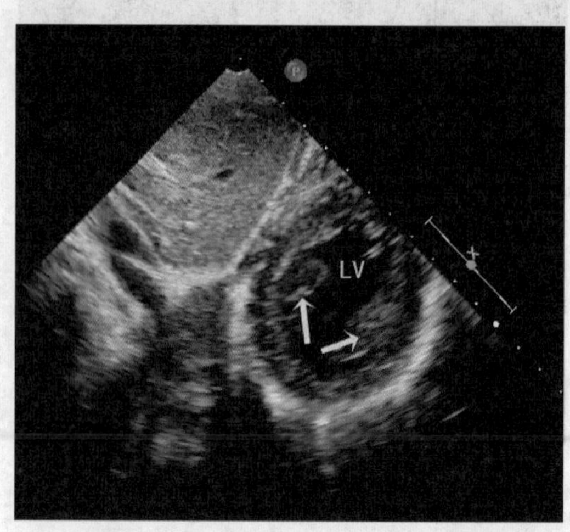

图 3-3-17 剑突下乳头肌水平左心室短轴切面

LV,左心室

(6) 剑突下双心房切面：可检测到左心房、右心房和房间隔(图 3-3-18)。

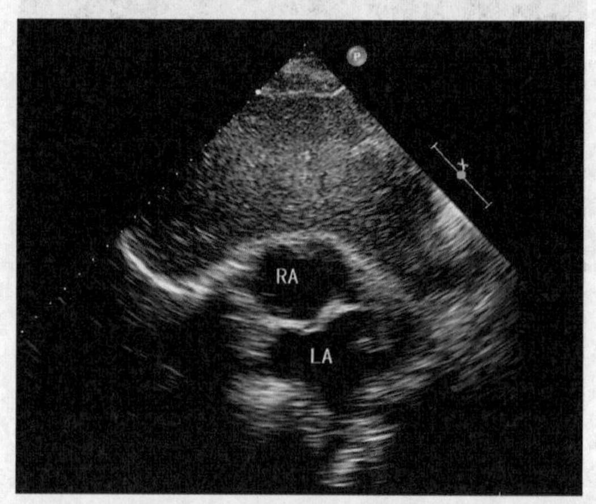

图 3-3-18 剑突下双心房切面

LA,左心房;RA,右心房

(7) 剑突下上、下腔静脉切面：可检测到上、下腔静脉及后房间隔(图 3-3-19)。

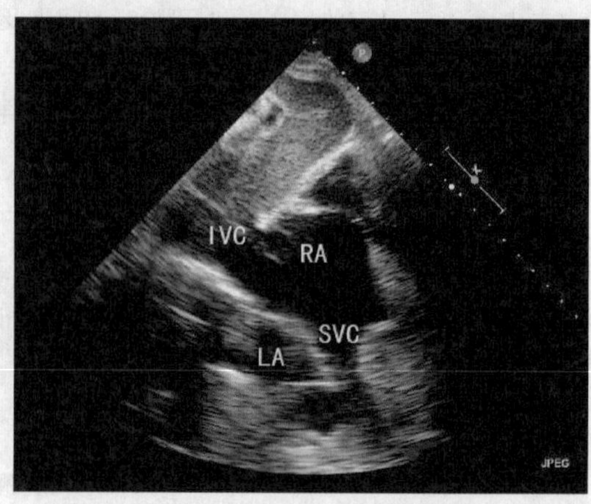

图 3-3-19 剑突下上、下腔静脉

SVC,上腔静脉;IVC,下腔静脉;RA,右心房;LA,左心房

4. 胸骨上系列切面

(1) 胸骨上窝主动脉弓长轴切面：可检测主动脉弓及降主动脉(图 3-3-20)。如动脉导管未闭、降主动脉缩窄、主动脉弓夹层分离或扩张，可在此切面上观察到。

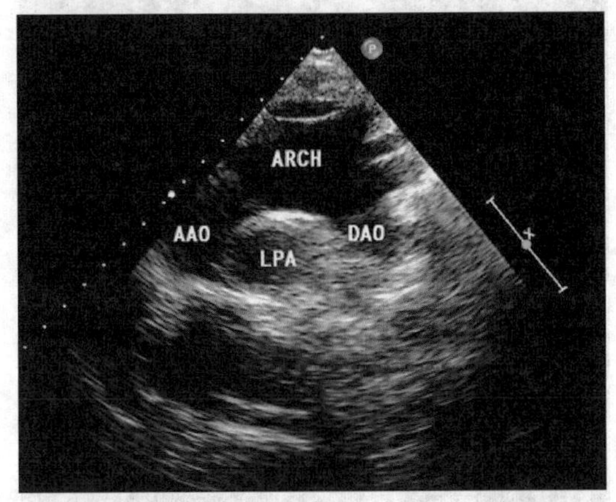

图 3-3-20　胸骨上窝主动脉弓长轴切面
ARCH，主动脉弓；DAO，降主动脉；LPA，左肺动脉

(2) 胸骨上窝主动脉弓短轴切面：可检测主动脉弓及右肺动脉(图 3-3-21)。

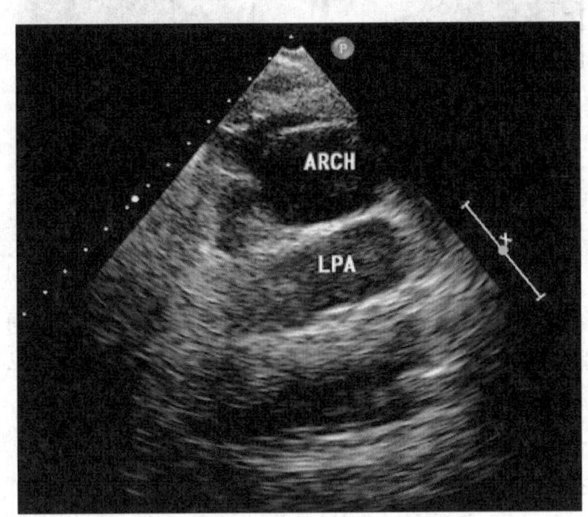

图 3-3-21　胸骨上窝主动脉弓短轴切面
ARCH，主动脉弓；LPA，左肺动脉

在实际临床应用中，除上述标准的系列切面外，尚需在扫查中另加一些切面，以便显示某特定部位的异常。

三、实时三维超声心动图

三维超声心动图能够比二维超声技术提供更多的有关心脏解剖、病理和心功能方面的空间信息，因此临床应用范围日益扩大。实时三维超声心动图能够实时直观地显示心脏结构的立体形态，快速简便，具有显著的优越性，是诊断心血管疾病的又一有效方法。其临床应用有以下 6 个方面。

1. 定量心腔容积和心室整体及节段功能　实时三维超声心动图能定量心腔容积和心室整体及节段功能，为临床评价左心室内收缩的不同步提供了简便、直观、无创性的新方法，同时能准确定量右心室容积、右心室每搏量以及右心室射血分数，为临床评价右心室的功能提供了简便、准确、无创的新方法。

2. 评价心脏瓣膜病　实时三维超声心动图可以显示正常二尖瓣、三尖瓣、主动脉瓣和肺动脉瓣及其瓣下结构的实时活动，还能够显示风湿性二尖瓣狭窄瓣口大小以及瓣下结构(包括腱索和乳头肌)，二尖瓣脱垂的部位、范围及面积大小，前后瓣膜对位和对合情况，而且经食管实时三维超声心动图能准确定量二尖瓣脱垂的程度、脱垂的面积；三尖瓣各瓣膜大小、活动范围、附着部位、瓣环位置，对 Ebstein 畸形和三尖瓣脱垂的诊断具有重要的价值。实时三维超声心动图还可以清晰显示先天性单叶式、二叶式及四叶式主动脉瓣的瓣膜大小、交界部位和瓣膜启闭活动情况(图 3-3-22)。

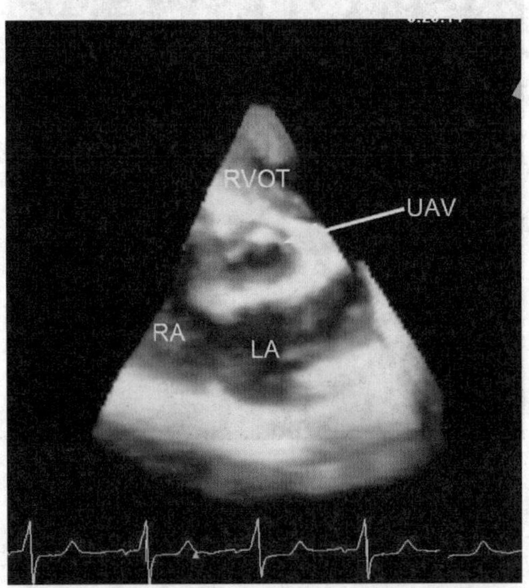

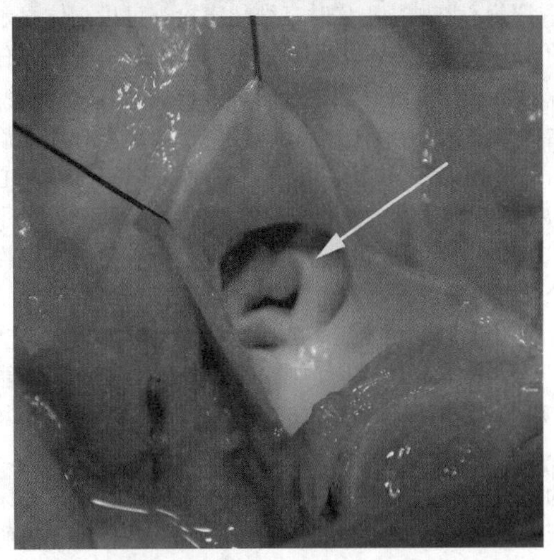

图 3-3-22　单叶式主动脉瓣
上图：实时三维超声心动图显示单叶式主动脉畸形(箭头所示)。下图：术中显示单叶式主动脉瓣畸形的形态(箭头所示)。LA，左心房；RA，右心房；RVOT，右心室流出道；UAV，单叶式主动脉瓣

3. 评价先天性心脏病　实时三维超声心动图能够真实、完整地显示房间隔和室间隔，并可以任意地从左、右心房侧观察房间隔及其缺损的部位、大小以及与毗邻结构的关系，同样也可以从左、右心室侧观察室间隔及其缺损的部位、大小以及与毗邻结构的关系(图 3-3-23)，有利于介入术前的病例选择、术中监测和术后疗效的评价和随访。实时三维图像超声心动图还能够更直观地显示法洛四联症患者室间隔缺损范围、部

位、主动脉骑跨程度、肺动脉及其分支大小、肺动脉瓣启闭活动。对于复杂先天性心脏病,三维超声图像能够显示各心脏结构的复杂空间关系,例如主动脉和肺动脉的空间位置、大动脉起始部位和走向、各房室及其瓣膜的立体位置,为永存动脉干等复杂先天性心脏病的诊断提供了快速简便且准确的方法。

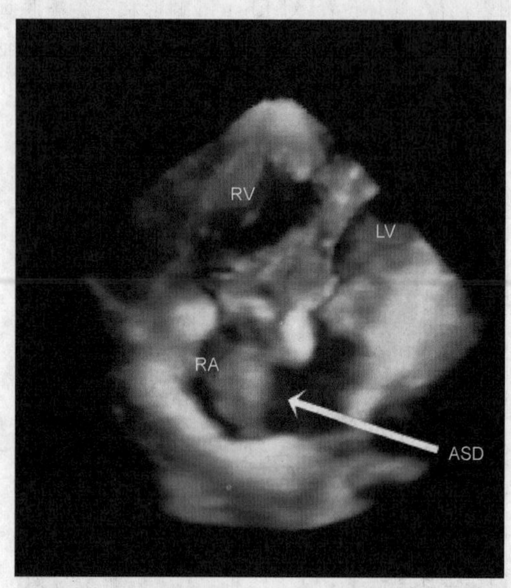

图3-3-23　实时三维超声心动图立体显示Ⅱ孔型房间隔缺损的大小、形态以及与毗邻结构的关系(箭头所示)

LV,左心室;RA,右心房;RV,右心室;ASD,房间隔缺损

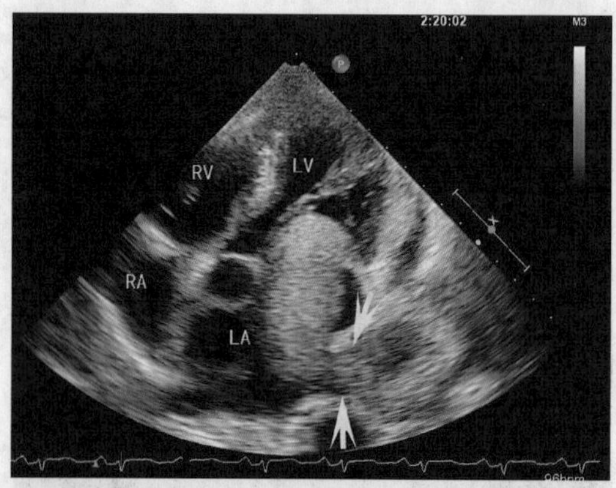

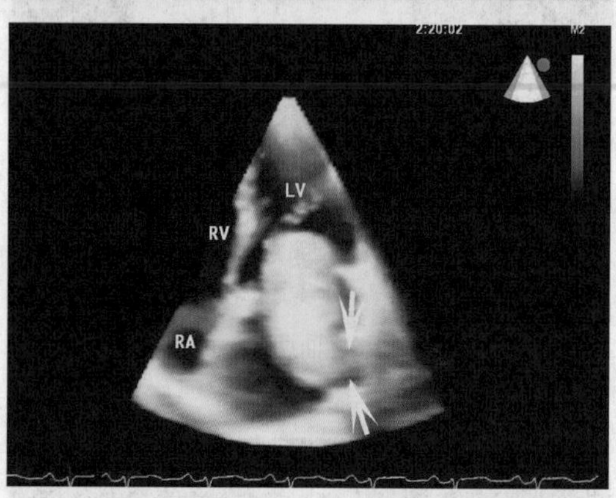

图3-3-24　左心房内实质性占位,来源于左下肺静脉

上图:二维超声心动图清晰显示来源于左下肺静脉的左心房内实质性占位(箭头所示),继发性二尖瓣狭窄及中度肺动脉高压。下图:实时三维超声心动图立体显示来源于左下肺静脉的左心房内实质性占位(箭头所示)。LA,左心房;LV,左心室;RA,右心房;RV,右心室

4. 评价心脏肿瘤　实时三维超声检查可以立体显示心脏肿瘤的大小、形态、位置以及与周围结构的关系,并可以任意旋转图像从不同角度进行观察蒂的位置,以鉴别良恶性肿瘤,以及肿瘤的来源情况,有1例患者,经胸二维超声心动图诊断为左心房黏液瘤,其蒂位于左心房侧壁,而实时三维超声心动图诊断为来源于肺静脉的左心房占位,并经CT和心外科手术证实(图3-3-24),由此可见:实时三维超声心动图在定性和定量评价心脏肿瘤的大小方面具有重要价值。

5. 评价心脏移植术后心脏功能及预测早期排异　实时三维超声心动图能定量评价心脏移植术后左、右心室功能的变化,且实时三维超声心动图的17节段时间-容积曲线参数指标预测心脏移植术后早期排异,其敏感性及特异性均较高。取代有创的、有危险的及费用较高的心内膜心肌活检,为临床提供一个无创的、快速准确的方法预测心脏移植术后早期的排异反应。

6. 评价起搏导管位置　实时三维超声能清晰显示单腔、双腔以及双室起搏电极导线在右心房、右心室及左心室的位置、其顶端位于右心房及右心室、左心室的位置(图3-3-25),以及起搏电极导线与三尖瓣及瓣下结构的关系,为起搏器安置术中的监测及射频消融术中的监测提供了有效的工具。

此外,实时三维超声能清晰显示腹主动脉瘤内撕裂的内膜,以及真腔和假腔,正确评价心肌重量、心包积液量。

四、造影超声心动图

造影超声心动图(contrast echocardiography)又称对比超声心动图,简称超声造影,自1966年使用以来,已经成为心脏超声诊断中的常规技术之一。根据造影部位的不同,可分为右心声学造影(right ventricular opacification)和左心声学造影(left ventricular opacification)。

(一) 右心声学造影

由外周静脉注射超声造影剂,造影剂经过上腔静脉或下腔静脉后,使右心房和右心室依次先后显影。由于造影剂的微气泡经过肺毛细血管时被清除,所以正常情况下左心系统不显影。

目前常用的右心造影剂有经振荡产气的生理盐水、靛氰蓝绿、葡萄糖液等,自发产气的过氧化氢、碳酸盐溶液等,还可以采用二氧化碳气体。我国主要使用碳酸盐溶液和过氧化氢造影剂。根据国内报道和美国超声心动图学会对近3万例造影超声检查的安全性调查表明,造影超声心动图的副作用甚少,一过性反应仅约0.062%。

右心声学造影的临床用途主要有以下几方面。

1. 验证或查明超声显像中的心血管结构　在M型和二维超声心动图建立初期,某些正常解剖结构的确认是通过超声造影法验证的。目前诊断永存左上腔静脉畸形,仍借经左上臂静脉注射造影剂,后者经扩张的冠状静脉窦进入右心房,使超声图上扩张的冠状静脉窦首先显影而予以诊断(图3-3-26)。造影剂直接由冠状静脉窦进入左心房者十分罕见,但也可用超声造影法诊断。下腔静脉和右心房交接处的欧氏瓣,可从末梢静脉注射造影剂而帮助诊断。房间隔瘤、右心房和右心室内占

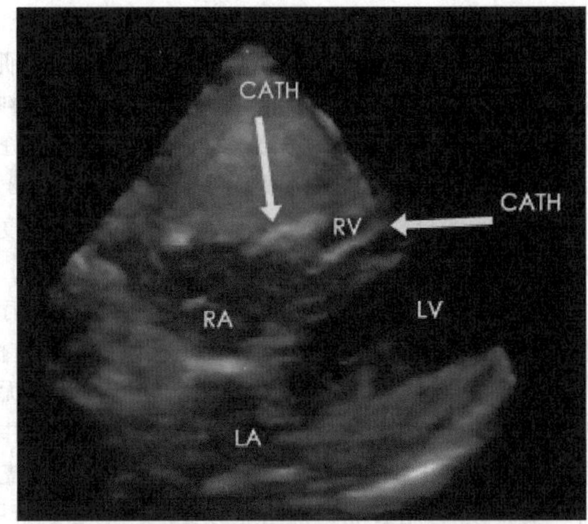

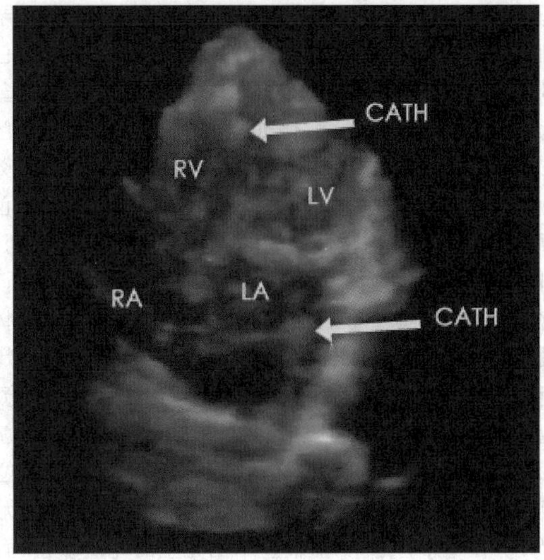

图 3-3-25　实时三维超声评价起搏导管位置

上图：剑突下四腔心切面，实时三维超声清晰显示右心房起搏导管顶端位于右心耳部，而右心室起搏导管顶端位于右心室心尖部(箭头所示)。下图：胸骨旁四腔心切面，实时三维超声清晰显示一根起搏导管顶端位于冠状静脉窦，而另一根起搏导管顶端位于右心室心尖部(箭头所示)。LA，左心房；LV，左心室；RA，右心房；RV，右心室；CATH，起搏导管

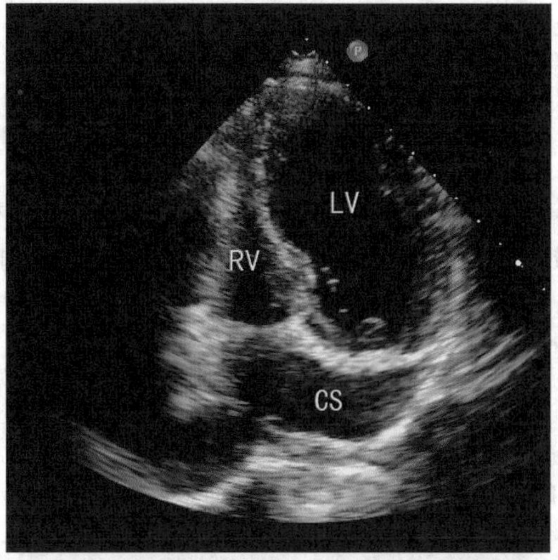

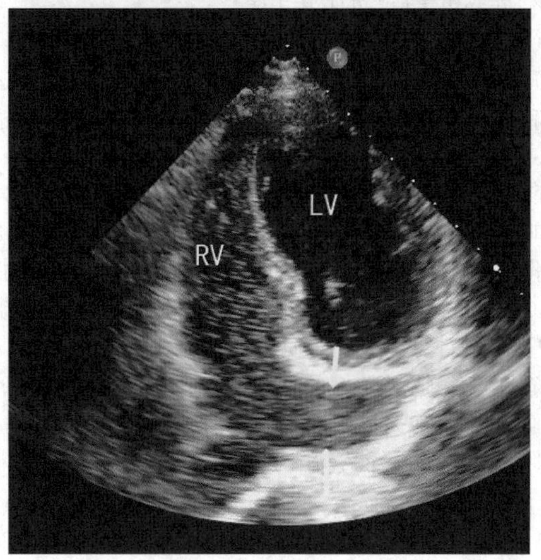

图 3-3-26　冠状静脉窦右心声学造影

上图：变异心尖四腔心切面，显示冠状静脉窦扩大。下图：同一切面，显示经左上臂静脉注射造影剂，冠状静脉窦首先显影，然后右心房、右心室显影。LV，左心室；RV，右心室；CS，冠状静脉窦

位性病变，以及为准确测量室间隔厚度时勾画室间隔右心室面轮廓，均可从外周静脉注射造影剂进行超声诊断。

2. 诊断分流性疾病　从周围静脉注射造影剂使正常心脏的右心显影而左心不显影，如左心同时显影，则对右向左分流有诊断意义。造影超声诊断房间隔或室间隔缺损合并肺动脉高压以及发生右向左分流者的敏感性很高。但对小的室间隔缺损又无肺动脉高压或右心室压力增高者的敏感性不高，常有假阴性。做 Valsalva 动作或咳嗽，使右心压力暂时高于左侧或有室性期前收缩等心律失常时，可使超声造影诊断右向左分流的阳性率提高。经静脉超声造影在诊断房间隔缺损伴左向右分流时，由于左心房内无造影剂的血液经缺损的房间隔进入充满造影剂的右心房，在二维超声心动图上可在右心房内显示一充盈缺损区，为“负性造影效应”。可是，临床实践证明依据“负性造影效应”做出诊断的敏感性和特异性不高。少见的心外分流性病变如肺动静脉瘘，在经周围静脉注射造影剂，右心系统显影后，左心系统在 4～5 个心动周期后出现迟发的显影，对病变的确诊有重要价值。

3. 分析复杂的先天性心脏病　将探头置于胸骨旁或胸骨上窝，所得的二维超声心动图信息可协助确定大血管与心室的连接。造影超声心动图对儿科，尤其是对新生儿复杂的先天性心脏病，可提供诊断性依据，如单个或 2 个房室瓣的单心室、三尖瓣闭锁、三尖瓣骑跨和左心室“双流入道”、房室间隔缺损，均具有特征性的造影超声心动图像，在分析复杂先天性心血管畸形中有重要价值。

(二) 左心声学造影

通过不同的注射途径，使造影剂进入左心室腔和心肌，能够清晰地显示心内膜缘，为临床评价室壁运动、心功能、心腔内结构、心肌灌注等提供重要的信息。

1. 左心声学造影的方法

(1) 经左心导管注射：左心导管逆行插入主动脉、左心室和左心房，然后注射造影剂进行左心造影诊断。由于导管检查具有一定的创伤性，因此本方法局限性较大，在临床上难以推广应用。

(2) 肺小动脉楔嵌后注射：通过右心漂浮导管嵌顿于肺小

动脉，然后经导管注射造影剂。同样由于是创伤性检查，该方法已经很少使用。

(3) 经周围静脉注射左心造影剂在外周静脉注射后，通过肺循环，到达左心室至心肌，能够显示造影剂进入右心房、右心室、左心房、左心室直至心肌显影的全过程。静脉注射的速度会影响造影效果，弹丸式注射常导致明显的远场衰减，不利于左心腔显影。如果采用缓慢注射或静脉滴注，则能够克服这一不足。本方法是无创性的检查，且操作方便、安全，具有重要的临床使用价值。经周围静脉注射的左心造影剂需具备一定的特征，首先微气泡直径需要足够小，这样才能够通过肺循环到达左心。此外，造影剂还必须溶解度小、弥散度低、半衰期长，才能够稳定、安全地通过肺循环到达左心室，实现心肌显影。常用的左心声学造影剂有 Levovist（SHU508，利声显）、Sonovue(声诺维)、Optison 等。

2. 左心声学造影的临床用途

(1) 准确评价室壁运动和室壁增厚率：声学造影能够清晰地勾画出心内膜的位置和轮廓，由此可以准确判断室壁运动的幅度和室壁增厚。复旦大学附属中山医院研究了 30 例透声较差、心内膜显示不清的患者，采用 Philips Sonos 5500 和 S3 探头，探头频率为 1～3 MHz，每例患者静脉注射声诺维 2 ml 进行实时左心室造影，结果显示：绝大部分患者使用声诺维后无毒副作用，声诺维改善了 98%的心内膜显示不清节段的图像，其中 67%的心内膜边缘能够非常清楚地显示，有助于准确地判断室壁运动，计算室壁增厚率。

(2) 正确测量左心室射血分数：临床最常用 Simpson 法评价射血分数，其前提是准确勾画出舒张末和收缩末左心室心内膜边缘，左心室造影能够清晰地显示心内膜边缘，使收缩功能的定量准确可靠。

(3) 明确诊断心尖部肥厚型心肌病：临床上心电图发现胸前导联广泛 T 波倒置，且冠状动脉造影正常的患者，需要排除心尖部肥厚型心肌病。众所周知，心尖部心内膜用超声检查最难显示清楚，左心室造影则提供了有力的诊断工具，它能够非常清晰地显示心尖部各节段心内膜，明显地提高了临床诊断心尖部肥厚型心肌病的敏感性和准确性。

(4) 协助诊断心尖部附壁血栓：由于心尖部透声条件差，心尖部附壁血栓容易被漏诊或难以确诊，左心室造影则能够清楚地显示心尖及其腔内结构，使心尖部附壁血栓的诊断简便而准确。

(5) 协助诊断左心室致密化不全：左心室致密化不全的特征包括左心室扩大、收缩功能减退，左心腔内有丰富的海绵状心肌交织成网状，其间有血流通过。左心室造影使纵横交错的纤维条索和肌束以及心内膜轮廓清晰显示，提高了该疾病诊断的敏感性和准确性。

(6) 定量评价心肌血流量，判断心肌存活性：动物和临床试验研究表明，声学造影再灌注曲线测定的心肌血流量与放射性微球、放射性核素^{201}Tl 断层扫描（SPECT）和正电子发射断层显像(PET)的测量值高度相关，提示声学造影可在活体准确地估测心肌血流量。存活心肌的判断对于是否进行血管重建术、估测心功能的恢复和预后至关重要。如果心肌声学造影显示冠心病患者的心肌内有造影剂，提示局部有血流灌注，即使室壁运动减低或消失，仍表明心肌组织存活、功能恢复的可逆性。存活心肌越多，表示该节段心肌微循环的完整程度越高，收缩功能的改善就将越明显。复旦大学附属中山医院研究了一组陈旧性心肌梗死准备行冠状动脉搭桥术的患者，心肌声学造影结果与 SPECT 的结果相对照，发现心肌声学造影判断存活心肌与 SPECT 的符合率为 81%，敏感性和特异性分别为 90%和 60%，阳性预测值和阴性预测值分别为 84%和 72%，手术前后室壁运动记分指数和左心室射血分数的变化程度与心肌声学造影检测为存活心肌的节段数高度相关。

(7) 协助梗阻性肥厚型心肌病的消融治疗：消融治疗是减轻梗阻性肥厚型心肌病患者左心室流出道梗阻的常用方法，手术的关键是选择合适的冠状动脉。在冠状动脉内注射无水乙醇进行消融治疗前，必须明确术后心肌梗死的部位和范围。声学造影能够精确地提供此方面的信息。在冠状动脉分支内直接注射声学造影剂，能够准确判断该分支灌注的心肌范围，从而帮助选择适当的冠状动脉进行化学消融，即闭塞供应导致梗阻的肥厚心肌的冠状动脉分支（靶血管），从而使肥厚的心肌坏死变薄，以缓解左心室流出道梗阻，又避免了闭塞靶血管以外的冠状动脉，以降低并发症，例如大面积心肌梗死导致心功能不全、乳头肌坏死导致严重二尖瓣反流等，达到最佳的疗效。

(8) 协助诊断左心室肿瘤的良恶性：常规经胸超声心动图因其可对大多数心脏占位性病变的大小、部位、形态、活动度、与毗邻组织的关系及对血流动力学的影响做出准确的判断，成为目前最广泛用于心脏占位性病变的检查手段。但常规经胸超声心动图对判断病变的组织特性仍存在一定难度，而准确判断病变的组织特性对指导临床治疗及评估患者预后有重要的意义。

近几年有学者运用心肌造影剂超声造影协助判断心脏占位性病变的性质，造影剂微泡在微循环的浓度代表该部位组织的血流灌注状况，外周静脉注射造影剂后，由于血栓的无滋养血管特性，在造影背景下，血栓显示出完全的充盈缺损，而肿瘤根据其良恶性不同、滋养血管多少的不同，表现出不同程度的造影剂增强特点(图 3-3-27)。

五、多普勒超声心动图

多普勒超声心动图(Doppler echocardiography)，尤其是与二维超声心动图的结构显像相结合，可检测心脏和大血管内不同部位的血流方向、特性和速度。这为临床定性和定量诊断狭窄性、反流性和分流性病变，以及测定容积血流量，提供了新的无创性手段。

(一) 检查方法

目前临床应用的多普勒技术有 3 类：脉冲波型(PW)、连续波型(CW)、彩色血流显像(CFI)。

(1) 脉冲波型：脉冲波多普勒应用单一换能器，兼发射和接收功能，主要用于定性和低速血流的定量诊断。

(2) 连续波型：连续波多普勒应用两个换能器，可分别而连续地发射和接受超声波信息。

(3) 彩色血流显像：采用脉冲波多普勒探测，将返回的多普勒信号呈实时二维彩色显示，是近年来应用于临床的新型的多普勒技术。它通过“自相关”和彩色编码技术，而提供实时的彩色血流动态现象。可在二维显像图上，用不同的颜色表示血流的方向和特性。例如，红色代表朝向探头方向流动的血流；蓝色为背离探头方向流动的血流；掺以绿色而呈现黄、白、青色或呈多色镶嵌者为湍流。

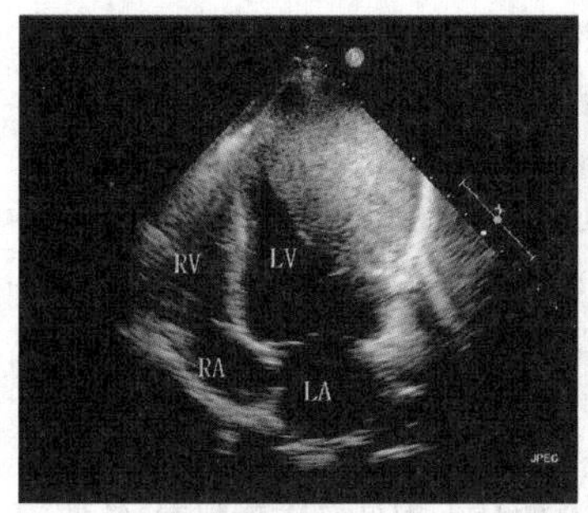

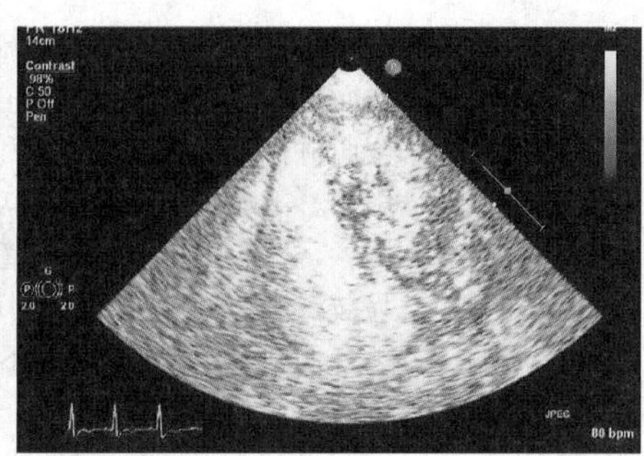
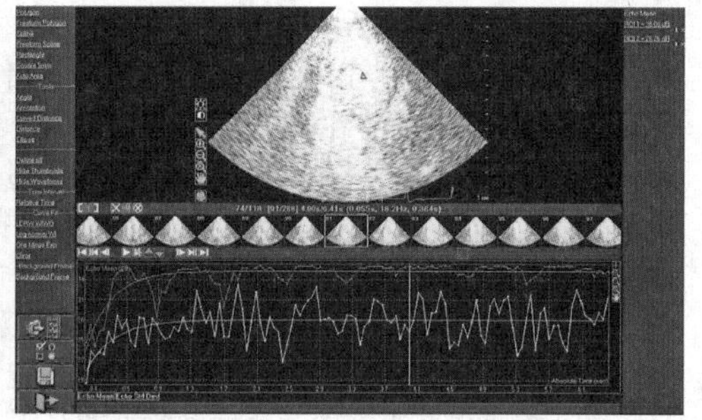

图 3-3-27　左心室占位性病变二维、造影图像及造影定量分析时间-强度曲线

左图：二维图像显示左心室侧壁心肌内占位(箭头所示)。中图：心肌造影显示心肌内占位部位造影剂增强，强度明显高于正常心肌，诊断为恶性肿瘤。病变(蓝色箭头)造影剂增强强度与心肌(黄色箭头)相似。诊断为恶性肿瘤。右图：时间-强度曲线。红色曲线为病变曲线，病变 A 值为 11.67，蓝色曲线为正常心肌曲线，心肌 A 值为 7.64，诊断为恶性肿瘤。LA，左心房；LV，左心室；RA，右心房；RV，右心室

(二) 正常与异常血流的识别

正常和异常血流的多普勒频谱明显不同，正常血流为层流，因红细胞在任何时间均以相似的速度和方向流动，所产生的多普勒效应所致的频移相近似，频谱或流速曲线呈窄带图形，所伴随的可闻声信号也很平顺悦耳，呈乐音。在彩色血流显像时，色泽也较均匀，虽也可见较快流速所致的频率混叠所形成的层层色彩包绕现象，但一般血流通过正常瓣口和无梗阻的心室流入道与流出道时均为层流。

异常血流多为湍流，此时的红细胞在任何时间都以不同的速度和方向流动，所致频移成分参差不齐，而呈宽带频谱。可闻声信号粗糙，呈嘈杂声。在彩色血流显像中，则呈现注目的多色镶嵌图形。湍流一般出现在狭窄病变的下游、反流的上游及分流处。在有狭窄性病变或有高压差的通道存在时，可测及高速射流，如用脉冲波多普勒或彩色血流显像仪仅能显示频率混叠，只有用连续波多普勒才能显示流速之峰值。

六、经食管超声心动图

经食管超声心动图检查(transesophageal echocardiography，TEE)是将超声探头置于食管或胃内，从心脏后部探测心内结构进行二维超声显像的方法。它不仅给临床常规应用的经胸超声心动图检查(transthoracic echocardiography，TTE)显像不佳的病例提供了新的探测途径，而且给术中心功能监测及手术疗效的评价提供了新的手段。

(一) 检查方法

1. 检查前的准备　经食管超声检查前应禁食空腹。若系门诊患者，则需予咽喉部局麻，也有加用静脉注射镇静安眠剂如地西泮(安定)。若在手术室中检查，则只需在全身麻醉后进行。乙肝表面抗原阳性者，则需要加用食管探头套。

2. 纤维镜的置入　患者意识清醒，应先介绍检查经过取得患者的合作。多取左侧卧位，将纤维镜头端送入患者口中，令其做吞咽动作，徐徐送入。手术病例，由于已气管插管及全麻，放置纤维镜通常无困难，但需使用撑口器，以防患者牙齿损伤纤维镜。

3. 标准切面的探测　根据经食管探头在食管中的不同深度和弯曲度，单平面经食管超声可以得到心底、四腔心和经胃左室短轴三组切面。双平面和多平面经食管超声是在此基础上多了一组纵切面和离轴切面，检查更为完整。而实时三维经食管超声探头除具有常规多平面经食管超声探头的功能外，还能通过实时或全容积方式获取图像，并能获取彩色血流全容积图像，能从多个方向清晰显示心脏病变的三维结构。

(二) 经食管超声心动图的临床应用的价值与指征

(1) 经胸超声检查显像困难者如肥胖、肺气肿、胸廓畸形或在近期胸部手术后，以及正在使用机械辅助呼吸的患者。

(2) 经胸超声检查难以显示的部位，如左心耳(图 3-3-28)、上腔静脉、左右肺静脉以及胸降主动脉。对左右冠状动脉主干的显示，经食管超声较经胸超声显像更清晰，所能显示的范围更长。

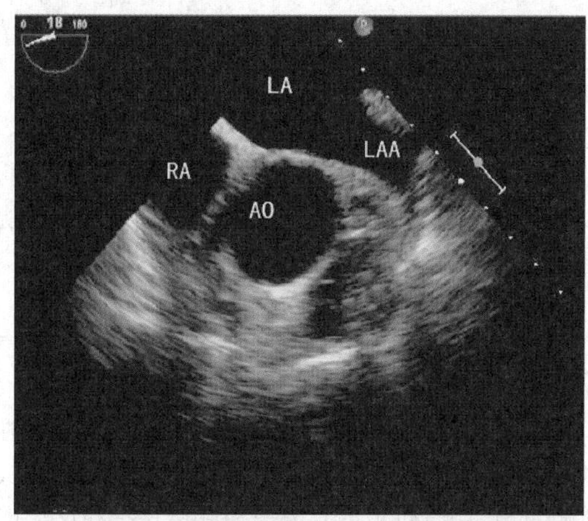

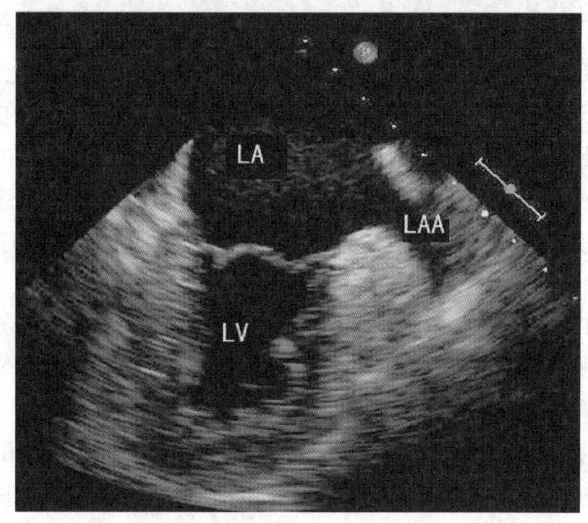

图 3-3-28　经食管超声心动图清晰地显示左心耳的横断面(上图)和垂直面(下图)

LA，左心房；LV，左心室；LAA，左心耳；RA，右心房；AO，主动脉

(3) 经胸超声检查所获信息可能有限的病种

1) 主动脉夹层分离：疑有主动脉夹层分离者，需要明确下列问题：① 分离是否存在；② 分离的类型；③ 是否合并主动脉瓣反流，其程度如何；④ 有无左心室功能减退；⑤ 有无心包积液和心脏压塞；⑥ 分离的起始部位；⑦ 有无新的撕裂；⑧ 真腔和假腔内的血流动力学情况。

2) 人工瓣膜功能不全：经食管超声不仅在人工瓣反流的定性诊断方面有很高的敏感性，而且在反流的定量诊断方面，与心血管造影也有很好的一致性。此可能与下列因素有关：① 经食管超声较经胸超声离人工二尖瓣的距离为近。② 经食管超声探头的频率较经胸超声高而分辨力更高。③ 经食管超声检测左心房内的反流血流时不受人工瓣中金属成分的干扰，从而克服了在经胸超声检查中经常遇到的由于人工瓣支架中金属材料所致的声能衰减和"血流掩盖"(flow-masking)效应的影响。④ 有些人工二尖瓣功能不全的反流常偏心，尤其是瓣周漏者，常沿着房间隔或房壁流向房顶部，这在经胸超声检查时易被漏检，而经食管超声则可清晰显示。因此对于人工二尖瓣患者，如临床上疑有功能不全而经胸超声检查阴性时，值得常规作经食管超声检查，图 3-3-29 食管超声心动图显示人工机械二尖瓣支架固定，瓣膜上及瓣环上均见血管翳附着，致使瓣膜开放受限，连续多普勒估测瓣口面积为 0.9 cm^2，彩色多普勒示轻微二尖瓣反流。

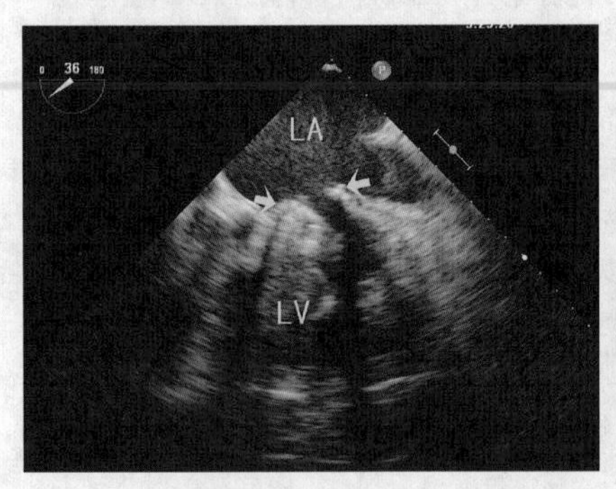

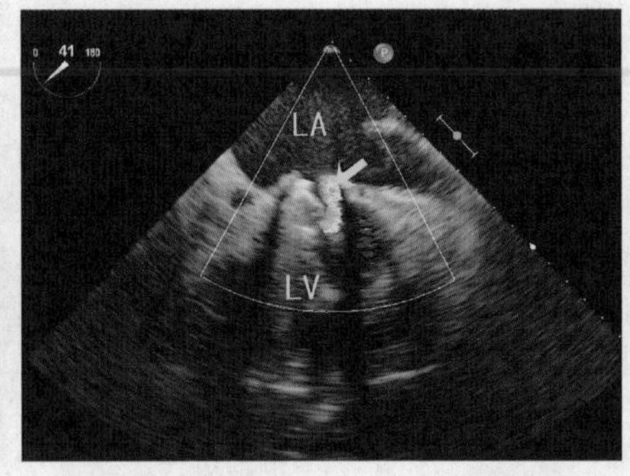

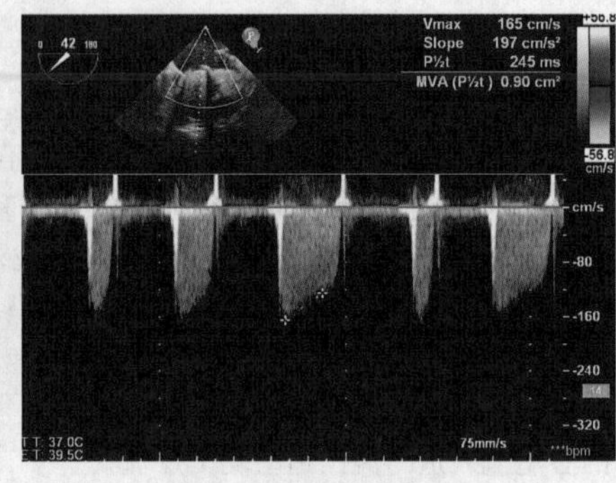

图 3-3-29　人工机械瓣上血管翳形成

左图：经食管超声心动图显示瓣膜上及瓣环上均见血管翳附着(箭头所示)。中图：同一切面，彩色多普勒显示人工机械二尖瓣开放受限(箭头显示)。右图：连续多普勒估测人工机械二尖瓣瓣口面积为 0.9 cm^2。LA，左心房；LV，左心室

(4) 自然瓣膜病变

1) 二尖瓣：二尖瓣处于心脏四个瓣膜的最后方，与食管最接近。因此，经食管超声几乎能对每个二尖瓣病变患者提供比经胸超声检查更多、更清晰的病理解剖细节，在定量二尖瓣反流中的作用也尤其突出。

2) 主动脉瓣：经食管超声特别是多平面经食管超声能清楚显示主动脉瓣和主动脉根部，评价主动脉瓣叶的数目(一叶式、二叶式、三叶式和四叶式)、主动脉根部大小、是否存在主动脉窦瘤、有无窦瘤破裂、主动脉夹层分离、主动脉瓣内膜炎及其并发症等，提供颇有价值的有关主动脉瓣狭窄和反流的病因诊断。

3) 三尖瓣：由于三尖瓣位于二尖瓣的前方，所以经食管超声评价三尖瓣病变并不比经胸超声检查优越。只有在个别肺气肿和经胸超声检查透声不佳的情况下，才考虑经食管超声检查。然而在评价三尖瓣反流的病因，包括三尖瓣环扩张、赘生物、穿孔、连枷形三尖瓣、风湿和类癌性疾病方面有一定价值。

4) 肺动脉瓣：由于探头置于食管中探测，其所能记录的切面及所能显示的心内结构受限，肺动脉瓣被认为是难以在经食管超声中显示的结构之一。我们将食管探头置于距切齿 25 cm 处略使探头前倾，在显示主动脉短轴切面后，稍稍后退，并将探头做轻度逆钟向旋转，即可显示升主动脉横切面左前方的肺动脉瓣短轴观，表现为一圆形结构，内有 3 个瓣叶。少数患者可见二叶式肺动脉瓣畸形。

(5) 感染性心内膜炎：临床常规使用的经胸超声心动图已成为评价感染性心内膜炎首选的方法，但其对心内膜炎时，瓣膜赘生物的检出率报道不一，在 34%～84%。经食管超声对赘生物的总检出率为 96%。与手术结果对照，经食管超声诊断主动脉瓣赘生物的敏感性为 100%，经胸超声为 85%。

晚近发现，精确测量心内膜炎患者的赘生物大小甚至较检出赘生物存在更具预后意义。超声发现赘生物直径大于 5 mm 者，赘生物脱落栓塞和死亡的发生率更高。经食管超声的问世也为精确测量赘生物的大小提供了有用的工具。

(6) 心内肿块：心内肿块可分为血栓和肿瘤两部分。

1) 血栓：虽然近来常规的二维超声心动图已被作为探测左心房血栓首选的方法，但由于其经胸探测的限制，位于声束远场的左心房后壁或顶部常显示欠佳，左心耳很难显露，文献报道其检出左心房血栓的敏感性仅为 30%～60%。经食管超声的出现为超声探测左心房血栓提供了新的途径，它对左心房各部的显示远较经胸超声清晰，尤其是左心耳部(图 3-3-30)。

2) 肿瘤：经胸超声心动图是诊断心脏肿瘤首选的方法。大部分肿瘤的大小、附着位置以及与周围结构的关系很容易被经胸超声检测到。然而，发生在特殊部位的心脏肿瘤，经胸超声可能漏诊。经食管超声对检测这类肿瘤并取得高清晰的图像很有帮助。

(7) 房间隔病变：经食管超声对房间隔的病变具有重要的诊断价值：① 明确诊断各型房间隔缺损，尤其冠状静脉窦型房间隔缺损(图 3-3-31)，包括其部位与数目。双平面经食管超声还可显示位于上腔静脉下和下腔静脉上的房间隔缺损。② 鉴别房内沟通的原因，系房间隔缺损抑或卵圆孔未闭(图 3-3-32)。③ 排除超声造影诊断房间隔缺损时间的假阳性抑或

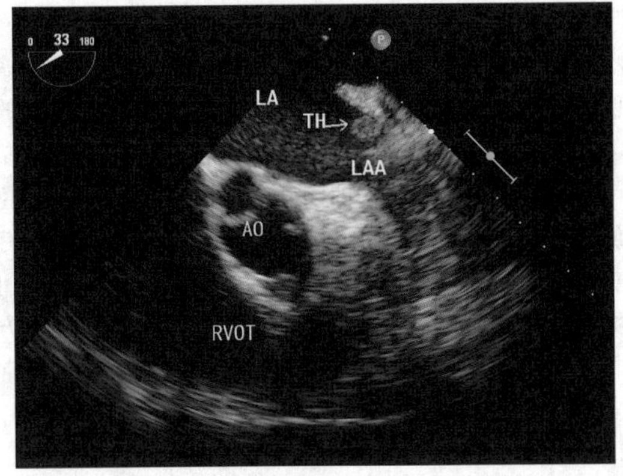

图 3-3-30　食管超声心动图显示左心耳入口处附壁血栓形成(箭头所示)

LA,左心房;AO,主动脉;RVOT,右心室流出道;LAA,左心耳;TH,血栓

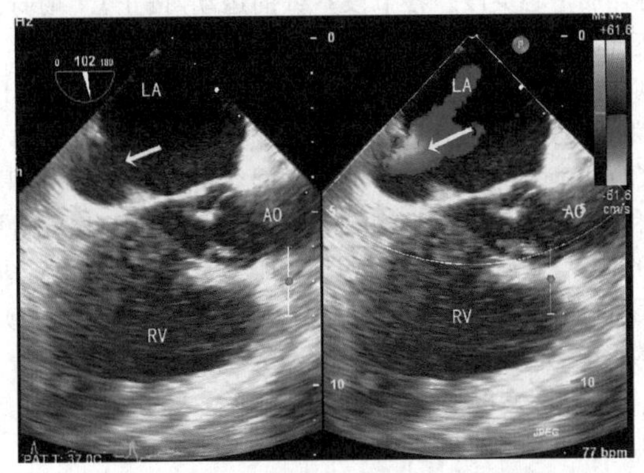

图 3-3-31　无顶冠状静脉窦型房间隔缺损

左图:经食管超声心动图,接近左心室长轴切面显示右心房、右心室增大,部分冠状静脉窦缺损(箭头所示)。右图:同一切面,彩色多普勒示左向右血流自左心房流入扩大的冠状静脉(箭头所示)。LA,左心房;RV,右心室;AO,主动脉

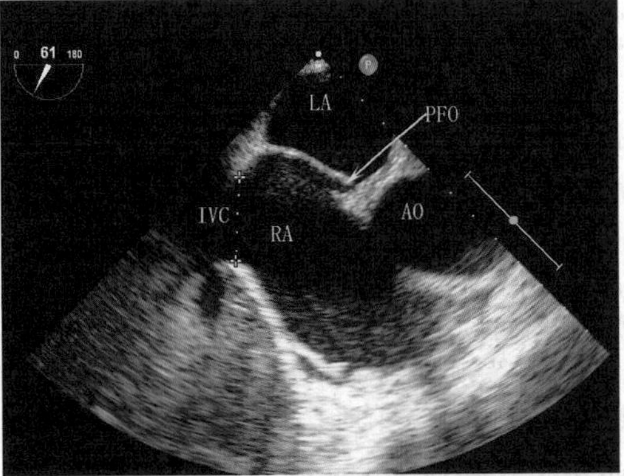

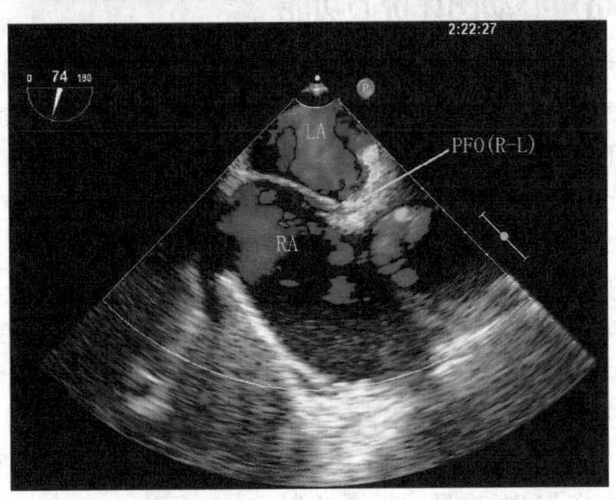

图 3-3-32　卵圆孔未闭(右向左分流)

上图:经食管超声心动图,双心房切面显示下腔静脉明显增宽,第一房间隔与第二房间隔见一间隙(箭头所示)。下图:同一切面,彩色多普勒示卵圆孔未闭处右向左分流自右房流入左心房(箭头所示)。IVC,下腔静脉;LA,左心房;RA,右心室;AO,主动脉;PFO,卵圆孔未闭

假阴性。④ 检出合并于其他心血管疾病的房间隔缺损,尤其是孔径不大,其血流动力学影响不显著或被掩盖者。⑤ 直接显示累及房间隔的病变,如房间隔瘤、心房黏液瘤及附于房间隔上的血栓等。⑥ 对房间隔缺损修补术后、左心房黏液瘤术后的随访,经食管超声也不失为一有效的选用手段。

(三) 经食管超声心动图检查的禁忌证

经食管超声心动图是一项半创伤性的检查,比较安全,除咽部不适和轻度恶心外,一般无任何反应。但要说明,重症心脏病本身常有一些突发的意外,可能在经食管超声检查中出现某些并发症,例如黏膜麻醉剂过敏反应、恶心、呕吐或呛咳,可能导致窒息;严重心律失常,包括室性心动过速、心室颤动、心室停搏等;食管穿孔、上消化道出血;其他意外,如心肌梗死、心力衰竭、主动脉夹层破裂大出血等。经食管超声检查前,需要和患者及其家属说明这些可能出现的并发症,并在手术志愿书上签字。

经食管超声心动图检查有以下禁忌证:① 食管静脉曲张、食管狭窄、食管裂孔疝。② 严重心律失常、严重心力衰竭、高血压过高或过低。③ 持续高热,体温未控制、极度虚弱。④ 主动脉夹层分离伴剧烈胸痛时、急性心肌梗死期。⑤ 意识不清或不能配合者。

(四) 经食管超声心动图在术中监测及手术效果评价中的应用

1. 术前即刻诊断　术前即刻经食管超声检查对下列情况尤具价值:① 感染性心内膜炎中,瓣膜的解剖与功能受损的检测,特别是易被遗漏的并发于主动脉瓣心内膜炎的二尖瓣前叶穿孔和主动脉根部脓肿。② 二尖瓣病变患者中术前左心房血栓的检测。③ 人工瓣膜功能不全,包括人工生物瓣的撕裂、继发感染后的穿孔及瓣周漏。术前即刻经食管超声检查,对术前常规检查未被发现的病损的揭示,尚可节省术中探查和体外循环的时间,其所提供的在心脏跳动下的结构和血流信息,也是胸外科医生在剖心直接探查中得不到的。

2. 评价即刻手术效果　经食管超声可以在术后即刻评价手术效果,了解有无残余病损,必要时可在关胸前再次手术使患者免遭第二次手术的不幸。对 53 例 70 个瓣膜手术的术后即刻评价,发现残留中度以上反流者 7 例,其术后心功能失代偿者多,心脏不缩小者多($P<0.05$),随访 1~24 个月,已有 2 例再次手术,此结果与 Sheikh 相仿,说明术中超声具有判断预后意义。二尖瓣术后残余中度以上反流,宜再次在体外循环下修补。

3. 术中监测左心室功能　业已表明,经食管超声在术中监测心肌缺血方面优于心电图。Smith 等用经食管超声和心电图在 50 例证实有冠心病的患者中检测术中心肌缺血。24 例术中发现有新的节段活动异常者中,仅 6 例有心电图 S-T 段改变。

另外，经食管超声还能在术中评价麻醉药物对左心功能的影响。

4. 指导术中排气　在心肺转流期间及转流以后，心腔内过多的残留气体可导致脑血管和冠状动脉的气体栓塞。经食管超声可用于指导术中排气，避免或减少术后空气栓塞的并发症。

5. 术后并发症的监测　经食管超声在术后加强监护室内，可留置一段时间，尤其在患者意识未完全恢复及血流动力学不稳定者，有利于发现术后心肌缺血，左心功能不全，低血容量及心包出血或心脏压塞等，有助于术后处理决策。

七、超声心动图评价心功能

二维超声显像结合传统的M型超声心动图和近代的三维超声显像及多普勒超声技术，已成为现代无创性评价心功能的重要手段。心功能检查的基本测量，包括线性距离、周径、面积、容量、时间和速度等参数。随着超声技术的不断进步，心功能的测量方法、内容和临床应用仍在继续扩展，可评价左、右心室容量，射血分数，左、右心房容量和排空量，左心室质量，室壁节段功能，管腔内压，以及估测跨瓣压差、瓣口面积和容积血流量等。

(一) 心室整体功能评价

(1) 射血分数：采用上述容量计算方法，分别测出舒张末期与收缩末期的容量，即可算出射血分数(EF)。

$$EF(\%)=(Vd-Vs)/Vd\times100$$
$$=SV/Vd\times100$$

Vd和Vs分别为心室的舒张末期和收缩末期容量，SV为搏出量。应用二维超声心动图，尤其是采用近代的双平面方法测得的左心室射血分数，与心血管造影测值之间密切相关，估算值的标准误也很小(6%～8%)。由于射血分数系心室容量测值的比值，它消除了容量测定中存在的系统误差，因而较左心室容量测值准确、可靠，且更具有可重复性。成人左心室射血分数的正常值为≥55%。

应用三维超声心动图测定右心室射血分数，较右心室容量的测定有价值。它与心脏放射性核素检查的测值之间存在良好的相关。用放射性核素技术测量右心室容量系基于计数而不依赖几何图形的假设，因此可作为右心功能研究的一种对照方法。

(2) 左心室短轴缩短分数(FS)

$$FS(\%)=(LVIDd-LVIDs)/LVIDd\times100$$

LVIDd和LVIDs分别为左心室舒张末期和收缩末期的短轴径。成人左心室短轴缩短分数的正常值为≥30%。

(3) 左心室周径缩短平均速率(mVcf)

$$mVcf=\pi(LVIDd-LVIDs)/(\pi LVIDd\cdot ET)$$
$$=(LVIDd-LVIDs)/(LVIDd\cdot ET)$$

ET为射血时间，可采用超声心动图上主动脉瓣开放时间或左心室后壁运动的起始至峰顶时间测得，也可从主动脉内多普勒流速曲线上测得。mVcf的正常下限为1.1 D/s。

(二) 室壁运动及节段收缩功能的评价

左心室壁节段性运动异常是缺血性心脏病的特点。运动异常的范围可影响整个泵血功能，并具预后意义。

1. 定性分析　M型超声心动图限于胸骨旁探测，只能显示左心室的室间隔与后侧壁，而对分析节段性室壁运动的价值有限。二维超声心动图可从不同的探头位置实时显示左心室的不同断面，包括胸骨旁长轴与短轴系列切面、心尖四腔与二腔切面，适于对各节段运动进行全面的定性评价，且具有良好的可重复性。通过目测法与邻近运动正常的室壁进行对比，可将运动异常区分为运动减弱、运动消失及矛盾运动(反方向运动)。对急性心肌梗死患者，超声定性评价左心室壁异常区段的定位与心电图呈现异常Q波之间有着良好的一致性。

2. 定量分析

(1) 节段法：这是用于评价心肌缺血或梗死部位及范围的一种粗略方法。依据解剖结构的标记，把左心室分为若干节段。例如，9段分区法将左心室心底部二尖瓣水平短轴切面分为4段(前、后、内侧、外侧)，乳头肌水平短轴切面也同样分为4段，再外加一心尖段。各节段室壁的运动，按正常、减弱、消失及矛盾运动分别计分，求出"室壁运动指数"，可反映整个左心室的功能。还有根据冠状动脉血供的多节段分类法，如16段、17段和20段法分段，以利进一步分析节段运动。

(2) 几何图形分析法：该法类同容量测定，首先获得舒张末期和收缩末期左心室腔短轴或长轴切面，勾画出心内膜和心外膜的边界，然后通过人工或计算机运算出左心室几何图形中各节段的半径或面积在舒张末期与收缩末期的变化率，或室壁收缩期增厚率，以详细评价室壁运动异常的部位和范围。

(三) 左心室舒张功能的评价

1. 等容舒张时间　等容舒张时间(isovolumic relaxation time, IVRT)指的是左心室射血完成，主动脉瓣关闭至二尖瓣开放，左心室充盈开始之间的时间间隔。在M型超声心动图上以主动脉瓣闭合曲线为起点，以二尖瓣瓣叶分离为终点；在多普勒频谱上指的是从左心室流出道射血结束至二尖瓣E峰起始点之间的时间间期。IVRT随年龄而逐渐延长，其正常值在不同年龄组分别为：30岁以下72 ms±12 ms；30～50岁80 ms±12 ms；50岁以上84 ms±12 ms。IVRT与导管测量的LV峰值－dp/dt(r＝0.638)和舒张常数τ(r＝0.486)相关良好，因此反映了左心室的舒张功能。在病理情况下，IVRT随左心室病变的进展而不断延长，但它同时受到左心房压的影响，当左心房压升高时，IVRT缩短，因此最后的表现是上述两种机制综合影响的结果，单靠正常的IVRT并不能完全除外舒张功能损害。通常，异常延长的IVRT(不同年龄组分别为：30岁以下＞92 ms；30～50岁＞100 ms；50岁以上＞105 ms)提示左心室舒张功能受损，而左心房压正常或近乎正常。明显缩短的IVRT是左心房压升高的重要指征，当左心房压＞30 mmHg时，IVRT可以为0。IVRT受到心率、左心室负荷等多因素的影响，其临床应用有一定的限制，必须综合其他指标进行分析。

2. 二尖瓣血流图评价左心室舒张功能　正常的二尖瓣血流图由代表早期充盈的E峰和晚期充盈的A峰组成。由于正常左心室充盈的2/3是在舒张早期完成的，因此在舒张功能正常时E峰大于A峰，E/A＞1。在病变的早期，当左心室弛张功能减退时，由于舒张早期左心房、左心室间压力阶差减小，因而舒张晚期心房收缩射血代偿性地增多，表现为E峰减小、A峰增大及减速时间(DT)延长。随病变进一步发展，即出现左心室顺应性也下降时，左心室的充盈压开始增高，二尖瓣血流图可表现为假性正常化。与正常二尖瓣血流图无差别。识别二尖瓣血流图假性正常化，其意义不仅在于从表现正常的二尖瓣血流图中选择出表示左心室舒张功能受损的病例，更重要的是能够进一步表明患者的左心室舒张功能受损已经到了中、晚期，需要引起临床足够重视。当病变相当严重，即达到所谓限制性生理期时，左心室顺应性明显下降，左心房压力也明显增高，此时反而出现舒张早期显著充盈，其二尖瓣血流图表现为：E峰上升支较陡，减速也迅速(DT时间明显减少)，舒张晚期充盈减少，即大E峰、小A峰，E/A>2。

DT时间在估测左心室充盈压、评价左心室腔的僵硬度方面较E/A比值更为敏感和特异，即使E/A比值正常，DT明显缩短(<140 ms)也提示左心室舒张末压力(LVEDP)升高(>20 mmHg)，DT<150 ms提示左心房平均压>25 mmHg。此外，DT还具有重要的预后价值，且不依赖于收缩功能受损的程度。在急性心肌梗死患者中，DT明显缩短(<130 ms)是左心室重构最有力的预测因子，左心室扩张的程度与左心室充盈损害的严重程度相关。DT明显缩短者(<130 ms)较DT>130 ms者恶性事件(死亡、再梗死、充血性心力衰竭)的发生率明显增多(分别是56%、7%)。

3. 肺静脉血流图评价左心室舒张功能　肺静脉血流记录的是左心房的充盈情况，取决于左心室舒张、右心室收缩、左心房压力及左心房舒缩力等众多因素。由于能通过反映左心房的充盈间接反映左心室的舒张功能变化，因此能鉴别由左心房压力增加引起的二尖瓣血流图假性正常化。正常的肺静脉血流图特征包括收缩期的S波、舒张期的D波和心房收缩期的逆向AR波(图3-3-33)。其中S波的改变主要取决于心房的舒张、二尖瓣环的收缩期下移、左心房压及右心室的收缩。在舒张期，二尖瓣开放，左心室舒张，左心房仅起血流通道的作用，故D波的大小取决于二尖瓣的早期充盈，其变化与二尖瓣的E波变化相一致。AR波则主要取决于左心房、肺血管、左心室顺应性及其相互之间的关系。正常时，S波与D波大致相似(S/D的正常值为50岁以下1.0±0.3；50岁以上1.7±0.4)；AR波流速较低，持续时间短。AR波增大即其流速>35 cm/s、持续时间>30 ms时，提示左心室舒张末压增高，AR波持续时间的延长并超过A波则更具病理意义。研究表明，AR波的持续时间与A波持续时间的差值是识别二尖瓣血流图假性正常最精确的指标，而且不受左心室收缩功能、年龄和二尖瓣反流程度的影响。而二尖瓣血流图A波持续时间/肺静脉血流图AR波的持续时间的比值≤0.9提示LVEDP≥20 mmHg，其敏感性和特异性均为90%。

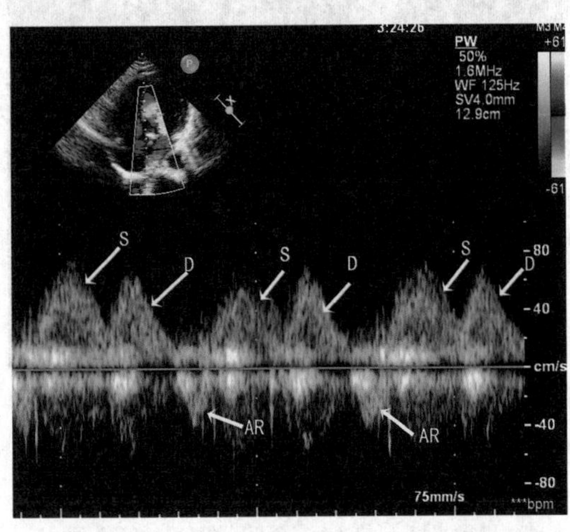

图3-3-33　正常的肺静脉血流图

4. 肺静脉结合二尖瓣血流频谱综合评价左心室舒张功能

国外有人根据二尖瓣和肺静脉血流频谱预测左心室舒张功能受损程度，从轻到重，依次可分为以下4种程度。

(1) 轻度舒张功能不全：左心室大小、重量尚正常；左心室弛张功能下降，二尖瓣血流图E/A比值倒置，E波的DT时间延长。患者在静息状态下无或仅有轻微的心力衰竭症状，当患者从事中等强度或重度体力活动以及丧失有效的心房收缩(如心房颤动)时可以出现气急、呼吸困难等心力衰竭症状，NYHA心功能Ⅰ～Ⅱ级。

(2) 中度舒张功能不全：左心室大小、重量仍正常，左心室的弛张功能减低，左心室僵硬度也增加，左心室充盈出现假性正常化。肺静脉血流图AR波加深，流速增加，>35 cm/s。患者从事轻至中等强度体力活动即可出现症状，NYHA心功能Ⅱ～Ⅲ级。

(3) 重度舒张功能不全：左心室的重量、大小均增加，弛张功能下降，僵硬度增加。二尖瓣血流图呈现限制性生理改变，E波明显升高，远大于A峰，DT时间缩短<140 ms，上述改变在前负荷降低时可以逆转为假性正常图形。肺静脉表现为S波减小，AR波增大、增宽。患者从事轻微体力活动即可出现症状，NYHA心功能Ⅲ～Ⅳ级。

(4) 终末期舒张功能不全：左心室顺应性严重减退，常见于各种心脏疾病的终末期，其二尖瓣血流图呈不可逆的限制性生理改变。NYHA心功能Ⅳ级。静息状态下临床症状明显而顽固，即使积极治疗也不能改善，预后不良。

5. 二尖瓣环运动频谱评价左心室舒张功能　应用组织多普勒技术(DTI)检测的二尖瓣环运动频谱评价左心室舒张功能是近年来兴起的一种简便实用的新方法，二尖瓣环运动频谱反映了左心室的机械运动，并通过瓣环运动速度、时相和位移的改变来显示左心室的舒张功能。二尖瓣环运动频谱通常由3个主波组成：收缩期Sa波，从心电图QRS波之后开始，到T波结束时终止，反映心室在射血过程中心室肌牵拉瓣环下移的速度；舒张早期Ea波，心电图T波之后，由于心室快速充盈，二尖瓣开放，瓣环向心底移动产生的第一个舒张早期波；舒张晚期Aa波，心电图P波之后，心房收缩，瓣环再次向心底移动产生的第二个舒张晚期波(图3-3-34)。由于DTI受左心室机械运动影响较大，而受左心室充盈状况和左心房压的影响较小，因此可以显示一些多普勒法假性正常的舒张功能异常，从另一角度增加了评价左心室舒张功能的技术方法，两者结合起来则更加客观、准确。若多普勒测定的二尖瓣血流频谱中E>A，DTI测得的二尖瓣环运动频谱中Ea>Aa，则表明左心室舒张功能正常；若E<A且Ea<Aa，则提示左心室舒张功能明显受损；若E>A而Ea<Aa，则为左心室舒张功能减退受血流充盈和左心房压的影响而出现的假性正常化。二尖瓣血流图E峰的峰值速度与DTI中Ea峰值速度的比值(E/Ea)与平均肺毛细血管楔嵌压相关良好，被用来估测平均左心室舒张压。<8可视为平均左心室舒张压正常；>15为左心室充盈压升高；8～

15 则不能确诊，需要结合其他方法综合判断。

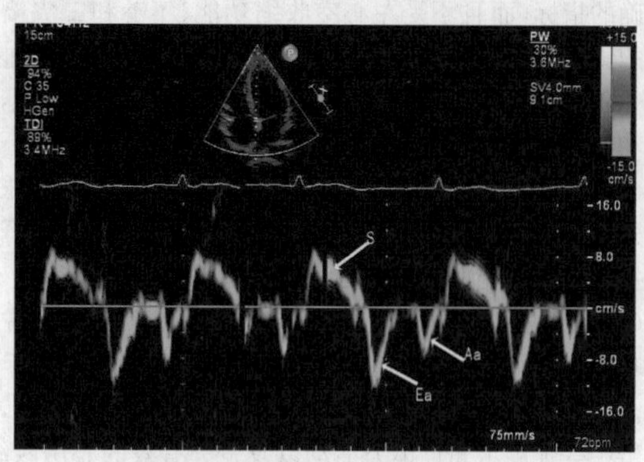

图 3-3-34 正常二尖瓣瓣环运动速度图

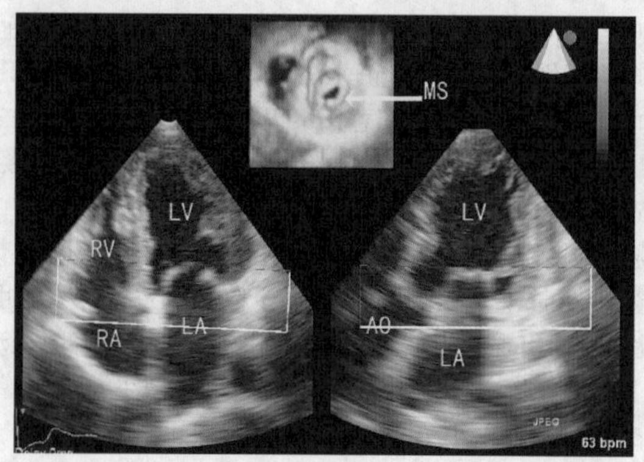

图 3-3-35 实时三维超声心动图于二尖瓣水平短轴切面立体显示二尖瓣瓣口呈“鱼口”样改变

MS，二尖瓣狭窄；LA，左心房；LV，左心室；RA，右心房；RV，右心室；AO，主动脉

第二节 心瓣膜病超声心动图检查

应用现代心脏超声诊断技术，可以提供较全面的心瓣膜病的诊断。二维和M型超声心动图可显示各心瓣膜的形态及其在心动周期中的启闭情况，以及由于瓣膜病损所致的继发性心房和(或)心室的肥大与心脏功能改变；多普勒超声心动图可提供心瓣膜病的血流动力学参数。应用连续波多普勒可测定狭窄瓣口的压力阶差和演算瓣口面积；脉冲波多普勒和(或)彩色血流显像可定性或半定量诊断关闭不全瓣口的反流。与其他心血管病诊断技术相比，心脏超声诊断具有无创性直接显示瓣膜形态与功能的优点，并可提供病因诊断的依据，鉴别器质性与功能性心脏杂音，已成为心瓣膜病常规诊断、随访、治疗决策和疗效评价的重要手段。

一、狭窄性心瓣膜病

(一) 二尖瓣狭窄性病变

(1) 风湿性二尖瓣狭窄最为常见，病变特点：二尖瓣前叶增厚(一般自瓣尖部起)。交界处粘连和腱索缩短融合，这些病变使二尖瓣口变小，左心房排血受阻。

二维及三维显像可直接显示二尖瓣狭窄的形态和功能改变，表现为：① 增厚变形的二尖瓣叶回声增多、增强，病变较弥散，腱索可增粗、缩短。② 二尖瓣叶舒张期运动异常，包括瓣尖舒张期开放受限，前叶舒张期呈圆隆状突向左心室流出道，舒张早期关闭运动减弱或消失。③ 二尖瓣口面积减小，瓣口呈“鱼口”样改变(图 3-3-35)。此外，可显示二尖瓣口狭窄所致血流动力学改变，左心房扩大及肺静脉增宽，严重者可致肺动脉高压，右心扩大及三尖瓣关闭不全。

(2) 先天性二尖瓣狭窄是一种罕见的疾病，占有尸检的先天性心脏病患者的 0.6%，它包括瓣膜和(或)瓣下附件的畸形。这些畸形可以单独存在或合并存在，也常合并其他心脏异常。严重的二尖瓣发育不良或闭锁能导致左心室发育不良。

先天性二尖瓣狭窄的 3 种类型：

1) 瓣叶融合：交界处的融合限制了瓣叶的开放，瓣叶的运动酷似单叶瓣，导致流入左心室的血液梗阻。瓣下的结构经常是异常的，包括腱缩增粗和挛缩，或者无腱索存在。在极端的情况下，乳头肌直接与瓣叶相连形成降落伞型二尖瓣。

2) 双口二尖瓣：是一种罕见的畸形，具有 2 个二尖瓣口。有 3 种类型：① 有一异常组织将二尖瓣分割成一附加的小孔。② 在二尖瓣瓣叶上有一个额外的开口。③ 具有瓣环、瓣叶、腱索和乳头肌的 2 个完全相同的瓣膜口(图 3-3-36)。其中附

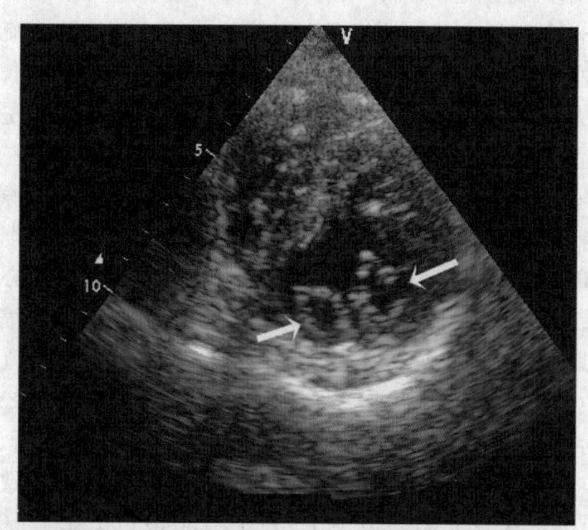

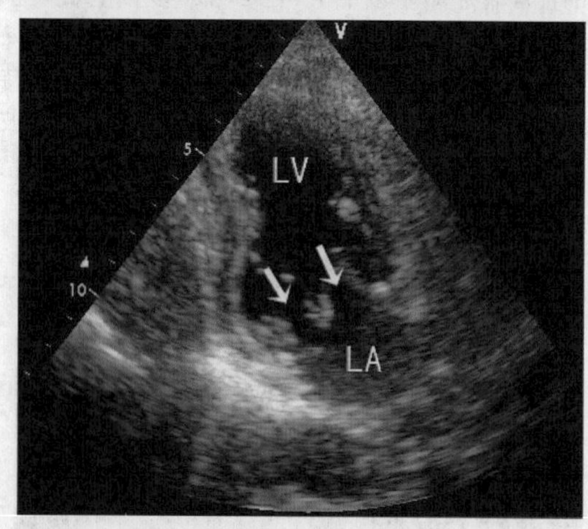

图 3-3-36 双口二尖瓣

上图：二尖瓣水平短轴切面，二维超声心动图显示有瓣环、瓣叶、腱索和乳头肌的 2 个完全相同的瓣膜口(箭头所示)。下图：心尖二腔心切面，二维超声心动图显示有瓣环、瓣叶、腱索和乳头肌的 2 个完全相同的瓣膜口(箭头所示)。LA，左心房；LV，左心室

加小孔的双口二尖瓣是最常见的类型，而2个完全相同瓣口的双口二尖瓣最为少见。瓣叶在功能可以保持正常，但由于瓣叶增厚、融合、裂缺、穿孔或连枷常可导致瓣膜狭窄和(或)关闭不全。双口二尖瓣可以以单独畸形出现，也常可合并房室间隔缺损、室间隔缺损、主动脉缩窄和主动脉弓离断。二维超声心动图无论是经胸超声心动图或经食管超声心动图在诊断中有重要的价值。

3) 降落伞型二尖瓣：是罕见的先天性二尖瓣附件异常畸形，它的特征是前后叶腱索均与单组乳头肌相连。降落伞型二尖瓣常合并其他先天性心脏畸形，尤其见于Shone综合征。大多数降落伞型二尖瓣的病例在婴儿或儿童就可发现，单独的降落伞型二尖瓣可偶见于成人患者。

二维经胸超声心动图或经食管超声心动图可以诊断该病。一般情况下，后内乳头肌是存在的，并由此发出腱索，而前外乳头肌和腱索缺失由肌束替代，腱索常增粗、挛缩均附着于单组乳头肌上。实时三维超声心动图通过多个切面观察能更好地显示单组乳头肌，在评价降落伞型二尖瓣时具有更高的应用价值。

二维超声心动图和多普勒超声结合应用是临床常规测量二尖瓣狭窄的定量手段，但其存在一定的局限性：① 直接的测面积法高度依赖二尖瓣平面显像的方位和位置。② 从压力减半时间获得的二尖瓣瓣口面积受多种因素的影响，如血流动力学的变化，左心室肥厚和合并其他瓣膜病变。一些研究报道显示与有创的方法测定二尖瓣瓣口面积比较，通过特殊的“剖析面”的三维超声测面积法优于二维超声心动图和多普勒方法。在临床上导致二尖瓣口梗阻性的病变，除二尖瓣狭窄外，尚可由非瓣膜本身的疾病所致。如左心房黏液瘤、二尖瓣瓣上环、三房心、流入道梗阻性心肌病及某些缩窄性心包炎所致的房室沟处缩窄。这些病变在临床上(体征、X线与心电图)鉴别有时颇为困难，超声检查不难诊断或排除二尖瓣叶的病变，对其他一些情况也可提供有价值的参考资料。

(二) 主动脉瓣狭窄性病变

1. 主动脉瓣狭窄的二维超声诊断特征　二维显像除可显示左心室肥厚外，能直接显示狭窄瓣膜的形态(图3-3-37)，定性诊断敏感，但定量诊断不如二尖瓣狭窄。

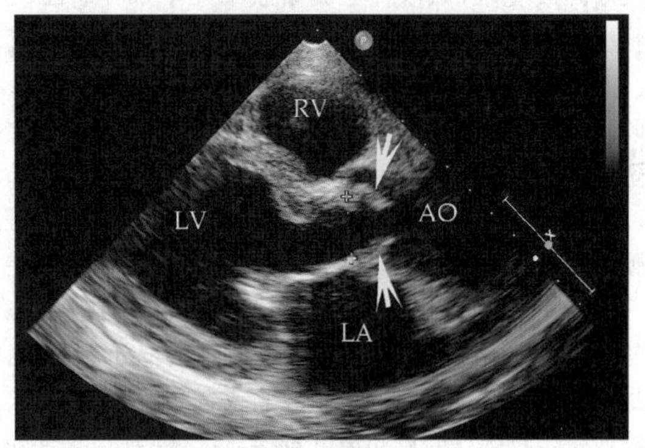

图3-3-37　胸骨旁长轴切面，显示主动脉瓣增厚、挛缩，开放受限(箭头所示)
LA，左心房；LV，左心室；RV，右心室；AO，主动脉

(1) 风湿性主动脉瓣狭窄为后天性主动脉瓣狭窄的常见原因。瓣叶增厚挛缩，交界融合，常伴关闭不全。

(2) 先天性主动脉瓣狭窄大多为先天性二叶式主动脉瓣畸形，随年龄增长，瓣叶钙化而致狭窄。长轴切面上可见收缩期圆隆，舒张期脱垂，在短轴切面上可见二叶或伴纵行或横行交界(图3-3-38)。

(3) 老年性钙化性主动脉瓣狭窄病变自基底部向瓣尖伸展，瓣叶增厚变形，反射增强，一般以右冠瓣及无冠瓣钙化多见，钙化瓣膜收缩期活动特征性地减弱，开放振幅及面积降低。

2. 主动脉瓣狭窄的多普勒超声诊断特征　脉冲多普勒和彩色血流显像对主动脉瓣狭窄的定性诊断主要根据在狭窄远端测及湍流。其敏感性和特异性几乎为100%。对诊断常缺乏典型临床体征的老年患者有特殊价值，可作为M型和二维超声心动图的重要补充，因后两种技术在鉴别瓣膜硬化和狭窄中有困难。

(三) 三尖瓣狭窄性病变

1. 三尖瓣狭窄的二维超声诊断特征

(1) 风湿性三尖瓣狭窄：三尖瓣狭窄以风湿性最为常见。

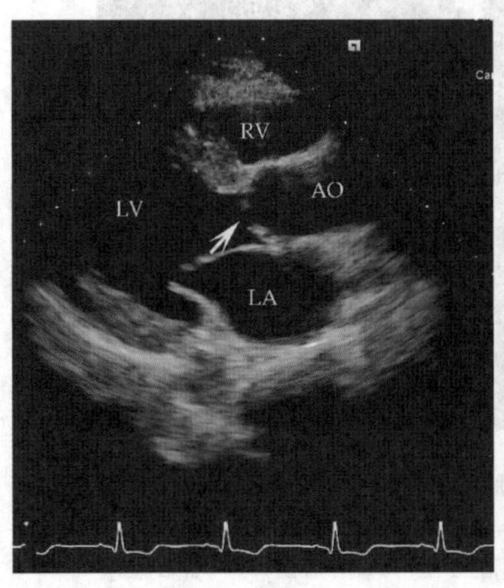

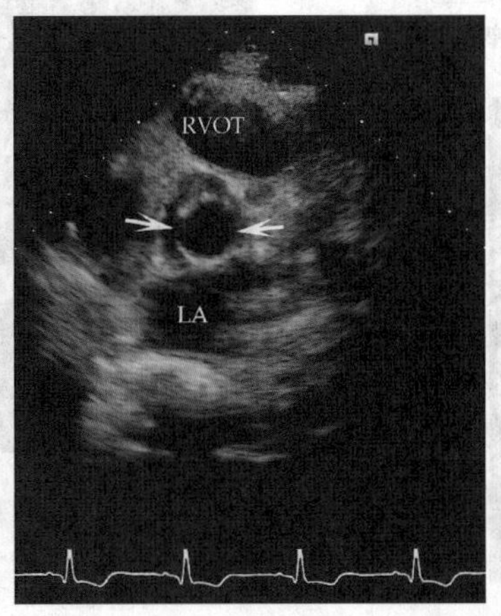

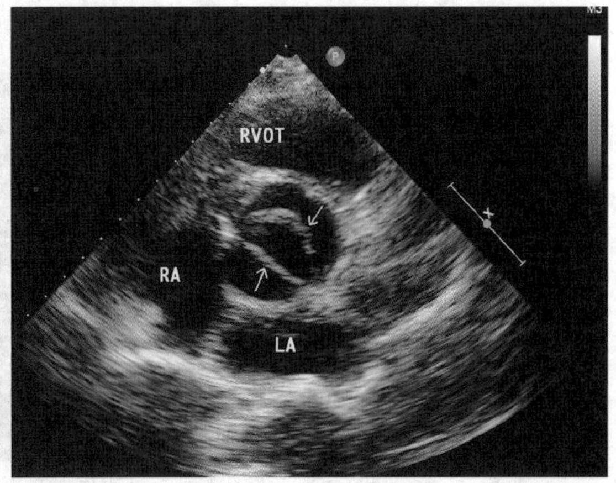

图3-3-38　先天性二叶式主动脉瓣畸形

左图：胸骨旁左心室长轴切面，二维超声心动图显示主动脉瓣舒张期脱垂(箭头所示)。中图：胸骨旁大血管短轴切面，二维超声心动图显示主动脉瓣呈二叶纵裂式(箭头所示)。右图：胸骨旁大血管短轴切面，二维超声心动图显示主动脉瓣呈二叶横裂式(箭头所示)。LA，左心房；LV，左心室；RV，右心室；RVOT，右心室流出道；AO，主动脉

瓣叶增厚,纤维化及瘢痕形成,交界粘连融合,腱索增粗、缩短,使三尖瓣开放受限,风湿性三尖瓣狭窄几乎都伴有二尖瓣狭窄,但发生率较低,占风湿性二尖瓣狭窄的 2%～15%,且程度较轻。二维超声表现与二尖瓣狭窄相同。

(2) 非风湿性三尖瓣狭窄:① 先天性三尖瓣狭窄,主要为交界融合,严重者三尖瓣闭锁,常伴右心室发育不全及肺动脉闭锁。② 心内膜心肌病变,如 Loffler 心内膜炎、类癌心脏病和心内膜弹性纤维增多症等少见病,由于纤维和弹性组织在心内膜和三尖瓣沉积,而使三尖瓣叶运动受限,产生狭窄性病变。导致三尖瓣口梗阻的病变,除三尖瓣本身狭窄外,尚可由非瓣膜本身的疾病所致。如右心房黏液瘤或右心房其他肿瘤、三尖瓣血栓或赘生物等。二维超声可直接显示这些病变,有助于临床鉴别诊断。

2. 三尖瓣狭窄的多普勒超声特征　三尖瓣狭窄的多普勒特征及定量诊断方法同二尖瓣狭窄。选用切面除心尖四腔心切面外,胸骨旁右心室流入道切面也是一个可取的切面。虽然文献报道多普勒对三尖瓣狭窄的诊断敏感性和特异性可达 100%,但也有人认为多普勒对三尖瓣狭窄的诊断价值不如二维显像敏感,可能由于此瓣口较大,流速较低,轻度狭窄时瓣口血流未必有明显改变之故。此外,右心流量增多的情况在临床上颇为常见,如房间隔缺损和三尖瓣反流时,三尖瓣口血流速度可增快,流速加快并不是三尖瓣狭窄的特异性诊断。

(四) 肺动脉瓣狭窄性病变

1. 肺动脉瓣狭窄的二维超声诊断特征　肺动脉瓣狭窄几乎都属于先天性。二维显像可见肺动脉瓣收缩期明显圆隆状突向肺动脉,为本病的特征。由于肺动脉瓣处于超声图的近场,有时图像不够清晰而可造成诊断困难。M 型曲线可示 a 凹加深,但敏感性与特异性有限,对本病诊断不如二维显像可靠。

2. 肺动脉瓣狭窄的多普勒超声诊断特征　肺动脉瓣狭窄的脉冲多普勒和彩色血流显像诊断特征为在肺动脉瓣远端的肺动脉内测及高速血流伴收缩期频散现象(图 3-3-39)。在定性诊断时必须结合二维超声显像的特征,因任何原因所致的瓣口流量增多均可使瓣口流速增快。房、室间隔缺损的异常分流,可由于延续效应在肺动脉瓣口附近呈现频散现象。定量诊断目前临床上大多选用瞬间最大跨瓣压差测定,与心导管检测值相关性甚满意。但合并右心室漏斗部狭窄者,常致低估。多普勒检查时,探头多置于胸骨旁,取大血管短轴切面或肺动脉长轴切面。

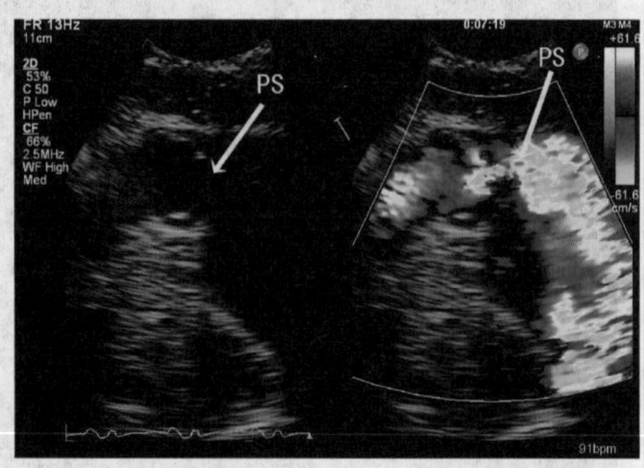

图 3-3-39　胸骨旁肺动脉长轴切面,二维超声心动图显示肺动脉瓣开放呈圆顶状,彩色多普勒示肺动脉狭窄远端多色镶嵌的湍流(箭头所示)

PS,肺动脉瓣狭窄

二、反流性心瓣膜病

(一) 二尖瓣反流性病变

二尖瓣收缩期正常关闭取决于二尖瓣叶、腱索、乳头肌、二尖瓣环及邻近左心室心肌的正常功能。任何一个部位的功能异常都可影响瓣叶的关闭而导致反流。

1. 二尖瓣反流的二维超声诊断特征　在二尖瓣反流时,左心房扩大,左心室扩大伴室壁运动增强,呈现左心室容量负荷过重的表现,二维超声显像及 M 型曲线中虽可显示左心室容量负荷过重的特征,但对二尖瓣反流的诊断既不敏感,也不特异,而有赖于多普勒超声。许多超声显像对二尖瓣反流的病因诊断可提供重要的直接依据。

(1) 风湿性二尖瓣反流二维超声显像示二尖瓣缘处增厚。后叶常固定、僵硬,腱索缩短、增粗。有时在长轴或短轴切面上可见二尖瓣前、后叶收缩期闭合不全,存在缝隙,以两侧交界处多见。但闭合时缝隙的存在对二尖瓣关闭不全诊断的特异性和敏感性并不高,当二尖瓣显著增厚、钙化时,回声反射增强,即使有缝隙也不易显示。在有缝隙出现时,尚需排除由于切面不当所致的假象。

(2) 二尖瓣脱垂也是二尖瓣反流较常见的原因之一。主要病变为二尖瓣组织黏液样变性,腱索过长,在收缩期二尖瓣前和(或)后叶的体部可越过瓣环水平脱入左心房内,二尖瓣前、后叶仍有对合,一般其对合点仍在瓣环水平。二维显像可直接显示累赘冗长的瓣叶和(或)腱索组织及收缩期瓣叶体部脱入左心房的特征性运动异常。一般以胸骨旁左心室长轴切面和心尖左心室长轴切面显示为佳(图 3-3-40),心尖四腔心切面受二尖瓣平面过低的限制,常致二尖瓣脱垂的假象。二维超声对本病的诊断较 X 线造影敏感。

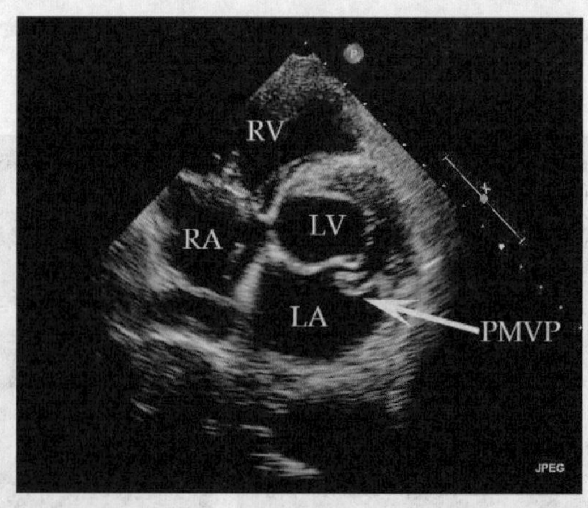

图 3-3-40　胸骨旁变异四腔心切面,显示二尖瓣后叶脱垂(箭头所示)

LA,左心房;LV,左心室;RA,右心房;RV,右心室;PMVP,二尖瓣后叶脱垂

在先天性房间隔缺损、风湿性二尖瓣狭窄,甚至低血容量等情况下也可有二尖瓣脱垂的表现,但大多数为功能性。

(3) 连枷形二尖瓣系二尖瓣支持结构(腱索或乳头肌)破坏

而造成的一种最严重的二尖瓣运动异常。失去支持的瓣叶做180°挥鞭样或连枷样运动，快速出入于左心房室间，二尖瓣前、后叶在收缩期互不对合，连枷的前叶或后叶瓣尖收缩期进入左心房(图3-3-41)。临床表现为急性严重的二尖瓣反流，二维超声可确定本病的诊断。

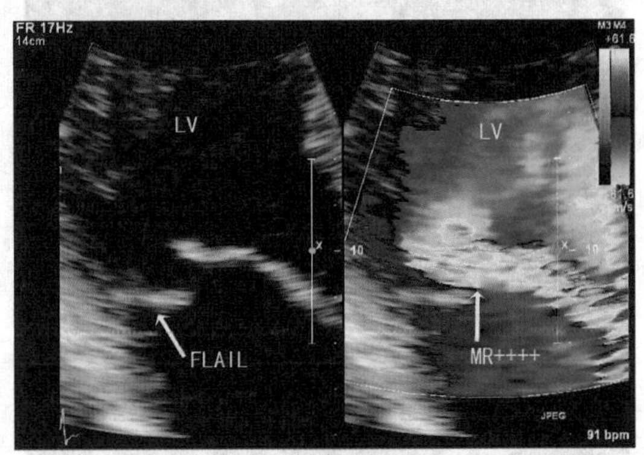

图3-3-41　二维超声心动图显示二尖瓣后叶连枷，彩色多普勒示重度二尖瓣反流(箭头所示)

LV，左心室；FLAIL，二尖瓣后叶连枷；MR++++，重度二尖瓣反流

(4) 腱索断裂系急性二尖瓣反流常见原因之一。可发生于无基本心脏病基础上，也可继发于风湿性心脏病、感染性心内膜炎、二尖瓣脱垂、心肌梗死、外伤及结缔组织疾病。自发性断裂以后叶受累多见，继发性者则前、后叶机会均等。腱索断裂轻者致二尖瓣脱垂，在二维超声显像中可见断离、漂泊的腱索，重者则成连枷样二尖瓣。

(5) 二尖瓣赘生物为细菌或真菌性心内膜炎，在瓣膜上致病菌与血小板、纤维素、红细胞、白细胞及坏死组织组成的结节或肿块。在超声图上显示不规则的异常光团，大多附着于瓣尖。随瓣叶而在心动图周期中活动。赘生物大小不一，小的仅表现为瓣膜粗糙不平呈苔藓状。直径小于2～3 mm者不易显示(图3-3-42)。大的则易辨认并常做大幅度运动，脱落后可致血栓栓塞。超声图上所示的赘生物可减小或消失。有时感染性心内膜炎尚可致瓣叶破坏、穿孔。

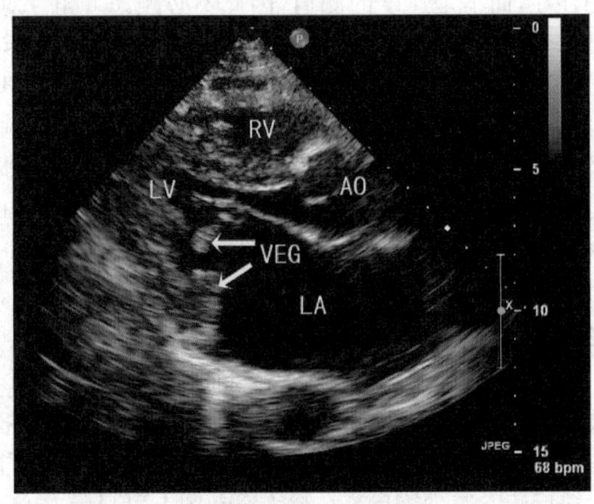

图3-3-42　胸骨旁长轴切面，显示二尖瓣前后叶赘生物形成(箭头所示)

LA，左心房；LV，左心室；RV，右心室；VEG，赘生物；AO，主动脉

(6) 二尖瓣瓣环钙化为退行性疾病，见于老年患者。钙盐易沉积于二尖瓣瓣环、后瓣叶及瓣下结构直至附近的左心室心肌。轻则无症状，重则伴有二尖瓣反流，可合并传导阻滞、心功能不全。少数尚可致二尖瓣口梗阻。在二维显像时主要显示二尖瓣后瓣叶之基部局部回声反射强而致密，瓣下结构(腱索、乳头肌)也常被累及。严重者整个瓣环钙化，常使后叶不能辨认。尚可累及主动脉瓣环并钙化。对本病的诊断，超声显像远比X线片敏感，但超声不能鉴别在组织学上是钙化还是致密的纤维化。

(7) 乳头肌功能不全在冠心病中最多见(由于乳头肌及其邻近左心室心肌节段缺血所致)，也可见于扩张型心肌病、外伤及其他心内膜病变致使左心室扩大或影响乳头肌区域心肌功能的疾病。在二维显像时除可显示乳头肌及其邻近心肌节段收缩运动异常外，还可显示特征性的表现——二尖瓣在收缩期不能回到瓣环水平而被拴于瓣环下方，凹面向左心房，成为“未完成关闭”。此征象在冠心病临床上有乳头肌功能不全表现者中发生率为91%，而在正常人中几乎不发生，是乳头肌功能不全较特异和敏感的指标。

(8) 梗阻性肥厚型心肌病：最近用多普勒及电影摄影心脏造影发现梗阻性肥厚型心肌病患者中合并二尖瓣反流占90%～100%，主要系二尖瓣前叶收缩期异常前移所致。有时临床鉴别困难。超声心动图能直接显示不对称的室间隔肥厚、二尖瓣收缩期前移及主动脉瓣收缩中期关闭，为本病诊断的可靠依据。

(9) 先天性二尖瓣裂缺畸形常为心内膜垫缺损畸形之一，也有单独存在。二尖瓣裂缺在二尖瓣水平短轴切面上能直接显示，主要表现为舒张期二尖瓣前叶回声中断，内、外侧段分离而各自运动，瓣叶常增厚(图3-3-43)。

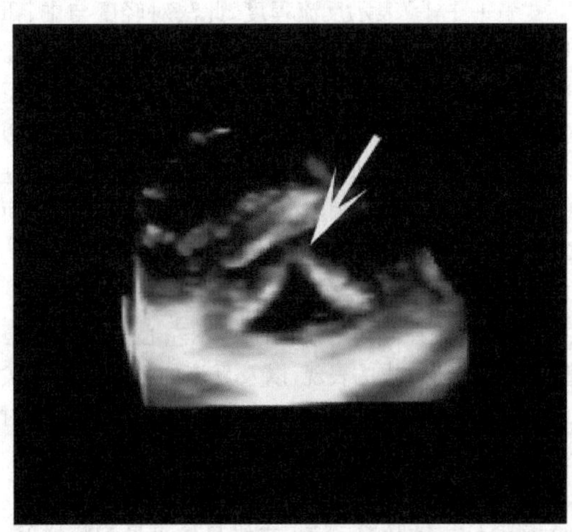

图3-3-43　实时三维超声心动图显示二尖瓣前叶中段裂缺(箭头所示)

(10) 左心房黏液瘤为最常见的心脏肿瘤。由于造成二尖瓣口阻塞及影响关闭，临床上常误诊为风湿性二尖瓣病变。超声心动图特别是二维显像可直接显示黏液瘤反射的异常光团，在心动周期中出入于二尖瓣口，一般有瘤蒂连接于房间隔上，超声心动图为目前诊断本病最可靠而安全的方法。

2. 二尖瓣反流的多普勒超声诊断特征　通常取心尖四腔或二腔心切面，也可取胸骨旁左心室长轴切面。彩色多普勒示二尖瓣上游的左心房内收缩期湍流。多普勒对二尖瓣反流定性诊断的敏感性和特异性均在 90%～100%，其检出率随着二尖瓣反流程度的增加而增加，中度可达 100%，轻度则仅 77%。不同的病因检出率也不同，风湿性二尖瓣反流，反流自增厚钙化的瓣缘发出，流柱较宽，且常呈轴性对称，而易被测及；二尖瓣脱垂、乳头肌功能不全或二尖瓣裂缺，反流可异常偏位，而被漏检。二尖瓣脱垂的反流常呈狭长状并沿对侧瓣叶的心房面返回(图 3-3-44)，探测时需注意。彩色血流显像可提高二尖瓣反流的检出率，但在人工生物二尖瓣或机械二尖瓣置换术后，人工二尖瓣反流者，由于超声受人工瓣支架的掩盖，反流常被漏诊。

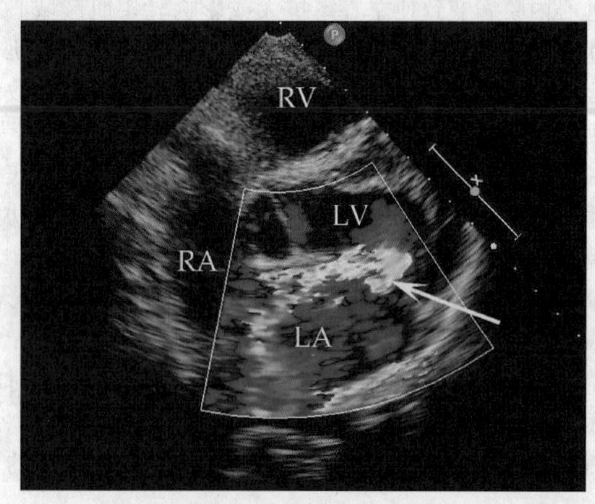

图 3-3-44 胸骨旁变异四腔心切面，彩色多普勒是中度二尖瓣反流(反流束沿二尖瓣前叶，箭头所示)

LA，左心房；LV，左心室；RA，右心房；RV，右心室

用二维长度标测技术可提供二尖瓣反流的半定量诊断。以"＋"～"＋＋＋＋"表示反流程度，此法对轻度与中、重度反流的判别有意义，但对中度与重度的鉴别价值有限。常难免将狭长的反流高估和异常偏心的反流低估。也有人标测反流的高速射流的直径与长度或选两个互相正交的平面标测，以提高估计反流程度的准确性，但此法与选择性 X 线造影的方法一样有局限性。因反流分布范围不仅取决于反流程度，还取决于上游心腔的几何形态和容量、心率、心脏功能。

(二) 主动脉瓣反流性病变

主动脉瓣反流在超声心动图上可示左心扩大及左心室高动力型的容量负荷过重的表现，以及反流的血液冲击二尖瓣前叶和(或)室间隔面而使之出现舒张期震颤。二维超声对反流病变的病因分析有很大价值。

1. 主动脉瓣反流的二维超声诊断特征

(1) 风湿性主动脉瓣反流：二维显像可见瓣膜增厚、瘢痕挛缩而反射增强，有时可见舒张期瓣膜不能闭合常伴主动脉瓣狭窄及二尖瓣病变。

(2) 先天性主动脉瓣反流：部分先天性二叶式主动脉瓣畸形伴主动脉瓣脱垂或继发性纤维钙化可导致反流。

(3) 主动脉瓣脱垂：除发生在二叶式主动脉瓣畸形外，尚可见于高位室间隔缺损、主动脉窦瘤和马方综合征。主动脉瓣脱垂常与二尖瓣脱垂同时存在。二维超声可见主动脉舒张期关闭越过瓣环水平而脱入左心室流出道。

(4) 感染性心内膜炎并发主动脉瓣赘生物：赘生物形态特征同二尖瓣赘生物(图 3-3-45)，常致主动脉瓣穿孔或破裂，破裂之主动脉瓣呈连枷样改变，M 型超声曲线上可见主动脉瓣舒张期震颤。

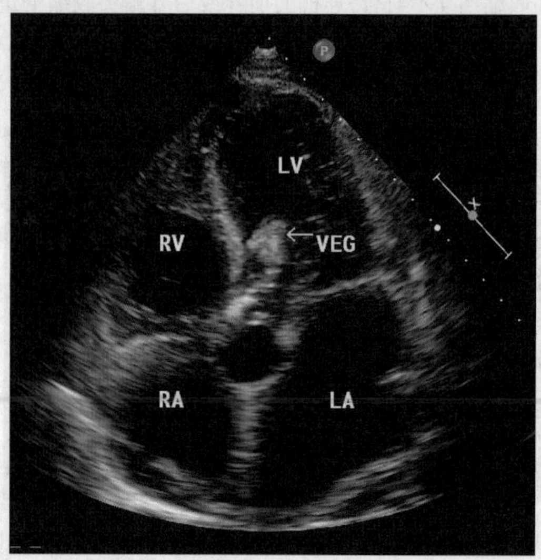

图 3-3-45 心尖五腔心切面，显示主动脉瓣上见一条索状赘生物(箭头所示)，随瓣膜活动在主动脉瓣口来回活动

LA，左心房；RA，右心房；LV，左心室；RV，右心室；VEG，赘生物

(5) 主动脉根部病变：主动脉根部或升主动脉病变也可导致主动脉瓣反流，详见本章第十三节。

2. 主动脉瓣反流的多普勒超声特征 采用脉冲多普勒，取样于主动脉瓣口上游的左心室流出道内，测及舒张期高速湍流，为主动脉瓣反流的证据。但须注意室壁(包括室间隔)、瓣叶及病变二尖瓣的舒张期血流也可致左心室流出道舒张期异常的血流信息，只有可以追溯到主动脉瓣口的舒张期异常血流，并持续超过半个舒张期的湍流，才是主动脉瓣反流的可靠证据。探测时多取心尖五腔或长轴切面，取样容积置于主动脉瓣下的左心室流出道中。但有时由于在心尖切面上探测距离较深，反射信号少或测不到，而在胸骨旁左心室长轴切面上反而易于测及。由于定性诊断主要根据左心室流出道中舒张期湍流的存在，而不是速度的测值，因此不必顾虑 θ 角。对于人工主动脉瓣瓣周漏，合并严重二尖瓣狭窄或人工二尖瓣换瓣术后，在胸骨旁左心室长轴切面上标测主动脉瓣反流尤其具优越性，脉冲多普勒定性诊断主动脉瓣反流的敏感性一般为 90%～94%，特异性为 95%～100%。彩色血流显像可直观主动脉瓣反流束的形态分布，有利于迅速判断主动脉瓣反流的程度，其定性诊断主动脉瓣反流的敏感性和特异性与脉冲多普勒相似(图 3-3-46)。

(三) 三尖瓣反流性病变

1. 三尖瓣反流的二维超声诊断特征 与二尖瓣相同，三尖瓣的关闭取决于瓣膜及瓣下结构(包括腱索乳头肌及其邻近的右心室壁)的功能完整。其中任何部位病变或功能不全均可导致三尖瓣反流。三尖瓣反流在超声心动图上可显示右心扩大、室间隔矛盾运动及右心室容量负荷过重的表现，但缺少特异性的直接征象。经静脉超声造影或脉冲多普勒可显示或测及经三尖瓣返回的血流，临床上三尖瓣反流以功能性居多，主要由于右心室及三尖瓣瓣环扩大所致。

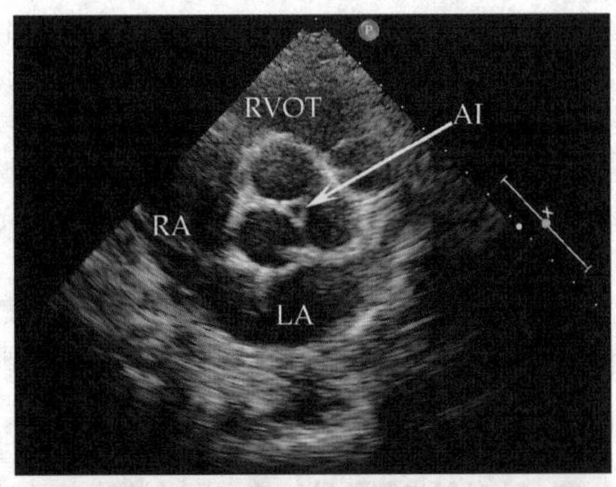

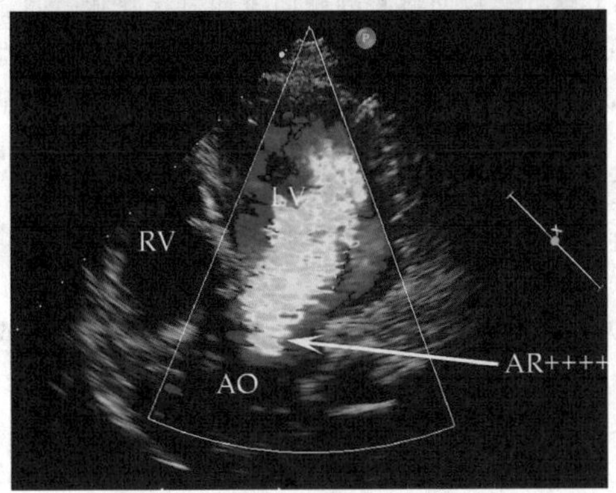

图 3-3-46　主动脉瓣关闭不全

上图：主动脉瓣水平短轴切面，二维超声心动图显示主动脉瓣关闭时见较大缝隙（箭头所示）。下图：心尖五腔心切面，彩色多普勒显示重度主动脉瓣反流（箭头所示）。LA，左心房；RA，右心房；RVOT，右心室流出道；AI，主动脉瓣关闭不全；AR++++，重度主动脉瓣反流；AO，主动脉

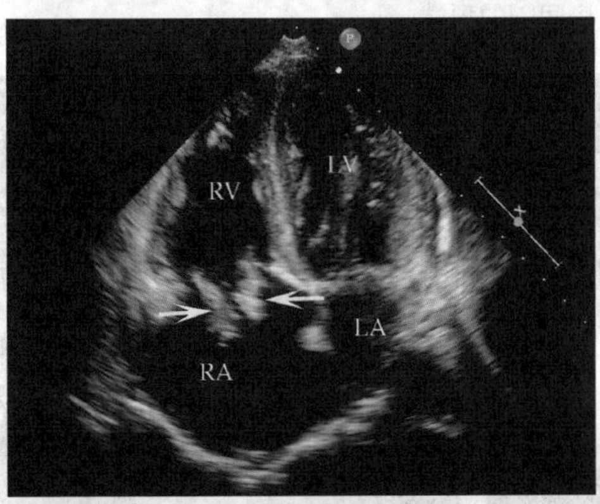

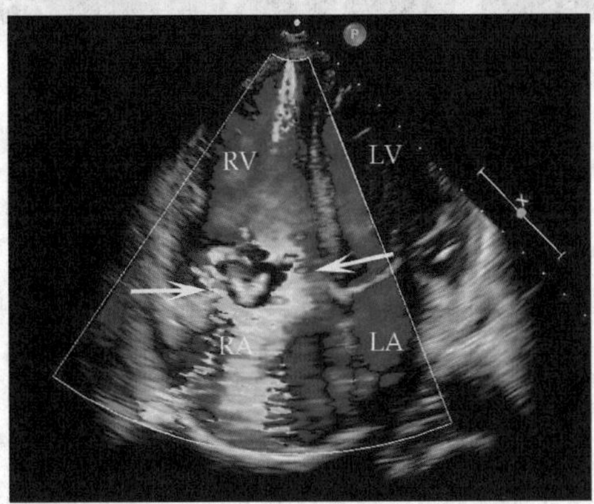

图 3-3-47　三尖瓣赘生物

上图：心尖四腔心切面，显示三尖瓣前瓣、隔瓣条索状赘生物附着（箭头所示）。下图：同一切面，彩色多普勒示中重度三尖瓣反流（箭头所示）。LA，左心房；LV，左心室；RA，右心房；RV，右心室

（1）风湿性三尖瓣反流多伴有二尖瓣狭窄。

（2）三尖瓣脱垂诊断标准同二尖瓣脱垂。三尖瓣脱垂中前叶与隔叶多见，孤立的三尖瓣脱垂罕见，而常与二尖瓣脱垂并存。

（3）三尖瓣赘生物不常见，但近半年来有增多趋势，尤其在国外，继发于静脉输液或静脉注射药瘾。超声显像特征与二尖瓣赘生物相同，病变可严重累积瓣叶及瓣下组织，而致连枷样三尖瓣（图 3-3-47）。

（4）外伤性三尖瓣腱索断裂形态似二尖瓣腱索断裂，三尖瓣呈连枷样，伴显著三尖瓣反流（图 3-3-48）。

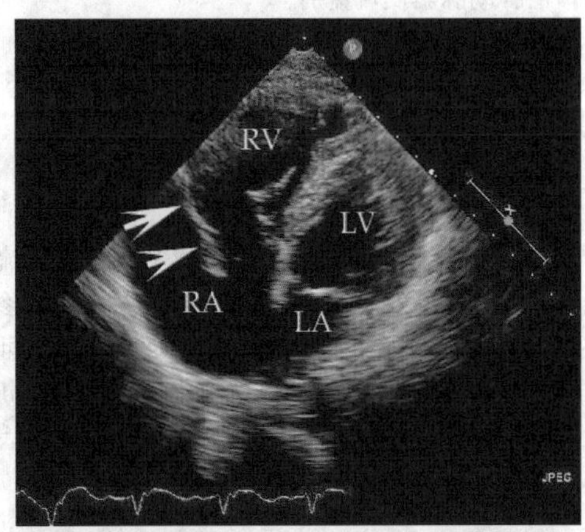

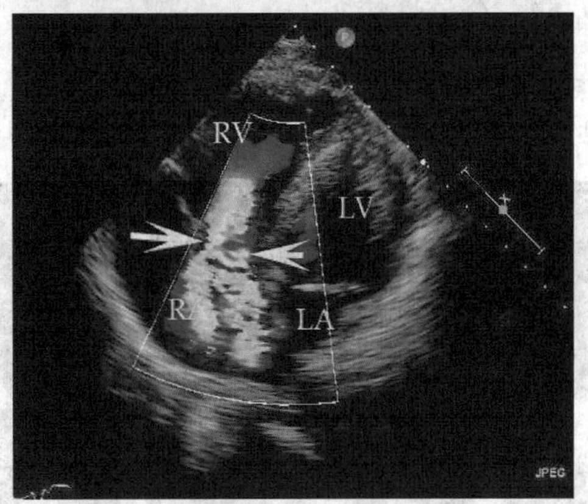

图 3-3-48　外伤性三尖瓣前叶连枷

上图：心尖四腔心切面，二维超声心动图显示三尖瓣前叶连枷（箭头所示）。下图：同一切面，彩色多普勒示重度三尖瓣反流（箭头所示）。LA，左心房；LV，左心室；RA，右心房；RV，右心室

2. 三尖瓣反流的多普勒超声诊断　通常取右心室流入道切面或心尖四腔心切面。脉冲多普勒取样于三尖瓣上游的右心房。三尖瓣反流时该处出现收缩期湍流。彩色血流显像示右心房内呈现收缩期见于三尖瓣口的以蓝色为主的湍流柱。其敏感性和特异性由于临床上缺乏标准而难以确定。但动物实验和右心室造影显示，敏感性和特异性分别为 87%～100% 和 88%～100%。目前多普勒超声已成为定性诊断三尖瓣反流最准确的技术。在部分正常人中也可在三尖瓣口附近测及少量收缩期湍流，因此要与有血流动力学意义的中、重度反流相鉴别，用标测技术或计算反流分数可作为半定量诊断。明显的三尖瓣反流尚可在下腔静脉或肝静脉中测及收缩期逆向血流。

(四) 肺动脉瓣反流性病变

1. 肺动脉瓣反流的二维超声诊断特征 肺动脉瓣反流大多为功能性,继发于肺动脉高压,也可见于原发性肺动脉扩张,器质性的如肺动脉瓣脱垂或赘生物较少见。

2. 肺动脉瓣反流的多普勒超声诊断 通常取胸骨旁大血管短轴切面或肺动脉长轴切面,取样于肺动脉上游的右心室流出道部。该处出现舒张期湍流提示肺动脉反流的存在。有时在正常人的右心室流出道内也可测及局限的舒张期湍流或高速逆向血流,可能为生理性,部位常仅局限于肺动脉瓣口之上游很小的范围内(<1 cm),持续时间短暂(<1/2 舒张期),以此可与病理性肺动脉瓣反流鉴别。

第三节 先天性心血管病的超声心动图检查

由于二维和三维超声显像、超声造影和多普勒血流测定及彩色血流显像技术的发展,心脏超声诊断技术在临床诊断先天性心脏病和大血管畸形中日益显示其重要地位。它可直接提供临床诊断的解剖依据和血流信息,简化临床鉴别诊断的步骤与方法,在很多情况下可取代以往认为先天性心血管病手术治疗前必不可少的创伤性检查。

一、左向右分流性病变

(一) 房间隔缺损

在剑突下或胸骨旁四腔心切面上显示较佳,而因心尖四腔心切面常有假性回声失落而价值不大。房间隔回声中断提示本病。常伴有右心增大。M型曲线示室间隔矛盾活动,提示右心室容量负荷过重。经周围静脉超声造影,在右心显影后,左心相继显影为房水平有右至左分流的直接证据。多普勒探测时,以剑突下四腔心切面最理想。有些成年病例,剑突下四腔心切面显示不满意,可选用胸骨旁四腔心切面或大血管水平短轴切面。在房水平有分流时,根据其分流的方向,在房间隔左侧、房间隔回声失落之处和房间隔右侧面可记录到流速加快的宽带湍流频谱。有左向右分流时彩色血流显像可见一红色的血流柱自左心房穿过房间隔缺损进入右心房,最后穿过三尖瓣进入右心室。注意勿将腔静脉回流和冠状静脉窦回流误认为房水平分流。用脉冲多普勒诊断房间隔缺损的敏感性和特异性为93%和94%。彩色血流显像可提高诊断房间隔缺损的准确率。经食管超声心动图的应用,可进一步发现极细小的房水平分流,并可在手术中监测手术疗效,避免再次手术。根据回声中断和分流部位,可予定位诊断。

1. Ⅰ孔型房间隔缺损 本型占房间隔缺损的15%~20%,为心内膜垫发育不全所致,常伴有二尖瓣裂缺或三尖瓣裂缺。二维及三维超声显像示房间隔下部有回声缺失,彩色血流显像示该处有房水平分流(图3-3-49)。

2. Ⅱ孔型房间隔缺损 为最常见的房间隔缺损,占70%~75%,回声缺失和分流的部位在房间隔中部(图3-3-50)。

3. 静脉窦型房间隔缺损 较为少见,约占房间隔缺损的15%。位于房间隔之后上顶端,常呈半月形,较多伴有部分性肺静脉畸形引流。二维和彩色血流显像示缺损位于肋下四腔心切面房间隔的顶端(图3-3-51)。

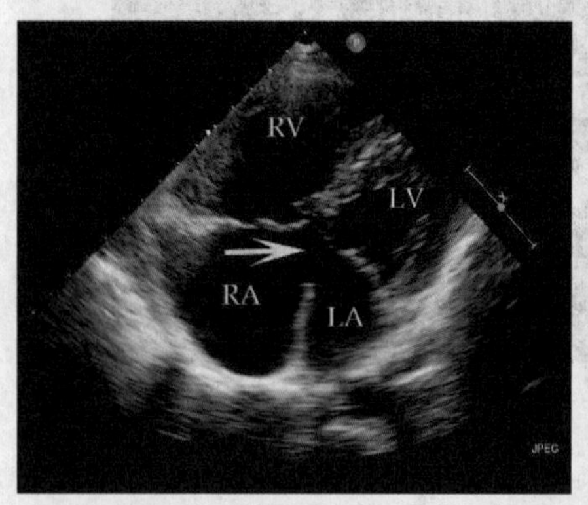

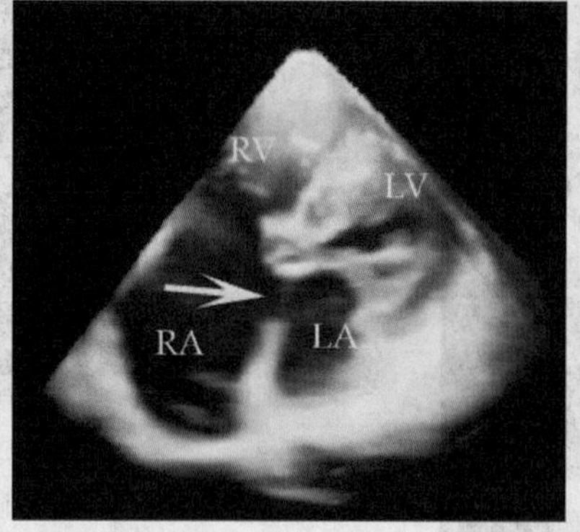

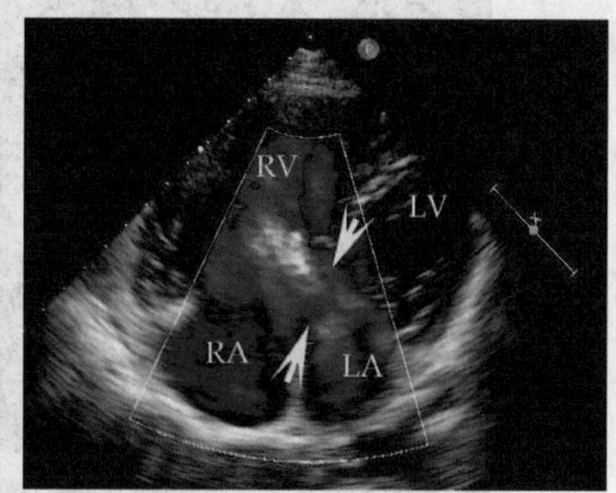

图3-3-49 Ⅰ孔型房间隔缺损

左图和中图:心尖四腔心切面,二维及三维超声心动图显示房间段下段回声缺失(箭头所示)。右图:同一切面,彩色多普勒示缺损处左向右分流(箭头所示)。LA,左心房;LV,左心室;RA,右心房;RV,右心室

4. 下腔静脉型房间隔缺损 在临床上比较少见,占7%~12%。缺损一般较大,单发,多呈椭圆形,位置较低,位于房间隔的后下方,右下肺静脉一般与下腔静脉相连,该肺静脉血液可直接引流入右心房,出现部分性肺静脉畸形引流。

5. 冠状静脉窦型房间隔缺损 更少见,而且在超声心动图检查中容易漏诊,而被误诊为原发性肺动脉高压。图3-3-52变异心尖四腔心切面及剑突下双心房切面,显示冠状静脉窦型房间隔缺损。

通过测量分流上、下游瓣口的流量,可计算肺/体循环流量之比(Qp/Qs)。动物实验和初步临床研究显示多普勒和心导管检查测得的Qp/Qs相关性良好。在房间隔缺损时,两者相关系数可达0.96±0.28。

目前治疗房间隔缺损有外科手术和心导管封堵术。Ⅰ孔型缺损、静脉窦型房间隔缺损、下腔静脉型房间隔缺损、冠状静脉窦型房间隔缺损一般选择外科手术治疗,而Ⅱ孔型缺损可行心导管封堵术,部分静脉窦型房间隔缺损可在多平面食管超声引导下进行介入封堵。复旦大学附属中山医院一例静脉窦型房间隔缺损伴重度肺动脉高压患者,外科手术治疗房间隔缺损危险性较大,故其心内科予介入房间隔缺损封堵术,但术中封堵失败,一年后心外科医生在多平面经食管超声心动图监测和

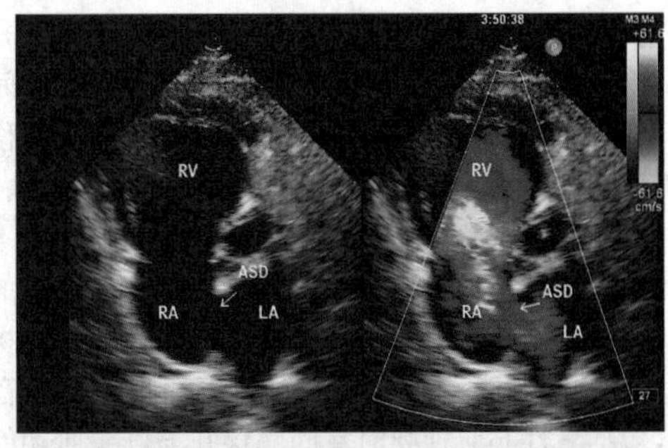

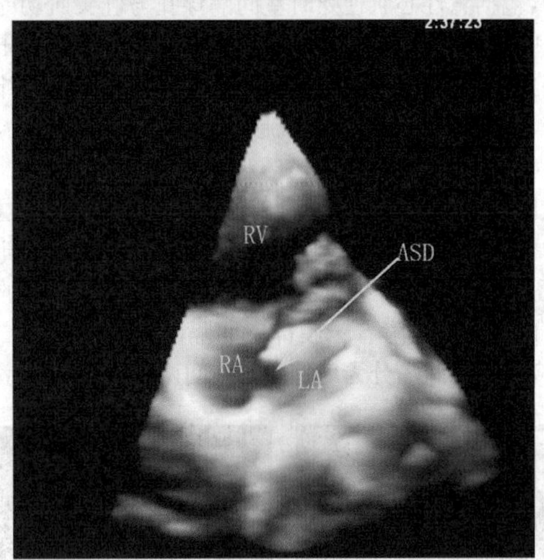

图 3-3-50　Ⅱ孔型房间隔缺损

上图：心尖四腔心切面，二维超声心动图显示房间隔中段见回声缺失，彩色多普勒示缺损处左向右分流(箭头所示)。下图：实时三维超声心动图立体显示房间隔中段见回声缺失(箭头所示)。LA，左心房；LV，左心室；RA，右心房；RV，右心室；ASD，房间隔缺损

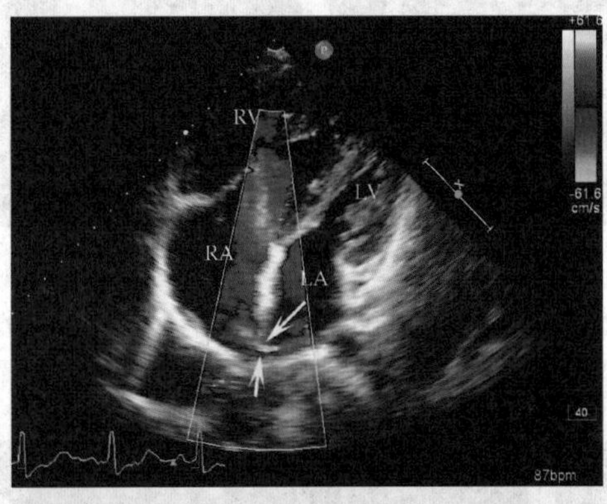

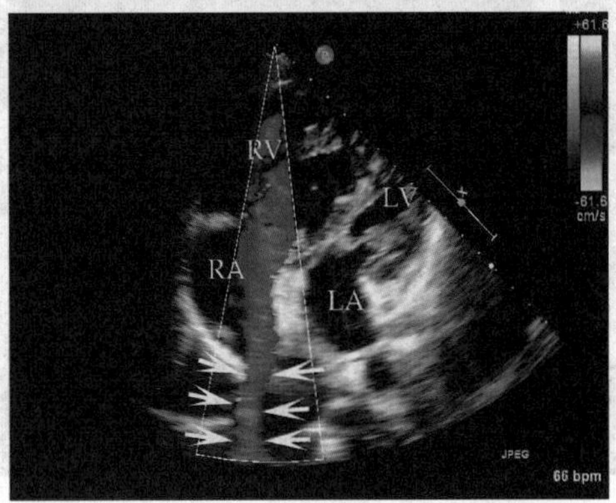

图 3-3-51　静脉窦型房间隔缺损伴肺静脉异位引流

上图：心尖四腔心切面，彩色多普勒示房间隔上段左向右分流(箭头所示)。下图：变异四腔心切面显示右上肺静脉异位引流至右房(箭头所示)。LA，左心房；LV，左心室；RA，右心房；RV，右心室

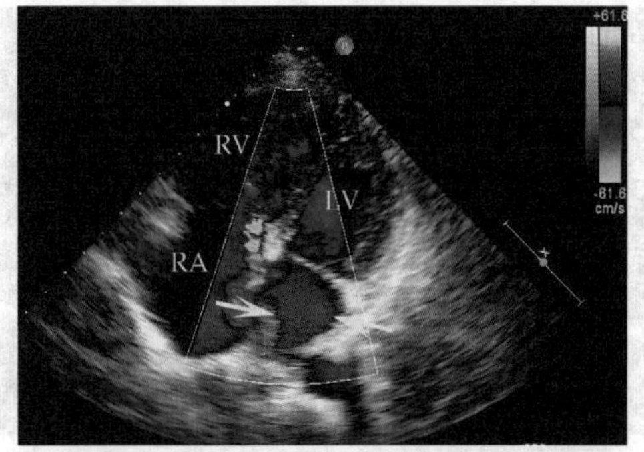

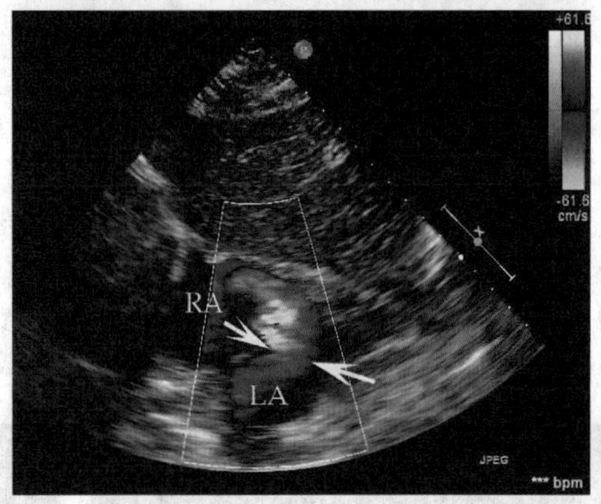

图 3-3-52　冠状静脉窦型房间隔缺损多普勒超声心动图

变异的心尖四腔心切面及剑突下双心房切面。彩色多普勒显示血流自左心房经冠状静脉窦隔缺损入右心房(箭头所示)。LA，左心房；RA，右心房；LV，左心室；RV，右心室

引导下成功地进行静脉窦型房间隔缺损封堵(图 3-3-53、图 3-3-54)。所有Ⅱ孔型房间隔缺损必须在封堵前行经胸或食管超声检查，确定缺损大小、形态，分别测定心房顶部及房室瓣至缺损残端的长度，了解缺损与上腔静脉、下腔静脉、二尖瓣、三尖瓣及主动脉根部后壁之间的位置关系。术中体表超声或食管超声测定球囊的直径和球囊封闭缺损后残余分流的状况有助于进一步协助选择封堵器类型和型号，并确定封堵术的预期效果。在X线和上述超声断面观察下，监测引导术者操纵送封堵导管及封堵器，并且用彩色多普勒检查是否有残余分流(图 3-3-55)。

(二) 室间隔缺损

系列的二维切面可显示室间隔不同部位的缺损。如缺损

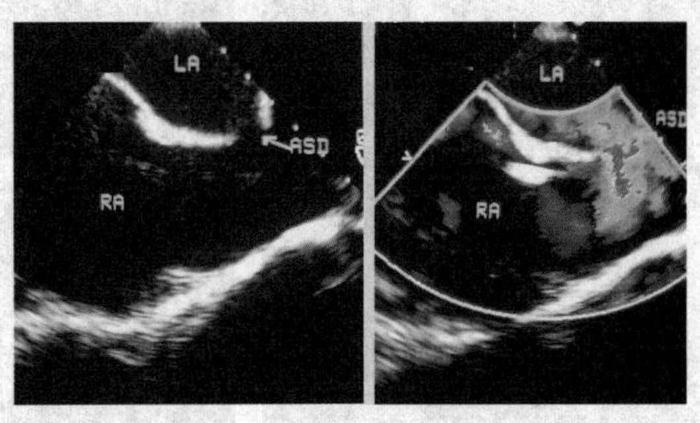

图 3-3-53　静脉窦型房间隔缺损患者经食管超声心动图

左图：经食管超声心动图显示房间隔上段(位于上腔静脉处)见 25 mm×30 mm 的回声缺损(箭头所示)。右图：彩色多普勒示房间隔缺损处左向右分流(箭头所示)。LA，左心房；RA，右心房；ASD，房间隔缺损

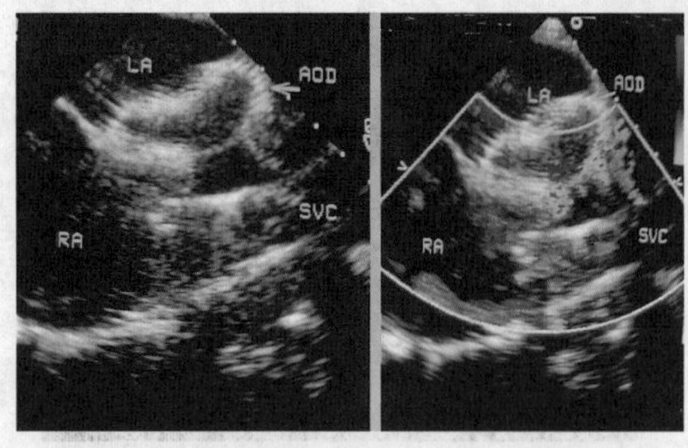

图 3-3-54 房间隔缺损封堵术多普勒超声心动图

左图：经食管超声心动图显示房间隔上段见一 36 mm 大小的封堵器回声(箭头所示)。右图：彩色多普勒未测及房水平残余分流。LA，左心房；RA，右心房；SVC，上腔静脉；AOD，封堵器

直径在 2 mm 以上，则可显现回声中断。室间隔缺损的多普勒特征为室间隔右或左侧记录到收缩期高速的宽带湍流图形。若其源于室间隔内，则对诊断更为特异，因为其他病变如右心室漏斗部狭窄或房间隔缺损，由于延续效应，也可造成室间隔右侧面的血流混乱。彩色血流显像可更直接地显示分流的起源方向，有利于鉴别室间隔缺损和其他原因引起的室间隔右侧面血流紊乱。从多普勒或彩色血流显像所测得的频移的正负颜色，可反映分流的方向。

由于室间隔缺损可以很小，在二维超声心动图上不能直接显示，加用多普勒技术可以进一步提高诊断率。其总的敏感性和特异性可达 96%和 99%。对多发性室间隔缺损的探测率也可高达 95%，与 X 线造影相仿。在心尖部收缩期杂音的鉴别诊断中，包括急性心肌梗死时室间隔穿孔与乳头肌功能不全的鉴别，和在室间隔缺损修补术后随访和残余分流的检出中都具有重要价值。但在手术后当日几乎都仍可在室间隔补片中测及湍流，此系缝线间的细微分流，多数在术后 3 d 消失，勿误认为残余分流。

从回声中断和收缩期异常湍流源于室间隔的部位，可以做缺损的定位分型，如膜部、膜周部、流出道部、流入道部和肌小梁部(图 3-3-56)。左心室右心房通道是特殊类型的室间隔缺损。由于三尖瓣附着于膜部室间隔的右侧且低于二尖瓣水平，而将膜部室间隔分为房室和心室间两部分。如房室隔膜部

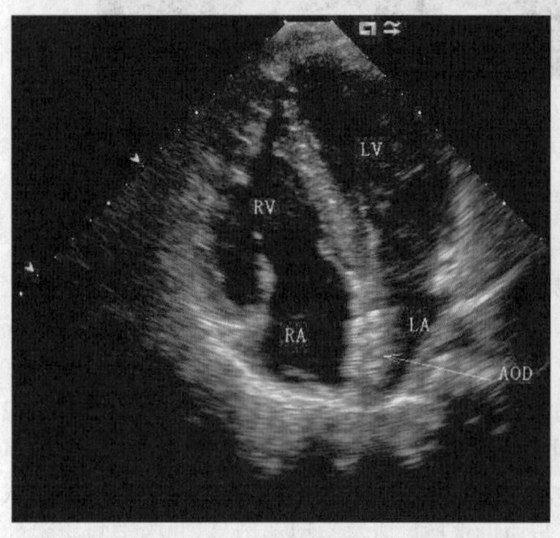

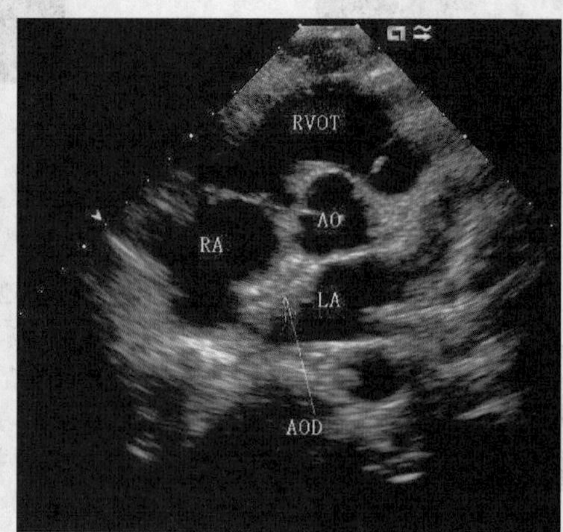

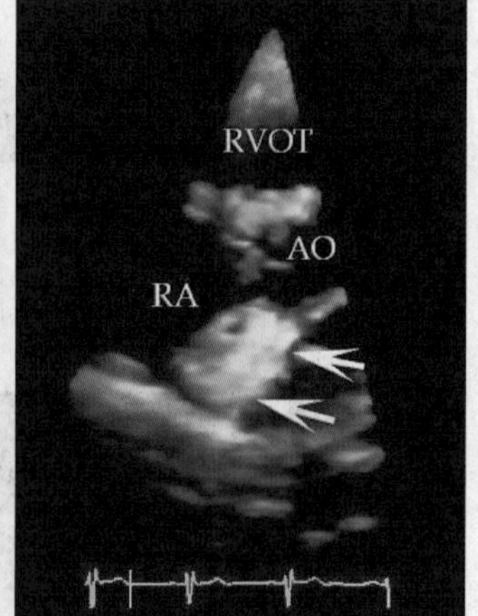

图 3-3-55 Ⅱ孔型房间隔缺损封堵术后

左图：心尖四腔心切面，房间隔中段见一封堵器(箭头所示)。中图：大血管短轴切面，房间隔中段见一封堵器(箭头所示)。右图：实时三维超声心动图，大血管短轴切面，房间隔中段见一封堵器(箭头所示)。LA，左心房；LV，左心室；RA，右心房；RV，右心室；AO，主动脉；AOD，封堵器

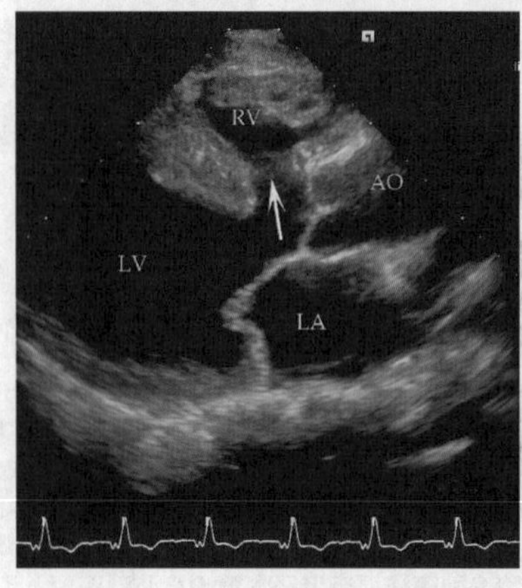

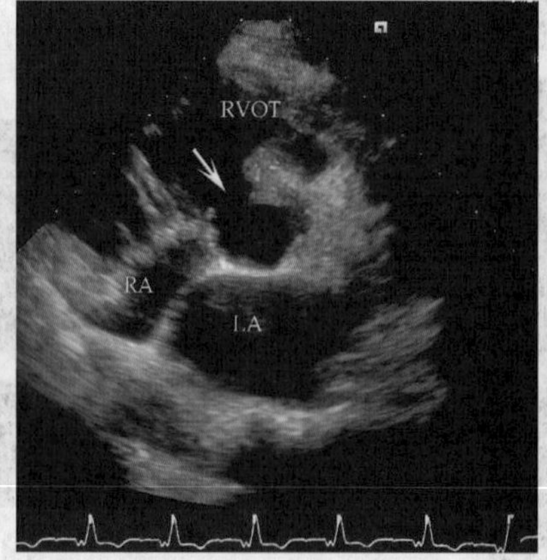

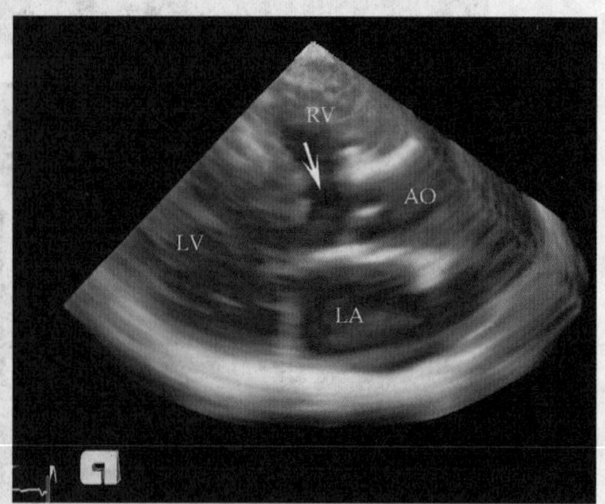

图 3-3-56 膜周部大室间隔缺损

左图：胸骨旁左心室长轴切面，二维超声心动图显示膜周部大室间隔缺损(箭头所示)。中图：大血管短轴切面，显示膜周部大室间隔缺损(箭头所示)。右图：胸骨旁长轴切面，实时三维超声心动图显示大室间隔缺损(箭头所示)。LA，左心房；LV，左心室；RA，右心房；RV，右心室；RVOT：右心室流出道

分缺损伴三尖瓣隔叶裂缺，则为左心室右心房通道，在胸骨旁左心室流出道水平短轴切面上显示最佳。

治疗室间隔缺损的方法有外科手术和心导管封堵术，但心导管封堵术只适合于室间隔缺损位于膜周部、室上嵴内、肌部，其他部位的室间隔缺损只能外科手术治疗。在室间隔缺损的封堵术中，经胸及经食管超声心动图对封堵器的定位、封堵器与周围组织结构的关系、封堵术中残余分流的监测等具有十分重要的作用(图 3-3-57)。

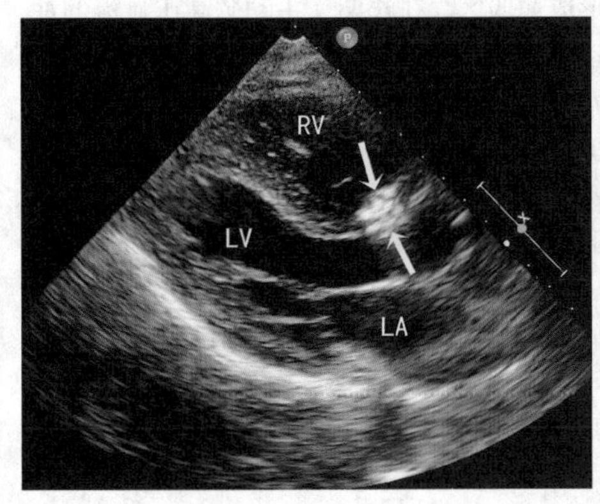

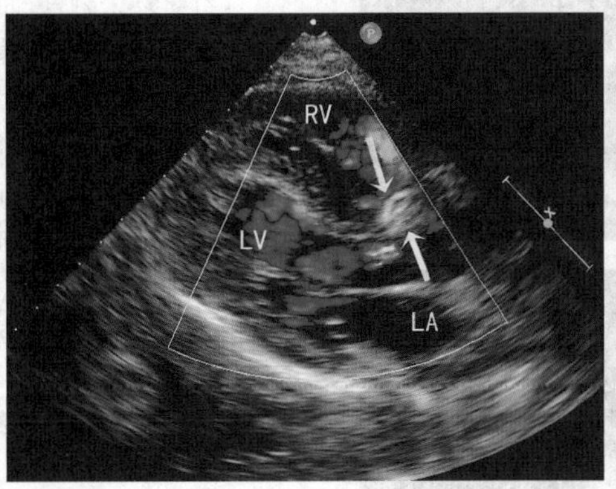

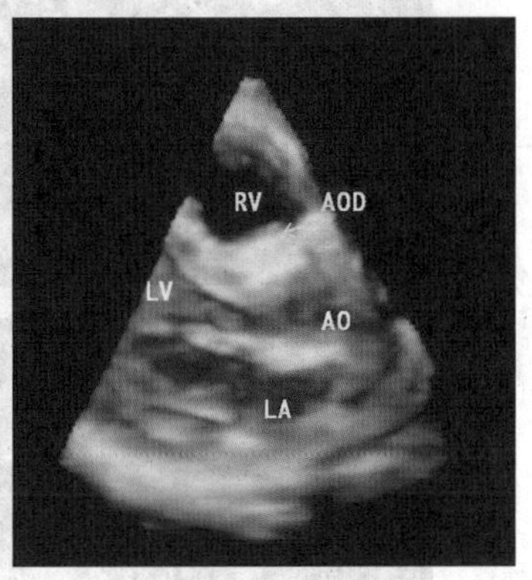

图 3-3-57　室间隔缺损封堵术后

左图：胸骨旁长轴切面，二维超声心动图显示膜部见一封堵器回声(箭头所示)。中图：同一切面，彩色多普勒未测及室水平残余分流(箭头显示封堵器)。右图：胸骨旁长轴切面，实时三维超声心动图立体显示膜部封堵器回声。LA，左心房；LV，左心室；RV，右心室；AO，主动脉；AOD，封堵器

(三) 完全性房、室间隔缺损

二维超声显像对完全性房、室间隔缺损的显示优于其他任何诊断技术。Rastelli 将此畸形分为 3 型，对外科手术有重要意义。

1. Rastellli A 型　胸骨旁或心尖四腔心切面是显示本畸形的最佳切面。其特征为房室瓣可分为二尖瓣和三尖瓣、房间隔下部(原发隔)和流入道部室间隔缺损，共同瓣叶桥样跨于左、右心室，其腱索与室间隔前顶部相连(图 3-3-58)，此型最为多见。

2. Rastellli B 型　在心尖四腔心切面上示有Ⅰ孔型房间隔缺损和流入道室间隔缺损，房室瓣可分为二尖瓣和三尖瓣，共同瓣叶之腱索连于室间隔右心室面一个异常的乳头肌上。此型甚为少见。

3. Rastellli C 型　本型的二维超声显像特征为心尖四腔心切面上示有Ⅰ孔型房间隔缺损和流入道室间隔缺损，仅有一个共同房室瓣架于两侧心室上，不分二尖瓣和三尖瓣，此共同瓣下方无腱索与室间隔残顶或心室面连接，而浮于室间隔缺损之上。此型较 B 型多见，较 A 型少见。

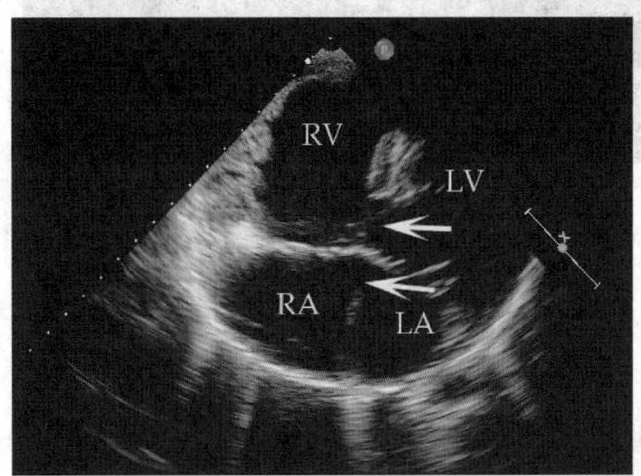

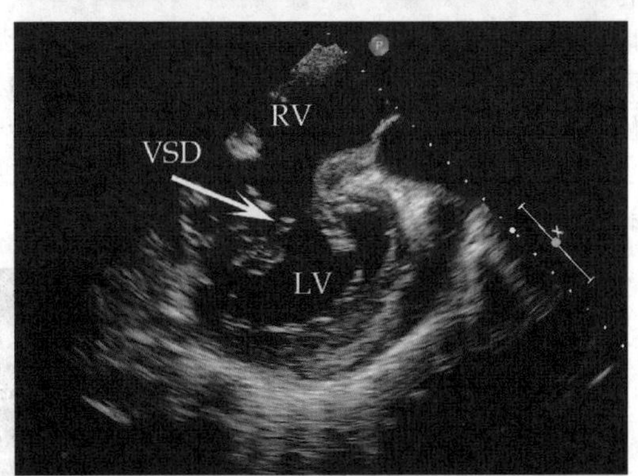

图 3-3-58　完全性心内膜垫缺损(Restellli A 型)

上图：心尖四腔心切面，显示房间隔下段(原发隔)和流入道部室间隔回声缺失(箭头所示)。下图：二尖瓣水平短轴切面，显示流入道部室间隔回声缺失(箭头所示)。RA，右心房；RV，右心室；LA，左心房；LV，左心室；VSD，室间隔缺损

(四) 动脉导管未闭

在胸骨旁肺动脉长轴切面上可直接显示动脉导管未闭。此为肺动脉分叉处与主动脉弓降部间的沟通。多普勒取样于肺动脉内。正常时在肺动脉内仅能测及收缩期自右心室向肺动脉的层流。由于其背离探头方向而呈现于谱析显示的负侧。在动脉导管未闭时，除记录到正常的收缩期血流外，还记录到舒张期自降主动脉经导管分流入肺动脉的异常血流。由于其指向探头方向而呈现于谱析显示的正侧，并为高速宽带的湍流图像。若脉冲多普勒取样于肺动脉分叉近动脉导管开口处或动脉导管内，则可记录到典型的收缩期和舒张期连续性湍流，为动脉导管未闭的直接证据。一般而言，动脉导管所致的舒张期湍流明显易于测及，但有时导管细小，分流很局限，需多处反复探测才能发现。在肺动脉高压时，肺动脉内由于导管所致的舒张期逆向湍流小而持续时间短暂，易致漏检。彩色血流显像诊断动脉导管未闭能直接显示自降主动脉经未闭导管分流的空间分布，根据分流柱的色彩宽度及分布范围，可迅速做出诊断，并可根据颜色，判断分流方向(图 3-3-59)。

虽然动脉导管未闭常有典型的杂音，但也可仅出现收缩期杂音甚至无杂音，尤其在新生儿和早产儿中。多普勒对本病诊断的敏感性和特异性相当高，分别为 96% 和 100%，且可与其

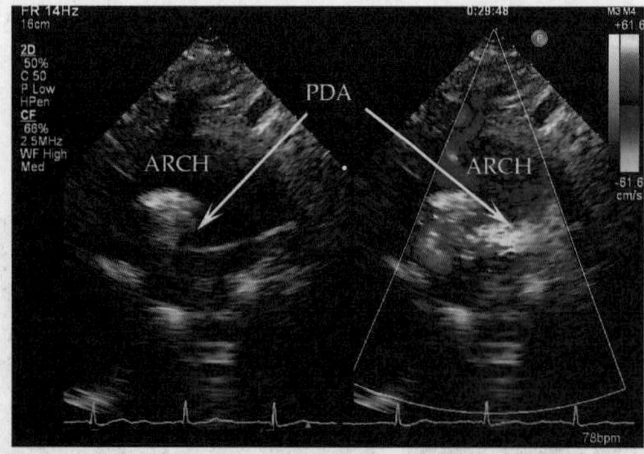

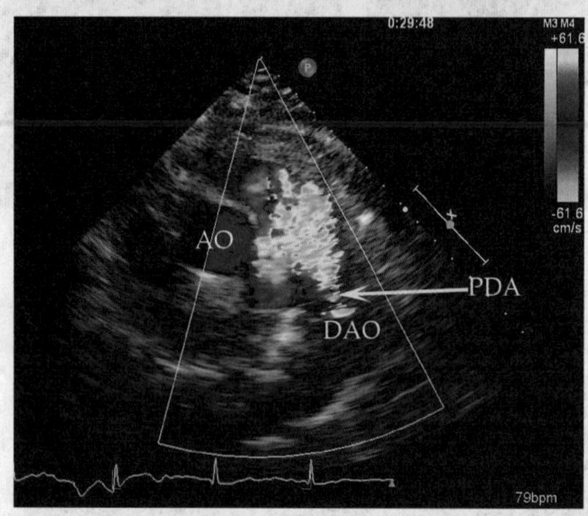

图 3-3-59 动脉导管未闭

上图：胸骨上窝切面，二维超声心动图显示降主动脉与左肺动脉之间见回声缺失，彩色多普勒显示该处左向右分流（箭头所示）。下图：肺动脉长轴切面，彩色多普勒显示降主动脉与左肺动脉之间左向右分流（箭头所示）。ARCH，主动脉弓；AO，主动脉；DAO，降主动脉；PDA，动脉导管未闭

他具有连续性杂音的疾病，如主动脉窦瘤破裂、冠状动脉瘘等做鉴别。

目前治疗动脉导管未闭的方法有外科手术和心导管封堵术，超声心动图在术中能清晰地观察到封堵器在心脏大血管内的位置，协助术者确定心导管移动的方向、程度、封堵器合适的植入位置以及植入后局部形态结构、血流动力学状态的变化、有无残余分流等（图 3-3-60）。

（五）先天性主动脉窦瘤

主动脉窦瘤位于主动脉根部，与主动脉三个瓣的瓣叶相应，按左、右冠状动脉的开口，有左冠窦、右冠窦、无冠窦之分。主动脉窦瘤系主动脉根部中层弹力纤维发育缺陷，主动脉瓣的纤维环未融合，而形成薄弱区。在长期受主动脉高压血流的冲击下，逐步形成憩室样膨出，最后可破裂入心腔。

主动脉窦瘤为半透明的薄壁纤维囊，直径多为 0.5～4 cm。窦瘤发生在右冠窦较常见，占 70%～80%，其次为无冠窦，左冠窦瘤极少见（仅占 7.6%）。由于右冠窦与右心室流出道、室间隔膜部和右心房相邻，当窦瘤破裂时可分别破入相邻的心腔。其中右冠窦瘤破入右心室最常见，破入右心房其次，而破入左心室、左心房及室间隔者甚为罕见。此外，主动脉窦瘤尚可使主动脉失去支撑，而导致主动脉瓣脱垂，甚至主动脉瓣反流。主动脉窦瘤者中约有 55%伴有其他心血管畸形，尤以室间隔缺损为最多见。

1. 主动脉窦瘤破入右心室流出道　在胸骨旁左心室长轴切面，舒张期于主动脉右冠窦前有一风袋状膨出现象，突向心脏的右心室，顶部回声缺失。有时主动脉窦瘤可突向右心室流出道，在胸骨旁大血管水平短轴切面可见风袋突向肺动脉瓣下（图 3-3-61）。由于主动脉收缩压和舒张压持续大于右心室压，故脉冲多普勒可在窦瘤破口处测及收缩期和舒张期连续性高速湍流。由于主动脉和右心室的压力差在舒张期更大，故湍流以舒张期为主。彩色血流显像可见一红色为主、多色镶嵌的血流柱，于收缩期和舒张期自主动脉穿过窦瘤破口，连续进入右心室和右心室流出道，为主动脉窦瘤破裂的直接证据。

2. 主动脉窦瘤破入右心房　在胸骨旁大血管水平短轴切面，主动脉无冠窦右侧有一风袋突向右心房，脉冲多普勒在右心房内可记录到双期连续性湍流，彩色血流显像证实无冠窦瘤破入右心房（图 3-3-62）。有时瘤体较小，瘤壁很薄，甚靠近三尖瓣隔叶，此时应与三尖瓣赘生物鉴别。

3. 主动脉窦瘤破入左心室流出道　此为主动脉左冠窦瘤破入左心室，极少见。由于其特殊的位置关系，此瘤可压迫冠状动脉，甚至可导致心肌梗死。有时可累及房室传导系统。在胸骨旁长轴切面，可见左冠窦瘤突向左心室流出道，顶部回声

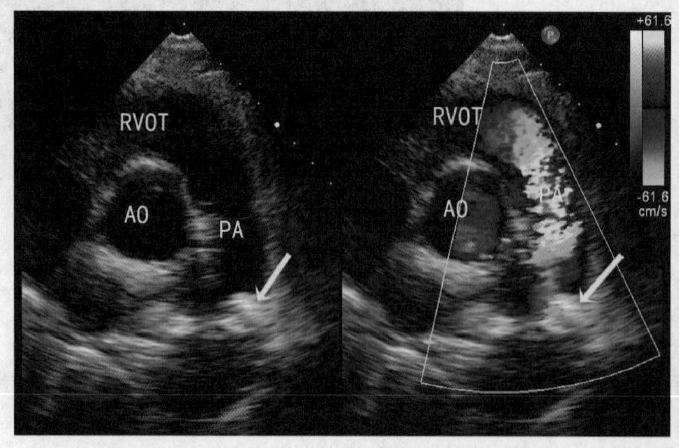

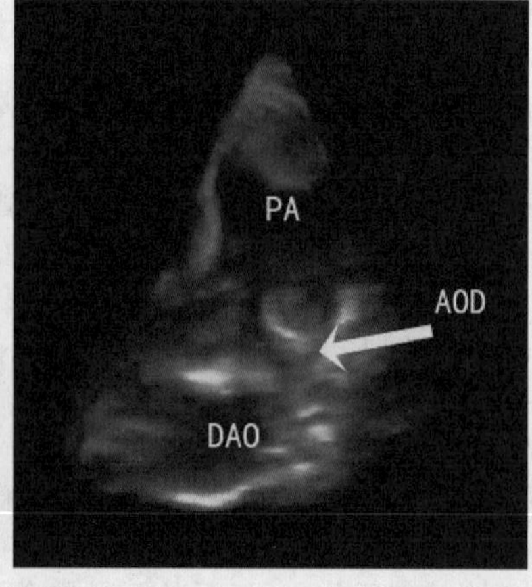

图 3-3-60 动脉导管未闭封堵术后

左图：肺动脉长轴切面，二维超声心动图显示降主动脉与肺动脉分叉处见一封堵器回声（箭头所示），彩色多普勒未测及动脉导管未闭封堵处残余分流（箭头所示）。右图：实时三维超声心动图立体显示降主动脉与肺动脉分叉处的封堵器回声（箭头所示）。PA，肺动脉；RVOT，右心室流出道；AO，主动脉；DAO，降主动脉；AOD，封堵器

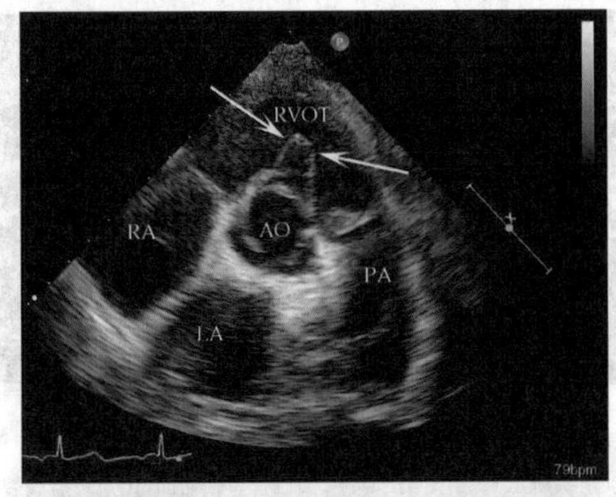

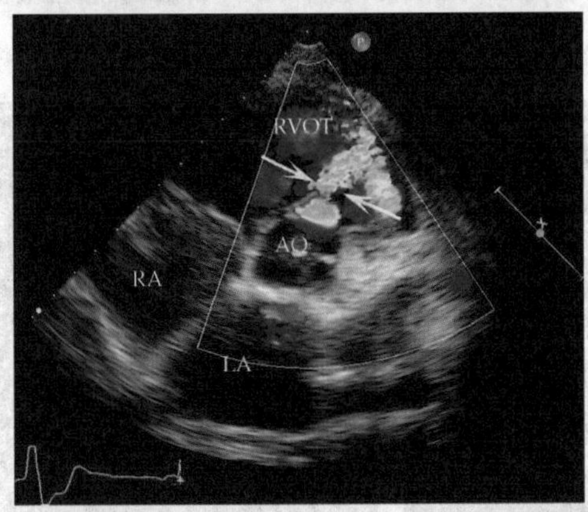

图 3－3－61　主动脉右冠状动脉窦瘤破裂入右心室

上图：二维超声心动图显示右冠窦呈一风袋突入右心室流出道（箭头所示）。下图：彩色多普勒示窦瘤破口处左向右分流（箭头所示）。AO，主动脉；RVOT，右心室流出道；LA，左心房；RA，右心房；PA，肺动脉

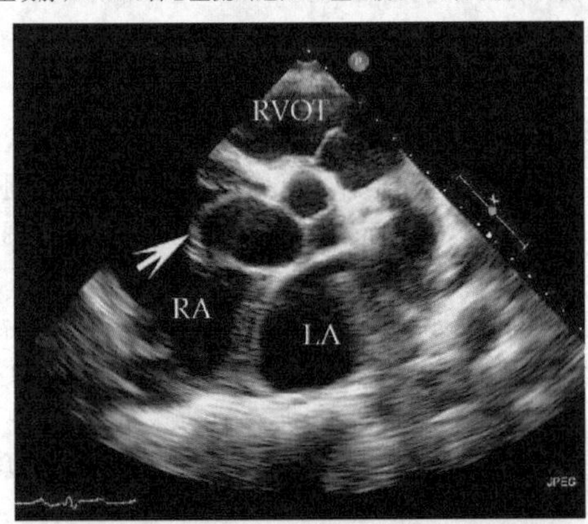

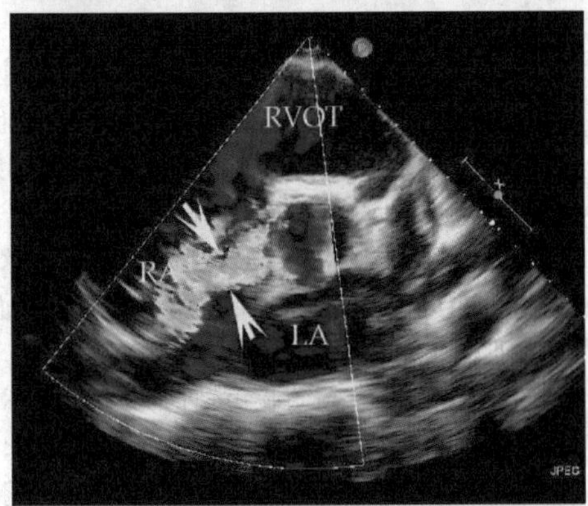

图 3－3－62　主动脉无冠状动脉窦瘤破裂入右心房

上图：二维超声心动图显示无冠窦呈一风袋突入右心房（箭头所示）。下图：彩色多普勒显示破口处左向右分流（箭头所示）。RA，右心房；RVOT，右心室流出道；LA，左心房

缺失。脉冲多普勒取样容积置于窦瘤破口处，可记录到类似主动脉瓣反流的舒张期湍流图形，因为在收缩期主动脉和左心室之间并无压差，故分流仅发生于舒张期。临床听诊常将其误诊为主动脉瓣关闭不全。二维脉冲及彩色血流显像在两者的鉴别诊断中具有重要价值。

4. 主动脉窦瘤破入室间隔　主动脉右冠窦瘤破入室间隔者极为罕见，预后不佳，一旦发现应及早手术。心尖四腔心切面上，室间隔上段形成一囊腔，呈瘤样膨出（图 3－3－63），有时囊腔可破入右心室或左心室。由于囊腔影响主动脉瓣关闭，可导致主动脉瓣反流。

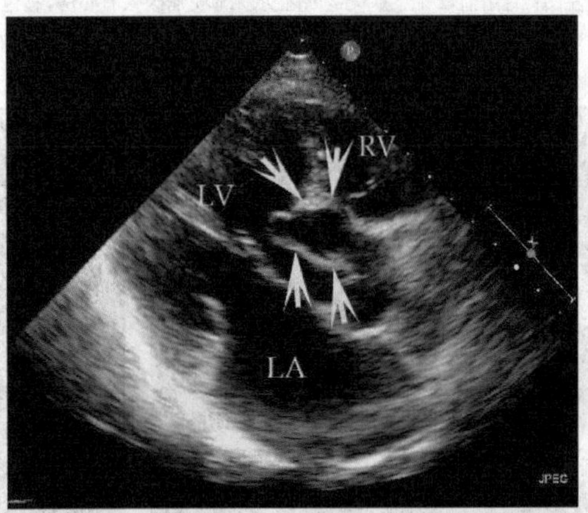

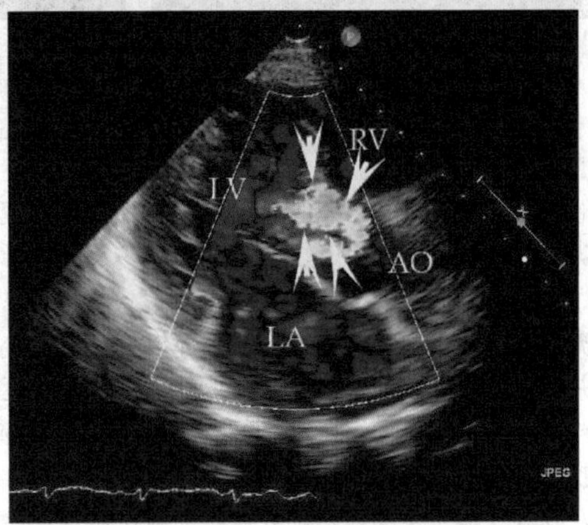

图 3－3－63　主动脉右冠窦瘤破裂入室间隔

上图：二维超声心动图显示右冠窦呈一风袋突入室间隔（箭头所示）。下图：彩色多普勒示风袋内多色镶嵌的湍流（箭头所示）。LA，左心房；LV，左心室；RA，右心房；RV，右心室

主动脉窦瘤破裂常规的治疗方法为外科切除窦瘤及瘘口修补。近年来采用 Amplatzer 封堵器及国内自制的双盘形封堵器封堵窦瘤破裂，其优点是操作较简便，创伤性小，治疗效果满意，并发症较小（图 3－3－64）。

（六）先天性冠状动脉瘘

先天性冠状动脉瘘为冠状动脉与心腔或大血管之间存在的异常通道，包括冠状动脉右心室瘘、冠状动脉右心房瘘和冠状动脉肺动脉瘘等。胚胎时期心肌内小梁间隙与心腔外冠状血管相通。随着心肌的发育，小梁间隙受压逐渐变成毛细血管样。如心肌某处发育迟缓，小梁间隙保持胚胎早期状态，即形成冠状动脉瘘。

冠状动脉瘘 60％来自右冠状动脉，40％来自左冠状动脉。

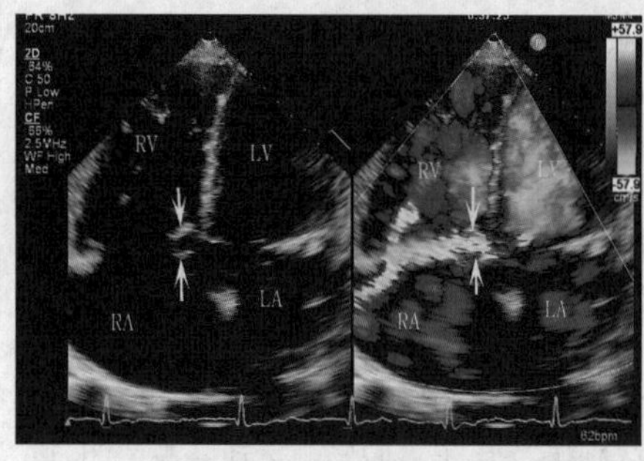

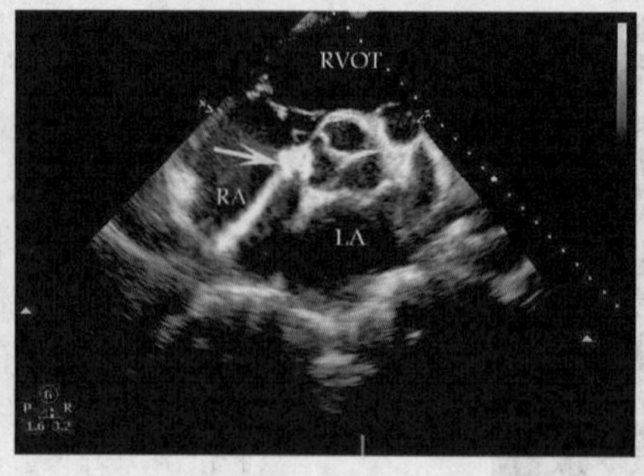

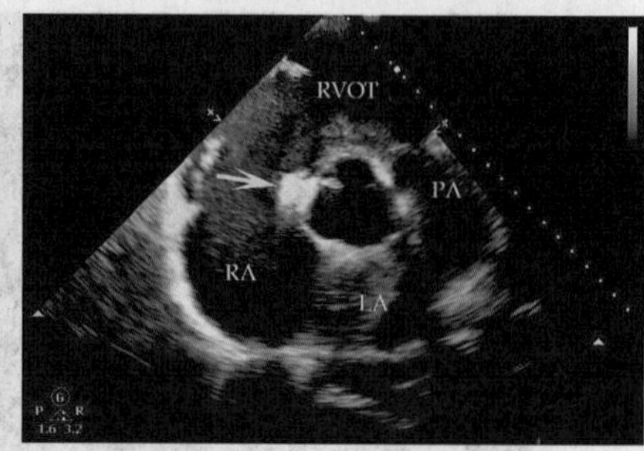

图 3-3-64　窦瘤破裂封堵术前术后

左图：封堵前，二维超声心动图显示无冠窦瘤破入右心房，彩色多普勒示该处左向右分流(箭头所示)。中图：封堵中，大血管短轴切面，无冠窦瘤破裂处见一封堵器回声(箭头所示)。右图：封堵后，同一切面，显示封堵器固定(箭头所示)。LA，左心房；LV，左心室；RA，右心房；RV，右心室；RVOT，右心室流出道

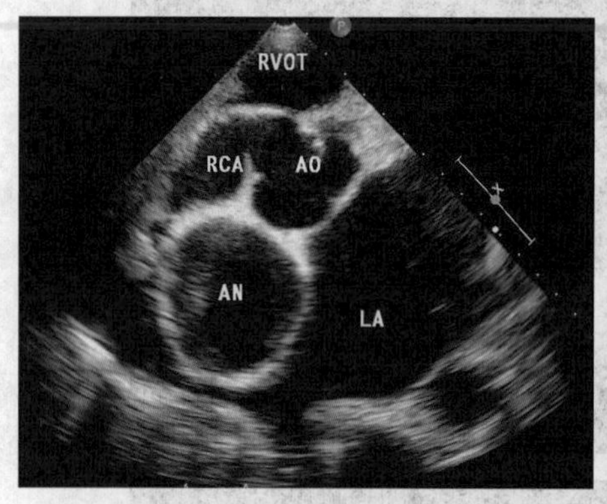

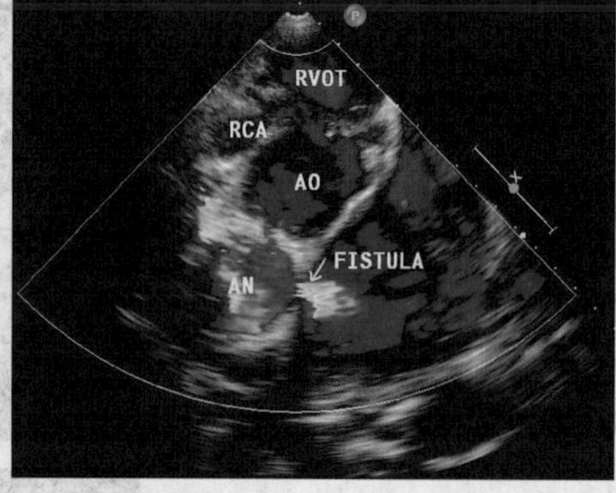

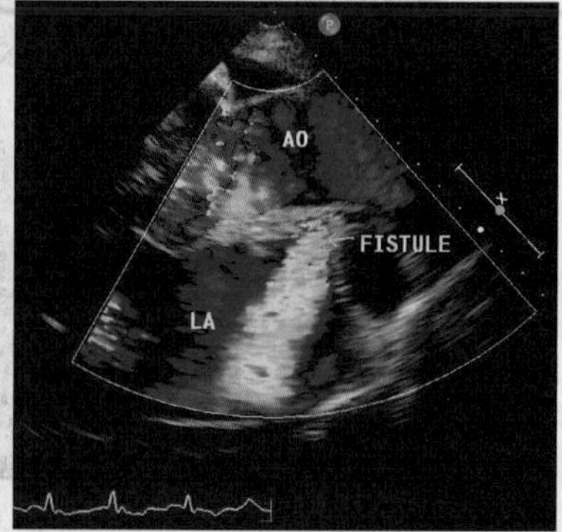

图 3-3-65　右冠状动脉-左心房瘘

左图：二维超声心动图显示右冠状动脉近端增粗，并见右冠状动脉中段局部瘤样增宽。中图及左图：彩色多普勒示左心房内见一瘘口(箭头所示)。LA，左心房；RA，右心房；PA，肺动脉；AO，主动脉；RCA，右冠状动脉；FISTULA，瘘口

瘘管终止部位以右心室最多，且有规律性，多位于右心室心底部和心尖部。其次为右心房(包括冠状静脉窦)及肺动脉，也有左心室、左心房及肺静脉。

血流动力学改变取决于瘘管的终止部位和瘘口大小，以及有无合并其他心血管畸形。通常冠状动脉所注入的心腔或血管压力均低于冠状动脉灌注压，故致左至右分流。其分流量取决于冠状动脉与所注入心腔间的压力差。由于瘘管的存在，冠状动脉及其分支可发生粥样硬化或冠状动脉窃血现象，而致心肌缺血甚至心肌梗死。

1. 右冠状动脉右心室瘘　本畸形的超声诊断特征：① 心脏的右冠状动脉异常增粗，直径最大可达 20 mm 以上，呈瘤样扩张，弯曲行走于右心房室沟处。② 在剑突下四腔心切面，可见瘘口进入右心室心底部或心尖部。③ 脉冲多普勒在瘘口处可记录到双期连续性湍流，彩色血流显像在右心内，可见多色镶嵌的湍流自瘘口射出。其次常伴有右心扩大。

2. 右冠状动脉左心房瘘　异常增粗的冠状动脉，可弯曲行走于右心房室沟，最后进入右心房或冠状静脉窦。脉冲多普勒和彩色血流显像，在右心房内可记录到连续性湍流(图 3-3-65)。

3. 右冠状动脉左心室瘘　异常增粗的冠状动脉可进入左心室后壁心底部。脉冲多普勒或彩色血流显像，可在左心室瘘口处记录到舒张期异常湍流。

4. 左冠状动脉冠状静脉窦瘘　二维超声显像示左冠状动脉异常扩张，并向后向右迂回于左心房室沟内，最后进入冠状静脉窦。脉冲多普勒和彩色血流显像可在右心房内记录到双期连续性湍流。

5. 左冠状动脉肺动脉瘘　二维超声显像示左冠状动脉异常扩张，并向上向左迂回于肺动脉瓣上，最后进入肺动脉内，彩色血流显像可在肺动脉内记录到舒张期为主的湍流(图 3-3-66)。

6. 冠状动脉肺动脉瘘　又称冠状动脉起源异常，为罕见的先天性畸形。以左冠状动脉起源于肺动脉最为多见，约占 90% 以上。此异常的动脉从左后方进入肺动脉左窦(参见下文)。此外，可有左冠状动脉的分支(左旋支或前降支)或右冠状动脉起源异常。

(七) 冠状动脉起源异常

当冠状动脉起源于肺动脉时，若肺动脉压不高，则正常起源的冠状动脉中的血液经侧支循环流向异常起源的冠状动脉，最后逆行至肺动脉，可致“窃血”现象。若肺动脉压中度升高，逆流至肺动脉的血流减少，反而无明显的“窃血”；但若肺动脉压显著升高，则未经氧合的血液经异常起源的冠状动脉灌注心肌，致异位血管分布区的心肌(通常为左心室)严重缺血，心腔扩大，可发生心肌梗死和乳头肌功能不全。

二维超声显像在胸骨旁大动脉短轴切面示：① 不能发现正常的左冠状动脉或右冠状动脉开口。② 对侧正常起源的冠状动脉扩张。在某些情况下还可以见到异常起源的冠状动脉进入肺动脉干。③ 脉冲多普勒或彩色血流显像，在胸骨旁肺动脉长轴切面的肺动脉窦呈现双期连续性湍流。诊断需与肺动脉分叉处动脉导管未闭的分流相鉴别。

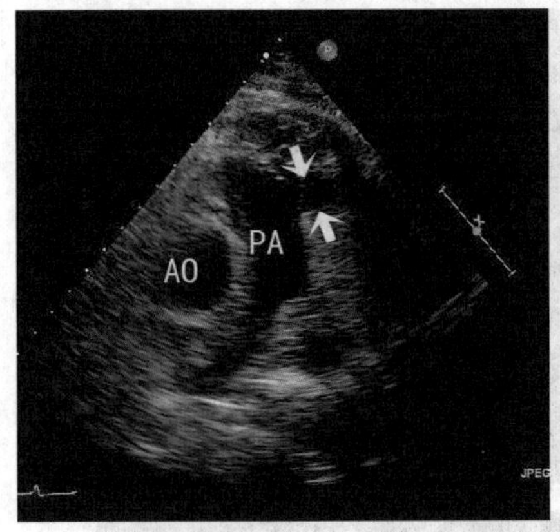

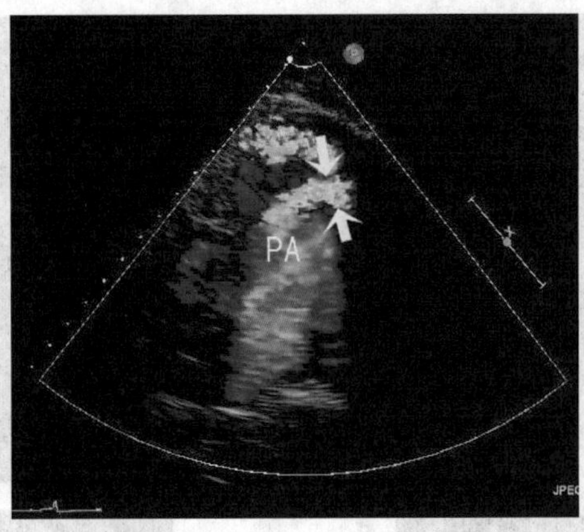

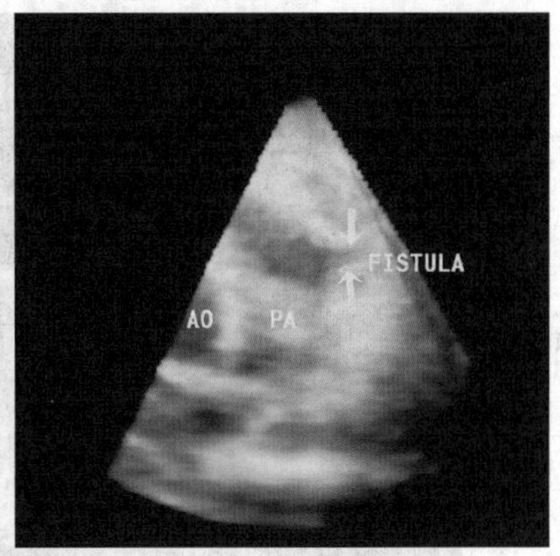

图 3-3-66 左冠状动脉肺动脉瘘

左图及右图：二维及三维超声心动图显示肺动脉中段左侧见一瘘口（箭头所示）。中图：彩色多普勒示瘘口处血流流入肺动脉内（箭头所示）。AO，主动脉；PA，肺动脉；FISTULA，瘘口

二、发绀型先天性心脏病

（一）法洛四联症

法洛四联症是常见的发绀型先天性心脏病之一。本病患者能存活较长，在1岁后的发绀型先天性心脏病中约占75%。法洛四联症是指肺动脉口狭窄、主动脉骑跨、室间隔缺损及右心室肥大等4种病理的联合畸形。其中主要是肺动脉口狭窄和室间隔缺损。

胸骨旁左心长轴切面及心尖长轴切面可示主动脉根部前移，内径明显增宽，并骑跨在室间隔之上，室间隔与主动脉前壁连续中断，有一较大室间隔缺损（多为膜周部），且室间隔和右心室壁增厚（图3-3-67）。在胸骨旁大血管水平短轴切面或肺动脉长轴切面可显示肥厚的室上嵴和右心室流出道壁所致的肺动脉瓣下狭窄、肺动脉瓣膜狭窄、肺动脉瓣上狭窄和肺动脉主干及其左、右分支，以及位于肺动脉瓣狭窄和瓣下狭窄之间的第三心室。法洛四联症的肺动脉口梗阻多数位于漏斗部，约占50%，肺动脉瓣狭窄约占10%，另有30%有漏斗部和瓣膜部狭窄，10%为肺动脉闭锁，有的尚可合并肺动脉或分支狭窄。在手术治疗前，了解漏斗部、肺动脉瓣及瓣上狭窄、肺动脉主干和左、右肺动脉发育情况有重要意义。

（二）法洛三联症

为严重的肺动脉瓣或瓣下狭窄并伴有心房水平右至左分流，后者可以为房间隔缺损或卵圆孔未闭。二维超声显像示：①右心室增大，右心室壁显著肥厚，肺动脉瓣或肺动脉瓣下严重狭窄，连续多普勒示肺动脉跨瓣压差往往在100 mmHg以上。②房间隔中部回声缺失，由于右心房压大于左心房压，脉冲多普勒或彩色血流显像示房水平右至左分流（图3-3-68）。个别患者脉冲多普勒或彩色血流显像的房水平分流特征并不明显，但经周围静脉超声造影可证实房水平分流的存在。

（三）完全性大动脉转位

完全性大动脉转位是指主动脉与肺动脉在解剖上位置互换。它是新生儿期发绀型先天性心血管病中最常见的畸形，占5%～10%。此畸形必须伴有心内或心外的异常通道（如房间隔缺损、室间隔缺损或动脉导管未闭等）才能于生后暂时生存。此外，本病常合并有心室流出道梗阻，尤其是肺动脉瓣下肌性或动力性狭窄。患儿易发生心力衰竭而导致死亡。

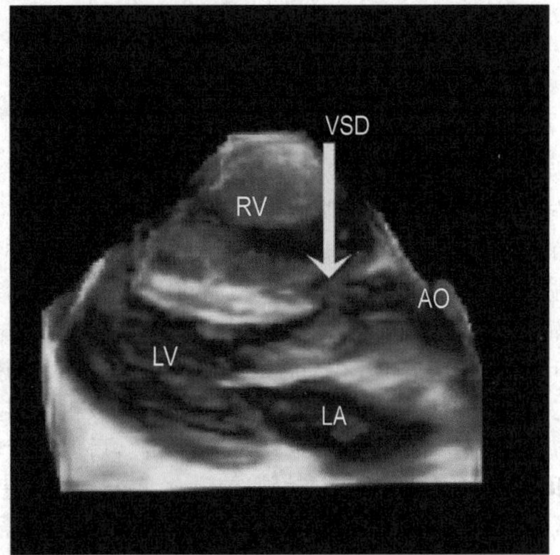

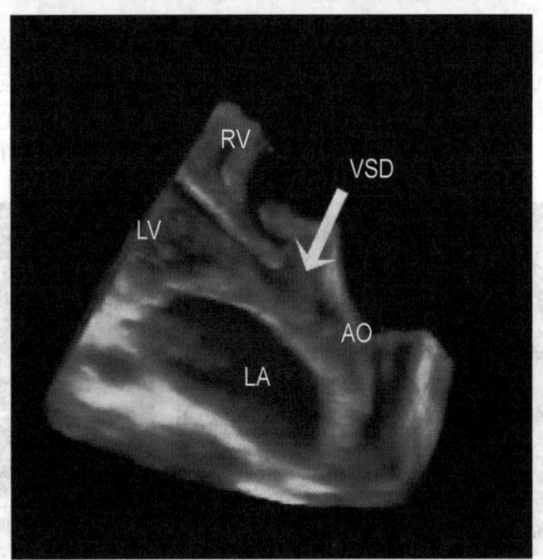

图 3-3-67 法洛四联症实时三维超声心动图

上图和下图：胸骨旁左心长轴切面及心尖长轴切面实时三维超声心动图均显示主动脉增宽，并骑跨在室间隔之上（箭头所示）。LA，左心房；LV，左心室；RV，右心室；AO，主动脉；VSD，室间隔缺损

完全性大动脉转位分左、右两型。右型大动脉转位最常见，约占85%，左型大动脉转位占15%。在胸骨旁大动脉水平

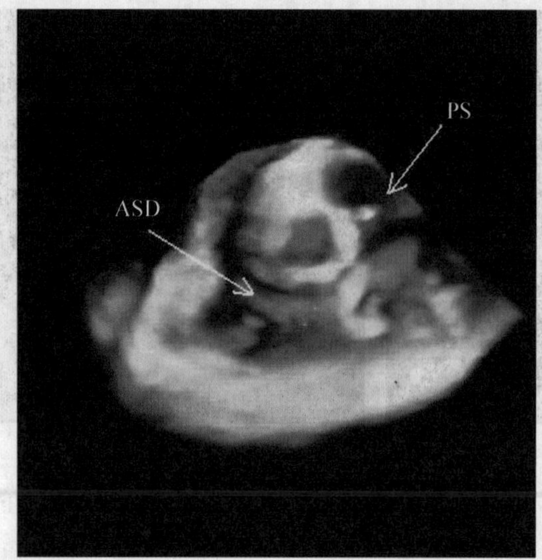

图 3-3-68 法洛三联症实时三维超声心动图

肺动脉长轴切面，实时三维超声心动图显示房间隔中段偏前见一回声缺失（箭头所示），肺动脉瓣开放呈圆顶状（箭头所示）。ASD，房间隔缺损；PS，肺动脉瓣狭窄

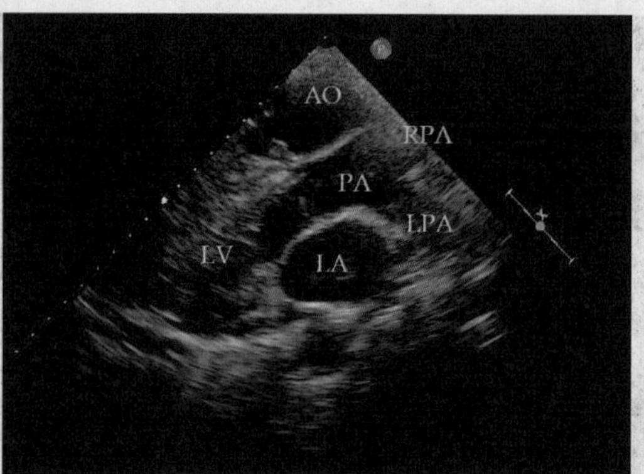

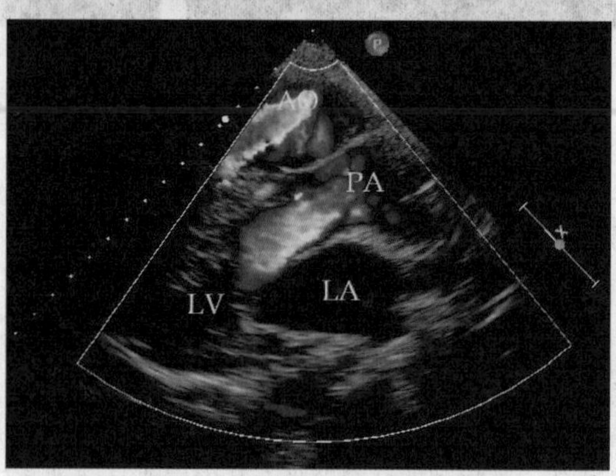

图 3-3-69 右型大动脉转位

上图：二维超声心动图显示粗大的主动脉位于肺动脉的正前方，且主动脉起自右心室，肺动脉起自左心室。下图：彩色多普勒显示收缩期左心室血流流入肺动脉，右心室血流流入主动脉。LA，左心房；LV，左心室；RA，右心房；AO，主动脉；PA，肺动脉

短轴切面，正常肺动脉环绕交错于主动脉的左前方。完全性大动脉转位时主动脉和肺动脉呈前后平行排列；若主动脉位于肺动脉的正前方或右前方，为右型大动脉转位（图 3-3-69）；若主动脉位于肺动脉的左前方为左型大动脉转位。胸骨旁左心室长轴切面，正常主动脉根部前缘与室间隔相连，后缘与二尖瓣前叶相连，左心房位于主动脉根部后方。完全性大动脉转位时，主动脉和肺动脉呈前后平行排列，前位血管较粗大，起自右心室，后位血管细小，起自左心室。追踪探测，后位血管较短，不久即分成左、右两支，为肺动脉；前位血管较长，其后呈弓状弯曲，为主动脉。如伴有室间隔缺损，尚可见室间隔回声缺失。

（四）矫正型大动脉转位

心房可正位或反位，但不论心房正位或反位，心房与心室的连接不一致，右心房与左心室相连接，而左心房与右心室相连接。腔静脉与冠状静脉窦的位置和结构通常正常，均引流入右心房。氧合血经位置和结构正常的肺静脉回流入左心房。心室与大动脉的连接也不一致，主动脉从右心室发出，肺总动脉从左心室发出，形成左心房→右心室→主动脉和右心房→左心室→肺动脉的连接方式（图 3-3-70）。不合并房间隔缺损或室间隔缺损等心血管畸形者，无血流动力学改变。合并房间隔缺损或室间隔缺损者，则出现与心脏相应缺损相似的血流动力学改变。

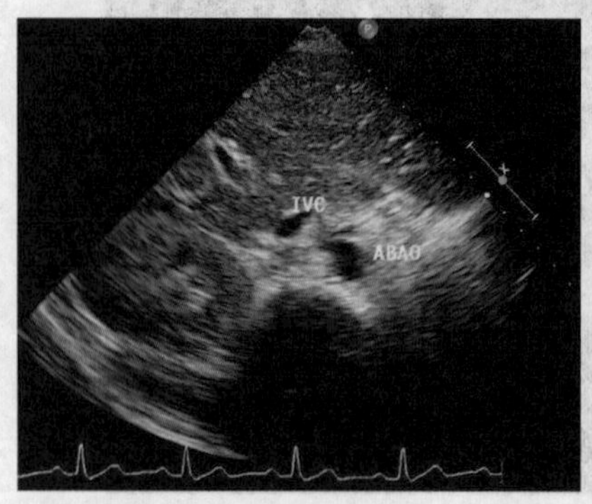

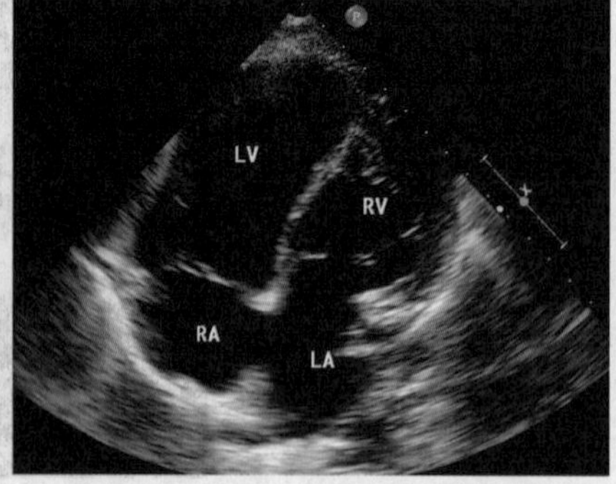

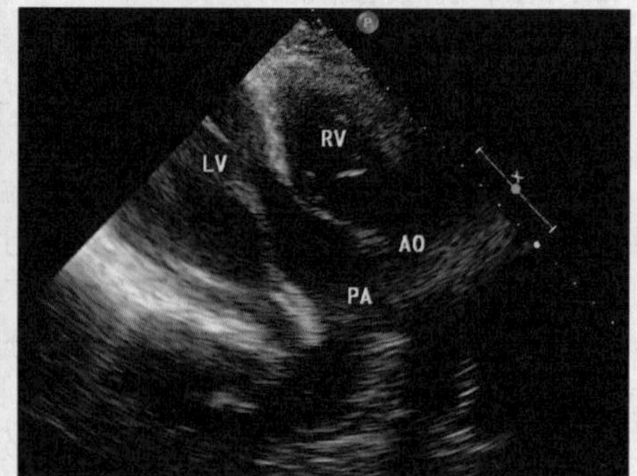

图 3-3-70 矫正型大动脉转位

左图：显示心房正位(S)。中图：心室左襻(L)。右图：左型大血管转位(L)。RA，右心房；RV，右心室；LA，左心房；LV，左心室；AO，主动脉；PA，肺动脉；IVC，下腔静脉；ABAO，腹主动脉

（五）右心室双出口

右心室双出口实际上是一种不完全性大动脉转位，系漏斗隔移位和一根大血管骑跨的程度达到两大血管同出于一侧心室所致。为少见的发绀型先天性心脏病。1949 年，Taussig 和 Bing 等曾报道一组患者，其主动脉完全起源于右心室，主动脉瓣与二尖瓣之间无纤维连接，肺动脉骑跨在室间隔缺损之上，

大部分肺动脉起源于右心室，故称之为 Taussig-Bing 综合征，将其归为右心室双出口的范畴，属于右心室双出口的变异型（图 3-3-71）。为避免右心室双出口与室间隔缺损合并艾森曼格综合征、法洛四联症以及大动脉转位等先天性心脏病相混淆，目前规定，凡符合以下条件之一者，即肺动脉完全起源于右心室合并主动脉骑跨≥75%，或主动脉完全起源于右心室合并肺动脉骑跨≥90%者，即可诊断为右心室双出口。

二维超声心动图是诊断本病的主要方法，能够清晰显示大动脉的空间方位、大动脉的起源部位、骑跨程度、大动脉与心室的连接关系，以及室间隔缺损部位、大小和动脉瓣开放的状况。二维超声显像的心尖五腔心切面对上述右心室双出口的三个解剖特征显示十分明确，胸骨旁大血管水平短轴切面可见主动脉和肺动脉呈左右平行排列（图 3-3-72）。

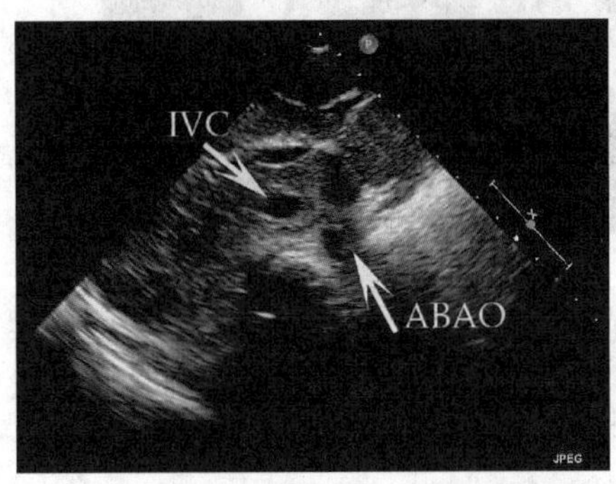

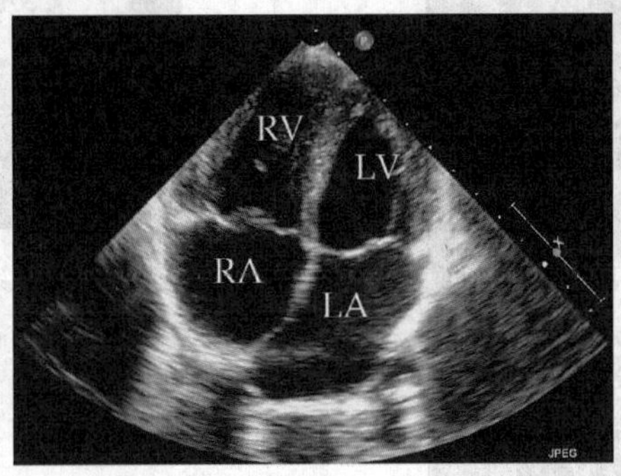

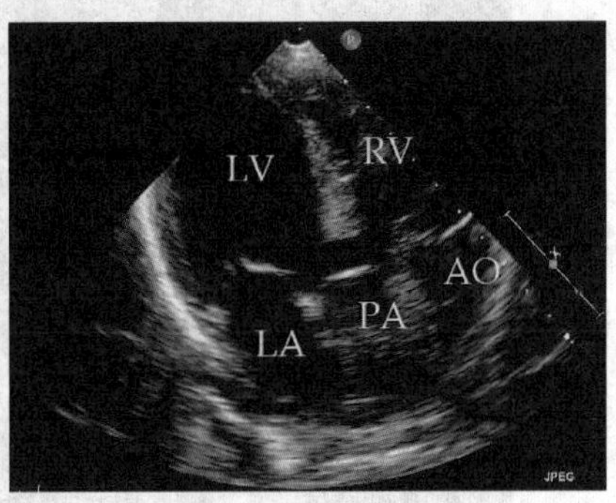

图 3-3-71　Taussing-Bing 综合征

左图：显示心房正位。中图：房室连接一致，心室右襻。右图：右心室双出口，主动脉起自右心室，肺动脉骑跨于室间隔之上。IVC，下腔静脉；ABAO，腹主动脉；LA，左心房；LV，左心室；RA，右心房；RV，右心室；PA，肺动脉；AO，主动脉

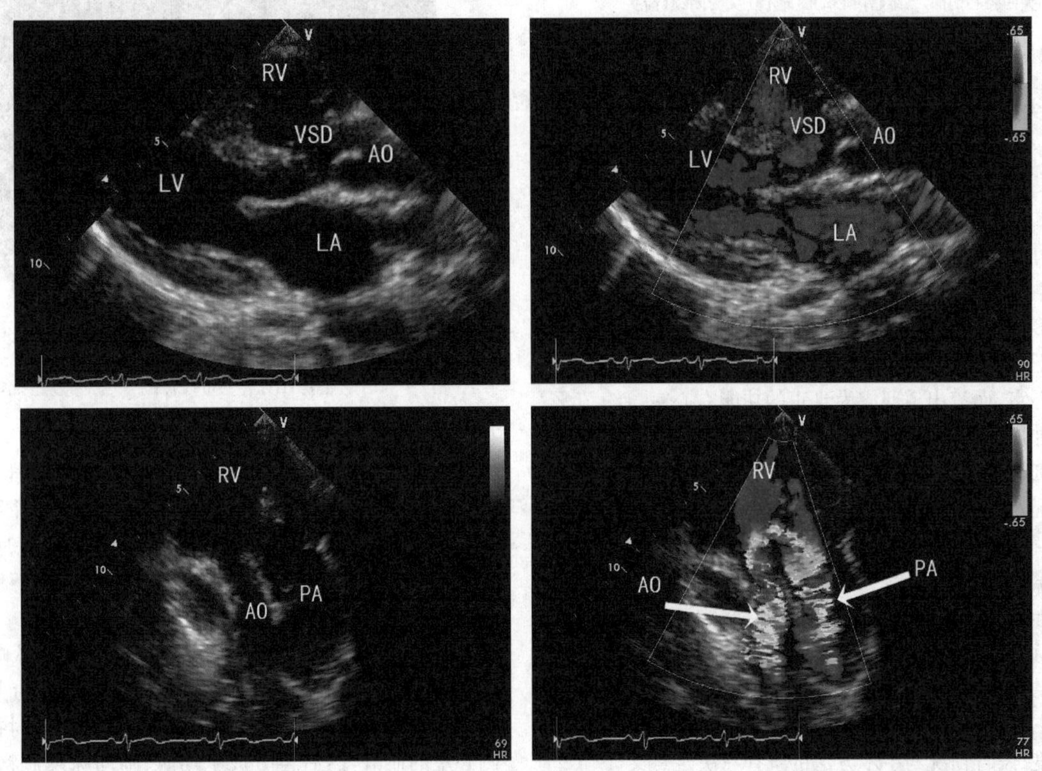

图 3-3-72　右心室双出口

左上图：胸骨旁长轴切面，二维超声心动图显示主动脉骑跨于室间隔之上，程度>75%。右上图：同一切面，彩色多普勒显示。左下图：心尖长轴切面，二维超声心动图显示主动脉及肺动脉均起自于右心室。右下图：同一切面，彩色多普勒显示（箭头所示）。LA，左心房；LV，左心室；RA，右心房；RV，右心室；VSD，室间隔缺损；PA，肺动脉；AO，主动脉

（六）三尖瓣闭锁

三尖瓣闭锁约占先天性心脏病的1%。由于大多数在婴幼儿期夭折，在成年人中罕见。在三尖瓣闭锁时，右心房和右心室间无瓣孔直接相通（大多为一未穿孔的纤维组织相隔）伴有房间隔和室间隔缺损。右心室流入道部常发育不全，但流出道部发育正常或肥厚。约 30%的患者并有大动脉转位。有的尚可伴有肺动脉瓣狭窄、主动脉瓣狭窄等畸形。

二维超声显像的心尖四腔心切面示右心房室间无直接沟通，而有一粗厚的纤维组织相间，右心室狭小而左心室扩大，房间隔和室间隔均有回声缺失（图 3-3-73）。经静脉超声造影

对诊断本病有特殊价值。当超声造影剂进入右心房后，右心室不能如常立即显影，而是先经房间隔缺损进入左心房，然后通过二尖瓣进入左心室，最后经过室间隔缺损进入右心室，充分显示本病的血流特征。脉冲多普勒和彩色血流显像可进一步明确三尖瓣口无血流通过。

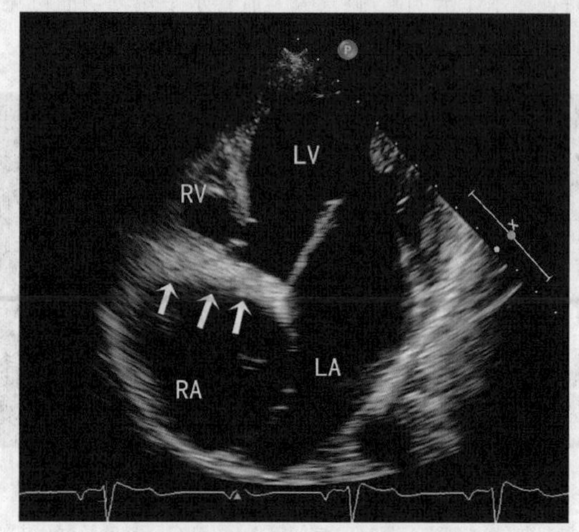

图 3-3-73 三尖瓣闭锁

心尖四腔心切面，二维超声心动图显示三尖瓣闭锁（箭头所示），右心室残腔较小，且可见流入道部室缺。LA，左心房；LV，左心室；RA，右心房；RV，右心室

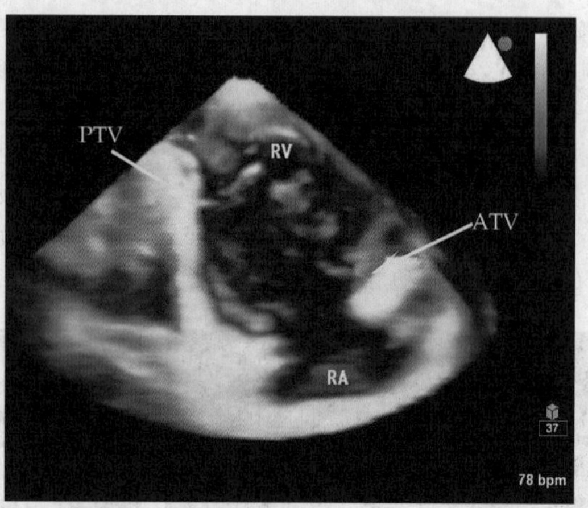

图 3-3-74 三尖瓣后叶下移畸形

胸骨旁右心室流入道切面：实时三维超声心动图显示三尖瓣后叶下移（箭头所示），前叶位置正常（箭头所示）。RA，右心房；RV，右心室

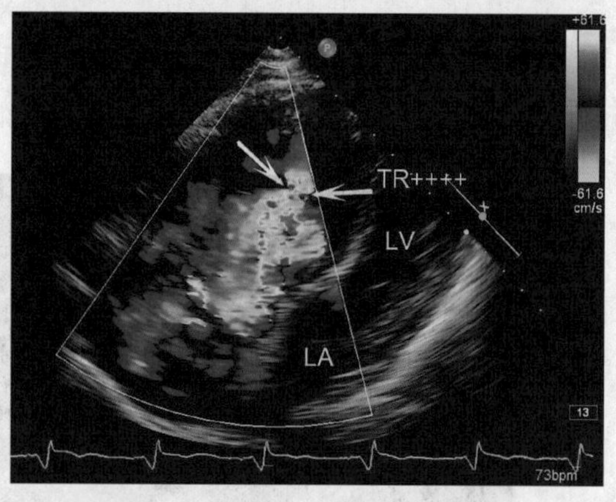

图 3-3-75 心尖四腔心切面，彩色多普勒显示重度三尖瓣反流（箭头所示）

LA，左心房；LV，左心室；TR++++，重度三尖瓣反流

（七）三尖瓣下移畸形

又称 Ebstein 畸形。本病虽较少见，仅占先天性心脏病中的 1%左右，但临床诊断较困难，易被误诊为法洛四联症或心肌心包病变。二维超声显像可直接显示三尖瓣及其附着情况，对本病的诊断可直接提供详细的解剖依据。本病中，三尖瓣的三个瓣叶受累情况不一，但以隔叶和后叶下移伴发育不全最为多见。前叶大多仍附着正常，并大如篷帆。右心室流入道相当于三尖瓣环至下移的三尖瓣叶部分，常发育不全，收缩功能差，被称为房化右心室，而流出道部成为真正的功能右心室。约 75%的患者因合并房间隔缺损或卵圆孔未闭而有发绀。二维超声显像可供详细评价三尖瓣各瓣叶发育和下移程度、房化与功能右心室的情况及合并畸形。对外科手术病例的挑选，甚至手术方法的决策，都具有重要价值。

1. 三尖瓣后叶下移畸形 胸骨旁右心室流入道切面是显示三尖瓣后叶下移的唯一切面。三尖瓣后叶离开三尖瓣环向心尖方向下移，在三尖瓣环至下移的后叶间形成房化右心室（图 3-3-74），使右心房容积显著增大。脉冲多普勒及彩色血流显像可在三尖瓣上游测及收缩期反流（图 3-3-75）。三尖瓣前叶的长度、发育情况与手术方法的选择有决定意义。

2. 三尖瓣隔叶下移畸形 心尖四腔心切面是显示本畸形的最合适切面。正常人，三尖瓣隔叶在此切面上可较二尖瓣略低，一般不超过 1 cm。三尖瓣隔叶下移时，三尖瓣隔叶与二尖瓣前叶距离拉大；三尖瓣前叶变长，在二尖瓣前叶和三尖瓣之间形成房化右心室，而功能右心室变小。胸骨旁大血管水平短轴切面可见三尖瓣隔叶从正常位于主动脉根部的 10 点钟位下移至 11 点钟位或 12 点钟位。

3. 三尖瓣前叶下移畸形 心尖四腔心切面可见三尖瓣前叶离开原来的瓣环位置向心尖方向下移，酿成一个房化右心室。在胸骨旁右心室流入道切面也可显示三尖瓣前叶下移，但是有个别患者在一个切面上三尖瓣下移，而换了一个切面在相应的位置又无下移。可见进行多切面系列探测十分重要，因为三尖瓣和其他心内结构一样都是三维主体的实体，有时三尖瓣呈环状斜行下移，多切面系列探测有助于明确三尖瓣下移的全貌。

（八）永存动脉总干

永存动脉总干是一种少见的先天性大动脉畸形，预后较差，主要见于婴幼儿。在先天性心脏病尸检中约占 1%。由于动脉总干没有分隔，直接骑跨在室间隔上，而同时接受左、右两侧心室的血液，然后再分成主动脉、肺动脉及冠状动脉。根据肺动脉起源的不同，可将本病分为 4 型。

Ⅰ型仍具有肺动脉主干，其起源于永存动脉总干的左后侧，然后发出左、右肺动脉分支。此型最为常见，约占 50%（图 3-3-76）。胸骨旁左心室长轴切面显示动脉总干显著增宽，骑跨于室间隔之上，其前壁紧靠胸壁，无右心室流出道存在。在胸骨旁高位大血管水平短轴切面示粗大的动脉单干后方发出一肺动脉主干及其左、右肺动脉分支。Ⅱ型和Ⅲ型不具有肺动脉总干，但有左、右肺动脉。Ⅱ型者左、右肺动脉直接起源于动脉总干后方，约占 33%。Ⅲ型者左、右肺动脉直接起源于动脉

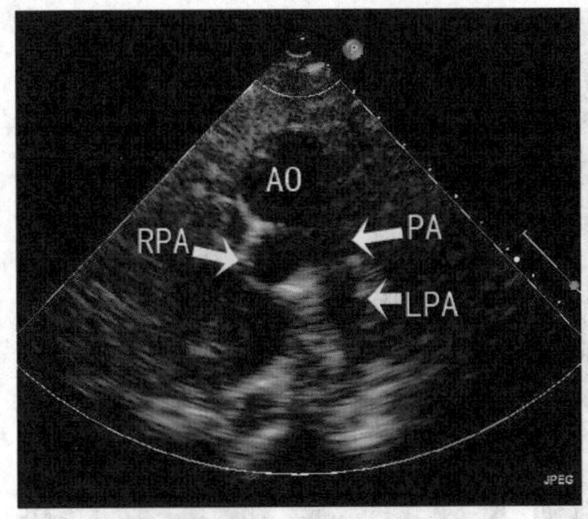

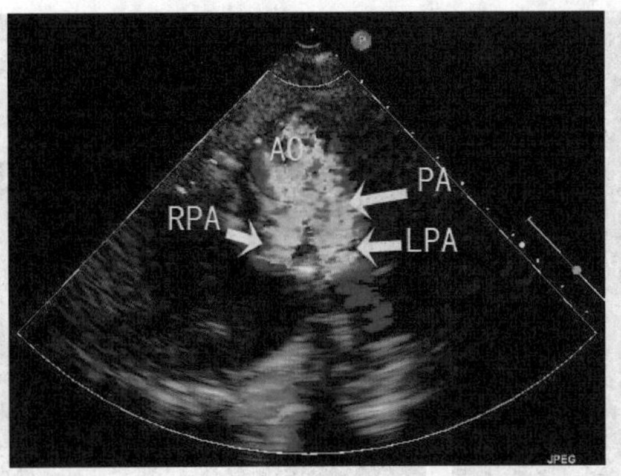

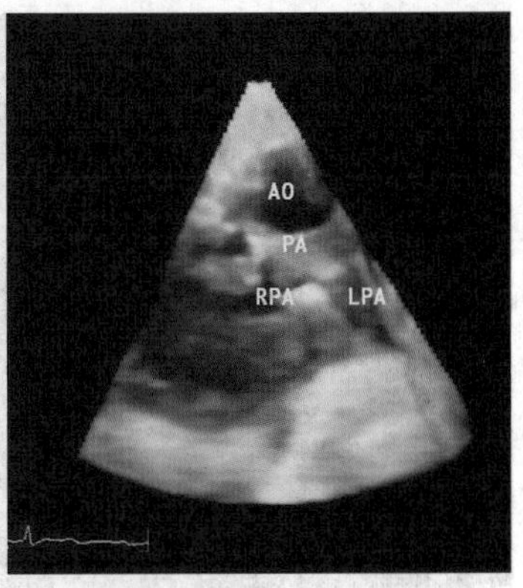

图 3-3-76　永存动脉总干Ⅰ型,肺动脉主干起源于永存动脉总干

左图：大血管短轴切面,二维超声心动图显示肺动脉主干起源于永存动脉总干。中图：同一切面,彩色多普勒显示永存动脉总干血流流入肺动脉主干。右图：大血管短轴切面,实时三维超声心动图立体显示肺动脉主干起源于永存动脉干。LA,左心房；LV,左心室；RV,右心室；AO,主动脉；PA,肺动脉主干；LPA,左肺动脉；RPA,右肺动脉

总干的两侧,约占12%。Ⅳ型者无肺动脉,靠支气管动脉供应,此型最少见,约占5%。二维超声显像不能探及肺动脉及其分支。在胸骨上切迹的动脉弓切面,可见其降部腹侧有增粗、扭曲的支气管动脉,脉冲多普勒或彩色血流显像可在支气管动脉内测及双期连续性湍流。永存动脉总干患者,除必须伴有室间隔缺损外,还常合并动脉导管未闭、主动脉缩窄、房室共道、单心房、单心室、肺静脉畸形引流及内脏位置异常等畸形。

(九) 完全性肺静脉畸形引流

本病较为少见,在新生儿先天性心血管畸形中约占1%,以男性稍多。本畸形的4根肺静脉汇集到左心房后上方的共同肺静脉,再经不同的途径汇入右心房：① 心上型,经升垂直静脉向右汇入左无名静脉、上腔静脉或奇静脉,再汇入右心房,此型最多,约占50%。② 心内型,经永存左上腔静脉和冠状静脉窦汇入右心房,此型占30%,极少数可直接汇入右心房。③ 心下型,异常的静脉管道自共同集合窦发出后向后下行走,经横膈上的食管裂孔进入静脉导管、左胃静脉或门静脉,最终经下腔静脉汇入右心房,此型占12%～18%。所有本病患者均存在房内沟通——房间隔缺损或卵圆孔未闭。

二维超声显像示右心扩大、房间隔回声缺失。超声造影及彩色血流显像示房水平右至左分流,可分成：① 心上型,左心房周围未见正常肺静脉汇入,而在左心房后见一粗大的升垂直静脉上行,胸骨上切迹透声窗示左无名静脉增宽,并多出一粗大分支下行。② 心内型,冠状静脉窦扩张,肺静脉与左心房有一膜相间,形成共同肺静脉,扫动探头时共同肺静脉与冠状静脉窦相通(图3-3-77)。③ 心下型,肋下切面示一圆柱状的管道,穿过膈肌,行走于下腔静脉长轴和降主动脉长轴切面之间。

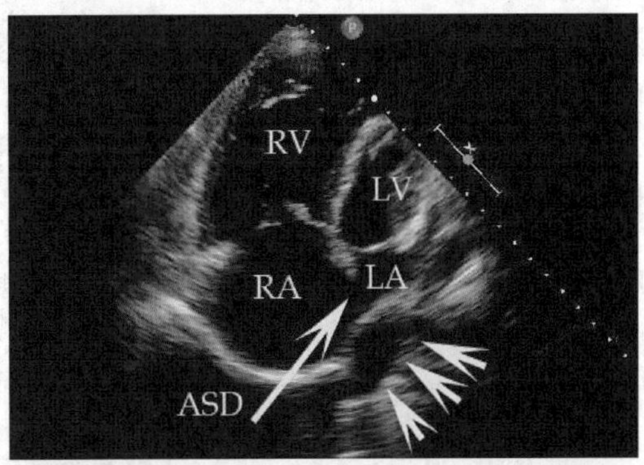

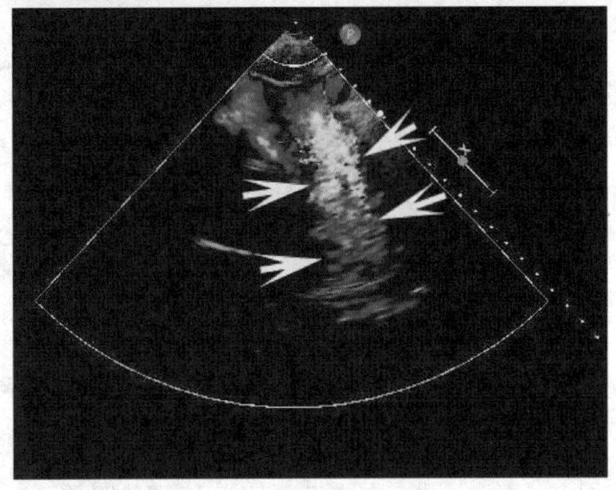

图 3-3-77　上图：左心房后侧无回声区为共同肺静脉(小箭头所示),房间隔中段见一回声缺失(箭头所示)。下图：胸骨上窝切面,显示垂直静脉(箭头所示)

LA,左心房；RA,右心房；LV,左心室；RV,右心室；ASD,房间隔缺损

(十) 主动脉-肺动脉间隔缺损

主动脉-肺动脉间隔缺损(aortopulmonary septal defect),又称主-肺动脉窗(aortopulmonary window)、主-肺动脉瘘或部分性共同动脉干等。主-肺动脉窗是较为罕见的心底部分流性畸形,占先天性心脏病患者的0.15%～2%,多见于男性,男女之比为(2～3)∶1。本病的病理生理及临床表现均类似于动脉导管未闭,但多数患者的左向右分流量较大,形成肺动脉高压和出现右向左分流的时间较早,故一般比动脉导管未闭患者的病情重、发展快、预后差,约50%的病例于幼年即死于充血性心力衰竭和肺炎。

二维及三维超声心动图为诊断本病的主要方法,可显示本病病理解剖的特异性改变,如主动脉与肺动脉之间间隔缺损部位、缺损的大小、分流量的多少以及合并的畸形(图3-3-78)。

三、复杂性先天性心脏病的分段诊断原则

先天性心脏和大血管畸形种类繁多,有的联合畸形可相当复杂。采用顺序分段诊断法可全面地诊断各种畸形。

(一) 心脏位置

正常情况下,肋下四腔心切面上,心尖指向左方,为左位心

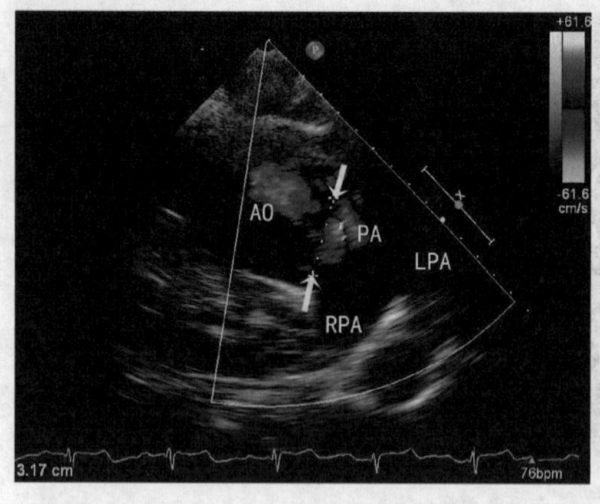

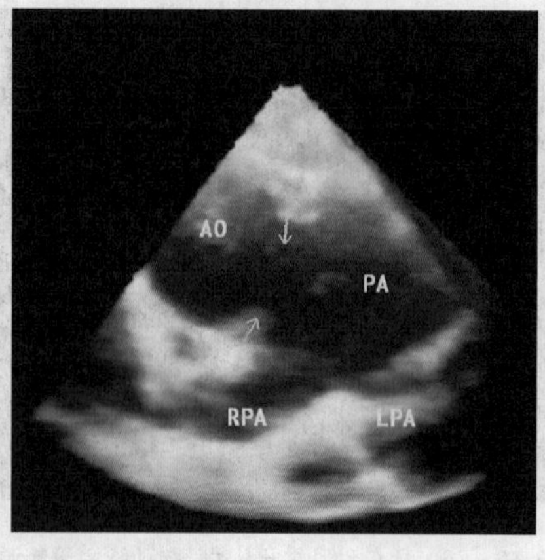

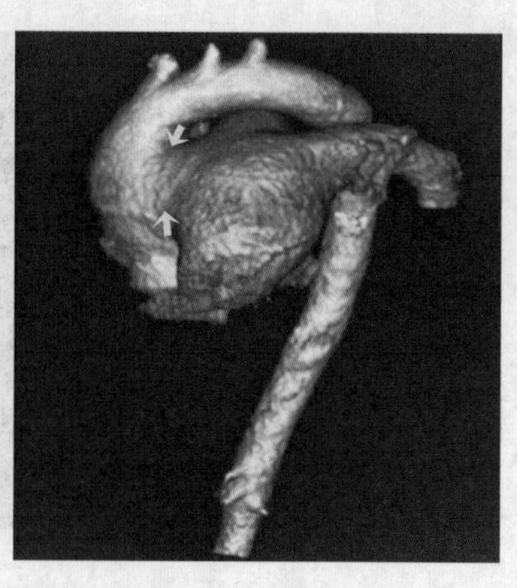

图 3-3-78 主动脉-肺动脉间隔缺损

左图：胸骨旁大血管短轴切面，彩色多普勒示主动脉-肺动脉间双向分流（箭头所示）。中图：胸骨旁大血管短轴切面，实时三维超声心动图立体显示升主动脉近端左侧与肺动脉总干右侧之间见回声缺失（箭头所示）。右图：血管三维 CT 重建更直观显示主动脉-肺动脉间隔缺损（箭头所示）。AO，主动脉；PA，肺动脉；LPA，左肺动脉；RPA，右肺动脉

(levocardia)；如心尖指向右方，则为右位心(dextrocardia)；指向中央，则为中位心(mesocardia)。

（二）心房及其与静脉的连接

肺静脉和体静脉本身可发生异位引流，故对识别左、右心房的价值有限。由于心房和内脏的关系较恒定，常可借内脏位置判断心房位置。右心房常与肝脏同侧，左心房常与脾脏同侧。如右心房和肝脏均在右侧，左心房与脾脏均在左侧，则为心房正位(situs solitus)；如右心房和肝脏均在左侧，而左心房与脾脏均在右侧，则为心房反位(situs inversus)。第三种为心房不定位(situs ambiguous)，如伴无脾，则多为双侧右心房；如伴多脾，则多为双侧左心房。在少数情况下，心房与内脏的位置关系可以不一致；此时肋下第 10 胸椎水平探测腹主动脉和下腔静脉的关系，有助于明确心房及其与静脉的连接（图 3-3-79）。在此切面上，虽腹主动脉与下腔静脉的横断面均呈圆形结构，但在实时显像中，前者呈与心尖一致的搏动，而后者在吸气时充盈扩张，可资鉴别。

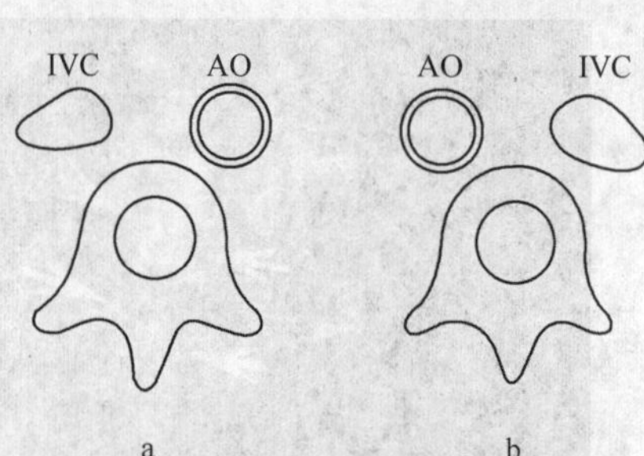

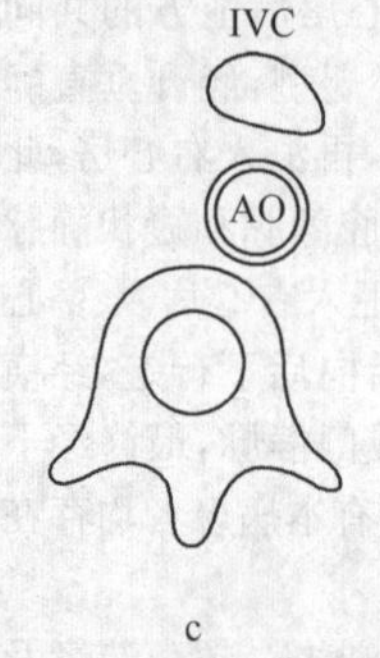

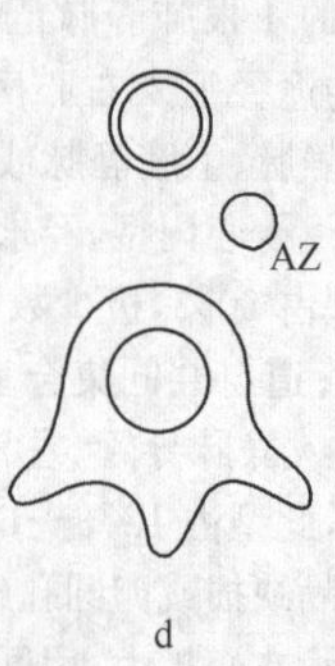

图 3-3-79 心房位置判断示意图（二维超声显像在肋下第 10 胸椎水平探测）

a. 心房正位，下腔静脉(IVC)与腹主动脉(AO)呈右、左对称 b. 心房反位，下腔静脉(IVC)与腹主动脉(AO)呈左、右对称 c. 双侧右心房，下腔静脉(IVC)与腹主动脉(AO)同在左侧 d. 双侧左心房，下腔静脉中断，腹主动脉居中，其左后方有一奇静脉(AZ)

（三）心室及其与心房的连接

四腔心切面是判断心室及房室连接的最佳切面，房室连接的方式可分为两大类。

1. 双室房室连接 即心房与两个心室相连。此时需判断形态右心室和左心室，确定心室位置（心室襻），明确房室连接的形式。

(1) 形态右心室和左心室的判断：左、右心室在解剖学上有许多鉴别点，超声主要根据心室腔内房室瓣装置及肌小梁的特征来判断（表 3-3-1）。

(2) 心室位置（心室襻）的判断：正常情况下，形态右心室在右侧，形态左心室在左侧，称为心室正位或心室右襻(Dloop)；如形态右心室位于左侧而形态左心室位于右侧，则为心室反位或心室左襻(Lloop)；如形态右心室与形态左心室间无肯定的左右关系，则为心室不定位或心室襻不定(Xloop)。

表 3-3-1 形态右心室与形态左心室的鉴别

切 面	形态右心室	形态左心室
房室瓣水平短轴切面上	房室瓣呈三叶 如花瓣状启闭运动	房室瓣呈二叶 如鱼嘴状启闭运动
乳头肌水平短轴切面上	多组乳头肌，大小常不等	一对乳头肌，大小相仿
四腔心切面上	房室瓣较近心尖 肌小梁粗糙 常有斜形状调节束	房室瓣距心尖较远 肌小梁较光滑 常有纤细的假健索

注：*，在膜周型流入道部室间隔缺损时，此点无鉴别价值。

(3) 双室房室连接的形式：根据右心和左心连接的关系分为两种形式。房室连接一致，即心房正位合并心室右襻，或心房反位合并心室左襻(镜像右位心)；房室连接不一致，即心房正位合并心室左襻，或心房反位合并心室右襻。少见的双侧右心房或双侧左心房畸形者，则不论心室右襻或左襻，均为房室关系不定。

2. 单室房室连接　在四腔心切面上，根据心室流入道特征，可分为4种类型，包括双流入道单室连接、共同房室瓣单室连接、三尖瓣连接缺如和二尖瓣连接缺如(图3-3-80)。

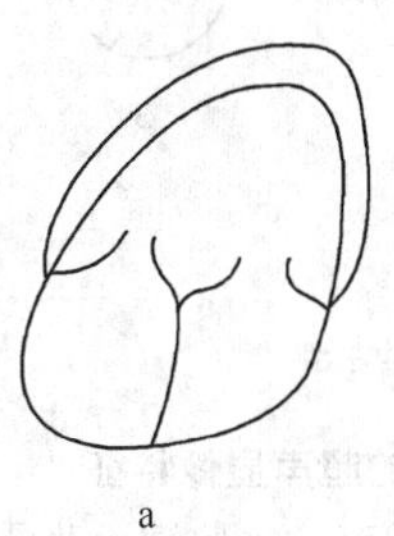
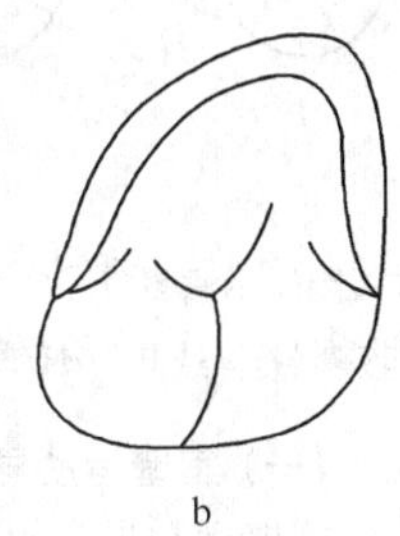
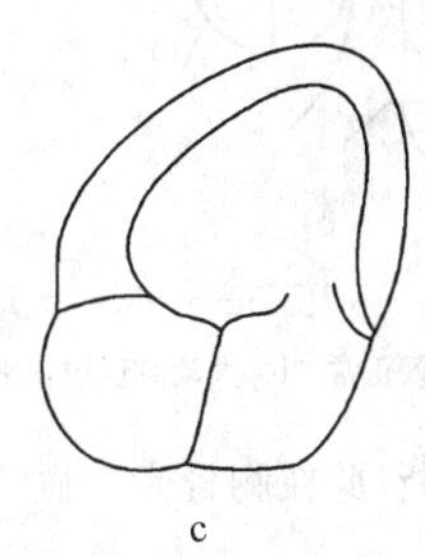
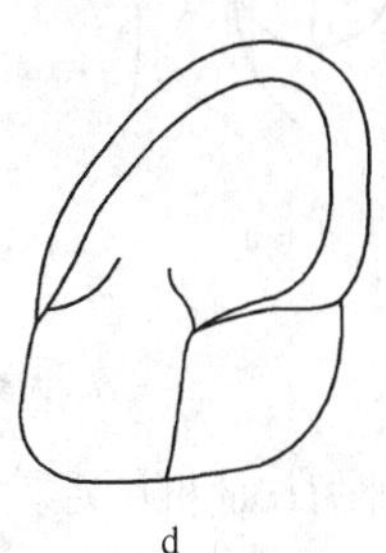

a　b　c　d

图3-3-80　单室房室连接的示意图

a. 双流入道单室连接　b. 共同房室瓣单室连接　c. 三尖瓣连接缺如　d. 二尖瓣连接缺如

在单室房室连接时，除单室的主腔外，常有残余腔或漏斗室的存在，需注意判断主腔和残余腔的形态学特征。超声诊断根据残余腔在心脏长轴、短轴和四腔心切面上的位置不难判断。若残余腔位于前上方，不论左或右，均提示为残余右心室腔，主腔属于左心室型；若残余腔位于后下方，则不论左或右，均提示为残余左心室腔，主腔属于右心室型(图3-3-81)。如无残余腔存在，则单室的形态学属于不定型，但需在多种切面上仔细寻找，以免遗漏很小的残余腔。在分析房室连接时，还必须包括房室瓣的情况。二维超声显像，尤其是四腔心切面，是直接显示房室瓣的最佳手段。房室瓣畸形，主要包括：

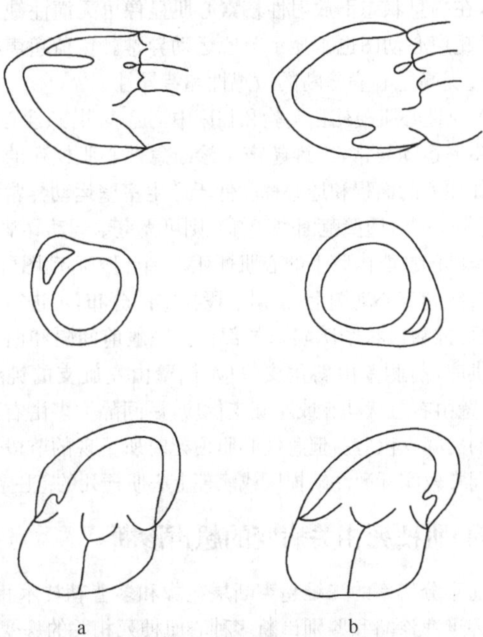

a　b

图3-3-81　单室房室连接主腔和残余腔的形态学判断

a. 残余腔位于前上方，提示残余右心室腔，主腔属于左心室型　b. 残余腔位于后下方，提示残余左心室腔，主腔属于右心室型；如无残余腔存在，则单室的形态学属于不定型

(1) 共同房室瓣：并不直接附着在室间隔上，而是以腱索与室间隔相连。根据共同前瓣的发育程度和腱索附着的部位，可进一步分为若干亚型。

(2) 房室瓣骑跨(overriding)或骑坐(stradding)畸形：前者系指室间隔缺损时房室间隔的对位不良；后者则除房室间隔对位不良外，在房室瓣下方尚有腱索分别连于两侧心室。必须指出，有房室瓣骑跨或骑坐畸形的双室房室连接，需与双流入道型的单室房室连接相鉴别。一般来说，前者的两侧房室连接各占50%左右，而后者的房室连接约有75%以上的瓣环连接于左心室腔。

(3) 房室瓣闭锁：包括一侧房室连接缺如和房室瓣未穿破畸形。前者在单室房室连接中已叙述，后者表现房室瓣口有一膜状结构，其心室面可有发育不全的腱索。在心房收缩时，该膜凸向心室但不开启。超声造影示气泡不能通过此膜入室及多普勒超声测不到过膜血流，为诊断本畸形的可靠证据。

(4) 房室瓣狭窄：为房室瓣装置发育不全的结果，表现为瓣膜增厚、开放受限和腱索短小，常伴瓣环发育不全而很小。二尖瓣狭窄较三尖瓣多见，前者常为左心发育不全综合征表现之一，后者则多见于肺动脉瓣闭锁伴完整室间隔畸形者中。二尖瓣下肌桥(arcade)和降落伞型二尖瓣(parachute mitral valve)是特殊类型的二尖瓣狭窄，超声显像的四腔心切面可提供最佳的显示。

(5) 房室瓣关闭不全：多普勒超声可直接测及经瓣口反流到心房的异常血流，是诊断房室瓣反流的敏感而特异的方法。二维显像可直接显示病变瓣膜的形态特征。如三尖瓣下移畸形(ebstein anomaly)，选用胸骨旁流入道切面和四腔心切面，可全面显示前、后、隔叶三者的附着点，清楚区分房化右心室和功能右心室。

(四) 大动脉及其与心室的连接

诊断包括识别大血管、判断大动脉的位置及与心室连接的形式、诊断半月瓣及大动脉异常。

1. 大动脉的识别　用超声显像技术，综合多种切面上大血管的走向和分支情况，不难识别主动脉和肺动脉。通常升主动脉较长，其后弯曲形成主动脉弓，并发出头臂动脉分支；而肺动脉主干一般较短，在起始后不久即行分叉而成左、右肺动脉。如在多个切面上未能显示肺动脉，则提示共同动脉干的可能。若观察到肺动脉和冠状动脉均起源于此大动脉，则可确定诊断。共同动脉干虽分4型，但以Ⅰ型最为多见。在肋下、胸骨上及胸骨旁大血管水平短轴切面上，可直接显示发自共同动脉干的肺动脉主干及分支。

2. 大动脉的位置及与心室的连接　大动脉的位置正常与

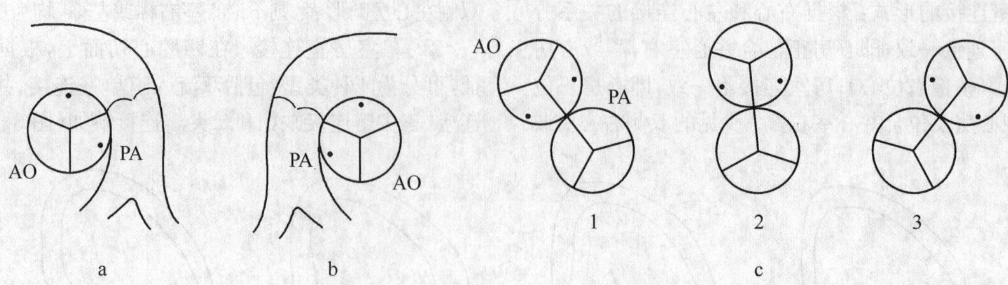

图 3-3-82 大动脉位置判断示意图

a. 大动脉位置正常 b. 大动脉反位正常 c. 大动脉转位,1 和 2 为右型,3 为左型

否,主要根据两组半月瓣的相互关系来判断,此在胸骨旁大血管水平短轴切面上显示最佳(图 3-3-82)。

大动脉位置正常:此时在胸骨旁大血管水平短轴切面上呈现典型的"圆肠"型。正常情况下,心房正位,心室右襻、肺动脉瓣在左前方而主动脉瓣在右后方,称为大动脉正位正常;如心房反位,心室左襻、肺动脉瓣在右前方而主动脉瓣在左后方,则称为大动脉反位正常,见于镜像右位心。

大动脉位置不正常:此时在胸骨旁大血管水平短轴切面上的"圆肠"型消失,而代之以"双圆"型,前者多为主动脉,后者多为肺动脉。根据大动脉与心室的连接方式,又可分为大动脉转位(transposition,TGA)和大动脉异位(malposition,MGA)两种。前者指大动脉与心室连接不一致(主动脉起于形态右心室而肺动脉起于形态左心室),后者指大动脉与心室连接一致(主动脉仍起于形态左心室而肺动脉起于形态右心室,即为解剖校正)。根据主动脉位于肺动脉前方的右侧(或正前方)和左侧,大动脉转位和异位又可分为右型和左型。

第四节 冠心病超声心动图检查

一、心肌缺血与室壁运动异常

早在 1935 年 Tennant 和 Wiggers 在实验中就观察到,在冠状动脉阻塞后的数秒钟即出现缺血节段的运动异常。这成为左心室 X 线造影和放射性核素诊断冠心病的依据,也是二维超声心动图诊断冠心病的依据。由于后者系实时断层显示,较前两者的轮廓显示更为优越。

研究表明,二维超声检测缺血心肌的节段性运动异常甚为敏感,当冠状动脉静息时的血流减少 50%或以上时即可检出。其检出率与心肌缺血的透壁程度和范围有关,如透壁超过全层厚度的 20%~30%,缺血范围超过左心室的 6%,则几乎都能在二维超声心动图上呈现节段运动异常。

研究显示二维超声心动图对缺血节段运动异常的定位和范围判断,与左心室 X 线或放射性核素造影、^{201}Tl 心肌灌注显像的结果颇为一致。当然,由于显示方法不同,观察者间的差异和判断程度定级上的差别,可存在不一致之处。与尸检心肌梗死的范围相比较,二维超声心动图所显示的室壁运动异常的范围与之高度相关,但有高估的倾向。可能为邻近梗死区的正常心肌,由于梗死区运动异常的机械性栓系作用所致。

(一) 室壁运动异常的超声显像特征

室壁运动异常的表现有:① 收缩运动异常,即收缩期心内膜运动的异常,包括运动幅度的减弱、消失或出现反向运动。② 收缩增厚异常,包括室壁的厚度收缩期不增厚或变薄,即心内膜和心外膜间的距离,在收缩期不增加或反而减小。在评价室壁运动异常时,两者各有优缺点。而后者仅能在超声断层显像中显示,在左心室 X 线或放射性核素造影中不能显示。

(二) 室壁节段运动异常在临床评价冠心病中的应用

(1) 心绞痛对于冠心病患者,当心绞痛发作时,在二维超声上可显示节段性运动异常,其表现与急性心肌梗死时相仿,但历时短暂,可恢复。也有观察到心肌缺血的节段运动异常先于胸痛或典型心电图的改变。然而,在心绞痛发作的间歇期,即使有严重的冠状动脉狭窄存在,静息时可无心肌缺血的表现,二维超声可正常。实验研究揭示,当冠状动脉狭窄达到 70%~90%时,在静息状态下放射性核素心肌显像可无灌注缺损区出现,二维超声心动图也不显示节段运动异常。负荷超声心动图能够明显提高冠心病诊断的敏感性和特异性。

(2) 急性心肌梗死在实验和临床中均已表明,急性心肌梗死时伴有室壁运动异常,二维超声是诊断急性心肌梗死的敏感方法。但如梗死的面积和透壁程度低于产生室壁运动异常的阈值(梗死面积<6%,透壁范围<30%),则可无室壁运动异常。因此对于小范围的或心内膜下的心肌梗死,二维超声心动图可漏诊。

在二维超声心动图上,根据节段异常的分布,可进行梗死的定位,并可推测冠状动脉阻塞的部位。一般前间隔和前壁由左前降支供应,前侧壁由斜角支供应,侧壁由左旋支的钝缘支供应,后下壁由右冠状动脉或左旋支供应,后间隔大多由右冠状动脉发出的后降支供应。但急性心肌梗死时所呈现的节段运动异常的范围常较实际灌注缺损区或病理上心肌梗死的范围要大。

二、与心肌梗死相关病变的超声诊断

目前高分辨率的二维超声断层显像和多普勒技术相结合,可在床旁迅速诊断和鉴别诊断多种心肌梗死相关的病变。

(一) 心肌梗死区的扩展

为急性心肌梗死早期常见的并发症,为梗死区心肌持续变薄、膨出,但不伴坏死心肌数量的增加。在二维超声心动图上表现为梗死节段的持续扩张和膨出,伴节段的伸展和变薄,但非梗死范围的扩大。有心肌梗死扩展者的住院死亡率及并发泵衰竭、心律失常、心肌穿孔、室壁瘤和血栓栓塞的发生率均增高。

(二) 室壁瘤

在心肌梗死患者中,此并发症并不少见。根据左心室 X 线造影或二维超声显示，其发生率达20%～40%。可导致心律失常、心力衰竭和心绞痛，也可并发血栓栓塞。在二维超声心动图上表现为局部节段变薄，收缩期和舒张期均膨出，伴运动消失或矛盾运动(图3-3-83)。由于二维超声心动图可从多方面断层显示，特别是心尖段，其对室壁瘤的检出率并不逊于X线或放射性核素造影，且能全面估测残存节段的范围，使其成为室壁瘤手术切除前评价的必不可少的手段之一。

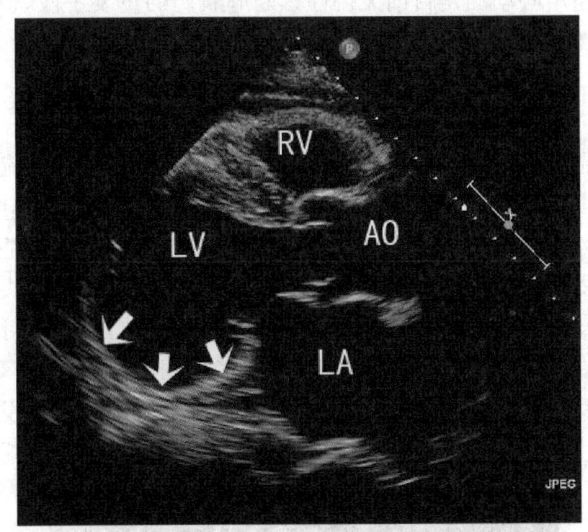

图3-3-83　胸骨旁长轴切面，二维超声心动图显示左心室后壁基底段室壁瘤形成(箭头所示)

LA，左心房；LV，左心室；RV，右心室；AO，主动脉

(三) 附壁血栓

可发生在室壁瘤或急性心肌梗死运动异常的节段里。在二维超声上，附壁血栓表现为在室壁瘤或心室腔内不规则的回声增强反射，大多呈层样(图3-3-84)，无活动；也可为球状，突向心腔，活动或伴可活动的附着物，后者易致栓塞。与放射性核素^{113}In标记的血小板检测法对照，二维超声心动图检测心室内附壁血栓敏感而特异，甚至二维超声可早在血栓形成前显示出在瘤壁或心腔内旋涡状的致密回声群，据此可指导抗凝或溶栓治疗。一般并发血栓栓塞多在急性心肌梗死后的头3个月内，此后可能由于内皮细胞的生长，附壁血栓趋于固定，较少有脱落的可能。

(四) 右心室梗死

大多并发于急性左心室下壁梗死时。二维超声心动图可显示右心室梗死时所呈现的右心室扩大、右心室整体或节段性室壁运动异常，也可发生室间隔矛盾运动、三尖瓣反流，其中以后者最为敏感和特异。检查时，宜取胸骨旁左心室短轴和心尖、肋下四腔心切面，因胸骨旁左心室长轴切面上所显示的右心室流出道很少发生梗死。右心室梗死时，可由于右心房压力的增高，通过未闭卵圆孔发生右向左分流，而在临床上表现为低氧血症，用超声造影或多普勒技术不难发现。

(五) 心室结构破损

包括乳头肌断裂、室间隔穿孔、左心室破裂和假性室壁瘤形成。当出现乳头肌断裂和室间隔穿孔时，临床上可闻及新出现的收缩期杂音。二维超声心动图可直接显示室间隔穿孔处的回声中断，其周围一般留有扩张变薄的梗死心肌(图3-3-85)。小的穿孔可借超声脉冲多普勒、彩色血流显像或超声造影确诊。乳头肌断裂的表现视断裂的部位而异，主干部的完全断裂常立即导致重度二尖瓣反流、急性肺水肿而危及生命；分

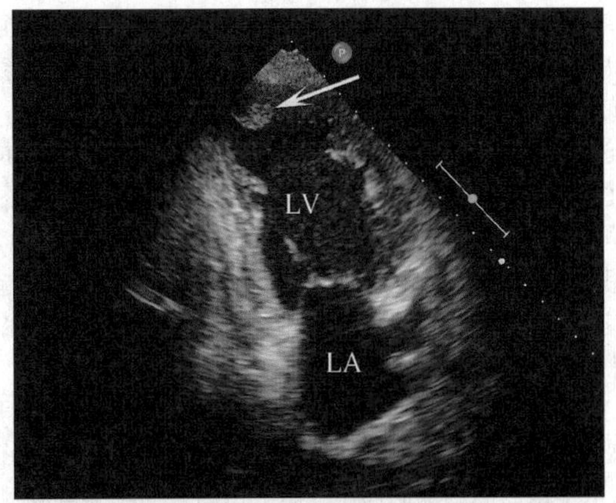

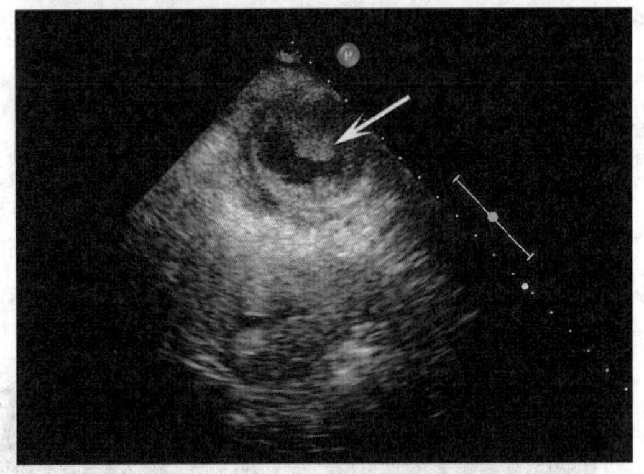

图3-3-84　心尖部附壁血栓(箭头)

上图：心尖二腔心切面，二维超声心动图显示心尖部附壁血栓(箭头所示)。下图：心尖水平短轴切面，二维超声心动图显示心尖部前壁、前侧壁附壁血栓(箭头所示)。LA，左心房；LV，左心室

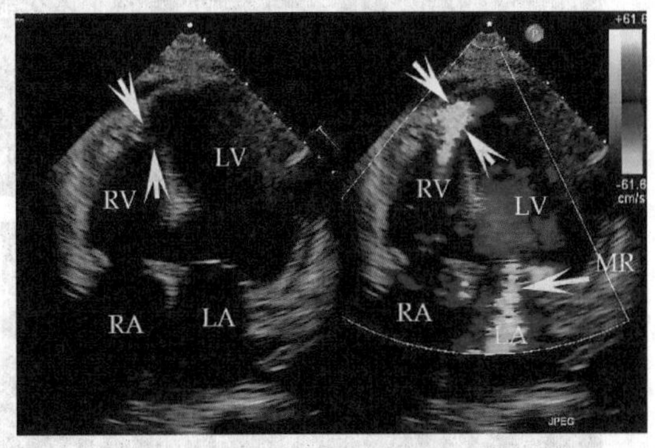

图3-3-85　室间隔穿孔二维超声心动图及多普勒超声心动图

心尖四腔心切面显示室间隔心尖段回声中断，为室间隔穿孔(箭头所示)。LA，左心房；LV，左心室；RA，右心房；RV，右心室

支上的不完全断裂或慢性期，由于缺血瘢痕导致乳头肌功能不全，在二维超声心动图上可分别显示连枷二尖瓣与二尖瓣收缩期未完成的关闭。超声多普勒可显示二尖瓣反流。在左心功能不全时，即使中、重度的二尖瓣反流，在临床上可无明显杂音。左心室游离壁的破裂常立即致死，虽有床旁超声检查观察到此并发症，但往往措手不及。少数病例心肌穿破发生较慢，范围较小，而被周围心包所包裹，形成假性室壁瘤。在二维超声上显示突出于心腔外的囊袋，有一狭颈(内径小于囊袋最大径的1/3)与左心室相通，囊袋可具有搏动性或含有血栓。由于

假性室壁瘤有自发性破裂的倾向,及时确诊和手术治疗至关重要。因此,二维超声心动图在本并发症的诊治中具重要意义。

(六) 急性心肌梗死后的心包炎

心肌梗死后综合征(dressler syndrome),以及大范围的透壁性心肌梗死后急性纤维蛋白性心包炎,二维超声心动图可揭示心包积液的存在,协助诊断,后者若在抗凝过程中发生,出现心包积液通常是停抗凝等措施。如在二维超声心动图上呈现右心房和(或)右心室壁舒张期塌陷,则为心脏压塞的先兆。

(七) 肺动脉高压

心肌梗死后,如长期左心功能不全,可继发肺循环高压、右心衰竭。用脉冲多普勒记录肺动脉流速曲线,根据流速峰值的前移,可定性诊断肺动脉高压。还可用超声连续多普勒测定三尖瓣和肺动脉瓣的流速,借简化 Bernoulli 方程式,可无创性地测定肺动脉的收缩压、舒张压和平均压。

(八) 心肌梗死干预性治疗的监测

干预性治疗在急性心肌梗死的处理中日益受到重视,它不仅为了缓解疼痛,而且为了挽救存活的心肌,缩小梗死的范围,如经皮冠状动脉介入治疗、药物溶栓治疗等。二维超声可供精确地评价室壁运动,并可以重复检查,成为监测干预性治疗的有用工具。经食管超声心动图为冠状动脉旁路手术中监测提供了新的工具。

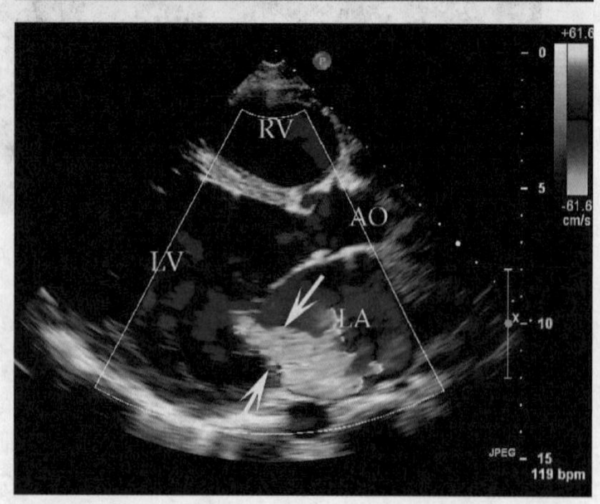

图 3-3-86　扩张型心肌病二维超声心动图及多普勒超声心动图

上图:胸骨旁左心室长轴切面,二维超声心动图显示左心室明显扩大,关闭时二尖瓣不能退至瓣环水平。下图:同一切面,彩色多普勒示轻中度二尖瓣反流(箭头所示)。LA,左心房;LV,左心室;RV,右心室;AO,主动脉

第五节　心肌病超声心动图检查

超声心动图是目前无创性诊断心肌病的重要手段,也是随访自然病程及评价疗效的重要工具。

一、扩张型心肌病

超声心动图显示左心室明显扩大,呈球形,左心室流出道增宽,二尖瓣开放呈低流量改变,且主动脉瓣开放幅度亦减小。胸骨旁左心室长轴切面显示左心扩大,左心室壁整体收缩活动普遍受抑,二尖瓣可因左心室显著扩大、瓣环扩张和乳头肌移位而发生相对性关闭不全。当并发乳头肌功能不全时可见二尖瓣收缩期不能退至瓣环水平,彩色多普勒示二尖瓣口多色镶嵌的反流束(图 3-3-86)。此外,扩张型心肌病尚可并发附壁血栓、肺动脉高压等,也能在超声检查时显示(图 3-3-87)。

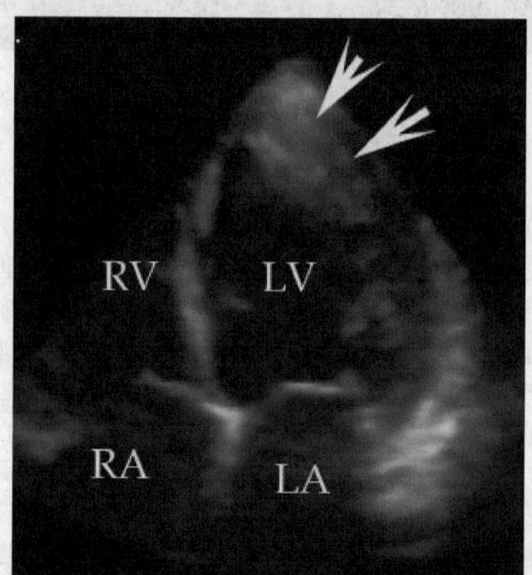

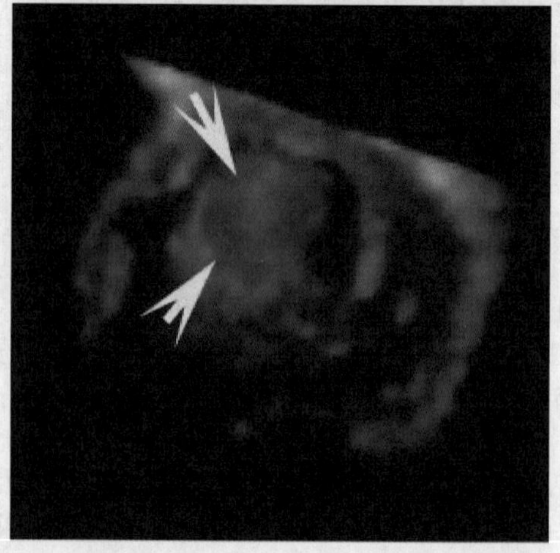

图 3-3-87　左心室心尖部附壁血栓

上图:心尖四腔心切面,实时三维超声心动图显示左心室心尖部附壁血栓(箭头所示)。下图:心尖水平短轴切面,实时三维超声心动图显示心尖部附壁血栓(箭头所示)。LA,左心房;LV,左心室;RA,右心房;RV,右心室

超声心动图在扩张型心肌病的诊断和鉴别诊断上有重要价值，它不难排除可与心肌病相混淆的心包疾病、瓣膜病、先天性心脏病或肺源性心脏病等。冠心病以室壁阶段性运动异常为特征，与扩张型心肌病普遍性收缩力减低有别，但有多支冠状动脉病变的冠心病引起心肌纤维化形成“缺血性心肌病”时，可无正常节段而呈弥漫性收缩力减低，鉴别诊断有困难。

二、肥厚型心肌病

本型的解剖特征为心室肌显著肥厚，回声不均匀（图 3-3-88）。乳头肌也多粗大肥厚，左心室腔变小，左心室顺应性和舒张功能减退。部分病例可伴二尖瓣反流，左心房常增大。

肥厚型心肌病的分类有 3 种方法：① 根据心肌肥厚的部位进行分类；② 根据血流动力学改变进行分类；③ 最近有研究者从分子水平进行分类。其中最后一种分类方法在临床上不常用。

1. 根据心肌病肥厚的部位分类　1983 年 Maron 等将肥厚型心肌病分为 4 型：Ⅰ型，肥厚区局限于前间隔；Ⅱ型，肥厚累及前、后室间隔；Ⅲ型，肥厚累及前、后间隔及左心室的前壁、侧壁，唯左心室下壁（后壁）不厚，此型在临床上最多见（占 52%）；Ⅳ型，肥厚累及后间隔和（或）左心室侧壁，前间隔与左心室下（后）壁不厚，此型少见。但 Maron 分型未包括近 20 年日渐增多的对称性肥厚型心肌病和心尖肥厚型心肌病。

2. 根据血流动力学的改变分类　将肥厚型心肌病分为梗阻性肥厚型心肌病和非梗阻性肥厚型心肌病。

非梗阻性肥厚型心肌病：血流动力学显示静息状态下或诱发条件下，左心室流出道（或左心室腔内）收缩期压力阶差<30 mmHg。

梗阻性肥厚型心肌病分为静息状态下梗阻和隐匿性梗阻：

静息状态下梗阻：血流动力学显示静息状态下，左心室流出道（或左心室腔内）收缩期压力阶差>30 mmHg。

隐匿性梗阻：血流动力学显示静息状态下，左心室流出道（或左心室腔内）收缩期压力阶差为 0～30 mmHg；活动时，收缩期压力阶差立刻上升，并大于 50 mmHg。

梗阻性肥厚型心肌病的梗阻部位分为左心室流出道梗阻（较常见）、左心室中部（乳头肌水平）梗阻（少见）及左心室心尖部至主动脉瓣环水平呈管型梗阻（极罕见）（图 3-3-89）。

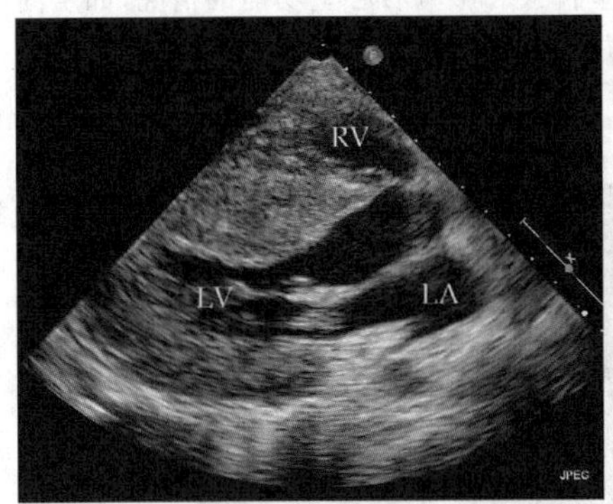

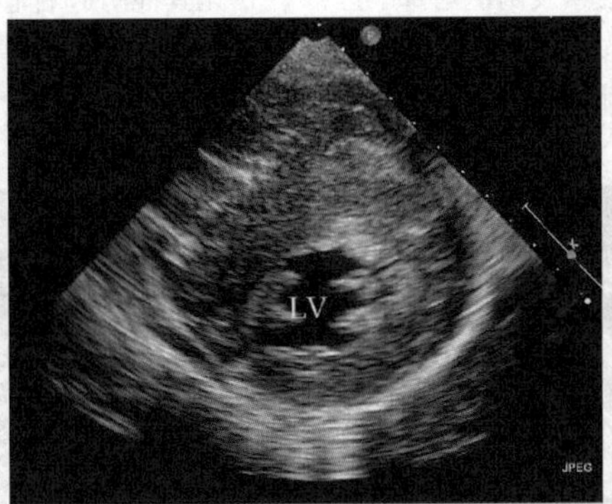

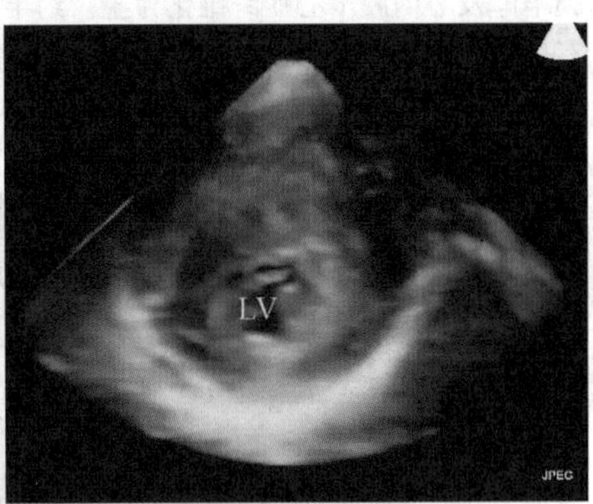

图 3-3-88　肥厚型心肌病二维超声心动图及实时三维超声心动图

胸骨旁长轴切面及二尖瓣水平短轴切面显示室间隔显著肥厚。LA，左心房；LV，左心室；RV，右心室

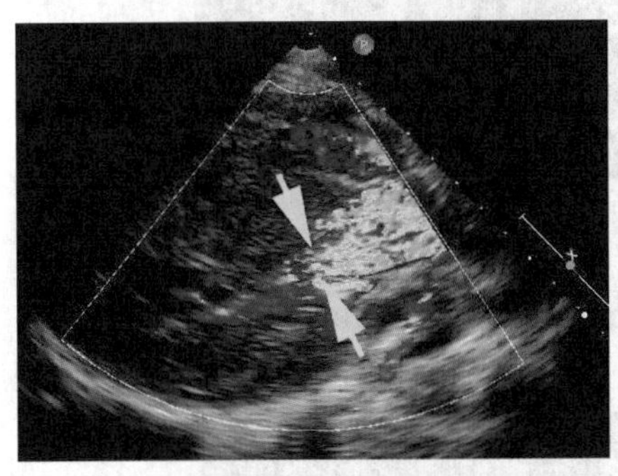
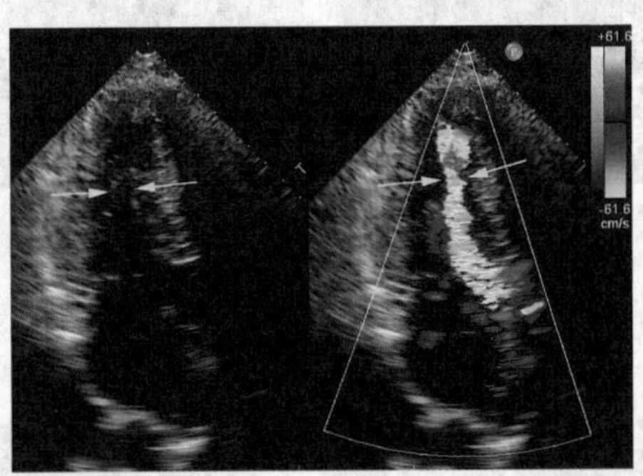

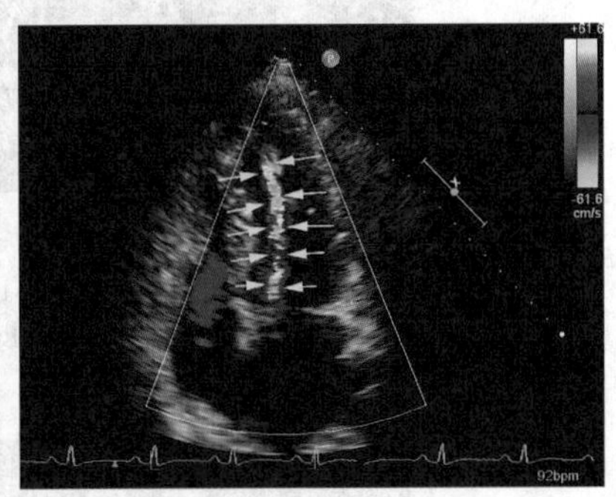

图 3-3-89　梗阻性肥厚型心肌病多普勒超声心动图

左图：胸骨旁长轴切面，彩色多普勒显示左心室流出道梗阻（箭头所示）。中图：心尖长轴切面，二维及彩色多普勒均显示左心室中部（乳头肌水平）梗阻（箭头所示）。右图：心尖四腔心切面，彩色多普勒显示左心室心尖部至主动脉瓣环水平呈管型梗阻（箭头所示）

二尖瓣前叶收缩期前移（SAM）是左心室流出道发生功能性梗阻的标志。二维超声显像的 SAM 定义为：左心室长轴切面中，二尖瓣前叶移向室间隔，超越二尖瓣关闭接合点和乳头肌尖部之间的连线。彩色血流显像，在胸骨旁长轴切面上，收缩期可见左心室流出道内血流柱变细，此相当于肥厚的室间隔与二尖瓣 SAM 间的狭窄通道部位，在梗阻远端主动脉瓣下有多色镶嵌的紊乱血流。连续波式多普勒根据 Bernoulli 方程式，可测算左心室流出道的压力阶差，借以估计狭窄程度。肥厚型心肌病的压力阶差与主动脉瓣狭窄有明显不同。前者出现于收缩中期，在收缩晚期达到高峰，而后者出现于收缩早期，所以前者为动力性梗阻，后者为固定性梗阻。

心尖肥厚型心肌病为近年日本学者首先发现。临床上因有胸痛和心电图异常，易被误诊为冠心病。该型肥厚限于心尖部，若仅做 M 型曲线或胸骨旁左心长、短轴切面，可致漏诊。

左心室心尖水平短轴切面对于左心室壁的局限性肥厚有较高的敏感性，能清晰地观察到肥厚的部位及肥厚的程度(图3-3-90)。左心室超声造影能更清晰地显示心尖部肥厚，能够很好地与心尖部假腱索鉴别。

虽然肥厚型心肌病的心肌肥厚大多呈非对称性或不均匀性，但少数可表现为弥漫性对称性肥厚。诊断时需结合临床排除能导致左心室肥厚的各种原因，如主动脉瓣口狭窄、主动脉缩窄和高血压等。

三、限制型心肌病

限制型心肌病是以单或双心室充盈受限、舒张期容积缩小为特征，但心室收缩功能及室壁厚度正常或接近正常，可出现间质的纤维增生，可单独出现，也可与其他疾病(如心肌淀粉样变性、嗜酸性粒细胞增多的心内膜疾病等)同时存在。临床上，限制性心肌病分为特发性及继发性两大类。特发性是指病理组织学检查未发现继发性因素的特征性表现；而继发性是指心肌病变继发于心肌淀粉样变性、含铁血黄素沉着病、结节病、心内膜心肌纤维化、硬皮病以及放射引起的心肌病。病变以心内膜增厚及心内膜下心肌纤维化为主。约半数累及两侧心室，也有仅累及左心室(40%)或右心室(10%)者。心室病变主要在流入道并延伸到心尖，可累及房室瓣、腱索和乳头肌。二维超声心动图对本病可做出提示性诊断，但应注意与缩窄性心包炎相鉴别。左心室长轴切面、心尖四腔心切面、二尖瓣水平短轴切面均可显示心内膜回声增强、增厚，室壁弥漫性增厚，心肌回声反射呈斑斑点点或毛玻璃状，室壁运动幅度减低，心室舒张受限，心室腔内径可正常或轻度增大，两侧心房多明显增大，肺静脉及腔静脉内径增宽(图3-3-91)。彩色多普勒示二尖瓣及三尖瓣反流。此外，还可显示心包积液。

四、致心律失常型右心室发育不良

二维超声心动图在诊断致心律失常型右心室发育不良中发挥着重要的作用，主要表现为右心室的体积扩大和(或)运动异常。运动异常从轻微活动障碍到活动完全消失，甚至有囊袋样改变形成，调节束结构改变，肌小梁排列紊乱，右心室流入道或流出道局限扩张。复旦大学附属中山医院曾报道10例本病的超声显像特征：① 右心室可呈弥漫性或区域性扩大，严重者局部右心室段可呈瘤样膨出。受累壁段以右心室心尖、右心室流出道和膈面多见；10例中9例位于心尖部，1例位于侧壁基底部。② 右心室收缩功能降低，可伴局部节段运动障碍。③ 无其他引起右心室扩大和影响右心室功能的情况，如房间隔缺损、右侧心瓣膜病变、肺动脉高压等。④ 左侧心腔一般无异常(图3-3-92)。

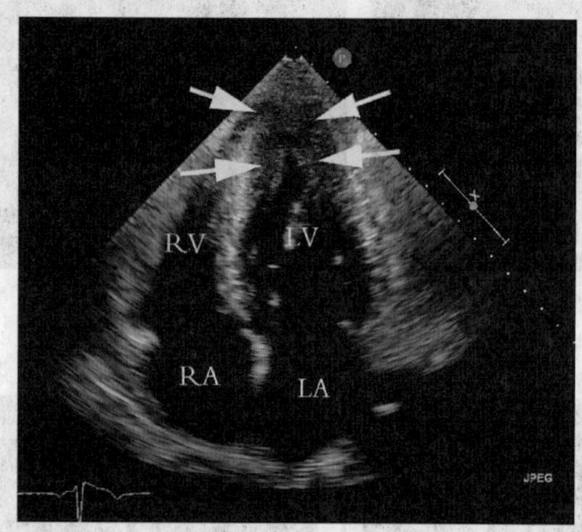

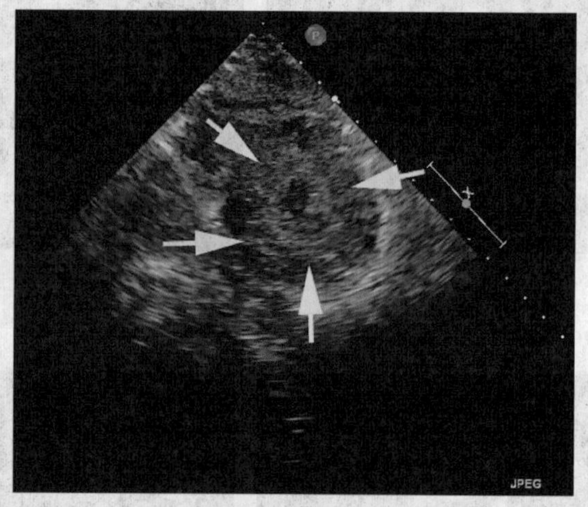

图3-3-90 心尖肥厚型心肌病二维超声心动图

左图：心尖四腔心切面，二维超声心动图显示左心室心尖部明显肥厚，且肥厚心肌回声欠均匀(箭头所示)。右图：左心室心尖水平短轴切面显示心尖部各节段均明显肥厚，肥厚心肌回声欠均匀(箭头所示)。LA，左心房；LV，左心室；RA，右心房；RV，右心室

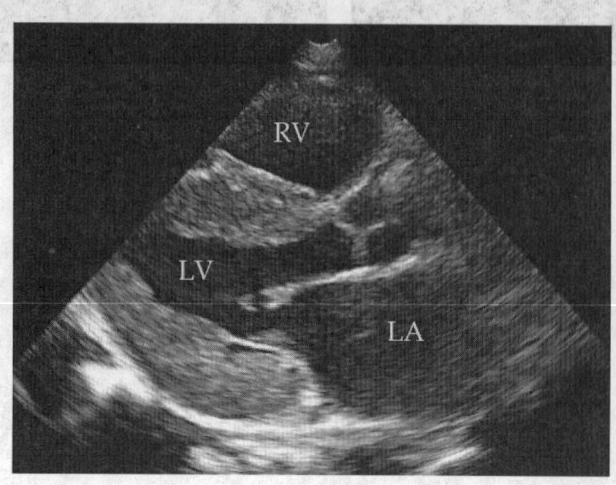

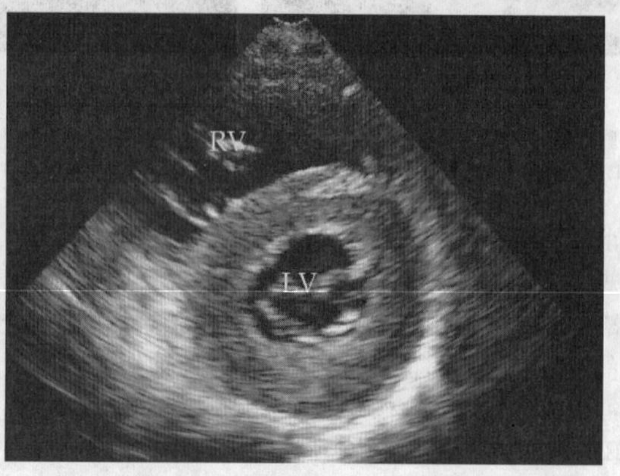

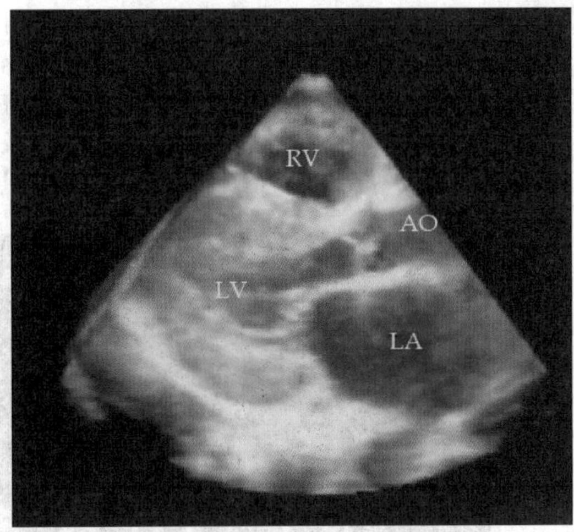

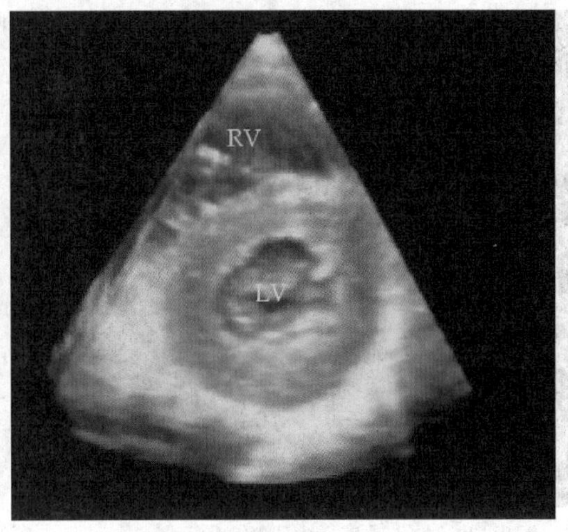

图 3-3-91 限制性心肌病的胸骨旁长轴切面及二尖瓣水平短轴切面

LA,左心房;LV,左心室;RA,右心房;RV,右心室

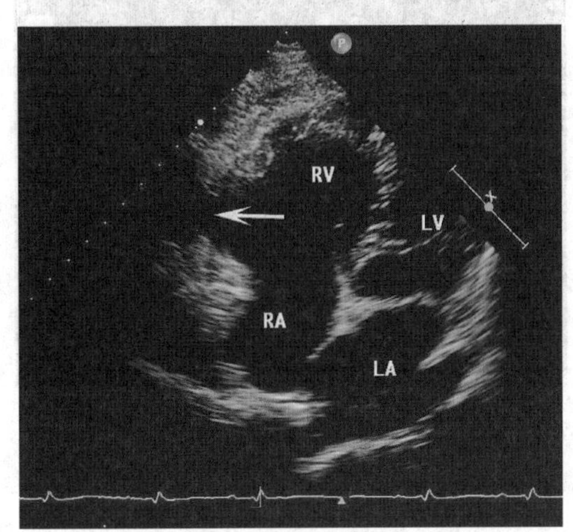

图 3-3-92 变异胸骨旁四腔心切面

二维超声心动图显示右心室心底部瘤样膨出(箭头所示)。RA,右心房;RV,右心室;LA,左心房;LV,左心室

五、左心室致密化不全

左心室致密化不全是一种较少见的先天性疾病,有家族发病倾向,其特征包括左心室扩大,收缩、舒张功能减退,左心腔内有丰富的肌小梁和深陷其中的隐窝,交织成网状,其间有血流通过,伴或不伴右心室受累。病理检查发现从心底到心尖致密心肌逐渐变薄,心尖最薄处几乎无致密心肌组织。受累的心室腔内显示多发、异常粗大的肌小梁和交错深陷的隐窝,可达外 1/3 心肌。超声心动图检查显示左心室扩大,室壁明显变薄,室壁运动明显减弱,射血分数和心排血量明显减低。心腔内有丰富的肌小梁,形成隐窝,以近心尖室壁节段最为明显,彩色血流多普勒显示隐窝间的低速血流与心腔相通(图 3-3-93),隐窝内可有血栓形成。

六、左心室心尖球囊综合征(Takotsubo 心肌病)

左心室心尖球囊综合征是由精神刺激所诱发的左心室功能不全,影像学与心电图呈一过性改变的一组症候群。左心室造影剂超声心动图检查均发现左心室心尖部和前壁下段运动减弱或消失(图 3-3-94),基底部心肌运动代偿性增强,左心室心尖呈球囊状的特殊心肌运动不协调改变,左心室射血分数降低。

七、心脏淀粉样变性(浸润性心肌病)

心脏淀粉样变性是一种进行性浸润性心肌病,预后差。通

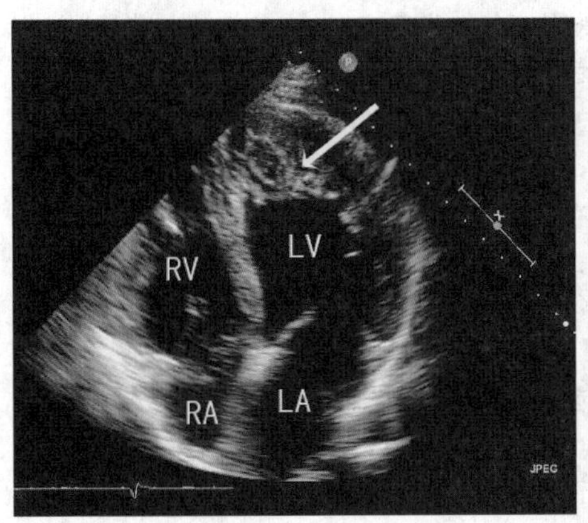

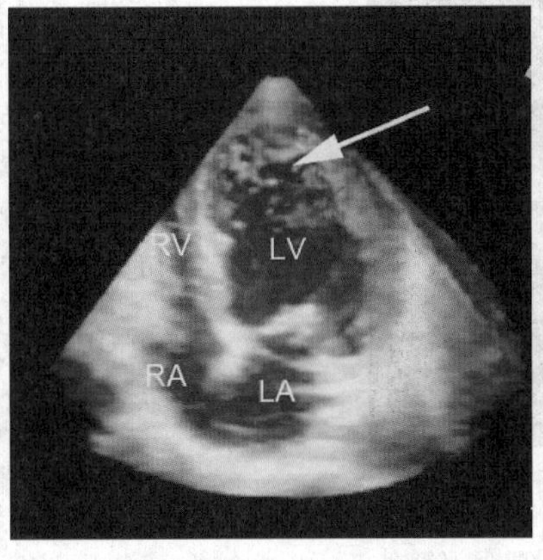

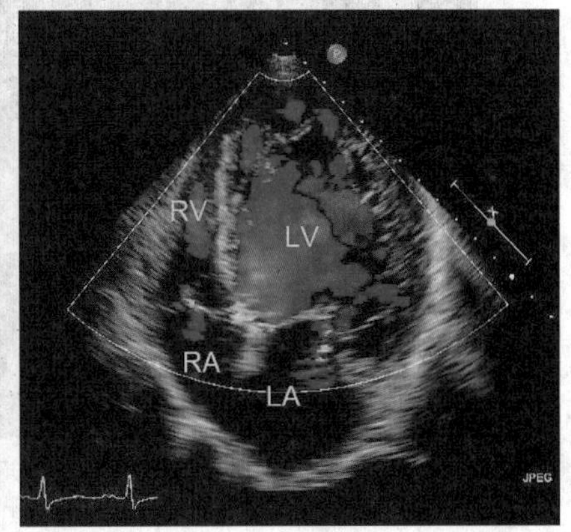

图 3-3-93 左心室心肌致密化不全

左图:二维超声心动图显示左心腔内丰富的肌小梁组织(箭头所示)和隐窝。中图:实时三维超声心动图立体显示左心腔内丰富的肌小梁组织(箭头所示)。右图:彩色多普勒示左心室腔隐窝间隙之间的彩色血流(箭头所示)。LA,左心房;LV,左心室;RA,右心房;RV,右心室

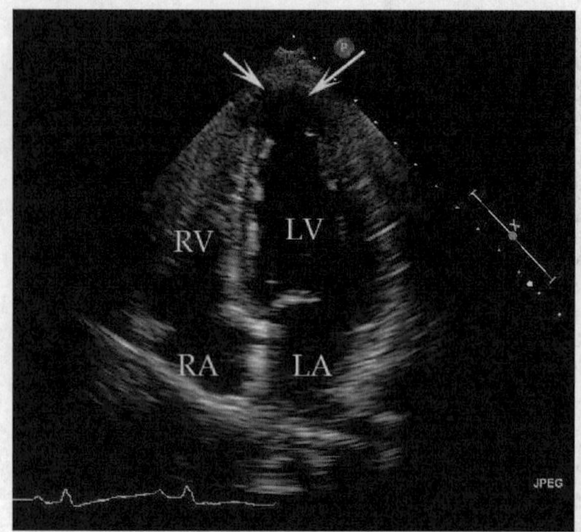

图 3-3-94　左心室心尖球囊综合征

心尖四腔心切面，二维超声心动图显示左心室心尖部变薄、膨出，收缩活动消失(箭头所示)。LA,左心房；LV,左心室；RA,右心房；RV,右心室

常男性较女性多见，40 岁前很少发病。二维超声心动图显示室壁增厚，心室内腔小，心房增大。在疾病早期收缩功能可正常，但随着淀粉蛋白沉积的进展，可见进行性左心室功能不全，而且心室壁常可显示清晰的闪烁颗粒状结构(图 3-3-95)，偶见心室肥厚，呈局灶性，类似于肥厚性心肌病。同时超声心动图显示的左心室壁增厚与心电图的低电压有关，这对心包疾病的鉴别有价值。多普勒超声心动图如二尖瓣口血流图及二尖瓣瓣环侧壁速度图对于评估左心室舒张功能异常及左心房压的升高(图 3-3-96)很有价值，而其受损程度可提供预后信息。

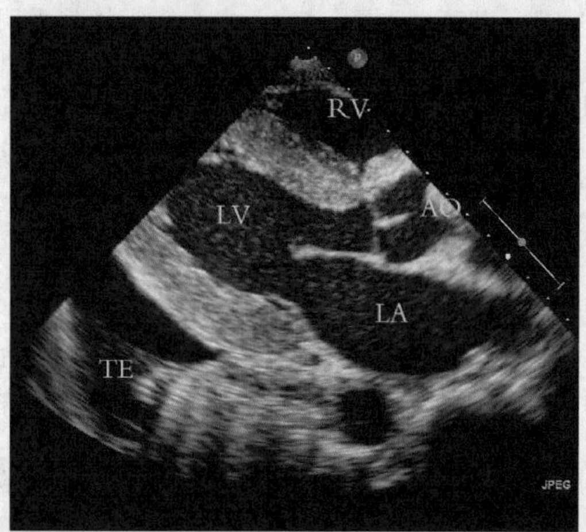

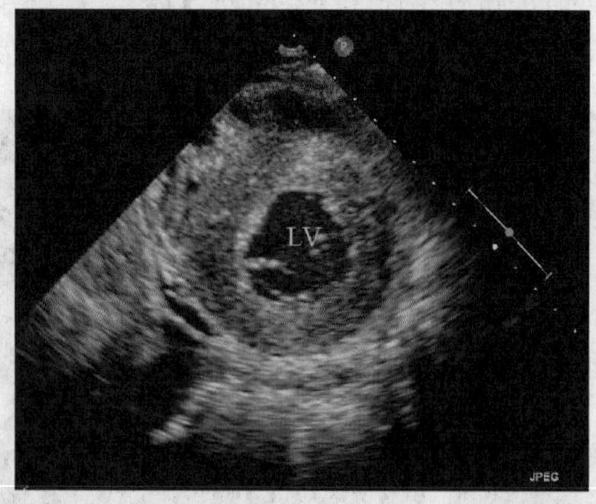

图 3-3-95　心脏淀粉样变性二维超声心动图

上图：胸骨旁长轴切面，二维超声心动图显示心室壁肥厚，并可见清晰的闪烁颗粒状结构。下图：二尖瓣水平短轴切面，二维超声心动图同样显示心室壁肥厚及可见清晰的闪烁颗粒状结构。LA,左心房；LV,左心室；RV,右心室；AO,主动脉；TE,胸腔积液

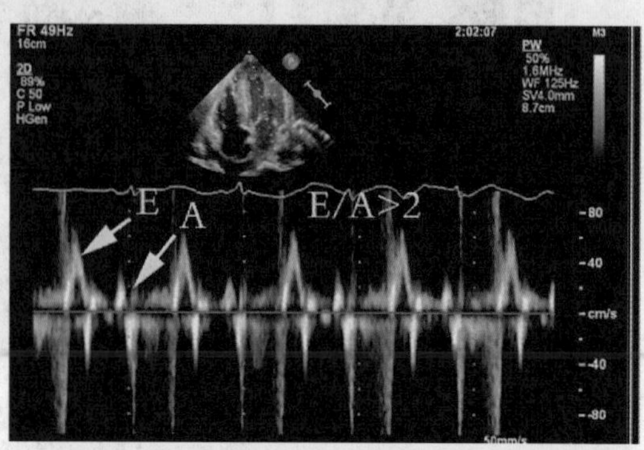

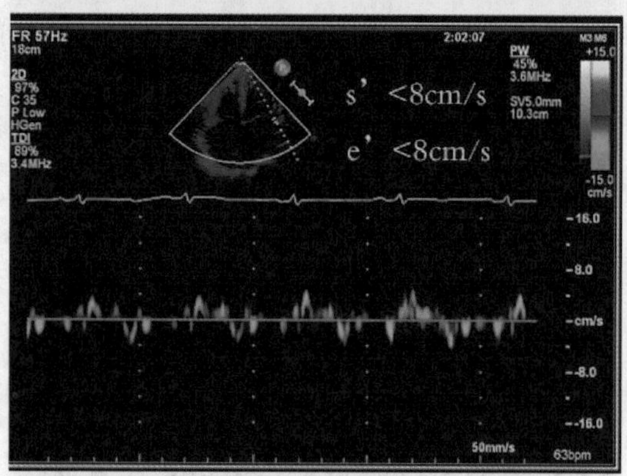

图 3-3-96　心脏淀粉样变性二尖瓣口血流图

上图：二尖瓣口血流图显示 E/A>2。下图：二尖瓣瓣环侧壁速度图显示 s'<8 cm/s，e'<8 cm/s。提示左心室舒张功能明显减退及左心房压升高

第六节　心包疾病超声心动图检查

在超声心动图上，正常的心包呈现一反射较强的狭带回声，包绕于心脏外周。在心包病变时，如急性心包炎、心包积液、心脏压塞、心包肿瘤和先天性心包异常等，在超声心动图上可显示其特征性改变，特别对心包积液的诊断，二维超声心动图简便而又可靠，不仅可定性，而且可定位、定量。

在超声探测心包时，需记录多切面，全面检查，对显示心包腔内的纤维条索、小房性积液、局部肿瘤或血栓特别重要。

一、心包积液

心包积液可见于心包急/慢性炎症、心包肿瘤浸润、甲状腺功能低下、胸部或纵隔放射治疗后及外伤等，超声心动图上心包积液的特征：① 心包脏层与壁层间由于液体积聚而出现相对无回声的暗区(图 3-3-97)，使右心室前壁与胸壁、左心室后壁与后心包分离。② 心包膜在心动周期中活动减少或消失，而心外膜仍在与心脏同步运动，这是由于两膜之间有液体的缓

冲作用。③ 大量心包积液时，心脏在心包腔中呈摆动运动，此与心电图上的电交替现象有关。

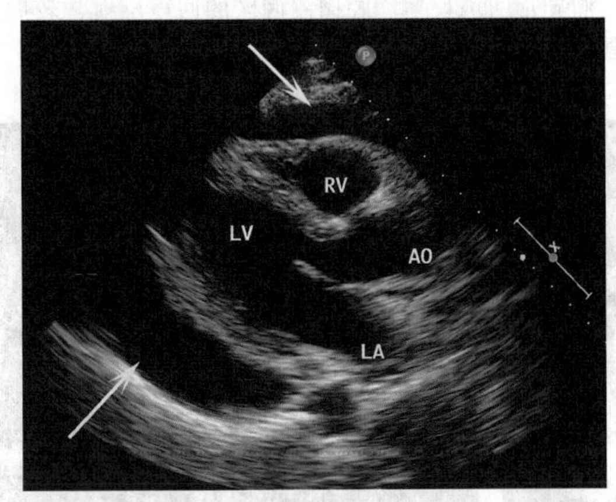

图 3-3-97　心包积液

胸骨旁左心室长轴切面示心脏外周大量心包积液（箭头所示）。LA，左心房；LV，左心室；RV，右心室；AO，主动脉

二维超声显像可显示积液的部位、分布而较正确地估计积液量：① 积液如只限于左心室后壁、房室环后方，而心脏前侧方与心尖处无积液，则属少量积液（<100 ml）。② 如心后积液增多，并延伸到心脏前侧方与心尖部，较均匀地环绕整个心脏，则为中量积液（100～500 ml）。③ 若心脏方面液体积聚，前侧方及心尖处都有大量液体，则为大量积液（>500 ml）。同时二维显像能显示心脏结构与其毗邻关系，如根据积液与降主动脉的前后关系可明确心包或胸腔积液。此外，尚可显示心包中纤维条索、肿块等病变。

二、心包内纤维条索

心包内纤维条索见于复发性渗出性心包炎或慢性心包炎，如恶性、放射性及慢性肾衰竭时，也见于急性感染性心包炎和外伤后。

在二维超声图上表现为一系列的线状或绳索状致密回声条连接于心包的脏、壁层之间，将心包分隔成几个小腔，有时一端游离而在心包液中飘忽。

三、心包增厚和粘连

慢性心包炎或慢性渗出，心包可发生纤维化而粘连增厚。在超声心动图上可显示心包脏层与壁层两条反射增厚平行的回声带，为心包增厚粘连的特征。其间可有一薄层无回声区，若不伴有积液时，则可表现为平行运动的宽带回声群。心包回声反射增粗，不一定是病理性的，可为多次反射所致。对心包增厚的诊断，则 CT 较超声优越。

四、心包钙化

为慢性心包炎的进一步退行性变。以结核性、化脓性、外伤性较多见，有的原因不明。钙化可散在或包绕整个心脏，可致部分或完全性缩窄。

心包钙化在超声图上可显示心包膜回声增强，典型者常不伴积液。但超声不能肯定鉴别钙化与致密的纤维化病变，X 线片常有助于诊断。

五、缩窄性心包炎

为心包炎症后，心包脏层与壁层广泛粘连、增厚、钙化，可厚达 0.5 cm。心包腔闭塞成一纤维壳，紧紧包住并压迫整个心脏，限制心室舒张，致使心排血量减少及静脉回流受阻，左心房和右心房扩大（图 3-3-98）。常见于结核性、化脓性和非特异性心包炎，也可见于尿毒症血液透析治疗及心包肿瘤和放射治疗的患者。超声心动图特征：① 心包回声增厚；② 心室壁运动在舒张中晚期呈现平坦现象，为舒张期充盈受限的表现；③ 室间隔在舒张晚期心房收缩时，由于左心室后壁扩张受限而被过度推向前方；④ 肺动脉瓣可由于右心室舒张期压力增高而提前开放；⑤ 二尖瓣前叶曲线舒张期斜率增大。

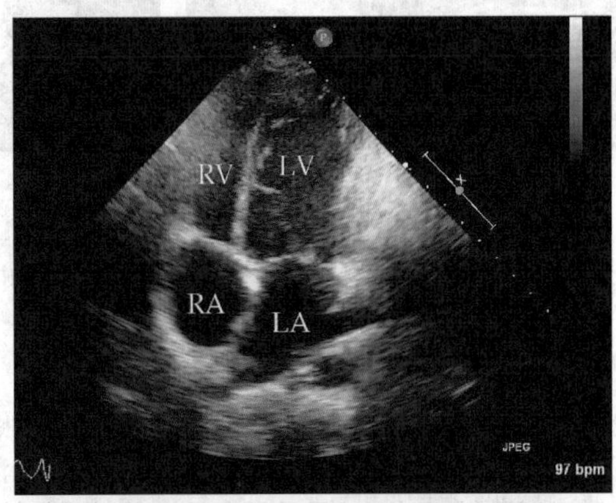

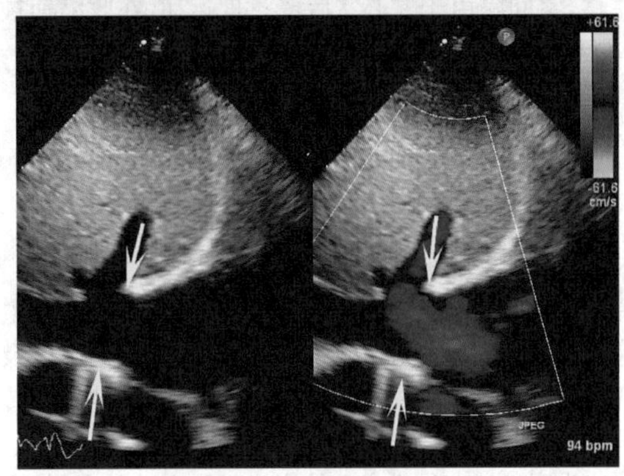

图 3-3-98　缩窄性心包炎

上图：心尖四腔心切面显示左、右心房扩大。下图：剑突下切面显示下腔静脉明显增宽（箭头所示）。LA，左心房；LV，左心室；RA，右心房；RV，右心室

必须指出，上述诸条均非缩窄性心包炎所特有的，只有当两条以上同时存在时，诊断的正确性才可能大些。有时与限制型心肌病的鉴别诊断有困难，必须行 CT 检查。

六、心脏压塞

当心包积液，心包内压力异常增高，可影响心室在舒张期的充盈，从而静脉压增高，心排血量及血压降低，尤其在吸气时（表现为奇脉）为心脏压塞。心脏压塞大多发生在有大量心包积液时，也可见于小量但快速发生的心包积液时。在超声心动图上，除显示心包积液外，有下列特征：① 右心房壁塌陷；② 右心室游离壁和（或）右心室流出道在舒张期塌陷；③ 在吸气时，右心室内径突然显著增大，室间隔压向左侧，左心室腔小。在伴有右心室

流出道梗阻性病变或右心室肥厚时，上述表现可不明显。

七、心包肿瘤

心包为多种肿瘤转移的好发部位，尤其是肺癌、乳腺癌、黑色素细胞瘤、淋巴瘤及白血病。心包肿瘤多伴心包积液，在超声心动图上除显示心包积液外，尚可显示种植于心包脏层或壁层的肿瘤异常回声反射。肿瘤浸润区的回声反射常较周围组织为强，边缘不光整（图 3-3-99）。

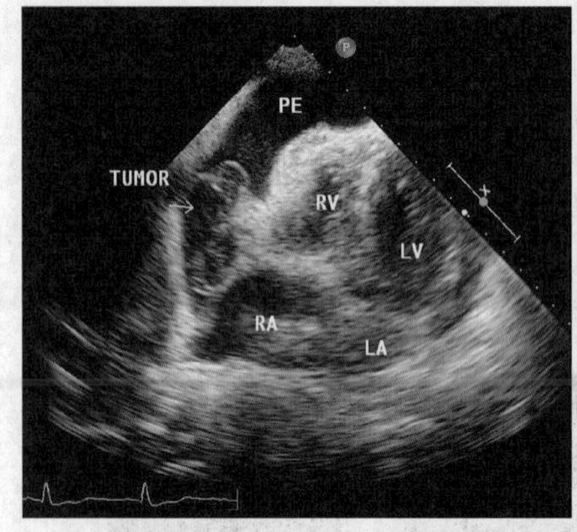

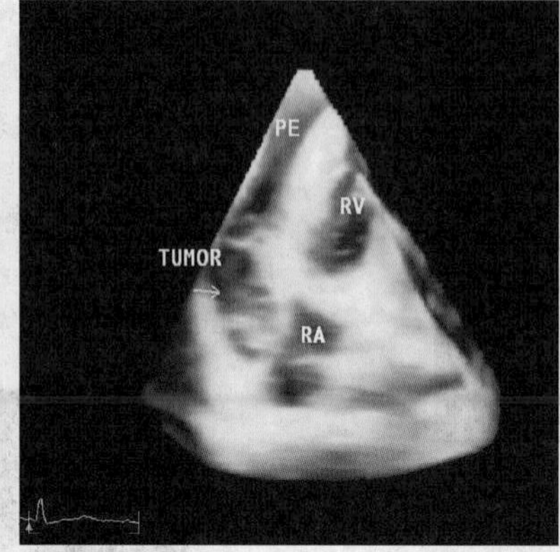

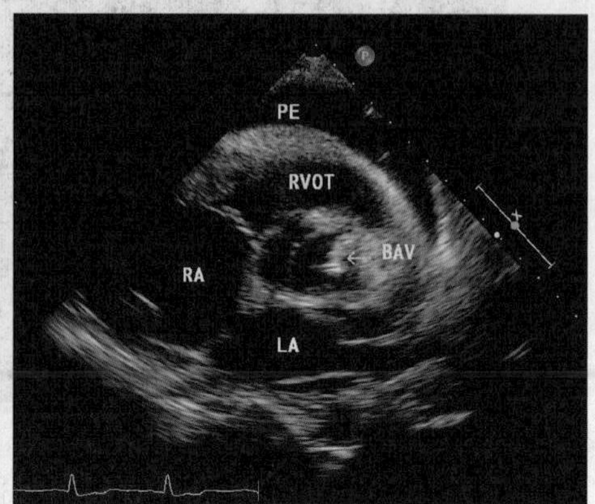

图 3-3-99 心包腔内肿瘤伴先天性二叶式主动脉瓣畸形（箭头所示）

左图和中图：心尖四腔心切面，二维及三维超声心动图显示右侧心包腔内不规则占位及心脏外周心包积液。右图：主动脉水平短轴切面，显示二叶式主动脉瓣畸形（箭头所示）。LA，左心房；LV，左心室；RA，右心房；RV，右心室；TUMOR，肿瘤

八、心包缺如

心包使心脏较稳定地定位于胸腔之中，并限制其扩张。当心包被切除或先天性左心包缺如时，左心室后壁常过度活动，心脏左移，室间隔由于左心室后壁过度运动，在收缩期被推向前，形成矛盾运动。

第七节 主动脉疾病超声心动图检查

主动脉疾患可分为先天性和后天性两大类。前者主要有主动脉狭窄、主动脉弓离断、右位主动脉弓、双主动脉弓及主动脉头臂分支畸形；后者主要见于马方综合征和其他的遗传性结缔组织疾病。

某些先天性或获得性主动脉疾患可致主动脉夹层、主动脉根部和瓣环扩张、主动脉瓣关闭不全和心力衰竭等。

一、主动脉夹层分离

主动脉夹层分离时，M 型和二维超声心动图可显示主动脉增宽，主动脉瓣增厚或分裂成两层。二维超声显像较 M 型的诊断价值更大，因为它可直接显示撕裂的内膜，呈线状或条索状回声，将主动脉分为真腔和假腔，并能从胸骨旁、胸骨上窝和肋下多个透声窗进行多部位探测，可了解从主动脉根部直至腹主动脉分叉处的全过程，对病变的定位、分型和范围的确定很有帮助（图 3-3-100）。

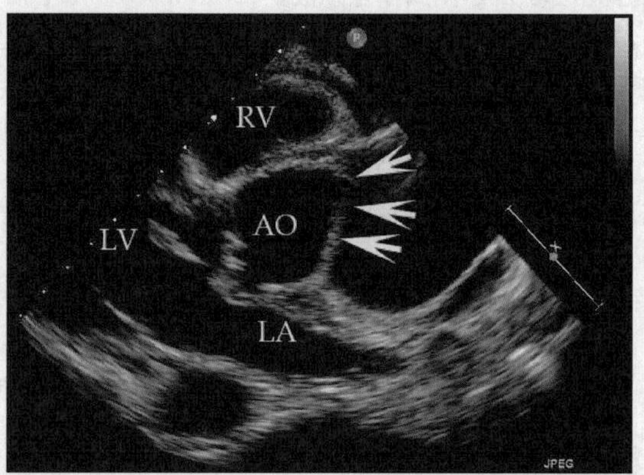

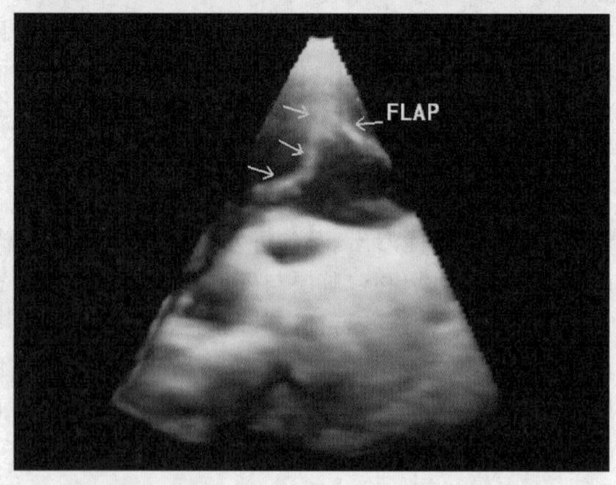

图 3-3-100 主动脉夹层分离

上图：胸骨旁长轴切面，二维超声心动图显示主动脉夹层分离（箭头所示）。下图：胸骨旁长轴切面，三维超声心动图立体显示主动脉夹层分离（箭头所示）。LA，左心房；LV，左心室；RV，右心室；AO，主动脉；FLAP，撕裂内膜片

多普勒超声检查可提高超声对本病诊断的正确性。如用脉冲多普勒探测，可分别在主动脉的真腔内记录到反方向的血流信号。若在破口处探测，则可记录到收缩期湍流。如用彩色血流显像，则更易显示在主动脉夹层所形成的真腔与假腔的血流特征，并有利于破口的识别。在真腔里血流方向正常，如从胸骨上窝探测，升主动脉内血流指向探头而呈现红色，降主动脉内血流背离探头方向而呈现蓝色。但可因夹层血肿的压迫，流注变细，并由于流速增快色泽明亮或有频率混叠而在流柱中

央呈反色显示。在假腔内，可由血流方向与真腔内血流方向相反而呈反色显示，构成鲜明的对比。一般在假腔内血流较慢，因而所显示的血流常较暗淡。有的夹层血肿内的血液在收缩期经破口入而舒张期经破口出，在假腔内形成双相性往返血流。彩色血流显像在假腔内呈现双相性双色显示，脉冲多普勒可记录到正负双向的血流信号。在破口处，彩色血流显像常鲜明地呈现出多色镶嵌的湍流或穿过夹层的红蓝双色血流，对破口的定位有重要价值。在夹层血肿内继发血栓形成时，多普勒超声检查可测到不明显的血流信号。用经食管超声心动图和彩色血流显像技术，可更清晰地显示主动脉内撕裂的内膜、真假腔及其中的血流，对近端夹层的破口能明确定位。

二、主动脉缩窄和主动脉弓离断

主动脉缩窄可发生于主动脉的任何部位，常见的狭窄部位是主动脉峡部即胸主动脉起始部，狭窄远端的降主动脉有狭窄后扩张。上肢和头颈部血压升高，下肢血压明显低于上肢，下肢和腹部器官可有缺血表现。主动脉弓离断可以单独存在，但多数伴有其他畸形。根据离断部位将主动脉弓离断分为3型：A型是离断部位位于左锁骨下动脉开口远端；B型是离断部位位于左颈总动脉开口远端，此型最常见；C型是离断部位位于右头臂动脉开口远端，此型少见。

二维超声心动图对诊断本组畸形很有帮助。主动脉缩窄者常可显示左心室向心性肥厚，但在常规胸骨旁、心尖或肋下探测时无主动脉口狭窄的证据，而在胸骨上窝探测可直接显示主动脉缩窄及其远近端主动脉的扩张，应用连续多普勒超声测量缩窄段的最大射流速度，使用简化 Bernoulli 方程式可计算出缩窄两端的最大瞬时压差(图 3-3-101)。研究表明此种无创性测压与心导管测压高度相关，但对于狭窄段较长的管状狭窄者，由于黏性摩擦构成的压差成分增大，用简化 Bernoulli 方程计算压差可致明显低估。此外，由于缩窄部位(如在锁骨下动脉近端)探测声束与之夹角较大时，也可致压差的低估。

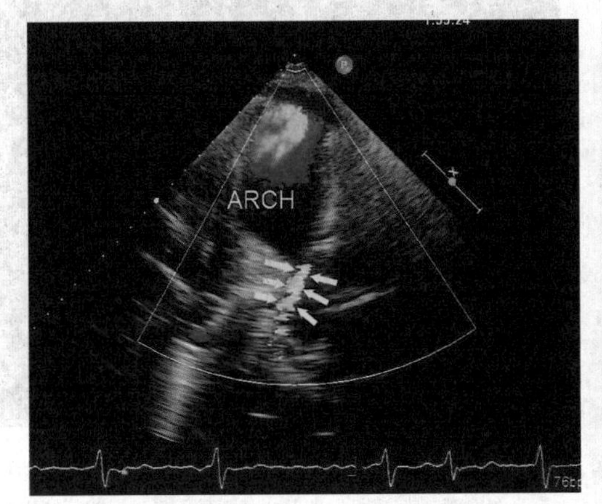

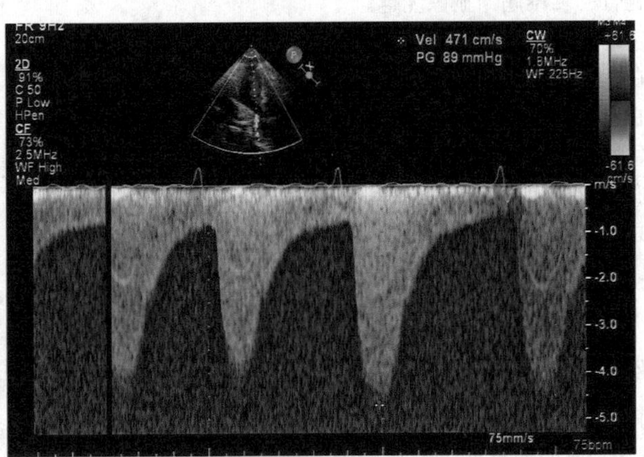

图 3-3-101　降主动脉缩窄

左图：胸骨上窝切面，彩色多普勒显示降主动脉峡部多色镶嵌的湍流(箭头所示)。右图：连续多普勒估测主动脉跨瓣压差为89 mmHg。ARCH，主动脉弓

主动脉弓离断者，二维超声心动图常可显示升主动脉和主动脉弓增粗，有动脉导管未闭存在。在胸骨上窝探测时可显示主动脉弓降部不连续或众多回声群。多普勒特别是彩色血流显像不能显示贯穿于主动脉弓至降部的血流。

由于本组畸形常可合并其他心血管异常，超声心动图不仅可提供全面的检查和完整的诊断，而且常可因为发现了某些先天性心血管畸形，而为进一步检查本组畸形提供了线索。如二维超声心动图发现主动脉二叶瓣畸形、动脉导管未闭，应常规检查有无主动脉缩窄并存；法洛四联症者应常规进行胸骨上窝探测，以检查有无合并主动脉弓畸形。

第八节　心脏肿块超声心动图检查

心脏肿块包括肿瘤、血栓、赘生物(已在瓣膜病中描述)、医源性异物(如起搏导管、心导管和心内补片、封堵器)等。业已表明，二维超声心动图诊断心内和心外邻近肿块既敏感又可靠，与放射性核素心脏扫描显像和电影心血管造影比较，二维超声心动图能够更正确地反映肿块的部位、邻近心脏结构的关系和组织特性，成为目前诊断心脏肿块的首选方法。

一、血栓

左心房血栓是风湿性心瓣膜病，特别是二尖瓣病变常见的并发症。在施行二尖瓣狭窄球囊扩张术、二尖瓣狭窄分离术及心房除颤术前，明确有无左心房血栓对于病例的选择或手术途径的决策具有重要意义。风湿性心瓣膜病患者，左心房内肿块的突然出现高度提示血栓，尤其是通过系列检查，肿块有所增大的病例。如风湿性二尖瓣狭窄的患者胸骨旁左心室长轴切面，舒张期二尖瓣前叶开放受限呈圆隆状，瓣尖回声异常增强，提示瓣膜钙化；左心房明显增大，有块状回声光团附于房壁，为左心房血栓(图 3-3-102)。血栓的部位、大小和活动情况因人而异。通常血栓整个附于房壁，无任何独立运动，然而未牢固黏附或球形血栓可在心动周期中不规则地跳跃运动。三尖瓣下移畸形、风湿性心脏瓣膜病合并三尖瓣狭窄和三尖瓣置换术后瓣膜功能失调的患者，可出现右心房血栓。

尽管二维超声心动图常规用于检测左心房血栓，但其敏感性仅为30%～60%，有时可致假阳性。经食管超声显像能够显

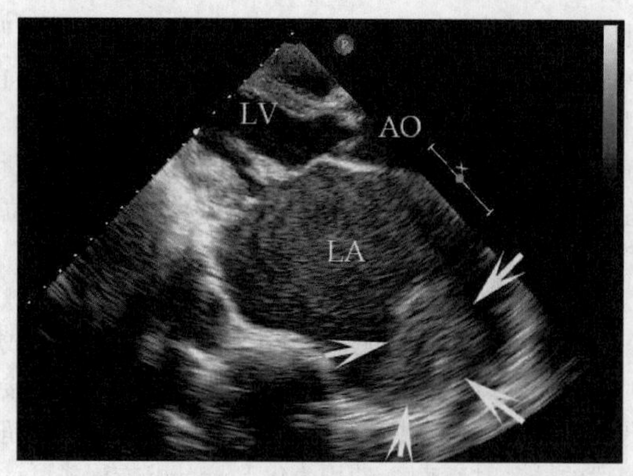

图 3－3－102 左心房内附壁血栓(箭头所示)

LA,左心房;LV,左心室;AO,主动脉

著提高心腔内血栓的检出率,这是由于经食管超声探头置于食管内,声束从左心房后方的食管内直接探测,避免了肺组织和肋骨的干扰,超声衰减很少,对左心房,特别是左心耳的显像远较常规经胸骨的二维超声显像优越。

左心室附壁血栓是急性心肌梗死的常见并发症,常和室壁瘤同时存在。尸检资料表明,20%～60%的急性心肌梗死患者可发生左心室附壁血栓。早期发现左心室血栓具重要的临床意义,5%急性心肌梗死患者发生动脉栓塞,可能与左心室血栓有关。在血栓形成前期,二维超声显像可在左心室内呈现烟云状回声反射,此为血液在心腔内淤滞停息的直接表现;当血栓形成,可见一边界清楚的致密回声光团,附于室壁或室壁瘤内,往往固定不动,正交两个切面可证实为机化了的附壁血栓。

二、肿瘤

心脏肿瘤可分为原发性和转移性,其中原发性心脏肿瘤又有良、恶之分。原发性良性心脏肿瘤占大多数,恶性肿瘤则以肉瘤多见。心脏肿瘤可出现于心脏及大血管的各部位,包括心内膜、瓣膜、心肌、心包和心血管腔等,其中原发性肿瘤以左心房最多见,继发性以累及心包为主。

(一) 心脏肿瘤的超声诊断特征

1. 左心房 左心房肿瘤可位于房腔内、房间隔左侧面、房壁上或房腔外。最常见的左心房肿瘤就是黏液瘤,系房间隔上原始细胞发育而来,故肿瘤常起自房间隔的卵圆窝附近。瘤体是胶状的质块,带瘤蒂,体积大小不等,大者可充满整个左心房,堵塞二尖瓣口,使左心房排空受阻,临床上表现为二尖瓣狭窄的症状和体征。肿瘤不断地冲击二尖瓣,可致二尖瓣损害,产生二尖瓣反流。图 3－3－103 为一例左心房黏液瘤患者左心室心尖四腔心切面,左心房增大,左心房内有一卵圆形实质性肿瘤回声,瘤体边缘光滑,舒张期从左心房进入二尖瓣口,影响左心房排空,收缩期可退回心房。M 型曲线在二尖瓣曲线下方可记录到舒张期云雾状回声。彩色血流显像可在肿瘤旁见一纤细的血流柱,自心房进入心室,由于流速过快,可出现频率混叠现象。经食管超声还能显示黏液瘤表面有脱落危险的结节状突起。

2. 左心室 左心室肿瘤非常少见。肿瘤可生长在室壁上、腔内或室壁外,以室壁外的肿瘤较多见,通过外在的压迫,可致心室腔变形。二尖瓣瓣下结构的乳头状弹性纤维瘤罕见。经食管超声心动图,二尖瓣瓣下结构的乳头状弹性纤维瘤四腔心切面示左心室腔内于二尖瓣瓣下有一卵圆形实质性回声光团(图 3－3－104),受二尖瓣腱索影响,其活动度较小。

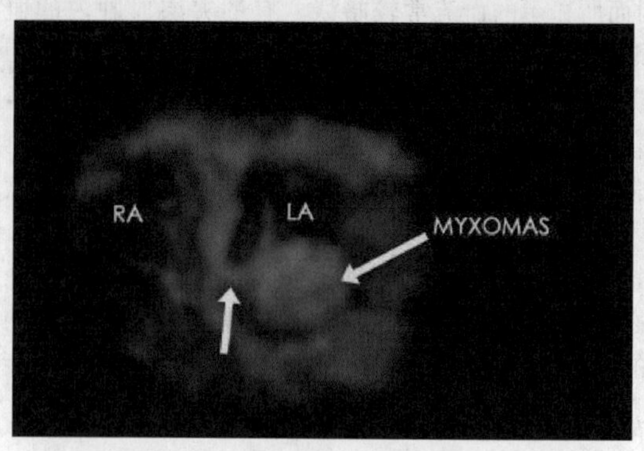

图 3－3－103 左心房黏液瘤(箭头)

实时三维超声心动图立体显示蒂的位置。LA,左心房;RA,右心房;MYXOMAS,黏液瘤

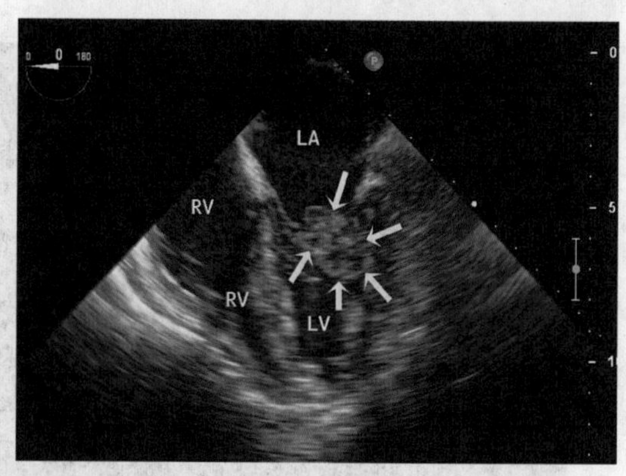

图 3－3－104 乳头状纤维弹性瘤

经食管超声心动图,四腔心切面显示二尖瓣瓣下结构的乳头状纤维弹性瘤(箭头所示),经手术证实。LA,左心房;LV,左心室;RA,右心房;RV,右心室

3. 右心房 各种肿瘤均可原发地或继发地累及右心房。最常见原发于腔内的肿瘤就是黏液瘤和血管肉瘤。继发性右心房肿瘤可来自肾上腺瘤、睾丸瘤和下腔静脉平滑肌瘤。

心脏黏液瘤中仅 15%源于右心房。右心房黏液瘤常发生在房间隔右侧的卵圆窝区。它们或者单发,或者伴有左心房黏液瘤,甚至累及 4 个心腔。其大小不一,大者可充满整个心腔。

右心房黏液瘤的超声表现与左心房黏液瘤相似。图 3－3－105 示左心房黏液瘤患者的心尖四腔切面。右心房增大,右心房内有一球形回声光团,舒张期脱垂入右心室,堵塞三尖瓣口,使右心房排出受阻,血流动力学表现同三尖瓣狭窄,收缩期退回右心房。

常累及右心房的恶性肿瘤为血管肉瘤。超声显像的主要特征是肿瘤常侵及三尖瓣口,甚至吞噬三尖瓣,阻塞三尖瓣口,致右心房排空受阻。患者常伴有右心衰竭和心包积液。有些右心房肿瘤源于下腔静脉,如右心房平滑肌瘤。超声显像必须沿肿瘤的根部追寻至下腔静脉。

4. 右心室 肿瘤十分罕见,常见的右心室肿瘤为黏液瘤、室间隔横纹肌肉瘤和恶性黑色素瘤。恶性淋巴瘤累及右心室也不少见(图 3－3－106)。

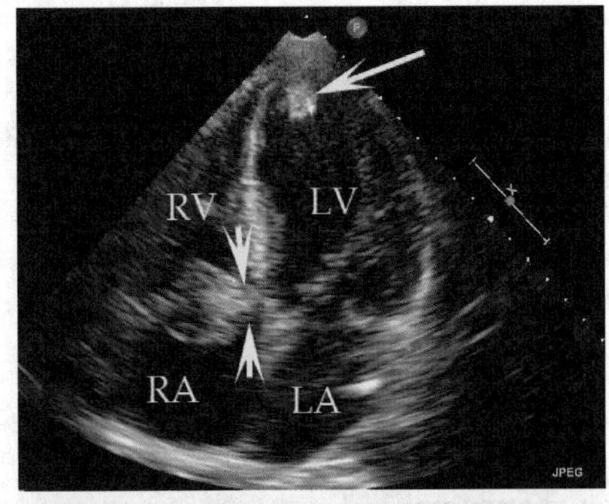

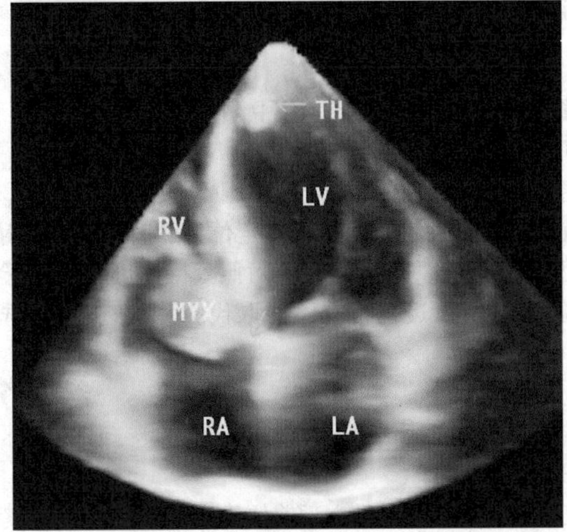

图 3-3-105 右心房黏液瘤合并心尖部附壁血栓

LA,左心房;LV,左心室;RA,右心房;RV,右心室

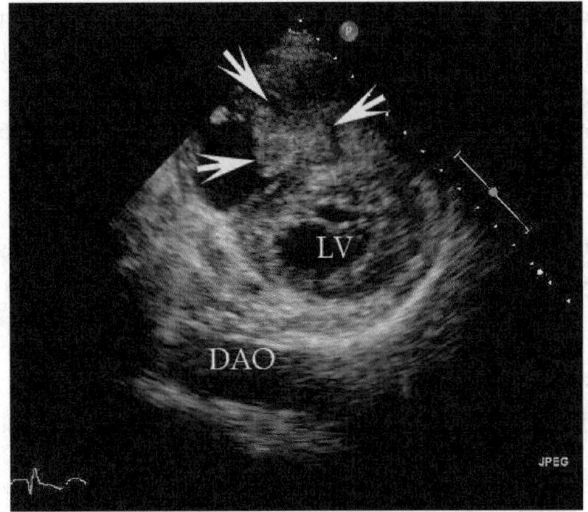

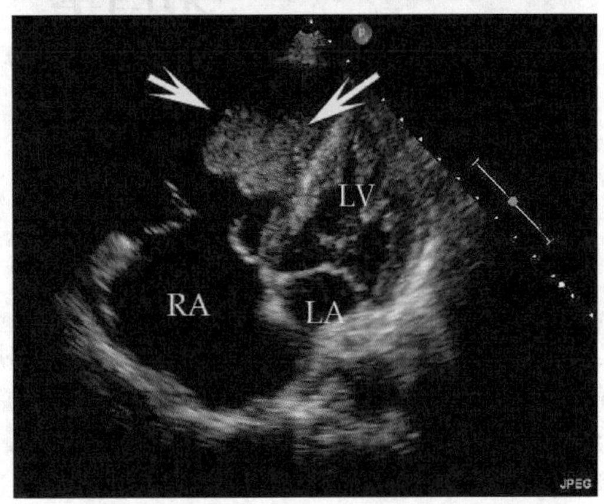

图 3-3-106 右心室恶性肿瘤(箭头所示)

上图：二尖瓣水平短轴切面。下图：心尖四腔心切面。

LA,左心房;LV,左心室;RA,右心房;DAO,降主动脉

(二) 超声显像与手术治疗心脏肿瘤的关系

二维超声显像具有优越的空间分辨能力,可动态观察肿瘤的形态特征,为肿瘤的成功切除提供下列重要信息。

1. 肿瘤的性质

(1) 轮廓和形态：良性非结节性肿瘤回声呈卵圆形、圆形或息肉状,边缘光滑,如部分脂肪瘤、黏液瘤或错构瘤。部分黏液瘤为结节状,有小的突起。如瘤体表面小突起的根部变细,漂动似赘生物,提示有瘤栓脱落的危险。恶性肿瘤的形态多不规则,表明高低不平。

(2) 与心壁的关系：心腔内良性黏液瘤基底部常甚小,带瘤蒂,瘤蒂长短不一,直径在 1 cm 左右,常附于房间隔上,少数可附于心室游离壁、房室瓣和瓣环上。恶性肿瘤的基底部甚宽,无蒂,肿瘤与心壁回声融合。

(3) 活动度：良性肿瘤带瘤蒂,活动度较大,伴有脱垂。心房肿瘤脱垂至房室瓣,心室肿瘤常脱垂至流出道。恶性肿瘤由于基底部甚宽,活动度较小或无活动。

(4) 柔顺性：黏液瘤柔顺性较大,在心动周期中肿瘤三维直径不断变化。质地较硬的肿瘤柔顺性较小,肿瘤大小变化不明显。

2. 肿瘤的大小、部位和范围　通过系列标准切面,二维超声显像能够准确地测出肿瘤的三维直径,肿瘤所在的部位和累及范围。有利于术前选择切口和估计手术的大小。对于不能切除的肿瘤,二维超声显像可以随访内科治疗的效果。

3. 肿瘤与心壁的关系　肿瘤与心壁的关系是术前必须明确的重要问题,它直接影响到手术的成败。二维超声心动图能够直接显示肿瘤基底部的大小、范围、部位以及肿瘤基底部和心内膜、心肌的融合程度,有利于术前估计手术的难易程度和预后。对累及多个心腔、基底部范围较广的肿瘤,手术无法切除,需内科治疗;对于瘤蒂较宽,位于房间隔下部的肿瘤,术后易致心律失常而猝死或房室传导阻滞。对位于心房心室壁,基底部较宽的肿瘤,术前应充分注意肿瘤与心内膜及心肌的融合程度,透声条件差的可行经食管超声检查,以估计术中能否将肿瘤与心内膜剥离,对估计不能剥离而需要切除的肿瘤,应测量肿瘤基底部的大小范围,考虑肿瘤切除后,残端能否缝合。

4. 肿瘤和邻近重要血管的关系　用系列标准切面,还能显示肿瘤与邻近大血管的关系,估计手术的危险性。对邻近主动脉的肿瘤,应注意肿瘤与主动脉根部有无粘连及粘连的牢固程度;对位于左心房和右心房的肿瘤,应注意肿瘤与邻近肺静脉和上、下腔静脉的关系,有利于降低手术的并发症。

参 考 文 献

1. 潘翠珍,舒先红,赵维鹏,等. 实时三维超声心动图评价左室致密化不全患者左心室同步性的应用价值[J]. 中华超声影像学杂志,2011,20(2)：108-112.

2. 舒先红. 超声心动图疑难杂症的诊断[M]. 上海：复旦大学出版社,2009.

3. Anwar A W, Nosir Y F. Role of real time three-dimensional echocardiography in heart failure [J]. Echocardiography, 2008,25: 983 - 992.
4. Masencal N, Revault-d'Allonnes L, Pelage J P, et al. Usefulness of contrast echocardiography for assessment of intracardiac masses [J]. Arch Cardiovasc Dis, 2009,102: 177 - 183.
5. Müller S, Bartel T, Pachinger O, et al. 3D echocardiography: new developments and future prospects [J]. Herz, 2002, 27 (5): 227 - 236.
6. Trambaiolo P, Tonti G, Salustri A, et al. New insights into regional systolic and diastolic left ventricular function with tissue Doppler echocardiography: from qualitative analysis to a quantitative approach [J]. J Am Soc Echocardiogr, 2001,14: 85.
7. Weyman A E. Cross sectional echocardiography [M]. Philadelphia: Lea & Febiger, 1985.

第四章 心脏放射影像学

第一节 正常心脏大血管X线影像

李成州 吴春根

心脏位于胸腔的中纵隔内,外面裹以心包。前方平对胸骨体和第2~6肋软骨,后方平对第5~8胸椎。呈锥形斜置于胸腔内,约2/3于身体正中线的左侧,1/3在正中线的右侧。心尖呈游离状态,指向左下前方,心底居上,其上方有大血管进出,与心包附着,使心底位置固定。心包的前方大部被肺和胸膜覆盖,仅下部一小三角区(心包裸区)借心包与胸骨体下半部和左侧第4~6肋软骨相邻。心包的两侧与胸膜腔和肺相邻,后方与食管、迷走神经和胸主动脉相邻。下方邻近膈肌。

在正常的胸部X线片中,充气的肺与邻近的心脏大血管等软组织形成良好的对照,因此可以详细观察到肺动脉、肺静脉和肺叶间隙,正是这一原因,胸片仍是评价肺实质和血管疾病的首选方法。另一方面,心脏、大血管及纵隔软组织的密度差异不大,因而这些具有相似射线衰减特性的结构的密度对比没有特征性。但是,心脏和大血管的边界与肺组织对比明显,其大小及边界轮廓的改变对诊断病变具有良好的提示作用。所以,了解正常和病理状态下的心脏边界轮廓,对心脏病患者的初步评价是必需的。心脏、大血管的X线检查包括透视和多体位摄片检查,前者应用较少,而后者应用广泛,故作为本章重点描述的内容。

一、透视检查

X线透视是心脏大血管检查的基本方法之一,简便、经济,可及时了解心、肺基本情况,可动态观察心脏、大血管的搏动及形态变化,有利于观察心脏的钙化;转动体位可从不同角度观察心脏各房室和鉴别心脏与纵隔的结构性病变。

透视检查开始时,射线呈前后位或后前位投照患者。先将光圈开到最大,以便观察胸部总体情况;嘱患者深吸气、深呼气、咳嗽以增加胸腔压力(Valsalva试验)或捏鼻吸气以减低胸腔压力(Mueller试验),对比观察两侧肺、膈肌和胸廓的运动,并观察心脏、主动脉和肺血管的搏动和形态变化。之后,可用小光圈逐一检查心脏各房室上、中、下肺野、肺门气管及膈肌,同时可转动体位,从各个角度观察。

透视是摄片检查的重要补充手段,通过它可观察到心、肺及大血管的运动并可对病变准确定位。因患者接受的射线量较大,资料不能记录,不利于复查对照分析,同时也受到检查者的经验影响,所以透视检查不能取代胸片检查,可有选择地应用。

二、摄片检查

(一) 正位片

正位片包括常用的站立后前位片(图3-4-1)和床旁摄片的前后位片。球管焦点至胶片距离200 cm的后前位摄片,称为远达片,为心脏X线检查最基本的方法。一般在平静吸气下屏气投照为宜。远达片心影的放大率不超过5%,可用于心脏各径线的测量。床旁摄片的前后位多为危重患者或心力衰竭患者,摄床旁片的机器功率一般较小,故不能拍摄远达片,多为近距离拍摄,加上患者多为半卧位或仰卧位,心影放大明显,不宜做心脏各径线的测量。

1. 左缘 左缘分3段。上段呈球形凸出的为主动脉结和降主动脉起始部构成,此段凸出程度与年龄有密切关系,年龄越大,越向左凸出。降主动脉沿胸椎左缘向下而行,至心影内逐渐消失。中段由肺动脉主干构成肺动脉段又称心腰段,心腰凹陷的深度随心型的不同而异,在横位型心或膈肌位置升高,心腰凹陷明显;在垂直型心或膈肌位置低,心腰凹陷浅。下段大部由左心室构成,其上方一小段约1 cm由左心房的耳部构成,但左心耳较小,且靠后方,常不能达到心的左缘,所以这一小段多不能与左心室分开。下段的下部是左缘的最大和最突出的一段,由左心室前壁构成,在横位心更为突出。左心室在左下方构成心尖,心尖一般伸入膈下阴影内,常不易定位,有时可借胃泡内气体或充气的间位结肠显示。在垂直型心和膈肌显著低下时,容易显示位于膈上的心尖。在心膈角处有时可看到一三角形或不规则阴影,系心包与纵隔胸膜间的脂肪垫所形成。

2. 右缘 右缘分上、下两段。上段较直,主要由上腔静脉构成,主动脉在横位型心和老年人常变宽或延长,可以超出上腔静脉而形成血管阴影右缘的上段。与下段交界,形成一个钝

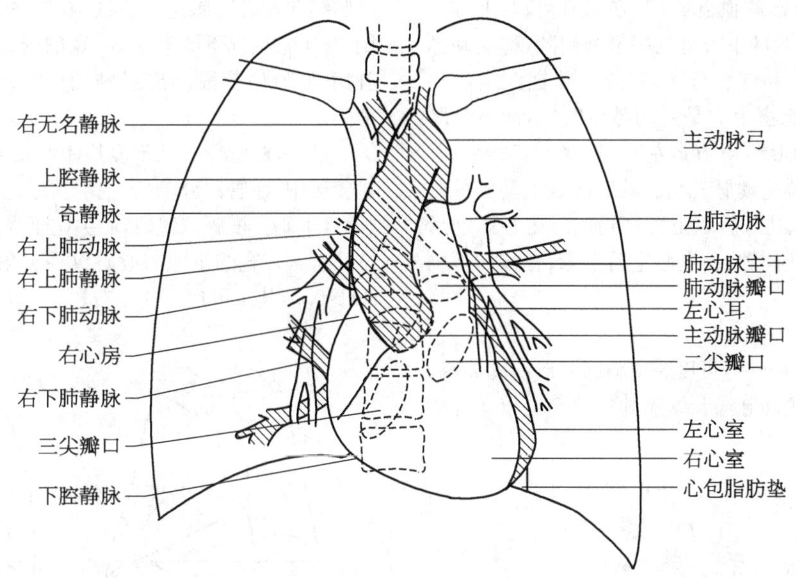

图 3-4-1　正常后前位胸片示意图

角，此交界点是测量心长径上方一点。这段血管阴影几乎成一直线，向上止于锁骨。下段右心房构成，呈一比较突出的圆弓，超出右侧椎缘，密度较高。在垂直型心，膈肌位置低下时，下弓的下方也可由右心室构成。右心缘与膈顶相交成一锐角，称心膈角。有时在角内可见一向外下方倾斜的三角形阴影，特别是深吸气膈肌下降时更为明显，由下腔静脉或肝静脉构成。右心室与膈肌接触面最多。

(二) 右前斜位

右前斜位又称第一斜位或击剑体位(图 3-4-2)，身体旋转 45°～55°，患者吞钡后射线从身体的左后方射向右前方投影到胶片。该体位可观察左心房增大对食管的推移，还有助于观察肺动脉段和右心室流出道扩张的变化。

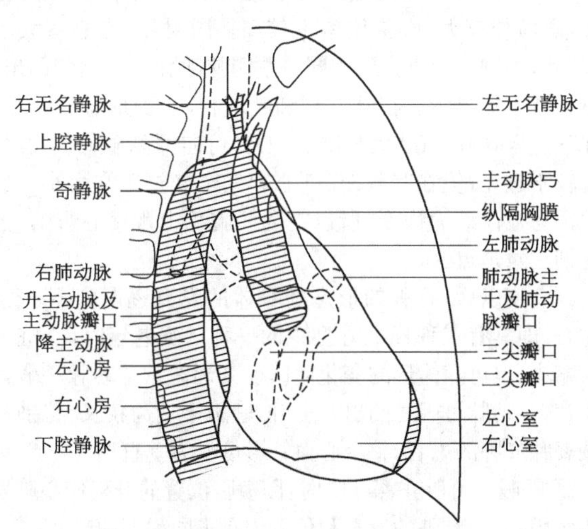

图 3-4-2　正常右前斜位胸片示意图

在此位置心影后缘应与脊柱完全分开，并有一间隙，称心后间隙。此间隙在深吸气时更明显。它的后方是胸椎，前方是心影后缘，下方为横膈。心后缘从上向下，上段由升主动脉、气管、主动脉弓、上腔静脉构成，但彼此重叠，常不很明显。肺动脉主干显示为一圆形或卵圆形阴影。下段上部大段由左心房构成，左心房的一段较长，呈稍向后凸出的弧形，膈上的小部分为右房，有时可见后心膈角处下腔静脉影。心影前缘自上而下为升主动脉、主肺动脉干和右心室圆锥部，主肺动脉干和圆锥部所占据的一段并无明显分界，所以两者不能分开。下段大部为右心室段，仅膈上的一小部分为左心室心尖部，两室构成心前缘的比例因人而异。在此位置心血管前缘与胸壁间构成一个约三角形阴影，依此点可与左前斜位辨别。

(三) 左前斜位

左前斜位又称第二斜位或拳击体位(图 3-4-3)，身体旋转 60°～70°，患者吞钡后射线从身体的右后方射向左前方投影到胶片。该体位是观察主动脉全貌和分析左、右心室和右心房增大的重要体位。在此位置心影前缘自下而上是右心室、右心房的耳部、升主动脉、上腔静脉、无名静脉。右心室和右心房的一段呈稍向前凸出的弧形，升主动脉比较垂直，上腔静脉和无名静脉则是稍向后凹的弧形。后缘在正常情况下应与脊柱分开，心影后缘上方的一小段为左心房，下方的一大段是左心室，

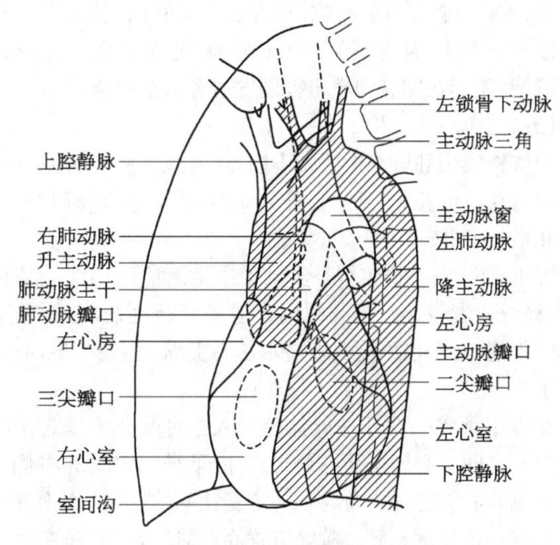

图 3-4-3　正常左前斜位胸片示意图

呈向后凸出的弧形影。上部的血管影,下方是肺动脉,上方为主动脉弓。在主动脉弓下缘的下方可见一透亮间隙,称主动脉窗。在窗内可见左肺动脉和气管分叉,左肺动脉在此窗内穿过,将它分为两部。主动脉窗上方是主动脉弓下缘,前方是肺动脉,后方是降主动脉的前缘,下方是左心房。在主动脉窗上方可见到另一透亮间隙,称主动脉三角。其底部是主动脉弓的后上缘,前缘由左锁骨下动脉,后缘由脊柱构成。在心影的后下方,可看到一个心后三角间隙,由左心室后下缘、脊柱和横膈所构成。

(四) 侧位

一般取左侧位(图 3-4-4),可以观察胸廓畸形如漏斗胸、鸡胸、桶状胸、直背,也是主动脉瘤与纵隔肿块的定位较适宜的体位。

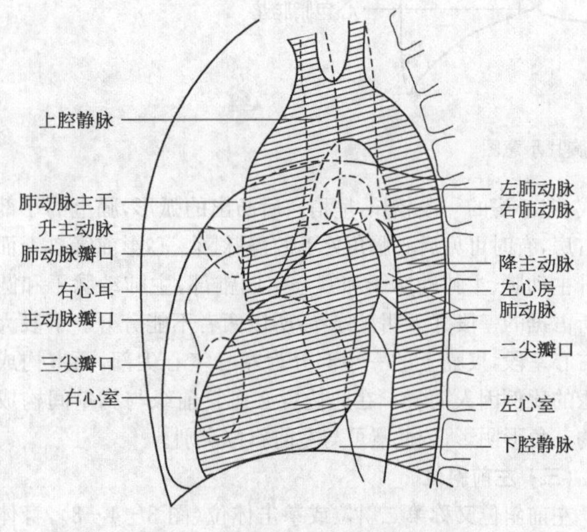

图 3-4-4　正常左侧位胸片示意图

心脏与胸骨间为一个倒三角形间隙,称为胸骨后间隙。心脏前缘下段为右心室,其漏斗部和肺动脉主干前缘略向后上方延伸,形成凸向前上方的弧形。升主动脉位于肺动脉主干上方,上腔静脉、头臂血管和气管重叠于主动脉升、降部之间。心脏后缘与脊柱之间有狭长的心后间隙。心脏后缘上段为左心房,与后方的食管紧密相邻,下段为左心室,它与食管前缘、横膈上界围成一个三角形间隙,称为心后食管前间隙,左心室增大时该间隙缩小,甚至消失。由于重叠,心脏大血管外形显示不太清楚,尤其在肥胖和乳房特别发达者更不清楚。

(五) 心型

随体格类型和胸廓形状的不同,正常人心脏在胸腔内的形状也常有相应的变化,正常心脏分 3 型,即垂直型(滴状心)、斜位型和横位型(图 3-4-5)。

1. 横位型心　横位型心多见于短颈肥胖的人,大血管阴影较短,横膈位置较高。因胸廓内有过多脂肪存在,心影轮廓比较模糊不清,心尖也不能清晰显示。心脏纵径小于 45°,心胸比率大于 0.5。

2. 斜位型心　见于一般体型的人。也是介于垂直型心和横位型心之间。心影偏于左侧,1/3 位于脊柱中线的右侧,2/3 位于左侧。心脏总径夹角约 45°,心胸比率约 0.5。大血管的长度大致与心影长度相等。横膈位置高低居中,心尖在左膈影的下方,常不易看到,胃泡内有多量气体时则能清晰显示。从主动脉结向左心室缘连一直线,在肺总动脉相齐处,于连线的内侧,在正常情况下约有 1 cm 宽的透亮肺组织可见。在某些心脏病,如肺动脉段凸出或肺门阴影增大时,此透亮肺组织即消失。

3. 垂直型心　见于瘦长体型或狭长胸廓的人。它的位置比较居中,血管部分较长,主动脉弓比较凸出,肺门血管影较细长,且下垂。横膈位置低,心尖位于膈影的上方,右心房与横膈之间有一较宽的空隙。心脏纵径夹角大于 45°,心胸比率也常小于 0.5,甚至可达 0.3 左右。

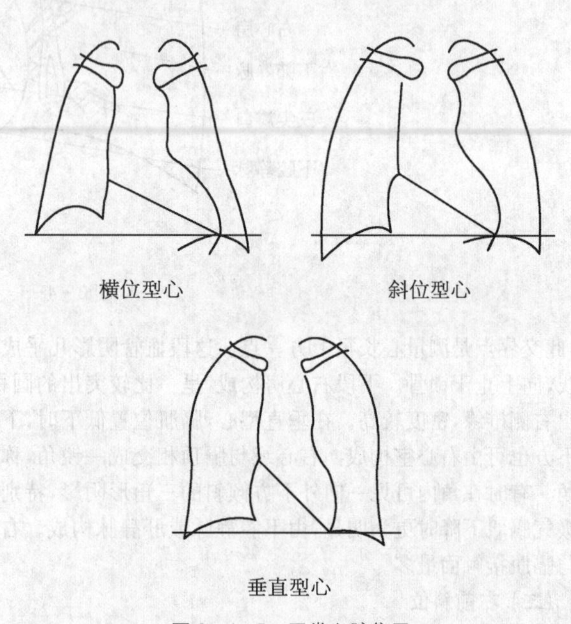

图 3-4-5　正常心脏位置

(六) 影响心影形态的因素

1. 年龄　心脏的形态与年龄有密切关系。在婴儿因肝脏较大和胃泡的两个因素,使横膈的位置上升,心脏呈横位型或球形,心横径较大,心胸比率也较高。同时左、右心室大小相等,因此,两侧心影也大致相同。左侧肺动脉阴影比较凸出,主动脉结常不能显示。在呼气相和吸气相,心脏形态改变显著。在深呼气末,肺内气体大量减少,心影可向两侧显著扩大,且肺部比较不透光;但在吸气末,则心影完全恢复正常大小。这些情况很易被误诊为病变,所以在婴儿胸片上观察心影的大小,需特别注意这点。

到 5 岁以后,心脏的形态随身体的发育逐渐定型。至 20 岁左右,即具有三种标准心型中的一种。到老年时,心脏可能稍为缩小,也可随体形的变化而改变其形态。主动脉一般都伸长变宽,主动脉弓因之凸出并上升,心影多变为狭长,特别是在有显著肺气肿的患者,整个心血管影可变为垂直型。

2. 呼吸　心脏在深呼吸时,因横膈位置的升降使心脏发生旋转作用,以至心脏的形态和位置均有不同程度的改变。

在深呼气时,横膈上升,心脏被推向上移位,趋向于横位型,心尖影多在腹影之内。心影的形态有以下改变:心倾斜角度变小,心腰变深,中左距离增大,心右缘变圆,大血管影变宽,主动脉结比较突出。

在深吸气时,由于膈的下降,心脏和大血管被牵直,心脏显得狭小。横位型心趋向于斜位型,斜位型趋向于垂直型。心脏的中左距离显著缩短，中右距离也轻度缩短。同时因膈的下降，心尖可位于膈的上方。

3. 体位　当体位由立位改变为卧位时，心脏的形态、大小和位置有不同程度的改变。

(1) 仰卧前后位：因横膈上升和胸腔变为短宽，心影可稍增大，心的形态趋于斜位型和横位型，心尖比较易于显示，大血管影变为短宽，主动脉结稍向上移，靠近锁骨。肺总动脉上升，心腰可不显或消失。上腔静脉更为清晰并较直。

(2) 左或右侧卧前后位：此位置纵隔和心影向卧侧移位。但两侧横膈升降不同，卧侧的膈顶因腹腔内压增高而上升，对侧或上方的膈顶应腹压减低而下降且变平。由于心的位置移动，其形态也随之改变。

4. 食管与心脏的邻接关系　为了诊断心脏和大血管病变，特别是估计左心房有无增大，常用吞钡法将食管显影，观察食管与心脏大血管的邻接关系。因此，对它们的正常邻接关系必须有充分的了解，才能对有病变的心脏做出准确的诊断。

食管进入胸腔后，从上向下先在主动脉弓的后方有一较深的压迹。在正位检查时，这个压迹凸向右侧，在右前斜位凸向后方。再向下在左支气管与右侧肺动脉处构成一较浅而短的压迹。到左心房的后方时形成一较长而浅的压迹。在垂直型心脏，这个压迹可能不明显。在呼气时较吸气时明显，因吸气时横膈下降而食管被牵引伸直，同时心脏可能稍向前移位，因此压迹可能消失不显。食管再向下在横膈的上方绕过降主动脉时，也可构成一浅的压迹。

5. 横膈的位置　心脏由心包膜包绕固定于横膈的上方，因此，随着膈肌的位置的高低，使心脏产生升降和旋转作用，从而足以直接影响心影的大小、形态和位置。在深呼吸的不同时期、不同年龄、体位的改变、不同体型和妊娠等生理情况与腹内肿瘤、腹水、肺气肿和胸腔积液等病理情况下，横膈可上升和下降，因而使心影的大小、形态和位置发生改变。

6. 妊娠　在妊娠后期常能看到肺动脉段增大，这可能是因腰椎前段弯曲度增加和心搏量增加所引起。同时在妊娠期内腰椎前曲增加引起胸廓变形，特别是在妊娠后期横膈明显抬高，因而心脏趋向横位型，心脏横径也随之增大。心搏量的增加，心脏可因负担的增加而稍增大。

7. 搏动　心脏在舒张期和收缩期形态与位置有较大的变化，一般收缩期较小，舒张期稍增大。在透视时可清楚地显示心脏和大血管的搏动，借此能够了解心脏的收缩和舒张功能，有助于某些疾病的诊断，特别是对缩窄性心包炎、心包积液、室壁瘤、心肌梗死、主动脉瘤、瓣膜钙化、二尖瓣狭窄与关闭不全等症。

心和大血管搏动可分为心房、心室和大血管3种。现将在各种位置透视检查中心血管的搏动情况分述如下。

(1) 后前位：心脏左缘较右缘搏动强，主动脉的强度居于房室之间。主动脉搏动与左心室相反，心室收缩时肺动脉段和主动脉结向外扩张。肺总动脉下方是左心耳，无搏动可见。左心缘轮廓的最下方一大段是左心室，它的搏动幅度在心脏各部中是最大的，为0.4～0.7 cm。心右缘由右心房构成，其搏动系由本身的搏动和从右心室传导来的搏动所合成，其幅度为0.2～0.3 cm。上腔静脉无搏动，其下方的升主动脉搏动传导，所以也可见搏动。

(2) 左前斜位：在20°～30°斜位时，右心室构成心前缘轮廓的一大段，可看见中等幅度的搏动。能与其上方静止的右心房辨别。在45°～60°斜位时，前缘的上方是升主动脉，下方是右心室，均能看到比较显著的搏动。后缘轮廓上方一小段是左心房的搏动，下方是左心室的搏动，房室的收缩和舒张的时期恰是相反，所以能帮助房室的分界。

(3) 右前斜位：在心后缘可看见明显的左心室搏动，左心室上方是左心房，其搏动很弱。在前缘可见较小的右心室搏动。其上方是肺总动脉，搏动微弱。肺总动脉的上方是升主动脉，搏动明显。

三、心脏测量

应用X线测量心脏和大血管是一种传统方法，随着更精确的心脏超声、多层螺旋CT以及MR的应用，心脏的X线测量应用有下降趋势。心脏的测量包括径线、面积和体积的测量，后两种方法因计算复杂，临床应用较少，径线测量方法简单实用，可作为基本的测量方法。值得注意的是，只有在后前位吸气末胸片上测量的心胸比率才准确。

1. 心脏(图3-4-6)

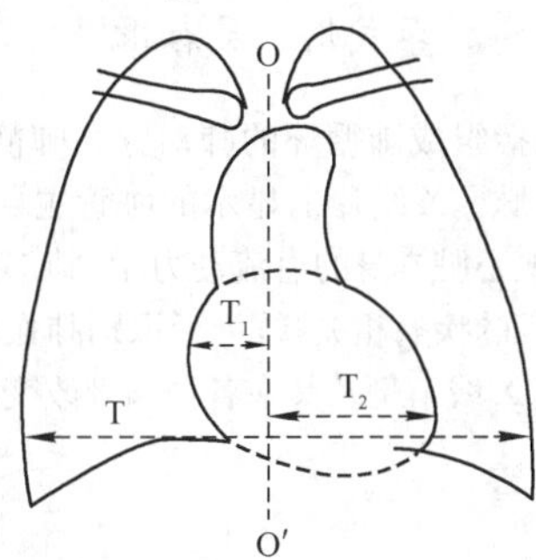

图3-4-6　正常心脏横径测量图

(1) 右半径(MR)和左半径(ML)：右半径为从右心缘的最远点划一向中线的垂直线，左半径为从左心缘的最远点划一向中线的垂直线。左半径的位置一般较右半径为低。因心型的不同，右半径与左半径的比率(MR∶ML)也有改变，斜位型心约为1∶2，横位型心>1∶2，垂直型心<1∶2。

(2) 横径(TD)：横径是右半径与左半径的和。它与心脏的倾斜角有密切关系。倾斜角越大或心脏位置为垂直型，横径越小；倾斜角越小或心脏位置为横位型，则横径越大。因此，估计横径时必须结合心型。

(3) 长径(LD)：长径时心右缘的心与大血管联结点至心尖的距离。

(4) 宽径(B1+B2)：宽径是由长径向左心上缘和向右心下缘两个最远距离的和。测量方法：左侧是由心缘与肺动脉弓连接点划一向长径的垂直线(B2)，右侧是由心膈角划一向长径的垂直线(B1)。

(5) 正位心胸比率：心脏横径与胸腔横径之比为心胸比率。胸腔横径为通过右侧膈顶的连接两侧胸壁的水平线。男性心胸比率为0.43±0.04，女性为0.45±0.03，平均0.44±0.03。临床以0.5为正常上限，0.5～0.55为轻度增大，0.56～0.60为中度增大，0.6以上为重度增大。心胸比率并不是绝对可靠数值，因膈肌的位置改变能使横径有不同程度的变化，以至影响心胸比率，所以只能作为大概的估计。如能结合其他因素，以心胸比率来估计心脏的大小，仍有其一定的准确性。

(6) 侧位心胸比率：在左侧位片上测量，通过左膈顶前后胸膜面的连线为胸腔的前后径(D)，心脏与左侧横膈交界点与前胸膜连线为心脏的前后径(C)，后者与前者之比(C/D)为侧位心胸比率。正常侧位心胸比率是0.42。如左心室增大，其比率则大于0.42。

2. 主动脉直径 测量方法有二。

(1) 在后前位食管吞钡将食管显示，然后进行测量。直径是食管左侧压迹最凹陷处至主动脉接左缘最远点的距离。测出的数值应减去3 mm，相当于食管壁、主动脉壁和纵隔胸膜的厚度。

(2) 在轻度左前斜位测量，所得的结果更为准确。我国的人正常主动脉直径为1.9～3.5 cm，平均2.6 cm(男性2.85 cm，女性2.47 cm)。

第二节 正常和异常肺循环的X线影像

李成州 吴春根

肺部血管包括组成肺循环的肺动脉和肺静脉以及来自体循环的支气管动脉。X线片上显示的血管主要为肺动脉和肺静脉，肺血流反映心脏本身的血流动力学，肺部血流的增加、减少、重分布与心脏的疾病相关联，为了识别肺血管变化的类型，必须熟悉有关的X线解剖及其在各种病理改变时的投影异常。

一、正常肺血管

1. 肺动脉 主干起始于右心室圆锥部，向后上方行走，长5～6 cm，从升主动脉前方至其左侧，在主动脉弓下分成左、右肺动脉，任意肺叶、段内的肺动脉和伴行的支气管的直径几乎相同，比率约1.2∶1.0。左、右肺动脉分别构成左、右肺门的主要部分。右肺动脉较粗较长，横行出纵隔至右肺门处分成右上和右下肺动脉。右上肺动脉在右支气管上前方分出上叶尖段、前段及后段各支，其中以上叶前段动脉较易识别，呈水平方向行走，直达肺外带。右下肺动脉自肺门向外下方行走，先向外分出中叶支，向后分出下叶背支，然后继续下行分成下叶各基底动脉。左肺动脉向左呈弓形，先向上在降主动脉及左支气管前向下至肺门，分为两支，上支在支气管上方进入左上肺，下支供应下叶(图3-4-7)。

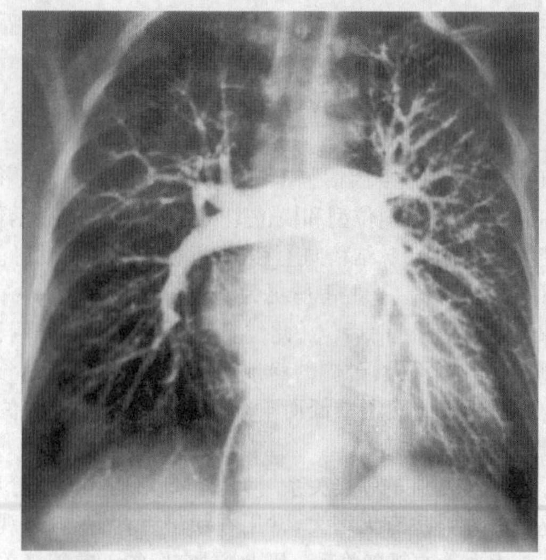

图3-4-7 正常肺动脉血管造影

直立位时，由于重力效应和肺泡内的压力差别，肺下叶的血流要多于上叶的血流，在仰卧位时和俯卧位时，肺上部和下部的血流基本相同，平卧时两侧肺的下垂部或后1/3区血流量最大。

通过测定紧靠在右肺中叶动脉开口以上右肺动脉降支的直径对确定肺血管异常有帮助，正常男性10～15 cm，女性9～14 cm，超过15 mm则可认为不正常。

2. 肺静脉 两侧各有上、下两支进入左心房。右上肺静脉包括上叶各支及中叶肺静脉，上肺静脉干与肺动脉相交处称为“肺门角”。肺静脉进入左心房的位置较低，下肺静脉呈近水平的方向进入纵隔内左心房，与下肺动脉形成交叉的影像(图3-4-8)。

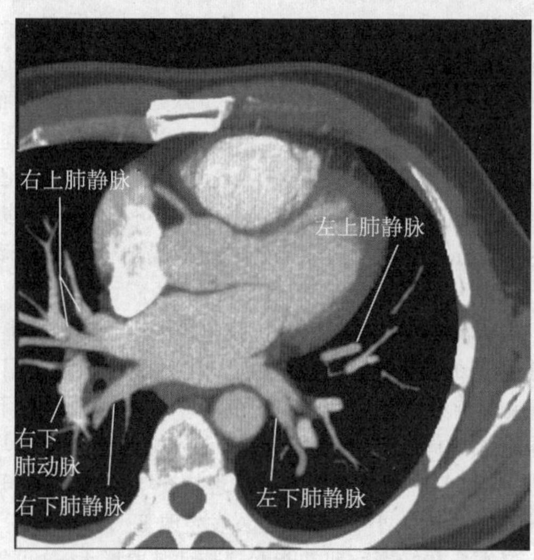

图3-4-8 正常肺静脉CT增强横断面图

3. 支气管动脉 左支起自胸主动脉的前方，右支可起自胸主动脉或右侧第3肋间动脉，经支气管后方进入肺部，须经造影检查才能显示(图3-4-9a、b)。

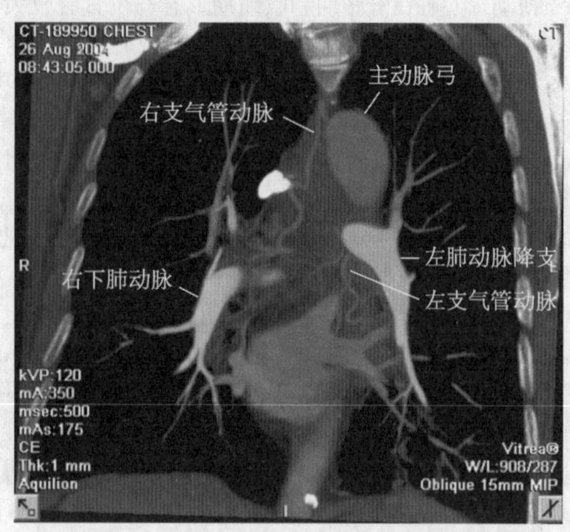

图3-4-9a 正常左、右支气管动脉CT血管造影(CTA)之多层面重建(MPR)

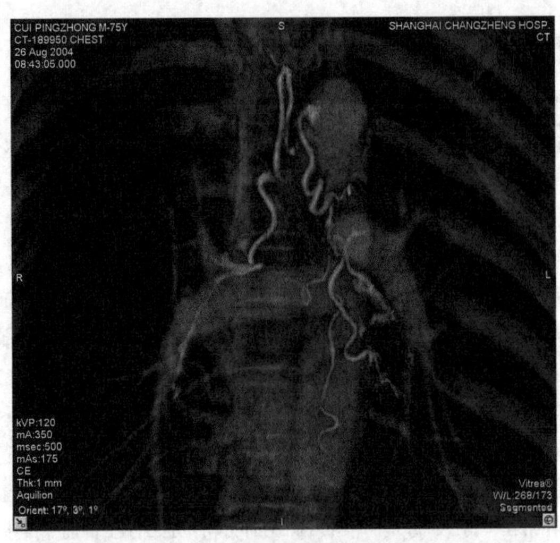

图 3-4-9b　支气管动脉 CTA-D 容积呈现(VR)图

4. 肺门和肺纹理　肺门系指出入于肺根部的肺动脉、静脉，支气管，淋巴结神经及其周围结缔组织的综合投影，但就主要成分而言则是肺动、静脉的主要分支。正常肺纹理为自肺门向肺野呈放射状分布的阴影，由肺动、静脉支气管分支和淋巴结构成，主要显影成分为肺动、静脉的分支(图 3-4-10)。

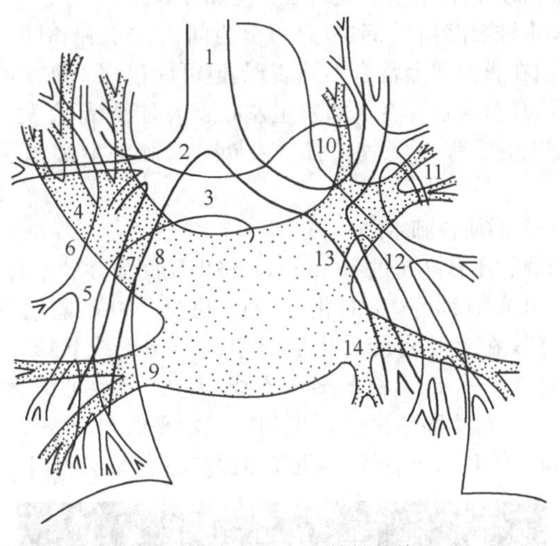

图 3-4-10　肺门血管结构线图

1，气管；2，右主支气管；3，右肺动脉；4，下后静脉干；5，右下肺动脉干；6，肺门角；7，中间支气管；8，右上肺静脉；9，右下肺静脉；10，左肺动脉弓；11，舌叶动脉；12，左下肺动脉；13，左上肺静脉；14，左下肺静脉

二、肺充血

又称肺血增多，为肺循环内血流量增加所致，肺动脉的大小与肺血流容量成正比，因此如果右心排血量增加，当超过肺血管床的储备能力(为正常血流量的 8 倍)，肺血管就会增大，肺静脉也随肺动脉血流增加而增大。肺充血原因包括左向右分流，混合性先天性疾病，以及导致心排血量增加的疾病如慢性贫血、甲状腺功能亢进、动静脉瘘和妊娠等。少量的左向右分流，肺血流增加仅限于下叶，但有大量分流时肺上叶血管也受累及。随着肺动脉血流的增加，X 线片上可见肺动脉及其分支增粗。

1. 肺总动脉扩张　肺总动脉扩张后，心左缘肺动脉段有变直或凸出的现象。扩张显著时，可出现：① 肺总动脉变长，致整个心腰变直或凸出；② 右心室增大；③ 主动脉结的显影常比较不明显。

2. 肺门及附近分支血管扩张　肺门影增大增浓，血管粗而扭曲，常出现血管断面观，呈点状阴影，血管边缘清楚，左侧肺门部分为心影掩盖，右下肺动脉宽度超过 15 mm(图 3-4-11)，同时出现肺门舞蹈，即肺动脉扩张性搏动显著增强，还伴有血管密度的轻度明暗变化。

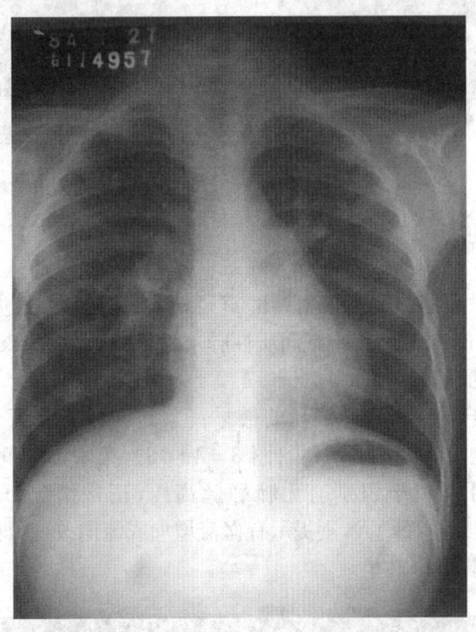

图 3-4-11　房间隔缺损右下肺动脉充血

女性，10 岁。先天性心脏病(房间隔缺损)。胸部正位片示右下肺动脉干增粗，肺动脉血流增加

3. 肺内动脉分支扩张　在后前位，显示为肺内血管阴影(肺纹理)增加、变粗和不规则，此种改变在两肺内侧 2/3 肺野，特别是近肺门部和两下肺野显著。

三、肺缺血

又称肺血减少，肺循环内血量明显减少时，肺动脉及其分支均萎缩变细。常见于右心排血障碍性改变，如先天性心脏病中的法洛四联症、肺动脉狭窄、三尖瓣闭锁及三尖瓣下移畸形等(图 3-4-12)。X 线表现为心影的肺动脉段凹陷，但有时可见狭窄后扩张。双侧肺门缩小、搏动减弱或消失，肺内纹理减少、变细。肺野透亮度增加，长期缺血的病例中有时可见到肺野内有杂乱的粗点状或扭曲的细小血管影，为侧支循环建立的表现。

四、肺静脉高压

又称肺淤血，左心室衰竭、二尖瓣狭窄和肺动脉床远端血管阻塞的其他病因均可导致肺静脉压力增高，超过 8～12 mmHg 的正常范围。随着肺静脉压力升高至 12～18 mmHg 时，肺血流重新分布，肺野下部肺动、静脉收缩，从而使血流反流到肺野上部血管内，在直立位肺血流进入肺上叶，仰卧位分布于肺前部，因而使得原本较细的上叶肺血管纹理增粗，直径

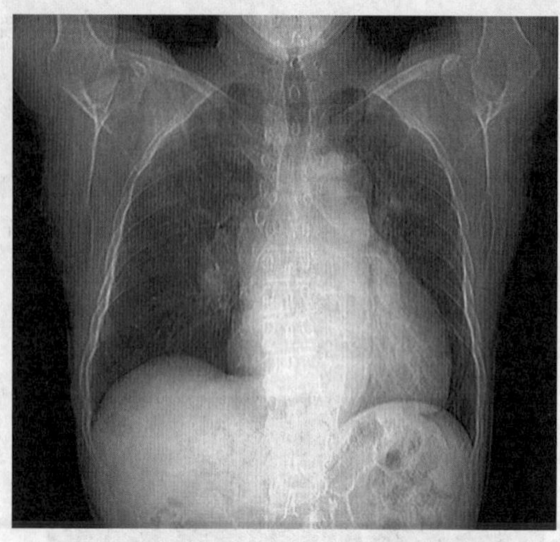

图 3-4-12　右肺动脉栓塞时右下肺缺血

男性,68 岁。右肺动脉干血栓形成,右肺动脉近端扩张,远端血流灌注不良,肺纹理稀少,透亮度增加

大于相对应的肺野下部血管的直径。随着肺静脉压进一步升高超过 18 mmHg,将出现间质性肺水肿,当压力超过 25 mmHg 时则可见肺泡性肺水肿。

X线片上,肺静脉高压的最早征象是肺血的重新分布,上叶血流增加,下叶血流减少(图 3-4-13),第 1 前肋间隙的血管直径可以用于识别有无肺静脉高压,正常情况下不超过 3 mm,如果直径增大,则提示有血流增加或流向改变,即为左心衰竭的可靠征象。

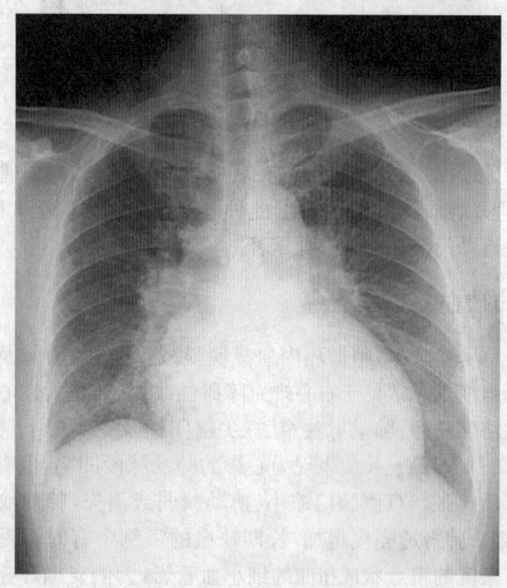

图 3-4-13　扩张型心肌病

心影普遍增大,两肺纹理增多,轮廓不清,提示肺淤血

虽然血流重新分布的确切机制尚不清楚,但一些学者已提出了一种解释。随着肺静脉压力的增高,液体从肺静脉漏入叶间隙,由于重力的作用首先发生在肺下叶,叶间隙内液体聚集降低了肺的顺应性并使肺间质压力增高,从而限制了下叶的血流,肺动脉痉挛可能也是一个因素。这些过程首先发生于肺下部,然后出现肺上叶血流的重新分布。

五、肺水肿

由于肺毛细血管、血管壁通透性和血浆渗透压等因素的变化,肺毛细血管的血浆大量外渗至周围组织和肺实质,称为肺水肿。正常肺组织中的组织液由叶间淋巴管引流入中央纵隔静脉,如果因肺静脉压力增高,致漏出液的增加超过了淋巴管的储备能力时,液体就会存留在小叶间隔或肺泡内。肺水肿通常分为两类:心源性肺水肿和非心源性肺水肿。前者由肺静脉压升高所致,如左心衰竭时,肺静脉压力增高所致的肺水肿,称为心源性肺水肿。后者则由肺泡-毛细胞管膜通透性增加引起。将心源性肺水肿称为流体静力学肺水肿(hydrostatic pulmonary edema)或许更为恰当,因为引起此类水肿的主要原因是心脏疾患(毛细血管压升高)、过度水化(静脉输液过量)或是液体潴留(肾衰竭)。非心源性肺水肿是由毛细血管内皮细胞发生破裂,致使液体漏到邻近肺组织引起的。由于毛细血管破坏,使得大分子及液体成分也漏出到组织中,故非心源性肺水肿液含更多蛋白质。

虽然传统上肺水肿都被分为心源性(流体静力性)和非心源性(毛细血管内皮细胞通透性升高),但更恰当的方法是将其分为以下四类:① 流体静力学型;② 通透性肺水肿不伴有肺泡损伤型;③ 通透性肺水肿伴有肺泡损伤型(如急性呼吸窘迫综合征);④ 流体静力与通透性升高混合型。

按水肿液潴留的部位,又可分为间质性水肿和肺泡性水肿,它们在影像学上常有不同表现,但可能出现于肺水肿的不同阶段,甚至混合存在。如发生左心衰竭时,肺部会发生一系列典型变化:肺血倒置、间质性肺水肿、肺泡型肺水肿依次出现。

(一) 间质性肺水肿

肺静脉压升高超过 18 mmHg,将出现间质性肺水肿,肺血流重新分布或称为"头向化"分布。可见小叶间隔增厚或称 Kerley 线,在上叶自肺外围斜行引向肺门的线状影,长 5～6 cm,宽 0.5～1 mm,称 Kerley A 线,多见于急性心力衰竭(图 3-4-14);在肋膈角区还可见到一组水平线,长 2～3 cm,宽 1～3 mm,称 Kerley B 线,多见于慢性左心衰竭;在中下肺野见

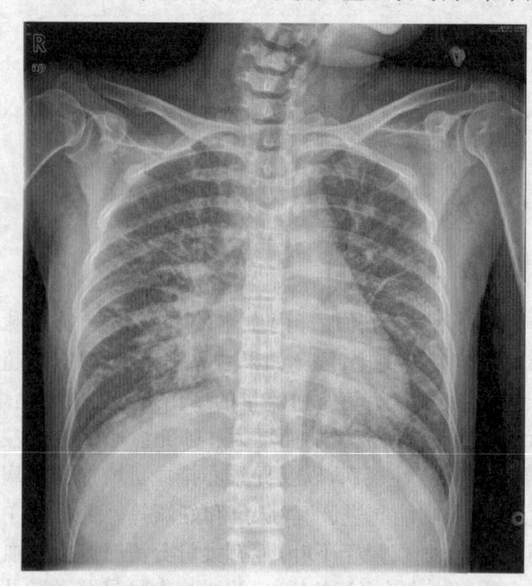

图 3-4-14　间质性肺水肿

交叉网格状阴影，称 Kerley C 线，仅见于严重病例。此外肺门影轻度增大，边缘模糊，叶间胸膜增厚，肋膈角闭塞。

（二）肺泡性肺水肿

肺静脉压力超过 25 mmHg 时，则可见肺泡性肺水肿。X 线片上看，典型的肺泡水肿累及肺内侧 2/3 的区域，产生"蝴蝶状"或"蝙蝠翼状"形态（图 3-4-15），对这一现象的解释是与肺内侧 2/3 处相比，肺外侧 1/3 的区域或称皮质区通气和顺应性较好，淋巴引流也更有效，因而液体就集中于肺的中心部分。鉴别心源性肺水肿和因毛细血管通透性增加或体内水分过多引起的肺水肿比较困难，近来研究发现，心血管性肺水肿的特征有心脏增大、血管重新分布、肺水肿液体的弥漫性分布、血管蒂增宽、叶间隔线增多和胸腔积液；而体内水分过多引起的肺水肿其特点是血流均衡和肺门周围的肺水肿；在毛细血管通透性增高引起的肺水肿中，没有心脏增大，血管蒂大小正常或缩小，没有小叶间隔线，水肿呈周围型而不是中心型。

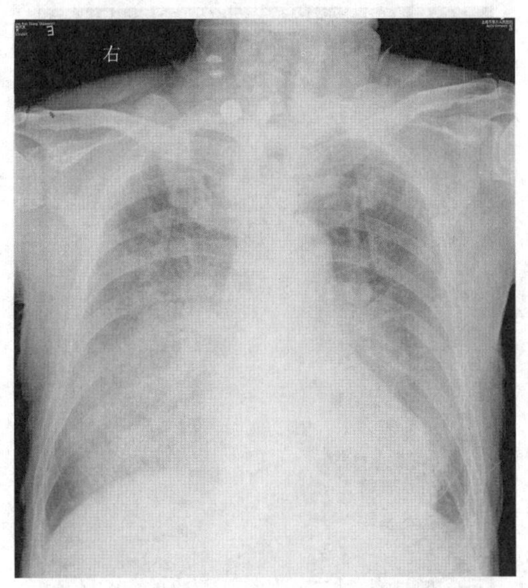

图 3-4-15　急性左心衰所致肺泡性肺水肿

X 线胸片示两肺大片模糊影，以近肺门方向分布为著，累及肺内侧 2/3 的区域，形成典型的"蝶翼状"形态

六、肺动脉栓塞

肺栓塞的栓子可为血栓、空气、羊水、细菌、脂肪、寄生虫及肿瘤等。其中血栓最常见，以来自下肢、盆腔深静脉和心脏的血栓多见。临床表现与栓子的大小、数目、栓塞部位及有无梗死有关。

肺栓塞可分为中央型和周围型。中央型肺栓塞的 X 线表现为栓塞区明显血供减少，肺血管纹理稀少紊乱甚至缺如，局部肺野透亮度增加，横膈上升，周围肺内供血有代偿性增加，肺动脉及肺门血管可增粗，有时可见扩大的肺动脉远端有截断现象。周围型肺栓塞时，因栓塞的血管较小，可表现正常，但可发生肺梗死，范围广泛的周围型栓塞以后可发展为慢性肺动脉高压。

随着多层螺旋 CT 的广泛应用，因其对肺动脉栓塞有极高的特异性和敏感性，肺动脉栓塞的病例的检出率大幅提高（图 3-4-16）。

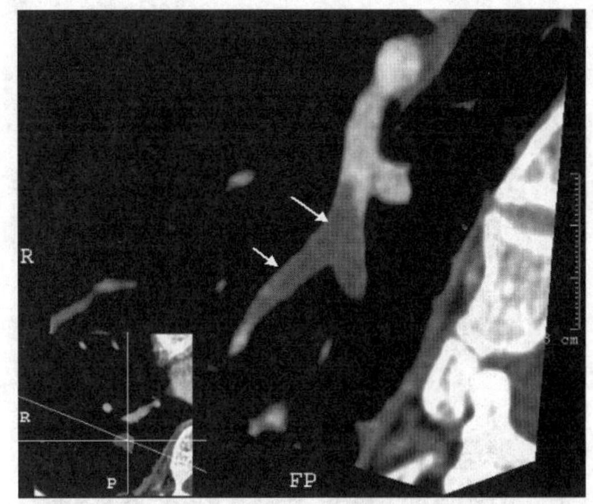

图 3-4-16　右下肺动脉栓塞

右下肺动脉内 CT 增强扫描可见腔内低密度充盈缺损，多层面重建（MPR）显示更清楚（箭头）

七、肺梗死

肺梗死系由肺动脉栓塞所引起。当肺内发生栓塞时，在其分布的肺段内可产生缺血性肺梗死。多数血栓在下肢和盆腔静脉形成，随血流进入右心和肺动脉，偶尔也可在右心房内发生。单个很小的栓塞在正常肺内不致引起肺梗死，因为缺血的部位能得到适当的支气管循环血供而复原，在 X 线检查中也无特殊征象可见。大的栓子阻塞肺总动脉或大分支时，患者可能立即死亡。肺血管内较大的栓子可引起肺梗死，多发生在已伴有慢性淤血的心力衰竭病例中。

X 线表现：① 肺梗死显示为密度均匀增高的阴影。阴影的密度可与肺实变相等，所以两者不易鉴别。② 典型的梗死区呈楔形或三角区，其底部靠近胸壁，尖部指向肺门，典型的楔形梗死需要多方向的投照才能发现。③ 栓塞多发生在肺底部。④ 常并发少量或中等量胸腔积液。⑤ 梗死区与支气管相通后可形成空洞。⑥ 肺梗死多发生在有心脏病的病例，常伴心脏增大。⑦ 部分病例横膈活动受到限制，并轻度抬高。⑧ 梗死区大小不同，可在数周或数月内吸收消散，也可遗留线条状影（图 3-4-17a～c）。

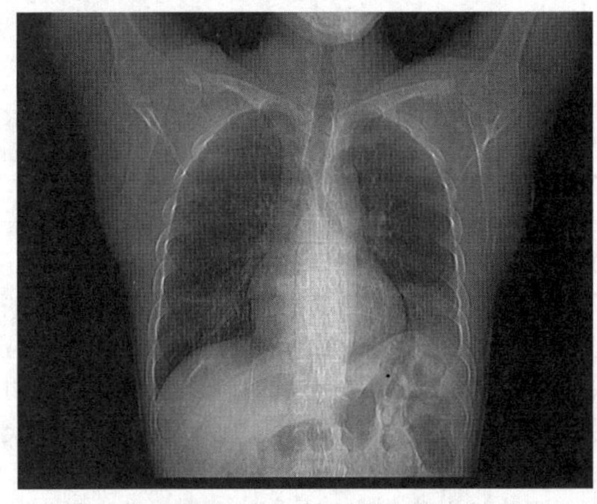

图 3-4-17a　两下肺梗死

平片示两下肺基底段分别见三角形实变影，边缘较清楚，尖端指向肺门

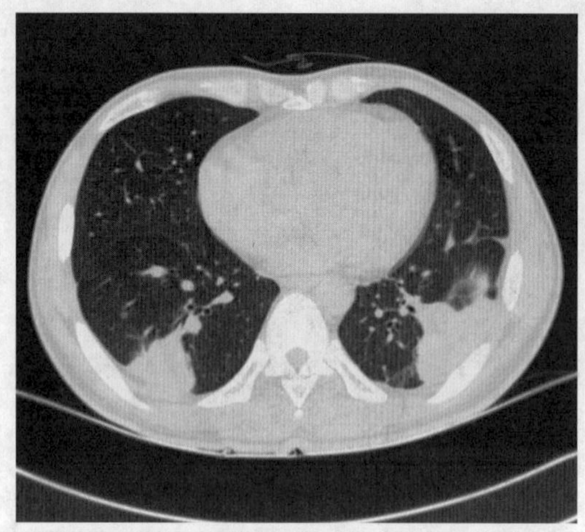

图 3-4-17b 肺梗死 CT 横断面肺窗
示边缘清楚的三角形实变

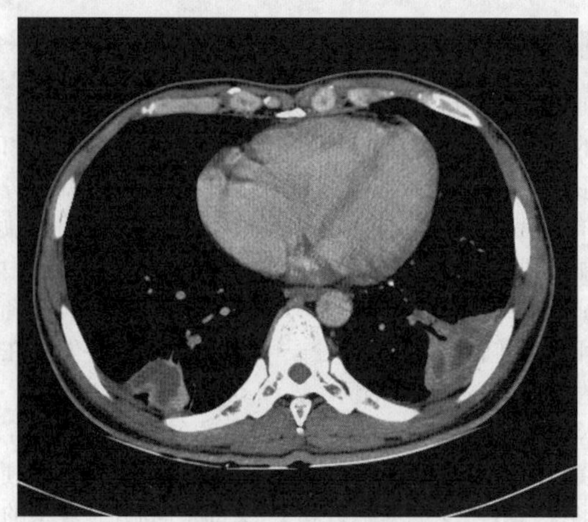

图 3-4-17c 肺梗死 CT 增强延迟扫描纵隔窗
内部可见大片坏死

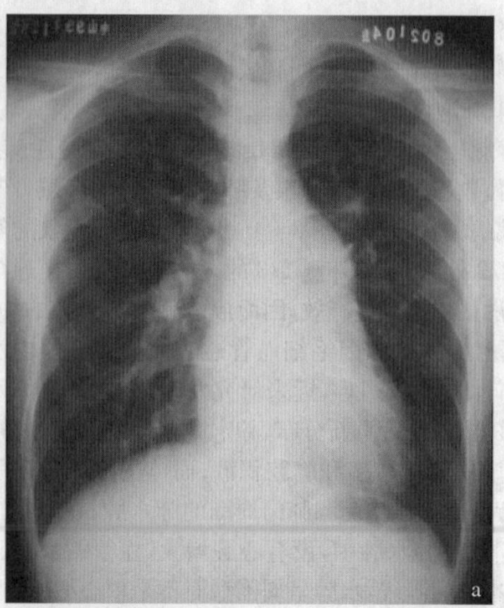

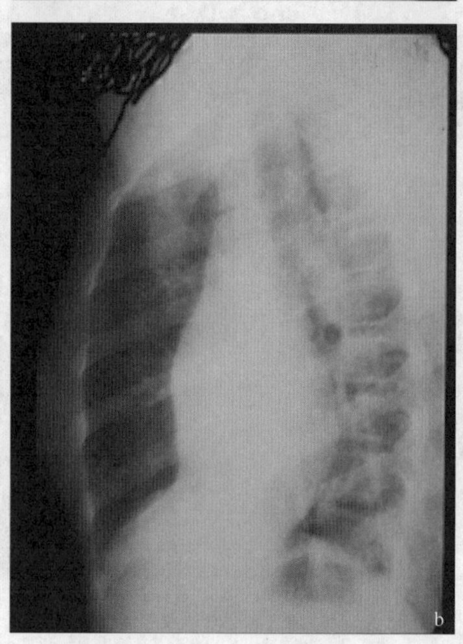

图 3-4-18 房间隔缺损
a. 正位 b. 左前斜位
心脏呈二尖瓣型，轻度左旋，右心房、右心室增大，两肺充血，肺动脉段突出

第三节 常见的先天性和获得性心脏病 X 线影像

王佩芬

一、常见的先天性心脏病 X 线影像

（一）房间隔缺损

房间隔缺损(简称房缺)(图 3-4-18、图 3-4-19)是先天性心脏病中最常见的一种疾病，包括一孔型(亦称原发孔型)和二孔型(亦称继发孔型)，本节介绍常见的二孔型房缺。缺损的大小可从极小到近乎全部缺如，病理上按缺损的不同部位可分为中央型、下腔型、上腔型、混合型四型，各型房缺均无明显的特异性 X 线表现，仅根据 X 线平片表现难以做出准确的类型诊断。X 线平片表现取决于缺损的大小和分流量。

1. 典型 X 线表现 心脏呈二尖瓣型，在分流量大的病例中，由于右心明显增大，心脏向左侧旋转，心影偏位于左半胸腔内。心脏中度以上增大，以右心房、右心室增大为主。肺动脉段明显凸出，两肺显著充血，肺门影增大，两侧肺动脉分支增粗，并伸展到肺野外围。主动脉结缩小或正常。透视下肺门血管及肺动脉段搏动增强，常见“肺门舞蹈征”。

2. 房缺伴肺动脉高压 二孔型房缺肺动脉高压的发生率远低于室缺和动脉导管未闭。重度肺动脉高压表现为肺动脉段瘤样扩张，肺门增大，肺野中外带肺动脉分支变细，两者不呈比例，呈截断征象。心脏较发生肺动脉高压前反而缩小，心脏增大以右心室为著，右心房增大不如右心室明显。

3. 小房缺的 X 线表现 分流量小的房缺肺血和心脏外形、大小改变轻微或在正常范围，普通 X 线平片难以诊断。

4. 心血管造影表现 心血管造影可直接显示房缺的解剖部位、缺损大小以及有无合并畸形等。采用右上肺静脉造影，左心房造影和肺动脉造影均可显示房缺的解剖部位，尤以右上肺静脉造影效果最好。由于超声心动图的广泛应用，本法已很少用于单纯房缺的诊断。

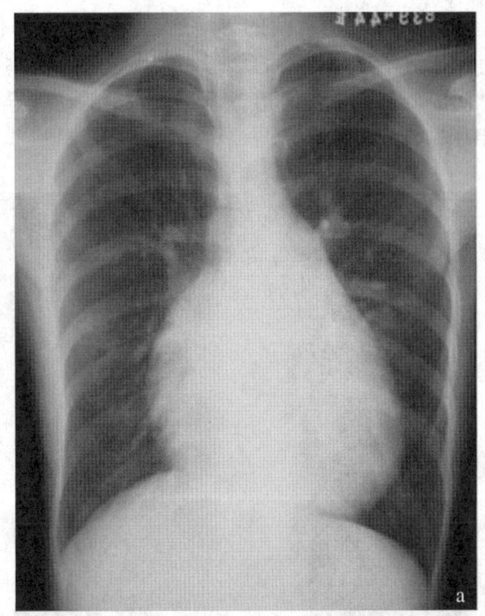

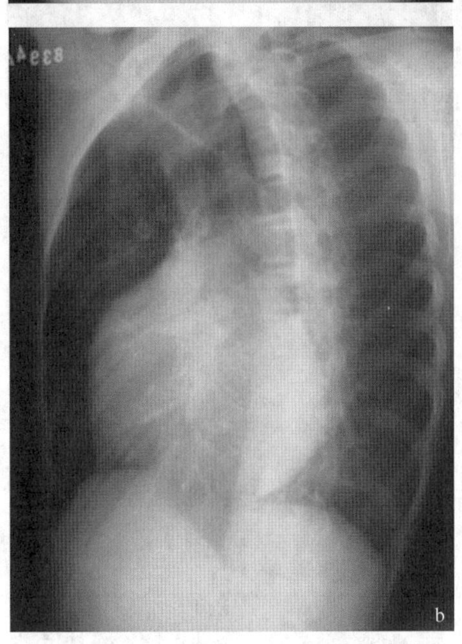

图 3-4-19　房间隔缺损

a. 正位　b. 左前斜位

心脏二尖瓣型，右心房、右心室明显增大，肺动脉段突出，肺充血，主动脉结缩小

5. CT 和 MRI　MSCT 增强检查可以显示房缺，表现为房间隔连续性中断，造影剂连通。MRI 的多方位成像可清楚显示房间隔缺损的部位和大小，电影 MRI(cine MRI)扫描可显示缺损处的左向右分流血液喷射，并可根据其异常血流信号面积，估测其分流量。

(二) 室间隔缺损

室间隔缺损(简称室缺)(图 3-4-20、图 3-4-21)在先天性心脏病中亦很常见，其发病率仅次于房缺。根据缺损部位的不同，可分为三类：膜周部、漏斗部和肌部。X 线平片表现与缺损大小、血液分流量和肺动脉压力高低密切相关。

1. 小缺损型的缺损　直径小于 5 mm，分流量甚微，心脏形态和大小以及肺血管无明显改变，所谓 Roger 型。有时仅表现为肺动脉段延长或轻度凸出。少数患者可有轻微左、右心室增

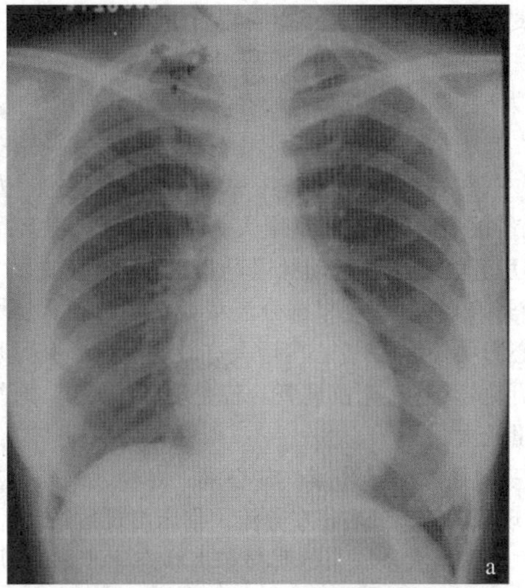

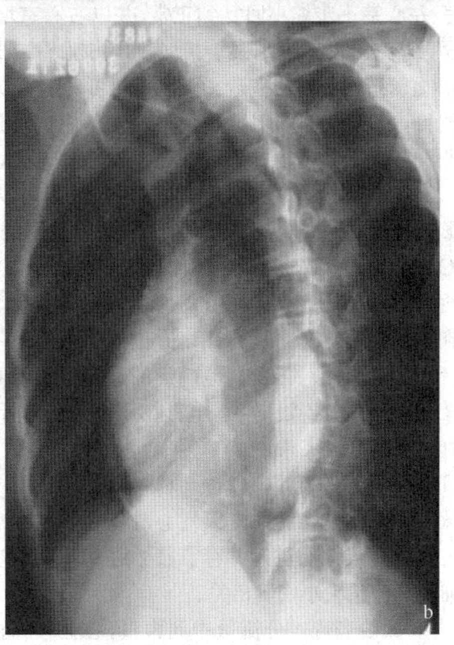

图 3-4-20　室间隔缺损

a. 心脏正位　b. 左前斜位

心脏增大，以左、右心室为主，两肺轻中度充血

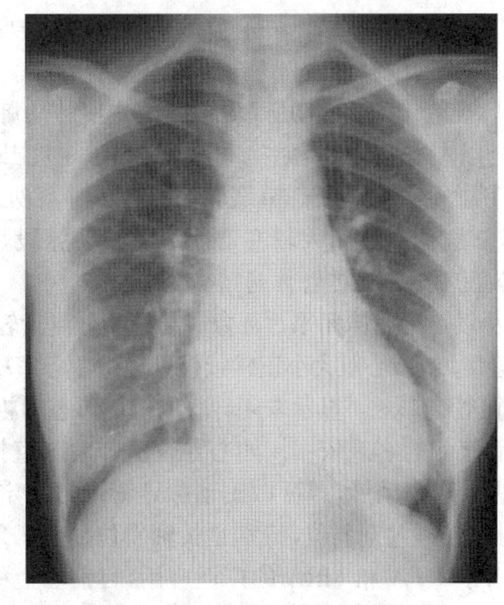

图 3-4-21　室间隔缺损(心脏正位)

心脏左、右心室增大，肺血明显增多

大和轻度充血。X线表现难以与正常者区别，诊断主要依靠临床诊断。

2. 大缺损型的缺损 直径在5～15 mm或更大，左向右分流明显。心脏呈二尖瓣型，有不同程度的增大，轻到中度增大多见，以左、右心室增大为主，并常以右心室较明显。如缺损很大，分流量很多时，以左心室增大为主。由于肺循环血流量增多，左心房轻度增大。肺动脉段凸出，但不如房缺显著。肺门增大，肺野充血，其程度根据分流量大小及肺动脉压力高低而异。如心影明显增大，左心房增大亦较明显，肺动脉段凸出，肺门和肺野血管扩张、充血显著。若主动脉结缩小，则提示左向右分流量较大。

3. 室缺伴肺动脉高压 右心室压力接近或高于左心室压力时，出现双向分流或右往左分流。临床出现发绀，为艾森曼格综合征。心脏增大从原来的明显扩大状态逐步缩小，原来增大的左心房、左心室逐步缩小回复到正常，并以右心室增大为主。肺动脉段明显凸出，肺门血管显著扩张，而周围血管减少变细。

4. 心血管造影 左心室造影轴位投照可确定室缺的部位、大小和数目，表现为室间隔连续性中断，左心室内造影剂经缺损部位进入右心室和肺动脉，可显示左、右心室增大。由于心血管造影为创伤性检查，而超声心动图已广泛应用，单纯室缺无须造影，但要除外其他重要合并畸形时，仍有造影的适应证。

5. CT和MRI MSCT增强扫描可显示室缺，表现为室间隔连续性中断，快速团注造影既可显示室缺的部位、大小，还可分析分流的血流动态变化。MRI多方位成像可显示室缺的存在、部位和大小等，并对伴发其他畸形的诊断也很有帮助。室缺的MRI表现为室间隔不连续，电影MRI可直接显示左、右心室之间血液喷射分流束。

（三）动脉导管未闭

动脉导管未闭是常见的先天性心脏病之一。本病可单独存在或与其他先天性心脏病并存。其心脏和肺血改变与动脉导管粗细及分流量大小密切相关。

1. 典型X线表现 分流量中到大量，心脏和肺血管改变较明显。心脏增大，以左心室为主。左心房也可增大，但不显著。巨大动脉导管时，心脏增大显著，以左心室为主，伴右心室增大。两肺充血，肺门增大，肺动脉段凸出。90%病例主动脉增宽，典型者出现“漏斗”征。左心室和主动脉搏动增强可出现“陷落脉”。

2. 动脉导管未闭伴肺动脉高压 轻、中度肺动脉高压时，心脏增大仍以左心室增大为主。肺动脉段轻、中度凸出，肺血管增多，外围血管扭曲变细。重度肺动脉高压时，右心房、室增大显著，部分病例右心增大较左心明显。肺动脉段呈瘤样凸出，肺门血管扩张，周围血管普遍扭曲变细。

3. 细小动脉导管未闭平片征象 导管小分流量轻微时，肺血正常或轻度增多；心脏大小正常或仅见轻微左心室增大。

4. 心血管造影 可显示未闭导管的解剖形态和粗细，作为介入栓塞治疗前的客观依据。如心导管由肺动脉直接经未闭动脉导管进入降主动脉，即可做出动脉导管未闭的定性诊断。逆行主动脉造影，左前斜位，特别是长轴斜位显示未闭导管最为清楚。由于CTA和MRA的广泛应用，目前心血管造影已基本不用于本病的诊断。

5. CT和MRI MSCT增强扫描可显示未闭动脉导管，表现为左肺动脉和降主动脉间的异常通道。MRI多方位SE序列成像有助于显示未闭导管的形态和大小，表现为左肺动脉和降主动脉间的低信号异常通道。但对于细小的动脉导管未闭，CT和MRI有时都难以显示。

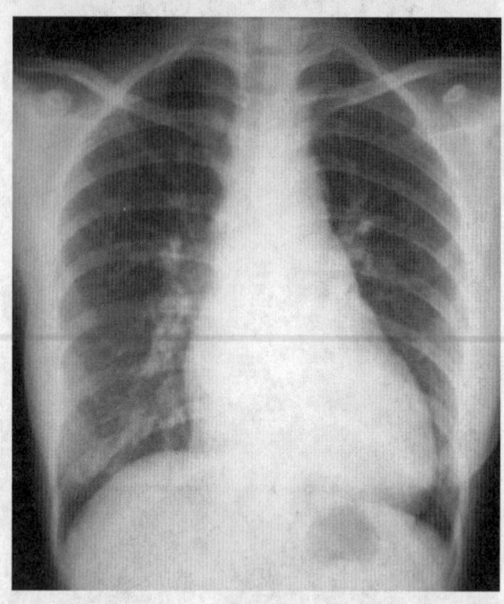

图3-4-22 动脉导管未闭

两肺充血，心脏增大，以左心室增大明显，主动脉结增宽呈漏斗形

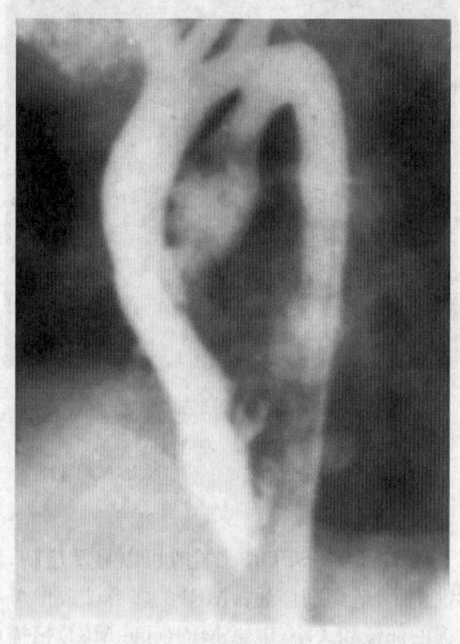

图3-4-23 动脉导管未闭

左心室造影左前斜位示未闭导管呈漏斗形

（四）先天性肺动脉狭窄

先天性肺动脉狭窄包括肺动脉瓣膜狭窄、瓣下狭窄和瓣上狭窄，以肺动脉瓣膜狭窄最为常见，占90%～95%。肺动脉瓣膜狭窄X线平片具有一定的特征性，本节讨论瓣膜型狭窄。

1. 典型肺动脉瓣膜狭窄 肺动脉段凸出是肺动脉瓣膜狭窄的典型表现，大多数患者扩张的肺动脉段上缘可达到主动脉弓水平，由于血液通过狭窄的瓣口形成涡流，造成肺动脉主干狭窄后扩张所致，有时扩张的左肺动脉近段与其相重叠。当狭窄后扩张波及左肺动脉时，左肺动脉扩张而右肺门动脉相对细小，造成左、右肺门动脉影大小不对称，这一征象较单独出现的肺动脉主干扩张更有意义。肺血减少表现为右下肺动脉变细和周围肺血管细少，肺野透亮度增高。心脏呈二尖瓣型，正常大小或轻度增大，心脏增大以右心室增大为主。如右心房明显增大常提示瓣膜重度狭窄伴继发三尖瓣关闭不全或伴右心功能不全。主动脉和主动脉结正常或偏小。

2. 轻度肺动脉瓣狭窄的X线表现　心脏和肺血管维持在正常范围，有时仅表现为肺动脉段平直或略突，两肺门不对称。

3. 心血管造影　造影可明确狭窄的部位，观察肺动脉瓣叶、瓣环的发育情况，了解肺动脉及其左右肺动脉、右心室流出道和心室腔有无并发畸形或继发改变。肺动脉瓣狭窄的造影表现为瓣叶相互融合，收缩期呈圆顶（或穹窿）状向肺动脉腔内凸出；同时右心室内含造影剂的血流通过狭窄的瓣孔呈柱状喷入肺动脉内，出现“阳性喷射征”，为肺动脉狭窄的重要征象之一。

4. CT和MRI　CT横断位扫描仅能观察肺动脉狭窄的继发改变，对显示肺动脉瓣的形态和瓣口大小受限。电影MRI可直接显示瓣膜狭窄的形态以及喷射血流束；黑血序列可显示其他继发改变，而对瓣膜的显示常不满意，结合两种技术，MRI可做出本病的诊断。

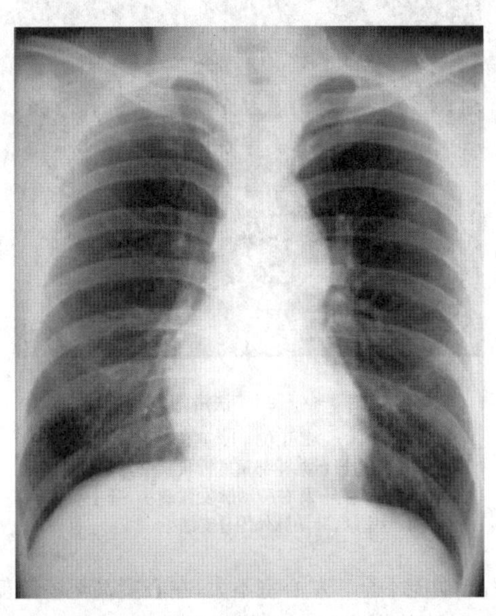

图3-4-24　肺动脉瓣狭窄

两肺血减少，心脏呈二尖瓣型，肺动脉段明显突出，右心房、右心室增大

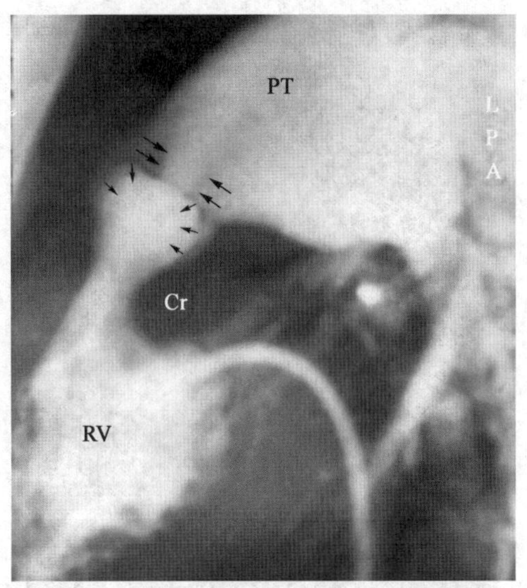

图3-4-25　肺动脉瓣狭窄

右心室造影侧位示肺动脉瓣膜增厚，瓣口开放受限，箭示含造影剂的阳性喷射征，右心室肌小梁粗大，流出道变窄

（五）法洛四联症

法洛四联症是一种复杂的先天性心脏病，为常见的发绀型先天性心脏病之一。本症的病理基础是肺动脉狭窄、室间隔缺损、主动脉骑跨和右心室肥厚。影像学检查可提供准确、全面的病理解剖信息，对本症的诊治具有重要意义。

1. 典型表现　心脏呈靴形，心脏不大或轻度增大，心尖圆凸上翘，为右心室肥厚左心室被推向后上方所致；由于漏斗部狭窄，造成肺动脉段明显凹陷；约1/4病例右位主动脉弓，主动脉升弓部增宽，往往肺动脉狭窄愈重，升主动脉扩张愈明显；右肺门动脉细小，肺门影缩小，两肺纹理细小、稀少，如两侧肺血管不对称，一侧肺门影甚小或无肺动脉主干，肺血甚少或有明显侧支循环时，提示一侧肺动脉缺如或严重发育不全；肺动脉高度狭窄或闭锁者肺纹理多呈网状，甚至拟似肺血增多，为支气管、体肺动脉侧支血管所致。

2. 不典型表现　心脏不大或轻度增大；肺动脉段平直、轻凹或稍凸；主动脉弓位置正常或右弓，无明显增宽或轻度增宽；右肺门动脉正常或稍细小，两肺纹理正常或稍纤细。

3. 心血管造影　造影可显示解剖畸形细节，包括肺内动脉分支和冠状动脉有无异常等，并与伴肺动脉狭窄的右心室双出口、大血管错位和单心室等做出鉴别诊断，为手术适应证的选择提供确切的形态学诊断依据。造影以正侧位为基本方法，辅以轴位投照如肺动脉轴位、长轴斜位或四腔位，更适合全面显示右心室流出道、肺动脉主干及左右肺动脉起始部、肺动脉分支、两大动脉的前后左右的空间位置关系，同时也是显示室缺解剖类型的重要体位。右心室造影在右心室、肺动脉充盈时，左心室和主动脉几乎同时或稍后提早显影，反映了心室水平右向左分流和主动脉骑跨，是本病具有定性诊断价值的异常征象；同时可显示其主要畸形的解剖变化，包括漏斗部及瓣膜狭窄，肺动脉主干、左右肺动脉及肺内分支情况，室间隔缺损的部位和大小，以及主动脉骑跨的程度。造影还可以显示具有重要临床意义的并发畸形，如冠状动脉异常起源及异常走向等。

4. CT和MRI　MSCT增强扫描可显示法洛四联症的部分解剖畸形，如漏斗部狭窄、室缺、右心室肥厚以及肺动脉发育情况。MRI以大视野、多方位直接成像显示解剖变化更为全面，黑血序列多方位扫描可准确显示右心室漏斗部、肺动脉狭窄、室缺、主动脉增宽以及骑跨程度。肺动脉瓣狭窄以电影MRI显示较好。MRI还可显示法洛四联症常见的并发畸形，如房缺、右位主动脉弓等。

二、常见的先天性和获得性心脏病X线影像

（一）风湿性心脏病

风湿性心脏病有活动性心肌炎和慢性瓣膜病两个阶段。前者是风湿活动的重要组成部分，X线检查对其病原诊断帮助

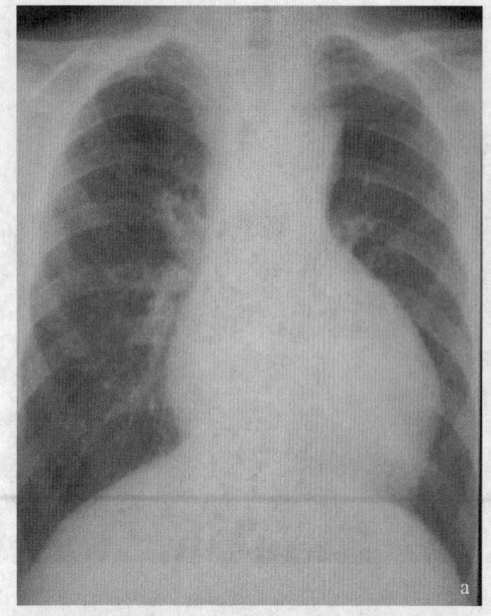

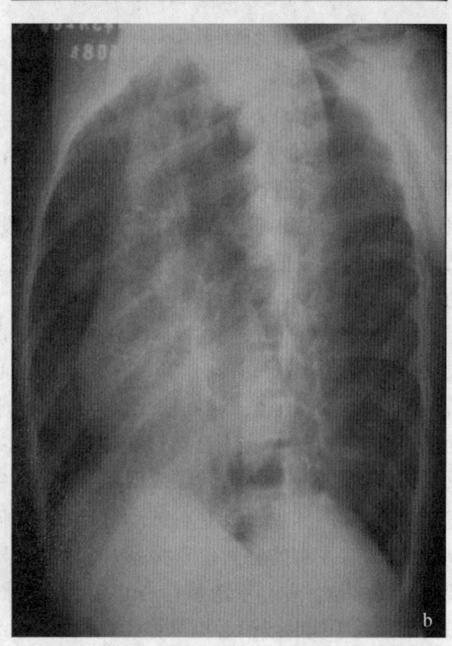

图 3-4-26 法洛四联症

a. 正位 b. 左前斜位

心脏呈靴型，右心室增大，心尖圆凸稍上举，肺血管纤细，肺动脉段凹陷，主动脉增宽

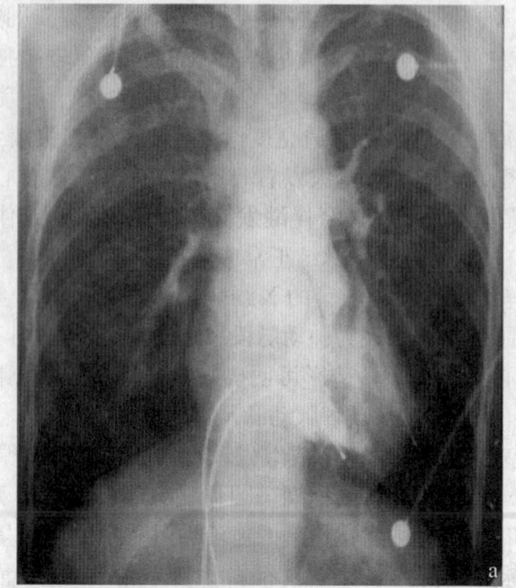

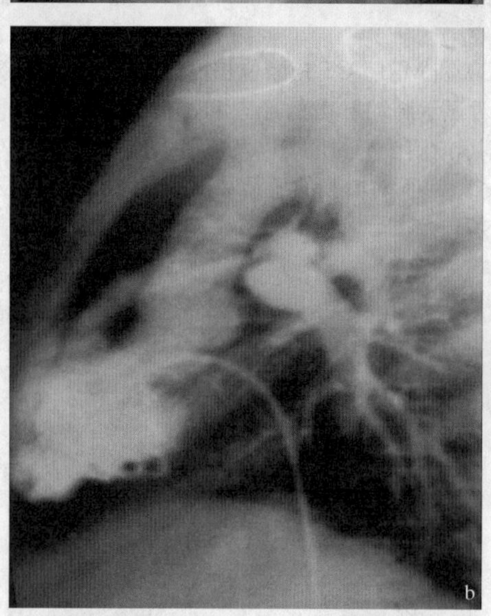

图 3-4-27 法洛四联症

a. 正位 b. 侧位

右心室造影示漏斗部重度管状狭窄，肺动脉瓣膜狭窄，肺动脉主干及右肺动脉发育细小，升主动脉扩张，嵴下型室缺，肺动脉外围分支细小

不大。后者是风湿性瓣膜炎的后遗损害，X线检查能显示心脏各房室的大小、肺血管的改变，通过分析心脏各房、室增大情况以及肺循环高压等，来判断各瓣膜的狭窄、关闭不全和病变的严重程度。

1. 二尖瓣狭窄 在X线平片上单钝二尖瓣狭窄心外形常呈特征改变。正位上由于肺动脉段及左心耳段的膨出及主动脉结缩小，心脏形态如同梨状，通常称为梨形心或二尖瓣型心脏。心脏大小与二尖瓣狭窄程度并不完全一致，从轻度到极显著，一般为中度增大，以左心房、右心室增大为主。尤其是左心房增大，是诊断二尖瓣病变的主要依据。左心房增大表现局部食管受压、右心房区的双心房阴影、左心耳突出和左侧支气管受压抬高。二尖瓣区和左心房壁钙化，是二尖瓣、心肌损害的确证。右心房不大或轻度增大，如明显增大则提示三尖瓣关闭不全或右心功能不全。左心室不大，左心室甚至萎缩变小。肺动脉段膨出，可从轻度到极显著，主要与肺动脉压力大小有密切关系。两肺淤血，随着左心房、肺静脉压力以及肺微血管压力逐渐升高出现肺动脉高压改变。这些表现为上部血管较粗，下部血管较细，肺门影增大、边缘模糊，肋膈角处出现间隔线等。周围肺纹细小，有时肺纹乱如网状，如肺部蒙一层纱布状。单纯二尖瓣狭窄病例大多为混合性肺循环高压，肺静脉、动脉压力均呈不同程度的增高。偶尔可出现粟粒状的含铁血黄素沉着和颗粒状的肺骨化结节，这些改变与肺静脉压升高和随后肺动脉压升高有密切关系。

2. 二尖瓣关闭不全 二尖瓣关闭不全的典型X线表现为左心房和左心室增大，以扩张为主，心室收缩期左心房有扩张性搏动，是二尖瓣关闭不全的特征性表现。肺淤血而无明显肺循环高压尤其是肺动脉高压。心脏较明显增大，以左心房和左心室为主，而肺循环高压轻微尤其是无明显肺动脉高压是二尖瓣关闭不全的特征性改变。重度二尖瓣关闭不全左心房、左心室高度增大时，常伴有右心室增大，此时多出现肺循环高压，心影可呈二尖瓣型，与二尖瓣狭窄相似。两者相比，前者大都心脏明显增大而肺动脉段凸出和肺动脉高压征象较轻；而后者心脏增大不显著而肺动脉段凸出和肺动脉高压征象明显。

3. 二尖瓣狭窄伴关闭不全　血流动力学以二尖瓣狭窄为主，关闭不全程度轻者，X线表现为心脏形态变化和肺血改变都和单钝二尖瓣狭窄相仿。如以关闭不全较显著，而二尖瓣狭窄轻微时，X线平片仅能反映以二尖瓣关闭不全为主的征象，出现左心房、左心室明显增大，心室收缩期左心房有扩张性搏动。当二尖瓣狭窄和关闭不全在血流动力学均有重要性时，X线上兼有两者征象，即左心房、左心室增大，右心室增大，肺循环高压征象均很明显。

4. 主动脉瓣狭窄　心脏不大或轻到中度增大，心影呈"主动脉"型，左心室增大，以肥厚为主。升主动脉中段局限性（狭窄后）扩张搏动增强为主动脉瓣狭窄的典型X线征象。主动脉瓣区钙化是主动脉瓣损害的确证。

5. 主动脉关闭不全　典型X线表现为心脏呈"主动脉"型中度以上增大，以扩张为主，主动脉升弓部普遍扩张，左心室和主动脉搏动增强呈陷落脉。

6. 主动脉瓣狭窄伴关闭不全　X线平片主要体现占主导地位的瓣膜损害，狭窄或关闭不全，并存的轻度狭窄或关闭不全常无相应的X线变化，诊断必须结合临床体征和各种检查结果。

7. 联合瓣膜病变　可以多种组合出现，常见的是二尖瓣和主动脉瓣联合瓣膜病变，依次是二尖瓣和三尖瓣病变及二尖瓣、主动脉瓣和三尖瓣病变。每个瓣膜又可以是狭窄或关闭不全和双病变。当受累瓣膜一轻一重时，X线常仅能反映出受累较重的瓣膜征象，两个瓣膜病变均较重时则可出现两组受损瓣膜的征象，平片诊断限度较大，必须结合临床和其他影像学资料综合判断。

8. 心血管造影　心血管造影来诊断瓣膜狭窄和关闭不全目前基本不用。

9. CT和MRI　MSCT的密度分辨率和空间分辨率高，在显示瓣膜钙化、左心房血栓形成、肺静脉高压所致的间质性改变，以及二尖瓣病变少见的伴随畸形肺静脉曲张等方面具有一定的优势。CT增强扫描对左心房血栓，尤其是左心耳部血栓检出率高，表现为均匀低密度或混合密度的充盈缺损。平扫时部分血栓内可见钙化。高分辨CT扫描能清楚显示肺部广泛间质性肺水肿改变，并较胸部平片敏感。表现为广泛均匀的小叶间隔增厚。故CT对判断肺淤血程度有一定的价值。在肺动脉高压的病例，CT用于了解肺内小血管改变也较胸部平片可靠。肺静脉曲张是一种少见的病变，为肺静脉进入左心房开口处的局限性扩大，其病因不明。多数学者认为局部肺静脉壁先天发育异常导致管壁薄弱，常伴随心脏大血管异常，特别是二尖瓣病变导致左心房和肺静脉压力升高时，促使此病的发生和发展。肺静脉曲张可单发或多发，常见于右下肺。平片表现为与心影相连的圆形肿块，但确诊尚需依赖心血管造影。CT可清楚显示瘤样扩张的肺静脉与左心房相连，即可明确诊断。MRI的SE序可列显示各房室的大小，电影MRI可显示瓣膜的形态和活动程度，故对瓣膜狭窄和关闭不全可做出定性、定量诊断。

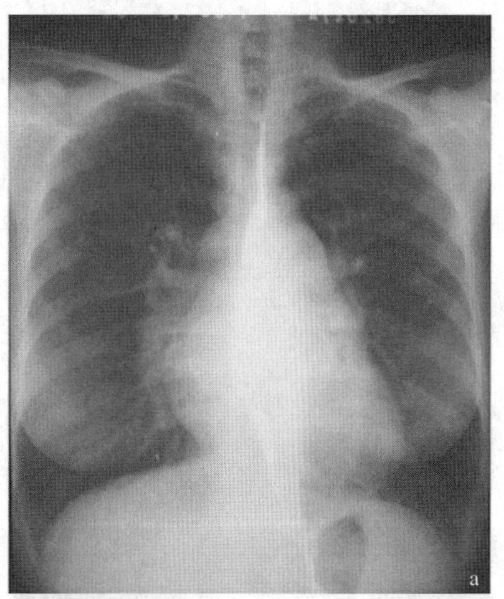

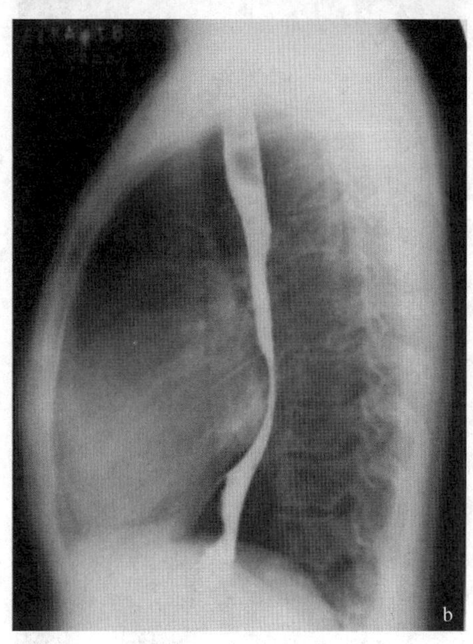

图3-4-28　二尖瓣狭窄

a. 正位　b. 左侧位吞钡

心脏呈二尖瓣型，左心房、右心室增大，两肺循环高压征象

（二）慢性肺源性心脏病

慢性肺源性心脏病是慢性支气管炎、肺气肿、其他肺胸疾病或肺血管病变引起的心脏病。其X线表现主要为肺部病变、肺动脉高压和右心室增大。

1. 肺部病变　最常见的慢性肺部病变是肺气肿，表现为两肺膨胀透亮度增高，肋间隙增宽和两侧横膈低平。同时有其他引起肺源性心脏病的原发肺部疾患的X线表现，包括慢性支气管炎、广泛肺组织纤维化改变、慢性肺结核、支气管扩张、胸廓畸形等，往往与上述疾病同时存在的有肺炎、气胸、胸腔积液、广泛胸膜增厚粘连等。

2. 心脏改变　主要为肺动脉高压表现，显示肺动脉段凸出，肺门动脉明显扩大，周围动脉骤然变细。由于肺动脉明显膨出，右心室增大，心外形呈梨状。无心力衰竭时，心胸比值大多正常，增大者不多。部分病例心外形比正常小，为肺气肿及长期卧床心肌萎缩的结果。当心脏代偿功能减退时，右心室可

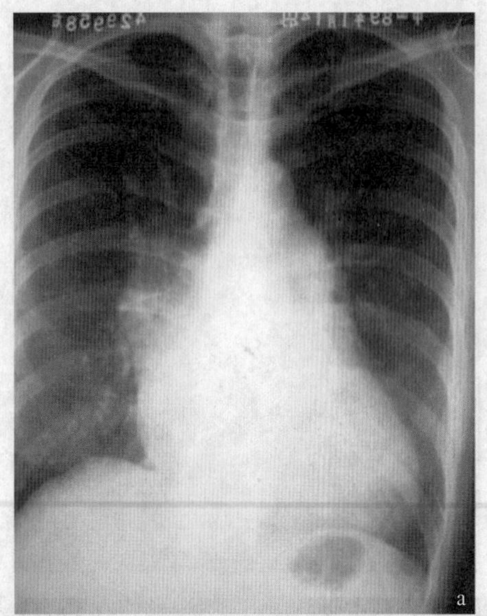

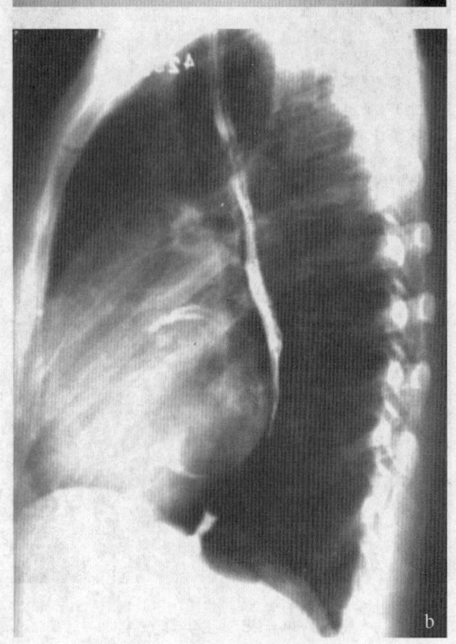

图 3-4-29 二尖瓣狭窄

a. 正位 b. 左侧位吞钡

心脏呈二尖瓣型，左心房、右心室增大，肺循环高压。侧位示左心房内膜呈C型钙化

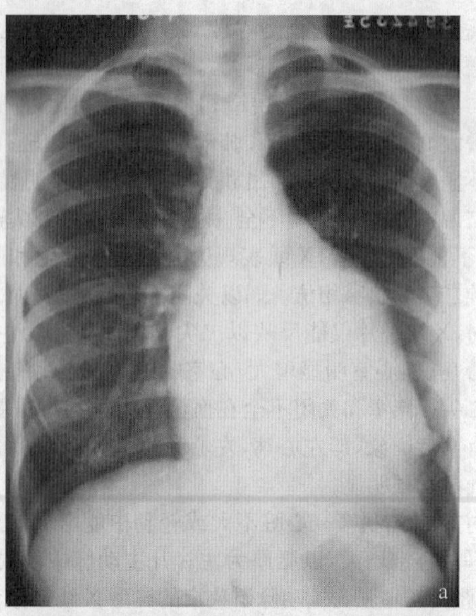

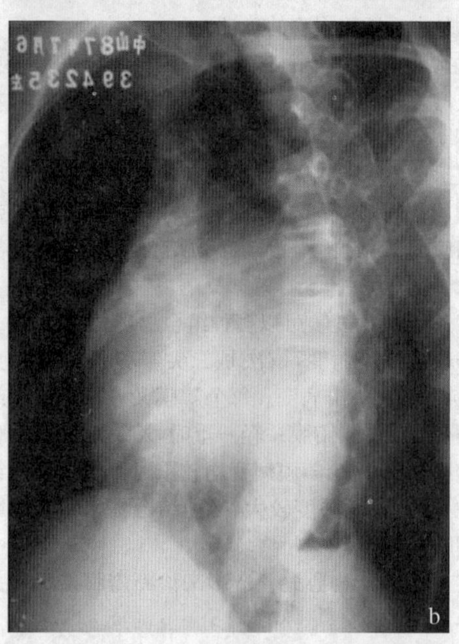

图 3-4-30 二尖瓣关闭不全

a. 心脏正位 b. 左前斜位

心脏明显增大，以左心房、左心室为主，两肺仅轻度淤血

明显扩大。心力衰竭时右心室或全心也可急骤增大，一旦心力衰竭控制心脏大小可恢复原状。

3. CT和MRI MSCT和MRI可直接显示肺动脉主干和肺门动脉的扩张以及右心室增大，尤其是CT肺窗可显示周围动脉的收缩变细。同时可以清楚显示其原发肺部疾患的X线表现。

(三) 原发性心肌病

原发性心肌病是指一组原因不明的心肌病变。可分为扩张型、肥厚型、限制型、致心律不齐性右心室心肌病和未定型心肌病，如心肌致密化不全等。

1. 扩张型心肌病 在原发性心肌病中最常见。根据病变累及的部位可分为左室型(最常见)、右室型和双室型。X线表现为心脏增大，大多呈中到高度增大。一般各个房、室均可增大，但以心室扩大为主，如左心室增大明显为左室型；以右心室扩大为主为右室型；左、右心室均扩大且程度相似，则为双室型。心影多呈普大型或主动脉型，主动脉结、肺动脉段和上腔静脉大多正常。透视下心脏搏动普遍减弱。左心功能不全时表现为肺淤血、间质性肺水肿等。本病无特征性X线表现，在排除其他心脏病的基础上，结合临床及心电图等变化，才能做出诊断。

2. 肥厚型心肌病 肥厚型心肌病的特点是心室壁异常肥厚，而心腔不扩张，大多缩小、变形。病变可累及心室的任何部位，但主要累及肌部室间隔和左心室。前者的肥厚肌块可突向左、右心室，大多凸向左心室，造成左心室流出道排血障碍。左室型部分病例可主要累及心尖、左心室中段或整个左心室游离壁形成普遍性肥厚，但无流出道狭窄。X线表现为心脏不大或

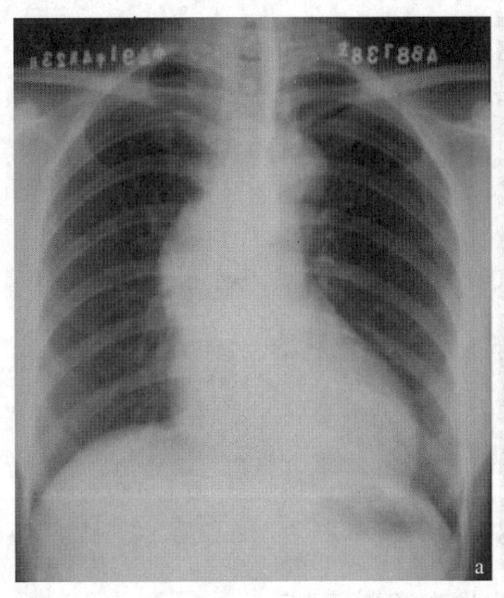
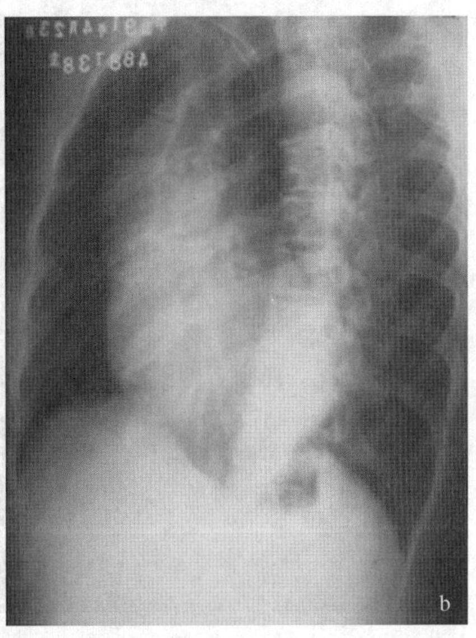

图 3-4-31　主动脉瓣狭窄

a. 心脏正位　b. 左前斜位

心脏呈主动脉型，左心室轻度增大，升主动脉根部梭形扩大，尤以左前斜位明显

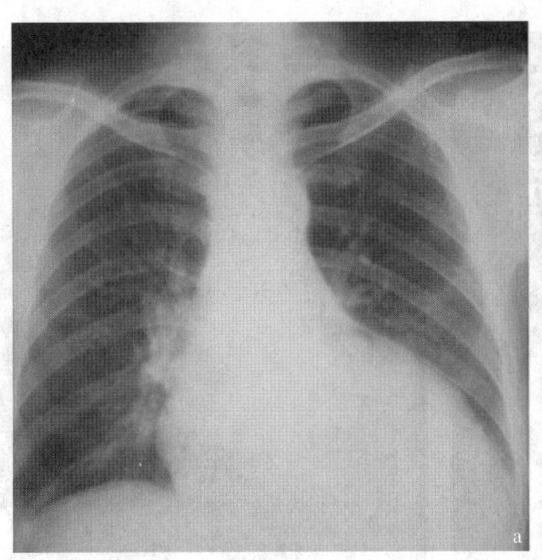
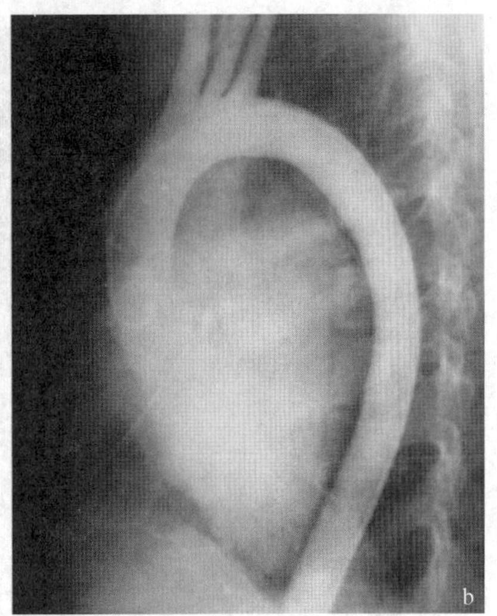

图 3-4-32　主动脉瓣关闭不全

a. 心脏正位　b. 主动脉造影左前斜位

心脏呈主动脉型明显增大，以左心室增大为主；主动脉造影示主动脉瓣及二尖瓣重度关闭不全，左心室、左心房内见大量反流造影剂

轻度增大，以左心室肥厚为主。少数病例可中到重度增大，以左心室增大为主。透视心脏搏动正常或增强，以频率慢而有力常见。肺血正常，心力衰竭时可见肺淤血和间质性肺水肿。此型心肌病X线平片诊断有限。

3. 限制型心肌病　限制型心肌病主要指心内膜心肌纤维化和嗜酸性细胞增多性心内膜心肌病。病变主要侵犯心室流入道和心尖，引起收缩、变形甚至闭塞，同时常累及腱索和乳头肌。根据受累的心室不同，可分为右室型、左室型和双室型。以右室型最常见。X线表现右室型心脏大多重度增大呈球形，类似于大量心包积液。也可伴有心包积液。由于三尖瓣关闭不全常伴有重度右心房增大。心脏搏动减弱。两肺血减少，常伴上腔静脉扩张，是右心排血障碍所致。左室型心脏改变类似二尖瓣病变，以左心房、左心室增大为主，两肺淤血。双室型心脏多呈中、高度增大，常以右心室损害表现为主。

4. 心肌病的心血管造影表现　扩张型心肌病表现为左心室扩张，收缩功能普遍减弱甚至消失。肥厚型心肌病左心室造影可显示心肌肥厚的部位、程度和分布范围等。其主要造影特征为左心室流出道倒锥形狭窄；如室间隔肥厚肌块凸向右心室，也可造成右心室流出道狭窄；心腔缩小、变形，由于乳头肌和不同部位的心肌肥厚，不同的体位投照可呈“砂钟”“鞍背”或“芭蕾舞足”状变形。同时可显示继发的二尖瓣关闭不全。限制性心肌病右心型表现为流入道收缩变形、心尖变形，舒缩功能消失。而流出道收缩、扩张功能正常。右心房重度扩大，三尖瓣关闭不全，造影剂排空延迟。同时可显示肺动脉充盈缓慢，分支血管细小。左心型则表现为左心室变形、舒缩功能受限，常伴有内膜增厚附壁血栓形成；二尖瓣关闭不大，左心房增

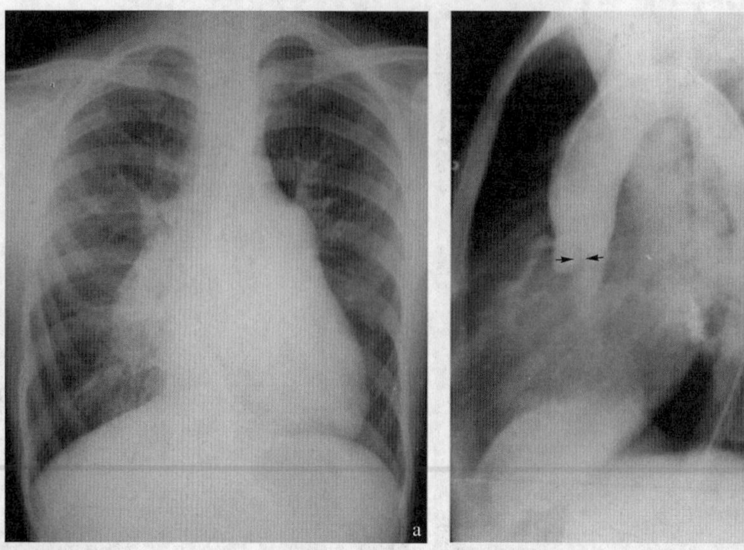

图 3-4-33　二尖瓣和主动脉瓣联合瓣膜病

a. 心脏正位　b. 主动脉造影左前斜位

心脏呈二尖瓣型轻度增大，左心房、右心室增大为主，肺循环高压。主动脉造影示主动脉瓣开放受限，箭头处示喷射征

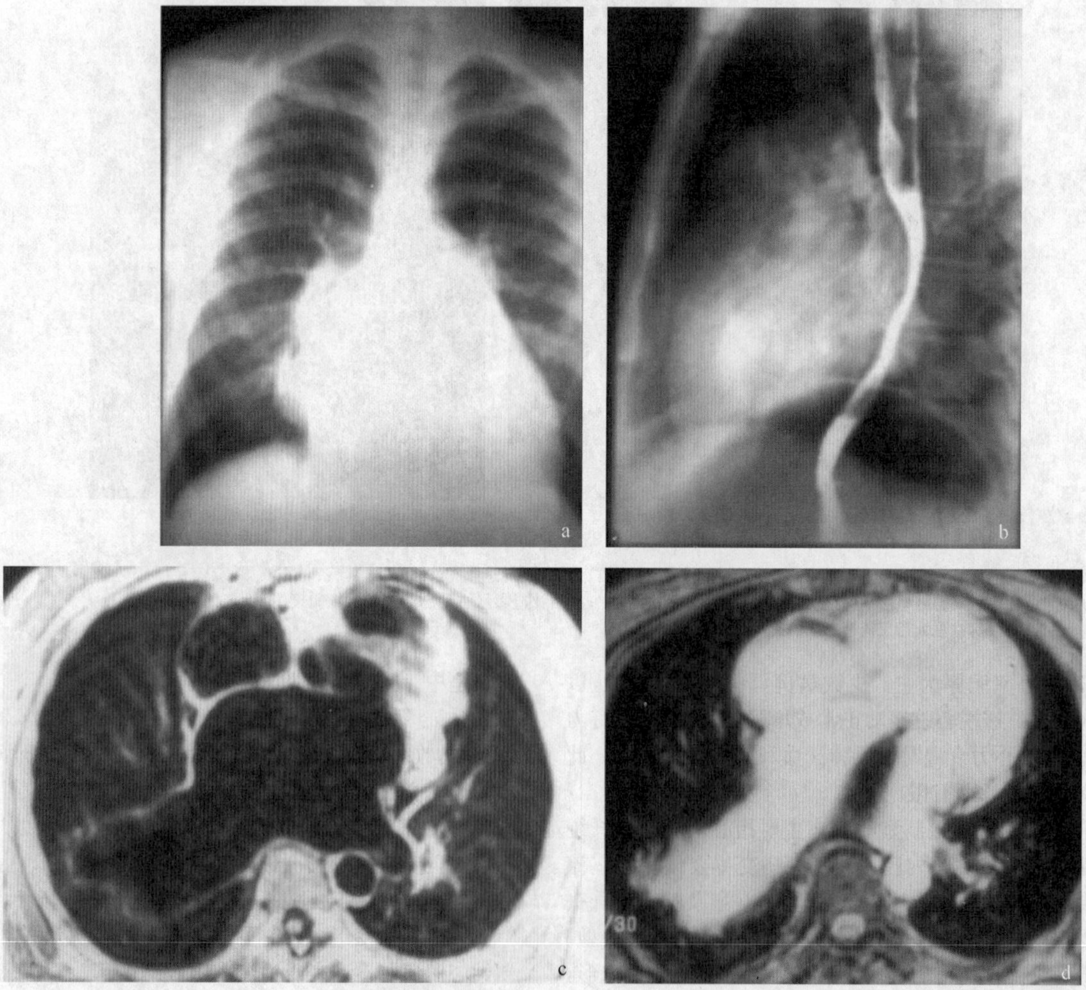

图 3-4-34　二尖瓣双病变伴肺静脉曲张

a、b. 心脏正侧位　c. MRI SE 序列横断位　d. 电影 MRI 横断位

心脏增大，以左心房、右心室为主，肺循环高压。右心缘下段见圆形团块影，侧位突出于左心房下方。MRI 示右下肺静脉明显扩张，二尖瓣增厚开放受限。d 图示二尖瓣反流

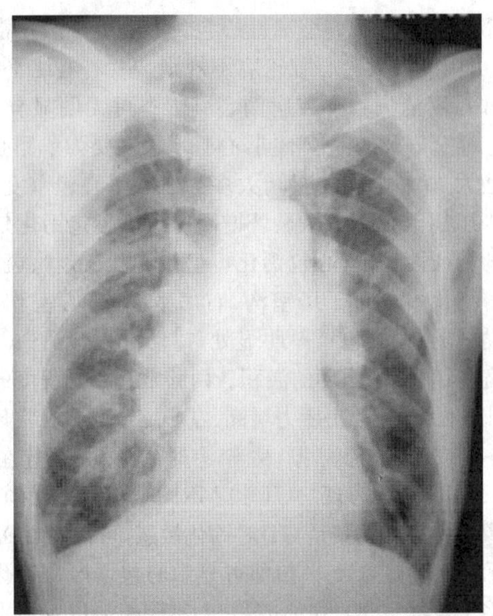

图 3-4-35　慢性肺源性心脏病
两肺气肿，肺纹粗乱，两膈低平。肺门血管增粗，尤以右下肺动脉扩张明显，周围血管收缩，心脏不大

大。双室型表现为上述两组造影所见，常以右心病变为主。由于 MSCT 和 MRI 广泛应用，目前创伤性心血管造影基本不用。

5. CT 和 MRI 表现　MSCT 增强和 MRI 检查扩张型心肌病表现为心腔扩大，以心室尤以左心室扩大为主，肥厚型心肌病为室间隔不对称性肥厚或心肌局限性或普遍肥厚。限制型表现为左、右心房增大，心室腔变形。由于 CT 分辨率高，能清楚显示心包的厚度和钙化，是鉴别限制型心肌病和缩窄性心包炎的较佳影像学方法之一。MRI 大视野多方位成像可全面显示心肌病变部分、范围和程度等形态学改变，并且能对心脏功能进行测定。可显示心动周期中心室收缩、舒张功能，计算射血分数、室壁收缩期增厚率，观察瓣膜关闭不全等，直接显示了心肌病的主要病理和病理生理变化，其缺点在于不能观察肺循环异常。电影 MRI 可显示瓣膜关闭不全的部位和程度。致心律不齐性右室心肌病和心肌致密化不全在 MRI 有其特征性改变。

(四) 心包积液

心包积液是心包病变的一部分，心包内液体超过 50 ml 即

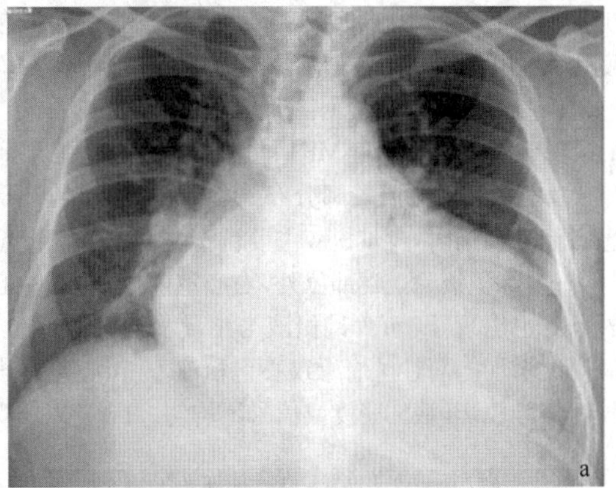

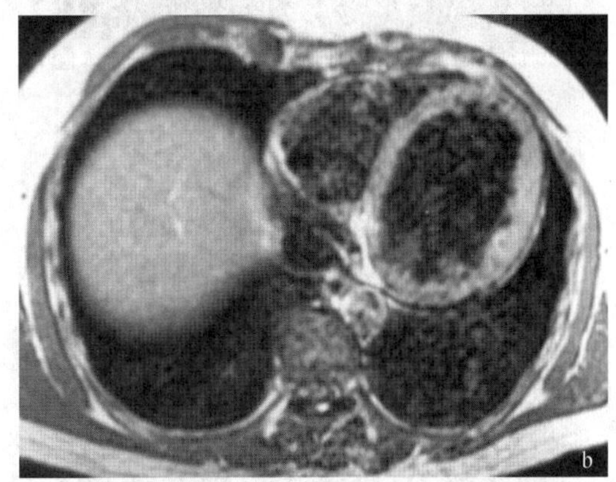

图 3-4-36　扩张型心肌病
a. 心脏正位示心脏重度增大，各心腔均增大，以左心室增大为主，两肺淤血　b. MRISE 序列横断位示左、右心室扩大，尤以左心室明显

为心包积液。心包积液可分为急性和慢性的，引起的病因很多，液体的性质也有不同。X 线平片检查只能显示心包积液的共同特征。心包积液在 250～300 ml 以下，X 线平片难以发现。积液量在 300～500 ml 以上，X 线平片上方有异常改变。心包积液的线表现可以各种各样，有时极不典型。

1. 心包积液的典型 X 线表现　为心脏在短时期内急骤增大而无肺淤血，心脏普遍向两侧增大，呈烧瓶样或球状，心腰及心缘各弓的正常分界线消失，心膈角变锐。上腔静脉影增宽，心脏搏动减弱甚至消失，而主动脉搏动正常，此点有助于同心腔增大鉴别。

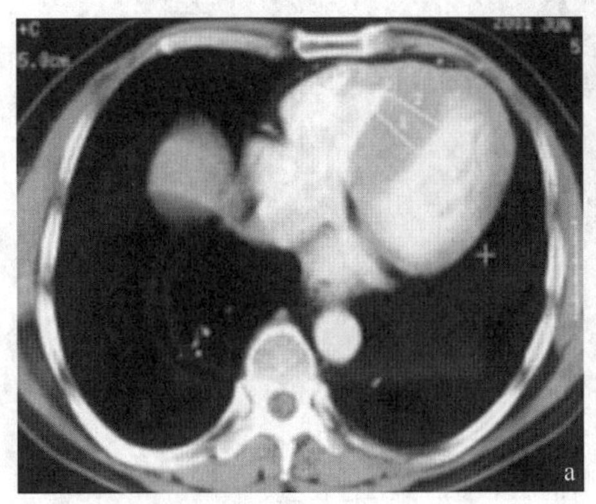

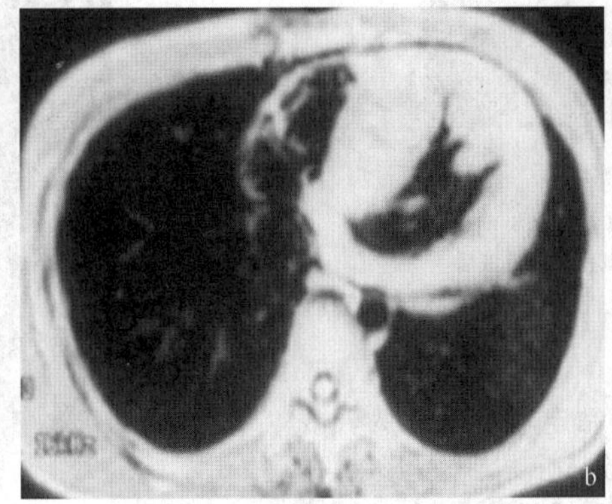

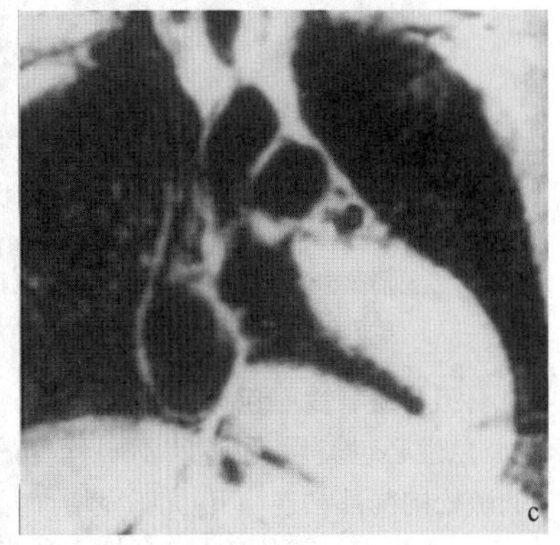

图 3-4-37　肥厚型心肌病
a. CT 增强后扫描见肌部室间隔明显增厚　b、c. 另一病例的 MRISE 序列横断位和冠状位示肌部室间隔和左心室心尖部心肌明显肥厚

少量积液心脏的形态和大小可无明显异常改变，或仅有心脏轻度增大。由于粘连或其他因素，心包积液可呈不均匀分布，主要在左侧或右侧，造成心脏不对称增大。

2. CT和MRI CT和MRI能清楚显示心包脏层和壁层间距增宽，表现为沿心脏轮廓分布、紧邻脏层心包的环形液体带。患者仰卧扫描时，少量积液主要位于左心室后侧壁或右心房的外方；中等积液除上述部位外，右心室前壁前方、左心室心尖部外下方也出现积液；大量积液与中量积液分布部位相同，但积液厚度增加。恶性肿瘤所致心包积液，常伴心包不规则增厚或软组织肿块影，液体密度或信号不均匀。

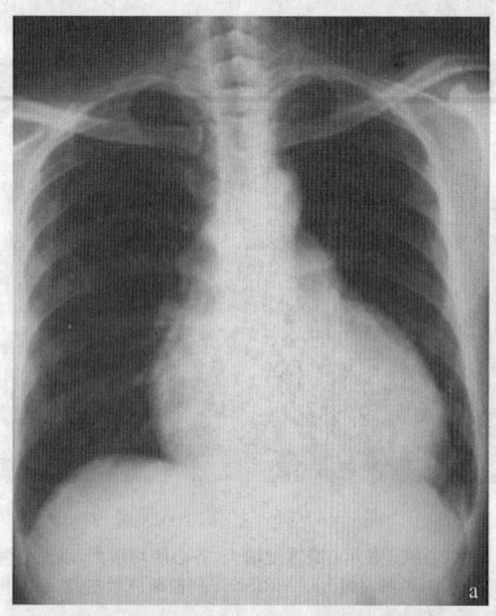

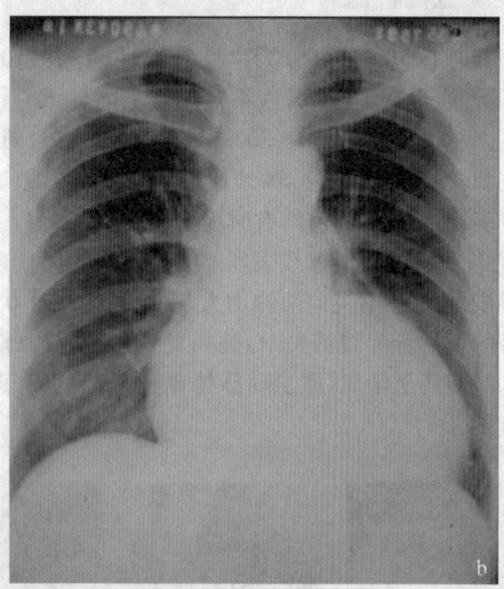

图3-4-38 心包积液

a. 心脏普遍增大，左、右心缘正常弧度消失，上腔静脉扩张，两肺纹理正常 b. 心包积液穿刺抽液后，显示左侧心包积气积液

（五）缩窄性心包炎

急性心包炎后，可遗留不同程度的粘连，大部分仅为轻微的、疏松的局部粘连，心包无明显增厚，故心脏功能不受影响，称粘连性心包炎。部分病例在急性心包炎后，脏、壁层心包增厚粘连，形成坚固的纤维瘢痕结缔组织粘连于心脏上，影响心脏的收缩和舒张功能，从而产生一系列临床症状，称为缩窄性心包炎。

1. X线平片表现 缩窄性心包炎的心脏一般正常或轻度增大，也可中度增大。心脏轮廓不规则，左、右心缘平直僵硬，心脏正常弧度消失。少数病例心脏形态可无明显异常改变。由于心包缩窄累及的部位不同，心脏增大主要为单侧心房或双侧心房增大，如右心房明显增大多为右心室心包重度缩窄，右心室舒张压甚至右心房压显著增高所致。心包钙化是缩窄性心包炎的特征性表现，心包钙化可呈蛋壳状、带状、斑片状、结节状等。钙化多分布于房室沟、右房室围、右心室胸骨面等。心脏搏动减弱，在心包增厚明显处，搏动可完全消失。上腔静脉影增宽，反映了体循环的淤积。两肺常有不同程度的淤血和间质性肺淤血，为左心房压力增高、左心缩窄所致。常伴有胸腔积液和一侧或双侧胸膜增厚、粘连，有时往往和心影连在一起。

2. CT和MRI表现 CT和MRI是诊断缩窄性心包炎的最佳影像学方法。尤其是CT对钙化敏感，可以发现X线平片不能显示的钙化灶，CT平扫即可显示心包增厚和钙化。增强扫描可用于观察室间隔扭曲成角、心室腔畸形以及鉴别心包增

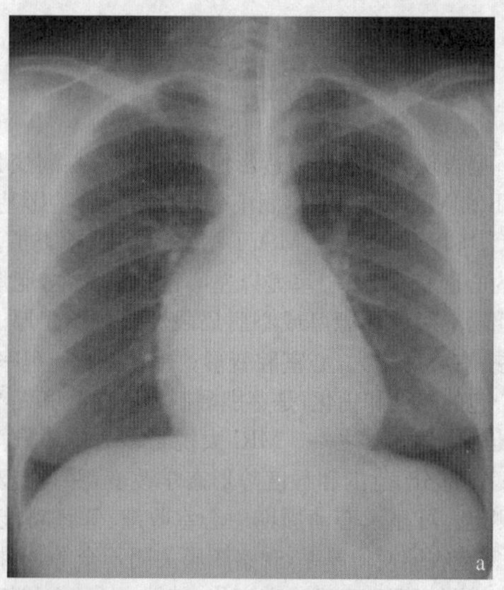

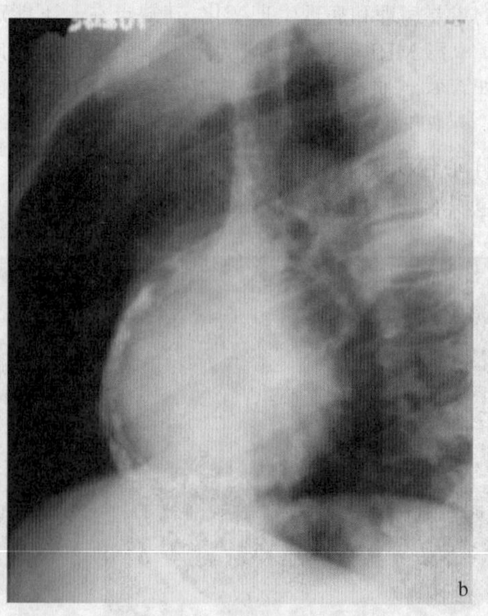

图3-4-39 缩窄性心包炎

a. 心脏正位 b. 左前斜位

心脏不大，右心缘明显僵直，正常弧度消失，斜位片示心脏前壁及膈面弧形钙化

厚和少量心包积液等。心包增厚大于 4 mm 是诊断缩窄性心包炎必需的 CT 和 MRI 的征象。心包增厚可为普遍性增厚或局限性增厚，局限性增厚可位于房室沟、主动脉、肺动脉、腔静脉开口处等重要部位。部分病例可伴有少量心包积液，甚至形成局限性单个或多个包裹积液。MRI 则对钙化不敏感。上、下腔静脉扩张，室间隔扭曲，心室轮廓受压变形，均表明心包病变损害了心脏的舒张功能，提示缩窄性心包炎的存在。缩窄部位主要发生在右心室、左心室或双心室，可引起右心房、左心房或双心房增大，CT 和 MRI 均可清楚显示。少数患者可伴有右心房血栓形成。在缩窄性心包炎的各种 CT 和 MRI 表现中，以心包增厚、室间隔扭曲成角、上腔静脉和(或)下腔静脉扩张等征象较为重要，三种征象同时出现或心包增厚伴室间隔扭曲成角和(或)下腔静脉扩张，即可诊断为缩窄性心包炎。

参考文献

1. 胡为民. 先天性心脏病临床放射学[M]. 北京：人民卫生出版社，1994.
2. 刘玉清. 心血管病影像诊断学[M]. 百通集团、安徽科学技术出版社、辽宁科学技术出版社，2000.
3. 陆敏杰，赵世华，蒋世良，等. 中国人心脏房室腔内径及左、右心室功能正常参数的 MRI 研究[J]. 中华放射学杂志，2011，45：924-928.
4. 荣独山. X 线诊断学(胸部)[M]. 第 2 版. 上海：上海科学技术出版社，1993.
5. 赵世华. 心脏 CT 和 MRI 如何选择[J]. 中华放射学杂志，2009，43：901-902.

第五章　心脏大血管计算机体层影像

杨　姗　曾蒙苏

心脏大血管计算机体层影像(CT)检查长期以来一直受到扫描速度的限制，普通 CT 轴扫描无法克服心脏大血管自主搏动的伪影，是 CT 临床运用的盲区。1989 年螺旋 CT(spiral CT，SCT)问世，它采用滑环技术和连续进床的螺旋扫描方式，在提高扫描速度、改善图像质量、减少运动伪影等方面取得了很大进步。同时横断面容积扫描图像可后处理重建成类似 DSA 的血管造影图，称 CT 血管造影(CT angiography，CTA)。但是此时螺旋 CT 仅为单排螺旋，短时间内尚不能完成大范围(例如：胸腹部联合扫描)、高空间分辨率的容积扫描，时间分辨率也不够高，尚不能冻结心脏的搏动，使其在心脏的应用仍受限。20 世纪 80 年代中期电子束 CT(electronbeam CT，EBCT)的出现摆脱了 X 线球管的机械扫描运动，采用电子束扫描，将扫描时间缩短至 50 ms，适用于心脏检查，尤其在检测冠状动脉钙化方面取得进展，可对冠心病进行筛选检查，可做冠状动脉 CTA。因此在多排螺旋 CT 出现前，EBCT 是心脏 CT 检查的主要手段。但是其所获冠状动脉图像的空间分辨率仍不够高，信噪比较差，加之设备和检查费用十分昂贵，难以普及。

1998 年多层面/多排螺旋 CT(multi-slice/multi-detector CT，MSCT/MDCT)问世，它将螺旋 CT 的单排探测器改为多排，X 线球管每旋转一周可同时获得多层图像，使螺旋 CT 的扫描速度成倍加快，扫描范围更大、图像层厚更薄，特别是图像的纵向分辨率大为提高，是 CT 发展史上的又一个里程碑。这里“层”和“排”的区别在于“层”指 X 线球管旋转一周所获得的图像层数(目前最多为 640 层)，“排”指 CT 机器探测器的排数(目前最多为 320 排)。自 1998 年北美放射学展会(RSNA)上 GE 公司率先推出 4 排螺旋 CT，展示了第一幅活体心脏的冠状动脉成像起，随后 2000 年和 2002 年相继推出 8 排和 16 排 CT，直至 2004 年 64 排 CT 的问世，以后各大 CT 厂商(GE、Philips、Siemens 和 Toshiba)相继推出“后 64 排 CT”(宝石 CT、128 排 CT、双源 CT 和 320 排 CT 等)，各自从提高探测器灵敏度，提高探测器的排数增加覆盖范围以及采用两个球管扫描，旨在使 CT 技术的时间分辨率和空间分辨率极大提高，近期，加之双能 CT 技术和迭代重建技术的开发和应用，使心血管影像学经历了革命性的突展，其标志为无创性冠状动脉 CT 检查进入临床常规应用，为临床诊断和治疗揭开了崭新一页。

一、心脏 MDCT 技术发展

当扫描层厚达 1 mm 及以下时，CT 螺旋容积扫描实现了真正意义上的各向同性，短时间大范围的大血管检查已不再是 CT 检查难点。目前，CT 技术发展研究热点主要集中在冠状动脉成像方面。运用于心脏的 MDCT 有多种机型，各有优缺点。早期 4 排、8 排 CT 在心脏成像方面做过一些尝试，但只能停留在研究阶段，难以运用于临床诊断。随着 16 排 CT 在许多下级医院被普及，满足一般大血管(胸主动脉及肺动脉)检查不成问题；但针对冠状动脉 CT 成像仍存在不足，根据以往经验，除非被检者心率控制在 65 次/min 以下、心律齐、屏气佳(屏气时间在 15 s 以上)可以尝试，余均不建议行该检查，成功率低，较难推广。如需完成冠状动脉 CT 成像建议采用 32 排以上的机型，这主要与机器的时间分辨率相关。目前市场上 64 排螺旋 CT 的单扇区扫描时间分辨率在 150～200 ms，32 排双源 CT 为 83 ms，64 排双源 CT 为 75 ms，320 排螺旋 CT 为 175 ms。双源 CT 的高时间分辨率基于球管的全新布局，双源指的是两个球管呈 90°角安装于同一机架内，机架仅需旋转 90°即可获得相当于单源系统旋转 180°所得数据，因此时间分辨率得到几近一倍的提高。在实际运用中时间分辨率还与扫描模式的选择有关，即单扇区、双扇区还是多扇区扫描模式，选择扇区越多，实际时间分辨率越高，即原始时间分辨率除以扇区数。简而言之，慢心率者采用单扇区，快心率者采用多扇区的扫描模式达到高时间分辨率冻结心脏的目的。

除高的时间分辨率外，扫描时还需门控技术保证与心脏搏动同步化。此技术分为前门控和后门控两种。前门控采用的是在 R-R 间期中一固定时相行触发扫描，因扫描过程中仅在

R－R间期中一较短时间内曝光，因此辐射剂量大为减少，但对被检者的心率要求极高，扫描时间也相应延长，针对体检普查建议采用该扫描方式以保护被检查。后门控则是在整个R－R间期内均曝光，扫描完成后再回顾性选出最佳时相进行数据重组，因整个R－R间期的数据均被采集，所以可选择重组的数据多，成功率高，但辐射剂量也相对较大。目前多款高端CT机器均以宣传低剂量扫描为其优势，看来前门控扫描将有望成为以后检查的常规。

CT机器探测器宽度是决定冠状动脉成像成功的另一因素，探测器宽度越宽，机架旋转一圈覆盖范围越大，覆盖全心所需的R－R数目越少，心脏重建错层发生率降低，扫描时间即屏气时间缩短，检查成功率也越高。64排CT探测器宽度在3.2～4 cm，128排CT探测器宽度在6.4～8 cm，而320排CT探测器宽度可达到16 cm，足够覆盖整个心脏，从而实现了单个心动周期内完成全心扫描。其优势在于可进行单器官的灌注扫描、极大降低辐射剂量，可完成心律失常(例如房颤)患者的扫描。

二、冠状动脉CTA检查技术及临床运用

冠状动脉CTA的优质图像与检查流程及技术密不可分，同样的机器在不同的医院运用，结果却是很不一样的，这与检查的准备、扫描的选择及患者的配合均有关。

(一) 冠状动脉CTA检查流程及扫描技术

基于复旦大学附属中山医院的经验，一般建议患者提前1.5 h达到CT室登记。针对心率大于65次/min的被检者均需服用25 mg琥珀酸美托洛尔(倍他洛克)(除禁忌证者)以降低心率，并起到稳定心律作用。心律的平稳性较心率的快慢对检查的影响更明显，这就是为什么一些快心率患者反倒比一些慢心率患者冠状动脉显示得更好的原因。一般患者服用琥珀酸美托洛尔1 h后才真正起效，因此检查等待时间多为1～1.5 h。检查时在检查床上再给检查者舌下含服硝酸甘油0.5 mg(除禁忌证者)，目的在于扩张血管显示更清楚。

一般冠状动脉CTA检查分为平扫的全心扫描和增强扫描两步。平扫一般用于血管钙化的显示，以计算钙化积分。而增强扫描用于后处理重建冠状动脉。增强扫描的技术参数包括：造影剂注射速率、总剂量、扫描延迟时间的选择、扫描范围以及造影剂的类型。一般冠状动脉CTA造影剂注射速率建议3.5～5 ml/s，以体重大小相应增减。总剂量因根据检查者体重而定，一般以0.8～1.0 ml/kg计算。针对心功能不全者，造影剂的总量需增加10 ml，注射速率相应提高1 ml/s。延迟时间的设定可采用先行小剂量主动脉根部层面同层动态扫描测试算出主动脉达峰值的时间，再以该时间作为最佳延迟时间行大剂量全心扫描；或采用主动脉根部设定阈值触发扫描的方式行冠状动脉CTA，该阈值不同的机器不同的造影剂设定不同，本院采用150 Hu。不同的检查目的，扫描范围亦不同，常规从肺动脉分叉处到心底部，对冠状动脉搭桥患者扫描范围需扩大，从胸口入口开始至心底部。造影剂浓度一般采用碘浓度在350 g/ml以上的剂型。

(二) 后处理技术

冠状动脉CTA后处理需多种技术联合运用。各种重组方法均存在其优势及不足，建议评价冠状动脉时采用的重组方法包括MPR、MIP、CPR及VR，而同时需结合横断面原始图像。

1. 浏览原始横断面 浏览原始横断面主要目的在于评价扫描的优劣，包括增强方式是否合理，即血管浓度是否合适；有无运动伪影，是呼吸运动还是心脏搏动所致；用于重组的图像是否选取了最佳时相的数据等(图3－5－1)。浏览横断面图通常是观察窦房结支和房室结支的最佳方式。初步评价冠状动脉的斑块性质即钙化斑块或非钙化斑块(图3－5－2)，可指导接下来的后处理技术的选择。

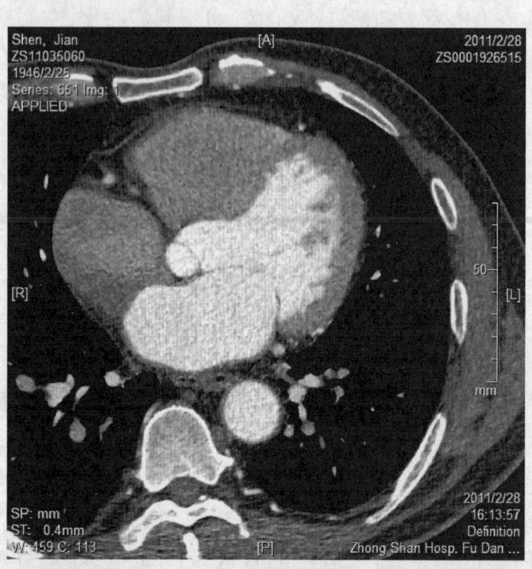

a

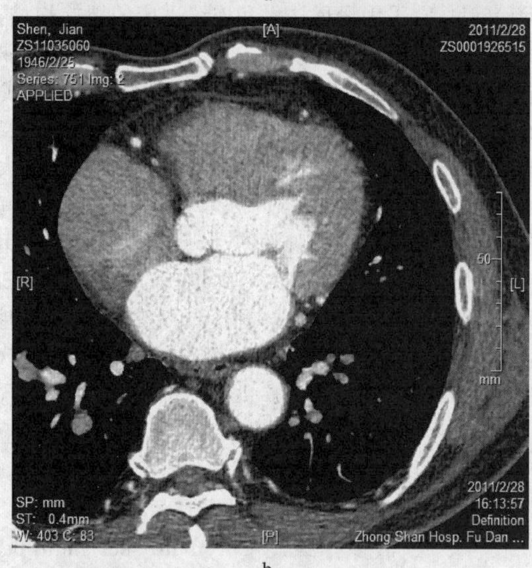

b

图3－5－1 原始横断面(一)

a. R－R间期为73%时的原始横断面显示RCA断面周边明显搏动伪影 b. R－R间期为42%时的原始横断面显示RCA断面周边伪影明显减少

不足之处在于阅读200～350幅的横断面图较费时，某些小斑块容易漏诊，对于临床医生，重组出来的二维(2D)或三维(3D)图像更直观，更好理解。

2. 多平面重组 针对心脏CT而言，多平面重组(multiplanar reformatting，MPR)最适合评价心腔、主动脉和肺动脉情况。由于MPR并非沿冠状动脉走行即血管中心线重建，因此一幅重组图像仅能显示一段冠状动脉，而非整条血管。横断位图像怀疑的狭窄段，可通过MPR进行选择性的节段重组，以明确有无狭窄。

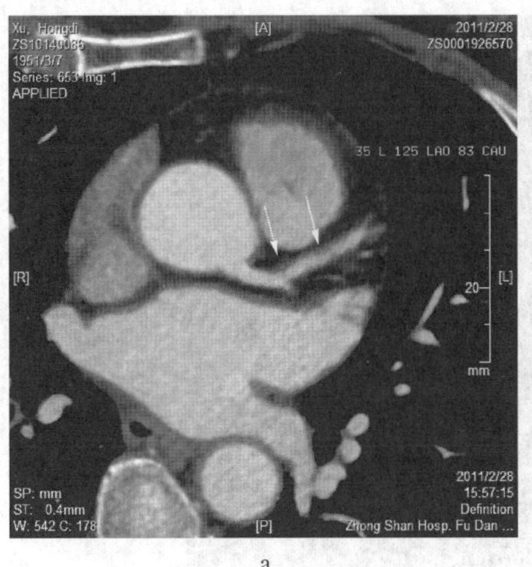

a

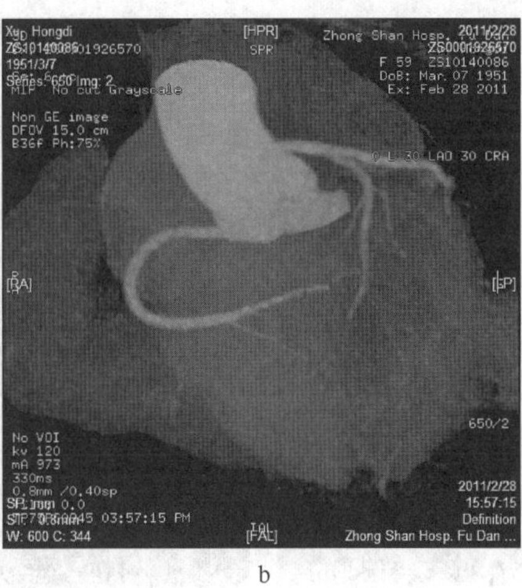

b

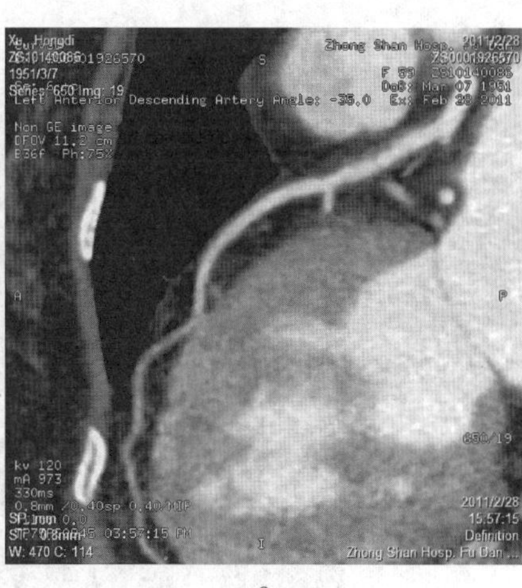

c

图 3－5－2　原始横断面(二)

a. 为原始横断面图显示 LAD 起始段管腔周围不规则低密度影(箭示)，判断为软斑块，应选择 MPR 或 CPR 重建　b. 为 MIP 图不能显示软斑块　c. 为CPR 图将 LAD 起始段斑块显示完全(箭示)

MPR 适合大血管重建，而对直径 3～5 mm 的小血管且走行不规则的冠状动脉而言，单纯的冠状面、矢状面及斜矢/冠状面重组不能很好显示血管形态(图 3－5－3)，由于其部分容积效应，评价狭窄程度也欠准确。

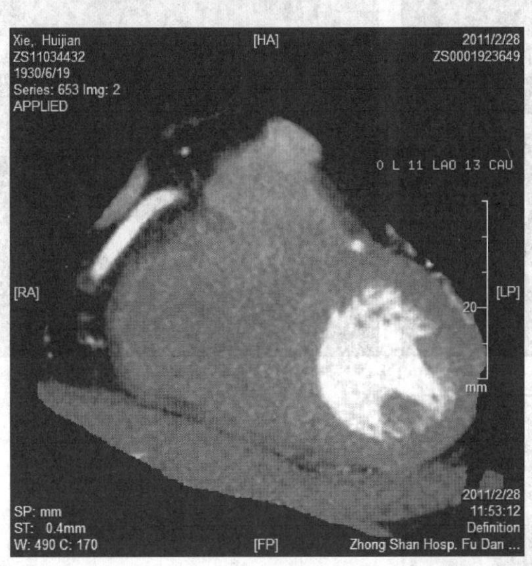

图 3－5－3　多平面重组(MPR)

MPR 图仅能显示 RCA 中的一段血管，而非整条血管全貌

3. 曲面重建　曲面重建(curve planar reformatting, CPR)解决了 MPR 不能完整显示整条血管的问题，无论血管走行如何扭曲(图 3－5－4)，CPR 均以血管中心线重建，并可以以血管中轴进行 360°旋转观察，避免了偏心性斑块的漏诊(图 3－5－5)，同时不存在部分容积效应，可用来评估血管狭窄程度。CPR 应作为冠状动脉 CTA 重建中不可或缺的一项技术。

(1) 特点：优良的血管增强(包括产生足够的对比噪声比并保证血管腔强化均匀)是 CPR 重建的必要条件，强化不足可导致血管跟踪重建困难，强化过度可形成高密度伪影，一般血管腔内密度达 250 Hu 以上较好，通常左、右冠状动脉的强化值在 300～350 Hu。在有钙化血管中，采用 CPR 评价血管狭窄程度相当有用，可区分该钙化斑块形成是否伴有血管重构，有无造成血管腔的明显狭窄(图 3－5－6)，但还需考虑钙化造成的放大效应会掩盖部分血管腔。

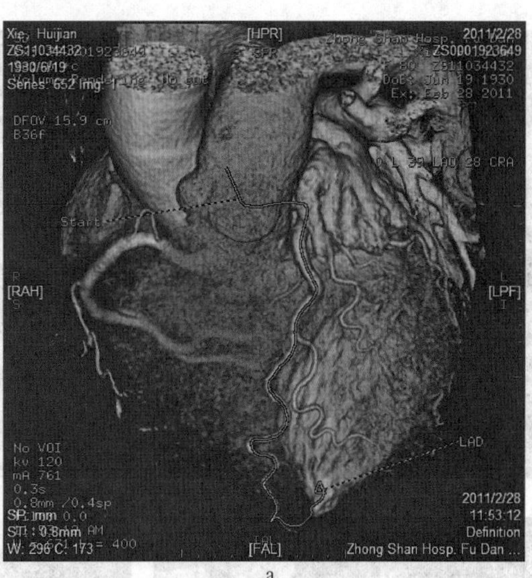

a

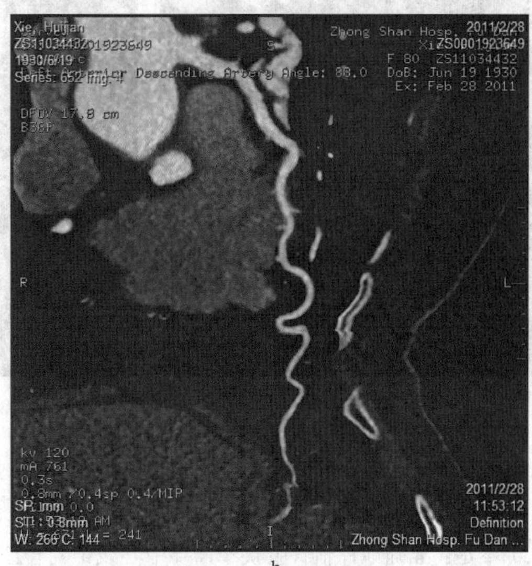

b

图 3－5－4　曲面重建 CPR(一)

a. 为 VR 图显示沿 LAD 中心划线重建 CPR　b. 为 LAD 的 CPR 图，显示 LAD 血管走行明显扭曲

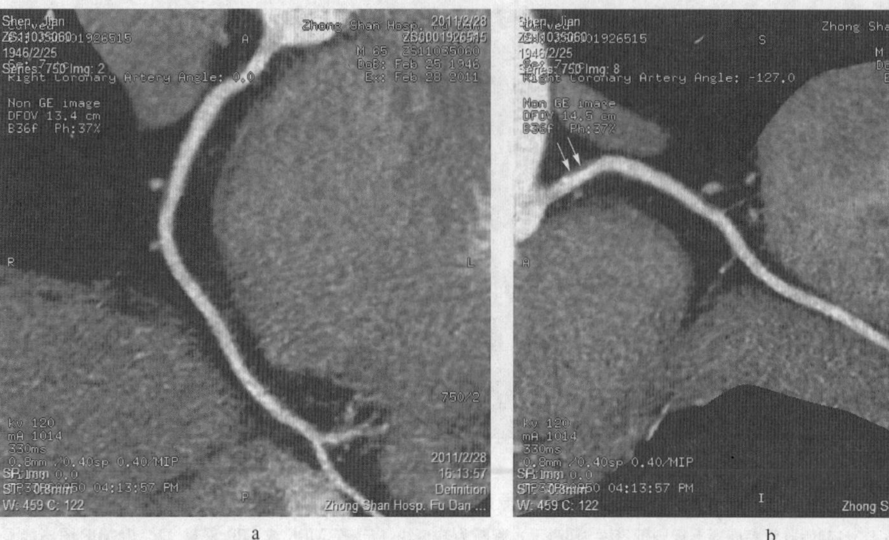

图 3-5-5　曲面重建 CPR(二)

a、b. 均为 RCA 的 CPR 图，近段偏心性小软斑块在 a 图上未显示，而旋转后 b 图显示(箭头所示)

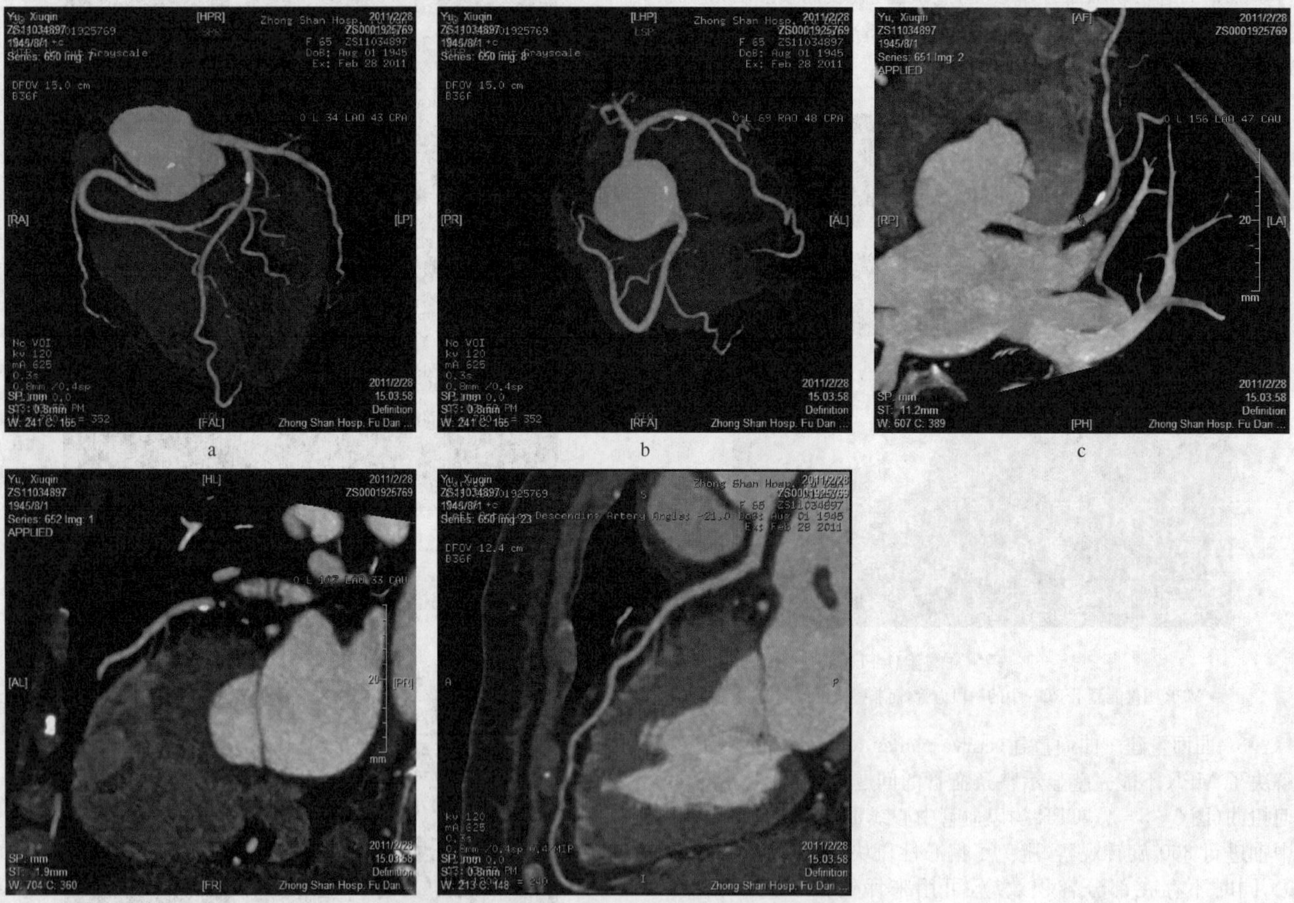

图 3-5-6　最大密度投影 MIP(一)

a、b. 均为 MIP 图显示了 LAD 近段小钙化斑块，a 图小钙化斑块造成了血管狭窄，但改变角度 b 图显示血管无狭窄　c. 为薄层 MIP 图显示了小钙化斑块　d. 为 MPR 图显示了小钙化斑块未造成血管狭窄　e. 为 CPR 图由于为偏心斑块，因此该角度未显示，而血管无明确狭窄

(2) 不足：准确地评估管腔狭窄需要中心线绝对位于血管腔中心上，而 CPR 以血管密度自动跟踪血管走行，遇到钙化、支架等较血管腔密度更高者时，中心线常常偏向该高密度区，造成中心线的偏移(图 3-5-7)，而不位于血管中轴上，使得经验不足者往往会把中心线偏移区的血管判定为狭窄而导致误诊。这时就需要重建者手动调整中心线位置，确保显示的血管以管腔中轴旋转。

4. 最大密度投影　最大密度投影(maximum intensity

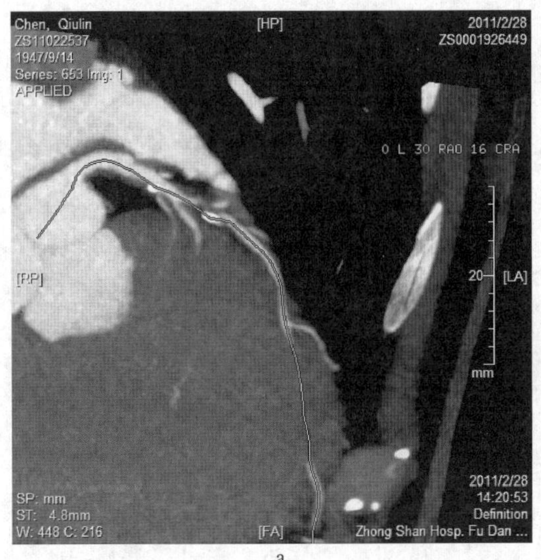

a

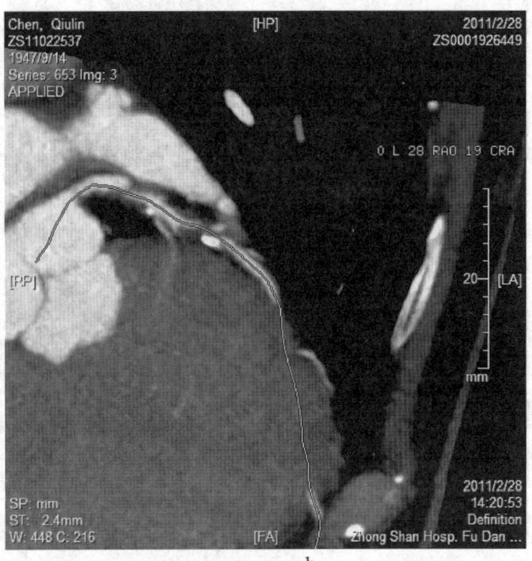

b

图 3-5-7　最大密度投影 MIP(二)

a. 显示软件自动画中心线时把钙化误认为血管中心　b. 为经手动调节后的中心线

projection，MIP)和 VR 作为三维重建的重要方法，也是评价冠状动脉病变必备的重建手段。MIP 重建最简单因此最容易掌握，其通过提取与周围密度对比最大(最小)的部分构建实体的三维模型，再投影到显示屏，以二维图像显示，其负像图与冠状动脉造影很相似。MIP 重组速度快，而且对小血管显示较其他方法更佳，相对 VR，MIP 及 MPR 能显示更多的小血管分支。

当原始横断面没显示血管异常时，MIP 将是下一步选择的重组方法。鉴于 MIP 重组原理，良好的强化程度是必不可少的。心腔内造影剂浓度过高，影响冠状动脉的 MIP 提取，常常干扰冠脉的显示。MIP 的二维显示，需结合三维实时旋转观察才能确定其三维空间关系，因此单幅静止的 MIP 图很容易被误读。此外，钙化斑块即使很小也易导致高估狭窄程度(图 3-5-6)，因此 MIP 不能用于评价明显钙化的血管。而低密度的软斑块除非形成明显的血管狭窄外，采用 MIP 重组均不易显示而漏诊(图 3-5-8)。由此可见，MIP 技术必须与其他重组方法联合运用。

5. 容积重建　容积重建(volume rendering，VR)利用计算机计算出横断扫描的全部数据的每个像素内各种物质的百分比，形成不同灰度的三维图像，三维立体感最强，是冠状动脉重建不可或缺的重建手段，尤其是对冠状动脉搭桥术前术后评估和冠状动脉变异的诊断大有裨益。当碰到复杂病变时可通过采用不同的色彩标记不同的血管以显示血管之间的关系(图 3-5-9)，其直观性强，深受临床医生及患者的喜爱。

一些研究认为 VR 不适合用于狭窄程度分析，但也有学者持反对意见，认为与血管狭窄程度有关，狭窄>50%时基本能显示(图 3-5-8、图 3-5-10)。且随着新一代的多排螺旋 CT 运用以及新的 VR 计算公式产生高质量的图像，完全可用于血管狭窄的分析。缺乏经验的初学者如 VR 重建参数选用不当时，容易重建出存在一些错误的三维图像。

(三) 冠状动脉钙化积分

钙化积分由 CT 峰值记分与面积之乘积所得，条件为：CT 值>130 Hu、钙化面积>1 mm；钙化积分＝钙化面积×钙化灶峰值记分。记分规定：130～199 Hu 为 1 分，200～299 Hu 为 2 分，300～399 Hu 为 3 分，≥400 Hu 为 4 分，将各支血管钙化灶记分求和得出该血管的钙化总积分。目前在各大厂家的后处理软件中只要将冠状动脉各分支的钙化斑块标记便可自动生成钙化积分值(图 3-5-11)。以往，用电子束 CT 计算钙化积分评估风险因素。研究表明在预测未来心脏事件的风险分析中，钙化积分较 Framingham 风险评分更优。但针对目前高端螺旋 CT 的增强扫描，平扫的钙化积分增加了患者辐射剂量，且钙化斑块被认为是稳定斑块，有无必要行此项检查尚无定论。

由于钙化斑块的高密度扩张效应掩盖正常血管腔，往往高估血管的狭窄程度，因此钙化斑块所引起的血管狭窄，其程度评估需谨慎。鉴于该原因，一些研究建议当钙化积分高于某值时无需再行增强冠状动脉 CTA 检查，各文献采用的该钙化积分值各不同，从 100、300、400、500、600、800 到 1 000 不等。近期，一份针对不同程度钙化情况下冠状动脉 CTA 显示明显狭窄的敏感性和特异性进行的系统性评价和 meta 分析表明，当钙化积分分别为 0～100、101～400、401～1 000 和>1 000 时，冠状动脉 CTA 发现明显狭窄的敏感度分别为 95.8%、95.6%、97.6%和 99.0%，特异度分别为 91.2%、88.2%、50.6%和 84.0%。对于钙化积分为 401～1 000 时，由于没有明显狭窄的患者较少，所以冠状动脉 CTA 的特异度显著低于其他组。16 排 MDCT 的特异性和敏感性明显低于更多排的现代 CT 系统。因此该 meta 分析认为即使在冠状动脉严重钙化的情况下，冠状动脉 CTA 对于明显狭窄的诊断敏感性和特异性也很高。采用 64 排 MDCT 或更新的 CT 系统，钙化积分对于冠状动脉 CTA 的诊断几乎不再有影响。

(四) 冠状动脉狭窄及斑块分析

CTA 相对 DSA 不仅能观察血管腔的大小，而且管腔外及管壁情况均能显示。在冠状动脉病变早期血管可发生正性重构现象，单纯 DSA 检查往往会漏诊，而 CTA 能很好显示管腔外的斑块情况而指导临床。此外，CTA 的优势在于完全狭窄闭塞的血管远端因侧支循环的建立仍能显影，而 DSA 仅能显示闭塞血管的近端，远端情况无法评估。

1. 冠状动脉狭窄　早期的 4 排螺旋 CT，对于血流动力学明显异常的冠状动脉狭窄中，敏感性多在 75%～90%，而特异性多

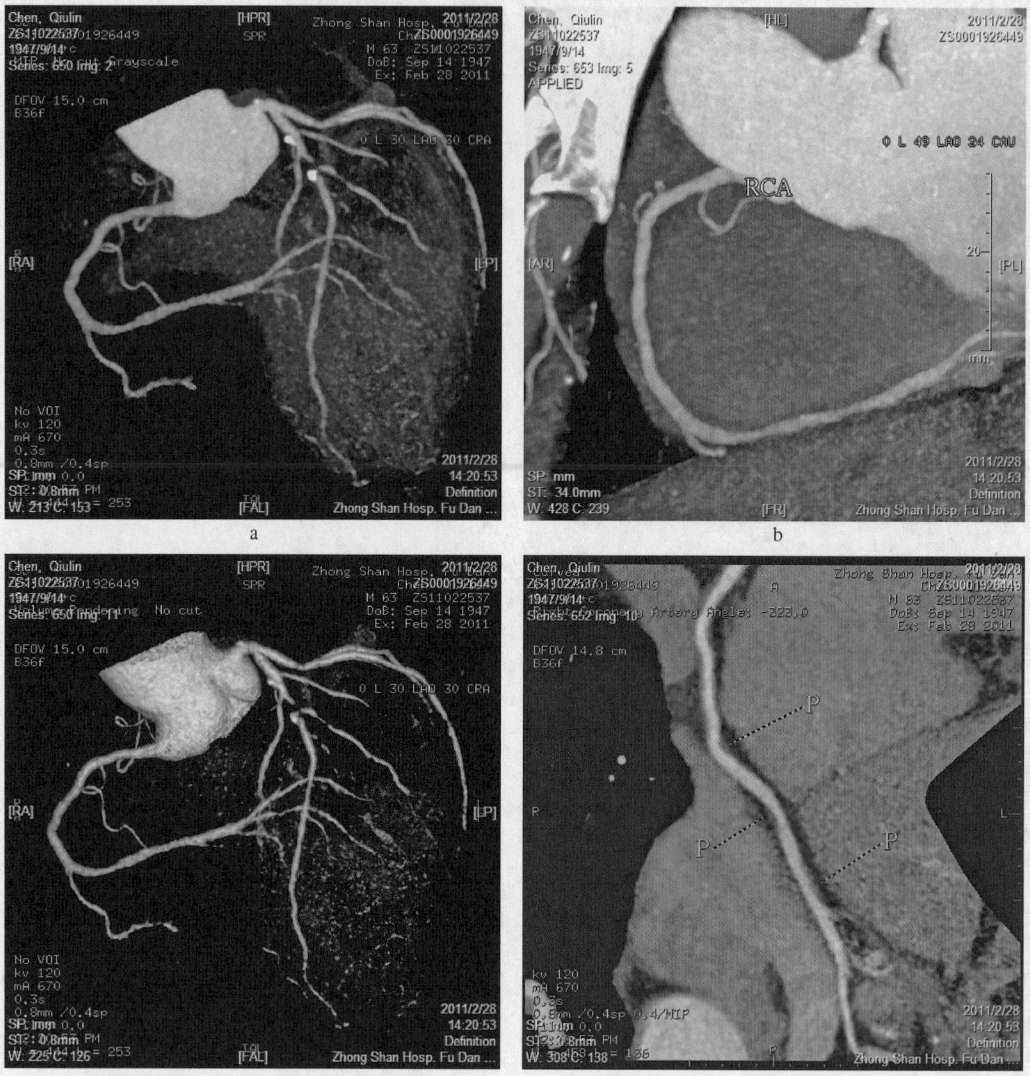

a

b

c

d

图 3-5-8 最大密度投影 MIP(三)

a、b. 均为 MIP 图，显示 RCA 粗细不均，但未见明确的斑块 c. 为 VR 图，与 MIP 表现类同 d. 为 CPR 显示了 RCA 的多发软斑块

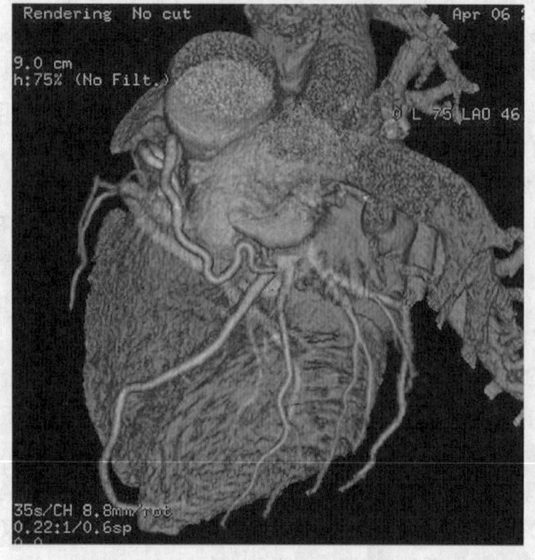

图 3-5-9 容积重建 VR(一)

VR 图采用不同颜色标记了 RCA 和 LAD 的分支与肺动脉瘘形成

在 80%～95%，但此时冠状动脉节段易于受到运动及钙化影响，不可评判节段的比例往往都比较高，一般都有将近 25%～30% 的冠状动脉节段最终因不足的成像质量而排除于统计之外。16 排螺旋 CT 无法判断节段的比例明显下降，有报道表明范围在 6%～17%；同时随着纳入统计的冠状动脉管径标准不同，诊断狭窄的敏感性在 92%～95%，而特异性多在 86%～93%。

在 64 排冠状动脉成像和常规造影的对照中，Nikolaou 在每个患者层面及每个冠状动脉节段层面，CT 诊断大于 50%狭窄的敏感性和特异性分别为 97%、79%和 82%、95%。Mollet 运用相同扫描仪，在同样以节段为单位的对照中，CT 的敏感性、特异性分别为 99%、95%。前者有 10%的冠状动脉节段无法评估，而后者低质量节段率为 3%。复旦大学附属中山医院研究表明多排螺旋 CT 在检测冠状动脉狭窄方面有着相对更多的假阳性。而这些假阳性的原因仍离不开 CT 在心脏成像方面传统限制。除了始终无法完全避免的心率异常相关的伪影外，钙化为另一假阳性的主要来源。图 3-5-12～图 3-5-14 显示了各种诊断假阳性的原因。线束硬化效应使高密度的钙化斑块往往夸大其实际尺寸，造成相应管腔狭窄的高估诊断。也

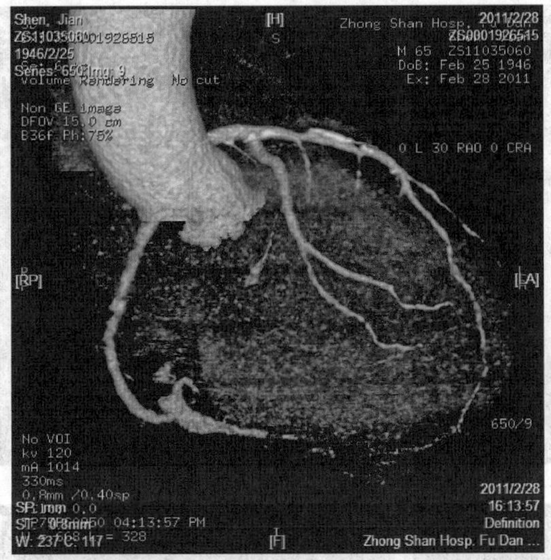
a

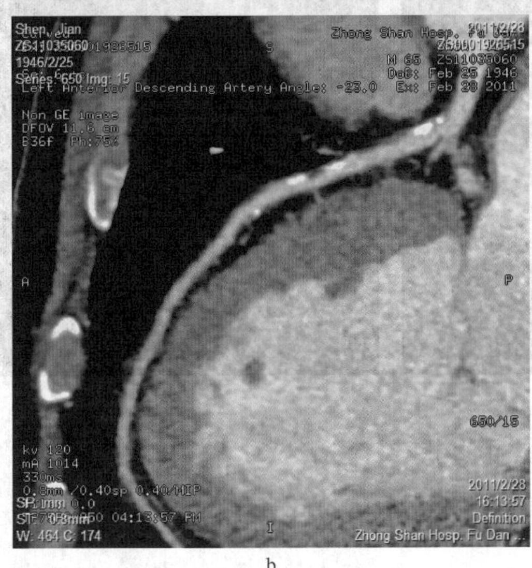
b

图 3-5-10　容积重建 VR(二)

a. 为 VR 图，显示 LAD 多发混合斑块伴管腔狭窄
b. 为相对应的 CPR 图，显示 LAD 斑块及狭窄程度，与 VR 基本可以对应

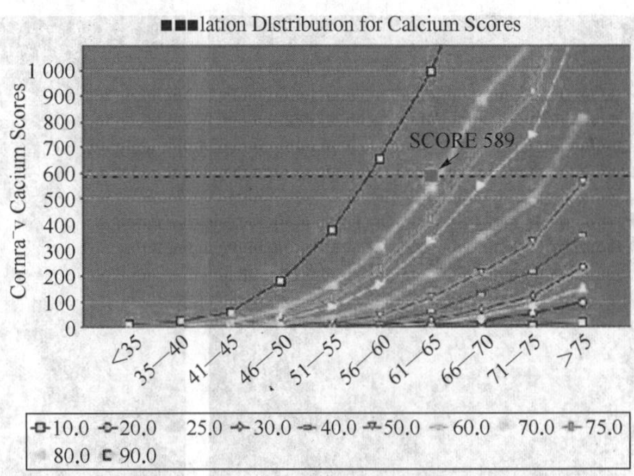

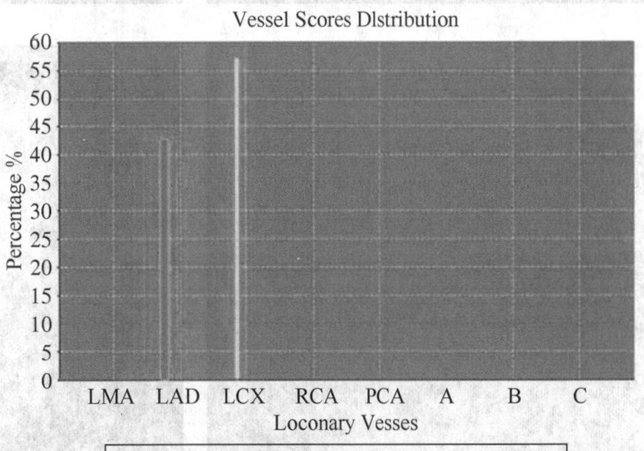

a

CORONARY	AJ-130	Mass	Volume
(LMA)Left Main Artery	0	0	0
(LAD)Left Anterior Descending	252	34	84
(LCX)Left Circumflex	337	55	140
(RCA)Right Coronary Artery	0	0	0
(PAD)Posterior Descending Artery	0	0	0
A	0	0	0
B	0	0	0
C	0	0	0
Total	**589**	**89**	**224**
Total(without additional vessels)	**589**	**89**	**224**

Calibration Factor：0.743

b

图 3-5-11　钙化积分

a. 以图表显示钙化积分在各年龄段及各分支的分布　b. 以表格方式显示各分支钙化得分

有作者认为这样的假阳性，尤其在患者层面并不具有太大意义。多数研究一致认为冠状动脉 CT 具有较高的阴性预测值。这对于人群中具有不典型临床表现，准备进行常规造影检查，而狭窄病变可能不大的患者，能够可靠地进行排除。因此 CT 的更大任务在于为侵入性检查做好筛选，尽可能减少漏诊，而非明确的定位狭窄病变。

2. 冠状动脉斑块分析　斑块成分依据 CT 值高低划分(钙化斑块见钙化积分)，斑块中 50 Hu 或以下的成分多为脂肪组织，这明显比体部脂肪组织的密度[常为(−100±20) Hu]高，而 90 Hu 左右的成分多为纤维组织，目前许多软件可自动分析斑块性质，以伪彩形式标记各种成分组成(图 3-5-15)，但脂肪与纤维组织两者之间存在重叠，似乎单纯用 CT 值区分易损斑块和稳定型斑块并不可靠。Schroeder 等提出≤60 Hu 为脂性为主的软斑块，而 61～119 Hu 者为纤维斑块，≥120 Hu 者为钙化为主斑块的标准来划分斑块类型，他认为斑块密度测量的准确性与是否薄层扫描关系密切，而且还与周围管腔强化程度有关。Cademartir 等也发现斑块密度值会随冠状动脉管腔内造影剂的浓度变化而变化，因此采用绝对的 CT 值范围并不适合斑块成分的判定。Horiguchi 等利用模拟冠状动脉斑块的模型研究增强 CT(64 排螺旋 CT)对软斑块和纤维斑块的测定表明：斑块的 CT 值测量与心率、重建算法、管腔内强化程度及斑块大小测量部位相关。他认为冠状动脉强化程度与斑块 CT 值测量关系最大；当斑块大小达管腔直径的 50%或更大、测量的 ROI 放置在斑块中心而远离管腔、血管腔内浓度达 250 Hu、心率低(<65 次/min)时，测量斑块 CT 值的准确性最高。由此可见，在保证冠状动脉成像质量的前提下，确保个体间及个体前后对照中冠状动脉强化程度的一致性是评估斑块性质中不容忽视的问题。与血管内超声(IVUS)对照研究中发现，CTA

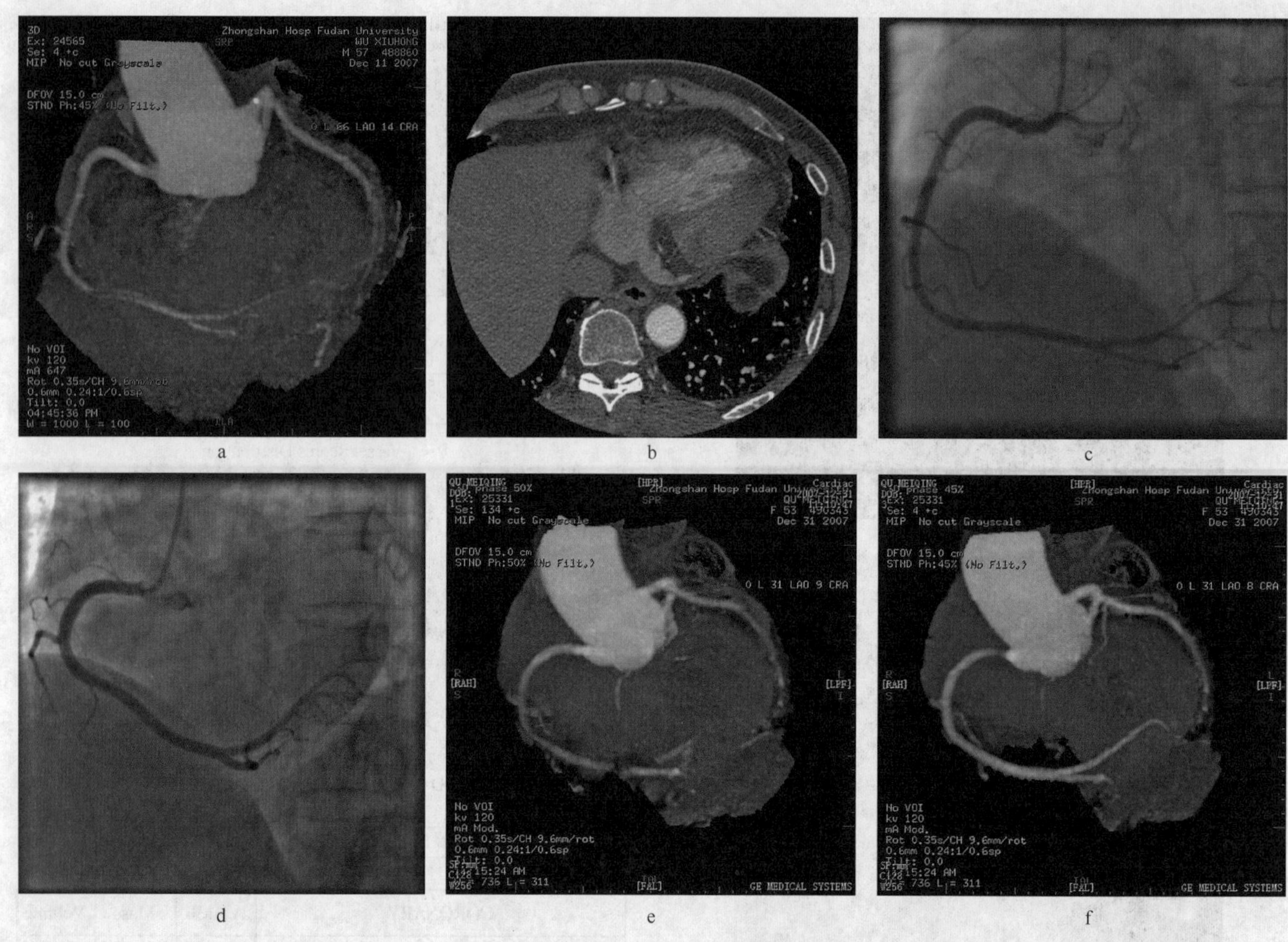

图 3-5-12　心脏搏动对于成像的影响

a～c. 为同一病例，此期为最佳重建时相，但 a(MIP)和 b(原始图)均显示右冠状动脉远段易受搏动影响而形成明显狭窄的假象，c 图示 DSA 造影右冠状动脉无明确狭窄　d～f. 为同一病例，d 图造影显示右冠状动脉无明确狭窄，图 e 和 f(MIP)选取不同重建时相分别显示右冠状动脉远端及开口狭窄，这说明 CT 上仍需变化多组重建时相，以求冠状动脉各节段均能尽可能正常显示

显示斑块的能力高，但对非钙化斑块的一对一的评判中其敏感度仅约 52%，这与 CT 的空间分辨率不足有关(图 3-5-16、图 3-5-17)。而 Leber 等发现，CT 具有明显高估管腔直径而低估斑块负荷的趋势。这也说明 CT 低估了非钙化斑块的数量。易破损斑块多为脂质核心包绕纤维环(图 3-5-18)，CT 上表现为中心低密度边缘高密度影。一般认为斑块中脂质核心超过 1 mm^2，或脂质核心面积占到斑块面积的 20%以上，纤维帽厚度<0.7 mm 时，斑块破裂的可能性高。研究表明急性冠状动脉综合征及不稳定型心绞痛多伴有血管的正性重构，而稳定型心绞痛多为血管的负性重构，因此血管的正性重构是易损斑块的另一形态学征象。MR 在斑块成分分析上更具优势，但基于冠状动脉成像本身还不如 CTA 成熟，斑块成像目前主要用于颈动脉的研究，推广至冠状动脉的研究尚需时日。

(五) 冠状动脉支架术后评估

相对于常规选择性冠状动脉造影(selective coronary angiography，SCAG)和血管内超声显像(intravascular ultrasound，IVUS)的有创性、高费用，以及具有一定的并发症如感染、栓塞等(尽管发生率较低)而言，冠状动脉 CTA 将有望成为经皮冠脉介入术(percutaneous coronary interventions，PCI)术后患者随访的常规无创检查方法。一般支架置入 1 年内最易发生内膜增生导致支架内再狭窄(in-stent restenosis，ISR)，急性血栓形成致支架内闭塞则常发生在 PCI 术后 1 个月。

由于金属线束硬化效应的存在，即金属会夸大支架的尺寸，使得支架内腔在 CT 图像上的显示明显小于实际，平均仅显示实际的 47%，为更好地显示支架节段管腔，常需要在最佳时相采用较为锐利的滤过函数重建一组图像，使支架的边缘显示更加清晰锐利，提高支架内腔的显示度(在 Siemens 扫描仪即为 Kernel 值 B46f，GE 扫描仪则为 Detail 或 Bone 算法)。

通畅支架 CT 上表现为管腔内造影剂充盈均匀，支架远端血管也见良好显示(图 3-5-19)。支架内再狭窄表现为支架内低密度的充盈缺损，可为局限性(图 3-5-20)，也可呈弥漫不规则的贴壁充盈缺损(图 3-5-21)，支架远端可表现为造影剂充盈浅淡(图 3-5-22)，也可由于侧支血管的逆向供应而显示良好(图 3-5-21、图 3-5-23)。支架闭塞表现为支架内密度骤然降低，完全无造影剂充盈(图 3-5-24)，往往可见侧支血管供应支架远端血管。断裂支架表现为支架节段性的断离(图 3-5-25)。

支架内腔造影剂局部或弥漫的充盈缺损是冠状动脉支架内再狭窄的直接诊断依据，支架远端冠状动脉可由于侧支血管的逆向供血而充盈良好，故仅当远端冠状动脉充盈不良时可辅助诊断。受限于空间分辨率，CT 上不能区分内膜增生与血栓，

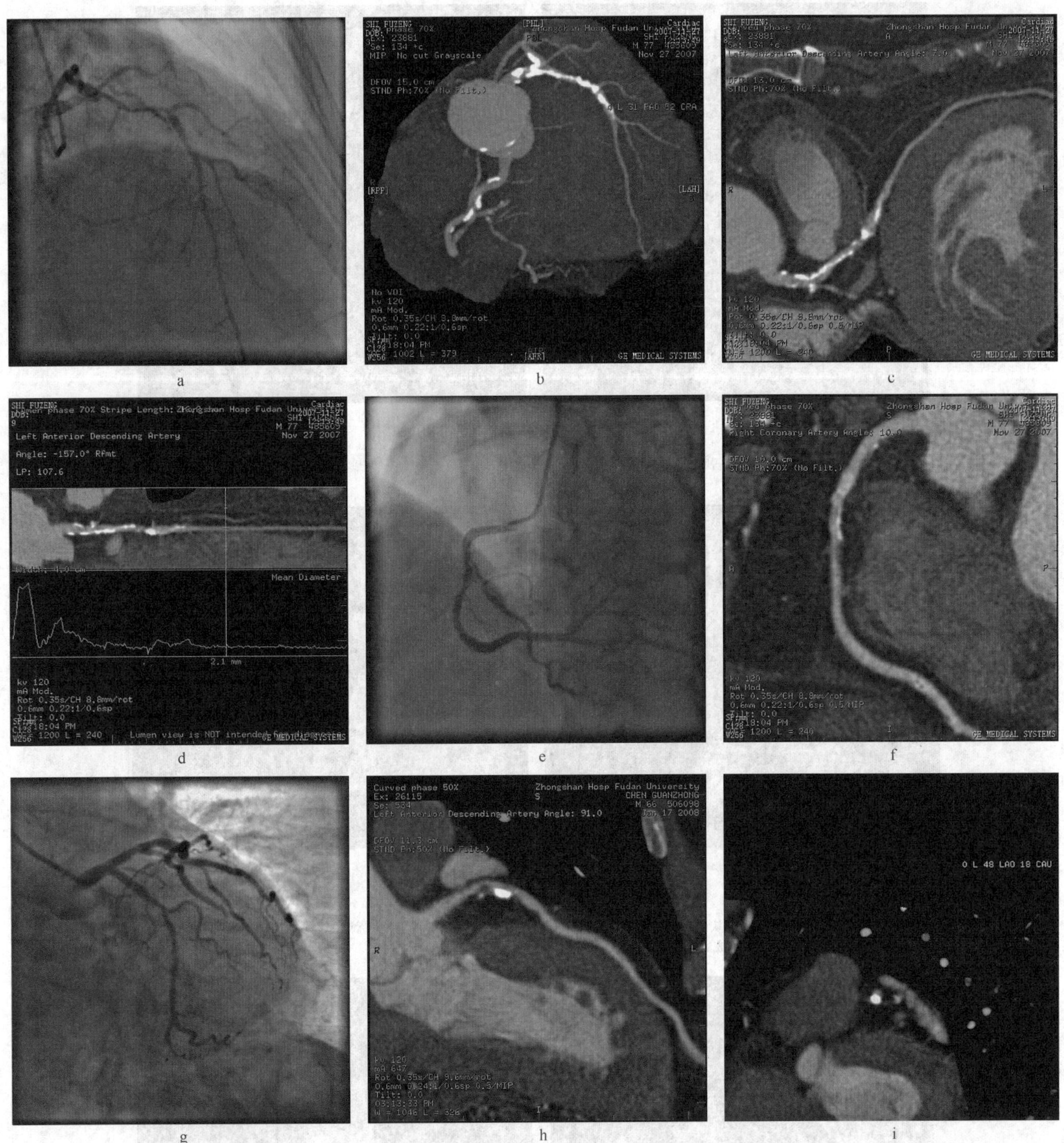

图 3-5-13　钙化对于管腔显示的影响

a. 左冠状动脉造影图　b～d. 分别为左前降支 MIP、CPR 和血管分析图均显示左主干和前降支多发粗大钙化斑块，对管腔狭窄判断造成困难　e. 右冠造影图　f. 为相应右冠状动脉 CPR 图显示右冠状动脉中段钙化程度不高，管腔判断影响尚不大　g. 左冠状动脉造影图　h. 左前降支 CPR 图　i. 血管断面图显示左前降支近段较明显的钙化，造成明显狭窄的假阳性诊断

尽管大部分的支架内再狭窄是由于内膜增生造成的。

文献报道，以常规冠状动脉造影为金标准，16 排螺旋 CT 判断支架内再狭窄的敏感性和特异性分别达 67%～92%、66%～100%，64 排螺旋 CT 的敏感性和特异性分别达 67%～100%、74%～100%，双源 CT 的敏感性和特异性则分别为 84%～100%、92%～95%。制约多排螺旋 CT 诊断冠状动脉支架内再狭窄的准确性的主要因素是时间及空间分辨率的相对欠缺，64 排螺旋 CT 对冠状动脉三支主干近段直径大于 3 mm 的薄壁支架通畅性的判断较为准确，但多数内膜增生发生在较细的支架内，而即使是大大提高了扫描时间分辨率的双源 CT，仍然对 5%～10%的支架无法评价，且对直径小于 2.75 mm 的支架再狭窄诊断准确性明显降低。

后处理时采用专用的滤过函数可提高支架边缘显示的锐利度，有时可显示轻微的内膜增生(图 3-5-26)，但同时会增

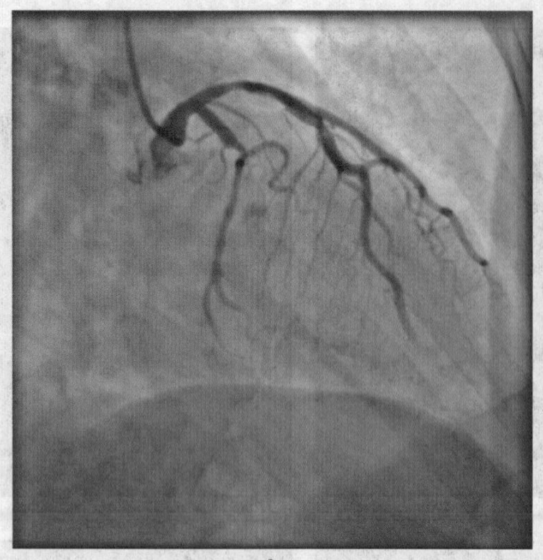

a

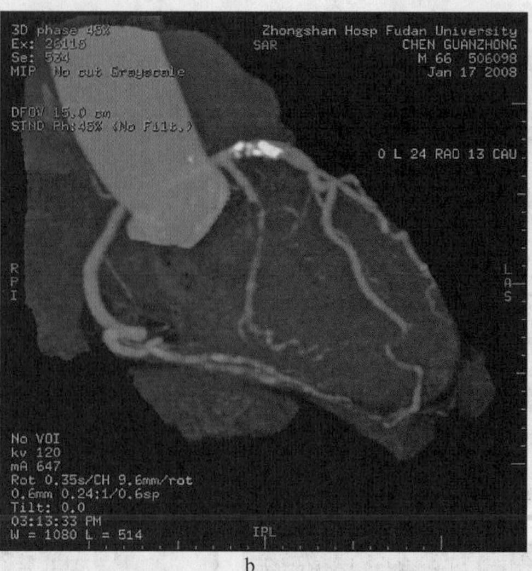

b

图 3-5-14　对比剂强化不足的影响

a. 左冠状动脉造影图显示左旋支不规则轻度狭窄　b. 图(MIP)显示左旋支较淡，局部显影不佳，表现为节段性明显狭窄，从而高估狭窄程度

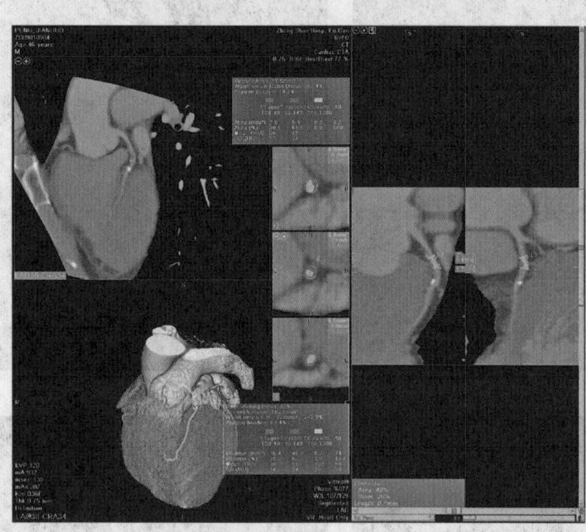

a

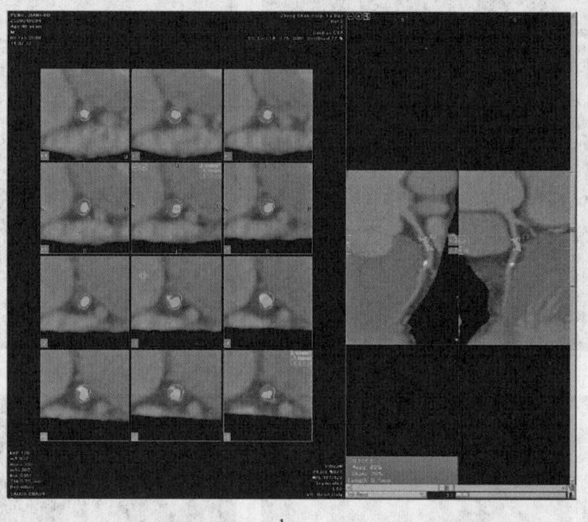

b

图 3-5-15　斑块成分分析

a. 显示左前降支近段混合斑块的位置、范围，计算机根据斑块内的 CT 值以不同颜色标记出斑块的组成　b. 以血管断面显示了每个层面上的斑块成分组成

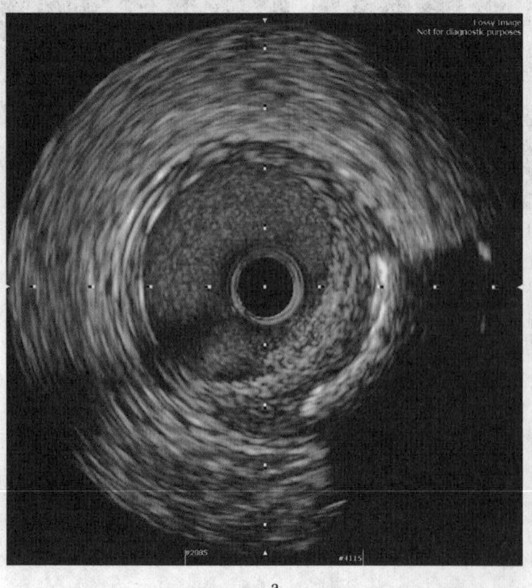

a

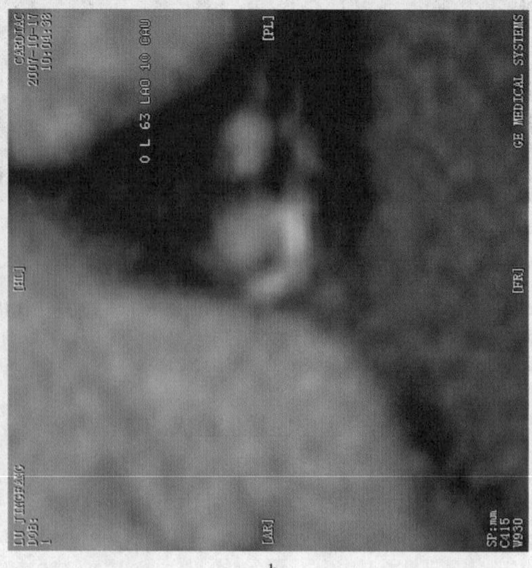

b

图 3-5-16　纤维钙化斑块

a. 血管内超声图(IVUS)　b. 相应 CT 血管断面图，显示两者间具有较好匹配，但钙化斑块在 CT 上线束硬化效应明显，明显大于 IVUS 上所示面积，并致纤维斑块面积及 CT 值测量偏离

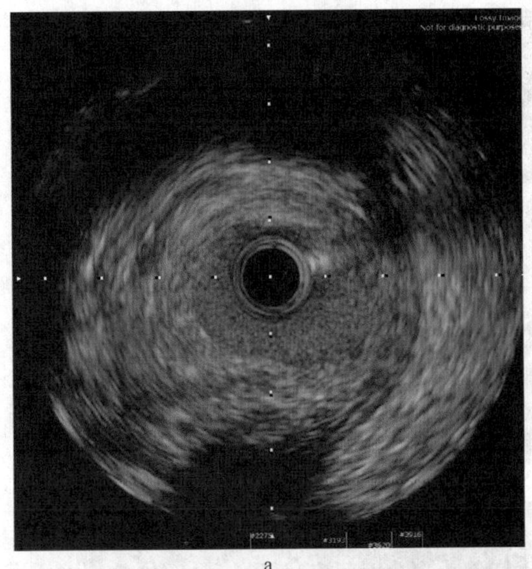

a

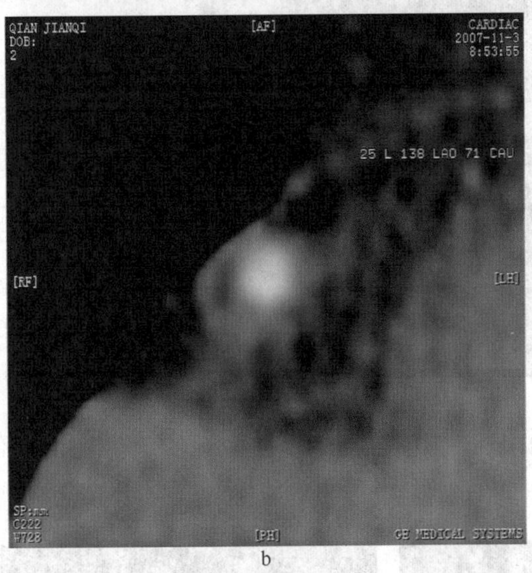

b

图 3－5－17　纤维-软斑块

a. 血管内超声图(IVUS)　b. 相应 CT 血管断面图，两者比较 CT 对于脂质成分的检出仍有一定局限性

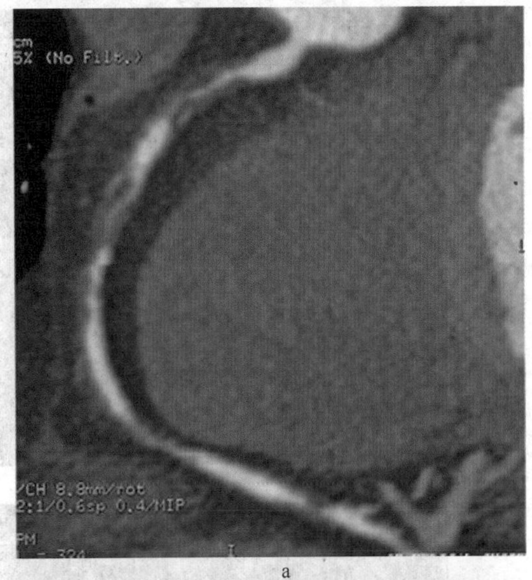

a

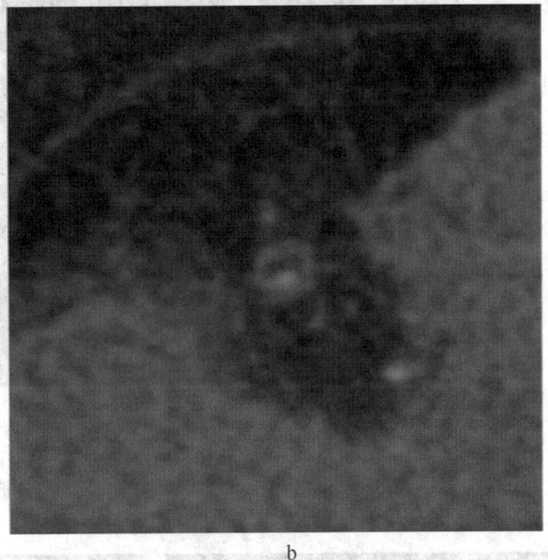

b

图 3－5－18　右冠状动脉 CPR 图

a. 右冠状动脉 CPR 图显示右冠状动脉多发软斑块

b. 近段斑块区血管断面图显示血管周围软斑块以中心脂性低密度伴周边低密度纤维环为表现，属于易破损斑块

加图像的噪声，可能造成假阳性，因此必须与普通算法图像相结合综合判断。此外，CT 图像的窗宽、窗位设置也会影响对比度，由于支架节段的冠状动脉血管壁往往是病变最为严重的部位，存在较多的斑块成分，如钙化、脂质、纤维斑块等密度都会影响支架腔的判断，图像重建过程中根据相应差异调节窗宽、窗位有利于分辨不同成分，提高结果分析的准确性，一般认为窗宽1 000～1 500 Hu，窗位 300～600 Hu 是较适合的设置。支架外有粗大钙化时可产生严重伪影，此时判断有无支架内再狭窄需慎重(图 3－5－27)。

(六) 冠状动脉旁路术后评估

对于多支冠状动脉病变的患者，外科手术干预即冠状动脉旁路移植术(coronary artery bypass grafts，CABG)，利用移植的动脉及静脉血管吻合于冠状动脉严重狭窄处远端，从而改善缺血心肌区的冠状动脉血供，被认为是一种可以长期且显著改善预后的治疗方式。CABG 的临床收益受到桥血管远期通畅性的限制，Goldman 等报道，术后 10 年有 61%的大隐静脉和85%的内乳动脉仍保持通畅。有研究报道，吻合到狭窄＜50%血管的内乳动脉桥血管闭塞率相对较高，可能与原有冠状动脉的竞争血流有关。

与 PCI 术后随访类似，多排螺旋 CT 可以直接显示桥血管的管腔内外情况，是目前最好的无创检查技术。

CT 检查与常规冠状动脉 CTA 相比，扫描范围有所增大，与手术方式有关，对于隐静脉桥血管及桡动脉桥血管，扫描上界需包括主动脉弓，对于内乳动脉桥血管，扫描上界应包括锁骨下动脉近段，对于胃网膜右动脉桥血管，扫描下界应包括膈下腹主动脉。

CT 显像除需重点显示桥血管有无病变外，对原冠状动脉病变有无加重也需注意。

通畅桥血管表现为管壁光滑，腔内造影剂充盈均匀，吻合口显示清晰，远端血管明确显示(图 3－5－28)。病变桥血管表现为不同程度的管壁增厚，管腔狭窄或闭塞，吻合口为好发部位。静脉桥受动脉血流的冲击易发生粥样硬化，常可见管壁的增厚(图 3－5－29)，久之即发生闭塞，仅可见与升主动脉吻合

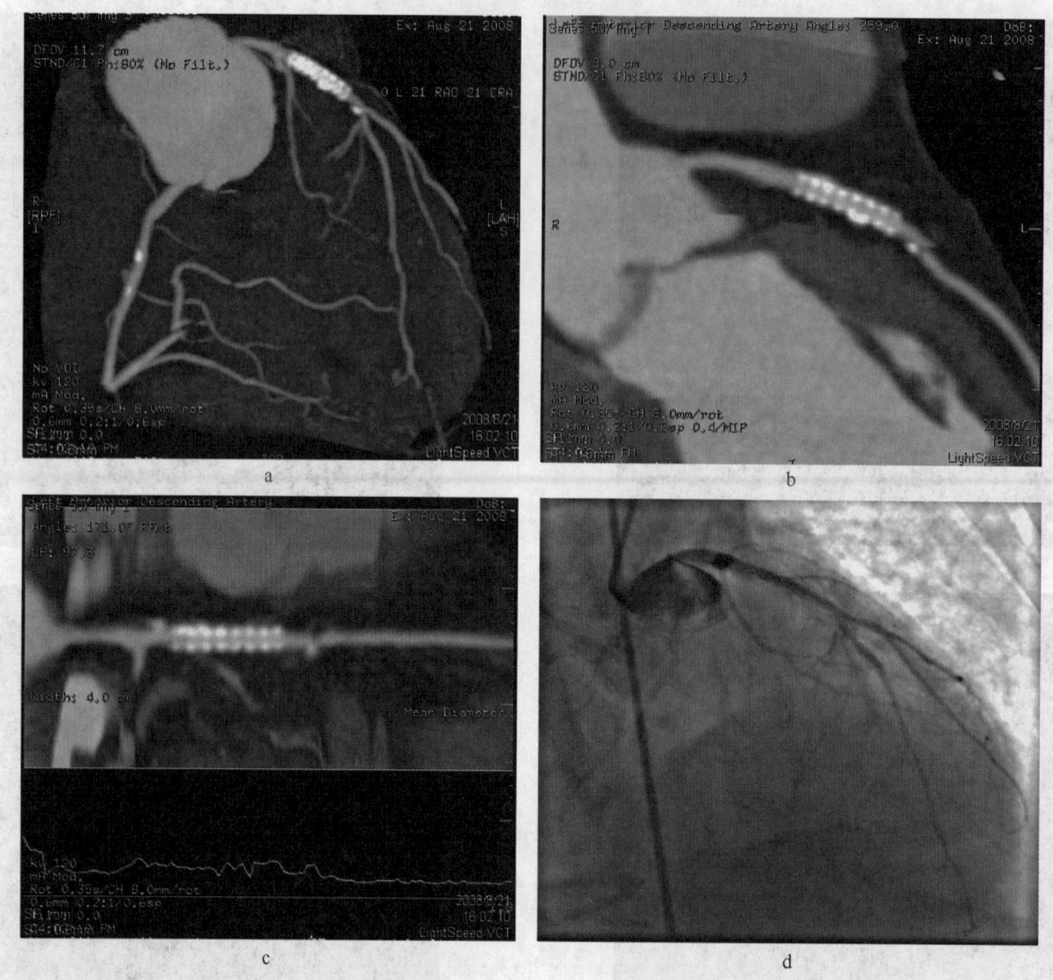

图 3-5-19 冠状动脉支架术后评估(一)

a~d. 分别为 MIP、左前降支 CPR、左前降支血管分析图及相应的 DSA 图，显示左前降支近段支架通畅，CTA 与造影结果一致

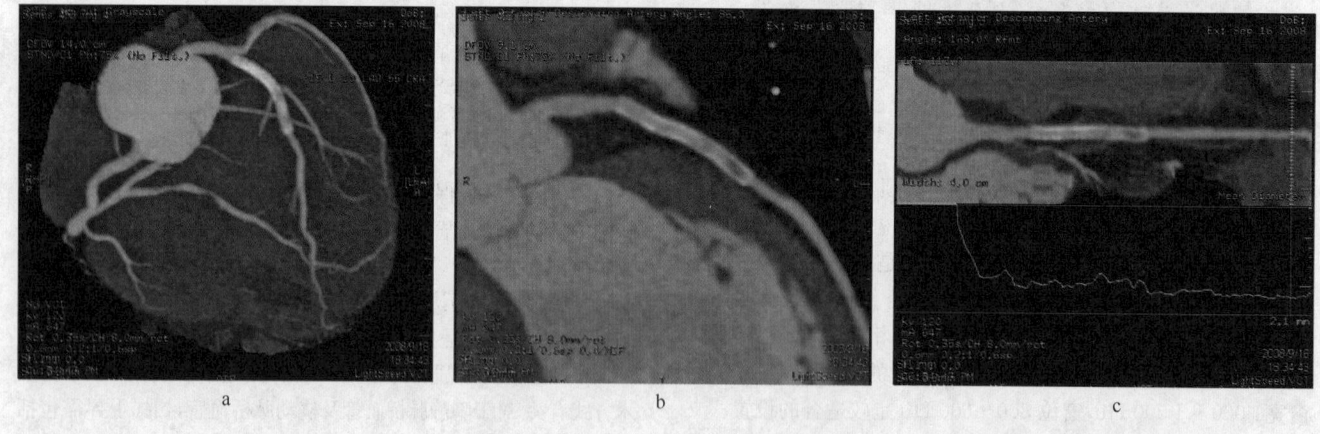

图 3-5-20 冠状动脉支架术后评估(二)

a~c. 分别为 MIP、左前降支 CPR、左前降支血管分析图，显示左前降支近段支架下段管腔内局限性低密度充盈缺损，考虑支架内再狭窄

的残端(图 3-5-30)。左内乳动脉的远期通畅率较高，发生狭窄时管腔显示极细且管壁不规则(图 3-5-31)。桡动脉易发生痉挛，闭塞时表现为管腔完全不显影，常仅见血管旁金属夹影提示桥血管走行路径(图 3-5-32)。

多排螺旋 CT 对 CABG 术后病例桥血管有无闭塞的诊断准确性相当高且可靠度优秀，是目前 CABG 术后患者随访最佳的常规检查技术。对于质量良好的 CT 图像，结合患者症状，桥血管管腔局部狭窄或闭塞的诊断不难做出，关键在于显示相应的吻合口，由于相当多的桥血管病变是从远端吻合口逐渐向近段进展的，早期发现吻合口病变可以为临床调整治疗提供依据。桥血管近中段往往受心脏搏动影响小成像质量优良，而远端吻合口则由于贴近心肌而显示效果不如近中段，有研究认为 64 排螺旋 CT 显示桥血管远端吻合口的图像质量在 60%R-R 间期为最佳。此外吻合血管较细、金属夹以及心脏搏动伪影是

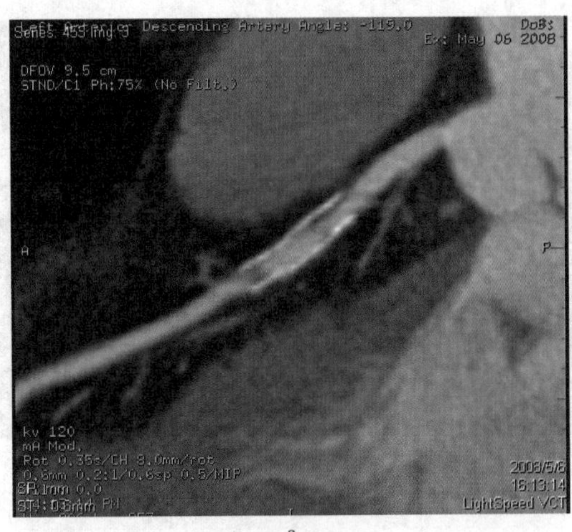

a

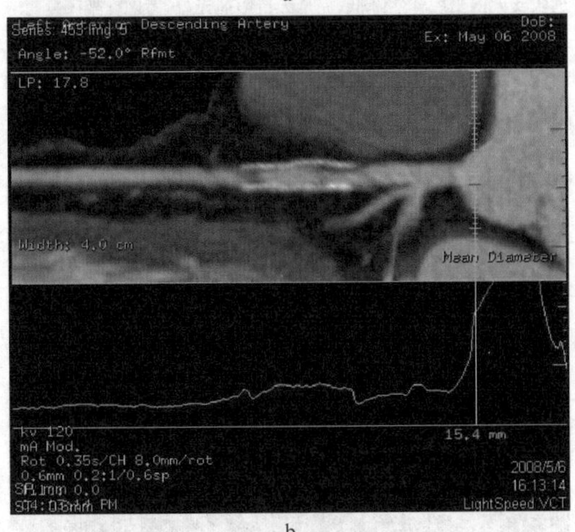

b

图 3-5-21　冠状动脉支架术后评估(三)

a、b. 分别为左前降支 CPR 和血管分析图，显示左前降支近段支架内弥漫的贴壁条状低密度充盈缺损影，考虑支架内再狭窄

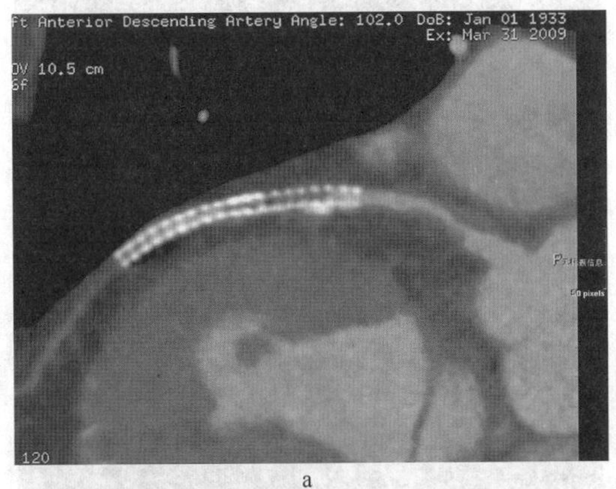

a

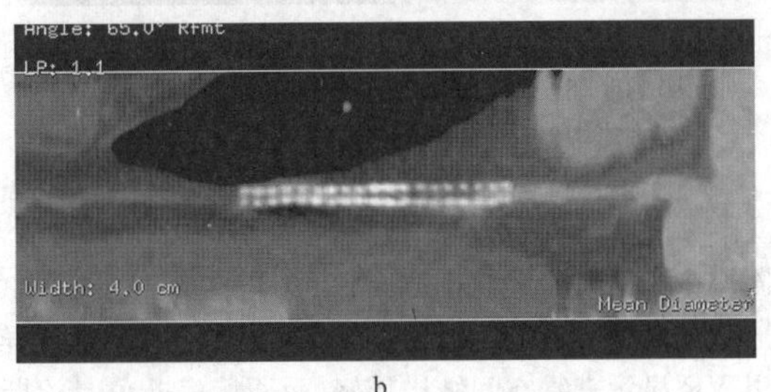

b

图 3-5-22　冠状动脉支架术后评估(四)

a、b. 分别为左前降支 CPR 和血管分析图，显示左前降支近段支架内充满低密度，远端血管显示充盈浅淡呈细线样改变

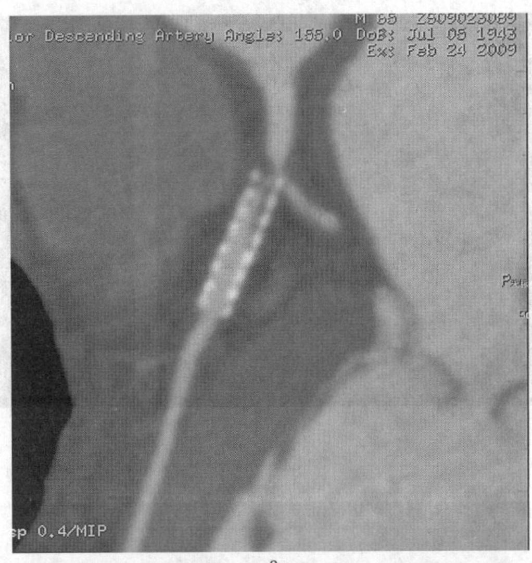

a

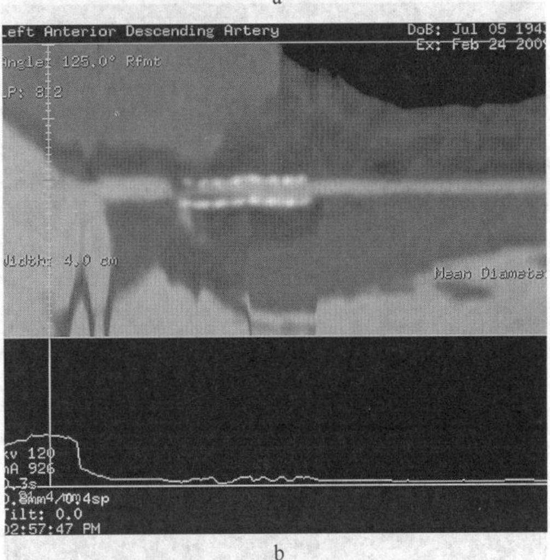

b

图 3-5-23　冠状动脉支架术后评估(五)

a、b. 分别为左前降支 CPR 和血管分析图，显示左前降支起始段支架近段腔内条状贴壁低密度充盈缺损，考虑支架内再狭窄，而支架下方血管显示充盈良好

影响桥血管 CT 成像质量的主要因素。研究报道，16 排螺旋 CT 对桥血管的可评价率为 74%，诊断桥血管病变的敏感性和特异性分别达 90%～96%和 95%～100%，64 排螺旋 CT 对桥血管的可评价率更高，达 94.5%～100%，诊断敏感性和特异性分别达 98%～100%和 91.4%～97%。

在 CT 上，隐静脉显示的管腔较为粗大，由于不需金属夹夹闭属支血管，而且很少有管壁钙化，其管腔的显示很少受周围伪影的影响，特别是吻合口的显示较动脉桥血管为佳，而与钝缘支远段吻合口的图像质量则不如其他冠状动脉吻合口，这与钝缘支远段受心脏搏动影响较大有关。动脉桥血管的近端显示受到心脏搏动的影响较小，故图像质量常常良好，但术中放置于血管走行两侧的用于夹闭分支血管的金属夹则会产生金属伪影，远段吻合口更加明显，往往是导致桥血管无法评价的重要原因，目前心脏外科倾向于全动脉化搭桥术式的趋势使得这种金属伪影的影响更加明显，多个不同时相重建以及多角度显示有助于改善图像质量。

冠状动脉搭桥的术式多样，常见的有左内乳动脉-左前降支、升主动脉/左内乳动脉-桡动脉-对角支-左旋支/钝缘支-后

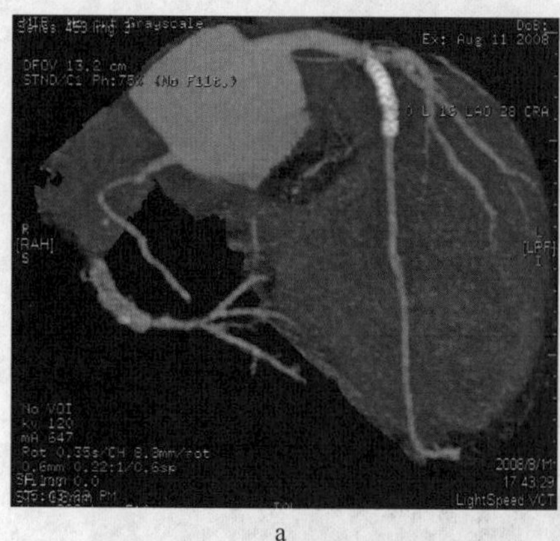
a

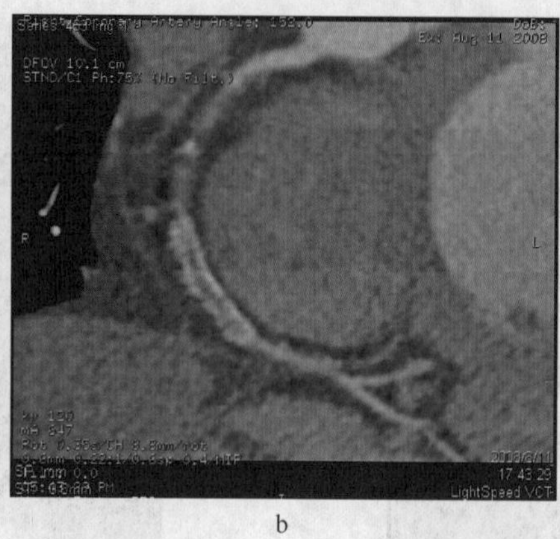
b

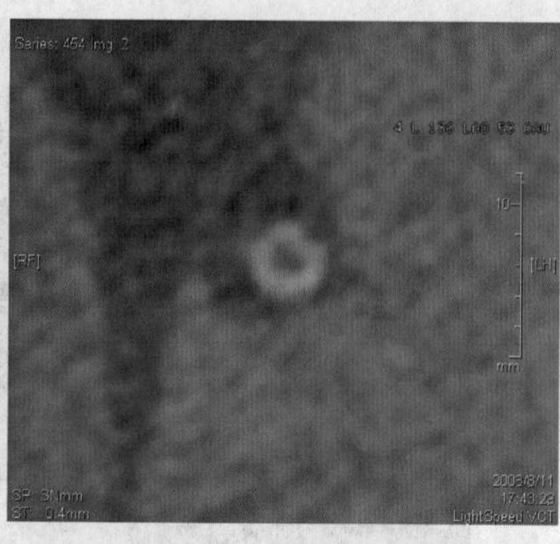
c

图 3-5-24　冠状动脉支架术后评估(六)

a～c. 分别为 MIP，右冠状动脉的 CPR 和支架水平血管断面图，显示右冠状动脉中远段支架内密度骤然降低，完全无造影剂充盈，考虑支架闭塞

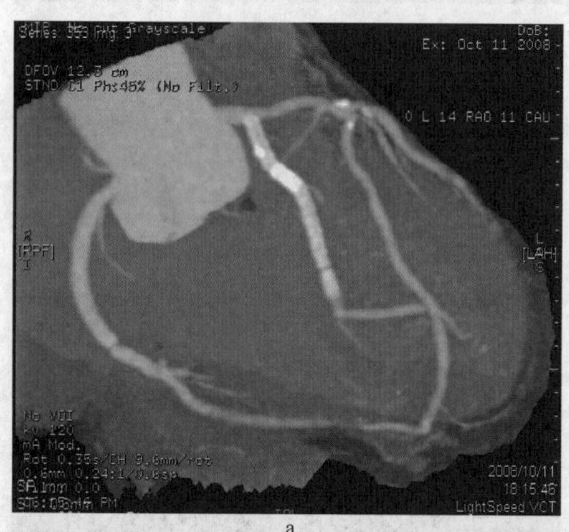
a

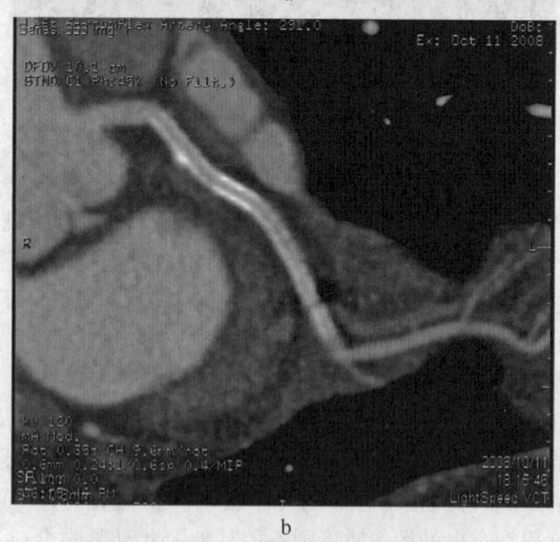
b

图 3-5-25　冠状动脉支架术后评估(七)

a、b. 分别为 MIP 和左旋支 CPR 图，均显示左旋支支架远段断离，分为两节

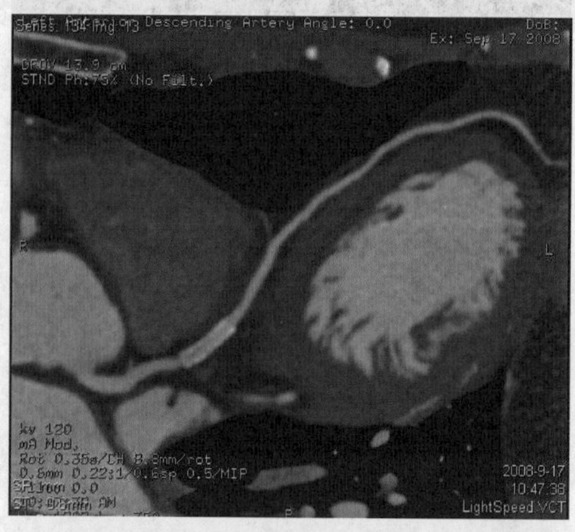
a

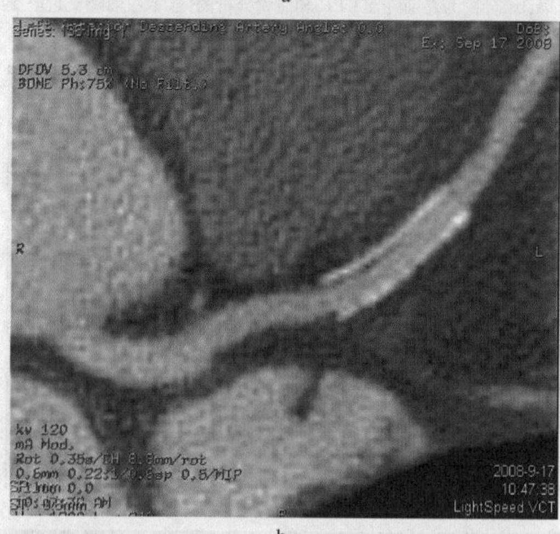
b

图 3-5-26　冠状动脉支架术后评估(八)

左前降支 CPR，a 图为常规算法重建，b 图采用专用的滤过函数。左前降支近段支架内轻微内膜增生在 b 图上显示更明确

降支、升主动脉-隐静脉-对角支左旋支/钝缘支-后降支及升主动脉-隐静脉-右冠状动脉/后降支，有时闭塞的桥血管显示不甚清楚，需运用多种重建方法仔细观察，避免遗漏。

(七) 冠状动脉变异

冠状动脉变异在正常人群中的发生率约 1%，但却是造成很多健康年轻人尤其运动员猝死的常见原因。经统计在复旦大学附属中山医院行冠状动脉 CTA 检查的 6 014 例病例中，共发现冠状动脉变异者 66 例，占 1.097%。在冠状动脉变异诊断方面以 VR 显示三维空间结构最好，而原始横断位是诊断的基础，特别是对一些起点或瘘口的显示应以横断位为准。

冠状动脉变异依据发生部位不同分为三大类：开口异常、

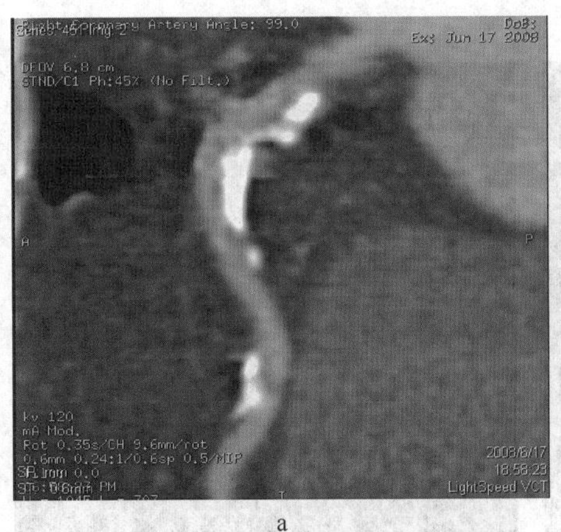

a

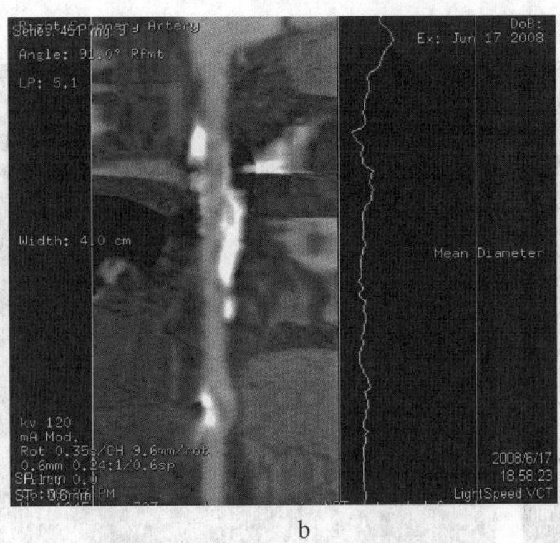

b

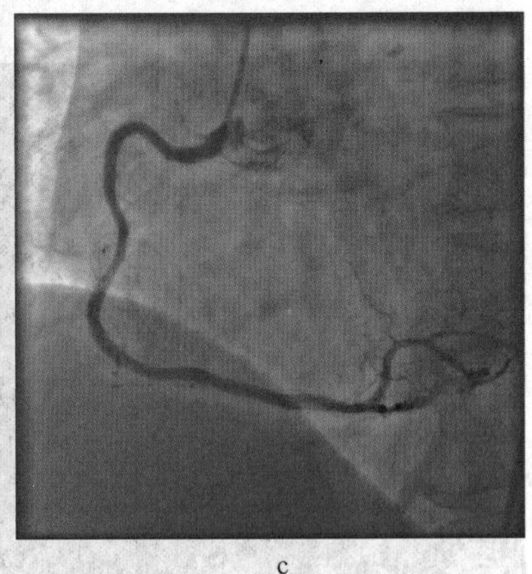

c

图 3-5-27　冠状动脉支架术后评估(九)

a～c. 分别为右冠状动脉 CPR、血管分析图和相应 DSA 图，a、b 均显示右冠状动脉近段支架外明显粗大钙化，由钙化造成的伪影形成支架内条状低密度假阳性表现，c 图显示右冠状动脉支架通畅

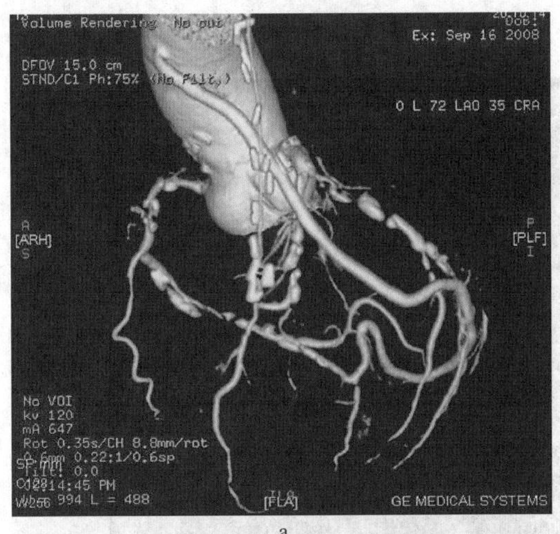

a

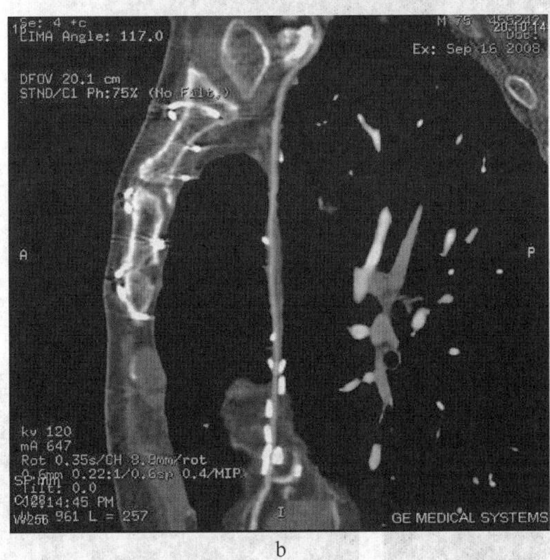

b

图 3-5-28　冠状动脉旁路术后评估(一)

a、b. 分别为 VR 和动脉桥血管 CPR 图，a 图三维显示整个桥血管走行、形态及吻合口位置，b 图显示 LIMA-LAD 动脉桥血管通畅，吻合口显示良好，未见狭窄

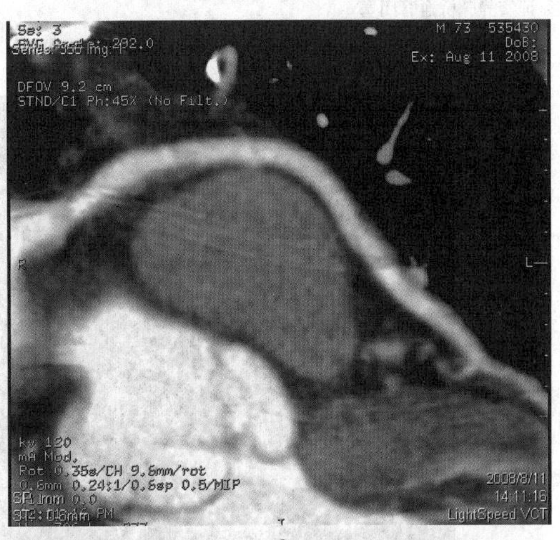

a

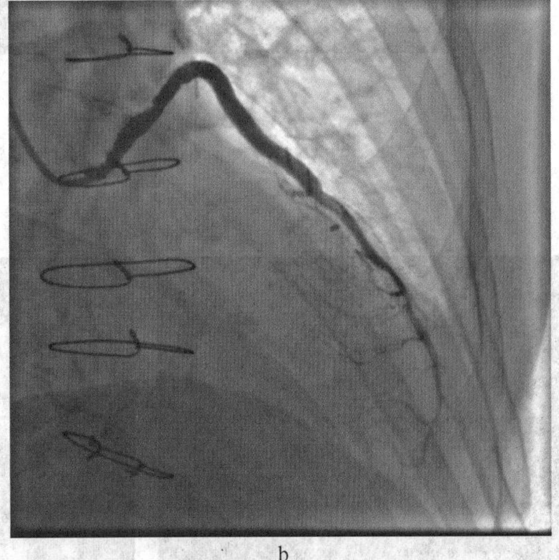

b

图 3-5-29　冠状动脉旁路术后评估(二)

a、b. 分别为 SVG 静脉桥血管的 CPR 图和 DSA 图，CTA 上显示 SVG 血管壁增厚伴局部管腔狭窄，与 DSA 结果一致

行程异常、终点异常。亦可根据有无血流动力学改变分类。血流动力学改变可引起心肌灌注异常，致心肌缺血或猝死的危险性增加，这其中包括 LCA 或 RCA 发自肺动脉、RCA 发自左冠状窦或 LCA 发自右冠状窦并走行主肺动脉之间、某些心肌桥和先天性冠状动脉瘘等类型。

1. 开口异常

(1) 高位开口：指 RCA 或 LCA 发自冠状窦与升主动脉衔

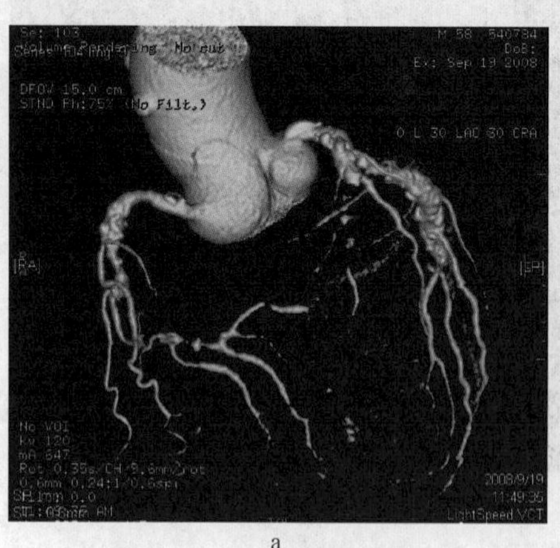
a

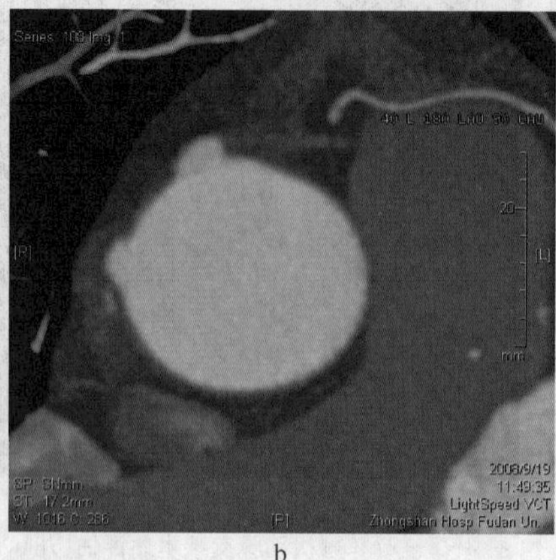
b

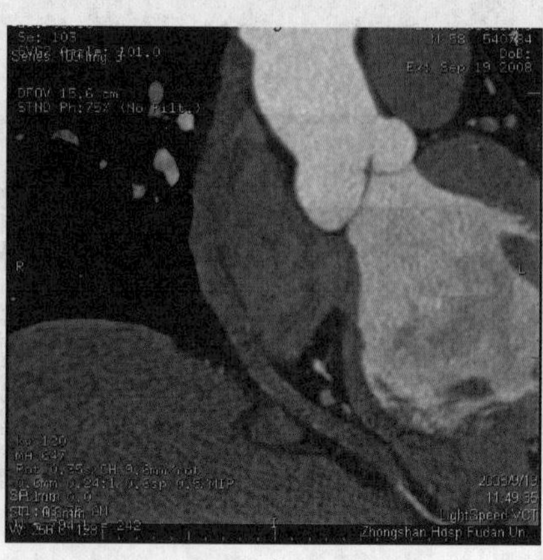
c

图 3-5-30 冠状动脉旁路术后评估(三)

a～c. 分别为 VR、薄层 MIP 和 CPR，未见明确静脉桥血管显影，仅表现为升主动脉前壁两个吻合的残端，CPR 上显示沿右心房边缘走行的静脉血管内充满了低密度影，证实静脉桥血管闭塞

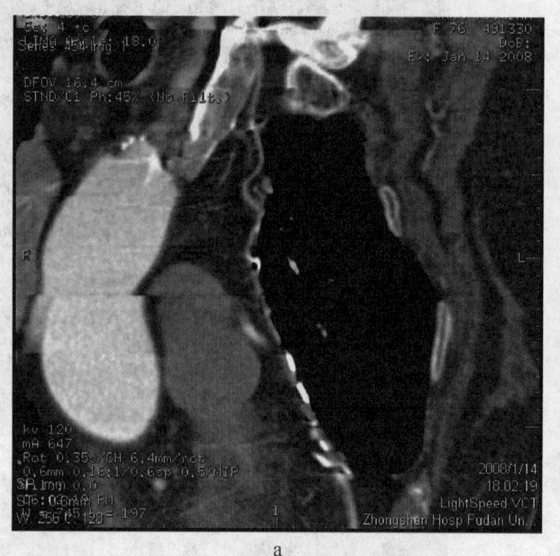
a

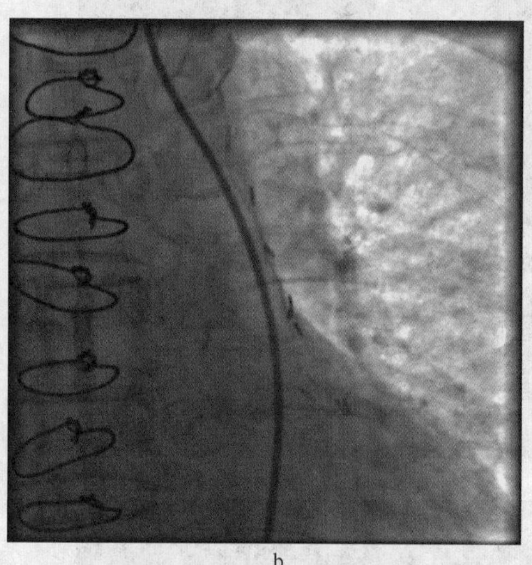
b

图 3-5-31 冠状动脉旁路术后评估(四)

a、b. 分别为 LIMA-LAD 动脉桥血管 CPR 和相应 DSA 图，LIMA 狭窄显示为血管极细且管壁不规则

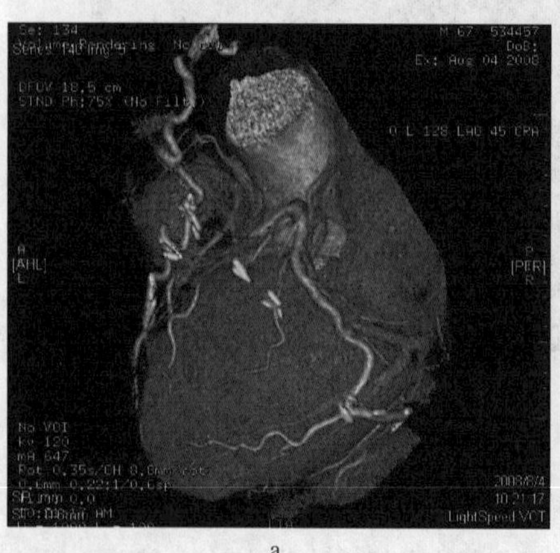
a

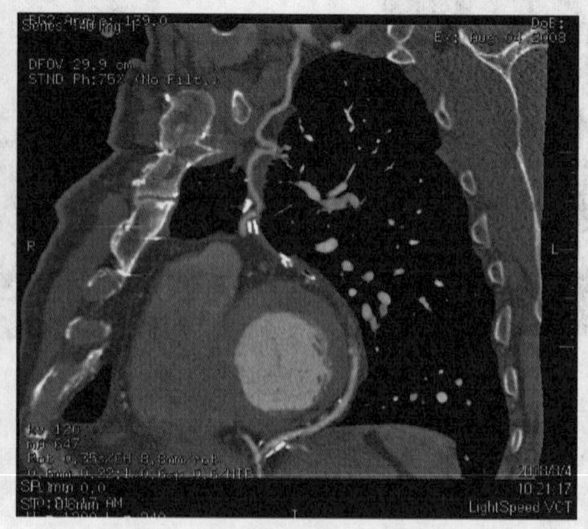
b

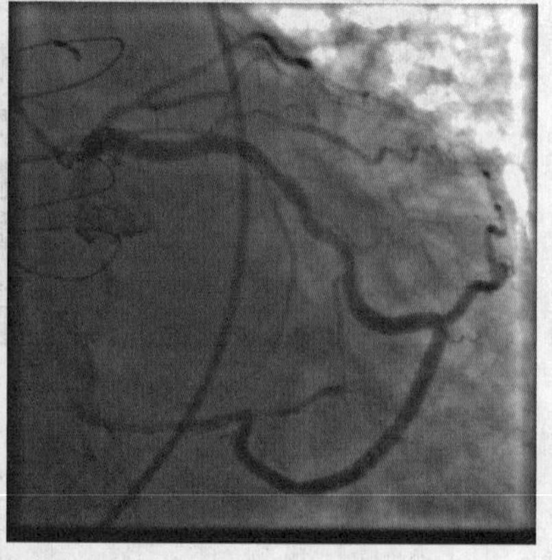
c

图 3-5-32 冠状动脉旁路术后评估(五)

a～c. 分别为 VR、桡动脉桥血管 CPR 和 DSA 图，桡动脉完全闭塞未见显示，仅见金属夹提示血管走行

接区域的上方(图 3-5-33、图 3-5-34)。该变异没有多大临床意义,主要造成冠状动脉造影时寻找开口困难,特别是当 RCA 开口高于左冠状窦时。

(2) 多开口:指 RCA 与圆锥支或 LAD 与 LCx 分别开口于各自的冠状窦,缺乏主干(图 3-5-35)。圆锥支独立于 RCA 发自右冠状窦,容易在心室切开手术或其他心脏手术造成损伤。同样该变异易造成插管造影的困难,此外由于 LAD 与 LCx 缺乏左主干,两者之间的侧支循环建立亦将改变。

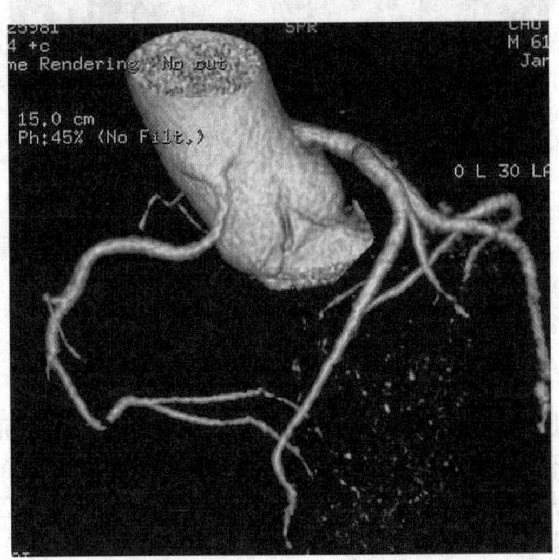

图 3-5-33　冠状动脉高位开口异常(一)

VR 图显示 LCA 和 RCA 开口均位于冠状窦与主动脉移行段上方

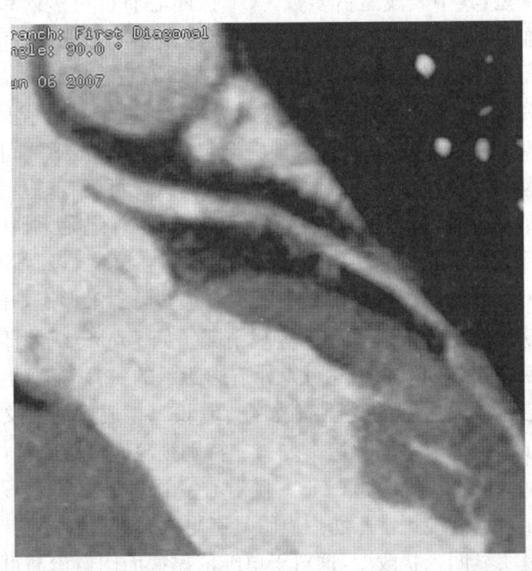

图 3-5-34　冠状动脉高位开口异常(二)

CPR 图示 LCA 开口位于左冠状窦上方

(3) 单支冠状动脉:指从主动脉冠状窦上仅发出一支冠状动脉(图 3-5-36)。这是很少见到一种变异,仅见于 0.002 4%～0.044%人群。该单支冠状动脉可再分为 RCA 和 LCA 分别针对相应区域的心肌供血(图 3-5-37),或采用完全不同的供血模式,复旦大学附属中山医院常见 RCA 缺乏,由 LCx 从心底部绕至右侧房室间隔的血管。如果单支冠状动脉走行于肺动脉与主动脉之间将存在猝死的风险。此外,单支冠状动脉近端狭窄,因远端难以建立侧支循环,后果将非常严重。

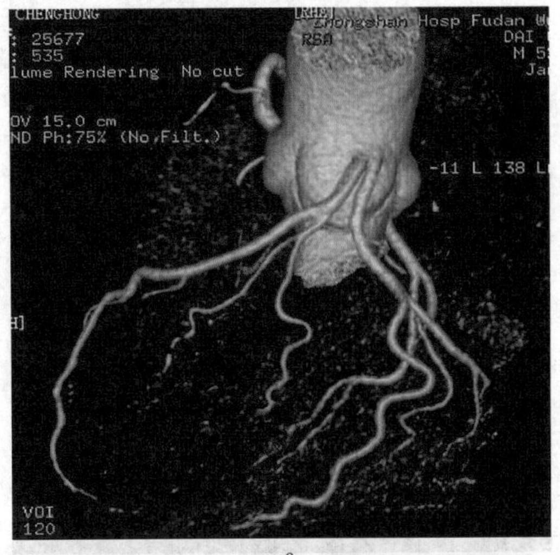

a

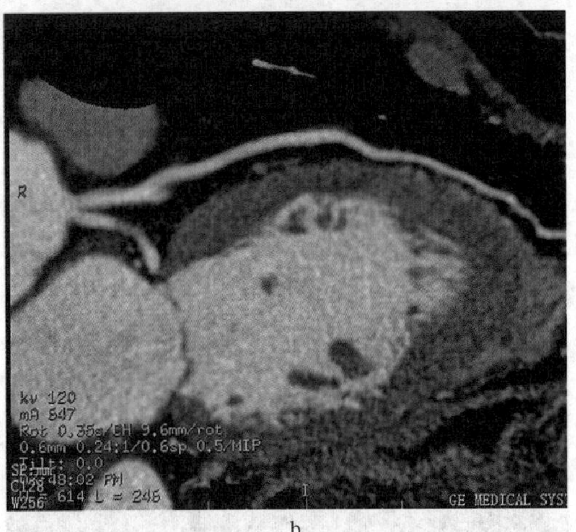

b

图 3-5-35　冠状动脉多开口异常

a、b. 分别为 VR 图、CPR 图,显示 LAD 和 LCx 分别独自开口于左冠状窦,缺乏左主干

(4) 冠状动脉异常起源于肺动脉(anomalous origin of the coronary artery from the pulmonary artery, ALCAPA):是最严重的一种冠状动脉变异。据统计每 300 000 个新生儿中可发现 1 个。约 90%未经治疗的婴儿多于 1 岁内死亡,仅少数患者能活到成年。复旦大学附属中山医院也发现了 4 例该畸形,其中 3 例均已成年,1 例为 4 岁儿童,最终行手术纠正。该畸形变异最常见类型为 LCA 发自肺动脉,而 RCA 正常发自主动脉,称为 Bland-White-Garland 综合征(图 3-5-38)。通常 RCA 与 LCA 之间会存在较多侧支循环。

(5) 冠状动脉或分支开口于对侧冠状窦或无冠状窦伴走行异常:开口异常分为 4 型,即 RCA 开口左冠状窦、LCA 开口右冠状窦、LCx 或 LAD 开口右冠状窦、LCA 或 RCA(或其分支)开口无冠状窦,开口位置可正常或高或低。重要的是开口异常会伴有走行异常,这又分为 4 型:动脉间走行(如主动脉与肺动脉之间)、主动脉后方走行、肺动脉前方走行、间隔型即肺动脉瓣下方走行(图 3-5-39)。走行方式不同,造成的临床后果亦不同。其中 A 型称为恶性变异,容易导致心肌梗死或猝死,与异常血管容易以锐角发自主动脉而局部形成一个剪切力导致血管闭塞以及主肺动脉同时扩张导致走行其间的血管受压闭

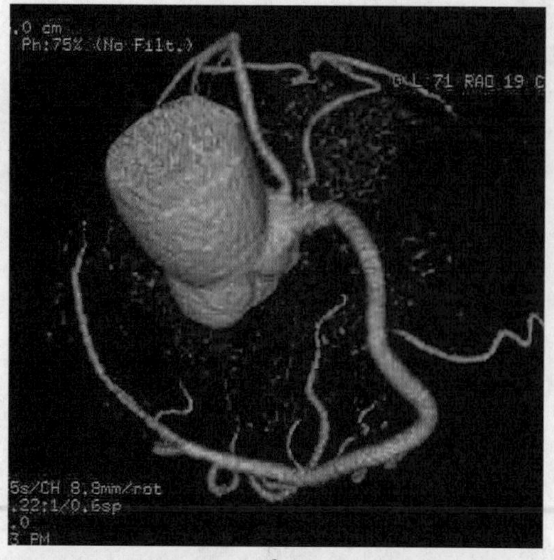

a

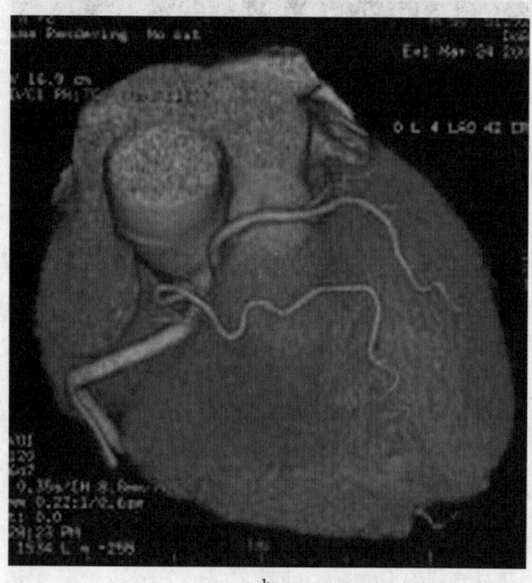

b

图 3－5－36　单支冠状动脉(一)

a、b. 均为 VR 图，a 为冠状动脉树，显示主动脉于右冠状窦仅发出一支冠状动脉，其分支绕行至肺动脉及心室表面供应左侧心肌

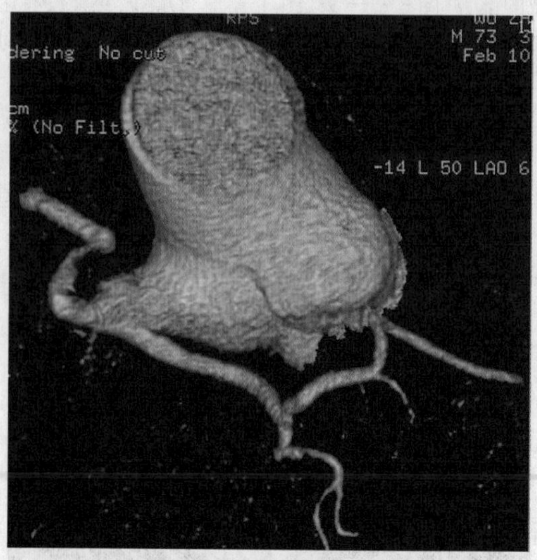

图 3－5－37　单支冠状动脉(二)

VR 图显示右冠状窦仅发出一支冠状动脉，其分为 RCA 和 LCA

塞有关(图 3－5－40)。发自左冠状窦的 RCA 最常以主肺动脉间走行，其中 30%心源性猝死与此有关。发自右冠状窦的 LCA 中 75%为主肺动脉间走行；而 LCx 异常开口后可与 RCA 伴行或者走行主动脉根部后方(图 3－5－41)；LAD 开口右冠状窦可见于法洛四联症病例、右心室双出口等其他先天性心脏病病例中，而正常心脏中则少见，走行可位于主肺动脉间或肺动脉表面。

2. 行程异常

(1) 心肌桥(myocardial bridge，MB)：亦称为壁冠状动脉，为常见的冠状动脉异常。正常冠状动脉行于冠状沟和室间沟的心包脏层(心外膜)下脂肪间隙中，当其部分节段为心肌组织所覆盖，则覆盖的心肌称作心肌桥，而穿行于此心肌下的冠状动脉称作壁冠状动脉，也叫隧道动脉。在以往常规冠状动脉造影(coronary angiography，CAG)中，因将其对管腔的压缩变化等间接征象作为主要观察指标，发现率在 0.5%～40%不等，往往低于尸检中的发现率，后者一般在 15%～85%，在肥厚型心肌病患者及心脏移植接受者发病率较高。绝大多数心肌桥患者临床无症状并具有较好的预后，但有研究表明，部分心肌桥同冠状动脉粥样硬化和心肌缺血具有一定关联，偶尔还会导致心绞痛、急性冠状动脉综合征，甚至猝死。

一般而言，心肌桥最多发生于左前降支中段(包括其所属对角支和边缘支)，少数发生于右冠状动脉和左回旋支，其深度多在10 mm以下，长度则 10～40 mm 不等，通常分为表浅型和深型两型，其中表浅型占多数。CT 诊断心肌桥更多依靠显示桥段血管本身同心肌间相互关系，而并非如造影那样，通过管腔受压缩情况来间接判断，因此仔细查看 CT 冠状动脉截面图像尤为重要。CT 上诊断可根据冠状动脉包埋于心肌情况分成 4 类：① 肯定有(冠状动脉节段完全包埋于心肌下)；② 可能有(冠状动脉节段包埋心肌部分超过 50%)；③ 可疑有(冠状动脉节段贴紧心肌，包埋于心肌程度<50%)；④ 肯定无(冠状动脉完全行于心外膜下脂肪内)(图 3－5－42)。其次，多时相三维重建可于舒张期和收缩期分别展示冠状动脉三维形态，并结合专门软件量化分析血管腔的客观情况。如 Amoroso 等即认为舒张期和收缩期双相重建可以如造影所示的“挤奶征”，更好地观察心肌桥段血管的受压缩改变。但双时相成像的意义更多在于显示类似冠状动脉造影之另一特别征象——跳跃征(step-down，step-up)(图 3－5－43)。随着心室舒缩交替，肌桥段冠状动脉相对远近端正常脂肪内血管具有更大跳动幅度，尤其收缩相上呈明显凹入状改变，这对于单纯依靠截面图像诊断可疑的患者无疑可以加大诊断可靠度，但必须指出，此征象也有假阳性，且观察时视角应尽可能同心肌表面相切。CT 除了可观察壁冠状动脉位置以及管腔、管壁、周边组织情况，还能一定程度上量化分析肌桥长度和深度，甚至明确有无邻近冠状动脉粥样硬化病变，并最终利于措施方案的选择。值得一提的是，一般来讲，壁冠状动脉段本身受到血流动力学等因素保护而很少发生粥样硬化，而其近段则是公认的易感地段(图 3－5－44)。

(2) 双动脉(duplication of arteries)：指 LAD 呈双支并行走行于左心室表面，在正常人群中发生率为 0.13%～1%。双

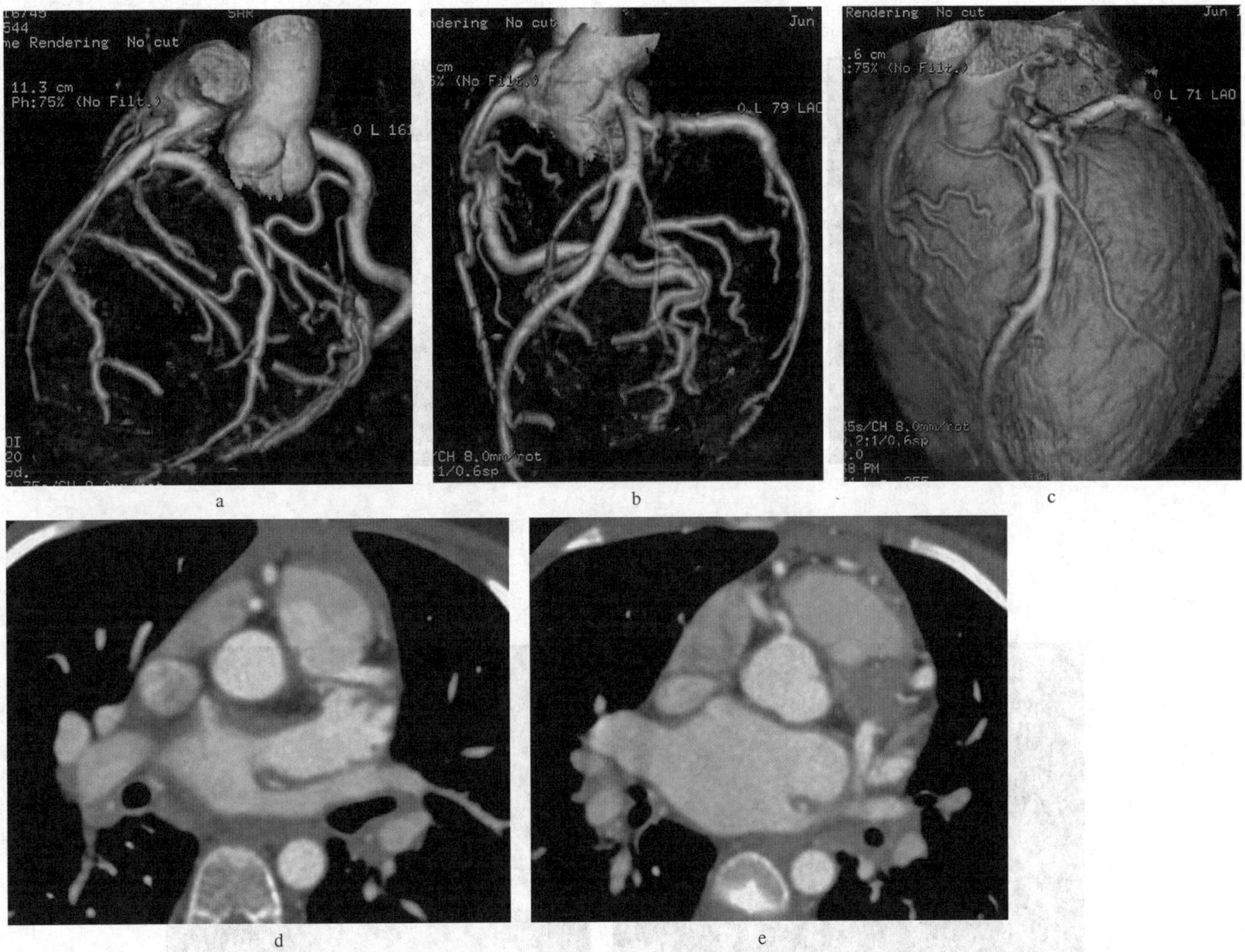

a　b　c

d　e

图 3－5－38　冠状动脉异常起源于肺动脉

a、b、c. 均为 VR 图，显示 LCA 发自肺动脉，RCA 发自主动脉，两者之间见较多侧支开放　d、e. 为原始横断位图，显示各自的起源

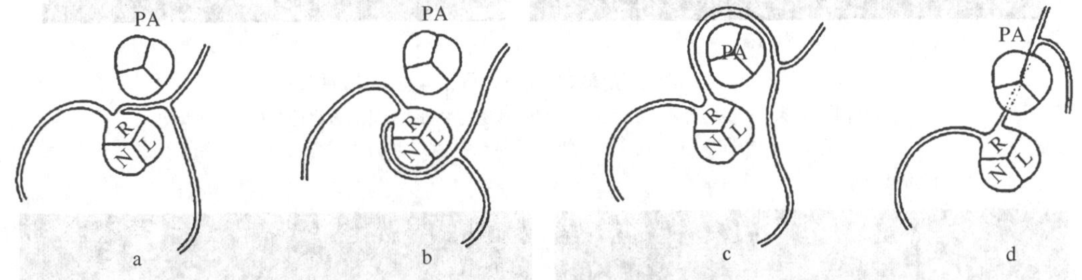

图 3－5－39　冠状动脉或分支开口异常伴各型异常走行简图

动脉由走行于前室间沟内并不达心尖部较短的 LAD 和发自 LAD 近端或 RCA 的走行于前室间沟并最终止于心尖部的较长的 LAD 组成(图 3－5－45)。LAD 作为冠状动脉搭桥中最为重要的一支血管，评断其终末支相当重要，术前了解有无双 LAD 有助于术式的选择及心肌血管再造的建立。该变异易与对角支混淆，对角支不会走行至前室间沟，而且对角支多平行走行。

3. 终点异常

(1) 冠状动脉瘘(coronary artery fistula，CAF)：指冠状动脉与心脏腔室及大血管之间的异常交通。据统计，该变异占到先天性心脏病的 0.4%，而对于整个人群而言，其发病率约 0.002%。复旦大学附属中山医院统计了行冠状动脉 CTA 检查的 12 717 例被检者，CT 诊断 CAF 有 66 例，发病率为 0.52%，略高于文献报道，其中发现一些小的 CAF，因此以往可能低估该病的发生率。以往报道 CAF 的瘘管起源于右侧冠状动脉系统最常见，双侧者相对少见，但近期一综述分析了包括更多小瘘的 CAF 病例，发现约 55%起源于左侧冠状动脉系统，其中多发起源者约 8%，双侧起源者并非少见(图 3－5－46)。瘘口则多位于右心系统包括右心室、右心房(图 3－5－47、图 3－5－48)、上腔静脉、冠状静脉窦和肺动脉，而漏入左心系统相对少见。CTA 发现肺动脉瘘最常见(图 3－5－46)，而且依据血管间密度差可以判别瘘口的位置。临床治疗常需对瘘口部位、大小和功能进行评估。CTA 在这方面极具优势，可精确

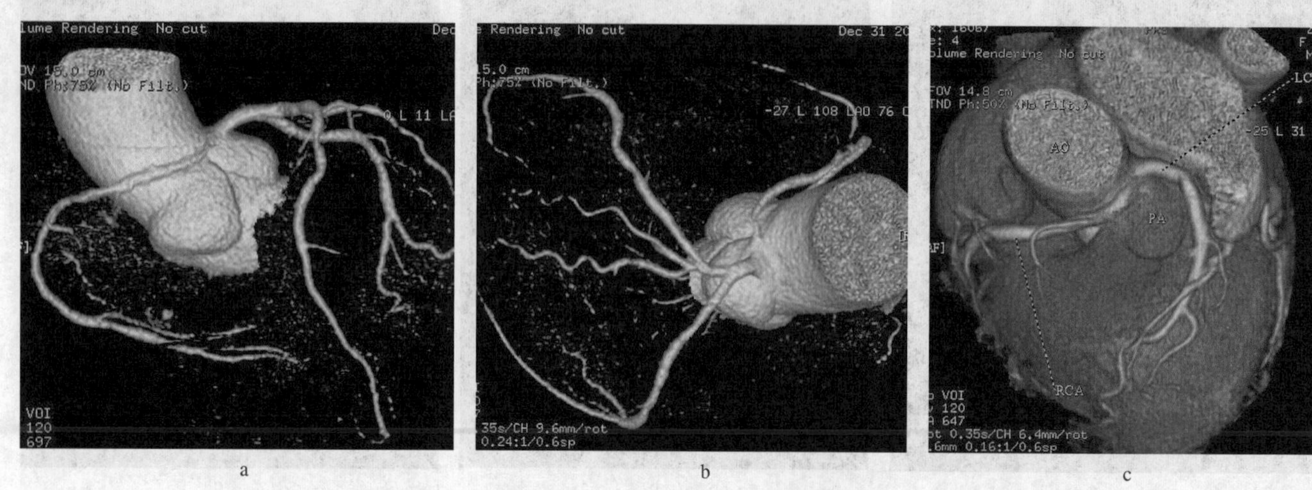

图 3-5-40　冠状动脉或分支开口异常伴异常走行(一)
a、b、c. 均为 VR 图，显示 RCA 发自左冠状窦，走行于主肺动脉之间，RCA 起始段与主动脉呈锐角

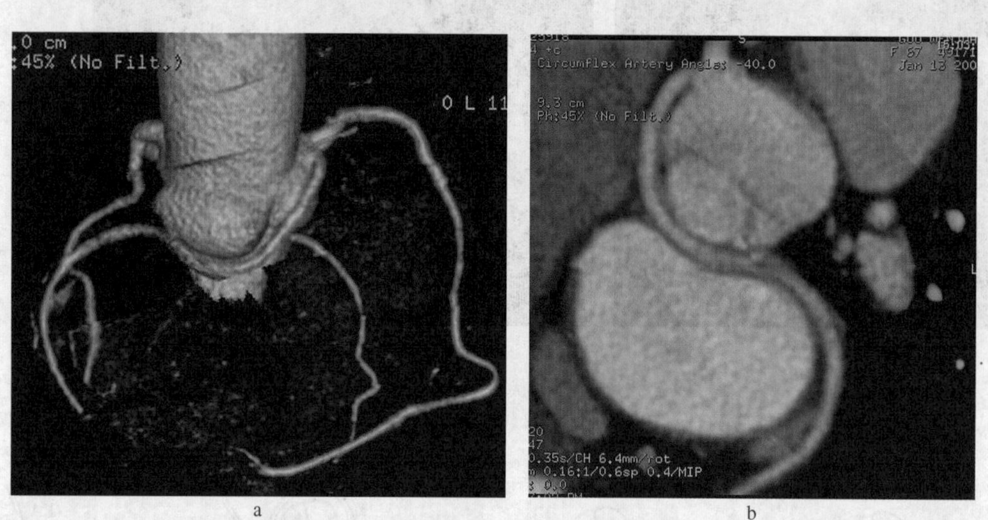

图 3-5-41　冠状动脉或分支开口异常伴异常走行(二)
a. 为 VR 图　b. 为 CPR 图，显示 LCx 发自右冠状窦，走行主动脉根部后方绕行至左侧房室间沟

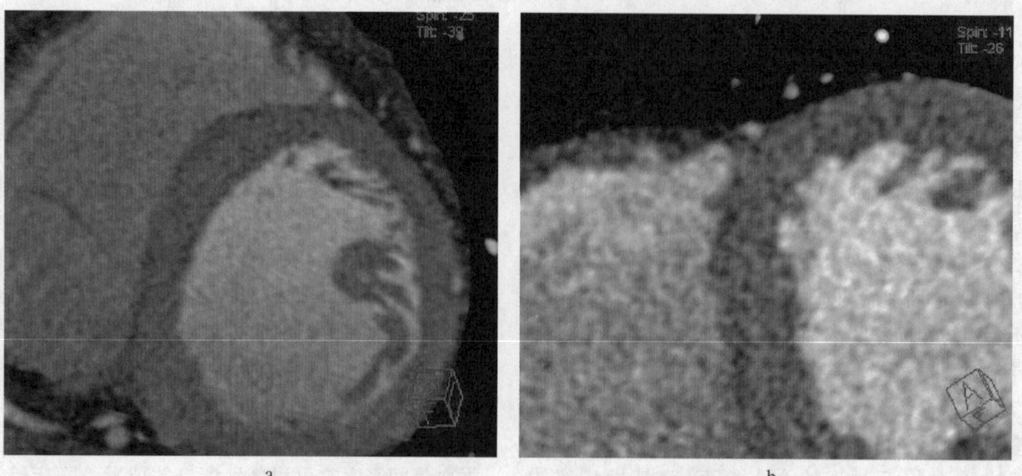

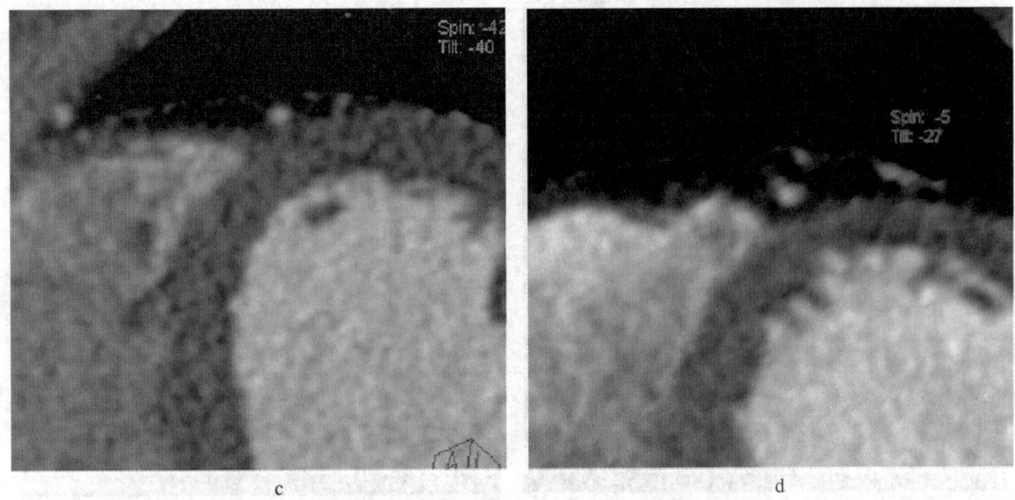

c　d

图 3-5-42　冠状动脉于心肌内包埋情况分类

a. 为完全包埋　b. 冠状动脉节段包埋心肌部分超过 50%　c. 冠状动脉节段贴紧心肌，包埋于心肌程度<50%　d. 冠状动脉完全行于心外膜下脂肪内

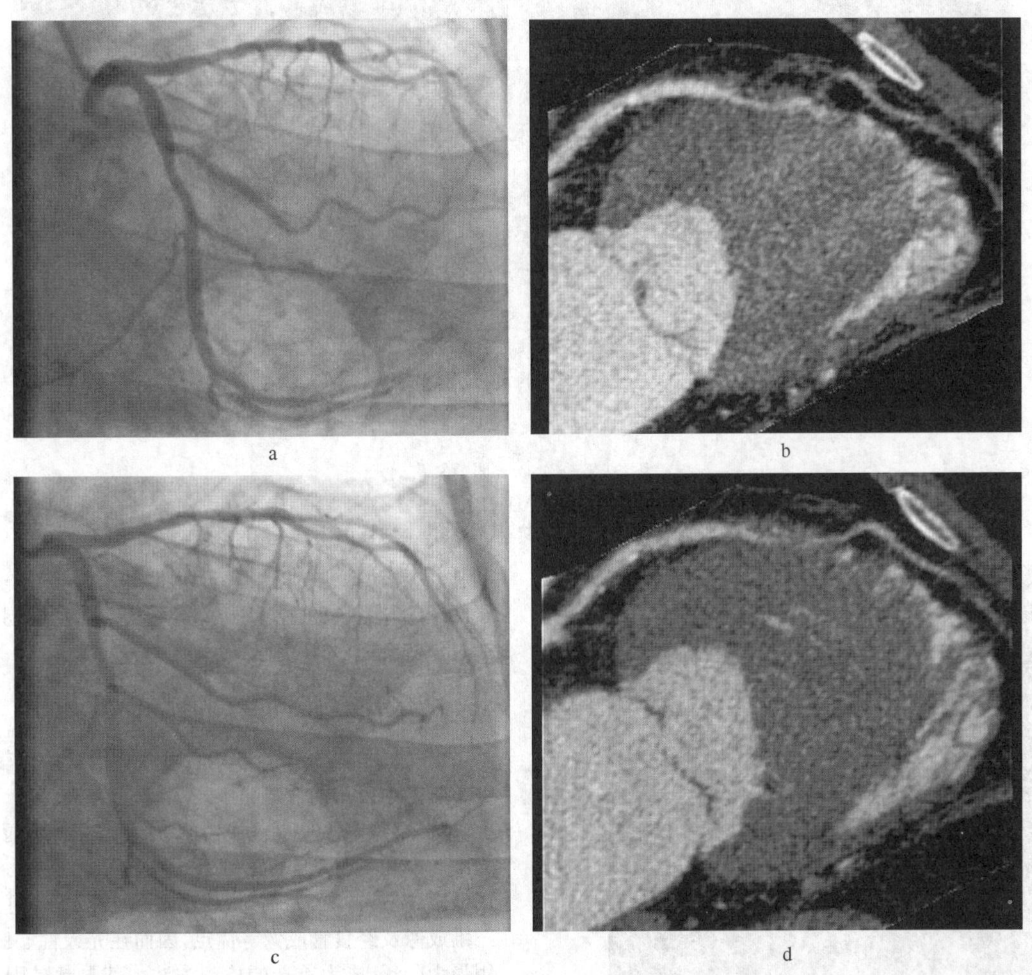

a　b　c　d

图 3-5-43　心 肌 桥 (一)

a、c 为左前降支中段心肌桥的 CAG 和 BD 为相应的 MSCT(CPR)，图 a、b 收缩期，图 c、d 舒张期，CT 在显示覆盖于冠状动脉之上的心肌桥同时，较好显示了其在收缩期更为显著的陷下改变

测量瘘口大小，明确显示瘘管有无血栓动脉瘤形成，三维空间感好，并提供有无并发冠状动脉斑块及狭窄等信息。

(2) 冠状动脉弓：指 RCA 与 LCA 缺乏冠状动脉狭窄的前提下，两者之间形成足够大交通支。通常成人心脏中两支血管之间存在一些细小的血管吻合，但冠状动脉造影难以显示。当两者之间的吻合交通足够粗大时可在造影时发现，需与侧支循环的建立相鉴别。

(3) 心外连接：指冠状动脉与心外血管的连接(如支气管

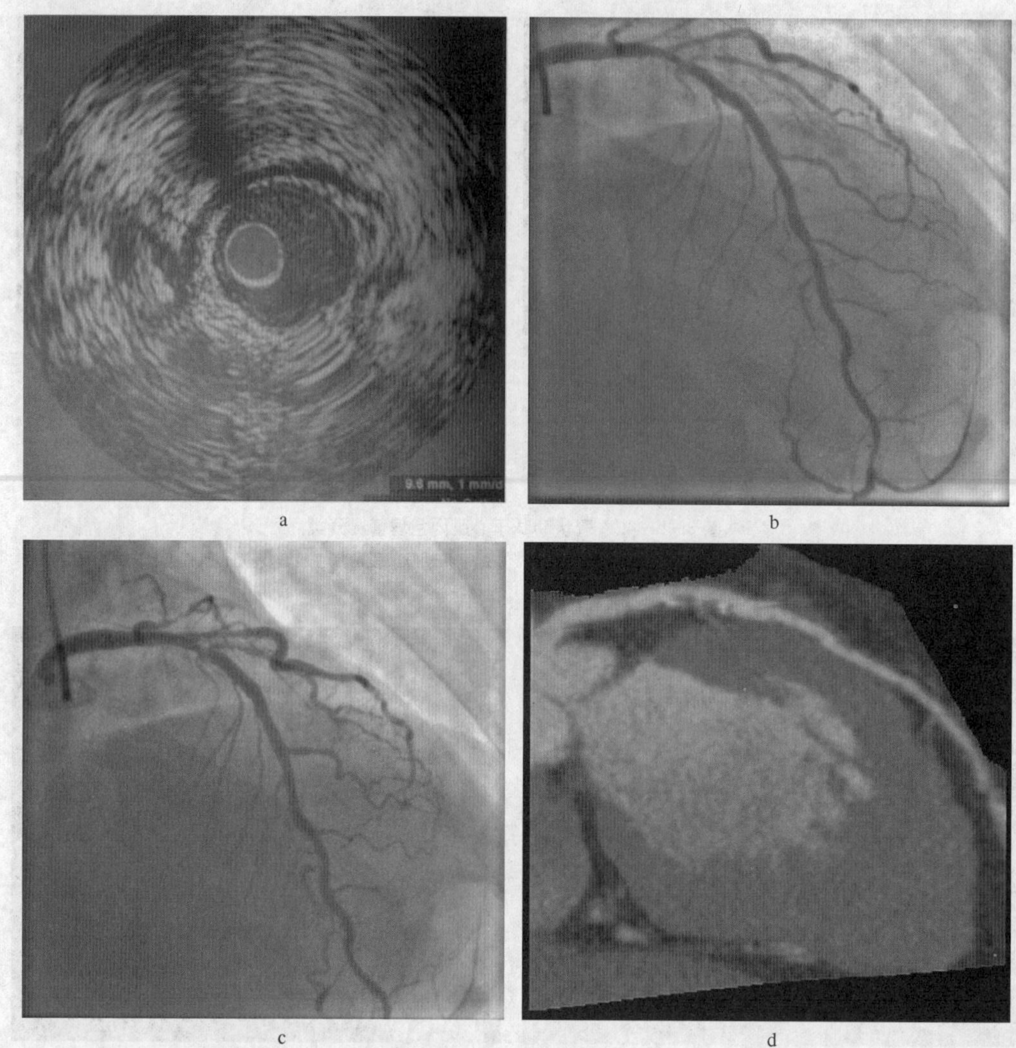

图 3-5-44　心 肌 桥（二）

a 为 IVUS，见半月征象；CAG 舒张期（b）和收缩期（c）示 LAD 近段相当于第一对角支开口处管腔狭窄；d 为 MSCT 的 CPR 图像，显示上述对角支开口处管腔狭窄同时，还可发现管壁混合斑块，其远侧端冠状动脉节段形成心肌桥

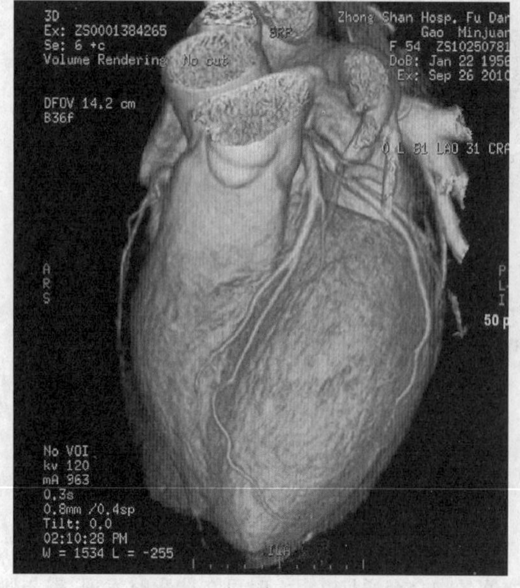

图 3-5-45　双动脉

VR 图显示前室间沟内走行的较短的 LAD 和达心尖部的较长的 LAD 双血管影

动脉、内乳动脉、膈肌上/下动脉、肋间动脉等）。这些连接取决于两个动脉系统的血管压力，当冠状动脉发生粥样硬化时，可通过这些交通血管供血。

三、先天性心脏病的多排螺旋 CT 应用

（一）多排螺旋 CT 与其他影像学检查的比较及其在先天性心脏病中应用的优势

近 20 年来，超声心动图由于具有高分辨率显示心内结构、瓣膜图像和实时动态反映心脏、大血管血流动力学变化，且费用低廉、检查方便、无辐射，诊断准确、可靠，并可多切面二维、三维成像及经食管成像等优点，因而在先天性心脏病诊断中应用最为广泛，成为首选的检查方法。其限制是因受到胸壁、肺气等组织遮挡，对心外大血管畸形显像较多排螺旋 CT（MDCT）逊色。有研究表明，超声心动图对先天性心脏病心外大血管畸形的诊断与 MDCT 相比有显著差异，超声心动图不能很好地观察到体-肺侧支血管开口、冠状动脉异位开口及走行，且诊断水平受检查者个人经验技术的影响较大。

心血管造影可以显示心内外畸形，并能获得心腔、大血管压力和血流动力学等心功能资料，但属有创操作并有潜在危险

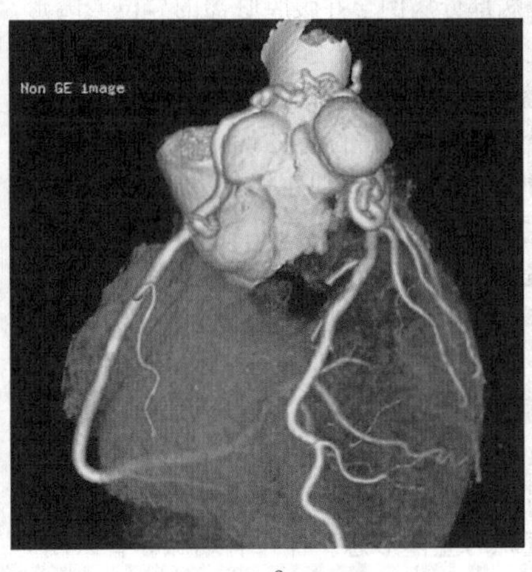

a

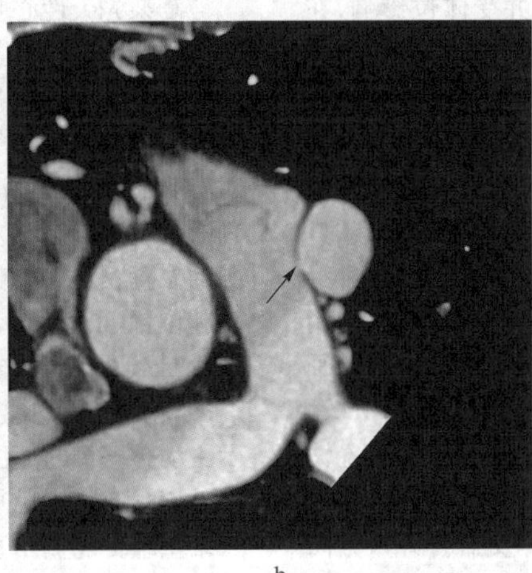

b

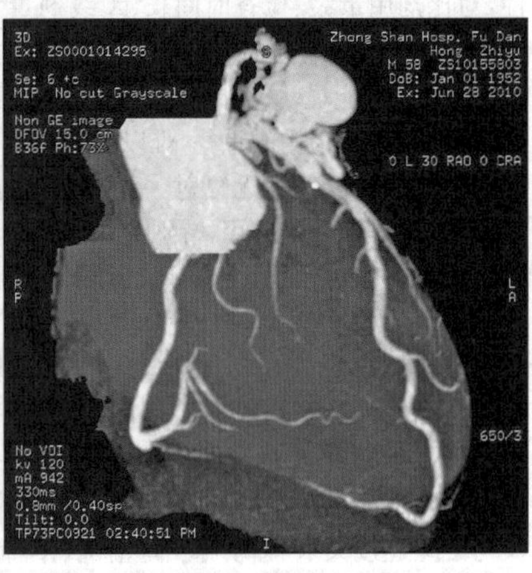

c

图 3-5-46　冠状动脉瘘(一)

a. VR 图，显示左、右冠状动脉分别发出异常分支与肺动脉前壁交通形成冠状动脉-肺动脉瘘，局部见瘤样扩张　b. MPR 图，显示瘤样扩张血管与肺动脉相通的瘘口(箭示)　c. 为 MIP 图，显示了异常血管团，但三维结构关系显示不清

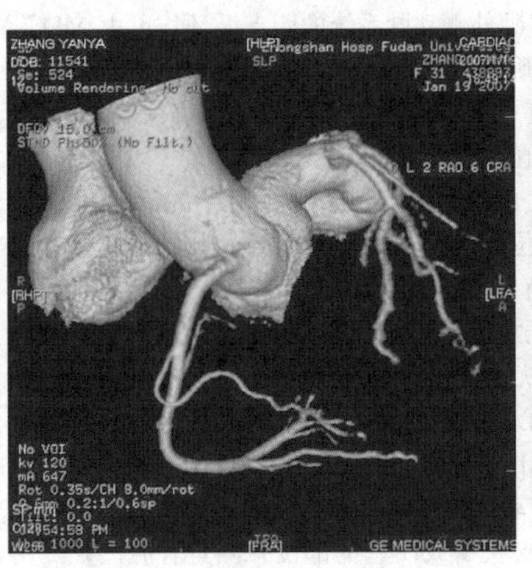

a

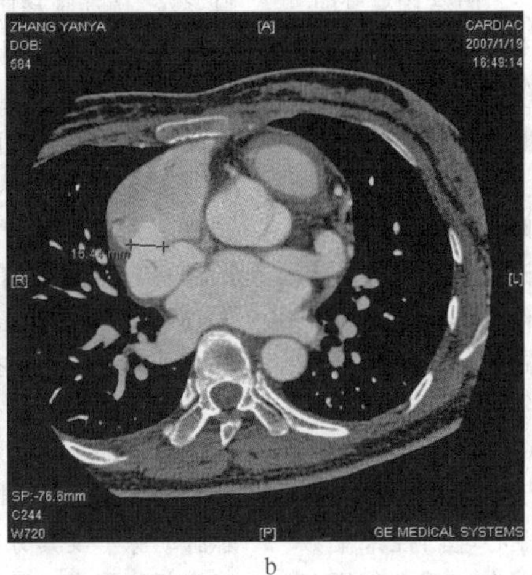

b

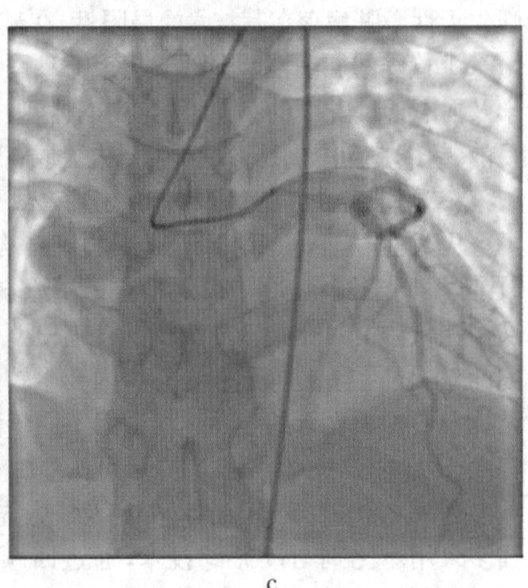

c

图 3-5-47　冠状动脉瘘(二)

a. VR 图，显示左冠状动脉明显增粗分出异常粗大血管走行左心房前方最终与右心房相通形成左冠状动脉-右心房瘘　b. 原始横断位图，显示瘘口并测量瘘口直径约 15.44 mm，行手术缝合瘘口　c. 为相应的 DSA 造影图，证实了 CTA 所见

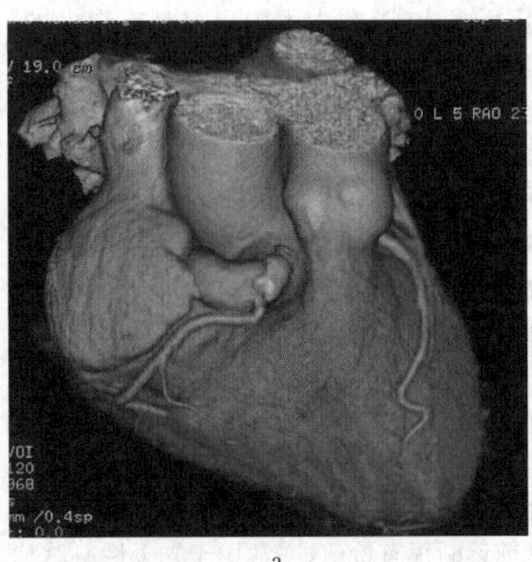

a

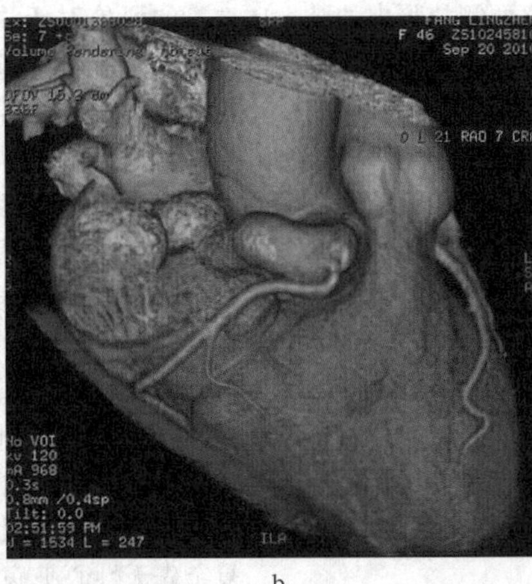

b

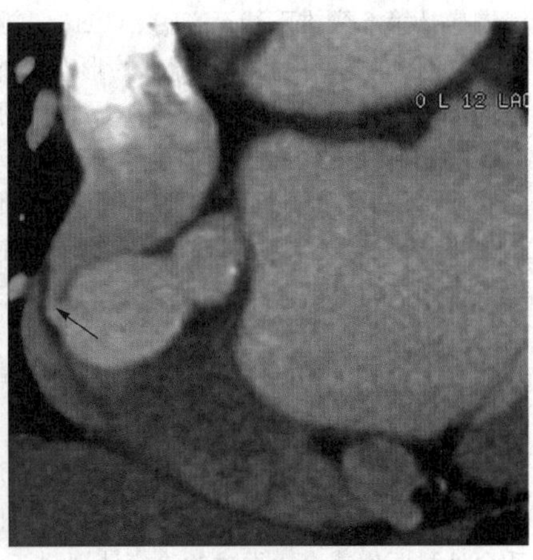

c

图 3-5-48　冠状动脉瘘(三)

a、b. VR 图，显示右冠状动脉起始段明显增粗并发出异常粗大血管走行主动脉与右心房之间，最后注入右心房形成右冠状动脉-右心房瘘　c. MPR 图，显示扩张血管与右心房之间见一小开口(箭头处所示)即瘘口，最终行 PLUG 封堵器闭塞

性，对比剂用量大、检查时间长、X线剂量大并受体位影响，在婴幼儿和心功能不全患者中应用受限。心血管造影也显示为二维结构，不能显示三维立体结构，一些复杂的畸形受到投照体位限制、解剖结构的重叠，难以清晰显像。

磁共振成像因为无辐射、一般不需对比剂、可以直接多角度成像，也得到一定应用，特别在国外应用较多。但检查费时，空间分辨率相对较低，受成像仪所限，在国内尚难普及。

MDCT安全无创，扫描速度快、范围广、无重叠，对比剂用量少，具有很高的空间分辨率，采用轴位薄层图像结合多个平面二维图像、三维重建图像，可满足临床诊断的需要。MDCT可准确显示心外大血管解剖，正确判断各内脏器官的位置关系、心房-心室连接，对大血管起源、空间排列关系、走行方向以及与心室连接关系、肺动脉发育情况、体-肺侧支血管开口方向及走行路径、体静脉与腔静脉畸形、冠状动脉异常起源及走行等均能做出准确诊断。同时，CT扫描时间短，对于那些不配合的患者以及术前必须明确诊断心外大血管畸形的婴幼儿及不适合血管造影的患者，这项检查更具有临床实用性。但MDCT诊断先天性心脏病存在其技术的局限性，在显示心内结构异常时，MDCT检查的准确性明显低于超声心动图，不能提供血流动力学及血氧含量方面的信息，易受心率、呼吸等多种因素的影响。目前，超声心动图仍是诊断新生儿先天性心脏病的首选方法。

(二) 先天性心脏病 MDCT 检查技术

先天性心脏病MDCT检查因心脏结构畸形和血流动力学改变，不同于冠状动脉CTA检查。造影剂选择上建议选择非离子型低浓度对比剂300 mg/ml或者320 mg/ml，避免过高浓度的对比剂在上腔静脉和右心房内产生较强的伪影，影响心内结构及心外大血管的显示。剂量因不同年龄组而不同，一般而言大于13岁的患者，对比剂总量可按照1.0～1.2 ml/kg计算，注射速率2.0～2.5 ml/s。青少年及成人先天性心脏病患者扫描多采用对比剂自动跟踪技术，通过回顾性心电门控采集数据，以四个心腔都填充对比剂的扫描时相为最佳。建议使用双筒高压注射器，注射对比剂后再用生理盐水以略低于对比剂的流速缓慢后续灌注，使右心腔对比剂均匀混合，生理盐水的用量在注射速率的基础上以注射时间6～7 s为标准计算。扫描范围应从第6颈椎下缘至心底下1 cm，需观察两侧肺野内的肺血及心脏和主动脉弓、肺动脉段的形态。感兴趣区层面的低剂量同层动态扫描以气管隆突下1 cm的主肺动脉层面为准，实时观察靶血管内的对比剂浓度，一般以肺动脉主干为靶血管，当靶血管内测定的CT值上升到达设定阈值时，机器自动触发扫描，阈值设定为100～150 Hu。如果存在房间隔和(或)室间隔缺损，则在该期扫描后延迟3～5 s进行二期扫描，可很好显示房间隔缺损。

后处理技术包括MPR、CPR、VR、MIP及CT仿真内镜等。观察心腔内结构变异以MPR为优，VR的三维立体感强，对解剖结构描绘逼真，可清晰观察组织脏器的形态和空间关系，特别是对复杂解剖结构(如心脏、血管等)的显示大有裨益，尤其适合外科医生或介入医生的治疗计划制订。

(三) 复杂先天性心脏病的 MDCT 应用

复杂先天性心脏病MDCT诊断的基本思路是按照Van Praagh提出的节段分析法，把心脏及大血管分成3个节段，即内脏与心房排列、心室排列与房-室连接、心室与大血管连接。

复杂先天性心脏病部分病例合并腹腔脏器的异位或畸形，所以扫描范围包括上腹部，在显示心脏解剖的同时显示肝脏、脾脏、腹主动脉、下腔静脉的位置关系。这些脏器的形态、位置，结合气管、支气管形态，对心房位置的确定很有帮助。CT对心肌形态显示很清楚，可分清心室肌小梁粗糙或光滑。这对判断心室是形态学左心室还是形态学右心室很有帮助。大动脉的位置相对最易判断。因而MDCT可明确心房、心室和大动脉位置，了解房-室连接和心室大动脉连接，复杂先天性心脏病诊断最困难的部分便已解决。

1. MDCT对主动脉缩窄、主动脉弓离断的诊断　CT可显示主动脉缩窄的部位、程度、形态和长度，还能显示缩窄前后主动脉扩张或主动脉弓发育不良的情况。尤其是MIP图及VR三维重组更能显示直观的立体形态。合并有动脉导管未闭时可显示是导管前型还是导管后型缩窄。主动脉缩窄造成的侧支循环可通过MDCT显示，最常见的是锁骨下动脉、内乳动脉、肋间动脉系统。右侧内乳动脉扩张对判断缩窄累及左锁骨下动脉开口或前方有重要提示作用。另外还有椎动脉和髓动脉系统、颈动脉和肩胛外侧动脉系统的侧支循环均可由MDCT显示。MDCT可明确显示主动脉弓离断部分并分型，尤其VR三维立体成像，可使弓离断的完整形态显示如直视效果，对制订手术方案极有价值。

2. MDCT对大血管与房-室连接处畸形的诊断价值　MDCT对肺静脉异位连接尤其是部分型肺静脉异位连接的诊断具有绝对优势，有时甚至优于心血管造影。由于是断层图像，MDCT可发现任意一条汇入左心房的肺静脉。而超声心动图因肺内气体的干扰无法观察肺门结构，对具体汇入的肺静脉只能凭经验判断。心血管造影也常常因为前后重叠的缘故对有无单支细小肺静脉分支汇入左心房无法判断。

3. MDCT对肺动脉狭窄或闭锁的诊断　MDCT可准确显示肺动脉干及其分支狭窄或闭塞的部位并测量管腔内径。由于横断位图像，CT直观、不会遗漏图像信息。而心血管成像常前后重叠或造影部位选择不同，造成误诊或漏诊。不能对肺内动脉分支进行观察是二维超声心动图的限制。

4. MDCT对体-肺动脉侧支血管的诊断　体-肺动脉侧支血管的评价对于决定手术方式、减少术中出血是有帮助的。MDCT清晰显示降主动脉发出的侧支血管，对其起源、形态、走行的情况均能逐层追踪观察或由MIP图、VR三维成像观察，效果与造影相近，尤其是2 mm以上的侧支血管；超声一般只能发现较大的体-肺动脉侧支血管存在，其无法全面观察，很容易将局部扭曲的血管误认为与主、肺动脉相通的动脉导管未闭。

5. MDCT对冠状动脉与头臂血管畸形的诊断　法洛四联症合并冠状动脉异常者占3%～6%，特别是左冠状动脉起自右冠状窦，横跨右心室流出道走行至左侧，因其越过右心室流出道影响手术切口，术前诊断非常重要。MDCT可清晰显示各支冠状动脉的解剖结构，如起源、走行等，而超声很难诊断。

6. 复杂先天性心脏病术后复查的MDCT应用　MDCT对复杂先天性心脏病术前诊断很有价值，亦常用于先天性心脏病术后检查。如观察中央分流术、B-T分流术等姑息手术后吻合口是否通畅、中央肺动脉发育状况、侧支血管变化，以评价一期手术效果，确定二期矫治手术的时机。判断主动脉缩窄术后是否存在吻合口狭窄等。

（四）常见先天性心脏病 MDCT 诊断

1. 房间隔缺损　房间隔缺损 CT 诊断的直接征象指两个层面以上显示房间隔连续性中断，可直接测量缺损口大小。横断面是诊断基础，其显示的是房间隔缺损口的前后缘，而冠状面重组图则显示缺损口的上下径。值得注意的是，往往仅在某一层面见到房间隔似乎连续性中断，但又没有看到对比剂分流的过隔征象，这种情况在合并房间隔膨胀瘤时居多，给缺损的定性带来一定困难。这就需多期相观察，若收缩期和舒张期都能见到房间隔连续性中断，诊断可信度大，若仅一个期相可见，多半房间隔是完整的。而 CT 诊断间接征象包括右心房、右心室扩大，主肺动脉横径超过同水平升主动脉横径。

MDCT 诊断房间隔缺损的优势在于对特殊类型的房间隔缺损定性和定位诊断，如上腔静脉型、下腔静脉型、冠状静脉窦型（图 3－5－49），因 CT 可清晰显示血管与房间隔的空间解剖关系而能明确诊断。但口径较小（＜5 mm）的缺损 MDCT 诊断有一定难度。

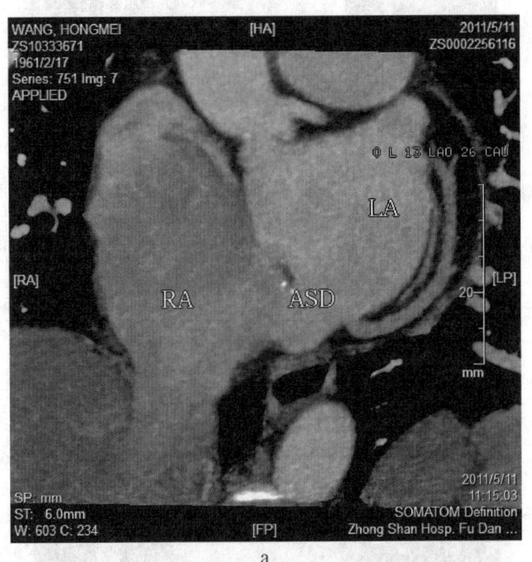

a

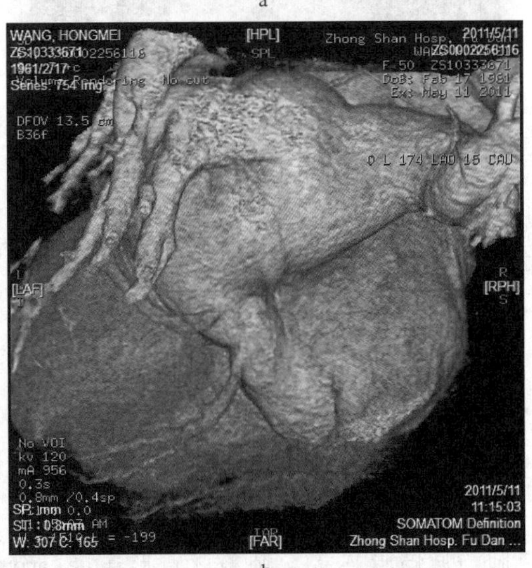

b

图 3－5－49　冠状静脉窦型房间隔缺损

a. MPR 图显示冠状静脉窦膨大，左心房（LA）与右心房（RA）以此相通　b. VR 图三维显示冠状静脉窦膨大，左、右心房以此交通

2. 室间隔缺损　单纯室间隔缺损理论上无须行 CT 检查，MDCT 发现缺损往往是患者合并其他心脏及大血管畸形，如右心室双出口、肺动脉闭锁、大动脉转位、主动脉缩窄或离断、肺静脉或腔静脉畸形引流或冠状动脉瘘等。

室间隔缺损的直接征象是室间隔连续性中断（图 3－5－50），见对比剂穿过室间隔连通两心室。在横断位肺动脉瓣下至室上嵴层面间若出现室间隔连续性中断，则为嵴上型缺损；主动脉瓣至二尖瓣、三尖瓣上层面显示室间隔连续性中断，即为膜周部缺损。若肌部室间隔连续性中断，中断部位与瓣膜结构不相连，则为肌部室间隔缺损。斜矢状位可判断肺动脉根部下方有无室上嵴肌性结构的存在，是鉴别膜周部和嵴上型缺损的重要方法。若主动脉根部与右心室流出道之间的圆锥消失，即为嵴上型。间接征象包括肺动脉增宽和左心室增大。

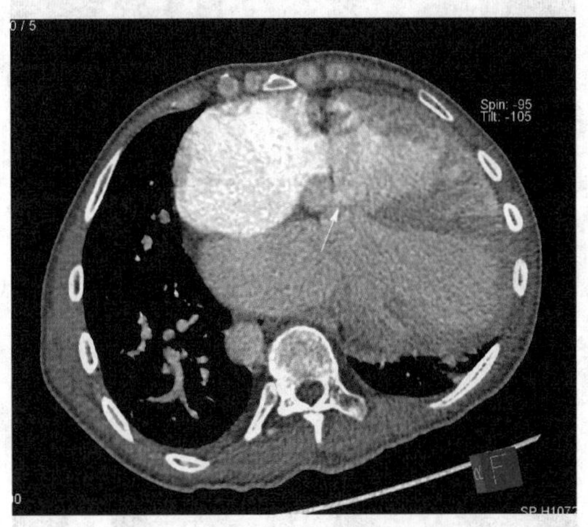

图 3－5－50　室间隔膜周部缺损

见室间隔连续性中断，此外该病例还存在右心室双出口畸形

值得注意的是，很多病例室间隔膜部本身较薄，在 MDCT 上显示两心室似乎相通，但通过分别在收缩期和舒张期观察，两期均见对比剂穿隔改变，才可明确膜部真正有缺损。

3. 动脉导管未闭　CT 诊断动脉导管未闭的直接征象为在横断位显示主动脉弓下层面见血管影连通降主动脉峡部和肺动脉主干远端近分叉部。根据导管形态可分为：① 管型，动脉导管的主动脉端与肺动脉端粗细基本相等，也称圆柱形；② 漏斗型，动脉导管的主动脉端粗大扩张，而肺动脉端移行变细，形状呈漏斗样，此型最常见；③ 窗型，动脉导管极短或无长度，状如缺损；④ 瘤型，此型罕见，动脉导管如瘤样扩张膨大，考虑与动脉导管中层弹力纤维发育不良有关。矢状位是显示动脉导管的最佳体位（图 3－5－51）。动脉导管未闭最常见的合并畸形是室间隔缺损，主动脉弓缩窄、离断。

MDCT 诊断动脉导管未闭的重点在于显示导管的部位、类型、内径及长度。在复杂先天性心脏病如肺动脉闭锁等的诊断中，鉴别动脉导管未闭和侧支血管，以及显示复杂动脉导管未闭如主动脉右弓右降的病例，同时有主动脉峡部发出右侧动脉导管和左锁骨下动脉发出左侧动脉导管的病例，CT 具有独到的优势。

4. 法洛四联症（tetralogy of Fallot，TOF）　TOF 的病理生理基础主要取决于肺动脉狭窄及室间隔缺损这两种畸形，主动脉骑跨和右心室肥厚为继发性改变。主动脉骑跨程度 CT 测

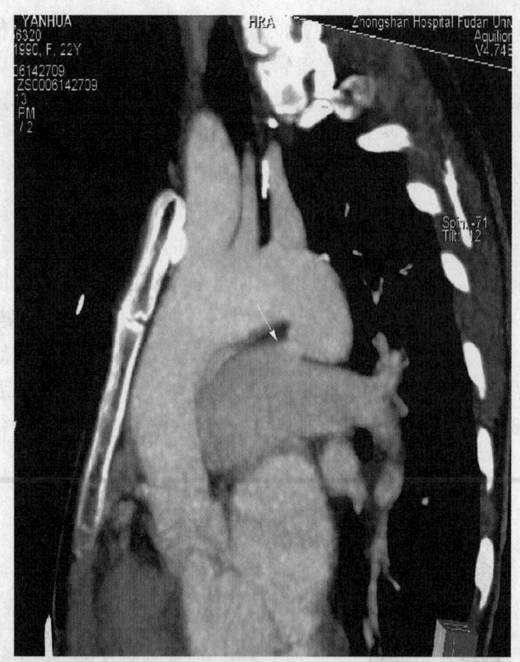

a

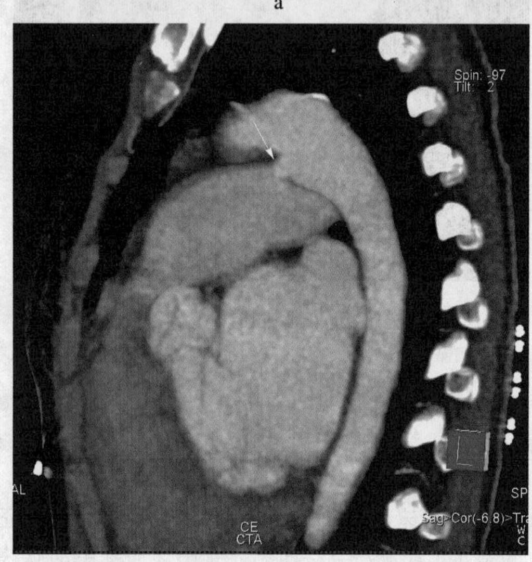

b

图 3-5-51　动脉导管未闭

a、b. 不同角度的 MPR 图，均显示主动脉峡部与肺动脉远端分叉处之间见一管状连接(箭头所示)

评包括体轴位显像法测评及心轴位显像测评两种。体轴法：于主动脉根部层面横断位图显示主动脉不同程度骑跨于室间隔之上。一个主动脉窦在室间隔右侧者，主动脉骑跨率约 1/3(图 3-5-52a)，一个半主动脉窦在室间隔右侧者，骑跨率约 1/2，两个主动脉窦在室间隔右侧者，骑跨率约 2/3。判断室间隔缺损口位置在矢状位 MPR 图上观察较好，可清楚显示室上嵴，从而容易判断室间隔缺损是干下型、穿嵴型或嵴下型。显示肺动脉、侧支血管方面，MDCT 具有明显优势。可在任意角度测量主肺动脉及左、右肺动脉(图 3-5-52b)，判断肺动脉发育情况，其评估可依据 McGoon 比值，即左、右肺动脉第一分支前直径之和除以隔平面降主动脉舒张期直径。另有标准化肺血管评估指数——Nakata 指数，即左、右肺动脉第一分支前的截面积除以体表面积，其值与肺血管容量有更好的相关性。值得一提的是，年龄较大或肺动脉狭窄较重的法洛四联症患者，一定要明确侧支血管起始、走行，因对较大的血供丰富的侧支血管在外科手术前需先行介入封堵侧支治疗。判断左心室发育大小的指标是左心室舒张末期容积指数(左心室容积/体表面积)，CT 在左心室容积测定方面较心超更准确。TOF 可并发其他畸形，其中一个值得注意的畸形，即肺动脉瓣缺如，在心室-肺动脉连接处可见发育不良的瓣叶组织，其主要特点是肺动脉主干和分支显著扩张。

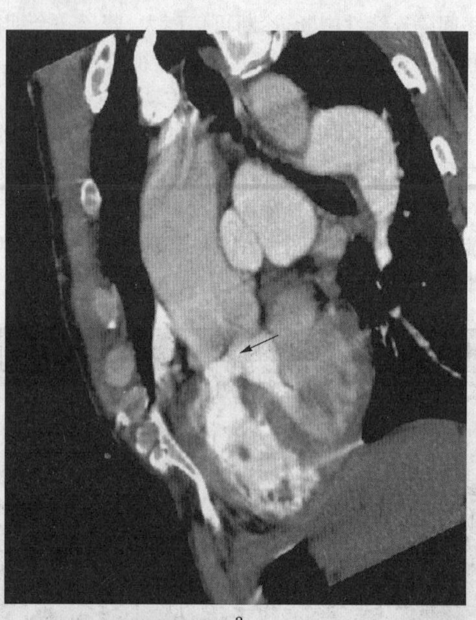

a

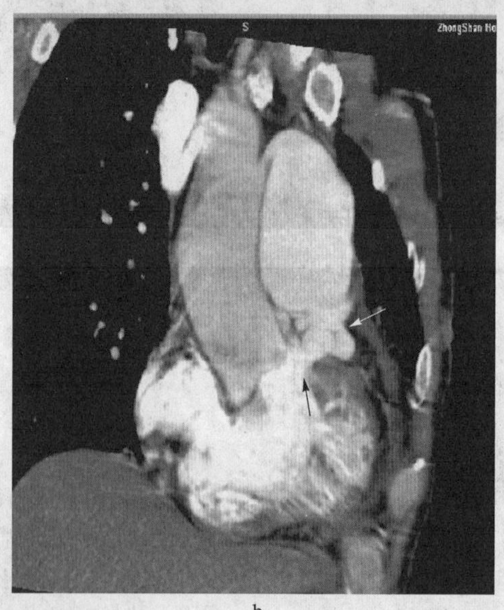

b

图 3-5-52　法洛四联症

a. 薄层 MIP 图显示主动脉根部骑跨在室间隔上方约 1/3(黑色箭头所示)，右心室壁增厚　b. 薄层 MIP 图显示右心室流出道(黑色箭头所示)及肺动脉瓣上(白色箭头所示)狭窄，伴主肺动脉增宽

5. 肺静脉畸形连接　肺静脉畸形连接(anomalous pulmonary venous connection，APVC)亦称肺静脉异位引流，分为部分性和完全性肺静脉畸形连接，临床上部分性较完全性多见。根据引流位置不同，可分为心上型、心内型、心下型及混合型。正常人其左上、左下及右上、右下四支肺静脉应分别经左

心房的左后壁、右后壁回流至左心房内。如发现 4 支肺静脉与左心房之间非正常连接关系，即应全面显示和仔细观察左、右心房及心房连接的肺静脉、腔静脉血管，同时观察腔静脉、冠状静脉窦及右心房有无扩张。显示上述心房、肺静脉解剖结构及其连接关系，以人体后前位 VR 重建图最佳。CT 成像特点使得 CTA 检查基本可以替代常规血管造影，成为 APVC 诊断中具有决定意义的常规检查手段之一。

在 CT 横断位图及各种重建图上均显示左上、左下、右上、右下四支肺静脉在心房的后方或后上方汇合成共同肺静脉，并直接与上腔静脉、冠状静脉窦或右心房连通，则可诊断为完全性肺静脉畸形连接(图 3-5-53)。而一支或数支肺静脉与腔静脉或右心房直接相连，则为部分性肺静脉畸形连接。部分病例的 CT 图像显示右侧肺静脉干或右肺下静脉直接进入下腔静脉，在冠状位 MIP 图像可见肺静脉血管沿右心缘向下走行，状如镰刀，形成所谓的“镰刀综合征”。此时，常伴有右肺和右肺动脉的发育不全。除此之外，需明确有无合并其他畸形如房间隔缺损，冠状动脉起源和走行变异，主动脉发育不良、缩窄及离断，多脾或无脾综合征等。

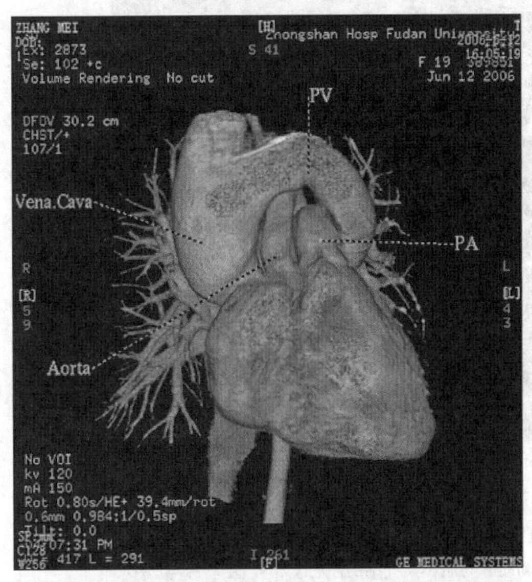

a

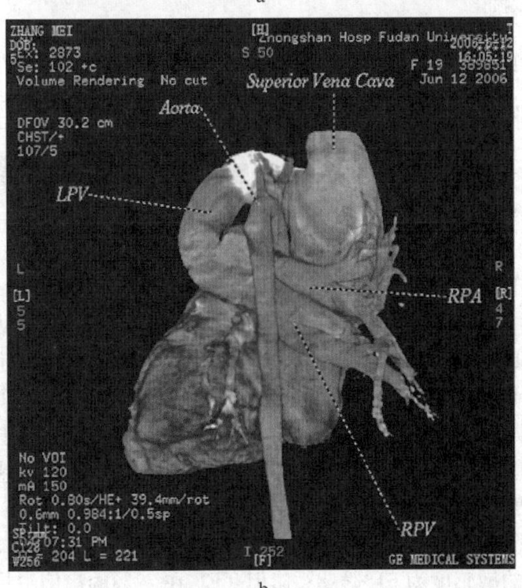

b

图 3-5-53　完全性心外型肺静脉异位引流

a. VR 图，腹侧观，左侧肺静脉呈弓状回流至右侧上腔静脉，上腔静脉扩张　b. 背侧观，右上下肺静脉通过左侧肺静脉回流至上腔静脉

6. 完全性大动脉转位　完全性大动脉转位是指心房与心室关系正常，而心室与大动脉连接不一致的一种复杂的先天性心脏畸形。CT 诊断按照内脏-心房位置，心房-心室连接，心室-大血管连接三节段分析法，首先确定内脏-心房位置关系、房-室连接关系。横断位示心尖位于胸骨柄-胸椎体中线左侧为左位心。左心房心耳较长呈拇指状，尖端指向外侧，体部后壁光滑。右心房心耳呈钝三角形，其中可见条状梳状肌。三尖瓣口水平横断位显示右心室流入道呈大三角形，低密度的肌小梁较粗大，三角形前端可见横形的条索状充盈缺损，为调节束，此为右心室的特征；二尖瓣口水平横断位显示左心室流入道呈椭圆形，低密度的肌小梁纤细，垂直于室间隔的心脏长轴位 MIP 图显示左心室呈柱形，可见附着于二尖瓣的低密度乳头肌。

完全性大动脉转位的特征是房-室连接一致，而心室-大动脉连接不一致，因此判断心室-大动脉的连接关系尤为重要。在矢状位、左前斜位和冠状位 MIP 图上适于显示房室相适应的连接关系以及主动脉、肺动脉与左、右心室不相适应的连接关系。横断位于主动脉瓣层面可见肌小梁较粗大右心室的漏斗部直接与主动脉相连；肺动脉则与肌小梁纤细的左心室相连。横断位、左斜位适于观察升主动脉、主动脉的相对位置。横断位肺动脉分叉平面，可见主动脉瓣位于肺动脉瓣右前方，肺动脉瓣居主动脉瓣左后方，主动脉瓣的位置偏高，为右位型异位；如果主动脉瓣位于肺动脉瓣左前方，肺动脉瓣位于主动脉瓣右后方，则为左位型异位(图 3-5-54)。

合并畸形以室间隔缺损最为多见。此外，多合并肺动脉狭窄，以肺动脉瓣狭窄多见。

7. 矫正型大动脉转位　指心房与心室连接不一致，而心室与大动脉连接也不一致的一类先天性心脏发育畸形。CT 诊断亦按节段分析法首先确定内脏-心房位置关系，横断位 MIP 图显示与肺静脉相连，心耳较长呈拇指状，尖端指向外侧，体部后壁光滑的为形态学左心房；与腔静脉相连，心耳呈三角形，可见条状梳状肌者为形态学右心房。心房可以正位亦可反位。矫正型大动脉转位房-室连接不一致，形态学左心房连接右心室，形态学右心房连接左心室。

此外，心室-大动脉连接也不一致。于横断位及矢状位上可见一条大动脉根部发出冠状动脉、主动脉弓上发出三支头臂动脉的为主动脉，肌小梁较粗的右心室漏斗部直接与主动脉相连。于横断位及冠状位可见另一条大动脉发出左、右分支的为肺动脉，肌小梁较细的左心室与肺动脉连接。横断位 MIP 显示主动脉瓣位于肺动脉瓣右侧，为右位型转位。主动脉瓣位于肺动脉瓣左侧，为左侧型转位。

合并畸形以室间隔缺损常见，其次为肺动脉狭窄，多发生瓣膜狭窄及瓣下纤维-肌性的嵴形狭窄。主要需与完全性大动脉转位及右心室双出口鉴别。CT 在判断内脏-心房连接关系上较超声心动图有优势，MDCT 可直观、清晰显示肺静脉及上、下腔静脉汇入左、右心房；可清楚显示心房腔内及心耳的特征。

8. 先天性主动脉缩窄和主动脉弓断离　主动脉缩窄约 90%以上发生在左锁骨下动脉开口的远端、动脉导管或韧带所

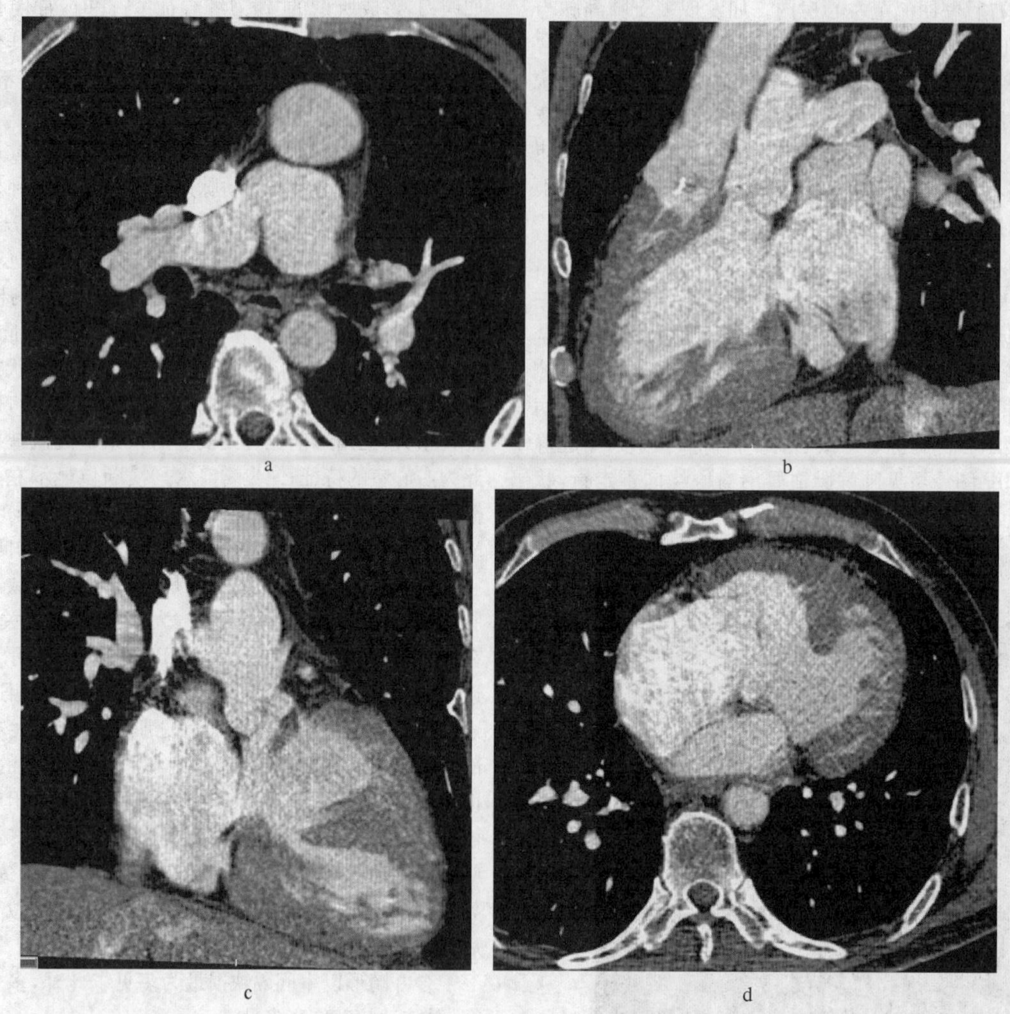

图 3-5-54 完全型大血管转位

a. 横断位示升主动脉位于肺动脉主干的左前方 b、c. 斜矢状位示肺动脉与肌小梁纤细的左心室相连，主动脉与肌小梁较粗大右心室的漏斗部直接与主动脉相连 d. 横断位示室间隔较大缺损

在的区域，即主动脉峡部。主动脉缩窄范围通常比较局限，典型的缩窄是指主动脉管腔局限性狭窄，病变处的管腔内为隔膜样结构，此即所谓“真性缩窄”；另一类缩窄段较长，狭窄程度不一，腔内无隔膜样结构，称之为“管性缩窄”。主动脉缩窄中约25%的病例因管腔严重缩窄以致完全闭锁，但闭锁血管的近端和远端主动脉管壁是连续的，这是与主动脉弓离断相区别的关键所在。CT 显示以矢状位 MIP 及 VR 三维重建图显示主动脉病变及空间位置关系最佳。此外 CT 扫描可方便观察侧支血管情况，单侧内乳动脉增宽对判断缩窄部位常有重要提示作用(图 3-5-55)。合并的畸形常见室间隔缺损、主动脉瓣二叶畸形、主动脉瓣下流出道狭窄等。

主动脉弓离断是指升主动脉与降主动脉之间没有直接连接，管腔连续性中断(图 3-5-56)。Celoria 根据离断部位不同可分为 3 种类型。A 型：离断在左锁骨下动脉以下，动脉导管开口以上。B 型：离断在左颈总动脉与左锁骨下动脉之间。C 型：离断在无名动脉和左颈总动脉之间。

主动脉弓离断与主动脉闭锁鉴别在于，主动脉弓离断两端之间无任何连接，而主动脉闭锁的两端存在纤维条索连接或闭锁的隔膜。CT 图像上主动脉弓离断患者锁骨下动脉发出后呈盲端，而主动脉闭锁患者锁骨下动脉发出后常见短管状结构。

四、胸主动脉及肺动脉病变

(一) 主动脉壁内血肿、穿透性粥样硬化性主动脉溃疡和主动脉夹层

主动脉壁内血肿(aortic intramural hematoma, AIH)、穿透性粥样硬化性主动脉溃疡(penetrating atherosclerotic aortic ulcer, PAU)和主动脉夹层(aortic dissection, AD)是主动脉常见病变，与主动脉瘤破裂和动脉炎共称为“急性主动脉综合征”。目前无创性的影像学检查，如螺旋 CT、MRI 及经食管超声心动图(TEE)已替代主动脉造影成为临床怀疑 AD 患者的首选检查手段。研究报道，螺旋 CT 诊断 AD、AIH 的敏感度及特异度接近 100%，而诊断 PAU 则为 65%；TEE 诊断 AD、AIH 的敏感度接近 100%，特异度变化较大，为 68%～100%，诊断 PAU 的敏感度为 61%～83%，但 TEE 在 77%的病例中易增加主动脉破裂的危险性；MRI 诊断 AD 及 AIH 的敏感度及特异度均为 100%，诊断 PAU 敏感度为 86%，但一次检查约需 30 min，而 CT 约需 30 s。在最近对 A 型 AD 的手术相关性研究中，MSCT 证实了所有患者的诊断，准确率为 100%。因此，

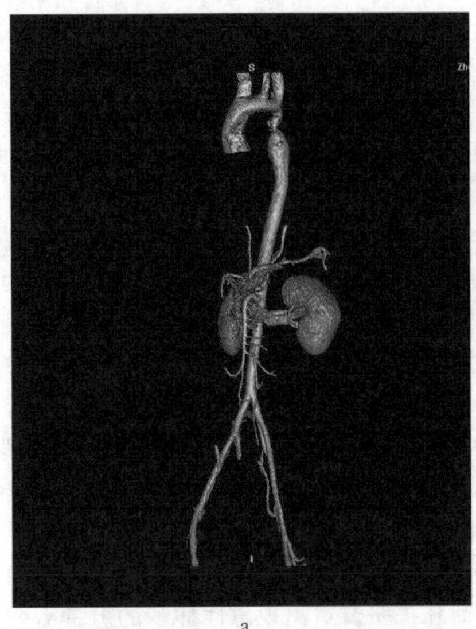
a

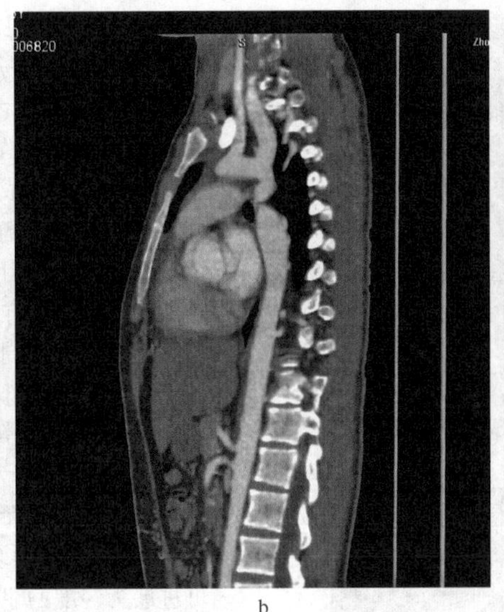
b

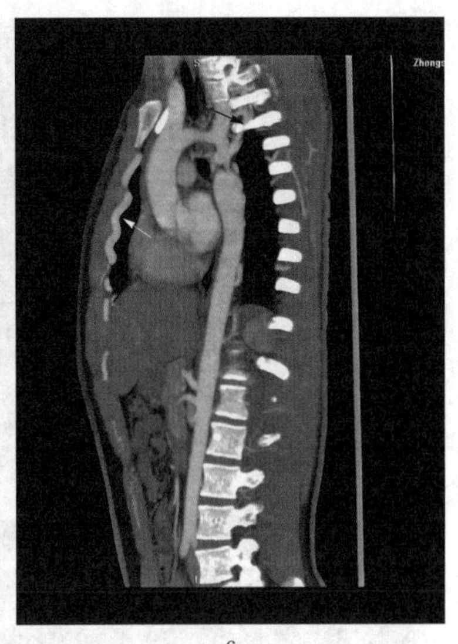
c

图 3－5－55　主动脉缩窄

a. VR 图显示主动脉峡部局限性狭窄，两端主动脉均显示　b. MPR 图显示主动脉缩窄为隔膜型　c. 不同角度 MPR 图显示周围侧支血管开放，如内乳动脉（白色箭头所示），肋间动脉（黑色箭头所示）等明显增粗

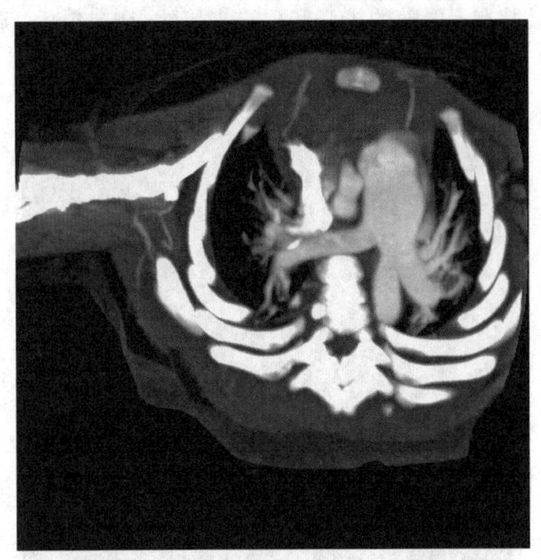
a

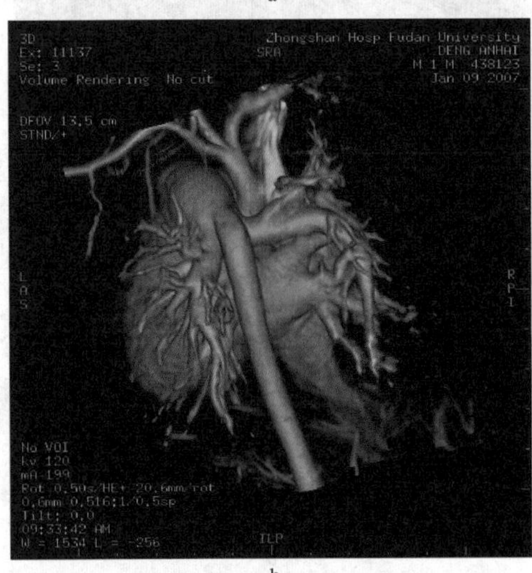

b

图 3－5－56　主动脉离断

a. 薄层 MIP 图显示降主动脉与左肺动脉主干相通　b. VR 图背面观显示升主动脉分出三大分支后呈盲端，与降主动脉之间完全离断分开，降主动脉与左肺动脉主干相通

复旦大学附属中山医院目前针对主动脉病变首选螺旋 CTA 检查。

AIH、PAU 和 AD 三者的发病诱因、临床表现和并发症非常相似，如果其中 2 种或 3 种病变共存，临床更难以鉴别，但其病理基础和影像学表现不同。AIH 和 PAU 均可进展为典型 AD，有些学者认为它们是典型 AD 的 2 个病理变异类型，是典型 AD 的早期状态、先驱，或称之为非典型 AD，而不是独立的疾病本体。

1. 主动脉壁内血肿　AIH 是血液自发性进入主动脉壁中膜、导致主动脉壁变薄的主动脉病变。AIH 占急性主动脉综合征的 10%～30%，占临床可疑 AD 的 5%～20%，相关死亡率为 21%。AIH 的形成被认为是由于供应主动脉壁的滋养血管破裂所致，不仅仅是病理的滋养血管破裂，还可能是在主动脉壁损伤时正常的滋养血管受损破裂。AIH 也可继发于内膜动脉粥样硬化性斑块的破裂或穿透性粥样硬化性主动脉溃疡（PAU），由于溃疡龛影穿透内弹力层，进入中膜，随后发生出血，有报道 AIH 起源于动脉粥样硬化性溃疡的边缘。广泛的粥样硬化可导致中膜形成瘢痕或使中膜萎缩，进而可能限制血肿的扩展，即使有穿透性溃疡，也很难形成典型 AD 和再破口。病理上，AIH 位于中膜与外膜之间，血肿离外膜非常近，而典型的 AD 血肿的位置多不超过中膜的外 1/3，因此 AIH 比典型 AD 更易破裂，血肿的存在使主动脉管壁更加脆弱而易破裂，当其向内破裂时形成典型的 AD，向外扩张形成动脉瘤，严重者可向外破裂穿透主动脉壁。

CT 平扫 AIH 表现为主动脉壁的环形高密度增厚区域（主动脉壁厚度＞ 7 mm，CT 值 60～70 Hu）。增强图像中，AIH 呈相对于强化血管腔的无强化低密度区域（图 3－5－57），可能与血管壁的动脉粥样硬化或血栓相混淆，但与动脉粥样硬化斑块不同的是，AIH 通常和强化的主动脉腔形成光滑的界面（图 3－5－58），在注射对比剂后难以发现内膜瓣或主动脉壁的强化。内膜钙化可出现移位，有助于鉴别 AIH 与附壁血栓，尤其是在增强图像中。随时间推移，增厚的主动脉壁逐渐表现为等密度，在

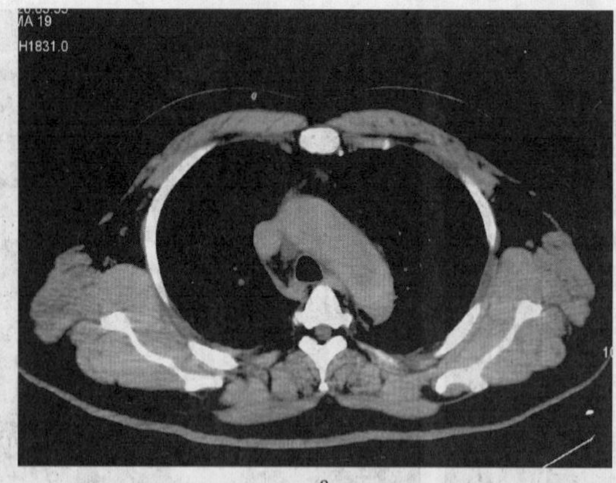

a

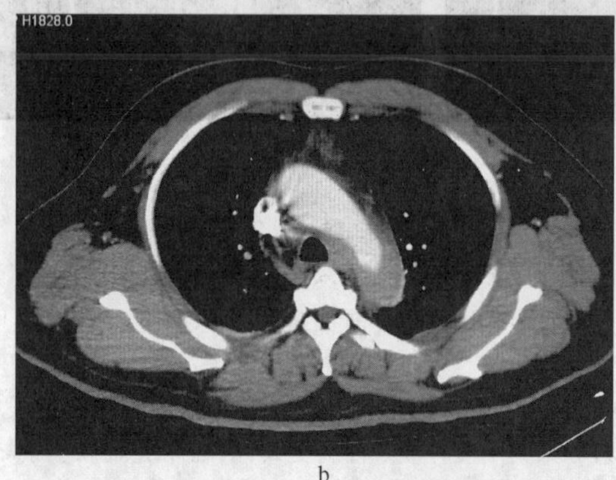

b

图 3-5-57　主动脉壁内血肿(一)

a. 为平扫主动脉弓水平横断面，显示主动脉腔内的相对血液呈略高密度的弧形影　b. 为相应层面增强图，显示血肿无强化呈相对低密度，未见明确内膜瓣形成

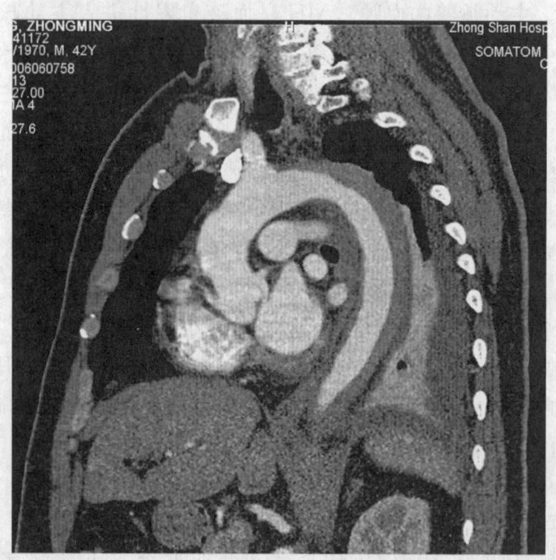

图 3-5-58　主动脉壁内血肿(二)

斜矢状位 MPR 图，显示自主动脉弓至腹主动脉整个血管管腔周围条状低密度影，与管腔交界面光整

中晚期常呈低密度，对诊断 AIH 造成一定困难。一般认为血肿与主动脉管腔之间无直接血流交通，但 AIH 的发展过程中可发生内膜破裂，这种内膜缺损称为溃疡样突起。溃疡样突起 CT 表现为局灶性的球形对比剂聚集，位于 AIH 中，与血管腔相沟通，相当于具有单个破口的局部夹层。溃疡样突起不同于 PAU，后者多发生于严重动脉硬化的降主动脉或腹主动脉；相反，AIH 溃疡样突起更多见于升主动脉或主动脉弓，因为这些部位压力较大。AIH 的溃疡样突起的病理生理与假腔血栓形成的典型 AD 的早期阶段的内膜撕裂相类似，两种疾病内膜破裂通常发生在机械压力大的位置。AIH 相关的溃疡样突起易造成溃疡扩大、主动脉破裂，演变成夹层和动脉瘤，应进行严密的影像学随访。

2. 穿透性粥样硬化性主动脉溃疡　PAU 指动脉粥样硬化性溃疡穿透内弹力膜进入中膜，并在中膜形成 AIH。多发生于进展期的动脉粥样硬化患者，常见于中远段的降主动脉或腹主动脉上段，升主动脉罕见，可能反映动脉粥样硬化相对不易累及主动脉的这个部位，常伴有腹主动脉粥样硬化性动脉瘤，主动脉穿透性溃疡常为多发。目前对 PAU 的自然病程了解甚少，大部分学者认为 PAU 随着时间的推移进展缓慢，很少发生主动脉破裂和致命的并发症。在主动脉溃疡样病变的老年及无症状患者中，大多数主动脉溃疡可长时间保持稳定，仅 1/3 可进展为轻度的主动脉扩张。对出现急性症状的患者需要进行严密随访；溃疡直径超过 20 mm 或溃疡深度超过 10 mm 者疾病进展的危险性很高。

PAU 的 CT 表现受主动脉迂曲程度、溃疡相对于管腔的方向、主动脉有无伴随的扩张和(或)夹层的影响，包括：局部溃

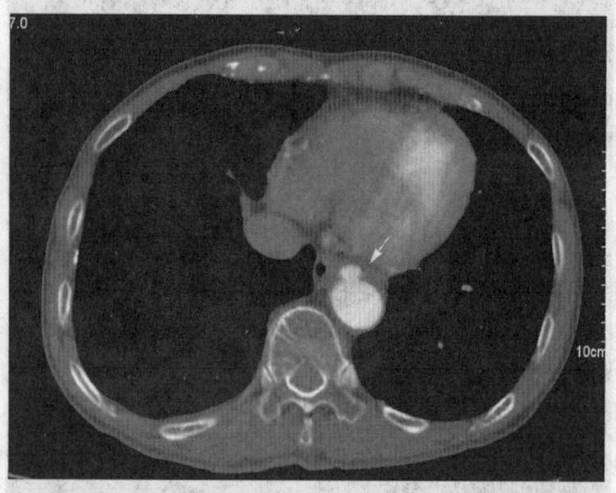

a

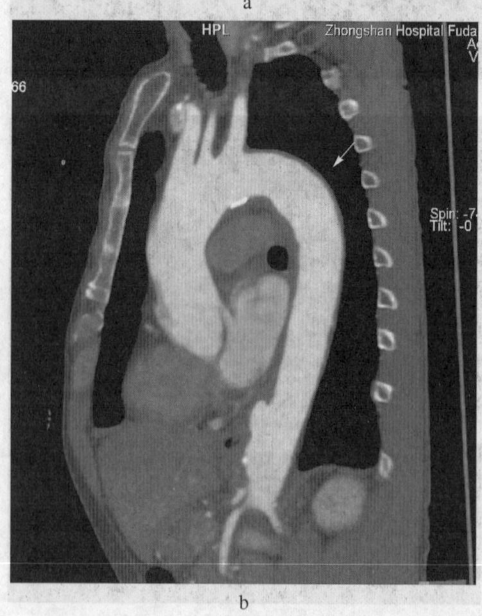

b

图 3-5-59　穿透性粥样硬化性主动脉溃疡(一)

a. 增强横断面，显示降主动脉局部一囊袋状对比剂突出影，位于壁内(箭头所示)　b. 斜矢状位 MPR 图，显示胸腹主动脉交界段管腔外一条状对比剂聚集影(箭头所示)，周围为低密度为血管管壁

疡，表现为主动脉壁内对比剂的偏心性聚集（图 3－5－59）；主动脉局限性节段扩张；短段内膜瓣，相当于溃疡的边界，位于长的壁内龛影和血管腔之间（图 3－5－60）；壁内血肿，可清楚显示穿透性的溃疡；血肿附近的主动脉壁增厚或强化；还可出现假性动脉瘤，典型夹层和破裂。

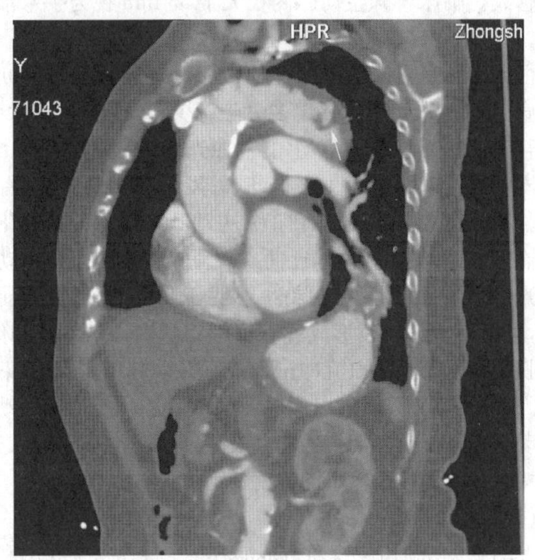

图 3－5－60　穿透性粥样硬化性主动脉溃疡（二）
斜冠状位 MPR 图显示短段内膜瓣位于长的壁内龛影和血管腔之间（箭头所示）

3. 主动脉夹层　AD 的发生为多种因素综合作用的结果。10%～30% 的急性 AD 患者存在血管壁血肿，提示这可能是夹层的起因。动脉粥样硬化本身并不是 AD 的危险因子，除了同时存在动脉瘤和动脉粥样硬化性溃疡，后者会引起胸降动脉夹层。

MDCT 能准确判断 AD 分型。AD 分型常用 DeBakey 分型和 Stanford 分型。凡升主动脉受累者为 Stanford A 型（包括 DeBakey 的Ⅰ型和Ⅱ型），又称近端型；凡病变始于降主动脉者为 Stanford B 型（相当于 DeBakey Ⅲ型），又称远端型。A 型约占全部病例的 2/3，B 型约占 1/3。在传统血管外科手术中，Stanford A 型 AD 的治疗原则被规范为及时进行血管置换手术；而 Stanford B 型 AD 则是应用β受体阻滞剂控制血压，对存在破裂倾向和缺血并发症的患者有选择地进行手术。与 DeBakey 分型相比，Stanford 分型反映了通常所采用的外科治疗方式，更为简洁实用。A 型 AD 患者急性期病死率高达 70%，而 75%的 B 型 AD 经过保守治疗可以渡过急性期，进入慢性期的 B 型 AD 患者 5 年生存率为 72%，10 年生存率为 46%，所以正确分型有助于正确抉择临床治疗方案。

主动脉中膜的外部和外膜一起构成假腔的外壁，而剩余的中膜和内膜形成内膜瓣，所谓"内膜瓣"是个不确切的名称，因为内膜瓣主要由主动脉壁分离的中膜形成，而在假腔外壁中膜的比例是主动脉破裂的决定性因素，且比例因人而异，内膜瓣中中膜占的比例越大，假腔外壁越薄，主动脉就越可能破裂，而假腔破裂是典型 AD 患者死亡共同的机制。

AD 的确切 CT 征象是发现由内膜瓣分隔的两个对比剂充盈的腔（图 3－5－61）。真假腔可依据以下几点进行区分：① 假腔强化较真腔延迟，即表现为相对密度略低的腔；② 真腔与无夹层的主动脉腔相连续，面积常更小；③ 假腔表现为"鸟嘴"征或蜘蛛网状，内膜片的游离缘常凸向假腔；④ 假腔内易形成血栓，而真腔未见血栓形成；⑤ 夹层动脉瘤样扩张，均为假腔明显扩张，而真腔直径则改变不大。此外，内膜瓣可以环形的形式完全与血管壁分离，形成内膜与内膜套叠，像风向袋一样套入血管腔内。

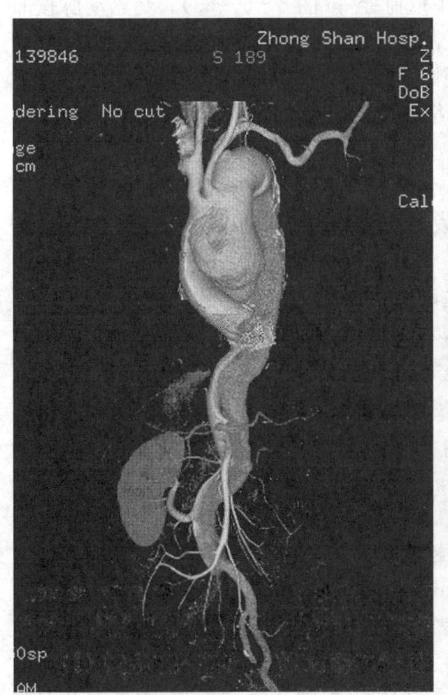

a

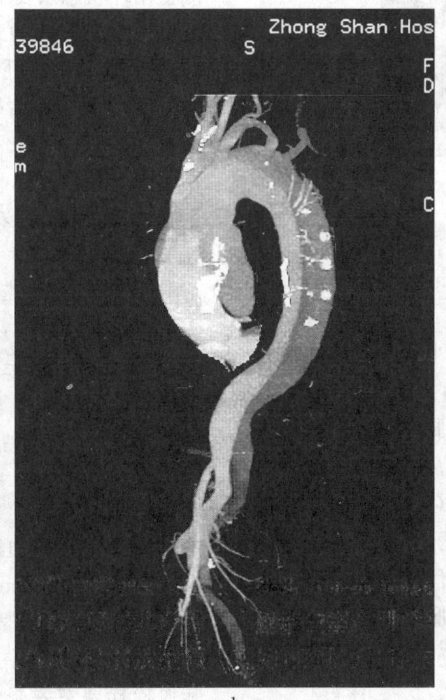

b

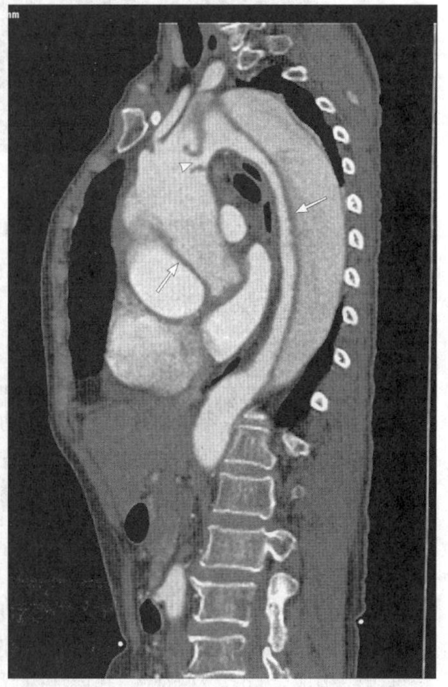

c

图 3－5－61　主动脉夹层动脉瘤（Stanford A 型）
a. VR 图示主动脉内内膜形成，从升主动脉一直延续至主动脉分叉处，真腔内密度较高，管腔较小　b. MIP 图显示内膜瓣呈螺旋形下行　c. MPR 中内膜瓣（箭头所示）和第一破口（箭头所示）

无论开放手术主动脉人工血管置换，还是主动脉腔内支架介入治疗，封闭内膜破口是治疗 AD 的关键。MDCT 能精确定位内膜初始破口(图 3-5-62c)，可以帮助术者在术前正确评估血管腔内支架的锚定部位。同时亦能准确显示再破口的部位、大小，明确 AD 再破口的数量及部位，意义在于选择合适的处理方案。例如在腔内修复术中，对再破口是否处理、如何处理取决于其与近端破口的距离及其与重要器官分支动脉的关系和位置。此外，MDCT 作为术后复查随访的重要检查手段，能够直观显示支架的位置，有无移位、扭曲、狭窄甚至闭塞，内膜破口有无封闭，假腔有无血栓形成、体积有无缩小，有无内漏等并发症存在，以及同时评价术后腹部器官灌注情况，可为临床提供详尽的术后随访信息。

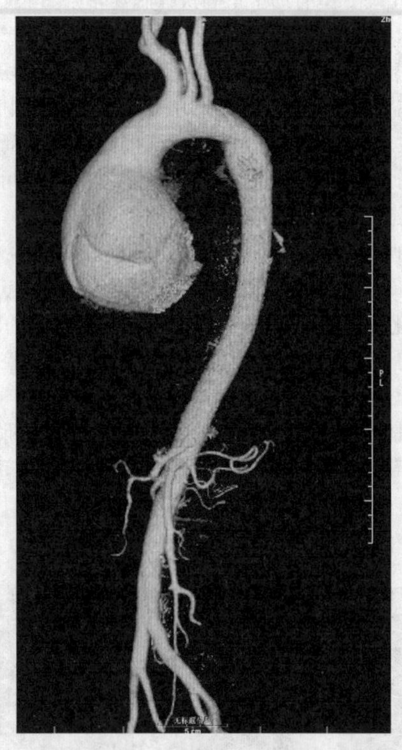

图 3-5-62 胸主动脉瘤

VR 图，马方综合征，升主动脉呈瘤样扩张，呈蒜头样

(二) 胸主动脉瘤

各种原因造成的主动脉局部或多处向外不可逆性的扩张或膨出，形成的"瘤样"包块，称之主动脉瘤(aortic aneurysm)。胸主动脉瘤是指发生于主动脉根部、升主动脉、主动脉弓、降主动脉及降主动脉波及膈下的胸腹主动脉瘤。按结构可分为真性主动脉瘤、假性主动脉瘤和夹层主动脉瘤(见前所述)。真性主动脉瘤是由病变的动脉壁全层，扩大或凸出而形成的动脉瘤，其瘤壁还保留正常动脉壁的三层结构。假性主动脉瘤是由于外伤、感染等原因，动脉壁撕裂，血液从动脉内溢出至动脉周围的组织内，被临近组织包裹而形成的血肿，"瘤壁"由机化的纤维组织构成，无正常动脉壁的三层结构。

诊断标准：胸主动脉管径大于 4 cm 或超过其近心端正常血管管径的 1.5 倍，则为动脉瘤(图 3-5-62)。真性动脉瘤形态上分为梭形、袋性或囊性以及混合性三类。假性动脉瘤呈局部膨凸的包块，瘤体与主动脉经小口交通，瘤壁相对欠光整。CT 可显示瘤体的大小、形态和范围；可观察附壁血栓及其范围，观察瘤壁结构及钙化；明确主动脉瘤与头臂动脉的关系；瘤体与周围的压迫侵蚀情况。若对比剂外溢到瘤壁之外，应警惕主动瘤渗漏或破裂。研究表明，动脉瘤扩张程度越大，其破裂概率越大。临床将升主动脉内径大于 55 mm 视为手术治疗的指征。

根据动脉瘤影像学特点和临床资料，通常可初步判断动脉瘤的病因：① 先天性动脉瘤多见于青少年，位于主动脉弓、降部，瘤壁较薄，而且厚薄不均匀，瘤腔光滑，无附壁血栓。② 动脉粥样硬化性动脉瘤多见于老年，好发于腹主动脉，常有瘤壁钙化。动脉瘤常多发，瘤体和正常主动脉管壁均可见钙化或附壁血栓形成，降主动脉全程迂曲，管壁凹凸不平，而升主动脉内壁较光滑。③ 创伤性主动脉瘤，多见于胸部非穿通伤，偶为医源性，可以为动脉破裂形成囊状假性动脉瘤，或者在动脉中层和内膜裂伤基础上由血流冲击形成真性动脉瘤。④ 感染性动脉瘤因主动脉局部破坏，以假性动脉瘤多见。⑤ 梅毒性动脉瘤是在动脉炎基础上晚期梅毒的并发症，好发于主动脉弓、升部，影像特点为瘤体较大伴不同程度的钙化。

(三) 大动脉炎

大动脉炎(aortitis)又称 Takayasu's arteries，为我国和东北亚地区一种常见大血管病，累及主动脉及主要分支，呈慢性、进行性炎症过程。好发于年轻女性，病理特点是以动脉中膜损害为主的非特异性全层动脉炎，受累动脉以狭窄、阻塞性病变为主，可伴有动脉扩张。

CT 平扫即可显示主动脉及其主要分支的狭窄或扩张，显示受累动脉壁的高密度线样钙化。增强 CTA 能全面显示主动脉及其分支、肺动脉等的受累情况，测量管腔大小、管壁厚度，侧支循环状态以及附壁血栓等(图 3-5-63)。受累动脉按照发生率由高至低的顺序，依次为头臂动脉、胸腹主动脉、肾动脉、肺动脉、冠状动脉。

(四) 马方综合征心血管病变

马方综合征病例有 30%～60%累及心血管系统，表现为主动脉中层囊性坏死、弹力纤维断裂和黏液变性等，导致动脉窦扩张、主动脉瘤，伴发主动脉瓣管壁不全，少数病例并发主动脉夹层。

CT 表现为升主动脉根部和(或)主动脉窦扩张，多数病例主动脉窦扩张明显，左心房受压变扁；在矢状位或冠状位图像上，升主动脉外观呈大蒜头状(图 3-5-62)；左心室扩大，室壁增厚。主要应该与主动脉瓣关闭不全、高血压病、其他升主动脉瘤等疾病相鉴别。根据扩张的主动脉窦和升主动脉根部呈大蒜头状外观，这一马方综合征的特征性影像学改变可资鉴别。

(五) 肺动脉血栓栓塞

肺栓塞(pulmonary embolism，PE)是以各种栓子阻塞肺动脉系统为其发病原因的一组疾病或临床综合征的总称，包括肺血栓栓塞、脂肪栓塞、羊水栓塞、空气栓塞等。临床上最常见的肺血栓栓塞主要来自下肢深静脉及盆腔静脉，常多发及双侧性，下肺多于上肺，特别好发于右肺下叶，约达 85%。

由于肺栓塞发病率的增高以及临床和影像学诊断能力的改善，近年来肺栓塞的确诊病例明显增多。MDCT 成像时间

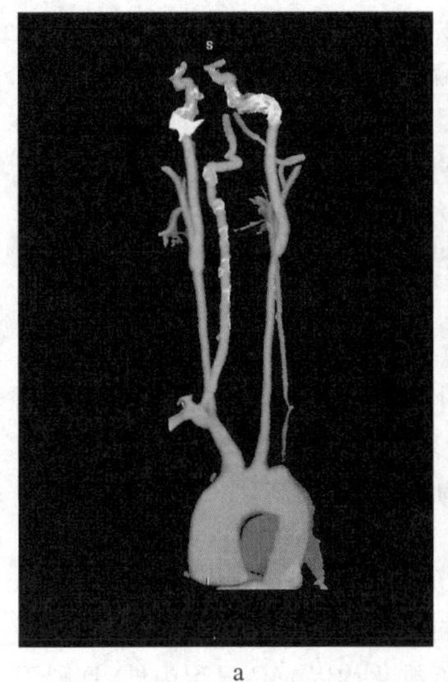

a

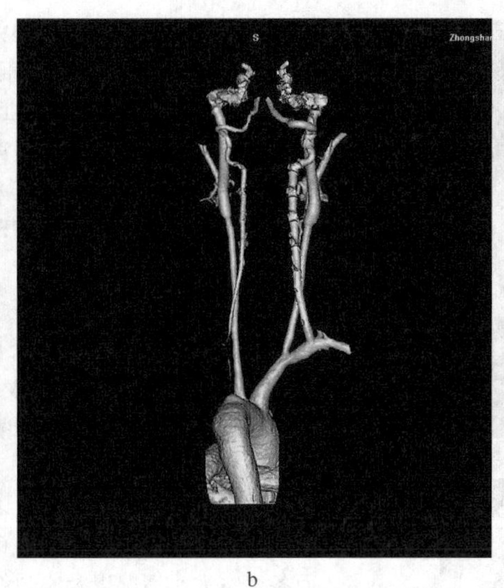

b

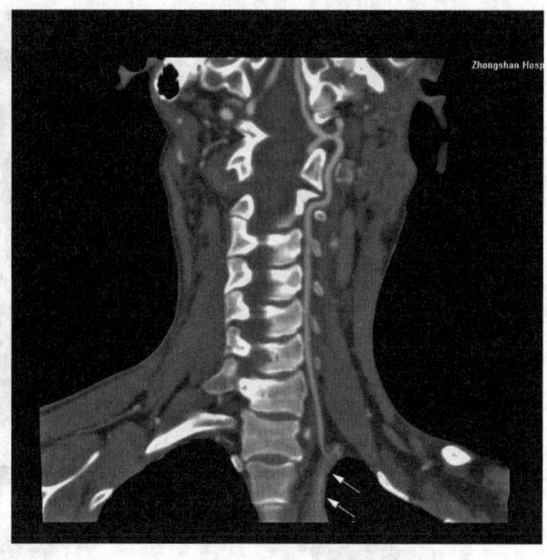

c

图 3-5-63　大动脉炎

a、b. 分别为 MIP(左前斜位观)和 VR 图(背面观)显示左侧锁骨下动脉近段明显狭窄呈细线样改变,分出左椎动脉后远端闭塞未见显示　c. CPR 图显示左锁骨下动脉起始段管壁明显增厚,管腔内对比剂呈细线样改变(箭头所示),远端血管未见显示

短、薄层扫描及广泛的覆盖,加之良好的图像后处理质量,提高了肺栓塞的诊断效果。螺旋 CT 检测肺段以上 PE 的敏感度和特异度均很高,分别可达 88%～100% 和 78%～100%。16 排 CT 的 1 mm 或亚毫米准直可显示肺动脉的 6 级分支。目前肺动脉 CTA 检查已经代替核医学作为肺栓塞首选的影像学检查方法。

肺栓塞的基本诊断依据是肺动脉内发现栓子。影像的研究重点包括栓子的显示、病变的范围、血栓治疗效果判定、急性及慢性肺栓塞的区别,下肢静脉血栓的诊断等。

CTA 的直接征象:① 部分性血栓栓塞,血栓游离于血管腔内,周围有对比剂环绕,在 CT 横断图上呈圆形低密度充盈缺损影,如栓塞血管与扫描平面平行可呈轨道状充盈缺损(图 3-5-64),在斜行时呈偏心缺损。② 完全性血栓栓塞,其远端的血管分支不显影,管腔完全被栓子阻塞,呈杯口状、不规则的圆杵状或斜坡状。③ 环状附壁血栓,表现为附壁性的充盈缺损(图 3-5-65),栓子的内侧壁呈环形凹向或凸向血流,血栓附于血管壁上,与血管呈钝角,好发于血管分叉处,为亚急性或慢性栓塞表现。

CTA 的间接征象:① 肺梗死,表现为肺内楔形的高密度影,周边为毛玻璃样渗出,尖端与相应阻塞的肺动脉相连,基底面靠近胸膜。② 肺动脉高压,中心肺动脉扩张。③ 肺动脉栓塞部位明显扩张,其周围的分支明显纤细,构成"残根征"。④ 心脏增大,右心房和右心室扩大,右心功能不全。⑤ 胸腔积液,多数发生于肺梗死的同侧。

下肢深静脉栓塞的诊断:90%～95%的肺栓塞患者的栓子来自下肢静脉系统血栓。MDCT 对肺动脉和下肢静脉联合成像技术可通过 1 次静脉注射对比剂达到诊断肺栓塞及下肢静脉血栓的目的,精简了肺栓塞患者的检查程序,减少了对比剂用量和注射的次数。

肺栓塞对机体的影响中一个主要方面是由于栓子阻塞肺动脉后肺组织灌注不良,产生低氧血症而导致机体代谢异常和重要脏器功能失调。研究显示肺动脉亚段管腔内 3～5 mm 的栓子能够导致其远端 3～5 cm 肺实质的灌注缺损,故对肺栓塞患者而言,定量评估肺动脉栓子引起的肺组织灌注情况要比仅

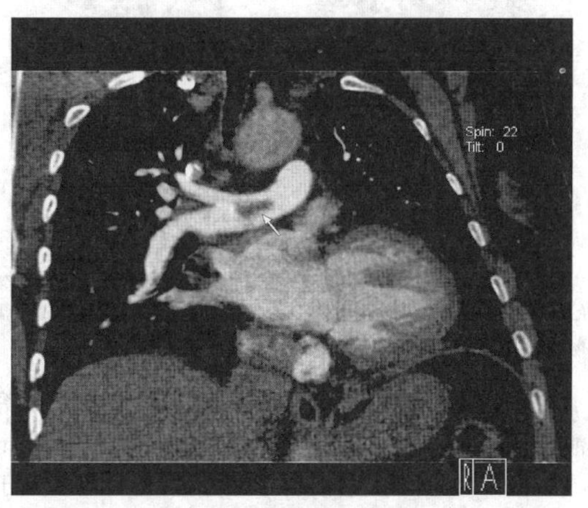

a

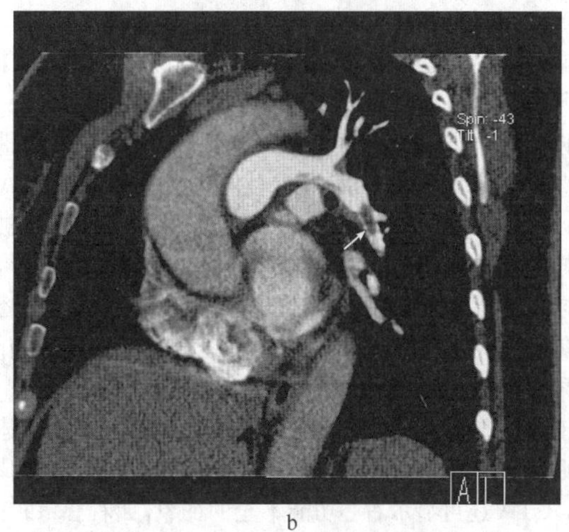

b

图 3-5-64　肺动脉栓塞

a. MPR 图,右肺动脉主干内条状低密度栓子影(箭头所示),血栓游离于血管腔内,周围有对比剂环绕,形成"轨道征"　b. 左下肺动脉内栓子形成(箭头所示),表现类似

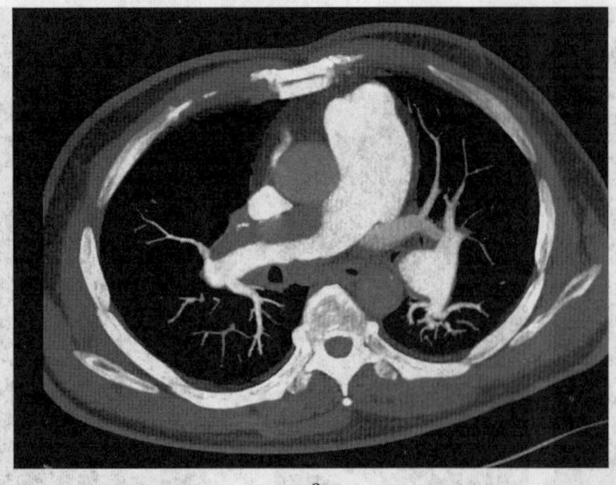

a

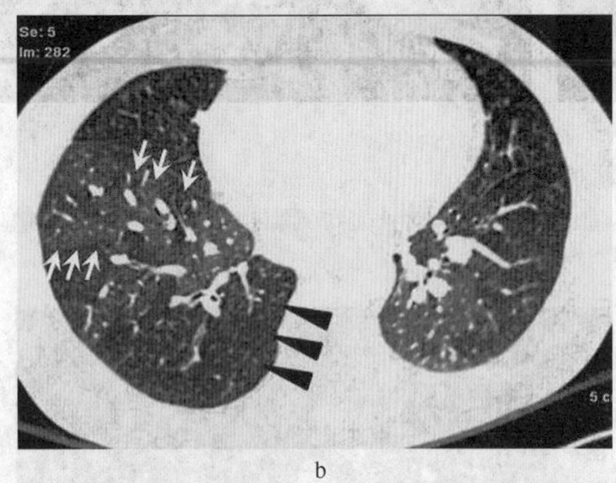

b

图 3-5-65 右肺动脉主干栓塞

a. 薄层 MIP 图显示右肺动脉主干附壁条状低密度充盈缺损影，表面欠光整，考虑亚急性或慢性血栓 b. 右肺见通气灌注不良所致的马赛克征象，即密度轻度增高区（白箭头所示）和透亮度增高区（黑箭头所示）夹杂，透亮区内肺血管分支相对较少

仅显示栓子更具临床意义。近年来许多学者利用 CT 研究肺组织的灌注，存在多种不同扫描模式，可采用伪彩图标记出灌注缺损或减低区域，抑或计算各种灌注参数，但目前多处于课题研究阶段，成为临床常规检查尚需时日。

（六）肺动脉高压

肺动脉高压是临床常见的疾病，可由许多心、肺和肺血管病变所引起。肺动脉 CTA 检查能准确显示主肺动脉及左、右肺动脉扩张，与周围血管的纤细对比鲜明。CT 上可测量主肺动脉直径（MPAD），并计算 MPAD 与升主动脉直径（AAD）的比值。一般认为 MPAD$>$28.6 mm 和 MPAD/AAD$\geqslant$1 被认为肺动脉压异常。MPAD/AAD$>$1，特别是年龄$<$50 岁者，诊断肺动脉高压与平均肺动脉压升高有很好的相关性。CT 还可显示肺实质“马赛克”征，即肺组织内高密度和低密度区相间，是非特异性征象，多见于肺血管病变引起的肺动脉高压患者，亦可见于肺气道病变。对肺动脉高压者如表现为肺段动脉管径不规则变化与“马赛克”灌注征，则提示慢性血栓栓塞性肺动脉高压。CTA 还可显示右心功能不全的征象，如右心室扩大，室间隔平直或凸向左心室，下腔静脉对比剂反流等。

五、心肌、瓣膜、心包及心脏肿瘤性病变 CT 检查

基于 CT 组织分辨率不如 MR，心肌活动度评价不敌超声心动图和 MR 心脏电影检查，因此 CT 对心肌病的诊断价值不高，不作为常规检查手段。但通常在行冠状动脉 CTA 检查时会发现心肌局限性肥厚，须以舒张期末的心肌厚度、心脏短轴或长轴测量为准，切不可以原始横断位的收缩期图像心肌厚度判定。心腔的扩大目前在 CT 上暂无公认的数值规定及测量标准。而心脏瓣膜病是心动超声检查的强项，可实时观察瓣膜活动度、位置、厚薄及血流量压力测量，有研究利用 64 排螺旋 CT 显示心脏瓣膜增厚钙化及开放程度，并利用反流血流进行测量，但临床尚未推广运用。

心包疾病有急性心包炎、心包积液、缩窄性心包炎和心包转移等，种类繁多，多为后天性疾病。各种心包炎往往伴有心包积液，心包积液在 CT 上表现为心腔外弧形液性密度影，CT 值一般在 12～40 Hu，伴有出血者密度增高（图 3-5-66）。诊断心包积液首选超声心动图，CT 诊断心包积液多为胸部平扫时意外发现。缩窄性心包炎以心包增厚、纤维化和钙化为主要表现，CT 平扫显示心包钙化（图 3-5-67）较其他检查更明确，而各房室大小情况以及心包纤维化均以 MR 显示为佳，且利用 MR 延迟增强可与限制性心肌病相鉴别。心包肿瘤中以继发性为主，也常以心包积液为主要表现，伴有结节改变，诊断明确。

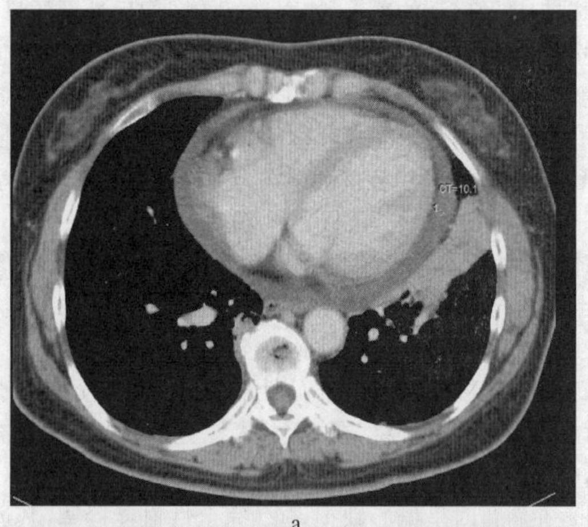

a

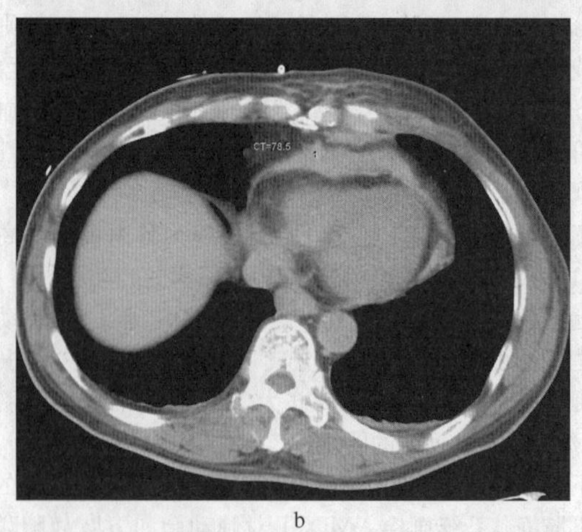

b

图 3-5-66 心包积液

a. 左上肺癌伴心包积液，测 CT 值为 10.1 Hu b. 外伤后心包积血，测 CT 值为 78.5 Hu

心脏肿瘤中以继发肿瘤常见，原发肿瘤中又以良性为主。CT 显示出血、钙化和脂肪的高度特异性，对鉴别诊断有重要意义。因此，对疑有心脏肿瘤的病例行 CT 检查时需行平扫以

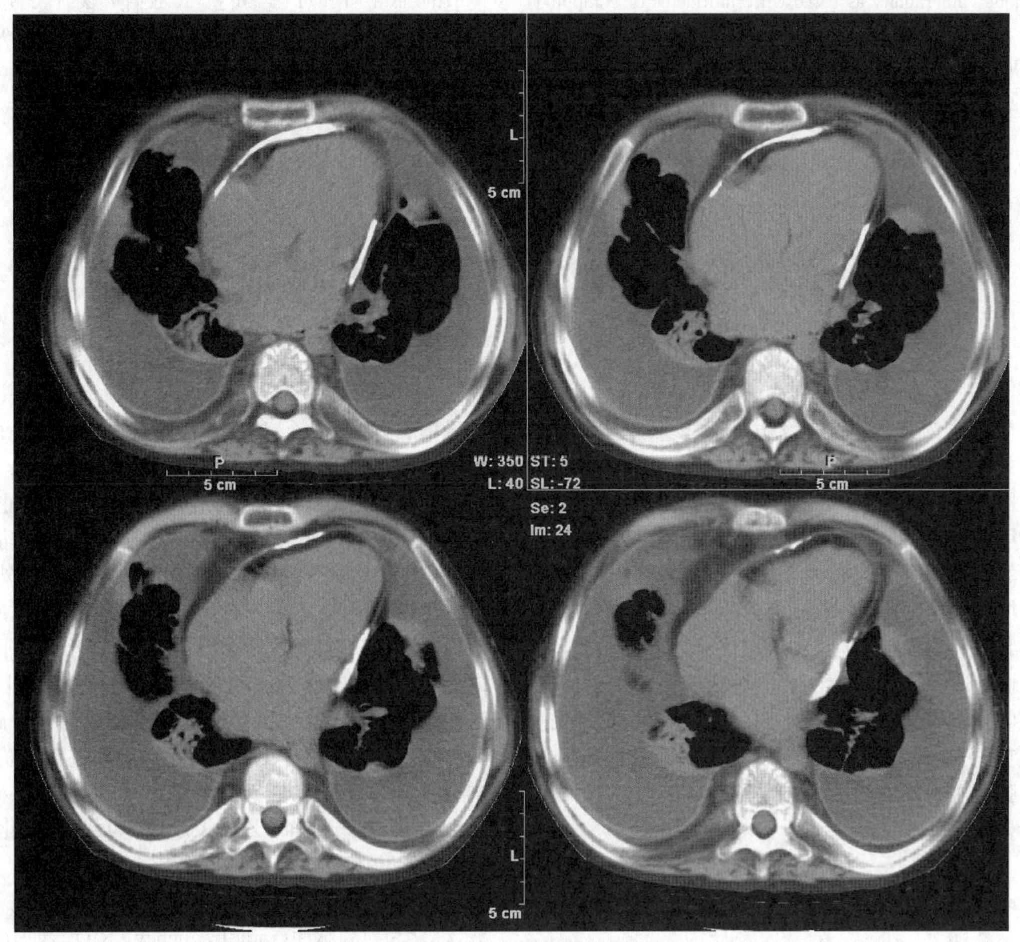

图 3-5-67　缩窄性心包炎

连续 CT 平扫层面显示心包增厚伴明显条状钙化，左、右心室变小，而左、右心房增大；两侧胸腔伴发积液

便发现钙化或出血，增强时采用心电门控以便更清晰显示心腔/心肌与肿瘤的关系。较之 MR，CT 的组织分辨率低；且缺乏动态图像，虽然可通过后处理重建但图片容量大且烦琐，难以观察肿瘤活动度，因此建议 CT 和 MR 检查相结合，经济条件不许可时首选 MR。心脏恶性肿瘤具有侵袭性生长特点，容易累及多个腔室或邻近大血管及心包；密度混杂；肿瘤偏大，直径多大于 5 cm；血供较丰富，增强后多强化；心包及胸腔积液多见。以上这几点是心脏良、恶性肿瘤影像学上鉴别的要点。

参 考 文 献

1. 马小静. 先天性心脏病 CT 诊断图谱[M]. 北京：人民卫生出版社，2010：49-113.
2. 王朴飞，吕粱. 主动脉壁间血肿、穿透性粥样硬化性主动脉溃疡和主动脉夹层：影像学表现和发病机制进展[J]. 中国介入影像与治疗学，2011，8：148-151.
3. 赵希刚，张立仁，李坤成，等. 循环系统[M]//郭启勇. 实用放射学. 第 3 版. 北京：人民卫生出版社，2007：409-457.
4. Das K M, El-Menyar A A, Salam A M, et al. Contrast-enhanced 64-section coronary multidetector CT angiography versus conventional coronary angiography for stent assessment [J]. Radiology, 2007, 245: 424-432.
5. Ferencik M, Chan R C, Achenbach S, et al. Arterial wall imaging: evaluation with 16-section multidetector CT in blood vessel phantoms and ex vivo coronary arteries[J]. Radiology, 2006, 240: 708-716.
6. Horiguchi J, Fujioka C, Kiguchi M, et al. Soft and intermediate plaques in coronary arteries: how accurately can we measure CT attenuation using 64 - MDCT? [J]. Am J Roentgenol, 2007, 189(4): 981-988.
7. Johnson T R, Krauss B, Sedlmair M, et al. Material differentiation by dual energy CT: initial experience[J]. Eur Radiol, 2007, 17: 1510-1517.
8. Martijn A M, Geertruida H, Matthijs O, et al. Diagnostic performance of coronary CT angiography for stenosis detection according to calcium score: systematic review and meta-analysis[J]. Eur Radiol, 2012, 22: 2688-2698.
9. Nazeri I, Shahabi P, Tehrai M, et al. Assessment of patients after coronary artery bypass grafting using 64-slice computed tomography [J]. Am J Cardiol, 2009, 103: 667-673.
10. Nikolaou K, Knez A, Rist C, et al. Accuracy of 64 - MDCT in the diagnosis of ischemic heart disease[J]. Am J Roentgenol, 2006, 187: 111-117.
11. Pflederer T, Marwan M, Renz A, et al. Noninvasive assessment of coronary in-stent restenosis by dual-source computed tomography [J]. Am J Cardiol, 2009, 103: 812-817.
12. Pugliesea F, Meijboom W B, Ligthart J, et al. Parameters for

coronary plaque vulnerability assessed with multidetector computed tomography and intracoronary ultrasound correlation [J]. J Cardiovas Med, 2009, 10: 821 - 826.

13. Schoepf U J, Costello P. CT angiography for diagnosis of pulmonary embolism: state of the art[J]. Radiology, 2004, 230: 329 - 337.

14. Yang S, Zeng M S, Zhang Z Y, et al. 64 - MDCT diagnosis of coronary artery anomalies in 66 patients[J]. Chin Med J, 2010, 123: 838 - 842.

第六章 心脏大血管磁共振成像

恽 虹 曾蒙苏

心脏大血管病变为常见病及多发病，临床诊断技术多样，超声心动图因其简便易行常作为首选检查方式。近年来，磁共振检查随着仪器升级、成像技术改进及后处理软件的开发在临床诊断中的作用愈发明显，其无辐射、多平面成像、多方位重建及可重复性强的特点使其成为心脏大血管病变的首选检查技术之一。磁共振成像在先天性心脏病的诊断中较有优势，在某些复杂先天性心脏病的诊断和随访中甚至优于超声心动图，可达到或超过心血管造影效果；在后天性心脏病的诊断中也具有较大价值，特别是对于冠心病患者的心肌活性检测具有无可比拟的优势，其空间分辨率明显优于心肌核素成像及超声心动图。本章就心脏大血管系统的 MRI 检查技术、正常解剖及临床应用做一综合介绍。

第一节 心脏大血管磁共振成像检查基础

磁共振成像(magnetic resonance imaging, MRI)是利用原子核在强磁场内发生共振所产生的信号经图像重建的一种成像技术。磁共振是一种核物理现象。1946 年由 Block 与 Purcell 报道并应用于波谱学。1973 年 Lauterbur 开发了磁共振成像技术，使磁共振应用于临床医学领域。近年来，磁共振成像技术发展十分迅速并日臻完善，检查范围基本覆盖全身各个系统。应用于诊断心脏大血管病变的非创伤性磁共振成像，从 20 世纪 80 年代中期经过 30 余年硬件设备和软件功能的改进，目前已成为心脏大血管病变的重要检查技术之一。

一、磁共振成像基本原理

磁共振现象和利用磁共振信号重建 MRI，其理论与技术均比较复杂。为了说明 MRI 的成像基本原理与技术，从 MRI 成像的操作步骤入手，认识在检查过程中所发生的物理现象可能较易理解。操作步骤如下：将患者摆入强的外磁场中；发射无线电波，瞬间即终止发射无线电波；接收由患者体内发出的磁共振信号；用磁共振信号重建图像。

1. 纵向磁化 原子核由中子与质子组成，但氢核只有一个质子，没有中子。在人体内氢核丰富，而且用它进行 MRI 的成像效果最好。因此，当前 MRI 都用氢核或质子来成像。质子有自己的磁场，是一个小磁体。人体进入外磁场前，质子排列杂乱无章，放入外磁场中，则呈有序排列。质子作为小磁体，同外磁场磁力线呈平行和反平行的方向排列。平行于外磁场磁力线的质子处于低能级状态，数目略多。反平行于外磁场的质子则处于高能级状态。有序排列的质子不是静止的，而是做快速的锥形旋转运动，称为进动。进动速度用进动频率表示，即每秒进动的次数。进动频率取决于质子所处的外磁场场强，外磁场场强越强，进动频率越高。与外磁场磁力线平行的质子磁矩指向上，反平行的质子磁矩指向下，前者略多于后者，结果指向上与指向下的磁力互相抵消，余下一些指向上的质子磁矩。这些指向上质子的磁矢量叠加起来就成为顺外磁场磁力线方向的净(总)磁矢量。由此可见把患者放进 MR 机磁体内，患者本身成为一个磁体，它有自己的磁场，即发生了磁化。这种磁化沿着外磁场纵轴(Z 轴)方向，为纵向磁化(longitudinal magnetization)。

2. 纵向磁化减小与横向磁化 向患者发射短促的无线电波，称之为射频脉冲(radiofrequency, RF)。如 RF 脉冲与质子进动频率相同，就能把其能量传给质子，出现共振。进动频率可从 Larmor 方程算出。质子吸收 RF 脉冲的能量，由低能级(指向上)跃迁到高能级(指向下)。指向下质子抵消了指向上质子的磁力，于是纵向磁化减小；与此同时，RF 脉冲还使进动的质子不再处于不同的相位，而做同步、同速运动，即处于同相位(in phase)。这样，质子在同一时间指向同一方向，其磁矢量也在该方向叠加起来，于是出现横向磁化(transverse magnetization)。

3. 弛豫与弛豫时间 中止 RF 脉冲，则由 RF 脉冲引起的变化很快回到原来的平衡状态，即发生了弛豫(relaxation)。有两种弛豫：纵向磁化恢复，其过程为纵向弛豫(longitudinal relaxation)，而横向磁化消失，其过程则为横向弛豫(transverse relaxation)。纵向磁化由零恢复到原来数值的 63%所需的时间，为纵向弛豫时间(longitudinal relaxation time)，简称 T_1。横向磁化由最大减小到最大值的 37%所需的时间，为横向弛豫时间(transverse relaxation time)，简称 T_2。T_2 与 T_1 是时间常数，而不是绝对值。T_1 低于 T_2。生物组织的弛豫时间 T_1 为 300～2 000 ms，T_2 为 30～150 ms。人体内常见的水 T_1 与 T_2 都长，而脂肪 T_1 与 T_2 都短(与水比较)。这样，含水量高的组织弛豫时间也长，而病变组织如肿瘤常比其周围组织含水量高，故 T_1 与 T_2 均较长，T_1 的长短同组织成分、结构和磁环境有关，与外磁场场强也有关系。T_2 的长短同外磁场和组织内磁场的均匀性有关。

4. 弛豫时间与 MRI 成像 人体不同器官的正常组织与病理组织的 T_1 之间有一定的差别，T_2 也是如此。这种组织间弛豫时间上的差别是MRI的成像基础。在CT,组织间吸收系数(CT值)差别是CT的成像基础,但MRI的成像不像CT只有一个参数,即吸收系数,而是有T_1、T_2和自旋质子密度(proton density, PD)等几个参数决定,获得选定层面中各种组织的T_1(或T_2,PD)的差别,就可获得该层面中包括各种组织影像的图像。

5. 脉冲序列与加权像　如何获得选定层面中各种组织的T_1、T_2或PD的差别,从而得到不同的MRI图像,首先要了解脉冲序列。施加RF脉冲后,纵向磁化减小、消失,横向磁化出现。使纵向磁化倾斜90°的脉冲为90°脉冲,而倾斜180°的脉冲则为180°脉冲。施加90°脉冲,等待一定时间,施加第二个90°脉冲或180°脉冲,这种连续施加脉冲为脉冲序列。脉冲序列决定着将从组织获得何种信号。两个激励脉冲间的间隔时间为重复时间(time of repetition, TR),TR可长可短。其长短决定着能否显示出组织间T_1的差别。两种T_1不同的组织,用长TR时,不能显示出T_1信号强度的差别,MRI图像上也不形成对比。用短TR时,组织间T_1信号强度的差别就能显示出来。由T_1差别形成的图像为T_1加权像(T_1- weighted image, T_1 WI),说明MRI图像上组织间信号强度的差别(图像对比)主要是T_1不同的结果。TR<500 ms为短TR,TR>1 500 ms为长TR。使用90°脉冲,产生横向磁化,中止脉冲,横向磁化开始消失,因为质子失去相位一致性。在某一定时间,例如1/2回波时间(time of echo, TE),施加一个180°脉冲,使质子改向相反的方向上进动,再等1/2 TE,质子再次接近同相位,又引起较强的横向磁化,再次出现较强的信号,这个强信号叫做回波或自旋回波(spin echo, SE)。接着质子又一次失去相位一致性。可再用180°脉冲使之再重聚。如此重复进行,可获得一个以上的自旋回波信号。90°脉冲与产生回波之间的时间为回波时间。TE左右T_2信号及图像。用短TE从组织获得的信号虽强,但两个组织间的信号强度差别很小,几乎不能形成对比而成像。用长TE,信号强度虽有所减低,但两个组织间信号强度的差别明显,对比显著,形成图像。选择不同的TE,可以得到不同程度的T_2加权信号。用较长的TE,组织间的信号强度差别靠T_2,得T_2加权像(T_2- weighted image, T_2 WI),用很长的TE,则产生重T_2加权像。TE<30 ms为短TE,TE>80 ms为长TE。质子密度或称自旋密度也影响组织对比。无质子的部位无信号,质子多的部位则信号强。长TR和短TE,组织间的T_1、T_2不影响对比,但组织间有质子密度上的差别。所以,用长TR和短TE,偏好差别主要由质子密度来决定。由质子密度差别形成的图像为质子密度加权像(proton density-weighted image, PDWI)。自旋回波脉冲是常用的脉冲序列,选用恰当的TR与TE可获得PDWI、T_1 WI及T_2 WI。在选用TR与TE时,既要考虑信号强度,更应注意组织间信号强度的差别。

二、磁共振图像特点

1. 多参数成像　具有一定T_1、T_2或PD差别的各种器官组织,包括正常与病变组织,在MRI上呈不同灰度的黑白影。MRI所显示的解剖结构逼真,在清晰的解剖影像背景下显示出病变影像,使病变同正常组织解剖结构关系明确。

MRI的图像虽然和CT图像一样也以不同灰阶显示,但反映的是MR信号强度的不同或弛豫时间T_1与T_2的长短,而CT图像,其灰度反映的则是组织密度。

如前所述,MRI的图像如主要反映组织间T_1的差别的,为T_1 WI;如主要反映组织间T_2的差别,为T_2 WI;如主要反映组织间质子密度差别的则为PDWI。这样,一个层面就有T_1 WI、T_2 WI和PDWI三种图像。因此,MRI是多参数成像,有助于显示正常组织与病变组织。而CT成像只有密度一个参数。MRI的软组织对比分辨力高。因此,对软组织及其病变显示较好。

2. 多方位成像　MRI可获得人体横断面、冠状面、矢状面及任何方向断层的图像,有利于病变的三维定位。普通CT则难以做到直接三维显示,需采用重组的方法才能获得冠状面或矢状面图像以及三维重组立体像。

3. 流动效应　在SE序列,对一个层面施加90°脉冲时,该层面内的质子,如流动血液或脑脊液的质子,均受到脉冲的激发。终止脉冲后,接受该层面的信号时,血管内血液被激发的质子已流动离开受检层面,接收不到信号,这一现象称为流空现象(flow void)。血液的流空现象使血管腔不使用对比剂即可显影,是MRI成像中的一个特点。流空的血管腔呈黑影。

流动血液的信号还与流动方向、流动速度以及层流和湍流有关。在某些状态下,流动液体还可表现为明显的高信号。

4. 质子弛豫增强效应与对比增强　一些顺磁性和超顺磁性物质使局部产生小磁场,可缩短周围质子弛豫时间,此现象为质子弛豫增强效应(proton relaxation enhancement)。这一效应使MRI也可行对比增强检查。钆(Gadolinium, Gd)的螯合物Gd-DTPA安全可靠,是使用广泛的MRI对比剂。对比剂可以缩短其周围质子的T_1与T_2而改变信号强度。在T_1 WI上,强化部分呈高倍号。

MRI的成像有许多优势,但是也有不足,如对钙化灶显示不敏感,还会受到诸如MR线圈伪影、运动伪影、金属异物伪影的干扰。另外,一些病变的MRI表现缺少特异性,在定性诊断方面仍有限度。

三、心脏大血管磁共振成像技术

1. 心脏大血管形态学检查

(1) 快速自旋回波技术(fast spine echo, FSE):应用血液流空效应,心脏及大血管内快速流动的血液呈无信号区域,同血管壁形成鲜明对比,即"黑血"技术(black blood technique)。此技术可结合T_1加权及T_2加权成像,显示心脏房室壁及大血管管壁的信号改变。但由于舒张期血流变缓,管腔内出现缓流信号(即高低混杂信号),缓流信号的出现主要取决于流入效应和自旋相位变化两种情况,还与血流速度、方向、是否存在湍流、磁场强度大小及血细胞比容等有关。快速自旋回波是显示心脏尤其是心肌形态及信号的主要序列,由于金属伪影对此序列图像质量影响较小,对于各类心脏病术后随访的患者,"黑血"应作为主要的成像技术。但其对于钙化灶显示欠佳,某些含钙化的病灶(如心内膜钙化灶、瓣膜钙化)则易被漏检。对于心肌和心包病变的显示需要在此基础上灵活运用脂肪抑制技术,一些特定疾病如致心律失常性右室心肌病,由于需显示细微的心肌脂肪浸润灶,需要在同一层面上重复采集不抑脂和抑脂的图像进行对比观察。

(2) 平衡的稳态自由序列(balanced steady-state free

procession，SSFP)：此序列能够生成“亮血”图像，即流动的血液包括心腔及大血管内的血液均呈现为高信号，特点为成像快、图像空间分别率高、运动伪影少，能够对诸如瓣叶、腱索、肌小梁以及梳状肌等较为细小的解剖结构清晰成像，与 FSE 序列很好地互为补充。如将 SSFP 序列结合电影成像，可动态观察心脏各解剖结构在整个心动周期中的运动情况，特别是对心脏病异常血流分流、狭窄和反流等能直观显示，并可计算其分流量、跨狭窄处压差和反流量。

(3) 磁共振血管造影(magnetic resonance angiography，MRA)

1) 非增强 MRA 技术：包括时间飞跃法(time of flight，TOF)和相位对比法(phase contrast，PC)两种。TOF 技术的基础是流入增强效应，即静止的质子被饱和，流入层面的未饱和质子并产生高信号。在成像技术上，一般选择最短的 TR 和较大的脉冲偏转角抑制背景信号，选择最短的 TE 减少复杂血流引起的去相位信号丢失。非增强 TOF 技术包括二维(2D)和三维(3D)两种成像方式，在胸部和腹部等大动脉的应用中，由于受饱和效应和呼吸心跳伪影的影响，更多地使用 2D－TOF 进行大血管的定位显示。PC 技术是利用血液流动引起的相位偏移来区分静态组织和流动血液，在中低场强进行 MRA 检查时可采用此技术，优点在于对不同流速血流敏感性高，对开放血管探测力强，背景信号抑制优良，但应注意编码流速及其方向的正确选择。PC 技术也有 2D 和 3D 两种方式，与 TOF 技术比较，其优势是对缓慢的和不规则血流显示效果好，但 PC 技术更多的应用是进行血流速度的测定。

2) 增强 MRA：一般要求在造影剂通过动脉的时间内进行图像采集，使用短 TR 和较大的脉冲偏转角使静止的质子饱和，利用 Gd 造影剂缩短 T_1 的特性减少缓慢血流和不规则血流的饱和效应，弥补非增强 TOF 的不足。增强 MRA 的关键是选择合适的时间启动扫描使得造影剂在靶血管中达到最高浓度时进行采用，同时选择合适的重建方式显示靶血管。可以选择下列方式实现准时地扫描：① 静脉团注测试法；② 自动跟踪探测法；③ 实时监测触发法。增强 MRA 的图像处理方式很丰富，如最大密度投影(MIP)、多平面重建(MPR)、容积再现(VR)及表面遮盖显示(SSD)，不同的处理方式各有优势。

2. 心脏大血管功能检查

(1) 电影磁共振(cine MRI)：电影磁共振如同超声心动图一般可对心室收缩、局部室壁运动异常或房室壁厚度异常做出评价，其优势在于可准确计算心室容积、心肌重量、心搏出量、射血分数及心脏指数(图 3－6－1)。因为电影磁共振获取的多时相多层图像可完整覆盖整个心脏，而且提供的为三位数据，因而无需像超声心动图或心血管造影进行心脏容积计算时，须对心脏外形做出数学模式假定，也就是说心功能指标测定上 MRI 较前两者更具有优势。在瓣膜病变诊断中，通过测定瓣膜反流所致信号缺失的容积，可对瓣膜反流程度进行定量计算。在先天性心脏病诊断中，特别是对青紫型复杂先天性心脏病的心功能判断上，由于病变心室形态怪异，主要是右心室径线和外形多变，MRI 在评判左、右心室几何形态及其功能要较其他影像学方法更为准确，对右心功能的评估也具有较大优势。

(2) 相位编码速度识别技术(phase-encoded velocity mapping)：此技术是利用血液流动产生的相位变化，以对血流

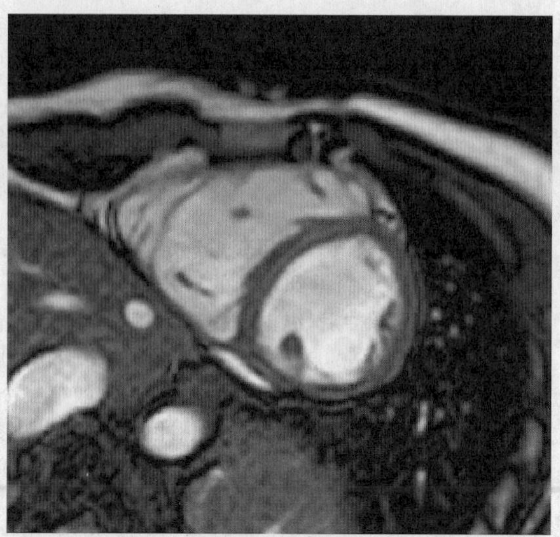

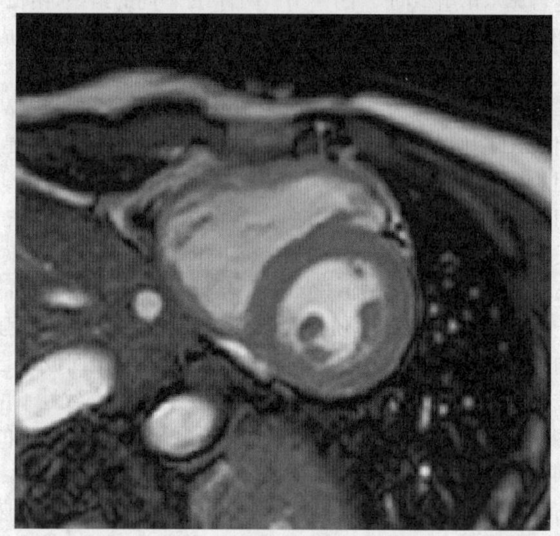

图 3－6－1　左心室短轴位 SSFP 电影序列
上图：舒张末期。下图：收缩末期

速度等指标进行编码测定。编码梯度可以跟血流方向平行或垂直。前者由于部分容积效应的影响，位于血管边缘部分的血流的流速计算数值加大，因而不够准确；采用与血流方向垂直的编码梯度，在对某给定血管界面的各个像素的速率进行叠加，并乘以各个像素的面积之后，便可得出在某特定时间内血液流经该血管截面的流速和流量等动力学指标。一般来说，采用相位编码速度标识技术进行检查的图像时间分辨率常为 20 ms，与电影磁共振大致一样。此技术在先天性心脏病中，主要用来测定升主动脉、肺动脉流量及其流量差，也可对肺动脉狭窄类畸形其左、右肺动脉的流量分配进行定量评估；在后天性心脏病中，该技术已用于左、右心室每搏量、瓣膜反流容积、瓣膜狭窄处的血流速度和跨瓣压差的测定。

(3) 心肌灌注成像(myocardial perfusion)：冠状动脉狭窄或阻塞可导致心肌缺血，引起心肌功能方面的三个改变，即心肌顿抑、心肌冬眠和心肌梗死(图 3－6－2)，三者可同时并存于同一心脏内，也可随时间发展演变。心肌的灌注检查利用顺磁性造影剂首次通过心肌血管床导致的弛豫增强效应形成的信号变化判断心肌的血流灌注状态。灌注是毛细血管床血管微观运动过程，反映毛细血管床的血流状态，如心肌梗死区心肌

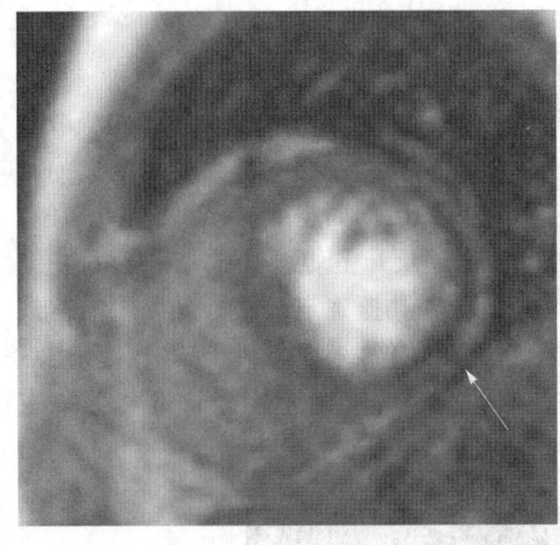
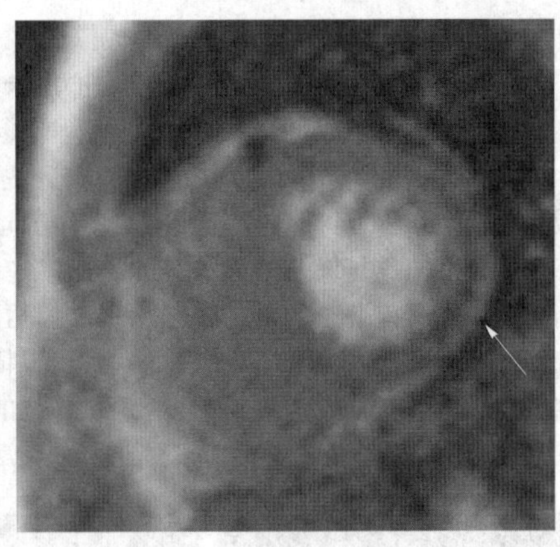
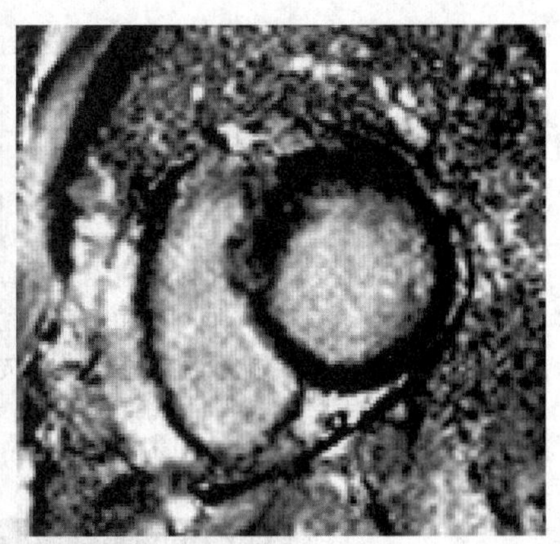

图 3-6-2　左心室短轴位
心肌灌注显像提示左心室下侧壁心肌灌注减低，延迟强化未见异常，提示心肌顿抑

已经死亡，表现为无灌注；顿抑心肌及冬眠心肌可表现为灌注减低或延迟。在心肌灌注中，造影剂的给药方式十分重要。目前用于心肌灌注的造影剂主要为细胞外造影剂，如 Gd-DTPA、Gd-BOPTA 等，为顺磁性物质，可以在血管内和细胞外间质自由通过，低浓度时主要为缩短 T_1 效应，高浓度时也可缩短 T_2。造影剂的用量和方式各有不同，一般建议灌注成像时按照 0.1 mmol/kg 体重给药要求在 5～8 s 内注射完毕，然后以 15～20 ml 生理盐水冲洗，以保证在单次循环时间内完成造影剂的注射。

（4）心肌标记电影成像（tagging）：在心电图 QRS 波后施加层面内选择性条带状或网格状饱和脉冲，被饱和的心肌呈低信号从而被标记，在其后续的心动周期相位图像上被标记的心肌呈低信号，通过此低信号可以跟踪显示心肌某点的运动轨迹，从而达到评价心肌功能的目的。此序列的潜在应用包括以下四个方面：一是通过跟踪其运动和变形客观评价心脏收缩和舒张时的室壁运动异常；二是客观评价局部心肌的机械动力学，如有无畸变；三是鉴别血栓（无格栅畸变）和缓慢血流（格栅畸变）；四是观察药物治疗对局部心肌功能的影响。在先天性心脏病的诊断和评价中，已有将此技术用于复杂性先天性心脏病如单心室和大血管转位术后心室功能观察的报道。此序列的优势在于给运动的心肌一个评价的参考，可以实现心肌某点运动的定量分析，但是图像分析和应用解释十分复杂，当 R-R 间期较长时饱和效应减弱，标记的准确性下降。

（5）磁共振波谱成像（magnetic resonance spectroscopy，MRS）：MRS 是利用化学位移现象，根据不同化学底物的波谱信号结构而将它们区分开来，因此 MRS 可测定活体组织的生物化学成分，其浓度敏感性可达每毫升摩尔范围。心血管方面的 MRS 临床应用多集中在含 ^{31}P 的化合物上，包括 ATP、PCr 和 Pi 等，其中 ATP 和 PCr 具有较重要意义，因为心肌细胞的能量供应情况可由这些代谢产物的变化反映出来。^{31}P MRS 已被证明能够显示心肌缺血病变。MRS 还可探测到心脏同种移植排斥反应所导致的异常。

四、心脏磁共振成像检查前准备

心脏不停搏动的特性使其成像具有与其他脏器不同的技术要求，主要包括三个方面：心率控制、电极准备、心脏线圈的摆放。

1. 心率控制　心率控制的要求包括两个方面：心率慢、节律齐。大部分心脏 MRI 成像序列均挑选在心脏舒张末期采集图像，如心率过快（>70 次/min）时舒张末期心脏最小运动间期则可能消失，图像最终会产生运动伪影。因此，建议检查前测量心率，如>70 次/min，在没有药物禁忌证的前提下提前予以患者β受体阻滞剂控制心率。对于心律不齐的患者，每个心动周期内相同的图像采集时间点心脏的位置和形态完全不一致，将导致图像运动伪影的产生，因而心律不齐患者不是心脏 MRI 检查的适应证。

2. 心电电极放置　患者平卧于检查床上，前胸部局部皮肤清洁后使用导电胶，将电极放置在肋间区域，避免将电极放置在阻抗较高的组织如肋骨、乳腺腺体及主动脉走形区域，基本原则为最大限度地获取心电信号及减少干扰。

3. 线圈摆放　心脏专用线圈一般为高密度相控阵线圈，摆放的主要原则为对准靶器官成像，即线圈需适当向左挪动，以心脏为左右中心位置，上下位置建议以第 3 肋间隙作为中心，需保证心脏及主动脉根部均处于有效成像范围内。

五、磁共振成像检查禁忌证和不良反应

对颅内有动脉瘤夹、心脏内有起搏器及眶内有金属异物等患者不宜行 MRI 检查，大多数的心脏内人工替换物（金属瓣、冠状动脉内支架）、胸骨金属缝线，除局部有伪影外，并不影响心脏 MRI 检查，可在术后一段时间后接受检查。

第二节　正常解剖和 MR 表现

熟悉心脏大血管正常解剖是识别心脏、大血管畸形和其他病变的基础。由于心脏大血管本身结构复杂，其固有轴向与身体体轴不一致，通常需要进行多个不同方位的切层 MR，才能准确显示心脏大血管诸结构。一般分为基本成像平面和特殊成像平面。

一、基本成像平面和解剖

先天性和后天性心脏病种类繁多，为最佳显示心内结构畸形、心肌、心包病变及心外大血管情况，MRI 平面的选择十分重要。与身体纵轴平行或垂直的正交平面，即标准横断面、矢状

面及冠状面作为基本成像平面，在心脏大血管病变的 MRI 检查和诊断中具有十分重要的价值。

二、特殊成像平面及解剖

标准横断面、矢状及冠状面作为基本成像平面，虽已足够显示心内解剖结构，但采用与室间隔平行或垂直的长轴、短轴、四腔观以及主动脉和肺动脉长轴等辅助成像平面不仅有助于心脏的测量和心功能分析，对某些复杂性先天性心脏病中大血管与心脏房室连接关系的准确判断也颇有益处，且利于与轴位成角心血管造影和超声心动图像对照。以下简单介绍几个常用的辅助成像平面。

（一）左心室长轴观

分为垂直和平行于室间隔的左心室长轴像。前者先获取冠状位定位像，将升主动脉根部中点到左心室心尖连线定义为左心室长轴，采集与此连线平行的层面而得到。该平面可很好地显示室间隔全貌、左心室流出道及升主动脉根部，二尖瓣及主动脉瓣也显示清楚，可作为电影磁共振确定瓣膜有无反流的常规成像平面。后者以横断位为定位像，采集平行于二尖瓣环中点到左心室心尖连线的层面而获得，即二腔位（图 3－6－3），对左心室流入道及二尖瓣显示佳，对左心功能分析具有一定价值。

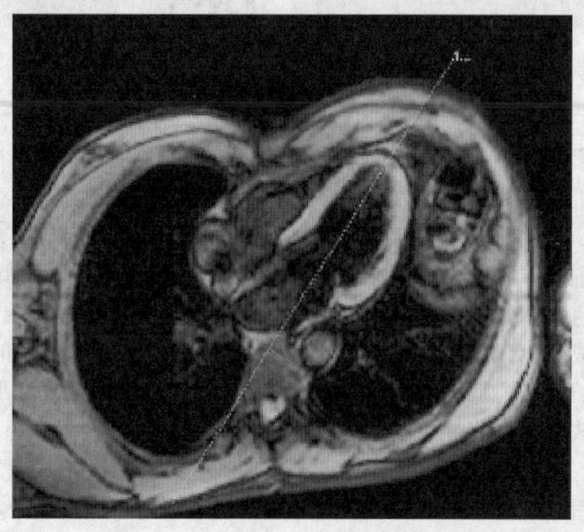
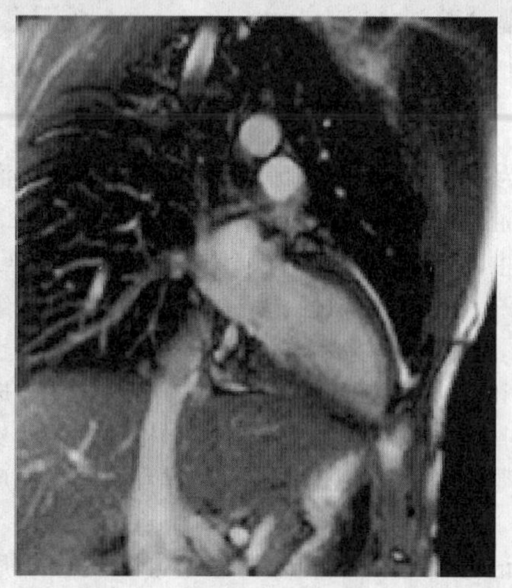

图 3－6－3　左心室二腔位

左图为横断位定位像，于二尖瓣环中点到左心室心尖连线的层面即可获得右图左心室二腔位

（二）左心室短轴观

一般先获取冠状面、横断面定位像（左心室二腔心为定位像），采集与左心室长轴相垂直的层面而得到，该平面能很好地显示肌部室间隔和左心室诸节段，为评价做心功能状况必需平面（图 3－6－4）。

（三）主动脉长轴平面

以横断面为定位像采集平行于升主动脉和降主动脉中点连线的层面而获得，类似心血管造影的左前斜位（图 3－6－5）。可在同一层面上显示全部胸主动脉及头臂干分支开口，对各种类型胸主动脉病变的诊断具有重要价值。

（四）肺动脉长轴平面

以矢状面为定位像采集平行于右心室流出道和肺动脉主干的层面而获得。采用肺动脉长轴平面，肺动脉汇合部可在单一层面上显示，克服了正交横断面的不足，为肺动脉狭窄抑或闭锁的诊断提供了重要依据。对肺动脉高压采用肺动脉长轴平面电影磁共振可精确测定肺动脉管径及其顺应性变化。

（五）心脏四腔观

可采用多种方法获得，一般经采集与心脏膈面相平行的层面而得到。采集位置较肺动脉长轴平面为低的心脏房室水平层面成像可得到心脏四腔观，该平面可很好显示房、室间隔，二尖瓣和三尖瓣情况。另外，以平行于室间隔的左心室长轴观为定位像，采集平行于二尖瓣中点到左心室心尖连线的平面，也可得到标准的心脏四腔观（图 3－6－6）。在心脏四腔观平面，4 个房室腔、心房和心室间隔均显示清晰，二、三尖瓣的观察也以此平面为佳。

三、心脏大血管结构的正常 MR 表现

（一）心包

心包由脏层心包（浆膜心包）及壁层心包（纤维心包）构成。MRI 上正常心包表现为薄条黑色曲线状低信号影，是壁层心包纤维组织与心包腔内少量液体所致。虽然壁层心包覆盖在心脏周围，并向上一直延伸到大血管根部，但心包低信号影以右心室前方心室中部水平层面较为明显，因此心包厚度测量通常在此层面上进行。正常成人心包厚度，舒张期为（1.2±0.5）mm，收缩期为（1.7±0.5）mm，均超过解剖上正常心包厚度（0.4～1.0 mm）。一般认为 MRI 和 CT 测得的心包厚度正常值上限为 4 mm，超过此值认为心包有增厚。正常心包腔内大约含有 30 ml 的液体，MRI 能敏感地探测出，CT 则只能探查出＞50 ml 的液体。心包内液体在 SE T_1WI 上为低信号，积液量较多时，其内可见流动伪影。心包内液体在梯度回波图像上因流动相关增强效应而呈高信号改变。浆膜心包在包裹大血管根部时折返形成心包横窦及心包斜窦，前者位于升主动脉，肺动脉干的后方与上腔静脉，左、右心房及左、右上肺静脉之间，后者位于在左心房后壁，左、右肺静脉，下腔静脉与心包后壁之间。

（二）心肌

正常心肌的信号强度呈均匀一致的中等信号，由于其 T_2

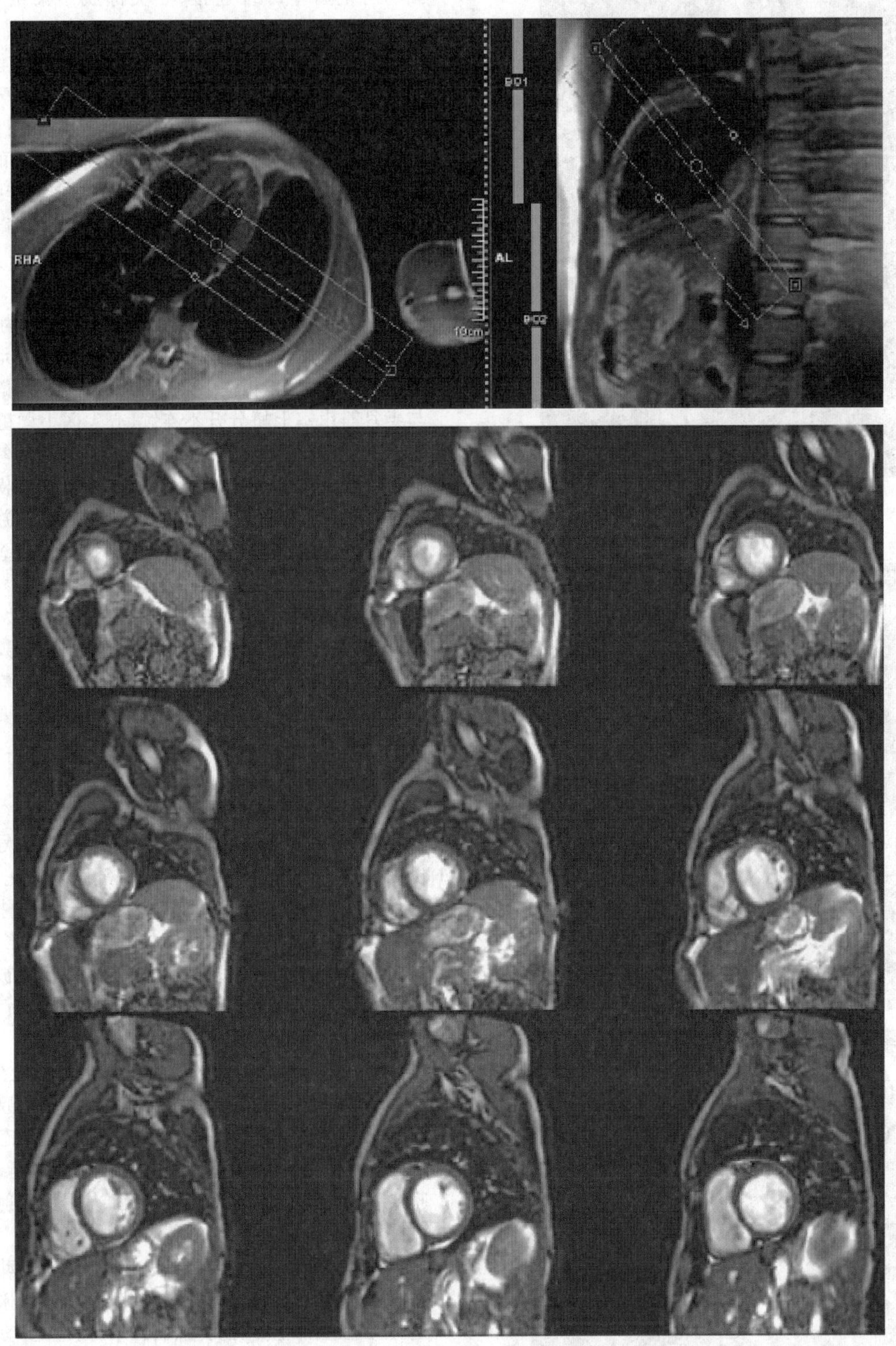

图 3-6-4　左心室短轴位

以左心室二腔心为定位像，采集与左心室长轴相垂直的层面，得到心尖至心底部所有左心室短轴位图像

值较骨骼肌略长些，在 T_2WI 上其信号强度稍高于骨骼肌。缓慢流动血液在舒张期沿心内膜下可见，呈较高信号影，须注意不要与心肌本身信号相混淆，通过仔细观察不同时相、不同层面方向的图像较容易区别。由于较高的腔内缓流信号在正常心脏大血管图像中经常遇到，因而不能作为病变特异征象。

（三）心腔

1. 左心室　由于梗死后瘢痕形成的标志之一为心肌组织节段性丧失，因此左心室壁厚度是很重要的临床评价标准。正常舒张末期左心室壁和室间隔的厚度为 9～11 mm，最大左心室内径为 6.8～8.4 cm（国外文献资料）。在左心室短轴像中可见到位于前侧方和后下方的乳头肌。形态学

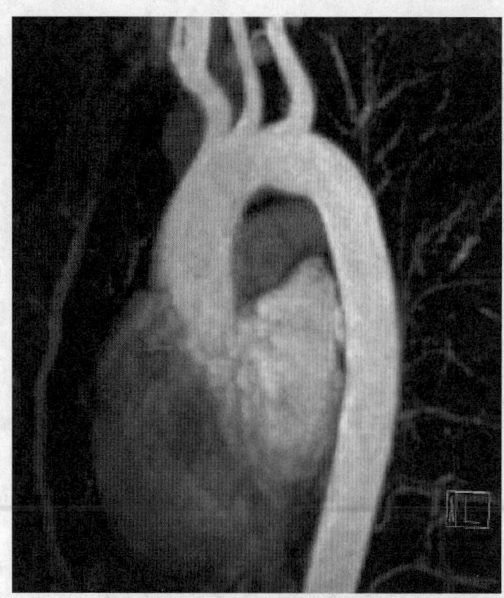

图 3-6-5 主动脉长轴

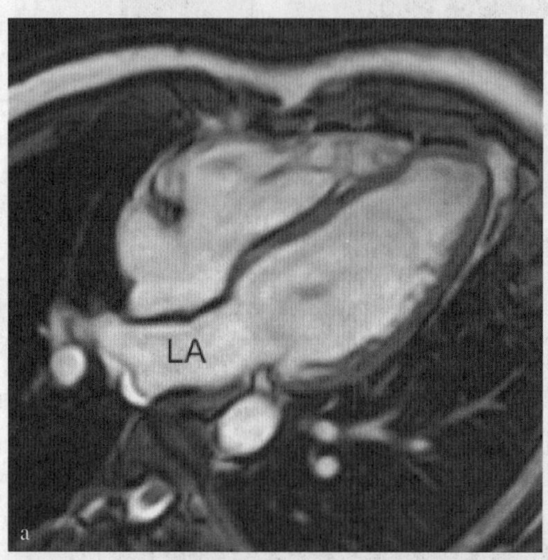

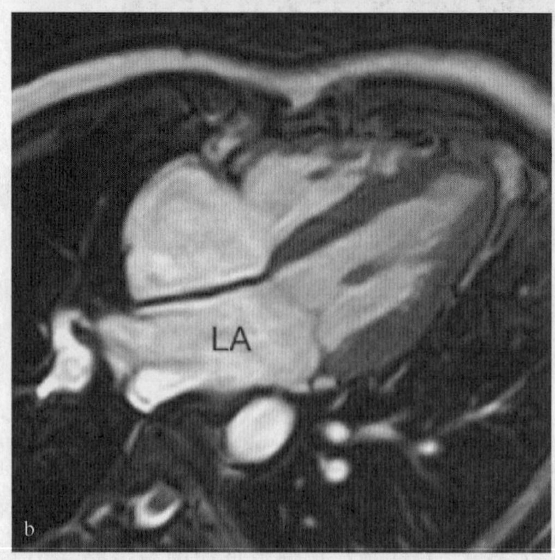

图 3-6-6 四腔心 SSFP 序列

a. 为四舒张末期 b. 为收缩末期(LA,左心房)

左心室特征的准确判断在复杂性先天性心脏病诊断中非常重要，它包括以下几点：光滑的膈面、二尖瓣隔瓣偏后、半月瓣与房室瓣呈纤维连接、心尖部肌小梁细小和心尖呈椭圆形。

左心室功能评判指标：室壁节段运动的定性评价方法与心超及门控平衡血池放射性核素显像相似，也是分为正常、降低、消失和矛盾运动四类。左心室前壁、侧壁和下壁的运动类似，收缩期室壁短缩增厚为35%～70%，而室间隔的短缩程度较其他节段为差。应用MRI所测得的左心室功能指标如下(国外文献资料)：舒张末期容积(100±20)ml，收缩末期容积(35±10)ml，每搏量(65±15)ml，射血分数一般大于50%，心排血量4～8 L/min。

2. 右心室 舒张末期正常右心室壁厚度为3～5 mm，最大右心室内径为5.8～7.8 cm(国外文献资料)。形态学右心室特征包括以下几点：粗糙小梁型隔缘、三尖瓣隔瓣近心尖、房室瓣与半月瓣由室上嵴分开不连续、心尖区小梁粗糙及心尖较突出。由于右心室肌小梁粗糙，其心内膜边缘的勾画不如左心室容易，特别是在采用梯度回波技术成像时。在横断面右心室调节束表现为从室间隔远端呈对角走行跨越到游离心尖部位的小嵴样影。右心室乳头肌有时可见到从游离壁一直朝三尖瓣延伸。

3. 左心房 舒张末期正常左心房最大内径为3.3～5.5 cm。其形态学解剖特征包括：卵圆窝扑瓣、无终末嵴及静脉瓣、肺静脉回流处和指状心耳。左心房在横断面、冠状面和矢状面图像上均显示清楚。肺静脉主要呈水平走行、壁薄、较为细小，直接进入左心房的血管影，横断面图像显示清楚。

4. 右心房 在自旋回波图像上心房后壁呈很薄的中等信号影，房室瓣表现为较薄、中等到较高信号结构，以横断位和长轴平面显示清楚。右心房舒张末期正常右心房最大内径为2.4～4.9 cm。其形态学解剖特征包括：终末嵴、卵圆窝缘、静脉瓣、体静脉回流处和较钝心耳形态。在横膈水平横断面图像上冠状窦进入右心房时较易被识别，表现为曲线状血管腔通道。上、下腔静脉在矢状面和冠状面上表现为垂直血管腔道。

5. 瓣膜 因瓣叶为较薄的纤维组织，故较少利用SE序列显示瓣膜的结构及其完整性，尤其是在判断瓣膜厚度改变的情况下，SE序列不具优势。亮血序列，特别是稳态自由进动序列结合电影磁共振，可动态显示瓣膜结构、启合运动状态，如有瓣膜狭窄或关闭不全，可观察到束状低信号的喷射血流或反流血液信号。

6. 大动脉 大动脉不管是主动脉还是肺动脉都取决于与它们相延续的血管。肺动脉在横断面和肺动脉长轴面显示清楚，并在心底部上方分为左、右肺动脉。升主动脉在矢状面和主动脉长轴层面显示清楚，并与主动脉弓相延续，发出头臂干，在心底部水平正常肺动脉位于主动脉的左前方。正常肺动脉管径在SE技术上，肺总动脉(2.54±0.23)cm，右肺动脉(1.74±0.23)cm，左肺动脉(1.77±0.29)cm。cine在MR技术上，收缩期肺总动脉为(2.61±0.22)cm，右肺动脉(1.78±0.26)cm，左肺动脉(1.82±0.27)cm。舒张期肺总动脉为(2.31±0.25)cm，右肺动脉(1.51±0.28)cm，左肺动脉(1.59±0.23)cm。采用电影磁共振测量正常升主动脉管径值，收缩期为(3.08±0.35)cm，舒张期为(2.88±0.39)cm，SE测量值为

(3.07±0.36)cm。

7. 心脏位置和节段　心脏位置的准确判断非常重要，它是分析复杂性先天性心脏病的前提条件之一。目前多采用1972年由van Praagh等首先提出的节段诊断法进行心脏位置的判断，其已成为国际上公认的分析心脏解剖畸形的方法。它主要基于心脏节段的位置、排列和心脏节段的畸形来进行诊断。照此方法，心脏分为心房、心室和大血管3个节段，连接节段则为房室连接和心室动脉连接。MRI应用节段诊断法潜力很大。横断面可提供最多的心室形态信息，如房室瓣隔瓣附着处、隔缘、肌小梁形态和漏斗部位置等。为显示心室解剖特征，常需自心脏基底部到心尖的5～8个相邻横断层面。冠状面图像可显示内脏和心房位置的所有解剖结构，如中央支气管解剖、下腔静脉、肝、胃和脾的位置，大动脉位置则可依矢状面、冠状面和各种斜面图像共同确定。其他无创性影像学技术如超声心动图应用节段诊断法有其特点，也有其局限性，如它对大血管的显示能力较MRI差，再者超声心动图确定形态学左、右心房主要依据它们与体、肺静脉的连接，在有异位静脉连接时，此标准不适合，而MRI则较有优势。

为了便于多种心脏成像方式在心肌病变定位时具有一致性，2001年美国AHA协会规定心脏成像的3个标准轴面：左心室短轴、左心室水平长轴及左心室垂直长轴(图3-6-7)，并采用17节段法将左心室心肌分为17个节段。具体分段情况如下：在左心室短轴位将心肌划分为3个水平，即心底水平、左心室中部水平及心尖水平，分别以二尖瓣游离缘、乳头肌中点和乳头肌远端为解剖标记，在此基础上将左心室划分为17个节段(图3-6-8)。

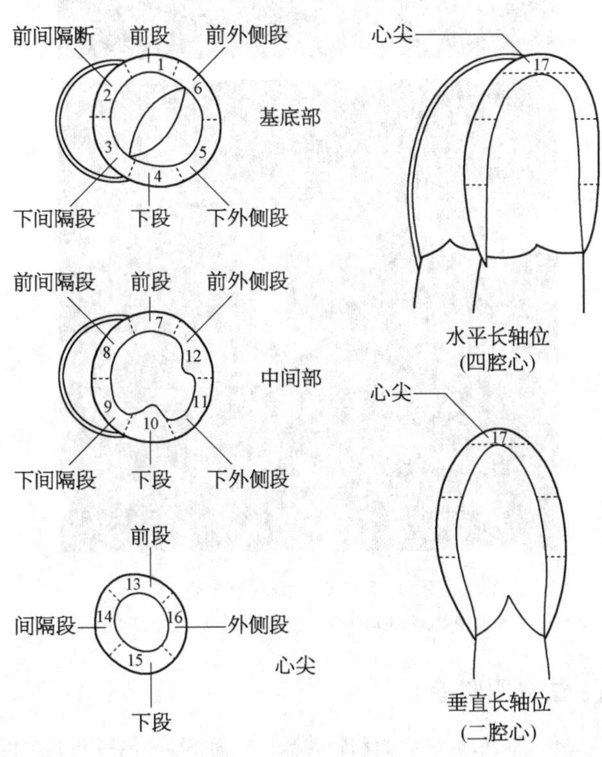

图3-6-7　左心室短轴、左心室水平长轴及左心室垂直长轴

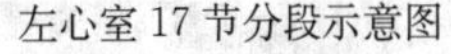

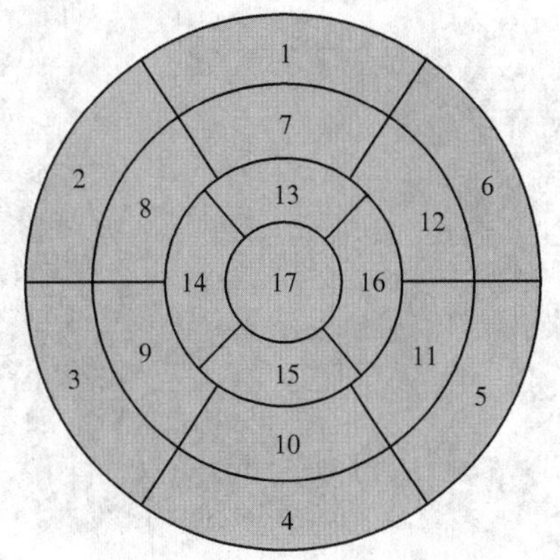

图3-6-8　心肌17节段标准分段法

1，基底前段；2，基底前间隔段；3，基底下间隔段；4，基底下段；5，基底下外侧段；6，基底前外侧段；7，中间前段；8，中间前间隔段；9，中间下间隔段；10，中间下段；11，中间下外侧段；12，中间前外侧段；13，心尖前段；14，心尖间隔段；15，心尖下段；16，心尖外侧段；17，心尖

第三节　先天性心脏病

一、心脏位置异常

心脏位置异常亦为先天性心脏病的一种，常与心内畸形和胸腹腔脏器位置异常并存。确定心脏位置通常以连接心底与心尖的轴线指向和心尖所在位置为标志，结合心脏与胸腹腔其他内脏的互相关系，来判断心脏位置是否正常。按此方法可将心脏位置分为5个类型：正常左位心、镜面右位心、右旋心、左旋心和中位心。除正常左位心外，其余4型均属心脏位置异常。MRI检查由于软组织对比清晰，成像视野大，冠状位成像既能清晰显示左、右心房及心室、大动脉、支气管的位置，亦可同时显示肝、脾、胃腹腔脏器的位置。并可根据支气管类型判断左、右肺，从而有利于进行心脏解剖结构的节段分析，是判断心脏位置类型的最佳影像学方法。

二、房间隔缺损

MRI表现为房间隔连续性中断，同时可显示右心房、右心室的增大。以横断面、四腔位、矢状位显示最佳，多轴多层面扫描有利于确切显示缺损与上腔静脉、下腔静脉及房室瓣的关系，因此能做出房间隔缺损的定位诊断。正常房间隔卵圆孔处菲薄，呈低信号、无信号区，易导致假阳性诊断，必须加以鉴别。一般在同一方位两个相邻层面，或不同方位切面均显示房间隔连续性中断，方可诊断为房间隔缺损。此外，在房间隔中断的断端边缘增厚，呈火柴头状(图3-6-9)。值得一提的是，房间隔缺损中冠状静脉窦型房间隔缺损常伴有肺静脉异常，增强的MRA有助于观察肺静脉走行及其与周围组织的解剖关系，在此型房间隔缺损的术前评估中尤为重要。电影磁共振可清晰显示房间隔缺损处低信号血流束，利用相位编码速度识别技术还可对左向右分流的血流束进行定量分析。有文献报道，在一定条件下，MR的这种定量分析较侵入性的导管检查所获得的信息更为准确、可信。

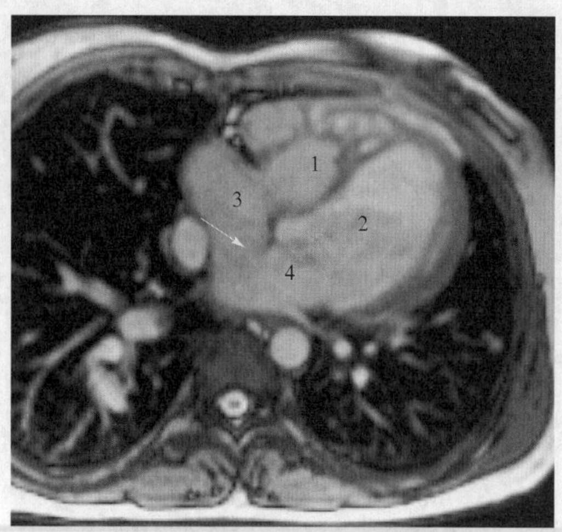

图 3-6-9 房间隔缺损

亮血 SSFP 序列显示房间隔信号缺损。1，右心室；2，左心室；3，右心房；4，左心房

三、室间隔缺损

通常横断位辅以矢状面或冠状面图像可显示室间隔缺损的部位、大小及数目。与超声心动图比较，MRI 诊断室间隔缺损的敏感性及特异性与其相似。由于室间隔具有自前外向后内走行的解剖曲度，MRI 可采用类似心血管造影的长轴斜位和四腔位成像，能准确测量室间隔缺损的大小，而采用电影磁共振能更好地显示室间隔缺损大小随心动周期时相的改变而发生变化的征象。室间隔缺损在电影磁共振上表现为缺损所致血液复杂流动而形成的低信号影(图 3-6-10)，采用电影磁共振技术的优点之一是直径仅 0.2 cm 的肌部小室间隔缺损也可很好显示，其图像伪影较 SE 图像少。MRA 采用 MIP 重建后的血管图像及原始图像也可清晰显示室间隔缺损的部位和大小，缺损边缘常见低信号改变。采用相位编码速度识别技术可确定室间隔缺损是双向还是单向分流，并可对分流大小进行定量。近 50%的室间隔缺损患者合并有其他心内畸形，如主动脉缩窄、主动脉瓣狭窄等，MRI 较心超检查的优势在于不仅可检测出心内畸形，还可对大血管病变进行显影。

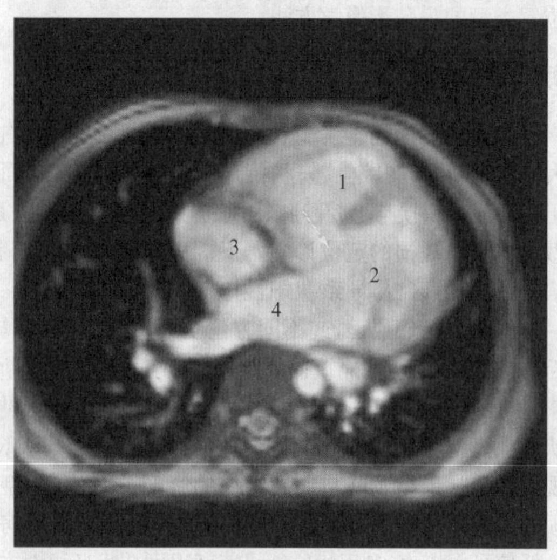

图 3-6-10 室间隔缺损

亮血 SSFP 序列显示室间隔信号缺损。1，右心室；2，左心室；3，右心房；4，左心房

四、动脉导管未闭

MRI SE 序列横断位成像可显示导管附着处主动脉局部扩张、较大的主动脉弓及左心房、室增大等间接征象(图 3-6-11)，但对于较小的动脉导管未闭显示欠佳。采用肺动脉长轴平面成像加薄层扫描显示未闭导管效果更好，但有时也容易受到未闭导管两端及导管内的血流伪影的干扰。采用此层面电影磁共振可较容易显示未闭导管所致湍流的管状低信号影，2D PC 结合心电门控的相位图像还可清晰显示未闭导管内是否存在双向分流，表现为黑白相间的信号改变。3D CE-MRA 可多角度显示未闭导管的位置、大小和走行。MRA 的多平面重建图像可知，PDA 主要呈前后和上下方向混合走行。

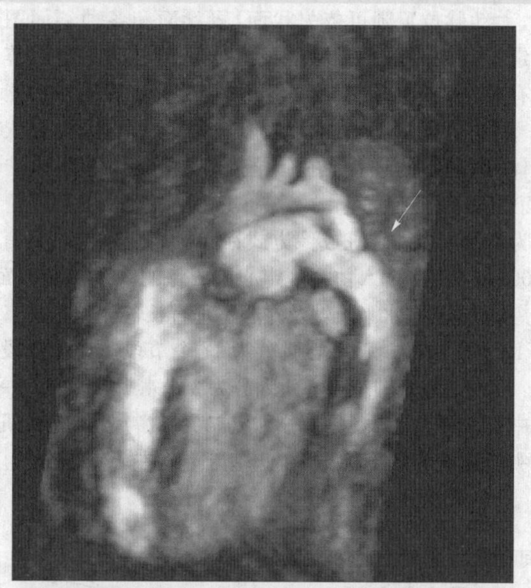

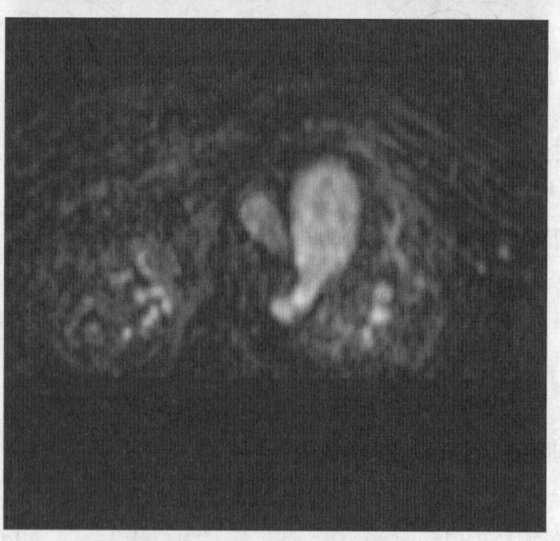

图 3-6-11 动脉导管未闭

亮血序列显示主动脉弓与左肺动脉间见一管状结构

五、法洛四联症

MRI 横断面、矢状面和肺动脉长轴面 SE 和电影磁共振可清晰显示肺动脉狭窄的部位及其程度，矢状面 SE 和电影磁共振可用于确定漏斗部及肺动脉狭窄伴第三心室大小及形态，对

于右心室异常肥厚肌束的显示也以矢状面为佳。对重度法洛四联症肺动脉闭锁患者，肺动脉长轴成像及MRA可明确是肺动脉严重狭窄抑或闭锁(图3-6-12)。室间隔缺损和主动脉骑跨在垂直于室间隔的左心室长轴层面、冠状位显示佳，矢状面也可显示上述两种畸形，但不如左心室长轴位准确、全面。在垂直于室间隔的左心室长轴层面，还可以对主动脉骑跨的程度进行评判；一般来说，主动脉骑跨Ⅰ、Ⅱ、Ⅲ、Ⅳ度是指主动脉骑跨于右心室的程度小于主动脉瓣的25%、50%、75%和大于75%。电影磁共振较SE更好显示室间隔缺损在心动周期不同时相的大小变化。右心室肥厚在SE序列横断位上可清晰显示。法洛四联症患者左、右心室功能的判断可由左心室短轴观电影磁共振测定，其冠状动脉的变异，近端的异常可由SE、电影磁共振或MRA显示，其中远端显示需行冠状动脉CT或冠状动脉造影检查明确。

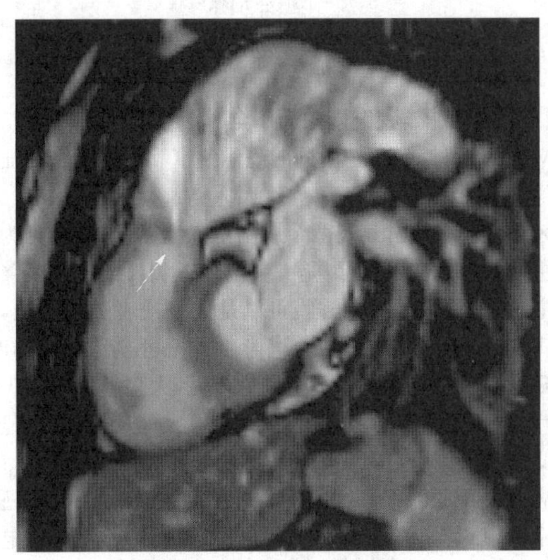

图3-6-12　肺动脉瓣重度狭窄

亮血电影序列显示右心室收缩期肺动脉瓣区喷射状血流束，呈明显高信号(箭头处)，肺动脉呈瘤样扩张

六、房室间隔缺损

MRI横断位和四腔心均可较好显示低位房室间隔缺损征象，SE显示二尖瓣裂缺效果较差，电影磁共振可见到裂缺所致的条状低信号影，由于二尖瓣方向及附着异常造成的流入隔变短和双房室瓣处于同水平的征象也可观察到。左心室流出道延伸拉长所呈现的“鹅颈”征可在冠状面和左心室长轴层面上观察到。完全性者则可见到单组房室瓣横跨双心室，且有流入道室间隔缺损存在(图3-6-13)。MRA可显示伴随的大血管畸形。

七、肺静脉异位引流

MRI扫描以SE脉冲序列T_1WI横断位加冠状位显示本病的畸形效果最佳，辅以矢状位和斜矢状扫描，可追踪肺静脉的走行，特别是经冠状静脉窦引流入右心房者。MRI可清楚显示肺静脉汇合的主干，异常引流静脉的走行途径，与体静脉的交通部位，有无静脉狭窄并存，房间交通的大小和形态，鉴别卵圆孔未闭与房间隔缺损、肺动脉扩张及右心房扩大的程度，以及其他并存的畸形。

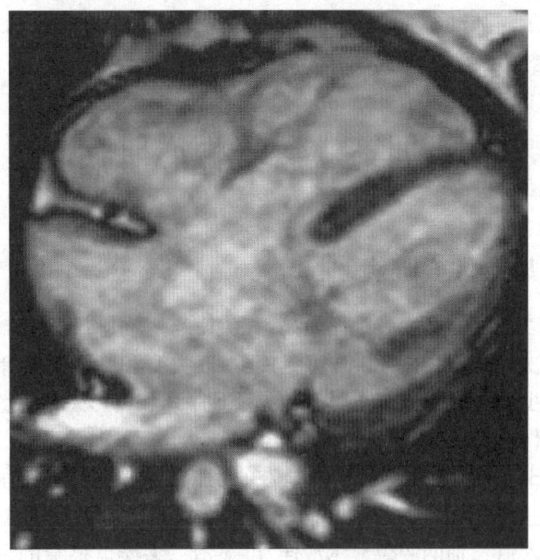

图3-6-13　完全性房室间隔缺损

亮血序列四腔心显示房间隔及室间隔信号缺失

八、大动脉转位

首先确定两大动脉与左、右心室的连接关系，再明确心房与心室的位置及连接关系，最后结合两大动脉的空间位置确定本病的诊断。

在冠状面和矢状面可显示升主动脉起自右心室，肺动脉起自左心室，结合横断位可明确升主动脉位于肺动脉的前方。根据右心室的内膜粗糙、有调节束及肌性流出道等形态学特点，MRI可准确判断左、右心室及其所在的位置，并显示有无室间隔缺损，以及其部位、大小和形态。根据心耳的形态判断左、右心房。右心耳呈三角形，切迹较少，以宽基底与心房体部相连，心耳内有不规则的梳状肌束；左心耳形态不规则，其边缘的切迹较多，与心房体部的连接处较窄。此外，右心房与肝脏和右侧支气管在同侧，当心房反位时，肝脏和支气管均同时反位，所以根据肝脏的位置和同侧支气管形态可间接判断左、右心房。确定心房类型后，可进一步判定心房位置及心房-心室连接关系。显示主动脉瓣下有肌性流出道，主动脉瓣的位置高于肺动脉瓣，后者与二尖瓣前叶有纤维连接。显示右心室壁肥厚及房间交通或动脉导管未闭等其他畸形。电影磁共振可显示上述畸形的血流动力学异常改变。

九、共同动脉干

MRI SE序列横断位和冠状位可显示一条明显扩大的大动脉骑跨在两心室上，并由此动脉干发出体动脉、肺动脉和冠状动脉。MRI多方位成像有利于显示肺动脉起源，并根据肺动脉发生部位和形态判定共同动脉干的类型。Ⅰ型、Ⅱ型、Ⅲ型共同动脉干以横断位及矢状位显示最佳。Ⅳ型共同动脉干，即肺动脉完全缺如，肺循环由降主动脉发出的支气管动脉供应，MRI图像肺门及纵隔内可见广泛杂乱的流空侧支血管影，而无左、右肺动脉干。心脏平面SE序列多轴位切面可显示高位室间隔缺损以及左、右心室增大，心室壁增厚。同时可显示其他伴随畸形，如动脉导管未闭、房间隔缺损及右位主动脉弓等。电影磁共振可直接显示左、右心室间血液分流喷射束，并可显示共同动脉干瓣膜的关闭不全，增强MRA可进一步观察共同动脉干与肺动脉的关系，尤其是Ⅳ型侧支血管的显示更为清楚、全面，有利于共同动脉干的分型。

第四节 后天性心脏病

一、风湿性心脏病

以二尖瓣病变发病率最高，二尖瓣与主动脉瓣联合瓣膜病变其次，单纯性主动脉瓣病变较少，三尖瓣和肺动脉瓣单纯受累极少见。MRI 检查技术以常规 SE 序列和电影磁共振为主。

(一) 二尖瓣狭窄

SE 序列可见左心房增大，左心房内血流缓慢、淤滞呈高信号，左心室不大，右心室不同程度地增大。以电影磁共振左心室流入道长轴两腔位显示最佳，可显示二尖瓣口狭窄的形态和严重程度。左心房舒张期血流经狭窄的瓣口喷入左心室，血流呈条状低信号，同时可显示二尖瓣圆顶状凸出。如二尖瓣硬化和钙化，瓣膜呈低信号增厚，左心房内伴有血栓形成者以电影磁共振显示清楚，血栓表现为中低密度区，以动态显示为清楚。

(二) 二尖瓣关闭不全

SE 序列表现为左心房、左心室增大。电影磁共振心脏两腔位显示收缩期左心室血液经二尖瓣口向左心房喷射，呈条状低信号区(图 3-6-14)。二尖瓣狭窄瓣关闭不全时，MRI 可同时显示其相应的改变。

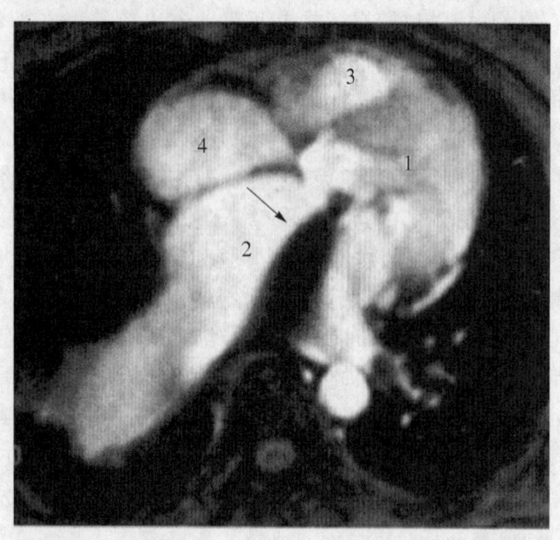

图 3-6-14 二尖瓣关闭不全

电影磁共振提示收缩期左心室血流经二尖瓣口向左心房反流，呈条状低信号区，左心房增大，肺静脉增粗(1，左心室；2，左心房；3，右心室；4，右心房)

(三) 主动脉瓣狭窄

MRI 可见左心室壁增厚，心腔轻度扩大，从电影磁共振冠状位或左心室流出道切面显示最佳，可见收缩期自主动脉瓣口向升主动脉喷射的低信号血流，瓣膜开放受限，圆顶状凸出，伴升主动脉中下部狭窄后扩张(图 3-6-15)。

(四) 主动脉瓣关闭不全

MRI 显示左心室及升主动脉明显扩大，电影磁共振可见舒张期升主动脉血流经主动脉瓣口反流至左心室，呈束条状或片状低信号区。

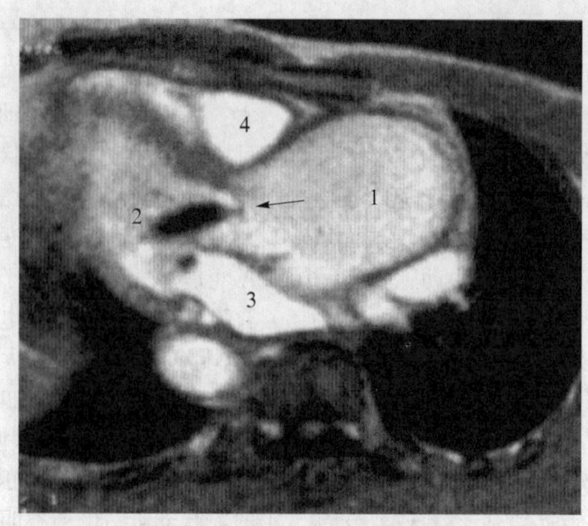

图 3-6-15 主动脉瓣狭窄

电影磁共振提示收缩期左心室血液经狭窄瓣口向主动脉喷射(1，左心室；2，主动脉；3，左心房；4，右心房)

(五) 主动脉瓣狭窄伴关闭不全

MRI 示两种病变并存，同时显示狭窄和关闭不全的征象。

(六) 联合瓣膜病

风湿性心脏病常累及两个或两个以上瓣膜，最常见为二尖瓣伴主动脉瓣病变，也可以是二尖瓣伴三尖瓣或二尖瓣伴三尖瓣及主动脉瓣病变，每个瓣膜可以是狭窄或者关闭不全，也可是双病变。MRI SE 序列结合电影磁共振可显示相应的改变。三尖瓣病变以功能性关闭不全最为常见，大多继发于二尖瓣病变、肺动脉高压致右心房、右心室明显扩大，电影磁共振显示收缩期低信号反流束自三尖瓣口进入右心房。

MRI 对瓣膜狭窄和关闭不全进行定性诊断的同时，还可以对反流量、心室容积、射血分数等进行定量诊断，主要用电影磁共振和相位编码 MRI。

二、心肌病

心肌病主要分为扩张型、肥厚型、限制型、致心律失常型右心室心肌病及心肌致密化不全。

(一) 扩张型心肌病

MRI SE 序列和电影磁共振主要是显示心腔扩大，心室壁和室间隔厚度大致正常，信号多无改变(图 3-6-16)。电影磁共振可观察心室收缩舒张情况，并对其射血分数、心搏量、室壁收缩期增厚率等进行定量分析。扩张型心肌病心腔扩大主要以左心室为主，以右心室扩大为主者少见。MRI 成像还可同时显示瓣膜或心包疾病，帮助鉴别瓣膜疾病导致的心室腔扩大及继发于缺血性心肌病的心室腔扩大。Gd-DTPA 增强 MR 可用于继发于急性病毒型心肌炎的扩张型心肌病的诊断和随访，早期水肿心肌可强化。扩张型心肌病增强 MRI 心肌可有以下 3 种表现：① 无异常强化(约占 59%)；② 心内膜下延迟强化影或透壁延迟强化(约占 13%)，此种表现较难与冠心病心肌梗死相鉴别，必要时可行冠状动脉造影协助诊断；③ 心肌中层斑片状延迟强化影(约占 28%)，提示局灶性心肌纤维化形成，此型较易与冠心病相鉴别。

(二) 肥厚型心肌病

对本病的 MRI 检查技术为常规 SE 序列和电影磁共振等。扫描方向为横断位及其他方位，包括平行室间隔左心室

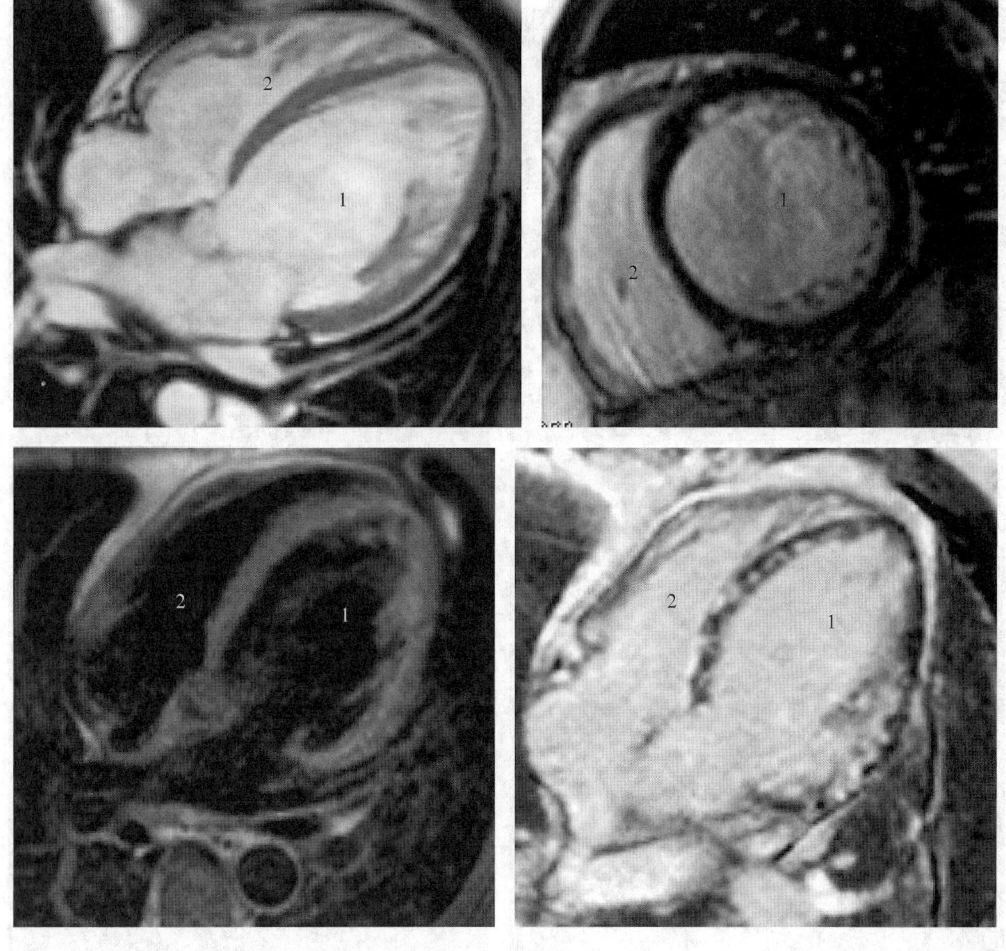

图 3-6-16 扩张型心肌病

上组病例显示左心室明显扩张，延迟强化左心室心肌未见异常强化影；下组病例显示左心室明显扩大，延迟强化左心室心肌中层斑片状强化影，提示为心肌炎后所致扩张型心肌病

长轴位（两腔心）、垂直室间隔左心室长轴位、左心室流入流出道及左心室短轴位、冠状位及矢状位等，根据所需显示的部位决定。

MRI 表现如下：① 显示左心室壁与室间隔厚度，关于心室壁与间隔厚度的测量方法和正常标准各家说法不一。有的作者主张在收缩末期测量，但大多数作者主张在舒张末期对心室壁和间隔进行测量。对肥厚型心肌病的诊断标准以舒张期肥厚的心室壁与正常心室壁厚度之比≥1.5 为宜。② 肥厚室间隔或心壁收缩期增厚率下降。一般肥厚心肌的收缩期增厚率<30%。③ 当室间隔肥厚的肌块向左心室腔凸出时造成左心室流出道狭窄。垂直室间隔左心室长轴位或左心室流入流出道层面的电影磁共振可显示收缩期信号流空。④ 心腔缩小，变形。⑤ 左心房增大，二尖瓣关闭不全，电影磁共振在心室收缩期可见左心房内反流。⑥ 心尖肥厚型心肌病的心肌肥厚局限于心尖，而基底段为正常厚度。两腔为电影磁共振左心室舒张期显示心尖腔缩小，而心底部扩张，左心室腔呈典型的扑克牌黑桃形改变。与右前斜位左心室造影舒张期表现一致。也可在左心室短轴位测量心尖及心室所有节段的厚度（图 3-6-17）。

（三）限制型心肌病

MRI 表现视病变累及的心室而定。表现为心室流入道和心尖部的变形和闭塞，而流出道扩张。心室腔内心内膜显著增厚，呈凹凸不平状，有时可显示附壁血栓。伴有心房的明显扩大和房室瓣关闭不全。在 SE 序列心室舒张期，由于心室舒张受限，心房内血液进入心室也受限，使巨大心房内充满缓慢血流而呈高信号。而在心室收缩期可见心房内由房室瓣反流所致低信号血流（图 3-6-20）。

限制型心肌病在临床上和血流动力学上与缩窄性心包炎的鉴别十分困难。两者鉴别的关键在于显示心包有无增厚、伴有或不伴有心包钙化。MRI 可显示心包的厚度（缩窄性心包炎心包厚度≥4 mm），但对于钙化显示不敏感。CT 的分辨率比 MRI 高，能清晰显示心包有无增厚及钙化。对于疑难病例或 MRI 不能确诊的病例，进行 CT 检查将有助于鉴别诊断，但最后确诊有赖于心内膜活检。

（四）致心律失常性右室心肌病

致心律失常性右室心肌病（ARVC）形态学表现为右心室前壁漏斗部、心尖部和后下壁心肌发育不良三角区的球形扩张和瘤样凸出，收缩期该部运动减弱或消失，右心室肌小梁肥大，右心室室壁变薄呈节段性膨隆或瘤样扩张。由于心肌可被纤维脂肪组织广泛替代，有的学者认为本病与先天性心脏病 Uhl 畸形可能有联系。SE 序列 T_2WI 可清楚显示右心室心肌内脂肪呈高信号，透壁或局灶性脂肪沉积提示本病。其他征象包括

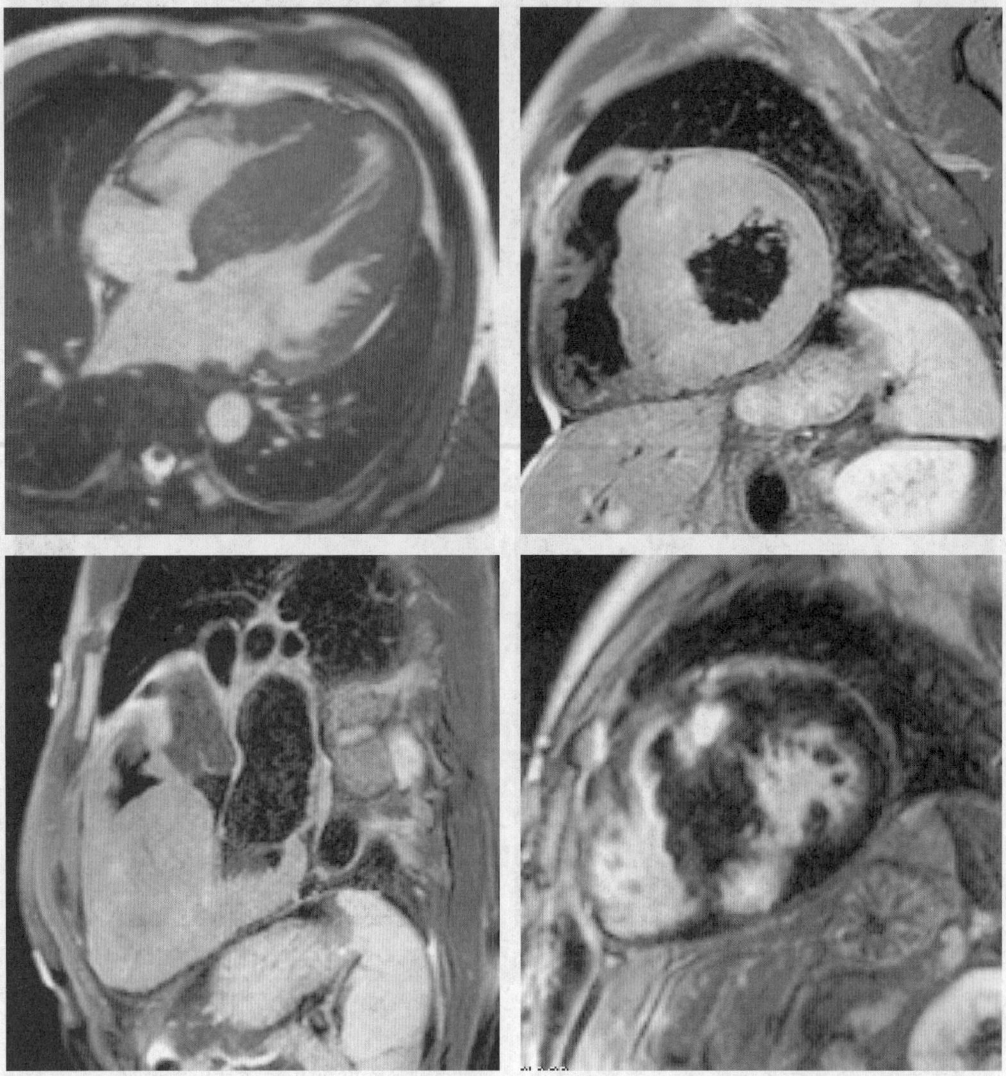

图 3-6-17 肥厚型心肌病

左心室心肌肥厚，室间隔心肌肥厚显著，左心室流出道受阻，延迟强化见心肌内斑片强化影，提示局灶性心肌坏死

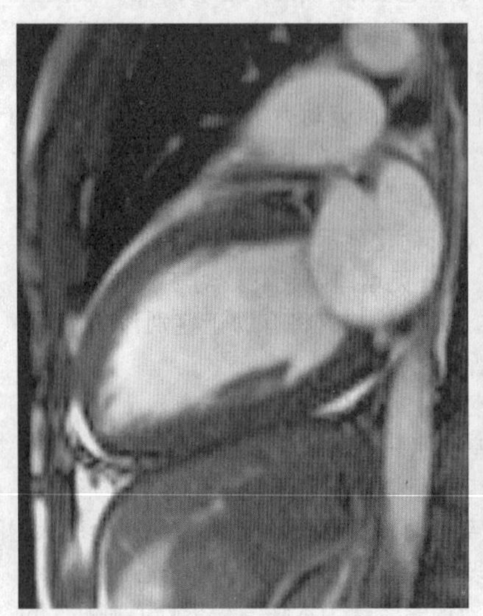
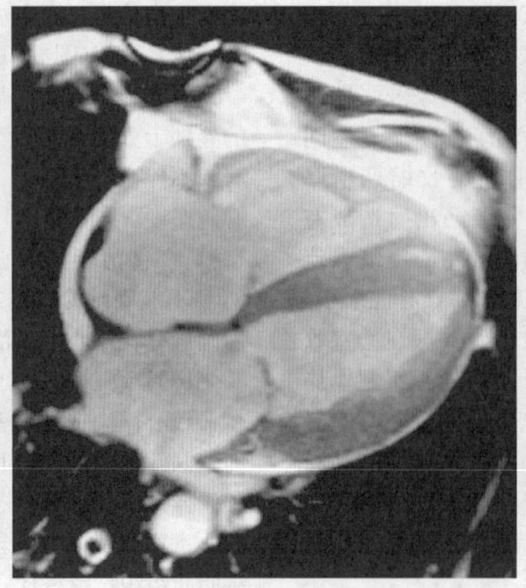
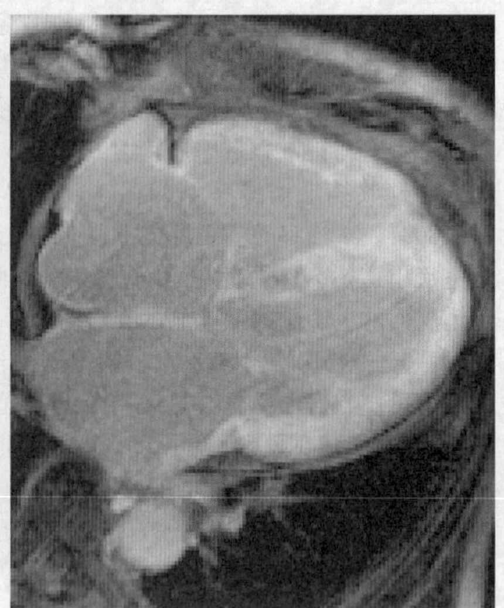

图 3-6-18 限制型心肌病

在SE序列和电影磁共振显示右心室局灶性膨隆或瘤样扩张伴运动障碍，延迟强化序列上可见纤维化心肌内的异常强化。但是此病患者由于心律不齐进行MRI检查时容易产生伪影，空间分辨率有限使心外膜下心室壁的脂肪变性和心外膜心包脂肪垫难以区分。右心室的形态和功能存在个体差异比较大，准确地测量评价受限制，尚有待进一步的研究。有学者认为即使MRI没有检出脂肪和纤维化变性，在有临床表现和形态功能改变的支持下，不能否定ARVC的诊断(图3-6-19)。

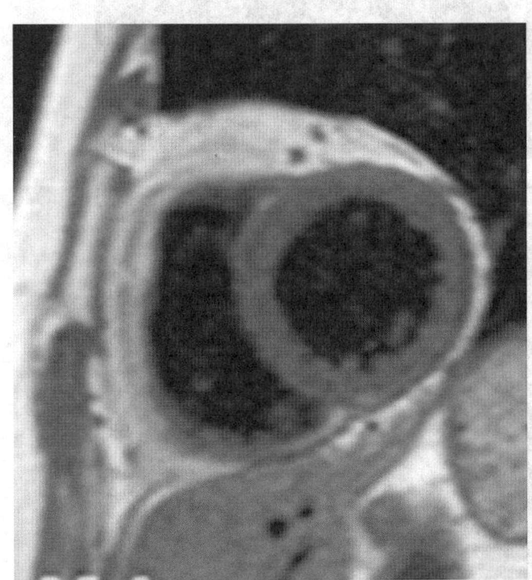

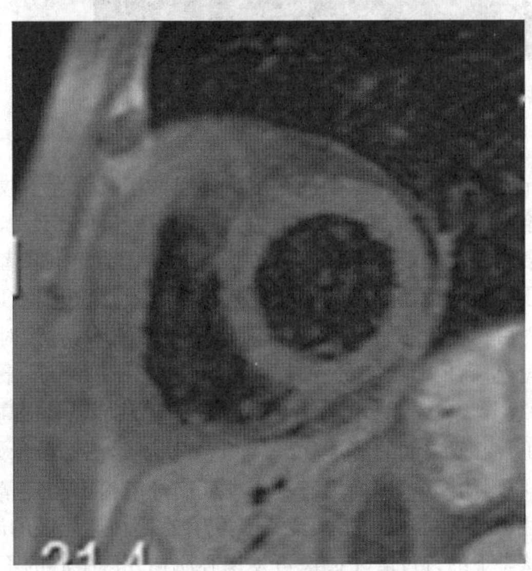

图3-6-19　致心律失常性右室心肌病

右心室壁 T_1WI 见高信号影，脂肪抑制后信号降低，证实为脂肪信号

(五) 心肌致密化不全

临床上心肌致密化不全(NVM)的诊断主要是依靠超声检查，但心脏核磁共振检查在诊断NVM中具有无可比拟的优势，特别是在显示心尖部位病变时，MR较心脏超声更易显示及评估病变范围。现阶段MR诊断NVM的具体诊断标准至今没有达成一致，有学者仍沿用心脏超声诊断标准，在电影序列上选择收缩期，测量非致密化心肌与致密化心肌最大厚度比值，但MR图像上收缩期非致密心肌与致密心肌的分界欠清，较难识别，故比值存在较大误差。Steffen等发现舒张期非致密心肌厚度(NC)与致密心肌厚度(C)比值大于2.3作为诊断标准可以准确区分病理性非致密化心肌与正常非致密化心肌，其敏感性、特异性、阳性预测值及阴性预测值分别为86%、99%、75%和99%。值得注意的是，NC/C比值在临床工作中固然重要，但还要结合电影序列及TSE序列，对心室肌的形态及收缩活动度进行综合评估。

诊断NVM时到底应该使用哪些序列更为优化尚无统一观点。笔者认为TSE黑血序列对于显示粗大肌小梁间隙内缓慢血流具有重要作用。心腔内流动的血液呈低信号，而肌小梁间隙内缓慢血流则呈现相对稍高信号，在TSE序列 T_2WI 脂肪抑制像上显示更为清晰，对于心肌致密化不全诊断具有很大帮助。但由于心脏检查使用的表面线圈，可能存在磁敏感伪影，导致部分正常人心腔内心内膜下亦可呈现稍高信号，此时需要仔细辨别，从多平面不同角度进行显示，区别病变与伪影。此外，真实稳态进动序列具有良好的血池-心肌对比、较高的SNR、运动伪影少和快速成像的优势，在显示心肌形态及舒缩活动度时具有无可比拟的优势，具体操作时需结合心电触发及屏气完成采集，参数设置要以患者可能的屏气时间为中心，结合患者心率调节分段K空间线数(图3-6-20)。

三、冠心病

MRI对冠心病的诊断价值为：① 明确心肌梗死的部位与范围；② 证实心肌梗死的并发症；③ 显示急性、亚急性和慢性心肌梗死的MRI信号变化与组织学特征；④ 了解病变区的心肌功能和心肌灌注变化，推断冠状动脉狭窄，并为冠状动脉旁路术的选择做预估。

(一) 心肌缺血

在常规SE T_1WI 和 T_2WI 上常无异常发现。快速动态增强MRI(即心肌灌注MRI成像)可检出缺血心肌和正常心肌间的信号差异。在采用 T_1WI 技术的心肌灌注MRI上正常心肌信号增高，而缺血心肌信号增高较少或无变化，呈低信号改变。增强后正常心肌的信号强度比增强前增加30%～60%，而缺血心肌的峰值和信号强度-时间上升速度则均低于正常心肌。由于双嘧达莫(潘生丁)可加大正常心肌和缺血心肌的血流灌注差异，因此双嘧达莫心肌灌注MRI(负荷相)显示的缺血心肌和正常心肌信号差别也增大，缺血区的信号峰值和信号强度-时间上升率低于静息相，所以采用双嘧达莫心肌灌注MRI能提高心肌少灌注和无灌注区病灶的检出，其检测的敏感性和特异性与冠状动脉狭窄程度、药物剂量有关。缺血区与正常心肌信号差别的程度和持续时间与心肌血流灌注减少的程度和对比剂的剂量有关。Schaefer报道双嘧达莫心肌灌注MRI显示心肌缺血的节段与放射性核素扫描有良好的一致性。

缺血区室壁节段运动异常是心肌缺血的一个早期征象，可表现为运动减弱、消失或矛盾运动，室壁增厚率异常也是运动异常的一个指标。最明显的运动异常多发生于收缩期的1/3～1/2。由于双嘧达莫能增强正常心肌收缩，加重病变心肌的异常运动。因此，双嘧达莫电影磁共振能发现静息状态下不能被发现的轻度运动异常，以此推断冠状动脉病变。

(二) 心肌梗死

心肌梗死后对心肌活力的判断对冠心病的预后、选择治疗

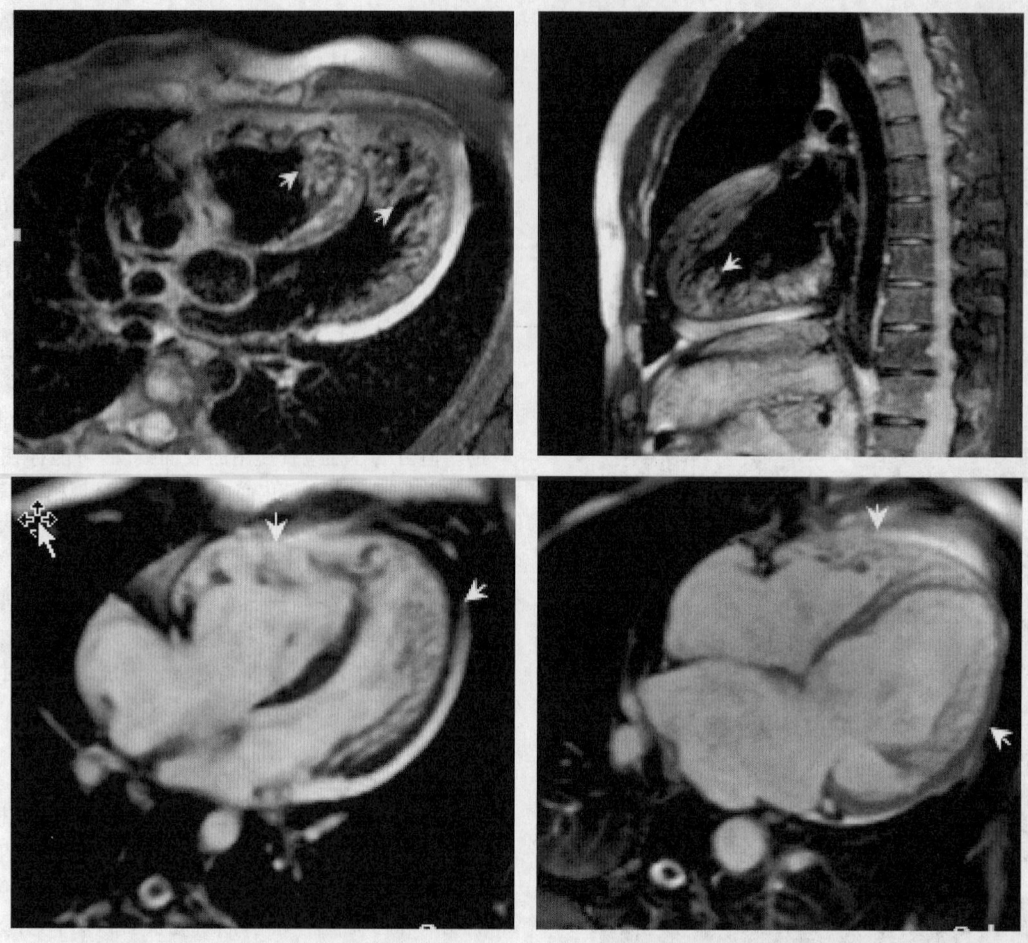

图 3-6-20　心肌致密化不全

左、右心室腔内均可见海绵状致密化不全心肌组织，亮血序列显示其内血窦与心腔相通

方法及确定高危患者至关重要。静息状态下收缩正常的心肌是有活力的，而在缺血发作期或缺血发作后不久，心肌的静息收缩功能出现异常，此时心肌可能坏死或仍存活。存活的心肌分为冬眠心肌和顿抑心肌。影像学检查的目的是准确鉴别这两种存活心肌和梗死心肌。目前临床使用较多的是低剂量多巴酚丁胺负荷超声心动图和放射性核素检查技术如单正电子发射型计算机体层显像（single positron emission computed tomography，SPECT）和 ^{18}F-氟去氧葡萄糖正电子发射体层摄影（fluorodeoxyglucose positron emission tomography，FDG-PET）。超声心动图空间分辨率较低，对操作者依赖性大，易受声窗影响。而放射性核素检查的空间分辨率更低，价格昂贵，有电离辐射。MRI 软组织分辨率及空间分辨率均高，扫描速度明显提高，它不仅可清楚显示心脏解剖形态，还能提供其功能及代谢信息。

急性、亚急性心肌梗死区心肌水肿、静脉回流受阻时常规 MRI 序列显示心肌梗死灶的病理基础。使用 SE 技术，由于梗死心肌 T_2 弛豫时间明显延长，T_1 弛豫时间延长不明显，故 T_2WI 呈明显高信号，T_1WI 与非梗死区心肌信号无明显差别。因 T_2WI 上高信号区内除梗死心肌外，可能尚含有水肿的存活心肌，因此 T_2WI 会高估急性和亚急性心肌梗死的心肌坏死区范围。电影磁共振虽可显示心肌梗死引起的心肌壁运动异常，但仍不能鉴别梗死和存活心肌。对陈旧性心肌梗死，使用电影磁共振测定心肌舒张末期的厚度或多巴酚丁胺诱导下收缩期心肌增厚率可诊断心肌有无活力，但前者特异性仍不高，而低剂量多巴酚丁胺负荷 MRI 只对左心室功能无明显下降者和只有一段心肌壁运动异常的心肌梗死诊断有效。Gd-DPTA 静脉注射后在梗死心肌中聚集，排泄延迟，因而其 T_1 弛豫时间明显缩短，呈高信号改变，这种作用以增强后 10～30 min 最为明显，持续 15～20 min。据作者经验，增强 T_1WI 能显著提高梗死区与正常心肌之间的信号对比，与 T_2WI 比较，图像质量好，成像时间短，伪影少，因而更有利于梗死病灶的检出与定量。但对急性、亚急性心肌梗死，延迟强化仍存在高估坏死区的缺陷。静息状态下的首过灌注成像可发现心肌梗死区中心的不强化区，成为无血流区，这反映梗死区微血管阻塞没有血流，病灶内心肌无活力。病灶周围区持续强化，该区可能仍有心肌存活。^{31}P-MRS 无需使用示踪剂可无创性检测心脏能量代谢，能用于检测心肌活力，但其敏感性低，且目前多数化学位移技术对心肌后壁的空间分辨率不高。MRI 检查方法多样，并在不断完善中，目前临床多结合使用 SE-T_1WI 及 T_2WI，电影磁共振、Gd-DTPA 首过灌注成像和延迟成像法检测心肌活力和梗死区大小（图 3-6-21）。

（三）室壁瘤

室壁瘤是心肌梗死的常见并发症，其发生率为 12%～15%。在 MRI 上表现为心室壁显著变薄，并局限性向外膨出，

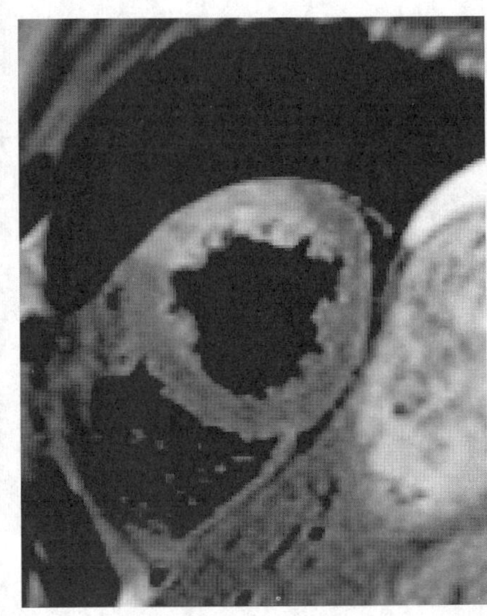
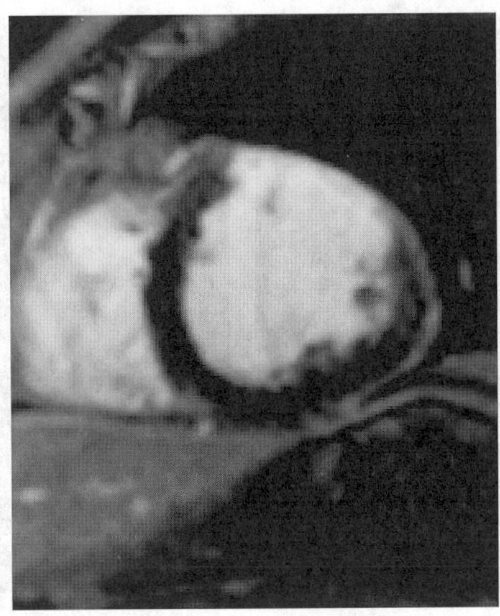
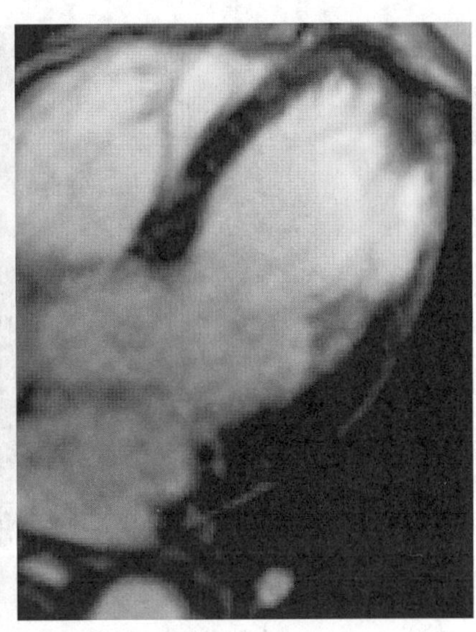

图 3-6-21　心肌梗死

T_2WI 脂肪抑制图像显示左心室前壁心肌水肿、信号增高，延迟增强呈高信号，提示左心室前壁心肌梗死

心肌收缩与舒张运动呈反向运动或无运动(图 3-6-22)。心腔内常见附壁血栓，其信号特点与血栓形成的时间有关。亚急性血栓 T_1WI 及 T_2WI 均呈高信号，慢性血栓 T_1WI 和 T_2WI 均为中低信号。附壁血栓与高信号的缓慢血流有时较难区分，而电影磁共振有助于两者的鉴别。在电影磁共振上附壁血栓为低信号，缓慢血流则呈高信号。

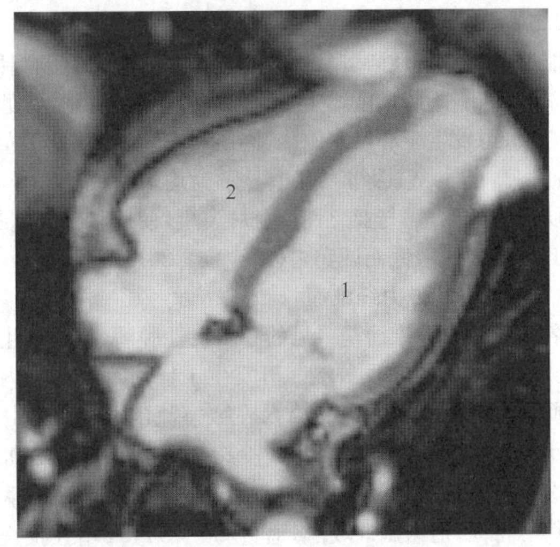

图 3-6-22　室壁瘤

亮血 SSFP 序列显示左心室心尖部心肌变薄，局部向外膨出(1，左心室；2，右心室)

(四) 心包积液和心包炎

引起心包积液原因很多，有炎症、肿瘤、全身结缔组织病、尿毒症、外伤性和放疗等。

1. 心包积液　MRI 对心包积液十分敏感，少量积液主要集聚在心包腔最低垂部位。仰卧位时少量心包积液聚集在左心室背侧和左心房左侧部位，呈一薄层或椭圆形影。中等量心包积液，液体从左心室背侧向上延及右心房和右心室腹侧面。有时可见少量液体环绕大血管根部(图 3-6-23)。大量心包积液时，可见心包腔内一较宽环带状液体信号环绕心脏和大血管根部，在心脏下方可见心包腔底部充满积液。在 SE 序列心包积液的信号视积液成分而定。一般心包积液在 T_1WI 呈低信号，在 T_2WI 上呈高信号。如心包积液中含有较高蛋白成分，则在 T_1WI 上为高信号。血性心包积液在 T_1WI 上也为高信号。有时少量单纯心包积液在心包腔内随心脏运动而运动，在 T_1WI 上心包明显低于胸腔积液，被称为信号流空，而在 T_2WI上则呈高信号，尤其在心包底部，如心包腔脏壁两层发生粘连，也可出现局限性包裹性积液。

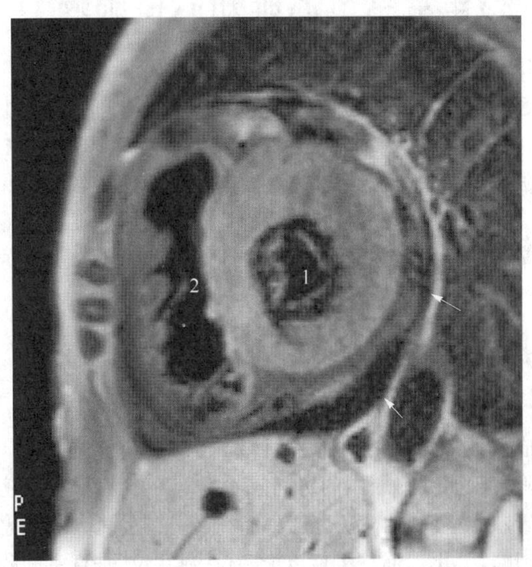

图 3-6-23　心包积液

左心室短轴位 T_1WI 序列显示心包腔内低信号影(1，左心室；2，右心室)

2. 缩窄性心包炎　MRI 表现为心包增厚、不规则。心包增厚可为普遍性，也可为局限性。一般在右心室前方测量，多数学者认为，心包厚度≥4 mm 视为心包增厚。增厚的心包信号为低、等不均匀信号。其中极低信号可能为钙化。有时增厚心包腔内可有灶性高信号。可有下腔静脉增宽。文献报道下腔静脉正常直径＜30 mm，而在缩窄性心包炎，下腔静脉管径

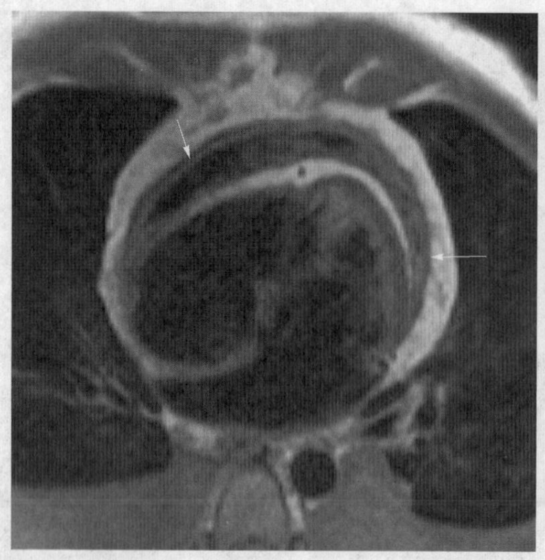

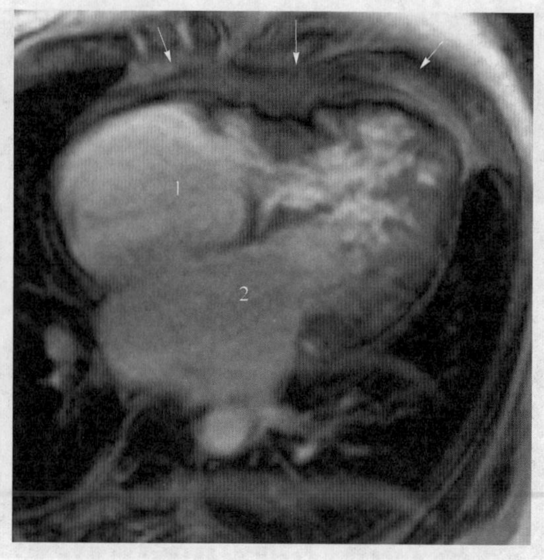

图 3-6-24　缩窄性心包炎

左图为 SE-T_1WI 横断位显示心包增厚，心包腔内少许积液；右图为 SSFP 横断位显示心包增厚，两侧心房（1，右心房；2，左心房）明显扩大

可明显扩大。由于下腔静脉长径变异较大，可在观察下腔静脉时，取紧贴右心房水平的层面测量其短径。在 MRI SE 序列，不仅可从横断位，还可从冠状位观察，上、下腔静脉均增粗。还可发现室间隔扭曲、心房增大、心室变形和充盈受限以及增厚的心包强化等改变（图 3-6-24）。但 MRI 显示钙化不如 CT。

第五节　心脏和心包肿瘤

起源于心脏或心包的原发肿瘤十分罕见，尸检发生率为 0.001 7%～0.28%，而转移性肿瘤发生率是其 20～40 倍。3/4 的心脏原发性肿瘤为良性，黏液瘤占其 1/2，其他较为常见的良性肿瘤有脂肪瘤、乳头状弹性纤维瘤及横纹肌瘤。黏液瘤是成人最常见的原发性心脏肿瘤，横纹肌瘤是儿童最常见的原发性心脏肿瘤。

一、原发性良性肿瘤

（一）黏液瘤

成人最常见的心脏原发肿瘤，75%发生于左心房（其中 75%附着于卵圆窝周围的房间隔上），20%发生于右心房，5%发生于左心室或右心室。多数黏液瘤生长较快，少数可恶变为黏液肉瘤。MRI SE 序列能以横断位、冠状位、垂直室间隔左心室长轴位以及任意斜位显示心腔内黏液瘤的大小、形态及信号改变，以及其与房间隔的关系。MRI SE 序列平扫显示肿瘤呈分叶状或圆形软组织肿块影，多为窄基，以蒂附着于房间隔。MRI 可多方位观察肿瘤是否带蒂，附着点与间隔的关系，但并不是总能满意显示肿瘤的蒂。在 SE 序列 T_1WI，与心肌壁相比，黏液瘤多表现为等信号或略高信号，典型者 T_2WI 为高信号（图 3-6-25）。如瘤内出血可表现为 T_1WI 及 T_2WI 为高信号，瘤内含较多纤维化、钙化或含铁血黄素沉积时肿瘤信号降低。Gd-DTPA 增强后瘤体实质成分不均匀或均匀强化，囊变坏死区不强化，部分病灶内可见迂曲血管影。电影磁共振显示带蒂肿瘤随心脏周期活动。心室舒张期，左心房黏液瘤可向房室瓣口移动。左心房黏液瘤须与左心房血栓鉴别，鉴别主要依赖于发生的部位与增强时的表现，左心房血栓多位于左心耳部，其次为左心房后壁，Gd-DTPA 增强时血栓一般不强化，且在电影磁共振上血栓基本无运动。

（二）脂肪瘤

脂肪瘤占原发性心脏良性肿瘤的 14%、占心脏所有肿瘤的 10%，较房间隔脂肪过度增生少见。病理上肿瘤由成熟的脂肪细胞组成，可发生于心房室腔内、心肌或心包，较常见于左心室及右心房。在 T_1WI 及 T_2WI 上显示为均匀一致高信号，与皮下脂肪信号一致，需与亚急性期血肿鉴别，使用脂肪抑制技术，可使其信号大大降低而证实之（图 3-6-26）。

（三）乳头状弹力纤维瘤

乳头状弹力纤维瘤是罕见的心脏良性肿瘤，却是发生于心脏瓣膜的最常见的原发肿瘤。可发生于任何瓣膜或心内膜上皮表面，如左心室心尖部、腱索及左心室流出道等处。肿瘤一般较小[平均直径为（12±9）mm]，多带蒂、可活动。心脏超声为首选检查方法，MRI 可作为辅助诊断方法进一步观察病灶形态及信号特征，但因病灶较小，通过 Gd-DTPA 增强检查评判病灶血供情况较为困难。

（四）横纹肌瘤

横纹肌瘤为儿童最常见的心脏肿瘤，占新生儿期心脏原发肿瘤的 75%，常多发，位于心肌肌壁间，部分突入心腔，可同时累及心房及心室。发生于心脏的横纹肌瘤常被指不是真正的肿瘤，而是错构瘤，在部分患儿肿瘤可自行消退。MRI 检查可定位病灶并显示其范围，与正常心肌信号相比，横纹肌瘤 T_1WI 多为等或稍高信号，T_2WI 为等信号，Gd-DTPA 增强后与周围正常心肌信号相仿。

（五）血管瘤

发生于心脏的血管瘤罕见，可见于左心室侧壁、右心室前壁及室间隔，30%的病例为多发；50%的血管瘤发生于肌壁

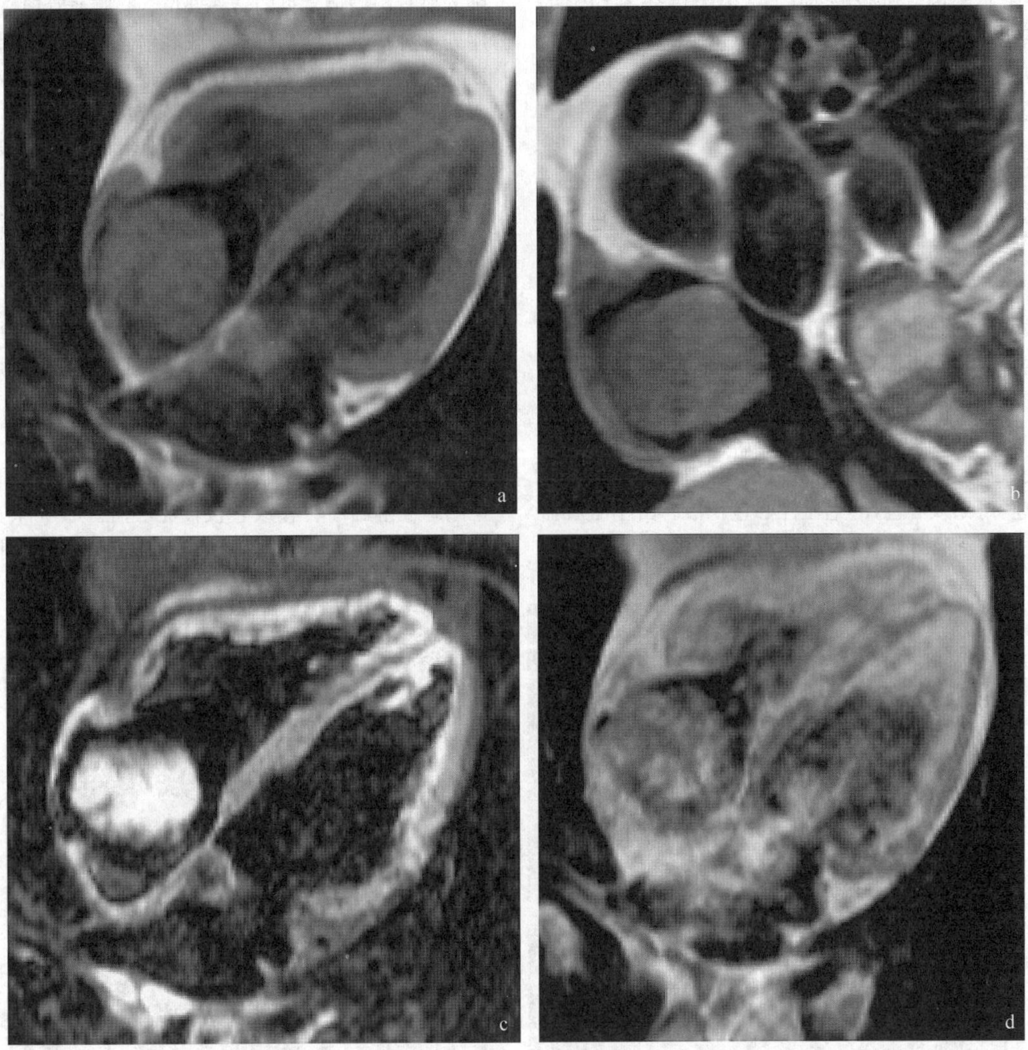

图 3-6-25 右心房黏液瘤

右心房内见一类圆形团块，T_1WI 呈等信号（图 a、b），与心肌信号相仿，T_2WI 呈高信号（图 c），增强后明显强化（图 d）

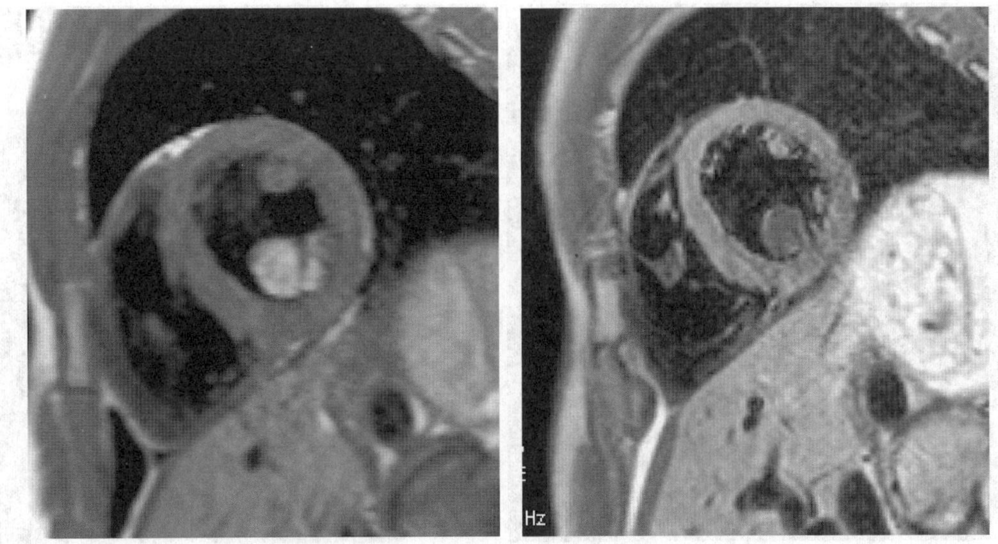

图 3-6-26 左心室脂肪瘤

左心室心腔内下壁见结节灶，T_1WI 呈高信号，脂肪抑制后呈低信号间，另 50%位于心腔内。血管瘤 MRI 表现为信号不均匀的肿块，T_1WI 呈等信号、T_2WI 呈高信号，Gd - DTPA 增强后多数血管瘤因血供丰富表现为明显强化，部分血管瘤强化不明显。

二、原发性恶性肿瘤

原发于心脏的恶性肿瘤主要包括三大类：肉瘤、淋巴瘤及间皮瘤。

（一）肉瘤

肉瘤中最常见的是血管肉瘤，其次为横纹肌肉瘤，其他的包括纤维肉瘤、平滑肌肉瘤、脂肪肉瘤、恶性纤维组织细胞瘤、软骨肉瘤、骨肉瘤、滑膜肉瘤及卡波西肉瘤等均罕见。血管肉瘤最常见于心脏右侧，更趋向于发生在右心房侧壁、房间隔及右侧房室沟处，也可发生于心脏其他部位。肿瘤可呈分叶附于血管，生长迅速，可累及心包，产生血性心包积液。由于心脏血管肉瘤临床症状缺乏特异性，诊断时病程较晚，多数出现转移，肺为血管肉瘤最常见的转移部位。心脏血管肉瘤在 SE - T_1WI 序列上肿块呈不均匀等信号或高信号，在 T_2WI 呈高信号，Gd - DTPA 增强后肿瘤明显强化（图 3 - 6 - 27）。MRI 可充分显示心脏肿瘤的大小，累及的心腔及范围，与邻近心肌、心包的关系，是心脏肿瘤的较佳影像学检查技术之一。由于良、恶性心脏肿瘤都可在 T_1WI 上表现为低至中等信号，在 T_2WI 上呈高信号，Gd - DPTA 增强仅可用来改进肿瘤与正常心肌的对比，对良、恶性肿瘤鉴别帮助有限，故对心脏良、恶性肿瘤的鉴别有时并不容易。以下征象有助于恶性肿瘤诊断：① 肿瘤附着于心脏结构的长度为宽基底；② 肿瘤较大，有的肿瘤几乎占据整个心腔；③ 肿瘤累及一个以上心腔或大血管；④ 肿瘤侵犯心包或延及心外；⑤ 肿瘤内出现坏死区。

（二）淋巴瘤

心脏原发淋巴瘤非常罕见，多数为继发性，即身体其他部位的恶性淋巴瘤转移或直接侵犯心脏。心脏原发淋巴瘤起病急、病程短、死亡率高，影像学检查缺乏特异性，肿瘤多见于心

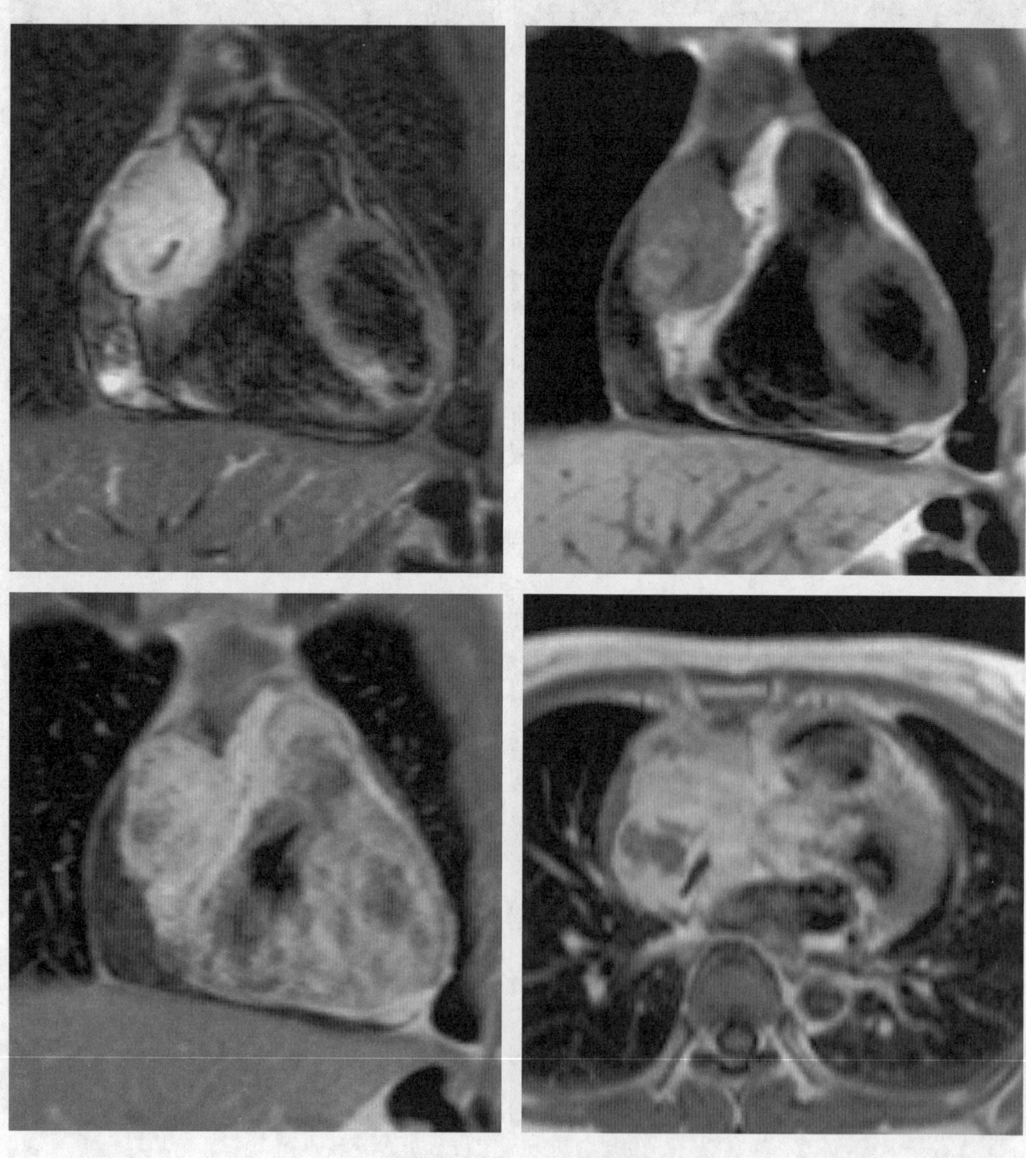

图 3 - 6 - 27　心脏血管肉瘤

心脏内占位，与右心房分界不清，T_1WI 呈等信号，T_2WI 呈高信号，增强后明显不均匀强化

室，常累及心包伴有心包积液。因此，心包积液的细胞学检查或心包活检可有助于心脏淋巴瘤的诊断。因 MRI 检查无辐射、可多次重复成像，对于评判化疗后肿瘤的形态变化及心包积液的吸收情况具有重要作用。

（三）间皮瘤

心包恶性间皮瘤占所有心脏恶性肿瘤的 15%，通常同时侵犯心包脏层及壁层，包裹整个心脏，但较少累及心肌，部分具有手术切除机会。与胸膜间皮瘤不同，心包间皮瘤与既往是否存在石棉暴露史无关。MRI 检查可用于肿瘤定位并显示病灶范围。在 T_1WI 上，与心肌相比，心包间皮瘤显示为等信号或稍高信号；在 T_2WI 上，与脂肪组织相比，为等或稍高信号，如瘤内坏死，则信号不均匀，坏死区呈现为明显高信号。Gd-DTPA 增强后病灶明显强化，与正常心肌的信号差异可帮助勾画出病灶的真正边界。心包恶性间皮瘤的 MR 表现与心包的其他恶性肿瘤如纤维肉瘤、转移瘤等较为相似，但后者侵袭性更强，除累及心包之外较易侵犯心肌。

三、继发性心脏、心包肿瘤

继发性心脏及心包肿瘤可从邻近淋巴组织的直接蔓延、血行转移和周围脏器的直接侵犯而来，而血行转移最常见。心脏与心包可同时被侵犯，但以心包受累最常见。最常见的原发灶为支气管肺癌、乳腺癌和黑色素瘤，其次为白血病和淋巴瘤，也可从纵隔恶性肿瘤直接蔓延过来。MRI 可清楚显示心脏和心包的继发性肿瘤的大小、范围以及与肺部或纵隔肿瘤的关系。肿瘤侵犯心壁造成心壁增厚、结节状改变以及信号改变。可单个或多个心腔受累。肺癌沿肺静脉干侵犯左心房，除了显示肺癌肿块以外，还可见左心房壁厚度增加，呈结节状凸向腔内伴信号异常，肺静脉干管壁增厚、管腔狭窄或闭塞。腹部肿瘤可沿下腔静脉延及右心房，呈一软组织块影，MRI 显示肿块附着于右心房壁的范围。心包受累者可表现为脏层或壁层心包单个或多个结节，伴有心包积血或积液。在 SE 序列上，转移性肿瘤可有不同的信号。一般来说，在 T_1WI 上为等信号，在 T_2WI 上为不均匀略高信号。在电影磁共振，与高信号的血液相比，转移性肿瘤表现为低信号。

第六节　大血管病变

一、真性动脉瘤

真性动脉瘤是主动脉管腔的局部异常扩张膨大，而动脉瘤壁包含血管壁的内、中和外三层。胸主动脉管径大于 4 cm 为扩张，大于 5 cm 为动脉瘤。但以下情况可诊断为动脉瘤：胸主动脉局部管腔扩大，直径超过 4 cm；腹主动脉局部管腔扩大，直径超过 3 cm；或与邻近正常主动脉管径比较，管径超过其 1/3。主动脉瘤的形状可以为囊状或梭形动脉瘤，其瘤体累及血管壁整个周径。动脉瘤可以为单个，也可为两个或多个。胸主动脉瘤和腹主动脉瘤可同时存在。胸主动脉瘤可累及升主动脉、主动脉弓和降主动脉。腹主动脉瘤按其部位分为两组：① 发生在肾动脉水平以上的高位腹主动脉瘤，若累及内脏动脉及胸主动脉，称为胸腹主动脉瘤；② 肾动脉水平以下的腹主动脉瘤，95%的腹主动脉为肾动脉下型。

在胸主动脉瘤病例，常规检查技术为 SE 序列辅以电影磁共振横断位和斜矢状位或矢状位。在观察主动脉弓全程及弓上分支时，斜矢状位（主动脉长轴位）显示最佳，必要时可辅以冠状位。无论是 SE 序列或电影磁共振均为二维成像，受限于所选择的层面，对主动脉弓及其分支复杂的空间关系的观察均不如三维成像。

在腹主动脉瘤病例，SE 序列是常规序列。可从横断位辅以冠状位或矢状位进行观察。需注意的是，在腹主动脉明显扭曲是，由于横断位与腹主动脉长轴斜交而造成对其管径大小测量的误差，加做冠状位或矢状位可帮助观察。但是，在明显扭曲的腹主动脉瘤患者，也往往不能在同一层面清楚显示连续的主动脉全程以及瘤体与分支的关系，此方面增强 MRA 显示出明显优势。3D CE MRA 可显示其发生部位、长度、梭形或囊状和弓上分支的关系（图 3-6-28），并由此帮助判断病因，如动脉粥样硬化引起的胸主动脉瘤可发生于任何部位，但典型的为累及降主动脉，并呈梭形。

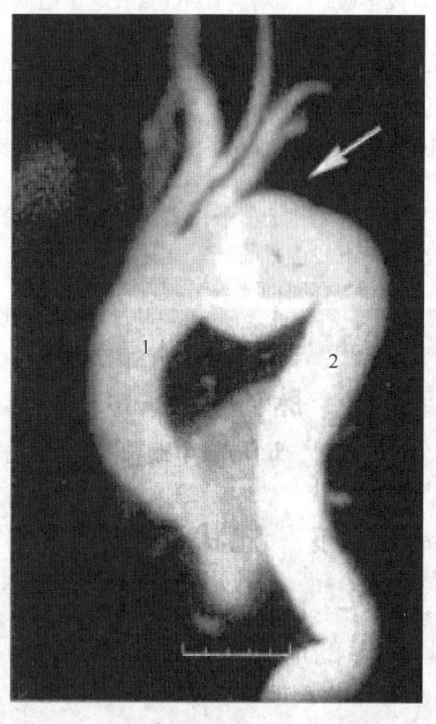

图 3-6-28　3D CE MRA 显示主动脉弓部梭形动脉瘤（箭头所示）位于左锁骨下动脉远端

值得指出的是，SE 序列是动脉瘤 MRI 检查的基本技术，它能反映主动脉瘤真实的最大径、开放管腔及附壁血栓。DSA 虽然仍是金标准，但 DSA 仅能反映主动脉瘤的开放管腔，对主动脉瘤的外径检测不如 SE 序列，而 MRA 也只能显示主动脉瘤的开放管腔。SE 序列的优势还表现为：① 显示主动脉瘤和分支血管的关系；② 显示动脉瘤对周围脏器的推移情况；③ 判断动脉瘤是否破裂，如有破裂 SE 序列可显示周围血肿，如腹主动脉瘤破裂则形成后腹膜血肿、肾筋膜增厚、腰大肌增大等；④ 可用于术后评估，显示吻合口部是否存在假性动脉瘤、周围是否存在血肿及术区感染情况。

二、主动脉夹层

MRI 及 MRA 为主动脉夹层的常用成像技术。MRI 包括 SE 序列和电影磁共振。SE 序列心电门控横断位、斜矢状位或矢状位以及冠状位成像显示主动脉夹层的内膜片和真假两腔。胸主动脉电影磁共振可选择所需平面做横断位、斜矢状位或冠状位成像，以确定内膜片、真假两腔、破口以及主动脉瓣关闭不全程度等。除此以外，速度编码电影磁共振能检测真假腔内不同的流速，并能区分假腔内的血栓与慢血流。

夹层动脉瘤的 MRI 主要表现为：① 内膜片：在 SE 序列上，内膜片表现为在信号流空的主动脉管腔内见一线样或弧线样中等信号结构（图 3-6-29）；在电影磁共振上，则为高信号主动脉管腔内的线样或弧线样低信号结构，并随心动周期而运动。② 真假腔：在 SE 序列上真腔为信号流空，假腔流速慢，信号略高；如破口和再破口较大，假腔内流速亦较快时，则真假两腔信号差异不大，较难鉴别，但血栓较多见于假腔。③ 内膜破口、再破口和喷射征：在 SE 序列上部分病例可显示破口或再破口，即内膜片不连续；电影磁共振表现为低信号线样内膜片结构中断为高信号取代，并可显示出血液从真腔经破口向假腔喷射的征象。④ 主动脉夹层累及分支血管：SE 序列对分支血管受累的显示存在局限，易受伪影干扰；电影磁共振则较 SE 序列敏感，可显示分支血管形成真假两腔；动态增强 MRA 对主动脉夹层弓上分支及腹主动脉分支受累的显示更为清晰；上述三者相互结合，则诊断分支血管受累情况更为准确。

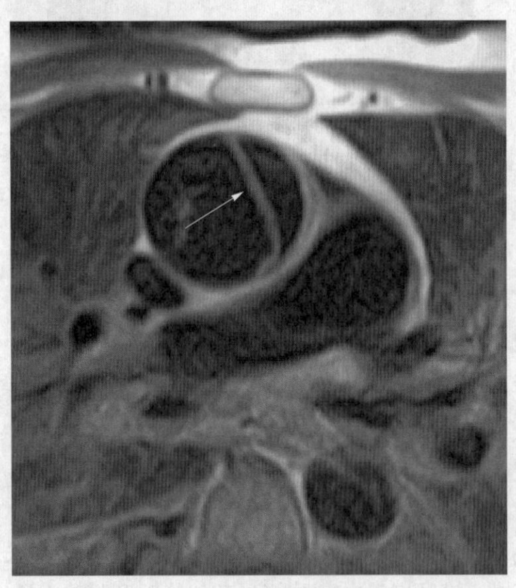

图 3-6-29 升主动脉扩张，腔内见等信号内膜片影（箭头所示）

壁内血肿的 MR 表现如下：① SE 序列横断位升主动脉或降主动脉新月形管壁增厚，SE 序列左前斜位也能很好显示主动脉壁新月形增厚及其范围。② 壁内血肿在 SE 序列上随时间不同信号有所差异，急性期（0～7 d）呈等信号，早、亚急性期（8～30 d）呈高信号。③ 电影磁共振显示壁内血肿的信号低于主动脉管腔内流动血液信号。壁内血肿与主动脉夹层伴假腔内充满血栓的鉴别如下：前者表现为一长短光滑的新月形或同心圆形主动脉管壁增厚，不伴管腔受压变形；后者表现为一长段新月形主动脉管壁增厚伴主动脉管腔受压变形，CT 可见钙化内膜的内移。主动脉夹层伴假腔内充满血栓还需与主动脉瘤伴附壁血栓鉴别，有以下几点改变时更趋向于主动脉夹层的诊断：① 主动脉开放的管腔受压变形，不呈圆形；② 在不同的解剖水平，主动脉管腔内血栓改变位置；③ 血栓的纵轴范围超过 7 cm。

三、假性动脉瘤

MRI 扫描横断位、矢状位和冠状位可以从多方位观察假性动脉瘤与母体血管的关系，显示瘤腔以狭颈与主动脉相通的征象。假性动脉瘤的 MR 表现如下：① SE 序列显示主动脉旁软组织肿块，内见流空的开放管腔与主动脉管腔以狭颈相连，电影磁共振可显示主动脉管腔内高信号与假性动脉瘤内开放管腔高信号相通。② 假性动脉瘤内可见血栓形成，亚急性期时 SE 序列 T_1WI 和 T_2WI 均为高信号，慢性期则为低信号或等信号，内如有钙化 MR 显示不敏感；电影磁共振瘤体开放管腔为高信号，慢性血栓显示为低信号。常规 MRA 或增强 MRA 对显示假性动脉瘤与主动脉之间的关系具有明显优势，但对瘤体内血栓的显示不令人满意，故常规 SE 序列作为基础成像不能缺少（图 3-6-30）。

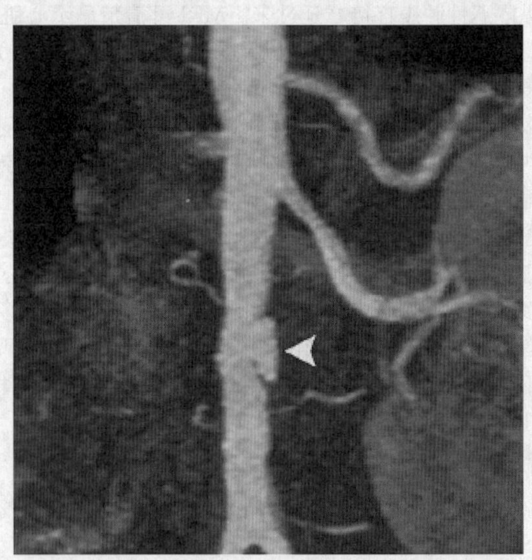

图 3-6-30 3D CE MRA 示腹主动脉下段局部管腔呈囊带袋状腔外突出影（箭头所示）

四、多发性大动脉炎

常规 SE 序列和 MRA 等为本病的主要检查技术。SE 序列以横断位、冠状位以及左前斜位显示较佳，可直接显示管壁的增厚、管腔狭窄和闭塞，以及管腔扩张、动脉瘤形成。受累血管壁增厚为多发性大动脉炎的特征性表现，尤以主动脉壁显示清楚。表现为受累主动脉壁明显增厚，最厚可达 10 mm，部分病例主动脉管壁轮廓不清，为主动脉周围炎所致（图 3-6-31）。在 T_1WI 上增厚的血管壁表现为中等偏低的信号，信号基本均匀一致，有时中层呈略低信号。在 T_2WI 上表现为受累血管壁多环状影，其中部圆形流空低信号区为真正血管内径，紧贴血管腔的1～2 mm厚度环形高密度影为血管内膜；其外环形低信号影较厚，为钙化或纤维化的血管中膜；最外层又呈环形高信号影为血管外膜；部分病例外膜明显增厚，轮廓不清。SE序列对胸、腹主动脉及其发分支，如头臂动脉的病变容易显示，对较小的血管如颈动脉、锁骨下动脉、椎动脉、肾动脉等显示较困难。

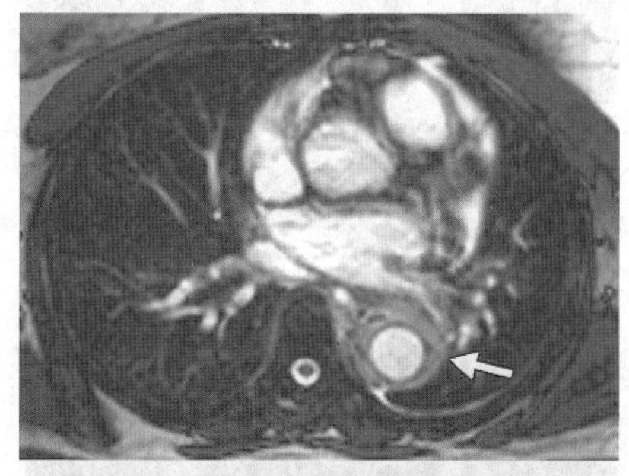

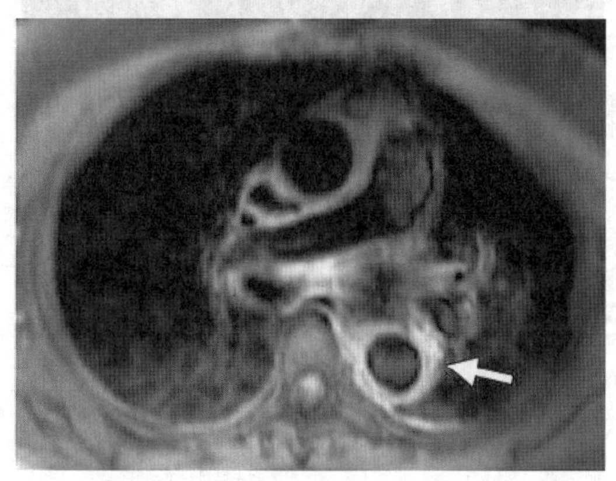

图3-6-31 上图SSFP序列显示胸主动脉管壁增厚。下图为SE-T_2WI抑脂序列显示管壁水肿、呈明显高信号

常规2D TOF MRA可显示腹主动脉全貌，原始横断面图像有利于判断其分支受累与否，心电门控2D TOF MRA可用于胸主动脉的显示，尤其是主动脉弓水平血流方向复杂、常规MRA往往无法满意显示的胸主动脉及其弓上分支。动态增强MRA可清楚显示胸主动脉及其弓上分支，并可通过不同角度的旋转，准确估计受累血管的范围、程度以及侧支血管。对于腹主动脉及其分支，增强MRA同样优于2D TOF MRA，常规MRA无法显示瘤体内部及瘤壁情况，增强MRA可短时间成像，并清楚显示腹主动脉及其分支血管、动脉瘤与分支血管关系。

五、马方综合征

马方综合征为常染色体显性遗传结缔组织疾病，心血管较易受累，常规SE序列、电影磁共振以及MRA可准确显示胸主动脉大小、形态，动脉瘤的形成以及主动脉瓣关闭不全。MRI表现如下：① 升主动脉扩大：SE序列左前斜位、冠状位和矢状位可清楚显示升主动脉瘤样扩张，横径明显扩大，可以从瓣环延伸至头臂动脉，尤以升主动脉根部明显，可波及主动脉窦，通常三个窦同时受累。伴主动脉瓣关闭不全者，可见左心室增大。电影磁共振可动态显示舒张期升主动脉血流经瓣口反流入左心室，在左心室可见束状或扇状低信号区。② 主动脉夹层形成：由于主动脉中层囊性变，中层容易破裂，常导致夹层形成，好发于升主动脉近端，常见的撕裂部位在升主动脉瓣上方4 cm以内。SE序列横断面扫描不受内膜片方向的影响，有利于显示内膜片和真假两腔。SE序列真腔为流空信号，假腔血流缓慢，常有血栓形成，表现为略高信号或中等信号。内膜片在SE序列上T_1WI表现为真、假腔之间的线样或弧形中等信号，横切面大多呈直线或弧线状，冠状位、矢状位和斜切位往往呈纵向线样螺旋状，假腔内血栓在SE序列T_1WI上呈高信号，而假腔内缓慢血流在T_2WI上呈高信号，取决于假腔内的血流速度。有时SE技术难以鉴别慢血流和附壁血栓，电影磁共振可帮助区别，血流呈高信号，血栓呈低信号。SE序列对显示分支血管受累与否有局限性，易受伪影干扰。心电门控2D TOF MRA和动态增强MRA可显示主动脉全貌及其分支血管的受累情况，尤以后者更为理想。

第七节 冠状动脉病变

目前磁共振冠状动脉造影（coronary artery magnetic resonance angiography，CMRA）的时间分辨力仍未能像CAG那样任意摄取运动中的冠状动脉图像。幸运的是冠状动脉在心脏等容收缩和等容舒张时，分别有一个短暂的“运动暂停”，CMRA多利用舒张期的“运动暂停”期进行图像采集，长短多小于100 ms；在儿童或心动过快的患者，多利用收缩期的“运动暂停”期采集。CMRA需针对不同的检查者选取准确的触发延迟时间进行前瞻性扫描从而获得冠状动脉“运动暂停”期的图像，需在多个心动周期连续采集，如中途中断扫描将导致整个检查的失败。

呼吸运动对冠状动脉成像的影响是另一个重要因素。减少呼吸影响的方法包括屏气成像和呼吸导航回波。屏气扫描的优点是成像速度快及操作简单，缺点是部分患者不能配合屏气，在多次屏气过程中，可能会发生膈肌位置的漂移及心脏的移位，最终导致图像的错层。由于受屏气能力的限制，很多信号增强技术不能运用，图像的空间分辨率与屏气时间两个因素相互制约，特别是在冠心病患者，屏气的磁共振冠状动脉成像受到很大的限制。呼吸导航回波技术的发展使自由呼吸状态下的冠状动脉成像成为可能。此技术最常用于检测自由呼吸下膈面位置的变化，通过膈面的位置信息来触发成像脉冲序列，从而消除或减少呼吸运动伪影。呼吸导航条上下径的中点常放置于右侧膈肌的最高点，计算机实时检测此点的位置。成像序列的信号采集是在呼气末以后的相对平台期。此技术还有一个需要设置的重要参数为采集窗，实际上是膈面的高度，一般以呼气末膈面高度为准，在上下移动一定范围内允许成像序列进行采集，一般设置为±（2～5）mm。如果在呼气末右膈肌的最高点被检测到进入采集窗内，则紧接在其后的心动周期开始进行K空间信号采集并进行图像重建；如果呼气末此点位于采集窗之外，则不能触发采集。虽然呼吸导航条的使用成倍延长了成像时间，但图像的空间分辨率明显提高，可达到亚毫米的水平。

随着并行采集技术和稳态技术的发展，单次屏气的冠状动脉成像在时间及空间分辨率方面都得到了改善。但值得提出的是，全心冠状动脉成像时间较长，期间如受试者的心率或呼吸模式发生变化则影响最终的图像质量。由此可见，屏气与自由呼吸各有优缺点。

一、冠状动脉成像序列

由于K空间分段采集及短间歇采集的特性，冠状动脉不能像其他序列那样利用持续的血流流入效应连续采集。在20世纪80年代晚期，自旋回波序列开始运用于冠状动脉成像，即早期的“黑血”技术。不可否认的是，“黑血”技术在冠状动脉成像中有着不可避免的一个缺陷，即对于钙化斑块的显示能力不足，在管腔及斑块都显示为低信号的情况下易导致管腔狭窄的误判。“亮血”的一大进步来自自由稳态序列(SSFP)的出现，特别是平衡稳态SSFP序列，此序列优点如下：① 图像SNR较高；② 由于TR很短，其成像速度快，单层图像采集时间常在1 s之内；③ 由于采用了极短的TR和TE，血液流动造成的失相位程度较轻，同时由于三个方向聚相位梯度的流动补偿效应，流动的血液包括心腔和血管内的血液均呈现高信号，有利于心脏和血管的成像；④ 液体成分包括血液、脑脊液、胆汁等由于T_2值较长，其T_2/T_1的比值较大，因此在图像上成像明显高信号，液体与软组织之间对比较好。如果联合运用脂肪饱和技术和T_2预脉冲，SSFP序列能够很清晰地显示冠状动脉，且对比度强、管壁清晰锐利；如与导航回波技术相结合，还能运用于全心的冠状动脉成像(图3-6-32)。但SSFP序列也存在缺陷，即对磁场不均匀性比较敏感，容易因磁敏感效应而产生条纹状伪影，这些伪影易出现在气体与组织的交界面处，且TR时间越长，主磁场强度越大越明显。因此，在超高场强3.0 T环境下，SSFP序列的运用受到了一定限制。

在3.0 T场强下冠状动脉MRA初期的临床及实验室研究中，分段K空间采集梯度回波序列显示出其优越的前景。此序列优势为对磁场不均匀性不甚敏感，且由于采用较小的翻转角，即使在高场强下也很少遭遇超SAR的困扰；缺点为图像的SNR和CNR相对较差。现阶段，三维全心冠状动脉成像在空间分辨率上已经可以达到各向同性，而SSFP序列及FLASH序列为两个不同场强下使用的较为成熟的序列模式。

二、靶向容积扫描和全心冠状动脉成像

冠状动脉位于心脏表面，其管径细小，走行迂曲，全部显示需要足够的容积覆盖，成像时间相应延长。靶向容积扫描使容积块选择性覆盖成像血管，最大限度地展示靶血管节段，且成像时间短、图像的层面内空间分辨率高。值得注意的是，靶向容积冠脉成像是一个三维高分辨的、自由呼吸、舒张晚期成像的序列，这就要求它的定位像扫描同样也是在自由呼吸下舒张晚期成像。靶向容积扫描对操作者的依赖性较强，远段血管及

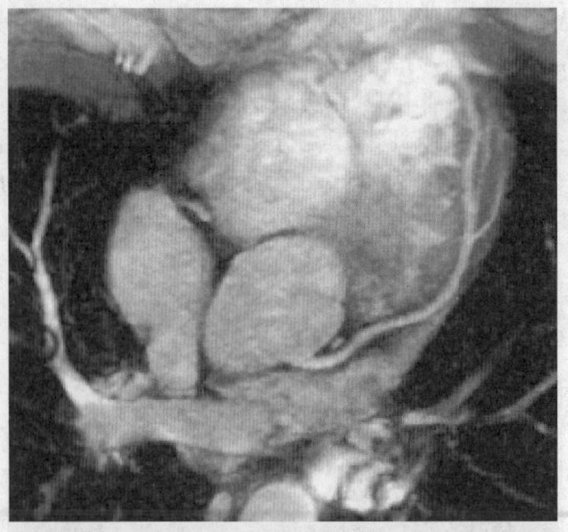

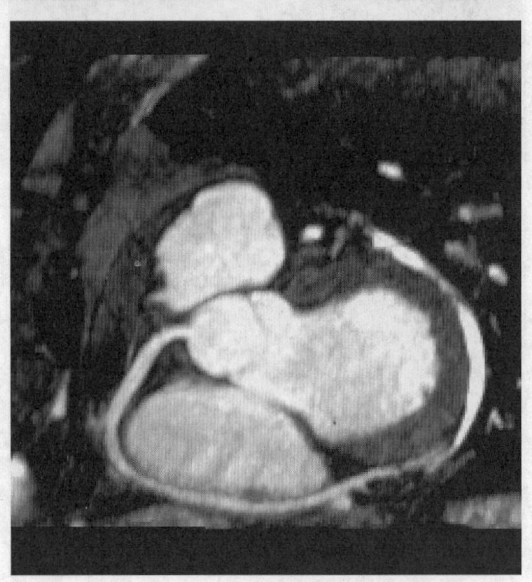

图3-6-32 亮血冠状动脉成像

SSFP亮血序列清晰显示冠状动脉管腔，图像对比度强、管壁清晰锐利

分支血管显示能力受到一定限制，继而在2003年出现了操作更为方便的全心冠状动脉成像(图3-6-33)。此技术通常与实时导航回波技术相结合，同时还采用T_2预脉冲与选择性脂肪饱和技术，使得更为细小的血管得到显示。但全心冠状动脉成像时间长，一次采集耗时10～15 min。理论上，如能采用更大的心脏专用线圈，在两个相位编码方向上采用并行采集技术可以减少采集时间。由此可见，靶向容积扫描与全心冠状动脉成像各有优缺点。

三、磁共振冠状动脉成像的临床运用

冠状动脉管径细小，末梢部直径仅为3～7 mm，选择性冠状动脉造影的分辨率为0.3 mm，而冠状动脉MRA的分辨率为0.6 mm，因此冠状动脉MRA尚不能替代冠状动脉血管造影。冠状动脉MRA的主要临床应用指征为：① 显示冠状动脉狭窄；② 评价冠状动脉畸形；③ 评价冠状动脉搭桥移植血管的开闭状态；④ 冠状动脉管壁的评估。

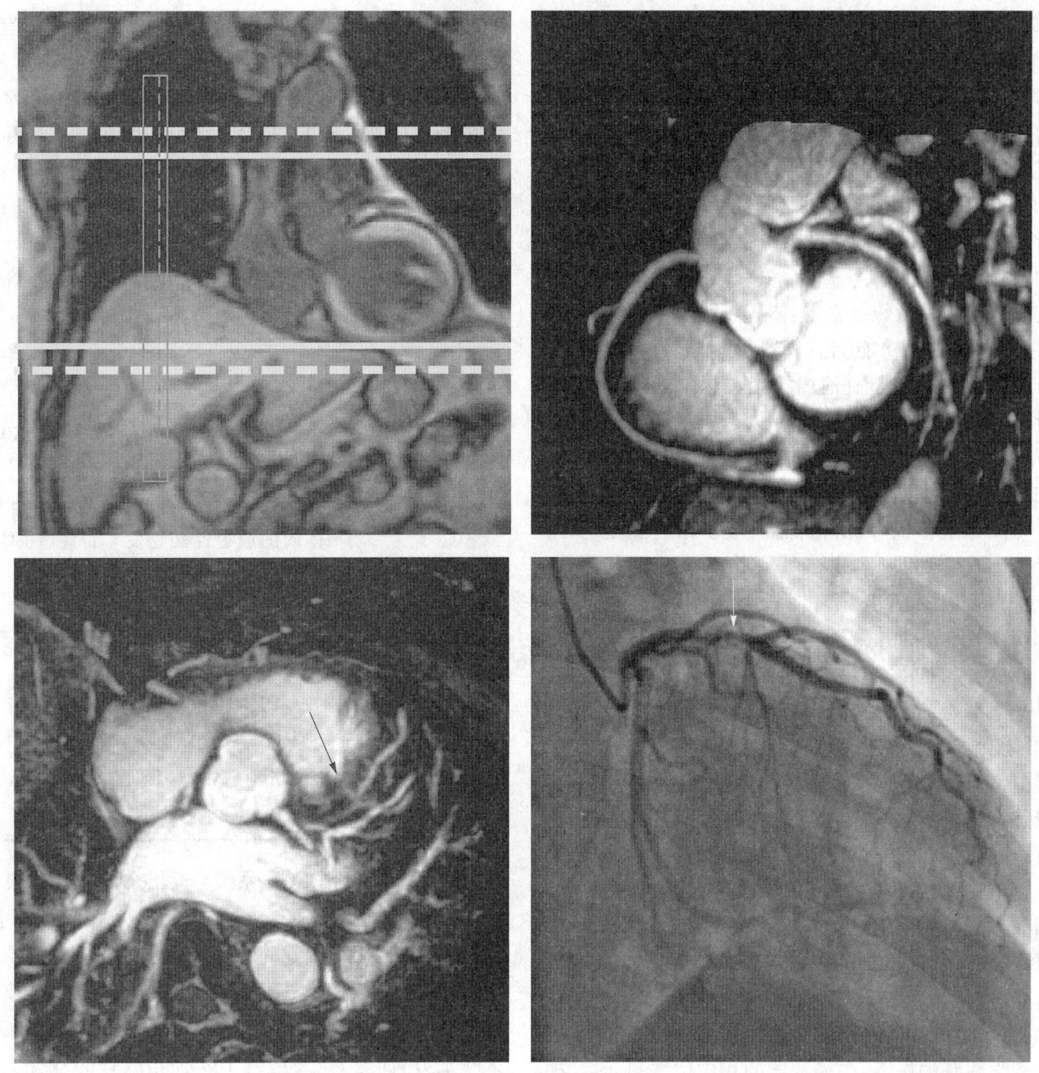

图 3-6-33　全心冠状动脉成像

上左图横框显示全心冠脉采集区域，竖条为呼吸导航条，结合静脉内使用造影剂进行全心冠状动脉采集，可清晰显示冠状动脉三支。下左图显示左前降支近段明显狭窄，与 DSA 造影结果相符

第七章　核心脏病学

第一节　核医学心脏显像

陈绍亮

心血管核医学(cardiovascular nuclear medicine)是临床诊断和研究心血管疾病的重要手段，具有无创伤性、简便、影像与功能相结合、着重体现功能状态的特点，用于心血管疾病的诊断和功能状况的研究与分类，提供有关疾病危险程度和预后评估等方面的信息，指导临床治疗和判断预后。

近年来心血管核医学发展迅速，诸如心肌灌注显像评价冠状动脉血供，心血池显像评估心室功能，心肌代谢显像判断心肌活力，心神经受体显像显示心脏交感神经功能状况等得到临床广泛应用，并且也被用于心血管以外的一些疾病，如肺动脉高压的诊断。

一、心血管核医学仪器及其进展

欲获取核医学影像和资料，必须借助于核医学仪器来探测注入患者体内的放射性药物，被特定器官摄取后所发射的射线。用于显像的多数是γ射线。放射性药物被心肌摄取、在心血池内滞留或被心脏特定组织所吸收，均能通过核医学仪器加以探测。主要用于核心脏病探测的仪器有γ心功能仪、γ照相机、发射计算机断层仪(ECT)等。后者又根据适用核素的不同，分为单光子发射计算机断层仪(SPECT)和正电子发射计算机断层仪(PET)。这两者的区别在于 SPECT 能探测^{201}Tl、^{99m}Tc、^{123}I 等核素发射的 γ 射线,而 PET 则能探测^{18}F、^{15}O、^{13}N、^{11}C 等核素发射的正电子经湮没辐射后所产生的一对方向相反能量各为 511 keV 的 γ 光子。目前 SPECT 增加辅助设备——符合线路后又进展为能探测正电子的仪器,从而能完成部分 PET 的功能。而临床的需求又产生了与 CT 结合的 PET - CT 和 SPECT - CT,能兼顾形态和功能影像,便于进行两种影像的融合。

1. γ 心功能仪　应用特殊准直的、体积小且灵敏度高的探头,配以专用微处理机的心功能测定仪器,为非显像装置。可以测量及记录放射性核素在心血池内的聚集程度随时间的变化。给受检者注入示踪剂后,将探头对位于左心室或右心室腔,应用门电路控制采集数百个心动周期的数据叠加获得心室容积曲线,根据此曲线可以计算左右心室收缩、舒张功能等各项心功能参数。优点是体积小、价格低廉、便于床边测定心功能。目前发展的方向是微型化,做成背心状佩戴在受检者身上,连续 12 h 或 24 h 监测心功能变化。

2. γ 照相机　γ 照相机由探头、电子管线路和显示器三部分组成,是能一次成像的核医学影像仪器。用作心脏核医学检查的 γ 照相机一般都与计算机系统相连接。

γ 照相机的核心部分是探头,由准直器、晶体和光电倍增管组成。准直器由铅钨合金根据一定需要铸成特定形状,可阻挡杂乱的 γ 射线并将待测器官所发射出的 γ 射线准直到闪烁晶体的特定部位。晶体则起到波长转换器的作用,目前所用的多为铊结晶的碘化钠晶体[NaI(Tl)],它能将 γ 射线转换成波长在可见光范围的光子。后者能被光电倍增管(PMT)接受,将该光子的能量再次转换为电脉冲信号并倍增放大后输出。自探头输出的电信号(包括能量信号和位置信号)经电子学线路进一步放大,并通过单道脉冲幅度高度分析器、均匀性校正电路、位置电路等电子学线路的作用,在显示器的相应位置显示一定强度的闪烁亮点,闪烁点集积构成整幅图像。

因此,γ 照相机的成像过程如下:注入体内的放射性药物优势聚集在特定器官内,其发射出的 γ 射线经过准直器准直,打在碘化钠(铊)晶体上,转换成光量子并由多个光电倍增管接受,进一步转换成电信号,并在电子学线路的作用下在显示器上显示出该器官的放射性分布和影像。γ 照相机能完成局部平面显像、动态显像等工作。

3. 单光子发射型计算机断层仪

(1) 单光子的概念:^{99m}Tc、^{131}I 等核素在衰变过程中发射出单方向的单个 γ 光子,因而称为单光子。这类放射性核素一般由反应堆生产,往往是富中子核素。有别于另一些加速器生产的在衰变过程中通过湮没辐射产生一对方向相反的 γ 光子——双光子——的核素。

(2) SPECT 的成像:单光子发射型计算机断层显像仪(single photon emission computed tomography, SPECT)在结构组成上相当于一台大视野 γ 照相机,增添了可旋转机架和计算机断层图像重建软件等构件。探头安装在可旋转机架上,可围绕检查床做 360°旋转。在进行心脏数据采集时,探头绕患者旋转,进行多平面显像,往往是每隔 3°或 6°采集一帧平面影像,探头旋转 180°(某些仪器旋转 360°)。采集完成后通过计算机处理,进行图像重建获得断层影像。常用滤波反投射进行图像重建,以断层图像中某一点的放射性计数作为所有经过该点射线的反投影之和,通过累加所有方向的反投影重建整幅图像。通过断层重建,可以获得心脏短轴、垂直长轴和水平长轴等断面的断层影像。SPECT 除了能完成 γ 照相机所赋有的局部平面显像、动态显像功能外,尚有断层显像和全身显像的功能。其全身显像功能是通过探头与检查床之间相对运动,以完成从头至脚的扫描来完成的。

SPECT 与 CT 相比较,异同点示于表 3 - 7 - 1。

表 3 - 7 - 1　SPECT 与 CT 异同

项　目	SPECT	CT
射线源	光子流(γ 射线)	光子流(X 射线)
射线入射方式	发射型	穿透型
成像原理	探头探测和采集引入体内的放射性药物发射的 γ 射线而产生的影像。构成图像的参数是放射性活度和衰减值	探头探测 X 射线从外部穿透机体后由组织密度的差异产生的影像。构成图像的参数是衰减值
反映信息	器官的生理和功能解剖结构	解剖结构
图像特点	图像相对较粗糙,空间分辨差	图像细腻,清晰,空间分辨好

(3) 多探头 SPECT 系统:近年来 2 个以上探头的 SPECT 主导了核医学断层显像,并在临床上发挥重要作用。对于心脏核医学来说,相对放置的双探头似乎没有多大意义。由于心脏 SPECT 采集大多采用旋转 180°,所增加的相对放置的探头并不能倍增敏感度,这是因为相对于心脏来说后方的计数衰减远大于前方,而呈 90°夹角或 102°夹角放置的双探头对心脏显像更有利。

目前更有三探头 SPECT 常用于心脏显像,优点在于增加了采集时的收集量、计数率和分辨率,从而提高了敏感度,尤其适用于新的锝标记的需要 360°采集的放射性药物。三探头 SPECT 系统是目前临床上最合适于心脏采集的仪器。探头的增加所带来的缺点是对仪器质控的要求更严格,同时也减少了仪器的灵活性。必须保证各个探头性能一致,才能获得理想的高质量的影像。

(4) 正电子发射断层显像仪(positron emission tomograph, PET):正电子除了带有正电荷外,与电子一样具有相同的物理特性。正电子为寡中子核素发生 β^+ 衰变时所发射,由于受到物质中电子云阻滞,正电子存在时间非常短,其动能消耗完后捕获一电子,正负电子的静止能量转换成为一对方向相反能量各为 511 keV 的 γ 光子,该过程称为湮没辐射。

PET 仪相对放置的两个探头可同时探测到湮没辐射所产生的一对方向相反能量各为 511 keV 的 γ 光子,湮没辐射的发生点可被精确定位于两个探头 γ 光子定位点之间的连线上(符合线),所以符合线自身携带空间位置信息。在很小的时间窗(符合窗≤12 ns)内所同时探测到的一对能量各为 511 keV 的 γ 光子才被精确认为是发生于同一湮没辐射的符合事件,此为正电子断层显像的物理基础。

与单光子发射断层技术相比，正电子发射断层有下列优势：① 符合线路自身携带空间位置信息，符合探测无须外加准直器，从而大幅度提高了显像仪器的敏感性(10～100 倍)，同时敏感性提高并不限制分辨率(PET 的分辨率仅决定于其模块式探测器的设计)。② 几乎所有的生物分子均可用^{11}C、^{13}N、^{15}O及^{18}F标记，为生理性示踪，是目前唯一可在活体分子水平完成生物学显示的影像技术。③ 可对采集重建后的图像进行全定量(如冠状动脉血流量和葡萄糖代谢率)及半定量(如标准化摄取值 standardization uptake value，SUV)分析。

值得注意的是，在核心脏病学领域，PET 的使用已日渐普遍并逐渐作为常规显像方法，作为心肌活力测定的金标准和心肌灌注显像的金标准。

(5) 符合成像(coincidence detection)：在 2 个探头以上的 SPECT 仪上，通过增加一些辅助设备及方法以使 SPECT 兼容正电子成像，使 SPECT 仪能完成部分 PET 仪功能。目前临床上进行符合成像主要有 2 种方法，一种是使用所谓符合线路，基于电子准直的原理进行正电子断层显像。在设计上多采用数字化探头，利用多个康普顿能窗与 511 keV 能窗进行符合，采用轴向间隔屏蔽器(SEPTA)等技术来提高整机效能、采集效率及控制散射等影响因素。该系统比后面将要提到的超高能准直器有较好的空间分辨率，但与专用 PET 相比其分辨率和敏感性较差。

另一种方法是使用超高能准直器，以接收 511 keV 光子。此种方法较多被用于心脏核医学的检测，可用双核素的方法同时探测^{99m}Tc-MIBI 的心肌血流灌注和^{18}F-FDG 的心肌葡萄糖代谢，以检测心肌活力，称为双核素同时显像(dual isotope simultaneous acquisition，DISA 显像)。但由于超高能准直器体积大、重量重等带来的一系列使用不便问题、NaI(Tl)晶体对湮没辐射所产生 511 keV γ 光子的探测效率等先天不足，以及晶体厚度方面难以兼顾单光子的分辨率和正电子的探测效率等，符合成像的影像质量尚不够满意。

(6) PET-CT、SPECT-CT 及同机图像融合技术：核医学图像的解剖分辨率不高。更由于 ECT 是一种低数据量、低分辨率、低信噪比的显像方法，其图像粗糙，解剖结构显示不良，因此学术界特别关注图像融合技术。目前市场上已有 PET-CT及 SPECT-CT 供应，其优势在于融合了 CT 对于解剖图像的精确显示及 PET 所显示的生理代谢变化，并可利用 CT 透射断层对 PET 断层进行衰减校正。图像融合技术使放射性核素心肌显像从局部、断面的观察上升为整体心脏的显示，从而奠定了心血管核医学的基础。其优势在于 PET-CT 可以一站式(one stop)筛选心血管疾病：PET-CT 多层螺旋 CT 中冠状动脉 CT 血管造影(CTA)技术提供清晰的冠状动脉和心脏解剖结构影像，与 PET 心肌显像提供的冠状动脉血流灌注和代谢相对应，可以很直观地确定异常心肌对应的冠状动脉供血血管的位置及血管内斑块的类型和分布，融合图像明显提高了临床诊断心血管疾病的特异性和灵敏度。

二、心肌灌注显像

放射性核素心肌灌注显像(myocardial perfusion imaging)是心血管核医学中最为常用的检查方法。无论在缺血性心脏病或是心肌病变等非缺血性心脏病中都有广泛应用。心肌灌注显像可以使用 γ 照相机或 SPECT(单光子发射型计算机断层显像)仪，也可以使用 PET(正电子发射计算机断层显像)仪来进行。由于它通过体外显影技术，无创伤性地直接显示心肌病变部位、范围及其程度，具有方法简便、安全有效的优点，成了心血管核医学最重要的组成部分，也是临床诊断冠状动脉心脏病和心肌病的重要方法之一。在大多数情况下，心肌灌注显像负荷试验的影像与冠状动脉造影的结果相一致。心肌灌注显像最重要的临床应用价值在于与负荷试验结合评估缺血性心脏病。心肌灌注负荷显像可反映冠状动脉狭窄的血流动力学和功能性改变，可提供有关预后的重要信息。因此，放射性核素心肌灌注显像所得到的信息比其他诊断方法具有更强的独立性和更多价值。

(一) 心肌灌注显像的原理

心肌依靠冠状动脉供血以维持其正常功能。放射性药物经冠状动脉流经正常的心肌细胞时，能被后者选择性摄取，且摄取的量与冠状动脉血流量呈正比。当冠状动脉管腔狭窄引起冠状动脉血流减少或阻塞时，以及心肌细胞损伤甚至心肌梗死时，心肌摄取放射性药物的功能明显减退甚至不能摄取。通过显像仪器可获得心肌的影像并用以判断冠状动脉血流状况和心肌细胞成活状态。

由此可见，心肌灌注显像通过正常心肌细胞或有功能的心肌细胞能摄取经冠状动脉注入的显像剂而显示心肌影像，病变区心肌(缺血心肌或坏死心肌)影像稀疏或缺损，从而可区别正常与病变心肌，达到了解心肌血供状况与诊断心肌疾病的目的。心肌灌注显像影像应视作是供给心肌细胞的冠状动脉血流量及心肌代谢活动双重作用的综合结果。冠状动脉管腔狭窄或阻塞时，接受该冠状动脉血液供应的特定部分心肌无法获得充足的血流量，放射性核素心肌灌注显像剂经静脉注射后无法被该部分心肌细胞摄取或无法充分摄取，这是心肌灌注显像显示放射性缺损或稀疏的第一个直接原因。再者，冠状动脉血流的降低及被阻断，该支配部位的心肌细胞缺血、缺氧，造成心肌细胞损伤，严重者可致细胞坏死，受损心肌细胞的摄取功能明显下降，更加剧了心肌灌注显像时放射性缺损、稀疏的程度。即使在冠状动脉血流恢复后，这种原因所造成的冬眠、顿抑心肌显示放射性稀疏、缺损的状况还将维持较长时间。由此可见，心肌各个部位摄取放射性药物的量与局部心肌血流量(myocardium blood flow)呈正相关，也依赖于该部位心肌细胞的功能和活性。心肌灌注显像的结果既代表心肌局部冠状动脉血流状况，也反映了心肌细胞的活力(viability)。

(二) SPECT 心肌灌注显像剂

心肌的收缩过程是一个将化学能转变成机械能的过程，受到许多因素的影响。某些离子，尤其是一价阳离子在其中起重要作用。早在 1964 年，Carr 等应用^{131}铯(^{131}Cs)首次获得心肌灌注影像。1973 年 Zaret 等用^{43}钾(^{43}K)显示运动负荷下诱发的心肌缺血。1974～1975 年间，众多学者成功地应用钾类似物^{201}铊(^{201}Tl)做心肌灌注显像。其中 Stasuss 等报告静脉注射^{201}Tl 后，其初期分布反映局部心肌血流量。至 1977 年，Phost 等发现^{201}Tl 具有再分布现象并反映心肌活力。从此以后，^{201}Tl 心肌灌注显像逐步成熟并发展成检测缺血性心脏疾患和评估心肌活力的必不可少的检查方法，并沿用至今。20 世纪 80 年代中后期，开始使用一组具有良好显像性能和新的生物学特性的^{99m}锝(^{99m}Tc)标记化合物做心肌灌注显像，其影像优异且使用方便，在我国更得到广泛应用。

心肌灌注显像剂的选择，一般认为应具备下列条件者较为理想：① 心肌细胞摄取迅速，心肌灌注显像剂首次通过时其摄取量最好达到心肌细胞总摄取量的95%以上。② 心肌细胞内的滞留率高，有一定滞留时间。③ 显像剂被摄取的量直接反映冠状动脉血流量，即心肌摄取量与局部灌注量呈正比关系。④ 显像剂在血液中迅速被清除，心肌周围组织(肺、肝等)放射性低。⑤ 具有心肌内再分布的特征，$T_{1/2}$以1～2 h为佳。⑥ 标记核素的物理半衰期短，射线能量适合核医学仪器探测，对人体辐射剂量低。⑦ 不影响、不干扰心肌的正常生理功能和代谢活动。⑧ 来源方便，标记方便和稳定。

1. 氯化亚^{201}铊(^{201}Tl) ^{201}Tl由回旋加速器产生，发射63～83 keV的X射线(88%)和135 keV、165 keV和167 keV的γ射线(12%)。物理半衰期为74 h，生物半衰期约58 h。辐射吸收剂量为全身0.21 rad/mCi，肾脏0.24 rad/mCi，大肠0.54 rad/mCi。^{201}Tl半衰期较长，只能给予较低的剂量，平面显像通常使用74～92.5 MBq(2～2.5 mCi)，断层显像可给129.5～148 MBq(3.5～4 mCi)。^{201}Tl首次通过心肌的摄取分数较高，约为85%。初始心肌^{201}Tl摄取量与心肌血流量成正比。^{201}Tl的生物特性与K^+相近，静脉注入后能迅速地被有功能的心肌细胞摄取。^{201}Tl的血液半清除时间小于30 s，注射后5 min心肌摄取达到高峰，摄取量约占总注入量的3.5%。一旦引入^{201}Tl，在心肌细胞膜上Na^+-K^+-ATP酶泵的作用下，持续不断地进行交换而穿过细胞膜进入心肌细胞。因而心肌摄取^{201}Tl显示冠状动脉灌流，同时也显示心肌细胞存活和证明心肌细胞膜的完整性。^{201}Tl存在于心肌细胞内的固有半衰期为85 min，但因为心肌细胞持续性的^{201}Tl再积聚(reaccumulation)，所以^{201}Tl在心肌内的有效半衰期为7.5 h。^{201}Tl在心肌细胞内具有再分布(redistribution)的特性，即在静脉注射5～10 min后正常心肌摄取达到高峰水平，其后^{201}Tl通过弥散过程逐步清除。注射后3 h摄取和清除达到平衡，其清除速度与冠状动脉血流量呈正相关。因而正常部位^{201}Tl清除快于冠状动脉狭窄部位，可表现为心肌缺血部位的放射性填充现象。这一特性为我们提供了^{201}Tl心肌灌注显像的独特价值，一次静脉注射^{201}Tl后能进行早期相和延迟相或负荷态和静息态两次显像，这两次显像所提供的图像分别具有不同的病理生理学信息。注射后即刻显像的影像反映依赖于血流灌注的初始分布，即局部心肌血流量；而2～24 h的延迟显像影像反映钾池分布，即心肌细胞活力。

2. ^{99m}Tc标记化合物 近年来已推荐多种^{99m}Tc标记化合物用于心肌灌注显像。^{99m}Tc标记心肌灌注显像剂静脉注射后的初始心肌分布类似于^{201}Tl，与局部心肌血流量呈正比关系。但部分放射性药物经肝脏摄取后排入胆道系统。与^{201}Tl相比，^{99m}Tc标记化合物具有较理想的物理学特性。^{99m}Tc发射纯γ射线，射线能量140 keV适合于γ照相，物理半衰期6 h。目前应用较多的^{99m}Tc标记心肌灌注显像剂包括^{99m}Tc-MIBI、^{99m}Tc-tetrofosmin、^{99m}Tc-teboroxine和^{99m}Tc-N-NOET等。这些^{99m}Tc标记药物的全身清除多缓慢，具有相似的生物半衰期，全身辐射吸收剂量约为0.02 rad/mCi。全身各器官中胆囊辐射吸收剂量最高，约达0.29×10^{-2} Gy/3.7×10^{7} Bq。^{99m}Tc标记心肌灌注显像剂的辐射吸收剂量较低，因此显像时可以使用较大的注射剂量，可达111 Mbq(30 mCi)，有利于获得质量优异的心肌影像。

(1) ^{99m}Tc-甲氧基异丁基异腈(^{99m}Tc-MIBI)：^{99m}Tc-MIBI是一种亲脂性单价阳离子，静脉注射后被心肌细胞摄取，其早期分布与^{201}Tl相类似，即与局部心肌血流量成正比关系。^{99m}Tc-MIBI以被动扩散方式进入心肌细胞线粒体并与内膜稳定结合。^{99m}Tc-MIBI的心肌摄取分数为65%，较^{201}Tl为低。因^{99m}Tc-MIBI在细胞内滞留的时间较长，加上其后再循环时心肌的额外摄取，它在心肌内的滞留量在注射后数分钟内与^{201}Tl相当。与^{201}Tl相比，^{99m}Tc-MIBI最大的特点是在心肌内没有再分布现象。^{99m}Tc-MIBI与心肌细胞牢固结合，进入心肌细胞后进入线粒体，在心肌细胞内的分布相对固定，不随时间而变化，可在心肌细胞内稳定存在5 h以上。因而注射当时的心肌血流分布被保留，注射后数小时所进行的显像仍反映注射当时的心肌血流灌注情况。此点有利于心脏急诊入院时先注入放射性核素显像剂，抢救措施施行后数小时再进行显像，能了解入院时患者的状况。但在常规应用中，进行心肌灌注显像时要分别在负荷状态和静息状态下注射2次^{99m}Tc-MIBI。由于^{99m}Tc的物理特性佳，所以能获得更高质量的心肌影像。^{99m}Tc-MIBI的排出途径主要是肝胆系统和肾。肝和胆囊的放射性摄取有可能干扰心肌影像，尤其是干扰心肌下壁影像的显示。

(2) ^{99m}Tc-替曲膦(^{99m}Tc-tetrofosmin)：是继^{99m}Tc-MIBI后研制的一种心肌灌注显像剂，商品名Myoview。1993年英国Amersham公司Kelly等报道该显像剂，同年Heigly进行了临床研究。现在我国已有国产商品药盒提供，中文名锝[^{99m}Tc]双乙氧乙膦烷注射液，系带正电荷的脂溶性二膦络合物。^{99m}Tc-tetrofosmin静脉注射后通过被动扩散机制被心肌细胞快速摄取，血液清除快速，肝脏和肺的清除也快速。注射后5 min注射剂量的1.2%被心肌摄取，注射后2 h仍保留有注射剂量的1.0%，能长期存留于心肌细胞内4 h以上，没有明显的再分布现象。放射性本底清除快速，血液、肝胆道和肺部的本底在注射后10 min占注入总量的5%，30 min占4.5%，而60 min后降至2%以下。胆囊壁经受的辐射吸收剂量为全身最高，在负荷态为0.123 rad/mCi，静息态为0.180 rad/mCi。注射后48 h约66%被排出，其中经尿排出40%，粪排出26%。^{99m}Tc-tetrofosmin用作心肌灌注显像具有两大优点。一为标记过程简单，不需要煮沸加热程序，因此在使用上较^{99m}Tc-MIBI方便。二是^{99m}Tc-tetrofosmin血液清除迅速，并且肺和肝摄取少且清除快，心肌摄取较高，给药后5～30 min即可开始采集程序并获得高质量的心肌影像，有利于使用一日法，在1 d内完成负荷和静息心肌断层显像。

(3) ^{99m}Tc-teboroxine：是一种中性阳离子和锝肟硼酸(BATO)化合物。它具有被心肌快速摄取，快速清除的特点。其心肌摄取快速有效，心肌摄取率(extraction efficiency)为80%～90%。自心肌洗脱(washout)亦极为快速，其心肌洗脱呈双指数曲线，注射后5 min，心肌内仅滞留初始放射性的25%。该显像剂在心肌内"快进快出"，在心肌内滞留的时间较短，便于使用一日法在1 d内多次注射和显像。但是必须在注射后5 min左右完成快速系列显像，以多探头SPECT仪较为适宜。且肝脏早期摄取放射性较高，影响对心肌摄取的全面评估，尤其影响下壁心肌的观察。^{99m}Tc－teboroxine的全身辐射吸收剂量为0.02 rad/mCi，主要受照靶器官为肝和大肠，受到的辐射吸收剂量分别为0.12 rad/mCi和0.11 rad/mCi。

(4) ^{99m}Tc－N－NOET(^{99m}Tc-N-ethyl-dithiocarbamatonitride，^{99m}Tc-N-ethoxy)：化学名^{99m}Tc－氮二N－乙基－N－乙氧基二硫代氨基酸盐，是一种中性脂溶性心肌灌注显像剂，其心肌摄取率高，摄取快速，滞留时间长，初期相分布准确地反映心肌血流灌注，延迟相的再分布特征有利于鉴别缺血、梗死和瘢痕组织，是目前最有发展前途的心肌灌注显像剂。

（三）SPECT心肌灌注显像方法和技术因素

1. 显像方法　心肌灌注显像方法经历了从平面显像进展到断层显像；从单纯的静息显像进展到负荷-静息显像；从非门电路显像进展到门控显像；进而又引入了衰减校正方法的漫长历程。方法学和技术的进展使心肌灌注显像日益完善并成为一种成熟、可靠和有效的诊断和处理心脏疾病的非侵入性显像方法。实际应用中，这几种方法可以交叉综合使用，目前最为有效的方法是进行负荷-静息门电路SPECT断层显像并采用衰减校正技术。

(1) 平面显像(planar imaging)：静脉注射心肌灌注显像剂后，在适当的时刻(根据所用放射性药物的特性而定)摄取前位(ANT)、左前斜位(LAO)和左侧位(LLA)心肌影像。左前斜位采集时患者取仰卧位，以能分开左、右心室并使室间隔与底线垂直为最佳，其他体位都可参考这一体位的角度。

影像的重复性和影像解释的一致性对于心肌灌注显像非常重要。获得高质量心肌平面影像的能力是今后进一步获得高质量SPECT断层影像的技术基础。造成影像质量不合要求的常见原因是：① 心脏内计数密度不足。② 患者体位变动。③ 放大倍数过高。④ 图像显示方法、灰阶、位置不当。

(2) SPECT断层显像：SPECT断层显像是目前临床心血管核医学最主要的显像技术。首先，必须置患者于正确而舒适的体位，使心脏位于仪器旋转中心并防止患者移动。在采集过程中患者移位会引起胸腔内心脏位置改变。运动后短时间内因呼吸加深可使心脏呈垂直位，稍事休息后平稳呼吸下心脏又可转变为水平位，这种体位的变化在重建断层图像时可造成下壁缺损伪影。延至运动结束后10 min做图像采集可以避免此现象发生，故进行^{201}Tl运动显像时，可在注射显像剂后10 min内先采集一帧正位平面图像，重点观察肺部对放射性显像剂的摄取，然后再进行断层采集。

为了保证重建图像的质量，断层心肌灌注显像必须在每一个投射方向上采集到足够的计数密度。使用^{201}Tl做心肌断层显像时每个投射方向至少采集40 s，而^{99m}Tc标记的心肌灌注显像剂由于使用剂量较大(740～1 110 MBq，即20～30 mCi)，可缩短至25 s左右。但若使用低剂量(370 MBq即10 mCi)时，仍应采集40 s。计数密度不足会在重建的心肌图像上造成多发的“斑点”状放射性稀疏，其分布与冠状动脉病变的解剖部位不匹配，干扰疾病的正确诊断。

由于心脏在胸腔内位置偏左，加上使用^{201}Tl时后位计数率由于远离心脏和多重衰减作用而极度降低，心肌灌注显像通常采集180°，SPECT仪探头绕患者心脏旋转，自右前斜位45°采集至左后斜位45°，采集30(或32)～60(或64)个投影。近年来使用^{99m}Tc标记的心肌灌注显像剂和新型多探头SPECT仪的单位也可选用360°采集。心脏SPECT显像适宜采用圆形轨道，因为如果探头不按圆形轨道而按体表轮廓旋转，它与靶器官距离不一引起γ照相机的分辨率也不相同，图像重建时会造成伪影(artifacts)，表现为心肌短轴断层上呈180°反向的小缺损区。

SPECT采集完成后，通过滤波反投影技术重建心肌三维图像，应用滤波技术来校正重建伪影及提高图像质量。重建图像心肌的断层层面长轴平行于心脏解剖轴，而不是体轴。获得左心室心肌短轴(short axis slices)、水平长轴(horizontal long axis slices)和垂直长轴(vertical long axis slices)断层影像。对重建的SPECT断层图像显示标准化后，按线性灰阶显示黑白或彩色影像。为了方便比较，可将运动和静息或早期和延迟的图像并列显示。也可将所有这些信息通过专用软件展开成一幅彩色编码的极坐标靶心图(polar bulls-eye plot)，直观地以不同颜色显示心室各壁的放射性分布状态。极坐标靶心图简称靶心图，在短轴断层切面影像的基础上，自心尖起向心底部制成连续短轴切面，心尖部置于圆心，后续的短轴面调整放大后以同心圆的形式依次套在心尖外周，形成一个展开的左心室平面图，并以不同色彩显示相对放射性活度。通过负荷试验靶心图和静息靶心图的比较来显示心肌血流灌注异常部位、范围和程度。并可进一步用变黑(block out)靶心图显示缺血或梗死病变的部位。

(3) 负荷心肌灌注显像(stress myocardial perfusion imaging)：放射性核素心肌灌注显像往往需要与负荷试验相结合来显示冠状动脉病变，尤其是慢性冠状动脉疾病。静息状态下正常的冠状动脉(狭窄程度<50%)与明显狭窄的冠状动脉(狭窄程度85%左右)血流基本相同，心肌摄取心肌灌注显像剂均匀而可表现为正常影像。但在负荷状态下，正常冠状动脉的血流量增加2～2.5倍，但狭窄的冠状动脉血流量不增加或不能增加至相同量，从而导致血流分布的不均一性，在心肌灌注显像影像上表现为局部摄取放射性显像剂相对减少，显示为放射性稀疏或缺损区。负荷方法的应用大大增加了心肌灌注显像的诊断阳性率，使其具有临床实用价值。可以使用运动负荷，也可以使用药物负荷。有关负荷试验的原理和方法另有章节详细介绍。

(4) 门电路心肌灌注显像：在进行心肌灌注显像数据采集时，以患者自身心电图R波作为开启SPECT仪的触发信号，将一个心动周期的影像按照舒张末期至收缩末期的次序均分为8等分或16等分，逐个采集。并将各个心动周期内相同位相的数据叠加，重建处理后，形成一个心动周期8帧或16帧的影像。该8帧或16帧的影像循环播放可展示为心肌舒张、收缩的循环电影。可供观察左心室心肌的血流灌注情况和心室壁活动并可获取众多心功能参数。采用门控技术进行心肌灌注显像的优点在于不但减低了心脏搏动产生的图像边缘模糊，提高了对心肌缺血诊断的灵敏度和特异性，而且通过傅立叶变换和图像边缘识别技术等图像处理技术，可以在一次采集的信息基础上同时获得心脏的心肌血流灌注、心肌活力、室壁运动、射血功能和收缩协调性等参数，提高了核素心脏检查的价值，为临床准确判断患者的心脏状况，选择治疗方案，及预后和疗效评价提供了更可靠的数据。

门电路显像的优势主要体现在：① 判断局部室壁运动。能直观显示心肌各节段收缩和舒张的情况以及心腔随心脏搏动的形态变化。还能使用几何方法测定心腔内的轴缩短率或是按照室壁平均放射性计数的变化计算室壁增厚率，定量分析室壁收缩运动功能。② 获得整体心功能参数，包括左心室射血分数(LVEF)、左心室收缩分数(LVCF)、舒张末期容积(EDV)和收缩末期容积(ESV)等。并在多数情况下与其他经典方法相比具有一致性。③ 判断心肌活力。以往心肌活力的评价多用^{201}Tl再分布或再注射显像，但^{201}Tl静息或再分布显像的结果明显低估了部分心肌的活力。由于"顿抑""冬眠"心肌概念的提出，如何对心肌活力进行更有效而准确的判断也成为核心脏病学的新热点。研究显示，门电路心肌灌注显像测得的室壁增厚率与心肌局部代谢状态呈良好的相关性。门电路心肌灌注显像在提供心肌灌注资料的同时能增加室壁收缩功能信息，在心肌存活评价中有一定的价值，因此有了更广泛的用途。④ 减低运动伪影和下壁衰减。组织衰减导致的左心室下后壁放射性分布稀疏或缺损一直是影响心肌灌注断层显像诊断冠心病准确性的因素之一。使用门电路心肌灌注显像采集方法，由于减少了心脏的节律运动伪影，采集的数据信息量大，在一定程度上能够弥补下壁的衰减，而且可以根据是否有运动，排除肝脏左叶对心肌图像的干扰。

总之，门电路心肌灌注显像具有多时相分析血流灌注和功能的优势，并且不需要其他辅助手段和设施，所以在心肌断层显像的多种伪影的辨析和校正中具有显著的临床应用价值，充分体现了核医学功能显像和结构显像特点。在其采集和处理中仍需解决和完善的问题是：提高采集灵敏度，使用更新的图像处理方法，降低定量计算中的人为因素和随机因素的误差等，使其应用价值进一步扩展。并且要注意，使用门电路采集时，每个投影要采集8帧或16帧图像，其信息量明显地少于非门电路采集，统计涨落大。因此需要适当增加显像剂剂量、延长每个投影的数据采集时间，以保证心肌影像的质量。

(5) 心肌灌注显像的衰减校正：各种原因，尤其是软组织的衰减效应有可能造成心肌影像上的伪影，影响诊断的准确度、可信度和心肌灌注断层显像的定量研究。女性的乳房组织和男性的膈肌被认为是衰减伪影的最主要来源。乳房的衰减伪影通常表现为计数密度降低，主要影响心脏的前壁，有时波及侧壁。乳房衰减伪影的程度和范围取决于乳房的大小、密度、形状和它与心肌之间的相对位置关系。男性膈肌衰减伪影通常影响下壁心肌。使用右侧卧位或俯卧位采集的方法，通过改变心脏和其他脏器位置将其重叠部分最小化，以期把衰减效应降至最低限度。但由于患者体位不适，又容易引发移动伪影，以及由于探头与心脏之间距离加大而引致前壁计数减少，产生新的伪影。

目前认为较好的解决方法是使用非均匀透射式衰减校正。新的经改良的SPECT系统已研发了特地为心肌显像所设置的非均匀衰减校正透射图像采集系统，这种方法是建立和发展于穿透型计算机断层(CT)的透射断层原理上的，并且在正电子发射断层显像仪(PET)上心肌显像衰减校正的价值被证实又推动了它在SPECT的应用。其方法是在完成常规的SPECT采集(发射扫描)后，保持患者体位不动，再通过设置在外部的放射源进行透射扫描(甚或同时采集发射及透射影像)。透射扫描的放射源安置于SPECT仪器内，可以选用^{153}Gd、^{57}Co、^{133}Ba及普通X线等。这些自受检者身体以外发射的射线穿透受检者时，受到身体组织的衰减。这些信息反馈入计算机系统，其衰减校正系统采用新的重建运算方法——迭代法。迭代法和一般的滤波反投射法的标志性区别在于前者能在重建图像过程中应用衰减图谱的数据，重建经衰减校正的发射图像，从而避免了乳房、膈肌等软组织衰减所造成的伪影和肝脏放射性的干扰，获得心肌的真实影像。但要注意，校正过度有时又会带来新的伪影。

2\. 心肌SPECT灌注显像方案　根据所使用的心肌灌注显像剂和患者状况、检查目的决定显像方案。

^{201}Tl具有的再分布特性使负荷和静息显像能在同一日内完成，并只要注射一次。运动达高峰时或介入药物作用最大时注射单次剂量的^{201}Tl，注射后5～10 min做早期(负荷)显像，3～4 h后再做延迟或再分布显像。在部分心肌梗死患者中，心肌呈固定性放射性缺损时，延迟显像完成后患者于静息状态接受^{201}Tl第二次注射，称为^{201}Tl再注射。再过1～2 h后进行再注射显像，并可于24 h延迟显像，以全面评价心肌活力。

^{99m}Tc-MIBI、^{99m}Tc-tetrofosmin等^{99m}Tc标记的心肌灌注显像剂都没有"再分布"，所以要实施两次间隔给药，一次在负荷状态，一次在静息状态下。可采用二日法，负荷和静息显像隔日进行。也可采用一日法，同日内二次注射，二次采集。^{99m}Tc-tetrofosmin适合使用一日法。对于心肌梗死患者，还可令患者口服硝酸甘油后注射^{99m}Tc标记心肌灌注显像剂，以硝酸甘油介入后的影像与静息影像相比较，评价梗死心肌的活力。

如果采用双核素显像，有利于一日内完成静息和负荷二次显像。静息时注射^{201}Tl，5～10 min做静息^{201}Tl显像。然后在负荷状态(运动或药物介入)达高峰时注射^{99m}Tc-MIBI，进行负荷显像。

(四) 正常SPECT心肌灌注显像

1\. 正常平面心肌灌注显像　心肌各部分厚度不一，摄取显像剂的量也有明显差异。由于核医学影像系相对显示，经过归一化处理后，心房不显影，右心室壁可不显影或显示较淡影像，而左心室心肌影像清晰，呈马蹄形或卵圆形。平面显像所展示的影像系心肌平行于探头表面的投影，左心室血池对心室壁心肌影像的衰减造成心腔部位放射性稀疏，而显示马蹄形外观。需要用多个体位显像以观察左心室心肌的各个节段。正位(ANT)影像反映左心室前侧壁、心尖及下壁、后间隔心肌，分别由左冠状动脉前降支(LAD)和右冠状动脉(RCA)供血。左前斜位(LAO)影像显示后侧壁、心尖、下壁及间隔心肌，分别由左冠状动脉回旋支(LCX)、前降支(LAD)及右冠状动脉(RCA)供血。左侧位(LLA)显示前壁、心尖、下壁和后壁心肌，主要由左冠状动脉前降支(LAD)和右冠状动脉(RCA)供血。心尖部放射性低于前壁和下壁，可沿左心室长轴呈现一窄缝或裂隙区，心脏垂直位更明显。而左前斜位由于室间隔膜部和主动脉瓣投影于马蹄形开口端，可显示为高位间隔缺损，尤其在横位心者。这些正常变异不应被误认为病变所致。极度肥胖和乳房巨大患者可引起放射性缺损，在前位和左侧位多表现为前壁心肌缺损，而左前斜位缺损部位变化较多，依乳房与心脏间位置而定。描划乳房轮廓可确定乳房和心脏伪影之间关系。乳房伪影是心脏平面显像假阳性的常见原因之一。仰卧位时采集左前斜位或左侧位图像，由于左侧膈肌的衰减有可能造成下壁缺损伪影，改用右侧卧位，可减少下后壁衰减。^{201}Tl与^{99m}Tc标记心肌灌注显像剂的影像特征基本相同，且^{99m}Tc标记心肌灌注显像剂的图像质量通常优于^{201}Tl。但^{99m}Tc标记心肌灌注显像剂肝、胆囊、大肠放射性较高，较强的膈肌下放射性可能对心肌下壁，尤其是左侧位图像造成干扰，影响对下壁的观察。

2. 正常SPECT心肌灌注断层影像　采集图像经计算机处理后，沿心室长轴重建左心室心肌短轴、水平长轴和垂直长轴三个方向的系统断层影像(图3-7-1)，每层切面的厚度6～10 mm。

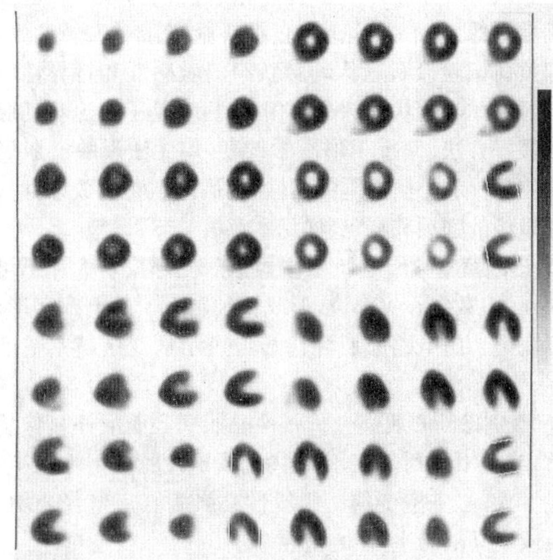

图3-7-1　正常心肌断层影像

示左心室心肌短轴(上部4行)，水平长轴(下左)和垂直长轴(下右)断层影像。奇数行为负荷影像，偶数行为静息影像

短轴断层影像垂直于心脏长轴，为依次由心尖向心底连续切分的断层影像。左心室壁呈环形，中央空白区为心室腔。上部为前壁，下部为下壁和后壁，左侧为前、后间隔，右侧为前、后侧壁。前壁与室间隔交界处(相当于前室间沟部位)偶可见小范围放射性稀疏区。下壁放射性强度常略低于前壁。间隔近基底部由膜性组织构成，呈放射性缺损区。侧壁的放射性强度略高于间隔。

水平长轴断层影像平行于心脏长轴，为依次由膈面向上连续切分的断层影像，呈倒立的"U"形。右侧为室间隔(前间壁和后间壁)，左侧为侧壁(前侧壁与后侧壁)，上端为心尖部。由于间隔近基底的膜部呈放射性缺损区，使间隔的长度较侧壁短。心尖部组织较薄，放射性常减低导致影像变淡。

垂直长轴断层影像垂直于上述两个断面，为依次由室间隔向侧壁连续切分的断层影像，呈横位"U"形，上部为前壁、下部为下壁和后壁，中间由心尖部相连接。

由于女性患者较厚的乳房组织以及男性患者肥厚胸肌的衰减作用，有时可见前壁小范围的放射性减低区。男性患者由于横膈的衰减作用，下壁和后壁也可表现为不同程度的放射性稀疏。在前壁、下壁和后壁上，偶尔可见乳头肌形成的"热区"。

3. 正常门电路心肌灌注断层影像　采集完门电路心肌SPECT显像数据后，可分别重建门电路和非门电路心肌断层图像。非门电路心肌断层图像重建时先将每个投影心动周期中8帧或16帧图像合并，成为一帧非门电路投影图像，然后与常规心肌SPECT显像一样，重建非门电路心肌断层图像，其正常影像与前述正常SPECT心肌灌注断层影像相似。门电路心肌断层图像则对心动周期不同时相的原始图像分别进行重建，获得一系列依次从舒张末期至收缩末期的门电路心肌断层图像。其图像的特点除了心室各壁放射性分布均匀外，其心腔依次按舒张至收缩从大到小变化。

(五) SPECT心肌灌注显像的影像模式

1. 正常心肌灌注影像　各断层所有层面心肌各壁放射性分布均匀，边缘光滑整齐。

2. 心肌放射性稀疏、缺损区　局部心肌摄取放射性心肌灌注显像剂降低甚至或不能摄取，依赖于功能状况可从轻微降低至完全无放射性。其范围、程度反映病变的严重性。

3. 可逆性缺损(reversible ischemia)　早期或负荷态影像上存在放射性缺损，而在延迟或静息影像上该缺损区显示放射性不同程度的填充甚至可恢复至正常(图3-7-2)。这种模式常提示灌注该局部区域的冠状动脉狭窄造成心肌缺血。^{201}Tl影像上这种随时间的变化称为"再分布"。

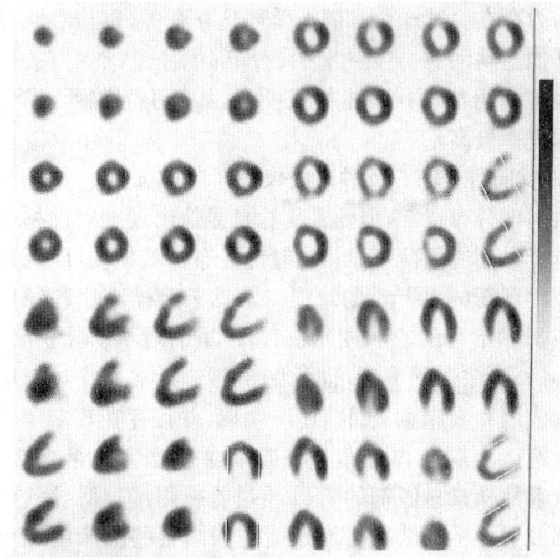

图3-7-2　可逆性缺损提示心肌缺血

示左心室心肌短轴(上部4行)，水平长轴(下左)和垂直长轴(下右)断层影像。奇数行为负荷影像，偶数行为静息影像。负荷影像显示左室前壁局限性放射性稀疏，静息影像见放射性充填

4. 固定性缺损(fixed defects)　早期负荷和延迟静息影像上都存在同样的放射性缺损，该缺损区不发生变化。在使用^{201}Tl作为心肌灌注显像剂时，可行再注射和24 h延迟显像，如果仍呈固定性缺损，这种模式常提示有心肌梗死和瘢痕组织(图3-7-3)。使用^{99m}Tc标记的心肌灌注显像剂时，则可行硝酸甘油试验等。要注意仅凭SPECT心肌灌注显像出现固定性缺损诊断心肌梗死常常会低估心肌的活力，这些病例在进行PET心肌代谢显像时有可能出现放射性的填充而被证明心肌仍然存活。

5. 部分可逆性缺损　早期或负荷影像显示心肌放射性缺

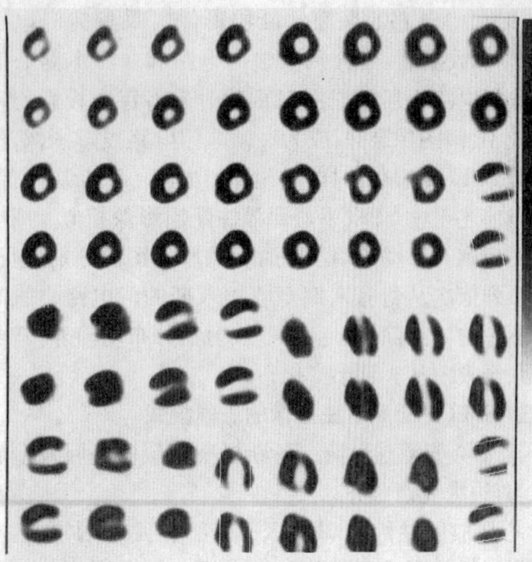

图 3-7-3 固定性缺损

示左心室心肌短轴(上部 4 行),水平长轴(下左)和垂直长轴(下右)断层影像。奇数行为负荷影像,偶数行为静息影像。负荷影像与静息影像均显示左心室心尖放射性缺损,提示左心室心肌梗死

损,而延迟或静息显像时缺损区明显缩小或有部分填充,即其恢复程度介于固定性缺损和可逆性缺损之间,心室壁同时存在不可逆性和可逆性心肌缺血。此种模式提示心肌梗死,但部分心肌活力存在。其产生和侧支循环建立有关,也与心肌梗死基础上其他冠状动脉分支狭窄引起局部灌注量减少有关。这类患者往往有可能再次发生心肌梗死,甚至引起猝死,发生心脏事件的概率最高。

6. 反向再分布 此种现象仅见于^{201}Tl 显像。早期或负荷显像放射性分布正常,但延迟或静息显像出现放射性稀疏或缺损。或者早期或负荷态显示放射性分布稀疏缺损,而延迟或静息显像出现新的更严重的缺损。常见于溶栓治疗和经皮冠状动脉成形术治疗的心肌梗死患者,严重的冠状动脉狭窄、稳定性冠心病、X 综合征患者,也可见于部分正常人。对于反向再分布的成因和临床意义目前还不明确,并且存在较多争议。但至少普遍认为反向再分布与心肌缺血性损害并无直接联系。用作放射性核素显像剂的^{201}Tl 质量差或用量过低导致延迟显像局部放射性稀疏缺损可能是造成国内某些临床单位反向再分布比例过高的原因。

7. 花斑型稀疏缺损 早期、负荷态影像和延迟静息态影像都呈现为心室壁内散在的斑片样放射性缺损或稀疏。同时伴随着心室腔扩大、心肌变薄、弥漫型室壁运动减弱、收缩及舒张功能受损等特征。此模式多见于扩张型心肌病。但要注意排除显像剂用量不足所致统计涨落的影响,并要与极度心力衰竭相鉴别。

8. 肺摄取心肌灌注显像剂 正常者运动后肺部不摄取或很少摄取心肌灌注显像剂,但在运动负荷诱发的左心室功能不良患者中,肺的摄取增加,在平面显像或 SPECT 采集原始图像上表现为肺部放射性明显增加。肺摄取可用肺/心比值(^{201}Tl 正常值<0.5)来定量。

9. 左心室一过性扩张 负荷态下左心室室腔扩大,较静息或延迟态影像明显增大,提示负荷(运动、药物)诱发左心室功能不良,甚至有人认为明显的左心室负荷态下一过性扩张有可能是三支病变的征兆。

(六) SPECT 心肌灌注显像的临床应用

1. 诊断冠心病心肌缺血 心肌灌注显像反映心肌局部血流灌注量和局部心肌细胞功能状态,是无创伤性诊断冠心病的有效方法。心肌灌注显像用于诊断有无心肌缺血,帮助确定缺血是可逆性还是不可逆性,以及了解冠状动脉的储备功能。冠状动脉狭窄 50%以上的病变都能通过负荷-静息心肌灌注显像显示病变,了解病变的范围、程度和责任血管所在。心肌灌注显像诊断冠心病的灵敏度和特异性都很高。因此,心肌灌注显像是诊断冠心病心肌缺血简便而且准确的方法。心肌缺血的典型表现是负荷态心肌灌注影像显示放射性分布稀疏或缺损,而静息态或再分布态心肌灌注影像放射性明显充填甚至可显示为正常影像,显示为可逆性心肌缺血(图 3-7-2)。心肌灌注显像负荷试验诊断冠状动脉狭窄的敏感性和特异性明显高于静息显像。与冠状动脉造影相比,后者是了解冠状动脉狭窄程度的最好方法,偏重于形态学改变,但无法反映心肌局部的血流灌注状况和心肌细胞的活性,而后两点正是放射性核素心肌灌注显像的强项和特点(详见本章第二节)。

2. 诊断室壁瘤 心肌灌注显像病变部位呈大片不可逆固定性缺损,多数在心尖部位,形成长轴影像上的倒八字形,心肌形态不完整。门电路心肌灌注显像可示病变区域室壁运动的异常。

3. 鉴别诊断心肌病 扩张性心肌病心肌灌注显像呈花斑型异常,或呈不规则稀疏,室壁内出现斑片状放射性稀疏,伴心腔明显扩大,心室壁变薄。肥厚性心肌病心室壁普遍增厚,可以心尖或室间隔为主,伴心室腔缩小。

4. 辅助诊断心肌炎 病毒性心肌炎心肌灌注显像左心室心肌呈不规则的放射性分布稀疏,甚或分布缺损。

5. 左束支传导阻滞的心肌灌注显像 完全性左束支传导阻滞(LBBB)由于传导异常影响心电图诊断心肌梗死或运动诱发心肌缺血的准确性。不伴有冠状动脉病变的 LBBB 患者负荷态心肌灌注显像也可诱发心肌间壁可逆性心肌灌注异常,可能与冠状动脉充盈和静息时左心室扩大有关。

6. 心肌灌注显像价值 心肌灌注显像具有独特价值:① 可为疾病的诊断提供病理生理学信息,比单纯的解剖学信息更有意义。② 独立提供较其他临床和诊断资料更有价值的预后信息。③ 放射性核素显像易于数字化、定量化。④ 定量结果具有高度的重复性。⑤ 几乎所有患者都可得到高质量的具有定性诊断价值的影像。

三、心脏负荷试验

心脏负荷试验是在应用放射性核素检测心血管疾病时,采用运动试验、药物或其他物理方法增加心脏负荷,评价心脏冠状动脉血供和心肌储备功能,提高检出灵敏度和特异性的诊断方法。一般采用的负荷方法有运动负荷试验和药物负荷试验等,两种方法作用基本相似。心脏负荷试验可用于心肌灌注显像和心血池显像等。两种心肌灌注显像负荷方法的基本原理都是使正常冠状动脉供血区与狭窄的冠状动脉动脉供血区之间的心肌血流产生差异,加大正常供血区与病灶血流灌注的差别。负荷试验使正常冠状动脉供血区的心肌血流明显增加,而冠状动脉狭窄区血流不能增加或增加较少,通过核医学

影像显示血流分布的变化，从而揭示病变之所在（详见本章第二节）。

四、放射性核素心肌灌注显像可能出现的假阳性、假阴性，以及和冠状动脉造影的比较

在绝大多数情况下，放射性核素心肌灌注显像的结果与冠状动脉造影一致。对于个别核素显像与冠状动脉造影结果不一致的病例，需要进行具体分析。有可能出现的情况如下。

1. 冠状动脉造影不正常，而心肌灌注显像正常　冠状动脉造影反映冠状动脉形态，对冠状动脉狭窄的诊断有很高的灵敏度，但是并不能直接反映冠状动脉狭窄对心肌细胞造成的影响和后果，以及对心脏功能状态的影响。而放射性核素心肌灌注显像中的放射性分布反映的是冠状动脉血流和心肌细胞功能的双重结果，即使在存在冠状动脉狭窄的情况下，如果有明显侧支循环形成，冠状动脉狭窄程度较轻，冠状动脉狭窄部位处于远端，都有可能心肌灌注显像不出现心肌缺血而表现为灌注正常。这提示该病例冠状动脉狭窄但心肌细胞没有明显缺血表现。

2. 冠状动脉造影正常，而心肌灌注显像不正常　多见于X综合征。心肌灌注显像可逆性放射性稀疏、缺损。患者有典型心绞痛病史，运动试验心电图也有心肌缺血性改变，但是冠状动脉造影正常。此为小冠状动脉病变。冠状动脉造影主要显示大血管和主要分支。

排除技术因素，放射性核素心肌灌注显像的假阴性主要见于三支病变，尤其是三支血管均匀性狭窄时。假阳性主要见于完全性左束支传导阻滞，肥厚型心肌病、扩张型心肌病误诊，以及乳房衰减、膈肌衰减造成的局部放射性稀疏等情况。

五、心肌代谢显像

心肌可利用游离脂肪酸、葡萄糖、乳酸、丙酮酸、酮体、氨基酸等作为能量来源。其中脂肪酸和葡萄糖是心肌细胞代谢最主要的能量物质。这些能量物质标记以放射性核素，静脉注射入患者体内后能被心肌细胞迅速摄取，并按照其代谢状况在心肌内分布，使用核医学成像仪就可得到心肌代谢影像。目前可以应用SPECT进行心肌脂肪酸代谢显像，也可以应用PET进行心肌脂肪酸代谢显像和心肌葡萄糖代谢显像。

（一）心肌葡萄糖代谢显像（myocardial glucose metabolism imaging）

葡萄糖是心肌主要供能物质之一。正常时，尤其在空腹状态下心脏主要依赖脂肪酸有氧氧化供给能量。进餐后、糖负荷下，血浆葡萄糖和胰岛素水平上升，血浆脂肪酸水平降低，心脏转而利用葡萄糖作为主要供能物质。进行葡萄糖代谢显像可以了解心肌的代谢状态，用于诊断心脏疾病和判断心肌细胞存活。

目前最重要、最常用的葡萄糖代谢显像剂是^{18}F标记的脱氧葡萄糖（^{18}F－deoxyglucose，^{18}F－FDG），结构类似于葡萄糖，其分子结构中第二位碳链上的羟基脱去一个氧。^{18}F－FDG静脉注射后进入糖代谢旺盛的组织，在己糖激酶的作用下磷酸化生成6－磷酸－脱氧葡萄糖（FDG－6－P），后者不能参与葡萄糖的进一步代谢而滞留于细胞内。由此而获得葡萄糖代谢影像并可定量其代谢过程。

到目前为止，葡萄糖代谢显像还只能通过正电子显像进行，即只有PET仪和带有符合线路的SPECT仪能进行心肌葡萄糖代谢显像。首先进行空腹心肌葡萄糖代谢显像。检查前至少禁食4 h以上，最好能隔夜禁食（禁食12 h以上）。测定空腹血糖水平，在注射^{18}F－FDG时要确保患者的空腹血糖浓度在正常范围内，6.72 mmol/L（120 mg/dl）以下为最佳，若＞8.4 mmol/L（150 mg/dl）考虑应用胰岛素。但一般情况不随便应用胰岛素，因为胰岛素可引起肌肉摄取FDG增加，增加了本底噪声，注射FDG前后，嘱咐患者注意休息并尽量保持放松状态，避免不必要的运动和言谈。

^{18}F－FDG剂量范围宜在370～550 MBq（10～15 mCi），不超过15 mCi。^{18}F－FDG剂量过高或过低均会影响图像质量。一般在注射^{18}F－FDG 45 min至1 h后开始显像采集。

空腹心肌葡萄糖代谢显像采集完成后，继续进行糖负荷下的葡萄糖代谢显像。方法是给患者口服75 g葡萄糖，1 h后血糖浓度上升时再次注射^{18}F－FDG，剂量与空腹心肌葡萄糖代谢显像相同或略高。同样在注射后45 min至1 h开始显像采集。注意二次采集的条件和体位保持一致。目前也有只进行糖负荷显像而省略空腹心肌葡萄糖显像的。

正常空腹心肌葡萄糖代谢影像大部分患者心肌不显影或显影很淡，仅有15%左右明显心肌显影。这是因为禁食状态血浆葡萄糖水平下降，正常心肌能够减少利用甚至不用葡萄糖供能，以游离脂肪酸氧化来维持能量代谢。

进食后或在糖负荷下，血浆葡萄糖和胰岛素水平上升，心脏转而利用葡萄糖作为主要供能物质，心肌细胞摄取葡萄糖增加。糖负荷下心肌葡萄糖代谢显像表现为各节段的普遍摄取，左心室心肌内放射性分布均匀，其断层图像类似于心肌灌注显像的正常影像（图3－7－4）。

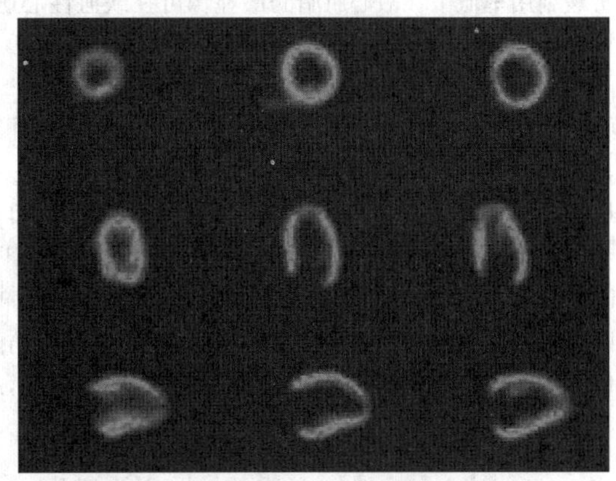

图3－7－4　正常心肌^{18}F－FDG葡萄糖代谢影像

^{18}F－FDG心肌葡萄糖代谢显像的临床意义在于与心肌灌注显像相对照，以便了解心肌灌注和葡萄糖代谢是否相匹配。心肌灌注显像可用^{99m}Tc－MIBI、^{201}Tl SPECT显像或$^{13}NH_3$、$H_2{}^{15}O$、^{82}Rb PET显像。心肌灌注显像所显示的缺血心肌部位氧供随血流减少而减少，游离脂肪酸的β氧化受到限制，只能通过葡萄糖无氧酵解供给能量，葡萄糖成为缺血心肌唯一的能量来源。因此在空腹心肌葡萄糖代谢显像时缺血心肌仍摄取葡萄糖，表现为灌注-代谢不匹配，即心肌灌注显像呈现减低或缺损的节段，葡萄糖代谢显像显示相应节段^{18}F－FDG摄取正

常或相对增加。标志心肌细胞缺血但仍然存活，而坏死心肌禁食状态或葡萄糖负荷后均不摄取^{18}F－FDG。心肌灌注显像呈现减低或缺损的节段，葡萄糖代谢显像显示相应节段^{18}F－FDG摄取减低，葡萄糖的利用与血流量呈平行性降低，表现为灌注-代谢相匹配。心肌节段呈不可逆性损伤，标志心肌细胞不再存活。

心肌细胞活力研究目前尤为重要。随着冠状动脉搭桥再通术或冠状动脉成形术在冠心病治疗中的应用越来越广泛，术前准确预测心肌梗死患者病灶部位心肌存活是冠状动脉搭桥再通术后局部心室功能恢复的前提。心肌存活最可靠的标志是存在代谢活性，心肌血流灌注减低或室壁活动消失节段局部存在代谢活动是心肌存活的判断指标，提示再通术后代谢能改善、心肌功能有所恢复并预后良好。心肌代谢显像已作为选择冠状动脉搭桥手术和冠状动脉成形手术适应证及其疗效和预后估计的重要方法。陈旧性心肌梗死患者血流减低的心肌节段中^{18}F－FDG的摄取与心肌梗死后心绞痛、严重冠状动脉疾病具有相关性，这些病灶^{99m}Tc－MIBI、^{201}Tl－SPECT心肌灌注显像往往显示为固定性缺损，提示心肌灌注显像对心肌存活的判断过于苛刻，被认为梗死的这些节段仍存在代谢活性。说明^{18}F－FDG心肌葡萄糖代谢显像是判断心肌细胞活力的金标准。

但诊断时要注意心肌摄取^{18}F－FDG受饮食状态、血糖浓度的影响，它所反映的只是葡萄糖代谢的初始摄取过程。

（二）心肌脂肪酸代谢显像（myocardial fatty acid metabolism imaging）

心肌能选择性地利用脂肪酸或葡萄糖作为供能物质。在空腹状态下心肌约80％以上的能量来自脂肪酸的β氧化。各种原因造成的心肌缺血或氧供应不足抑制脂肪酸的β氧化，造成脂肪酸利用率低下。故心肌脂肪酸显像可在缺血性心脏病、心肌病等疾病过程中了解心肌代谢状况和做出对心肌活力的评价。

心肌脂肪酸代谢显像可以使用SPECT，也可以使用PET进行，各自使用不同的放射性药物。SPECT常用^{123}I－β－甲基十五烷酸（^{123}I－BMIPP）、^{123}I－十五烷酸（^{123}I－IPPA）和邻碘^{123}I－十五烷酸（^{123}I－OPPA）。PET常用^{11}C－棕榈酸（^{11}C－palmitate）等。这些放射性药物都是中长链的脂肪酸制剂，静脉注射进入人体后被心肌细胞摄取，从而显示心肌的脂肪酸摄取和代谢。注意心肌脂肪酸代谢显像必须在空腹时施行，通常也须与心肌灌注显像做比较，以利于做出诊断。静态状态下静脉注射显像剂后15～60 min采集早期相，3～4 h后做延迟相采集。

1．影像特征　正常心肌脂肪酸代谢显像影像酷似^{201}Tl/^{99m}Tc－MIBI心肌灌注显像，各节段放射性分布均匀（图3－7－5）。

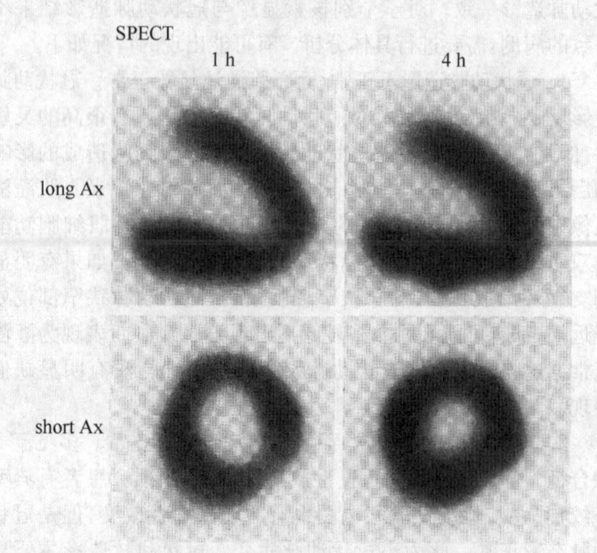

图3－7－5　正常心肌脂肪酸显像

上排为长轴影像，下排为短轴影像；左为1 h影像，右为4 h影像

心肌脂肪酸代谢障碍部位可见放射性稀疏、降低或缺损区域。与^{201}Tl/^{99m}Tc－MIBI等心肌灌注显像的影像相比较，^{123}I－BMIPP等心肌脂肪酸代谢显像影像中所示放射性稀疏、降低或缺损区域可与心肌灌注显像一致（E型），也可大于（B型）或小于（T型）其缺损区，后两者称为心肌血流和脂肪酸代谢的解离。若两种解离状态存在于同一病例中，则定义为混合型（M型）。若^{201}Tl等浓集明显增加而^{123}I－BMIPP影像仍为正常，则为R型。有关心肌血流灌注和脂肪酸代谢解离模式图示于图3－7－6。

心肌脂肪酸代谢显像的适应证：① 缺血性心脏病、急性心肌梗死、不稳定心绞痛等的心肌代谢测定。② 溶栓疗法或冠脉扩张术（PTCA）术前、术后比较。③ 心肌病（肥厚型、扩张型）的心肌代谢。④ 糖尿病对心肌病变的影响。⑤ 心肌活力的判断。

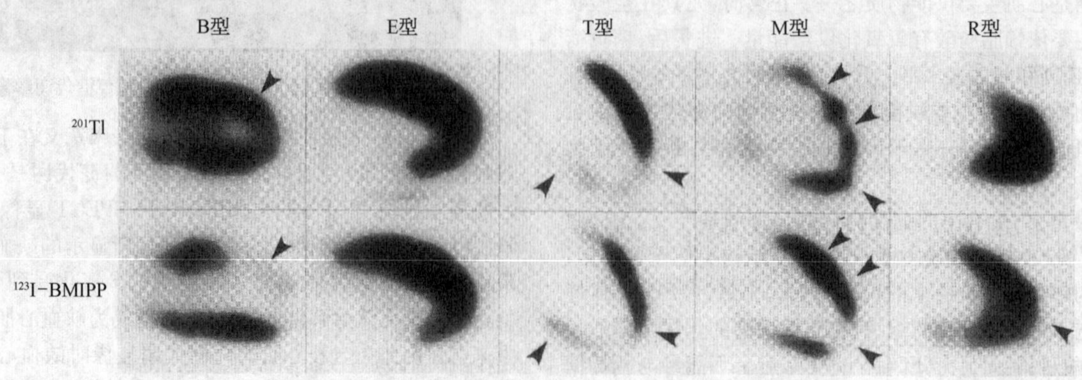

图3－7－6　心肌脂肪酸显像与心肌灌注显像解离模式图

2. 心肌脂肪酸代谢显像的临床应用

(1) 缺血性心肌病：正常左心室心肌均匀摄取心肌脂肪酸代谢显像剂。冠状动脉狭窄70%以上的心肌摄取心肌脂肪酸代谢显像剂减少，清除缓慢。心肌脂肪酸代谢显像对早期诊断心肌缺血性病变和判断心肌梗死区存活心肌具有重要临床价值。

1) 心肌梗死：心肌梗死病程中，心肌脂肪酸代谢影像与心肌血流灌注显像相比可随病变的发展而表现为B型、T型、E型或M型。

急性心肌梗死时，一般表现为B型，如图3-7-7所示前壁急性心肌梗死病例，前壁大部分区域的放射性缺损区^{123}I-BMIPP大于^{201}Tl。施行PTCA或搭桥、冠状动脉扩张术等病例，如获成功即实现血行重建的病例，术后^{201}Tl血流灌注像原缺损区有所填充而^{123}I-BMIPP脂肪酸显像所示缺损区明显大于^{201}Tl，提示再灌注心肌脂肪酸代谢的恢复较血流的改变为慢。

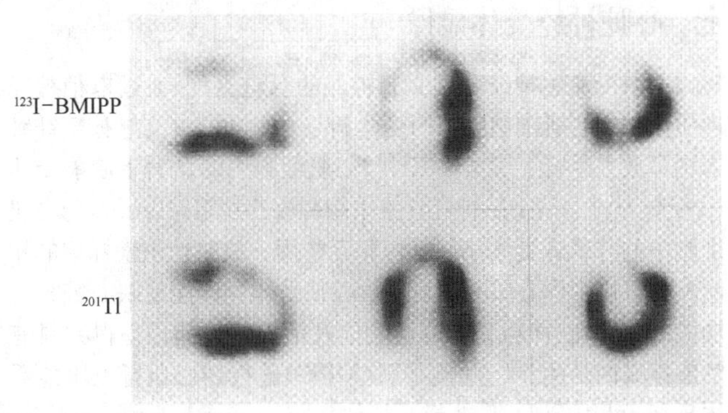

图3-7-7　急性前壁心肌梗死
^{123}I-BMIPP所示缺损区明显大于^{201}Tl

陈旧性心肌梗死时，如未施行溶栓或PTCA手术，^{123}I-BMIPP所示缺损区可与^{201}Tl一致，呈现为E型。但有部分病例无论是急性期还是亚急性期、慢性期都表现为^{201}Tl缺损区域被^{123}I-BMIPP所填充或有部分填充，这是^{201}Tl所示梗死部位心肌活力存在的直接证据。

连续动态观察心肌梗死病程中心肌脂肪酸代谢状况，可反映梗死区局部心室壁活动的恢复情况，脂肪酸代谢恢复者，心室壁活动亦有恢复，而心肌脂肪酸代谢恢复慢者，室壁活动也很少有改善。

2) 心肌缺血：冠状动脉狭窄引致心肌缺血，在大部分病例中，^{123}I-BMIPP所示放射性缺损区之范围大小与运动负荷下心肌血流灌注显像所示缺损区基本一致，而大于静息状态下的血流灌注影像。表明该缺血部位脂肪酸代谢低下，其代谢类型向无糖酵解移行。可见脂肪酸心肌代谢显像可用于判断缺血心肌心肌活力。

(2) 心肌病

1) 肥厚型心肌病：肥厚型心肌病^{123}I-BMIPP脂肪酸代谢显像的特征性表现是肥厚心肌部位的^{123}I-BMIPP摄取异常和^{123}I-BMIPP洗脱率明显增高。影像上的表现为病变部位早期相放射性的稀疏、缺损，而延迟相缺损区明显增大。而肥厚心肌在^{201}Tl血流灌注显像上往往由于心肌的增厚和代谢改变引起的血流增加而表现为摄取过度增加，放射性浓聚，从而表现为另一种心肌血流、脂肪酸代谢的解离(图3-7-8)。

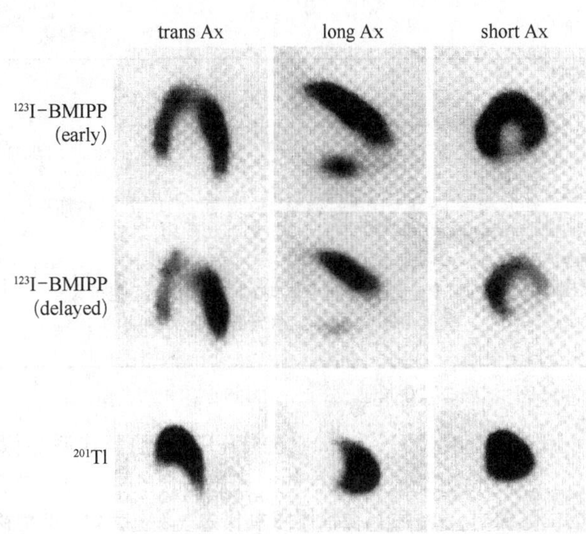

图3-7-8　病变部位^{201}Tl摄取过度增加，^{123}I-BMIPP早期相放射性分布稀疏、缺损，而延迟相洗脱加快

肥厚心肌部位^{123}I-BMIPP摄取降低和洗脱加快表明该部分心肌代谢类型的异常，存在脂肪酸利用障碍，而且这种脂肪酸利用障碍也可不局限于形态上的肥厚心肌。这种异常的存在和严重程度与该患者发生心脏事件的可能性呈正相关。

2) 扩张型心肌病：与^{201}Tl心肌灌注显像相似，扩张型心肌病^{123}I-BMIPP心肌脂肪酸代谢显像也表现为心脏扩大，心肌变薄，心肌内放射性分布呈斑片状或斑点状不均。而^{123}I-BMIPP的这种放射性分布稀疏往往较^{201}Tl更为明显。据认为是由于扩张型心肌病病理上能量代谢障碍引致ATP产生低下，从而造成扩张型心肌病患者心肌细胞膜功能损伤和脂肪酸结合蛋白功能不全，心肌细胞摄取和保持脂肪酸的能力下降。

(3) 其他心脏疾病：其他心脏疾病，如高血压性心脏病、心脏瓣膜病变、心肌炎等，^{123}I-BMIPP心肌脂肪酸代谢显像均有相应改变。高血压性心脏病患者^{123}I-BMIPP上的放射性缺损与^{201}Tl相同(E型)的占1/3，而B型、M型、R型占半数以上。而瓣膜性心脏病近半数病例表现为B型，即^{123}I-BMIPP所示放射性缺损比^{201}Tl的要大。心脏疾病^{123}I-BMIPP心肌脂肪酸显像主要表现总结于表3-7-2

表3-7-2　心脏疾病^{123}I-BMIPP心肌脂肪酸显像主要表现

1. 缺血性疾病
 (1) 急性心肌梗死
  • ^{123}I-BMIPP所示放射性缺损区一般要比^{201}Tl的缺损区大(急性期和亚急性期)
  • 血运重建术(PTCA、搭桥术)后成功病例^{123}I-BMIPP放射性缺损区比^{201}Tl缺损区大
 (2) 陈旧性心肌梗死
  • 陈旧性心肌梗死^{123}I-BMIPP所示放射性缺损区随病程延迟可表现为大于、等于或小于^{201}Tl
  • ^{123}I-BMIPP心肌显像的缺损区往往可与负荷状态下^{201}Tl影像相一致
 (3) 不稳定型心绞痛
  • 可有^{201}Tl影像放射性分布正常而^{123}I-BMIPP影像显示放射性稀疏、缺损的表现
 (4) 劳力性心绞痛
  • ^{123}I-BMIPP显示放射性稀疏、缺损，与缺血严重程度一致

续 表

2. 心肌病
(1) 肥厚型心肌病
- ^{201}Tl 正常或浓聚增加部位 ^{123}I-BMIPP 摄取低下而出现稀疏、缺损区
- 延迟相 ^{123}I-BMIPP 的稀疏、缺损更明显，提示心肌 ^{123}I-BMIPP 洗脱加速

(2) 扩张型心肌病
- ^{123}I-BMIPP 心肌内分布不均匀，集聚低下伴心腔扩大
- 50%左右病例与 ^{201}Tl 同样显示放射性斑点、斑片状稀疏

(三) 心肌氧代谢显像

用 ^{11}C-乙酸(^{11}C-acetate)进行 PET 心肌氧代谢显像。^{11}C-乙酸用作心肌氧代谢显像的原理是乙酸在心肌中先被转化为乙酰辅酶 A，然后在线粒体内氧化为 $^{11}CO_2$。$^{11}CO_2$ 的清除反映心肌血流和代谢状态，反映心肌氧消耗(MVO_2)和氧储备，同时也可以测定心肌血流灌注。

静息状态静脉注射 ^{11}C-乙酸血液清除曲线呈双单指数型，清除曲线初始部分的衰减常数与心肌耗氧量呈线性关系，通过曲线动力学分析能反映心肌耗氧量和人体线粒体氧化通量。在多巴酚丁胺负荷下，心肌摄取 ^{11}C-乙酸普遍增加。心肌梗死患者心脏摄取和清除 ^{11}C-乙酸均减慢，证明局部心肌耗氧量减低。^{11}C-乙酸 PET 心肌氧代谢显像用于区别急性心肌梗死存活与非存活心肌，在心肌顿抑占优势的情况下，心肌氧化代谢的参数可能比 ^{18}F-FDG 更准确。再者，^{11}C-乙酸不受底物活性的影响，因此对慢性冠状动脉疾病伴有糖尿病的患者，可能比 ^{18}F-FDG 更适用，因为 ^{11}C-乙酸显像不需要测定血清胰岛素水平和使用胰岛素后系列定量血清葡萄糖。

(四) 心肌氨基酸代谢显像

^{13}N-谷氨酸能被肺和心脏摄取，可用作为心肌氨基酸代谢显像剂。心肌缺血患者心肌清除 ^{13}N-谷氨酸加快，心肌摄取不均匀。心肌肥厚和瓣膜病患者，心肌摄取 ^{13}N-谷氨酸增加。心肌梗死缺血区心肌摄取 ^{13}N-谷氨酸与运动负荷 ^{201}Tl 心肌显像相关良好，而与 ^{18}F-FDG 摄取不相关，因此，可能 ^{13}N-谷氨酸主要反映心肌血流灌注而不是代谢。应用核素标记氨基酸进行心肌显像研究心肌氨基酸代谢目前在临床上应用尚少，临床意义有待进一步研究。

六、放射性核素显像检测心肌细胞活力(detection of myocardial viability)

心肌严重缺血后，心肌细胞损害可出现 3 种不同情况：坏死心肌、冬眠心肌(hibernating myocardium)和顿抑心肌(stunning myocardium)。坏死心肌是真正不可逆转的心肌损害，即使冠状动脉血流恢复，心脏功能也不会有效改善。冠状动脉严重狭窄或部分闭塞血管的再开放(reopened)引起长期低灌注缺血，局部心肌通过自身调节反应降低细胞代谢和收缩功能，减少能量消耗，以保持心肌细胞的存活，为冬眠心肌。静息状态冬眠心肌表现为节段性低灌注、无收缩或收缩功能低下，可达数月、数年之久。冬眠心肌缺血但存活，血运重建后心肌灌注和室壁运动功能可以完全或部分恢复正常。心肌短暂(2～20 min)急性缺血再灌注后，心肌细胞虽未坏死但结构、功能及代谢已发生了变化，处于"晕厥"状态，为顿抑心肌。即使得到有效血流再灌注，顿抑心肌需数小时、数日甚至数周之后才能恢复。且缺血时间越长，冠状动脉血流的贮备功能越差，心脏功能恢复时间也越长。顿抑心肌仍然存活，一旦血流恢复，几周内室壁运动和左心室功能逐步改善。顿抑心肌与冬眠心肌不同，一般不需进行血运重建治疗。冬眠心肌与顿抑心肌也可同时存在。区别这三种心肌损害，对制订治疗决策方案、评价疗效和预后估计有重要临床价值，尤其对心肌梗死、再发性心绞痛和左心室功能障碍患者。

心肌显像预测血管再通术后心脏局部和整体功能的改善准确性较高。而 PET 的阳性和阴性预测准确性明显高于其他方法。SPECT 心肌灌注显像有可能低估心肌细胞活力。SPECT 心肌灌注显像表现为不可逆缺损的心肌有可能依然存活，PET 心肌葡萄糖代谢显像可观察到心肌代谢存在(详见本章第二节)。

七、心脏神经受体显像

心脏受交感神经和副交感神经的双重支配，通过末梢神经递质作用于心肌细胞膜中的受体调节心肌功能。交感神经纤维末梢释放去甲肾上腺素(NE)，与心肌细胞中的 β_1 肾上腺能受体(β_1 受体)作用；副交感神经纤维末梢释放乙酰胆碱(Ach)，与心肌细胞中的毒蕈碱受体(M 受体)相互作用。放射性核素标记的相应配体可用来作心肌受体显像。心脏受体显像能反映心脏神经功能的完整性、神经元的分泌功能及活性。目前最易得并具有临床意义的是用 ^{123}I-间碘苄胍(MIBG)进行的心肌肾上腺能受体显像，可用 SPECT 进行。其他如 ^{11}C-merahydroxyephedrin、^{18}F-fluorodopa、^{18}F-fluorometaraminol 等则需用 PET 作受体显像。

(一) ^{123}I-MIBG 心肌肾上腺能受体显像

1. 原理和显像剂　MIBG(metaiodobenzylguanidine)是去甲肾上腺素类似物，通过与去甲肾上腺素相同的机制被交感神经末梢摄取并储存于囊泡中。^{123}I 标记的 MIBG 被用来研究心肌交感神经系统的功能。^{123}I-MIBG 作为肾上腺素的类似物而被摄取和储存，但不能被儿茶酚胺-O-甲基转移酶或单胺氧化酶代谢，因而在细胞内几乎不被代谢，仅有少量脱碘。^{123}I-MIBG经特异的第一摄取途径(uptake 1)摄取并储存在突触前囊泡内，从而可以显示心肌内交感神经受体的体内分布。在正常情况下 ^{123}I-MIBG 被心肌均匀摄取，证明心肌交感神经支配的完整性。

2. 显像方法　静脉注射 148～370 MBq(4～10 mCi) ^{123}I-MIBG 后 10～20 min 用 SPECT 采集早期相静态和断层心肌影像，4 h 后采集延迟相，保持采集条件一致。可定量心肌局部或整体的摄取。用心脏/纵隔(H/M)比值反映早期摄取，代表心脏肾上腺能神经突触前膜功能。用洗脱率反映心肌滞留 ^{123}I-MIBG 的功能，显示心脏肾上腺能神经的张力即紧张度。

3. 临床意义　正常 ^{123}I-MIBG 影像显示心肌放射性分布均匀，与 ^{201}Tl 或 ^{99m}Tc-MIBI 影像相似。急性心肌梗死、缺血性心脏病、肥厚型心肌病、扩张型心脏病、糖尿病、充血性心力衰竭和其他一些病变均有心交感神经功能障碍的报告，表现为心脏交感神经功能异常或心肾上腺能受体密度变化之间的关联。

(1) 急性心肌梗死：^{123}I－MIBG 所显示的急性心肌梗死放射性缺损区较^{201}Tl 的缺损区为大，表明去神经区比梗死后的血流灌注缺损广泛。治疗后好转病例，^{201}Tl 血流灌注的恢复比^{123}I－MIBG快，表明去神经后再神经支配的恢复比血流灌注的恢复要慢。而在未经治疗或治疗失败的病例中，进入慢性期后，由于侧支循环的形成，部分病例^{201}Tl 血流灌注显像可有少量恢复，但^{123}I－MIBG 显像缺损区却未见改善甚至有扩大趋向。通过心脏受体显像与灌注显像的比较，可以证明：① 急性心肌梗死患者去神经区域明显大于血流灌注缺损区；② 心肌梗死进入慢性期后恢复再神经支配滞后于血流灌注的恢复；③ 治疗失败或病情加重病例心肌梗死慢性期^{123}I－MIBG 缺损可更明显。上述病变说明^{123}I－MIBG 心肌受体显像可反映心肌梗死的疗效、预后和严重程度。

(2) 缺血性心脏病：冠状动脉狭窄等缺血性心脏病患者受累血管所支配的心肌可表现为^{123}I－MIBG 摄取低下，即使在经治疗解除冠状动脉狭窄后的一段较长时间内，仍可观察到^{201}Tl 有填充而^{123}I－MIBG 显示放射性缺损区的不匹配现象。有可能是由于心肌壁长期缺血状态造成其去神经变化，而其恢复过程也较为缓慢。因此有人提出，^{123}I－MIBG 心肌显像诊断心肌缺血病变有可能较^{201}Tl 等心肌血流灌注显像更为敏感。

(3) 肥厚型心肌病：肥厚型心肌病^{123}I－MIBG 心肌显像的典型表现为肥厚心肌^{123}I－MIBG 的摄取低下和洗脱加速。表现为早期相肥厚心肌部位的放射性稀疏、缺损，心/纵隔(H/M)比值降低，延迟相的洗脱率增高，放射性稀疏、缺损更明显。这些变化尤其以心尖、下壁和室间隔下部为最明显，并与其病变程度、病程等密切相关。

(4) 扩张型心肌病：扩张型心肌病对^{123}I－MIBG 的摄取与左心室射血分数、心排血指数和左心室内压力呈正相关，而其洗脱率与这些参数呈负相关。因此^{123}I－MIBG 心肌肾上腺能受体显像是客观评价心功能和扩张型心肌病分期的良好指标。

(5) 充血性心力衰竭：充血性心力衰竭患者，心肌摄取^{123}I－MIBG明显减低，证实其肾上腺素储存耗竭，符合充血性心力衰竭的病理生理表现。而这种心肌摄取^{123}I－MIBG 的异常可随着病情好转而逐渐趋向正常或由于病情的恶化而进一步加剧，故具有预测病情、反映治疗效果和预示预后甚至直接判断患者能否存活的作用。心肌摄取^{123}I－MIBG 的能力与心力衰竭的预后呈相反关系。心/纵隔(H/M)比值是判断预后的强有力的指标。

(6) 糖尿病：糖尿病病程中是否侵犯心脏自主神经对其预后的判断极为重要。其交感神经机能评价以^{123}I－MIBG 显像为首选方法。与正常对照相比较，糖尿病不伴有自主神经功能损害者的心肌摄取^{123}I－MIBG 为正常者的 60%，而糖尿病伴有自主神经功能损害的心肌摄取^{123}I－MIBG 仅为正常者的 44%。相比之下差异非常显著。

(二) 其他心脏受体显像

除了^{11}C－merahydroxyephedrin、^{18}F－fluorodopa、^{18}F－fluorometaraminol 等用 PET 作受体显像外，^{11}C 标记的拟交感神经羟基麻黄素(HED)、^{18}F 标记的氟间羟胺(FMR)和 M－受体的配体均可用于心肌受体显像。应用^{123}I 标记的吲哚洛尔(PIN)可用于 β_1 受体显像。

八、核素心血池显像和心功能测定(radionuclide imaging of cardiac function)

核素显像定量心功能具有重复性强、无创伤性等特点，目前仍有临床价值。能测定静息状态或运动、药物负荷下的左、右心室功能，并可获得整体与局部、收缩期与舒张期功能参数。其方法较多，主要有首次通过法心血池显像 (first pass cardiac blood pool imaging) 和多门电路平衡法心血池显像 (multiple gated cardiac blood pool imaging) 两种。

(一) 平衡法心血池显像

1. 原理　首次通过法心血池显像中，"弹丸"(bolus)式快速静脉注射显像剂后，立即启动 γ 照相机快速记录显像剂通过右心房、右心室、肺动脉、肺、左心房、左心室并流入主动脉的全过程(图 3－7－9)。经计算机处理分析，获得显像剂首次通过右、左心腔的系列影像和多项心功能参数，包括心室容积曲线、心室射血分数 (ejection fraction, EF)、舒张末期容积 (EDV)、心排血量(CD)等。由于消除了左、右心室重叠的影响，右心室的功能参数更为可靠。可用于上腔静脉畸形、动脉导管未闭、房间隔缺损、室间隔缺损等先天性心脏病(CHD)的辅助诊断和观察有无分流。缺点是对注射"弹丸"技术及仪器灵敏度的要求高，显像剂注射剂量大(体积 1 ml 内，放射性活度 740 MBq 以上)，且不能进行多体位显像。因此其临床应用比平衡法少。目前使用^{99m}Tc－MIBI 心肌灌注显像剂可在注射同时做首次通过法心血池显像，然后进行心肌显像。也可采用门电路首次通过法显像，在心电图 R 波触发下叠加多个心动周期数据进行分析。

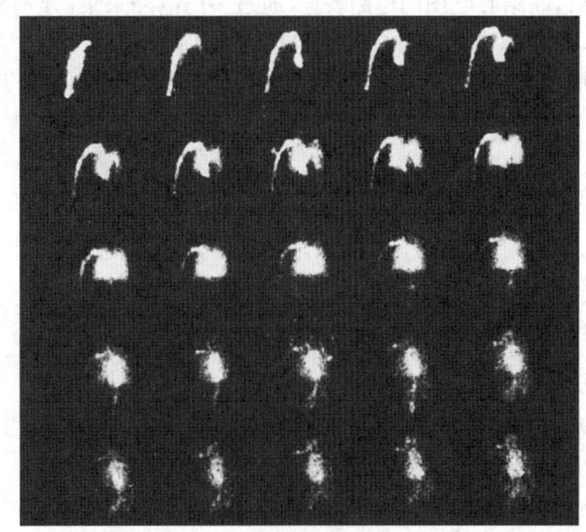

图 3－7－9　首次通过法心血管造影

"弹丸"(bolus)式注射后，显示显像剂快速通过右心房、右心室、肺动脉、双肺、左心房、左心室并流入主动脉的全过程

血池显像剂在血液循环中达到平衡后，以受检者心电图 R 波为触发信号，启动 γ 照相机，自动、连续、等时地采集并贮存每一时间段的信息，从而获得心动周期内的一系列影像。将 300～400 个心动周期内相同时段的信息叠加，可得到心动周期的清晰心血池影像。产生触发信号有规律的开启、关闭 γ 照相机从而记录整个心动周期心血池放射性和影像的装置称为门电路(gated)(图 3－7－10)。门电路在一个心动周期中多次开

启(多数为16、24或32次),故又称为多门电路(multiple gated, MUGA)。

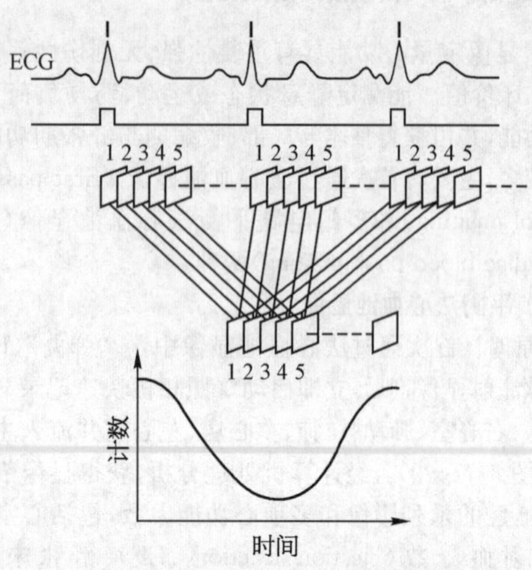

图3-7-10　门电路原理示意图

2. 显像剂　常用^{99m}Tc标记的红细胞(^{99m}Tc-RBC),可用体内标记法、体外标记法、半体内标记法等。也可用^{99m}Tc标记人血清白蛋白(^{99m}Tc-HAS)。成人剂量555～740 MBq(15～20 mCi)。检查前停用干扰标记红细胞药物,包括肝素、甲基多巴、肼苯哒嗪、地高辛、派唑嗪、普萘洛尔以及碘油造影剂等。体内标记红细胞时先给患者静脉注射氯化亚锡,15～30 min后再静脉注射高锝酸盐($^{99m}TcO_4^-$),注射后10～15 min进行心血池显像。4～6 h内可进行多次连续显像。

3. 显像方法　静脉注射血池显像剂,约15 min待其达到平衡后,联结心电图门电路装置,通过多门电路采集,分别在前后位(ANT)、左前斜位(LAO)和左侧位(LLA)采集500个左右心动周期(图3-7-11)。注意左前斜位应将左、右心室分开。

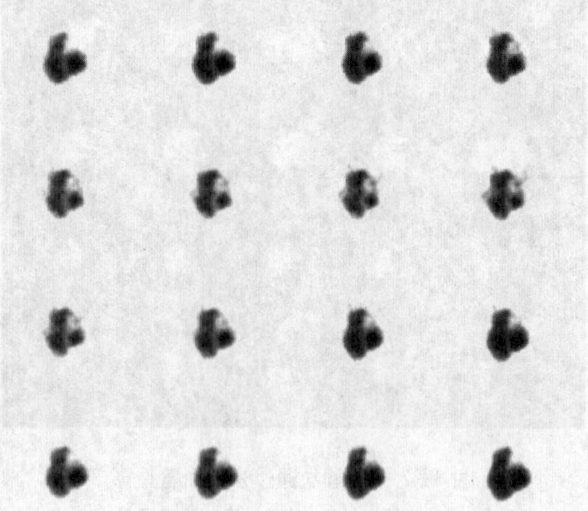

图3-7-11　心动周期左、右心室系列影像(LAO45°)

左起第一帧为ED影像,第八帧为ES影像

做门控心血池断层显像要适当增加显像剂剂量(740～925 MBq),每个心动周期分为8～10帧,探头自右前斜45°至左后斜45°旋转180°,每5.6°或6°采集一个投影,每个投影至少采集60 s,共32帧或30帧投影。采集结束后,用门电路心血池计算机软件做图像处理,获得左、右心室的收缩期、舒张期功能参数以及振幅图、时相图、时相电影和室壁运动资料。也可应用门电路心血池断层处理软件进行断层重建,获得各断层面心血池收缩期与舒张期系列影像。

4. 负荷试验　采用运动负荷或药物负荷,在负荷达到次极量或最大值时采集负荷状态下的心血池影像和心功能参数,通过与静息状态下的对比,可以了解心脏的储备功能,提高诊断缺血性心脏病的敏感性。平衡法心血池显像负荷试验的方法与心肌显像基本相同,可选择次极量运动负荷或药物负荷。但在静脉注射血池显像剂并已达到平衡后实施负荷试验,达到预计心率或其他参数时即刻进行心血池显像采集,反映负荷状态下的心功能,可与静息状态心功能参数对比。正常负荷状态下的心功能参数应比静息状态提高5%以上。

5. 适应证

(1) 观察心脏及大血管的形态、大小与功能状态。

(2) 观察左、右心室在负荷试验下的心功能变化(包括运动与药物试验)。

(3) 评价冠心病患者的心功能状态,病变累及的范围和程度,预后判断及药物或手术治疗的疗效估价。

(4) 心肌梗死患者静息与运动心功能的测定,对预后判断及治疗方案的选择有价值。

(5) 心室室壁瘤的定位及大小的评估,对真、假室壁瘤的鉴别诊断。

(6) 瓣膜病变的定性定量诊断,包括心脏功能与反流量测定以及手术疗效的观察。

(7) 各种心肌病的诊断与鉴别诊断。

(8) 监测心血管病患者药物及介入性治疗前后心功能的改变。

(9) 恶性肿瘤患者某些抗肿瘤药物对心脏毒性反应的监测。

(10) 心律失常患者异常兴奋灶的定位及WPW综合征旁道的定位,手术或消融术疗效的观察。

6. 检查结果的定性定量分析

(1) 局部室壁运动(regional wall motion):快速、连续地显示心动周期系列影像,构成心动电影可直观地显示心脏各室壁的收缩、舒张运动。观察心室壁节段运动可有以下5种情况:运动正常、轻度运动减低、重度运动减低、无运动和反向运动(图3-7-12)。反向运动又称矛盾运动,指心室舒张时病变节段向中心凹陷,收缩时反向离心膨出,与正常室壁运动方向相反,是诊断室壁瘤的特异征象。弥漫性室壁运动低下多见于扩张性心肌病、心力衰竭及广泛冠状动脉病变。节段性运动低下则提示冠状动脉病变并可作为定位依据。

(2) 心室容积曲线(ventricular volume curve):自左前斜45°心血池系列影像中可分别勾画左、右心室血池影,并形成心室内放射性计数随时间变化的曲线,称心室时间-放射性曲线,反映心室内容积(血量)变化的规律,故又称心室容积曲线(图3-7-13)。通过心室容积曲线能得出一系列心功能参数。

1) 收缩期功能参数中最重要的是射血分数(EF)。EF指心室的每搏量(SV)占心室舒张末期容积量(EDV)的百分比:

$$EF(\%)=\frac{SV}{EDV}\times 100=\frac{EDV-ESV}{EDV}\times 100=\frac{EDC-ESC}{EDC}\times 100$$

式中EF为射血分数(%);SV为每搏量(ml);EDV为舒张

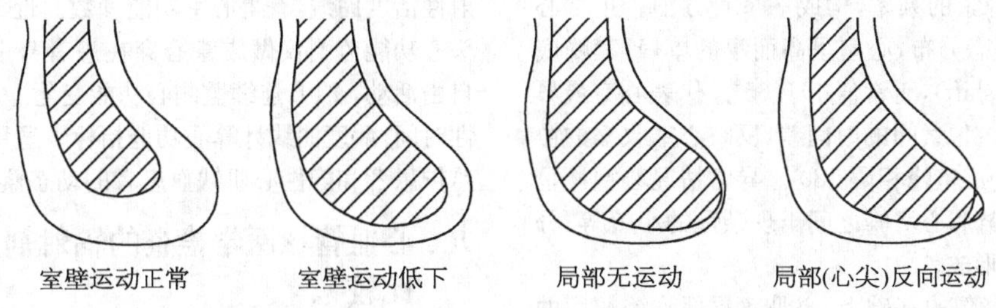

图 3-7-12　室壁节段运动模式图(外圈 ED,内圈 ES)

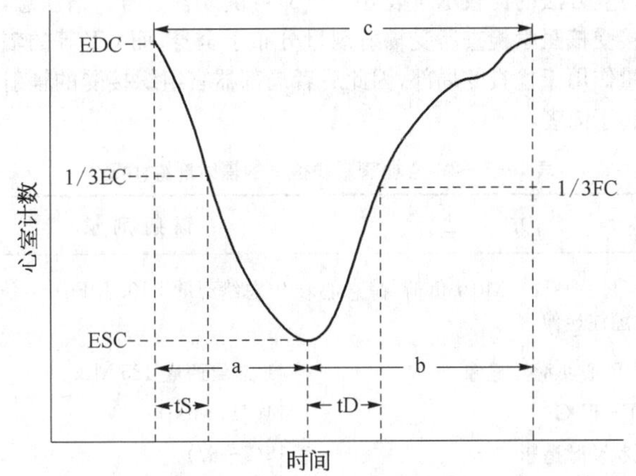

图 3-7-13　左心室容积曲线

末期容积(ml);ESV 为收缩末期容积(ml);EDC 为舒张末期放射性计数;ESC 为收缩末期放射性计数。

正常情况下左心室射血分数(LVEF)＞50%,右心室射血分数(RVEF)＞40%,负荷试验后应较静息态 EF 值增加 5%以上。

局部射血分数(rEF)反映局部室壁运动状态,反映疾病的灵敏度高于整体 EF,尤其在冠心病缺血时。

2) 近年来,重视舒张期功能的研究认为在冠心病等疾病的早期,其高峰充盈率(PFR)等已有明显变化。

3) 时相分析(phase analysis):连续、周期性变化的心室时间-放射性曲线经傅里叶转换后,可获得心室各像素的开始收缩时间(时相)和收缩振幅(幅度)两个参数,这两个参数经计算机图像重建,形成心室整体的时相图(phase image)、振幅图(amplitude image)、时相电影(phase cine)和时相直方图(phase histogram)等功能性影像。这种系统分析方法称为时相分析,用来估价左、右心室局部室壁收缩的起始时间、顺序和强度(图 3-7-14)。

时相图:在心血池影像基础上以不同颜色或灰阶代表每一像素开始收缩的时间,构成时相图,亦称相位图。正常情况下左、右心室收缩基本同步,故具有相同的灰阶或颜色,反映心肌收缩协调性良好。心肌缺血或梗死时,病变局部时相明显延迟,灰阶或颜色与正常部位有较大差异。预激综合征的传导旁路部位可显示时相提前。

时相直方图:一个心动周期的时相为 360°,以此作为横坐

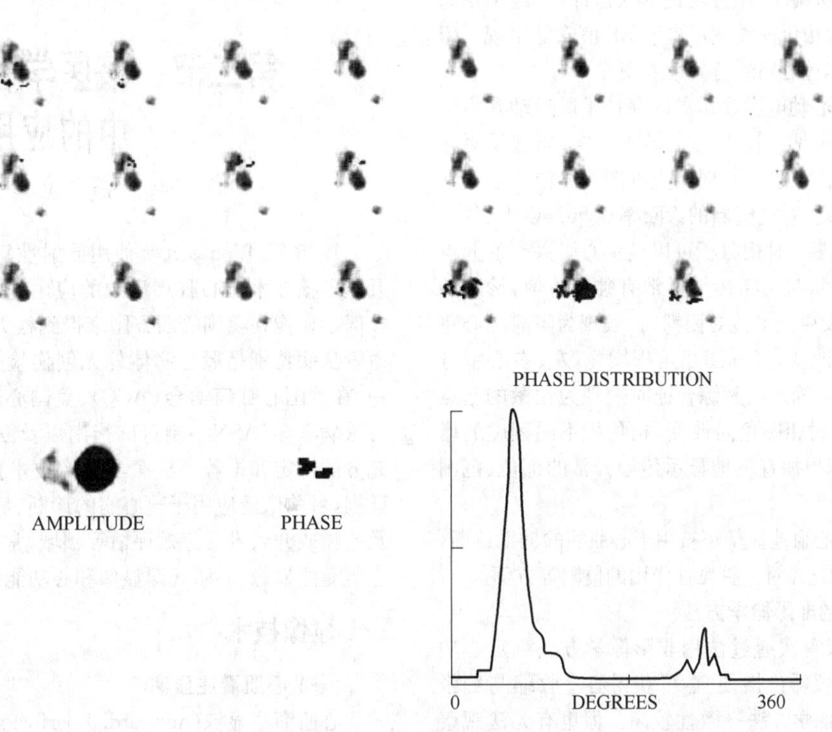

图 3-7-14　时 相 分 析

上图:时相电影。 左下:振幅图、时相图。 右下:时相直方图

标，纵坐标为相同时相像素的频率，构成一个直方图。正常心室和心房时相频数呈正态分布，心室呈高而窄的单峰，其峰底宽度称为相角程(phase shift)，正常值小于65°。代表心室最早收缩的像素和最迟收缩的像素间的时间差，反映心室收缩的协调性。心房峰宽而矮，与心室峰相隔180°。异常情况心室峰呈双峰、相角程增宽，心室峰和心房峰之间出现杂乱的小峰等，分别提示冠心病和室壁瘤形成。

振幅图：在心血池影像的基础上，心脏各局部收缩幅度的大小以不同灰阶或色彩显示。正常时左心室收缩幅度高于右心室。心肌梗死或室壁瘤局部振幅明显减低，后者并可出现反向的异常振幅影像。

时相电影：在心血池系列影像的基础上，以白点(或黑点)标示依次收缩及传导的顺序，通过电影方式显示心室肌激动和传导的模拟过程。正常时激动起始于室间隔，下行至膜部传向左、右心室。传导阻滞时可见相应束支显影延迟。

7. 临床应用与评价

(1) 测定心功能：心血池显像是测定心功能的可靠方法，所得结果与X线心室造影具有良好的相关性。由于心血池显像无创伤性且易于重复检查，且能进行各种负荷试验，能同时得到收缩期和舒张期的参数，因而得到临床广泛应用。临床上最常用的是EF值的测定，其他各项参数，包括前述的相角程、舒张期参数等，也越来越受到重视。

(2) 冠心病的辅助诊断：冠心病患者随着病程的发展，可由早期静息EF值正常、负荷态EF值降低，进展到静息态EF值也降低。局部EF和局部室壁运动降低在冠心病患者中更为常见，且易与扩张性心肌病的弥漫性室壁运动降低相鉴别。心室舒张期功能测定对冠心病的诊断更有意义，在一些EF值正常的冠心病患者中可发现PFR已下降。时相分析显示了心肌的收缩力、收缩顺序和协调性，并直观提示缺血部位、范围及室壁瘤形成。冠心病患者相角程增宽可先于EF值降低出现。但仍需注意以上异常并非冠心病的特异性表现。

(3) 诊断室壁瘤：心动电影显示局部存在矛盾运动是室壁瘤的典型征象，此外还可见：① 左心室形态失常，局部呈囊袋样膨出。② 相角程明显增宽。③ 时相直方图上见位于心室和心房峰之间的室壁瘤峰。对室壁瘤的诊断率达95%以上。

(4) 传导异常的判断：时相分析可以显示心肌兴奋的起点及心肌收缩的传导途径，对判断传导异常有独特价值，诊断的符合率约为90%。当发生束支传导阻滞时，表现为阻滞的心室时相延迟，时相图色阶改变，直方图相角程增宽，左、右心室分界清晰，甚至出现双心室峰。预激综合征时表现为预激的起点和旁路部位时相提前，时相图色阶改变，相角程不同程度的增宽。通过时相电影可以更加直观地显示传导异常的部位、范围和程度。

(5) 其他：门电路心血池显像还被用于心肌病的辅助诊断，瓣膜回流的定量判断和化疗对心脏毒性作用的监测等方面。

(二) 测定心功能的非影像学方法

也可采用平衡法或首次通过法用非影像学方法测定心功能。优点是方法简便、仪器价格便宜，可获得心室收缩与舒张期功能指标，结果与影像学方法一致性较高。但也有无法观察心室壁运动、时相，对位误差影响准确性等缺点。应用较多的有γ心功能仪，或称为核听诊器，能在心前区记录心室时间-放射性活度曲线，获得心室功能参数。近年来也有便携式微型探头心功能监测仪做成背心穿在患者身上，类似Holter，患者可自由活动，24 h连续监测心功能变化。用磁带记录并根据放射性时间-活度曲线计算心功能指标。适用于不稳定型心绞痛或监护患者和隐性心肌缺血患者的动态监测。

九、心血管核医学检查的辐射剂量及与其他方法的比较

患者接受心血管核医学检查所受到的辐射剂量，以及与其他检查方法的比较示于表3-7-3，可供读者参考。请注意，患者接受核医学检查所受辐射剂量分布于全身，而CT等的辐射剂量作用于检查的局部，因此后者局部器官组织接受的辐射剂量高于前者。

表3-7-3 心血管影像检查的辐射剂量(mSv)

方 法	辐射剂量
一日法^{99m}Tc-MIBI负荷-静息心肌灌注显像	9(总给药量1 100 MBq)
^{201}Tl心肌灌注显像	41(总给药量185 MBq)
^{18}F-FDG	14(740 MBq)
冠状动脉造影	15(7～57)
CTCA	16(5～32)
前触发采集模式CTCA	15(2～16)
64排CTCA最新采集模式	9(8～18)
胸部CT平扫	7(4～18)
超声心动图	0
磁共振检查	0

注：表格中数据取自姚稚明、何作祥提供资料。

第二节 核医学在冠心病中的应用

程 旭 黄 钢

1926年，Blumgart等使用放射性氡进行血液循环的研究，开创了核技术在心脏疾病中的应用先例。特别是近30年来，核医学显像在美国等西方国家得到极大发展，目前已经成为心血管疾病特别是冠心病体外无创伤检查中不可或缺的方法之一，在美国心脏病学会(ACC)、美国心脏协会(AHA)、美国核心脏病学会(ASNC)制订的指南以及欧洲、日本指南中得到了充分的肯定和推荐。核医学显像技术积累了大量的循证医学证据，目前广泛应用于冠心病的诊断、危险度分层、预后判断以及药物或介入术后疗效评估等领域，常用的显像技术主要包括心肌灌注显像、心肌代谢显像和心功能评价等。

一、显像技术

(一) 心肌灌注显像

心肌灌注显像(myocardial perfusion imaging, MPI)是核心脏病学中最重要也是最常用的检查方法。MPI的原理是利用正常或有功能的心肌细胞选择性摄取某些放射性核素或核素

标记物，由于心肌局部放射性药物的蓄积量与局部心肌血流量呈比例关系，而且心肌细胞摄取心肌灌注显像剂依赖于心肌细胞本身功能或活性，应用单光子发射型计算机断层显像(SPECT)仪等体外射线探测仪器进行心肌断层或平面显像，正常或有功能的心肌显影，而坏死的心肌和缺血心肌不显影(缺损)或影像变淡(稀疏)，达到了解心肌供血及诊断心脏疾病的目的。常用于MPI显像的单光子类核素主要包括^{201}Tl和^{99m}Tc的标记物等。

1. 显像剂及显像原理　心肌灌注显像的显像剂包括单光子类和正电子类两类，其中单光子类显像剂包括^{201}Tl、^{99m}Tc-MIBI、^{99m}Tc-tetrofosmin和^{99m}Tc-teboroxime等，正电子类显像剂包括^{82}Rb、^{15}O-H_2O和^{13}N-NH_3等。

(1) ^{201}Tl：^{201}Tl为加速器生产药物，主要通过电子俘获方式进行衰变，发射出69～83 keV的特征X射线用于显像，物理半衰期为73 h。^{201}Tl的缺点在于其X线能量较低、半衰期较长限制了注射的剂量，前者会导致在显像能量窗中散射分数增加容易造成衰减；后者由于噪声会影响成像质量。^{201}Tl是K^+的类似物，但不等同于K^+，静脉注射后，^{201}Tl的组织和亚细胞分布类似于K^+，细胞摄取^{201}Tl的能量约60%依赖于Na^+-K^+泵和Na^+-K^+-ATP酶活力。

^{201}Tl的首次通过摄取与局部心肌血流量成正比，反映局部心肌血流灌注情况；在平衡时的分布与局部钾离子池相当，可以反映存活心肌数量。^{201}Tl有再分布现象，其机制是由于正常心肌组织与低灌注区域的存活心肌之间洗脱比率存在差异，首次通过分布相的低灌注区域发生再摄取。在使用^{201}Tl进行心肌显像时，一般在静脉注射^{201}Tl后5～10 min采集早期图像，在注射后3～4 h采集延迟图像，根据早期图像中心肌局部放射性缺损，而延迟显像图上有"再分布"现象即可诊断心肌缺血。

(2) ^{99m}Tc标记的化合物

1) ^{99m}Tc-MIBI：^{99m}Tc-MIBI属于异腈类化合物，其生理特性类似于单价阳离子，心肌摄取后，可与细胞线粒体相结合，无明显"再分布"现象，较适合于断层显像。与^{201}Tl类似，^{99m}Tc-MIBI也可进行静息和负荷显像，检测心肌血流灌注和存活心肌情况，但一般需分两次注射显像剂。局部心肌血流量和每克心肌摄取的放射性数量呈线性关系，但心肌摄取分数较^{201}Tl低(分别65%和85%)，在较低水平血流情况下，心肌摄取对^{99m}Tc-MIBI的影响较^{201}Tl明显。

2) ^{99m}Tc-tetrofosmin(^{99m}Tc-TF)：^{99m}Tc-tetrofosmin是一种带正电荷的脂溶性二膦络合物，该显像剂在心肌内的动力学分布与^{99m}Tc-MIBI类似，静脉注射后通过被动扩散机制迅速被心肌所摄取，且在4 h内保持稳定，无明显再分布。^{99m}Tc-tetrofosmin在其标记后无需煮沸加热，尤其适合进行一日法显像，该显像剂主要通过肾脏和肝胆系统排泄。

3) ^{99m}Tc-teboroxime：^{99m}Tc-teboroxime作为一种中性脂溶性的化合物，能迅速通过心肌细胞膜进入心肌细胞，是美国食品和药品管理局(FDA)批准的可应用于临床的心肌灌注显像剂。通过负荷/静息图像中不同的^{99m}Tc-teboroxime的洗脱速率来鉴别缺血存活心肌和梗死后的瘢痕心肌。teboroxime的优点在于其首次通过时心肌细胞的摄取率较高，在药理性的扩血管的情况下，其心肌摄取率高于其他任何一种传统的心肌显像剂，但是由于其允许的显像时间很短，所以临床上应用较少。

4) 其他^{99m}Tc标记的显像剂：目前，还有其他一些心肌显像剂正处于研究阶段。一类是用^{99m}Tc标记的Q复合物(Q3和Q12)，它们属于阳离子配基的复合物，与MIBI一样，用$^{99m}TcO_4^-$进行标记时需要煮沸加热。Q类药物通过肝胆和肾脏系统从血液中快速清除。心肌摄取Q12较为稳定不会出现再分布。另一种是^{99m}Tc-N-Noet，化学名为二硫代氨基甲酸氮酯，是一种中性的脂溶性的复合物。在用$^{99m}TcO_4^-$标记时也需要煮沸加热后形成复合物。^{99m}Tc-N-Noet通过肝胆通道从血液中被清除。这种显像药物的特点是首次摄取率高，在首次摄取后有明显的洗脱，在心肌细胞内的滞留时间较长，有类似^{201}Tl再分布的特点。

(3) ^{82}Rb：^{82}Rb是一种正电子类显像剂，与^{201}Tl相似，也是K^+的类似物。心肌摄取^{82}Rb同样受局部血流灌注、Na^+-K^+-ATP酶活力和膜结构完整性的控制。^{82}Rb既可通过回旋加速器制备也可以通过发生器获得，其发射出的正电子的能量较高，其穿透能力要强于其他发射正电子的同位素，引起图像的分辨率相对较差。而且，^{82}Rb的图像噪声较大，影响了图像的分辨率。

(4) ^{15}O-H_2O：^{15}O-H_2O由加速器生产，半衰期为2 min，在血流量为80～100 ml/(100 g·min)条件下，首次通过摄取率为96%。心肌对^{15}O-H_2O的摄取与冠脉血流量成较好的正相关。由于使用^{15}O-H_2O可在较宽范围血流状态下精确的估计冠状动脉血流量，并独立于代谢因素，可使用^{15}O-H_2O作为绝对血流灌注量的估计。

(5) ^{13}N-NH_3：^{13}N-NH_3由加速器生产，物理半衰期为9.96 min，心肌摄取分数为83%。^{13}N-NH_3在血液中以NH_4^+的形式存在。在正常的pH值下，NH_4^+是主要存在的形式。中性、脂溶性的NH_3通过扩散开速通过细胞膜。^{13}N-NH_3自1972年起就开始作为PET心肌灌注显像的显像剂，它的半衰期较长所以可以进行高质量的图像采集以及心电图门控采集。

2. 显像方法

(1) 平面图像采集：图像采集体位主要采用前后位(ANT)、45°左前斜位(45°LAO)、70°左前斜位(70°LAO)和左侧位(L. Lat)，准直器选用低能高分辨率或低能通用型平行孔准直器，图像采集矩阵可用128×128。能峰窗选择应根据各自的γ照相机系统寻找能量峰值，上下窗宽为20%，每个体位的图像累积计数≥500 000。

(2) 标准单光子发射计算机断层显像(SPECT)：受试者取仰卧位，双臂上举并固定，选低能高分辨率准直器，能峰窗宽的选择与平面心肌显像相同。图像采集矩阵为64×64，图像采集范围一般从右前斜45°到左后斜45°，共180°。首选自动贴近体表的非规则旋转轨迹采集，每6°一步采集投影一次，共采集30帧，每投影采集计数>100 000。如使用透射衰减校正时，系统自动打开γ(或X)线透射源进行透射图像采集。

通过滤波反投影法或迭代法进行断层图像重建，重建前可根据需要对原始采集图像进行位移和时间校正。投影滤波函数一般选用Butterworth，截止频率和陡度因子的选择根据SPECT系统的不同略有差别，^{99m}Tc-MIBI图像的截止频率和陡度因子推荐选用0.55和5，重建滤波可选用Ramp，重建(图3-7-15)后获得心脏短轴、垂直长轴和水平长轴的断层图像(图3-7-16)。

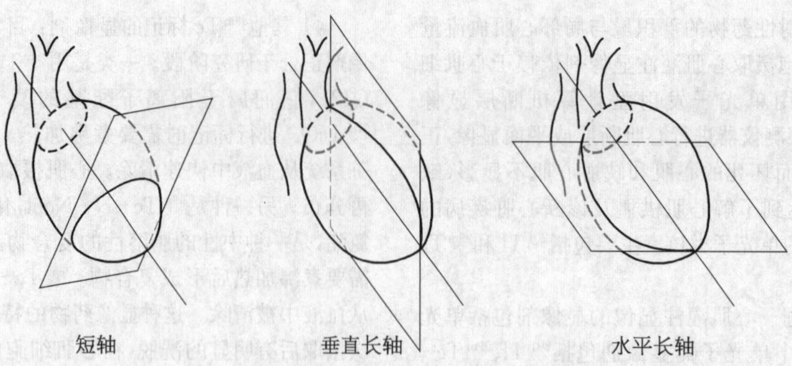

图 3-7-15 心肌灌注显像断层示意图

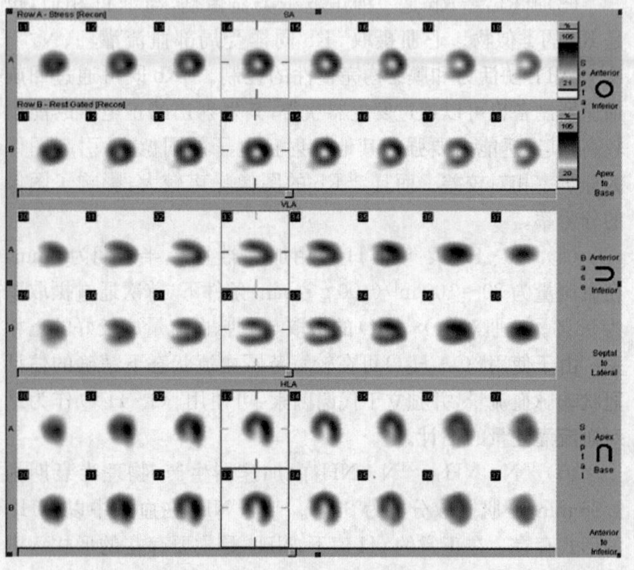

图 3-7-16 正常心肌灌注断层图像

自上而下依次为短轴(自心尖向心底)、垂直长轴(自室间隔向侧壁)和水平长轴图像(自前壁向下壁),单排为负荷图像,双排为静息图像

(3) 门控 SPECT 采集:门电路心肌断层显像法多用于 ^{99m}Tc-MIBI心肌显像,其采集参数与标准 SPECT 法基本相同。首先通过获取心电图 R 波作为采集触发信号,每个心动周期(R-R 间期)采集 8~16 帧图像再行叠加(图 3-7-17)。根据平均心率设置心率窗,窗宽一般选 20%~30%,如心律不齐可适当增加窗宽。

同标准 SPECT 灌注图像重建获得心脏各断层灌注图像。门控分析可利用 QGS、QPS 等专用软件进行,获得舒张末(ED)、收缩末(ES)的图像和时间容积曲线,计算获得室壁运动、室壁增厚率等信息以及左心室射血分数(LVEF)、舒张末容积(EDV)、收缩末容积(ESV)等各项参数(图 3-7-18)。

(4) 正电子发射断层显像(PET):主要利用符合线路和电子准直的原理,对发射正电子放射性核素在衰变时发生湮灭辐射后产生的两个方向相反,能量相等(511 keV)的 γ 光子进行探测,具有较高的计数效率和统计学可靠性,可进行动态和静态采集。而且,PET 采集时常规使用散射校正和透射校正,也有效地减少了组织衰减等对图像所造成的影响。

3. 负荷试验

(1) 负荷试验的生理基础:一些冠心病患者,即使较为严重的冠心病患者,在静息状态下也可能存在心肌灌注显像正常,心脏功能及室壁运动正常,这是因为随着冠状动脉狭窄病变的进展,冠状动脉循环逐渐发生代偿性适应,这可维持静息状态下的心肌血液灌注,只要心肌血氧供需平衡,心肌灌注显像及心功能即可维持正常。只有严重的冠状动脉狭窄,即冠状动脉内径狭窄>85%以上时,狭窄远端的冠状动脉血流量才下降。当心肌灌注血流低于基础状态时的 50%以上时,相应的心肌显像及室壁运动才开始出现异常。负荷心肌灌注显像对于

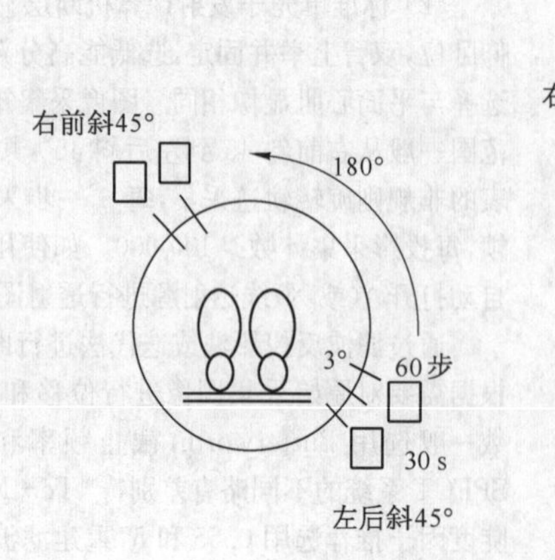

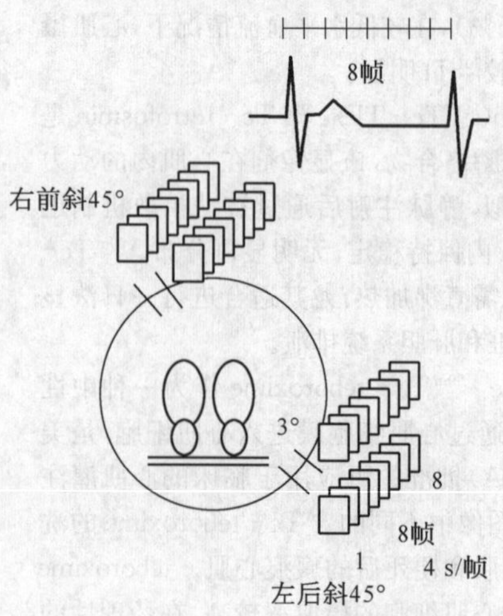

图 3-7-17 门控心肌断层显像示意图

标准断层(左) 门控断层(右)

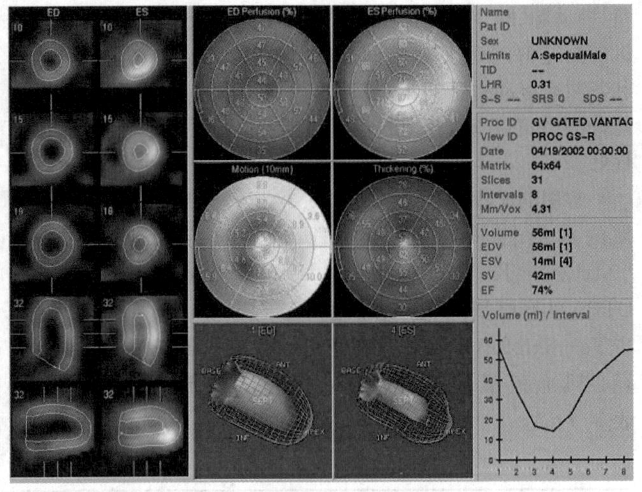

图 3-7-18 门控分析可得到左室功能和容积的各项参数

冠状动脉狭窄程度轻微，静息状态下心肌血流灌注能够维持供需平衡的冠状动脉病变的诊断，具有重要价值。

所有负荷方法诱导心肌灌注异常的基本机制是诱导冠状动脉血流量的改变：正常冠状动脉血流量明显增加，狭窄冠状动脉血流量轻度增加或不增加，严重狭窄冠状动脉甚至血流会下降。通常正常冠状动脉血流量储备在4～6倍，也就是说在负荷状态下，正常冠状动脉血流量最大可增加4～6倍。各种运动负荷会引起心肌氧需量增加而间接增加冠状动脉血流量。当实施负荷心肌灌注显像实验时，由于正常冠状动脉血流量明显增加，而病变冠状动脉血流不能相应增加甚至减少，这就使得静息状态下显像正常的病变冠状动脉血流供应区得以暴露，从而达到诊断之目的。

(2) 负荷试验类型

1) 运动试验：一般采用运动平板或踏车试验。在美国，多采用运动平板试验，而在欧洲则以踏车试验为主。在运动达到预计心率时(最大心率的85%)，静脉注射显像剂并继续运动1 min后择期进行显像。^{99m}Tc-MIBI一般在静脉注射显像剂1～1.5 h后进行显像，观察有无心肌缺血，如必要可在第二日进行静息显像，了解缺血是否可逆。^{201}Tl般在静脉注射5～15 min后进行早期显像，3～4 h再以同样条件进行"再分布显像"，了解有无心肌缺血。如要检测存活心肌，可在延迟显像后10 min后再注射^{201}Tl，获得"再注射图像"。

运动试验的适应证和禁忌证：

运动负荷心肌显像的适应证为冠心病、心肌缺血的诊断及需要了解心脏储备功能者。心脏功能严重受损、心力衰竭、近期心肌梗死(48 h内)、不稳定型心绞痛、严重高血压(收缩压>24/23 kPa)、低血压(收缩压<12 kPa)、严重心律失常以及存在下肢运动障碍的患者为运动试验的禁忌证。

运动试验的方法、终止指标和注意事项：

运动试验步骤：① 运动前完善心电、血压监护，记录心电图、血压，建立静脉通路。② 运动负荷自25 W开始，每3 min增加一级即25 W，并记录心电图和血压。③ 达到预计心率时记录心电图同时静脉注射显像剂，并继续运动1 min。④ 停止运动后记录心电图和血压，记录运动过程中出现的各种症状和体征，比较运动前后心电图变化，判断运动试验结果。终止运动的指标：① 达到预计心率。② 心电图S-T段明显压低(≥1 mV)。③ 发生心绞痛。④ 血压明显升高(收缩压≥28 kPa)或降低幅度≥1.3 kPa。⑤ 出现严重的心律失常。⑥ 患者劳累无法坚持。注意事项：① 监护运动试验的医生需为心脏科医生或经过心脏科培训、完成心脏科轮转的核医学科医生。② 实验室需配备必要的抢救药品和抢救设备，如硝酸甘油、毛花苷C、氧气、心电除颤器等。③ 运动量要达到标准，尤其是症状不典型的患者，否则容易造成假阴性。

2) 药物负荷试验：主要是一些不能进行运动试验或运动试验不能完成的患者。常用的药物包括双嘧达莫(潘生丁)、腺苷、多巴酚丁胺、arbutamine等药物，实验证实双嘧达莫和腺苷在标准剂量下可以增加冠状动脉血流3～5倍，达到运动试验最大负荷量的效果。药物注射后显像方法与运动试验相同。

药物负荷试验的适应证和禁忌证：

双嘧达莫负荷试验的适应证为：不能运动及运动量不能达到要求的患者；有左束支传导阻滞、安装起搏器等不宜行运动试验的患者；年老体弱、下肢有疾患、冠状动脉手术或溶栓等治疗后的疗效观察及预后评估等。禁忌证为：急性心肌梗死、严重左主干病变、不稳定型心绞痛、支气管哮喘、低血压(收缩压<12 kPa)、严重心律失常、氨茶碱过敏者等。腺苷负荷试验和多巴酚丁胺负荷试验的适应证及禁忌证基本同双嘧达莫试验，应注意的是，腺苷能抑制窦房结或房室结的传导，可能诱发二至三度房室传导阻滞。因此，有病态窦房结综合征或房室传导阻滞的患者不宜进行腺苷负荷试验，多巴酚丁胺负荷试验主要用于那些不能行运动负荷试验且有支气管痉挛性疾病的患者。

药物负荷试验的方法、终止指标和注意事项：

双嘧达莫负荷试验步骤：① 检查前48 h内停用氨茶碱类药物，忌用咖啡因类饮料或食物。② 运动前完善心电、血压监护，记录心电图、血压，建立静脉通路。③ 用三通管以0.14 mg/(kg·min)的速度静脉缓慢推注双嘧达莫共3 min后静脉注射显像剂，然后继续推注双嘧达莫1 min，记录心电图、血压及试验过程中出现的各项症状和体征。④ 注射完毕后让患者坐起，以减少肺部血容量。终止试验的指标基本同运动试验。注意事项：实验室必须备有氨茶碱等急救药品和设备，其余同运动试验。

腺苷负荷试验步骤：① 检查前停用双嘧达莫及氨茶碱类药物，检查当日忌用咖啡、茶等饮料。② 完善心电、血压监护，建立静脉通道。③ 静脉匀速滴注(最好使用输液泵给药)腺苷0.14 mg/(kg·min)共6 min，3 min时静脉注射显像剂。④ 滴注腺苷前后记录心电图、血压及患者出现的症状、体征。终止试验的指标参考运动试验。注意事项：腺苷的副作用包括面部潮红(37%)、胸痛(35%)和呼吸急促等，胸痛并不是心肌缺血的表现，所有的副作用和血流动力学改变是短暂且可逆的，很少会用到解毒剂(例如氨茶碱)。多数情况下可减慢静脉输注速率和(或)缩短输注时间来加以控制。腺苷可能会诱发支气管痉挛，故不能用于有临床哮喘和(或)正在用支气管扩张剂进行治疗的患者。

多巴酚丁胺负荷试验步骤：① 检查前24 h停用β受体阻滞剂。② 完善心电、血压监护，建立静脉通道。③ 静脉给药(最好使用输液泵)从5 μg/(kg·min)开始，每3 min增加一级(5 μg)，最大量可达40 μg/(kg·min)，此时静脉注射显像剂并继续滴注多巴酚丁胺 1 min。终止试验的指标参考运动负荷试验。注意事项：多巴酚丁胺的副作用包括室上性和室性心律失常（6%）、心悸（40%）、胸痛（20%）、气短（17%）和头痛（15%）等。

4. 图像显示及分析

（1）正常图像：在正常情况下，无论是负荷后还是静息心肌灌注显像，心肌的显像剂分布较均匀，不同室壁的放射性计数分布变化不超过 20%，左心室心肌轮廓清晰，而右心室心肌影像较淡，甚至无明显显影。左心室运动负荷后影像与静息时影像的分布基本一致，而右心室静息影像显示不清，但运动负荷后可以显影。

（2）异常图像及解释

1）图像形态异常

心室腔扩大：多见于冠心病、瓣膜病、扩张型心肌病和药物性心肌损伤（如阿霉素）等引起的左心室功能的减低。

左心室壁厚度改变：左心室壁均匀性变薄伴心室腔增大，多见于扩张型心肌病、瓣膜病伴左心室功能减低。左心室壁局部变薄伴放射性减低和心室腔增大（多见于前壁及心尖），多为心肌梗死后室壁瘤形成。非对称性室壁增厚，以间壁和前壁增厚为主，多见于肥厚型心肌病。左心室壁增厚以前壁为主伴有侧壁基底部变薄和乳头肌显影，多见于高血压病。

2）心室放射性分布异常：可分为下列几种情况。

可逆性缺损：负荷图像出现局部放射性分布缺损，静息或延迟图像该缺损部位放射性分布恢复到正常心肌水平（即最大计数的 80%以上），即所谓放射性“填充”。多见于：① 缺血而有活性的心肌；② 缺血后功能损伤的心肌；③ 药物、病毒、高血压和糖尿病引起的心肌或微循环功能损伤；④ 兴奋传导和代谢异常（如 LBBB）引起的心肌功能异常。

固定性缺损：表现为负荷图像心肌局部放射性分布缺损，静息或延迟图像该缺损部位仍无放射性分布，多见于心肌梗死、心肌瘢痕或部分严重缺血心肌。

部分可逆性缺损：负荷试验显像呈现放射性缺损，而静息或再分布显像时心肌缺损区明显缩小或显像剂摄取有增加。提示存在部分心肌可逆性缺血或心肌梗死伴有缺血。

反向再分布：可见于^{201}Tl 延迟或再注射后，或静息^{99m}Tc-MIBI 早期-延迟显像，以及^{99m}Tc-MIBI 负荷-静息显像。表现为延迟或再注射或静息心肌显像时，心肌缺损的放射性减少≥15%。多见于：① 急性心肌梗死再通后功能损伤的心肌；② 冠心病冠状动脉完全或几乎完全阻塞伴侧支循环形成的心肌；③ PTCA 或冠脉搭桥术后，功能恢复中的心肌。

“花斑”样改变：这种缺损与冠状动脉不一致，表现为节段性分布、多处小范围、严重程度不一致的放射性稀疏或缺损，可见于心肌病、心肌炎等。

（二）放射性核素心血池显像和心功能测定

放射性核素心血池显像主要包括首次通过法心血池显像和平衡法心血池显像两种显像方法。

1. 首次通过法心血池显像

（1）显像原理和显像剂：首次通过法心血池显像（first pass radionuclide angiocardiography，FPRNA）是指静脉“弹丸”（bolus）式注射放射性核素或其标记物，通过 γ 照相机在心前区快速采集并测量放射性核素依次通过上腔静脉、右心房、右心室、肺动脉、肺、左心房、左心室和主动脉的全过程，应用感兴趣区勾画左、右心室产生时间-放射性曲线，计算左、右心室功能和各项血流动力学的定量参数，优点是采集时间短，在时间上能分清左、右心室，获得的各项功能参数和指标准确性高、重复性好。

常用的显像剂主要包括^{99m}Tc 标记的显像剂和其他短半衰期的放射性核素两类。^{99m}Tc 标记的显像剂主要包括$^{99m}TcO_4$、^{99m}Tc-DTPA、^{99m}Tc-MIBI 和^{99m}Tc-tetrofosmin 等，DTPA 的肾脏清除快，故最适用于 FPRNA。^{99m}Tc-MIBI 和^{99m}Tc-tetrofosmin 的优点在于可以在完成 FPRNA 后即再进行心肌血流灌注显像，^{99m}Tc 标记显像剂的使用条件见表 3-7-4。

表 3-7-4 FPRNA 时^{99m}Tc 标记的显像剂的推荐剂量

检查目的（所用仪器）	静 息	负 荷
测定左心室/右心室功能（多晶体照相机）	370～925 MBq (10～25 mCi) (0.3～0.5 ml)	925 MBq (25 mCi) (0.3～0.5 ml)
测定左心室功能（单晶体照相机）	925 MBq (25 mCi) (0.3～0.5 ml)	925 MBq (25 mCi) (0.3～0.5 ml)
测定右心室功能（单晶体照相机）	740～925 MBq (20～25 mCi) (0.3～0.5 ml)	740～925 MBq (20～25 mCi) (0.3～0.5 ml)
判断有无分流异常	370～555 MBq (10～15 mCi) (0.3～0.5 ml)	

（2）显像方法和图像分析：在进行 FPRNA 检查时，显像剂的注射剂量要大，“弹丸”注射技术等操作环节要求严格，具体的静脉注射部位也根据不同的检查目的有所不同。在测定左心室功能和判断有无分流异常时主要选择静脉中部或颈外静脉作为注射点，而在测定右心室功能时则主要选择肘前静脉作为静脉注射点。

探头的位置也会根据检查目的的不同而有所不同。例如在测定右心室功能时，为了更好地区分左、右心室并准确勾画右心室，通常探头选择右前斜位。此外，在进行负荷试验时应首选直立踏车负荷，因为在该负荷方式下，受检者胸部的移动幅度是较小的。

利用感兴趣区（ROI）技术对靶区进行勾画，得到时间-放射性曲线。通过动态电影显示局部室壁运动情况。左心室射血分数（LVEF）和右心室射血分数（RVEF）可根据舒张末（ED）和收缩末（ES）的放射性计数得到，计算公式为（舒张末计数－收缩末计数）/舒张末计数。

2. 平衡法心血池显像 平衡法心血池显像（equilibrium radionuclide angiography，ERNA）评价左心室和右心室功能具有准确性高、重复性好等优点，特别是对于心肌梗死、心室肥厚或扩张等导致心室容积和形态发生异常的情况，ERNA 同样具有较高的准确性。

（1）显像原理和显像剂：静脉注射显像剂后，通过受检者自身心电图 R 波触发启动 γ 照相机分别进行自动、连续、等时采集。每个 R-R 间期最少 8～16 帧，采集 300～400 个心动周期，总计数一般应该达到 3～7 M 计数，可得到心动周期的清晰心血池影像。采集结束后通过计算机计算软件进行图像处理，获得系列左、右心室的功能参数指标和不同时相室壁收缩舒张图像。门电路在一个心动周期中多次开启，故又称为多门电路(multiple gated，MUGA)或放射性核素心室造影(radionuclide ventriculography，RVG)。

ERNA 主要使用^{99m}Tc 标记的显像剂。目前主要使用^{99m}Tc标记的红细胞(RBCs)作为显像剂，标记方法可用体内标记法、体外标记法、半体内标记法等，成人使用剂量为 555～1 100 MBq (15～30 mCi)，儿童使用剂量为 8～16 MBq (0.2～0.4 mCi)/kg。

(2) 显像方法和结果分析：静脉注射显像剂后约 15 min 后待其达到平衡状态时进行门电路采集，分别采集前后位(ANT)、左前斜位(LAO)、左侧位(LLA)和右前斜位(RAO)等多个体位以更好地观察心脏的解剖结构。准直器可选用低能通用型或高分辨准直器，矩阵 64×64 或 128×128，每个心动周期采集 8～32 帧共采集 300～400 个心动周期。采集可在静息状态下或负荷状态下进行，负荷方式可选用踏车负荷或药物负。

门电路平衡法心功能显像经计算机处理后可获得左、右心室心动周期的时间放射性曲线，代表心室-容积曲线(图 3-7-19)。可计算多项心功能参数，常用参数有 4 类。

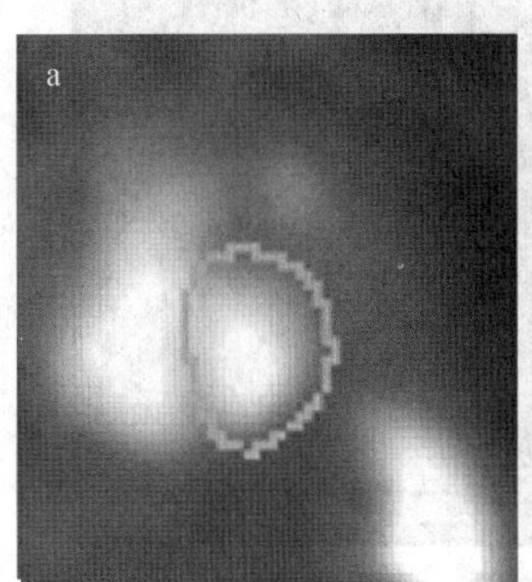

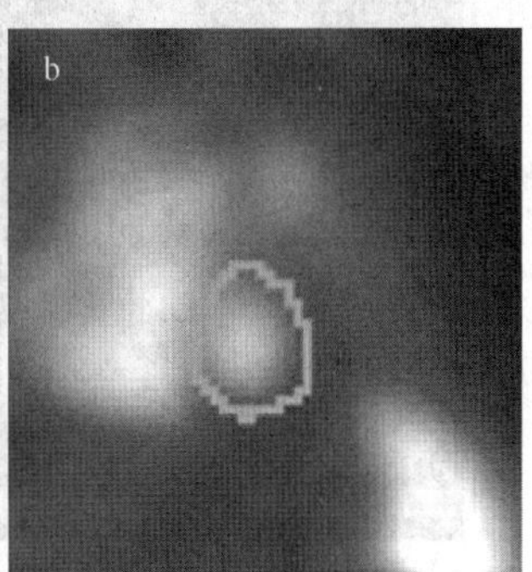

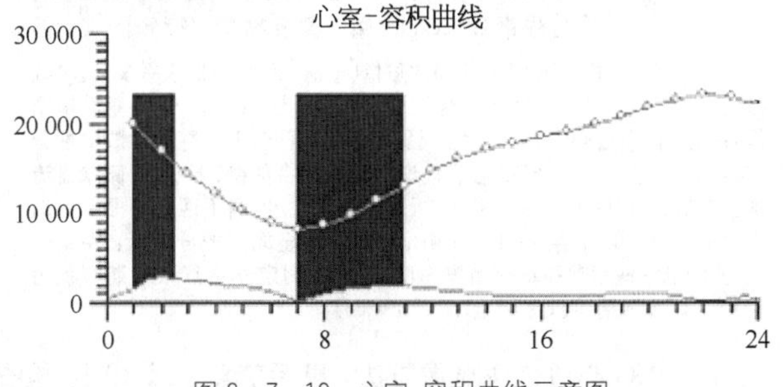

图 3-7-19　心室-容积曲线示意图

a. 勾画左心室(LV)舒张末期 ROI　b. 勾画 LV 收缩末期 ROI
下图为心室容积曲线：可见 LV 在舒张末期放射性计数为 20 000(第一帧)，在收缩末期放射性计数为 8 000(第七帧)，故左心室射血分数(LVEF)为 60%(横坐标为时间，纵坐标为放射性计数)

1) 反映心室收缩功能的参数：心室射血分数(ventricular ejection fraction，VEF)、局部射血分数(regional ejection fraction，REF)、心排血量(cardiac output，CO)、每搏量(stroke volume，SV)、高峰射血率(peak ejection fraction，PER)和 1/3 射血分数(first-third ejection fraction，1/3EF)等；其中左心室射血分数(LVEF)和局部射血分数是反映心脏收缩功能最常用的指标。正常静息状态下，左心室射血分数>55%与局部射血分数均>50%，右心室射血分数>40%，负荷试验后增加 5%以上为心功能正常；如无明显增加或异常减低提示心功能或心脏储备功能异常。射血分数的计算公式如下：

$$EF=(EDC-ESC)/(EDC-BKG)\times 100\%$$

EF(ejection fraction)代表射血分数；EDC(end-diastolic counts)代表舒张末期计数；ESC(end-systolic counts)代表收缩末期计数；BKG(background)代表本底计数。

2) 反映心室舒张功能的参数：高峰充盈率(peak filling rate，PFR)、高峰充盈时间(time of peak filling rate，TPFR)及 1/3 充盈分数(first-third filling fraction，1/3FF)等；由于心室舒张是需要能量的心肌纤维主动松弛过程，在许多心脏疾病中表现得比收缩功能异常更为敏感，因此在左心室功能异常的早期诊断，尤其是充血性心力衰竭的判断中有重要价值。

3) 反映心室容量负荷的参数：舒张末期容量(end-diastolic volume，EDV)、收缩末期容量(end-systolic volume，ESV)等，主要用于评价心力衰竭和严重心功能减低患者经治疗后心室大小变化。

4) 局部心室壁活动：可通过对电影显示的动态图像进行视觉分析进行估计。正常的心室壁运动表现为心室各壁均匀呈向心性回缩。异常室壁运动则表现为整体或局部心室壁运动异常，临床判断心室壁异常运动常用视觉评价法，一般将心室壁活动分成 4 级：0=正常(normal wall motion)，1=运动低下(hypokinesis)，2 = 无运动(akinesis)，3 = 矛盾运动(dyskinesis)。近年来，定量判断心室壁运动的主要指标为心室壁轴缩短率等，正常人各室壁的轴缩短率应大于 20%。计算公式如下：

缩短率=(心室舒张末期心影长径－心室收缩末期心影长径)/心室舒张末期心影长径

5) 时相分析：应用傅立叶转换对具有周期性变化的心室各局部时间-放射性曲线进行拟和，获得心室局部开始收缩的时间(时相)和收缩幅度(振幅)两个参数，并重建获得心室时相图和振幅图等反映心室功能状况的影像。

(三) 评价心肌存活的技术方案

1. ^{201}Tl 存活心肌显像　^{201}Tl 是临床应用最早和最广泛的心肌血流灌注显像剂，该显像剂不仅可用于心肌缺血的诊断，也可用于缺血存活心肌检查，^{201}Tl 为 K^+ 的类似物，能够被心肌非特异性摄取，心肌的摄取量取决于局部的血流及心肌细胞膜 Na^+-K^+-ATP 酶的活力，而心肌细胞的完整及膜功能的存在是^{201}Tl 心肌摄取的基础。目前，^{201}Tl 评价缺血存活心肌的检查方法主要包括有^{201}Tl 负荷再分布法、^{201}Tl 延迟再分布法、^{201}Tl 再注射法、硝酸甘油介入^{201}Tl 显像法和 GIK(葡萄糖-胰岛素-钾)介入^{201}Tl 显像法等。

(1) ^{201}Tl 负荷再分布法：^{201}Tl 的摄取是一个需要能量的过程，需要细胞膜保持完整。^{201}Tl 滞留意味着心肌细胞具有活性。通过组织学技术证实：^{201}Tl 摄取的程度(特别是在再注射后)与组织存活的程度相关。在负荷后 3～4 h 再分布图像上出现^{201}Tl 的再分布是心肌存活的重要标志。在 3～4 h 的再分布图像上出现可逆性的灌注缺损和(或)^{201}Tl 的滞留是局部心肌存活的信号。但是，在再分布图像上没有明显的^{201}Tl 再分布并不意味着没有局部存活心肌，重复进行^{201}Tl 图像采集已经被用于优化对局部存活心肌的评价。

（2）^{201}Tl 延迟再分布法：研究发现，常规 3～4 h"再分布"^{201}Tl 心肌显像显示为"不可逆性"缺损节段中有约 50%会在冠状动脉血运重建后恢复对^{201}Tl 的摄取，并且局部心肌功能改善。因此，延迟 24 h 进行^{201}Tl 心肌显像可以改善对存活心肌的判断，24 h 延迟显像出现^{201}Tl 再填充的原因主要与冠状动脉狭窄程度有密切关系，在严重狭窄的冠状动脉支配区心肌，局部血供明显减低，运动时更加重了局部缺血，经过 3～4 h 的^{201}Tl 再分布后，局部心肌虽然可缓慢摄取脏器间与正常心肌中洗脱而来的^{201}Tl，但因时间较短，摄取量也较少，随着时间的延长，缺血心肌的^{201}Tl 摄取不断增加，最终出现^{201}Tl 的再填充现象。

^{201}Tl 延迟 24 h 心肌显像方法：运动或药物负荷试验，心脏负荷达到高峰时静脉注射^{201}Tl 148 MBq(4 mCi)。于注射后 10 min、3～4 h 和 24 h 分别进行负荷、再分布和 24 h 延迟^{201}Tl 心肌图像采集。

（3）^{201}Tl 再注射：虽然 24 h 延迟再分布显像能提高存活心肌判断的正确性，但延迟显像时心肌的放射性计数较低，直接影响到图像的质量，且随着时间的延长及血中^{201}Tl 浓度的降低，也难以满足缺血区^{201}Tl 的供应，影响存活心肌的检测。为在负荷/再分布后再次注射^{201}Tl，使血中^{201}Tl 浓度再次升高，这样不仅增加了缺血区^{201}Tl 再次供给量，而且可改善图像质量。

^{201}Tl 再注射心肌显像方法：运动或药物负荷试验，心脏负荷达到高峰时静脉注射^{201}Tl 111 MBq(3 mCi)。于注射后 10 min 和 3～4 h 分别进行早期和延迟^{201}Tl 心肌图像采集。延迟图像采集结束后立即静脉注射^{201}Tl 37 MBq(1 mCi)。再注射 30 min 后进行^{201}Tl 再注射显像。

（4）硝酸甘油介入^{201}Tl 显像法：硝酸甘油介入在短时间内可显著增加冠状动脉的血流量，迅速改善缺血区心肌的血液供应，使静息 MIBI 显像时表现为灌注缺损区的存活心肌增加对显像剂的摄取，提高存活心肌的检出率，对估测存活心肌有一定的临床价值。

硝酸甘油介入^{201}Tl 心肌显像方法：常规负荷-延迟^{201}Tl 心肌显像后，进行硝酸酯类介入试验，达到预期介入效果时，再注射^{201}Tl 37 MBq(1 mCi)，再注射 30 min 后进行第三次图像采集。

2. 硝酸甘油介入^{99m}Tc－MIBI 心肌显像法　第 1 日进行静息^{99m}Tc－MIBI 心肌显像。隔日，进行硝酸酯类介入试验，硝酸甘油介入可使用静脉滴注或舌下含服，达到预期介入量后（血压较服药前下降 1.33 kPa），静脉注射^{99m}Tc－MIBI 814～1 110 MBq(22～30 mCi)。注射后 1 h 进行^{99m}Tc－MIBI 心肌显像。

3. ^{18}F－FDG 心肌代谢显像　正常人在禁食状态下，脂肪酸是心肌代谢的重要能量来源，心肌摄取^{18}F－FDG 减少，显影不清，而脂肪酸代谢显像则清晰；在葡萄糖负荷状态下，心脏利用葡萄糖作为主要能源物质，因此，心肌葡萄糖代谢显像清晰。禁食和运动状态下，缺血心肌可摄取 FDG，而正常和坏死心肌则不摄取。而在葡萄糖负荷下，正常和缺血心肌都摄取 FDG，故可评价心肌的存活状态。通过结合静息状态下心肌的血流灌注情况，则可对缺血存活心肌进行评价。在心肌灌注减低的心肌节段，FDG 心肌代谢显像摄取增加，为灌注/代谢不匹配，表明有存活心肌（图 3－7－20、图 3－7－21）；反之，在心肌灌注减低的节段，FDG 心肌代谢显像摄取仍为减低，为灌注/代谢匹配，为心肌梗死改变，提示无存活心肌（图 3－7－22）。

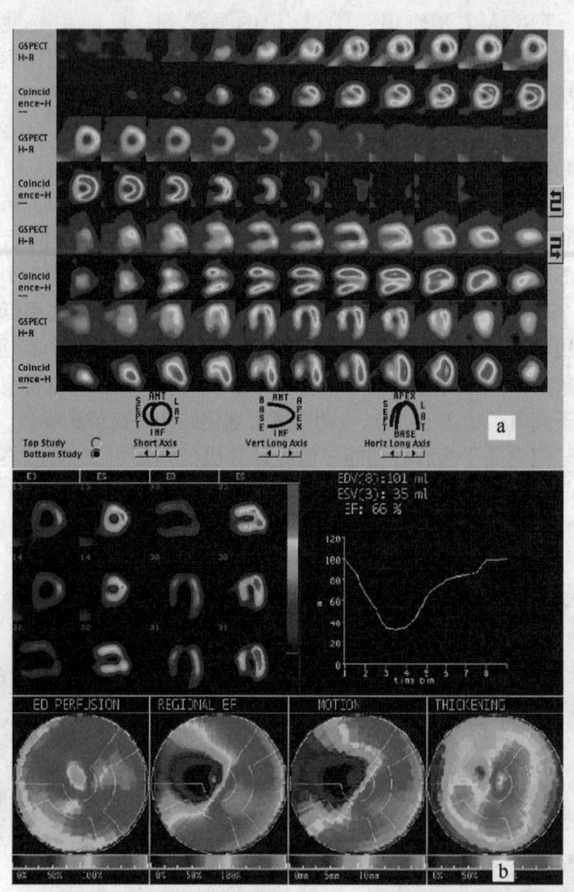

图 3－7－20　^{99m}Tc－MIBI 静息心肌灌注 SPECT 显像、^{18}F－FDG 符合线路 SPECT 代谢显像及静息门控分析

a. 静息^{99m}Tc－MIBI 心肌灌注显像（短轴、垂直长轴、水平长轴，单数排为^{99m}Tc－MIBI 心肌灌注显像图像，双数排为^{18}F－FDG 代谢显像图像）：左室前壁近心尖、心尖、室间隔、前侧壁、下壁、下侧壁异常放射性分布减低、缺损区，^{18}F－FDG 心肌代谢显像示左室前壁、下壁、下侧壁血流灌注减低、缺损区可见明显 FDG 摄取。为灌注/代谢不匹配。提示局部有存活心肌　b. 静息^{99m}Tc－MIBI 心肌灌注显像门控分析示：左室前壁、室间隔室壁运动和室壁增厚率明显减低，测定左室舒张末期容积为 101 ml，收缩末期容积为 35 ml，LVEF＝66%

^{18}F－FDG 心肌代谢显像方法：患者禁食 12 h 以上，检查前测血糖，若血糖为 7.77～8.88 mmol/L 则于 60 min 内静脉注射^{18}F－FDG 185～259 MBq，若血糖低于 7.77 mmol/L 则口服葡萄糖 25～75 g 后 30 min 注射^{18}F－FDG，若高于 8.88 mmol/L 则皮下注射胰岛素 4～20 U 后再根据血糖水平注射^{18}F－FDG。静脉注射^{18}F－FDG 30～60 min 后利用 PET 或带符合线路 SPECT 进行断层图像采集，所得图像与心肌血流灌注图像进行对比。

二、核素显像在冠心病中的临床应用

（一）心肌灌注显像在缺血性心脏病早期诊断中的应用

核素心肌灌注显像（MPI）作为一种检测心肌缺血的非侵

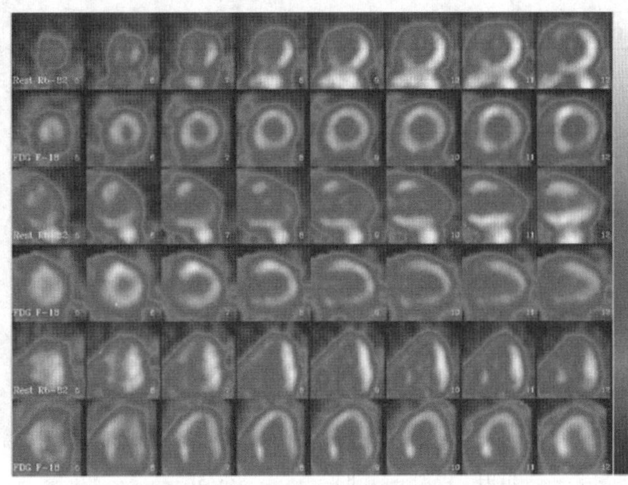

图 3-7-21　^{82}Rb PET 心肌血流灌注显像和 ^{18}F-FDG PET 心肌代谢显像

^{82}Rb PET 心肌血流灌注显像(短轴、垂直长轴、水平长轴,单数排为^{82}Rb PET 心肌血流灌注显像,双数排为^{18}F-FDG PET 心肌代谢显像):左室前壁、心尖、室间隔放射性缺损。^{18}F-FDG PET 心肌代谢显像示上述部位见葡萄糖摄取、为灌注/代谢不匹配,提示局部为缺血存活心肌

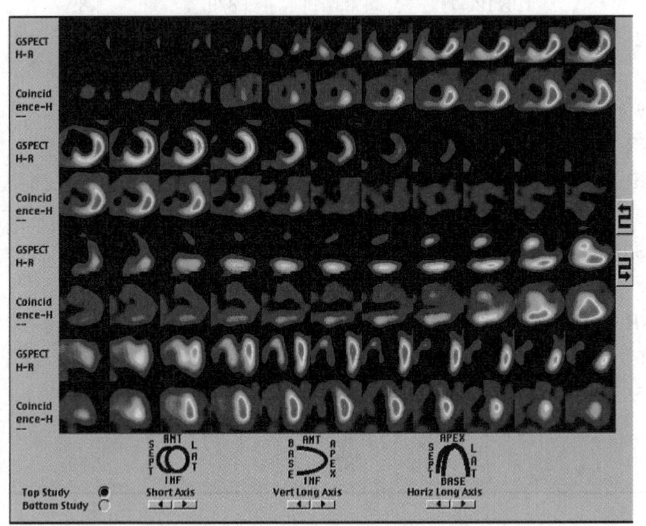

图 3-7-22　^{99m}Tc-MIBI 静息心肌灌注 SPECT 显像和 ^{18}F-FDG 符合线路 SPECT 代谢显像

静息^{99m}Tc-MIBI 心肌灌注显像(短轴、垂直长轴、水平长轴,单数排为^{99m}Tc-MIBI 心肌灌注显像图像,双数排为^{18}F-FDG 代谢显像图像):左心室前壁、心尖、室间隔异常放射性分布减低、缺损区。^{18}F-FDG 心肌代谢显像示左心室前壁、心尖、室间隔血流灌注减低、缺损区无明显 FDG 摄取,为灌注/代谢匹配,提示局部无明显存活心肌

入性检查手段,具有较高的准确性和极好的效/价比,在医疗实践中占有至关重要的地位,通过该方法的使用,可以早期、准确检测心肌缺血,降低冠心病的死亡率;同时该方法也有利于节约不必要的医疗花费,优化医疗资源的合理分配。

1. 评价冠心病的可能性　在决定是否进行核素心肌灌注显像前,首先要解决的最基本问题就是对患者冠心病的可能性进行预估,Diamond 和 Forrester 预测表就是一种临床常用的预测方法,该预测表整合了 3 个重要的临床因素,包括胸痛情况、性别和年龄,并以此对冠心病的可能性进行推测(表 3-7-5)。当然,其他一些与冠心病有关的临床因素也有助于预测冠心病的可能性,这些临床因素包括血清胆固醇水平、收缩期血压以及有无糖尿病等。总体而言,核素心肌灌注显像对于冠状动脉造影以及其他因素(包括年龄、性别、症状、危险因素和负荷试验的结果)提示中度冠心病可能的患者最为适用。

表 3-7-5　Diamond 和 Forrester 预测表根据年龄、性别和胸痛情况预测冠心病的可能性

年龄(岁)	性别	典型心绞痛	不典型心绞痛	非心绞痛类胸痛	无症状
30～39	男	中度	中度	低度	极低度
	女	中度	极低度	极低度	极低度
40～49	男	高度	中度	中度	低度
	女	中度	低度	极低度	极低度
50～59	男	高度	中度	中度	低度
	女	中度	中度	低度	极低度
60～69	男	高度	中度	中度	低度
	女	高度	中度	中度	低度

2. 心肌灌注显像诊断的敏感性和特异性　临床上常规使用以下 3 种显像剂:^{99m}Tc-MIBI、^{99m}Tc-tetrofosmin 和^{201}Tl。这 3 种显像剂在国内外的应用情况并不相同,国外较多以^{201}Tl 作为 MPI 的显像剂,而国内则多采用^{99m}Tc-MIBI 作为 MPI 的显像剂。已知的证据显示,利用^{99m}Tc-MIBI、^{99m}Tc-tetrofosmin 和^{201}Tl 具有相似的诊断准确性。因此,在大多数情况下,在诊断 CAD 时可任意选择上述 3 种显像剂。

表 3-7-6 和表 3-7-7 是以冠状动脉造影证实存在冠状动脉明显狭窄(超过 50%狭窄)为 CAD 诊断标准,运动负荷/药物负荷心肌灌注 SPECT 显像检测 CAD 的灵敏度和特异性。

表 3-7-6　运动负荷核素 MPI 检测 CAD(冠状动脉造影证实狭窄≥50%为诊断标准)的敏感性和特异性

年　代	研 究 者	显像药物	有 MI 病史(%)	敏 感 性		特 异 性	
				CAD 比例	%	无 CAD 比例	%
2001	Elhendy et al.	MIBI/TF	0	183/240	76	67/92	73
1999	Azzarelli et al.	TF	66	199/209	95	20/26	77
1998	San Roman et al.	MIBI	0	54/62	87	21/30	70
1998	Budoff et al.	MIBI	0	12/16	75	12/17	71
1998	Santana-Boado et al.	MIBI	0	91/100	91	57/63	90
1998	Acampa et al.	MIBI	47	23/25	92	5/7	71

续　表

年　代	研 究 者	显像药物	有 MI 病史（%）	敏 感 性		特 异 性	
				CAD 比例	%	无 CAD 比例	%
1998	Acampa et al.	TF	47	24/25	96	6/7	86
1998	Ho et al.	^{201}Tl	22	19/24	79	15/20	75
1997	Iskandrian et al.	^{201}Tl	21	717/820	87	120/173	69
1997	Candell-Riera et al.	MIBI	0	53/57	93	32/34	94
1997	Yao et al.	MIBI	55	34/36	94	14/15	93
1997	Heiba et al.	MIBI	31	28/30	93	2/4	50
1997	Ho et al.	^{201}Tl	33	29/38	76	10/13	77
1997	Taillefer et al.	MIBI	17	23/32	72	13/16	81
1997	Van Eck - Smit et al.	TF	NR	46/53	87	6/7	86
1996	Hambye et al.	MIBI	0	75/91	82	28/37	75
1995	Palmas et al.	MIBI	30	60/66	91	3/4	75
1995	Rubello et al.	MIBI	57	100/107	93	8/13	61
1994	Sylven et al.	MIBI	37	41/57	72	5/10	50
1994	Van Train et al.	MIBI	19	91/102	89	8/22	36
1993	Berman et al.	MIBI/^{201}Tl	0	50/52	96	9/11	82
1993	Forster et al.	MIBI	0	10/12	83	8/9	89
1993	Chae et al.	^{201}Tl	42	116/163	71	52/80	65
1993	Minoves et al.	MIBI/^{201}Tl	42	27/30	90	22/24	92
1993	Van Train et al.	MIBI	16	30/31	97	6/9	67
1992	Quinones et al.	^{201}Tl	NR	65/86	76	21/26	81
1991	Coyne et al.	^{201}Tl	NR	38/47	81	39/53	74
1991	Pozzoli et al.	MIBI	19	41/49	84	23/26	88
1990	Kiat et al.	MIBI	45	45/48	94	4/5	80
1990	Mahmarian et al.	^{201}Tl	43	192/221	87	65/75	87
1990	Nguyen et al.	^{201}Tl	NR	19/25	75	5/5	100
1990	Van Train et al.	^{201}Tl	35	291/307	95	30/64	47
1989	Iskandrian et al.	^{201}Tl	45	145/164	88	36/58	62
	总计			2 971/3 425		772/1 055	
	平均				87		73

注：NR，no report。

表 3-7-7　扩血管药物负荷核素 MPI 检测 CAD（冠动状脉造影证实狭窄≥50%为诊断标准）的敏感性和特异性

年　代	研 究 者	扩血管药物	显像药物	有 MI 病史（%）	敏 感 性		特 异 性	
					CAD 比例	%	无 CAD 比例	%
2000	Smart	潘生丁	MIBI	NR	95/119	80	47/64	73
1998	Takeishi	腺苷	TF	17	39/44	89	17/21	81
1997	Watanabe	腺苷	^{201}Tl	19	40/46	87	21/24	88
1997	Watanabe	潘生丁	^{201}Tl	23	34/41	83	21/29	72
1997	Taillefer	潘生丁	MIBI	11	23/32	72	5/5	100
1997	He	潘生丁	TF	52	41/48	85	6/11	55
1997	Cuocolo	腺苷	TF	23	22/25	88	1/1	100
1997	Amanullah	腺苷	MIBI/^{201}Tl	0	159/171	93	37/51	73
1997	Miller	潘生丁	MIBI	34	186/204	91	11/40	28
1997	Iskandrian	腺苷	^{201}Tl	28	452/501	90	41/49	84
1995	Aksut	腺苷	^{201}Tl	24	358/398	90	38/45	84
1995	Miyagawa	腺苷	^{201}Tl	15	67/76	88	35/44	80
1993	Marwick	腺苷	MIBI	0	51/59	86	27/38	71

续 表

年 代	研究者	扩血管药物	显像药物	有MI病史(%)	敏感性		特异性	
					CAD比例	%	无CAD比例	%
1991	Coyne	腺苷	^{201}Tl	NR	39/47	83	40/53	75
1991	Nishimura	腺苷	^{201}Tl	13	61/70	87	28/31	90
1990	Verani	腺苷	^{201}Tl	NR	24/29	83	15/16	94
1990	Nguyen	腺苷	^{201}Tl	37	49/53	92	7/7	100
	总计				1 740/1 963		397/529	
	平均					89		75

注：NR，not report。

核素MPI与冠状动脉造影是临床诊断CAD常用的影像学方法，目前冠状动脉造影仍是诊断CAD的“金”标准，但应注意的是，这两种方法所反映的意义并不相同。核素MPI主要反映的是心肌组织的血流量的变化、反映功能代谢的变化，而冠状动脉造影主要反映的是冠状动脉有无解剖学上的异常。例如，在冠状动脉造影中，通过视觉分析所得到的冠状动脉狭窄严重程度并不总是与心肌组织功能异常的严重程度相一致，有时冠状动脉造影结果虽然正常但心肌组织却可能存在血流灌注异常。

药物负荷方法是负荷核素MPI诊断CAD的一个重要工具，目前临床上常用的负荷药物包括：潘生丁、腺苷和多巴酚丁胺等。研究显示：利用^{201}Tl或^{99m}Tc-MIBI进行潘生丁负荷MPI诊断CAD的准确性与运动负荷MPI诊断CAD的准确性相当，腺苷负荷MPI诊断CAD的准确性与潘生丁和运动负荷MPI的准确性相似。虽然从理论上而言，多巴酚丁胺负荷心肌灌注显像诊断的准确性较高，但是与运动负荷、潘生丁或腺苷药物负荷MPI这些方法相比其临床应用相对较少。由于多巴酚丁胺增加冠状动脉血流的作用并不如潘生丁或腺苷，因此，临床通常不会作为首选，而是患者对潘生丁或腺苷存在禁忌时才考虑使用多巴酚丁胺。

心肌灌注显像对冠心病心肌缺血的诊断效能还受到狭窄冠状动脉的支数、狭窄的部位和程度、运动负荷的情况以及局部室壁运动异常等因素的影响。临床报道，使用^{201}Tl MPI检测单支病变的敏感性为83%，双支病变敏感性为93%，三支病变敏感性为95%；另一项使用^{99m}Tc-MIBI MPI诊断CAD的研究显示其检测单支病变的敏感性为90%，三支病变敏感性为98%。

总体而言，运动负荷和药物负荷MPI用于检测CAD(冠状动脉造影显示狭窄超过50%)的敏感性平均为87%和89%(未根据参考偏差进行校正)，特异性(同样未经过校正)平均为73%和75%。

3. 门控采集技术　心电图门控心肌灌注SPECT(门控SPECT)是当前的一种重要的显像手段，通过该方法可以对血流灌注图像提示局部异常的心肌节段进行室壁运动和室壁增厚率的评价，有助于读片者区分软组织衰减所造成的伪影以及真正的血流灌注异常。Taillefer等比较了^{201}Tl和^{99m}Tc-MIBI诊断CAD的，结果发现：虽然两种显像药物诊断CAD的敏感性并无显著差别，但结合门控采集所获得的信息进行结果判断时，诊断的特异性存在高于非门控显像的倾向，该研究的结果也被DePuey等人的研究进一步加以证实。Choi等还尝试进行了^{99m}Tc-tetrofosmin心电图门控SPECT显像，也得到了与上述研究类似的结果。

进行心电图门控图像采集还有一个优点就是有助于提高读片者在阅片中的自信心，研究显示，通过结合门控采集说获得的信息可以减少“模棱两可”的检查结果。Smanio等进行了相关的研究，结果发现结合门控信息进行结果判断后“临界”结果(临界正常或临界异常)的比例从31%减少到10%。对于CAD可能性低(<10%可能性)的受检者，结合门控信息后检查报告认为是正常的比例明显提高(从74%到93%，$P<0.0001$)。对于那些经证实为CAD的患者，结合门控信息也有助于提高诊断的准确性(结果由模棱两可变为异常)。此外，通过门控SPECT所获得的左心室EF、左心室容积等参数还有助于对患者进行危险度分层和预后判断。

4. 在心力衰竭患者中评价心肌缺血　对于心力衰竭患者，判断左心室功能异常主要是由于CAD所致还是其他原因(例如“非缺血性”心肌病等)引起的在临床处理中极为重要，临床需要根据这些患者的临床表现和非侵入性检查的结果来决定是否需要进一步行冠状动脉造影或冠状动脉介入治疗；如果心力衰竭患者同时伴有CAD，则其在接受冠状动脉介入治疗或血运重建术后左心室的功能异常通常会得到明显的改善，预后也会明显改观。

6个重要研究评价了MPI在心力衰竭和LV功能异常患者中诊断CAD的价值，所有研究的敏感性均为100%。在这类患者中非侵入性显像检测CAD的能力较强可能主要是归因于LV功能异常是继发于CAD基础上的病理生理学改变，LV功能异常可能是冠状动脉大血管或多支血管病变导致陈旧性心肌梗死(MI)的结果；也可能是心肌梗死伴有明显的诱发心肌缺血和(或)冬眠心肌的结果，而上述这些情况可以利用核素MPI来加以鉴别。

对于心力衰竭患者，利用核素MPI来排除CAD的特异性一般，平均介于40%～50%。灌注显像出现假阳性主要是因为“非缺血”心肌病的患者(无冠状动脉疾病的患者)在核素显像的图像上也会出现灌注异常，在一些心肌病患者中会出现心肌纤维化、负荷状态下冠状动脉的血流储备功能会受到影响，这些将会导致核素MPI图像上出现固定性或可逆性灌注缺损。有研究证实：对于非缺血性心肌病人群，血流灌注异常的程度在判断预后方面具有重要的价值；如果非缺血性心肌病患者的显像结果正常则预后大多较好，而灌注显像结果明显异常的患者随访期死亡率明显增高。

根据灌注显像的结果有助于区分心力衰竭的病因，即心力衰竭是由CAD引起的还是由于非缺血性疾病所引起的。灌注缺损的范围越大和(或)程度越严重则更多见于以CAD为病因的心力衰竭患者，而缺损范围越小程度越轻则表示心力衰竭的原因更可能是由于非缺血性心肌病说引起。因此，对心力衰竭和LV收缩功能异常的患者进行早期评价应包括：对可能的病因(冠状动脉疾病或非冠状动脉原因)进行评价，判断心力衰竭的病因是否为冠状动脉疾病，评价血运重建术后LV功能的改变情况以及评价功能异常的心肌中诱发心肌缺血的范围和存活心肌情况等。

5. 正电子发射计算机断层(PET)　大样本的研究显示，潘生丁负荷^{82}铷(^{82}Rb)或^{13}N-NH_3正电子发射计算机断层(PET)心肌灌注显像在诊断CAD方面具有较高的敏感性和特异性，PET诊断CAD的敏感性介于83%～100%，特异性介于73%～100%(表3-7-8)。有3个主要的研究直接比较了SPECT MPI和PET MPI诊断CAD的敏感性和特异性，所得结果各不相同。Tamaki等人的研究(研究对象为48例CAD患者，3例排除CAD)结果显示：PET和SPECT诊断CAD的敏感性分别为98%和96%，而特异性均为100%。Go等人的研究(研究对象为152例CAD患者，50例排除CAD)结果显示：PET与SPECT相比，在诊断CAD方面具有较高的敏感性(分别为93%和76%)，而两者诊断的特异性相似无明显差别(分别为78%和80%)。Stewart等人的研究(研究对象为60例CAD患者，21例排除CAD)结果显示：PET与SPECT诊断的敏感性相似(分别为84%和83%)，而SPECT诊断的特异性要低于PET(分别为53%和86%)。总之，由于PET具有更高的图像分辨率且在PET显像中常规使用衰减校正技术，因此PET与SPECT相比应该具有较高的敏感性和特异性，可惜的是该类直接比较的研究还略显匮乏。

表3-7-8　PET检测CAD(以冠状动脉造影显示狭窄≥50%为诊断标准)的敏感性和特异性

年代	研究者	负荷方式	显像药物	有MI病史(%)	敏感性		特异性	
					CAD数	%	无CAD数	%
1992	Marwick et al.	潘生丁	^{82}Rb	49	63/70	90	4/4	100
1992	Grover-McKay et al.	潘生丁	^{82}Rb	13	16/16	100	11/15	73
1991	Stewart et al.	潘生丁/运动负荷	^{82}Rb	42	50/60	83	18/21	86
1990	Go et al.	潘生丁	^{82}Rb	47	142/152	93	39/50	78
1989	Demer et al.	潘生丁	^{82}Rb/^{13}N-NH_3	34	126/152	83	39/41	95
1988	Tamaki et al.	运动负荷	^{13}N-NH_3	75	47/48	98	3/3	100
1986	Gould et al.	潘生丁	^{82}Rb/^{13}N-NH_3	NR	21/22	95	9/9	100
	总计				465/520	89	123/143	86

注：所有纳入的研究均包括敏感性和特异性指标。

6. 心血池显像和心功能测定在冠心病中的应用　心肌缺血如未发生心肌梗死，静息状态下，LVEF可表现为正常，对冠心病诊断价值不大。但在运动或药物负荷后，心肌缺血患者LVEF较静息状态没有变化甚至出现降低，而正常人负荷后LVEF较静息状态可增加5%以上。此外，异常的局部室壁运动还可协助诊断冠状动脉受损的部位和范围。

心肌梗死的患者，心脏功能受损程度主要取决于梗死的部位、程度和范围。主要表现为心肌收缩不协调，左心室舒张末期压力增高，舒张和收缩末期容量增多，LVEF值减低。资料显示，以运动LVEF下降≥5%和节段室壁运动障碍出现在远离梗死区的部位，诊断冠心病的敏感性和特异性分别为62%和75%。通过心功能参数测定对心肌梗死患者进行预后判断也具有重要价值。根据报道，发生急性心肌梗死后LVEF值正常患者，一年内的死亡率为2%～4%，而LEVF值小于30%组，死亡率为12%，小于20%患者，一年内其死亡率为47%。

(二) 心肌灌注显像在缺血性心脏病危险度分层与治疗决策中的应用

MPI可以通过辨别与危险性相关的血管内皮功能异常来评估冠心病患者的危险程度和预后，预测受检者发生心脏不良事件的可能性，这些信息比对冠心病患者进行简单的、单纯的临床诊断更具临床价值。

1. 核素心肌灌注显像结果正常在危险度分层方面的价值　大量的文献(表3-7-9)证实了核素心肌灌注显像在缺血性心脏病患者中进行危险度分层的价值，负荷MPI正常的人群年严重心脏事件(包括心脏性死亡或非致命性心肌梗死)的发生率小于1%。ASNC在1997年时就指出：如果负荷MPI结果正常，则受检者在未来至少12个月的时间内发生严重心脏事件的概率极低(<1%)，更为重要的是，该结论与其他临床相关因素(包括性别、年龄、临床症状、有无冠心病病史、显像所采用的技术方法、使用的显像剂的种类)相比是一个独立的预测因子。但应注意的是，有研究显示，药物负荷心肌灌注显像结果为正常的人群，其年严重心脏事件的发生率介于1.3%～2.7%，临床高危因素以及有无冠心病病史等均可能会影响到受检者年严重心脏事件的发生率。因此，对于采用药物负荷的人群，危险度评价应予慎重。

一项大型研究(包括7 376例研究对象)探讨了正常心肌灌注显像在预测心脏危险度方面的价值，采用的负荷方式为运动负荷或腺苷药物负荷，该研究提示的与危险度有关的变量包括：是否采用药物负荷、糖尿病(特别是女性糖尿病)、年龄、随访期间高危因素发生变化等。总体而言，如果核素心肌显像结果正常，则发生严重心脏事件的可能性非常低，危险度最高的亚组年严重心脏事件的发生率介于1.4%～1.8%。该研究还显示，心肌灌注显像结果正常的基线(baseline)患者的危险度会根据临床情况的不同而差异较大。例如，对某些特定人群(高

表 3－7－9　核素心肌灌注显像结果正常在危险度分层方面的价值

研究发表时间，研究者	n	显像剂	负荷类型	平均年龄(岁)	男(%)	受检人群	正常SPECT随访(%)	平均随访时间(月)	严重心脏事件/异常 SPECT(%/年)
2003，Hachamovitch et al.	15 475	Sestamibi	运动或腺苷	61	51	CAD或可疑CAD	48	21.9	0.6
2001，Galassi et al.	459	Tetrofosmin	运动	58	78	CAD或可疑CAD	23	37	0.9
2000，Groutars et al.	236	Tetrofosmin	运动或腺苷	61	43	正常SPECT	100	25	0.4
1999，Gibbons et al.	4 473	^{201}Tl/Sestamibi	运动	61	46	正常或新近正常SPECT	100	36	0.6
1999，Soman et al.	473	Sestamibi	运动或潘生丁	56	58	正常SPECT	100	30	0.2
1999，Vanzetto et al.	1 137	^{201}Tl	运动	55	75	CAD或可疑CAD	34	72	0.6
1998，Olmos et al.	225	^{201}Tl	运动	56	76	CAD或可疑CAD	51	44.4	0.9
1998，Alkeylani et al.	1 086	Sestamibi	运动或潘生丁	64	88	稳定性心绞痛	38	27.6	0.6
1997，Snader et al.	3 400	^{201}Tl	运动	58	63	可疑CAD	79	～24	～1.0
1997，Boyne et al.	229	Sestamibi	运动	58	50	CAD或可疑CAD	68	19.2	0.8
1996，Geleijnse et al.	392	Sestamibi	多巴酚丁胺-阿托品	60	56		33	22	0.8
1995，Heller et al.	512	Sestamibi	潘生丁	67	44	CAD或可疑CAD	42	12.8	1.3
1994，Machecourt et al.	1 926	^{201}Tl	运动或潘生丁	57	68	心绞痛，CAD或可疑CAD	37	33	0.5
1994，Kamal et al.	177	^{201}Tl	腺苷	64	62	CAD	17	22	0
1994，Stratmann et al.	534	Sestamibi	潘生丁	65	97	稳定性心绞痛	34	13	1.6
1994，Strtmann et al.	521	Sestamibi	运动	59	98	稳定性心绞痛	40	13	0.5
合计	27 855						48	26.8	0.6

龄、不能进行运动负荷且有糖尿病人群)，即使MPI结果正常但其在随访第一年内发生心脏性死亡或心肌梗死的概率也会超过1%。此外，该研究显示，受检者的危险度随时间延长可能变化迅速，在正常心肌显像后的第一年危险度低但在随访后的第二年其危险度可能会快速增加(图 3－7－23)。因此，对于不同的亚组人群，在首次核素心肌显像结果正常后再次复查核素心肌显像的频率也应不尽相同。

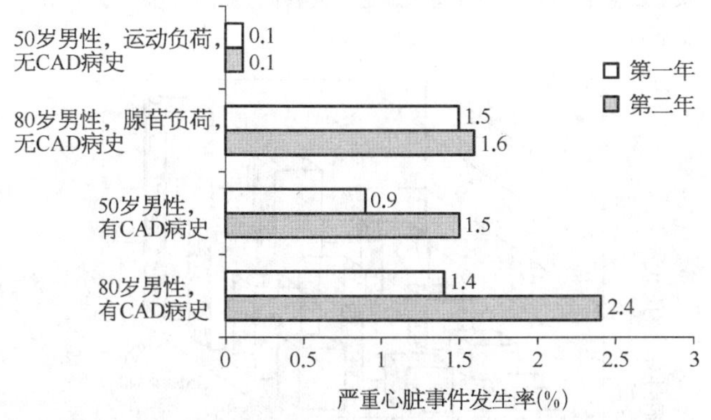

图 3－7－23　严重心脏事件发生的危险度随时间变化而变化

2. 核素心肌灌注显像结果异常在危险度分层方面的价值　大量的研究已经充分证实核素显像提示的血流灌注异常的范围/程度与严重心脏事件之间存在直接相关，而且这一关系不受负荷方式、受检者的临床情况以及负荷药物种类的影响。但是，对于不同人群以及不同核素显像方法，危险度的水平还是存在着差异。近年来有大型临床研究显示，伴有非胰岛素依赖型糖尿病(NIDDM)的人群发生严重心脏不良事件的危险度要高于无糖尿病人群，伴有胰岛素依赖型糖尿病(IDDM)的人群发生严重心脏不良事件的危险度要高于非胰岛素依赖型糖尿病(图 3－7－24)人群。

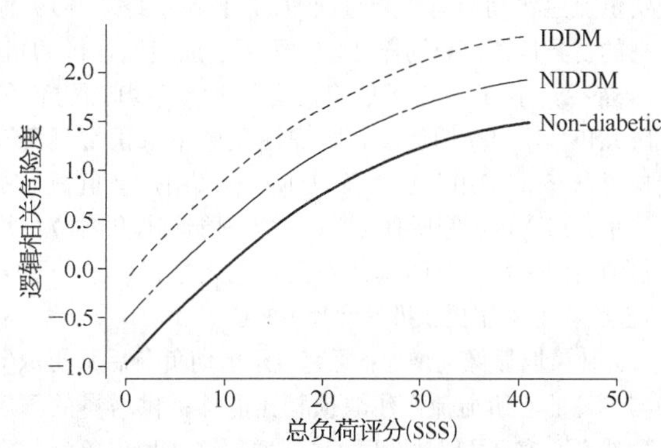

图 3－7－24　在不同人群(IDDM，NIDDM 和无糖尿病)中总负荷评分(SSS)与心脏性死亡危险度之间的关系

大样本的研究探讨了MPI在危险度分层方面的价值，如果受检人群的灌注显像结果为中度异常或明显异常，则其发生心脏性死亡或心肌梗死的危险度为中度危险；如果受检人群的灌注结果正常，则危险度极低；而如果受检人群的灌注显像结果提示为轻度异常，则其发生心脏性死亡的危险度为低度危险(年发生概率为 0.8%)但发生心肌梗死的危险度为中度危险(年发生概率为 2.7%)(图 3－7－25)。由于该类人群(灌注结果提示轻度异常)死亡率低，故在临床治疗上通常采用药物治疗而非血运重建，临床实践也显示出药物治疗可以有效降低心肌梗死、急性缺血综合征或住院的发生率。

大量的研究利用不同显像的方式(包括^{201}Tl 显像、^{99m}Tc－

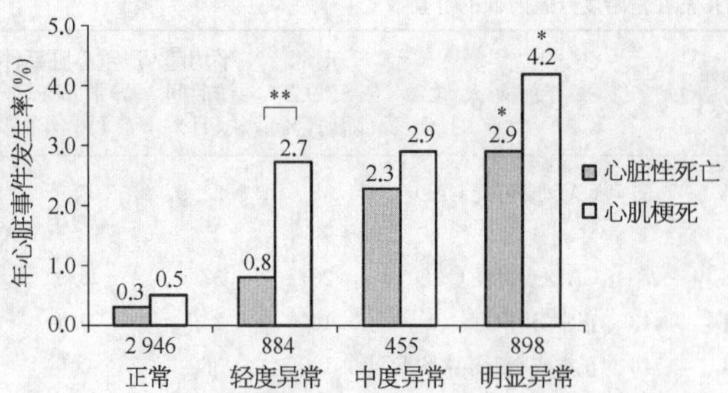

图 3-7-25 不同显像结果(正常、轻度异常、中度异常和明显异常)年心脏性死亡和心肌梗死的发生率

*,与其他组相比 $P<0.001$;**,心脏性死亡与心肌梗死之间 $P<0.01$

sestamibi、^{99m}Tc-tetrofosmin以及双核素显像等)探讨了中度至明显灌注异常与危险度之间的关系,研究显示受检者的预后与灌注缺损的范围和程度密切相关,且灌注缺损的范围和程度又与冠状动脉狭窄的程度以及狭窄冠状动脉所支配的心肌多少有关。一般而言,出现负荷灌注缺损则提示冠状动脉存在70%以上的狭窄;而当灌注图像出现明显异常(半定量评分为3分或4分),90%以上的患者在冠状动脉造影上可发现狭窄程度在90%以上的冠状动脉狭窄。

3. 核素心脏显像中与其他危险度分层有关的信息

(1) 左心室一过性缺血性扩大(transient ischemic dilation, TID):TID是指左心室容积在负荷后图像上与静息图像相比明显扩大,出现这种现象可能是由于弥漫性心内膜下心肌缺血所致。TID通常提示存在严重和大范围的心肌缺血,在判断心肌主要供血冠状动脉有无严重狭窄(管腔狭窄>90%)方面具有极高的特异性。TID同样是一个可用于危险度评价的指标,Abidov等探讨了TID用于危险度分层和预后判断方面的价值。研究包括1 560例负荷心肌灌注显像结果正常且无TID的受检者(436例采用药物负荷,1 124例采用运动负荷),所得结果显示:TID在预测所有心脏事件方面能够提供独立的增量预后价值,如果存在TID,即使对于低危人群仍应给予更多的关注,在临床上采用更积极的诊疗方式。

(2) 肺摄取显像剂增加:研究显示运动负荷后肺摄取^{201}Tl增加与单纯的心肌血流灌注缺损相比能够提供增量的预后信息。虽然左心室TID与肺摄取^{201}Tl增加这两种现象都与患者的预后有关,但应注意的是,两者之间并无特别的相关性存在,故在对患者进行危险度分层时两种信息可以相互补充。探讨肺摄取^{99m}Tc-MIBI临床意义的研究还比较少,而且所得结果尚不尽相同。

(3) 心电图门控SPECT:心电图门控心肌灌注SPECT可以对心肌的血流灌注和心室功能进行评价,有助于对患者的预后进行判断和进行诊断。Sharir等通过对1 680例受检者研究后证实:在预测心脏性死亡方面,结合负荷后左心室射血分数(LVEF)和收缩末期容积与灌注缺损的严重程度和范围(以SSS表示)相比能提供更多有价值的信息。此外,该研究还显示:在预测心脏性死亡方面,LVESV能为负荷后LVEF提供更多的信息。该研究者还通过对2 686例接受负荷MPI的受检者研究后证实:在预测心脏性死亡方面,负荷后LVEF和负荷诱发的缺血的范围(以SDS表示)能提供更多有价值的预后信息。LVEF是预测死亡率最强的预测因子,而SDS则是预测MI最强的预测因子。

(4) 药物负荷时心电图S-T段改变的意义:一些研究者发现在药物负荷过程中如果受检者出现S-T段改变与预后之间存在一定的关系。Marshall等发现尽管在腺苷药物负荷时S-T段压低并不常见(只有17%的受检者出现1 mm以上的S-T段压低,5.3%的受检者出现2 mm以上的S-T段压低),但其均为判断腺苷负荷MPI受检者不良预后的单变量或多变量预测因素,能够比单纯的血流灌注信息提供增量的预后价值。但是,其他一些包括较大受试样本的研究发现,如果以心脏性死亡作为单独的终止点,腺苷负荷时出现S-T段压低与受检者的预后并无关系。究其原因,可能是由于S-T段压低主要是心肌梗死的预测因素而非心脏性死亡的预测因素。对于多巴酚丁胺药物负荷,Calnon等研究发现综合考虑S-T段压低和灌注显像结果可以给患者提供最佳的危险度分层。

(5) 与扩血管药物负荷相关的临床和血流动力学变化:Amanullah等研究发现,对于女性受检者,静息状态下心率较高以及腺苷负荷时心率增幅减小均为预测严重或大范围CAD的单变量预测因子;静息状态下心率较高也是不良预后的一个多变量预测因子。一项大型的临床研究探讨了腺苷扩血管药物负荷时不同模式血流动力学变化所具有的临床意义以及在预后判断方面的价值,包括3 444例研究对象,其中53.5%为女性。在随访期内共发生224例心脏性死亡(6.5%),使用COX比例危险度模型分析来评价静息和腺苷负荷高峰时心率及血压在预后判断方面的价值,结果显示:无论对于男性或女性人群,峰值/静息心率比值与死亡率之间关系最为密切,该比值越低则受检者的预后越差。在不同心肌灌注显像结果的组别中均显示,峰值/静息心率比值越高则发生心脏性死亡的危险度越低(图3-7-26)。此外,COX比例危险度分析还发现峰值收缩压在判断预后时与性别还有关系,对于男性人群,如果峰值收缩压较低(<90 mmHg)则危险度较高,而对于女性人群则并非如此。

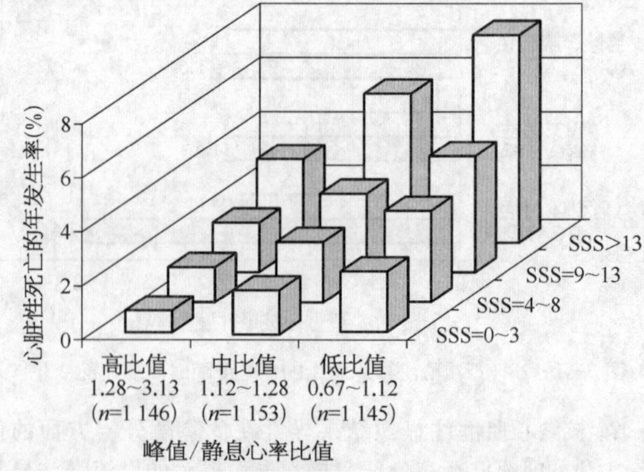

图 3-7-26 不同负荷峰值/静息心率比值、不同SSS亚组中心脏性死亡的年发生率

(6) 放射性核素血管造影术(RNA):静息LVEF公认为是判断慢性稳定性CAD患者长期预后的重要的指标之一。放射性核素血管造影术(RNA)可以通过确定右心室(RV)和左心

室(LV)的功能情况来对呼吸困难等进行评价。运动负荷时的LV功能指标不仅可以反映疾病的严重程度,还可以提供预后信息。通过使用LVEF=50%作为诊断标准可以对可疑CAD患者继发心脏性死亡进行危险度分层,在运动负荷时LVEF下降是CAD较为严重的一个重要的指标,这类患者与那些在运动负荷时LVEF升高的患者相比3年生存期明显要低。对于仅有轻微症状、静息LV功能异常和单支、双支或三支病变的CAD患者而言,运动峰值时LVEF异常或在运动负荷时LVEF降低则提示患者的预后较差。对于有静息LV功能储备能力但是在运动负荷时会诱发缺血以至于LVEF明显减低的患者,同样提示死亡的危险度较高。

4. 核素显像结果与临床医疗行为之间的关系　多个研究探讨了MPI结果对临床上是否采用早期侵入性介入诊断和血运重建术的影响,在显像结果为正常的人群中只有很小一部分患者会因为存在临床症状而接受早期心导管术;如果显像结果异常,经多变量分析显示,可逆性缺损的范围和严重程度将会成为是否进行血运重建的主要因素。此外,只有存在心肌缺血,不论缺血的数量和严重程度如何,临床因素(主要是有无心绞痛)将会进一步影响到下一步诊疗是否会采用心导管术和血运重建术。由于患者在核素显像后早期接受血运重建将会使CAD的病程发生改变,因此,预后方面的研究很大程度上会受限于患者在接受检查后发生临床状态的改变,因为在接受非侵入性检查后,受检者随即将接受药物治疗抑或血运重建。

(1) 负荷核素心肌显像后药物治疗与血运重建对生存期的影响:一项大型的临床研究探讨了核素显像所提示的缺血心肌的范围和程度与显像后血运重建对生存期影响的关系。该研究的纳入对象为10 627例无心肌梗死病史和既往未接受过血运重建的人群,随访显示,在显像后60 d内671例接受血运重建,死亡率为2.8%;9 956例接受药物治疗,死亡率为1.3%($P=0.004$)。该研究的特点在于进行危险度分层研究时采用倾向分数模型(propensity score model,基于逻辑回归模型)等方法对治疗的方法进行了调整,结果显示:核素显像所提示的心肌缺血的范围和程度是促使受检者接受血运重建最重要的因素,其他的一些临床因素(例如临床症状等)也会对治疗方法的选择产生影响(图3-7-27)。

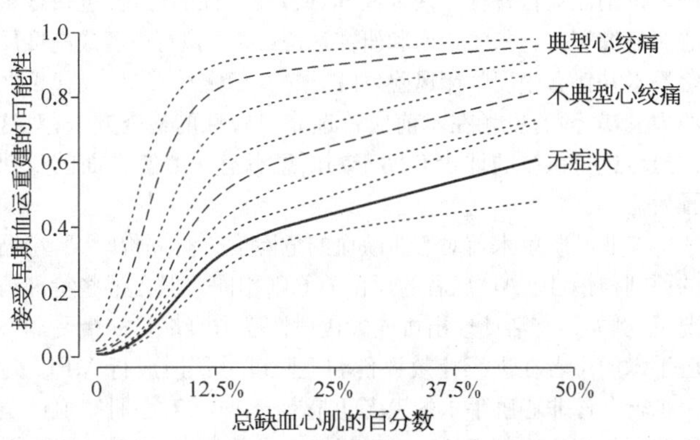

图3-7-27　心肌缺血的范围/程度及临床因素对血运重建术的影响

基于COX比例危险度模型分析,如果核素显像结果提示为无心肌缺血或仅有轻度的心肌缺血,则药物治疗的预后要优于血运重建术;如果核素显像结果提示为中度至明显心肌缺血(总的心肌缺血>10%),则血运重建与药物治疗相比预后更佳(图3-7-28)。此外,该研究还显示,对于心肌缺血严重的人群,如果患者伴有其他临床危险因素(例如高龄、女性、糖尿病和药物负荷方式等),则接受血运重建术后患者的生存期较药物治疗相比增加的更为明显(图3-7-29～图3-7-31)。

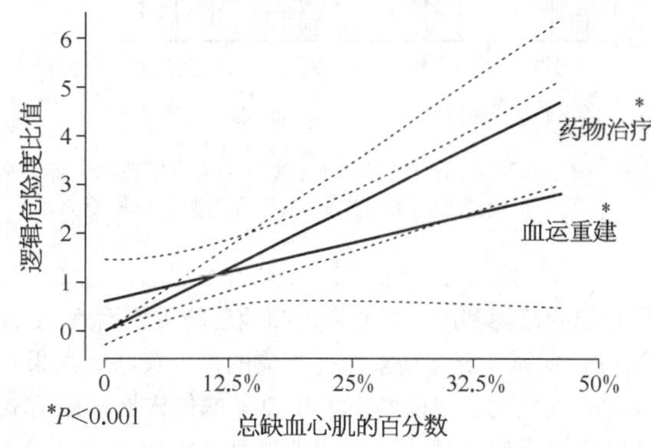

图3-7-28　药物治疗与血运重建术对危险度的影响

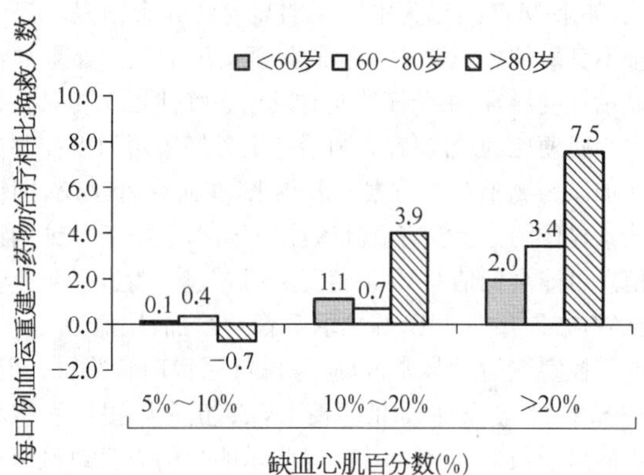

图3-7-29　不同心肌缺血程度及不同年龄组人群中血运重建术的价值

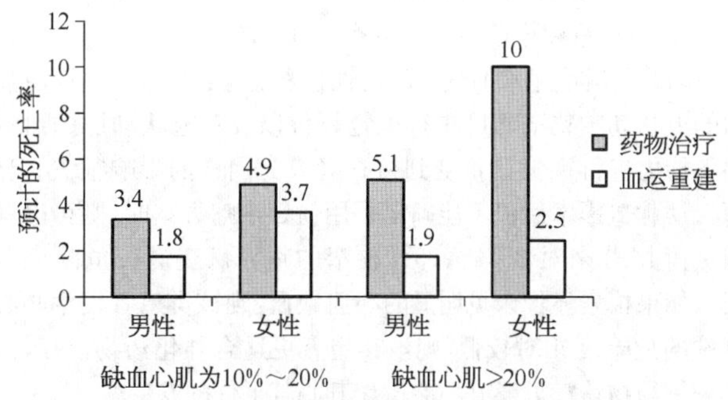

图3-7-30　不同心肌缺血程度及不同性别人群中药物治疗与血运重建术对预后的影响(研究对象为无糖尿病人群)

Hachamovitch等利用心电图门控心肌显像发现,在预测心脏性死亡和评价血运重建的潜在益处方面,门控显像所获得的LVEF值与心肌缺血情况之间能够相互起到增量的价值。尽管研究发现LVEF值在预测心脏性死亡方面是最佳的预测因子,但是患者如果伴有负荷诱发的心肌缺血则在接受血运重建术后更能获益。

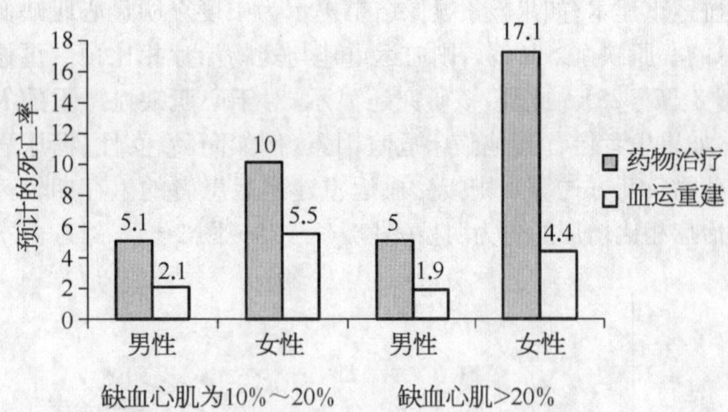

图 3-7-31　不同心肌缺血程度及不同性别人群中药物治疗与血运重建术对预后的影响(研究对象为糖尿病人群)

(2) 核素显像与诊疗模式转变：核素心肌灌注显像所显示的灌注缺损的范围和严重程度是预测预后的重要因素，受检者接受 MPI 后应基于显像结果选择相应的治疗策略。如果是中度至高度心脏性死亡风险的患者主要考虑侵入性诊断方式以及可能的血运重建术；如果是低度心脏性死亡风险的患者主要采用药物治疗的方式。一般而言，如果 MPI 结果正常则提示风险极低，如果 MPI 结果为中度至明显灌注异常则提示患者发生严重不良事件的风险为中度危险至高度危险。如果显像的结果显示轻度异常，由于该类人群发生心脏性死亡的风险较低但发生心肌梗死的风险较高，则治疗上最好采用积极控制高危因素并加以药物治疗的方案。近年来，有研究者建议，即使患者在核素显像图像上没有血流灌注的异常，但由于单纯的血流灌注信息可能会低估 CAD 的情况、低估风险，为进一步改善患者的预后，如果存在 TID、肺摄取显像剂增加、缺血性 S-T 段改变或门控室壁运动异常，也应考虑行冠状动脉造影。但是，在门控 SPECT 显像时，如果门控 LVEF 正常则提示发生心脏性死亡的风险很低，即使灌注显像提示明显的心肌缺血但患者进一步接受冠状动脉造影和血运重建的必要性也降低；反之，如果 LV 功能出现异常，即使显像提示心肌缺血的情况相对较轻也应积极行冠状动脉造影。

5. 血运重建术前后进行核素心肌显像

(1) 血运重建术前进行放射性核素显像：对血管造影所显示的冠状动脉狭窄程度进行视觉评价以及对冠状动脉的血流储备能力进行视觉评价受到检查者人为因素的影响很大。当冠状动脉造影术后仍不能确定采用何种治疗方案时，则可以利用负荷 MPI 来对 25%～75%狭窄的临界病变进行危险度分层。如果核素显像未见明显的心肌缺血，则该类患者发生心脏事件的危险度相对较低，则该类患者更适合强化药物治疗，而且采用药物治疗方案并不会增加其心脏事件的发生率。

(2) 冠状动脉介入治疗术后行核素心肌显像：冠状动脉介入术患者的症状和体征并不是判断血管再狭窄的可靠指标，25%的无症状的患者经心电图运动试验证实存在心肌缺血。心电图运动试验(ETT)检测再狭窄的灵敏度范围为 40%～55%，远低于 MPI 或负荷超声心动图。对于 PCI 术后的随访问题，McPherson 等报道在 PCI 术后 30 d 内复发胸痛的患者中只有少部分(30%)经冠状动脉造影证实出现再狭窄。目前认为：在 PCI 术后 1～2 个月内如果没有特殊的情况一般不需要行 ETT 或核素心肌显像。由于心肌缺血是提示患者预后较差的一个非常重要的指标，故一些研究者认为应在 PCI 术后 3～12 个月常规进行负荷 MPI 已评价是否存在再狭窄。

核素显像在 PCI 术后进行危险度分层方面中的应用价值仍需进一步的研究加以评价。Ho 等对 PTCA 术后 1～3 年中 MPI 提示为低度危险的患者进行了平均长达 7 年以上的随访，结果显示：MPI 提示为低度危险的患者年不良事件的发生率较低(<1%)，SSS 异常是心脏性死亡或非致命性心肌梗死的重要预测因素，而 SSS 正常的人群发生不良心脏事件的危险度相对较低。

(3) 冠状动脉旁路移植术(CABG)后行核素心肌显像：CABG 术后患者的手术疗效及心肌缺血情况的评价主要依据核素心肌显像。MPI 有助于判断缺血的部位、范围和严重程度。Miller 等研究发现：运动负荷 MPI 的结果是预测 CABG 术后患者发生不良事件的最重要的预测因素，血流灌注缺损的范围是评价预后的唯一指标。Zellweger 等利用负荷 MPI 对 CABG 术后 5 年的患者进行了研究，结果发现无症状和有症状的人群年心脏性死亡率分别为 1.3%和 1.4%。有灌注缺损的患者危险度较高(2.1%：0.4%)，SSS 越高则死亡的危险程度越高，进行核素显像能明显增加对心脏性死亡的预测能力。

Palmas 等和 Nallamothu 等研究显示：在预测患者预后方面，总静息评分(SRS)和肺部对^{201}Tl 摄取的增加与临床的各项指标相比能提供增量的预后信息；灌注缺损的范围、部位、数量和肺部对^{201}Tl 摄取的增加是不良心脏事件的独立预测因素。Lauer 等对接受 MPI 的近 9 000 例无症状人群进行了长达 4 年的随访，结果发现：MPI 结果提示有心肌缺血的患者与没有缺血的患者相比发生恶性事件的危险程度更高。

总之，对于行 CABG 术的人群，如果出现心肌缺血的表现则应使用 MPI 对缺血的程度和范围进行评价，并以此指导治疗方案的选择；对于 CABG 术后无症状的人群，则建议在术后 5～7 年时行 MPI 用于评价是否存在心肌缺血。

6. 非心脏外科手术前行 MPI　对于拟行非心脏手术的患者应考虑到潜在 CAD 的可能，接受不同手术种类的人群其所具有的危险程度也是不一样的，在非心脏外科手术前，经常需要心脏科医生拟行手术的患者进行危险度评价，并对可疑或已经证实 CAD 的患者提出诊疗建议，而对患者的危险度进行准确评价则需要行各种非侵入性和(或)侵入性的检查，包括核素心肌显像等。近来的指南和研究强调：对于拟行中度或高度风险手术并伴有中度临床风险(如糖尿病、稳定性 CAD 或代偿性心力衰竭等)的患者在术前应首选非侵入性的检查方法，对这类患者进行系统的评价有助于判断患者有关心脏方面的长期预后。

在非心脏手术前对心肌缺血的危险度进行评价时，所遵循的原则与慢性 CAD 患者的评价的原则相同。但在某些特殊情况下，例如伴有活动性出血或失代偿性心力衰竭且需接受非心脏手术的患者在进行疗效评价和危险度分层时应行 MPI。对于拟行急诊非心脏手术的患者也应首选 MPI 对心肌缺血的范围和严重程度进行评价。对于择期手术的患者，应首选心电图运动试验，而对于那些原本心电图存在异常或不能进行运动试验的患者则可以考虑行 MPI。

核素心肌显像对心肌缺血检测的阳性预测值较低(4%～20%)，但却具有非常高的阴性预测值(96%～100%)。有可逆性缺损的患者与那些有固定缺损的患者相比，在手术前后发生心脏事件的风险更大；而固定的缺损则可能是判断长期危险程度的一个重要指标，MPI有助于患者术后治疗决策的正确选择。

在对拟行非心脏手术的患者进行术前心肌缺血的危险度进行评价时，应充分考虑到患者的具体情况并选用适宜的非侵入性检查方式，例如负荷MPI、负荷超声心动图等。例如，对于有支气管哮喘的患者不应使用潘生丁或腺苷负荷；体型较大的患者会限制经胸廓超声心动图的诊断价值，也会由于软组织伪影而影响核素显像的诊断准确性；有左束支传导阻滞（LBBB）的患者应首选药物负荷MPI。荟萃分析的结果显示，^{201}Tl显像、多巴酚丁胺负荷超声心动图、RNA和动态心电图这几种检查方法在预测心脏事件危险度方面的价值相近。

（三）心肌灌注显像在急性冠状动脉综合征中的应用

急性冠状动脉综合征（acute coronary syndrome，ACS）是指在冠状动脉粥样硬化病变的基础上，斑块破裂、表面破损或裂纹等引起的不完全或完全性阻塞性血栓急性病变，其临床谱为不稳定性心绞痛、急性心肌梗死或猝死。对这类患者的处理是首先进行静息心电图（ECG）的检查，根据心电图是否有缺血或梗死的结果再对患者进行进一步的诊治。但是对于大多数急诊胸痛患者而言，仅根据心电图的结果常常不能明确诊断甚至延误诊断，所以在急诊时尽早对患者做出明确的诊断就显得尤为重要。

MPI可用于急性胸痛患者的筛选。目前有许多种方法可用于提高对急性胸痛患者诊断的准确性，包括使用血清标志物，如肌球蛋白和肌钙蛋白等、运动平板试验、超声心动图和MPI等。研究结果可见该方法在排除心肌梗死和明显的冠心病方面诊断的灵敏度大于95%，而阴性预测值则大于99%。还有研究通过运动负荷MPI对306例胸痛且心电图不能明确诊断的患者进行了探讨，MPI诊断冠心病的敏感性和阴性预测值分别为94%和98.5%，与血清标志物肌钙蛋白I和CK-MB等相比具有明显的优势；但是研究中也发现MPI诊断的特异性和阳性预测值不高，对此一方面可通过使用门控技术来有效地减小假阳性率，另一方面可与其他特异性较高的检查如肌钙蛋白和CK-MB（诊断的特异性为98%）相结合以便进一步提高诊断的准确性。利用MPI能对急诊胸痛患者进行更有效的分选，并通过减少不必要住院来降低患者的花费。Jonathan等对81例急诊胸痛患者和39例已住院的胸痛患者进行了研究，结果显示，参考急诊MPI的结果后总的收治入院的比例下降了34%，收治入CCU的患者数下降了59%，总的冠状动脉造影的比例减少了40%，特别是采用不同分选方法后的患者的长期预后并无差别。经济效益分析也证实，采用MPI对急诊胸痛患者进行分选能明显提高效价比。

MPI与其他的检查方法相比最大的优点是能对缺血和梗死的范围和程度进行分析，并通过所获得的各种信息帮助预测未来心脏事件的发生率。心肌梗死后通过MPI得到的梗死灶的大小是判断患者预后的一个重要预测因素。研究发现，通过MPI所测得的梗死心肌范围如超过左心室的12%～14%，则患者在急性心肌梗死发生后24 h内的死亡率达到8%。^{99m}Tc标记的心肌显像剂可以在急诊患者就诊时的静息状态下由静脉注入，待患者的心肌接受药物或机械性的再灌注治疗、病情稳定后再进行核素显像，而这时采集所获得的图像反映的是当时注射显像剂时心肌的情况，所以MPI并不会影响临床上及时处理就诊患者。

大量的研究证实，心肌灌注显像中可逆性缺损的范围和严重程度是预测急性心肌梗死患者未来主要不良心脏事件的一个非常重要的预测因素。潘生丁负荷MPI就是一种能够早期、安全且有效的评价急性心肌梗死患者危险程度的方法。Brown等进行了一个多中心、随机性的大规模的临床试验，通过对451例急性心肌梗死的患者进行了潘生丁药物负荷心肌灌注显像，结果证实负荷时缺损的范围和程度是预测心脏性死亡和心肌梗死复发的最重要的预测因素，而可逆性缺血的范围和程度对未来不良心脏事件的预测上也具有一定的价值；同时研究还显示，在心肌梗死发生后越早进行显像则所提供的预后信息的价值越大。

虽然利用^{99m}Tc标记的显像剂或^{201}Tl进行心肌灌注显像在检测心肌梗死和心肌缺血方面具有很高的灵敏度和阴性预测值，但是由于这些显像方式不能对急性心肌梗死、陈旧性心肌梗死（瘢痕组织）进行准确的区分，所以会对检测的特异性产生较大的影响。一些新的心肌显像剂可以对可疑ACS患者急性心肌梗死或心肌缺血的病灶进行显影，所以具有较高的特异性。目前这方面研究的热点主要集中在以下两个方面。①annexin V：annexins（36 kDa）是一种钙结合蛋白，在人体的许多组织和细胞中都存在。当发生急性心肌梗死时，发生凋亡的心肌细胞会暴露出磷脂酰丝氨酸（PS）的结合位点，直到心肌细胞裂解。annexin V可与PS的结合位点进行特异性结合，利用^{99m}Tc标记在annexin V上，即可通过显像的方式对发生急性心肌梗死时病灶处的凋亡心肌细胞情况进行评价。Thimister等对急性心肌梗死的患者同时进行了^{99m}Tc-MIBI和^{99m}Tc-annexin V心肌灌注显像，结果显示在^{99m}Tc-MIBI摄取减少的心肌节段均出现了^{99m}Tc-annexin V的摄取增加。annexin V不仅可以对心肌细胞凋亡的情况进行检测，也可用于指导对凋亡进行的治疗和评价疗效，对此还需要更多的临床研究来加以验证。②glucarate：glucarate是一种葡萄糖的代谢产物，当心肌细胞发生急性坏死时，细胞核中的组蛋白就会暴露出来，glucarate可特异性地和组蛋白结合，从而可以通过显像的方式对急性心肌坏死进行检测。动物试验显示^{99m}Tc-glucarate在急性心肌梗死发生的早期靶/非靶区的计数率比值较高，可以获得较好的图像，且血循环中的清除速度较快。临床研究也显示，在急性心肌梗死发生的数小时内，^{99m}Tc-glucarate可以在病灶内特异性的聚集。

对心肌急性缺血进行检测对于急诊胸痛患者特别是对于那些临床怀疑有不稳定性心绞痛的患者具有一定的意义。以^{18}F-FDG进行心肌的正电子显像不仅可以对存活心肌进行准确评价，而且也可以利用其对心肌缺血进行诊断。在缺血状态下，心肌细胞的糖代谢会增加，使得局部的FDG摄取增加，可利用PET或带有符合线路的SPECT来进行“热”区显像。He等结合了^{18}F-FDG显像和^{99m}Tc-MIBI心肌灌注显像对冠心病患者进行了研究，结果显示，MIBI灌注显像和FDG代谢显像诊断心肌缺血的灵敏度分别为82%和91%，在22例管腔狭窄程度大于50%的患者中灌注显像发现灌注异常的节段为49（25/51），而^{18}F-FDG检测代谢异常节段的灵敏度为67%（34/

51)，但该研究也指出，FDG的图像质量虽然较高，但还是应结合灌注图像对病变节段进行定位以提高诊断的灵敏度。其他可用于心肌缺血检查的显像剂还包括硝基咪唑、HL91等，对此国内也较早开始了这方面的研究，如姚稚明等通过动物研究证实，乏氧心肌、低血流灌注心肌的^{99m}Tc－HL91滞留量显著增加，乏氧心肌在注药后60 min对^{99m}Tc－HL91的滞留量是对照组的4.36倍，低血流灌注心肌较对照组高5.3倍，显示出HL91在探测心肌缺血方面具有较好的效果。

(四) 存活心肌的评价

1. 存活心肌概念 心肌的存活情况是缺血性心脏病诊断、治疗、预后评价的一项重要指标。目前，临床上对缺血性心脏病开展了大量的血运重建治疗(如冠状动脉介入治疗、冠状动脉搭桥手术等)。这些治疗可以改善以存活心肌为主的室壁段的心肌灌注及运动功能，却不能改善以不可逆损伤为主的心肌功能。因此，有效、准确地评价心肌的存活性具有重要的临床意义。研究显示，心肌发生严重缺血后，随着缺血发生的速度、范围、程度以及侧支循环建立等不同，心肌细胞的损害可能出现3种不同结局：一是坏死心肌(necrosis myocardium)，即不可逆性的心肌损害，即使冠状动脉血流恢复，心功能也不会得到有效改善。二是冬眠心肌(hibernating myocardium)，是指当慢性持续性心肌缺血时，心肌细胞通过代偿性调节，降低其氧耗量及代谢功能，使心肌细胞保持其存活状态，但部分和全部地丧失区域心肌收缩功能，当冠状动脉再通，改善和消除心肌缺血后，这部分心肌的功能可部分或全部恢复正常。三是顿抑心肌(stunned myocardium)，是指经短时间缺血后，心肌细胞发生一系列生理、生化及代谢改变，心肌尚未发生坏死，但结构、代谢的改变，尤其是收缩功能的障碍在再灌注后数小时、数日或数周才恢复的现象。而缺血时间越长，心功能恢复时间也越长。上述的冬眠心肌和顿抑心肌即为缺血存活心肌。

2. 评价存活心肌的目的和意义 在慢性冠状动脉疾病(CAD)和左心室(LV)功能异常的人群中，有相当一部分患者可以通过血运重建术来改善局部或总体的LV功能，改善症状和预后。可逆性的心肌功能异常(包括冬眠心肌和顿抑心肌)会导致心肌细胞收缩功能异常，但心肌细胞的细胞膜具有完整性并具有足够的代谢活性以保持细胞的功能和细胞膜的完整性。因为各种放射性核素显像剂均能反映出心肌细胞膜的完整性以及对代谢活性进行评价，所以放射性核素显像技术在评价心肌存活中占有非常重要的地位，通过判断心肌组织和细胞的存活状态来鉴别哪些有LV功能异常和CAD的患者将通过血运重建术获益、能使病情得以改善。表3－7－10列出了部分研究显示的核素显像评估心肌存活的敏感性和特异性。

表3－7－10 常用的显像方法估价心肌存活的敏感性和特异性

方 法	病例数	敏感性(%)	95%可信限	特异性(%)
^{99m}Tc－MIBI	207	83	78～87	69
^{201}Tl再注射	209	86	83～89	47
^{201}Tl静息-再分布	145	90	87～93	54
^{18}F－FDG PET	332	88	84～91	73

早期利用放射性核素技术评价存活心肌中，主要关注的是患者在接受血运重建术前后心肌血流灌注和各功能指标(例如局部血流灌注、局部LV功能参数和总LVEF)变化的情况。近年来，研究的热点集中在核素显像技术在预测患者症状和自然病程改善方面的价值。虽然LV的总体或局部收缩功能改善时通常会伴有患者症状或自然病程的改善，但也有可能由于存活心肌的存在使得LV总体或局部的收缩功能改善的不明显。大量针对CAD和LV功能异常患者所进行的研究充分肯定了核素显像技术有助于预测血运重建术后患者症状和自然病程的改善情况。一项荟萃分析(包括24项研究，3 088例样本)的研究结果证实：有存活心肌证据的患者在接受血运重建术后的较长随访期内死亡的危险度明显减低(接受血运重建和不接受血运重建相比年死亡率由16%降低到3%，$P<0.000\,1$)；而无存活心肌的证据，则患者发生死亡的危险程度为中等且不论其有无接受血运重建术。总之，评价心肌存活的目的是更好地筛选患者，使患者能够通过血运重建术来改善症状和自然病程。

3. 放射性核素技术评价心肌存活的一般原则 在局部心室功能异常的区域中可能有存活心肌的存在，多数研究在利用核素显像技术评价存活心肌方面主要是分析在静息状态下局部心肌对显像剂的摄取(例如^{201}Tl、MIBI、tetrofosimin)或寻找静息状态下具有代谢活动的证据(通过^{18}F－FDG或^{11}C－acetate)。研究证实：对显像剂摄取进行定量分析的结果与存活心肌之间直接相关。还有一些利用核素显像技术评价存活心肌方面的研究主要侧重的是对LV功能变化的评价，结果证实，总体的LV功能(例如LVEF)的改善必须是局部存在存活心肌且接受了成功的血运重建。因此，存活心肌的节段数量和范围决定了总体LV功能改善的程度。

对于一些患者(例如有非透壁性心肌梗死存在者)而言，仅凭静息状态下心肌对显像剂的摄取可能无法对存活心肌的状态进行明确判断；此时，对负荷诱发的心肌缺血进行评价将提供更多有价值的信息。Kitsiou等研究证实：与静息状态下"固定"的灌注缺损相比，负荷诱发的心肌缺血(可逆性的灌注缺损)在预测LV功能改善方面具有更为重要的价值。当仅凭静息状态下显像剂的摄取或代谢活性的情况未能准确判断存活心肌时，进一步行负荷核素心肌显像来对负荷诱发心肌缺血进行准确评价则有助于临床决定是否需行血运重建术。

4. 各技术之间的比较 荟萃分析的结果显示，各种核素显像技术和多巴酚丁胺负荷超声心动图在预测局部功能改善方面的阳性预测值和阴性预测值都相差无几。^{201}Tl和^{99m}Tc－MIBI显像的敏感性略高，而PET和多巴酚丁胺超声心动图的诊断特异性略高。总体来看PET的诊断准确性略高。另有荟萃分析显示，利用各种评价存活心肌的技术(PET、SPECT、多巴酚丁胺超声心动图)在减少血运重建术后死亡率或不良心脏事件发生率方面并没有显著差异。

MRI技术也是目前一种非常重要的评价存活心肌的非侵入性显像技术。通过传统的MRI技术和电影MR成像以及药物负荷MRI技术有助于对存活心肌进行准确评价，和进行准确的预测血运重建术后局部心肌功能改善的程度和范围。而负荷MRI相对于核素显像、负荷超声心动图的主要优势在于更佳的图像质量和对室壁运动异常的定量分析。而且，近年来

MRI 技术发展迅速，随着新型 MRI 对比剂的开发、^{31}P 心脏波谱技术、^{23}NaMRI 成像技术的逐渐成熟，MRI 在评价存活心肌方面应具有良好前景。

第三节 核医学在其他心血管病中的应用

陈绍亮

一、放射性核素心血管显像在心力衰竭评估中的应用

放射性核素心血管显像在心力衰竭患者的危险度分层、分级治疗指导、选择治疗方式、预后判断和疗效预测等方面提供信息。

通过心肌灌注显像(特别推荐门控心肌灌注显像)或放射性核素心室显像评估心力衰竭和左心室功能。左心室射血分数(LVEF)、舒张末期容积(EDV)、收缩末期容积(ESV)等是判断左心室收缩功能和心室容积的重要参数。尤其是 LVEF 值，是判断心力衰竭患者预后的独立因子，具有临床价值。由于左心室舒张功能不全往往先于收缩功能下降，评价舒张功能的高峰充盈率(PFR)和早期充盈率(1/3 FR)等参数特别适用于高血压和主动脉关闭不全引起的左心室肥厚患者。而放射性核素心脏显像所使用的相位分析又对检测心脏室壁运动同步性具有作用。

二、放射性核素显像在冠状动脉血管重建术中的应用

无创性的放射性核素显像在冠状动脉血管重建术前的治疗决策、术后疗效评估等方面得到充分利用。

(一) 冠状动脉血管重建术前的应用

心血管核医学可以提供心肌灌注、心脏功能、心肌存活等信息，对治疗方案的选择，判断冠状动脉血管重建术对该患者是否能够得益，很有价值。

放射性核素心血管显像对患者进行危险度分层和预后评估是确定患者治疗决策的基础。心肌灌注显像将患者区分为低危、中危和高危，低危患者年心脏事件率小于 1%，中危患者年心脏事件率为 1%～3%，而高危患者年心脏事件率大于 3%。一般情况下，低危患者进行冠状动脉血管重建术没有意义，而急性冠状动脉综合征和有明显、心肌缺血症状的患者有可能在冠状动脉血管重建术中获益。特别是那些在心肌灌注显像上表现为：① 多发的可逆性灌注缺损；② 病变累及 2 个以上的冠状动脉血管；③ 大面积心肌灌注缺损；④ 运动试验中左心室腔一过性扩大；⑤ 运动试验后肺部摄取放射性显像剂增加的患者。

另一方面，施行冠状动脉血管重建术之前，必须判断心肌是否仍然存活。只有局部存在明显存活的心肌的患者，才能进行冠状动脉血管重建手术以期获得改善心脏功能的效果。对那些心肌梗死已经不存在存活心肌的患者，即使施行了冠状动脉血管重建手术，心脏功能也不可能得到改善，预后也差，不适合再进行手术。

(二) 冠状动脉血管重建术后的应用

冠状动脉血管重建术后复查心肌灌注显像可以观察心肌血供的恢复情况，提示手术效果。尤其是对那些在手术前做过心肌灌注显像的患者，可以通过手术前后心肌影像的比较，了解冠状动脉血流灌注有否改善、改善程度等信息。在施行冠状动脉血管重建手术后 1 个月左右是进行放射性核素显像评估手术效果的恰当时机。

在施行了冠状动脉血管重建术后，更应当定期随访放射性核素心血管显像，以观察是否有血管再狭窄的发生。进行负荷心肌灌注显像，可以判断接受血管重建手术的冠状动脉有否再狭窄、是否有新的狭窄病变。这些征象的出现，往往早于临床症状和运动心电图。

三、放射性核素显像诊断急性冠状动脉综合征

冠状动脉粥样硬化基础上冠状动脉壁斑块破裂引起冠状动脉完全或不完全阻塞，导致急性冠状动脉综合征。临床表现有不稳定心绞痛、急性心肌梗死或猝死。急性胸痛患者进行放射性核素心脏显像，可以估测心肌缺血和心肌梗死的范围和大小，尤其是溶栓治疗的患者，如果在急诊过程中进行，并不妨碍急救程序的实施而可以获得病情的最原始资料。核素心肌灌注显像具有高心肌梗死阴性预测值(99%)和无心脏事件预测值(97%)。

四、放射性核素显像诊断和鉴别诊断其他心血管疾病

(一) 肥厚型心肌病

心肌灌注显像和心肌代谢显像对判断肥厚型心肌病的预后、评价治疗效果，以及发病机制研究有价值，也用来作为评价治疗效果的手段。

肥厚型心肌病血流灌注显像的典型表现是室间隔或心尖等病变部位放射性摄取增加，局部心肌壁呈不均匀增厚。而在脂肪酸代谢显像中，可表现为肥厚心肌部位的摄取异常和洗脱率明显增高。病变部位早期相呈放射性稀疏、缺损，延迟相缺损区明显增大。脂肪酸代谢显像上的放射性缺损区域与心肌血流灌注显像上的放射性浓聚形成对比，从而显示心肌血流与脂肪酸代谢两者的解离。肥厚心肌部位摄取放射性降低、洗脱加快表明存在脂肪酸利用障碍，其异常和严重程度与该患者发生心脏事件的可能性呈正相关。

(二) 扩张型心肌病

放射性核素心肌灌注显像用来鉴别诊断扩张型心肌病与缺血性心肌病。一般来说，扩张型心肌病心肌灌注显像的典型表现是左、右心室均扩大，心肌各室壁放射性分布普遍不均匀，但是没有节段性灌注缺损区域，往往伴有肺部摄取显像剂增加。扩张型心肌病往往双侧心腔明显扩大，全心室壁运动普遍呈弥漫性低下，没有节段分布的表现，左心室射血分数和右心室射血分数都明显降低。与此相对照，缺血性心肌病的放射性分布呈节段性稀疏、缺损，与病变血管的供血区有关，而且室壁运动减低呈节段性。

扩张性心肌病的心肌脂肪酸代谢显像影像相似于心肌灌注显像，也表现为心脏扩大，心肌变薄，心肌内放射性分布呈斑片状或斑点状不均。心肌脂肪酸代谢显像上的放射性稀疏较

心肌灌注显像更为明显。

(三) 肺动脉高压

ACCP(the American college of chest physicians)循证医学指南将放射性核素显像推荐为筛选、早期评估以及诊断肺动脉高压的 E/A(strong recommendation based on expert)级指标。

最经典的放射性核素显像测定肺动脉高压的方法是肺灌注显像。肺部血流分布受到重力的影响,如果坐位注射显像剂,正常者肺底的放射性往往高于肺尖。如果存在肺动脉高压,则双上肺野血流分布增加,双上肺放射性分布增高。平均肺动脉在 30 mmHg 以下,没有肺血流受损的明显表现;随着肺动脉平均压的增加,肺血流受损程度也增加。可以通过测定肺内各个部位的放射性分布比值反映肺血流分布梯度,进行半定量分析。

改变注射方法,使用肺灌注显像可以定量评价肺动脉高压。患者先于左侧卧位静脉注射^{99m}Tc－MAA,2～3 min 后转为右侧卧位进行 SPECT 采集,为左侧卧位影像(L 影像)。采集后保持右侧卧位体位不动,再次静脉注射^{99m}Tc－MAA 后采集影像,为左右两侧影像之和(L+R 影像),相减后可以得到右侧位影像。正常^{99m}Tc－MAA 肺灌注显像两肺放射性分布均匀,肺动脉高压时。肺内放射性分布不均匀,通过计算定量参数,对肺动脉高压进行半定量分析,评估肺动脉高压的程度和判断治疗效果。

此外,可以应用首次通过法肺灌注显像分析肺动脉压力,用肺动脉循环时间反映肺动脉的压力及阻力。方法是弹丸式注射^{99m}Tc－MAA,获得肺部时间-放射性曲线反映肺动脉压力。^{99m}Tc－MAA 在肺内达到平衡的时间与肺动脉压力成正比,肺动脉压力越高,肺内阻力越大,^{99m}Tc－MAA 肺内达到平衡的时间(LET)就越长。如果 LET≥20 s,肺动脉的收缩压和全肺阻力均高于正常。平均肺动脉压力(MPAP)正常(＜20 mmHg)、轻度升高(20～30 mmHg)、中度升高(30～50 mmHg)、重度升高(＞50 mmHg)病例的 LET 分别为 18.56 s±3.04 s、25.37 s±5.89 s、37.69 s±6.25 s 和 61.33 s±10.14 s。

肺灌注-通气联合显像还有助于继发性和原发性肺动脉高压的鉴别。前者表现为多发的非节段性"不匹配"放射性分布减低区,而原发性肺动脉高压多表现为"逆向不匹配"(可高达 63%),即在通气显像上表现为放射性分布稀疏缺损的区域,在肺灌注显像时可有不同程度的放射性分布改善。由于通气障碍区血流难以进行有效的气体交换,这种"逆向不匹配"的存在是临床低氧血症的重要原因。

(四) 川崎病

心肌灌注显像用于川崎病心肌缺血部位、程度、范围的判断,以及川崎病治疗过程中缺血状况有否改善,对了解川崎病患儿心肌损害的程度,随访和判断治疗效果都有作用。

(五) 肺动脉栓塞的诊断与疗效判断

肺动脉栓塞肺灌注显像的典型表现为多个肺段性放射性减低或缺损区,而肺通气显像和胸部 X 线检查正常(图 3－7－32),两者"不匹配"(mismatch)。因栓子的大小不同,放射性分布减低或缺损区可为亚肺段性、叶性或全肺。肺通气和灌注显像相结合使用,对肺动脉栓塞诊断的准确性达 95%～100%,是诊断该病的首选方法。

如果在溶栓治疗过程中进行显像观察,根据血管通畅情况,为选择合适的终止用药时间提供依据。

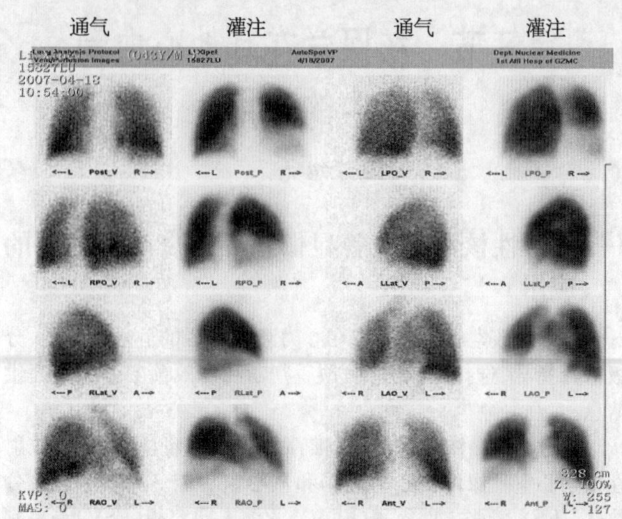

图 3－7－32　放射性核素灌注/通气显像诊断肺栓塞

通气显像(奇数列)放射性分布基本均匀,灌注显像(偶数列)多处放射性分布缺损,与通气显像呈不匹配改变。左肺前段,后基底段灌注功能受损;右肺外段、内段、前基底段、外基底段、后基底段灌注功能受损

五、放射性核素显像在围手术期中的应用

糖尿病、高龄等患者在围手术期,为了预防心脏事件的发生,选择放射性核素心血管显像可以筛选心脏事件高发患者。在心肌灌注显像中出现可逆性放射性分布稀疏、缺损患者;心室射血分数明显低于正常;室壁活动异常的患者围手术期心脏事件死亡的发生率明显高于心脏显像正常者。

六、放射性核素显像判断化疗药物的心脏毒性

放射性核素显像可用于监测或评估各种药物和治疗方法对心脏的毒性作用,尤其在监测化疗毒性中起重要作用,可以使患者在接受最合适剂量的同时,最大限度降低心脏药物毒性作用,达到最大利益化。在治疗开始之前,进行放射性核素心肌显像,如果 EF 低于 30%,需要对化疗药进行甄选,尽量选择对心肌毒性小的药物。如果 EF 在 30%～50%,可以选用心脏毒性可能偏大一些但治疗效果有佳的化疗药物。需重复检查,注意一旦发现 EF 下降立即停药。若 EF＞50%,给药后仍然正常,治疗可继续进行。EF 下降 10%,同时 EF＞45%,可以继续该治疗方案。若 EF 下降 15%,且 EF＜45%,应考虑为具有中度或重度心脏毒性作用,须更换化疗药物。

七、放射性核素显像在心脏移植中的应用

心脏移植前可用放射性核素显像了解患者心脏的血供、代谢、功能状况等资料,以便进行心脏移植的决策和风险评估。心脏移植后更可用放射性核素显像了解移植成功与否,有无排异,观察患者心功能恢复情况和心脏的再神经化。

(一) 心脏移植前应用放射性核素显像做移植决策

冠心病心肌梗死患者的治疗方法有多种,包括药物治疗、PTCA、冠状动脉搭桥术、心脏移植等。心脏的收缩舒张功能,

以及梗死区心肌存活情况等因素对决策治疗方案起重要作用。冠心病心肌大片梗死患者如无存活心肌、心功能极差，应考虑进行心脏移植。移植术前应用SPECT或PET心肌灌注显像和PET葡萄糖代谢显像有利于了解患者心功能的总体状况。推荐一种同时进行心肌灌注显像和葡萄糖代谢显像的双核素心肌显像(DISA显像)方法。使用^{18}F-FDG和^{99m}Tc-MIBI做心肌葡萄糖代谢和心肌灌注显像，既可观察心肌血流灌注情况、心脏收缩舒张功能、测定左心室射血分数(LVEF)，观察室壁运动，还可检测心肌梗死后有无存活心肌，对临床决策使用介入方法还是进行心脏移植起重要作用。DISA显像采用超高能准直器，在静息状态下，给患者静脉注射^{99m}Tc-MIBI 925 MBq(25 mCi)，约1 h，检测患者血糖，若血糖为7.84～8.96 mmol/L(140～160 mg/dl)，静脉注射^{18}F-FDG 259～296 MBq(7～8 mCi)，1 h后行门控法^{18}F-FDG/^{99m}Tc-MIBI双核素心肌葡萄糖代谢/灌注显像(DISA显像)。经计算机处理后，获得心肌血流灌注、葡萄糖代谢的断层图像，并可电影显示左心室收缩、舒张功能，测定LVEF值。

(二)心脏移植后应用放射性核素显像做移植监测

各种原因可引起移植心脏心功能下降，包括去神经化、神经激素变化、器官再灌注损伤、供体与受体大小差异等。心脏移植1年以后会逐渐再神经化。再神经化的出现对心脏移植患者心功能的恢复意义重大。放射性核素显像主要在移植心脏功能测定和再神经化观察中起监测作用。

心脏移植患者术后第一年占首位的死因是冠状动脉疾病。心脏移植术后几个月内就可形成冠状动脉粥样硬化。移植心脏冠状动脉粥样硬化的病理学特点是发展迅速，病变分布弥漫。冠状动脉造影证实术后5年内30%～50%心脏移植患者发生动脉粥样硬化。移植心脏发生冠状动脉病变较快的原因尚不明了，有学说认为是免疫介导内皮细胞损伤所致，与传统意义上的冠状动脉粥样硬化不同。SPECT或PET心肌灌注显像和PET葡萄糖代谢显像同样可在心脏移植术后监测移植心脏的功能和血流，针对移植心脏的再神经化和冠状动脉病变等有多种显像方法。

1. 心肌灌注显像用于心脏移植术后移植心脏冠状动脉血管病的监测　心脏移植术后，应用显示心肌灌注状况，及早发现血流灌注缺损区、减低区，动态观察移植心脏冠状动脉血管病的发生、发展过程。与冠状动脉造影相比，放射性核素显像无创伤性，也更方便和灵敏。放射性核素心肌灌注显像可通过PET或SPECT进行。^{13}N-NH_3、^{82}Rb和^{99m}Tc-MIBI、^{201}Tl等都可用于监测心脏移植术后移植心脏冠状动脉血管病。

影响心脏移植患者长期生存的主要因素是移植心脏冠状动脉血管病变。放射性核素心肌灌注显像监测心脏移植术后移植心脏冠状动脉血流灌注也应采用负荷试验。多数采用药物负荷而不用运动负荷。因移植心脏失去自主神经支配，有可能发生无痛性心肌缺血甚或猝死。与健康人不同，运动试验可能会对心脏移植患者形成伤害。药物负荷中用得较多的是多巴酚丁胺负荷显像。多巴酚丁胺(dubatamine)是β_1受体兴奋剂，有正性肌力作用，使心率加快，心肌收缩力增强，心肌耗氧量增加，正常冠状动脉血流量也相应增加(2～3倍)，当出现冠状动脉狭窄时，血流量不能相应增加，导致心肌缺血，此时注射心肌显像剂，即可反映心肌血流灌注情况。心脏移植患者进行多巴酚丁胺负荷心肌灌注显像评价冠状动脉血管病变安全并切实可行。心脏移植患者多巴酚丁胺负荷试验引发心律失常和轻度并发症较对照组少。

2. 心脏去神经化和再神经化^{123}I-MIBG显像　心脏受肾上腺能神经纤维支配，对维持心功能起重要作用。用^{123}I标记的MIBG研究心肌交感神经系统的功能，可以显示心肌内交感神经受体的体内分布。在正常情况下^{123}I-MIBG被心肌均匀摄取，证明心肌交感神经支配的完整性。心脏移植期间及移植后早期，移植心脏去神经化，心肌摄取^{123}I-MIBG极度减低甚至不摄取。但随着时间的推移，移植心脏可逐渐自发性发生再神经化，心肌摄取^{123}I-MIBG逐渐增加。

静脉注射148～370 MBq(4～10 mCi)^{123}I-MIBG后10～20 min用SPECT采集早期相静态和断层心肌影像，4 h后采集延迟相，保持采集条件一致。可定量移植心肌局部或整体的摄取。用移植心脏/纵隔(H/M)比值反映早期摄取，代表移植心脏肾上腺能神经突触前膜功能。用洗脱率反映移植心肌滞留^{123}I-MIBG的功能，显示移植心脏肾上腺能神经的张力即紧张度。静脉注射^{123}I-MIBG 74～370 MBq(2～10 mCi)后，4～24 h采集移植心脏影像，观察移植心脏放射性浓聚情况。在移植心脏、肺、纵隔设置感兴趣区，进行半定量分析。

^{123}I-MIBG显像观察到移植心脏自发性再神经化发生在心脏移植1年以后，并且发展缓慢而漫长。即使心脏移植12年后，移植心脏的放射性核素显像也未能观察到再神经化完全。心脏交感神经再神经化的表现是随时间延长，移植心肌^{123}I-MIBG分布范围增大，摄取程度增加，移植心脏/纵隔(H/M)比值增高。移植心脏/纵隔(H/M)比值增高值与手术后时间成正相关。移植后连续^{123}I-MIBG显像系列研究显示再神经化从心底部开始，逐渐向心尖部延伸。前壁、前侧壁和间壁摄取^{123}I-MIBG明显而后壁或下壁的摄取不明显，后基底部也可有摄取。移植心脏发生冠状血管病变将会延缓或终止移植心脏再神经化。进一步研究的重点是再神经化状态与移植心脏冠状动脉血管病的关系，以便对不同临床表现的心脏移植患者进行分类和指导治疗。

3. 心肌梗死显像监护移植心脏　如用^{111}In抗肌凝蛋白单克隆抗体显像监护心脏移植患者排异反应，排异反应时心肌摄取心肌梗死显像剂。所有刚进行心脏移植手术的患者心脏广泛性摄取^{111}In抗肌凝蛋白单克隆抗体。6～8个月后不发生排异反应的患者通常恢复正常，心肌不再摄取^{111}In抗肌凝蛋白单克隆抗体。如果连续心/肺比呈持续下降趋势(正常为1.5)，则表示恢复良好，没有排异现象；相反，如果心/肺比呈持续增高(＞2∶1)，则存在排异的可能性很大。

八、亲心肌梗死显像

某些放射性药物静脉注射后能迅速被急性梗死组织摄取，使急性梗死心肌以“热区”显示，而正常心肌及陈旧性梗死的心肌则不显影，故也称为急性心肌梗死显像、亲心肌梗死显像或心肌热区显像。其优点是可以鉴别急性与陈旧性心肌梗死。

1. 基本原理和显像剂　亲心肌梗死显像利用急性梗死心肌组织具有选择性地浓聚某些放射性药物的特点，通过显像使梗死灶显影，而正常心肌不显影，从而诊断急性心肌梗死。因所使用的药物不同,其原理各异。目前显像剂主要有两类:一是骨显像剂,常用的有^{99m}Tc-焦磷酸盐(^{99m}Tc-pyrophosphate,^{99m}Tc-PYP)等,被急性梗死心肌摄取的机制可能是由于急性心肌梗死后,钙离子迅速进入病灶,并在坏死心肌细胞的线粒体内形成羟基磷灰石结晶沉积,而^{99m}Tc-PYP通过与该结晶进行离子交换或以化学吸附方式沉积于心肌细胞内,使急性心肌梗死病灶内放射性集聚量明显增高,呈"热"区显像,梗死病灶显影。所以该显像剂显像的前提是局部有血流存在。另一类显像剂为放射性核素标记抗肌凝蛋白单克隆抗体,当急性心肌坏死时,受损心肌细胞膜通透性增高,静脉注射^{111}In或^{99m}Tc标记的抗肌凝蛋白单克隆抗体(antimyosin McAb)可以透过受损的细胞膜而与肌凝蛋白重链(即抗原)特异性地结合,使梗死灶显影。

2. 正常影像和阳性表现　正常心肌不显影。应用^{99m}Tc-PYP时胸骨、肋骨及脊柱等骨骼可清晰显影,肝脏不显影。急性心肌梗死病变心肌出现不同程度的放射性异常浓聚,异常浓聚可表现为局限性或弥漫性,根据其放射性强度将^{99m}Tc-PYP异常图像分为5级。0级,心肌部位无显像剂浓聚;Ⅰ级,心肌部位显像剂可疑浓聚,即胸骨左侧心前区出现比右侧相应区增高而模糊的放射性浓聚影;Ⅱ级,心肌部位显像剂明显浓聚,强度低于胸骨,相当于肋骨水平;Ⅲ级,心肌病变部位放射性浓聚程度与胸骨相等;Ⅳ级,心肌病变部位放射性浓聚程度高于胸骨水平。局部放射性浓聚Ⅱ级或弥漫性放射性浓聚在Ⅲ级以上者为阳性。透壁性心肌梗死多为局限性异常浓聚,心内膜下心肌梗死多为弥漫性浓聚。两种表现对心肌梗死诊断的特异性不同。局限性摄取的特异性高于弥漫性摄取。^{111}In抗肌凝蛋白单克隆抗体显像可见肝脏和脾脏摄取显像剂,正常心肌也不显影。心肌存在梗死灶时显示放射性异常浓聚。与^{99m}Tc-PYP不同,抗肌凝蛋白单克隆抗体只蓄积在坏死组织,而^{99m}Tc-PYP在中度血流减低(30%~40%)区域蓄积最多。急性心肌梗死患者,^{111}In抗肌凝蛋白单克隆抗体主要在心肌坏死区边缘、梗死后再灌注区边缘血管附近以及心内膜蓄积。

3. 临床应用

(1) 急性心肌梗死诊断与定位:^{99m}Tc-PYP显像诊断急性心肌梗死的灵敏度取决于显像的时机。发生胸痛后4~8 h ^{99m}Tc-PYP显像通常即可出现阳性,5 d内心肌梗死病灶可持续显影,2~3 d阳性率最高,2周左右转为阴性,发病后2周内阳性率为95%左右,特异性>90%。心内膜下心肌梗死约为80%。诊断前壁梗死阳性率最高,下壁较低。但对于较小的和非穿透性梗死(如心内膜下梗死)的阳性率较低。尤其适用于难以用心电图和酶学试验诊断的非典型急性心肌梗死,如LBBB患者伴发心肌梗死、鉴别急性与陈旧性心肌梗死、陈旧性梗死基础上发生的再梗死以及手术后心肌梗死的诊断、冠状动脉搭桥手术后心肌梗死等。

抗肌凝蛋白单克隆抗体阳性显像的诊断特异性较高。诊断急性心肌梗死的灵敏度为92%,透壁性心肌梗死灵敏度为94%,非透壁性心肌梗死为84%。心肌梗死发生后1.5~4 h显像即可阳性,并持续14 d。但由于本底高,肝脏放射性浓聚,因而早期影像不理想,最好在注射后24~48 h进行显像。

(2) 估计急性心肌梗死灶大小及预后:^{99m}Tc-PYP显像所示梗死面积与组织学测量相关良好。估计梗死面积大小对了解急性心肌梗死患者病情及预后有重要价值。显像2周以上仍呈持续阳性,表明连续性细胞坏死或有再梗死可能;梗死面积较大并出现"炸面圈(doughnut)"形,提示心脏功能差,梗死中心已无残留血液灌注。上述两种情况提示预后较差。^{111}In抗肌凝蛋白单克隆抗体显像也同样具有预后价值,显像剂广泛摄取(心肌摄取>50%)患者进一步心脏事件的危险度(包括心源性死亡、非致死性心肌梗死)比低摄取或无摄取者高4~9倍。^{111}In抗肌凝蛋白单克隆抗体显像结合^{201}Tl显像可为急性心肌梗死的预后提供信息。若^{201}Tl固定性缺损区域与^{111}In抗肌凝蛋白单克隆抗体显像浓聚范围一致,以后再发生心肌缺血事件的可能性较低;若局部既有^{111}In抗肌凝蛋白单克隆抗体又有^{201}Tl摄取,则再次发生心肌缺血事件的可能性较大。

(3) 不稳定型心绞痛:不稳定型心绞痛患者近半数心肌可蓄积^{99m}Tc-PYP和^{111}In抗肌凝蛋白单克隆抗体。心肌摄取量和大小与预后密切有关。

(4) 心脏移植监护。

(5) 心肌炎的评价:活动性心肌炎患者心肌可摄取^{111}In抗肌凝蛋白单克隆抗体,表现为心肌广泛性、弥漫性^{111}In抗肌凝蛋白单克隆抗体摄取增加。灵敏度为83%~100%,特异性为50%,为无创伤性检查方法。

九、心肌乏氧显像

乏氧显像能直接提供组织低氧但存活的证据,不仅能用于心肌梗死的早期诊断,还能迅速区分存活、缺血和梗死心肌,为临床诊断和治疗方案的确定提供重要的信息。

(一) 原理

乏氧细胞摄取乏氧显像剂的机制尚不完全清楚,可能系乏氧显像剂进入胞液后有效基团($—NO_2$)因缺氧而进一步还原,与胞内物质形成不可逆结合物,或形成低渗透力的极性还原代谢物停留在细胞内。含氧正常细胞中被还原的基团可以重新氧化而向胞外扩散,不发生代谢捕获现象。

(二) 显像剂

目前应用的乏氧显像剂主要有硝基咪唑(nitroimidazole)类和非硝基咪唑类两类显像剂。可用于评价心肌活性,这类亲脂性化合物弥散通过细胞膜并在细胞质中还原成游离基。细胞含氧丰富时,硝基咪唑与游离基阴离子反应,产生超氧化物和硝基咪唑原型,然后弥散至细胞外;细胞内缺氧时,不能产生再氧化,此时,硝基咪唑游离基阴离子进一步被还原成亚硝基化合物,并与细胞内的聚合分子呈不可逆性共价结合而滞留于细胞内,可通过核医学显像显示乏氧组织。此外本方法也可确定乏氧状态下的肿瘤、脑血管疾病存活组织。

硝基咪唑类乏氧显像剂除^{99m}Tc-PnAO-2-硝基咪唑外,还有卤素直接标记的碘(^{123}I)糖基碘氮霉素(^{123}I-iodoazomycin arabinoside,^{123}I-IAZA)、氟(^{18}F)氟化硝基咪唑(^{18}F-fluoromisonidazole,^{18}F-MISO)等。^{99m}Tc-HL91(^{99m}Tc-4,9-diaza-3,3,10,10-tetramethyldodecan-2,11-dionedioxime,又称^{99m}Tc-BnAO)为非硝基咪唑类乏氧显像剂。

(三) 临床意义

乏氧显像提供组织低氧但存活的证据,用于早期诊断心肌梗死,并区分存活、缺血和梗死心肌,为临床诊断和治疗决策提供重要的信息。乏氧组织显像是目前研究热点,还处于临床研究阶段。

十、心脏大血管动态显像

心脏大血管动态显像亦称为放射性核素心血管造影，与心导管检查技术不同，它属于无创伤性诊断技术，对先天性心脏病分流的定性、定量诊断，大动脉狭窄、畸形的诊断等有较好的应用价值。

（一）原理和方法

心脏大血管动态显像主要是根据血流动力学与稀释原理进行的，放射性核素经外周静脉"弹丸"式注入人体内后，快速随血流经过中心循环和体循环，在体外用显像仪器对这一过程加以动态观察，可特异性地显示心脏各腔室及大血管的走行、形态及血流动力学功能状态，对某些心血管疾病做出诊断。由于本法是显示显像剂首次通过中心循环全过程的系列影像，所以又称首次通过法（first pass method）。因受到示踪剂通过肺循环时血液稀释的影响及显像设备空间分辨率等的限制，这一方法对于2～3级分支以下的小动脉系统难以直接显示，$^{99m}TcO_4^-$ 或 ^{99m}Tc 标记物均可作为显像剂。

（二）正常影像

正常人从上腔静脉显影到腹主动脉显影历时约10 s，按出现时间的先后分为3个时相。

1. 右心相　若从右肘静脉注药，一般0.5～1 s内可见右锁骨下静脉及上腔静脉，从上腔静脉到肺动脉圆锥陆续显影历时约3 s，构成"U"形影像。"U"形影像的右支由上腔静脉和右心房影像构成，水平部由右心房和右心室影像构成，左支由右心流出道和肺动脉圆锥的影像构成。

2. 肺相　肺一般在注射后3.0～4.0 s显影，在两肺影像之间偏左下方的空白区为左心房室的位置。

3. 左心相　肺充盈后期，左心房室开始显影，房室之间区分并不明显，随后依次是升主动脉、降主动脉和腹主动脉陆续显影。

（三）异常影像

任何动脉走行、口径、内壁的改变，充盈速度、放射性残留或动脉外的放射性充盈均提示动脉或与动脉相关的疾病。常见以下两种血液异常分流的影像。

1. 左向右分流　最初右心相和肺相正常显影，当左心相出现时右心相重复显影，进而肺和左右心腔持续显影，称为"脏污（smudge）肺"，同时主动脉显影较淡。

2. 右向左分流　影像表现为右心显影后左心和腹主动脉提前显影。有些病理状态下会出现先右→左分流后左→右分流现象。

除肉眼影像分析，放射性核素心血管造影对分流量可作定量分析。

（四）临床应用价值

1. 先天性心脏病的诊断　首先结合系列影像和定量分析诊断有无左向右或右向左分流，再仔细分析各心腔和大血管的位置、形态和大小，根据病变的血流动力学改变进一步对疾病做出诊断。例如先天性心脏病中最常见的室间隔缺损，显像特点为右心房、右心室增大，肺动脉段增粗，肺部放射性核素清除时间延缓。右心室及肺部持续显影，腹主动脉显影变淡，一般右心房显影后不再显影；而房间隔主要表现为左向右分流，但较严重肺动脉高压的患者可有右向左分流，这可与室间隔缺损鉴别。动脉导管未闭，由于肺血管阻力低于体循环血管阻力形成左向右分流，病变进展出现肺动脉高压时，就发生右向左分流。肺动脉狭窄放射性核素造影显示狭窄部后面的扩张，放射性在肺动脉滞留，肺部显影延缓，右心室扩大。法洛四联症显像特点是右心室扩大，肺动脉狭窄导致放射性进入肺部延迟，而右向左分流使得左心室提前显影，肺动脉显影迟于左心室。

2. 大动脉病变的诊断　先天性大动脉病变主要表现为动脉走行、口径和内腔、与其他血管解剖关系等的变化，一般内壁光滑。夹层动脉瘤、动脉内血栓或大动脉炎等在管腔口径变化的同时有内壁不光滑、不规则等征象。夹层动脉瘤还可显示假腔，表现为沿主动脉长轴走行的不规则充盈，并常伴其他血管形态改变。急性、活动性炎症、肿瘤、假性动脉瘤等可见血管外异常充盈，表现为大动脉、分支动脉以外，组织内异常放射性浓聚，可与相邻动脉相连续，一般稍迟于相邻大动脉显影。脑、肺、肢体的动静脉瘘可表现为局部浓聚，有异常血管相连，并可见引流静脉提前显影。其他影像学改变如：动脉走行改变、充盈延迟、血管腔中断等可见于多种血管病变，多为非特异性的。

十一、静脉血栓探测

（一）放射性核素静脉造影（RDV）

1. 原理和方法　从静脉下游注入放射性药物，随血流从小静脉向中、大静脉引流，最后注入右心房。如果在注射时不取下扎缚在注入部位血管近心端的止血带，注入示踪剂将通过交通支流入深静脉，进行深静脉显像。

$^{99m}TcO_4^-$、^{99m}Tc-RBC（111～185 MBq）以及 ^{99m}Tc-MAA 等均可用于放射性核素静脉造影，因 ^{99m}Tc-MAA 能黏附于血栓上，通过动态和延迟的静态显像有利于确定血栓的部位，同时也可进行肺灌注显像。

根据检查部位选择注射点，下肢静脉造影临床最为多见，以此为例，在足背静脉穿刺点近心端绷扎止血带，双侧同步注射，并立即采集。动态采集结束后，活动5 min后重复扫描观察放射性清除情况。

2. 正常影像　正常的静脉，走行自然，内壁光滑整齐，充盈良好，上、下腔静脉上下口径大致相等，下肢深静脉表现为一条连续而清晰的血管影，略有弯曲，两侧入腹后向内上汇合成下腔静脉。

3. 异常影像　表现为管腔形态、内壁变化、异常反流及分流等。

4. 临床诊断价值

（1）上腔静脉阻塞综合征：表现为相应静脉血管影像变细或中断，侧支静脉显影，呈网状或树枝状，称为"飞舞症"，右心显影延迟。

（2）下腔静脉阻塞综合征：见下腔静脉变细或中断，远端静脉内示踪剂滞留，其影像与上腔静脉阻塞综合征相似，也可见"飞舞症"。

（3）血栓栓塞性静脉炎：动态显像见显像剂上行受阻，停滞或较健侧缓慢，侧支循环形成。运动后股部或盆腔延迟显像，出现明显的放射性浓聚灶呈"点"状或多发性。患侧深静脉影像纤细或中断，远端影像正常或粗浓。血栓形成完全阻塞时，显示正常的血流中断并有侧支循环形成。应注意的是肺动脉栓塞的血栓多来源于下肢深静脉，本法应列为常规检查，以及早发现血栓来源，积极治疗预防复发。

(4) 静脉瓣功能不全：深静脉功能不全时，常表现为深、浅两组静脉同时显影而形态无明显改变。

(5) 静脉曲张：主要表现为多条静脉迂曲、扩张、缠结成团、运动后清除不良。

(二) 纤维蛋白原显像

1. 原理和方法　静脉注射放射性核素标记的纤维蛋白原，能在血栓形成的部位被转化为纤维蛋白。因而与周围组织相比，血栓形成部位有较高的放射性浓聚。在纤维蛋白原或纤维蛋白沉积活跃的部位，如静脉血栓、炎症、出血、损伤等，可见放射性浓聚。常用^{123}I-纤维蛋白原，静脉注射 37～111 MBq，6～24 h 后采集。其他有^{123}I标记尿激酶、链激酶、纤维蛋白溶酶原等药物。正常影像静脉通道路径无明显放射性浓聚。

2. 临床诊断价值　静脉血栓影像主要表现为：① 静脉通路有明显离心性放射性浓聚。② 静脉系统放射性连续性中断或分布不对称。③ 静脉内放射性呈"串珠"分布。④ 侧支显影，特别是盆腔静脉和股静脉显影。

(三) 放射免疫显像

1. 原理和方法　利用抗原抗体结合具有高度特异性和亲和力的特点，放射性核素标记抗体与血栓中的某些抗原成分结合，进行血栓显像。

用于血栓放射免疫显像的显像剂有^{111}In、^{131}I、^{99m}Tc 标记的抗血小板抗体、纤维蛋白抗体及其片段和抗纤溶酶原激活剂抗体等，不同的显像剂具有不同的作用。

2. 各种显像剂的应用价值

(1) 抗纤维蛋白抗体显像剂：根据纤维蛋白不同的抗原决定簇，可制备不同抗体，同时为了获得更佳的显像图，去掉具有免疫原性的 Fc 段制成的抗体片段，分子量减少，血液清除加快，可获得较高的 T/B 比值。

(2) 抗纤溶酶原激活剂抗体显像剂(t-PA)：^{111}In-t-PA 抗体因其不受纤维蛋白和肝素影响，有可能作为一种特异的血栓显像剂，然而，标记 t-PA 使纤维蛋白降解导致结合位点减少，以及与血栓结合前可与 PAIs 结合，均不利于血栓显像。放射性核素标记的 t-PA 特异性抗体对血栓形成早期纤溶过程的探测具有高度灵敏性，而抗血小板和纤维蛋白抗体只能检测已经形成的血栓。

(3) 抗血小板抗体的显像剂：用^{111}In 或^{99m}Tc 标记血小板必须在体外进行，血小板易受损，标记率不高，但标记的血小板可直接注入体内显像。抗体 7E3 和 P256 对静止和激活的血小板均有高亲和力，可用于新鲜血栓显像，^{111}In-P256-F(ab')$_2$ 更适于深静脉高危患者的检测。抗-PADGEM 抗体和 SZ-51 很少与循环中的血小板结合，动物实验证实这类抗体具有较高的血栓/血液比值。

(4) 肽类血栓显像剂：理论上，血栓的放射免疫显像是一个比较理想的方法，然而，抗体分子量大，血液清除慢，影响显像质量，而且价格昂贵。因此，人们开始研制多肽用于血栓显像。动物实验显示这类显像剂能快速诊断血栓，但它们的血栓/血液(T/B)比值低(3.0)，血液本底高是它们的主要缺点。

十二、核医学在防治冠状动脉再狭窄中的应用

经皮穿刺冠状动脉成形术(PTCA)是治疗冠状动脉狭窄最常用的方法，但 PTCA 术后再狭窄发生率高，严重影响 PTCA 的远期疗效。运用放射性核素血管内照射或血管内近距离照射治疗冠状动脉再狭窄，初步结果显示在冠状动脉再狭窄防治中有较高的应用价值和良好的应用前景。

(一) 原理

利用放射性核素进行血管内照射防治冠状动脉再狭窄的机制在于血管内照射使得发生分裂的细胞内 DNA 结构发生不可逆性的破坏，抑制了血管外膜和中层细胞如平滑肌细胞的增生，以及对于受伤血管的后期重塑发生作用。

(二) 照射源

常用的照射源主要包括发射 β 或 γ 粒子的放射性核素，无论是 β 或 γ 射线源，只要达到靶器官的能量相同，就具有相同的抑制细胞分裂的作用。γ 射线源一般都是线形源，如^{192}Ir，治疗大血管和支架内狭窄，但防护困难。β 射线源具有低穿透性、易于防护的特点，常用的 β 射线源有^{90}Y、^{32}P、^{186}Re 和^{188}Re，^{188}Re 可从^{188}W-^{188}Re 发生器中淋洗获得，半衰期为 17 h，通过离子交换柱浓缩其活度可提高到 20 GBq/ml。它释放的高能 β 粒子($E\beta_{max}$ = 2.12 MeV，平均 764 keV) 可满足治疗需要，而 155 keV 的 γ 粒子可用核医学显像方法检测，这有助于患者和周围环境的污染控制。

(三) 照射技术

血管内照射技术主要有血管内插入高活性的 β 或 γ 射线粒子和金属线；放射性液体或气体充盈的扩张球囊导管；永久性植入放射性支架等。与放射性金属线相比，β 放射性核素充盈的球囊提供的照射野符合血管的几何形状，到达血管壁的照射剂量均匀一致且易于使用。

(四) 辐射剂量

血管内照射能否抑制新生内膜的形成，或者抑制的程度与血管壁的吸收剂量有直接的关系。最近，美国医学物理学委员会在血管内近距离照射治疗物理学的报告中推荐了一系列照射剂量。美国国家标准和技术学会也制定了用于血管内近距离照射的 β 放射性核素的活性标准，这些措施都将有助提高血管内照射的规范化和科学性。

(五) 并发症

安全性也是进行血管内照射治疗需要考虑的主要问题之一，照射剂量越大，时间越长，出现并发症的机会也越大。就目前的研究而言，在冠状动脉和正常的心肌等组织中，尚未发现由血管内照射治疗引起的短期和中期严重并发症，但远期不良后果，如动脉瘤形成、穿孔、血管病变加重等都值得进一步研究。

参 考 文 献

1. 程旭，李殿富，黄钢，等. 门控核素心肌断层显像评价冠状动脉支架术后血管再狭窄[J]. 临床心血管病杂志，2007，23(2)：83-85.
2. 川玲，朱家瑞. 静息心肌灌注显像判断梗塞相关动脉的作用[J]. 中华核医学杂志，2002，22：95-96.
3. 何嘉，方纬，何建国，等. 肺通气/灌注显像与多层螺旋 CT 肺动脉造影诊断慢性血栓栓塞性肺动脉高压的前瞻性对比研究[J]. 中华核医学与分子影像杂志，2012，32：341-344.
4. 何作祥. 心肌灌注显像的临床应用[J]. 中华心血管病杂志，2004，32：665-667.

5. 黄钢,石洪成. 心脏核医学[M]. 上海：上海科学技术出版社，2010：1－8，130－136，148－172.
6. 黄钢. 核医学[M]. 北京：高等教育出版社，2003：3－5.
7. 黄钢. 核医学分子影像的时代已到来[J]. 中华核医学杂志，2010，30(6)：361－362.
8. 黄钢. 影像核医学[M]. 北京：人民卫生出版社，2005：2－4.
9. 王辰. 肺血栓栓塞症[M]. //钟南山，王辰. 呼吸内科学. 北京：人民卫生出版社，2008：252－263.
10. Anagnostopoulos C, Harbinson M, Kelion A, et al. Radionuclide guidelines: procedure guidelines for radionuclide myocardial perfusion imaging[J]. Heart, 2004, 90: i1－i10.
11. Bateman T M, Heller G V, McGhie A I, et al. Diagnostic accuracy of rest/stress ECG -gated Rb － 82 myocardial perfusion PET: comparison with ECG － gated Tc － 99m sestamibi [J]. J Nucl Cardiol 2006, 13: 24－33.
12. Berman D S, Shaw L J, Hachamovitch R, et al. Comparative use of radionuclide stress testing, coronary artery calcium scanning, and noninvasive coronary angiography for diagnostic and prognostic cardiac assessment[J]. Semin Nucl Med, 2007, 37: 2－16.
13. Berman D S. Noninvasive imaging in coronary artery disease[J]. J Nucl Cardiol, 2006,13 (4),457－473.
14. Botvinick E, Perini R, Bural G, et al. The aging of the heart and blood vessels: a consideration of anatomy and physiology in the era of computed tomography, magnetic resonance imaging, and positron emission tomographic imaging methods with special consideration of atherogenesis[J]. Semin Nucl Med, 2007, 37: 120－143.
15. Brunetti J, Caggiano A, Rosenbluth B, et al. Technical aspects of positron emission tomography/computed tomography fusion planning[J]. Semin Nucl Med, 2008, 38: 129－136.
16. Bybel B, Brunken R C, DiFilippo F P, et al. SPECT/CT imaging: clinical utility of an emerging technology[J]. Radiographics, 2008, 28: 1097－1113.
17. Daou D, Vilain D, Colin P, et al. Comparative value of ECG-gated blood pool SPET and ECG-gated myocardial perfusion SPET in the assessment of global systolic left ventricular function[J]. Eur J Nucl Med Mol Imaging, 2003, 30: 859－867.
18. Depuey E G, Ghesani M, Scheartz M, et al. Comparative performance of gated perfusion SPECT wall thickening, delaed thallium uptake, and F18 fluorodeoxyglucose SPECT in detecting myocardial viability[J]. J Nucl Cardiol, 1999,6(4): 418－428.
19. Dogruca Z, Kabasakal L, Yapar F, et al. A comparison of Tl－201 stress-reinjection-prone SPECT and Tc － 99m － sestamibi gated SPECT in the differentiation of inferior wall defects from artifacts [J]. Nucl Med Commun, 2000, 21(8): 719－955.
20. Fraker T D Jr, Fihn S D, Gibbons R J, et al. 2007 chronic angina focused update of the ACC/AHA 2002 guidelines for the management of patients with chronic stable angina: a report of the American College of Cardiology/American Heart Association Task Force on Practice Guidelines Writing Group to develop the focused update of the 2002 guidelines for the management of patients with chronic stable angina[J]. J Am Coll Cardiol, 2007, 50(23): 2264－2274.
21. Gibbons R J, Abrams J, Chatterjee K, et al. ACC/AHA 2002 guideline update for the management of patients with chronic stable angina — summary article: a report of the American College of Cardiology/American Heart Association Task Force on practice guidelines (Committee on the Management of Patients with Chronic Stable Angina)[J]. J Am Coll Cardiol, 2003, 41(1): 159－168.
22. Hendel R C, Berman D S, Di Carli M F, et al. ACCF/ASNC/ACR/AHA/ASE/SCCT/SCMR/SNM 2009 appropriate use criteria for cardiac radionuclide imaging: a report of the American College of Cardiology Foundation Appropriate Use Criteria Task Force, the American Society of Nuclear Cardiology, the American College of Radiology, the American Heart Association, the American Society of Echocardiography, the Society of Cardiovascular Computed Tomography, the Society for Cardiovascular Magnetic Resonance, and the Society of Nuclear Medicine[J]. Circulation, 2009, 119 (22): 561－587.
23. Kang W J, Lee D S, Paeng J C, et al. Prognostic Value of rest ^{201}Tl-dipyridamole stress ^{99m}Tc-sestamibi gated SPECT for predicting patient-based clinical outcomes after bypass surgery in patients with ishemic left ventricular dysfunction[J]. J Nucl Med, 2003, 44: 1735－1740.
24. Klocke F J, Baird M G, Lorell B H, et al. ACC/AHA/ASNC guidelines for the clinical use of cardiac radionuclide imaging — executive summary: a report of the American College of Cardiology/American Heart Association Task Force on Practice Guidelines (ACC/AHA/ASNC Committee to Revise the 1995 Guidelines for the Clinical Use of Cardiac Radionuclide Imaging)[J]. J Am Coll Cardiol, 2003, 42(7): 1318－1333.
25. Kumita S, Cho K, Nakaio H, et al. Serial assessment of left ventricular performance at rest and during bicycle exercise by ECG-gated myocardial perfusion SPECT[J]. Ann Nucl Med, 2002, 16: 329－335.
26. Matsunari I, Taki J, Nakajima K, et al. Myocardial viability assessment using nuclear imaging[J]. Ann Nucl Med, 2003, 17: 169－179.
27. Mieres J H, Shaw L J, Arai A, et al. Role of noninvasive testing in the clinical evaluation of women with suspected coronary artery disease: consensus statement from the Cardiac Imaging Committee, Council on Clinical Cardiology, and the Cardiovascular Imaging and Intervention Committee, Council on Cardiovascular Radiology and Intervention, American Heart Association[J]. Circulation, 2005, 111(5): 682－696.
28. Narayanan M V, King M A, Pretorius H, et al. Human-observer receiver-operating-characteristic evaluation of attenuation, scatter, and resolution compensation strategies for ^{99m}Tc myocardial perfusion imaging[J]. J Nucl Med, 2003, 44: 1725－1734.
29. Narula J, Dawson M S, Singh B K, et al. Noninvasive characterization of stunned, hibernating, remodeled and nonviable myocardium in ischemic cardiomyopathy[J]. J Am Coll Cardiol, 2000, 36(6): 1913－1919.
30. Navare S M, Wackers F J, Liu Y H. Comparison of 16－frame and 8－frame gated SPET imaging for determination of left ventricular volumes and ejection fraction[J]. Eur J Nucl Med Mol Imaging, 2003, 30: 1330－1337.
31. O'Donnell J K, Faulhaber P F, Lee Z, et al. Comparison of perfusion using Tc － 99m SPECT and Rb － 82 PET: same-day

studies with a single stress[J]. J Nucl Med，2009，50：213P.

32. Rozanski A，Nichols K，Yao S S，et al. Development and application of normal limits for left ventricular ejection fraction and volume measurements from ^{99m}Tc-sestamibi myocardial perfusion gated SPECT[J]. J Nucl Med，2000，41：1445 - 1449.

33. Russell R R 3rd，Zaret B L. Nuclear cardiology：present and future [J]. Curr Probl Cardiol，2006，31(9)，557 - 629.

34. Saito K，Takeda，K，Imanaka-Yoshida K，et al. Assessment of fatty acid metabolism in taxan-indeced myocardial damage with iodine123 BIMPP SPECT：comparative study with myocardial perfusion，left ventricular function，and histopathological findings [J]. Ann Nucl Med，2003，17：481 - 488.

35. Santana C A，Folks R D，Garcia E V，et al. Quantitative Rb - 82 PET/CT：development and validation of myocardial perfusion database[J]. J Nucl Med，2007，48：1122 - 1128.

36. Schaefer W M，Lipke C S，Nowak B，et al. Validation of an evaluation routine for left ventricular volumes，ejection fraction and wall motion from gated cardiac FDG PET：a comparison with cardiac magnetic resonance imaging [J]. Eur J Nucl Med Mol Imaging，2003，30(4)：545 - 553.

第八章 其 他 检 查

第一节 阿托品试验及异丙肾上腺素试验

颜 彦

一、阿托品试验

窦性心率的快慢除了由窦房结本身功能决定外，还受支配窦房结的自主神经张力的影响，包括迷走神经与交感神经，因此，有些心动过缓是因为迷走神经张力过高所致而并非窦房结本身功能不全，在临床上需要鉴别这部分患者。

（一）目的

评估使用阿托品消除迷走神经影响后窦房结自身功能，从而鉴别窦房结自身或结外病变。

（二）机制

利用阿托品抗胆碱药效，消除迷走神经对窦房结的影响。

（三）适应证

疑有病窦综合征者。

（四）禁忌证

(1) 青光眼。

(2) 前列腺肥大。

(3) 不稳定型心绞痛。

（五）方法

用药前，记录心电图作为基础对照，静脉注射阿托品 2 mg，30 s 内注完，记录即刻、1 min、3 min、5 min、7 min、10 min、15 min、20 min 的心电图。

（六）阳性标准

(1) 注射阿托品后最快心率＜90 次/min。

(2) 心率增加小于基础心率的 20%～50%。

(3) 出现交界性心律，特别是持续存在类型者。

(4) 心率反而减慢，或出现窦房传导阻滞、窦性停搏。

(5) 发生房颤或房性心动过速，可能为慢快综合征的一种表现。

（七）阴性标准

注射阿托品后，窦性心率≥90 次/min。

（八）临床应用价值

阿托品试验简单易行，安全性较高，偶有引发快速型心律失常，包括室性心动过速甚至室颤，或引发心绞痛，故应在选择患者及检查过程中注意。临床上有一定应用价值，敏感性为 89%，特异性约为 80%，假阴性率高于假阳性，阿托品试验结果不能作为诊断病窦综合征的决定性指标，只能作为参考，最后的诊断尚依赖全面的临床资料。

二、异丙肾上腺素试验

窦房结受迷走神经与交感神经双重支配，窦性心率的快慢除了由窦房结本身功能决定外，还受迷走与交感神经张力的影响，一些心动过缓是因为交感神经张力过低所致而并非窦房结本身功能不全，或使用交感神经兴奋药可提高窦房结的自律性从而提高心率，在临床上需要鉴别这部分患者。

（一）目的

鉴别窦房结自身或结外病变，评估交感神经兴奋药能否提高窦房结的自律性。

（二）机制

刺激β受体，兴奋窦房结，提高窦房结的自律性从而提高心率。

（三）适应证

疑有病窦综合征者。

（四）禁忌证

(1) 甲状腺功能亢进。

(2) 严重高血压。

(3) 不稳定型心绞痛。

(4) 严重室性心律失常。

（五）方法

用药前记录心电图作为基础对照，以 1～3 μg/min 静脉滴注异丙肾上腺素，记录即刻、1 min、3 min、5 min、7 min、10 min、15 min、20 min 及 30 min 的心电图。

（六）阳性标准

滴注异丙肾上腺素后最快心率＜90 次/min。

(七) 阴性标准

滴注异丙肾上腺素后,窦性心率≥90 次/min。

(八) 临床应用价值

异丙肾上腺素试验简单易行,安全性较高,偶有引发快速型心律失常,包括室性心动过速甚至室颤,或引发心绞痛,故应在选择患者及检查过程中注意。临床上有一定应用价值,试验结果可作为临床参考。

第二节　颈动脉窦反射试验

颜　彦

颈动脉窦过敏是引起晕厥较常见的病因,尤其对于老年人,所以对于 50 岁以上经初步了解病史、体格检查及心电图检查后仍不能明确晕厥原因者,应考虑颈动脉窦过敏的可能。颈动脉窦过敏可通过颈动脉窦反射试验(或称为颈动脉窦按摩试验)来明确诊断。

(一) 目的

对临床上疑有颈动脉窦过敏者以明确诊断。

(二) 机制

对于正常人压迫颈动脉窦可刺激迷走神经常伴有短暂而轻微的心率减慢和(或)血压下降,而对于颈动脉窦过敏者,则会出现明显的心率减慢和(或)血压下降,所以通过按摩颈动脉窦可鉴别出颈动脉窦过敏者。

(三) 适应证

(1) 有由压迫或牵拉颈动脉窦的动作所引起的晕厥史。

(2) 反复晕厥发作而不能明确原因。

(四) 禁忌证

(1) 有脑血管病史。

(2) 颈动脉部位闻及杂音。

(五) 方法

目前颈动脉窦反射试验尚无统一的操作标准。通常要求患者取平卧位,在整个操作过程中应行心电、血压监测并记录,因少数患者有发生严重心律失常(特别是严重的心动过缓)及低血压,所以在试验场所应备有心肺复苏及临时起搏等相关抢救设施。每次应压迫单侧颈动脉窦,绝不能两侧同时按摩,动作要轻柔,每次压迫时间不得超过 5 s。从一侧换至另一侧按摩需至少间隔 15 s。

(六) 并发症

颈动脉窦反射试验的并发症较少见,可发生长时间的停搏、室颤、短暂或长期的中枢损害及猝死。

(七) 阳性标准

(1) 只出现窦性停搏 3 s 以上而无血压下降者,称为心脏抑制型颈动脉窦过敏。

(2) 只有收缩压下降 50 mmHg 而无窦性停搏者,称为血管抑制型颈动脉窦过敏。

(3) 上述两者兼有者则称为混合型颈动脉窦过敏。

(八) 临床应用价值

有研究发现老年晕厥患者中约 1/3 为颈动脉窦过敏所致,所以对老年晕厥患者,特别是晕厥与压迫或牵拉颈动脉窦动作相关者,有较大的诊断价值,但有相当一部分无症状的老年人颈动脉窦试验表现为阳性,即该试验有相当高的假阳性,所以对试验的选择及结果的解释应谨慎。

第三节　直立倾斜试验

颜　彦

晕厥的病因诊断是临床医生经常面对的问题,而在晕厥原因中神经介导性晕厥(neurally mediated syncope)占较高比例。神经介导性晕厥可呈现出不同临床表现,组成一种临床综合征。晕厥病因的诊断主要依赖病史与辅助检查,对于典型发作者仅从病史即可做出较为准确的诊断。如典型的血管迷走性晕厥,发作前有焦虑、恐惧、饥饿或饱胀等前驱症状,然后出现恶心、冷汗、面色苍白等表现,随后发生意识丧失,短暂平躺后意识又恢复正常,根据这些临床特点可容易地做出血管迷走性晕厥的诊断。然而对于临床表现不典型的神经介导性晕厥,则必须依靠辅助检查来帮助诊断。直立倾斜试验(head upright test, HUT)或称倾斜试验(tilt table testing, TTT)为主要用于神经介导性晕厥的诊断方法。此外,还用于:① 明确试验中出现的症状是否与自发性症状一致。② 解除患者的担心。③ 医生因目睹了发作的整个过程,故能做出准确的诊断与治疗。④ 使得患者明白发作的前驱症状而采取适当的措施以预防发作。⑤ 评估疗效。⑥ 可观察心律失常所致晕厥者的表现。一些心律失常开始发作时就伴有晕厥,如阵发性室上性心动过速、心房颤动、室性心动过速的患者,按以往的观点,心动过速时的心率及伴或不伴心功能不全是决定出现晕厥与否的因素。然而现在发现,发作时外周血管对心动过速刺激的反应才是决定是否发生晕厥的关键。对于这些患者,直立倾斜试验为有效的治疗提供重要的信息。

将神经介导性晕厥综合征介绍于下:① 情绪性(emotional)晕厥(普通型或血管迷走性晕厥、恶性血管迷走性晕厥);② 颈动脉窦性晕厥;③ 胃肠刺激性晕厥、吞咽性晕厥、排便性晕厥;④ 排尿性晕厥;⑤ 咳嗽性晕厥;⑥ 喷嚏性晕厥(sneeze syncope);⑦ 舌咽神经痛(glossopyharyngeal neuralgia)性晕厥;⑧ 呼吸道刺激性晕厥;⑨ 胸腔内压力升高性晕厥:吹奏乐器、举重。

(一) HUT 诱发晕厥的机制

HUT 诱发晕厥的机制尚未完全清楚,但大多数学者认可以下机制:当患者由平卧位转为倾斜体位时,静脉回流血量减少,引起左心室充盈量下降,促发交感神经张力提高,导致左心室在其充盈量不足的情况下产生强烈的收缩,从而强烈地刺激左心室的机械感受器,后者的刺激信号由迷走神经传至中枢神经系统,反馈引起交感神经张力急剧下降而迷走神经张力增高,导致血管扩张和(或)心动过缓产生晕厥。晕厥发作前血中儿茶酚胺升高的发现似乎支持该假设。但也有人不支持该理论,因在动物实验未能证实这种反射的存在。此外,在接受心脏移植后的患者也可发生阳性反应,而移植后的心脏是去神经的,也无法解释上述理论。因此,直立倾斜试验的机制尚有待于进一步研究。

(二) HUT 的实验方案

1. 实验室环境及患者的准备　实验前 3 日停用影响自主神经药物。患者需在安静、暗光、温度适中的舒适环境中接受检查,以免环境中的不良刺激影响试验结果。在开始试验前让患者平躺休息 20～45 min，如行有创监测（如动脉直接测压）则更需休息。如患者已禁食一夜，应补充液体。随访研究应在相同时间进行。

2. 记录 需 3 个及以上导联的心电图同步连续记录，使用创伤最小的方法测定每搏心跳时的血压值最理想，手指容量描计法（finger plethysmographic measurement method）可测定每搏时的血压值，是较理想的方法，但目前尚不能普及。有时只能行动脉穿刺直接测压。常规血压计间断测压不理想，因其不断干扰患者，为潜在的造成试验不正确的因素，然而因其无创目前仍被广泛使用。

3. 卧床的设计 能够在 0°～90°之间自由方便地转动，应有安全护带并配有踏板以提供支撑，不应装有“鞍形支撑”，因其增加假阳性。整套装置应能满足在 10～15 s 内从平卧位到达 60°～90°间的任一位置，也应在 10～15 s 内回到平卧位，电动控制较理想。

4. 倾斜的角度 倾斜角度 60°～80°较合理，角度太小产生的体位负荷也小，使得本应表现为阳性者而呈阴性，目前常规多采用 70°。

5. 倾斜持续时间 无药物刺激的直立倾斜试验是指在无药物刺激下进行的倾斜试验，而倾斜位时的持续时间是无药物刺激直立倾斜试验敏感性和特异性最重要的决定因素。不同的研究者采取的方案差别很大，可从 10～60 min 不等，目前多倾向于较长时间的无药刺激的倾斜时间。在无药物刺激时，倾斜 70°持续 45 min 的试验方案已被广泛接受，作为标准方案，再根据试验中的具体情况，决定是否加用药物刺激。这个方案是根据 Fitzpatrick 等的早期研究结果得出的，他们的研究结果认为达到晕厥的平均时间是 24 min，45 min 方案即为平均时间加上两个标准差的结果。

6. 药物刺激 如无药物刺激时呈阴性反应，则加入药物刺激可提高敏感性，常用的药物有异丙肾上腺素、腺苷三磷酸、硝酸甘油及肾上腺素。尽管有疑义，异丙肾上腺素是应用最广泛的药物，但从神经介导性晕厥的发病机制的角度来看，肾上腺素较异丙肾上腺素更合理，但交叉比较这两者用后的结果表明异丙肾上腺素似乎在促使患者产生症状方面有更高的敏感性，原因尚不明，部分原因可能与异丙肾上腺素激动外周 β_2 肾上腺受体有关。将乙基二甲铵与异丙肾上腺素的作用相比较，结果提示在诊断功效方面相似，但乙基二甲铵似乎应用更方便、更节约时间。

目前大多数所采取的异丙肾上腺素刺激方案为，当无药物激发不能确定诊断时，将患者重新回到水平位，然后持续静脉输注异丙肾上腺素，开始为 1 μg/min，经过约 10 min 平衡调整后，再度倾斜。药物再持续输注 10 min，如仍不出现阳性反应，将患者再回到平卧位，增加异丙肾上腺素剂量至 3 μg/min，必要时可达 5 μg/min，如仍不能诱发阳性反应则中止试验。

7. 监护 直立倾斜试验的危险性很低，但有少数患者在试验过程中发生心脏骤停需心肺复苏，所以必须配备监护医生、护士及相应的抢救措施，严密观察，及时处理。

8. 重复检查 血管迷走性晕厥常发生于 1 天中某一时段，在这一时段内重复直立倾斜试验可有 80%的重复率，而且第一次试验呈阴性者，重复试验很少呈阳性，即第一次试验呈阴性者常可排除神经调节性晕厥。

9. 试验的终点及阳性结果的判断 出现晕厥或晕厥先兆伴显著的低血压和（或）心动过缓时应中止试验，不应立即中止无症状的低血压或心动过缓，但需密切观察，必要时应中止试验，特别是有脑血管意外病史者。判断试验的结果时必须将获得的参数[如心律（率）、血压的变化等]与症状相结合，即心率变缓、血压下降的程度是否与症状相一致，以及试验诱发的症状与自发的症状是否一致。试验中诱发了低血压和（或）心动过缓的临床症状并导致晕厥时，定义为阳性；如果试验中发生低血压和（或）心动过缓导致晕厥，即使不出现相应的前驱症状也应诊断为阳性；如低血压和（或）心动过缓达到一定程度而出现晕厥先兆，判断如继续试验晕厥不可避免时，也应判为阳性。

（三）HUT 的适应证和禁忌证

1. 绝对适应证

（1）反复发生晕厥，或虽出现一次晕厥但因此受伤或发生交通事故，或患者从事高空作业、驾驶员等特殊职业，病史提示为神经介导性晕厥，并已证实无器质性心脏病，或有器质性心脏病但已排除晕厥与其有关。

（2）患者有心动过缓、房室传导阻滞等可引起晕厥的器质性心脏病，但需排除有无神经介导性晕厥，因后者将影响治疗方案的制订。

（3）评估运动诱发或伴发的晕厥。

2. 相对适应证

（1）鉴别癫痫伴抽搐的晕厥。

（2）反复发生眩晕及晕厥先兆者。

（3）反复出现不明原因的跌倒，尤其是老年人。

（4）神经介导性晕厥治疗后的随访。

3. 不需行倾斜试验

（1）仅发生一次晕厥且并无外伤，不从事高空作业、驾驶员等特殊职业，临床表现高度提示为神经介导性晕厥者。

（2）晕厥的病因已明确，且治疗方案与神经介导的易感性无关。

4. 绝对禁忌证

（1）晕厥伴左心室流入、流出道严重狭窄者。

（2）晕厥伴近端冠状动脉严重狭窄者。

（3）晕厥伴脑血管严重狭窄者。

（四）倾斜试验的相关研究

1. 血压测定 是否需要连续一直是探索中的问题，因为测定血压干扰实验，目前尚无明确的定论。

2. 暴露时间 从卧位变直立位 10 s 左右可以转移胸腔血流量 0.5～1 L，随着站立时间延长，毛细血管的通透性增强，进一步减少 700 ml。倾斜时间越长阳性率越高，特异性越低。

3. 倾斜试验在儿童血中的应用 VVS 占儿童不明原因晕厥的 80%，女性高于男性，12～16 岁组明显高于 5～11 岁组。鉴于儿童不能耐受长时间检查，观察时间不宜太长。儿童不主张用药。倾斜试验性的患儿 85%出现缓慢性心律失常，且以交界性心律失常最常见。

4. 倾斜试验中 S－T 改变 在进行倾斜试验中，交感神经活性激活，或者表现为心率增快，舒张压、平均压升高，从而可诱发心肌耗氧量增加。其需氧量将比冠状循环所提供者为多，因而可诱发心肌缺血。研究提示：若在 HUT 中 S－T 下移＞0.1 mV，应高度重视。其意义与运动试验相仿。

5. 内皮素实验 内皮素是体内一种强有力的缩血管物质，

对血管张力有直接或间接的调节作用，Sra 等研究倾斜试验阳性患者晕厥发作时血浆 ET 水平均较对照组显著增高，提示内皮素增高可增加倾斜实验的敏感性。

第四节　普萘洛尔试验

颜　彦

普萘洛尔（心得安）试验主要用来鉴别器质性与功能性心电图 ST－T 的异常改变，特别是对一些临床常见非特异性改变的鉴别，有参考价值。

（一）目的

鉴别器质性与功能性心电图 ST－T 的异常改变。

（二）原理

心脏受交感神经和副交感神经的双重支配，正常时两者保持平衡。而当交感神经张力增强，副交感神经张力减弱时，有可能引起心电图 ST－T 改变，但多呈非特异性，当使用 β 受体阻滞剂（常用普萘洛尔）后，抑制交感神经的活性，使得交感与副交感神经间的平衡得以恢复，从而使心电图 ST－T 的改变恢复正常。而对于因心肌缺血、心肌肥厚等原因引起的心电图 ST－T 的异常改变则通常无明显影响。

（三）适应证

临床上难以明确诊断的心电图 ST－T 改变，尤其是围绝经期（更年期）前后女性心电图 ST－T 改变。

（四）禁忌证

（1）支气管哮喘、慢性支气管炎及肺气肿。

（2）心功能不全。

（3）严重的心动过缓及心脏传导阻滞（二度、三度房室传导阻滞）。

（4）严重的低血压。

（5）有过对普萘洛尔的过敏史。

（6）严重的糖尿病。

（7）严重的肾功能不全。

（8）严重的肝功能不全。

（五）方法

有静脉给药和口服给药两种方式。前者药效较恒定，结果较可靠，但不如口服安全方便，目前多采用口服法。试验需停用影响心电图 ST－T 改变的药物至少 5 个半衰期，试验前 2 h 禁食。服药前做常规 12 导联心电图检查，然后口服普萘洛尔 20～40 mg，分别于服药后 30 min、60 min 及 120 min 重复做 12 导联心电图检查，并与基础心电图做对照。普萘洛尔心电图试验是较安全的，但少数患者仍可发生血压明显下降、心动过缓、恶心、呕吐及头晕等不良反应，所以，术前应严格掌握指征及禁忌证，试验中需密切观察病情变化。

（六）结果的判断

（1）阳性标准原有的心电图 ST－T 改变给药后完全恢复正常。

（2）阴性标准给药前后心电图 ST－T 的异常改变无明显变化。

（七）临床应用价值

目前看来，普萘洛尔心电图试验的特异性与敏感性均不高，因此，其临床应用价值有限。例如冠心病患者服用普萘洛尔后可因降低血压、心率的原因而改善心肌缺血使得心电图 ST－T 恢复正常。此外，慢性心肌缺血患者可同时合并自主神经功能紊乱，所以仅靠普萘洛尔心电图试验很难将两者区别开，必须结合病史及其他临床检查资料，全面考虑，做结论要慎重。

第五节　动态血压监测

林靖宇

动态血压监测（ambulance blood pressure monitoring，ABPM）为运用特定的设备记录一段较长时间内（通常为 24 h）动脉血压值并分析其变化规律，为高血压病的基础研究和临床应用提供重要信息，是诊断和治疗高血压病的重要辅助检查方法，应用日益广泛。

（一）ABPM 与诊室血压的比较

在许多方面 ABPM 较诊室血压有明显的优势，ABPM 可测定不同时段的血压值，提供白天、夜间及 24 h 的平均血压，血压的昼夜变化规律，血压变异等大量信息，能更准确地反映血压的真实水平和变化状态，此外，动态血压不仅可用于高血压的诊断评估，还可在下列情况下可发挥作用：① 可提供不在医疗环境中的血压状态，从而可鉴别出白大衣性高血压。② 可反映 24 h 内降压药的降压效果，所以能更准确、客观地评估其疗效。③ 可识别出不同类型的高血压，如单纯夜间高血压、隐匿性高血压、单纯性收缩期高血压、低血压等。④ ABPM 测得的血压水平与靶器官受损程度，如左心室肥厚、蛋白尿等有更好的相关性，能更好地预测心脑血管病事件，有助于更准确地判断预后及疗效。

（二）ABPM 的硬件及软件设备

目前有几种 ABPM 装置：① 直接法：通过将附有压力传感器的导管直接插入动脉内来检测血压，其测量准确，且可以连续检测，但为有创检查，有一定的危险性。② 间接法：为无创性非连续的测量方法，主要包括 Korotkoff 音法及示波法。其中 Korotkoff 音法利用充气袖带压迫动脉血管，随着袖带压力的变化，通过辨别血流受阻过程中声音的变化及相对应的压力点来确定舒张压及收缩压的值。示波法也是通过充气袖带阻断动脉血流，但在袖带压力下降过程中，是通过检测袖带内气体的震荡波，进行理论计算后得到舒张压、收缩压及相关的参数。

使用 Korotkoff 音法测压时，血压测量依赖于测量者的听力、视觉等协调能力，会有一定的主观性，并且会受噪声干扰。而利用示波法进行测压排除了测量者的主观因素及外界噪声影响，目前临床上应用的 ABPM 测量仪多基于示波法原理。但其同样存在局限性：易于受被测量者本身的影响因素，如手臂肌肉的抖动，脉搏的明显不规律，甚至特别瘦弱等均会干扰测定结果。

ABPM 测量时注意事项如下。

（1）动态血压不论采用何种工作原理，在临床应用时，要使用经 BHS、AAMI 和（或）ESH 方案验证的动态血压监测仪，并每年至少 1 次与水银柱血压计进行读数校准，采用 Y 型或 T 型管与袖带连通，两者的血压平均读数应小于 5 mmHg。

(2) 测压间隔时间可选择 15 min、20 min 或 30 min。通常夜间测压间隔时间可适当延长至 30 min。血压读数应达到应测次数的 80%以上，最好每个小时有至少 1 个血压读数。

(3) 动态血压的袖带应参考诊室血压的气囊袖带，不应千篇一律，肥胖者或臂围大者应使用大规格气囊袖带；儿童应使用小规格气囊袖带。

(4) 测量时应将袖带紧贴缚在被测者的左上臂(一般为非优势手臂，以减少手臂运动对数据准确性的影响)。但如果两侧上肢血压差值超过 10 mmhg，建议袖带放在血压较高的手臂上。应同时避免袖带松动或脱落而影响测量结果。袖带充放气测量时应保持手臂的自然下垂，避免上肢肌肉的收缩以影响测量的准确性。被测试者应保持日常活动，避免剧烈运动，同时避免昼夜颠倒的生活规律。

(5) ABPM 应用的局限：不是所有的患者都可以进行 ABPM。对于心室率明显不规则的，如心房颤动、不规则传导的心房扑动、频发的异位搏动等都会使测量数据误差增大(特别是舒张压的误差更明显)，甚至测量不出数据，难以准确反映患者的真实血压情况，此类患者建议应用水银柱血压计，通过 Korotkoff 音听诊法获得数据，并增加不同时间段的检测次数以尽量减少测量误差。

此外，对于肢体颤动或难以配合的患者，如帕金森病患者或极小的婴幼儿，也不建议动态血压检测。

对于某些有极高的收缩期高血压患者，如大于 250 mmhg，会超过部分 ABPM 仪器设定的测定范围。

(三) ABPM 监测的常用指标

目前动态血压监测的常用指标是 24 h、白天(清醒活动)和夜间(睡眠)的平均收缩压与舒张压水平，夜间血压下降百分率以及清晨时段血压的升高幅度(晨峰血压)。

(1) 24 h、白天与夜间血压的平均值反映不同时段血压的总体水平，是目前采用 24 h 动态血压诊断高血压的主要依据，其诊断标准包括：24 h≥130/80 mmHg，白天≥135/85 mmHg，夜间≥120/70 mmHg。

(2) 夜间血压下降百分率：(白天平均值－夜间平均值)/白天平均值。正常范围为 10%～20%，称为杓型；如果<10%称为非杓型。收缩压与舒张压不一致时，以收缩压为准。

(3) 血压晨峰：起床后 2 h 内的收缩压平均值－夜间睡眠时的收缩压最低值(包括最低值在内 1 h 的平均值)。≥35 mmHg 为晨峰血压增高。

(4) 脉压差：通过计算 24 h 监测的收缩压与舒张压之间的关系，可得出脉压差及相关的脉压指数，进而评估大动脉的弹性功能，预测心血管事件特别是脑卒中风险。

(5) 血压负荷：是指血压超过某个阈值水平次数的百分比，其反映 24 h 血管压力负荷情况。一般将白天血压阈值定为 135/85 mmHg，夜间血压阈值定为 120/70 mmHg。血压负荷与心血管死亡率密切相关。一般正常人血压负荷值低于 10%。

(6) 血压变异：是指一定时间段内血压的变化，是生理及病理情况下神经、体液、内分泌等共同影响血压的结果，其产生机制尚未完全清楚。部分研究认为血压的变异有重要的临床意义，其血压变异的异常有助于发现高血压病患者，有助于病情评价及预后判断，同时指导降压药物的质量及疗效评价。不论是血压变异的增大还是下降，都会影响机体的神经内分泌调节机制的调节，造成相应靶器官的损害。

血压变异可分为心动周期间变异、短时变异(一般为24 h)、日间的长期变异。短时变异与长期变异与高血压的危险分层及降压治疗密切相关。其中动态血压可针对血压的短时变异进行评估。

正常生理情况下存在一定的血压变异，一般情况下收缩期血压一日中可波动 40～50 mmHg，24 h 一般表现为两峰一谷，清晨起床前后最高，下午 4～6 点次之，夜间 1～3 点多为最低；白天的血压较夜间高 10%～20%，呈正常的"杓型"(图 3-8-1)。

如果夜间血压较白天降低<10%称为"非杓型"，如果高于白天血压称为"反杓型"(图 3-8-2)，如果较白天血压降低>20%，则称为"深杓型"。在高血压患者中，约 30%为非杓型或反杓型，多见于盐敏感性原发性高血压及继发性高血压患者。

病理性的血压变异可以表现为血压变异的增大，也可表现为血压变异的下降或消失。血压变异的增大，简而言之就是血压的搏动变大。其中晨峰血压的增高为血压变异增大的典型表现，其高血压患者的心血管风险会明显升高。而体位性低血压是血压变异过大的另一表现形式。如果夜间血压均值较白天下降<10%，或没有明显的变化都是血压变异下降的表现。

此外针对血压变异的具体参数有：24 h、白天及夜间血压标准差(SD)、血压变异系数(CV)、平均真实变异性(ARV)等。关于血压变异目前尚无具体的诊断标准，其测算方法及其临床

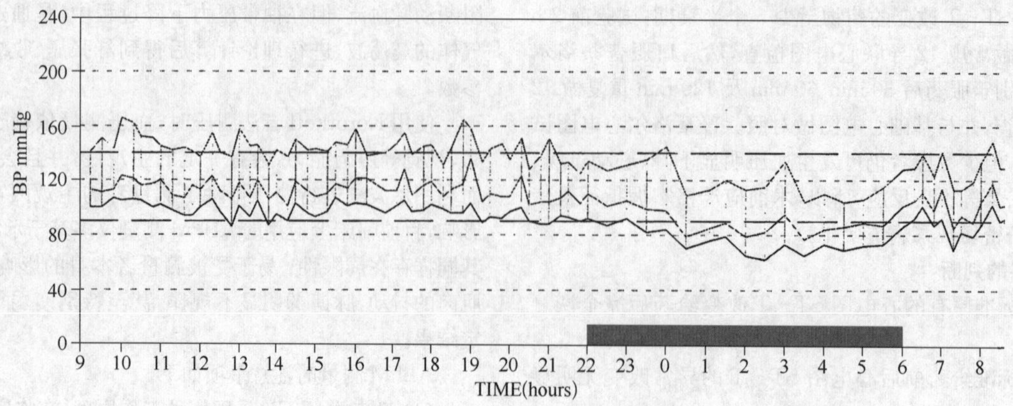

图 3-8-1 血压变异呈"杓型"

可见夜间 22:00 至次日 6:00 平均血压较白天有明显的下降，呈"杓型"

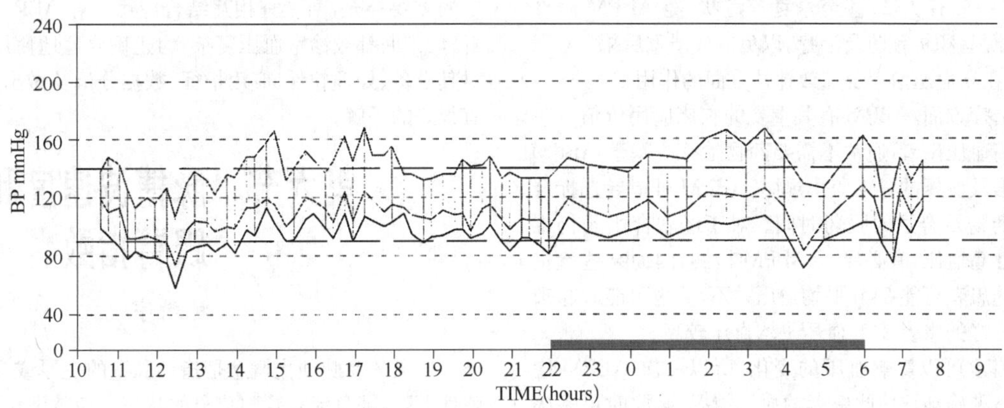

图 3-8-2 血压变异呈"反杓型"

可见夜间 22:00 至次日 6:00 平均血压不仅没有较白天降低 10%以上，反倒略高于白天平均血压，称为"反杓型"

意义均需要进一步研究。

(四) ABPM 的临床应用

动态血压监测可诊断白大衣性高血压，发现隐蔽性高血压，检查顽固难治性高血压的原因，评估血压升高程度、短时变异和昼夜节律等。被用于高血压的诊断、治疗及药物疗效评价等方面。

在以下情况要考虑可进行 ABPM 检查。

(1) 患者的诊室血压或家庭血压检测有较大的数值波动。

(2) 患者有可能存在白大衣高血压。

(3) 患者可能存在隐匿性高血压。

(4) 患者抗高血压药物治疗疗效差的顽固性高血压。

(5) 患者存在某些低血压的症状，特别是在抗高血压治疗过程中出现疑似低血压表现。

(6) 进行抗高血压治疗的疗效评估。

1. ABPM 在高血压诊断方面的应用

(1) 白大衣性高血压：白大衣性高血压（white coat hypertension）指在医院、诊所等医疗环境中测得的血压超过正常值[收缩压≥140 mmHg 和(或)舒张压≥90 mmHg]，而行 24 h ABPM 检查时，除了处于医疗环境压力下开始的 1 h 左右时间血压可能增高外，24 h 及白天、夜间平均血压均属正常范围。有研究发现，根据诊室血压诊断为原发性高血压患者中约 1/4 为白大衣性高血压，其中部分会进展至高血压。临床研究表明，白大衣性高血压患者发生心血管事件的危险性较血压正常者高，但较血压持续增高者低。所以此类患者应密切随访血压，并检测其有无靶器官损害的发生，并应进行非药物治疗，如改善其生活方式等。对于没有靶器官损害的白大衣高血压不主张过度的抗高血压药物治疗。

如果存在以下情况，可能要怀疑白大衣高血压：靶器官损害程度较轻或没有，但相应诊室血压测量为中重度高血压；在血压测量过程中，心室率明显增加，特别是女性患者。

此外，还有白大衣效应（white coat effect）的概念：有部分患者存在诊室血压明显高于医疗环境外测得血压的现象，不论两者的实际数值如何，有没有达到高血压的标准，都称为白大衣效应。在高血压病患者及正常人群中都会存在白大衣效应，女性更多见。

(2) 隐匿性高血压：在一些患者中发现，诊室血压水平正常，而 ABPM≥135/85 mmHg，此现象称为隐匿性高血压（masked hypertension），又称反相性白大衣性高血压。对这类患者其靶器官的损害程度比血压正常者严重，与存在持续性高血压患者的靶器官损害程度相似，并且由于易于被漏诊，所以临床上要重视。凡有高血压病家族史、有多种心血管病危险因素及患有糖尿病者应行 ABPM 检查，ABPM 为唯一能确诊或排除隐匿性高血压的检查手段。

隐匿性高血压见于以下几种情况。

1) 非杓型高血压，其夜间血压比白天血压减低<10%或甚至高于白天血压。ABPM 为唯一能评估夜间血压的检测方法，与白天血压相比，夜间血压能更准确地反映高血压的严重程度，有研究甚至认为在抗高血压治疗的患者中，只有夜间血压情况与心血管疾病的进展密切相关。

2) 清晨高血压型，一般时间段为 6 点至 10 点，其清晨起床前后血压明显增高，表现为晨峰血压增高。与交感神经兴奋性增强、肾素-血管紧张素-醛固酮系统及皮质醇激素水平增高有关。此时也是心脑血管疾病高发的时间段。多数研究表明晨峰血压增高与心、脑、肾等靶器官损害密切相关，所以要对具有晨峰血压增高的患者积极进行防治。

3) 工作性高血压，患者在工作时间存在持续的体力或精神压力，其压力的类型及严重程度与 24 h 血压及靶器官损害密切相关。同时伴心室率加快等交感神经兴奋性增加的表现，通常对β受体阻滞剂治疗有效。

4) 吸烟者。

5) 与抗高血压药物治疗期间相关的隐匿性高血压。部分降压药物血液浓度不足以维持其降低夜间及凌晨血压，此类高血压通常可通过调整抗高血压药物得到控制，如应用长效抗高血压药物、改变服药时间等。

(3) 低血压：低血压的诊断尚无统一标准，一般认为成年人肱动脉血压低于 90/60 mmHg 即为低血压。ABPM 为检测低血压的有效手段。低血压可分为原发性低血压和继发性低血压。原发性低血压通常见于女性，尽管低血压会降低患者的生活质量，但很少引起血管病变，长期预后较好，所以很少对其进行干预性治疗，可以通过适当参加体力活动来增强体质，提高对血压变化的调节能力。而继发性低血压见于相关疾病或继发于其他因素，如体位性低血压(多见于老年人)及接受降压治疗的患者中,一般有头晕,甚至晕厥等症状,经 ABPM 确诊后应积极寻找原因,积极预防及治疗,以免造成严重后果。

2. ABPM 在高血压治疗及疗效评估方面的作用

在高血压治疗方面,ABPM 有其重要的临床应用价值。对于确诊白大衣高血压患者,通常不需要药物治疗。基于 ABPM 测得的血压数据及血压的昼夜变化规律,ABPM 可指导选择合适的抗高血压药物及合适的服药时间。对于经联合用药仍难以控制的顽固性高血压,有必要行 ABPM 检测,因为某些诊室血压控制不佳的患者可能 24 h 平均血压并不高,也可能看起来诊室血压控制良好的患者 24 h 血压平均血压较高。

由于很多因素可以影响血压的变化,所以一次 ABPM 检测结果不能完整准确地评估此患者的血压情况,必要时可多次随访 ABPM。

ABPM 被用于评估抗高血压的药物疗效。主要指标有以下几种。

(1) 24 h、白天和夜间的平均收缩压与舒张压,特别与高血压的严重程度、靶器官的损害程度及疾病的进展密切相关。观察其是否达到治疗目标,即 24 h 血压＜130/80 mmHg,白天血压＜135/85 mmHg,且夜间血压＜120/70 mmHg。

(2) 药物谷峰比值(T/P):指的是降压药物一次剂量作用之末、下一次用药之前的血压降低值(谷值)与药物作用高峰时间测得的血压降低值(峰值)的比值,也就是降压药物最小与最大疗效比率。有效的降压药物谷峰比值至少要达到 50%。这样才能避免大剂量药物引起的过度降压作用及防止降压药物治疗期间血压波动过大。

(3) 平滑指数(SI)指降压药物治疗后 24 h 每小时血压下降的均值与其标准差的比值。SI 越高,药物 24 h 降压效果越大越均衡。它还可以反映高血压患者 24 h 血压的平稳程度。

此外,不同类型的抗高血压药物对患者昼夜血压变化的影响不同,对不同类型的高血压患者药物疗效也有差异。以上这些都可以通过 ABPM 得到发现和确证。

当然,在高血压非药物治疗中,如低盐、运动、控制体重、戒酒等措施中,ABPM 同样可作为评估其疗效的手段之一。

3. ABPM 在高血压患者靶器官损害方面的评估

在评估高血压靶器官损害及预测高血压死亡率方面动态血压比偶测血压临床价值更大。ABPM 检测的各种指标均与靶器官的受损程度及高血压的预后相关。其中平均血压水平及夜间血压下降率可反映高血压程度及靶器官受损程度。血压负荷也是反映靶器官受损的指标,当血压负荷超过 40%时,是靶器官受损的预警信号。血压变异性过大或降低都会造成靶器官的相应损害,如晨峰血压增大或夜间血压降低不明显造成昼夜节律减弱或消失,这些血压变异的异常和心、脑、肾等靶器官损害及预后密切相关。

4. ABPM 在临床研究中的作用

由于 ABPM 可以得出平均血压及评估血压的昼夜节律变化,所以在抗高血压药物研究中,研究者可了解药物作用的持续时间及对夜间血压的控制情况。由于 ABPM 较诊室偶测血压重复性及可靠性高,又可以排除白大衣高血压,所以在临床药物试验研究中能更好地筛选受试者。

(五) 总结

ABPM 是高血压病诊治过程中的重要辅助工具,是诊室血压的重要补充,两者宜相互结合应用。对 ABPM 资料的分析、解释、判断都较诊室血压复杂,为正确合理地使用该项技术,需对其设备、处理软件、应用指征、数据分析及做出结论等方面都有很好的了解。

第六节　脉搏波速度和踝臂指数

林靖宇

广义的动脉硬化概念是指动脉壁的变厚或变硬,即动脉壁弹性下降,部分伴有管腔狭窄的状态。动脉硬化是随着年龄增长而出现的血管疾病,通常是在青少年时期发生,至中老年时期加重、发病,男性较女性多发。动脉硬化可分为细小动脉的硬化,大中动脉的粥样硬化,Monckeberg 型中膜钙化硬化。动脉硬化的病因很多,主要是高血压、高脂血症、高血糖、抽烟、肥胖、年龄、家族史等因素。其临床症状决定于血管病变及受累器官的缺血程度,早期可以没有任何临床症状,到了中晚期会出现各个受累脏器的功能改变,包括心、脑、肾等大动脉的粥样硬化及狭窄,可引起心肌梗死、脑梗死、下肢动脉的闭塞性动脉硬化症等。

动脉硬化的早期诊断及发现,一是判断动脉血管的形态学改变,二是判断动脉血管的功能学变化。对于已经存在动脉管壁增厚、粥样改变、狭窄等形态学改变的情况其检测手段较多,可以通过 CT、MRI、超声波及相关血管造影等影像学手段进行检测,此外,踝臂指数 ABI 也可评估下肢动脉的结构状况。而对于判断血管硬化程度等功能性改变,可以通过脉搏波速度、脉搏波波型分析、脉压、超声成像评价动脉管壁的功能。

脉搏波速度和 ABI 作为一种无创性检测方法,由于其操作简便易行,重复性好,能可靠地反映大动脉的弹性及通畅程度受到临床重视及广泛应用。

一、脉搏波速度

(一) 脉搏波速度的定义及测定原理

随着心脏的每次收缩,从心脏泵出的血液在血管通道中运输直至各类血管末梢,血液流动的前向波及与外周回传的反射波合称为脉搏波,脉搏波在血管内的传导速度称为脉搏波速度(pulse wave velocity, PWV)。

大动脉的主要功能除了血液运输外,还有缓冲心脏泵出血液的冲击作用的储存功能。为了使心脏泵出血液在小动脉和毛细血管内流动顺畅,大动脉要有足够的弹性以有效缓冲泵出血液的冲击。如果动脉硬化引起弹性功能下降,其储存功能减弱,本应被大动脉壁缓冲的能量会向血流方向分配,使 PWV 加快,所以 PWV 对判断动脉硬化程度提供一个量化的客观指标。另外,从物理角度看,动脉血管壁的厚度、内径大小以及内容物血液的密度也是影响脉搏波速度的主要因素。血管管腔越狭窄,管壁越厚,内部液体密度越低,在动脉壁上的传导速度越快,因此一旦动脉硬化发展至粥样硬化及管腔狭窄也是 PWV 值变大的病理基础。

(二) 脉搏波速度的测定方法

测量 PWV 的无创方法可以通过张力法和示波测量法,由于后者操作简单、重复性好，并且准确性高，适合在大规模人群中进行研究和筛查，被临床应用广泛。

通常测定的PWV是在体内动脉系统的两个既定点间的传导速度，其原理就是利用两个测定点间的距离除以脉搏波在两点之间传导的时间差，得到的就是血液在此处动脉的脉搏波传导速度。通常测量位点是在人体表面可触摸到的体表动脉。

常用的PWV有以下几种：颈动脉-股动脉(cfPWV)、肱动脉-踝部动脉(baPWV)、股动脉-踝部动脉(faPWV)、肱动脉-桡动脉(brPWV)、股动脉-胫动脉(ftPWV)、颈动脉-桡动脉(crPWV)等。

为了操作方便，一般选择体表的两处大动脉做为测定点。不同节段动脉的脉搏波速度在心血管疾患中可能有不同的临床价值。多个临床资料证实baPWV和cfPWV可准确评价动脉弹性的功能，特别是cfPWV可反映大动脉的血管顺应性，早期发现动脉硬化，预测心血管事件的发生。但由于cfPWV测量时血管的暴露不方便，并且不能同时测定血压，而baPWV的操作更简便，临床应用更广泛。由于外周动脉距离心脏远，所以其baPWV测得的数据要高于cfPWV，但两者有良好的相关性。

以baPWV为例介绍其具体的测定方法。

测量前患者平卧位，保持身体的放松及平静呼吸。将测压袖带绑至上臂及脚踝处，同时测定四肢血压，并描记Ⅰ导联心电图和心音图。通过得到的数据来计算上臂至脚踝间的PWV值。心脏至上臂的距离(La)与心脏至脚踝的距离(Lb)可以根据患者的身高推算出来，用(La－Lb)的距离除以肱动脉与踝部动脉脉搏的时间差，就是肱动脉-踝部动脉脉搏波的传导速度(baPWV)。

测量baPWV时，还可以通过比较左右上肢的血压差值来发现上肢动脉异常情况。通常左右上肢血压差值为5～10 mmHg，如果两者间差值超过20 mmHg，应进一步检查，除外大动脉炎或锁骨下动脉狭窄等情况。

(三) 脉搏波速度的影响因素

动脉壁的弹性取决于管壁中弹性蛋白和胶原蛋白的比例，也受动脉斑块、动脉血压及其他因素的影响。其中年龄和血压为影响PWV的主要因素。

1. 年龄　随着年龄的增加，动脉系统弹力蛋白变性、断裂，胶原增加，动脉壁增厚和扩张，使动脉僵硬度增加，弹性下降，PWV的值逐渐升高，所以不同的年龄段有不同的PWV的正常参考范围。一般60岁以下cfPWV正常值＜900 cm/s，baPWV的正常值＜1 400 cm/s。

PWV高出正常高值的20%～30%，为血管弹性轻度下降；高出正常高值的30%～50%，为弹性中度下降；高出50%以上，为弹性重度下降。

2. 性别　部分资料显示在中青年年龄段中，男性的PWV数值要略高于女性，但在儿童和老年人群中，不同性别的PWV数值无显著的差异。

3. 血压　PWV与血压密切相关，动脉压力低时，动脉壁靠弹性蛋白纤维来支撑来缓冲压力，随着血压的增高，管壁承受压力的部位从具有弹性的弹力纤维转移到硬度较高的胶原组织部位，引起PWV数值的增加。

4. 心率　多数研究显示心率快慢与PWV值之间无明显相关性。

5. 其他因素　不同的动脉血管，其管壁厚度，血管半径均影响PWV值，距离心脏越远，PWV值越快。所以不同测量部位的PWV值有其各自的参考范围。此外，血液的密度、流速尽管其变量不大，但也会影响PWV值。

(四) 脉搏波速度测量的临床适应证

(1) 年龄＞14岁，有高血压(包括临界高血压)、高脂血症、糖尿病(包括空腹血糖升高和糖耐量降低)、肥胖及吸烟等心脑血管病高危因素者。

(2) 有心血管病家族史。

(3) 有明确的心血管病史，如心绞痛、心肌梗死等。

(4) 有长期头晕、胸闷、心悸等症状，尚未明确诊断者。

当然，不是所有的人群都适宜进行PWV测定。由于目前baPWV的测量多用示波技术，所以要求受试者在测量期间保持相对规则的心室率，否则测量出的四肢血压误差较大或测量不出数据。以下人群为PWV测定的相对不适应证：心房颤动，不规则传导的心房扑动，二度房室或窦房传导阻滞、频发的异位激动等。

(五) 脉搏波速度的临床意义和价值

PWV能很好地反映大动脉的僵硬度，是判断与心脑血管病有密切关系的动脉硬化程度的量化指标。多项研究发现PWV与心、脑、肾等靶器官损害密切相关，是心源性及全因死亡率独立的预测因素。

(1) 通过PWV的异常筛选出早期目标干预的人群。

对此人群进行动脉硬化预防性非药物治疗，包括健康饮食(减少盐的摄入、控制糖分摄取、营养均衡的饮食等)，进行规律性的有氧运动、戒烟，控制体重、生活规律减少压力等。

此外，对存在高危因素的人群指导性药物治疗：降血压药物、降血脂药物、控制血糖等。

部分药物可使异常的PWV降低。服用ACEI及ARB类降压药，尽管PWV可随血压的控制得到改善，但研究发现药物对PWV的影响独立于其本身的降压作用。此外，他汀类降脂药物也可明显降低PWV值。

(2) PWV用于评估心脑血管事件发生的风险。

(3) PWV用于判断病情进展状况及(或)控制状况。

(4) PWV用于指导药物治疗，评价治疗方案的优劣。

但PWV应用有其局限之处：PWV的敏感性较差，难以发现早期轻微的大动脉弹性改变，并且本身有血压依赖性；此外，PWV的测量是通过受试者身高来估算两处动脉点的距离，并且这些位点不一定总是在脉搏传输的同一线路上，上述因素会对数据的准确性有影响。

PWV作为评价血管弹性的重要指标，其方法学尚无统一的规定。检测时患者的体位、臂套和腿套的不同规格、袖带的不同佩戴位置、检测脉搏应用的不同测量计算方法均会影响PWV的具体数值，应统一其方法学。

二、踝臂指数

(一) 踝臂指数的定义

踝臂指数(ankle brachial index, ABI)是指胫后动脉的收缩压与肱动脉的收缩压的比值，是一种无创性诊断下肢周围动脉疾病的指标，也是预测心血管疾危险因素的标志物。此数据可以在应用示波法测量 PWV 时得出。

ABI＜0.9 为异常，ABI 值在 0.41～0.9 时，表明血流轻到中度减少，≤0.4 时，表明血流重度减少，如果 ABI 超过 1.4，表明血管存在严重钙化情况。

如果 ABI＞0.9，但临床怀疑下肢动脉硬化闭塞症(PAD)，可进行运动后的 ABI 检测。进行运动试验时，上肢收缩压会随心搏出量的增加而增加，而下肢动脉血压由于运动肌肉的扩张会下降，造成运动后即刻 ABI 的测定在正常人群可有 5%左右的降低，并多于运动后 3 min 内恢复运动前水平。而对于 PAD 患者，运动后下肢血压下降 30 mmHg 以上或其 ABI 下降 20%以上，并且其恢复时间明显延长，其下降程度及恢复时间与动脉闭塞的严重程度相关。

除外踝臂指数，还有趾臂指数 TBI，是指脚趾动脉与肱动脉的收缩压比值。部分患者其胫后或足背动脉血管钙化严重，如病史较长的糖尿病患者或终末期肾病，如测量其 ABI 会异常增高，此时检测 TBI 更可靠地反映其动脉血管的通畅程度。TBI＜0.7 提示存在下肢动脉疾病。

(二) 踝臂指数的临床价值

(1) ABI 用以评估下肢动脉血管的通畅情况，判断有无下肢动脉的狭窄和闭塞。如果 ABI 数值降低，说明下肢存在粥样硬化或其他原因引起的下肢动脉的狭窄或阻塞的情况，用于 PAD 的诊断。

(2) ABI 是心血管病危险事件和动脉粥样硬化的标志物。动脉硬化是一种全身性疾病，其主要病因是动脉粥样硬化，降低的 ABI 与冠状动脉病变的多个危险因素，包括高血脂、高血压、糖尿病、高龄、吸烟、炎症等因素。下肢动脉病变常合并冠心病及脑血管病变，其心脑血管事件的风险明显增加。冠心病事件导致的死亡危险增加 2～6 倍，脑卒中的危险增加 40%。

临床上大部分下肢动脉病变患者并无明显的症状，如间歇性跛行，特别是对于糖尿病患者。对于存在下肢动脉疾患的高危患者应定期检查，尽早发现并进行相应治疗可以改善预后。据统计，我国 50 岁以上具有心血管病高危患者中，1/4 存在下肢动脉病变。在血管疾患的无创诊断中，除去影像学检查手段，ABI 能有效判断下肢动脉的通畅程度，为临床诊断提供准确信息。

(三) ABI 的临床适应证

(1) ABI 的高危人群，若测得 ABI 正常，推荐至少 5 年测定一次。当 ABI 的变化值大于 0.15 时认为出现了显著变化。

高危人群包括年龄超过 70 岁；年龄 50～69 岁，有吸烟或糖尿病史；年龄低于 50 岁，有糖尿病史和 1 项动脉硬化高危因素；劳累相关的腿部不适或缺血性静息痛；下肢脉搏检查异常；确诊的粥样硬性冠状动脉、脑血管或肾动脉疾病。

(2) 间歇性跛行的患者应测量 ABI，如静息 ABI 正常，应测量运动后的 ABI。

(3) 已经诊断外周动脉疾病的患者，应测量 ABI，以确定 ABI 的基准值。如果每次 ABI 下降超过 0.15 对判断 PAD 的疾病进展有临床价值。

(4) 已经接受下肢动脉血管成形术的患者，定期随访静息及运动后 ABI 及其他检测。

(5) 临床怀疑下肢动脉疾病，因血管僵硬而 ABI 检测不可靠的患者，进行 TBI 以确定下肢动脉疾病的诊断。

(四) ABI 的影响因素

年龄、身高、种族均会影响 ABI。随着年龄的增加，血管弹性下降，ABI 数据增大。身材高大的人较身材矮小的人其 ABI 值高，这是由于与心脏的距离越远，其收缩压越大，但身高每增加 20 cm，ABI 仅加大 0.01，这几乎可以忽略不计。在女性的 ABI 值较男性略低 0.02 左右。不同的种族间由于基因影响其 ABI 略有差别。

心率与 ABI 的关系尚未确定。部分研究认为心率变化与 ABI 值无相关性，但部分研究结果认为随着心率的增加，ABI 有轻微的升高。

测量时血压测量直接影响其数据的准确性。其中特别应注意袖带问题，其宽度不应低于手臂臂围的 40%；脚踝袖带应缚于踝关节的正上方。应连续测量 2 次，取其平均值。

临床应用时要同时参考并解析 PWV 与 ABI 两者的数据。应注意其中一个参数的数据异常会影响另一参数的临床价值。如果患者已经存在下肢动脉狭窄或阻塞，测得的踝臂指数 ABI 低于 0.9，则会使测得的脉搏波速度降低，其数值不能如实反映动脉僵硬度，使得 PWV 结果对临床参考价值降低。如果存在明显的动脉钙化，其血管僵硬度增加，PWV 值增大，其 ABI 的数值会异常增高，超过 1.4，此时 ABI 不能可靠地反映动脉的通畅程度。

综上而述，PWV 和 ABI 为临床用以评判动脉血管功能及结构的无创检测方法，不仅用于已经有临床症状的患者，而且可以在心血管病的高危因素患者中进行筛选，做到早期预防、早期诊断，并进行有效、及时的干预及治疗。

参 考 文 献

1. 胡大一，向小平，张仁汉，等. 大动脉功能检测的临床应用. 心血管疾病诊治新进展. 北京：人民卫生出版社，2006：45-58.
2. 谢晓亮，李觉，胡大一. 脉搏波传导速度测定方法及临床意义[J]. 中国心血管病研究杂志，2007，5 (6)：465-468.
3. 中国高血压防治指南修订委员会. 中国高血压防治指南 2010[J]. 中华心血管病杂志，2011，39(7)：579-616.
4. Bloomfield DM. Introduction. A common faint：tailoring treatment for targeted groups of patients with vasovagal syncope[J]. Am J Cardiol，1999，84(8A)：1Q-2Q.
5. Aboyans V，Criqui M H，Abraham P，et al. Measurement and interpretation of the ankle-brachial index：a scientific statement from the American Heart Association [J]. Circulation，2012，126(24)：2890-2909.
6. Alberts M J，Bhatt D L，Mas J L，et al. Reduction of atherothrombosis for continued health registry investigators. Three-year follow-up and event rates in the international Reduction of Atherothrombosis for Continued Health Registry[J]. Eur Heart J，2009，30：2318-2326.
7. Benditt D G，Ferguson D W，Grubb B P，et al. Tilt-table testing for assessing syncope. An American College of Cardiology expert consensus document[J]. J Am Coll Cardiol，1996，28：263-275.
8. Benditt D G. Head-up tilt table testing：rational，methodology，and applications[M]//Zipes D P，Jalife J. Cardiac eletrophyisiology from cell to bedside. 3rd ed. Philadelphia：W. B. Saunders Co.，2000：746-753.
9. Brothers T E，Esteban R，Robison J G，et al. Symptoms of chronic

arterial insufficiency correlate with absolute ankle pressure better than with ankle-brachial index[J]. Minerva Cardioangiol, 2000, 48: 103 - 109.

10. Cecelja M, Chowienczyk P. Dissociation of aortic pulse wave velocity with risk factors for cardiovascular disease other than hypertension: a systematic review[J]. Hypertension, 2009, 54: 1328 - 1336.
11. Clement D L, De Buyzere M L, De Bacquer D, et al. Prognostic value of ambulatory blood pressure recording in patients with treated hypertension[J]. N Engl J Med, 2003, 348: 2407 - 2415.
12. JCS Joint Working Group. Guideline for the clinical use of 24 hour ambulatory blood pressure monitoring (ABPM) [J]. Circulation Journal, 2012, 76: 508 - 519.
13. Kario K, Pickering T G, Umeda Y, et al. Morning surge in blood pressure as a predictor of silent and clinical cerebrovascular disease in elderly hypertensives: a prospective study[J]. Circulation, 2003, 107 (10): 1401 - 1406.
14. Laurent S, Boutouyrie P, Asmar R, et al. Aortic stiffness is an independent predictor of all-cause and cardiovascular mortality in hypertensive patients[J]. Hypertension, 2001, 37: 1236 - 1241.
15. Ninomiya T, Kojima I, Doi Y, et al. Brachial-ankle pulse wave velocity predicts the development of cardiovascular disease in a general Japanese population: the Hisayama Study [J]. J Hypertens, 2013, 31(3): 477 - 483.
16. Ohkubo T, Hozawa A, Nagai K, et al. Prediction of stroke by ambulatory blood pressure monitoring versus screening blood pressure measurements in a general population: the Ohasama study [J]. J Hypertens, 2000, 18: 847 - 854.
17. Okhubo T, Hozawa A, Yamaguchi J, et al. Prognostic significance of the nocturnal decline in blood pressure in subjects with and without high 24-hour blood pressure: the Ohasama study[J]. J Hypertens, 2002, 20: 2183 - 2189.
18. Owens P, Atkins N, O'Brien E. Diagnosis of white coat hypertension by ambulatory blood pressure monitoring [J]. Hypertension, 1999, 34: 267 - 272.
19. O'Brien E, Coats A, Owens P, et al. Use and interpretation of ambulatory blood pressure monitoring: recommendations of the British Hypertension Society[J]. BMJ, 2000, 320: 1128 - 1134.
20. O'Brien E, Waeber B, Parati G, et al. European Society of Hypertension recommendations on blood pressure measuring devices[J]. BMJ, 2001, 322: 532 - 536.
21. O'Brien E. Ambulatory blood pressure measurement is indispensable to good clinical practice[J]. Journal of Hypertension, 2003, 21(suppl 2): s11 - s18.
22. O'Shea J C, Murphy M B. Ambulatory blood pressure monitoring: which arm? [J]. Journal of Human Hypertension, 2000, 14: 227 - 230.
23. Redon J, Campos C, Narciso M L, et al. Prognostic value of ambulatory blood pressure monitoring in refractory hypertension — a prospective study[J]. Hpertension, 1998, 31: 712 - 718.
24. Stergiou G S, Kollias A, Destounis A, et al. Automated blood pressure measurement in atrial fibrillation: a systematic review and meta-analysis [J]. Journal of Hypertension, 2012, 30: 2074 - 2082.
25. Tan M P, Duncan G W, Parry S W. Head-up tilt table testing: a state-of-the-art review[J]. Minerva Med, 2009, 100(4): 329 - 338.
26. Van Bortel L M, Laurent L, Boutouyrie P, et al. Expert consensus document on the measurement of aortic stiffness in daily practice using carotid-femoral pulse wave velocity[J]. J Hypertens, 2012, 30(3): 445 - 448.
27. Verdecchia P, Angell F, Gattobigio R. Clinical usefulness of ambulatory blood pressure monitoring[J]. J Am Soc Nephrol, 2004, 15: S30 - S33.
28. Verdecchia P, Palatini P, Schillaci G, et al. Independent predictors of isolated clinic ("white-coat") hypertension[J]. J Hypertens, 2001, 19: 1015 - 1020.
29. Verdecchia P, Porcellati C, Schillaci G, et al. Ambulatory blood pressure — an independent predictor of prognosis in essential hypertension[J]. Hypertension, 1994, 24: 793 - 801.
30. Verdecchia P. Prognostic value of ambulatory blood pressure: current evidence and clinical implications[J]. Hypertension, 2000, 35: 844 - 881.
31. White W B. Ambulatory blood pressure monitoring in clinical practice[J]. N Engl J Med, 2003, 348: 2377 - 2378.
32. Yamashina A, Tomiyama H, Takeda K, et al. Validity, reproducibility, and clinical significance of noninvasive brachial-ankle pulse wave velocity measurement[J]. Hypertens Res, 2002, 25: 359 - 364.

第四篇

心脏病的有创性检查

第一章　心脏导管术和选择性心血管造影

何梅先　陈灏珠

心脏导管术是将不能透过X线的材料制成的心脏导管，在X线透视下经外周血管插入心脏各腔和大血管，进行以了解心脏血流动力学的改变、心内异常沟通的有创性检查技术和心血管病的介入性治疗技术。此技术方法有两类，即右心导管术（含冠状静脉窦导管术）和左心导管术。

1929年Forssmann首先将一根心导管插入他自己的手臂上的静脉并送达心脏，开创了右心导管术的先驱性工作，由于世俗的偏见，使这项工作一度中断。直至1941年Cournand与Ranges发表他们临床应用此检查方法的结果后，引起临床学家的广泛兴趣，至1945年他们积累了1 200次检查的经验，使检查的步骤标准化。1950年Zimmerman等报道经尺动脉将心导管逆血流送入左心室完成了首例的左心导管术。1953年Seldinger介绍了经皮穿刺股动脉以及通过导引钢丝更换导管的方法，替代了以往血管切开的方法。目前股静脉（动脉）、锁骨下静脉、颈内静脉的进入，均采取此法，使心导管术更易进行，且减少了对患者的创伤性。1958年Sones首先完成选择性冠状动脉造影技术，此后和Amplatz发明前段有特殊造型的冠状动脉造影导管。目前左心导管动脉进入途径，采用经皮穿刺股动脉（Judkings）和桡动脉（sones），使冠状动脉造影术更容易且安全。1959年Ross和Cope分别报道经右大隐静脉（现用股静脉穿刺）右心导管内送进穿刺针，从右心房穿刺房间隔的方法进行左心导管检查，为现今行二尖瓣狭窄球囊扩张术和心律失常消融治疗的基础。

随着材料科学、微创技术的发展，心导管检查术逐步发展完善，形成了包括右心导管术、左心导管术、左或右心室造影术、肺动脉及主动脉大血管造影术和冠脉造影术等多种手段集合的完整诊治体系。

心导管检查术虽然由于超声心动图、超声多普勒技术、心脏磁共振显像，以及近来兴起的多层螺旋CT血管造影（MSCTA）的应用，使得在某些先天性心血管病和瓣膜病的诊断中，心导管术诊断性检查的应用显著地减少，而随着冠心病发病率的增加，作为冠心病的诊断、拟行瓣膜手术中老年瓣膜病患者，术前冠状动脉评估而进行心导管诊断性检查——冠状动脉造影术亦明显地增多。

当临床上使用无创技术无法准确判断心脏病变特定的血流动力信息时，如：某些先天性心脏病在术前评估肺动脉高压室是动力型还是阻力型；在原发性肺动脉高压患者，判定肺动脉高压的程度、肺血管阻力及使用血管扩张剂时肺动脉高压下降情况，就需使用心脏导管术进行诊断。另外，如重度二尖瓣狭窄，心脏超声提示合并存在轻中度主动脉瓣关闭不全时，必须进行心导管检查术，做主动脉根部逆行造影，以确定主动脉瓣反流的真实程度，判定是否可施行经导管二尖瓣球囊扩张术治疗。在怀疑心包填塞、缩窄性心包炎和限制性心肌病时，可行心导管检查术，以评估血流动力学状态并指导治疗。

由于心脏导管检查术主要并发症的风险小于1%，大多数要小于0.08%，且具有很高的诊断准确性。其在门诊应用已证明是安全和经济的，目前在美国约有50%的医院在门诊使用这一方法。但是导管技术滥用现象近年来也越来越多，不仅浪费了高额医疗资源，还给医生和患者带来了不必要的辐射伤害。美国心脏病学会基金会（ACCF）、美国心血管造影与介入协会（SCAI）以及相关重点学科和亚学科学会合作，在2012年5月JACC上发表了《诊断性导管检查的合理应用标准》（Appropriate Use Criteria，AUC），该标准主要着眼于两个方面，首先是针对冠状动脉造影在冠心病患者中的合理应用，其次是对瓣膜病、肺高压、心律失常和心肌病等心脏疾病进行血流动力学的评估。

心脏病有创性检查与心脏病介入性治疗的基石是心导管术。对于心血管病介入性的诊治，无论是心脏电生理检查、心律失常的消融治疗（消融能源包括射频、激光、超声、冷冻等）、冠状动脉介入治疗、狭窄瓣膜的球囊扩张术、某些先天性心血管病的封堵术、心内膜心肌活检、临时/永久性心脏起搏器、心脏复律除颤器（ICD）、心脏再同步化起搏器（CRT）的植入、经导管主动脉瓣置入术（TAVI）、经导管二尖瓣修复术（TMVR）等，都需要掌握扎实而娴熟的心导管技术。

心脏病有创性检查应在无菌的心导管室内进行。随着心血管诊疗技术的不断发展，心导管室不仅是心脏病的有创性检查的场所，也是心脏病介入治疗的地方，因此心导管室内应设有下列设备：1 000 mA（至少800 mA）具有“C”型臂的数字血管减影（DSA）X线影像系统，并配套有多个影像增强器、电影摄影、录像及回放系统、激光光盘记录和高压注射器。这样的设备才能达到高清晰度的影像，能从不同的角度或方位进行透视或电影摄影，以及能达到在术中进行重复阅片的要求。心电及压力监护仪、多导生理记录仪、程序电刺激仪、血氧含量测定仪等也是必备的设施。另外尚需备有各种抢救的器材：主动脉内球囊反搏装置，心脏复律除颤器，临时心脏起搏器，气管插管器械，供氧设备（鼻导管、面罩、氧气），吸引器，心包穿刺包和心包切开包，各种抢救和抗心律失常的药物等。

心导管室应备有各种类型和型号的诊断性和治疗性导管，以及血管穿刺用的各种类型的导管插入鞘（每套含J型的短钢丝、扩张管、外鞘管及18号穿刺针）。心导管的长度以厘米（cm）计算，外径用法国单位F表示，一个法国单位（F）＝0.33 mm。导管插入鞘也是一样，但其一个法国单位（F）将略超过0.33 mm，因此7F的导管插入鞘可容纳7F的心导管。心导管的型号有5F～8F，成人常用6F～7F的心导管，较大的导管（7F和8F）容易操作并且造影显像良好，但创伤性较5F或6F大，而5F或6F因创伤性较前者小，下肢更易早期恢复活动，但较细的导管需要更高的操作技巧才能获得较满意的血管造影。各种类型的心导管和血管穿刺用的导管插入鞘均为一次性应用。

在进行左心导管术时，为防止动脉系统的血栓形成，要应用肝素50～100 U/kg，以达到全身肝素化，最好检测ACT（激活的凝血酶原时间）以调整肝素的用量。若操作时间较长，应每隔1 h追加肝素1 000 U，或原用量的一半。右心导管术包括射频消融术，也需要静脉给予肝素2 000～3 000 U，操作时间每延长1 h追加肝素1 000 U。

围手术期抗感染，一般成人用青霉素640万U/d静脉滴注，连续3 d。青霉素过敏者则选用其他抗生素。

第一节　右心导管术

何梅先　陈灏珠

一、经静脉途径和穿刺方法

早期用静脉切开的方法，选用左或右贵要静脉或大隐静脉，自从有了Seldinger经皮穿刺技术以后，都采用股静脉穿刺的方法完成右心导管术，在某些心脏介入性诊治如电生理检查还需要同时采用穿刺左锁骨下静脉或右颈内静脉来完成。

（一）股静脉穿刺术

股静脉与股动脉平行地行走于连接髂前上棘和耻骨结节的腹股沟韧带下，静脉在内侧，动脉在外侧。以位于腹股沟韧带下1.5～2横指（3 cm）股动脉搏动处作为动脉的标志点，在其内侧1横指为股静脉的皮肤穿刺点（图4-1-1）。用尖头刀片在穿刺点上皮肤划开一小口，应用改良的Seldinger经皮穿刺技术（图4-1-2）穿刺静脉。穿刺时用5 ml内含生理盐水的注射器连接18号的薄壁穿刺针以30°～40°的角度穿刺血管，并保持注射器内负压，一旦见有血液吸入说明已进入静脉，穿刺成功后略压低穿刺角度，退出注射器。将一根顶端J型的内径与穿刺针匹配的J型短钢丝，导引钢丝通过穿刺针进入静脉，退出穿刺针。

经导引钢丝导入与心导管外径相匹配的外套管（扩张管和外鞘），做旋转运动进入血管，退出导引钢丝和扩张管，留置外鞘。将充满含肝素（300 ml含25 mg肝素）生理盐水或等渗葡萄糖溶液的心导管经外鞘管进入静脉，保留外鞘管直至检查结束，与心导管一起退出。术后穿刺的局部予以压迫止血5～10 min，加压包扎后限制活动4～6 h。

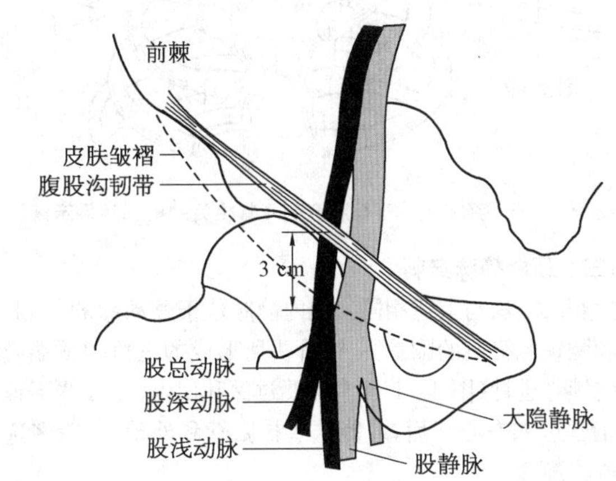

图4-1-1　与股动脉和股静脉经皮穿刺术有关的解剖示意

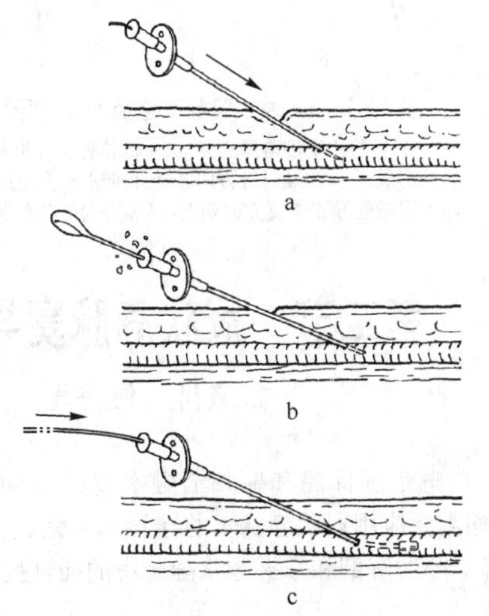

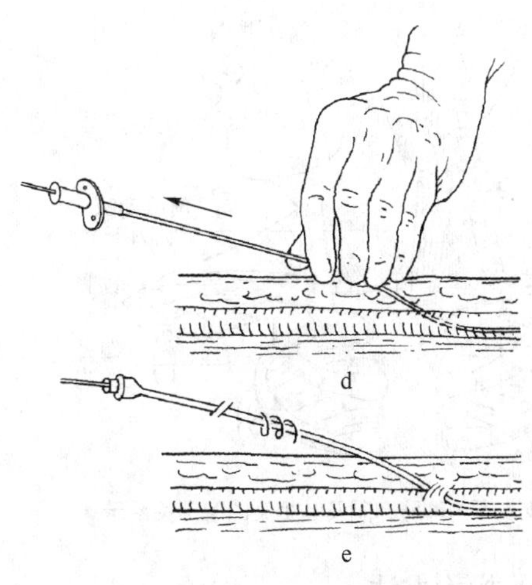

图4-1-2　Seldinger经皮穿刺技术的步骤示意

a. 穿刺针30°角刺入皮肤和皮下组织　b. 穿刺针顶端进入静脉，压低角度　c. 置入J型导引钢丝　d. 退出穿刺针　e. 沿导引钢丝置入外套管，做旋转运动进入血管

(二)锁骨下静脉穿刺术

患者取头低脚高位,或在穿刺侧的肩后垫一薄垫并撤去枕头,头部下垂转向对侧,在锁骨下缘约 1 cm,相当于锁骨中 1/3 和内 1/3 交点处穿刺。进针与皮肤呈 30°角向内向上,针头方向指向胸骨上窝,必须保持注射器内负压。一旦有血液进入针管内即停止进针,同时观察针管内血液的颜色和有无搏动,颜色鲜红有搏动则表示已进入动脉,应退出,局部压迫片刻,重新进行穿刺。在肯定进入静脉后导入导引钢丝,在确定进入上腔静脉或右心房后,方可依次送入扩张管和外鞘,否则万一误入动脉,鞘管进入后可导致严重的后果。其余的操作与股静脉穿刺术相同(图 4-1-3)。

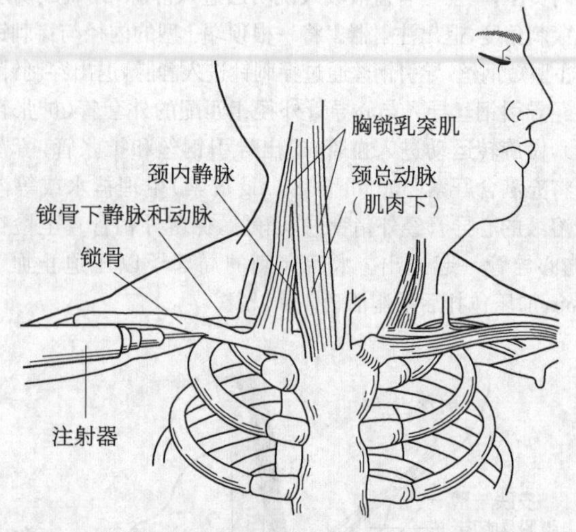

图 4-1-3 经皮锁骨下静脉穿刺及其相关的解剖关系示意

(三)颈内静脉穿刺术

穿刺的方法与上述相同。颈内静脉位于颈动脉的外侧,在锁骨和胸锁乳突肌的胸骨头、锁骨头所形成的三角的顶端或中段指向锁骨进针(图 4-1-4),不要过深和偏内,在 X 线下证实导引钢丝进入右心房后,才能送入扩张管和外鞘,一般多选用右侧颈内静脉。

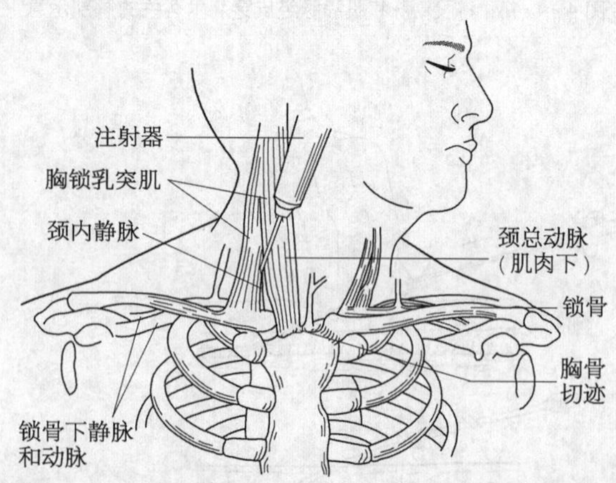

图 4-1-4 经皮右颈内静脉穿刺及其相关的解剖关系示意

二、右心导管术的操作方法

右心导管有两种,一种是最常用的端孔普通心导管。另一种是导管的端孔处有一个容量为 0.5~1 ml 的气囊,在导管到达右心房后,使气囊扩张,导管借助血流飘浮到肺动脉,称为气囊漂浮导管。

普通的心导管通过 Seldinger 经皮穿刺技术进入下腔静脉,在 X 线透视下到达右心房,操纵导管使其头段形成一个环。若导管头段比较直不易顶住右心房的外侧壁构成环状时,可将导管后撤至肝静脉处,浅浅地钩住肝静脉时送导管到右心房,即可形成环状。然后将环转向,使其顶端转向左向前跨过三尖瓣进入右心室。此时导管的顶端常指向右心室的心尖部而不指向流出道,须将心导管略向后退至心室的中部,边向上送边顺时针方向转动即可到达流出道并进入肺动脉。继续推送导管进入肺动脉分支后,请患者做深吸气(此时肺扩张,肺内血管腔扩大,导管易进入肺毛细血管),推送导管到或接近肺野的边缘不能继续前进为止。此时测得的压力曲线属心房类型,抽血时可能抽不出血,或抽出的血液鲜红色,血氧饱和度与动脉相仿,此为来自肺静脉的分支,说明导管到达了肺毛细血管(图 4-1-5)。

心导管推送的过程中,可能进入异常的途径,此将在第十三篇先天性心血管病中叙述。

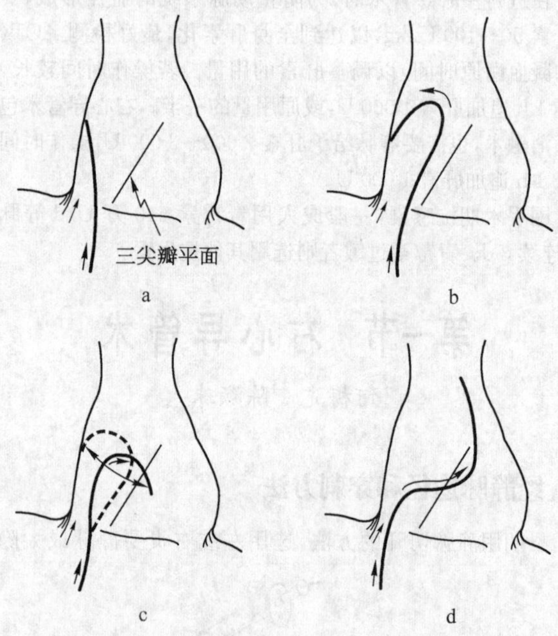

图 4-1-5 通过股静脉途径的右心导管技术示意

a. 导管由下腔静脉送入 b. 将导管钩住肝静脉或右心房侧壁而形成环 c. 顺时针方向转动并推进导管通过三尖瓣 d. 转动和回撤使导管变直方向朝上,将导管送至右心室流出道

第二节 冠状静脉窦导管术

宿燕岗 何梅先

在电生理标测和射频消融术、双房同步和双室同步治疗时,均需要应用冠状静脉窦的导管术来完成。因此需要熟识冠状静脉窦的解剖和掌握冠状静脉窦的插管技术。

一、冠状静脉窦的生理和解剖

流动于冠状动脉内的血液量的 3/4 引流入冠状静脉窦

(coronary sinus, CS),这些血液主要供给左心室肌的血流,小部分从心肌回流的血液经心前静脉进入右心房,或源于心肌内毛细血管丛的无数心最小静脉各自流入心腔。这些最小静脉没有瓣膜,当冠状动脉急性受阻时,则成为侧支循环的路径。因此分析研究冠状静脉窦回流的血液可以反映大部分心肌代谢的情况。但在一些病理情况下,从心肌引流入冠状静脉窦和心腔的血液比例上可能有所变化,故有时冠状静脉窦回流的血液未必能完全反映心肌的代谢情况。

冠状静脉窦长为 2~3 cm,位于心脏背面的左心房室沟中,环绕二尖瓣环后部和侧部。起始于左心房斜静脉注入口或心大静脉瓣(实为心大静脉的延续),末端开口位于三尖瓣瓣环后部中点之右后约 1 cm 处,直径约 8 mm,进入右心房的后壁。常见的冠状静脉窦先天性畸形有上腔静脉引流入冠状静脉窦,再引流到右心房(永存左上腔静脉)或肺静脉畸形引流到冠状静脉窦,此时冠状静脉窦均增大。

冠状静脉窦的开口右缘有时被退化的右窦瓣形成心内膜皱褶(称为 Eustachian 脊)所掩盖,而妨碍心导管的进入。有时下腔静脉瓣和冠状静脉窦的瓣膜吸收不完全而退化形成网状或条索状的希阿里网(Chiari network)时,也会导致心导管不能进入冠状窦。

引流入冠状静脉窦的心脏静脉有侧静脉、后侧静脉、后静脉、心中静脉、心大静脉、左心房斜静脉和心小静脉。见图4-1-6。

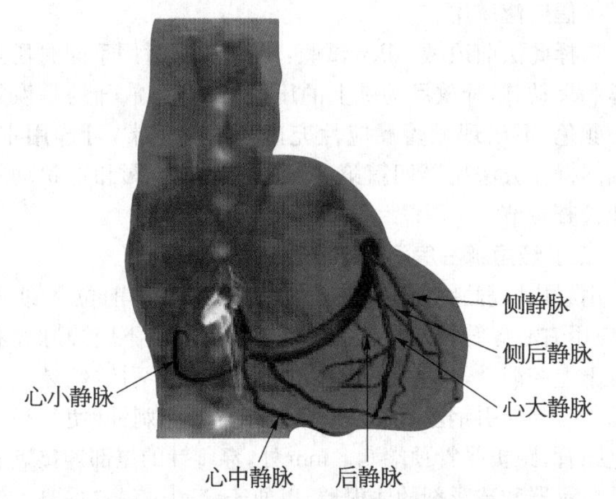

图 4-1-6 心脏静脉分支模式图(后前位)

(1) 心大静脉起源于心尖部,沿前室间沟上行,与左冠状动脉的前降支伴行,上行向左至冠状沟并绕向后,注入冠状窦的起始部,此段及冠状窦与左冠状动脉的回旋支主干并行。接受左心室和左心房前外壁、右心室壁的小部分和室间隔前部心肌回流的血液。

(2) 左心室后静脉走行于左心室隔面,开口于冠状窦的中部,也有回流入心大静脉或心中静脉者,主要收集左心室后壁和心尖区心肌的静脉血。

(3) 侧静脉收集左心室侧壁、后乳头肌处回流的血液并汇入冠状窦起始端。

(4) 心中静脉起始于心尖部,沿心脏隔面后室间沟上行。在此与右冠状动脉的室间支伴行,开口于冠状窦的末端接近冠状窦口处。接受左心室和右心室后壁、室间隔后部和心尖的间隔处心肌的血液。

(5) 心小静脉收集右心房壁和右心室壁血液。走行于右心房和右心室后面的冠状沟内,在此与右冠状动脉主干伴行,单独或与心中静脉汇合注入冠状窦末段。

(6) 左心房斜静脉是左心房后壁的小静脉,沿左心房面斜行下降汇入冠状窦的起始部。

另外心脏静脉尚有心前静脉,位于右心前壁,数目不定,主要把源于右冠状动脉的静脉血汇集起来流入右心房。

值得注意的是,相对于冠状动脉,心脏静脉变异明显,上述静脉分支在同一患者中并非都存在。

二、冠状静脉窦导管术

近年来,随着心脏电生理研究的进展以及新型植入性心脏装置的临床应用,冠状静脉窦导管术在心律失常诊断和治疗中的作用不断地被开发与利用,该技术越来越受到临床的重视。

(一) 放置方法

采用经皮锁骨下静脉穿刺术,心导管顶端进入右心房后,使其指向左侧,送到三尖瓣下半部水平处,将心导管逆时针向转动,使其顶端向后继续进入,在 X 线透视后前位似乎进入右心室或流出道,但继续推进即受阻而无法进入肺动脉且无室性早搏。侧位或左前斜位透视导管应指向脊柱侧,测得的压力曲线类似右心房,抽取的血标本氧饱和度很低,即为心导管进入了冠状静脉窦的证据。

(二) 到位标志

1. 走行 导管在冠状静脉窦口打弯,向左后上走行,前后位向上与脊柱成角约 70°,右前斜位向上与脊柱成角约 45°,左前斜 30°见导管近水平走行进入脊柱影。

2. 运动 导管随心动周期呈均一大幅度上下摆动,位移≥1.5 cm。

(三) 冠状静脉窦导管术的临床应用

1. 心腔内标测途径

(1) 左侧旁道的标测:左侧旁道跨越左侧房室沟连接左心房和左心室,通过比较冠状静脉窦电极的房室或室房传导时间,可以初步判断旁道位于左前壁、侧壁、后壁还是左后间隔。虽然 CS 标测心内膜旁道的位置不太精确,但对于左心室肌插入冠状窦肌束而非左心房肌的心外膜旁道的标测可能比较理想。

(2) 房室折返性心动过速(AVRT)和房室结折返性心动过速(AVNRT)的鉴别:通过比较室上速发作时或右心室尖部(RVA)起搏时逆传室房激动顺序是向心性还是左偏心性传导加以初步区别,但需要注意部分不典型 AVNRT 或左心房房速的冠状窦激动顺序也可能呈左偏心性传导。把冠状窦电极远端插入冠状窦的左心室分支,在心动过速发作时起搏左心室来拖带心动过速,如果 QRS 波出现固定或渐进性融合,则可以确诊为 AVRT,排除 AVNRT 和房速,特异性为 100%。

(3) 房性期前收缩(房早)、房性心动过速或心房扑动的心房定位:心律失常时 CS 电极和右心房电极的心腔内激动顺序可以初步提示房性心律失常来源的心腔。对于折返性的房速或房扑,通过冠状窦近端和远端电极拖带,则可以协助快速判断心律失常来源于右心房或左心房间隔面,还是左心房侧后壁。

(4) 室性心律失常的定位:部分来源于二尖瓣环或心大静脉远端的室性期前收缩(室早)、室性心动过速可以通过放置冠状窦电极来快速定位，极大方便了标测的过程。

2. 射频消融途径

(1) 左侧旁道尤其是左后间隔旁道消融：对一些左侧旁道经心内膜法反复消融不成功的患者，经冠状静脉窦或冠状静脉窦憩室或其属支静脉消融常可获得成功。

(2) 经冠状静脉窦消融 AVNRT：对于典型的 AVNRT，在冠状静脉窦口与三尖瓣环之间反复消融不成功者，沿冠状静脉窦顶壁消融常可获得成功。

(3) 沿二尖瓣环折返的心房扑动：由于冠状静脉窦和回旋支动脉血液的散热作用，在左下肺静脉至二尖瓣环之间的峡部心内膜面进行线性消融时，常常难以达到透壁性损伤，文献报道多达 2/3 的患者在冠状窦内补充消融可以取得消融线的双向阻滞。

(4) 心房颤动的消融：少部分阵发性心房颤动(房颤)的触发灶起源于冠状窦，而持续性房颤时冠状窦肌束可能参与房颤维持的基质，都需要在冠状窦内进行消融。

(5) 室性心律失常的消融：部分二尖瓣环、心中静脉、心大静脉远端起源或附近心肌起源的室性心律失常，可以通过冠状窦途径进行消融。

3. 心脏再同步化治疗中左心室电极的植入　心脏再同步化治疗，在植入冠状静脉窦电极导线(左心室导线)前，首先需行逆行冠状静脉窦造影。当长鞘沿冠状静脉窦电极导管送入冠状静脉窦后，再将带球囊的造影导管沿静脉鞘送入冠状静脉窦。将造影球囊充气后，经造影导管打入造影剂即可进行冠状静脉窦逆行造影，显示冠状静脉窦及其分支血管分布。

心力衰竭心脏再同步化治疗时使用的是特殊左心室导线，电极导线放置的部位对改善左心功能、提高左心室射血分数起着很重要的作用。左心室侧壁或后侧壁是最理想的起搏部位，因此导线应尽可能进入左心室后静脉或侧后静脉。

4. 双房同步起搏预防房间传导阻滞参与的阵发性房性快速心律失常　导线经冠状窦进入后在冠状静脉内向上起搏左心房，然后与起搏右心房的常规右心房导线经 Y 型接口相连后连接于 DDD 脉冲发生器的心房孔，双房同步起搏以改善双房激动的同步性，减少折返性房性快速心律失常的发生。

5. 经心脏静脉二尖瓣缩环术　利用二尖瓣瓣环与冠状静脉窦相平行和邻近的解剖特点，将一种能够自动压缩的装置植入冠状静脉窦，可以使冠状窦塑形，通过减少其与二尖瓣后叶瓣环的相对距离，使得瓣环缩小，进而使二尖瓣口面积减少，减少反流量。缩环器常根据冠状静脉窦的形状设计，呈长条弧形；两端为固定装置，固定于心大静脉和冠状静脉窦口处，中间长条状部分由镍钛合金组成，具有弯曲及缩短作用。冠状静脉窦和二尖瓣环的位置关系对手术成功及手术获益至关重要。因为这种技术才刚刚开始起步，所获得的经验仅来自动物模型及为数不多的人体试验结果，手术复杂性使其只能在一些大的心脏中心才能开展。国内尚未开展此手术。

并发症有传导系统损伤造成传导阻滞及心脏静脉的损伤，后者包括冠状静脉窦夹层、破裂、心脏压塞、血栓形成和栓塞等。通常静脉损伤的后果远较心脏动脉损伤轻，通常多能继续完成手术。其原因主要是由于其静脉压力明显低于动脉，出血速度及量明显缓慢，有机会让医生采取措施；另外，损伤静脉的操作往往是逆着血流的方向，破口的静脉壁组织有被血流冲挤重新覆盖到破口的可能。

第三节　左心导管术

何梅先　陈灏珠

一、经动脉途径和穿刺方法

自从有了 Seldinger 经皮穿刺技术，穿刺动脉的方法基本上已取代了动脉切开法。目前除了经皮动脉穿刺(大多数为股动脉，极少数为桡动脉)和经皮股静脉穿刺继而右心房间隔穿刺行左心导管术外，经左总支气管或经体表皮肤定位穿刺左心房以及经体表皮肤定位穿刺左心室的左心导管术已被淘汰。

(一) 股动脉穿刺术

与股静脉穿刺的方法相似，以位于腹股沟韧带下 1.5～2 横指(3 cm)股动脉搏动处经皮穿刺股动脉，通常应用带有活瓣和三路开关侧臂的导管插入鞘，可防止动脉血的反流和必要时从侧臂注射药物。如下肢髂动脉有动脉粥样硬化时可用长达 10 cm 的长外鞘，留置长外鞘以保证顺利地操作和更换心导管。

(二) 桡动脉穿刺术

手具有双重血供，桡动脉和尺动脉通过掌弓连接，桡动脉穿刺部位无神经和静脉，不易产生血管并发症，而且术后不需长时间卧床，可用于门诊患者。但桡动脉比较细，易于痉挛，所以不提倡广泛应用。

选择此法前须做 Allen 试验：握紧拳头时用手同时压迫桡动脉和尺动脉，释放尺动脉上的压力 10 s 后，放开的手恢复正常的颜色，不出现显著反应性充血为试验正常，可选用本法。详细的操作方法见第四篇第三章冠状动脉造影和冠状动脉内其他检查章节。

(三) 经静脉右房间隔穿刺左心导管术

用经皮股静脉穿刺术进入股静脉后，在后前位 X 线透视下，应用右心导管技术将长的 J 型导引钢丝由下腔静脉经右心房置于上腔静脉，将 Mullins 鞘和扩张管沿导引钢丝导入上腔静脉。撤除导引钢丝，代以 Brokenbrough 穿刺针(使其头端不超过鞘管，距扩张管顶端 0.5 mm 处，穿刺针的尾部连接装有穿刺针指示器和造影剂的注射器，以便于穿刺过程中需要了解穿刺针位置时能够及时注入造影剂进行证实)，退至右心房顶部，调整穿刺针指示器指向 12 点位置上(图 4-1-7a)，然后边顺时针向旋转穿刺针和鞘管至 45°，边同步回撤，到卵圆窝水平时影像上有落入感，此为初步确定的穿刺点位置(相当于冠状静脉窦口上 1 个高度脊柱中线，穿刺针方向指示器指向 4～5 点)。然后在右前斜位 45° X 线透视下适当旋转穿刺针鞘，使穿刺针及鞘管远段弧形消失，头端影像伸直呈一直线状，此时鞘管尖的位置即是穿刺点的准确位置(图 4-1-7b)，说明鞘管的尖端指向左后 45°方向，即垂直于房间隔，并在房间隔中央，沿此方向穿刺可避免穿刺点过于偏前(主动脉根部，图 4-1-7c)和过于偏右(右心房后壁，图 4-1-7d)而导致心脏穿孔或穿入主动脉。穿刺点定位后固定内外鞘管，轻轻向前推送，使之与房间隔接触，将穿刺针再向前推送即可刺破卵圆窝进入左心房。从穿刺针注射造影剂证实在左心房上缘散开且左心房显影，为穿刺成功的可靠征象。穿刺成功后，右手固定穿刺针，左手推送鞘管和扩张管，穿过房间隔后，推送外鞘入左心房，然后撤出扩张管和穿刺针。

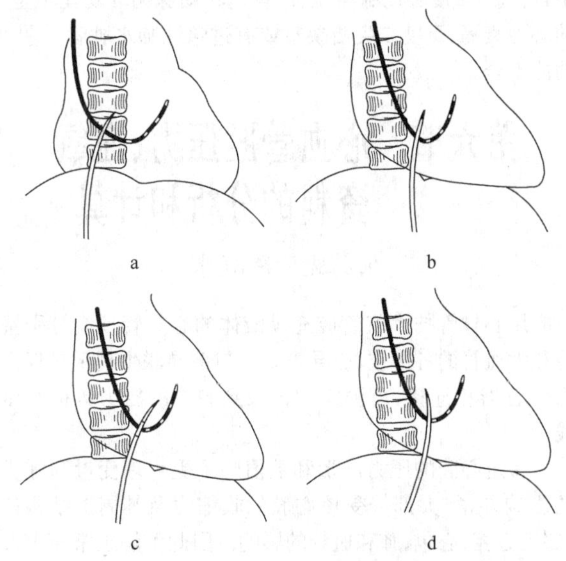

图 4－1－7　经静脉右心房间隔穿刺术示意

a. 为后前位在透视下初步定位的房间隔穿刺点，位于冠状静脉窦口上 1 个椎体高度脊柱中线，穿刺针方向指向 4～5 点。RAO 右前斜位 45°穿刺针的方向有 b、c、d 三种　b. 是理想的穿刺方向，穿刺针（鞘管）远段弧形消失，呈一直线状，说明穿刺针方向垂直房间隔，并且鞘管头端位与卵圆窝的中央　c. 穿刺点偏前，可穿入主动脉　d. 穿刺点偏后，可穿入心包

穿刺针方向不正确时，不易穿过房间隔，即使穿过房间隔也会因穿过的是房间隔肌部，使以后的操作困难，另一方面易穿破心房游离壁导致心脏压塞。在困难的病例可借助于经食管超声心动图来完成房间隔的穿刺。据报道经静脉右心房间隔穿刺术由于心脏穿孔引起心脏压塞约 1.3%，死亡率＜0.1%。

房间隔穿刺的禁忌证为：① 巨大左或右心房，影响定位和穿刺针的固定。② 严重心脏移位或异位。③ 主动脉根部瘤样扩张。④ 脊柱和胸部严重畸形。⑤ 左心房血栓或近期有体循环栓塞。

二、经股动脉逆行左心导管术的操作方法

左心导管有猪尾巴导管和做选择性冠状动脉造影用的 Judkins 左、右冠状动脉导管及特殊造型的 Amplatz 导管。猪尾巴导管用于常规的左心室腔压力、血氧测定，以及左心室和升主动脉逆行造影。

通过 Seldinger 经皮穿刺技术，内有导引钢丝使猪尾巴导管顶端伸直进入股动脉后，将钢丝顶端缩进导管腔内，使猪尾巴导管头段仍成猪尾巴状。在 X 线透视下经髂动脉、腹主动脉、降主动脉、主动脉弓而达升主动脉。继续向前推进，在左心室收缩主动脉瓣开启时，导管即乘机进入左心室。有时不易越过主动脉瓣进入左心室时，可将导引钢丝前软段伸出导管端口外，使猪尾巴导管头部变直而导入（图 4－1－8）。进入左心室后企图操纵心导管再进到左心房的机会甚少。进入左心室后将导引钢丝撤除，在左心室和主动脉分别测压及从左心室至主动脉连续测压，并采取血标本。然后将导引钢丝再次送入猪尾巴导管内，使其弯曲的头部变直连同心导管一起退出股动脉，局部压迫止血 15～20 min，确认无须局部压迫出血停止时局部加压包扎，上置小沙袋（1/2～1 kg）4～6 h，穿刺肢体限制活动 24 h。

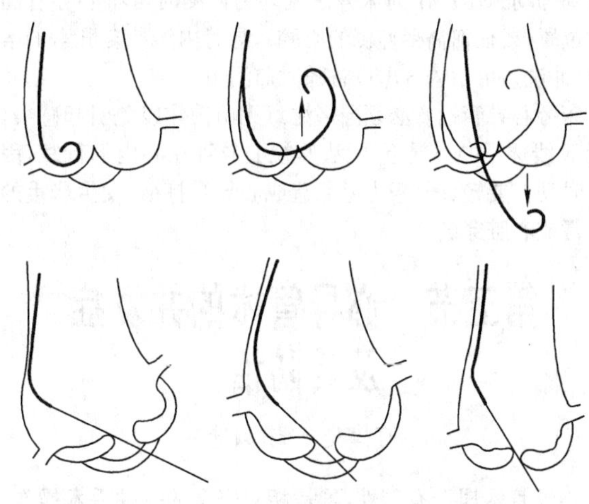

图 4－1－8　猪尾巴导管逆行跨过主动脉瓣的技术

上行示跨过正常主动脉瓣的技术，下行示联合应用直导引钢丝和猪尾巴导管，增加伸出的钢丝长度使猪尾巴导管头部变直，利于进入左心室

第四节　床旁心导管术

何梅先　陈灏珠

床旁心导管术用于有急性循环障碍患者，以取得有关血流动力变化的资料，指导制订治疗方案，又称为心脏血流动力学监测。这些患者病情比较危重不宜搬动，无法在心导管室进行检查，只能在病室内无 X 线透视下就地检查，这就是床旁心导管检查。

床旁心导管术用的气囊漂浮导管又称 Swan－Ganz 导管，它除了可测定心腔内各部的压力、血氧含量外尚通过热敏电阻，应用温度稀释技术测定心排血量，在没有 X 线透视的情况下也可以施行，常在 CCU/ICU 里应用，但价格较昂贵，需配备有心排血量测定仪。通常选择颈内静脉途径，股静脉也可选用，前者更易操作。

Swan－Ganz 导管长 100 cm，每 10 cm 处有环形标记，以估测心导管进入心腔的部位。成人使用 6F 或 7F 号导管，它是一种带气囊的漂浮三腔心导管，有 3 个开口和 1 个热敏电阻器，可以同时监测肺毛细血管楔嵌压和中心静脉压，并能应用温度稀释技术测定心排血量。导管的尾端有孔的管腔作为测压和采血用；第二个管腔的开口距导管顶端 30 cm，当导管顶端到达肺动脉时此开口位于右心房，除可测右心房压、补液外，在应用温度稀释技术测定心排血量时注射 0℃冰水；第三个管腔与导管顶端的气囊相通，气囊的容积 1～1.5 ml。当导管估测进入右心房时可记录到右心房的压力曲线，将气囊全量充气（一般无间隔缺损的患者可用空气，因 1.5 ml 的空气量极小，可被肺毛细血管滤阻，影响不大，最好应用二氧化碳气体）。另外在距导管顶端 4 cm 有热敏电阻内含金属导线，用于应用温度稀释技术测定心排血量。在连续压力测定和心电图监测下，将心导

管向前稍加助送，此时气囊顺着血流的推送，导管很快地从右心房经三尖瓣进入右心室，又从右心室经肺动脉瓣而入肺动脉分支直至记录到“肺毛细血管”压，此时抽去气囊内气体，则可记录到肺动脉压。作为床旁血流动力监测时可将心导管固定在此位置(或任何需要监测的心腔)，导管内维持含肝素的溶液(定时冲洗)，可留置 3 d，以备随时监测用。

床旁心导管检查必须严格注意无菌操作以免引起感染，由于无 X 线透视的情况下，无法监视心导管在心内的行踪，因此推送时动作要轻、缓，极力避免造成心导管打结、发生严重的心律失常或心脏穿破。

第五节 心导管术的并发症及其防治

何梅先 陈灏珠

心导管术属于有创性，虽是相对安全的一种手术操作，但由于心导管术已由简单的测定心腔内压力和血氧含量发展到心血管病的介入性诊断和治疗，加之接受检查的对象范围与过去多数为儿童、青少年的先天性心脏病相比拓宽许多。目前患者的年龄多为中老年，其基础心脏病变的类别和疾病的危险分层、心功能状况以及合并其他疾病(如糖尿病、肾功能不全)等均较以往复杂。且心导管术目前也较为广泛地开展，因而术者的手术操作熟练程度和经验等因素均会影响其安全性，因此还是有一定的致残率和致死率。诊断性心导管术死亡的发生率为 0.14%～0.75%。为使并发症减少到最低限度，应很好掌握手术的适应证、禁忌证，熟练掌握心导管操作技能，而且在整个检查过程中需做心电图监护，随时观察患者的状况及反应，及早发现并发症的发生，及时予以有效的处理。

心律失常是心导管术中最常见的并发症，可有室性期前收缩、房性期前收缩、短阵室性心动过速、短阵房性心动过速、心房颤动、房室交接性节律、房室或束支传导阻滞、各种类型心动过缓(窦缓、窦暂停等)。大多是由于心导管在心腔内直接刺激心壁所引起，导管撤除对心壁的接触即自行消失。持续时间较长者可按一般的心律失常的处理方法处理，必要时终止手术。严重的心律失常，如心搏停止(极罕见)，按心肺复苏处理。另外术中可出现心力衰竭、急性肺水肿、血管迷走反应性的心动过缓或低血压、肺栓塞、空气栓塞、心导管在心腔内打结、心内膜创伤、术后感染性心内膜炎等。最严重的并发症为心脏或冠状动脉穿孔引起急性心脏压塞，此时心包积血量并不一定很多，可表现为原因不明的低血压甚至休克，颈静脉怒张，X 线下见心脏搏动减弱、心脏外缘与心包之间可见到血液的阴影，有时血液量少积聚在心脏后壁时，需要应用超声心动图检查以确定积血的诊断。一旦心脏压塞发生后应立即进行心包穿刺，备血。必要时做心包切开引流，甚至手术修补心脏穿孔处。

局部血管的并发症包括皮下血肿、反复出血、血栓形成、静脉炎、假性动脉瘤形成、动静脉瘘等。

有下列情况，心导管检查应属禁忌：① 患者在急性感染期内。② 亚急性感染性心内膜炎(必须在痊愈后 3 个月以上始能检查)。③ 完全性左束支传导阻滞或房室传导阻滞(但可在临时心脏起搏器保护下进行手术)。④ 风湿活动。⑤ 新近发生(6 周内)的心肌梗死(有施行直接 PCI 指征者除外)。⑥ 近期内频发未得到控制的阵发性心律失常，尤其为室性者。⑦ 洋地黄中毒。⑧ 重度肺动脉高压、严重冠状动脉循环功能不全、显著的心力衰竭、重度二尖瓣狭窄或有过急性肺水肿者。⑨ 肝、肾功能不全。

第六节 心血管腔压力、血氧资料的分析和计算

何梅先 陈灏珠

应用心导管技术将管腔充满液体的心导管顶端分别置于心腔和大血管的各部位，心导管尾端与多导联生理记录仪上的压力传感器相连接，可测定和记录到腔内的压力数值和压力曲线。

某特定心腔的压力波形和数值除了受生理变量和呼吸周期的影响外，很大部分受该心腔的收缩力及其周围结构如瓣膜、邻近心腔、心包、肺和血管的影响。因此了解正常压力波形和数值，对于所提供的病理性具有特征性的异常波形和数值的分析，有助于疾病的诊断和病变程度的判断。为了避免测压操作的误差，压力传感器放置在患者平卧时背上 10 cm 处的高度作为测压的零点，测定时导管以及压力传感器内应充满液体，无气泡，导管无扭折、摆动，且顶端开口游离在心腔内。

一、各心腔正常压力波形、读数及其变化的意义

(一) 右心房压力曲线

右心房压力曲线(图 4-1-9)由 3 个向上的 a 波、c 波和 v 波，以及 2 个向下的 x 倾斜、y 倾斜构成。

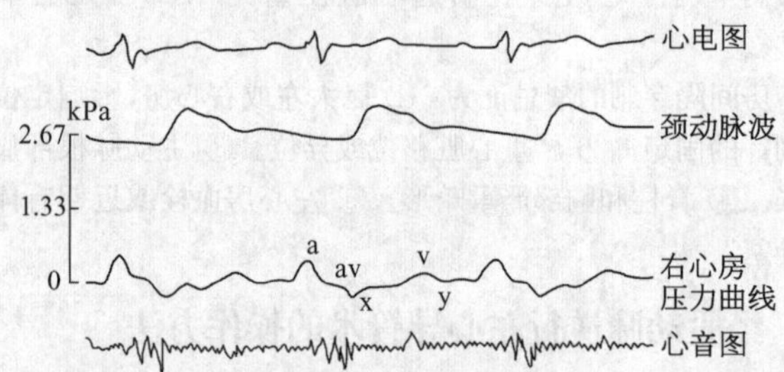

图 4-1-9 正常右心房压力曲线(记录纸速 80 mm/s)

在心电图 P 波之后，心音图第一心音之前出现 a 波，在心电图 R 波之前，a 波到达峰顶，为 0.5 kPa，a 波下降支相当于 S 波波谷，心音图第一心音之中处出现 av 切迹波，然后再降为 x 倾斜，其最低点在零点水平之下。之后出现 v 波，略低于 a 波，其波峰在第二心音与心电图 T 波之后，以后压力曲线又下降形成 y 倾斜(1 kPa=7.5 mmHg)

a 波由心房收缩引起，开始于第一心音前 0.14～0.15 s，心电图 P 波(心房电活动)之后。其顶峰在第一心音开始之前，心电图 R 波(心室电活动)之前。a 波的高度取决于右心房的收缩力和右心室的充盈阻力(右心房排血到右心室的阻力)。

x 倾斜连接在 a 波之后，代表心房的松弛，出现在右心室射血期，在第一心音的后部开始，在第一、二心音之间达最低点，相当于心电图的 T 波开始处。

c 波是由于三尖瓣关闭时向右心房突出所致的一个小波，出现在 x 倾斜上。

v 波通常比 a 波小，是腔静脉血液回流到右心房，右心房被动充盈使心房压力升高所致，其高度与右心房的顺应性及回流到右心房的血量有关，v 波波峰在第二心音的主要振幅后 0.04～0.07 s 处，心电图 T 波后。

y 倾斜发生在 v 波后，是反映三尖瓣开放和右心房血液流向右心室，右心房排空压力下降，以后心房收缩遂又出现 a 波。

右心房正常收缩压为 4～6 mmHg，舒张压为 －2～2 mmHg，平均压力为 2～4 mmHg。右心房平均压超过 10 mmHg 即视为过高。a 波显著增高见于三尖瓣狭窄、显著的肺动脉瓣狭窄、法洛四联症、严重肺动脉高压伴右心室肥大、艾森门格综合征等。

心房颤动时 a 波消失，心房扑动时 a 波增多。右心室衰竭和三尖瓣关闭不全时，右心室收缩时血液反流，在右心房压力曲线上出现向上的 S 波，与 v 波融合成一高原波形，其形态酷似于右心室的压力波形。在慢性缩窄性心包炎及限制性心肌病时，右心房压力曲线有特殊形态，整个压力曲线增高，a 波与 v 波相等，x 倾斜较浅，y 倾斜则较明显，因而整个右心房压力曲线有如 M 字形（图 4－1－10）。

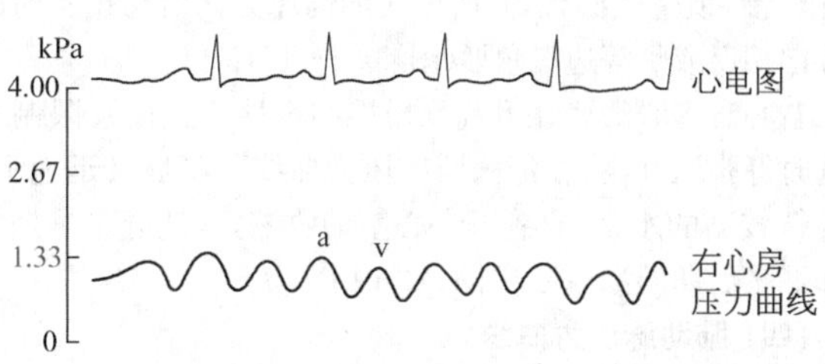

图 4－1－10　慢性缩窄性心包炎时右心房压力曲线（记录纸速 25 mm/s）

整个压力曲线增高，a 波与 v 波等高，曲线呈 M 形（1 kPa=7.5 mmHg）

（二）左心房压力曲线

左心房压力曲线的形态与右心房基本相同，但由于左心房的收缩略迟于右心房，因此 a 波的出现较右心房略晚（图 4－1－11），与右心房压力波形相比，左心房被肺静脉从后压迫，因而 v 波比 a 波高，所以较难从 v 波的高度准确地反映左心房的顺应性。左心房正常平均压力为 5～10 mmHg。引起左心房压力增高的原因和肺毛细血管楔嵌压增高的原因相同。当左心房压力降低而肺毛细血管楔嵌压明显增高时应高度提示肺静脉回流受阻，需进一步做肺静脉探查及肺动脉造影。当左心室舒张期充盈发生阻碍，如二尖瓣狭窄时有高大的 a 波（图 4－1－12），心房颤动时 a 波不见，心房扑动时 a 波增多，二尖瓣关闭不全时出现高而尖的 v 波。缩窄性心包炎及限制性心肌病时压力曲线也呈 M 字形。

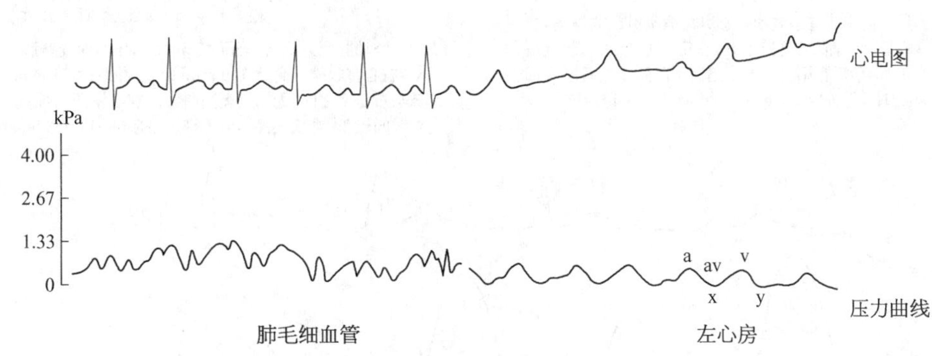

图 4－1－11　正常左心房压力曲线（记录纸速 25 mm/s）

a、av、x、v、y 各波均甚清楚，其形态与右心房压力曲线基本相同，左侧为同一患者的“肺毛细血管”压力曲线，注意其形态与左心房压力曲线相似，但杂波很多（1 kPa=7.5 mmHg）

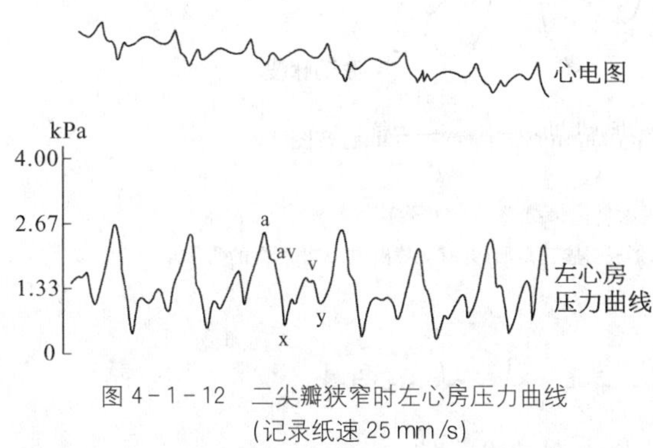

图 4－1－12　二尖瓣狭窄时左心房压力曲线（记录纸速 25 mm/s）

a 波高大，压力为 20 mmHg，av、x、v、y 各波清楚，a 波大于 v 波（1 kPa=7.5 mmHg）

（三）右心室压力曲线

右心室压力曲线呈高原型。在右心室的等容收缩期中，压力曲线迅速上升，形成右心室压力曲线的上升支，相当于心音图中第一心音的第一部分，心电图中 R 波之后 S 波之中，在第一心音之末达最高峰，峰值即为右心室的收缩压。在收缩期中，右心室向肺动脉射血，在射血期中压力曲线维持于高水平，因之形成高原型。射血完毕，右心室舒张开始，肺动脉瓣关闭，压力曲线开始下降，在等容舒张期中，则压力曲线迅速下降，最低水平与心电图 T 波的终末相对应，第二心音开始之后，往往到达零点（早期快速充盈压）。此后由于心室迅速充盈，因而压力曲线略有短期的回升（晚期慢速充盈压），然后维持此一水平（右心室舒张末期压）直到下次收缩（图 4－1－13）。

正常的右心室的收缩压为 15～30 mmHg，舒张压为 2～5 mmHg。右心室收缩压超过 30 mmHg 为右心室压力增高，见于肺动脉高压、肺动脉口狭窄及左向右分流等先天性心脏病。

在肺动脉瓣口狭窄时，右心室的喷血受阻，压力曲线升高，正常的高原型消失，压力曲线形成等腰三角形，其顶端尖锐，两腰几乎等长，底边则短（图 4－1－14）。

肺动脉高压时，右心室压力曲线增高，压力曲线上升到达顶峰较慢，顶峰较圆钝，其所形成的高原方向恰与正常时的高原方向相反或呈等边三角形(图 4-1-15)。

右心衰竭时舒张压升高。慢性缩窄性心包炎及限制型心肌病时舒张压升高，在舒张期中压力曲线下降后又迅速上升，并维持较高的水平，直到下次心室的收缩，呈现舒张早期的下陷和舒张后期的高原波(图 4-1-16)。

(四) 肺动脉压力曲线

肺动脉压力曲线开始于右心室的收缩与肺动脉瓣的开放。肺动脉瓣开放后右心室射血，在第一心音之中，心电图 S 波之后，压力曲线迅速上升，反映收缩期右心室压力，到一定高度后略微回降，然后又上升至一较圆钝的收缩期顶峰。在右心室射血期的后 1/3，压力逐渐降低，曲线开始下降。当肺动脉瓣关闭时，在压力曲线上形成一小切凹。此后右心室舒张，肺动脉压力平稳地下降，但不达到零点水平(图 4-1-17)。肺动脉高压时，整个肺动脉曲线的压力水平高于正常，曲线的顶峰比较圆钝(图 4-1-18)。肺动脉狭窄时，整个肺动脉压力曲线的压力水平低于正常，常小而畸形。心导管顶端位于狭窄的瓣膜附近时，压力曲线可出现收缩期负压现象。

正常肺动脉收缩压为 15～30 mmHg，舒张压为 5～10 mmHg，平均压为 10～20 mmHg。如果肺动脉收缩压＞30 mmHg，舒张压＞15 mmHg，平均压＞20 mmHg，提示肺动脉高压。肺动脉高压的程度可分为：① 轻度肺动脉高压：

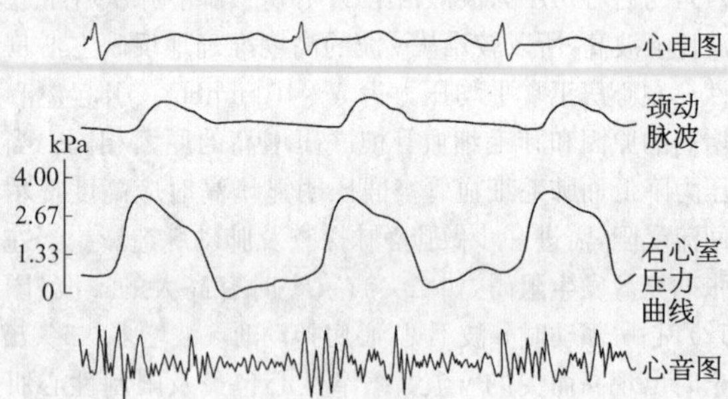

图 4-1-13　正常右心室压力曲线(记录纸速 80 mm/s)

P 波之后，第一心音前有小波动是心房收缩所引起的振动，在 S 波之后，第一心音之中，曲线迅速上升，在第一心音之末达最高峰，并维持一定时间，然后在第二心音中迅速下降到零点后略有回升，收缩压 26 mmHg，舒张压 5 mmHg(1 kPa=7.5 mmHg)

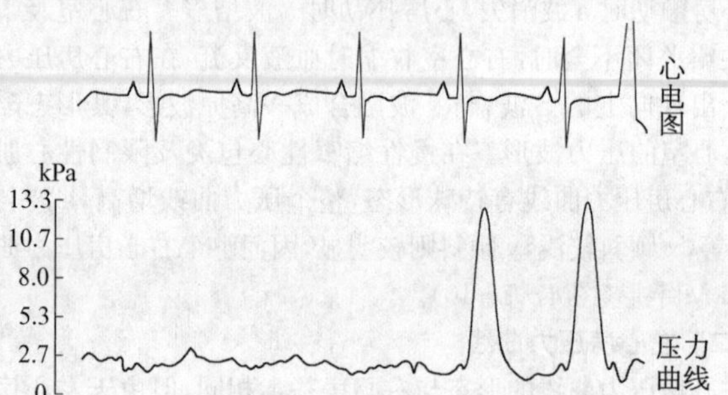

图 4-1-14　肺动脉瓣狭窄时肺动脉与右心室连续测压记录(记录纸速 25 mm/s)

肺动脉压力低，收缩压 40 mmHg，压力曲线畸形，有微小的波动，右心室收缩压高达 100 mmHg，两者差达 80 mmHg。在肺动脉与右心室之间，无第三类型曲线。右心室压力曲线上升支至顶点时间较长，峰顶尖锐形成等腰三角形(1 kPa=7.5 mmHg)

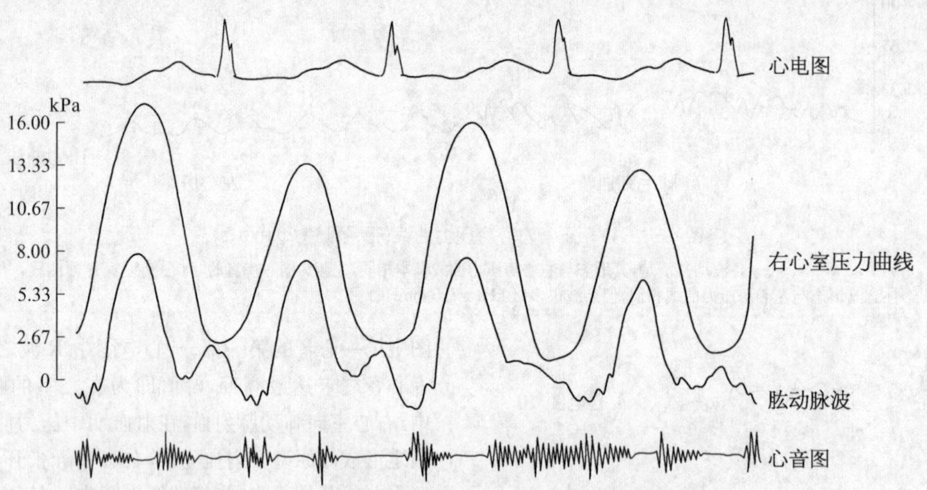

图 4-1-15　肺动脉高压的右心室压力曲线(记录纸速 80 mm/s)

收缩压 135 mmHg，舒张压 8 mmHg，曲线上升及下降均缓慢，形成等腰三角形，并有交替出现，大小不同的两套曲线类型形成交替脉(1 kPa=7.5 mmHg)

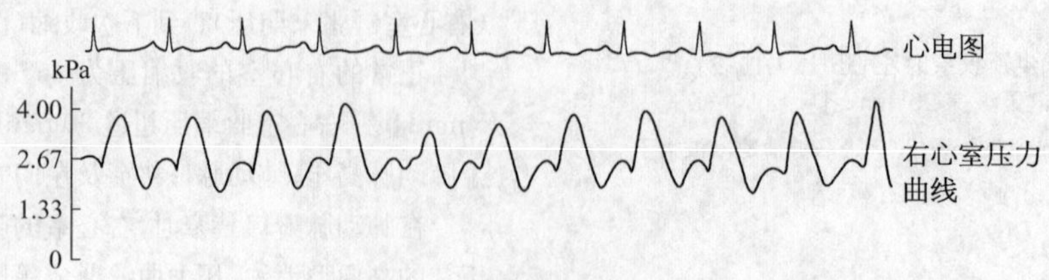

图 4-1-16　慢性缩窄性心包炎右心室压力曲线(记录纸速 25 mm/s)

舒张压增高，压力曲线波峰较尖锐，有舒张早期下陷及舒张后期高原波(1 kPa=7.5 mmHg)

肺动脉收缩压＞30～40 mmHg，肺动脉舒张压＞15～30 mmHg，平均压为21～36 mmHg。② 中度肺动脉高压：肺动脉收缩压＞40～70 mmHg，肺动脉舒张压＞30～50 mmHg，平均压为37～67 mmHg。③ 重度肺动脉高压：肺动脉收缩压≥70 mmHg，肺动脉舒张压≥50 mmHg，平均压＞67 mmHg。

肺动脉高压最常见于左向右分流的先天性心脏病，如室间隔缺损、房间隔缺损、动脉导管未闭、原发性肺动脉高压及复杂性先天性心脏病伴肺血管病变等。

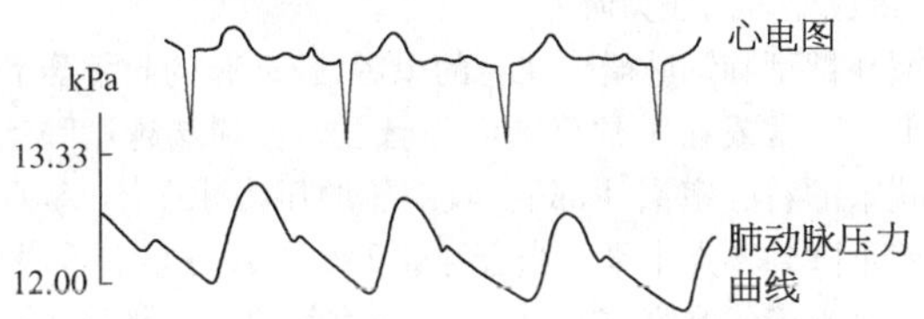

图 4-1-17　正常肺动脉压力曲线(记录纸速 25 mm/s)

收缩压 28 mmHg，舒张压 8 mmHg。在心电图 QRS 波之后压力曲线突然上升，在其上 1/3 略回降形成一小切凹，然后又回升，在 T 波开始处达收缩期峰顶，以后压力曲线又下降，在 T 波之末在下降支中形成一切凹，然后逐渐下降但不达到零点水平(1 kPa=7.5 mmHg)

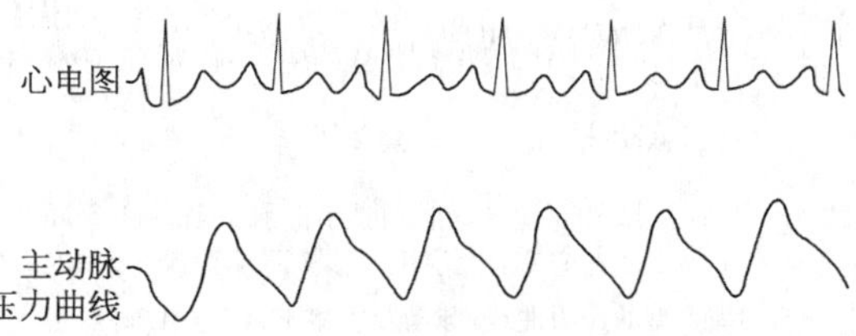

图 4-1-18　肺动脉高压时肺动脉压力曲线(记录纸速 25 mm/s)

压力水平增高，曲线峰顶出现较晚，并较圆钝(1 kPa=7.5 mmHg)

(五) 肺毛细血管压力(楔嵌压)曲线

肺毛细血管楔嵌压曲线与左心房压力曲线相似，由于通过肺的传导使各波稍微减幅，并出现较迟，极易出现伪差。a 波和 v 波，以及 x 倾斜、y 倾斜可以看见，而 c 波可能看不见。正常的肺毛细血管楔嵌压平均压在 4～12 mmHg。常反映左心房压及左心室舒张末期压，其平均压超过 12 mmHg 即提示左心衰竭、肺静脉回流受阻、二尖瓣病变、左心室舒张期充盈受阻等。而肺血管器质性病变者肺毛细血管楔嵌压可正常甚至减低。

在二尖瓣狭窄及左心室衰竭时，整个肺毛细血管楔嵌压压力水平增高，a 波异常地增高(图 4-1-19)。二尖瓣关闭不全时，肺毛细血管楔嵌压压力水平也升高，v 波异常地增高。心房颤动时不见 a 波。

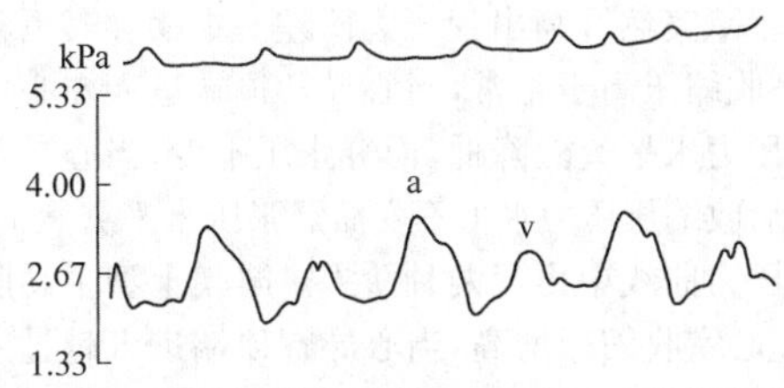

图 4-1-19　二尖瓣病变时肺毛细血管压力(楔嵌压)曲线(记录纸速 25 mm/s)

二尖瓣狭窄，整个压力读数增高，a 波显著，v 波低于 a 波(1 kPa=7.5 mmHg)

(六) 左心室压力曲线

左心室压力曲线的形态与右心室相似，但由于左心室压力较高，故曲线到达最高峰的时间较晚，而由于压力高，曲线需要放大的程度小，因而曲线上的微小波动不易察见，显得比较光滑(图 4-1-20)。左心室压力曲线的变异原因基本上和右心室相同，肺动脉瓣口狭窄、肺动脉高压、右心衰竭、缩窄性心包炎及限制型心肌病所引起的右心室压力曲线变化，相当于主动脉瓣口狭窄、高血压、左心衰竭、缩窄性心包炎及限制型心肌病等所引起的左心室压力曲线的相应变化。正常的左心室的收缩压为 80～130 mmHg，舒张压为 5～10 mmHg，平均压为 70～95 mmHg。

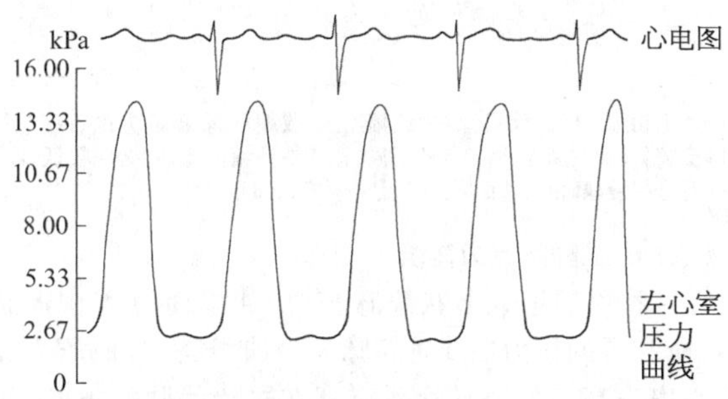

图 4-1-20　正常左心室压力曲线(记录纸速 25 mm/s)

收缩压 110 mmHg，舒张压 10 mmHg。压力曲线形态与右心室压力曲线相似，但较高，上升支达到峰顶时间较晚，曲线光滑，小波动不清楚(1 kPa=7.5 mmHg)

(七) 主动脉压力曲线

主动脉压力曲线形态与肺动脉的基本相仿，但整个压力水平较高(图 4-1-21)。

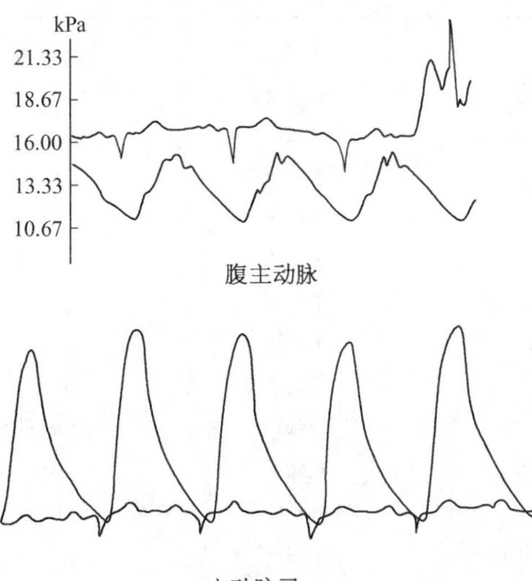

图 4-1-21　正常主动脉压力曲线(记录纸速 25 mm/s)

收缩压 90 mmHg，舒张压 62 mmHg。曲线形态与肺动脉压力曲线相似(1 kPa=7.5 mmHg)

正常主动脉收缩压和左心室收缩压相等，在 80～130 mmHg，舒张压 60～90 mmHg，平均压为 70～95 mmHg。主动脉收缩压增高见于高血压、主动脉缩窄、主动脉瓣关闭不全、高心排血量等。

主动脉缩窄的患者，在缩窄部的上段，压力增高，压力曲线幅度大，曲线的最高峰后移，波峰较尖锐，下降支较陡。在缩窄部的下段，压力减低，压力曲线幅度减小，上升支上升缓慢，峰顶后移，波峰变宽及圆钝(图 4-1-22)。主动脉瓣关闭不全时，压力曲线幅度增大，上升支上升快而陡，波的顶峰出现早而尖锐，下降支开始部下降快而陡，其后即渐趋缓慢。主动脉收缩压降低见于休克、血容量不足、主动脉严重狭窄等。

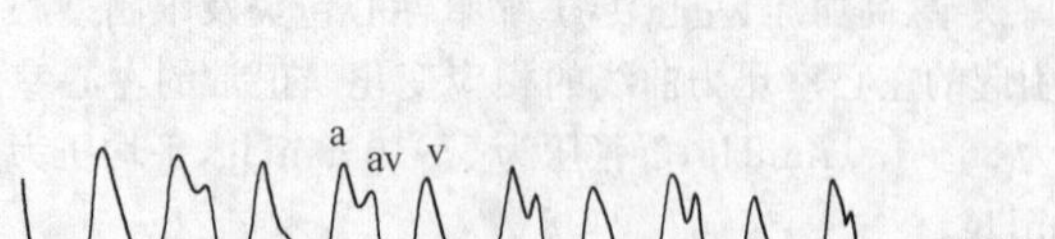

图 4-1-22 主动脉缩窄时动脉压力曲线(记录纸速 25 mm/s)

主动脉弓(缩窄部上段)曲线幅度大，收缩压高，波峰尖锐后移，下降支较陡；腹主动脉(缩窄部的下段)压力曲线幅度小，收缩压较低，曲线升降缓慢，峰顶后移而圆钝(1 kPa=7.5 mmHg)

(八) 心脏静脉压力曲线

心导管顶端进入冠状静脉窦时，如果尚游离在冠状静脉内，所测得的压力曲线属静脉压力曲线类型，但压力读数较右心房为高。如心导管顶端塞在冠状静脉的末端时，所测得的压力曲线可类似心室型或动脉型，但其读数较右心室为低。

正常腔静脉压力取决于右心房压力，通常上腔静脉压力为 3～6 mmHg，下腔静脉压力为 5～7 mmHg(表 4-1-1)。

表 4-1-1 心导管在各腔的正常压力测值

部 位	压 力	正常参考值(mmHg)
右心房	平均压	0～5
右心室	收缩压	18～30
	舒张压	0～5
肺动脉	收缩压	18～30
	舒张压	6～12
	平均压	10～18
肺毛细血管	平均压	6～12
左心房	平均压	4～8
左心室	收缩压	90～140
	舒张压	0～10
主动脉	收缩压	90～140
	舒张压	60～90
上腔静脉	平均压	3～6
下腔静脉	平均压	5～7

二、心腔间压力曲线的连续记录

在心导管检查过程中，将心导管由某一心腔通过瓣膜口，送到另一心腔时，连续测定并记录此两心腔的压力曲线，对诊断一些瓣膜病变颇有帮助。右心导管检查时，可做肺动脉撤到右心室再撤到右心房时的连续测压。左心导管检查时，可做左心室撤到主动脉，或通过缩窄的主动脉段的连续测压。

(一) 肺动脉与右心室压力曲线的连续记录

在正常情况下，肺动脉收缩压与右心室收缩压相等，而舒张压高于右心室，因此在连续记录此两处压力曲线时，当心导管顶端由肺动脉越过肺动脉瓣而进入右心室后，舒张压的水平突然下降。

瓣膜型肺动脉口狭窄的患者，肺动脉收缩压和舒张压均显著低于正常(严重的病例)或在正常范围的低水平(较轻的病例)。当心导管顶端越过肺动脉瓣进入右心室后，收缩压突然升高，造成显著的压力阶差。

漏斗部型肺动脉瓣口狭窄的患者，肺动脉的收缩压和舒张压均低于正常或在正常范围内。当心导管顶端越过肺动脉瓣进入狭窄的右心室漏斗部后，收缩压的压力水平不变，舒张压则突然下降到零点水平。当心导管顶端进入右心室后，收缩压的压力水平突然升高，造成显著的压力阶差。因此漏斗部型肺动脉口狭窄的患者，肺动脉至右心室连续记录压力曲线中，显示出 3 种不同的波型(图 4-1-23)。

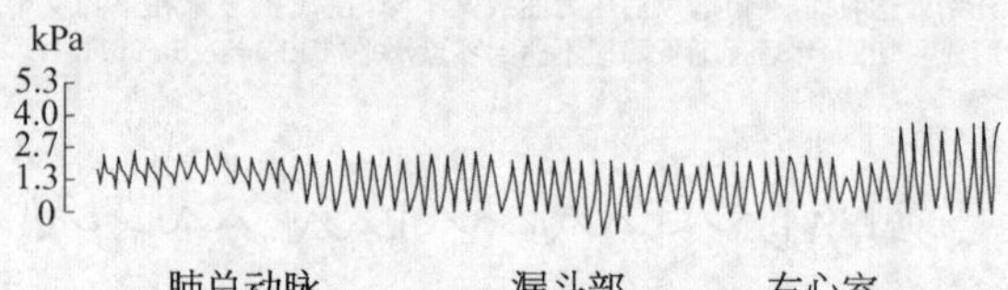

图 4-1-23 漏斗部型肺动脉口狭窄时肺动脉右心室漏斗部及右心室连续测压记录(记录纸速 8 mm/s)

示 3 种类型的压力曲线，肺动脉收缩压为 2.0 kPa，舒张压为 0.8 kPa；右心室收缩压为 4 kPa，舒张压为 0.1 kPa。在此两种曲线之间有漏斗部压力曲线，其收缩压与肺动脉相同，舒张压与右心室相同(1 kPa=7.5 mmHg)

合并瓣膜与漏斗部狭窄的患者，则心导管进入右心室漏斗部时，收缩压略有升高，因而与肺动脉的收缩压略有差异，出现第一次的收缩压阶差。当心导管顶端进入右心室后，收缩压显著升高，出现第二次的收缩压阶差，因此连续测压的压力曲线改变与单纯的漏斗部狭窄又有不同(图 4-1-24)。

(二) 左心室与主动脉压力曲线的连续记录

在正常情况下，左心室收缩压与主动脉收缩压相等，而舒张压低于主动脉，因此在连续记录此两处的压力曲线时，当心导管顶端由左心室越过主动脉瓣进入主动脉后，舒张压压力水平突然上升。在主动脉口狭窄的患者，做左心室与主动脉压力曲线的连续记录，可以辨别主动脉瓣上狭窄、主动脉瓣膜狭窄和主动脉瓣下狭窄。瓣膜型主动脉口狭窄的患者，左心室收缩压增高，主动脉收缩压在正常低水平或低于正常，当心导管顶端越过主动脉瓣进入主动脉后，收缩压压力水平突然降低，舒张压压力水平突然升高出现压力阶差。主动脉瓣下狭窄的患者，左心室收缩压高于正常，当心导管顶端进入左心室流出道时收缩压压力水平突然降低，而舒张压不变，当心导管顶端进入主动脉后收缩压压力水平不变而舒张压水平突然上升，故连续记录的压力曲线中出现两种阶差。瓣膜上型主动脉口狭窄的患者，左心室收缩压增高，当心导管顶端进入越过主动脉瓣进入主动脉根部时，收缩压水平不变而舒张压压力水平突然升高，当心导管顶端进入主动脉瓣上狭窄区后，收缩压压力水平突然下降，故连续记录的压力曲线中也出现两种阶差(图 4-1-25)。

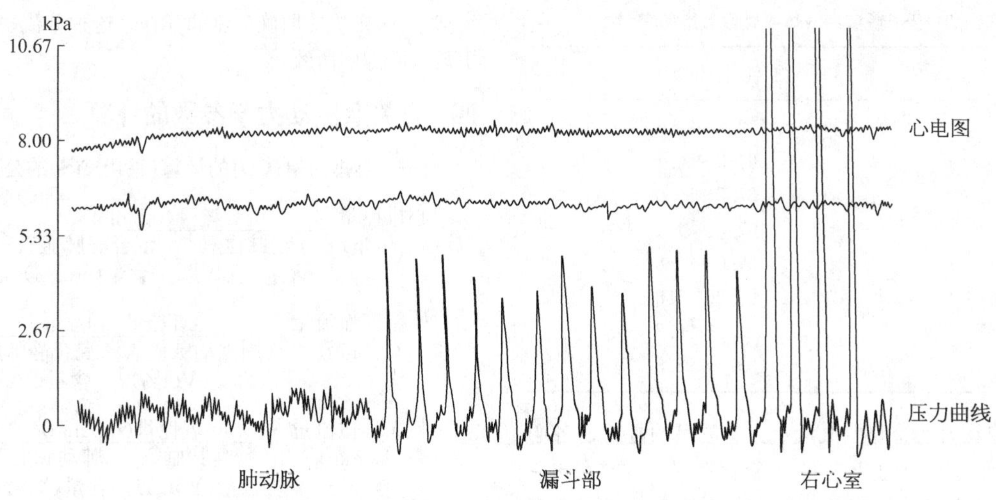

图 4-1-24　合并漏斗部与瓣膜型肺动脉口狭窄的肺动脉与右心室连续测压记录(记录纸速 8 mm/s)

漏斗部压力曲线收缩压高于肺动脉而低于右心室，但舒张压则低于肺动脉而等于右心室；与图 4-1-23 略有不同(1 kPa=7.5 mmHg)

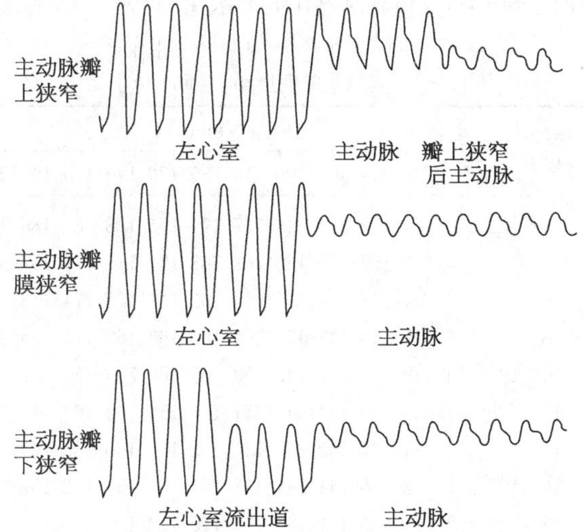

图 4-1-25　3 种类型主动脉口狭窄的左心室与主动脉连续测压记录曲线形态示意

主动脉瓣上狭窄示左心室收缩压高，心导管到达主动脉后，收缩压不变而舒张压升高，导管进入主动脉瓣上狭窄区后，收缩压下降而舒张压不变，连续测压记录出现两次压差；主动脉瓣膜狭窄示左心室收缩压增高，心导管到达主动脉后，收缩压下降，舒张压升高，连续测压记录出现一次阶差；主动脉瓣下狭窄示左心室收缩压增高，心导管到达左心室流出道后，收缩压下降而舒张压不变，心导管进入主动脉后，收缩压不变而舒张压升高，连续测压记录出现两次压差

三、血氧资料的分析

(一) 各心腔及大血管腔内血液氧含量的正常值

血液氧含量的数值有两种表示方法，一种是以容积%表示，即 100 份容积(ml)的血中含有多少容积(ml)的氧，此种表示方法亦称为血氧含量绝对值的表示方法。另一种表示方法是以血氧饱和度来表示，即以某一血液标本氧含量的绝对值，和此血液标本与空气或氧充分接触后所测得的氧含量的绝对值相比后得出的百分率，是相对表示血氧含量的方法。血氧含量的表示法比较常用，因为此法不受一些因素的影响而增加(如碱中毒、低温等)或降低(如酸中毒、发热等)，也不受血红蛋白与氧亲和性因素的影响。在正常情况下，左侧心腔和周围动脉血的血氧饱和度不低于 95%，血氧饱和量与血红蛋白的浓度有关，1 g 血红蛋白能结合 1.34～1.36 ml 的氧。周围静脉及右侧心腔的血液虽均属未氧合的静脉血，但上腔静脉、下腔静脉及冠状静脉窦间的血氧含量可稍有差异，混合均匀的静脉血氧饱和度为 70%～80%。

由于气体的容积受温度及气压的影响很大，因此通常将所测得的气体容积按当时的温度与气压情况，转换为标准情况[即一个大气压(760 mmHg)，摄氏零度(℃)]后的数字表示之。从心导管检查的角度看，仅知道某一血液标本的氧含量绝对值，不足以正确地估计此标本的氧含量是否正常，必须结合这一血液标本的血氧饱和度来考虑。虽然血氧含量的绝对值对判断一血液标本的正常与否价值不大，但临床上从人体各心腔与动脉腔所取得的血液标本之间相互比较，对计算血液的分流量和心脏的排血量是很重要的。

Barratt-Boyes 与 Wood 用光电血氧计测定 26 例正常人血氧饱和度，结果见表 4-1-2。

表 4-1-2　正常人体各处血氧饱和度

位　置	血氧饱和度(%)
下腔静脉	76～88(平均 83.0)
上腔静脉	66～84(平均 76.8)
右心房	72～86(平均 79.5)
右心室	64～84(平均 78.5)
肺动脉	73～85(平均 78.0)
肺毛细血管	(平均 98.2)
动脉	95～99(平均 97.3)
右心房与上腔静脉间的血氧饱和度差	<8
右心房与下腔静脉间的血氧饱和度差	<4
右心室与右心房间的血氧饱和度差	<3
肺动脉与右心室间的血氧饱和度差	<2

复旦大学附属中山医院对 16 例疑有心脏病经检查最后确认无心脏病的患者，所测定的血氧饱和度的结果见表 4-1-3。

表 4-1-3 无心脏病者身体各处血氧饱和度

位 置	血氧饱和度(%)
下腔静脉	72.2～80.6
上腔静脉	64.3～80.1
右心房	67.2～80.0
右心室	67.0～81.2
肺总动脉	69.0～82.8
肺动脉支	67.2～80.8
肺毛细血管	93.2～96.8
动脉	93.3～98.5

测定各心腔及大血管腔内血液氧含量的目的是检出各心腔间、心腔与大血管间、大血管之间,有否存在左向右或右向左分流。所以每一例疑存在分流者的心导管检查,都应该做全套的血氧饱和度的测定,包括上腔静脉的上部和下部,下腔静脉的上部和下部,右心房的上、中、下部,右心室的流入道、流出道和心腔中部,肺动脉的主干,肺动脉的左、右分支,可能的话还应包括肺静脉、左心房、左心室、主动脉远端等。

Dexter 认为各心腔间的血氧含量差正常时应如下:右心房与上腔静脉间的差值<8%(1.9 Vol%);右心室与右心房间的差值<3%(0.9 Vol%);肺动脉与右心室间的差值<2%(0.5 Vol%)。

(二) 心腔及血管腔内血液氧含量的异常情况及意义

(1) 右向左分流:在无严重肺部疾病的情况下,动脉血氧饱和度的范围在 95%～100%,若低于此数,说明此标本血氧的饱和情况不佳,如果低于 89%～90%,即表示动脉血中混有静脉血,亦即有右向左的分流存在。

右向左分流可能发生在:① 肺动脉与肺静脉之间(肺动静脉瘘)。② 肺动脉与主动脉之间(动脉导管未闭或主动脉肺动脉隔缺损同时伴有显著的肺动脉高压)。③ 右心室与左心室之间(室间隔缺损并伴有显著的肺动脉高压或肺动脉口狭窄)。④ 右心室与主动脉之间(法洛四联症)。⑤ 右心房与左心房之间(房间隔缺损伴有显著肺动脉高压或肺动脉口狭窄)。⑥ 腔静脉与左心房之间(腔静脉畸形引流入左心房)。

(2) 左向右分流:左向右分流可以发生在心房、心室、肺动脉、腔静脉的水平。① 心房水平的左向右分流是指右心房平均血氧含量大于上腔静脉 1.9 Vol%(或 8%饱和度)以上,或大于下腔静脉的血氧饱和度 4%时。可由于房间隔缺损、肺静脉畸形引流入右心房、室间隔缺损伴有三尖瓣关闭不全、主动脉窦瘤破入右心房等引起。② 心室水平的左向右分流是指右心室平均血氧含量大于右心房 3%(0.9 Vol%)以上。可由于室间隔缺损、动脉导管未闭伴有肺动脉瓣关闭不全、主动脉窦瘤破入右心室等引起。③ 肺动脉水平的左向右分流是指肺动脉的血氧含量大于右心室的血氧含量达 2%(0.5 Vol%)以上。可以由于动脉导管未闭或主动脉肺动脉间隔缺损、主动脉窦瘤破入肺动脉、冠状动脉畸形引流入肺动脉或冠状动脉起源于肺动脉等引起。④ 由于肾脏比其他的器官耗氧少,所以下腔静脉血氧饱和度比上腔静脉高,但上腔静脉血氧饱和度>84%,下腔静脉血氧饱和度>88%,上、下腔静脉血氧差达 18%(4.5 Vol%)时,可考虑在上或下腔静脉水平处有左向右分流的存在。如将心导管拉出 1～2 cm,再抽取血液标本,其血氧含量突然下降,则更能明确分流的存在。这种分流多由肺静脉畸形引流入腔静脉所致。

四、有关血流动力学参数的计算

(一) 心排血量(CO)的计算(采用 Fick 的公式)

$$\underset{(\text{L/min})}{\text{心排血量}}=\frac{\text{氧耗量(ml/min)}}{\underset{\text{含量(Vol\%)}}{\text{动脉血氧}}-\underset{\text{含量(Vol\%)}}{\text{混合静脉血氧}}}\times 1/10$$

$$\underset{(\text{L/min})}{\text{体循环血流量}}=\frac{\text{氧耗量(ml/min)}}{\underset{\text{含量(Vol\%)}}{\text{周围动脉血氧}}-\underset{\text{含量(Vol\%)}}{\text{混合静脉血氧}}}\times 1/10$$

$$\underset{(\text{L/min})}{\text{肺循环血流量}}=\frac{\text{氧耗量(ml/min)}}{\underset{\text{含量(Vol\%)}}{\text{肺静脉血氧}}-\underset{\text{含量(Vol\%)}}{\text{肺动脉血氧}}}\times 1/10$$

每分钟氧耗量的测定,可在术前或术后当日进行,应用肺功能残气测定仪可测得。若无肺功能测定的设备,可用间接测定法推测每分钟氧耗量,较简便及常用的是通过年龄、性别和心率的查表法,查出体表面积氧耗量(表 4-1-4)。

表 4-1-4 按年龄、性别、心率查出体表面积氧耗量 ml/(min·m^2)

性别	年龄(岁)	心率(次/min) 50	60	70	80	90	100	110	120	130	140	150	160	170
男性	3				155	159	163	167	171	175	178	182	186	190
	4			149	152	156	160	163	168	171	175	179	182	186
	6		141	144	148	151	155	159	162	167	171	174	178	181
	8		136	141	145	148	152	156	159	163	167	171	175	178
	10	130	134	139	142	146	149	153	157	160	165	169	172	176
	12	128	132	136	140	144	147	151	155	158	162	167	170	174
	14	127	130	134	137	142	146	149	153	157	160	165	169	172
	16	125	129	132	136	141	144	148	152	155	159	162	167	
	18	124	127	131	135	139	143	147	150	154	157	161	166	
	20	123	126	130	134	137	142	145	149	153	156	160	165	
	25	120	124	127	131	135	139	143	147	150	154	157		
	30	118	122	125	129	133	136	141	145	148	152	155		
	35	116	120	124	127	131	135	139	143	147	150			
	40	115	119	122	126	130	133	137	141	145	149			
女性	3				150	153	157	161	165	169	172	176	180	183
	4			141	145	149	152	156	159	163	168	171	175	179
	6		130	134	137	142	146	149	153	156	160	165	168	172
	8		125	129	133	136	141	144	148	152	155	159	163	167
	10	118	122	125	129	133	136	141	144	148	152	155	159	163
	12	115	119	122	126	130	133	137	141	145	149	152	156	160
	14	112	116	120	123	127	131	134	138	143	146	150	153	157
	16	109	114	118	121	125	128	132	136	140	144	148	151	
	18	107	111	116	119	123	127	130	134	137	142	146	149	
	20	106	109	114	118	121	125	128	132	136	140	144	148	
	25	102	106	109	114	118	121	125	128	132	136	140		
	30	99	103	106	110	115	118	122	125	129	133	136		
	35	97	100	104	107	111	116	119	123	127	130			
	50	94	98	102	105	109	112	117	121	124	128			

在正常无分流者，上述公式中混合静脉血氧含量应以肺动脉的标本为准，因为右心房接受上、下腔静脉和冠状静脉窦的血液，常有层流现象混合不完全，而到肺动脉则完全混合。肺静脉的血氧含量则因肺静脉的标本一般不易获得，因此即以饱和血氧含量的95%代替。在无右向左分流的患者，以动脉血氧含量代替亦可。在正常情况下，肺循环血流量与体循环血流量相等，因此上述三个公式计算所得的结果完全相同。

$$\underset{[\text{L}/(\text{min}\cdot\text{m}^2)]}{\text{心排血指数}}=\frac{\text{心排血量(L/min)}}{\text{体表面积}(\text{m}^2)}\times 1/10$$

心排血量的正常与否，一般以心排血指数(CI)来表示，正常情况下心排血指数为2.6～4.0 L/(min·m²)。

(二) 分流量的计算(采用 Armstrong 的方法)

先根据上述公式计算出肺循环与体循环的血流量，再计算有效的肺循环血流量。

$$\underset{\text{血流量(L/min)}}{\text{有效肺循环}}=\frac{\text{氧耗量(ml/min)}}{\underset{\text{含量(容积\%)}}{\text{肺静脉血氧}}-\underset{\text{含量(容积\%)}}{\text{混合静脉血氧}}}\times 1/10$$

有左向右分流的患者，混合静脉血液标本应选取分流所在部位的上游心腔的血液为准，例如动脉导管未闭时混合静脉血液标本应取自右心室，室间隔缺损时混合静脉血液标本，应取自右心房。

左向右分流量(L/min)＝肺循环血流量(L/min)－有效肺循环血流量(L/min)

左向右分流量占肺循环血流量的百分率(%)＝

[分流量(L/min)/肺循环血流量(L/min)]×100%

右向左分流量(L/min)＝体循环血流量(L/min)－有效肺循环血流量(L/min)

右向左分流量占体循环血流量的百分率(%)＝

[分流量(L/min)/体循环血流量(L/min)]×100%

同时有两处左向右分流量的患者，可按上法分别计算两处分流量及总分流量。同时有左向右及右向左分流的患者(双向分流)，可按上法分别计算左向右及右向左分流的分流量。

(三) 阻力的计算(采用 Poiseuille 的公式)

肺小血管阻力(肺血管阻力)和肺总阻力(全肺阻力)是常用的较准确反映肺血管床状况的参数之一。

血管阻力表达的单位有两种：① 千帕秒每升[1(kPa·s)/L＝10(dyn·s)/cm⁵]。② Wood 单位。一个 Wood 单位＝8(kPa·s)/L。目前血管阻力常用 Wood 单位。

(1) 肺小动脉阻力$[10^{-1}(\text{kPa}\cdot\text{s})/\text{L}]$

$$=\frac{\underset{\text{(mmHg)}}{\text{肺动脉平均压}}-\underset{\text{(mmHg)}}{\text{“肺毛细血管”平均压}}}{\text{右心排血量(ml/s)}}\times 1\,332$$

或

肺小动脉阻力(Wood 单位)

$$=\frac{\underset{\text{(mmHg)}}{\text{肺动脉平均压}}-\underset{\text{(mmHg)}}{\text{“肺毛细血管”平均压}}}{\text{右心排血量(L/min)}}$$

(2) 肺总阻力$[10^{-1}(\text{kPa}\cdot\text{s})/\text{L}]$

$$=\frac{\text{肺动脉平均压(mmHg)}}{\text{右心排血量(ml/s)}}\times 1\,332$$

或

$$\text{肺总阻力(Wood 单位)}=\frac{\text{肺动脉平均压(mmHg)}}{\text{右心排血量(L/min)}}$$

肺毛细血管平均压即肺小动脉楔嵌压平均压，可用左心房平均压代替。

正常肺小动脉阻力为0.6～2 Wood单位或4.7～16(kPa·s)/L。肺小动脉阻力＞30(kPa·s)/L或3.75 Wood单位为增高，30～80(kPa·s)/L或3.75～10 Wood单位为中度增高，80～160(kPa·s)/L或10～20 Wood单位为重度增高。正常肺总阻力2.5～3.75 Wood单位或20～30(kPa·s)/L，轻度增高为3.75～5.51 Wood单位或30～45(kPa·s)/L，明显增高(中度/重度)为超过5.51 Wood单位或超过45(kPa·s)/L。

肺动脉阻力的增高见于肺动脉高压。由肺动脉病变或肺部疾患引起的肺动脉高压时，肺小动脉及肺总阻力均增高，且两者数值甚相接近。在左心房压力增高时(如二尖瓣病变)，则肺总阻力增高，但肺小动脉阻力可能正常或轻度增高。

(3) 周围血管总阻力$[10^{-1}(\text{kPa}\cdot\text{s})/\text{L}]$

$$=\frac{\text{主动脉平均压(mmHg)}}{\text{左心排血量(ml/s)}}\times 1\,332$$

或

$$\underset{\text{(Wood 单位)}}{\text{周围血管总阻力}}=\frac{\text{主动脉平均压(mmHg)}}{\text{左心排血量(L/min)}}$$

周围血管(体循环)总阻力正常时为16.3～20.5 Wood单位或130～180(kPa·s)/L。

(四) 其他

其他如狭窄瓣膜口面积的计算，狭窄瓣膜跨瓣压力阶差的测定，以及应用指示剂稀释方法检出小的左向右分流或用吸氢试验检出右向左的定位分流等方法，由于目前多普勒技术超声心动图能无创、简便、较准确地计算出上述参数，且重复性好，临床上已广泛应用，因而不再叙述。

第七节　选择性心血管造影术

何梅先　陈灏珠

心血管造影术是使心脏和大血管在X线下显影，同时将心脏和大血管显影的过程拍摄下来。选择性心血管造影术是心血管造影术与心脏导管检查相结合的产物。它借助于心导管，将含有机碘化合物的造影剂，快速地注入选定的心腔或大血管，可清楚地显示该心腔和大血管的解剖结构。

心血管造影常用的摄影方法有电影摄影连续快速摄片及数字血管减影(DSA)两种。电影摄影通常以每秒25帧或50帧的速度摄影，摄影速度快，在注入造影剂时发生的情况对心脏进行实时的动态观察，可了解血液在心脏和大血管内流动的顺序和充盈的情况、心腔和大血管的形态、大小、位置、相互连接关系、有无异常分流、反流存在，以及瓣膜活动、心室收缩舒张状态等功能情况。一般电影摄影都同时拍摄电视录像,在造影后可立即观察录像,以决定下次造影的体位,有助于缩短检查时间。但电影不能直接进行大小的测量,造影时需引入定标,或只能根据被测定结构与心导管直径之比进行推算。而数字减影技术,可减少造影剂的用量,且有影像清晰、测量准确、方便,图像可储存在磁盘及光盘内等优点,目前已成为较理想的心血管造影摄影方式。

选择性心血管造影的种类有选择性右心房、右心室、肺动脉造影、左心室造影、经房间隔穿刺逆行肺静脉造影或左心房造影、主动脉造影及冠状动脉造影等。由于超声心动图技术的长足进步,目前选择性心血管造影多用于为确立冠心病的诊断与对冠状动脉病变施行介入治疗时的冠状动脉造影,治疗心房颤动施行导管消融心脏大静脉电隔离术时应用的经房间隔穿刺逆行肺静脉造影,或为确定肺动脉分支狭窄或肺栓塞的肺动脉造影等。

一、造影导管和造影方法

各心腔和大动脉选择性造影大多选用近顶端导管带有多个侧孔并卷曲成圆圈如猪尾巴状的猪尾巴导管,其顶端略缩细并有开口,加压注射后顶端摆动很小,不会受造影时造影剂从导管顶端开口高速喷出的反作用力的影响,较为安全有效。冠状动脉造影或冠状动脉搭桥手术的旁路造影根据需要选用Judkins、Amplatz或多功能导管。经房间隔穿刺进行肺静脉造影,则通过Swarch导管鞘进行。

各心腔和肺静脉、冠状静脉窦、冠状动脉、大动脉选择性造影的插管方法和步骤,参见本章第一、二节与第三章冠状动脉造影和冠状动脉内其他检查。

由于心腔和大动脉造影要求造影剂快速地在该处达到最高的浓度清晰地显影,而造影剂有一定的黏稠度,心导管腔又有一定的阻力,因此需要使用高压注射器注射来达到此目的,目前使用的高压注射器为电动型,可对造影剂注射量和注射速度进行控制,并配有造影剂预热和过载保护安全装置。冠状动脉造影、主动脉小分支造影、经房间隔穿刺肺静脉造影和冠状静脉窦造影,则只能用手推注射器注射法造影,不能用加压注射器,以防血管破裂。

二、造影剂的应用

造影剂应使用高浓度、低毒性的造影剂,以往常用76%离子型泛影葡胺,现普遍应用效果好、副作用小的新一代的非离子型造影剂,如威视派克(vispaque)、碘海醇(欧乃派克)350(omnipague)、碘普胺(优维显)370(ultravist)和碘帕醇(碘必乐醇)370(iopamiron)等。非离子型造影剂也有其不足之处,价格较离子型贵得多,且造影剂与血液混合时对血块形成具有的抑制作用不如离子型造影剂强,因此造影时应同时静脉应用肝素以防血栓栓塞并发症的发生。无论是离子型或非离子型造影剂都可导致氮质血症恶化,出现造影剂肾病,多发生于造影后24～48 h,5～7 d达高峰。曾有过肾功能损害、糖尿病患者、高龄、血管内容量不足等均是造影剂诱发肾功能衰竭的高危因素,因此造影前均应了解有否存在这些危险因素。术前测定肾功能,糖尿病患者做尿微量蛋白测定,对高危患者术前、后6～12 h应用生理盐水静脉滴注进行水化治疗,造影剂的总量应＜150 ml。

使用造影剂前必须常规做碘过敏试验,成人一般使用皮内试验,用30%试验用的碘造影剂皮内注射0.1 ml,观察10～15 min,局部红肿范围超过1 cm^2 或伴有"伪足"形态者为阳性。

出现造影剂反应时必须立即终止造影。造影剂的不良反应:轻度反应有头痛、头晕、打喷嚏、咳嗽、恶心、呕吐等,可服用抗组胺药物,密切观察。中度反应者可出现全身荨麻疹样皮疹、眼睑、面颊、耳垂水肿、胸闷、气急、呼吸困难、声音嘶哑、肢体颤动等。重度者为面色苍白、四肢青紫、手足厥冷、呼吸困难、手足肌痉挛、心搏停止、神志丧失、大小便失禁等。有中重度反应者,应给予吸氧,并根据情况给予肾上腺素0.5～1.0 mg皮下或静脉注射,地塞米松10～20 mg静脉注射或氢化可的松200～400 mg静脉滴注,血压降低者,补充血容量及用去甲肾上腺素升压。

对有过敏高危因素者,如有药物过敏史或对花粉、虾、蟹过敏者,虽碘过敏皮试阴性,应术前3 d口服泼尼松,每日3次,每次10 mg以做预防。术中加强观察患者有无喉头痒、气闷的症状,有无皮疹、眼结合膜红肿等,并做好急救的准备。

第二章 心脏导管术相关的其他检查

第一节 心腔内心电图检查

何梅先 陈灏珠

心脏电生理检查、心律失常的射频消融治疗、心脏多部位起搏(尤其是在床旁行紧急安置临时心脏起搏)等都需要和心脏导管检查术相结合,并且要熟知和识别心脏各腔和大血管腔内心电图,因为直接从心腔内记录到的心脏除极和复极心电向量变化和在体表记录到的心电向量变化是有很大的不同。

顶端带有电极和金属导丝的心导管亦称电极导管,将电极导管按常规的右或左心导管检查的方法,送入心脏各心腔和大血管,导管尾端的接头与心电图机的胸导联连接线相接,此时电极导管顶端电极就成为探查电极,中心电端就是无关电极,用该心电图机记录其胸导联心电图,即可获得单极心腔内心电图。若电极导管尾端心电图机的左臂导联连接线相接或与左下肢导联连接线相接,在心电图机上记录为Ⅰ导联或Ⅱ导联的双极心腔内心电图。

移动电极导管的顶端在心腔内的位置，可以分别记录到心房、心室和上、下腔静脉，冠状静脉窦腔内心电图。将进入冠状静脉窦的电极导管顺静脉继续地深入，在左心房及左心室表面可记录到反映左心房、左心室的腔内心电图。

一、心腔内心电图的心房波

心房除极波在心腔内心电图称为A波，相当于体表心电图的P波。A波形态随心导管探查电极在心房内所处的位置不同而有所不同。这种变化和窦房结所在的位置和心房除极过程的心向量的变化有关。当心导管探查电极位于右心房上部记录时，探查电极背着心房除极时心向量的指向，A波完全倒置。当探查电极位于右心房下部记录，探查电极对着心房除极时心向量的指向，A波完全直立。当探查电极位于右心房中部记录时，探查电极先对着然后背着心房除极时的心电向量的指向，因此呈先直立后倒置的双向的A波。探查电极在左心房内不同部位记录到的A波与右心房不同部位记录到的图形一样，因探查电极对着或背着心房除极时的心电向量的指向有不同形态。在心房腔内不同部位记录到的A波形态与振幅和在心房外膜上相应部位记录的P波形态与振幅相仿，也和通过食管导联反映心房后壁相应部位的P波相似。

与体表心电图比较，右心房心腔内A波高峰出现较早，其本位波折尖锐，在体表心电图P波的波峰前出现，而左心房心腔内A波高峰出现较晚，其本位波折尖锐，在体表心电图P波的后半部出现，这也说明心脏激动时右心房的除极早于左心房。探查电极在心室或肺动脉的A波虽亦随电极的位置与心房除极时的心电向量的关系而呈直立、双向或倒置的形态，但其振幅较小且不尖锐，比较接近体表心电图中P波形态。探查电极位于上、下腔静脉近右心房处时，可分别记录到类似于在右心房上部或下部处记录到的尖锐倒置或直立的A波，当探查电极位于冠状静脉窦内时，记录到的A波类似于在左心房内记录到的A波，其振幅大，波形尖锐，本位波折出现较晚（图4-2-1）。心房复极波因其出现时间与心室的除极波同时，在心腔内心电图中通常也被心室除极波所掩盖而看不出。除非存在有脱漏心搏的二度以上的房室传导阻滞时，心房内心电图可以记录到心房的复极波（Ta波），此波比较圆钝，方向与A波的方向相反。

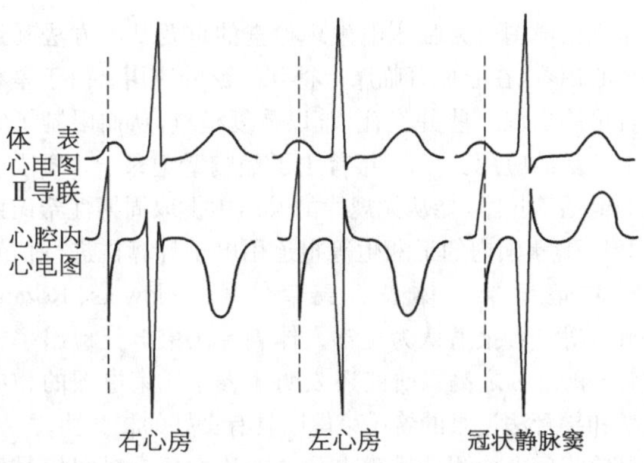

图4-2-1　左、右心房和冠状静脉窦心腔内心电图与体表心电图示意

右心房A波的本位波折出现在P波升支处，左心房和冠状静脉窦A波的本位波折出现在P波降支处

二、心腔内心电图的心室波

心室除极波在心腔内心电图中称V波，相当于体表心电图中的QRS波群。心室复极波在心腔内心电图中仍称T波，相当于体表心电图中的T波。心腔内心电图中的V波和T波的形态变异颇大，不同个体之间，同一心脏各部位记录到的波形，其形态变化的规律不如心腔内心电图的A波那样规则。

电极导管的探查电极在左心室腔内记录到的V波，由于心室除极时的心电向量指向始终背着探查电极，而复极时的心电向量指向也是背着探查电极，因此V波多呈QS型，降支起始部常含糊，而T波则多倒置，但也可双向或直立。探查电极在右心室腔内时，由于心室除极时心电向量起始部（间隔向量）可对着探查电极，因此右心室V波可出现小的r波，使V波呈现rS型，探查电极接近右心室间隔的下部时r波最大。探查电极在右心室较高部位时，则可记录到qR、QrS或QS型的V波。T波多倒置。

探查电极在右心房腔内记录到的V波可呈Qr、QR、QrS、rSr′、rS或QS型，以前两者多见，尤其在右心房腔上部和中部处的记录。

探查电极在冠状静脉窦内时记录到的心室除极波，一部分反映从左心房腔，一部分反映从左心室表面记录到的心室波形，故呈QR型或qrS型，T波可以倒置或直立。

比较从各心腔记录到的V波的振幅，以左心室腔内的V波振幅最大，而以腔静脉和大动脉内的V波振幅最小。当探查电极顶在左或右心室壁的心内膜上时，记录到的心腔内心电图示S-T段抬高，显著的S-T段抬高可以形成单向曲线，这是由于局部受压心肌“损伤”形成损伤电流所致，但同时记录的体表心电图并无此相应的改变，说明受到影响的心肌仅限于受电极压迫的范围极小的部分。

第二节　希氏束电图检查

胡伟国

希氏束电图（His bundle electrogram，HBE）是房室束激动的电位图。在心脏的房室交接区存在着一束纤细的特殊传导组织，在心脏激动过程中具有持续的电活动。可用导管直接方法和体表信号平均叠加法能记录到此电活动即为希氏束电图。1930年就有记录到希氏束电位的存在。在研究希氏束和房室结电位的生理特征，创立希氏束电图中，Alenis有着突出的贡献。1960年Girand和Watson首先进行了人体心脏传导系统电活动的细胞外直接记录工作，在先天性心脏病患者做心导管检查时记录到希氏束电位。1969年Scherlag改进了记录希氏束电图的方法，发明了一种新的电极，能可靠地记录到His电位，开创了临床电生理检查的新纪元，从此希氏束电图广泛用于房室传导阻滞的定位，成为心内电生理检查中最重要的核心内容，在心血管临床上得到广泛的应用。国内1973年由北京阜外医院孙瑞龙开始了心导管希氏束电位检测。尽管希氏束电图在心血管临床上有很多的用途，尤其是诊断某些心律失常的手段，但因其属有创检查，重复检查不易，且会有一定并发症，限制了其广泛开展。1973年Berbari等首创了一种经体表记录PR段中可重复的电活动技术，用信号叠加平均技术从体表心电图提取有周期性变化的希氏束电信号。1978年上海第一人民医院刘忠豫亦采用此技术成功地在体表记录希氏束电图，同年解放军总医院王湘生等报道了用计算机技术成功地记录到希氏束电图。随着生物医学信号处理和电子计算机技术的发展，体表希氏束电图的检测方法也有了许多新的进展。

一、仪器设备

1. 电极导管　一般说来，多极电极导管易记录到希氏束电位，如采用双极电极导管即可，若采用可控三极至四极电极导管，使电极导管前端成J形弧度，则操作更为方便，成功率更高。

2. 多道生理记录仪　电生理仪有多种，通常记录希氏束电图需同步3个导联心电图记录，如希氏束起搏时亦需同步3个导联心电图记录和右心房电图。因此，若进行系统电生理研究，则需8个导联及以上电生理记录仪。

二、希氏束电图波形测量与命名

多极电极导管经股静脉进入右心房内在X线指引下使导管头接近右心房三尖瓣口内侧，冠状静脉窦入口的左上侧，卵圆窝的左下侧，希氏束的解剖位置处(图4-2-2)。接通多道生理记录仪，选择不同的放大倍数及不同频率通道40～4 000 Hz，在示波器上可显示出A、H、V三个波群，A波为低位房间隔激动波，H波为His激动波，V波为心室激动波。

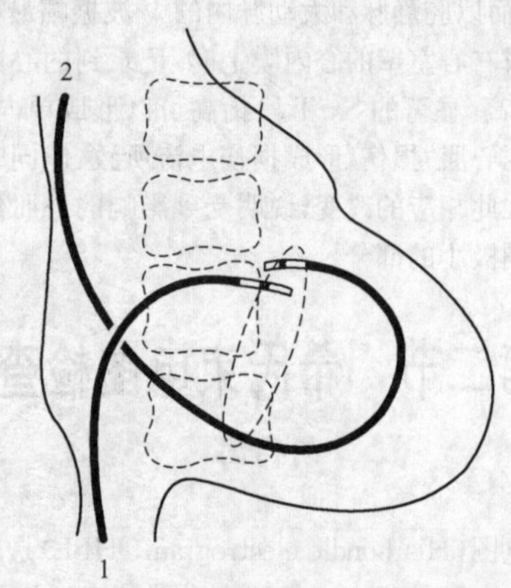

图4-2-2　记录希氏束电位导管位置示意图

1，从股动脉插入导管，电极在脊柱左侧过三尖瓣口；2，从上腔静脉插入导管，电极位置也在三尖瓣口

结合多道生理仪同步记录的心电图和希氏束电图，可把希氏束电图或常规心电图上的P-R间期划分成若干间期(图4-2-3)，即P-A、A-H、H-V间期，及H波、A波和V波。后两者的波宽无多大意义，临床上主要依据P-A、A-H、H-V间期和H波时限的变化做出诊断。

P-A间期：自心电图P波起始点至希氏束电图上A波的起始点间距。应选择P波清楚起始点最早最明显的导联测量。代表冲动从右心房上部到房室交界区的传导时间，即房内传导时间正常参考值为25～55 ms，平均为40 ms。其延长表示右心房内传导延缓。

A-H间期：代表心房下部通过房室结至希氏束的传导时间，为大致的房室结传导时间。希氏束电图上自A波起始点至

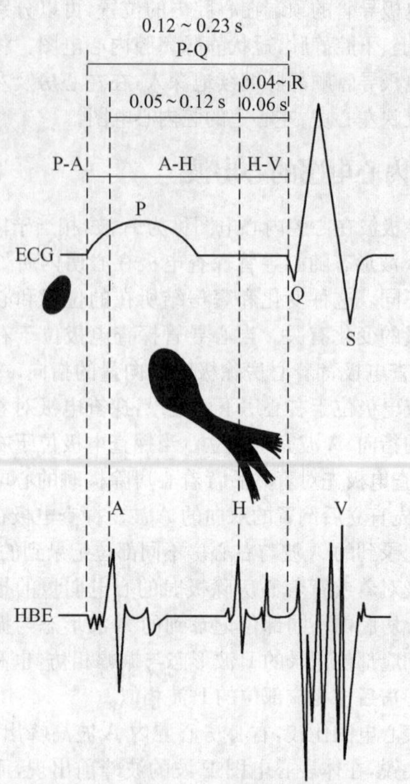

图4-2-3　希氏束电图示意图

H波起始点。成年人正常值为60～130 ms。其延长表示房室结内传导延缓，缩短则可能怀疑有旁道。A-H间期易受心率、自主神经张力、药物等多种因素影响。

H-V间期：是希氏束远端至心室肌的传导时间，自H波起点至心电图最早QRS波起始点的间距，正常参考值范围为35～55 ms。不易受心率、自主神经张力等因素影响。

H波的宽度正常参考值范围为15～25 ms，超过30 ms为希氏束内传导延缓，H波分裂成H及H′两个波，分裂的H与H′波间期超过20～25 ms时，则存在希氏束内阻滞。

各间期的正常值报道并不完全一致，尤其是H-V间期变化较大。

三、体表希氏束电图

希氏束电图成为临床电生理检查的重要基本方法和最重要的核心内容，在心血管临床上得到广泛的应用。由于是有创检查且可能出现一些并发症，难以重复检查，从而限制了它在临床上广泛的应用。1973年首创了经胸壁记录P-R段中可重复的电活动技术，能从无规律的噪声中提取周期性希氏束电信号。1978年国内的王湘生等报道用电子计算机进行信号的叠加成功地记录了体表希氏束信号。Flowers、Rozanski、Mckenna等学者报道认为正常人体表希氏束电位检出率可达78.8%～90.9%之高。研究还表明体表希氏束电图的相应时间间期和导管法记录的希氏束电图具有良好的相关性。

目前临床上检测希氏束电位的方法主要有时间信号叠加平均法和空间信号叠加方法两种。但随着计算机技术和生物信号处理方法的发展，出现了自适应及“小波理论”在逐拍检测希氏束电位的应用。

（一）时间信号叠加平均法

体表希氏束电位微弱，常在 1～10 μV 之间，且掩埋在各种噪声中。因此，简单地增加放大增益，噪声将随希氏束电位同步放大，仍无法分辨。体表希氏束电图信号平均法，就是在触发信号的作用下，对 P－R 间期中所有的信号和噪声采样叠加平均。希氏束信号是规则有周期性的，而噪声是无规律随机的。通过叠加平均后希氏束信号增大，噪声则相互抵消，提高了信号/噪声比率。信号/噪声比率与叠加次数的关系可用下列公式表示：

$$S/Nm=mS(t)/N(t)$$

其中 S、N 为信号、噪声，m 为叠加次数，t 为瞬间时间。实验得出当叠加 128 次时信号/噪声比率可达 12 倍。希氏束电位已能清晰显示。理论上而言，叠加次数越多，信噪比越高。临床实际应用中，叠加次数超过 128 次，希氏束电位的清晰度并非随之增加。要使信号叠加平均法得到准确的结果还必须要求叠加的信号与预定的基准点维持固定的时间关系，同时叠加的信号必须是周期性规则地重复出现。若选用 QRS 波为基准点，H－V 间期在不同心率和自主神经张力下，通常保持恒定，而希氏束电位有时规律性地周期变化，具有良好的重复性，所以若选用 QRS 波为基准点，采用时间信号叠加平均法可以检测出希氏束电位。通过心房起搏和用药物各种不同的实验方法研究，证实采用时间信号叠加平均法所记录的希氏束电位的确反映了希氏束的电活动。

（二）空间信号叠加方法

时间信号叠加平均法虽能记录到希氏束电位，但它需经过上百次的信号叠加，而不能逐次心搏记录，不能反映二度或三度、P－R 间期内各种电位变化、确定阻滞部位，使临床使用受到限制。因此，有人用空间平均法体表逐拍检测希氏束信号。此方法是在体表安置多对电极，通过多路高性能放大器，将多路信号相加，以达到减少噪声提取信号的目的，用这种方法可以逐拍分析希氏束信号，解决了时间信号叠加平均法的不足。但目前这种方法在技术上存在许多问题，首先很难选择使各路信号极性相同的导联位置，其次安放的电极数目受到限制。理论上减少的噪声功率能力有限。因此临床结果也不尽如人意。

（三）自适应信号处理法

尽管空间信号叠加平均方法可在体表逐拍检测希氏束电位，但希氏束电位微弱，由于技术上存在问题，临床上难以应用。自适应信号处理是一种新近发展起来的数字信号数据处理方法，该方法能在未知的先验统计知识条件下，对所观测的数据，根据某一数学模型在观测过程中不断进行递归分析，修正参数，最终获得最优结果。能自动跟踪信号统计特性的变化，可在强大噪声背景下提取微弱信号，获得希氏束电图。

（四）小波分析信号处理方法

小波分析信号处理方法主要采用了多分辨率概念。此概念首先由 Maycz 与 Mallat 引入，重要特征是它能表征信号的局部特异性。Mallat 在处理希氏束信号的应用中构造了小波分解与重构算法。主要表现在降低噪声能力上，对于一组加噪声信号，对其做二进小波变换，提取极大模，根据噪声极大模与信号极大模的区别，去掉噪声极大模，由剩下的信号极大模重构出去噪声后的信号，获得希氏束电图。

四、临床应用

希氏束电图能精确反映心脏传导系统的电生理变化，结合体表心电图，对心律失常的诊断、治疗及预后的估计具有重要的临床意义。但体表希氏束电图诊断标准因其测量方法尚未统一，其临床应用价值不如心腔内希氏束电图，其临床应用参考心腔内希氏束电图。房室传导阻滞，理论上而言，可以发生在心脏传导径路中，故单凭体表心电图不能确定部位，需通过希氏束电图和心房刺激技术明确其阻滞的部位和机制。患者的预后主要取决于阻滞的部位和程度。由此可见，希氏束检测对房室传导阻滞的患者具有一定的预测价值，有助于临床制定正确的治疗措施。

（1）房室传导阻滞的定位诊断

1）一度房室传导阻滞（又称房室传导延迟）：体表心电图表现为 P－R 间期＞0.20 s，且每个 P 波之后有下传的 QRS 波群，实际上是反映了从心房到心室不同部位的传导延迟（图 4－2－4），包括房内阻滞、房室结内及希氏束、束支的传导延缓，可以是单一部位也可以是多部位的联合阻滞。心房内传导延缓：P－A 间期正常范围 40～60 ms，＞60 ms 则提示心房内传导延缓。房室结水平阻滞：A－H 间期正常范围 60～125 ms，＞130 ms 且 H－V 间期正常则提示房室结传导延缓。若 H 波宽度分裂（H－H′＞30 ms）提示阻滞位于希氏束内；H－V＞55 ms 提示阻滞位于希氏束分叉以下，双侧束支水平。当 P－R 间期＞300 ms 且呈窄 QRS 波群，可以肯定存在某种程度的房室结阻滞。当伴有宽 QRS 波群时，则希氏束水平或以下部位的传导阻滞。

2）二度房室传导阻滞：体表心电图表现为部分 P 波之后无 QRS 波群，就其原因而言可有：房室结干扰、隐匿性传导、希氏束内的隐匿性期前收缩、房室结内的隐匿性折返等所致。可见引起 P 波为下传，并非所有都是真正的二度房室传导阻滞，临床意义不同。希氏束电图有助于鉴别及定位。二度房室传

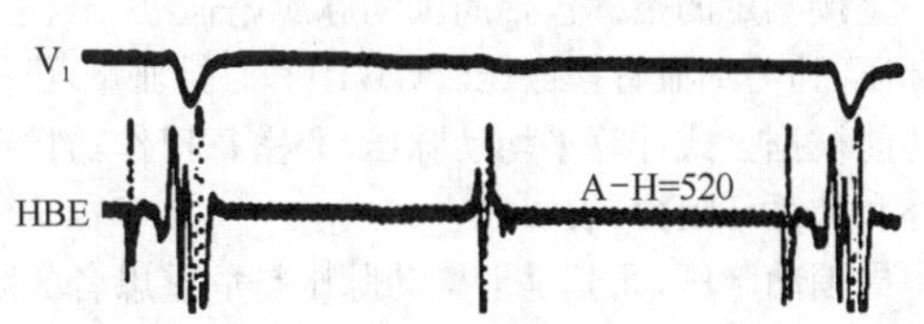

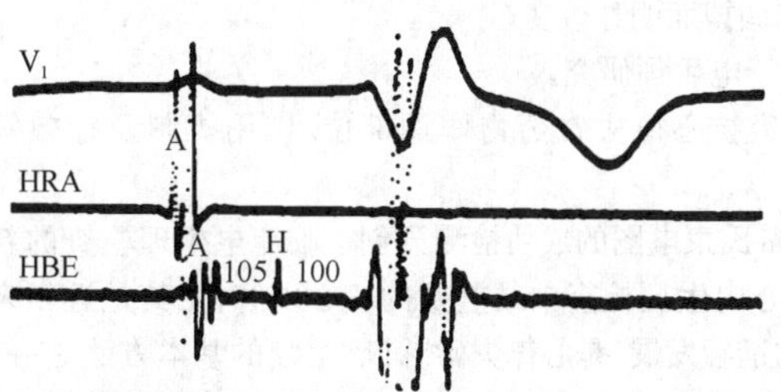

图 4－2－4　一度房室传导阻滞

左侧：房室结内传导阻滞。 右侧：房室结下部传导阻滞

导阻滞分为二度Ⅰ型和二度Ⅱ型。二度Ⅰ型房室传导阻滞体表心电图表现为P-R间期逐渐延长，直至P波后无QRS波群，符合RP/PR关系。若A-H间期逐渐延长，至A波后无H波，提示阻滞位于房室结；H-H′间期逐渐延长，至H波后无H′波及V波，提示阻滞位于希氏束内；H-V间期逐渐延长，至AH波后无V波，提示阻滞位于希氏束分叉以下。二度Ⅱ型房室传导阻滞体表心电图表现为P-R间期固定，突然P波后无QRS波群。若A波后无H、V波，且下传时H-V间期固定，提示阻滞位于房室结；若A-H间期恒定，A-H后无V波，提示阻滞位于希氏束下(图4-2-5)。

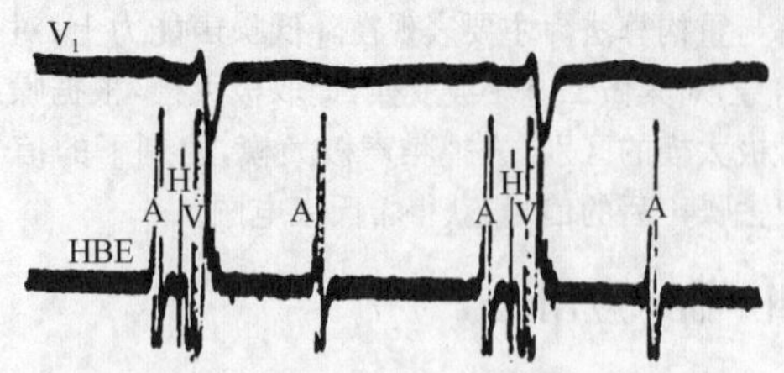

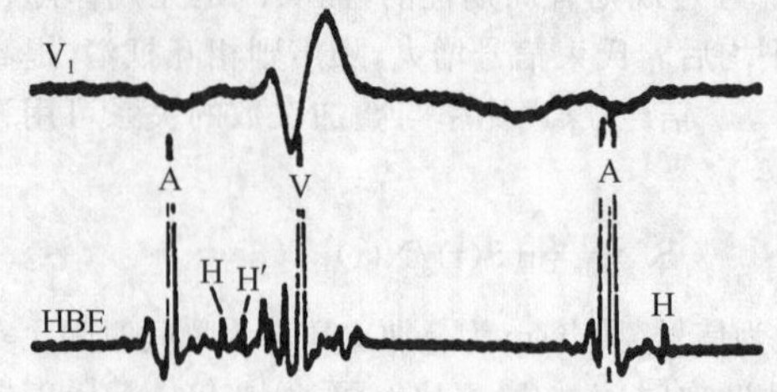

图4-2-5　二度房室传导阻滞

左侧：房室结内传导阻滞。右侧：房室结下部传导阻滞

3) 三度房室传导阻滞：A波与H、V波完全分离，H-V正常，提示阻滞位于房室结；若A、H波与H′波、V波完全分离，提示阻滞位于希氏束内；若A-H间期正常，H波与V波完全分离，提示阻滞位于希氏束下(图4-2-6)。

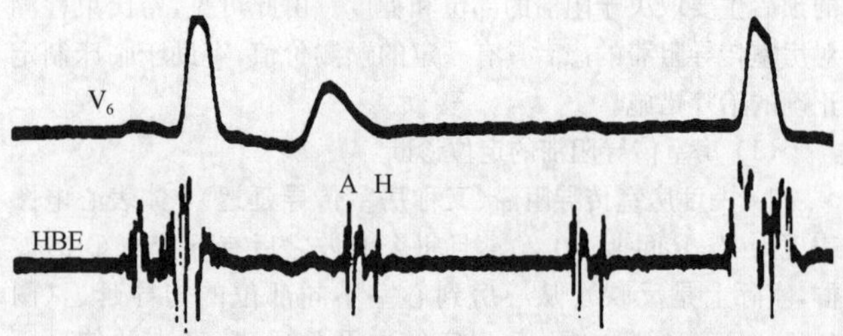

图4-2-6　三度房室传导阻滞位于希氏束下部

(2) 判断异位心律失常的起源：体表心电图往往会遇见QRS波群宽大畸形的异位节律，其可以为室上性异位搏动伴差导传导，也可为室性异位搏动。尤其宽大畸形QRS的心动过速，两者有时不易鉴别诊断，而正确的诊断对临床上治疗方案的选择及预后非常重要。希氏束电图能方便地正确诊断：若V波前有相关的H波，H-V间期正常或略大，则QRS波群宽大畸形的异位节律为室上性异位搏动或心动过速伴差异传导；若V波前H波或者V波前有H波，但H-V间期短于正常下传，则为室性异位搏动室性心动过速。

(3) 预激综合征的电生理分型：Kent束，A-H正常，H-V缩短，A-V随心房调搏延长，而H-V进一步缩短；James束，A-H缩短，H-V正常，心房调搏时，A-H和H-V无明显变化；Mahaim束，A-H正常，H-V缩短，但A-H和H-V不随心房调搏而明显改变。

(4) 用于电生理研究。

(5) 研究抗心律失常药物作用部位、作用机制及疗效等研究。

总之，希氏束电图的成功检测开创了临床电生理检查的新纪元，成为心内生理检查中最重要的核心内容，尤其是近年来射频消融的迅猛发展，是心律失常诊断、治疗的基本方法之一。有创的心内导管希氏束电位检测最为准确，但易出现并发症，也不易经常反复检查，临床普及受到限制，而体表希氏束检测是一种无创检测方法，安全、无并发症，易被接受。但时间信号叠加平均法可以无创记录希氏束电图，但需经上百次的心电信号叠加平均。显然，其无法显示每个心动周期中的P-R间期内各种电位的变化规律，如二度和三度房室传导阻滞，临床应用价值有限。体表逐拍希氏束电位检测法，理论上能逐拍在每一心动周期中测量希氏束电位，可解决时间信号叠加平均法的不足，用于二度及三度房室传导阻滞时的希氏束电位的检测，甚至可能检测二度Ⅰ型房室传导阻滞，一过性预激综合征及期前收缩的定位，但由于技术存在一些问题或不够成熟、完善，临床应用受限。希氏束电图可为研究和提高有关临床心电现象，了解心脏传导和应激功能，传导系统的状况及阐明各种类型心律失常的发生机制的认识，有助于客观地评价治疗效果。

第三节　血流动力学监测

何梅先　陈灏珠

血流动力学监测主要用于有急性心功能不全的重危患者，尤其是急性心肌梗死伴有泵衰竭、急性下壁心肌梗死和(或)右心室心肌梗死时，右心室舒张与收缩功能的不全导致急性右心室扩大，右心室排血量明显降低，左心室充盈不足，以致产生低血压和左心室心排血量低下的诊断和指导治疗。

一、测定方法

参见本篇第一章第四节床旁心导管术。

二、血流动力学监测心脏功能的指标

直接测定的指标包括周围动脉压、右心房压、右心室压、肺动脉压、肺毛细血管楔嵌压(PCWP)和心排血量，已知上述参数后还能根据公式计算平均动脉压、心室每搏作功指数以及周围循环和肺循环阻力(表4-2-1)。

周围动脉压，尤其是平均动脉压是危重患者的病情和疗效监测的重要指标。导致动脉压异常的病理机制包括心脏泵功能、有效循环血量及血管壁张力的单项或一项以上联合改变；而中心静脉压(或右心房压)、PCWP结合CO或CI与周围血管阻力(SVP)等指标又是鉴别上述异常机制的关键。在无二尖

表 4-2-1　心血管功能监测指标的计算公式与正常值

监测指标	计算公式	正常值(单位)
CI(心排血指数)	$CI=CO/S$	2.6～4.0 [L/(min・m²)]
LVSWI(左心室每搏作功指数)	$LVSWI=\frac{CI\times(MAP-PCWP)}{HR}\times13.6$	0.3～0.6(J/m²) 40～60
RVSWI(右心室每搏作功指数)	$RVSWI=\frac{CI\times(MPAP-CVP)}{HR}\times13.6$	0.06±0.03(J/m²) 6.2±3.5
SVR(体循环阻力)	$SVR=\frac{MAP-CVP}{CO}\times80$	130～180 [(kPa・s)/L]
PVR(肺循环阻力)	$PVR=\frac{MPAP-PCWP}{CO}\times80$	10.8±4.6 [(kPa・s)/L]

注：CO,心排血量;MAP,平均动脉压;MPAP,平均肺动脉压;PCWP,肺毛细血管楔嵌压;CVP,中心静脉压;HR,心率;S,体表面积。

瓣病变的患者,PCWP 可反映左心室前负荷,而在无严重肺部病变的患者,肺动脉舒张压保持比 PCWP 高 0.98～3.97 mmHg,也被选作监测左心室前负荷的指标。CO 和 CI 反映心室的容量作功。而每搏作功指数(SWI)则反映心室的容量和压力作功。CI 的正常值为 2.6～4.0 L/(min・m²),左心室 SWI 的正常参考值为0.3～0.6 J/m²。SVP 是影响左心室后负荷的重要因素,其正常参考值为 975～1 350(mmHg・s)/L。

三、中心静脉压测定及其临床意义

中心静脉压测定的方法是将塑料导管通过周围静脉(通常应用颈内静脉穿刺法)送到上腔静脉或右心房后,连接有厘米刻度的玻璃管,通过三路开关,使塑料导管和盐水滴注装置相连接,还可通过塑料导管滴注液体。这样可以进行测压和兼用静脉输液,只要转动三路开关即可测定压力,测定完毕转复三路开关继续补液。测定中心静脉压时要注意定好零点水平(患者平卧时背上 10 cm 处的高度),所用的塑料管不宜太细。中心静脉压的正常参考值为 6～12 cmH_2O,右心功能不全,右心室舒张期顺应性降低时,可引起静脉淤血,使中心静脉压增高,因此中心静脉压的增高是反映右心衰竭的指标。中心静脉压读数的改变也常被用作反映血容量的参考,血压低而中心静脉压低于正常,特别是同时伴有周围血管收缩的表现时,提示有效血容量不足,静脉回流不够,治疗以补充血容量为主,可快速输注胶体液如全血、血浆或右旋糖酐等,每输注 250 ml,测中心静脉压 1 次,以决定继续输注的液量。血压低而中心静脉压高于正常时,或原来中心静脉压虽不高,但稍补充血容量后,中心静脉压即明显迅速升高,而血压仍未改善时,则提示左心功能不佳,排血发生障碍,静脉淤血或血循环液体过多,治疗应以强心药物为主,或加用利尿剂。须注意的是儿茶酚胺类药物可使静脉张力发生变化,引起中心静脉压的波动,因此应用儿茶酚胺类药物后或患者有引起右心室舒张期顺应性降低的情况时,则中心静脉压读数将不能用作判断血容量的参考指标。左心衰竭时中心静脉压可能正常,因此测定中心静脉压常不足以了解左心室的功能情况,这时应测定肺毛细血管楔嵌压才能了解左心室功能情况。

四、右心房的压力测定及其临床意义

右心房的压力可通过右心导管术测定或在床旁应用 Swan-Ganz 导管进行监测。右心房的压力是反映右心室充盈和排空的情况,以及右心室舒张期顺应性,也反映静脉血容量和静脉血管床张力之间的关系。右心房压力在右心室衰竭和右心室舒张压增高以及三尖瓣有严重病变者均增高,监护右心房压与监护中心静脉压的意义相仿。

五、肺毛细血管楔嵌压(肺嵌顿压)的测定及其临床意义

测定肺毛细血管楔嵌压可以应用右心导管术测定或在床旁应用 Swan-Ganz 导管进行监测。测定时需将心导管顶端送到肺动脉小分支处,直到不能前进为止,此时肺小动脉腔被心导管所嵌顿而完全阻塞,从心导管测得的压力其实是反映肺静脉的压力,是肺充血和肺水肿的主要决定因素之一。肺毛细血管楔嵌压与左心房平均压密切相关(一般不高于后者 1～2 mmHg),故亦反映左心房压力,可作为间接监护左心房压的目的。如导管实在送不到肺毛细血管处,则测定肺动脉舒张压亦可,因肺动脉舒张压与肺毛细血管平均压相接近,故在一定程度上也能反映左心房的压力,但有肺部阻塞性病变存在时,则其读数将增高。

肺毛细血管楔嵌压平均压正常参考值范围为 6～12 mmHg,表明左心室功能正常。12～18 mmHg 时,提示左心室心肌尚有适度的伸张,当压力>20 mmHg 时,说明左心功能不佳,>30 mmHg 以上时,说明左心功能严重不全。如果肺毛细血管楔嵌压在正常参考值范围以下,且血压低,心排血量减低或正常,则提示血容量不足,应予以补充血容量来纠正低血压,直到肺毛细血管楔嵌压增高到正常范围。在补充血容量过程中,如肺毛细血管楔嵌压或肺动脉舒张压已增高到超过正常水平,而心排血量未见增加,则应暂停补充血容量的措施以防发生肺水肿。如血压低,心排血量减低而肺毛细血管楔嵌压高于正常时,提示左心功能不全,宜用强心药物治疗,如此时血压还不太低可小心应用扩血管药物,以减低左心室射血阻力,可能改善左心室心搏作功指数。如果肺毛细血管楔嵌压增高,但血压和心排血量正常,则可应用利尿治疗。

第四节　心内膜心肌活检术

何梅先　陈灏珠

心内膜和心肌活体组织检查是一种与心脏导管检查相结合的活组织检查法,20 世纪 60 年代初开始在临床上应用。右室组织活检可以通过右颈内静脉(见颈内静脉行右心导管技术),或经由股静脉施行。左室活检可以通过右股动脉路径获得。左室心肌活检由于技术难度较大,易出现空气或血栓栓塞,必须谨慎操作,故一般不应用。

施行心内膜和心肌活体组织检查的主要器械是导管式的心内膜心肌活检钳,此钳的钳身形似心导管,具有心导管类似的软硬度和可弯曲性,钳的头端有一小型如瓢状的咬合器,可咬取粟粒大小(直径为 2～3 mm,重为 5～10 mg)的活组织,咬

合器通过钳身内的金属丝与钳尾端的操纵装置(把手)相连接,用手操纵可开启和闭合咬合器,从而可在心腔内选定的部位做活组织检查。导管式的心内膜心肌活检钳的粗细型号与心导管相同,可有F5、F6、F7三种,一般成人选用F6。并匹配有相应的带三路开关侧臂管(可在侧臂管内注射肝素溶液)的长鞘管,避免操作过程中损伤血管和心脏组织。心内膜和心肌活体组织检查的术前准备与心脏导管检查相同,由于心内膜心肌活检钳价格较昂贵,不可能作为一次性的应用,因此重复应用时,必须做好严格的消毒,使用后应立即浸没在肝素溶液中,浸泡1 h后用清水反复冲洗,仔细检查有否血液残迹,如确认无血液残迹的遗留,予以晾干,包装后气体消毒再使用。

不论使用哪种路径,活检钳都是通过鞘管送入的,而且应从右前斜30°和左前斜40°两个X线投照体位观察。右前斜位保证鞘管位于心室正中远离心尖,左前斜位能保证鞘管的尖端能始终面向室间隔。经鞘管侧管注入造影剂能帮助确定其位置。进行检查时,活检钳前端的咬合器应紧闭并缩在长鞘管内以免在插管过程中损伤血管内膜,当出现室性期前收缩,活检钳进一步前行受到阻力,以及操作者感到心室搏动时,证明已经触及心肌组织,此时将活检钳的顶端露出鞘管外2 cm,并顶在心壁上,用手操纵露在患者体外的活检钳尾端的操纵器,张开活检钳顶端的咬合器,咬取心内膜和心肌组织,撤出时会感到轻微的牵拉感,将活检钳从导管长鞘内退出,长鞘仍保留,以备再次使用。如需取2~4个标本,每次钳取活组织后,将活检钳在肝素溶液内清洗一下,重新置入长导管鞘内,定位后再如上述的方法钳取活组织,需要注意的是,不能仍在原来的位置钳取,必须稍微移动一下在另一部位钳取,以免造成心肌穿孔(图4-2-7)。

心内膜心肌活检不是在直视下进行,在心腔的游离壁咬取活组织有穿破心脏的可能,有时还会损伤瓣膜、腱束、乳头肌,虽然长鞘的使用很大程度上减少了活检时瓣膜的结构遭受破坏。因此本检查在临床上应用并不广泛,尤其是左室心肌活检,由于技术难度较大,易出现室性心律失常和系统性空气或血栓栓塞,应避免在右束支传导阻滞的患者中行左室活检,以免损伤左束支增加完全性房室传导阻滞的潜在风险。

心内膜心肌活检并发症包括心肌穿孔,心脏压塞,栓塞(气体、组织或血栓栓塞),心律失常,传导系统受损,三尖瓣受损,迷走反射和气胸。总体并发症发生率为1%~3%。心肌穿孔、心脏压塞正规报道的风险在0.05%以下。

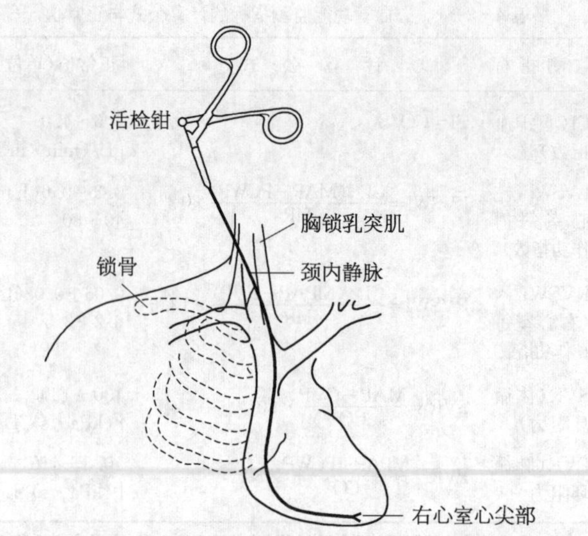

图4-2-7　心内膜心肌活检

由于心血管疾病诊治中心脏移植术的开展,心脏移植术后检验排异反应必须进行心肌活检来取证,因此心内膜心肌活检的地位近年得到确认。

参考文献

1. 陈灏珠.心血管内科手册[M].北京:人民卫生出版社,2001.
2. 郭继鸿.心电图学[M].北京:人民卫生出版社,2002.
3. 胡大一,马长生.心脏病学实践[M].北京:人民卫生出版社,2013.
4. 吴祥.心律失常梯形图解法[M].杭州:浙江大学出版社,2006.
5. 张开滋.临床心电信息学[M].长沙:湖南科学技术文献出版社,2002.
6. 周爱卿.心导管术——先天性心脏病诊断与治疗[M].济南:山东科学技术出版社,1997.
7. Bonow R O, Mann D L, Zipes D P, et al. Braunwald's heart disease[M]. 9th ed. Philade lphia, Elsvier/Saunders, 2012: 390-391.
8. Braunwald E, Zipes D P, Libby P, et al. Braunwald Zipes Libby Heart disease: a textbook of cardiovascular medicine[M]. 6th ed. Philadelphia: W. B. Saunders Co., 2001.
9. Garson A Jr, Bricker T, Fisher D J, et al. The science and practice of pediatric cardiology[M]. 2nd ed. London: Williams & Wilkins, 1997.

第三章　冠状动脉造影和冠状动脉内其他检查

钱菊英　葛均波

冠状动脉造影(coronary angiography)是诊断冠状动脉疾病的传统的"金标准",尽管目前有多排螺旋CT冠状动脉造影(CTA)、磁共振显像血管造影(MRA)等新技术的问世,冠状动脉造影仍是最普遍地被用于确立有无冠状动脉疾病并据此制订治疗方案的影像方法。在冠状动脉造影过程中可同时进行一些腔内影像学检查及冠状动脉功能测定,包括血管腔内超声显像(intravascular ultrasound, IVUS)、光学相干断层扫描(optical coherence tomography, OCT)、多普勒血流测定技术和压力测定技术等,可提供更多的形态学和功能方面的信息。

1959年Sones首先进行了冠状动脉造影,此后冠状动脉造影在心血管内科中成为应用较广泛和精确的检查之一。国内在1973年最早由原上海医科大学附属中山医院陈灏珠报道进行选择性冠状动脉造影。据估计自20世纪90年代以来，行冠状动脉造影和介入治疗的数量每年以30%左右的幅度递增。

第一节　冠状动脉造影

一、适应证、禁忌证和并发症

（一）适应证

随着技术的日益成熟和器械的不断改进，冠状动脉造影的适应证也不断扩大。应该说适应证和禁忌证是相对的，只要患者的危险性在可以接受的范围，任何需要了解冠状动脉情况才能解决的临床问题都有行冠状动脉造影的指征。包括冠心病诊断已明确但需要了解冠状动脉病变情况以确定下一步治疗方案者；冠心病诊断不明确需要进行诊断和鉴别诊断者；因其他原因需要了解冠状动脉病变情况者，如其职业对其他人的安全有影响的特殊人群（包括飞行员、公车司机、消防队员、警察等）以及一些其他心脏疾病需外科手术等。不过，随着无创性冠状动脉CTA技术应用的快速普及和其诊断准确性的提高，冠状动脉CTA已成为冠状动脉疾病重要的筛选手段。表4-3-1为1999年美国AHA/ACC制定的冠状动脉造影适应证。

表4-3-1　冠状动脉造影的适应证

无症状或稳定型心绞痛	
Ⅰ类适应证	1. 药物治疗下心绞痛CCSⅢ和Ⅳ级 2. 非侵入性检查结果符合高危标准，无论是否有心绞痛发生 3. 心源性猝死成功复苏后有持续性单形性室速或非持续性多形性室速
Ⅱa类适应证	1. 经药物治疗心绞痛由CCSⅢ或Ⅳ级改善到Ⅰ或Ⅱ级 2. 非侵入性试验结果恶化 3. 患者有心绞痛和其他增加其危险分层的严重疾病 4. 其职业影响其他人的安全
Ⅱb类适应证	1. 有明确心肌缺血的CCSⅠ或Ⅱ级心绞痛，但非侵入性检查结果没有高危的标准 2. 有大于2项主要危险因素的无症状的男性或绝经期女性，非侵入性检查结果低危，无冠心病史 3. 有心梗史的无症状患者，左心室功能正常，非侵入性检查结果无高危
Ⅲ类适应证	1. 不愿行血管重建术的心绞痛患者 2. 不适合行血管重建术或不能改善生活质量的心绞痛患者 3. 作为冠心病的筛选检查 4. CABG术后非侵入性检查无心肌缺血的证据 5. X线摄片或EBCT检查发现冠状动脉钙化
不稳定型心绞痛	
Ⅰ类适应证	1. 药物治疗效果无效预后不良的中高危患者 2. 初步治疗后稳定的中高危患者 3. 初步判断为短期低危，但非侵入性检查结果高危的患者 4. 怀疑变异性心绞痛的患者

续　表

不稳定型心绞痛	
Ⅱa类适应证	无
Ⅱb类适应证	短期低危的不稳定型心绞痛，非侵入性检查无高危标准
Ⅲ类适应证	1. 提示不稳定性心绞痛的胸部不适复发，但没有心肌缺血的客观证据且过去5年内冠状动脉造影正常者 2. 不适合行血管重建术的不稳定型心绞痛
血管重建术后心肌缺血	
Ⅰ类适应证	1. 怀疑PCI术后血管突然闭塞或亚急性支架内血栓形成 2. PCI术后9个月内心绞痛复发，非侵入性检查结果高危者
Ⅱa类适应证	1. CABG术后12个月内心肌缺血症状复发 2. CABG术后任何时候非侵入性检查结果高危 3. 反复心绞痛，药物控制不佳
Ⅱb类适应证	1. PCI术后患者无症状，非侵入性检查结果异常但不是高危 2. 术后1年后，心绞痛复发但非侵入性检查结果没有高危证据 3. CABG术后无症状患者，非侵入性检查结果恶化
Ⅲ类适应证	1. CABG术后患者有症状，但不适合行血管重建术 2. PCI或CABG术后常规冠状动脉造影，除非是获得批准的研究方案要求
Q波或非Q波性心肌梗死后	
Ⅰ类适应证	1. 自发性心肌缺血或轻微活动即诱发心肌缺血 2. 急性二尖瓣关闭不全，室间隔穿孔，真性或假性动脉瘤 3. 持续性血流动力学不稳定
Ⅱa类适应证	1. 怀疑由于冠状动脉栓塞、动脉炎、创伤、某些代谢性疾病或冠状动脉痉挛引起的心肌梗死 2. 急性心肌梗死存活者，LVEF＜0.40，充血性心力衰竭或恶性室性心律失常
Ⅱb类适应证	1. 怀疑梗死相关动脉持续性闭塞而行延迟PCI 2. 未经危险性分层而行冠状动脉造影以识别左主干或三支血管病变 3. 所有非Q波性心肌梗死患者 4. 经抗心律失常药物治疗仍反复室性心动过速发作，无进行性心肌缺血
Ⅲ类适应证	患者不适合或拒绝行血管重建术
非特异性胸痛	
Ⅰ类适应证	非侵入性检查结果高危
Ⅱa类适应证	无
Ⅱb类适应证	患者反复因胸痛住院，非侵入性检查结果异常或相当于异常的发现
Ⅲ类适应证	其他的非特异性胸痛患者

注：Ⅰ类适应证，一致认为手术是有用和有效的情况；Ⅱa类适应证，证据水平支持手术的有用和有效性；Ⅱb类适应证，有关证据和意见所达成的证据水平尚未充分建立；Ⅲ类适应证，一致认为手术无用或无效，在某些患者甚至有害的情况。CABG，冠状动脉旁路搭桥手术；CCS，加拿大心血管协会；EBCT，电子束断层扫描；LVEF，左心室射血分数；PCI，经皮冠状动脉介入术（引自J Am Coll Cardiol 1999，33：1756）。

有严重心绞痛症状（CCS Ⅲ～Ⅳ级）和那些尽管症状较轻

或甚至无症状，但非侵入性检查结果提示有发生不良后果的高危患者，应该行冠状动脉造影。非侵入性检查结果高危的特征包括：运动诱发的左心室功能不全[左心室射血分数(LVEF)＜0.35]或标准运动平板试验出现低血压或心电图上S-T段压低1～2 mm或更低伴有运动耐量的下降；负荷显像试验提示中等或大面积灌注缺损(尤其是前壁)，多部位缺损，大面积的混合性灌注缺损伴有左心室扩大或肺摄入量的增加。负荷或多巴酚丁胺诱发的室壁运动异常均预示患者的高危，心脏性猝死复苏后的患者，尤其是仍有室性心律失常者，应行冠状动脉造影，这些患者行血管重建术后预后会改善。对无症状的患者，X线影像上或超速CT扫描发现的钙化并非冠状动脉造影的适应证。

不稳定型心绞痛患者尽管经药物治疗但症状仍反复发作者，或有发生死亡或心肌梗死的中危或高危患者也应行冠状动脉造影。高危的特征包括：长时间的胸痛(＞20 min)，肺水肿，二尖瓣反流加重，S-T段动态性压低≥1 mm和低血压。中危的特征包括静息性心绞痛(＞20 min)，经休息或舌下含服硝酸甘油缓解，心绞痛伴有动态心电图改变，新发心绞痛高度怀疑冠心病，病理性Q波或多个导联S-T段压低＜1 mm，以及年龄在65岁以上。

对S-T段抬高型心肌梗死，非S-T段抬高型心肌梗死，或不稳定型心绞痛的患者，如有自发性心肌缺血或轻微活动即诱发心肌缺血，或心肌梗死伴有充血性心力衰竭，血流动力学不稳定，心搏停止，二尖瓣反流或室间隔穿孔者应进行冠状动脉造影。心肌梗死后有心绞痛或可诱发心肌缺血者也应行冠状动脉造影，溶栓治疗后的S-T段抬高型心肌梗死患者建议在溶栓后3～24 h行冠状动脉检查，因为针对有残余高度狭窄的患者进行血管重建术可以减少这些患者发生再次心肌梗死的危险。

对原因不明的胸痛患者，尤其是非侵入性检查高危的患者，冠状动脉造影可以明确是否有严重的冠状动脉疾病，并可能从血管重建术中获益。进行血管重建术后的患者如果怀疑血管急性闭塞或心绞痛复发符合非侵入性检查高危者应行冠状动脉造影。

计划行非心脏手术的患者如果非侵入性检查结果高危，存在药物治疗不能控制的心绞痛，有不稳定型心绞痛，或需要进行高危手术者应行冠状动脉造影。在进行心脏瓣膜手术或先天性心脏病手术前，尤其是有冠心病危险因素的患者，以及感染性心内膜炎怀疑冠状动脉栓塞者应该行冠状动脉造影。由于移植心脏的冠状动脉常发生弥漫性粥样硬化，而患者往往没有症状，因此心脏移植患者应每年行冠状动脉造影。

(二) 禁忌证

尽管冠状动脉造影没有绝对禁忌证，但在一些情况下，冠状动脉造影术属相对禁忌，包括：不明原因的发热；未控制的感染；严重贫血，血红蛋白＜80 g/L；严重的电解质紊乱；严重的活动性出血；未控制的高血压；洋地黄中毒；对比剂过敏史但未预先使用皮质激素治疗；脑卒中急性期；急性肾功能衰竭；失代偿性心力衰竭；严重的自身或医源性凝血功能障碍[国际标准化比率(INR)＞2.0]；活动性心内膜炎等。

(三) 并发症

总体来说，冠状动脉造影术是比较安全的有创性诊断技术，随着器械的改进，严重并发症的发生率并不高，通常认为＜1.0%，主要包括心脏并发症、其他器官并发症(如脑卒中)、血管穿刺入路的并发症、对比剂相关并发症(过敏或对比剂相关不良反应和对比剂肾损害)和其他出血并发症(如消化道出血)，严重者可发生死亡、心肌梗死。

如果患者存在冠状动脉开病变(包括左冠状动脉主干病变、右冠状动脉开口病变)、LVEF明显降低(＜0.30)或心功能Ⅳ级，则造影过程中发生死亡的危险性增高。造影导管导致的冠状动脉夹层或主动脉夹层可导致心肌梗死，甚至危及生命。空气栓塞并不常见，通常可以预防，需注意在注射对比剂之前将造影管中的空气排干净。一旦发生冠状动脉内空气栓塞，应予以吸入纯氧，可在2～4 min内促进微小气泡的吸收，患者用力咳嗽有助于升高血压和心率，大量的冠状动脉内空气栓塞抢救不及时可导致死亡。抗凝不充分或操作时间过长，导管内可形成血栓导致血栓栓塞，属可以预防的并发症。

脑卒中的发生率并不高(0.07%～0.14%)，可由于动脉粥样硬化斑块碎片脱落或由于导管上血栓脱落引起栓塞，尤其是在升主动脉有病变并曾行冠状动脉旁路搭桥术(CABG)的患者中。栓塞引起的脑卒中通常是可逆的。造影过程中发生胆固醇栓塞非常罕见，但较重要，通常发生于腹主动脉瘤并弥漫性粥样硬化斑块的患者，前送和回撤造影导管时始终沿着导丝操作可降低主动脉壁损伤和栓塞的风险。造影前后使用的抗凝和抗血小板药物可增加脑出血的风险，不过严重的脑出血并不多见。

穿刺部位血管并发症(0.24%～1%)是难以完全避免的，包括穿刺部位的血肿、假性动脉瘤、动静脉瘘等，尤其是经股动脉入路时。抗栓药物的应用增加出血的风险，穿刺部位的血肿较常见，但易发现。假性动脉瘤可采用超声定位下压迫、局部注射凝血酶等方法治疗，个别需要外科修补，动静脉瘘一般需要外科修补。腹膜后血肿可见于穿刺部位过高的患者，出血量往往较大，临床表现隐匿，对血压和血红蛋白下降，但无显性出血的患者需要注意是否有腹膜后血肿，B超检查和CT扫描有助于确诊。下肢制动并加压包扎会增加下肢深静脉血栓形成和肺栓塞的风险。经桡动脉入路的穿刺部位出血并发症明显减少，但严重出血有导致肌筋膜室综合征的风险，可导致神经和血管的压迫，损伤肢体的功能。桡动脉易发生血管痉挛。

对比剂过敏(0.23%)并不常见，但可致命。对比剂还可导致其他不良反应，包括低血压、心律失常等。对比剂引起的肾功能不全大多为暂时性和可逆的，对治疗反应良好，但也可能进展为无尿性肾功能衰竭、电解质和酸碱平衡紊乱及尿毒症，影响因素包括对比剂用量、对比剂的渗透压、黏度，患者因素包括糖尿病、基础肾功能不全[基础血肌酐＞132.6 μmol/L (1.5 mg/dl)或肌酐清除率＜60 ml/min]、低血容量和左心室功能受损等。常用的对比剂所致肾损伤的定义为使用对比剂后48 h内血清肌酐升高超过25%或绝对值升高44.2 μmol/L (0.5 mg/dl)。术前、术后充分补充液体，维持正常的血容量和尿量是最重要的预防和治疗手段。

造影前后使用的抗凝和抗血小板药物可增加出血的风险。消化道出血可能与阿司匹林对胃黏膜的损害有关，部分患者可出现应激性溃疡，尤其是急性心肌梗死患者。对皮肤的放射损伤可见于X线暴露时间明显延长的患者。表4-3-2为冠状动脉造影术后发生并发症的高危因素。存在这些全身或心脏方面不利因素的患者行冠状动脉造影术后发生并发症的危险性要高于无这些不利因素的人群。

表 4-3-2　冠状动脉造影术后发生并发症的高危因素

整体危险性增加的因素	年龄>70 岁 复杂性先天性心脏病 病态性肥胖 全身情况差或恶病质 未控制的糖尿病 动脉血氧饱和度降低 严重的慢性阻塞性肺部疾病 肾功能不全，肌酐>132.6 μmol/L(1.5 mg/dl)
心脏危险性增加的因素	三支血管病变 左主干病变 心功能Ⅳ级 严重的二尖瓣或主动脉瓣疾病或人工瓣 左心室射血分数<0.35 运动平板试验有高危证据(低血压或严重心肌缺血) 肺动脉高压 肺动脉楔嵌压>25 mmHg
血管并发症增加的因素	抗凝治疗中或有出血倾向 未控制的高血压 严重的周围血管疾病 近期发生脑卒中 重度主动脉瓣关闭不全

二、操作方法

(一) 动脉入路

1958 年 Sones 首先开展经肱动脉切开行冠状动脉造影的技术，经皮穿刺动脉的方法是 1953 年 Seldinger 所介绍的，1962 年由 Rickets 和 Abrams 首次应用，1967 年由 Amplatz 和 Judkins 加以改进。目前冠状动脉造影手术基本上均采用经皮动脉穿刺的方法。在一些外周血管介入需要置入较粗的动脉鞘管时方采用经皮切开的方法。常用的动脉穿刺部位有 3 种：经股动脉(Judkins 法)、经桡动脉和经肱动脉(Sones 法)。

经股动脉穿刺的优点是操作方便，穿刺成功率高，血管较粗，适合于放置较大的动脉鞘和进行较复杂的冠状动脉介入术。缺点是术后穿刺侧下肢需制动并卧床休息的时间较长，穿刺部位血管发生出血、血肿、假性动脉瘤和动静脉瘘的并发症发生率较高，住院时间长。血管闭合器可在术后即刻封闭穿刺部位，使卧床休息时间明显缩短，可缩短住院时间，但仍可发生出血的并发症。

熟悉腹股沟部位的解剖非常重要。股静脉、股动脉和股神经三者穿行在腹股沟韧带之下，股骨头和耻骨上支之上，由内向外依次是股静脉、股动脉和股神经(图 4-3-1)。穿刺部位应位于腹股沟韧带下方 2～3 cm，摸准下方有较硬的骨性平台后，在动脉搏动最强处进行穿刺。穿刺部位较高位于腹股沟韧带上方易发生腹膜后血肿，穿刺部位过低则后方无骨性平台，不易压迫止血。不可将腹股沟皮肤皱褶误认为腹股沟韧带，肥胖者腹股沟皱褶的位置可明显低于腹股沟韧带，而较瘦者则刚好相反。穿刺针位于搏动最强处上方与皮肤呈 45°角进针，接触动脉上方时可有搏动感，进入动脉后可见动脉血射出。一般穿刺成功后，笔者习惯直接送入 150 cm 长的 0.089 cm (0.035 in)的指引导丝至腹主动脉部位，退出穿刺针后送入动脉鞘，退出扩张鞘时保留导丝，然后沿导丝送入造影管。这种方法可避免多次进出导丝可能对血管造成的损伤，也利于尽早发现髂动脉部位的扭曲而选择长度合适的鞘管。

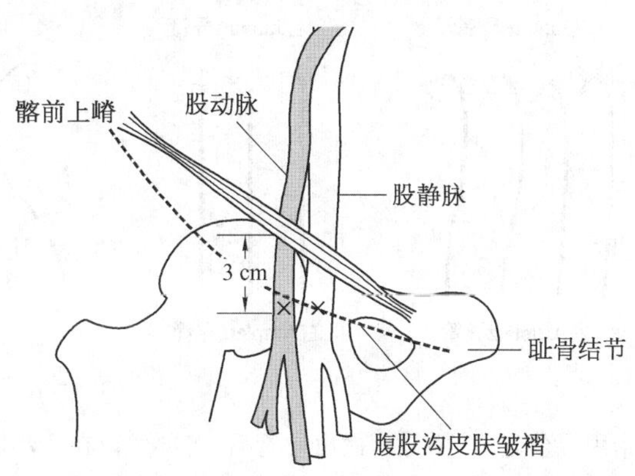

图 4-3-1　腹股沟处解剖示意图

桡动脉是目前常用的冠状动脉造影或介入治疗的动脉入路之一。其优点是动脉表浅，没有伴行静脉，易于止血，术后即可拔除鞘管，局部出血并发症少，患者无须卧床，因此住院时间明显缩短，并可用于门诊患者的诊断性造影。缺点是穿刺成功率相对较低，血管较细，且易于发生痉挛，术后有一定的桡动脉闭塞发生率(5%左右)，反复多次穿刺者桡动脉闭塞发生率增高。一般只适合 6F 及 6F 以下的动脉鞘，桡动脉直径较粗者(如部分男性)也可使用 7F 动脉鞘。经桡动脉穿刺前需要行 Allan 试验确认同侧的尺动脉通畅，这样即使发生术后桡动脉闭塞也不会影响手的血供。经肱动脉穿刺的部位位于肘窝皱褶上方动脉搏动最强处，穿刺针、导丝和鞘管的操作方法同股动脉穿刺，唯肱动脉直径较小，穿刺角度小些(35°～40°为宜)，压迫止血时需要注意避免对正中神经的损伤。

(二) 冠状动脉造影

Judkins 法是最常用、最易掌握的冠状动脉造影方法，常用的冠状动脉造影管见图 4-3-2，其中 Judkins 造影导管最为常用。用于左冠状动脉造影的 Judkins 造影管简称 JL，而用于右冠状动脉造影的 Judkins 造影管简称 JR，其型号的选择可根据主动脉根部的宽度，一般人可选用 JL4 或 JR4。如果主动脉根部较窄，可选 JL3.5 或 JR3.5，较宽者可选用 JL5 或 JR5 或更大的型号。经桡动脉途径造影时，也可选用为桡动脉入路特制的造影导管。

将合适的造影管沿指引导丝送至升主动脉，撤出导丝，排出可能有的血栓、斑块碎片和空气后接三通管，记录动脉压，注射对比剂充盈并冲洗造影管后轻柔地将造影管往前推送。行左冠状动脉造影时，术者可以根据各自的习惯选择不同的投照角度将造影管送入左冠状动脉开口。一般 JL 造影管在推送过程中可以自行找到左冠状动脉开口，无须更多的操作，如果导管未能自行进入冠状动脉开口，可根据导管的位置适当旋转导管。如果导管的尖端指向窦底，一般说明导管太大，应换小一号的导管，如果导管的尖端朝上或导管在升主动脉有折回的倾向，表明导管太小，应换大一号的导管。建议每次更换导管时

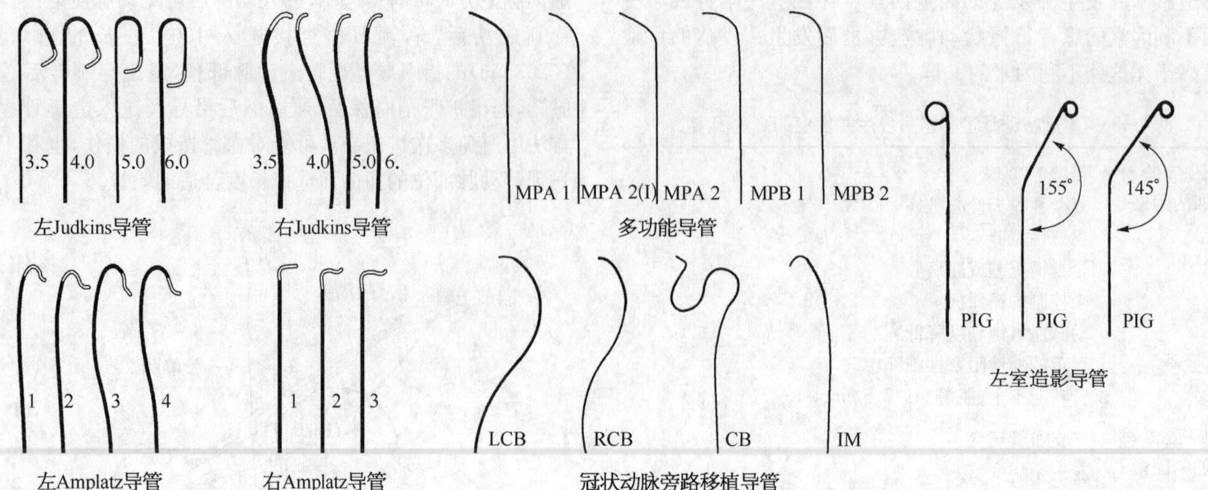

图 4-3-2 常用冠状动脉造影导管

先将指引导丝送入，沿导丝撤出导管后，将导丝留在主动脉部位，再沿导丝送入另一导管，可避免导管头对主动脉管壁的损伤和粥样硬化斑块的脱落。

行右冠状动脉造影时常选用左前斜 45°的投照位置，一般需要一定的操作才能进入将导管送入右冠状动脉开口，将导管顶端朝脊柱的方向送入窦底后，边顺时针旋转导管 180°左右，边往回撤，可以成功将导管送入右冠状动脉开口处，导管进入右冠状动脉时有突然向右下移动的表现。右冠状动脉异位开口的发生率较高，可开口在较高的位置，或开口于左冠状动脉窦，JR 造影管很难送入异位开口的冠状动脉，可选用左 Amplatz 或多功能造影管以提高造影成功率。常规造影无法找到冠状动脉开口位置时可借助主动脉根部非选择性造影或左心室造影来显示冠状动脉开口。

无论是左冠状动脉（LCA）还是右冠状动脉（RCA）造影，在操作的过程中均需监测经造影管顶端传出的动脉压力，尤其是进入冠状动脉开口时。注射少量对比剂观察导管位置及是否有开口部位的狭窄，注意是否有压力的下降或嵌顿。压力的下降可发生于冠状动脉开口有狭窄或血管发生痉挛时，后者尤其容易发生在 RCA，在导管超选择进入较细小的圆锥支或进入 RCA 过深时也可出现压力嵌顿现象。一旦发现开口病变或压力嵌顿，可撤出导管换用带侧孔的造影管，尽量缩短造影时间，避免由于导管嵌顿而加重心肌缺血。可缓慢轻柔注射对比剂，一旦冠状动脉充分显影就撤出导管，切记发生导管嵌顿时不可长时间和大量注射对比剂。注射对比剂时应用力恰当，因向顶端紧靠血管壁的导管猛力注射对比剂时有导致血管壁夹层分离的可能性。

一旦造影管进入冠状动脉开口，需要选择不同的投照角度进行冠状动脉的造影，通常判断病变的狭窄程度需要两个互相垂直的投照位置，多角度进行造影可以避免遗漏病变。LCA 造影常选 5～6 个投照位置，RCA 造影选 2～3 个投照位置。当然只要能充分暴露病变的长度和狭窄程度的投照位置即为合适的位置，术者常需根据病变的需要和患者的心脏位置选用最佳的投照位置。根据增强器与患者的相对关系，投照位置分为后前位（AP）、右前斜（RAO）、左前斜（LAO）、头位（CRA）、足位（CAU）。笔者所在的导管室常用的行 LCA 造影的位置有：RAO30°，RAO30°＋CRA30°（也称右肩位），RAO30°＋CAU30°（也称肝位），LAO60°＋CAU30°（也称蜘蛛位），LAO60°＋CRA30°（也称左肩位），AP0°＋CRA30°。常用的行 RCA 造影的位置有：LAO45°，RAO30°，LAO20°＋CRA20°，RCA 的中段偶尔需用左侧位来评价。

（三）静脉旁路血管和内乳动脉造影

术者要熟悉静脉旁路血管在升主动脉上的常用位置（图 4-3-3）。一般 RCA 静脉旁路血管开口在前，位置最低，左前降支（LAD）和左回旋支（LCX）静脉旁路血管开口在升主动脉的侧壁。其中 LAD 的静脉旁路血管开口位置最低。在行选择性静脉旁路血管造影之前，在左前斜的位置行升主动脉非选择性造影可以帮助判断静脉旁路血管的开口位置。静脉旁路造影最常用的导管是 JR 造影管，也可选用多功能导管。

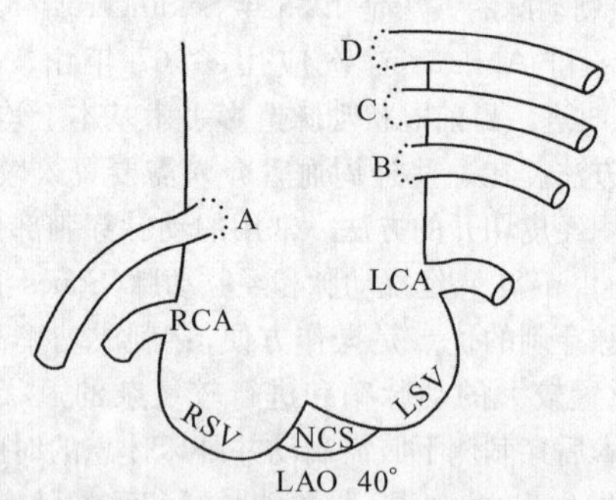

图 4-3-3 大隐静脉桥血管在升主动脉的常见位置

LAD，左冠状动脉前降支；LAO，左前斜位；LCA，左冠状动脉；LSV，左主动脉窦；NCS，无冠窦；RCA，右冠状动脉；RSV，右主动脉窦。从近端至远端：A，桥血管至右冠状动脉或左回旋支远端（左冠优势型）；B，桥血管至 LAD；C，桥血管至对角支；D，桥血管至钝缘支

经股动脉入路行内乳动脉造影技术上有一定难度，可选用 JR 造影管，在主动脉弓部位导管尖端往下的情况下逆时针转动造影管有助于将导管送入左锁骨下动脉，如果没有阻力，可推动导管往前通过内乳动脉开口，顺时针转动导管指向下方，往回撤导管可使导管头进入内乳动脉开口。如果 JR 造影管无法进入内乳动脉开口，可将 260 cm 的长指引导丝送入腋动脉，撤出 JR 造影管，更换内乳动脉造影专用导管（IMA），此导管的顶端呈 90°角，更容易进入内乳动脉。经左桡动脉入路行左内

乳动脉造影比较容易。行静脉旁路血管和内乳动脉造影时要注意吻合口是否有狭窄，选用能充分暴露吻合口的投照位置，在注射对比剂的过程中移动造影床。

三、正常冠状动脉走向及其变异

（一）左冠状动脉的解剖

1. 左冠状动脉主干(LMCA)　LMCA起源于左主动脉窦(也称Valsalva窦，瓦氏窦)的上部，正好在主动脉窦管嵴之下，此嵴定义为左主动脉窦与主动脉的平滑(管状的)部分分开的边缘。LMCA的直径范围为3～6 mm。LMCA通过右心室流出道的后面，长度为0～10 mm，通常分叉成LAD和LCX。少数情况下可分成三支，位于LAD和LCX之间的称为中间支。

2. 左前降支(LAD)　LAD向下经过前室间沟走向心尖部。在RAO投照位置，LAD向心脏的前面延伸。在LAO投照位，LAD向下经过心脏的中线部，行走在右心室和左心室之间(图4-3-4、图4-3-5)。LAD的主要分支是间隔支和对角支。间隔支以大约90°角发自LAD，并进入室间隔。间隔支的大小、数量和分布方面有很大的变异。有些人有一粗大的、呈垂直方向的第一间隔支，再分成若干2级分支，这些分支再发出分支到整个室间隔。也有些存在一支较水平方向的粗大的第一间隔支，它和LAD平行并在其下方经过。在另外一些人中，由前降支垂直发出若干大小类似的间隔支动脉。这些间隔支及其分支相互联系并从RCA的后降支上方经过，形成潜在的侧支血管网。室间隔是心脏血管最密集的区域，第一间隔支是最重要的潜在侧支来源。LAD的对角支经过心脏的前侧面。几乎所有人在前室间沟中只有一支LAD，但对角支的数量和大小有很大的变异，90%以上有1～3支，不到1%无对角支，因此如果血管造影时未见对角支，应怀疑对角支的后天性动脉硬化性闭塞，尤其在左心室前壁有不明原因的收缩异常的患者中。

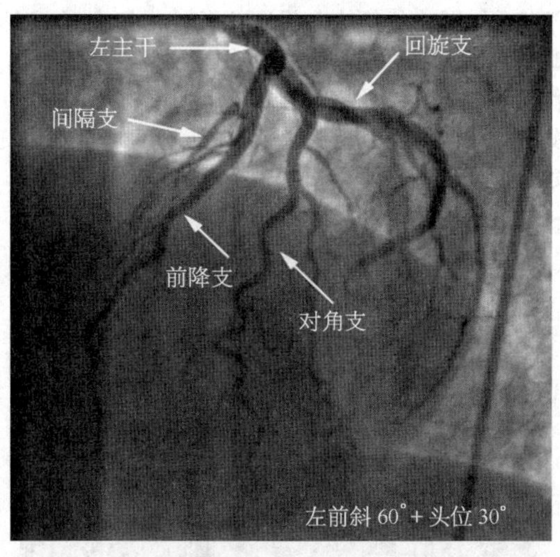

图4-3-4　左冠状动脉造影(左前斜60°+头位30°)

在37%的患者中，LMCA分成LAD、LCX和中间支，中间支发自LAD和LCX之间。中间支的供血范围与对角支相类似，通常供应左心室侧壁的游离壁。在78%的患者中，LAD的行程超过左心室心尖部，绕过心尖部终止于左心室的隔面。然而，在22%的患者中，LAD不能到达隔面，终止于心尖部或心尖之前，这些患者LAD的远端比一般的更细小和更短，而其

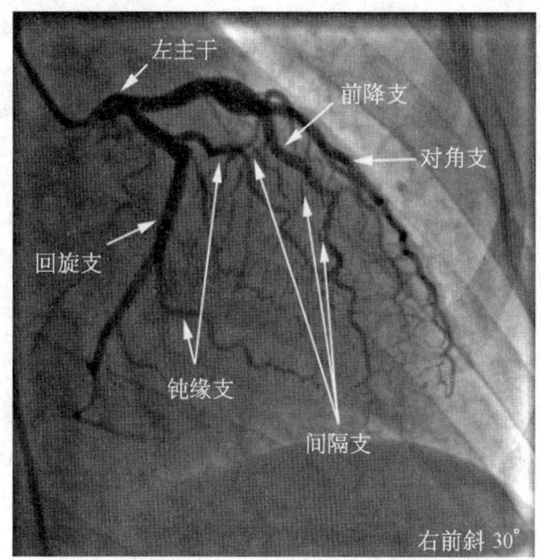

图4-3-5　左冠状动脉造影(右前斜30°)

RCA的后降支比一般的更粗大和更长，供应心尖，可称为RCA"超优势型"。

需仔细选择LAD造影时的投照位置以评估血管的开口部位，避免LAD和它的多支间隔支和对角支重叠。观察LAD行程的最佳造影投照位置是头位。LAO加足位可在心脏水平方向显示LAD起始部(图4-3-6)，AP加足位或小角度RAO加足位也可显示LAD的近端。LAO加头位可显示LAD的中段和对角支的起始部，但LAD和间隔支相重叠。RAO加头位显示LAD近、中和远段，但此投照位置上LAD的中段和对角支常重叠。左侧位(90°)通常只显示LAD的中段，在此投照位置上LAD总是位于心脏的最上方并走向心尖部，可有效区分LAD和对角支。最后常采用头向倾斜20°～40°的AP位造影很好地显示LAD中段，并将LAD与对角支分开。角度较大的LAO加头位(左肩位)可充分暴露对角支的起始部并确定其开口部病变。向左斜达80°和头向倾斜20°～40°为最佳投照位。对角支的起始部也可用角度较小的RAO加头位(右肩位)或足位来显现。

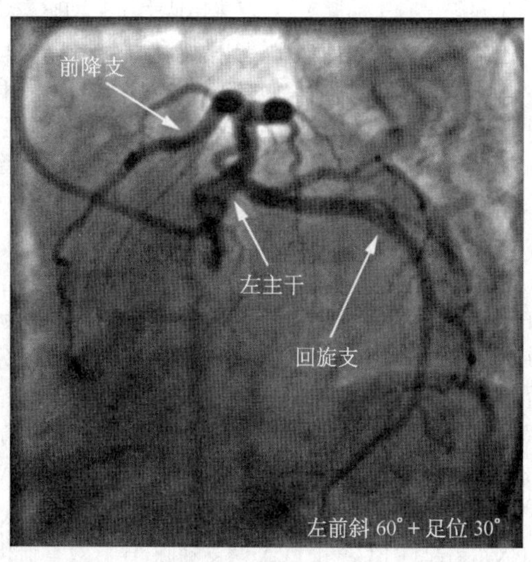

图4-3-6　左冠状动脉造影(左前斜60°+足位30°)

有些患者无LMCA，LAD和LCX各自单独开口于主动脉窦，造影时可将造影管分别送入LAD和LCX的开口部行选择性

动脉造影。一般来说，LAD比LCX的起始部更向前。用JL造影导管做逆时针向转动可进入LAD，而顺时针转动可进入LCX。

3. 左回旋支(LCX) LCX起自LMCA的分叉(或三叉)部，向下经过左房室沟。在大约85%的人类心脏中，LCX为非优势血管，大小和长度有个体差异，并取决于RCA的优势程度。LCX向下经过房室沟时通常发出1～3支粗大的钝缘支(OM)，是LCX的主要分支，因为它们沿心脏的侧面供应左心室的游离壁。OM起始部以下的远段LCX往往较细小。观察LCX和OM的最佳投照位置为足向倾斜的位置(图4-3-7)。LCX开口部可通过LAO加足位或RAO加足位来暴露。LCX的中段和OM的起始部常在AP加足位或向足倾斜5°～15°的角度观察。RAO加足位可用于观察LCX和OM，但OM的起始部常重叠在LCX上。对LCA优势型的冠状动脉，LAO+头位是后降支的最佳投照位。LCX可发出1支或2支左心房旋支，供应左心房的侧面和后面。

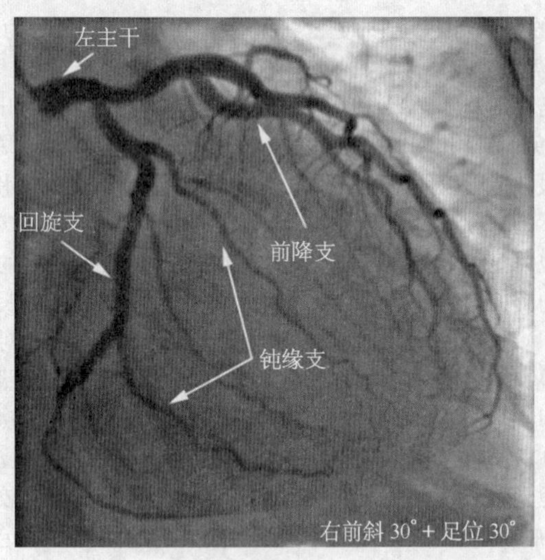

图4-3-7 左冠状动脉造影(右前斜60°＋足位30°)

(二) 右冠状动脉(RCA)的解剖

RCA起源于右主动脉窦，其位置稍低于左主动脉窦(图4-3-8)。RCA向下经过右房室沟朝向房室交叉部(位于心脏膈面，右房室沟、左房室沟和后室间沟汇聚处)。RCA的第一分支为圆锥支。在大约50%的患者中，该血管起自RCA口或在距RCA开口部的数厘米内，向前上经过右心室流出道朝向LAD。JR造影导管常超选择性地进入圆锥动脉，几乎总是引起导管顶端压力衰减或心室化。轻轻后撤和进一步顺时针向转动可能使导管进入真正的RCA。圆锥动脉的重要性主要是当LAD发生严重狭窄或闭塞时，可充当侧支循环的来源。在其余50%的患者中，圆锥动脉实际上不是RCA的一根分支而是单独起自右主动脉窦，开口正好位于RCA开口上方，此时，造影导管超选择性进入圆锥支动脉造影时不能看到真正的RCA，除非有足够的对比剂反流而充盈RCA开口。RCA的第二分支通常是窦房结动脉，59%的窦房结动脉起自RCA，38%起自LCX，3%起自RCA和LCX两支动脉，伴有双重血供。起自RCA的窦房结动脉向后斜经房间隔的上部和右心房的前中壁，发出分支到窦房结，通常也到右心房或两个心房。当窦房结动脉起自LCX时，它可能向后经房间隔或围绕左心房的后侧壁到达窦房结的区域。RCA的中部通常发出1支或1支以上中等大小的锐缘支，供应右心室的前壁，相对不太重要，除非在LAD阻塞的患者中也可能作为侧支循环的来源。

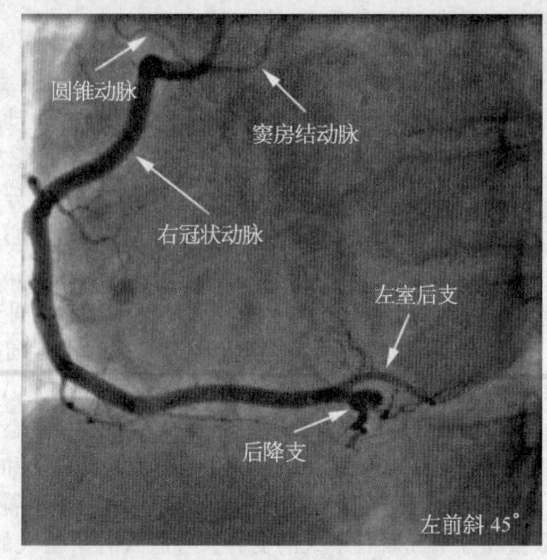

图4-3-8 右冠状动脉造影(左前斜45°)

RCA比较重要的分支是后降支(PDA)。85%的人类心脏的供血为右冠状动脉优势型，此时PDA起自房室交叉部或房室交叉部前不远处，并向前在后室间沟中经过(图4-3-9)。在其行程中发出若干细小的下间隔支，这些小分支向上供应室间隔的下部，并与来自LAD的上间隔支犬牙交错。发出PDA后，RCA继续越过房室交叉部，并开始向上沿左房间沟的远侧部分行走，通常在发出1支或数支左心室后支(PLA)后终止，PLA供应左心室的膈面。大约15%的人不是右冠状动脉优势型，其中一半为LCA优势型，LCX动脉粗大，向下行走到左心室的膈面，在那里发出PLA支，然后到达房室交叉部并转向前分出PDA。LCX占优势的患者RCA往往很细小，在到达房室交叉部前终止，因此对左心室心肌不提供血液供应。另一半非RCA优势型的患者为混合型或均衡型，RCA发出PDA，而LCX发出PLA支。在房室交叉部或靠近房室交叉处，占优势的动脉发出细小的房室结动脉，并向上行以供应房室结。RCA优

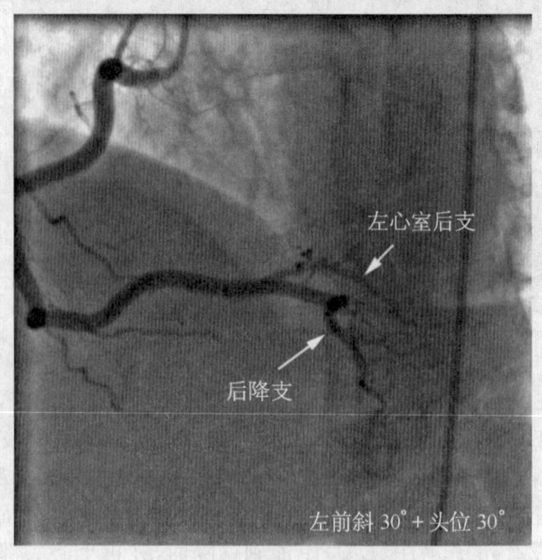

图4-3-9 右冠状动脉造影(左前斜30°＋头位30°)

势型患者中大约25%的PDA起源有明显变异，包括由锐缘支替代PDA供应部分的区域和PDA在房室交叉部前过早起源。

（三）冠状动脉的变异

冠状动脉的变异包括起源异常或其他的畸形。冠状动脉的变异部分可引起心肌缺血，但有些异常可无任何症状。

1. 冠状动脉起源异常　左、右冠状动脉可分别起源于对侧的主动脉窦，如RCA起源于左主动脉窦，LCA起源于右主动脉窦或右冠状动脉起始段（图4-3-10）。RAO位血管造影可较好地评价LCA畸形起源后的行程，起自右主动脉窦的LCA向左行走有4种常见的行程，包括向间隔、向前、向动脉间和向后（图4-3-11）。LCA自RCA近段或自右主动脉窦发出后，突然向左转弯，紧接着在主动脉和右心室流出道之间通过，部分可表现为年轻人中发生运动时或运动后不久猝死，猝死的机制认为是由于运动时通过主动脉和肺动脉的血流增加对行走在其中的LMCA造成压迫，以及起源后突然向左弯曲所造成的血管扭折，引起畸形的LCA暂时性闭塞而血流中断所致，即使异位起源的LCA行程中不经过主动脉与右心室流出道之间，也可引起心肌缺血，其原因还不十分清楚。

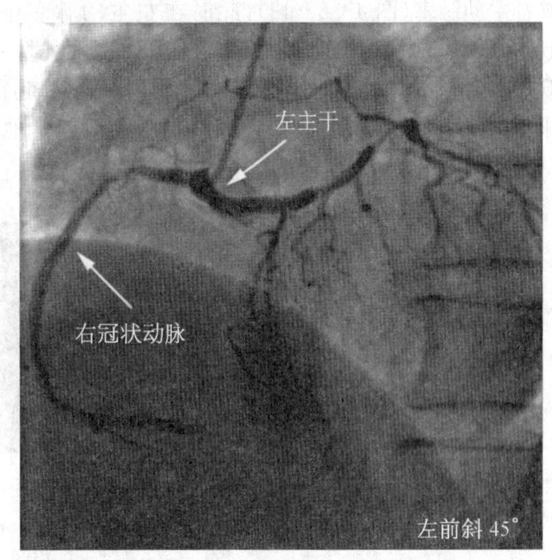

图4-3-10　左冠状动脉起源于右冠状动脉起始段

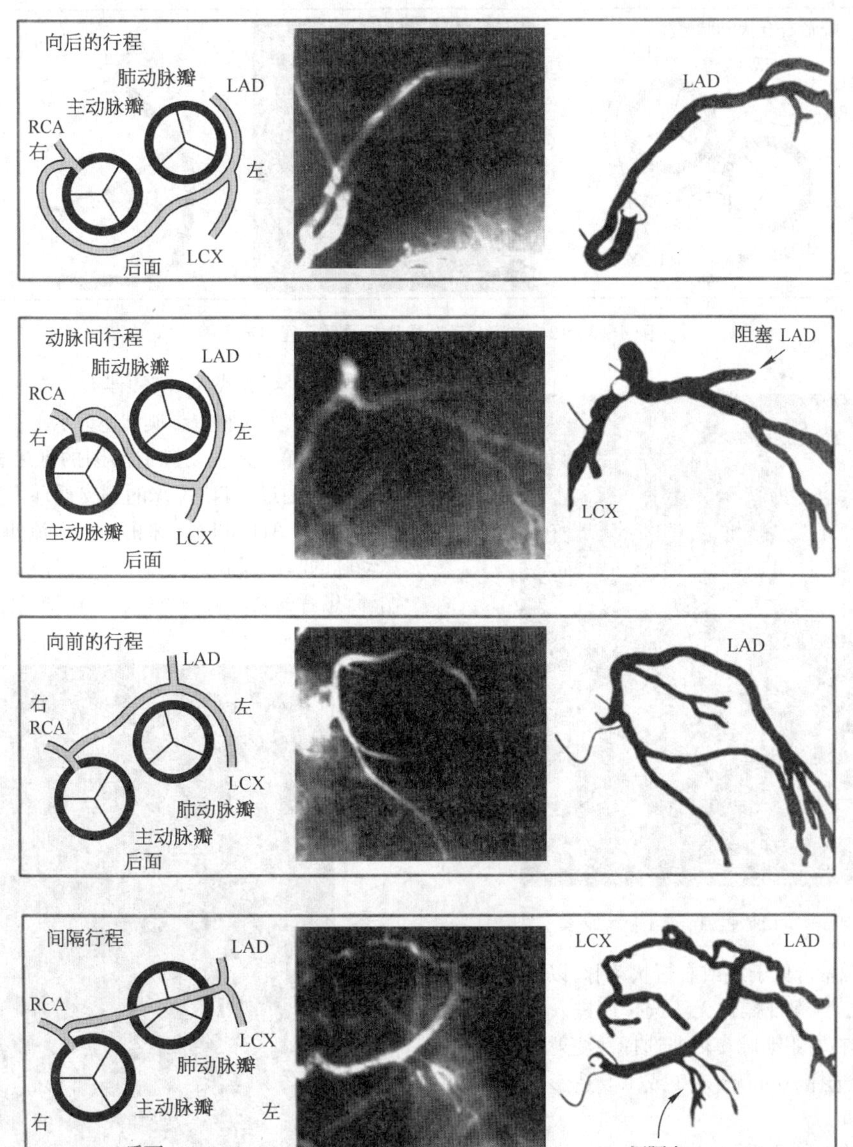

图4-3-11　异位起源于右Valsalva窦的左冠状动脉的行程与主动脉、肺动脉关系的示意图

有时，可发生LCA的一个分支（通常是LCX）起源于RCA近端或右主动脉窦（图4-3-12），此时在左主动脉窦中造影可见到LCA，通常仅为孤立的LAD，没有LCX，此时一定要仔细观察是否有LCX从开口部位的闭塞还是异常起源，一般如果LCX发生慢性闭塞，造影时可发现来自其他血管（LAD或RCA）的侧支循环，而异常起源者无侧支循环存在，这点有助于鉴别。仅LCX起源异常很少引起心肌缺血。起自左主动脉窦的畸形RCA行程常为一种，对称地类似于起自右主动脉窦的畸形LCA的动脉间行程（图4-3-13、图4-3-14）。

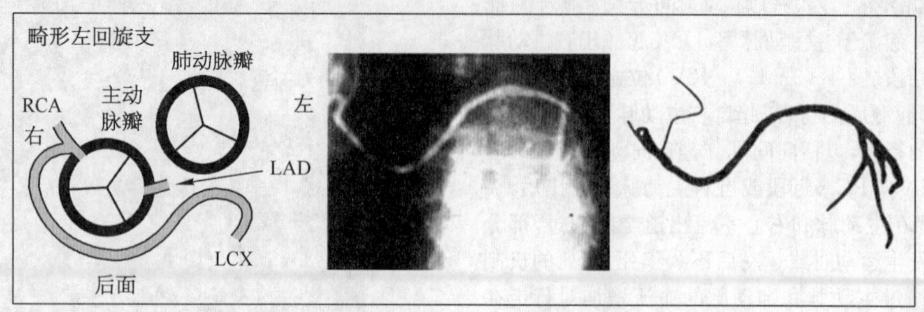

图4-3-12　左回旋支异位起源后行程的示意图

左回旋支起自右主动脉窦，LCX经过主动脉根部的后面走向左心房室沟

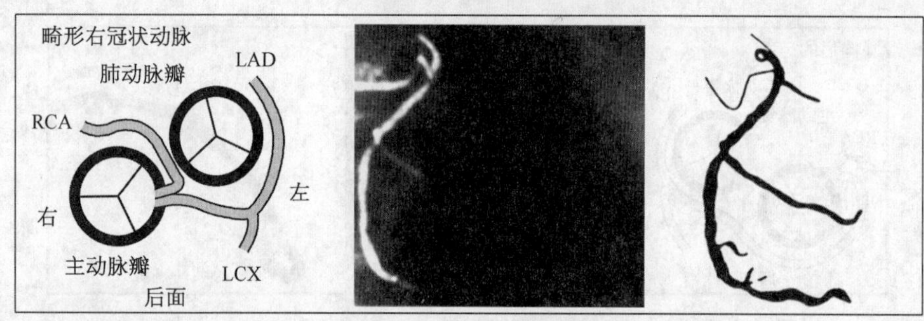

图4-3-13　右冠状动脉异位起源后行程的示意图

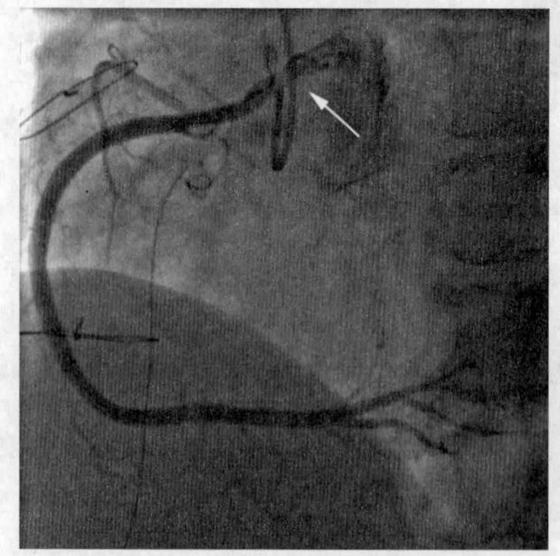

图4-3-14　右冠状动脉起源于左冠状动脉窦

冠状动脉高位起源常可见于左或右冠状动脉，以后者为常见，无血流动力学意义，当常规操作无法选择性进入RCA时，要考虑到高位起源，可在右主动脉窦内非选择性注射对比剂观察冠状动脉开口，然后选择Amplatz左1或1.5造影导管常可成功找到冠状动脉开口。

冠状动脉起源于肺动脉几乎均发生于LCA，LCA的开口位于肺总动脉，这些患者常在早年就发生心肌缺血，大约25%存活到青少年或成年，但常伴有二尖瓣反流、心绞痛或充血性心力衰竭。主动脉造影典型地显示一粗大的RCA，而在左主动脉窦无LCA。在主动脉造影图的延迟相可见散在的LAD和LCX分支通过来自RCA的侧支循环而充盈。延长造影时间，可见到从LAD和LCX来的逆向血流使LCA主干及其源自肺总动脉的起源部显影（图4-3-15）。如果存在有广泛的侧支循环，患者的临床表现可较轻。RCA起自肺动脉的病例罕见。

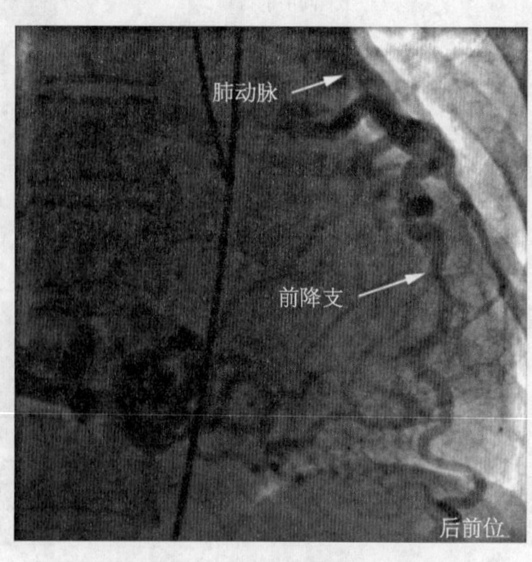

图4-3-15　前降支起源于肺动脉

2. 冠状动脉瘘　冠状动脉瘘是比较常见的冠状动脉先天性畸形，大约半数患者无症状，但有些患者可出现心肌缺血、充血性心力衰竭、感染性心内膜炎或动脉瘤样瘘破裂。瘘可起源于 LCA 或 RCA，也可见到多个起源，冠状动脉瘘可引流入肺动脉（图 4-3-16）、右心室、右心房，偶尔可引流入左心室和肺静脉。因此大多数的冠状动脉瘘存在左向右的分流，冠状动脉造影是诊断冠状动脉瘘的主要方法。

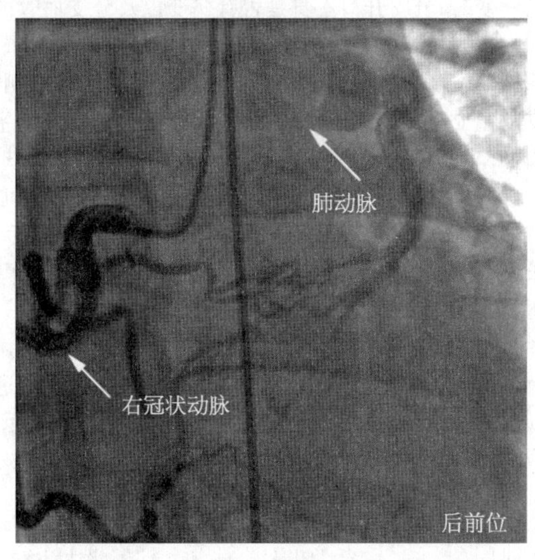

图 4-3-16　右冠状动脉瘘至肺动脉

3. 先天性冠状动脉狭窄或闭锁　先天性冠状动脉狭窄或闭锁可作为一个孤立的疾病或伴随有其他的先天性疾病如钙化性冠状动脉硬化、主动脉瓣上狭窄、高胱氨酸、Friedreich 共济失调、Hurler 综合征、早老和风疹综合征。闭锁的冠状动脉一般通过来自对侧的侧支循环充盈。

其他的冠状动脉畸形包括单根冠状动脉，所有的冠状动脉分支起源于同一根主干，偶尔也可见到 3 支冠状动脉分别开口于同一个主动脉窦。正如前述，如果冠状动脉起源后行程中受压迫，则可以出现缺血症状。

四、冠状动脉病变的造影表现

（一）病变分型

冠状动脉粥样硬化斑块的组成、部位和累及范围有很大的个体差异，因此有不同的形态特征和造影表现，这些形态特征与手术的危险性、成功率及预后有很好的相关性。美国 ACC/AHA 根据病变形态将冠状动脉病变分成 A、B、C 三型（表 4-3-3），其中 B 型病变又分成 B1（符合 1 种形态特征）和 B2 型（符合 2 种或 2 种以上形态特征）。这 3 型病变分别代表了经皮冠状动脉内介入治疗（PCI）的低危、中危和高危病变。其中球囊扩张后的手术成功率和并发症发生率在 A 型病变分别为 92%和 2%，B 型病变分别为 76%和 10%，C 型病变分别为 61%和 21%，B2 型病变的手术成功率和并发症发生率介于 B1 型和 C 型之间。当然，在普遍植入支架的年代，手术成功率较单纯球囊扩张年代明显提高，并发症发生率大大降低。

特殊类型的病变包括开口病变、分叉病变、慢性完全闭塞病变、成角病变、扭曲病变、钙化病变以及血栓性病变等。

表 4-3-3　ACC/AHA 冠状动脉病变分型

A 型病变（PTCA 成功率>85%，低危）	B 型病变（PTCA 成功率 60%～85%，中度危险）	C 型病变（PTCA 成功率<60%，高度危险）
局限性（长度<10 mm）	管型病变（长度 10～20 mm）	弥漫性病变（长度≥20 mm）
向心性	偏心性	近端血管重度扭曲
容易到达病变部位	近端血管中等度扭曲	重度成角病变
非成角病变，<45°	中等度成角病变，≥45°，<90°	完全闭塞病变>3 个月
外形光滑	外形不规则	无法保护主要分支
轻微或无钙化	中重度钙化	退行性静脉桥血管的易碎病变
非完全闭塞病变	完全闭塞<3 个月	
非开口部位病变	开口处病变	
不累及主要分支血管	分叉处病变需要双导丝保护	
无血栓性病变	可见一些血栓	

注：PTCA，经皮冠状动脉内球囊扩张成形术。

1. 开口处病变　开口病变包括主动脉开口处病变和分支开口处病变，前者累及 RCA、LMCA 或大隐静脉在主动脉上的吻合口病变（图 4-3-17）。当冠状动脉或静脉桥的主动脉开口处发生病变时，造影导管选择性地进入血管可造成血管的阻塞，导管口测得的压力明显下降，出现嵌顿压。因此一旦导管进入冠状动脉口时出现压力下降，要高度怀疑开口处病变，可选用带侧孔的造影管或采取注射完对比剂就迅速将导管撤出冠状动脉口的方法。开口处病变由于对比剂充盈不理想或成一定的角度，往往仅靠造影判断有一定的困难，且需与导管刺激引起的痉挛鉴别，后者在应用扩血管药物如硝酸甘油后狭窄可减轻或消失。在造影无法正确判断病变程度和性质时，血管内超声显像有助于鉴别是否存在病变并对其程度和性质做出正确判断。开口处病变往往弹力纤维丰富、坚韧，单纯球囊扩

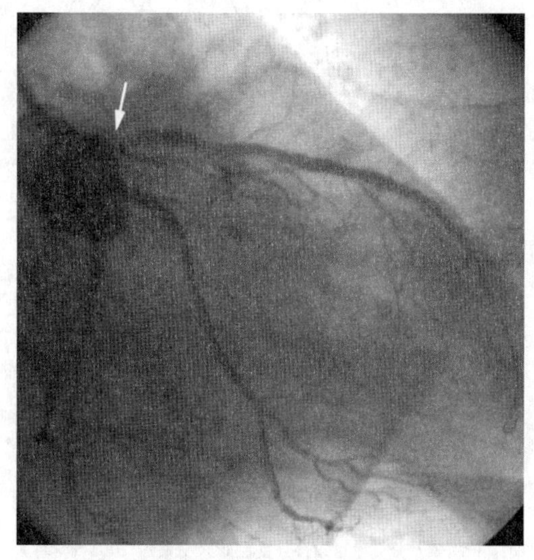

图 4-3-17　前降支开口病变

张后很容易发生弹性回缩和再狭窄，因此建议植入支架治疗。分支血管开口处病变也可认为是分叉病变的一种类型，可累及冠状动脉的各主要分支，其中以LAD开口处病变和对角支开口处病变较多见。另外，有些研究中将开口处病变定义为血管开口后3～5 cm内的病变，不必一定累及开口处，这些定义的差别在比较不同的研究结果时是非常重要的。

2. 分叉病变　血管的分叉处由于湍流和剪应力的增高，容易发生动脉粥样硬化。真正的分叉处病变的定义为狭窄程度>50%的病变同时累及主要血管及其分支的开口处，但也有人将分支血管从主支有病变的节段分出或分支开口处病变归为分叉病变，分叉病变的分型方法众多，传统分型见图4-3-18。Medina分型法以主支近端、主支远端和分支开口的顺序以3个0或1组成的数字进行分型，以有病变为1，无病变为0(图4-3-19)，方便易记。尽管真正的分叉处病变只占介入治疗的4%～16%，但在主支病变中大约20%伴有分支血管的轻度病变。大多的分叉处病变累及LAD及对角支分叉处，分叉病变球囊扩张时可发生斑块的移动，因而分支血管闭塞的危险性增高，为14%～27%，单纯球囊扩张时代，分叉病变是PTCA的禁忌证，在普遍采用支架的现代，很多分叉处病变均可采用介入方法进行治疗，手术成功率高，并发症的发生率能够接受。对于分叉病变时，分支开口本身是否有病变以及分支血管的大小及分支与主支血管之间的角度对治疗方案的决定非常重要，分支血管开口本身有病变或分支开口于主支有病变的一侧管壁，或分支与主支呈较小的锐角时，介入治疗后分支血管闭塞的危险性增加。

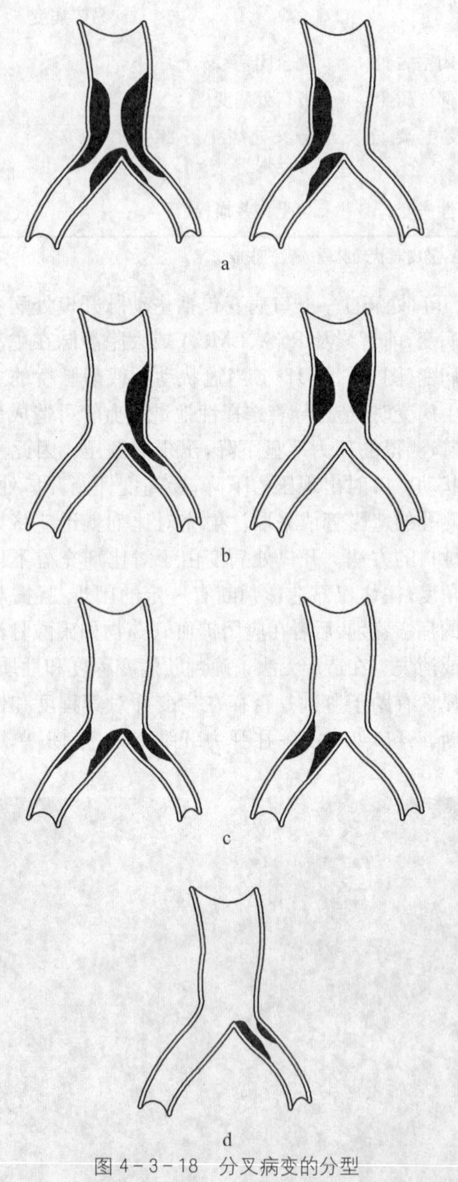

图4-3-18　分叉病变的分型

a. 1型，主支血管狭窄病变位于分支血管的近端和远端［左，累及分支血管(真正分叉病变)；右，分支血管未受累及］　b. 2型，主支血管狭窄位于分支血管近端(左，累及分支血管；右，分支血管未受累及)　c. 3型，主支血管狭窄位于分支血管远端(左，累及分支血管；右，分支血管未受累)　d. 4型，主支血管正常；分支血管开口狭窄

3. 完全闭塞病变　完全闭塞病变在造影上表现为心外膜血管的突然终止，可能存在前向和逆行的血流，有助于判断闭塞的长度，完全闭塞病变的介入治疗成功率取决于临床表现、侧支循环的存在和闭塞部位的形态以及术者的经验，一般在70%～90%之间。对完全闭塞病变进行造影时需要对病变部位的解剖、侧支循环的存在及范围，以及阻塞段的长度进行详细的评估，并根据临床表现估计血管闭塞的时间，急性闭塞者手术成功率高，两者的临床和病理特征见表4-3-4。

表4-3-4　完全闭塞病变的临床和病理特征

项　目	急性闭塞	慢性闭塞
临床表现	急性心肌梗死	心绞痛，通常为劳力性心绞痛(侧支循环不足)
组织病理学	粥样硬化软斑块纤维帽的破裂；常见血栓性急性闭塞	复杂性的纤维钙化性斑块，伴有慢性机化性血栓
自发再通	偶见	罕见
侧支		
冠状动脉内	罕见	偶见(桥侧支)
冠状动脉间	不常见	常见
心肌存活性	不常见，除非存在侧支	侧支维持存活性；室壁运动可能正常
介入治疗成功率	高	不同：依赖于时间和形态

慢性完全闭塞(chronic total occlusion，CTO)病变是指闭塞3个月以上的病变，占所有血管成形术的10%～20%，建立充分的侧支循环血流相当于狭窄程度90%～95%的病变，这有助于维持心肌的存活性并预防静息状态下的心肌缺血，但在心肌需氧量增加的情况下不能提供足够的血流，因此患者可能出现劳力性心绞痛及活动耐量的下降。CTO病变部位的远段血管有时需经侧支循环方能显示，往往需要延长造影注射及电影记录的时间，对存在侧支循环供血者，双侧同时造影可更好地显像CTO病变的长度、走向，指导PCI术。成功的介入治疗能改善心绞痛，增加活动能力，减少以后进行搭桥手术的需要，提高潜在的侧支来源。然而，与非完全闭塞病变相比，CTO病变的PCI手术成功率降低，材料耗费增加，放射暴露剂量增加，再狭窄更多。尽管近年来介入治疗的技术和器械均有了很大的进步，但CTO仍是介入心脏病工作者面临的难题。CTO病变

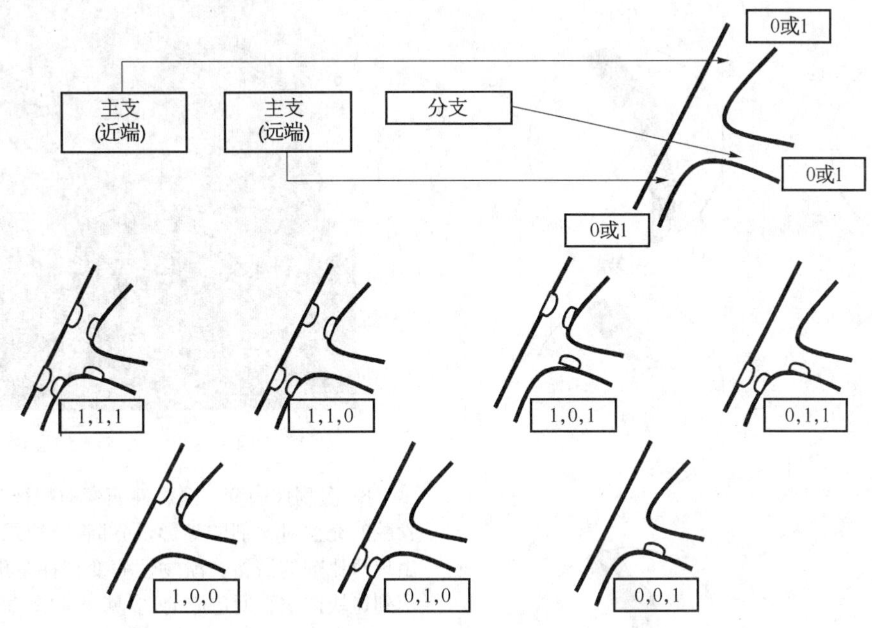

图 4-3-19　分叉病变的 Medina 分型

以主支近端、主支远端、分支为序，有病变为 1，无病变为 0，例如 1,1,1 即为主支近端、主支远端及分支开口均有病变累及的类型

PCI 手术成功率的预测因素见表 4-3-5。图 4-3-20 为 CTO 病变的各种形态，其中具有左列形态特征者 PCI 成功率高于具有右列形态特征者。

表 4-3-5　慢性完全闭塞病变：介入治疗效果的预测因素

手术成功	手术失败
功能性闭塞	完全闭塞
闭塞时间<12 周	闭塞时间>12 周
长度<15 mm	长度>15 mm
末端逐渐变细	突然闭塞
闭塞处无分支血管	存在分支
没有桥侧支	广泛的桥侧支（"水母头"样）

4. 近端血管扭曲和成角病变　近端血管扭曲的定义尚不统一，不同的定义包括：病变近端血管有 2 处或 2 处以上弯曲≥75°；至少一处弯曲≥90°，或病变近端有显著的弯曲（无更多特异性指标）。其他还有根据 45°弯曲对近端扭曲进行分级（无/轻度，0 或 1 处弯曲；中等，2 处弯曲；重度，3 处或以上弯曲），血管扭曲增加介入器械如导丝、球囊及支架到达血管远端的难度，导丝通过扭曲节段时还可因血管被撑直皱褶而出现假性病变。

成角病变指病变位于血管成角（>45°～60°）的部位，一般需要在病变部位缩短最少的投照角度测量病变的角度，成角病变增加手术失败的风险，主要的缺血并发症和再狭窄发生率也增高，有些较硬的器械如定向旋切不适合于成角病变。

5. 钙化病变　病变钙化后透光性差，在造影上可表现为沿冠状动脉走向并随心脏跳动而移动的阴影，密度与对比剂的显影密度相似，因此在未注射对比剂时观察更为清楚。偶尔，钙化病变可表现为管腔内的充盈缺损且密度较低。造影并不是检出钙化病变的敏感方法，血管内超声对钙化病变的敏感性和特异性均高于造影。钙化病变硬度高，对重度钙化，尤其是表浅钙化的病变，单纯球囊扩张很难取得管腔扩大的效果，且发生严重夹层分离的机会增加，钙化病变还可能影响其他介入治疗器械的通过性，如支架等。高频旋磨是重度钙化病变的最佳介入治疗方法。

6. 血栓性病变　经血管造影确认冠状动脉内血栓的定义目前尚不统一，因此在不同的研究之间冠状动脉内血栓出现的比例变异非常大。有关冠状动脉内血栓最严格的造影标准要求在多个投照体位出现明确的冠状动脉腔内球型充盈缺损（图 4-3-21），如果血管完全闭塞则要求出现对比剂染色的凸起边缘，并且能够持续几个心动周期。"血栓积分"可用于对血栓进行评估：0，无血栓；1，冠状动脉腔内毛玻璃样改变；2，出现明确的血栓，但<1/2 血管直径；3，出现明确的血栓，但血栓大小为 0.5～2 倍血管直径；4，出现明确的血栓，血栓>2 倍血管直径。冠状动脉造影发现血栓的敏感性较差（低至 19%），但应用严格的血栓定义时则其特异性可达 100%。因夹层或斑块破裂而导致的充盈缺损不易和血栓区别，因此在介入治疗以后，冠状动脉造影发现血栓的预测准确度更差。

急性冠状动脉综合征（acute coronary syndrome, ACS）患者造影发现血栓的比例为 40%左右，而血管镜发现血栓的比例可高达 90%，光学相干断层扫描（OCT）技术对血栓性病变的检出也具有很高的敏感性。与非血栓性病变相比，血栓性病变进行 PCI 时，出现无复流、急性血栓性闭塞、心肌梗死和死亡的危险增加。

7. 动脉瘤样病变　冠状动脉瘤的定义为冠状动脉局部扩张直径大于或等于邻近正常参照血管节段的 1.5 倍（图 4-3-22）。可分为真性动脉瘤和假性动脉瘤两种：真性动脉瘤的壁包含了动脉血管壁的正常结构，并与邻近正常血管的血

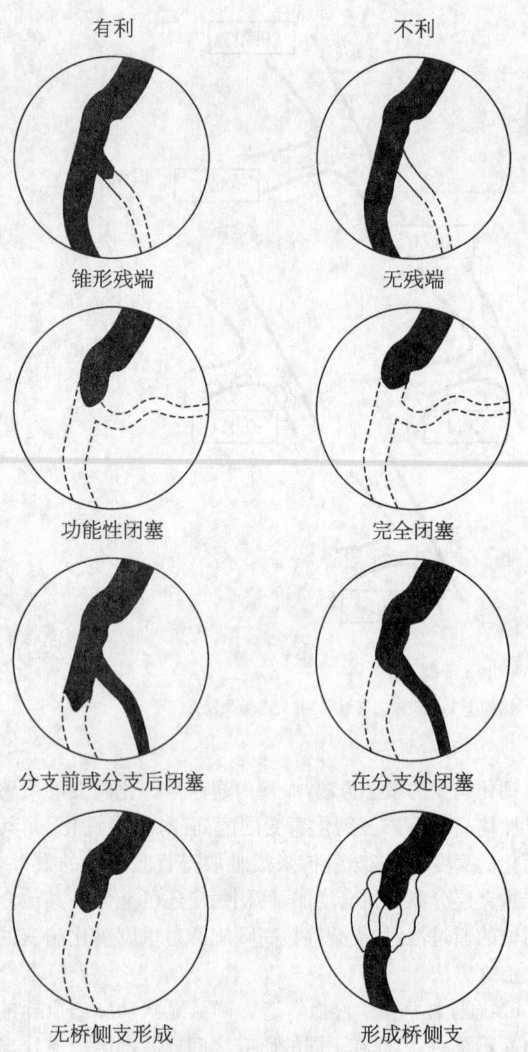

图4-3-20 慢性完全闭塞病变的病变形态与手术成功率

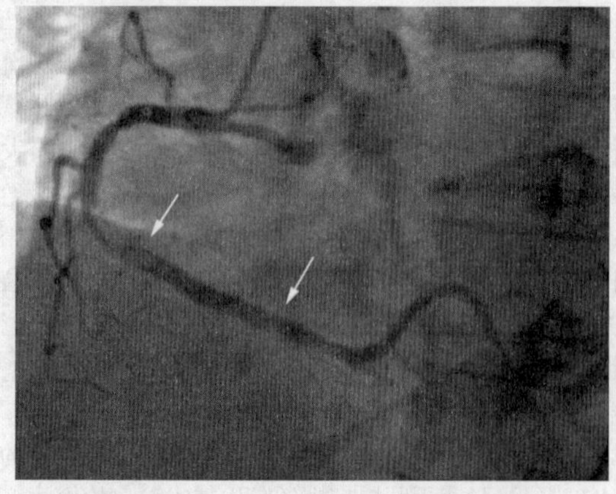

图 4-3-21 冠状动脉血栓造影图像(箭头)

管壁延续;假性动脉瘤常发生于冠状动脉穿孔,血管壁全层被破坏,其瘤壁常常是仅有一层脏层心包。动脉瘤管腔内血流较迟缓且血流方向紊乱,使 PCI 术后发生缺血性事件的可能性增加。有报道当动脉瘤的直径超过邻近正常血管直径的 3 倍时,将很有可能导致冠状动脉破裂,不过,这在临床上很难证实。

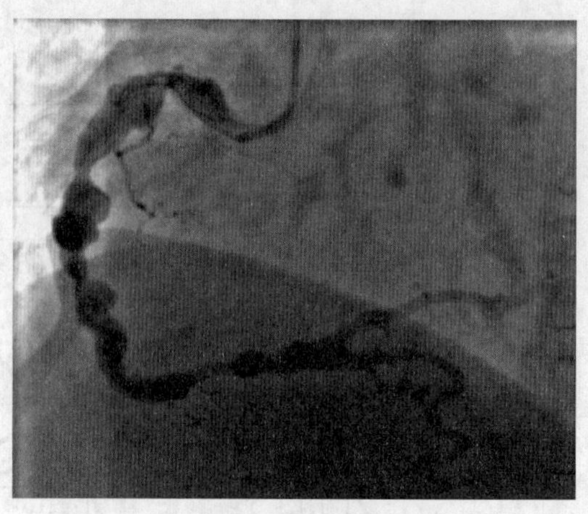

图 4-3-22 右冠状动脉瘤造影图像

8. 溃疡性病变 溃疡性病变的特征为造影时出现突出于管腔的充盈对比剂的龛影,局部管腔边缘可不规则,有时可以出现对比剂的滞留。溃疡性病变往往是斑块破裂后对比剂充填到斑块内空腔所造成的,多见于 ACS 患者,病变的狭窄程度未必很严重(图 4-3-23)。

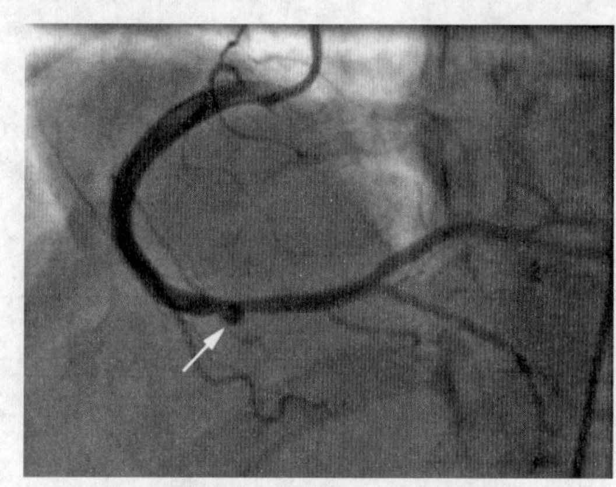

图 4-3-23 溃疡性病变的造影图像

右冠状动脉中远段狭窄 50%左右,可见突出于管腔的龛影(箭头)

9. 冠状动脉旁路血管病变 CABG 术后大隐静脉移植血管(SVG)闭塞的发生率 1 年为 8%,5 年为 38%,10 年为 75%。在无症状的患者中,CABG 术后 1~3 年移植血管闭塞的发生率为 28%,4~6 年为 32%,7~11 年为 35%。SVG 的病变可位于主动脉吻合口(开口处)、移植血管体部和远端吻合口(图 4-3-24),SVG 血管病变的性质和术后时间有关,术后 1 个月内多为急性血栓形成,1~12 个月内为纤维内膜增生,12 个月后多为各种程度的粥样硬化病变。SVG 血管病变往往比较弥漫,且脆性大,易合并血栓性病变。介入治疗后发生无复流、远端血管栓塞、急性闭塞的机会增加。与 SVG 相比,内乳动脉桥血管血流更好,粥样硬化发生少,10 年通畅率高(95%比 30%),但可发生远端吻合口狭窄而引起缺血的复发。远端吻合口介入治疗后的再狭窄率低于桥血管体部病变。

(二) 冠状动脉侧支循环

正常人心脏中有无数细小的吻合支互相联络主要的冠状动脉,大多数吻合支血管直径<200 μm,是侧支循环的重要来源,由于这些血管平时不开放,或只有少量的血流,加上血管直

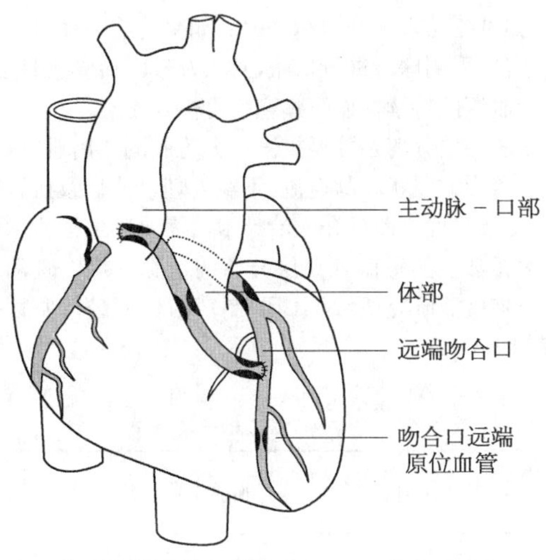

图 4-3-24　静脉旁路血管的病变位置

径细小超过了造影的分辨力，因此在正常人或轻度冠状动脉病变的患者，冠状动脉造影时，它们并不显像。然而，如果发生主要冠状动脉阻塞，阻塞远端的动脉内压力明显低于其近端的灌注压和邻近闭塞血管的其他冠状动脉的灌注压，则连接闭塞远端的吻合血管可在闭塞血管自身近端血管和邻近其他血管的压力驱使下，血流量增加并发生进行性扩张，最终形成血管造影时可见的侧支管道(图 4-3-25)。侧支循环的形成可代偿血管闭塞导致的缺血，起保护作用。侧支血管的形成有个体差异，原因还不甚清楚，冠状动脉发生闭塞的速度对侧支血管的形成有明显的影响。最有利的情况是冠状动脉血管的闭塞逐渐发生，在完全闭塞前有足够的时间使侧支血管扩张，且发挥供血的功能。影响侧支发生的其他因素是提供侧支血流的血管本身的通畅度、阻塞后血管段的大小和血管阻力。事实上侧支血流可能比以前所想象的发生得更快，可在完全阻塞后数小时内形成，此时更可能是本已存在的侧支血管的开放，而非新生血管的形成。如果造影时发现侧支循环，则被供应血管病变狭窄程度一般大于 90%。

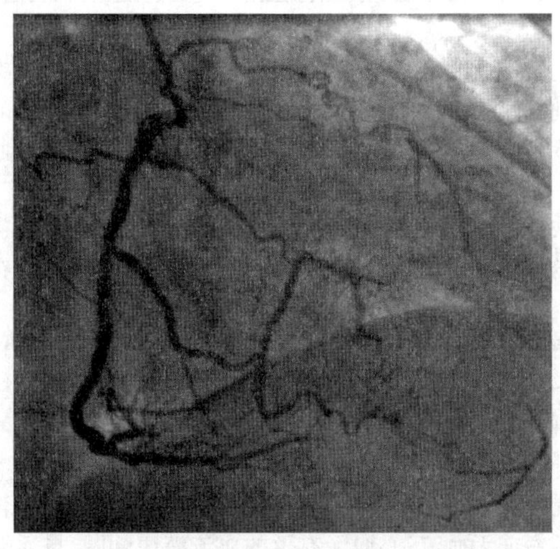

图 4-3-25　冠状动脉侧支循环造影图像

右冠状动脉造影时可见到左回旋支及前降支远端血管显影

要理想地观察侧支循环，需要延长每次造影时间，Rentrop 和 Cohenm 利用双侧冠状动脉造影建立了侧支循环的 0～3 级分级系统(表 4-3-6)。

表 4-3-6　Rentrop 侧支分级

分级	描　述
0 级	无侧支存在
1 级	勉强能检出的侧支血流。对比剂通过侧支管道，但在任何时候心外膜血管都不能显影
2 级	部分侧支血流。对比剂进入，但不能使靶心外膜血管完全地显影
3 级	完全灌注。对比剂进入，并使靶心外膜血管完全显影

(三) 冠状动脉血流的造影判断

造影判断冠状动脉血流的标准大多采用急性心肌梗死后溶栓研究(TIMI)所提出的血流分级方法，TIMI 血流分级将冠状动脉血流分为 0～3 级 4 个等级(表 4-3-7)，其中 3 级为正常。

表 4-3-7　TIMI 血流分级

分级	描　述
0 级	无灌注；闭塞段以下无前向的对比剂充盈
1 级	对比剂通过但无灌注；对比剂通过病变阻塞的部位，但在任何时候前向对比剂都不能使远端的整个冠状动脉血管床显影
2 级	部分灌注；对比剂通过病变部位，且能使血管远端末梢血管显影，但进入远段血管的速度或远端血管床中对比剂的排空速度(或两者同时具备)慢于同一患者的其他非闭塞动脉
3 级	完全灌注；进入阻塞段远端血管床的前向血流和对比剂的排空速度快而完全，与同侧或对侧的血管相同

冠状动脉 TIMI 血流的两个主要决定因素为血管狭窄的严重度和微血管床的状态。急性心肌梗死溶栓后患者的预后与 TIMI 血流级别有关。溶栓后 90 min TIMI 3 级血流的患者比 TIMI 2 级血流的患者死亡率低。TIMI 帧数的计算方法可用于冠状动脉血流的定量测定。对病变血管的显影所需的电影胶片帧数的数量可通过自动帧数计数器来计算。定量帧数计算方法与常规方法相比更客观、重复性更好，与临床结果相关性强。

由于 TIMI 血流分级关注的是心外膜血管的血流，但心外膜血流并不能代表心肌灌注情况，部分患者尽管心外膜血管恢复灌注，但组织水平心肌的灌注仍不理想，而心肌的灌注显然更为重要。有人提出采用 TIMI 心肌血流分级(表 4-3-8)或 Blush 计分(表 4-3-9)的方法评价心肌灌注。如果出现心肌持续染色，说明对比剂的排空受限，血流应为 0 级。

表 4-3-8　TIMI 心肌血流分级

分级	描　述
0 级	很少或无心肌染色，即对比剂无法进入心肌
1 级	心肌对比剂染色滞留，且滞留持续到下次注射时
2 级	对比剂进入到心肌，但冲刷缓慢，对比剂在注射的末期仍持续浓聚
3 级	心肌的对比剂进入和排空均正常，对比剂在注射的末期仅轻微存在

表 4-3-9　心肌 Blush 分级

分级	描　述
0 级	无心肌染色或对比剂密度
1 级	少量的心肌染色或对比剂密度
2 级	中等的心肌染色或对比剂密度，但少于对侧或同侧非梗死相关血管造影时的心肌显影
3 级	正常的心肌染色和对比剂密度

(四) 介入治疗后冠状动脉并发症的造影表现

冠状动脉介入治疗后常见的冠状动脉血管并发症包括冠状动脉痉挛、夹层分离、血栓、无复流和穿孔。

痉挛是指原无狭窄或狭窄程度<25%的血管出现暂时性或持续性的管腔狭窄>50%，多发生在导丝、球囊或其他介入器械操作刺激后，除了病变部位发生痉挛外，在其他节段也可发生痉挛(图 4-3-26)。发生痉挛后首先要除外夹层分离和血栓形成，可采用冠状动脉内注射硝酸甘油的方法处理，每次 200～300 μg，必要时可重复使用，也可冠状动脉内注射钙离子

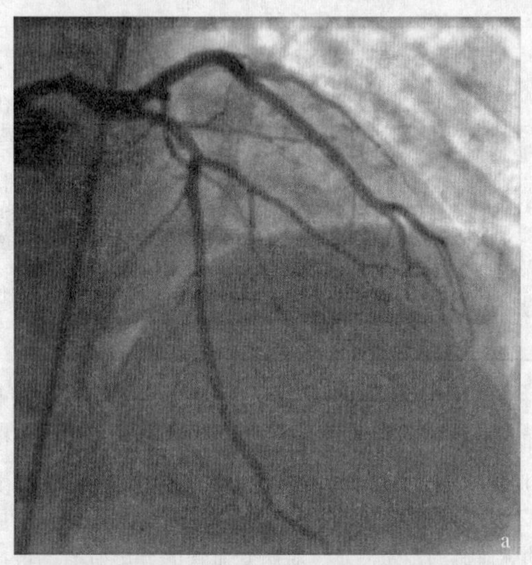

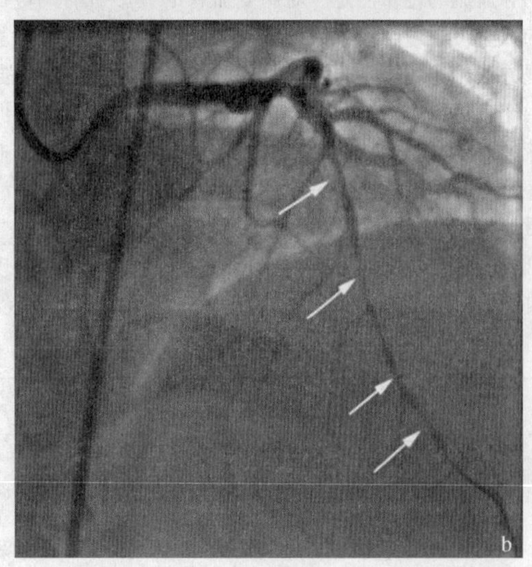

图 4-3-26　冠状动脉痉挛造影图像

a. 左冠状动脉造影无狭窄病变　b. 前降支送入导引导丝后发生弥漫性痉挛(箭头)

拮抗剂(如维拉帕米 100～200 μg)。如果药物治疗后血管仍持续性痉挛，可采用球囊进行扩张，对累及较大血管、引起严重心绞痛或低血压的持续性血管痉挛也可植入支架。

轻度的夹层分离是球囊扩张扩大管腔的作用机制，但严重的夹层分离影响冠状动脉血流，不经处理可能导致血管的急性闭塞，是支架时代之前行介入治疗术后需要紧急搭桥术的主要原因。术者必须熟悉血管夹层分离的造影图形。通常采用美国国立心肺血液研究所(NHLBI)制定的标准进行血管夹层的分类(表 4-3-10)。

表 4-3-10　冠状动脉夹层：美国国立心肺血液研究所(NHLBI)分类系统

类型	描　述	血管造影表现	急性闭塞率(%)
A	血管腔内出现小的充盈缺损区，对比剂排空后无滞留		—
B	线型的充盈缺损区，平行于管腔，或将血管分成两个腔，对比剂排空后无滞留		3
C	管腔外的对比剂充盈呈帽子影，管腔内对比剂排空后仍有对比剂滞留		10
D	螺旋型腔内充盈缺损，常伴有血管的广泛对比剂附着		30
E	新的持续性管腔内充盈缺损引起前向血流减慢		9
F	充盈缺损引起完全闭塞，没有前向血流		69

注：—，未报道。

通常 A 型和 B 型夹层对预后无不良影响，C～F 型夹层在支架前的年代可以使急性心肌梗死、急诊 CABG 和死亡的危险增加 5～10 倍。一旦发生影响血流的夹层形成，需要与血栓相鉴别。事实上，重度夹层分离导致血流明显缓慢或停止时，往往很快伴有血栓的形成。长度>10 mm 和使管腔残余狭窄>50%的夹层也增加缺血的并发症，即使没有血流障碍也有指征植入支架。

有研究显示，球囊扩张术后发生血管突然闭塞的患者中，23%～42%的管腔中可见到血栓的证据，冠状动脉内血栓的造影表现为管腔内出现局限的、可活动的球性充盈缺损，可伴有或不伴有对比剂的滞留。

无复流是指心外膜血管机械性梗阻解除后，远端血管血流明显缓慢或无血流，心肌无有效的血流灌注，可能与远端血管栓塞、微血管痉挛、间质水肿造成的血管压迫等因素有关。采用 GPⅡb/Ⅲa 受体拮抗剂和冠状动脉内扩血管药物(如腺苷、硝普钠或维拉帕米)治疗有效。

冠状动脉穿孔是严重的并发症，大多需要紧急处理。冠状

动脉穿孔的造影表现为对比剂渗漏到血管腔外。局限性穿孔（也称包裹性穿孔）表现为血管外对比剂渗漏，局限于穿孔部位的心包下，一般对比剂可在局部滞留，而不是很快消失，临床上无心包填塞的发生（图 4-3-27）。非局限性穿孔（也称游离穿孔）表现为血管外对比剂渗漏，不局限于局部心包下，而是很快分散，临床上很可能伴有心包填塞的表现（图 4-3-28）。一旦发生游离穿孔后，需要采用球囊堵塞或植入支架（包括覆膜支架）封闭穿孔部位，同时对发生心脏压塞的患者进行心包穿刺，必要时需要进行外科手术修补。

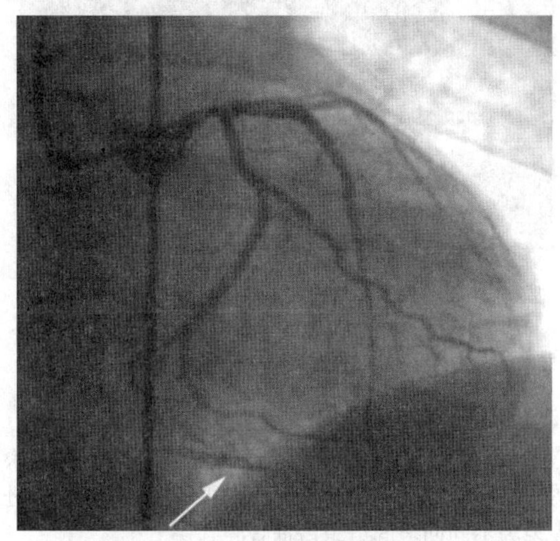

图 4-3-27　局限性穿孔

亲水涂层导引钢丝导致前降支远端穿孔，造影剂滞留右心肌局部，观察 20 min，无心脏压塞症状

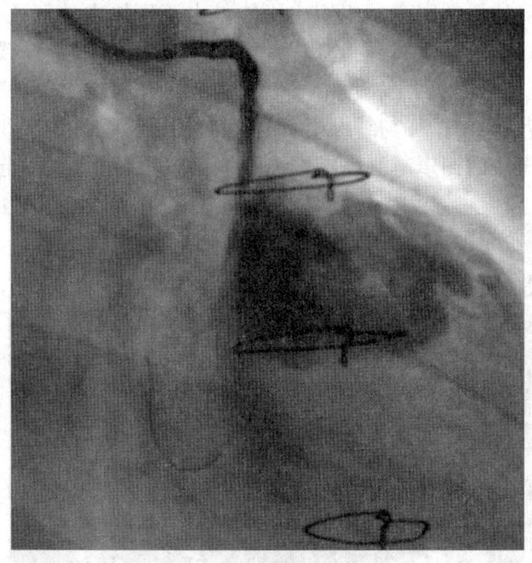

图 4-3-28　游离性巨大穿孔

切割球囊导致大隐静脉桥血管破裂，形成巨大穿孔

在诊断性冠状动脉造影时发生的冠状动脉空气栓子和空气栓塞均与术者的操作不慎有关，造影时可见圆形的无对比剂的气泡向远端血管滚动（图 4-3-29）。预防最重要。一旦发生冠状动脉空气栓子和空气栓塞，应给予患者吸入 100%纯氧，以促进氮气的快速吸收，在吸入纯氧基础上少量空气通常可在 2～4 min 内吸收。为减轻疼痛可给予吗啡注射，发生室性心律失常时用利多卡因和直流电（DC）转复治疗。

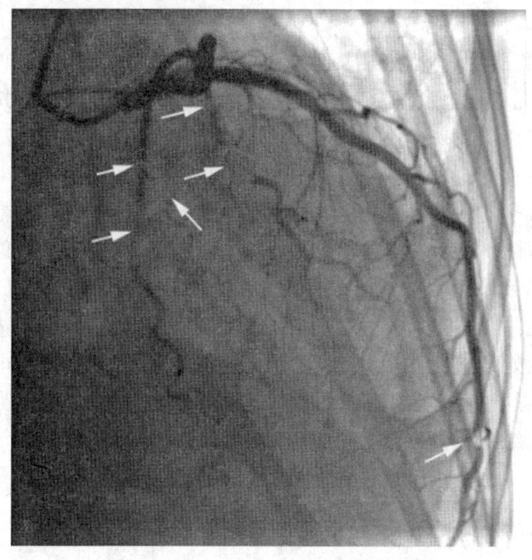

图 4-3-29　空气栓塞造影表现

冠状动脉内出现球形滚动的充盈缺损（箭头）

第二节　冠状动脉内超声检查

冠状动脉造影仅显示被对比剂充填的管腔轮廓，通过管腔形态的改变间接反映位于管壁上的粥样硬化病变，对病变狭窄程度的判断也需要依赖邻近的参照节段，因而在定性和定量评价冠状动脉病变方面均存在不可避免的缺陷。冠状动脉粥样硬化常为偏心性或不规则性斑块，弥漫性病变常累及所谓的正常参照节段，另外，冠状动脉在粥样斑块形成时可能以重构的机制发生代偿性扩大（正性重构）或缩小（负性重构），这些因素均影响造影对狭窄程度的判断。20 世纪 90 年代初，血管内超声显像（IVUS）开始应用于临床，通过导管技术将微型化的超声换能器送入血管腔内，能提供包括管腔和管壁在内的横截面图像，因此对病变程度和性质的判断更为可靠，已成为冠心病介入诊疗中非常重要的辅助显像方法。

一、血管内超声显像的仪器和成像原理

IVUS 仪器由两个主要成分组成：带微型换能器探头的导管和成像系统。IVUS 导管的直径从 2.6～9F（0.86～2.97 mm），可适合于冠状动脉或周围血管（如腹主动脉），用于冠状动脉内的超声导管直径一般从 2.6～3.5F（0.96～1.17 mm），超声频率越高，其分辨力越高，但穿透力就降低。用于近距离进行成像的冠状动脉内超声探头的频率较高（20～40MHz，最新的有 55MHz），能提供高质量的图像，轴向和侧向的分辨率分别约为 0.08 mm 和 0.20 mm。按设计类型不同，IVUS 导管主要分为两种：机械旋转型和相控阵型。

（一）机械旋转型

机械旋转探头利用外置的马达和驱动轴旋转安装于导管顶端的单一压电晶体换能器，机械旋转探头通常以1 800 r/min 的速度旋转，以每秒 30 帧的速度成像，目前国内所应用的机械旋转型超声仪器主要为 Boston Scientific 公司的 GALAXY2 和 iLAB 系统。

(二) 相控阵型

相控阵型探头采用环行安置于导管顶端的 32～64 个换能器,其优点是稳定性很好,没有旋转伪像和导丝伪像,导引导丝的轨道作用较好,由 VALCANO 公司生产。相控阵探头的优点是导管的直径较小,没有活动的部分,没有旋转伪像。

大多的 IVUS 图像处理系统提供的是黑白图像,不同回声的组织以不同灰阶表示,可根据回声强弱的不同判断病变的性质。VALCANO 公司开发的虚拟组织- IVUS(VH - IVUS)采用新的后处理技术,利用反向散射的超声射频信号,通过功率频谱的处理进行比较分析,对不同性质的斑块标注成不同的颜色(伪彩),把原来的黑白图像以不同的彩色显示,可直观地显示不同组织成分在病变中的构成和分布,并可进行定量分析。新型的 iLAB 也有类似的功能。

二、操作方法

进行 IVUS 检查时,常规选用 6F 或以上的指引导管,将 0.036 cm(0.014 in)的导引导丝放置到靶血管的远端,IVUS 导管沿导引导丝送入靶血管,大多的术者采用从远端往近端连续回撤的方法,对整个冠状动脉节段显像完成后,还可以将导管送至感兴趣的部位重新检查,IVUS 图像可实时显示,并同时存储在光盘上以供保存和事后分析。超声导管的回撤方法有手动和自动两种方法,后者采用经马达控制的自动回撤装置,可设定导管回撤的速度(一般 0.5～1 mm/s),优点是可以测量病变的长度,并可以进行实时的三维重建。

冠状动脉内超声导管均采用单轨的快速交换系统,机械旋转型 IVUS 导管带保护鞘,带换能器的导管在保护鞘内推送和回撤,可以避免对管壁的损伤,利于反复多次检查,且重复性好,检查前需注射水排出导管系统内的空气。由于保护鞘在整个检查过程中始终留在冠状动脉内,因此在狭窄病变严重的情况下,可能诱发和加重心肌缺血的发生。目前的 IVUS 导管其操作特性及通过病变的能力远不如球囊导管,因此对严重狭窄病变、扭曲、钙化以及非常远端的病变显像有一定的困难,选用同轴性、支撑性好的导引导管和导丝可能增加 IVUS 导管的通过能力。送入 IVUS 导管前于冠状动脉内注射 200 μg 硝酸甘油。可减少导管刺激可能诱发的血管痉挛,增加定量测定的准确性。注射肝素(一般 3 000 IU)可防止血栓形成。

三、图像的判断

(一) 正常冠状动脉的 IVUS 图像

正常的冠状动脉由圆形的管腔和环绕管腔、具有不同回声特性的层状结构的管壁组成。管腔内的血液在采用低频的超声换能器(20 MHz)时呈低回声或无回声,随探头频率增高(30～40 MHz),血液可表现为弱而纤细、无特定结构的回声,能随血流移动和蠕动。血液的回声有助于识别管壁和管腔之间沟通的存在而有利于图像的判断,确定夹层分离的存在。有些正常的血管壁表现为三层结构:① 内层,代表内膜和内弹力膜,此层与中层和管腔比,相对回声较强。② 中间无回声层,代表中膜。③ 外层,有特征性的"洋葱皮"样表现,代表外膜和外膜周围的组织,在 IVUS 图像上,外膜和血管周围组织之间没有明确的界限。大约 50%的正常冠状动脉表现为单层结构(图 4－3－30)。需要注意的是,IVUS 图像上显示的三层结构并非解剖学上的内膜、中膜和外膜,而是声学界面。

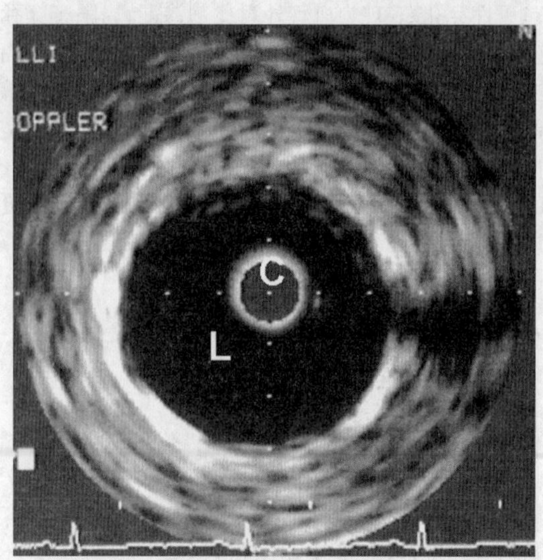

图 4－3－30　正常冠状动脉的血管内超声图像

管腔呈圆形,无回声。从 11 点至 3 点部位,管壁呈现"三层结构",其余部分为单层结构(L,管腔;C,血管内超声导管)

(二) 斑块的组成和分布

IVUS 图像上冠状动脉的斑块主要表现为内膜和内膜下组织的明显增厚。轻度病变的特征为内膜厚度≤0.3 mm,进展期病变表现为不同回声的组织占据管腔。

IVUS 主要通过斑块的组成和回声特性来进行斑块的分类。"软"斑块指斑块的回声较其周围的外膜组织要低,并非指病变本身的软硬。通常软斑块的回声低是由于斑块内脂质含量较多,然而低回声的组织也可能是由于斑块内的坏死带、壁内出血或血栓。"纤维化"斑块的回声强度中等,与外膜相似(图 4－3－31),回声密度介于软斑块和钙化斑块之间,离体实验证实回声的增加与纤维组织的含量增加有关,纤维组织含量越多,斑块的回声越强,非常致密的纤维斑块可足以引起声波

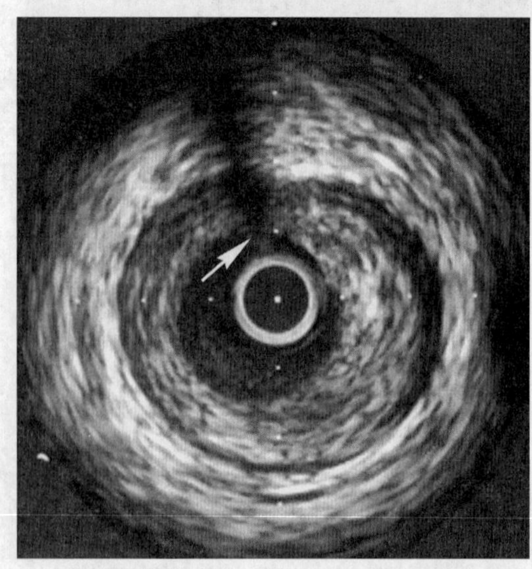

图 4－3－31　纤维化斑块的血管内超声图像

图中为一向心性的斑块,其回声密度和外膜相似,为纤维性斑块。图中箭头所指处为指引导丝引起的伪像,其后方可出现回声缺失

的衰减引起声影，误认为钙化；“钙化”病变回声更强，超过周围的外膜组织，并伴有下方的声影（图 4－3－32）。混合性斑块，指斑块含有一种以上回声特性的组织，也有将其描述为纤维钙化斑块或纤维脂质斑块。血栓性病变在 IVUS 上通常被认为是管腔内的团块，可表现为分层、分叶，回声较弱，通常不均匀，有斑点状或闪烁状回声。有时停滞的血液可表现为管腔内不均匀的低回声区，需与血栓鉴别，前者在注射生理盐水后回声消失。需要指出的是，IVUS 对血栓的检出能力不如血管镜和 OCT。易损性斑块还缺乏明确的定义，一般指含有大的脂核和薄的纤维帽的病变，斑块溃疡和斑块破裂则指斑块内膜的纤维帽破裂，完整性被破坏，有时斑块表面可出现糜烂。图 4－3－33 示 1 例偏心性斑块破裂后继发血栓形成的 IVUS 图像。

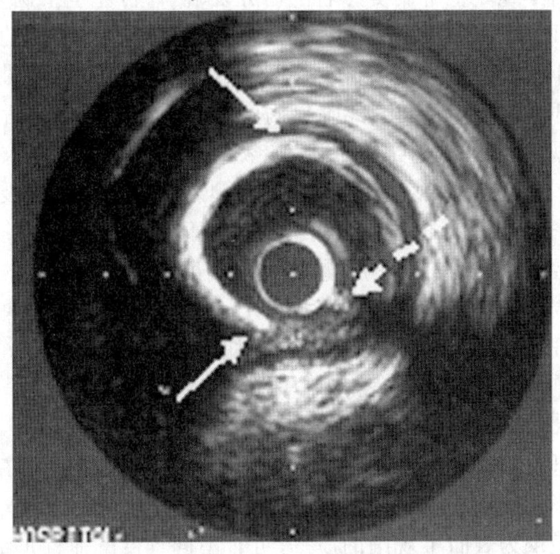

图 4－3－32 钙化斑块的血管内超声图像

图像示一向心性的钙化斑块，从 7 点至 12 点为强回声斑块伴后方声影（实线箭头），影响其下方组织的显影，在钙化病变表面无病变组织，为表浅钙化。虚线箭头为导丝伪像

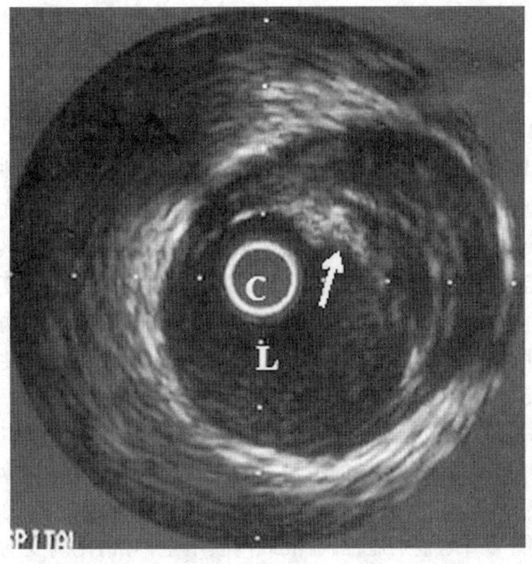

图 4－3－33 示一例软斑块继发血栓形成的血管内超声图像

图中从 9 点至 5 点之间为一偏心性斑块，同时可见有斑块侧的血管外弹力膜向外凸出。箭头所指为斑块上继发的血栓，可见血栓的回声密度与原斑块回声密度不同，且不均匀（C，血管内超声导管；L，管腔）

血管内超声图像上还根据斑块在管壁上的分布将病变分为偏心性和向心性，如斑块最厚部分的厚度超过最薄部分的 2 倍，或存在无斑块的管壁，则视为偏心性斑块。

四、IVUS 图像的定量测定

IVUS 上管腔的定义为内膜最内侧的声学界面所包围的部分，管腔横截面积（LCSA）是内膜表面所包含的面积，最小管腔直径指经管腔中心的直径的最小值，最大管腔直径指经管腔中心的直径的最大值。

IVUS 上血管中层和外膜的分界线总是非常清晰，代表外弹力膜（EEM）的位置，IVUS 测量上用外弹力膜面积（EEMCSA）代表血管面积。无病变的冠状动脉通常为圆形，但发生粥样硬化后，在斑块的形成过程中，可能发生重构现象，发生正性重构部位的血管壁往外凸出，使 EEM 包含的血管并不呈圆形（图 4－3－34），此时通过血管的中心测定最大和最小 EEM 直径，可使用重构指数（RI）评价冠状动脉的重构情况。RI 是指病变部位 EEMCSA 与参照血管 EEMCSA 的比值，一般将病变处近端和远端 10 mm 内最接近正常的部位（管腔面积

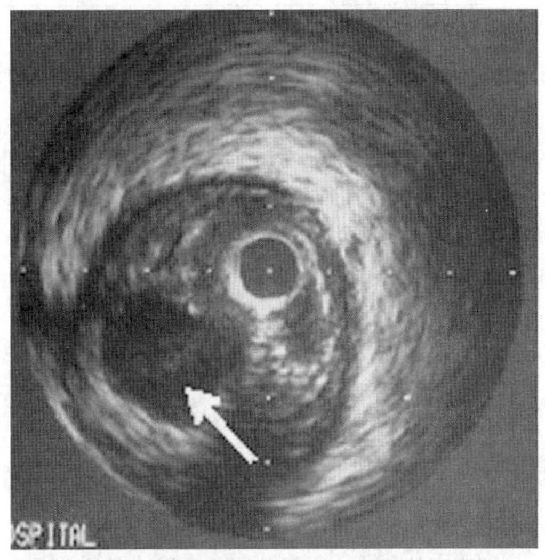

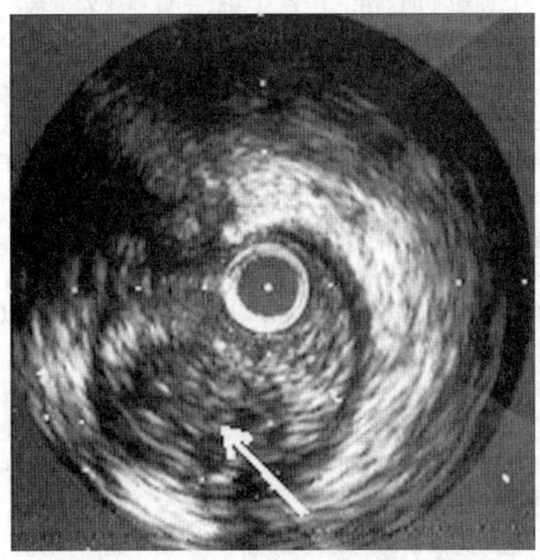

图 4－3－34 斑块破裂的血管内超声图像

左图为一偏心性斑块，箭头所指处为斑块破裂内容物溢出后留下的无回声区，右图箭头为注射对比剂后对比剂充填入空腔

最大处)作为近端和远端参照血管,病变处和参照血管之间无大的血管分支汇入,参照血管平均面积为近端及远端参照血管EEMCSA之和的平均数。RI>1为正性重构,RI<1为负性重构。

在有大的分支血管起源或明显的钙化斑块的节段,EEM的周长和面积无法可靠测定,如果钙化声影<90°,可将可见的外弹力膜顺血管壁走向勾画,但精确性降低,如果钙化声影超过90°以上,则测量不准确。IVUS上对内弹力膜的确定非常困难,因此无法测定组织学上斑块的面积(即以内弹力膜为边界的面积),IVUS测量上常利用EEMCSA和LCSA计算而得到的斑块+中膜的面积来替代斑块面积,由于中膜面积在其中占的比例很小,因此对斑块面积的测定影响小。表4-3-11为常用的IVUS测量参数,斑块负荷与管腔的面积狭窄率有所不同,前者指同一横截面上斑块面积在EEMCSA中占的比例,而后者指与参照节段比较得出的管腔狭窄程度。对钙化病变可分表浅和深部钙化,并可依据钙化占的象限进行半定量测定。

表4-3-11　常用的IVUS测量参数的建议

参　数	定　义
斑块与中膜面积	EEMCSA－管腔CSA
最大斑块与中膜厚度	通过管腔的中心线的从内膜表面到EEM之间的最大距离
最小斑块与中膜厚度	通过管腔的中心线的从内膜表面到EEM之间的最小距离
斑块负荷(%)	(斑块与中膜面积/EEMCSA)×100%
管腔面积狭窄率(%)	[(参照节段CSA－最小管腔CSA)/参照节段CSA]×100%
重构指数	病变部位EEMCSA/参照节段EEMCSA

注:CSA,横截面积;EEM,外弹力膜;EEMCSA,外弹力膜面积。

五、IVUS在冠状动脉病变诊治中的应用

(一) 诊断方面的应用

1. 早期病变的检出　大部分冠状动脉血管在粥样硬化病变形成早期出现代偿性扩张(即正性重构)以代偿管腔的丢失,直到管腔面积狭窄40%左右时出现失代偿后始出现管腔的狭窄,因此冠状动脉造影检出早期病变的能力有限,而IVUS能在看似正常的部位检出早期的内膜增厚和斑块形成。在无症状的患者中IVUS检测到的早期斑块的临床意义还不清楚,即这些病变是否影响患者预后以及积极药物治疗对这些病变转归的影响还缺乏大规模的临床研究资料,但至少提示对存在动脉粥样硬化危险因素的患者应该积极干预其危险因素以预防病变的进展。

当造影结果不能解释临床症状时,如造影无明显狭窄的ACS等,应对临床怀疑的罪犯血管进行IVUS检查,常能识别发病原因,避免误诊和漏诊。IVUS也可用于鉴别血管的痉挛和斑块。

2. 造影无法正确判断或临界病变　由于造影剂充盈或投照角度的影响,冠状动脉造影常不能对开口或分叉部位的病变做出正确的判断,而IVUS不受投照位置的影响,IVUS导管可分别送入不同的分支血管,能准确判断病变累及的程度和范围。

临界病变的处理一直是困扰介入医生的难题。IVUS对临界病变的性质和狭窄程度的判断可为临床治疗决策的制定提供重要的参考。研究提示:对左主干病变,一般认为最小管腔面积界限值为6.0 mm^2,最小管腔直径的界限值为3.0 mm,而其他主要分支近段血管的最小管腔面积界限值为4.0 mm^2,通常认为如果病变部位的IVUS测量值小于上述界限值,会导致其供血范围的心肌缺血,因而进行血运重建干预是合理的。

最近比较IVUS和冠状动脉血流储备分数(fractional flow reserve, FFR)的研究对上述界限值提出了不同的看法。有不同研究显示如果以FFR<0.8作为心肌缺血的界限值,相应的IVUS上测定的最小管腔面积界限值为2.41～3.16 mm^2。另一针对单纯左主干病变患者的研究发现,评价左主干病变时,取FFR<0.80为判断心肌缺血的界限值时,IVUS测定的相应的最小管腔面积应为4.8 mm^2,而FFR<0.75时IVUS最小管腔面积为4.1 mm^2。因此临界病变的处理需要综合患者的临床表现、病变的形态学性质和功能测定的结果来决定。

3. 不稳定性(易损性)斑块的检出　不稳定斑块破裂引发血栓形成是ACS的主要发病机制。由于易损斑块破裂前所致的管腔狭窄程度常并不严重,因此人们期待能有新的技术提高对易损性斑块的识别能力。一般认为病理上,易损性斑块的主要特征包括:① 薄的纤维帽;② 斑块内含有丰富的脂质;③ 巨噬细胞的含量丰富,代表病变内炎症反应过程。

斑块破裂的IVUS表现包括内膜的完整性遭到破坏,有时可见纤维帽破裂后留下的内膜斑片,斑块内容物溢出可在斑块内留下无回声的空腔,此空腔可被造影剂充填(图4-3-34),也可表现为表面不规则的溃疡,可有不同程度的血栓形成,血栓往往和原有的斑块呈不同的结构,有分层现象。比较稳定型心绞痛和ACS靶病变的研究结果显示,IVUS上判断易损性斑块的参考特征包括:斑块内脂核的面积>1 mm^2,或脂核占斑块的面积比>20%,且斑块的纤维帽厚度<0.7 mm。有研究还发现斑块破裂容易发生在病变的肩部,即病变和正常管壁的交界处。不稳定性斑块更多表现为正性重构。IVUS研究显示,ACS患者除了罪犯病变外,其罪犯血管的其他部位或其他血管中可能存在一个或以上的斑块破裂。

目前临床上使用的IVUS分辨率在80～100 μm,可能不足以检测到非常薄的纤维帽(例如厚度<70 μm)和内皮损伤。分辨率10倍于IVUS的OCT技术对斑块破裂检出的敏感性更高。能直观显像病变性质的VH-IVUS在不稳定性病变的研究中有独特价值,病变中红色标识的坏死区域的面积和病变的稳定性有一定的相关关系。VH-IVUS研究中不稳定性斑块的特征包括:破裂斑块和薄纤维帽纤维脂质斑块(VH-TCFA),后者的定义为局限性且富含坏死核心(坏死核占斑块面积比≥10%),无明显的覆盖其上的纤维组织,且斑块负荷≥40%。目前VH-IVUS技术的局限性包括有限的空间分辨率;不能可靠地鉴别血栓、血液或内膜增生;对钙化病变的穿透力差而导致的潜在错误。PROSPECT研究显示,存在VH-TCFA者较无VH-TCFA者随访3年间发生心脏事件的危险增加3倍多,如果病变同时符合VH-TCFA的特征,且斑块负荷>70%和最小管腔面积<4.0 mm^2,则其发生心脏事件的风险较无这些特征者增加10倍。

4. 斑块进展、消退的研究　利用IVUS的三维重建图像可定量测定斑块容积，并根据与邻近结构如分支血管等的关系进行定位，从而可用于定量研究病变的进展和消退。

5. 移植心脏血管病　移植心脏的血管病变进展可能与慢性排异有关，其进展较非移植心脏的动脉粥样硬化病变迅速，影响患者的预后。对这些患者进行导管检查时常规进行IVUS检查，可以检出病变并确定其严重程度，指导临床预后的判断和治疗。

（二）在介入治疗中的应用

IVUS通过对病变程度、性质、累及范围的精确判断，可用于指导介入治疗的过程，帮助监测并发症。指导介入治疗过程是IVUS的主要应用价值。

1. 确定斑块性质和范围以帮助治疗方法的选择　IVUS对病变性质的判断对于指导治疗方案的选择是非常重要的，如严重的表浅钙化病变用球囊扩张不仅效果不佳，且可能发生严重的夹层分离，而高频旋磨是治疗表浅钙化病变最佳的治疗方法。对开口部位的软斑块，较适合定向旋切治疗，且IVUS可指导手术的进行。对分叉病变主支和分支血管病变累及范围的精确判断可用于指导手术方案的确定。

IVUS可对管腔直径、狭窄程度、"正常"参考血管的直径和介入后管腔直径能增加的程度做出正确的判断，指导选择更合适的器械。未完全覆盖病变被认为是药物洗脱支架（DES）植入术后支架两端边缘发生病变内再狭窄的重要原因，使用IVUS指导显然对病变累及范围的判断明显优于冠状动脉造影，因此可能改善介入术的效果。然而，除了在左主干病变外，还没有前瞻性的研究结果显示需要采用IVUS指导选择介入器械的大小以提高安全性和减少远期心脏事件。

IVUS指导对成功进行左主干病变的介入治疗尤其重要。Park等的研究显示，在进行左主干病变介入治疗时，使用IVUS指导较无IVUS指导的手术其长期预后更优。由IVUS测定的左主干血管直径几乎总是大于根据造影所估测的血管直径，精确的测量利于选择合适的器械，前降支和回旋支开口累及范围的精确评价对左主干远端分叉病变介入治疗方案的选择至关重要。

2. 研究介入治疗扩大管腔的机制　IVUS可以直接观察到病变在介入治疗后形态所发生的改变，用于研究介入治疗后管腔扩大的机制，如对大多数患者来说，球囊扩张所引起的夹层分离是其扩大管腔最主要或唯一的机制，而斑块的"挤压"或再分布所引起的管腔扩大并不常见，定向旋切和高频旋磨扩大管腔的主要机制是斑块的消除，支架植入术后管腔扩大最显著。

3. 指导介入治疗　支架植入术是目前临床应用最多的介入治疗技术，由于对比剂可充填入支架和管壁之间的间歇，故造影无法识别支架贴壁不良。由于左主干的直径常大于目前临床上常用的最大直径的支架，IVUS对监测左主干病变介入治疗后的支架贴壁情况尤其重要，扩张不对称的支架在造影上也可表现为良好的结果。研究显示，如果IVUS证实支架放置非常理想，则可安全地降低全身抗凝的水平，这些IVUS研究结果推动了临床上支架植入术方法的改进，即常规使用高压球囊扩张以使支架完全扩张和贴壁（图4-3-35）。支架植入理想的IVUS标准包括：① 支架贴壁良好；② 支架内最小横截面积（MSA）与正常参照血管CSA（支架近端与远端CSA的平均值）之比＞0.8；③ 对称指数（支架内最小直径与最大直径之比）＞0.7。IVUS也可用于指导定向旋切过程，避免过度切割导致血管穿孔等并发症的发生，IVUS对定向旋切后效果的评价也用于指导是否需进一步采用其他的介入治疗手段（如是否需植入支架）。

慢性完全闭塞病变介入治疗过程中，IVUS可帮助确定导丝的位置是否位于血管的真腔；对于从开口处即发生闭塞的病变，将IVUS导管送入闭塞部位的分支血管可显示闭塞血管的开口部位从而指导导丝的操纵方向，此时常用换能器位于导管顶端的相控阵型IVUS导管。在闭塞病变经球囊扩张开通后，常使用IVUS对血管直径的测定和正常节段的判断指导支架的选择和植入部位，避免注射造影剂可能导致的夹层，尤其是使用反向CART技术时。

4. 并发症的监测　IVUS证实成功的球囊扩张术后，40%～80%的病变存在夹层分离，通常发生在软、硬斑块交界处（图4-3-36）。IVUS对夹层分离深度和范围的判断有助于指导下一步治疗方案的选择，指导支架植入的时机，以及植入的位置。IVUS也可识别壁内血肿，指导采取进一步的治疗措施。

5. 晚期贴壁不良　如果支架的金属丝和管壁分离则称为支架贴壁不良，IVUS是检出支架贴壁不良的重要方法。随访过程中发现的支架贴壁不良有些可能是植入后即刻就存在的，往往发生于支架直径小于血管，或病变节段邻近血管局部存在瘤样扩张，这种贴壁不良容易发生在支架的近端。晚期获得的支架贴壁不良（late acquired incomplete stent apposition, LAISA，或 late stent malapposition, LSM）则指在随访过程中新发生的。

LSM的主要发生机制是由于植入支架部位血管的扩张，导致EEM CSA的增加值超过支架周围"斑块＋内膜"面积的增加值（图4-3-37），支架与血管壁之间血栓病变的溶解也是发生LSM的另一机制。发生LSM的部位支架内皮化不完全，可能与DES术后极晚期支架内血栓（very late stent thrombosis, VLST）的增加有关。

6. 支架内再狭窄的评价　目前临床上所用的冠状动脉支架很少发生弹性回缩，IVUS研究结果显示，冠状动脉支架植入术后发生再狭窄的主要机制是支架内的内膜增生，具有抑制平滑肌增生作用的DES能有效预防再狭窄的发生。

IVUS测定的晚期管腔丢失（late loss）明显较造影评价更有说服力。支架放置不理想尤其是扩张不充分是DES术后发生支架内再狭窄的重要原因，DES术后支架内最小管腔面积＜5.0 mm^2者发生再狭窄的可能增加。IVUS研究结果显示，支架内内膜增生的形式在DES和BMS是不同的，BMS的内膜增生在整个支架节段是均匀的，但DES对内膜增生的抑制在支架中间较两端边缘要强，不过，均显著强于BMS。需要指出的是，目前所使用的IVUS的分辨率还不足以用于评价DES术后支架表面的内皮化程度。

7. 支架断裂　支架断裂并不常见，主要发生于血管扭动较大的部位，如右冠状动脉的中段或前降支的中段，可与再狭窄的发生有关。IVUS上表现为原植入支架的节段内出现缺乏支架梁金属丝影像的截面。

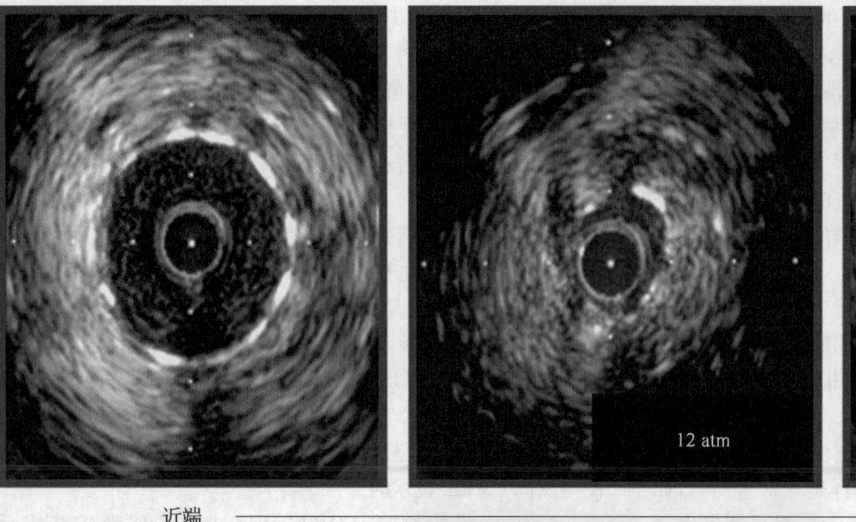
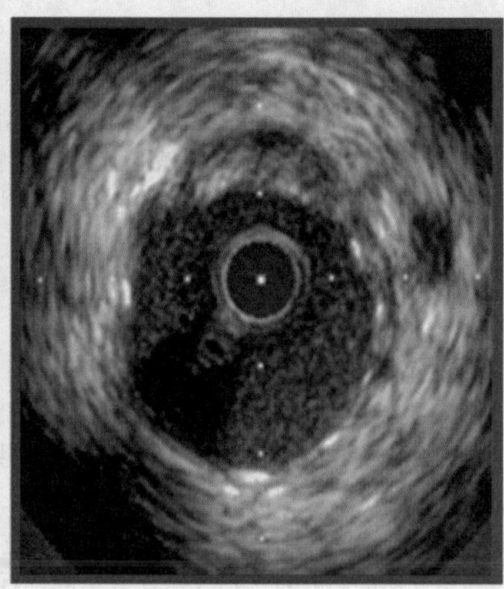

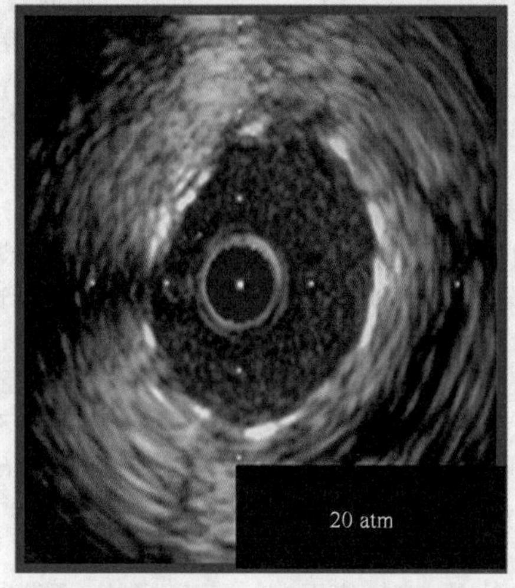

图 4-3-35　IVUS 指导冠状动脉内支架植入

前降支近段病变，采用 12 atm 扩张释放支架(上图)后造影显示支架内局部残余狭窄 30%左右，血管内超声检查示支架近端和远端的扩张和贴壁良好，但中段未完全扩张，经 20 atm 再次扩张后，血管内超声示支架充分扩张

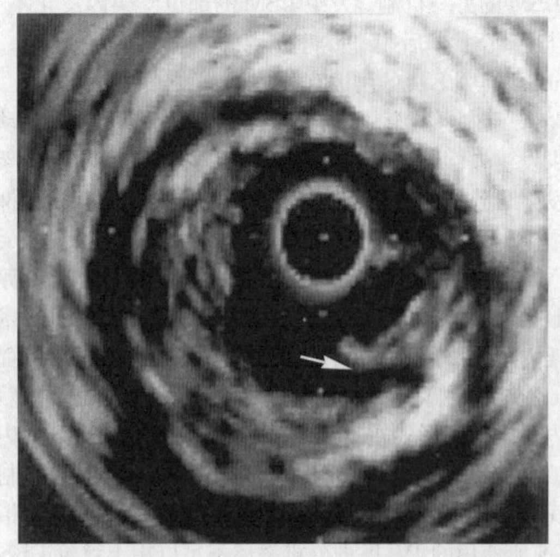

图 4-3-36　球囊扩张后的血管内超声图像

箭头所指部位为斑块内膜撕裂后形成的轻度夹层分离

六、血管内超声的局限性

血管内超声显像有一定的局限性。由于导管本身直径1 mm左右，因此在病变狭窄程度严重的情况下，导管无法通过病变，导管本身或因冠状动脉的特殊解剖特征等因素均可引起一些伪像，这些伪像会对病变的准确判断和测量产生影响。

(一) 不均匀旋转伪像

不均匀旋转伪像(NURD)主要见于机械旋转型 IVUS 导管。为了能形成正确的图像，驱动马达和换能器必须一一对应地旋转，机械旋转探头由于鞘管和内轴之间的摩擦可能导致旋转速度发生变化，即产生不均匀旋转伪像，会引起图像的“伸展”或压缩。引起不均匀旋转伪像的常见原因包括冠状动脉有锐利的角度、指引导管扭曲、止血活瓣旋得过紧、超声导管打折等，当鞘管与内轴在曲径很小的血管段(如扭曲的血管)发生弯曲时此现象最明显。

(二) 环晕伪像

换能器的环晕伪像表现为围绕超声导管的较亮的回声，有不同的厚度，是由于声波的振荡导致近场图像模糊所致，使其不能显像邻近换能器周围的结构，因而图像上导管的大小大于其实际的大小。

(三) 血液回声

血液的回声密度随超声换能器频率的增加和血流速度的

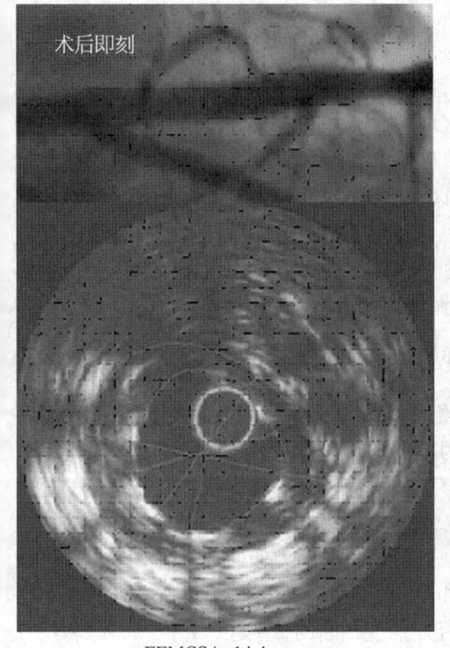

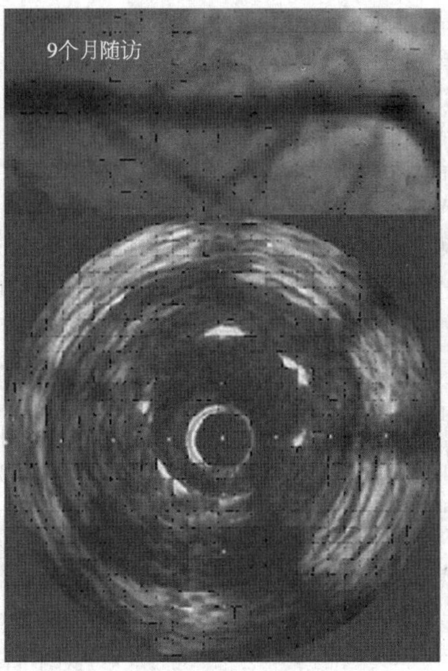

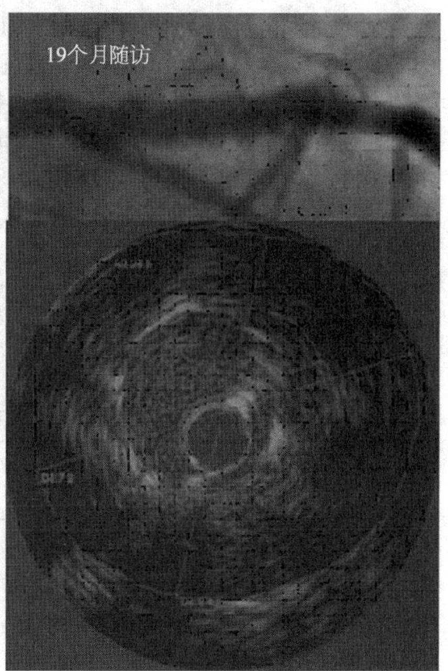

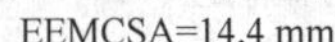
EEMCSA=14.4 mm　EEMCSA=29.9 mm　EEMCSA=36.5 mm

图 4-3-37　支架晚期贴壁不良血管内超声图像

左侧、中间和右侧图分别为术后即刻、9 个月和 19 个月随访时的造影和血管内超声图像，9 个月和 19 个月随访时造影图像上可见造影剂充填到支架外的龛影，相应的血管内超声图像可见支架和管壁之间存在明显的间歇，局部血管面积由术后即刻的 14.4 mm^2 增加到 9 个月时的 29.9 mm^2 和 19 个月 36.5 mm^2（EEMCSA：外弹力膜内面积）

降低而增加，可影响对管腔和组织的鉴别，尤其是一些回声较低的组织如软斑块、新生的内膜和血栓，当病变高度狭窄，或发生夹层分离或壁内血肿，血液发生淤滞或形成缗线状时此现象更显著。

（四）几何扭曲

当换能器位于血管的中央，且平行于血管，即超声束垂直于管壁时，IVUS 图像最接近正常状态。当超声导管在血管内呈倾斜的角度，超声束不垂直于血管壁时，圆形的管腔成像为椭圆形，在实际应用中，应尽可能将导管放于同轴的位置，幸运的是，冠状动脉直径本身较小，限制了导管倾斜的角度，使图像的扭曲不至于太严重。进行实时三维重建时，往往将弯曲的血管重建成直的血管，在进行图像分析时需注意。

（五）图像判断的局限性

IVUS 图像的判断是依赖于相邻组织间声阻抗的差别，尽管目前所使用的导管能对管壁结构进行非常详细的显像，图像的重建是基于来自组织的声反射，而不是真正的组织。不同组织的声学特性（回声密度）可能相同，例如，低密度的病变可能代表冠状动脉内血栓，但也可能为富含脂质的软斑块。IVUS 不能可靠地识别血栓和内膜的小的撕裂或溃疡。而且，IVUS 可能无法区分斑块和中膜，因为两者的声学特性相同。在有些病变血管，中膜可能相当厚（0.5～1.5 mm），但另一些血管，中膜可能很薄或没有。

七、血管内超声检查的安全性

总体上，IVUS 检查是非常安全的，严重的不良反应并不常见，对冠状动脉病变的进展也不会产生不良的影响。5%的患者发生短暂冠状动脉痉挛，可由冠状动脉内注射硝酸甘油迅速缓解；在对严重狭窄和小血管进行检查时可能引起短暂心肌缺血，撤出导管后可缓解。

第三节　光学相干断层扫描

一、光学相干断层扫描的成像原理、仪器和操作过程

光学相干断层扫描（OCT）技术的成像原理和 IVUS 相似，不过 OCT 用光代替了超声。利用先进的光纤干涉仪和能发射低能量、宽带的波长为 1 320 nm 的近红外光的光源，通过微型化的导管技术，将成像光纤导丝送入冠状动脉内，可提供冠状动脉的二维横截面图像，并可进行三维重建，由光源发出的光经光纤送出后，分为两束，分别为采样束和参考束，采样束采集的反射光由光纤通道接受，在干涉仪中，从采样部分得到的光和参考光相结合，发生的干涉模式反映了采样部位的物理学特性，和 IVUS 相同，采样束旋转 360°即可得到二维的图像。成像导丝的直径远细于 IVUS 导管，因此对严重狭窄病变的通过率高于 IVUS 导管。但由于血红蛋白对光的吸收和红细胞的散射等的影响，血液对光有明显的衰减作用，成像时需要去除显像区域的血液，第一代的时域 OCT（TD-OCT）检查时需要用球囊堵住近端冠状动脉，然后在球囊远端的冠状动脉内连续注射液体（一般使用乳酸林格液）清除成像区域的血液，因此可能造成心肌缺血，每次检查时间受限。新一代的频域 OCT（FD-OCT）成像速度明显增加，可以不必使用球囊堵塞近端冠状动脉，在检查时经指引导管注射等渗对比剂排除血液即可，成像时间仅数秒。

由于近红外光的频率和带宽高出目前医用超声信号几个

数量级，因此其分辨率远胜于 IVUS，通常认为目前临床上所用的 OCT 的轴向分辨率为 10～15 μm，为血管内超声(轴向分辨率约 110 μm)的 10 倍。因此 OCT 可提供接近于组织学检查的超高分辨率图像。OCT 对纤维帽厚度的定量测定和组织病理学的测值相关性良好。不过，OCT 对组织的穿透能力差(1～2 mm)，在斑块负荷重的情况下，难以显像血管横截面的全貌，无法判断纤维斑块深部病变的性质，无法测定血管的大小，因此对斑块负荷和血管面积的定量测定也受到限制。表 4-3-12 为血管内超声和 M3 型 TD-OCT 及 C7-XR 型 FD-OCT 的比较。

表 4-3-12　血管内超声和 OCT 的比较

项　目	IVUS	TD-OCT (M3)	FD-OCT (C7-XR)
成像原理	超声	近红外光	近红外光
记录帧数(fps)	30	20	100
回撤速度(mm/s)	0.5～2.0	0.5～2.0	10～25
轴向分辨力(μm)	100～150	15～20	12～15
侧向分辨力(μm)	150～300	39	19
扫描直径(mm)	8～10	6.8	10
组织穿透力(mm)	4～8	1～2	1～2
球囊阻断血流	不需要	需要	不需要(或选择性)

注：IVUS，血管内超声；TD-OCT，时域 OCT；FD-OCT，频域 OCT。

OCT 成像系统由以下几个部位组成：发射和接受红外光信号的成像发动机，用于 OCT 信息处理并转换成图像的计算机系统，连接患者的系统和导管。目前临床上常用的 M3 型 OCT(light lab imaging，LLC)导管系统由两部分组成：球囊输送导管和成像导管。成像导管将红外光送入需成像的组织并接受反射回的光信号再送回光发动机，成像导管包括不可旋转的外鞘和其内可旋转的光纤，光纤的顶端装有微透镜，末端 15 mm不透 X 线，通过仪器的探头接口部件完成光纤的自动回撤操作。球囊输送导管采用经导丝(over-the-wire)的模式，目的是使成像导管尽量位于血管的中央并通过球囊的充盈和持续灌注生理盐水的方法提供 OCT 成像所需的无血液成像区域。球囊输送导管的内腔可作为导引钢丝，成像导丝和冲洗传送腔使用。

进行 OCT 检查时，将球囊以 0.3 个大气压充盈，临时阻断待成像区域的血流，通过灌注腔注入少量的肝素生理盐水或林格液，清除待成像区域的血液。采用球囊导管而不是指引导管进行灌注生理盐水，可使术者在显像过程中只需少量的盐水就能提供清晰的显像区域。一次充盈球囊后，光纤自动回撤的最大距离约为 55 mm。需注意球囊充盈时间不宜过长，否则易造成心肌缺血。C7 型 OCT 检查时无需使用阻塞球囊，经指引导管注射对比剂排除血液即可。

二、OCT 对病变性质的确定

斑块内的不同组织根据其光后散射反射指数的不同而在 OCT 图像上表现为不同的密度和回声，从而可用于进行组织学的定性。体外研究结果显示，OCT 能提供正常和病变的冠状动脉的管壁和管腔的图像，并和组织学检查的结果相关性良好。正常的冠状动脉表现为内膜(高反射或强信号)、中膜(低反射或弱信号)和外膜(高反射)之间有清晰的分界(图 4-3-38)。OCT 对不同性质病变判断的敏感性(71%～96%)和特异性(90%～98%)较高，其中对纤维钙化性斑块和富含脂质的斑块的敏感性高于纤维性斑块，而对富含脂质的斑块的诊断特异性稍逊，富含脂肪和坏死组织的斑块表现为动脉壁内低反射密度的结构，信号均一，但边界不清，而主要由胶原组成的纤维斑块表现为信号较均匀一致的高反射密度。钙化组织对红外光的反射较弱，也表现为低反射密度的结构，但信号不均一，有相当清晰和锐利的边界，钙化病变后方的结构也可显示(图 4-3-39)。

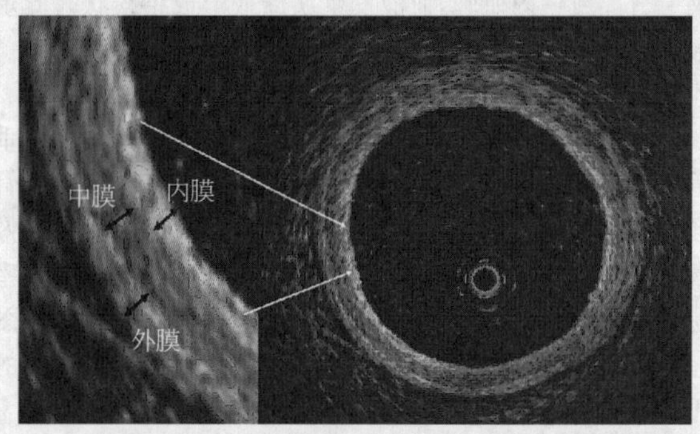

图 4-3-38　正常冠状动脉 OCT

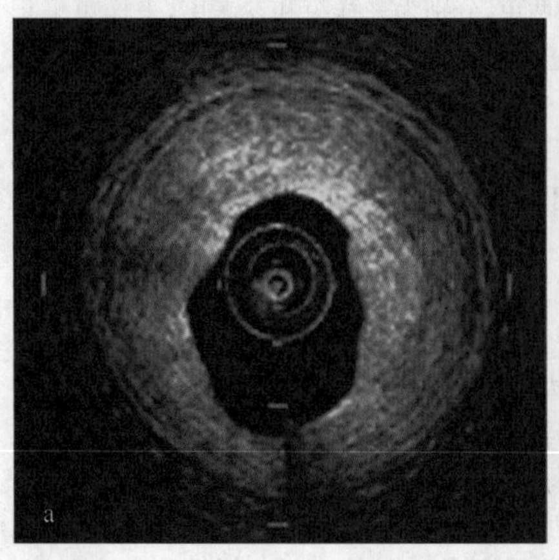

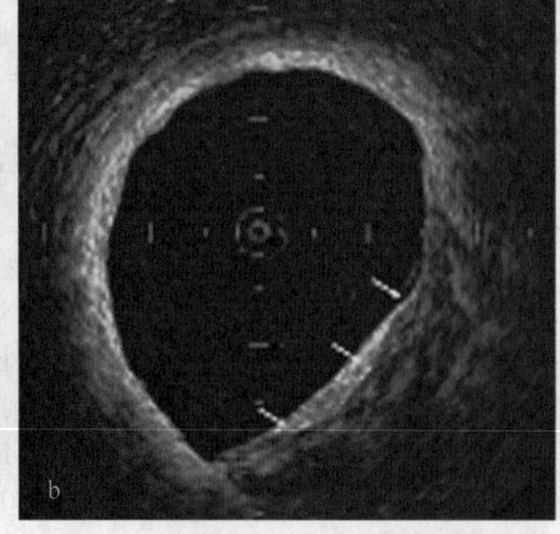

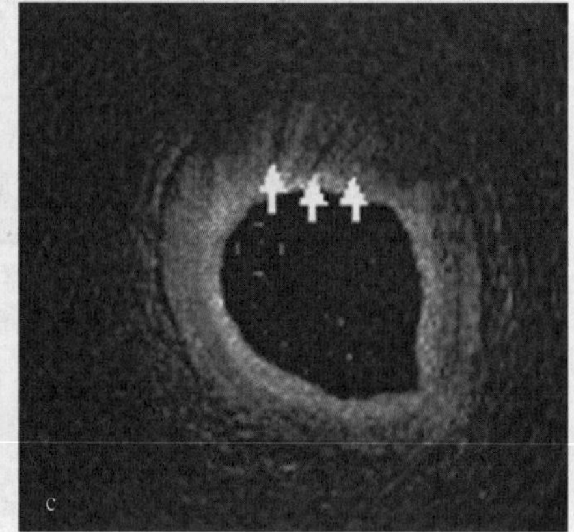

图 4-3-39　不同性质病变的光学相干断层扫描图像

a. 纤维斑块，表现为信号均匀的高反射密度　b. 钙化斑块，低反射密度，边缘清晰锐利(箭头)　c. 脂质斑块，低反射密度，边界不清(图片提供：Light Lab Imaging)

脂肪组织和肌肉组织的光后散射反射指数明显不同，OCT也可鉴别脂肪组织和含水的组织。

OCT图像上管腔和管壁的界面非常清晰，并能识别粥样斑块的薄纤维帽(图4-3-40)。OCT对纤维帽厚度的定量测定和组织病理学的测值相关性良好。OCT对管腔面积测定的准确性也很高，但由于穿透力受限，斑块负荷过大时，有时无法穿透整个斑块，不能准确测量斑块负荷。

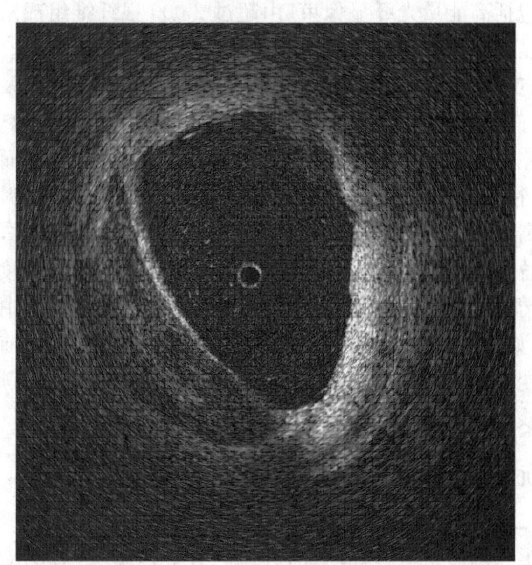

图4-3-40　OCT显示的薄纤维帽

图为一偏心性病变的光学相干断层扫描图像。从5点到10点为薄纤维帽纤维粥样斑块(图片提供：Light Lab Imaging)

三、OCT的临床应用

尽管OCT的临床应用尚处于起步和研究阶段，但OCT接近于组织学检查的超高分辨率引起了人们的极大兴趣，OCT是目前管腔表面细微结构显像最理想技术。

(一) 识别不稳定性斑块

OCT对斑块薄纤维帽和斑块破裂的识别能力使其成为临床上早期发现易损性斑块和破裂斑块的最佳技术。而IVUS对薄纤维帽和细小破口的识别受限于其分辨率。在不稳定性斑块的识别中，OCT对病变内脂质结构的识别也有重要的临床应用价值。

多数研究显示，组成病变不稳定的因素除了薄的纤维帽、富含脂质外，还有代表病变内炎症反应过程的巨噬细胞的丰富含量。OCT有可能使在体观察病变内的巨噬细胞聚集情况成为可能。OCT上不稳定斑块的特征包括：薄纤维帽，厚度≤65 μm；富含脂质核，≥2个象限；巨噬细胞含量丰富；内膜撕裂，血栓形成；斑块内微通道，表现为斑块内低信号区域。

(二) 识别血栓

OCT对血栓的识别能力高于IVUS，可区分红色血栓和白色血栓，但其能力可能稍逊于血管镜，后者可直接观察到血栓。OCT图像上的红色血栓表现为凸出于管腔内的高后散射信号的组织，后方有无信号区(shadowing，声影)，而白色血栓表现为凸出于管腔内的低后散射信号的组织(图4-3-41)。有研究显示，与血管镜检查结果比较，OCT检查红、白血栓的敏感性为95%，特异性为88%。

(三) 评价斑块的进展和消退

OCT可精确测定斑块纤维帽的厚度，用于评价药物(如他汀类)对斑块性质和纤维帽厚度的影响，有研究对急性心肌梗死患者OCT上富含脂质的非罪犯病变进行OCT随访，比较服用他汀类和未服用他汀类药物者斑块纤维帽厚度的变化，结果发现服用他汀类药物者其斑块的纤维帽厚度明显增厚，增厚的程度显著超过未服用他汀者。但OCT有限的穿透力可能影响其对斑块体积的定量测定，尤其在斑块负荷较大的情况下。

(四) 评价介入治疗

OCT可用于支架植入术后即刻和随访时的形态学评价。OCT对管腔表面的高分辨率可观察支架植入术后支架内的组织脱垂、夹层时内膜斑片的形成。支架节段的残存夹层可表现为局部管壁内的低信号区域(空腔)，OCT对支架边缘小的夹层撕裂的检出率显著高于IVUS。OCT还可评价支架的扩张、贴壁情况。

在随访过程中，OCT可用于评价支架内的内膜增生，支架金属丝表面是否有内膜覆盖，是否存在贴壁不良，以及血栓形成。这对当前普遍使用DES的年代尤其重要。因为DES植入后，新生内膜的增生受到明显的抑制，有时支架表面可能仅有几层细胞覆盖，远超出了目前常用于评价支架内内膜增生的IVUS的分辨率，不过单层的内皮细胞仍超出了OCT的分辨力。来自OCT的研究显示，随访过程中，支架金属丝裸露和贴

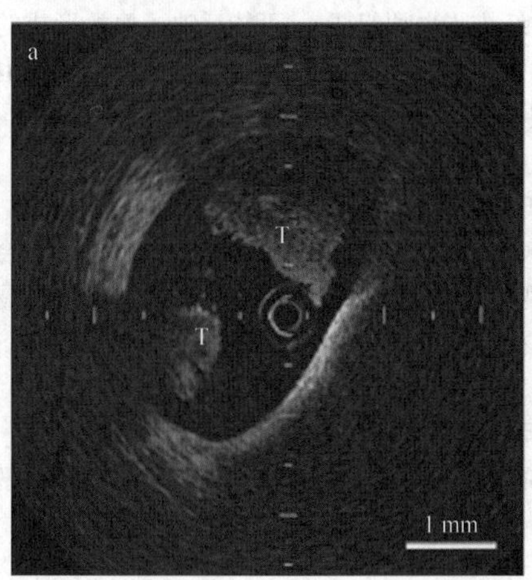

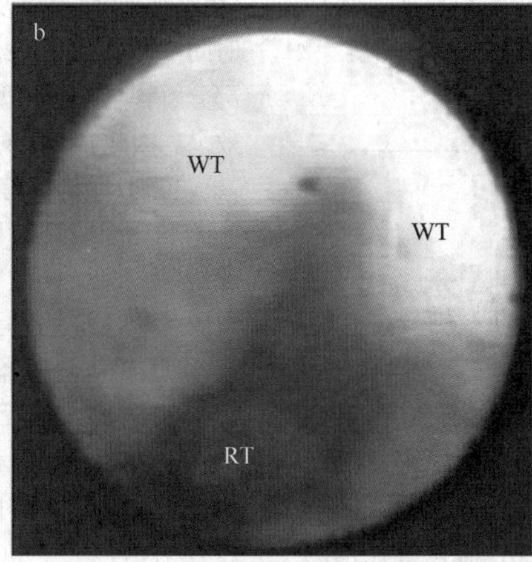

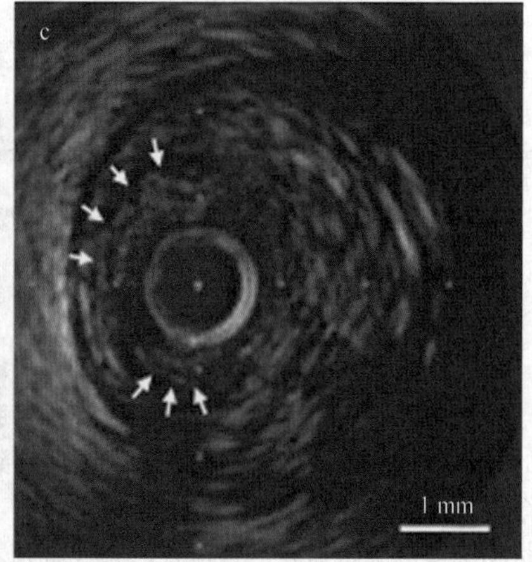

图4-3-41　血栓的光学相干断层扫描图像(a)、血管内镜图像(b)和血管内超声图像(c)

T，血栓；WT，白血栓；RT，红血栓；箭头所指为血栓(引自Kubo et al. JACC，2007)

壁不良的比例在DES明显高于BMS。在DES的随访中，OCT所观察到的血栓形成高达18%，不过这些未导致血管堵塞的贴壁微血栓的临床意义仍有待阐明。另外，在支架植入术后即刻和随访过程中OCT发现的一些细微的管腔内病变如组织或内膜脱垂，轻度的贴壁不良，不限制血流的边缘夹层和微血栓等是否和不良的临床预后相关仍需更多的临床研究加以说明。

最近的OCT研究提示支架内新生斑块的不稳定或斑块破裂也可能是导致晚期支架血栓形成的原因，这种情况在BMS和DES中均可发生。

四、OCT的局限性和安全性

由于需要球囊阻断血流，TD-OCT检查过程中可导致心肌缺血的发生，不能用于显像冠状动脉开口部位的病变，FD-OCT已克服了此缺点。OCT的穿透性较差，显像范围6～7 mm(IVUS的显像范围为10～15 mm)，因此OCT不能用于显像直径较大(如>4.0 mm)的血管，或仅能显像血管部分管腔面结构。因此OCT不适合于显像血管壁深层的结构如深部的钙化，血管的外膜，甚至支架周围组织的形态，对斑块负荷大者，无法观察到整个斑块。受限于不能对血管的大小进行精确测量，OCT对介入治疗中选择器械的大小也帮助不大，不能指导左主干病变的介入治疗。

由于目前还缺乏大样本量的检查经验，OCT检查的安全性仅限于小样本的检查。OCT本身发生的光的能量较低(5.0～8.0 mW)，不足以造成组织功能和结构的损伤，OCT检查的并发症主要与操作有关，如与缺血相关的症状，患者可能产生胸痛和心律失常，球囊压力过高可能导致血管的损伤，出现冠状动脉痉挛、血栓栓塞等。表4-3-13比较了IVUS和OCT的临床应用。

表4-3-13　血管内超声和光学相干断层扫描临床应用比较

临床应用	光学相干断层扫描	血管内超声
管腔面积	大部分+++	++
夹层	+++	+
评价支架植入的结果	+++	+
斑块定性/斑块负荷	+	+++
支架内再狭窄	+++	+
血栓	++	+
病变纤维帽厚度，新生内膜覆盖	+++	+
弥漫性病变中确定“正常血管”	−	++

注：−，不能；+～+++，准确性依次增加。

第四节　冠状动脉内镜检查

冠状动脉内镜用于从血管腔内观察管腔表面的情况，早期的冠状动脉内镜由于其直径较大，应用受到限制，采用新的光纤导管后，冠状动脉内镜的直径明显减小，能对几乎所有的冠状动脉及静脉桥血管进行检查。一些研究表明，血管镜在检测和鉴别斑块、夹层分离及血栓方面优于冠状动脉造影。尤其是对血栓性病变的识别，其准确性优于血管内超声显像，但由于冠状动脉内镜仅能观察管腔表面情况，其应用未能在临床上得到推广。

一、冠状动脉内镜的操作技术

目前使用最多的血管镜是ImageCath冠状动脉内镜，能通过8F的指引导管进行检查，采用单轨技术经0.036 cm(0.014 in)的指引导丝送入所要检查的冠状动脉。整个血管镜系统包括高能量光纤显像束(由超过2 000根纤维组成)、用于实时显像的监视器以及用于采集、储存和回放的录像机。尽管导管有一定弹性，但进行血管镜检查时仍需要指引导管及导丝有很好的支撑力。充盈血管镜上的堵塞袖囊，同时通过高压注射器注射温的肝素生理盐水可以得到无血液的视野从而观察病变，特别要注意避免过分充盈堵塞袖囊，因为袖囊材料的顺应性高，过高的压力能使其直径增大而损伤血管。通常，袖囊的充盈时间限制在45～90 s内，以尽量降低心肌缺血程度。在大多情况下，血管镜能安全通过病变处，在回撤的过程中获取图像，如果见到松散地附着的血栓，不应将血管镜再向前推送过病变处，因为有引起远端血管栓塞的可能。检查结束后，将袖囊放松，撤出血管镜。

二、冠状动脉内镜的临床应用

(一) 指导大隐静脉桥血管的介入治疗

大隐静脉桥血管病变往往弥漫，富含松脆、易碎的粥样病变和血栓性病变，因此介入治疗的并发症和再狭窄的发生率高，是冠心病介入治疗的一大难题。由于冠状动脉内镜在检出血管腔内的血栓、易碎性斑块和夹层分离等方面具有的优势，可用来指导治疗方案的选择。静脉桥血管中存在疏松、易碎的物质者是发生短暂或持续性无再灌流的高危人群，这些病变很容易被血管镜识别。然而，并无大规模的临床试验证实血管镜在静脉桥病变的介入治疗中有明确的益处。而且支架植入术和近年来远端保护装置的应用很大程度上削弱了临床上识别这些病变性质的必要性。

(二) 区分不同类型的血栓

Mizuno等对ACS患者的血管镜研究显示，不稳定型心绞痛和急性心肌梗死患者的病变相关血管绝大多数存在血栓形成，且前者以灰白色血栓(富含血小板)为主，而后者以红色血栓为主(由红细胞、血小板及纤维蛋白原组成)。可能反映了血栓形成的时间不同或冠状动脉血流阻断程度不同，两种血栓成分的不同也部分解释了不稳定型心绞痛和急性心肌梗死患者溶栓治疗的不同效果。因此血管镜对血栓类型的鉴别可指导溶栓治疗的进行。

(三) 评价不够理想的介入治疗结果

利用血管镜能区分血栓、夹层和斑块的能力，评价介入治疗后“毛玻璃”样改变或不够理想的治疗结果可能是血管镜最重要的临床应用，但在当前的实践中，大多数的术者依赖IVUS或OCT检查进行鉴别，更多的是凭经验植入支架。

(四) 介入治疗后的评价

血管镜可以评价支架扩张的充分程度，以及残余充盈缺损的性质，也被用于评价激光和旋切治疗的效果，但其作用已被IVUS代替。

(五) 评价临界病变

血管镜曾被用于评价中等度狭窄的病变的严重程度。但在临界病变的评价方面，IVUS、压力测定的应用更多，因为无论在形态上还是功能评价上，这些技术能得到的信息远超过血管镜，因此，目前这方面的应用日益减少。

（六）识别罪犯病变

鉴于原位不稳定性病变中血栓的发生率较高（43%～80%），而血管镜有识别血栓的能力（黄色富含脂质的斑块通常伴有血栓），因此在多支血管病变和不稳定型心绞痛患者中，血管镜可被用于识别罪犯病变。血管镜对病变管腔面连续显像的能力使其在区分稳定和不稳定性斑块方面可能优于IVUS，但大多数术者还是依赖非创伤性的功能试验或造影结合IVUS、OCT、压力测定等检查识别罪犯病变。

尽管血管镜在识别血栓方面的能力优于血管内超声，但血管镜对冠状动脉介入治疗的指导方面所发挥的作用远不如IVUS、OCT、压力测定技术。

三、冠状动脉内镜的安全性和局限性

并发症与术者的经验有关，包括堵塞袖囊破裂引起冠状动脉穿孔，操作不当时可在液体输注过程中引起空气栓塞。将球囊充盈 60 s 以上可能诱发短暂的心肌缺血，不过由此引起的严重心肌缺血的并发症发生率<1%。在退行性变的大隐静脉病变行血管镜检查时，可诱发栓塞。

血管镜的局限性：① 不能提供定量资料；② 可引起短暂心肌缺血和血流动力学不稳定；③ 不能显像主动脉开口处病变；④ 对显像前降支和回旋支开口处病变也不安全。血管镜导管的可操纵性较差，显像范围受到限制，对管腔内病变的检测缺乏敏感性和特异性也较低，上述种种原因使血管镜在介入领域没有得到广泛的接受。

第五节　冠状动脉内血流速度测定

一、冠状动脉血流储备的概念

心肌血流量是通过冠状动脉循环小动脉水平的血管阻力的变化来调节的。正常情况下，当冠状动脉灌注压在生理范围内波动时，通过冠状动脉阻力的自动调节机制，冠状动脉血流量保持恒定，随心肌需氧量的增加（如运动），冠状动脉扩张而血管阻力下降，血流量增加。冠状动脉血流储备（coronary flow reserve，CFR）的定义为阻力血管最大程度扩张时的充血相血流量与基础血流量之比，没有明确的正常值，通常认为应大于3。当心外膜血管存在限制血流的狭窄病变时，远端的微血管扩张以维持静息状态下的基础血流。然而，最大充血状态下的血流会受到狭窄的影响，因而 CFR 降低；微血管功能障碍使阻力血管的扩张能力有限，也可使 CFR 降低。另外，基础血流增高者 CFR 也会降低。由于冠状动脉血流量的直接测定非常困难，临床上可以利用通过多普勒导丝测定的冠状动脉血流速度的变化来反映血流量的变化，前提是假设充血相和基础状态下心外膜血管的横截面积保持不变，此时 CFR 可以通过充血相的冠状动脉血流速度与基础血流速度之比来计算。

二、多普勒血流测定的方法和原理

目前在心导管室中常用冠状动脉内多普勒导丝（FloWire，Cardiometrics，VALCANO Co.）的方法测定冠状动脉血流速度。FloWire 为柔软、容易操作的导引导丝，顶端安装有压电多普勒晶体，直径为 0.046 cm（0.018 in）或 0.036 cm（0.014 in），图 4－3－42 显示采用多普勒导丝测定冠状动脉血流速度的示意图。多普勒导丝根据多普勒原理测定血流速度，超声信号从导丝的顶端发出，遇到移动的靶物质（在血液内为红细胞）后反射回来的超声频率与发射的超声频率之间的差值为多普勒频移，多普勒超声的频移与靶物质的移动速度相关，两者的关系可用多普勒方程来表示。

$$V = [(Fr - Ft) \times C] / [(2Ft) \times \cos\theta]$$

式中：V 为血流速度，Ft 为换能器的发射频率，Fr 为反射频率，C 为常数，等于声波在血液中的传播速度，θ 为超声束与血流之间的夹角。

多普勒导丝顶端的超声换能器接收到反射超声后，将信号传到 FloMap 多普勒仪器中，仪器根据频移自动计算出血流速度，通过快速傅里叶转换成频谱形式显示在监视器上。仪器上可自动得出平均峰值血流速度（average peak velocity，APV，cm/s）和舒张期与收缩期流速比（DSVR），前者为两个心动周期中的峰值血流速度的均值。

通常在测定基础 APV 后，经冠状动脉内或静脉内应用最大程度扩张血管的药物后记录充血相 APV，仪器可自动得出 CFR。表 4－3－14 为早年 CFR 研究时用于扩张冠状动脉的药

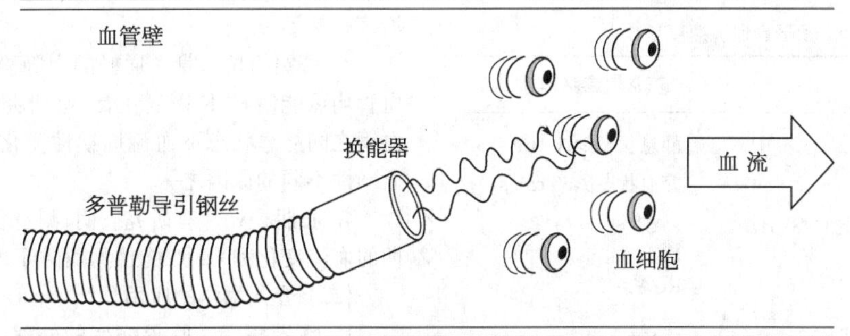

图 4－3－42　多普勒导丝测定血流速度的原理示意图

由超声换能器发射出的超声波在血管内遇到移动的靶物质（红细胞）后反射回探头时其频率发生改变（频移），根据多普勒方程可计算血流速度

物和剂量，其中冠状动脉内注射腺苷安全、方便，且作用时间短(平均持续 30 s)，利于重复测定，应用最广泛。需注意在右冠状动脉内注射过快可能导致房室传导阻滞。另外，冠状动脉内注射罂粟碱有导致 Q－T 间期延长和尖端扭转型室性心动过速的报道，尤其容易发生在心率较缓慢的女性患者。双嘧达莫因作用时间长，无法重复测定而不用于导管室内冠状动脉血流储备的测定。

表 4－3－14　用于冠状动脉内血流储备测定的扩张冠状动脉药物

药物	使用途径	剂　量	作用持续时间
腺苷	冠状动脉内	RCA 6～10 μg(推注)	20～45 s
		LAD/LCX 12～20 μg(推注)	
	静脉内	100～150 μg/(kg・min)	停止滴注后 45 s
罂粟碱	冠状动脉内	5～10 mg	45～150 s
	静脉内*		
双嘧达莫	静脉内*	0.56 mg/kg 超过 4 min	高峰 4 min，持续 20～40 min

注：*，不推荐静脉滴注，因为体循环排泄较慢；药物的蓄积可能导致体循环低血压。

三、冠状动脉血流资料

频谱血流资料和心电图及血压能同步记录，实时显示在 FloMap 的监视器上，并能记录在录像带上供事后回放分析。在血流资料中，除了基础和充血相 APV 和 CFR 外，还可记录到舒张期和收缩期血流速度之比(DSVR)，且可以测定狭窄病变近远端血流速度之比，可以趋势模式显示血流速度在 1.5～90 min 之间随时间变化的趋势(图 4－3－43)。

表 4－3－15 列出了多普勒测得的冠状动脉血流速度"正常参考值"范围，对具体测值的判断必须参考其他指标、造影特征及患者的临床情况。多普勒的局限性是其测定冠状动脉血流速度的变化而不是血流量的变化，如果基础和充血状态下，冠状动脉的横截面积维持恒定，则血流速度的变化和血流量的变化是平行的，即血流速度的变化能反映血流量的变化。冠状动脉内注射硝酸甘油能使基础和充血状态下血管横截面积的变化降至最低，从而提高 CFR 测定的可靠性。

表 4－3－15　多普勒血流速度参数

变　量	正常值参考范围
平均峰值血流速度(APV)	静息状态≥20 cm/s 充血状态≥30 cm/s
舒张期/收缩期平均流速之比(DSVR)	LAD>1.7 LCX>1.5 RCA>1.2*
远端/近端平均流速之比(PDR)**	<1.7
远端冠状动脉血流储备(CFR)***	≥2.0

注：*，RCA 远端或 PDA 的正常 DSVR>1.4；**，也称为跨狭窄流速阶差；***，缺乏明确的正常参考值。

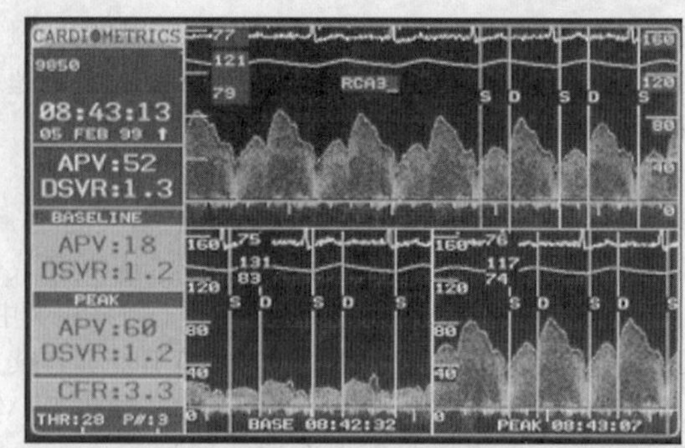

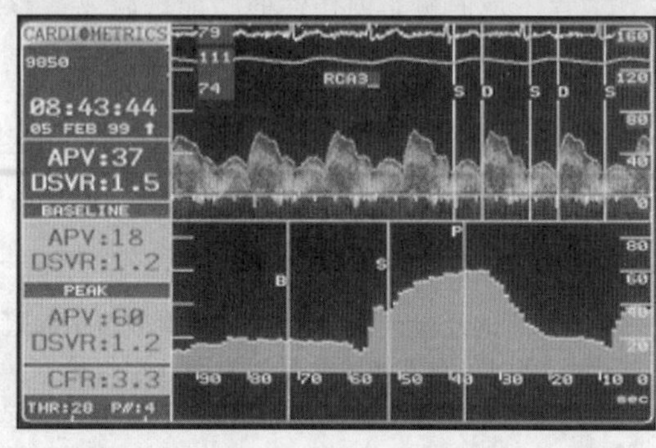

图 4－3－43　1 例正常右冠状动脉多普勒血流储备测定结果

血流速度以频谱形式显示，左图显示基础 APV 为 18 cm/s，DSVR 为 1.2，充血相 APV 为 60 cm/s，DSVR 为 3.3，CFR 为 3.3。右图为以趋势模式显示的图像，可以观察血流速度的变化趋势。可同时实时记录心电图和主动脉压力。APV，平均峰值血流速度；DSVR，舒张期和收缩期血流速度之比；CFR，冠状动脉血流储备

四、冠状动脉血流储备测定的临床应用

(一) 诊断性应用

1. X 综合征　目前认为 X 综合征的重要原因是由于冠状动脉微循环功能受损而导致的心肌缺血，也有人称其为微血管性心绞痛。越来越多的研究者将冠状动脉造影心外膜血管"正常"的情况下，发现 CFR 降低作为诊断 X 综合征的新的"金标准"。由于严重的主动脉瓣狭窄和其他原因引起的严重左心室肥厚也能引起心绞痛和 CFR 降低，在诊断 X 综合征之前必须除外这些情况。

2. 心脏移植后冠状动脉功能改变　CFR 可能有助于识别排异和弥漫性的冠状动脉粥样硬化(即移植心脏动脉病，transplant arteriopathy)，并可能对指导心脏移植患者的干预性治疗有帮助。

3. 旁路搭桥血管　通畅的大隐静脉桥血管和内乳动脉桥血管均可能使 CFR 恢复正常，有研究认为内乳动脉和静脉桥血管之间静息状态下血流周期性变化的差异可能是两者远期通畅性不同的原因之一。

4. 心肌梗死　有研究表明，测定心肌梗死后急性期和恢复期的血流变化和 CFR，能预测微循环和收缩功能的恢复情况。

(二) 介入术中的应用

1. 临界病变　临界病变的处理一直是介入中的难题，而 CFR 是评价中等度狭窄或临界病变的生理意义的方法之一。在有多支血管病变而未能记录到心电图改变的"不稳定型"心绞痛患者中，CFR 可用于识别"罪犯"血管，指导临床上确定需

要介入治疗的临界病变。如果测定的跨狭窄速度阶差和(或)CFR正常，提示狭窄病变对血流无限制作用。对这样的病变推迟介入治疗是安全的。但CFR降低也可能是微血管病变导致，使其在评价病变狭窄程度方面的价值下降。

2. 评价介入治疗效果　有报道在成功的PCI术后，APV和DSVR能恢复正常，但在PTCA后CFR的恢复正常并不常见，植入支架后可使CFR进一步提高并可能恢复正常。

3. 并发症监测　FloMap可设置为"趋势模式"以连续记录冠状动脉血流随时间的变化，"趋势监测"主要用于在介入治疗后及时发现由于夹层分离、血管痉挛、血小板聚集或血管张力变化所引起的造影上不明显的血流受损。介入治疗后采用"趋势监测"发现的血流不稳定的患者，采用放置支架或新的抗血小板药可能改善其预后。

4. 无复流(no reflow)　存在"无复流"高危的患者介入治疗过程中采用多普勒血流监测，可用于评价冠状动脉内血流情况以及药物治疗(如冠状动脉内注射维拉帕米、腺苷等)的效果。

五、冠状动脉血流储备测定的局限性和安全性

冠状动脉多普勒血流测定和血流储备测定受许多因素的影响。首先CFR缺乏明确的正常参考值，由于CFR为充血相血流速度与基础血流速度之比，因此任何影响基础血流速度的因素均可以影响CFR。一些因素如发热、贫血、甲状腺功能亢进等情况下基础心率增加，可使基础APV增加而CFR降低，而在血流缓慢综合征的患者，由于基础APV低，CFR可假性正常，此时CFR不能用于判断微循环功能。在评价狭窄程度对血流的影响中，CFR更是受到同时存在的微循环功能障碍的影响，即CFR的降低可能是狭窄病变限制了血管扩张能力所致，也可能是同时合并有微循环功能障碍，在后者，即使行了成功的介入治疗，CFR仍可能低于正常。可能影响微循环功能的临床因素包括心肌肥厚、糖尿病、结缔组织病、陈旧性心肌梗死等。在同一血管存在多处病变的情况下，狭窄远端的CFR反映了所有病变的生理效应的联合作用，因此无法对单个病变限制血流的效应进行分别评价。

由于同时存在的微循环障碍影响了CFR对狭窄病变功能意义的评价，有研究者提出了相对血流储备(relative CFR, rCFR)的概念，其定义为病变血管远端测定的CFR与同一患者(最好是同侧血管)无狭窄病变的参照血管的CFR的比值。由于引起微循环功能障碍的因素(如高血压、糖尿病)和血流动力学因素对心脏不同冠状动脉的影响通常是一致的，因此rCFR的正常参考值为1，研究显示rCFR<0.75表示狭窄病变可导致心肌缺血，应采用介入治疗。

冠状动脉多普勒检查总体上是非常安全的，在检查过程中可能发生由导丝刺激所引起的冠状动脉痉挛，一般可采用冠状动脉内注射硝酸甘油进行处理。有报道测定冠状动脉血流储备时可发生与冠状动脉内注射扩血管药物有关的并发症，包括应用罂粟碱后出现心室颤动，容易发生于基础心率较慢的女性患者，与Q-T间期延长有关。冠状动脉内注射腺苷偶可导致缓慢性心律失常，包括严重的窦性心动过缓和房室传导阻滞，易发生于右冠状动脉内注射时，需引起注意。

第六节　冠状动脉内压力测定

一、血流储备分数的概念

当冠状动脉血流通过正常的心外膜血管从近端向远端流动时，在整个传导血管系统中，压力保持恒定。当心外膜血管存在狭窄病变时，狭窄病变远端的灌注压下降。为了使静息状态下的心肌灌注维持在一定的水平，冠状动脉会通过自我调节机制和心肌内阻力降低以代偿心外膜血管狭窄引起的压力降低，从而增加血流。但当阻力血管达到最大程度扩张，即心肌内阻力最小时，其远端供应区域能得到的最大血流量会随狭窄程度的加重和灌注压的降低而逐渐降低。在人类，当冠状动脉狭窄程度严重致使其最大血流量低于正常参考值的75%时，在负荷状态下，患者会产生心肌缺血。当狭窄进一步严重，冠状动脉血流低于其最大血流量的25%～30%时，静息状态下即可产生心肌缺血。

血流储备分数(fractional flow reserve, FFR)的定义是指存在狭窄病变的情况下，该冠状动脉所供心肌区域能获得的最大血流与同一区域理论上正常情况下所能获得的最大血流之比。换言之，就是当狭窄存在时可获得的最大血流，以该冠状动脉不存在狭窄时预期可达到的正常最大血流值的分数(或百分比)来表示。此参数真正描述了狭窄病变对血管的功能影响到何种程度。例如，当FFR为0.6时，就意味着该冠状动脉的狭窄程度使通过此冠状动脉的最大血流量减少到正常的60%。

二、FFR的原理及测定方法

心肌阻力储备的降低和跨狭窄的压力阶差成比例，在阻力血管最大程度扩张后，狭窄远端灌注压的改变即可反映心肌血流的改变，因此压力测定能代表冠状动脉狭窄病变对心肌灌注所造成的生理影响。尽管冠状动脉血流主要发生在舒张期，多普勒血流速度测定的结果显示，收缩期血流占整个冠状动脉血流的15%～40%，因此测定冠状动脉压力阶差时应该同时考虑到收缩期和舒张期，取其平均压，而不仅是舒张期压力。

存在狭窄病变时，心肌血流量Qs=(Pd－Pv)/R，而无狭窄病变时的正常血流Qn=(Pa－Pv)/R，其中Pd为狭窄远端压力，Pv为中心静脉压，Pa为主动脉压力，R为心肌阻力，当阻力血管最大程度扩张后，所得的血流即为最大血流，此时心肌阻力相同，且为常数。因此根据定义，心肌的FFR＝Qs_{max}/Qn_{max}＝(Pd－Pv)/(Pa－Pv)，在无心力衰竭的情况下，Pv接近为0，因此上述公式可简化为：心肌FFR＝Pd/Pa。因此，通过压力比例准确测定心肌FFR的前提是静脉压无升高且阻力血管达到最大程度的扩张。从此公式的推导过程可见使用FFR反映冠状动脉狭窄程度对心肌供血影响的前提是心肌阻力血管得到最大程度扩张且不存在心力衰竭。影响心肌阻力血管扩张能力和中心静脉压的因素(如心肌肥厚、急性心肌梗死、心力衰竭等)会影响FFR的准确性。

冠状动脉狭窄远端的压力能经指引导管通过0.036 cm(0.014 in)的压力导丝测定，冠状动脉近端的平均压通过测定同一指引导管顶端的压力得到，采用冠状动脉扩张药物腺苷或罂粟碱诱导最大充血反应，近来文献报道用于FFR测定常推

荐较大的药物剂量(表4-3-16)。测定不同的压力后,可根据公式分别计算得到心肌血流储备分数(FFRmyo)、冠状动脉血流储备分数(FFRcor)和侧支循环血流储备分数(FFRcoll)。在存在侧支供应的情况下,心肌血流量是冠状动脉血流和侧支血流的总和。图4-3-44显示了FFR的测定方法。

FFR计算方法:

$$FFRmyo=(Pd-Pv)/(Pa-Pv)=Pd/Pa$$

$$FFRcor=(Pd-Pw)/(Pa-Pw)$$

$$FFRcoll=Qc/Qn=(Pw-Pv)/(Pa-Pv)$$

式中:Pd,最大充血状态下狭窄远端冠状动脉平均压;Pa,最大充血状态下主动脉平均压;Pv,中心静脉压;Pw,最大充血状态下球囊嵌顿后冠状动脉远端平均压;Qn,正常情况下心肌血流量;Qc,侧支循环血流。

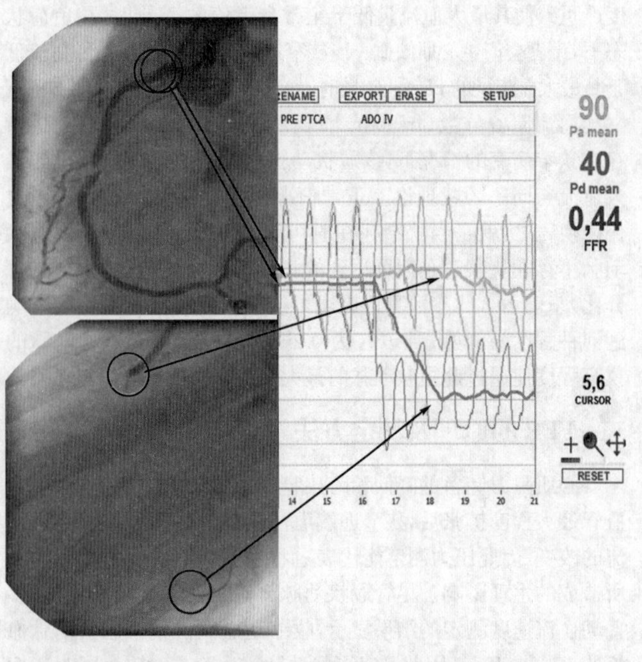

图4-3-44　经冠状动脉内压力测定血流储备分数

图示一右冠状动脉造影示中段狭窄病变,在冠状动脉内注射扩血管药物达到充血状态后,狭窄远端的压力下降(平均压为40 mmHg),而主动脉压力轻微改变(平均压为90 mmHg),此时狭窄远端平均压与主动脉平均压之比为冠状动脉血流储备分数FFR(0.44)

表4-3-16　推荐用于FFR测定的药物

药物	用法	剂量	备注
腺苷或腺苷三磷酸(ATP)	冠状动脉内注射	右冠状动脉:40 μg 左冠状动脉:60 μg 如果FFR 0.75～0.80:增加到最大剂量150 μg	起效快,持续时间短,小于20 s
	静脉滴注	140 μg/(kg·min) 如果FFR 0.75～0.80:增加到180 μg/(kg·min)	稳定,持续2 min,可以用于连续回撤检查
罂粟碱	冠状动脉内注射	右冠状动脉:12～16 mg 左冠状动脉:16～20 mg	45～60 s,可以用于连续回撤检查 注意Q-T间期延长及尖端扭转型室速

通过与放射性核素心肌显像、负荷超声心动图和负荷心电图运动试验等无创性检查的结果比较,发现FFR<0.75与无创伤性检查出现预示心肌缺血的阳性结果的相关性最好。因此,如果FFR>0.75,通常认为心外膜血管的狭窄病变无血流动力学意义,此指标不依赖于心率、血压、心室收缩力等血流动力学因素的变化,能应用于开口处病变和多处病变,分支血管多的冠状动脉和三支血管病变。表4-3-17总结了FFR与绝对冠状动脉血流储备(CFR)、相对冠状动脉血流储备(rCFR)的区别。rCFR和FFR相关性良好,而CFR与FFR相关性很差,因为能影响CFR的微血管病变无法预知和预测。

表4-3-17　CFR、rCFR和FFR的比较

项　目	绝对冠状动脉血流储备(CFR)	相对冠状动脉血流储备(rCFR)	血流储备分数(FFR)
定义	充血状态和基础状态血流之比	狭窄区域CFR与同侧正常区域CFR之比	狭窄区域充血状态血流和同一区域无狭窄情况下充血状态血流之比
不依赖于灌注压	否	是	是
容易应用于人类	是	是	是
测定方法	冠状动脉内多普勒血流速度测定、正电子发射断层扫描	冠状动脉内多普勒血流速度测定、正电子发射断层扫描	冠状动脉内压力测定
可用于三支血管病变	是	否	是
评价侧支循环	否	灌注显像	是
明确的参考值	无(=3～6)	有(=1)	有(=1)

在左心室肥厚或弥漫性冠状动脉病变的患者,由于药物所引起的最大充血反应受限及随之而来的血流和压力阶差的增加程度受限,会导致低估FFR和狭窄程度。在同时存在微血管病变和心外膜血管的狭窄病变时,能如常测定FFR,然而,需要进行冠状动脉内多普勒血流速度测定以阐明微血管病变的情况。

目前,临床上应用的高保真感应器的压力导丝技术主要为St. Jude公司的PressureWire®,导丝直径为0.036 cm(0.014 in),压力感应器位于离导丝顶端3 cm的位置,近端连接于压力分析仪(Radi Analyzer)上。

在测定过程中,需注意以下一些问题。

(一) 压力换能器的高度

通常将连接指引导管的压力换能器固定在检查床上,位于胸骨水平下5 cm的高度,估计相当于主动脉根部的位置。如果此估计的位置有数厘米的误差,测得的主动脉压力与实际压力会有数毫米汞柱(mmHg)的差异。将换能器降低几厘米,主动脉压力会相应地升高几毫米汞柱,反之亦然。在压力测定的

操作过程中，当压力导丝往前送接近指引导管的顶端，在冠状动脉的开口部位，需进行定标以使经导丝和指引导管记录到的两根压力曲线互相重叠。有时需调节换能器的高度来完成。定标完成后将压力换能器固定在检查床上。一般认为<5 mmHg/h的压力偏移是可以接受的。

（二）带侧孔的指引导管

经带侧孔的指引导管顶端测得的压力代表了冠状动脉近端的压力和来自侧孔的主动脉压力，而不仅是冠状动脉近端的压力，但测定心肌血流储备分数（FFRmyo）所需的是冠状动脉近端的压力。因此，冠状动脉的实际压力可能低于所记录到的压力。如果冠状动脉开口部位有狭窄，在使用带侧孔的指引导管进行测量时，需将导管从冠状动脉开口撤出至窦内。

（三）指引导管引起的压力衰减

从病理生理学的角度来说，冠状动脉开口部位的指引导管可被视为近端额外的狭窄病变，它并不影响FFRmyo的正确计算，但如果压力衰减非常严重，建议在测量时退出指引导管，将导丝留在狭窄病变的远端，并采用静脉内应用冠状动脉扩张药物。

（四）导丝引导针

送入压力导丝后，需要将导丝引导针退出后再测定，否则影响冠状动脉近端压力的测定。如果患者的体循环动脉压很低，也可能出现低于冠状动脉自动调节的压力范围，因而，当主动脉平均压<60 mmHg时，最好予以补液以使血压达到70 mmHg或80 mmHg后再进行测量。

三、压力导丝和血流储备分数的临床应用

在临床方面，压力导丝和血流储备分数最有应用价值之处在于对中等度狭窄病变的评价、多支血管病变时罪犯血管的检出、非侵入性检查无心肌缺血证据时决定是否行血管成形术，以及当投影重叠或造影位置不清楚时确定病变的位置。有报道认为，如果FFRmyo>0.77，则非侵入性的检查如常规的运动心电图试验、放射性核素或负荷超声心动图均不会有心肌缺血的证据，然而，当FFRmyo<0.73时，至少其中之一的非侵入性检查会检测到心肌缺血的存在。目前临床上一般认为FFRmyo<0.75可作为病变可导致心肌缺血的界限值，而FFRmyo>0.80被认为狭窄不会导致心肌缺血，推迟介入治疗是安全的，FFRmyo在0.75～0.80属灰色区域，建议增加扩血管药物剂量尽量达到冠状动脉阻力血管的最大程度扩张后重复测定，且结合患者的具体情况，包括症状、无创性检查结果及病变部位等综合考虑。近年发表的FAME和FAME Ⅱ研究均显示若临界病变测定的FFR>0.80则推迟介入治疗是安全的，反之，若稳定型心绞痛患者FFR<0.80，则单纯药物治疗组需要紧急行血运重建的发生率会显著增加。国内外的介入治疗指南建议对稳定型心绞痛患者的临界病变可采用FFR指导治疗策略的确定，尤其是确定是否行血运重建。

由于压力感受器位于离导丝顶端3 cm处的近端，在测量病变两端的压力时，能安全地推送和回撤压力感受器到狭窄的两端，而不需要将导丝的顶端反复通过病变部位。因此在冠状动脉最大扩张时，回撤导丝过程中所记录到的病变两端的压力阶差是说明狭窄的精确位置和狭窄程度的最具说服力也最准确的证据，在同一血管有多处病变时可采用连续回撤记录压力的方法，压力阶差最大的部位往往是狭窄最严重的部位。

压力测定也被用于指导和评价介入治疗。有研究认为，球囊血管成型术后残余直径狭窄≤35%并且FFR≥0.90者，6个月、1年和2年再狭窄发生率和无临床事件生存率明显优于未达到此两项指标者。冠状动脉内压力测定的另一重要应用是评价支架的植入，理想的冠状动脉内支架植入术至少应使植入支架节段冠状动脉管腔通畅。因而，理论上，支架植入后FFR应完全恢复正常，FFRmyo>0.94是支架植入理想的指标，与血管内超声显像观察到的支架放置理想相关性良好，在同一血管的其他部位同时存在病变时，至少支架的两端没有显著的压力阶差。来源于分叉病变的FFR研究结果显示，对原本无明显狭窄的分支血管而言，跨过分支植入主支支架后，尽管造影上可显示分支血管有狭窄，但对于造影显示的直径狭窄小于75%的病变，FFR测定显示几乎没有分支FFR<0.80。

在采用压力测定监测介入手术中，Pijls等推荐以下方案：PTCA后FFR<0.75提示PTCA不成功，无论造影结果如何，应采取进一步的措施；FFR 0.75～0.89，功能评价属结果满意程度中等，尽管造影结果满意，6个月再狭窄发生率约30%，可考虑植入支架或其他的措施；FFRmyo≥0.90，功能评价结果优良，如果造影残余狭窄≤35%，并且无C至F型的夹层分离，6个月的再狭窄率12%，2年为16%，植入支架并不能带来额外的益处。支架植入术后FFR<0.90，结果不理想，支架扩张不充分；FFR≥0.90，结果可以接受，85%的患者可达到此指标；FFR≥0.94，支架植入效果理想，与所有的植入支架理想的IVUS指标相一致，但这样的结果，只能在70%的患者中得到。需要注意的是，这些结果是在早年使用裸金属支架的年代得出的。使用药物洗脱支架后，支架的再狭窄率显著降低。

四、FFR的局限性

（一）微循环功能的影响

FFR反映了心外膜血管狭窄所造成的机械性梗阻对心肌血流影响的程度，因此是狭窄特异性的指标。在存在微血管病变的情况下，心外膜血管的狭窄和微血管功能障碍是影响冠状动脉循环的两个组成部分，由于微血管病变会限制冠状动脉获得最大血流，在应用冠状动脉扩张药物后所诱发的狭窄远端压力降低程度可能低于无微血管病变存在时所降低的程度，因此会使FFR值偏高。合并微循环功能障碍时，即使心外膜血管狭窄解除后FFR恢复正常，患者仍可能存在心肌缺血。

（二）左心室肥厚的影响

众所周知，在严重左心室肥厚时，即使心外膜冠状动脉完全正常也可以出现心肌缺血，原因是，在心肌肥厚时，血管床的增长与心肌的增长不成比例，此时，判断心肌缺血的界限值不是0.75，应更高，而当FFRmyo<0.75时，肯定能诱发出心肌缺血，但较高的FFRmyo值并不能排除心肌缺血的存在。

（三）侧支循环的影响

在正常冠状动脉通过侧支循环供应狭窄冠状动脉血流时，如果选择性地在所研究的冠状动脉内注射血管扩张药物，对侧支循环血流不会产生负性影响。由于狭窄远端血管阻力降低，通过侧支循环两端的压力阶差增加，依赖于侧支循环供血的心肌的血流量反而会增加。

当严重狭窄或闭塞的冠状动脉接受来自另一本身有狭窄但并不十分严重的冠状动脉的侧支循环时，当血管扩张药物选择性注入提供侧支供血的冠状动脉时，远端血流阻力和压力降低，依赖侧支循环血流供血区域的灌注压降低，产生冠状动脉窃血现象。如果冠状动脉扩张药物选择性注入严重狭窄的冠状动脉而不影响供血冠状动脉的血流，则侧支循环血流不受影响甚至会增加，因此，为了正确评价有来自狭窄冠状动脉的侧支所供应区域的心肌 FFR，应静脉给予冠状动脉扩张药物，此时的 FFR 反应的心肌血流变化同时受本身冠状动脉和侧支供血的影响。此时 FFR 并不能正确反映该冠状动脉本身的狭窄程度对心肌供血的影响。

（四）急性心肌梗死后的 FFRmyo

在心肌梗死前，狭窄病变的意义在于其阻塞了下游冠状动脉节段的血流，在心肌梗死后，由于大量心肌受到损害，在特定的冠状动脉供血区域的心肌耗氧量降低。即使病变的狭窄程度不变，由于心肌需氧量降低，更不容易激发出心肌缺血。对供应梗死区域的罪犯血管，仍可采用 FFRmyo＜0.75 作为界限值，但不要对 AMI 后的任何残存狭窄不加区分地进行介入治疗。

（五）同一冠状动脉多处狭窄

当一支冠状动脉有多处病变时，所有病变所引起的总的 FFRmyo 可根据通用的公式（Pd/Pa）计算，远端病变的意义通过公式（Pd/Pm）计算，其中 Pm 是指远端狭窄病变之前的压力。在远端存在狭窄的情况下，最近端病变的 FFRmyo 会异常增高，因为在近端狭窄两端的充血相压力阶差消失。可以在狭窄最严重的病变处植入支架后再测定同一血管其他病变的意义，充血状态下连续回撤测定到压力阶差最大的部位往往是狭窄最严重的部位。

综上所述，作为心外膜血管狭窄严重程度（机械性梗阻）的病变特异性指标，FFRmyo 能反映冠状动脉狭窄病变对最大血流限制的程度，不受压力、心率和心肌收缩力的影响，测定方便、快捷，在所有的冠状动脉，所有的患者和所有的血流动力学状态下均有相同的正常值（1.0）；在正常和病理值之间有明确的分界（0.75～0.80）；适用于多支血管病变，并兼顾侧支循环血流的作用，因而是评价冠状狭窄病变功能状态的理想指标。表 4－3－18 总结了冠状动脉成像技术（冠状动脉造影、血管镜、血管内超声显像）和血流动力学测定技术（多普勒血流测定和压力测定）的比较。

表 4－3－18 冠状动脉内显像技术和血流动力学技术的比较

特 性	数字冠状动脉造影	血管镜	血管内超声	光学相干断层扫描	多普勒导丝	压力导丝
血管腔详细情况	＋	＋＋＋＋	＋＋	＋＋＋＋	－	－
血管壁详细情况	－	－	＋＋＋＋	＋＋＋	－	－
斑块组成	－	＋＋	＋＋＋	＋＋＋	－	－
血管截面	＋＋	－	＋＋＋＋	＋＋＋	－	－
识别“正常”血管中的病变	－	＋＋	＋＋＋	＋＋＋	－	－
识别弥漫性病变	＋	＋＋	＋＋＋＋	＋＋＋＋	－	－
易损性病变	＋	＋＋	＋＋＋	＋＋＋＋	－	－
血栓性病变或夹层	＋	＋＋＋＋	＋＋＋	＋＋＋＋	－	－
评价“毛玻璃”样病变	±	＋＋	＋＋＋＋	＋＋＋＋	－	－
血管重构	±	－	＋＋＋＋	＋＋＋	－	－
临界病变形态	＋	－	＋＋＋＋	＋＋＋＋	－	－
临界病变生理	－	－	＋	＋	＋＋＋＋	＋＋＋＋
介入效果不理想	＋	＋＋	＋＋＋	＋＋＋	＋＋＋	＋＋＋＋
预测并发症	＋	不清楚	可能	可能	＋＋＋	可能
连续记录	－	－	－	－	＋＋＋	－
预测再狭窄	＋	－	＋＋	＋＋	＋＋	不清楚
微血管病变	－	－	－	－	＋＋＋	－
引起心肌缺血	－	＋＋＋	＋	＋＋＋*	－	－

注：*，新一代的 C7 不引起心肌缺血；－，无价值；±，价值有限；＋～＋＋＋＋，价值增加。

第七节 冠状动脉痉挛诱发试验

冠状动脉痉挛的定义为由于动脉壁内局限性平滑肌细胞的收缩而引起的心外膜血管的动力性和可逆性的狭窄。1959 年由 Prinzmetal 及其同事首次描述了被称为变异型心绞痛的临床综合征，患者的心绞痛并非由常见的诱因如劳力、情绪激动、寒冷、进食等诱发，这些患者的胸痛通常在休息状态下，或休息时和劳力时均有发生，常周期性发作，在每日的同一时间发生，如果在胸痛发生的当时做心电图检查，可见到 S－T 段的抬高。冠状动脉痉挛可由于吸烟、使用可卡因、饮酒、冠状动脉内照射、全身麻醉过程中使用儿茶酚胺等而诱发。症状每日可能发生多次，停止数周或数月，然后再发。虽然 S－T 段常明显抬高，当胸痛自发消失或使用硝酸甘油而终止后，S－T 段常迅速回复正常。冠状动脉痉挛时可伴随有房室传导阻滞、室性逸搏、室性心动过速或心室颤动。很少出现心肌梗死或死亡，冠状动脉痉挛可和心肌桥同时存在或在心肌桥的基础上发生。目前的研究显示，冠状动脉痉挛除了可导致心电图上的 S－T 段抬高外，更多的可能也导致 S－T 段的压低，取决于心肌缺血的范围，因此，用血管痉挛性心绞痛来描述更准确。

怀疑冠状动脉痉挛时可行冠状动脉造影除外同时合并存在的冠状动脉粥样硬化，并可采用静脉内应用药物的方法进行痉挛诱发试验。造影研究显示，60％的患者中，冠状动脉痉挛是在冠状动脉有固定狭窄的基础上发生的，40％的患者中造影无异常表现，冠状动脉造影正常的急性心肌梗死通常被认为是冠状动脉痉挛所致，但需要除外其他的原因，如冠状动脉栓塞、高凝状态、冠状动脉损伤以及不稳定性斑块等。

目前所采用的冠状动脉痉挛诱发试验有 3 种方法。

一、麦角新碱诱发试验

20 世纪 70 年代后期有报道开始介绍静脉内注射马来酸麦角新碱的方法诱发冠状动脉痉挛，逐渐增加静脉注射麦角新碱的剂量。冠状动脉在造影上可有两种表现，一种是所有的心外膜冠状动脉发生弥漫性痉挛伴胸痛症状，这是麦角新碱可引起的生理反应，对冠状动脉痉挛没有诊断意义；另一种是心外膜血管发生局限性的堵塞性的痉挛，伴有胸痛症状和 S－T 段的抬高，这种反应对冠状动脉痉挛有诊断意义，一旦发生冠状动脉痉挛应直接冠状动脉内注射硝酸甘油以缓解痉挛。有 S－T 段抬高的静息性心绞痛的患者中，85％的患者可用麦角新碱诱发痉挛。静脉推注马来酸麦角新碱，每次剂量递增 0.025 mg，从 0.05 mg 开始，0.05～0.075 mg、0.1 mg、0.15 mg、0.2 mg、0.3 mg，最大剂量为 0.4 mg，每次间歇时间为 15 min，麦角新碱也可冠状动脉内注射，剂量为右冠状动脉内 10 μg/min，持续 4 min，最大剂量 40 μg，左冠状动脉内 16 μg/min，持续 4 min，最大剂量 64 μg。出现 S－T 段抬高、心律失常、心绞痛、胸闷为阳性，并立即口含或静脉滴注硝酸甘油以对抗之。偶有痉挛可使冠状动脉完全闭塞，导致室颤、急性心肌梗死、猝死者，应严格掌握适应证。并需有抢救设备和措施，最好具有冠状动脉造影条件，必要时直接向冠状动脉内注射硝酸甘油。由于该试验并不安全，临床上已很少使用。有传导阻滞可能的患者，建议用药前预防性植入临时起搏器。

二、乙酰胆碱诱发试验

冠状动脉内皮功能正常者，乙酰胆碱可导致血管扩张，但如果内皮功能受损，则乙酰胆碱可导致血管痉挛，也可用于检测冠状动脉痉挛，尽管此方法更敏感，但可能特异性降低，因为冠状动脉粥样硬化者均可出现阳性反应。乙酰胆碱也可冠状动脉内注射，右冠状动脉内注射剂量递增的乙酰胆碱，从20 μg、50 μg 到 80 μg，左冠状动脉内从 20 μg、50 μg 到 100 μg。劳力性心绞痛的患者中约 34％可出现痉挛，而静息型心绞痛的患者中 67％出现痉挛，劳力和静息型心绞痛均有的患者中 49％出现痉挛。无缺血性心脏病的患者中也有 9％的患者有阳性反应。乙酰胆碱诱发试验相对安全，是目前最常用的方法。

三、过度通气试验

冠状动脉造影过程中进行过度通气，此方法敏感性低但对冠状动脉痉挛高度特异。先让患者休息 2～3 min，然后进行深而快地呼吸 5 min，在进行过度换气的过程中和停止后的 2～3 min 内，监测心电图和有无胸痛，如出现心肌缺血改变（S－T 段抬高和心绞痛）立即行冠状动脉造影。多数患者在过度换气后 2～3 min 出现轻度头痛，手脚发麻，停止过度换气后消失。动脉血 pH 从 7.43 上升到 7.66，PCO_2 从 40 mmHg 下降至 22 mmHg。在过度换气前 5～10 min 之内快速静脉滴入碱性药物如三羟甲基氨基甲烷缓冲液 100 ml，可提高诱发冠状动脉痉挛的敏感性。

若无激发试验的阳性发现，临床诊断冠状动脉痉挛需要依靠临床表现和对硝酸酯类和钙离子拮抗治疗的反应，不应单独应用 β 受体阻滞剂，因可能使冠状动脉痉挛加重。如果采用长效钙离子拮抗剂和硝酸酯类的常规治疗后仍发生固定部位顽固性冠状动脉痉挛，可以植入冠状动脉支架治疗，不过支架内再狭窄的发生率可能增加。

参 考 文 献

1. 葛均波. 血管内超声波多普勒学［M］. 北京：人民卫生出版社，2000.
2. 中华医学会心血管病分会介入心脏病学组，中华心血管病杂志编辑委员会. 中国经皮冠状动脉介入治疗指南 2012（简本）［J］. 中华心血管病杂志，2012，40：271－277.
3. Anderson J L, Adams C D, Antman E M, et al. American College of Cardiology Foundation/American Heart Association Task Force on Practice Guidelines. 2012 ACCF/AHA focused update incorporated into the ACCF/AHA 2007 guidelines for the management of patients with unstable angina/non-ST-elevation myocardial infarction: a report of the American College of Cardiology Foundation/American Heart Association Task Force on Practice Guidelines[J]. Circulation, 2013, 127(23): e663－e828.
4. Angelini P. Coronary artery anomalies — current clinical issues: definitions, classification, incidence, clinical relevance, and treatment guidelines [J]. Tex Heart Inst J, 2002, 29 (4): 271－278.
5. De Bruyne B, Pijls N K, Kalesan B, et al. FAME 2 trial investigators. Fractional flow reserve-guided PCI versus medical therapy in stable coronary disease[J]. N Engl J Med, 2012, 367(11): 991－1001.
6. Kubo T, Imanishi T, Takarada S, et al. Assessment of culprit lesion morphology in acute myocardial infarction: ability of optical coherence tomography compared with intravascular ultrasound and coronary angiography[J]. J Am Coll Cardiol, 2007, 50(10): 933－939.
7. Levine G N, Bates E R, Blankenship J C, et al. American College of Cardiology Foundation; American Heart Association Task Force on Practice Guidelines; Society for Cardiovascular Angiography and Interventions. 2011 ACCF/AHA/SCAI Guideline for Percutaneous Coronary Intervention. A report of the American College of Cardiology Foundation/American Heart Association Task Force on Practice Guidelines and the Society for Cardiovascular Angiography and Interventions [J]. J Am Coll Cardiol, 2011, 58 (24): e44－e122.
8. McCabe J M, Croce K J. Optical coherence tomography [J]. Circulation, 2012, 126(71): 2140－2143.

9. Mintz G S, Nissen S E, Anderson W D, et al. American College of Cardiology clinical expert consensus document on standards for acquisition, measurement and reporting of intravascular ultrasound studies(IVUS): a report of the American College of Cardiology Task Force on Clinical Expert Consensus Documents[J]. J Am Coll Cardiol, 2001, 37: 1478 - 1492.
10. Mizuno K, Satomura K, Miyamoto A, et al. Angioscopic evaluation of coronary artery thrombi in acute coronary syndrome [J]. N Engl J Med, 1992, 326(5): 287 - 291.
11. Pijls N H J, De Bruyne B, Peels K, et al. Measurement of fractional flow reserve to assess the functional severity of coronary artery stenosis[J]. N Engl J Med, 1996, 334: 1703 - 1708.
12. Qian J, Ge J, Baumgart D, et al. Safety of intracoronary Doppler flow measurement[J]. Am Heart J, 2000, 140(3): 502 - 510.
13. Safian R D, Freed M S. The manual of interventional cardiology [M]. 3rd ed. Michigan: Physician Press, 2002.
14. Sato K, Kaikita K, Nakayama N, et al. Coronary vasomotor response to intracoronary acetylcholine injection, clinical features, and long-term prognosis in 873 consecutive patients with coronary spasm: analysis of a single-center study over 20 years[J]. J Am Heart Assoc, 2013, 2(4): e000227.
15. Scanlon P J, Faxon D P, Audet A M, et al. ACC/AHA guidelines for coronary angiography. A report of the American College of Cardiology/American Heart Association Task Force on practice guidelines (Committee on Coronary Angiography). Developed in collaboration with the Society for Cardiac Angiography and Interventions[J]. J Am Coll Cardiol, 1999, 33(6): 1756 - 1824.
16. Sueda S, Ochi N, Kawada H, et al. Frequency of provoked coronary vasospasm in patients undergoing coronary arteriography with spasm provocation test of acetylcholine[J]. Am J Cardiol, 1999, 83: 1186 - 1190.
17. Topol E J. Textbook of interventional cardiology[M]. 5th ed. Philadelphia: W B Saunders Company, 2007.

第四章 心脏电生理检查

朱文青

第一节 心腔内心脏电生理检查

心脏电生理检查是一种创伤性检查,与食管电生理检查相似,但其更为精确、全面,是临床上用于诊断异常和复杂性心电现象的一种常规手段。通过各种导管技术来同步记录心脏多个不同部位和各种异常的电活动信号,同时分析心电信号的特征,提供关于心律失常和异常电现象的发生机制、准确诊断、治疗方法选择和预后判断等方面的重要依据。心脏电生理的检查还有助于筛选有效的抗心律失常药和作为永久性心脏起搏器的适应证选择和恰当的功能参数选定。自从 20 世纪 80 年代开始,心脏电生理检查发展很快,尤以经导管射频消融技术治疗心动过速发展更加迅速。因此,现代心脏电生理检查已不限于开始时所赋予的"检查"含义,而是成为对心律失常的一种可信的诊断方法、实用的研究工具以及有效的根治手段。

一、心导管室的设置

临床心脏电生理检查技术至今尚无满意的无创性检查方法可以替代。目前总的看法是临床心脏电生理检查是一项相当安全的检查方法。当然不可否认的是心脏电生理检查仍然是一项复杂的有创性检查技术,尤其是同时进行治疗时,持续时间可能会较长,而且在检查过程中可能诱发可致命的心律失常和(或)其他严重并发症,因此,对于电生理实验室需要一定的基本要求和设备。

(1) 必须有一个严格消毒无菌的心导管室。因为在操作过程中需要对静脉或动脉进行穿刺或切开的过程,而且需要将各种导管(标测和治疗导管)经由血管送至心脏的各个不同需要部位,尤其是在操作时间需要很长时显得更为重要。

(2) 必须有足够大的心导管室房间。因为在此室内应当可以满足放置各种必需的检查仪器设备和急救所需用的设备和药品,此外,还应包括有允许相关工作人员进出的充分的活动空间,甚至包括有发生意外事件或紧急情况时,进行急救工作时所需足够使用的空间。

(3) 必需的仪器和特殊器材。适当的仪器设备对电生理检查是必需的。诸如多导电生理记录仪、程序刺激仪、配有影像增强仪的单向或双向(更佳)可转动的 C 型臂 X 线造影机(DSA),它能自不同的角度(后前位,左、右斜位和侧位)进行透视,最好也能摄片(包括电影摄片)。除此以外直流电心律转复除颤器(简称除颤器)是必备的仪器,并放在患者附近,充好电,随时可用。心导管室必须备有静脉输液泵和运送患者时的心电监视器。各种必需的导管、鞘管、钢丝、穿刺针及各种连线等也是不可缺少的物件。此外,射频消融技术自 20 世纪 90 年代以来已广泛在临床应用,且大多数心脏电生理检查目的都是进行射频消融的基础检查,因此,设置心导管室时必须把进行射频导管消融术所必需的仪器和器材要求考虑在内,即包括有射频消融仪、临时和永久起搏器及各种规格的消融导管等。如条件许可的大中心或医院还应必备三维标测仪(如 Carto 系统、Ensite 系统及磁导航系统等)。

(4) 各种常规急救药品、氧气、简易呼吸器以及气管插管等都应该是必备的,并随时可用。进行电生理检查的小组成员,都必须经过训练能在紧急情况发生时熟练而有秩序进行抢救工作,有明确的分工,而又密切配合。

(5) 必须具备有一定数量的专业和技术人员。至少应包括有2名医生、1名护士和1名技术员。他们应具有一定经验和有献身精神。此外,还要一位麻醉医生做好准备,随时可以提供帮助。小组中每一位成员都有其重要的职责,最重要的是一位全面负责的医生,对整个电生理检查过程负全责。他应当是从事心电生理专业的心内科医生(主任医师或副主任医师),具有临床电生理、心律失常方面的丰富知识;熟悉抗心律失常药的临床药理学,并能够使用心脏起搏技术;能够对在检查过程中记录的同步体表和心腔内心电图做出及时和准确的解释,使一次检查过程中完成所需收集的资料,完成预定的检查目的;能够在检查过程中及时发现新情况、新线索,即时做出判断,修改检查方案,包括及时发现并发症,即刻果断处理。另一位医生是主要助手,负责放置和操纵各种所需的心导管或电极导管,进行心内膜标测和程序刺激。护士和技术人员对完成一次安全和成功的电生理检查也十分重要,应熟悉心导管室内所有的仪器和设备操作,能熟练进行心肺复苏术。工作职责主要包括对生命体征的监测,以及在检查过程中记录医生的各种操作步骤、测量资料数据。重要的一点就是医生、护士和技术员所组成的小组应当是配合默契的一个整体。

二、电极导管置入术

(一) 血管途径

在电生理检查的操作过程中首先是常规消毒和铺巾后,再以1%利多卡因局部麻醉,选择适合的血管途径,采用经皮血管(股静脉、贵要静脉、锁骨下静脉及颈内静脉等)穿刺的方法自上肢或下肢的血管将电极导管放置于相应心腔部位。经皮穿刺法的优点是快速,疼痛较轻,被穿刺过的血管(静脉或动脉)经数日即可修复。愈合后的血管,再次进行电生理检查仍可利用。直接暴露和切开静脉的方法目前仅偶尔在上肢使用。电生理检查一般在清醒患者(国外部分电生理室采用深度睡眠法)进行。对一些特殊烦躁的患者或儿童,可以用地西泮或其性质类同的药。已经证明地西泮没有任何电生理作用。

1. 股静脉穿刺　股静脉是临床上最常见选择的穿刺部位,且左、右股静脉都可采用。习惯上自右侧股静脉插管比较容易,因为大多数术者是以右手操作为主的,但在国外也有部分心脏电生理研究室常先利用左侧股静脉,而右侧股静脉保留给治疗时或特殊导管操作时用。首先应在腹股沟部先做好皮肤准备,常规消毒后铺巾,局部麻醉后,选择用左手指在腹股沟韧带下方1～2 cm处触摸股动脉搏动,股静脉在股动脉内侧0.5～1 cm处,两者的走向平行,用尖刀片在皮肤做一小伤口或直接用穿刺针穿刺,将带有少量生理盐水的注射器连接于穿刺针尾部的插孔后,穿刺针沿股动脉平行的方向进针到底或碰着盆骨后,术者用左手稳固穿刺针,用右手缓慢地后撤穿刺针和保持负压状态的注射器,一旦穿刺针位于静脉内,注射器内就可见流畅的回血,此时,术者用左手固定穿刺针,右手卸去注射器,然后经由穿刺针插入头部可弯曲的导引钢丝,钢丝进入过程中应无阻力,如果遇到阻力,应拔出钢丝,重新接上注射器,再次缓缓转动或后撤穿刺针,直到再次看见流畅的回血。再次插入导引钢丝;如钢丝仍不能顺利进入,则拔出穿刺针,并局部按压2～3 min止血,然后进行再一次穿刺。一旦钢丝顺利地进入静脉,便可撤出穿刺针,术者用右手拇指和示指操纵钢丝,轻压穿刺处,以适当大小的扩张管和套管沿着钢丝以旋转的方式进入静脉。注意在这个过程中,导引钢丝必须有一段暴露在扩张管套管的尾部之外。然后,撤出钢丝和扩张管,只有套管留在静脉内为电极导管的插入(图4-4-1)。由于电生理检查常常需要放置多根电极导管,故一根股静脉需要放入2～3根电极导管,各穿刺点间应相隔1～2 cm。有时,左、右股静脉都需经皮穿刺插入电极导管。应当注意电极导管的粗细应与套管的内径相匹配。

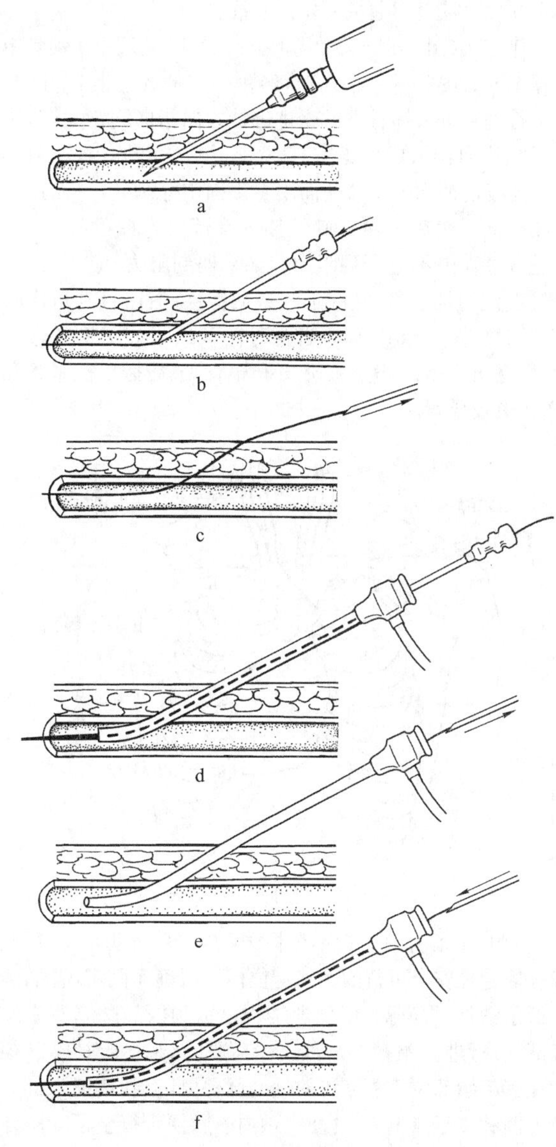

图4-4-1　血管穿刺示意图

a. 穿刺针进入血管　b. 从针尾送钢丝进入血管　c. 撤出穿刺针　d. 沿钢丝送入鞘管和扩张管　e. 撤除扩张管和钢丝　f. 经鞘管送入需要导管

经皮穿刺股静脉插入导管的禁忌证有:① 急性或慢性髂、股静脉血栓性静脉炎。② 严重的外周血管病变。③ 局部有皮肤病或外伤。④ 不能触摸到股动脉搏动可作为相对禁忌证。⑤ 局部血管畸形。

在进行电生理检查过程中,需要持续的肝素化,因为肝素化后发生出血并发症罕见(除非原有凝血功能异常),仅仅可能会导致压迫止血时间稍长,如果不肝素化,有可能产生栓塞的机会。一般认为对经静脉插管检查的患者,先给以肝素冲击量2 000 U,继以每小时1 000 U。在经动脉插管进行电生理检查者,用肝素3 000 U为冲击量,继以每小时1 000 U,国外学者多根据实测凝血酶原时间来调节。

2. 锁骨下静脉穿刺 在单纯的电生理检查中很少用到此法,当然如果股静脉发生意外,不能穿刺或出现并发症且又必须检查,此时,锁骨下静脉穿刺途径可以作为首选。必须注意的是锁骨下静脉穿刺术虽然不难,成功率也高,但国内外有产生严重并发症甚至引起患者死亡的报告。

操作方法(图4-4-2):局部麻醉后,以尖刀片在锁骨中部或中外1/3处皮肤做一小伤口,经由伤口插入穿刺针,此时针应与锁骨垂直进入锁骨下后改将进针方向指向胸锁关节,边进针边回抽注射器形成负压,一旦穿刺针位于静脉内,注射器内就可见流畅的回血。术者一面用左手固定穿刺针,一面用右手卸去注射器。然后经由穿刺针插入头部可弯曲的导引钢丝。钢丝进入过程中不应遇到阻力。如果遇到阻力,应拔出钢丝,重新接上注射器,再次缓缓进入或后撤穿刺针,直到再次看见流畅的回血,插入导引钢丝,必要时在X线下导引钢丝进入静脉,而后撤出穿刺针,送入扩张管和鞘管,最后撤出扩张管和钢丝,送入电极导管。

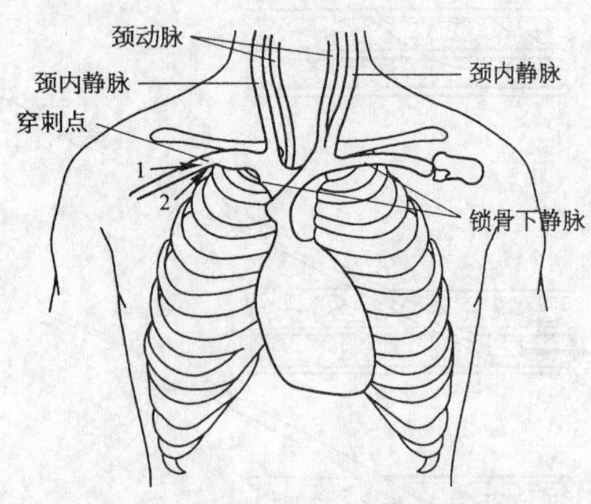

图4-4-2 锁骨下静脉的解剖关系和穿刺示意图

3. 颈内静脉穿刺 近年有些学者的经验表明,经皮穿刺颈内静脉插管是安全可行的。其定位标志明确而固定,且插管并发症低于锁骨下静脉。解剖学结构显示颈内静脉起源于颅骨基底部,下行进入颈鞘,后者还含有颈动脉和迷走神经。颈内静脉在其起始部位于更表浅的颈动脉外侧,但到其终末部分与锁骨下静脉交汇点上方一段时,颈内静脉便走行至颈动脉外侧稍前。颈内静脉下段位于锁骨与胸锁乳突肌锁骨头形成的三角内,颈内静脉最好的穿刺部位亦是此三角。在胸骨靠锁骨端后面,颈内静脉与锁骨下静脉汇合形成无名静脉。

操作方法:经颈内静脉鞘管插管有多种基本径路,常用的有低位外侧径路穿刺。当然左、右颈内静脉均可用于穿刺插管。一般习惯选用右侧颈内静脉。可用小号注射针在锁骨中点上方3~4 cm处和胸锁乳突肌外侧缘1~3 cm处定位颈内静脉。1%利多卡因局部麻醉后用刀片在穿刺部位做一小切口(这一步亦可在插入导引钢丝后进行),使带注射器的穿刺针与胸锁乳头肌锁骨头外缘平行,针尖朝脚侧,与前额面成30°夹角并指向同侧乳头。穿刺皮肤,在保持注射器一定负压下进针,直到血液通畅流入注射器。如果第一次进入颈内静脉不成功,应在持续抽吸注射器下回撤穿刺针,然后将针尖指向外侧5°~10°后再进针;如仍未进入静脉,可使穿刺针与矢状面再平行些进针,但不要将穿刺针指向正中线,与矢状面交叉成角,以免刺入颈动脉。如可能令患者做Valsalva动作有助于扩张静脉,使穿刺成功率增加。在静脉血顺利流入注射器后,通过穿刺针插入适当粗细导引钢丝的柔软端,送入10~15 cm后撤出穿刺针,通过导丝送入导管引导管组件,从鞘管中一起拔出扩张管和导丝,抽吸并用肝素水冲洗鞘管,然后通过鞘管送入导管并放至所需部位。需要注意的是:① 在钢丝进入血管后最好在透视的帮助下观察其径路然后再送鞘管。② 应尽量使用带有密封装置的鞘管;所有接头部位都应可靠密封,并避免在肺过度膨胀时向颈内静脉插管,以减少气胸的危险。③ 误穿颈动脉后应立即撤出穿刺针并在穿刺点中等度加压5~10 min,以控制出血,此时,不推荐再穿刺对侧颈内静脉,以免对侧也发生误穿,累及患者呼吸道,尽管有极少数因误穿引起死亡的报道,但大多数颈动脉误穿无危险,不需特殊处理。④ 对老年患者尤其有动脉粥样硬化的老年人,即使轻度压迫颈动脉也会导致神经损伤,故应选用其他穿刺部位。当然也有应用超声技术来帮助定位,提高穿刺成功率。

(二) 电极导管的放置

在进行心脏电生理检查时通常需要将电极导管分别放置在高位右心房侧壁、右心室心尖部、冠状静脉窦和希氏束区域(图4-4-3)。在特殊情况下,需要在心腔内其他一些部位置放电极导管,如:为评估心房激动顺序,明确心动过速诊断,除在高位右心房和冠状静脉窦内放置电极导管外,有时需要放置一根电极导管于右心房侧壁(现在常用界嵴专用电极导管),或还有需要在三尖瓣环放置Halo电极导管和在肺静脉口放置Lasso标测电极导管等。此外,还应建立一条外周静脉通道,以方便药物输送。若在电生理检查时需直接监测动脉血压和测定药物血清浓度而需抽取血标本,还应建立一条动脉通道。

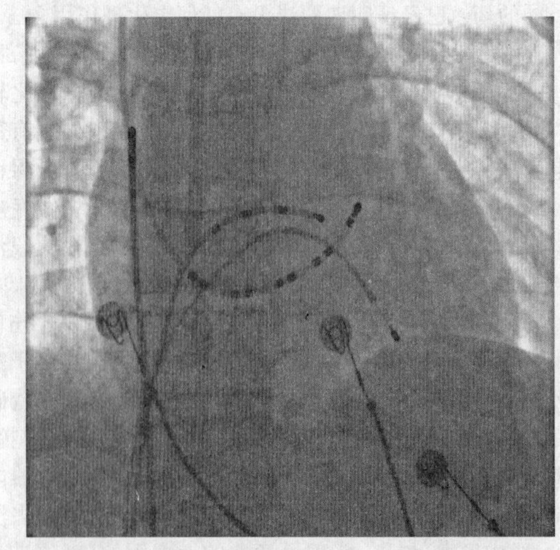

图4-4-3 高位右心房、希氏束、右心室及冠状窦导管位置

1. 右心房电极 送2极或4极导管由股静脉经下腔静脉至右心房与上腔静脉交界处。右心房后侧壁部与上腔静脉交界处(窦房结区域)是最常用的记录和刺激部位。如果高位右

心房起搏不理想(刺激域值很高或有刺激膈神经者)可以选择其他的部位,如房间隔、右心房侧壁中部、冠状静脉窦口、右心房下侧壁等。选择房间隔偏上部位起搏效果较好且位置比较固定,且不会刺激膈肌,可以作为心房刺激的理想区域。

2. 右心室电极　电极导管经静脉途径进入右心房后通过三尖瓣不难到达右心室。送 2 极或 4 极导管由股静脉、下腔静脉、右心房,在后前位 X 线透视下,将导管尖端左旋并推至右心室尖部。有时由于心脏转位或畸形不易进入或到达心尖部,此时,导管进入三尖瓣后,将导管逆时针转动同时向前推送即可到达心尖部。在此处进行记录和刺激,重复性最高。当然如需要到达流出道则进入三尖瓣后顺时针方向扭转并向前推送,一般很容易到达。

3. 希氏束电极　送 4 极或多极导管电极由右侧股静脉经髂静脉、下腔静脉及右心房下,于三尖瓣口附近,部分电极可跨过瓣口。腔内电图可有适当的房波(A 波)和室波(V 波),以及两者之间有一双向或单向的希氏束电位(H 波)。希氏束电图是临床心脏电生理检查中不可缺少的重要组成部分。常规解剖学定位认为希氏束位于房间隔的右心房侧下部,冠状静脉窦的左上方,卵圆窝的左下方,靠近三尖瓣口的头侧。在 X 线透视下,将电极导管经静脉送入右心室流入道,并把电极导管通过延长导线与记录器的输入端相连,然后,缓慢地后撤导管,同时密切观察监视器上心腔内电图。当导管自心室向心房后撤过程中,出现小 A 波和较大的 V 波时,提示其顶端位于三尖瓣口附近,即所谓的希氏束区域,此时常能发现希氏束电图(H 波)。有时需反复地略微推送或后撤导管,并不断改变其顶端的方向,仔细探查希氏束区域,才能找到满意的 H 波。

4. 冠状静脉窦电极(左心房电极)　将 4 极或更多极导管经由锁骨下静脉或颈内静脉,在 X 线透视下送入右心室,并在房间隔之间与下腔静脉之间寻找冠状静脉窦口。一般认为后前位 X 线投影,冠状静脉窦口位于脊柱中央,将导管尖送入三尖瓣口,然后将尖端电极后撤至下腔静脉口上方,再逆时针旋转,即可进入。亦有人采用左前斜位 30°,此时三尖瓣环为一时钟面向操作者,记录到 H 波的导管顶端相当于 12～1 点钟,5 点钟位即为冠状静脉窦口。大多数冠状静脉窦口多为椭圆形喇叭口状,亦有报道冠状窦口为扁平状,故多选较细导管电极如 6F 或 5F。一般来讲,左心房电活动记录和起搏相对较难,故在常规电生理检查时通常不需要。若被检查者患有卵圆孔未闭或房间隔缺损,电极导管可自右心房穿过房间隔直接到达左心房,或通过用经房间隔穿刺的技术,将导管自右心房送入左心房。目前最常采用的方法是通过将电极导管放置于冠状静脉窦内,间接地记录或起搏左心房。导管电极进入冠状静脉窦口的标志是:冠状静脉窦口的解剖位置位于右心房的下后方,在后前位透视时,冠状静脉窦口位于脊柱中央,导管尖端指向左腋窝,导管可被推送至心脏左缘,但不会超出心影边界;左侧位透视时见导管尖端指向后方(脊柱),透视下任何角度均见有导管随心脏搏动而跳动;冠状静脉窦导管电极上记录到心腔内电图上均可见有大 A 波(多为正负双极波)和 V 波(QS 或 rS),且激动顺序由近至远;如若电极导管是有管腔的,可以造影证实或检测该部血氧饱和度加以明确。若不能进入左心房也不能进入冠状静脉窦,也可自食管插入电极导管,记录左心房后部的电位。

5. 左心室电极　通常在常规电生理检查时不需要放置左心室电极导管。仅仅在右心室刺激或扫描不能诱发室性心动过速,或需要进行左心室刺激和记录左心室不同部位的电位,以进行心室标测,找出室性心动过速的起源点时需要放置。一般认为心室标测对室性心动过速或室性期前收缩的非药物治疗成功与否相当密切和紧要。通常选用股动脉途径。经股动脉逆行导管术,电极导管可到达左心室的各个部位。必须注意的是左心导管时应用足够量的肝素。

三、心腔内电图

在所有的电极导管均放置到位后,通过多导电生理仪记录心腔内电图(图 4-4-4),并加以测量而后分析。一般在同步记录的高位右心房电图、希氏束电图、心室电图及体表心电图上的 P-R 间期可进一步分为 P-A、A-H、H 电位、H-V 和 V 间期。

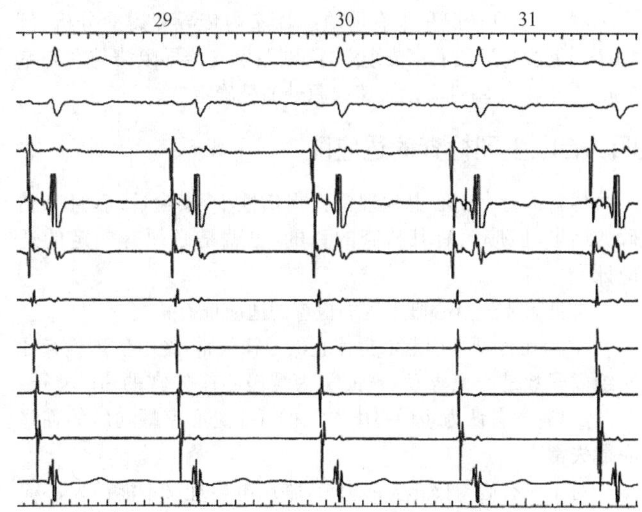

图 4-4-4　从上至下分别为Ⅱ导联、V1 导联、高位右心房、希氏束、冠状窦电图及右心室电图

1. 房内传导　许多学者以 P-A 间期作为心房传导的一个衡量指标,P-A 间期是自 P 波起始点至希氏束电图上 A 波的起始点,实际上顶多代表了右心房内传导时间。近年的研究表明,即使这个假定也不总是真实的,因为有的人其窦房结尾部延伸至右心房侧壁中部,心房激动可自此处开始。一般认为 P-A 间期正常为 25～60 ms,平均为 40 ms。

2. A-H 间期　A-H 间期代表自房间隔的下部通过房室结至希氏束的传导时间。因而 A-H 间期表示的是大致的房室结传导时间。测量 A-H 间期应在希氏束电图上自最早 A 波至希氏束电位(H 波)的起始处。由于不知道在心房电图上哪一点时冲动进入房室结,因此,测量 A-H 间期最重要的一点是可重复性。另外,患者的自主神经状态可以明显地影响 A-H 间期。因此,不应当把 A-H 间期的绝对值作为评估房室结功能的一个肯定指标。房室结功能无任何异常时,交感神经张力增高使 A-H 间期缩短,而迷走神经张力增高使之延长。A-H 间期的正常参考值大致为 60～130 ms。不同中心报告的数字可有差别,这是由于:① 测定方法的不同。② 进行电生理评定时患者的基础状态不同。儿童的 A-H 间期正常值比成年人短，可能由于交感神经张力较高。

3. 希氏束电位（H 波） 指来自房室结的冲动使希氏束除极的时间，正常为 25～30 ms，≥30 ms 示希氏束内传导延迟，若此电位分裂为 H 和 H′两波，也提示希氏束内传导延迟。

4. H－V 间期 表示自希氏束近段至心室肌的传导时间，亦即冲动在希氏束浦肯野系统内的传导时间。H－V 间期自希氏波（H 波）的起始处测至任何导联上的心室波的最早起始处，包括同步记录的心内导联上的 V 波或体表导联上的 QRS 波。根据多数学者报告的数字，H－V 间期的正常参考值为 35～55 ms。在不同的心率和自主神经张力情况下，H－V 间期通常保持恒定。许多常用的药物，诸如洋地黄、β 受体阻滞剂、苯妥英钠、利多卡因和阿托品等，一般不影响 H－V 间期。但奎尼丁和普鲁卡因酰胺延长 H－V 间期，而异丙肾上腺素缩短之。儿童的 H－V 间期较短些。

5. 心室内传导（V 波） 心室内传导的心腔内分析不是电生理检查的常规组成部分。但心室内标测包括右心室和左心室标测，对下列情况是很有用的：① 室内传导障碍的分析，例如区别近段与远段右束支阻滞，区别左束支传导阻滞与左心室室内传导。② 室性心动过速起源处的精确定位。

四、心电生理检查的适应证

尽管进行有创心电生理检查损伤性小，安全性高，且有精确的结果，但应该有其检查的目的，也就是必须有一定的适应证。

常见需要进行心脏电生理检查的适应证有：

1. 心脏停搏 引起心搏停止的心律失常，经电生理检查证实绝大多数是心室颤动，被证实为缓慢心律失常的占 10%～20%，也有学者认为缓慢心律失常很可能是心室颤动后的临终心律失常。

对于在有心搏停止史的患者，临床电生理又不能诱发心律失常的预后意义尚不清楚。有学者报告不能诱发心律失常能预示心搏停止的低复发率，而另一些研究结果则显示在有和无诱发的快速心律失常两组患者之间，患者的结局没有什么不同。但一般认为无诱发的快速心律失常患者，其预后很可能取决于其他临床因素，诸如左心室功能异常的程度，有伴随的室性心动过速存在，以及其最初的心搏停止系因急性缺血或其他一过性影响所致等。文献报道对于无急性心肌梗死而发生心搏停止的生还者，认为其复发心搏停止的危险性高。

2. 晕厥 引起心源性晕厥的原因很多，其中包括有夹层动脉瘤、主动脉瓣狭窄、肺栓塞以及心律失常等，而心律失常则是常见的原因之一。有文献报道在突然死亡患者中 57% 是猝死，其中一半系心律失常所致。因此，若经过详细的临床检查未能找出晕厥的原因，就应当进行心脏电生理检查。多组学者对有过一次或多次原因不明的晕厥发作患者做电生理检查获得积极的意义，18%～88%（平均为 62%）患者的晕厥原因得到明确。

3. 宽 QRS 心动过速 对宽 QRS 心动过速做电生理检查的目的是确定其精确起源处和明确维持心动过速的发生机制。在宽 QRS 心动过速的鉴别诊断中包括室性心动过速、预激综合征、伴有束支传导阻滞的心动过速等，因此，明确诊断是必需的。心室的程序刺激可诱发持续性室性心动过速，但诱发的可能性随基础心脏病的性质和程度而有所不同，而在冠心病或陈旧性心肌梗死的患者中诱发率最高。如用心室程序刺激能可靠和稳定地诱发和终止单形室性心动过速，那么折返机制通常是心动过速的基础。但目前进行的电生理检查，通常除了确定诱发的心动过速的发生机制符合折返激动的一般概念外，对室性快速心律失常不能明确其细致和肯定的发生机制。一般说来，折返径路的大小、其组成部分，以及折返径路数目，均难以准确决定。

4. 窄 QRS 心动过速 正是由于有创电生理检查而取得重大进展，明确了室上性心动过速的机制，使得大多数规则的室上性心动过速现在可以用射频导管消融技术进行根治。由于其疗效好、安全性高，颇受患者欢迎。此类心动过速包括有：① 显性房室折返性心动过速（Wolff Parkinson White，WPW）；② 隐匿性房室折返性心动过速；③ 房室结折返性心动过速；④ 心房扑动；⑤ 心房颤动；⑥ 各种房性心动过速等。

5. 窦房结功能异常 近年来，由于各种检测手段和设备的不断完善，很多时候已经不需要进行电生理检查。但对于一些在安装永久起搏器的指征尚不能确定者，应该进行心脏电生理检查，明确手术指征以免耽误病情。

6. 房室传导阻滞 房室传导阻滞的预后和治疗，不仅取决于阻滞程度，更重要的是发生阻滞的部位，以及有无临床症状。一般说，二度Ⅰ型房室传导阻滞其阻滞部位大多在房室结内，少数可以在希氏束-浦肯野系统内，而二度Ⅱ型房室传导阻滞则无例外地发生于希氏束内或双侧束支水平。发生于双侧束支水平以及希氏束内的二度房室传导阻滞很可能进展为完全性房室阻滞，需要人工心脏起搏器治疗，而阻滞区在房室结内的二度房室传导阻滞，大多由于迷走神经张力增高、洋地黄中毒等可逆的因素所致，很少进展为完全性房室传导阻滞，一般不需起搏器治疗。因此，如果临床检查包括动态心电图监测未能肯定二度房室传导阻滞的部位，则需要进行电生理检查来确定。

7. 其他 临床上有显著的心悸症状，其他检查又不能鉴别者。

五、心脏电生理检查的步骤

（一）术前准备

1. 患者准备 检查前须停用影响心脏电生理特性的抗心律失常或其他相关药物至少 5 个半衰期以上，以免药物改变心脏电生理特性，从而影响心律失常的诱发。一般不需要禁食，可在就餐 2～4 h 后进行。术前应将检查目的和步骤向患者说明，取得其同意并签字，尤其对年龄较小或老年的患者应详尽地向其家属详细解释检查目的和一般过程，以便其对检查过程有所认识并能协助顺利完成检查过程，尤其是可能发生的不良反应或不配合造成的检查失败，以保证检查得以顺利完成。在电生理检查过程中，除穿刺血管时局部麻醉外一般不用麻醉剂，患者处于清醒状态。当然对于儿童和易于烦躁的患者，可酌用镇静剂甚至浅麻醉。这样有助于消除其恐惧不安，取得配合。

2. 器械的准备

（1）刺激仪：指能够发放各种程序和非程序直流电脉冲的心脏刺激仪。一般要求仪器具有：① 操作简便、对频率和程序计数准确。② 对电压有能够连续调节等功能。③ 同时要求窗口能显示多参数功能。④ 具有 S_1S_1 连续递增、递减刺激功能，具有 S_1S_2 甚至有 S_3 或 S_4 等正、反扫描功能等。⑤ 有高频率刺激输出限制功能等。

(2) 电极导管：临床进行心脏电生理检查的电极导管常有2、4极导管(不同生产厂商可有针对不同部位的导管形态可供选用)。特殊的导管有冠状静脉窦导管(包括有固定弯度和可调弯度)、多极界嵴导管(有10～20极)、Halo导管(有多种类型,各生产厂家不同)、Lasso肺静脉标测导管等。

(3) 多导电生理记录仪：由于电子科学技术的高度发展，目前多采用多导电生理记录仪(32～128导)，具有冻结、编辑、储存功能，可有效捕捉各种心电生理现象。

(4) 必要的抢救设备和药品：进行心脏电生理检查是一种相对安全的无创性检查方法，但是也不可避免地存在一些潜在的危险，尤其在器质性心脏病患者中有诱发室性心动过速、心室颤动和心搏停止的可能，还有可能诱发心功能不全、心绞痛等。还有极罕见的出现心脏压塞现象。因此，检查室内应备有氧气、各种心肺复苏的抢救药品、心脏除颤器及心包穿刺或切开包等。

(5) DSA：一般进行电生理检查仅仅需要小型C臂机即可，但目前一般将电生理检查与电治疗相结合，故有条件时可应用800 mA以上血管数字减影机(DSA)。

3. 人员准备　常规需要人员至少包括操作医生和读图医生各1人，技术人员和护士各1人，如有监护人员更好。

(二) 刺激方式

1. 连续刺激(ramp pacing)　连续刺激(S_1S_1)可有递增性或递减性刺激。临床上应用此种方法刺激通常用于测定窦房结和房室结功能；了解心肌及不同部位的有效不应期；还可用于诱发和终止心律失常等。规则的连续刺激是以周长相等的刺激(S_1S_1)做连续刺激，持续10～60 s不等。休息1 min后再以较短的周长(即较快的频率)再次进行 S_1S_1 刺激。如此继续进行，每次增快刺激(起搏)频率10次，逐步增加到170～200次/min(bpm)，或出现房室传导阻滞时为止。这就是分级递增性刺激。心房刺激可达300次/min，但较少采用，因为如此快速的刺激易诱发心房颤动或其他快速房性心律失常，妨碍继续进行检查。心室刺激一般不宜超过200次/min，且刺激持续时间应较短。

2. 程序期前刺激(programmed extrastimulation, PES)　程序期前刺激是在自身心律(R_0R_0)或基础起搏(S_1S_1)心律中引入单个或多个期前收缩刺激(并以5～10 ms步幅正反扫描)，即与自身搏动或基本起搏搏动配对的1个(S_1S_2)、2个($S_1S_2S_3$)或3个($S_1S_2S_3S_4$)期前刺激。该刺激常用于诱发各种心律失常，判别心律失常发生的可能机制，或终止心律失常等。① S_1S_2 刺激：即释出一个期前刺激。先由 S_1S_1 刺激8～10次，称为基础刺激或基础起搏，在最后一个 S_1 之后发放一个期前的 S_2 刺激，由 S_1S_1 的数值规定其配对间期，使心脏在定律搏动的基础上发生一次期前搏动。逐步改变 S_1S_2 数值，达到扫描刺激的目的。② RS_2 刺激：即与自身搏动配对的单个期前刺激。程序刺激器不发放 S_1 脉冲，而感知心脏自身的P波或QRS波，每感知8～10次，发放一个期前刺激，形成在自身心律的基础上出现一次期前搏动。逐步改变 S_2 的配对间期，以进行扫描刺激。③ $S_1S_2S_3$ 刺激：先由 S_1S_1 起搏8～10次，在最后一个 S_1 之后发放 S_2 和 S_3 刺激各一次，其配对间期分别由 S_1S_1 和 S_2S_3 的数值规定，使心脏在规则的起搏基础上连续发生2个期前搏动。逐步分别改变 S_1S_2 和(或)S_2S_3 配对间期数值，以进行扫描刺激。④ $S_1S_2S_3S_4$ 刺激：同前依次类推。一般来讲在临床电生理检查方案中，采用连续3个期前刺激的较少。

3. 分级递增刺激(incremental pacing)　在比基础心率快10～20次/min上，以每次增加10次/min进行刺激。该法可以观察不同部位的心肌传导不应期和文氏传导现象；可以用于诱发或终止心动过速。

4. 短阵猝发刺激(burst pacing)　短阵快速刺激(burst刺激)是突然释出十分迅速的连续刺激来诱发和(或)终止心动过速。一般连续发放6～12个刺激脉冲，脉冲的间距为10～30 ms(600～200次/min)。

(三) 窦房结功能测定

窦房结位于右心房和上腔静脉外侧连接处，长为1～2 cm，宽为0.5～0.8 cm，当然每个个体的具体位置也有可能不同。一般认为窦房结主要由两种细胞(一种为起搏细胞——具有起搏功能，另一种为过渡细胞——具有传导功能但无收缩功能)和胶原组织构成。窦房结细胞具有特殊的电生理特性——自律性、兴奋性和传导性，因此，窦房结功能的测定在临床上有着非常重要的作用。主要常用来评估患者是否需要进行药物或非药物治疗的依据，也是心脏电生理检查中常见的目的之一。主要的指标有窦房结恢复时间和窦房传导时间。

1. 窦房结恢复时间　窦房结恢复时间(sinus node recovery time, SNRT)的测定方法是应用快速的频率在右心房上部近窦房结的部位进行起搏，持续30～60 s，以达到抑制窦房结冲动的发放，然后突然停止刺激，并观察窦房结自身发放冲动的恢复能力。测量最后一个心房刺激引起的心房波(P′)至第一个恢复窦性心律的心房波(P)之间的距离，称之为窦房结恢复时间(图4-4-5)。一般刺激频率从以比自身频率高10次/min的周长递增至150～170次/min，每次递增间期为30～60 s。应用刺激强度为起搏阈值的2倍。起搏P′以刺激信号为起始点，从最后一个心房刺激信号测量至第一个恢复窦律的P波起始点，即为SNRT。一般来讲，测得的起搏后SNRT由4部分组成：① 从心房刺激处冲动传导至窦房结的时间。② 窦房结受超速抑制后的恢复时间。③ 窦房结固有节律的周长。④ 冲动从窦房结传导到心房的时间。这4种成分中对SNRT

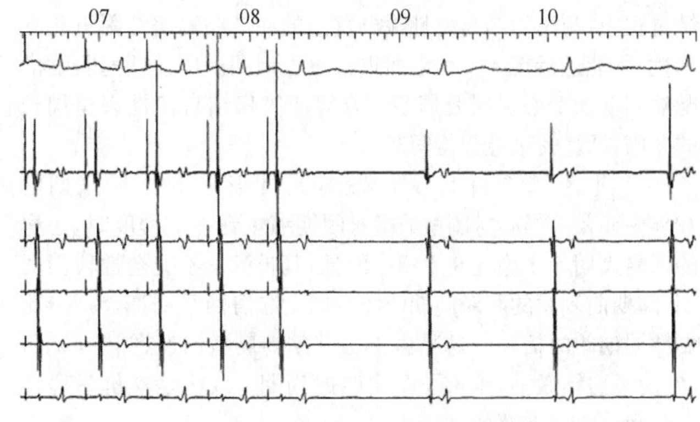

图4-4-5　高位右心房刺激30 s突然停止后窦房结恢复时间

而言，①和④对于 SNRT 的结果影响不大，故将其一并列入 SNRT 内。

大多数学者的报道认为 SNRT 正常参考值为≤1 400 ms。当然也有学者提出对于老年人的 SNRT 应放宽，他们认为<1 680 ms较为适宜。但临床结果提示如该数据过大则诊断为病窦综合征的假阴性率将会增加。也正因为此种原因有学者提出了有关校正的窦房结恢复时间(corrected sinus node recovery time, cSNRT)。他们认为 SNRT 的测定值与对照自身心律的快慢有一定关系，为了去除对照自身心律的频率对 SNRT 的影响，用测得的 SNRT 减去对照窦律的 P-P 间期，得到 cSNRT。一般认为 cSNRT 值<550 ms 为正常参考范围。

除此以外，另有作者利用测得的 SNRT 与对照窦律 P-P 间期比较求得百分数称为 SNRT 指数(SNRT 指数＝SNRT×100%/PP)，正常参考值为<130%。

需要注意的是在 SNRT 测定时，窦房结的抑制程度与起搏频率有关。一般从较低的频率开始测试，随刺激频率的逐步增加，测得的 SNRT 也有逐渐延长的趋势。也就是说窦房结功能抑制越重，其功能的恢复时间越长。但大多数正常人于测试达一定值后，再继续增加刺激频率时，SNRT 又趋缩短。这是因为窦房结的传入阻滞现象。因为刺激频率很快时起搏冲动并非全部传入并激动窦房结，也就是窦房结并没有真正受到高频率的超速抑制，SNRT 又缩短了。因此，在测试 SNRT 时，刺激频率在得出最长的 SNRT 时，就是最适当刺激频率。多数人最适当刺激频率在 130～150 次/min。而迷走神经张力高和窦房结功能不良者，窦房传入阻滞现象在低频率心房刺激时就可以出现，此时起搏刺激频率则需从更低限开始。

2. 窦房传导时间(sinoatrial conduction time, SACT)　临床用计算窦房传导时间的间接评估方法测量。原理是通过对心房期前刺激的反应推算窦房传导时间，一般有两种方法可以应用。

(1) Strauss 法(程序期前刺激法)：是用感知窦性心率时的心房波，再给以不同配对间期的心房期前刺激，观察期前收缩(早搏)后的回复周期。期前收缩的期前程度由晚期向早期推移过程中可以见到整个心房舒张期内 4 种性质回复周期反应。称为Ⅰ、Ⅱ、Ⅲ、Ⅳ区反应。

1) Ⅰ区($S_1S_2+S_2S_3=2S_0S_0$)：Ⅰ区约占整个舒张期的后 20%～30%，此区域中心房期前刺激的配对间期(S_1S_1)较长，期前收缩后的心房回复周期(S_2S_3)呈完全性代偿间期。这是因为舒张期后 20%～30%范围内的心房期前刺激逆传至窦房结过程中，与窦房结自发性除极发生的冲动在窦房结附近相互干扰，不能逆行传入窦房结而重整窦性周期。房性期前收缩的配对间期加上心房回复周期正好等于窦房结自律性兴奋周长的 2 倍，即呈完全性代偿间期。

2) Ⅱ区($S_1S_2+S_2S_3<2S_0S_0$)：Ⅱ区占整个舒张期的 40%～50%。当心房刺激的配对间期缩短到一定程度时，心房的回复周期趋于稳定并不相应延长，其长度呈不完全性代偿间期，即期前刺激的配对间期(S_1S_2)加上心房回复周期(S_2S_3)比窦性周期的两倍短。这是由于房性期前刺激已经逆转入窦房结，使窦房结激动，重整了窦房结的周期。该区是评价窦房传导时间重要依据部分。

3) Ⅲ区($S_1S_2+S_2S_1=S_0S_0$)：Ⅲ区是由于房性期前刺激的配对时间进一步缩短至某一程度时，心房回复周期突然明显缩短，使 $S_1S_2+S_2S_3$ 大致等于 S_0S_0，即 S_2 成为一个插入性房性期前收缩。这是由于房性期前刺激正值上次窦性冲动在窦房交界区域中形成不应期，不能逆传激动窦房结，窦房结未受期前刺激的影响，仍按自身的周长发放冲动。现在研究该区与窦房结的有效不应期的电生理特性有关。

4) Ⅳ区($S_2S_3<S_0S_0$)：Ⅳ区是在房性期前刺激的配对时间缩短到某一程度时，心房回复周期比窦性周期还短，这是因为期前刺激诱使窦房结与心房之间形成折返激动，心房激动顺序与窦性心律相似，P 波的形态亦与窦性心律相似。

而真正用于分析窦房传导时间的是Ⅱ区反应，就是期前收缩的配对间期(S_1S_2)加上心房周期(S_2S_3)比窦性周期(S_0S_0)的两倍短($S_1S_2+S_2S_3<2S_0S_0$)。

分析这种Ⅱ区中房性期前收缩后的回复周期，它包含有 3 部分内容：① 心房至窦房结的逆传时间，即心房冲动逆传入窦房结并且激动了窦房结所需的时间。② 窦房结的自律周长。③ 窦房结至心房的传导时间，即窦房结激动后再传导入心房所需的时间。对照窦性心房节律的周长(S_0S_0)基本可以代表窦房结的自律周期，从心房回复周期中减去对照窦性心律的 P-P 间期，等于房窦逆传和窦房传导的总和，也称窦房传导总时间(SACT)，SACT 280～300 ms 为正常范围(图 4-4-6)。

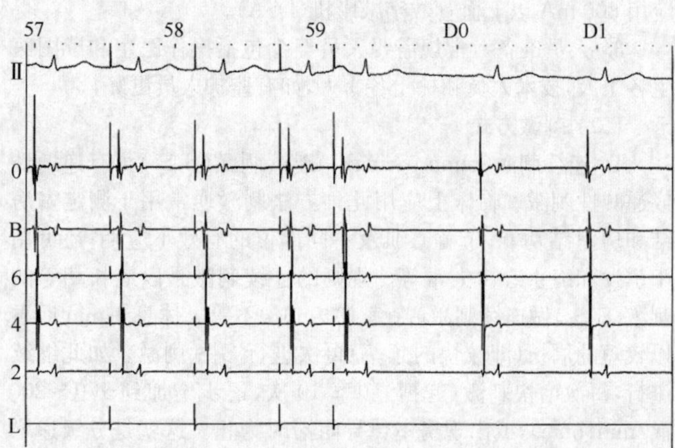

图 4-4-6　给予 S_1、S_2 刺激后分别产生右Ⅱ区测量窦房传导时间

$$SACT(窦房传导总时间)=S_2S_3-S_1S_1$$

假设房窦逆传时间和窦房传导时间相等计算：SACT＝1/2($S_2S_3-S_0S_0$)

也有些学者认为房窦逆传时间和窦房传导时间不一定相等，因此如上计算 SACT 不够合理，主张用窦房传导总时间来表示窦房传导功能较为合理。20 世纪 70 年代末以后的研究基本上肯定了房窦逆传时间慢于窦房传导时间。原因：① 心房的期前刺激越早，距离窦房传导交界区域的不应期越靠近。② 心房期前刺激可以引起窦房结周边的非主导性起搏细胞兴奋，再引起窦房传导交界区域的不应期反应，所以房窦传导延迟。Strauss 法测定窦房传导时间方法比较繁琐，但观察全面。

(2) Narula 法(心房连续刺激法)：先记录对照 10 次窦性搏动，取其平均 P-P 间期作为窦房结的平均周长(S_0S_0)，用略快于对照窦律 5～10 次/min 的频率连续刺激心房 8～10 次(S_2)，停止刺激后观察心房的回复周期(S_2S_3)。机制与 Strauss 法Ⅱ区的原理相同，用略快于窦性心律的频率刺激心房，数次刺激后必能获心房逆行激动窦房结周期。计算原则相同。

两种方法刺激心房时，均可能抑制窦房结自律性，尤其在窦房结功能障碍时表现明显。而 Narula 法的连续刺激心房时更容易出现：刺激停止后的窦性心律 P－P 间期比对照心率的窦性 P－P 间期长。所以 S_2S_3 中的窦房结周长不能用 S_1S_1 代表，而用 S_3S_4（心房于刺激停止后第一个 P－P 间期）计算更为合理。所以若 $S_3S_4>S_1S_1$ 时，计算 SACT 的公式应为：

$$\text{SACT(窦房传导总时间)}=S_2S_3-S_3S_4$$

在整个检查过程中需要注意的是：① 刺激部位一般是高、中位右心房位置，目的是比较接近窦房结区域。② 在有窦房结周围或心房肌内阻滞病变时，会使 SNRT 时间延长。③ 刺激强度大对窦房结功能也会产生抑制明显。在 SNRT 测量中有时会出现所谓的“继发性长间歇”：一般情况下是快速刺激停止后第一个恢复的窦性周期最长，但有时快速刺激停止后第一个窦性恢复周期不是最长的，而以后的（第 2～10 个）窦性周期长于第一个窦性恢复周期，称为继发性长间歇。有学者将继发性长间歇分为两种类型。一是窦房传导阻滞型：当快速心房刺激停止后，在恢复的窦性周期中有的窦性周长突然延长，有时这种延长是自身窦性周长的倍数。二是自律性受抑制型：刺激停止后 3 个以上的窦性周长都很长，间或出现心房逸搏、交界区逸搏，即窦性心律自身频率很慢。这两种继发性长间歇表现都说明窦房结功能障碍。④ 慢快综合征：快速心房刺激抑制了窦房结的功能后，次级起搏部位的心肌应激性增加容易出现期前收缩，若期前收缩在心脏某部位（如心房、交界区、心室）正值相对不应期，引发缓慢传导和单向阻滞，构成折返激动形成条件，出现阵发性室上性心动过速，甚至心房颤动、心房扑动（主要因为房性期前收缩对心房易损期的反复刺激所致）。⑤ 阿托品可以缩短 SNRT 和 cSNRT。因为阿托品的抗迷走胆碱能作用改善了窦房传导，增加了窦房结起搏细胞的自律性频率，使窦房结对其他次级起搏点的“超速抑制”作用得以加强。同时也可以使交界区自律性频率增加。因此阿托品试验作为鉴别迷走神经张力过高或固有窦房结病变所致的缓慢窦性心律失常时的 SNRT 延长是很有用的试验方法。

3. SNRT 和 CSNRT 的临床意义　SNRT 和 CSNRT 对病窦综合征诊断的敏感性为 40%～90%。差别是 SNRT 中包含有冲动传入和传出窦房结的时间，而且不同的起搏方法、各自正常值的限定、分析人群的差异及自主神经的影响因素等使敏感性的报道各家不一。对无症状窦缓人群和正常窦性心律人群研究证实两者之间无差异。注射阿托品对于固有的窦房结病变者 SNRT 是不会有显著延长的。校正后的 cSNRT 在有窦房结病变时异常，IHR 亦异常。而在 IHR 正常者，cSNRT 可以正常，也可以异常，但校正后 cSNRT 则正常，说明自主神经系统对 SNRT 的影响。

（四）房室结双径路

房室结折返性心动过速的解剖和功能基础是房室结双径路的存在。通过电生理学检查方法能比较完整地阐明房室结双径传导的电生理现象及其原理。

一般来讲，房室结双径路是指其具有双重的传导特性，亦即具有至少两条或以上的传导途径。一条为快径路（β 径路），其传导速度快（传导时间短），但其不应期长；另一条为慢径路（α 径路），其传导速度慢（传导时间长），但其不应期短。电生理检查技术对心房采用程序期前刺激（S_1S_2 程序），观察房性期前收缩时房室结传导特征，即 S_1S_2（心房期前搏动的配对间期）与 S_2H_2（房室结传导时间）的关系，亦称为房室传导曲线（图 4－4－7），或者间接观察 S_1S_2 和 H_1H_2 关系的曲线有没有纵向分离现象的房室传导曲线。当 S_1S_2 间期从长到短扫描时，相应的 S_2H_2 有所延长，这是因为房室结组织具有频率依赖性传导时间延长（传导速度减慢）。这个改变是渐进的，整个房室传导曲线光滑连续。具有房室结双径路表现的房室传导曲线与上述不同：当 S_1S_2 较长时，S_2H_2 间期较短，随着 S_1S_2 的缩短，S_2H_2 有所延长，呈光滑连续的曲线；当 S_1S_2 缩短到某一临界值时，S_2H_2 突然大幅度延长，呈跳跃式增进，嗣后 S_2H_2 又呈光滑连续的递增曲线，房室传导曲线的整体，呈中断跃增形态。传导途径的转变是因为快径的前传不应期比慢径的前传不应期长，当 S_1S_2 缩短到一定范围时，S_2 遇到快径的不应期，遂不能应激下传，而慢径则仍能应激下传，故 S_2H_2 骤然延长。因此，用心房 S_1S_2 程序刺激显示快、慢径前向传导的必要条件是快径传导速度明显快于慢径，不应期明显长于慢径。如果慢径的不应期长于快径，则心房 S_1S_2 程序刺激不能使双径路的特征显示出来。

房室结双径路的诊断标准是：当 S_1S_2 缩短 10 ms 时，相应的 S_2H_2 跃增 50 ms 以上，就视为房室结双径传导的表现，如能同时诱发心动过速则诊断可以肯定（图 4－4－8）。当然这种标准是人为的规定，但它在临床实际应用中有着极其重要的作用。

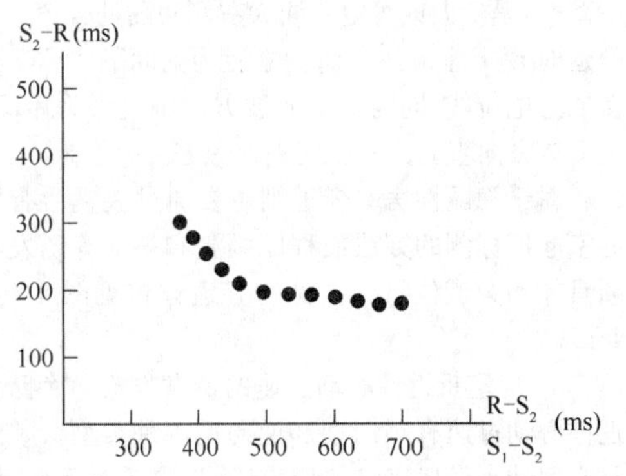

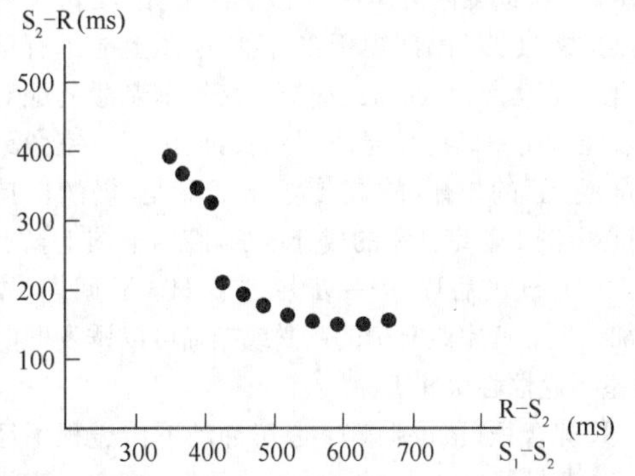

图 4－4－7　房室结传导曲线

左侧为正常房室结传导曲线；右侧为房室结双径路传导曲线，可见曲线中断

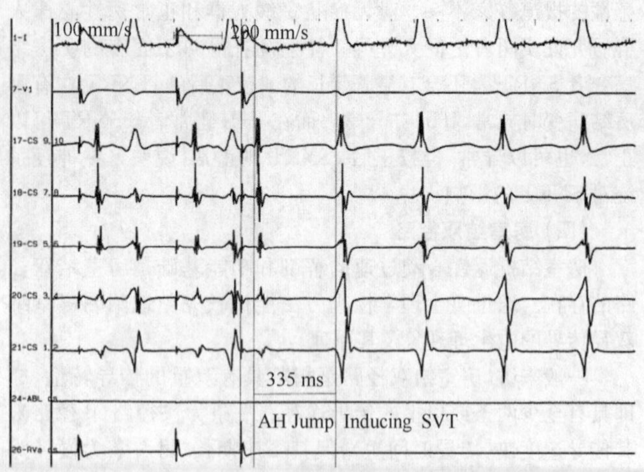

图 4-4-8 心房扫描(S_1S_2)(-10 ms)见有 AH 跳跃并诱发房室结折返性心动过速

(五) 房室折返性心动过速

心脏电生理检查对阐明房室折返性心动过速的原理和诊断结果可以弥补常规体表心电图的不足。对需要进行介入性治疗的患者更是必不可少的手段。对房室折返性心动过速的临床电生理检查,应按照阵发性室上性心动过速的检查规程进行。

房室折返性心动过速发生的基础是有显性预激综合征(WPW 综合征)和隐匿性房室旁道两种类型。显性预激综合征患者体表心电图上 P-R 的长短、心室预激的程度,可能存在有动态变化,窦房结的冲动传至房室旁路心房端的时间和其传导速度可影响着预激成分的大小。房室旁路的电生理特性,呈现快反应电位特征,表现在其传导速度快,且其传导速度不具有频率依赖现象,或多或少地呈"全或无"规律。当然也有少数房室旁路可呈慢反应电位特征,但十分少见。

1. 房室旁道的电生理特征 多年的研究结果表明房室旁道根据其起始部位和终止部位一般将其分为 3 种类型。临床上最常见的是起始于心房侧(左或右),终止于心室(左或右)的典型预激综合征。

(1) 典型预激综合征(Kent 束,经典房室旁路):心房冲动经从房室旁路下传的部分,使心室的一部分提前激动,它比从正常希氏束-浦肯野系统下传激动心室的时相提早了一些,因此心电图上 QRS 波群或腔内电图的 V 波提早开始,侵占了一部分 H-V 间期,故 H-V 间期短于正常,心电图上显示有预激波。当通过增加心房起搏频率,或缩短心房期前刺激的配对间期,则可导致经过房室结的传导时间延长,但由于房室旁路的特性是呈"全或无"的规律,故其传导速度不变,仍然保持 A-V 距离,而心电图上心室预激的成分增加,腔内电图上显示 A-H 的延长,并使 H 波后移,进一步侵占了 H-V 间期,故 H-V 间期更加缩短。心室或心房的刺激或扫描可以诱发顺向型或逆向型房室折返性心动过速。

(2) 短 P-R 综合征(James 束):心房冲动下传过程不经过房室结延迟,或者只经过一小部分房室结延迟,故 A-H 间期短于正常。心室的激动仍承受从希氏束-浦肯野系统下传的冲动,故 H-V 间期正常,体表心电图无预激波。增加心房起搏的频率,或缩短心房期前刺激的配对间期,A-H 间期不延长,或仅有轻度延长,H-V 间期无变化。

(3) 变异的预激综合征(Mahaim):为常见的结室或束室旁道,一般从心房下传的冲动要经过房室结,故 A-H 间期正常,过了房室结以后,冲动才从旁路下传,使心室的一部分提前激动,它比从希氏束浦肯野系统下传激动心室的时相为早,故 H-V 间期短于正常,体表心电图有预激波。增加心房调搏的频率,或缩短心房期前刺激的配对间期,冲动下传经过房室结的传导时间延长,故 A-H 延长,但对心室预激的情况没有影响,故 H-V 并不进一步缩短。

2. 确定房室旁道的位置 预激综合征患者体表心电图上的预激波是否明显,受到诸多因素影响。有时预激波可呈间歇性隐现(即房室旁路间歇性传导);有时在某些特殊情况下如房室旁路内 3 相和(或)4 相阻滞、房室旁路内隐匿性传导、房室旁路内超常传导、房室旁路内裂隙(gap)现象(假超常传导)等都可能影响预激波形。在实际工作中,对心室预激波不很明显,又疑似为预激波者,或没有心室预激波,又疑有隐性房室旁路者,在电生理检查中可采用一些手段来帮助诊断。可用心房起搏法分级增加起搏频率,或用心房程序期前刺激法,依次缩短心房期前刺激的配对间期,可使房室结组织的传导时间延长,冲动更易于从旁路下传,心室预激成分增加,原来没有预激波的可出现预激波,原来预激波小的可使其成分变大。

显性预激综合征一般通过在体表心电图上预激波的形态即可初步确定其在心脏的大体位置。根据我们的经验有如下判断:应先根据 V1 导联上 δ 波的方向,将旁道分为左侧和右侧。V1 导联上 δ 波的方向向上为左侧,向下多为右侧。但必须注意的是如果Ⅰ、aVL 导联上 δ 波方向为负向或等电位线,即使 V1 导联主波方向向下,旁道位置也位于左侧,可能是由于 V1 导联上的预激程度较小,而不改变 V1 导联上主波的方向,表现为 R/S<1,此时可通过快速心房起搏观察 V1 导联上 δ 波和 QRS 波群主波方向的改变并进一步对旁道进行定位。V1 导联上 δ 波的方向呈 rS 或 QS 波形态,且Ⅰ、aVL 导联上 δ 波方向呈正向,旁道为右侧显性旁道。在左侧旁道中Ⅰ、aVL 导联上 δ 波方向呈正向者提示为间隔处旁道;当 V1 导联上 δ 波的方向呈 rsr′波形态、aVF 上 δ 波方向呈负向时为左后间隔旁道。若Ⅰ、aVL 导联上 δ 波为负或等电位线则为左后侧壁及远处旁道,且Ⅰ、aVL 导联上 δ 波方向负向越深旁道离冠状窦口处越远。在右侧旁道中,V1 导联上 δ 波的方向正立者为右侧游离壁,呈负向或等电位线为右侧间隔处旁道。如右侧间隔处旁道时 aVF 上 δ 波方向正立者为前间隔。aVF 上 δ 波方向倒置或等电位线,同时Ⅱ上 δ 波方向倒置者为后间隔,若同时Ⅱ上 δ 波方向直立为右中间隔处旁道。

对于隐匿性房室旁道则主要通过放置所有导管后采用右心室起搏标测的方法或程序刺激和扫描等诱发心动过速来判断具体的旁道位置。常见的旁道分布见图 4-4-9 和表 4-4-1。

3. 房室折返性心动过速的诱发方式 旁路参与的房室折返性心动过速有顺向型和逆向型两种类型。顺向型房室折返是心房冲动经房室结希氏束-浦肯野系统下传激动心室,又从房室旁路逆传激动心房,此型占大多数,约 95%。逆向型房室折返是心房冲动经房室旁路下传激动心室,又从房室结希氏束-浦肯野系统逆传激动心房，此型比较少见，仅占5%。在房室折返环路中是否能诱发折返、诱发出哪一种折返，主要由房室结、房室旁路、刺激处心肌的传导性和不应期之间的相互关系匹配决定的。

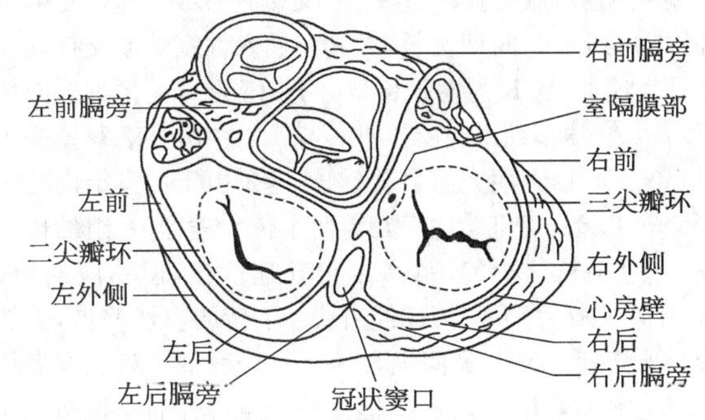

图4-4-9　常见的旁道分布位置

表4-4-1　预激波向量在标准导联中的振幅

序号	Ⅰ	Ⅱ	Ⅲ	aVR	aVL	aVF
1	+	+	+(±)	−	±(+)	+
2	+	+	−(±)	−	+(±)	±(−)
3	+	±(−)	−	−	+	−(±)
4	+	−	−	−	+	−
5	+	−	−	−(+)	+	−
6	+	−	−	−	+	−
7	+	−	−	±(+)	+	−
8	−(±)	±	±	±(+)	−(±)	±
9	−(±)	+	+	−	−(±)	+
10	+	+	±(±)	−	±	+
序号	V1	V2	V3	V4	V5	V6
1	±	±	+(±)	+	+	+
2	±	+(±)	+(±)	+	+	+
3	±	±	±	+	+	+
4	±(+)	±	+	+	+	+
5	±	+	+	+	+	+
6	+	+	+	+	+	+
7	+	+	+	+	+	−(±)
8	+	+	+	+	−(±)	−(±)
9	+	+	+	+	+	+
10	±(+)	+	+	+	+	+

注：开始40 ms δ波直立为+，倒置为−，在等电线为±。

常见的诱发心动过速的方式有：

（1）房性期前收缩刺激：亦即是采用心房扫描的程序刺激，其作用是要使房室旁路发生前向阻滞，同时要使从房室结系统下传的时间延长到当冲动从旁路逆传回心房时，旁路和心房已脱离了不应期。隐匿性房室旁路总是处于前向阻滞的状态，间歇性预激的旁路前向不应期亦较长，这两种情况下，用配对间期较长的心房期前收缩刺激，就处在旁路前传不应期之中，诱发环行运动比较容易一些。显性预激的旁路不应期短于上述情况，所以要求用配对间期较短的心房期前收缩刺激，才能处于旁路的前传不应期之中。一旦心房冲动遇到旁路处于不应期之中，只从房室结系统下传心室，是否能形成房室折返，就要看旁路的逆传不应期和心房的不应期了。旁路的逆传不应期必须短于房室结、希氏束-浦肯野系统、心室肌传导时间。心房肌的不应期必须短于房室结、希氏束-浦肯野系统、心室、房室旁路传导时间。而要使环行运动持续下去，必须是环行径路中任何部分的有效不应期都短于环行运动的周长。

此外，心房刺激位置对房室折返性心动过速的诱发也有影响。心房刺激点越靠近旁路的心房端，冲动传导的时间就越短，有可能落在旁路的前传有效不应期之中，且刺激点心房肌的不应期恢复最早，又有利于对从旁路逆传回的冲动应激。有时增加1个心房期前收缩刺激不能诱发，需用多个期前收缩刺激、短阵快速刺激才能诱发，更有甚者需用药物改变心肌的应激性与传导性，加上心房程序刺激才能诱发。

（2）心室期前收缩刺激：采用心室的程序刺激使得心室期前收缩刺激的逆传可能单从旁路逆传入心房，或从房室结系统逆传入心房，再从心房进入房室结系统或旁路，最后回到心室，形成折返性心动过速。

（六）房室传导阻滞

房室传导阻滞是心律失常中最常见的一种心脏传导阻滞。房室传导阻滞是指由于房室间传导系统某个部位（有时两个以上部位）的不应期异常延长，激动自心房向心室传导的过程中，或者传导速度延缓，或者部分甚至全部激动不能下传的现象。它可以是一过性、间歇性，也可以是持久性的。

在临床心电图学上一般将房室传导阻滞分为：① 一度房室传导阻滞，房室传导时间延长，但每个来自心房的激动都下传至心室。② 二度房室传导阻滞，一部分来自心房的激动被阻不能下传心室，通常又进一步分为莫氏（Mobitz）Ⅰ型和Ⅱ型。莫氏Ⅰ型也称为文氏（Wenckebach）型。③ 三度房室传导阻滞，所有来自心房的冲动都不能传至心室，因此又称为完全性房室传导阻滞。尽管传统分类法不能令人满意，目前尚无别的分类法可以完全取代。

1. 房室传导阻滞的发生原理　心脏激动的传导，实质上是心脏各部的心肌细胞顺序而有规律地激动（除极）而产生可扩布的动作电位的过程。所谓的激动就是动作电位的传播过程。激动传导所产生的速度和是否能够完成一次心脏完整的激动，其主要取决于：① 首先产生激动的细胞所发生的动作电位是否可以作为一个刺激的有效性。② 需要接受刺激的相邻细胞是否处于不应期（或是否可对刺激产生兴奋）。

现代的研究已经证实心肌细胞的电生理特征可因疾病（如缺血、炎症、退行性变等）而发生改变。当房室传导系统中某个部位的心肌细胞的有效不应期尚正常，而相对不应期却异常地延长，则是发生一度房室传导阻滞的病理生理基础。二度Ⅰ型房室传导阻滞，房室传导组织有病区域的心肌细胞的有效不应期有所延长，相对不应期也明显延长（发生递减传导，传导速度延缓）。二度Ⅱ型房室传导阻滞，主要是有效不应期显著延长，只留下很短的相对不应期，因而房室传导组中的病变区域处于一种很不稳定的状态，对心房传来的激动，即使于心动周期晚期抵达的冲动，只能以“完全能或完全不能传导”的方式起反应。完全性房室传导阻滞，则由于病变区域的心肌细胞完全丧失了兴奋性，有效不应期占据了整个心动周期，所有来自心房的冲动传导至此部位时便产生阻滞，使得兴奋激动不能继续传导，此时心脏为维持一定的排血功能，便产生位于阻滞部位下方的自律性细胞便发出激动以保持基础的正常生理需要。这时的心律称为逸搏心律。

在正常状态下，P-R间期可随心率而发生改变。心率明显增快时P-R间期短。但在异常的心脏传导时，心率增快却反而可使P-R间期延长。根据目前的定义无论心率是多少，只要P-R间期达到或超过0.20 s，或超出相应心率时P-R间期的正常上限值，即应诊断为一度房室传导阻滞。此外，同一个人在不同时候描记的心电图上，如果心率没有明显改变而P-R间期增加了0.04 s以上，应考虑一度房室传导阻滞的可能，即使延长的P-R间期仍在正常上限以内(因为P-R间期通常不会改变)。同样地，当心率增快时，P-R间期不缩短，反而比原来延长了0.04 s以上，也应考虑一度房室传导阻滞。

需要注意的是窦性心律时的一过性一度房室传导阻滞也可能是房室结双径路的表现。这种情况下，P-R和A-H间期延长是由于房室结内快径的阻滞，传导经由慢径所致。在窦性心律无明显变化的情况下，可见到短的和长的P-R间期交替出现。

腔内心电图记录技术对辨识和阐明希氏束内传导障碍起了极大的作用。为辨识希氏束内传导异常，心导管术操作者必须以电极导管仔细探查房室交界区域，以记录到近段和远段希氏束电位。正常希氏束的除极所需时间不超过25～30 ms。用双极导管电极测定的希氏束相当于经由希氏束的总传导时间。因此，如果希氏束电位的总时限≥30 ms，就可以认为是希氏束内传导延迟，若这个波上有切迹或是碎裂的，便更可肯定。因此，显著的希氏束内传导延迟的首要表现是希氏束电位分裂为两个明显的电位，即近端和远端希氏束波(图4-4-10)，近端和远端希氏束电位之间的间期可能是等电位的，或有清楚的低振幅电活动，后者是受损区组织十分缓慢的传导和十分低的电位差所引起。在单纯的希氏束内传导延迟，A波至近端希氏束波(A-H)和远端希氏束波至心室(H′-V)间期都是正常的。不过，希氏束内阻滞与房室传导系统其他部位的传导障碍并存，是不少见的。

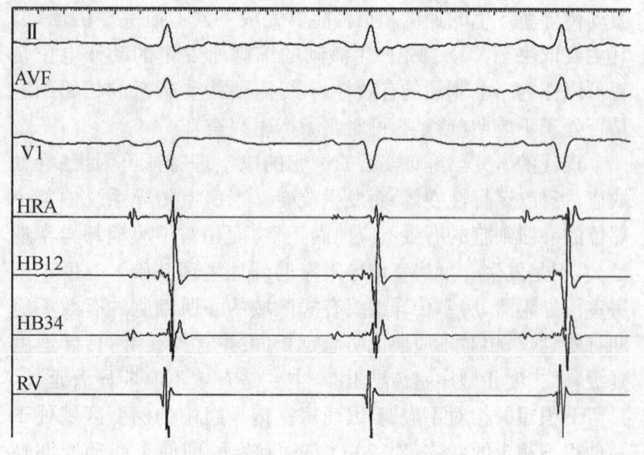

图4-4-10　希氏束内传导异常

HB12上可见H分裂成H1和H2

2. 房室传导阻滞的鉴别诊断　一度房室传导阻滞需与下述不同原因所致的P-R间期延长相鉴别：① 发生较早的房性期前收缩，其P-R间期可延长，由于当房性期前激动下传时，房室结尚未脱离前一次激动后的相对不应期，这是一个生理现象。② 有时各种期前收缩(室性、交接性或房性)后的第一个窦性搏动的P-R间期延长，尤其在插入性室性或交接性期前收缩后。这种P-R间期延长是由于期前收缩隐匿地逆向传入房室结所致(房室结逆向隐匿性传导)。③ 房室结双径路传导所引起的P-R间期突然显著延长；这是由于房室结内功能性纵行分隔引起一房室结内存在着两组传导途径，一组的传导速度快，不应期长(快径)，另一组传导速度慢，但不应期短(慢径)。在一个临界频率时，原经由快径下传的窦性P波，突然改经慢径下传，因而P-R间期显著延长。房室结双径或多径路传导在正常人中并不少见，可能是一个生理性而不是病理性现象。④ 隐匿性希氏束期前收缩或隐匿性分支性期前收缩引起的P-R间期延长，即为一度房室传导阻滞。

二度房室传导阻滞最重要的鉴别诊断是它本身属于Mobitz Ⅰ型还是Ⅱ型，因为Ⅰ型阻滞对阻滞区定位诊断的价值不大，而有Ⅱ型阻滞心电图特征的患者，希氏束电图证实其阻滞部位无例外地在希氏束-浦肯野系统内。事实上，阻滞部位是预后和治疗的主要决定因素。希氏束-浦肯野系统内的二度阻滞往往发展为完全性房室传导阻滞，伴晕厥发作，需要心脏起搏器治疗。而房室结的二度阻滞比较良性。因此，努力从临床心电图上辨认出二型房室传导阻滞是十分必要的。

二度Ⅱ型房室传导阻滞即心搏脱落前、后的下传搏动中，P-R间期必须是恒定的。因此，区别二度Ⅰ型和Ⅱ型房室传导阻滞的最重要的心电图标志是P-R间期是否恒定(即有无文氏现象)。细致的心电图和希氏束电图研究表明，凡符合二度Ⅱ型房室传导阻滞严格的心电图诊断的病例，心搏脱落之前和之后的下传搏动的P-R间期是恒定的，相差不超过5 ms。

高度房室传导阻滞伴有逸搏性心律而形成不完全性房室分离时，观察连续出现的两个或两个以上的心室夺获(窦性P波下传至心室)的P-R间期长度，有助于做出是Ⅰ型或是Ⅱ型阻滞的正确鉴别。P-R间期固定不变的是Ⅱ型阻滞，而P-R间期长短不定的则属Ⅰ型阻滞。如果没有连续两个或两个以上的心室夺获，只有在异位搏动(逸搏)周期内不同时刻发生的单个心室夺获，则可观察它们的P-R间期是相等的，还是与R-P间期之间存在着反比关系(R-P短，P-R长；或反之)，前者是二度Ⅱ型而后者是二度Ⅰ型阻滞的表现。

完全性房室传导阻滞由于其独特的心电图表现，一般诊断不困难，与其他心律失常不易混淆。不过，应当强调在完全性房室传导阻滞，心室率(逸搏性心律)是缓慢的，一般低于45～50次/min，只有在先天性房室传导阻滞，逸搏心律可高于50次/min。如果发现心室率超逾60次/min，即使有完全性房室脱节存在，应首先考虑导致房室分离的其他原发性心律失常，如独立存在的加速性交接性自主心律，此时没有房室传导仅表示有轻度房室传导障碍。事实上，房室传导延缓伴次级起搏点频率轻度加速，就可以产生完全性房室分离；如果次级起搏点的频率相当快，那么，即使房室传导正常，也能产生完全性房室分离。

一般来讲，完全性房室传导阻滞有先天性和后天性两种，后者又可以是急性的或慢性的。

先天性房室传导阻滞的原因有：① 房室结发育不全。② 发育不全的希氏束未能连接房室结。③ 希氏束或束支部分缺如。常常发现有完全性房室传导阻滞的患者年龄均较小，且伴有心脏结构上的缺陷。有些学者对单纯先天性完全性房室传导阻滞患者的长期随访表明，大多数患者保持无症状，但有一些患者会发生晕厥，需要永久性心脏起搏治疗，而少数患者可能突然死亡。

后天性急性完全性房室传导阻滞常发生于急性心肌梗死病程中，也可见于应用某些药物后，或病毒或细菌感染后，或由于心脏外科手术或心导管术时损伤所致，也可能因导管消融术引起。后天性慢性完全性房室传导阻滞常见于因各种原因引起的普遍性心肌瘢痕化，尤其是由于缺血性心脏病、扩张型心肌病、原发性传导系统退化性病变以及高血压等。罕见的病因包括霍奇金病、心脏肿瘤、类风湿病、皮肌炎、黏液性水肿、淀粉样变性、进行性肌萎缩以及贯通性或非贯通性心脏外伤等。

并发于急性心肌梗死后的完全性房室传导阻滞，尤其在下壁心肌梗死，阻滞区绝大多数于房室结内。逸搏心律通常起源自房室交界区逸搏灶，QRS是窄的。在少数病例亦可出现房室交接性逸搏心律呈心动过缓依赖的左束支传导阻滞图形。逸搏心律往往为50～60次/min，并可由于迷走神经阻滞剂或运动而加快。若发生以下情况需要安装临时起搏器：① 逸搏心律呈右束支阻滞形状。② 心室率＜40次/min。③ 伴以低血压或充血性心力衰竭。④ 对心动过缓依赖性室性心律失常做超速抑制。一般认为大多数急性下壁心肌梗死发生完全性房室传导阻滞是暂时性的，往往仅持续几日，预后较好，不需要永久性心脏起搏器。但也约有10%的患者，完全性传导阻滞区在希氏束内，在这些患者，由于逸搏心律不稳定，常需植入永久性起搏器。

传导系统有功能障碍者在应用某些药物如抗心律失常药物如$Ⅰ_a$、$Ⅰ_b$、$Ⅰ_c$、Ⅱ、Ⅲ类等药物，能诱发二度和三度希氏束内或希氏束下阻滞。各种心脏手术，尤其复杂的先天性心血管畸形的心内直视手术，例如主动脉瓣病变和室间隔缺损不论是否为法洛四联症，可能直接或间接地损伤房室传导系统，尤其希氏束，导致暂时性或永久性房室传导阻滞。同样地，洋地黄中毒、急性风湿病和能引起心肌炎的一些细菌性或病毒性感染以及高钾血症等，也可产生二度甚至完全性房室传导阻滞。

当然完全性房室传导阻滞也可能在心导管操作过程中因无意损伤了传导束支而产生。不过，大多数由导管引起的传导束支的损伤是暂时性的，往往于几小时内可以恢复，近年来由于温控导管的应用，尽管治疗的成功率大大提高，但如发生传导系统损伤时也难以恢复。

房室传导阻滞的预后和治疗取决于许多因素，包括病史、症状、病因、心功能状态、阻滞程度、持续时间和部位等。必须根据每个患者的具体情况，进行细致分析，综合判断，并制订适当的治疗方案，其中主要是人工心脏起搏器的适应证选择。

(1) 一度房室传导阻滞，一般不产生血流动力学改变，对它本身不需特别治疗，但对位于希氏束-浦肯野系统内的一度房室传导阻滞无症状患者，必须密切随访观察，因为它可能突然转变为二度、高度甚或完全性房室传导阻滞。如果患者有晕厥发作的病史，又能够排除其他引起晕厥的原因，尽管心电图上只有一度房室传导阻滞的表现，尤其电生理检查证实是希氏束内或希氏束下的一度阻滞，应当考虑用起搏器治疗。

(2) 有晕厥史的患者心电图上没有房室传导阻滞的表现(包括P-R间期在正常限度内)，但若希氏束电图检查发现H-V时间显著延长，也是起搏器治疗的一个适应证。当然，应当先排除可引起晕厥发作的其他原因。

(3) 临床上有症状(尤其是有晕厥史)的二度房室传导阻滞患者，不论其阻滞区的位置，都是心脏起搏器治疗的对象。

(4) 对于临床上无症状的二度房室传导阻滞患者，其治疗则随阻滞区的位置而异。阻滞区位于房室结者(均为二度Ⅰ型阻滞)，通常不需要治疗。而阻滞区位于希氏束-浦肯野系统内者的二度房室传导阻滞(Ⅰ型或Ⅱ型)，尽管没有症状，应考虑心脏起搏治疗。发生在儿童的二度房室传导阻滞，即使是二度Ⅰ型阻滞，应当加强随访观察，有研究结果表明，约半数二度Ⅰ型房室传导阻滞儿童患者，日后发展为完全性房室传导阻滞。

(5) 完全性房室传导阻滞患者，如果有症状不论其阻滞区的位置在哪里都是起搏器治疗的指征。无症状的完全性房室传导阻滞患者，如果阻滞区在希氏束下，也应该是起搏器治疗的指征。对于阻滞区位于房室结内或希氏束内而无症状的完全性房室传导阻滞患者，如果逸搏的频率足够且功能稳定，可以不用起搏器治疗。

(6) 急性心肌梗死并发的完全性房室传导阻滞，不论逸搏心律的QRS波是窄的或是宽的，都应进行临时性心脏起搏。如果第四周末房室传导阻滞持续存在，则应进行电生理学检查确定阻滞区的位置以助决定患者是否需要埋植永久性起搏器。

(7) 心脏直视手术后的完全性房室传导阻滞，大多是暂时性的。若手术后1个月，这个传导障碍持续存在，多数学者认为就是永久性起搏的适应证。少年儿童处于生长发育阶段，永久性起搏器埋植可能带来许多麻烦，慎重的权衡利弊是必要的。

(8) 对无症状的先天性完全性房室传导阻滞，一般不需要心脏起搏治疗。但应进行Holter心电图监测，以排除常常可遇到的其他严重心律失常。

对于存在有房室传导阻滞(不论何种类型阻滞)的患者，奎尼丁的应用均应十分谨慎，洋地黄类药如果临床上很有必要，则一度房室传导阻滞一般不是禁忌证，而在二度房室传导阻滞应避免使用，以免加重阻滞的程度。完全性房室传导阻滞伴有充血性心力衰竭时，可以小心地使用洋地黄。

(七) 室性心动过速

室性心动过速(简称室速，ventricular tachycardia，VT)是一种起源于左心室或右心室的心律，频率超过100次/min。VT包括自无症状的非持续性VT至持续性单形或多形一系列严重的室性心动过速心律失常。持续性室速(sustained ventricular tachycardia)可能产生血流动力学状态恶化，也可演变为心室扑动和(或)心室颤动，若不能及时有效终止，可导致心源性猝死。

持续性室速和非持续性室速的区别是人为的。一般来说，室速持续30 s以上才能认为是持续性室速。或者室速持续时间虽未达到30 s，但患者已出现血流动力学状态恶化的表现，也应认为是持续性室速。事实上，持续15 s的室速都将持续30 s以上。

持续性单形室速常发生于冠心病尤其发生过心肌梗死，或有室壁运动异常或室壁瘤，以及心肌病或心功能较差者。室速也可以发生于任何其他器质性心脏病甚至无心脏病的患者，可以是单形或多形，以及持续性或非持续性室速。

持续性单形室速可由电生理技术来明确性质，而非持续性、多形室速或心搏停止生还者的电生理检查结果，较难以做出肯定解释。

室性心动过速的电生理检查程序和普通电生理检查一样，包括有术前准备、器械准备、需要进行刺激和检查程序项目等准备。检查是否成功或有无基础结果，与病因、基础心脏结构及程序刺激的方法学等有相当大关系。检查时所采用的刺激程序参数包括期前刺激的数目、起搏的周长、刺激的部位以及电流等，这些参数均可能影响对室速诱发能力状况。

1. 附加期前刺激的数目　一般说，期前刺激的数目越多，心律失常的诱发敏感性越高，但诱发室速的特异性降低。就持续性单形室速来说，心室期前刺激增至3个，诱发敏感性高，再加第四个期前刺激或行快速起搏，刺激越积极，越易诱发非特异性反应，例如多形室速和室颤。有学者认为如需要检查鉴定的是持续性单形室速，诱发了多形室速应认为是非特异性反应。同样在没有室速或心搏停止史的正常人，积极的程序刺激尤其刺激的配对间期很短（≤180 ms）时，也可诱发非持续性和持续性多形室速，包括室颤，而此时的结果并无实际临床意义。因此，大多数学者的意见是用3个期前刺激的敏感性和特异性最佳。极少患者需要4个期前刺激，必须注意的是此时诱发非特异性心律失常的危险也增高。而对有心搏停止史的生还者进行电生理检查时最好不要用多于3个期前刺激，否则，诱发多形室速的机会多于单形室速，而在这些患诱发的多形室速可能被认为是非特异性的，而无实际临床意义。

2. 室速常规检查的程序刺激方案　对有持续性单形室速病史的患者进行常规电生理检查其方案根据各个具体医院不同，采取的方案也不同。我们目前使用的方案经过多年的实践和推广，认为其既稳妥又积极，循序前进，诱发率较满意，而与临床无关的室性快速心律失常的诱发率也不高。本方案程序刺激的步骤是：先以比正常窦率快10～20次/min的频率和快30～40次/min的周长做驱动起搏（S_1），并引进一个心室期前刺激（S_2），然后分别在右心室心尖部和右心室流出道处进行刺激；如果不能诱发心律失常，则在上述同样方式下引进两个心室期前刺激（S_2S_3），进行刺激。一般情况下在不同部位，两种不同频率的刺激下可诱发出心律失常；如仍诱发不成功，则可采用再增加第三个期前刺激（$S_2S_3S_4$）以便增加诱发率。如再不能诱发心律失常则可采用快速心室起搏的方法，虽然快速心室起搏使室速的诱发率增高并不多，但它的非特异性反应（多形室速或室颤）发生率低。快速心室起搏开始时采用的是递增起搏，开始周长为400 ms，然后逐渐缩短周长（增快频率），直至心室起搏频率达到280～300 ms为止。如仍不能成功诱发，有些实验室则加用异丙肾上腺素静脉滴注，待窦性频率加快后，再进行上述的程序刺激步骤。加用异丙肾上腺素静脉滴注后对运动诱发的室性心动过速的患者诊断有帮助。如经过上述方法后仍未能成功诱发则可以改用心房或左心室刺激（条件允许下），或即可结束检查。如果已经诱发出室性心动过速，下一步的操作则需根据患者的耐受性而定，已经造成血流动力学改变者或不能耐受者，应立即电复律；当然如耐受性尚可，即有时间进行其他的操作。

（八）药理试验

药理试验常常是心电生理检查的目的之一。已经证明能在电生理实验室预防心律失常的药物在临床上亦有效。当然在药物试验前固定程序刺激或扫描能反复诱发心律失常很重要。在进行任何药物试验前，必须排尽以前应用过的药物。一般在给药前都要重复一次对照诱发，并且一日仅进行一种药物或一种药物联合一种药物；药物必须逐渐给予，这样可以严密地观察副作用的发生，并在用药后重复完整的电生理检查。需要注意的是同时应进行药物浓度的检测。

用以进行试验的药物选择主要根据患者心律失常的性质和特性来决定，同时也应该注意药物的过敏史和禁忌证。如果一种药物经试验后能够预防心律失常的诱发，即可认为有效。如果用药后进行刺激引起的心律失常能自行终止，该药也被认为是有效的药物。

第二节　食管心脏电生理检查

经食管心脏电生理（esophagus heart electrophysiology）检查是一项无创伤性临床心脏电生理的诊断和治疗技术。该法充分利用了食管与心脏解剖关系十分密切的特点，将电极导管经鼻腔送入食管内，应用心脏刺激仪发放直流电脉冲，通过贴近心脏的食管电极间接对心房或心室进行调搏。通过检查时记录体表及食管内心电图以获得心脏各部位的电生理参数，揭示某些心律失常的发生机制，对于复杂性心律失常的临床诊断和治疗有选择参考意义。临床上通过经食管心脏电生理检查可以评价其窦房结功能（窦房结传导功能和窦房结恢复时间）；了解心房激动顺序以及测定其不应期和传导特性；评价房室结功能；诱发和终止室上性心动过速，本法简单易行，相对安全，不需要X线机（DSA）和多导生理记录仪等大型仪器，在一定的范围内能替代心腔内心脏电生理的检查，尤其适合于基层医院，自在国内应用以来，取得了良好的临床效果和社会效应。

但经食管心脏电生理检查是间接刺激心房，因此，在实际应用过程中存在着显著的不足，临床上常常将该法仅作为对心脏电生理检查的初步过程和一个补充。由于经食管心脏电生理检查无法记录到希氏束电图，因此，不能对房室传导阻滞进行详细定位，对某些阵发性室上性心动过速类型无法做出明确的鉴别诊断，对房室旁道不能详细定位。经食管进行心室起搏时，由于所需电压较高，部分患者难以忍受，甚至不愿继续进行下去，无法准确检测心室电生理特性、房室传导系统或旁道的传导功能等。本节就其检测窦房结、房室结功能方面进行介绍。

（一）适应证

（1）窦性心动过缓，或疑有窦性静止或窦房传导阻滞者。

（2）原因不明的黑矇、头晕、晕厥，怀疑窦房结或房室结功能异常者。

（3）阵发性胸闷、心悸、气急，尤其是突发突止未能记录到心电图异常者。

（4）预防性心房起搏治疗窦性心律失常及终止阵发性室上性心动过速等患者。

（二）禁忌证

（1）心电图呈严重心肌缺血性改变、不稳定型心绞痛或心肌梗死患者。

（2）急性心肌炎、心内膜炎、心包炎以及肥厚型心肌病有流出道梗阻患者等。

（3）严重心律失常如高度房室传导阻滞，频发多源室性期前收缩，室性心动过速等。

（4）各种疾病引起的严重心脏扩大、重度心功能不全者。

（5）严重电解质紊乱、心电图 Q－T 间期明显延长，易诱发扭转型室性心动过速者。

（6）重度高血压患者收缩压≥200 mmHg 或者舒张压≥110 mmHg。

（7）心房颤动者因无法起搏心房不能进行检查。

（8）食管疾患如食管癌症、食管静脉曲张等。

（三）术前准备

1. 仪器设备　经食管心脏电生理检查时应该要求必须具备有人工心脏刺激仪、电极导管、多导电生理记录仪、抢救设备和抢救药品等。

（1）刺激仪：指能够发放各种程序和非程序直流电脉冲的心脏刺激仪。一般要求仪器具有：① 操作简便、对频率和程序计数准确。② 对电压有能够连续调节等功能。③ 要求窗口能显示多参数功能。④ 具有 S_1S_1 连续递增、递减刺激功能，具有 S_1S_2 甚至有 S_3、S_4 等正、反扫描功能等。⑤ 有高频率刺激输出限制功能等。

（2）电极导管放置前准备：食管电极导管按原则应该是一次性使用，但实际上大多是采用在 2%戊二醛中浸泡 30 min 以上，然后在使用前应用生理盐水冲洗干净备用，如确实需要重复使用，应该与胃镜检查相同，即术前需要检查 HBSAg 等。此外，检查前还要让患者平卧，并记录标准 12 导联心电图以做对照。

（3）电极导管：为用作食管电图的记录或起搏用的导管，两端有相对应连接的环状电极。可用连接线将体外端电极与心电图机胸导联相连接后即可记录单极食管导联心电图，将刺激仪输出端连接在一对电极上即可进行心脏起搏。临床上常见的导管有：① 双极心内膜导管。② 双极食管电极导管。③ 双极食管球囊电极导管（该导管经电极球囊充气膨胀后能紧贴食管壁，起到降低起搏阈值的作用）。④ 单极食管球囊电极导管等。此外，还有各家心脏电生理研究室自行改进后的 2 极和 4 极食管电极导管，主要目的是能达到有效降低起搏阈值。

（4）多导电生理记录仪：由于电子科学技术的高度发展，目前多采用多导电生理记录仪，具有冻结、编辑、储存功能，可有效捕捉各种心电生理现象。可以体表导联与食管导联同步记录。

（5）必要的抢救设备和药品：经食管进行心脏电生理检查是一种相对安全的无创性检查方法，但是也不可避免地存在一些潜在的危险，尤其在器质性心脏病患者中有诱发室性心动过速、心室颤动和心搏停止的可能；还有可能诱发心功能不全、心绞痛等。因此，检查室内应备有氧气、各种心肺复苏的抢救药品及心脏除颤器等。

2. 患者准备　检查前患者须停用影响心脏电生理特性的抗心律失常或其他相关药物至少 5 个半衰期或 48 h 以上；一般在就餐 4～6 h 后进行，对年龄偏大或老年或伴有上消化道（尤其是食管）疾病的患者应详尽地向其和家属解释检查目的和一般过程，以便其对检查过程有所认识并能协助顺利完成检查。在检查中耐心地指导其完成吞咽动作（放置电极导管的关键步骤），尤为重要的是向患者及其家属交代可能发生的不良反应或不配合造成的检查失败，并需请患者或（和）家属签字。

3. 术者准备

（1）检查前应细心检查心脏刺激仪、多导电生理记录仪、各种导管的性能以及各连接线是否完好，仪器能否正常工作，心脏电刺激仪电量是否充足，各种急救药品是否准备完善，以及带心电监护的除颤仪能否良好工作等。

（2）检查者应对本次检查的目的和应该了解的内容做到心中有数，需要进行哪几种项目操作和应该避免哪些操作，以免遗漏；应对患者的基本情况有所了解。

（3）检查过程中应密切观察患者心电图情况和基本生命体征，做出相应的正确处理。如测定窦房结功能出现极长的窦房结恢复时间甚或心搏停止时应及时起搏。如诱发出心动过速后应尽快完成标测及时终止心动过速，以免老年患者或器质性心脏病患者出现血压异常或发生心力衰竭、心绞痛甚至心肌梗死等严重并发症。检查完毕后应在心电监护下拔除电极导管，经观察无异常后结束检查。在整个操作过程中应严格掌握适应证和禁忌证，及时处理突发意外事件等。检查室需要有至少 1 名医生、1 名护士和 1 名技术员在场，并互相配合、协调地完成检查。

（四）操作方法

1. 食管电极导管的放置

（1）电极导管的放置：取出备用的食管电极导管，用纱布将经过消毒的电极导管顶端涂上适量的消毒液状石蜡，将电极导管顶端略做弯曲后从患者一侧鼻腔徐徐插入，动作要轻、慢、稳。尽量减小电极导管头部对咽喉壁刺激。如遇到鼻中隔弯曲造成插入困难时，可改用另一侧鼻腔或经口腔送入。电极导管进入鼻腔达上腭部时将鼻腔外电极导管抬向头顶部，可顺利通过该生理弯曲。到达咽部有阻力时，可稍许旋转导管以改变导管顶端方向，同时嘱患者做吞咽动作，随之将导管送入食管。对咽喉部刺激较敏感者出现恶心时或预先向咽部喷少量 1%的利多卡因液，或采用其他一些如嘱患者喝水等减轻反应的方法。一旦导管误入气管患者会出现剧烈咳嗽或者气急，此时应将电极导管退出重新插入。

（2）电极导管定位：一般认为当电极导管进入 35～40 cm 或到达按身高测算公式计算[（受检者身高＋200）÷10]cm 时，电极基本位于相当于左心房水平（图 4－4－11）。将导管尾端电极与心电图导联（通常采用 V1 导联）连接后上下略微调节电极导管在食管内位置，如 P 波和 QRS 波群均呈负向，提示电极导管不够深。如基线飘移不定，P 波形态过于低矮，QRS 波群呈 qR 或 R 型则提示电极导管插的过深，稍微退出即可。当记录到最大的负正双相或直立 P 波时表明此处最贴近左心房，用胶布在鼻腔外固定导管后，用连接线将导管尾端一对电极与刺激仪输出端连接后即可测试起搏阈值。

（3）测定导管的起搏阈值：以快于自身心率 10～20 次/min 的频率刺激时逐步将起搏电压从低调高，直至心房被稳定

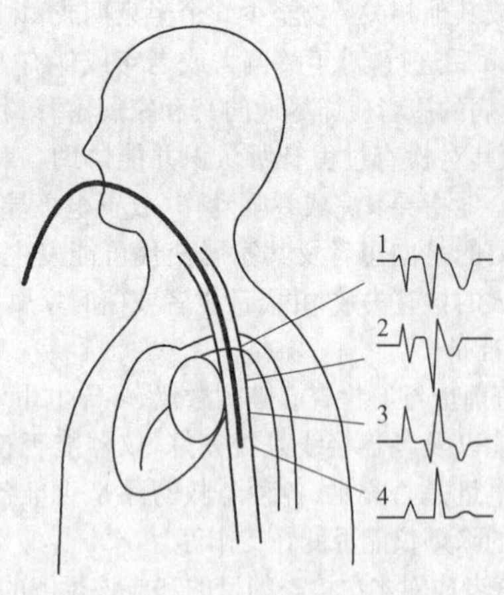

图 4-4-11　食管电极的放置

起搏后的最低电压即为起搏阈值。一般认为进行电生理检查时刺激电压应高于起搏阈值 2～5V，以保证全部有效起搏心房。不同的患者因心房肌应激性不同，电极在食管内位置不同以及接触是否紧密等因素影响下，起搏阈值不尽相同，一般在 15～25V 之间。起搏阈值越低，对患者刺激越小。反之对患者刺激越大，当起搏阈值＞25V 时患者会感到灼痛感，甚至极少数患者躯干亦随刺激频率发生跳动，从而难以完成检查。此时要设法将起搏阈值降低，以减轻患者痛苦。一旦食管电极能有效起搏心房后，再按临床需要进行不同类型的心脏电生理检查，以便完成预定目的。

(4) 调节导管的感知：将感知连接线的两端分别接在右下肢导联和右上肢或胸前导联后即可调节感知，以连接右下肢和胸前导联时感知灵敏度最强。

(5) 刺激脉冲发放形式：刺激脉冲的发放是心脏电生理检查的主要手段，熟练地掌握刺激脉冲的发放不但能顺利完成各项检查，更重要的是能防止因误操作而引起的不良后果。常用的刺激方法有：① 非程控 S_1S_1 刺激。② S_1S_1 连续刺激。③ S_1S_1 定时刺激。④ S_1S_1 定数刺激。⑤ S_1S_1 频率递增、递减刺激。⑥ Burst 刺激(快速终止心动过速刺激)。⑦ S_1S_2 或 $S_1S_2S_3$ 或 $S_1S_2S_3S_4$ 期前刺激。⑧ RS_2 或 RS_2S_3 程控期前刺激。

2. 窦房结功能检测　窦房结的功能主要为生成并发出冲动，即表现为持续而规则的主导心脏搏动的起搏功能和传导功能。当窦房结发生器质性或功能性改变时，即可造成窦房结的冲动发放和传导功能异常，从而会产生各种心律失常、血流动力学障碍、心功能改变，乃至发生心源性猝死。目前国内外学者已将窦房结功能的异常如窦性心动过缓、窦房传导阻滞、窦性静止以及心动过缓心动过速综合征等统称为“病态窦房结综合征”。

一般认为病态窦房结综合征多由器质性心脏病所致(系窦房结及其周围组织器质性病变所致)，临床症状常常较为严重。也可为受自主神经影响(即无器质性心脏病)，系迷走神经张力异常增高所致，属功能性改变，临床表现也较轻。由于病态窦房结综合征的自然病程较长，临床症状轻重不一，心电图上呈多样性，且常为间歇性发作，故对窦房结功能较难做出准确的判断和明确的诊断。临床上常用的评定窦房结功能的方法主要有：① 常规体表心电图、动态心电图、运动心电图等。② 药物激发试验，如阿托品试验、异丙肾上腺素试验等。③ 心脏固有心率测定，即用药物消除自主神经对窦房结的影响后，窦房结的固有频率。④ 经食管心脏电生理检测。⑤ 心腔内心脏电生理检测等。以上各种方法均有一定的局限性。一般而言，心腔内心脏电生理检测较体表心电图、动态心电图等其他检查更能发现窦房结功能障碍，但限于设备、技术等方面的原因，难于在广大基层医院中普及，使其临床应用受到限制。

经食管心脏电生理检查技术属无创性检查。方法简单易行，安全性强，非常适合基层医院。研究表明，经食管心脏电生理检查在某些方面可达到与腔内心脏电生理检查相同的效果，目前已成为评估窦房结功能的手段之一。经食管心脏电生理检测窦房结功能的主要指标有：窦房结恢复时间、窦房传导时间、窦房结有效不应期等。

(1) 窦房结恢复时间的测定

1) 机制：心脏自律性细胞被外来的刺激除极后，其本身的自律性倾向于受抑制而降低，停止起搏后，需经过一定的时间才能恢复自律性。一般认为自律细胞恢复发放冲动的时间主要受两个因素影响：一方面是超速起搏的频率和持续时间，频率越快，持续时间越长，则抑制越深，恢复时间越长；另一方面是自律细胞的自律性越低，恢复时间则越长。如外来刺激的频率和时间相对固定，恢复时间就主要取决于自律细胞本身的自律性。临床上测定窦房结恢复时间的方法就是根据上述机制而设计的，即采用插入食管中的电极快速起搏心房，使窦房结处于超速抑制状态，停止心房起搏后，窦房结便经过一定的时间恢复自律性而发放出冲动，这个时间即称为窦房结恢复时间(sinus node recovery time, SNRT)。

经食管心脏电生理检测中的窦房结恢复时间实际上包含 4 个部分的时间：① 刺激脉冲从食管电极到左心房的传导时间。② 从左心房开始兴奋到传入窦房结的时间。③ 窦房结摆脱抑制状态，恢复并发放冲动的时间。④ 激动从窦房结发出传到心房并使之开始除极的时间，即窦房传导时间。这其中只有窦房结摆脱抑制状态，恢复并发放冲动的时间是真正反映窦房结自律性功能，而左心房窦房结、窦房结左心房的传导时间则是反映了窦房结的传导功能。食管电极到左心房的传导时间较短，一般在 40～80 ms，增加刺激频率时虽可能会在一定程度上稍有延长，但对窦房结恢复时间影响不大。因此窦房结恢复时间主要是反映了窦房结的自律性、窦房间的顺向传导和逆向传导时间。

2) 检测方法：检查前停用影响窦房结功能或影响自主神经张力的药物 48 h，或至少 5 个半衰期。

刺激方式开始刺激频率一般采用高于自身心率 10～20 次/min 开始逐级递增，常用有 80 次/min、90 次/min、110 次/min、120 次/min、130 次/min、150 次/min，每级均以 S_1S_1 刺激法刺激 30～60 s 后停止刺激，同时记录心电图至停止刺激后 10 次心动周期为止。每级刺激后应间歇 1～2 min 以上，再开始下一级频率的刺激。如在刺激后记录的心电图上有迟发的长间歇，则应适当延长心电图记录时间。记录心电图宜选窦性 P 波最明显的导联，如标准Ⅱ导联、V1 导联，如能同步记录食管导联则更为理想。需要注意的是，如停止刺激后停搏时间＞4 000 ms应立即起搏治疗，而后逐步降低起搏频率直至恢复窦性节律，以策安全。

3) 测量方法：测量每级刺激的最后一次脉冲信号到第一

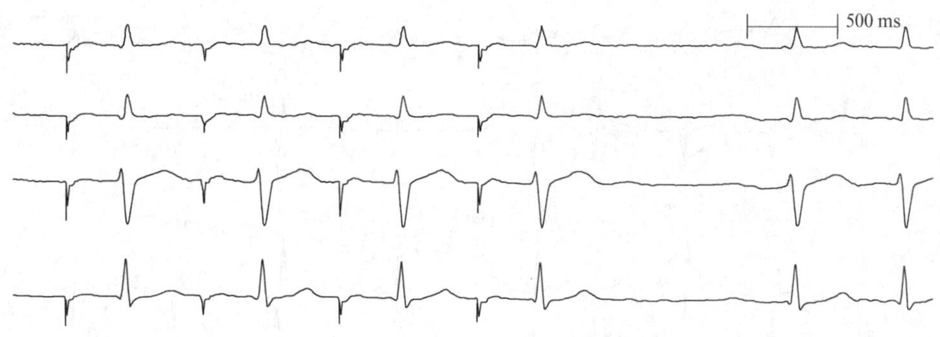

图 4-4-12　窦房结恢复时间的测定

在连续给予 30 s 的递增刺激后突然停止，最后一个刺激的心房波至恢复第一个窦性 P 波此段距离即为窦房结恢复时间

个窦性 P 波起点之间的时距，取各级刺激后的最大值即为该受检者的窦房结恢复时间(图 4-4-12)。需要注意的是少数受检者在刺激停止后，首先恢复的不是窦性心律，而是房室交接性逸搏。如交接性逸搏仅出现 1 次，即恢复窦性节律，窦房结恢复时间仍应以末次刺激脉冲至第一个窦性 P 波起点为准，而末次刺激脉冲至房室交接性逸搏的时距称为交界区恢复时间(junction recovery time，JRT)，是交界区自律细胞摆脱起搏的抑制，恢复自律性的时间。

4) 结果判断

A. 窦房结恢复时间(SNRT)的正常参考值一般认为在 800～1 500 ms，如 SNRT 超过 1 500 ms 为阳性，老年人 SNRT 以 1600 ms 为正常参考值上限，SNRT＞2 000 ms 可诊断病态窦房结综合征。一般认为＞3 000 ms 为安装心脏起搏器的绝对适应证。

B. 双结病变食管电极刺激左心房时，刺激脉冲在上传窦房结的同时，也必然会下传至交界区而抑制交界区的自律细胞。在正常情况下，首先恢复自律性的应是窦房结，但当窦房结的自律性明显下降而低于房室交界区，或因窦房有传出阻滞时，就有可能出现房室交接性逸搏，甚至成逸搏心律。此时表露出来的交界区恢复时间一般在 1 500 ms 以内，如交界区恢复时间＞2 000 ms，或当窦房结恢复时间＞2 000 ms 仍无交接性逸搏出现，均提示房室交界区的自律性也不正常，应考虑有双结病变。

C. 窦房结恢复时间继发性延长现象：部分患者在停止起搏后，最长的 P-P 间期出现在第二、三甚至是第四、五个心动周期，并可持续 10 个周期以上，这种现象称为继发性窦房结恢复时间延长。出现这种现象的原因大多是由于窦房结传导阻滞，也可能是窦房结自律性改变所致。继发性延长现象是窦房结功能受损特异性高的一项指标，其价值高于窦房结恢复时间，因此在停止起搏后应至少记录 10 个心动周期以上，以防遗漏。

D. 影响因素：① 起搏频率：无论窦房结功能正常与否，刺激频率越高，窦房结恢复时间越长。但临床上刺激频率达一定范围(110～150 次/min)后，窦房结恢复时间不再延长，甚至反而缩短。其原因可能是由于频率过高时，出现窦房传导阻滞，使进入窦房结的刺激脉冲反而减少。② 刺激时间：动物试验和临床研究表明，刺激 30 s 后窦房结恢复时间即趋稳定，且与刺激 30 s、60 s、120 s 的结果并无显著差别。为规范操作，目前把刺激时间定为每级 30～60 s，每次间隔 1～2 min。③ 自主神经功能状态：窦房结内有丰富的自主神经纤维分布，交感和迷走神经的作用相互制约。迷走神经张力过高或窦房结对迷走神经的敏感性增高时，会影响窦房结的自律性和窦房传导时间，导致窦房结恢复时间的延长，也即所谓功能性窦房结低下。可以通过测定心脏的固有频率来鉴别。④ 当发生窦房间传导传入阻滞时，刺激脉冲不能全部进入窦房结抑制其自律性，而影响窦房结恢复时间，临床上可致假阴性。当窦房间传导传出阻滞时也会导致窦房结恢复时间的延长，而影响对其自律性的判断。当然，窦房传导阻滞本身即是病态窦房结综合征的一种表现，就此意义而言，也不能称之为假阳性。因此，在测定 SNRT 时，同时测定窦房传导时间是十分必要的。在分析窦房结恢复时间时，参照同时所测的窦房传导时间，才能对窦房结的自律性、传导性做出正确的评价。

E. 校正的窦房结恢复时间：窦房结恢复时间常常受到自身心动周期的长度影响较大，心率慢者恢复时间较长。为了消除心率的影响，多主张在测定窦房结恢复时间同时计算校正的窦房结恢复时间(corrected sinus node recovery time，CSNRT)。

校正的窦房结恢复时间＝窦房结恢复时间－起搏前 P-P 间期

校正的窦房结恢复时间＞550 ms，老年人＞600 ms 为异常。大多数人认为校正的窦房结恢复时间是一个较窦房结恢复时间更有价值的指标，特异性高，但敏感性较低。

(2) 窦房传导功能测定：窦房结功能测定的另一个重要指标是窦房结与心房之间的传导功能。兴奋从窦房结发出并传至心房并使心房开始除极的时间，称窦房传导时间(sinoatrial condution time，SACT)。经食管心脏电生理检测可通过心房程控期前刺激技术，间接测定窦房传导时间，从而可以发现心电图上无法发现的窦房传导阻滞。

1) 机制：在窦性心律的前提下，利用人为的程控心房期前刺激在心动周期的晚期产生一个提早的心房激动后，恢复正常的心脏节律，亦即从期前刺激开始至下一个正常节律的时间。在此间期中包含了 4 个时间：① 期前刺激的脉冲从食管电极发出到左心房开始激动的时间。② 从左心房开始激动到传入窦房结并使之提前除极的时间(房窦传导时间)。③ 窦房结除极后，按窦性周期重新发放下一次激动的时间。④ 激动从窦房结发出传至心房，并使之开始除极的时间(窦房传导时间)。故用代偿间期(P_2P_3)减去窦律周期(P_1P_1)后的时间，是刺激脉冲

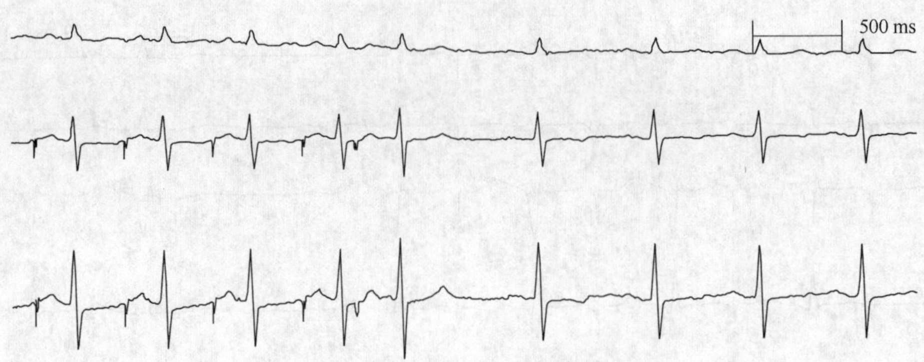

图 4-4-13 窦房结传导功能测定

采用 S_1S_2 方法给予 8 个 S_1 刺激后再给一个逐渐提早的 S_2 刺激，然后测量计算(从 S_2 后的 P 波至恢复后的第一个 P 波距离减去正常窦律周期，除以 2，结果即为窦房结传导)

从心房传入窦房结和窦性激动从窦房结传到心房时间的总和，有学者称之为总窦房传导时间。假设窦房的传入和传出时间相等，则总窦房传导时间的一半即为窦房传导时间(图 4-4-13)。

2) 测定方法：测定窦房传导时间的方法，目前在国内外公认的主要有两种，即 Strauss 程控期前刺激法和 Narula 连续刺激法。

A. 程控心房期前刺激法(Strauss 法)：是由 Strauss 等 1973 年首创。其基本原理是用程控扫描的心房期前刺激扫描至Ⅱ区并取得稳定的回归周期时，用回归周期 P_2P_3 减去窦性周期 P_1P_1，即可得到总窦房传导时间，再除以 2 即为窦房传导时间。具体操作时可用 S_1S_2 法或 RS_2、PS_2 法。

RS_2 或 PS_2 法为用略短于窦性周期的 RS_2 间期做负扫描，步长一般为 −10 ms 或 −5 ms，每 8 个窦性激动后发出一个 S_2 刺激，直至出现期前刺激前后两个心动周期之和小于 2 个正常窦性周期。一般认为记录时选用Ⅱ、V1 导联，如能同步记录Ⅱ、V1 及食管导联则更为理想。

$$窦房传导时间=(P_2P_3-P_1P_1)\div 2$$

需要注意的是测量 P_2 起点时，如 V1 导联或食管导联上明确有 P 波时，应以 P 波起点测量，以排除食管电极到左心房激动的传导时间影响。

S_1S_2 程控期前刺激法为采用快于自身心率 5～10 次/min 的 S_1S_1 为基础刺激。8 次 S_1 刺激后发放 1 次期前刺激 S_2，刺激发放后用略短于基础刺激周期的 S_1S_2 间期做负扫描，步长为 −10～−5 ms。当扫描出现稳定的回归周期时，即可计算窦房传导时间。同样：

$$窦房传导时间=(P_2P_3-P_1P_1)\div 2$$

P_2 点应从 S_2 刺激所引起的 P_2 波起点为准。

B. 连续刺激法：又称 Narula 法，为 Narula 1978 年创用。采用先记录 10 个窦性周期，然后用高于窦性频率 5～10 次/min 的 S_1S_1 刺激，连续 8～10 次后停止起搏，间隔 20 个周期后重复刺激，如此反复 5 次，此时，因测定方法为连续 S_1S_1 刺激，各波命名与程控期前刺激有所不同，P_1 为末次 S_1 刺激产生的 P 波，P_3 为刺激终止后第一次窦性 P 波，P_1P_3 为代偿间期，P_3P_4 为刺激停止后第一次窦性周期。计算起搏前 10 次窦性周期的平均值(P_0P_0)、5 次 P_1P_3 以及 P_3P_1 之平均值。

$$窦房传导时间=(P_1P_3-P_0P_0)\div 2$$

大量的研究表明，影响窦房传导时间测定值的因素很多，且在计算时假设条件多，因此各家测定值差异较大。总的来讲，影响的因素主要有：自律性、传导时间、迷走神经张力及心房内传导时间。此外，对 P_2 波的确定不应从 S_2 刺激脉冲的起点计，而应以 V1 导联或食管导联上 S_2 刺激所引出的 P 波起点计，以尽可能减少误差。

3) 正常值及评价窦房传导时间的正常参考值范围各家报道差异较大，一般认为正常参考值≤150 ms，>150 ms 为阳性，总窦房传导时间正常参考值为<300 ms，≥300 ms 为阳性。

窦房传导时间对病态窦房结综合征的诊断价值低于窦房结恢复时间和校正的窦房结恢复时间，但窦房传导时间和窦房结恢复时间反映的是窦房结的两种不同功能，如将窦房传导时间和窦房结恢复时间结合分析，则有助于提高病态窦房结综合征诊断的敏感性和正确性而且有助于病态窦房结综合征的分类。

(3) 房室结功能的检测：房室结的解剖位置是指心脏传导系统位于心房和心室之间的部分，实际上又称为房室交界区，包括有真正的房室结和希氏束两部分，是正常窦房结激动从心房到心室的必经之路，它具有起搏和传导功能。在房室结内具有起搏细胞，由于其自律性低于窦房结，故在正常窦性心律时并不能显示。只有在显著的窦性心动过缓、窦性静止、窦房传导阻滞、二度房室传导阻滞或高位三度房室传导阻滞时才能显露出来，并发挥其作为低位起搏点的作用。

1) 房室交界恢复时间测定：房室交界区恢复时间的测定方法与测定窦房结恢复时间相同，应用分级递增(S_1S_1)的方法经食管刺激心房，每串刺激 30 s，突然停止起搏，此时，如窦房结功能正常，在停止起搏后首先恢复出现的是窦性心律，且窦房结恢复时间也在正常范围，此时就无法测定房室交界恢复时间。如窦房结功能明显减低，停止起搏后，则首先出现的是房室交界区的逸搏心律。从最后一次刺激脉冲后的 QRS 波群到第一个交界性逸搏 QRS 波群的时间，即为房室交界区恢复时间(atrioventricular junction recovery time，AVJRT)。

房室交界区恢复时间正常参考值应<1 500 ms，如>2 000 ms 提示房室交界区的起搏功能降低。当然在检测中出现有房室交界区恢复时间延长者，其窦房结功能也一定是有障碍，同时提示窦房结功能低下。如窦房结恢复时间＞2 000 ms，就一定提示房室交节区恢复时间延长。因此，两种情况均提示有窦房结和房室结均有病变，即所谓的双结病变。

2）房室交界区的传导功能检查：房室交界区最主要的功能是传导激动。房室交界区的传导功能明显障碍时，普通常规心电图检查就会出现相应的改变，但当其传导功能仅轻度降低时，常规心电图可以是完全正常，此时，只有房室传导的负荷增加时，才可能表现，也即所谓"隐匿性房室传导阻滞"。经食管心脏电生理检查中，由于无法记录希氏束电图，从而不能对发生传导阻滞的部位进行具体的定位，因此，仅仅是大致上反映房室传导功能的异常与否。

A. 测定房室传导阻滞点：房室间的传导阻滞点反映了房室交界区的传导功能，一般认为可在测定窦房结恢复时间时同时进行。常用的方法同样是分级递增（S_1S_1）刺激，通常采用高于受检者自身窦性心率（10～20 次/min）的频率开始，每级递增速度为 10 次/min，刺激 10～30 s，其间需要休息 30 s。刺激中应该连续记录心电图，直至出现 2∶1 房室传导阻滞为止。如出现有一度房室传导阻滞点＜100 次/min、房室文氏传导阻滞点＜130 次/min、2∶1 房室传导阻滞点＜150 次/min 时，提示房室结区的传导功能障碍。

一度房室传导阻滞点的标志是随起搏频率的增加，S－R 间期会逐渐延长，并呈线性相关。一般认为出现有 S－R 间期≥240 ms 时的起搏频率为一度房室传导阻滞点，正常一度房室传导阻滞点应≥100 次/min，如出现＜100 次/min 时则提示存在隐匿性一度房室传导阻滞；此时如静脉注射阿托品后，仍然出现一度房室传导阻滞点＜100 次/min，提示房室结区存在有病理性改变。

二度Ⅰ型（文氏）房室传导阻滞点的测定就是在以上的基础上进一步增加起搏频率时，可出现文氏型房室传导阻滞，出现文氏型房室传导阻滞的最低起搏频率即为文氏型阻滞点。正常文氏型房室传导阻滞点≥130 次/min，如文氏型阻滞点＜130 次/min，提示房室结传导功能低下，如果静脉注射阿托品后文氏阻滞点仍＜130 次/min，提示为病理性房室传导功能降低。

2∶1 房室传导阻滞点的测定是在以上的起搏频率的基础上进一步提高频率。正常人的 2∶1 房室传导阻滞点≥180 次/min，若＜150 次/min，并且在静脉注射阿托品后仍＜150 次/min 同样提示房室传导功能降低。

B. 影响房室交界区传导功能测定的因素：迷走神经因素是影响房室结传导功能的主要影响因素。一般情况下当迷走神经张力增强时，可分别使房室交界区出现一度传导阻滞点、二度Ⅰ型（文氏）传导阻滞点以及 2∶1 传导阻滞点下降；此时，鉴别要点是应用静脉注射阿托品 1～2 mg 后重新测定，如用药后各传导阻滞点恢复正常则表明系迷走神经张力增强所致，如用药后各阻滞点仍然低于正常，则可排除迷走神经张力影响。

临床上可能的另一影响因素为患者存在有房室结双径路。如果用不同的频率（在出现有阻滞点的起搏频率以上）进行刺激，出现有不同的 P－R 间期，且长短不一的间期是有固定间期，与文氏现象不同，此时，加用心房递减扫描见有 P－R 间期的跳跃，可以诊断为房室结双径路。

另一最不容忽视的因素是药物的影响。诸如 β 受体阻滞剂、维拉帕米及胺碘酮等许多抗心律失常药物，它们均能延长房室结的不应期，引起房室交界区传导阻滞。相反兴奋交感神经或对抗迷走神经的药物如异丙肾上腺素、麻黄素及阿托品等药物则能促进房室交界区传导。因此，在检查前应该仔细地询问病史和用药情况，避免影响检查结果的可信度。

C. 临床意义：检查结果发现有隐匿性房室传导阻滞存在，有助于医生对临床现象的判断，并产生着较大的影响力。尤其是对有临床症状如头晕、黑矇甚至晕厥的患者更重要，结果的判断对预后和选择心脏起搏的方式及其他治疗方式均有重要的价值。

（4）房室结双径路

1）解剖学基础：房室结双径路是一种常见的心脏电生理现象，临床上经常与房室结折返性心动过速、不典型文氏房室传导阻滞以及反复搏动等引起的多种心律失常有关。一般根据传导速度认为房室结有快径和慢径两种通道。通常人们以为影响房室结双径路传导的因素很多，可以是生理性的，也可以是病理性；前者多由自主神经本身的不平衡所致，后者则是由于房室结的某部分纤维发生病理性质的改变造成不应期和传导速度的变化所致。

近年来，由于心脏电生理检查的深入研究，发现房室结也有一定的解剖位置，在房室结的心房周围存在传导的纤维束，且与冠状静脉窦相平行，并分为传导特性不一的快、慢径路。一致认为快径位于致密房室结的前上方，慢径位于致密房室结的后下方。

2）电生理特点

电生理的检查（心房的递增或程控刺激）使得激动在不应期较长的快径内发生传导阻滞，而由于在慢径其不应期较短，且传导速度较慢，易于显示慢径的传导，临床上将此种由于心房刺激配对间期缩短 10 ms，而 S_2－R 间期突然延长的慢径传导现象称为"房室结的跳跃现象"，一般认为突然跳跃 50 ms 以上即可诊断房室结双径路。或以心房刺激的配对间期 S_1－S_2 为横坐标，S_2－R 间期为纵坐标，将每次刺激记录并画出曲线，正常情况下是光滑的曲线，如果有一次中断，则可诊断为房室结双径路。

心房分级（S_1S_1）的递增刺激：当其刺激频率达到一定的周期时，激动进入快径相对不应期，有 S－R 间期逐渐延长，并进入慢径路传导，由于其隐匿传导，使得传导一直沿着慢径路传导，当然这也是诊断房室结双径路的一种方法。

心房的程控期前刺激（S_1S_2）是作为诊断房室结双径路的主要方法之一。通过采用 S_1S_2 负扫描法，出现 S_2－R 间期逐渐延长，当处在快径不应期内会发生传导在慢径中，并突然出现有 S_2－R 间期延长＞50 ms 的跳跃现象，如果步长间期超过 50 ms 以上，并出现 2 次或 3 次的跳跃，且可诱发不同频率的心动过速，就考虑可能存在有三径路和四径路。如果能重复（有固定窗口）诊断更为可靠。

当出现传导从慢径下传并有机会逆传至快径，造成快径的功能性阻滞，此时，在体表心电图上可出现假性Ⅰ度或Ⅱ度Ⅰ型房室传导阻滞，临床上应加以注意。

发生折返性心动过速被认为必须具备有以下条件：① 存在两条或以上的径路。② 其中一条道路存在有单向阻滞。③ 存在有不同的不应期和传导速度。流行病学的结果认为人群中存在房室结双径路者有 0.3%～0.5%，其中仅有一部分患者有心动过速的发作，房室结双径路的存在并不一定可以发生与其相关的心动过速事件，因此，大多数人认为只有在其发生了心律失常时才具有临床意义。

(五) 并发症及处理

经食管心脏电生理检查也可以出现较少不同程度的不良反应，在临床应用时应该加以注意。术前充分了解病情，严格掌握适应证，术中严格按规定进行操作，避免产生并发症。

主要并发症有：① 有器质性心脏病者，心脏起搏频率过快会诱发心绞痛或心肌缺血性心电图改变。② 窦房结功能低下者在快速刺激心房停止后可出现极度延长的窦房结恢复时间，有时会造成患者出现晕厥、黑矇，此时应及时采用起搏治疗。③ 反复多次强刺激可能会诱发心房颤动或心房扑动等，一般能在短时间内自行复律。如患者为显性预激综合征患者，尤其旁道前向不应期较短者会伴发极快心室率，情况危急时需紧急电复律。④ 由于经食管间接起搏，所需电压较高，极少数患者难以忍受，甚至拒绝检查。⑤ 经食管心脏电生理检查也有可能诱发室性心动过速及完全性房室传导阻滞等。

参考文献

1. Arzbaecher R, Jenkins J M. A review of the theoretical and experimental bases of transesophageal atrial pacing [J]. J Electrocardiol, 2002, 35(Suppl): 137 - 141.
2. Mceneaney D J, Cochrane D J, Anderson J A, et al. A gastroesophageal electrode for atrial and ventricular pacing [J]. Pacing clin electrophysiol. J Electrocardiol, 1997, 20(7): 1815 - 1825.
3. McEneaney D J. An esothoracic electrode for electrophysiological studies[J]. J Electrocardiol, 2002, 35 (Suppl): 151 - 157.

第五篇

心律失常

第一章 总 论

张 澍

在正常情况下，心脏以一定范围的频率，发生有规律的搏动。心搏的冲动(impulse)起源于窦房结(sino atrial node, SAN)，它以一定的顺序和速率传播至心房和心室各处，协调心脏各部位同步收缩，形成一次心搏，周而复始，为正常节律(rhythm)。凡由于心脏内冲动发生与传播的不正常而使整个心脏或部分活动变得过快、过慢或不规则，或者各部分活动的顺序发生紊乱，即形成心律失常(cardiac arrhythmia)。

一、心脏传导系统的解剖和心电生理学

(一) 心脏的传导系统

心肌的生理活动主要有机械运动(收缩与舒张)和电学活动(除极与复极)两方面，此外还有内分泌功能。心肌按组织结构和功能特点，也可相应地分为两种类型：一种称为普通心肌(工作心肌，working myocardium)，占心肌组织的大部分，它含有丰富的微肌丝(收缩蛋白)，主要行机械收缩活动，使心脏作为排血泵，维持血液循环；另一种称为特殊心肌(specialized myocardium)，只占心肌组织的小部分，其结构与普通心肌不同，含微肌丝很少，其功能与冲动的发生和传播关系更为密切，被视为心脏的传导系统(conduction system)。当然，普通心肌也有心电活动，也能传播心电冲动。两种心肌的功能各有侧重，为了理解心律的原理，应了解心脏的传导系统。

1. 传导系统特殊心肌细胞　组成传导系统的细胞分为3种：起搏细胞(pacemaker cell)、过渡细胞(transitional cell)和浦肯野纤维(Purkinje fiber)。起搏细胞，又称结细胞，是起搏冲动形成的部位，表面有丰富的神经末梢，细胞间大多为未分化型连接，偶见缝隙连接。起搏细胞见于窦房结、房室结，前者居多。研究发现心室肌及肺静脉肌袖中也存在起搏细胞样细胞，可产生冲动，导致心律失常。过渡细胞，又称移行细胞，其形态介于起搏细胞与普通心肌细胞之间，是两者间的连接细胞，主要分布于窦房结和房室结中，也可延伸到结周围的心房肌中。浦肯野纤维为房室束及其分支的主要成分，细胞间由发达的闰盘端端相连，便于电冲动的快速传导。

2. 窦房结　窦房结位于上腔静脉和右心耳的界沟内，从心耳上部向下扩展到腔间区域，依次分为头部、中间部和尾部，长为1～2 cm，宽为0.5 cm。窦房结中央为起搏细胞，周围为过渡细胞，外侧为心房肌细胞。

3. 心房的优势传导途径　心房的优势传导途径(preferential conduction pathway)包括结间(inter nodal)传导途径和房间(inter atrial)传导途径。从窦房结到房室结(atrial ventricular node, AVN)有3条优势传导途径：① 前结间传导途径，从窦房结头部前缘发出，伸展到上腔静脉前侧，从房间隔前部下行，中途分出房间传导途径进入左心房，两者都称Bachmann束，前结间传导途径下行到达房室结上缘；② 中结间传导途径，从窦房结后缘发出，经房间隔中部，沿卵圆窝前方下行，融合于前结间传导途径，共同进入房室结上缘；③ 后结间传导途径，从窦房结后下方发出，沿界嵴下行，走向下腔静脉口、冠状静脉窦区，经欧氏嵴(Eustachian ridge)绕至房室结的后下缘连接房室结。心房间传导通路主要有3条，即Bachmann束、卵圆窝肌性边缘和冠状静脉窦肌袖。大量研究均证明Bachmann束在窦性心律时具有优势传导的特性，是连接左、右心房的主要途径。

上述结间传导途径的传导速率比心房肌的传导速率快，但是这些传导途径并不符合传统概念的“传导束”，只是心房内优势传导途径而已。

4. 房室结与房室交界区(atrioventricular junction, AVJ)　房室结本身位于冠状静脉窦(coronary sinus, CS)和三尖瓣环之间，Koch三角区内。Koch三角区是由三尖瓣环、Todaro腱[tendon of Todaro，从中央纤维体(central fibrous body)至冠状静脉窦口的一条纤维索]和冠状静脉窦口围绕的区域，位于左心室右心房间隔的右心房面。房室结长5～7 mm、宽2～5 mm。由表及里分成表层、中层和深层三个不同层次，在细胞的排列、弹性和胶原纤维的含量、神经纤维的分布上，各层次有所不同，传导功能亦有所不同。房室结后部有两个延伸：前延伸和后延伸。这些结构特征都与房室交界区折返途径有内在联系。

房室结的表层与心房肌形成房结交界区，接近房室结的心房肌，形成移行细胞(transitional cell)融入房室结，这样的移行细胞区有3组：① 从卵圆窝的前方下行的心房肌，达房室结前，形成浅层组移行细胞融入房室结的前上部；② 来自房间隔的左心房面心肌，从Todaro腱深部下行，形成深层组移行细

胞，融入房室结；③ 从冠状静脉窦口的上缘和下缘走行的心房肌，形成后组移行细胞，从房室结的后下部融入房室结。

以上提到的房结交界区、房室结本身以及房室结希氏束交界区，组成解剖功能上的房室交界区。

5. 房室束或称希氏束及左、右束支　房室束（atrial ventricular bundle）是房室结的延伸，长 10～15 mm，分为穿行部（penetrating portion）和分叉部（branching portion）。希氏束（His bundle）从房室结伸出后，穿过中央纤维体，在主动脉根部的右冠状（动脉）窦和无冠状（动脉）窦间下行，走行于膜部室间隔的后缘，至肌部室间隔的顶部，先分出左束支（left bundle branch，LBB）和右束支（right bundle branch，RBB）。右束支沿室间隔的右心室面下行，至其下部经调节束至右心室前壁前乳头肌根部，然后进一步分支。左房室束支在室间隔的左心室面下行，呈扇形分散，大致聚合为 3 组：① 前上分支（anterior superior branch），走向前乳头肌根部，分布于左心室的左前上部；② 后下分支（posterior inferior branch），走向后乳头肌根部，分布于左心室的右后下部；③ 根据 Demoulin 和 Kulbertus 研究，另一组分布于左心室间隔的中下部，称为中隔分支（mid septal branch）。中隔分支组可直接从左束支主干分出，也可从左前和（或）左后分支分出。故下传至左心室的激动，首先激动这 3 处的心内膜下心肌。对左前分支和左后分支在心律失常中的意义比较明确，关于左中隔分支在心电生理学上的意义尚不明确。

6. 浦肯野纤维网（Purkinje fiber）　左、右束支及分支进一步分叉，成为浦肯野纤维，分布于左、右心室的心内膜面，互相交织呈网状。浦肯野纤维在心内膜下变成移行细胞，过渡到心室肌细胞。希氏束至浦肯野纤维都由浦肯野细胞构成，浦肯野细胞比普通心肌细胞更粗、更短，直径 10～30 μm，长 20～50 μm，微肌丝、线粒体、横管系统等皆没有普通心肌发达，但细胞间通道（inter cellular channel）较丰富，传导速率最快。故下传的冲动迅速传播到左、右心室的心内膜面，传递给心室肌细胞，向心外膜面扩播（图 5-1-1）。

7. 心脏传导系统的血液供应　窦房结主要由窦房结动脉供血，其他还包括心房支和气管动脉的分支。人群中，55%窦房结动脉起源于右冠状动脉，45%起源于左冠状动脉。窦房结动脉与心房动脉有丰富的吻合，动脉梗死可能影响到窦房结功能，由于有侧支吻合受损功能可逐渐恢复。结间束主要由窦房结动脉供血，位于房间隔后缘和下腔静脉瓣部分的结间束，由房室结动脉、右房动脉供应。

房室交界区主要由以下动脉供血：① 房室结动脉：是供应房室结的主要动脉，93.1%起源于右冠状动脉，6.9%来自左冠状动脉回旋支。② 房间隔前动脉：起源于右冠状动脉或回旋支近端，由房间隔前缘进入，向后至房室交界区，与房室结动脉相吻合。③ 左房后动脉：常起源于回旋支，主要供给结间束的终末部。总之，房室交界区动脉供应丰富，一支动脉阻塞的影响常是暂时的，不久即可恢复正常功能。

房室束由房室结动脉和前降支的前穿膈支供血，且有丰富的侧支循环，除非缺血范围很广，否则对房室束的影响不大。右束支上段由左冠状动脉前降支分出的间隔支和房室结动脉供血，中段由间隔支供应，下段由间隔支和右冠状动脉的右室前支共同供血。左束支开始部分由右冠状动脉的分支供血，左前分支上 2/3 部分由前降支供血；左后分支与左前分支下 1/3 由后降支动脉供血，左后分支多为左、右冠状动脉分支双重血供，因此不易受损。

8. 心脏传导系统的神经支配　窦房结主要受右迷走神经和右交感神经的支配。交感和迷走神经张力的变化可以改变窦房结的频率，窦房结也可通过其固有频率反过来影响神经的调节。因此，窦房结功能障碍可以是窦房结自身功能低下，也可以是自主神经张力改变所致。左侧交感神经纤维广泛地分布于心房和心室肌，兴奋时可使心肌收缩力增强。

房室交界区内有丰富的交感和副交感神经纤维，且对左侧交感神经和迷走神经纤维的影响大于窦房结，主要集中在房室结的浅层和后端，并向房室束伸延。刺激迷走神经可使传导减慢，甚至发生传导阻滞。而束支和浦肯野纤维内神经纤维较少，以胆碱能纤维为主。

（二）心电活动的原理

心电活动来源于心肌细胞膜的除极（depolarization）复极（repolarization）活动。由于心肌细胞膜内外钠、钾、钙等离子浓度不同，细胞膜具有生物活性，其主动运转功能保持细胞膜内外的浓度差，离子通道控制各离子的通透性。钾离子浓度差的渗透力与电位差的拒斥力达到平衡时，是细胞膜的静止膜电位（resting membrane potential）。快反应纤维（除了窦房结和房室

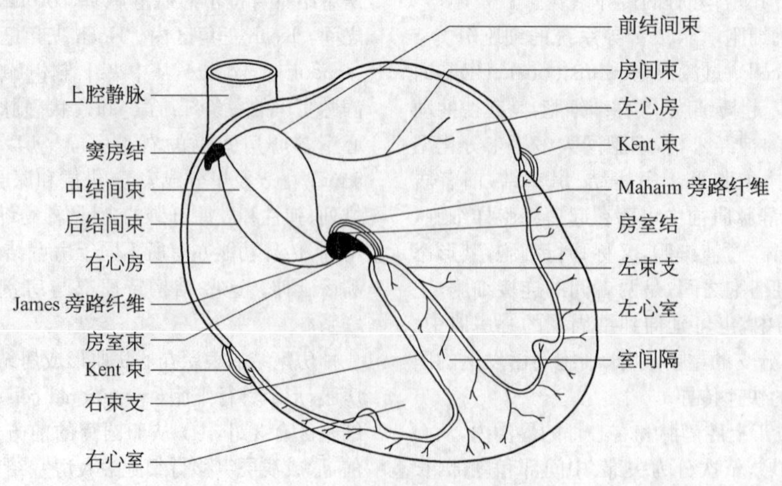

图 5-1-1　心脏的传导系统示意图

结的结细胞外,其他各种心肌细胞都是快反应纤维)的静止膜电位约−90 mV,细胞膜的除极复极活动成为心电周期,一个心电周期中细胞膜电位的动态曲线,称为动作电位(action potential, AP)曲线,分为0、1、2、3、4五个时相(phase)。

0相是除极过程,当膜电位达到阈电位(threshold potential, TP)水平时,快钠通道被激活,大量钠离子从快钠通道快速内流,形成快钠电流(I_{Na}),膜电位迅速上移,可达+20～+30 mV,称为超射现象(over shooting),历时1～2 ms。

1相是早期快复极,由钾外流(I_{to})形成,历时约10 ms,电位曲线呈一尖峰。

2相是复极的平台期,由慢钙内流(I_{si})和缓慢钾外流(I_K)平衡形成,膜电位保持在0电位附近,历时约100 ms。

3相是晚期快复极,由钾外流(I_{K1})形成,电位曲线下降较快,降至静止膜电位(或最大舒张期电位)水平,历时为100～150 ms。动作电位曲线从0相除极开始至3相复极完成,称为动作电位时间(action potential duration, APD)。

4相是复极完成后膜电位恢复到基线。没有自律性(automaticity)的细胞,4相膜电位是平坦的。具有自律性的细胞,此时有4相自动除极,由起搏电流(I_f)形成。细胞膜的主动运转功能由钠钾交换泵、钠钙交换泵、钙泵等机制实现,调整细胞内外的离子浓度。

慢反应纤维(窦房结和房室结的结细胞是慢反应纤维)的内向离子流主要是钙电流,其舒张期电位约−60 mV,0相上升速率慢,无超射,1、2、3相无明确分界,4相自动除极斜率大,由钙电流形成。

在病理情况下,例如缺血、缺氧、电解质紊乱、酸碱失衡、心肌变性、药物中毒、代谢障碍等,细胞膜的功能受到影响,快反应纤维可转变为慢反应纤维,使自律性增高、传导性(conductivity)降低,导致异位冲动形成、冲动传导障碍、折返活动等,成为心律失常的基础(图5-1-2)。

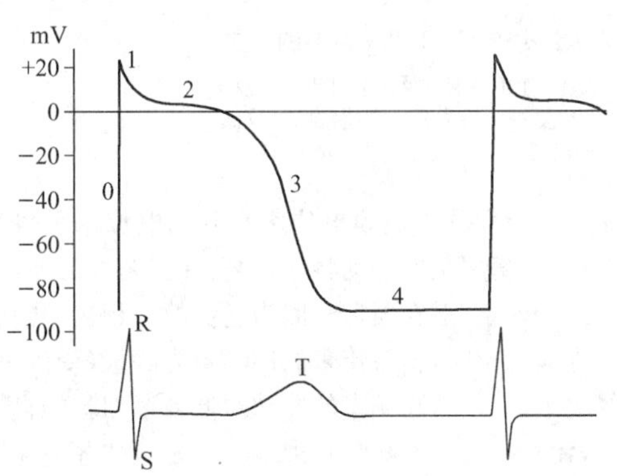

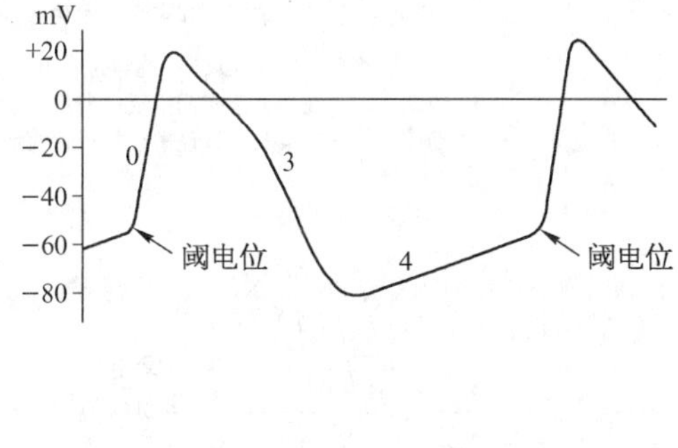

图5-1-2 心室肌(左)和窦房结(右)的动作电位

(三) 心脏的电生理特性

1. 应激性(兴奋性, excitability) 应激性指心肌对内在的或外来的刺激因素有除极(兴奋)反应。应激性的高低由应激阈值衡量,应激阈值越小,应激性越高;应激阈值越大,应激性越低。在一个心电周期中,应激性有动态变化,表现在几个不应期(refractory period)。从0相到复极至−60 mV间为有效不应期(effective refractory period);从复极至−60 mV到复极至完备,为相对不应期(relative refractory period);复极完毕后应激性恢复常态。临床心电学上还有易损期(vulnerable period)之名,时相介于有效不应期与相对不应期之间,此时心肌之间应激性的恢复不均匀(不应期的离散度大),容易引起冲动的折返,形成严重的心律失常(图5-1-3)。

2. 自律性(automaticity) 具有4相自动除极的心肌能自己形成兴奋节律。4相自动除极的膜电位达到兴奋阈值,即发生兴奋反应。自律性的高低用自律节律的周长(cycle length)或频率(frequency)衡量。周长的长短与自律性的高低呈反比关系;频率的高低与自律性的高低呈正比关系。自律性的高低主要由4相自动除极的斜率决定,舒张期膜电位的水平及阈电位的水平也是影响因素(图5-1-4)。

3. 传导性(conductivity) 传导性是指兴奋或动作电位能沿细胞膜扩布的特性。传导性的强弱用传导速率衡量。心肌的传导性与动作电位曲线的0相上升速率(斜率)和幅度有关,而0相上升速率和幅度又与除极时的起始电位水平有关,起始电位负值越大,动作电位曲线的0相上升速率和幅度越大,传导性越好;起始电位负值越小,0相上升速率和幅度越小,传导性越差。影响因素为0相上升速率与幅度,而后者又与兴奋时的起点电位有关,两者的相关曲线称为膜反应性曲线,其位置的左移或右移提示传导性的增强或是减弱(图5-1-5)。

兴奋在心肌细胞间的传递是维持正常心肌细胞传导的基础。冲动在心肌细胞间的传播是通过缝隙连接(gap junction)实现的。缝隙连接集中于心肌细胞闰盘的缝隙连接的通道中,是沟通两个细胞的亲水通道,由连接蛋白(connexin, Cx)构成。连接蛋白包括Cx43、Cx40、Cx45三种,它们的表达减少或发生突变,就会导致传导的异常。

二、心律失常的发生机制

心律失常的发生机制包括冲动起源异常、冲动传导异常或两者兼而有之。

(一) 冲动起源异常

心脏的正常节律,其冲动发源于窦房结,是为窦性心律。发源于窦房结以外的节律,都属于异位心律,是异常的冲动起源。从机制上可分为自律性异常和触发活动两种。

1. 自律性异常 具有自律性的心肌细胞,能自动发放冲动。这些具有自律性的细胞存在于窦房结、心房、冠状静脉窦附近、房室交界区、心室浦肯野纤维。它们所以能自动发放冲动,是由于具有舒张期(或4相)自动除极(spontaneous

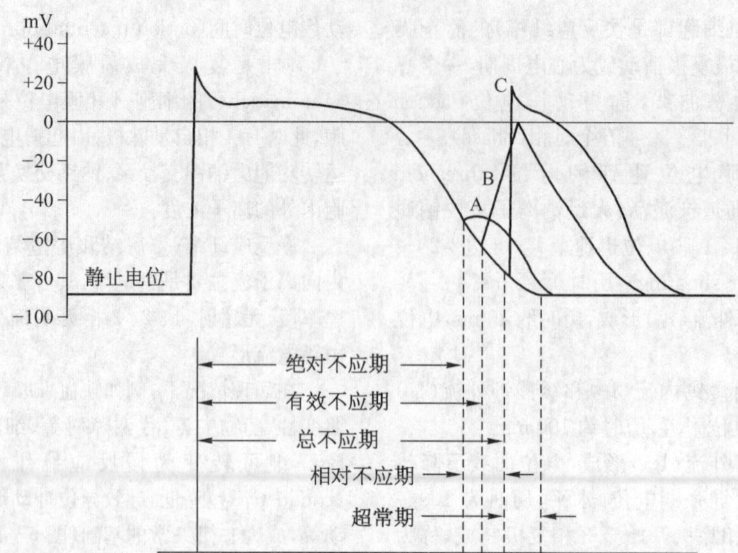

图 5-1-3　心肌细胞的动作电位及其在复极过程中不同时期对刺激的反应

在绝对不应期无反应；最早的反应 A 不能传布；第一个能传布的反应 B 标志着有效不应期之末。在相对不应期中反应所需刺激强度较完成复极化后为高。在超常期则较低。动作电位的振幅及上升速率在复极化完成前 C 未恢复正常

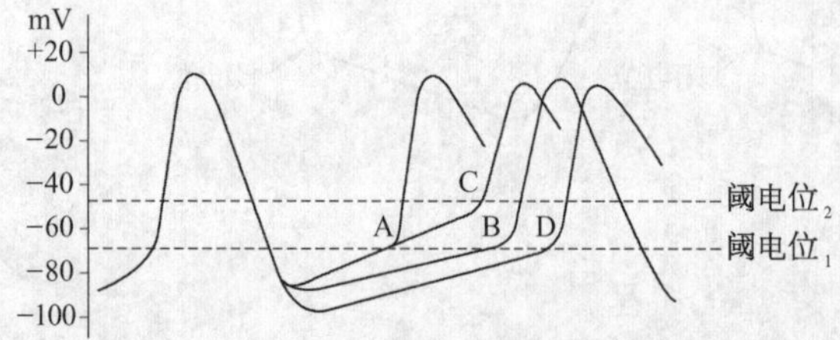

图 5-1-4　影响心肌细胞自律性的因素

舒张期除极速率：除极速率快者 A 比速率慢者 B 自律性高。最大舒张期电位：舒张期电位高，即负电位较小者 B 比电位低者 D 自律性高。阈电位水平：阈电位水平低者 A 比水平高者 C 自律性高

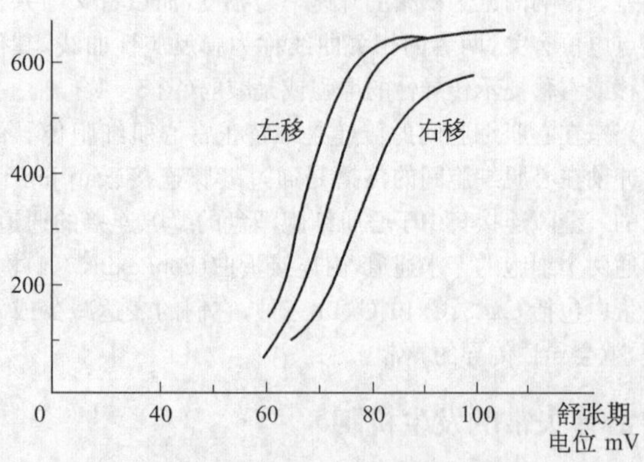

图 5-1-5　心肌细胞膜反应性曲线

中间为正常膜反应曲线。在同一舒张期电位水平，曲线右移时动作电位 0 相上升速率减小，反映传导性减弱；曲线左移时动作电位 0 相上升速率增大，反映传导性增强

diastolic depolarization)。快反应纤维(例如具有自律性的心室浦肯野纤维)的舒张期自动除极，是由起搏电流(I_f，是一种内向钠电流)形成的。慢反应纤维(例如窦房结、房室交界区的结细胞)的 4 相自动除极，是由内向钙电流(I_{Ca})的内流和外向延缓钾电流(I_K)的外流衰减形成的。自律性的高低，主要决定于舒张期自动除极的速率(即动作电位曲线的 4 相自动除极的斜率)，与最大舒张期膜电位水平和阈电位水平也有关系。正常节律时，窦房结的冲动频率最高，保持窦性心律，其他部位的自律细胞处于“潜在”状态，因为它们的 4 相自动除极活动还没有达到阈电位时，就被传来的冲动抢先除极(受到重整，reset)，无缘显示。另外，高频率的冲动对低频率细胞的自律性有抑制作用，使后者自律频率更加减慢，称为“超速抑制(overdrive suppression)”作用。所以，通常在较快的窦性心律下，异位自律点无法释放冲动，只有当窦房结的频率减慢，或冲动被阻滞时，异位冲动才有机会夺获心室，成为异位搏动或异位心律，这种情况属于被动性异位搏动及心律。

各种病理条件使心肌细胞的 4 相自动除极的斜率加大，就可能会导致其自律频率加快。此外，原为快反应电位特性的细胞，在一定的病理情况下，由于其细胞膜的极化性能受损，舒张期电位负值降低，快钠通道失活，快反应电位特性转变为慢反应电位特性，原来不具有舒张期自动除极性能的，此时具有舒张期自动除极的性能，其自律性增高，可能发放异位搏动。当异位自律点的频率超过窦房结的频率时，异位自律点发出的冲动可成为心脏的主导节律，例如由于自律性增强而致的房性、房室交界性、室性期前收缩，房性、房室交界性、室性自主性心动过速等。

2. 触发活动　触发活动(triggered activity)不是细胞膜的 4 相自动除极活动，而是在动作电位的复极过程中，或复极刚完毕后出现的膜电位振荡(膜电位负值降低，向上移动)，称为振荡性后电位(oscillatory after potential)，或称后除极，它与上述自律性机制完全不同。后除极达到阈电位也可发生兴奋而扩播除极，形成触发活动。按照后除极发生的时相，可分为早期后除极和延迟后除极两类。

(1) 早期后除极(early after depolarization，EAD)：后除极活动发生在动作电位的 2 相或 3 相，此振荡电位达到阈电位水平，可产生一个或一连串兴奋。现认为早期后除极的离子电流机制是内向钙电流(I_{Ca})，钠离子的窗电流也有作用。早期后除

极容易发生于动作电位时间及复极时间延长的情况下，而且有长周期依赖性，例如心率减慢、期前收缩后补偿间歇等形成的较长心电周期之后容易发生，而且振荡幅度更高，容易引起一连串触发活动。

(2) 延迟后除极(delayed after depolarization, DAD)：后除极发生在动作电位曲线的4相，即于膜电位刚复极完毕之后发生电位振荡，其振幅如达到阈电位，可产生一个或一连串兴奋。现认为延迟后除极的离子电流基础是由于细胞内钙离子浓度增高的时相性波动所致。在病理情况下，肌质网内钙过度负荷，向胞质内释放，使细胞内钙离子浓度增高，激活一种非选择性阳离子通道(non selective cation channel)，导致短暂内向电流(transient inward current, I_{ti})所致。延迟后除极有短周期依赖性，即心电周期越短，则延迟后除极的振荡电位振幅越高，越容易达到阈电位而产生兴奋，这个兴奋是期前的，周长短，有利于下一个延迟后除极振荡达到阈电位，所以一个期前兴奋可触发一连串的兴奋，形成快速型心律失常。这种快速型心律失常，易被快速刺激诱发，而不易被快速刺激抑制。

(二) 冲动传导异常

传导异常包括传导阻滞、异常传导及折返激动。

1. 传导阻滞 是指冲动传播的速率减慢，或者传播受阻。可有下列各种情况。

(1) 激动传导至处于组织的不应期：在一个心电周期中，心肌细胞的应激性有变动，心肌细胞除极后，细胞膜电位的负值消失，应激性降至最低，然后逐渐恢复，开始是绝对不应期(absolute refractory period, ARP)，临床也将其等同于有效不应期(effective refractory period, ERP)，继之是相对不应期(relative refractory period, RRP)，最后应激性完全恢复。冲动传播到尚未脱离不应期的组织，由于该组织的应激性尚未恢复，不能应激，也就不能如常传导。处于绝对不应期的组织完全不能应激，不能传播冲动；处于相对不应期的组织，虽能应激，但传播的速率减慢。如不应期在生理性范围之内，所形成的传导异常属于干扰现象；如不应期有病理性延长，导致的传导异常属于病理性阻滞。

(2) 不均匀性传导(inhomogeneous conduction)：冲动在心肌中传播时，由于该组织的解剖生理病理特征，各局部的传导性不均匀，应当平行前进的波锋(wave front)失去同步，各部波锋前进速率参差不齐，不能形成齐一的波锋，减低了冲动的传播效力，称为不均匀性传导。

(3) 递减性传导(decremental conduction)：冲动传播时，遇到舒张期膜电位复极不完全的组织，它的反应将异于正常，其0相除极速率和幅度减小，作为冲动的作用减弱，其前方组织的反应将更加降低，形成递减性传导。但递减性传导仅发生于膜电位已有变化的部位，如果冲动能够传播到膜电位正常区时，递减性传导现象便可消失而恢复正常传导。

(4) 隐匿性传导(concealed conduction)：冲动传入某组织后，由于该组织生理或病理的特征，冲动不能走完全程而传出。又因为冲动传入该组织在心电图上没有直接显示的波动，它的活动需从其造成的影响分析推断，称为隐匿性传导。通常表现为：① 影响其后的冲动传导，例如连续两个房性期前收缩不能下传心室，是由于第一个房性期前收缩的冲动传入房室交界区，但未传出，造成了房室交界区新的不应期，第二个房性期前收缩遇到这新的不应期，遂不能下传。② 影响其后冲动的形成，例如干扰性房室分离时，某个兴奋冲动传入房室交界区，但未传出，重新安排了房室交界区的自律周期，下一个房室交界区的冲动就要推迟释放，表面上看起来，这段间隔比房室交界区固有的自律周期为长。

(5) 单向传导(unidirectional conduction)或单向阻滞(unidirectional block)：心肌组织应当顺向及逆向都能传播冲动，如果只允许冲动从一个方向传播，而不允许反方向传播，称为单向传导或单向阻滞。组织病态生理的严重程度分布不均匀，以及心肌的几何结构特点都可以形成单向阻滞。

(6) 传导的各向异性(anisotropy)：心肌细胞之间由缝隙连接(gap junction)传递离子电流，沿着心肌纤维的长轴方向，缝隙连接的密度高，阻力小，传导速率快；沿着心肌细胞的横轴方向，缝隙连接的密度低，阻力大，传导速率慢。均匀的各向异性(uniform anisotropy)指没有不良因素影响细胞间耦合的情况，沿着细胞横轴走向的传导速率比沿着细胞长轴方向慢75%。不均匀的各向异性(nonuniform anisotropy)指横向耦合受到解剖或病理因素影响的情况，例如心肌细胞束之间有结缔组织分隔，分隔结缔组织的增生，有的心肌细胞因缺血缺氧而退化变性等，使横向耦合不良，这时沿着心肌细胞横轴方向的传导速率比沿着心肌细胞长轴方向的慢90%。故各向异性可以是慢传导的一种原因。

有时传导阻滞有明显的频率(或周长)依赖性(rate dependent)。快频率依赖性者于频率增快时出现传导阻滞，属于3相阻滞。频率增快，冲动传到传导组织时，该传导组织的膜电位尚未复极到最大舒张期电位水平。此时应激除极，动作电位的0相上升速率和幅度降低，导致传导性降低，故发生传导阻滞。慢频率依赖性者于频率减慢时出现传导阻滞，属于4相阻滞。其机制是频率减慢时，冲动传到传导组织，该组织的膜电位已发生4相自动除极，其膜电位的负值已减小。故应激除极时，动作电位的0相上升速率和幅度降低，传导性降低，从而导致传导阻滞。

2. 传导的超常(supernormal) 有时可观察到心电图中出现传导功能的意外改善，称为传导的超常现象。在心肌细胞的电生理特征中，当膜电位恢复到−90～−80 mV(心室肌相当于心电图T波的终末部)，由于它与阈电位的距离较近，故应激性反而强于膜电位完全恢复之后，电生理学上称为超常期(supernormal phase)，但临床心电图中传导功能的意外改善，并不是单纯地用“超常期”概括，宜做个别、具体分析，以寻求更加合理的解释。

(1) 房室传导的裂隙现象(gap phenomenon)：有时在心电舒张期出现一个“裂隙带(gap zone)”，在“裂隙带”中到达的心房冲动不能下传，而早于或晚于“裂隙带”到达的心房冲动却能下传。房室传导的裂隙现象，是由于沿着激动传播方向的途径中，两个局部地区的不应期间相互关系的特点所造成的。根据这两个地区所在位置的不同，裂隙现象可分为若干类型，其原理是一样的。在“裂隙带”中到达的心房冲动，遇到远处地区的有效不应期，不能下传；而早于“裂隙带”到达的心房冲动，遇到近处地区的相对不应期，传导时间延长，消耗了一定时间，使远处地区的不应期已消逝，反而能下传，貌似传导的“超常”，故裂隙现象被称为“假超常现象”。

(2) 韦金斯基现象(Wedensky phenomenon)：临床心电图中有时可见到有房室传导障碍的患者连续出现几个心搏传导改善，可用韦金斯基现象来解释。1887年韦金斯基在青蛙神经肌肉标本中观察到神经受损伤而发生传导障碍，其应激阈值升高，低于阻滞区应激阈值的阈下刺激，不能通过阻滞区。但如果在阻滞区的一侧，先施加一个较强的刺激，使它能够激动阻滞区，则阻滞区经过这次刺激后，应激阈值暂时降低，使从同侧继之而来的阈下刺激能够通过，这种现象称为韦金斯基效应(Wedensky effect)。1903年韦金斯基又观察到，来自一侧的较强刺激，虽不能通过阻滞区，但阻滞区的应激阈值却可因之而暂时降低，使从另一侧继之而来的阈下刺激能够通过，这现象被称为韦金斯基易化作用(Wedensky facilitation)。但动物实验所见毕竟与人体实情有区别，至少人体心脏发生的冲动不会有动物实验中那么强大，所以上述解释是否合理，值得思考。

(3) 剥去不应性(peel back of refractoriness)：快反应性心肌的不应期长短与其激动周长呈正相关，长周期后的不应期长，短周期后的不应期短。在短周期后的心肌应激传导性改善，是貌似传导"超常"的另一种解释。如果找不到合理的解释，则称为"传导的超常现象"。

3. 折返激动 折返激动(reentry activity)是所有快速性心律失常最常见的发生机制。折返是指从冲动循一条途径传出，又从另一条途径返回原处，使该处再一次激动。如果折返活动连续进行，就形成环形运动(图5-1-6)。折返形成及维持的三个必备条件：折返环路、单向传导阻滞和缓慢传导。

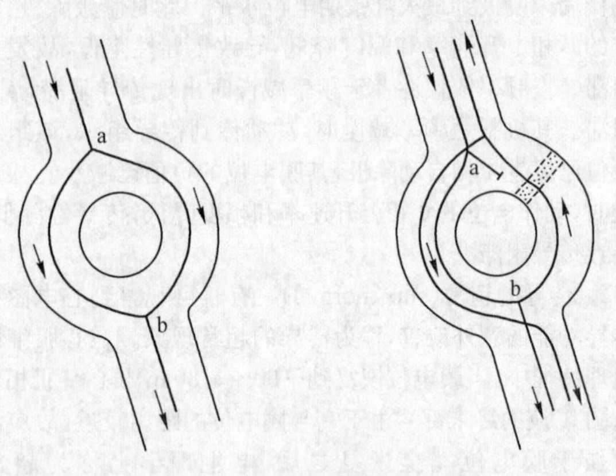

图5-1-6 折返原理示意图

(1) 折返环路：冲动从一条途径传出，又从另一条途径返回，形成了折返的环形径路。折返环路可以是解剖结构上的，如房室结希氏束；可以是功能上的，如普通心肌在电生理功能条件适合时成为折返的径路；也可以是解剖传导途径和功能性径路的组合，如心肌梗死时梗死区边缘带形成的折返，部分由梗死细胞，部分由梗死周围的缺血细胞构成。为保证折返环路的完整性，环路的中心是不能激动的。它可以是解剖的，例如大静脉的入口、心脏外科手术瘢痕；可以是功能性的，例如Allessie的主导环(leading circle)模型，折返环中的环行冲动不断向中心冲击，中心总是处于不应状态。

(2) 单向传导阻滞：如果两条途径的电生理特性相同，则冲动从共同入口进入后，分别从两径下传，两股波峰或者汇合从共同出口传出，或者在径路中碰撞而抵消，一条径路中的波峰不能从另一条径路中返回原处，不能形成折返活动。如果两条径路的电生理特性不一样，其中有一条途径存在单向阻滞，则可以形成折返活动。冲动进入环形径路后，单向阻滞区使冲动只能循一个径路前传，而不能从另一径路传播。前传的波峰，除了可从共同出口传出外，还可以从另一径路返回，原来有传导异常的局部却容许传导返回，完成一次折返活动。解剖结构、不应期的差异及不应期恢复的不均一都可以形成单向传导阻滞。据研究，相邻心房肌不应期差别达到11～16 ms，就具备形成折返的条件；相邻心室肌不应期差别达到95～145 ms，才具备形成折返条件。

(3) 缓慢传导：折返径路中前传的径路需具有慢传导且不应期较短的特点。传导速率慢则传导运行的时间长，环形径路能恢复其应激性和传导性。不应期短，则环形径路的应激性和传导性恢复得快，可以再次应激传导。慢传导区可以是慢反应纤维，例如房室结；或是病理情况下心肌细胞舒张期膜电位负值降低；或缺血变性的心肌；或传导的各向异性等。冲动在环行径路中环行一周所需时间称为波长(wave length)。

波长=传导速率(mm/s)×不应期(s)

传导速率快或者不应期长，则波长值大，要求环径很大才能折返。如果传导速率慢或者不应期短，则很小的环径就能折返。

折返维持需要环行冲动的波峰和波尾之间有可激动间隙，即波峰面临的心肌是可激动的，即脱离了有效不应期，而是在相对不应期或者不应期已消逝，是能够应激的，称为可激动间隙。可激动间隙有空间性和时间性概念。空间性指环行冲动波峰和波尾之间的距离，它一部分处于有效不应期(不能激动的)，一部分处于相对不应期和(或)可激期(可激动的)。时间性指这个间隙在环形运动的周期中占多长时间。由于折返环路中不同部位可能具有不同的传导速率和不同的不应期，各部的可激动间歇的空间性和时间性可以不同。一般以解剖学为基础的环径，可激动间隙长一些；以功能性为基础的(例如主导环模型)环径，可激动间隙很短。

折返激动存在多种形式，如指环模型、主导环模型、8字折返、螺旋波折返、二相折返等。其中指环模型需要一个明确的解剖学障碍作为折返中心，其他模型则可仅需功能性障碍便可维持折返。

折返性心动过速的临床特征是常呈突发突止的表现，其发作常由期前搏动诱发。折返激动的电生理特征是容易用期前刺激诱发，也容易用期前刺激终止，重复性很好。期前刺激容易形成折返途径发生电生理特性分离，造成折返和环形运动的条件。同样，期前刺激可打入环形径路中的可激动间隙，使之产生不应期，而终止折返激动。

(三) 冲动发源异常和冲动传导异常并存

(1) 并行心律：除主导节律外还有一异位心律(冲动发源异常)并存，异位节律点周围既有传入阻滞，又有传出阻滞。传入阻滞使主导节律点的冲动不能传入异位节律点而改变异位节律点的节奏；传出阻滞使异位节律点的冲动不一定每个都能传播出去激动心脏。故异位节律点的激动保持独立，而显示的异位搏动之间的各个周长有最大公约数的关系。

(2) 异位节律点冲动的传出阻滞：例如并行心律中有的冲

动不能传出其节律点的周围。

三、心律失常的分类

目前临床上心律失常的分类并不统一，可以按发生机制、产生部位、临床特征及心电图表现进行分类。按照心律失常发生时心率的快慢，可将其分为快速性心律失常与缓慢性心律失常两大类。以下是根据发生机制结合起源部位进行的分类。

(一) 冲动发源异常

1. 冲动自窦房结发出

(1) 窦性心动过速(sinus tachycardia)。

(2) 窦性心动过缓(sinus bradycardia)。

(3) 窦性心律不齐(sinus arrhythmia)。

(4) 窦性停搏(sinus arrest)。

2. 冲动自异位节奏点发出

(1) 被动性异位心律(passive ectopic rhythm)

1) 房性逸搏(atrial escape)及心房自搏心律(idio atrial rhythm)。

2) 房室交接性逸搏(atrio-ventricular junctional escape)及房室交接性自搏心律(idio atrio-ventricular junctional rhythm)。

3) 室性逸搏(ventricular escape)及心室自搏心律(idio ventricular rhythm)。

(2) 主动性异位心律(active ectopic rhythm)

1) 期前收缩(premature beat)：分为窦房结性、房性、房室交接性、室性。

2) 阵发性心动过速(paroxysmal tachycardia)：分为室上性、室性。

3) 非阵发性心动过速(non paroxysmal tachycardia)：分为房性、房室交接性、室性。

4) 扑动(flutter)：分为心房扑动、心室扑动。

5) 颤动(fibrillation)：分为心房颤动、心室颤动。

(二) 冲动传导异常

1. 干扰(interference)及干扰性房室分离(atrio-ventricular dissociation due to interference)。

2. 心脏传导阻滞(heart block)

(1) 窦房传导阻滞(sino atrial block)。

(2) 房内及房间传导阻滞(intra atrial block, inter atrial block)。

(3) 房室传导阻滞(AV block)

1) 一度房室传导阻滞(first degree AV block)。

2) 二度房室传导阻滞(second degree AV block)：分为二度Ⅰ型(文氏型，Wenckebach)、二度Ⅱ型(莫氏型，Morbitz)房室传导阻滞。

3) 三度房室传导阻滞(third degree AV block)。

(4) 室内(intra ventricular)传导阻滞(intraventricular block)

1) 左束支传导阻滞(left bundle branch block, LBBB)：分为不完全性、完全性。

2) 右束支传导阻滞(right bundle branch block, RBBB)：分为不完全性、完全性。

3) 分支阻滞(fascicular block)：分为左前分支阻滞(left anterior fascicular block, LAFB)、左后分支阻滞(left posterior fascicular block, LPFB)。

3. 折返性心律(reentry rhythm)

(1) 阵发性心动过速(paroxysmal tachycardia)

1) 窦房结折返。

2) 房内折返。

3) 房室结折返。

4) 房室折返。

5) 希氏束折返及束支内折返。

6) 心室内折返。

(2) 反复心律及反复性心动过速(reciprocal rhythm and repetitive tachycardia)

(三) 冲动发源异常与冲动传导异常并存

(1) 并行心律(parasystole)。

(2) 异位节律伴外出阻滞(exit block)。

(四) 人工心脏起搏器(artificial cardiac pacing)参与的心律

四、心律失常的病因

可导致心律失常的病因多种多样，主要分为生理性和病理性两大方面。

(一) 生理性因素

如运动情绪激动、进食、体位变化、睡眠、吸烟、饮酒、喝咖啡、冷热刺激等，多为一过性，去除诱因后恢复正常。所引起的心律失常也以房性期前收缩或室性期前收缩为主。

(二) 病理性因素

1. 心血管疾病　心律失常可发生于各种器质性心脏病，包括冠心病、瓣膜病、肺源性心脏病、心肌病、心肌炎、先天性心脏病、心脏离子通道病等。各种器质性心脏病的致病因素和病理生理过程，损害心肌，引致心脏结构、功能、血流动力学的改变，甚至发展至心力衰竭，这些环节都可以成为心律失常的成因和诱发因素。

2. 其他系统疾病　包括：① 呼吸系统疾病，例如慢性阻塞性肺疾患；② 内分泌疾病，例如甲状腺功能亢进症、嗜铬细胞瘤、糖尿病等；③ 消化系统疾病，如胆囊炎等；④ 神经疾病，例如蛛网膜下隙出血、脑卒中、癫痫等。

3. 药物或毒物等影响　抗心律失常药物、强心苷类、中枢兴奋性药物、抗精神失常药物、化疗药物及乌头碱类都可以导致心律失常。

4. 电解质紊乱　如低血钾、高血钾、低血镁等，可导致各种心律失常，以缓慢性心律失常为主，严重时可出现心脏停搏或心室颤动。特别当与心肌缺血、缺氧、上述药物作用等因素同时存在时，其致心律失常作用更为严重。

5. 外科手术和介入性操作　如胸部手术，特别是心脏手术，包括麻醉过程、心导管检查与心血管造影、电生理检查、各种心脏介入性治疗等。

6. 物理因素　如淹溺、冷冻、中暑等。淹溺可出现各种心律失常，甚至心室颤动。中暑以窦性心动过速、室性期前收缩、房性期前收缩更为突出。体温低于 34℃，室性心律失常发生率增加，低于 30℃，心室颤动的阈值降低。

五、心律失常的诊断

因为与心律失常有关的病因学和诱发因素是多方面的，故对心律失常患者必须全面了解其病史，做相关方面的检查，以了解患者的全面临床背景，再加上对心律失常本身的具体类型，做准确的诊断，才能选择最佳治疗方案。

（一）病史、症状及体征

心律失常的症状可因心律失常的具体类型以及患者的敏感程度而轻重不等。有的患者可以没有自觉症状，而是在健康检查时被发现。有症状的患者，可能因心率过快、过慢、不整齐而感到心悸、胸闷、乏力、头晕、黑矇、晕厥等。期前收缩可使患者感受到提前搏动，也可能使患者感觉期前收缩后代偿间歇的停顿感，甚至咽部哽噎感。二度窦房传导阻滞和二度房室传导阻滞可使患者感到心搏间歇。心动过速使患者感到匀齐快速的心悸。心房颤动使患者感到没有规律的心搏悸动。一些可引起血流动力学改变的心律失常，如病态窦房结综合征、心房颤动伴快速心室率、阵发性室上性心动过速、持续性室性心动过速等，可引起胸闷、头晕、低血压、出汗，严重者可出现晕厥、阿-斯综合征，甚至猝死。

由于心律失常的症状常具有非特异性，因此详细的询问病史非常重要。病史采集应包括：① 患者的年龄，不同年龄，所发生的常见的心律失常的类型不同。② 既往是否有类似的心律失常发作史，发生的诱因和发生的频度，以及家族成员是否有类似的发作。③ 是否有已知的心脏病。特定的心脏疾病可能存在特定的心律失常，如二尖瓣狭窄的患者很可能存在心房颤动。④ 是否有心力衰竭史。⑤ 是否有可引起心脏病变的全身性疾病，如甲状腺功能亢进可能提示存在有房性心律失常和窦性心动过速。⑥ 是否有服药史，尤其是抗心律失常药物、洋地黄和影响电解质的药物。⑦ 是否有植入人工起搏器史，起搏器介导的心律失常正日益增多。

体格检查与心律失常直接相关的体格检查方法是心脏听诊。70%心律失常可通过听诊发现，关键是要注意其频率与节律的变化。例如期前收缩，可听到提前的心脏搏动和代偿性间歇；如阵发性室上速，可听到快速而规律的心脏搏动；而心房颤动则听到杂乱无章的心脏搏动，无论是强度、频率、节律，均无明显规律。此外观察颈静脉搏动也可提供诊断线索，如完全性房室传导阻滞时，可见颈静脉"搏动"，并可听到"炮击音"；心房颤动则可见强度不一、毫无规律的颈静脉充盈波。

（二）12 导联心电图

常规 12 导联心电图是诊断心律失常最基本的方法，一般接近 97% 的心律失常均在心电图有所发现。一般常规 12 导联心电图，多选择Ⅱ导联和 V1 导联做较长时间（大于 1 min）的描记，以发现心律失常。注意 P 和 QRS 波形态，P 波与 QRS 波之间的关系，P－P、P－R 与 R－R 间期。多数导联中，QRS 波总是明显的，而 P 波则不一定清晰，需要选择，一般导联Ⅱ、V1 的 P 波常较明显，可加大电压或加快纸速。如果常规导联中没有清晰的 P 波，则要考虑采用辅助的导联，例如胸骨柄和剑突处组成的导联、头胸导联，P 波可能明显一些，必要时可利用食管内电极，甚至心房内电极。

从心电图分析心律失常的原则：① 根据 P 波形态特征确定其节律，判断基本心律是窦性还是异位。② 测定 P 或 R－R 间期：计算心房率或心室率有无心动过速或过缓，以及心律不齐。③ 测量 P－R 间期和 Q－T 间期，判断有无延长或缩短。④ 比较 P－P 间期和 R－R 间期：寻找心房律和心室律的关系。有无提前、错后以及不整的 P 波或 QRS 波，以判定异位冲动的来源或心脏传导阻滞的部位。必要时还要做出梯形图，进行进一步分析。

（三）持续心电监测

由于心律失常具有偶发性的特征，所以常规 12 导联心电图有时很难捕捉到心律失常时间。持续心电监测适用于诊断间歇性心动过缓和心动过速。监测的时间越长，捕捉到心律失常的概率越高。目前可用的心电监测系统包括院内监测、动态心电图、事件记录器、体外或植入式循环心电监测仪和远程遥测仪等。

1. 动态心电图（dynamic ECG） 动态心电图是在便携式记录装置记录 24～72 h 日常生活情况下的心电变化回放至计算机分析处理后的心电图。由 Norman Holter 于 1957 年始创，1961 年用于临床，所以又称 Holter。它弥补了常规心电图时间受限的缺点，还能捕捉偶发的心律失常。一般心律失常多为阵发一过性或间歇发作。特别是在夜间发作者常规心电图更难以捕捉。因动态心电图可行 24～72 h 监测，故可提高对各种心律失常的检出率，并可使心律失常的规律性表现得以展现，为临床诊断提供有力的证据。而且通过患者记录日记，可以了解心律失常的发生与日常活动之间的关系、心律失常和症状之间的关系、治疗措施的效果等。

需要注意的是，下列改变均为正常变化范围，不宜视为异常。① 心率范围：醒时最高心率，100～182 次/min；醒时最低心率，45～75 次/min；睡时最高心率，65～120 次/min；睡时最低心率，40～66 次/min。② 心律方面：房性期前收缩<20 次/24 h、无房性心动过速、心房扑动或心房颤动；睡眠时可出现一度或二度Ⅰ型房室传导阻滞。

动态心电图记录过程，产生伪差较多，必须注意识别；其回放系统的自动分析功能也有一定限度，所以在机器分析的基础上，还要加上人工核对、纠正，才能提高其结果的可靠程度。

2. 遥测心电图 遥测心电图，又称心电无线遥测系统。是基于人体的信号，可以通过无线发射的方式做远距离传送，以实现远程医学诊断。由于心电遥测仪便于随身携带，适于监测活动状况下的心电图信号。心电遥测系统一般包括袖珍发射器和模块式接收机两大部分。袖珍发射器佩戴在患者身上，通过电极采集患者的心电信号，而后将心电信号以调频的形式发射出去。模块式接收器通过无线电波接收信号并将此信号解调还原成为患者的心电信号，再通过中央监护系统显示，分析各个患者的心电情况。监护中心可预先设置心率的上、下限值，心律的变异等予以报警，并可将心电数据储存于硬盘，做进一步分析。

3. 心电远程监测 心电远程监测系统一般采用普通电话、ISDN、计算机网络以及 GSM 实现患者端与监护中心间的数据通信。监护中心可接收来自患者的心电图，并具有数据归档、信号处理和病案管理等功能。由于它在数据传输上不受地域限制，因此在心电远距离诊断上有重要意义。常用的心电远程监护系统为电话传输监测系统，利用电话线路作为心电信号的传输通道来进行遥测和诊断的设备。当患者佩戴心电遥测仪时,心电数据已开始采集,但并不被永久记录。感觉不适时启动心电信号采集,遥测仪可自动保存当前记录的心电数据。而后患者拨通心电电话遥测中心的电话,将心电遥测仪的蜂鸣器贴近电话机的话筒并启动发送即可。

4. 植入式心电记录(implantable loop records, ILRs) 植入式心电记录仪是埋植皮下的长程心电图记录设备,电池寿命为14~18个月,当事件发生后,患者或陪护激活ILR记录,或预先定义的心律失常会自动激活ILR记录,则仪器能记录激活前42 min及激活后2 min的心电图。某些设备还具有经电话传输数据的功能。优点是能获得持续高质量的心电图记录及事件记录,因此能判断症状与心电图之间的相关性;缺点是为有创性的检查手段,一次投入的费用较昂贵,而且不能同时记录血压等其他生理参数。有些时候难以鉴别室上速和室速、感知不良或过度感知、高昂的费用。且为有创性检查,有一定的并发症。

(四) 运动试验

运动试验对心律失常诊断也是非常重要的。通过运动试验,可以诱发心律失常。有的心律失常的发生与儿茶酚胺有关,运动试验可以诱发。同时,运动试验有助于评估心律失常的危险性,协助判定预后。运动试验可评估房颤心室率的控制情况,还可以通过确定运动时所能达到的最大心率来确定植入型心脏转复除颤器(ICD)的治疗区域。

(五) 无创心电学检查

无创心电学检查近些年取得了长足的发展。这些检查的目的是量化心脏除极和复极的异常,并判定其对心脏事件的预测价值,具体包括Q-T间期及Q-T间期离散度、心室晚电位、短程及长程心率变异性(HRV)、窦性心率震荡、T波电交替等。

1. Q-T间期及Q-T间期离散度 Q-T间期代表心室动作电位时程,测量值重复性好,但受测量导联和QRS波增宽的影响。Q-T间期离散度是心电图不同导联Q-T间期的最大差值,Q-T间期变异性是患者Q-T间期/R-R间期比值的变化。Q-T间期≥440 ms为增高,Q-T间期延长、Q-T离散度大、Q-T间期变异性增加与自发室速、室颤,与心脏性猝死风险的增加有关。

2. 心室晚电位(信号平均心电图) 晚电位是指QRS波结束后的低幅信号,经减少噪声的信号平均技术可提高增益的放大和滤波作用,并在体表心电图显示晚电位。心肌梗死后,梗死或瘢痕区心室肌激动传导延迟,使QRS波后持续存在低幅电活动,其与碎裂电位有关,可成为折返的基质,与室速、室颤的发生相关。目前认为:晚电位的重复性为中等,预测猝死或心律失常事件敏感性为30%~76%,但阴性预测值高,特异性超过95%,识别低危患者非常有效,但常规使用晚电位识别心脏性猝死(sudden cardiac death, SCD)的高危患者的证据尚不充分。

3. 短程HRV 短程HRV分析能推测自主神经对心脏,尤其静息状态下的影响,这些影响在室速、室颤的发生中起重要作用。通过记录自主呼吸或屏气时2 min、5 min或8 min心电图评估HRV。目前认为短程HRV在正常人重复性为中等,心力衰竭患者可重复性差;低频乘方正常和室性期前收缩小于86次/h者猝死风险3%,其他患者则高达23%。

4. 长程HRV 通过记录Holter经傅立叶转换等方法得到时域和频域数值,包括超低频、极低频、低频和高频指标。大量资料表明HRV降低是总死亡率增加的预测因子,HRV降低时全因死亡的相对风险为5,预测非心律失常引起的死亡更有价值。多数研究表明,冠心病心力衰竭和急性心肌梗死患者HRV异常时死亡率增加,相对危险度为2~3。

5. 窦性心率震荡 应用Holter记录患者室性期前收缩相关的心电图,进而公式计算。指标包括:TO(震荡起始)>0为阳性,≤0为阴性;TS(震荡斜率)≥2.5 mm/s为阴性,<2.5 mm/s为阳性。推测这一指标可衡量迷走神经的反应性,即室性期前收缩后可引起动脉血压的轻微变化,进而引起反射性副交感神经激活使TO、TS指标变化。对心肌梗死后,非缺血性扩张型心肌病、心力衰竭、肥厚型心肌病等研究表明,测量值降低时相对危险度增加。目前认为,这是一个有吸引力的危险分层指标,但需进一步明确其危险分层中的价值。

6. T波电交替 T波电交替是T波逐搏中出现振幅、形态、方向发生变化,常需要通过运动增快心率,再用特殊方法记录微伏级的T波交替。T波电交替能反映单个细胞水平的复极交替。当心率增快并超过心肌细胞转运细胞内钙离子的能力时则可诱发。因此,越低频率诱发T波电交替的意义越大。当心率<110次/min则出现≥1.9 μV的交替为阳性,同时诱发的负荷类型也是一个指标。目前认为,T波电交替和猝死风险增加有关,对于缺血性和非缺血扩心病患者,T波电交替阳性者,心脏事件的发生率明显高于正常者,是预测心律失常事件的强有力预测因子。

(六) 食管导联心电图

通过食管电极导管从心脏背面描记到的心电图称为食管导联心电图。食管与心脏解剖关系紧密,都位于纵隔内,心脏在前,食管在后,食管前壁与左心房后壁紧贴在一起。因此,插入食管电极导管并置于心房水平时,并将心电图胸前导联与食管电极尾端电极相连接,记录的即为单极食管导联心电图。因为食管电极与心房十分接近,所以能记录到清晰的心房电位,P波常常正负双向或高大直立非常明显,对常规12导联心电图不易诊断的复杂心动过速有重要的诊断与鉴别诊断作用,并能进行心房快速起搏或程序电刺激。

随食管电极位置由深而浅,通常可记录到4种心电图波形。

(1) 心室区图形(电极深度40~50 cm,位于左心室背面):P波直立、振幅小,QRS波较大,类似于V5、V6导联图形,常呈Qr或RS或QR型。

(2) 移行区图形(电极在心房与心室移行处,深度35~40 cm):P波双向或直立,振幅较小,心室波呈QR或Qr型,T波双向或倒置。

(3) 心房区图形(电极深度在30~35 cm,相当于房室沟水平):如电极在左心房中部,P波则先正后负、振幅大,心室波呈Qr或QR型,T波倒置;如电极在心房下部,P波则高尖。

(4) 心房上区图形(电极深度在25~30 cm,相当于心房上部):P波倒置呈Qr型,T波倒置。

辨认P波并找出其规律性是分析复杂心律失常的关键环节之一。然而某些复杂心律失常在常规体表心电图上,P波往往不易甚至无法辨认,从而给心律失常的诊断和鉴别诊断造成困难。因食管导联电极紧靠左心房,故能清晰地显示 P 波,对复杂心律失常的诊断,具有重要的辅助诊断价值。

食管心电图结合 12 导联心电图可以对大部分室上性心动过速做出正确的电生理诊断。如根据 R－P 间期的不同,判定确定是否为房室结折返性心动过速、房室折返性心动过速或房性心动过速。借助食管导联心房波高大、清晰的特点,在食管心电图中 F 波能与 QRS 波很容易区分,能轻易确诊心房扑动伴 2∶1 下传心室。在宽 QRS 心动过速的鉴别中,食管心电图能清晰地识别心房与心室电活动,便于确定房室分离,有助于鉴别室上性心动过速伴有室内差异性传导与室性心动过速。预激综合征并发心房扑动时,与室性心动过速的鉴别甚为困难。但由于预激综合征并发心房扑动的治疗方法不同于室性心动过速,所以必须予以鉴别。食管导联心电图显示 F 波,是有效的鉴别手段。

食管快速心房起搏能使预激图形明显化,有助于不典型的预激综合征患者确立诊断。应用电刺激诱发与终止心动过速,可协助评价抗心律失常药物疗效。食管心房刺激技术亦有助于确定病态窦房结综合征的诊断。此外,也可作为治疗手段,用快速心房起搏,终止药物治疗无效的某些类型,如室上性折返性心动过速。

(七) 心内电生理检查

电生理检查对心律失常诊断、治疗方面的作用可参阅电生理检查章节。

(八) 三维心脏电生理标测及导航系统

传统心腔内心电生理标测对于复杂心律失常的作用有限,常导致手术时间和 X 线曝光时间过长。而三维电生理标测及导航系统(三维标测系统),在近年来得到广泛应用,可有效减少 X 线曝光时间,提高消融成功率,并加深对于心律失常机制的理解。

临床上常应用的三维标测系统包括:接触式标测系统(Carto™、EnSite NavX)和非接触式标测系统(EnSite Array)。主接触式标测系统要是通过一个或多个标测电极与心脏内、外膜进行接触,采集稳定心律下心脏局部电位及空间位置等信息,然后通过三维标测系统快速地构建出精确的心腔三维解剖模型,把采集到的数据信息标以不同颜色在三维模型表面呈现,以揭示心律失常形成的机制,以指导消融。Carto 系统主要通过磁场实现三维重建和导航,而 NavX 系统则依据电场实现三维重建和导航。EnSite Array 非接触标测系统是在心腔内放置球囊,通过常规导管在心腔内采集信号,经软件处理后构建虚拟的心内膜边界,并运用边界元素法对 Laplace 等式进行逆解析,由此重建出心腔 3 360 个位点的心内膜虚拟电图。因此,该系统理论上具有一次心跳即可记录心内膜下激动传导的优势,特别适用于血流动力学不稳定或非持续性的、难以耐受的及多形性心律失常的消融治疗。

(九) 体表心电图标测

采用数十个体表电极同时记录心脏不同部位的心电图,便于分析心律失常的起源点以及传导顺序和速率的异常,尤其对异常通道的诊断有价值。目前多处于试验阶段,在临床上应用较少。

六、遗传性心律失常

近年来,随着分子遗传学及基因技术的发展,与基因突变相关的遗传性心律失常的分子机制得到进一步阐明。目前,遗传性心律失常可分为原发性心电疾病及继发性心律失常性心肌病。原发性心电疾病指无器质性心脏病的一类以心电紊乱为主要特征的疾病,包括长 Q－T 综合征(long QT syndrome, LQTS)、Brugada 综合征、特发性室颤(IVF)、孤立性房颤(IAF)、儿茶酚胺敏感性多形性室速(CPVT)与短 Q－T 综合征等。致心律失常性心肌病则是心肌病伴发室速,包括致心律失常性右室心肌病(ARVC)、肥厚型心肌病(HCM)与扩张型心肌病(DCM)等。

原发性心电疾病多由编码各离子通道亚单位的基因突变引起的,如目前已确定了 13 个常染色体显性遗传基因突变和 2 个常染色体隐性基因突变为 LQTS 的致病基因,包括 *KCNQ1*、*KCNH2*、*SCN5A*、*ANK2*、*KCNE2*、*KCNJ2*、*CACNA1C*、*CAV3*、*SCN4B*。而短 Q－T 综合征(short QT syndrome, SQTS)是以短 Q－T 间期伴室性心动过速(室速)、心脏性猝死(SCD)、阵发性心房颤动为特征,而心脏结构正常的一类遗传性离子通道疾病。目前已先后发现 6 个编码钾通道和钙通道亚单位致病基因(*KCNH2*、*KCNQ1*、*KCNJ2*、*CACNA1C*、*CACNB2b* 及 *CACNA2D1*)与 SQTS 相关,其中 4 个基因(*KCNQ1*、*KCNH2*、*KCNJ2* 及 *CACNA1C*)的相反功能突变也可导致 SQTS 的相反表型- LQTS。Brugada 综合征是一种与离子通道及其附属蛋白功能失调有关的疾病,为常染色体显性遗传疾病,目前比较确定的致病基因是编码心脏钠通道的 *SCN5A*。随后研究发现 *SCN5A*、*GPO1－L*、*CACNA1C*、*CACNB2*、*SCN1B*、*KCNE3* 分别与 BrS 的 1～6 型相关。IVF 与 *HCN4* 基因突变相关,而 CPVT 与 *RyR2* 基因错义突变有关。因此原发性心电疾病这类病又可通称为"通道病"。

而致心律失常性心肌病通常是编码肌纤维及细胞骨架蛋白的基因突变导致。例如,致心律失常性右心室心肌病(ARVC)是一种影响细胞连接的细胞桥粒性心肌病(桥粒病),主要影响右侧心脏并导致室性心律失常,病理上以心肌细胞被脂肪-纤维组织进行性浸润为特征。其 1/3 病例可经遗传学方法确定,多呈家族性常染色体显性遗传形式,少数为隐性遗传形式。目前已发现 7 个相关突变基因,定位在 9 个不同染色体上,分别是 *DSP*、*PKP2*、*JUP*、*DSG2*、*DSC2*、*RyR2* 及 *TGF－β3* 基因。因此,基因筛查对 ARVC 进行早期的筛查、诊断及危险分层尤为重要。欧洲心脏病学会在 2010 年修定了 ARVC 诊断标准,将家族史中基因突变指标增加为主要条件,肯定了遗传学检查在疾病诊断中的地位,从而提高了 ARVC 诊断的敏感度和特异度。家族史中增加的具体内容为:经评估明确患者具有 ARVC 致病基因的有意义的突变,即 DNA 突变导致了蛋白编码的改变,并且非 ARVC 对照组无此突变或此突变罕见,或该突变与相关家系连锁。家族史是 ARVC 预后不良的独立危险因素,基因诊断大大加强了家族史的可靠性,从而更有利于 ARVC 患者的危险分层。

总之,不同基因突变可导致相同类型的心律失常,而携带相同基因突变的个体,其临床表现可不同。由于心律失常基因机制的复杂性,有待于进一步心律失常相关基因研究,为早期临床诊断及基因治疗奠定遗传性基础。

七、心律失常的治疗方法

对心律失常的治疗包括一般性治疗，如对心脏病患者普遍适用的防治、保健措施；对导致心律失常的疾病进行必需的治疗；治疗、去除心律失常的诱发因素；对心律失常本身的治疗方法。通常心律失常的治疗主要包括"上游"治疗、药物治疗和非药物治疗三方面。心律失常的"上游"治疗主要是指针对心律失常基质的形成和发展过程进行治疗，通过预防与高血压、冠状动脉狭窄、心功能不全或炎症相关的心肌重构，进而阻止心律失常的发生(一级预防)或减少心律失常发作频率、延缓其进展以及减少其复发(二级预防)。此外，应避免导致心律失常发作的诱因(如吸烟、酗酒、过劳、紧张、电解质失调、药物不良反应等)。药物治疗和非药物治疗将在下面进行概述。

(一) 药物治疗

抗心律失常药物是治疗心律失常最基本、最广泛采用的治疗方法，特别是治疗快速型的心律失常。即使采用了非药物治疗手段，常常还是需要用药物治疗与之配合。至于抗心律失常药物治疗的具体生理药理基础，以及临床使用技巧，可参阅心律失常的药物治疗章节。

近年来，随着对心律失常发生机制认识的不断深入，人们发现血管紧张素转换酶抑制剂(ACEI)及血管紧张素受体拮抗剂(ARB)、他汀类药物、多不饱和脂肪酸、醛固酮受体拮抗剂及一些抗炎抗氧化药物等传统意义上的非抗心律失常药物可能具有潜在的抗心律失常作用，一些基础和临床研究结果显示这些药物在心房颤动、室性心律失常及心脏性猝死的预防和治疗中可能发挥重要作用，但其治疗心律失常的作用机制有待于进一步研究。

(二) 非药物治疗

目前心律失常的非药物治疗仍在不断发展中，随着循证医学的发展，这些方法将为临床心律失常的治疗提供更多的选择。心律失常的非药物治疗主要包括：体外电复律和电除颤，导管射频消融，器械植入及直接对心律失常的外科手术治疗。

1. 体外电复律和电除颤　电除颤和电复律的机制是将一定强度的电流通过心脏，使心脏全部或绝大部分心肌纤维在瞬间立即去极化，造成心脏短暂停搏，然后由窦房结或心脏其他自律性高的起搏点重新主导心脏节律。电复律与电除颤不同，前者放电需要和R波同步，如电复律在心室的易损期放电可能导致心室颤动。由于心电周期中有易损期，它处于绝对不应期和相对不应期之间，大约相当于心电图T波顶峰之前，直流电击要避开这个易损期，故对有成型的QRS波的情况(除心室颤动外都有QRS波)，采取用QRS波触发转复仪释放电流，称为R波同步电转复。对心室颤动(没有成型的QRS波)则采取非同步电击除颤。直流电心律转复术成功率高、获效快速，优于药物转复，但防止复发还需用药物。常态下复律电极放在胸壁放电，称为经胸壁(胸外)复律；在开胸手术时，转复术可把电极直接放在心壁放电，称为胸内复律。

适应证包括心房颤动、心房扑动、室上性心动过速、室性心动过速以及心室颤动/心室扑动。按需复律的紧急程度对适应证进行分类：① 择期复律，主要是心房颤动；② 急诊复律，室上性心动过速伴心绞痛或血流动力学异常、心房颤动伴预激前传、药物无效的室性心动过速；③ 即刻复律，任何引起意识丧失或重度低血压的快速性心律失常。

禁忌证为确认或可疑的洋地黄中毒、低钾血症、多源性房性心动过速、已知伴有窦房结功能不良的室上性心动过速。

2. 经导管射频电流消融术　导管射频消融术(radio frequency catheter ablation，RFCA)是20世纪80年代后期开展的、以心脏电生理学为基础的、对某些快速型心律失常的介入性治疗技术。其原理为通过心脏电生理检查技术，确定心律失常的类别，找到产生或维持该心律失常的关键部位(例如环行运动性心动过速的折返环路中的关键部位、自律性或触发活动性心动过速的发源点等)，作为治疗的解剖生理靶点，经过导管电极施以射频电流，射频电流的物理生理作用(主要为热效应)使局部心肌变性，使该心律失常失去其发生维持的解剖生理基础，达到治愈目的。

(1) 房室旁路的射频消融：导管射频消融是治疗房室旁路引起的心动过速的首选，包括房室折返性心动过速、心房颤动或其他快速房性心动过速经旁路前传导致的快速心室率。总成功率95%，复发率1%～3%。左侧房室旁路消融成功率高于右侧，可达97%甚或100%。其基本原理是通过心内电生理检查和心内膜标测确定房室旁路部位，选择可能的有效靶点经导管输入一定能量的射频电流，使房室旁路及其邻近的心肌组织发生凝固性坏死，从而完全阻断房室旁路传导，以彻底消除房室旁路参与的心动过速。

(2) 房室结折返性心动过速的射频消融：临床上常见的为慢快型(常见型)，占95%，少见为快慢型(非常见型)，约占5%，极少数可为慢慢型。消融部位多在慢径，只有在慢径消融失败时才考虑消融快径。少数患者可在左侧房室连接部进行消融。靶点的确定常采用解剖定位和心内电位定位相结合的方法，消融的总成功率为96%～100%。房室结折返性心动过速消融的主要并发症为三度房室传导阻滞，多数文献报道，消融快径导致三度房室传导阻滞的发生率为2%～21%，消融慢径导致的三度房室传导阻滞的发生率<3%，并发症的发生率与操作者的技术和经验有很大关系。

(3) 房性心动过速的射频消融：房性心动过速(房速)起源于房室结以上的心房组织。根据发生机制分为：① 自律性房速由自律性增高引起，几乎都有器质性心脏病，大多呈持续发作；② 折返性房速由房内折返引起，折返环形成与房内存在慢传导区有关，多呈阵发性，可有或无器质性心脏病基础；③ 由触发活动引起的房速。现有的抗心律失常药物对房速的疗效均不理想，射频消融具有高达80%～100%的成功率，具有较低的复发率和并发症发生率。尤其是随着三维标测系统的应用，更明显提高了房速消融的成功率。

(4) 心房扑动(房扑)的射频消融：一般认为房扑为心房内的大折返激动所致。根据发生机制和部位分为典型房扑和非典型房扑。

典型房扑是指右心房内大折返性心动过速，左心房被动激动折返环依赖于下腔静脉和三尖瓣环之间峡部的缓慢传导。体表心电图上表现为较明显的锯齿波(F波)。对于典型房扑，射频消融的成功率较高，可达95%，术后房扑的复发率一般低于10%。

不典型房扑是指不依赖于下腔静脉和三尖瓣环之间峡部折返的心动过速。应用常规电生理标测方法对不典型房扑患者进行射频消融，即使在有经验的中心成功率也相对较低，约70%左右。而三维标测系统的应用，可明显提高不典型房扑的导管射频消融成功率，有报道称可达90%以上。

(5) 心房颤动(房颤)的射频消融：导管消融治疗房颤是近10年来临床心脏电生理学最受关注的热点之一。研究表明，导管消融可治愈部分房颤，改善患者的症状、生活质量和心功能，也能提高患者的生存率。随着对房颤发生发展机制的不断深入了解，导管消融治疗心房颤动的临床疗效正在稳步提高，其方法学也在逐步演变。近年来，主流的消融方法包括：肺静脉环状电极指导下的肺静脉节段性消融；三维标测系统指导下的环肺静脉线性消融(不要求肺静脉电隔离)；心腔内超声指导下的肺静脉前庭电隔离；三维标测系统联合肺静脉环状电极导管指导下的环肺静脉电隔离；碎裂心房电位消融和心房迷走神经结消融。随着消融方法的不断改进和对复发患者的再次消融，目前在有经验的电生理中心导管消融治疗房颤的成功率可达70%～80%。

根据目前我国的房颤治疗建议，对于年龄<75岁、无或轻度器质性心脏疾患、左心房直径<50 mm的反复发作的阵发性房颤患者，在有经验的电生理中心，可以考虑作为一线治疗手段。目前已开始对左心房明显增大、有器质性心脏病或心力衰竭的房颤患者进行导管消融的临床研究，房颤的类型也由阵发性扩展到持续性和永久性房颤。左心房大小、持续或永久性房颤的持续时间、有无二尖瓣反流及程度、年龄等可能是影响消融术疗效的重要因素，对于左心房大于55 mm、房颤的持续时间大于10年和伴有明确的器质性心脏病而没有或不能完全纠正的患者，在接受导管消融术后有较高的房颤复发率。也有研究提示，心房肌有瘢痕的患者术后房颤复发和左心房房扑的发生率高。

(6) 特发性室性心动过速的射频消融：近年来，越来越多的资料表明，反复发作的室性期前收缩不仅引起患者的不适症状，还可以导致心脏的扩大及心功能的受损，因此对于室性期前收缩的治疗也得到了大家的重视。而射频消融对室性期前收缩具有较高的成功率(70%～90%)，故对于反复发作的且无器质性心脏病的室性期前收缩，射频消融为首选治疗方法。

特发性室速约占全部室速的10%，一般预后良好，但频繁发作可使生活质量明显下降，一些心室率较快的室速还可出现血流动力学障碍。射频消融对这种类型的室速具有很高的成功率，可达90%～95%，是临床首选的根治性治疗方法。明确的适应证是有症状的持续性或非持续单形性室速，药物治疗无效或不能耐受，或不愿接受长期药物治疗的患者。

(7) 器质性室性心动过速的射频消融：指发生在器质性心脏病患者中的室速，占所有室速的80%～90%。发生器质性室速的常见疾病包括：冠心病陈旧性心肌梗死后、致心律失常性右心室心肌病/发育不良、扩张性心肌病、法洛四联症外科矫正术后等。射频消融治疗器质性室性心动过速的疗效目前仍不理想，仅作为植入型心脏转复除颤器的有效补充。

束支折返性室速多见于扩张性心肌病，由于折返环路明确，具有较高的射频消融成功率，可作为此类患者的首选。

(8) 磁导航系统在心律失常射频消融中的应用：磁导航心血管介入系统是近年来推出的介入导管远程控制系统，用磁场来控制射频消融导管的行进方向，它包括X线影像部分和磁导航部分。磁导航部分的主要部件是两个半球形的永久性磁体，通过控制磁体位置的变化来改变磁力线的方向，从而可以改变导管的方向，实现准确的移动。导管是特制的磁导管，头端包埋了一块非常小的磁铁，这样导管的位置与方向就能被体外的磁场所控制。当两侧的磁体旋转时，在磁场范围内可产生不同强度和方向的磁场力，使得磁导管在不同的磁矩的作用下，改变位置与尖端的方向。在控制室医生用操纵杆、鼠标或触摸屏对导管进行遥控，其进退的快慢和距离由计算机控制，最终导管按照医生设定的目标方向行进，可以实现偏转1°及进退1 mm的精确定位。在心律失常领域主要应用于远程消融导管的控制，可用于多种快速心律失常的消融治疗，尤其是针对心房颤动的消融治疗。其优点主要在于减少术者X线曝光时间，实现导管的准确定位和稳定贴靠，避免导管头端的过高张力从而降低手术并发症。

3. 心脏起搏治疗　人工心脏起搏器是一种医用电子仪器，它发放电脉冲刺激心脏跳动，由控制电路安排脉冲的释放和抑制时机，以发挥起搏器的智能化功能。起搏器是治疗缓慢型心律失常的唯一可靠的手段(缓慢型心律失常几乎没有可靠的治疗药物)，它适用于各种有症状的、永久性的、间歇性的心率过缓和(或)心搏间歇过长。只要求短时间应用者，可用临时起搏方式；要求长期应用者采用埋藏式终身佩戴。起搏器应用还扩展到治疗间歇依赖性的室性心动过速、纠正梗阻性肥厚型心肌病的血流动力学障碍、改善由于两心室收缩顺序不协调的心力衰竭等方面。详细内容可参阅有关章节。

4. 植入型心脏转复除颤器　植入型心脏转复除颤器(implantable cardioverter defibrillator, ICD)是集抗心动过速起搏技术、电除颤技术、抗心动过缓起搏技术、心律监测技术于一体的治疗器。具有对威胁生命的室性心动过速/心室颤动自动识别、自动施以阶梯式治疗措施的功能，包括以抗心动过速起搏程序终止室性心动过速—低能量电击复律—高能量电击除颤几个阶梯，可有效地降低心脏性猝死的死亡率。

目前ICD治疗是预防心脏性猝死的唯一有效方法，作为对危及生命的室性快速心律失常的一线治疗，目前的主要适应证包括：非可逆性原因引起的室颤或血流动力学不稳定的持续室速导致的心脏骤停；器质性心脏病的自发持续性室性心动过速，无论血流动力学是否稳定；原因不明的晕厥，在心电生理检查时能诱发有显著血流动力学改变的持续室速或室颤；心肌梗死所致LVEF<35%，且心肌梗死后40 d以上，心功能Ⅱ或Ⅲ级(NYHA分级)；心功能Ⅱ或Ⅲ级，LVEF≤35%的非缺血性心肌病患者；心肌梗死所致LVEF<30%，且心肌梗死40 d以上，心功能Ⅰ级；心肌梗死后非持续室速，LVEF<40%，且心电生理检查能诱发出室颤或持续室速。

5. 外科手术治疗快速性心律失常　外科手术治疗快速性心律失常是另一重要的治疗措施，通过切除异位兴奋灶或心动过速生成、维持与传播的组织，从而根治治疗某些心律失常。例如切断异常房室旁路治疗房室折返性心动过速；切断房室交界区折返性心动过速的折返环路治疗该心动过速；迷宫手术治疗心房颤动；左侧心脏交感神经切除术治疗先天性长Q-T间期综合征；室壁瘤切除手术治疗相关的室性心动过速；室性心动过速发源区的手术隔离等。其中以Cox迷宫术对心房颤动的疗效较好，较长的随访期内仍保持窦性心律的百分率较高，发生心动过缓而需心脏起搏器植入者很少。目前很多外科治疗方法已被介入治疗取代，手术治疗的适用范围正在缩小。

6. 心律失常治疗新技术　心律失常治疗技术进展仍然以经皮介入治疗手段为主，包括心律失常标测技术、消融新能源、新型植入性电子装置。以房颤为例，随着对发生机制的研究不断深入，出现了多种内科介入治疗房颤手段，包括房颤冷冻消融术、左心耳封堵术及左心耳结扎术。

房颤冷冻球囊消融原理是通过液态制冷剂的吸热蒸发，带走与球囊相接触组织的热量，使目标区域温度降低，导致靶点心肌细胞坏死。和传统射频消融相比，冷冻消融简化了手术步骤，缩短了手术时间，减少血栓、心肌穿孔及避免肺静脉狭窄等严重并发症，目前已在我国少数医院开展。

目前研究证实非瓣膜房颤中心源性栓子90%来源于左心耳，而左心耳封堵术是近年来出现的内科介入治疗方法，有可能降低脑卒中发生率。目前常用Amplatzer/Watchman等房间隔封堵系统堵闭左心耳。两者从解剖上隔离左心耳，为预防房颤患者脑卒中的发生提供了新方法，因其手术创伤小，成功率高，最新的临床研究已证明其疗效不劣于传统的口服药物抗凝治疗。

此外也有报道采用LARIT套索装置进行左心耳结扎的研究结果，通过经皮心包穿刺术，经心外膜套住左心耳根部，随后拉紧结扎线以结扎左心耳，该方法较外科左心耳结扎术的优势在于手术操作相对简单易行，创伤小且风险低，初步研究提示该装置安全有效，长期疗效还有待进一步证实。

其他新型植入性电子装置主要有植入性诊断器械，如心内压力监测装置，通过输送系统将小小的感受器置入心房或肺血管，无线传送血流动力学信息到体外的接受系统，实时监测患者的心血管病状态。无导线起搏器是一种类似子弹头大小的起搏器，包括电池和电子芯片，通过输送系统经静脉送入到右心室，固定在肌小梁里，无须起搏导线和皮下切口，避免了导线故障和感染的并发症。通过体外调控起搏器的工作参数，电池可用8～10年。

八、心律失常的预后

心律失常的预后主要取决于以下3个主要因素：心脏的结构与功能，与血流动力学障碍有关的症状，心律失常的类型。

(一) 基础心脏病变

是否存在器质性心脏病是决定预后的主要因素。对于室性心律失常而言，无器质性心脏病，即使存在复杂的室性心律失常，其预后仍然良好，10年死亡率小于4%，而器质性心脏病，尤其是心肌梗死后，情况则完全相反，年死亡率可达4%。因此对任何一例心律失常的患者，均应尽力发现其潜在的器质性心脏病，并确诊其病变的类型。

(二) 心律失常相关的症状

心律失常的预后也决定于相关的症状。如室性心律失常，若伴有意识丧失的症状，有报道2年死亡率高达50%，因此，无疑这类患者必须重点关注。相关症状不仅影响治疗的决策，而且影响治疗方法的选择。相关症状，如心悸、头晕、晕厥和猝死，依次增加心律失常的危险性。对于无症状的患者，较难做出决策，应详细分析其他的预后因素。心律失常症状的分级见表5-1-1，分级越高，危险性越大。

表5-1-1　心律失常的症状分级

Ⅰ级	无症状或仅有心悸症状
Ⅱ级	头晕、胸痛或呼吸困难
Ⅲ级	晕厥或意识障碍，或重要脏器严重功能不良的症状
Ⅳ级	心脏骤停

(三) 心律失常本身的特点

不同的心律失常类型，其预后也各有不同。轻者，如房室结折返性心动过速，一般不影响预后。严重者，如快速和缓慢心律失常中的一些心律失常可以危及生命，据报道引起心律失常性猝死的心律失常70%是心室颤动，30%是心室停搏。下面逐一叙述一些常见心律失常的预后。

1. 窦性心动过缓　一般预后较好，不影响工作和日常生活，对严重生理性的窦缓及病窦，若不植入起搏器，则预后不良。

2. 房室传导阻滞(AVB)　发生于房室结内的一度房室传导阻滞的预后尚不清楚，产生在希氏束水平的一度房室传导阻滞可能会进展为高度传导阻滞，宽QRS波伴有长P-R间期有可能是发生于房室结外的阻滞。二度Ⅰ型房室传导阻滞常出现于高迷走状态的正常人群，这些人群中预后良好，对健康人群及运动员的观察表明较少会出现进展性的传导阻滞。二度Ⅰ型也会发生在房室结存在病变的人群，特别是在应用阻断房室结的药物后、急性心肌炎、急性下壁心肌梗死或缺血的情况下。伴有窦性心率减慢和阻滞比率升高(如2∶1或3∶2下传)的二度Ⅰ型，可以出现明显心排血量降低及低灌注症状或心力衰竭。

二度Ⅱ型房室传导阻滞很可能会进展为更高的阻滞，可能需要起搏器的治疗。合并其他传导异常与否为预后的判断提供了线索，伴有束支阻滞(特别是希氏束远端阻滞)的二度Ⅱ型易出现晕厥，需要接受起搏器治疗。

三度房室传导阻滞的预后判断由病因决定，先天性三度房室传导阻滞可以合并其他心脏异常或心脏结构正常，在青年或成年前常无症状，但以后常需要起搏器治疗。某些可逆原因，如电解质紊乱或药物引起的三度房室传导阻滞往往是短暂的，患者是否出现晕厥或心力衰竭取决于逸搏节律的频率。冠状动脉疾病导致的房室结外阻滞预后较差，这是由于这些患者中同时存在心肌的损害。值得注意的是，发生在急性心肌梗死(尤其是下壁心肌梗死)期间的三度房室传导阻滞多数是可逆的，不需要永久性起搏治疗。

3. 室上性心动过速

(1) 窦性心动过速：生理性窦性心动过速一般处理病因，预后与病因相关。体位性窦性心动过速及不适当的窦性心动过速预后良好。

(2) 房室结折返性心动过速：通常不伴器质性心脏病，一般预后较好。需要注意的是导管消融已被作为房室结折返性心动过速首选的治疗措施，术中约1%可能会出现二度或三度的房室传导阻滞。

(3) 非阵发性交界性心动过速：非阵发性交界性心动过速起源于交界区，由于心室率不快，预后良好。可能是严重临床情况的标志，如洋地黄中毒、心脏外科术后、低钾、心肌缺血、慢性阻塞性肺疾病、缺氧、心肌炎等。

(4) 房室折返性心动过速及旁路相关的其他心律失常：预激综合征随访3～10年的猝死发生率为0.15%～0.39%，发生猝死的高危因素：① 心房颤动时最短的旁路前传的R－R间期<250 ms；② 症状性心动过速病史；③ 多旁路；④ Ebstein畸形；⑤ 家族性预激综合征。发生猝死的低危因素：① 间歇性预激，提示旁路不应期较长；② 用普鲁卡因胺后预激波消失。

(5) 局灶性房性心动过速：非持续性局灶性房性心动过速在动态心电图检查上很常见，很少伴有症状，预后好，可不必治疗。持续性局灶性房性心动过速相对少见，儿童较多见，特别是先天性心脏病患儿。除无休止的局灶性房性心动过速除了可导致心动过速性心肌病以外，多数局灶性房性心动过速的预后良好。成人局灶性房性心动过速可发生在无器质性心脏病患者，但多数有基础心脏病。洋地黄中毒导致的房性心动过速常伴房室传导阻滞。多源性(多灶性)房性心动过速常发生于严重肺病患者，也见于代谢异常、电解质紊乱等。预后决定于心动过速发作情况及基础心血管疾病。

(6) 心房扑动：心房扑动偶尔可1∶1下传导致心室率过快，症状严重者甚至可危及生命。其与心房颤动合并存在者高达30%。心房扑动的血栓栓塞危险低于心房颤动，但高于正常对照。

(7) 心房颤动：房颤的主要并发症是血栓栓塞事件，其中危害最大的并发症是脑卒中。根据Framingham研究资料，非瓣膜病房颤引起脑栓塞发生的危险是对照组的5.6倍，瓣膜病合并的房颤是对照组的17.6倍。非瓣膜病房颤发生栓塞事件的危险为每年5%左右，是非房颤患者发生率的2倍，占所有脑栓塞事件的15%～20%。老年房颤患者栓塞发生率较高，50～59岁患者因房颤所致的脑卒中每年发生率为1.5%，而80～89岁者则升高到23.5%。男性患者栓塞发病率在各年龄段均高于女性。高危因素包括：既往有缺血性脑卒中史，TIA，或体循环血栓栓塞史，二尖瓣狭窄，人工瓣膜。房颤偶可引起心动过速性心肌病，大多发生在心功能障碍和心室率持续性增快的患者。它最大的特点是具有可逆性，即一旦心动过速得以控制，原来扩大的心脏和心功能可部分或完全恢复正常，预后尚可。

(8) 室性心律失常：有报道称，复杂的室性心律失常与猝死危险性增加有关。室性期前收缩、非持续性室性心动过速、单形性持续性室性心动过速、多形性持续性室性心动过速和心室颤动，危险性依次增加。然而，室性心律失常的复杂性与猝死之间确切的相关性并不清楚。

室性心动过速的预后主要取决于基础心脏疾病及其严重程度。临床上出现血流动力学稳定的、耐受良好的室性心动过速并不意味着患者无器质性心脏病。明显器质性心脏病患者发生血流动力学稳定的室速并不表明预后良好，当射血分数明显低下时(<30%)预后较差。血流动力学不稳定室速通常出现在心功能差的患者，但心室功能正常的患者在心室率很快的情况下可以出现不稳定室速或室颤(如长Q－T综合征患者)。一些有特发性室速的"正常心脏"患者因为血管迷走反射也可以出现低血压状态。

参 考 文 献

1. 陈新. 黄宛心电图学[M]. 第6版. 北京：人民卫生出版社，2009.
2. 陈新. 临床心律失常学[M]. 北京：人民卫生出版社，2008.
3. 张澍. 实用心律失常学[M]. 北京：人民卫生出版社，2010.

第二章 期前收缩

李京波

期前收缩(premature contraction)也称过早搏动、期外收缩或额外收缩，是指心脏某一部位较基本心律提前发出的冲动，而提早引起心脏的一部分或全部除极，基本心律可以是窦性、房性、房室交界性和室性等。

(一) 期前收缩的分类

根据起源部位不同可分为房性、房室交界性及室性期前收缩3种类型。前2种起源于希氏束分叉以上，统称为室上性期前收缩。起源于希氏束分叉处以下部位的期前收缩，称为室性期前收缩。在各类期前收缩中，以室性期前收缩最多见，房性期前收缩次之，交界性期前收缩最少见。

根据期前收缩发生的频度可分为偶发和频发期前收缩。一般将每分钟<5次称为偶发期前收缩，每分钟≥5次称为频发期前收缩。

期前收缩依据形态可分为单形性(monomorphic)和多形性(multimorphic)期前收缩，依据发生部位分为单源性(unifocal)和多源性(multifocal)期前收缩，多源性期前收缩指期前收缩的形态和配对间期均不同(图5－2－1)。

期前收缩与主导心律心搏成组出现称为"联律"，根据联律间期可分为联律间期固定型和联律间期不固定型期前收缩。还可根据期前收缩的联律分为二联律、三联律和四联律，分别指主导心律搏动和期前收缩交替出现，每2个主导心律搏动后出现1个期前收缩以及每3个主导心律搏动后出现1个期前收缩(图5－2－1、图5－2－2)。两个期前收缩连续出现称为成对的(couplets)期前收缩(图5－2－3)，3～5次期前收缩连续出现称为成串的或连发的(salvo)期前收缩。一般将≥3次连续出现的期前收缩称为心动过速(图5－2－3)。

期前收缩还可根据发生机制不同可分为自律性、折返性和触发性期前收缩。

(二) 病因

正常人和各种心脏病患者均可发生期前收缩。期前收缩

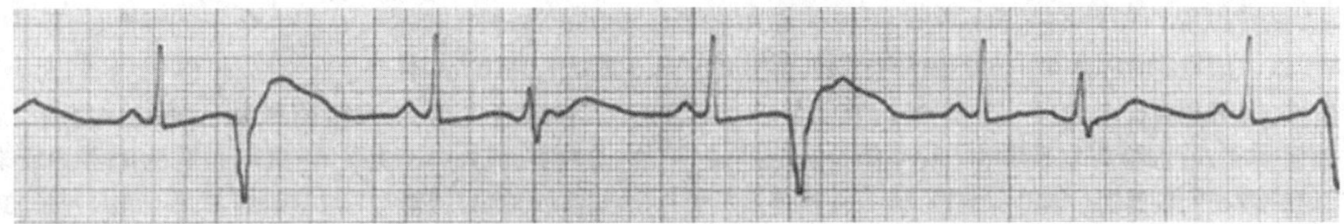

图 5-2-1 多源性室性期前收缩,成二联律(Ⅱ导联)

第 2、4、6、8 个 QRS 波群提前发生,增宽畸形,其中第 2、6 个 QRS 波群与第 4、8 个 QRS 波群形态各异,配对间期不等,为多源性室性期前收缩

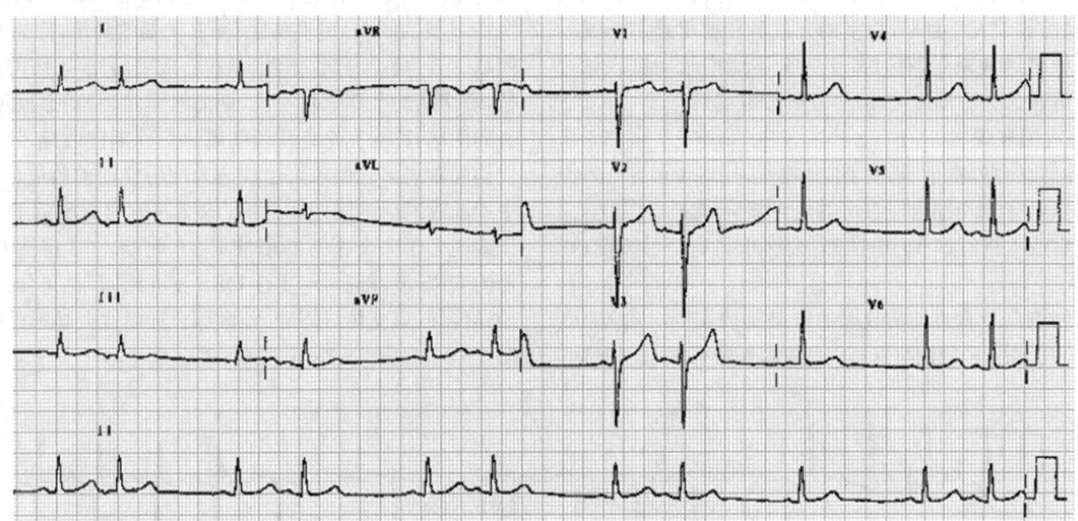

图 5-2-2 房性期前收缩,成二联律、三联律

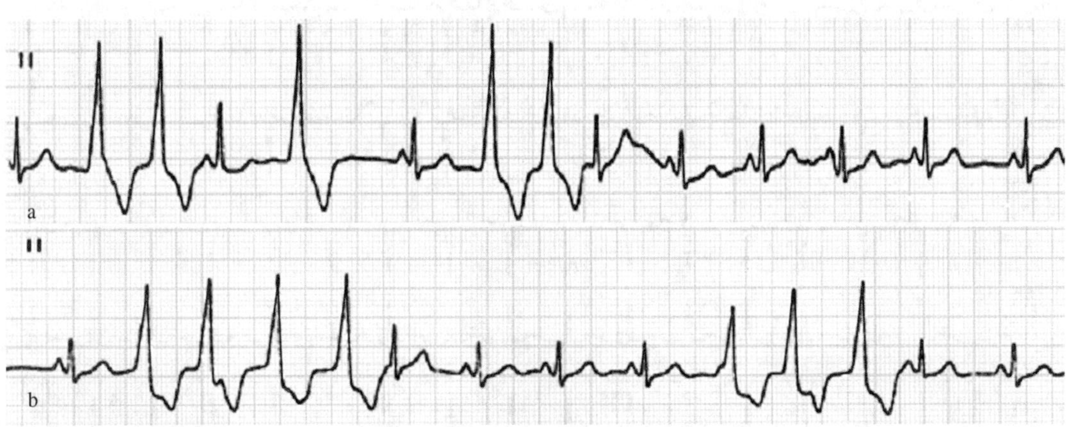

图 5-2-3 室性期前收缩(Ⅱ导联)

a. 第 1、3 个窦性搏动后连续提前发生两个宽大畸形的 QRS 波群,其前无 P 波,为成对的室性期前收缩 b. 成串或连发的室性期前收缩,亦称短阵室性心动过速

可发生于任何年龄,但儿童少见,老年人多见。期前收缩可因神经功能性因素引起,如激烈运动,精神紧张、长期失眠,过量的烟、酒、茶、咖啡等的摄入,心血管神经症等所发生的期前收缩都属此类原因。炎症、缺血、缺氧、麻醉、心导管检查、外科手术和左室假腱索等均可使心肌受到机械、电、化学性刺激而发生期前收缩。期前收缩常见于冠状动脉粥样硬化性心脏病(冠心病)、心肌病、风湿性心脏病、肺源性心脏病、高血压左心室肥厚、二尖瓣脱垂患者,尤其在发生心力衰竭或急性心肌梗死时。洋地黄、酒石酸锑钾、普鲁卡因胺、奎尼丁、三环类抗抑郁药中毒亦可引起期前收缩。电解质紊乱可诱发期前收缩,特别是低钾血症。值得注意的是有些器质性心脏病的早期,就具有自主神经功能紊乱的症状(如甲状腺功能亢进性心脏病),有些药物除对心肌有直接毒性外,也对自主神经功能有影响(如酒石酸锑钾、洋地黄等),故在考虑期前收缩的病因主要是由于神经功能因素时,应仔细分析病情,并做有关检查,以除外器质性因素。

(三) 临床表现

期前收缩患者可以毫无症状,或仅有心悸、心跳或"停跳"感。期前收缩次数过多者会有头昏、乏力、胸闷等症状。发生于器质性心脏病的期前收缩,常使心脏病的症状加重。但也有不少患者，很多的症状是由于对期前收缩的不正确理解和焦虑、恐惧情绪所致。值得注意的是具有一定危险性的期前收缩倒不一定有特殊的明显症状。

期前收缩发生时，心脏检查发现节律不齐，有提前发生的心脏搏动，后继一较长间歇停搏。期前收缩的第一心音可有明显的增强，也可减弱，主要与过早收缩开始时房室瓣的位置有关。第二心音大多减弱，有时由于心室充盈量过小而收缩时不能使半月瓣开启，第二心音即无从产生，故只能听到一个心音。室性期前收缩因左右心室收缩不同步而常引起第一与第二心音的分裂，期前收缩发生越早，心室的充盈量和搏出量越小，桡动脉脉搏也相应地愈减弱，有时甚至完全不能扪及而被误诊，在二联律时可误诊为心动过缓，但心脏听诊可鉴别。

(四) 心电图表现

1. 房性期前收缩　房性期前收缩（premature atrial contraction）起源于窦房结以外心房的任何部位，提前出现的心房激动。正常成人进行24 h心电监测，大约 60%有房性期前收缩发生。

心电图特点：① 房性期前收缩的 P 波提前发生，与窦性 P 波形态各异。② P－R 间期与 R－P 间期的长短有关，R－P 间期愈短，P－R 间期愈长，反之，R－P 间期愈长，P－R 间期愈短，但都大于 120 ms，合并预激综合征时，P－R 间期小于 120 ms。③ 房性期前收缩如发生在舒张早期，适逢房室结尚未脱离前次搏动的不应期，可产生传导中断（被称为阻滞的或未下传的房性期前收缩）或缓慢传导（下传的 P－R 间期延长）现象。发生很早的房性期前收缩的 P 波可重叠在前面的 T 波上，且不能下传心室，故无 QRS 波发生，易误认为窦性停搏或窦房传导阻滞。此时应仔细检查 T 波形态异常加以识别。④ 房性期前收缩使窦房结提前发生除极，因而包括期前收缩在内的前后两个窦性 P 波的间期，短于窦性 P－P 间期的两倍，称为不完全代偿间歇。若房性期前收缩发生较晚，或窦房结周围组织的不应期长，窦房结的节律未被扰乱，期前收缩前后 P－P 间期恰为窦性者的两倍，称为完全性代偿间歇。房性期前收缩发生不完全性代偿间歇居多。偶尔可出现插入性房性期前收缩，在这种情况中期前收缩后的间期非常短，房性期前收缩前后 P－P 间期等于或稍大于一个正常的窦性 P－P 间期。⑤ 房性期前收缩下传的 QRS 波群通常与窦性 QRS 波群相同，也可伴时相性室内差异传导、束支传导阻滞、预激综合征而宽大畸形（图 5－2－2、图 5－2－4、图 5－2－5、图 5－2－6）。

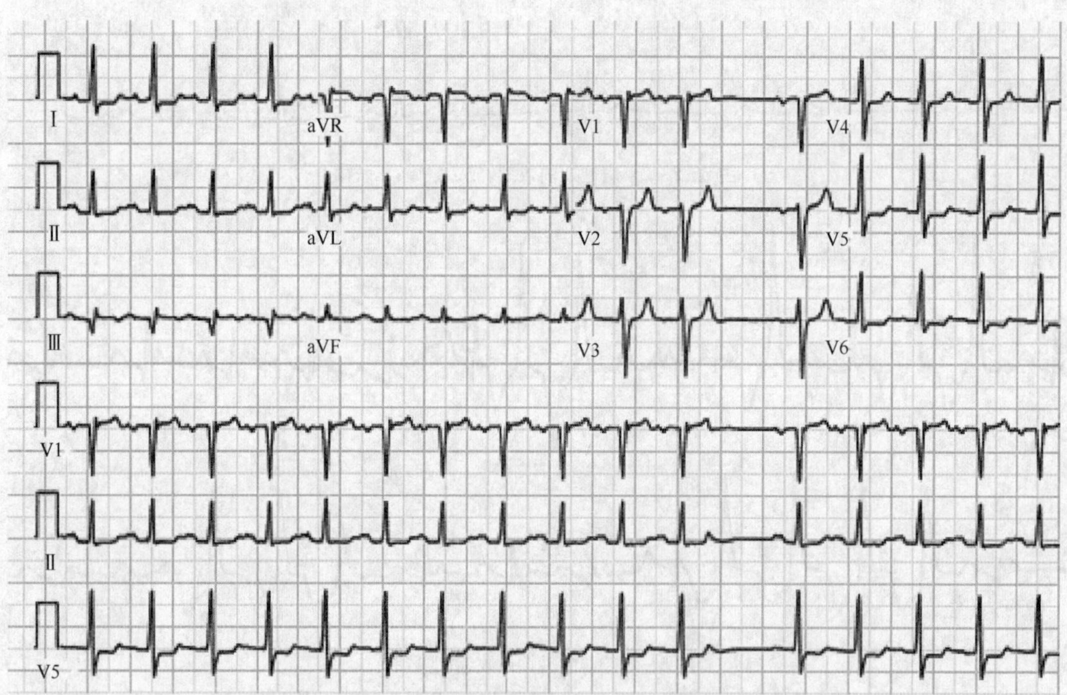

图 5－2－4　窦性心动过速伴阻滞性房性期前收缩

见下三行 V1、Ⅱ和 V5 导联连续记录，第 13 个 P 波提前出现落在前一个心搏的 T 波上，导致未下传

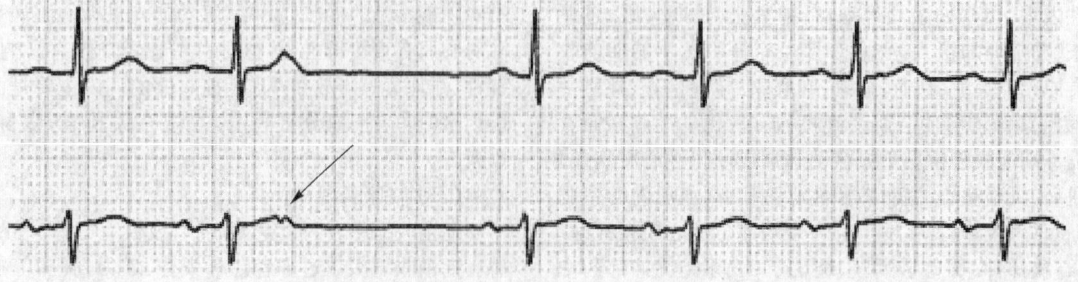

图 5－2－5　房性期前收缩未下传（阻滞性房性期前收缩）心电图（箭头所指）

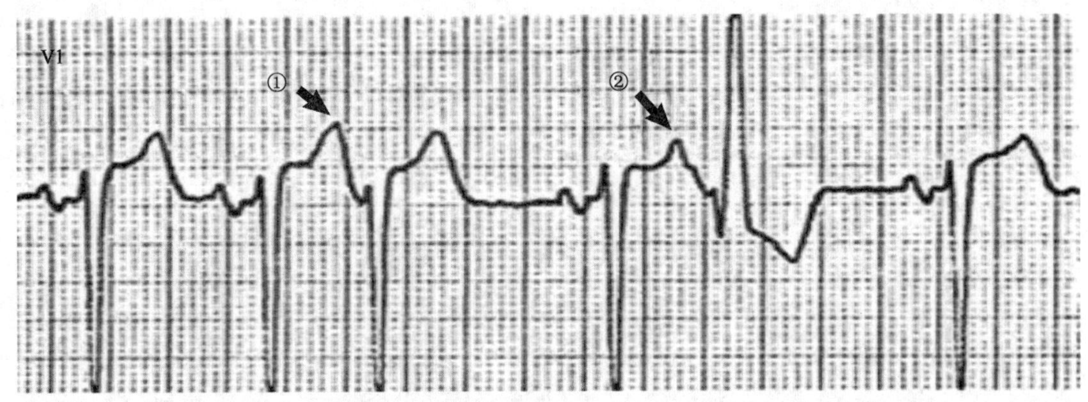

图 5-2-6　房性期前收缩心电图(V1 导联)

第 3(箭头①)、5(箭头②)个心搏为房性期前收缩,其中第 5 个心搏为房性期前收缩伴室内差异传导

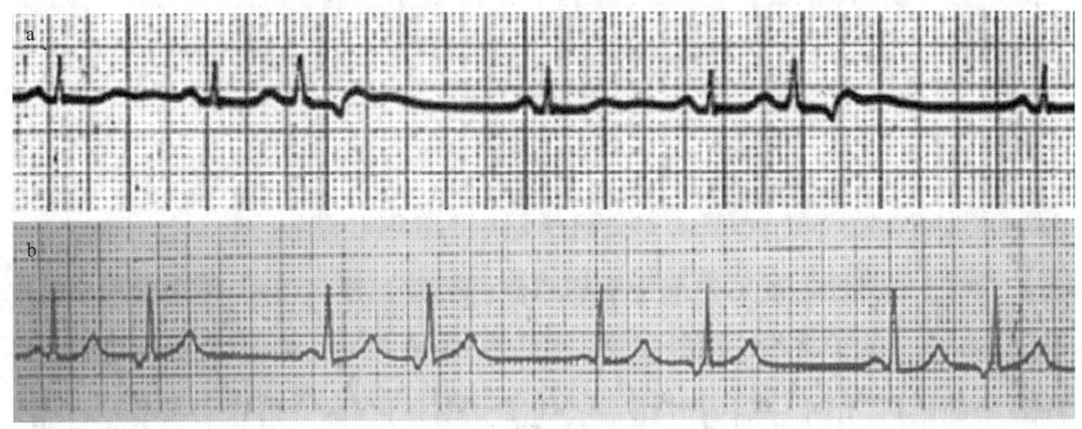

图 5-2-7　房室交界性期前收缩(Ⅱ导联)

a. 房室交界性期前收缩,成三联律,逆行 P 波位于 QRS 波群之后　b. 房室交界性期前收缩,成二联律,逆行 P 波位于 QRS 波群之前

2. 交界性期前收缩　交界性期前收缩(premature junctional contraction)是指起源于房室交界区的激动形成的期前收缩。

心电图特点:① 提早出现的 QRS 波群形态与窦性相同,部分因伴时相性室内差异传导、束支阻滞或预激综合征而畸形。② 逆行 P 位于 QRS 之前(P-R 间期<0.12 s)、QRS 之中或 QRS 之后(R-P 间期<0.20 s)。③ 交界性期前收缩起源点远离窦房结,在逆行心房传导过程中,常与窦性激动在窦房交界区或房室交界区发生绝对干扰,产生完全性代偿间歇(图 5-2-7)。

3. 室性期前收缩　室性期前收缩(premature ventricular contraction)是指起源于希氏束以下部位的期前收缩。

心电图特点:① 提前发生的宽大畸形的 QRS 波群,时限通常超过 0.12 s,S-T 段与 T 波的方向与 QRS 波群主波方向相反。② 室性期前收缩与其前面的窦性搏动之间期(称为配对间期)恒定。③ 室性期前收缩很少能逆传心房,提前激动窦房结,故窦房结冲动发放未受干扰,室性期前收缩后出现完全性代偿间歇,即包含室性期前收缩在内前后两个下传的窦性搏动之间期,等于两个窦性 R-R 间期之和。④ 若室性期前收缩恰巧插入两个窦性搏动之间,不产生室性期前收缩后停顿,称之为间位性室性期前收缩(interpolated premature ventricular contraction)或插入性室性期前收缩。间位性室性期前收缩一般在窦性心动过缓或室性期前收缩发生较早时出现。间位性室性期前收缩常对紧随其后的窦性激动产生干扰,最常见的干扰是使其后的窦性激动的 P-R 间期延长,这是因为室性期前收缩激动逆传到房室交界区时,使之进入相对不应期,因而影响下一窦性激动在房室传导系统中下传的速度所致。⑤ 少数室性期前收缩的冲动可逆传至心房,产生逆行 P 波,甚至再返回心室而形成少见的室性反复心律。⑥ 室性并行心律(ventricular parasystole):心室的异位起搏点规律地自行发放冲动,并能防止窦房结冲动入侵。其心电图表现为:异位室性搏动与窦性搏动的配对间期不恒定;长的两个异位搏动之间距,是最短的两个异位搏动间期的整倍数;当主导心律的冲动下传与心室异位搏动点的冲动几乎同时抵达心室,可产生室性融合波,其形态介于以上两种 QRS 波群形态之间(图 5-2-8、图 5-2-9)。

(五) 诊断

根据患者的陈述常能提示期前收缩的可能,而经过心脏听诊一般即容易得出诊断。频繁的期前收缩有时从体征不易与心房颤动鉴别;运动后心率增快时能使一部分期前收缩减少或消失,而心房颤动中的心室律则更为不齐。心搏呈二联律者大多数系由期前收缩所引起;但亦可以为 3∶2 房室传导阻滞。期前收缩引起的二联律产生强弱交替的脉搏,但与交替脉不同,脉律有明显的不齐,故不难区别。

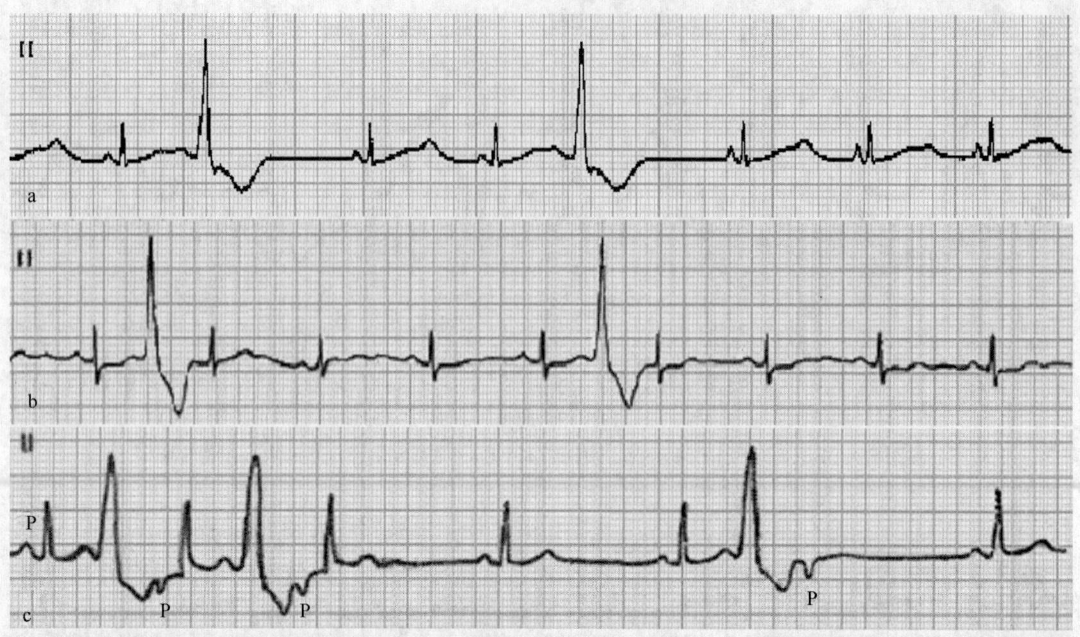

图 5-2-8　室性期前收缩(Ⅱ导联)

a. 第2、5个QRS波群提前发生，明显增宽畸形，其前无P波，其后有完全性代偿间歇　b. 第2、7个QRS波群提前发生，明显增宽畸形，其后无代偿间歇，为间位性室性期前收缩　c. 室性期前收缩后有逆行P波，大多数引起室性反复心搏

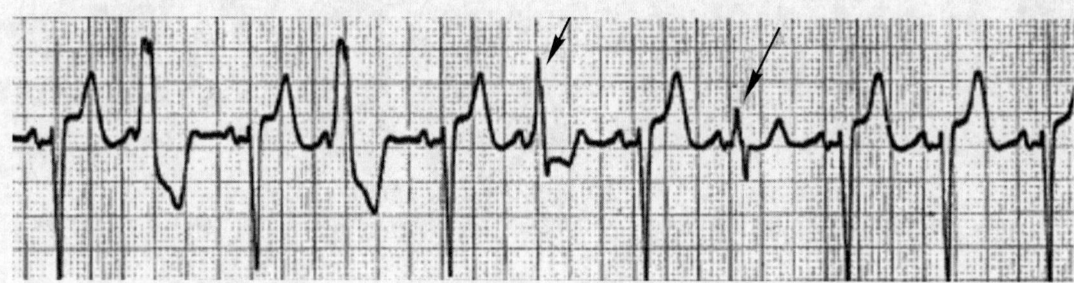

图 5-2-9　室性并行心律(V1 导联)

第2、4、6、8个搏动为室性并行心律。频率为50次/min。第6、8个搏动为室性融合波(箭头所指)

心电图不仅能使期前收缩的诊断更为明确，还能进一步确定期前收缩的类型。对于有些特殊类型，如阻滞性房性期前收缩、间位性或连发成串的期前收缩、多源性期前收缩等，则尤需心电图来确诊。

（六）治疗

房性期前收缩通常不需要治疗。去除诱因如控制感染、改善心肌缺血或心力衰竭，避免情绪激动以及过度烟、酒及浓茶、咖啡等摄入等，房性期前收缩大多可得到控制。伴有明显症状的房性期前收缩或房性期前收缩诱发心动过速时，可选用洋地黄、β受体阻滞剂、非二氢吡啶类钙拮抗剂、普罗帕酮、莫雷西嗪或胺碘酮等治疗。

房室交界性期前收缩一般不需治疗。由心力衰竭引起的房室交界性期前收缩，适当洋地黄可达到治疗目的。对症状明显的房室交界性期前收缩，可选用β受体阻滞剂、I_c类抗心律失常药及钙拮抗剂。起源于房室结远端的期前收缩有可能在心动周期早期发生，在某些情况下可能会诱发快速性室性心律失常，在这种情况下，其治疗与室性期前收缩一样。

室性期前收缩伴发心肌缺血、心力衰竭、低钾血症、洋地黄中毒、感染、肺源性心脏病等情况时，应首先治疗上述病因。

无器质性心脏病的室性期前收缩不会增加此类患者发生心脏性死亡的危险性，如无明显症状，可不必使用药物治疗。如患者症状明显，治疗以消除症状为目的。减轻患者焦虑与不安，避免诱发因素，如吸烟、咖啡、应激等。药物宜选用β受体阻滞剂，亦可酌情选用美西律、普罗帕酮。

急性心肌梗死早期出现的室性期前收缩，除β受体阻滞剂外，不必常规使用抗心律失常药物治疗，但需密切监测。如因频发室性期前收缩诱发了持续性室性心动过速，可静脉使用利多卡因和胺碘酮。

有器质性心脏病，伴轻度心功能不全(EF 40%～50%)，原则上只处理心脏病，不必针对应用室性期前收缩的药物。但有明显症状者，可选用β受体阻滞剂、美西律、普罗帕酮、莫雷西嗪、胺碘酮等。在紧急情况下可静脉使用利多卡因和胺碘酮，必要时可考虑联合用药。

器质性心脏病合并明显心力衰竭伴有室性期前收缩，有很高的心脏性猝死危险性。一般只能选择β受体阻滞剂、胺碘酮或两者联用。

心电图上室性期前收缩显示左束支传导阻滞伴电轴右偏以及下壁导联呈单向R波或右束支传导阻滞伴电轴左偏图形，其室性期前收缩起源于右心室流出道(图5-2-10)或左心室后间隔。具有这类心电图特点的频发室性期前收缩患者，若症状明显，抗心律失常药物效果不佳，或不能耐受药物治疗，且无明显器质性心脏病，可考虑经导管射频消融治疗，其成功率可达90%以上。对于起源于其他部位的频发单形性室性期前收缩，如症状明显，药物效果不佳或发生室性期前收缩诱发的心肌病，亦可考虑射频消融治疗，但成功率低于上述部位。

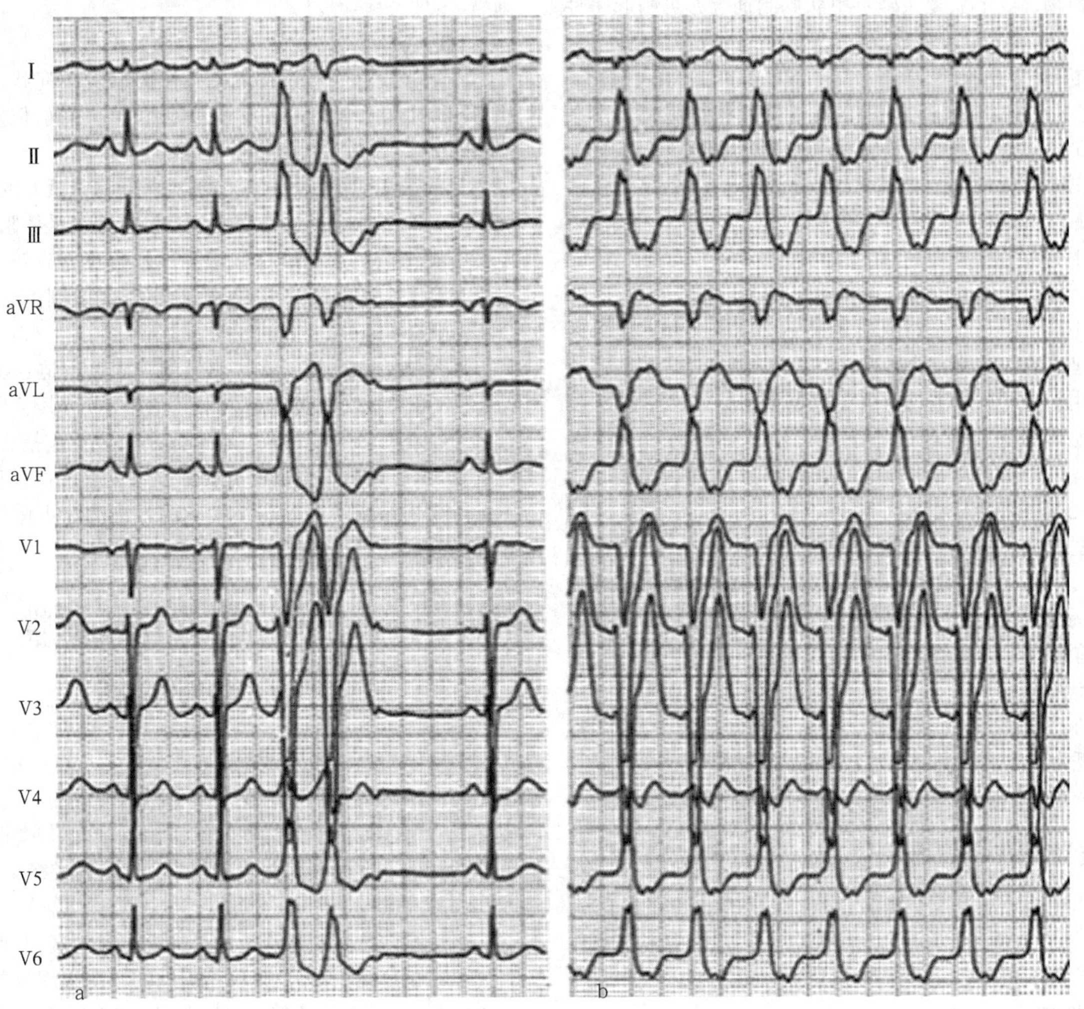

图5-2-10　同一例患者右心室流出道室性期前收缩(a)和室性心动过速(b)

第三章　快速室上性心律失常

李京波

第一节　窦性心动过速

窦性心动过速(sinus tachycardia)是一种对适当的生理刺激(如运动)或过度刺激(如甲状腺功能亢进)的正常反应。人体控制窦性心律机制的失衡可导致不适当窦性心动过速(inappropriate sinus tachycardia)。

一、生理性窦性心动过速

正常窦房结发放的冲动频率为60～100次/min，除了受自主神经的影响外，还受许多其他因素的影响，包括缺氧、酸中毒、机械张力、温度和激素(三碘甲状腺原氨酸与5-羟色胺)等。生理性窦性心动过速即为常见的窦性心动过速。成人窦性心律的频率超过100次/min，且与生理、情绪、病理状态或药物作用水平相一致，称为窦性心动过速。

(一) 原因

窦性心动过速的发生,常是人体对各种刺激或病理生理应激的正常反应,激烈运动、情绪激动、吸烟、饮酒、喝茶和咖啡、发热、贫血、失血、甲状腺功能亢进、呼吸功能不全、休克、心力衰竭、心肌炎和心肌缺血等均可引起窦性心动过速。药物如儿茶酚胺类药物、阿托品、氨茶碱及甲状腺制剂等亦可引起窦性心动过速。

(二) 机制

窦性心动过速是由于生理性的影响使起搏细胞在窦房结内向上移动的结果。目前认为窦房结细胞舒张期 4 相除极加速,引起了窦性心动过速。与窦房结起搏细胞有关的离子流为内向电流 I_f。

(三) 临床特点

临床上窦性心动过速均呈逐渐增快和逐渐减慢的改变,心率一般在 100～180 次/min,有时可高达 200 次/min。这可区别于突然起止的阵发性心动过速。患者常自觉心悸,其他症状取决于窦性心动过速发生的原因。按摩颈动脉窦、Valsalva 动作以及其他刺激迷走神经的方法均可使窦性心动过速逐渐减慢。

(四) 心电图特点

窦性型 P 波,频率>100 次/min,P-R 间期 0.12～0.20 s(老年人可达 220 ms)(图 5-2-4)。每个 P-P 间期可有轻度变化,P 波形态正常,但振幅可变大或高尖。心率较快时,有时 P 波可与前面的 T 波重叠,分析时应加以注意。

(五) 治疗

窦性心动过速一般不必治疗。治疗应针对原发疾病本身,同时去除诱发因素。少数病例可短期服用镇静剂,必要时 β 受体阻滞剂或非二氢吡啶类钙拮抗剂可用于减慢心率。

二、不适当窦性心动过速

不适当窦性心动过速是指静息状态下窦性心率的持续性增快,或窦性心率的增快与生理、情绪激动、病理状态或药物作用水平无关或不相一致,也称特发性窦性心动过速。

(一) 机制

不适当窦性心动过速的病理基础可能是多因素的,但目前比较为大多数人认同的有两种机制。其一为窦房结本身的自律性增高,其二为自主神经对窦房结的调节异常,表现为交感神经兴奋性增高,迷走神经张力减低。

(二) 临床表现

不适当窦性心动过速患者绝大多数为女性,约占 90%,并且多发生于医务人员。发病年龄平均为(38±12)岁。主要症状为心悸,也可出现胸痛、气短、头昏、眩晕和先兆晕厥等症状。患者轻者可无症状,只是在常规体检时发现,重者可完全丧失活动能力。临床的常规检查可以排除一些心动过速的继发因素,但不能明确诊断不适当窦性心动过速。

(三) 诊断

不适当窦性心动过速的诊断有赖于有创性或无创性的检查。

(1) 动态心电图提示患者出现持续性窦性心动过速(心率超过 100 次/min),这种心率显著的增快有别于正常人活动状态下的心率及夜间的正常心率。

(2) 心动过速(和症状)是非阵发性的。

(3) P 波的形态和心内激动顺序与窦性心律时完全一致。

(4) 排除继发性窦性心动过速(如甲状腺功能亢进、嗜铬细胞瘤、生理失衡等)。

(四) 治疗

不适当窦性心动过速的治疗主要取决于症状。不治疗的患者出现心动过速性心肌病的危险性尚不明确,但发生比例可能很小。

目前虽无随机、双盲、安慰剂对照的临床试验的证据,但临床上不适当窦性心动过速药物治疗仍首选 β 受体阻滞剂,非二氢吡啶类钙拮抗剂如维拉帕米和地尔硫䓬亦有效。如不能耐受上述药物,可选用窦房结内向电流 I_f 抑制剂伊伐布雷定(ivabradine)。

对药物治疗无效或症状明显的顽固性不适当窦性心动过速患者,可采用改良窦房结的射频消融治疗,其急性成功率为 76%,长期随访成功率为 25%～65%,并发症包括心包炎、膈神经损伤、上腔静脉综合征或需要置入永久起搏器。利用外科手术切除窦房结或闭塞窦房结动脉的方法治疗不适当窦性心动过速亦有成功的个案报道。

第二节 窦房结折返性心动过速

窦房结折返性心动过速(sinus node reentry tachycardia)是由于窦房结内或其临近组织发生折返而形成的心动过速,呈阵发性。常常表现为非持续性发作,其 P 波形态与窦性 P 波相同或非常相似。常可被房性期前收缩突然诱发或终止。

(一) 机制

窦房结内传导的不均一性是折返形成的基础,但折返环是否局限在窦房结内,以及窦房结周围的心房组织或部分界嵴是否也参与折返,尚不清楚。尽管如此,窦房结折返性心动过速像房室结折返性心动过速一样,对迷走神经刺激或腺苷敏感,这表明窦房结组织参与了折返环。

(二) 临床特点

在因室上性心动过速而行电生理检查的患者中,窦房结折返性心动过速的检出率为 1.8%～16.9%。它可见于任何年龄,尤其是高龄者,无性别差别。多见于器质性心脏病,常见病因有冠心病、心肌病、风湿性心脏病,尤其多见于病态窦房结综合征患者。由于心动过速的频率多不很快,而发作常是非持续性的,故多无症状或症状较轻。若心动过速发作频率较快,则可出现心悸或心前区不适、头昏、先兆晕厥等症状,而晕厥罕见,因其心动过速的频率很少超过 180 次/min。发作特点为突然发作和突然终止。刺激迷走神经可终止发作。

(三) 心电图特点

P 波形态、电轴与窦性 P 波相同,频率在 80～200 次/min,平均心率多在 130～140 次/min;突然起止,短阵发作,持续数秒而终止,间隔 2～3 个正常心搏后再次发作;心动过速起始和终止时，心律可不甚规则，R－R间期可有20～140 ms之差；可被正常窦性心搏所终止；P－R间期比窦性心律时略有延长，一般在正常范围内保持1∶1传导，少数可伴有文氏现象(图5－3－1)。

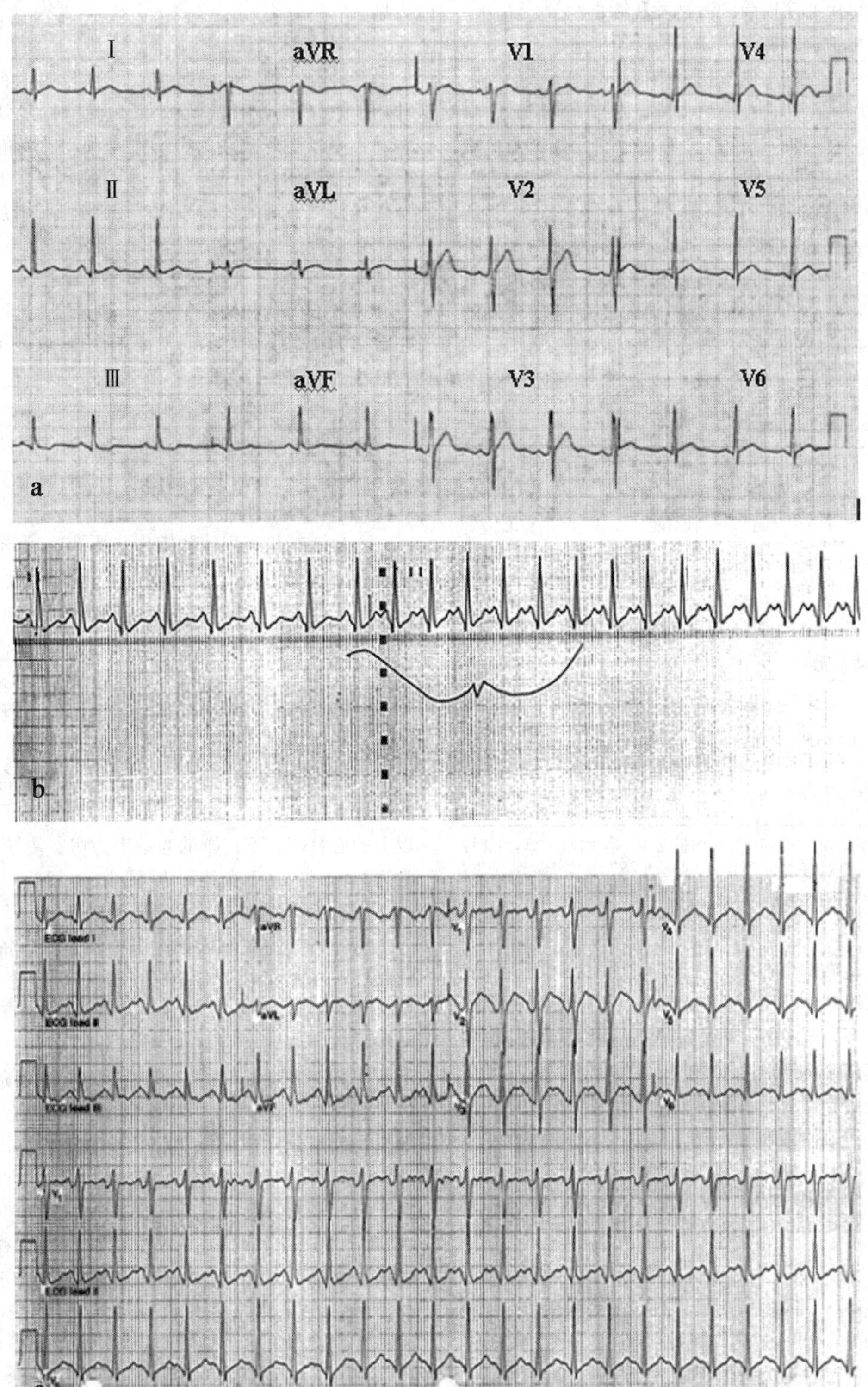

图5－3－1　窦房折返性心动过速

a. 窦性心律时的12导联心电图　b. 心动过速突然发作　c. 心动过速发作时的P波形态与窦性心律时的P波非常相似

(四) 诊断

窦房结折返性心动过速的诊断有赖于有创和无创的检查，下列特点高度提示窦房结折返性心动过速。

(1) 心动过速及其相关的症状呈阵发性的。

(2) P波形态与窦性心律时相同，其向量方向是从上到下和从右向左。

(3) 心内心房激动顺序与窦性心律相同，是从高到低和从右向左的激动顺序。

(4) 心动过速可由心房期前刺激诱发和终止。

(5) 心动过速可被迷走神经刺激或腺苷所终止。

(6) 心动过速的诱发与房内或房室结传导时间无关。

(五) 鉴别诊断

1. 窦性心动过速　窦房结折返性心动过速发作特点为突然发作、突然终止，而窦性心动过速则为逐渐开始、逐渐终止；刺激迷走神经可使窦房结折返性心动过速突然终止，而窦性心动过速只出现心率减慢；窦房结折返性心动过速通常持续几分钟而自行终止，而窦性心动过速可持续几小时或几日；电生理检查时，窦房结折返性心动过速可为心房期前刺激诱发和终止，而窦性心动过速则无此反应。

2. 与其他室上性心动过速的鉴别　见表 5-3-1。

表 5-3-1　室上性心动过速的鉴别

项　目	SNRT	IART	AAT	AVNRT	AVRT
期前收缩诱发/终止	能	能	不能	能	能
P 波形态与窦性 P 波形态	相同	不同	不同	逆行	逆行
心房激动顺序	相同	同/不同	同/不同	不同	不同
房室传导阻滞对心动过速的影响	无	无	无	无	终止
刺激迷走神经对心动过速的影响	终止	无	无	终止	终止
P-R 间期与 SVT 频率	相关	相关	相关	无关	无关

注：SNRT，窦房结折返性心动过速；IART，房内折返性心动过速；AAT，自律性房性心动过速；AVNRT，房室结折返性心动过速；AVRT，房室折返性心动过速；SVT，室上性心动过速。

(六) 治疗

无症状或症状轻微的患者可不处理。对于有症状患者，迷走神经刺激、腺苷、胺碘酮、β受体阻滞剂、非二氢吡啶类钙拮抗剂或洋地黄类药物(药物剂量参见房室结折返性心动过速)能有效终止或预防窦房结折返性心动过速。对顽固病例，主张在心房最早激动部位行导管射频消融治疗。

第三节　心房扑动和心房颤动

一、心房扑动

心房扑动(atrial flutter，AFL)简称房扑，是指快速、规则的心房电活动。房扑又称为大折返性房速。

(一) 病因

房扑较心房颤动少见。阵发性房扑可发生在无器质性心脏病者。持续性房扑常伴有基础心脏病如风湿性心脏病、冠心病、心肌病、高血压心脏病等。此外，肺栓塞、慢性充血性心力衰竭、二尖瓣或三尖瓣狭窄或反流、房间隔缺损等可导致心房扩大，亦可出现房扑。其他病因尚有甲状腺功能亢进、酒精中毒、心包炎。偶尔房扑为先天性的或发生在先天性心脏病手术之后，甚至可发生在子宫内的胎儿。随着心律失常射频消融手术的广泛开展，特别是房颤的射频消融术后，房扑的发生并不少见。

(二) 临床表现

房扑有不稳定的倾向，可恢复为窦性心律或进展为心房颤动，有时可持续数日甚至数年。房扑时心房收缩仍然存在，栓塞发生率较心房颤动为低。按摩颈动脉窦能减慢房扑的心室率，停止按摩后又恢复至原先心室率水平。偶尔在按摩颈动脉窦后房扑可转复为窦性心律。患者运动、增加交感神经张力或降低迷走神经张力的方法，可改善房室传导，使房扑心室率明显增加。

患者的症状和体征取决于原有的基础心脏病以及房扑时心室率的快慢。房扑的心室率不快者，患者可无症状。房扑伴有极快的心室率，可伴有心悸、胸闷、头昏、黑矇，甚至晕厥。还可诱发心绞痛和充血性心力衰竭。

体格检查可见快速的颈静脉扑动。当房室传导比率发生变化时，第一心音强度亦随之变化。有时能听到心房音。

(三) 心电图特点

心房活动呈现规律的锯齿状扑动波，扑动波之间等电线消失，在Ⅱ、Ⅲ、aVF、V1 导联最为明显。典型房扑的心房率通常在 250～350 次/min；心室率规则或不规则，取决于房室传导比率是否恒定。通常心房率为 300 次/min，未经药物治疗时，心室率通常为 150 次/min(2∶1 房室传导)。心室率明显缓慢(未用药时)则提示房室传导异常。使用 $Ⅰ_a$、$Ⅰ_c$ 和Ⅲ类抗心律失常药物可使心房率减慢至 200 次/min 以下，房室传导比率可恢复 1∶1，导致心室率显著增快。儿童、预激综合征以及甲状腺功能亢进等并发房扑，房室传导比率为 1∶1，可产生 300 次/min 以上的心室率。不规则的心室率为房室传导比率不固定所致，常为 2∶1 与 4∶1 交替下传(图 5-3-2)。

(四) 房扑的临床分型及电生理机制

房扑可分为峡部依赖性房扑和非峡部依赖性房扑。峡部依赖性房扑是指快速而有规则的心房节律，其频率在 250～350 次/min。心脏电生理研究已表明，房扑系折返所致。因这些折返环通常占领了心房大部分区域，故称之为“大折返”。下腔静脉至三尖瓣间的峡部(简称峡部)常为典型房扑折返环的关键部位，故将这类房扑称为峡部依赖性房扑。比较常见的为折返激动在房间隔是尾头方向，在右房游离壁是头尾方向，即逆钟向房扑(左前斜透视体位)，体表心电图心房扑动波在Ⅱ、Ⅲ、aVF 导联表现为负向，V1 导联为正向，V6 导联为负向，称为典型房扑(typical AFL)(图 5-3-3)。少见的是折返激动与逆钟向房扑相反，为顺钟向激动，即顺钟向峡部依赖性房扑，其体表心电图心房扑动波在Ⅱ、Ⅲ、aVF 导联表现为正向，V1 导联为负向，V6 导联为正向，称为反向的典型房扑(reverse typical AFL)(图 5-3-4)。除上述心电图表现外，有时可能还有其他少见类型的心电图变化，因此只有在心脏电生理检查时，起搏拖带峡部后才能确定是否有峡部参与了房扑折返的形成。

峡部依赖性房扑有时可出现双波或低环折返现象。双波折返是指两种房扑激动共用同一个典型房扑的折返径路，这种心律失常常为一过性，持续不过 3～6 个 QRS 波后便自行终止，在极少数情况下可演变成房颤。低环折返是指房扑通过界

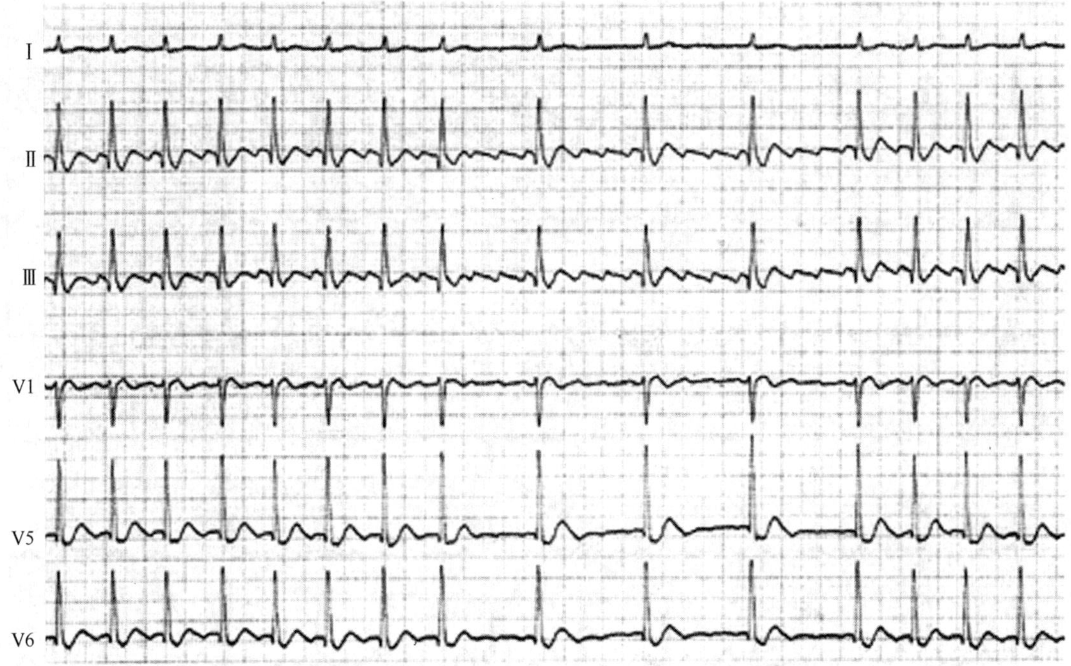

图 5－3－2　心房扑动（2∶1 和 4∶1 交替下传）

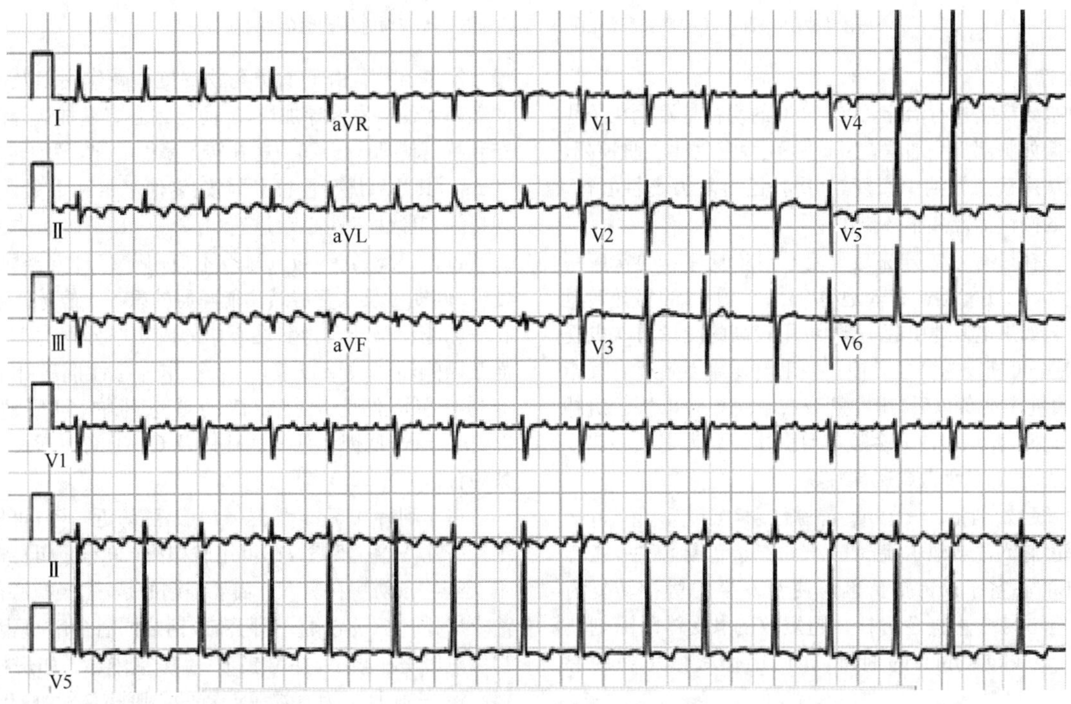

图 5－3－3　心 房 扑 动

心房扑动波在Ⅱ、Ⅲ、aVF 导联表现为负向，V1 导联为正向，为典型房扑（逆钟向房扑）

嵴围绕下腔静脉入口处折返。上述结果常可导致体表心电图变化。

非峡部依赖性房扑也称为不典型房扑。与峡部依赖性房扑相比，非峡部依赖性房扑较为少见。多数非峡部依赖性房扑与心房瘢痕有关。累及心房的心脏手术或消融术如先天性心脏病矫正术、二尖瓣手术、心房迷宫术或房颤射频消融术等是非峡部依赖性房扑的常见原因。这种心律失常又称为"损伤相关性大折返性房性心动过速"。峡部依赖性房扑可与损伤相关性大折返性房性心动过速并存，从而导致多折返现象。这类房扑心电图上的房扑波形与峡部依赖性房扑波形不同，但有相似之处。有些患者心电图上 P 波很难辨认，这可能与心房肌的大量瘢痕有关，确诊必须依靠心内膜标测。峡部依赖性房扑与非峡部依赖性房扑的鉴别方法是在下腔静脉和三尖瓣之间的峡部进行起搏刺激，如果发生隐匿性拖带，则为峡部依赖性房扑；如果发生显性拖带，而起搏后间期明显大于房扑周长，则证实是非峡部依赖性房扑。

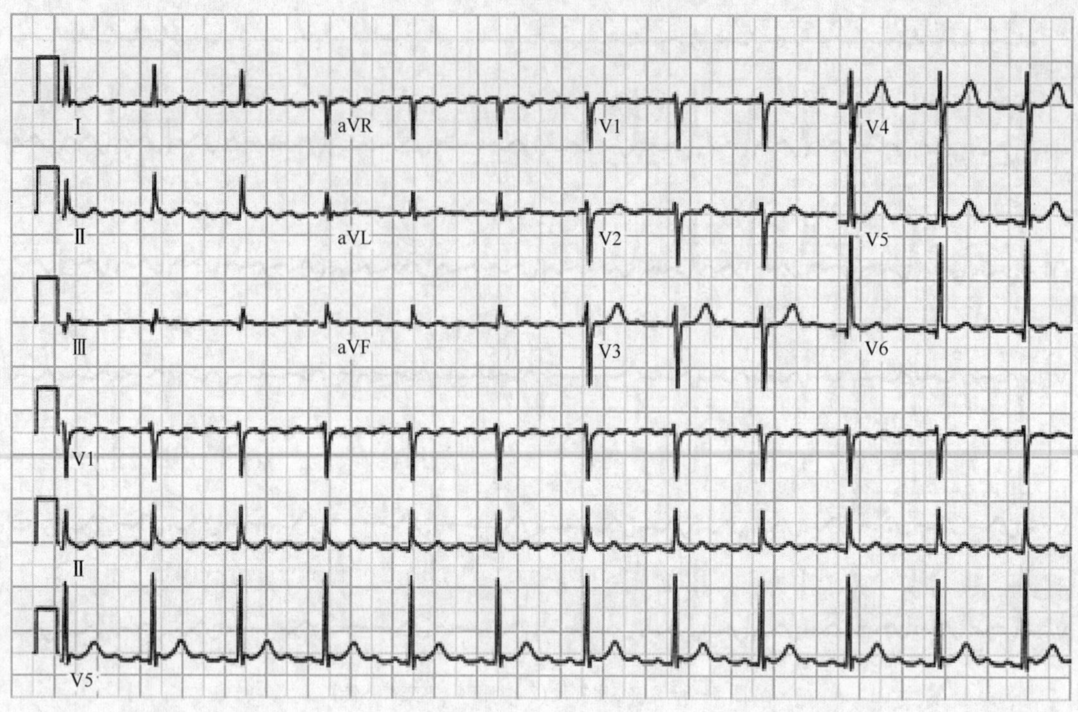

图 5-3-4　心房扑动

心房扑动波在Ⅱ、Ⅲ、aVF 导联表现为正向，V1 导联为负向，为反向的典型房扑（顺钟向房扑）

(五) 治疗

应针对基础疾病进行治疗，大约 60%的房扑是发生在一些疾病的急性期如肺部疾病加重，心肺手术后，或急性心肌梗死，如果患者能从疾病急性期中康复，且房扑已转复为窦性心律，则针对房扑的慢性治疗并非必要。

急性期房扑最有效的方法是直流电同步复律。通常应用较低的电能(50 J)便能迅速有效地将 95%～100%的房扑转复为窦性心律。如果电复律引起房颤，可用较高的能量再次电复律，一般情况下可恢复为窦性心律。如果电复律无效或有反指征，如服用大量洋地黄以后，用食管或右心房导管以快于房扑频率做心房起搏，此法能使大多数典型房扑转复为窦性心律或心室率较慢的房颤，从而改善临床症状。

维拉帕米起始剂量 5～10 mg 静脉注射，继以 5 μg/(kg·min)的速率静脉滴注或地尔硫䓬 0.25 mg/kg 静脉滴注，能有效减慢房扑的心室率。钙拮抗剂可使新发生的房扑转复为窦性心律，但不易终止慢性房扑。超短效的β受体阻滞剂艾司洛尔 200 μg/(kg·min)的剂量，亦可用作减慢房扑的心室率。

若上述的治疗方法无效，可单独试用洋地黄类药物(如地高辛、毛花苷 C)减慢心室率，但常需较大剂量才能达到目的。用药后，房扑通常先转变为房颤，停药后再恢复窦性心律。偶尔可不转变为房颤而直接转复为窦性心律。若单独应用洋地黄类药物未能奏效，联合应用钙通道阻滞剂或β受体阻滞剂可有效控制心室率。静脉使用胺碘酮对减慢房扑的心室率与洋地黄同样有效，且起效较洋地黄为快，但其效果不及非二氢吡啶类钙拮抗剂和β受体阻滞剂。

如果房扑持续存在，可试用 I_a、I_c和Ⅲ类药物转复房扑并预防复发。但应先以洋地黄、钙通道阻滞剂或β受体阻滞剂减慢心室率，否则，由于 I_a类药物的抗胆碱作用以及减慢扑动波的频率而使房室传导加快，反而导致心室率加快。静脉注射伊布利特可使 38%～76%房扑转为窦性心律，平均转律的时间为 30 min，其效果优于普鲁卡因胺、索他洛尔和 I_c类药物，但可出现持续多形性室性心动过速(1.2%～1.7%)和非持续性室性心动过速(1.8%～6.7%)，故不应用于有严重器质性心脏病、Q-T间期延长或窦房结功能障碍的患者。静脉注射氟卡尼和普罗帕酮使房扑转为窦性心律的成功率分别为 13%和 40%，而胺碘酮转律效果较差，一般不作为急性期房扑的转律。多非利特亦可作为房扑转律的首选药物，肌酐清除率小于 2.0 ml/min，低钾和低镁血症以及 Q-T 间期延长是其应用的禁忌证。

多非利特 0.5 mg 2 次/d 口服，随访近一年，可使房扑患者维持窦性心律达 73%，亦可用胺碘酮(200 mg/d)、索他洛尔和 I_c类药物预防房扑复发。需要强调的是，I_c类抗心律失常药物治疗房扑时必须与β受体阻滞或钙拮抗剂合用，原因是 I_c类药物可减慢房扑频率，并引起 1∶1 房室传导。如房扑患者合并冠心病、充血性心力衰竭等严重的心脏病变时，应用 I_a和 I_c类药物容易导致严重室性心律失常，应予以重视。此时，以选用胺碘酮较为适宜。如房扑持续存在，Ⅰ类和Ⅲ类药物均不应继续应用，治疗目标只是减慢心室率，保持血流动力学稳定。

最初人们认为，在房扑复律过程中发生血栓栓塞的危险性可忽略不计。但观察显示，栓塞发生率为 1.7%～7.0%。未充分抗凝的房扑患者电复律后栓塞的危险性为 2.2%，而在房颤组则为 5.0%～7.0%。因此有关房颤的抗凝治疗指南也适用于预防房扑的血栓栓塞并发症。

经导管射频消融可根治峡部依赖性房扑，消融后峡部传导的双向阻滞使房扑根治的成功率达 90%～100%，应作为第一线的治疗方法。有些房颤患者用Ⅰc类药物和胺碘酮治疗，房颤会转为典型房扑，亦可选用导管消融峡部，使房颤的复发率明显降低。非峡部依赖性房扑的导管消融较峡部依赖性房扑困难，需要三维标测系统才能定位其折返环的关键部位，其成功率明显低于峡部依赖性房扑，故非峡部依赖性房扑仅在药物治疗无效的情况下可考虑导管消融治疗。

二、心房颤动

心房颤动(atrial fibrillation，AF)简称房颤，是临床上最常见的持续性心律失常，成年人群中房颤的发生率为1%～2%。房颤的发生率随着年龄增大而增加，40～50岁时为0.5%，80岁时为5%～15%。男性发生率高于女性。房颤可增加患者的死亡率，增加脑卒中和其他血栓栓塞事件的发生率，以及心力衰竭的发生率和住院率。房颤降低患者的生活质量和活动耐量，加重左心室功能障碍。

(一) 房颤的主要原因

房颤的发作呈阵发性或持续性。阵发性房颤可见于正常人，在情绪激动、手术后、运动或急性酒精中毒时发生。心脏与肺部疾病患者发生急性缺氧、高碳酸血症、代谢或血流动力学紊乱时亦可出现房颤。持续性房颤常见于风湿性心脏病、冠心病、高血压病、甲状腺功能亢进、心肌病、缩窄性心包炎、感染性心内膜炎、心力衰竭以及慢性阻塞性肺疾病等患者。对于某些易感人群，自主神经系统通过迷走或交感张力的增加可触发房颤，称之为神经源性房颤。

(二) 房颤的分类

临床上，根据发作方式和持续时间将房颤分为5类：首次确诊的房颤(first diagnosed AF)、阵发性房颤(paroxysmal AF)、持续性房颤(persistent AF)、长程持续性房颤(long standing persistent AF)和永久性房颤(permanent AF)。

首次确诊的房颤：首次发现的房颤，无论房颤的持续时间，无论是否存在房颤相关的症状及其严重程度。

阵发性房颤：反复发作的房颤(≥2次)，发作持续时间在7 d内，可以自行终止。发作在≤48 h行药物或电复律终止的房颤亦归入阵发性房颤。

持续性房颤：发作持续时间超过7 d的房颤。发作>48 h但未超过7 d行药物或电复律终止的房颤亦归入持续性房颤。

长程持续性房颤：指当决定采取节律控制策略时，房颤持续时间≥1年。

永久性房颤：指患者和医生已经接受房颤的存在，因此，根据定义，对永久性房颤患者不再追求节律控制。当重新采取节律控制策略时，房颤应该重新分类为长程持续性房颤。

房颤的进程通常表现为由阵发性房颤(可自行终止，持续时间≤7 d)进展为持续性房颤(>7 d，不能自行终止，通常需要复律治疗)、长程持续性房颤(持续时间超过1年)，最终发展为永久性房颤(医生和患者接受)。首次确诊的房颤可以是阵发性房颤的某一次发作，也可能是早已存在的持续性房颤或永久性房颤。

隐匿性房颤又称无症状性房颤，通常在治疗房颤并发症(缺血性卒中或心动过速性心肌病)时被发现，或由随机的心电图检查证实。隐匿性房颤可以表现为上述任一种形式的房颤。

孤立性房颤(lone AF)通常是指房颤发生在较为年轻(小于60岁)的患者，缺少心肺疾病的临床或超声心动图证据，包括高血压。这类患者的血栓栓塞发生率和死亡率较低，预后较好。但随着时间推移，由于年龄的增大或诸如左心房增大等心脏异常的发生，血栓栓塞发生率和死亡率也会升高，这类患者则不再属于孤立性房颤。

(三) 房颤的发生机制

1. 心房因素

(1) 房颤发生之前的心房病理学改变：任何心脏结构性疾病都可能引起缓慢而逐渐进展的心房和心室结构重构。心房重构表现为心房肌细胞增生，成纤维细胞转化为成肌纤维细胞，以及细胞间组织沉积和纤维化。结构重构引起肌束间电传导失耦联和局部传导障碍，促进房颤的发生和维持。上述电传导和解剖改变形成很多小的折返环，使房颤趋于维持。

(2) 病理生理改变时房颤的结果：房颤发生后，不同时间和不同病理结果引起心房发生电生理特性、机械功能和心房超微结构的改变。房颤发生的最初几日，心房不应期缩短。房颤持续发生后第一日，电重构即增加了房颤持续的稳定性。不应期缩短的主要细胞机制为Ca^{2+}内流下调，整流性K^+电流上调。转复为窦性心律后心房不应期恢复。

心房收缩功能紊乱通常发生在房颤持续数日后。心房收缩功能障碍的主要细胞机制是Ca^{2+}内流下调，钙储存和钙释放受损和心肌纤维的能量代谢异常。

2. 电生理机制　心动过速的发作和维持需要诱发因素和维持基质。这些机制并不互相排斥，而是在各时段共存。

(1) 局灶机制：局灶机制潜在地促进房颤的发作和维持，引起众多关注。局灶起源的异位激动的细胞学机制可能涉及触发活动和折返。心肌纤维排列极向的改变可以使心房肌的不应期缩短，肺静脉在房性心动过速的发生和维持方面起重要作用。

房颤射频消融的部位常在肺静脉和左心房之间，使心房激动周期延长并转复为窦性心律。而持续性房颤患者，高频异位激动的起源点散布在整个心房，消融或者使房颤转复为窦性心律都较困难。

(2) 多子波折返理论：根据该理论，房颤是数个连续独立的子波在整个心房内看似混乱地传导造成的。房颤波的波峰与波尾相碰撞，形成碎裂波，产生新的子波。同时发生传导阻滞，波的碰撞和融合可能使子波数量减少。只要子波的数量不减少到一定程度，多子波折返仍可维持房颤的持续。在多数阵发性房颤患者中，可识别房颤的局灶起源点，而在持续性或永久性房颤患者中，通常无法识别。

3. 遗传倾向　房颤有家族遗传倾向，特别是年轻时发生的房颤。很多遗传性心脏综合征已被证实与房颤相关。长Q-T综合征、短Q-T综合征和Brugada综合征与室上性心律失常有关，其中也包括房颤。房颤也通常发生在各种有遗传背景的疾病中，包括肥厚型心肌病、家族性预激综合征和异常左心室肥厚相关的*PRKAG*基因突变。家族性房颤与编码心房利钠肽的基因突变相关，或与编码钠通道的*SCN5A*基因功能丧失或心脏钾通道功能增强有关。大型研究表明，数个与房颤和心源性卒中相关的基因位点邻近*PITX2*和*ZFHX3*基因。其他基因缺陷的病理生理作用在房颤发作和维持中的作用目前尚不清楚。

（四）房颤的诊断

1. 临床表现 房颤症状与心室率、潜在功能状态、房颤持续时间以及个体感觉有关。多数房颤患者有心悸、胸痛、呼吸困难、乏力或头昏。心房利钠肽的释放可致多尿。房颤可引起心动过速性心肌病。晕厥虽不常见，但病情严重，通常提示有窦房结功能障碍、主动脉瓣狭窄、梗阻性肥厚型心肌病、脑血管疾病或房室旁道。心室率慢时，患者可无症状。房颤时，心房有效收缩消失，心排血量减少达25%或以上。

房颤有较高的发生体循环栓塞的危险。栓子因血流淤滞而出现在左心房或左心房心耳部，血栓形成于左心房心耳部较多。非瓣膜性房颤是最常见的与脑梗死有关的心脏病，非瓣膜性房颤患者其脑卒中的危险性较无房颤者高出5～7倍，而瓣膜性房颤患者的栓塞率更高，为非房颤患者的17.6倍。随着年龄增长，心力衰竭、冠心病、高血压等危险因素对脑卒中发生率的影响越来越弱，而房颤的影响力则持续增加，到80～90岁，房颤成为影响脑卒中发病率的唯一的独立危险因素。20%～25%的缺血性脑卒中是心源性栓子所致。

房颤时心脏听诊第一心音强弱不等，心律绝对不齐，心室率快时可发生脉搏短绌，原因是许多心室搏动过弱以致未能开启主动脉瓣，或因动脉血压波太小，未能传导至外周动脉。颈静脉搏动a波消失。

一旦房颤患者的心律变得规则，应考虑它可能转变为窦性心律、房性心动过速、房室传导比例固定的房扑或发生了房室交界区性心动过速或室性心动过速。如心室率变为慢而规则（30～60次/min），提示可能出现完全房室传导阻滞。心电图检查有助于确立诊断。房颤患者并发房室交界区性与室性心动过速或完全性房室传导阻滞，其最常见原因为洋地黄中毒。

2. 心电图特点 正常P波消失，心房除极混乱，呈小而规则的基线波动，形态与振幅均变化不定，称为f波，频率为350～600次/min，如f波细小，可经食管或置入右心房内电极进行记录；心室律绝对不规则，房颤未经药物治疗、房室传导正常者，心室率通常在100～160次/min之间，儿茶酚胺类药物、发热、运动、甲状腺功能亢进等均可缩短房室结不应期，使室率加速，相反，洋地黄、钙拮抗剂或β受体阻滞剂可延长房室结不应期，使室率减慢；QRS波群一般不增宽，当心室率过快，发生室内差异性传导，QRS波群增宽变形（图5-3-5）。房颤伴有完全性房室传导阻滞时，心室律变为慢而规则，在颤动波很细的导联上可误诊为房室交界性逸搏心律（图5-3-6）。

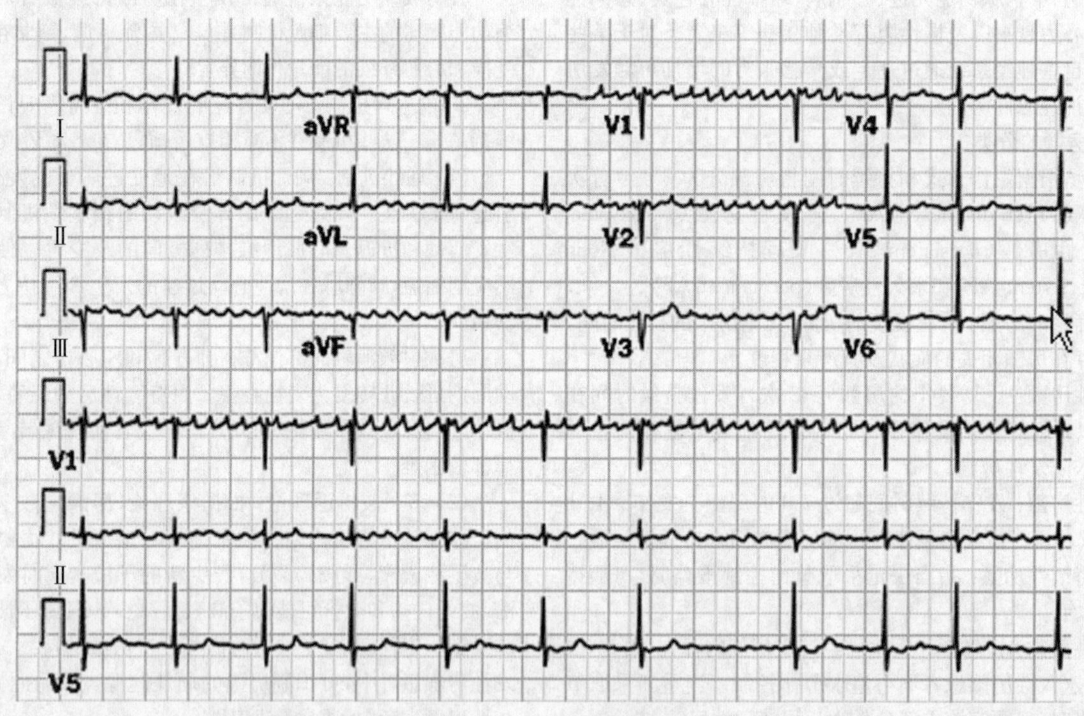

图5-3-5 心房颤动

P波消失，代之以大小、形态、振幅不等的f波，R-R间期绝对不齐

判别房颤时畸形QRS波是室内差异传导还是室性期前收缩较为困难，下列几点可做参考，但都有一些例外，只有全面分析，才能使诊断更准确。有时两者可以同时存在。① 长的前周期后出现提早的畸形QRS波常为差异传导，但具有“二联律法则”的室性期前收缩也总在长前周期后发生。② 配对间期固定的畸形QRS波常为室性期前收缩，但室性期前收缩配对间期不等者也不少见，故配对间期不固定者不能排除室性期前收缩。③ 70%的差异传导在V1导联中呈3相波的右束支阻滞型，而室性期前收缩者仅6%，故可作为诊断参考，但对左束支阻滞型则无意义。④ 右束支阻滞型差异传导的起始向量常与正常心搏相同，而室性期前收缩仅4%相同。⑤ 室性期前收缩后常有较长的类代偿间期，而差异传导后无长间期趋势。但室性期前收缩后有时也可无长间期。⑥ QRS波间期大于0.14 s，室性期前收缩的可能性大。⑦ 心室率缓慢的房颤中出现十分早的QRS波，常提示室性期前收缩。⑧ 畸形QRS波与以往室性期前收缩形态相同，则证实为室性期前收缩。⑨平均心室率

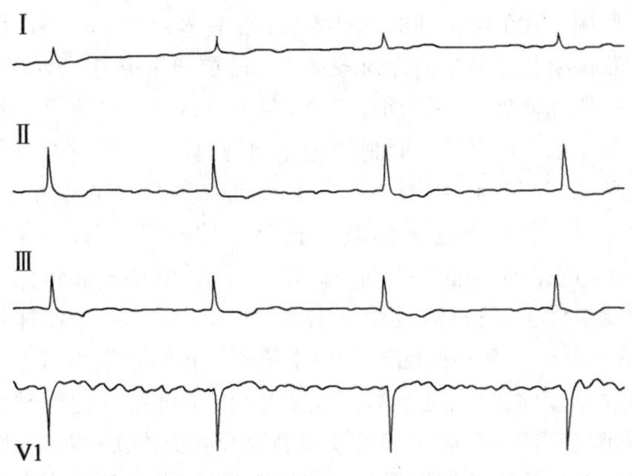

图 5-3-6　心房颤动伴完全性房室传导阻滞

患者有二尖瓣狭窄、心房颤动和心力衰竭，用洋地黄后心律变为规则，心室率约 42 次/min，标准导联上颤动波细

快时，室内差异传导的可能性大，尤其在未用洋地黄前。⑩ QRS波形态有以下特征者多系室性期前收缩：额面最大向量位于右上方；V1 导联呈单相或双相，R 波高于 R′；V1 导联形态与 V6 导联相似；V1～V6 导联均以负向为主；V1 和Ⅰ导联均为 QS 型；QS 波在 V6 导联最深；畸形 QRS 波不像左或右束支传导阻滞形态，或呈右束支传导阻滞型，但 V1 不呈 rsR′，V6 的 R/S<1；呈左束支传导阻滞型，但 V1 导联 R 波大于 30 ms，R 峰至 S 谷时间大于 60 ms；存在异常 Q 波，而窦性时无（图 5-3-7、图5-3-8）。

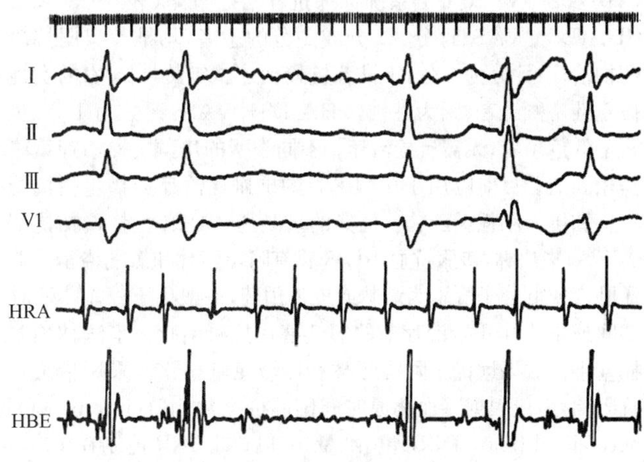

图 5-3-7　心房颤动伴室内差异性传导

长的前周期后出现右束支传导阻滞型差异传导（第四个心搏）。HRA 为高右心房电图，HBE 为希氏束电图（引自 Prystowsky E N, Klein G J. Cardiac arrhythmias: an integrated approach for the clinician [M]. New York: McGraw-Hill, 1994.）

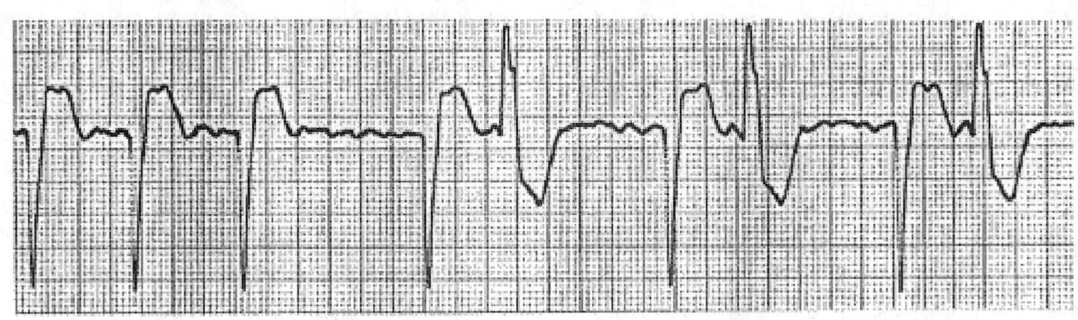

图 5-3-8　心房颤动伴室性期前收缩（V1 导联）

（五）房颤的治疗

房颤的主要治疗目标是减轻症状和预防严重并发症。尤其对于初发房颤的患者，这两个治疗目标同等重要。预防房颤并发症的主要方法包括：抗栓、控制心室率，以及基础疾病的治疗。上述治疗可以减轻患者的症状，但完全消除症状，还需转复为窦性心律，包括心脏电复律、抗心律失常药物转复或房颤射频消融。

1. 抗栓治疗　房颤患者发生脑卒中的危险性是正常人的 5 倍，1/5 的脑卒中由房颤引起，而且一些"不明原因"的脑卒中是由于"隐匿性房颤"造成的。房颤相关的缺血性脑卒中通常是致命的，与其他原因造成的脑卒中相比，房颤所致脑卒中的致残率和复发率均较高，死亡风险加倍，而且医疗费用也明显增加。阵发性房颤与持续性房颤或永久性房颤患者发生脑卒中的风险是相同的。故当房颤治疗目标已进入降低死亡率、改善预后的新时代，防治房颤患者血栓栓塞并发症必然成为首位重要的治疗策略。

（1）脑卒中和血栓栓塞的危险分层：目前对非瓣膜病房颤患者采用 CHA_2DS_2-VASc[充血性心力衰竭，高血压，年龄≥75 岁（2 分），糖尿病，脑卒中（2 分），血管疾病，年龄 65～74 岁，性别（女性）]危险评分系统。其中主要危险因素包括既往有脑卒中或 TIA，或血栓栓塞病史以及年龄≥75 岁，临床相关的非主要危险因素包括心力衰竭（特别是中至重度收缩性左心室功能障碍、LVEF≤40%），高血压，糖尿病，血管疾病（既往心肌梗死、周围动脉疾病、主动脉斑块），年龄 65～74 岁和女性。在该评分系统中，主要危险因素计 2 分，非主要危险因素计 1 分，总共 9 分（表 5-3-2）。CHA_2DS_2-VASc 评分系统考虑到其他一些脑卒中的危险因素，是 $CHADS_2$ 评分系统的扩展，可以影响是否进行抗凝治疗的决策。

表 5-3-2　CHA_2DS_2-VASc 评分

危险因素	计　分
充血性心力衰竭/左心室功能障碍（C）	1
高血压（H）	1
年龄≥75 岁（A）	2
糖尿病（D）	1
脑卒中、TIA、血栓栓塞病史（S）	2
血管疾病（V）	1
年龄 65～74 岁（A）	1
性别（女性）（S）	1
总分	9

(2) 房颤的抗栓治疗选择：除低危(孤立性房颤，年龄<65岁)或有禁忌证的患者外，所有房颤患者均应抗栓治疗。基于血栓栓塞和出血的风险及获益，进行个体化抗栓治疗。根据 CHA_2DS_2-VASc 评分系统选择抗栓治疗策略(表 5-3-3)。CHA_2DS_2-VASc 评分≥2 分或 1 分的患者，均推荐口服抗凝药物治疗；评分为 0 分，不推荐抗栓治疗。年龄<65 岁的女性孤立性房颤患者(因为性别，CHA_2DS_2-VASc 评分为 1 分)也属于低危患者，无需抗栓治疗。不同类型的房颤抗栓治疗策略是相同的。目前应用于房颤患者的抗血栓治疗药物包括抗凝药物和抗血小板类药物。经典的抗凝药物是维生素 K 拮抗剂(VKA)华法林，口服抗血小板药物有阿司匹林和氯吡格雷。普通肝素或低分子肝素为静脉或皮下用药，一般用于停用华法林期间或华法林开始治疗前的短期替代抗凝治疗。华法林预防栓塞事件效果远优于阿司匹林和(或)氯吡格雷。采用华法林抗凝治疗，应根据凝血酶原时间国际标准化比值(international normalized ratio, INR)调整剂量，一般要求 INR 控制在 2.0～3.0(目标 2.5)，出血率最低而抗栓效果最好。植入机械瓣的房颤患者，根据瓣膜类型和位置制定抗凝强度，二尖瓣置换后 INR 至少为 3.0，主动脉瓣置换后 INR 至少为2.5。口服华法林抗凝，初始给药从低剂量(如 1.5～3.0 mg/d)开始，如初始剂量治疗 INR 不达标时，按照 1.0～1.5 mg/d 的幅度逐渐递增并连续监测 INR，直至达到目标值。INR 的监测频度应视患者具体情况而定。治疗初期，INR 检测至少每 3～5 日 1 次，当 INR 达到目标值、华法林剂量相对固定后，每 4 周检测 1 次即可。如患者在接受华法林治疗过程中应用了可能影响华法林作用的药物或发生其他影响华法林作用的疾患，则应增加检测频度，并视情况对华法林剂量做出调整。华法林过量或引起出血并发症，则需停用华法林，必要时肌注或静脉给予维生素 K_1，甚至输注凝血因子。但华法林抗凝治疗存在局限性，包括治疗窗狭窄、多变以及不可预测的药代动力学和药效动力学，抗凝作用易受多种食物和药物的影响，需频繁抗凝监测和调整剂量，起效缓慢，停药后作用维持时间长。故限制了其广泛使用。

表 5-3-3 房颤患者抗栓治疗选择

危险分类	CHA_2DS_2-VASc 评分	推荐的抗栓治疗
一项“主要”危险因素或≥2 项临床相关的“非主要”危险因素	≥2	口服抗凝药(华法林或 NOAC)。NOAC 优于经剂量调整的华法林(INR 2～3)
一项临床相关“非主要”危险因素	1	口服抗凝药(华法林或 NOAC)。NOAC 优于经剂量调整的华法林(INR 2～3)
无危险因素	0	不需抗栓治疗

注：NOAC，指新型口服抗凝药。

新型抗凝药物(NOAC)可特异性阻断凝血瀑布中某一关键环节，在保证抗凝疗效的同时而出血风险较低。其代表药物包括直接凝血酶抑制剂达比加群(dabigatran)以及Ⅹa 因子抑制剂利伐沙班(rivaxaban)和阿哌沙班(apixaban)。新型口服抗凝药物具有以下特点：① 可以口服；② 与食物和其他药物的相互作用小；③ 可预期的剂量效应；④ 快速起效；⑤ 不需要常规监测抗凝强度；⑥ 治疗窗较宽等。故更便于患者长期治疗。

达比加群酯是一种前体药物，在体内迅速转换为有活性的直接凝血酶(Ⅱa 因子)抑制剂达比加群，转换过程不通过肝脏细胞色素 P450 途径，减少了与其他药物和食物的相互作用。达比加群主要经肾脏排泄，其半衰期为 12～17 h。RE-LY 研究显示，达比加群酯 150 mg 每日 2 次降低脑卒中和体循环栓塞的效果优于华法林，且严重出血风险并未增加；达比加群酯 110 mg 每日 2 次降低脑卒中和体循环栓塞的效果不劣于华法林，且严重出血的风险下降。直接Ⅹa 因子抑制剂包括利伐沙班、阿哌沙班等，临床试验证实其预防非瓣膜性房颤患者脑卒中和体循环栓塞的效果不劣于或优于华法林，但严重出血的风险未增加或降低。故新型口服抗凝药达比加群、利伐沙班和阿哌沙班已被推荐为非瓣膜性房颤患者预防血栓栓塞药物，但人工瓣膜或严重的瓣膜病患者，中度肾功能损害(肌酐清除率 CrCl <30 ml/min)，或严重的肝脏疾病(基本凝血功能受损)患者除外。

对于瓣膜性房颤，应选择华法林抗凝。对于非瓣膜性房颤患者，新型口服抗凝药较华法林更为有效、安全和方便。当口服抗凝药适用时，由于华法林的副作用或不能耐受、抗凝强度难以调整到治疗窗，或者无法监测 INR，导致无法使用经剂量调整的华法林(INR 2～3)的患者，则可选择使用新型口服抗凝药物，如直接凝血酶抑制剂(达比加群)或Ⅹa 因子抑制剂(如利伐沙班、阿哌沙班)；当口服抗凝药适用时，基于大多数非瓣膜性房颤患者的临床净获益，推荐给予新型口服抗凝药，其优于经剂量调整的华法林(INR 2～3)。对拒绝任何口服抗凝药(华法林或新型口服抗凝药物)治疗的患者，应考虑给予阿司匹林 75～100 mg/d 加氯吡格雷 75 mg/d 的联合治疗(出血风险较低时)，或疗效更差的阿司匹林 75～325 mg/d 治疗。当从华法林转换为新型口服抗凝药治疗时，INR 应<2.0。

当使用达比加群时，对于大多数患者，推荐使用 150 mg 每日 2 次而非 110 mg 每日 2 次。在下列情况下选用后一剂量：老年患者(≥80 岁)；合并使用具有相互作用的药物(如维拉帕米)；出血风险大(HAS-BLED 评分≥3 分)；中度肾功能损害(CrCl 在 30～49 ml/min)。当使用利伐沙班时，对于大多数患者，推荐使用 20 mg 每日 1 次而非 15 mg 每日 1 次，在下列情况选用后一剂量：出血风险大(HAS-BLED 评分≥3 分)；中度肾功能损害(CrCl 在 30～49 ml/min)。在美国上市的达比加群的剂量为 150 mg 每日 2 次和 75 mg 每日 2 次，后一剂量可用于严重肾功能不全(CrCl 在 15～30 ml/min)的患者。

新型口服抗凝药物引起出血并发症，需观察患者血流动力学状态，行基础的凝血试验评估抗凝效果(如服用达比加群的患者检测 APTT，服用利伐沙班的患者检测 PT 或抗Ⅹa 因子活性)以及评价肾功能；轻度出血，推迟下一次给药的时间或停药观察；中重度出血，需行支持治疗，机械压迫止血、补液、输血，对刚服用达比加群的患者还可口服药用炭(活性炭)；致命性的出血，可输注重组的活化Ⅶ因子或凝血酶原复合物，对达比加群治疗患者，还可采用口服药用炭治疗或血液透析治疗。

(3) 出血风险：在开始抗栓治疗(包括华法林、新型口服抗凝药和抗血小板药物)之前，应评价患者的出血风险。抗血小板治疗(阿司匹林和氯吡格雷联合应用或单独使用阿司匹林，尤其是老年患者使用时)发生大出血的风险与口服抗凝药相似。HAS-BLED 评分(表 5-3-4)应作为衡量出血风险的量表,评分≥3 分提示患者出血风险高,开始抗栓治疗(无论是口服抗凝药或抗血小板药物)前,即告知患者可能有出血的风险,并进行规律随访。应处理可纠正的出血风险因素,如高血压、INR 波动、合用药物(阿司匹林,非甾体消炎药)以及嗜酒等。HAS-BLED 评分应用于识别可纠正的出血风险因素,而不应仅根据该评分结果拒绝抗凝治疗。

表 5-3-4　HAS-BLED 评分

字　母	临床特点	计　分
H	高血压	1
A	肝、肾功能异常(各 1 分)	1 或 2
S	脑卒中	1
B	出血	1
L	INR 易波动	1
E	老年(年龄>65 岁)	1
D	药物或嗜酒(各 1 分)	1 或 2
		最高值 9 分

注:高血压定义为收缩压>160 mmHg。肝功能异常定义为慢性肝病(如肝硬化)或生化指标提示显著肝脏损害(例如胆红素超过正常上限 2 倍,伴谷草转氨酶/谷丙转氨酶/碱性磷酸酶超过正常上限 3 倍等)。肾功能异常定义为慢性透析患者或肾移植或血肌酐≥200 μmol/L;出血定义为既往出血史和(或)既往出血倾向,如易出血体质、贫血等。INR 波动是指 INR 值不稳定或过高或处于治疗窗内的时间<60%。药物或嗜酒是指同时应用药物如抗血小板药物、非甾体消炎药或酗酒等。

(4) 特殊情况的抗栓治疗

1) 术前抗凝治疗:接受华法林抗凝治疗的房颤患者,在进行外科手术或介入性操作前,需暂停华法林治疗。由于华法林半衰期为 36～42 h,如非急诊手术,术前应停用 5 d(约 5 个半衰期)并使 INR 降低至 1.5 以下;若 INR>1.5 但患者需要及早手术,可给予小剂量维生素 K_1,使 INR 尽早恢复正常。无机械瓣膜或非高危血栓栓塞房颤患者进行外科手术或介入性操作前,在临时停用华法林期间,不应用肝素替代;对植入机械瓣膜或血栓栓塞高危房颤患者,在停用华法林期间,应用低分子肝素或普通肝素替代治疗。外科手术后,若止血充分,应在术后当晚(或在第二日早晨)继续应用既往剂量(非负荷量)的华法林。

2) 急性脑卒中:急性脑卒中或 TIA 的患者,在抗栓治疗开始前应控制血压,进行头颅影像学检查(CT 或磁共振)除外出血。无出血情况下,脑卒中患者 2 周后应给予华法林,但若合并出血,则不能抗凝。大面积脑梗死患者,因脑梗死后出血风险增加,应推迟抗凝。房颤并发 TIA 但无脑梗死或出血患者,应尽早抗凝。房颤患者应用华法林治疗(INR 2.0～3.0)期间发生缺血性脑卒中或体循环栓塞,应将抗凝强度增加至最大,INR 目标值 3.0～3.5,而不是应用抗血小板药物联合治疗。

3) 冠心病伴房颤患者的抗栓治疗:合并房颤的稳定性心绞痛患者择期行经皮冠状动脉介入治疗(PCI),应使用金属裸支架,药物洗脱支架应避免使用,或仅限于应用药物洗脱支架的预期获益优于金属裸支架时。对出血风险较低(HAS-BLED 评分 0～2 分)的房颤患者,择期 PCI 植入金属裸支架时,应联合华法林(INR 2.0～2.5)、阿司匹林(75～100 mg/d)和氯吡格雷(75 mg/d)治疗至少 1 个月,但如植入药物支架,需延长三联抗栓治疗时间(莫司类洗脱支架三联抗栓治疗至少 3 个月,紫杉醇洗脱支架三联抗栓治疗至少 6 个月),此后联合应用华法林(INR 2.0～2.5)和氯吡格雷 75 mg/d(或阿司匹林 75～100 mg/d,并应用质子泵抑制剂或 H_2 受体拮抗剂或抗酸剂保护胃黏膜)至 12 个月,然后华法林(INR 2.0～3.0)终生抗凝。对出血风险较高(HAS-BLED 评分≥3 分)的房颤患者,因冠心病植入金属裸支架,三联抗栓治疗 2～4 周,此后联合应用华法林(INR 2.0～2.5)和氯吡格雷 75 mg/d(或阿司匹林 75～100 mg/d,并应用质子泵抑制剂或 H_2 受体拮抗剂或抗酸剂保护胃黏膜)至 12 个月,然后华法林(INR 2.0～3.0)终生抗凝。接受抗凝治疗的血栓栓塞高危患者,即使抗凝达标(INR 2.0～3.0)也不宜中断华法林抗凝,首选桡动脉途径行冠状动脉介入治疗。房颤伴稳定的血管病[稳定的冠心病或颈动脉疾病和(或)外周动脉疾病]患者(如超过 1 年无急性发作),可单独应用华法林抗栓治疗,如无心血管事件发作,不建议联合应用抗血小板药物。

(5) 复律的抗凝策略:复律增加血栓栓塞的风险已成为普遍共识。对持续时间超过 48 h 或持续时间不详的房颤患者,复律前需应用华法林抗凝(INR 2.0～3.0)至少 3 周,复律后左心房/左心耳功能低下(即所谓的心房顿抑)可能增加血栓栓塞的风险,因此复律后应用华法林抗凝至少 4 周。无论复律后能否维持窦律,建议具有脑卒中或房颤复发风险的患者终生应用华法林抗凝(图 5-3-9)。

若房颤持续时间明确小于 48 h,可在静脉应用肝素的情况下进行复律,有脑卒中危险因素的房颤患者,复律后需终生口服华法林抗凝。建议应用肝素或低分子量肝素持续至华法林达到抗凝标准(INR 2.0～3.0)。无血栓栓塞危险因素的房颤患者无需口服抗凝药物。

持续时间超过 48 h,血流动力学不稳定(心绞痛、心肌梗死、休克或肺水肿)的房颤患者,应立即电复律。复律后,应口服华法林,并应用肝素至达到抗凝标准(INR 2.0～3.0)。根据是否有脑卒中危险因素,口服华法林 4 周或终生。

如果经食管超声检查证实左心房或左心耳无血栓,可将复律前强制抗凝 3 周的时间缩短。若食管超声未发现左心房血栓,复律前应给予肝素或低分子量肝素,并持续应用至口服华法林 INR 达标。如食管超声发现左心房或左心耳存在血栓,口服华法林(INR 2.0～3.0)应用至少 3 周,然后复查食管超声。如果血栓溶解,可进行复律治疗。复律后终生口服抗凝药。如果仍存在血栓,特别是当房颤的症状得到有效控制,而复律又有较高血栓栓塞风险时,治疗策略可由节律控制转为心室率控制。

临床证据显示达比加群用于房颤患者复律前 3 周及复律后至少 4 周的抗凝治疗是安全可行的。目前暂无利伐沙班或阿哌沙班用于复律患者的文献报道。

(6) 预防血栓栓塞的非药物治疗方法:由于 90%以上的非瓣膜性房颤患者的血栓来源于左心耳,故利用心耳封堵装置行经皮左心耳封堵术可以防止绝大多数房颤患者的血栓栓塞,并且其有效性不劣于华法林抗凝,但不安全事件的发生率高于华法林抗凝。该方法适用于不能长期口服抗凝药物的脑卒中高危患者。如患者拟行开胸心脏手术,也可在术中切除左心耳。

2. 心室率控制

(1) 急性期心室率控制:心室率过快和节律不整可引起相

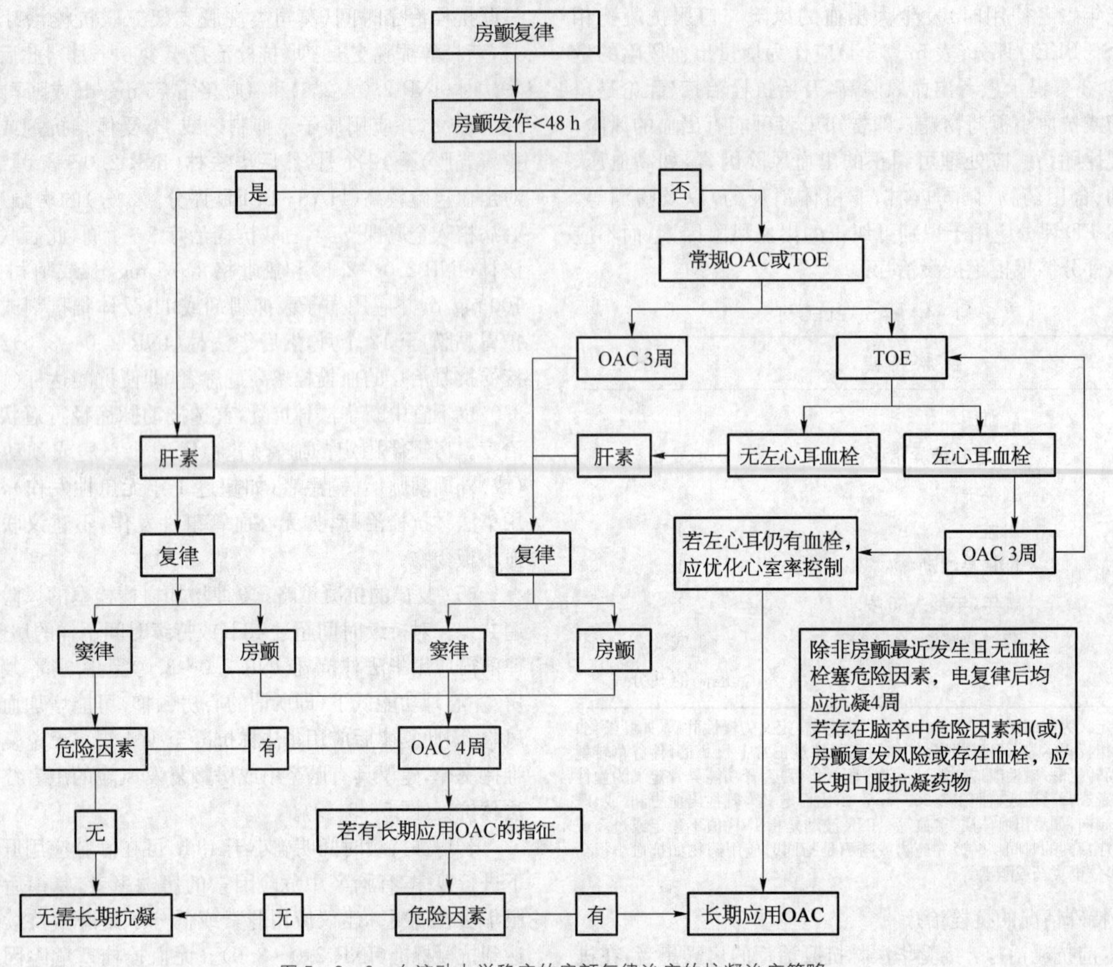

图 5-3-9　血流动力学稳定的房颤复律治疗的抗凝治疗策略

OAC，口服抗凝药物(华法林或达比加群)；TOE，经食管超声

关临床症状和血流动力学改变。房颤伴快速心室率患者早期应首选控制心室率。对病情稳定的房颤患者，可口服β受体阻滞剂或非二氢吡啶类钙拮抗剂。对症状较重的患者，可静脉推注维拉帕米或美托洛尔，以迅速减慢房室结传导。急性期心室率控制目标为80～100次/min。对房颤伴心力衰竭或低血压的患者，建议静脉应用洋地黄或胺碘酮控制心室率。心力衰竭与低血压忌用β受体阻滞剂与维拉帕米。预激综合征合并房颤禁用β受体阻滞剂、非二氢吡啶类钙拮抗剂、洋地黄和腺苷，应静脉注射普鲁卡因胺、普罗帕酮或胺碘酮，若无效或症状加重，应立即电复律。如房颤患者发作开始时已呈急性心力衰竭或明显血压下降等表现，宜紧急施行电复律。房颤伴缓慢心室率可应用阿托品(0.5～2 mg 静推)，许多有心动过缓症状者应行急诊电复律和(或)急诊临时起搏治疗。

(2) 长期心室率控制

1) 药物控制心室率：房颤时心室率的快慢主要取决于房室结的传导性和不应期，以及交感和副交感神经张力的影响。临床常用的药物是β受体阻滞剂、非二氢吡啶类钙拮抗剂以及洋地黄，可单用或联合应用。除心力衰竭患者外，所有非永久性房颤患者可选择决奈达隆控制心室率。胺碘酮适用于其他药物控制心室率无效或有禁忌的患者。在心力衰竭患者，β受体阻滞剂联合洋地黄治疗是有益的。洋地黄不能单独用于控制阵发性房颤患者的心室率。控制心室率的药物见表5-3-5。

表 5-3-5　控制房颤心室率的药物

药　物	静脉应用	常规口服维持量	主要副作用
β受体阻滞剂			
美托洛尔	2.5～5 mg>2 min，可连续静推3次	25～100 mg bid或同等剂量缓释片 qd	低血压、传导阻滞、心力衰竭、心动过缓、哮喘
比索洛尔		2.5～10 mg qd	
阿替洛尔		25～100 mg qd	
艾司洛尔	负荷量0.5 mg/kg>1 min，然后以0.06～0.2 mg/(kg·min)维持		
普萘洛尔	0.15 mg/kg	10～40 mg tid	
卡维地洛		3.125～25 mg bid	
非二氢吡啶类钙拮抗剂			
维拉帕米	0.075～0.15 mg/kg>2 min	40～120 mg tid或同等剂量缓释片 qd	低血压、传导阻滞、心力衰竭
地尔硫䓬	负荷量0.25 mg/kg>2 min，然后5～15 mg/h维持	30～90 mg tid～qid或同等剂量缓释片 qd	

续　表

药　　物	静脉应用	常规口服维持量	主要副作用
洋地黄类药物			
地高辛		0.125～0.5 mg qd	洋地黄中毒、传导阻滞、心动过缓
毛花苷C	0.2～0.4 mg, q2 h, 24 h总量0.8～1.2 mg,然后0.1～0.2 mg qd		
其他药物			
胺碘酮	5 mg/kg>1 h,然后50 mg/h维持	100～200 mg qd	低血压、心动过缓、肺毒性、尖端扭转型室速(罕见)、胃肠道不适、静脉炎(静脉用药时)、甲状腺功能受损
决奈达隆		400 mg bid	充血性心力衰竭、心动过缓

对于无症状或可耐受症状的房颤患者,可采用宽松的心室率控制,即静息心率小于110次/min。若采用宽松的心室率控制不能缓解患者症状或出现心动过速性心肌病时,则应采用严格的心室率控制标准,即静息心率小于80次/min以及中度运动时心室率小于110次/min。达到严格的心率控制标准后,应进行24 h的动态心电图监测以评估心脏停搏和心动过缓的情况。预激综合征合并房颤时,首选控制心率的药物是普罗帕酮或胺碘酮。控制心室率的药物的选择取决于患者的年龄、基础心脏病以及治疗标准(图5-3-10)。对虽经严格心率控制仍有症状的患者,应考虑转复为窦性心律。

2) 房室结消融与改良:房室结射频消融术是一种姑息但不可逆的方法。对于联合用药控制心率不理想以及药物和(或)左心房导管消融行节律控制失败的患者,可选择房室结消融。房室结消融可提高上述患者的生活质量,并降低其死亡率至总人群死亡率水平。术后发生完全性房室传导阻滞,需要安置永久性起搏器。心脏的起搏治疗取决于房颤的类型(阵发性、持续性或永久性),基础心脏病及其严重程度,左心室射血分数,心力衰竭的严重程度等。如果左心室功能正常,则植入单腔VVI或双腔DDD起搏器;若患者合并左心室功能不全(NYHA心功能Ⅱ～Ⅳ级),LVEF≤35%,房室结消融后可考虑行心脏再同步化治疗(CRT)。房室结改良是经导管消融部分损伤房室结传导功能而不造成完全性阻滞,可减慢心室率和房颤相关的症状,但消融终点很难确定,而术后不置入起搏器的方式已很少应用。

3. 心律控制　窦性节律的恢复及维持有助于缓解症状、预防栓塞并减少心动过速性心肌病的发生。

(1) 复律的指征和方法

1) 复律的基础:复律前需充分地估计复律的必要性、成功率、复发的可能性以及治疗可能出现的危险性。复律的必要性要根据房颤引起的临床症状来决定。房颤持续时间长、左心房明显扩大、基础病因不能消除的患者复律成功率低,也容易复发。此外,复律还可导致血栓栓塞,并发其他心律失常的危险。

2) 复律的方法:复律方法有药物复律和电复律。

当房颤导致急性心力衰竭、低血压、心绞痛恶化、心室率难以控制(尤其是房颤经房室旁道下传引起快速心室率)时,应立即复律,主要采用电复律。如无紧急复律指征,则可先控制心室率,待症状消失后再考虑去除病因并复律。

初发房颤大部分在24～48 h内可自动转复为窦性心律,因此对无器质性心脏病且症状轻的患者,仅予休息和镇静,不必急于复律。

房颤持续7 d以内,尤其是持续时间小于48 h的患者,药物复律非常有效。超过7 d,电复律治疗优于药物复律,但需使用镇静剂或麻醉剂。

房颤持续越长,复律成功率越低。无论药物复律还是电复律,都有发生血栓栓塞或脑卒中的危险,两者均需抗凝治疗。

3) 房颤的药物或直流电复律的指征:① 有快速心室率的阵发性房颤患者,当心电图诊断心肌梗死或伴有低血压、心绞痛、心力衰竭症状时,药物处理不能马上奏效的,立即电复律;② 虽无血流动力学不稳定,但患者不能耐受房颤的症状,复律治疗;③ 对初次发现的房颤以药物或电复律的方法促使其转为

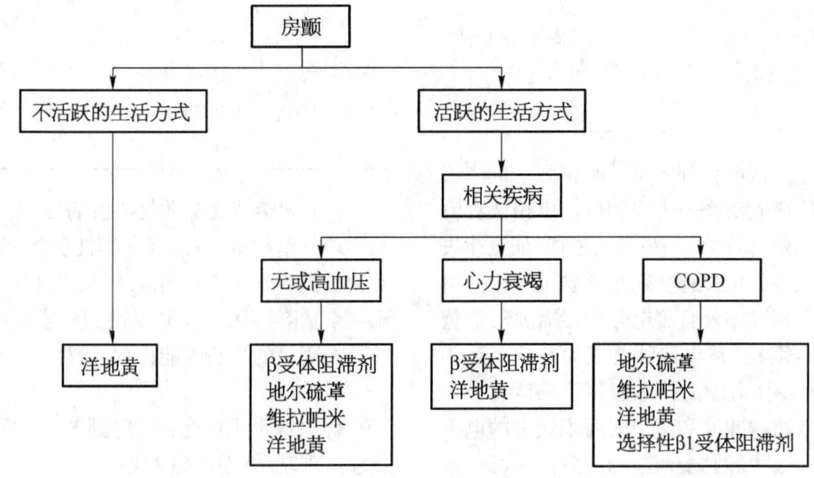

图5-3-10　根据不同的生活方式选择控制心室率的药物策略

窦性心律；④ 对不太可能早期复发的持续性房颤患者行药物复律或电复律；⑤ 对房颤成功复律后未行抗心律失常药物治疗而复发的患者，再次复律治疗后预防性用药。

(2) 药物复律：目前，用于房颤复律的常用药物包括多非利特(dofetilide)、氟卡尼(flecainide)、伊布利特(ibutilide)、普罗帕酮(propafenone)、胺碘酮(amiodarone)。由于严重不良反应，目前已很少使用奎尼丁(quinidine)和普鲁卡因胺(procainamide)转复房颤。洋地黄类药物、维拉帕米、索他洛尔、美托洛尔和其他β受体阻滞剂以及阿义马林对转复新近发生的房颤无效。伴严重器质性心脏病的患者，房颤的转复只能选择胺碘酮；无器质性心脏病的患者，房颤的转复可首选多非利特、伊布利特、氟卡尼或普罗帕酮，次选胺碘酮；伴器质性心脏病，无明显左心室肥厚(≥1.4 cm)或心力衰竭的患者，房颤的转复可选择伊布利特；不伴有明显左心室肥厚(≥1.4 cm)的器质性心脏病患者，房颤的转复则可选择多非利特。药物应用方法如表5-3-6。

表5-3-6　房颤复律药物推荐用药方法

药　物	给药途径	剂量和用法	潜在的副作用
胺碘酮	口服	0.6～0.8 g/d分次口服，总量至10 g后改为0.1～0.2 g/d维持	低血压、心动过缓、Q-T延长、尖端扭转型室速(罕见)、胃肠道不适、便秘、静脉炎(静脉用药时)、甲状腺功能受损
	静脉	5 mg/kg，持续1 h以上，然后静脉滴注50 mg/h，或改为口服，总量至10 g后0.1～0.2 g/d维持	
多非利特	口服	根据肌酐清除率(ml/min)给药，高于60，0.5 mg bid；40～60，0.25 mg bid；20～40，0.125 mg bid；低于20时禁用	Q-T延长、尖端扭转型室速，需依照肾功能、体表面积大小以及年龄调整用量
氟卡尼	口服	200～300 mg	低血压、房扑伴快速心室率
	静脉	2.0 mg/kg，持续10 min以上	
伊布利特	静脉	1 mg静脉推注，持续10 min以上，必要时观察10 min后再给1 mg	Q-T延长、尖端扭转型室速
普罗帕酮	口服	450～600 mg	低血压、房扑伴快速心室率
	静脉	2.0 mg/kg，持续10 min以上	

(3) 直流电体外复律：直流电体外复律可使65%～90%房颤患者恢复窦律，前后位复律成功率高于前侧位。单相波直流电复律应用200 J作为起始能量，约75%患者可复律，如复律失败，可用300～360 J再次复律。电复律必须与R波同步。与单相波直流电除颤器相比，双相波体外直流电除颤器需要的能量更小，转复效果更好，故双相波直流电除颤器应为首选。近年来，心内低能量(<20 J)电转复房颤的技术应用于临床。该技术不需要全身麻醉，采用双相脉冲波和两个表面积较大的电极(电极分别放置于右心房和冠状静脉窦或左肺动脉内)，可使各种房颤，包括体外电复律失败和并发于心内电生理检查或射频消融术的房颤得以复律，成功率为70%～89%。

对于置入心脏起搏器和除颤器的患者伴有房颤，除颤电极板应至少远离起搏器电池8 cm以上，推荐前后位放置电极板，并优先选择双相波复律。对于起搏依赖的患者，在电复律前应增加起搏输出电压，并且应密切监护。在心脏复律后起搏装置应当重新评估和程控，以确保其功能正常。

电复律前预先药物治疗能提高复律成功率，防止早期复发，对电复律失败以及即刻或近期复发者，电复律前尤应预先给予药物治疗，药物可选择胺碘酮、氟卡尼、伊布利特、普罗帕酮等。

(4) 窦性节律的维持

1) 应用抗心律失常药物维持窦律：房颤是一种慢性疾病，无论是阵发性还是持续性、无论以何种方法转复为窦性心律，大多数患者都可能复发，因此通常需要服用抗心律失常药物来维持窦性节律。常用于维持窦律的药物包括氟卡尼、普罗帕酮、索他洛尔、胺碘酮和多非利特。奎尼丁由于其延长Q-T间期并能诱发尖端扭转型室速，近年临床已很少应用。除迷走性房颤外，很少应用双异丙吡胺。决奈达隆是一种新型抗心律失常药物，尤其专用于治疗房颤，在欧美国家已开始应用。与安慰剂或未治疗相比，应用抗心律失常药物可使维持窦律的概率翻倍。而胺碘酮优于Ⅰ类抗心律失常药物、索他洛尔和决奈达隆。抗心律失常药物应用方法见表5-3-7。

表5-3-7　维持窦性节律药物的常规用法

药　物	每日剂量	可能存在的不良反应
胺碘酮	100～200 mg qd	光敏感性、肺毒性、多发性神经病变、胃肠道不适、心动过缓、尖端扭转型室速(罕见)、肝毒性、甲状腺功能障碍
多非利特	根据肌酐清除率给药，0.125～0.5 mg bid	尖端扭转型室速
氟卡尼	100～200 mg bid	室速、心力衰竭、房扑伴快速心室率
普罗帕酮	100～300 mg tid	室速、心力衰竭、房扑伴快速心室率
索他洛尔	80～160 mg bid	尖端扭转型室速、心力衰竭、心动过缓、慢性阻塞性肺疾病或支气管痉挛性肺病加重
决奈达隆	400 mg bid	充血性心力衰竭、心动过缓
双异丙吡胺	100～250 mg tid	尖端扭转型室速、心力衰竭、青光眼、尿潴留、口干

合并轻微或无器质性心脏病(孤立性)的房颤患者：当房颤与心理或精神压力有关(交感性房颤)时，β受体阻滞剂是首选药物。但β受体阻滞剂治疗“孤立性房颤”的效果不明显，常选用决奈达隆、氟卡尼、普罗帕酮和索他洛尔等治疗。双异丙吡胺具有明显的抗胆碱能作用，治疗迷走介导性房颤有效(图5-3-11)。

合并器质性心脏病的房颤患者：对于心血管疾病的不同的病理生理基质(左心室肥厚、心肌缺血和心力衰竭)，其均有避免应用的特殊药物(图5-3-12)。氟卡尼和普罗帕酮均有明

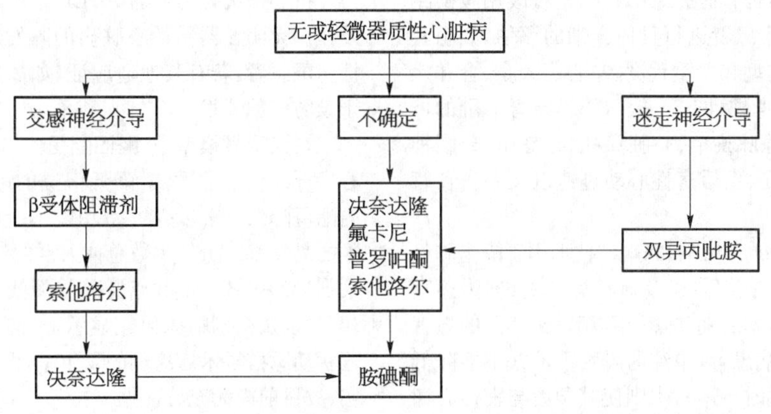

图 5-3-11　无或轻微器质性心脏病房颤患者抗心律失常药物的选择
（根据是交感或迷走神经介导的房颤选择抗心律失常药物）

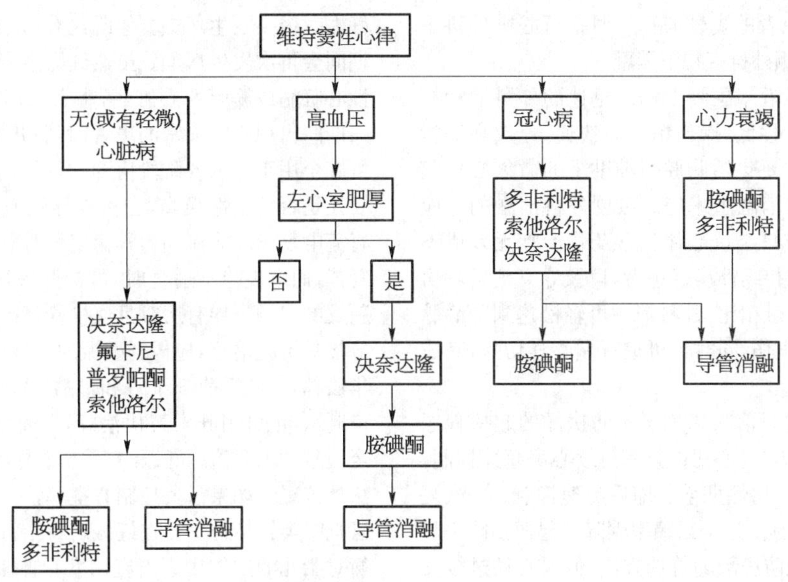

图 5-3-12　反复发作的阵发性房颤或持续性房颤患者维持窦性心律的治疗

确的毒副作用，并与其致心律失常作用和（或）负性肌力相关。索他洛尔可延长 Q-T 间期，对于左心室明显肥厚以及心力衰竭的易感者，可诱发尖端扭转型室速，但冠心病患者应用索他洛尔较为安全。对于合并心力衰竭的患者，仅胺碘酮或多非利特可以应用。决奈达隆应用于冠心病、高血压心脏病患者是安全的。NYHA 心功能Ⅲ～Ⅳ级、近期心力衰竭不稳定的患者均不能应用决奈达隆，NYHA 心功能Ⅰ～Ⅱ级心力衰竭患者也应尽量避免使用决奈达隆。

合并左心室肥厚的患者：合并左心室肥厚的患者，索他洛尔、氟卡尼和普罗帕酮致心律失常发生率可能增加，尤其对于合并显著左心室肥厚（左心室壁厚度＞1.4 cm）的患者。可首选决奈达隆，次选胺碘酮。

合并冠心病的患者：冠心病的患者不应选用氟卡尼或普罗帕酮治疗。多非利特、决奈达隆或索他洛尔应作为一线药物。由于胺碘酮的心外副作用，仅作为最后选择的药物。

2）房颤导管消融：导管射频消融术是目前令人鼓舞的一种治疗方法。部分房颤患者，导管消融的目的在于根治房颤，长期随访结果显示，导管消融维持窦律的效果优于抗心律失常药物。荟萃分析显示，平均随访 14 个月，导管消融成功率为 71%，而抗心律失常药物仅 52%。经导管射频消融治疗房颤的术式包括节段性肺静脉电隔离、三维标测系统指导下环肺静脉电隔离、心房复杂碎裂电位（CFAE）消融、神经节丛（GP）消融、逐级消融（stepwise ablation）。虽然有诸多术式存在，但房颤导管消融策略主要以肺静脉和（或）肺静脉前庭作为消融靶区域并达到完全电隔离是房颤消融的基石，此外还包括非肺静脉消融靶点如局灶性房性心动过速、房扑、室上性心动过速和 CFAE/GP 等的消融。肺静脉电隔离是阵发性房颤的主要消融终点，但对于持续性房颤，则需要在肺静脉电隔离基础上的复合消融才能有较高的成功率，而复合消融的策略还有待进一步的探索和优化。导管消融通常适用于至少一种Ⅰ类或Ⅲ类抗心律失常药物治疗无效或不能耐受，且无器质性心脏病的症状性阵发性房颤患者。对于合并轻微或无器质性心脏病的持续性或长程持续性房颤患者，抗心律失常药物无效时，亦可考虑导管消融，但对这类患者，准备消融前，应确定抗心律失常药物治疗无效，强化消融和多次消融是必要的。合并器质性心脏病的症状性阵发性和持续性房颤患者，导管消融成功率较低，当不良反应较小的抗心律失常药物治疗无效时，是否改用胺碘酮或导管消融治疗，应对每个患者进行具体详细的评估，如患者的年龄、器质性心脏病的类型和严重程度、左心房大小、合并疾病以及患者的选择等综合考虑(图 5-3-12)。导管消融的可能并发症有血栓栓塞、肺静脉狭窄、心脏穿孔/心脏压塞、膈神经麻痹、急性冠状动脉损伤、术后房性心动过速以及心房食管瘘等。

3) 外科手术和外科消融："切割和缝合"技术用于隔离肺静脉，并延伸至二尖瓣环、左右心耳，以及冠状静脉窦，即为迷宫手术。迷宫手术成功率高，术后随访 15 年，75%～95%的患者无房颤发作。对二尖瓣疾病患者，单纯的瓣膜手术并不能降低房颤的复发或脑卒中，但同时行迷宫术则使其预后与窦性心律患者相近，并且对恢复有效的左心房收缩功能也有良好的效果。迷宫术的术式较复杂，且有死亡和发生严重并发症的风险，因而目前已很少应用。手术隔离肺静脉可有效恢复合并二尖瓣疾病的持续性房颤患者的窦性心律。对拟行心脏外科手术的房颤患者，可考虑房颤外科直视下消融。

微创心脏外科消融是近年国际上发展迅速的外科治疗技术，具有创伤小，技术复杂性低，操作精准而快速，疗效高等特点。目前微创外科消融主要包括胸腔镜辅助下的微创心外膜消融手术、Wolf 微创迷宫消融手术等。微创外科消融的适应证主要是至少一种Ⅰ类或Ⅲ类抗心律失常药物治疗无效或不能耐受的症状性阵发性或持续性房颤患者，以及导管消融后房颤复发的患者。与导管消融相比，外科消融可轻松达到肺静脉完全电隔离，并造成透壁损伤，同时也可进行左心耳切除，其成功率高于导管消融。

4) 房颤的起搏治疗：目前临床用于预防房颤的起搏程序主要有 5 种：① 以略高于自身心房的频率持续心房超速抑制；② 预防短-长周期现象；③ 房性期前收缩后超速抑制；④ 恢复窦性心律后超速抑制；⑤ 预防运动后频率骤降。起搏预防房颤迄今为止尚未将其作为预防房颤的首选方法，但因心动过缓安置起搏器的患者，心房(AAI)起搏时房颤和脑卒中的发生率低于心室(VVI)起搏，双腔(DDD)起搏可通过程控 A-V 间期尽量减少心室的起搏，否则房颤的发生率亦会增高。对于慢-快综合征的患者，可安置带有预防房颤起搏程序的双腔起搏器，并且应根据起搏器存储的资料，分析房颤患者发作的特点、房颤负荷以及持续时间等信息，进行个体化程控以减少房颤的发作。

4. 基础疾病的上游治疗　针对基础疾病的上游治疗可预防或延缓与高血压、心功能不全或炎症(如心脏外科手术后)相关的心肌重构。因此，可能阻止新发房颤(一级预防)或一旦发生，减少其发作频率以及延缓其进展为持续性房颤(二级预防)。房颤的上游治疗通常包括血管紧张素转换酶抑制剂(ACEI)、血管紧张素受体拮抗剂(ARB)、醛固酮受体拮抗剂、他汀类药物及 ω-3 多链不饱和脂肪酸。

ACEI 及 ARB 适用于心力衰竭、左心室射血分数降低患者以及高血压，特别是合并左心室肥厚患者新发房颤的预防。他汀类药物适用于冠状动脉搭桥术，合并或不合并瓣膜置换的患者以及器质性心脏病，特别是心力衰竭患者新发房颤的预防。无心血管疾病的患者，不建议应用 ACEI、ARB 和他汀类药物作为上游治疗，进行房颤的一级预防。

抗心律失常药物与 ACEI 及 ARB 合用可降低房颤的反复发作。无明显器质性心脏病的阵发性房颤或行电复律的持续性房颤患者，若有其他适应证(如高血压)，ACEI 或 ARB 可用于预防房颤复发。

在犬房颤模型中，醛固酮受体拮抗剂螺内酯预处理可减少心房纤维化的程度，并降低房颤的诱发。初步研究已显示，螺内酯可降低伴轻度左心室功能不全的高血压患者电复律后房颤的复发率。虽然少数总体人群的流行病学研究显示，服用较大剂量的多链不饱和脂肪酸与降低 30%～35%房颤风险密切相关，以及个别临床研究显示，多链不饱和脂肪酸可显著降低冠状动脉搭桥术后房颤的发生率，但其结果未被其他研究所证实，故目前尚无充分证据支持 ω-3 多链不饱和脂肪酸用于房颤的一级或二级预防。

(六) 特殊人群的房颤治疗

1. 妊娠伴发房颤　既往无房颤和无基础心脏病的妇女在妊娠时极少发生房颤。但既往有房颤发作的患者，52%在妊娠期间会再次发生房颤。虽然妊娠患者发生房颤时，若不伴先天性心脏病或瓣膜性心脏病，患者对房颤的耐受性尚好，但在妊娠期间出现心律失常的患者，其胎儿并发症较多。直流电复律可安全用于妊娠各阶段房颤的复律，无论房颤的持续对孕妇或婴儿是否危险性很高，当房颤导致血流动力学不稳定时，建议直流电复律。血流动力学稳定且心脏结构正常的孕妇，如必须复律，而电复律不适合时，可静脉应用氟卡尼或伊布利特终止新发的房颤。伴有房颤且血栓栓塞高危的孕妇，整个妊娠期间应接受抗凝治疗，应根据妊娠的不同阶段，选择抗凝药(肝素或华法林)。妊娠前 3 个月和最后 1 个月，建议皮下注射低分子量肝素，也可用肝素替代治疗，但需使部分凝血活酶时间延长至正常的 1.5 倍。妊娠的 4～6 个月至产前 1 个月，建议口服华法林抗凝。如果需要控制心室率，可应用 β 受体阻滞剂或非二氢吡啶类钙拮抗剂。在妊娠前 3 个月，应用 β 受体阻滞剂需权衡对胎儿的副作用。当应用 β 受体阻滞剂或非二氢吡啶类钙拮抗剂有禁忌时，可考虑应用洋地黄制剂。

2. 外科手术后房颤　心脏外科手术后，房颤极为常见。术后发生房颤的高峰期为术后第 2～4 日。心脏外科手术患者，如无禁忌，建议至少在术前一周开始口服 β 受体阻滞剂至手术当日以预防术后房颤。术后发生房颤高危的患者，术前可预防性应用胺碘酮。血流动力学正常的房颤患者，可采用控制心室率的治疗，若血流动力学不稳定的术后房颤患者，则应施行电复律。索他洛尔可用于预防心脏外科术后房颤，但有致心律失常的风险。皮质激素可减少心脏外科术后房颤的发生率，但也存在一定风险。

第四节　室上性心动过速

室上性心动过速(supraventricular tachycardia)是常见的心律失常之一，系一组发生机制不同的心动过速。由于近年电生理技术广泛应用于临床，对室上性心动过速的诊断和治疗有了突破性的飞跃。

室上性心动过速的经典定义是指异位快速激动的形成和(或)折返环路位于希氏束分叉以上的心动过速。近年来，随着心脏电生理研究的进展，发现许多 QRS 波群时限正常的心动过速都是以心房、房室结、希氏束径路、心室和房室旁道作为环行运动的基础，其折返环路并不局限于房室交界组织以上部位。因而，室上性心动过速的经典定义欠精确，有学者将其重新定义为：激动的起源和维持需要心房或房室交界组织参与的心动过速。

根据室上性心动过速的新定义，室上性心动过速包括窦房结折返性心动过速、房性心动过速、房室结折返性心动过速、房室折返性心动过速、房扑、房颤以及由其他旁道参与的折返性心动过速等。由于窦房结折返性心动过速、房扑和房颤分别在本章第二节和第三节叙述，本节不再讨论。

一、房性心动过速

房性心动过速（atrial tachycardia）根据发生机制与心电图表现的不同，可分为自律性房性心动过速（automatic atrial tachycardia）、折返性房性心动过速（reentrant atrial tachycardia）与紊乱性房性心动过速（chaotic atrial tachycardia）。分别由自律性增高、折返和触发活动所致。

（一）自律性房性心动过速

1. 病因　自律性房性心动过速是由于异位心房灶自发性 4 相舒张期除极速率加快所致。在各年龄组均可发生，心肌梗死、心肌病、慢性肺部疾病（特别是急性感染）、大量饮酒以及各种代谢障碍均为致病原因。洋地黄中毒亦可发生这种心律失常，常伴有房室传导阻滞。自律性房性心动过速亦可发生在无明显器质性心脏病的患者。

2. 临床表现　发作呈短暂、间歇或持续性发生。短暂房性心动过速患者绝大多数无症状，有的患者仅有心悸症状。持续性房性心动过速患者则可出现心悸、胸痛、头昏、近似晕厥、晕厥、疲乏无力和气短等症状，少数患者心率长期、持续增快可引起心脏增大、奔马律及充血性心力衰竭，类似扩张型心肌病，称为“心动过速性心肌病”。当房室传导比率发生变化时，听诊心率不恒定，第一心音强度发生变化。颈静脉见到的 a 波数目超过听诊的心搏次数。

3. 心电图与心电生理检查

（1）心电图特点：心房率一般为 150～200 次/min；P 波形态与窦性 P 波不同，P－R 间期直接受心动过速频率的影响；常出现二度Ⅰ型或Ⅱ型房室传导阻滞，2∶1 房室传导亦属常见，但心动过速不受影响；P 波之间的等电线仍然存在；刺激迷走神经和静脉注射腺苷不能终止心动过速，仅加重房室传导阻滞；发作开始时，心动过速的频率呈逐渐增快的“加温”现象，而在终止时，心动过速的频率呈逐渐减慢的“冷却”现象（图 5－3－13）。

（2）电生理检查特点：心房程序刺激不能诱发、拖带和终止心动过速，但能出现超速抑制现象，心动过速的发作不依赖于房内或房室结传导延缓；心房激动顺序与窦性心律不同；心动过速的第一个 P 波与随后的 P 波形态一致，这与折返机制引起者不同。与其他心动过速如窦房结折返（若自律性房性心动过速的 P 波与窦性 P 波相似时）、房内折返性（特别是如果由微折返所致时）及一些由其他机制所致的房性心动过速的鉴别很难。

4. 治疗　自律性房性心动过速根据不同临床情况处理不同。

非洋地黄引起者：洋地黄、β 受体阻滞剂、非二氢吡啶类钙拮抗剂可用于减慢心室率；若未能转复为窦性心律，可加用 $Ⅰ_a$、$Ⅰ_c$ 或Ⅲ类抗心律失常药；药物治疗无效时可考虑射频导管消融。

洋地黄引起者：如果心动过速发生在用洋地黄的患者，首先应想到心动过速是洋地黄所致。治疗包括：立即停用洋地黄；如血清钾不升高，首选氯化钾口服或静脉滴注氯化钾，同时进行心电图监测，避免出现高血钾；已有高血钾或不能应用氯化钾者，可选用利多卡因、普萘洛尔、苯妥英钠或普罗帕酮。心室率不快者，仅需停用洋地黄。

（二）折返性房性心动过速

1. 病因　折返性房性心动过速是由于心房肌不应期不一致及激动在心房肌的传导速度不同所致。外科手术瘢痕周围、解剖上的缺陷或心房切开术可形成折返，故折返性房性心动过速可发生在行心房外科手术后的先天性心脏病患者及其他器质性心脏病患者，亦可见于正常人。

2. 心电图　心动过速的频率为 120～240 次/min；P 波形态与窦性 P 波不同，P－R 间期直接受心动过速频率的影响；房室传导阻滞不能终止心动过速。

3. 电生理检查特点　心房程序电刺激能诱发或终止心动过速；心动过速开始前必发生房内传导延缓；心房激动顺序与窦性者不同；刺激迷走神经通常不能终止心动过速发作，但可产生房室传导阻滞。

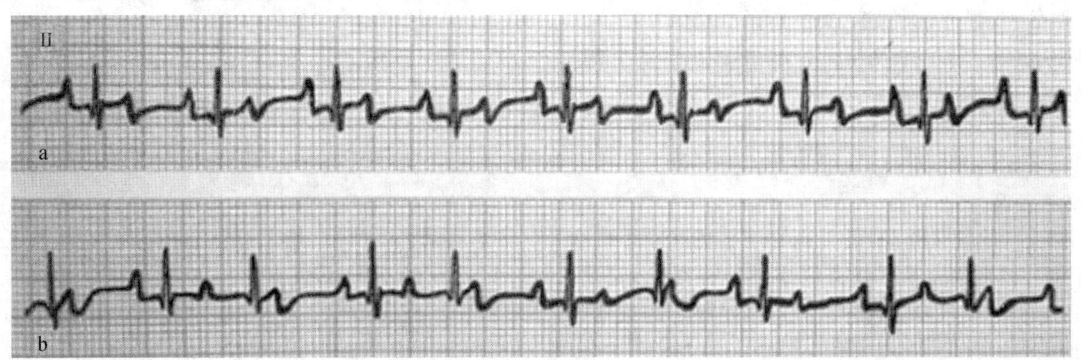

图 5－3－13　自律性房形心动过速

a. 阵发性房性心动过速，由低钾、洋地黄中毒所致（血钾 3.1 mmol/L），房率 180 次/min，伴 2∶1 房室传导阻滞　b. 停用洋地黄，血钾增至 4.6 mmol/L 时心电图，心房率已降至168 次/min，但仍有 2∶1 房室传导阻滞

4. 治疗　食管快速起搏心房可终止折返性房性心动过速，射频消融也有较高的成功率，可达 90%～95%，但复发率较高(10%～30%)。刺激迷走神经方法不能终止折返性房性心动过速。药物治疗可选用 I_c 类或Ⅳ类抗心律失常药物。

(三) 紊乱性房性心动过速

1. 病因　紊乱性房性心动过速亦称多源性房性心动过速(multifocal atrial tachycardia)，为触发活动所致。常发生于患慢性阻塞性肺疾病或充血性心力衰竭的老年人，亦见于洋地黄中毒与低血钾患者，使用茶碱可诱发这种心动过速，紊乱性房性心动过速可发生于儿童。

2. 心电图　通常有 3 种或以上形态各异的 P 波，P－R 间期各不相同；心房率 100～130 次/min；大多数 P 波能下传心室，但部分 P 波因过早发生而受阻，心室率不规则(图 5－3－14)。本型心律失常最终可发展为心房颤动。

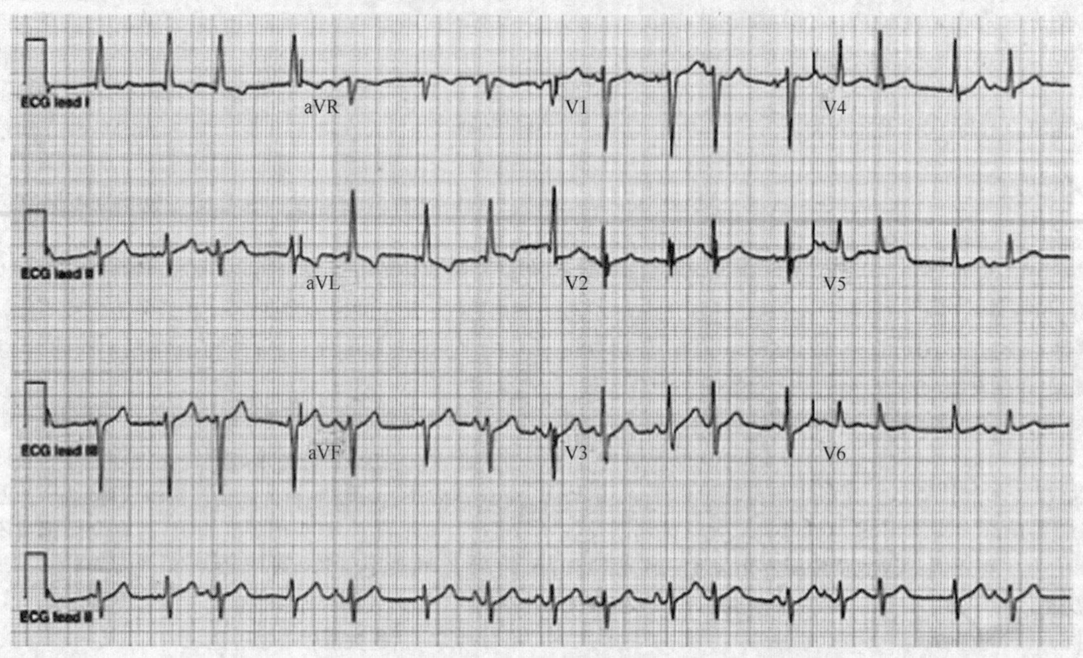

图 5－3－14　紊乱性房性心动过速

53 岁严重肺气肿女性患者，12 导联心电图显示有 3 种以上不同形态的 P 波

3. 治疗　治疗主要针对基础疾病。肺部疾病患者应给予充足供氧、控制感染，停用氨茶碱、去甲肾上腺素、异丙肾上腺素、麻黄碱等药物。各种抗心律失常药物对减慢房率或室率常无效。β受体阻滞剂在患支气管痉挛性肺部疾病的患者中应避免使用，但如能耐受可奏效。维拉帕米与胺碘酮可能有效。补充钾盐和镁盐可抑制心动过速发作。而电复律或导管消融治疗等均无效。

二、非阵发性房室交界性心动过速

(一) 病因

非阵发性房室交界性心动过速(nonparoxysmal atrioventricular junctional tachycardia)的发生机制与房室交界区组织自律性增高或触发活动有关。最常见病因是洋地黄中毒，其他为下壁心肌梗死、心肌炎、急性风湿热、低钾血症、心脏手术后或慢性阻塞性肺疾病，射频导管消融慢通道时亦可出现，偶见于正常人。

(二) 临床表现

随着心律失常的频率和基础心脏病的严重程度不同，临床特征也可不同。体征取决于 P 波和 QRS 波群的关系及心房、心室释放冲动的频率。因此，第一心音可以是稳定的或变化的，颈静脉搏动可出现或不出现大炮 a 波。

(三) 心电图

QRS 波群形态与窦性者相同；频率 70～130 次/min 或更快；节律经短暂的温醒现象后常规则，洋地黄过量引起者，经常合并房室交界区文氏型传导阻滞，可使心室率变得不规则；自主神经张力变化可影响心率，如迷走神经张力增高可减慢心率而抗胆碱能的药物可增快心率；如心房由窦房结、心房或偶尔房室交界区的另一起搏点控制，可发生房室分离(图 5－3－15)。

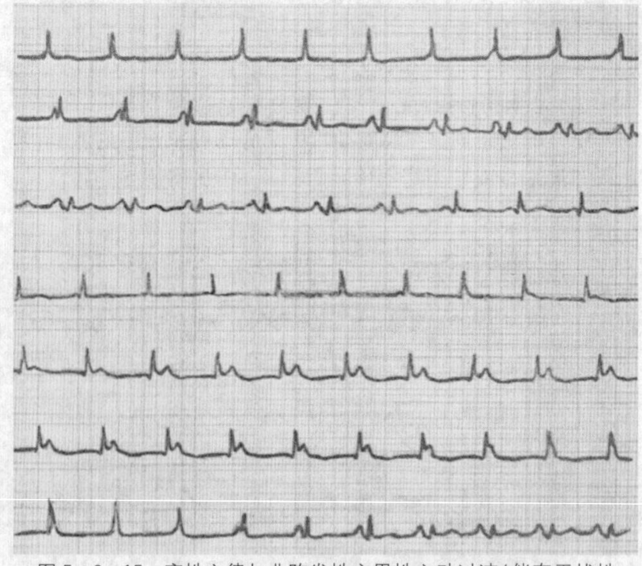

图 5－3－15　窦性心律与非阵发性交界性心动过速(伴有干扰性房室分离)周期性地交替出现，两者频率接近相等

患者男性，35 岁，风湿性心脏病。Ⅱ导联连续记录。R 波在窦性心搏中约 3 mm，在交接性心搏中 6～7 mm 高，窦性与交界性心律互相接替时出现心室融合搏动

(四) 治疗

治疗主要是纠正基础病因。已用洋地黄者立即停用，亦不应施行电复律。洋地黄中毒引起者，应用钾盐、利多卡因、苯妥英钠或普萘洛尔治疗。其他患者可选用 I_a、I_c 或Ⅲ类抗心律失常药物。本型心律失常通常能自行消失，若患者耐受性良好，仅需密切观察和治疗原发疾病。

第五节　特殊类型的室上性心动过速

一、房室结折返性心动过速

(一) 病因

房室结折返性心动过速(atrioventricular nodal reentrant tachycardia，AVNRT)是最常见的阵发性室上性心动过速类型。患者通常无器质性心脏病，不同性别和年龄均可发生，但多见于女性。心动过速的频率多在 140～250 次/min。

(二) 发生机制

AVNRT 的折返部位在房室交界区。房室结前上部位有一组纤维与心房肌连接，后下部位有一组纤维与冠状窦口相连，目前认为这两组纤维就是双径路的解剖基础。在大多数患者能证实存在房室结双径路，即指 β(快)径路传导速度快而不应期长，α(慢)径路传导速度缓慢而不应期短。快径路为前上组结周纤维，慢径路为后下组结周纤维。正常窦性心律时，心房激动沿快径路和慢径路同时下传，但因快径路传导速度快，故沿其下传的激动先期到达希氏束，当慢径路下传的激动抵达时，则因希氏束正处于不应期而受阻。最常见的 AVNRT 类型是通过慢径路下传，快径路逆传，称为慢-快型或典型 AVNRT，约占 90%。其发生机制如下：当房性期前收缩发生于适当时间，下传时受阻于快径路(因不应期较长)，遂经慢径路前向传导至心室，由于传导缓慢，使原先处于不应期的快径路获得足够时间恢复兴奋性，冲动经快径路返回心房，产生单次心房回波，若反复折返，便可形成心动过速。少见类型的 AVNRT 是通过快径路下传，慢径路逆传，称为快-慢型或非典型 AVNRT，占 5%～10%。另一种罕见类型为慢-慢型 AVNRT，即以一条慢径路为前传支，另一条电生理特性不同的慢径路为逆传支构成的折返，而快径路则作为“旁观者”，这可能与快径路没有逆传功能或逆传不应期较长有关。

(三) 临床表现

心动过速发作突然开始与终止，持续时间长短不一。症状包括心悸、焦虑不安、眩晕、晕厥、心绞痛，甚至发生心力衰竭与休克。症状的严重性取决于心动过速的频率和持续时间以及有无器质性心脏病等情况。若发作时心室率过快，使心搏出量与脑血流量锐减或心动过速突然终止而窦房结未能及时恢复自律性导致心搏停顿，均可发生晕厥。体检心尖区第一心音强度恒定，心律绝对规则。

(四) 心电图

慢-快型 AVNRT 的心电图表现为：突然发作，突然终止；心率通常在 140～250 次/min，成人一般为 180～200 次/min，节律规则。少数情况下，其频率可低至 110 次/min，偶尔在儿童其频率可超过 250 次/min；QRS 波群形态与时限均正常，但发生室内差异性传导或原来存在束支传导阻滞时，QRS 波群形态异常；P 波为逆行型(Ⅱ、Ⅲ、aVF 导联 P 波倒置)，常埋藏于 QRS 波群内，体表心电图无 P 波可见，或位于其终末部分，使得体表心电图在Ⅱ、Ⅲ、aVF 导联出现假 S 波，在 V1 导联出现假 r′波，R－P≤70 ms，偶尔在 QRS 波群前，但 P－R<100 ms，形成假 q 波，P 波与 QRS 波群保持恒定关系；R－R 间期在心动过速发作之初几个心搏可缩短，在心动过速终止前几个心搏可延长，这种变化通常是由于房室结前向传导时间的变化所致。当心率很快时，可发生周期长度的变化和(或)QRS 波群电交替；起始突然，通常由一个房性期前收缩触发，下传的 P－R 间期显著延长，随之引起心动过速发作；颈动脉窦按摩可终止发作或减慢心动过速的频率(图 5－3－16)。

快-慢型 AVNRT 的心电图表现为逆 P 出现晚，与 T 波融合或在 T 波后，Ⅱ、Ⅲ、aVF 导联逆 P 向下，R－P>P－R。而慢-慢型 AVNRT 心电图上逆 P 在 S－T 段内，R－P≤P－R，但 RP>70 ms。快-慢型和慢-慢型 AVNRT 的心电图无法与由其他原因引起的室上性心动过速鉴别。

(五) 电生理检查

房室结内折返是 AVNRT 的机制。房室结的传导可按心房期前收缩的配对间期和房室传导时间做一曲线。在正常房室结，随着房性期前刺激的配对间期(A_1A_2)逐步减少，房室传导时间进行性延长。在具有房室结双径路者，随着 A_1A_2 的逐渐缩短，房室传导时间也逐渐延长，但当 A_1A_2 在某一点缩短 10 ms时，房室传导可突然显著延长至少 50 ms。房室传导时间的突然延长反映了传导从快径路到慢径路的转换。这是慢-快型 AVNRT 的电生理基础。在 AVNRT 患者，利用单个房性期前刺激，房室结双径的检出率为 50%～90%，在无 AVNRT 者，房室结双径的检出率为 5%～10%。在有一些患者，其房室传导曲线可出现多个跳跃，这反映了房室传导多条径路的存在，并可能构成更为复杂的折返性心动过速。

房室结的逆向传导也证实具有双径现象，它可通过室房传导曲线图反映出来(V1V2 为横坐标，VA 为纵坐标)。当 V1V2 缩短至某一配对间期，VA 传导突然延长至少 50 ms。这构成了快-慢型 AVNRT 的电生理基础。

慢-快型 AVNRT 的电生理特征包括：心房或心室刺激能诱发和终止心动过速；心动过速发作依赖于慢径传导时临界的 A－H 间期(A－H 间期延长)；心房与心室不参与形成折返回路；逆行心房激动呈向心性，即最早心房激动位于希氏束处；心动过速时 V－A 间期在希氏束电图上<70 ms，A－H 间期>180 ms；心动过速时于希氏束不应期内引入室性期前刺激(RS_2 刺激)，心房不被激动，在脱离希氏束不应期后引入室性期前刺激，心房可被逆向激动，其逆向激动顺序与 AVNRT 时相同；心动过速时心房与心室之间多数呈 1∶1 关系，少数情况下两者可呈文氏型传导、2∶1 传导或完全分离关系，但多为一过性。

快-慢型 AVNRT 的产生可能是由于快径的不应期短，而慢径的不应期反而长，因此当引入某个心房期前刺激时，冲动首先受阻于慢径而沿快径下传；或者由于快径的逆向不应期长，慢径的逆向不应期短，引入某个心室期前刺激逆向受阻于快径，只能逆向地循慢径传导，若此时快慢径的电生理特性符

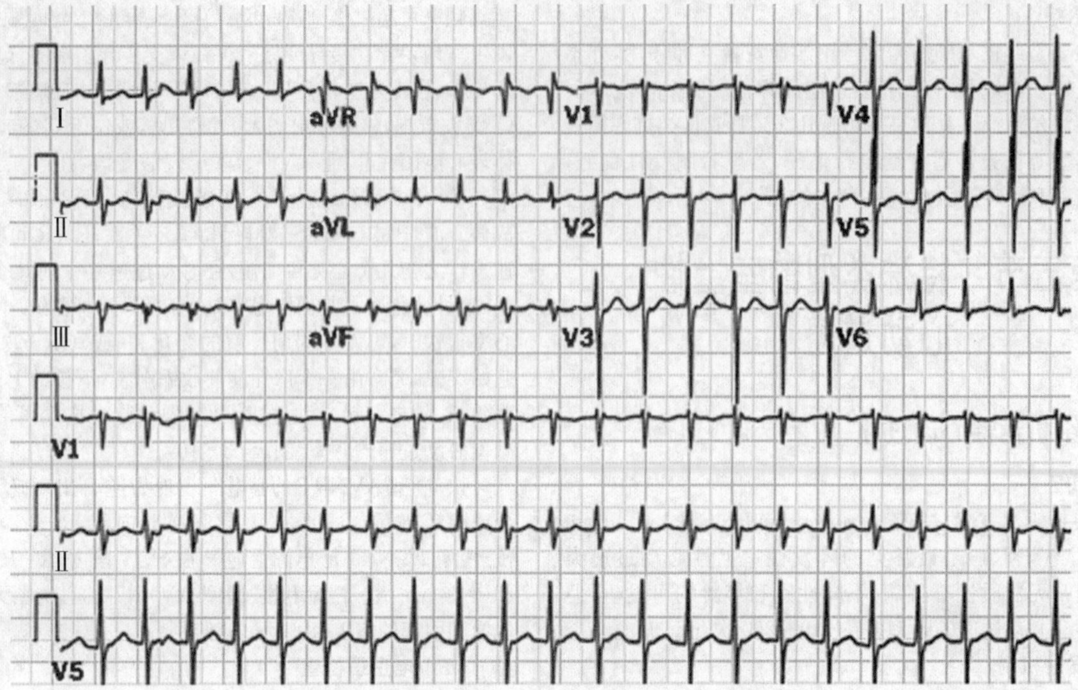

图 5-3-16 房室结折返性心动过速

逆行 P 波使得体表心电图在Ⅱ、Ⅲ、aVF 导联出现假 S 波，在 V1 导联出现假 r′波，提示慢-快型房室结折返性心动过速

合折返条件，则可导致快-慢型 AVNRT 的发生。

快-慢型 AVNRT 的电生理特征包括：心房或心室刺激能诱发和终止心动过速；在一些患者可出现室房传导的跳跃现象，心动过速的诱发依赖于某一 V-A 间期；冠状窦口最早出现逆向的心房激动；心动过速时 V-A＞A-V，A-H 间期＜180 ms；心动过速时于希氏束不应期内引入室性期前刺激，心房不被激动，在脱离希氏束不应期后引入室性期前刺激，心房可被逆向激动，其逆向激动顺序与 AVNRT 时相同。

慢-慢型 AVNRT 的电生理特征包括：心房程序刺激诱发心动过速前房室结多有跳跃性传导，并且常常有一次以上的跳跃，说明有多条慢径路；心动过速时 V-A≤A-V，A-H 间期＞180 ms；冠状窦口附近最早出现逆向的心房激动。

（六）治疗

1. 急性发作的处理　应根据患者原有的心脏病、既往的发作情况以及对心动过速的耐受程度做出适当的处理。有些患者仅需休息、安慰和镇静就能终止心动过速。而多数患者需要进一步处理，包括迷走神经刺激方法、药物治疗、直流电复律及其他非药物方法。

(1) 迷走神经刺激：如患者血压与心功能良好，可先尝试刺激迷走神经的方法。颈动脉窦按摩（患者取仰卧位，先行右侧，每次 5～10 s，双侧同时按摩为禁忌）、Valsalva 动作（深吸气后屏气，再用力做呼气动作）、诱导恶心、将面部浸没于冰水内等方法可使心动过速终止或频率减慢，但停止刺激后，有时又恢复原来心率。初次尝试失败，在应用药物后再次施行可望获得成功。

(2) 药物治疗：可选用腺苷、钙通道阻滞剂、洋地黄、β受体阻滞剂、I_a、I_c和Ⅲ类抗心律失常药物、胆碱酯酶抑制剂以及升压药等终止心动过速发作。腺苷、钙通道阻滞剂、洋地黄、β受体阻滞剂通常抑制房室结慢径路的前向传导，I_a和 I_c类药物可抑制快径路的逆向传导。

腺苷或腺苷三磷酸（ATP）：首选治疗药物为腺苷，以 6～12 mg 快速静脉推注。国内多使用 ATP 快速静脉推注，从 10 mg 开始，一次用量一般不超过 20 mg。腺苷及腺苷类化合物起效迅速，终止阵发性室上性心动过速的成功率为 90%～100%，是目前终止阵发性室上性心动过速成功率最高、复律时间最短（20～24 s）的药物。其副作用为胸部压迫感、呼吸困难、面部潮红、窦性心动过缓、窦性停搏、房室传导阻滞等。由于腺苷半衰期短于 6 s，ATP 半衰期为 10～30 s，故副作用即使发生亦很快消失。副作用的发生与用药剂量相关，因此可从小剂量开始逐渐增加剂量，以减轻不良反应。此类药物适宜于有低血压、心功能不全、以前应用β受体阻滞剂或维拉帕米治疗无效和婴幼儿的阵发性室上性心动过速。对有支气管哮喘、房室传导阻滞、病窦综合征的患者禁用。对正在用潘生丁、地西泮（安定）、普萘洛尔等药物以及老年患者慎用。

钙通道阻滞剂：维拉帕米 5 mg 稀释后缓慢静脉推注，无效隔 10 min 可重复再给。也可给地尔硫䓬 0.25～0.35 mg/kg 静脉推注。约 90%患者有效。钙通道阻滞剂一般在刺激迷走神经和使用腺苷无效后应用。如患者合并心力衰竭、低血压，不应选用维拉帕米，宜选用腺苷。

洋地黄类：静脉注射洋地黄（如毛花苷 C 0.4～0.8 mg 静脉滴注，以后每 2～4 h 0.2～0.4 mg，24 h 总量在 1.6 mg 以内）可终止发作。目前洋地黄已较少应用，但对心功能不全患者仍做首选。

β受体阻滞剂：普萘洛尔开始 0.25～0.5 mg 静脉滴注，必要时可增至 1.0 mg，每 5 min 给予一定剂量直到达到预期效果或出现毒副作用或总剂量达到 0.15～0.2 mg/kg。但应避免用于心力衰竭、慢性阻塞性肺疾病或支气管哮喘患者。并以选用短效β受体阻滞剂如艾司洛尔 50～200 μg/(kg·min) 较为合适。

I_a、I_c和Ⅲ类抗心律失常药物：普罗帕酮对房室结和旁道均有抑制作用，对阵发性室上性心动过速复律的成功率达 80%以上，通常患者能较好耐受，国内已将其作为终止阵发性室上性心动过速的一线药物。开始 70 mg 或 1.0～1.5 mg/kg 稀释后缓慢静脉推注(5～7 min)。一般在静脉注射后 5 min 内即起效，作用可持续 3～4 h。如无效，间隔 20～30 min 可重复给药，24 h 总量不超过 280 mg。本药代谢的个体差异明显，有效血药浓度变异大，因此对临床和心电图的监测较血药浓度更有意义。QRS 波群时间延长 50%以上常提示药物过量。严重心功能不全、明显低血压、心脏传导阻滞、病窦综合征、严重慢性阻塞性肺疾病、哮喘禁用。其他 I_a、I_c和Ⅲ类抗心律失常药物如普鲁卡因胺、索他洛尔、胺碘酮等均能终止心动过速发作，但其疗效、起效速度及安全性方面均不及腺苷和维拉帕米，临床不做常规应用，除非常规用药有禁忌。

其他药物：胆碱酯酶抑制剂(如依酚氯铵)曾用于急性发作治疗，现已极少应用。升压药可使收缩压快速升至180 mmHg，通过刺激颈动脉窦和主动脉内的压力感受器反射性的兴奋迷走神经来终止房室结折返。苯肾上腺素(新福林)0.5～1.0 mg，或间羟胺(阿拉明)0.5～2.0 mg 稀释后可在 1～3 min 内给予。老年人、有器质性心脏病、明显高血压、甲状腺功能亢进或急性心肌梗死患者均属禁忌。目前这类药物仅用于那些无上述情况而合并低血压的患者。

对部分发作不频繁且发作时能很好耐受，又无严重的左心室功能障碍、窦性心动过缓或预激综合征的患者，可予以单剂口服治疗(pill-in-the-pocket)终止心动过速发作，常用单剂的氟卡尼(3 mg/kg)或普罗帕酮(6 mg/kg)口服。有研究显示单剂口服地尔硫䓬 120 mg 及普萘洛尔 80 mg，其效果优于氟卡尼并且可明显减少患者到急诊的就诊次数。

(3) 直流电复律：当患者出现严重心绞痛、低血压、充血性心力衰竭表现，应立即电复律治疗。急性发作经药物治疗无效亦可施行电复律。选用同步直流电复律可避免发生心室颤动而成功终止房室结折返。能量多在 10～50 J，必要时需要更高能量方能终止。但应注意，已应用洋地黄者不应接受电复律治疗，因可导致复律后室性心律失常。

(4) 其他非药物方法：对于药物不能终止发作或者不宜行电复律的患者，可经用静脉心房或心室起搏，或尝试食管心房起搏，亦能有效终止心动过速。

2. 预防复发　是否需要给予患者长期药物预防，取决于心动过速发作的频繁程度以及发作的严重性。如果发作不频繁、持续时间短、能较好耐受、可自行终止的患者或者患者自己很容易终止心动过速，则不必要预防性用药。而对发作频繁、持续时间较长、症状明显及血流动力学不稳定的患者，则需预防用药。药物的选择可根据临床经验或电生理检查结果。洋地黄、长效钙通道阻滞剂或长效β受体阻滞剂是经验性合理的首选药。洋地黄制剂(地高辛 0.125～0.25 mg/d)，长效钙通道阻滞剂(缓释维拉帕米 240 mg/d，长效地尔硫䓬 60～120 mg，每日 2 次)，长效β受体阻滞剂(长效普萘洛尔 80～120 mg/d)，单独或联合应用。I_c和Ⅲ类抗心律失常药物亦可选用。氟卡尼(200～500 mg/d)口服，预防发作的成功率在 70%～80%。普罗帕酮(450～900 mg/d)口服，有效率可达 75%以上。小剂量胺碘酮(200 mg/d)口服，有效率可达 76%。索他洛尔(160～320 mg/d)口服，疗效与小剂量胺碘酮相近。

3. 经导管射频消融　经导管射频消融可以根治 AVNRT，且成功率高达 96%以上，复发率为 3%～7%，二度和三度房室传导阻滞的发生率小于 1%。与长期用药物预防发作有潜在的毒副作用相比，射频消融有不可比拟的优势，故对症状反复发作的 AVNRT 患者应尽早考虑射频消融治疗。对不愿意服药或服药不能耐受或药物无效的患者，射频消融是首选的治疗方法。目前射频消融实际已全部替代了外科治疗。

二、房室折返性心动过速

房室结是正常房室传导的唯一通路，除此之外存在一些由普通工作心肌纤维组成的肌束，连接在心房和心室之间，称为房室旁道，一般亦称为 Kent 束。在普通人群中心电图检测发现有 delta 波的比例为 0.15%～0.25%。旁道的传导可以是间歇性的。有旁道的患者其一级亲属较普通人群有更高的旁道的发生率，可达 0.55%。旁道可根据其沿二尖瓣环或三尖瓣环分布，传导的类型(递减传导或非递减传导)以及能否前向传导、逆向传导或双向传导分类。旁道一般表现为快速的非递减传导，与正常的希氏束-浦肯野纤维、心房或心室肌纤维的传导类似。约 8%的旁道表现为递减的前向或逆向传导。所谓递减传导是指随着起搏频率的增快，旁道的传导时间进行性延长。

旁道仅能逆向传导称为隐匿性旁道，而能前向传导的旁道，在心电图上可显示心室预激则称为显性旁道。预激程度取决于经由房室结-希氏束到心室或旁道到心室传导的程度。有些患者的旁道前向传导只有在靠近心房插入处起搏时才明显，如位于左侧的旁道。显性旁道一般能双向传导，仅能前向传导的旁道少见，而能逆向传导的旁道多见。

心电图上存在预激以及有快速心律失常发生称之为 Wolff-Parkinson-White(WPW)综合征。WPW 综合征患者中，房室折返性心动过速(AVRT)是最常见的心律失常。AVRT 有两种类型，最常见的类型是通过房室结前向传导，经旁道逆向传导，称顺向型 AVRT，而 5%～10%WPW 综合征患者，折返路径通过旁道前向传导，经房室结或另一条旁道逆向传导，产生逆向型 AVRT。WPW 综合征也可以并发房速、房扑、房颤(图 5-3-17)或房室结折返性心动过速，旁道仅作为旁观者参与房室传导，而并非心动过速环路的关键部分。

WPW 综合征伴房颤是一种潜在危及患者生命的心律失常。如果旁道前向传导的不应期较短，房颤时快速的心房激动经旁道传导至心室，引起快速的心室率，甚至蜕变为室颤。约 1/3 的 WPW 综合征患者可并发房颤。旁道在此类患者的房颤发生中起着重要的作用，这些患者大多为年轻患者，多无器质性心脏病。其快速的 AVRT 与房颤的发生有关，外科或导管消融旁道常可根治房颤和 AVRT。

(一) WPW 综合征患者的猝死及危险分层

在 3～10 年的随访中，WPW 综合征患者的心脏猝死发生率为 0.15%～0.39%。心脏骤停作为 WPW 综合征患者的首发表现并不常见，然而，在 WPW 综合征中约有一半猝死为首发表现。WPW 综合征伴房颤有发生心脏猝死的潜在危险，虽然其年猝死率低，但作为根治性的治疗，导管消融应作为首选。

WPW 综合征患者发生心脏猝死的危险因素包括：① 在自

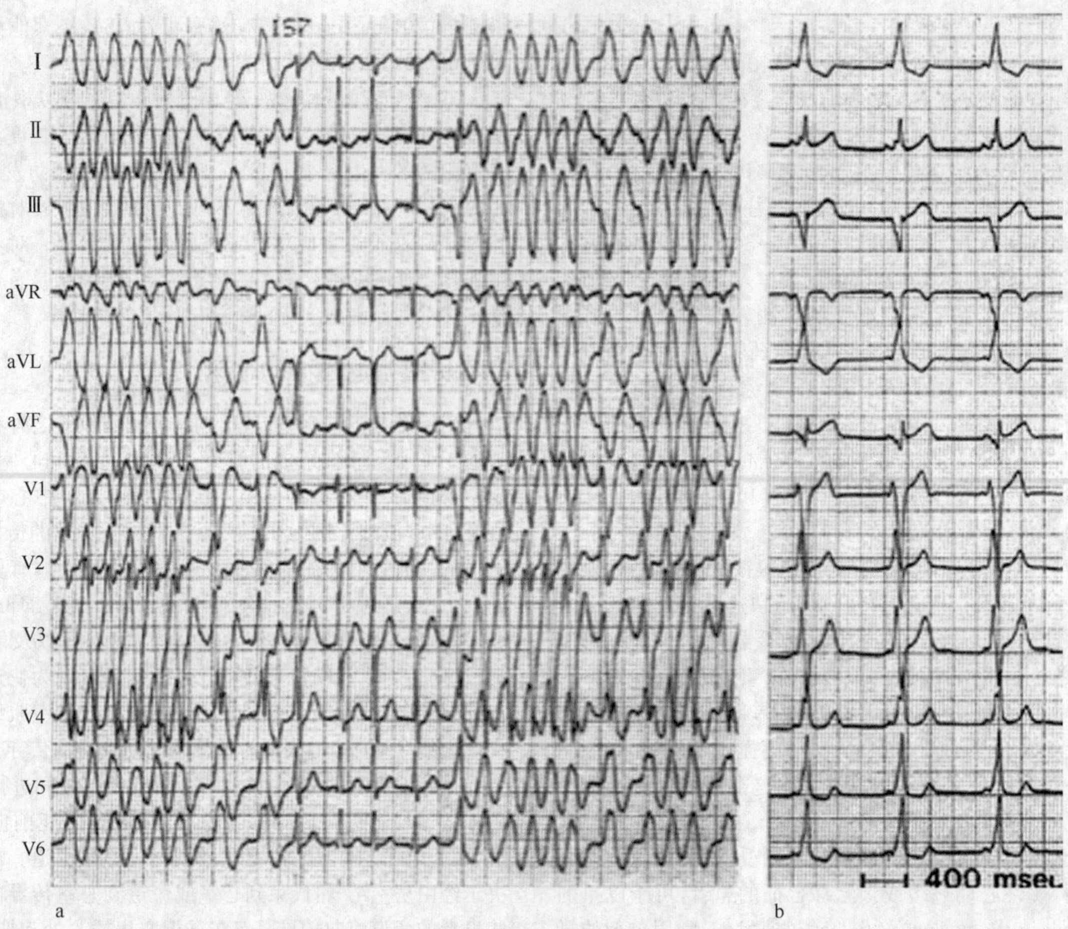

图 5-3-17　预激综合征伴房颤

a. 1～8 个心搏和 13～23 个心搏的房室传导通过旁道，9～12 个心搏的房室传导通过房室结，可见通过旁道传导的心室率很快
b. 窦性心律时心电图提示右后侧壁旁道

发或诱发的房颤中，最短的预激性的 R-R 间期<250 ms；② 有心动过速病史且有明确症状；③ 存在多条旁道；④ 合并 Ebstein 畸形。家族性 WPW 综合征有较高的猝死发生率，但家族性 WPW 综合征极为罕见。预激间歇性出现，说明旁道有较长的不应期，不易发生室颤。在应用普鲁卡因胺后预激消失，也可能属低危险患者。与无创检查相比，有创性电生理检查在评价心脏猝死的危险因素方面占有更重要的地位。

(二) 顺向型 AVRT

1. 心电图表现　心率 150～250 次/min，节律规则；QRS 波群形态与时限均正常，但发生功能性束支传导阻滞或原来存在束支传导阻滞时，QRS 波群形态异常；常被适时的房性或室性期前刺激所诱发；激动通过 Kent 束逆传引起心房激动，故逆行 P 波在 QRS 波群之后，R-P 间期>70 ms(图 5-3-18)。

2. 电生理特点　心室或心房起搏或期前刺激可诱发或终止心动过速；心房期前刺激或起搏诱发心动过速依赖临界的 A-V 间期，延缓可发生在房室结、希氏束-浦肯野纤维、心室或几个部位同时发生。因此，房室结不应期对房性期前刺激配对间期(A_1-A_2)的反应曲线是平滑的；心室期前刺激或起搏诱发心动过速依赖于正常通道的逆向阻滞；呈正常的 AV 传导顺序即 A-H-V，希氏束的 V 波领先，A∶V=1∶1，A-V>V-A；游离壁旁道呈偏心性逆向心房激动顺序，间隔旁道呈中心性逆向心房激动顺序，逆 A 波在距旁道最近的标测电图领先且 V-A 间期最短，逆 A 在 V 波之后；V-A 间期>65 ms，若出现旁道同侧束支传导阻滞时，V-A 间期延长，心率减慢，若出现旁道对侧束支传导阻滞，V-A间期不变；心动过速时，在希氏束不应期给予 RS_2 刺激，可提前激动心房或终止心动过速。

(三) 逆向型 AVRT

1. 心电图表现　心率较顺向型 AVRT 快，多在 200 次/min以上；QRS 波群形态为完全心室预激波形，表现为 QRS 波群增宽，起始部可见 delta 波；常伴有继发性 S-T 段和 T 波异常，P 波多不易识别。参照患者窦性心律时预激综合征的心电图表现对明确诊断有重要意义(图 5-3-19)。这种类型心动过速极易与室性心动过速混淆，体表心电图诊断常有困难，须做电生理检查才能鉴别。

2. 电生理特点　心房或心室起搏或期前刺激可诱发或终止心动过速；QRS 波群呈完全预激图形；呈中心型逆向心房激动顺序，希氏束逆 A 波领先，双旁道参与 AVRT 者例外；游离壁旁道呈偏心性顺向心室激动顺序，间隔旁道呈中心性顺向心室激动顺序，前传 V 波在距旁道最近的标测电图领先；A∶V=1∶1，V 波前无 H 波，H-A>70 ms。

(四) 治疗

AVRT 的治疗方法包括药物治疗、导管消融术和外科手术三种。

顺向型 AVRT 终止发作的措施与 AVNRT 处理相同。如

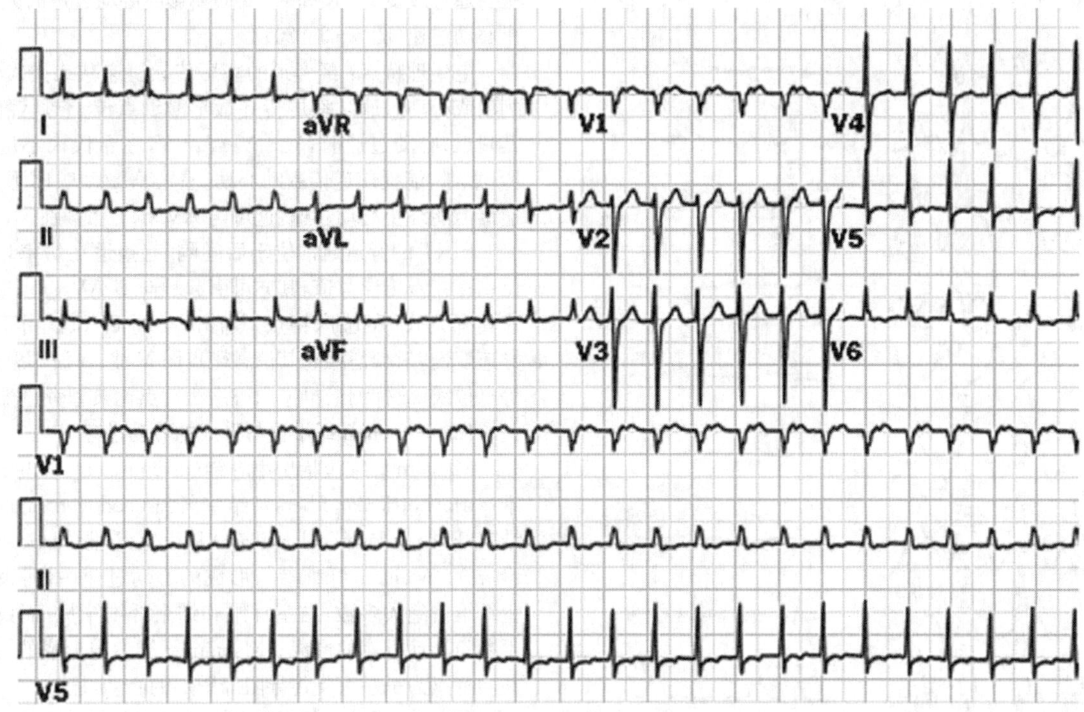

图 5－3－18　顺向型 AVRT

QRS 波群形态和时限正常，R－P＜P－R，R－P 间期＞70 ms

刺激迷走神经无效，首选药物为腺苷、维拉帕米或地尔硫䓬静脉注射。

逆向型 AVRT 的药物治疗不同于顺向型 AVRT。单纯抑制房室结传导的药物对顺向型 AVRT 有良好的治疗效果，但对逆向型 AVRT 的治疗作用较差甚至有害。一方面，多数逆向型 AVRT 是多房室旁道折返，房室结不是心动过速的必需成分；另一方面，多数抑制房室结的药物对其逆向传导的抑制作用不如对前向传导的抑制作用强，即使房室结是逆向型 AVRT 的逆向传导支，单纯抑制房室结传导的药物效果也欠佳。所以，药物治疗应针对房室旁道传导。I_a、I_c和Ⅲ类抗心律失常药物均可抑制房室旁道的传导，其中以普鲁卡因胺、普罗帕酮、胺碘酮较常用。这三种药物除可抑制房室旁道传导外，还可抑制房室结的传导。普鲁卡因胺静脉注射剂量每次 0.1～0.5 g，缓慢推注，心动过速终止后应立即停止或用 0.5～1.0 g 稀释后缓慢静脉滴注以维持疗效和预防短时间内复发。应注意普鲁卡因胺静脉注射速度快可引起血压下降。国内常以普罗帕酮、胺碘酮为首选终止逆向型 AVRT 的发作。逆向型 AVRT 常对血流动力学有影响，所以对心动过速引起血压明显下降、心力衰竭或心绞痛，当药物不能及时有效终止发作，应考虑体外直流电复律。

预激综合征患者发生房速或房扑，可 1∶1 经旁道传导，不能使用房室结抑制性药物，因此应选用具有抑制旁道传导作用的药物，即使这些药物不能转复房性心律失常，也能减慢心室率。预激综合征伴房颤宜静脉注射伊布利特、胺碘酮、氟卡尼、普罗帕酮或普鲁卡因胺。若伴有晕厥或低血压，应立即施行电复律。应当注意，静脉注射利多卡因与维拉帕米会加速预激综合征伴房颤患者的心室率。假如房颤的心室率已很快，静脉注射维拉帕米甚至会诱发心室颤动。

对部分发作不频繁且血流动力学稳定，心电图上无 delta 波的患者，可予以单剂口服治疗（pill-in-the-pocket）终止心动过速发作，常用单剂口服地尔硫䓬 120 mg 及普萘洛尔 80 mg，2 h 有效率为 81%。另外也可应用单剂的氟卡尼（3 mg/kg）口服终止室上性心动过速的急性发作，但疗效明显低于地尔硫䓬和普萘洛尔合用。

预防 AVRT 的复发，应选择两种药物同时抑制折返环路的前向与逆向传导，如可选用奎尼丁与普萘洛尔，或普鲁卡因胺与维拉帕米合用，可取得良好效果。因 I_a 与 I_c 类药物可延长房室结与房室旁道的不应期，可选用普罗帕酮、氟卡尼、胺碘酮或索他洛尔预防 AVRT 复发。经验性用药或根据电生理检查均可筛选预防 AVRT 的理想药物。

对于心动过速发作频繁、症状明显、药物效果不佳的患者，或者药物不能耐受或不愿服药者，特别是逆向型 AVRT 患者与心房颤动或扑动经旁道快速前向传导，心室率极快者，应将导管射频消融这一根治性治疗方法作为首选的治疗方法。导管消融 WPW 综合征房室旁道的成功率为约 95%，复发率约 5%。极少数可能需要外科手术切断旁道以获根治。

临床上可见到有预激心电图表现而无心律失常症状的患者。对这类患者（特别是儿童）是否行电生理检查和导管消融尚存在争论。如患者为高危职业者（如飞行员、公交司机、运动员），建议行导管消融。2012 年 PACES/HRS 颁布了有关伴预激心电图表现且无症状的年轻患者处理的专家共识：若为间歇性预激，可随访观察。若为持续性预激，应行运动试验，若预激消失的患者，可随访观察；若预激仍然存在，可行电生理检查，电生理检查诱发房颤时最短的预激性 R－R 间期（房颤不能诱发时则以快速心房起搏时最短的预激性 R－R 间期代替）≤250 ms或可诱发 AVRT，可考虑行导管消融；若电生理检查诱

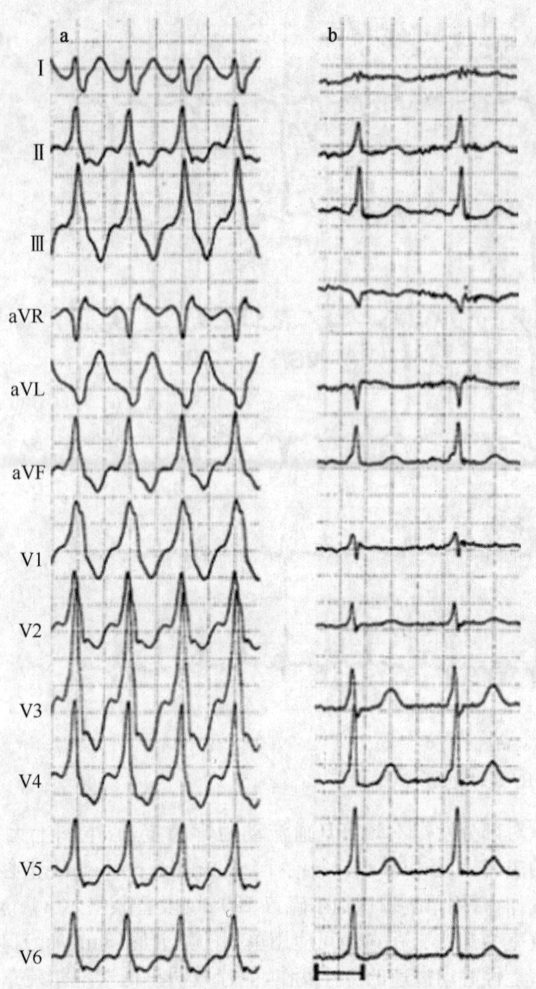

图 5-3-19 逆向型 AVRT 心电图与窦性心律时预激综合征比较

a. 逆向型 AVRT 心电图 b. 窦性心律(A 型预激)心电图，delta 波方向与心动过速时相同

发房颤时最短的预激性 R-R 间期>250 ms 以及不能诱发 AVRT 的患者，可随访观察，亦可根据患者情况以及旁道的位置考虑导管消融。

三、特殊旁道参与的心律失常

(一) 持续交界区反复性心动过速

持续交界区反复性心动过速(permanent junctional reciprocating tachycardia，PJRT)系指由多数位于后间隔附近的一类具有慢传导特性的隐匿性旁道(称慢传导旁道)作为逆传支所形成的一种无休止或近似无休止的顺向型 AVRT。临床上多见于儿童及年轻人，心动过速反复发作，并可因心动过速频发而致心脏扩大和(或)心功能不全，药物治疗效果不佳，射频消融治疗 PJRT 适应证强，治愈后心脏形态和功能可逆转。

心电图表现为：窦律少见，多呈心动过速；窦性心律时，心电图正常；心动过速以一无逆传 P 波的 QRS 波群而终止，常由窦性心率加速、房性或室性期前收缩诱发，发作开始无 P-R 间期延长；心率多在 100～200 次/min，QRS 波群形态正常；逆 P 与 QRS 波群呈 1：1，P 波在Ⅱ、Ⅲ、aVF、V2～V6 导联呈负向，在 aVR 导联呈正向；R-P≥P-R；心动过速频率多变且易受自主神经张力、钙通道阻滞剂及 β 受体阻滞剂的影响，这些因素主要通过改变 P-R 和 R-P 间期影响心动过速的频率，但难终止心动过速(图 5-3-20)。

电生理特点：经旁道的室房传导呈递减或文氏传导；心室刺激或心动过速时室房传导最早激动点位于冠状静脉窦口及其附近；心动过速时，V-A≥A-V，在希氏束不应期行心室 RS_2 刺激，能提前逆传激动心房，且心房激动顺序不变，或不能逆传但能终止心动过速，这可与 AVNRT 相鉴别。

PJRT 的旁道通常位于后间隔，有报道在房室环的其他部位也存在慢传导旁道，其亦可引起顺向型 AVRT。这类心动过速具有 PJRT 的临床特点，其诊断类同 PJRT。由于慢旁道传导速度慢，射频消融时其消融靶点图 V 波、A 波不融合，其间有等电位线，故标测最早逆向心房激动点比典型旁道难度大。

(二) Mahaim 纤维参与形成的心动过速

Mahaim 纤维包括房束纤维(atriofascicular fibers)、房室纤维(atrioventricular fibers)、结室纤维(nodoventricular fibers)、结束纤维(nodofascicular fibers)和束室纤维(fasciculoventricular fibers)。Mahaim 纤维参与形成的心动过速中，房束纤维和房室纤维占绝大多数，结室纤维和结束纤维罕见，而束室纤维并不参与心动过速的形成。Mahaim 纤维参与形成的心动过速的共同特点为呈左束支传导阻滞图形的心动过速。

Mahaim 纤维常伴发于 Ebstein 畸形，但多数情况下发生在解剖形态正常的心脏。Mahaim 纤维常伴有其他房室旁道或房室结双径路。

房束纤维起自右心房游离壁，止于右束支远端，罕见有起自左心房游离壁，而止于左束支远端的报道。只有前传功能和递减传导特性，参与形成逆向型 AVRT，折返环的逆传支为房室结，少数情况下，逆传支为另一条旁道。其电生理特点为：常规心电图正常或轻度心室预激；心动过速发作时呈左束支传导阻滞形态伴电轴左偏或不偏，电轴在 0°～-75°(图 5-3-21)，Ⅰ导联呈 R 波，Ⅲ导联为 rS 型或 QS 型，V1 为 rS 型，胸前导联 R/S 移行在 V4 或之后，QRS 波时限通常在 150 ms 内；右心房起搏时可使心室预激程度增大，A-H 间期和 A-V 间期延长，H-V 间期缩短或消失，而左心房起搏时变化不明显；心房起搏或心动过速发作时，最早顺传心室激动点在右心室心尖部；心室起搏或心动过速发作时，心房的最早激动部位靠近房室结(即希氏束或冠状静脉窦口附近)；旁道顺向递减传导；最大预激时，右束支、希氏束逆向激动，即右束支的激动反早于希氏束，此时 H 波融合于 QRS 波之后，V-H 间期相对恒定，为 10～35 ms；心动过速发作时，在房室结不应期内给予房性期前刺激(AS_2 刺激)，能使心室激动提前，心房刺激也能拖带心动过速；若心动过速时存在室房分离，可排除房束旁道，提示结室或结束旁道。

房室纤维起自右房游离壁，跨过三尖瓣环后终止于右室游离壁近三尖瓣环处。因其绝大部分电生理特性与房束纤维类似(仅具有前向递减传导特性，无逆向传导)，故两者的鉴别较困难。但心动过速和心房起搏时，两者的最早心室激动点不同：通常情况下，房室纤维的最早心室激动点在三尖瓣环附近，而房束纤维多位于右室心尖部。此外心动过速时前者的 QRS 波更宽，右束支电位和希氏束电位距 QRS 波起点更远。

结室纤维或结束纤维合并于房室结双径路，起自房室结下部即房室结慢径，分别止于右心室近三尖瓣环处或或右束支远

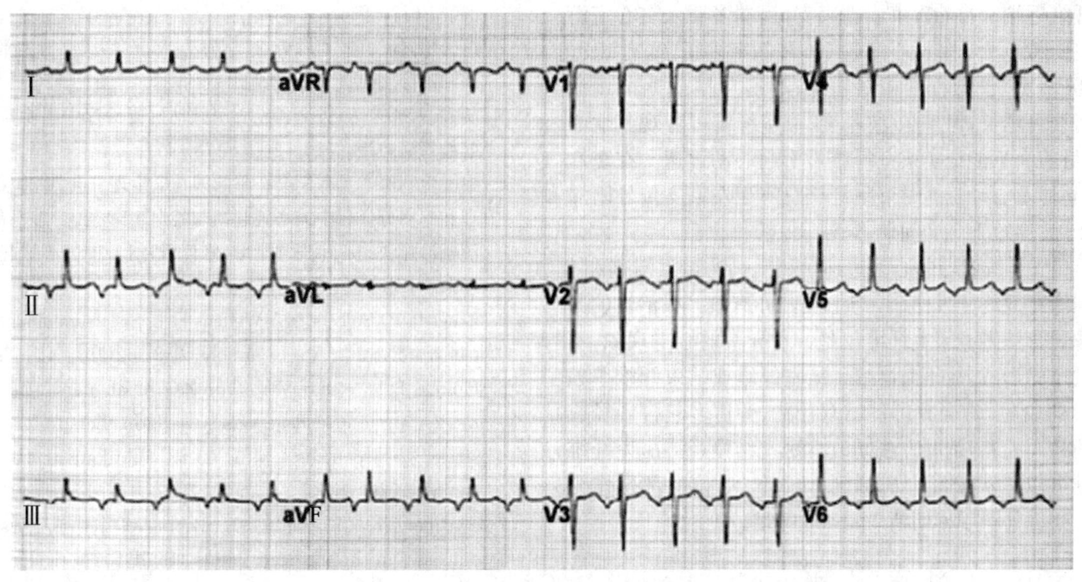

图 5-3-20　持续交界区反复性心动过速心电图

P 波在Ⅱ、Ⅲ、aVF、V2～V6 导联呈负向，在 aVR 导联呈正向，R-P>P-R，提示心房的激动由下向上

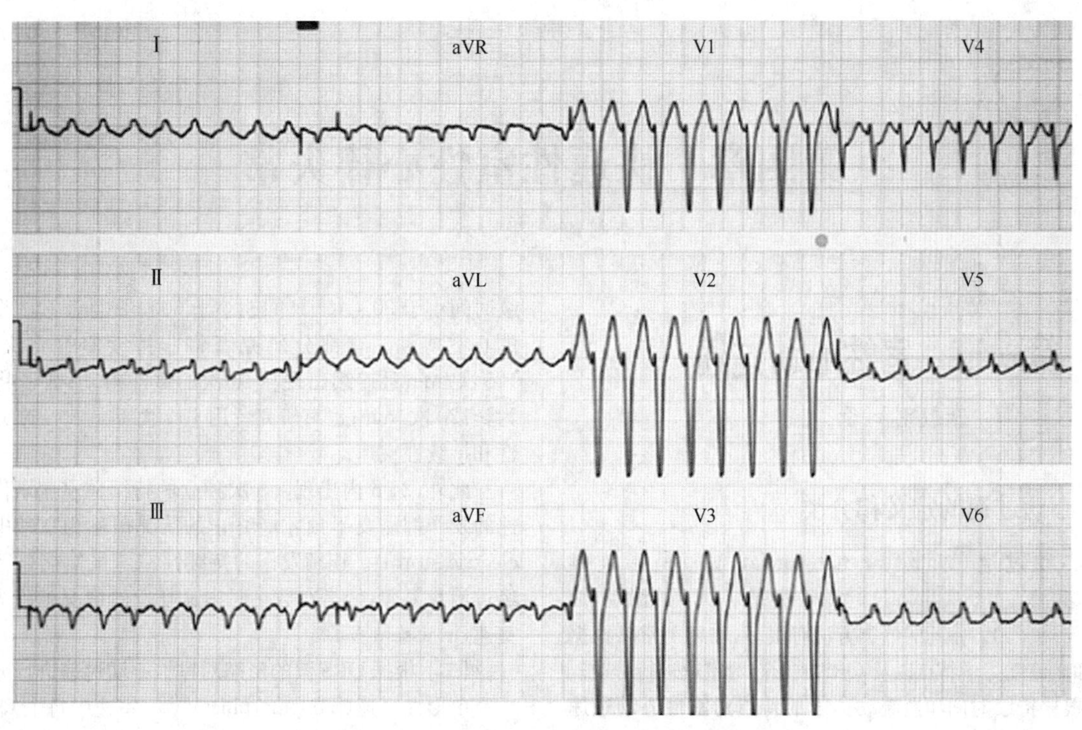

图 5-3-21　房束纤维参与形成的逆向型 AVRT

心动过速发作时呈左束支传导阻滞形态伴电轴左偏

端。两者也均具有递减传导和单向(前向)传导特性。窦性心律时，P-R 间期正常或缩短，QRS 波无预激或轻度预激图形。但当窦性心率增快或行心房快速刺激时，心室的预激程度会更明显。心动过速时，结室纤维或结束纤维是折返环的前传支，而右束支-希氏束是逆传支，心房并非折返环的一部分，因而结室纤维或结束纤维参与形成的心动过速可以出现室房分离。心动过速时 QRS 波呈左束支传导阻滞形态，电轴左偏或不偏。与 AVNRT 类似，心动过速时向心房侧可呈 1∶1 传导，也可呈文氏传导。结室纤维与结束纤维之间的区别也在于两者在心室的插入点不同，前者位于三尖瓣环附近，后者在心室的插入点在右束支，因而心动过速时的最早心室激动点在近心尖部。结室纤维或结束纤维形成的心动过速与房束纤维形成的心动过速需鉴别，心动过速时在右心房的期前刺激是进行鉴别的重要方法。房束纤维参与的心动过速，在房室结不应期内给予心房 AS_2 刺激，可使心室激动提前，且心室激动顺序和 QRS 波形态不变；而结室纤维或结束纤维参与的心动过速，同样的刺激则不能使心室激动提前。由于属宽 QRS 波心动过速，因此还需与室性心动过速鉴别。

束室纤维近端起自希氏束或右束支,远端多插入右心室游离壁。其主要特点为:窦性心律时 P-R 间期多正常,有 delta 波伴 QRS 波增宽,预激程度相对恒定;心房起搏或期前刺激时,P-R 间期可延长,但 delta 波不变;束室纤维可旁观其他心动过速,但目前尚不能证实束室纤维可引起心动过速。在窦性心律、心房起搏及心动过速时束室纤维总产生左束支传导阻滞图形的 QRS 波伴短 H-V 间期。

对 Mahaim 纤维参与的心动过速,腺苷、钙通道阻滞剂和β受体阻滞剂能有效终止发作,I_a与I_c类药亦有效。根治性的方法还是首选导管消融。束室纤维仅是一种异常的心电现象,不参与心动过速的形成,故不需治疗。结室纤维或结束纤维单独形成心动过速少见,常合并房室结双径路,旁道多起自慢径或慢径以下的共同通路,消融方法同改良房室结慢径。房束纤维或房室纤维可以三尖瓣环上标测到 Mahaim 电位的部位作为消融靶点。亦可外科手术切断 Mahaim 纤维。

参考文献

1. Douglas P Z. 心律失常、猝死和晕厥[M]//陈灏珠主译. 心脏病学——心血管内科学教科书. 第 7 版. 北京:人民卫生出版社,2007:617-866.
2. 冯义柏,杨钧国,卢永昕. 过早搏动[M]//临床心律失常学——电生理和治疗. 北京:人民卫生出版社,2000:697-736.
3. 胡大一,郭艺芳,方全,等. 心房颤动抗凝治疗中国专家共识[J]. 心脑血管病防治,2012,12(3):173-177.
4. 中国生物医学工程学会心脏起搏与电生理分会,中华医学会心电生理和起搏分会,《中国心脏起搏与心电生理杂志》编辑部. 射频导管消融治疗快速心律失常指南(修订版)[J]. 中国心脏起搏与心电生理杂志,2002,16:81-95.
5. Brugada P, Smeets J L, Wellens H J. Spectrum of supraventricular tachycardias[J]. Am J Cardiol, 1988, 62(19): 4L-7L.
6. Holmes D R, Reddy V Y, Turi Z G, et al. Percutaneous closure of the left atrial appendage versus warfarin therapy for prevention of stroke in patients with atrial fibrillation: a randomised noninferiority trial[J]. Lancet, 2009, 374: 534-542.
7. Swedberg K, Komajda M, Bohm M, et al. Ivabradine and outcomes in chronic heart failure (SHIFT): a randomised placebo-controlled study[J]. Lancet, 2010, 376: 875-885.
8. Wellens H J, Brugada P. Mechanisms of supraventricular tachycardia[J]. Am J Cardiol, 1988, 62(6): 10D-15D.

第四章 快速性室性心律失常

李毅刚 张 松

第一节 室性心动过速

李毅刚 于 瀛

一、室性心动过速的定义和分类

室性心动过速(ventricular tachycardia, VT)是指连续出现≥3个、频率>100 次/min 且起源于房室结以下的激动,简称室速(图 5-4-1)。室速的分类方法有很多,临床上常常根据持续时间和血流动力学特点以及 QRS 波形态对室速进行分类。

(一) 根据持续时间和血流动力学的特点对室性心动过速进行分类

根据持续时间和血流动力学的特点,室速被分为非持续性室性心动过速(nonsustained ventricular tachycardia, NSVT)和持续性室性心动过速(sustained ventricular tachycardia)。持续时间是否达到 30 s 和血流动力学是否稳定是界定非持续性和持续性室速的两个标准。

持续性室速的定义为:室速持续时间≥30 s,或者持续时间不足 30 s,但是由于血流动力学不稳定而需要被及时终止的室速。持续性室速是一种致命性的快速性室性心律失常,它和心室扑动以及心室颤动都是心脏骤停和心源性猝死的主要原因,也是各种器质性心脏病患者主要的死亡原因之一。

非持续性室速的定义目前尚不统一,最常用的定义为:持续时间小于 30 s、R-R 间期小于 600 ms 且连续 3 个或者以上的心室搏动。有部分研究者将非持续室性定义为频率≥125 次/min 且连续出现≥16 次的室性搏动;或者将频率设定为≥120 次/min;也有研究者用 15 s 而不是 30 s 来划分非持续性和持续性室速。

此外,24 h 内出现≥3 次独立的持续性室速事件且每次室速的发作都需要干预才能终止的情况被称为室速电风暴(VT electric storm)。连续发作的持续性室速虽然能自行复律或者经过治疗复律,但是在数小时内又复发的情况被称为无休止的室速(incessant VT)。

(二) 根据 QRS 波的形态对室性心动过速进行分类

单形性室速(monomorphic VT):室速中每个 QRS 波的形态相似,是宽 QRS 波心动过速最常见的类型(图 5-4-1)。

多个单形性室速(multiple monomorphic VT):在同一次室速发作期间每个 QRS 波的形态相似,但是不同室速事件之间可有 2 种及 2 种以上的 QRS 波形态出现。

多形性室速(polymorphic VT):在同一次室速发作期间 QRS 波形态逐跳变化不同。尖端扭转型室性心动过速(torsades de pointes, TdP)是一种特殊类型的多形性室速,心电图表现为 QRS 波群围绕心电图基线不断扭转其主波的正负方向。尖端扭转型室速多继发于长 Q-T 间期后,可自行终止,也可快速演变成心室颤动。双向室速(bidirectional VT)的 QRS 主波方向在额面电轴呈交替性改变(图 5-4-2),是儿茶酚胺敏感型多形性室速患者的典型室速类型。

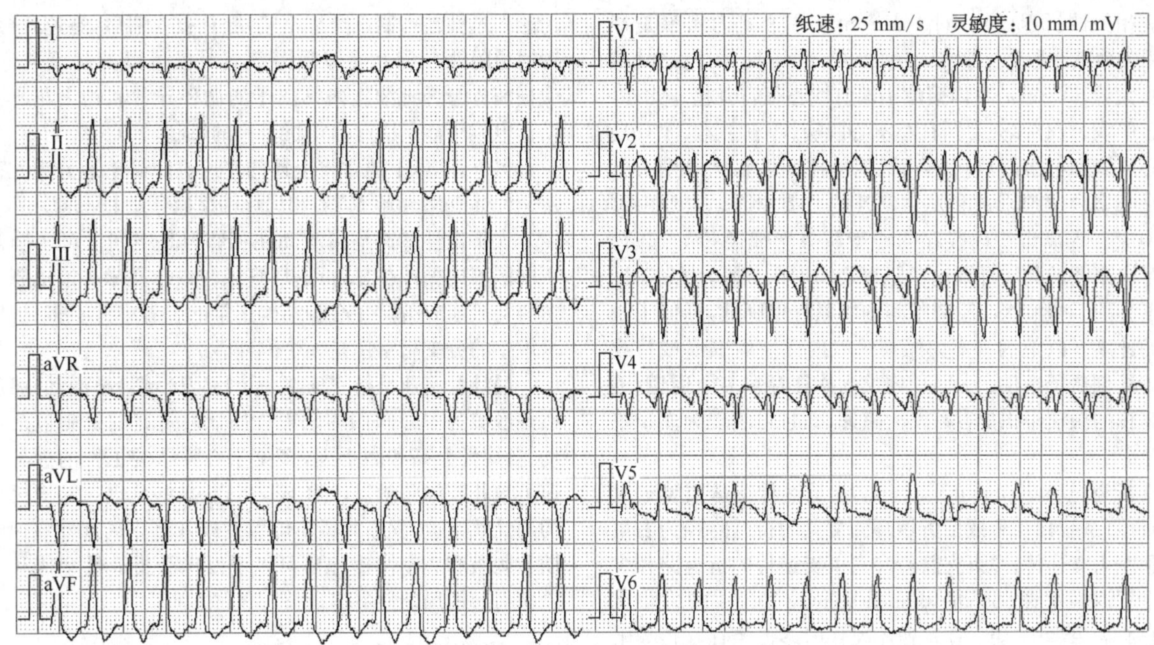

图 5-4-1 持续性室性心动过速

患者为老年男性，入院前两周出现活动后胸闷，入院两日前出现心悸症状。急诊心电图提示：室性心动过速，心室率 180 次/min。入院诊断为"冠心病、急性前壁心肌梗死、室性心动过速、阿-斯综合征"

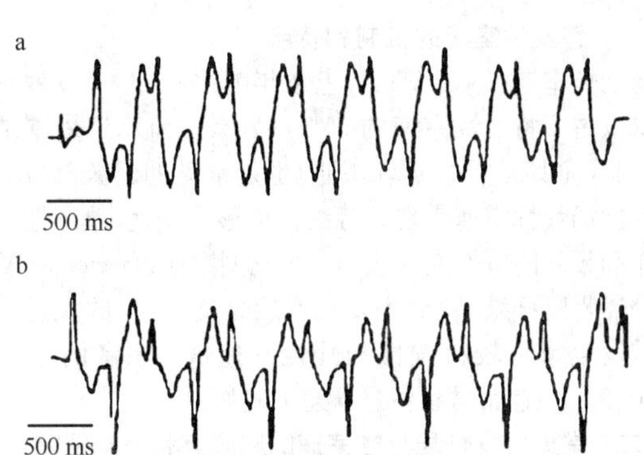

图 5-4-2 双向室性心动过速

a 和 b 可见方向相反的 QRS 波交替出现在室性心动过速的心电图上[引用自 Cerrone 等的"Catecholaminergic polymorphic ventricular tachycardia：a paradigm to understand mechanisms of arrhythmias associated to impaired Ca^{2+} regulation. Heart Rhythm"，2009，6(11)：1652-1659.]

二、室性心动过速的病因

(一) 非持续性室性心动过速的病因

非持续性室速发生率较持续性室速高，且原因广泛。从健康人群到心脏病患者以及非循环系统疾病患者，都可以出现非持续性室速。与持续性室速相同，非持续性室速的发生率在器质性心脏病患者中最高。

(二) 持续性室性心动过速的病因

器质性心脏病：冠心病(急性和陈旧性心肌梗死、冠状动脉搭桥术后)、扩张型心肌病、充血性心力衰竭、高血压和左心室肥厚、肥厚型心肌病、致心律失常性右心室心肌病、心肌炎、先天性心脏病等。其中，缺血性心脏病是持续性室速最主要的原因。

遗传性心脏离子通道疾病：这是一组编码心肌细胞膜离子通道蛋白质或者离子通道相关蛋白质基因突变的疾病。患者多有家族史，为遗传性疾病，部分为散在发作的基因突变。患者的心脏结构正常。目前已知的该类疾病包括遗传性长 Q-T 间期综合征(congenital long Q-T syndrome)、儿茶酚胺敏感性多形性室性心动过速(catecholaminergic polymorphic ventricular tachycardia，CPVT)、Brugada 综合征和短 Q-T 间期综合征等。这类疾病的发生率远较器质性心脏病低，部分甚至罕见；但是，致命性的室性心律失常在该群体发病率高，患者多于幼儿及青壮年期间发生猝死。

非循环系统疾病：内分泌系统疾病、电解质紊乱、药物中毒、手术等都可以引起室速。其中，常见的原因是药物中毒和电解质紊乱。

能够阻滞心脏钠离子通道的药物，服用过量后可能会导致室速，如三环类抗抑郁药物，I_a类、I_c类和Ⅲ类抗心律失常药物，抗组胺药物，可卡因，丙氧酚等。三环类抗抑郁药物还同时具有抗胆碱作用。心室内传导阻滞和单相阻滞形成的折返环可能是钠离子通道阻滞剂中毒导致室速的机制。此外，钠离子通道阻滞剂中毒会导致 0 相除极延迟，QRS 波增宽，服用此类药物的患者出现宽 QRS 波心动过速时还要排除室上速伴药物过量引起 QRS 波增宽的可能。抗组胺药物，尤其是苯海拉明，具有心脏毒性，过量服用可导致室速。抗心律失常药物的致心律失常作用也不容忽视。

电解质紊乱可以引起持续性室速。低钾血症和低镁血症会导致尖端扭转型室速。高钾血症引起的宽 QRS 波室性心动过速会迅速演变为室颤或者心室停搏。高钾血症主要发生于慢性肾功能衰竭的患者，此外医源性原因(如给患者补钾治疗、保钾利尿剂)也是引起高钾血症的主要原因。

特发性室性心动过速(idiopathic VT)：患者虽然存在室速，但是找不到任何相关的基础疾病。

三、室性心动过速的机制

1. 折返机制 是室速最主要的机制，包括以下几种。

瘢痕相关性折返(scar-related reentry):心室内瘢痕是产生瘢痕相关性室性心动过速(scar-related ventricular tachycardia)的基质。大约60%的心室内瘢痕由缺血性心脏病引起。此外,扩张型心肌病、致心律失常性右心室心肌病、心脏手术(尤其是先天性心脏病和心脏瓣膜疾病)后、淀粉样变性和肥厚型心肌病等也是心室内瘢痕形成和发生室速的主要原因。瘢痕由致密纤维构成。瘢痕组织内残存的心室肌束形成了传导通道。这些残存肌束间的间质纤维化在肌束之间形成分隔,为激动折返提供了环路。瘢痕区心肌细胞间的耦联程度降低,降低了激动传导的速度。以上因素都为瘢痕区域内以及周围形成持续的缓慢传导创造了条件。大面积瘢痕内往往存在多个通道,不仅较小面积的瘢痕组织更容易发生室速,而且可表现为多个单形性室速。

束支折返(bundle branch reentry):是一种特殊类型的大折返,浦肯野系统参与形成了折返环。常见的折返路径为右束支前传和左束支逆传;左束支前传和右束支逆传的折返路径少见。束支折返性室速(bundle branch reentry VT)主要发生在扩张性心肌病患者中,患者在室速不发作时多已经存在传导阻滞。束支折返性室速一个显著的特点就是其对抗心律失常药物效果不佳,而射频消融治疗有效。

2相折返:相邻心室肌细胞在平台期复极的非均一性形成了一个电位梯度,电流从相对正电荷水平处流向相对负电荷水平处,后者除极并产生一个动作电位,随后引起原先相对正电荷水平处心肌的除极;如此循环往复构成一个折返环路。心外膜和心内膜心室肌细胞2相平台期的非均一性是Brugada综合征患者室速形成的机制。缺血组织和相邻的非缺血组织之间平台期的非均一性是急性缺血患者发生室速和室颤的一种机制。

微折返(micro-reentry):折返环在相邻心肌组织间形成,因折返环小同时受标测电极间距的限制而与局灶性激动难以区分。微折返室速可发生在瘢痕或者低振幅心肌组织附近。

2. 触发活动(trigger activity) 是指心肌细胞在动作电位复极期产生的除极活动,又称后除极,触发活动多由局部儿茶酚胺浓度增高、低血钾、高血钙、洋地黄中毒等导致细胞内钙离子浓度异常增高所引起。按照除极发生的时间,触发活动分为早期后除极(early afterdepolarization)和延迟后除极(delayed afterdepolarization)。

早期后除极指在心室复极早期(即动作电位2相和3相)出现的振荡电位,该振荡电位可能为外向钾离子流减弱或内向钠离子、钙离子流增强所引起,心动过缓时振荡幅度增大。当该振荡电位振幅足够大时可引起心肌细胞提早除极,甚至诱发室速、室颤。例如先天性长Q-T间期综合征患者的室性心律失常的机制就是早期后除极。

延迟后除极指在心室复极晚期(即动作电位3相末期)出现的振荡电位,主要与细胞内钙离子浓度异常增加有关,心动过速时振荡电位幅度可增大。当心室复极晚期振荡电位引起心肌细胞提早除极时就可引发室速。儿茶酚胺敏感性多形性室速以及部分右心室流出道特发性室速的机制就是延迟后除极。

3. 自律性异常升高 由动作电位4相自动除极引起,发生率较低。该机制的室速不能被程序刺激诱发或者终止。腺苷仅能一过性地抑制该类型室速,腺苷被代谢后,室速就会复发。钙通道阻滞剂和β受体阻滞剂有时候可以抑制该类型室速。受损浦肯野纤维细胞内钙离子的循环异常和钙火花所引发的动作电位可能是引起自律性升高的机制。

另外,临床上通常将上述的室速机制简单地分为大折返性室速(macroreentry VTs)和局灶性室速(focal VTs)。

大折返性室速是指激动在相邻但是空间上可明确辨别的不同区域内循环往复,折返环直径在数个厘米。该机制的形成主要与瘢痕有关。在心脏结构正常的患者中并不多见,维拉帕米敏感的分支型室速是一个例外。

局灶性室速是指室速在一个特定区域最早激动,然后冲动以该区域为中心向四周辐射。局灶性室速的机制包括触发活动、自律性升高和微折返,多见于心脏结构正常的患者。该室速可被儿茶酚胺激发。除了微折返、某些延迟后除极机制引起的局灶性室速,程序刺激不能引发或者终止局灶性室速。心室期前刺激和心室快速起搏可以诱发出微折返性室速和延迟后除极引起的局灶性室速。

四、特发性室性心动过速

临床上常用发生机制、室速起源点和室速对药物的敏感性对特发性室速进行分类。

(一) 特发性室速的机制和特点

局灶性室速(focal VT):患者年龄多在30~50岁。右心室流出道占了特发性室速的60%~70%。流出道周围结构以及乳头肌(尤其是左心室乳头肌)也是常见的起源部位。典型的特发性局灶性室速表现为持续性单形性室速、单形性室速反复发作和频发的室性期前收缩。分支型室速(fascicular VT)是由部分浦肯野纤维系统(主要是左后分支)参与的大折返性室速。其发生率远较特发性局灶性室速低。患者的年龄多在15~40岁。室速常常在休息状态下发作。

(二) 常见特发性局灶性室速的起源点和心电图特点

右心室流出道起源的室速:心电图特点为胸前导联左束支传导阻滞图形和肢体导联电轴向下(即下壁导联为正向波)。左心室流出道起源的室速:心电图特点为胸前导联呈现右束支阻滞图形和肢体导联电轴向下。

主动脉冠状窦起源的室速:临床上并不少见。特发性室速可以起源于任何一个冠状窦内,但左冠窦起源较右冠窦起源更常见,无冠窦起源的室速较少。解剖上主动脉冠状窦紧贴在右心室流出道之后,故该起源的室速心电图上同样表现为左束支传导阻滞图形和肢体导联电轴向下的特点,不同之处在于:① 移形区较早,位于V1或者V2导联;② R波时间指数(即V1或者V2导联上R波时间占整个QRS波时间的百分比)≥50%;③ V1或者V2导联上的R/S振幅指数(R波振幅与S波振幅的比值)≥30%。

肺动脉起源的室速:较少见,多见于特发性室性心律失常患者,患者多较年轻。肺动脉处的异位起源点向下通过肺动脉瓣经过右心室流出道向整个心室传导,因此心电图上这两处起源的室速往往难以鉴别。对于心电图提示为右心室流出道室速患者,如果在右心室流出道无法找到最理想的射频靶点而患者心电图下壁导联R波振幅又明显高大时可以尝试在肺动脉处进行标测。

二尖瓣环起源的室速：较少见。其心电图特点有：① 胸前导联中 V2～V6 导联均为 R 或 Rs 波，V1 导联可以出现 rsR′ 波形；② 各导联存在类似 Δ 波的图型，有时需要与二尖瓣环周围旁道参与的预激综合征相鉴别。三尖瓣环起源的室速心电图特点为：① 左束支传导阻滞图形；② 肢体导联电轴向上（Ⅱ、Ⅲ和 aVF 导联主波向下）；③ Ⅰ导联呈 R 波或存在 r 波；④ aVL 导联以 R 波为主。

左心室乳头肌起源的室速：起源点位于左心室前外侧或者后侧乳头肌，心电图类似于左前分支或者左后分支起源的室速。但是，乳头肌起源室速的 QRS 波时间较束支起源的 QRS 波宽，约 150 ms。

（三）分支室速的分型和心电图特点

分支折返性室速多见于年轻患者，室速的 QRS 波较窄以致较难与室上速相鉴别。分支室速可分为以下 3 个亚型。

左后分支室速：最为常见。心电图上表现为右束支传导阻滞、左前分支阻滞和肢体导联电轴向上（左偏或者位于无人区）（图 5-4-3）。

左前分支室速：少见。心电图上表现为右束支传导阻滞、左后分支阻滞和肢体导联电轴右偏。

上间隔支室速：罕见。心电图上表现为窄 QRS 波（100 ms）、不完全性右束支传导阻滞和肢体导联电轴正常。

（四）根据对药物敏感性命名的特发性室速

腺苷敏感型室速（adenosine-sensitive VT）：触发机制引起的室速常常能被腺苷抑制。儿茶酚胺刺激 β 受体从而导致细胞内环单磷酸腺苷浓度升高，后者促进钙离子从肌浆内质网内释放入细胞质，引起胞质钙离子浓度的升高，最终导致延迟后除极和室速。

维拉帕米敏感型室速（verapamil-sensitive VT）：指能被维拉帕米终止的特发性室速。分支型室速，尤其是左后分支型室速，对维拉帕米特别敏感。特发性局灶性室速患者也多能通过使用维拉帕米恢复窦性心律。

五、遗传性心脏离子通道疾病的室速特点

遗传性长 Q-T 间期综合征：尖端扭转型室速是长 Q-T 间期综合征患者的特征性室速类型。

儿茶酚胺敏感型多形性室性心动过速（CPVT）：双向室速、多形性室速和儿茶酚胺敏感的特发性室颤是 CPVT 患者主要的快速性室性心律失常类型，其中双向室速为 CPVT 的典型室速类型。患者的室速可通过运动反复被诱发，且室性心律失常的恶性程度随着运动负荷量的增加以及心率的加快而不断升高，即从室早发展为非持续性室速、持续性室速甚至室颤。持续性室速诱发的室颤是 CPVT 患者死亡的直接原因。

Brugada 综合征：多形性室速和室颤是该类患者常见的致死原因，而单形性室速很少发生在 Brugada 综合征患者中。

短 Q-T 间期综合征：该类患者无特异性室速，多形性室速和室颤是导致患者死亡的主要原因。

六、室性心动过速的临床表现

非持续室速可以不引起症状或者仅仅引起轻微的症状。

持续性室速可以导致晕厥前兆、晕厥、心搏骤停和心源性猝死。部分患者耐受性好，轻者可仅表现为心悸或者胸闷。患者对持续性室速的耐受性取决于心动过速的频率、持续时间、是否存在未知的器质性心脏病和是否存在左心功能不全。严重者体格检查可发现患者神情淡漠，甚至昏迷；血压降低甚至测不出；脉搏微弱；心律规则或者轻度不规则；心率多在 100～250 次/min，心音低钝，可出现第一心音强弱不等；有时颈静脉搏动可见“大炮波”。

七、室性心动过速的诊断和鉴别诊断

体表心电图是诊断室性心动过速的重要依据。非室速发

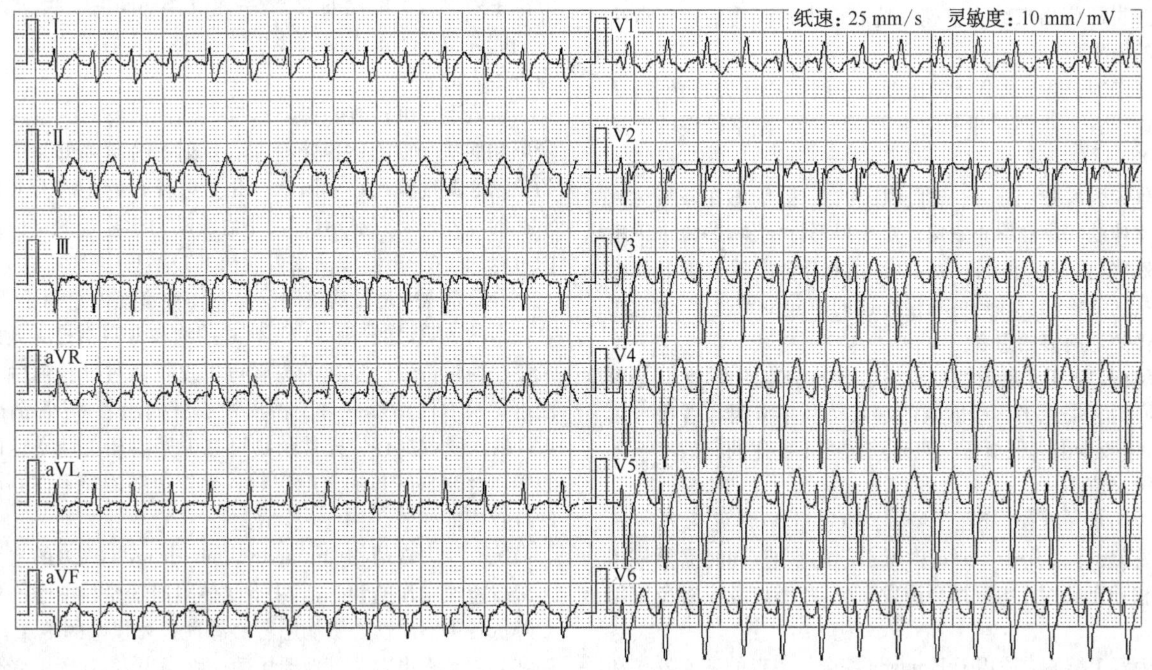

图 5-4-3　分支型室速（左后分支来源）

作时期的心电图、患者的病史和药物服用史以及体格检查对室速的诊断和鉴别也非常有帮助。

绝大部分的室速为宽 QRS 波形，需要与其他可引起宽 QRS 波心动过速的心律失常相鉴别(详见下文)。分支室速或者高位室间隔起源的室速表现为窄 QRS 波心动过速。当静脉推注腺苷后窄 QRS 波心动过速的心室率无任何变化时，临床医生需要考虑室速。有时候，临床医生难以通过体表心电图来明确诊断心动过速是室性还是室上性，尤其是室速和室上速伴旁道前传。电生理检查是明确诊断室速的最直接的方法。

在明确室速后，临床医生需要进一步诊断出引起室速的病因，并且对患者心源性猝死的危险性和症状的严重程度进行评估。

八、室性心动过速的治疗

(一) 急性期的治疗

临床医生发现患者发生持续性室速后，首先要评估患者的血流动力学状态以及症状的严重程度，并以此拟定治疗策略。

对于出现心脏骤停的患者，应该立即予以心肺复苏和电复律。直流电的起始功率推荐为 100～200 J，交流电的起始功率推荐为 50～100 J，并根据复律效果调整随后的功率。

对于出现症状性低血压、肺水肿或者心肌缺血的患者，应该在麻醉的前提下立即予以患者同步电复律，而不是首先明确室速的病因或者进行宽 QRS 波心动过速的鉴别诊断。当临床医生无法通过心电图确诊该心动过速为室速时，应该按照室速对患者进行治疗。若室速是由可逆性原因引起的，如电解质紊乱、急性缺血、缺氧或者药物中毒等，应该在恢复心脏节律的同时立即着手纠正促发因素。电复律前后静脉应用胺碘酮、利多卡因等抗心律失常药物可提高电复律的成功率并防止室速在短期内复发。

对于血流动力学稳定的持续性室速患者，首先考虑静脉使用抗心律失常药物来终止室速。抗心律失常药物的选择取决于患者的原发病。

利多卡因：是室速急性发作期的一线抗心律失常药物，适用于缺血或者心肌梗死相关的室速。它对心室率较慢的室速效果较差。

普鲁卡因酰胺：适用于缺血引起的室速，能够在较短时间内减慢室速的频率和终止室速。对于单形性室速，普鲁卡因酰胺的有效率达 75%；但同时有 20%的患者会出现显著的低血压而无法耐受该药。该药可减慢旁道的前向传导速度，也适用于房颤伴旁道前传的患者。

胺碘酮：适用于器质性心脏病患者的室速发作，尤其是冠心病和心力衰竭患者。胺碘酮的起效较利多卡因和普鲁卡因酰胺慢，但较少引起低血压。然而其在终止室速的有效率上各个文献的报道不一。

维拉帕米和腺苷：适用于特发性室速患者(详见下文)。

苯妥英钠：适用于洋地黄中毒引起的室速；同时需要停用洋地黄和补充血钾。电复律会诱发室颤，此类患者应避免使用电复律。

异丙肾上腺素：适用于 Brugada 综合征患者的室速发作和继发性长 Q－T 间期综合征引发的尖端扭转型室速。静脉点滴硫酸镁可同时用于后者的治疗。

对于静脉使用抗心律失常药物无法复律的患者，可在麻醉条件下进行同步电复律；也可通过经静脉导管至右心室行起搏终止室速，起搏频率应快于室速的频率。

然而，静脉使用抗心律失常药物并不适用于钠离子通道阻滞剂中毒或者高钾血症引起的室速。钠离子通道阻滞剂中毒(如三环类抗抑郁药物)的治疗：静脉补充钠离子和(或)碱化血液。最常用的是静脉推注和(或)静脉滴注碳酸氢钠，维持血 pH 值在 7.5 左右；同时静脉补充血钾以避免低钾血症和低钾血症诱发的室速；持续性低血压患者要注意补充液体。静脉点滴高渗盐水和过度通气也是有效的治疗方法。利多卡因可能对钠离子通道阻滞剂中毒引起的室速有效；I_a 和 I_c 类抗心律失常药物应避免使用。

高钾血症引起的室速：将血浆内的钾离子转入细胞内是最快速的降低血钾浓度的方法，但是将钾离子排出体外是最终解除高钾血症所诱发室速的手段。静脉推注氯化钙或者葡萄糖酸钙是最有效的转移血钾入细胞的药物，且可以一过性的(不超过 30 min)使得 QRS 波变窄。此外，静脉点滴葡萄糖、胰岛素、β受体激动剂(沙丁胺醇或肾上腺素)、镁离子、碳酸氢钠和生理盐水能够短暂地促进钾离子向细胞内转移。排钾利尿剂、降钾树脂和透析也是将血钾排出体外的方法。

(二) 长期治疗

1. 持续性室速的治疗策略　大约 50%的患者在室速事件发生后两年内再次发作室速；而经历过心搏骤停或者室速发作期间出现过血流动力学不稳定状态的患者，室速事件发生后一年内的死亡率大约在 20%。

治疗原发疾病、纠正和避免促发原因是预防室速复发的主要手段。二级预防可以有效地降低患者的死亡率。植入型心脏转复除颤器(ICD)、导管消融、抗心律失常药物是常用的治疗方法，此外少部分患者可以进行外科手术治疗。选择何种治疗方法主要取决于室速的类型、室速发作期间的症状、潜在心脏疾病的类型和严重程度、临床试验中类似患者的治疗效果以及患者本人的意愿。

植入型心脏转复除颤器(ICD)：心脏性猝死、室速引起了晕厥和症状严重的室速伴有左心室射血分数降低是三个主要的预示心源性猝死高危因素。此类患者有指征植入 ICD 预防室速的复发。研究显示，即使是血流动力学稳定的室速或者病因可以纠正的室速，患者也可能从 ICD 治疗中获益。

导管消融：是目前控制反复发作性室速的重要手段；且随着技术的成熟，导管消融也不再是药物和 ICD 治疗无效之后的最后一搏。特发性室速的患者可以仅仅通过导管消融一种方法进行根治性治疗。对于器质性心脏病患者，导管消融合并 ICD 植入或者抗心律失常药物可减少瘢痕相关性室速的复发频率以及减少 ICD 的放电次数。导管消融治疗室性心动过速的推荐指征如表 5－4－1 所示。

抗心律失常药物(antiarrhythmia drug，AAD)的主要作用是减少室速发作的频率，其中β受体阻滞剂是目前唯一能够有效降低各类器质性心脏病患者心源性猝死风险的 AAD。冠心病和心力衰竭患者及其他器质性心脏病患者，如无β受体阻滞剂禁忌证均应长期服用该药物预防 SCD 的发生。

表 5-4-1　导管消融治疗室性心动过速的推荐指征及禁忌证*

(一) 器质性心脏病患者(包括陈旧性心肌梗死、扩张型心肌病、致心律失常性右心室心肌病)

1. 以下情况推荐导管消融治疗 VT

症状性 SMVT,包括服用抗心律失常药物仍然发生 VT 且需要 ICD 终止 VT 的患者,或者不能耐受或者不愿意服用抗心律失常药物的此类患者

由非可逆性原因引起的无休止的 VT 或者 VT 电风暴

频繁发作的 PVC、NSVT 或者 VT 且引起了心室功能障碍

束支折返性 VT 或分支 VT

反复发作的且抗心律失常药物治疗无效的持续性多形性 VT 和 VF,触发可能为其发生机制且预期能被消融手术所治疗

2. 以下情况可考虑导管消融治疗 VT

出现≥1 次 SMVT 事件且患者已经服用了≥1 种的Ⅰ类或者Ⅲ类抗心律失常药物

陈旧性心肌梗死引起的反复发作的 SMVT,患者左心室射血分数>30%、预期寿命>1 年且可接受胺碘酮治疗

陈旧性心肌梗死引起的血流动力学稳定的 SMVT 且左心室射血分数>35%,无论患者是否对药物治疗有效

(二) 无器质性心脏病患者

以下特发性 VT 患者推荐导管消融治疗 VT

引起严重症状的 VT

抗心律失常药物无效、不能耐受或者不愿意接受药物治疗的 VT

反复发作的持续性多形性 VT 和 VF(电风暴)且抗心律失常治疗无效的患者,触发可能为其机制且预期能被消融手术所治疗

(三) 导管消融治疗 VT 的禁忌证

心室内血栓

无症状的 PVC/NSVT 且无心室功能障碍※

一过性或者可逆性原因引起的 VT,如急性缺血、高钾血症、药物引起的尖端扭转型室速

注:SMVT,持续性单形性室性心动过速;VT,室性心动过速;PVC,室性期前收缩;NSVT,非持续性室性心动过速;VF,心室颤动。

*,引用自 aliotd 等的"EHRA/HRS Expert Consensus on Catheter Ablation of Ventricular Arrhythmias: developed in a partnership with the European Heart Rhythm Association (EHRA), a Registered Branch of the European Society of Cardiology (ESC), and the Heart Rhythm Society (HRS); in collaboration with the American College of Cardiology (ACC) and the American Heart Association (AHA)", Heart Rhythm, 2009, 6(6): 886-933。

※,随着消融技术的发展、进步和广泛开展,近年来,对于发作频繁的无症状 PVC/NSVT 者也可以考虑导管消融治疗。

ICD 植入后,虽然大多数 AAD 并不能起到 SCD 二级或者一级预防的作用,但是 ICD 合并 AAD 治疗可以减少室速的发作频率,从而降低电复律的次数、改善患者的症状和提高患者的生活质量。目前常用的口服 AAD 有胺碘酮、索他洛尔和 β 受体阻滞剂;此外,Azimilide 和决奈达隆也被用于 ICD 植入术后的辅助药物治疗。

遗传性长 Q-T 间期综合征:β 受体阻滞剂可以减少症状和改善预后,常用的该类药物包括普萘洛尔、nadolol、阿替洛尔和美托洛尔。莫雷西嗪可用于 LQT3 的患者。

Brugada 综合征:磷酸二酯酶抑制剂(西洛他唑),奎尼丁和 Ito 阻滞剂为有效的 AAD;β 受体阻滞剂或者胺碘酮对 Brugada 综合征患者无效;而 $Ⅰ_c$ 类(如氟卡尼、心律平)和 $Ⅰ_a$ 类(丙胺苯丙酮)抗心律失常药物禁用于 Brugada 综合征患者。

儿茶酚胺敏感型多形性室速:β 受体阻滞剂和维拉帕米单用或者联合服用。nadolol 和普萘洛尔是最常用的两种 β 受体阻滞剂。

外科手术:适用于治疗室性心律失常的外科手术较少,左心交感去神经手术可治疗部分遗传性长 Q-T 间期综合征的患者、儿茶酚胺敏感性 VT 患者。

2. 非持续性室速的治疗策略　非持续性室速的恶性程度低,应该主要针对病因进行治疗。除非患者症状严重、发作频繁,一般情况下不需要予以患者抗心律失常药物。急性冠状动脉综合征患者出现非持续性室速提示预后不良,但是随着再灌注治疗以及 β 受体阻滞剂的普遍应用其危险性已经明显下降。对于心力衰竭和扩张性心肌病患者,非持续性室速对心源性猝死的预示作用尚不明确,故治疗主要在于控制心力衰竭,而不是应用抗心律失常药物。

(三) 特发性室速的治疗

1. 特发性局灶性室速　大多数特发性局灶性室速患者预后良好,心源性猝死发生率低。对于此类患者,室速发生的频率和症状的严重程度是拟定治疗策略的主要因素。对于症状轻微的患者,无需治疗;对于症状严重或者已经出现心动过速诱发的心肌病患者,可予以抗心律失常药物和射频消融术。

在急性发作期,局灶性室速可以被迷走刺激所终止,腺苷、维拉帕米和利多卡因也非常有效。大约 75%的患者可以通过腺苷或维拉帕米实现复律。

多种抗心律失常药物可以用于特发性局灶性室速的维持治疗。β 受体阻滞剂是一线药物,其中普罗帕酮的有效率为 50%。钙通道阻滞剂、Ⅰ类(如氟卡尼)和Ⅲ类抗心律失常药物也同样可用于有症状的患者。其中,维拉帕米和地尔硫䓬的有效率为 25%～50%;索他洛尔和胺碘酮的有效率在 75%～90%。

导管消融可代替抗心律失常药物治疗症状性局灶性室速患者,尤其是年轻或者不愿意长期服用抗心律失常药物的患者。其中,右心室流出道室速的射频消融成功率大于 90%,并发症低。

2. 特发性分支折返型室速　分支折返型室速的预后大多良好,治疗的目的主要是控制症状。维拉帕米可用于此类患者急性发作期的复律以及维持治疗,但是维持治疗并不能完全杜绝分支折返性室速的发作。

导管消融治疗适用于药物治疗无效、由于多种原因不能长期服用抗心律失常药物和不愿意长期服用药物的患者。

(四) 一级预防

导致心源性猝死的心律失常类型包括室颤、室扑、室速、窦性停搏和房室传导阻滞,其中恶性快速性室性心律失常占了多数。缺血性心脏病和心力衰竭是主要的病因,一级预防也适用于此类患者。

九、宽 QRS 波心动过速的鉴别诊断

临床上,宽 QRS 波心动过速(wide QRS complex tachycardia, WCT 或者 broad QRS complex tachycardia, BCT)这一诊断用于不能明确性质的 QRS 波≥120 ms 的持续性单形性心动过速。

引起宽 QRS 波心动过速常见的心律失常是室速和室上性

心动过速(简称为室上速)伴差异性传导或者束支传导阻滞。鉴别诊断也主要在这两者之间展开(这里所指的室上速包括房室结折返性心动过速、房室折返性心动过速、心房颤动、心房扑动和房性心动过速)。此外,室上速伴旁道前向传导和室上速伴心室起搏(如心室电极位于右心室心尖部)也是引起WCT的原因。伪差和肌电干扰会在心电图上出现类似WCT的图形,因此在鉴别WCT前要注意排除。

大多数室速、房室结折返性心动过速和房室折返性心动过速的心律是规则的。心律不规则的宽QRS波心动过速主要由快速性心房颤动伴束支传导阻滞或者前传性房室旁道引起。室速也可出现心律不规则的情况,比如多形性室速,局灶性特发性室速可以出现加速期和减速期从而在心电图上表现为不规则的心律。

12导联同步记录宽QRS波心动过速的心电图有助于WCT的鉴别,因为部分室速在某些体表心电图导联上可表现为窄QRS波图形。

心室率并不能有效区分室速和室上速,因为室速和室上速的心率范围有很大的重叠区间。血流动力学耐受性不能用于室速和室上速的鉴别。虽然患者对室速的耐受性低于对室上速的耐受性,更容易出现低血压和心搏骤停,但是也有许多室速患者仅表现为心悸。

1. 用于鉴别宽QRS波心动过速的单个心电图特征(表5-4-2)　出现以下心电图特征提示WCT为室速。

表5-4-2　预示室性心动过速的单项或者单个导联心电图特征

心房与心室的激动无关	房室分离 室性融合波 心室夺获
胸前导联QRS波形态	胸前导联QRS波同向性(正同向性和负同向性) 胸前导联无RS波形 提示VT的RBBB样或者LBBB样图形
QRS波时限	LBBB样图形>160 ms RBBB样图形>140 ms
额面电轴	无人区心电轴(−90°～±180°) LBBB样图形伴电轴右偏
aVR导联	起始部分为显著的R波 起始r或者q波时限>40 ms QS或者以负向波为主的心室波降支存在切迹
Ⅱ导联	R波峰值时间≥50 ms

注:VT,室性心动过速;LBBB,左束支传导阻滞;RBBB,右束支传导阻滞。

(1) 房室分离:即P波与QRS波之间无相关性,是鉴别室速和室上速较有用的心电图特征之一。大约50%的室速患者存在完全的房室分离,另有一半的室速存在逆向室房传导,传导可为1∶1或者文氏阻滞型。如果在心电图上发现房室分离现象,就可以直接诊断该WCT为室速。然而,窦性P波因为振幅小且多融合在QRS波形之间而难以被发现,需要临床医生在心电图各个导联上仔细辨认心房波。下壁导联的P波最为明显且QRS波振幅相对较小,是辨别房室分离比较理想的心电图导联。Levis导联也可用来提高心电图上P波的分辨率。Levis导联使用的是Ⅰ导联电极连接通道,将右上肢导联电极置于胸骨右缘第二肋间隙,将左上肢导联电极置于胸骨右缘第四肋间隙。

(2) 室性融合波或者心室夺获:室性融合波和心室夺获意味着房室分离的存在,故这两个心电图特征也是鉴别室速和室上速的重要依据。宽QRS波心动过速的心电图中出现任何一个都提示该心动过速是室速。它们通常出现在心室率较慢的室速心电图中。

(3) 室性融合波是指在一次心动周期中有两个不同的起源点共同激动心室所形成的QRS波,其中一个起源于心室异位激动点,另一个多为来自正常窦房结的激动且经过房室结希氏束传导至心室。故室性融合波的图形介于室速和窦性激动的QRS波形之间。若室性激动占优势,则室性融合波的图形接近室速QRS波;若窦性激动占优势,则QRS波图形接近窦性心律时的QRS波。

(4) 心室夺获是指在心动过速期间窦房结激动通过希氏束系统传导至心室所产生的窄QRS波形。

(5) 胸前导联QRS波同向性:V1～V6导联QRS波主波方向一致(均为正向波或者均为负向波)预示WCT为心室起源。正同向性也可出现在室上速伴左后或者左侧旁道前传,而负同向性几乎都是心室起源的心动过速。

(6) 额面电轴位于无人区:QRS波的额面电轴位于−90°～±180°之间被称为无人区心电轴(no man's land),又可称为不确定性电轴或者西北象限电轴。宽QRS波心动过速伴有无人区电轴可诊断其为室速,但窦性心律时无人区电轴需除外。LBBB图形合并电轴右偏提示该宽QRS波心动过速是VT。

(7) aVR导联起始部分出现显著的R波:窦性心律和室上速的心室激动波都背离aVR导联,表现为QS波图形。在aVR导联上,起始部分出现显著的R波(即aVR导联呈R或者RS波图形)、起始部分r或者q波的时限>40 ms以及QS波的降支或者以负向波为主的心室波降支出现切迹被认为是室速的特征。

(8) Ⅱ导联R波峰值时间(R-wave peak time, RWPT)≥50 ms:即等电位线上QRS波起始点到第一个波折顶峰的时间,该波折可以为正向或者负向。Pava等的研究发现RWPT≥50 ms鉴别单形性宽QRS波心动过速的阳性预测值为0.93,阴性预测值为0.99。

(9) QRS波明显增宽:室速的QRS波宽度往往较室上速伴差异性传导的宽,但是也有QRS波较窄的室速,因此QRS波的宽度并不能作为排除室速的诊断标准。通常,心动过速若呈右束支传导阻滞样图形且QRS波宽度>140 ms或者呈左束支传导阻滞样图形且QRS波宽度>160 ms,提示室速的可能性较大。

2. 用于鉴别单形性宽QRS波心动过速的法则　单个心电图特征往往难以准确地鉴别宽QRS波心动过速;因此临床上出现了许多法则来提高WCT鉴别诊断的准确率。近年来临床上常用的法则是Brugada四步法(图5-4-4)、Vereckei四步法(图5-4-5)和aVR四步法(图5-4-6)。此外,Wellens的"经典标准"中对于提示室速的RBBB样图形和LBBB样图形标准也依然被沿用至今(表5-4-3)。

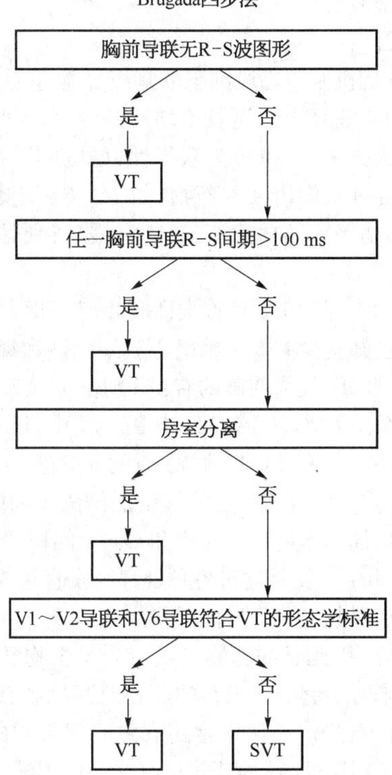

图 5-4-4　Brugada 四步法鉴别诊断室性心动过速(VT)和室上性心动过速(SVT)

[引用自 Brugada 等人的"A new approach to the differential diagnosis of a regular tachycardia with a wide QRS complex", Circulation, 1991, 83(5): 1649-1659.]

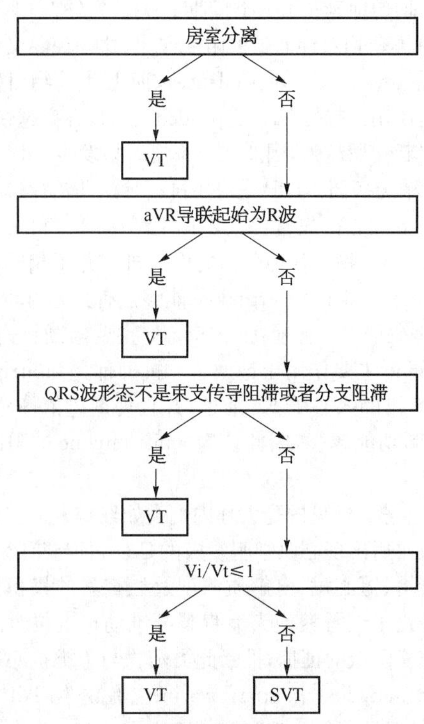

图 5-4-5　Vereckei 四步法鉴别诊断室性心动过速(VT)和室上性心动过速(SVT)

Vi,起始 40 ms 内 QRS 波的振幅(正向波最大值和负向波最大值的绝对值的和);Vt,终末 40 ms 内 QRS 波的振幅。[引用自 Vereckei 等人的"Application of a new algorithm in the differential diagnosis of wide QRS complex tachycardia", Eur Heart J, 2007, 28(5): 589-600.]

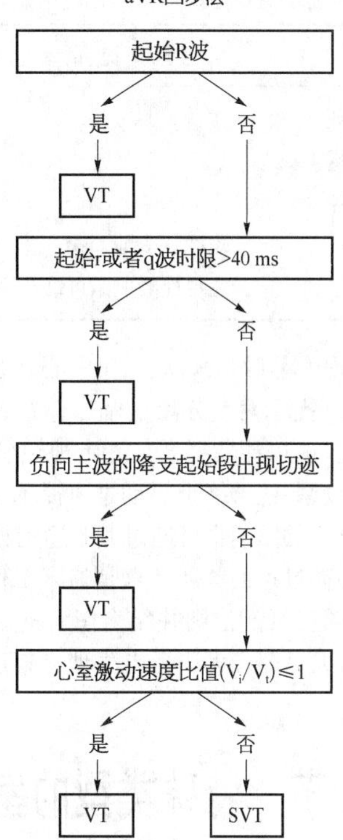

图 5-4-6　aVR 四步法鉴别诊断室性心动过速(VT)和室上性心动过速(SVT)

[引用自 Vereckei 等人的"New algorithm using only lead aVR for differential diagnosis of wide QRS complex tachycardia", Heart Rhythm, 2008. 5(1): 89-98.]

表 5-4-3　Wellens"经典标准"之提示室性心动过速的束支传导阻滞心电图特征

右束支传导阻滞样图形	左束支传导阻滞样图形
QRS 波时限>140 ms,电轴左偏	QRS 波时限>160 ms,电轴右偏
V1～V2 导联呈 QR、R 或者 RSr′图形	V1 导联起始 R 波>30 ms V1～V2 导联 S 波降支出现模糊或者切迹 V1～V2 导联 QRS 波起始点至 S 波最低点的时限>70 ms
V6 导联 r/S<1 或者呈 QS 图形	V6 导联出现 Q 波

以上所提到的法则在鉴别 WCT 时都存在局限性。它们共同的局限在于无法鉴别室速和经旁道前传的室上速。Vereckei 四步法难以鉴别束支折返性室速、分支起源的室速和室上速伴房束旁道前传。aVR 四步法的准确性可能受到前间隔心肌梗死、心肌瘢痕、分支性室速以及室速激动点高和希氏束-浦肯野系统的因素的影响;在无结构性心脏病患者中的准确率较低;且无法鉴别旁道前传的预激综合征患者。在以上法则的拟定过程中,服用可能引起 QRS 波增宽或者引起室速药物的患者被排除在外。

3. 有助于鉴别室速和室上速的病史和临床表现(表 5-4-4)　除了心电图上的特征,患者的病史和临床表现对 WCT 的鉴别诊断也非常重要。陈旧性心肌梗死、充血性心力衰竭和近期心绞痛发作预示 WCT 为室速,其阳性预测值分别为 98%、100%和 100%。年龄小于 35 岁的患者室上速的可能性更大。

表 5-4-4 可用于鉴别宽 QRS 波心动过速的非心电图依据

提示室速	提示室上速
陈旧性心肌梗死	年龄<35 岁
充血性心力衰竭	
近期心绞痛发作	
颈静脉“大炮波”	颈静脉 frog sign
	迷走神经刺激可终止室上速发作

心脏体检发现颈静脉“大炮波”、第一心音强弱不等和动脉血压变异性增加是提示房室分离的临床体征。如果患者存在以上体征则预示室速可能性更大。迷走神经刺激(如 Valsalva 动作和颈动脉窦按摩)能够终止心动过速提示室上速的可能性较大,但是部分患者的室速也可通过刺激迷走神经而被终止。

宽 QRS 波心动过速的鉴别一直是临床工作中的难点。同时运用几种心电图特征和法则并结合患者的临床表现有助于提高阳性诊断率,尤其是在无法行电生理检查进行明确心动过速的情况下。

第二节 特殊类型的室性心动过速

一、尖端扭转型室性心动过速

(一) 概述

尖端扭转型室性心动过速(torsade de pointes, TdP)是一种特殊类型的快速性室性心律失常,因发作时 QRS 波形的振幅与波峰呈周期性改变,宛如围绕等电线连续扭转而得名。早年由于对这类室速的概念模糊不清,常被误认为是心室颤动,直到 1966 年才由法国学者 Dessertenne 对其做了系统描述,并命名为现名。近年来,由于心电监护和动态心电图的广泛应用。TdP 的检出日益增多,并引起广泛重视。

(二) 分类及流行病学

TdP 与 Q-T 间期延长密切相关,1988 年 Jackman 根据电生理及临床特点,将 TdP 分为 3 型。临床上以Ⅰ型居多。

Ⅰ型:长间歇依赖型,即获得性长 Q-T 间期综合征。此型多见。常发生在药物、低钾、低镁或明显心动过缓的基础上,Q-T 间期明显延长,并与明显的长 R-R 间期有关。其发病机制与心室复极障碍、触发活动、多发性折返或早期后除极有关。

Ⅱ型:儿茶酚胺依赖型,即先天性 Q-T 间期延长综合征。自婴儿时期甚或到成年才发病,以儿童和少年多见,亦见于新生儿。Q-T 间期明显延长,有巨大 T 波(TU 融合波),有遗传倾向。本型发病机制与心室交感神经张力不平衡或与后除极引起的触发活动有关。

Ⅲ型:短联律间期室早型,即 Q-T 间期不延长的多形性室速。该型室早的联律间期通常为 280～320 ms,发病机制与触发活动(早期后除极)有关。形态上和 TdP 相似,但不伴 Q-T 延长的室性心动过速,不论是自发或电刺激诱发,往往将其归类为多形性室性心动过速。

尖端扭转型室速可发生于各个时期,获得性以成人多见,先天性以小儿多见。

(三) 病因

TdP 的发病机制与心肌细胞的复极异常有关。因此,凡是能引起或增加心室复极延迟及不均一的原因均可能引起这类心律失常,可为先天性,也可为获得性,如电解质紊乱(如低钾血症、低镁血症等)、应用某些药物(如 $Ⅰ_a$ 类药物、吩噻嗪和三环类抗抑郁药物等)、颅内病变、心动过缓(特别是三度房室传导阻滞)等。

先天性 TdP:自 1995 年首次证实Ⅱ型 TdP 与遗传变异有关以来,目前已知至少有 5 个编码心肌细胞钠和钾通道的基因突变可以引起 TdP,较为明确的有:分别位于 3、7、11 号染色体上的 *SCAN5A*、*HERG*、*KVLQT1* 基因。其中,HERG 编码 I_{Kr} 通道蛋白的 α 亚基,KVLQT1 编码 I_{Ks} 的 α 亚基,SCAN5A 编码钠通道蛋白。它们的有关突变能够增加钠离子的内流,减慢钾离子的外流,增加动作电位的时程和 Q-T 间期。

获得性 TdP:主要是通过各种外部因素直接或间接作用于钠、钾离子通道引起 Q-T 延长所致。

1. 引起 Q-T 延长的药物 随着分子生物学和电生理学的发展,近年来对引起心律失常的药物及其机制有了更深入的认识,发现不仅某些抗心律失常药有致心律失常的作用,而且一些抗生素、抗组胺药、镇静药等也有这种作用。

(1) 抗心律失常药:$Ⅰ_a$类药能够能阻断 Na^+ 通道,阻滞 Na^+ 内流,减慢 V_{max},延长动作电位时程,导致 Q-T 延长;Ⅲ类药能够明显阻断 K^+ 通道,可以延迟复极化,导致 TdP 的发生。$Ⅰ_a$类药所致者常发生于常规剂量或小剂量时,Ⅲ类药仅发生于大剂量时,而胺碘酮很少引起 TdP,这可能与它能够同时阻断钙、钠通道,均匀地延长 Q-T 间期有关。另外,心率过慢可以增强 $Ⅰ_a$和Ⅲ类药物对钾通道的阻断作用,这一现象又称为反向使用依赖性(reverse use-dependence),而 $Ⅰ_a$类药物对钠通道的阻断作用是使用依赖性(use-dependence)的,心率越快,药物对钠通道的阻断作用越强,因此在心率慢时易发生 TdP。

(2) 抗精神病药:TdP 是应用抗精神病药治疗过程中出现的最常见的室性心律失常。主要见于酚噻嗪类和三环类抗抑郁药、地西泮类药物。各种药物的作用机制并不相同。如地西泮类药物 haloperidol 和 sertindole 能够强有力地阻断心肌细胞上 HECG 编码的 K^+ 通道,而 pimozide 主要阻断钙离子通道,chlorpromazine 主要作用于钠通道。抗抑郁药 amitriptyline 阻断 HERG 编码的人心脏 K^+ 通道,并且为剂量依赖性,而且电压越高,阻断功能越强,因此认为 amitriphyline 的阻断是电压依赖性的。

(3) 抗生素:常见的是大环内酯类如红霉素。在大多数患者中应用数次后出现心肌细胞复极的延长,且与年龄、性别、充血性心力衰竭、冠心病、电解质浓度及红霉素的累积无关。国外学者曾报道了红霉素使犬浦肯野纤维动作电位时限延长和最大除极速率降低的证据,推断此类药物与Ⅰ类抗心律失常药物相似。pentamidine 和 sparfloxacin 也有诱发 TdP 的报道。此外,近来抗真菌药氟康唑和 D0870 也有类似的报道。

(4) 抗组胺药:有人发现抗组胺药 terfenadine 能够阻断多个钾通道,包括 I_{to}、I_{sus}、I_{K1} 和 I_{Kr} 或 HERG。联合应用 terfenadine 和 astemizole,尤其在有其他危险因素的情况下,更易诱发 TdP。

(5) 其他药物：西沙必利上市后，临床观察发现与 Q－T 间期延长的 TdP 有关。

2. 心动过缓　心动过缓本身可以引起心肌复极延迟和不均一，例如高度或完全房室传导阻滞、病态窦房结综合征，特别伴有缓慢心室自主心律时，复极延迟异常明显。

3. 电解质紊乱

(1) 低钾血症：低钾使心肌细胞膜对复极过程中钾离子的通透性降低，延长动作电位的时程，有利于折返的发生。低血钾可以抑制 I_k 和 I_{k1} 和产电性钠泵的活性，减低净外向电流；低血钾还增加 L 型钙电流，增加内向电流，因此 TdP 常在低血钾状态下发生。

(2) 低镁血症：低镁血症时，由于缺乏足量的镁离子以激活膜钠钾 ATP 酶，造成心肌细胞内不能维持高钾浓度，而细胞外钾经肾脏排泄，形成低钾血症。

(3) 缺血和缺氧：有报告变异性心绞痛等冠心病、心力衰竭可并发这类心律失常。二尖瓣脱垂伴 Q－T 延长者可并发 TdP。缺血缺氧可造成细胞膜通透性增加，钠钾 ATP 酶失活，内向电流增加，外向电流减少。

(四) 发病机制

迄今为止，TdP 与 Q－T 间期延长之间的关系尚未完全明了。目前一般认为 TdP 与折返和触发活动有关。

1. 折返　Q－T 间期的不均一延长可伴随复极离散度的增加，即心肌组织复极不均一，复极快的心肌允许冲动缓慢下传，而复极慢的一部分心肌处在不应期，出现单向传导阻滞。这两部分组织形成功能上的折返环路时，则冲动便沿着此径路循环往复，形成折返。晚近，采用单向动作电位标测技术，对Ⅰ型和Ⅱ型 TdP 研究发现，这类患者窦性心律时复极离散度和心律失常时左、右心室局部激动时间的不均一性明显增加。这与正常人身上发现的动作电位时限的不均一性形成了明显的对照。有研究者应用数字模拟技术也研究并再现了折返在 TdP 中的作用。应用人工刺激引起局部心肌不应期延长，这一不应期的空间差异能够形成折返环路，最终导致 TdP 及其室颤(VF)的发生，且与空间差异的程度成正比。说明折返在 TdP 中的作用不容忽视。

2. 触发活动　触发活动是指正常的细胞膜复极过程中在较低膜电位出现单个或重复的细胞膜去极化或震荡。这些后除极延迟了复极的过程，因此可致 Q－T 间期的明显延长。按照在动作电位中出现的早晚，分为早期后除极(EAD)和晚期后除极(DAD)。

(1) EAD：并不是所有类型的心肌细胞均能产生 EAD，研究数据表明它比较容易发生于浦肯野细胞及 M 细胞。主要由钙离子内流增多所引起，当后除极达到阈电位时，可以产生一次动作电位，反复发生可以导致快速性心律失常。有人认为 EAD 可能诱发 TdP，但 TdP 的维持可能与折返有关。目前有许多间接证据说明 EAD 是 TdP 形成的原因。在能产生 EAD 的条件下可以促使 TdP 的发生，尤其在心律较慢时更容易发生，抑制 EAD 则可以预防 TdP 的发生。

(2) DAD：常发生于复极完成后或接近完成时，是细胞内钙离子过多而引起钠离子的短暂内流所引起，可被儿茶酚胺和快速起搏所诱发。最近有人报告 DAD 可能为Ⅱ型 TdP 的发病机制。

(五) 临床表现及诊断

1. 临床表现　TdP 临床表现为反复发作的晕厥。如果发作时间短，患者可不感到或只感到一过性心悸或头晕。当发作时间略长则出现晕厥甚至抽搐，呈典型的心脑综合征。一般发作历时短，数秒至十几秒或几十秒，自发缓解。其特征是复发多次，相间数秒或数分钟，晕厥时间与心动过速时间发作相一致。严重时，发作时间长，最后转变为心室颤动而死亡。

2. 心电图特征　发作之前，心电图显示：① 心动过缓，如窦性心动过缓、窦房传导阻滞、高度房室传导阻滞等。有时也可为心房颤动或其他异位节律。② Q－T(Q－U)间期延长在 0.48 s 以上，可达 0.60 s 或更多；T 波宽；U 波明显，易与 T 波相混。

发作先兆，在发作之前多有室性期前收缩，呈 R on T 或 R on U 现象。有时呈二联律或三联律，甚至短阵发作，呈连珠炮状。

发作时：① 呈典型的频率依赖性发作。心动过缓、房室传导阻滞、R－R 间期突然延长均可引起发作；增快心率如心房或心室起搏可终止和预防发作。长短周期现象，即在某个室性期前收缩后出现长间歇，继以更早的室性期前收缩。室性期前收缩可使心室肌复极离散度加大，再发期前收缩时易致 TdP (图 5－4－7)。② 呈尖端扭转，可连续几秒钟，一般 3～5 s，然后突然以基线为轴心室波改为相反方向，每 5～10 个心室波改变一次方向。这种图形不一定在所有导联中均能见到。心室波频率在 160～280 次/min，平均 220 次/min。在每次发作中，心室波可改变 2～3 次，持续数秒至数十秒，可自行终止，心电图变为窦性心律，往往有巨大倒置的 T 波。

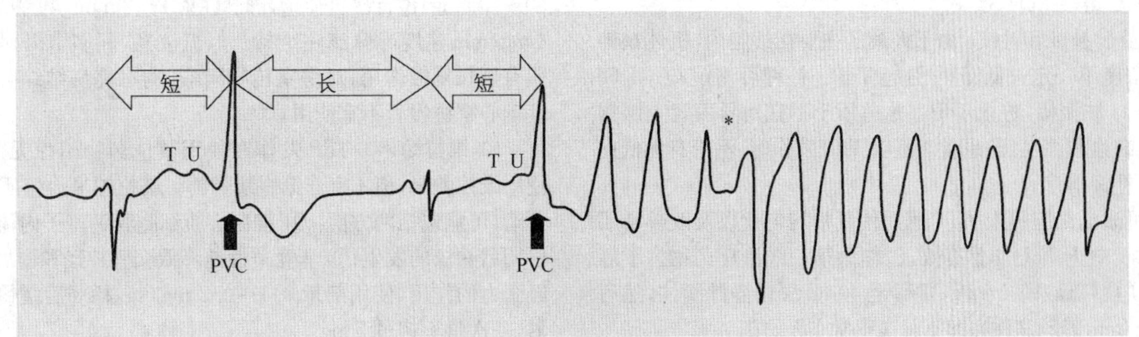

图 5－4－7　尖端扭转型室速心电图

T，T 波；U，U 波；PVC，室性期前收缩；*，表示由正向波转为负向波

3. 诊断 根据有心室复极障碍的原因、临床反复晕厥发作、典型心电图特征等诊断不难。

(六) 小儿尖端扭转型室性心动过速

1. 临床特点 为突然发生晕厥、抽搐甚至心搏骤停。多数在情绪激动(激怒、惊吓)或运动时发生。呈反复发作。临床上分为三型。

(1) Jervell-Lange-Nielsen 综合征:伴先天性耳聋,为常染色体隐性遗传。

(2) Romano-Ward 综合征:听力正常,为常染色体显性遗传。

(3) 散发型:无家族史和听力障碍。

2. 诊断 1985 年 Schwartz 提出 LQTS 的诊断标准,将其症状分为两大类。

(1) 主要症状:3 项,Q-Tc>0.44 s,应激引发晕厥及家族中有 LQTS 患者。

(2) 次要症状:4 项,先天耳聋,T 波交替改变,小儿心率减慢及心室复极异常。

患者有 2 项主要症状或 1 项主要症状和 2 项次要症状即可诊断 LQTS。

(七) 鉴别诊断

主要需要与一般室性心动过速或心室颤动相鉴别。一般室速表现为一系列形态几乎固定的宽大 QRS 波,S-T 段与 T 波可以辨认,发作往往不会终止。室颤时无法识别 QRS、S-T 段与 T 波,发作持续即死亡。

(八) 治疗

TdP 是恶性快速室性心律失常类型之一,如能及时、正确治疗,发作可以得到控制。若能进一步消除或治疗病因,可使之痊愈。

应努力寻找和去除导致 Q-T 间期延长的病变和停用有关药物。首先给予静脉注射镁盐。可试用异丙肾上腺素或者阿托品。亦可试用临时心房或心室起搏。I_b 类药如利多卡因、美西律或苯妥英钠等常无效。I_a 类、I_c 类以及Ⅲ类药物可使 Q-T 间期更加延长,故不宜应用。先天性长 Q-T 间期综合征治疗应选用β受体阻滞剂,亦可施行心房、心室起搏治疗。药物治疗无效者,可考虑做经胸交感神经切断术。对于 QRS 波群酷似尖端扭转,但 Q-T 间期正常的多形性室速,可按单形性室速处理,给予抗心律失常药物治疗。

1. 急救处理

(1) 获得性 LQTS

1) 静脉补钾和补镁:由于钾离子主要在细胞内,机体缺钾时血钾浓度不一定过低,但可引起 TdP。补钾可缩短 Q-T 间期,降低 U 波振幅,防止 TdP。尤适用于不宜用异丙肾上腺素(如心肌缺血和高血压)患者。所以 TdP 发作时,不论有无低血钾,均可补钾治疗。

镁可激活细胞膜上 ATP 酶而使复极均匀化以及改善心肌代谢,对于中止 TdP 非常有效,已作为第一线治疗药物。予静脉注射镁盐(硫酸镁 1～2 g,稀释至 40 ml 缓慢静脉滴注,然后 1～8 mg/min 静脉滴注),即使血镁正常亦无妨。

2) 异丙肾上腺素:是治疗 TdP 首选应急药物。应用异丙肾上腺素可缩短 Q-T 间期,提高基础心率,使心室复极差异缩小,有利于控制 TdP 的发作。通常以 1～4 μg/min 静脉滴注,使心室率维持在 90～110 次/min。不适于心肌缺血和高血压患者。

3) I_b 类抗心律失常药物:TdP 发作时,可试用 I_b 类抗心律失常药物,如利多卡因、苯妥英钠。I_b 类能促进钾离子外流,不减慢 V_{max},可缩短动作电位时程,从而 Q-T 缩短。但禁用 I_a、I_c 和Ⅲ类抗心律失常药。

4) 低能量电复律:TdP 持续发作时,应按心搏骤停原则救治,有室颤倾向者,可用低能量电复律。

5) 起搏器治疗:对顽固发作伴严重心动过缓、严重传导阻滞者,药物应用有矛盾,宜安装起搏器。

(2) 先天性 LQTS

1) β受体阻滞剂:为首选药物,可使心率减慢,Q-T 间期因此延长,但 Q-Tc 可能缩短。常用美托洛尔 25～50 mg,2～3 次/d,口服;或普萘洛尔 10～30 mg,3 次/d,口服。治疗效果以长期随访不再有晕厥发作来衡量,而 Q-T 间期可能并不明显缩短。

2) 电复律或安装起搏器:对上述药物治疗无效的持续性发作者可试用直流电复律或安装起搏器。

3) 禁用延长心室复极和儿茶酚胺类药物。

4) 应避免剧烈体力活动及精神刺激。

2. 缓解期治疗

(1) 获得性 LQTS

1) 纠正或解除病因。

2) 提高基础心率:① 异丙肾上腺素。目前认为是治疗本病的首选药,一般采用静脉滴注,使心室率在 90～110 次/min。② 阿托品。可提高基础心率以减少心肌复极差异,但效果差,不宜持续应用。适用于心动过缓患者。对家族性 Q-T 间期延长及高度房室传导阻滞者则无作用。一般采用静脉注射每次 0.03 mg/kg,每半小时 1 次,对房室结传导阻滞(如二度Ⅰ型房室传导阻滞)诱发的 TdP 者有效,对高度希氏束阻滞者(如二度Ⅱ型房室传导阻滞)引发 TdP 者可使心房率增快并加重阻滞程度,进一步增加心动过缓的危险性。对药物引起 TdP 而与房室传导阻滞无关的长 Q-T 间期综合征患者,其疗效不一,许多病例无效。

3) 补钾治疗,同前。

4) 补镁治疗,同前。

5) 利多卡因。利多卡因是室性心动过速的常用药物,但对 TdP 的疗效评价不一。用量:静脉注射 1～1.5 mg/kg(一般用 50～100 mg)做首次负荷量,静脉注射 2～3 min。可继续以 1～4 mg/min 速度静脉滴注维持。但需注意,利多卡因对缺血心肌有延长复极作用,对房室传导阻滞、病态窦房结综合征以及基础心率缓慢者不宜使用。

6) 维拉帕米。TdP 发作在使用其他药物治疗无效时,可使用维拉帕米,但不宜作第一线药物。维拉帕米治疗 TdP 机制不清,可能包括两方面:① 抑制心肌细胞膜钙离子内流而抑制早期后除极的发生;② 非竞争性地降低交感神经和增加迷走神经张力的作用,使用剂量 0.1～0.2 mg/kg,稀释后缓慢静脉注射,一次量不超过 5 mg。

7) 直流电击复律。目前直流电击复律用于 TdP 尚有争议。一种认为电复律会损伤心肌使病情恶化;另一种认为低能量的直流电电击对心肌并无明显损伤。故不宜作为首选,只有在药物治疗无效和发作持续时间过长，出现血流动力学障碍时才考虑应用低能量电复律，以免转为心室颤动。但需要注意，在低血钾、严重心脏传导阻滞、药物中毒情况下慎用。

8）心脏起搏器。不论哪一类型，当顽固发作而难于中止或用药矛盾时都可试用。

9）禁用Ⅰ$_a$、Ⅰ$_c$及Ⅲ类抗心律失常药物。

（2）先天性 LQTS

1）避免剧烈运动。

2）避免儿茶酚胺类药物。

3）β受体阻滞药。为首选药物，可用普萘洛尔 0.05～0.15 mg/kg，稀释后缓慢静脉注射，一次量不超过 3 mg。

4）苯妥英钠，可使 Q－T 间期缩短，对控制尖端扭转型室速可能有效。

5）起搏器或手术。对顽固性发作者，安装起搏器或手术治疗。对于药物治疗无效可做左侧交感神经节切除。反复发作晕厥易致心脏性猝死，可用植入型心脏转复除颤器治疗。

6）禁用Ⅰ$_a$、Ⅰ$_c$及Ⅲ类抗心律失常药。

（九）并发症

常并发晕厥、休克、心力衰竭，甚至猝死。

（十）预后及预防

1. 预后　未经治疗的有症状患者，首次晕厥发作后第一年的病死率大于 20%，10 年内病死率高达 50%。近年，以β受体阻滞剂药物预防为主，辅以心脏起搏及左侧心交感神经节切除术治疗，已使 5 年病死率降至 3%～4%。

LQTS 是由于离子通道不同遗传基因异常所致。以分子遗传学手段了解 LQTS 产生的不同机制，从而为建立完善治疗策略开辟新的途径。基因治疗无疑对 LQTS 治疗展示良好的发展前景。此外，根据目前对 LQTS 亚型的研究，有助于考虑新的治疗对策。但 LQTS 的根治，将有赖于基因治疗。

2. 预防　防治电解质紊乱和酸碱失衡，积极治疗原发病，如各种神经系统因素与药物中毒等引起的心律失常。

生活应有规律，避免劳累，若运动后诱发晕厥者应适当限制运动。避免使用延长 Q－T 间期的药物，包括非心血管药物。禁用Ⅰ$_a$、Ⅰ$_c$及Ⅲ类抗心律失常药，可试用Ⅰ$_b$类药。静脉补钾、补镁（电解质紊乱所致）。

（李毅刚　冯向飞）

二、双向性室性心动过速

双向性室性心动过速（bidirectional ventricular tachycardia）是一种少见而严重的室性心动过速，1922 年由 Schwensen 首次报道了一例洋地黄中毒伴有双向性室速的患者。双向性室性心动过速指发作时心电图同一导联上出现宽大畸形的 QRS 波，室性心动过速的 QRS 波群呈两种形态交替出现。

（一）病因

常见病因为洋地黄中毒，特别是合并有低血钾的患者，双向性室速还见于扩张型心肌病、冠心病等器质性心脏病患者，此外，也见于乌头碱中毒、金刚烷胺中毒、低钾性周期性麻痹患者和儿茶酚胺敏感性室速的患者，后者常发生于无器质性心脏病的儿童。

（二）发病机制

部分学者曾认为双向性室速不是室速而是交替出现的室上性心动过速和室性心动过速，而近年来电生理检查数据则支持双向性室速为室性心动过速，其发生机制主要包括：① 触发活动：由于心肌细胞内钙超载引起延迟后除极，如洋地黄中毒时，室壁内外层心肌细胞自律性不同导致外层和内层心肌的异位起搏点常交替发放冲动，使其激动沿心室壁的传导顺序相反，因此心电图表现为 QRS 波主波方向相反的交替。② 折返机制：单源心室异位起搏点在心室内折返并有个出口分别靠近左前、左后分支部位。③ 交替下传：单源心室异位激动起源于左束支分叉处，激动沿左前、左后分支交替下传。④ 心室双源异位起搏点交替发放冲动且互不干扰，但这种可能性较小。如心动过速发作时，方向相反的两个 QRS 波 R－R 间期规则，则认为冲动可能来自一个起源点；如 R－R 间期不规则，则认为是由两个起源点发出。

（三）临床及心电图表现

其典型的心电图表现包括同一导联出现两种形态的宽 QRS 波群，时限为 0.14～0.16 s，也有等于或小于或稍大于 0.12 s，个别为正常时限，其额面电轴左偏和电轴右偏交替，心电轴在标准肢导联上＋120°～＋130°与－80°～－60°交替出现。心室率快而规则，频率多在 140～180 次/min 之间，V1 导联常呈右束支传导阻滞图形，如图 5－4－8 所示。

（四）治疗

双向性室性心动过速因预后严重，须立即处理，其治疗应根据病因而定。本病不宜用电复律治疗，应积极治疗原发疾病。如因洋地黄中毒引起者，应立即停用洋地黄，给予苯妥英钠或利多卡因缓慢静脉推注，并静脉补充钾、镁；低钾性周期性麻痹引起者应及时补钾；如系冠心病、心肌病等所致，可选用利多卡因、普鲁卡因胺、胺碘酮等室速治疗的常用药物。

（李毅刚　刘　博）

三、多形性室性心动过速

多形性室性心动过速（简称多形性室速，polymorphic ventricular tachycardia）（图 5－4－9）是基于心电图表现的一种诊断，是相对于单形性室速而言，系指 QRS 波群形态多样或者不断变化的室性心动过速，R－R 间期常不规则，周期一般在 180～600 ms，可以自行终止，也可蜕变为心室颤动，引起心脏性猝死。最早的多形性室速的病例报道可追溯至 1918 年，Wilson 等报道了完全性房室传导阻滞的患者在运动后出现连续而形态不同的“多个室性期前收缩”。1966 年，法国学者 Dessertenne 首先系统描述了一种特殊类型的多形性室速，其特点为室速发作时 QRS 主波方向围绕基线不断扭转，并将其命名为尖端扭转型室性心动过速（torsades de pointes，TdP）。随后，相继出现了儿茶酚胺敏感性多形性室速（catecholaminergic polymorphic ventricular tachycardia，CPVT）、长 Q－T 间期综合征（long Q－T syndrome，LQTS）、Brugada 综合征和短 Q－T 间期综合征（short Q－T syndrome，SQTS）等，这些疾病都可发生多形性室速，有着较高的心脏性猝死风险却无器质性心脏病依据，被称为原发性心电疾病、遗传性心律失常综合征或心脏离子通道病（cardiac channelopathies）。随着上述临床疾病的发现和研究，人们对于多形性室速的认识也日趋深入。

（一）分类

多形性室速也可按照发作持续时间可分为非持续性和持

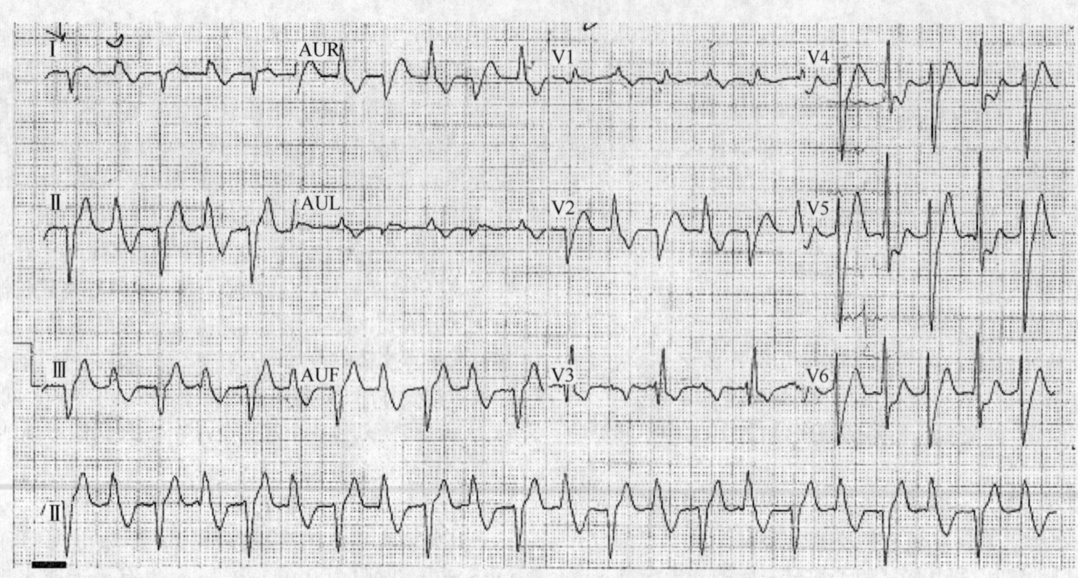

图 5-4-8　一洋地黄中毒患者出现双向性室速

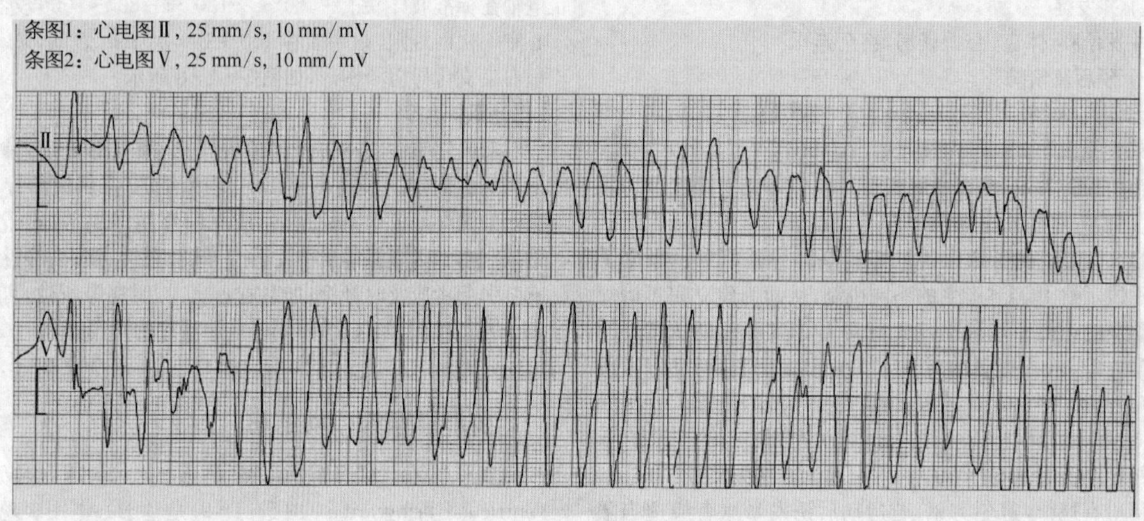

图 5-4-9　一例完全性房室传导阻滞患者在监护期间反复发作多形性室速

续性。30 s 内可自行终止者为非持续性多形性室速，发作时间超过 30 s 或者虽然未超过 30 s 但因血流动力学不稳定需要紧急终止者为持续性多形性室速。

多形性室速按照心电图上 Q-T 间期情况可分为 Q-T 间期延长、Q-T 间期缩短和 Q-T 间期正常的多形性室速三类。该分类对于临床上病因分析和治疗选择都具有重要意义。TdP 为多形性室速的一种特殊类型，通常限定只有在 Q-T 间期延长时出现的多形性室速可称为 TdP。

(二) 病因和发病机制

多形性室速可见于器质性心脏病的患者，也可见于心脏无明显器质性改变的患者，还可继发于一些非心脏因素(表 5-4-5)。

表 5-4-5　多形性室速的病因

器质性心脏病
缺血性心脏病
其他器质性心脏病
非器质性心脏病
LQTS

续　表

非器质性心脏病
SQTS
Brugada 综合征
CPVT
短联律间期的多形性室速
非心脏因素
电解质紊乱
药物作用
脑血管意外

Q-T 间期正常的多形性室速主要见于缺血性心脏病，其次为其他器质性心脏病，包括肥厚型心肌病、致心律失常性右心室心肌病和心肌致密化不全等，部分患者为原发性心电疾病，包括 Brugada 综合征、CPVT 和短配对间期的多形性室速。Q-T 间期延长的多形性室速即 LQTS，可分为先天性 LQTS 和获得性 LQTS 两类，前者为遗传性心脏疾病，后者继发于某些心脏或非心脏因素，包括心肌缺血、严重的心动过缓、电解质紊乱(如低钾血症、低镁血症)、某些药物作用(如 I_a 类和Ⅲ类抗

心律失常药物、抗生素、组胺 H_1 受体拮抗剂、乙酰胆碱激动剂和抗精神病药物)以及脑血管意外等。Q－T 间期缩短的多形性室速包括了特发性和继发性两类,前者即 SQTS,后者有确切的病因,如高钾血症、高钙血症、发热、自主神经功能紊乱及洋地黄类药物作用等。

多形性室速的发病机制尚不完全清楚,包括了自律性异常、触发活动和折返机制,不同病因所致的多形性室速,其发病机制也是不同的。对于缺血性心脏病患者,多形性室速主要发生于急性心肌缺血或急性心肌梗死时。急性心肌缺血时,缺血区域心肌细胞内外 pH 值下降、细胞外钾离子堆积,影响了心肌细胞的兴奋性和传导速度,然而这些变化在整个心肌缺血区域是不均一的,在纵向的心肌各层间也是异质的,甚至在同层毗邻的心肌间也是不同的,导致了心肌不应期和传导离散度的增加,从而有利于折返性心律失常的发生;同时,心内膜下受心腔血液直接营养而存活的浦肯野纤维可能成为室性期前收缩或室速的触发灶。对于其他器质性心脏病,心脏病变会伴有结构重构和电重构,结构重构包括了间质成分的沉积、心肌纤维化和心肌细胞排列紊乱等,电重构包括缝隙连接和离子通道表达的变化,这些改变会增加心脏原有电生理学上的异质性,从而促进心律失常的发生。原发性心电疾病 LQTS、SQTS 和 Brugada 综合征是由于编码心肌离子通道的基因突变导致离子通道功能的增强或减弱,使相应电流异常增加或减少,从而影响复极速度、动作电位时程和心肌有效不应期;由于各种离子通道在心脏各层心肌细胞上的分布是不均一的,导致复极离散度增大,促进折返性心律失常的发生。儿茶酚胺敏感性室性心动过速(CPVT)的突变基因编码了调控肌浆网钙离子浓度的蛋白,基因突变导致舒张期钙离子释放增加产生延迟后除极(DADs),从而触发室性心律失常。短配对间期的多形性室速的发生可能也与触发活动有关,但确切的发病机制仍不明确。

(三) 临床表现

多形性室速的临床表现不一,轻者可以没有症状或短暂心悸,也可出现晕厥前兆、反复晕厥,甚至心脏性猝死。自行终止或发作时频率较慢的多形性室速症状相对较轻,持续或频率较快的多形性室速可引起血流动力学不稳定。根据病因的不同,具体的临床表现也有所差异。

(四) 诊断和鉴别诊断

多形性室速的心电图诊断并不困难,主要基于以下两点:心电图上有室性心动过速的表现,同时 QRS 波群形态多样或者不断变化。关于 QRS 波群形态必须存在多大程度的变化才能认为属于多形性室速,尚无统一意见。通常认为,如果连续 5 个 QRS 波群的形态不恒定、无明确的等电位线,同步记录的多个导联中 QRS 波群不同步时,就可诊断。

多形性室速需与单形性室速、多样性室速(pleomorphic ventricular tachycardia)相鉴别。单形性室速发作时形态单一而稳定,R－R 间期也相对规则。多样性室速表现为一次发作中有一种以上形态明显不同的 QRS 波群,但其形态并非连续改变,即同一种形态的 QRS 波群持续数跳后再转变为另一种形态的 QRS 波群并持续数跳,其发生机制有别于多形性室速,包括同个折返环路有多个出口、邻近的不同折返环路使用相同传导通路和功能性阻滞导致峡部或出口发生动态改变等。此外多形性室速还需与预激综合征合并快速心房颤动、心室颤动等鉴别。

诊断为多形性室速后需进一步明确病因。仔细分析心电图,有无心肌缺血表现,有无原发性心电疾病的表现,如 Q－T 间期明显延长(男性 Q－Tc＞470 ms,女性＞480 ms)或缩短(Q－T间期＜300 ms)、特征性的 ST－T 改变、极短的配对间期(＜300 ms)等。此外,详细询问病史,如有无猝死家族史、是否服用影响 Q－T 间期的药物和发作前有无情感激动或运动应激等诱因,完善相关的生化检查以了解有无代谢及电解质紊乱等继发因素,超声心动图、心脏 CT 和 MRI、冠状动脉造影等有助于发现器质性心脏病。各种病因的详细诊断可参考相应的章节。

(五) 治疗

多形性室速发作时的紧急处理主要根据临床表现和病因。血流动力学不稳定时,应立即行直流电复律。血流动力学稳定或非持续性发作时,应鉴别有无 Q－T 间期的延长。对于 Q－T 间期延长的多形性室速,停用可能导致 Q－T 间期延长的药物,纠正低钾血症,并维持在相对较高水平(4.5～5.0 mmol/L),静脉补充硫酸镁;心动过缓或长间歇相关的 TdP 建议行临时起搏,临时起搏未行前,可予以异丙肾上腺素提高心率,但不宜用于先天性 LQTS。对于 Q－T 间期正常的多形性室速,应去除诱因、纠正病因,对于急性心肌缺血或心肌梗死的患者,尽早行冠脉血运重建以改善缺血,若室速仍反复发作,可以静脉注射 β 受体阻滞剂和(或)静脉负荷量应用胺碘酮,对于急性心肌缺血或心肌梗死的患者,也可静脉应用利多卡因。短配对间期的多形性室速可选择静脉应用维拉帕米,若无效可静脉应用胺碘酮。CPVT 首选 β 受体阻滞剂,Brugada 综合征可选用异丙肾上腺素。

多形性室速长期治疗的原则是预防室速的复发和心脏性猝死的发生。对于存在器质性心脏病的多形性室速,应针对基础心脏疾病进行治疗,包括药物、介入或手术治疗;心脏性猝死高危患者则需植入 ICD。无器质性心脏病的患者,ICD 是目前最主要的治疗方法。对于植入 ICD 后反复不恰当放电的患者或者如婴幼儿等不适合 ICD 治疗,以及拒绝 ICD 治疗的患者,可根据病因选择相应的药物,如 LQTS 和 CPVT 可选择 β 受体阻滞剂,SQTS 和 Brugada 综合征可选用奎尼丁等。对于存在非心脏因素的多形性室速,应积极治疗原发疾病和避免诱发因素。

(李毅刚　王　君)

四、特发性左、右心室流出道室性心动过速

特发性室性心动过速(Idiopathic ventricular tachycardia, IVT)是指不伴器质性心脏病,亦排除了代谢、电解质紊乱以及长 Q－T 间期等其他因素的室性心动过速,多为单形性室速,流出道室速是属于 IVT 中的一种。IVT 约占所有室速的 10%,而在 IVT 中 70%～80% 为右心室流出道(right ventricular outflow tract, RVOT)室速,起源于左心室流出道(left ventricular outflow tract, LVOT)的室速在 IVT 中比较少见。起源于左、右心室流出道的特发性室性心动过速在病因、临床表现、发病机制、心电图特点以及治疗上有很多相似之处,近年来很多学者认为左、右心室流出道的室速是同一种心律失常的两种不同表现形式,因此我们可以将其统称为特发性左、右室流出道室性心动过速。

绝大多数 RVOT 室速为腺苷敏感性的,亦有称腺苷敏感

性室速，其发病机制为儿茶酚胺介导的延迟后除极和触发活动。此种类型的触发活动是由环磷酸腺苷(CAMP)的刺激所介导的，使细胞内钙增加和从肌浆网释放，$Na^{+}-Ca^{2+}$交换产生一过性的内向电流及相应延迟后除极。对起源于 LVOT 的特发性室速，多数研究结果表明其发生机制可能是触发活动，对维拉帕米有效，亦有称维拉帕米敏感性 VT。另外，有一些维拉帕米不敏感、β受体阻滞剂敏感、不能被程序刺激诱发和终止的流出道室速，可能是由于交感神经活性增加、自律性增高所致。

流出道室速的诊断主要依靠心电图，其心电图诊断方法如下：如Ⅱ、Ⅲ、aVF 导联呈高幅 R 波形态，即可确诊流出道起源。然后根据胸导联特征(尤其是 V1、V2)再判断左右，胸导联呈 LBBB 型多数考虑 RVOT 起源(图 5-4-10)，而胸导联呈 RBBB 型多数考虑 LVOT 起源(图 5-4-11)。但若胸导联虽呈 LBBB，但 V1、V2 有 R 波，且 R 波振幅 V1 导联>V2 导联，仍应除外 LVOT 起源。RVOT 室速胸前导联移行多在 V3 及其后，V6 多呈高大单形 R 波，额面心电轴右偏或者正常，QRS 间期一般较宽；左心室流出道室速心电图特点为Ⅰ导联出现 S 波、aVL 导联主波也向下、胸导联 R 波移行提前(V1 导联多为 rS 或 RS 波形，胸导联在 V2 或 V3 前移形成 Rs 或 R 型，始于 V2 导联移行的有特征性的鉴别意义)。

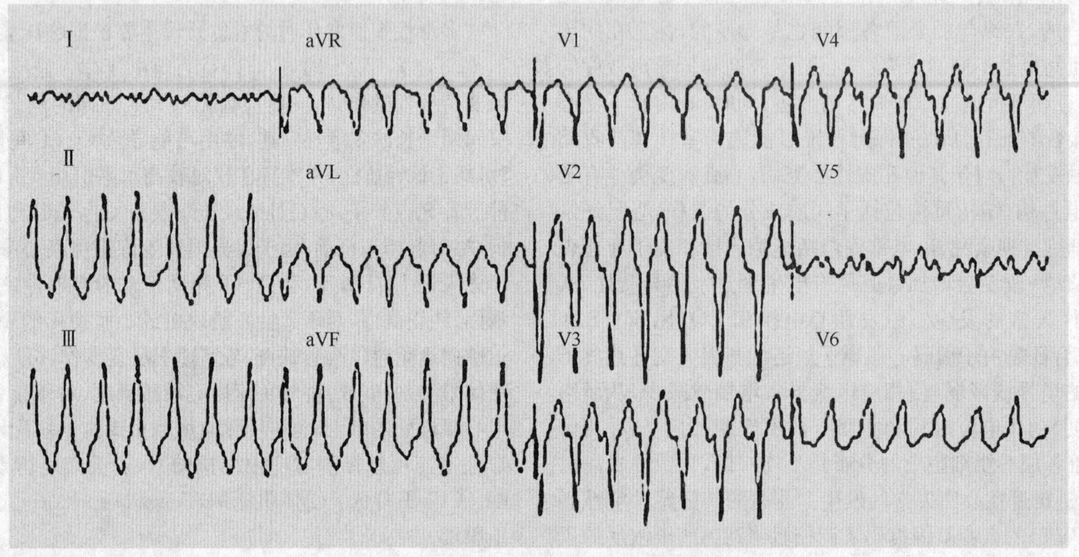

图 5-4-10　持续性右心室流出道室速的体表心电图

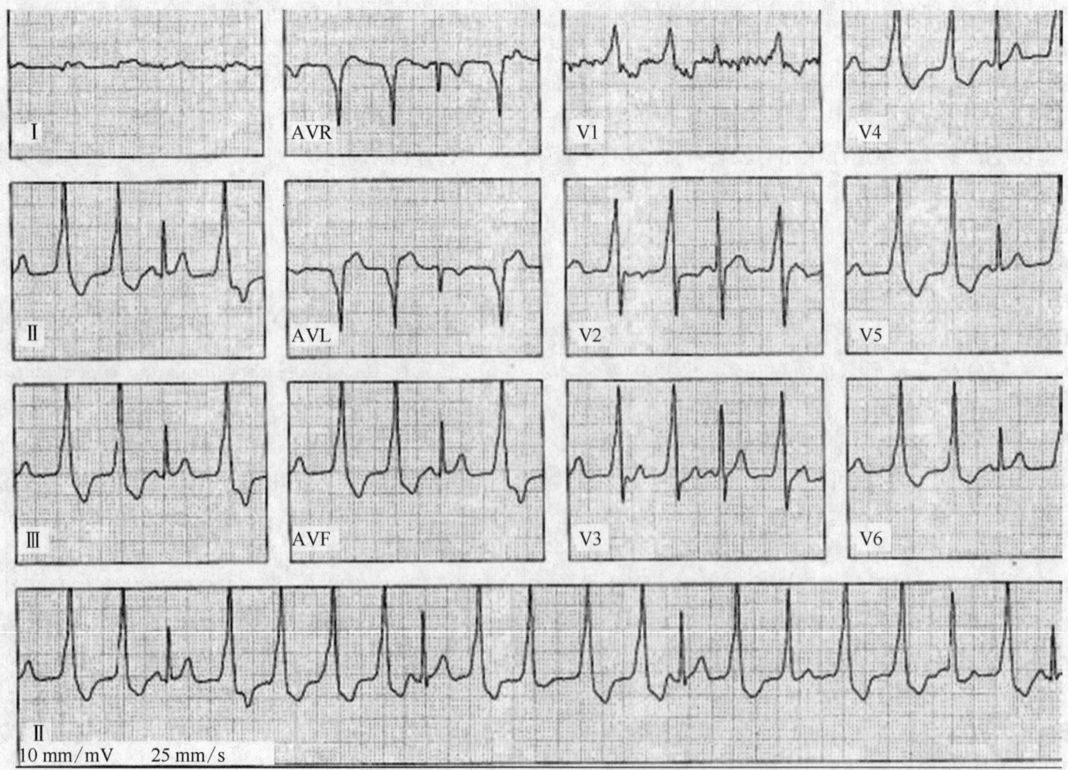

图 5-4-11　起源于左心室流出道室速的体表心电图

IVT 好发于 30～50 岁，60～70 岁不少见，女性较多。大多数患者有心悸症状，50%的患者可能会有头晕，少数有晕厥。IVT 发作为非持续性室速，因此，5%～20%的患者可以自行缓解，心源性猝死比较少见。对于右心室流出道室速通过刺激迷走神经和腺苷能终止室速的发作，运动、应急、异丙肾上腺素能诱发心动过速发作、β受体阻滞剂和维拉帕米能终止心动过速。

流出道室速的患者大多数预后良好。流出道室速是否需要治疗，主要根据症状出现的频度和严重程度，特发性室速如果持续时间过长，亦可导致心肌损伤，故流出道室速建议早期治疗和防止频繁发作。无论是起源于右心室流出道还是左心室流出道，射频消融都是目前治疗流出道室速最有效的方法。它特别适用于有症状的持续性或非持续性单形室速、药物无效或不能耐受或不愿意接受长期药物治疗的患者。流出道室速中大多数为右心室流出道室速，治疗药物可选用腺苷、维拉帕米、β受体阻滞剂、I_c 类抗心律失常药物，另外利多卡因、胺碘酮也可考虑。对于左心室流出道室速可以选用β受体阻滞剂、I_c 类抗心律失常药物、利多卡因和胺碘酮等。

（李毅刚　孙英刚）

五、长短周期现象诱发的室性心动过速

长短周期现象诱发的室性心动过速，是指继发于长短周期现象后所出现的室性心动过速。而长短周期现象是指在一次较长的心动周期后，发生一次提前的心脏搏动（房性或室性），由该提前的心搏诱发了快速性心律失常，形成长心动周期短联律间期序列的发生，从而诱发心动过速的现象（图 5-4-12、图 5-4-13）。

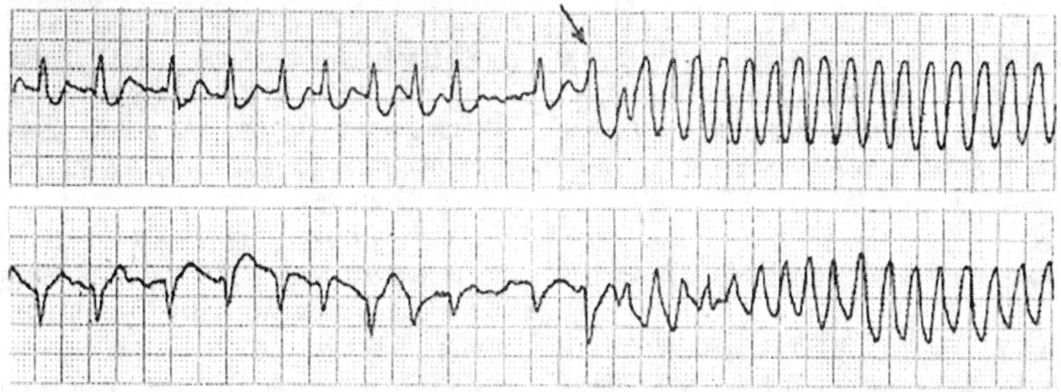

图 5-4-12　房颤时室性期前收缩长短周期引发室速

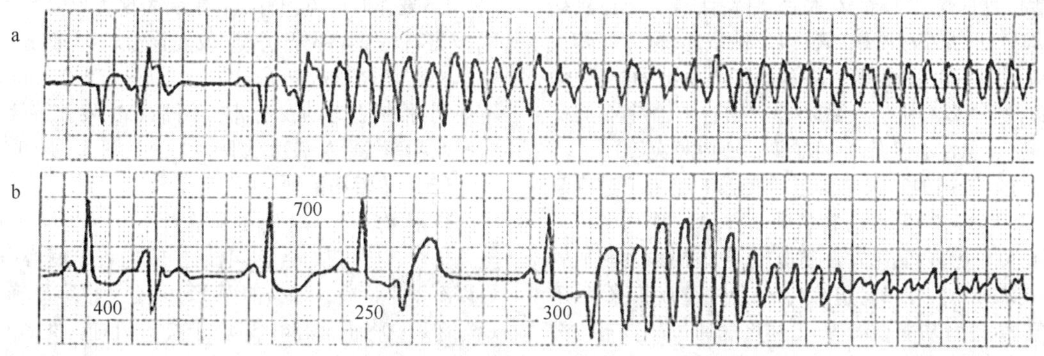

图 5-4-13　窦性心律时室性期前收缩长短周期引发室速

1955 年，Langendorf 等在对房颤患者进行室性期前收缩发生机制的研究中发现房颤患者室早二联律的出现与其心动周期密切相关，室性期前收缩仅出现在心动周期超过 600 ms之后，随后室性期前收缩能规律出现并形成二联律，该现象称之为"二联律法则"。临床的一些研究也显示恶性室性心律失常的发生也与"二联律法则"密切相关，称之为长短周期现象。Lehmann 等的研究也证实了长短周期现象在诱发室速中的作用。Kay 等也发现部分尖端扭转型室速的发生也有长短周期现象存在。

长短周期诱发室速室颤的机制目前认为是心室周期长度的突然变化导致复极化的离散度增加，短周期刚好落在易损期时引起心肌兴奋，出现单向传导阻滞对于诱发导致室速室颤的折返是必需条件。另外，当心动周期延长时，心室肌细胞自身的舒张期自动去极化时间相应延长以及心交感神经活性增加，促进恶性心律失常的发生也参与了上述心律失常的发生。长短周期现象诱发的室性心律失常多为多形性室速、尖端扭转型室速等类型的心律失常，很少出现单形性室速。可引起心源性猝死。该机制的发现为部分室速患者的治疗提供了新的思路。该类室速的发生可以通过药物如利多卡因、胺碘酮等抗心律失常药物治疗，也可通过植入起搏器治疗，部分患者通过提高起搏频率可能消除这种长短周期现象，进而减少或控制恶性心律失常的发生。

（李毅刚　焦昆立）

第三节 其 他

李毅刚 张 松 刘 博

一、电风暴

20世纪90年代学者们开始使用电风暴(electrical storm, ES)这一概念来描述在短期内发生以反复发作恶性室性心律失常为特点的心电不稳定状态。最早的电风暴定义是：反复发生伴血流动力学不稳定的室性心动过速和(或)心室颤动而需要电复律或电除颤治疗，24 h内≥2次的。随着ICD的应用，电风暴的定义被拓宽为在24 h内发生3次或3次以上室速、室颤或ICD正常的放电或抗心动过速起搏(ATP)治疗。

近10年来许多心脏性猝死(SCD)高危患者植入ICD、心脏再同步起搏除颤器(CRT-D)而生存期延长。有时候ES事件被ICD检出进而被ICD干预，有些不恰当的干预会引发“假ES”，然而“假ES”频发可诱发真ES，使得ES成为常见的临床急症。不论有无ES病史，继发于心肌梗死(myocardial infarction, MI)的ES病死率更高。

(一) 病因

心室电风暴可见于各种器质性心脏病或不伴器质性心脏病的患者。

大多数电风暴见于器质性心脏病患者，最常见原因为心肌缺血，其中以急性心肌梗死、陈旧性心肌梗死、心绞痛或冠状动脉痉挛等疾病发生率较高，尤其多见于近期心肌梗死患者，于前降支或右冠状动脉近端闭塞后，可在血运重建后发生。其他常见病因包括心力衰竭、ICD植入术后、原发性离子通道疾病(如Brugada综合征、儿茶酚胺敏感性多形性室速、家族性阵发性室颤及长Q-T间期综合征等)、各种类型心肌结构异常(如扩张型心肌病、肥厚型心肌病及致心律失常性右心室心肌病等；先天性心脏病、急性心包炎、急性感染性心内膜炎等)。

不伴器质性心脏病的病因主要包括交感神经系统过度激活、电解质紊乱及抗心律失常药物的致心律失常作用等。另外，电风暴还可见于糖尿病、原发性高血压、急性出血性脑血管病、急性呼吸衰竭或急性呼吸窘迫综合征、急性重症胰腺炎、嗜铬细胞瘤危象、急性肾功能衰竭等，上述疾病通过严重自主神经功能紊乱、低氧血症、损伤心肌因子、血流动力学障碍或电解质失衡等也可诱发电风暴。

除此之外，药物中毒、围手术期和某些创伤性临床诊治操作和试验时也会发生医源性电风暴。

(二) 发病机制

心室电风暴的发生机制尚未完全明了，可能机制有以下几种。

1. 交感神经过度激活　急性冠脉综合征、情绪激动等诱导交感神经过度激活，导致大量儿茶酚胺释放，改变了细胞膜离子通道，使大量钠、钙离子内流，钾离子外流，引起各种心律失常，特别是恶性室性心律失常。由于恶性室性心律失常反复发作，以及频繁的电击治疗，进一步加重了脑缺血，导致中枢性交感兴奋，使电风暴反复持久，不易平息。

2. β受体的反应性增高　β受体介导的儿茶酚胺效应在心力衰竭和心肌梗死的发展过程中起着不可忽视的作用，可导致恶性室性心律失常。肾上腺素可能通过β受体激活，使心肌复极离散度增加，触发室性心律失常。

3. 希氏束-浦肯野系统传导异常　希氏束-浦肯野系统传导异常可能也参与了心室电风暴的形成，起源于希氏束-浦肯野系统的异位激动能触发室速或室颤。

4. 其他机制　血电解质异常、酸中毒、某些药物如洋地黄等，可使心肌细胞电活动紊乱而诱发恶性心律失常。也有研究表明钙离子相关信号和蛋白质磷酸化异常在ES中起了重要作用，引起不良预后。

(三) 临床表现

患者常突然起病，急剧恶化，电风暴可发生在任何时间。

反复发作晕厥是本病的特征。晕厥前后常伴有胸痛、胸闷、呼吸困难、血压变化和发绀抽搐等，甚至心脏停搏和死亡。心电监护或动态心电图可记录到发作过程中的室速或室颤。交感神经兴奋性增高的表现，如血压增高、呼吸加快、心率加速、心悸等。

多不能自行终止，常规治疗恶性室性心律失常的药物疗效不佳，需要电复律或电除颤。有原发基础心脏疾病者表现，可有如胸痛、呼吸困难、心脏增大、心脏杂音等。

(四) 心电图检查

下述心电图变化可出现在电风暴发生前：① 窦性心动过速。② 室性期前收缩：室性期前收缩是心室电风暴的信号。可为单形、多形或多源室性期前收缩，可呈单发、连发、频发，部分病例可出现“R on T”致室性心动过速或心室颤动。③ 缺血性ST-T改变，S-T段显著抬高或下移，T波电交替、U波变化等。④ Q-T间期的变化。⑤ 离子通道疾病的心电变化，如Brugada波、Epsilon波或Niagara样T波。

ES发作时心电图特点：主要表现为反复发生的室速或室颤，大多是室速，部分为室颤或混合形式，少部分为尖端扭转型室速。室速频率极快，部分可达250～350次/min，心室节律可不规则，根据患者的发病机制不同，每次发作持续的时间、间隔时间及频率等差异较大(图5-4-14、图5-4-15)。

(五) 诊断和鉴别诊断

在了解病史基础上，通过静息心电图、动态心电图、床旁心电监护、ICD存储的信息、电话传输远程家庭心电监测等手段可以有助于诊断。根据前面ES的定义很容易确立诊断。“假ES”指ICD将正常心电活动、干扰或相对良性的心律失常误判为威胁生命的室速或室颤，实施了不必要的干预，误放电会增加ICD能量消耗，损害患者生活质量，消耗随访资源，加重心理障碍等，多次“假ES”可导致真ES甚至危及生命。

(六) 治疗

心室电风暴具有极高的致死性，一旦确诊必需及时处理。病因治疗是及时终止和预防电风暴再发的基础，首先应针对病因及诱因进行治疗。

1. 病因治疗　首先停用所有可能致心律失常的药物。然后是去除诱因，措施包括：① 基础心脏病的治疗。② 冠心病患者，应尽早进行血运重建，如经皮冠状动脉介入治疗或冠状动脉旁路移植术可以预防和减少电风暴的发生。③ 心力衰竭患者积极改善心功能。④ 纠正电解质紊乱，补钾补镁等。

2. 药物治疗

(1) β受体阻滞剂：ES中交感神经兴奋性升高可进一步刺

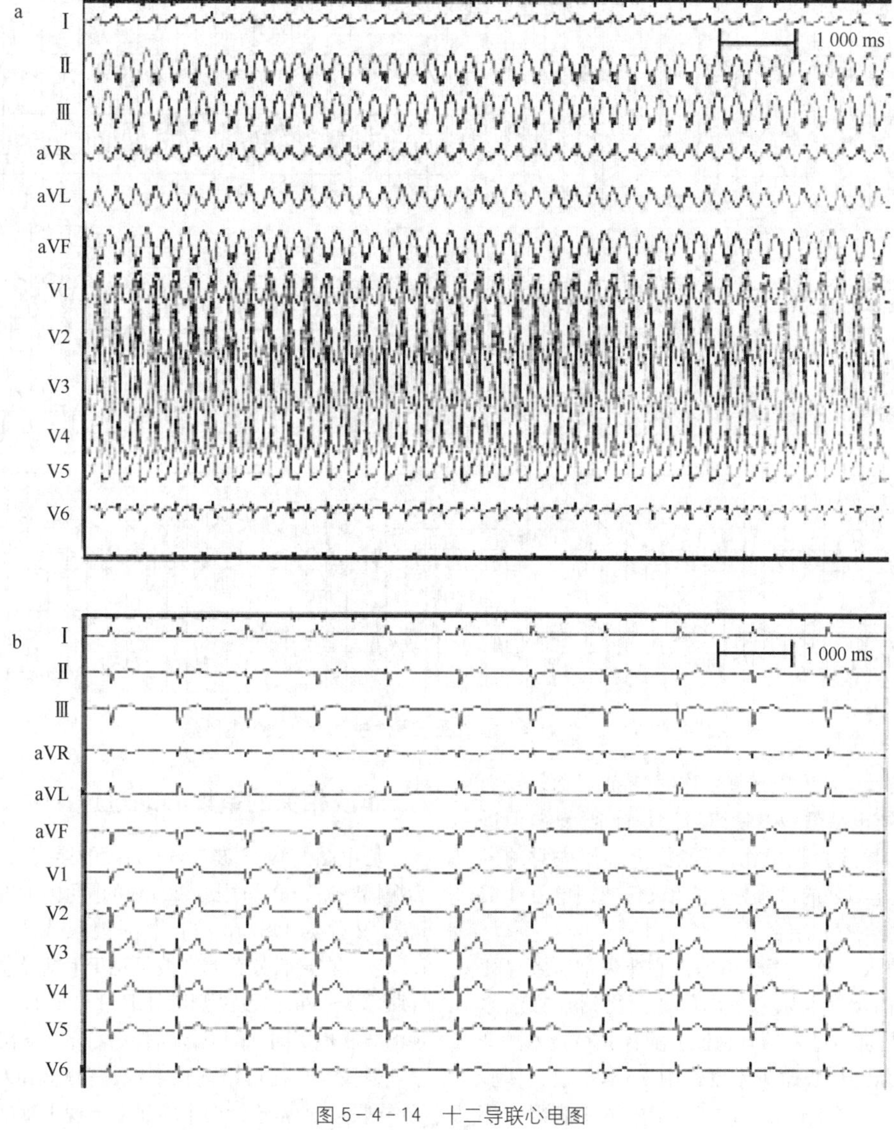

图 5-4-14　十二导联心电图

a. 单型性快速性室性心动过速(心率：220 次/min)　b. 在 ICD 放电治疗后恢复窦性心律

激室性心律失常的反复发生，β受体阻滞剂在治疗电风暴中有重要作用，特别是同时阻滞 $β_1$ 和 $β_2$ 受体的药物，此类药物能增加室颤的阈值、减少猝死的发生。MADIT-Ⅱ研究发现，与没有使用β受体阻滞剂的患者比较，应用大剂量β受体阻滞剂(美托洛尔、阿替洛尔或卡维地洛)能使由于反复发作室速室颤而需要植入 ICD 的缺血性心肌病患者相对危险性减少 52%。即使对于已经在口服β受体阻滞剂的患者，增加静脉应用β受体阻滞剂能进一步抑制电风暴的发生。

因此，目前公认治疗和控制 ES 首选药物为β受体阻滞剂(如美托洛尔、艾司洛尔、普萘洛尔等)，静脉注射β受体阻滞剂是治疗多形性室速电风暴的最有效治疗方法。β受体阻滞剂也被证实为可降低心源性猝死的药物。

(2) 其他药物

胺碘酮：已经被广泛应用于电风暴的治疗。就像β受体阻滞剂一样，在长期口服胺碘酮仍然发作电风暴的患者增加静脉应用胺碘酮有时候仍然能有效控制电风暴。

索他洛尔：研究已经表明，索他洛尔能显著减少室速和室颤的复发。但是索他洛尔在减少死亡率和室速、室颤的复发方面并不优于美托洛尔。

阿齐利特：是一种新的Ⅲ类抗心律失常药，能同时阻断钾、钙离子通道，延长有效不应期。SHIELD 研究发现，阿奇利特能显著减少 ICD 植入患者的反复放电和有症状心律失常的 ATP 治疗次数。

多非利特：也是新的Ⅲ类抗心律失常药，已经有研究证实了在胺碘酮不能耐受和无效时多非利特对于室速和室颤反复发作的效果和安全性，但是可能增加尖端扭转型室速的发生。

异丙肾上腺素：对于部分电风暴有效，异丙肾上腺素能使 Brugada 综合征患者抬高的 S-T 段降低并抑制其反复发生室颤。Brugada 综合征发生电风暴时可选择异丙肾上腺素治疗。

其他有报道可能有效的药物包括西洛他唑、利多卡因、溴苄铵、维拉帕米、奎尼丁、心律平、抗疟药奎宁等。

已经有多项研究证实，几种上述药物的联合应用疗效要优于单用某一药物。比如，研究发现β受体阻滞剂和胺碘酮两者联合应用的效果优于单一药物使用。

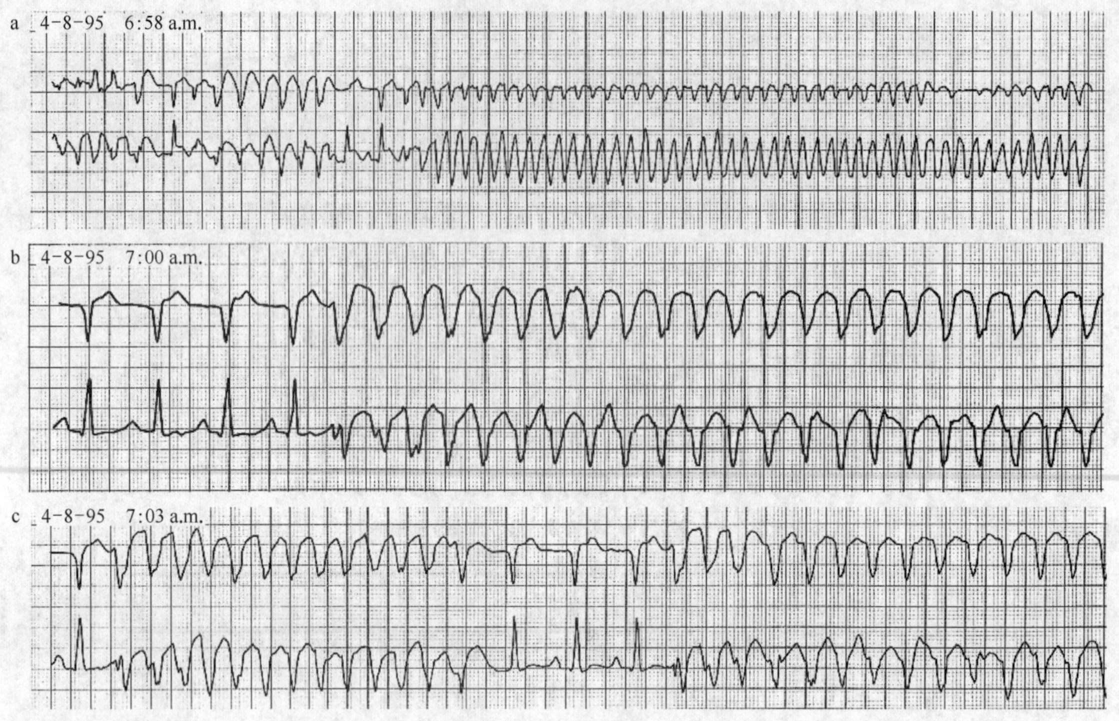

图 5-4-15 一例患者在心肌梗死再灌注后 36 h 发生电风暴

3. 电除颤和电复律 心室电风暴发作时，特别是血流动力学不稳定时，尽快进行电除颤和电复律治疗是首要措施，但进行电复律和电除颤可导致心肌损伤，可能加重心律失常的发作，因此，在治疗心室电风暴的过程中，不能仅仅使用电复律或者电除颤，必须与药物治疗相结合。

4. 植入 ICD 植入 ICD 常用于由恶性心律失常所致猝死风险高的患者，是目前治疗电风暴发作的非药物治疗方法之一，但电风暴急性期是 ICD 植入的禁忌证。随着 ICD 技术的开展，很多患者已经能从恶性心律失常发作中幸存，仅仅只体验了多次电风暴的发作和 ICD 放电。ICD 对于电风暴病因不能完全去除的患者尤为重要，已成为一级预防的常用方法。研究表明高危心脏病患者植入 ICD 能提高生存率，降低病死率，减少死亡风险。已植入 ICD 发生电风暴者，应酌情调整 ICD 的相关参数(增加 ATP 次数、延长识别室速事件至放电时间等)和联合应用抗心律失常药物，才能使 ICD 发挥更好的效能，保证患者远期生活质量。

5. 射频消融 电风暴发作时的心律失常大多数是单型性室速，瘢痕介导的折返是这类电风暴的发生的主要机制。这类电风暴是射频消融的适应证。最近有关射频消融治疗电风暴的研究都表明，射频消融能明显减少电风暴的发作、提高患者生存率。随着标测和消融技术的进步，室速的消融安全而且并发症少，研究表明，植入 ICD 患者射频消融显著减少了 ICD 治疗的次数。在 LVEF>30%的患者中 ES 首次发作后进行射频消融可以有效地减少 ES 的再发生率。

6. 其他治疗方法 对于药物治疗后仍然反复发作晕厥和心脏停搏的长 Q-T 间期综合征患者以及部分儿茶酚胺敏感性多形性室性心动过速患者采用心交感神经切除术有较好疗效。多个研究报道交感神经节切除有效地阻断部分患者电风暴的发作。

二、J 波相关的室性心动过速

心电图上 QRS 波与 S-T 段的连接点称之为 J 点。J 点抬高振幅>0.1 mV、时限≥20 ms 的圆顶状或驼峰状心电波称之为 J 波，又称为 Osborn 波。中国健康成人 J 波的发生率约为 7.26%。在导联分布上，J 波可见于下壁导联(Ⅱ、Ⅲ和 aVF)、胸前导联(V1～V6)以及高侧壁导联(Ⅰ和 aVL)。不同的疾病 J 波出现的导联也不同，如 Brugada 综合征的 J 波出现在 V1～V3 导联，早期复极综合征可出现在下壁、高侧壁和左胸侧壁导联(V4～V6 导联)。通常连续两个导联上出现 J 波/J 点抬高才能被用来作为 J 波综合征的心电图诊断标准。严干新等学者率先提出 J 波综合征的概念，包括 Brugada 综合征、早期复极综合征、低温性 J 波、部分原发性心室纤颤以及 S-T 段抬高的急性冠状动脉综合征早期恶性心律失常，都具有 J 波心电图特征，共同的机制都是跨膜离子离散度增加，其离子流基础都是瞬间外向钾电流(I_{to})明显增加，电生理基础都是心外膜与心内膜(包括 M 细胞)电位差增大和产生 2 位相折返，容易诱发室速室颤和 SCD。健康人早期复极综合征的 J 波，其发生的离子流机制也雷同，但一般情况下不会产生二相折返，是良性的，这些疾病统称为 J 波综合征。

(一) 早期复极综合征

早在 1961 年 Wasserburger 就对早期复极综合征(early repolarization syndrome，ERS)进行了详细的描述，确切地说，ERS 并非一组临床综合征，而是一组相互关联的心电图特征或者说是心电图现象。研究报道的 ERS 在人群的发生率从 1%～6.1%不等，是一种并不罕见的心电图变化。ERS 最常见于健康年轻男性、黑种人和经常运动的人。目前临床上所用的 ERS 心电图诊断标准主要是针对 J 点，标准为：① J 点抬高≥0.1 mV；② 在连续 2 个导联上出现 J 点的抬高。其异常心电图特征常见于下壁(Ⅱ、Ⅲ、aVF)、左胸侧壁(Ⅰ、aVL、V4～V6)或者广泛导联,也可出现于左侧胸前导联(V2～V4)。下壁导联和左侧胸前导联出现早期复极心电图征最多见,广泛导联最少。此外,其他的心电图特点还有心电图征的动态变化、aVR导联S－T段镜像压低以及ST－T段的波动。近年来的研究发现在特发性室颤的患者中,ERS的发生率非常高,从19%～57.9%不等,研究结果揭示在这些室颤患者中,早期复极心电图征主要出现在下壁和累及下壁的广泛导联,男性多于女性,J点抬高的幅度更大。

(二) Brugada综合征

同样是J波异常,ERS与Brugada综合征最大的区别就是分布导联不同。Brugada综合征局限于右胸导联,包括V1～V3,而ERS可出现在除V1和aVR以外的任何导联上。此外,S－T段抬高的形态也是两者在心电图上的主要区别,ERS为弓背向下的S－T段抬高,而Brugada综合征则为穹隆形或者马鞍形抬高。Brugada综合征能够导致恶性室性心律失常,是心源性猝死的重要原因之一。

(三) 缺血性J波与室性心律失常

冠心病心肌缺血事件发生时心电图可以新出现J波或者原来的J波振幅增高或者时限延长,这被称之为"缺血性J波"。除了急性S－T段抬高性心肌梗死外,变异型心绞痛(冠状动脉痉挛)、冠状动脉造影和PCI术时均可以见到缺血性J波以及随之而来的室速或室颤。目前临床上的病例报道提示缺血性J波有如下特点:① 缺血性J波常出现在缺血早期或者急性心肌梗死超急性期;② 可以出现在不同的导联,但是下壁和左室侧壁导联更多见,也可以出现在右胸导联,类似与Brugada综合征的心电图图形;③ 形态多样,也可以伴有S－T段的抬高以及T波电交替或高尖;④ 持续时间短暂,出现后往往跟随有室速或者室颤的发生,且J波振幅逐渐增大,也可出现室速或室早。缺血性J波引发室颤的机制可能还是二相折返,与缺血区边缘两侧心室外膜复极不均一有关。目前临床上已将缺血性J波作为一个新的预示室颤的危险因子,它的出现表明此时心电活动极其不稳定,预示着有室颤发生的可能。

(四) J波相关室性心律失常的治疗

对于有发作VT或者尖端扭转型室速(TdP)者按高危患者进行处理,VT或者TdP发作伴有血流动力学障碍者立即行电复律。对于发作过室速、室颤的患者是高危人群,可考虑植入ICD预防心源性猝死(SCD)的发作。

在长期治疗上,对于Brugada综合征,植入ICD是唯一有效的治疗方法,但是该方法也仅仅是在室速或室颤发作的时候起到电复律的作用。药物可以用来预防室速或室颤的发作,但是也主要来自临床经验和小规模的临床研究。目前可能有效的主要有3种药物:① 最有效的是奎尼丁,该药同时兼有瞬间外向钾电流(I_{to})阻滞剂作用和I_a类钠通道阻滞作用;② 磷酸二酯酶抑制剂西洛他唑,可以使得部分Brugada综合征心电图恢复正常;③ 选择性心脏I_{to}通道阻滞剂tedisamil,但是该药尚处于临床研究阶段。此外,对部分患者急性期治疗有效的异丙肾上腺素无口服制剂,故无法用于长期治疗。

单独针对早期复极综合征合并室颤的治疗研究相对Brugada综合征而言更少,经历过心源性猝死的患者植入ICD无疑是一种有效的治疗方法。研究表明奎尼丁有一定疗效,胺碘酮和普罗帕酮、氟卡尼以及β受体阻滞剂都近乎无效。

此外,射频消融治疗也仅限于少数患者的经验性治疗,是否可以治疗遗传性J波综合征的室速或室颤尚需要进一步的研究。部分ERS患者有希望通过消融手术对室颤进行治疗。

三、T波电交替相关的室性心动过速

T波电交替(T wave alternans, TWA)是指在心律规则时,体表心电图同一导联T波形态、极性和振幅出现逐搏交替变化的现象。TWA分为宏观的(即目测心电图可识别的)或微观的(即只有通过心电图信号处理技术才能检出的)。然而,这种区分只是表面的,因为潜在的生理和病理生理过程大致相同。

TWA是心电不稳定的标志,研究表明微伏级TWA的大小与室颤的阈值相关,也与室速的发生有关。T波电交替,特别是运动引起的T波电交替是预测多种情况下发生恶性室性心律失常与心脏性猝死危险性的独立指标,另外,应用TWA来预测心脏性猝死(SCD)的敏感性和特异性都较高,多数研究认为TWA是SCD的独立预测指标。TWA是预测心肌梗死后、缺血性或非缺血心肌病猝死高危患者的一个有效方法。图5－4－16所示为一例患者出现典型的T波电交替(箭头所指),随即发生多形性室性心动过速。

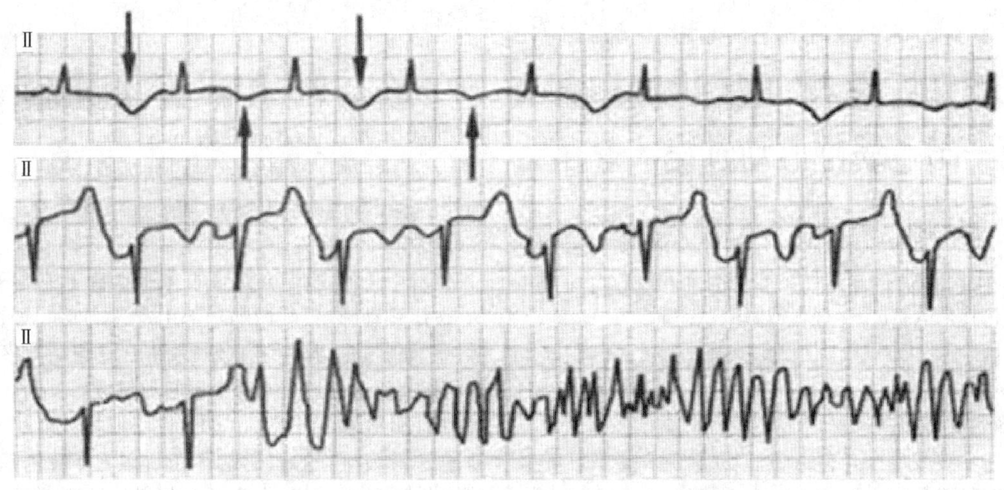

图5－4－16　T波电交替(箭头所指)及其所致的多形性室性心动过速

TWA的出现可能与自主神经功能紊乱、冠状动脉痉挛以及电解质紊乱有关。TWA导致恶性心律失常可能与其导致心肌复极不均一、心肌复极离散性增加、折返以及室颤阈值的改变有关。

TWA所致室速(VT)的临床症状与一般VT的表现相同，可有心悸、胸闷、气急、胸痛、恶心、呕吐、头晕、黑矇、晕厥、休克，甚至阿-斯综合征发作。体格检查可发现患者精神紧张、神情淡漠，甚至昏迷；有的患者脉搏不易扪及，有的出现脉搏短绌、交替脉，有的出现血压下降或血压测不出等。心律一般较齐，但也有心律不齐者，心率一般在130～200次/min。也有患者无明显不适症状，或仅有心悸，体格检查除心率较快外无特殊发现，一般见于发作时心室率相对较慢没有影响到血流动力学的患者。其心电图表现和诊断也与一般室速相同。目前临床上常用的TWA的检测方法主要是通过采用踏车或活动平板试验使患者心率增快至105 bpm检测T波电交替，与正常运动负荷试验类似，需要30～45 min。通过运动负荷使心率控制在105 bpm时检测的TWA是多数情况下患者发生室性心律失常及猝死强有力的预测指标。TWA所致室速的治疗与一般室速相同，可选用一般室速治疗的药物和方法，必要时也可选用射频消融和ICD植入治疗。

参考文献

1. 陈琪. 双向性室性心动过速[J]. 临床心电学杂志，2006.
2. 陈新，黄宛. 临床心电图学[M]. 第6版. 北京：人民卫生出版社，2010.
3. 郭继鸿，张萍. 心电图学[M]. 北京：人民卫生出版社，2002：1298.
4. 李毅刚. 室性心律失常学[M]. 上海：上海交通大学出版社，2013.
5. 张澍. 实用心律失常学[M]. 北京：人民卫生出版社，2010.
6. Brugada P. A new approach to the differential diagnosis of a regular tachycardia with a wide QRS complex[J]. Circulation, 1991, 83(5): 1649-1659.
7. Cerrone M, Napolitano C, Priori S G. Catecholaminergic polymorphic ventricular tachycardia: a paradigm to understand mechanisms of arrhythmias associated to impaired Ca^{2+} regulation [J]. Heart Rhythm, 2009, 6(11): 1652-1659.
8. Chin A, Nair V, Healey J S. Bidirectional ventricular tachycardia secondary to subacute myocarditis[J]. Can J Cardiol, 2013, 29: 254.
9. Enrico V, Antonio D, Francesca S, et al. Efficacy of ranolazine in a patient with idiopathic dilated cardiomyopathy and electrical storm [J]. Drug Discoveries & Therapeutics, 2013, 7(1): 43-45.
10. Gao D, Sapp J L. Electrical storm: definitions, clinical importance, and treatment[J]. Curr Opin Cardiol, 2013, 28(1): 72-79.
11. Gasparini M, Proclemer A, Klersy C, et al. Effect of long-detection interval vs standard-detection interval for implantable cardioverter-defibrillators on antitachy-cardia pacing and shock delivery: the ADVANCE Ⅲ randomized clinical trial[J]. JAMA, 2013, 309(18): 1903-1911.
12. Guillermo M, Nohra R, Van R. Tachycardiomyopathy a rare manifestation of left ventricular outflow tract tachycardia. Treatment with radiofrequency catheter ablation[J]. Indian Pacing and Electrophysiology Journal, 2013, 13 (1): 38-42.
13. Naiara C, Monique J, Katja Z. Radiofrequency catheter ablation of idiopathic right ventricular outflow tract arrhythmias[J]. Indian Pacing and Electrophysiology Journal, 2013, 13 (1): 14-33.
14. Vereckei A. Application of a new algorithm in the differential diagnosis of wide QRS complex tachycardia[J]. Eur Heart J, 2007, 28(5): 589-600.
15. Vereckei A. New algorithm using only lead aVR for differential diagnosis of wide QRS complex tachycardia[J]. Heart Rhythm, 2008, 5(1): 89-98.

第五章 缓慢性心律失常

王 蔚 李景霞

第一节 窦性心动过缓

正常情况下，窦房结的频率为60～100次/min，窦性心动过缓(sinus bradycardia)是指窦房结的自律性<60次/min，多见于健康人群，尤其是运动员、年轻者或睡眠状态时。

一、病因

1. 迷走神经张力过高

(1) 生理性：主要发生于年轻人、运动员或睡眠状态。绝大部分健康人在睡眠时心率可<60次/min，部分人群可<40次/min，多数属生理情况。运动员白天的平均心跳可以在50次左右，夜间部分可<38次/min。体力劳动者、年轻人或老年人睡眠时心率也可低于60次/min。

(2) 病理性：当神经系统疾病如脑膜炎、脑出血、脑肿瘤、脑外伤等引起颅内压升高时，可引起中枢性迷走神经兴奋性升高，导致心动过缓发生。少部分家族性窦性心动过缓。

(3) 反射性迷走亢进：如在终止室上速时采取的压迫眼球、按压颈动脉窦、刺激咽喉部引起恶心呕吐等、屏气、剧烈咳嗽、急性胃扩张、肠梗阻、泌尿系结石或胆结石疼痛发作时等，均可引起反射性迷走亢进诱发心动过缓。

2. 窦房结功能受损 如急性心肌梗死时可合并有窦性心动过缓，多发生在心肌梗死早期，尤其是下壁心肌梗死更多见。其他炎症、缺血缺氧、中毒及老年退行性变造成窦房结功能受损也可引起心动过缓，多见于急性心肌炎、心包炎、心内膜炎、心肌病等。

3. 药物所致　如β受体阻滞剂、胺碘酮、普罗帕酮、非二氢吡啶类钙拮抗剂、洋地黄类、奎尼丁、利血平、呱乙啶、普鲁卡因胺、苯妥英钠、镇静剂、拟胆碱药及麻醉剂等均可抑制窦房结导致心动过缓。

4. 代谢紊乱　重度黄疸、甲状腺功能减退、严重缺氧、低温、高钾血症、尿毒症及酸碱失衡等也可诱发心动过缓。

5. 其他　严重的神经症、精神分裂症等，也可引起迷走神经兴奋，导致窦房结自律性降低从而诱发窦性心动过缓。

二、临床表现

生理性的窦性心动过缓因血流动力学改变不大，所以一般无症状，也没有特殊的临床意义。严重心动过缓者可有头晕、乏力、气短、易疲劳等症状。病理情况下可有心悸、胸闷，严重时可有头晕、黑矇、晕厥，甚至可诱发心绞痛，多见于合并器质性心脏病患者。没有器质性心脏病人群中有部分心率低于 40 次/min 患者并无明显临床症状。心动过缓者因自身窦房结自律性下降，导致下级起搏点兴奋性增加易于产生过早搏动。

三、心电图表现

(1) 窦性 P 波：频率<60 次/min，24 h 动态心电图监测总心搏小于 8 万次。

(2) P－P 间期或者 R－R 间期超过 1 s。

(3) P－R 间期 0.12～0.25 s。

(4) QRS 波正常。

(5) 窦性心动过缓常伴有窦性心律不齐(图 5－5－1)，即不同的 P－P 间期相差在 0.12 s 以上。

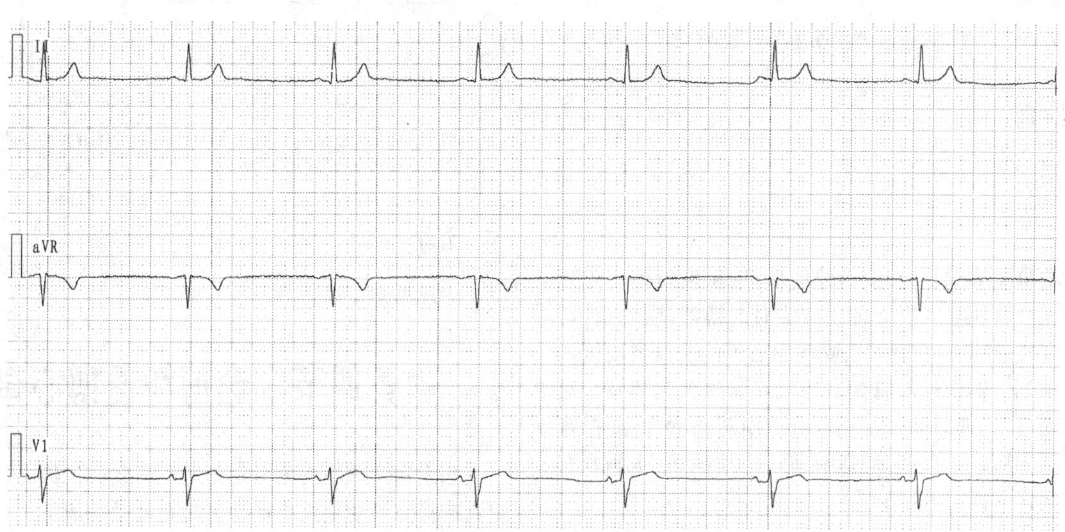

图 5－5－1　窦性心动过缓(心率 42 次 /min)

四、辅助检查

除心电图以外还可进行如下检查以明确其病因。

(1) 动态心电图：可了解临床症状与窦性心动过缓是否相一致、最高窦性心率、最低窦性心率、平均心率、是否有长间歇及其程度，借此可以对窦性心动过缓进行综合评估，帮助后续诊断及治疗。

(2) 阿托品试验：老年患者应谨慎进行该试验，因阿托品静脉推注可诱发冠状动脉痉挛。

(3) 运动试验：可观察运动时心率的变化，但应根据患者的具体情况量力而行。

(4) 必要时可行心脏电生理检查。

五、治疗

窦性心动过缓的治疗主要是病因治疗，特别是老年患者，一定要分清是否是病理性的。无症状者无须治疗。如已出现心排血量不足的症状，可据情况予以阿托品、沙丁胺醇、麻黄碱、异丙肾上腺素静脉滴注或口服治疗。对老年患者，疗效往往是暂时的，同时这些治疗有诸多的副作用，如阿托品可引起尿潴留、诱发冠状动脉痉挛，拟交感药可引起快速性的心律失常等。如已明确是病理性的，有症状、药物疗效不佳者应予以人工心脏起搏器治疗。

第二节　窦 性 静 止

窦性静止或窦性停搏(sinus arrest or sinus pause)是指窦房结不能产生冲动而使心脏暂时停止活动。

一、病因

见本章第一节。

需要补充的是在快速心律失常发作终止后，往往会出现窦性停搏，2～4 s 不等，窦房结功能欠佳者停搏时间可能更长。ATP 静推用来终止室上速时有引起窦性停搏的个案报道。

二、临床表现

临床症状与窦性停搏或窦性静止的时间长短有关，窦性停搏或窦性静止时间短(<3 s)，不一定有明显的症状。较久的停搏可超过 4 s，甚至达 8 s 以上，患者可有头晕、黑矇、短暂意识障碍、阿－斯综合征发作(Adams-Stoke 综合征)甚至有猝死可能。

三、心电图表现

(1) 在正常的窦性节律中，突然出现一个或多个 P－P 间距显著延长，其间无 P 波、QRS 波及 T 波。

(2) 长的 P－P 间期与正常的 P－P 间期无倍数关系。

(3) 在长的 P－P 间歇后，可出现逸搏或逸搏心律，交界性逸搏较常见，也可为室性逸搏(图 5－5－2)。

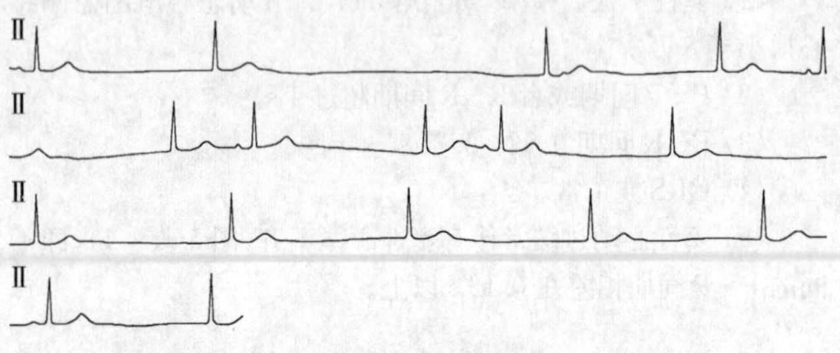

图 5－5－2 窦性静止伴交接性逸搏及逸搏性心律

四、辅助检查

见本章第一节。

五、治疗

由于该病可能引起猝死，故治疗应尽早、积极地预防猝死的发生。临床症状明显者应立即安装临时起搏器，明确病因，由药物引起者应停用有关药物，去除病因后不能恢复者应植入人工心脏起搏器。器质性心脏病者建议安装永久起搏器。对临床症状不明显，停搏时间＜4 s 者，可试用药物治疗，如拟肾上腺素药、阿托品、沙丁胺醇、氨茶碱等。定期随访 Holter，有晕厥病史者建议起搏器治疗。

第三节 窦 房 阻 滞

窦房结主要由两种细胞组成，一种是起搏细胞(P 细胞)，另一种是移行细胞。P 细胞具有起搏功能。移行细胞兴奋性低，不具有起搏功能，但传导性能好，介于心房肌和 P 细胞之间，将 P 细胞的兴奋传向心房。窦房阻滞(sino-auricular block)就是指窦房结发出的激动不能传出到达心房或到达心房的时间延长，导致心房和心室一次或接连两次以上停搏。

一、病因和临床表现

与本章窦性静止同。

二、心电图表现

窦房阻滞可分为 3 度：一度在体表心电图无法辨认；三度在体表心电图上亦无法与窦性静止相鉴别；二度指窦房激动部分被阻滞，未能全部下传到心房，又分为两型。

二度Ⅰ型，即莫氏Ⅰ型(Mobitz Ⅰ型)：① P－P 间期逐渐缩短，直至脱落一个 P 波，出现长间歇，相应的 R－R 间期则逐渐延长。② 长间歇短于其前 P－P 间期的 2 倍。③ 应与窦性心律不齐相鉴别，窦性心律不齐无上述规律可循(图 5－5－3)。

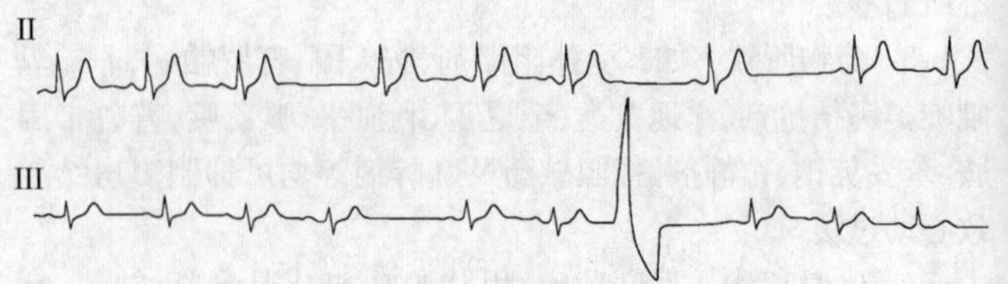

图 5－5－3 二度Ⅰ型窦房传导阻滞

图示 P－P 间期逐渐缩短直至一个 P 脱落，出现长间歇，而 R－R 间期则逐渐延长。长间歇短于其前 P－P 间期的 2 倍

二度Ⅱ型(Mobitz Ⅱ型)：P 波脱落，长的 P－P 间歇是正常 P－P 间期的倍数(图 5－5－4)。

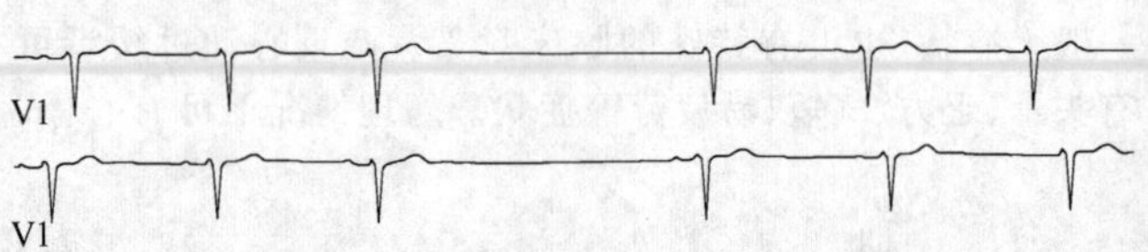

图 5－5－4 二度Ⅱ型窦房传导阻滞

图示长的长间歇是正常 P－P 间期的倍数，尚伴有窦性心动过缓、窦性心律不齐和一度房室传导阻滞

三、治疗

治疗见本章第一节。

第四节 逸搏和逸搏心律

当窦房结或心房内激动延迟发出或存在传出阻滞时，下级潜在起搏点被动地发出冲动引起心脏激动产生一次异位搏动，称为逸搏。连续 3 次或以上逸搏兴奋形成逸搏心率。逸搏和逸搏心律是一种生理性的保护机制。最常见的是房室交接性逸搏，室性逸搏次之，而房性逸搏较少见。

一、病因

交界性逸搏的常见病因：窦房结功能低下；较长的窦性停搏后常会出现逸搏；窦房传导阻滞；房室传导阻滞，如三度 AVB 多出现逸搏心律；各种期前收缩后都有代偿间歇，若患者合并有双结功能异常，其后可出现逸搏。逸搏心律大多为暂时性的。主要继发于窦房传导阻滞、窦性停搏、显著而缓慢的窦性心动过缓和房室传导阻滞。是自身的保护机制。一些药物如洋地黄中毒、奎尼丁中毒或者应用β受体阻滞药、利血平等也可引起此种心律。心脏外科手术时及电解质紊乱等患者也易发生此类心律失常。

二、心电图特点

房室交接处逸搏(AV junctional escape beat)的心电图特点为长间歇后出现 QRS 波群，形态与窦性 QRS 波相同或稍不同。逸搏周期相对固定，大多在 1.2～1.5 s。由于心房和心室活动受房室交接处异位冲动控制，所以可见倒置的逆行 P 波(即 P′波)。P′波可出现在 QRS 波前或后，即在Ⅱ、Ⅲ、aVF 导联中倒置，aVR 中直立，QRS 波群形态与窦性时相同。P′波与

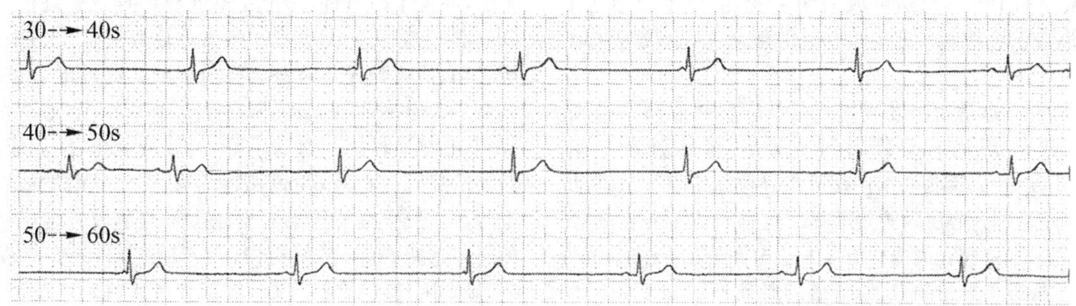

图 5-5-5　房室交接性逸搏伴房室交接性逸搏心律

图示窦性心动过缓伴房室交接性逸搏，不完全性房室分离，窦性频率在 34～39 次/min，不稳定，交接性逸搏频率 36 次/min

QRS 波群的关系主要取决于前向与逆向传导的相对时间，若前向传导快则 P′波在 QRS 波群后出现，若逆向传导快则 P′波在 QRS 波群之前出现，若两者速度相等，则 P′波落在 QRS 中波群。3 次或以上连续出现的房室交接性逸搏称为房室交接性逸搏心律(AV junctional escape rhythm)(图 5-5-5)。若交界区细胞自律性较高，逸搏周期可小于 1.0 s。交界性逸搏心律通常不受乏氏动作、颈动脉窦按摩、压迫眼球等刺激迷走神经兴奋方法的影响，但可随心率的快慢而改变，当心率增快时交界区逸搏心律可消失，转变为窦性心律；当心率减慢时，窦性心律又可转变为交界区逸搏心律。此为频率依赖性 3 相交界性逸搏心律。

室性逸搏(ventricular escape beat)多见于双结病变或发生于束支水平的三度房室传导阻滞。其心电图表现为宽大畸形的 QRS 波，QRS 时限一般大于 0.12 s，少数发生于束支近端的室性逸搏，其 QRS 波畸形可不明显。逸搏周期在 1.5 s 以上，很少有逆传 P′波。室性逸搏频率一般在 20～40 次/min，可以不规则。

房性逸搏(atrial escape beat)较少见，心电图表现为延迟出现的个别或多个，一种或多种畸形 P′波，P′-R 间期>0.12 s，逸搏周期固定于 1.2 s 左右(多源性时周期不等)，QRS 波与窦性心律相同。心房兴奋频率低于窦房结，为 50～60 次/min。若逸搏产生于右心房上部其产生的 P 波与窦性 P 波相似，若起搏点位于右心房后下部，其传导由右心房下部到上部再传到左心房，因此，ECG 表现为Ⅰ、aVR 导联 P 波直立，Ⅱ、Ⅲ、aVF 导联 P 波倒置，P′-R 间期>0.12 s(也有称冠状窦心律 coronary sinus rhythm)。左心房先起搏时，其兴奋从左心房下部(左心房后壁)传到上部再到右心房，所以 P 波在Ⅰ、Ⅱ、Ⅲ、aVF、和 V6 导联倒置，而在 V1 导联则呈钝圆尖角型双峰，起搏点若位于左心房前壁，其他心前区导联(V3～V6 导联)P 波也可倒置，V1 导联 P 波浅到或双向。P-R 间期均大于 0.12 s。冠状窦心律(coronary sinus rhythm)和左心房心律(left atrial rhythm)曾被认为是分别起源于冠状窦和左心房的房室交接性逸搏心律的特殊类型。目前统称为房室交接性心律。临床意义同房室交接处心律。

房室交接区逸搏心律形成的反复心律：当异位心律伴有逆行心房传导时，有时此一激动可再传回心室引起另一次心室激动，形成反复心律。它常见于房室交接区逸搏心律、室性心动过速及室性期前收缩等。发生的基础是房室交接处传导的抑制不均匀，其中一部分阻滞较重，另一部分较轻，其中阻滞较重的区域有单向传导阻滞。其心电图诊断：逆行 P′波出现在交接区或室性异位激动之后，其 R-P 间期延长超过 0.20 s，其后又出现另一期前的 QRS 波群(QRS-P-QRS)，与其前的 QRS 波群相距小于 0.50 s。当交接区逸搏心律的逆行心房传导 R-P 间期逐渐延长时，易在最长的 R-P 间期后出现反复心律。单个出现的反复心律易误为期前收缩，连续出现即形成反复心律性心动过速。反复心律最常见于洋地黄敏感或过量。

房室分离：房室交界处冲动控制心室活动，而窦房结或心房异位起搏点控制心房活动时，心室被房室交接冲动激动，处于不应期，对下传的窦房结冲动不能应激；同样，逆传的房室交界处冲动，也不能使处于不应期的心房激动，造成房室各自独立活动，相互干扰冲动的传导，形成了房室分离的现象，称为干扰性房室分离。有时个别窦房结冲动可在心室脱离不应期时下传激动心室，形成心室夺获。同样，个别房室交接处冲动逆传使脱离不应期的心房激动时可形成心房夺获。当一次逸搏和一次夺获交替出现时，称为逸搏夺获二联律，又称伪反复心律。干扰性房室分离大多短暂，本身无重要临床意义，但常使心电图复杂化。干扰性房室分离在一段较长时期内有或无夺获的分别称为不全性和完全性干扰性房室分离。窦房结或心房异位起搏点控制的活动完全不能下传时，与房室交接性心律形成的房室分离现象称为非干扰性房室分离。

三、治疗

逸搏及逸搏心律引起的临床症状取决于逸搏心率，通常室性逸搏频率多在 20～40 次/min，因较慢常会出现胸闷、头晕、乏力等症状。逸搏和房室交接性心律的临床意义决定于其病因和基本心律。因迷走神经张力增高或窦性心动过缓所致的短暂发作，停搏时间不长者大多无临床意义。反复发作者常提示合并有器质性心脏病，降血压药及其他药物也可引起窦房结功能低下或房室传导障碍(详见本章第一节)，从而诱发逸搏和逸搏心律出现。治疗以病因治疗为主。心率过慢或伴心室停搏等逸搏功能障碍者，应考虑安置人工心脏起搏器。

第五节　游走心律

窦性激动的起搏点不固定，在窦房结的头、体、尾部内游走，称为窦房结内游走心律。心电图的特征：窦性 P 波，P-R 间期>0.12 s，P-P 间期相差也常>0.12 s，在同一个导联中 P

波的形态、振幅和P－R间期可成周期性变化，但P波在Ⅱ、Ⅲ、aVF导联中不会倒置。常见于正常的健康人，少数为洋地黄过量所致。

心房内游走心律是指窦性起搏点可从窦房结逐渐移行到心房或房室交界处，而后又移回到窦房结，俗称游走心律（wandering rhythm）。因为心房内多部位异位起搏点释放冲动参与游走，因此又称为心房内游走心律。这种心律不齐常与呼吸周期引起的迷走神经张力变化有关。心电图特征：在同一导联上至少有3种以上形态的P波，心脏的激动不是由窦房结单独控制，心房、房室交界处亦发放冲动传入心室，使心室除极。P′－P′间期相对恒定，其形态、大小、方向和P－R间期随起搏点位置的改变而变化，但起搏点从窦房结向房室交界处游走时，心率逐渐减慢，P′波变小、低平甚至倒置，P－R间期逐渐缩短，但还是大于0.12 s。当起搏点又从房室交界处移向窦房结时，心率逐渐增快，P′逐渐变为正向的窦性P波，振幅也渐增大，P－R间期逐渐延长。这种表现可间歇反复出现。常见于健康的青少年、运动员、老年人、应用洋地黄，或窦房结的兴奋性降低而心房肌或房室交界处兴奋性相对增高时，容易出现。

第六节　心室自主心律

逸搏心律起源于希氏束分叉以下潜在起搏点者称为心室自主心律（idioventricular rhythm）或心室逸搏心律。心率30～40次/min，起搏点接近束支远端时，心率可在每分钟30次以下。见于上级起搏点如窦房结和房室交界处起搏功能障碍，或上级起搏点冲动下传受阻时，如完全性房室传导阻滞或双束支阻滞，亦见于高血钾、奎尼丁等药物中毒及临终前。心电图示QRS波群宽而畸形（起源于束支近端者畸形可不明显），心室率缓慢，心律规则或不规则。高血钾或临终前的心室自主心律，QRS可呈多种形态，其时限可达0.16 s以上，心室率极慢而不规则，心排血量因而显著下降，可致低血压、休克或晕厥，紧急对症治疗可在心肺复苏基础上静脉推注乳酸钠或滴注异丙肾上腺素。发生在希氏束分支以下阻滞所致三度房室传导阻滞的心室逸搏心律，频率更慢，且不稳定，容易突然发生心室停搏，导致阿-斯综合征发作，应紧急置入临时心脏起搏器，纠正致病因素后不能恢复者应植入永久心脏起搏器。

第七节　心房内传导阻滞

当结间束和（或）房间束（兴奋从右心房经Bachmann束传至左心房）发生传导障碍时，称为房内阻滞（intra-auricular block，IAB）。房内阻滞可分为不完全性和完全性两种。不完全性房内阻滞是指激动在右心房与左心房之间的传导延缓。完全性房内阻滞是指三结间束的传导阻滞，也可称为心房分离。

正常时心房P波的时限不超过0.11 s，若P波时限≥0.12 s，波峰有切迹，双峰间距＞0.04 s，且V1导联Ptf增宽，即＜－0.04（mm·s），电压可正常或增高，此时可考虑心房增大并存在心房内传导阻滞或房间传导阻滞（图5－5－6）。见于各种病因引起心房增大的心脏疾病，如二尖瓣狭窄、高血压、心肌病、心房梗死等。在临床、X线和超声心动图上排除了左心房肥大和（或）左心房负荷过重时，可诊断为单纯的不完全性房内传导阻滞或房间传导阻滞。

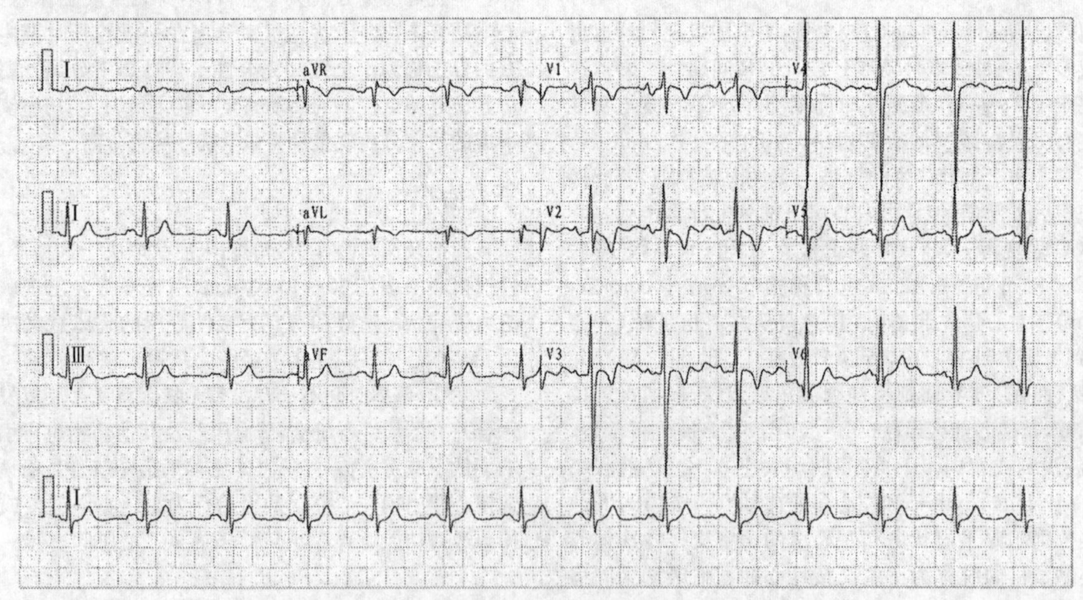

图5－5－6　心房内传导阻滞

P为双峰样，峰距60 ms，V1导联Ptf＜－0.04（mm·s）

Bachmann束是前结间束的一个分支，沿房间沟向左心房而散布于左心房心肌，它将窦房结的头部与左心房相互连接，是将激动从右心房优先传导到左心房的路径，该束的损伤可引起房间传导阻滞（interatrial conduction block）。房间传导阻滞在一般人群中较少见，多发生于有器质性心脏病患者中，如心肌病、瓣膜病、病态窦房结综合征，尤其伴有左心房扩张者。房间传导阻滞的临床重要性在于易有频发的反复发作的快速房性心律失常，包括房速、房扑和房颤。常能加重或诱发充血性心力衰竭。当考虑有房间传导阻滞时，应进行电生理检查，符合下列条件可确立诊断(图 5－5－7)：① P 波增宽，时限≥120 ms。② Ⅰ导联 P 波有切迹，双峰间距>0.04 s。Ⅱ、Ⅲ导联 P 波双向，呈先正后负。③ 电生理检查显示右心房至左心房传导时间>100 ms，在右心房起搏时>200 ms。房间传导阻滞可考虑应用双房起搏治疗。

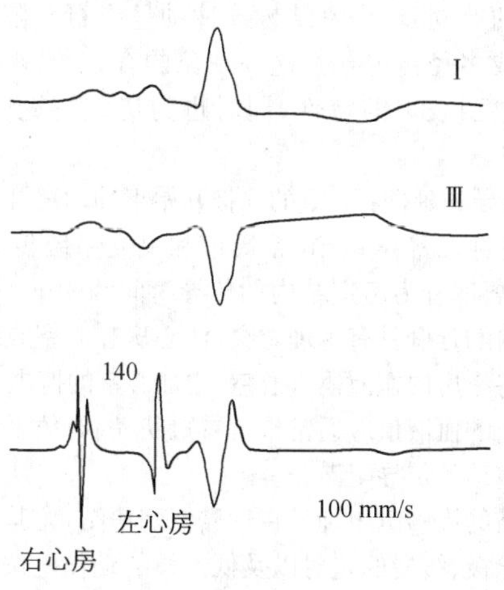

图 5－5－7　房间传导阻滞
末行为心腔内心电图

心房分离(atrial dissociation)是一种必须依靠心电图来诊断的罕见型房性心律失常，是指心房的某一部分与心房的其余部分之间的传导完全阻滞。心房主体部分和心房的孤立部分分别受一个起搏点控制，相互之间冲动不能互相传布，心电图上显示为“心房分离”。可表现为：① 主导节律 P 波之外另有一套独立而有规则的小 P′波，两者互不干扰，小 P′波既不能对主导节律的 P 波产生影响，也不能下传心室。主导节律点以窦性心律为多。② 右心房为窦性冲动所激动，左心房为扑动或颤动。③ 心房的一部分为扑动，另一部分为颤动。其中②③只能在心内膜或心外膜标测时才能诊断。

“心房分离”应与房性并行心律进行鉴别。心房分离的孤立的小 P′波不能下传心室，因此不会与主导的 P 波形成融合波。而房性并行心律的 P′波比窦性 P 波稍大，且可与窦性 P 波形成融合波。诊断心房分离应注意心电图机和呼吸肌所造成的肌电伪差。

非心房扑动或颤动的心房分离极为罕见，多发生于心房肌缺血、缺氧、梗死或药物中毒的危重情况下，预后较差。

第八节　房室传导阻滞

房室传导阻滞(atrial ventricular block, AVB)是最常见的一种心脏传导阻滞。目前心电学所定义的房室传导阻滞的部位是指房室结、希氏束及束支的阻滞，它可以是单一部位的阻滞，也可以是多部位的阻滞。阻滞的实质是不应期的异常延长，使激动自心房向心室传布的过程中出现传导延缓，或激动不能下传心室的现象。阻滞可以是一过性、间歇性或持久性的。持久性房室传导阻滞一般是器质性病变或损伤的结果，而前两者，除器质性因素外，尚可因迷走神经张力增高或其他一些心内或心外因素引起。

(一) 正常房室传导

心电图上的 P－R 间期代表房室传导，它包含了心房内的传导、房室结的传导、希氏束传导及束支的传导(图 5－5－8)。

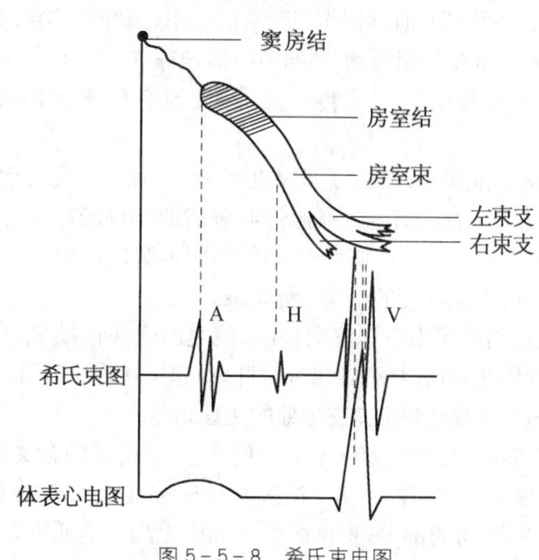

图 5－5－8　希氏束电图

1. P－A 时间　自体表心电图 P 波开始至希氏束电图上 A 波开始的时间。P 波开始处相当于毗邻窦房结的右心房上部的除极，而希氏束电图上的 A 波，是自靠近房间隔的右心房下部所录得的一个局部双极电图。因此，在窦性心律时，P－A 间期大致代表自右心房上部至其下部的传导时间(右心房内传导时间)。P－A 间期不受自主神经系统张力的影响，也不因窦性频率或心房起搏频率的快慢改变而明显改变。

2. A－H 时间　系从 A 波起始处(或 A 波的第一高频快折成分)至希氏束电位(H 波)起始处的时间。A－H 间期反映了右心房下部除极至希氏束除极的时间，代表激动经由房室结传导的时间。在固有频率时 A－H 间期随着心房率增快而延长。但它与自主神经的兴奋性关系密切，即刺激迷走神经时延长，刺激交感神经(异丙肾上腺素)或抑制迷走神经(阿托品)时缩短。因此，当运动或精神兴奋时，尽管心房率增快，A－H 间期可以不延长。

3. H－V 时间　自 H 波的起始处测至任何导联上的心室波(希氏束导联上 V 波或体表导联上的 QRS 波)的最早开始处。H－V 间期代表激动经由希氏束和束支-浦肯野系统的传导时间。在不同的心率和自主神经张力时，H－V 间期通常保持恒定。

复旦大学附属中山医院心内科测得的希氏束电图的正常参考值及发生阻滞的判断标准见表 5－5－1。

表 5－5－1　希氏束图正常与异常值

阻滞部位	正常参考值范围	希氏束图
心房	A=10～60 ms	A>60 ms
房室结	H=50～130 ms	H>140 ms
希氏束	H=10～21 ms	H>20 ms
左、右束支及末梢纤维	V=30～60 ms	V>60 ms

(二) 房室传导阻滞的病因

引起房室传导阻滞的病理因素有以下几种。

(1) 冠心病,包括急、慢性心肌缺血和下壁心肌缺血,可伴有不同程度的传导阻滞,心肌缺血纠正后可缓解。

(2) 房室交接区的退行性变、心肌浸润性疾病,如淀粉样变。

(3) 各种具心肌抑制作用药物的应用,如普罗帕酮、莫雷西嗪、胺碘酮、β受体阻滞剂、钙通道阻滞剂等抗心律失常药物,洋地黄过量也会引起房室传导阻滞,尤原有房室结潜在性病变者。

(4) 心肌炎、心肌病、风湿性心脏病、高血压等也可引起。

(5) 先天性心脏病及风湿性心脏病的外科治疗、心律失常的射频消融、先天性心脏病介入治疗等均可能损伤房室结和希氏束,引起不同程度的房室传导阻滞。

上述病因作用于房室交接区,使之出现缺血缺氧,或出现变性、纤维化、灶样坏死或出现水肿,引起房室传导阻滞。

(三) 房室结和房室交接处的生理功能

房室结和房室交接区常被混用,实际上两者的含义并不相同。房室交接区可简称为交接区,指的是心脏传导系统位于心房和心室之间的部分,根据组织学和电生理学的研究,它包括三部分:① 房室结;② 房室结的心房延伸部,亦即结间传导束进入房室结的终末部分;③ 希氏束的近段,包括希氏束位于中心纤维体内和分叉前的部分。

房室交接区成为整个心脏传导系统的一个狭窄的"瓶颈"区域,成为冲动从心房至心室的必经要道,其生理上的重要性自不待言。交接区尤其房室结在结构和功能上具有的某些独特之处又为许多复杂的心律失常和电生理现象的发生奠定了基础。

房室结的主要电生理功能就是传导冲动,并具有 3 个特点。

(1) 双向传导:房室结具有双向传导能力,即冲动既可从心房前向经房室结传至心室,又可从心室逆行传回心房。实验研究证实,房室结在前向传导和逆行传导时存在差异,不仅传导速度、动作电位大小不尽相同,而且兴奋的方式和传导径路也可能不同,因此,前向传导阻滞时逆向传导可以存在。

(2) 双径路或多径路传导:房室结纤维交织形成的网状结构使冲动在房室结内的传导呈现一种复杂的过程。由于冲动传导的非同步,房室结传导冲动呈纵行分隔现象,表现为双径路或多径路传导。这一现象的存在可改变房室传导阻滞时心电图表现的特性,同时也为房室折返的发生奠定了基础。

(3) 传导的延搁:心室的除极开始于冲动离开心房后大约 80 ms,这是冲动经房室结、希氏束和束支系统传导所需的时间,其中主要部分为房室结内的传导时间为 40～60 ms。冲动在房室结内的延搁具有生理意义,使心房在心室收缩之前有足够的时间将心房内血液驱入心室,增加心室的搏出量。

房室结的血液供应通常来自右冠状动脉,故下壁心肌梗死常伴有房室结的传导阻滞。

房室结的许多电生理学特性酷似窦房结,尤其是自发性舒张期缓慢除极、缓慢的超射以及低振幅的动作电位等。房室交接区细胞的自发性舒张期除极较之窦房结更不明显,因此,房室结所起的作用主要是调节冲动从心房至心室的传导,而不是一个继发的起搏节律点。只有在完全性房室传导阻滞或长时间窦性停搏等病理条件下,房室结才发挥低位节律点作用。房室结的功能是控制和调节室上性冲动的数量和顺序。

(四) 房室传导阻滞的分类

在临床心电图学中通常把房室传导阻滞分为 3 度。

(1) 一度房室传导阻滞:房室传导时间延长,但每个来自心房的激动都下传至心室(图 5-5-9)。

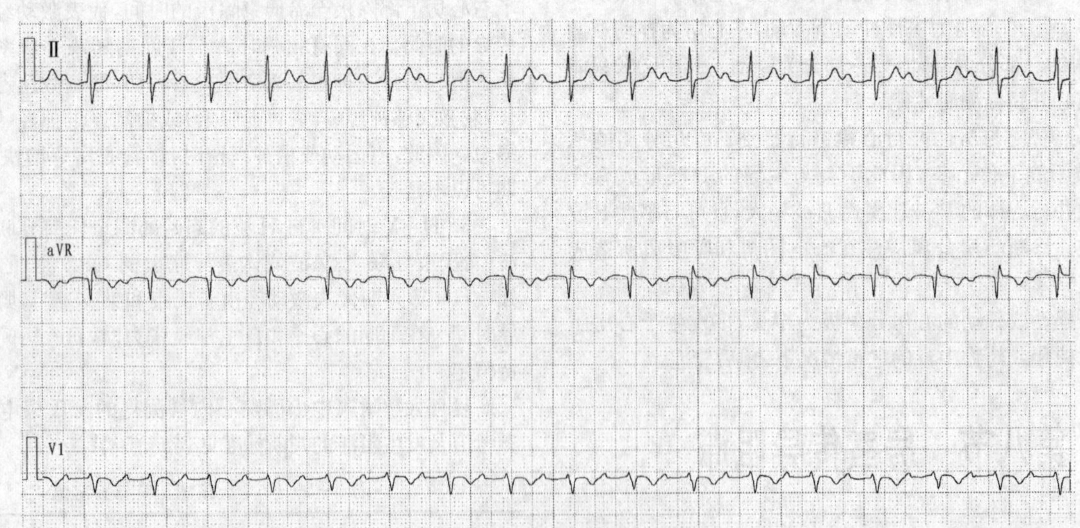

图 5-5-9 一度房室传导阻滞

P-R间期 0.26 s

(2) 二度房室传导阻滞:心房激动间歇被阻不能下传心室,通常被阻的只有一个心搏。二度房室传导阻滞根据 P-R 间期的特点又分为莫氏(Mobitz)Ⅰ型和Ⅱ型。莫氏Ⅰ型也称为文氏(Wenckebach)型。二度房室传导阻滞的最小传导比是 2∶1 房室传导。

在二度房室传导阻滞时出现连续 2 个 P 波未下传心室的

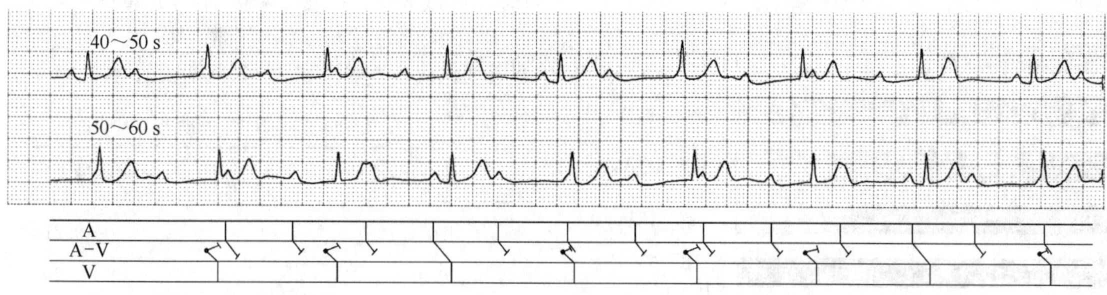

图 5-5-10　二度房室传导阻滞合并房室干扰酷似高度房室传导阻滞

连续记录。全图有 31 个 P 波，仅有 5 个下传心室，似应定义为高度房室传导阻滞。仔细测量，阻滞的 P 波仅 13 个，交接性逸搏干扰 P 波未下传的也有 13 个（梯形图所示）。去除干扰因素，被阻滞的 P 波小于 2∶1 房室传导比，故应定义为二度房室传导阻滞

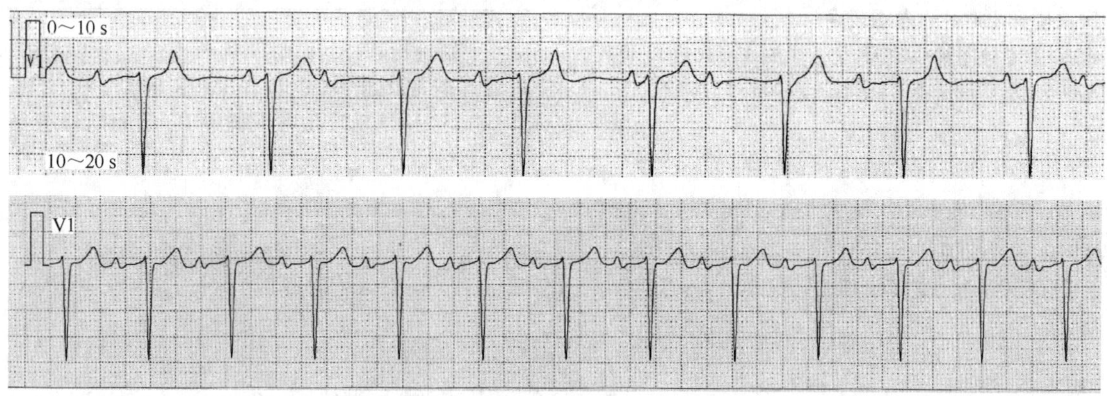

图 5-5-11　心房率对房室传导的影响

上、下两图为同一个患者非连续记录。上图心房率 103 次/min，呈 5∶1 下传心室，期间有被动心律。下图心房率 90 次/min，1∶1 下传心室，P-R 间期 0.28 s。心房率减慢，传导能力恢复

现象称为高度房室传导阻滞。高度房室传导阻滞可以是莫氏Ⅰ型或Ⅱ型演变，往往出现被动心律。

（3）三度房室传导阻滞：所有来自心房的冲动都不能传至心室，心室的激动由房室结以下的被动心律产生，即逸搏心律，因此又称为完全性房室传导阻滞。

大量的电生理检查发现二度以上房室传导阻滞的分类不能仅以房室传导比来确认，在临床诊断时应该注意心房率对传导的影响以及被动心律对房室传导生理性干扰的影响（图 5-5-10、图 5-5-11）。

图 5-5-12 可帮助我们理解心房率的改变对房室传导的影响。

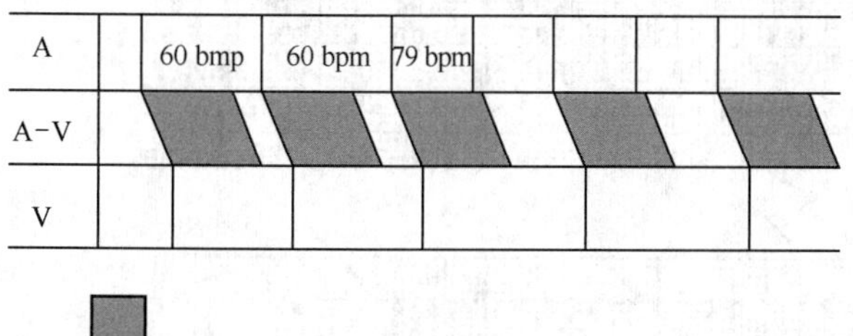

图 5-5-12　心房率的改变对房室传导的影响

不应期延长但长度相等，传导阻滞严重程度未变，在房率增快时传导比由 1∶1 转为 2∶1

房室传导阻滞的治疗和预后，不仅取决于阻滞程度，更重要的取决于发生阻滞的部位（阻滞的确切位置）。就目前体表心电图的诊断标准，只要结合电生理的概念还是能比较清晰地划分阻滞程度，并能大概估计阻滞的部位。应该认识到，同一类型的房室传导阻滞发生在不同部位，意义截然不同；而同一部位出现不同类型的阻滞却有大致相近的临床意义。阻滞部位比较低的预后较严重。

高位阻滞：房室交接区和房内传导阻滞；低位阻滞：希氏束主干和束支系统传导阻滞。

（五）房室传导阻滞发生的原理

房室传导阻滞的发生原理是房室传导系统的不应期延长所致。一度房室传导阻滞是病变区域的心肌细胞有效不应期正常，相对不应期异常地延长；二度Ⅰ型房室传导阻滞是病变区域心肌细胞有效不应期有所延长，但相对不应期明显延长，从而发生递减性传导；二度Ⅱ型房室传导阻滞主要是病变区域的心肌细胞有效不应期显著延长，只留下很短的相对不应期，使之该区域处于一种很不稳定的状态，对心房传来的激动，即使于心动周期晚期抵达的冲动，也只能以“完全能或完全不能传导”(all or none)的方式起反应。由此不难理解为什么在二度Ⅱ型房室传导阻滞时下传搏动的 P-R 间期是正常的，而又突然发生阻滞（心搏脱落）。三度房室传导阻滞，则由于病变区域的心肌细胞完全丧失了兴奋性，有效不应期占据了整个心动周期，所有来自心房的冲动都在该部位被阻而不能继续传布，为维持心室的收缩和排血功能，位于阻滞部位下方的自律性细胞（次级起搏点）便发出激动以保持心室搏动

(逸搏性心律)。

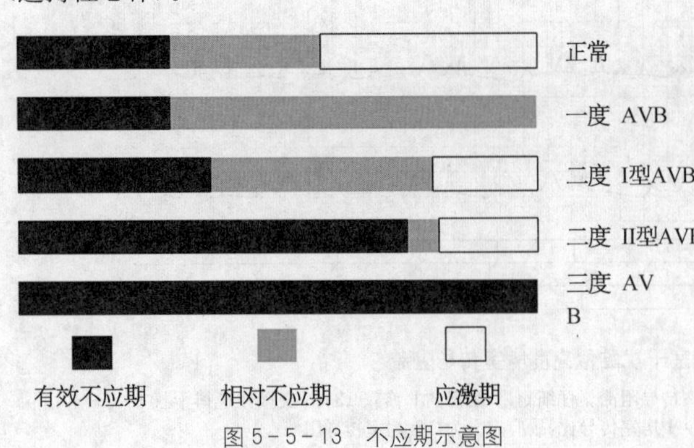

图 5-5-13　不应期示意图

(六) 房室传导阻滞的心电图表现

1. 一度房室传导阻滞　在窦性心律时 P-R 间期延长，但每个心房冲动仍能传入心室，称为一度房室传导阻滞(图 5-5-14)。

一度房室传导阻滞的诊断标准(不包括异位的室上性节律)：① 成人 P-R 间期≥0.21 s，儿童(<14 岁)≥0.18 s；② P-R 间期超过该心率的正常上限(表 5-5-2)；③ 心率无显著变化或心率增快时，P-R 间期较前增加 0.04 s。

表 5-5-2　P-R 间期与心率的关系

心率(次/min)	P-R 间期最大值(s)
<70	0.20～0.21
70～90	0.19～0.20
91～110	0.18～0.19
111～130	0.17～0.18
>130	0.16～0.17

个别情况下 P-R 间期延长不一定反映存在房室传导阻滞。正常人群中可以有 P-R 间期>0.21 s，或短于 0.12 s，这只是反映正常人群中 P-R 间期常态分布曲线的边缘部分。

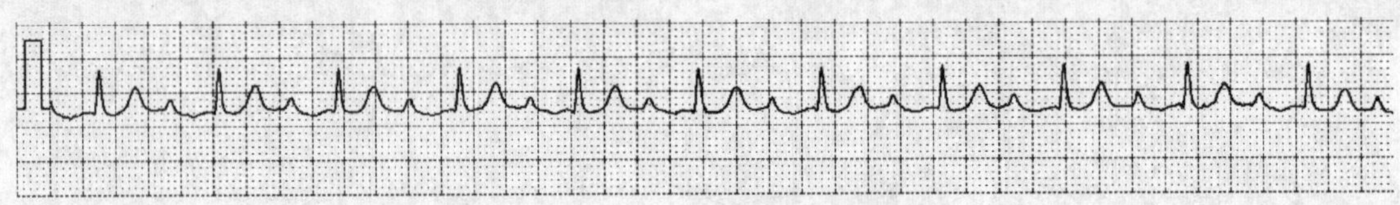
图 5-5-14　一度房室传导阻滞(P-R 间期 0.30 s)

一度房室传导阻滞也称为房室传导延迟。它可能由于心房、房室结、希氏束或束支及浦肯野系统内的传导延迟，也可能由于多于一处传导延迟的组合。不过，在大多数病例，房室结是传导延迟的地方。希氏束-浦肯野系统内的传导延迟，常不引起异常延长的 P-R 间期，但也有例外。

一度房室传导阻滞的部位可根据 QRS 的宽度做大致的估计。QRS 窄，多见 A-H 延长，或 B-H 延长，少见 H-V 延长，与双侧束支延长程度相等有关。

QRS 宽，呈 RBBB+正常电轴，A-H 延长；呈 RBBB+电轴左偏，A-H、H-V 延长；呈 LBBB+电轴右偏，H-V 延长。

异常延长的 P-R 间期(>0.40 s 以上)，往往是房室结内阻滞。隐匿型一度 AVB 只能依靠希氏束检查。

诊断一度 AVB 应注意的有关问题：

(1) 房性期前收缩的 P′-R 间期延长是一个正常的电生理现象。

(2) 孤立性 P-R 间期延长往往与隐匿性交接性期前收缩有关(图 5-5-15)。

(3) P-R 间期突然显著延长是房室结双径路传导的特征。在一个临界频率时，原经由快径路下传的窦性 P 波，突然改循慢径路下传，P-R 间期可显著延长(图 5-5-16)。或在期前收缩的情况下 P-R 间期突然延长或缩短(图 5-5-17)。

2. Ⅱ度房室传导阻滞　心房活动有 1 次不能下传心室的现象称谓二度房室传导阻滞，根据 P-R 间期的情况，分成Ⅰ型和Ⅱ型。

(1) 二度Ⅰ型房室传导阻滞——文氏现象

1) 典型文氏现象：① 窦性频率基本匀齐；② P-R 间期逐

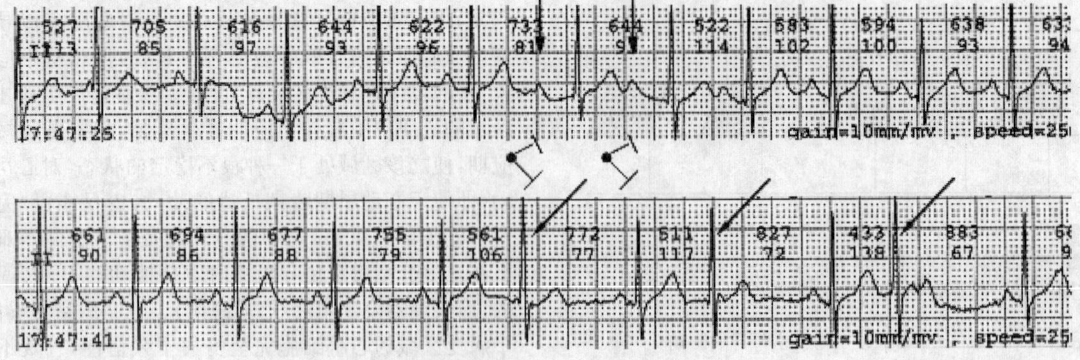

图 5-5-15　隐匿性交接性期前收缩引起孤立性 P-R 间期延长

上图箭头所指 2 个孤立性 P-R 间期延长，下图箭头所指为交接性期前收缩，故考虑上图孤立性 P-R 间期延长与交接性期前收缩伴双向传出阻滞有关。当窦性 P 波下传时适逢隐匿性交接性期前收缩的相对不应期，下传心室的时间延长

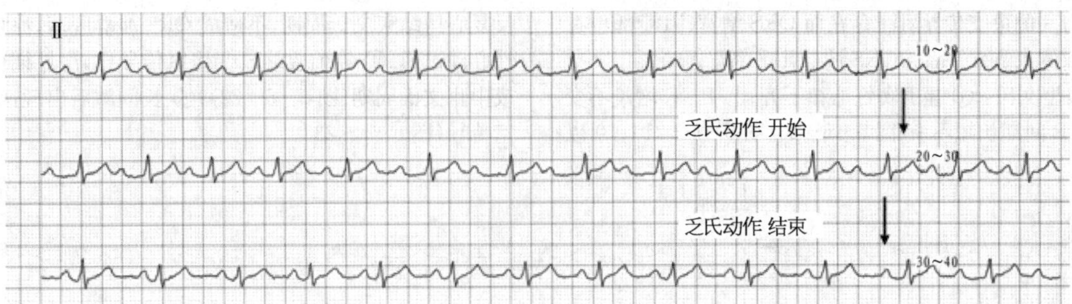

图 5-5-16　P-R 间期突然延长或缩短

Ⅱ导联连续记录。开始记录 P-R 间期延长为 0.40 s，第 2 行前半可见 2 个心搏 P-R 间期缩短，在做乏氏动作时 P-R 间期恢复正常，乏氏动作结束 P-R 间期又趋延长。考虑 P-R 间期突然延长与房室结双径路有关

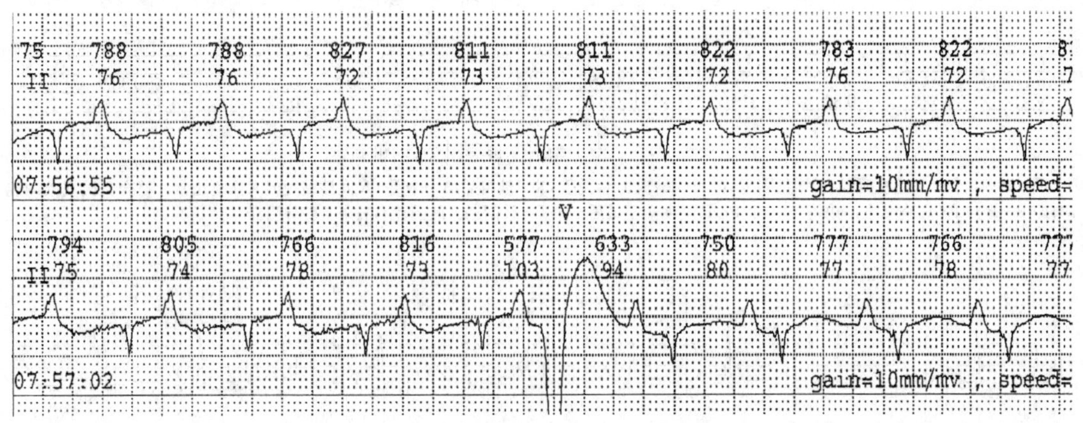

图 5-5-17　室性期前收缩后 P-R 间期恢复正常

动态心电图连续记录。P-R 间期延长达 0.50 s，第 2 行出现室性期前收缩后 P-R 间期恢复至 0.20 s，考虑存在房室结双径路。当快径路阻滞呈蝉联现象时心房激动从慢径路下传，由于室性期前收缩干扰了之前 P 波的下传，之后的 R-P 间期延长，使快径路脱离了不应期，心房激动即可从快径路下传心室

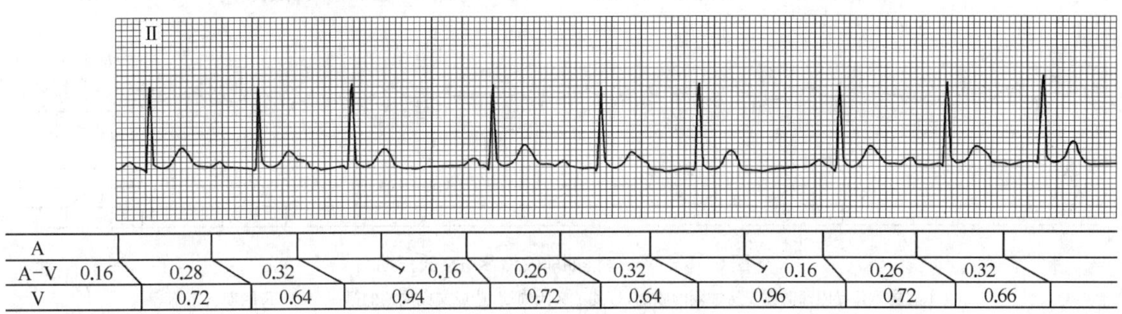

图 5-5-18　典型二度Ⅰ型房室传导阻滞

P-P 基本固定，P-R 逐次延长，增量逐次减少，R-R 逐次缩短，然 QRS 波群脱漏，周而复始。P-R 呈 4∶3 传导

搏延长，直到心室漏搏；③ R-R 间期进行性缩短（P-R 间期增量逐渐减少）；④ 长间歇后第一个 R-R 间期＞长间歇前的 R-R 间期；⑤ 长 R-R 间距＜短 R-R 间距的两倍；⑥ R-P 与 P-R 呈反比关系；⑦ 周而复始（图 5-5-18、图 5-5-19）。

二度Ⅰ型房室传导阻滞大多发生在房室结内，也可能在希氏束-浦肯野系统内（希氏束内以及束支-浦肯野系统内）。Narula 的资料表明，窦性心律时的慢性二度Ⅰ型房室传导阻滞中，阻滞区在房室结内的占 72%，在希氏束内和束支-浦肯野系统内的分别为 7%和 21%。

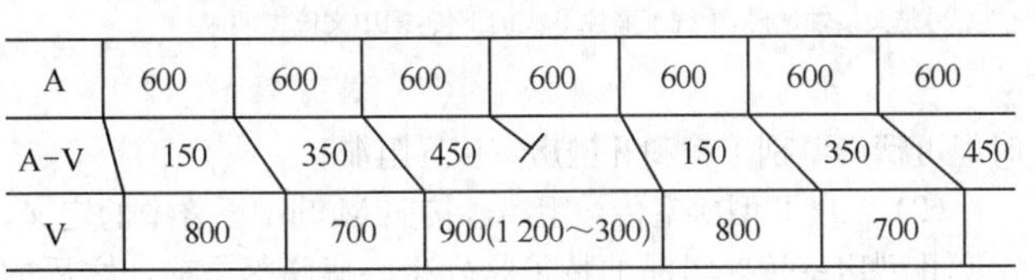

A	600	600	600	600	600	600	600
A-V	150	350	450		150	350	450
V	800	700	900(1 200～300)		800	700	

图 5-5-19　典型文氏示意图

阻滞区位于希氏-浦肯野系统的Ⅰ型房室传导阻滞其文氏周期中的 P-R 间期逐次增量和总增量的幅度都比在房室结内阻滞小得多，容易被忽略。因此只要 QRS 波群脱漏前的 P-R 间期大于脱漏后的第一个 P-R 间期即可确认为二度Ⅰ型房室传导阻滞，并可通过 P-R 间期延长的幅度推测发生阻滞的部位。

阻滞部位在房室结或希氏束内的阻滞 QRS 波群大多正

常，少数因有一侧束支传导阻滞存在而 QRS 增宽；阻滞部位在希氏束下(双侧束支水平者)，QRS 波群几乎都宽而畸形。

2) 不典型文氏：① 显著窦性心律不齐；② P－R 增量不变或多变，R－R 间期长短不一(图 5－5－20、图 5－5－21)；③ 以反复心搏结束文氏周期，不造成 QRS 波群脱落，亦可引起折返性心动过速；④ 期前收缩改变房室传导比，房性期前收缩参与或中止文氏周期(图 5－5－22)；⑤ 长间歇后出现逸搏，干扰房室传导(图 5－5－23)。

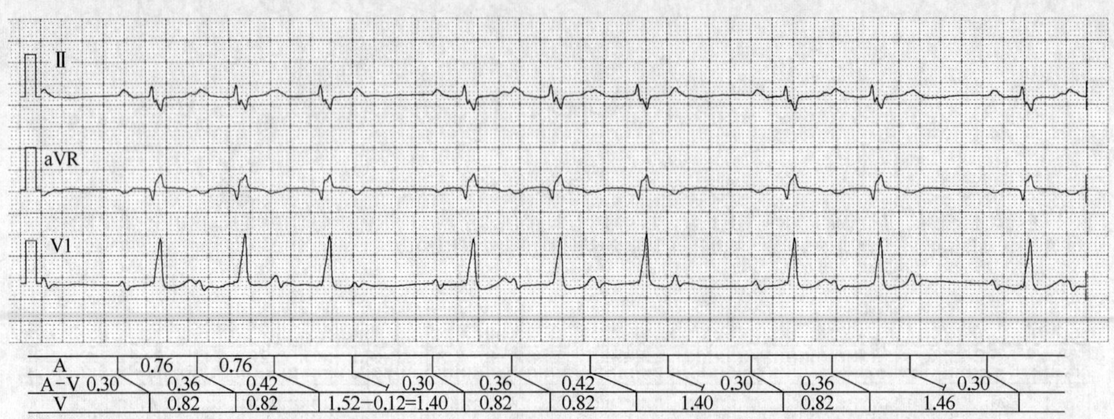

图 5－5－20 二度Ⅰ型房室传导阻滞，增量固定

P－P 固定，P－R 逐次延长，但增量固定，短 R－R 亦固定，脱落 QRS 波群后第一个 P－R 间期缩短但未恢复正常。符合文氏现象的规律，即 R－P 与 P－R 呈反比，周期中第一个 P－R 间期短于最后一个 P－R 间期。此图伴有右束支传导阻滞

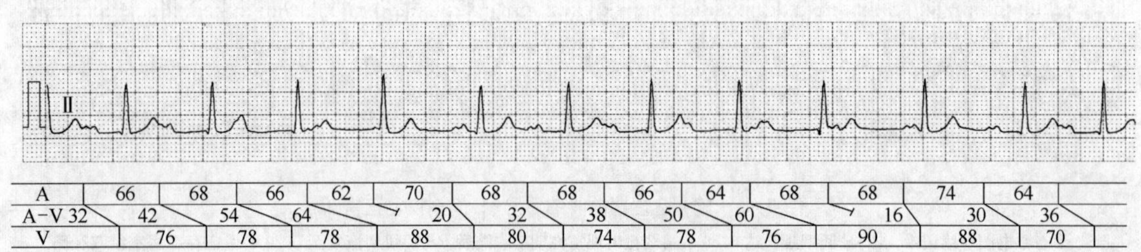

图 5－5－21 二度Ⅰ型房室传导阻滞，增量不固定

P－P 不固定，P－R 逐次延长，增量不固定，R－R 长短不等，最后一组周期呈典型文氏现象

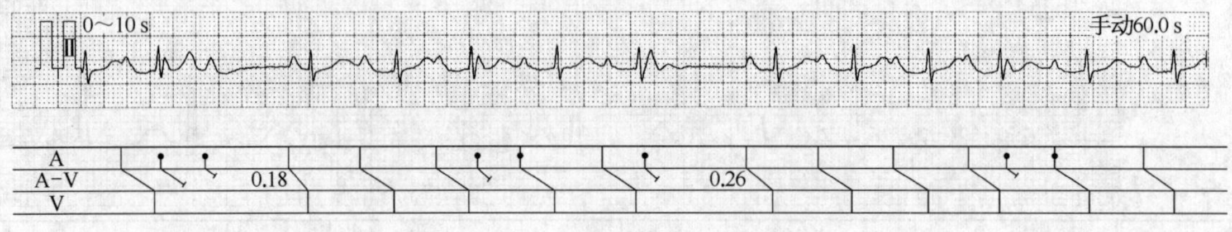

图 5－5－22 房性期前收缩参与文氏周期

二度Ⅰ型房室传导阻滞时频发房性期前收缩，打乱了文氏周期，造成文氏周期的第一个 P－R 间期长短不等

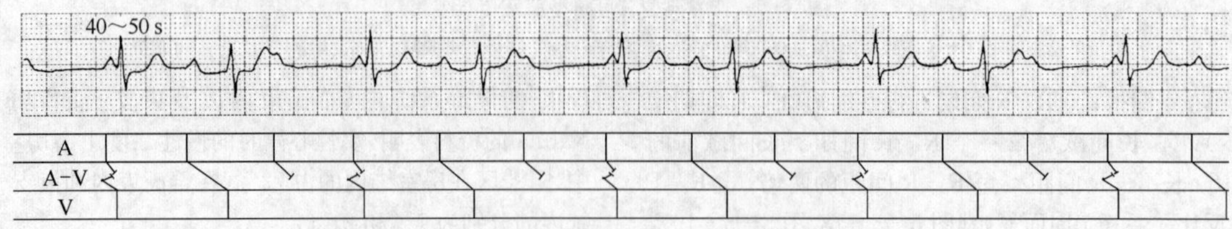

图 5－5－23 二度Ⅰ型房室传导阻滞，呈 3∶2 顿挫型

P－P 规则，P－R 呈 3∶1 传导，但可以发现脱落 QRS 波群后的第一个心搏是交接性逸搏，干扰了窦性 P 波的下传，图中文氏周期应该是 3∶2 房室传导

二度Ⅰ型房室传导阻滞以不典型文氏现象居多，只要能掌握R－P间期与 P－R 间期呈反比现象(图 5－5－24)，并确认周期中的第一个 P－R 间期总是短于周期中最后一个 P－R 间期时即可帮助鉴别Ⅰ型和Ⅱ型房室传导阻滞。

(2) 二度Ⅱ型房室传导阻滞 按照 Mobitz 原著中的定义，二度Ⅱ型房室传导阻滞的特征是发生心搏脱落之前和之后的

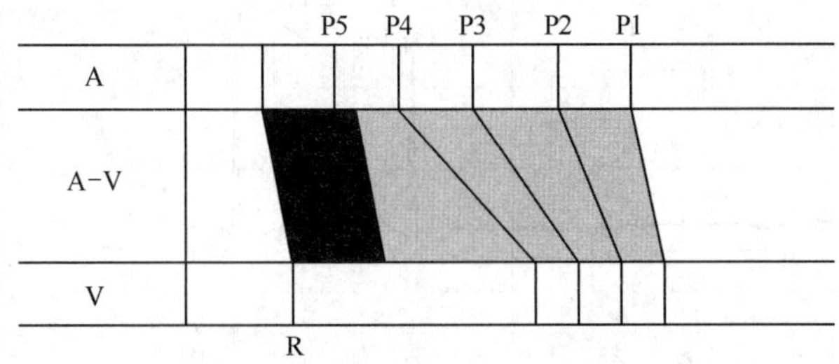

图 5-5-24　R-P 与 P-R 反比关系示意图

所有下传搏动的 P-R 间期是恒定的。换言之，P 波突然受阻不能下传是二度Ⅱ型房室传导阻滞的标志(图 5-5-25)。

二度Ⅱ型房室传导阻滞的阻滞部位几乎完全限于希氏束-浦肯野系统内，二度Ⅱ型房室传导阻滞时，下传搏动中的 P-R 间期通常是正常的，少数是延长的。大约 1/3 的病例 QRS 波是窄的，而 2/3 的病例 QRS 波是宽的。

3. 二度 2∶1 房室传导阻滞　二度 2∶1 房室传导阻滞是Ⅰ型或Ⅱ型阻滞的变异型，根据它们本身，不能做出分型诊断。但两者发生机制的不同，可根据下传的 P-R 间期进行估计区分，P-R 间期延长的大多为Ⅰ型，P-R 间期正常的大多为Ⅱ型(图 5-5-26)。

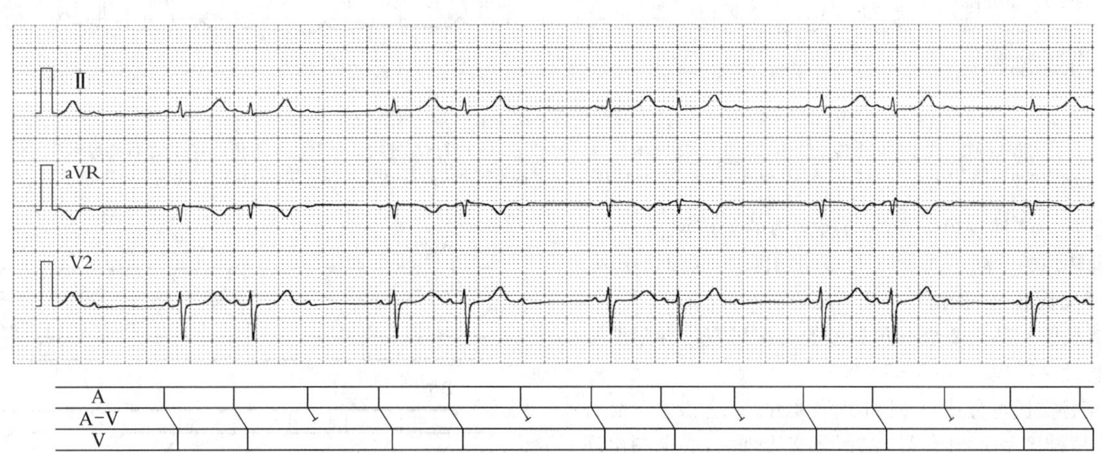

图 5-5-25　二度Ⅱ型房室传导阻滞

P-P 固定，P-R 固定在 0.14 s，QRS 波群正常，P-R 呈 3∶2 传导

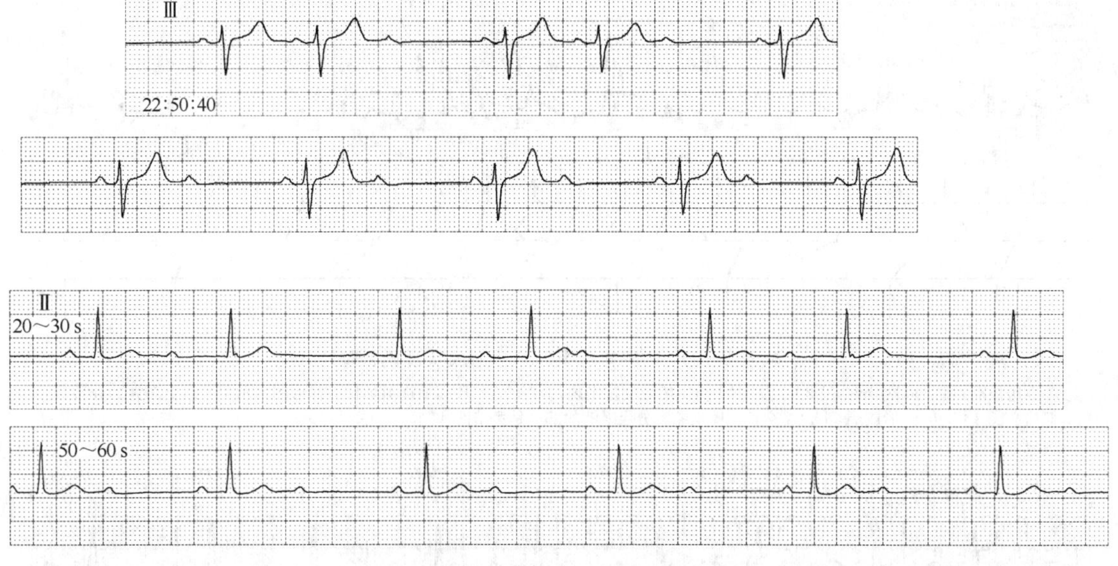

图 5-5-26　二度Ⅰ型和Ⅱ型 2∶1 房室传导阻滞的心电图特点

图中上两行是二度Ⅱ型房室传导阻滞呈 3∶2 传导及 2∶1 传导，下传 P-R 间期正常；下两条图是二度Ⅰ型房室传导阻滞呈 3∶2 传导及 2∶1 传导，下传 P-R 间期延长

临床电生理观察发现不论是二度Ⅰ型或Ⅱ型房室传导阻滞，起搏心房率每分钟加快 10 次，常足以使 3∶2 阻滞改变为 2∶1；但要使房室传导比例自 2∶1 变为 3∶1，心房起搏的频率必须较大幅度增快(每分钟增快 40～50 次)。由此看来，3∶2 房室传导转为 2∶1 房室传导并不一定表示阻滞程度加重，而自 2∶1 变为 3∶1 阻滞，一般是房室传导障碍进一步加重的表现。在二度Ⅰ型房室传导阻滞时心房率加快亦可出现阵发性房室传导阻滞，造成较长时间的心室停搏(图 5-5-27)。

4. 2∶1 交替文氏现象　2∶1 交替文氏现象是指在 2∶1 房室传导的基础上出现 3∶1 或 4∶1 房室传导，下传的 P-R

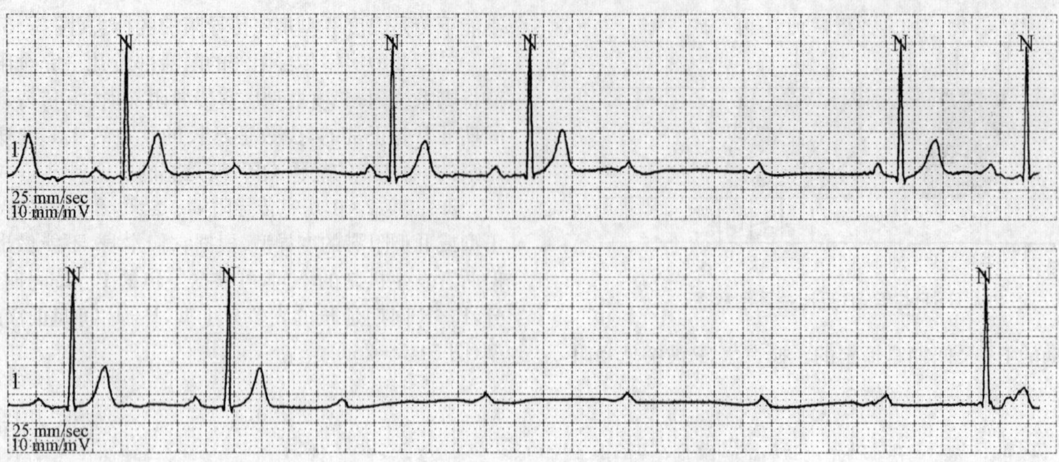

图 5-5-27　二度Ⅰ型房室传导阻滞，阵发性房室传导阻滞

第一行是二度Ⅰ型房室传导阻滞，心房率从 63 次/min 增加到 67 次/min 后出现连续 2 个 P 波未下传心室；第二行心房率 55 次/min时能 1∶1 下传，当心房率逐渐加速到>60 次/min 时则连续 P 波不能下传心室，造成心室停搏，在 5.3 s时出现交接性逸搏

间期逐搏延长。这种现象的产生与房室结的分层阻滞有关。根据电生理特性的不同，房室结可分成房结区、结区和结希区。结区易形成文氏传导，而房结区和结希区易形成 2∶1 传导。这种房室结水平上存在 2 个不同类型的二度房室传导阻滞称谓2∶1交替性文氏现象(图 5-5-28)。

2∶1 交替文氏可分成 A 型和 B 型 2 种。A 型 2∶1 交替文氏现象：房结区呈 2∶1 传导，结区呈文氏现象，心电图出现 2∶1 传导至 4∶1 传导(图 5-5-29)。B 型 2∶1 交替文氏现象：结区呈文氏现象，结希区呈 2∶1 传导，心电图出现 2∶1 传导至 3∶1 传导(图 5-5-30)。

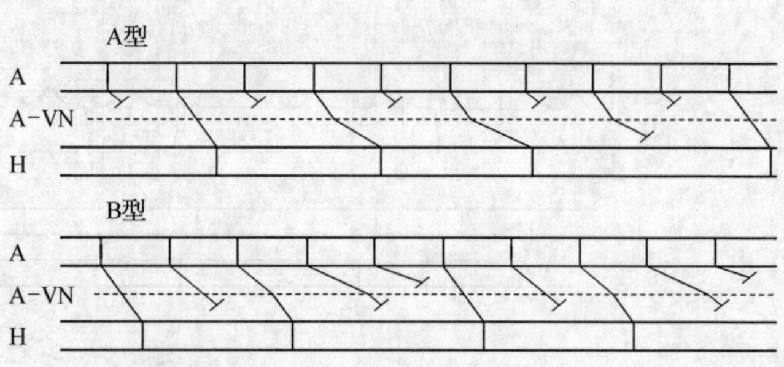

图 5-5-28　2∶1 交替文氏现象示意图

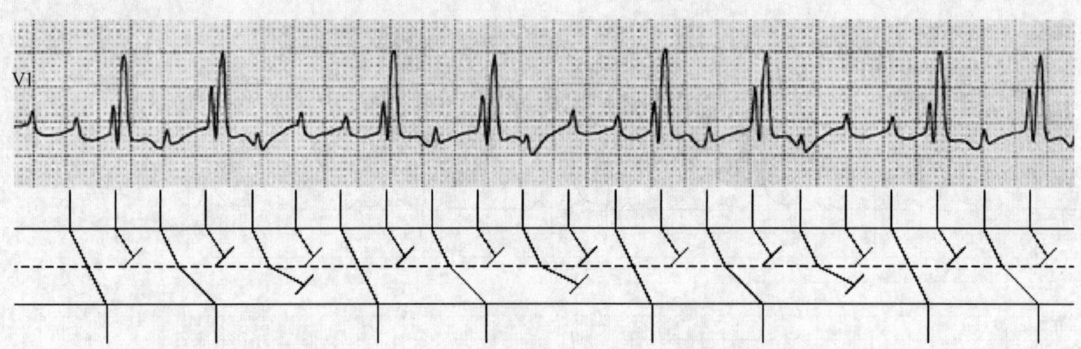

图 5-5-29　心房扑动伴 2∶1 交替文氏现象 A 型

心房扑动频率 250 次/min，呈 2∶1 及 4∶1 房室传导交替出现，下传的 F-R 间期逐渐延长。梯形图显示房室结上部为2∶1传导，下部为文氏 3∶2 传导，形成 A 型 2∶1 交替文氏现象。分层阻滞的部位是房结区和结区

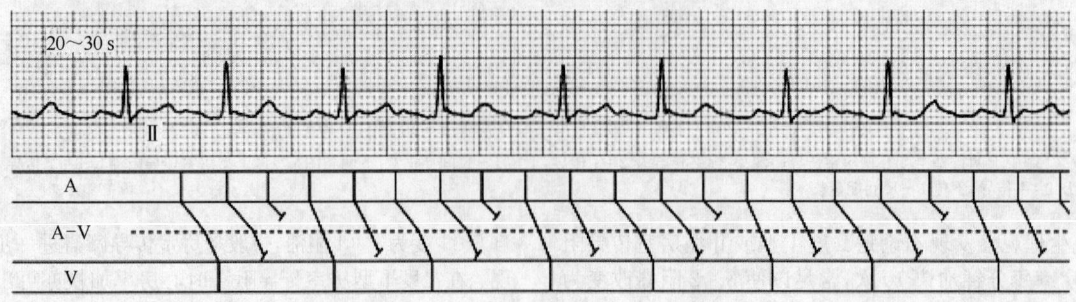

图 5-5-30　心房扑动伴 2∶1 交替文氏现象 B 型

心房扑动频率 214 次/min，呈 2∶1 及 3∶1 房室传导交替出现，下传的 F-R 间期逐渐延长。梯形图显示房室结上部为文氏型传导，下部为 2∶1 传导，形成 B 型 2∶1 交替文氏现象。分层阻滞的部位是结区和结希区

2∶1交替性文氏现象的发生，取决于基础病变及并存的心律失常，常并存于以下几种心律失常中：① 心房扑动；② 伴有房室传导阻滞的房性心动过速；③ 传导系统有原发性疾患时，窦性心律也可出现交替文氏。

临床电生理研究资料证明，在二度Ⅰ型房室传导阻滞时出现3∶1房室传导，实际上是由房室结水平的3∶2文氏传导和结下的2∶1传导形成的一种B型2∶1交替性文氏。因此，大多数的3∶1房室传导都是在2∶1房室传导的基础上心房率稍加快衍变而来，在房率减慢时即可恢复为2∶1房室传导（图5-5-31）。

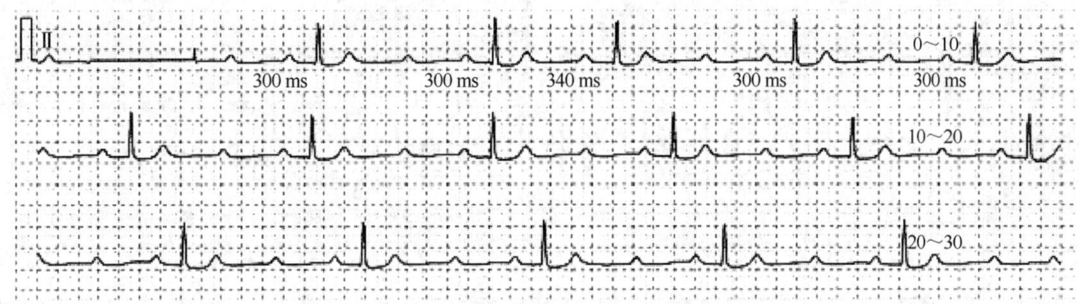

图5-5-31　B型2∶1交替文氏呈3∶1传导

Ⅱ导联连续记录。记录开始显示的是典型B型2∶1交替文氏，之后出现3∶1房室传导。这是因为记录开始心房激动在上层以5∶4的文氏形式下传，下层以2∶1形式下传。之后心房激动在上层以3∶2形式下传，下层以2∶1形式下传，故体表心电图只显示房室呈3∶1下传的现象。此图不能诊断高度房室传导阻滞

3. 高度房室传导阻滞

高度房室传导阻滞是指房室传导比≥3∶1时的一种心电图表现（图5-5-32），它代表偶发的或交替脱落的心房激动和完全性房室传导阻滞之间的一个中间阶段。当有2次或2次以上的心房激动不能下传心室时并同时存在以下情况的则考虑高度房室传导阻滞：① 心房率≤135次/min；② 排除干扰或隐匿所致的生理性阻滞；③ 逸搏频率≤45次/min或<2∶1传导频率；④ 除外2∶1交替文氏。高度房室传导阻滞可由Ⅰ型或Ⅱ型传导阻滞演变而成。

在解释以上定义时，有两种情况应该注意：① 心房扑动房率高达300次/min，如出现4∶1传导不能认为是高度房室传导阻滞。此时心室率为75次/min，正是所期望的正常的生理要求，而绝非病理改变。所以只有在房率≤135次/min时这个定义才适用。② 交接性或室性异位心律的频率较快，亦可干扰房性激动的下传（图5-5-33、图5-5-34），因此只有当异位心律≤45次/min时，有合适下传的条件而房性激动连续未能下传才能认为是高度房室传导阻滞。

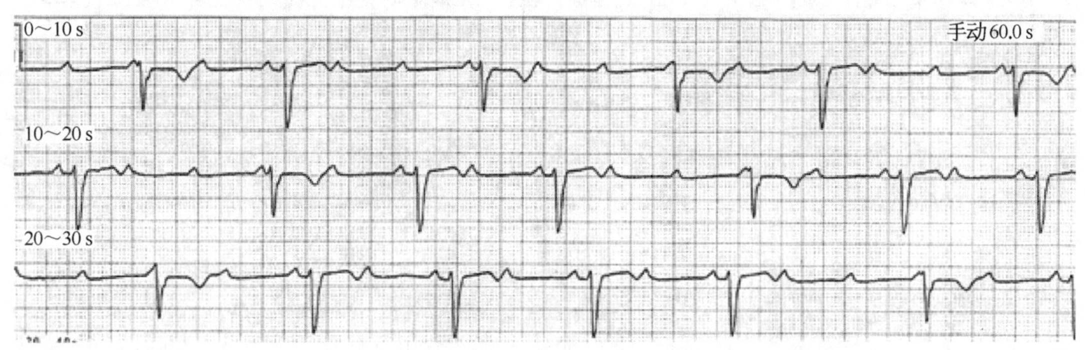

图5-5-32　高度房室传导阻滞

连续记录。心房率96次/min，2∶1传导频率48次/min，当连续出现2个P波不能下传心室时出现交接性逸搏，逸搏频率36次/min，小于2∶1传导频率

束支或分支的高度传导阻滞亦可表现为房室传导阻滞，此时心电图比较复杂，如能仔细分析QRS波群的形态还是能正确诊断的（图5-5-35、图5-5-36）。

4. 三度房室传导阻滞

三度房室传导阻滞是指完全性房室传导阻滞，即心房激动完全不能下传心室，即P-P间期和R-R间期有各自的规律性，但P与QRS之间始终没有任何固定关系。三度房室传导阻滞时心房律大多由窦房结控制，也可由任何异位心房律控制，如心房颤动、心房扑动或房性心动过速。而心室律则由被动心律控制。

三度房室传导阻滞的诊断要点（适用窦性心律）：心房率≥2倍的逸搏频率；逸搏频率≤45次/min；最好依靠长程心电图诊断。

心室律缓慢而匀齐是三度房室传导阻滞的一个特征，因为心室系由位于阻滞区下方的次级起搏点（或逸搏节奏点）所控制，即交接性或室性逸搏性心律（图5-5-37、图5-5-38、图5-5-39）。通常控制心室的逸搏节奏点刚好在阻滞区下方，但偶尔也可以离阻滞区较远。后一情况可能由于产生完全性阻滞的病变范围较广泛，邻近阻滞区的起搏细胞也被累及，其起搏功能减低。因此，心室率和QRS形状随阻滞区的不同位置而有所差别。阻滞区位于房室结内，逸搏性心律通常起源自房室结下部或希氏束上段，心室率40～55次/min，偶尔更慢

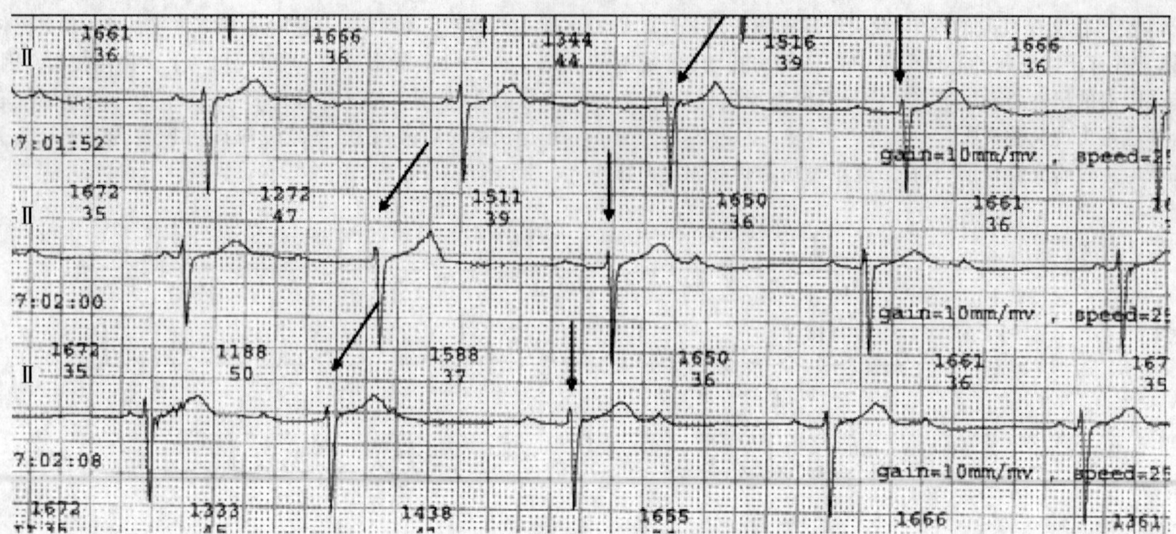

图 5-5-33　二度Ⅰ型房室传导阻滞，房室交接性逸搏心律

动态心电图记录。心房率 70 次/min，推算 2∶1 传导频率为 35 次/min，交接性逸搏频率为 36 次/min，箭头所指的心搏是心室夺获。尽管本图有连续的 P 波不能下传心室，但交接性逸搏的频率大于 2∶1 传导频率，故考虑逸搏干扰了 2∶1 的房室传导。夺获的 P－R 间期的长短与R－P间期有关，故考虑为二度Ⅰ型房室传导阻滞

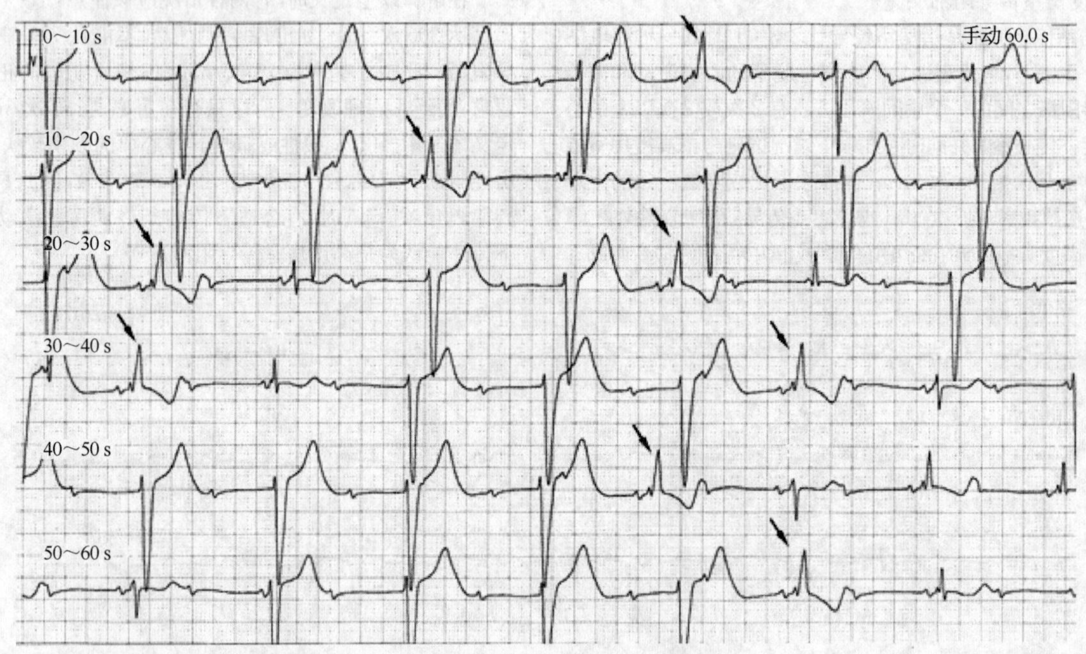

图 5-5-34　二度Ⅱ型房室传导阻滞，室性逸搏心律

常规心电图连续记录。心房率 90 次/min，连续多个不能下传心室，心室逸搏频率为 47 次/min，箭头所指是心室夺获。根据本图的心房率推算 2∶1 传导频率为 45 次/min，心室逸搏频率大于 2∶1 传导频率，故考虑逸搏干扰了 2∶1 的房室传导。夺获的P－R间期固定，且在正常范围，呈 RBBB 型，其后可见不同程度的心室融合波，故考虑为二度Ⅱ型房室传导阻滞

或稍快，QRS 形状正常（窄的）。完全性希氏束内阻滞时，逸搏灶往往位于希氏束下段，心室率大多在 30～50 次/min，QRS 形状也正常。起源自房室结下端和希氏束上、中、下段的逸搏心律，往往统称为交接性逸搏心律。若完全性阻滞发生在双侧束支水平（希氏束下）时，逸搏性心律便起源自希氏束分叉以下的束支或分支，偶尔在外周浦肯野纤维。这种室性逸博性心律往往更慢些，大多为 25～40 次/min，偶可稍快或慢至 15～20 次/min，QRS 波无例外地增宽（＞0.11 s）而畸形。但应当指出，如果完全性房室结或希氏束内传导阻滞与一侧束支传导阻滞或室内传导阻滞并存时，则虽然是交接性逸搏心律，其 QRS 波必然也是宽而畸形的。

心房颤动时，可依靠缓慢而匀齐的心室率做出三度房室传导阻滞的诊断，但需排除较快的逸搏心律与心房颤动形成干扰竞争现象（图 5-5-40、图 5-5-41）。心房扑动时，不能仅凭缓慢匀齐的心室率来诊断三度房室传导阻滞，而应根据心房扑动波（F 波）与 QRS 波是否有关联来确诊（图 5-5-42）。当 R－R 节律缓慢而匀齐时一定要注意 F－R 是否固定，如 F－R 不固定则提示心房心室的激动无关联，考虑三度房室传导阻

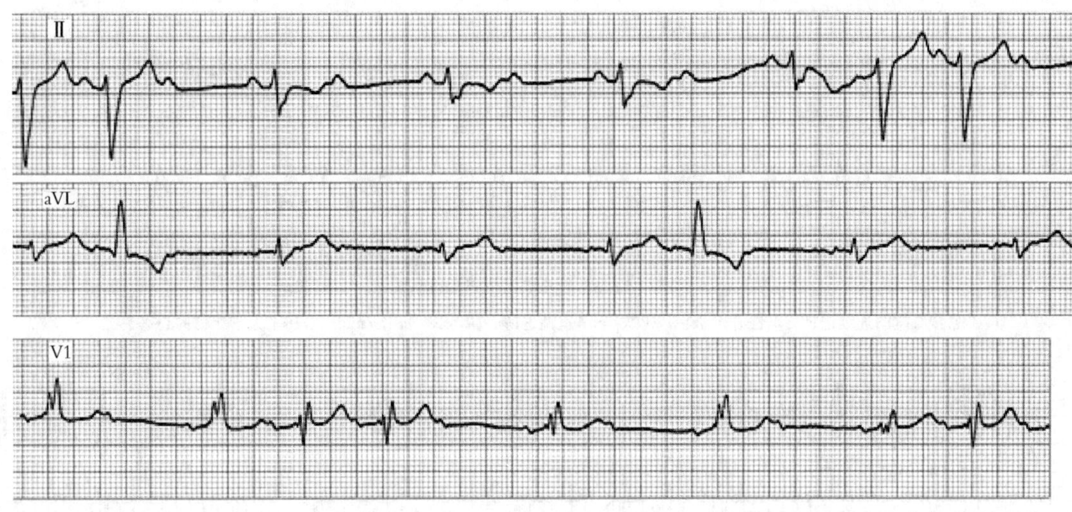

图 5-5-35　表现为二度房室传导阻滞的三支阻滞

常规心电图非同步记录。可见窦性心律，呈 1∶1 及 2∶1 房室传导，下传的 P-R 间期固定。当房室呈 1∶1 传导时可见完全性右束支传导阻滞及左前分支阻滞，当呈 2∶1 房室的时为完全性右束支传导阻滞。据此分析，右束支呈三度阻滞，左前分支呈高度阻滞，左后分支呈二度Ⅱ型阻滞

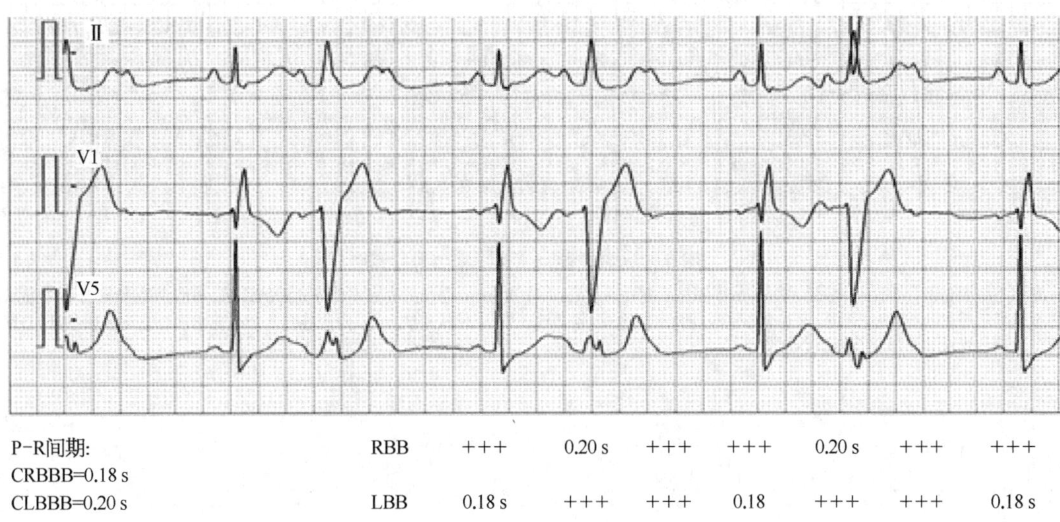

图 5-5-36　表现为二度Ⅰ型房室传导阻滞的双束支阻滞

常规心电图同步记录。可见窦性心律，呈 3∶2 文氏型房室传导，下传的 P-R 间期为 0.18 s 及 0.20 s，QRS 波群呈完全性左、右束支交替阻滞的现象。从示意图中不难理解，双束支水平的阻滞，均呈高度 3∶1 传导，但不同步。激动从右束支下传的速度为 0.20 s，心电图显示的是左束支传导阻滞；激动从左束支下传的速度为 0.18 s，心电图显示的是右束支传导阻滞；当激动同时在束支内阻滞时则表现为房室传导阻滞

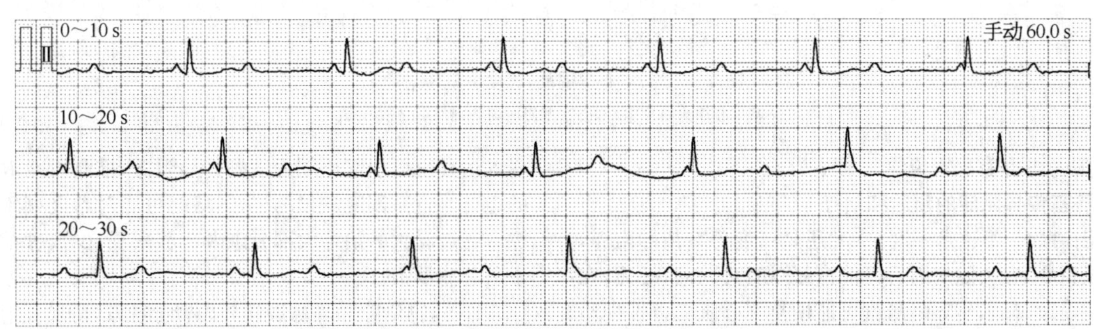

图 5-5-37　三度房室传导阻滞

常规心电图连续记录。窦性心律，频率 75 次/min，交接性逸搏心律，频率 40 次/min。虽然心房率未大于 2 倍的心室率，但逸搏频率低于 45 次/min

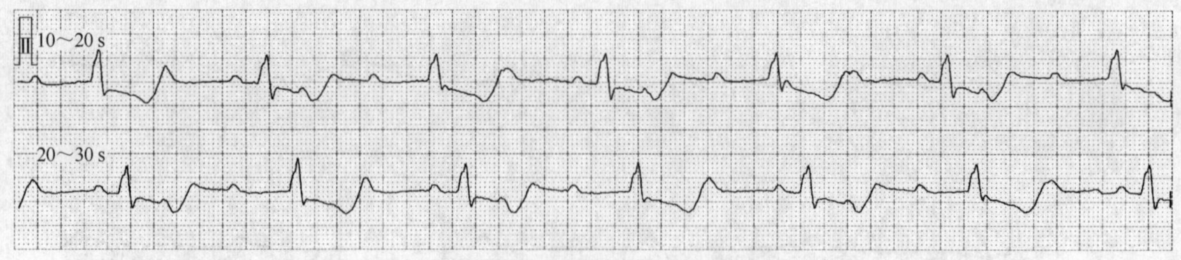

图 5-5-38 三度房室传导阻滞

常规心电图连续记录。窦性心律,频率 94 次/min,室性逸搏心律,频率 41 次/min。心房率大于 2 倍的心室率

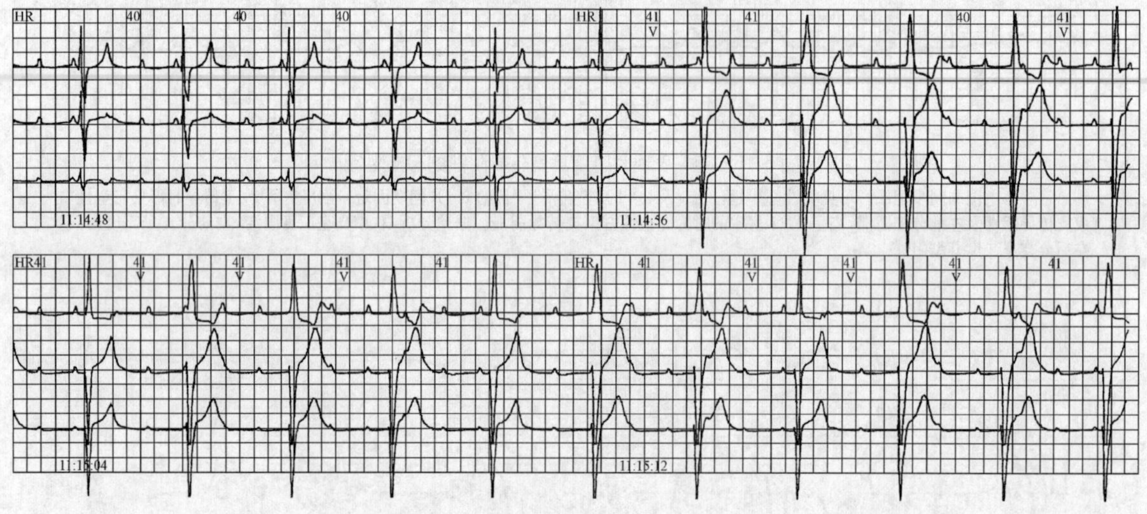

图 5-5-39 酷似三度房室传导阻滞

动态心电图记录。窦性心律,120 次/min,下图显示室性逸搏心律 41 次/min,符合三度房室传导阻滞的诊断。但上图起始部分清晰显示高度房室传导阻滞呈 3∶1 房室传导,第五个心室激动为室性逸搏,频率较 3∶1 下传快 1 次/min,因此连续 3 个心搏出现心室竞争现象,即心室融合波。之后室性逸搏心律完全控制心室节律

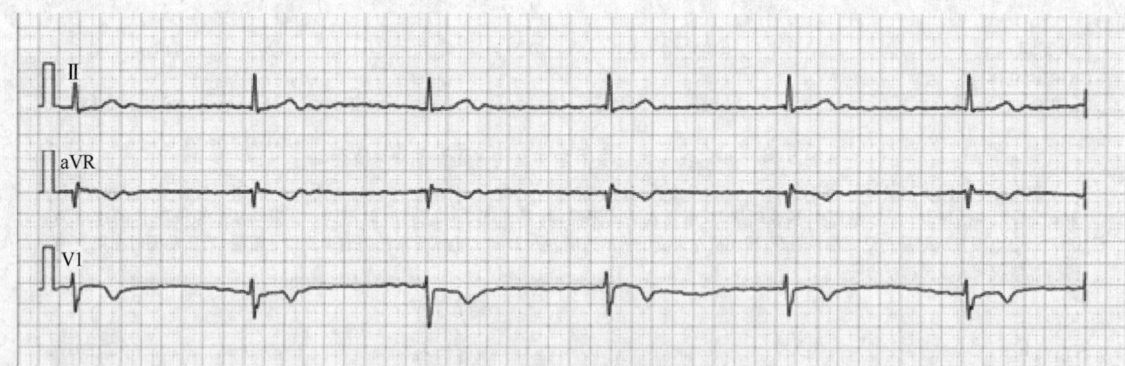

图 5-5-40 心房颤动,三度房室传导阻滞

基本心律为心房颤动,心室率慢而匀齐,频率 32 次/min

滞,反之则应考虑存有房室传导。

(七) 房室传导阻滞的预后和治疗

1. 病因治疗 不论是一度、二度还是三度房室传导阻滞,病因治疗很重要,在去除病因后可能恢复,如急性心肌梗死,在急性心肌缺血改善后,传导阻滞就可能恢复。心肌炎急性期治疗及时,传导阻滞也可能恢复。介入治疗所致的一度和二度传导阻滞,通过激素的冲击治疗几乎都能恢复,射频消融所致的三度传导阻滞恢复的可能性较小。先天性心脏病室间隔缺损介入治疗也可引起不同程度的传导阻滞,推测可能由于希氏束的走行靠近室间隔缺损的口,封堵时可能对希氏束产生挤压摩擦。通过激素的治疗大部分患者能够恢复,少数患者需要安装永久起搏器治疗。

2. 药物治疗 静脉滴注异丙肾上腺素,静脉注射阿托品。

3. 起搏治疗 对于二度Ⅱ型及三度房室传导阻滞的患者,如有明显的血流动力学改变,治疗主要是人工起搏器的适应证掌握。

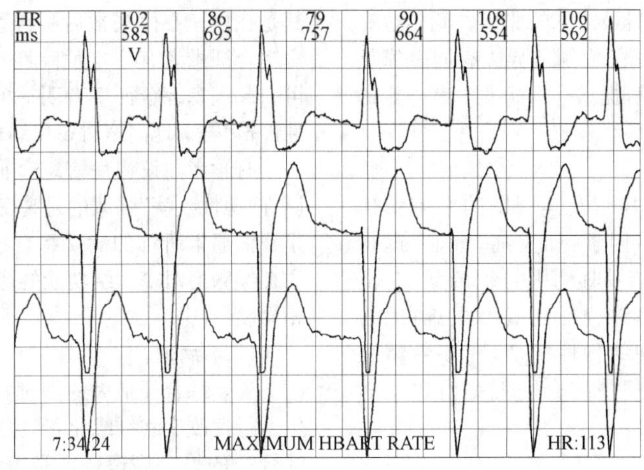

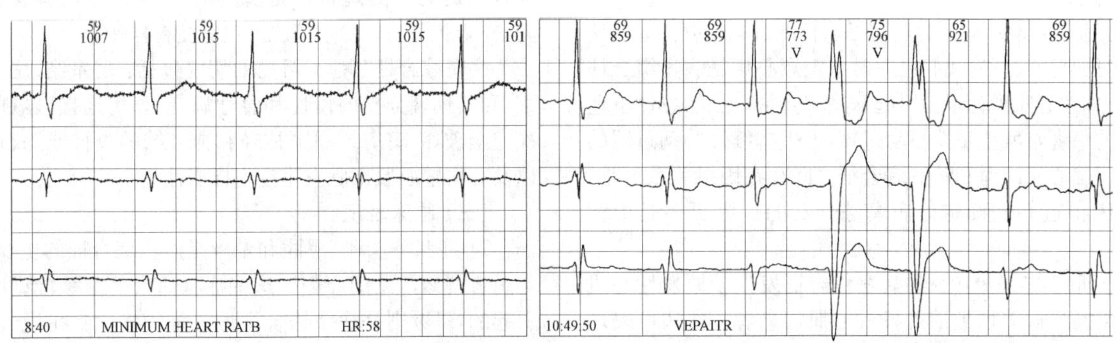

图 5-5-41 心房颤动，加速性室性自主心律

动态心电图记录。基本心律为心房颤动，完全性左束支传导阻滞。8:40 出现匀齐的 R-R 节律，呈右束支传导阻滞型，频率 59 次/min；10:49 R-R不齐，形态不一，并出现室性融合波。据此考虑匀齐的 QRS 波是加速的室性自主心律，与心房颤动形成干扰竞争而非房室传导阻滞

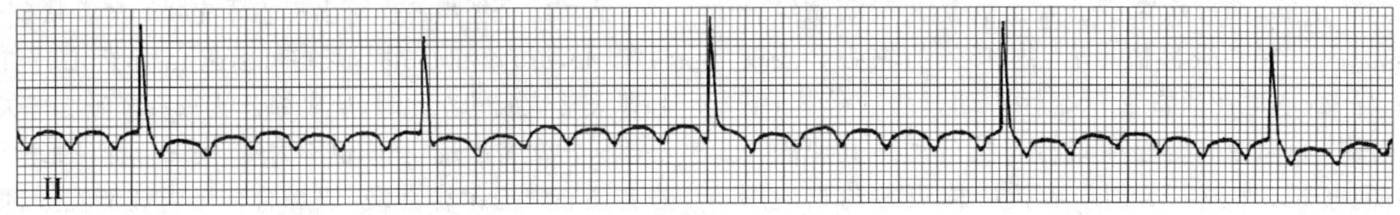

图 5-5-42 心房扑动，三度房室传导阻滞

心房扑动，频率 272 次/min，R-R 慢而匀齐，频率 41 次/min，F-R 长短不一，据此考虑 F-R 无关，完全性房室分离

参考文献

1. 陈灏珠. 实用心脏病学[M]. 第4版. 上海：上海科学技术出版社，2007.
2. 郭继鸿. 心电图学[M]. 北京：人民卫生出版社，2002.
3. 李高平，李景霞. 常见心电图的诊断与鉴别诊断图谱[M]. 上海：复旦大学出版社，2002.
4. 杨钧国，李治安. 现代心电图学[M]. 北京：科学出版社，1997.
5. 杨钧国，李治安. 心律失常近代概念[M]. 上海：上海科学技术出版社，1990.
6. Narula O S. Atrioventricular block [M]//Narula O S. Cardiac Arrhythmias. Baltimore: The Williams & Wilkins Co, 1979: 85-113.

第六章 与心律失常有关的综合征

周京敏 何梅先

第一节 病态窦房结综合征

病态窦房结综合征（简称病窦综合征，sick sinus syndrome）是指由窦房结功能异常而引起多种心律失常及相关症状的一组症候群。对其发病率目前尚无明确的数据，比利时的一个研究对 3 000 名 50 岁以上的患者进行心血管疾病调查发现，病窦综合征的发病率为 0.17%。患者的发病年龄大多在 60～70 岁，尽管临床上仅少数病窦综合征患者年龄较轻，但这却是

20～40岁人群安装永久心脏起搏器最常见的原因。偶尔也有儿童发生病窦综合征的报道。本病无性别差异。有同一家族的多个成员发生病窦综合征的报道，提示有本病发生有一定的基因遗传倾向(参见第一篇第六章)。

(一) 病因

病窦综合征发生的基础是窦房结及其周围的细胞结构和功能异常。尽管在理论上很多因素，如炎症、缺血、退行性变、淀粉样变等均可导致窦房结及其周围组织的病变，但临床上精确判断哪种因素为病窦综合征的病因很难，因为即使这些患者表现为心脏的某种结构性病变，在多数情况下也很难，甚至无法确定他们的病窦综合征就是由这些病变所引起。

1. 器质性

(1) 冠心病：大约40%的病窦综合征患者同时存在冠心病(冠状动脉狭窄≥50%)，我们也通常认定冠心病是病窦综合征的病因，但急性心肌梗死很少引起病窦综合征。虽然急性下壁心肌梗死的患者常发生窦性心动过缓，发生持续性心动过缓的却极少。明确心肌缺血和病窦综合征之间存在因果关系很难，这提示临床将冠心病确定为病窦综合征的病因更多是推测性的。

(2) 心肌病：5%～10%的病窦综合征发生于原发性心肌病、神经-肌肉疾病等所致的继发性心肌病患者。本病可表现为包括心房静止在内的各种缓慢型心律失常。

(3) 外科手术：先天性心脏病修补术，尤其是房间隔缺损修补术有时可损伤窦房结，术后纤维组织增生，瘢痕形成，也可影响窦房结，造成病窦综合征。这是儿童病窦综合征最常见的原因。在心脏移植患者，约45%的供心会表现窦房结功能异常(心电图通常显示窦性心动过缓或停搏，需依靠交界性逸搏心律或起搏心律维持心脏搏动)，其原因与供心缺血时间较长、外科手术创伤和抗心律失常药物应用等有关。

(4) 复律术后：在长期心房颤动(简称房颤)或房颤时心室率较慢的患者，部分患者可在复律后表现病窦综合征。

(5) 先天或遗传性疾病：少部分病例为遗传性病窦综合征，是由基因突变所致的心脏离子通道病。

(6) 其他：约40%的成年病窦综合征患者临床不能发现有器质性心脏病的依据。由于本病大部分患者发病年龄在60～70岁之间，推测本病的发生与传导系统退行性病变有关。

2. 功能性

(1) 自主神经在病窦综合征中的作用：自主神经张力的改变，尤其是迷走神经张力增高，会引起明显的窦性心动过缓、窦房传导阻滞和窦性静止，并伴有症状。但迷走神经张力增高通常是短暂、可逆的，故有学者认为它们不是真正的病窦综合征，而应该称作“病窦综合征样表现”，但有学者认为该类患者嗣后易发生病窦综合征。

需要说明的是，在同一患者，病窦综合征和迷走神经张力增高可同时存在，并产生严重的心动过缓和症状。

(2) 药物：很多治疗心脏疾病的药物可以降低窦性心率，但只有一部分会造成窦房传导阻滞、窦性停搏或严重的窦性心动过缓。与病窦综合征有关的药物有利多卡因(可在部分患者延长校正窦房结恢复时间)、普鲁卡因酰胺(延长窦性停搏，尤其是在快速心律失常后)、普萘洛尔(延长窦房传导时间，对病窦综合征患者有一定危险性)、抗交感药物(可乐定、胍乙啶等可引起病窦综合征患者明显的心动过缓)和维拉帕米(延长窦性停搏)等。地高辛对窦房结也有潜在的副作用。

有学者建议将病窦综合征分为内源性或外源性疾病。所谓“内源性疾病”强调的是窦房结结构和功能的病理病变，也就是我们通常所称的病窦综合征。而“外源性疾病”强调的是自主神经张力对窦房结功能的影响，但其临床特征和内源性疾病相同。

(二) 病理

病窦综合征最大的病理特征是大多数患者窦房结组织发生退行性改变和纤维化，窦房结全部或几乎全部被破坏。病窦综合征的另一病理特征是窦房结、房室结或两者发生广泛病变，并脂肪浸润。少数情况下也有淀粉样变。

病窦综合征其他尚可见的病变包括：房室结、房室束(His束)和其远端分支的慢性和急性病变，窦房连接区域的完全或次完全破坏，窦房结周围神经和神经结的炎性或退行性改变，以及心房壁心肌细胞发生空泡样变性等。

(三) 临床表现

1. 症状　头晕、黑矇和晕厥是病窦综合征的主要症状，也是患者就诊常见的原因。这些症状通常是由缓慢型心律失常引起的，晕厥则是病窦综合征最严重的症状。在慢-快综合征患者，晕厥也可发生在心动过速突然停止时，窦房结由于受到快速心律的超速抑制而恢复时间延长，造成心脏停搏时间过长。但不论是成年人还是儿童，均极少数发生晕厥。

病窦综合征患者也可出现心悸症状。尽管从理论上，心动过缓、心动过速和心律不齐均可引起心悸，但心悸往往是快速心律失常造成的。此时，病窦综合征患者缓慢心律失常和快速心律失常交替出现，临床也称为慢-快综合征，因此病窦综合征患者述心悸提示存在慢-快综合征。当病情发展为慢性房颤时，心动过缓和慢-快综合征引起的症状会得到缓解。

少数病窦综合征患者还可主诉乏力、心绞痛等症状，一般是由心力衰竭或心排血量减少引起的。临床也见到部分患者有严重心动过缓，而无明显症状。

脑卒中(中风)和栓塞是病窦综合征的常见并发症，好发于病窦综合征伴有快速性心律失常的患者(慢-快综合征)。在安装了永久起搏器消除了心动过缓危险或慢性房颤代替了慢-快综合征后，患者可以无明显心动过缓或心动过速症状，但脑卒中和栓塞的危险仍持续存在。有学者对507名病窦综合征患者随访65个月，发现脑卒中的发生率1年为3%，5年为5%，10年为13%，提示在病窦综合征患者应积极预防这些并发症的发生。

2. 体格检查　体格检查时患者往往表现为明显的心动过缓，或漏搏(窦房传导阻滞)或有更长的心跳暂停，体位改变和Valsalva动作对心动过缓没有影响。

(四) 辅助检查

1. 心电图　病窦综合征患者心电图最基本的表现是心动过缓，部分患者表现为慢-快综合征。

(1) 心动过缓：病窦综合征患者的静息心率低于正常人，并常自发长间歇。长间歇的发生也是由于窦房结本身功能的异常所致，而不是由于心动过速对已病变的窦房结的抑制所致。

1) 窦性心动过缓：指窦房结发出的冲动频率低于50次/min，是病窦综合征最常见的心动过缓，占病窦综合征的60%～80%。但应注意到大部分窦性心动过缓并不是病窦综合征，如在一些训练有素的运动员及一些正常儿童、青少年和成年人，静息心率甚至可以为40次/min。临床上只有当持续的心动过缓引起了症状或干扰了正常生活时，才能认为窦性心动过缓是异常的，才有可能是病窦综合征。

2) 窦性停搏、窦性静止和心房静止：是病窦综合征特征性心律失常，引起心房和心室不同时间的停搏。窦房结停止发放冲动，无代表心房活动的P波出现，心房和心室停止跳动直到窦房结恢复或其他起搏点发出逸搏夺获心脏。心电图有以下特点：① 窦性停搏，长间歇>2 s，其间无P波。② 窦性停搏之长间歇与窦性周期长度无倍数关系。③ 常伴有交界性逸搏或室性逸搏，未及时出现逸搏的患者，可伴有严重的症状。对窦性停搏的意义，看法存在争议，有人认为，窦性静止的时间与症状的相关性不大，也不能预测猝死的发生。

3) 窦房传导阻滞：窦房结发出的冲动不能正常传导至心房，从而引起心动过缓，在心电图上无代表心房激动的P波出现。理论上，窦房传导阻滞可有以下类型：① 一度窦房传导阻滞：是窦房结发放的冲动延迟传至心房。由于心电图不能显示窦房结除极，所以一度窦房传导阻滞在心电图上只是一种理论性的概念，临床心电图并不能诊断。② 二度窦房传导阻滞：窦房结发出的冲动仅一部分能传导至心房，而另一部分不能传至心房。窦房传导阻滞分为Ⅰ型(文氏现象)和Ⅱ型(和房室传导阻滞类似)，当呈文氏现象时，可以发现窦房结的基本节律，P-P间期逐渐缩短，直至出现长P-P间期(类似二度Ⅰ型房室传导阻滞中R-R间期的逐渐缩短)。在Ⅱ型窦房传导阻滞中，P-P间期没有逐渐缩短的现象，长P-P间期是短P-P间歇的倍数。一般认为，区分这两种窦房传导阻滞现象对临床处理有一定意义，但也有学者认为这种区分临床意义不大。③ 三度窦房传导阻滞：指窦房结发出的冲动全部不能传导至心房引起心房电活动。因此，患者心电图没有P波出现，临床上表现为心房静止、心房逸搏心律或房颤等心律失常。④ 房室传导阻滞：病窦综合征患者可同时合并存在房室传导阻滞。在初次就诊即诊断为病窦综合征的患者中，15%以上的患者显示一度房室传导阻滞，8%患者在随访过程中房室传导阻滞进一步恶化。有时称为双结病变。

(2) 快速性心律失常：病窦综合征患者通常伴有快速性心律失常，其中房颤是最常见的心动过速，初次就诊的病窦综合征患者中约8%合并房颤。发展成慢性房颤的危险因素有老龄、服用抗心律失常药物、心房增大、阵发性房颤(尤其是持续时间较长者)和心脏永久起搏(单腔心室起搏比双腔起搏更易发生)等。部分病窦综合征患者还可表现为心房扑动、房性心律失常、室上性心动过速等。

当合并房室传导阻滞时，即使存在房颤、房扑，心室率也通常缓慢(30～50次/min)。

2. 动态心电图　动态心电图(Holter检查)对病窦综合征有重要价值，可对大部分病窦综合征患者做出诊断，可显示最快心率、最慢心率、长间歇的性质(窦性静止、窦房阻滞)、次数和程度、房颤伴慢心室率和房室传导阻滞引起的长间歇、睡眠时的心率变化、先天性心脏病外科手术后心律失常的特点等。并能确定症状和心律失常的相关性，伴随心律失常的类型和严重性。由于病窦综合征可表现为间歇性，也可表现为持久性的窦房结功能异常，因而动态心电图比短暂的心电图检查片刻取样能提供更多的有关窦房结的信息。在间歇性发作窦房结功能障碍者，动态心电图可能结果阴性，可于短期内重复检查。动态心电图对病窦综合征的诊断价值大于运动试验。

3. 运动试验　病窦综合征患者运动时最大心率低于健康人群，运动中氧气摄入和消耗也较低。阿托品可以使病窦综合征患者的静息心率恢复到正常水平，但对运动时最大心率的影响很小。一般而言，运动试验不能作为诊断或排除病窦综合征的方法。

4. 阿托品试验　静脉注射阿托品1～2 mg，若注射后心率不能增快达90次/min者，提示窦房结功能低下，但阴性结果(不能增加至90次/min)不能除外本征。

5. 心脏电生理检查　心脏电生理检查虽然可以对窦房结的起搏功能和窦房传导功能进行测定，但对其评估的特异性和敏感性的评价不一。一般认为测定结果显著超过正常高限(如窦房结恢复时间>2 000 ms)者有参考价值，若测定结果在正常范围，不能否定病窦综合征的诊断。

(1) 窦房结恢复时间(SNRT)和校正窦房结恢复时间(CSNRT)：经静脉或食管插入电极至心房或心房后部，连接刺激仪给心房一个较快的起搏节律(一般快于窦性基本节律10次/min)，重建心房激动节律，刺激停止后窦性节律恢复，从最后一个非窦房结激动到第一个窦性激动恢复的时间称为起搏后间期。一般而言，起搏节律越快，起搏后间期越长，但当起搏节律达到一定程度后(一般在130～150次/min)起搏后间期会逐渐缩短，在这个过程中，记录到的最长的起搏后间期即被定义为窦房结恢复时间。将窦房结恢复时间减去起搏前的最后一个窦性P-P间歇，即得到校正窦房结恢复时间。在大部分病窦综合征患者中这一指标高于正常范围。窦房结恢复时间在正常人≤1 400 ms，如≥2 000 ms对病窦综合征有诊断意义，校正窦房结恢复时间>550 ms视为异常。

如用阿托品(0.04 mg/kg，2 min内静脉注射，阻断副交感神经)和普萘洛尔(0.2 mg/kg，以1 mg/min的速度静脉注射，阻断交感神经)阻断自主神经，窦房结的心率即为窦房结的内源性心率，正常人平均值(101±11)次/min，在病窦综合征患者这一数值通常慢于正常，≤80次/min视为异常。

一般而言，随着年龄的增加，内源性的校正窦房结恢复时间和内源性窦房传导时间延长，但如果自主神经功能正常，年龄对基础心率、基础校正窦房结恢复时间、基础窦房传导时间没有影响。

(2) 窦房传导时间(SACT)：是指窦房结从开始发放冲动到心房开始激动的时间。临床多通过间接法测定，给予心房电刺激，使其重建窦房结节律，测定窦性冲动传出窦房结的周长，减去原对照周期，其延迟的时间即为窦房传导时间。大部分病窦综合征患者窦房传导时间延长，一般认为窦房传导时间≥300 ms具有诊断意义。在病窦综合征患者，仅40%的患者窦房传导时间延长，因而窦房传导时间对病窦综合征的诊断而言不是敏感的指标，且由于它易受自主神经、窦性心律不齐、传出阻滞等的影响，重复性较差，可靠性低，临床应用价值较低。

(3) 其他：电生理检查还可发现房室传导阻滞，而双束支和三束支传导组织的很多患者，也通常发现窦房结功能的异常。这说明病窦综合征是具有电生理性质的心肌组织广泛病理改变的一种表现。首次诊断为病窦综合征，而房室传导正常的患者，如发生房室传导阻滞则多为抗心律失常药物所致。

6. 心内膜活检　当心脏手术后发生病窦综合征时，心内膜活检可能发现窦房结出血，组织坏死，纤维化，血管炎，血管增生和中性粒细胞、淋巴细胞和血浆其他细胞的浸润等，一般不做此检查。

(五) 诊断

病窦综合征的诊断，主要依靠临床表现，静息体表心电图和动态心电图，窦房结功能的电生理检查和药物试验。由于病窦综合征病程较长，症状表现迥异，心电图表现多样，故诊断不能仅根据某一项表现，必须综合分析。

临床诊断还须鉴别病窦综合征是由窦房结本身病变还是由外源性自主神经影响或某些药物所造成，即除外外源性因素对窦房结功能的影响。尽管大部分患者病窦综合征是由窦房结本身异常引起的，但少数患者病窦综合征却是由迷走神经张力过高所导致的。窦房结本身病变者，迷走神经阻断后，窦房结恢复时间(校正窦房结恢复时间)延长，内源性心率异常。当迷走神经阻断后，窦房恢复时间和窦房传导时间正常，内源性心率亦正常，提示是迷走神经的功能亢进或药物影响而不是窦房结本身病变，多见于儿童和年轻人先天性心脏病术后。在阻塞性睡眠呼吸暂停的患者，睡眠中也会出现心脏停搏，并常被诊断为“病窦综合征”，其窦房恢复时间和窦房传导时间正常，迷走神经作用阻断后内源性心率也正常，提示是由于迷走神经张力改变造成。

(六) 治疗

主要包括药物治疗和心脏起搏治疗两部分。

1. 药物治疗　对病窦综合征，目前无满意的治疗药物。现行的治疗措施主要是提高心室率和抗凝治疗。提高心室率的药物主要有阿托品、茶碱和沙丁胺醇(舒喘灵)，它们主要用于缓解急性的、严重心动过缓的症状。

(1) 阿托品：静脉给予阿托品可以提高大部分病窦综合征患者的心率，但是很少可以将心率提高到 90 次/min。阿托品对病窦综合征患者窦房传导时间的作用尚存在争议。

(2) 茶碱：可改善病窦综合征患者的窦性停搏、窦性心动过缓及其相应的症状。对心脏移植排斥造成的心动过缓有相同的作用。而氨茶碱是一种腺苷拮抗剂，不能改善窦房结功能。

(3) 沙丁胺醇：为 β_2 受体兴奋剂，可提高心率，但有加重心肌缺血和诱发室性心律失常的危险，现少用。

当慢-快综合征发生阵发性房性心动过速、心房扑动、房颤时，治疗往往因担心抗心律失常药物会加重心动过缓而较棘手。在快速心律失常发作时可选用下列药物：① 洋地黄：可控制心律失常的心室率，但要注意，当快速心律失常终止时，可出现更严重的窦性心动过缓、窦房阻滞、窦性停搏，这与心动过速对窦房结的超速抑制或毛花苷 C(西地兰)所致的迷走神经兴奋有关。② 胺碘酮：可控制心动过速，但转复窦律后心率会减慢约 10%，因而应尽量避免应用。

由于慢-快综合征患者血栓栓塞发生率高，因此，所有慢-快综合征患者均需要双香豆素类药物或阿司匹林等的抗栓治疗。

2. 起搏治疗　安装永久起搏器是治疗病窦综合征患者心动过缓最有效的方法。在无慢性房颤的患者中可考虑房室顺序起搏(DDD)，若亦无房室传导阻滞者，也可考虑单纯心房起搏(AAI)。双腔起搏通常比单纯心室起搏(VVI)更好地改善患者的生活质量。安装永久起搏器的指征包括发生了导致黑矇、晕厥等可能致残或危险的症状。窦房停搏大于 2 s，尽管没有临床症状，但应引起医生的警惕，密切随访。2002 年美国心脏病学会和美国心脏协会及美国心律协会(ACC/AHA/HRS)共同修订了病窦综合征植入永久心脏起搏器的指征，我国也采用此标准，见表 5-6-1。

表 5-6-1　美国心脏病学会、美国心脏学会和美国心律协会(ACC/AHA/HRS)2013 年修改后病窦综合征永久起搏适应证

Ⅰ类适应证[1]
(1) 记录到有症状的窦房结功能不全者，包括频繁出现的导致症状的窦性停搏(证据水平：C)
(2) 因窦房结变时性不良而引起症状者(证据水平：C)
(3) 因必须使用某些药物治疗而导致的窦性心动过缓并产生症状者(证据水平：C)
Ⅱ类适应证[2]
Ⅱa 类[3]：
(1) 窦房结功能不良导致心率＜40 次/min，但未记录到心动过缓或未证实症状与心动过缓之间存在明确的关系(证据水平：C)
(2) 不明原因晕厥，临床上发现或经电生理检查发现有窦房结功能不良(证据水平：C)
Ⅱb 类[4]：
清醒状态下心率＜40 次/min，但症状轻微(证据水平：C)
Ⅲ类适应证[5]
(1) 无症状的窦房结功能不良患者(证据水平：C)
(2) 虽有类似心动过缓症状，业已证实该症状并不来自窦性心动过缓(证据水平：C)
(3) 非必须应用的药物引起的症状性心动过缓(证据水平：C)

注：1，有证据或普遍认为起搏有益、有用和有效。2，对起搏治疗疗效的证据有争议或有不同意见。3，证据或意见倾向于有效。4，缺乏足够的证据或意见以证实其有效。5，有证据或普遍认为起搏是无用或无效，在某些情况下甚至可能有害，不需要或不该植入起搏器。

近有文献报道，慢-快综合征患者在快速心律失常得到矫治后(房颤行射频消融治疗)，其缓慢心律失常的表现，包括窦性停搏、原有缓慢心律失常所致的头晕和乏力等症状可减轻，甚至消失，部分患者可能因此而不需安装永久起搏器治疗。

3. 细胞移植和基因治疗　用基因技术和骨髓干细胞来改善或恢复损伤的窦房结功能具有令人兴奋的应用前景。

(七) 预后

病窦综合征患者接受起搏器治疗后，其预后大致与正常人相同。同时伴存的疾病是死亡率增加的原因。无合并心脏器质性病变的患者 5 年生存率高于合并其他心脏病变的患者。

第二节　预激综合征

预激综合征(pre-excitation syndrome)是指心房部分的激动由正常房室传导系统以外的先天性附加通道(旁道)下传，使心室某一部分心肌预先激动(预激)，造成以异常心电生理和(或)伴发多种快速性心律失常为特征的一种综合征。部分心室肌预激，构成了短 P－R 间期、宽大畸形 QRS 波及预激的 δ 波为特征性心电图表现。预激的心室肌兴奋组成了 QRS 波起始部粗钝的预激波(δ 波)，此波不仅占据了 P－R 间期的一部分，使 P－R 间期缩短，且使 QRS 波变成宽大畸形的室性融合波(由旁道下传的预激心室肌的兴奋波和由正常房室传导系统下传的心室肌兴奋波构成)。旁道由心肌束组成，根据不同旁道的所处的解剖部位，具有不同类型的心电图表现，可以分成以下 3 种类型：经典的预激综合征(WPW 综合征)，短 P－R 综合征和变异型预激综合征。

预激综合征大多发生在无器质性心脏病患者(60%～70%)，仅少数发生于先天性或后天性心脏病患者。

预激综合征主要的临床表现有：

(1) 阵发性心悸：是预激综合征最主要的临床表现，为发生房室折返性心动过速所致。其特征是突然发作，突然终止。发作时患者主诉突发心悸或心跳增快，常伴胸闷、头昏、出汗和面色苍白，严重者可发生心绞痛，甚至晕厥。心悸持续时间不等，可数分钟，也可数小时，甚至数日。部分患者症状发作前可有明显诱因，如情绪激动、焦虑、酗酒、睡眠不佳、生活规律改变等，也可在运动中或运动后发作。

(2) 心功能不全：在心动过速发作频率较快、发作时间较长或并存器质性心脏病的患者，由于快速心律失常影响心脏排血功能，患者可表现心功能不全。患者有呼吸困难、血压下降，或有下肢浮肿。体检时发现心率增快(可大于 200 次/min)，心音低钝，双肺出现湿啰音。在少数心动过速频繁发作达数月或数年的患者，心脏可扩大而呈扩张型心肌病的表现，临床以慢性心功能不全表现为主，称为心动过速性心肌病。

(3) 晕厥：是预激综合征并发快速性心律失常的主要临床表现之一，老年患者更易发生。其发生机制主要有：① 心房扑动或心房颤动心室率突然增快而致心排血量下降，脑供血不足引起黑矇或晕厥；② 心动过速突然终止伴较长时间的心脏停搏(>3 s)而引起晕厥。

(4) 猝死：是预激综合征较少见的表现，其发生原因目前多认为是心房颤动经房室旁路道前向传导引起极快的心室反应并蜕变为心室颤动所致。心房颤动持续发作，心室率过快诱发心功能不全和心肌缺血也是机制之一。合并器质性心脏病的预激综合征患者，因心律失常发生后很快发生心功能不全，如不能及时控制快速心律失常，常短时间内使患者死亡。运动性猝死也是预激综合征的常见表现之一，可能与运动状态下交感神经张力增高易化房室旁路道传导能力和降低心室颤动阈值有关。

一、WPW 综合征

Wolff、Parkinson、White 于 1930 年把一种特殊类型的心电图表现和临床上心动过速现象联系在一起，作为一个完整的综合征首次报道，以后该类型的预激综合征称为 WPW 综合征。此型是所有预激综合征中较为常见的一种，发生率为 0.01%～0.31%，男性多于女性，各年龄组均有发病，但发病率随年龄增大而降低。

WPW 综合征在器质性心脏病中最常见的是 Ebstein 畸形，Ebstein 畸形患者发生率达 5%～25%，而且都是右侧房室旁道(WPW 综合征 B 型)。在室间隔缺损、大动脉转位以及二尖瓣脱垂患者，预激综合征的发生率也比普通人群为高。其他疾病，如瓣膜病、各类心肌病、冠心病等也有合并预激综合征者，但其与预激综合征的关系不易确定。

(一) 解剖学基础

WPW 综合征发生的解剖学基础是存在房室结外另一传导通路，这是一组起源于近房室环的心房侧、以肌束形式穿过房室沟、末端连接心室的工作肌细胞，由 Kent 最早在哺乳类动物心脏发现，故也称 Kent 束，故 WPW 综合征亦可称为 Kent 束型预激综合征。Kent 束可分布于除左、右纤维三角之外的房室环区域，大部分位于房室环的左、右游离壁区域，少部分位于正常房室交界区而邻近希氏束-浦肯野系统(His－Purkinje 系统)。从房室环水平面观察，房室旁道主要位于四个解剖区域，即前间隔、后间隔，右侧和左侧房室旁道。不同部位的旁道心电图各具一定特征，一般而言，前间隔旁道的心电图特征是Ⅱ、Ⅲ和 aVF 导联预激波正向、QRS 主波形态向上，后间隔旁道则Ⅱ、Ⅲ和 aVF 导联预激波负向、QRS 主波形态向下，左侧旁道 V1 导联 QRS 主波形态向上，右侧旁道则 V1 导联 QRS 主波形态向下。

(二) 心电图特征和分型

心电图特征为：① P－R 间期<0.12 s。② QRS 时间>0.10 s。③ QRS 波起始粗钝，称为 delta 波(δ 波)，或预激波。④ P－J 间期一般是正常的，约 0.27 s，在同一患者，尽管不同时间心电图表现预激的程度不同，但 P－J 间期保持不变。⑤ 可有继发性 ST－T 改变。

根据胸前导联心电图的表现，常将 WPW 综合征分为两型，即 A 型和 B 型(图 5－6－1)。A 型是指预激波在胸前 V1～V5 导联中都呈正向，QRS 波也以 R 波为主。B 型是指预激波在 V1～V3 导联为负向或正向，但 QRS 波以 S 波为主，V4～V6 导联中预激波和 QRS 波都呈正向。随着心脏电生理和导管射频消融技术的发展，目前认为，预激综合征的心电图表现对提示旁道的位置有帮助，预激综合征 A 型提示旁道位于左心房室间，B 型提示旁道位于右心房室间，Ⅱ、Ⅲ、aVF 导联高 QRS 波提示旁道位于心底部，而Ⅱ、Ⅲ、aVF 导联 QRS 主波负向为主提示旁道位于后间隔部位。

预激综合征患者的心电图中预激波在不同时间可有不同表现，有时间歇出现，当预激波大而明显时，很容易辨认，当预激波较小、表现不够明显，则难以确切判断。某些患者的旁道可能仅有逆向传导功能而不具有前向传导功能，其心电图从不显现预激图形，但在一定条件下，可利用该旁道逆传而形成折返环路发生心律失常。能够前向传导、心电图显示典型预激波，即 delta 波的旁道，常称为显性旁道；不能前向传导、只能逆向传导的旁道，心电图不能表现出预激波，常称为隐匿性旁道，通过电生理检查方法可明确其存在。

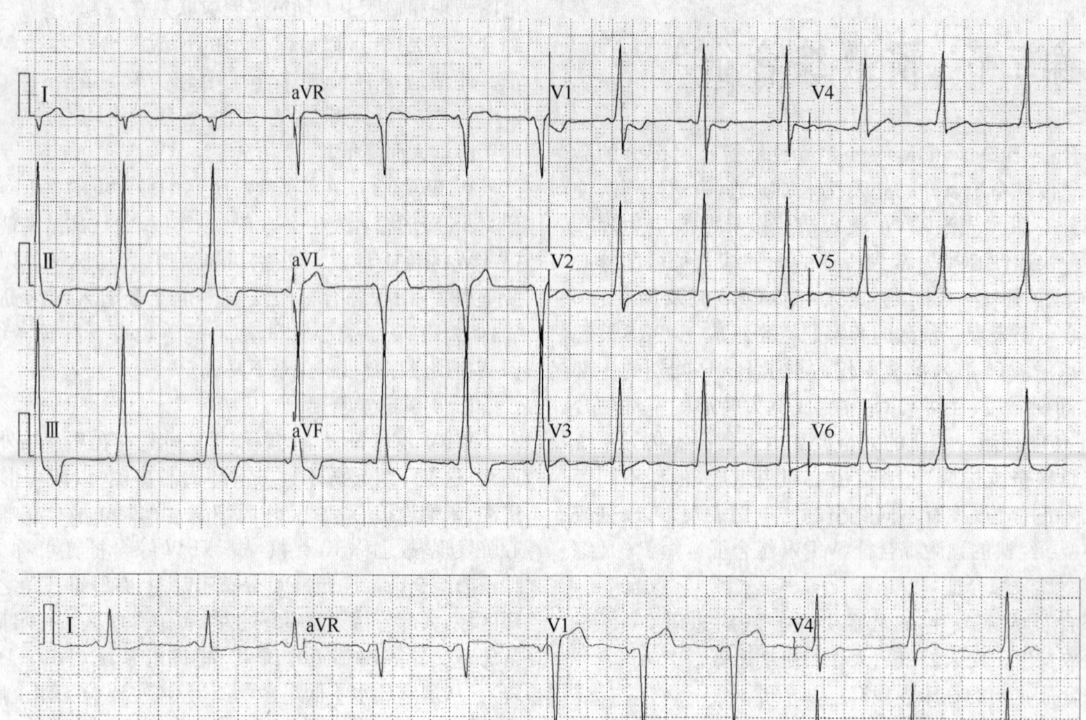

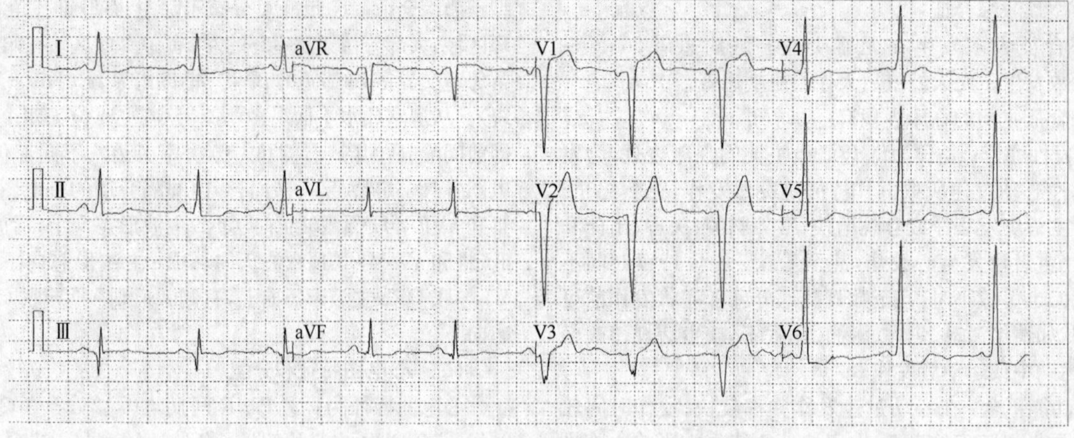

图 5-6-1 WPW 综合征

a. WPW 综合征 A 型，可见 P-R 间期缩短(0.10 s)，QRS 时间增宽(0.12 s)，QRS 波起始粗钝、预激波，V1～V5 导联中都是正向，QRS 波也是以 R 波为主，V4～V6 导联伴继发性 ST-T 改变 b. WPW 综合征 B 型，可见 QRS 波起始粗钝、预激波，预激波在 V1～V3 导联为负向，QRS 波以 S 波为主，但 V4～V6 导联中预激波和 QRS 波为正向，伴继发性 ST-T 改变

(三) WPW 综合征伴发的快速型心律失常

1. 阵发性室上性心动过速 是 WPW 综合征患者最为常见的心律失常类型，产生的机制是由于激动在旁道和正常通路之间发生了折返运动。这种房室折返性心动过速(AVRT)临床有两种类型。

(1) 前向型(orthodromic 型)心动过速：最为常见，折返激动的运行方向为激动从心房传导至房室结-希氏束-浦肯野系统，激动心室后，经旁道逆传至心房。由于心室激动是从房室结-希氏束-浦肯野系统下传的，因而心动过速呈窄 QRS 波图形，只有当伴有束支传导阻滞(功能性或持久性)或心室内传导阻滞时，才呈宽 QRS 图形，但没有预激波。P′-R 间期常>R-P′间期。

(2) 逆向型(antidromic 型)心动过速：较少见，激动运行的方向与前向型心动过速方向相反，即激动从心房传导至房室旁道，激动心室后，经房室结-希氏束-浦肯野系统逆传至心房。由于心室激动是从房室旁道开始的，因而心动过速时 QRS 波宽大畸形，并呈完全预激，如果能辨认出逆传的心房波(P′波)，则 P′-R 间期常<R-P′间期。

某些 WPW 综合征患者会存在两条以上的房室旁道，这些旁道之间有时也可发生折返而形成心动过速，此时心动过速的心电图表现类似逆向型房室折返性心动过速。临床明确心动过速是由两条旁道所致需要心脏电生理检查确定。

临床有时还可见到 WPW 综合征患者发生房室结折返性心动过速(AVNRT)，此时，房室旁道不参与折返，因而心电图呈现房室结折返性心动过速的特征。心脏电生理检查可明确诊断。

2. 心房颤动和心房扑动 WPW 综合征患者心房扑动发生较少，但心房颤动发生却较多，文献报道心房颤动发生率为 11%～39%。提示 WPW 综合征和心房颤动有内在联系的证据有：① WPW 综合征患者中，高血压、冠心病、风湿性心脏病、心肌病、甲状腺功能亢进等的比例并不比普通人群高，但心房颤动的发生率却高于普通群体；② 旁道经外科手术切除或射频消融消除后，心房颤动发生减少。WPW 综合征患者易发生心房颤动的可能机制如下：① 心动过速时心室激动从心室经旁道逆传至心房，恰逢心房肌的易损期，引起心房颤动；② 经常发生房室结折返性心动过速，心房肌易发生电重构，从而易于心房颤动的发生。

WPW综合征发生心房颤动时，从旁道下传的激动形成的QRS波宽大畸形，而不存在旁道的心房颤动从房室结-希氏束-浦肯野系统下传，若发生心室内差异性传导时QRS波也宽大畸形，这两种情况临床意义不同，治疗原则也不一样，需鉴别。如洋地黄、维拉帕米类药物可减慢房室结传导，改善差异传导，因而可用于经房室结下传的差异传导；但这些药物缩短旁道的不应期，有利于激动经旁道下传，因而在激动经旁道下传时应当禁忌使用。一般认为，心房颤动时心室率超过200次/min，要怀疑有激动从旁道下传的可能。

3. 心室颤动和猝死　WPW综合征患者心源性猝死发生率较普通人群高，在3～10年的随访研究中，WPW患者心源性猝死的发生率为0.15%～0.39%。猝死作为WPW综合征的首次表现很少见。WPW综合征患者发生猝死的原因，推测是：① 心房颤动蜕变导致心室颤动，心房颤动时激动从旁道下传，由于旁道不应期短，R-R间期也缩短，快速心室率可蜕变为心室颤动。有研究报告，心房颤动时R-R间期≤205 ms是预激综合征患者心房颤动蜕变为心室颤动的重要预测指标。② 部分WPW综合征患者，无心房颤动发作史，而以心室颤动为首发表现，其发生机制尚不明确，也许合并存在的器质性心脏疾病在心室颤动的发作中也发挥作用。

WPW综合征发生猝死的危险因素为：① 房颤时，最短R-R间期<250 ms。② 心动过速发作时有明显症状。③ 存在多条旁道。④ Ebstein畸形。⑤ 家族性WPW综合征，该类型临床罕见。

(四) 鉴别诊断

(1) 束支传导阻滞：预激综合征患者有时会和束支传导阻滞相混淆，特别是B型预激易被误诊为左束支传导阻滞。当然，预激综合征患者有时也合并束支传导阻滞。从心电图的表现而言，预激综合征和束支传导阻滞的鉴别要点见表5-6-2。

表5-6-2　预激综合征和束支传导阻滞的鉴别要点

项　目	WPW综合征	束支传导阻滞
P-R间期	<0.12 s	>0.12 s
QRS时间	预激波的存在使QRS波>0.12 s，但异常宽大者少见	常>0.12 s，异常宽大者多见
QRS波形态	起始部有预激波	呈挫折粗钝，但起始部无预激波
QRS波形可变性	可变性大，可以诱发，也可变为正常	一般恒定，或随病程略有改变
伴发的心律失常	往往有室上性心动过速发作	多无心动过速发作

(2) 心肌梗死：有时负向预激波很像Q(或q)波，易与心肌梗死相混淆，如B型WPW综合征的V1～V3导联呈QS型貌似前间壁心肌梗死。通过仔细病史询问，确定有无可靠的心肌梗死症状，有无心电图的动态演变过程，以及必要时的心肌酶学检查足以明确。

(3) A型预激综合征与右心室肥厚的鉴别：除了观察P-R间期和QRS时间、预激波特点外，还要注意是否有电轴右偏，V5、V6导联出现深S波等。

(4) 孤立、间歇出现的预激需与出现于心室舒张晚期的室性期前收缩鉴别，通过延长单个导联心电图记录时间，观察P波和室性期前收缩的关系，以及压迫颈动脉窦使窦性心率减慢观察P波和室性期前收缩的关系，可以鉴别。

(五) 治疗

WPW综合征伴发室上性心动过速的药物治疗，对前向型房室折返性心动过速可选用Ⅰ类抗心律失常药物、β受体阻滞剂、Ⅲ类抗心律失常药物和钙通道阻滞剂治疗，而对逆向型房室折返性心动过速或伴有心房扑动/颤动的患者，应选用Ⅰ类抗心律失常药物和Ⅲ类抗心律失常药物，避免应用有减慢房室结传导的药物，如洋地黄、维拉帕米类药物。对室上性心动过速反复发作，药物治疗不满意或不愿药物治疗，或发作时有血流动力学障碍的患者，应行射频消融治疗。目前射频消融可在99%以上的患者根除心动过速的发作。

二、短P-R间期综合征(LGL综合征)

短P-R间期综合征是指心电图在正常窦性节律时P-R间期<0.12 s，QRS波时限正常(伴束支传导阻滞或心室内传导阻滞者例外)，无预激波(图5-6-2)，临床上有阵发性心动过速发作的综合征。该综合征由Lown、Ganong、Levine于1952年首次作为综合征报道，故又称Lown-Ganong-Levine综合征，简称LGL综合征。

(一) 解剖学基础

最早认为，该综合征中P-R间期缩短是由于存在房室结内旁道，因旁道传导较房室结快，故P-R间期缩短。对P-R间期缩短曾有三种看法：① 房室结内特殊的传导快速的纤维，所谓的房室结内旁道。② 心房-希氏束旁道，Brechenmaker在687例心脏病理检查中报告了2例这样的旁道，可以解释一部分患者的P-R间期缩短的解剖基础，目前尚无该旁道参与折返性心动过速发生的电生理证据。③ James纤维，指发自心房、跨过房室结的主要递减传导区域，但仍插入房室结的纤维。但有人认为房室结结构复杂，这只是房室结的一个正常部分，其功能尚未确定。

由于确定以上旁道存在的证据太少，且房室结传导受自主神经张力的影响，后来有人提出交感神经张力升高和房室结解剖结构小也是LGL综合征患者P-R缩短的机制。随着心脏电生理学的发展，对LGL综合征的认识也更加全面。LGL综合征有以下电生理特征：① A-H间期<60 ms。② 心房起搏频率≥200次/min时，仍能保持1∶1房室传导。③ 心房起搏频率增快时(300 ms)，AH可有延长，但增加的幅度不大，一般不超过100 ms。因此，目前的看法是，LGL综合征是加速的房室传导(enhanced A-V conduction, EAVC)，并且加速发生在房室结，故也称为加速的房室结传导(enhanced A-V nodal conduction, EAVNC)，其心房传导和希氏束-浦肯野系统传导是正常的。

(二) 临床电生理特征

主要以房室结折返性心动过速为主，在电生理检查时表现

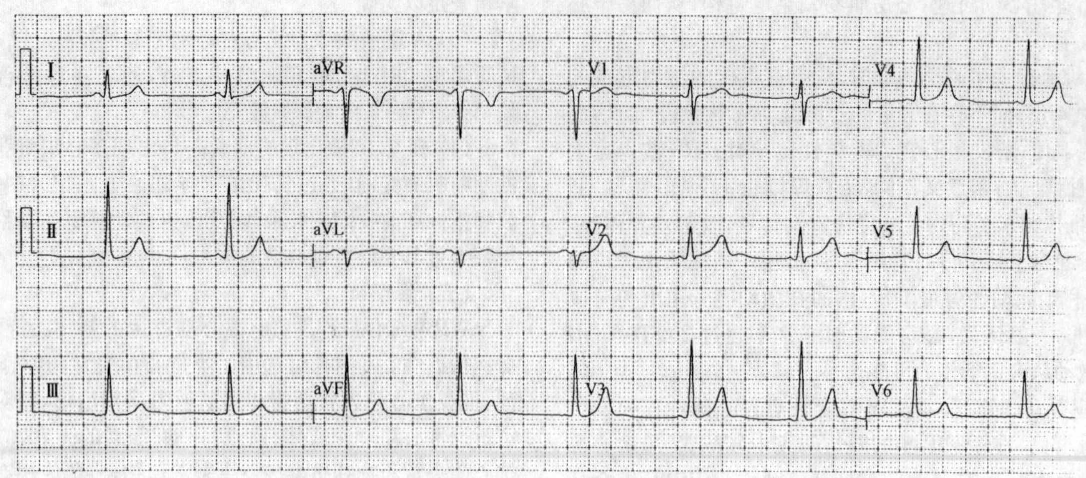

图 5-6-2 LGL 综合征

心电图显示 P-R 间期为 0.11 s(<0.12 s)，QRS 波时限正常，无预激 δ 波

出房室结双径路传导的特征，与 P-R 间期正常者的房室结折返性心动过速相同。

在部分病例可能合并存在房室旁道，从而发生房室折返性心动过速。少数患者可发生心房扑动/颤动。

(三) 治疗

LGL 综合征伴有房室结折返性心动过速者，药物治疗可选用Ⅰ类抗心律失常药物，β 受体阻滞剂和钙通道阻滞剂治疗。伴有心房扑动/颤动、心室率快时可选用Ⅰ类抗心律失常药物或Ⅲ类抗心律失常药物，如胺碘酮。对药物治疗无效、不愿药物治疗或症状发作较多者可行射频消融治疗。

三、变异型预激综合征与 Mahaim 纤维

变异型预激综合征是由 Mahaim 纤维形成的心室预激，发生率低，占心室预激患者中的 5%以下。心电图特征为：① P-R 间期正常，甚至可长于正常。② QRS 时间延长。③ QRS 起始部有预激波。④ 可伴有继发性 ST-T 改变。

(一) 解剖学基础

传统的 Mahaim 纤维包括 3 条旁道，即从房室结至心室肌的旁道纤维(结室旁道，nodo-ventricular bypass tract)，从房室结至束支的旁道纤维(结束旁道，nodo-fascicular bypass tract)和从束支至心室肌的旁道纤维(束室旁道，fasciculo-ventricular bypass tract)。

随着心脏电生理学的发展，近年对 Mahaim 纤维有了更全面的认识。除上述 3 种纤维外，还有房束纤维和短房室纤维。目前从解剖和电生理特征，包括以下 4 种类型。① 束室纤维：旁道起点在房室束，终止于右心室，心电图上可有预激表现，但不参与心动过速的发生。② 结室纤维和结束纤维：两者电生理特点相似，均起源于房室结，但插入点分别为心室肌和束支。心动过速的环路由旁道前传至心室肌或右束支，经希氏束、房室结逆传，可有房室分离，说明心房不是折返环的一部分，因此左束支型心动过速酷似室性心动过速，需做电生理检查鉴别，同时也说明结室纤维或结束纤维起点是房室结。③ 房束纤维：旁道的组织学结构与正常的房室结-希氏束结构相似，旁道由 3 部分组成，起点在右侧心房的房室瓣游离壁，中间由一个房室结样的结构组成，向下是一个类似希氏束样结构的纤维，沿右心室游离壁一直走行到右束支或右束支远端附近的心室肌。心动过速环路由旁道前传，经右束支、希氏束和房室结(或另一旁道)逆传回心房，心房是折返环路的必需成分，无房室分离的表现。心动过速的每一个周期中都存在逆行 P 波，需仔细辨认。④ 短房室纤维，主要位于右心房游离壁，缓慢前传的纤维起源于右心房，旁路搭靠在房室环上，最早的心室激动点就在起源点邻近的心室侧。其心动过速环路与房束纤维类似，由旁道前传，经心室、束支、希氏束和房室结(或另一旁道)逆传回心房，心房是折返环路的必需成分，无房室分离的表现。

Mahaim 纤维均仅有前传功能，且具有递减性传导的特征。主要位于右侧心房，其参与的心动过速，是经旁道下传的、心电图呈预激型 QRS 波的折返性心动过速，其体表心电图的特征是心动过速呈左束支传导阻滞图形，且多数电轴左偏。这类心动过速，由房束纤维所致者占 81%～88.5%，由短房室纤维所致者占 11.5%～19%，而由结室纤维或结束纤维的旁道所致的心动过速少见。

(二) 临床电生理检查

在电生理学上，Mahaim 纤维有以下特征：① 右心房前侧壁下部起搏可形成心室预激，在给予心房程序期前刺激时，随刺激 S_1-S_2 间期的逐渐缩短，心室预激程度逐渐增加，直至心室完全预激。② 当快速心房起搏导致心室完全预激时，12 导联体表心电图 QRS 波形态与心动过速的图形完全一样，提示心动过速的激动是经旁道前传至心室。③ 心室刺激时，不能发现旁道具有逆向传导现象。④ 在心动过速时，于房室结不应期起搏心房游离壁可提前重整心动过速周期。⑤ 在心动过速或右心房起搏使心室呈预激图形时，沿三尖瓣环游离壁标测可以找到 Mahaim 电位，该电位与心房和心室电位之间均有较长的等电位线，在三尖瓣环上消融该电位可消除心动过速的发作。

(三) 治疗

Mahaim 纤维参与的心动过速的前向传导对腺苷敏感，但对钙通道阻滞剂和β受体阻滞剂不敏感，但后两者可影响房室

结逆传从而可预防心动过速的发作。I_a 和 I_c 类药物对减慢或预防心动过速有效。

射频消融可阻断 Mahaim 纤维从而可根除心动过速的发作。

第三节　长Q-T间期综合征

长Q-T间期综合征(long Q-T syndrome, LQTS),也称Q-T间期延长综合征,是由于心室动作电位复极时间延长导致心电性的疾病,心电图上表现为Q-T间期延长。根据发病基础可分为先天性和获得性两种。

一、先天性LQTS

又称特发性LQTS,是指具有一定的遗传背景的LQTS。临床主要有两种表现:① Jervell 和 Lange-Nielsen 综合征(JLN):最早由 Jervell 和 Lange-Nielsen 在1957年报道,有先天性神经性耳聋、心电图Q-T间期延长和反复发作晕厥、猝死的特征,为常染色体隐性遗传疾病,父母双方必须都带有基因异常突变才会使子女受累,该种综合征病例较少。② Romano-Ward 综合征(RWS):由 Romano 和 Ward 分别在1963年和1964年报道,有Q-T间期延长、反复发作晕厥、猝死的特征,但听力正常,为常染色体显性遗传,父母只要一方携带异常基因即可传给后代,该综合征占已报道病例的80%以上。临床也可见到一些散发病例,有Q-T间期延长,反复发作晕厥、猝死的特征,但无家族遗传背景,占先天性LQTS的10%~15%。

现已明确,先天性LQTS是一遗传性离子通道疾病,是由编码跨膜钠离子或钾离子通道蛋白的基因突变所致。基因突变使复极时钠离子内流失活延迟,或者使复极时钾离子外流迟缓,导致除极后过程延长和复极弥散,它们共同作用构成了LQTS综合征的表型。

目前已发现RWS有13个基因亚型,JLN有2个基因亚型(表5-6-3)。其中最为常见的亚型是KVLQT1(LQT-1)和HERG(LQT-2),它们通过负显性机制发挥作用。一般认为,KVLQT1的杂合突变引起RWS(只有LQT),而KVLQT1的纯合突变(或复合的杂合子)突变引起JLN(LQT和耳聋)。SCN5A(LQT-3)突变的方式是功能亢进机制,突变通道功能正常,但特性发生改变,表现为失活延迟。

表5-6-3　LQTS的分子遗传学

基　因	综合征	发生率(%)	位　点	蛋白(功能)
KCNQ1 (LQT-1)	RWS, JLNS	40~55	11p15.5	Kv7.1(↓)
KCNH2 (LQT-2)	RWS	30~45	7q35~36	Kv11.1(↓)
SCN5A (LQT-3)	RWS	5~10	3p21~p24	NaV1.5(↑)
ANKB (LQT-4)	RWS	<1	4q25~q27	锚蛋白B(↓)
KCNE1 (LQT-5)	RWS, JLNS	<1	21q22.1	MinK(↓)
KCNE2 (LQT-6)	RWS	<1	21q22.1	MiRP1(↓)
KCNJ2 (LQT-7)	AS	<1	17q23	Kir2.1(↓)
CACNA1C (LQT-8)	TS	<1	12p13.3	L-型钙通道(↑)
CAV3 (LQT-9)	RWS	<1	3p25	小窝蛋白-3(↓)
SCN4B (LQT-10)	RWS	<1	11q23.3	钠通道-β4(↓)
AKAP9 (LQT-11)	RWS	<1	7q21~q22	Yotiao(↓)
SNTA1 (LQT-12)	RWS	<1	20q11.2	α1互养蛋白(↓)
KCNJ5 (LQT-13)	RWS	<1	11q24	Kir3.4(↓)

注:(↓)功能缺失,(↑)功能获得,均表现在离体细胞水平。

二、突变导致的离子通道功能异常和LQTS的关系

分子遗传学在LQTS的应用,是发现了LQTS是由编码心脏的K^+、Na^+、Ca^{2+}离子通道亚单位的基因发生了突变而引起的,这使我们对LQTS的诊断和治疗,识别突变特有的危险有了新的认识,也使我们离子通道功能改变的生理作用和心脏Q-T间期的调控机制有了新的理解。目前发现,LQTS1、LQTS5和LQTS11是由于基因突变导致延迟整流钾通道的慢激活成分(I_{Ks})失活;LQTS2和LQTS6则由于基因突变使延迟整流钾通道的快激活成分(I_{Kr})功能下降;LQTS3、LQTS9、LQTS10和LQTS12是由于基因突变使钠通道(I_{Na})延迟失活;LQTS4突变基因可影响多种离子通道,转运和调节蛋白,可能使延迟整流钾通道(I_K)功能下降,并导致细胞内钙超载;LQTS7、LQTS8和LQTS13则分别是由内向整流钾通道(I_{K1})功能下降,L型钙通道($I_{Ca,L}$)功能增加,以及乙酰胆碱依赖型钾通道($I_{K.ACh}$)功能下降所导致。以上13型均使复极外向电流减少和(或)内向电流增加,动作电位时程(APD)及Q-T间期延长。

不同类型LQTS患者编码离子通道亚单位的基因不同,其危险因素也截然不同,因此识别这些基因类型对诊断和临床评价有重要的价值。LQT-1(KCNQ1突变)患者在运动、心率增加或交感神经活性增加的情况下发生心脏事件危险性的最大。LQT-2(HERG突变)患者在觉醒和(或)患者受惊吓时危险性最大。而LQT-3(SCN5A突变)患者却在休息、心动过缓或交感神经兴奋性较低时发生心脏事件的危险性最大。因此,危险因素在某种程度上说是基因特异的。目前有用运动或负荷试验来评价基因型和在家族性LQTS用心电图波形特征来确定基因型的报道。

三、获得性LQTS

获得性LQTS是心脏电生理特征或心脏自主神经功能受到后天获得性因素影响而导致的Q-T间期延长。这些因素包括:

1. 药物应用　抗心律失常药物,如I_a类的奎尼丁、普鲁卡因胺、双异丙吡胺;I_b类的美西律、茚丙胺,I_c类的莫雷西嗪、心律平;Ⅲ类抗心律失常药物,如胺碘酮、索他洛尔、依布利特(ibutilide)、多非利特(dofetilide)、azimilide;Ⅳ类的苄丙洛(bepridil);抗精神病药物,如三环抗抑郁药、吩噻嗪、丙丁醇;抗微生物药物,如红霉素、金刚胺、氯奎、酒石酸锑钾、灭虫宁等;血管扩张药物,如心可定、利多氟嗪(lidoflazine);其他如西沙比利、普罗布考,以及某些砷剂、有机磷、钾、可卡因过量等。

一般而言，胺碘酮很少引起尖端扭转型室速，而 I_c 类抗心律失常药物对 TdP 的作用目前尚存在争议。尽管一些文献报道 I_c 类抗心律失常药物可引起 TdP，但有学者提出不同看法，他们认为，I_c 类药物引起 Q－T 间期延长，是由于 QRS 波时限的延长(除极)，而不是 J－T 间期的延长(复极延长)，因而如果 I_c 类药物引起 TdP，则 TdP 是由除极延长而不是复极延长引起的，这和传统概念中的 Q－T 间期延长引起 TdP 不同。

2. 电解质紊乱　如低血钾、低钙、低镁等。

3. 严重的心动过缓　病窦综合征、高度房室传导阻滞、低体温。

4. 心脏疾病　如二尖瓣脱垂综合征、心肌炎、心肌缺血、心肌梗死、严重的心力衰竭等。

5. 中枢神经系统疾病　如蛛网膜下腔出血、脑卒中、脑外伤等。

6. 其他疾病　如甲状腺功能减退、因流体蛋白饮食导致的蛋白代谢增加、人类免疫缺陷病毒(HIV) 感染、自主神经性疾病等。

四、临床表现

(一) 症状

LQTS 的临床症状为尖端扭转型室速(torsade de pointes，TdP)发作。TdP 发作时症状的严重程度在不同患者可以不同，而同一患者在不同时间也可以不同，可仅感轻微头晕，也可发作抽搐、晕厥甚至猝死。TdP 单次发作通常是短暂的，并具有自限性，因而容易被忽视。但 TdP 有连续发作的倾向，并因此导致反复晕厥和猝死。

先天性 LQTS 患者通常在 40 岁前发病，且主要在儿童和青少年时期。初次发病的年龄决定于家族的基因类型。现发现常染色体显性遗传 RWS 有 13 个基因亚型，其中较为常见的为 LQT－1、LQT－2 和 LQT－3 三型，占所有病例的 75%～80%，并各具有心电图特征性表现。根据国际 LQTS 登记材料，初次发病的中位年龄在 LQT－1 是 9 岁($n=112$)，在 LQT－2是 12 岁($n=72$)，在 LQT－3 是 16 岁($n=62$)。由于成年男性患者 Q－T 间期短于女性及未成年的人群，因而成年男性患者心脏事件发生的概率也减少，这种现象在 LQT－1 和 LQT－2 尤为明显。心脏事件的发生率在 LQT－1 最高，为 63%，LQT－2 次之(46%)，而在 LQT－3 最低(18%)；但患者 40 岁时的死亡率大致相同，因而每次心脏事件的死亡率在 LQT－3 最高(20%)，LQT－1 和 LQT－2 最低(均 4%)。

先天性 LQTS 患者的死亡通常有一定的诱因，如体力活动、游泳、睡眠不足、听觉刺激、突然而强的交感刺激(包括悲痛、恐吓、愤怒、恐惧或惊恐等)。提示先天性 LQTS 患者发生心源性猝死的高危因素有：反复发作晕厥、常规药物治疗失败、有心脏复苏史、伴有先天性缺陷、女性、Q－Tc＞600 ms、心动过缓、家族成员中有神经症患者或有低龄心源性猝死者。对 Q－Tc 延长和性别，Priori 等随访 193 个家族 647 例患者(386 例 LQT－1，206 例 LQT－2，55 例 LQT－3)，经多因素分析发现，Q－Tc (＜500ms 或≥500 ms)对 LQT－1 和 LQT－2 心脏事件有预测价值，而对 LQT－3 没有价值，而性别仅对 LQT－3 患者有独立预测作用。

(二) 心电图检查

很多 LQTS 患者因有明显的 Q－T 间期延长的心电图特征，容易识别。但 LQTS 综合征心电图的异常并不仅仅是心室复极时间的延长，复极的形态也有改变。这种形态改变对诊断很有价值，且存在基因型的特异性。

1. Q－T 间期　大多数先天性 LQTS 患者按心率校正的 Q－T 间期(Q－Tc＝Q－T/R－R$^{1/2}$，Bazett's 标准)延长，传统的诊断标准是 Q－Tc≥440 ms。在不同患者，Q－T 间期延长程度变异很大，有研究认为 Q－Tc＞460 ms 具有 20%阳性预测值和 94%阴性预测值。虽然心脏事件常见于 Q－T 明显延长的患者(Q－Tc≥600 ms)，但 Q－T 间期延长程度并不和昏厥发生的概率严格相关。由于 Q－T 间期和女性激素变化有关(导致 Q－T 延长)，因而在女性，Q－Tc 变异也大，有时达到 460 ms 可能仍属正常。

临床应注意到 6%～12%的先天性 LQTS 患者 Q－Tc 正常，Q－Tc 正常不排除患者发生 TdP 的可能性，也不能仅仅根据 Q－Tc 正常而否定 LQTS 的诊断。这在临床有重要意义。

2. Q－T 离散度　先天性 LQTS 患者，Q－T 离散度增加，与心室复极的不稳定有关。

3. T 波形态　常见的 LQTS 三个亚型复极 ST－T 形态特征如下：LQT－1 患者 T 波倾向于光滑、基底部宽大，而 LQT－2 患者 T 波低振幅和有切迹，LQT－3 最明显的特征是 T 波延迟出现(图 5－6－3)。

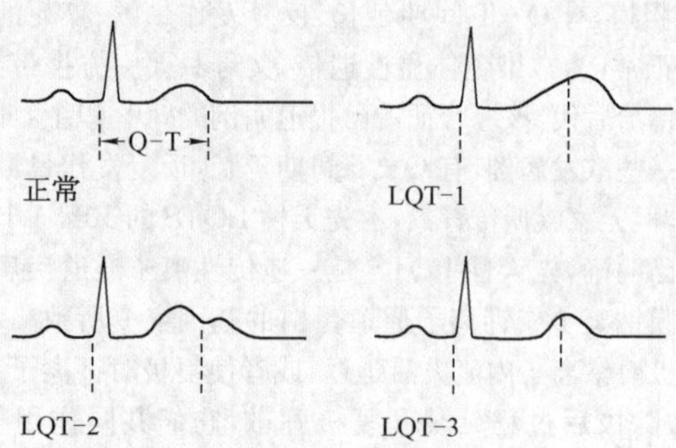

图 5－6－3　LQTS 三个亚型的心电图表现

LQTS 复极的形态也发生改变。典型病例的 T 波形态呈双向，或带切迹，提示心室不同部位的复极时程存在差异。T 波异常在胸前导联表现最为清晰，通常比 Q－T 间期延长更为明显，因而有助于 LQTS 的诊断，对 Q－T 间期正常或在边缘状态的患者尤有价值。

T 波双向或切迹也可见于正常人，但与同性别、同年龄的健康个体比较，LQTS 患者的 T 波异常有以下特点：① 发生率，更为常见(65%对 15%，$P<0.01$)；② 发生部位，常见于 V2～V5(更多见的是 V3～V4)，而在正常人 T 波异常常局限在 V2～V3；③ 发生时间，LQTS 患者的 T 波的异常多发生于运动恢复期(85%对 5%)；④ T 波双向或切迹也更常见于有心脏事件的 LQTS 患者(81%对 19%，$P<0.005$)。这些特点对诊断有重要价值。

运动对心电图 T 波形态，特别是反映心肌复极透壁离散度的指标 Tpe (T 波高峰至尾部的间期)有明显的作用，并与基因型有关。LQT－1 患者运动后 Q－Tc 和 Tpe 延长，Takenaka 等对 51 例 LQTS－1 患者研究发现，Q－Tc 在运动前后分别为(510±68)ms 和(599±54)ms，而 Tpe 分别为(143±53)ms 和(215±46)ms，差别有统计学意义，而 LQT－2 患者运动前后

Q－Tc和Tpe无明显的改变。运动试验可帮助评价LQT－1的危险程度(Tpe延长，提示心肌复极离散度增大)，也可提示LQTS的基因类型。

4. T波电交替　T波电交替是指T波形态，包括极性或振幅在不同时间发生改变的现象。T波电交替多见于情绪激动或体力活动的当时，但也可见于患者静息状态时。T波交替往往呈一过性，因而常规心电图或动态心电图(Holter)未见T波交替并不表示T波交替不会出现。T波电交替的发生率与Q－T间期呈正相关，Q－T间期越长(＞600 ms)，T波电交替出现的机会就越多，Q－T间期越短(＜500 ms)，T波电交替出现的机会就越小，因此T波电交替可认为是复极过程中心电不稳定的标志，T波电交替对LQTS的诊断有重要意义。

5. 心律失常

(1) 尖端扭转型室速(TdP)：TdP心电图的最大特征是它继发于一个显著延迟的窦性搏动，发作频率为150～300次/min，R－R间期不等，QRS波形态(极性和振幅)不断变化，QRS波极性(QRS尖端)逐渐或突然扭转方向，并在10～12个心搏发生沿等电位线180°的扭转。TdP心电图的另一特征是其发生依赖于心动过缓或期前收缩后的长间期，在典型病例，可呈现短-长-短现象(图5－6－4)，即窦性搏动后发生一个期前收缩(短周期)，在期前收缩后(代偿间歇)再出现窦性心搏(长周期)，由于该窦性心搏的Q－T间期长于先前的窦性心搏，随之发生的室性期前收缩触发TdP发作(短周期)。在先天性LQTS患者，突然而强烈的交感刺激可诱发TdP，其可能的机制是该突然而强烈的刺激导致了期前收缩，期前收缩后的代偿间歇在原来已明显延长的Q－T基础上诱发了心律失常。

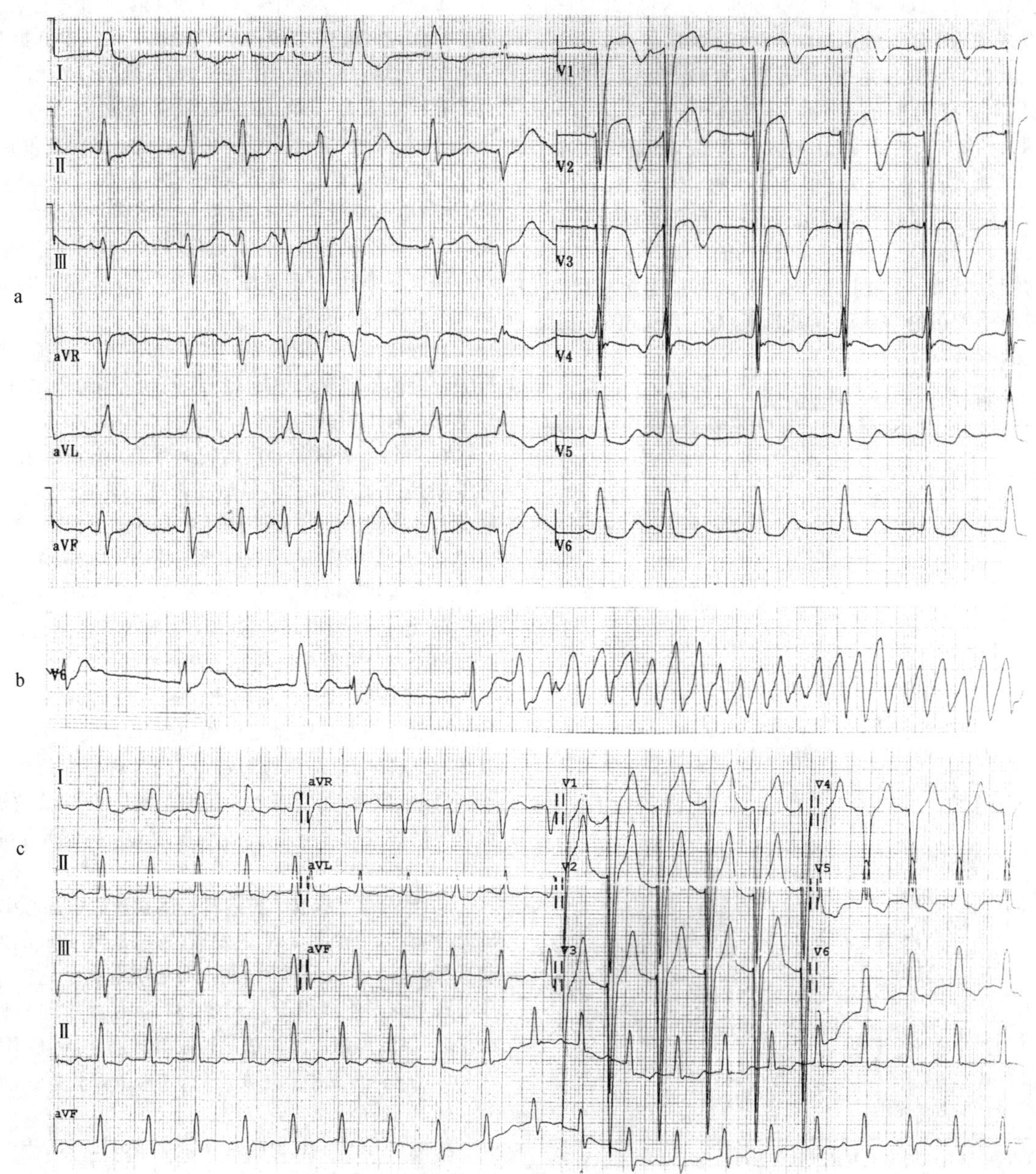

图5－6－4　获得性长Q－T间期综合征(低血钾)引发TdP

a. 53岁，女性，扩张型心肌病，完全性左束支传导阻滞患者，腹泻、恶心、呕吐4 d，伴反复晕厥4次，血钾3.02 mmol/L，心肌酶谱正常。急诊时心电图示频发室性期前收缩，CLBBB，V5导联Q－T间期560 ms，U波明显，V1～V3 QT－U融合，Q－U达640 ms，伴急性心肌缺血，T波倒置　b. TdP发作，发作前有短-长-短周期现象　c. TdP发作或电复律后补钾及静脉滴注异丙肾上腺素后Q－T间期缩短，心肌缺血恢复

(2) 窦性停搏：约1/3的先天性LQTS，特别是LQT-3患者会突然发生窦性停搏，停搏时间超过1.2 s。停搏发生后，跟随出现的下一个心动周期的T波往往带有切迹，并常在这一切迹上发生室性心律失常。窦性停搏可诱发TdP。

6. 心率　大多数LQTS患者，基础心率和运动时心率低于同年龄和性别的正常人，儿童尤其明显。这一现象反映了心脏神经发育的先天性异常，是交感神经张力不平衡学说的证据之一。

五、诊断

LQTS的诊断主要依靠患者的临床特征、家族史和心电图发现。在未成年或年龄较轻的患者如发生原因不明的晕厥或猝死，应高度怀疑LQTS的诊断。心脏电生理检查对诊断无帮助，尽管基因分析对边缘性病例或新突发的病例诊断能提供帮助，但目前尚未成为LQTS临床诊断的常规。

临床诊断LQTS常采用Swartz于1993年提出在排除了对心电图指标有影响的药物或其他疾患的计分方法(表5-6-4)。该方法将患者分为3个等级，即否定诊断(计分≤1)、可疑诊断(2～3分)和肯定诊断(≥4分)。对可疑诊断的患者行运动试验或动态心电图检查对诊断有一定帮助。有报道，100%的LQT-1和89%的LQT-2患者在运动试验的恢复期Q-T间期延长。对诊断较为重要的两个特征是按心率校正的Q-Tc间期延长(Q-Tc≥460 ms)和运动诱发的晕厥。

表5-6-4　特发性LQTS诊断标准

项　目	评　分
心电图表现[1]	
A. Q-Tc[2]	
>480 ms	3
460～470 ms	2
450 ms(男性)	1
B. 尖端扭转型室速(TdP)	2
C. T波电交替	1
D. T波有切迹(3个导联以上)	1
E. 心率低于年龄预期值[3]	0.5
临床表现	
A. 晕厥[4]	
应激时	2
无应激时	1
B. 先天性耳聋	0.5
家族史[5]	
家族成员有确诊的LQTS者[6]	1
家族直系亲属中有<30岁的不明原因心源性猝死	0.5

注：1，排除对心电图指标有影响的药物或其他疾患；2，采用Bazett公式计算：$Q-Tc=Q-T/R-R^{1/2}$；3，静息时心率低于年龄预测值的第2个百分位数；4，若TdP与昏厥同时存在，积分只取二者之一；5，若某一家族成员同时具备心电图中A、B两项，积分只取二者之一；6，本征积分>4分。积分方法：<1分，本征的诊断可能性小；2～3分，本征的诊断为临界性；>4分，本征的诊断可能性大。

六、治疗

(一) TdP发作的心脏转复

治疗目的是治疗和预防TdP的反复发作。具体措施包括去除可能引起Q-T间期延长的因素，纠正电解质异常，补镁，补钾和临时心脏起搏。TdP在多数情况下发作时间短，可自行终止，当TdP不能自行终止并引起血流动力学改变，或已转变为心室颤动时，首选电除颤。当TdP的发作为心动过缓或间歇依赖型，静脉给予异丙肾上腺素也可控制TdP的发作。

1. 去除影响Q-T间期的因素　对预防TdP有重要意义，临床应首先考虑有无影响Q-T间期的因素存在，并及时去除。临床上，引起Q-T间期延长最常见的原因是药物的使用，包括治疗心脏疾病和非心脏疾病药物的应用。

2. 补镁　镁对终止急性期内TdP的发作有效。不论血镁水平如何，补镁已成为先天性或获得性Q-T间期延长引起的TdP的应急治疗。具体用法是，25%硫酸镁2 g，稀释于40 ml葡萄糖溶液内2～3 min内静脉推注，然后以2～4 mg/min的速度持续静脉滴注维持。如果在硫酸镁静脉滴注过程中，TdP再发，可再予硫酸镁2 g静脉推注一次，总量<30 g/24 h。一般而言，静脉应用硫酸镁是安全的，因此临床一旦诊断TdP，即应开始应用。静推硫酸镁可引起面部潮红，应注意镁过量中毒，表现为膝反射降低，呼吸减慢<16次/min，尿量<25 ml/h。可用10%葡萄糖酸钙静脉注射拮抗。

硫酸镁预防TdP复发的机制尚不明了，可能与阻断钠电流有关。但镁不能显著缩短Q-T间期，因而对LQTS的长期治疗基本没有作用。

3. 补钾　补钾是补镁的辅助措施。对血钾水平偏低(正常低限)的患者尤其如此。虽然在普通人群血钾水平和Q-T间期及Q-T离散度并无明确的关系，但在LQT-2患者血钾水平却与Q-T间期有关，血钾水平提高可缩短Q-T间期，并减少Q-T间期离散度。在LQT-2患者，补充钾盐或应用螺内酯(100 mg/d)均可增加血钾，一般要求达到血清钾4.5～5 mmol/L水平，但要避免发生高钾血症。

4. 经静脉临时心脏起搏　通过心脏起搏将心率维持在100次/min左右是临床治疗和预防TdP发作另一非常有效的方法，有条件应立即做临时心脏起搏，对心率较慢和心电图长R-R间歇患者，尤应如此。心脏起搏预防TdP的机制是心率加快可增加复极钾电流，从而可缩短Q-T间期，预防长间歇的出现。

5. 异丙肾上腺素　异丙肾上腺素通过增加心率，使心脏复极差异缩小，可控制TdP的发作，特别是当TdP的发作依赖心动过缓或长R-R间歇时，在临时心脏起搏建立前可选用。但异丙肾上腺素不能用于先天性LQTS和严重的心脏病变如心肌缺血、显著高血压。用法是持续静脉滴注，将心率维持在100次/min左右，常见副作用是心悸、面部潮红和室性心律失常。

(二) 长期治疗

获得性LQTS患者通常不需要长期治疗，因为去除引起Q-T延长的原因后，Q-T间期通常即恢复正常。对合并病态窦房结综合征和房室传导[illegible]患者，由于长R-R间歇易触发TdP，通常需要安装永久起搏[illegible]

先天性LQTS患者必须进行长期[illegible]缩短Q-T间

期，预防 TdP 的发作。标准治疗包括口服β受体阻滞剂、安装永久心脏起搏器和置入 ICD，同时教育患者避免具有潜在危险的行为，而针对基因突变进行的治疗目前尚在探索中。

长期应用β受体阻滞剂能显著减少先天性 LQTS 患者心脏事件的发生。有研究表明，β受体阻滞剂治疗 5 年可将心脏事件的发生率从用药前的(0.97±1.42)次/年减少到用药后的(0.15±0.69)次/年。目前认为，所有β受体阻滞剂均可用于先天性 LQTS 的治疗，但以普萘洛尔(心得安)最为常用。普萘洛尔的剂量一般是 2～3 mg/kg，应用的原则是使用患者能耐受的最大剂量，将患者在运动或运动试验时的最大心率控制在 130 次/min 以下，并且维持终生治疗。在有明显心动过缓的患者，可在安装永久起搏器后应用β受体阻滞剂治疗。

先天性 LQT－1 患者的 TdP 通常是由运动或情绪激动触发的，因此，β受体阻滞剂对 LQT－1 治疗最为有效。

左心交感神经节切除术(LCSD)是 LQTS 的另一治疗措施，国内某些单位已开展这项业务，但在欧洲，高位左心交感神经节切除术通常作为β受体阻滞剂治疗效果不佳或不能耐受时的二线治疗。虽然在治疗 LQTS 的地位目前有逐渐被永久心脏起搏器和 ICD 取代的趋势，但对有症状的患者，足量的β受体阻滞剂与 LCSD 联合治疗可预防 96%～97%患者的猝死。

对已接受足量β受体阻滞剂治疗后仍有症状和心动过缓的 LQTS 患者，永久起搏器已成为辅助β受体阻滞剂治疗的标准治疗。患者在永久心脏起搏器安装后应继续维持β受体阻滞剂的治疗，调整起搏频率使 Q－T 正常化，并设置恰当的最低起搏心率以避免长间歇，因为后者可触发 TdP。永久起搏对 LQT－3 患者最有价值，因为这些患者更易在较慢心率时发生猝死。

对已接受足量β受体阻滞剂和 LCSD 治疗以及永久心脏起搏器安装后仍有晕厥发作的患者应考虑安置 ICD，ICD 在 TdP 发作持续时间过长或蜕变为心室颤动时可自动进行体内除颤复律，因此对初次发病即需复苏的患者也要考虑安置 ICD。鉴于β受体阻滞剂治疗不能完全控制心律失常发作可产生致命后果，且目前临床已有带双腔起搏功能的 ICD 可用，有人主张将 ICD 作为有症状的先天性 LQTS 患者的一线治疗。ICD 虽然不能预防恶性心律失常的发生，但现有资料已表明 ICD 可有效预防 LQTS 患者的猝死，因此，在高危 LQTS 患者可考虑β受体阻滞剂和 ICD 联合治疗。

(三) 无症状患者的治疗

无症状患者是否需要治疗尚存在争议。虽然有人认为仅高危患者需要治疗(高危因素包括：先天性耳聋，Q－Tc＞660 ms，T 波交替，新生儿和婴幼儿，以及猝死患者的同胞)，但目前公认的原则却是对所有 40 岁以下的无症状 LQTS 患者，一旦确诊即开始治疗。这主要是因为我们不能预测患者何时发生症状(尽管大多数患者在儿童时即可出现症状，但仍有部分患者甚至在成年后出现症状)，且 30%～40%的患者初次发病即为猝死。治疗的措施是应用β受体阻滞剂长期治疗，并使用最大剂量将运动时的最大心率控制在 130 次/min 以下。

(四) 患者教育

应告知患者该病的危险，并避免具有潜在危险的行为，如攀高、驾车等。说服和鼓励患者长期坚持β受体阻滞剂的治疗，坚持随访，并避免应用可使 Q－T 间期延长的药物。

(五) 由基因型决定的治疗策略

细胞、分子和遗传技术在 LQTS 的病因和治疗中综合应用，为该疾病的治疗提供了可针对基因特殊突变进行治疗的可能。

由于钠通道的基因突变增强了钠通道的活性，并因此而导致 LQT－3 的发生，因而临床可用钠通道阻滞剂治疗 LQT－3，如美西律、利多卡因、氟卡胺(flecainide)、tocainide，初步的临床研究也得到了令人鼓舞的效果。

由于钾通道的基因突变导致了 LQT－1 和 LQT－2，而钾通道和交感神经与心脏的活性有关，因此交感神经活性的升高会增加 LQT－1、LQT－2 的危险。β受体阻滞剂治疗减弱交感神经介导的触发机制，对预防 LQT－1 和 LQT－2 综合征的心脏事件的发生、降低病死率最为有效，即使β受体阻滞药物对 Q－Tc 间期的作用很小，它也显著减少心脏事件的发生。而在 LQT－3 突变基因携带者，心脏事件通常由较慢心率诱发，因此主要是安置永久心脏起搏器治疗，β受体阻滞剂在该人群不但不具治疗作用，反而可能有促心律失常作用。突变基因类型的识别为 LQTS 的治疗提示了最广阔的前景。

第四节　短 Q－T 间期综合征

短 Q－T 间期综合征(short QT syndrome, SQT)是一组具有心电图上 Q－T 间期缩短(多≤300 ms)，晕厥，猝死伴或不伴有心房颤动的特征，并具有常染色体显性遗传特征的心脏离子通道疾病。

其实，关于 Q－T 间期缩短和心律失常的关系，国际上 1990 年即有关注，国内 1994 年，傅等报告了 1 例 Q－T 间期缩短的患者出现尖端扭转型室性心动过速，并伴有晕厥。1997 年国内陈等报告了 1 个家系具有 Q－T 间期缩短并具有多形性室性心动过速。2000 年，Gussak 等根据 1 个家系 3 名成员的反复晕厥和 Q－T 间期缩短的现象提出了短 Q－T 间期综合征的名称。

目前，临床报道的短 Q－T 间期综合征有两种形式，即特发性短 Q－T 间期(非频率依赖性)和慢频率依赖性 Q－T 间期矛盾性缩短。后者更少，全球仅数例报道。

(一) 发病机制

发病机制目前尚未完全清楚。

Q－T 间期是心动图上从 Q 波开始至 T 波结束的时间，代表心室从开始除极至复极结束的时间，相当于心室的有效不应期(ERP)。ERP 是心室颤动易损性的重要参数。正常情况下，心室的复极决定于内向 Na^+、Ca^{2+} 电流和外向 K^+ 电流的特征和平衡。Q－T 间期缩短的分子基础应该是钠、钙内向电流的减少或钾外向电流的增加。延迟整合钾电流(I_K)包括 2 个成分，I_{Ks}(slowly activating potassium current，缓慢激活钾电流)和 I_{Kr}(rapidly activating rectifier potassium current，快速激活整合钾电流)。在心脏，I_K 功能减弱导致心脏动作电位时间和 Q－T 间期的延长，I_K 功能增强则可导致 Q－T 间期缩短。现已发现，KCNH2 基因的错义突变导致 I_{Kr} 功能增强，表现为

"SQT1",KCNQ1 基因突变导致 I_{Ks} 功能增强,表现为"SQT2",KCNJ2 基因突变导致 I_{K1} 功能减弱,表现为"SQT3",编码 L 型钙通道 α_1 和 β_{2b} 亚单位的基因突变导致内向钙电流减弱导致"SQT4""SQT5"和"SQT6",对应的基因分别为 *CACNA1C*、*CACNB2* 和 *CACNA2D1*。

由于导致 Q-T 间期缩短的分子基础可以在心室表达,也可以在心房表达,因而,短 Q-T 间期综合征患者除有室性心律失常的发生外,也可发生心房不应期的缩短,导致心房颤动的发生。笔者认为,由于存在这一共同的病理基础,对青年孤立性心房颤动患者临床也应注意 Q-T 间期缩短的存在。

能缩短 Q-T 间期的其他因素有尚有:心率增快(心率和心室 ERP 及 Q-T 间期线性相关)、高热、血钙或血钾增高、酸中毒、自主神经张力的改变。

临床报道的特发性短 Q-T 间期,为非频率依赖(Q-T 不随心率的变化而变化),并呈持续性,具有常染色体显性遗传的特点。目前认为是心脏钾离子通道基因突变有关。而临床报道的慢频率依赖性 Q-T 间期矛盾性缩短,其主要特点是心率减慢时 Q-T 间期反而缩短,通常由心脏外原因所致,受自主神经调节,多一过性。心脏迷走神经张力异常增高导致 $I_{K.ACh}$ 电流激活可能是慢频率依赖性 Q-T 间期矛盾性缩短的机制。

(二) 临床表现

患者可表现为头晕、心悸、黑矇,甚至晕厥发作和猝死。根据已报道家系和患者,短 Q-T 间期综合征的特点可归纳为以下六点:① 未发现明确器质性心脏病;② Q-Tc<300 ms,并且在基础状态下,Q-T 间期失去随心率快慢而变化的特征;③ 心脏电生理检查心室有效不应期<170 ms,心室易损期明显增加,可诱发室颤;④ 除室速或室颤发作外,部分患者有阵发性房颤,心房有效不应期也明显缩短;⑤ 常有心源性猝死家族史,但也有散发病例;⑥ 不同年龄和性别均可发病,并以常染色体显性方式遗传。

(三) 诊断

目前短 Q-T 综合征的诊断主要依靠心电图,最常采用的标准是依据 Bazett 校正公式得出的 Q-Tc,Q-Tc≤300 ms 即可考虑诊断为短 Q-T 综合征。

有人采用实际 Q-T 间期与预期 Q-T 间期(QTp)的比例来评价 Q-T 间期的变化。Q-Tp 的计算公式为:QTp(ms)=656/(1+心率/100)。当 Q-T 间期小于 Q-Tp 的 88%时诊断为短 Q-T 综合征。

2010 年,Gollob 等人提出了短 Q-T 间期综合征的诊断评分标准,评分≥4 分为高度疑似,3 分为疑似,而≤2 分低度疑似。该评分表得到部分专家的认可,见表 5-6-5。

表 5-6-5 短 Q-T 间期综合征的诊断标准

项 目	评 分
Q-Tc:(ms)	
<370	1
<350	2
<330	3
J 点-T 波高峰间期<120 ms	1
临床病史	
心脏停搏	2
临床记录的室速或室颤	2
原因不明的晕厥	1
心房颤动	1
家族史	
短 Q-T 间期综合征高度可疑的一级或二级亲属	2
心脏性猝死且尸解阴性患者的一级或二级亲属	1
婴幼儿期的猝死	1
基因型	
已知的基因型检测阳性	2
未知的显著相关基因突变	1

注:高度疑似:≥4 分;疑似:3 分;低度疑似:≤2 分。心电图:记录时必须排除引起 Q-T 间期缩短的其他因素。J 点-T 波高峰间期需在 T 波明显的胸前导联测量。临床病史:临床事件的发生必须排除其他病因,包括结构性心脏病。心脏停搏、临床记录的室速或室颤、原因不明的晕厥三者只能 1 次记分,而不能重复记分。家族史:此部分只能记一次分。[摘自 Gollob M H, et al. J Am Coll Cardiol. 2011,57(7):802-812]

(四) 治疗

埋藏式复律除颤器(ICD)是目前短 Q-T 间期综合征唯一公认有效的治疗。对经济条件受限或年龄太小的儿童,理论上可考虑使用药物延长 Q-T 间期,如奎尼丁治疗。

有研究对短 Q-T 综合征患者试用氟卡胺(flecainide)、索他洛尔(sotalol)、依布利特(ibutilide)和奎尼丁(hydroquinidine),结果发现氟卡胺(I_c 类)和索他洛尔(Ⅲ类)不能明显延长 Q-T 间期,只有奎尼丁能延长 Q-T 间期,从(263±12)ms 延长至(362±25)ms,并且能恢复 Q-T 间期随心率变化的特征(the heart rate dependence of the Q-T interval)。心室程序刺激发现奎尼丁能使心室有效不应期延长至≥200 ms,心室颤动不能诱发。进一步研究发现,奎尼丁对 I_{Kr} 通道功能增强的 SQT1 有效,而对 I_{Kr} 通道功能增强的 SQT2 是否有效尚没有证实。国内有用维拉帕米治疗有效和使用美西律预防有效的个例报道。

第五节 Brugada 综合征

Brugada 综合征是近 20 年来引起广泛关注的一个疾病,临床上,以心电图 V1～V3 导联 S-T 段抬高、反复发作多形室性心动过速(室速)或心室颤动和晕厥,甚至猝死,但心脏结构无明显异常为特征。其实,与缺血、电解质紊乱或明显心脏器质性病变无关的右胸导联(V1～V3)S-T 段抬高的现象早在 1953 年即有报道,但直到 1992 年才由 Brugada 首次作为一个独特的、伴有高危心脏猝死的病种进行报道,1996 年被命名为 Brugada 综合征。Brugada 综合征常有晕厥或猝死家族史。

(一) 流行病学

Brugada 综合征是一种新的疾病谱,在人群中的确切发病率还不清楚。由于不同报道采用的诊断标准不同,调查的区域和调查的人群不同,报道差异很大。如采用 2002 年欧洲心脏病学会建议为标准，一般人群中符合该标准的比例为 0～61/10 000，特发性心室颤动患者符合该标准的比例达 8%～21%。

本病多发于男性，男女比例为 8∶1，但在儿科病例并无性别差异，提示睾酮在疾病的发生中发生作用。初次发病年龄多在 30～40 岁，文献报道的最小发病年龄是 1 岁，最大的则为 77 岁。本病分布有一定的区域特征，以东南亚地区发病率较高。

（二）分子遗传学

分子遗传学研究发现，本病是由于心肌编码离子通道的基因突变引起离子通道功能异常所致（表 5－6－6），为常染色体显性遗传，并带有不完全外显，发生率为每 10 000 人中 5～66 人。Brugada 综合征涉及的突变基因较多，见于编码钠通道 α 亚单位 *SCN5A* 基因，编码钠通道 β 亚单位的基因 *SCN1B* 和 *SCN3B*，编码钾通道的 *KCNE3* 基因，编码 L 型钙通道 α 和 β 亚单位的基因 *CACNA1C* 和 *CACNB2B* 等，甘油－3－磷酸脱氢酶－1 样基因（*GPD1L*）突变导致的异常蛋白转运也可抑制细胞膜上钠通道的正常表达从而影响钠通道的功能。其中，编码钠通道 α 亚单位 *SCN5A* 基因功能缺失性突变在 Brugada 综合征中第一个被确定，并且是了解最多的基因，表现在约 20%的患者。

表 5－6－6　Brugada 综合征的分子遗传学

分　类	基　因	位　点	蛋　白
Brugada 1	*SCN5A*（*BrS1*）	3p21～p24	心脏钠通道 α 亚单位（NaV1.5）
Brugada 2	*GPD1L*	3p22.3	钙通道 α 亚单位
Brugada 3	*CACNA1C*	2p13.3	电压门控 L－型钙通道（CaV1.2）
Brugada 4	*CACNB2*	10p12	电压门控 L－型钙通道 β_2 亚单位
Brugada 5	*SCN1B*	19q13	钠通道 β_1 亚单位
Brugada 6	*KCNE3*	11q13.4	钾通道 β 亚单位（MiRP2）
Brugada 7	*SCN3B*	11q23.3	钠通道 β 亚单位
Brugada 8	*HCN4*	15q24.1	超极化激活阳离子通道

心外膜 *SCN5A* 基因突变会引起钠通道电流密度下降，心外膜和心内膜之间原有的电位平衡破坏，表现为外膜和内膜之间跨壁电压梯度增大，在心电图上则表现为 S－T 段抬高。

（三）临床表现

大多数患者平时无任何不适，仅当发作时表现为晕厥或猝死。晕厥和猝死是 Brugada 综合征的主要表现，也是大多数 Brugada 综合征患者的仅有表现。心电监测发现多形性室速是晕厥或猝死发生的原因。

室速通常始于一个短的偶联间期，R 波出现在 T 波的终末部分，或呈"R on T 现象"。晕厥或猝死取决于室速的发作形式，如果室速发作呈自限性则晕厥可反复发作，否则可致患者猝死。80%以上室速患者有晕厥发作史。临床上，心律失常大多数发生休息时，且常常发生于清晨睡眠时。

部分病例可有其他心律失常的发生，包括室上性心动过速（房性或房室折返性）和心房颤动，有报道分别见于该病例的 20%和 39%，有时也可见到单形性室速。

（四）辅助检查

1. 心电图　心电图异常是 Brugada 综合征患者最为突出的特征，主要表现为心室在无明显结构改变和其他可影响右胸前导联 S－T 段抬高的因素作用下，出现除极和复极异常。

（1）S－T 段和 T 波：Brugada 综合征患者 V1～V3 导联复极异常有 3 种类型（表 5－6－7 及图 5－6－5）。

表 5－6－7　V1～V3 导联 S－T 段异常

项　目	1 型	2 型	3 型
J 波幅度	≥2 mm	≥2 mm	≥2 mm
T 波	负向	正向或双向	正向
ST－T 形态	穹隆型	马鞍型	马鞍型
S－T 段（终末部分）	逐渐下斜	升高≥1 mm	升高<1 mm

1 型，以突出的"穹隆型"S－T 段抬高为特征，表现为 J 波或抬高的 S－T 段顶点>2 mm 或 0.2 mV，伴 T 波倒置，很少或无等电位线分离。

2 型，J 波抬高（≥2 mm）引起 S－T 段逐渐下斜型抬高（在基线上方仍然≥1 mm），紧随正向或双向 T 波，形成"马鞍型"S－T 段改变。

3 型，右侧胸前导联 S－T 段抬高<1 mm，可以表现为"马鞍型"或"穹隆型"，或两者兼有。

关于这些心电图特征，有两个方面需要注意：① 心电图 S－T 段改变是动态的，表现在同一个患者不同时间心电图表现不同，或在应用某些药物如钠通道阻滞剂后心电图发生改变；② 这种心电图改变并不是特异的，它们不仅可见于 Brugada 综合征，也可出现在急性冠状动脉综合征、急性肺栓塞、心肺复杂或直流电电击后数小时内，甚至在健康的训练有素的运动员也可出现。因此，临床不能仅依靠心电图改变来诊断 Brugada 综合征。

（2）J 点：对 Brugada 综合征样心电图 J 点的评价，应重视以下三个方面：① 要确定胸前导联正确安置；② 在临床高度怀疑 Brugada 综合征的患者（心源性猝死存活者、Brugada 综合征的家属），如将右胸导联电极抬高一个肋间也可显示这些特征；③ 在某些病例，行与左胸导联相对应的右胸导联心电图检查有时也可帮助发现这些特征，但对 V3R、V4R 导联的 r′波应慎重判断。

（3）Q－T 间期：如无药物的影响，Q－T 间期通常在正常范围内，但也可延长。在 Brugada 最早报道的病例中，6 例男性患者中 3 例 Q－Tc ≥440 ms。

（4）传导障碍：P－R 间期常有一定程度延长，≥200 ms，其发生机制多认为是希氏束至浦肯野纤维（H－V 间期）传导延迟所致（≥55 ms）。H－V 间期延迟的发生率不同研究结果不同，Alings 报告 21 例 Brugada 综合征患者中 20 例存在 H－V 传导延迟，多在 65 ms 以内，尽管偶有达 110 ms 者。Eckardt 报告 35 例患者平均 H－V 间期（49±12）ms，其中 6 例 H－V 间期超过 60 ms。

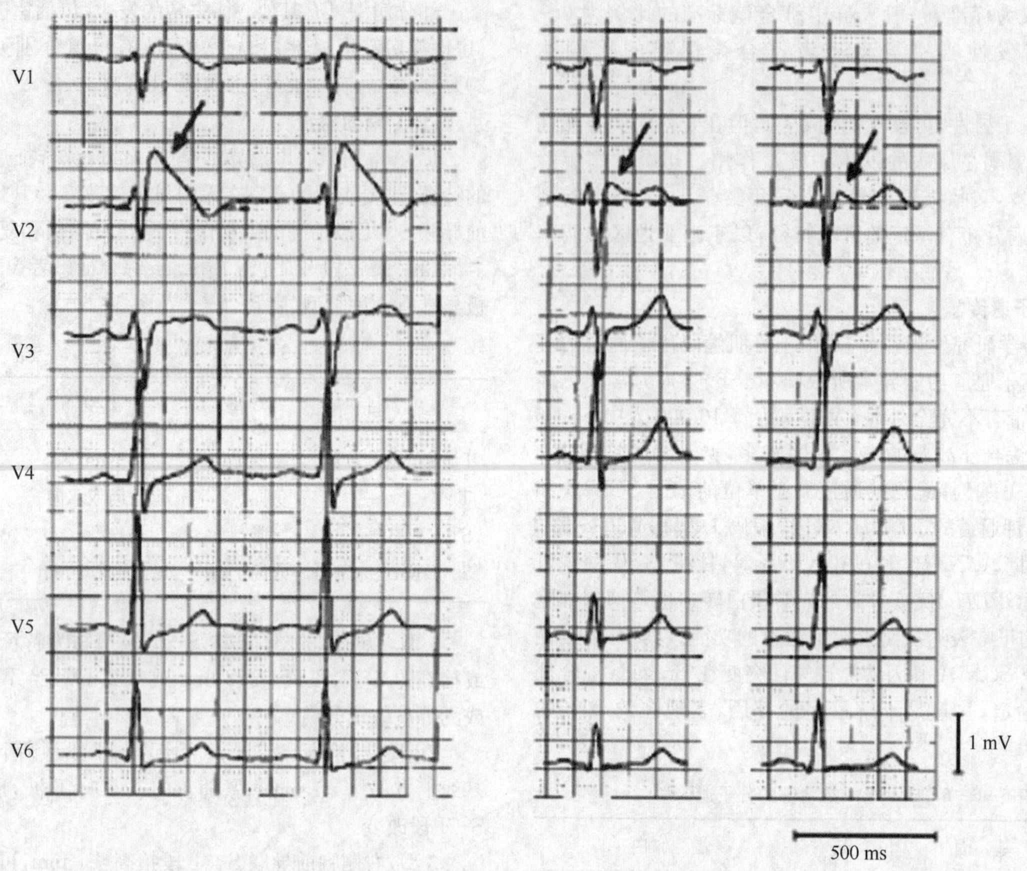

图 5-6-5 Brugada 综合征的三类心电图表现

束支或室内传导阻滞：在无药物影响的情况下，Brugada 综合征患者的传导系统的任一部位均可表现出特异或非特异的传导障碍。可见Ⅰ、Ⅱ和Ⅲ导联 S 波明显增宽，电轴左偏，电轴左偏有时可提示左前分支阻滞，也可为右束支传导阻滞，在部分病例 S-T 段起始部分抬高有时可类似右束支传导阻滞图形，但若左侧胸导联无 S 波增宽则可除外右束支传导阻滞的诊断。

2. 药物激发试验 影响钠通道的药物可使 Brugada 综合征患者的心电图形态发生改变，因而静脉应用这些药物可以帮助 Brugada 综合征的诊断。常用药物有阿义马林（Ajmaline 1 mg/kg，10 mg/min）、氟卡胺（flecainide 2 mg/kg，最大 150 mg；10 min 内）和普鲁卡因酰胺（procainamide 10 mg/kg，100 mg/min），国内有用普罗帕酮（70 mg，10 min）的报告。这些药物的敏感性和特异性以及试验的重复性尚没有确定。

施行药物激发试验时，需做 12 导联心电图和血压监测，准备好心脏除颤器和其他所需的生命支持措施。建立静脉通路，并准确安置心电图电极位置，缓慢静脉给药。当心电图呈现 1 型改变、2 型改变伴 S-T 段抬高≥2 mm、频发室性期前收缩或其他心律失常，或 QRS 显著增宽（≥30%）时，停止药物应用。试验中如发生严重室性心律失常，甚至心室颤动，应立即停止试验给药，并静脉给予异丙肾上腺素（1～3 μg/min）或乳酸钠治疗，心室颤动患者立即直流电复律。心电图和血压监测一般持续至心电图完全恢复正常后（氟卡胺的血浆半衰期 20 h，普鲁卡因酰胺 3～4 h，阿义马林数分钟内失活）。有试验时发生电机械分离的报道。

药物激发试验阳性标准：① 在基础心电图正常的患者，V1 和（或）V2 和（或）V3 导联 J 点绝对幅度升高＞2 mm；② 在心电图呈 2 型和 3 型的患者，心电图转变为 1 型；如心电图没有变为 1 型，但 J 点幅度升高＞2 mm 也可视为有意义，但该种情况少见。如药物激发试验时心电图由 3 型转变为 2 型，通常认为没有意义。在心电图 1 型而无症状的患者一般不主张应用药物激发试验，一方面因为不具额外的诊断价值，预后价值也不清楚，另一方面因为有诱发心律失常的风险。

3. 电生理检查 电生理检查对确立诊断和患者危险分层有一定作用。一般认为，所有有症状的患者均应行电生理检查，电生理检查的方案一般包括右心室心尖部和右心室流出道 2 个部位的刺激点，最少 3 个周长（600 ms、430 ms 和 330 ms）和 S_1、S_2、S_3 额外刺激，并使最短的偶联间期到达 200 ms，但目前尚不明确将最短的偶联间期扫描至心室不应期是否具有更多的价值。多数可诱发多形性室速，且 50% 的患者在右心室流出道诱发，但也有部分病例不能诱发。电生理检查时应用异丙肾上腺素并不增加室速的诱发率，并且从理论上还有减少诱发的可能性。有心脏猝死家族史的无症状患者也应行同样的检查。对仅心电图呈 Brugada 综合征样表现，但无猝死家族史且无症状的患者，电生理检查的必要性尚不确定。电生理检查对预后判断有重要的价值，虽然其准确性尚存在争议。

（五）诊断

Brugada 综合征是由钠通道基因突变导致的，理论上，遗传学诊断将具最高的敏感性和特异性。但因致病基因和突变位点较多，仅20%的具有Brugada综合征临床表现型的患者能检测出SCN5A基因，因此，遗传学诊断距临床应用还很遥远。目前较新的标准是心脏节律协会和欧洲心脏节律协会于2005年提出的Brugada综合征的第二次专家共识。

1. 1型心电图具有诊断价值　当1型心电图合并以下情况之一时可确诊（无论是否应用钠通道阻滞剂）：记录到心室颤动、多形性室性心动过速、心脏性猝死的家族史（<45岁）、家系成员中有"穹隆型"心电图改变、电生理检查可诱发室性心动过速/室颤、晕厥或夜间垂死样呼吸（nocturnal agnonal respiration）。

当Brugada综合征呈隐匿性时，钠通道阻滞剂的使用、发热状态或迷走神经兴奋剂可使心电图特征表现出来。将右胸导联置于较高位置（第2肋间）可在部分病例提高检出心电图改变的敏感性（无论是否应用激发药物），但该方法的假阳性率尚不明确。个别患者表现为心电图下壁导联或左胸导联S-T段抬高。

若仅有以上心电图特征，而无这些临床表现称为"特发性Brugada综合征样心电图改变"，而不能称为Brugada综合征。

2. 2型或3型心电图改变不具有诊断价值　当2型或3型心电图在应用钠通道阻滞剂后转变为1型心电图，并具有一个或以上的上述临床表现时，也可诊断Brugada综合征。但3型心电图转变为2型心电图不具诊断价值。

应该说明，以上诊断标准是基于当时有限的临床资料而制订的，是一个暂定的、过渡"标准"。随着我们对该病的分子生物学机制、病理解剖特点和临床资料的不断认识，该标准也将进一步完善。

（六）鉴别诊断

临床上，很多因素均可引起"Brugada综合征样心电图改变"，因此，诊断Brugada综合征时应除外所有可能导致心电图类似改变的原因，这些原因主要有：急性前间壁心肌梗死，急性肺栓塞，不同的中枢和自主神经系统异常，杂环类抗抑郁药过量，致心律失常性右心室心肌病（ARVC）等。见表5-6-8。

表5-6-8　可引起右胸导联S-T段抬高的原因

右或左束支传导阻滞，左心室肥厚	维生素B_1缺乏症
急性心肌缺血或梗死，变异性心绞痛	高钙血症
急性心肌炎	高钾血症
右心室缺血或梗死	可卡因中毒
主动脉夹层动脉瘤	胸骨后肿瘤压迫右心室流出道
急性肺栓塞	致心律失常型右心室发育不全/心肌病
各种中枢或自主神经系统疾病	长Q-T间期综合征，3型
三环类抗抑郁药物过量	其他可引起右胸导联S-T段抬高的情况*
Duchenne肌营养不良	早期复极综合征
Friedreich's共济失调	正常变异（特别是男性）

注：*，通常引起2型或3型心电图改变，而本表的其他大多数情况引起1型心电图改变。

其中，ARVC和Brugada综合征的诊断最为困难，因为ARVC的心电图表现和Brugada综合征有所重叠，并且其心脏结构异常有时也仅在尸体解剖时才能被发现。在做出Brugada综合征诊断前必须排除ARVC的诊断。以下2项对诊断最有价值：① ARVC的心电图特征是Epsilon波，为紧跟QRS波的低幅棘波，一般在胸导联V1～V2最清楚，也可见于V3～V4，该波形提示ARVC的诊断，但仅见于不到1/3的ARVC患者。② 药物激发试验：应用钠通道阻滞剂进行药物激发试验可鉴别诊断Brugada综合征和ARVC，ARVC对药物刺激无反应。ARVC和Brugada综合征的鉴别见表5-6-9。

表5-6-9　ARVC和Brugada综合征的鉴别诊断

临床特征	ARVC	Brugada综合征
发病年龄（岁）	25～35	35～40
男女比例	3∶1	8∶1
分布	全球	全球
染色体	1，2，3，10，14（17）	3
基因	hRYR2，plakoglobin	SCN5A
症状	晕厥、心搏骤停	心搏骤停
发病情况	用力	休息
影像	右心室（和左心室）形态、功能异常	正常
病理	纤维、脂肪组织替代	正常
心电图复极	胸前导联T波倒置	V1～V3导联S-T段起始点抬高
心电图除极	ε波，QRS延长	右束支传导阻滞/左前分支阻滞
房室传导	正常	P-R、H-V间期50%异常
房性心律失常	后期（继发性）	早期（原发性，10%～25%）
心电图改变	固定（大多数）	多变
室性心律失常	单形性室速/室颤	多形性室速/室颤
心律失常机制	瘢痕相关性	2相
Ⅰ类药物的作用	↓	↑
Ⅱ类药物作用	↓	↑
Ⅲ类药物的作用	↓	↑
Ⅳ类药物的作用	—/↓	—
β-刺激	↑	↓
自然病程	猝死、心力衰竭	猝死

注：箭头提示S-T段抬高的变化。↑，增加；↓，降低；—/，无变化，如有，也是轻微的。

Brugada综合征也应与早期复极综合征（左胸导联心电图J点抬高），以及男性右侧胸前导联S-T段正常范围内的抬高进行鉴别，因为后者S-T段抬高与2型或3型Brugada综合征样心电图类似。药物激发试验通常足以鉴别。

（七）危险分层

不同类型患者，危险程度不同，如室颤、晕厥和无症状患者心律失常的年发生率分别为7.7%～10.2%、0.6%～1.9%和0.5%，不同危险因素预后价值也不同。

与预后相关的因素有猝死复苏史、晕厥、自发性或药物激发所致的1型心电图改变、猝死家族史、电生理检查时室速或室颤的可诱发性以及男性等。对有症状(指有室速/室颤或昏厥史),并有自发性1型心电图改变的患者,这些因素具有预后意义,并提示为高危患者。但对无症状患者,这些因素的预后意义尚不明确,如有研究发现猝死家族史或1型心电图改变并不预测预后,而男性也不一定提示预后差。

电生理检查中室速/室颤的可诱发性被认为是重要的预后指标。无论对1型心电图还是非1型心电图,阴性预测值为98%~99%,而阳性预测值目前存在很大分歧。早期报道的阳性预测值即研究中患者事件发生率普遍高于后继的报道。在猝死后复苏患者,可诱发的患者风险比较不能诱发的患者增加8.3倍(95%可信限2.8~25.0),对1500例患者的荟萃分析发现可诱发患者的相对危险为1.88(95%可信限0.62~5.73,$P=0.027$)。但在目前最大的Brugada综合征国际注册登记研究中($n=1\,029$例),该指标被认为没有预后预测意义。该注册研究还发现心源性猝死家族史、男性、SCN5A突变也不具有预测价值,仅自发性1型心电图和患者的症状可以预测心律失常事件的发生。

虽然遗传学具有很高的敏感性和特异性,但目前认为遗传学检测对临床的危险分层并无帮助。

(八) 治疗

由于Brugada综合征可引起猝死,因此早期观点认为,Brugada综合征等同于猝死高度危险,患者一经诊断即需安装心腔内自动除颤器(ICD)。随着对Brugada综合征认识的不断深入,目前认为并不是所有的Brugada综合征患者均易发生猝死,对不同患者的处理宜按危险分层处理。

1. ICD 有室速/室颤或提示恶性心律失常所致晕厥病例,ICD是一线治疗,但对无症状的患者,应谨慎使用。

2. 药物 ICD不能预防室速/室颤的发作,临床需用药物预防室速/室颤的发作,目前比较一致认为有效的措施是奎尼丁治疗。

奎尼丁抑制瞬间外向钾通道电流(I_{to}),从理论上对该疾病的心律失常的发生能发挥有益的作用。Belhassen等在25例心脏电生理检查诱发出心室颤动的Brugada综合征患者前瞻性研究了奎尼丁的疗效,奎尼丁的用法是1 500 mg/d (500 mg tid)。结果发现,奎尼丁在22例患者成功预防了心室颤动的诱发,有效率88%。19例患者应用奎尼丁治疗6~219个月(平均56±67个月),所有患者均无心律失常事件发生,36%的患者发生了药物不良反应,停药后消失。Hermida对35例患者进行了研究,奎尼丁的用法是600 mg/d (300 mg bid)。结果发现奎尼丁治疗可在76%的无症状患者(31例)预防电生理检查时室速、室颤的诱发,在无症状安装ICD的患者中(共10例),随访(13±8)个月仅1例患者ICD放电1次,而4例ICD多次放电的患者在接受奎尼丁治疗后室速/室颤未再发生。有学者认为奎尼丁不但可有效预防Brugada综合征患者的室颤诱发,在无症状但电生理检查可诱发室速、室颤的患者,奎尼丁治疗也是ICD治疗之外的一个选择。

β受体阻滞剂、Ⅲ类抗心律失常药物胺碘酮、索他洛尔并不延长生存时间,对猝死无预防作用。I_c类抗心律失常药如氟卡胺、普罗帕酮和I_a类药如普鲁卡因胺能明显增加S-T段的抬高,并有诱发VF的危险,被视为禁忌。

3. 射频消融 右心室流出道心外膜碎裂电位行射频消融是一种有希望的方法。Nademanee等报道了9例伴有频发室颤Brugada综合征的射频消融效果。这些患者均为男性,中位年龄38岁,中位发作次数4次/月,右心室流出道前壁部位心外膜呈异常低电位[(0.94±0.79)mV],电位时限延长[(132±48) ms],并有碎裂晚电位[QRS波群后(96±47)ms]。这些部位消融后,7例患者室颤不能诱发,8例患者心电图恢复正常,随访20±6个月,所有患者均无室颤发生(1例患者使用胺碘酮治疗)。目前国内外均有经心内膜射频消融消除局灶节律点成功预防Brugada综合征患者室速/室颤的报道。

第六节 P-R间期过度延长综合征

P-R间期过度延长综合征是近年提出的一个概念,属于心电与机械活动耦联紊乱性疾病,可呈现心脏电和机械活动匹配不良或同步不良,有发展为心功能不全的可能。

(一) 发病机制

1. 心室异常舒张 生理条件下,心脏电活动与机械活动先后相差40~60 ms。心电图上,一个完整的心动周期从心房电活动产生P波开始,至下一个P波的产生。P波产生40~60 ms后心房开始机械活动,进入心房收缩期,此时处于心室的舒张末期。心房收缩期持续至QRS波开始后40~60 ms,即心室等容收缩期开始前。当P-R间期过度延长时,心室电活动延迟,心室等容收缩期相对延后,心房收缩后的心房舒张处于等容收缩期前。此时的心房舒张平均压明显下降,当左心房内平均压下降低于左心室舒张压时,可造成舒张期跨二尖瓣的压差方向发生变化,即左心室舒张末压高于左心房平均压。二尖瓣跨瓣压差的这种反向变化,可使二尖瓣发生缓慢的、漂浮式的舒张期提前关闭,又由于此时左心房-左心室反向跨瓣压差相对低,二尖瓣关闭的力量弱,可出现舒张期二尖瓣关闭不全,并发生舒张期左心室血流向左心房的反流。P-R间期过度延长引起的这一情况称为异常的左心室舒张相。

不仅如此,舒张期的反流还可引起:① 随后的等容收缩期延长(压力上升速度减慢),使左心室的收缩功能和质量下降;② 二尖瓣提前而效果欠佳的关闭还可持续到收缩期,引起收缩期二尖瓣反流。当舒张期和收缩期二尖瓣的反流量较大时,可能引起心功能下降,甚至心力衰竭。

2. 心室有效充盈期显著缩短 心室充盈分为快速充盈期、缓慢充盈期(持续约0.31 s,形成二尖瓣多普勒血流图中的E峰)和心房收缩期(持续约0.11 s,形成A峰)。E、A两峰持续的时间相当于左心室充盈期(正常值300~400 ms)。当P-R间期过度延长时,心室电活动延迟,心室收缩期和舒张期也相应延迟,快速期和缓慢充盈期形成的E峰在整个P-P间期中向后推移。但心房收缩期引起的A峰时间和时限不受影响,仍然发生在P波之后,结果延迟而来的E峰与位置未变的A峰发生融合。发生融合的E、A两峰持续时间比对照的E、A两峰时间明显缩短,可能下降到200~250 ms,左心室有效充盈期的缩短使左心室前负荷下降,可使心功能明显受损,而引发或加重心功能不全。

(二) 临床表现

1. 症状　常有心功能下降或心功能不全症状。如劳累后症状加重,症状轻重和P-R间期延长程度有关。

2. 体格检查　可有舒张末期及收缩期二尖瓣反流性杂音,第一心音减弱等。存在心功能不全时,可有颈静脉充盈、周围水肿、肝大等相关体征。

(三) 辅助检查

1. 心电图　心电图主要表现为P-R间期过度延长,常>350 ms。部分患者P-R间期过度延长是因房室结慢径路下传引起,可表现为间歇性P-R间期过度延长。

2. 超声心动图　P-R间期过度延长综合征有明确的超声心动图表现:① 超声多普勒检查可见舒张期二尖瓣反流以及收缩期二尖瓣反流,反流多呈中、重度;② 舒张期E、A峰融合,融合后的E、A峰持续时间明显缩短,为200～250 ms;③ 左心房、左心室扩大。

(四) 诊断

主要在于存在P-R间期过度延长的概念。包括以下几点:① 心电图P-R间期过度延长(常>350 ms,图5-6-6);② 心功能不全的临床表现及二尖瓣反流的体征;③ 超声心动图相应发现;④ 心功能不全的其他原因存在。

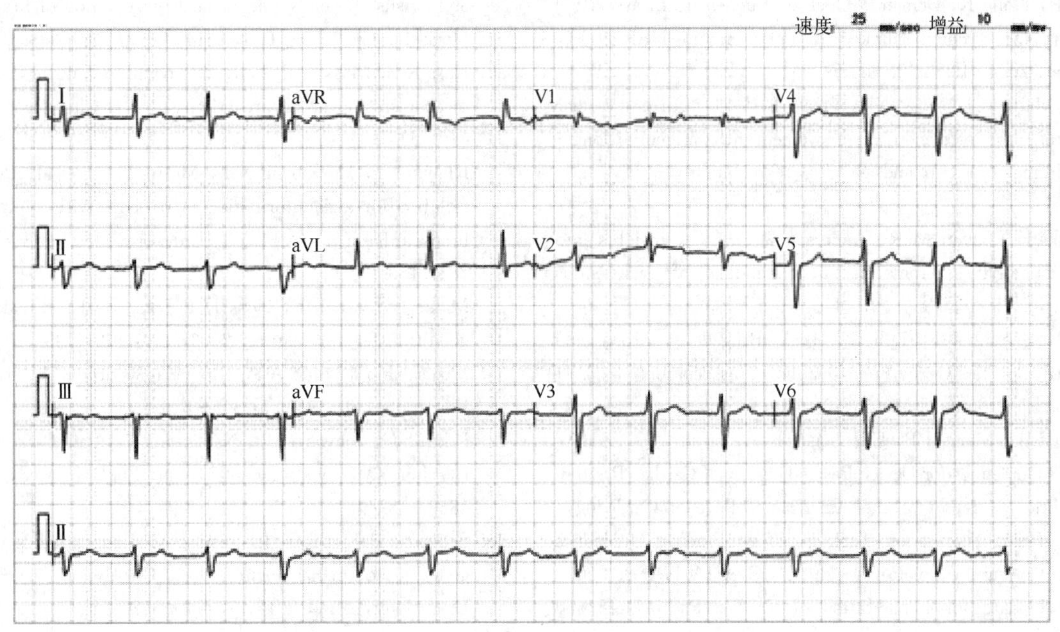

图5-6-6　一度房室传导阻滞,P-R间期显著延长,达390 ms

(五) 治疗

对房室结双径路慢径路下传的患者,如存在心功能不全的症状,可用射频消融术阻断慢径路的传导。

对合并心功能不全的患者,可植入双腔人工心脏起搏器,并在超声心动图监测下,逐步程控A-V间期直到二尖瓣反流减少或消失,E峰与A峰重新呈双峰。一般认为,A-V间期每缩短50 ms,心室充盈时间(EA峰持续时间)可延长35 ms。随着A-V间期的缩短(即P-R间期的缩短),E峰的位置将相应提前,使E峰、A峰的重叠情况得以改善。

参考文献

1. 傅勇,贾志梅,彭永文,等. Q-T间期极短型尖端扭转室速的发病机制探讨——附1例报道[J]. 中国医科大学学报,1994,23(5): 451-452.
2. 郭继鸿. PR间期过度延长综合征[J]. 临床心电学杂志,2002,11(3): 186-188.
3. 张绍良,沙正蓉,秦永文,等. 短Q-T间期多形性室速一家系[J]. 中华医学遗传学杂志,1997,14(3): 192.
4. Adan V, Crown L A. Diagnosis and treatment of sick sinus syndrome[J]. Am Fam Physician, 2003, 67: 1725-1732.
5. Alings M, Wilde A. "Brugada" syndrome: clinical data and suggested pathophysiological mechanism[J]. Circulation, 1999, 99: 666-673.
6. An R H, Bangalore R, Rosero S Z, et al. Lidocaine block of LQT-3 mutant human Na^+ channels[J]. Circ Res, 1996, 79: 103-108.
7. Antzelevitch C, Brugada P, Borggrefe M, et al. Brugada syndrome: report of the second consensus conference: endorsed by the Heart Rhythm Society and the European Heart Rhythm Association[J]. Circulation, 2005, 111: 659-670.
8. Antzelevitch C, Pollevick G D, Cordeiro J M, et al. Loss-of-function mutations in the cardiac calcium channel underlie a new clinical entity characterized by ST-segment elevation, short QT intervals, and sudden cardiac death [J]. Circulation, 2007, 30, 115(4): 442-449.
9. Bellocq C, van Ginneken A C, et al. Mutation in the KCNQ1 gene leading to the short QT-interval syndrome[J]. Circulation, 2004, 109: 2394-2397.
10. Benhorin, J. et al. Effects of flecainide in patients with new SCN5A mutation: mutation-specific therapy for long-QT syndrome? [J]. Circulation, 2000, 101: 1698-1706.
11. Benito B, Brugada J, Brugada R, et al. Brugada syndrome[J]. Rev Esp Cardiol, 2009, 62: 1297-1315.

12. Bernard Belhassen, et al. Efficacy of quinidine in high-risk patients with brugada syndrome[J]. Circulation, 2004, 110: 1731 - 1737.
13. Brignole M. Sick sinus syndrome[J]. Clin Geriatr Med, 2002, 18: 211 - 227.
14. Brugada J, Brugada R, Antzelevitch C, et al. Long-term follow-up of individuals with the electrocardiographic pattern of right bundle-branch block and ST-segment elevation in precordial leads V1 to V3 [J]. Circulation, 2002, 105: 73 - 78.
15. Brugada P. Commentary on the Brugada ECG pattern: a marker of channelopathy, structural heart disease, or neither? Toward a unifying mechanism of the Brugada syndrome[J]. Circ Arrhythm Electrophysiol, 2010, 3: 280 - 282.
16. Brugada R, Hong K, Dumaine R, et al. Sudden death associated with short QT syndrome linked to mutations in HERG [J]. Circulation, 2004, 109: r151 - r156.
17. Buber J, Mathew J, Moss A J, et al. Risk of recurrent cardiac events after onset of menopause in women with congenital long - QT syndrome types 1 and 2 [J]. Circulation, 2011, 123: 2784 -2791.
18. Dobrzynski H, Boyett M R, Anderson R H. New insights into pacemaker activity: promoting understanding of sick sinus syndrome[J]. Circulation, 2007, 115: 1921 - 1932.
19. Eckardt L, Kirchhof P, Loh P, et al. Brugada syndrome and supraventricular tachyarrhythmias: a novel association? [J]. J Cardiovasc Electrophysiol, 2001, 12: 680 - 685.
20. Epstein A E, DiMarco J P, Ellenbogen K A, et al. ACC/AHA/HRS 2008 Guidelines for Device-Based Therapy of Cardiac Rhythm Abnormalities: a report of the American College of Cardiology/American Heart Association Task Force on Practice Guidelines (Writing Committee to Revise the ACC/AHA/NASPE 2002 Guideline Update for Implantation of Cardiac Pacemakers and Antiarrhythmia Devices) developed in collaboration with the American Association for Thoracic Surgery and Society of Thoracic Surgeons[J]. J Am Coll Cardiol, 2008, 51: e1 - e62.
21. Epstein A E, DiMarco J P, Ellenbogen K A, et al. American College of Cardiology Foundation; American Heart Association Task Force on Practice Guidelines; Heart Rhythm Society. 2012 ACCF/AHA/HRS focused update incorporated into the ACCF/AHA/HRS 2008 guidelines for device-based therapy of cardiac rhythm abnormalities: a report of the American College of Cardiology Foundation/American Heart Association Task Force on Practice Guidelines and the Heart Rhythm Society[J]. Circulation, 2013, 127: e283 - e352.
22. Gaita F, Giustetto C, Bianchi C, et al. Short QT syndrome: a familial cause of sudden death[J]. Circulation, 2003, 108: 965.
23. Gaita F, Giustetto C, Bianchi F, et al. Short QT syndrome: a familial cause of sudden death [J]. Circulation, 2003, 108: 965 - 970.
24. Gaita F, Giustetto C, Bianchi F, et al. Short QT syndrome: pharmacological treatment[J]. Journal of the American College of Cardiology, 2003, 43: 1494 - 1499.
25. Gollob M H, Redpath C J, Roberts J D. The short QT syndrome: proposed diagnostic criteria[J]. J Am Coll Cardiol, 2011, 57: 802 - 812.
26. Gregoratos G, Abrams J, Epstein A E, et al. ACC/AHA/NASPE 2002 Guideline Update for Implantation of Cardiac Pacemakers and Antiarrhythmia Devices — summary article: a report of the American Colledge of Cardiology/American Heart Association Task Force on Practice Guidelines (ACC/AHA/NASPE committee to update the 1998 Pacemaker Guidelines) [J]. J Am Coll Cardiol, 2002, 40: 1703 - 1719.
27. Gussak I, Brugada P, Brugada J, et al. Idiopathic short QT interval: a new clinical syndrome? [J]. Cardiology, 2000, 94: 99 - 102.
28. Hermida J S, Denjoy I, Clerc J, et al. Hydroquinidine therapy in Brugada syndrome[J]. J Am Coll Cardiol, 2004, 43: 1853 - 1860.
29. Kandaswamy P K, Anantha A, Balachander J, et al. Heart failure and pulsus alternans: an unusual presentation of first-degree heart block[J]. Circ Heart Fail, 2014, 7(1): 227 - 228.
30. Kass R S, Moss A J. Long QT syndrome: novel insights into the mechanisms of cardiac arrhythmias[J]. J. Clin. Invest, 2003, 112: 810 - 815.
31. Khaykin Y, Marrouche N F, Martin D O, et al. Pulmonary vein isolation for atrial fibrillation in patients with symptomatic sinus bradycardia or pauses[J]. J Cardiovasc Electrophysiol, 2004, 15: 784 - 789.
32. Miake J, Marbán E, Nuss H B. Biological pacemaker created by gene transfer[J]. Nature, 2002, 419: 132 - 133.
33. Mizusawa Y, Wilde A A. Brugada Syndrome[J]. Circ Arrhythm Electrophysiol, 2012, 5: 606 - 616.
34. Priori S G, Schwartz P J, Napolitano C, et al. Risk stratification in the long-QT syndrome [J]. N Engl J Med, 2003, 348: 1866 - 1874.
35. Schwartz P J, Crotti L, Insolia R. Long - QT syndrome: from genetics to management [J]. Circulation: Arrhythmia and Electrophysiology, 2012, 5: 868 - 877.
36. Schwartz P J. Cascades or waterfalls, the cataracts of genetic screening are being opened on clinical cardiology[J]. J Am Coll Cardiol, 2010, 55: 2577 - 2579.
37. Takenaka K, Ai T, Shimizu W, et al. Exercise stress test amplifies genotype-phenotype correlation in the LQT1 and LQT2 forms of the long-QT syndrome[J]. Circulation, 2003, 107: 838.
38. Templin C, Ghadri J R, Rougier J S, et al. Identification of a novel loss-of-function calcium channel gene mutation in short QT syndrome (SQTS6)[J]. Eur Heart J, 2011, 32(9): 1077 - 1088.
39. Tripp I G, Armstrong G P, Stewart J T, et al. Atrial pacing should be used more frequently in sinus node disease[J]. Pacing Clin Electrophysiol, 2005, 28: 291 - 294.
40. Trohman R G, Kim M H, Pinski S L. Cardiac pacing: the state of the art[J]. Lancet, 2004, 364(9446): 1701 - 1709.
41. Webster G, Berul C I. An update on channelopathies: from mechanisms to management [J]. Circulation, 2013, 127: 126 - 140.
42. Webster G, Berul C I. An update on channelopathies: from mechanisms to management [J]. Circulation, 2013, 127: 126 - 140.
43. Wilde A A, Antzelevitch C, Borggrefe M, et al. Study Group on the Molecular Basis of Arrhythmias of the European Society of Cardiology. Proposed diagnostic criteria for the Brugada syndrome [J]. Eur Heart J, 2002, 23: 1648 - 1654.

44. Windle J R, Geletka R C, Moss A J, et al. Normalization of ventricular repolarization with flecainide in long QT syndrome patients with SCN5A: DeltaKPQ mutation[J]. Ann. Noninvasive Electrocardiol, 2001, 6: 153-158.

45. Yang Y, Yang Y, Liang B, et al. Identification of a Kir3. 4 mutation in congenital long QT syndrome[J]. Am J Hum Genet, 2010,86: 872.

第七章　心律失常药物的药物治疗

王大英　李　勇

心律失常在临床上非常常见，虽然近年心律失常的非药物治疗如起搏器、射频消融、植入埋藏式除颤器(ICD)等得到了长足的发展，但抗心律失常药物仍然是心律失常治疗的基本手段。新的药物发展虽然缓慢，但治疗理念有较大的变化。抗心律失常药物是双刃剑，既有抗心律失常作用，又有致心律失常作用。如何更好地应用抗心律失常药物，为临床服务，是个不断更新、不断改进的过程。

一、心肌细胞的电生理对药物治疗的影响

心肌细胞电活性的基本表现为动作电位(AP)，对此是心电生理和心电药理研究的出发点。心肌细胞动作电位各时相是由各时相内电压依赖通道或受体依赖通道选择性通过相应离子所形成。心律失常(cardiac arrhythmia)指心律起源部位、心搏频率、节律、传导速度和传导顺序发生异常。心律失常是常见的心血管疾病，药物疗法一直是治疗心律失常尤其是快速心律失常的主要手段，实际上绝大多数的抗心律失常药物作用的靶点就在于影响心肌电兴奋过程中不同时相的离子通道和离子流，改变通道活性从而改变兴奋性、传导性等，达到纠治心律失常的目的。但不同动物、不同的心肌组织在离子活性表现上各有区别，因此必须清楚物种和组织之间离子通道的差别，才能不误导药物研究。

正常心律起源于窦房结，频率每分钟 60～100 次(成人)，比较规则。窦房结激动经正常房室传导系统顺序使心房和心室激动，传导时间恒定(成人 0.12～0.21 s)；激动经束支和其分支以及浦肯野纤维到达心室肌的传导时间也恒定(<0.10 s)。

(一) 与心律失常有关的心脏解剖和生理

1. 心脏起搏传导系统　心肌大部分由普通心肌纤维组成，小部分为特殊分化的心肌纤维，后者组成心脏的起搏传导系统。

心脏的起搏传导系统包括窦房结、房室结、房室束(希氏束)、左右束支及其分支以及浦肯野纤维网。窦房结位于右心房上腔静脉入口处，是控制心脏正常活动的起搏点。房室结位于房间隔底部、卵圆窝下、三尖瓣内瓣叶与冠状窦开口之间，向前延续成房室束。房室束又称希氏束，近段为主干或穿入部分，穿过中心纤维体，沿室间隔膜部向前直至隔的肌顶部分(分支部分)。先分出左束支后分支，再分出左束支前分支，本身延续成右束支，构成三支系统。穿入部分经过中心纤维体时，位于二尖瓣与三尖瓣环之间，分支部分则至室间隔膜部、肌肉和主动脉瓣邻近。左束支后分支粗短，较早呈扇形分支；左束支前分支和右束支细长，分支晚，两侧束支于心内膜下走向心尖分支再分支，细支相互吻合成网，成为浦肯野纤维网，深入心室肌。

窦房结由埋藏于胶原组织间的特殊传导细胞组成，随年龄的增长，胶原组织比例增高，起搏功能相应降低。目前多数人认为窦房结和房室结之间并无所谓结间束，激动主要经心房肌沿界嵴(crista terminalis)和卵圆窝前缘传导。这是由于该处肌纤维排列方向一致，而被腔静脉开口和卵圆窝分隔的心肌呈连续性，激动的各向异性(anisotropic)传导性能促使该处成为优势传导通路(preferential pathway)。肌束走向和肌束被组织结构分隔程度的改变，均可影响激动的传导。纤维组织分隔肌束可改变激动传导方向与速度，使激动波复杂多向，进而导致折返。

房室结由房结、结与结希三类细胞组成。激动传导在结细胞区延迟最明显。房室结双径路的解剖基础不明，然而有证据提示快径和慢径各自与心房相连。心房、房室结与房室束主干连续处称为房室交界或房室连接处。

心房肌与心室肌之间有纤维环，心房激动不能经心肌传至心室，房室结和房室束为正常房室间传导的唯一通路。

心脏传导系统的血供：窦房结、房室结和房室束主干大多由右冠状动脉供血。房室束分支部分、左束支前分支和右束支血供来自左冠状动脉前降支，而左束支后分支则由左冠状动脉回旋支和右冠状动脉供血。

2. 心肌的电生理特性　心肌细胞有自律性、兴奋性、传导性和收缩性，前三者和心律失常关系密切。

心肌细胞电生理特性的基础为经心肌细胞膜的跨膜离子流。

(1) 心肌细胞膜：为高阻抗绝缘膜，细胞膜上有离子通道，每一种通道只允许一种或数种离子通过，即所谓选择通透性。如快钠通道只允许钠离子通过，慢内向离子流通道可允许钠和钙离子通过。离子通道的开放和闭合由阈门控制。心肌细胞膜的选择通透性能使细胞膜内外各种离子浓度有不同差别，如心肌细胞膜内钠、钙和氯离子浓度远高于膜外，而钾离子浓度则远较膜外低，形成膜内外不同离子的浓度差(化学梯度)。离子带正或负电荷，因而膜内外离子浓度差也使膜内外保持一定的电位差(电化学梯度)。离子的跨膜转运(离子流)可促使细胞膜除极。然而，离子流是否能跨膜转运取决于相应的离子通道是否开放，及其开放时的通透性高低。除离子通道外，尚有

离子泵（钠钾泵、钠钙泵等）、受体如肾上腺素能、蕈毒碱（muscarinergic）、嘌呤（purinergic）受体等和细胞质内第二信使（腺苷环化酶）可影响细胞膜的电生理特性。

（2）离子通道：心肌细胞膜上的离子通道（ion channel）有两大类：通道开放由膜电位水平操纵的称为电位或电压操纵型通道（voltage operated channel），通道开放由受体操纵的称为受体操纵型通道（receptor operated channel）。前者的开、闭取决于膜电位水平，而后者由细胞膜受体通过第二信使调控通道开闭，在动作电位发生机制中，电位操纵型离子通道起主要作用。神经体液介质通过受体可改变通道的通透性。

按照通道阀门的有无和多少，可将离子通道分为3类：一类是没有门的背景离子流通道，第二类是有激活门（activation gate）的单门通道，第三类是有激活门和失活门（inactivation gate）的双门通道。背景离子流通道包括钾、钠、钙、氯等背景离子流通道，不论在静息或兴奋状态均持续开放，容许有关离子通过。第二类离子通道为只有激活门的单门通道，包括某些钾离子通道和浦肯野细胞的起搏离子流通道。激活门开放时离子通道开放，门闭合时通道关闭。激活门的启闭取决于膜电位水平，大多在膜除极时开，持续到膜电位达复极水平时才关。门的启、闭有一定速率，不同膜电位时门的启闭速率不同。个别离子通道的激活门在除极时闭，复极时开，如浦肯野细胞的起搏离子流通道。第三类离子通道具有激活门和失活门双重门控系统，如快钠通道和慢钙通道。静息状态失活门开，激活门闭，通道不通（静息态）；除极过程中激活门开，失活门尚未全闭，通道开放（激活态）；接着失活门闭，通道再度不通（失活态）；直至复极化到一定程度后，激活门闭，失活门再开。失活门再开前，通道处于失活状态，不能再次被激活。

（3）膜电位：心肌细胞静息时膜内外存在电位差，膜外为正，膜内为负，呈极化状态，这种静息状态下膜内外的电位差，称为静息膜电位。静息状态下心肌细胞膜内外离子的电-化学梯度促使一定量的离子跨细胞膜转运（背景电流）。背景钾流（钾外流）、背景钠流（少量钠内流）以及心肌细胞膜上的钠-钾泵（以ATP为能源逆浓度差泵出钠和泵入钾）参与静息膜电位的产生。钠-钾泵转运钠和钾的比例为3∶2，有增加膜内外正电荷的作用。窦房结细胞膜在静息状态下对钾离子的通透性低于其他心肌细胞，其静息膜电位因而较低，分别为－55 mV与约－95 mV。静息时非自律细胞膜电位实际上是其最大舒张电位（刚复极完毕时的膜电位），随着自动除极过程的进行，膜电位渐减。

（4）动作电位：心肌细胞兴奋过程产生除极和复极的一系列变化称为动作电位。动作电位可经心肌细胞传布。这是由于在细胞兴奋过程中有一系列的离子通道按照一定顺序依次开闭，导致相应的离子流的跨膜转运。不同部位心肌细胞的电生理特性不同，其动作电位的形态、波幅、时程各异。按照动作电位特征，尤其是除极速率，可将心肌细胞分为快反应细胞和慢反应细胞。前者包括心房、心室肌（非自律细胞）和浦肯野细胞（自律细胞）；后者包括窦房结和房室结的结区细胞。快反应细胞的动作电位振幅大、时程长，除极迅速，复极缓慢，传导兴奋的速度快。慢反应细胞动作电位振幅小，除极缓慢，复极更慢，传导兴奋的速度慢。

（5）心肌细胞的动作电位特征：动作电位可分为5个时相，即0（除极）、1、2、3相（复极）和两个动作电位之间的4相（电舒张或静息）。

（二）抗心律失常药物的作用靶点及不同离子通道在心律失常发生中的意义及机制

抗心律失常药物作用的靶点包括离子通道、离子泵、受体，通过靶点改变细胞电生理功能。

1. 离子通道　通道是横跨在细胞膜双层磷脂间的大的糖蛋白分子，在一定的条件下形成允许离子迅速通过的孔道，而形成离子流，故也称离子通道。通道具有选择性，主要有钠通道、钾通道、钙通道等，但其氨基酸排列顺序是相似的（异构体，isoforms），故其功能各不相同。通道的开闭是通过其构型变化而实现的。不同组织间同一类型的通道活性是相似的。

（1）钠通道：属内向离子流通道。在兴奋和兴奋收缩偶联中起重要作用，它是抗心律失常药物分类中局麻药和较新一类正性变力药物作用的部位。心脏的钠通道主要为：① I_{Na}，呈电压依赖性。当达到阈电位时钠通道给激活，发生迅速除极，提高动作电位和脉冲传布。主要位于心房肌、心室肌、浦肯野纤维，在窦房结和房室结内 I_{Na} 则缺失或很少。② $I_{Na\text{-}B}$，为背景电流，窦房结的 $I_{Na\text{-}B}$ 为非电压依赖，在4相开始时 $I_{Na\text{-}B}$ 被外向 K^+ 流抵消，但在4相晚期 K^+ 流衰减，这有助于形成起搏电流（I_f）。

药物对钠通道的阻滞有两种方式，一种为张力性阻滞（tonic block），即药物可持续地与通道结合，延长静息期，使钠通道活性减低甚至失活，使组织失去应激性；另一种为相位性阻滞（phasic block），药物与通道结合的亲和力根据通道阀门的状态而改变，据观察反复除极导致阻滞程度增加，从而提示除占据状态的通道在除极时更易阻滞。即钠通道在静息状态时药物亲和力相对小，当通道激活时亲和力大，这就是相位阻滞的使用依赖性（use-dependence of phasic block）。而这种使用依赖性的大小也取决于电压，当膜电压降低时，使用依赖性阻滞加强。利多卡因对缺血心肌作用大于正常心肌，说明其对电压依赖性阻滞很敏感。

（2）钾通道：均一地延长有效不应期（ERP）即能产生抗心律失常作用，K^+ 通道阻滞剂就是通过增加动作电位时限，延长有效不应期而发挥抗心律失常作用的。到目前为止，从电生理学角度讲，在心脏至少有7种 K^+ 通道（I_K），由于 K^+ 通道的亚基尚未分离提纯，因此只能从功能上加以区别。I_K 分为电压门控和配基门控 K^+ 通道。电压门控 K^+ 通道包括：① 内向整流性 K^+ 通道 I_{K1}，I_{K1} 通道对维持静息外流形成了复极3期，而这种外流在心房小于心室，故这也是心房3相复极慢于心室的部分原因。阻滞 I_{K1} 可延长动作电位时限，然而，其延长程度由于通过 I_{K1} 外流时电位大小的限制而受限。当内向离子流增加时，如通过Cl通道，抑制可诱发 I_{K1} 膜除极，这种除极减慢冲动传导，可导致心律失常发生。有些阻滞 I_{K1} 的抗心律失常药物能延长心房和心室动作电位时限和有效不应期但不引起膜除极。奎尼丁阻滞 I_{K1} 的浓度（＞10 μmol）高于延长APD或抑制延迟整流所需的剂量，这也许是其毒性作用的原因。② 延迟整流钾通道（delayed rectifier channel），至少分两种，I_{Ks} 和 I_{Kr}。由

于 I_{Ks}激动动力过程缓慢而称为缓慢延迟整流通道。然而，当心率增快时，I_{Ks}对动作电位所起的作用更重要，这是由于在动作电位形成、引起 I_{Ks}激活和形成大量离子流之间，I_{Ks}处于未完全失活状态。I_{Ks}密度有种属差异，在猪、犬心室占优势，在兔、猫、鼠则不然，在人类尚不清楚。阻滞 I_{Ks}可延长 APD，其程度取决于通道密度，心率和心脏的神经内分泌功能状态。刺激 β 肾上腺能受体能提高 I_{Ks}幅度从而使其在动作电位复极中发挥更重要的作用，增加心率可加强 I_{K1}阻滞剂延长 APD 的作用。奎尼丁和胺碘酮可阻滞 I_{Ks}。然而，奎尼丁作用于 I_{Ks}的形式以及是否是奎尼丁延长 APD 所致的副作用仍不清楚。在几内亚猪心室、心房肌，I_{Kr}和 I_{Ks}共存，I_{Kr}完全激活的幅度比 I_{Ks}高得多，I_{Kr}的激活时间远远快于 I_{Ks}，故称为快速延迟整流通道（rapid delayed rectifier channel）。不像猪心脏的 I_{Kr}在达到 0 mV 的电位时有明显的内向整流作用，在人心脏的 I_{Kr}这种作用不明显。从而提示在人类 I_{Kr}可能起更主要的作用，有关药理学了解尚少。当由于 I_{Ks}幅度增加导致心率增快或交感性张力增加时，I_{Kr}对复极的作用减低，这可降低 I_{Kr}阻滞剂延长 APD 的作用。普罗帕酮、氟卡尼可阻滞 I_{Kr}。③ 短暂外向通道 I_{Kr}（transient outward channel）在除极后很快开放，随后失活。可通过细胞内钙激活，也可由电压依赖激活。其作用是改变动作电位时限，使复极非均质化，它只分布在心外膜下心肌，心内膜下心肌无此通道。

配基门控钾通道包括：① $I_{K.ACh}$，被 M_2 受体（muscarinic M_2）激活。M_2 受体受刺激后经 G 蛋白转移，控制通道活性，在除极时 $I_{K.ACh}$降低，在静息和动作电位时产生外向电流，产生过极化，加速复极过程，$I_{K.ACh}$也受腺苷激活，也称 $I_{K.Ado}$。$I_{K.ACh}$在心房具有时间依赖性的特点，在 10 s 内作用最大，5～10 min 作用逐渐减低。这一衰减作用是由于敏感性下降后对受体效应器系统反应丧失所致。② $I_{K.ATP}$，ATP 敏感性钾通道，可被 ATP 抑制，在缺氧、细胞内 ATP 浓度降低时 $I_{K.ATP}$被激活，在缺血时有助于缩短动作电位。此外尚有 $I_{K.Na}$、$I_{K.Ca}$通道，其生理机制和药物作用尚不清楚。

目前，对电压门控钾通道研究较多，揭示了其在抗心律失常和致心律失常作用中的可能机制，Ⅲ类抗心律失常药物在缺血性及器质性心脏病心律失常中的有益作用，其主要作用靶点为抑制钾通道，故引起学者们的重视和兴趣。对钾通道及其阻滞剂作用特点和研究表明，其作用取决于通道状态，即状态依赖性，这对药物发挥较大效力可能起重要作用。对抗心律失常和致心律失常同样重要。这是由于心率快可通过限制药物阻滞的间期而降低药物抑制作用。因此，作用于延迟整流通道的药物要获取使用依赖性，就应优先作用于开放状态的通道，复极时解离，以充分发挥药效。

（3）钙通道：钙通道受许多药物、离子及细胞信号途径影响。心脏钙通道有两种，即 L 型和 T 型钙通道。① $I_{Ca\text{-}L}$：存在于所有心肌细胞，其开放时间较长，故也称长期开放通道（long-lasting channel）。当细胞内钙离子升高时失活。窦房结和房室结的动作电位为 $I_{Ca\text{-}L}$，对动作电位 0 相上升的速度和形状有作用，在心房、心室和浦肯野纤维 $I_{Ca\text{-}L}$产生动作电位平坦期，促使复极开始。在兴奋收缩偶联中促使 Ca^{2+} 从肌浆网释放。在高血压和心力衰竭时，钙通道的密度和功能可发生变化，据认为 $I_{Ca\text{-}L}$构成了缓慢传导的基础，而这种缓慢传导，正是维持折返性心律失常所必要的条件，$I_{Ca\text{-}L}$的反复开放也是致心律失常的机制。该通道可被维拉帕米、地尔硫䓬、硝苯地平所阻断。② $I_{Ca\text{-}T}$，存在于起搏细胞，在心房、浦肯野纤维、结细胞中易见，而心室的通道电位很小甚至缺失。在血管平滑肌、内分泌细胞、脑细胞上有较高的密度，其生理作用尚不十分清楚。可能参与起搏电流，提供窦房结、浦肯野细胞除极晚期的内向电流，推测在兴奋收缩偶联中、心房异常自律性中起作用，见表 5－7－1。除钙通道阻滞剂外，其他抗心律失常药物如奎尼丁、利多卡因也作用于钙通道。动物试验中高浓度奎尼丁（50 μmol）可降低猪心房肌 $I_{Ca\text{-}L}$离子流幅度 50%左右。11 μmol 的丙吡胺可降低 $I_{Ca\text{-}L}$钙流幅度 10%。作为 I_b 类抗心律失常药物的利多卡因，在试验研究中也表现出对 $I_{Ca\text{-}L}$的阻滞作用，口服的美西律也有类似作用。I_c 类药氟卡尼和普罗帕酮也能抑制 $I_{Ca\text{-}L}$通道，据报道 0.5～2.0 μmol 的丙吡胺可明显阻断 $I_{Ca\text{-}L}$，普罗帕酮对 $I_{Ca\text{-}L}$可产生浓度依赖性阻滞，即使在治疗剂量，其作用亦较明显。Ⅲ类抗心律失常药物胺碘酮可抑制 $I_{Ca\text{-}L}$和 $I_{Ca\text{-}T}$通道，且显示出压力依赖性的特性，在膜电位－70 mV－90 mV时，对 $I_{Ca\text{-}T}$阻滞强于对 $I_{Ca\text{-}L}$的作用。研究表明索他洛尔在 60 μmol 浓度时对钙通道无作用，而在 100 μmol 极高浓度时才具有轻度抑制 $I_{Ca\text{-}L}$的作用。提示新的Ⅲ类抗心律失常药物治疗剂量对 Ca^{2+} 通道无作用。

5－7－1　常用抗心律失常药物对靶点的作用

药　物	靶　点									
	Na_F	Na_S	Ca	K	I_f	α	β	M_2	A	Na^+－K^+－ATP 酶
利多卡因	+									
美西律	+									
莫雷西嗪	++I									
普鲁卡因酰胺	++A			+				+		
丙吡胺	++A			+				+		
奎尼丁	++A			+		+				
普罗帕酮	++A			+			+			
氟卡尼		++A								
恩卡尼		++A								
溴苄胺				+ +						
胺碘酮			+	++		+				
索他洛尔				+ +		++				
普萘洛尔	+					+ +				
腺苷										+A
地高辛										+
地尔硫䓬			+							
维拉帕米	+		++		+					

注：Na_F，快钠通道；Na_S，慢钠通道；+、++，阻滞作用轻重；A，激活状态阻滞；I，失活状态阻滞。每种心律失常的产生均有其易损环节，作用于这一环节即可纠正心律失常。

2. 离子泵　离子泵是依赖 ATP 而进行离子主动转运的，从而在细胞膜产生离子流。有两个离子泵。① Na^+－K^+ 泵：逆着电化学梯度将 Na^+ 泵出细胞外，与此同时又把 K^+ 泵入细胞内，比例为 3∶2，即泵出 3 个 Na^+、泵入 2 个 K^+，以 ATP 和镁复合的形式使用能量，故该泵仅在有 Na^+、K^+ 和 Mg^{2+} 存在时方具活性。洋地黄直接抑制 Na^+-K^+ 泵，使细胞内失 K^+，最大舒张电位减弱，与阈电位距离缩短，从而提高自律性，也缩短不应期（心房、浦肯野纤维），细胞外 K^+ 泵可阻止洋地黄与 Na^+-K^+ 泵的结合；苯妥英钠能与洋地黄竞争性与 Na^+-K^+ 泵结合而发挥减弱洋地黄中毒的作用，地高辛抗体的 Fab 片断对洋地黄的亲和力大于洋地黄对 Na^+-K^+ 泵的亲和力，故可使洋地黄从 Na^+-K^+ 泵中解离出来，从而发挥治疗洋地黄中毒的作用。② 钙泵，存在于肌浆网上的离子泵，由于 Ca^{2+} 在细胞质内浓度较低，而在肌浆网和细胞外间隙中较高，故钙泵逆着浓度梯度跨膜转运 Ca^{2+} 需要消耗能量。钙泵受肾上腺素能受体磷酸化而加强其活性，产生此种情况的因素有：儿茶酚胺的刺激作用；细胞质内 Ca^{2+} 的浓度增加，通过与钙调蛋白结合而发挥作用。

3. 受体　受体（receptor）能识别周围环境中某种微量化学物质（包括药物），与之结合，通过中介的信息传导与放大系统，触发随后的生理反应或药理效应。能与受体特异性结合的物质称配体（ligand），能激活受体的配体称为激动药（agonist），能阻断其活性的配体称为拮抗药（antagonist）。心肌细胞膜存在 α、β、M_2、A_1 等受体，根据受体与配体结合的高度特异性，受体又可分为若干亚型，如肾上腺素能受体又分为 α_1、α_2、β_1 和 β_2 等亚型。这些受体由 G 蛋白介导作用于离子通道或离子泵。心肌细胞为 β_1 受体，故为避免副作用，新型 β 受体阻滞剂均为选择性 β_1 受体阻滞，受体亚型的划分对药物的研制、临床选择用药具有指导意义，即在增加药物疗效同时又可避免不必要的作用。

二、抗心律失常药物的分类

（一）Vaughan Williams 分类法

1. Vaughan Williams 分类　由 Vaughan Williams 于 1970 年提出，将抗心律失常药物分为 4 类，Ⅰ类为钠通道阻滞剂，Ⅱ类为 β 受体阻滞剂，Ⅲ类是钾通道阻滞剂，Ⅳ类是钙通道阻滞剂（表 5-7-2）。1974 年 Sigh 将Ⅰ类抗心律失常药物分为 $Ⅰ_a$ 和 $Ⅰ_b$ 两个亚类，1985 年又经 Harrison 根据 Campell 的实验研究，加入了 $Ⅰ_c$ 类。该分类方法虽然后人发现有一定局限性，但 Vaughan Williams 分类法对常规临床实践的实用性较强，在药理学的教学实践中，以及指导内科医生在临床正确选用药物中起着主要的作用，已经为临床心脏病学者们普遍地接受。这个分类的优点有：从药物治疗上反映了心律失常发病的可能机制；合理地解释了抗心律失常药物的促心律失常作用；明确指出了肾上腺素能应激对心律失常产生广泛的影响；显著地影响着寻找或合成新的抗心律失常药物。

表 5-7-2　Vaughan Williams 抗心律失常药物的分类

药物分类	作　用
Ⅰ类（钠通道阻滞）$Ⅰ_a$	中度阻滞，抑制 0 相，减慢传导，延长复极，不应期延长
$Ⅰ_b$	轻度阻滞，对正常心肌电生理的 0 相几乎无作用，选择性抑制病变心肌的 0 相
Ⅰ类（钠通道阻滞）$Ⅰ_c$	显著阻滞，抑制 0 相，明显减慢传导，对复极稍有影响
Ⅱ类（β 受体阻滞）	减弱肾上腺素 β 受体的激动，间接阻滞钙通道
Ⅲ类（钾通道阻滞）	延长 APD，延长不应期和复极时间
Ⅳ（钙通道阻滞）	直接阻滞钙通道，减慢窦房结起搏及房室间传导

（1）Ⅰ类：阻滞钠通道，减慢传导，基本不影响复极过程，也称为膜稳定剂。

$Ⅰ_a$：中度阻滞，抑制 0 相，减慢传导，延长复极（不应期延长）。

代表药物：奎尼丁、普鲁卡因酰胺、丙吡胺。由于副作用较多，目前我国已很少应用。

$Ⅰ_b$：轻度阻滞，对正常心肌电生理的 0 相影响小，选择性地抑制病变心肌的 0 相，缩短 APD 或影响甚小。

代表药物：利多卡因、美西律、苯妥英钠、妥卡胺、莫雷西嗪。

$Ⅰ_c$：显著阻滞，明显抑制 0 相，明显减慢传导。对复极影响轻微。

代表药物：氟卡尼、恩卡尼、氯卡胺、普罗帕酮。

$Ⅰ_b$/$Ⅰ_c$：有人把莫雷西嗪列为 $Ⅰ_b$/$Ⅰ_c$ 类，它对钠通道阻滞与 $Ⅰ_c$ 类相似，对动作单位时程（action potential duration，APD）影响与 $Ⅰ_b$ 类相似，目前多数把莫雷西嗪归为 $Ⅰ_c$ 类。

（2）Ⅱ类：β 受体阻滞剂。减弱肾上腺素 β 受体的激动，间接阻滞钙通道。

选择性：美托洛尔、氨酰心安、比索洛尔。

非选择性：普萘洛尔、噻吗心安、索他洛尔。

（3）Ⅲ类：延长复极过程药物。基本为钾通道阻滞剂，延长 APD，延长不应期和复极过程，对传导影响较小。钾通道种类很多，与复极有关的有 I_{Kr}、I_{Ks}、超速延迟整流性钾流、I_{To} 等。选择性 I_{Kr} 阻滞剂，即纯Ⅲ类药物，如右旋索他洛尔（d-sotalol）、多非利特等。I_{Kr} 是心动过缓时的主要复极电流，故此类药物在心率减慢时作用最大，表现为逆使用依赖，易诱发尖端扭转型室速（torsades de pointes，TdP）。选择性 I_{Ks} 阻滞剂，多为混合性或非选择性 I_K 阻滞剂，即阻滞 I_{Kr}，又阻滞 I_{Ks} 或其他钾通道，如胺碘酮、阿奇利特等。心动过速时，I_{Ks} 复极电流加大，因此心率加快时此类药物作用加强，表现使用依赖，诱发扭转型室速的概率极小。

代表药物：胺碘酮、溴苄胺、索他洛尔。

（4）Ⅳ类：钙通道阻滞剂。直接阻滞钙通道，减慢窦房结起搏及房室间传导，延长不应期。

代表药物：维拉帕米、地尔硫䓬、硝苯地平。

2. 其他药物

腺苷：A_1 受体激活剂。

阿托品：M_2 受体阻滞剂。

洋地黄类：Na^+-K^+ 泵酶抑制剂。

硫酸镁：有效控制 TdP，可能与其阻滞 I_{Ca} 有关。

3. Vaughan Williams 分类法的不足之处

(1) 现有分类是杂合式的，分类指标不一致，Ⅰ类及Ⅳ类药物代表对离子通道的阻滞，而Ⅱ类药物是阻断 β 受体，Ⅲ类则改变一个电生理的指标，即 APD。另外，有些药物具有对几种离子通道的作用。如胺碘酮是Ⅲ类药物，延长 APD，但又阻滞 I_{Na}，具有Ⅰ类药效应；对 β 受体亦有较弱阻断作用，具有Ⅱ类药特征；阻断 L 型通道的 Ca^{2+} 内流，有Ⅳ类药效应。

(2) 分类中药物对离子通道及电流的作用，大都是阻滞作用，未包括受体通道的激动剂，如钾通道开放剂激活 M 受体与腺苷受体等。

(3) 现有的分类不能完全概括所有抗心律失常的药物。如 α 肾上腺素受体阻滞剂、胆碱能激活剂、洋地黄类、腺苷等。

(4) 现有分类限于对正常心肌或正常游离心肌细胞的电活动影响，未考虑到药物对受损或病态心肌组织可由不同的电生理作用，而心律失常都是在病变心肌中发生。

(5) 分类没有反映对不同类型心律失常如何选用最合理有效的药物，不利于指导临床用药。

(6) 现有分类过分简单化，以致易使人们误以为在同一类中的抗心律失常药具有同样的药效或不良反应。

（二）西西里岛分类

1991 年国外心律失常专家在意大利西西里岛制定了一个新的分类，称为"西西里岛分类"，该分类突破传统分类，纳入对心律失常药物作用与心律失常机制相关的新概念。"西西里岛分类"根据药物作用的靶点，表述了每个药物作用的通道、受体和离子泵，根据心律失常不同的离子流基础、形成的易损环节，便于选用相应的药物。该分类有助于理解抗心律失常药物作用的机制，但由于心律失常机制的复杂性，因此西西里岛分类难于在实际中应用，临床上仍习惯地使用 Vaughan Williams 分类。

（三）期待新的分类

临床上对心律失常的分类，越来越多地与形成心律失常的机制联系起来。目前正期待新的分类体系的形成，增强对药物机制的认识，并使更多的药物包括在新的分类之中。

新的分类应突出抗心律失常药的作用机制，以及临床的应用，使两者紧密地结合起来。

三、阻滞钠通道的抗心律失常药

（一）阻滞钠通道的抗心律失常作用

Ⅰ类抗心律失常药通过阻滞钠通道，可快速终止已经存在的折返性快速性心律失常。几乎所有的Ⅰ类抗心律失常药物都具有不同程度的负性变力性作用，I_b 类药物的负性肌力作用相对弱，而 I_a 类药物中双异丙吡胺、I_c 类药物的负性肌力作用均很强，可诱发或加重心力衰竭。Ⅰ类药物在降低钠峰流、抑制折返激动的同时，也为新折返的形成创造了条件。因此钠通道阻滞剂既表现为抗心律失常，又表现为促心律失常的作用，尤其是在器质性心脏病患者。正反两个方面的作用受到患者体内某些因素的影响，如心脏病变性质及范围，电解质紊乱，交感神经兴奋状态及心功能不全等。

Ⅰ类抗心律失常药可分为广谱和窄谱，I_a 和 I_c 相对广谱，I_b 的利多卡因、妥卡因、美西律和苯妥英钠对室上性心律失常均无效，属于窄谱。

Ⅰ类抗心律失常药会提高心脏病变患者病死率。一组临床研究发现奎尼丁和安慰剂相比能增加死亡率。Ⅰ类抗心律失常药虽然对房颤和房扑有较好的疗效，但是如果同时存在心肌缺血及胸痛、心力衰竭、病窦及 QRS 波间期达到 120 ms，均不宜使用Ⅰ类药物，这些条件下容易导致心律失常，其负性肌力作用也会使已经存在的症状恶化。严重的室性心律失常均发生于有明显器质性病变的心脏病，钠通道阻滞剂治疗病变心脏的室性心律失常会使病情恶化。1988 年，CAST 研究发现Ⅰ类抗心律失常药氟卡尼、恩卡尼、莫雷西嗪虽然有很强的抗心律失常作用，但是会促使致死性室性心律失常发生，病死率增加。心力衰竭或有明显器质性病变的心脏已经有明显的心电不均一，复极离散度较大，在钠通道阻滞剂作用下，会出现新的心电不均一，致严重的心律失常，它的负性肌力作用会加重心功能不全，亦会加重心律失常。CAST 试验后，又有其他临床试验如 IMPAT、CASTⅡ、CASH 均证明美西律、氟卡尼、莫雷西嗪、普罗帕酮等Ⅰ类抗心律失常药对于有病变心脏会增加死亡率，这些研究均提前终止。因此Ⅰ类抗心律失常药物在世界范围内的应用都在减少。从我国的印象，Ⅰ类药的副作用并未有如此严重。经过我国"九五"攻关课题对普罗帕酮、美西律、莫雷西嗪再评价的研究，认识到关键是治疗对象的不同。对严重心肌缺血的心肌梗死后患者，CAST 试验的结果是真实的；但对于非心肌梗死后的患者，结果并未发现抗心律失常药的严重不良影响，甚至可以说是相对安全的。

我国现仅有普罗帕酮、利多卡因、美西律、莫雷西嗪。

1. I_a 类药物　属于中间动力型药物，适度地阻滞钠通道，降低动作电位 0 相上升速率，减慢传导，抑制心肌细胞膜 K^+ 和 Ca^{2+} 的通透性，延长复极过程，且延长有效不应期更为显著。

(1) 奎尼丁：奎尼丁(quinidine)是奎宁的右旋体，两者均是金鸡纳树皮所含的生物碱。奎尼丁阻滞钠通道，与其激活状态结合，$T_{恢复}$ 时间约 3 s。QRS 期间延长 10%～20%。奎尼丁亦阻滞 I_{Kr}，血药浓度 1 μmol/L 时阻滞 I_{Na} 及 I_{Kr}，更高浓度，可阻滞 I_{Ks}、I_{K1} 以及 $I_{Ca\text{-}L}$。奎尼丁静脉给药，由于 α 受体阻断作用及抑制迷走神经的作用，引起血压下降及心动过速。延长 Q－T 间期，有 2%～8%发生 TdP，亦有报道为 3%～5%。多发生在有效治疗血药浓度(2～5 μmol/L)，甚至低于此浓度。

奎尼丁属于广谱抗心律失常药物，对室上性和室性心律失常的治疗和预防均有良好效果。房扑和房颤复律成功率为 65%～85%，并且对复律后的窦性心律的维持作用也较好。此外，奎尼丁可用于预激综合征所伴发的房室折返性心动过速和房室结双径路所致的房室结内折返性心动过速。奎尼丁也可通过抑制期前收缩而防止触发机制所致的各类心动过速。可有效控制室性期前收缩，特别是复杂型室性期前收缩，可用于预防室性心动过速和心室颤动的发生。

应用奎尼丁转复房颤或房扑，首先给 0.1 g 试服剂量，观察 2 h 如无不良反应，可以两种方式进行复律：① 0.2 g，1 次/8 h，连服 3 d，其中有 30%的患者可恢复窦律；② 首日 0.2 g，1 次/2 h，共 5 次，次日 0.3 g，1 次/2 h，共 5 次，第 3 日 0.4 g，1 次/2 h，共 5 次。每次给药前测血压和 Q－T 间期，一旦复律成功，以有效单剂量作为维持量，每 6～8 h 给药 1 次。复律前纠正心力衰竭、低血钾和低血镁，且不得存在 Q－T 间期延长。

奎尼丁晕厥或诱发 TdP 多发生在服药的最初 3 d 内，因此复律宜在医院进行。

约有 1/3 患者应用奎尼丁出现各种不良反应，常见的有胃肠道反应包括恶心、呕吐、腹痛、腹泻，多见于用药早期，长期使用有耳鸣、失听、视觉障碍等金鸡纳反应及发热、血小板减少等过敏反应。奎尼丁的心脏毒性较为严重，治疗浓度可致心室内传导减慢(Q-T 间期延长)，高浓度可致窦房传导阻滞，在传导阻滞情况下浦肯野纤维出现异常自律性可致室性心动过速。严重者发生奎尼丁晕厥或猝死。奎尼丁晕厥率为 0.5%～4.4%，发作前可先有频发室性期前收缩，继以 TdP，最后出现心室颤动。此种情况最多见于开始服药的 3～4 d 内或大剂量药物治疗下，其发生与 Q-T 间期明显延长有关，Q-T 间期延长>25%有发生严重心律失常的高度危险，尤其当有心动过缓时，更易诱发，此外，低血钾也可加重 Q-T 间期的延长和导致 TdP 的发生。故在应用中，尤其在服药的最初 3 d 应监测 Q-T 间期和血钾浓度的变化。出现下列情况应立即停药：心率<60 次/min；收缩压<90 mmHg；Q-T 间期延长≥30%；QTS 波时限延长>25%；T 波幅度降低，出现双峰；TdP。对奎尼丁晕厥的处理除立即停药外，可给予镁盐、异丙肾上腺素或临时心脏起搏(频率在 100～110 次/min)治疗。

(2) 普鲁卡因胺：普鲁卡因胺(procainamide)与奎尼丁相似的电生理效应，但没有抗迷走神经及 α 受体阻断作用。故而，静脉给药的耐受性强于奎尼丁。阻滞 I_{Na} 的恢复时间中等，阻滞外向 I_K 使 APD 延长。在体内转化称为 N-乙酰普鲁卡因，浓度常可超过母体药物。此代谢物无 Ⅰ 类药效应，不阻断 I_{Na}，只阻断 I_K，仅有 Ⅲ 类药效应，使有效不应期(ERP)及 APD 延长。普鲁卡因胺在肝内经 N-乙酰转移酶，形成 N-乙酰-普鲁卡因胺，半衰期由母体物的 3～4 h，延长到 6～10 h。

普鲁卡因酰胺用于室上性和室性心律失常的治疗，也用于预激综合征房颤合并快速心率，或鉴别不清室性或室上性来源的宽 QRS 心动过速。由于对室性心律失常的作用优于室上性心律失常，故最常用于室性心律失常，对室性期前收缩和室性心动过速的有效率分别为 90%和 70%，对于其他药物无效的室性心律失常，有效率可达 74%，对电生理诱发的室速的疗效为 96%。对急性心肌梗死所致的室性心律失常，如利多卡因无效时，可用普鲁卡因酰胺或合用利多卡因可获有效控制。当宽 QRS 心动过速无法鉴别其起搏部位，用利多卡因无效时，可用普鲁卡因酰胺静脉注射。但洋地黄中毒引起的室性心律失常，疗效不肯定，故应避免使用。普鲁卡因酰胺也可用于房扑和房颤复律和复律后窦律的维持，对预激伴房颤者，由于其延长旁路的逆行传导不应期，阻滞冲动返回心房，并抑制可诱发心动过速的期前收缩，故可有效控制心室率，并使旁路所致的折返性心动过速不再能诱发。

普鲁卡因酰胺可口服、静脉注射，少用肌内注射。口服常用量 250～500 mg，每日 4 次。也可首剂 1 g，然后每 4 h 500 mg，每日总量一般不超过 4 g，心律失常控制后改为 250 mg/次，每日 4 次。静脉给药视病情而定，一般以 100 mg 于 20 ml 25%葡萄糖液静脉缓慢推注 5 min，每 5 min 1 次，最大剂量为 1 g，亦可用 1 g 稀释于 5%葡萄糖液 100 ml 内 1 h 滴完。24 h 内总量不超过 2 g，最大剂量 15 mg/kg。静脉用药的副作用是引起血压下降而被迫停药。还可能延长房室和室内传导，故用药时注射要缓慢，并监测血压及心电图，一旦出现不利副作用立即停药。为了避免普鲁卡因胺产生的低血压反应，用药时应有另外一个静脉通路，可随时滴入多巴胺，保持在推注普鲁卡因胺过程中血压不降。控制室速后改用口服普鲁卡因酰胺，250～500 mg，每 4～6 h 1 次防止再发。

常见的不良反应有恶心、食欲不振、呕吐、腹泻等胃肠道反应，大多可耐受，也可有荨麻疹、皮肤瘙痒等。大剂量可产生中枢神经系统副作用如眩晕、幻觉、抑郁等，较少见的有肌肉震颤、无力、发热、贫血、淋巴结肿大等。长期应用可出现红斑狼疮样反应，表现为关节痛、发热、皮疹、胸腔或心包积液等，应立即停药，但仅出现抗核抗体阳性者可不停药；也可诱发粒细胞减少，常与剂量有关。因此不主张长期用本药治疗。心力衰竭、肾功能不全时应适当减量。

(3) 丙吡胺：丙吡胺(双异丙吡胺，disopyramide)，临床使用消旋体，S-(+)丙吡胺的电生理效应和奎尼丁相仿。而 R-(-)对应体只阻滞 I_{Na}，不延长 APD。

丙吡胺是一种强效广谱抗心律失常药。可有效地控制室性心律失常，室性期前收缩的有效率为 75%～87%，室性心动过速为 30%～50%。对急性心肌梗死患者的室性心律失常，静脉注射有效率为 58%～78%，且对其他药物不能控制时也有效。电生理研究证实，本药与美西律合用可有效地治疗反复发作的室性心动过速和心室颤动，且可有效地控制洋地黄中毒所致的由延迟后除极所产生的心律失常。丙吡胺可用于纠正室上性心律失常，但对房室结折返性心动过速疗效不佳，转复房颤和房扑的疗效也很差，但可用于房扑及房颤复律后维持窦律。在复律前需与洋地黄类药物合用，以控制心室率。对预激综合征合并快速心律失常疗效良好，对急性心肌梗死所致的室上性心律失常，有效率为 42%。此外，丙吡胺可有效控制倾斜试验所诱发的血管抑制性晕厥的发作，其机制可能与其对心室的负性肌力作用、破坏反射的触发作用有关。

口服剂量 100～200 mg，每日 3～4 次，无效时可增加剂量，每日最大剂量不宜超过 1 600 mg，亦可先以负荷量 200～400 mg，继以 150 mg，每日 3～4 次。肝肾功能不全时可减量 100 mg，每 6 h 1 次。静脉给药，2 mg/kg，不少于 5 min 注射完，一次不超过 150 mg，静脉滴注维持量 20～30 mg/h，总量不超过 800 mg/d。

丙吡胺无 α 受体阻断作用，而有明显的抗胆碱作用，故可产生相应的副作用，如口干、视力模糊、便秘、尿潴留。尿潴留多发生于老年人或前列腺肥大者，减量后可缓解。也可引起恶心、腹部不适等胃肠道症状，偶有头痛、眩晕、失眠、抑郁等神经系统表现。对心血管的副作用主要为负性肌力和低血压，长期口服可诱发或加重心力衰竭，心功能正常者其发生率 5%～16%，心功能不全的患者，其发生率高达 50%，丙吡胺也可引起 TdP 的发生。

丙吡胺禁用于高度房室传导阻滞和室内阻滞的患者、病态窦房结综合征、严重心动过缓、青光眼或重症肌无力的患者。

2. I_b 类药物　阻断钠通道的时间短，对于去极化的心肌组织或者心率较快时，作用效果明显，尤其是对于缺血的心肌组织或洋地黄中毒所致的心律失常有较强的抑制作用。

(1) 利多卡因：利多卡因(lidocaine，xylocaine)为局部麻醉药，静脉注射控制室性心律失常。对钠通道的激活及失活态均能结合，对去极化及高频率心肌中钠通道的阻滞作用强。心房肌的动作电位比心室肌短，舒张期相对延长，有足够的时间使钠通道从失活态恢复到静息态，故利多卡因对房性心律失常无效。该药增强 I_{K1}，是否与药效有关尚无定论。

利多卡因减小 4 相斜率，降低自律性及提高兴奋阈值。由于不影响 I_K，但它阻断晚钠电流，可能使 APD 缩短。Q－T 不影响或稍缩短。对 P－R 或 QRS 一般无影响。该药虽然对钠通道的阻滞作用较弱，也可加重心脏衰竭。

由于利多卡因起效迅速，疗效肯定，已成为治疗室性快速心律失常的首选药物。本药可用于各种原因引起的快速室性心律失常，主要用于急性心肌梗死或心肌缺血所致者，也可用于洋地黄中毒、锑剂中毒、严重创伤手术所致者，有效率 80%左右。但临床观察，利多卡因并未改善急性心肌梗死的死亡率，甚至可增加其死亡率，故现不作为急性心肌梗死室性心律失常的预防用药，在急性心肌梗死中的应用降为 $Ⅱ_b$ 推荐。

利多卡因肝脏首关效应大，只能静脉使用，应先给予负荷剂量(1～2 mg/kg)，3～5 min 内静脉滴注，继以 2～4 mg/min 维持静脉给药，如无效，5～10 min 后可重复负荷量，但 1 h 内最大用量不超过 200～300 ng(4.5 mg/kg)。连续应用 24～48 h 后半衰期延长，应减少维持量。将静脉注射和静脉滴注结合起来给药可以迅速提高血浓度达到治疗水平。

不良反应与剂量有关，利多卡因给药浓度过大、速度过快，可能产生神经系统副作用，如呆滞、恶心、头晕、言语不清、意识改变、嗜睡、乏力、震颤、抽搐，甚至呼吸抑制、昏迷、惊厥等。心血管副作用表现为窦性心动过缓、窦性停搏、心肌收缩力下降、低血压、房室传导阻滞等。心、肝、肾功能不全、酸中毒、休克或老年患者，其半衰期可明显延长，故应减量使用。

(2) 美西律：美西律(慢心律，mexiletine)为利多卡因衍生物，电生理效应相仿，口服有效。可有效地纠正室性心律失常，可使 55%的室性期前收缩患者减少 65%，7%的室性期前收缩患者减少 99%～100%，室性心动过速的有效率为 30%，由于美西律可以使 Q－T 间期缩短，故与 I_a 类药物合用可以加强疗效。有报道美西律和镁合用可纠正 TdP。近年发现本药对室上性快速心律失常亦有相当疗效。由于其不良反应较多，现推荐用于一般室性期前收缩治疗。

起始剂量 100～150 mg，1 次/8 h，如需要，2～3 d 后可增减 50 mg。

消化道不良反应较多，宜与食物同服，以减少消化道反应。神经系统副作用也常见，如眩晕、震颤、运动失调、语音不清、视力模糊等。大剂量可致房室传导阻滞或低血压，精神症状，偶有血小板减少症。

(3) 苯妥英钠：苯妥英钠(phenytoin sodium)电生理作用类似于利多卡因。主要用于控制洋地黄中毒引起的室性心律失常和室上性心动过速，几乎不延长 QRS，因而对室上性心动过速伴房室传导阻滞者效果尤佳，也可使洋地黄诱发的部分房颤和(或)房扑转复。也能用于某些长 Q－T 间期(如低钾)引起的室性心律失常。本药对室性心律失常的疗效优于室上性心律失常，包括急性心肌梗死、外科手术、心导管检查出现的室性心律失常，均有良好的治疗作用，对于洋地黄以外原因所致的室上性心律失常无效。

口服剂量为 100～200 mg，每日 3 次，如需快速达到有效血浓度，则先以负荷量 400 mg，以后每 8 h 200～300 mg，再用维持量。静脉用药，首剂 50～100 mg，注射速度＜50 mg/min，每 5～10 min 可重复给药，直至生效，总量≤500 mg/d，以后可每 24 h 400～500 mg 静脉注射或口服。一般不用静脉注射，因其易致注射局部疼痛，甚至血栓形成。

常见的不良反应有恶心、呕吐、胃痛等胃肠道反应，大剂量时出现视力模糊、眼球震颤、嗜睡、共济失调、抽搐等中枢神经系统副作用，以及巨细胞贫血、全血细胞减少等造血器官副作用，静脉注射速度过快(＞50 mg/min)可引起呼吸抑制，血压下降甚至心室停搏或室颤。

3. I_c 类药物　钠通道被明显阻滞，属于慢动力型药物，显著降低动作电位 0 相上升速率和幅度，减慢传导作用最为明显。在心率较快时可显著延长动作电位时程，因而对心房颤动治疗有效。心律失常抑制试验(CAST)、汉堡心律失常抑制试验(CASH)和多中心非持续性心动过速试验(MUSTT)证实，I_c 类药物可增加室性心律失常患者(多为冠心病患者)发生致命性心血管事件的危险性。

(1) 氟卡尼：氟卡尼(弗卡胺，flecainide，tambocor)的抗心律失常的活性很强，对 $T_{恢复}$ 时间延长最显著，是典型的 I_c 类药物。亦发现它对 I_{Kr} 有阻断作用。该药不引起 TdP，而与单纯性阻断 I_{Kr} 的Ⅲ类抗心律失常药合用时，动物试验中可防止 TdP 的发生。它在心动过速时明显延长心房肌 APD，故而适用于治疗室上性快速性心律失常。该药对心电图的 P－R、QRS 均延长。

可有效治疗室性和室上性心律失常，对频发和复杂性室性期前收缩的抑制作用较强，可减少 80%～90%，但对持续性室速或室颤的效果不佳。由于氟卡尼对旁路和房室结快径路的作用，可有效终止房室结折返和旁路折返所致的室上性心动过速，前者的有效率为 80%，后者的有效率约 50%，可有效转复房颤，对房扑的疗效欠佳。CAST 试验中，对有病变心脏有毒性，慢性心肌梗死患者的病死率增加。对心脏有病变的室性心律失常患者，不宜使用。但对无冠心病的室上性心律失常尚无影响死亡率的报告。此药对室性心律失常并不比其他 I_a 和 I_b 类药物优越，其负性肌力作用也限制其应用的范围。在美国应用该药比用普罗帕酮多，但也限于心脏结构正常者。

口服剂量 100～200 mg，每日 2 次，最大剂量＜600 mg/d，静脉用药 2 mg/kg(最大剂量为 150 mg)，稀释后缓慢注射(＞15 min)，同时监测血压和心电图。

副作用有视物模糊、头痛、耳鸣、感觉异常等，胃肠道反应包括恶心、呕吐和食欲不振。负性肌力作用与剂量呈正比，对病态窦房结综合征患者慎用。本药的致心律失常作用明显，尤其在弥漫性心肌损害者。禁用于急性心肌梗死伴左心室功能障碍或有传导系统病变者，由于其明显的频率依赖性，有时可于运动时出现致心律失常作用。使用β受体阻滞剂有效地治疗氟卡尼所致的心律失常。心、肾功能不全者慎用或需调整剂量。

(2) 莫雷西嗪：莫雷西嗪(moricizine，乙吗噻嗪)为苯噻嗪类衍生物，阻滞钠通道，$T_{恢复}$ 与弗卡尼接近。长期口服可使 QRS 延长 15%。也有报道与利多卡因一样使 APD 和 Q－T 缩短。

用于治疗室上性和室性心律失常。对室性心律失常更有效。本药对90%的室性期前收缩的有效率为80%，非持续性室性心动过速的有效率为60%～74%，顽固性室速的有效率为40%～50%。对预防程序刺激诱发的持续性室速的有效率0～30%。本药可通过阻断房室结快通道而纠正房室结折返性心动过速，也能终止和预防旁路所致心动过速并可纠正难治性房性心动过速。

剂量150～200 mg，1次/8 h，如需要，2～3 d后可增量50 mg，但不宜超过250 mg，1次/8 h。维持量100 mg，1次/8 h。静脉用50 mg(1～3 mg/kg)加5%葡萄糖20 ml稀释后，于2～5 min内缓慢注射。

副作用包括恶心、呕吐、眩晕、焦虑、口干、头痛、视力模糊等胃肠道和中枢神经系统副作用。对动脉血压和心肌收缩力无明显影响，但可引起室内传导阻滞，尤其剂量较大时，多表现为P-R间期延长，原有室内传导障碍者，本药可进一步增长QRS时限，但不使正常QRS增宽。

在CAST试验中，其早期致心律失常发生率为3.2%，进一步观察其发生率增加为15%～27%，且与原有心律失常严重性和心功能状态有关，它使梗死后患者的生存率降低。一般不用于器质性心脏病、心功能不全者。

(3) 普罗帕酮：普罗帕酮(心律平，propafenone)，$T_{恢复}$时间长，大多数研究均说明它阻滞快反应细胞的传导速度，但也可阻断I_{Kr}和I_{Ca}。所以，它虽然是I_c类药物，亦具有Ⅲ类和Ⅳ类药效应。临床上用消旋物。其中，S-(+)-普罗帕酮亦具有β受体阻断作用，因此哮喘禁用。该药延长心电图的P-R及QRS间期。适用于室上性和室性心律失常的治疗，主要用于控制室上性心动过速，包括房颤。对室性心律失常药效中等。该药是目前口服控制心律失常较好的药物，尽管有良好而广谱的作用，但普罗帕酮在急性心肌梗死或心肌病中促心律失常作用更为常见，不仅不改善患者预后，甚至在心功能欠佳患者中增加了死亡率，这可能与其降低细胞内钙离子浓度，造成负性肌力作用有关。因而不主张在缺血性心肌病或左心室功能不全患者中使用。

口服初始剂量150 mg，1次/8 h，如需要，3～4 d后加量到200 mg，1次/8 h，最大200 mg，1次/6 h。维持量100 mg，3次/d。如原有QRS波增宽者，剂量不得大于150 mg，1次/8 h。静脉注射可用1～2 mg/kg，以10 mg/kg静脉注射，单次最大剂量不超过140 mg。静脉点滴普罗帕酮对室速有较好的效果，1～2 mg/min的速度静脉点滴。普罗帕酮半衰期短无蓄积作用，相对安全，但它有致室律失常的副作用。

心血管副作用多为室内传导阻滞加重，QRS波增宽，出现负性肌力作用，诱发或使原有心力衰竭加重，造成低心排血量状态，进而室速恶化。因此，心肌缺血、心功能不全和室内传导阻滞者相对禁忌或慎用。心脏外副作用有口干、唇舌麻木、头晕、恶心、呕吐等，多能耐受，也有视力模糊、便秘、嗜睡等。

四、Ⅱ类抗心律失常药：β肾上腺素受体阻滞剂

(一) β受体阻滞剂对离子通道的作用及对心电的影响

β受体激动，缩短心肌APD、增强心搏及加快心率。β受体的激动通过G蛋白的调节间接地影响多种跨膜离子流，使I_K和I_f增强、I_{Cl}增加、I_{Ca}加强，β受体阻滞剂是一种膜离子通道的间接阻滞剂，此为其抗心律失常的机制之一。

β受体阻滞剂是一类广谱的抗心律失常药物，主要作用于窦房结和房室结，减慢心率和房室传导，延长P-R时间和增加房室结的不应期，对浦肯野纤维及心肌组织的不应期及传导作用影响较小，因此束支传导阻滞患者不是应用β受体阻滞剂的禁忌证。

β受体阻滞剂有效地终止累及房室结组成的房室间折返性心动过速，并使房颤及房扑患者减慢心室率。

在应激或精神兴奋时，高危患者可诱发严重心律失常。如LQT-2患者，β受体阻滞剂能有效降低心律失常的发生，以及抑制某些心脏病患者兴奋诱发的心律失常。β受体阻滞剂有膜稳定作用和频率依赖性的钠通道阻滞作用，亦参与控制心律失常及减慢心率的机制。

对室性心律失常有一定疗效，尤其降低心脏猝死。交感神经兴奋及儿茶酚胺增加Q-T离散度致心律失常作用，主要由β受体介导，而且多有一定的心肌病理改变基础。β受体阻滞剂减少复极离散度，是抗心律失常作用的机制之一。

(二) β受体阻滞剂受体的选择性及分类

体内β受体分为$β_1$和$β_2$受体。$β_1$受体主要分布于心脏、脂肪组织、肾脏、甲状腺等，可引起心脏兴奋、脂肪分解、肾脏分泌肾素等；$β_2$受体主要分布于器官、血管及胃肠道平滑肌，可引起平滑肌松弛。

根据β受体阻滞剂对β受体及α受体的作用分为非选择性β受体阻滞剂如普萘洛尔；选择性$β_1$受体阻滞剂如比索洛尔、美托洛尔；同时作用于β受体和$α_1$受体的药物如卡维地洛、拉贝洛尔。还可分为脂溶性和水溶性β受体阻滞剂以及有无内在拟交感活动的β受体阻滞剂。

(三) β受体阻滞剂降低心力衰竭及有严重致死性心律失常高危患者的死亡率

β受体阻滞剂有抗心肌缺血作用，心肌缺血时V_{max}下降，膜电位降低，传导速度减慢及APD延长(但有时可能缩短)。这类药物抗心肌缺血的效应，一个重要方面亦是其抗心律失常作用。保护病变心脏防止严重心律失常以及心脏猝死，不论是$β_1$及$β_2$的非选择性阻滞剂如普萘洛尔(心得安，propranolol)，或$β_1$选择性阻滞剂如美托洛尔(美多心安，甲氧乙心胺，metoprolol)及比索洛尔(bisoprolol)均可防止心力衰竭患者的严重心律失常，并改善心肌病变防止心脏猝死。对心力衰竭患者伴有心律失常，β受体阻滞剂的负性肌力作用患者常常不能耐受，因此起始剂量必须很小，很缓慢地增加剂量，经过2～3个月后达到治疗剂量。除了第一代(非选择性)及第二代($β_1$选择性)的β受体阻滞剂外，第三代药物兼有α受体阻断作用，降低心脏前后负荷，可提高心力衰竭患者的耐受性。卡维地洛(carvedilol)对β受体非选择性阻断，兼有$α_1$受体阻断作用，具有更明显的抗心律失常作用，可改善心肌病损及降低心力衰竭患者的病死率，明显对抗心脏猝死，延长患者的寿命，对心肌梗死及心力衰竭患者均可改善。目前，β受体阻滞剂是唯一被证实可以降低心脏性猝死及总死亡率的抗心律失常药物。

(四) β受体阻滞剂的临床应用

β受体阻滞剂可用于窦性心动过速、围手术期快速性心律失常、心房颤动伴有快速心室率、室性心动过速、交感神经兴奋引发的快速性心律失常及某些类型的长Q-T间期综合征。

尽管β受体阻滞剂已经有30多种问世，但具有抗心律失

常作用并在临床常用的仅 10 余种，其药理学特性对临床应用有实际意义，如对有慢性阻塞性肺疾病、周围血管病、糖尿病和高脂血症等患者，应用选择性 β_1 受体阻滞剂为宜，对有心功能不全或心脏传导系统疾病而心率缓慢者则选用具有内源性拟交感活性的药物如吲哚洛尔。研究表明具有膜稳定性的β受体阻滞剂可能有更强的抗心律失常作用，但尚无定论。由于局部自主神经受体数目的变化使局部心肌明显异常，如心肌梗死时，可使局部心肌不应期明显不一致，易发生室颤。而β受体阻滞剂可明显抑制由自主神经失衡产生和诱发的心律失常作用，是其预防心肌梗死发生猝死的原因。

β受体阻滞剂可用于各种原因所致的窦性心动过速，包括甲状腺功能亢进及其他高动力循环所致者，并可安全地用于室上性心律失常的治疗。β受体阻滞剂通过影响房室结的传导，造成房室结的前向传导延缓；抑制旁路的传导性和自律性而终止阵发性房室结和房室折返性心动过速，也可减慢房颤时由旁路下传所致的极其快速的心室率，然而由于目前腺苷、维拉帕米和地尔硫䓬的广泛应用而明显减少了β受体阻滞剂在此类情况下的应用，但由于其可延长房室结的有效不应期，阵发性心动过速再发时可与地高辛或维拉帕米、地尔硫䓬联合应用。

对洋地黄中毒所致的自律性增高的房速，可控制心室率，对肺部疾患所致的紊乱性心房律也有一定疗效，但宜选用 β_1 受体阻滞剂。

β受体阻滞剂对房颤和需要频繁复律以及复律后窦性心律的维持均无明显的疗效，但可加强其他药物维持窦性心律的作用，尤其对由缺血性心脏病、原发性高血压和肥厚型心肌病所致者。β受体阻滞剂对情绪紧张或运动诱发的房颤(与交感神经亢进有关)有效。

β受体阻滞剂对于儿茶酚胺所引发或由心肌缺血所诱发的室性心律失常的疗效良好。交感风暴(24 h 内反复发作 2 次以上伴有血流动力学不稳定的室性心动过速或心室颤动，通常需要电复律治疗)是由于儿茶酚胺浓度过度增加引起的，β受体阻滞剂可以起到独特的无可替代的作用。对于二尖瓣脱垂以及肥厚型心肌病所致的室性期前收缩，由于其负性肌力作用也有一定疗效，对其他原因所致的室早作用较小，虽然多数室性心律失常的产生与交感神经功能亢进有关，但在某些患者还有其他因素或机制参与心律失常的发生，这也是决定其对β受体阻滞剂疗效大小的关键。β受体阻滞剂对折返性室性心动过速疗效欠佳，但可与Ⅰ类药物联合应用，增强疗效。对冠心病，尤其是心肌梗死患者应用β受体阻滞剂可降低猝死率。对缺血性室性心动过速用其他药物(Ⅰ类)无效者，静脉应用β受体阻滞剂可能有效。

此外，β受体阻滞剂可用于先天性长 Q－T 间期综合征的治疗，此病可能与左右交感神经不平衡或先天性心肌钾通道异常所致。交感神经兴奋可诱发复极的不均一性，故β受体阻滞剂或左交感神经结切除术可有效控制其死亡的发生。

β受体阻滞剂对植入了 ICD 的患者，可控制其室性心律失常的发生，减慢窦性心动过速和房颤、房扑时的心室率，从而减少 ICD 放电次数。2009 年专家共识指出 ICD 植入后因基础心脏病(心肌梗死、心力衰竭)的需要，或者为了预防电风暴和减少放电，宜常规应用β受体阻滞剂。

1. 普萘洛尔　普萘洛尔(propranolol，心得安)，为非选择性β受体阻滞剂，对各型期前收缩和心动过速有一定疗效，尤其用于因交感神经兴奋引起的上述心律失常。常用于甲状腺功能亢进症引起的心动过速。

常用剂量，口服 10 mg，3～4 次/d，无效可增加至 100 mg，每日不超过 120 mg。有静脉制剂，国内少用。

不良反应有窦性心动过缓和消化道反应。不宜用于传导阻滞、低血压、心力衰竭及支气管哮喘。

2. 美托洛尔　美托洛尔(metoprolol，美多心安)，为选择性 β_1 受体阻滞剂(20∶1)，用于早搏和心动过速。适用于高血压、冠心病、心肌病、心力衰竭患者。

常用口服剂量 12.5～50 mg，2 次/d。静脉 5 mg 稀释后静脉注射，必要时 5 min 后重复。静脉多用于心肌梗死、交感风暴。

美托洛尔有短效的酒石酸美托洛尔和缓释的琥珀酸美托洛尔，在高血压、心绞痛方面有共同的适应证，但抗心律失常作用并未写入琥珀酸美托洛尔的说明书，临床上也有用琥珀酸美托洛尔治疗心律失常，有待于临床试验的证据。

不良反应较少，可有失眠、肢冷、腹胀、便秘等，大剂量对心血管有抑制作用。

3. 比索洛尔　比索洛尔(bisoprolol)为选择性 β_1 受体阻滞剂(75∶1)，用于期前收缩和心动过速。适用于高血压、冠心病、心肌病、心力衰竭患者。

常用剂量 2.5～10 mg，1 次/d。

不良反应较少，可有失眠、肢冷、腹胀、便秘等，大剂量对心血管有抑制作用。

4. 艾司洛尔　艾司洛尔(esmolol)，为短效 β_1 受体阻滞剂，主要用于室上性心动过速如房颤/房扑紧急控制心室率，起效迅速，无蓄积作用。

负荷量 0.5 mg/kg，1 min 内静脉注射，继以 0.05 mg/(kg·min)静脉滴注 4 min，此后根据疗效调整剂量，一般不超过 0.2 mg/(kg·min)，最大剂量 0.3 mg/(kg·min)，连续静脉滴注不超过 48 h。

最常见的不良反应是低血压。

表 5－7－3　常用β受体阻滞剂的用法

药　名	口服量(mg)	每日次数	日最大剂量(mg)	静 脉 用 药
普萘洛尔	10	3	120	1～5 mg/次
美托洛尔	12.5～50	2	200	5 mg/次
阿替洛尔	25～50	1～2	200	
纳多洛尔	40～80	1	240	
艾司洛尔				负荷 0.5 mg/kg，维持 0.05～0.2 mg/kg
噻吗洛尔	5～10	3	—	
倍他洛尔	20	1	60	
比索洛尔	2.5～10	1	30	

口服起始剂量后，根据治疗反应和心率增减剂量。

不良反应主要为负性肌力作用，诱发或加重心功能不全及其与剂量有关的严重心动过缓、传导阻滞和低血压(有内在拟交感活性的β受体阻滞剂这一作用较少)，可随停药自动消失。其他不良反应为药物通过血脑屏障所致的中枢神经系统症状，如疲劳、抑郁、失眠、多梦以及幻觉等。水溶性药物这类作用少见。由于β_2受体阻滞剂这一作用较轻，哮喘发作可用β_2受体激动剂舒喘灵控制。β受体阻滞剂也可影响血糖并掩盖低血糖表现。

β受体阻滞剂禁用于加重期的心力衰竭、高度房室传导阻滞或室内传导阻滞者以及有哮喘和慢性阻塞性肺疾病的患者。

长期服用β受体阻滞剂如需停药应逐渐停用，否则可加重病情。

五、Ⅲ类抗心律失常药

(一) Ⅲ类抗心律失常药历史及简介

有名的临床试验 SWORD(Survival With Oral D-sotalol Trial)在 1994 年底未完成预定的病例数而提前终止，该研究的对象是射血分数＜0.4 的心肌梗死后患者，研究发现索他洛尔组的病死率比安慰剂组增加近 1 倍。由于患者心肌 APD 延长，表现为 Q-T 延长与诱发 TdP 相关，出现了潜在的致心律失常作用。单纯性Ⅲ类药使 APD 过度延长，拉长心动周期的时间，减慢了心率。对药物延长 APD，平台期内 Ca^{2+} 内流过多。在 3 相复极的早期频频出现去极化电流，出现 EAD。在整体心脏表现为 TdP，恶化成室颤的概率高。如果患者同时使用利尿剂，血钾及镁下降，TdP 诱发的危险性增加。

单纯性阻滞 I_{Kr}的Ⅲ类药不是治疗及预防严重致死性心律失常的最好选择。APD 延长有利于打断折返的环行通路，可是临床上十分重视和警惕 Q-T 延长而诱发 TdP。

其实把延长 APD 作为抗心律失常药的主要指标作为新药开发的取舍标准是一个误区。Ⅲ类药的药效因心率加快而受到限制，因为心率加快，延长 APD 的效应减弱或消失。实验证明，异丙肾上腺素使心率加快，可抵消 d-索他洛尔及 E4031 延长 APD 的效应。

抗心律失常药对 APD 应该双相性调控，延长 APD 有利于终止折返，而过长的 APD 又诱发 TdP。对已延长的 APD，药物应不再延长而使其缩短。对已缩短的 APD，药物应使其延长。APD 受到内向及外向电流所影响，故而药物通过多种离子通道双相性调控 APD。

逆频率依赖性是Ⅲ类抗心律失常药物的一个特点，它是指心率快时，药物延长动作电位时程的作用不明显；而当心率慢时，却使动作电位时程明显延长，此作用容易诱发 TdP。大部分Ⅲ类抗心律失常药物均有不同程度的逆频率依赖性。此外，胺碘酮和索他洛尔还具有重要的β受体阻滞作用，这一作用可以减少其致心律失常作用的发生。

(二) Ⅲ类药的再分类

1. 单纯型Ⅲ类药(pure class Ⅲ agents) 选择性阻滞 I_{Kr} 而不影响其他离子通道或受体。多非替利(dofetilide)及 E4031 和已上市的依波替利(ibutilide)等亦属此类，但作用较复杂。

2. 复合型Ⅲ类药(complexed class Ⅲ agent) 阻滞 I_{Kr}，同时兼有其他作用，如阻滞 I_{Ca}、I_{Na} 和 I_{Ks}，或阻断β受体等。单纯性Ⅲ类药诱发 TdP 的发生率较高，为 5%～8%，复合型约 3%。复合型Ⅲ类药物可分为：阻滞 I_{Kr} 和 I_{Ks}，如 ambasilide，阻滞 I_{Kr} 和 I_{Ca}，如阿奇利特。阻滞 I_{Kr} 和多种离子通道(如 I_{Na}，或 I_{Ca} 及 I_{Na})，如胺碘酮、SR33589 及 CPU86017。阻滞 I_{Kr} 和β受体阻滞作用，如索他洛尔。阻滞 I_K 和 β_1 受体，如 ersentalide (CK4000)。

(三) Ⅲ类药的临床疗效

1. 单纯型Ⅲ类药 作用于延迟整流性钾复流为主。这类药物的电药理特征为：选择性延长复极时间和不应期；提高心房和心室的致颤阈值；减慢室率，防止室速恶化成室颤；降低心室除颤阈值；减少电刺激诱发室速、室颤；对室性期前收缩有弱的抑制作用；无或极少有负性肌力作用；对复极时间表现反转使用依赖；可诱发不等的 TdP。这类药物虽在动物试验中对缺血性室性心律失常有作用，但临床一般认为无效。在 SWORD 的试验中证明，只有毒性而无疗效。单纯型Ⅲ类药对房扑的复律率较高，有的临床试验可高达 76%，而Ⅰ类抗心律失常药＜40%。

2. 复合型Ⅲ类药 胺碘酮静脉注射对房颤的复律疗效，各个临床试验的结果相差甚大，从 25%～98%，总的药效弱于Ⅰ类抗心律失常药，而优于β受体阻滞剂及Ⅳ类抗心律失常药，稍优于单纯性Ⅲ类药。对房扑的复律作用，口服胺碘酮的疗效为 23%。

控制室性心律失常，胺碘酮的疗效明确。可控制心肌梗死患者的心律失常。

(四) 几种Ⅲ类药

1. 溴苄胺 溴苄胺(bretylium)只能由静脉注射给药。对房颤及防止复发有效，而抗其他心律失常的作用很弱，有Ⅱ类和Ⅲ类药的复合效应，对自律性无影响。

对离子通道的作用，研究工作不多，对正常心肌的 APD 延长幅度大，而对缺血病变心肌的 APD 延长效应弱，使心肌中 APD 长度更趋一致，而减少复极化过程的不一致性，这是它治疗房颤作用的主要机制。该药曾用于防止室速、室颤电复律后复发，但由于复苏后出现低血压，加上目前药源不足，现已少用。

它延长心肌不应期，提高室颤阈值，有协助电转复成功的作用。但是它有明显的副作用，溴苄胺阻断交感神经，开始用药时神经末端儿茶酚胺被释放使血压上升，可能诱发室性异位搏动，过后排空神经介质，降低交感活性，血压又下降。常用剂量为 5～10 mg/kg，稀释后缓慢静脉注射(10～20 min)，必要时可以重复给药。

主要不良反应为体位性低血压，发生率在 50%左右，应用后患者不能站立，可适当扩充血容量，必要时可用升压药多巴胺，快速注射可出现恶心、呕吐，并释放儿茶酚胺可使血压升高，此时室性心律失常更易出现，但另一方面，如容量降低时，其扩张周围血管作用反可使血压下降。大量静脉注射可发生心脏传导阻滞，并致严重心动过缓，一些稳定期患者，应用溴苄胺无论低剂量或高剂量，都有可能出现暂时性心率增快、血压升高、心脏收缩力加强、周围血管阻力增加及发生心律失常。有时还可有体位性低血压，并持续至停药后数日，一旦发生，应给以足量的扩容治疗。

2. 伊布利特 伊布利特(ibutilide)又名依布替林，含有甲基磺酰基的Ⅲ类抗心律失常药，可迅速转复新近发病的房颤及房扑。它明显延长 APD 及 ERP，具有Ⅲ类药特点。由于它不阻滞 I_{Ca}、I_{Na}或β受体，依布替林仍归于单纯型Ⅲ类药，但是它对多种离子通道具有作用：① 抑制复极时快速激活延迟整流钾电流，对房室结的作用强于窦房结。② 促进平台期缓慢内向钠电流，抑制 0 相快钠通道电流，这是其独特的电生理作用，可以使折返激动不易形成，达到终止房颤/房扑的目的。③ 促进平台期内向钙离子内流，可有效终止室上性心动过速，也是其致心律失常的原因之一。对于其是否存在慢频率依赖性，尚存争议。因此，它与 d-索他洛尔、多非替利及 E4031 等选择性阻断 I_{Kr} 的单纯型Ⅲ类药不同。

它对心房肌的作用明显强于心室肌，因此对房性心律失常较室性心律失常更为有效。伊布利特已写入房颤治疗指南，用于房颤/房扑复律。它对窦房结影响较小，无明显负性肌力作用，不影响心功能不全患者的心排血量、心率、血压和肺动脉压，可以安全、有效地用于房性心律失常的复律，对心力衰竭患者的血流动力学无明显影响，且不影响随后的其他复律措施如口服抗心律失常药物、电复律及射频消融等，有小规模研究发现对安装了双腔起搏器的持续性房颤患者疗效好且对起搏阈值无不良影响。

预激伴房颤可引起致命性室性心律失常，伊布利特可延长旁道前传有效不应期，从而使旁道前传阻滞，因而伊布利特可安全有效地用于预激伴房颤患者。

伊布利特也有抑制室性心律失常的作用，但这方面临床经验有限，有待进一步的临床试验。

由于具有肝脏首关效应，仅供静脉注射。主要用于快速转复房颤和房扑。成人体重≥60 kg 者用 1 mg 溶于 5%葡萄糖 50 ml 内静脉注射，如需要，10 min 后可重复。成人<60 kg 者，以 0.01 mg/kg 按上法应用。房颤终止则立即停用。肝肾功能不全者无需调整剂量，用药前应注意电解质尤其是要纠正低钾血症，用药中应监测 Q-Tc 变化。

有小规模研究发现伊布利特对儿童和老年房颤患者也有较高的安全性和良好的疗效。

伊布利特安全有效，也有致心律失常作用(3%左右)，表现为 Q-T 间期延长和多形性室速包括 TdP，TdP 房颤转复中发生率为 2%～3%，房扑转复中发生率为 8%～12%。一般发生于用药后 40 min 内，因此早期监测非常必要。其他不良事件有室性期前收缩、低血压、束支阻滞、心动过缓等。

3. 多非替利　多非替利(dofetilide，UK68789)选择性阻断 I_{Kr}，延长 APD 而不影响心脏内的传导速度；能增加有效不应期而不影响相对不应期。可延长 Q-T 间期和 Q-Tc，在心脏阻滞或病窦患者亦不影响窦房结功能、P-R 间期和 QRS 宽度。在代谢性酸中毒和缺氧时，也可延长 APD 和 ERP，提示对缺血所致的心律失常仍会有效。多非替利通过延长心肌复极发挥作用，但复极过度延长则会增加后除极和触发所致的心律失常，引起 TdP。多非替利是个纯粹的Ⅲ类药，纯 I_{Kr} 阻滞，无激活慢钠内流，口服吸收率 100%，生物利用度>90%。大部分以原形形式从尿中排泄，部分在肝脏代谢，对血流动力学没有影响，没有负性肌力作用。健康志愿者、房颤和房扑患者、心力衰竭伴房颤患者用此药后心率和血压不产生明显变化。主要用于房性心律失常(房扑、房颤)。对阵发性室上速和致死性室速也有一定作用。在临床试验有效地控制室上性快速性心律失常时，亦观察到可诱发 TdP。有小规模的研究发现多非替利可预防室速和减少室性期前收缩，但仍有 TdP 发生。但该药在有效控制心律失常的同时并不增加死亡率，目前美国 FDA 批准该药用于房颤和房扑的复律和维持窦律，未批准用于室性心律失常的治疗。

口服 250～500 μg，2 次/d，肾清除率降低者为 250 μg，1 次/d。可有效转复房颤并保持窦律，不增加心力衰竭患者死亡率，可用于左心室功能重度障碍者。该药延长 Q-T 间期，并导致 TdP，占 1%～3%。多非替利的适用必须遵循用药个体化原则，根据肾功能和 Q-Tc 而定。接受维持剂量长期用药的患者必须每 3 个月或更短时间评价一次肾功能和 Q-Tc，若 Q-Tc>550 ms 应停药，严密监护直至 Q-Tc 恢复至基线水平。

心脏方面副作用主要是室速，多为非持续性的，最常见的是 TdP，发生率为 0～10.5%，与剂量有关，危险因素有 Q-T 间期过度延长、电解质紊乱、心动过缓。非心脏性副作用发生率很低，包括腹胀、腹泻、胸痛、头痛、眩晕、肌痛等，多为轻度、一过性的。

4. 阿奇利特　阿奇利特(azimilide)是Ⅲ类新药，尚未获 FDA 批准，它为 I_{Kr}、I_{Ks} 阻滞剂，可用于心肌梗死、心力衰竭患者，TdP 发生率低于索他洛尔。

5. 胺碘酮　胺碘酮(amiodarone，乙胺碘呋酮)的广谱抗心律失常作用在临床上得到认可，对各型期前收缩、心动过速、房扑/房颤和预激综合征有良好效果，对心脏猝死亦有一定的保护作用。虽然胺碘酮因明显延长动作电位时程而划为Ⅲ类抗心律失常药物，属于复合型Ⅲ类药，实际上它却是一种多离子通道阻滞剂，具备 4 类抗心律失常药物的电生理特性。广泛阻滞 I_{Kr} 通道、钠通道、钙通道、多种钾通道等，延长房室的 APD，并抑制心肌的细胞间耦合功能，在体表心电图表现为减慢心率，减慢房室传导，延长 R-R 间期、QRS 间期和 Q-T 间期。虽然引起明显心率减慢及 Q-T 延长，却很少诱发 TdP，可能得益于对多种离子通道阻滞和降低心肌间复极的离散度的作用。另外，胺碘酮还有阻断 α、β 受体的作用，能够降低血压。由于胺碘酮原为抗心绞痛药物，能够选择性扩张冠状动脉、降低心肌耗氧量，因此可安全用于冠心病和心力衰竭患者。静脉注射胺碘酮能有效控制利多卡因、普鲁卡因酰胺无效的室速和室颤，它的效力与静脉注射溴苄胺相似。对一般药物失败的病例，改用胺碘酮有效控制室速、室颤复发占 60%～80%。对射血分数降低，慢性心力衰竭的病例，胺碘酮也能耐受。可有效治疗室上性心动过速，尤其是预激综合征伴发的室上性心动过速或房颤，可用于交感神经介导的阵发性房颤。

胺碘酮适用于室上性和室性心律失常的治疗，胺碘酮通过延缓缺血心肌传导减慢和不应期缩短，缩小了缺血与非缺血心肌的动作电位差异，从而减少了由于这种差异所致的电不均匀诱发的折返激动及触发活动，有助于抑制缺血时心律失常的发生，故对急性心肌梗死及急性心肌缺血情况下的心律失常更适宜，对伴有心功能不全的患者胺碘酮是被推荐的药物。

对于室性或室上性期前收缩患者，胺碘酮通常可在起效后减量，最后减至最小有效维持量。

恶性室性心律失常的治疗主要应用胺碘酮，这类患者的维持量要高于预防阵发性房颤的剂量，需要用至 300～400 mg/d，如果减至 200 mg/d，大多有复发的风险。恶性室性心律失常患者有条件者优先考虑植入 ICD，可同时应用胺碘酮减少室性心律失常的发生次数和ICD放电次数。2008年胺碘酮抗心律失常治疗指南中指出，室颤或无脉室速的抢救如电除颤无效，可胺碘酮300 mg(或5 mg/kg)以葡萄糖稀释后快速静脉注射后再除颤，仍无效可10～15 min后重复追加150 mg(或2.5 mg/kg)，转复后静脉滴注维持量。血流动力学稳定的持续性室速或者未明确诊断的宽QRS心动过速，首剂用葡萄糖稀释150 mg静脉推注10 min，10～15 min后不转复追加150 mg，转复后静脉维持。对恶性心律失常的预防，用于无可逆原因引起的室颤或室速，在复律后、β受体阻滞剂无效的非持续性室速、植入ICD后均需要口服胺碘酮预防复发，起始负荷量800～1 600 mg/d，分次服，共2～3周，也可参考房颤的治疗量，维持量一般≤400 mg/d，女性或低体重者可减至200～300 mg/d。

阵发性室上速可静脉使用胺碘酮转律，同时口服胺碘酮。

阵发性房颤的治疗，对于无器质性心脏病的患者胺碘酮与Ⅰ类抗心律失常药相比无显著差异，但对于心功能不全患者，胺碘酮为首选药，而且比Ⅰ类抗心律失常药更加安全、有效。

BASIS、PAT、SSSD、CASCADE、EMIAT、CAMIAT、GESIDA、CHF-STAT等大量临床试验表明，胺碘酮能降低心律失常死亡，不增加总体死亡率，因此是器质性心脏病(心肌梗死、心肌病、心力衰竭、左心室肥大等)的房颤/房扑、室律失常、猝死的主要用药。2008年胺碘酮抗心律失常治疗应用指南中对临床应用剂量做了指导，对于药物转复房颤的口服剂量，住院患者1.2～1.8 g/d分次口服，直至总量达10 g。静脉用量5～7 mg/kg静脉注射30～60 min，然后以1.2～1.8 g/d持续静脉滴注或分次口服，直至总量达10 g。口服预防阵发性房颤发作或进行电复律的药物准备，可用较慢的负荷方法，如600～800 mg/d分次服用，共7 d，必要时增加剂量或延长负荷时间。电复律可在口服1周左右进行。口服维持量一般为200 mg，可根据病情减至100 mg/d；或200 mg/d，每周服药5 d。胺碘酮控制房颤心室率时的静脉用量方法与上述相似。

对于使用剂量问题，2008年胺碘酮抗心律失常治疗应用指南指出“国内外都没有明确地统一过胺碘酮的使用剂量”，因此需要个体化治疗，调整剂量。胺碘酮静脉使用必须给予负荷量静脉注射，需要维持时应立刻给予静脉滴注。静脉滴注负荷剂量150 mg(3～5 mg/kg)，10 min注入，10～15 min后可重复，随后1～1.5 mg/min静脉滴注6 h，以后根据病情逐渐减量到0.5 mg/min。24 h总量一般不超过1.2 g，最大剂量可达2.2 g。主要副作用为低血压(往往和注射过快有关)和心动过缓，尤其用于心功能明显障碍或者心脏明显扩大者。口服胺碘酮负荷量0.2 g，3次/d，共5～7 d，然后0.2 g，2次/d，共5～7 d，以后0.2 g(0.1～0.3 g)，1次/d，维持，但要注意病情进行个体化治疗。服药期间Q-T间期均有不同程度的延长，一般不是停药的指征。对老年人或窦房结功能低下者，胺碘酮进一步抑制窦房结，窦性心率<50次/min者，宜减量或暂停用药。

胺碘酮作用复杂，口服和静脉给药所产生的电生理效应不同，因此静脉注射无效者不代表长期口服无效，区别见表5-7-4。

胺碘酮的不良反应有心脏外和心脏副作用，与药物使用途径、剂量大小、时间长短有关。

表5-7-4 胺碘酮口服和静脉注射给药作用的区别

作用	静脉注射	口服
复极(Q-T间期)延长(房和室)	±	++++
传导速度减慢(房和室)	++	++
减慢窦性心律	+	+++
减慢房室结传导	+	+
延长房室结不应期	+	+++
延长心房肌不应期	±	+++
延长心室肌不应期	±	+++
非竞争性α受体阻滞、β受体阻滞	+	++

胺碘酮引起甲状腺功能亢进或甲状腺功能减退较常见，可能与其分子中含碘有关，大多数患者在停药1～2个月后症状可自行消除。若仅有化验异常而无临床表现的患者可加强监测而不需要特殊处理。副作用还有日光敏感性皮炎，可逆性的角膜色素沉着(棕黄色)，但不影响视力，可有畏光流泪、异物感等，此外，常有胃肠道反应、恶心、排便习惯改变(便秘为主)、肝功能异常(往往无症状)、头痛、震颤、共济失调等。最严重的是肺间质纤维化，发生率为1%～4%，可严重影响肺功能，甚至致死，但停药后也可自行消散。

心脏副作用有：窦性心动过缓，且不能为阿托品纠正；可出现窦房及房室传导阻滞，由于其减小Q-T离散度，故其致TdP的发生率低，用药过程中应监测Q-T间期，不超过原来的30%，无需停药。低钾血症时容易诱发致心律失常作用，应注意避免低钾。静脉用药速度过快可致血压下降，诱发心力衰竭，对于心力衰竭的老年患者静脉使用胺碘酮更易出现血压下降。

2008年胺碘酮抗心律失常治疗应用指南中胺碘酮的不良反应及处理见表5-7-5。

表5-7-5 胺碘酮的不良反应及处理

不良反应器官	发生率(%)	诊断	处理
肺	1～17	咳嗽和(或)呼吸困难，在高分辨肺CT扫描上可见局限性或弥漫性浸润，提示间质性肺炎；一氧化碳弥散功能比用药前降低>15%	需要停药；可考虑用糖皮质激素
肝	15～30	谷丙转氨酶和谷草转氨酶升高到正常2倍	如考虑肝炎，应除外其他原因
	<3	肝炎、肝硬化	停药或(和)肝活检以明确是否有肝硬化
甲状腺	6	甲状腺功能减退	应用甲状腺素
	<3	甲状腺功能亢进	一般需要停药，治疗可用糖皮质激素、丙基硫氧嘧啶或他巴唑，可能需要甲状腺次全切除
皮肤	<10	呈蓝色改变	解释，避光
	25～75	光敏感	避光

续 表

不良反应器官	发生率（%）	诊　断	处　理
神经	3～30	共济失调性，感觉异常，末梢多发性神经炎，睡眠障碍，记忆力下降，震颤	一般与剂量相关，减量可以减轻或消除症状
眼睛	<5	光晕，特别是晚上	角膜沉着是正常现象，发生视神经炎时停药
	≤2	视神经病或视神经炎	
	>90	畏光，视觉模糊，角膜颗粒沉着	
心脏	5	心动过缓，房室传导阻滞	可能需安置永久起搏器
	<1	致心律失常	可能需要停药

胺碘酮的不良反应较广泛，半衰期较长，因此，使用中应注意换用其他抗心律失常药时的相互作用，长期用药者应使用最小有效维持量，监测血压、心电图、肝功能、电解质、甲状腺功能、胸片等。

6. 决奈达隆　决奈达隆（dronedarone）与胺碘酮的电生理特性相近，通过降低窦房结的自律性、减慢心肌传导速度、延长动作电位时程和延长 Q－T 与 Q－Tc 间期而产生抗心律失常作用。与胺碘酮相比，化学结构中不含碘，同时加入了一个甲磺酰基，降低了亲脂性而缩短半衰期，减少组织蓄积，心脏外不良反应如甲状腺、眼、肺毒性等大大降低，TdP 的不良反应也极少。

决奈达隆对房扑和房颤的疗效确切，用于减少阵发性或持续性房扑、房颤及近期有房扑、房颤发作史且存在相关心血管危险因素但仍处于窦性节律或将进行电复律患者的心血管原因住院风险。EURIDIS、ADONIS、ERATO、ATHENA、DAFNE 五项随机对照临床研究为决奈达隆治疗房颤、降低脑卒中、降低死亡率和心血管事件住院率、安全性好等奠定了基础。

但近期一项随机、安慰剂对照临床试验（ANDROMEDA）发现决奈达隆可能造成心力衰竭恶化。因此禁用于 NYHA 为Ⅳ类的心力衰竭或近期有心力衰竭恶化史的Ⅱ、Ⅲ类心力衰竭患者。DIONYSOS 研究头对头比较了胺碘酮和决奈达隆，发现决奈达隆安全性高而有效率低。

决奈达隆为片剂，常用剂量为每日 2 次，每次 400 mg，餐时服用可提高生物利用度，7 d 内血药浓度达到稳态。

其常见不良反应有腹泻、恶心、呕吐、腹痛、乏力和皮疹等，罕见但严重的肝损害偶有报道。

7. 索他洛尔　索他洛尔（sotalol）是一种非选择性、无内在拟交感活性的竞争性 β 受体阻滞剂，能延长心肌动作电位时程、有效不应期及 Q－T 间期，抑制窦房结、延长房室结传导及房室旁道的传导时间，但不改变 H－V 间期或 QRS 时间。在临床上使用消旋体，L-索他洛尔有更强的 β 受体阻断作用，而 d-索他洛尔几无 β 受体阻断作用。索他洛尔有 I_{Kr} 阻滞作用，因而能减慢窦性心律，减慢房扑心室率及预防房扑发作。索他洛尔对心脏各个部分的 APD 均延长，此为其抗房性及室性心律失常的作用基础。该药延长动作电位时间效应明显，可诱发 EAD，在血钾低的情况下更加明显。该药只有在剂量过大时才会引起 TdP。ESVEM 试验表明在防治室速和室扑方面优于Ⅰ类药物。

由于本药具有Ⅱ、Ⅲ类抗心律失常药的许多特性，故可用于各类快速心律失常的治疗，包括室上性和室性心律失常。对治疗房室结折返性心动过速优于房室折返性心动过速；对慢性房颤，与地高辛合用可增强疗效，减少不良反应，对电转复后窦性心律的维持疗效与奎尼丁相同，且副作用少，耐受性好。可有效控制难治性室性心律失常，也可有效预防电刺激诱发的室速、室颤，且对预防运动诱导的晕厥有一定作用，对胺碘酮耐药的室速改用本药仍然有效，长期用于心肌梗死后患者可防止室颤的发生，并可用于 ICD 植入后的辅助治疗，但 SWORD 试验中，口服索他洛尔的死亡率较安慰剂高，其致心律失常作用是死亡率增加的主要原因。

常用剂量 40～160 mg，2 次/d，常从小剂量开始。其半衰期较长，由肾脏排出。

副作用与剂量有关，随剂量增加，TdP 发生率上升。副作用的发生主要因为 β 受体阻滞和 Q－T 延长，可出现心动过缓、低血压，罕见心力衰竭加重，亦有疲乏、头昏、头痛、支气管痉挛及呼吸困难；β 受体阻滞剂的其他副作用也能发生，如支气管痉挛、糖尿病患者发生低血糖、儿茶酚胺高敏状态及停药综合征等；其致心律失常作用是最严重的不良反应，常发生于大剂量（>320 mg）以及电解质紊乱如低钾、低镁或与其他延长复极药合用时，可出现 TdP，主要发生在用药的最初 3 d 内，易发生在有器质性心脏病和心力衰竭者，发生率为 2.5%～4.3%，故应监测心电图变化，当校正的 Q－T 间期（Q－Tc）≥0.55 s 时应考虑减量或暂停。窦性心动过缓、严重心力衰竭、长 Q－T 间期综合征、病态窦房结综合征、房室传导阻滞、低血压者不宜选用。肾功能不全者应减少剂量。

8. 新药开发　胺碘酮类似物如 celivarone（SSR149744C）和 budiodarone（AT1－2042）已经进行了一些临床试验，在 MAIA 和 CORYFEE 研究中 celivarone 并未显示出其在房扑、房颤转律中的作用，在 ALPHEE 研究中也并不能降低 ICD 植入以及患者的死亡率；在一项研究中发现 budiodarone 可以减少房速、房颤的负荷。

目前还在开发一些具有心房靶点选择性尤其是影响钾电流的新药。维那卡兰（vernakalant）是Ⅲ类抗心律失常药物，美国 FDA 已经批准其静脉注射用于转复初发性房颤，10 min 注入 3 mg/kg，如果房颤持续，可以追加 2 mg/kg，转律时间为8～14 min，75%～82%的患者首剂转律。该药口服半衰期短，临床价值不大，目前在研制口服缓释剂型，在犬的试验中发现其对心室收缩和舒张功能有抑制作用，心力衰竭患者其益处减少，存在一定的风险。该药的优势是房颤转律快（中位时间8 min），24 h 内复发率极低，无致心律失常作用。

雷诺嗪（ranolazine）具有抗心肌缺血作用，在抗心肌缺血的 MERLIN-TIMI36 试验中发现其新发房颤较安慰剂组低。在一些小规模的临床研究中发现雷诺嗪可以防治心脏手术后房颤的发生，并且由于和 β 受体阻滞剂和胺碘酮相比对心率和血压影响较小，因此雷诺嗪是安全有效的。目前缺乏大样本的研究来证实它。

缝隙连接异常会导致心律失常，缝隙连接调节剂可以通过改善心肌细胞间的连接蛋白而达到抗心律失常作用。rotigaptide、danegaptide、GAP-134 在动物实验中证实可以抑制房颤的发生并可降低梗死面积。

六、Ⅳ类抗心律失常药——钙通道阻滞剂

(一) 钙通道阻滞剂简介

钙通道阻滞剂分为二氢吡啶类和非二氢吡啶类，前者主要用于降压，后者主要是维拉帕米、地尔硫䓬及苄普地尔(bepridil)，主要用于抗心律失常。非二氢吡啶类药物的作用有：① 对心肌慢反应细胞如窦房结和房室结中钙通道阻滞使心率减慢、P-R 间期延长，也使房室结的不应期延长，终止房室结环行通路的折返性心律失常。② 降低心室率，适用于房颤及房扑。③ 对晚期后除极(DAD)诱发的室速有效，但这种类型少见。④ 苄普地尔，由于兼有阻断 I_K 及 I_{Na}，抗心律失常的作用明显，但由于 I_K 阻断，有诱发 TdP 的可能。⑤ 钙通道阻滞剂虽与β受体阻滞剂减慢心率相仿，但不能降低心肌梗死患者的病死率。该类药物有负性频率、负性传导和负性肌力作用，应用时需要注意。

钙通道阻滞剂对室上性心动过速、心房颤动和某些室性心动过速有一定疗效。

阵发性室上速绝大多数为房室旁道参与的房室折返性心动过速及慢-快型房室折返性心动过速，往往不伴有器质性心脏病，维拉帕米和地尔硫䓬均为抑制房室结折返的药物，可直接阻滞房室结的内向慢钙电流，对 I_c 和Ⅲ类抗心律失常药物无反应的患者可选用钙通道阻滞剂，目前属于二线药物。但对于心房内折返、窦房折返性心动过速以及自律性室上性心动过速，其应用则十分有限。在预激综合征合并房扑、房颤的患者中，减慢房室结传导的钙通道阻滞剂能加快旁道传导，出现快速心室率甚至造成室颤，禁用。

心房肌由于连续起搏而诱发房颤，使心房肌不应期缩短，但不影响传导速度，此称为心房肌电生理性重构，形成此效应过程中，心房肌内钙负荷可能起重要作用。维拉帕米对山羊的电起搏诱发房颤及狗电击诱发房颤均有明显的抑制作用。临床上钙通道阻滞剂常用于控制心房扑动或心房颤动的心室率，主要是通过调整房室结传导和非竞争性肾上腺素能阻断作用实现的。静脉推注钙通道阻滞剂治疗房颤也可转为窦性心律，但成功率不高，最常见的结果是减慢房颤的心室率。

钙通道阻滞剂对心室肌或者浦肯野纤维的不应期和传导没有影响，因此控制室性心律失常的作用十分有限。对于肥厚型心肌病、扩张型心肌病和二尖瓣脱垂的患者尚无抗心律失常作用的临床证据，但是可能通过改善心肌供血，间接减少器质性心脏病患者室性心动过速及心室纤颤的发作。对于无器质性心脏病患者室性心动过速即特发性室性心动过速，其中有两类对钙通道阻滞剂有效。一类为右心室流出道室性心动过速，另一类为间隔室性心动过速。此外，钙通道阻滞剂对阻止 TdP 具有潜在作用，但尚缺乏大规模的临床证据。

对于窦性心动过速患者，如果对β受体阻滞剂有禁忌或无效，可以应用钙通道阻滞剂短期控制心室率。

静脉注射时血压降低十分显著，对心功能不全患者，血压降低更为显著。对房室结的抑制作用强，可引起窦性心动过缓，甚至导致停搏。如同时服用β受体阻滞剂的患者更易诱发。

(二) 几种钙通道阻滞剂

1. 维拉帕米　维拉帕米(verapmil)，也称异搏定，用于治疗室上性心动过速，控制房颤和房扑的心室率，减慢窦速患者的心率。

静脉注射维拉帕米对慢性或急性心肌缺血所诱发的室性心动过速并不安全，但却对呈右束支阻滞型及电轴左偏的室速有显著疗效，此类室速并无器质性病变。不宜用于预激综合征，以防房室结不应期延长而旁道不应期不变或缩短，导致心室率加快甚至诱发室颤。对某种少见的特发性室速，维拉帕米有效，左心室室速常伴有右束支阻滞及电轴左偏，称为维拉帕米敏感性室速。但维拉帕米对大多数室性心律失常均无效。

口服肝脏首关效应强，生物利用度仅 20%～35%，因此口服剂量较静脉剂量大很多。单剂口服 1～2 h 达峰，持续 6～8 h。口服 80～120 mg(小剂量开始)，1 次/8 h，可增加到 160 mg，1 次/8 h，最大剂量 480 mg/d，老年人酌情减量。静脉注射用于终止阵发性室上速和某些特殊类型的室速。剂量 5～10 mg/5～10 min 静脉注射，如无反应，15～30 min 后可重复 5 mg/5 min。大部分肝脏代谢。

不良反应主要为负性肌力和负性传导作用，不宜与β受体阻滞剂合用，窦性心动过缓、严重心力衰竭、长 Q-T 综合征、病态窦房结综合征、房室传导阻滞、低血压者不宜选用。胃肠道副作用可表现为腹胀、便秘等。

2. 地尔硫䓬　地尔硫䓬(diltiazem)，用于治疗室上性心动过速，控制房颤和房扑的心室率，减慢窦速。

口服吸收迅速完全，15～30 min 起效，1～2 h 达峰，半衰期 5～7 h。常用剂量 30～60 mg，3 次/d；静脉注射负荷量 15～25 mg(0.25 mg/kg)，随后 5～15 mg/h 静脉滴注。如负荷量心室率控制不满意，15 min 内再给负荷量。静脉滴注地尔硫䓬应监测血压。60%经肝脏代谢，40%由肾脏排泄。

不良反应基本同维拉帕米。

七、未分类的抗心律失常药

(一) 洋地黄类

洋地黄(digitalis)现应用较多的是地高辛(digoxin)和毛花苷 C(deslanoside)，主要增强迷走神经张力，减慢房室结传导。

用于终止室上速或控制快速房颤的心室率，但不能用于 WPW 综合征的快速心律失常。对于不是正在接受洋地黄类药物治疗的患者，可静脉给予毛花苷 C 0.4～0.8 mg 溶于 5%葡萄糖 20 ml 中缓慢注射，过 4～6 h 后还可给毛花苷 C 0.2～0.4 mg，24 h 内不应＞1.2 mg；或地高辛 0.125～0.25 mg，1 次/d 口服，用于减慢房颤的心室率，从而减轻由于心室率过快所造成的血流动力学异常及临床不适。毛花苷 C 纠正房颤恢复窦律的作用并不肯定，但是部分患者在房颤率减慢后能自行转复。洋地黄类适用于心功能不全患者和老年患者，不足之处为起效慢，对体力活动等交感神经兴奋时的心室率控制不满意。必要时与β受体阻滞剂或钙通道阻滞剂同用，但要注意调整地高辛剂量，避免过量中毒，地高辛中毒可以诱发任何类型的心律失常，发现中毒应立即停药，纠正电解质紊乱，给予免疫抗原结合片段等治疗。

（二）硫酸镁

可有效控制 TdP，可能与其阻滞 I_{Ca} 有关。对洋地黄中毒性心律失常，亦有效。对急性心肌梗死后患者静脉滴注硫酸镁，可改善长期生存率。

硫酸镁 1～2 g 静脉注射，25%硫酸镁 20 ml 加入 5%～10%葡萄糖 100 ml 中以 20～25 滴/min 的速度静脉点滴，过 6～8 h 还可重复应用。

（三）腺苷

腺苷（adenosine，ATP）是内源性物质，半衰期只有几秒。常用快速静脉注射终止复发性室上性心律失常，由于迅速被摄取，而终止药效。对某些延迟后除极引起的室性心律失常亦有效。静脉滴注 ATP 亦可产生腺苷的抗心律失常药及降血压效应。药理作用：① 激活 I_K，使 APD 缩短，加速复极而超级化，降低自律性。② 对抗胞内 cAMP 增高所致的心律失常，常见于交感神经兴奋。③ 对抗 β 受体激动效应，间接阻滞 I_{Ca}，降低细胞内钙，使房室结不应期延长，抑制交感神经所致的 DAD 及 EAD。腺苷受体阻断剂，如茶碱、咖啡碱等能削弱其作用。双嘧达莫（潘生丁）阻断腺苷摄取，使其作用增强。

用于终止室上速，3～6 mg，2 s 内静脉注射，2 min 内不终止，可再以 6～12 mg，2 s 内推注，腺苷三磷酸适应证与腺苷相同，10 mg，2 s 内推注，2 min 内无反应，15 mg，2 s 再次推注。此药半衰期极短，1～2 min 内效果消失。由于作用时间短，可以反复用药。常有颜面潮红、胸闷、胸痛等副作用，但均在数分钟内消失。其他少见的副作用有恶心、头晕、头痛、出汗、心悸、低血压以及视力模糊等，静脉注射茶碱可以拮抗腺苷的副作用，在注射腺苷前应事先做好准备。严重的副作用有窦性停搏、房室传导阻滞等，故对有窦房结及（或）房室传导功能障碍的患者不适用。能诱发哮喘，不能用于哮喘患者。

腺苷三磷酸一次静脉滴注剂量＞15 mg，副作用发生率增高。此药的优势是起效快，无负性肌力作用，可用于器质性心脏病的患者。

（四）异丙肾上腺素

治疗 TdP，异丙肾上腺素静脉点滴可加快窦性心律，缩短 Q－T 间期，有利于夺获心室，减少发作。

静脉点滴 2～8 μg/min，开始小剂量，每 5 min 左右增加 1 μg。

异丙肾上腺素的副作用是加快窦性心律，诱发室性期前收缩，扩张周围血管使血压下降，及增加心肌耗氧量。因此在用药期间要监测血压、心电图。

（五）阿托品

为 M_2 受体阻滞剂。阻断迷走神经，解除迷走神经对心脏的抑制，使心跳加快，用于迷走神经亢进引起的心动过缓。

口服后自胃肠道迅速吸收，很快分布到全身组织。肌注后 15～20 min 血药浓度达峰值，口服为 1～2 h，作用一般持续 4～6 h。半衰期为 11～38 h。主要通过肝细胞酶的水解代谢，有 13%～50%在 12 h 内以原形随尿排出。

一般情况下，口服剂量，1 次 1 mg，每日 3 mg；皮下或静脉注射剂量，每次 2 mg。

阿托品的副作用常有口干、眩晕，严重时瞳孔散大、皮肤潮红、心率加快、兴奋、烦躁、谵语、惊厥。青光眼及前列腺肥大患者禁用。

（六）中药

中国古代即有心律失常症状、体征和抗心律失常药物的记载，如《伤寒论》提到“脉结代，心动悸，炙甘草汤主之”，现代除有对炙甘草汤古方的研究，也有一些中成药经过基础和临床研究明确有抗心律失常作用，如稳心颗粒和参松养心胶囊等，稳心颗粒多用于快速型心律失常，而参松养心颗粒对缓慢型心律失常有良好效果。

八、非传统抗心律失常药物

近年一些研究发现，非传统抗心律失常药物如 RAS 抑制剂、他汀类药物往往对于冠心病、心力衰竭等有心律失常风险的患者有一定的协助抗心律失常作用，也有人称之为心律失常上游治疗药物。

（一）RAS 系统抑制剂

心律失常较少独立存在，器质性心脏病常伴发心律失常，如高血压、冠心病、心肌病、慢性心功能不全等，而这些疾病往往伴随着 RAS 系统的激活，近年有研究表明，RAS 抑制剂在治疗这些器质性心脏病的同时，有减少心律失常的作用，可能与改变了心律失常上游的病理生理情况有关。

1. 血管紧张转换酶抑制剂　TRACE 研究是临床上最早研究心律失常上游药物的试验，该研究回顾了群多普利和安慰剂对照可以减少新发房颤 55%。此后人们关注到 ACEI 类药物通过上游治疗可以降低房颤和室性心律失常的发生。

2. 血管紧张素受体阻滞剂　Madrid 等研究发现胺碘酮联合厄贝沙坦治疗房颤复发率较单纯胺碘酮治疗组低。在 Val-HeFT 研究和 CHARM 缬沙坦及坎地沙坦与安慰剂相比可以降低心力衰竭患者房颤的发生。涉及 56 308 例患者的荟萃分析发现 ARB 在房颤预防中确实起到了作用。但也有些 ARB 对房颤无效的证据，入选 1 442 例患者的多中心、前瞻性、随机对照的 GISSI－AF 研究未能发现缬沙坦在减少房颤发生方面优于安慰剂。因此，ARB 对房颤究竟作用如何，还需要进一步研究。除了房颤，ARB 降低心梗早期室颤或室速的发生率也有报道。

3. 醛固酮受体拮抗剂　Gao 等发现螺内酯与安慰剂相比能够降低心力衰竭患者室早、房颤和房扑的发生率。

（二）他汀类药物

他汀类药物在一些研究中发现能够减少室上性、室性心律失常的发生，减少 ICD 放电次数。但有些研究发现他汀类药物对房颤并未获益，因此需要进一步研究来得出确切的结论。他汀类药物抗心律失常作用可能与他汀类药物抗炎、抗氧化、抑制重构、影响神经内分泌等多效性有关，主要是作用于心律失常发生的上游。

（三）不饱和脂肪酸

Omega－3 多不饱和脂肪酸主要通过膜稳定作用及抗炎作用达到抗心律失常的作用。多项研究显示多不饱和脂肪酸可以减少房颤的发生，也有研究发现其与室性心律失常呈负相关，可以显著降低心源性猝死。其抗心律失常可能是通过类似于他汀类药物的调脂、抗炎作用。但 2009 年 ACC 年会上发布的 OMEGA 研究结果却发现 Omega－3 脂肪酸与安慰剂相比临床预后无统计学差异，但该研究还存在一定争议。

（四）其他

维生素与电解质类也有抗心律失常相关作用的研究。

九、心律失常的药物治疗原则

(一) 心律失常治疗的目的

心律失常治疗有两个目的,一个是消除或减轻由心律失常所引起的症状,如心悸、晕厥、心力衰竭、栓塞等,二是降低猝死率,尤其心功能不全者。消灭心律失常是错误的想法,会造成治疗过度,要知道抗心律失常药物也有致心律失常作用甚至会增加死亡率。

(二) 紧急情况下血流动力学是第一位的

快速性心律失常如果存在血流动力学紊乱,电复律是首选。血流动力学稳定的患者则可以有充分的时间进行诊断和给药。

(三) 治疗原发病和诱因是最重要的

心律失常较少独立存在,往往有其产生的背景存在,因此抗心律失常治疗不应局限于抗心律失常药物的选择和控制心律失常,首先要治疗原发病和诱因,矫正产生心律失常的机制,如有效治疗心衰、血运重建、抑制重构、纠正电解质酸碱平衡紊乱、控制甲状腺功能亢进、控制感染等。

(四) 权衡是否需要抗心律失常治疗

任何一种抗心律失常药物均有其局限性,比如,Ⅰ类药物不能改善预后甚至增加某些器质性心脏病的死亡率,Ⅱ类抗心律失常药物可能导致严重的缓慢型心律失常,Ⅲ类药物延长Q-T间期有引起 TdP 的风险;Ⅳ类抗心律失常药物有较强的负性肌力作用等,因此发生心律失常的患者并非都要进行抗心律失常治疗,需要权衡利弊,再做决断。如果药物治疗的风险大于获益、药物治疗的不良反应大于心律失常产生的危害,则不考虑使用抗心律失常药物。通常对于危及生命的心律失常必须治疗,也有不少心律失常是良性的,不带来严重后果,不需治疗。一般来讲,有严重心脏基础疾病、有症状的需要治疗,而无症状也无心脏病基础的无需治疗。药物选择方面,改善预后比改善症状更为重要,对于有严重心脏疾病背景的患者更是如此,如对于心力衰竭患者发生的心律失常,选用β受体阻滞剂或者胺碘酮比选用Ⅰ类抗心律失常药能更好地改善预后。

(五) 个体化治疗

心律失常治疗在基本治疗原则指导下应个体化。无器质性心脏病、心功能良好基础上发生快速心律失常、血流动力学耐受好者,治疗选择余地大,药物耐受好,对 $Ⅰ_c$ 类药物有良好的疗效;有器质性心脏病、在心功能不全的基础上发生快速心律失常、血流动力学耐受差,尤其有舒张功能障碍者,心动过速发作使血流动力学迅速恶化,此类病例还伴有除极或复极的电非均质性,心动过速发作时猝死率高,对治疗选择余地小,药物耐受性差,促心律失常发生率高,$Ⅰ_c$ 类药物就不宜选用,胺碘酮为首选防治药物。

总之,在心律失常药物治疗上,如果心律失常不危及生命,抗心律失常药物选择主要考虑安全性,如果心律失常危及生命,抗心律失常药物选择主要考虑有效性。

十、部分心律失常的药物治疗

(一) 房颤

既往房颤(AF)分为 3 个类型:阵发性房颤、持续性房颤和持久性房颤,2010 年 ESC 房颤指南将房颤分为 5 型:初次诊断的 AF(first diagnosed AF)、阵发性 AF (paroxysmal AF)、持续性 AF (persistent AF) (AF 持续时间超过 7 d,或需要通过药物或电复律才能终止者)、长期持续性 AF (long-standing persistent AF)(AF 持续时间超过 1 年,并决定采用节律控制策略者)、持久性 AF (permanent AF) (长期存在的 AF,不再动员患者接受节律控制措施)。

房颤治疗目的:恢复窦性心律、维持窦性心律或控制室性心律、预防栓塞。继 AFFIRM 试验、RACE 试验、PIAF 试验等证实房颤心率和节律控制预后相似后,Record-AF 注册研究也再次验证了心房颤动室率与节律控制疗效相当。目前 ACC/AHA/ESC 房颤指南认为心室率控制可能是更好的选择,尤其是对一些年老的持续性房颤患者指南推荐以控制心室率作为首选的初始治疗,而对于一些年轻的,孤立性房颤的患者,复律治疗可能更具优势。室率控制的目标是静息时为 60～80 次/min,中等程度活动时为 90～115 次/min。β受体阻滞剂和非二氢砒啶类药物仍然是心室率控制的首选(Ⅰ类推荐),地高辛则是心力衰竭伴房颤的首选。此外,指南肯定了胺碘酮在控制心室率方面的作用,并在房颤伴旁道或者伴心力衰竭的患者中推荐使用($Ⅱ_a$),而其在旧指南中为 $Ⅱ_b$ 类推荐。2010 年 ESC 指南中由于受到 RACEⅡ研究的影响,采取了宽松的心率控制策略($Ⅱ_a$ 类推荐,证据水平 B),即静息心率控制在<110 次/min。

在 2006 年 ACC/AHA/ESC 指南中药物的复律治疗:对于发作≤7 d 的患者,多非利特、氟卡尼、伊布利特和普罗帕酮仍然是药物转复的 $Ⅰ_a$ 类推荐。发作大于 7 d 的患者则推荐多非利特。地高辛和索他洛尔在房颤转复时可能有害,不建议应用。2010 年 ESC 指南对于节律的控制包含了新的抗心律失常药物决奈达隆,其疗效与索他洛尔、普罗帕酮和氟卡尼类似,而维持窦性心律的效果要弱于胺碘酮,但毒性反应比胺碘酮少。在存在基础心脏疾病和有症状的 AF 患者中,决奈达隆可作为首选的抗心律失常药物。新指南将决奈达隆列为 AF 节律控制的 $Ⅰ_a$类药物。决奈达隆适用于急性冠脉综合征、慢性稳定型心绞痛、高血压性心脏病、NYHA 分级Ⅰ～Ⅱ级的稳定型心力衰竭。NYHA 分级Ⅲ～Ⅳ级或近期不稳定的心力衰竭患者,不应接受决奈达隆治疗。对于复发的 AF,选择抗心律失常药物时应首先考虑安全性,只有在其他抗心律失常治疗无效或存在显著器性心脏病的情况下才考虑胺碘酮。2010 年 ESC 指南推荐房颤药物选择见表 5-7-6。

表 5-7-6 控制房颤的抗心律失常药物推荐表

推 荐	推荐分类	证据水平
对于房颤患者,根据合并的心脏疾病情况,推荐如下药物进行节律控制:		
胺碘酮	Ⅰ	A
决奈达隆	Ⅰ	A
氟卡尼	Ⅰ	A
普罗帕酮	Ⅰ	A
左、右旋索他洛尔	Ⅰ	A

续　表

推　荐	推荐分类	证据水平
胺碘酮维持窦性心律比索他洛尔、普罗帕酮、氟卡尼和决奈达隆更有效(A)，但因为它的毒性反应，通常在其他药物治疗无效或有禁忌时应用(C)	Ⅰ	A/C
重度心力衰竭的患者，NYHA心功能分级达Ⅲ和Ⅳ级或Ⅱ级但近期心功能不稳定(近1个月内发生失代偿)，应选择胺碘酮	Ⅰ	B
无明显器质性心脏病的患者，最初的抗心律失常药物应从决奈达隆、氟卡尼、普罗帕酮和索他洛尔之中选择	Ⅰ	A
肾上腺素诱导的AF，推荐β受体阻滞剂进行预防	Ⅰ	C
如果一种抗心律失常药物不能使AF的复发降低到临床上可接受的水平，应考虑使用另一种抗心律失常药物	Ⅱa	C
存在心血管危险因素的非持久性AF患者，应考虑决奈达隆以降低心血管事件住院率	Ⅱa	B
首次发作AF的患者，应考虑β受体阻滞剂进行节律(及心率)控制	Ⅱa	C
迷走神经介导的AF患者，可考虑丙吡胺	Ⅱb	B
NYHA心功能分级达Ⅲ和Ⅳ级的患者，或Ⅱ级但近期心功能不稳定(近1个月内发生失代偿)，不推荐使用决奈达隆治疗AF	Ⅲ	B
进行性窦房结病变或房室结功能障碍的患者，除非植入永久性起搏器，不推荐使用抗心律失常药物维持窦性心律	Ⅲ	C

胺碘酮是房颤转律最有效的药物，但由于胺碘酮长期使用对甲状腺、肝、肺等多个器官有一定的不良反应，束缚了其在临床上的进一步应用。不含碘的决奈达隆曾被寄予厚望，多项研究已经证实了决奈达隆转复房扑/房颤的有效性。ATHENA试验显示决奈达隆较安慰剂相比可显著降低无心力衰竭或伴轻度心力衰竭房颤患者全因心血管住院率或死亡率达24%，但ANDROMEDA研究显示决奈达隆增加中重度左心衰竭患者死亡率，限制了其在中重度心力衰竭患者中的应用。因此，仍需进一步的临床研究来明确决奈达隆的临床地位。近年PASCAI研究对植入双腔起搏器的阵发性房颤患者监测，评价胺碘酮类似物budiodarone(AT12042)的安全性和有效性，发现budiodarone 200 mg每日2次可降低房颤负荷10%，但无统计学意义；400 mg每日2次可降低房颤负荷45%；600 mg每日2次可降低房颤负荷高达75%，因此该药安全有效，且疗效呈剂量依赖性。

节律控制的原则：目的在于减轻房颤相关症状；抗心律失常药物维持窦律效果有限；能减少房颤发作而不能消除房颤；一种药物无效可换其他药物；药物致心律失常作用和心外不良反应常见；缓解症状提高生活质量也是治疗目标之一，安全性应放在首位；决奈达隆可作为房颤一线药但不用于严重或不稳定心力衰竭患者。

控制心室率：洋地黄、β受体阻滞剂、钙通道阻滞剂。将心室率控制在<110次/min是合理的，如患者仍有症状或发生心动过速性心肌病可考虑严格心室率控制，即静息心室率<80次/min，中等程度的运动<110次/min。洋地黄类药物目前已经不作为控制快速房颤的一线药物，除非患者有心力衰竭或体力活动很少。地高辛可以降低静息时患者心室率，β受体阻滞剂可以很好控制活动时心室率。对支气管痉挛或阻塞性肺病患者而言，非二氢吡啶类钙通道阻滞剂控制心室率效果优于β受体阻滞剂。胺碘酮能控制心室率，但因不良反应，不作为一线药物。多非利特和伊布利特对控制心室率无效。指南建议：地高辛和β受体阻滞剂合用控制心室率是最好的选择。房颤伴心力衰竭患者可以应用地高辛或胺碘酮控制心室率；其他治疗措施无效或禁忌时，静脉应用胺碘酮控制心室率也是有效的。非二氢吡啶类钙通道阻滞剂有负性肌力作用，不建议对失代偿期心力衰竭合并房颤患者应用。不建议对房颤伴预激综合征的患者应用洋地黄类药物或非二氢吡啶类钙通道阻滞剂。

房颤合并WPW综合征：有血流动力学障碍时，及早电转复治疗是必要的。对于血流动力学稳定的患者，可以静脉应用胺碘酮和Ⅰ型抗心律失常药物。

2006年指南增加了对同时有房颤和房扑患者药物治疗建议，房颤心室率控制很好的患者发生房扑时心室率可以变慢或变快。当用氟卡尼或普罗帕酮预防房颤复发时，会发生这种情况，此时房扑可能会1∶1下传，导致非常快的心室率而引起血流动力学障碍。因此应用氟卡尼或普罗帕酮预防阵发性房颤或房扑复发时，应常规同时服用减慢房室结传导的药物，或者应用导管消融预防房扑发生。

抗栓治疗：目前指南推荐用华法林作为抗凝治疗的首选，阿司匹林在预防血栓-栓塞中的地位进一步弱化。2010年欧洲心脏病学会(ESC)公布了2010年房颤处理指南，不再强调危险分层方法，而是将各种危险因素区分为主要危险因素(既往有脑卒中、短暂脑缺血发作或全身性栓塞病史和年龄≥75岁)和临床相关的次要危险因素(心力衰竭、高血压、糖尿病、女性、年龄65～74岁和血管性疾病)，新指南在$CHADS_2$基础上，提出了$CHA2DS_2$－VASc的评分系统，指导抗栓治疗。不推荐INR<2.0。此处不详述。由于华法林在使用中需要长期检测INR，以及有出血风险，近年RE－LY研究证实达比加群在房颤抗凝中安全有效，令人鼓舞。

非经典抗心律失常药物在房颤中的作用逐步得到重视，研究显示RAS系统、他汀类药物对房颤的一、二级预防中存在有益的作用。ACTIVE Ⅰ研究显示厄贝沙坦对联合终点没有明显降低，但能显著降低因心力衰竭住院率、脑卒中和TIA发作。

2013年ESC对前面的指南进行了补充说明，提到抗心律失常药物会增加死亡率和一些临床状况的发生率。决奈达隆仍然是阵发性房颤转律的首选，但是索他洛尔作为冠心病患者的推荐选择，胺碘酮仅用于心力衰竭患者。决奈达隆不推荐用于心力衰竭患者和永久性房颤患者。指南强调，要当心抗心律失常药物的促心律失常作用，目前除了GESICA研究(516名患者)，目前还没有研究证明抗心律失常药物能够改善预后。

2013年ACC/AHA对房颤的指南进行了一些补充说明，对于持续性和永久性房颤的治疗以β受体阻滞剂或非二氢吡啶类钙通道阻滞剂控制心率，不存在预激综合征情况下，推荐在急性发作时静脉使用β受体阻滞剂或非二氢吡啶类钙通道阻滞剂，注意低血压或心力衰竭。静脉给予洋地黄或胺碘酮推荐用于控制房颤心室率或者心力衰竭不伴有旁道的患者。房颤运动时伴有症状的需要评估运动时的心率控制，调整药物，保持心率在生理范围。口服洋地黄对于静息心率的控制是有效的，适合心力衰竭、心功能不全以及久坐患者。以上是Ⅰ类推荐。$Ⅱ_a$类推荐：洋地黄与β受体阻滞剂或非二氢吡啶类钙通道阻滞剂合用控制静息或运动心率是合理的，药物选择应该个体化，注意剂量，避免心动过缓。药物治疗效果不佳或有副作用，用导管消融房室结或旁道来控制心率是合理的。其他治疗失败或不能进行时，静脉胺碘酮控制心率有效。房颤患者电复律不必要，有旁道的情况，静脉用普鲁卡因或者伊布利特是合理的替代治疗。不推荐的有以下情况：洋地黄不能单用于阵发性房颤的心率控制；没有尝试药物控制心室率的情况下不应该导管消融房室结；失代偿心力衰竭的房颤患者，静脉使用非二氢吡啶类钙通道阻滞剂会加重血流动力学紊乱；预激综合征患者不推荐静脉使用洋地黄或者非二氢吡啶类钙通道阻滞剂。

（二）室性心律失常

室性心律失常（VA）包括室性期前收缩（室早）、室性心动过速（室速）、心室扑动（室扑）和心室颤动（室颤）等，室性心律失常的危险在于猝死，多为器质性心脏病所致，包括冠心病、扩张型心肌病、肥厚性心肌病、长Q－T间期综合征、右心室发育不良和WPW综合征等。2006年ACC/AHA/ESC室性心律失常的处理与心脏性猝死（SCD）的预防指南将VA按照3种方法分类：① 根据血流动力学分为稳定的VA和不稳定的VA；② 根据心电图分为非持续性（＜30 s）室速、持续性室速（持续时间＞30 s，或者虽然＜30 s，但因出现严重血流动力学障碍而需要紧急终止者）、束支折返型室速（通常见于心肌病患者，而且多呈左束支传导阻滞形态）、双向性室速（逐跳心搏的QRS额面电轴交替变化，多见于洋地黄中毒时和儿茶酚胺敏感性室速）、TdP、室扑和室颤；③ 根据病因进行分类。

2006年指南强调，除β受体阻滞剂外，其他现阶段常用的抗心律失常药物均不宜作为一线治疗药物，包括胺碘酮和索他洛尔。循证医学的研究证实，β受体阻滞剂能够有效减少室性期前收缩、VA以及SCD的发生，并且较为安全，即使对于心力衰竭患者亦然。因此，β受体阻滞剂应该作为抗心律失常药物治疗的"基石（mainstay）"。胺碘酮能够改善预后尚存争议，而且长期应用时药物不良反应发生率较高。索他洛尔同样缺乏改善预后的证据，且其致心律失常作用（例如TdP）相对较强。有研究显示，在接受索他洛尔治疗的VA患者中，有2%～4%的患者会出现VA恶化。在抗心律失常药物的具体选择方面，指南根据不同的临床情况给出了如下的治疗建议：① 尚不具备ICD指征的室速患者，β受体阻滞剂是唯一的一线药物，只有当该药的剂量已达靶剂量或最大耐受量仍然无效时方可以考虑应用胺碘酮或索他洛尔。② 已经置入ICD，但VA频繁发作并导致ICD频繁放电的患者，此种情况下可供选择的方案有两种，其一是索他洛尔，其二是胺碘酮和β受体阻滞剂联用，后者特别适用于合并严重左心室功能障碍的患者。③ 已经置入ICD的患者，有频繁的伴有快速心室反应的房颤发作，并因此导致ICD的不适当识别与放电，首选β受体阻滞剂和（或）钙通道阻滞剂。如果这两类药物无效、无法耐受或者存在用药禁忌，可以考虑应用胺碘酮。

非心脏病偶发室性期前收缩，原则上不用抗心律失常药物治疗，对于症状严重的非心脏病室性期前收缩、室速，大多数患者可选用β受体阻滞剂、美西律、普罗帕酮，尽量避免使用Ⅲ类抗心律失常药物。对于器质性心脏病的室性心律失常，首先积极治疗原发病，去除诱因，服用适当的抗心律失常药物。$Ⅰ_a$类药物基本不选用，IMPACT等临床研究证实所有Ⅰ类抗心律失常的药物均增加心肌梗死后患者的病死率。$Ⅰ_b$类如利多卡因、美西律副作用较少可以选用。$Ⅰ_c$类普罗帕酮疗效较好，但有抑制心功能的副作用，心力衰竭、病窦患者不宜服用。CAST试验结果显示心肌梗死后使用$Ⅰ_c$类抗心律失常药物增加病死率。Ⅱ类抗心律失常药物β受体阻滞剂尤其适用于合并冠心病的室性期前收缩、室速，可减少心肌梗死后心力衰竭合并室速患者的猝死率，因而在无心力衰竭、低血压及严重心动过缓等禁忌证时可作为首选用药。Ⅲ类抗心律失常药物如胺碘酮是缺血性心脏病和心功能不全患者较为理想的抗心律失常药物，这也被CAMIAT、EMIAT等大型临床研究验证。索他洛尔不适用于心力衰竭合并室速的患者。

危及生命的室性心律失常的治疗：

1. 单形性室速　血流动力学稳定者，药物治疗；不稳定者电复律。如药物治疗无效，可电复律。

心功能正常者：利多卡因、胺碘酮、普罗帕酮。

心功能障碍者：胺碘酮、利多卡因。

远期治疗：可选择药物、消融、ICD。

2. 多形性室速

（1）Q－T延长诱发TdP

后天性：消除病因，补钾补镁，起搏或异丙肾上腺素提升心率。

先天性（特发性LQTS）：β受体阻滞剂。以β受体阻滞剂普萘洛尔和纳多洛尔最有效，如不能控制，行左心脏交感神经切除，如β受体阻滞剂和左心脏交感神经切除无效，则心动过缓者起搏治疗，心率正常者植入ICD。

（2）Q－T正常的多形性室速：利多卡因治疗，无效可改为维拉帕米或者胺碘酮，如无效，则电复律。

远期治疗：纠正病因，ICD，血运重建。

3. 室扑/室颤　电复律，利多卡因，胺碘酮。

ICD是预防室性心律失常猝死的重要武器，2009年美国和欧洲心律学会共同制定了《室性心律失常导管消融的专家共识》，明确指出对于有复发室性心动过速的患者应当尽早行经导管消融治疗。共识还强调：尽管射频消融技术发展迅速，但多数室速的一线治疗仍是抗心律失常药物。事实上，即使植入ICD，抗心律失常药物仍可起着降低心律失常发作、减少ICD放电等作用。

总体而言，对器质性心脏病伴室速/室颤者，Ⅰ类药物已不作为长期的防治药物，胺碘酮优于Ⅰ类药物，ICD又优于胺碘酮。因此经济条件允许下，室速/室颤复发者宜植入ICD；没有经济条件者，选用胺碘酮、β受体阻滞剂防治。

（三）心动过速

分为宽和窄QRS的心动过速，心动过速如果是宽QRS的，应该当作室性心动过速来处理。

对于血流动力学不稳定的心动过速，无论是宽QRS还是窄QRS，最快速有效的终止心动过速的方法是电复律。

1. 窄QRS心动过速的急诊处理　对于规则的窄QRS波

群的心动过速，应该首先兴奋迷走神经，比如瓦氏动作、压迫颈动脉窦、面部浸在冷水中等，或者改变房室结传导，如果无效，就静脉应用抗心律失常药物。腺苷（或腺苷三磷酸）或非二氢吡啶类钙通道阻滞剂是首选，腺苷相对于钙通道阻滞剂或者β受体阻滞剂的优点是起效迅速，半衰期短。另外，对于频发房性或者室性期前收缩可能会触发室上速发生的患者来说，长效制剂（如钙通道阻滞剂或者β受体阻滞剂）更加适用。腺苷或者电复律推荐用于室上速，可快速起效，这点很重要。腺苷的不良反应包括引起房扑（1%～15%），不过往往是一过性的。对严重哮喘的患者腺苷禁用。使用钙通道阻滞剂和β受体阻滞剂应该注意低血压和（或）心动过缓。在刺激迷走神经或者药物治疗时应该记录心电图，因为即使心律失常没有终止，治疗的反应也有助于诊断。

2. 宽QRS心动过速的急诊处理　血流动力学不稳定的患者应立即给予电复律治疗。如果心动过速的血流动力学是稳定的，而且肯定是室上速，那么治疗上和窄QRS心动过速相同。有小规模的随机研究推荐静脉用普鲁卡因酰胺和（或）索他洛尔治疗血流动力学稳定的宽QRS心动过速，胺碘酮也可考虑。如果有左心功能不全或者有心力衰竭症状的患者用胺碘酮比用普鲁卡因酰胺和（或）索他洛尔好。特殊的情况可能需要其他的治疗，比如，地高辛中毒造成的心动过速。电复律推荐用于不规则QRS宽度的心动过速，如预激房扑。或者，如果患者血流动力学稳定，用依布替林或者氟卡尼转律也是合适的。

室速的处理原则为：① 如果宽QRS心动过速的机制未明，应按室速进行处理；② 任何室速，只要发作时出现血流动力学严重障碍，即应及时给予直流电复律治疗；③ 对于血流动力学稳定的室速可根据临床情况进行具体选择：如果考虑急性心肌缺血相关的室速，可以静脉给予β受体阻滞剂或者利多卡因，并尽早行冠脉造影检查，需要时冠脉血运重建治疗；病因不明的室速，可静脉给予胺碘酮、普鲁卡因酰胺、索他洛尔等；如果宽QRS心动过速的机制未明，禁用钙通道阻滞剂，例如维拉帕米或者硫氮酮；对于多形性室速发作的“风暴”现象（定义为24 h内发作≥2次），首选静脉应用β受体阻滞剂，次选静脉胺碘酮和β受体阻滞剂联用，如仍无效，则需要考虑联用起搏或导管消融等非药物治疗手段。

对于心室流出道室速可以选择β受体阻滞剂或钙通道阻滞剂，亦有研究显示 I_C 类对于右心室流出道室速有效。对于左心室分支型室速，鉴于其主要机制是折返激动，因此可以选择钙通道阻滞剂或β受体阻滞剂。长Q－T间期综合征和儿茶酚胺性多形性室速（CPVT），β受体阻滞剂是一线用药。长Q－T综合征女性怀孕后，如有明显症状推荐在妊娠期和产后全程服用β受体阻滞剂，除非存在禁忌。Brugada综合征目前尚无证实有效的药物，但异丙肾上腺素和奎尼丁对于治疗该综合征的VA“风暴”可能有效。

参考文献

1. 金振一，张雪花，金花. 参松养心胶囊治疗缓慢型心律失常的疗效观察[J]. 中成药，2010，(8)：1287－1291.
2. 孙冉. 炙甘草汤治疗心律失常42例临床观察[J]. 中国现代药物应用，2010，(5)：166.
3. 《心律失常紧急处理专家共识》专家工作组. 心律失常紧急处理专家共识[J]. 中华心血管病杂志，2013，41：363－376.
4. Abuissa H，O'Keefe J H，Bybee K A. Statins as antiarrhythmics：a systematic review part Ⅰ：effects on risk of atrial fibrillation[J]. Clin Cardiol，2009，32：544－548.
5. Aliot E M，Stevenson W G，Almendral－Garrote JM，et al. EHRA/HRS Expert Consensus on Catheter Ablation of Ventricular Arrhythmias：developed in a partnership with the European Heart Rhythm Association(EHRA)，a Registered Branch of the European Society of Cardiology（ESC），and the Heart Rhythm Society（HRS）；in collaboration with the American College of Cardiology（ACC）and the American Heart association（AHA）[J]. Heart Rhythm，2009，6(6)：886.
6. Andrikopoulos G. Comments on the 2012 update of the ESC guidelines for the management of atrial fibrillation：what is new and what is important for the clinician? [J]. Hellenic J Cardiol，2012，53(6)：407－411.
7. Askari A T，Shishehbor M H，Kaminski M A，et al. The association between early ventricular arrhythmias，renin-angiotensin-aldosterone system antagonism，and mortality in patients with ST-segment-elevation myocardial infarction：insights from Global Use of Strategies to Open coronary arteries(GUSTO) V[J]. Am Heart J，2009，158：238－243.
8. Connolly S J，Crijns H J，Torp-Pedersen C，et al. Analysis of stroke in ATHENA：a placebo-controlled，double-blind，parallel-arm trial to assess the efficacy of dronedarone 400 mg BID for the prevention of cardiovascular hospitalization or death from any cause in patients with atrial fibrillation/atrial flutter[J]. Circulation，2009，120(13)：1174－1180.
9. Desai H，Aronow W S，Tsai F S，et al. Statins reduce appropriate cardioverter-defibrillator shocks and mortality in patients with heart failure and combined cardiac resynchronization and implantable cardioverter-defibrillator therapy[J]. J Cardiovasc Phamacol Ther，2009，14：176－179.
10. Dulak E，Lubifiski A，Bissinger A，et al. Recurrence of ventricular arrhythmias in patients with non-ischaemic dilated cardiomyopathy：evidence-based predictors[J]. Kardiol Pol，2009，67：837－844.
11. Epstein A E，DiMarco J P，Ellenbogen K A，et al. 2012 ACCF/AHA/HRS focused update incorporated into the ACCF/AHA/HRS 2008 guidelines for device-based therapy of cardiac rhythm abnormalities：a report of the American College of Cardiology Foundation/American Heart Association Task Force on Practice Guidelines and the Heart Rhythm Society[J]. Circulation，2013，127(3)：e283－e352.
12. Ezekowitz M D，Nagarakanti R，Lubinski A，et al. A randomized trial of budiodarone in paroxysmal atrial fibrillation[J]. J Interv Card Electrophysiol，2012，34(1)：1－9.
13. GISSI-AF Investigators，Disertori M，Latini R，et al. Valsartan for prevention of recurrent atrial fibrillation[J]. N Engl J Med，2009，360：1606－1617.
14. Heidt M C，Vician M，Stracke S K. et al. Beneficial effects of intravenously administered N－3 fatty acids for the prevention of atrial fibrillation after coronary artery bypass surgery：a prospective randomized study [J]. Thorac Cardiovasc Surg，2009，57：276－280.

15. Hirayama Y. Atarashi H, Kobayashi Y, et al. Long-term effects of upstream therapy on paroxysmal atrial fibrillation in patients without overt heart diseases[J]. Int Heart J, 2009, 50: 141 - 151.
16. Hohnloser S H, Crijas H J, van Eickels M, et al. Effect of dronedarone on cardiovascular events in atrial fibrillation[J]. N Engl J Med, 2009, 360(7): 668.
17. Jeffrey L. Anderson, Jonathan L, et al. Management of patients with atrial fibrillation (Compilation of 2006 ACCF/AHA/ESC and 2011 ACCF/AHA/HRS Recommendations): a report of the American College of Cardiology/American Heart Association Task Force on Practice Guidelines[J]. Circulation, 2013, 127: 1 - 11.
18. Kar S. Role of omega - 3 Fatty acids in the prevention of atrial fibrillation[J]. Rev Cardiovasc Med, 2013, 14(2 - 4): e82 - e91.
19. Khitri A R, Aliot E M, Capucci A, et al. Celivarone for maintenance of sinus rhythm and conversion of atrial fibrillation/flutter[J]. J Cardiovasc Electrophysiol, 2012, 23(5): 462 - 472.
20. Kober L, Torp-Pedersen C, McMurray J J, et al. Increased mortality after dronedarone therapy for severe heart failure[J]. N Engl J Med, 2008, 358(25): 2678 - 2687.
21. Le Heuzey J Y, De Ferrari G M, Radzik D, et al. A short-term, randomized, double-blind, parallel-group study to evaluate the efficacy and safety of dronedarone versus amiodarone in patients with persistent atrial fibrillation: the DIONYSOS study[J]. J Cardiovasc Electrophysiol, 2010, 21(6): 597 - 605.
22. Page R L, Connolly S J, Crijns H J, et al. Rhythm- and rate-controlling effects of dronedarone in patients with atrial fibrillation (from the ATHENAtrial)[J]. Am J Cardiol, 2011, 107(7): 1019 - 1022.
23. Patti G, Chello M, Candura D, et al. Randomized trial of atorvastatin for reduction of postoperative atrial fibrillation in patients undergoing cardiac surgery: results of the ARMYDA - 3 (Atorvastatin for Reduction of MYocardial Dysrhythmia After cardiac surgery) Study[J]. Circulation, 2006, 114: 1445 - 1461.
24. Preobrazhenskiĭ DV. Efficacy of dronedarone in cardiac failure due to severe left ventricular systolic dysfunction. Results of the ANDROMEDA[J]. Kardiologiia, 2008, 48(12): 67.
25. Ramel A, Pumberger C, Martinrz A J, et al. Cardiovascular risk factors in young, overweight, and obese European adults and associations with physical activity and omega - 3 index[J]. Nutr Res, 2009, 29: 305 - 312.
26. Ravens U. New developments in the antiarrhythmic therapy of atrial fibrillation[J]. Herzschrittmacherther Elektrophysiol, 2014.
27. Skyschally A, Walter B, Schultz Hansen R, et al. The antiarrhythmic dipeptide ZP1609 (danegaptide) when given at reperfusion reduces myocardial infarct size in pigs[J]. Naunyn Schmiedebergs Arch Pharmacol, 2013, 386(5): 383 - 391.
28. The Cardiac Arrhythmia Suppression Trial Investigators. Pleliminary report: effect of encainide and flecainide on mortality in a randomized trial of arrhythmia suppression after myocardial infarction[J]. N Engl J Med, 1989, 321(6): 406.
29. Tsu L V, Lee S. Use of ranolazine in the prevention and treatment of postoperative atrial fibrillation in patients undergoing cardiac surgery[J]. Ann Pharmacother, 2014.
30. van Middendorp L B, Strik M, Houthuizen P, et al. Electrophysiological and haemodynamic effects of vernakalant and flecainide in dyssynchronous canine hearts[J]. Europace, 2014.
31. Zhang X L, Lou M, Wang H Y. Clinical efficacy observation on paroxysmal atrial fibrillation treated by acupuncture combined with Wenxin granule[J]. Zhongguo Zhen Jiu, 2013, 33(8): 686 - 688.

第八章 心律失常的非药物治疗

第一节 心脏电复律

宿燕岗 何梅先

心脏电复律(cardioversion)和电除颤(defibrillation)是用高能电脉冲直接或经胸壁作用于心脏,使多种快速心律失常转变为窦性心律的方法。电复律是以自身的心电信号作为触发标志,同步瞬间高能放电以终止某些异位快速心律失常,而电除颤则是紧急非同步瞬间高能放电以终止心室颤动或心室扑动。所用的仪器称为心脏电复律器(cardioverter)或心脏电除颤器(defibrillator)。电复律是药物和射频消融以外的治疗异位快速心律失常的另一种方法,具有作用快、疗效高、简便和比较安全的特点。电复律除颤器有体内和体外两种。体内即为植入型心律转复除颤器(ICD),详见第五篇第九章第六节。本节主要阐述体外经胸心脏复律和除颤。

(一) 简史

1899 年 Provost 发现一个重要现象,即电流通过实验动物时既可诱发亦可终止心室纤颤。1947 年 Beck 报道了人类历史上第一例开胸心脏电除颤成功的病例。1956 年 Zoll 等发表了第一篇用交流电除颤器进行体外电除颤的临床论文。但交流电除颤有释放电流量大,放电时间长,不易避开心室易损期的缺点。1961 年 Lown 首次报道用直流电转复室性心动过速成功,并在一年后报道了直流电同步电转复心房颤动。这些开拓性的工作开创了用电学方法治疗快速心律失常的新纪元。随着不断的深入研究及电复律/除颤器的改进,在 20 世纪 90 年代中后期应用在极短时间内,先后释放方向相反的电子脉冲——双向波(完整的正弦波)来完成电复律,一改过去用单向波(半个正弦波)行体外电复律。双向波电流峰值较低,对心肌功能潜在损害轻,对高阻抗者复律的成功率高,具有安全、高效的优点,故而近来备受重视,亦已生产了具有双向波功能的体外电复律器。

电学方法已成为救治心室颤动和其他快速心律失常患者的首选或重要的措施。体外心脏电复律除颤器也成为各级医院必备的医疗设备。

(二) 原理及分类

在极短暂的时间内给心脏通以强电流(目前都用直流电),引起大部分心脏自律细胞在瞬间同时除极化,并使所有可能存在的折返通道全部失活,此时心脏起搏系统中具有最高自律性的窦房结恢复主导地位,从而控制心搏,使心律转复为窦性。如果心动过速的促发因素不复存在,则即使解剖和电生理上的发病基础还存在,电击所终止的心动过速仍可被长期预防。

心脏电复律对终止折返性心动过速特别有效,如心房扑动(房扑)、心房颤动(房颤)、房室结折返性心动过速、预激综合征(WPW)伴折返性心动过速、多数的室性心动过速(室速)、心室扑动(室扑)和心室颤动(室颤)等。对异位节律性增高或触发机制所致的房性心动过速、非阵发性房室交界性心动过速、加速性室性自主节律等不适宜电转复治疗,因为此时即使心肌整体除极后,心搏仍可能被兴奋性增高的异位节律点控制。

心脏电复律分为同步和非同步两种形式。

1. 同步电复律　当电复律用于心室颤动(室颤)以外的快速心律失常时,为了避开 T 波顶峰前 20～30 ms 附近的心室易损期(即室颤危险区,此期内各部肌纤维的不应期恢复不一致,受到刺激时易诱发恶性室性心律失常),复律脉冲的发放是利用心电图 R 波触发同步装置,使电刺激落入 R 波降支或 R 波起始后 30 ms 左右处,相当于心室绝对不应期中,称为同步电复律,见图 5-8-1。同步电复律技术上不仅要求发放电击的时间恰好位于心室的绝对不应期,而且放电的时限宜短暂,否则时间过长可能拖到心室易损期而发生意外。

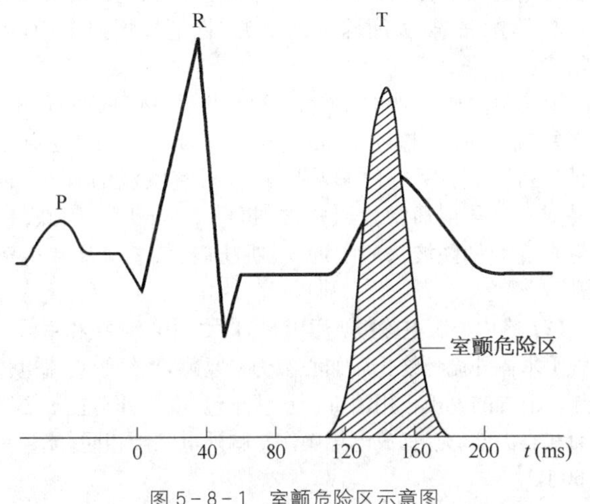

图 5-8-1　室颤危险区示意图

同步电复律适用于有 R 波存在的各种快速性异位心律失常。

2. 非同步电除颤　不用同步触发装置,可随时在任何时间放电,仅用于 R 波不能分辨时,即心室颤动或心室扑动的电学治疗。电击终止室颤的机制尚未完全阐明。非同步电除颤是心室颤动唯一的有效治疗方法,必须急诊尽快实施。

目前心脏电复律装置都采用 Lown 型的直流电复律器。交流电由于其安全性差(放电时间长)、放电能量不易控制和对心肌组织损伤较大等原因已废弃不用。直流电复律器是一种能量蓄放式复律器。主要由电源、高压充电回路、放电回路和电极组成。复律电极的面积要求为 80 cm^2,因此两个电极总面积不少于 150 cm^2。足够大的电极面积可减少电阻,增加心内电流的分布面积从而减少对心肌的损伤。

装置在“充电”状态时,通过高压充电回路以数十千伏高电压向电容器充电。当“放电”时,在几毫秒的瞬间直接地或经胸壁向心脏放电。所需电复律的功率可以由“充电”按钮控制,并有清晰的电表指示。

现在的复律器均有可供选择的 R 波同步装置。根据需要可进行“非同步电除颤”及“同步电复律”,即同时具有电除颤和电复律两种功能。

此外,电复律器一般均备有心电示波和心电记录仪,以供治疗时观察和记录心电图。多数电复律器的复律电极可作为心电导程电极,有利于抢救时直接通过复律电极观察患者心电图。

(三) 适应证

原则上,任何形式的心动过速,只要导致血流动力学不稳定,包括低血压、充血性心力衰竭或心绞痛,而内科治疗又不能迅速奏效时,均应电击终止。转复成功后,患者的血流动力学状态几乎均能改善。

1. 非同步电除颤　心室颤动与心室扑动为绝对适应证。此时心脏的有效收缩消失,血液循环处于停顿状态,必须立即实施电除颤。常用电除颤的能量为:双向波 200 J,单相波 360 J,若不成功,可重复电击并加大能量直至 360 J。若室颤波太纤细,可静脉注射肾上腺素 1 mg 使之变为粗颤后再电击,无效时可用乙胺碘呋酮、利多卡因、溴苄胺静脉注射后再行电击。

2. 同步电复律　当心律失常导致血流动力学不稳定或伴有严重症状时,应行紧急电复律。对择期电复律,一定要权衡获得并维持正常窦性节律的可能性同电复律本身存在的潜在风险两者之间的得失。

(1) 室性心动过速经药物治疗无效或临床情况严重,如伴急性心肌梗死、心力衰竭、休克、阿-斯综合征等需紧急处理者,应及早进行同步直流电复律。所需能量为 100～200 J,即时成功率可达 90%～97%。

应当指出,即使同步化、低能量也存在使室性心动过速转变为心室颤动的潜在危险,如洋地黄中毒所致的室性心动过速电击时就可能诱发心室颤动的发生。

(2) 阵发性室上性心动过速常规物理和药物治疗无效而伴有明显血流动力障碍者,可考虑同步直流电复律。

(3) 心房扑动药物治疗通常较困难,有时药物达到中毒剂量时亦难以取得满意效果。对药物无效或伴有心室率快、血流动力学状态恶化的患者(如房扑近 1∶1 传导时),宜同步直流电复律。成功率 98%～100%,且需能量较小(50 J 左右),可列为心房扑动的首选治疗方法。

(4) 异位性心动过速性质不明(如室上性心动过速伴差异性传导抑或室性心动过速不能明确鉴别时)而导致用药困难且伴有明显血流动力学障碍者。

(5) 心房颤动是电复律最常见的适应证。转复窦律可改善患者的心排血量，尤其存在心功能不全、二尖瓣狭窄时更是如此。电击终止房颤的即时转复律较高，约为 90%。无瓣膜病、无巨大心房且房颤病程较短者最适宜体外电击复律治疗。

心房颤动有下列情况者可考虑电复律：① 心室率快、药物治疗无效。② 房颤后心力衰竭或心绞痛恶化或不易控制。③ 持续房颤病程在一年以内且房颤前窦房结功能正常。④ 心脏、左心房扩大不明显（心胸比例＜60%、左心房直径＜55 mm）。近年来对以心房大小、瓣膜病严重程度来决定是否进行电击复律有不同意见，不少临床学家认为，对房颤患者都应给予一次电复律的机会。⑤ 二尖瓣病变已经手术纠治 6 周以上者。因二尖瓣分离术或人工瓣置换术 6 周内部分患者可自行恢复窦律，且 6 周内常因手术创伤未完全恢复而不易电击成功。亦有人认为应手术后 3 个月后再行电复律，此时左心房已缩小，电复律后不易复发。⑥ 甲状腺功能亢进患者已用药物控制，而心房颤动仍继续存在者。⑦ 预激综合征合并快速房颤，如药物无效且存在血流动力学障碍时，应尽快电复律。

房颤持续 48 h 以上或不能确定房颤时间，转复前应常规抗凝治疗。转复前应用华法林 3 周，转复成功后持续应用 4 周。如食管超声检查未见左心房和左心耳血栓者，房颤发作在 48 h 以内可不用抗凝治疗或静脉应用肝素后即行电转复，这样可降低由于房颤持续时间长带来的心房电及组织重构，利于复律后窦性心律的维持，减少住院日数及费用，是一种可行的方法。但复律后仍需抗凝 4 周，因为心房功能的恢复可能延迟至窦性心律恢复后 4 周（心房顿抑）。通常肝素和华法林联合治疗至少重叠 72 h。

尽管目前不是所有心房扑动复律患者均需要抗凝治疗，但在心动过速时间长、左心室功能差、左心房增大和二尖瓣狭窄的患者应考虑应用。

房颤电复律的治疗效果虽较药物治疗快速、转复率高，但长期窦性心律维持率仍低，1/3～1/2 的患者在 1 年内复发，10%患者在转复后 24 h 内复发。影响转复成功的因素包括心房颤动的持续时间、心房纤维化的程度和心房的大小。窦性心律的维持还受病例选择的影响，如基础心脏病的类型和严重程度、患者的一般情况和对预防房颤复发药物的反应等。

(四) 禁忌证

下列情况禁用电复律：① 洋地黄中毒引起的快速心律失常。洋地黄中毒时心脏对电击的敏感性增加，易导致恶性室性心律失常的发生。② 室上性心律失常伴完全性房室传导阻滞或持续心房颤动未用影响房室传导药物情况下心室率已很缓慢。③ 伴有病态窦房结综合征（即慢-快综合征）。④ 近期有动脉栓塞或经超声心动图检查发现心房内存在血栓而未接受抗凝治疗者。

房颤患者存在下列情况时不宜做电复律。① 拟近期接受心脏外科手术者。② 电解质紊乱尤其是低血钾，电复律应在纠正后进行。③ 甲状腺功能亢进伴房颤而未对前者进行正规治疗者。④ 左心功能严重损害者，因转复后有发生急性肺水肿可能。心脏、心房明显增大（心胸比例＞65%、超声左心房内径＞55 mm）者，即或成功转复但维持窦性心律的可能性不大。⑤ 复律后在胺碘酮等药物的维持下又复发或不能耐受抗心律失常药物维持治疗者。⑥ 伴风湿活动或感染性心内膜炎而未控制的心脏病患者。⑦ 房颤为阵发性，既往发作次数少、持续时间短，预期可自动转复者，因为电复律并不能预防其复发。

以上所列适应证和禁忌证都是相对的，应从每个患者的具体临床情况全面评估获益与风险，不能生搬硬套。

(五) 电复律的方法

电复律放电时，操作者及其他人员不应接触患者、病床及同患者相连接的仪器，以免发生触电。

1. 非同步电除颤

(1) 胸外心脏电除颤：① 首先通过心电图确认存在室颤（发生心搏骤停后也可“盲目除颤”而不必一定为了明确心搏骤停类型而延误除颤治疗）。② 打开除颤器电源开关，将按钮置于“非同步”位置。③ 电极板涂上导电糊或包上浸有生理盐水的纱布垫。电极板上的导电糊或纱布上浸的生理盐水不应太多以免两电极板间形成电回路，造成放电时短路。④ 电极位置：电复律通过对功能异常的心肌传递足够的能量密度而实现。为扩大除颤或复律心肌的数量，正确地安放除颤电极的位置至关重要。骨骼的电阻比软组织大 10 倍，因此电极板安放位置应避开胸骨。两电极通常分别置于胸骨右缘第二肋间及左腋前线第五肋间（心底-心尖位），也可置于胸骨右缘第 2～3 肋间——左背肩胛骨下角部（前-后位），两个电极板之间至少相距 10 cm。用力按紧，在放电结束之前不能松动，以保证有较低的阻抗，有利于除颤成功。⑤ 按下“充电”按钮，将除颤器充电到单相波 300 J。⑥ 按下“放电”按钮，当观察到除颤器放电后再放开按钮。⑦ 放电后立即听诊心脏并观察患者心电图，观察除颤是否成功并决定是否需要再次电除颤。⑧ 电除颤前后心电图除示波观察外，应描记在心电图纸上以供日后所需。⑨ 除颤完毕，关闭除颤器电源，将电极板擦干净，收存备用。

影响电除颤成功的主要因素是发生室颤的时间，1 min 内多能成功除颤，超过 2 min 成功率仅为 1/3，因此必须争分夺秒进行除颤。另外的影响因素包括室颤波的大小（粗颤波易成功。早期通常为粗颤波，超过 2 min 后多因缺氧、酸中毒等变为细颤波）、酸中毒、心肌功能、低氧血症和电解质紊乱。

(2) 胸内心脏电除颤：用于开胸手术中的室扑和室颤。当心脏手术体外循环终止后如心脏仍未复跳，也给予直流电体内除颤。消毒的电极板用消毒盐水纱布包扎后，分别置于心脏右室面和心尖部，充电、放电等操作与胸外电除颤相同，能量一般为 60 J。

2. 同步直流电复律

① 由患者本人或家属签署知情同意书。② 复律当日晨禁食，复律前 1～2 h 服少量镇静剂，吸氧。③ 建立静脉通路，准备好复苏设备。④ 患者置于硬板床上，不与周围金属接触。⑤ 复律前描记十二导联心电图作为对照并再次确认存在有转复指征的心律失常（少部分患者可能已恢复窦律）。⑥ 选择 R 波较高的导联，将电钮放在“同步”位置并测试同步性能。⑦ 电极板放置位置和方法同非同步直流电复律。缓慢静脉注射地

西泮(安定)15～30 mg 或异丙酚,同时嘱患者出声数"1,2,3……"直至患者入睡,睫毛反射消失、对简单的语言刺激无反应为止。⑧ 按充电电钮,根据不同心律失常类型,选用不同的能量充电。太小不易成功,而过大的能量可损伤心肌(表5-8-1)。⑨ 放电方法同前,如不成功,可增加电能量,再次电击。⑩ 复律成功后,仍应观察患者血压、心律、心率、呼吸,直至患者清醒。如果充电后暂时不准备放电,应在机内放电,一般除颤器都设有这种装置。

表 5-8-1　常见心律失常电复律的能量选择(单向波复律)

心律失常	能量输出(J)	同步
心室颤动		
初始	300	非
其次	300, 360(最大)	非
心房颤动		
初始	100	是
其次	100,200,300	是
心房扑动		
初始	20～50	是
其次	100,200	是
室上性心动过速		
初始	50	是
其次	100,200	是
室性心动过速		
初始	100	是
其次	200,300,360	是

注意事项:

(1) 房颤伴心力衰竭者,先用强心、利尿剂、血管扩张剂控制心力衰竭,使心室率控制在休息状态下 70～80 次/min。复律前两日停用洋地黄类药物。

(2) 复律前测血清钾并纠正存在的低血钾。

(3) 复律前抗心律失常药物的应用:服药的目的是建立相应药物的血药浓度以利于复律后窦性心律的维持,同时明确对药物的耐受性。另外,亦有少数患者用药后可转复为窦性心律从而免于电击复律。目前国内可供选择的常用药物包括:① 普罗帕酮:100～150 mg,每日 3 次,3～4 d。② 奎尼丁 0.1 g,观察有无过敏反应。如无反应,则于复律前一日的6 am、2 pm、10 pm 至复律当日 6 am 共服 4 次奎尼丁,每次 0.2 g,服药前后均应认真观察病情,监测心率、血压及心电图。③ 胺碘酮,0.2 g,每日 3 次,5～7 d。④ 索他洛尔,80 mg,每日 2 次,3～4 d。

(4) 复律后窦性心律的维持:复律后通常必须应用药物维持窦性心律,所用药物多与复律前相同。可应用奎尼丁、普罗帕酮、胺碘酮及索他洛尔,具体用法参见相关章节。

短期内无明显诱因或在安静状态下复发的心房颤动,多不主张再予转复。遇以下情况,可考虑再复律:① 有明显复发的诱因,如劳累、上呼吸道感染、发热及停用抗心律失常药物。② 复发后患者病情恶化,如心力衰竭加重或不能耐受心房颤动者。③ 第一次复律后维持半年以上,如做第二次复律,则成功率较高。

3. 其他特殊情况下的电复律

(1) 植入心脏起搏器患者的电复律/除颤:目前起搏器都有除颤保护电路,使起搏器能耐受距离起搏器 4 英寸处 400 J 的电能。尽管如此,直流电复律或除颤仍可能会损伤起搏器或使起搏器重整。因此,当必须进行直流电复律或除颤时,需注意以下事项:① 电击板应尽量远离脉冲发生器。将电极板放在离起搏器至少 10 cm(图 5-8-2)。② 尽可能用最低的有效电能。③ 电复律或除颤后常规要对起搏器进行检查。除颤电流也可能引起心肌组织的变化并由此引起失夺获(阈值升高)和(或)丧失感知功能(心内电信号振幅下降),但这些变化通常是暂时的。

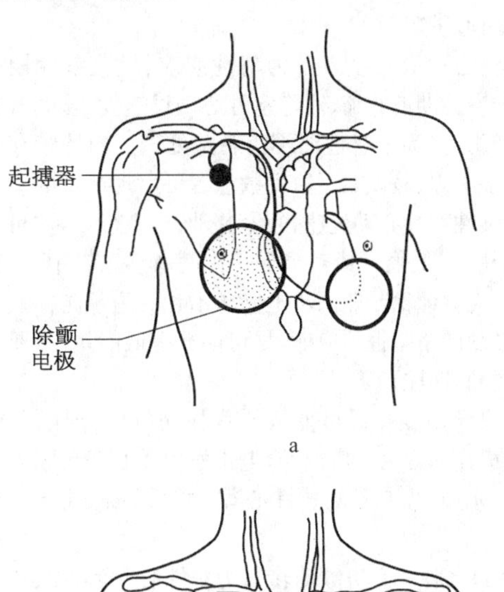

a

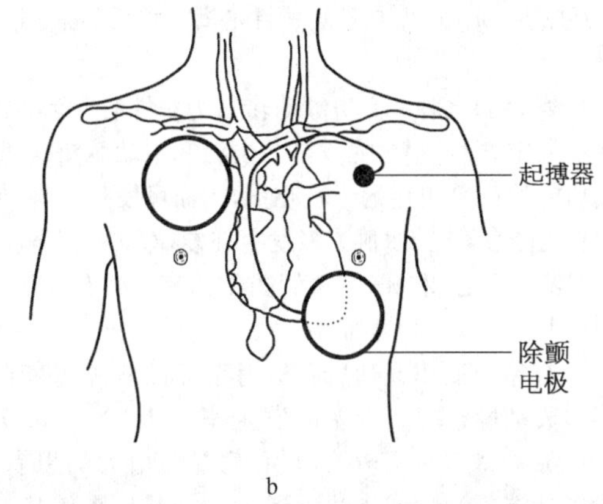

b

图 5-8-2　植入起搏器患者除颤时电极板放置部位

a. 后前位　b. 双前位

(2) 妊娠期间的电复律/除颤:妊娠期间可能会发生各种心律失常而需要电击治疗。一般讲,妊娠期间的电击治疗是安全的,因为到达胎儿心脏的电能很小,极少导致胎儿发生心室颤动。对于发生心室颤动的孕妇电除颤时更无需顾忌,因为母亲已处于"死亡"状态,若不及时抢救,胎儿也肯定不能存活。但对于妊娠期电击时仍需小心,尽量选择低的有效能量,并监测胎儿的心电活动。

(六) 并发症及其处理

电复律安全高效。只要严格按照常规操作,并发症发生率很低。并发症的发生与技术操作、原有的心脏病疾患及术前、术中应用的药物有关。下列是可能发生的并发症。

1. 低血压　复律后约占3.1%的患者可发生暂时性轻度低血压,多见于电复律能量较大者。常伴有S-T段移位和(或)T波倒置,可能与心肌损害、麻醉药品的使用等有关。如患者情况好,可不必处理,多数可自行恢复。如持续存在,应使用升压药物,如多巴胺等。

2. 心律失常　可表现为缓慢或快速心律失常。缓慢心律失常与直流电刺激副交感神经、复律前应用抗心律失常药物和存在潜在的窦房结功能不良等有关;而快速心律失常多由心肌本身病变、低血钾、酸中毒、洋地黄过量、能量过大及同步装置不良等原因引起。

缓慢性心律失常多表现为交界性逸搏、严重窦性心动过缓或窦性静止。急诊处理可静脉注射阿托品0.5～1 mg或静脉滴注异丙肾上腺素1～2 μg/min以提高心率。复律前若怀疑窦房结或房室结功能低下者,可静脉滴注阿托品、异丙肾上腺素或经静脉临时心脏起搏。

快速室性心律失常多表现为房性期前收缩、室性期前收缩,偶有频繁室性期前收缩、短阵室性心动过速发生,尤其在用高能量复律时。多为一过性而不需特殊处理。如持续存在可静脉注射利多卡因、胺碘酮。极少数患者可出现严重的室性心律失常如持续性室性心动过速、心室扑动、心室颤动,这可能发生于洋地黄中毒、低血钾或对奎尼丁高度敏感患者中,一旦出现心室颤动,应立即给予非同步电除颤治疗。为预防并发严重心律失常,必须严格掌握适应证,尽可能选择低能量,必要时使用利多卡因静脉滴注预防。

个别心房颤动复律后可变成心房扑动(可能因电击能量小),亦有心房扑动变为心房颤动(电击发生在心房易损期),此时可观察片刻,如仍未转复窦性心律,可调整适当能量再次复律。

3. 急性肺水肿　心房颤动转复为窦性心律后,左、右心功能并不一定同时恢复,尤其是二尖瓣和主动脉瓣病患者,左心机械功能的恢复明显迟于右心室,因而可发生急性肺淤血,出现左心功能衰竭、肺水肿。多发生在复律后1～3 h,约占3%。应立即给予强心、利尿、扩血管药物治疗。亦有人认为急性肺水肿是由于肺动脉栓塞所致。

4. 栓塞　复律成功后心房有节律的收缩可使附壁血栓脱落形成动脉栓塞。栓塞的发生率为1.2%～5.0%,多见于心房颤动持续时间较长,左心房显著增大的患者,尤以术前未接受抗凝治疗或未达标者为多。其后果因栓塞部位的不同而异。常发生在复律后24～48 h内,由于电复律后心房的机械收缩功能可延迟恢复,故栓塞也可在电复律后2周内发生。

5. 心肌损害　临床表现为局部性S-T段暂时抬高,血清CK-MB、cTnT/cTnI轻度升高。心肌损害的程度与复律能量、电极面积、反复多次电击及两电极安置的距离有关。因此,应避免使用不必要的高能量,宜用适当大的电极,并避免两电极距离过近。

6. 皮肤灼伤　几乎所有患者在电复律后电极接触部位均有轻度皮肤灼伤,操作时电极按压不紧、导电糊不足时或连续电复律时较为明显。通常无需特殊处理。

第二节　阵发性室上性心律失常的导管射频消融治疗

朱文青

导管射频消融(radio frequence catheter ablation, RFCA)治疗阵发性室上性心动过速是20世纪80年代开始并得到迅速发展和成熟的技术。目前广泛应用于各种顽固性快速性心律失常的治疗。射频的原理是指能够进行能量相干电离辐射的电磁波,由交变的电场和磁场所组成。目前用于心脏组织射频消融的发生器多以双极方式输出连续未调制的正弦波。此种波形在消融时既可使组织有一定的程度损伤,又不易发生凝血和电极与组织发生粘连,如经过调制的波形,则可产生电火花使组织切割或引起血液凝固和炭化组织的功能(电凝作用)。

射频电流可产生三方面的生物学效应。① 热效应:射频电流使局部发热,导致温度升高,使得细胞内、外液蒸发,局部组织发生凝固性坏死。这种局部细胞成分破坏和组织热凝固性坏死则是治疗快速性心律失常的主要选择理由和可能机制的解释。② 电离效应:应用直流电时,细胞液中电解质成分可在正负极间运动,由于射频电流不断变化,不产生永久性磁场,因而不产生电离效应。③ 法拉第效应:为生物组织在输入50～1 000 Hz交流电时人体产生最大的感应电效应,而当频率>300 kHz时,此种效应基本消失。

射频是一种高频的电流,常用300～1 000 kHz,有可控脉冲时限,可分级输出功率(10～150 W),并有自动切断输出功能。射频作用于组织时主要依据其产生的热效应。一般来讲心脏组织在40℃以下无明显损伤,40～49℃则为可逆行损伤,而50～60℃则可能发生坏死。因此,在术中采用温度控制导管,可以更少地损害心脏组织。因而不会产生对人体不利的法拉第效应。

阵发性室上性心动过速广义上包括有不恰当的窦性心动过速、各种类型的房性心动过速、心房扑动、心房颤动、房室结折返性心动过速、房室折返性心动过速等。狭义上仅仅指房室结折返性和房室折返性心动过速两种,也是本章节主要描述的内容。

阵发性室上性心动过速发生的机制一般认为有两种,一是冲动发生异常加速,二是传导途径的异常,即存在两条或以上径路,一般认为在异常的传导途径中还具备有:① 其中一条途径存在有单向传导阻滞;② 两条途径中有不同的传导不应期,易于折返后的激动能够再次传导。因此,在射频消融治疗前进行相关的心脏电生理检查,明确其发生机制和形成折返的途径是相当重要的。

阵发性室上性心动过速进行电生理检查的主要内容有:① 诱发心动过速的方式,是否有固定方式。② 了解心动过速发生时心房的激动顺序,用以判别可能的折返位置。③ 了解心房、心室或希氏束和束支等是否参与心动过速的折返环,以及对各种刺激(如心房或心室)的反应等。④ 如果是单纯进行电生理检查,还要了解药物或其他措施对心动过速的影响。

一、射频消融治疗阵发性室上性心动过速的指征

(一) 射频导管消融治疗房室结折返性心动过速的适应证

(1) 阵发性心动过速发作频繁，且持续时间较长。

(2) 阵发性室上性心动过速发作时药物难以控制。

(3) 发作虽然较少，但每次发作可伴有血流动力学的改变，如血压下降，有些患者临床上可能出现头晕、黑矇甚至晕厥等症状。

(4) 虽然发作持续时间短，容易终止，但发作频繁，给正常的生活或工作带来影响。

尽管以上条件为进行射频消融治疗的适应证，但随着电生理检查技术和射频消融技术的日益成熟，在实际临床中需要进行射频消融的适应证在不断扩大。一般认为，只要有明确室上性心动过速的发作，就应该进行消融治疗。

(二) 射频消融治疗房室折返性心动过速的适应证

(1) 显性预激综合征(并发有快速房性心律失常，尤其是伴有心房颤动)，尽管有时并没有阵发性室上性心动过速发生的患者。

(2) 显性或隐匿性房室旁道并发有逆向型或顺向型房室折返性心动过速者。

(3) 并发有房室折返性心动过速，发作频繁，或发作少但难以药物终止，或发作时伴有血流动力学的改变，甚至有黑矇或晕厥者。

(4) 虽有发作，但次数少，甚或没有发作，或有特殊职业(如高空作业、飞行员及驾驶员等)的显性预激综合征患者。

同样随着医疗条件的改善，需要进行射频消融的适应证也在不断扩大。

(三) 房性心动过速射频消融的适应证

(1) 临床上呈现持续性心动过速(亦有学者称之为无休止性心动过速)。

(2) 虽然不呈持续性，但反复发作、症状严重，甚至影响正常工作和生活。

(3) 心室率虽快，且临床上能够承受或无症状，但产生心脏扩大。

(4) 合并有器质性心脏病如高血压、冠心病、瓣膜病及心肌病等，快速的心室率加重或诱发心绞痛、血压下降、心力衰竭，甚至产生晕厥等。

(四) 心房扑动和心房颤动的适应证

见相关章节。

社会的发展和生活水平的提高使得有些疾病的发生率也越来越高，而且随着年龄的增加发生冠心病、高血压、心力衰竭等机会增加，如果发生心动过速可加重原发病，故而应尽早进行手术治疗，以便尽早得到根治。尽管如此，在病例选择上还是应该根据临床上和患者的具体状况来指导治疗方式的选择。

二、操作步骤

一般认为进行经导管射频消融治疗的基本过程可以简单叙述为：术前处理、常规电生理检查、射频导管消融术及术后处理等步骤。但在实际操作过程中也应根据具体患者和术者的情况而定，例如，如果术者的技术相当娴熟和对电生理有较深的造诣，对于简单的显性预激综合征可直接行单导管消融。

(一) 术前处理

(1) 一般检查应详细询问病史和体格检查，了解发生心动过速与诱因间的关系，检查血常规、血小板，出、凝血时间，肝、肾功能，电解质，心电图，胸片，超声心动图，排除合并其他器质性心脏病等。

(2) 术前停用一切抗心律失常药物至少 5 个半衰期以上，尽量避免应用可能对心脏电生理有影响的药物。

(3) 准备和检查好手术中需要的各种仪器设备，以保证手术需要(最好各种规格的导管及鞘管均有备货，需要充电的仪器及时充满电)。

(4) 与家属及患者谈话时应让其清楚地了解手术的目的和结果，术中可能出现的意外(并发症)或不可预测的意外和预防措施等，并签署手术同意书和委托书。

(5) 备皮和饮食准备。手术前需要进行备皮，区域一般为颈部、左右锁骨下区和左右腹股沟区。术前 4 h 内禁止进食。对睡眠不好者或精神紧张者可适当加用镇静药物。

(二) 电生理检查

电生理检查是进行射频消融治疗的关键步骤。此时，诱发心动过速的条件、窗口、参数等对诊断、定性、治疗和对预后的评价，有着较为重要的影响，因此，这是必不可少的步骤和操作过程。

1. 电生理检查必需的设备　临床电生理检查是一项操作复杂的有创性检查，其基本技术为心导管术，故除了必须严格掌握检查的适应证，由技术熟练和经验丰富的医生操作及指导外，还应具备以下条件：① 必须具备有一个严格无菌、面积和空间较宽敞的心导管室。② 备有不同规格或种类的心导管以适用于不同类型的患者。③ 备有各种规格的动脉或静脉穿刺针、套管、扩张管、扩张鞘及导引钢丝。④ 具备带有电视监视器的 X 线机(最好带有可转动的球管)和手术台。可上下左右及前后角度旋转。⑤ 具备带有心电示波器的多导电生理记录仪(电生理记录仪具备高分辨率，同步流动波型可任意冻结回顾)。⑥ 程控心脏刺激仪应具备：能发放 S1S2(S1S2S3 甚或是 S1S2S3S4)等刺激或自动递减造成 5～20 ms、S1S1 定时刺激，S1S2 定数刺激，PS2、RS2 能同步程控期前收缩刺激，具有发放起搏脉冲功能，电源应选用直流电。⑦ 心电监护仪和电除颤仪。

2. 电极导管的放置

(1) 右心腔内导管的放置：一般多采用经皮股静脉穿刺，可选择右侧或左侧，根据病情需要或操作者的习惯和方便程度。操作步骤为：常规消毒双侧腹股沟区，并铺消毒手术巾；确定腹股沟韧带，在韧带下方 1～3 cm 处，用左手中、示指触诊股动脉，在其内侧 0.5～1 cm 处穿刺。先用 1%利多卡因 2～4 ml 做皮肤及血管周围浸润麻醉，亦可沿预定方向穿刺，可以行试验性穿刺，以确定穿刺方向。用手术刀开一小口，必要时可分离一下皮下组织(大多数情况下不用分离)，术者用左手中、示指按住股动脉，将穿刺针与皮肤成 30°角，向股静脉穿刺，在穿刺针后接一注射器并形成负压抽吸，针尖进入血管后，可以有血液回进注射器。我们的经验是将穿刺针沿股动脉内侧 0.5 cm 平行进针(这样进针可感觉到动脉的搏动，从而避免误入动脉形成动静脉瘘)，到底后回抽，边退边回抽，直至有回血，然后固定穿刺针撤离注射器，并将导引钢丝软头送入针

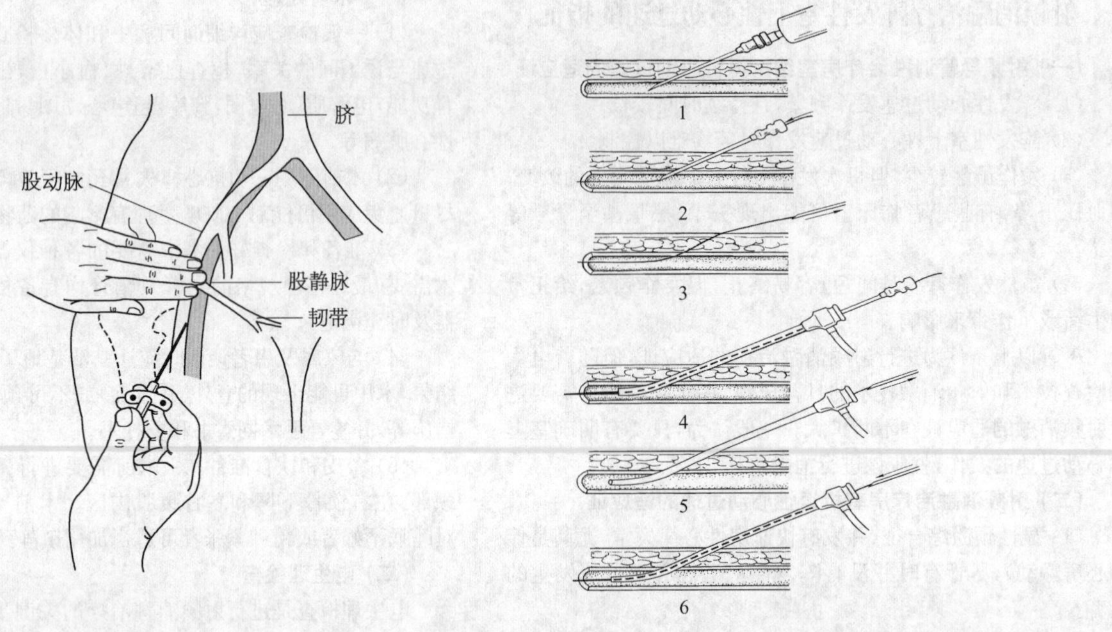

图 5-8-3　股静脉穿刺过程示意

1，穿刺针进入股静脉；2，送钢丝进入股静脉；3，撤出穿刺针，保留钢丝于股静脉内；4，送入静脉鞘；5，撤出钢丝和内鞘；6，送入电极导管

孔，固定穿刺针，保留钢丝于血管内；沿钢丝送入扩张管和外套管，然后撤出扩张管及钢丝，在X线下送导管于预定位置(图5-8-3)。

电极导管放置部位：① 希氏束电极导管：送2极或4极或多极电极导管由右侧股静脉经髂静脉、下腔静脉及右心房下，于三尖瓣口附近，部分电极导管可跨过瓣口。心腔内电图可有心房波(A波)和心室波(V波)，以及两者之间有一双向或单向的希氏束电位(H波)。② 高位右心房电极：送2极或4极电极导管由股静脉经下腔静脉至右心房与上腔静脉交界处。③ 右心室电极：送2极或4极导管由股静脉经下腔静脉至右心房，并在X线后前位，将导管尖端左旋并推至右心室尖部。④ 冠状静脉电极(左心房电极)：将10极或更多极导管经由锁骨下静脉或颈内静脉(如能从股静脉进入更好，一般来讲，此途径进入冠状静脉窦可能很难，需要一定技术经验和对解剖结构的熟悉)，在X线透视下送入右心室，并在三尖瓣环与下腔静脉之间寻找冠状静脉窦口。一般认为后前位X线投影，冠状静脉窦口位于脊柱中央，将心导管送至三尖瓣口，然后将顶端电极后撤至下腔静脉口上方，再逆时针旋转，即可进入。亦有人采用左前斜位30°，此时三尖瓣环为一时钟面面向操作者，记录到H波的导管顶端相当于12～1点钟，5点钟位即为冠状静脉窦口。大多数冠状静脉窦口多为椭圆形喇叭口状，亦有报道冠状窦口为扁平状，故多选较细导管电极如6F或5F。电极导管进入冠状静脉窦口的标志是在后前位透视时，冠状静脉窦口位于脊柱中央，导管尖端指向左腋窝。左侧位透视时见导管尖端指向后方(脊柱)。透视下任何角度均见有导管随心脏搏动而跳动。冠状静脉窦导管电极上记录到心腔内电图上均可见有大A波(多为正负双极波)和小V波(QS或rS)。

(2) 左心腔导管的放置：左心腔导管的放置多经由股动脉、降(腹、胸)主动脉、主动脉弓、升主动脉逆行至左心室。近年来有学者将经股动脉逆行导管消融失败患者采用房间隔穿刺，导管经由股静脉到达右心房后穿刺房间隔，送导管至左心房或跨过二尖瓣在左心室进行检测和治疗。其操作方法为：

1) 股动脉穿刺：股动脉位于耻骨联合至髂前上棘连线的中央，其外侧为股神经，内侧为股静脉。一般先用左手示指、中指、环指在腹股沟韧带下触诊并确定其走向，然后在腹股沟韧带中央下方1～2 cm处以1%利多卡因局麻后，做一小切口，左手固定股动脉，右手持穿刺针，针与皮面成30°～45°缓慢向下潜行，当穿刺针接触到股动脉时有搏动感，再送入即刺入股动脉。有鲜红血从针孔中喷出来，立即将J型钢丝软头自针孔中插入，然后左手固定钢丝，退出穿刺针，将扩张管沿钢丝送入，拔出钢丝及扩张管，并排除鞘内空气，给予肝素稀释液。常规给予肝素2 000～2 500 U，若手术延长时，每小时追加肝素1 000 U。在X线透视下逆行推送导管到降主动脉起始部将导管头弯曲跨过主动脉弓后缓慢推行至主动脉瓣口处伸直，调整位置进入左心室。

2) 房间隔穿刺：房间隔穿刺技术是Ross等在1959年首先创用，近年来随着经皮穿刺动脉逆行插管技术的广泛应用，该法已不常采用。房间隔穿刺的关键在于房间隔穿刺的定位。房间隔位于右心房的后部偏左与额面和矢状面均呈45°的夹角，一般多选取卵圆窝上缘作为穿刺点。而卵圆窝在房间隔的中后下方，与希氏束、三尖瓣口上缘处于同一水平，常规下不管左心房大小，只要纵隔不偏，其位置变化不大。

房间隔穿刺点定位法：有很多种定位方法，主要的有根据左心房和脊柱指导穿刺法定位穿刺点。其他房间隔穿刺法还有：主动脉根部导管指导定位法、希氏束电图定位法、心导管指导定位法等。这些方法临床上现已经很少采用。

在实际操作中，很多术者都是将多种方法结合使用，互相弥补其不足。穿刺成功的关键是定位穿刺点高低和穿刺针的方向。目前很多术者都是采用马长生等介绍的操作方法，关键步骤为"后前位定靶点、右前斜位定方向、左前斜位定深度"。

穿刺步骤如下：① 患者取平卧位的常规消毒、铺巾、1%利多卡因局部麻醉；仰卧，按 Seldinger 法行右股静脉穿刺插管，建立静脉通道。用 0.35 cm×180 cm 的导引钢丝到上腔静脉后退出静脉鞘，沿导引钢丝导入房间隔穿刺保护鞘至高位右心房，退出钢丝，由保护鞘送入标准穿刺针，并保持穿刺针尖在鞘内 0.5 cm。② 在透视下经扩张管送入 Brockenbrough 房间隔穿刺针，保持针尖指向上方，并使穿刺针尖固定于扩张管头端内侧 5 mm。③ 在 X 线透视和心电监护下，缓慢地将扩张管和穿刺针一起退向右心房，同时顺时针旋转导管和穿刺针直到使穿刺针尾端方向指示针指向左后 45°，即时钟 5 点左右的位置。④ 将导管和穿刺针一起回撤至预定穿刺点处。⑤ 导管尖顶住卵圆窝后，推送导管有阻力，握持导管的右手可感受到患者心脏搏动。⑥ 在右前斜位 30°透视下，仔细调整导管的指向，使其顶端与房间隔垂直，表现为穿刺针弯曲消失，走行接近直线。⑦ 固定导管，将穿刺针轻轻向前推出，针尖即可刺破房间隔进入左心房。经穿刺针注射造影剂，如迅速在左心房显影并散开，表明穿刺成功。如出现房间隔染色，则改换邻近部位再次穿刺。⑧ 在左心房"冒烟"后测左心房压，显示为左心房压力曲线后，给予肝素 2 000 U。送保护鞘过穿刺点入左心房内，退出穿刺针，送入细导引钢丝（也可直接行扩张送入鞘管），到左心房扩张穿刺点，由导管鞘送入电极导管到左心房，或左心室，沿二尖瓣环进行标测消融。

3. 心脏电生理检查和心内膜标测　常用的刺激方法分级递增刺激（incremental pacing）、连续递增刺激（ramp pacing）、程控期前刺激（programmed extrastimulation, PES）（包括 PS2 和 RS2 刺激 10 ms 步幅正反扫描；S1S210 ms 步幅正反扫描；S1S2S3 或 S1S2S3S4 刺激 10 ms 步幅正反扫描）以及短阵猝发刺激（burst pacing）。

心脏电生理检查的内容（详见电生理检查章节）主要通过以上各种刺激来诱发心动过速，了解诱发窗口，评价窦房结和房室结的功能，评价旁道或双径路的功能状态。

4. 分析　将用多导电生理同步记录到的心内电极导管不同部位的心内电图，如高位右心房、希氏束及其他部位的心内电图仔细分析比较并寻找有无异常电活动出现，明确心动过速的发生机制。

三、经导管射频消融

在术前准备和电生理检查工作进行后，对心动过速的诊断明确，并对可能存在的异常径路标测清楚，无论是房室折返或是房室结折返性心动过速均需要再次穿刺股静脉或股动脉，置入鞘管，并送消融导管到达相应部位进行消融。

（一）房室折返性心动过速

房室折返性心动过速的基础即为心房室间存在有异常通路，在一般心电图上可显示的为显性预激综合征，经典型（即 WPW 综合征）是最常见的一种，临床资料上报告的发生率为 0.01%～0.31%，男性似多于女性。各年龄组都有，但随着年龄的增大其发生率随之降低。在数据上也许会出现低估现象，主要是因为有的患者预激心电图间歇性出现，影响发现机会，有的患者预激心电图不够明显，难于确切判断，甚至有的只能逆向传导而不能顺向传导的旁路，其心电图从不显现预激图形，但在一定条件下却可利用旁路逆传而发生心律失常。能前向传导的旁路，但未有机会观察到预激波显现者，称为间歇性旁路；完全不能前向传导，而只能逆向传导的旁路，称为隐匿性旁路，仅仅通过心脏电生理检查方法才能证明其存在。

1. 左侧房室旁道

（1）标测常规放置右心室、右心房、冠状静脉窦以及希氏束电极后，首先在心房、心室进行程序刺激诱发心动过速，并以冠状静脉窦电极为参考点，进行标测消融靶点。定位为左侧旁道后，将 X 线机球管位于右前斜 30°将消融电极沿二尖瓣环寻找心室最早激动点或心房最早逆传激动点（图 5-8-4）。

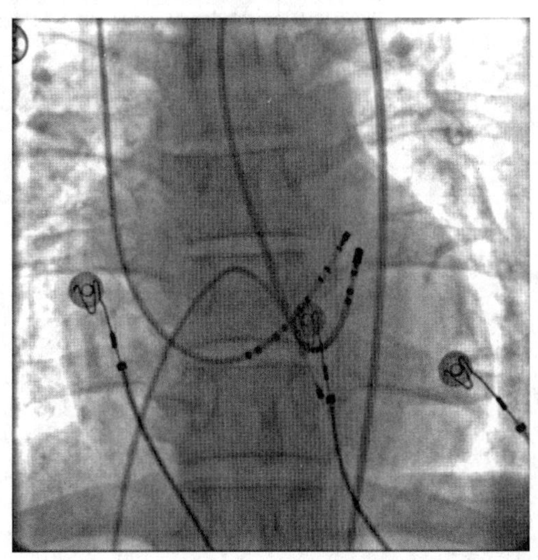

图 5-8-4　图示为右前斜 30°，标测理想靶点

1）显性旁道：体表心电图定位，临床上根据心外膜的标测大体上分为：A 型，心前区 V1～V6 导联上 QRS 波的主波均正立向上，旁道多位于左侧；B 型，V1、V2 导联主波向下，V5、V6 导联主波向上，旁道位于右侧；C 型，有许多学者认为不需要分出此型。一般认为，与 B 型相反，V1、V2 导联主波向上，V5、V6 导联主波向下，旁道位于左侧。根据 δ 波向量定位，通过测量 QRS 波的起始向量 40 ms，来确定旁道的位置。1978 年 Tonkin 等根据心内、外膜的标测及手术治疗的结果提出了以 δ 波向量推测旁道的方法。我们的体会是显性旁道的定位首先应根据 V1 导联 δ 波向量向上，且 V1 导联上 R/S>1，为左侧，V1 导联 δ 波向下或等电位线为右侧；次之根据Ⅱ导联 δ 波向量向上为前方旁道，负向旁道为后方，等电位为外侧；再根据在左前或右前观察Ⅰ或 AVF 导联上 δ 波向量，左后或右后观察 V6 或 V2 导联 δ 波向量，直立为间隔区，等电位线或负向旁道可能在游离壁。

2）隐匿性旁道：此种类型的房室折返性心动过速的患者在普通心电图上无改变，与正常心电图无异，仅仅在施行电生理检查中才能判别出是否为左或右侧旁道，主要原理是没有心动过速发作时窦房结发放的冲动经过心房传导后，经由房室结下传至心室，激动不经过异常的房室旁道下传，故而在一般心电图上并无 δ 波向量，仅仅在一定条件下才能经由旁道顺传或逆传形成心动过速。该类患者在电生理检查过程中，首先采用心房刺激或扫描的方法诱发心动过速，判断旁道的位置；当然亦可采用右心室起搏标测的方法，根据 VA′逆传最早处（冠状静脉窦为左心房电极）且与 SVT 发作时 VA′逆传相似，如记录到 VA′逆传时 A′波重叠在 V 波尾部，该点成功机会更大，满足 A∶V≤1（≥1 mV 或 1/4 V 波），同时如记录到的 A′波很小常提示导管在心室，不在房室瓣环上。

（2）消融：在确定消融电极与旁道最近时，可将电极尾端与射频消融仪相接，首先步骤是消融参数的选择。一般认为左侧旁道首选温控导管，常规温度为 60℃，能量为 40 W，如靶点正确，常在放电数秒钟内即可阻断旁道，并延长至 60 s；如 10 s 内仍未阻断应停止放电，并重新调整电极位置至电极与旁道最近处，再行消融治疗，消融成功后需加强 60～120 s。在整个消融过程中应进行心电图和荧光屏上监测导管位置，一方面观察房室旁道是否阻断，另一方面是显示是否有无心律失常的出现（期前收缩或传导阻滞等），如显性 WPW 成功时 P－R 间期正常预激波消失（图 5－8－5a）或是右心室起搏提示室房分离（即无 VA′）（图 5－8－5b），房室传导阻滞发生率很低。我们的体会是左后间隔消融时，应注意发生房室传导阻滞的可能，尤为

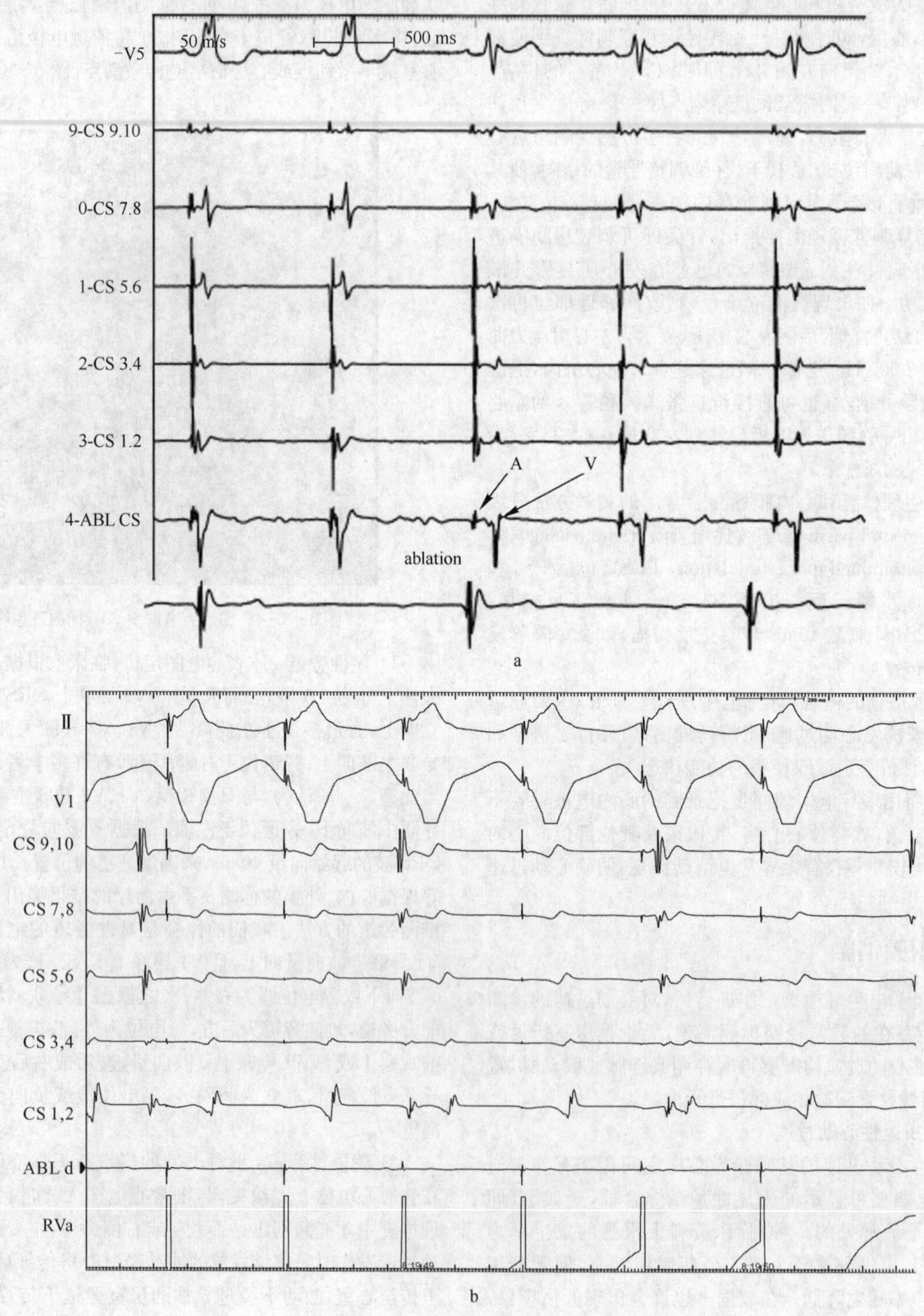

图 5－8－5 显性预激综合征（A 型）

a. 消融放电数秒后 δ 波消失，心电图恢复正常 b. 消融成功后右心室起搏具有室房分离

重要的是应避免右心室起搏下放电，因为在逆传消失后未能及时停止起搏，会产生完全性房室传导阻滞。此外，在手术过程中，监测阻抗的变化也很重要，一般阻抗为 70～150 Ω，如射频消融时有阻抗升高，提示电极所接触的局部组织温度过高而成为甚至完全炭化，此时应停止放电，撤出导管。现在采用温控导管（可以监测局部组织的温度）可避免。我们的临床实践和动物实验的结果显示温度小于 50°时无效，最佳治疗时温度在 50～60℃。目前认为最适合温度在 60℃，此时组织发生不可逆性坏死，但可避免组织发生炭化，减少并发症的发生。根据我们的经验，如果在放电过程中尽管放电时监控温度在 60℃，但实际所用能量在 10 W 以下，不管心腔内电图显示是否有效均应重新标测放电，否则此类患者容易复发。

2. 右侧房室旁道　基本过程与左侧相似，显性旁道的体表定位见左侧显性定位。与左侧不同点为右侧旁道的标测不像左侧那样有冠状静脉窦作为标志，最好应用 Halo 电极导管（但该导管费用较贵），在右侧旁道标测时大多采用左前斜 45°，使三尖瓣环像一钟盘，面对操作者，冠状静脉窦口大约为 5 点钟，为右后间隔；12～1 点钟相当于希氏束；11～12 点钟为前间隔，3 点钟相当于右中间隔，9 点钟相当于右侧游离壁。在实际操作中以上述假设标记，使用大头导管逐区标测，并判断靶点位置。当然也有术者在后前位下进行标测和放电（这是指必须有很熟练的技术和对解剖结构相当熟悉者）。

判断射频靶点的标准和注意点：① 有 A 波和 V 波，A 波小于 V 波，A 与 V 之比在 1/10～1/4（图 5－8－5a）。② A 波与 V 波贴近融合，或其间有碎裂波。③ 右侧消融时，大头导管贴近三尖瓣环，固定有一定的难度，不易消融成功，此时可通过采用 Swartz 长鞘来增加导管的稳定性，而非选择加硬导管（尤其是在游离壁旁道）。右侧旁道可能位于折叠的心房组织下或是接触不好，故需要能量较大，为 30～50 W，有时需要更大能量，但不能无限制地盲目增加能量。时间上由于接触不好，温度常不稳定，故常常采用较长时间，120～240 s。尽管温控导管设定温度为 60℃，但我们的经验是如温度达到 50℃以上，即可有效，放电能量多在 40～60 W。④ 一般不需要抗凝，如操作时间过长或射频次数较多时可适当应用肝素，近年来，我们的体会是无论是否为左侧或右侧房室旁道均应使用肝素，一般剂量为 2 000 U。⑤ 放电时最好在透视下进行（如果在三维系统下或多导仪器记录腔内电图不受放电干扰，基线和图像相当稳定下可以不采用 X 线透视），因为右侧旁道标测时由于有隔瓣的影响常常导致导管移位，尤其在心动过速时放电，如果有效，则可致心动过速突然终止，大头导管产生移位，偶可对房室结产生损伤，甚至不可逆，产生不必要的麻烦。

3. 慢旁道　是指位于交界区内具有慢传导特性的隐匿性旁道，其临床特点为：多见于儿童和青少年；心动过速持续时间长；药物治疗效果不佳。心电图特征为：SVT 时 P′波在Ⅱ、Ⅲ、aVF 导联上倒置，aVR 导联上直立；RP′≥P′R。电生理特征：① 心室刺激或 SVT 时最早激动点在冠状窦口附近。② 经旁道的室房传导呈递减或文氏现象。③ 心室起搏 V、A 波不融合，有等电位线，故消融时应寻找最早激动点处为靶点（图 5－8－6）。

4. 房室折返性心动过速射频消融成功标准　射频成功后重复电生理检查出现下列指征时可认为成功：① 与射频前相同条件下，心房扫描和递增刺激不能诱发 SVT 的发作。② 心室起搏刺激出现有房室分离，或虽有室房逆传，但证实为逆传经房室结上传。③ 应用异丙肾上腺素后与射频前条件相同下电生理刺激仍不能诱发 SVT。

（二）房室结折返性心动过速

房室结折返性心动过速是临床上阵发性心动过速中较常见的种类之一，多数学者认为占阵发性室上性心动过速的 50%～60%，女性多于男性，多于 40 岁以前发病，青少年者多见。一般认为房室结双径路较为满意的发生机制解释是由

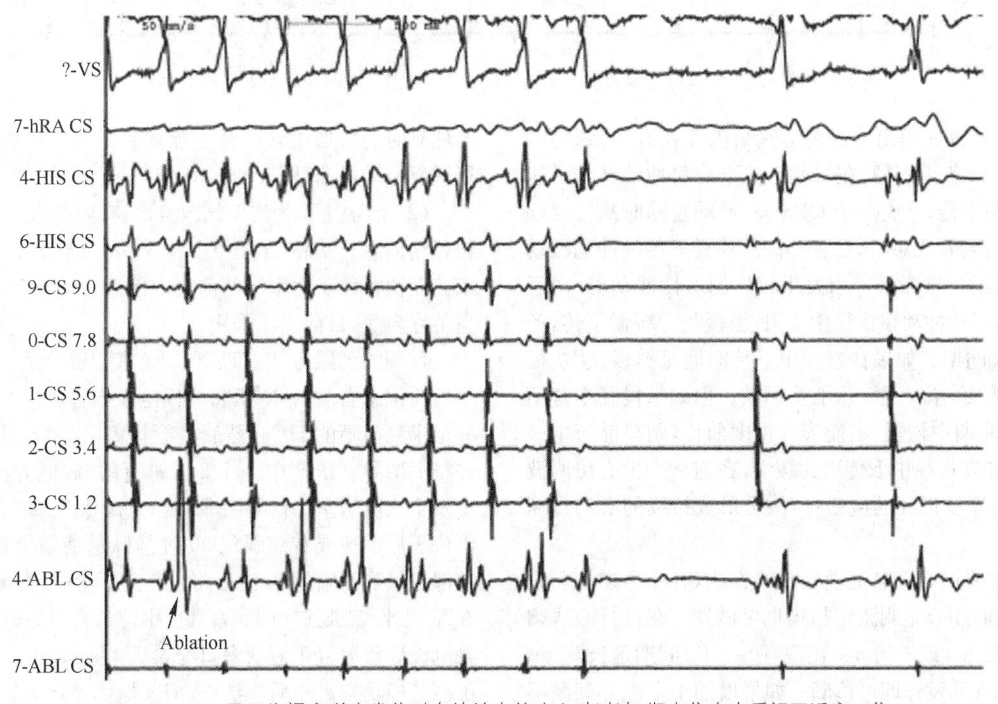

图 5－8－6　显示为慢旁道在发作时有效放电终止心动过速，靶点位在右后间隔近窦口位

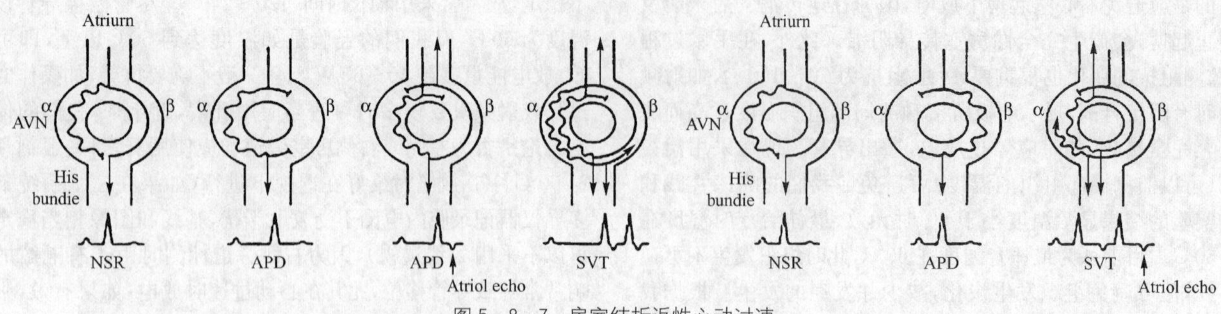

图 5-8-7　房室结折返性心动过速

前 4 幅图显示由于快径的单向阻滞，激动经慢径下传形成折返环路致心动过速；后 3 幅图为慢径的单向阻滞，经快径下传形成折返环路，导致心动过速

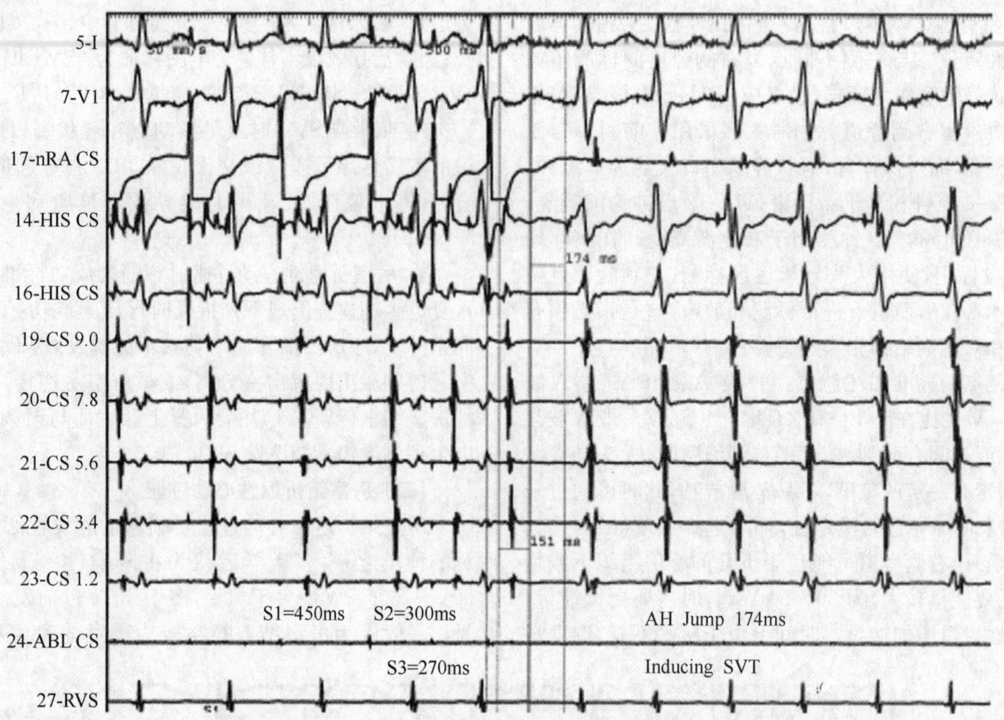

图 5-8-8　加用异丙肾上腺素后心房扫描出现有 AH 跳跃(AH Jump)并诱发心动过速

Moe 等在 1956 年首先提出。认为房室结内存在有两条径路，一条为快径，另一条为慢径，在窦性心律下心房冲动从传导速度较快的β径路下传，产生一个 QRS 波，冲动也同时从慢径(α径路)下传，当传到希氏束时，后者已被从快径下传的冲动激动而处于不应期，不再被激动。当发生较早的房性冲动时，由于快径不应期长，房性冲动在快径中受阻，由慢径中缓慢下传，产生延长的 P－R 间期。如果在慢径中下传时间足够慢，使快径能从不应期中恢复，就产生一次心房回波。但如果慢径本身不能及时从其不应期中恢复，不能容许再度前传，则只能产生一个心房回波。如在慢径中下传更为缓慢，在逆传产生心房回波后，有足够时间恢复慢径的应激性，故可形成持续的心动过速(图 5-8-7)。

(1) 标测主要用心脏电生理检查的方法，有心房递增刺激和心房扫描，有时用心室刺激或扫描也可诱发。在进行心房扫描时 S_1-S_2(－5 ms 或－10 ms)出现有 S_2-R_1 间期延长 50 ms 以上时且诱发 SVT 发作即可诊断。如果增加 1 个额外刺激不能诱发心动过速，则可增加 2 个甚至 3 个额外刺激进行诱发。当然有时还可加用异丙肾上腺素后重复心房刺激或扫描来进行诱发心动过速(图 5-8-8)。

(2) 消融主要为房室结改良术，有两种方式，慢径路消融或快径路消融。房室结慢径多位于房室结的后下部，远离希氏束。而快径位于房室结的前上方接近希氏束，容易导致三度房室传导阻滞，目前多不采用。

常用的消融方法有以下几种。① 后位法：将 X 线球管位于后前位或右前斜 30°下将希氏电极导管送入 Koch 三角顶部，并记录到清晰的 H 波，然后将冠状窦口与希氏束连线三等分，并将消融导管送至中下 1/3 处进行射频，此方法安全性高，极少发生三度房室结传导阻滞，但成功率低。② 下位法：是将球管位于后前位或右前斜位 30°经静脉送消融导管于 Koch 三角顶部记录到清晰的 H 波后将电极向下弯曲，直至 H 波消失，且 A/V 之比＜1 处进行消融。③ 中位法：与后位法相比是将消融电极导管放置于冠状窦口与希氏束连线的 1/3 处进行消融，虽然其成功率高于后位法外，但其损伤希氏束造成完全性传导阻滞的危险性亦随之而增加。④ 前位法：此法主要消融房室结快径，但由于易发生完全性房室传导阻滞，很少或不用。其方法为，将X线管位于后前方位或右前斜30°，将消融导管送至Koch三角顶端记录到H波后将导管后撤5～10 mm，H波消失或H波≤0.1 mV加上A/V比≥1，即可作为靶点。

一般认为经过上述定位后消融成功机会较大，其成功的特征为消融过程出现有频率不快的交接性心律，以交接性期前收缩或交接性逸搏为明显，或消融后交接性心律逐渐减少也是成功迹象，如消融放电30 s后仍无交接性心律，应重新标测。必须注意的是交接性心律出现既是成功的象征(尤其是消融过程中出现快速性交接性心动过速，常常提示快径受到损伤的标志)，也是出现完全性房室传导阻滞的迹象，应严格进行心电监护。

(3) 消融：目前已经不用非温控消融导管，最常用的选择是温控导管，参数设定为能量选择为30～40 W，温度设为55℃。我们的体会是只要选择理想靶点，放电时间在20～30 s内出现交界性心律为有效放电，否则，应重新标测靶点。有效放电后巩固60～120 s，重复诱发窗口，如不能诱发，或出现A-H的跳跃，则加用异丙肾上腺素后进行诱发，无跳跃和心动过速者为成功。我们的经验表明对于消融后存在有S_2后的回波，如果加用异丙肾上腺素静脉滴注后仍不能诱发心动过速，且经过一定的反复消融过程，则不要强调回波的消失，否则容易出现并发症。由于选择的是温控导管进行消融操作，此时发生作用的参数是温度优先，这种方法可以避免曝光时间过长、过多，保护了自己，也使患者得到益处。必须注意的是虽然成功率显著提高，复发率也明显减低，但如一旦发生房室结的损伤则是永久的，不易恢复。

近年来，由于三维技术的发展，有部分中心开展了在三维系统下的消融治疗，尤其是选择在EnsiteNAVX系统下进行所谓的“零曝光”，这是新的尝试。我们的体会是选择尽量低的曝光，可以在安全的前提下进行选择治疗方法。

(4) 房室结慢径消融成功的指标有：① 房室结折返性心动过速不能被诱发。② 重复心房扫描无A-H跳跃现象。③ 传导受损，虽有A-H跳跃，但不能诱发SVT发作。④ 静脉滴注异丙肾上腺素后不能诱发SVT发作。有必要一提的是在消融的过程中应该进行电生理的检查，亦即在放电的过程中是否有房室结损伤，一旦发现房室结功能损伤(是指房室结不应期<400 ms，应用异丙肾上腺素后仍<350 ms)，此时不管有否A-H跳跃现象，均应该停止手术。

(三) 房性心动过速

随着经皮导管射频消融术消融房室折返性心动过速和房室结折返性心动过速的成功率显著提高，临床上有学者将此项技术也应用于治疗多种房性快速心律失常，包括房内折返性心动过速、自律性房性心动过速、Ⅰ型心房扑动、心房颤动和窦房结折返性心动过速。但房性快速心律失常的发生机制存在多样性，折返环大小不定，以及异位兴奋灶可分布于左右心房任一部位，因而消融靶点的标测和消融方法也不尽相同，不同中心其方法和结果报道亦不尽一致。由于其临床表现和电生理机制上的复杂性，经射频消融治疗房性心动过速的病例数尚不多。尽管目前部分中心采用三维标测的新技术，但方法学上尚有一定的不成熟性，成功率维持在90%左右。不过相信经导管射频消融术将成为房性快速心律失常类型的主要和首选治疗手段。

本节主要介绍房性心动过速的射频消融治疗。

1. 适应证　近年来由于消融技术的不断提高和成熟，成功率不断提高，并发症控制在较低水平，因此，进行房性心动过速消融的适应证也不断增宽。需要进行射频消融的适应证有：① 发作时伴随症状明显，且药物不能终止或难以控制，或不愿意长期药物治疗的患者。② 伴有阵发性心房颤动的房性心动过速或心房扑动，药物不能终止或不愿接受药物治疗。③ 有心动过速发作且伴有器质性心脏病者。

2. 机制　房性心动过速的发生机制分为折返、触发活动和异常自律性三种。药物试验和电生理检查有助于明确其发生机制。目前，文献所报道的经导管射频消融治疗房性心动过速病例多属折返性和异常自律性增高。需要指出的是，在射频消融房性心动过速之前，首先应明确房性心动过速的诊断。可通过病史、心动过速时体表心电图和电生理检查方法与其他室上性心动过速如房室折返、房室结折返和持续性交界性折返心动过速相鉴别，以免误消融或引起不必要的损伤和并发症。在鉴别诊断中，应充分认识到静脉注射腺苷也可终止约25%的房性心动过速，因此不能完全依据腺苷的作用来区别室上性心动过速的类型。

一般认为房内折返性心动过速多呈阵发性且多数患者既往有心脏手术史，尤其是先天性心脏病心房修补术后。发生心动过速的折返环常常位于手术瘢痕和心房修补片处。目前文献报道房性心动过速射频消融的成功率可达90%～100%，但复发率也较高，为14%～20%，并发症极低。尽管如此，作者认为在进行心房射频消融时需要注意的是心房壁较薄，消融时所用的射频能量不宜过大，采用温控导管可能更佳，同时避免导管过度顶压心房。房性心动过速的诊断标准：① 心动过速时心房率为100～240次/min(周长250～600 ms)。② 心动过速的P波电轴和(或)形态，以及心内激动顺序与窦性心律时不同。③ 适时心房期前刺激可诱发和终止或重整心动过速(见于房内折返性心动过速)。④ 心内电生理检查排除AVRT和AVNRT。自律性增高的房性心动过速的特点有：① 持续或慢性持续性快速房性心律失常，心房率变化较大，有“加温”和“冷却”现象。② 心房程序期前刺激不能诱发和终止心动过速。

有时房性心动过速粗看与房室折返性心动过速相似，此时可以采用心室起搏或应用静脉注射腺苷(ATP)来加以鉴别诊断。

3. 标测　房性心动过速的有关射频消融术治疗所需的设备条件、准备工作和人员要求基本上与一般射频消融治疗相似。对有心脏手术史的患者，应详细了解手术方式和过程，尤其是心房切口和修补的部位，以便推测折返环缓慢传导或单向阻滞可能存在的区域。结合临床心动过速时体表十二导联心电图P波形状粗略判定房性心动过速的起源，起源于左心房的房性心动过速，其Ⅰ、aVL导联P波倒置，aVR导联P波直立。起源于右心房的房性心动过速，Ⅰ、aVL导联P波直立，aVR导联P波倒置。

进行房性心动过速的电生理检查和射频消融术同样需要经颈内静脉或左锁骨下静脉、双侧股静脉放置相应的电极导管在冠状静脉窦、高位右心房、希氏束和右心室的部位。常规采用心房程序期前刺激和(或)分级递增刺激诱发房性心动过速，必要时静脉滴注异丙肾上腺素后重复上述刺激或维持心动过速。寻找到一个或多个重复性好的诱发方法是准确标测消融靶点和判定消融成功的重要条件。

首先根据心动过速时 HRA、CS 和 HBE 处所记录的心房激动顺序，判明房速起源于左心房或右心房。左心房房速一般采用经股静脉穿刺房间隔术，将标测和消融导管送入左心房，并静脉注射肝素 2 000～3 000 U。目前常用的消融靶点标测方法有：① 激动顺序标测法，根据标测和消融导管远端电极所记录心动过速时心房激动的提前程度选择消融靶点。理想靶点的特点是 A 波较体表心电图的 P 波提前 25～40 ms，并且最好 A 波前常伴有碎裂电位。激动顺序标测法简单、准确和成功率高，目前许多文献报道采用此方法。国内有学者提出用一根消融导管在参照点附近移动标测，如标测到更加提前的心房激动，此导管改作参照点。此时可用另一根消融导管再行标测并互为参照，类似"蛙跳"，直至有一根消融导管记录到提前最早的 A 波，即为消融靶点。② 隐匿性拖带标测法，根据隐匿性拖带时刺激至 P 波间期的长短确定房速折返环的缓慢传导区和其出口选择靶点。房速时，消融导管的远端大头电极移置到 A 波提前并伴有碎裂电位的部位，以较房速周长短 20～30 ms 的周长起搏大头电极，发生隐匿性拖带后测量 S-P 间期。如 S-P>40 ms，表明远端电极位于折返环的缓慢传导区。S-P<40 ms，则表示大头电极处在缓慢传导区的出口，此部位消融成功率高。有作者认为两种标测方法合用可提高成功率和减少消融放电的次数。

近年来，很多心脏中心都采用了三维标测的方法，大大提高了其对病灶定位的准确性。目前，我们基本上对所有类型房性心动过速(无论是外科术后或其他原因所致)都采用三维系统(Carto 导航系统和 EnsiteNAVX 系统)进行标测和消融。三维系统不仅在操作方面减少了 X 线对术者和患者的损伤，而且对房性心动过速的发病机制判断有较大的帮助。对提高放电的准确性有了显著的改善，还减少了并发症的发生。

4. 消融射频 输出功率为 20～30 W，如心动过速终止(需排除放电时房性期前收缩终止心动过速)，继续巩固消融 30～60 s。试放电 10 s 内房速不终止，则需重新调整大头电极的位置和标测靶点，不应在相同部位盲目延长放电时间和加大输出功率。目前主要倾向房速的消融应采用温控导管来进行，常规设计温度为 50～55℃，能量设计在 40～50 W。一般认为，试放电消融 3～5 s 内房速终止是预示消融成功的可靠指标。放电消融过程中，要严密监测射频阻抗和患者的症状，一旦阻抗增高或患者诉胸痛应马上停止消融。巩固放电后即刻和 30 min 时按消融前房速的诱发方法反复刺激心房，房速不能诱发者，静点异丙肾上腺素使心率增加 20%后，重复上述刺激，仍未诱发房速则为消融成功。

同样的是近年来我们采用的三维标测和消融方法多选择冷盐水灌注导管进行消融，一般参数设计为温度 43℃，能量 30 W，盐水灌注流量 17 ml/min。需要注意的是冷盐水灌注导管消融后有效时间可能延长至 20～30 s，因为使用盐水灌注可能使温度上升减慢。

因此，我们认为对于诊断为房性心动过速的患者，如果能诱发持续性房性心动过速，且条件许可下，应该尽可能采用三维标测的方法进行消融，此法不仅简单，而且节省时间，减少患者的痛苦和不必要的并发症。目前标测的方法有多种，诸如 Carto 和 EnSiteNAVX 系统等。

(四) 窦房折返性心动过速

窦房折返性心动过速的临床发病率低，多发生于老年人和器质性心脏病患者。实际上大多数学者认为其属于房性心动过速中的一种。研究证实，窦房结折返性心动过速的折返环并非仅限于窦房结内，而是由窦房结和结周心房组织共同参与，窦房折返环的形成机制尚不清楚。

一般认为窦房折返性心动过速的诊断标准有：① 心动过速时体表心电图 P 波电轴和形态，以及心内心房激动顺序与窦性心律时完全相同。② 心房程序刺激能诱发和终止心动过速。③ 心动过速与窦性心律转换时有心率的突然和明显变化。④ 电生理检查排除 AVRT 和 AVNRT。

电生理检查和射频消融方法与其他心动过速电生理检查和消融方法相似。亦即通常经静脉将多极电极导管送至 HRA、HBE 和 CS，消融前行电生理检查评价窦房结功能，包括窦房结恢复时间和传导时间。心房程序期前刺激诱发窦房折返性心动过速，明确可靠的诱发条件。将消融导管经右股静脉送至右心房界嵴上方，在上腔静脉与右心房前侧交界处精细标测心动过速时最早的心房激动电位。以记录到较体表心电图 P 波提前 30～50 ms 的 A 波部位作为消融靶点，部分患者同时记录到碎裂电位。通常采用温控导管试放电消融 10 s，设计温度在 50～55℃，观察消融反应，如放电数秒内心动过速终止，则继续巩固放电 30～60 s。需要注意的是消融靶点常邻近膈神经行走处，消融前最好先以高电压起搏消融大头电极，观察有无膈肌抽动，避免消融过程中阻断膈神经，引起膈肌麻痹。消融后除常规行心房程序刺激证实消融是否成功外，还应复查窦房结功能。

当然我们还应该可以选择三维系统(Carto 和 EnSiteNAVX 系统)进行标测和消融。大部分该类心动过速可以通过这种方法获得成功。冷盐水灌注导管效果更佳。

由于射频消融治疗窦房折返性心动过速的病例数较少，目前对消融部位和窦房结功能受损的状况尚不明了。尽管有学者认为消融的部位实际上是参与折返环的结周心房组织，而非窦房结本身，但仍存在消融损伤窦房结的危险，故术前应根据患者心动过速时的症状、基础心脏病和药物疗效，权衡射频消融的利弊。

四、并发症

经导管射频消融术发生并发症的可能性虽然较少，但由于其治疗的成功率高，远期预后好，因此控制并发症的发生显得尤为重要。

1. 严重的心律失常 主要为发生心室颤动和三度房室传导阻滞。心室颤动的原因多为异常的导管刺激，合并有其他器质性心脏病，更多的是射频消融仪的漏电所致。一般处理为电除颤治疗，大多可一次性成功，可继续进行手术。如合并有心脏病，可等到心律失常控制后再进行消融治疗。三度房室传导阻滞的发生则大多数是由于不按常规操作，或异常径路与房室结解剖结构相当接近，或正常房室结结构的变异所致。

2. 心脏压塞 发生率极低。往往与操作者动作过粗或对解剖结构不熟悉有关。急性发作时，患者常表现为烦躁、胸闷、出汗、意识模糊甚至出现意识丧失，通常伴有心动过缓、血压下降等表现。在X线透视下可见有心脏搏动减弱或消失，心影扩大。此时，需要与低血容量状态和血管迷走反射相鉴别。一旦确定为心脏压塞后应终止检查，给予心包穿刺解除压塞症状，必要时做心包引流，极少需做外科手术修补。在恰当处理后一般预后均较好。

3. 血气胸　多发生在锁骨下静脉穿刺时，由于针尖方向或进针深度异常或本身局部结构有畸形所致。肺压缩＜30%临床可无或有轻微症状，可不处理，临床观察。如压缩严重，临床上症状较重，则应行胸腔穿刺或行闭式引流。

4. 栓塞　多见于年龄较大、有栓塞史或应用抗凝药物剂量不足者。可以发生肺栓塞、脑栓塞、肾栓塞、冠状动脉或脾栓塞等重要脏器的栓塞，引起相应的临床症状。主要为对症处理。

5. 猝死　罕见。多与严重心律失常、心脏压塞、各种栓塞等有关。

6. 三度房室传导阻滞　是较为严重的并发症之一。多与房室结改良或希氏束旁道的消融有关，当然也偶有左侧旁道消融发生者。如果在操作过程中，小心谨慎可以避免其发生。在及时停止放电后，一般观察数日或加用激素和心肌营养药物后大多数可以恢复正常，如在7～10 d后仍不恢复，应安装永久心脏起搏器。

7. 外周血管并发症　主要表现为局部血肿、动脉夹层、动静脉瘘或动脉瘤等。如果规范操作、术后正确压迫止血，可以避免发生。血肿发生后如不大可以加压包扎制动等，如血肿较大可切开引流。其他血管并发症必要时进行手术干预治疗。

8. 主动脉瓣反流　多为操作过程中对瓣膜的损伤所致，或是放电过程中造成瓣膜穿孔等。发生后一般采用观察，严重者需要进行瓣膜的修补或换瓣术。

9. 急性心肌梗死　罕见。国外有文献报道，多为放电部位不当，或操作不正规所致。

第三节　心房扑动的导管射频消融治疗

刘少稳

一、典型心房扑动

心房扑动（简称房扑，atrial flutter）是心房快速而有规律的电活动，频率在250～350次/min之间，至少在一个体表心电图导联上心房波间无明确的等电位线。典型房扑是右心房内大折返性心动过速，典型房扑的折返环依赖于下腔静脉和三尖瓣环之间峡部的缓慢传导，折返环的前方是三尖瓣环，后方是上腔静脉、界嵴、下腔静脉和欧氏嵴（Eustachian ridge）。心内电生理检查会发现，在典型房扑时沿三尖瓣环的心房肌有一致的激动顺序（图5-8-9），左心房被动激动。

围绕三尖瓣环逆时针折返的典型房扑临床上最常见（普通型），此时右心房游离壁和前壁较厚的梳状肌自上而下顺序激动形成较大的心电向量，对于在体表心电图Ⅱ、Ⅲ、aVF导联上形成向下振幅较大的锯齿波（F波）起重要作用，锯齿波的上升支和下降支不对称，上升支的斜率较快代表了右心房游离壁和前壁的激动顺序，激动通过峡部时的缓慢传导则形成锯齿波之间（上升支后）起伏平缓的基线。而围绕三尖瓣环顺时针折返的典型房扑（少见型），右心房游离壁和前壁较厚的梳状肌自下而上顺序激动，在心电图Ⅱ、Ⅲ、aVF导联上形成向上振幅较大的锯齿波，下降支的斜率较快代表了右心房游离壁和前壁的激动顺序。围绕三尖瓣环逆时针折返的典型房扑患者，心房扑动波在V1导联一般直立，而顺时针折返的典型房扑则在V1导

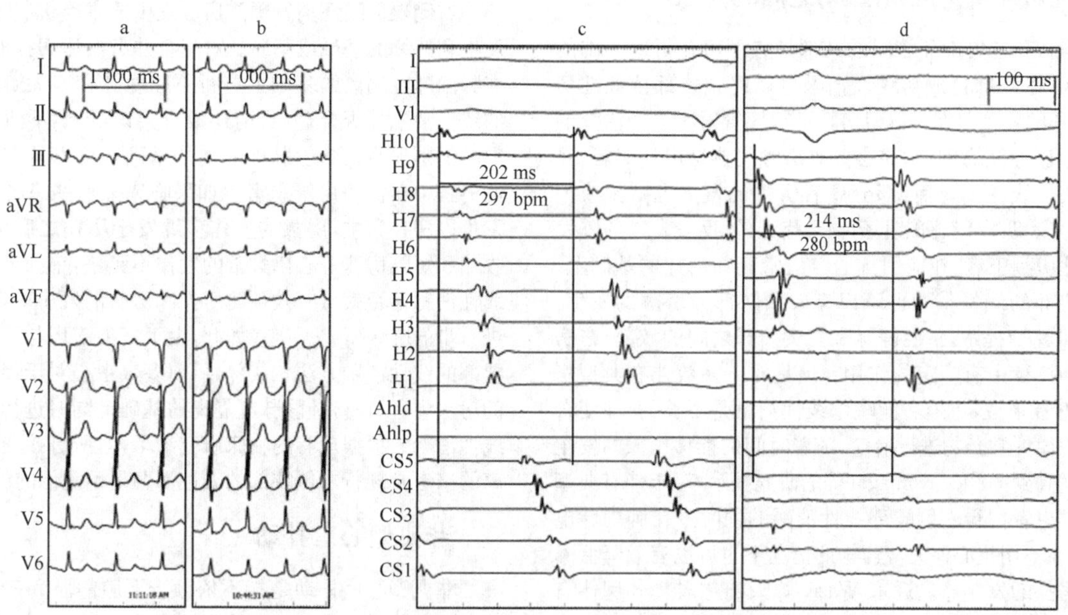

图5-8-9　同一患者典型与不典型房扑的体表及心内心电图

a、c. 典型房扑体表和体内心电图。体表心电图F波在Ⅱ、Ⅲ、aVF导联呈锯齿样，V1导联F波直立；右心房体内心电图的激动顺序为围绕三尖瓣环逆时针折返，冠状静脉窦的激动顺序从近端到远端　b、d. 非典型房扑体表和体内心电图。体表心电图F波不呈锯齿样，围绕三尖瓣环和沿冠状静脉窦的体内心电图没有一致的先后激动顺序；右心房的激动时间＜50%心动过速周长

H，为沿三尖瓣环放置的多极标测电极（Halo）；Abl，为消融电极导管；CS，为冠状静脉窦电极

联形成倒置或宽的双向心房扑动波。心房扑动波的体表心电图极性和形态除与右心房围绕三尖瓣环心房肌的激动顺序有关外，还与右心房激动传入左心房的部位以及左心房的激动顺序和方向有关，也与左、右心房的大小和形态等有关。围绕三尖瓣环逆时针方向折返的房扑，心房电活动一般通过房间隔下部左、右心房之间的连接冠状静脉窦激动左心房；而围绕三尖瓣环顺时针方向折返的激动波多通过房间隔上部 Bachmann 束传导到左心房，但有时也可以通过房间隔下部左、右心房之间的连接传导到左心房。因此，顺时针折返的典型房扑左心房的激动顺序和方向变化较大，体表心电图上的心房扑动波特点变化也较多。近来有研究表明，行房颤导管消融术后的患者再发围绕三尖瓣环的房扑时，体表心电图上 F 波更不具有特征性，提示左心房的激动顺序在房扑体表心电图 F 波的形成中也起着重要的作用。

近年来的研究表明，部分依赖于三尖瓣环与下腔静脉之间峡部缓慢传导的房扑，其折返环并不是完全围绕三尖瓣环，有些折返环可能位于低位右心房或在下腔静脉口附近，即房扑时心房激动能够横向通过界嵴或欧氏嵴。这些折返环相对较小、折返径路也不完全相同的房扑临床中较少见，在心内电生理检查时可以被诱发，但也多不稳定。其在体表心电图上所形成的心房扑动波极性和形态也会有相应的改变，心房扑动波在Ⅱ、Ⅲ、aVF 导联可能不再具有上述特征性的振幅较大锯齿波样形态。依赖于三尖瓣环与下腔静脉之间峡部的缓慢传导是这些房扑与典型房扑之间的共性，但其又有别于真正的传统意义上的右心房大折返环性典型房扑，把它们一起共同称为峡部依赖性房扑有其合理性，因缓慢传导区和产生隐匿拖带的部位都在下腔静脉和三尖瓣环之间的峡部，并且该部位的成功线性消融也能有效预防这些房扑的发生。

二、典型心房扑动与心房颤动之间的关系

下腔静脉和三尖瓣环之间的峡部是典型房扑折返环中的缓慢传导区，在此部位成功线性消融可以终止峡部依赖性房扑，预防房扑的发生。在对典型房扑进行导管射频消融治疗的临床研究中已经注意到，术前合并有房颤的典型房扑患者，在成功右侧峡部线性消融后，部分患者房颤的发生也减少或消失；也有研究表明，对于临床上药物治疗无效、反复发作的阵发性或持续性房颤患者，在应用抗心律失常药物治疗的基础上，进行右侧峡部的线性消融也可以有效预防部分房颤的发生。所有这些研究均提示，下腔静脉和三尖瓣环之间的峡部，在房颤的发生和持续中有一定的作用。但是对于多数伴有典型房扑的房颤患者来说，单纯右侧峡部线性消融是不够的，即使合并应用抗心律失常药物进行治疗，随着时间的推移房颤的发生率会继续增高到 70%。Kumagai 等的研究提示，对于伴有典型房扑的房颤患者在行右侧峡部线性消融的同时进行肺静脉电隔离，即使在不用抗心律失常药物的情况下也可以有效降低术后房颤和房扑的发生率。近来 Wazni 等人通过对 108 例伴有典型房扑、房颤患者的随机对比研究发现，虽然在单纯肺静脉电隔离的早期典型房扑的复发率较高(55%)，但在 8 周以后不用抗心律失常药物只有约 5%的患者由于典型房扑反复发作需要行右侧峡部的线性消融；在平均每名患者进行 1.1 次肺静脉电隔离手术后 1 年，只有 3%的患者需要服用抗心律失常药物来预防房颤，提示单纯肺静脉电隔离就可有效预防绝大多数典型房扑和房颤的发生。该研究的对象除阵发性房颤患者外还包括了 44 例(40%)持续性或永久性房颤患者。

在接受肺静脉电隔离治疗的房颤患者中，约有 16%的患者伴有非药物引起的典型房扑，这些患者在多次体表心电图或 12 导联动态心电图检查中所记录到的房性心律失常有至少一次符合典型房扑的特点；而在典型房扑患者中房颤的发生率在 50%～70%或更高。部分房颤患者在接受药物治疗时可能会出现典型房扑，是由于药物引起心房肌功能性的传导阻滞，折返激动只能围绕某一相对固定的径路进行，从而形成规律的大折返性心动过速——典型房扑，这点已被动物实验和临床研究所证实。房颤的发生机制复杂，起源于心房和心脏静脉不同部位的异位兴奋灶，反复发放的快速心房电活动是房颤发生的触发因素(trigger)。而心房内由于功能性或解剖性传导阻滞或缓慢传导，所形成的多个小折返，是房颤得以发生和持续的基础或基质(substrate)。有研究表明在伴有典型房扑的房颤患者中，85%以上的房颤也是由起源于肺静脉的异位激动诱发，并且这些起源于肺静脉的异位激动也可在诱发典型房扑后进一步使其转化为房颤。近来的许多研究发现，房颤时心房内的多个折返环并不是完全随机和无序的，多个折返环中的一个在房颤的发生和持续中可能起到主导折返环的作用。因此，与下腔静脉和三尖瓣环之间峡部缓慢传导相关的折返，不但可以引起典型房扑，在房颤的发生和持续中也可能起着重要的作用。在房颤转变为典型房扑时，心房内多个房颤折返波由无规律变得相对有规律，进一步合并、融合(coalescence)为环绕界嵴和欧氏嵴等解剖性阻滞部位折返的典型房扑，抗心律失常药物所引起的心房内功能性传导阻滞有利于房颤向典型房扑的转换。房扑的大折返在碎裂成为足够数量的小折返或微折返后，房扑则演变为房颤。

右侧峡部线性消融预防房颤发生的主要机制，是改变房颤发生和持续的基础或基质。对于合并有典型房扑的房颤患者，在肺静脉电隔离的基础上进行下腔静脉和三尖瓣环之间峡部的线性消融是否合理，目前还没有共识，仍然不清楚术前如何准确识别那些在肺静脉电隔离的基础上可以从右侧峡部的线性消融中获益的房颤患者。如果临床上这些患者心动过速的发生以房扑为主，房颤的发作多继发于房扑之后，且房性期前收缩和短阵房速等心律失常的发作不频繁，单独进行右侧峡部线性消融是否就可有效预防房扑和房颤的发生等，也还有待于进一步的临床研究。尽管如此，由于三尖瓣环与下腔静脉之间峡部的线性消融方法较成熟，目前多数中心对于伴有典型房扑的房颤患者，在行肺静脉电隔离的基础上同时进行右侧峡部的线性消融。根据现有的临床研究结果，对所有接受肺静脉电隔离的患者常规行右侧峡部的线性消融是不提倡的。

三、非典型心房扑动

非典型心房扑动是指不依赖于下腔静脉和三尖瓣环之间峡部缓慢传导的大折返环性房性心动过速，有时也被称为非峡部依赖性房扑，折返环可位于左心房，也可在右心房。在非典型房扑患者中器质性心脏病更多见，并且部分患者可能有心脏外科手术史，心房一般也有不同程度的增大。左心房非典型房扑患者伴有器质性心脏病的比例相对更高，可达 60%以上。引

起非典型房扑的大折返激动，除可围绕二尖瓣环进行折返外，也可由围绕其他解剖障碍、外科手术或其他原因引起的心房纤维化瘢痕、不完整的射频消融线等进行折返。其中，右心房非典型房扑的折返环多位于右心房游离壁；如果患者曾经行Fontan或Fontan改良心脏外科手术，由于术后右心房增大和压力升高，以及手术瘢痕等原因，心律失常的产生部位也常常在右心房游离壁。

非典型房扑时体表心电图上也可见到单形的心房扑动波，在一个以上体表心电图导联上可以见到扑动波之间没有等电位线。心房扑动波的具体形态特点与折返环的部位和激动方向以及心房的解剖形态等有关，一般情况下上升支和下降支对称（图5-8-9）。心房扑动波的体表心电图特征，对典型和非典型房扑的诊断和鉴别诊断有一定的误差。有约10%的典型房扑患者，其心房扑动波在体表心电图Ⅱ、Ⅲ、aVF导联上不表现为上升支和下降支不对称的锯齿波，对于有器质性心脏病和心脏外科手术病史的患者尤其如此。而少数体表心电图具有锯齿样心房扑动波特征的房扑患者，在心内电生理检查和导管射频消融时发现并不是依赖于三尖瓣环和下腔静脉之间峡部的右心房大折返性房扑。非典型房扑的扑动波频率也可以超出250～350次/min这个范围。

非典型房扑与房颤的关系远较典型房扑与房颤的关系密切，有时非典型房扑可能是一种不稳定的心律失常，很容易转化为房颤。在另外一些患者非典型房扑还可以表现为不纯房扑（fibril-flutter），即心房的一部分为房扑，另一部分为房颤，或者其体表心电图特点符合房扑，但心房内标测表现为紊乱心房律或房颤；或体表心电图特点符合房颤，在心内电生理检查时可能发现为房内大折返引起的非典型房扑。需要注意的是，有时符合非典型房扑体表心电图特征的快速房性心律失常，也可能由局限于心房某一部位或某一静脉的快速异位激动驱动心房所致，而非折返机制所引起，这样的心动过速常常表现为阵发性短阵发作的特点。对于伴有房颤的非典型房扑患者，尤其应注意局限于某一静脉的快速激动驱动心房所致。

四、心房扑动的诊断及电生理检查方法

在常规心脏电生理检查中，激动标测和拖带技术是诊断大折返性房性心动过速的主要手段，在缓慢传导区有时也可记录到双电位或舒张中期电位。拖带（entrainment）现象为折返性心动过速特有的表现，是起搏刺激进入折返性心动过速的折返环，影响折返环传导和激动的特征性表现。拖带现象产生的前提是心动过速的折返环存在可激动间隙。利用拖带技术可以判断心脏中的某些部位是否在折返环内，是否靠近折返环的缓慢传导区、相对较窄的峡部及其出口。在确定折返环的峡部及其出口的部位后，结合缓慢传导区邻近部位的解剖结构特点，即可以设计有效线性消融的部位和走行方向。

隐匿拖带（concealed entrainment）现象是指自发心动过速时，心房起搏不终止心动过速、使心动过速加快但不出现体表心电图F波形态和心房内激动顺序的改变，并且起搏终止后自发性心动过速立即恢复。其机制为起搏点在折返环的峡部，起搏所引起的心房激动在一些方向上的传导受阻，沿折返环的逆向激动波与前一个顺向激动波相遇而受阻，顺向激动波沿折返环顺向传导，使心动过速加速和持续，在心房内的激动顺序与自发心动过速一致，被重整（reset）的心动过速频率与起搏频率一致。起搏后间期（post pacing interval，PPI）是指起搏所引起的激动波从起搏部位传导到折返环，并经过折返环回到起搏部位所需要的时间，即起搏电极上最后一个起搏刺激信号到终止起搏后第一个自发的局部电位的时间。当起搏后间期与心动过速周长相等或两者之间的差值<20 ms或30 ms（Δ<20 ms/30 ms）时，说明该起搏部位在折返环内，也是确定隐匿拖带的主要标准之一；如起搏后间期明显大于心动过速周长，则说明该起搏部位在折返环外。典型房扑产生隐匿拖带的部位在下腔静脉和三尖瓣环之间的峡部，对于围绕二尖瓣环折返的非典型房扑，左下肺静脉与二尖瓣环之间是折返环的缓慢传导区，该部位起搏可以观察到隐匿拖带现象（图5-8-10）。

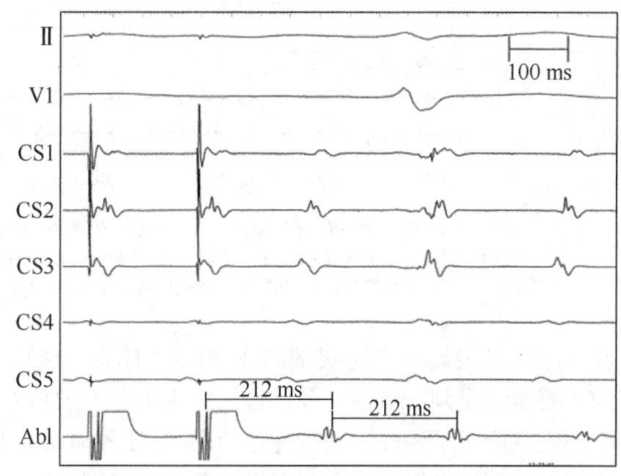

图5-8-10　起搏拖带技术在房扑诊断中的应用

房扑的周长是212 ms（283次/min），消融电极导管在二尖瓣环与左下肺静脉之间进行起搏拖带，起搏周长是185 ms，起搏后间期（PPI）是212 ms，与房扑的周长一致，起搏时心房的激动顺序与房扑时一致，符合隐匿拖带的诊断标准，提示该房扑为二尖瓣环与左下肺静脉之间峡部依赖性

冠状静脉由远端至近端的激动顺序不一定就表明非典型房扑的折返环在左心房，部分围绕三尖瓣环顺时针折返的典型房扑，冠状静脉的激动顺序也可能是远端早于近端。有研究表明，符合下列条件之一者可排除右心房内大折返性房性心动过速：① 在右心房多个不同部位标测时（一般在8个以上），总的心房激动时间<50%心动过速周长（图5-8-9）。② 应用起搏拖带技术在右心房内多个部位进行评价时，起搏后间期均大于心动过速周长至少40 ms以上；起搏拖带技术在右心房内的评价部位一般不少于3个，包括三尖瓣环与下腔静脉之间的峡部和右心房游离壁，但不包括房间隔和冠状静脉窦。③ 当右心房激动波间期的变化在100 ms以上时，左心房激动波间期的变化<20 ms。上述现象提示，房扑时心房折返激动的大部分时间和路径或缓慢传导区不在右心房，右心房是被动激动。

五、三尖瓣环和下腔静脉之间峡部的线性消融

对于典型房扑一般行三尖瓣环和下腔静脉之间的线性消融，导管射频消融的终点是房扑终止、不能被诱发，消融线双向传导阻滞。消融手术需要常规放置冠状静脉窦电极，在没有三维标测系统的情况下，为了进一步明确典型房扑的诊断，有时需要沿三尖瓣环放置Halo标测电极（图5-8-11）；在有经验的中心，尤其是在典型房扑的诊断成立后，则不需要常规放置Halo标测电极。左前和右前斜位X线透照体位的结合，有助

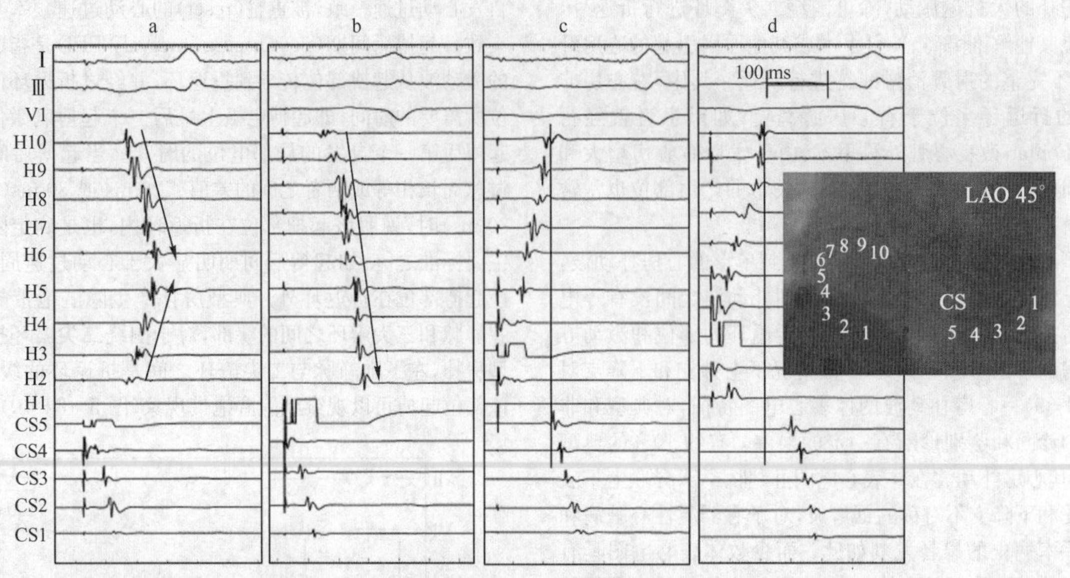

图 5-8-11 三尖瓣环与下腔静脉之间峡部双向传导阻滞的评价

a. 消融前冠状静脉窦口起搏，沿三尖瓣环放置的 Halo 电极的激动顺序为双向 b. 三尖瓣环与下腔静脉之间峡部线性消融后，心房沿 Halo 电极的激动顺序为单向 c. 消融前低侧位右心房起搏，冠状静脉窦口与 Halo 近端电极激动时间相近 d. 右侧峡部线性消融后，冠状静脉窦口的激动时间明显落后于 Halo 近端电极，提示消融后右侧峡部双向传导阻滞

于下腔静脉和三尖瓣环之间峡部的成功线性消融。左前斜位透照的主要意义是判断消融电极导管在三尖瓣环上的位置，自三尖瓣环心室侧至下腔静脉进行逐点消融，保证各消融点基本在一条线上。消融电极导管远端在三尖瓣环心室侧时，可以记录到大室小房波，在消融过程中逐点回撤消融电极导管至下腔静脉，每次回撤导管约 3 mm。在电极导管回撤过程中，远端消融电极记录到的心室波逐渐变小，心房波则由小变大再变小、最后消失。在消融时也可以适当增大每一次回撤消融电极导管的幅度，在该部位进行足够时间放电后再向前推送消融电极导管少许进行消融。这样不但可以使射频消融损伤部分重叠，回撤和推送消融导管也可以改变导管远端与组织间的贴靠，以便形成更均匀连续的损伤。在消融电极导管回撤过程中，如果在某一部位电极导管的远端跳动较大，多提示局部心内膜不光滑或有皱褶，甚至有较明显的凹陷或袋状凹陷(pouch)，通过改变消融导管远端的弯度使其形成与心内膜不同方式的贴靠，有利于完成该部位的线性消融。右侧峡部线性消融的部位一般在左前斜位 45°透视下位于三尖瓣环最低点略偏外侧，或在三尖瓣环 6 点到 7 点半钟之间。从三尖瓣环至下腔静脉的消融线位于三尖瓣环最低点略偏外侧而不是略偏内侧，主要考虑是三尖瓣环最低点外侧心内膜相对较平整。在消融开始之前，也可以沿预设的消融线在右前斜位下逐点回撤消融电极导管，根据消融导管远端的跳动来评价心内膜的平整情况，从而进一步确定消融线的位置。在回撤过程中如观察到消融电极导管远端的明显跳动，则应尽可能改变从三尖瓣环到下腔静脉消融线的位置，避开心内膜明显不平整的部位。另外，有些患者由于心腔增大、心脏有一定程度的转位，也会影响三尖瓣环至下腔静脉之间最佳消融线的部位。

右侧峡部线性消融可以在房扑发作时进行，也可在窦性心律下、低侧位右心房或冠状静脉窦口起搏时进行消融。在有效放电过程中，可见房扑终止或心房激动顺序的改变等，消融的终点为峡部双向传导阻滞。判断峡部双向传导阻滞的常用方法为峡部消融线两侧起搏，即低侧位右心房和冠状静脉窦口起搏，观察心房激动顺序的变化。起搏低侧位右心房时，心房激动顺序在右心房游离壁是从下至上传导，然后沿房间隔部从上至下传导，提示从低侧位右心房至冠状静脉窦口方向的峡部传导阻滞；起搏冠状静脉窦口时，心房激动顺序在间隔部从下至上传导，然后在右心房游离壁从上至下传导，提示从冠状静脉窦口至低侧位右心房方向的峡部传导阻滞(图 5-8-11)。部分依赖于三尖瓣环与下腔静脉之间峡部缓慢传导房扑的导管射频消融治疗，可能不需要自三尖瓣环至下腔静脉的连续线性消融，在三尖瓣环至下腔静脉之间某一部位局限或灶状消融，即可阻断房扑时通过峡部的心房激动，达到有效预防房扑发生的目的。消融的部位是房扑时心房激动通过峡部缓慢传导区的传导突破口(breakthrough)，突破口的部位为通过峡部缓慢传导区或缓慢传导区消融线的最早激动点处。例如对于围绕三尖瓣环逆时针方向折返的典型房扑，在峡部消融线内侧如标测到最早激动点，则消融线上的相对应部位即为心房激动通过峡部缓慢传导区的突破口。窦性心律时，也可以应用峡部消融线一侧起搏，沿消融线另外一侧自三尖瓣环至下腔静脉进行顺序标测，发现通过峡部的传导突破口。在已行自三尖瓣环至下腔静脉之间线性消融的患者，如果沿消融线仍残存传导裂隙(gap)，也可以应用类似的方法确定传导裂隙的部位，然后在该部位补充放电达到峡部消融线成功双向传导阻滞(图 5-8-12)。

近来有研究观察到，心房内不同部位起搏时，上述心房激动顺序的变化可能并不能完全与峡部的双向传导阻滞等同。消融后心房内激动顺序的改变提示已形成峡部双向传导阻滞的患者，经静脉应用异丙肾上腺素后部分恢复了单向或双向传导，甚至能够诱发房扑。也有研究表明，单纯以不同部位起搏出现心房激动顺序的变化作为峡部双向传导阻滞的标准和房扑射频消融的终点，术后房扑的复发率较高。在低位右心房和

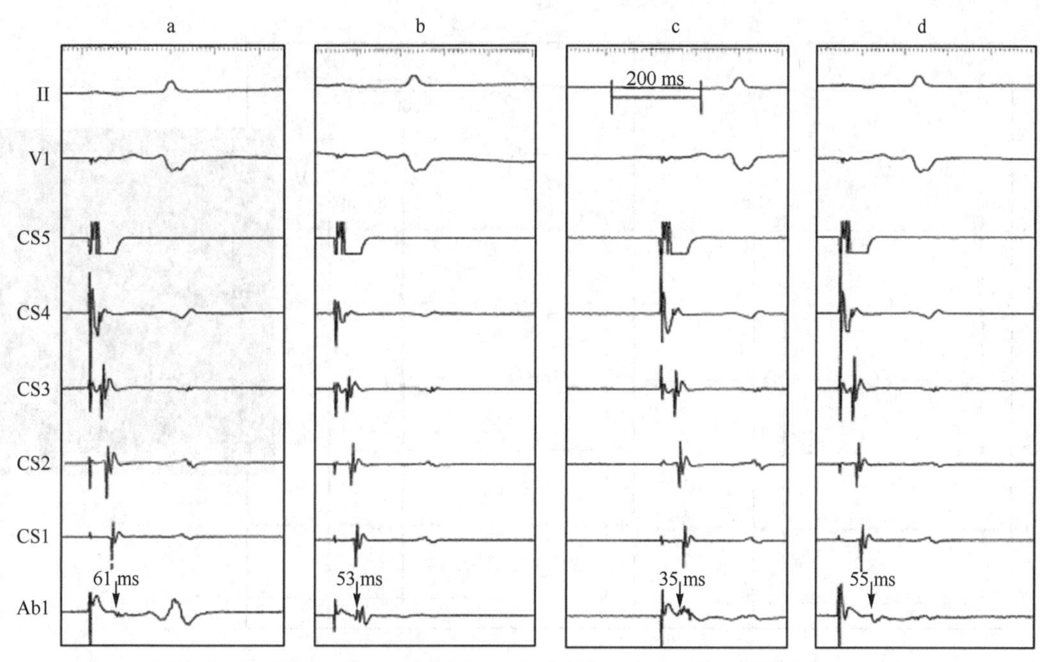

图 5－8－12　标测和消融三尖瓣环与下腔静脉之间消融线上的传导裂隙

冠状静脉窦口(CS5)起搏时，标测起搏信号到消融线对侧不同部位的激动时间，从三尖瓣环心室侧到下腔静脉之间进行顺序标测(a～d)，标测到的最短激动时间为 35 ms。提示消融线上与标测到最短激动时间部位相对应处存在传导裂隙，在裂隙部位进行补充消融，成功阻滞从三尖瓣环到下腔静脉之间的消融线

冠状静脉窦口起搏时，如果在心房激动顺序改变的基础上沿峡部消融线全程可以记录到较宽间距的心房双电位(double potentials)，以此作为峡部双向阻滞的标准和射频消融的终点，则可以降低术后房扑的复发率。仅仅依靠心房激动顺序的变化来判断峡部双向阻滞并不可靠，因为心房的激动顺序受诸多因素的影响，如峡部消融后局部心肌传导速度和不应期的改变、起搏和标测电极导管位置的变化等。普通心内膜标测电极只能覆盖部分心房内膜，而且常常不包括峡部，因此对激动扩布方向的判断有局限性，心房激动顺序的改变有时可能是峡部传导延迟的结果，不能作为双向传导阻滞和成功峡部线性消融的确切指征。沿峡部消融线全程记录到较宽间距的心房双电位(>100 ms)或心房双电位的间距与术前相比增加 50%以上，提示峡部传导阻滞；如果在消融线某一部位记录到距离较近的双电位，或双电位之间有碎裂电位(fractionated potentials)，一般提示没有形成完全阻滞，只是局部的传导延迟或在消融线上有残存传导裂隙，需要进一步消融。此时，在双电位间距离较近或双电位之间有碎裂电位处进行局部消融，就可以获得成功峡部线性消融。另外一个非常实用的方法是在消融线附近的一侧起搏，而在消融线的另外一侧进行标测，例如在冠状静脉窦口起搏，在消融线外侧标测。如果从起搏部位到消融线外侧的激动时间>120 ms 或与术前相比增加 50%以上，与沿消融线记录到较宽间距心房双电位的意义一样，提示从起搏部位到消融线对侧方向单向传导阻滞，同样方法也可评价另外一个方向上消融线是否已完全阻滞(图 5－8－13、图 5－8－14)。应用这种方法只需要冠状静脉窦和消融电极导管，即可完成典型房扑的导管射频消融治疗。

虽然沿消融线记录到较宽间距的心房双电位提示峡部完全传导阻滞，但是在峡部已完全阻滞后，沿消融线有时仍然可以记录到碎裂电位、较宽的单电位(single potential)或三电位(triple potentials)等。这些电位可能来自已阻滞的消融线附近的旁观(bystander)缓慢传导区，后者可能是由于局部存在多个传导通道或是由于多条平行的消融线使峡部消融损伤增宽所致。Shah 等指出通过低侧位右心房距消融线较近处不同部位的起搏，观察消融线两侧所记录到的局部心房电位激动时间和方向的变化，有利于鉴别这些电位是代表消融线上的残存传导裂隙还是消融线附近的旁观缓慢传导区。另外，也有研究提示放置横跨峡部消融线的近间距多极标测电极，有利于准确判断峡部是否完全双向传导阻滞，从而进一步降低术后房扑的复发率。

六、左下肺静脉和二尖瓣环之间峡部的线性消融

由于右下肺静脉与二尖瓣环之间的解剖结构复杂且进行线性消融的导管操作有一定困难，通过导管射频消融技术在该部位较难完成连续、透壁的线性消融，因此，一般行左下肺静脉与二尖瓣环之间峡部的线性消融，阻断围绕二尖瓣环的折返激动。在行左下肺静脉与二尖瓣环之间的线性消融前，应通过适当的逆时针旋转、回撤和推送等操作，使冠状静脉窦电极放置的足够深，跨过拟行线性消融的部位。环状标测电极一般放置在左下肺静脉口部，作为左下肺静脉的路标，左侧峡部的消融线一般从左下肺静脉口前沿的消融线向下、向前延续到二尖瓣环(图 5－8－15)。消融电极导管留在鞘管外的距离应足够大，消融电极导管远端打弯后通过逆时针旋转和适当推送，使消融电极导管远端记录到大室小房波。大室小房波提示消融电极导管远端已在二尖瓣环心室侧，从该部位开始逐点消融，并通过顺时针旋转、减少电极导管远端的弯度和回撤电极导管等操作，使消融电极导管远端和消融点逐渐到达左下肺静脉口前

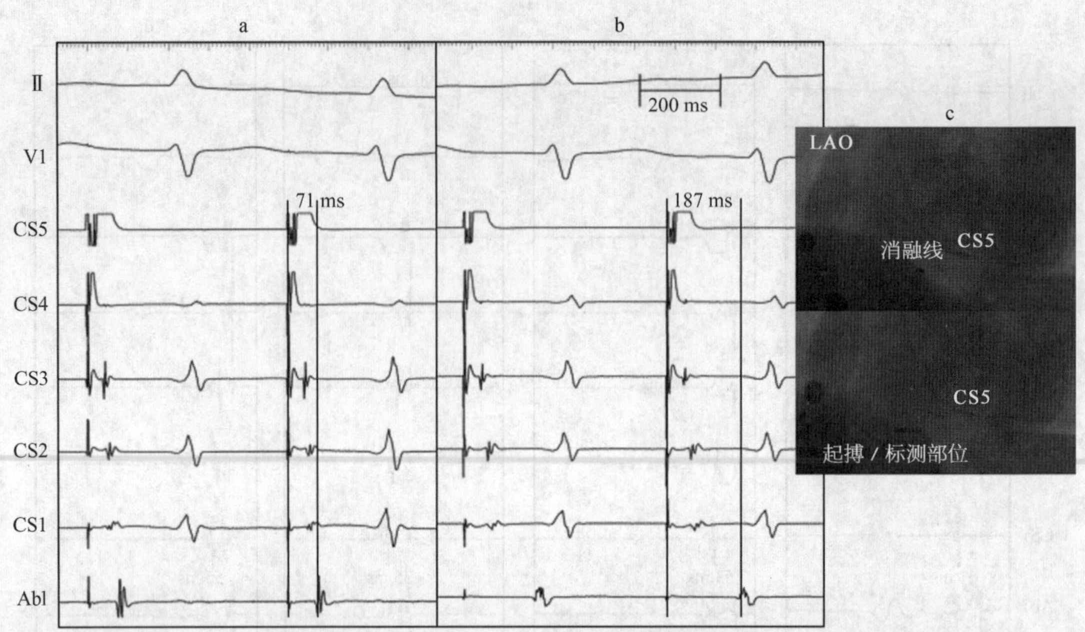

图 5-8-13 冠状静脉窦口起搏评价三尖瓣环与下腔静脉之间峡部线性消融前后的传导情况

a. 消融前冠状静脉窦口起搏，从起搏信号到位于消融线外侧消融电极导管(低侧位右心房)的激动时间是 71 ms b. 成功三尖瓣环与下腔静脉之间线性消融后，从冠状静脉窦口到消融线外侧的激动时间延长为 187 ms，提示该方向通过峡部消融线的传导阻滞 c. 起搏及标测电极导管在左前体位 X 线影像位置

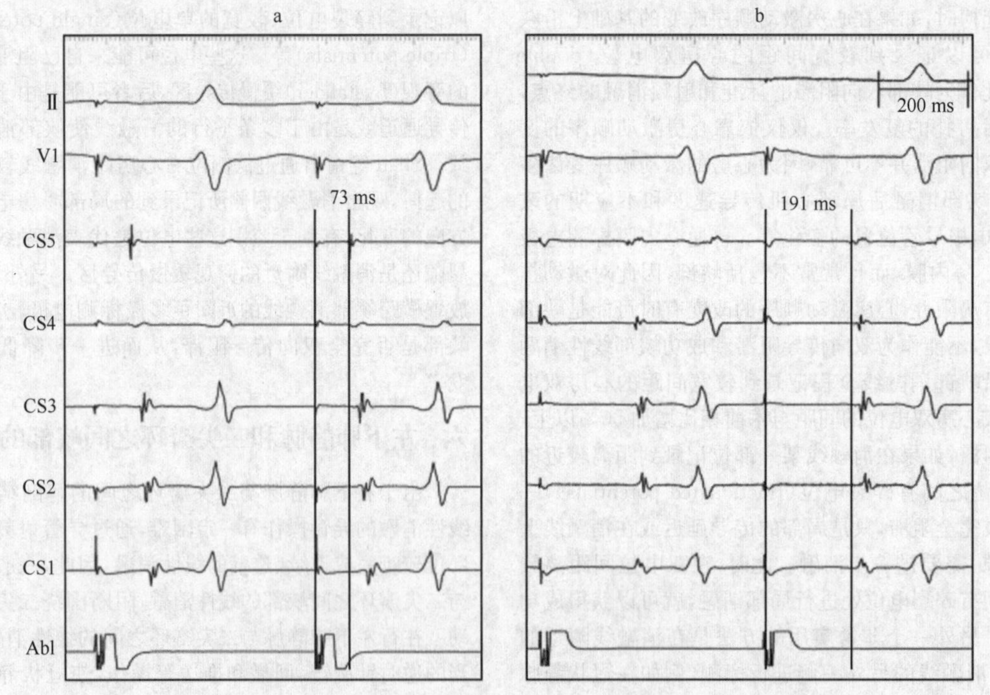

图 5-8-14 消融线外侧起搏评价三尖瓣环与下腔静脉之间峡部线性消融前后的传导情况

a. 消融前消融电极导管在消融线外侧(低侧位右心房)起搏，从起搏信号到冠状静脉窦口的激动时间是 73 ms
b. 成功自三尖瓣环至下腔静脉之间线性消融后，从起搏信号到冠状静脉窦口的激动时间延长为 191 ms，提示该方向通过峡部消融线的传导阻滞

沿。在消融电极导管从二尖瓣环心室侧到左下肺静脉口之间沿消融线移动时，如果电极导管远端有明显的跳动现象，提示局部左心房内膜面不平整，内膜有折起或凹陷，此时即使该消融线较短也不应选用，因为在这样的部位很难达到连续的线性消融或消融损伤不透壁。在左下肺静脉底部和前沿于静脉口外进行较大范围的节段消融，一般也是成功左侧峡部线性消融所必需的。

二尖瓣环和左下肺静脉之间峡部成功线性消融的指标是，

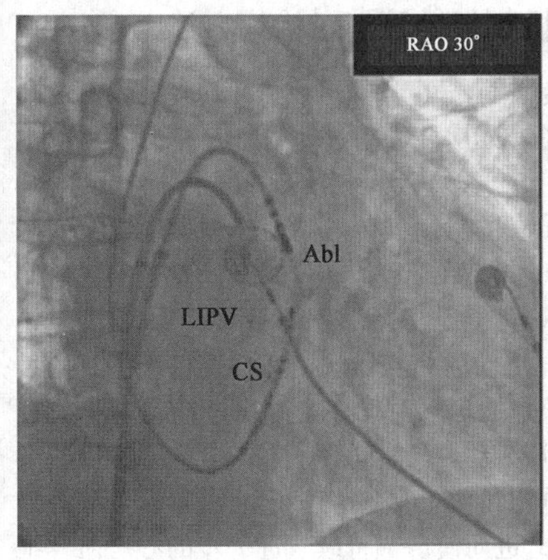

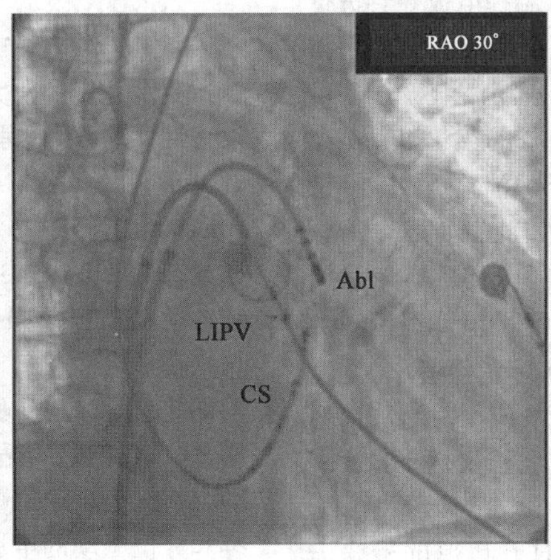

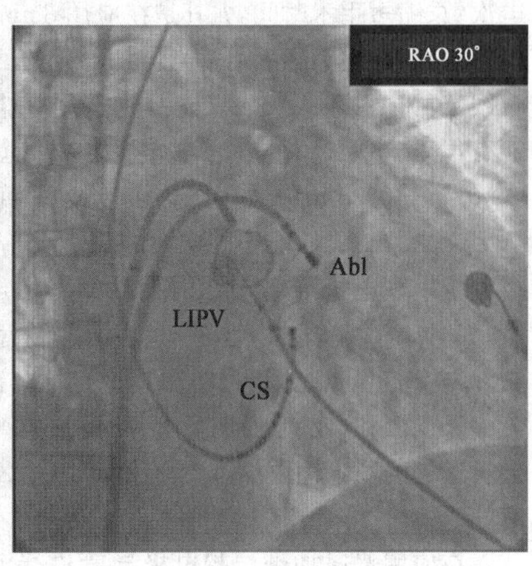

图5-8-15　左下肺静脉与二尖瓣环之间峡部的消融

在右前斜位行左下肺静脉与二尖瓣环之间峡部的线性消融，冠状静脉窦电极导管(CS)的位置为房室瓣环的走行方向和位置。从左图到右图，消融电极导管(Abl)从左下肺静脉口前沿至二尖瓣环心室侧逐点进行消融。LIPV，左下肺静脉

在消融线内侧和外侧起搏时心房沿冠状静脉窦电极激动顺序的改变，符合峡部的双向传导阻滞。在消融线外侧起搏时，正常情况下冠状静脉窦应该是从远端到近端顺序激动，在成功消融后消融线内侧的激动顺序则是从近端到远端，或是没有明显的激动顺序。在消融线内侧起搏时，左侧峡部成功线性消融后，消融线两侧相邻标测电极上心房电活动的激动时间明显不同。沿消融线可以记录到较宽距离的心房双电位(>100 ms)，或是在消融线一侧起搏时，起搏部位到消融线对侧一邻近部位的心房内传导时间超过120 ms，均提示左侧峡部的成功线性消融。目前的导管消融技术完成左侧峡部成功线性消融仍然有一定难度，在有经验的中心成功率可达到92%，相当一部分患者(68%)需要在冠状静脉窦内沿消融线进行放电。在冠状静脉窦内放电时，温度的设置和能量的输出均不应太高，所用的射频能量与肺静脉口部消融相近或略低。三维标测系统的应用有利于提高左侧峡部线性消融的成功率，另外左侧峡部线性消融有可能增加导管射频消融术心脏压塞并发症的发生率，尤其是应用高能量放电或在冠状静脉窦内消融时。

七、心脏三维标测系统在房扑诊断及射频消融治疗中的应用

心脏三维电解剖标测系统(CARTO)的应用有助于房扑，尤其是非典型房扑的诊断，可以协助确定折返路径和折返环内缓慢传导区的部位，进一步有利于确定线性消融的部位、完成成功连续线性消融。CARTO标测系统在大折返性心动过速诊断和治疗中的应用，可以明显提高诊断的准确性和导管射频消融治疗的成功率，其在大折返性心动过速诊断和治疗中的应用价值是常规或其他标测技术无法替代的。

在右侧峡部依赖型典型房扑，应用心脏三维电解剖系统对右心房进行激动标测，可发现右心房的激动顺序为围绕三尖瓣环头尾相连的环形运动。应用CARTO标测系统还可以了解从三尖瓣环至下腔静脉消融线路的距离，了解消融线路心内膜的平整程度，并且有利于评价各消融点是否彼此相连呈线性，以及消融线是否已达到双向传导阻滞。如果消融线仍有传导裂隙，三位标测系统的应用对于确定传导裂隙的部位和成功补点消融均有帮助。CARTO标测系统的应用价值在有器质性心脏病和心脏有转位或明显增大的患者更为突出。对于非典型房扑患者，三维电解剖激动标测的应用及与拖带技术的结合有利于确定折返环的路径和明确诊断。如果为围绕二尖瓣环的非典型房扑，应用三维电解剖系统对左心房进行激动标测，可发现左心房的激动顺序为围绕二尖瓣环头尾相连的环形运动。另外，双极心内膜电图记录到双电位的部位，常常是缓慢传导区或传导阻滞区的部位，电压标测可发现和确定低电压或瘢痕区，这些信息与房扑时心房激动传导顺序和心脏解剖结构的结合即可确定线性消融的径路。设计合理的连接心脏解剖或功能阻滞部位和瘢痕区的消融线，不但应能阻断环形折返激动，消融线的路径应尽量短，所经过的心内膜应尽量平整，远离心内膜凹凸不平明显的梳状肌部位，并且这些部位线性消融的导管操作较容易完成，否则不能达到连续透壁的射频消融损伤，也就无法保证消融线双向传导阻滞。在有些患者可能有多个折返激动参与心动过速，线性消融的部位如能阻断心房激动的共同传导通道，则能有效预防心动过速的发生，否则对于这些患者则可能需要多个部位的线性消融。

有研究提示，非接触式标测技术(EnSite 3000)和网篮状标测电极导管的应用也有利于大折返性房性心动过速的诊断和导管射频消融治疗。但是应该承认即使应用各种特殊的复杂标测技术，目前对于大折返环房性心动过速或非典型房扑的诊断和成功导管射频消融还有一定的困难，主要是如何选择合理而有效的消融线，以及如何保证导管消融形成连续、均匀和透壁的损伤，要求术者应有丰富的心脏电生理知识和熟悉左、右心房各解剖结构的相互关系。另外，多数患者有明确的器质性心脏病，心房有不同程度的增大，并可伴有心房瘢痕或纤维化，也给房扑的诊断和导管射频消融治疗带来一定的困难。

八、射频消融导管的选择和能量的设定

心房扑动的导管射频消融治疗一般可选用常规加硬温控、8 mm或冷盐水灌注温控消融导管。应用8 mm和冷盐水灌注电极导管进行消融，由于消融损伤较深和范围较大，可减少放

电次数、缩短手术时间,尤其是在应用 8 mm 温控电极导管进行消融时,每一次消融后可适当增加导管的回撤距离。但如果消融线路心内膜不平整、有皱褶,则选用冷盐水灌注电极导管可能有优势。所选用的消融电极导管远端的弯度应较大[≥6.4 cm(2.5 in)],如可选用蓝或橘黄把消融电极导管(webster, Inc),对于心脏增大的患者尤应如此。如果在消融过程中发现电极导管与心内膜贴靠不稳定,应及时换用长鞘管,如 Swartz 鞘管右 0 型(Daig),消融导管经长鞘管到达三尖瓣环与下腔静脉之间,可增加其稳定性。在患者伴有中、重度三尖瓣反流和(或)心脏明显增大时,长鞘管的应用对增加消融导管远端的稳定性更加重要,有利于缩短 X 线暴露时间和放电时间。

在应用普通加硬温控电极导管进行消融时,温度设置为 60℃,能量输出为 50～60 W,每一点消融 30～45 s。应用 8 mm 双感知温控电极导管消融时,温度设置为 55℃,能量输出为 60～70 W;应用冷盐水灌注电极导管进行消融,盐水的灌注速度一般在 17～25 ml/min,温度设置为 45℃,能量输出 35～45 W。在消融时应先选用较低的能量输出,无效时可适当增加射频消融能量和每一消融部位的放电时间,这样有利于降低手术相关并发症。

第四节 心房颤动的导管消融治疗

刘少稳

心房颤动(简称房颤,atrial fibrillation)是临床上最常见的持续性心律失常。房颤是一个老年疾病,在 50～59 岁年龄段房颤的患病率为 0.5%,而在 70～79 岁房颤的患病率为 5%～7%。房颤不但发病率高、持续时间长,快速不规则心跳可引起心悸、不适感和焦虑等症状,严重影响患者的工作和生活。房颤也可引起血流动力学改变和心肌重构,导致心力衰竭和血栓栓塞(如脑卒中)等严重并发症,已成为严重危害人类健康与生命安全的重要疾病之一。

房颤药物治疗的疗效有限,并存在许多问题,包括因抗心律失常药物应用不当所引起的致心律失常作用等。传统的抗心律失常药物只相对减少房颤的发作,改善患者的症状,不能改善其预后。决奈达隆在没有心衰的阵发性房颤患者中,与安慰剂相比在减少房颤复发的同时可改善患者的预后,但其治疗房颤的有效性不如胺碘酮。长期抗凝治疗虽然可明显减少高危患者的血栓栓塞并发症,改善患者的预后,但也增加出血的风险。因此,房颤的非药物治疗是近年来的研究热点,国内外许多随机对照临床研究证明,应用导管消融治疗房颤的有效性优于抗心律失常药物。近来的注册和配对临床研究表明,导管消融术与抗心律失常药物相比,不但可有效预防房颤的复发、改善患者的症状和生活质量,也明显减少脑卒中的发生率、提高患者的生存率。导管消融技术治疗房颤的方法学还处在不断发展的过程中,还有不完善的地方,但在房颤导管消融的诸多方面均取得了共识,说明经过 20 年的探索和实践,尤其是经过十余年的发展,房颤的导管消融技术正逐渐走向成熟。

一、房颤的发生机制与导管消融治疗方法

越来越多的研究表明,异位局灶性快速冲动发放引起的频发房性期前收缩(房早)或房性心动过速(房速)是诱发房颤最常见的触发因素(trigger),而心房内多波折返(multiple wavelets)或转子(rotor)的颤动样传导则是房颤得以维持的基质或基础(substrate)。在部分患者,异位兴奋灶发放的快速连续冲动(focal impulse)可能是房颤发生的驱动因素,心房与异位兴奋灶之间快速电活动的相互影响使房颤得以维持。从目前的定义来看,转子是指房颤时无序的心房电活动中相对有序、快速(高频)的循环激动。长时间(大于 24 h)的心房快速激动可引起离子通道重构和功能改变,有利于心房折返激动的持续和异位激动的增加,进而使房颤持续。进一步的心房肌纤维化和结构重构,更有利于房颤的持续。心脏基础疾病的存在也会促进心房肌的电重构和结构重构,有利于房颤的发生和持续。

Haissaguerre 等人的研究发现,多数触发房颤的异位激动来源于肺静脉(图 5-8-16),但诱发房颤的异位激动也可来源于左、右心房其他部位,包括上、下腔静脉,界脊,冠状静脉窦,Marshall 静脉或韧带等部位。呈肌袖状延伸至所有肺静脉口内 1～3 cm 的心房肌是肺静脉起源异位激动的解剖和组织学基础,通过导管消融阻断肺静脉与心房之间的电连接,标测和消融肺静脉外异位兴奋灶可以有效预防房颤的发生。肺静脉电隔离的终点是心房与静脉之间的电连接被阻断,心房与静脉之间的电活动分离,使起源于静脉内的异位激动不能传导到心房诱发房颤,是目前房颤导管消融治疗的核心技术。对于起源于肺静脉外的异位兴奋灶常常应用局灶性消融技术进行消融。近来的研究提示,对于维持房颤的转子(focal impulse and rotor)需要借助多极篮状电极或多极体表标测技术来识别和判断,并需要特殊设计的软件进行处理和分析,对转子的标测和消融目前仍处于探索阶段。

近来的研究也表明,心脏自主神经的调节作用在房颤的发生和持续中起着重要的作用,通过改变心脏自主神经的张力可改变房颤的诱发条件,对肺静脉口周围的心脏自主神经丛(ganglionic plexi, GP)分布区进行消融可以有效预防房颤的发生。房颤时在心内膜可记录到复杂碎裂心房电活动(complex fractionated atrial electrograms),Nademanee 等人的研究提示在这些部位消融可以终止和预防房颤发生,该消融方法也是通过改变房颤的维持基础和(或)改变心脏自主神经的张力而达到预防房颤发生的目的。因应用高频超速刺激方法,所确定的肺静脉口周围心脏自主神经丛分布区,常常与复杂碎裂心房电位的分布区重叠,而在其他部位记录到的复杂碎裂心房电位的产生机制复杂,对其进行消融的意义也还有待探讨。

左心房后壁围绕肺静脉的心房肌结构复杂,是房颤得以维持的重要解剖基础。现在所应用的房颤导管射频消融方法均已融合了肺静脉电隔离和环肺静脉线性消融的一些概念,即肺静脉电隔离的消融部位更靠近心房侧,或者说环肺静脉线形消融的终点是肺静脉电隔离。其目的是在阻断最常见的起源于肺静脉异位激动诱发房颤的可能性同时,也祛除或改良维持房颤的基础或基质。由于肺静脉口部的心脏自主神经分布区多数在这些环绕肺静脉的消融线上,环肺静脉线性消融在一些患者也可以同时改变心脏自主神经的张力,进一步提高了房颤导

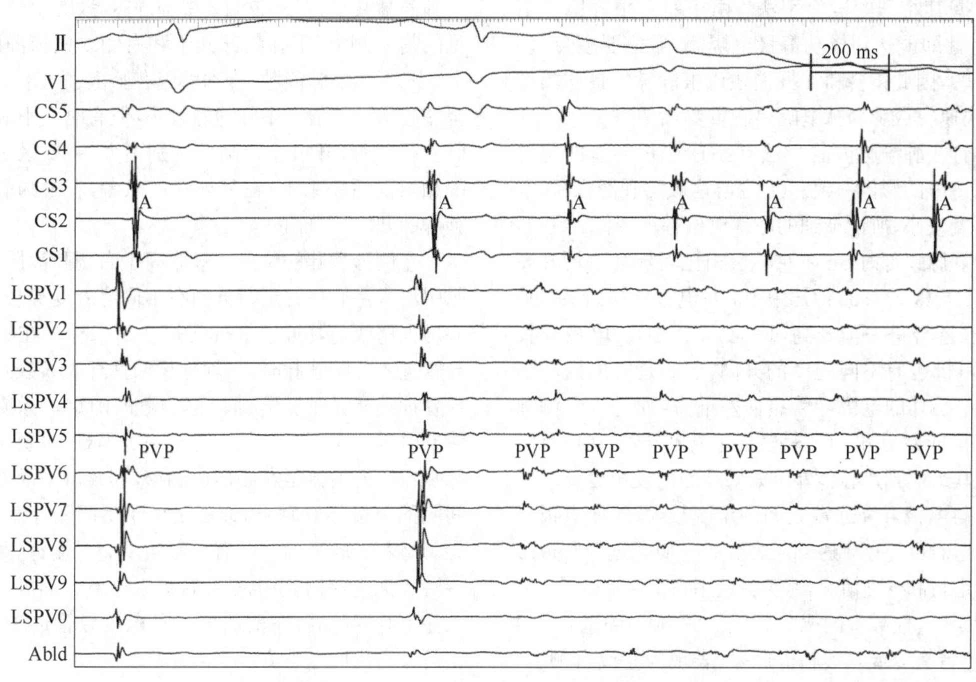

图 5-8-16　起源于肺静脉的期前收缩诱发房颤

用环状电极标测左上肺静脉时，可见起源于左上肺静脉的房早诱发房颤，且肺静脉内的电活动频率快于心房，提示左上肺静脉为可能的靶静脉。CS，冠状静脉窦；LSPV，左上肺静脉；Abl，消融电极导管；A，心房电位；PVP，肺静脉电位

管射频消融治疗的有效性。对于持续或长程持续性房颤患者，在环肺静脉消融电隔离的基础上增加一定的消融线，和(或)对复杂碎裂心房电位进行进一步的消融，可能有利于提高导管射频消融治疗的有效性。但在增加消融线的时机、最佳部位以及完成连续线性消融的可行性等方面目前还没有共识，这一领域仍然有待于进一步的临床研究予以评价。

二、环状标测电极指导下的肺静脉电隔离

经导管消融肺静脉电隔离治疗房颤，一般首先放置冠状静脉窦电极导管，然后行房间隔穿刺术。在完成房间隔穿刺后，先行肺静脉造影。手术前的肺静脉影像资料，如心脏肺静脉CT增强或核磁共振成像(MRI)检查，以及术中肺静脉造影，均有助于肺静脉口部位和直径、近段静脉走行和分支情况等的判断，有助于不同肺静脉口之间，以及肺静脉口与其邻近解剖结构之间关系的确定，也有助于肺静脉标测和消融电极导管的选择和放置。

(一) 电极导管的放置

1. 环状标测电极导管的放置　环状标测电极是肺静脉电隔离不可缺少的工具，房间隔穿刺后放置在肺静脉的近端，使标测电极的环状平面与肺静脉口平行，可同时记录到高频肺静脉电位和心房电位。环状标测电极可以提供心房与静脉之间电活动的传导情况，对静脉电隔离消融起指导作用。在环状标测电极指向目标肺静脉时推送标测电极导管使其一部分进入肺静脉，然后轻轻地顺时针旋转和推送电极导管，即可使环状标测电极进入肺静脉。所选用的环状标测电极的直径应略粗于肺静脉口部，这样电极导管的贴靠较好，不仅可以使环状标测电极导管在静脉内更稳定，也有利于心房与静脉之间电传导情况的标测和评价。直径为 15 mm 和 20 mm 的环状标测电极适合于大多数患者，20 mm 的环状标测电极临床上应用更多一些。如需要直径更大或更小的环状标测电极，则应选择直径可以调节的环状标测电极。

2. 消融电极导管的放置和基本操作　经导管消融治疗房颤，与治疗其他快速性心律失常的导管消融技术相比有很多特点。首先，每一根静脉的成功隔离常需要多点、多节段消融，甚至连续线性消融，每一个患者需要隔离多根静脉；另外，有些患者还需要进行三尖瓣环和下腔静脉之间(右侧峡部)、左下肺静脉和二尖瓣环之间(左侧峡部)、两肺静脉之间的线性消融，以及静脉以外的异位激动灶的标测和消融等，因此，与普通室上性心动过速的导管射频消融术相比，手术的难度和时间均明显增加。术者应掌握房间隔穿刺和左心房导管操作技术，并熟悉各肺静脉的解剖形态、近段走行和影像学特点，以及静脉与其相邻解剖结构之间的关系，如左侧肺静脉和左心耳、右上肺静脉和上腔静脉，以及同侧上下肺静脉之间的关系等。

进行肺静脉电隔离时消融电极导管一般有以下几种基本操作方法，即远端电极导管弯度的调整、电极导管的旋转和推送等，同时应注意消融电极导管与外鞘管之间的关系。远端电极导管弯度的调整，有助于电极导管远端接近所标测静脉的上下壁。在电极导管远端打弯后，利用顺时针和逆时针转动电极导管和(或)鞘管，有助于消融电极导管前后走向的调整。下列因素可能影响消融电极导管的操作，包括所选用消融电极导管的弯度；房间隔穿刺鞘管的型号和远端弯度；消融电极导管与鞘管之间的关系，即消融电极导管留在鞘管外的距离；所要到达的肺静脉近段的走行；房间隔穿刺的部位等。即使是同一根静脉，由于在不同患者静脉近段的走行方向和与邻近解剖结构关系的不同，以及上述因素的影响，为了使导管到达该静脉同一部位的操作手法也不一样，应该在每一例患者的导管操作过

程中去体会和掌握其特殊的操作手法。由于每一根静脉并不是一个部位的消融即能达到成功静脉电隔离，常需要多点、多节段甚至环形消融，因此体会和掌握消融该根静脉的具体操作手法对于顺利、快速完成肺静脉电隔离有重要意义。

判断电极导管在肺静脉内的方法有：① 电极导管的位置和走行与肺静脉造影的影像一致。② 在心房收缩和舒张时，电极导管的活动幅度较小，所记录到的心房电位幅度较低。③ 标测电极导管在肺静脉口部时，与在左心房相比阻抗会平均升高10%(109.2 Ω±8.5 Ω vs. 99.4 Ω±9.0 Ω)；电极导管如果在肺静脉深部时，阻抗还会进一步升高(137 Ω±18 Ω)。电极导管在左心耳内时，阻抗也有不同程度的升高，但其远端的摆动幅度较大，且进入左心耳的电极导管指向左前方，而进入左侧肺静脉的电极导管指向左后方。④ 轻轻推送电极导管，在没有阻力的情况下可使其远端到达心影外。如果肺静脉发出分支较早或近段走行方向与电极导管远端之间的角度较大，即使电极导管在肺静脉内推送时可能也会遇到阻力。此时应通过静脉造影了解肺静脉近段走行和分支情况，避免盲目用力推送电极导管。

3. 不同肺静脉电极导管的操作特点　约 80%的患者有 4 根肺静脉，其他患者有 3 或 5 根肺静脉，可表现为左或右侧上、下肺静脉共干，左或右侧 3 根肺静脉等(图 5-8-17)。比较多见的是左侧上、下肺静脉共干和右侧 3 根肺静脉，即在右侧有上、中、下 3 根肺静脉，分别引流右肺上、中、下三叶的回心血液至左心房。一般右中肺静脉较小，但有时右下和右中两根肺静脉直径相近，开口位置高低区别不大，主要区别是在开口位置的相对前后关系上；在另外一些患者，右中肺静脉可能从右上肺静脉开口处分出。

左侧肺静脉的位置一般略高于右侧肺静脉，并且左上肺静脉引流入左心房的走行方向在不同患者变异较大，可垂直于左心房上壁或与其近似平行(图 5-8-18)。在标测和消融电极导管进入各肺静脉时，与静脉长轴垂直的 X 线透照体位有利于导管远端相对于肺静脉口部位置的确定。标测和消融电极导管有时进入左下肺静脉有时有一定困难，主要是由于左下肺静脉从左后方引流至左心房后侧壁，其开口平面并不完全与经房间隔的电极导管垂直；或者是由于房间隔穿刺部位偏高，电极导管与左下肺静脉之间有一定角度。远端打弯后，适当顺时针旋转和推送，有利于电极导管进入左下肺静脉。在电极导管进入左下肺静脉后，左前斜位可见电极导管远端在左侧心影外，走行方向指向左下方。

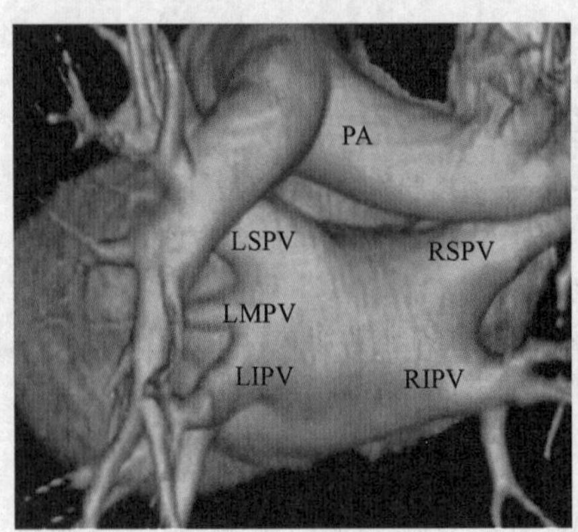

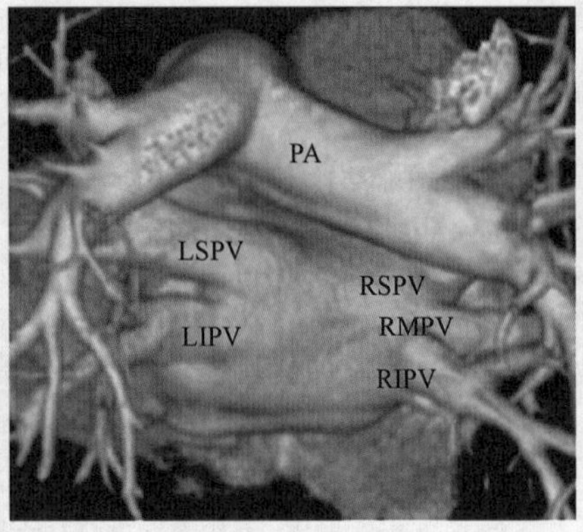

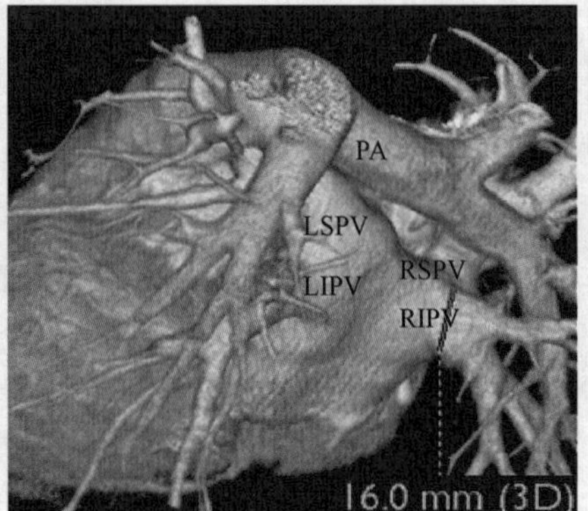

图 5-8-17　不同肺静脉形态及走行

不同患者心脏及肺静脉多层螺旋 CT 容积重建图。左图可见该患者左侧有三根肺静脉，中图患者右侧有三根肺静脉。各图均提示右下肺静脉近段与其他肺静脉的走行方向不同，其他肺静脉基本上在一个平面上，而右下肺静脉的近段则更靠左心房的后壁，并且在不同患者向后偏移的角度也不同。PA，肺动脉；LIPV，左下肺静脉；LMPV，左中肺静脉；RIPV，右下肺静脉；RMPV，右中肺静脉；RSPV，右上肺静脉

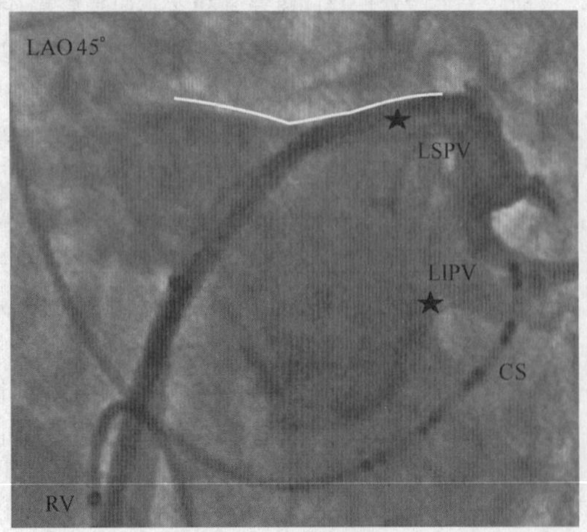

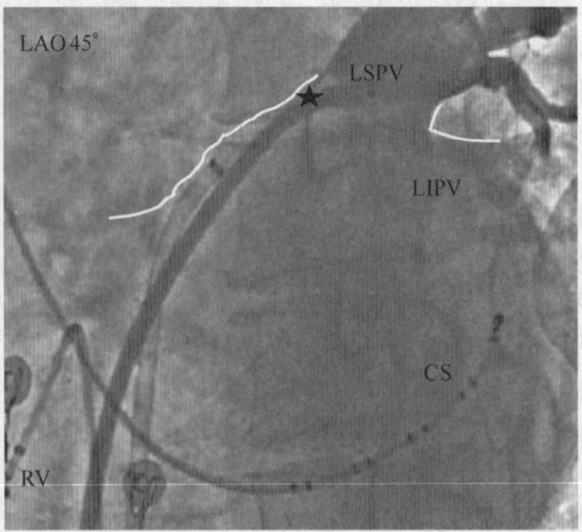

图 5-8-18　左上肺静脉与左心房的关系

此图为不同患者在左前斜体位的左上肺静脉选择性逆行造影图。在左侧图中，左上肺静脉呈水平样引流入左心房，而在右图中左上肺静脉自左上方引流入左心房。右图中左下肺静脉与左心房的关系和相对高度，与左图中的左上肺静脉一致。虽然为选择性左上肺静脉造影，在左图中左下肺静脉已被动完全显影，但在右图中只有左下肺静脉的上沿显影。五角星为肺静脉前庭与心房交接处。LAO，左前斜体位；RV，右心室电极

右上和右下肺静脉的走行不在同一平面，右下肺静脉的开口更靠左心房后侧，其与患者额状平面的夹角明显大于右上肺静脉(图 5-8-17)。放置电极导管到右下肺静脉的方法也不同于其他肺静脉，右前斜位 20°～30°与右下肺静脉长轴近似垂直的 X 线透照体位，有助于导管进入右下肺静脉。电极导管在右上肺静脉口附近向右下打弯后回撤，在回撤过程中如观察到电极导管向右下跳动，则可轻轻推送电极导管，如果在没有阻力的情况下电极导管远端到达右侧心影外，提示其已进入右下肺静脉。如果通过上述操作电极导管未能进入右下肺静脉，可轻轻左右旋转导管，改变电极导管远端的指向，然后重复上述操作过程。在上述操作过程中，如果外鞘管在左心房内，则其远端弯曲部分的走行应该与电极导管远端一致。应注意从右上肺静脉开口部回撤电极导管不能过多，否则可能会使导管脱回到右心房。电极导管经过房间隔的部位，一般在冠状静脉窦开口上约一个椎体的高度。由于右下肺静脉的特殊位置和走行方向，如果房间隔穿刺部位过高或偏后时，一般很难进入右下肺静脉，尤其是在右下肺静脉开口部位较低时。

(二) 消融平面和消融靶点的选择和消融

1. 消融平面的确定　在选择消融平面时，可根据静脉造影的影像确定肺静脉开口的位置(图 5-8-18)，并结合移动电极导管时远端电极的走向来确定心房和肺静脉的连接处或移行区。呈管形的肺静脉在引入心房前一般都有管腔直径的增大，这一扩大的肺静脉部分也被称为肺静脉前庭(pulmonary vein antrum)，肺静脉电隔离的消融平面应该在肺静脉前庭与心房交界处，而不是在管形肺静脉与肺静脉前庭之间。过深的消融平面不但增加静脉狭窄的发生率，如果静脉异位激动点位于消融线心房侧的移行区，也增加术后房颤复发的机会。不能根据环状标测电极在静脉内的位置来确定消融平面，因为多数情况下为了保证环状标测电极的稳定性，环状标测电极放置的位置都可能过深。

2. 消融靶点的确定　在窦性心律、冠状静脉窦远端或近端起搏，以及左、右心房不同部位起搏时，根据从心房向静脉内的电传导和静脉电位的激动顺序确定消融靶点。以静脉电位最早激动点(心房向静脉电传导的入口)为目标，应用消融电极导管在环形标测电极近心房侧进行标测(图 5-8-19～图 5-8-22)。在消融前，如果环状标测电极不能清楚地记录到静脉电位的先后激动顺序，应重新调整标测电极的位置，然后尝试应用心房内不同部位起搏，以便明确静脉电位的先后激动顺序。对于左侧肺静脉而言，多数情况下在冠状静脉窦远端起搏时，肺静脉电位的激动顺序更容易识别(图 5-8-21)。通过上述调整如果静脉电位的先后激动顺序仍不明显，静脉电位极性的转换处(electrogram polarity reversal)，即主波方向或起始电位方向正负转换处常是左心房与肺静脉之间的电连接部位(图 5-8-22)。静脉电位先后激动顺序不明确，常提示心房与静脉之间的电连接束较多，也可以在静脉电位幅度较大处沿肺静脉前庭与心房交界区进行试验性消融。在有效放电过程中，可以见到心房与静脉电位之间传导时间的延长和静脉电位激动顺序的改变等(图 5-8-20～图 5-8-22)，可以使原来不明确的静脉电位先后激动顺序显现出来。

心房与肺静脉之间的电连接可能呈束状或片状，在某一点有效放电后，应在该消融部位左右移动消融电极导管，进行节段消融，直到与该传导束有关的肺静脉电位延迟或消失。心房

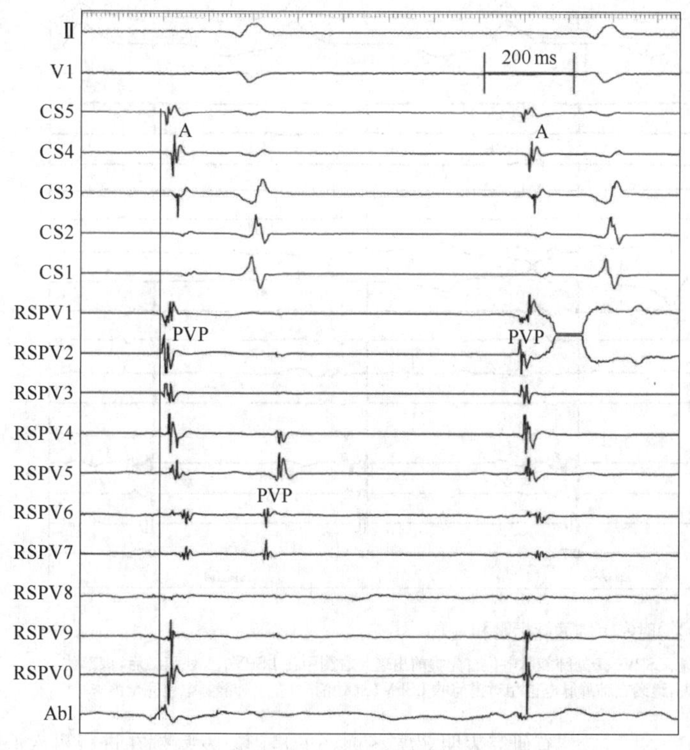

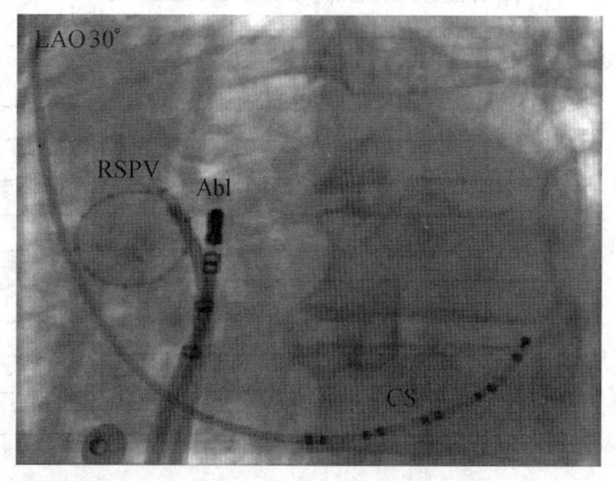

图 5-8-19　右上肺静脉标测和消融

用环状电极标测右上肺静脉时，可见起源于右上肺静脉的期前收缩(PVP)未传出。窦性心律时，RSPV1、2 的肺静脉电位首先提前出现，消融电极导管远端在该部位也可以记录到相对提前的肺静脉电位，随着消融电极导管的摆动可见 RSPV1、2 电极有干扰，在该部位心房侧开始消融。右侧为 X 线影像图

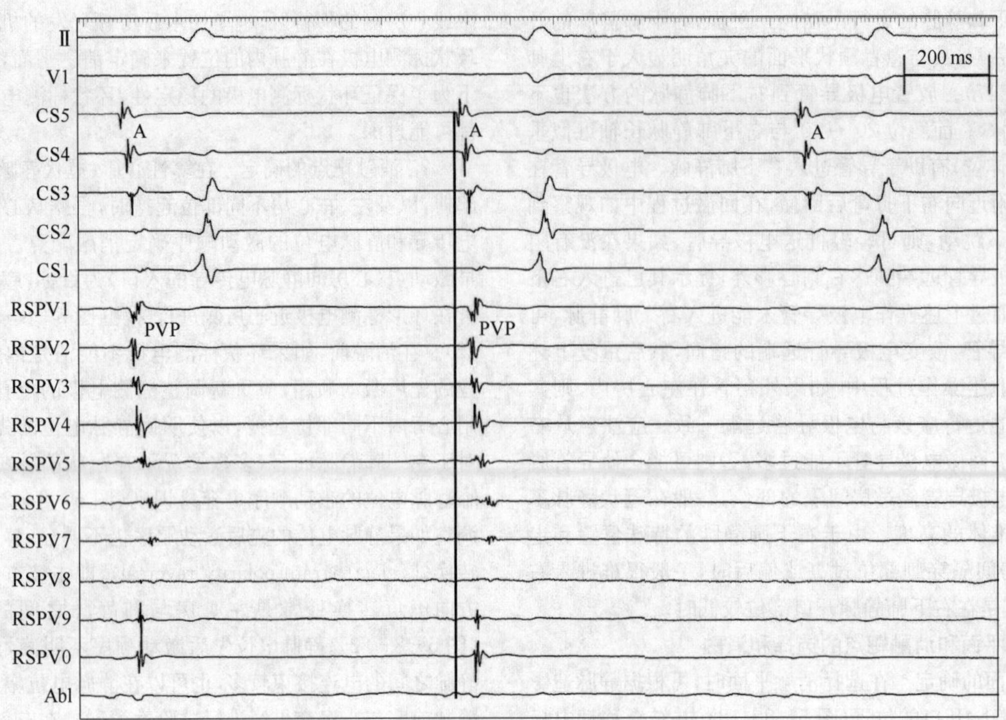

图 5-8-20 右上肺静脉标测和消融

与图 5-8-19 为同一患者。可见在消融过程中心房到肺静脉电位的传导时间逐渐延长，并最后消失。在肺静脉电位消失前，仍然是 RSPV1、2 的肺静脉电位首先提前出现，提示心房与肺静脉之间只有一个连接束

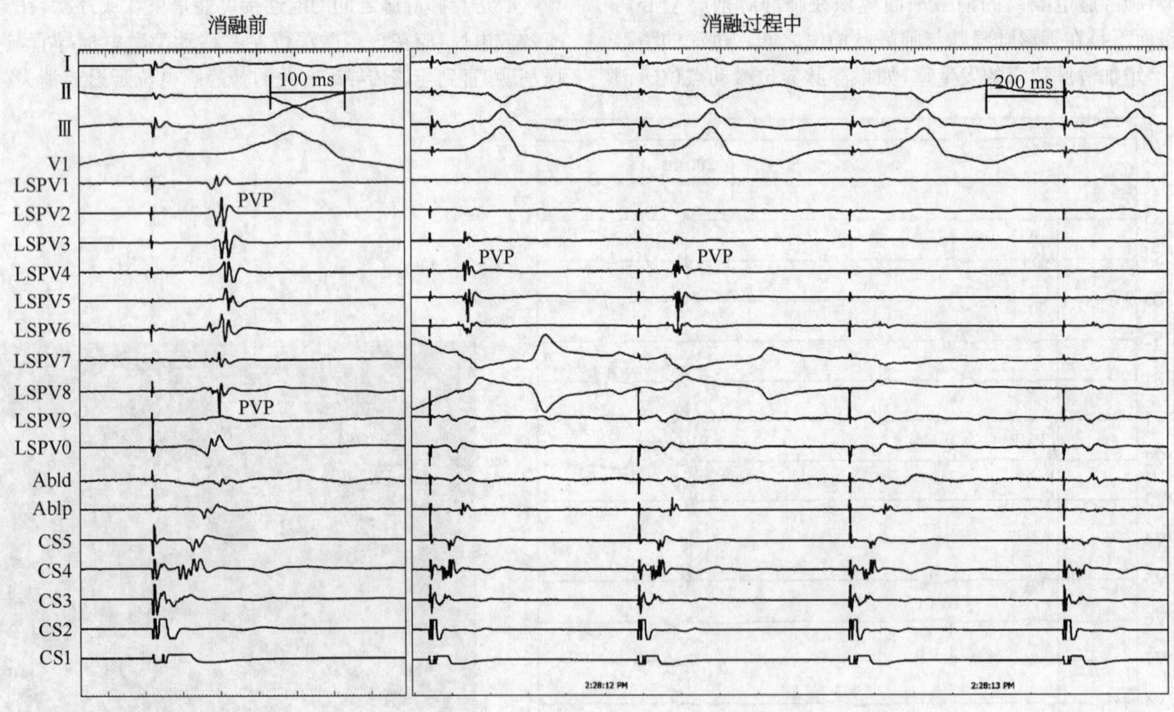

图 5-8-21 起搏时左上肺静脉标测和消融

冠状静脉窦远端起搏时，左上肺静脉电位的先后激动顺序明显，LSPV0、1 处肺静脉电位首先提前出现。右图中在 LSPV0、1 处消融后，该部位肺静脉电位的激动时间已延迟，并伴有肺静脉电位幅度降低或消失，继续在肺静脉电位相对提前的 LSPV7、8 处消融，左上肺静脉电位完全消失

与静脉之间的连接束常常不止一个，在一个节段成功消融后，应再标测新的最早激动点（图 5-8-21、图 5-8-22）。消融平面越靠近心房侧，心房与肺静脉之间的连接就越广泛，环形连接的机会也增加。

有研究表明 80%～94%的房颤复发病例在进行再次心脏电生理检查时，发现心房与肺静脉之间的电传导部分恢复。因此，术中准确地确定心房与肺静脉之间电传导的连接点，即消融靶点，保证消融能量输出足够以及消融电极导管远端与组织

间接触较好,有效放电时间足够长,且电极导管远端稳定等,均可降低术后心房与肺静脉之间电传导部分恢复的可能性,从而减少房颤的复发率。

3. 确定消融平面和消融靶点的注意事项　消融平面和消融靶点的确定,至少需要两个以上的X线影像学透照体位评价消融电极导管远端与静脉开口之间的关系,否则会造成消融点过深或完全不在静脉口部(图5-8-23)。所选择的两个透照体位最好互成90°夹角,一个透照体位与静脉长轴垂直,用来评价消融电极导管的深浅,另一个体位则与静脉长轴平行,以便确定消融电极导管与静脉口和环状标测电极之间的相对位置关系。每一根静脉的具体最佳透照角度可能因人而异。在标测和消融左上和左下肺静脉时,左前斜位45°~60°有助于判断消融电极导管的深浅,右前斜位30°~45°则有助于确定消融电极导管与静脉口和环状标测电极之间的关系。而对于右侧肺静脉而言,右前斜位有助于确定消融电极导管的深浅,而左前斜位可以用来评价电极导管与静脉口和环状标测电极之间的关系(图5-8-19、图5-8-23)。有时肺静脉的标测和消融也可以在前后位完成,这主要决定于术者的经验和习惯。

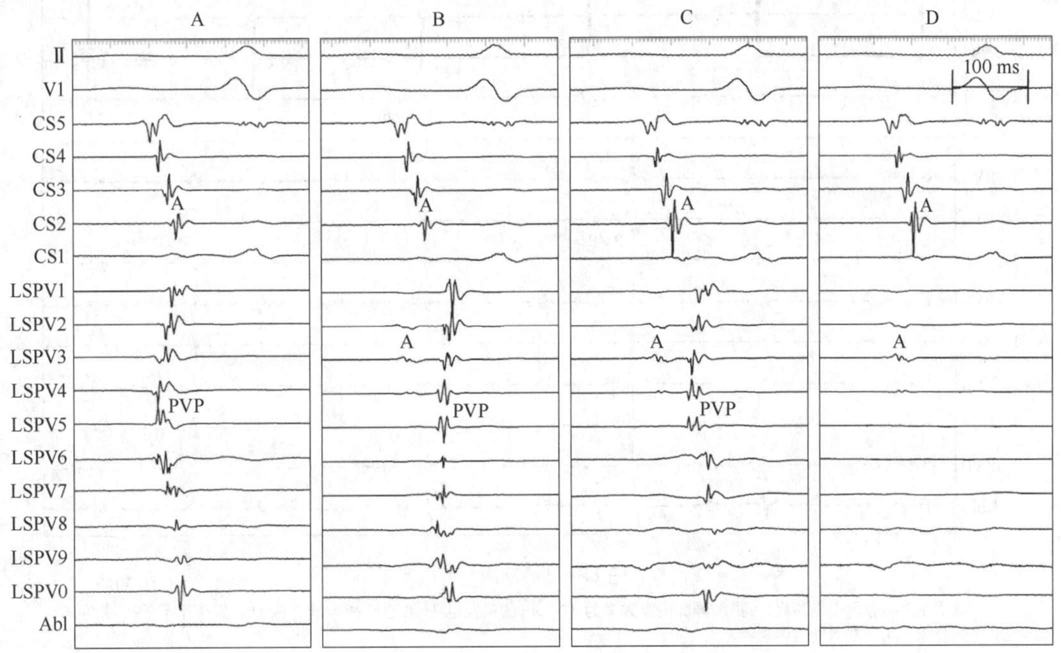

图5-8-22　窦性心律时左上肺静脉标测和消融

窦性心律时标测左上肺静脉,可见LSPV5、6处电位最先提前出现,并可见到肺静脉电位极性的转换(A);在该部位消融后肺静脉电位的激动时间延迟、激动顺序改变,LSPV8处肺静脉电位相对最先提前出现(B);继续在LSPV8电极的心房侧消融,局部肺静脉电位(LSPV 6-0)进一步延迟,LSPV4、5肺静脉电位提前(C),继续消融后肺静脉电位完全消失(D)。首先是LSPV5、6处肺静脉电位提前,其次是LSPV8和LSPV4、5处,提示心房与肺静脉之间有多个或一个较宽的连接束

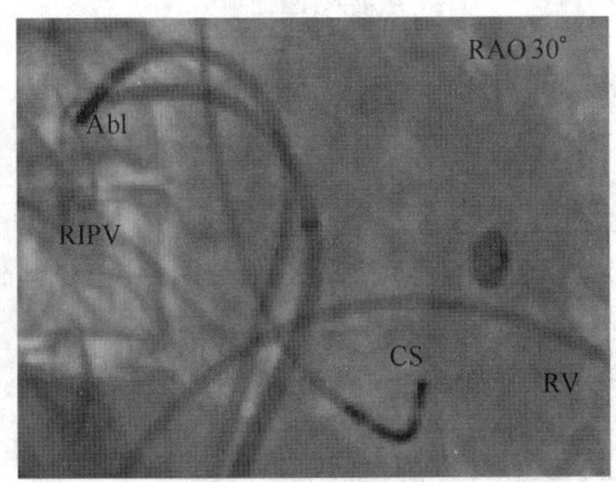

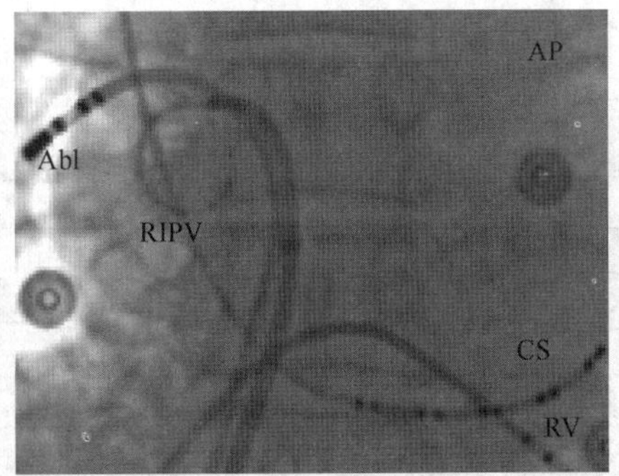

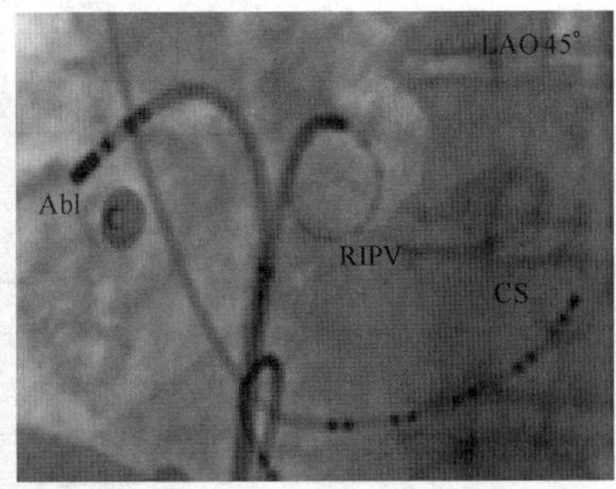

图5-8-23　多个不同X线投照体位评价电极导管位置的重要性

右图为右前斜位X线影像,可见消融电极导管远端在环状标测电极上方近9、0或1、2处,但在前后位和左前斜X线投照体位,却发现消融电极导管的远端远离位于右下肺静脉的环状标测电极。AP,前后位

(三)经导管消融肺静脉电隔离的成功标准和评价方法

经导管消融肺静脉电隔离的即刻成功标准是静脉电位消失,或虽然静脉内仍有电活动,但与心房内电活动分离。窦性心律或心房起搏下静脉电位彻底消失,提示心房向静脉内的传导发生阻滞(图5-8-20~图5-8-22),需进一步评价静脉向心房方向的电传导情况。首先,可以根据电隔离后大静脉内自发电活动与心房之间电活动的关系,评价静脉向心房的电传导情况。静脉内自发电活动不影响心房,提示静脉向心房的电传导发生阻滞。在成功静脉电隔离后,静脉内自发电活动频率一般较低,平均38 bpm±14 bpm(8~54 bpm)(图5-8-24)。极

少数情况下，可以见到静脉内仍然为紊乱（例如房颤）或规律的快速电活动，但心房内已为稳定的窦性心律（图5-8-25）。消融线内起搏是评价是否有肺静脉向心房方向电传导的另一种常用方法，即如果与起搏相关的静脉电位不影响心房内的电活动，则表明从静脉向心房方向的传导发生阻滞（图5-8-26）。

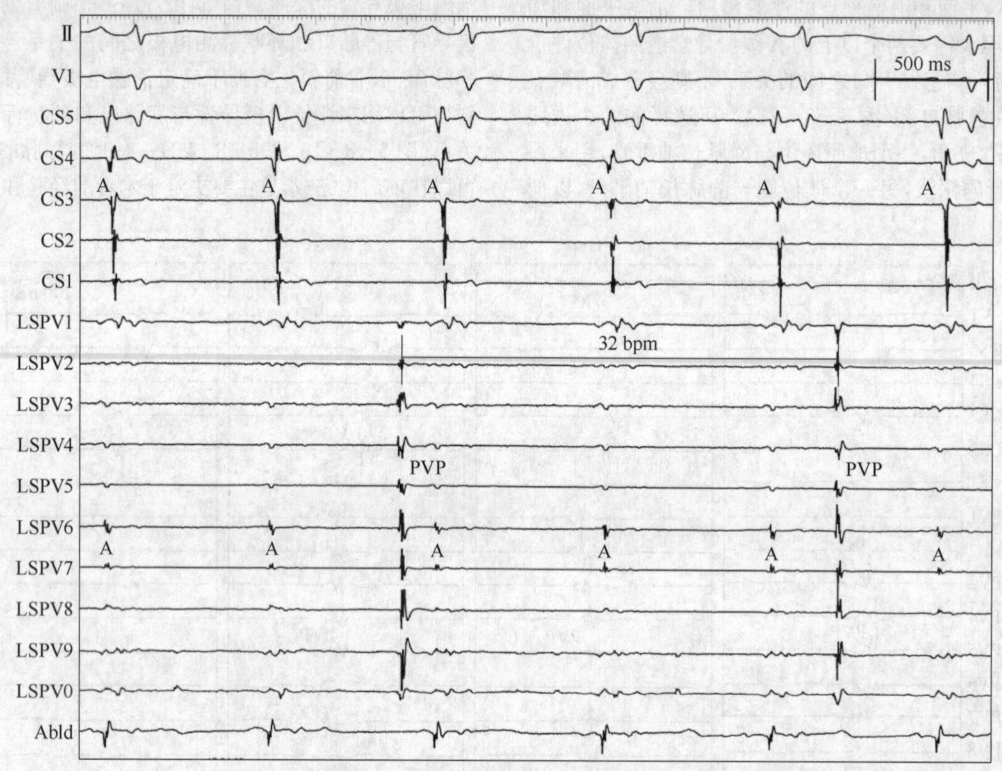

图5-8-24 肺静脉内自发电活动

成功左上肺静脉电隔离后，可见肺静脉内有频率为32 bpm的自发电活动，心房和肺静脉内的电活动互不干扰，提示心房与肺静脉之间存在双向传导阻滞

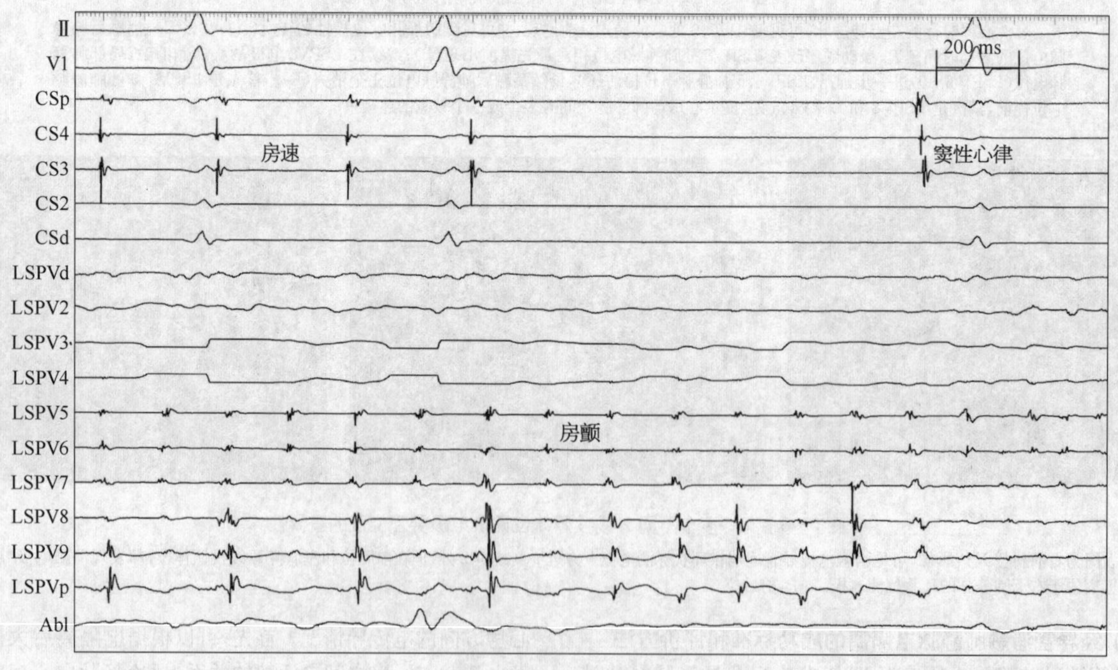

图5-8-25 房颤中消融肺静脉电隔离

房颤时行环左侧肺静脉消融，可见心房的频率减慢为房速，并最终转换为窦性心律，而肺静脉内仍为房颤。提示左上肺静脉为房颤可能的靶静脉，起源于左上肺静脉的快速性心律失常驱动心房，是该患者房颤发生的重要原因

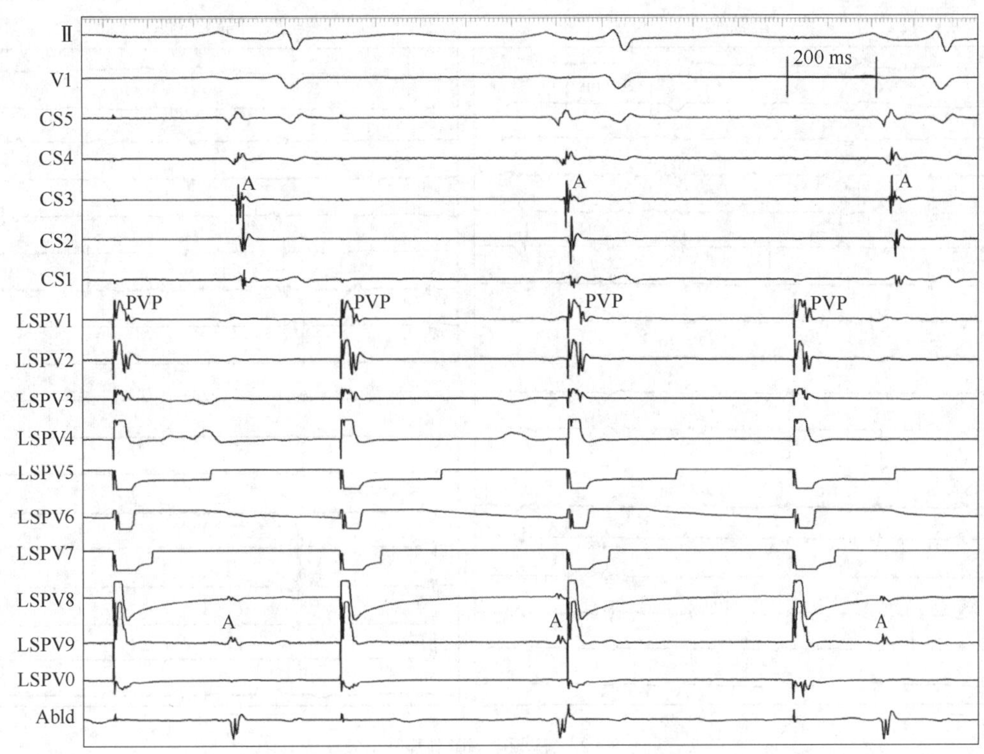

图 5-8-26　静脉内起搏评价肺静脉到心房方向的电传导情况

用位于左上肺静脉内的环状标测电极起搏(LSPV7)，可见起搏信号后已夺获的肺静脉电位(PVP)不能传入心房，提示从肺静脉到心房方向传导阻滞

由于目前的导管消融技术无法保证消融损伤的透壁性和连续性，或是由于消融靶点不准确，因此在手术结束前的再次评价常会发现部分心房与肺静脉之间的电传导又恢复了。也有研究提示，在肺静脉电隔离后如果观察 30 min 可以发现 20%～30%心房与肺静脉之间的电传导恢复；静脉注射腺苷，可以使约 20%的心房与肺静脉之间的电传导一过性或持续性恢复。进一步消融这些已恢复的心房与肺静脉之间电连接，可降低术后房颤的复发率。

(四) 房颤中行导管消融静脉电隔离

对于术中发作频繁的阵发性或不能维持稳定窦性心律的持续性房颤患者，需要在房颤下行肺静脉电隔离。房颤时除了心房和静脉电位频率和幅度的变化外，心房和静脉电位的激动顺序也在不断变化，为确定心房与静脉之间的关键电连接部位，即消融靶点的确定带来一定困难。房颤时环状标测电极上静脉电位的幅度相对较高、频率较快处往往是心房和静脉电连接的关键部位，也是消融的重点部位，但消融一般不应只局限在该部位，应对环状标测电极上可记录到静脉电位的部位进行较大范围的消融。在有效放电时，可见静脉电位频率的逐渐或突然减慢，也可以表现为静脉电位幅度的下降或静脉电位的消失。房颤时如果静脉内电活动相对有规律，可在环状标测电极记录到最早静脉电位或静脉电位极性转换处作为靶点进行消融(图 5-8-27)。部分患者虽然静脉内电活动没有规律，但静脉电位也只能在部分环状标测电极对记录到。不能确定心房与肺静脉之间电连接的部位时，尝试行环肺静脉消融是可行的选择。在房颤时行静脉电隔离消融过程中，无规律的静脉内电活动变为相对有规律，可能是由于心房向静脉内的传导逐渐减少所致。没有消融前静脉内即为相对规律电活动者多见于下肺静脉，这与下肺静脉与心房之间的肌袖样连接较少相符。在心房与肺静脉内均为紊乱的电活动时，某一部位电活动的频率可能与该部位的不应期有关，不应期短的部位电活动的频率就较快。只有当心房与肺静脉其中的一个部位电活动相对有规律时，才能确定电活动频率相对较快的部位为可能的房颤驱动灶所在处。

房颤时成功静脉电隔离的标准是静脉电位消失(图 5-8-27)，或肺静脉电位与心房内电活动无关。静脉与心房内电活动分离，可以表现为静脉内仍有规律或不规律的快速电活动，但心房内为频率较慢且与静脉内电活动无关的规律电活动，甚至为窦性心律(图 5-8-25)；或者心房内为规律或不规律的电活动，而静脉内为频率更慢的规律自发电活动，且与心房内电活动无关。如果所消融的静脉为靶静脉，而且房颤的维持依赖于靶静脉的驱动，则在有效放电过程中可见到静脉向心房方向的传导发生阻滞，心房内的电活动逐渐变得有规律，频率也逐渐减慢，直至转为窦性心律(图 5-8-28)。即使所隔离的静脉不是靶静脉，在成功肺静脉电隔离过程中，常常伴有平均心房电活动频率的逐渐降低(图 5-8-27)，且成功电隔离的肺静脉越多，心房内的平均电活动频率下降也越多；在心房内电活动减慢到一定程度后，房颤就可能终止，提示肺静脉口部的消融可改良房颤的维持基质。

房颤已转复为窦性心律后，应对已成功隔离静脉进行再次评价，对于残存的心房与静脉之间电连接进行补充消融。在房颤时已成功静脉电隔离者，在窦性心律下再评价时少数静脉仍有心房与静脉之间的残存电连接。这种差别可能产生于以下

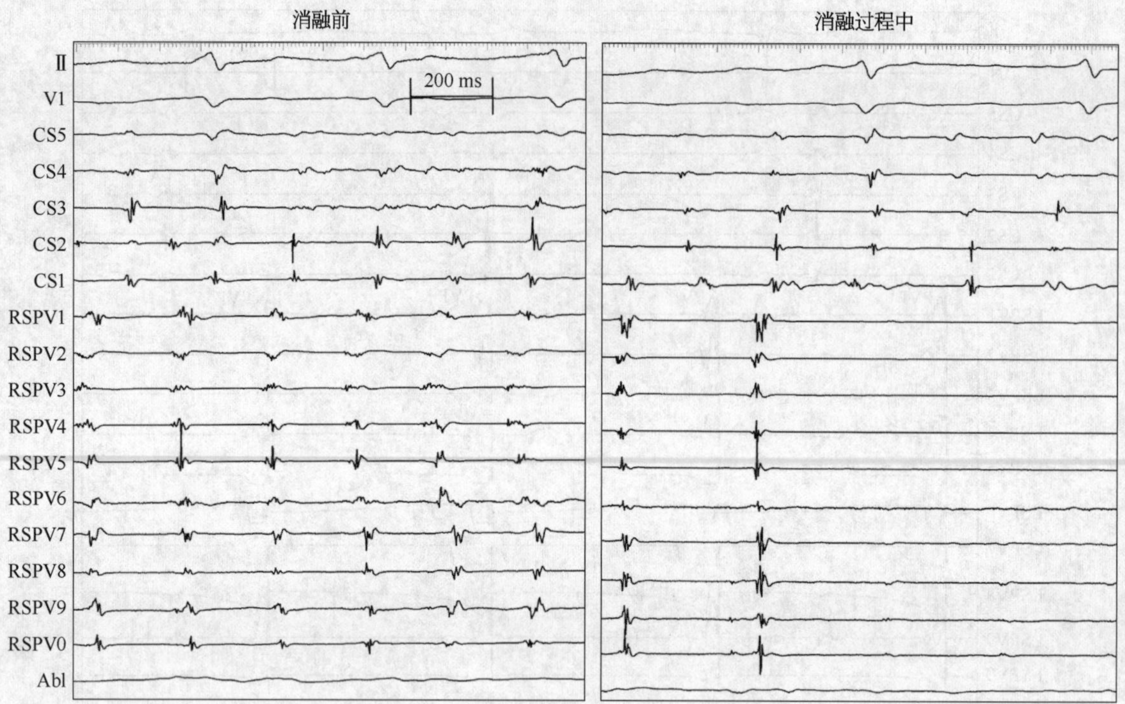

图 5-8-27 房颤中消融肺静脉电隔离

房颤时标测右上肺静脉，可见肺静脉电位相对有规律，且 RSPV2～4 处肺静脉电位提前，从该部位开始进行肺静脉消融。在消融过程中，可见右上肺静脉电活动频率逐渐减慢，并最后消失，而心房内仍为房颤，但心房的电活动频率与消融前相比已明显减慢(消融前平均心房电活动频率为 189 bpm，消融后为 221 bpm)

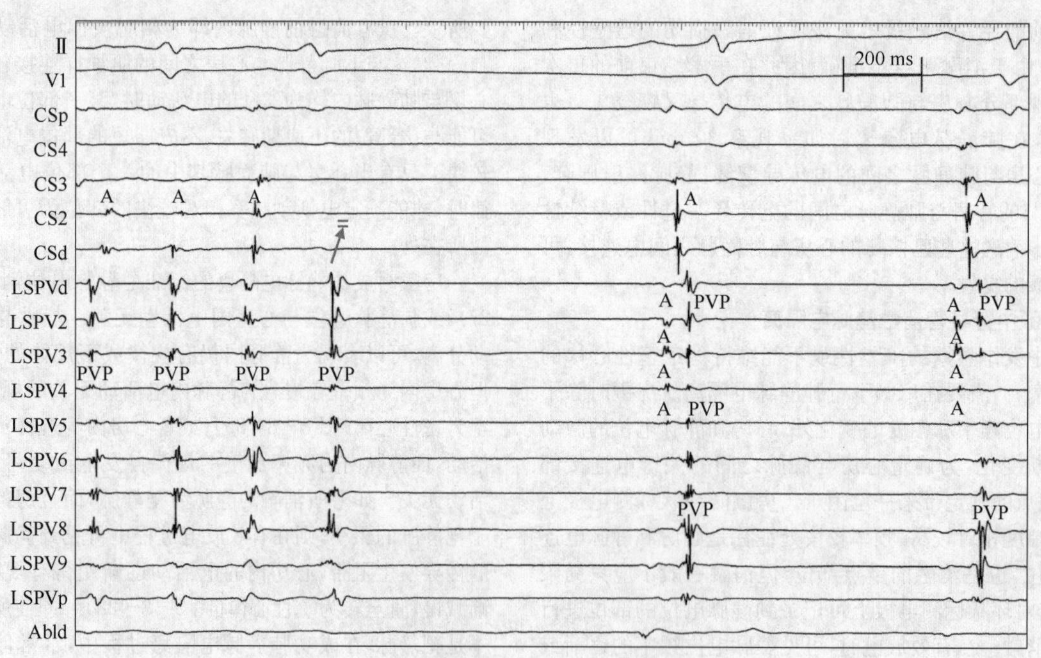

图 5-8-28 房颤中环左肺静脉消融

房颤时行环左侧肺静脉消融，房颤终止。在房颤终止时，可见肺静脉电活动到心房方向的传导发生阻滞。窦性心律下，心房与肺静脉电位之间的传导时间已延迟。提示心房与左上肺静脉之间电活动的相互影响使房颤得以维持，肺静脉前庭与左心房交接处是维持房颤折返机制的重要基础或基质

三个原因，一是把房颤时残存的静脉电位误判为远场电位，而提前终止该静脉的消融；二是心房与静脉之间的传导可能有频率依赖性，即两者之间的电连接在房颤时无传导功能，但在较慢而规律的窦性心律或心房起搏时具有传导功能；最后可能是已分离的心房与静脉之间电连接在短时间内恢复。在房颤下消融静脉电隔离过程中，仔细观察放电过程中静脉电位的动态变化，对于鉴别残存静脉电位和远场电位的意义更大。

三、三维标测系统指导下的肺静脉电隔离

（一）三维标测系统在房颤导管消融中的作用

常规电生理检查及导管消融所使用的标测设备主要是多导电生理仪和X线血管造影机，前者可以提供体表及心腔内多个部位的心脏电活动情况，后者可确定和评价电极导管在心脏内的部位，两者结合即可了解心脏不同解剖部位的电活动情况。但是，一次X线透视只能提供电极导管在心脏内的二维位置，需要多个体位的X线影像检查才能明确电极导管在心脏内的三维空间位置(图5-8-23)。如需要在心脏内多个部位进行标测，应用X线透视不但费时、增加X线曝光量，且准确性差。三维标测系统可以把心脏某一部位的电活动情况与其三维空间的解剖定位信息结合起来，有利于了解心脏电活动三维空间的激动顺序；可以准确地构建左心房和肺静脉的三维解剖图像，实时了解电极导管远端在心脏内的具体位置，并保证各消融部位基本在一平面上。

在房颤的导管消融中，目前所使用的三维标测系统有Carto和EnSite NavX。Carto系统(Biosense Webster)是通过患者背部的3块磁铁形成围绕心脏的一个弱磁场，所使用的特殊标测和消融电极导管(Navi-Star)远端可以通过感应磁场信号的强弱和方向来确定电极导管在心脏内的相对空间位置。EnSite NavX (St. Jude Medical)则是应用特殊的体表标测电极和常规电极导管，通过电极导管与体表电极之间电场信号的变化确定电极导管在心脏内的相对空间位置。不同的三维标测系统均需要借助特殊的计算机图像软件来完成心脏解剖和(或)心脏电活动激动顺序、心脏电压分布图的构建。新的Carto 3标测系统，通过增加特殊的体表电极和应用软件，也融合了电场标测技术。心内非接触式标测技术(noncontact mapping system, EnSite Array, St. Jude Medical)在确定术中不是频繁发作的异位激动起源部位和评价心律失常的机制等方面有一定意义，但目前该标测系统在导管消融治疗房颤中的临床应用经验还有限。

应用三维标测系统指导下的环肺静脉线性消融方法治疗房颤，是Pappone等人最早开始应用于临床的。由于现有的导管消融技术需要在足够密集点消融的基础上，才能形成连续、完整的线性损伤，因此，围绕肺静脉进行环形消融或在肺静脉外心房侧进行连续线性消融，多需借助三维电解剖标测系统评价多个消融点是否彼此连接呈线性。Pappone等人所应用的环肺静脉线性消融方法，首先应用Carto标测系统进行左心房和肺静脉的三维解剖结构重建，环肺静脉的消融线一般在肺静脉开口0.5 cm外的心房肌(左侧肺静脉的前壁除外)。Pappone等人所应用的环肺静脉线性消融方法的即刻成功指标不要求肺静脉电位消失或心房与肺静脉之间的电活动分离，而是消融部位双极电图幅度的明显下降(电位幅度下降80%或电位幅度<0.1 mV)。与节段性消融肺静脉电隔离相比，该方法更像是“解剖消融”(anatomical-guided)，而肺静脉电隔离则是“电生理消融”(electrophysiological mapping-guided)。目前多数中心所应用的三维标测系统指导下的房颤导管消融与上述方法有一些不同，欧阳等人应用双环状标测电极导管与三维标测技术结合进行环肺静脉线性消融治疗房颤，其消融终点是肺静脉电隔离。考虑到使用双环状标测电极导管费用的增加，这一方法在实际应用时进行了改良，即应用三维标测系统和单环状标测电极指导下的环肺静脉线性消融电隔离治疗房颤。这也是本章介绍的重点。

（二）左心房三维解剖结构重建

环肺静脉线性消融电隔离也需要放置冠状静脉窦电极，在手术过程中如果出现严重的迷走反射和心动过缓，则需要放置右心室电极导管进行心室临时起搏。一般需要两次房间隔穿刺送入两根长鞘管，一根导引肺静脉环状标测电极，另外一根导引消融电极导管。由于环肺静脉线性消融需要在肺静脉外心房侧进行，因此，长鞘管对消融电极导管的支撑作用对完成肺静脉外连续的线性消融有一定帮助。完成房间隔穿刺后首先应用长鞘管行肺静脉造影，明确肺静脉与左心房的交界部位。在进行环肺静脉线性消融时，由于更多关注的是肺静脉前庭与左心房的交接部位，因此，造影时长鞘管在一侧上、下肺静脉之间，使一侧上、下肺静脉同时显影，即行非选择性肺静脉造影。只有在某一根肺静脉未能显影或显影不满意时，才进行选择性肺静脉造影。左侧肺静脉造影时，一般采用左前斜45°X线投照体位，右侧肺静脉采用右前斜30°(图5-8-29)。非选择性肺静脉造影的另外一个优点是，除了解不同肺静脉口的解剖位置和特征外，还可同时了解肺静脉开口与其他心脏解剖结构的相互关系，以及左心房的形态，对左心房三维解剖结构的准确重建有帮助，进而对完成环肺静脉线性消融有着重要的意义。左心房的形态在不同的房颤患者变化较大，对于左心房增大者或伴有器质性心脏病者尤其如此。

左心房三维解剖结构重建可在窦性心律下也可以在房颤时完成。在进行左心房重建时，应用远端可调控电极导管顺序标测左心房的不同壁，并保证每一次取点时标测电极导管与心房壁的贴靠满意。与心房壁贴靠较好的标测电极导管远端一般可记录到振幅较高的心房波，并且在透视下可见电极导管远端与心房壁同向跳动。有些房颤患者的左心房可能存在不同程度的纤维化或瘢痕，此时与心房壁贴靠较好的电极导管远端也不能记录到满意的心房电位。心房存在瘢痕时，X线透视影像资料对评价电极导管远端与心房壁之间的关系则更加重要。在重建左心房的左侧壁时，当电极导管的远端在左侧位指向前上方时，提示其在左心耳内。而标测电极导管在二尖瓣环附近可记录到小房大室波，并可见电极导管与房室环一致的上下摆动。满意的左心房三维解剖构形应该较饱满，并能显示左心房的各主要解剖结构，如肺静脉、左心耳和二尖瓣环等。

（三）肺静脉开口及环肺静脉消融线的确定和消融

在确定左侧肺静脉与心房的交界部位时，在左前斜透视体位下，结合该体位的左侧肺静脉造影来完成(图5-8-29)。在确定左下肺静脉的后下沿时，指向左侧肺静脉的消融电极导管远端向下弯曲后顺钟向旋转，使其与左心房后壁接触，参考左侧肺静脉造影图，即可确定电极导管远端是否已到达左下肺静脉的后下沿。然后推送和旋转电极导管使其到达左心房后上壁，完成左上肺静脉后壁与左心房交界部位的确定。在确定左侧肺静脉开口的前沿时，三维左心房解剖重建图像的后前位和左侧位的结合帮助较大。在确定右侧肺静脉与左心房的交界部位时，在X线右前斜透视体位下，结合该体位的右肺静脉造影来完成。三维左心房解剖重建图像后前位和右侧位的结合帮助较大。在右前斜体位下，指向右侧肺静脉的消融电极导管

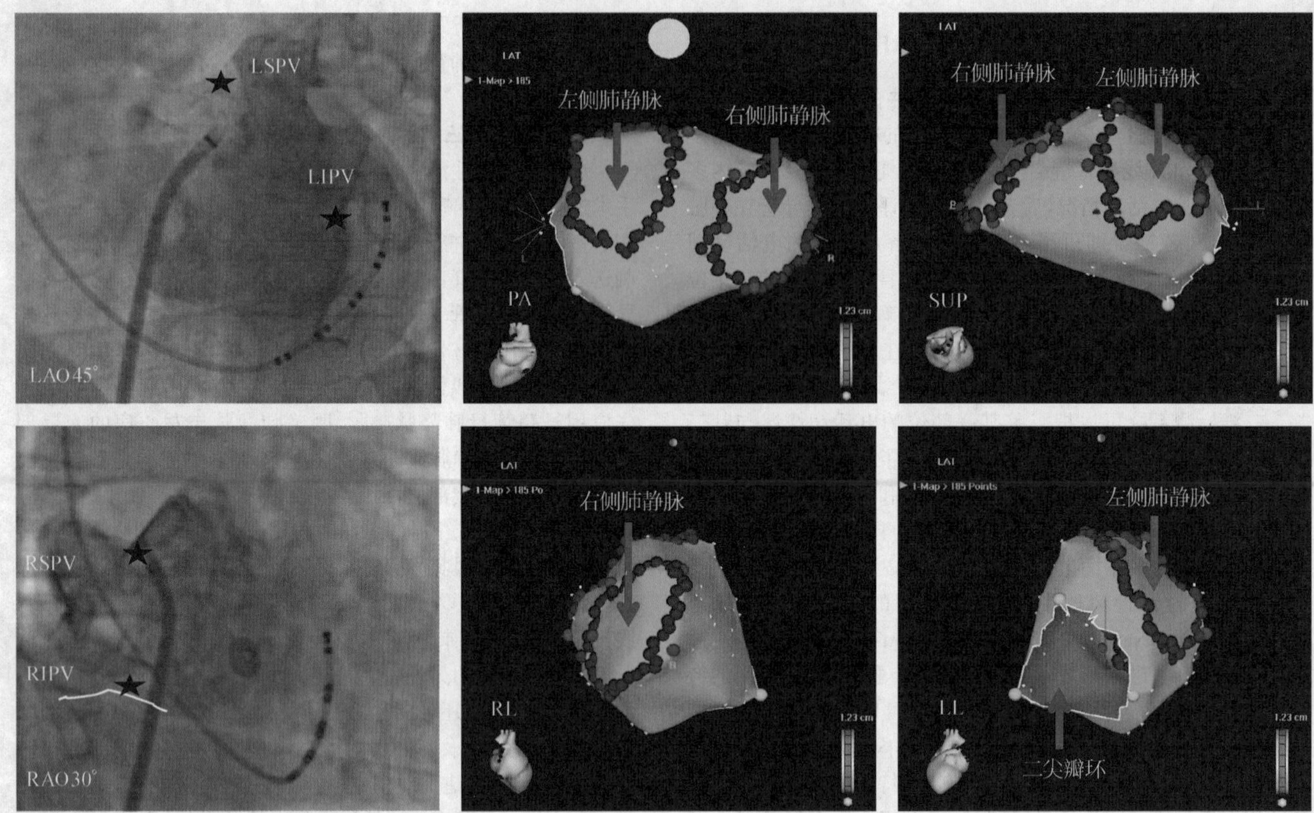

图 5-8-29 非选择性肺静脉造影、肺静脉前庭的确定及环肺静脉线形消融

左侧上下图为左前斜位和右前斜位非选择性左侧及右侧肺静脉造影，五角星标记处为肺静脉前庭与左心房交接处上下沿。应用 Carto 完成左心房重建后，在不同体位确定各肺静脉开口和环肺静脉消融线的位置（蓝色标记点），并围绕一侧上下肺静脉进行环形消融（红色标记点）。SUP，朝头位；PA，后前位；RL，右侧位；LL，左侧位

向下打弯后逆钟向旋转即可贴靠到左心房和右肺静脉的后壁，而顺钟向旋转则可贴靠到前壁。右前斜透视体位和三维左心房解剖重建图像后前位的结合，有利于评价消融电极导管在左心房与右侧肺静脉交界部位和进入肺静脉的深浅；而三维左心房解剖重建图像的右侧位，有助于了解消融电极导管的远端是指向前壁还是后壁。在标测肺静脉口上沿或下沿时，需要结合三维左心房解剖重建图像的朝头或朝脚体位来完成。在确定肺静脉开口部位时应注意两侧上肺静脉开口的上沿略偏向心房侧，而右下肺静脉开口与右上肺静脉开口相比则明显偏后。

除了上述根据肺静脉造影的影像学结果确定肺静脉开口部位的方法外，也可以把消融电极导管送入肺静脉，然后打弯、回撤，根据导管远端从肺静脉进入心房时的突然跳动（drop-out）来确定肺静脉开口的部位。该方法对于确定左侧肺静脉前壁与左心房交接部位意义较大，因该部位通过肺静脉造影常常不能准确定位。如果肺静脉开口部位和方向特殊，肺静脉与左心房交接部位的移行区较长而平缓时，应用上述方法较难准确地界定肺静脉开口的部位。

在完成肺静脉开口位置的确定后，即开始环肺静脉线性消融（图 5-8-29）。早期的环肺静脉线性消融是围绕不同的肺静脉进行的，或围绕同侧上下肺静脉进行左右两个环形消融后，再在上下两肺静脉之间增加一条消融线，即所谓“8”字消融。围绕一根肺静脉进行环形消融或应用“8”字消融治疗房颤，由于消融部位在管型肺静脉开口处，仍有肺静脉狭窄的危险；另外，被消融线隔离的心房组织较少，术后房颤的复发率相对较高，因此，目前多采用围绕同侧上下肺静脉进行左右两个环形消融。环肺静脉消融线与肺静脉开口之间的距离应适当，太靠心房侧虽然可隔离更多的心房组织，对房颤发生和持续的基质改良更多，有利于提高治疗房颤的有效性；但也伴有消融线路径的明显延长，需要更多的消融点才能完成环肺静脉线性消融，同时心房侧心肌厚度增加使完整环肺静脉线性消融、肺静脉电隔离的难度增大，不但使手术时间明显延长，不完整环肺静脉消融线增加折返性房性心动过速或心房扑动的发生率，也影响其治疗房颤的有效性。

（四）图像融合技术指导下的房颤导管消融

三维标测技术辅助下的以肺静脉电隔离为终点的环肺静脉线性消融治疗房颤，术中先要构建出左心房和肺静脉口部的解剖图像，再依据这一解剖轮廓进行环绕肺静脉口部的消融。虽然应用三维标测系统保证了消融线的连续性，提高了手术的有效性，但仍有一定的局限和不足。术中所构建的心脏解剖图像是一种模拟图，与患者心脏的真实解剖形态存在一定的差异，模拟图的准确性与术者的导管操作技巧、经验和患者心脏及其大血管的解剖特征等有关。左心房的解剖结构复杂，存在多根静脉的入口以及房室瓣环口和心耳等特殊结构，这些解剖结构的相互位置关系有时无论在 X 线下或心脏模拟图上都无法准确地确定，极大地影响了后续的消融治疗。图像融合技术是将放射影像技术引进和应用到心脏电生理介入治疗中，在导管消融过程中所依赖的心脏解剖图像不再是一种模拟图，而是术前该患者通过多排螺旋 CT 或 MRI 增强扫描所获得的心脏

各腔室和大血管的三维解剖图像，这些图像真实地反映了该患者心脏各腔室及大血管的大小、解剖形态和相互位置关系。该项技术在房颤导管消融治疗中的应用，可方便地构建出与患者心房和相关解剖结构高度吻合的左心房三维图像，使消融能量真正有效地“释放到”肺静脉口外心房肌靶点上。该技术在快速性心律失常导管射频消融治疗中的成功应用，首先是决定于术前获得的多排螺旋CT或MRI心脏三维图像的质量，其次是手术过程中如何使术前获得的心脏三维图像与患者的心脏解剖结构精确地融合起来，这一融合过程需要借助CartoMerge三维标测系统的图像处理技术和X线的影像定位技术来完成。

术前患者进行多排螺旋CT或MRI心脏增强扫描，在心电门控技术下，获得心房舒张期(持续性房颤患者则获得心室收缩期)心脏各腔室及大血管图像的原始计算机数据，将数据输入CartoMerge系统进行心脏各腔室和大血管的三维重建，获得包括上腔静脉、右心房、右心室、肺动脉、肺静脉、左心房、左心室和主动脉等心脏各解剖结构的三维图像。术前获得的心脏三维图像在手术过程中与患者心脏解剖结构的融合一般由两步来完成(图5-8-30)，第一步是用Navi-Star消融电极导管确定具有解剖标记作用的一至数个点(landmark)，如肺静脉与心房的交界处，或左、右肺动脉的分叉处等。所选择的标记点应该在X线影像上较易确定，并可在术前获得的心脏三维图像上准确识别出其相应位置，然后应用这些标记点使术前获得的心脏三维图像与患者的心脏解剖结构进行初步融合(landmark registration)。第二步称为表面融合(surface registration)，首先是完成目标心腔三维解剖图像的构建，在目标心腔的不同壁各取数至十余个点，如左心房的前后和上下壁，以及左、右肺静脉口周围不同方向各取一些点，应用这些点对术前获得的心脏三维图像和患者的心脏解剖结构进行进一步的精确融合。目标心腔6个不同方位(前后、上下和左右)所取各点的准确性，对图像融合的精确性影响较大，一个较满意的融合两者之间各相应位点之间平均距离应小于2.5 mm(平均1.82 mm±0.22 mm)。在手术过程中，目标心腔左心房三维图像的构建和解剖标记点的确定也可同时完成。

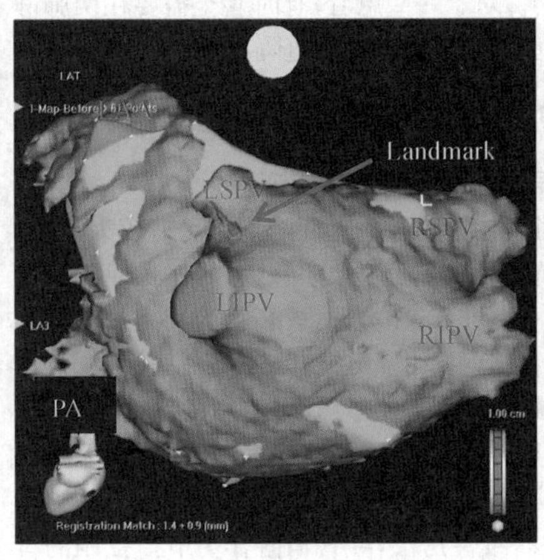

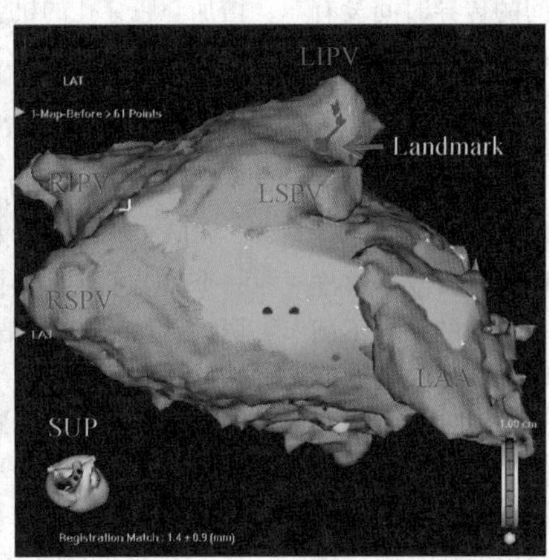

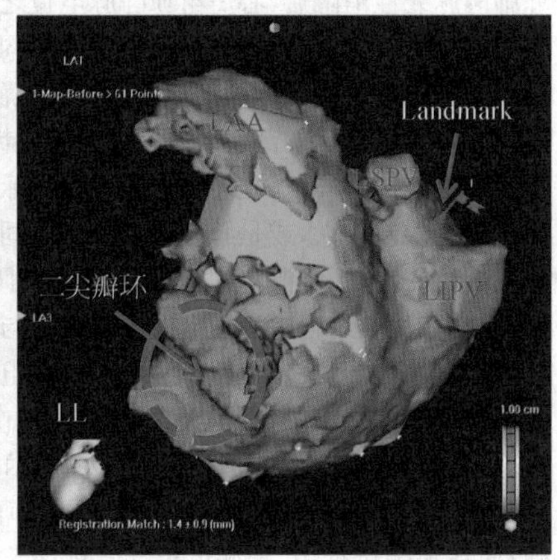

图5-8-30　图像融合技术的应用

此图中黄颜色图为术前通过多层螺旋CT成像技术获得的该患者的左心房，灰蓝颜色图像为术中应用Carto标测系统完成的左心房三维解剖重建图。通过解剖标记点和表面融合技术对两个图像进行融合，融合后两图像在相应部位的平均距离是(1.4±0.9)mm，从三个不同体位也可以看出两个图像之间有一定的误差。主要是由于在左心房重建时，标测电极导管与心房壁贴靠不好或张力过大使电极导管所在部位心房壁轻度向外膨出所致。从该图像可以清楚、准确地识别左心耳、二尖瓣环和肺静脉等解剖结构，并可以准确地定义肺静脉前庭与心房的交接部位，包括左侧肺静脉口部与左心耳基部之间的移行区。Landmark，解剖标记点，在该患者为左上肺静脉口下沿

在获得较满意的左心房融合图像后，即可在术前获得的心脏三维图像上设计消融部位或消融线，在该三维融合图像的指导下进行消融。不同患者的肺静脉形态及相互位置关系变化多样，利用心脏三维融合图像进行消融，避免了手术过程中想当然地围绕肺静脉进行圆形或近似圆形的线性消融，可以根据每名患者肺静脉开口部位的特点设计和实施不同形状的环肺静脉消融线(图5-8-31)。另外，在环肺静脉线性消融中，利用融合的心脏三维图像可以实时地了解消融电极导管远端与心房壁的贴靠情况，从心脏外和心腔内(应用CartoMerge的内镜技术)观察电极导管远端的位置，有助于随时发现消融电极导管是否移位，避免无效消融放电，具有和外科直视手术一样的效果。因此，图像融合技术的应用不但可缩短手术和X线曝光时间、减少手术相关并发症，也可提高导管消融治疗房颤的有效性。另外，CartoMerge技术的应用也可以使初学者更直观地了解三维标测技术在房颤导管消融治疗中的价值和作用，缩短学习曲线。

(五) 环肺静脉线性消融电隔离

在应用三维标测系统指导下的环肺静脉线性消融技术治疗房颤时，随着术者导管操作经验的增加，在完成环肺静脉完整的线性消融后取得成功肺静脉电隔离的机会也增加，成功肺静脉电隔离多提示有效或透壁的消融损伤已环绕肺静脉连接成线。在完成环肺静脉线性消融后，如果仍未达到肺静脉电隔离，则需要应用环形标测电极导管评价肺静脉与心房之间的电传导情况，发现两者之间的残存电连接，进行进一步的补充消融。而在未完成环肺静脉线性消融时，如果已达到成功肺静脉电隔离，一般认为仍应继续消融以取得围绕肺静脉的完整线性消融，达到通过改变房颤发生和维持的基质预防房颤复发的目的。

应用环形标测电极导管评价和寻找心房与肺静脉之间的残存电连接可以在窦性心律、心房不同部位起搏或房颤时进行，具体的方法前面已有介绍不再赘述。在环肺静脉线性消融后，心房与肺静脉电位之间的传导时间一般有不同程度的延

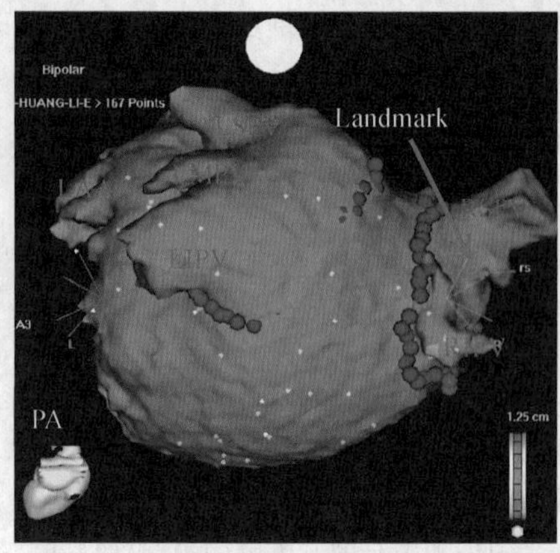

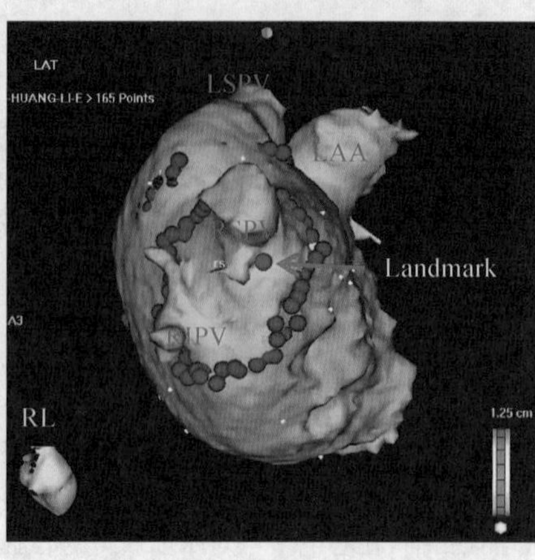

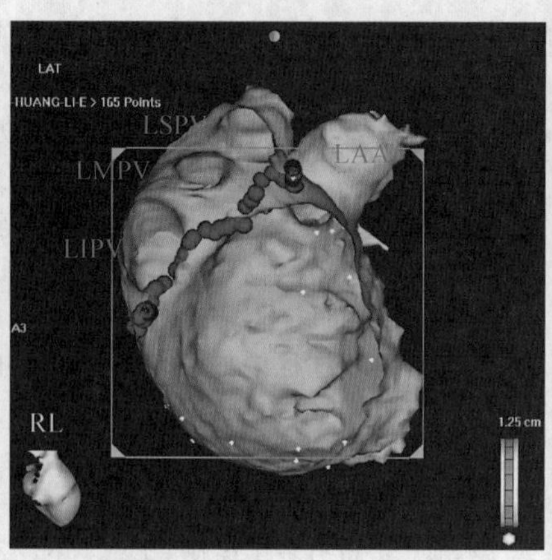

图 5-8-31 图像融合技术在房颤导管射频消融中的应用

在进行图像融合时，该患者所选用的解剖标记点为右上肺静脉的下沿。应用三维融合图像进行环肺静脉线形消融，可见消融线位于肺静脉前庭与心房交接处。后前位有利于环肺静脉后壁进行线形消融(左图)，而右侧位有助于右侧肺静脉前壁的线形消融(中图)。在进行左侧肺静脉与左心耳之间峡部的消融时，应用右侧位的内窥镜图像可较好地识别消融点的位置(右图)。左侧和右侧的图像还提示，该患者左侧有 3 根肺静脉

迟，有利于心房与肺静脉之间的残存电连接的识别。但如果在环肺静脉线性消融后，心房与肺静脉电位之间的传导时间没有明显的延迟，甚至在窦性心律和心房内不同部位起搏时也不能识别肺静脉电位的先后激动顺序，即无法确定心房与肺静脉之间优势传导电连接的部位，多提示心房与肺静脉之间仍然存在较多的电连接(≥3 个)，这可能是因为目标心腔的三维图像构建或融合误差较大，或是肺静脉与心房之间移行部位即肺静脉前庭部位的界定不准确，也即环肺静脉消融线的部位不够准确；或是在消融过程中消融电极导管远端与心房壁的贴靠不满意或稳定性欠佳，或是在每一消融点的放电时间和(或)消融能量不够，没有形成环肺静脉连续透壁性损伤。因此，左心房和肺静脉口部三维图像的精确构建以及与术前所获得的目标心腔三维解剖图像的准确融合，是有效环肺静脉线性消融的基础；而在消融过程中，消融电极导管远端与心房壁在不同消融部位的持续良好贴靠，以及在每一消融部位足够长时间和适当能量的消融，是完成连续线性透壁消融的关键。

环肺静脉线性消融后，在应用单环状标测电极导管标测时，如果发现一侧上肺静脉的下部心房与肺静脉电位之间的传导时间较近，应注意标测和评价心房与下肺静脉电位之间的电传导；而如果发现一侧下肺静脉的上部心房与肺静脉电位之间的传导时间相对较近，也同样应标测和评价心房与上肺静脉电位之间的传导时间。这是因为一侧上、下肺静脉是被同一环形消融线所围绕，心房与肺静脉电位之间传导时间最短处才可能是真正的残存电连接部位。消融电极导管在消融线上与最短心房与肺静脉电位相对应处，如果可记录到连续的低幅电活动或最早的肺静脉电位，一般就是成功肺静脉电隔离的补充消融部位。在成功肺静脉电隔离后，有时可以见到两上、下肺静脉之间有电传导，但两肺静脉与心房之间已达到双向传导阻滞(图 5-8-32)。

在三维标测系统的指导下，心房与肺静脉之间残存电连接的消融平面仍应在环肺静脉消融线上，如果在某一部位反复消融未能成功阻断心房与肺静脉之间的电连接，可以沿消融线进行较大范围的补充线性消融，因心房与肺静脉之间肌性连接束的宽窄和走行可能存在较大的变异。在通过仔细标测和评价后，再次消融的部位也可适当离开原来已反复消融的消融线，如在原消融线的内侧进行消融，因为在同一部位的反复消融可增加心肌穿孔的机会。对于一些患者，有时甚至需要在两肺静脉之间进行消融，才能达到成功肺静脉电隔离。

四、导管消融治疗房颤的其他相关问题或技术

(一) 心房颤动导管消融治疗的适应证

欧美房颤指南对于导管消融适应证的推荐目前较为一致。一个以上Ⅰ或Ⅲ类抗心律失常药物治疗无效的症状性阵发性房颤，行导管消融是Ⅰ类推荐，A 类证据；药物治疗无效的症状性持续性房颤，行导管消融是Ⅱa 类推荐，A 类证据；反复发作的症状性阵发性房颤，导管消融作为节律控制的首选方案(早于抗心律失常药物)是Ⅱa 类推荐，B 类证据；药物治疗无效的症状性长程持续性房颤(＞12 个月)，行导管消融是Ⅱb 类推荐，B 类证据；症状性持续性房颤，导管消融作为节律控制的首选方案是Ⅱb 类推荐，C 类证据。

随着导管消融治疗房颤技术的不断成熟和发展，接受导管消融治疗房颤患者的适应证也在不断扩大，早期经典导管消融治疗房颤的适应证是没有明确器质性心脏病的阵发性房颤患者，而目前在一些有经验的中心已开始对左心房明显增大、有器质性心脏病或心力衰竭的房颤患者进行导管消融治疗。已有的研究提示，除房颤的类型外，左心房大小、持续或长程持续性房颤的持续时间、有无二尖瓣反流及程度等可能是影响手术疗效的重要因素。对于左心房大于 55 mm、房颤的持续时间大于 5 年和伴有明确的器质性心脏病而没有或不能完全纠正的患者，行导管消融手术可能有较高的房颤复发率。对于心房增大的房颤患者，除了应关注左心房的大小外，还应注意心房增大的原因，如果心房增大可能与长时间的持续性房颤有关，那么在房颤得到纠正后心房一般会逐渐缩小，术后房颤的复发率也降低，反之则不然。例如对于没有器质性心脏病的阵发性房颤患者，如左心房的前后径已超过 50 mm 或更大，该患者则可能有其他引起左心房增大的潜在原因；还有一部分患者在发生房颤之前，已有左心房的明显增大，对于这些患者应先明确和纠正引起心房增大的原因，再考虑房颤的导管消融治疗，否则术后房颤的复发率则较高。晚近有研究提示，术前左心房有瘢痕和较明显纤维化的房颤患者，术后房颤的复发率较高。目前

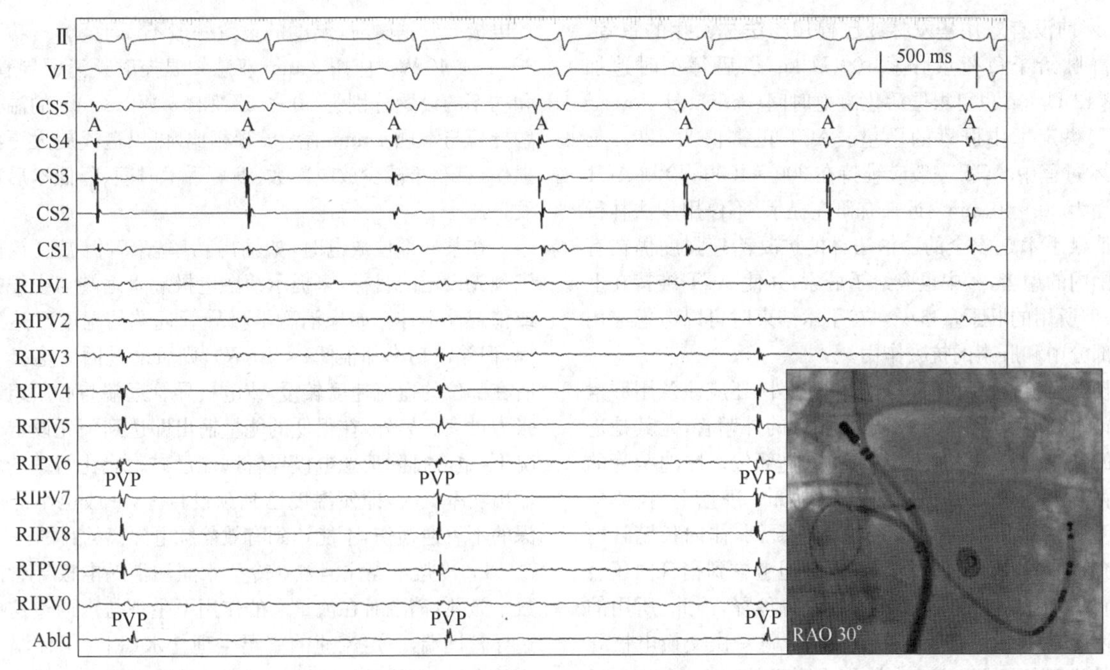

图 5-8-32　成功环右侧肺静脉线性消融电隔离

完成环右侧肺静脉线性消融后，用环状标测电极和消融电极导管对右侧肺静脉进行标测，环状标测电极在右下肺静脉，消融电极导管在右上肺静脉，在上下肺静脉可记录到频率一样的肺静脉自发电位，且右下肺静脉内的电活动略提前于右上肺静脉。提示两肺静脉之间存在电连接，起源于右下肺静脉的电活动可传导到右上肺静脉，但两肺静脉与心房之间的电活动分离

已报道接受导管消融的房颤患者最大左心房前后径为 68 mm、房颤的最长持续时间为 27 年，最大的房颤患者年龄为 91 岁。

接受房颤导管消融治疗的伴随器质性心脏病包括扩张型心肌病、肥厚型心肌病、冠心病心肌梗死、心力衰竭和瓣膜病等，一般来说心肌梗死患者接受导管消融最好是急性心肌梗死 3 个月以后，而心绞痛和冠状动脉介入治疗术则不是导管消融的禁忌证。而瓣膜病患者在接受导管消融治疗前最好是瓣膜本身的病变已纠正，如二尖瓣狭窄的患者已行经皮二尖瓣球囊扩张术或已行瓣膜置换术，或是在外科瓣膜置换手术同时已行迷宫术后房颤又复发。近来有研究表明，导管消融治疗房颤在有器质性心脏病患者可以取得与特发性房颤患者相近的疗效，伴有心力衰竭的房颤患者在成功导管消融治疗后，心功能、左心室射血分数、运动耐力和生活质量均会有不同程度的改善。但是有器质性心脏病的房颤患者在行导管消融时，手术相关并发症的发生率，尤其是血栓栓塞的发生率明显高于没有器质性心脏病者，因此，对于这部分患者应进一步强化手术前后及术中的抗凝治疗。

房颤患者导管消融治疗适应证的选择，在遵循指南治疗原则的前提下，应根据各中心的技术条件、术者的经验以及患者的意愿和病情特点，确定个体化方案。

(二) 房颤导管消融治疗前后及术中的抗凝治疗

房颤的血栓栓塞并发症，尤其脑栓塞是房颤致死、致残的最主要原因，抗凝是房颤治疗的重要策略，而导管消融治疗前后的抗凝治疗是整个房颤抗凝治疗中的一部分。应用导管消融技术治疗房颤的操作主要在左心房内进行，如果左心房有附壁血栓，则术中容易脱落引起体循环栓塞。房颤导管消融的手术时间相对较长，以及长鞘管的应用等也增加手术过程中血栓栓塞的机会。而且，消融会在左心房和肺静脉口部造成很多血管和心内膜的损伤，这些创面可能会成为血栓形成的触发部位或血栓的附着处，术后如果仍有房颤发生则血栓形成的机会可能更大。另外，术后即使没有房颤的继续存在，房颤消融术后左心房收缩功能的恢复仍需要一定的时间。但是抗凝治疗也有增加手术相关并发症的风险，如血性心包积液、心脏压塞和血管并发症等。因此，围手术期的合理抗凝治疗，是减少房颤导管消融手术相关并发症的重要措施。文献中报道的与房颤导管消融手术相关的脑血管血栓栓塞事件最高达 5%，发生血栓栓塞并发症的患者基本都有一个以上的血栓栓塞危险因素，也主要发生在各中心开展工作的早期，这些患者多未接受系统的抗凝治疗。在近期大样本的临床研究中，与治疗房颤导管消融相关的血栓栓塞事件的发生率一般小于 1%。

1. 术前抗凝治疗　房颤患者导管消融术前的抗凝治疗策略与房颤的转复相近。即如果房颤的持续时间超过 48 h 或不确定，则术前应行有效抗凝治疗(服用华法林时 INR 在 2～3)3 周以上；如术前有效抗凝治疗的时间不足 3 周，则应行经食管心脏超声检查，排除左心耳血栓。术前如果是窦性心律，或房颤的持续时间没有超过 48 h，也可考虑行经食管心脏超声检查，但不是必需。左心房血栓是导管消融手术的禁忌证，这些患者在应用华法林有效抗凝治疗 6～8 周后，再行经食管心脏超声检查，无心房或心耳内血栓者可行导管消融术，如果仍有血栓则应继续抗凝治疗。应用华法林抗凝治疗期间抗凝强度在有效范围内的房颤患者，术前 3～5 d 停药，也可不停抗凝药物直接行导管消融手术。对于术前没有应用华法林的房颤患者，在术前可应用低分子肝素进行数日的抗凝治疗，并在术前 8～10 h 停低分子肝素。

2. 术中抗凝治疗　为了减少血栓栓塞的并发症，抗凝治疗应贯穿于术前、术中和术后。在房间隔穿刺前或穿刺后即刻应给予肝素，术前没有应用华发林或已停用华法林治疗的患者，术中首先静脉给予负荷量肝素 100 U/kg，以后每小时追加 1 000 U或 12 U/kg，也可根据活化凝血时间(activated clotting time, ACT)决定术中肝素的用量。ACT 正常值为 130 s±12 s，在手术过程中 ACT 一般应维持在 300～400 s，检测 ACT 的时间间隔为 30～60 min。近来有研究提示，不停用华法林行房颤导管消融手术是安全的。华法林的抗凝治疗强度仍在有效治疗范围内的患者，术中也应给予肝素，并使 ACT 维持在上述范围内，但所用的肝素量略少。在手术结束时可以考虑应用鱼精蛋白部分中和肝素的抗凝作用。

术中预防血栓栓塞除了静脉应用肝素外，还应注意用肝素盐水冲洗鞘管和电极导管。导引电极导管的外鞘管，尤其是进入左心房的长鞘管是术中血栓形成的重要部位。冲洗鞘管的肝素盐水浓度要足够，一般为 20～25 U/ml。理论上，在体外 12.5～25 U 的肝素可以使 1 ml 的血液不凝固，体内长鞘管内的液体是介于体内和体外两种情况之间，但考虑到鞘管内还会进入一定量的血液对肝素盐水的浓度进行稀释，因此，所用的肝素盐水浓度是体外状态下的高值。术中每一次交换电极导管时也应冲洗鞘管，减少血栓在鞘管内形成的机会，也减少反复电极导管交换引起气栓的可能。在每一次冲洗鞘管时，用 20 ml的注射器先回抽鞘管内的残留盐水，直到可回抽部分鲜血为止，在确定回抽的残留盐水中没有肉眼可见血栓后，丢弃回抽的液体，用肝素盐水注入外鞘管。另外，在进行电极导管交换时，从体内撤出的电极导管和导引钢丝应及时用沾有肝素盐水的湿纱布擦干净，如果暂时不用则应放在肝素盐水内，以免在其表面有血栓形成。国外有些中心为了减少鞘管内血栓形成的机会，持续用低流量(10 ml/h)的低浓度肝素盐水(1～2 U/ml)灌注房间隔穿刺鞘管，但这也为长鞘管的操作带来不便。为了减少鞘管内血栓的形成，有些中心还改良了左心房的导管操作技术，在所有的左心房导管操作过程中，外鞘管一直停留在右心房，减少可能存在的鞘管内血栓脱落引起体循环栓塞。但外鞘管前方的弯度及其支撑作用对左心房内电极导管的操作有一定帮助，对于环肺静脉线性消融尤其如此。另外，不使用外鞘管完成各肺静脉电隔离的导管操作技巧不同于有外鞘管时的操作，因此，在经验不足的中心，还是应先熟悉和掌握其中一种方法。在严格按照以上讨论的方法进行抗凝治疗时，是否应用外鞘管的左心房导管操作引起血栓栓塞的风险区别不大。

3. 术后抗凝治疗 术后当日晚上开始服用华法林，在术后前 3 d 华法林的抗凝治疗作用未起效时给予低分子肝素每日 2 次皮下注射，每次 50 U/kg。术后继续应用华法林进行抗凝治疗不少于 2 个月，2 个月以后的抗凝治疗持续时间主要决定于患者血栓栓塞危险因素，如果 $CHADS_2$ 或 CHA_2DS_2-VASc 积分大于或等于 2 分则应长期抗凝治疗。因消融术后无症状房颤的发生率明显增加，如希望停用抗凝药物，则患者需行长程心电监测排除房颤复发的可能。

(三) 消融导管的选择和能量的设定

1. 温控射频消融 为了达到稳定的电隔离效果，同时又尽量减少和避免肺静脉狭窄并发症的发生，在房颤导管射频消融时一般主张使用温控消融。另外，应用温控消融也能减少电极导管远端高温所致血液凝结成痂和组织炭化的危险。应用温控电极导管消融时，温度的设置一般不高于 50℃，功率不高于 30 W 或 40 W。应用 8 mm 双感知温控射频消融导管时，温度和功率的设置分别为 50～55℃和 50 W。8 mm 的温控射频消融导管与常规 4 mm 消融导管相比，可以造成更大更深的消融损伤，有利于减少放电次数、缩短手术时间、降低术后房颤的复发率。

在某一部位放电时，如输出功率较高，但温度较低不能达到预先设定的目标，多提示消融电极导管远端与组织接触不良或稳定性不佳。如果消融电极导管远端的温度已达到预设目标，但输出功率却很低(<10 W)，则可能是因为电极导管远端所在部位的血流速度较慢，或电极导管远端与心肌组织之间的张力过大。另外，在很低的能量输出即达到预先设定的温度情况下，也应排除消融电极导管远端已黏附炭化组织的可能。在输出功率低时，即使温度已到预设目标，一般也不能产生足够深的不可逆损伤，不能达到有效静脉电隔离的目的。

2. 冷盐水灌注消融 冷盐水灌注消融电极导管的远端有数个微孔，消融时在流量泵的作用下生理盐水通过这些微孔到达导管远端，一定流速的室温生理盐水(相对于体温来说已是冷盐水)可以使导管远端的温度在放电过程中始终维持在较低水平，从而使消融能量所产生的热能可到达较深的心肌组织，产生较深的消融损伤。在应用冷盐水灌注电极导管消融时，功率的输出应不高于 35 W，而温度的设置一般在 43℃。放电时通过流量泵快速给予肝素盐水(17 ml/min)，标测时用较慢速度持续点滴(2 ml/min)，保持盐水灌注通路的畅通。所使用生理盐水的肝素浓度为 1 U/ml，以减少血栓形成的机会。在应用冷盐水灌注电极导管进行消融时，电极导管远端的温度不会太高，射频消融的损伤范围和深度与消融能量有关，而与电极导管远端的温度关系不大；在相同的功率输出情况下，应用大于 17 ml/min 的盐水灌注消融电极导管，虽然可使血栓栓塞并发症的发生率降低，但也使消融损伤的范围减小。应用冷盐水灌注电极导管消融的另一优点，是可明显减少电极导管远端组织炭化黏附和血栓形成的发生率。

3. 压力冷盐水灌注导管在房颤消融中的作用 在导管消融过程中，在一定的射频消融能量输出设定下，消融导管远端与组织的贴靠或压力是决定消融损伤范围和深度的最重要参数。压力太低，消融损伤范围小、深度浅；压力过大，则增加机械性和组织过热汽化(pop)引起心肌穿孔的风险。因此，在消融过程中如果可以实时监测消融导管远端与组织间的压力变化，则可在保障消融安全性的前提下，提高导管消融的有效性。有一些间接指标有利于评判消融导管远端与组织间的贴靠，如单极或双极腔内电图的幅度、消融过程中温度和阻抗的变化等，但这些替代指标和直接压力监测参数相比均不准确。相对而言，X 线透视下导管远端的走行、形态和与心腔壁一直的摆动，是反映消融导管远端与组织间压力的最好间接指标。不足之处是，应用 X 线透视评价导管远端与组织间的贴靠，可明显增加消融术的 X 线曝光量，另外也需要术者有一定的经验，并不是一个量化的指标。

可实时显示导管远端与组织间压力变化的消融导管已开始应用于临床。Smart Touch 压力消融导管与冷盐水灌注技术融合(THERMOCOOL^R SMARTTOUCH^{TM}, Biosense Webster)，除具有冷盐水灌注消融导管的优点外，还可实时监测导管远端与组织间的压力变化。已有的临床研究提示，应用压力导管进行环肺静脉消融电隔离，可缩短消融时间、缩短 X 线曝光时间和手术时间。随访研究提示，应用 Smart Touch 压力消融导管治疗房颤的成功率也高于传统的冷盐水灌注消融导管。压力时间指数（导管远端和组织间的压力与消融时间的乘积）是决定消融损伤是否透壁的最重要参数，在保证消融电极导管远端相对稳定和合理的消融能量输出的前提下，压力时间指数在 390～500(g·s)，可产生透壁性损伤。这些研究结果提示，压力检测技术的应用使房颤的消融过程多了一个重要的可量化指标，有利于形成连续和透壁性消融损伤，减少无效放电；有利于缩短术者的学习曲线，同时可提高房颤导管消融的效率和有效性。

4. 冷冻球囊消融在房颤治疗中的作用　冷冻消融的原理是通过液态制冷剂（临床常用 N_2O）的吸热蒸发带走组织的热量，使消融部位温度降低，细胞组织遭到破坏，从而达到治疗心律失常的目的。当冷冻能量使组织局部温度达到≤－28℃时，局部组织发生的损伤是可逆的；当温度进一步下降到≤－68℃时，则出现不可逆性损伤。冷冻消融的机制包括，冷却阶段组织中冰晶形成使细胞脱水坏死，此外冰晶产生的剪切力也直接破坏细胞结构；复温阶段冰晶融化导致微循环障碍，细胞血供急剧减少，使组织损伤达到不可逆的程度。冷冻能量导致的组织损伤通常表现为中心区域的均质凝固性坏死以及周围区域的不均匀性损伤。

应用冷冻球囊消融肺静脉，不再需要像以往那样逐点消融，通过一次或几次冷冻消融即可达到肺静脉电隔离，可提高消融效率。STOP－AF 是一项前瞻性、多中心、随机对照临床研究，发现对于阵发性房颤患者冷冻球囊消融是一种安全有效的治疗方式。在一篇纳入了 23 项研究的荟萃分析中，Andrade 等发现冷冻球囊消融治疗房颤的急性成功率为 91.7%，98.8% 的患者可实现完全肺静脉隔离，单次手术无抗心律失常药物一年成功率为 60.3%。

新一代冷冻球囊（Arctic Front Advance^{TM}，Medtronic CryoCath LP）通过改进制冷剂喷射的位置和数目使冷冻消融更均匀，消融面积也增大，可进一步提高冷冻消融的效率。此外，二代球囊的可操作性也明显改进，单次消融后肺静脉隔离成功率高，手术时间缩短，曝光时间减少，但膈神经麻痹和左心房食管瘘等并发症的发生率也同样增加。

冷冻球囊作为一种房颤导管消融的替代技术具有学习曲线短的优势，但也存在一些不足。冷冻球囊是针对肺静脉解剖设计的，只适用于肺静脉前庭消融，并不适用于心房基质改良，包括线性消融和复杂心房碎裂电位的消融等。因此，对于持续性房颤及部分阵发性房颤单独使用冷冻球囊消融的疗效有限。此外，目前尚无关于冷冻球囊消融与射频消融治疗房颤有效性和安全性的大规模随机对照临床试验，也无冷冻球囊与压力冷盐水灌注导管治疗房颤有效性的随机对照研究。

（四）房颤导管消融的终点

房颤导管消融的不同终点是影响手术有效性的重要因素。肺静脉电隔离是环状标测电极指导下房颤导管消融的传统终点，很多研究发现术后房颤的复发与心房与肺静脉之间电传导的恢复有关，提示永久性肺静脉电隔离对预防房颤复发的重要性。多数房颤是由起源于肺静脉的异位激动诱发，由于诱发房颤的异位兴奋灶常常是多源的，不同的异位兴奋灶可以在同一静脉内也可以来自不同的肺静脉，不同的兴奋灶在不同时间和不同的体液环境下的兴奋性也不同，并且异位激动大多数为非折返机制，现有的各种方法诱发这些异位激动的可重复性差，包括左、右心房内不同部位连续快速起搏和程控期前刺激，应用异丙肾上腺素和腺苷，以及诱发房颤后电复律等，给异位激动灶的确定和消融成功标准的判断等带来一定的困难，因此，目前导管消融治疗房颤的策略是消融和隔离所有的肺静脉。诱发房颤的异位激动也可来源于肺静脉外心脏其他部位，包括腔静脉、冠状静脉窦、Marshall 静脉（或韧带）以及左、右心房，对术中发作频繁的肺静脉外异位激动灶进行标测、消融和隔离，常常也是预防和降低术后房颤复发所必需的（图 5－8－33）。

Haissaguerre 等人的研究提示，在手术结束前如果持续时间＞10 min 的房颤不能被诱发，术后房颤的复发率较低。也有研究发现，在环肺静脉线性消融电隔离的基础上增加适当的消融线，有利于降低术后房颤及大折返性房性心动过速的发生率。左心房顶部连接两侧肺静脉环形消融线的线性消融，相对于左下肺静脉与二尖瓣环之间的线性消融，不但较容易获得成功，并且预防房颤复发的有效性也优于后者，但左下肺静脉与二尖瓣环之间的成功线性消融可有效预防围绕二尖瓣环的大折返性心房扑动。因此，持续性房颤患者在成功肺静脉电隔离后如果窦性心律仍未恢复，阵发性房颤患者在肺静脉电隔离后如果房颤仍可被诱发，同时行二尖瓣峡部和左心房顶部左右两上肺静脉之间的线性消融，有降低术后房颤的复发率。对于左心房较大者，上述线性消融可能尤为重要。对于这些房颤患者是否应同时行三尖瓣与下腔静脉之间的线性消融，目前还没有足够的循证医学证据回答这一问题。二尖瓣峡部和左心房顶部线性消融预防房颤发生的主要机制是改变房颤发生和持续的基质。二尖瓣和三尖瓣峡部的线性消融方法见心房扑动的消融治疗。

持续性房颤患者在环肺静脉消融电隔离、增加心房内附加线性消融后，部分房颤会自动转复为窦性心律。房颤持续时间较短、左心房不是太大，且术前已服用胺碘酮的患者，术中房颤自动转复为窦性心律的可能性较大。在成功肺静脉电隔离和增加多条附加消融线后，房颤仍不能被成功转复者，可考虑按照 Nademanee 等人报道的方法标测和消融心房复杂碎裂电位。在环肺静脉线性消融电隔离后，也可先行复杂心房碎裂电位消融，然后对房颤未转复者再行线性消融。近来，也有中心对所有持续性房颤患者，在成功肺静脉电隔离后均尝试进行心房复杂碎裂电位的标测和消融，并且发现左心耳上部和前方，以及左心房底部常常是复杂碎裂电活动的好发部位。通过上述复合消融，多数持续性房颤可被终止，在转为窦性心律前大多数房颤先转化为房性心动过速或心房扑动，在对房性心动过速和心房扑动进行消融后才恢复窦性心律。通过上述复合消融仍未成功复律的房颤，则需要药物或同步直流电转复。对于极少数电复律未成功转复的房颤，则可在给予足量胺碘酮治疗后，再尝试同步直流电转复。综上所述，持续性房颤的消融方法和终点区别较大，包括环肺静脉消融电隔离、标测和消融心房复杂碎裂电位、增加线性消融等，以及线性消融的部位、数目和是否对消融线已达到双向传导阻滞进行评价等都影响术后房颤

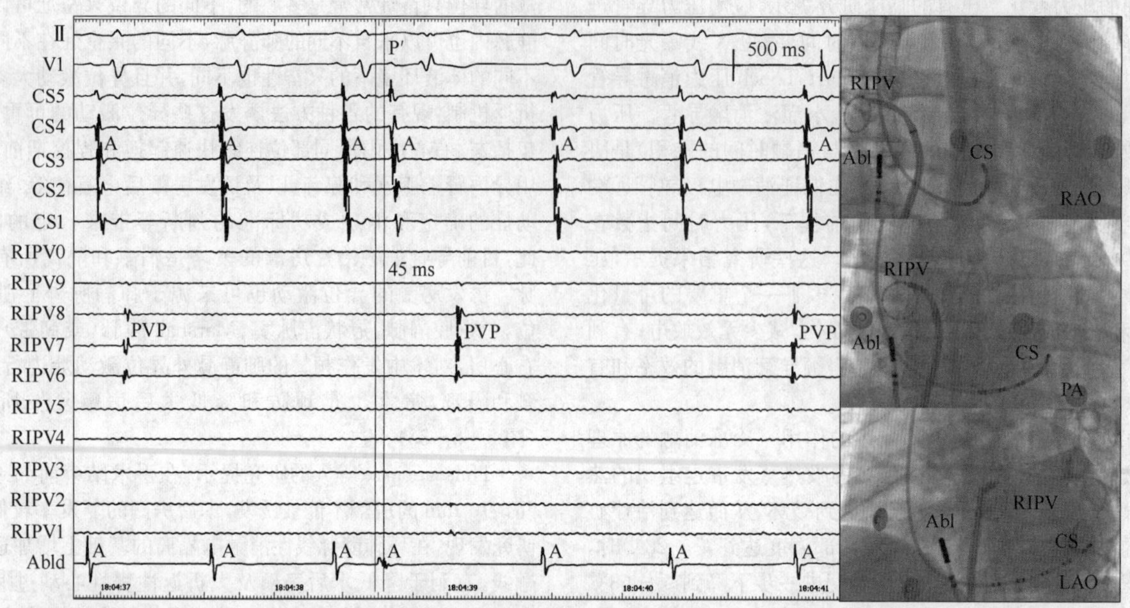

图 5－8－33 肺静脉外异位兴奋灶的标测和消融

肺静脉电隔离后仍可见一频发房性期前收缩(P′)，心内膜标测提示冠状静脉窦近端的激动相对提前，应用环状电极标测右侧肺静脉发现静脉均已成功电隔离，并且右下肺静脉有与心房电活动分离的自发电位。房性期前收缩时，在左心房标测不到明显提前于体表异位 P′波的电活动，应用消融电极导管标测右心房，在右心房后壁近间隔处标记到提前体表异位 P′波 45 ms 的电活动，并在该部位成功消融

的复发率。对于非阵发性房颤，如果通过导管消融可以终止房颤、房扑和房速，可提高手术的成功率。在对持续性房颤进行复合方法消融时，应综合评价手术的有效性、手术时间、发生并发症的风险和患者对手术的耐受性等因素。

(五) 残存电位的鉴别诊断

在肺静脉电隔离过程中常碰到低振幅的电位经反复消融仍不消失。低振幅的电位除可能来自残存心房与肺静脉之间的电连接，即为残存肺静脉电位外，最常见的原因为远场心房电活动，其他可能的情况还包括远场心室电活动或产生于邻近肺静脉的远场静脉电活动等。确定消融后静脉内低振幅电位的产生原因意义重大，如果为残存肺静脉电位，则应标测心房与静脉之间残存电连接的部位，继续进行消融，否则在仍有残存心房与静脉之间电连接时就终止手术，可增加术后房颤的复发率；相反，如果肺静脉内所记录到的低振幅电位为远场电活动而没有及时识别，则会增加无效放电次数，延长手术时间，增加肺静脉狭窄和心肌穿孔等并发症的发生率。

在评价是否到达成功肺静脉电隔离时，调整环状标测电极在肺静脉口的位置和适当增加标测电极的增益，都有助于发现潜在的残存静脉电位，但同时也增加记录到远场电活动的机会。远场电活动与肺静脉电位相比不但幅度低，并且一般表现为低频特征，但两者之间的这些特征有一定重叠，特异性不强。另外，也可以用消融线内肺静脉起搏的方法，评价肺静脉内低振幅电位的意义。静脉内起搏时，在肺静脉电位被夺获的情况下，如果没有从静脉到心房方向的电传导，则存在心房到静脉方向电连接的机会也较小；即使存在，由于从静脉到心房方向的传导已阻滞，起源于该静脉内的异位电活动也不会传导到心房诱发房颤。此时，如果残存心房到肺静脉电连接的成功消融较困难，也可考虑终止手术。

根据静脉内所记录到的低振幅电位的产生原因不同，可以通过以下不同的方法进行鉴别。

1. 远场心房电位的鉴别 在肺静脉电隔离的放电过程中，观察静脉电位的动态变化，对于鉴别消融后肺静脉内记录到的低振幅电位是否为残存静脉电位非常重要(图 5－8－22)。如果为残存静脉电位，则在肺静脉口相应部位消融时，可以见到该电位的明显延迟，至完全消失。另外，静脉电位在环状标测电极上一般有一定的先后激动顺序，而远场电位的先后激动顺序则不明显。

心房内不同部位和静脉内起搏有利于鉴别远场心房电活动。窦性心律或心房起搏时，肺静脉电位的纵向激动顺序为由近段到远段；而在起源于该静脉的期前收缩或静脉内起搏时，激动顺序则相反。如果肺静脉内所记录到的低振幅电位是来自残存心房与静脉之间的电连接，即为局部静脉电位，则在心房内不同部位起搏时，不能使残存静脉电位明显提前。因为不管是心房什么部位先激动，最后都要在激动肺静脉口附近的心房组织后，再通过心房与肺静脉之间的电连接传入静脉。如果所记录到的电位为远场心房电活动，则远场心房电活动的激动时间与肺静脉内低振幅电位一致，在可能产生该远场心房电活动的相应部位起搏时，肺静脉内记录到的远场电位也被提前。

由于左上肺静脉与左心耳之间的距离较近，左上肺静脉内的环状标测电极有时能记录到其前方左心耳的电活动，左心耳起搏可以使相应心房电活动提前(图 5－8－34)。右上肺静脉内的环状电极放置较深时，在有些患者可记录到来自其前方上腔静脉或右心房的电活动，而环状电极在右上肺静脉内的位置较浅、更接近肺静脉口部时，记录到的相应远场电位幅度会降低或完全消失。此时如果进行右心房或上腔静脉起搏，则可以观察到右上肺静脉内记录到的起源于上腔静脉或右心房的远场电位提前。肺静脉内的环状标测电极有时也可记录到左心房前壁或后壁的远场心房电活动，也可以用上述方法鉴别。

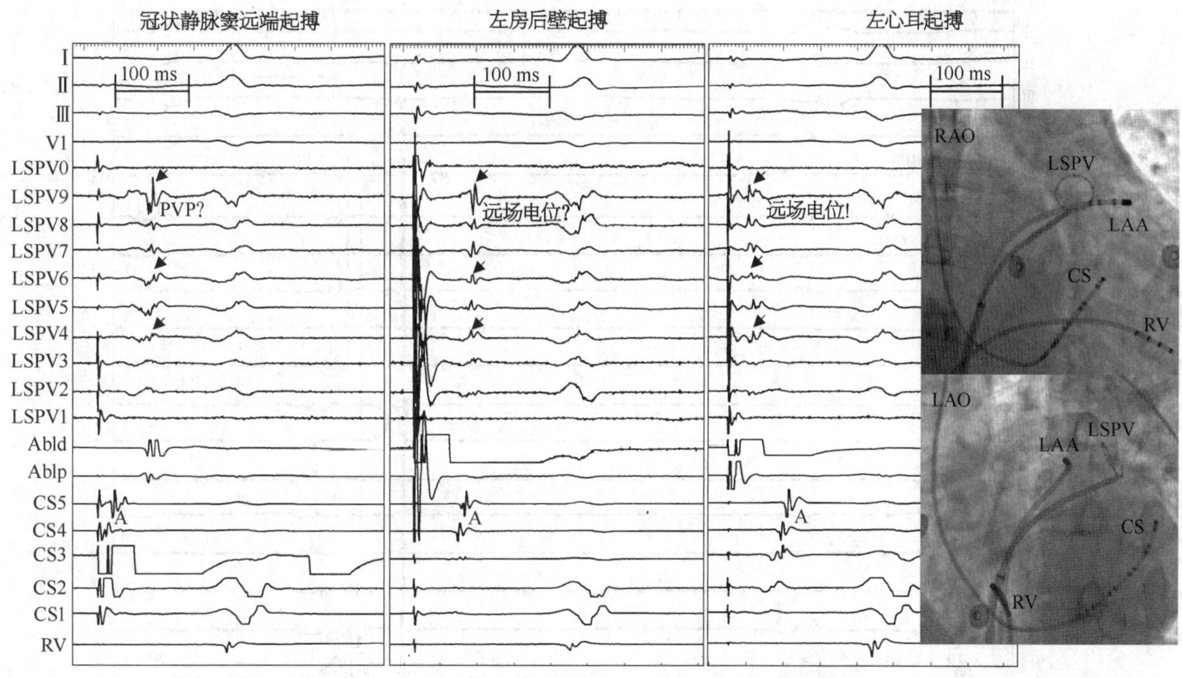

图 5-8-34　远场心房电位的鉴别

冠状静脉窦远端和左心房后壁起搏时，LSPV4～9 记录到的电位(箭头)落后；左心耳起搏时，该电位激动提前；另外，LSPV4～9 记录到的电位没有明确的先后激动顺序，在不同部位起搏时激动顺序也相同，提示其为产生于左心耳的远场电位。可能因 LSPV4～9 在左上肺静脉的前壁，与左心耳之间的距离相对较近所致。LAA，左心耳[引自刘少稳，杨延宗. 导管射频消融肺静脉电隔离过程中残存静脉电位的鉴别诊断. 中华心律失常学杂志，2005，9(3)：197-203]

2. 邻近静脉电活动的鉴别　消融后肺静脉内记录到的低振幅电位也可能源于邻近静脉与心房之间的电连接，即为邻近肺静脉的电活动，也是远场电活动的一种。在分别隔离一侧上下肺静脉时，经过反复消融后如在上肺静脉下壁仍可记录到低振幅的电位，应想到该电位可能是记录到的距离较近下肺静脉上壁的电活动，来自于下肺静脉上壁与心房之间的电连接。此时，如果应用环状电极行一侧上、下肺静脉的同步标测，则在相邻静脉可发现与低振幅电位激动时间相近的静脉电位。在下肺静脉内起搏，也能使上肺静脉内记录到的下肺静脉远场电活动相应提前。有研究表明，在左上和左下肺静脉之间有时可存在电连接。解剖研究提示，部分上、下肺静脉之间的距离较近，非共同开口的肺静脉口之间距离可小于 3 mm，多见于左侧肺静脉，并且上肺静脉口下部和下肺静脉口的上部都是缠绕静脉的心房肌较厚的部位，为上、下肺静脉之间可能存在电连接提供了解剖基础。在这种情况下，首先消融和隔离左心房与左下肺静脉之间的电连接，是取得左上肺静脉电隔离成功所必需的，反之亦然。这些研究也提示，对多根肺静脉同时进行电隔离在房颤治疗中的重要性。

右侧肺静脉在解剖上变化较多，一些患者可能有 3 根或 3 根以上的肺静脉，右中肺静脉一般较小，且开口与右上肺静脉的开口部位相近，有时可能就引流至右上肺静脉开口内，因此在标测和消融右上肺静脉时，如果在右上肺静脉下壁遇到顽固的低振幅电位，应该注意其是否来源于右中肺静脉。少数患者在右上肺静脉的上方有时也可见到较小的独立肺静脉或肺静脉分支，也影响右上肺静脉电隔离成功。术前行心脏和肺静脉 CT 或 MRI 成像检查，以及术中多个体位肺静脉造影的影像学资料有助于了解不同肺静脉之间的关系和分支情况，也有助于残存肺静脉电位的鉴别诊断。右下肺静脉的开口在左心房的后下壁，其近段走行与其他肺静脉之间有一定的角度和距离，因此在右下肺静脉口部记录到邻近静脉电活动的机会较少。有研究表明，与对照组相比，房颤患者上肺静脉直径一般较粗，下肺静脉分支较多。

Marshall 韧带或静脉位于心外膜，从左心房的后外侧走行于左侧肺静脉与左心耳基部之间，引流至冠状静脉窦。经冠状静脉窦放置的特制 Marshall 静脉多极电极可以记录到 Marshall 静脉电位，窦性心律下 Marshall 静脉电位与其前的心房电位形成双电位，有研究提示放置较深的冠状静脉窦电极也可记录到与 Marshall 静脉内相似的静脉电位。在冠状静脉窦和(或)Marshall 静脉与左心房之间存在电连接通道(左心房通道，left atrial tract)，起源于 Marshall 静脉或冠状静脉窦的异位激动可通过该连接通道传至左心房诱发房颤。心内膜与经冠状静脉窦的心外膜导管消融相结合，可提高阻断左心房与 Marshall 静脉或冠状静脉窦之间电连接的成功率，有效抑制起源于这些部位的异位激动诱发房颤的可能。如果有 Marshall 静脉内标测电极的指导，则阻断左心房通道的成功率会更高。

部分患者有时在左侧上、下肺静脉内或静脉口近心室侧也可记录到 Marshall 静脉电位或冠状静脉窦远端的电位。在窦性心律下，肺静脉内记录到的 Marshall 静脉电位特征与肺静脉电位无明显区别，幅度相近，激动时间也无明显差异。但在冠状静脉窦远端起搏时，从冠状静脉窦口到 Marshall 静脉电位的激动时间与窦性心律下两者之间的激动时间相比会明显缩短(39 ms±19 ms vs. 71 ms±25 ms，P=0.04)，而从冠状静脉窦口到肺静脉电位的激动时间与窦性心律时相比却明显延长(96 ms±16 ms vs. 44 ms±19 ms，P=0.04)(图 5-8-35)。

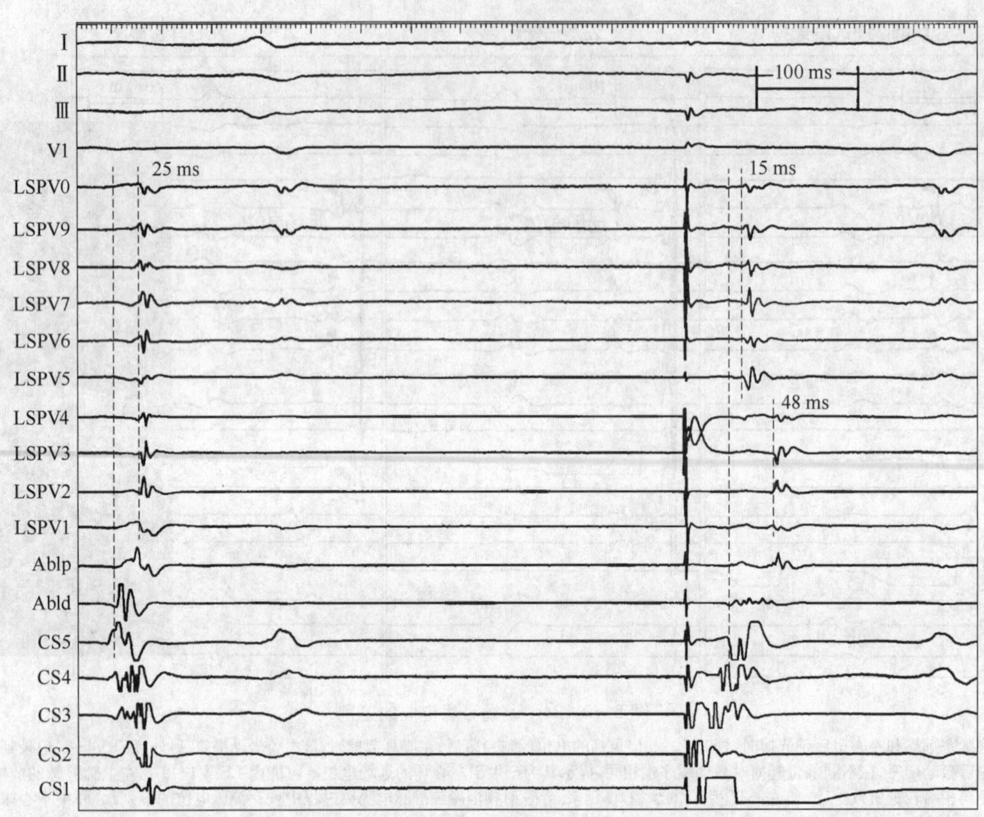

图 5-8-35　肺静脉电位与邻近 Marshall 静脉电位的鉴别

窦性心律时，左上肺静脉记录到的电位到冠状静脉窦口的激动时间是 25 ms；冠状静脉窦远端起搏时，LSPV5～0 与 CS5 电位之间的时间缩短为 15 ms，而 LSPV1～4 与 CS5 电位之间的时间延长为 48 ms。提示 LSPV5～0 所记录到的电位是来自邻近 Marshall 静脉的远场电活动，而 LSPV1～4 所记录到的为局部肺静脉电位，继续消融肺静脉电隔离也证实了这点[引自刘少稳，杨延宗. 导管射频消融肺静脉电隔离过程中残存静脉电位的鉴别诊断. 中华心律失常学杂志，2005，9(3)：197－203]

在异位激动时，部分在左侧肺静脉口部记录到的 Marshall 静脉电位，可能会分为两个静脉电位成分，与心房电位一起就由原来的双电位变为三电位。如果同时行 Marshall 静脉内多极电极标测，则有利于 Marshall 静脉电位和肺静脉电位的鉴别。

3. 其他远场电活动或现象　心房到肺静脉电位的激动时间有时变化较大，这与肺静脉口周围不同部位心房的先后激动顺序、缠绕肺静脉的肌袖走行方向以及心房到肺静脉电连接的传导速度等有关。在环状标测电极的同一记录通道上有时也可以记录到先后两个激动时间不同的肺静脉电位。相对较晚的肺静脉电位可能是心房激动通过其他部位心房与肺静脉之间的电连接激动肺静脉后，再经环行缠绕的静脉肌袖样心房肌传导到标测电极所在部位而形成；在心房与肺静脉的连接部位进行消融后，较晚的局部肺静脉电位消失。另外一个相对较早的静脉电位可能是由于心房激动通过电极对所在部位心房与肺静脉之间的电连接激动肺静脉所致，在局部消融后该肺静脉电位消失。该现象提示缠绕肺静脉的肌袖样心房肌有纵向的也有环行的，在肺静脉同一部位会有多层传导方向不同且电活动彼此互不影响的心房肌缠绕。如果对这种现象认识不足，在其中一个电位被成功消融后，另一个电位则常常会被误诊为远场心房电位而提前终止手术。只要考虑到另外一个电位可能也是肺静脉电位，根据电位的特征和以上讨论的方法进行鉴别诊断并不困难。

在肺静脉口部消融后，静脉内记录到的低振幅电位如果明显延迟，与心室电活动的激动时间相近，则需要鉴别该电位是否为远场心室电活动，此时心室起搏有助于鉴别诊断。肺静脉内的低振幅电位如果为远场心室电活动，则在起搏夺获心室时，该电位的激动会相应提前。

有些心脏电生理多导记录仪可能会在一些通道上产生干扰，干扰电位的出现时间及形态特征有时与肺静脉电位较难鉴别，但干扰电位没有先后激动顺序，即使在不相邻的通道上其激动时间也完全一样。另外，在调整静脉内环状电极的位置或应用环状电极对不同的肺静脉进行标测时，干扰电位仍然存在于固定的记录通道上，其形态特征和激动时间等也无变化。

（六）随访和复发病例处理

随访期间，原则上应停用除 β 受体阻滞剂以外的所有抗心律失常药物，但对于房颤病史长、每次发作持续时间长、左心房较大的房颤患者，尤其是持续或长程持续性房颤患者，术后可服用Ⅰ类或Ⅲ类抗心律失常药物 3 个月，以后如果没有房颤发作可逐渐停药。对于术后短时间内仍有房速、房扑或房颤发作者，应观察至少 3 个月再决定是否需要进行再次消融治疗，因术后短时间内复发的房性心律失常，多数病例在 6～8 周可逐渐消失。但如果术后房扑、房速或房颤发作持续时间长、症状较重，应及时终止这些心律失常，并考虑药物治疗。有研究发现，对于术后早期发生的持续性房速、房扑和房颤，在术后 1 个月内及时终止，可提高这些患者的远期成功率。随访期间如经动态心电图证实心律失常发作的频度和类型与术前相同，视为复发,可择期行第二次电生理检查和消融治疗。少部分复发病例可通过口服抗心律失常药物而得以有效控制。

静脉电隔离后房颤复发的主要原因是心房与静脉之间的电传导恢复,对于术后1年内的复发患者更是这样,在再次手术时应标测和消融心房与静脉之间电传导已恢复的所有大静脉。再次消融手术时也可以考虑改变房颤的消融方法,并注意寻找肺静脉外可能存在的异位兴奋灶,包括应用各种方法诱发潜在的异位兴奋灶。对于1年后的复发房颤病例,由肺静脉外异位兴奋灶诱发房颤的比例较高。对于每次房颤发作持续时间较短而发作较频的复发患者,起源于异位兴奋灶的频发房性期前收缩和(或)短阵房速所起的触发或驱动作用则更重要。上腔静脉是肺静脉外异位兴奋灶最常见的起源部位,约8%的阵发性房颤由上腔静脉起源的异位激动触发或驱动。每次发作持续时间较长的复发房颤患者,在第二次手术时除对恢复传导的肺静脉进行再次消融电隔离外,应考虑增加适当的消融线,并对房颤时的心房复杂碎裂电位进行标测消融。复发的心律失常在以房扑或房速为主时,第一次手术如为应用环状标测电极指导下的肺静脉电隔离消融方法,则这些复发的房扑或房速多是由起源于肺静脉内的异位快速电活动通过已恢复的心房与肺静脉之间的电连接驱动心房所致,因此,第二次手术仍可考虑应用环状标测电极指导下的肺静脉电隔离消融方法进行治疗。复发的心律失常虽然是以房扑或房速等为主,但第一次治疗房颤的方法为三维标测系统指导下的环肺静脉线性消融,则复发规律房性心律失常的机制多数是大折返,在第二次手术时最好应用三维标测系统对这些大折返环进行标测和消融。房颤导管线性消融术后出现的大折返性房速的折返环变化较多,可以围绕三尖瓣环、二尖瓣环、左右肺静脉(左心房顶部)、房间隔或其他解剖和功能传导屏障进行折返。有利于折返形成的屏障除心房各相关解剖结构外,还包括既往心肌病变、手术或消融引起的瘢痕和不完整消融线等。另外,在一些患者也可能同时存在由多种机制(异位兴奋性增高和折返)或多个折返环引起的快速房性心律失常,增加了成功导管消融治疗的难度。因此,对于线性消融术后复发的规律房性心律失常患者,应用三维电解剖系统进行标测和消融,并与起搏拖带技术相结合可提高诊断的准确性和治疗的有效性。

【附】 心腔内超声在房颤导管消融中的作用

术中怎样确定电极导管与心内各解剖结构的关系,即评价电极导管的确切位置,X线透视有很大的局限性。心腔内超声(intracardiac echocardiography, ICE)通过对消融电极导管远端位置及其与左心房、肺静脉等解剖结构间的相对关系和肺静脉口部直径、形态等的评价,有利于确定合适的消融平面,降低肺静脉狭窄的发生率,提高导管消融的有效性。心腔内超声检查和静脉造影确定肺静脉开口位置的对比研究表明,两者的符合率只有20%。一般情况下静脉造影所确定的肺静脉开口位置较深,可能是由于后者是根据造影剂从肺静脉进入心房的最早处确定静脉开口的部位,而实际上肺静脉与心房的交接并不是完全在一个平面上。在根据静脉造影确定肺静脉开口的部位时,也受患者静脉造影体位的影响。对房间隔穿刺困难的患者,心腔内超声检查可提供重要的相关解剖结构信息。心腔内超声的应用也有利于术中及时发现心包出血或心脏压塞等并发症。

心腔内超声也可通过监测放电过程中消融电极导管远端与组织之间微泡的形成,合理调整射频消融能量的输出,使消融损伤的透壁性更均匀,降低心肌穿孔并发症的发生率,减少术后心房与肺静脉之间电传导恢复的可能性,也降低术后房颤的复发率。在心腔内超声监测下进行射频消融,电极导管与组织之间可以产生两种微泡,一种是偶发散在的微泡(scattered microbubbles),提示组织温度过热;另外一种是大量而密集的微泡(brisk shower of dense microbubbles),提示电极导管与组织之间的阻抗即将升高。在第一种情况下应降低消融能量的输出,而在第二种情况下应及时停止放电,如未产生微泡则应重新评价电极导管远端与心房壁之间的关系,在确定两者之间贴靠良好时,采用滴定法递增消融的输出功率。来自美国Cleveland心脏中心的临床研究提示,应用上述心腔内超声和环状标测电极指导下的肺静脉前庭射频消融电隔离治疗房颤,在不用抗心律失常药物的情况下可使术后房颤的复发率降低到10%左右。但也有研究提示,心腔内超声对左心房内解剖结构的确定和导管消融的指导作用有一定的局限性,在部分患者可能无法准确确定消融电极导管的具体部位,也不能准确评价消融电极导管与组织之间微泡的产生情况。心腔内超声检查可明显增加手术费用。

五、导管消融治疗房颤的相关并发症

导管消融治疗房颤有与其他快速性心律失常导管消融治疗相似的并发症,但由于房颤导管消融治疗需要房间隔穿刺、左心房内导管操作和消融放电次数较多、手术时间较长等原因,栓塞(气栓、血栓),心脏穿孔和心脏压塞等严重并发症发生的风险相对增多。另外,由于房颤患者本身有一定的血栓栓塞发生的风险,如果手术前后和术中的抗凝治疗不适当,则增加围手术期血栓栓塞并发症的发生率。手术前后及术中合理的抗凝治疗、消融能量和导管的选择以及合适消融能量的设定等,都有利于降低房颤导管消融围手术期血栓栓塞并发症。血栓栓塞并发症的预防在抗凝治疗中已讨论过,肺静脉狭窄和左心房食管瘘是房颤导管射融治疗中特有的并发症,是本节讨论的重点。

与射频能量相比,理论上冷冻消融的优势在于其安全性。在进行深低温冷冻消融之前,冷冻能量就可以对组织造成可逆行损伤(冷冻标测),大大减少了对重要组织(如希氏束)造成永久性损伤的风险。在冷冻消融过程中,消融导管与拟消融组织相互黏附,不会发生导管移位。另外,冷冻消融保留了组织细胞的超微结构,减少了血栓形成等其他严重并发症的风险。但冷冻球囊消融需要特别关注膈神经麻痹(phrenic nerve palsy, PNP),发生率为3%～19%。直径23 mm球囊消融膈神经麻痹的发生率要显著高于28 mm球囊,常见发生于右上肺静脉消融。虽然膈神经麻痹的发生率较高,但是大部分病例都是暂时性的,术后持续超过1年的膈神经麻痹发生率小于0.4%。在冷冻消融过程中可以通过起搏监测膈肌的运动,如果发现膈肌活动减弱及时停止消融,可减少膈神经麻痹的发生率。也有文献报道了一些与冷冻球囊消融相关的特殊并发症,如肺出血、医源性房间隔缺损、心包外冻冰形成、肺静脉壁内血肿等。尤其需要注意的是,既往认为冷冻球囊消融的安全性比较高,几乎不发生左心房食管瘘这一严重并发症,但目前已有左心房食管瘘的个案报道。二代冷冻球囊可产生更低的消融温度，伴随着消融效率的提高，膈神经麻痹和左心房食管瘘等并发症的发生率也增加。

（一）肺静脉狭窄

1. 肺静脉狭窄的发生率　肺静脉狭窄的发生率与房颤导管射频消融的方法有关。早期采用肺静脉内点消融时，肺静脉狭窄的发生率高达4%～28%，因此，这一消融方法目前已被废弃。采用肺静脉口部节段性消融后，该并发症的发生率已明显降低（1%～17.3%），在法国 Haissaguerre 实验室，初期报告的肺静脉狭窄发生率为4%，而近期已降低至1%以下。肺静脉狭窄并发症的明显降低，主要与消融线更靠近肺静脉口外心房侧有关。三维标测系统在房颤导管消融治疗中的应用可保证消融部位更靠近肺静脉外心房侧，使肺静脉狭窄这一并发症的发生率进一步降低或消失。输出功率较高、消融部位靠近肺静脉口内时，肺静脉狭窄的发生率较高。另外，与常规温控消融电极导管相比，应用冷盐水灌注电极导管进行消融，有利于降低肺静脉狭窄的发生率。需要说明的是，文献报告中的肺静脉狭窄发生率很可能被低估。有研究发现肺静脉的狭窄程度随着时间的推移会有不同程度的进展，部分术中20%～50%的狭窄，术后可能会进展至大于50%，少部分甚至最终会完全闭塞。另外，目前在多数房颤消融中心，肺静脉狭窄的筛查仅限于术后出现呼吸系统症状的患者，而对于无症状和症状较轻的患者则未进行包括选择性肺静脉造影、磁共振和多层螺旋CT在内的肺静脉影像学检查，以除外肺静脉狭窄。

2. 肺静脉狭窄的临床表现　一般认为，肺静脉狭窄有无临床症状及症状的严重程度与狭窄血管的支数及狭窄程度有关。单支程度较轻（小于60%）的肺静脉狭窄通常无症状，而单支肺静脉完全闭塞或多支肺静脉同时狭窄则患者多有症状。导管消融所致的肺静脉狭窄并无特异性的临床症状与体征，最常见的症状为呼吸困难、咳嗽，轻者仅在劳力时出现，重者在静息时亦可出现，大多呈进行性加重；其他症状包括胸痛、咯血、低热，抗生素治疗疗效不满意且反复发作的肺部感染以及胸腔积液等。上述症状出现的时间相差较大，早的在消融过程中即可出现，多数于术后1周内发生，而在有些患者上述症状也可以晚到术后8个月时才出现。肺静脉狭窄患者胸部平片及CT、磁共振等可见肺内浸润性片状阴影，通常并不能提供特异性的诊断线索，而肺部通气灌注扫描的表现则与肺栓塞相类似，可见病变区域血流灌注减少但通气功能正常。具有上述症状的患者通常首先就诊于呼吸科，易被诊断为其他肺部疾病，如肺炎、肺支气管肿瘤和肺栓塞等，造成长期误诊。因此，对于肺静脉消融术后出现呼吸系统疾病表现的患者，应特别注意肺静脉狭窄的可能，进行磁共振或多层螺旋CT血管增强扫描及有创性肺静脉造影基本可以确定诊断，经食管心脏超声检查也有助于对肺静脉血流的评价。

3. 肺静脉狭窄的处理　对于无症状的肺静脉狭窄患者，除持续抗凝预防血栓的形成外无需针对性治疗；有症状且药物对症治疗效果不满意的患者则通常需要行介入治疗。Packer 等报告10例共17根狭窄肺静脉的治疗经验，所有患者药物治疗无效，均进行了球囊扩张术，其中4例置入了支架。虽然患者的症状均在术后即刻解除，但在4个月后，7例（70%）患者因症状复发再次行肺静脉造影，显示均有原扩张部位的再狭窄，第二次介入治疗后仍有3例患者症状复发，其中2例又接受了1次，1例接受了2次（共4次）介入治疗。现阶段症状性肺静脉狭窄的处理仍相当困难，介入治疗虽有非常好的即刻效果，但术后再狭窄的发生率却很高；无症状肺静脉狭窄患者的远期预后也需进一步观察。对于介入治疗无效的严重肺静脉狭窄患者，也可考虑行外科肺静脉成形术，已有应用心包对肺静脉进行外科成形手术的成功病例。动物研究表明，肺静脉狭窄后的病理改变主要是肺静脉内膜增厚、血栓形成、内皮细胞挛缩以及弹性层增生所致。因此，有人提出术中如果发现肺静脉狭窄，应及时应用类固醇激素，但是否能够延缓和减轻肺静脉水肿、挛缩和狭窄还有待于进一步的研究。

4. 肺静脉狭窄的预防　随着导管消融治疗房颤方法学的成熟和经验的增加，严重肺静脉狭窄的发生率已明显下降。三维标测系统在房颤导管射频消融中的应用，使这一并发症的发生率进一步降低或消失。为了避免肺静脉狭窄的发生和正确评估其发生率，应该注意以下几点：① 消融的部位应尽量靠近肺静脉口外心房侧；② 在有效消融的前提下，合理控制消融能量和温度；③ 及时识别肺静脉狭窄的早期征象，如环形标测电极的变形和移位、消融电极送入肺静脉的操作变得困难等，对于经验不足的术者，每个病例均应重复肺静脉造影；④ 在随访过程中，如果患者出现呼吸困难、咯血、咳嗽、反复的肺内感染或胸腔积液等症状和体征，应进一步行磁共振和螺旋CT增强成像检查，以排除肺静脉狭窄的可能；⑤ 呼吸科和胸外科医生应提高对房颤导管消融术后肺静脉狭窄并发症的认识。

（二）左心房食管瘘

解剖上食管走行于左心房后壁，行房颤导管消融时，左心房后壁的透壁性损伤有可能伤及食管，严重时可引起左心房食管瘘。左心房食管瘘的具体发病情况目前仍不清楚，文献上只有个例报道，且主要发生在一些行房颤导管消融时应用较大能量输出的中心。比如，一些中心在早期应用8 mm温控射频消融导管治疗房颤时，温度设置在60℃，而能量输出高达100 W。左心房食管瘘的主要临床表现是感染性心内膜炎，多出现在房颤导管消融术后数日，表现为发热、反复发生的多发性栓塞（气栓、血栓或炎性栓子），引起中枢神经系统和心肌的损害。对于术后出现不明原因发热、多发性栓塞和心内膜炎的患者，应排除左心房食管瘘的可能。左心房食管瘘的发病率虽然罕见，但如果不及时发现和治疗则可能是致命性的，患者病情多迅速恶化，可因败血症、多发性栓塞而死亡。在左心房食管瘘诊断明确后，最有效的治疗方法是及时行心脏及食管修补术。

为了预防和降低左心房食管瘘，很多研究对左心房与食管的关系进行了研究。发现心房和食管壁均较薄，两者之间的距离较近，食管一般位于左心房后壁偏左侧，在两者之间可见厚薄不一的脂肪垫。在不同患者左心房与食管之间的相对位置关系变化较大，即使是同一患者在术中也可见食管相对于左心房的位置有较大的变化，相对位置的移动可达2.5 cm。有研究提示，在全麻下行房颤导管消融时，食管内对应左心房后壁相应部位的损伤明显增加，可能与全麻下食管丧失保护性躲避功能有关。围手术期质子泵抑制剂的应用（术前数日，术后3周），也可降低房颤导管消融患者食管内损伤的发生率。提示胃酸在食管内损伤和左心房食管瘘的发生中起着重要的作用。另外，一些研究对在房颤导管消融中食管内的温度进行了监测，但其应用价值还有待于进一步的临床研究。预防左心房食管瘘最有效的方法是降低房颤导管消融时能量的输出，尤其是在左心房后壁消融时，并避免在同一部位反复重复放电。在应用8 mm温控射频导管消融时，常规可把温度和能量输出设置在50℃、50 W；而在应用冷盐水灌注导管消融时，能量输出应在30～35 W。应用直径28 mm的冷冻球囊消融与小直径球囊相比，也有更低的左心房食管瘘发生率。随着对左心房食管瘘认识的提高，这一并发症的发病率会进一步降低，但仍然应对这一致命性并发症提高警惕。

导管消融治疗房颤的方法学还在不断发展和完善的过程中，标测和消融电极导管等器械的不断改进，以及能够通过导管技术造成心房连续、均匀、透壁损伤的新消融能量的应用，都有可能进一步提高手术的成功率、缩短手术时间和降低术后房颤的复发率，但也同时会出现新的相关并发症。另外，由于该项技术在临床的应用时间不长，其长期治疗作用也需要时间的检验，需要多中心合作的、更大样本的临床观察和随机对照研究。

第五节　室性心律失常的导管消融治疗

李毅刚

室性心律失常可分为室性期前收缩（室早）、非持续性室性心动过速（室速）、持续性室速、心室扑动、心室颤动（室颤）。为了叙述方便按持续性室速和室颤两部分讨论。因为室早、非持续性室速和心室扑动的消融方法与持续性室速和室颤中的一些具体消融方法相同，故安插在上述这两部分中一并讨论。

一、室性心动过速的射频消融

室性心动过速可分为器质性心脏病室速和非器质性心脏病室速。器质性心脏病室速是指发生于有器质性心脏病证据患者的室速。如冠心病、心肌病、心脏瓣膜病、心肌炎、致心律失常型右心室发育不良、长Q-T综合征以及各种心脏外科手术后等。临床上以冠心病，特别是心肌梗死后室速，最为多见。非器质性心脏病室速又称特发性室速，是指发生于利用目前诊断技术未能查出患者有器质性心脏病证据的室速。临床上其发病并不少见，其发病率占所有室速患者的16%～20%，其中多数特发性室速起源于右心室流出道。

在处理室速患者时常会遇到抗心律失常药物常无效或效果不佳的问题。射频消融技术的出现提供了根治室速的可能性，而无抗心律失常药物引起的副作用。但射频消融的有效性和安全性取决于室速的类型和起源。从患者的器质性心脏病类型和室速电生理特征可以预测射频消融的可能效果。为了射频消融术的标测和消融的方便，可将室速分为瘢痕相关的室速、束支折返性室速和特发性室速。各种室速的电生理及典型心电图特征，消融部位及效果见表（表5-8-2）。

表5-8-2　室速的标测和消融

室速的起源	发生机制	QRS形态	消融部位	消融成功率	并发症
瘢痕相关的室速					
冠心病，心肌梗死后	折返	多种，可变	心肌梗死区，病理区	60%～90%	5%～10%
右心室发育不良	折返	LBBB	心坏死区，病理区	60%～90%	5%～10%
非缺血性心肌病	折返	多种，可变	瘢痕区，病理区	60%	少见
法洛四联症	折返	LBBB，RBBB	RVOT，室间隔	高	少见
锥虫病	折返	多种，可变	瘢痕区，心外膜	26%	不详
心脏类肉瘤病	折返	多种，可变	瘢痕区，心外膜，冠状动脉窦	不详	不详
束支折返性室速	折返	LBBB，RBBB	右、左束支	100%	房室传导阻滞
特发性室速					
右心室流出道	触发	LBBB，电轴向下	RVOT	90%～95%	1%～2%
左心室流出道	触发，折返	LBBB（V3：R>S）RBBB，电轴向下	LVOT	90%	少见 左主干急性闭塞
冠状动脉窦	触发，折返	LBBB（V3：R>S），RBBB，电轴向下	冠状动脉窦	100%	少见
心外膜	触发	LBBB，电轴向下QRS波群起始呈类似δ波	心外膜	不详	不详
非典型部位室速	触发，折返	RBBB，电轴向下	心室流入道，二尖瓣环，心尖部等	>90%	少见
左心室特发性室速	折返	RBBB，电轴向左上	右后支分支	90%～95%	1%～2%

注：LBBB，左束支传导阻滞；RBBB，右束支传导阻滞；LVOT，左心室流出道；RVOT，右心室流出道。

（一）术前准备

一般择期手术要求门诊做好各种检查准备。重点项目包括血常规、血沉、电解质、肝肾功能、血糖、心肌酶、凝血功能等各项指标需在正常范围内。能纠正的异常指标及时纠正。超声心动图评价心脏整体和局部运动功能，各瓣膜运动情况，有无反流、狭窄，卵圆孔是否闭合，排除心腔内血栓。心电图、24 h动态心电图，结合病史和临床症状分析。如有必要应先行冠状动脉造影，有适应证者应先行冠状动脉介入治疗或搭桥术。

术前要求空腹 6 h 以上，术前 1 h 可适当给予镇静剂，如地西泮 5～10 mg 口服。无休止室速等紧急情况可在准备工作就绪后立即进行。有时，需在气管插管，充分镇静麻醉后连接简便人工呼吸机，然后行射频消融术。

抗凝治疗的患者，术前 5～7 d 停用口服抗凝剂，改用皮下注射肝素，并于介入术当日停用。术前 INR（international normalized ratio）应小于 2 或一期凝血酶原时间测定（Quick's test）大于 40%。

一般要求术前停用抗心律失常药物 4～6 个半衰期或以上。但是，有一些患者，特别是有器质性心脏病室速患者，即使在用抗心律失常药物情况下，室速仍很频繁，或呈无休止室速。这时就不必停用或改变抗心律失常药物。另外，如果患者一直服用胺碘酮，需在术前至少 4 周前停用。但多数的情况是患者因室速加重，而改用胺碘酮，或口服改为静脉给药。此时胺碘酮可不停用。

装有起搏器的患者，应体外程控为 VVI 起搏方式，频率设为 40～50 次/min。装有自动转复/除颤器（ICD）的患者，应关闭其除颤功能和抗心动过速起搏（ATP）功能，起搏方式的体外程控同上。对器质性心脏病室速伴完全性房室传导阻止利用三维标测系统（如电解剖标测 CARTO 或 EnSite 系统）行振幅标测和线性消融者，可体外程控为 VVI 起搏方式，频率可设为 70～80 次/min，在起搏下行振幅标测。

（二）电生理检查

右侧股静脉穿刺，一般选用 3 根导管（5～7 F），分别放置于右心房高位、希氏束、右心室心尖。特别是第一次电生理检查术，为排除束支折返性心动过速等，3 根导管是必要的。第二次电生理检查和射频消融术及随访检查，一根右心室起搏导管，一根消融导管即可。

诱发室速的刺激方式在各实验室间有很大差别。多采用 2～3 个基本周期（600 ms、500 ms、430 ms），2 个刺激部位（右心室心尖和流出道），3 个期前刺激。刺激脉宽为 2 ms，强度为刺激阈值的 2 倍。

在对器质性心脏病患者行心室刺激时可诱发室颤；室速随时可转变为室颤；室速时血流动力学也可不稳定。这些情况均需立即体外转复或除颤。因此，术前应在体外放置好除颤电极备用。

（三）消融导管的选择和能源设置

一般消融导管为 7 F 或 8 F 四极温控大头导管。根据电生理检查的结果将消融导管经股静脉置于右心室或经股动脉置于左心室。因为大多数心肌梗死后室速起源于左心室，因此一般需要穿刺股动脉，逆行通过主动脉瓣进入左心室。有时，髂动脉、腹主动脉狭窄或走行弯曲，消融导管不能通过。可先使用长导引钢丝通过狭窄或弯曲部位，然后更换 40～60 cm 的长鞘管。应避免暴力推进，以免造成血管夹层等并发症。必要时穿刺对侧股动脉。对上述方法消融导管仍不能顺利通过或有主动脉瓣狭窄，主动脉瓣修补术后患者，或介入手术需要可行房间隔穿刺。消融导管通过左心房进入左心室，进行标测和消融。

1. 温控消融导管　温控消融导管对室速的消融很有帮助，可以降低导管头端烧焦，形成凝集炭化块的可能性。降低炭化块脱落后形成栓塞的并发症。特别是在左心室放电时，造成脑栓塞的可能。常规消融导管头端电极为 4 mm（另有头端电极为 8 mm 的消融导管）。放电发生器一般设置在 30～35 W，输出功率控制在 50 W 以下，温度控制在 65℃以下。

2. 灌注消融导管（irrigated catheter）　为了增加射频消融的效果，加深射频消融的损伤，目前灌注消融导管已得到越来越广泛的应用。大头导管的温度升高是由热能从组织向导管传导产生的。当用固定输出功率放电时，大头导管温度超过 100℃，即可发生凝焦，阻抗升高。温度进一步升高，凝块发生炭化。为防止炭化，只可降低输出功率。这样，产生的损伤就变小，不利于室速的消融。灌注消融导管可解决这一矛盾。实验表明，温控消融导管应用时，允许输出功率的大小取决于血液对消融导管的冷却作用。灌注消融导管就是利用这一原理，在放电的同时，灌注冷却大头导管。不但可增加输出功率，而且不产生电极凝焦。

灌注消融导管有两种，即内循环式（internal circulation）、喷淋（sprinkle）式和套管（sheath）式。内循环式由导管内循环相连的两根管道组成，冷却液从一根管道流入，通过消融导管头端（起到冷却作用）后，从另一根管道返回。喷淋式导管内只有单一管道系统，此管道与可控流速的输液管道相连。埋藏有温控元件的消融导管头端电极周围有 6～56 个微孔。冷却液从单一管道流入，电极周围微孔流出，从而起到冷却作用。套管式冷却方式实际上是将冷却液通过延长的导管鞘管流到消融导管头端电极起到冷却作用。内循环式结构复杂，效果也比另外两种差。套管式虽然结构简单，但使用性、可控性差。喷淋式使用性、可控性均较好，因此，临床上多用的是喷淋式导管。室速消融时，输出功率一般设定为 30～50 W。冷却液流速一般控制在 17～30 ml/min。器质性心脏病室速患者的心功能一般较差，流速太大可加重心脏负荷，加重心力衰竭。我们的经验是大部分患者可以承受，很少有因心力衰竭加重而终止消融术的病例。电极的温度一般控制在 42～45℃，不超过 50℃。对于有 52～56 个微孔的灌注导管消融时，温度控制不可靠。以 Thermocool SF 为代表。导管在开始尝试使用 SF 导管进行消融时，初始消融功率建议设置为 25～30 W，根据消融的效果决定是否需要逐渐增加输出功率。电位的下降是反映消融有效的最重要参数。阻抗下降也可作为消融有效的参考指标，通常阻抗下降 10 Ω 提示损伤形成。在消融过程中导管头端记录的温度通常在 28～32℃，因此温度不能作为导管是否贴靠和是否已经产生有效消融的指标，如果因为温度过低，过度推送导管，增加导管与心肌组织的贴靠，会增加"steam pop"的发生率。

（四）术中抗凝

股静脉、股动脉穿刺成功后可静脉给予肝素 5 000 IU，然后每小时补给 1 000 IU。如计划行房间隔穿刺，进而行左心室标测和消融，肝素则于房间隔穿刺成功后给予，用法同上。肝素的用量根据全凝血时间（ACT）调整，使其保持在 250 s 以上。如计划剑突下穿刺行心外膜标测和消融，肝素则于剑突下穿刺成功后给予，用法同上。

(五) 消融的适应证

1. 瘢痕相关性室速消融的适应证　随着对室速形成机制认识的不断提高，对射频消融技术设备的不断改进，经验的不断积累，室速消融的适应证也不断扩展。目前应用的室速消融的指征如下：① 无休止室速(incessant VT)；② 频繁发作的室速，药物治疗效果不佳或不能耐受、耐药和拒绝服药者；③ 安置ICD后因频繁发作的室速/室颤而需反复电击除颤，或需ICD反复抗心动过速起搏(ATP)终止室速。

有丰富经验的医院或心脏中心正在对其他室性快速性心律失常发作情况进行研究，比如：临床证实的非频发的室速；未经临床证实但程序心室刺激可诱发的持续性室速等；目前还没列入常规消融适应证。

2. 特发性室速消融的适应证　① 室速引发晕厥或前晕厥的症状；② 反复发作的持续性室速，频繁发作的非持续性室速/室早伴有明显的临床症状；③ 药物治疗效果不佳或不能耐受，耐药和拒绝服药者。

(六) 室速的特征、标测和消融选择

1. 瘢痕相关性室速　心室瘢痕区域与多数持续性室速的形成有关，并组成折返环的一部分。瘢痕相关室速大多为心肌梗死后室速。另外，致心律失常型右心室发育不良性心肌病、锥虫病、心脏类肉瘤病、心脏瓣膜病等非缺血性心肌病以及各种心脏外科手术后等情况均可产生瘢痕相关的折返性室速。

瘢痕相关的室速折返环的大小、形态和位置因人而异，变化多端。可为单一环路，亦可为多环路。目前，广泛认同的是El-sherif在对心肌梗死后室速提出的“8”字形折返模型。在此基础上，20世纪90年代初Stevenson又通过计算机模型提出了心肌梗死后室速“8”字形折返机制图。室速折返环是由两个循环激动波组成。一个顺时针方向，一个逆时针方向环绕两个功能阻滞区运行。

为了对室速标测和消融的认识，需要了解如下几个有关折返环的基本概念(图5-8-36)。

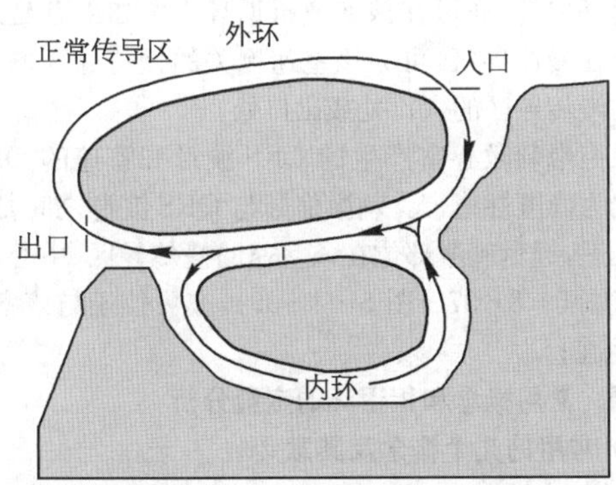

图5-8-36　室速“8”字形折返示意图

室速折返环是由两个循环激动波组成。一个顺时针方向——“外环”，一个逆时针方向——“内环”，环绕两个功能阻滞区运行

慢传导区(slow conduction zone)：又称折返环的峡部。由于存活心肌肌束间的纤维化减低了细胞间的耦联，损伤了激动路径，导致激动传导的减慢，从而具备了形成折返的先决条件。这部分心肌的除极不能在体表心电图上表现出来。这一部位的确定是室速标测和消融的关键。

室速的出口(exit)：室速时，激动自慢传导区传出到正常心肌的部位。

室速的入口(entrance)：室速时，激动自正常心肌区域返回传入到慢传导区的部位。

室速的入口到出口可划分为3段：近侧段(proximal region)、中心段(central region)和出口段(exit region)。

折返环的外环(outer loop)：室速时，激动自慢传导区的出口传到正常心肌区域，然后传入到慢传导区入口部位的激动环。外环常围绕瘢痕区。QRS波群是激动自折返环的出口传出后，周围心肌组织除极产生的。

折返环的内环(inner loop)：室速时，限定于瘢痕区内的激动环。

共同通道(common pathway)：两个折返环路共同拥有的缓慢传导区。

无关通道(bystander)：盲道和与维持室速运行无关的通道。

(1) 体表心电图定位：总体而言，在器质性心脏病室速患者比在非器质性心脏病室速患者，用QRS波形态推断室速起源部位准确性低。心脏病的器质性改变越大，根据QRS波形态推断室速起源部位的准确性越差。例如，冠心病患者，心肌梗死面积越大，心脏功能越差，根据QRS波形态推断室速起源部位就越不准确。

90%以上的器质性心脏病室速起源于左心室。如果V1导联QRS波群表现为RBBB形态，室速的出口在左心室，且非间隔部位。如果V1导联QRS波群表现为LBBB形态，室速的出口在右心室或室间隔。但根据我们的经验，室速的关键部位——慢传导区在大多数患者仍然在左心室。大多数患者消融成功的部位在左心室，只有少数患者在右心室。如果V1导联QRS波群表现为LBBB形态，Ⅰ导联、V6导联表现为Q波，室速的出口在左心室心尖间隔部。Ⅰ导联、V6导联表现为R波，室速的出口在左心室下基底部，靠近间隔部。V2～V5导联QRS波群主波为S波，室速的出口在左心室心尖部。V2～V5导联QRS波群主波为R波，室速的出口在左心室基底部，即房室环附近。QRS波群在Ⅱ、Ⅲ和aVF导联主波向下，室速的出口在左心室下壁。QRS波群在Ⅱ、Ⅲ和aVF导联主波向上，室速的出口在左心室前壁。

(2) 心内电图标测：根据记录方式不同，心内电图可分为单极电图和双极电图。单极电图是消融导管大头电极和远距离的参考电极(如放置于下腔静脉或Wilson中心电端的电极)的记录图。没有滤波的单极电图是不可靠的。因为在瘢痕区重要标测部位的局部电图，残存心肌产生的低振幅电位可以被瘢痕区周围组织产生的远场电位干扰，而不易辨认。采用高通滤波可减少远场电位的干扰。双极电图是两个近距离的电极的记录图。一般用消融导管大头电极和相邻近端电极的记录图。亦可减少远场电位的干扰。可增强对瘢痕区残存心肌组织产生的低振幅电位的识别。但双极电图是由两个单极电图组成的，双极电图可产生于双极中的任何一个。由于大头电极接触不良等原因，双极电图可能只反映近端电极的记录图，而消融产生于大头电极，因此消融可无效。这种情况下，如果同时记录单极电图可有利于识别这一情况。

1) 窦性心律时的心内电图标测：窦性心律时可在心内

某些部位记录到发生在 QRS 波群之后的碎裂电位，和体表心电图上记录到的晚电位相对应。碎裂电位通常出现在慢传导区中心、出口和入口周围，以及无关通道的部位。诱发室速后，碎裂电位可以消失，也可以在室速的舒张期出现，称为舒张期电位。舒张期电位是室速标测和消融定位的重要参考指标。

窦性心律时的心内电图标测可以确定心肌异常传导区和瘢痕组织区，特别对血流动力学不稳定性的室速，可粗略定位。而后，进行起搏标测和室速下的拖带标测，给室速标测和消融定位赢得时间。

2) 室速时心内电图标测：非器质性心脏病室速多为灶性起源。激动从病灶发出向外传播，激动整个心室。最早激动点代表室速起源部位，比 QRS 波群一般提前 15 ms 以上，对室速的标测和消融很有帮助。瘢痕相关的室速多为折返性室速。虽然动物实验和人体心电激动的研究观察发现，室速的出口激动和室速 QRS 波群的起始部一致，但是在该处消融成功率并不高，原因可能是室速的出口比较宽；出口周围的心肌或无关通道的激动影响以出口处提前激动判断消融成功的特异性。室速时记录到的提前出现的电位不是判断消融靶点的可靠指标。室速时的收缩期前电位、舒张期电位可在慢传导区出口、中心和入口记录到，也可在无关通道处记录到。无关通道的激动可出现于室速周期的任何时相。因此，室速的标测和消融定位时，排除无关通道的激动至关重要。

室速时舒张期电位还可表现为连续性高频低幅电位及舒张中期孤立电位。前者是双极记录到的连续性的电活动，其单独存在对判断消融成功的意义并不大；后者是舒张中期出现的低幅单波，或一组高频低幅的波群。此电位是由标测导管局部除极产生的，与心室收缩期电位相分离，可位于舒张早期、中期或晚期，统称舒张中期孤立电位(图 5-8-37、图 5-8-38)。舒张中期孤立电位是一比较敏感的定位指标。如果在记录到舒张中期孤立电位的部位证实隐匿性拖带，可提高消融成功率。Bogun 等曾对 14 例冠心病室速射频消融的靶点图进行了分析，在所有定位指标中，隐匿性拖带和不能与室速分离的舒张中期孤立电位的阳性预测价值最高(89%)，特异性也最高(95%)，而敏感性仅为 32%。

(3) 起搏标测：起搏标测是室速标测定位的重要方法之一。在窦性心律下，用标测电极，以室速相似(或较慢)的频率刺激心室。比较刺激产生的心电图和室速心电图 QRS 波群形态。两者相同或相似，说明起搏点为接近室速的出口所在部位。起搏标测可分为单极起搏标测和双极起搏标测。与单极电图相似，单极起搏标测是消融导管大头电极做起搏阴极，远距离的参考电极(如放置于下腔静脉或 Wilson 中心电端的电极)做起搏阳极的起搏标测方法。双极起搏标测是消融导管两个近距离的电极的起搏标测方法。一般大头电极做起搏阴极，另一电极做起搏阳极。根据大头电极和心肌组织的接触情况，起搏 QRS 波形可为两个电极或两者之一的起搏图形。使起搏图形的解释复杂化。单极起搏标测可避免这种情况发生。但是，高大的单极起搏信号可影响对心电图的分析。

起搏标测在器质性心脏病室速中远较在非器质性心脏病室速标测的可靠性低。原因是非器质性心脏病室速的发生机制多为触发或自律性增高，而器质性心脏病室速的发生机制多为折返。折返产生的基础为慢传导区的存在。在室速的慢传导区、出口周围、内环、共同通道、无关通道起搏均可获得与室速相似的心电图图形。由于传导是双向的，传导路径可随着起搏频率和强度的变化而变化。即使在同一部位，用同一频率在窦性心律下起搏也可得到多种截然不同的心电图图形，且可与在室速时起搏得到的心电图图形完全不同。因此，起搏标测在器质性心脏病室速的应用中有其局限性。起搏标测的应用价值在于确定心肌异常传导区(刺激信号到 QRS 波的间期>40 ms)和瘢痕组织区(用刺激强度 10 mV，脉宽 2 ms 起搏无夺获)。在室速频率快，血流动力学不稳定时，不能在室速下进行长时间的标测。窦性心律下起搏标测则有助于粗略定位，确定心肌异常传导区，进而确定室速的出口及可能的慢传导区。然后，可诱发室速，进行拖带标测和激动标测。从而可成功地消融一些快频率的室速。

(4) 激动标测：瘢痕相关的室速的发生有其病理基础。根据其病变累及的轻重可分为 3 个区域：瘢痕区、病理区和正常区。病理区是病变介于瘢痕区和正常区之间的区域。3 个区域可相间存在，各心肌层之间亦可交叉重叠。病理区和瘢痕区为室速的发生提供了病理学基础。激动通过病理区和小的瘢痕区时，传导减慢，产生的局部电图振幅减低。由于多个残存肌束的非同步激动，经常可以标测到持续时间较长的高频局部电图。在大的瘢痕区，局部电图可表现为无电位或一些低频电位。间或记录到远场电位。通常在窦性心律下记录到的异常局部心内电图，室速时在同一部位亦可记录到。

(5) 拖带标测：隐匿性拖带是 Okumura 最先提出并用于室速研究的。大多数瘢痕相关的室速是有可激动间期的折返性室速，适度提前的起搏刺激可重整折返环。拖带就是一组连续发刺激产生的折返环的持续重整。室速时用比室速快的频率刺激，并夺获心室，QRS 波群和心室内电图的频率加快到刺激频率。终止刺激后，原室速恢复。室速时，心室快速拖带刺激出现持续的 QRS 融合波称为显性拖带。如果刺激信号与 QRS 波群之间没有延迟，提示刺激部位在正常心肌区。可在该室速折返环之外，亦可在该室速折返环上。如果有延迟，提示刺激部位在慢传导区，可为该室速无关的慢传导区，亦可为同一室速的慢传导区的入口处或出口处。

如果拖带刺激心室产生的 QRS 波形和室速的 QRS 波形相同称之为隐匿性拖带。刺激信号与 QRS 波群之间都有不同程度的延迟，提示刺激部位在该室速的慢传导区(中心、出口或入口处)(图 5-8-37～图 5-8-39)，亦可位于与该室速相连的无关通道上。

【附】 常用概念和折返环的定量分析

(一) 常用的几个概念及其意义

1. 刺激后间期(post pacing interval, PPI) 室速拖带刺激时，从最后一个夺获心室的刺激信号到刺激部位的下一次除极的间期。如果刺激部位在折返环上，最后一个心室刺激中止后，激动沿室速相同的路径，围绕折返环运行一周，然后回到刺激部位，刺激后间期和室速的周期大致相同。临床上，如果刺激后间期和室速的周期差值小于或等于 30 ms(PPI-VT≤30 ms)，就认为刺激部位在折返环上。如果刺激部位不在折返环上，最后一个心室刺激中止后，激动沿室速不相同的路径运行，刺激后间期和室速的周期就有较大的差值(PPI-VT>

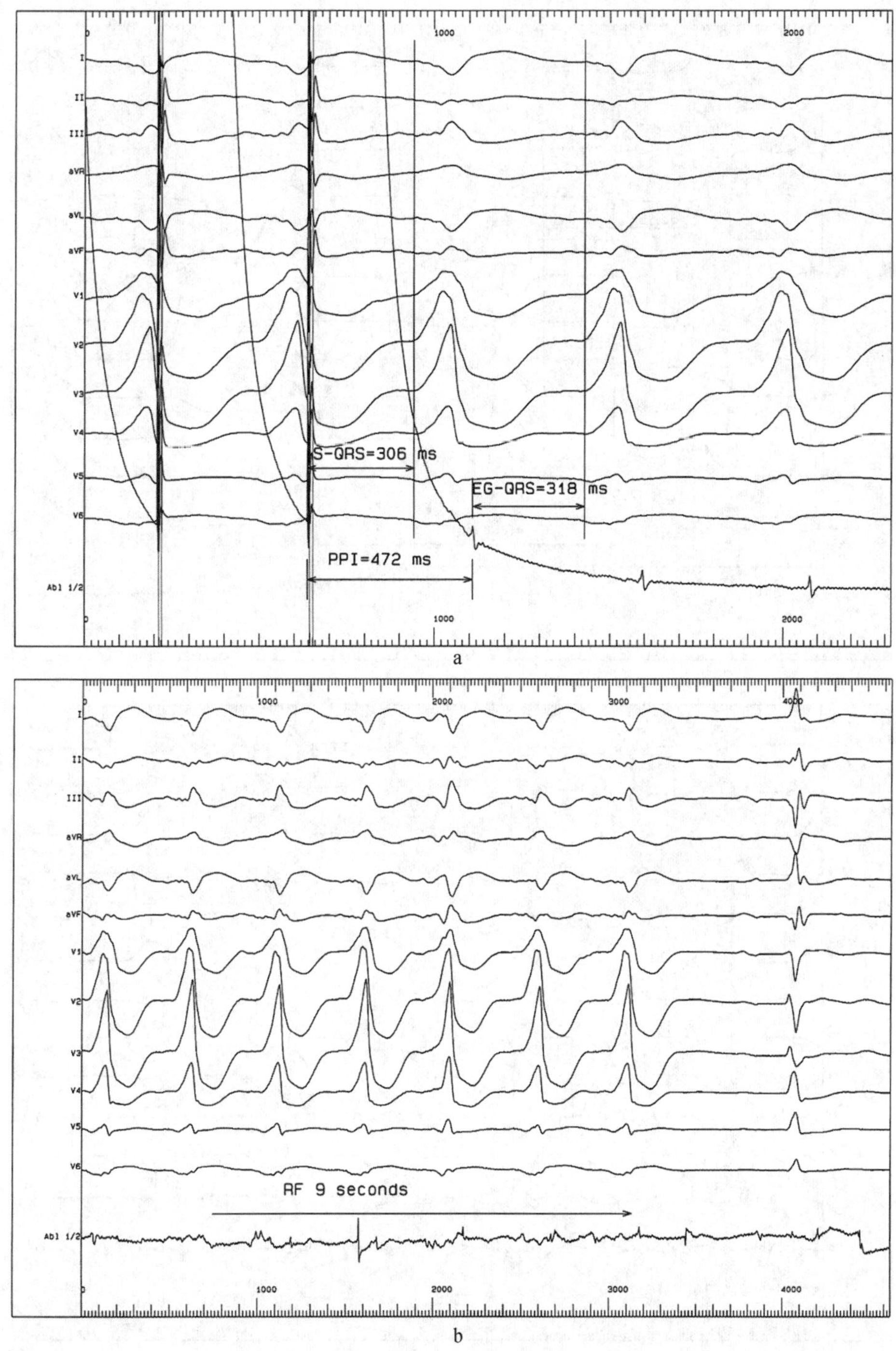

图 5-8-37　非外环主导的室速

a. 室速时的隐匿性拖带刺激。刺激周期为 450 ms；室速周期(VTcl)为 482 ms；刺激信号－QRS 波群间期(S－QRS)为 306 ms；心内电图－QRS 波群间期(EG－QRS)为 318 ms；刺激后间期(PPI)为 472 ms。S－QRS/PPI＝63%。此室速不是外环主导的室速。隐匿性拖带刺激后，消融导管记录图可见舒张期电位　b. 同一患者同一部位放电，9 s 后室速终止。RF：射频消融。心电图顺序为体表心电图Ⅰ、Ⅱ、Ⅲ、aVR、aVL、aVF、V1～V6 和消融导管记录图(Abl)

30 ms)。

2. 刺激信号－QRS 波群间期(S－QRS)　窦性心律下起搏时或室速拖带刺激时，从刺激信号到 QRS 波群起始点的间期。如果刺激部位在正常心室肌区，则刺激发放和正常心室肌除极几乎同时发生，刺激信号到 QRS 波群间期几乎为零。如果刺激部位在折返环的慢传导区，则刺激发放后，激动首先经过慢传导区，才能到达正常心室肌区，产生体表心电图可以记录到的 QRS 波群。

3. 心内电图－QRS 波群间期(EG－QRS)　室速时，心内记录图(在慢传导区的记录图，多指舒张期电位)到 QRS 波群起始点的间期。刺激部位在室速折返环上，刺激信号－QRS 波群间期和心内电图－QRS 波群间期大致相同，即(S－QRS)－(Eg－QRS)≤20 ms。刺激部位在无关通道上时，则不然，(S－QRS)－(Eg－QRS)＞20 ms。

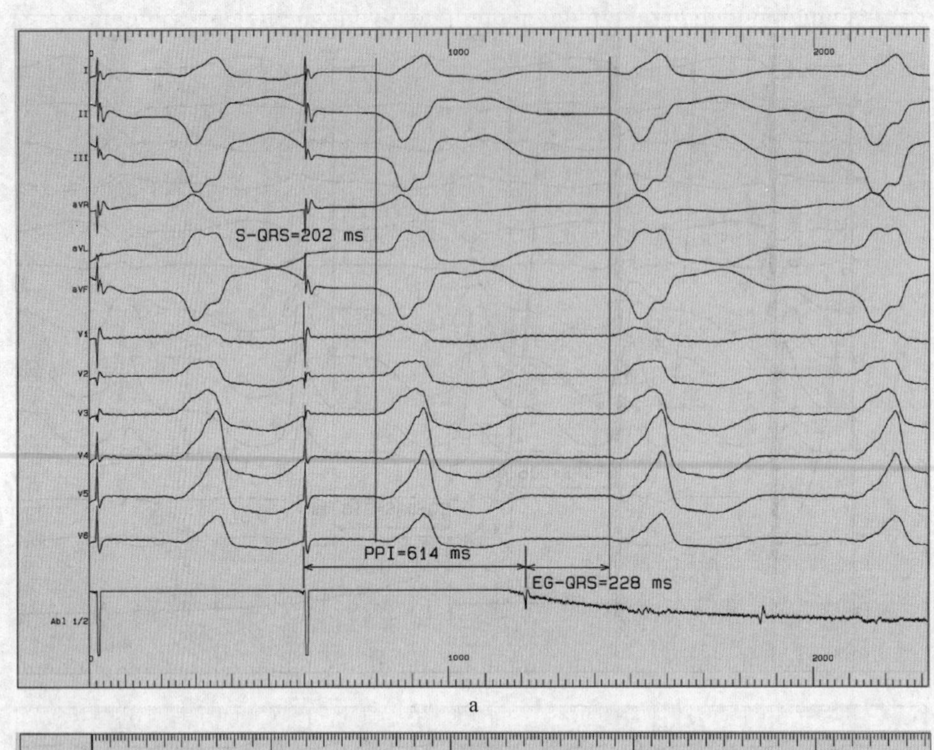

a

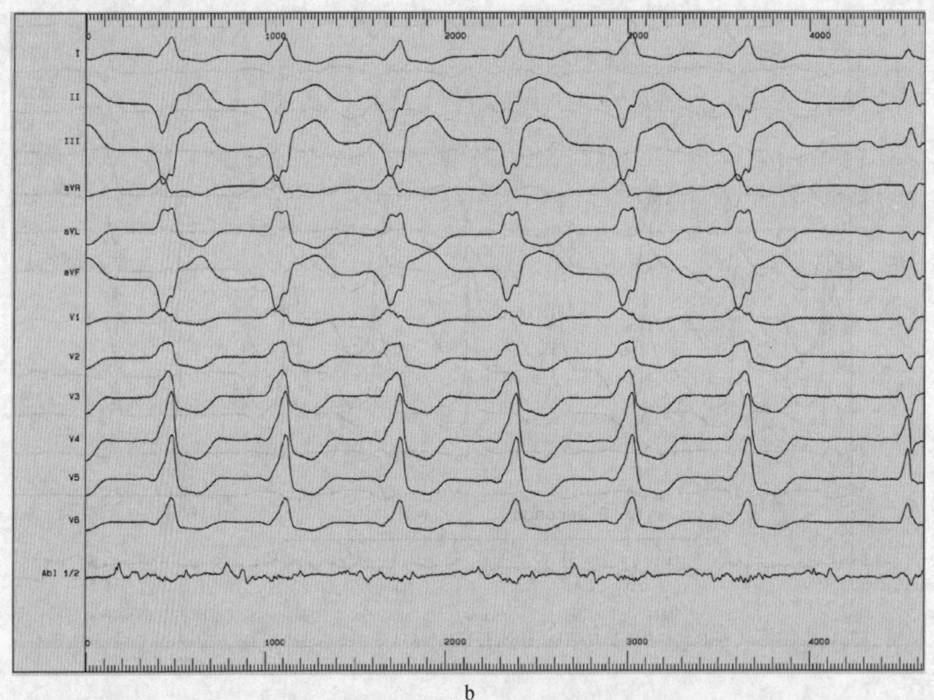

b

图 5-8-38 外环主导的室速

a. 室速时的隐匿性拖带刺激。刺激周期为 600 ms；室速周期（VTcl）为 640 ms；刺激信号－QRS 波群间期（S－QRS）为 202 ms；心内电图－QRS 波群间期（EG－QRS）为 228 ms；刺激后间期（PPI）为 614 ms。S－QRS/PPI＝33％。室速为外环主导的室速。隐匿性拖带刺激后，消融导管记录图可见舒张期电位 b. 同一患者同一部位放电，7 s 后室速终止。心电图顺序为体表心电图 Ⅰ、Ⅱ、Ⅲ、aVR、aVL、aVF、V1～V6 和消融导管记录图（Abl）（详见正文）

Stevenson 等和 Bogun 等进行了不同的研究，发现如果在消融部位证实隐匿性拖带，即刻消融成功率可增加 3 倍以上。然而，在无关通道上也可证实隐匿性拖带，但消融不会成功。如果在消融部位证实隐匿性拖带，且刺激信号－QRS 波群间期与室速周期的比值小于 0.7 或证实舒张期孤立电位，即刻消融成功率可达 70％，放电时室速终止的可能性增加 8 倍以上。拖带标测适用于有稳定折返环的室速、周长固定或变化小的室速，但不适用于无稳定折返环的室速，也不适用于刺激终止或加速的室速。心肌梗死后室速常规射频消融流程见图 5-8-40。

（二）折返环的定量分析

虽然利用室速的计算机模型、临床常规标测、多电极标测和心脏三维标测均对室速折返环做了细致的研究，但是折返环定量分析的资料还很少。内、外折返环为主环的室速在所有室

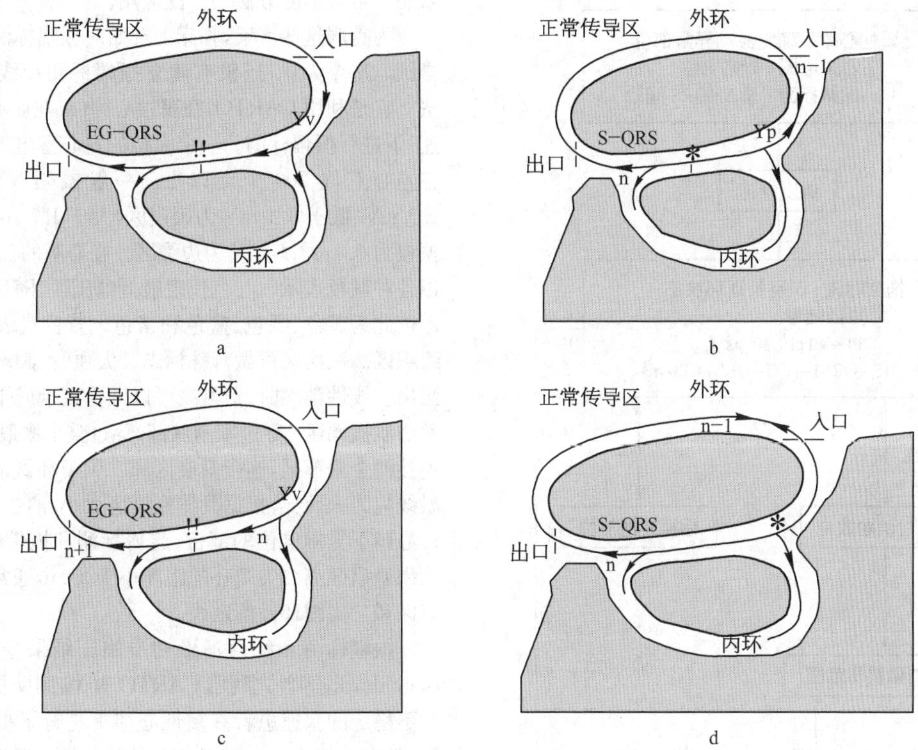

图 5－8－39　外环主导的室速折返环的定量分析示意图

a. 外环主导的室速折返激动环绕一周的时间总和等于室速周期，即 (1) (EG－QRS)＋Yv＋Z＝VTcl　b、c. 在室速慢传导区行室速拖带刺激后，激动环绕一周再到达刺激部位的时间总和等于间期刺激后间期，即 (2) (S－QRS)＋Yp＋Z＝PPI　d. 如果所选择的部位为隐匿性拖带的部位，拖带刺激后 QRS 波形不变。逆向激动就不可能进入正常传导区，因为进入正常传导区的激动会改变 QRS 波形态，即(3) (S－QRS)＋Z≤Yp。!!，记录部位；*，刺激部位；Z，正常传导区传导时间；PPI，刺激后间期；VTcl，室速周期；S－QRS，刺激信号－QRS 波群间期；EG－QRS，心内电图－QRS 波群间期；Yv，室速时，室速的入口到起搏部位的传导时间；Yp，隐匿性拖带时，室速的入口到起搏部位的传导时间

速中的比例，慢传导区及正常传导组织区的传导时间还是一个未知数。有的学者对舒张期时限做过研究，但舒张期传导时间并不代表慢传导区传导时间。临床研究中亦有用 Stevenson 的划分方法，即把室速的慢传导区划分为如下几个区：在能证实隐匿性拖带的室速折返环上的某一部位，如果刺激信号－QRS 波群间期(S－QRS)小于室速周期(VTcl)的 30%，该部位即在折返环的出口段。如果(S－QRS)/VTcl 在 31%～50%，该部位即在折返环的中心段。如果(S－QRS)/VTcl 在 51%～70%，该部位即在折返环的近侧段。如果(S－QRS)/VTcl 大于 70%，该部位即在折返环的内环。但此划分法尚无确凿的依据。

作者在对系列心肌梗死后室速进行标测和消融靶点图进行了分析后，提出了如下室速折返环的定量分析模型。为便于表达各变量用符号表示。PPI＝刺激后间期；VTcl＝室速周期；S－QRS＝刺激信号－QRS 波群间期；EG－QRS＝心内电图－QRS 波群间期；Z＝室速时，折返激动在正常组织的传导时间，即从室速的出口到入口传导时间；Yv＝室速时，从室速的入口到起搏部位的传导时间；Yp＝隐匿性拖带时，从室速的入口到起搏部位的传导时间。所有选择的部位均为隐匿性拖带的部位，并符合如下条件(即证实起搏部位在折返环上)：PPI－VTcl≤30 ms，(S－QRS)－(EG－QRS)≤20 ms，并且放电时室速被终止。

那么，对一个外折返环为主环的室速(图 5－8－37～图 5－8－39)如下方程是成立的：① (EG－QRS)＋Yv＋Z＝VTcl。② (S－QRS)＋Yp＋Z＝PPI。③ (S－QRS)＋Z≤Yp。从而可推演成如下不等式：④ (S－QRS)≤PPI/2－Z。因为 Z 不可能≤0，所以(S－QRS)≤PPI/2，即对一个外折返环为主环的室速刺激信号－QRS 波群间期一定小于刺激后间期的 1/2。反之，如果(S－QRS)＞PPI/2，该折返环就不是外折返环为主环的室速，而是以内折返环为主环的室速。从方程①、②、③还可推演出慢传导区的传导时间：⑤ [(EG－QRS)＋Yv]≥VTcl－PPI/2＋(S－QRS)。正常传导组织区的传导时间为：⑥ Z≤PPI/2－(S－QRS)。

作者对 20 种室速进行了分析，证实 6 种室速(30%)为以内折返环为主环的室速；14 种室速(70%)为以外折返环为主环的室速。在以外折返环为主环的室速分析证实慢传导区的传导时间为正常传导组织区的传导时间的 3.7 倍，占整个折返环的 71%。

(6) 三维标测和线性消融(3 - dimentional substrate mapping and linear ablation)：无论室速形成的机制如何，室速的起源或室速折返环的部位的确定是室速成功消融的关键。利用 X 线透视很难给手术者一个完整的立体心脏解剖图像，确定室速起源或折返环的解剖部位。利用三维成像系统(接触和非接触新技术等)获得心内电信号，并整合到整个心脏解剖图像上，可弥补 X 线透视这一缺陷，并能进一步了解室速折返环

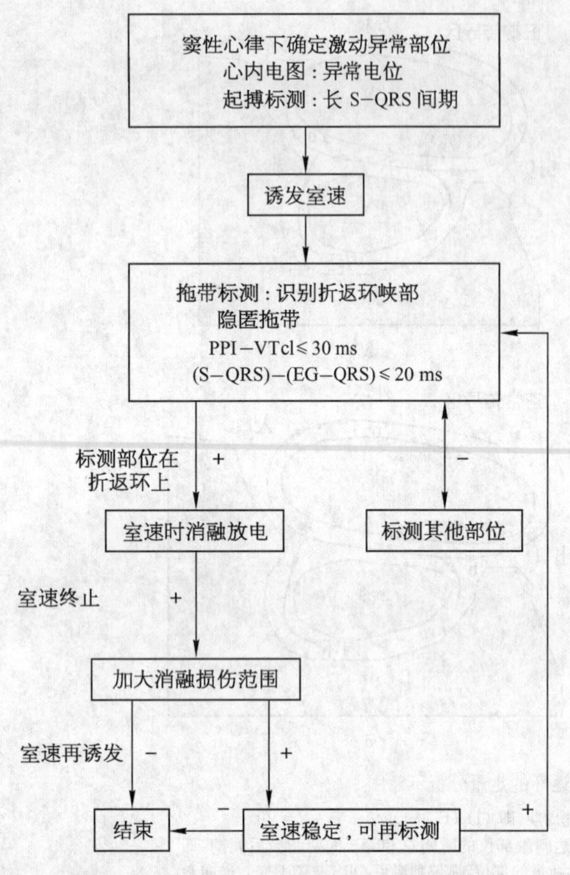

图 5－8－40　心肌梗死后室速常规射频消融流程

和瘢痕组织的关系。

1) 电解剖标测(CARTO)系统：在标测导管头端的电极上装配了位置感受器，使其同时自动获得导管头端的电图和在心脏三维电解剖位置坐标。标测系统获得了导管头端的电图和位置，在不用放射线的情况下重建心脏的实时三维电解剖标测图像。CARTO 系统是由带有被动磁场感受器的标测导管、体外超低磁场发生器和计算机处理器组成。体外磁场发生器置于患者床下，发射超低磁场(0.05～0.5 gauss)。通过计算机处理器对患者及其周围做磁场分区编码和空间定位。带有被动磁场感受器的标测导管将接收到的磁场时空信号传入计算机处理器，从而确定出标测导管的位置和方向。

激动顺序标测如果室速比较慢，患者的血流动力学稳定，方可在室速下利用 CARTO 系统行激动顺序标测。在心脏的三维标测图上，可显示各种颜色。红色代表最早激动点，随后激动顺序依此为黄色、绿色、蓝色和紫色。紫色代表最晚激动点。激动顺序标测使我们容易发现室速的起源或室速的出口及慢传导区，给室速的消融提供了方便。但是，室速下不宜长时间的标测限制了其临床应用。

振幅标测和线性消融：常规室速的标测和消融方法有很多局限性：① 室速的折返环路径，包括峡部可以很宽，点性消融不足以打断折返环；② 临床经验表明多数器质性心脏病室速发作时血流动力学不稳定；③ 室速折返环亦可不稳定；④ 室速可表现为多种不同形态的单形性室速；⑤ 多形性室速、单形性室速可恶化为室颤；⑥ 电生理检查和消融时，室速不能诱发；⑦ 室速的折返环位于比较深的肌层或在心外膜。这些情况均限制了常规消融方法的广泛应用。

为克服这些因素，临床上开始对振幅标测和线性消融进行尝试。迄今为止，还没有建立振幅标测和线性消融的标准方法。它是利用 CARTO，在窦性心律(或在血流动力学稳定的室速)下进行振幅标测。一个完整的左心室电解剖重构一般需要在左心室取 200 个点以上。一般振幅取值范围为 0.1～1.5 mV。低于 0.1 mV 为瘢痕区，大于 1.5 mV 为正常心肌区，振幅为 0.1～1.5 mV 为边缘区。在心脏的三维振幅标测图上，以各种颜色表示。红色代表最低电压区，随后根据电压高低顺序依此为黄色、绿色、蓝色和紫色。紫色代表高电压区或正常组织区。瘢痕区可做特殊标志。大血管、瓣环亦可根据需要勾画出。线性消融时，消融线可以做垂直于或平行于或围绕非正常心肌振幅区，穿过室速峡部，穿过整个瘢痕区做消融线，亦可连接两个瘢痕区，连接瘢痕区和二尖瓣环做消融线。如何做消融线应因人而异，根据具体瘢痕区大小、离二尖瓣环的距离、窦性心律下异常电位的部位、起搏标测和拖带标测的结果而定。如果瘢痕区离二尖瓣环的距离小于 2 cm，通常建议完成连接瘢痕区和二尖瓣环做消融线。

振幅标测和线性消融初步临床结果令人鼓舞。2000 年 Marchlinski 等首先利用 CARTO 对 16 例反复发作的血流动力学不稳定的室速患者在窦性心律下进行了振幅标测和线性消融，其中 9 例为冠心病，7 例为非缺血性心肌病。线性消融后，7 例不能诱发任何室速，6 例不能诱发临床室速，3 例仍能诱发临床室速。在 3～36 个月的随访中只有 1 例复发。随后，Soejima 等报道了 40 例反复发作的冠心病室速患者的振幅标测和线性消融结果。线性消融后，23 例不能诱发任何室速，10 例不能诱发临床室速，7 例还能诱发临床室速。在平均 288 d 的随访中 15 例复发。此方法使射频治疗室速的指征增宽，成功率增加。但缺点是术程长(平均时间为 8 h)，需要放射线曝光时间长(平均 28～90 min)，消融线多(多达 7 条)而长(长达 11 cm)。这些多而长的消融线可能使这些原有心功能障碍的患者心功能进一步减退，还可能产生致心律失常的作用。因此，振幅标测和线性消融时非常需要一种简捷实用、减少手术操作及放射线暴露时间的方法。为达到这一目的，我们对 25 例振幅标测和线性消融患者进行了研究，总结了一种顺序消融法(图 5－8－41)。可使手术操作时间缩短到 4.5 h，放射线暴露时间缩短到 10 min。平均消融线为 2 条。以术后不能诱发任何室速为终点，成功率为 80%(20/25)。平均随访 1 年，复发率为 24%。

顺序消融法概述如下：窦性心律患者，首先刺激诱发室速，获得室速时的 12 导联心电图。在窦性心律下利用 CARTO 振幅标测。然后，在低振幅区起搏标测识别起始消融靶点：QRS 波群形态一致、S－QRS 波间期＞40 ms。术中自发、导管操作诱发室速或从另一种室速转变而来的室速 QRS 波均可作为起搏标测的参考。如果 20 min 内不能确定理想起始消融靶点，刺激诱发室速。室速时用拖带标测方法识别起始消融靶点：隐匿拖带，PPI－VTcl≤30 ms 或(S－QRS)－(EG－QRS)≤20 ms。对无休止室速的患者，在室速时，利用 CARTO 行振幅/激动标测。确定起始消融靶点方法同上。起始消融靶点确定后，行第一条消融线：从起始消融靶点一边向瘢痕中心消融，一边向垂直于低振幅区边缘或二尖瓣环(如果其距离＜2 cm)

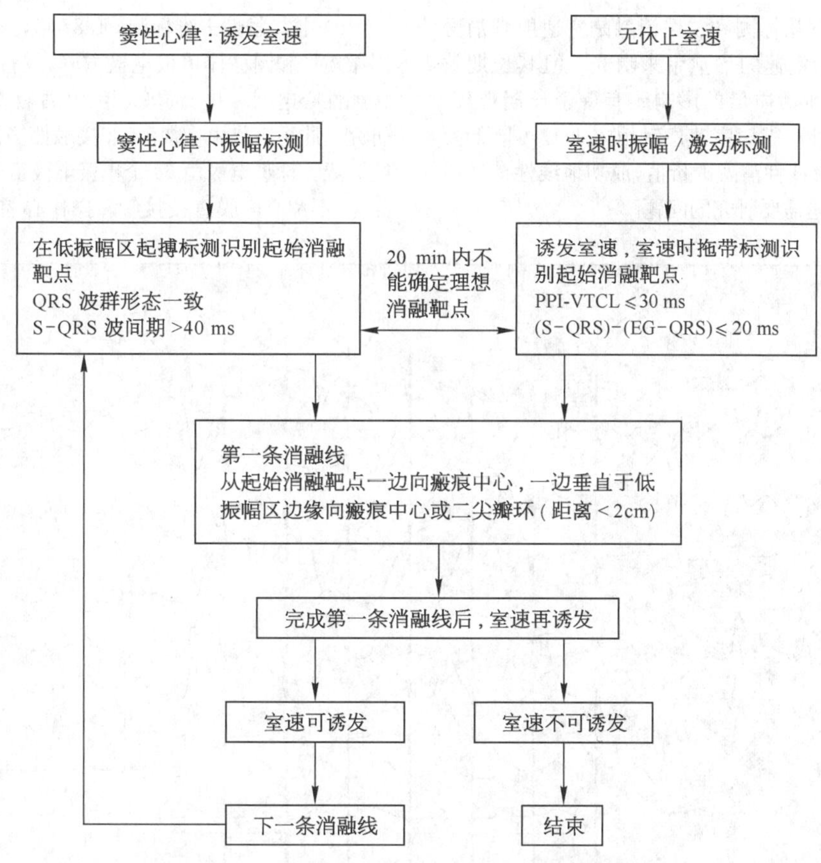

图 5－8－41　心肌梗死后室速三维标测和线性消融流程

消融。瘢痕中心定义为用 10 mA 的刺激强度，2 ms 脉宽不能夺获心室。完成第一条消融线后，室速程序刺激再诱发室速。如果室速可诱发，再做第二条、第三条消融线等，直到室速不能诱发为止。确定起始消融靶点方法同上。图 5－8－42～图 5－8－44为一例下壁心肌梗死后 5 年的患者。自动转复/除颤器(ICD)安置后 2 年。室速频繁发作，近 3 个月发作大于 200 次(ICD 记录)。CARTO 引导下行振幅标测和线性消融。随访 7 个月无室速发作。

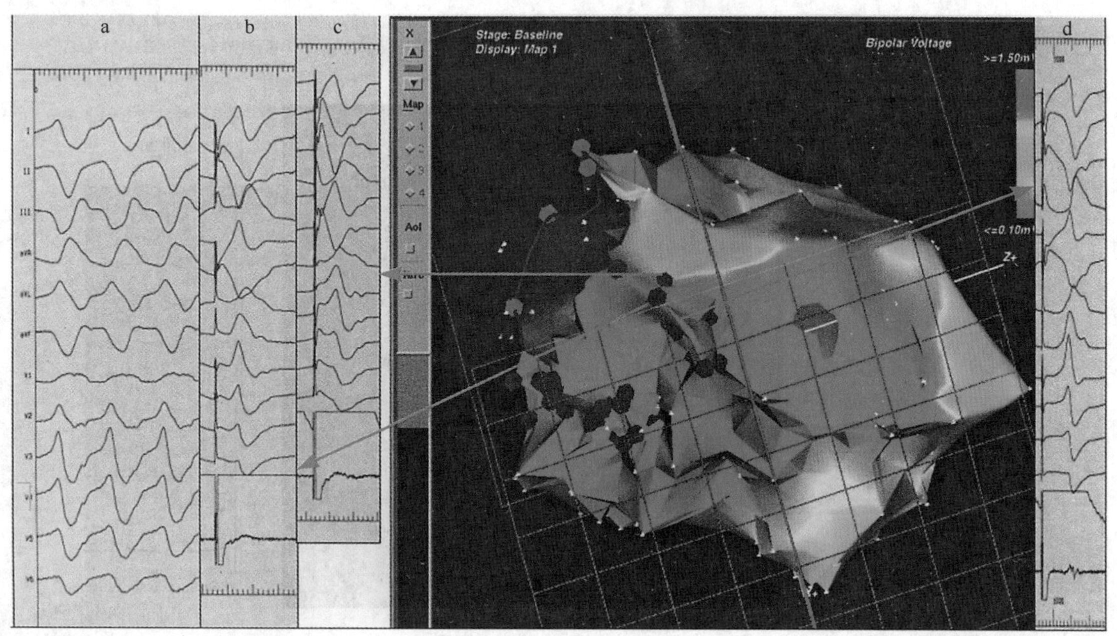

图 5－8－42　一下壁心肌梗死后患者窦性心律下的左心室电解剖标测

a. 代表诱发的室速(VT1，周期为 222 ms)　b. 起搏标测时 QRS 波群和室速的形态相似　c. 近瘢痕边缘区起搏标测时刺激信号到 QRS 波群间期变短　d. 在近瘢痕中心区起搏标测时刺激信号到 QRS 波群间期增长。窦性心律下的左心室局部电图振幅以各种颜色表示。红色代表最早、最低电压区，随后激动顺序依次为黄色、绿色、蓝色和紫色。紫色代表高电压区或正常电压区瘢痕相关的室速的振幅标测和线性消融是室速射频消融史上迈进的又一大步，为室速的治愈带来曙光。但其长期效果，对死亡率、心功能及生活质量的影响还有待于长期观察。临床试验已经证实器质性心脏病室速患者植入ICD可降低死亡率。室速的振幅标测和线性消融的价值，成功地线性消融后是否还需要植入ICD还是需要研究的问题。

2）非接触性三维标测：1987年，Taccardi等首次描述了应用橄榄形和圆柱体单极电极方阵，放置于犬的心腔中，记录非接触性心电图。并于1995年10月首次开展了其临床应用的研究。此系统是由橄榄形、非接触性多极球囊电极和计算机系统组成。球囊电极由64个单极电极组成。一般用8 ml造影剂充盈，不和心内膜直接接触。操作心腔内标测导管时，导管电

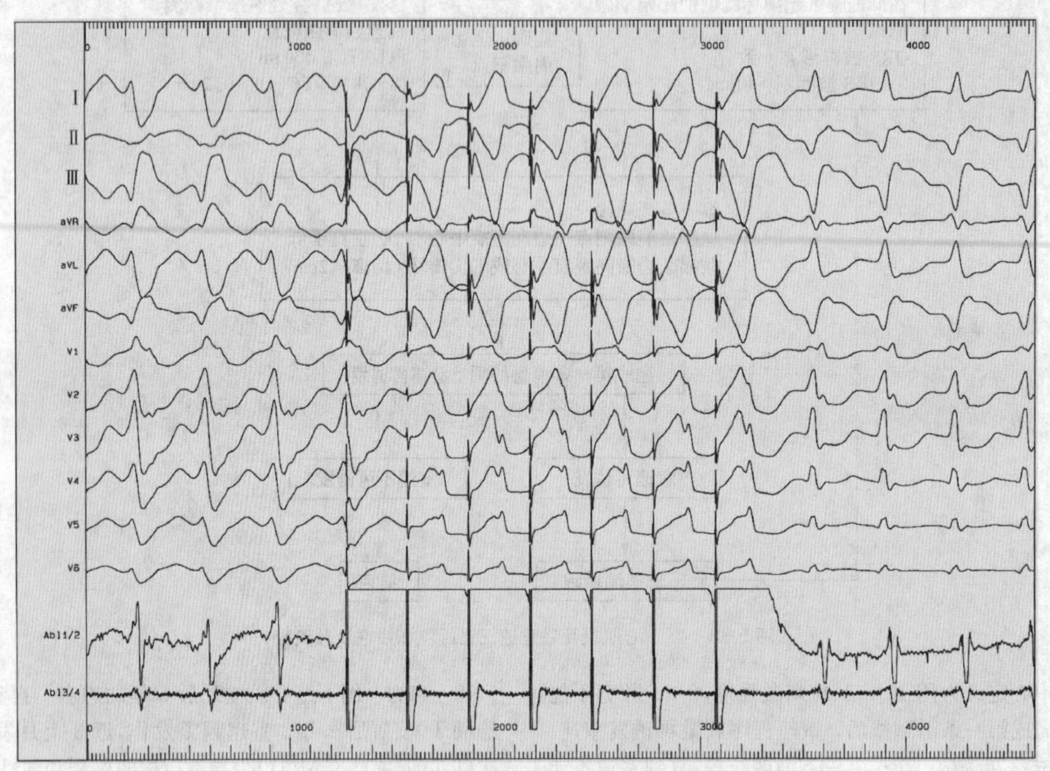

图5-8-43 窦性心律下左心室电解剖标测

与图5-8-42为同一患者。完成第一条消融线后，第二种室速（VT2，周期为312 ms）仍可诱发，而且心室刺激时又转变为第三种室速（VT3，周期为360 ms）。心电图顺序为体表心电图Ⅰ、Ⅱ、Ⅲ、aVR、aVL、aVF、V1～V6和消融导管记录图（Abl 1/2，Abl 3/4）

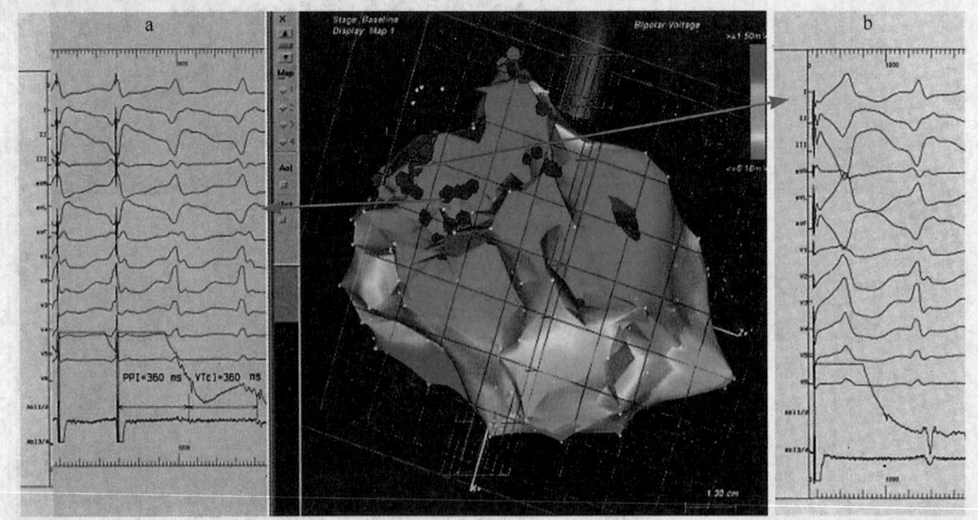

图5-8-44 电解剖标测图

与图5-8-42为同一患者。VT3较慢，血流动力学稳定，并在室速下进行了拖带标测。心电图顺序从上到下依次为体表心电图Ⅰ、Ⅱ、Ⅲ、aVR、aVL、aVF、V1～V6和消融导管记录图（Abl 1/2，Abl 3/4）。a. 通过隐匿性拖带识别了起始消融靶点（起搏后间期和室速周期相同，为360 ms） b. 第二条消融线为从起始消融靶点一边向瘢痕中心消融，一边向垂直于二尖瓣环消融

极将信号传入计算机。经过特殊程序处理后，心腔得到迅速三维重建。电位数字模拟的三维标测图可重新组合出 3 300 个以上导联的心内电图。第一代临床应用的非接触性三维标测系统又称为 Ensite 3 000(Endocardial Solutions，St. Paul，MN)。通过特殊程序处理后，计算机系统可以实时重组每一次心脏激动的传导途径，并可以显示慢传导区、室速的出口和入口的部位。与接触性标测相比，非接触性标测有以下 3 个优点：① 不需与心脏壁层接触，不依赖于心脏的立体形状，不会因心脏的形态变化而记录不到电位的变化；② 通过三维重建显示心脏的立体形状以及心动过速的折返途径；③ 起源相同的心动过速或血流动力学不稳定的心动过速不需反复诱发，即可通过三维重建的激动图引导消融导管的标测。

对于非接触性标测目前还有以下几个问题影响其临床应用：① 在分析心动过速的折返环时，慢传导区的传导路径有时不可能均进行追踪显示，因为代表慢传导区传导的激动颜色和背景颜色往往不能区分；② 心腔内的球囊电极有时影响标测导管的操作等。

Schilling 等对 24 例室速患者进行了左心室非接触性标测，其中 21 例为冠心病。81 种不同形态的左心室室速中，室速的出口在 80 种(99%)得到了证实。在 17 种室速(21%)可识别出整个折返途径(图 5－8－45)。在 37 种室速(44%)可识别出 36%的舒张期，其余 26 种室速(34%)只可识别室速的出口。这 81 种不同形态的左心室室速中，37 种室速得到成功的消融。无有关的并发症。

我们用非接触性标测系统对室速患者室速时和基础心律时的动态等电位激动标测进行了比较。在 5 种室速的标测时，在 5 个部位证实了隐匿性拖带。在其中 4 个部位，室速时和基础心律时均记录到舒张期孤立电位(QRS 波群后 123 ms±6 ms)。非接触性标测系统显示：室速时，激动是从标测导管所在的部位向室速折返环的出口运行。而在基础心律时恰与室速时的激动顺序相反，激动是从室速折返环的出口向标测导管所在的部位运行。

非接触性标测系统不但使大多数常规方法不能进行的、血流动力学不稳定的室速的标测和消融成为可能，而且对心律失

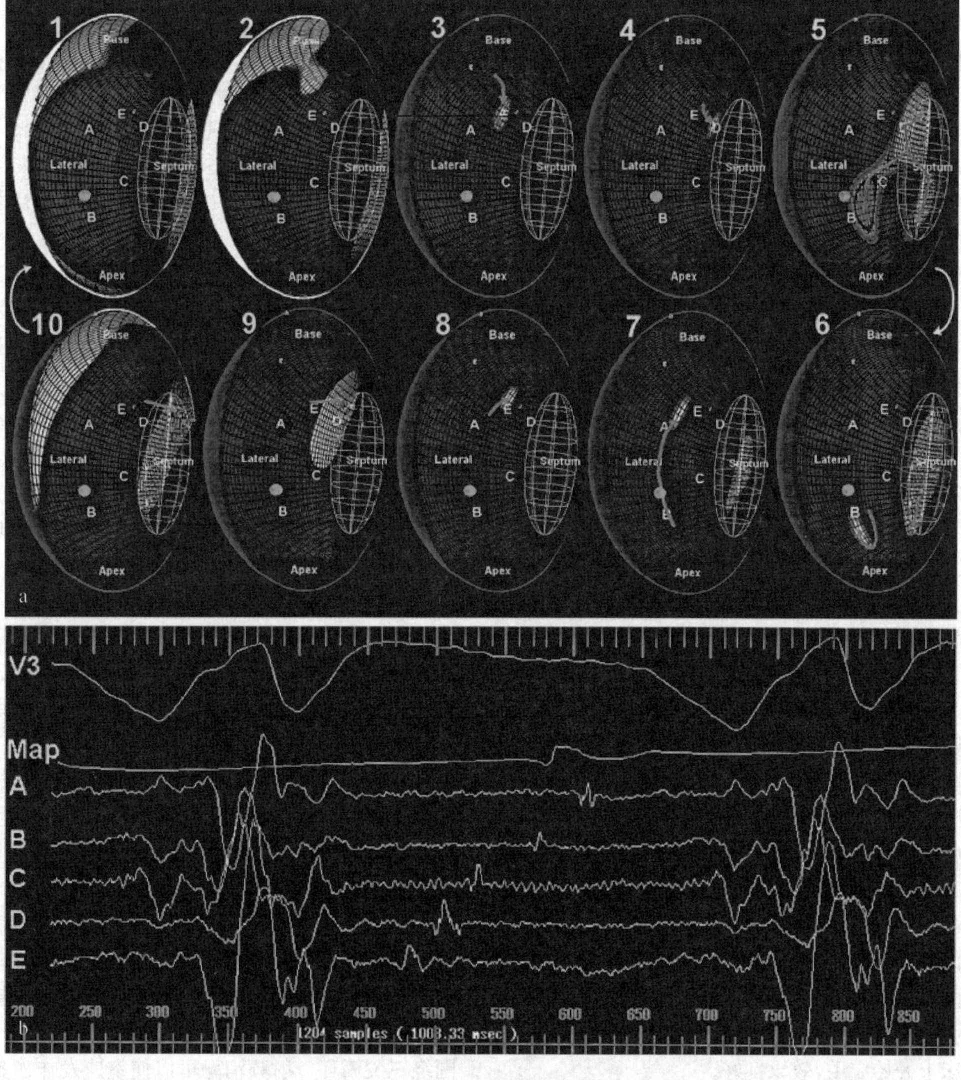

图 5－8－45　室速的标测和重建心电图

a. 室速的标测。图示为三维成像的心内膜沿前间隔的剖面图。解剖标志为左心室心底(Base)、心尖(Apex)、间隔(Septum)、侧壁(Lateral)。绿点代表成功消融部位。蓝箭头代表激动方向。A～E 代表重建心电图的记录部位　b. 重建心电图，1、2 显示舒张末期画面

常机制得以准确的认识,提高了消融成功率、减少了手术操作及放射线暴露时间。

3）磁导系统（magnetic navigation system）标测：新近，Siemens Medical Solutions 和 Stereotaxis，Inc. 研制成功了第一台磁导系统用于介入医学的数码成像。第一台导管磁导系统为 Artis dFC Magnetic Navigation System™。目前用于心律失常的标测和消融和双室起搏指引导管的安置的是 NIOBE Magnetic Navigation System（Stereotaxis）。磁导系统由装有 3 个正交的电磁体,双臂数码 X 线成像板和常规放射平台组成。定向导管操作是通过在数字化平板的正交放射图上设计出所希望的磁场向量图。然后,通过计算机推算出到每一个超导电磁体的所需电流。产生的合磁场和磁性消融导管头端的固定磁体相互作用,使导管转向,调整为与磁场平行的方向。进行一次精确定位需要 2～3 次上述调整磁场的操作,每次需要小于 20 s 的时间。磁性导管在心脏中的位置也可通过血管鞘推进和回撤手工操作完成。体外的磁体控制磁性头端导管,可使其旋转 360°,比用手工操作定位更准确、稳定、移动灵活、导管和组织接触密切。磁导系统还能与其他三维成像系统（CARTO、Ensite3000、MRI 等)结合更有利于室速的标测和消融,目前,正在积极研制中。磁导系统的出现是介入导管史上的又一次革命。可能对心脏介入术、心律失常的标测和消融有深远的影响。

一些中心已对该系统在室速的线性消融中的价值进行了评价。作为传统的完全依靠人手操作导管的替代方法,磁导航系统可以远距离通过电脑操作来移动导管,有希望更少依赖个人技巧,减少 X 线及手术时间。柔软的磁导航导管也可能减少心脏损伤,减少导管移动时诱发室性期前收缩,贴靠心肌组织更容易。已有研究证明用磁导航系统行 VT 消融是可行的。还需要行相关研究对比其与传统方法消融的效果及安全性情况。最新有研究正在评价 Hansen 磁导航系统的远距离 VT 消融效果。

（7）心外膜标测：大多数室速可以行心内标测,并能成功地消融。但是有些室速,包括瘢痕相关的室速和特发性室速,起源于心外膜,心内膜消融不能获得成功,需要行心外膜标测和消融。一种心外膜标测的方法为冠状静脉窦标测。然而,这种方法受冠状静脉解剖分布和消融放电时剧烈胸痛及穿孔等并发症高的限制。另一种是经皮剑突下穿刺后行心外膜标测和消融的方法。这种方法是 1996 年 Sosa 等创立的。用硬膜外麻醉,在剑突下穿刺。穿刺成功后,送入软头导引钢丝至心包腔内。确定导引钢丝在心包后,更换鞘管。经鞘管置入消融导管行心外膜标测和消融。这种方法已证实是锥虫病室速及其他一些瘢痕相关的室速、特发性室速消融的有效方法。

对临床上有些多种室速病例,其中一些室速的起源部位或慢传导部位在心内膜,另一些室速的起源部位或慢传导部位在心外膜。需要心内、外膜同时标测和消融。双侧可以用常规标测方法,也可以用 CARTO 标测方法(称为 Sandwich 标测法)。该方法已经在临床上开始应用,效果良好。

目前,已有两项多中心心外膜标测和消融的报道。Sacher F 等报道了 913 种 VT 消融中有 157 例患者进行了心外膜的标测和(或)消融。其中 134 例患者既往心内膜消融失败。该组患者中 51 例为缺血性心肌病,39 例为非缺血性心肌病,14 例为右心室发育不良性心肌病,另外 30 例为其他类型心肌病。121/156 例 VT 患者进行了心外膜消融。随访(23±21)个月,95/134 例患者无 VT 复发。但是并发症不容忽视,急性期并发症 5%,晚期并发症 2%。

（8）消融效果

1）冠心病、心肌梗死后室速：心肌梗死后室速患者多有反复发作的室速病史。程序心室刺激可以诱发多种形态的室速,平均 3～4 种。成功的消融部位多在左心室,少见于右心室。用常规消融方法,临床室速的消融成功率为 71%～76%。消融成功的患者,随访 1 年,室速的复发率为 30%左右。用常规消融方法,一般以可标测的室速作为消融对象。以室速不能诱发作为消融终点。三维立体标测系统引导的振幅标测和线性消融是心肌梗死后室速消融的一大突破。室速不能诱发作为消融终点。消融成功率为 80%左右。尽管复发率有所降低,仍有 19%～50%的患者会复发。多形态性室速和不稳定性室速有较高的复发率。壁内的或心外膜上的兴奋折返环会导致心内膜消融术失败。10%～30%的患者存在心外膜折返环,大多存在于下壁。

5%～10%的患者产生并发症,包括心脏压塞、休克、脑卒中、主动脉瓣损伤和血管损伤。虽然在 SMASH - VT、VTACH 和一个多中心前瞻性的 Euro - VT 研究中均未发现围手术期的死亡率,但 Calkins 和 Stevenson 等报道围手术期手术相关的死亡率分别为 2.7%和 3.0%。主要与无法有效控制室速有关,而非并发症。

总之,冠心病、心肌梗死后室速导管消融可减少室性心律失常发生率;延长了从 ICD 植入到 VT 复发的时间;减少 ICD 放电;有效改善患者临床症状、提高生活质量,但不减少死亡率,LVEF 无明显降低,不加重心力衰竭。

2）非缺血性心肌病室速：除束支折返性室速外,非缺血性心肌病室速多为瘢痕相关的室速。对该类室速的消融 Kottkamp 等较早报道了 8 例特发性扩张型心肌病室速的消融结果。此后又有小数量病例报道。射频消融的成功率较低,为 55%左右,且复发率高。

三维成像系统引导的心内膜线性消融也不像在心肌梗死后室速应用中那样有效,且复发率高。目前,正在探讨心外膜标测,或心内、外膜同时标测(Sandwich 标测法),可能会对非缺血性心肌病室速的消融有帮助。但是心肌病是进展性疾病,多累及心外膜,病变广泛不利于消融,复发率高。

总之,非缺血性心肌病室速导管消融可减少室性心律失常发生率;改善患者临床症状;减少电风暴发生率;对是否减少 ICD 放电,是否减少死亡率尚不清楚。LVEF 有所降低,并与室速导管消融的结果及预后有关。

3）致心律失常型右心室发育不良心肌病室速：致心律失常型右心室发育不良（arrhythmogenic right ventricular dysplasia，ARVD)有两个基本特征：室性心律失常和右心室特异性病理改变。ARVD 室速的折返环常位于右心室流出道或围绕三尖瓣环。射频消融可以使室速发作次数减少,使室速更容易控制。射频消融的成功率为 60%～73%。由于 ARVD 是进展性疾病,室速为多部位起源,室速的复发率较高。随访 18～52 个月,室速的复发率为 20%～60%。随着心外膜标测技术的应用，近来单中心和多中心研究均发现，与单纯心内膜消融治疗 ARVC/D 相比心内、外膜同时消融可明显增加该类患者导管消融的成功率，消融术后室性期前收缩≥10 次/min 是室速复发的重要预测指标。

4）外科手术后室速：外科手术后，在手术瘢痕周围常形成缓慢传导区，为室速形成的病理基础。以法洛四联症手术为代表。室速的标测和消融方法与心肌梗死后室速相似。折返环常围绕右心室流出道瘢痕组织，折返经路可相对较宽，需要放电次数常较多。常规方法消融成功率为 80%，三维成像系统引导的心内膜线性消融可能提高消融成功率。但需要经验和对术后心脏解剖深刻的认识。因此，导管消融前应对心脏外科手术术式，手术后各腔室及血管的连接方式，心脏手术切口的大体部位了解清楚。心脏超声、CT、核磁及大血管造影是必要的检查手段。

5）锥虫病（Chagas' disease）室速：与心肌梗死后室速相似，锥虫病室速亦为大折返室速，心室刺激呈现拖带现象。从心内膜到心外膜各室壁段均可在折返环内，折返环的关键部位可在心内膜、心肌层或心外膜。但锥虫病室速患者年轻，左心室射血分数高，其预后可能更取决于对室速的治疗，而非疾病本身对心肌的损害。

锥虫病是拉丁美洲的一个主要健康问题。该地区患病人数为 1.6 千万。美国亦有 50 万此病患者。电生理检查和标测证实 92%室速起源于左心室，8%室速起源于右心室。76%室速起源于左心室下侧壁，27%室速起源于前心尖部。

从 1991 年到 1996 年，Sosa 等曾对锥虫病室速患者进行了心内膜标测和消融，但成功率只有 17%。随后，Sosa 等报道了 10 例慢性锥虫病室速患者心内膜和心外膜消融结果。14/18 种诱发室速的折返环在心外膜，其中 4 种在心内膜消融终止的室速均可再诱发；而 10 种在心外膜消融终止的室速，不能再诱发。虽然心内、外膜消融方法安全、有效，但由于形成室速的心肌解剖基础复杂，室速发作时患者多不能耐受。事实上，心内膜和心外膜联合标测和消融的结果仍不理想。Sosa 等的综合报道显示，95/231 诱发的室速不能进行标测，56/136 可标测的室速消融失败，只有 36/136 可标测的室速消融成功。三维心脏标测系统引导下的锥虫病室速的线性消融还没有报道。目前正研究用于锥虫病室速消融的新能源，希望有新的突破。

总之瘢痕相关 VT 导管消融在近 20 年得到很多实质性提高。目前，ICD 仍是作为防止 VT 致 SCD 的主要方法，但其也带来了影响生活质量等一系列问题。抗心律失常药物对反复 VT 患者疗效仍不满意。因此在有经验的医疗中心，对于反复发生的、单形性症状性 VT 应考虑早期导管消融。对反复发生的血流动力学不稳定 VT 在经验丰富的中心，在三维标测系统的指导下可以开展基质标测和线性消融。选择导管治疗 VT 时必须充分考虑风险与收益，并主要取决于心脏病的严重程度。

2. 特发性室速

（1）按室速的起源部位、对药物的反应、形成机制、发生频率、QRS 波群形态等可分为不同的类型（表 5-8-3）。按对室速药物的反应、室速形成机制分型有利于选择实用性的标测方法；按心电图形态分型有利于预测室速起源部位；与按室速的起源部位分类结合可指导消融导管定位。各种特发性室速及分类方法间有着复杂的联系（表 5-8-4）。

表 5-8-3　特发性室性心动过速的分类

按室速的起源部位
- 右心室流出道室速
- 左心室特发性室速（起源于左心室下后间隔）
- 左心室流出道室速
- 冠状动脉窦室速
- 非典型部位室速（心室流入道、二尖瓣环、心尖部等）

对室速药物的反应
- 腺苷敏感性室速
- 维拉帕米（异搏定）敏感性室速
- 普萘洛尔（心得安）敏感性室速
- 未分辨的室速

按室速形成机制
- 折返性室速
- 触发性室速
- 自律性室速

按室速发生频率
- 反复发作性非持续性室速
- 反复发作性持续性室速

QRS 波形态
- 右束支传导阻滞，电轴左偏或向上型室速
- 右束支传导阻滞，电轴向下型室速
- 左束支传导阻滞，电轴左偏型室速
- 左束支传导阻滞，电轴向下型室速

表 5-8-4　各种特发性室性心动过速特征及不同分类方法间的关系

分类	腺苷敏感性室速	维拉帕米敏感性室速	普萘洛尔敏感性室速	未分辨的室速
特征	a. 运动诱发 b. RMVT c. 非持续性	a. 分支内 b. 持续性	a. 运动诱发 b. 无休止发作 c. 单形或多形	a. 运动诱发 b. 持续性
诱发	程序刺激＋儿茶酚胺	程序刺激＋儿茶酚胺	儿茶酚胺	程序刺激＋儿茶酚胺
VT 形态	LBBB，电轴向下 RBBB，电轴向下 RBBB，电轴向上	RBBB，电轴左/右偏向上 RBBB，电轴右偏向下	RBBB，LBBB 多形性	LBBB，电轴向下
起源	RVOT/LVOT/AS	左后分支；左前分支	RV/LV	RVOT/AS
拖带	（－）	（＋）	（－）	（＋）
机制	AMP-介导的触发激动	折返	自律性增强	折返
普萘洛尔	（＋）	（＋/－）	终止/一过性抑制	（－）
腺苷	（＋）	（－）	一过性抑制/无效	（－）
维拉帕米	（＋）	（＋）	（－）	（－）

注：AS，主动脉窦；LBBB，左束支传导阻滞；LVOT，左心室流出道；RBBB，右束支传导阻滞；RVOT，右心室流出道；VT，室速。

(2) 基本特征

1) 右心室特发性室速：右心室特发性室速占特发性室速的70%，多数右心室特发性室速对腺苷敏感。它在腺苷敏感性室速中也占多数。有非持续性、反复发作的特征。可在运动或情绪激动时自发，亦可在电生理检查时，被心房、心室程序电刺激和快速刺激诱发。不用药物室速诱发率只有25%，静脉点滴异丙肾上腺素室速诱发率可提高到50%。我们的经验是，自发或静脉点滴异丙肾上腺素诱发的室性心律失常多为非持续性室速、频发的室性期前收缩。即使在静脉点滴异丙肾上腺素后持续性室速诱发率也只有30%左右。

2) 左心室特发性室速：左心室特发性室速可分为腺苷敏感型和维拉帕米敏感型。左心室流出道室速、冠状动脉窦起源的室速、心外膜起源的左心室流出道室速和起源于左心室其他不典型部位的室速均具有与右心室流出道室速相似的临床特点，相似的心律失常电生理基础和发病机制，即AMP介导的触发激动，这些室速总称为腺苷敏感型左心室特发性室速。发生率占特发性室速的9%～18%，其中，左心室流出道室速占5%～10%，冠状动脉窦起源的室速占4%～7%，心外膜起源的左心室流出道室速的发生率占1%。其临床特征和右心室特发性室速相似。亦有非持续性、反复发作的特征。运动和异丙肾上腺素有利于室速诱发。

另一类特发性室速对维拉帕米敏感称为维拉帕米(异搏定)敏感型左心室特发性室速。发生率占特发性室速的10%～28%。室速多为持续性，产生机制为折返。异丙肾上腺素有利于此种室速的诱发。

(3) 标测和消融：1987年，Fontaine等首先报道了应用高能直流电电击治愈5例特发性室速患者。1990年，Morady等报道了应用高能直流电消融10例右心室室速的结果。1992年，Klein等首次应用射频能源对12例右心室流出道室速进行了成功的消融。此后，射频消融在右心室流出道室速和其他特发性室速上得以广泛应用。

1) 体表心电图定位：右心室特发性室速最常见的起源部位在右心室流出道，又称为右心室流出道室速。其QRS波群多表现为左束支传导阻滞型，电轴向下偏。少数在右心室流入道(希氏束周围或三尖瓣环)，又称为右心室流入道室速。QRS波群表现为左束支传导阻滞型，电轴向左偏。

腺苷敏感型左心室室速的起源部位多数在左心室流出道，少数在左后分支附近。QRS波群图形表现为右束支传导阻滞型或左束支传导阻滞型，胸前导联主波提前转变(V2～V3)。冠状动脉窦起源的室速也占一定比例，可起源于左、右和无冠状动脉窦，以左冠状动脉窦多见。QRS波群图形表现为左束支传导阻滞型，胸前导联主波提前转变(V2～V3)；V5、V6无S波；或右束支传导阻滞型。另外，还有心外膜起源的室速。胸前导联QRS波群图形可均为R波；Ⅰ、aVL导呈负相波；QRS波群起始缓慢，呈类似δ波。

维拉帕米敏感型左心室特发性室速起源部位最常见于左后分支(90%～95%)，亦见于左前分支、下壁心尖。QRS波群图形特点为RS间期在60～80 ms，QRS间期<140 ms。左后分支起源的室速QRS波群图形表现为右束支传导阻滞型，电轴左上偏。左前分支起源的室速QRS波群图形表现为右束支传导阻滞型、电轴右下偏。下壁心尖起源的室速QRS波群图形表现为右束支传导阻滞型、电轴右上偏。图5-8-46为根据体表心电图判断各种特发性室速起源部位的流程。

2) 流出道特发性室速的标测和消融：大多数右心室流出道室速及左心室流出道室速的发病机制为AMP介导的触发激动。其基础和临床试验依据有：程序刺激可以诱发和终止室速；快速起搏诱发室速有效；室速的诱发有刺激周长依赖性；室速时不能证实隐匿或显性拖带；腺苷、维拉帕米、普萘洛尔和迷走神经刺激的方法终止室速均有效。发作多为非持续性。

拖带标测在这些室速消融中价值不大。起搏标测、心内激动标测等是特发性室速标测的主要方法(参见上文，瘢痕相关的室速段)。

起搏周期多选用自发或诱发的室速周期或室性期前收缩的配对间期。特发性室速理想的起搏标测为窦性心律下起搏时产生的12导联QRS波群和室速/室性期前收缩的12导联QRS波群相同(至少11/12导联QRS波群相同)。起搏标测观察和测量12导联QRS波群形态(包括小挫折)、主波方向、波幅和R/S比值。消融效果和起搏标测所获得的QRS波群的理想程度成正比。图5-8-47为起搏标测的一典型实例。

心内激动标测方法有双极标测和单极标测。有效部位双极标测电图为提前的、连续的，亦可为不连续的心内电图，但无碎裂的或舒张中期电位。较室速或室性期前收缩的QRS波群提前。有效部位单极电图为提前的、起始部位负向波。

3) 右心室流出道室速的标测和消融：右心室特发性室速，特别是右心室流出道室速，病灶局限、孤立；导管经静脉易于操作；体表心电图可以初步定位等因素有利于右心室特发性室速的标测和消融。消融导管先放置于肺动脉内，然后在起搏下(亦可不起搏)缓慢回撤，当局部心内电图幅度增大或起搏夺获心室时，导管即在右心室流出道内。顺钟向或逆钟向旋转导管标测整个右心室流出道。根据起搏图形的不同再具体定位。最近研究发现，右心室流出道室速亦可起源于肺动脉瓣之上。

在消融成功的部位，双极心内激动标测电图较室速或室性期前收缩的QRS波群提前10～45 ms。但有效的和无效的消融部位心内电图提前程度无明显差别，因此以心内电图提前程度确定消融靶点可靠性差，应用价值有限。

4) 左心室流出道室速的标测和消融：消融导管的定位方法为导管(小弯B为好)经股动脉逆行至左心室中部或心尖，然后弯曲消融导管头端成小弯，缓慢回撤，使消融导管头端置于左心室流出道内，顺钟向或逆钟向旋转导管标测左心室流出道。另外，消融导管头端越过主动脉瓣后稍弯曲，直接标测左心室流出道(小弯)亦可。操作幅度不宜太大，以免导管跳出心脏。成功部位多在室间隔左侧的上基底部、主动脉瓣下。起搏标测和心内激动标测的方法、观察和测量的标准与右心室流出道室速标测相似。

5) 冠状动脉窦起源室速的标测和消融：起源于冠状动脉窦的室速和起源于右心室流出道的室速的体表心电图表现相似。因为冠状动脉窦消融的经验有限，消融位置靠近冠状动脉主干时，有一定的危险性，所以先行右心室流出道、左心室流出道初步标测。在较理想的部位亦可行消融放电。如无理想的起搏标测和心内激动标测，再行冠状动脉窦内标测。冠状动脉窦内消融时穿刺双侧动脉(股动脉)。一侧置入消融导管，另一侧置入冠状动脉造影导管或猪尾导管。为识别消融靶点和冠

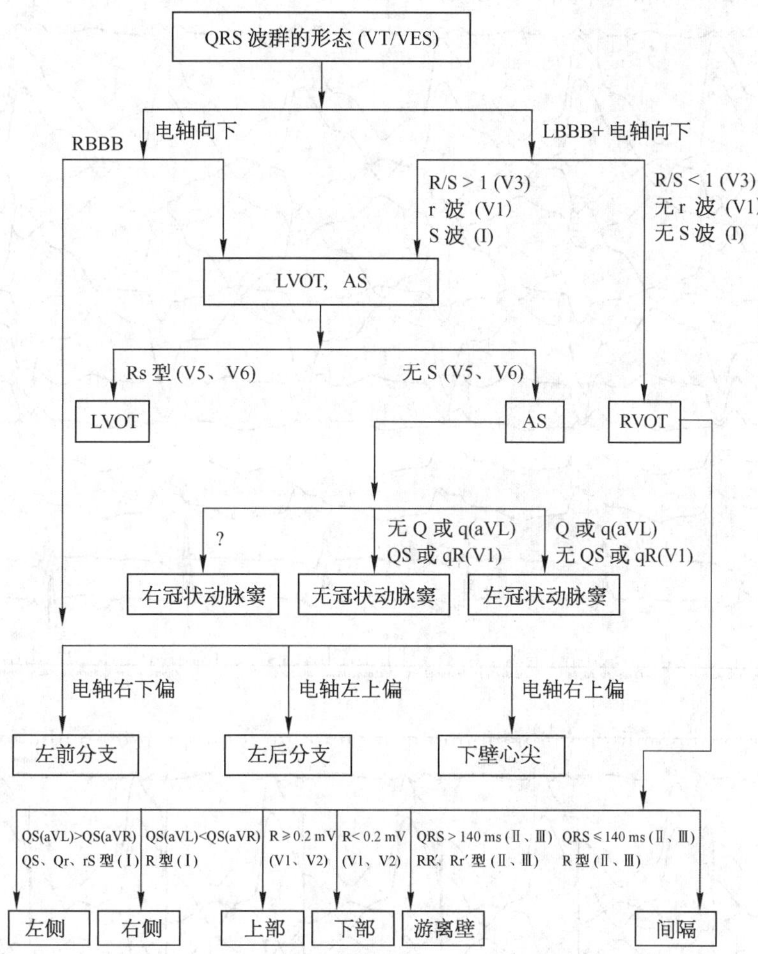

图 5-8-46 体表心电图判断各种特发性室速起源部位的流程

AS,主动脉窦；LBBB,左束支传导阻滞；LVOT,左心室流出道；RBBB,右束支传导阻滞；RVOT,右心室流出道；VT,室速；VES,室性期前收缩

状动脉主干及其分支的关系，在理想的消融靶点确定后，行冠状动脉系统造影，亦可帮助消融导管定位。室速或室性期前收缩的起源部位在左冠状动脉窦时，冠状动脉造影导管应置于左主干内，消融放电时可随时确定消融导管的位置，并可以避免消融导管跳入冠脉主干内。消融后重复冠状动脉造影和主动脉造影以确定消融是否产生了对冠状动脉和瓣膜的损伤。虽然目前冠状动脉窦起源的室速消融的经验不多，但所报道的导管消融的成功率高，并发症少。具体操作时仍应特别谨慎小心，为避免并发症出现，开始放电能量可用 15 W，以后逐渐增加；并对温度、阻抗进行密切监控；持续或频繁间断行 X 线投影证实消融导管无移位。

起搏标测在多数有效部位可以获得非常理想的 QRS 波形，即起搏和室速的 QSR 波群在 12/12 导联相同。双极激动标测在室速/室性期前收缩时的有效部位可记录到收缩前期或舒张期电位，心内激动比室性期前收缩的 QRS 波群提前 30～65 ms。在多数患者的窦性心律下亦可记录到舒张期电位。有效部位的单极激动标测为提前的、起始部位负向波，但不深，提前程度不比双极记录电图高。多在收缩前期电位之后，与随后的心室激动时相一致。因此单极激动标测在冠状动脉窦起源的室速消融中的价值不大。消融成功部位多在冠状动脉窦底，或在冠状动脉窦和左心室流出道交界的部位。起源于左冠状动脉窦的室速，消融成功部位距冠状动脉主干口 0.7～2.0 cm。

我们用上述方法治疗了 25 例此类患者，成功率为 100%，无并发症出现。冠状动脉窦起源的室速的发病机制一直不清楚，作者在 2002 年(Li YG, et al. J Cardiovasc Electrophysiol, 2002,13: 130-134)在国际上首次证实折返是冠状动脉窦起源的室速的发病机制之一。同年又报道了(Li YG, et al. Eur Heart Journal, 2002,23;4)冠状动脉窦起源的室速有两种发病机制：折返和触发激动。

以触发激动为机制的冠状动脉窦起源的室速，对腺苷敏感。和左、右心室流出道室速消融相似，拖带标测的应用价值也不大。而以折返为机制的冠状动脉窦起源的室速，拖带标测就有较大的应用价值。该组患者对腺苷不敏感。因此，冠状动脉窦起源的折返性室速不能归入腺苷敏感型特发性室速。为叙述方便在此讨论。我们报道的这组患者特点为：心室程序刺激可以诱发和终止室速；快速起搏诱发室速有效；诱发室速的刺激间期和刺激到停止刺激后室速第一跳的间期成反比；成功的部位室速时均可记录到舒张期电位或收缩前期电位，同一部位窦性心律时均可记录到舒张期电位；室速时，在有效部位起搏均可呈现隐匿性拖带，且起搏后间期和室速周期之差≤

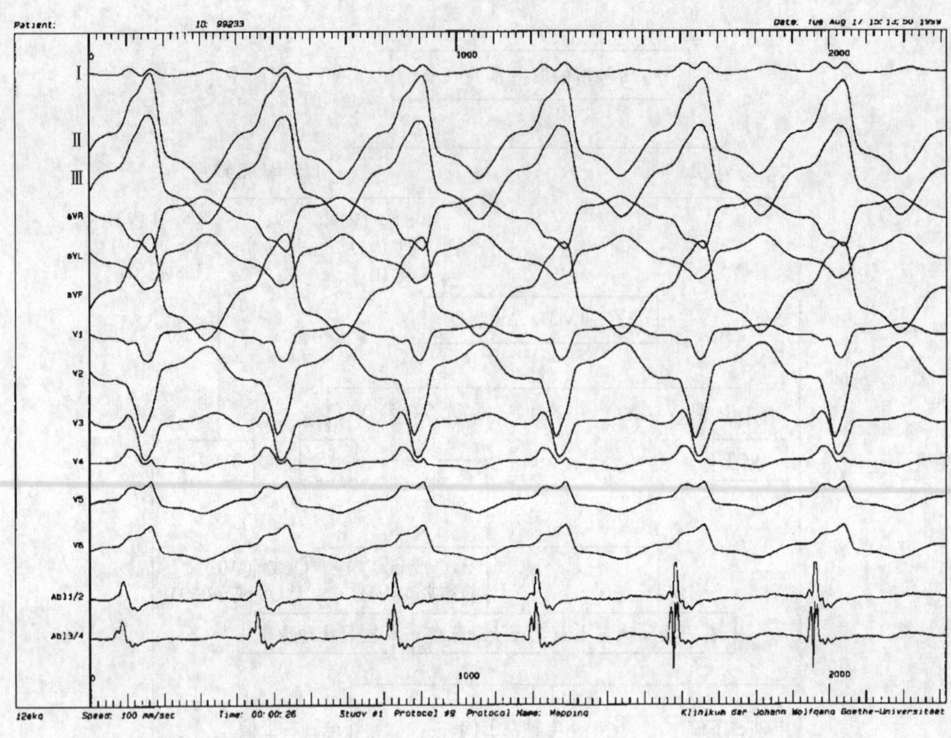

a

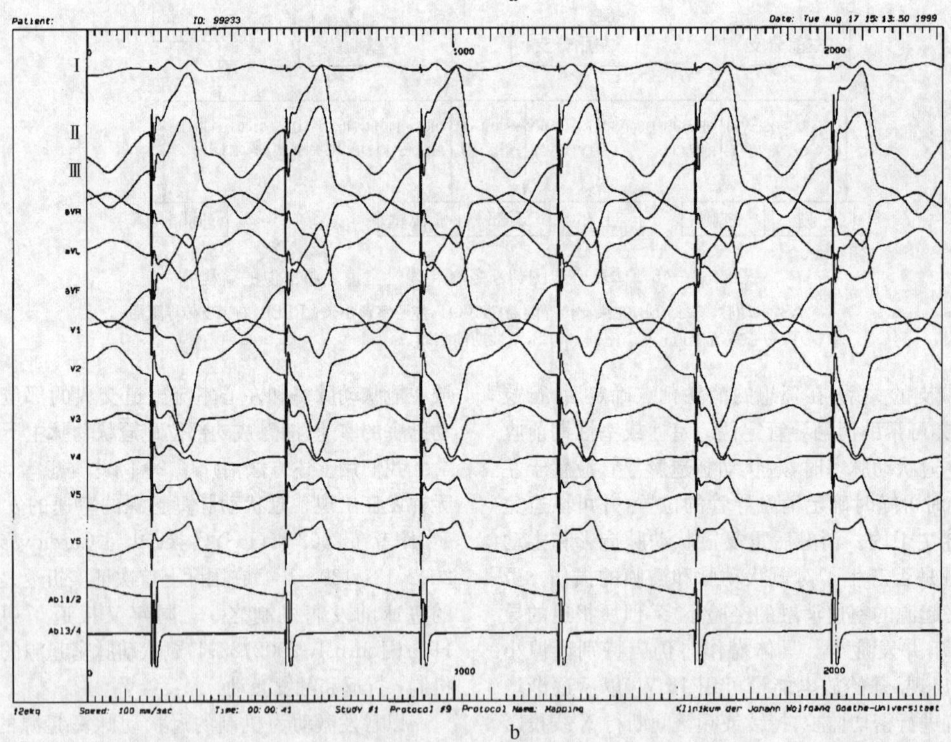

b

图 5-8-47 成功的右心室流出道室速消融部位的标测图

a. 心内激动标测。成功的标测部位的消融导管电图。心室电图比体表 QRS 波群提前 34 ms。无碎裂的或舒张中期电位右心室流出道室速的周长为 380 ms b. 起搏标测。心室起搏(380 ms)时体表心电图 12 导联 QRS 波群和室速的 QRS 波群时间几乎完全一致。导联排列顺序从上到下依次为体表心电图肢导Ⅰ、Ⅱ、Ⅲ、aVR、aVL、aVF，胸导 V1～V6 和近端(Abl 1/2)和远端(Abl 3/4)消融导管电图

30 ms。图 5-8-48 为起源于冠状动脉窦室速标测和消融的实例。拖带标测有利于这以折返为形成机制的室速的消融。

6) 心外膜起源左心室流出道室速的标测和消融：多极导管置于冠状静脉窦内之后，先用左侧 Amplatz 造影导管做逆行冠状静脉造影显示静脉系统分支，再行起搏标测和心内激动标测。一般应用冷盐水灌注导管进行标测和消融。设置在 43℃，输出从 10 W 开始，可渐渐增加到 25 W。理想的消融靶点确定后，在放电前，行冠状动脉和静脉系统造影，识别消融靶点和冠状动脉、静脉主干及其分支的关系。消融后重复冠状动脉和静脉造影排除消融造成的血管狭窄。射频消融一般疼痛症状明

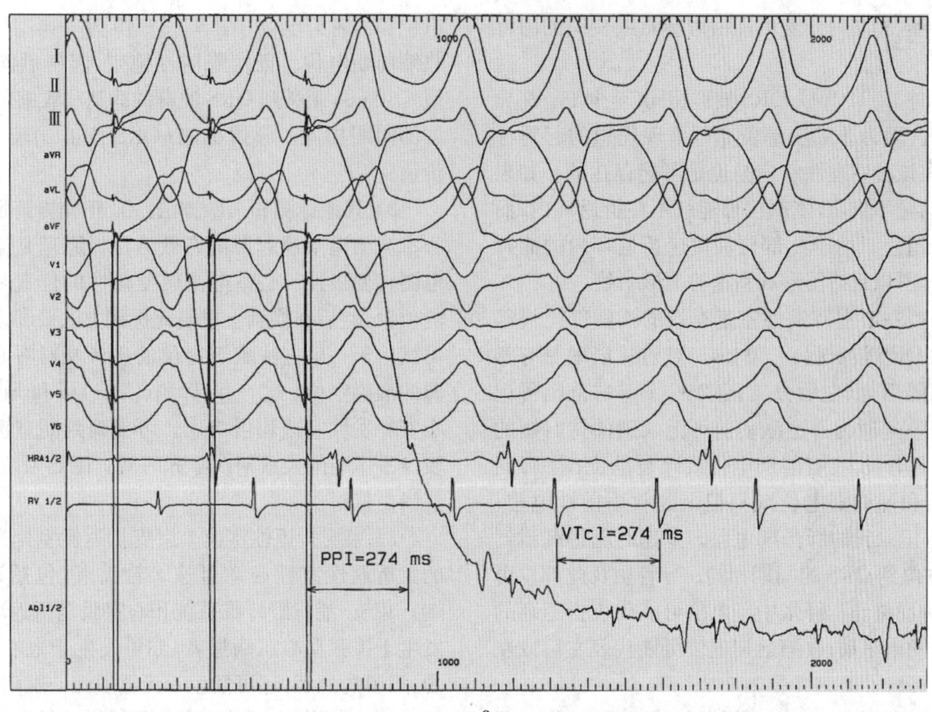

a

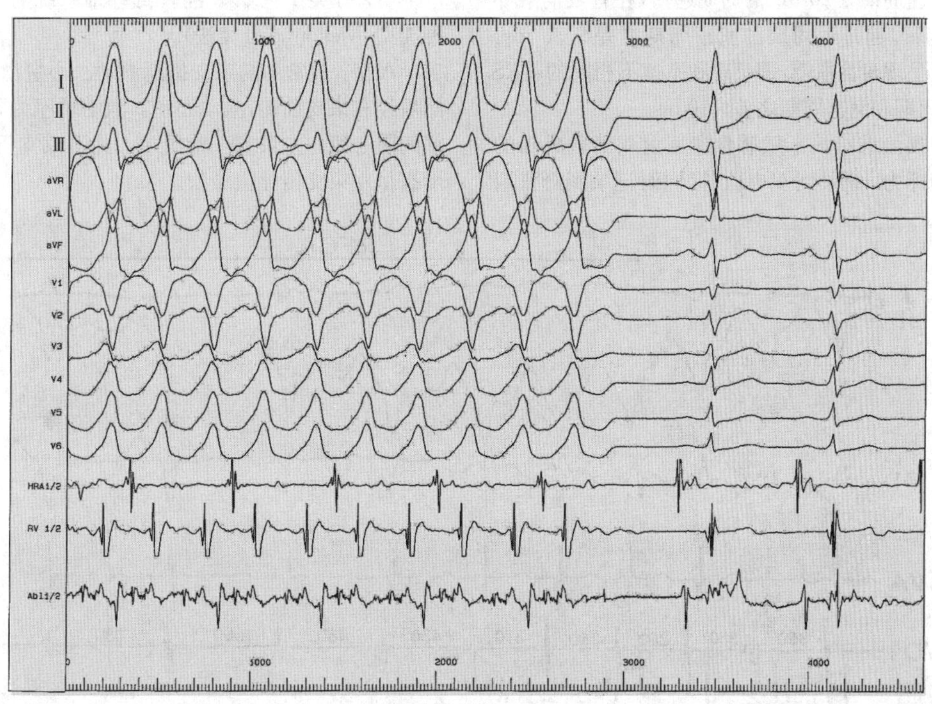

b

图 5-8-48　起源于无冠状动脉窦的折返性室速

a. 室速时，消融导管在无冠状动脉窦内起搏呈现隐匿性拖带。室速周期为 274 ms；起搏周期为260 ms；起搏后间期和室速周期相同。刺激终止后，可见规律性出现的舒张期电位　b. 放电后 3 s 室速终止。心电图导联排列顺序从上到下依次为体表心电图肢导Ⅰ、Ⅱ、Ⅲ、aVR、aVL、aVF，胸导 V1～V6 和高右心房电图(HRA 1/2)，右心室心尖(RVA 1/2)和消融导管电图(Abl 1/2)

显，有发生心包穿孔的危险。冠状静脉窦及分支内冷凝消融相对安全，有研究和应用价值。

7) 维拉帕米敏感性左心室特发性室速的标测和消融：维拉帕米敏感性左心室特发性室速发生机制为分支内折返。其依据为：心房、心室程序刺激可以诱发和终止室速；快速起搏诱发室速有效；异丙基肾上腺素有利于室速诱发；诱发室速的刺激间期和刺激到停止刺激后室速第一跳的间期成反比；在室速时可记录到舒张中期电位和收缩前期电位；窦性心律下亦可记录到舒张中期电位；室速时能证实隐匿或显性拖带。新近研究表明此种室速为包括正常和异常浦肯野纤维的大折返环室速。折返环的入口可能为左束支远端或左后分支；慢传导区为左心室中间隔到下壁心尖的间隔部；折返环的出口可能为近心尖部浦肯野纤维;慢传导区和左后分支可能由假腱索或交织的浦肯野纤维连接。

起搏时和室速时12/12导联QRS波群相同(至少11/12导联QRS波群相同)。因为非成功部位亦可呈现理想的起搏标测,所以无关旁道在该种特发性室速是也是可能存在的。如果起搏标测理想,但消融不成功,该部位可能就不在折返环内,而在折返环的无关旁道上。由于此部位和室速折返环内的浦肯野纤维有同一出口,所以起搏图形和室速的图形一致。

维拉帕米敏感型左心室特发性室速有效的消融部位局部心室激动比室速的QRS波群提前30 ms。对射频消融更有意义的是在左心室间隔后侧(左后分支区)2～3 cm^2的范围可记录到特征电位:① 室速时为心室激动前可记录到的持时短的高频电图;② 舒张期电位、收缩前期电位或碎裂电位;③ 可同时记录舒张期电位和浦肯野电位或只记录到收缩前期电位;④ 在窦性心律下可记录到的舒张期电位。室速时起搏刺激到QRS的间期和此电位到QRS的间期相同。导管触及此部位可使室速频率减缓,进而终止。舒张中期电位可能代表折返环的中心区和出口之间的电激动;收缩前期电位可能代表左后或左前分支电位。

室速时用比室速周期短20 ms的周期起搏,在有效消融部位可呈现隐匿性拖带,起搏后间期和室速周期之差≤30 ms。但成功的部位亦可呈现显性拖带,即呈现和室速不相同的QRS波群,但是起搏后间期和室速周期之差≤30 ms。

目前研究表明预测维拉帕米敏感性室速射频消融成功的应用价值较大的指标为:记录到双电位(即同时记录到舒张期电位和浦肯野电位,图5-8-49为一典型病例),或只记录到收缩前期电位。证实隐匿性拖带,起搏后间期和室速周期差值≤30 ms,刺激到QRS波群的间期和收缩前期电位到QRS波群的间期相同。起搏标测(QRS波群比较)也有一定的应用价值。

8) 其他标测和消融方法:① 正交方阵已被证实是识别右心室流出道室速起源的有效方法。原理是激动起源部位双极电图转变极性。心室电图转变极性的位置是纵轴上首先识别的位置,然后在横轴上重复此标测方法。② 篮状电极导管标测可试用于一般方法难于定位的患者及对右心室特发性室速起源的准确定位。③ 三维标测(CARTO和EnSite3000)在左、右心室特发性室速均可应用。可准确判断室速、室早起源部位,较少手术时间及放射线曝光时间。磁导系统亦开始应用,其价值尚需探讨。

3. 束支折返性室速 束支折返性室速是唯一折返环明确的大折返性室性心动过速。希氏束(包括远端、中部乃至近端)-束支-浦肯野纤维系统和心室肌是折返环的组成部分。多发生于扩张型心肌病患者,亦可发生于冠心病、心肌梗死后患者、瓣膜病患者,还可发生于无器质性心脏病患者。

(1) 分类:希氏束-浦肯野纤维系统的折返激动可分成3种类型(Mehdirad分类法)。

A型:最常见的束支折返激动。心室激动从左束支逆传,然后经右束支前传,激动心室。激动顺序为希氏束—右束支—室间隔心肌—左束支—希氏束。此型束支折返性室速的QRS形态呈左束支传导阻滞型。

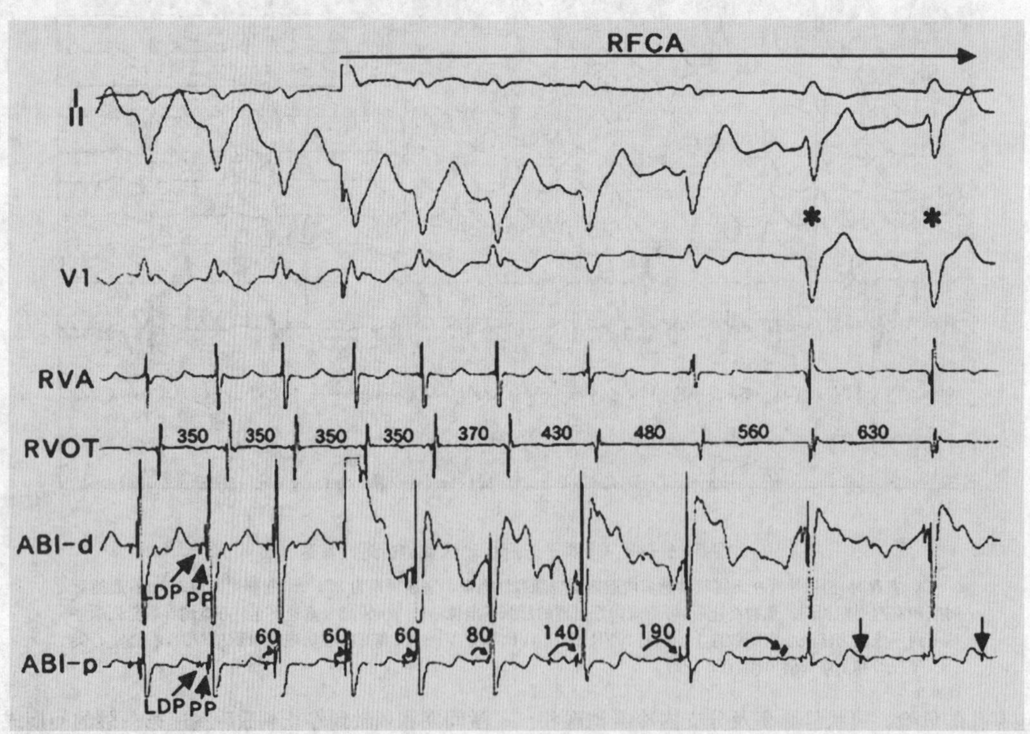

图5-8-49 成功的维拉帕米敏感型室速的射频消融(RFCA)部位

远端(ABI-d)和近端(ABI-p)消融导管电极上均可记录到舒张晚期电位(LDP)。消融放电时LDP到浦肯野电位(PP)的间期逐渐延长,而PP到心室波的间期保持不变。室速周期的延长随LDP-PP间期延长而延长,最后LDP和P-P间期传导阻滞,室速随之终止。室速终止后窦性心律(*)时亦可见LDP(↓)。心电图导联排列顺序从上到下依次为体表心电图肢导Ⅰ、Ⅱ、V1和右心室心尖(RVA1/2),右心室流出道(RVOT)和远端(ABI-d)和近端(ABI-p)消融导管记录图(引自Tsuchiya T, et al. Circulation, 1999,99: 2408-2413)

B型：为分支折返激动。激动从左束支一分支逆传，然后经左束支一分支前传引起心室激动。激动顺序为左前（后）分支—左束支—左后（前）分支—心室肌—左前（后）分支。此型分支折返性室速的QRS形态呈右束支阻滞型。

C型：为少见的束支折返激动，激动顺序与A型相反，希氏束—左束支—室间隔心肌—右束支—希氏束。此型束支折返性室速的QRS形态呈右束支阻滞型。

（2）束支折返性室速的诊断标准：随着对束支折返性室速研究和认识的深入，束支折返性室速的诊断标准也在不断更新。传统的诊断标准为：① 心动过速的QRS波群的形态为典型的束支阻滞形态，和心室经过某一束支除极的形态一致；② 心动过速时房室分离；③ 排除伴有束支阻滞QRS波群形态的室上性心动过速；④ 窦性心律下H－V间期延长；⑤ 心动过速时H－V间期大于或等于窦性心律下H－V间期；⑥ 心动过速时H－V间期变化在心室激动（V－V间期）变化之前；⑦ 消融右束支后，心动过速不能诱发。

（3）研究进展：上述诊断标准对多数束支折返性室速是符合的。从目前研究看，不符合上述几项条件也不能排除诊断。

1）发生在器质性心脏病（特别是大面积心肌梗死后）的束支折返性室速的QRS波群的形态可与典型的束支阻滞形态不一致。

2）房室分离是在束支折返性室速时常见的现象，但理论上讲房室分离可不与束支折返性室速并存。

3）心动过速时H－V间期可小于窦性心律下H－V间期。

4）心动过速时H－V间期变化可发生在心室激动（V－V间期）变化之后。

5）窦性心律时H－V间期可正常。

传统概念认为，窦性心律时H－V间期延长（一般地说大于55 ms）是形成束支折返性室速的先决条件，笔者（Li YG, et al. J Cardiovasc Electrophysiol, 2002, 13：1233－1239）在国际上第一次证实束支折返性室速可发生于窦性心律时H－V间期正常（≤55 ms）的患者，并证实了希氏束-浦肯野纤维系统内功能性传导阻止是其发生的机制。

希氏束-浦肯野纤维系统内功能性传导阻滞表现为：① 心房程序刺激或短阵刺激时出现希氏束电位分裂；② H－V间期的跳跃（心房程序递减刺激，S1S2或S2S3递减10 ms，H－V间期延长≥40 ms）；③ 快心率依赖性的束支传导阻滞，即3相阻滞（phase 3 conduction block）。

图5－8－50为一典型希氏束-浦肯野纤维系统内功能性传导阻滞引起的束支折返性室速。

本类患者有如下几个特点，并形成一组综合征：① 反复发作的心动过速；② 反复发作的晕厥史；③ 基础心脏病病谱广（冠心病、扩张型心肌病、右心室发育不良、瓣膜病甚至无器质性心脏病患者）；④ 窦性心律时H－V间期正常（≤55 ms）；⑤ 心动过速时H－V间期大于窦性心律下H－V间期；⑥ 电生理检查证实功能性希氏束-浦肯野纤维系统内传导阻滞。

以往认为束支折返性室速占所有诱发室速的4%～6%。我们发现窦性心律下H－V间期占所有诱发束支折返性室速的46%。束支折返性室速占所有诱发室速的比例要比以往所认为的高，为7%～9%。

（4）束支折返性室速的诱发方式：通常束支折返性室速的诱发方式有：① 右心室程序电刺激；② 左心室程序电刺激；③ 右心室短-长-短刺激；④ 左心室短-长-短刺激。由于束支折返性室速往往发生在有器质性心脏病、心功能较差的患者，所以心室电刺激有诱发室颤等较多风险，还可能失去判断束支折返性室速的机会。心房刺激的价值因而值得研究。我们和其他研究者对心房刺激的方式进行了探讨。刺激方式有：⑤ 心房程序电刺激；⑥ 心房“Burst”刺激。我们研究的H－V间期正常的束支折返性室速中，1例为心房程序电刺激所诱发，1例为心房“Burst”刺激所诱发。2009年Mizusawa Y等研究表明，在14例诱发的束支折返性室速中，8例表现为LBBB型，6例表现为RBBB型。8例LBBB型束支折返性室速中1例为心房电刺激所诱发。6例RBBB型束支折返性室速中4例为心房电刺激所诱发。Mizusawa Y等也证实在表现为RBBB型的束支折返性室速6例患者中，4例由心房递增刺激诱发。

由此可见，诱发RBBB图形的束支折返性室速并不罕见。心房程序电刺激/心房“Burst”刺激是除心室刺激外诱发RBBB图形的BBR－VT另一重要选择。可减少室颤诱发的风险，安全、易操作。

（5）消融选择：束支折返性室速的首选治疗为右束支的射频消融。消融靶点选择在高尖右束支电位（RB），RB距QRS波起始部小于20 ms。消融放电时，出现右束支传导阻滞的图形，可持续放电60～120 s。如放电时出现交界区或室性心律，可间断放电，以防发生房室传导阻滞。

Schmidt B等研究了13例束支折返性室速患者。对其中4例进行了电解剖标测和左束支消融。窦性心律下对束支、分支和左心室进行了标测。结果表明左束支的左前分支无激动传导；前向激动多通过左束支的左后分支传导和（或）穿间隔传导激动左心室。后者占2/4例，原因为远段浦肯野纤维与心室间的传导阻滞。初步结果显示大多数这类LBBB患者的电解剖标测和消融证实左束支和浦肯野纤维系统存在缓慢传导；左束支消融是安全、有效的。

应该提醒的是，对常规临床治疗仍建议行右束支消融。另外，该类患者多有器质性心脏病，同时合并其他类型的室性心动过速，因此，ICD置入仍是必要的。

（七）消融的并发症

十几年的临床实践和研究证实瘢痕相关的室速射频消融的并发症比室上速射频消融高（6%～7.5%）。主要包括：心肌梗死、一过性脑缺血、心肌穿孔、股动脉闭塞和假性动脉瘤、股静脉血栓形成、动静脉瘘、败血症、血肿、房室传导阻滞、束支阻滞等。这与术前准备、手术者操作经验、术后处理等密切相关。

射频消融治疗左、右心室特发性室速并发症少（<2%），主要并发症为与导管消融治疗有关的右束支传导阻滞（1.5%）、左心室流出道室速消融致左主干急性闭塞、右心室流出道穿孔、二尖瓣反流和主动脉瓣反流等。

二、心室颤动的射频消融

心室颤动是心脏性猝死的主要原因。美国每年有30万心脏猝死患者。室颤可发生在器质性心脏病患者，亦可发生在非器质性心脏病患者。最近研究发现室颤是由特殊部位起源的期前收缩触发的，而靠激动的折返和螺旋波得以维持。在严密监护下发现，室颤的发作可呈短阵性发作。发作时间长则需电除颤。如果在24 h内反复发作≥2次血流动力学不稳定的室

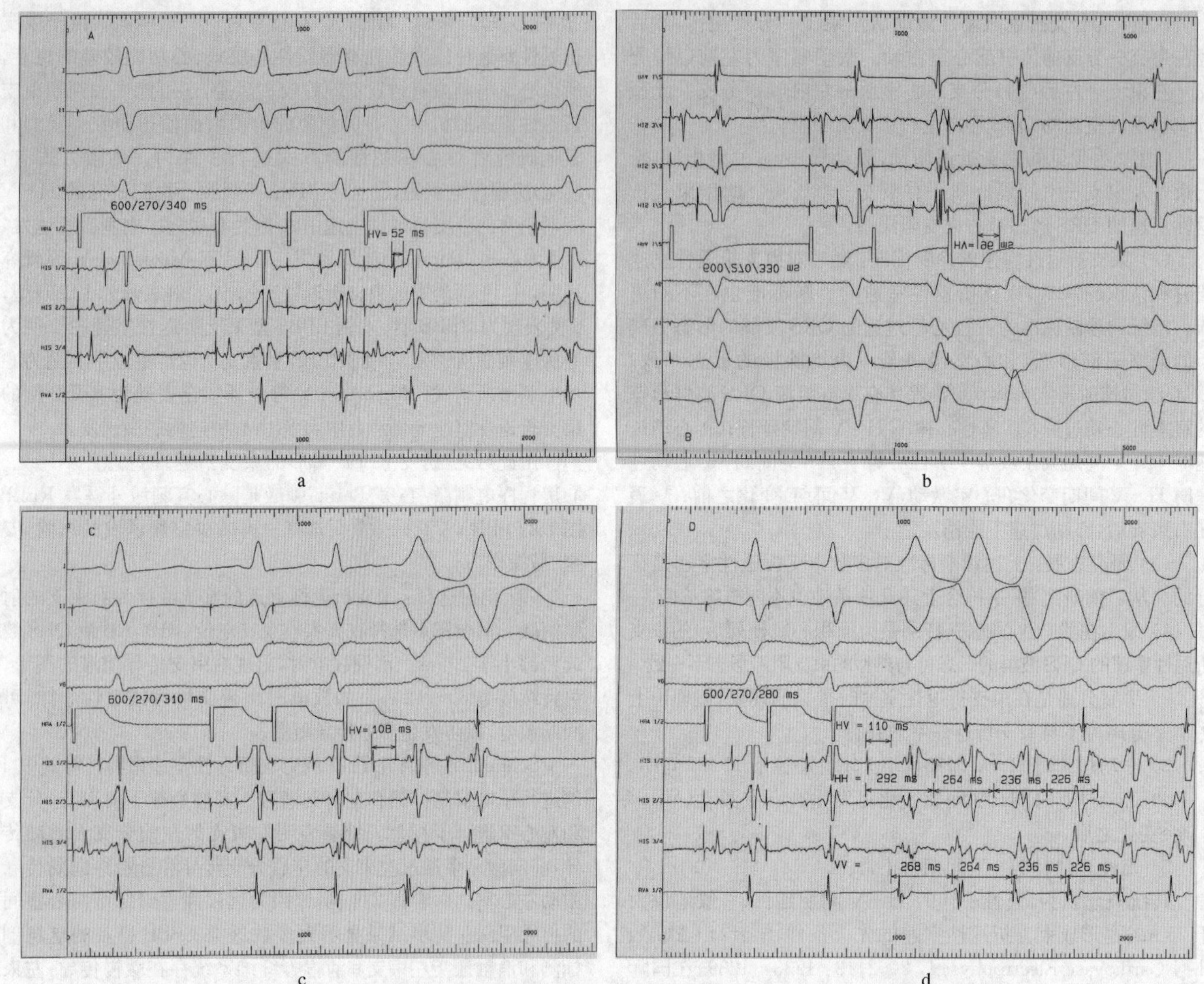

图 5-8-50　希氏束-浦肯野纤维系统内功能性传导阻滞引起的束支折返性室速

a～c. 窦性心律下 H-V 间期正常，为 44 ms。心房程序刺激(S1S2S3)时，S3 递减 10 ms(从 600/270/340 ms 到 600/270/330 ms)，H-V 间期从 52 ms延长到 96 ms(QRS 波群呈右束支传导阻滞型)。当 S3 递减到 310 ms 时，H-V 间期延长到 108 ms(QRS 波群呈左束支传导阻止型)，并产生一心室折返激动　d. 随后，束支折返性室速被继续递减的心房程序刺激(600/270/280 ms)诱发。室速时，H-H 间期的变化发生在 V-V 间期变化之前。H-H 间期，从一个希氏束电位到下一个希氏束电位的间期。V-V 间期，从一个心室激动电位到下一个心室激动电位的间期

速恶化为室颤，通常需要电转复或除颤，称之为“电风暴”(electrical storm)。这种现象在心脏复苏前并不罕见。问题在于我们还不能前瞻性地监护这些患者。

室颤射频消融的术前准备、导管放置、电生理检查方法、射频消融导管及能量选择、术中抗凝、术后处理等和室速的射频消融相同。但是手术危险性更大，需严密监视。随时做好除颤准备。

室颤可分为 3 类：① 特发性室颤，即发生在无器质性心脏病，也没有发现心电异常患者的室颤。② 心电异常性室颤，即发生在无器质性心脏病，但有心电异常患者的室颤。如长 Q-T 间期综合征和 Brugada 综合征等心室复极异常和儿茶酚胺源性多形性室速等心电异常。③ 器质性心脏病室颤，即发生在器质性心脏病患者的室颤。如缺血性心脏病、心肌病、致心律失常性右心室发育不良、瓣膜病等。

(一) 特发性室颤

2002 年 Haïssaguerre 等在国际上首次报道了 27 例特发性室颤的射频消融结果。这些患者均有反复发作的室颤和心脏复苏史。23 例患者已安置了除颤器。第一个诱发室颤的室性期前收缩和心脏复苏前室性期前收缩的形态、配对间期一致。诱发室颤的室性期前收缩的起源有浦肯野纤维和心室肌。在室性期前收缩和窦性心律时，如果在心室电图前均可记录到一高尖的电位，就称为浦肯野纤维起源的室性期前收缩；如果在心室电图前无浦肯野纤维激动图就称为心室肌起源的室性期前收缩。标测方法为确定室性期前收缩的最早的激动点，然后消融放电。该研究证实，浦肯野纤维起源的室性期前收缩为 23 例：左心室间隔 10 例，右心室前部 9 例，双侧心室 4 例。在有效部位浦肯野纤维电位到室性期前收缩间期为 10～150 ms，而且左心室起源比右心室起源的室性期前收缩此间期长。心室肌起源的室性期前收缩为 4 例。随访(24±28)个月，在不用药的情况下，24 例患者无室颤复发。在最近发表的一项多中心研究中，Knecht 等人用上述方法对 38 名特发性室颤患者进行消融并进行了长期随访。在该研究中，触发室颤的室性期前收缩分别起源于右心室(16 例)、左心室(14 例)或双室(3 例)浦肯野系统和心室肌(5 例)。在 63 个月的随访中，7 例(18%)室颤平均 4 个月复发。消融后室颤或流产的猝死发作次数从 4 降低

到 0 ($P=0.01$)。结果证明该方法能够有效控制室颤的复发。

（二）心电异常性室颤

2003 年 Haïssaguerre 等又报道了对 7 例心室除极异常引发的室颤患者的射频消融结果。其中，4 例为长 Q－T 间期综合征，3 例为 Brugada 综合征。均有反复发作的室颤或多形性室速，并有频繁发作的室性期前收缩。消融方法为标测触发室颤的室性期前收缩的最早心内的激动点。1 例 Brugada 综合征和 4 例长 Q－T 间期综合征患者室性期前收缩起源于浦肯野纤维。其余 3 例患者的室性期前收缩起源于右心室流出道。随访(17±17)个月，无室性快速性心律失常复发。近来有学者对 Brugada 综合征合并室颤患者的心内电图特征和心内膜和(或)心外膜标测与消融结果进行了研究。发现 Brugada 综合征合并室颤患者右心室流出道心内膜有较晚激动区域，心外膜可发现低电压区、有碎裂电位的区域。这些心内膜和(或)心外膜部位的消融可减少室颤的发生。

关于心电异常性室颤时有病例数较少的消融报道，需要较大系列、较长随访时间的研究探讨其长期的有效性、安全性。

（三）器质性心脏病室颤

器质性心脏病室颤的消融也是目前积极研究的课题。最新研究发现，心肌梗死后、外科心脏手术后起源于浦肯野纤维的室性期前收缩是室颤发作的重要原因。笔者(Li YG et al. J Cardiovasc Electrophysiol，2004，15：90－93)在国际上率先报道了第一例瓣膜修补术后，起源于浦肯野纤维的室性期前收缩反复诱发的室颤，并成功消融的病例。患者 17 岁，患主动脉瓣病多年，左心室射血分数为 35%。术前无晕厥史及心律失常史。行主动脉瓣修补术后 3 d，反复室颤发作，各种抗心律失常药物无效。术后第 9 日，体外除颤 14 次。电生理检查发现室颤是由两种不同形态的室早诱发的。分别起源于左心室前间隔和下间隔浦肯野纤维。在心内电图提前于 QRS 波群 68 ms 和 30 ms 处消融，室早消失。随访 5 个月无室颤发作(图 5－8－51)。在

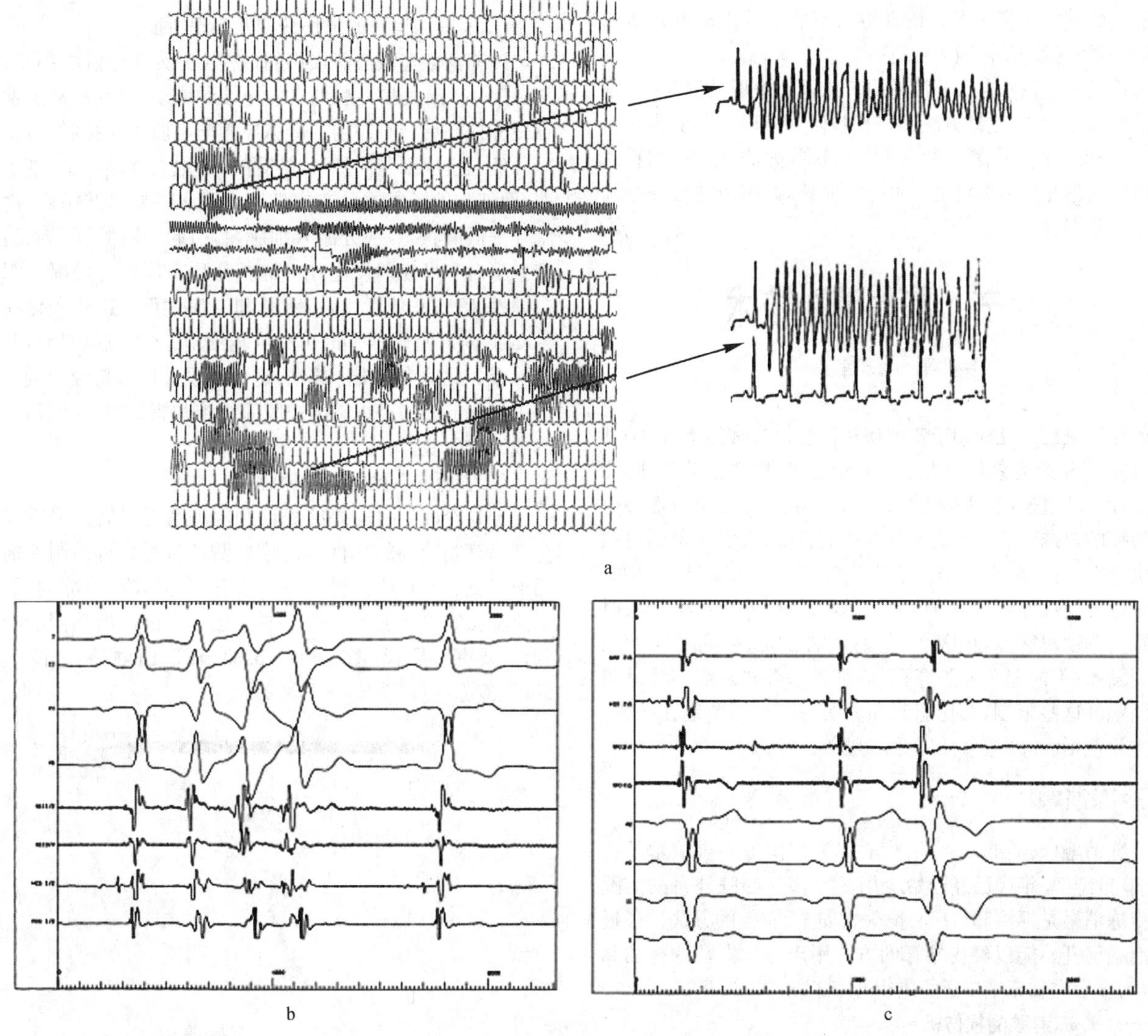

图 5－8－51　起源于浦肯野纤维的室性期前收缩反复诱发的室颤

a. 心电图监视记录显示：反复发作的室颤由两种形态的室性期前收缩诱发。中段可见室颤发作时，三次除颤　b. 第二种室性期前收缩成功消融部位(左心室前间隔)的标测图。在室性期前收缩和窦性心律时，均可在心室电图前记录到浦肯野纤维电位。浦肯野纤维电位到 QRS 起点的间期为 68 ms　c. 第二种室性期前收缩成功消融部位(左心室下间隔浦肯野纤维)的标测图

在室性期前收缩和窦性心律时，均可在心室电图前记录到浦肯野纤维电位。浦肯野纤维电位到 QRS 起点的间期为 30 ms。b、c 导联排列顺序从上到下依次为体表心电图肢导Ⅰ、Ⅱ、V1、V6 和消融导管电图(Abl 1/2，Abl 3/4)，希氏束(HIS 1/2)和右心室心尖(RVA 1/2)电图

器质性心脏病患者，诱发室颤的室早还可起源于浦肯野纤维，亦可起源于心室肌。这种室早成功消融能有效预防室颤发作。已在心肌梗死后患者、急性冠脉综合征患者、心肌病等患者中得到证实。方法也是标测室早的最早心内的激动点。

另外，三维标测系统引导下线性消融是治疗器质性心脏病室速，特别是心肌梗死后室速的较为有效的方法。在这种患者，室速诱发的室颤，自发性室颤是常见的。线性消融的意义还不明了，但初步资料显示线性消融在治疗这些室颤时也有一定的效果。我们对 18 例心肌梗死后室颤患者(包括临床证实的室颤、室速诱发的室颤或心室程序刺激诱发的室颤)进行了 CARTO 系统引导下线性消融。这些患者均同时有频繁室速发作。线性消融后，常规心室程序刺激在 16 例患者不能诱发室速或室颤，2 例患者仍能诱发室速。在平均 12 个月的随访中，无室颤发作，只有 2 例室速复发(抗心律失常刺激终止，无室颤诱发)。因为随访时间短、病例数少、病种单纯、常规心室程序刺激不能诱发的室颤的临床意义还不明确(常规心室程序刺激不能诱发的室颤不等于其他诱发方式不能诱发出室颤)，所以线性消融对室颤的消融效果还有待于进一步证实。

无论是消融治疗起源于浦肯野纤维及心室肌的室早，还是线性消融治疗室颤，这些方法都在初步研究阶段。即使成功的消融后，为安全起见仍需安装 ICD。但这些方法已让我们看到根治室颤的曙光。射频消融技术需要完善，许多问题需要基础和临床试验回答。

第六节　其他消融技术

李毅刚　汪智全

射频消融已广泛应用于各种快速性心律失常的治疗，特别是对房室结和旁道参与的折返性心动过速、房性心动过速、特发性室性心动过速(室速)等的治疗，并已成为多种快速性心律失常治疗的首选方法。但是随着应用的普及，人们认识到射频能源也存在不少缺点，比如可产生焦痂、血栓，从而导致栓塞；不能进行可逆性标测，在改良房室结以及消融希氏束旁旁路时有导致完全性房室传导阻滞的风险；消融心脏某些部位会使患者感到剧痛；不能避免心脏穿孔、心脏压塞等并发症。为避免射频消融的这些限制，其他能源和方法一直在不断地在探索。它们主要包括冷冻、超声、激光和微波等。

一、冷冻消融

冷冻消融(cryoablation)治疗心律失常作为外科手术的补充在 20 世纪 70 年代已经开始应用。20 多年心脏外科的实践证明冷冻消融是标测和治疗心律失常安全、有效的方法。最近冷冻消融已开始能以经皮导管的方式用于心律失常的标测和消融，为今后在临床上广泛的应用开辟了新的前景。

(一) 冷冻消融的损伤机制

1. 冷冻对细胞的直接损伤

(1) 细胞外冷冻：当细胞被相对较慢地冷冻时，冰球(ice ball)开始在细胞外形成，致使细胞外环境的渗透性增强，进而使更多的水从细胞内转移到细胞外。这种现象只有在缓慢进行温度为－20℃的冷冻时才可出现。高张力导致细胞皱缩、细胞膜和细胞内成分损伤。冰球融化时，恢复的过程产生细胞水肿，导致细胞破裂。如冷却时间长，冷冻将导致细胞坏死。冷却的温度如不很低(－10～0℃)，且时间短，细胞可完全恢复原状。这在外科冷冻术已得到证实，并称之为冷冻标测(ice mapping)。

(2) 细胞内冷冻：如组织温度继续降到－40℃以下，特别是快速冷冻时，细胞内的水会凝结成冰。细胞器和细胞膜会产生不可逆的破坏，这对细胞是致命的。在早期解冻过程中，冰晶体融合产生更大的冰晶体，进一步破坏细胞器和细胞膜。

2. 冷冻对血管的损伤　在冷冻组织区内，低温对微血管系统产生很大影响。当组织冷却时，血管收缩。进而循环停止，血管和组织凝固在一起。解冻时，产生充血性血管扩张，通透性增加，局部组织水肿。30～45 min 内，冷冻组织内膜损害导致微血栓形成和微循环停止。解冻后 4 h，小血管阻塞。失去血液供应后，组织产生缺血性坏死和均匀的损伤。通常认为这就是组织冷冻时冷损害形成的机制。

(二) 冷冻消融的损伤分期及病理特征

冷冻消融造成心肌损伤的过程可分为 3 个阶段：① 冷冻/复温期；② 出血和炎症期；③ 纤维形成期。冷冻/复温期发生在冷冻损伤后数小时内。冷冻导管与心肌组织接触后，形成冰球。低温造成细胞内外形成冰晶。细胞内冰晶压迫、细胞器扭曲，而细胞外形成冰晶造成细胞内脱水。复温开始后，由于细胞外呈低渗状态，水分流入细胞内，引起细胞肿胀和细胞膜破裂。出血和炎症期发生在冷冻损伤后 1 周内。局部组织可见凝固性坏死，并伴以出血、水肿和炎症过程。这些变化在复温后 48 h 内最明显，1 周时可见巨噬细胞、淋巴细胞浸润，胶原纤维形成。此后为纤维形成期，这一阶段大概可持续数周。损伤区中坏死的心肌组织逐渐被胶原纤维和脂肪组织所替代，逐渐形成纤维团块。

(三) 冷冻消融的工作原理

导管冷冻消融需要冷冻仪和冷冻消融导管。冷冻仪主要包括储存制冷剂的部件和温度监测及调控部件。制冷剂多采用液态氮、氦、氩等。制冷的方法有相变制冷、冷冻物质制冷、节流膨胀制冷。现已根据不同消融目的设计出不同的冷冻导管，主要有直导管(图 5－8－52a)、环形消融导管(图 5－8－52b)、冷冻球囊(图 5－8－52c)等。

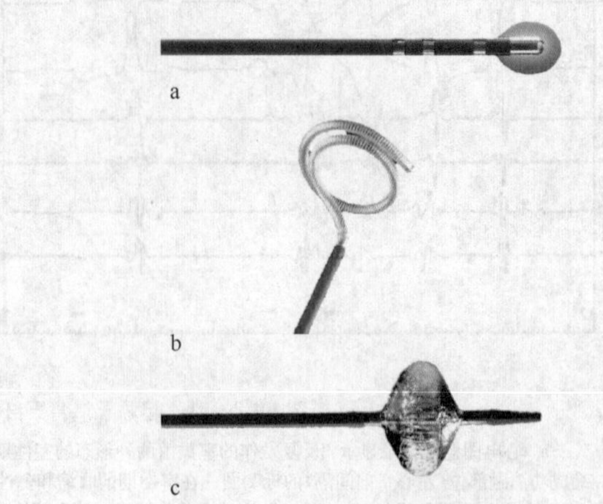

图 5－8－52　不同设计的冷冻导管

a. 直导管(顶端为冰球)　b. 环形消融导管
c. 冷冻球囊(改良自 Huang SKS 等)

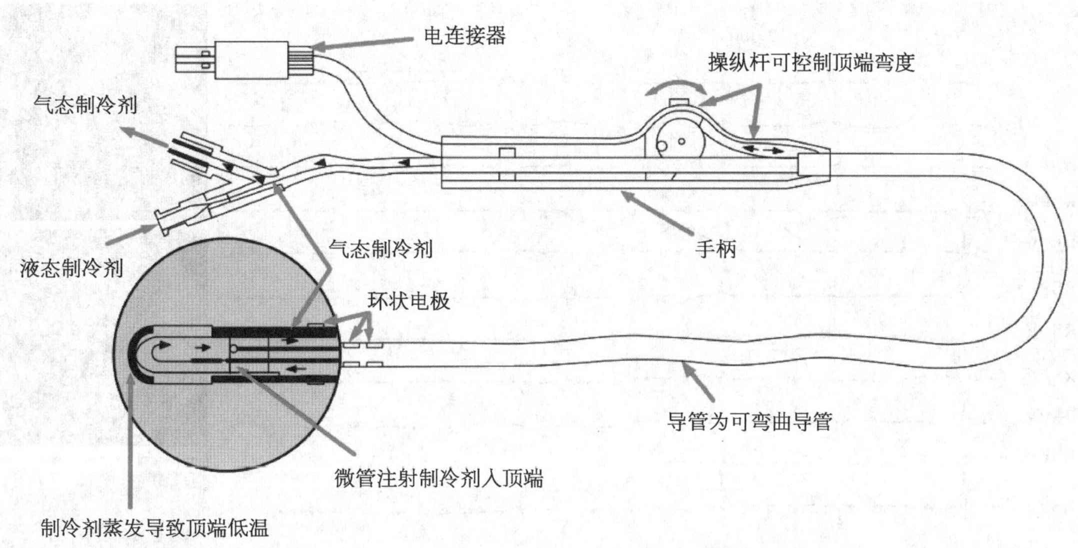

图 5-8-53　冷冻消融导管的构造及原理示意图(改良自 Dubuc M 等)

冷冻消融利用 Joule-Thompson 效应产生足够的低温造成心肌组织的冻伤(图 5-8-53)。冷冻导管多被设计成空腔,以便于将制冷剂输送至导管顶端。导管顶端有一个汽化腔。在此,由体外输入的液态制冷剂汽化,带走导管顶端所接触组织的大量热量,使导管顶端和心肌组织的温度下降,产生可逆或不可逆性损伤。气态的制冷剂可通过另一个空腔排出。导管顶端温度的调节是通过调节制冷剂的流量和流速来实现的。

(四) 冷冻消融的优点

既往研究表明,冷冻消融与射频消融相比有如下潜在的优点:① 冷冻标测后,组织有恢复其活性的能力。② 冷冻期间导管和心内膜之间有稳定的黏附。③ 冷冻消融部位心内膜血栓形成的发生率低。④ 冷冻消融和心内超声心动图无相互干扰,可同时应用。⑤ 冷冻消融时疼痛发生率低。

(五) 冷冻消融的临床应用

1. AVNRT 的冷冻消融　冷冻消融的许多特性决定了其具有潜在的优点,已被广泛用于 AVNRT 的导管消融治疗。Skanes 等首先将冷冻能源用于导管消融房室结慢径以治疗 AVNRT。经治疗的 18 例患者中有 17 例消融成功,慢径传导消失。随访(4.9±1.7)个月时,无心律失常复发。Friedman 等报道了对 18 例房室结折返性心动过速患者进行慢径冷冻标测的结果。冷冻标测设置在-28℃时,16/18 患者的房室结慢径功能被阻滞。解冻后,16 例患者的房室结慢径功能均恢复。随后,在被识别的部位做冷冻消融,15/16 患者消融成功。其余 1 例患者因在被识别的部位做冷冻消融时不能产生<-37℃的低温而无效。最终结果为,所行房室结慢径消融的 18 例患者均获成功。冷冻时 2 例出现暂时性房室传导阻滞。冷冻标测慢径时产生的意外房室结冷冻导致的房室传导阻滞和 P-R 间期延长,解冻后可以完全恢复正常。FROSTY 研究中,冷冻消融 AVNRT 后远期成功率为 94%,且在 FROSTY 研究中的 103 例患者中,无 1 例出现持续性的房室传导阻滞。而在 Calkins 的报告中,射频消融致完全性房室传导阻滞的发生率为 1.3%。Gupta 等发表了比较导管冷冻消融和射频消融治疗 AVNRT 的研究,结果显示接受冷冻消融的患者中有 15.4%消融失败,而射频消融仅有 2.8%失败,且冷冻消融组复发率要高于射频消融组(19.8% vs. 5.6%,$P<0.05$)。复发与是否完全阻断慢径传导和消融的次数有关。2004 年发表的 CRAVT 试验结果表明,使用两种能源进行消融的成功率、复发率无显著差异,X 线透视和操作时间亦相当。Zrenner 等也报告了对 200 例 AVNRT 患者进行冷冻消融或射频消融的前瞻性随机研究结果。试验中两种消融能源的即刻成功率相似(冷冻组 97/100 例 vs. 射频组 98/100 例),均无严重并发症。平均随访 246 d,冷冻消融组的复发率要高于射频消融组(8 例 vs. 1 例,$P<0.05$)。据上所述,冷冻消融治疗 AVNRT,尽管可能存在略高的复发率,但冷冻标测这一优势几乎可以完全避免严重房室传导阻滞的发生,因此非常适合用于消融 AVNRT,尤其是对于儿童患者或经验不丰富的术者。

2. 房颤的冷冻消融　肺静脉冷冻隔离治疗房颤是近年的研究热点。冷冻消融可以保持组织结构,减少血栓形成,从而减少或避免血管狭窄的发生。2003 年 Tse 等报道了对 52 例 AF 患者(45 例阵发性 AF,7 例持续性 AF)冷冻消融肺静脉的结果。94%的患者所有肺静脉均实现隔离。随访(12.4±5.5)个月时,29 例(55.8%)患者无复发(其中 11 例服用抗心律失常药物),术后 12 个月随访时的 CT 检查未发现肺静脉狭窄。环形冷冻消融导管采用了线性消融,因此简化了操作。Hoyt 等采用环形冷冻导管消融了 31 例阵发性 AF 患者,即刻隔离肺静脉的成功率为 94%。随访 6 个月时,有 22 例(82%)患者无复发,同时进行螺旋 CT 检查未发现肺静脉狭窄。

冷冻球囊进一步简化了肺静脉口消融的操作。最近一项研究中有 57 例阵发性 AF 患者接受冷冻球囊治疗。在 220 支肺静脉中有 191 支(84%)肺静脉仅采用冷冻球囊即可被成功隔离,另外 33 支(15%)肺静脉在冷冻球囊消融后还需要节段性冷冻消融才能成功隔离。随访 3 个月时有 60%的患者无 AF 复发,同样,CT 检查未发现肺静脉狭窄。Chun 等报道 27 例应用大直径(28 mm)冷冻球囊治疗阵发性房颤(图 5-8-54),肺静脉隔离率为 98%,随访 271 d 窦性心律维持率为 70%。另一项多中心前瞻性研究入选 346 例房颤患者,1 403 支肺静脉经冷冻消融(球囊联合冷冻导管)隔离率为 97%,平均随访 12 个月,阵发性房颤患者窦性心律维持率 74%,持续性房颤患者窦

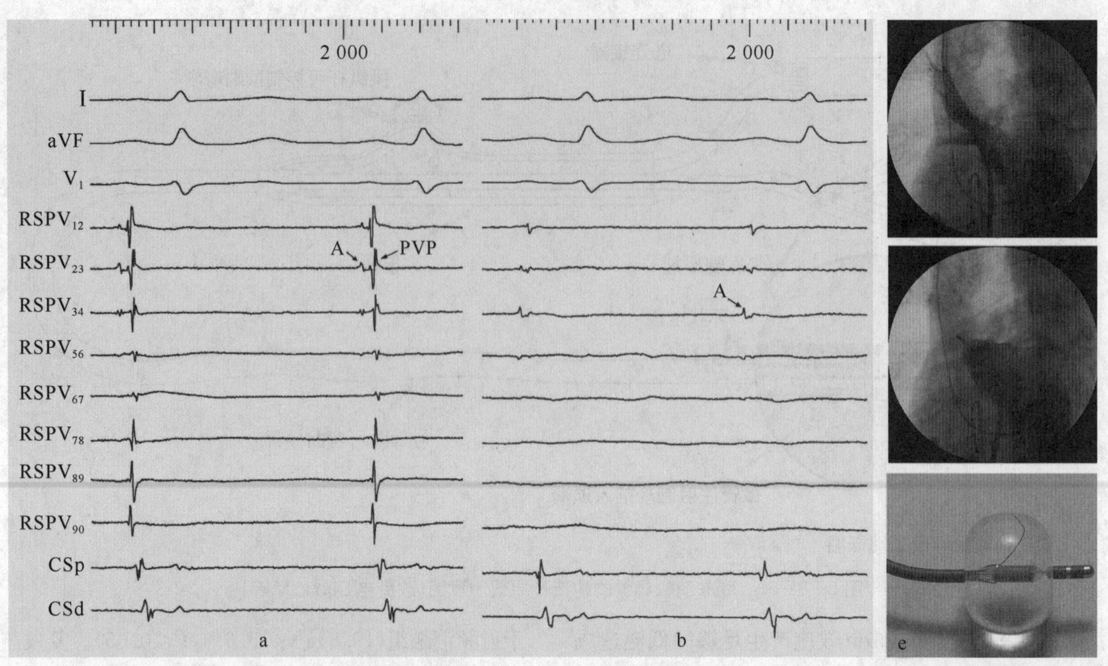

图 5-8-54　房颤冷冻球消融

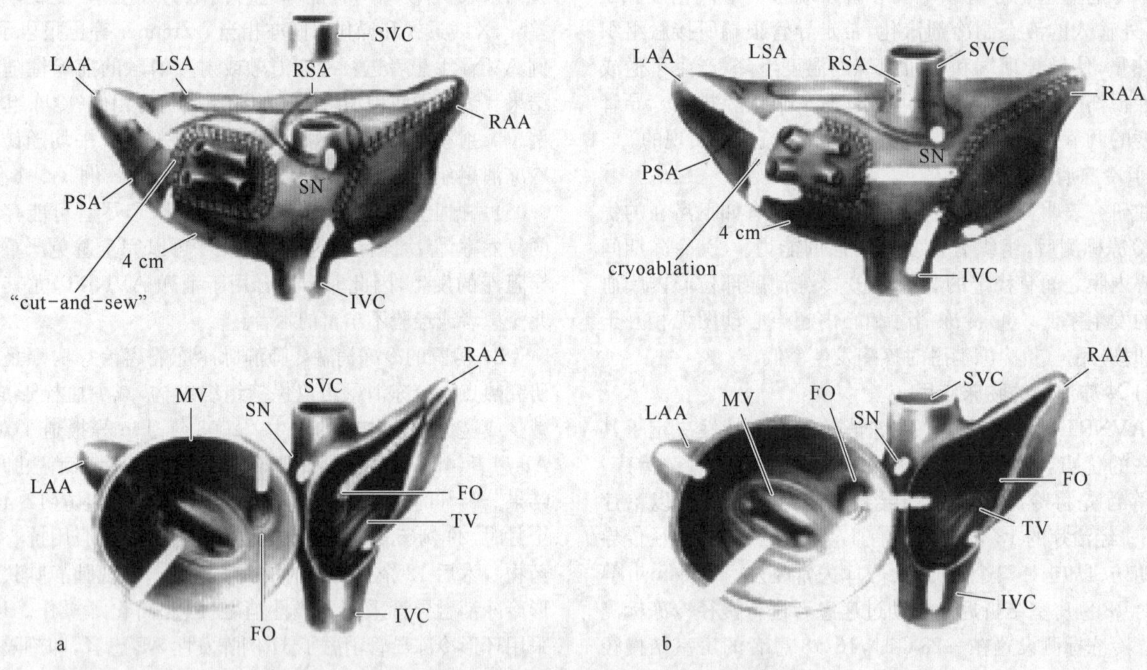

图 5-8-55　冷凝线性消融进行的改良迷宫术

a. 常规迷宫术　b. 冷凝消融进行的改良迷宫术。两者的主要不同是改良迷宫术肺静脉隔离通过冷凝消融进行的

Cryoablation,冷冻消融;"cut-and-sew",切缝线;FO,卵圆孔;IVC,下腔静脉;LAA,左心耳;MV,二尖瓣环; RAA,右心耳;SN,窦房结;SVC,上腔静脉;TV,三尖瓣环(引自 Nakajima H et al. Circulation, 2002,106: I46-I50)

性心律维持率为 42%。可见,冷冻消融隔离肺静脉是治疗房颤的有效方法。

另外,Nakajima 等在二尖瓣疾病相关的房颤患者研究中比较了冷冻线性消融进行的改良迷宫术和常规迷宫术的临床结果。两者的主要不同是改良迷宫术中肺静脉隔离是通过冷冻消融进行的(图 5-8-55)。他们发现冷冻迷宫术所需主动脉夹嵌时间短,胸部引流液少。两种迷宫术方法出院时窦性心律的转复率(85%)和随访 3 年房颤的复发率(2.3%)相似。

3. 旁路的冷冻消融　既往研究表明冷冻消融房室旁路的成功率远逊于射频消融(93%)。FROSTY 试验在 49 例患者冷冻消融了 50 条旁路,成功率仅有 69%,未出现不可逆性房室传导阻滞。分析原因可能与冷冻导管的设计仍欠完善有关。此外,在 Kriebel 等应用冷冻消融治疗的 20 例 AVRT 患者中,成功率在左侧房室旁路为 80%,右侧房室旁路为 53.8%。他们认为射频消融时导管头端与靶点间的关系并非完全固定,而冷冻消融时由于冰球形成和冷冻黏附的作用,使导管顶端与靶点间的关系固定,因而冷冻消融较射频消融对心肌损伤的范围略小,成功率偏低。如果改进冷冻导管的设计,增加其柔韧性和可操作性，则有望提高冷冻消融房室旁路的成功率。不过，近期 Gist 等报道以穿间隔途径使用冷冻导管消融左侧旁路，成功率高达 97%，复发率为 4.2%。Gaita 等冷冻消融了 11 例前间隔房室旁路和 8 例中间隔房室旁路，仅在消融 4 例中间隔房室旁路过程中出现一过性房室传导延迟，无完全性房室传导阻滞发生，成功率为 100%，但随访 15 个月时，有 20%的患者复发(均发生于消融术后 1 个月内)。尽管与射频消融间隔部位相比，冷冻消融术后复发的概率相对较高，但由于冷冻消融造成房室传导阻滞的风险非常低，在这些部进行冷冻消融仍具有特殊的意义，特别是对于希氏束周围的旁道。

4. 室性心动过速的冷冻消融　室性快速性心律失常的冷冻消融冷冻消融也已用于室性快速性心律失常。Wellens 等对 31 例心肌梗死后左心室室壁瘤和持续性室速患者进行了从瘢痕区和正常组织区的冷冻消融。在随后的电生理检查中，心室程序刺激不能诱发室速者 25 例，诱发室速者 5 例，诱发多形性室速者 1 例。随访(30±27)个月，1 例死于心律失常，1 例室速复发。由此可见，随着技术的改进和研究的深入，冷冻消融在室性快速性心律失常治疗中也有其重要的应用价值。

二、超声消融

(一) 超声消融的原理

超声(ultrasound)是频率为 2～20 MHz 传导的声波。应用电能使带有压电晶体的换能器以固定频率振动，能量通过介质中微粒的运动形成机械波传播。运动能量的吸收作用产生介质的加热。高能时，超声能破坏细胞膜，改变其生理特性，产生加热效应。

(二) 超声消融的分类

1. 非聚焦的超声消融　1995 年 Zimmer 等首先报道。非聚焦的超声能量是由电流通过一个共鸣频率的换能器产生的。超声换能器发送的声学能量被心肌组织吸收后产生分子振动、摩擦，致使组织加热，产生消融效果。

2. 高强度聚焦的超声(high intensity focused ultrasound, HIFU)消融　HIFU 是通过特定的聚焦方式，将声波能量聚集于靶组织，从而在靶组织内形成一个能量强度很高的区域。这一区域称为焦区。焦区内的组织在高强度超声作用下结构和功能被破坏，而焦区外组织基本不受损伤。温热效应是 HIFU 最主要的损伤机制。

(三) 超声消融的病理特点

心肌经超声消融后，损伤区中心为凝固样坏死区。在坏死区内的深红色周边区，病理检查可见肌丝溶解和核固缩等不可逆性改变。损伤区与正常组织之间分界清楚。外围的心肌损伤很轻，仅可见线粒体肿胀等改变。超声消融损伤的界限十分清楚，以深红色区外缘为界可确定消融的损伤范围。消融区域的病理学特点是损伤局限且彻底、内皮损伤轻微、血栓发生率低。

(四) 超声消融的临床应用

目前超声消融主要用于房颤(AF)的临床研究和治疗。

1. 超声消融　Natale 等报道了 15 例房颤患者肺静脉隔离的结果。利用的消融导管装配有充满盐水的球囊(图 5-8-56)，其中心为 8 MHz 频率的超声换能器。每次消融时间为 2 min，消融后保持球囊充盈状态 1 min，以减少急性肺静脉痉挛的可能性。平均每一肺静脉隔离(图 5-8-57)所需消融的次数为 4(1～29)次。肺静脉直径大不适于球囊放置者 2 例。对这 2 例患者进行了常规射频消融。出现并发症者 2 例：1 例为脑卒中，1 例为膈神经麻痹。在 3 个月的随访中，CT 扫描无肺静脉狭窄发生。不服用抗心律失常药物，随访 35 周，15 例患者中 9 例(60%)仍为窦性心律。国内马长生等于 2003 年报告了采用超声球囊导管行肺静脉隔离治疗 47 例阵发性 AF 的经验。所有患者于超声球囊消融术中均未出现急性肺静脉狭窄，术后亦未出现提示肺静脉迟发性狭窄的临床征象。术中肺静脉的电学隔离率是 69.3%。随访(11.7±5.1)个月时，40.9%的患者无复发。与射频消融相比，采用超声球囊消融电学隔离肺静脉的成功率偏低。

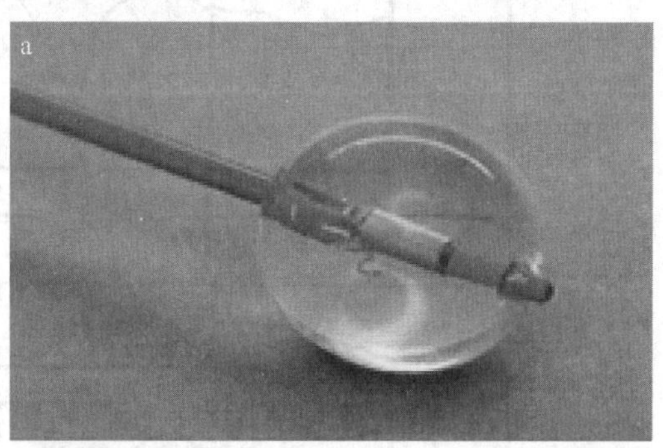

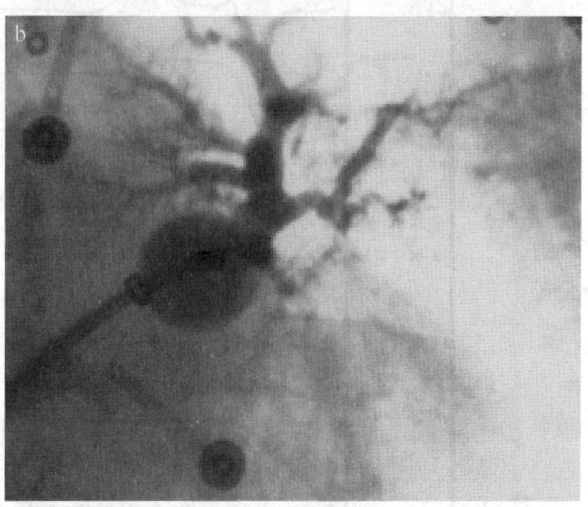

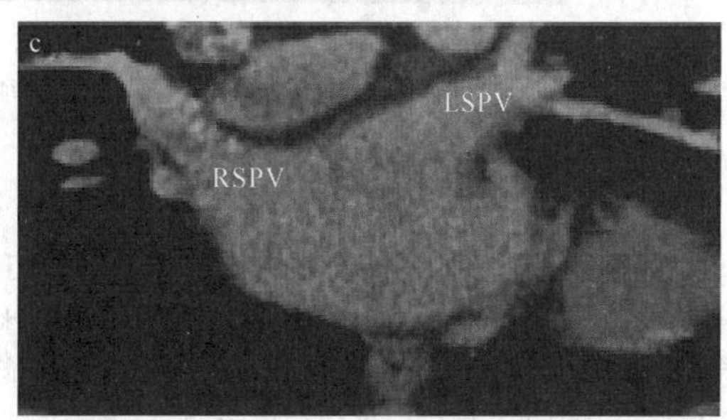

图 5-8-56　球囊超声消融导管及肺静脉隔离

a. 经球囊超声消融导管。导管体部为 8F，中心腔可容纳一根 0.003 5 英寸的指引导管。圆柱体状超声换能器同轴装配在近导管头端。球囊充满盐水(覆盖过换能器所在部位)　b. 球囊沿指引导管置于左上肺静脉。球囊充盈后，肺静脉造影证实换能器在肺静脉的近端　c. 术后 3 个月重复 CT 扫描，无肺静脉狭窄

RSVP，右上肺静脉；LSVP，左上肺静脉(引自 Natale A et al. Circulation，2000；102：1879-1882)

2. HIFU 消融 AF　外科的消融经验表明 HIFU 用于心房肌消融损伤程度可靠。欧洲 5 个心脏中心前瞻性地就 HIFU 用于心外科手术消融 AF 进行了探索。入选 AF 患者 103 例

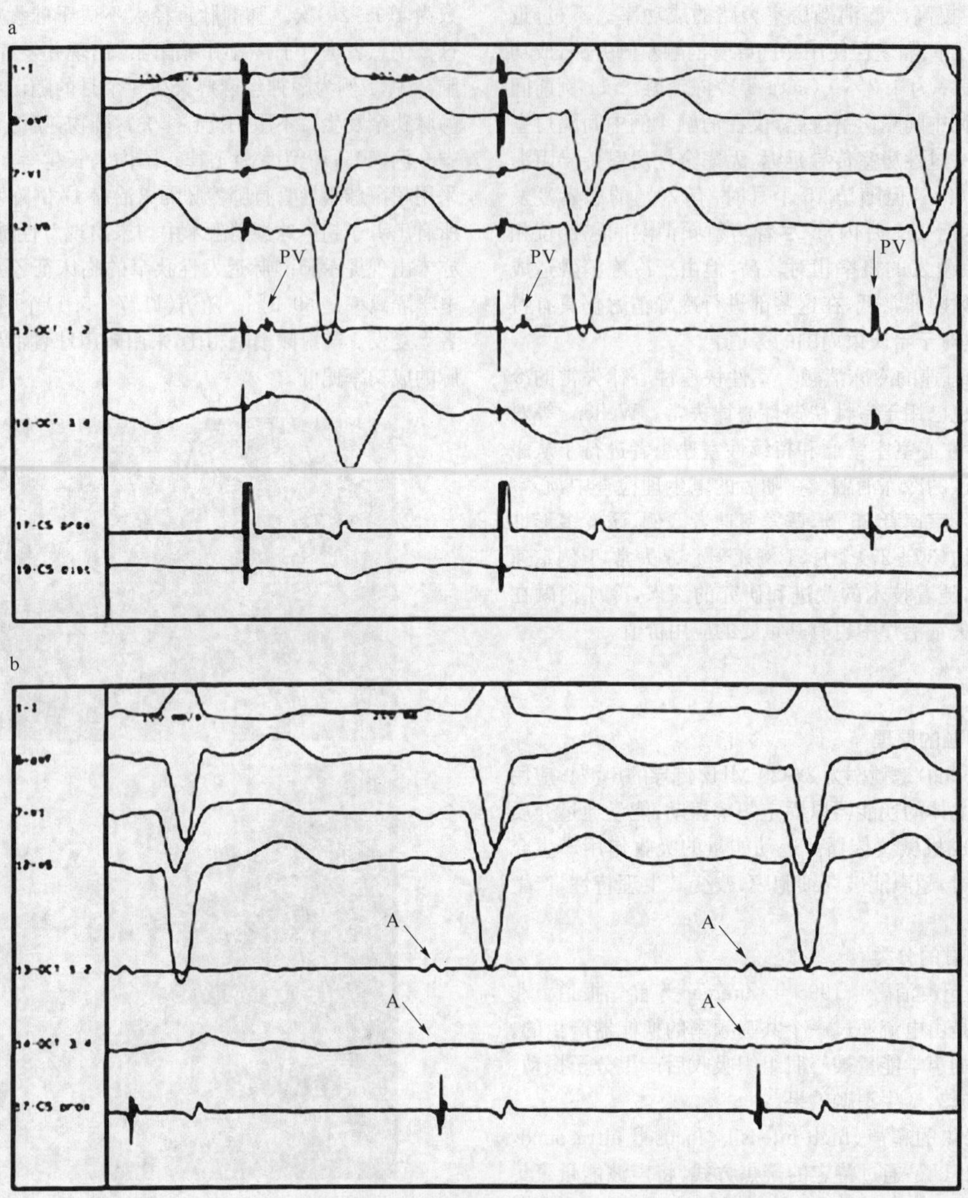

图 5-8-57 球囊超声消融行肺静脉隔离

a. 消融前，肺静脉内高尖电图(PV)显示肺静脉内肌袖的存在(OCT)。冠状静脉窦远端(CS dist)起搏有助于分离肺静脉局部电图(PV)和低振幅、远场心房电图 b. 消融后，肺静脉局部电图消失显示肺静脉隔离成功，只能记录到远场心房电图

Prox，近端(引自 Natale A et al. Circulation，2000，102：1879-1882)

(永久性 AF 76 例，阵发性 AF 22 例，持续性 AF 5 例)。于心脏手术前非停跳下采用 HIFU 经心外膜行左心房环肺静脉线性消融治疗 AF。所用换能器可利用 HIFU 的聚焦特性将能量定位于心房壁分 3 层进行由内向外的分层消融，足以囊括心房壁全层，并对周围组织没有损伤。所有患者在消融术后于体外循环下行心外科手术。随访中对术后 3 个月时没有 AF 复发表现的患者进一步进行事件监测，未能在这些患者中发现有 AFL 或 AF 发生的证据。随访 6 个月时，91%的患者无复发(80%的持久性 AF 患者无复发，100%的阵发性 AF 患者无复发)。特别值得关注的是，尽管研究中未进行组织病理学和电生理检查，术中没有电生理终点，但在阵发性 AF 患者仍可有 100%的成功率，提示 HIFU 可充分实现连续性透壁损伤，实现有效的肺静脉隔离。术中的 HIFU 定位分层消融是形成连续透壁性损伤的基础。

人们把聚焦超声技术用于超声球囊导管，以期在肺静脉前庭进行消融，达到更为安全和有效的目的(图 5-8-58)。Nakagawa 等初步探讨了 HIFU 球囊用于电学隔离人肺静脉前庭的安全性和有效性。试验入选了阵发性 AF 患者 19 例，持续性 AF 患者 8 例。HIFU 球囊试用于 104 支肺静脉中的 78 支，成功隔离了 68 支(87%)肺静脉。有 1 例患者出现右侧膈神经损伤。随访 3 个月时所有患者均无>50%的肺静脉狭窄发生。随访 12 个月时，有 16 例(59%)患者无复发(其中 3 例服用抗心律失常药物)。Schmidt 等亦报告了 HIFU 球囊消融的近期和远期疗效。他们共消融了 12 例阵发性 AF 患者，在 89%的肺静脉中成功实现电学隔离(41/46 支肺静脉)。随访 120～424 d(中位数 387 d)，有 7 例(58%)患者无复发。目前 HIFU 球囊

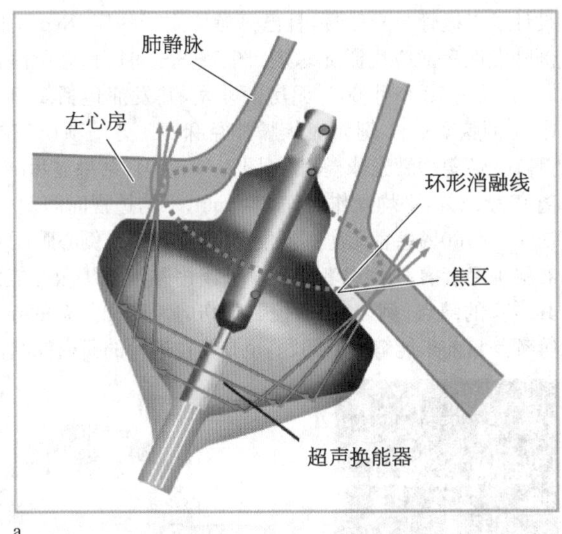

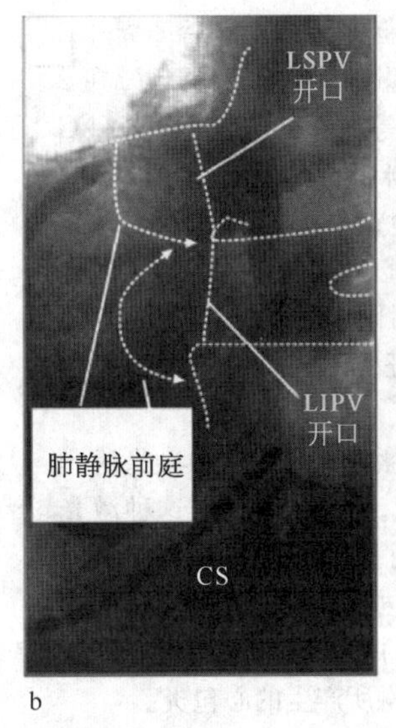

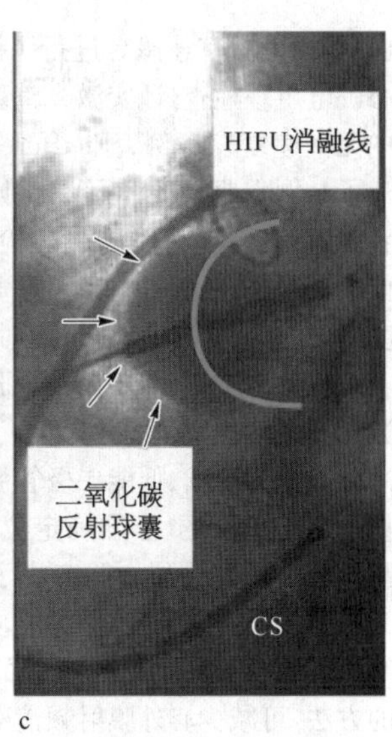

图 5-8-58　HIFU 球囊导管消融肺静脉开口

a. HIFU 球囊导管主要由远端球囊和近端球囊构成。远端球囊可由造影剂充盈，内有超声换能器。近端球囊在充盈 CO_2 后可在两球囊的交界处构成声波反射界面，使声波汇聚于靶区域　b. HIFU 消融前左前斜位左侧肺静脉造影，黄色虚线代表肺静脉口(ostium)，白色虚线代表肺静脉前庭，即预设消融线　c. HIFU 球囊在 LIPV 口，红色线为超声消融线，箭头所示处为近端 CO_2 声波反射球囊
CS，冠状窦电极；LSPV，左上肺静脉；LIPV，左下肺静脉(改良自 Nakagawa H 等)

消融肺静脉的隔离率仅为 87%～89%，低于射频消融术。受治肺静脉与球囊长轴成角、能量的控制以及如何更准确地确定靶区的深度等问题还有待解决。特别是 HIFU 的安全性问题限制其进一步临床应用。

三、激光消融

激光(laser, light amplification by stimulated emission of radiation)是物质接受一定能量激发后产生的一种放大的光子束。以特定时限和强度的能量，以高度集聚束的形式发放。具有单色性、相干性和方向性。激光通过介质时被吸收，产生加热或散射导致损伤加大。

(一) 医学常用激光分类

1. 热激光　热激光主要有氩离子激光、NdYAG 激光、二氧化碳激光、二极管激光、钬激光等。氩离子激光波长为 630 nm，可通过石英光导纤维连续输出，最大输出功率为 150 W。其穿透力强，易被血红蛋白及粥样硬化斑块所吸收。NdYAG 激光波长为 1 064 nm，脉冲或连续输出，最大输出功率为 1 000 W，是应用较多的、穿透力强的激光。

2. 冷激光　冷激光主要有准分子激光、染料激光等。准分子激光应用较多。其波长为 308 nm。该激光的高能光子易被组织吸收。准分子激光用于消融时，对周围组织损伤轻，损伤范围易于控制。

(二) 激光消融的原理

(1) 激光消融心肌组织也是基于温热效应：组织接受激光照射时，激光能量被组织吸收。吸收比例基于激光束的直径和被照射组织的特性。激光能量被机体组织吸收后可使组织本身的温度升高，由此引起组织凝固性坏死和组织汽化从而达到消融目的。受损组织的范围大小取决于被吸收能量的比例。温度在 42～65℃时，组织损伤的主要机制为蛋白质变性。当温度在 100℃以上时，组织因汽化机制发生坏死。

(2) 激光消融对心肌的电生理特性的影响：激光消融后局部心肌会发生电生理特性的改变，变性和坏死的心肌细胞电活动完全消失，而相邻的心肌细胞电活动基本正常。理论上，激光消融后，一般局部心肌不会产生边界电流和新的慢传导区，从而不会产生新的折返性心律失常。

(3) 激光消融后组织形态学改变：激光消融后，消融部位呈现边界清楚的中心凹陷和外周凝固带。组织学检查，外周凝固带主要为细胞碎片和炭化物等，围绕外周凝固带的心肌组织呈凝固性坏死。

(三) 激光消融的临床应用

1. 室性心动过速的激光消融　直视激光消融治疗室速的经验相对较多。其定位方法和射频消融相似。① 起搏标测时产生的 QRS 波群和室速时 QRS 波群形态相同或相似。② 窦性心律时，心内膜或心外膜标测记录到舒张期碎裂电位。③ 室速时，最早的心内激动部位或记录到舒张期电位的部位。④ 证实室速慢传导部位或峡部。光纤维难以完成这一任务，一般在用电极导管标测后换用光纤消融。

在对氩激光的临床手术评价中，Saksena 等研究了 20 例室速和室颤患者。其中 15 例同时进行了冠状动脉搭桥术，1 例同时进行了二尖瓣置换术。这组患者中，90%的室速起源于间隔部。心外膜标测后，进行了心室切开术。然后，行心内膜标测和激光消融。所用激光为能量 15 W 的冷却氩激光。试验中诱发出 38 次室速，其中 82%只用激光治疗，18%需要行外科切除术。1 例于术后 3 d 死于脓毒症；1 例于术后 2 个月死于胃肠道出血；1 例术后室速再发，用抗心律失常药物后得以控制。其余 17 例术后室速不再诱发。随访 1 年，无猝死病例，存活率为 90%。这一研究表明激光消融治疗室速有潜在的临床价值。1984～1988 年 Littmann 等用 NdYAG 激光治疗了 39 例室速患者。术后 24～54 个月随访，室速的治愈率为 94%和 91%，且复发病例药物控制效果良好。2 年存活率为 82%。Svenson 等

对39例心肌梗死后室速患者进行了激光消融。术后8周和2年重复心脏电生理检查，证实激光消融的治愈率为94%。在2年随访中无室速复发病例。Pfeiffer等在心外膜应用NdYAG激光治疗了9例心肌梗死和冠状动脉搭桥术后心外膜游离壁室速患者。所有患者进行了电生理检查，心内膜最早激动时间提前于体表心电图65～180 ms。在心外膜所用NdYAG激光能量密度为50～80 W/(2×3)cm^2，时限12～42 s。随访14个月，7例无室速发作。这一结果同样证实了手术中应用脉冲、相对高能激光消融治疗室速的效果。

另一种激光为持续、低能二极管激光。应用这种激光所产生的损伤是趋于可控的，能准确定位。Ware等利用这种激光在心内膜导管顶端到中层心肌产生了清晰可见的消融带。损伤特征为心肌损伤边缘清楚，但无心内膜断裂。这种能量的初步研究结果表明它可作为一种有效的心外膜消融治疗心外膜下室速的方法，可减少心外膜射频消融所产生的心包炎。

2. 室上性心动过速的激光消融　Krol等用NdYAG激光消融6例房室旁道患者，5例成功。Saksena等也用NdYAG激光成功消融了1例房室旁道患者。Weber等采用特制的ND-YAG激光导管经皮消融10例AVNRT患者均获成功。虽然激光消融治疗室上性心动过速已有报道，但与射频消融相比并无优势。

3. 房颤的激光消融　为了方便准确地消融肺静脉口，人们设计了二极管激光球囊，且已开始应用于临床，Reddy报道30例阵发性房颤应用激光球囊(图5-8-59)，肺静脉隔离率为91%，随访12个月60%无房颤复发，并发症包括1例心脏压塞、1例脑卒中、1例无症状膈神经麻痹。另一项研究报道30例阵发性房颤激光球囊消融(图5-8-60)，结果显示肺静脉隔离率为98%，平均操作时间250 min，平均透视时间30 min，随访168 d，80%患者无房颤复发，并发症包括1例心脏压塞、1例右膈神经麻痹、4例患者出现食管溃疡并治愈。激光能源也有其本身的缺点，例如，如何控制损伤的深度和复杂的导管设计等都是目前未能解决的问题，也是正在进行的研究课题。

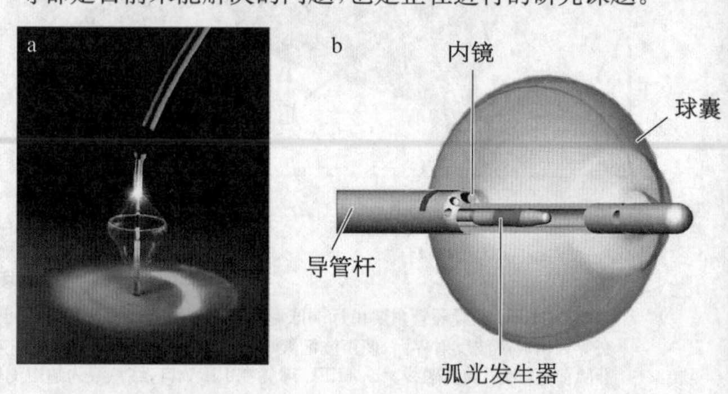

图5-8-59　可视激光消融导管

a. 激光消融导管发出绿色的瞄准光环　b. 显示内窥镜位于球囊近端的示意图(改良自Vivek Y等)

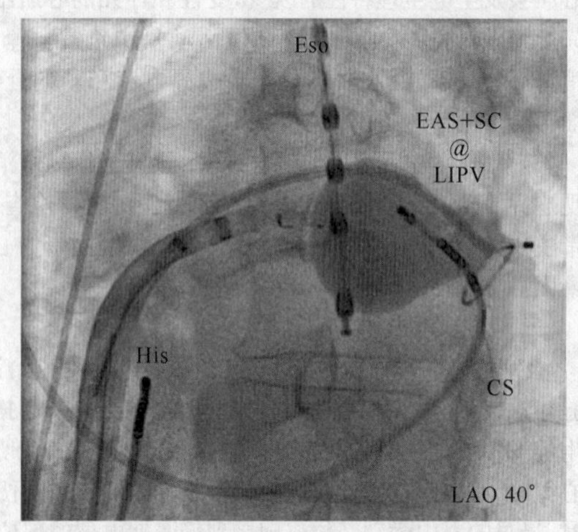

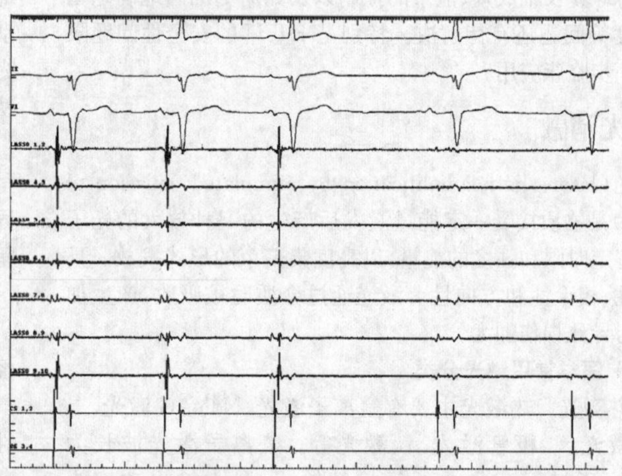

图5-8-60　可视激光球囊消融隔离肺静脉

左图：为左前斜(LAO)40°显示可视激光球囊导管(EAS)和环状电极(SC)置于左下肺静脉(LIPV)。右图：显示在环状电极指导下激光球囊导管消融隔离左下肺静脉。CS，冠状静脉窦；Eso，食管测温计；His，希氏束(改良自Schmidt B等)

四、微波消融

微波(microwave)是频率为300 MHz至300 GHz的交频电流，波长为1 mm至1 m，介于光波和无线电波之间。微波消融是微波对局部组织的热损伤，包括传导加热和介质加热。它不但对靠近电极的组织产生热损伤，而且对远离电极的组织也产生热损伤。

(一) 微波消融的原理及特性

微波消融依赖于微波天线发射的电磁波(30～3 000 MHz)。组织分子吸收电磁波后动能增加，组织温度升高，导致组织损伤。因此，微波消融的机制是温热效应。微波消融的损伤不依赖于天线与组织的紧密贴靠。微波在组织内的传播受组织特性、微波频率、发射功率及天线设计的影响。微波的穿透深度在含水少的组织要远大于含水多的组织。

(二) 微波消融后病理组织学特征

心肌组织微波损伤的病理特点与射频消融类似。损伤后即可出现凝固性坏死，组织内出血，血管内血栓形成，继以炎症细胞浸润和修复性纤维化。

(三) 微波消融的临床应用

近年来微波消融已用于旨在治疗房颤的模拟“迷宫术”中。可在心内膜，亦可在心外膜完成。Knant等在对90例慢性房颤患者行心脏手术的同时进行了微波消融模拟“迷宫术”。消融时间为13 s。随访1年，67%的患者仍为窦性心律。新近，同一研究中心又在永久房颤患者中对比了传统迷宫术方法和改良的迷宫术方法。改良的迷宫术方法为围绕肺静脉心内膜和心外膜双侧消融隔离。随访 6 个月，传统迷宫术方法中，二尖瓣病、主动脉瓣病和冠心病患者保持窦性心律的比例分别为 62%、78%和 68%，而改良的迷宫术方法中，二尖瓣病、主动脉瓣病和冠心病患者保持窦性心律的比例分别为 88%、85%和 78%。

新近，微波消融被较多用于房扑的临床试验中，并取得令人鼓舞的进展。三尖瓣峡部的复杂结构所造成的不良贴靠是造成射频消融房扑失败的部分原因，因此采用微波能源消融房扑可能会有所突破。Iwasa 等经皮线性微波消融犬心三尖瓣峡部，成功地实现了三尖瓣峡部双向阻滞，同时未发现有焦痂、血栓形成和心内膜损伤。微波导管消融人类房扑也取得了初步成果。Adragao 等报道采用微波消融 1 例房扑患者三尖瓣峡部时，房扑于 50 s 内终止，总消融时间为 60 s，术中实现三尖瓣峡部双向阻滞，且未发现导管远端有血栓形成。随访 3 个月时未发现患者房扑复发。另外一项治疗房扑的试验也得出了令人鼓舞的结果。Chan 等采用经皮导管微波消融治疗了 7 例房扑患者。术中在这 7 例患者均实现了三尖瓣峡部双向阻滞，且未出现急性期并发症。这一试验的结果提示经皮导管微波消融房扑不仅可行，而且安全有效，但长期效果还不明确，有待进一步研究。

五、心脏化学消融

化学消融是经导管注入化学药物销蚀心律失常的起源灶，阻断折返环的组成部分，从而治疗快速心律失常的方法。

(一) 心脏化学消融方法和原理

将乙醇选择性地经导管注入冠状动脉内，冠状动脉发生闭塞，导致冠状动脉所支配区域产生局部心肌细胞变性、坏死。如果能将乙醇准确注入供应心律失常的起源灶的冠状动脉内，以阻断折返环的血液供应，可达到治疗心律失常的目的。

(二) 心脏化学消融的应用

1987 年 Inoue 等首次报道了该方法的应用。在实验中，他们证实将乙醇经导管注入冠状动脉内可消除室性异位兴奋灶。1989 年 Brugada 等经导管将乙醇注入房室结动脉内产生了房室传导阻滞，从而成功控制了房颤伴快速房室传导引起的快心室率。虽然从化学消融的方法出现至今已有近 20 年的历史，也取得了一定的效果，但由于该方法复杂，本身具有很大的局限性，并发症多，目前已很少在临床上应用。但是对于射频消融失败或多次复发的患者可选用化学消融。最近报道认为仍有一定的实用价值。

六、直流电消融

直流电消融是最早用于临床治疗快速性心律失常的消融技术，但由于其成功率低，并发症多，20 世纪 80 年代后期很快被射频消融技术所代替，目前已基本不用于临床。

七、结论

探索各种不同的能源或方法治疗心律失常目的是为了克服常规射频消融的许多缺陷。其中一些新能源的主要优点之一就是可使组织均匀加热，可产生更深层心肌损害而不造成心内膜断裂。导管和组织之间的非接触性消融可能会增强线性消融的效果，特别是提高室速和房颤消融的成功率。通过多功能消融仪把新能源聚焦成窄光束，从而可产生更精确的损伤。冷冻消融在安全性方面的优势使其在心律失常方面继续推广应用提供了有利的基础。

参考文献

1. 陈灏珠. 实用心脏病学[M]. 上海：上海科学技术出版社，2007.
2. 李毅刚. 无器质性心脏病室速的介入治疗[M]//骆秉铨，马根山. 介入性心脏病学手册. 南京：东南大学出版社，2002：484 - 500.
3. 刘少稳，杨延宗. 导管射频消融肺静脉电隔离过程中残存静脉电位的鉴别诊断[J]. 中华心律失常学杂志，2005，9(3)：197 - 203.
4. 杨延宗，黄从新，刘少稳，等. 与肌袖电活动相关的短阵心房扑动的心电图和心内电生理研究[J]. 中国心脏起搏与心电生理杂志，2003，17：174 - 178.
5. 杨延宗，刘少稳. 心房颤动与导管射频消融心脏大静脉电隔离术[M]. 北京：科学出版社，2004.
6. 杨延宗，刘少稳. 心房颤动与导管射频消融心脏大静脉电隔离术[M]. 北京：科学出版社，2004.
7. Bogun F, Bender B, Li Y G, et al. Analysis during sinus rhythm of critical sites in reentry circuits of postinfarction ventricular tachycardia[J]. J Interv Card Electrophysiol, 2002, 7(1): 95 - 103.
8. Bogun F, Li Y G, Groenefeld G, et al. Prevalence of a shared isthmus in postinfarction patients with pleiomorphic, hemodynamically tolerated ventricular tachycardias [J]. J Cardiovasc Electrophysiol, 2002, 13(3): 237 - 241.
9. Bonow RO, Mann DI, Zipes DP, et al. Braunwald's heart disease: a Textbook of cardiovascular medicine [M], Ninth edition, Saunders: Elsevier, 2011.
10. Calkins H, Kuck K H, Cappato R, et al. 2012 HRS/EHRA/ECAS expert consensus statement on catheter and surgical ablation of atrial fibrillation: recommendations for patient selection, procedural techniques, patient management and follow-up, definitions, endpoints, and research trial design[J]. Europace, 2012, 14: 528 - 606.
11. Chan J Y, Fung J W, Yu C M, et al. Preliminary results with percutaneous transcatheter microwave ablation of typical atrial flutter[J]. J Cardiovasc Electrophysiol, 2007, 18: 286 - 289.
12. Chen S A, Hsieh M H, Tai C T, et al. Initiation of atrial fibrillation by ectopic beats originating from the pulmonary veins: electrophysiological characteristics, pharmacological responses, and effects of radiofrequency ablation[J]. Circulation, 1999, 100: 1879 - 1886.
13. Chugh A, Latchamsetty R, Oral H, et al. Characteristics of cavotricuspid isthmus-dependent atrial flutter after left atrial ablation of atrial fibrillation[J]. Circulation, 2006, 113(5): 609 - 615.
14. Chun K R, Schmidt B, Metzner A, et al. The 'single big cryoballoon' technique for acute pulmonary vein isolation in patients with paroxysmal atrial fibrillation: a prospective observational single centre study[J]. Eur Heart J, 2009, 30: 699 - 709.
15. Di Biase L, Burkhardt J D, Santangeli P, et al. Periprocedural stroke and bleeding complications in patients undergoing catheter ablation of atrial fibrillation with different anticoagulation management: results from the Role of Coumadin in Preventing Thromboembolism in AF Patients Undergoing Catheter Ablation

(COMPARE) randomized trial[J]. Circulation, 2014, 129: 2638-2644.

16. Gerstenfeld E P. Contact force-sensing catheters: evolution or revolution in catheter ablation technology? [J]. Circ Arrhythm Electrophysiol, 2014, 7: 5-6.
17. Haisaguerre M, Jais P, Shach D C, et al. Spontaneous initiation of atrial fibrillation by ectopic beats originating in the pulmonary veins [J]. N Engl J Med, 1998, 339: 659-666.
18. Haissaguerre M, Hocini M, Denis A, et al. Driver domains in persistent atrial fibrillation[J]. Circulation, 2014, 130: 530-538.
19. Haissaguerre M, Jais P, Shah D C, et al. Electrophysiological end point for catheter ablation of atrial fibrillation initiated from multiple pulmonary venous foci[J]. Circulation, 2000, 101: 1409-1417.
20. Hunter R J, McCready J, Diab I, et al. Maintenance of sinus rhythm with an ablation strategy in patients with atrial fibrillation is associated with a lower risk of stroke and death[J]. Heart, 2012, 98: 48-53.
21. Jais P, Shah D C, Haissaguerre M, et al. Mapping and ablation of left atrial flutters[J]. Circulation, 2000, 101: 2928-2934.
22. Knaut M, Tugtekin M, Spitzer S G, et al. Curative treatment of chronic atrial fibrillation in patients with simultaneous cardiosurgical diseases with intraoperative microwave ablation[J]. J Am Coll Cardiol, 2001: 109A.
23. Knecht S, Sacher F, Wright M, et al. Long-term follow-up of idiopathic ventricular fibrillation ablation: a multicenter study[J]. J Am Coll Cardiol, 2009, 54: 52-58.
24. Lai Lp, Lin J L, Tseng C D, et al. Electrophysiologic study and radiofrequency catheter ablation of isthmus-independent atrial flutter[J]. J Cardiovasc Electrophysiol, 1999, 10: 728-735.
25. Li Y G, Groenefeld G, Israel C, et al. Bundle-branch reentrant tachycardia in patients with apparent normal His-Purkinje conduction: the role of functional conduction impairment[J]. J Cardiovasc Electrophysiol, 2002, 13: 1233-1239.
26. Li Y G, Groenefeld G, Israel C, et al. Catheter ablation of frequently recurring ventricular fibrillation in a patient after aortic valve repair[J]. J Cardiovasc Electrophysiol, 2004, 15: 90-93.
27. Li Y G, Groenefeld G, Israel C, et al. Sustained monomorphic ventricular tachycardia ablation from the aortic sinus of Valsalva [J]. J Cardiovasc Electrophysiol, 2002, 13(2): 130-134.
28. Macle L, Jais P, Weerasooriya R, et al. Irrigated-tip catheter ablation of pulmonary veins for treatment of atrial fibrillation[J]. J Cardiovasc Electrophysiol, 2002, 13: 1067-1073.
29. Mangat I, Tschopp D R Jr, Yang Y, et al. Optimizing the detection of bidirectional block across the flutter isthmus for patients with typical isthmus-dependent atrial flutter[J]. Am J Cardiol, 2003, 91: 559-564.
30. Marchlinski F E, Callans D J, Gottlieb C D, et al. Linear ablation lesions for control of unmappable ventricular tachycardia in patients with ischemic and nonischemic cardiomyopathy[J]. Circulation, 2000, 101: 1288-1296.
31. Merino J L, Peinado R, Fernández-Lozano I, et al. Transient entrainment of bundle-branch reentry by atrial and ventricular stimulation: elucidation of the tachycardia mechanism through analysis of the surface ECG[J]. Circulation, 1999, 100: 1784-1790.
32. Nademanee K, McKenzie J, Kosar E, et al. A new approach for catheter ablation of atrial fibrillation: mapping of the electrophysiologic substrate[J]. J Am Coll Cardiol, 2004, 43(11): 2044-2053.
33. Nademanee K, Veerakul G, Chandanamattha P, et al. Prevention of ventricular fibrillation episodes in Brugada syndrome by catheter ablation over the anterior right ventricular outflow tract epicardium [J]. Circulation, 2011, 123(12), 1270-1279.
34. Narayan S M, Krummen D E, Shivkumar K, et al. Treatment of atrial fibrillation by the ablation of localized sources: CONFIRM (conventional ablation for atrial fibrillation with or without focal impulse and rotor modulation) trial[J]. J Am Coll Cardiol, 2012, 60: 628-636.
35. Natale A, Pisano E, Shewchik J, et al. First human experience with pulmonary veinisolation using a through-the-balloon circumferential ultrasound ablation system for recurrent atrial fibrillation[J]. Circulation, 2000, 102: 1879-1882.
36. Neumann T, Vogt J, Schumacher B, et al. Circumferential pulmonary vein isolation with the cryoballoon technique results from a prospective 3-center study[J]. J Am Coll Cardiol, 2008, 52: 273-278.
37. Oral H, Knight B P, Ozaydin M, et al. Segmental ostial ablation to isolate the pulmonary veins during atrial fibrillation: feasibility and mechanistic insights[J]. Circulation, 2002, 106: 1256-1262.
38. Oral H, Knight B P, Tada H, et al. Pulmonary vein isolation for paroxysmal and persistent atrial fibrillation[J]. Circulation, 2002, 105: 1077-1081.
39. Oshikawa N, Watanabe I, Masaki R, et al. Relationship between polarity of the flutter wave in the surface ECG and endocardial atrial activation sequence in patients with typical counterclockwise and clockwise atrial flutter[J]. J Interv Card Electrophysiol, 2002, 7: 215-223.
40. Ouyang F, Ernst S, Vogtmann T, et al. Characterization of reentrant circuits in left atrial macroreentrant tachycardia: critical isthmus block can prevent atrial tachycardia recurrence[J]. Circulation, 2002, 105: 1934-1942.
41. O'Neill MD, Wright M, Knecht S, et al. Long-term follow-up of persistent atrial fibrillation ablation using termination as a procedural endpoint[J]. Eur Heart J, 2009, 30: 1105-1112.
42. Packer D L, Kowal R C, Wheelan K R, et al. Cryoballoon ablation of pulmonary veins for paroxysmal atrial fibrillation: first results of the North American Arctic Front (STOP AF) pivotal trial[J]. J Am Coll Cardiol, 2013, 61: 1713-1723.
43. Pappone C, Oral H, Santinelli V, et al. Atrio-esophageal fistula as a complication of percutaneous transcatheter ablation of atrial fibrillation[J]. Circulation, 2004, 24: 24.
44. Pappone C, Rosanio S, Oreto G, et al. Circumferential radiofrequency ablation of pulmonary vein ostia: a new anatomic approach for curing atrial fibrillation[J]. Circulation, 2000, 102: 2619-2628.
45. Reddy V Y, Neuzil P, Themistoclakis S, et al. Visually-guided balloon catheter ablation of atrial fibrillation: experimental feasibility and first-in-human multicenter clinical outcome[J]. Circulation, 2009, 120: 12-20.
46. Schmidt B, Antz M, Ernst S, et al. Pulmonary vein isolation by

high-intensity focused ultrasound: first-in-man study with a steerable balloon catheter[J]. Heart Rhythm, 2007, 4: 575－584.

47. Schmidt B, Metzner A, Chun K R, et al. Feasibility of circumferential pulmonary vein isolation using a novel endoscopic ablation system[J]. Circ Arrhythm Electrophysiol, 2010.

48. Schmieder S, Ndrepepa G, Dong J, et al. Acute and long-term results of radiofrequency ablation of common atrial flutter and the influence of the right atrial isthmus ablation on the occurrence of atrial fibrillation[J]. Eur Heart J, 2003, 24: 956－962.

49. Shah D, Haissaguerre M, Takahashi A, et al. Differential pacing for distinguishing block from persistent conduction through an ablation line[J]. Circulation, 2002, 102: 1517－1522.

50. Soejima K, Suzuki M, Maisel W H, et al. Catheter ablation in patients with multiple and unstable ventricular tachycardias after myocardial infarction: short ablation lines guided by reentry circuit isthmuses and sinus rhythm mapping[J]. Circulation, 2001, 104: 664－669.

51. Stevenson W G, Friedman P L, Kocovic D, et al. Radiofrequency catheter ablation of ventricular tachycardia after myocardial infarction[J]. Circulation, 1998, 98: 308－314.

52. Stiell I G, Walke R G, Chapman F W, et al. BIPHASIC Trial: a randomized Comparison of fixed lower versus escalating higher energy levels for defibrillation in out-of-hospital cardiac arrest[J]. Circulation, 2007, 115(12): 1511－1517.

53. Tai C T, Haque A, Lin Y K, et al. Double potential interval and transisthmus conduction time for prediction of cavotricuspid isthmus block after ablation of typical atrial flutter[J]. J Interv Card Electrophysiol, 2002, 7: 77－82.

54. Wazni O M, Rossillo A, Marrouche N F, et al. Embolic events and char formation during pulmonary vein isolation in patients with atrial fibrillation: impact of different anticoagulation regimens and importance of intracardiac echo imaging [J]. J Cardiovasc Electrophysiol, 2005, 16(6): 576－581.

55. Wazni O, Marrouche N F, Martin D O, et al. Randomized study comparing combined pulmonary vein-left atrial junction disconnection and cavotricuspid isthmus ablation versus pulmonary vein-left atrial junction disconnection alone in patients presenting with typical atrial flutter and atrial fibrillation[J]. Circulation, 2003, 108: 2479－2483.

56. Weber H P, Kaltenbrunner W, Heinze A, et al. Laser catheter coagulation of atrial myocardium for ablation of atrioventricular nodal reentrant tachycardia. First clinical experience[J]. Eur Heart J, 1997, 18: 487－495.

57. Zhou G, Chen S, Chen G, et al. Procedural arrhythmia termination and long-term single-procedure clinical outcome in patients with non-paroxysmal atrial fibrillation[J]. J Cardiovasc Electrophysiol, 2013, 24: 1092－1100.

58. Zrenner B, Dong J, Schreieck J, et al. Transvenous cryoablation versus radiofrequency ablation of the slow pathway for the treatment of atrioventricular nodal reentrant tachycardia: a prospective randomized pilot study[J]. Eur Heart J, 2004, 25: 2226－2231.

第九章　心脏起搏治疗

宿燕岗　何梅先

植入性心脏电子装置(器械)(implantable electric cardiac device, IECD)是一种植入体内为治疗心脏疾病的电子仪器,它能发放由电池提供能量的电脉冲,通过导线电极的传导,刺激电极所接触的心肌,使心脏激动和收缩。它主要包括传统的心脏起搏器(pacemaker, PM)、自动复律除颤器(implantable cardioverter defibrillator, ICD)和心脏同步化治疗(cardiac synchronization therapy, CST),分别用于治疗缓慢心律失常、快速室性心律失常和伴有QRS波增宽的慢性充血性心力衰竭。其中,传统心脏起搏器的应用历史最悠久、使用最广泛,后两者都是在其基础上发展而来。本章前五节都是有关传统的治疗心动过缓的起搏器内容。后两者分别在第六节和第七节中介绍。

第一节　概　　述

一、人工心脏起搏发展简史

1930年Hyman研制出一种手摇卷紧发条驱动的脉冲发生器,用针穿刺心房通电起搏抢救心脏骤停患者,但Hyman的发明在当时并未引起临床医生和工程师足够的注意和重视。1952年,美国波士顿的Zoll用脉宽2 ms、75～150 V的经胸壁电刺激挽救了2例濒于死亡的房室传导阻滞、心脏停搏患者,从此心脏起搏技术才真正受到临床重视,Zoll因此被称为"心脏起搏之父"。1957年Lillehei对心脏手术中发生房室传导阻滞的患者,将电极缝置于心外膜进行心脏起搏。1958年Furman等首次经静脉将起搏导线放置在心脏心内膜,这是起搏导线植入技术上的一次重大突破,并使心脏起搏技术真正在临床上推广开来。

经过50多年的发展,心脏起搏模式经历了从非生理到逐渐生理的过程。早先的起搏器是体外携带式的。1958年由瑞典的Elmqvist工程师设计制造了第一台埋藏式固定频率起搏器(VOO),到60年代出现了按需型心室起搏器(VVI),1979年在心房跟踪起搏器基础上又发明了同步心室抑制型起搏器,随后研制成功房室全能型(DDD)起搏器。1980年初开始使用频率适应性起搏器,至此,双腔生理起搏技术基本成熟。20世纪80年代以后,由于电子技术和传感器技术的快速发展及微处理器的广泛应用，起搏器的体积越来越小，贮存功能日趋强大，自动化功能越来越多，更加接近生理。现代临床使用的脉冲发生器不仅能够发放起搏脉冲，而且还能提供丰富的有关患者心电和心功能的诊断信息，后者为临床制定相应的治疗策略（如抗凝、纠正心力衰竭等）提供了依据。

通常将起搏器发展的历史分成四代，见表5-9-1。

表5-9-1 永久心脏起搏器的功能和分代

分代	类型	时间	起搏器功能	代表工作模式	存在主要弊端
第一代	固律型	1958年	起搏功能	VOO	竞争性心律
第二代	按需型	1968年	起搏和感知功能	VVI	房室不同步
第三代	生理型	1977年	起搏、感知和频率应答	DDD(R)	双室不同步
第四代	自动化	1992年	诸多工作参数可自动调整、优化、诊断参数丰富	DDD(R)	双室不同步

第一代固定频率型起搏器（VOO）（1958～1967年）：虽能刺激心室使心脏免于停搏，但因其无感知功能，会产生竞争性心律，目前已废弃不用。

第二代按需型起搏器（VVI）（1968～1977年）：起搏电路具有感知功能，不再产生竞争性心律，但它会导致房室电机械活动不同步，因此容易发生起搏器综合征且能促进房性快速心律失常的发生和持续等，现应用比例在减少。但对于心房静止或慢性持续心房颤动伴高度房室传导阻滞者，仍是首选的起搏器类型。

第三代生理性起搏器（1978～1995年）：指DDD(R)起搏器，具有使房室同步的功能，对血流动力学和延缓房性快速心律失常的发生和发展有益，并能纠正变时功能不全患者的生活质量等，在我国植入的比例正逐年增加（2012年国内超过60%）。但也存在一些缺点，如比VVI起搏器价格贵、使用寿命缩短、心脏内多一根心房电极导线（异物）、心室起搏时双室不同步、可引起起搏器介导的心动过速（PMT）和存在频率感受器的特异性和敏感性问题等。

第四代起搏器（自动化起搏器）（1996年至今）：植入体内后可根据患者的具体心电信息自动调整起搏器的诸多工作参数（如起搏输出电压、房室间期等），做到更安全、省电、生理（减少右心室起搏等）；另外，对起搏器工作状态以及患者的心电、其他信息（如心功能等）可自动监测、记录和储存，协助临床医生有的放矢地选择诊治策略。

人工心脏起搏技术在我国开展也有近50年的历史。1964年我国开展了第一例经心外膜起搏治疗，1973年成功植入了第一台经静脉心脏起搏器，1991年开始应用ICD治疗，1999年开始使用CRT治疗心力衰竭，近年每年植入心脏性装置大于5万台。心脏起搏疗法在我国也得到了越来越广泛的应用。

二、人工心脏起搏的原理及起搏系统的组成

(一) 人工心脏起搏的原理

人工心脏起搏是脉冲发生器定时发放一定频率的脉冲电流，通过导线和电极传输到心房或心室肌，造成一个人为的异位兴奋灶，以代替正常心脏起搏位点引起心脏激动的一种治疗方法。电脉冲传递到心房或心室肌，使局部心肌细胞受到刺激而兴奋，并通过细胞间的缝隙或闰盘连接向周围心肌扩散传布，导致整个心房或心室兴奋和收缩。需要强调的是，心肌必须在具有兴奋、传导和收缩功能时人工心脏起搏才能发挥其作用。

(二) 人工心脏起搏系统的组成

主要包括两部分：脉冲发生器和电极导线（图5-9-1）。常将前者单独称为起搏器。起搏系统能将起搏器发放的起搏脉冲传至心脏发挥起搏作用（起搏功能），同时能将心脏自身的心电活动回传至脉冲发生器（感知功能）。

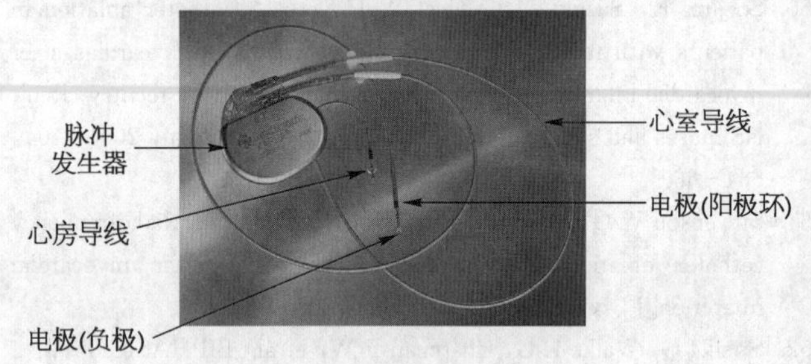

图5-9-1 人工心脏起搏系统的组成包括脉冲发生器和导线电极

1. 起搏器（pacemaker） 是主要由电源和电子线路构成并能产生和输出电脉冲的装置。

(1) 外壳：主要是防止体液进入起搏器内，多由钛铸制。钛具有组织相容性优良、密封性好、不受体液腐蚀、压铸容易等优点，并可作为单极起搏的参照电极。

外壳部分尚具有顶盖样结构，是起搏器主体与植入电极导线之间的电化学界面，也是两者接合部分与周围组织的电隔离屏障。顶盖内有终端插孔，是供电极导线插入的接口，可用螺钉将连接器尾端拧紧。顶盖还有一个缝合孔，供丝线将起搏器与皮下筋膜固定以防脉冲发生起搏器在术后发生明显移位。

(2) 电路：由于矩形波对心肌组织刺激阈值低并便于定量控制，因此人工心脏起搏所选用的起搏电脉冲均为矩形波。负脉冲比正脉冲有效阈值低得多，故起搏器都是将有效电极接负极，而参照电极为正极。起搏器的电路包括：① 输出电路：可控制输出脉冲特性，包括输出电压和脉宽。② 感知电路：可感知心腔内电图（intraelectrocardiogram，IEGM），包括放大和过滤信号，并提供其他诸如对外界电磁干扰信号的处理。过滤器可使某些频率的信号通过而阻止或减弱其他频率的信号。起搏器利用过滤器区分心肌除极、复极或心脏外其他信号。③ 计时器电路：控制起搏间期、感知间期和不应期。计时器可被通过感知电路输入的信号所重整。④ 遥测电路：可以使体外程控器与体内起搏器进行信息交流，如对起搏器进行人机对话、程控参数等。⑤ 微处理器：某些起搏器具有计算机记忆芯片，使其储存能力提高。它还可通过遥测并下载新的起搏器特性和增加诊断数据库的储存容量。⑥ 感受器电路：用于频率适应性起搏器。另外，现代起搏器尚增加了除颤保护等辅助电路。

(3) 电池：曾经广泛使用过锌汞电池，但由于其寿命短、可靠性差、电池耗竭时无任何警告信息而突然下降等缺点而被淘

汰。核能电池由于政府限制及辐射副作用而未得到应用。镍铬电池需要经常充电，且这些充电电池的记忆效应对其总体寿命有不良影响而未能使用。现主要使用锂碘电池，它具有多种适合作为起搏器理想电源的特性，如能量密度大(使起搏器体积显著缩小)、不产生气体和在电池接近耗竭时有较多的预兆信息等。锂与碘经化学反应产生一种阻抗屏障——碘化锂，后者具有预测电池耗竭并防止内短路的优点。

所有电池均会自放电，即便电池没有与电路接通时也会发生。锂碘电池启用时的电池电压为 2.8 V，内部阻抗小于 1 000 Ω，总电池容量为 1.0～1.5 Ah(安培时)。随电池的使用，碘化锂逐渐形成，阻抗增加，电压下降，通常电压下降至 2.0～2.4 V，阻抗升至大于 8 000 Ω 时到达择期更换时间，此时应建议患者更换起搏器。当电压下降至小于 1.8 V 时进入耗竭期，应尽快更换。

起搏器的寿命取决于电池容量及电耗。起搏器说明书中列出的通常是在额定输出电压及起搏频率前提下的使用寿命。电池的总耗电量由两方面组成：① 静息电流：即维持电路运行的电流，包括感知电路、放大器和中央处理器等。② 起搏电流：即输出的脉冲。其中，总耗电量的 50%～60%为相对恒定的静息电流，它取决于电路设计而不能被临床医生改变，而且起搏电流的减少可增加静息电流(感知增加)。因此，起搏器即使不释放脉冲仍然需要消耗电池中的大量电能，故减少输出并不总能明显延长起搏器寿命。

起搏脉冲的能量与输出电压、脉宽及电极导线阻抗的关系：$Ep=Vp^2T/R$(Ep，起搏脉冲的能量；Vp，脉冲电压；T，脉冲宽度；R，电极导线阻抗)。因此脉冲消耗的能量与输出电压、脉宽成正比，与电极导线阻抗成反比，且电压对耗电的影响比脉宽更大。

电池会受冷热环境的影响。过冷(<0℃，如植入体内前的运输过程中)会触发程控界面电池更换指征(ERI)的显示，易被误认为真的到了更换时间。过热可能导致爆炸，因此曾植入心脏起搏器的已故患者火化前最好将起搏器取出。

2. 电极导线　是外有绝缘层包裹的导电金属线。其功能是把起搏器和心脏联系起来，即将起搏器的起搏脉冲传递到心脏，并将心脏的 IEGM 传输到起搏器的感知电路。电极导线的远端有一个(单极导线)或两个电极(双极导线)，其近端有尾端连接器与起搏器相连。早期的电极导线需开胸植入在心外膜，其无绝缘层的部分与心肌连接，出厂时电极导线与起搏器直接焊接在一起，因此，不管是起搏器还是电极导线故障，都需要再次开胸将两部分一同取出。后发展起来的经静脉电极导线虽然避免了开胸手术，但电极导线无中心指引导丝支撑，因此进入右心室心尖部很困难，手术费时。另外，因导线顶端电极为圆柱形，不易固定在心内膜上，故易导致术后电极导线脱位。电极导线与起搏器相连的部分无接口，需要手术医生在术中剥离局部绝缘层后直接插入起搏器的连接孔内。此外，电极导线负极有较大的刺激面积，因此阻抗低而电流损耗大。经过近 40 年的发展，电极导线无论在构造还是在性能方面都有了长足的进步，但相对于起搏器近年来的快速发展，电极导线的发展仍然显得相对滞后。

电极导线主要由两部分组成，即与心内膜接触的电极(electrode)和传输电信号的导线(lead)。另外，尚包括尾端连接器和固定装置。

(1) 电极：单极(unipolar)电极导线仅有负极，位于电极导线顶端并与心内膜接触，电流自负极流过心脏后回流到起搏器的外壳(正极)构成回路。双极(biopolar)电极导线的负极位于导线顶端，或称端电极。距端电极 1～2 cm 处的环状电极为正极，此时电流的回路几乎局限在心腔内，见图 5-9-2。负极主要材料为铂铱合金和 elgilog(钴、铁、铬、钼等金属合金)，而正极主要材料为铂铱合金和钛。

负极电极表面积越大，则阻抗越小，电流密度越低，起搏阈值越高，因而越耗电。但表面积太小会明显增加极化电位，也降低起搏效能。微孔电极的应用解决了这一矛盾。后者是用

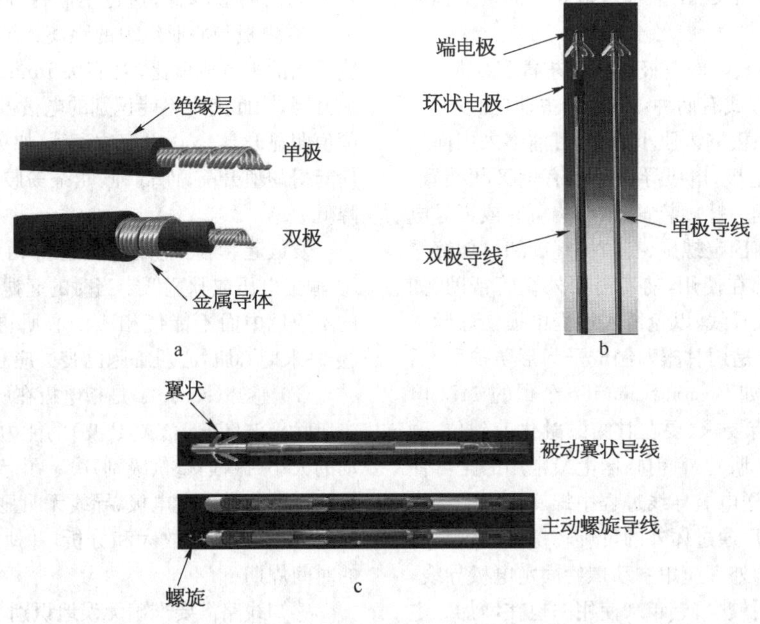

图 5-9-2　单、双极及主、被动电极导线

a. 单、双极导线内部结构模式图　b. 单、双极导线及其端、环电极　c. 被、主动电极导线

金属粉或微球均匀分布在负极表面形成微孔网状结构，可明显降低极化电位，增加有效起搏表面积。由于表面颗粒比可见光波长还小，因此被吸收而呈黑色。通常呈半圆形，该形状的电极临床使用效果最好。

电极导线植入后由于电极-组织界面的炎症可使起搏阈值增高，在某些病例会非常显著以致发生输出阻滞。因此具有良好抗炎作用的糖皮质激素被应用于起搏电极导线负极中。通常是在微孔电极后有一个含有混合了小于 1 mg 地塞米松磷酸钠硅胶栓的内腔，通过微孔隧道与临近的电极-组织界面互相沟通。已有大量临床研究证实激素释放电极能明显降低急性和慢性起搏阈值，且能使术后早期的阈值升高高峰减弱或消失。目前类固醇激素电极已得到了广泛应用。

(2) 导线：由导电金属线和绝缘体构成。导电金属线将起搏、感知电极和电极终端相连。单极电极导线只需一根导电金属线，而双极电极导线需要两根相互绝缘的导电金属线，通常由铂铱合金和 elgilog 构成，多设计为空心螺旋多股环绕状，以允许指引导丝通过并到达电极导线的顶端，使操纵导线变得容易。最初双极电极导线是采用在单根双腔绝缘管中将两根导电金属线平行排列，因此直径较粗；同轴设计是双极电极导线设计的重大进展，它将内层线圈状导电金属线连接负极端，并通过内层绝缘管与外层线圈状导电金属线分开，这样的双极导线仅比单极导线的直径轻度增加。近年来将负极、正极导线分别绝缘，然后同向进行排列，此技术使单、双极导线在直径上已无明显区别。

导线绝缘层最常用的材料为硅橡胶或聚氨基甲酸乙酯。它将不同的电路导线互相绝缘，并防止体液进入导线内。

(3) 尾端连接器(terminal connector)：位于电极导线的末端，用于连接电极导线和起搏器的插孔。单极导线只有一个金属部分，而双极导线则在远端金属柄(连接负极)后另有一金属圈(连接正极)。目前所有起搏电极导线均使用国际标准的 IS-1(international standard-1)标准连接器，为 3.2 mm 的标准接头。单极电极导线称为 IS-1 UNI，双极电极导线的接头称为 IS-1 BI。

(4) 固定装置：植入心腔内的电极导线要求能稳定固定。电极导线在心腔内的固定方式有两种：被动和主动(图 5-9-2)。前者利用船锚原理将电极嵌入肌小梁中，目前多采用面积为 6 mm^2 的翼状被动固定电极，电极导线远端有倒叉状装置。主动固定的电极导线头部是一螺旋装置，该结构可有或无导电性。根据其结构可分为裸露固定螺旋、有防护螺旋和可伸缩螺旋三种类型，目前临床上都在使用，前者需要外鞘管帮助(如 Medtronic 公司的 3830 电极导线)以免植入过程中损伤静脉和心腔内结构；有防护的螺旋是用甘露醇制成子弹形防护层，后者进入血液后会逐渐溶解(如 Boston Scientific 公司的 4471 电极导线)，对手术操作时间有要求(要在甘露醇融化前到位，融化后测试起搏参数并旋进心肌)。目前临床上最常用的是可伸缩螺旋主动电极导线，在输送电极导线过程中螺旋在电极导线内，当电极导线到达靶位置后通过体外的可旋转螺旋的工具将螺旋旋出固定在心肌上。国外多应用主动螺旋固定电极导线，国内以往主动电极导线使用较少，近年来使用率也在增加。主动导线的主要益处在于固定部位不限于只存在肌小梁的部位(右心耳和右心室心尖部)；另外，将来如果需要拔除电极导线时也比被动电极导线相对容易。

(5) 其他特殊电极导线

1) 单根双腔电极导线：其目的是避免在双腔起搏时植入两根电极导线，即将心房和心室电极导线合并在一根电极导线内。虽然经过了多年的努力，出现了各种各样的设计，但主要的问题是需要将心房电极与心房壁接触才能起搏心房，但在人体心脏舒缩、呼吸、体位变化时很难做到持续的接触。目前临床上能使用的只有心房感知心室起搏单根双腔电极导线。电极导线的心房部位是漂浮的双极感知电极，能满足心房正确感知的要求。适用于窦房结功能正常的房室传导阻滞患者(即 VDD 起搏器所使用的电极导线)，目前临床上已很少使用。

2) 心外膜电极导线：心外膜电极导线均为主动固定电极导线，现临床使用的多为纽扣状激素单极电极(Medtronic Capsure Epi 4965)，主要用于三尖瓣机械瓣换瓣术后、经静脉植入困难(如永存左上腔静脉合并右上腔静脉缺如)、儿童心脏起搏(解剖异常、静脉细易形成血栓、生长发育易致电极脱位等原因)和 CRT 经静脉途径植入左心室导线失败时。

3. 有关起搏系统的常用术语　下面介绍几个临床上经常被提及的术语及含义。

(1) 起搏阈值(threshold)和脉宽：起搏阈值是指能够在心脏的不应期外持续有效地使其除极的最低电压或电流。在临床上，永久心脏起搏的阈值通常用电压(V)或脉宽(ms)表示。很显然，脉宽越窄，起搏电压应越高。两者的非线性关系可用强度-脉宽曲线表示。安全度为临床上实际设定的安全输出电压和脉宽，它能确保心脏能持续有效地被起搏。通常认为是电压阈值的 2 倍，脉宽阈值的 3 倍。常常发现将输出电压逐渐自阈上电压减低直至失夺获所测量的阈值比自阈下电压逐渐增高直至夺获所测量的阈值低 0.1～0.2 V，这是韦金斯基(Wedensky)效应的结果，这在脉宽较窄时更加明显。

影响起搏阈值的因素包括：① 组织特性：包括组织缺血、坏死、纤维化等都可使起搏阈值升高。② 负极：负极比正极的刺激阈值明显降低，这也是起搏导线的顶端电极是负极的原因。③ 电极与心肌组织的距离：起搏阈值同电极与可兴奋细胞距离的平方成反比，大于 0.5 mm 的距离就会使起搏阈值明显升高，因此肉眼不能识别的电极微脱位或微移位能引起起搏阈值明显升高。④ 电解质紊乱(如高钾)、抗心律失常药物等可使起搏阈值升高，而低钾、儿茶酚胺类药物等则可使起搏阈值降低。

发放起搏脉冲后不能起搏相应心腔的可能原因包括：① 输出电压或脉宽低于当时的起搏阈值。② 脉冲发放在心肌的不应期中而不能使相应的心肌再次激动(功能性失夺获)。③ 终末期心肌，心肌细胞已丧失应激性。

(2) 感知(sense)：是指电极在所放置的心腔内探查到自主心肌除极波(QRS 波或 P 波)的能力。心脏在电极处产生电活动的大小(振幅，毫伏级别)决定了起搏系统感知灵敏度的设定数值。电信号通过电极、导线无明显衰减地传送到起搏器感知线路，由后者进行放大和分析，并使起搏器重新安排脉冲发放的时间周期。

感知线路需要准确无误地识别心内电活动，并与体外干扰信号、骨骼肌电位等伪心电信号区别开来。最低能感知到的信号被称为“灵敏度”(sensitivity)。起搏器的感知灵敏度是一个非常重要的参数设置。任何超过程控的感知灵敏度的电信号都被认为是心脏的自身电活动，而任何低于程控的感知灵敏度的电信号都不会被感知电路感知。如将感知灵敏度数值设置得较高，则起搏器的感知功能将变得不敏感（即需要更强的信号才能被确定为心脏自身电活动）；而如将感知灵敏度数值设置较低，则起搏器的感知功能会变得敏感（即幅度较低的信号就能被感知为心脏自身电活动）。例如，将感知灵敏度程控为2 mV，则腔内信号的振幅必须在2 mV以上时才能被起搏器感知，参见图5－9－3。感知灵敏度数值的设置与感知敏感性的高低成反比，感知灵敏度数值越高，感知敏感性越低。通常双极感知系统能将感知灵敏性程控得比单极感知系统高。

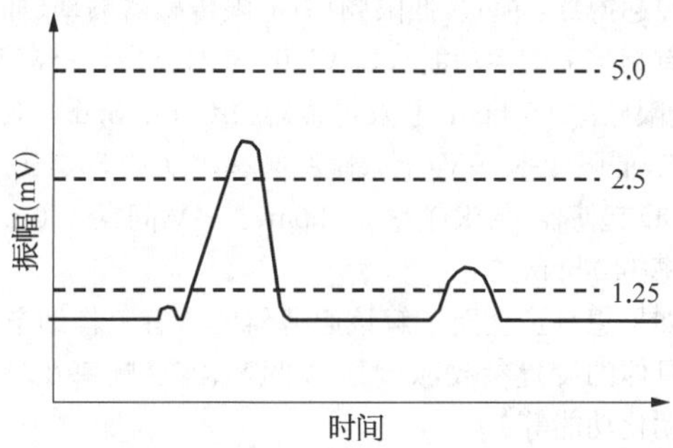

图5－9－3　感知灵敏度示意图

显示心电周期各波振幅与感知灵敏度设置的关系。如将感知灵敏度设置在5 mV，则所有的信号均不被感知（感知不良）；如设置在2.5 mV，则R波信号被感知，而T波不被感知（恰当的设置）；如设置在1.25 mV，则所有信号都被感知（有过感知T波的可能性）

感知阈值与程控的感知灵敏度的比值称为感知安全度。对于感知安全度的设置建议与起搏安全度不同，它可因患者的具体病情而定。① 如对有阵发性房性快速心律失常患者，应将灵敏度调至最敏感，这是因为心动过速时心房除极波（如房颤时的f波）振幅会明显降低，此时如感知灵敏度数值设置太高，则难于启动自动模式转换（AMS）功能或其他预防心房颤动的触发程序等。② 对于曾发生心脏停搏的完全性房室传导阻滞（AVB）（阻滞位点在希氏束以下）患者，往往需要降低感知灵敏度至3～5 mV，以免发生过感知而导致起搏器不能发放起搏脉冲，由此造成心脏停搏的严重后果。

评价感知的先决条件是必须有内在的心肌电活动（QRS波或P波）。与感知相关的问题包括感知不良和感知过度。感知不良会导致竞争性心房或心室起搏，而感知过度则会抑制起搏器脉冲的发放（最常见的现象为肌电干扰导致误感知并抑制起搏器脉冲的发放），并可能导致不必要的模式转换、房室不同步等。对起搏依赖患者，过度感知可能导致起搏器不发放脉冲而产生心脏停搏。通常过感知的后果比感知不良严重。

电极所感知到的IEGM与体表心电图有明显的不同。IEGM更多的是反映电极附近的局部电活动，而且也经过了感知电路的处理，而体表心电图是整个心脏的电活动在各导联轴上投影的结果。反转速率是IEGM中直线段的斜率，反映了单位时间内的电压变化（mV/ms）。为保证恰当感知，一般认为心室斜率至少要大于0.75 mV/ms，而心房斜率要大于0.5 mV/ms。由于反转速率最高的部位可能在IEGM的中间部分，而在对应的体表心电图上已不是P波或QRS波的起始部分。因此，在自身除极波上可能仍然会有起搏脉冲的发放（融合波），但这不代表电极感知功能的必然故障。在排除感知故障的情况下，当出现融合波时，可通过改变起搏频率、起搏A－V间期等方法来消除融合波现象，减少不必要的心室起搏，不仅可提供生理性起搏，而且节省电量。

应牢记起搏的输出单位为伏特（volt，简称V），而感知的设置单位为毫伏（millivolt，简称mV）。

（3）阻抗：是指电子流动产生的电流所遇到的阻力。电极导线植入时所测定的阻抗称为系统阻抗。双极电极导线由电极导线阻抗、负极阻抗、正极阻抗、组织阻抗和电极-组织界面形成的极化效应阻抗共五部分组成。电极导线的阻抗都很低，为5～50 Ω，这是为了防止起搏器向负极释放能量时损耗过高。负极阻抗通常设计在较高水平，因高阻抗电极可浓缩电流，提高电流密度。正极阻抗很小，因此，双极和单极电极导线的系统阻抗几乎没有明显差别。组织阻抗是指在正、负极之间所有组织的阻抗，单极的组织阻抗包括心肌直至起搏器外壳下的所有组织，而双极组织阻抗只是位于心腔内的正负双极之间电流场经过的组织。由于组织中含有大量水分和电解质，导电性能良好，因此不论单极还是双极的组织阻抗均相似。电极-组织界面形成的极化效应是一个复杂的电化学变化，是离子的选择性迁移导致电荷堆积的结果，与电流的流动方向相反。它与电脉冲引起的局部心肌组织内正（Na^+、H^+）、负（Cl^-、OH^-）离子的运动有关。实际上，极化是由于电极组织界面带电离子的极性排列形成的电容效应。电化学极化效应随着电极几何表面积的缩小而增加，因此，能增加电流密度的较细电极也会增加极化效应，增加能量消耗。

通常植入手术中测试的系统阻抗在500～1 000 Ω，高压阻抗电极导线的阻抗在100～2 000 Ω。

（4）极性：包括起搏电极导线的极性和起搏器的极性。事实上，起搏器都是双极的，虽然可在体外程控为单极。而起搏电极导线的单、双极是指电极导线上的电极（实际反映了电极导线内含导体的数目）数目。

单极电极导线即电极导线上只有一个极（负极），其特点是：① 较细，阴极（负极）在电极顶端，而阳极（正极）为起搏器外壳，故存在刺激骨骼肌的可能性。② 感知场大：可感知的范围自电极导线顶端到起搏器，故易过感知到体外信号，尤其是胸部肌肉的活动（产生的肌电位）。③ 在体表心电图上产生较大的起搏刺激信号，虽易识别，但有时大的起搏刺激信号可能会干扰对自主波形的判断。

双极起搏电极导线即电极导线上有两个极（正、负极），其特点是：① 较粗，电极导线末端有两个电极，阴极（负极）在电极导线远端，而阳极（正极）在靠近阴极的电极导线近端；由于起搏回路只局限于心脏内，故无骨骼肌刺激，除非电极导线绝缘层破裂使电流漏出刺激周围肌肉组织。② 较小的感知回路，即电极只能“看见”较小的心脏区域，故少有肌电感知、远场感知及交叉感知。③ 在体表心电图上的起搏信号小，不易干扰自主心电活动的识别，但有时刺激信号可能在心电图上不易被识别。

电极导线双极可程控为单极，但单极不能被程控为双极，因此，当双极电极导线的外绝缘层破损或正极电极导线断裂时，可临时程控为单极以满足短时间内临床应急需要。以往双极导线粗、僵硬，在较细的血管中（如头静脉）送入双极导线有时较困难，因此临床医生不太愿意采用。随着同轴电缆设计等技术的应用，目前双极导线同单极导线的直径已很接近。鉴于双极电极导线的上述诸多优点，目前多推荐使用双极电极导线。

三、人工心脏起搏器的代码和类型

（一）起搏器的代码

随着起搏技术的发展，为了使各种类型的起搏器命名统一，1987年北美心脏起搏电生理学会（NASPE）/英国心脏起搏与电生理学组（BPEG）在心脏病学会国际委员会（ICHD）1981年制定的五位字母代码起搏器命名的基础上制定了NBG代码，见表5-9-2。

表5-9-2　NBG起搏器五位代码命名

位置	Ⅰ	Ⅱ	Ⅲ	Ⅳ	Ⅴ
功能	起搏心腔	感知心腔	反应方式	程控、频率适应和遥测功能	抗心动过速和除颤功能
代码字母	O A V D	O A V D	O T I D	O P M C R	O P S D
制造商专用	S＝单腔（A或V）	S＝单腔（A或V）			

自左至右，各个位置字母代表的意义为：第一位，表示起搏的心腔，分别由A、V和D代表心房、心室和双心腔起搏。第二位，表示感知的心腔，分别由A、V和D代表心房、心室和双心腔感知，O代表无感知功能。第三位，表示起搏器感知自身电活动后的反应方式。T表示触发型，I表示抑制型，D表示兼有T和I两种反应方式，O为无感知后反应功能。第四位，代表起搏器程序控制调节功能的程度。分别有O（无程控功能）、P（1～2个简单的程控功能）、M（两种以上参数的多功能程控）、C（遥测功能）和R（频率适应功能）。第五位，代表抗快速心律失常的起搏治疗能力。有O（无此功能）、P（抗心动过速起搏）、S（电转复）和D（两者都有）。

注：(1) S(single)代表制造厂商命名的单腔起搏器（SSI），根据起搏电极导线所放置的位置，既可用于起搏（感知）心房，也可用于起搏（感知）心室。

(2) 代码Ⅲ T：指当感知了自身电活动后在特定的时间时触发起搏器释放电脉冲。① 在SSI起搏器（即感知和起搏在同一心腔），刺激脉冲通常在感知心电信号发放（AAT、VVT模式）。② 在DDD起搏器，感知P波后经一定时间间期（即房室延迟，A-V间期）时发放起搏脉冲（V），而在感知QRS波后经一定时间间期（即V-A间期）时发放心房起搏脉冲（A）。I：感知自身电活动后抑制该心腔电脉冲发放。D：感知反应呈双重性，即感知心室电活动后，抑制心室脉冲发放（I），但在V-A间期末触发心房脉冲发放（T）；感知心房电活动后，抑制心房脉冲发放（I），并在房室延迟后触发心室脉冲发放（T）。

(3) 代码Ⅳ：20世纪80年代后所有起搏器均具有M和C功能，故第四位字母常被单独用于标明是否具有频率适应性功能（即R字母，如VVIR、DDDR等）。

(4) 代码Ⅴ：由于近年ICD及射频消融技术的广泛应用，普通起搏器已极少用于终止快速心律失常。因此，第五位字母已不再用于描述传统的起搏系统。在临床上，我们通常仅用前3个或4个字母来描述治疗心动过缓的起搏器代码，如DDD或VVIR。

通过起搏器的编码能基本了解该起搏器的基本工作方式。一般的，临床上通常用下面的写法扼要描述一台起搏器的功能。单腔起搏器：模式，低限频率/上限传感器频率（如果该起搏器具有频率适应性功能），如VVIR 60/130，示一台VVIR起搏器，低限频率60 bpm，上限传感器频率130 bpm。双腔起搏器：模式，低限频率/AV/上限跟踪频率。DDD 50/150/140，示一台DDD起搏器，低限频率50 bpm，A-V间期150 ms，上限跟踪频率140 bpm。

但如果想真正全面了解该起搏器的所有工作细节还必须知晓其具体的设置参数，如V-A间期、滞后频率及是否具有其他自动化功能等。

（二）起搏器类型

起搏器类型众多，根据不同的分类方法可有不同的命名方式。

1. 根据起搏心腔分类　临床上最常用。包括：① 单腔起搏器：如AAI(R)、VVI(R)等，此时起搏电极导线单独植入心房或心室。② 双腔起搏器：如DDD(R)，此时起搏电极导线分别植入心房和心室。③ 多腔起搏：如三腔（双房单心室或单心房双心室）或四腔起搏（双心房＋双心室），此时，起搏电极导线除常规植入右心房和右心室外，通常尚需通过冠状静脉植入特殊电极导线分别起搏左心房或（和）左心室。目前尚无四腔起搏器上市，也无专门针对双房同步起搏的三腔起搏器。现有的三腔起搏器均用于单心房双心室同步起搏治疗心力衰竭。

2. 根据起搏生理效应分类　① 生理性起搏：即尽可能模拟窦房结及房室传导系统的生理功能，提供与静息及活动相适应的心率并保持房室同步，如AAIR、DDDR能基本达到生理要求，可称为生理性起搏器；而AAI、DDD（假如该患者存在窦房结变时功能不全）及VVIR则由于其存在不能变时或房室不同步等原因，只能称之为“半生理性起搏器”。② 非生理性起搏：如VVI起搏器，只是保证心室按需起搏而不能维持房、室电机械活动的同步性。

实际上，起搏治疗都不可能是完全生理的。如DDDR及AAIR起搏器，虽然房室同步，但无论心房起搏抑或心室起搏都存在左、右心房间或左、右心室间的不同步问题。另外，频率适应功能由于所采用感受器本身的限制，肯定存在特异性及敏感性的非生理弊端。因此，故从严格意义上讲，所有的心脏起搏器均是非生理性的。

3. 根据是否具有频率适应功能分类　① 频率适应性起搏器：如常用的AAIR、VVIR和DDDR。② 非频率适应性起搏器，如常用的AAI、VVI和DDD。

四、人工心脏起搏的常用起搏模式

（一）单腔起搏

1. AAI模式　此模式的工作方式为心房起搏、心房感知，感知自身心房活动后抑制心房脉冲的发放。在AAI模式下，心室信号不被感知。

适应证：窦房结功能异常而房室传导功能正常者。

禁忌证：存在房室传导阻滞（AVB）及无正常P波者，后者包括心房静止及持续性心房颤动。

优点：① 能保持房室同步，符合生理。② 不会产生心室起搏，故不可能出现因心室起搏导致的双室不同步。③ 只用单根电极导线，植入方便。④ 程控随访简单。⑤ 价格便宜，使用寿命长。

缺点：一旦今后出现房颤或二度以上AVB时则AAI(R)起搏器不能发挥功效。当发生心房颤动时起搏器只能感知但不能发放脉冲（即或存在感知不良导致心房刺激脉冲的发放也不能夺获心房）；而当出现AVB时心房被刺激脉冲激动后不能通过自身房室交界向心室下传，此时若不及时出现下位逸搏心律，则会导致心脏停搏。

注：(1) 虽然发生心房颤动后起搏器不会再发放心房起搏脉冲（因自身心房颤动时的房率肯定远远大于设置的起搏频率），但如不合并AVB，则快速的心房颤动率会下传至心室，患者的心室率不会再慢（也称为“SSS的自愈”），此时只要不合并存在病理性AVB，则不再需要心脏起搏。

(2) 虽然SSS占植入永久心脏起搏器心律失常类型的50%，但由于1/3患者在植入起搏器时已伴有不同程度的AVB；另外，即或在植入起搏器时没有AVB，但日后亦不能除外在本次起搏器使用寿命内有发生AVB的风险（SSS发生AVB的年发病率为1%～5%）。因此，临床上实际植入的AAI起搏器并不多。在复旦大学附属中山医院每年800台左右的起搏器中，植入的AAI起搏器仅约占1%。

与选择VVI和DDD起搏模式相比，选择AAI作为永久起搏方式取决于多种因素，但主要决定于植入医生的选择。对文氏点超过140 bpm者，某些临床医生会植入AAI起搏器，而有些医生会植入DDD起搏器，但可先程控成AAI模式（目前有些起搏器其起搏模式可在AAI和DDD之间进行自动转换，如Medtronic公司具有MVP功能的起搏器和Ela公司的AAIsaferR功能起搏器），后者虽然避免了将来发生AVB的后顾之忧，但同时也带来了费用的增加、起搏器使用寿命的缩短、心腔内多一根心房电极导线、三尖瓣反流及日后电极导线的寿命、更换和拔除等弊端。因此，如能预测近期内（至少本次脉冲发生器的使用寿命内）不会出现AVB，则应植入AAI而非DDD或VVI起搏器。

2. VVI模式　此模式的工作方式为心室起搏、心室感知，感知自身心室活动后抑制心室脉冲的发放，又称R波抑制型心室起搏或心室按需型起搏。在VVI模式下，心房信号不被感知。VVI仅当“需要”时才发出脉冲起搏心室，起搏产生的心律实际上是一种逸搏心律。

适应证：无P波而需要心室起搏治疗者。无P波的临床情况包括持续性心房颤动或心房静止。

优点：① 只用单根电极导线，植入方便。② 程控随访简单。③ 价格便宜。④ 使用寿命长。

缺点：主要为起搏时不能保持房室电机械活动的同步性，由此可能会导致起搏器综合征并促发房性快速心律失常的发生和持续。

一般而言，如无持续心房颤动或心房静止，应当植入DDD而非VVI起搏器。我国目前植入VVI起搏器比例较高的原因主要是经济方面，当然也存在医生认识及技术方面的问题。随着人们对生活质量水平要求的提高及医疗行为的规范，医生应该告知患者各种起搏模式的利弊并提供给患者最佳的治疗选择。

3. 其他单腔起搏模式

(1) AOO、VOO模式：为非同步起搏模式，又称为固定频率起搏。心房、心室只有起搏而无感知功能。起搏器以固定频率（非同步）定期发放脉冲刺激心房（AOO）或心室（VOO），脉冲的发放与自身心率快慢无关。至于能否夺获心房或心室则以脉冲发放与心房或心室自身电活动不应期的关系而定。当脉冲刺激落在心肌不应期以外时，引起心房或心室激动，否则不能激动心房或心室，是无效刺激脉冲。弊端为无感知功能，故可导致起搏脉冲与自身电活动的竞争而产生竞争心律。若刺激信号落入心房易损期可引起房性快速心律失常，而落入心室易损期则可能导致室性心动过速甚至心室颤动。

实际上，上述现象在临床上比较罕见。的确，在植入ICD术中进行除颤阈值测试（DFT）时所应用的方法之一“shock on T”诱发心室颤动的机制即是通过在心室易损期上发放刺激脉冲来实现的，但其通常所用的能量为1 J。如果按50 Ω除颤阻抗计算，则1 J的电压约为100 V，远高于通常起搏器设定的3 V左右的起搏输出电压。当然，如果患者存在心肌缺血、药物（如Ⅰa类和Ⅲ类抗心律失常药物等）、严重电解质紊乱（如低血钾等）或其他电活动不稳定的情况时，发放在易损期上的起搏脉冲仍有诱发恶性室性心律失常的可能性。

固定频率起搏早已不作为单独的起搏器存在。它作为一种起搏模式通常在以下情况下出现或被使用：① 是AAI或VVI起搏器磁铁试验时出现的起搏方式。② 起搏器电池耗竭时。③ 可暂时用于评估起搏器的起搏功能（如在自身心率快于起搏器设定频率时评价起搏器能否夺获心房或心室）。④ 判断和预防电磁干扰造成的感知异常（通常为过感知）。⑤ 可用于竞争起搏心房或心室以试图终止患者存在的某些折返性房性或室性心动过速。⑥ 用于诊断和终止起搏器介导的心动过速（PMT）。

(2) ATT、VTT模式：为心房、心室触发型起搏模式。心房、心室均具有起搏和感知功能，但感知自身房、室电活动后的反应方式为触发（T）心房、心室脉冲的发放（而非抑制）。通常在感知自身P波或R波后20 ms发放刺激脉冲，后者落入心房、心室自主除极电活动的有效不应期内，不能夺获心房、心室，从而避免与自身心律竞争。如起搏间期内未感知到自身P波或QRS波，则在起搏间期末发放脉冲起搏心房或心室。弊端为耗电。也不作为单独的起搏器存在，可用于诊断。因起搏信号能标记每一个感知事件，故可用来评估判断感知不良或感知过度。

（二）双腔起搏

1. DDD模式　又称房室全能型起搏，是具有房室双腔顺序起搏、心房心室双重感知、触发和抑制双重反应的生理性起搏模式。是目前最常用的心脏起搏器。心房、心室脉冲的发放都能被心室感知事件抑制，如果在特定的时间内不出现自身的房室传导，则在AV间期末发放心室起搏脉冲。

适应证：SSS和（或）AVB者。

禁忌证：无P波者，如永久性心房颤动和心房静止者。

此处所说的禁忌证，只是植入DDD后因心房不能起搏和感知（在心房静止时）或只能感知而不能起搏（在心房颤动时）而失去植入DDD的意义。此处的所谓禁忌与其他治疗措施的禁忌证（如实施该疗法会导致患者不良后果）不同。

优点：相对于VVI起搏能最大限度地保持房室同步，减少心房颤动的发生和持续，符合生理。

缺点：价格贵，使用寿命短于SSI（担保期少1～2年），手术及术后程控随访较单腔复杂，心脏内导线（异物）多。

2. VDD模式　又称心房同步心室抑制型起搏器。心房、心室均具有感知功能，但只有心室具有起搏功能。特点：P波感知后可被心室起搏跟踪，QRS波感知后能引起心室起搏抑制。在整个VDD起搏系统中，P波的正确感知是其正常工作的关键。

适应证：用于单纯AVB而窦房结功能正常者（因心房不能被起搏）。如植入后进展为SSS而需要心房起搏时，则该起搏模式失去房室同步作用。因此它不用于伴有SSS的AVB患者。实际上，VDD起搏器就是一台具有P波跟踪功能的VVI起搏器。

优点：只需放置单根的特殊电极导线，安置简单方便。另外，价格低于DDD起搏器。

缺点：① 心房感知的敏感和特异性问题（感知线圈在右心房腔内，与右心房壁不能始终保持紧密接触）。② 不能进行心房起搏。

随着DDD起搏器的广泛使用，VDD起搏器已很少被使用。目前某些单腔ICD采用了VDD起搏模式（如Biotronik公司的Lumax 540 VR-T DX）。它使用单根除颤电极导线，在其心房腔部位的电极导线处有双极环状感知电极。就感知功能而言该单腔ICD相当于双腔ICD，可减少可能存在的对室上性心动过速的误识别。

3. DDI模式　心房、心室均具有感知和起搏功能，QRS波感知后引起心室、心房起搏抑制，P波感知后抑制心房起搏（与DDD相似），但不触发A-V间期，即不出现心室跟踪。如患者有正常的AV传导，基本类似AAI；如患者存在AVB，则在心房起搏时可房室同步，而在心房感知时房室则不能同步。心室脉冲是根据基础起搏频率间期（V-V间期）来发放的，因此导致自身心房活动后的房室延迟时间长短不一。该起搏模式的特点为心房起搏时能房室同步，而心房感知时房室不能同步。

由于无心室跟踪功能，因此可避免房性心动过速导致的过快心室跟踪。它不作为一个单独的起搏模式而仅作为DDD(R)发生模式转换后的工作方式。对植入DDD起搏器患者出现快速房性心律失常时可程控为DDI模式。由于目前所应用的DDD起搏器均具有自动模式转换功能，当发生室上性心动过速时，可自动转变成频率较慢、无心房跟踪的模式如DDI(R)或VVI(R)，一旦房性快速心律失常终止，又能自动转成DDD或DDDR模式。随访时只需要开启此功能即可。

房性心动过速发生时可直接将起搏模式程控为DDI，或DDD起搏器在房性心动过速发作时自动转换为DDI起搏模式。

DDIR起搏模式较DDI模式有优势，它可以在提高心房起搏比例的基础上维持房室顺序起搏（因为只有心房起搏事件才能启动起搏AVD）。

4. DVI模式　心房、心室都具有起搏功能，但只有心室具有感知功能。由于心房脉冲与自主P波无关，故此模式可能触发房性心律失常。房室可顺序起搏，但因心房无感知功能，故不出现心房激动后心室跟踪现象。基本不用作永久起搏模式，只作为DDD起搏器可程控的一种模式。

5. VDI模式　心房、心室都具有感知功能，但只有心室具有起搏功能；基本同VVI，但其心房感知功能可用于诊断（如统计房性心动过速事件等）。基本不作为永久起搏模式，只作为DDD起搏器可程控的一种模式。

目前临床上常用的单、双腔起搏器见表5-9-3。

表5-9-3　临床常用不同类型起搏器的特点

模　式	优　点	缺　点	应　用
AAI(R)	仅需单根电极导线，生理、简单	出现AVB时不妥	不伴AVB的SSS
VVI(R)	仅需单根电极导线，简单	AV不同步	持续Af伴高度AVB（无P波者）
DDD(R)	生理	需两根电极导线，植入、随访较复杂	除持续Af、心房静止外的心动过缓（有P波者）
VDD(R)	房室同步 仅需单根特制电极导线	窦缓时丧失AV同步	窦房结功能正常的AVB

（三）三腔起搏

包括双房右心室起搏及右心房双心室起搏，见图5-9-4所示。

1. 双房右心室起搏　即双房同步起搏。将一根心室电极导线植入常规的右心室（心尖部或流出道），一根心房电极导线放置在常规的右心耳，而另一根心房电极导线通过冠状静脉口植入心脏静脉内起搏左心房下部或放置在低位房间隔。适用于具有缓慢心律失常（有植入起搏器指征）且同时存在房间传导阻滞参与的阵发性快速房性心律失常的患者。通常将两个心房电极导线与Y型转换器连接组成新的双极电极（larger bipolar）后与双腔起搏器（为常规的DDD）的心房孔相连。双房右心室起搏的目的是在治疗心动过缓的同时预防房性快速心律失常的发生。

双房同步起搏在临床上的应用并不多。可能原因包括：① 双房同步起搏对预防房性心动过速的疗效缺乏令人信服的大规模随机对照临床研究结果。② 房性快速心律失常发病机制复杂多样，难以仅通过起搏就能完全预防。③ 电生理医生对治疗房性心动过速的兴趣和精力多投入到心房颤动或室性心动过速射频消融中。④ 缺乏安全持续可靠的起搏左心房的方法。目前供临床使用的经冠状窦起搏左心房的电极导线

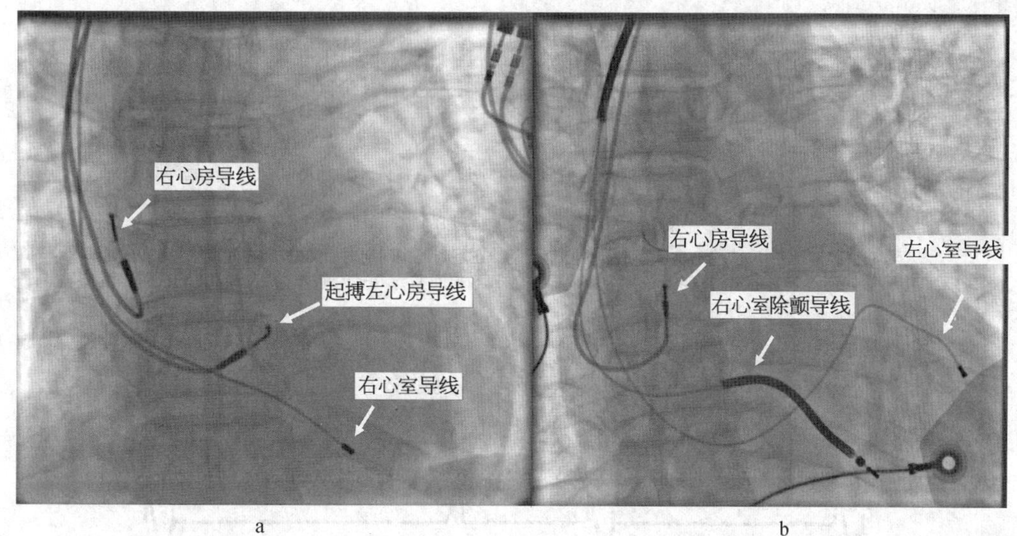

图 5-9-4 三腔起搏术后 X 线前后位片

a. 双房同步起搏 b. 双室同步起搏

(2187)比较难以固定且起搏阈值通常较高，而真正起搏左心房要穿房间隔，而这存在创伤、需长期抗凝等弊端。⑤ 无真正供双房同步起搏的脉冲发生器。

2. 右心房双心室起搏 即目前临床上已逐渐广泛开展的双心室同步起搏。与双房同步起搏不同，双室同步起搏已成为目前的临床前沿和热点。详可参见本章第七节。

五、心脏起搏时间周期及起搏心电图

起搏器除了其基本功能即发出脉冲刺激心脏外，它的复杂和灵巧还表现在它能感知心腔的活动并做出相应的反应。为了解各种起搏方式及起搏心电图，必须对起搏器的计时周期有彻底的了解。

起搏器能够保持某种工作方式是由控时电路控制脉冲的释放时机来实现的。控时电路犹如一个"计时器"(timer)，使脉冲之间有一定的时间间隔。单腔起搏器有一个计时器，控制心房或心室脉冲的释放时机。而双腔起搏器具有两个计时器，分别控制心房和心室脉冲的释放时机，两者既相互独立，又相互制约。这种时间间隔的组合称为起搏器的计时周期(timing cycle)，后者以 ms 为计算单位。它与每分钟心搏次数(bpm)的换算关系为：bpm=60 000/ms，例如 60 bpm 对应 1 000 ms 的间期。

计时周期是一个非常重要的概念，它对了解起搏心电图、判断是否存在起搏故障等都是不可或缺的。各厂家起搏器计时周期的设计原理基本上相同。

感知电路将起搏器时间周期分为警觉期(alert period)、不应期(refractory period)、空白期(blanking period)、噪声采样期(noise sampling)和交叉感知检测窗(crosstalk detection window，CDW)等时间间期。其中，交叉感知监测窗只有在双腔起搏计时周期中存在。

警觉期(也称应激期)内起搏器能感知到心脏自身电活动。该间期起于不应期之后，一直延伸到下一个起搏或感知事件的出现。

不应期是起源于起搏或感知事件出现后的一段间期。此时起搏器感知电路不能感知到心脏的内在电活动，或即使感知也不会对其做出反应(图 5-9-5)。不应期可再分为绝对不应期(即空白期)和相对不应期(噪声采样期)。

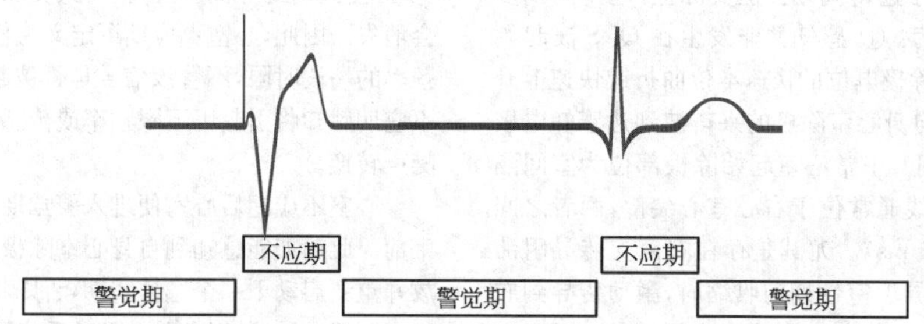

图 5-9-5 起搏器的基本时间周期

包括警觉期和不应期。示无论起搏还是感知到自身心电信号(QRS 波)都会启动新的不应期

空白期内起搏器感知电路完全不能感知外界电信号；而噪声采样期位于空白期后，此期内感知到的信号称为噪声或干扰并导致非同步起搏。

单、双腔起搏器有不同的时间周期的划分和命名。上述几个总的时间周期也被分别命名为不同的术语，但其基本概念并未改变。

(一) 单腔起搏器的计时间期

相对于双腔起搏的时间周期，单腔起搏的时间周期明显简

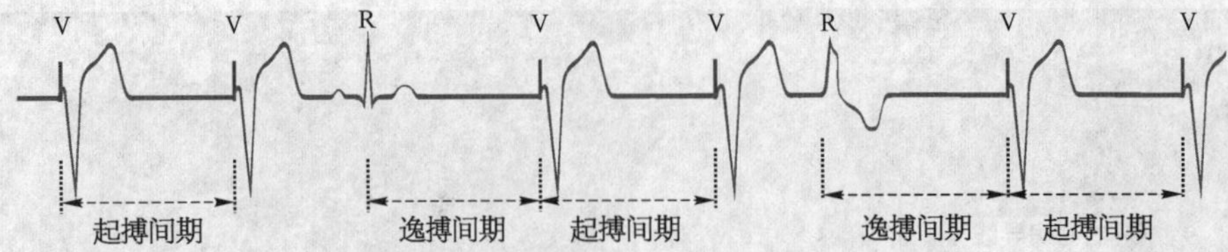

图 5-9-6 VVI 起搏模式的时间间期

V,心室起搏脉冲;R,自身心室除极或异位心室激动。在下限频率间期内如无 R,则在间期末发放 V,如感知到 R,则抑制 V 脉冲的发放。起搏间期为 V-V 间期,而逸搏间期为 R-V 间期。VVI 模式时,心房信号不被感知

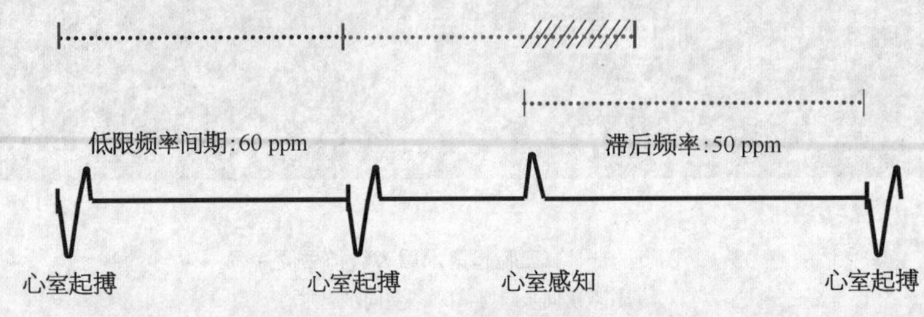

图 5-9-7 滞 后 频 率

当感知自身搏动后,起搏频率降到设定的低限频率以下(图中由 60 ppm 降为 50 ppm)

单、易懂。单腔起搏器的基本时间周期包括两个:低限频率间期和不应期。具有频率应答功能的单腔起搏器尚含有最大传感器频率间期。

现以临床上常用的 VVI 起搏器为例进行阐述,见图 5-9-6。

1. 低限频率间期(low rate limit, LRL) 即起搏器发放的起搏脉冲频率所对应的间期,它代表了起搏器维持患者最低心脏搏动的次数。如起搏器发放 60 ppm 的起搏频率,则低限频率间期为 60 000/60=1 000(ms)。根据起搏脉冲与自身 QRS 波的关系,可将低限频率间期分为起搏间期和逸搏间期。

(1) 起搏间期(pacing interval):亦称基础起搏频率,为连续两个刺激信号之间的时间距离。

(2) 逸搏间期(escape interval):刺激信号与其前自身心室除极波(QRS 波)之间的距离。该自身除极波可以是房室下传的 QRS 波,也可以是室性期前收缩,甚或室性逸搏(此时起搏频率往往设置在很低的水平)。一个正常下传的 QRS 波抑或室性期前收缩对起搏器感知电路来讲并无区别。

理论上,起搏间期等于逸搏间期。但实际上,起搏间期多小于逸搏间期。这是因为:① 感知并非发生在 QRS 波起始处,而是感知心腔内心室除极电位的快速本位曲折或快速上升速率(斜率,dV/dt)。② 自身心室除极的兴奋波到达感知电极所在部位的心肌需要时间。正常心室起始除极部位为室间隔左侧中 1/3 处,而电极导线通常位于右心室心尖部,两者之间的电传导需要时间(约 20 ms)。尤其是存在右束支传导阻滞(RBBB)或左心室起源的异位室性期前收缩时,激动传导到右心室心尖部所需时间更长。当然,如果自身电活动是起源于电极导线顶端处的室性期前收缩或逸搏,则逸搏间期就近似等于起搏间期。因此,当一个刺激信号落在 QRS 任何部分(起始、中间或终末),尤其是存在 RBBB 或左心室起源室早时,并不必然表示起搏系统的感知功能不良。

由逸搏间期决定的频率称为滞后频率(hysteresis rate)。当人为设置逸搏间期大于起搏间期时,滞后频率会小于起搏频率,该现象称为滞后(hysteresis),见图 5-9-7。

设置滞后频率的优点为鼓励自身心室激动,节省起搏器电能。缺点是在心电图上易误认为起搏器存在感知故障。心电图上的鉴别要点在于滞后间期是恒定的,而感知功能障碍时"滞后间期"通常是不规则的。

2. 心室不应期(ventricular refractory period, VRP) 发放起搏脉冲或感知自身心室激动后心室感知放大器对外来信号不感知的一段时间。此处的外来信号包括 T 波和心室脉冲的后电位。设置 VRP 的主要目的就是防止对这些信号的过感知(实际上,主要是避免对 T 波的误感知)。

VRP 分为绝对不应期(空白期)和相对不应期(噪声采样期)。空白期内起搏器感知电路对任何信号均不感知,即起搏器此时"看不见"任何活动。而在相对不应期内起搏器可感知到外界信号,包括心电及非心电信号。此时起搏器会将这些感知到的信号视为干扰信号,感知到的这些噪声将重整 VRP,但不重整下限频率,并在下限频率终止时释放心室脉冲(V 脉冲)(实际上此时为非同步起搏)。只要噪声存在,非同步起搏就不会消失。因此,心室不应期可定义为任何信号都不能重整下限频率的一段时限,不管该信号是否被起搏器感知。连续的相对不应期感知将引起以下限频率或传感器驱动的频率起搏,称为噪声转换。

心室不应期后心室便进入警觉期,后者持续到低限频率结束前。此前如能感知到自身心室除极波,则会抑制心室脉冲发放并重新启动下一个逸搏间期,否则将在低限频率结束时发放心室起搏脉冲,并以此脉冲开始重启下一个起搏间期。

3. 传感器指示频率间期(sensor-indicated rate, SIR) 与 VVI 相比,VVIR 起搏器尚有基于感受器上限频率的设置而缩短 VV 间期的计时功能。传感器根据患者运动所产生的物理或生理信号变化计算出当前患者需要的起搏心率。

(二) 双腔起搏器的计时间期

以具有代表性的 DDD 起搏模式为例介绍。

1. 房室延迟(atrio-ventricular delay, AVD)　起搏器的房室延迟相当于心脏的 P－R 间期。又可分为：① 感知 A－V 间期(SAV)：自感知心房激动到发放心室脉冲之间的间期。② 起搏 A－V 间期(PAV)：自发放心房刺激脉冲到发放心室脉冲之间的间期。由于感知 P 波的位置是在 P 波起始后而非起始处(由于激动自窦房结传导至右心耳心房电极处心肌需要时间，且需达到一定的幅度)，故如设置 SAV＝PAV，则体表心电图上的 PAV (心房起搏，心室起搏) 间期小于 SAV(心房感知，心室起搏) 间期。而如设置 SAV＜PAV，则体表心电图上的SAV＝PAV (PAV 延迟部分补偿了感知心房激动的时间滞后)，因此无论在感知或起搏心房时总能保持在心电图上房室延迟时间的一致。见图 5－9－8 所示。目前多数上市的起搏器都具有自动调节 A－V 间期的功能(目的多为了减少心室起搏)。

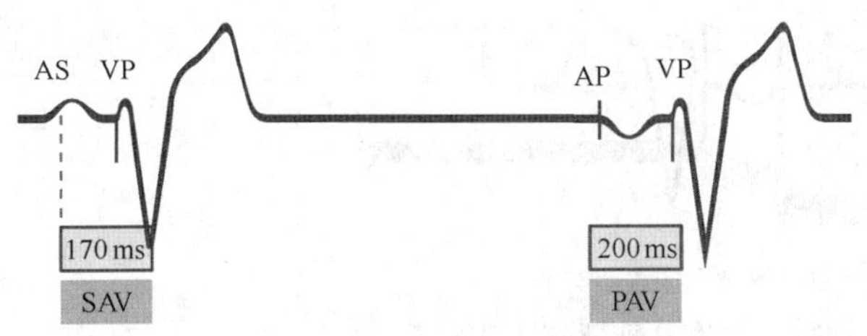

图 5－9－8　DDD 起搏房室间期示意图

第一个心动周期为心房感知(AS)和心室起搏(VP)。显示心房感知(虚线处)并非在心房的起始部。感知 AVD(SAV)为 170 ms。第二个心动周期为心房起搏(AP)和 VP，起搏 AVD(PAV)为 200 ms。此时，单纯从心电图上看，自身或起搏 P 波到心室脉冲发放之间的间期是相等的

就房室传导功能而言，DDD 起搏器相当于给患者植入了一个人工房室结，窦性或其他室上性激动可通过自体房室结或起搏系统使心室激动，究竟沿何者下传取决于 P－R 间期和起搏器所设置的 A－V 间期孰长孰短。就血流动力学而言，无疑前者更好，因为前者下传的心室激动顺序符合生理，而后者引起的心室激动顺序无论室内还是左右心室间均不符合生理。

2. 心房逸搏间期(atrial escape interval, AEI)　又称 VA 间期，为起搏心室或感知心室自主电活动后到发放下一次心房脉冲(A 脉冲)之间的间期，即心室事件后起搏器等待心房自身波出现(即“心房逸搏”)的时间间期。

3. 下限(低限)频率间期 (low rate limit, LRL)　又称基础起搏频率。为两个心室或心房事件之间的最长间期。其目的是维持心搏速率不低于规定的频率(LRL)。起搏器可以设计为以心室激动为基准(ventricular-based, V－V)或以心房激动为基准(atrial-based, A－A)来安排起搏器的下限频率间期。V－V 时间间期的特点是 V－A 间期固定，房率随房室传导时间而变化，因此，当有一个心房激动自身下传时，由于 SAV＜PAV，故实际心率可能快于程控的频率。A－A 时间间期则不管房室传导如何，保证固定一致的 A－A 间期，即房率固定，见图 5－9－9。本书以心室为基准介绍，即以起搏器释放的 V 脉冲或感知自身 QRS 波作为下限频率周期的计时基准，通常以心房逸搏间期(AEI，或称 V－A 间期)来控制下限频率间期。

下限频率间期＝V－A 间期＋A－V 间期。

在下限频率间期内通常可发生 3 种情况：① 在 V 脉冲或自身 QRS 波后，如果在 V－A 间期内没有 P 波或 QRS 波发生，则起搏器于 V－A 间期末释放 A 脉冲并以此 A 脉冲触发 PAV。② 如果没有达到 AEI 而发生了 P 波(不在心房电路的不应期内)，则起搏器触发 SAV，如在 SAV 内未感知到自主 QRS 波，则在 SAV 末释放 V 脉冲，并以此 V 脉冲重整 V－A 间期。③ 如果没有达到 AEI 而发生了 QRS 波(不在心室电路的不应期内)，则起搏器被抑制，并以此 QRS 波重整 V－A 间期。参见图5－9－10。

4. 心室空白期(ventricular blanking period, VBP)　是指紧跟一个心房刺激脉冲后，心室感知电路发生的短暂不应期。约 20 ms，可程控。在此间期内，其他信号(包括心脏自身及外

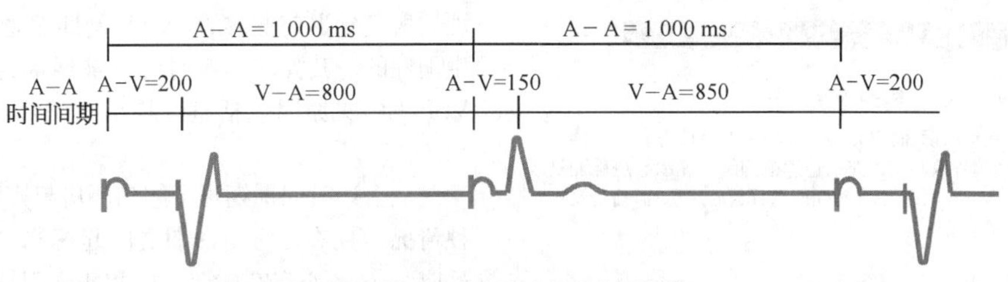

A－A时间间期，心房率固定保持在设置的60 ppm

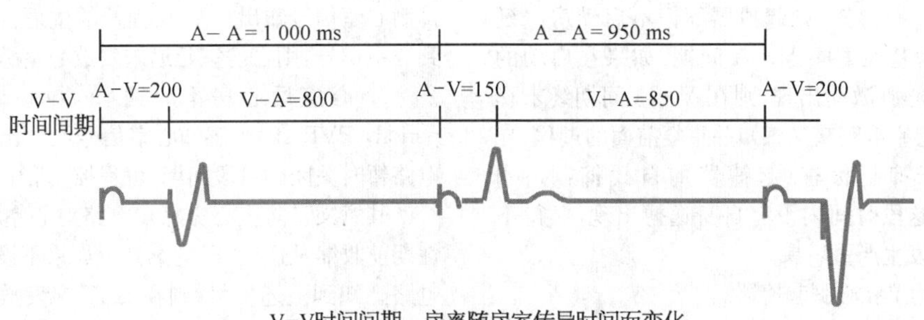

V－V时间间期，房率随房室传导时间而变化

图 5－9－9　DDD 下限频率设计的两种方法

A－A 间期或 V－V 间期心电图的不同表现

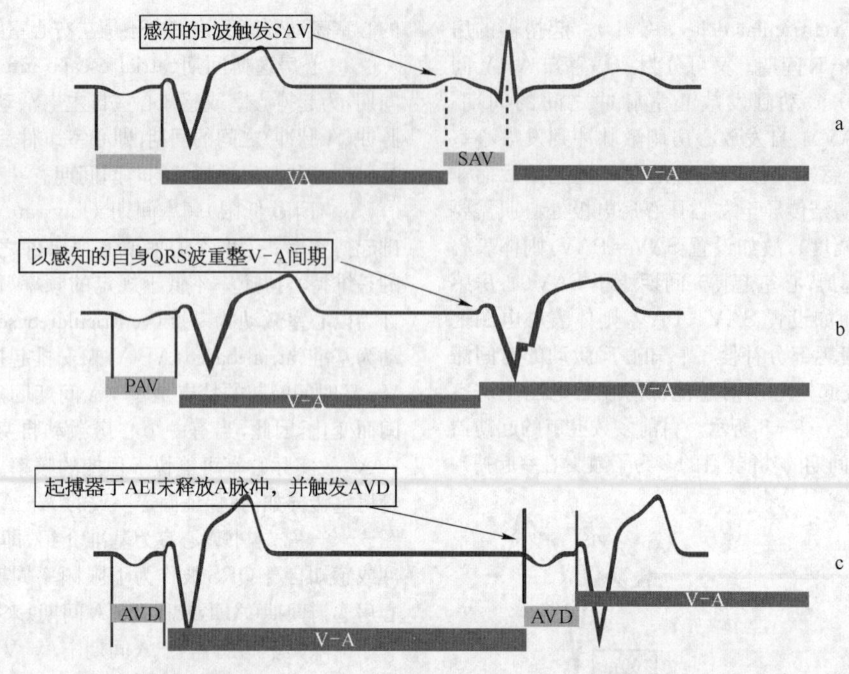

图 5-9-10 V-A间期内发生的3种情况模式图

a. V-A间期内出现P波 b. V-A间期内发生QRS波 c. V-A间期内无自身电活动

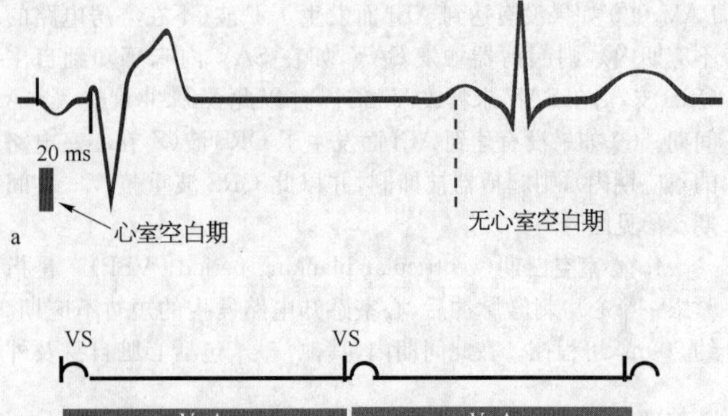

图 5-9-11 心室空白期及其意义

a. 心房起搏后启动心室空白期，而感知心房激动后不启动心室空白期
b. 如无心室空白期设置，可能导致心室电路的连续被抑制。显示心房脉冲被心室电路感知(VS)而触发V-A间期，A-V间期末释放心房脉冲，后者又被VS后再次触发下一个V-A间期

源信号)均不会被感知，见图5-9-11。

设置心室空白期的目的是避免心室电路感知A脉冲后抑制发放心室脉冲，是避免交叉感知(cross talk)的重要时间间期。若A脉冲被心室电路感知，则起搏器不但不启动房室延迟，反而以此A脉冲为基准重整V-A间期，如果在启动的V-A间期内没有自身心脏激动出现，则在V-A间期终末释放A脉冲。后者又被心室电路交叉感知并重复前面的过程，导致心室电路连续处于抑制状态(起搏器的自我抑制，self inhibition)。若心脏在这段时间内没有自身逸搏出现，又得不到心室起搏的支持，将发生严重后果。

5. 心室反拗期 同单腔心脏起搏器。

6. 心室安全起搏(ventricular safety pacing, VSP) 是指在心房脉冲发放后110 ms间期内(位于心室空白期后与生理性房室延迟结束前的一段交叉感知窗口内，又称非生理性房室延迟，non-physiological AV delay, NPAVD，图5-9-12)，如心室电路感知到任何信号(如室性早搏、肌电信号等)后，不抑制心室脉冲的发放，而是将在110 ms处触发起搏器释放心室脉冲。

设置VSP的目的是为了保证患者的安全，防止"噪声"干扰导致心室脉冲的发放被抑制。表现在下面两个方面：① 如果感知到的是心室自身QRS波，则V脉冲正好落在QRS波之中，此为心室绝对不应期而非心室电活动的易损期，故是安全的。② 如果感知到的是心脏外干扰信号，则可避免心室被抑制而不发放心室脉冲(漏搏)的风险。因安全起搏的脉冲是在生理性房室延迟前发放的，A-V间期缩短为110 ms，故称其为非生理性的。其弊端是有时容易被误认为起搏器故障。易引起VSP的常见原因包括室性期前收缩和心房感知不良，参见图5-9-13。

从上述时间周期可了解到心房起搏脉冲发放后可能发生4种情况：① 在心室空白期之内起搏器对外界任何信号均不起反应。② 在心室空白期之后和非生理性房室延迟之前感知到心室信号，触发心室安全起搏(在110 ms处)。③ 在非生理性房室延迟之后和程控的生理性房室延迟之前感知到心室信号，抑制心室信号输出。④ 在程控的生理性房室延迟之内未感知到心室信号，则在房室延迟末发放心室脉冲。

7. 心室后心房不应期(postventricular atrial refractory period, PVRAP) 感知心室信号或发出心室脉冲后心房感知电路暂时关闭的一段间期，可程控，见图5-9-14。

其意义是防止心房感知电路对心室起搏脉冲、QRS波、室性期前收缩及逆行"P"的感知。如果不设置PVARP，一旦心房电路感知到上述信号，则在SAV末发放心室脉冲而使心室连续激动。特别是感知到QRS波逆传的P波后会引发PMT。因此通常设置PVARP长于逆行P波的传导时间(V-A传导)而使之不被感知。因室性期前收缩后更容易发生逆传P波，故

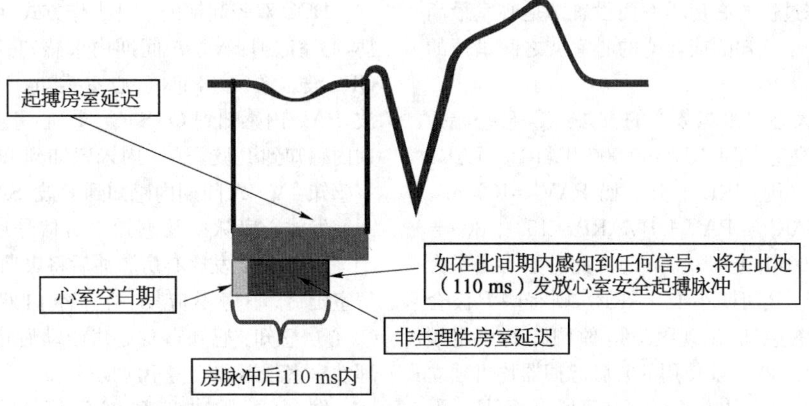

图 5-9-12　非生理性房室延迟及安全起搏示意图

安全起搏脉冲在非生理性房室延迟结束时发放

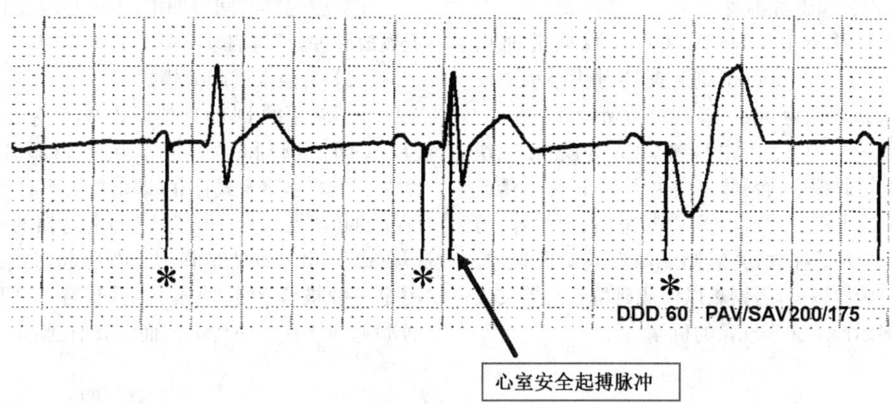

图 5-9-13　心房间歇感知不良诱发心室安全起搏实例

第一个＊处是因心房感知不良发放的心房起搏脉冲，随后自身P波下传的QRS波落在非生理性房室延迟外，生理性房室延迟内，心室脉冲被抑制。第二个＊处也是因心房感知不良发放的心房起搏脉冲，但随后自身P波下传的QRS波落在非生理性房室延迟内，从而触发VSP。箭头示VSP脉冲。第三个＊处为感知心房后（此时心房正常感知）触发的AVD内未感知到自身QRS波，故在AVD末释放心室起搏脉冲并夺获心室

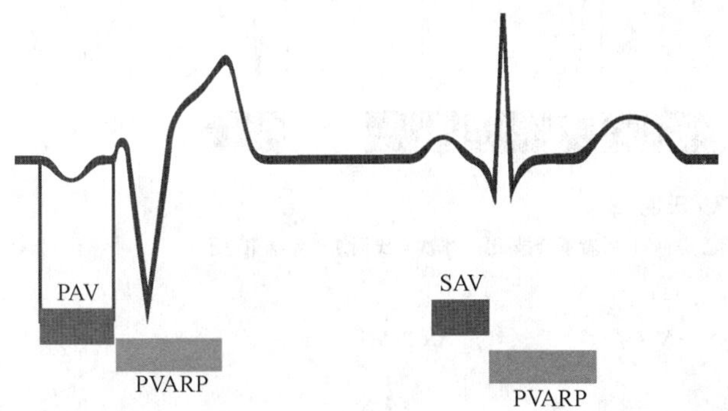

图 5-9-14　心室后心房不应期

无论起搏还是感知心室，总会启动相同的PVARP。总心房不应期（TARP）＝AVD＋PVARP

有些起搏器在感知到室性早搏后将自动延长PVARP以防止心房电极感知逆行P波而启动下一个房室延迟，以便更好地预防PMT。见图 5-9-15。

8. 总心房反拗期（total atrial refractory period，TARP）包括两部分，即PVARP和房室延迟，TARP＝PVARP＋AVD，参见图 5-9-14。因此，房室延迟间期内心房感知电路总是在不应期内。

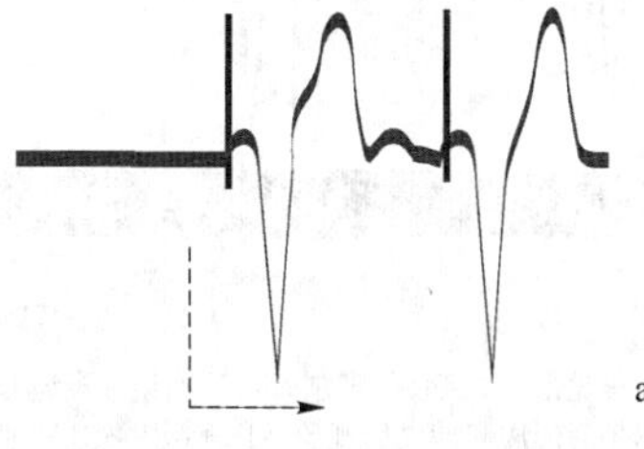

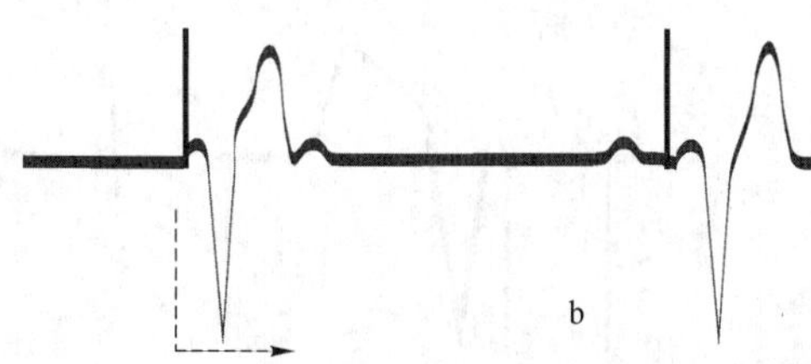

图 5-9-15　设置PVARP的意义

a. 如不设置PVARP或太短，感知到的逆传P波后启动AVD并在SAV末发放心室脉冲，诱发PMT
b. PVARP长于逆行P波，后者不再被跟踪

9. 上限频率间期（upper rate limit，URL）　即最大心室跟

踪频率，为限制心室跟踪过快的心房频率而设置。是心室最高的起搏频率，反映了与一个感知的或起搏的心室波之间最短的起搏间期。

通常有两种限制最大心室跟踪频率的方法：① 某些起搏器，URL 由 TARP 自动决定，即 URL＝60 000/TARP。TARP 延长，则 URL 下降，反之则 URL 上升。如 PAV＝150 ms，PVARP＝300 ms，则 TARP＝PAV＋PVARP＝150＋300＝450(ms)，即 URL＝60 000/450＝133(bpm)。此时如心房率大于 133 次/min(即自身 P－P 间期小于 TARP)，则有些 P 波会落在心房不应期内而不被感知，出现跟踪频率下降，称固定频率阻滞(fixed rate block)。② 目前使用的心脏起搏器均可独立程控上限跟踪频率，即 URL 不是由 TARP 计算所得，而是上限跟踪频率间期大于 TARP(即上限跟踪频率小于由 TARP 决定的上限频率)，两者之差即为起搏器文氏周期，这样可避免心室起搏频率的突然改变而引起患者不适。

仍如上例，设置 URL＝100 bpm (600 ms)(而此时由 TARP 决定的上限频率为 133 bpm)，则起搏器对快心房率反应表现为文氏现象，文氏周期为 600－450＝150 ms。

发生文氏现象的条件：① 上限跟踪频率(人为设置)＜快心房率＜由 TARP 决定的频率，否则，将发生 1∶1 正常下传或 2∶1 传导阻滞而非文氏阻滞。② 上限跟踪频率(人为设置)与 TARP 决定的频率之差要足够大，太短则无法形成文氏现象。③ 患者存在自身房室传导障碍，否则难以形成典型起搏器文氏现象。图 5－9－16 显示产生文氏现象的机制。

DDD 双腔起搏的 4 种工作方式(图 5－9－17)：① 心房起搏，心室起搏：V－A 间期内未感知到 P 波，PAV 内未感知到 QRS 波。② 心房起搏，心室感知：V－A 间期内未感知到 P 波，PAV 内感知到 QRS 波。③ 心房感知，心室起搏：V－A 间期内感知到 P 波，SAV 内未感知到 QRS 波。④ 心房感知，心室感知：V－A 间期内感知到 P 波，SAV 内感知到 QRS 波。

发放心房脉冲及感知心房信号后启动的时间周期不同。① 心房起搏：发放心房脉冲后将启动 4 个时间间期，即生理性房室延迟、心房不应期、心室空白期和非生理性房室延迟。② 心房感知：感知自身心房激动后将启动 2 个时间间期：生理性房室延迟和心房不应期(图 5－9－18)。

发放心室脉冲或感知心室信号后启动同样的 4 个时间间期：PVARP、V－A 间期、心室不应期和上限频率间期(图 5－9－19)。

在双腔起搏时间周期中，不论心房或心室在何处发生感知或发放脉冲，都将启动下一个时间周期。

(三) 其他双腔起搏模式

除了常用的 DDD 起搏模式外，尚存在其他双腔起搏模式，包括 DDI、VDD 和 VAT 等。除了 VDD 外，其他起搏模式都不作为永久的起搏方式存在(即市场上不存在 DDI、VAT、VDI 和 DVI 的起搏器)，只是作为 DDD 起搏器的一种可程控的临时起搏模式。其中，DDI 是临床上双腔起搏模式中除 DDD 外最常用的一种被程控起搏模式，其他如 VAT、VDI 和 DVI 只是 DDD 起搏工作的一种方式而已，现在临床上绝少被程控为这种

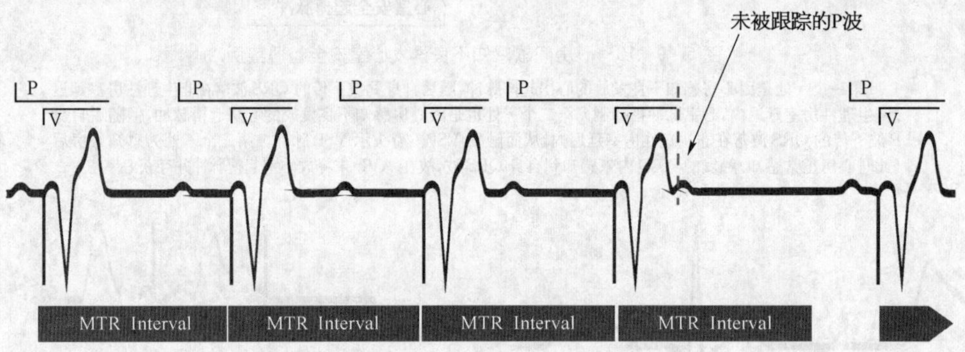

图 5－9－16　起搏文氏现象

可见由于 MTR 的限制，P－V 间期逐渐延长直至出现不应期心房感知，后者不会被跟踪，本次文氏周期现象结束，反复出现后形成起搏文氏现象。P，心房感知；V，心室起搏

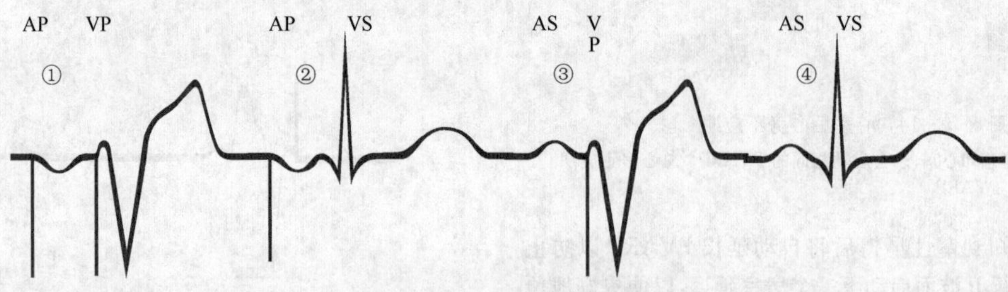

图 5－9－17　DDD 双腔起搏的四种工作方式

① 心房起搏，心室起搏：V－A 间期内未感知到 P 波，PAV 内未感知到 QRS 波。
② 心房起搏，心室感知：V－A 间期内未感知到 P 波，PAV 内感知到 QRS 波。
③ 心房感知，心室起搏：V－A 间期内感知到 P 波，SAV 内未感知到 QRS 波。
④ 心房感知，心室感知：V－A 间期内感知到 P 波，SAV 内感知到 QRS 波
AS，心房感知；AP，心房起搏；VS，心室感知；VP，心室起搏

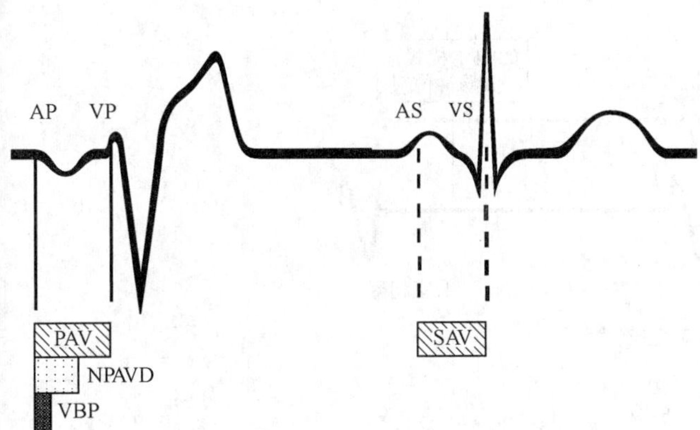

图 5－9－18　DDD 发放心房脉冲和感知心房信号后启动不同的时间间期

左侧为发放心房脉冲后将启动 3 个时间间期：① 生理性房室延迟(PAV)。② 非生理性房室延迟(NPAVD)。③ 心室空白期(VBP)。右侧为感知自身心房激动后将启动一个时间间期：生理性房室延迟(SAV)

工作模式。

1. DDI 起搏模式　图 5－9－20 显示了 DDI 起搏模式的工作方式。

一般来说 DDI 起搏模式比较难以理解，主要原因是该起搏模式比较少用。另外，在理解感知后反应方式“I”时会有些困难。但 DDI 起搏模式是一个临床上比较重要的起搏模式，因为目前 DDD 起搏器在发生快速房性心律失常时多会自动转为该起搏模式(当然也可以程控转换为 VVI 模式)。DDI 起搏模式的基本计时周期包括 A－V 间期、V－A 间期及低限频率间期。其中，A－V 间期只有起搏 AVD，而无感知 AVD。感知心房事件后，起搏将在一个低限频率的间期内等待心室自身事件的出现，如不出现，则在低限频率结束时释放心室脉冲(此时类似 VVI 起搏器)。即感知 P 波后起搏器是否起搏心室，是由低限频率间期所决定，而非 AVD。A－V 间期仅于完整的 V－A 间期后起始(即心房被起搏，此时无心房感知)。其他 VRP、PVARP、心室空白期等间期与 DDD 相同。因为无 P 波跟踪现象，所以 DDI 模式不设高限跟踪频率间期(DDIR 除外)。

2. VDD 起搏模式　VDD 起搏器的计时间期包括 A－V 间期和低限频率间期，而 V－A 计时并不重要，因为 V－A 间期末没有心房起搏。另外，由于无心房脉冲，故无心室空白期。此时的低限频率间期是指心室感知或起搏事件后起始的一段

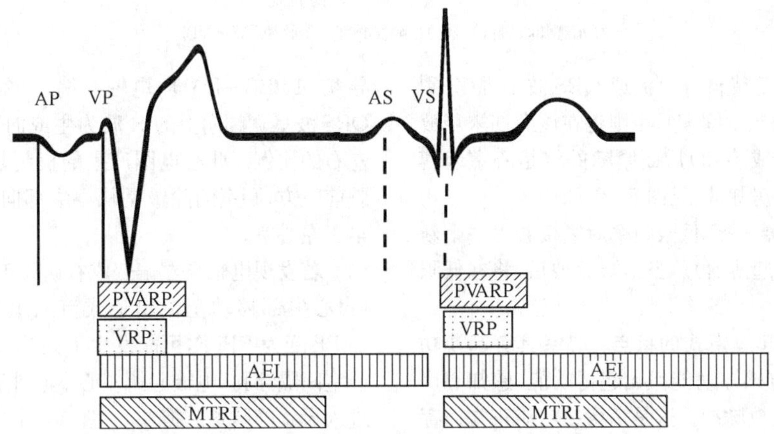

图 5－9－19　DDD 发放心室脉冲或感知心室信号后启动同样的时间间期

4 个时间间期：① 心室后心房不应期(PVARP)。② 心室不应期(VRP)。③ 心房逸搏间期(AEI)。④ 上限频率间期(MTRI)

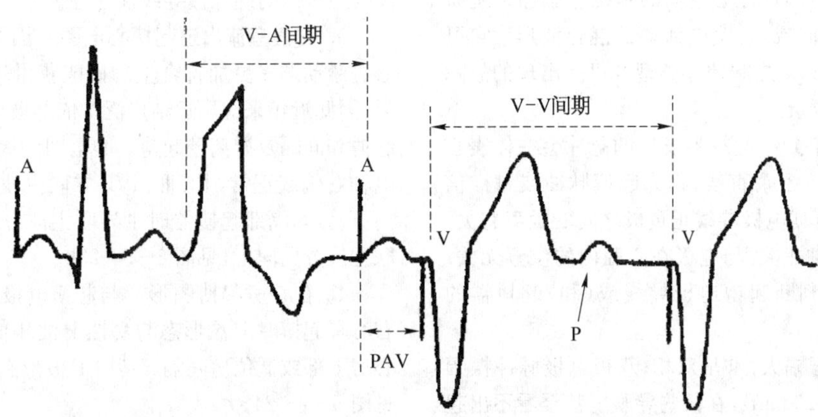

图 5－9－20　DDI 模式工作方式

第一个 A 脉冲后在 PAV 内感知到第 1 个 QRS 波，因此抑制了心室脉冲的发放。紧接着的室性期前收缩被心室感知并由此启动 V－A 间期并在该间期末发放第二个 A 脉冲并启动 PAV。PAV 末发放第一个 V 脉冲激动心室。后续的自身 P 波(箭头所示)被感知但并不能启动 SAV，第二个 V 脉冲的发放并非是 AVD 末启动的，而是在 V－V 间期内未感知到 QRS 波所触发。故体表心电图造成自身心房活动后的房室传导时间长短不一

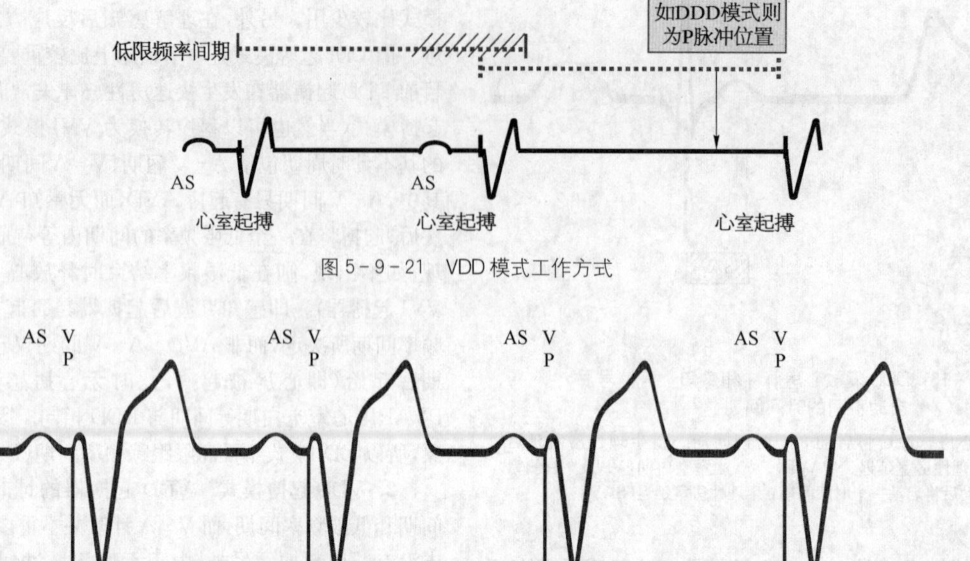

图 5-9-21　VDD 模式工作方式

图 5-9-22　VAT 起搏方式

显示感知心房自身激动并触发心室发放脉冲(AS-VP)

计时间期，此间期内起搏器等待自身 P 波或 QRS 波出现(分别会启动 AVD 和下一个低限频率间期)，否则将在该间期末释放心室脉冲。心室事件(起搏或感知)后面紧随的将是心室起搏脉冲而非 DDD 模式时的心房脉冲，见图 5-9-21。

因此，对于 VDD 起搏器，一个低限频率后紧接着另一个新的低限频率间期(类似单腔起搏器)。当感知 P 波后，将在低限频率间期内启动 AVD。

3. VAT 模式　VAT 起搏模式的特点：心室具有起搏功能但无感知功能，心房具有感知功能但无起搏功能，感知心房自身激动后触发(T)心室发放脉冲。这是窦房结功能正常而存在 AVB 患者植入 DDD 起搏器的常态心电图，见图 5-9-22。但通常起搏器不会被程控为该起搏模式。

(四) 起搏心电图

起搏心电图是在原有病理性心电图的基础上添加了刺激信号及由此引起的心房和(或)心室电活动的混合波形。它可掩盖或使原有心电图变形，加之起搏器类型及可能出现的故障使起搏心电图变得比较复杂。

1. 起搏脉冲(钉样信号)　起搏器发出的脉冲会在体表心电图上表现为基线上的一条垂直线，称为起搏脉冲或钉样信号。脉冲信号的振幅与起搏电极导线正负极之间的距离有关，而其方向与心电图导联轴相关，与电极在心腔内的位置无关。不能以刺激信号的方向判断起搏电极导线或(和)起搏器的位置。

通常单极电极脉冲振幅大，常呈双相；双极电极脉冲振幅小(正负电极间距为 10～20 mm)，在某些导联上甚至看不出起搏信号而误认为是自身心搏。

实际上，起搏器发出的电脉冲与心脏电生理的异位起搏点无异。

2. 右心室心尖部起搏心电图　右心室心尖部是最常见的起搏部位。其心电图表现如图 5-9-23a 所示。① 标准肢体导联：LBBB+LAD(电轴左偏)。② 胸前导联：V5、V6 导联 QRS 波呈宽阔向上的 R 波为主或向下的 S 波为主，各占 50% 左右的比例。此心电图产生的机制是由于右心室心尖部在心脏前下方，心室的除极是从心尖部向心底部，且右心室的除极早于左心室。

若发现电轴自左偏变成右偏或正常，提示电极导管头移位(自心尖部移动至流出道或流入道)。若发现起搏心电图由 LBBB 变为 RBBB，可能发生下列几种情况：① 右心室游离壁或室间隔穿孔，电极起搏左心室心外膜或内膜。② 电极脱位后进入冠状静脉窦起搏左心室。③ 术中由未闭卵圆孔或缺损的房间隔由右心房、左心房进入左心室。④ 位置正常：选择性刺激右束支，逆向传导至左束支，使左心室早于右心室激动或左右束支间有浦氏纤维“桥”(罕见)。一旦出现 RBBB 图形，应行 X 线检查以明确电极导线顶部位置。

3. 右心室流出道起搏心电图　因右心室流出道起搏能使心脏激动顺序更加符合生理而能获得较理想的血流动力学效果，因此近年来应用逐渐广泛。依电极位置可分为低、中、高位起搏和间隔及游离壁起搏。心电图的表现通常为 LBBB 图形，电轴右偏或正常，Ⅱ、Ⅲ、aVF 导联主波向上(在低位起搏时可向下)。间隔部起搏器时Ⅰ导联主波方向向下，游离壁时Ⅰ导联主波方向向上，见图 5-9-23b。

4. 右心房起搏图形　与起搏电极在心房内的位置有关。右心耳起搏时 P 波形态与窦性 P 波相似。当起搏电极位于右心房下部或低位房间隔起搏时 P 波形态明显不同于窦性 P 波。见图 5-9-24。

5. 左心室起搏图形　随着心脏再同步化治疗(cardiac resynchronization therapy, CRT)治疗充血性心力衰竭的临床应用，经冠状静脉起搏左心室已广泛开展。起搏心电图通常呈 RBBB 型，电轴左偏，Ⅰ导联主波方向向下，见图 5-9-25。根据左心室电极放置位置的不同(侧静脉、后静脉、心大静脉或心

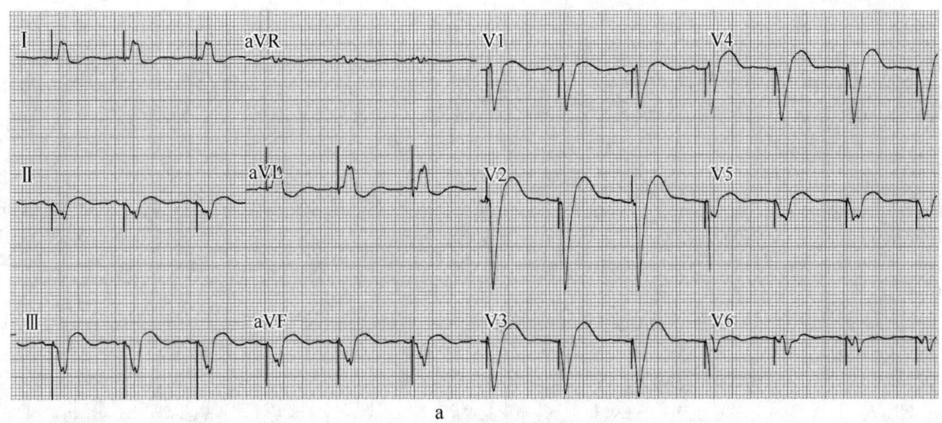

a

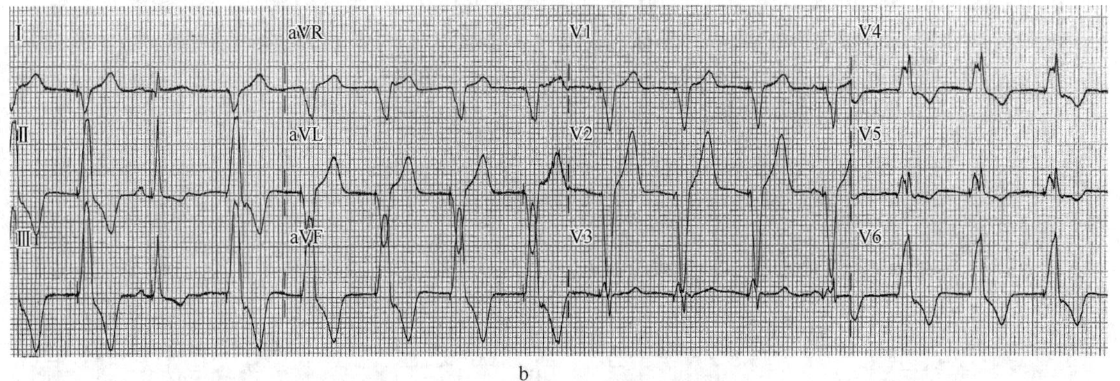

b

图 5－9－23　不同心室起搏部位心电图表现

a. 右心室心尖部　b. 右心室流出道间隔部

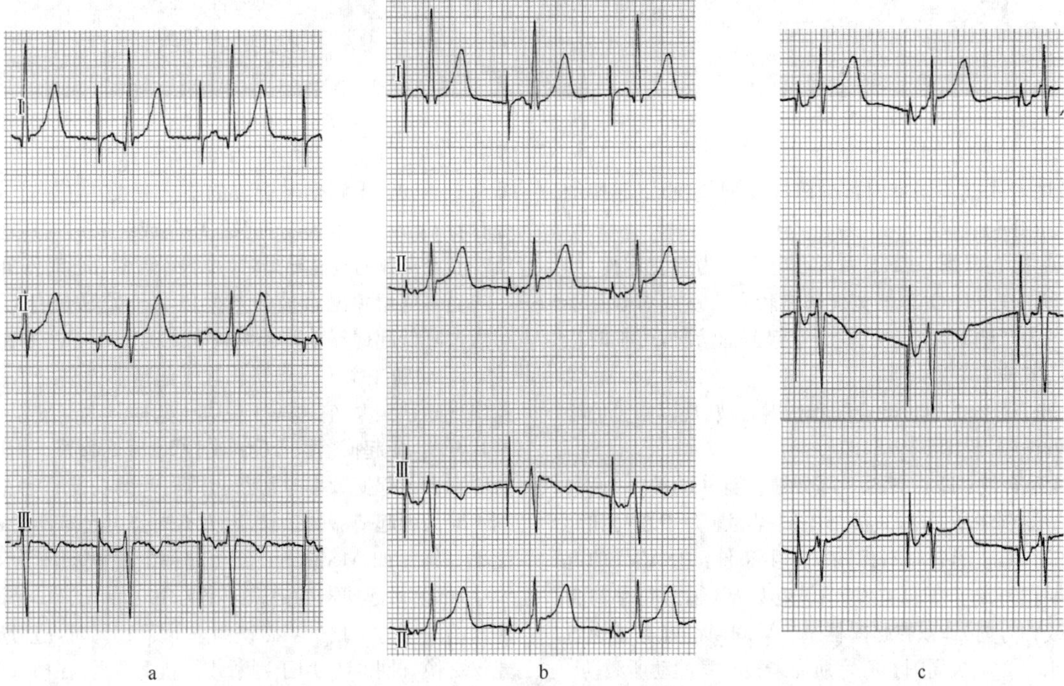

a　b　c

图 5－9－24　右心房不同部位起搏心电图

a. 常规右心耳起搏，起搏时 P 波形态与窦性 P 波相似　b. 电极位于右心房右下部位时起搏 P 波与自身窦性 P 波的形态存在较大差异，Ⅱ、Ⅲ、aVF 导联 P 波倒置，P 波时限明显延长，呈二尖瓣样 P 波(由于起搏点远离左心房)　c. 低位间隔起搏心电图，显示Ⅱ、Ⅲ和 aVF 导联倒置，且明显变窄

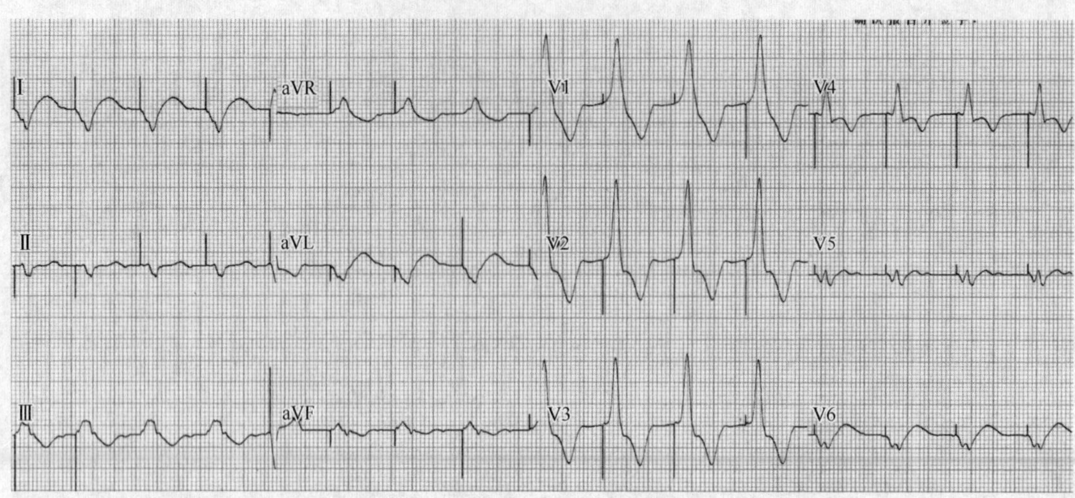

图 5－9－25 左心室起搏心电图

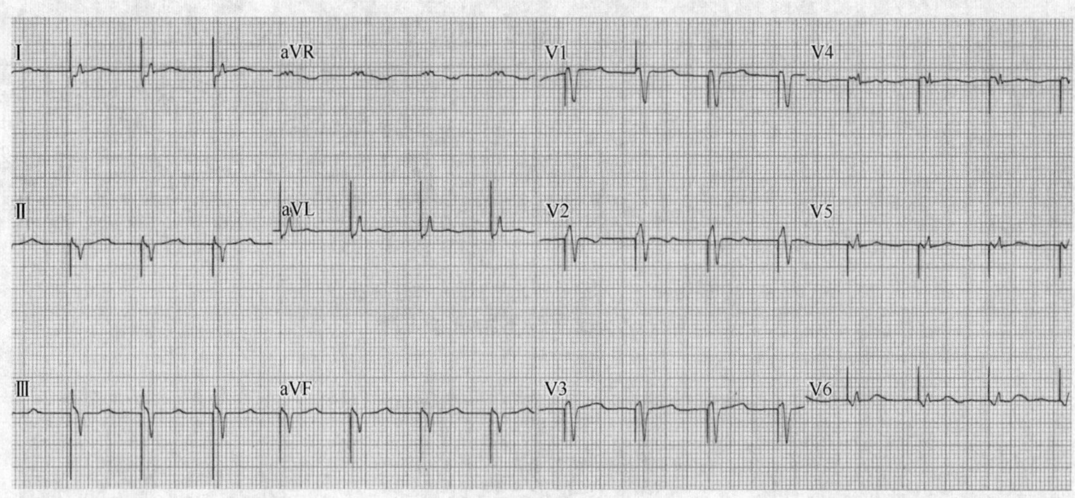

图 5－9－26 双室同步起搏心电图

中静脉)以及患者术前不同室内传导阻滞类型，左心室起搏的心电图也不尽相同。

6. 双室起搏心电图 CRT 患者心电图均为双室起搏，如图 5－9－26 所示，此时 QRS 波宽度通常较左心室或右心室单独起搏时窄。为了明确左心室或右心室起搏的情况，可临时程控为单纯左心室或右心室起搏。

7. 融合波 可分为真性融合波和伪融合波，现以常见的心室融合波为例说明，见图 5－9－27。

(1) 真性融合波：即心室的一部分被自身冲动控制，而另一部分由起搏器刺激所激动，其波形不同程度地介于自身和起搏 QRS 波之间，T 波形态亦不相同。产生条件：① VVI 的起搏或逸搏间期正好终止于自主 QRS 波起始部(起搏频率与自身心率接近或相等时)或双腔起搏器 A－V 间期正好等于患者的 P－R 间期。② 电极周围右心室肌尚未被自身冲动所激动。

(2) 伪融合波：刺激信号重叠在自身 QRS 波上但未激动心室，波形同自身 QRS，即"融合"只发生在心电图纸上而非心肌内。产生条件：① VVI 的起搏或逸搏间期正好终止于自主 QRS 波起始部或 A－V 间期正好等于患者的 P－R 间期。② 电极周围心肌已被自身冲动所激动而处于不应期，但起搏器尚未感知。了解伪融合波的临床意义在于一个刺激信号落在自身 QRS 波任何部分(起始、中间或终末)，尤其是存在 RBBB 或左心室来源的室性早搏时，并不必然表示心室感知功能不良。

通常应避免融合波的产生以利于鼓励自身心率并省电。可通过降低起搏器基础起搏频率或延长 A－V 间期来实现。

8. 磁铁频率 将磁铁放置于起搏器囊袋之上就可使起搏器出现磁铁频率，它可等于或大于起搏频率。磁铁可激活磁性簧片开关，使起搏器以 VOO 或 DOO 模式起搏。用途：① 当自身心率大于起搏频率时判断起搏器起搏功能是否正常。② 辨别不同品牌起搏器的工具，因为不同公司起搏器的磁铁频率可能不一样。如 Medtronic 公司起搏器磁铁频率为 85 ppm，而 St. Jude 公司起搏器的磁铁频率为 100 ppm。③ 是诊断起搏器寿命的强有力证据。当磁铁频率下降 10%时，应考虑电池到达建议更换日期。④ 用于判断或终止 PMT。在植入双腔起搏器后出现的心动过速如能被放置磁铁所终止，应考虑 PMT 诊断。

六、频率适应性起搏

(一) 频率适应性起搏的临床意义

心排血量与心率和每搏量有关，心排血量(CO)＝心率

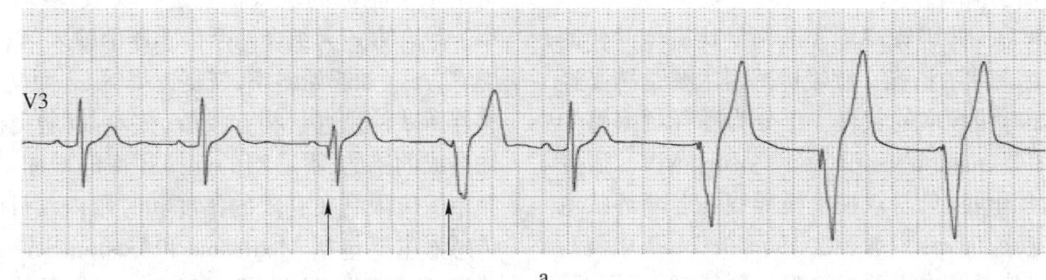

a

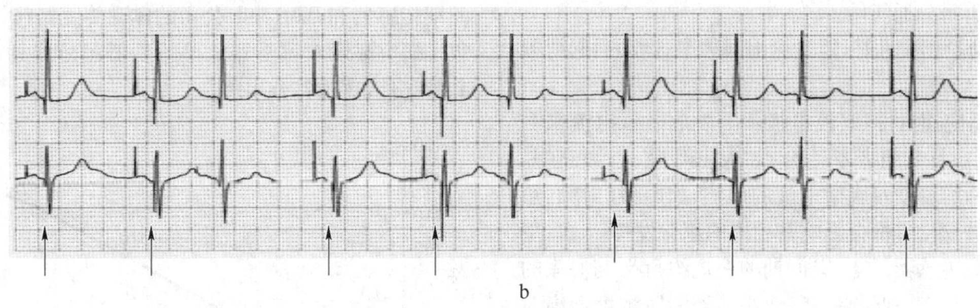

b

图 5-9-27　室性融合波

a. 箭头所示为融合波，波形介于自身和起搏 QRS 波之间　b. 箭头所示为伪融合波，波形同自身 QRS 波，即融合只发生在心电图纸上而非心肌内

(HR)×每搏量(SV)。在极量运动时，心排血量可增加 4 倍(自静息时的 5 L/min 增至极量时的 20 L/min)。每搏量使心排血量增加 30%～60%(动用心脏收缩功能储备)，且对心排血量的贡献随运动量的增加而降低。在极量或次极量运动时，心排血量的增加主要依靠心率的增加，尤其是老年人或心功能不全的患者(心脏收缩功能储备下降)。

不同起搏模式对血流动力学有不同的影响。AAI、DDD 起搏模式虽然能保持房室同步，使心排血量增加 30%左右，并减少心房颤动的发生，但房室同步只增加每搏量，可满足静息/轻运动时心排血量的需求，却达不到满足极量/次极量运动时机体对心排血量增加的需要(如患者存在变时功能不全)。因此，房室同步的双腔(DDD、VDD)起搏能否产生最大生理效应与窦房结功能密切相关。房室传导阻滞伴窦房结功能正常者，运动后以 VAT 方式起搏而类似于频率适应性起搏，对心排血量影响不大。而房室传导阻滞伴 SSS 者，运动后起搏器只能以低限频率起搏，因而不能满足运动时代谢需要。因此，能增加起搏频率的起搏器(频率适应性起搏器，rate adaptive pacemaker)应临床需要而产生。已有很多临床研究结果证实，VVIR 与 VVI 模式相比、DDDR 与 DDD 模式相比，心排血量均明显增加。

(二) 频率适应性起搏及各感受器的特点

频率适应性起搏是 20 世纪 80 年代初应用于临床的生理性起搏器，它是通过感受器(sensor)感知躯体运动/代谢变化，经过起搏器的内置算式(algorithm)处理后，相应增减起搏频率，从而改善心脏变时功能不全患者的运动耐量。

除起搏器和电极导线外，频率适应性起搏尚具有另外两个重要组成部分：传感器和内设算法。前者感知身体运动或机体的代谢变化，而后者将所感知到的信号转变为合适频率的起搏脉冲。

频率适应性起搏系统可分为开放性(open loop)和闭路性(closed loop)两种。开放性系统指被感知的信号对起搏频率只有单向作用，即感知参数后会引起起搏频率的加快，而后者并不能反作用于被感知的参数，如最常用的体动感受器系统；闭路性系统是指感知到体内生理性参数变化后起搏频率相应加快，后者又对生理性参数起负反馈效应，使生理性参数逐渐恢复正常，如感知中心静脉血氧饱和度的感受器。

各种类型传感器有十余种，按符合生理要求的程度不同分为三级。第一级：感知影响窦房结功能的参数，如自主神经活动、激素水平(情绪等)等，最理想。但由于工艺等的限制尚未生产出。第二级为感知活动时体内某些生理参数，如每分通气量、Q-T 间期、pH 值、右心室压力等。第三级为感知活动时的体外物理参数，如身体的振动或加速度。目前临床上常用的传感器有四种：体动传感器、每分通气量传感器、Q-T 间期传感器和心肌阻抗传感器。

1. 体动传感器(activity sensors, ACT)　应用最广泛，利用压电晶体(piezo crystal sensor)作为机械-电能转换器。体动导致压电晶体构型发生机械改变并由此转换为电信号，当达到一定程度即活动感知阈值时，通过内置算式使起搏输出频率发生改变。体动强度越大，机械能转换为电信号就越多，相应的起搏器的频率发放也越快。根据压电晶体在起搏器内所放置的部位和感知体动的具体指标，可分为压电晶体传感器和加速度计(accelerometer)传感器，前者将压电晶体直接附置于起搏器机壳内侧壁上，后者将压电晶体安置在起搏器的集成电路中，不与机壳接触。加速度计传感器对前后方向的运动比垂直方向敏感，故在频率适应特异性和机体代谢相关性方面加速度计传感器较好。

优点：频率适应速度快，活动后数秒内起搏频率增加；反应阈值和斜率都可程控以适应具体患者；不需特殊电极导线；几乎不增加起搏器电能消耗；长期稳定性好。

缺点：非生理性的，较难达到高限频率；与运动负荷和代谢变化相关性差；对人体情绪压力变化、发热等无反应；易受外界振动干扰(假阳性)，如下楼、骑马、颠簸、起搏器囊袋局部受压等都会使起搏频率不适当增加。另外，停止运动后起搏频率快速下降，不利于氧负债的消除。

2. 呼吸感知传感器　呼吸频率能较准确反映机体的代谢状态，可作为调节起搏频率的指标。呼吸传感器主要是感受经胸阻抗的变化而得知呼吸频率的快慢。可分为呼吸频率感知器和每分通气量感知器(minute ventilation sensor, MV)，后者更常用，无须植入附加电极，只需双极电极导线。近端环状电极不断发出微量电流(每 50 ms 发放一次 15 μs 的 1 mA 电流)，通过测量顶端电极与起搏器之间的经胸阻抗测得潮气量和呼吸频率从而计算出每分通气量。

优点：与运动量相关性好，能达到上限频率；运动后起搏频率缓慢下降，符合生理。

缺点：频率适应速度慢；双极电极不断发放微量电流来测量经胸阻抗，耗电。特殊患者不适合，如人工呼吸、心力衰竭、哮喘等患者；另外，容易受经胸壁电流的影响，如电刀、射频、热疗、连续说话、上肢摆动等都会影响其功能的正常发挥。

3. Q－T间期传感器　Q－T间期的缩短约50%与心率的增快有关，其余则是交感神经兴奋和血中儿茶酚胺浓度增高对心肌复极直接作用的结果。因此，通过检测 Q－T 间期的变化便能反映交感神经的兴奋程度。Q－T间期传感器只感知起搏心律时的 T 波，对自身心律时的 T 波不能感知。

优点：在非身体运动(如精神紧张)时亦能引起起搏频率的增加(较生理)；不需特殊电极导线；能反应运动与 Q－T 间期的关系。

缺点：频率适应速度慢；只感知起搏心律时的 T 波，因此感知时需要心室起搏，故耗电且增加右心室起搏比例；存在 T 波感知的可靠性问题以及可能受能改变 Q－T 间期的药物或电解质(钾、钙、Ⅰ、Ⅲ类抗心律失常药物)及心肌缺血的影响。

4. 心肌阻抗感受器　心脏通过加快心率和增加心肌收缩力来增加心排血量。心脏收缩力与心内阻抗信号相关。心肌阻抗感受器利用闭环刺激原理，在心室收缩后约 250 ms 窗口内利用多个阈下脉冲刺激，评估局部的心肌阻抗，根据阻抗波形的变化评估心肌收缩力，由此调节起搏频率。如 BIOTRONIK 公司的 Protos 系列起搏器。

优点：是闭环刺激系统，可自我调整；在非身体运动(如精神紧张)时亦能引起起搏频率的增加(较生理)；不需特殊电极导线；对血管迷走性晕厥有预防作用(晕厥前心肌收缩力加强，促使起搏器发放快频率起搏从而预防晕厥)。

缺点：频率适应速度慢；受能改变心肌收缩力药物的影响；所测阻抗实际上是测量外壳与起搏电极导线头端之间的电压差，因此，容易受经胸壁电流的影响。

其他传感器尚有中心静脉温度传感器、心肌收缩力传感器、pH 传感器、血氧饱和度传感器等，由于存在植入复杂、可靠性、稳定性等问题，有的已退出市场(如 pH 传感器)，有些可利用性还有待研究。

上述单传感器系统都在特异性、敏感性等方面存在一定问题，不能始终提供合适的频率应答。近年来双传感器系统得到了广泛运用。它主要整合(sensor blending)了反应快速的感应器和反应较慢的感应器，使机体在静息至中度运动量时，快速起搏，达到快速增加心率的目的；而在高代谢水平时，提供与代谢相贴近的心率，是相对慢的频率反应(图 5－9－28)。组合传感器的内置算法主要包括叠加、融合和交叉核对。叠加方式是将两个传感器的输入信息进行比较，然后选取更快的起搏频率。融合方式为组合两个传感器的输入信息，融合两者的频率应答方式(如起始斜率、恢复速率等)。而交叉核对则是对两传感器所获信息进行相互校验、核对，以避免因伪感知或过度感知造成的错的、不适当的起搏频率的增加，将干扰因素导致的频率适应限制在有限的幅度和时限内。目前临床上应用的双传感器主要包括 Medtronic 和 Boston Scientific 公司的体动传感器/每分通气量传感器、Vitatron 公司的体动传感器/Q－T 间期传感器和 Biotronik 公司的体动传感器/阻抗传感器。已有很多研究显示双感受器比单感受器起搏器具有更好的敏感性和特异性，更加符合生理。

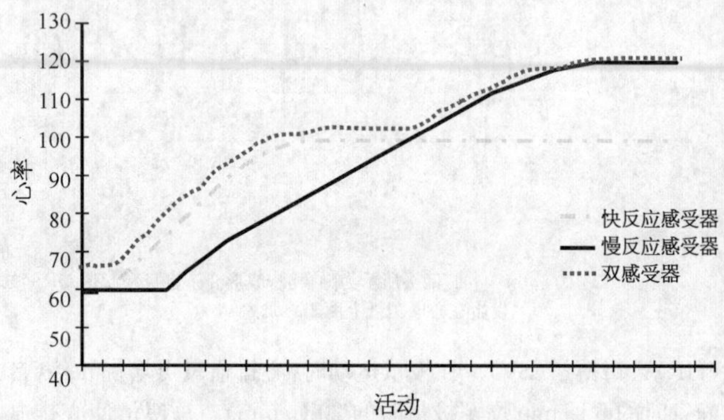

图 5－9－28　整合传感器技术

快反应感受器、慢反应感受器和双感受器的活动-心率反应曲线

(三) 频率适应起搏适应证

心脏变时功能不全(chronotropic incompetence)是指心脏对运动或代谢变化丧失了应有的正常心率反应。一般认为，运动后自身心率不能增加，或者增加不明显(运动时最快心率＜120 次/min 为轻度变时功能不全，＜100 次/min)为重度心脏变时功能不全，不能达到最大年龄预测心率(最大心率＝220－年龄)的 85%定义为变时功能不全。

窦房结变时功能不良和慢性心房颤动合并明显缓慢的心室率是主要的频率适应性起搏适应证。2002 年 ACC/AHA/NASPE 起搏器植入指征中将症状性窦房结变时功能不良作为植入永久性心脏起搏器的Ⅰ类适应证。

虽然频率适应性起搏的主要适应证为心脏变时功能不良，但目前很多学者认为，DDDR 起搏适合于所有需要 DDD 起搏者，而 VVIR 起搏适合于所有需要 VVI 起搏者。原因：① 虽然在植入起搏器时无明显变时功能不全，但在植入后的随访期间内部分患者的心脏变时功能会出现障碍。② 合并房室传导阻滞患者植入起搏器后发生阵发性或持续性快速房性心律失常(如心房颤动)，此时由双腔模式变成的 VVIR 起搏模式将明显比 VVI 模式符合生理。③ 如合并高血压、冠心病、心力衰竭及快速心律失常时常需要服用β受体阻滞剂或抗心律失常药物，这些药物会诱发或加重心脏变时功能不全。

(四) 频率适应起搏器选择注意事项

术前应根据患者年龄、职业、日常生活特点、基础疾病及所服用的药物等个体化选择频率适应性起搏器。

高频振动环境下的工作者(车工等)不适合选择体动感受器。心力衰竭、哮喘、肺气肿、低龄儿童等患者不适合选择每分通气量感受器。而单纯心房起搏方式、应用明显影响 Q－T 间期药物的患者以及非心室起搏依赖且心功能下降的患者不适合选择 Q－T 间期感受器。

七、起搏器的自动化功能

起搏器的自动化功能即起搏器的重要工作参数能自动进行调整而不需要人为进行干预。目前常用起搏器的自动化功能包括：起搏输出电压（心室和心房）的自动调整、A－V 间期自动调整、自动模式转换、抗起搏器介导性心动过速功能、感知灵敏度自动调节、室率稳定程序、预防心房颤动的自动化起搏程序、室性期前收缩后响应、心房同步起搏、非竞争性心房起搏和频率骤降反应程序等。起搏器植入后可自动定期记录、搜索患者心律和起搏器工作状态，然后将这些大量数据综合、归纳、分析，做出判断后自动调整起搏参数以适应患者的需要。自动化起搏器节省了随访过程中医生和患者的时间，同时参数的设置和修改是建立在患者的大量自身资料的基础上，又集中了众多临床医生和工程师的智慧，在血流动力学、改善患者症状、预防植入起搏器后的并发症和延长起搏器寿命等方面都具有明显优势。当然，这些自动化功能也需要进行人工随访以确定其工作方式的正确性。

下面主要介绍心室阈值自动测试和输出电压自动调整、A－V 间期自动搜索和起搏模式自动转换 3 个常见的自动化功能，其他自动化功能详可参见相关专著。

（一）心室阈值自动测试和输出电压自动调整

生理、病理和药理等许多因素都可影响心肌的起搏阈值。为保证植入起搏器患者的安全，通常需将起搏器输出电压程控为高于起搏阈值 2～3 倍的水平（起搏安全度），为此起搏器将无谓消耗大量的电能，缩短了起搏器的使用寿命。另外，随着时间的推移，起搏阈值也可能会发生明显的变化（包括心肌病变进展、电解质紊乱、药物影响等），因而固定的起搏输出电压有时也不能始终夺获心肌。因此，即或较高的固定起搏输出电压有时也是不安全的。如能随时或定时自动测定患者的起搏阈值并自动以仅略高于起搏阈值的电压输出起搏心室或心房，则既能保证心室起搏安全，同时也能使起搏器能耗大大降低，延长起搏器寿命。目前临床上使用的很多起搏器已具备心室阈值自动测试和自动调整输出电压的功能，有些也同时具备了心房阈值自动测试和调整功能。限于篇幅，本节只扼要介绍一下 St. Jude 公司的心室自动阈值夺获功能（autocapture）。

1. autocapture 的工作原理　通常情况下，心房、心室电路在发出起搏脉冲后相应的通道立即分别进入其不应期，因此起搏器不能判断该脉冲是否夺获了心肌。显而易见，如果起搏器需要进行起搏阈值测试，首先它必须具备能检测起搏脉冲后是否发生了心肌除极，即是否夺获了心肌。那么，具有该功能的起搏器是如何进行测试的呢？

起搏系统通过感知刺激除极波（evoked response，ER）来判断每一个刺激脉冲是否夺获了心室。ER 是电刺激心室肌引起的去极化波（即 QRS 波），表明刺激有效地起搏了心室肌。系统通过电极导线顶端感知到的 ER 来判断每一个刺激脉冲是否夺获心室，即能做到逐跳夺获确认。ER 的数值是保证自动夺获功能正常运转的至关重要的参数。脉冲发生器在每个心室起搏脉冲（VP）后均开启一个 ER 感知窗（时限多为 60 ms），在此窗口内如不能判断存在 ER，则在此间期结束时 20～40 ms（准备窗）后发放备用安全脉冲 5.0 V/0.5 ms，后者距离前一个 VP 脉冲约 80 ms（图 5－9－29）。发放备用安全脉冲后起搏器不再检查 ER 信号（即脉冲发生器认为该脉冲应该能够夺获心肌），直到下一个起搏时间周期心室脉冲发放后再启动下一次 ER 感知窗。

2. Autocapture 测试的过程　Autocapture 工作时具有 4 个功能特点。

（1）“beat-by-beat”夺获确认：已如上述，系统通过电极导线顶端感知 ER 来判断每一个刺激脉冲是否夺获了心室，因此能够做到逐跳确认夺获与否。

（2）丧失夺获后自动发放安全备用脉冲（back up）：导致备用安全脉冲发放的因素包括：① 自动阈值测试过程中。② 起搏阈值升高超过当时输出电压。③ 融合波/伪融合波。④ ER 感知低下致不能确定心室除极。

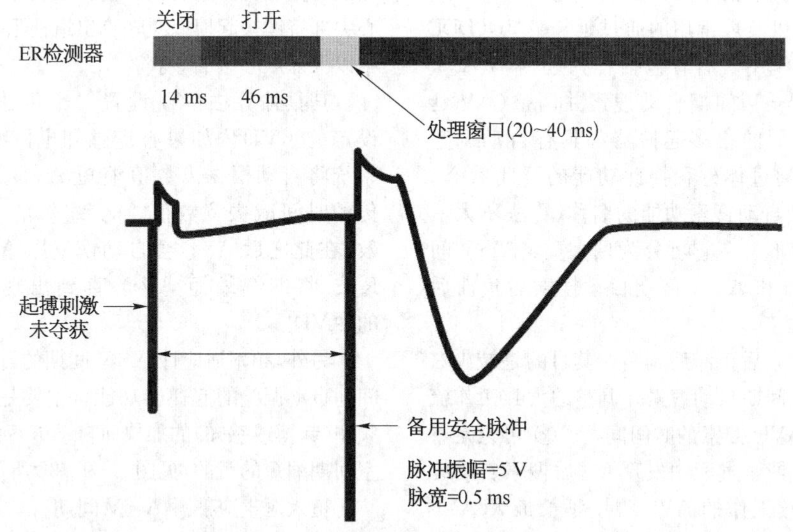

图 5－9－29　ER 感知系统工作示意图

显示脉冲后 60 ms 内未测出 ER 信号，在 20～40 ms 准备窗后发放备用安全脉冲，之后起搏器不再检测 ER 信号，直到下一个时间周期心室脉冲的发放起搏器在发放备用安全脉冲后的下一个心动周期将延长AVD 100 ms(即原来设定的 AVD+100 ms)以鼓励自身心室激动的下传,同时,如前一次导致备用安全脉冲发放的原因是融合波,则能有效地避免下一次融合波的产生,减少备用脉冲的发放。

(3) 自动搜索起搏阈值:自动阈值搜索的启动可由以下4种情况所触发。① 每8 h或24 h自动进行。为保持最低刺激输出,起搏器每隔8 h或24 h进行一次阈值查寻。② 阈值突然升高时(连续两个刺激都不能夺获心室)。③ 移走磁铁(如果磁铁放置了5 s以上)。④ 用程控器程控。

当进行阈值搜索时,A-V间期(起搏 AVD)自动缩短至50 ms,P-V间期(感知 AVD)缩短至25 ms以确保心室起搏,避免融合波现象。每夺获2次,输出递减0.25 V,直至连续两次不能夺获(阈下刺激,此时将发放备用安全脉冲),然后每次再增加0.125 V直至最低的有效夺获值被证实(递增0.125 V恰能连续两次夺获者为起搏阈值),最后输出电压将被设置为比阈值高0.25 V的水平。

(4) 自动调节输出电压:如上述,通过测试获得起搏阈值后,在此基础上自动再加0.25 V作为自动调整后的实际输出电压。起搏器将以此输出电压输出直到遇到启动阈值搜索的上述5种情况时会重新开始测定新的起搏阈值。

图5-9-30显示了搜索起搏阈值的示意图。

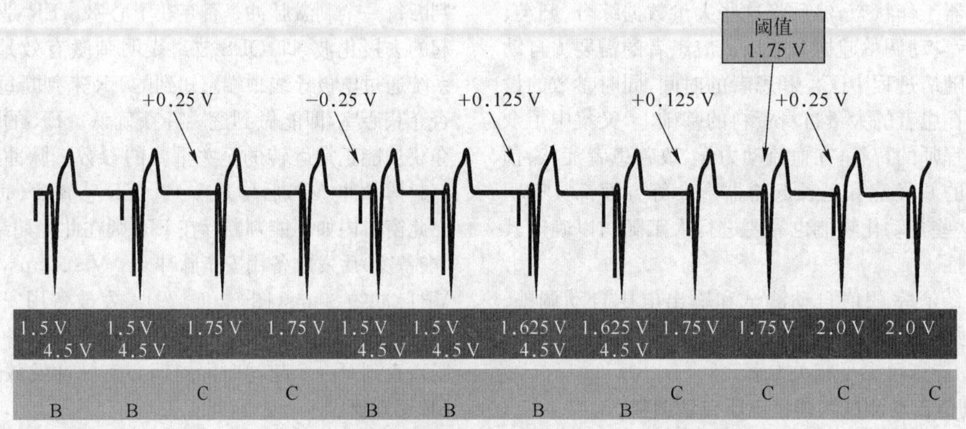

图5-9-30 起搏阈值自动搜索和输出电压自动调整

第1、2个波形均为1.5 V未能起搏(L)并发放了备用安全脉冲(B)。第3、4波形为输出增加0.25 V(1.75 V)后夺获心室(C),第5、6波形减0.25 V后仍为L,第7、8波形加0.125 V(1.625 V)亦为L,第9、10波形加0.125 V(1.75 V)后为C,认为阈值为1.75 V。在此基础上再加0.25 V(2.0 V)为其起搏输出电压,起搏器将依此输出电压输出直到遇到再进行阈值自动搜索的情况。B,备用安全脉冲;C,夺获(capture);L,失夺获(loss capture)

(二) A-V间期自动调整

减少或最小化心室起搏(minimizing pacing of ventricle, MPV)的算法(程序)包括滞后频率、休息/睡眠频率(主要针对VVI起搏器)和具有起搏模式自动转换(MVP或AAIsafeR)功能的起搏器以及最常用的通过延长AVD(DDD起搏器)来实现MPV的作用。后者包括程控起搏器AVD大于自身P-R间期和A-V间期自动搜索并调整(AV延迟扫描)。目前临床上应用的很多起搏器都具有自动调整A-V间期的功能,并可通过体外程控此功能的开闭状态。每个公司针对A-V间期自动搜索功能的名称、算法不太一致,但基本工作原理差异不大。它可分为两大类:A-V间期自动搜索后正滞后调整和A-V间期自动搜索后负滞后调整,通常指前者。

1. A-V间期自动搜索后正滞后调整　其目的是减少右心室起搏,最常用。A-V间期自动搜索并调整的大致工作流程为:① 设定定期进行AVD搜索的时间间期。② 可设定不同的AVD延长数值。③ 搜索过程中发现VS后搜索自动终止,并以此AVD作为后续工作的AVD。④ 延长最大AVD后,如仍为VP则回到原设置的AVD,以免过长AVD的心室起搏产生不利的血流动力学问题。图5-9-31显示了A-V间期自动搜索并调整的工作示意图。显然,对于三度AVB患者,由于无论如何延长AVD心室都不可避免被起搏,此时应关闭AVD自动搜索功能。

2. A-V间期自动搜索后负滞后调整　较少用,其目的是增加心室起搏。主要用于梗阻性肥厚型心肌病患者,使右心室心尖部持续被起搏以减轻流出道梗阻,另外,尚应用于CRT(D)中以保证双心室的夺获。

其具体算法:① 设置一个负数的滞后δ数值。② 在设定的AVD内如果心室感知电路感知到自身的QRS波,系统将自动根据δ数值缩短AVD。缩短的时间是自身下传的时间减去δ数值。③ 缩短的AVD在一定时间内有效,在此之后AVD会自动恢复原AVD。④ 如又感知到了R波,将继续缩短AVD,直到出现心室起搏或达到最短的AVD。

另外,频率适应性A-V间期的自动调整功能也属于A-V间期自动调整的起搏器功能。主要是指A-V间期随着心房频率(起搏或感知)的加快而自动缩短的功能,是模拟生理性房室间期缩短的目的,见图5-9-32所示。

植入医生应熟悉A-V间期自动搜索的功能,根据患者具体病情选用合适起搏器并正确启闭这些功能。另外,应知晓这些功能在运作时所引起的心电图变化,避免误诊断为起搏器功能故障。

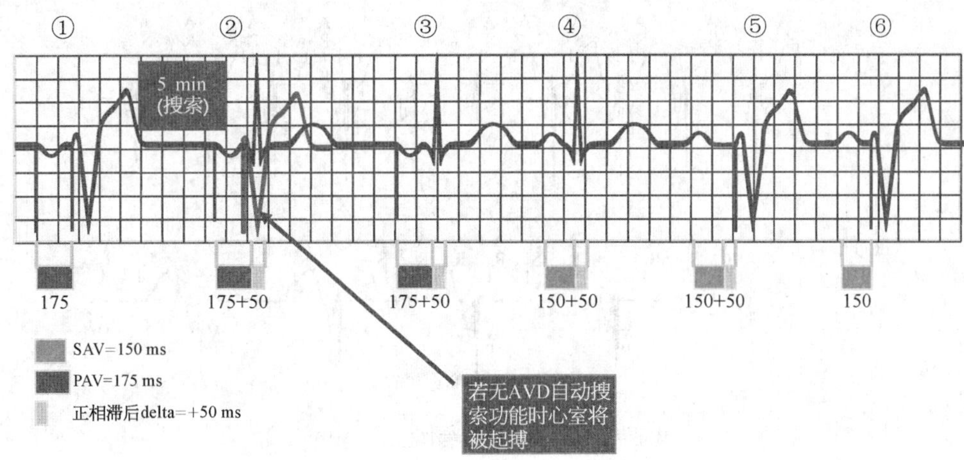

图 5－9－31　自动 AVD 搜索与调整工作示意图

图中滞后 δ 数值为 50 ms。每 5 min 开始搜寻自主心室除极波，按滞后 δ 量自动延长 AVD。① PAV 175 ms 时心室被起搏。② 5 min 搜索时在 PAV 基础上延长 50 ms，出现心室自身搏动，箭头示若无 AICS 功能，则心室将被起搏(显示为灰色 QRS 波)。③ 继续以此 AVD(225 ms)进行工作，心室感知。④ 为心房感知时心室亦感知。⑤ 在 SAV 为 200 ms 时仍为心室起搏。⑥ SAV 重新回到 150 ms

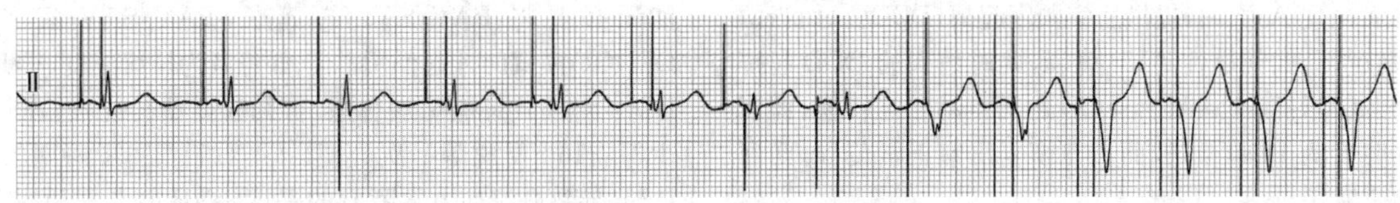

图 5－9－32　频率适应性房室间期自动调整工作心电图

频率应答 DDD 起搏器运动时心房起搏增高，AVD 进行性缩短，心室由伪融合波逐渐变为真性融合波直至完全夺获

(三) 起搏模式自动模式

众所周知，治疗心动过缓的人工心脏起搏通常分为单腔和双腔两种起搏模式。植入何种类型的起搏器(单腔或双腔)及手术时将电极导线放置在何处(心房或心室)就决定了今后的起搏模式。如果不用程控仪去程控更改，通常起搏模式不会发生自动变化，尤其是在单、双腔模式之间不会转变。

顾名思义，起搏模式自动转换就是指植入体内起搏器的起搏模式(主要指在单、双腔模式之间)可以自动进行相互转变。它可分为两种，即发作房性快速心律失常时发生的自动模式转换和为了减少心室起搏而产生的自动模式转换。现分别简述其特点。

1. 房性快速心律失常时的自动模式转换　有相当一部分患者是因"慢-快"型 SSS 而需植入人工心脏起搏器的。由于顾虑到植入双心腔起搏器的患者一旦发生心房颤动后起搏器会跟踪心房活动而引起过快心室率，因此对此类患者通常采用的起搏模式有：① 植入 VVI 起搏器：不会跟踪过快的房率，但缺点显而易见，即可导致起搏器综合征及促使持续性心房颤动的发生。② 植入 AAI 起搏器：如患者房室传导正常可植入 AAI 起搏器，房性快速心律失常时不会发生心室的跟踪问题，但缺点是如以后出现 AVB 就不适合了(而 SSS 合并 AVB 的比例很高)。③ 植入双腔起搏器，当遇到房性快速心律失常时，无 AMS 功能的双腔起搏器是以上限跟踪频率来限制心室率，起搏器以 2∶1 或文氏型起搏心室，患者有不适感；若程控上限频率在较低的水平(如 90 ppm)或将 DDD 模式程控为 DDI 模式，虽都能避免跟踪过快的房率，但缺点也是显而易见的。前者可使患者运动后出现 AVB 而降低患者运动耐量，后者只有当自身房率低于程控的下限频率时才能保持房室同步，而在 AVB 患者，DDI 工作方式会引起房室不同步。另外，也可在发作快速房性心律失常时临时将 DDD 模式程控为 VVI 或 DDI 模式，但肯定不能做到及时、方便。

AMS 功能是指当患者出现房性快速心律失常时，起搏器会从心房跟踪方式(DDD)自动转换为非心房跟踪方式(VVI 或 DDI)，起搏器以低限频率(如此时存在三度 AVB)起搏心室，见图 5－9－33 所示，而当心律失常终止后又自动恢复成房室顺序起搏(DDD)，从而最大限度地发挥 DDD 起搏模式的益处，同时又能避免跟踪时有发生的快速房性心律失常。

目前临床上所应用的双腔起搏器均有 AMS 功能，需程控为开启状态，并可设置发生 AMS 转换的心房率。AMS 的启闭由监测到的心房频率控制，当自主心房激动间期低于设置的 AMS 频率间期时，启动 AMS 功能；而当心房激动间期高于设置的 AMS 频率间期时，恢复原有工作状态(通常为 5 个连续的心房起搏或连续 7 个慢于 UTR 的心房感知事件后，起搏模式由 DDI 恢复为 DDD)。

AMS 的主要问题是房性快速心律失常的识别，与窦性 P 波相比，房性心律失常的心房内电图的振幅往往降低，所以应尽量采用双极电极导线。

2. 减少心室起搏的自动模式转换　所有减少心室起搏方法中最生理和最有效的措施是采用 AAI 起搏方式，该模式不可能起搏心室。单纯 SSS 患者植入 DDD 起搏器的目的是防止患者在本次植入起搏器的使用年限内出现了房室传导阻滞，否则

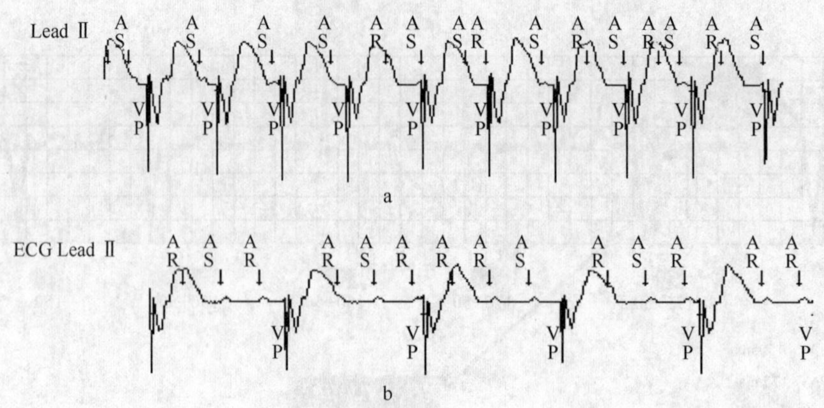

图 5-9-33　自动模式转换工作示意图

a. 房速造成高心室率的跟踪：起搏器跟踪不应期外的感知事件，结果是当 Af 时，室率在 UTR 附近　b. 打开 AMS 功能，起搏器自动转换到非跟踪方式（DDIR），室率为低限频率或由感知器所决定

AS，心房感知；AR，不应期内心房感知；VP，心室起搏

AAI 起搏器应是 SSS 患者最经济、最生理的选择。因此，临床上需要一个具有 DDD 功能（保证心室起搏安全）的 AAI 起搏器（努力减少心室起搏）。当患者有房室自身传导时，提供 AAI 起搏，而当患者出现 AVB 时，提供房室顺序起搏（DDD）。而当两者都有的情况下，如间歇性 AVB 患者，此时植入的 DDD 起搏器其起搏模式最好能在 AAI 和 DDD 之间自动相互转换，即当 AVB 发生时变为 DDD 模式，而一旦恢复房室正常传导，则回到 AAI 起搏模式。

以往使用的传统的 DDD(R)起搏器不能做到在 AAI 和 DDD 起搏模式之间的自动转换。工程技术人员经过多年努力，目前临床上已经开始使用具有起搏模式自动在双腔和单腔之间相互转换的起搏器。如 Medtronic 公司具有的心室起搏管理功能（managed ventricular pacing，MVP）和 Ela 公司具有的 AAIsafeR 功能的起搏器。

MVP 是一种起搏器程序，它能提供功能性 AAI/R 起搏，同时又具有心室监测功能，在发生暂时或永久性房室传导阻滞时能自动将 AAI/R 模式转化为 DDD/R 模式进行工作。其目的是减少右心室起搏，同时又能保证心室起搏安全。其算法包括两部分，即 AAI（R）→ DDD（R）的模式转换及 DDD(R)→AAI(R)的模式转换。

(1) AAI(R)→DDD(R)的模式转换：如果最近 4 个 A－A 间期中有 2 个无传导的 VS 事件，则起搏模式由 AAI(R)转变成 DDD(R)。

在 AAI(R)模式时，当出现间歇性或暂时性丧失 AV 传导时，起搏器会发放心室备用脉冲。其释放的时机是在前一次无下传 AS 或 AP 所启动的 A－A 间期后 80 ms 发放。

(2) DDD(R)→AAI(R)的转换：在转变为 DDD(R)模式工作时，每 1 min、2 min、4 min、8 min……16 h，临时性应用 AAI(R)时间间期去检测一个 A－A 间期中有无传导的 VS。通过传导检查如果发现存在 VS，起搏模式即刻从 DDD(R)转为 AAI(R)。即所谓 1 跳（1 beat）转换。

图 5-9-34 显示了模式转换工作示意图。

由上述 MVP 的算法可看出：① MVP 模式是一种基于心房的起搏模式，大部分时间为 AAI(R)起搏。根据患者的 AV 传导，起搏模式自动在单腔和双腔模式之间进行转换。② 4 个 A－A 间期中有 2 个无传导 VS，AAI(R)模式才能转换成 DDD(R)模式，而只要监测到一个 VS，DDD(R)就会转换成 AAI(R)。显示该功能对尽力维持 AAI(R)模式的倾向。③ 可能无必要将 PAV/SAV 再延长，PAV/SAV 只在转化为 DDD(R)模式时才起作用。④ 如患者为持续三度 AVB，程控成 DDD(R)模式可能更加合适，否则起搏器会徒然检测 VS 且至少每隔16 h要脱落一次心搏。⑤ 对于 P－R 间期较长、因长 P－R导致血流动力学障碍的一度 AVB 患者来说，打开 MVP 后减少右心室起搏的获益与长 P－R 带来的血流动力学障碍如何取舍需要医生在心超下具体评估。⑥ 由于 MVP 工作中需要确认一次心室漏搏才能从 AAI 转为 DDD 模式，所以对于持续的二度 AVB 患者来说可能发生多次的心室漏搏。⑦ 患者植入起搏器时可能为单纯的 SSS，然而随着病情的进展，可能发展为不同程度的 AVB，随访中发现后应当根据 AVD 的程度轻重考虑是否关闭 MVP 功能。

3. 两种自动转换起搏模式功能的异同　两者的共同特点是都是可以自动在非心室跟踪模式（单腔）和心室跟踪模式（双腔）之间自由转换，但有以下不同点。

(1) 目的不同：房性快速心律失常时自动模式转换的目的是避免跟踪过快的心房率，而减少心室起搏的自动模式转换的目的是减少心室起搏。

(2) 非心室跟踪的起搏模式不同：两者的心室跟踪模式相同（均为 DDD），但非心室跟踪的起搏模式不同。房性快速心律失常时的自动模式转换为 DDI(R)或 VVI(R)，而减少心室起搏的自动模式转换为 AAI。

(3) 转换的时机不同：前者发生在房性快速心律失常发作时（由双腔变为单腔起搏模式），而后者发生在 AVD 时（由单腔变为双腔起搏模式）。

(4) 平时的起搏状态不同：前者多为 DDD，而后者多为 AAI。

(5) 适应证不同：前者为慢-快综合征，尤其是 AVB 患者获益更大（否则患者存在房室自身下传时 AMS 所起作用并不显著），而后者通常在 AVB 患者中不建议开启此功能，实际上，具有该功能的起搏器不适用于高度或三度 AVB 患者。

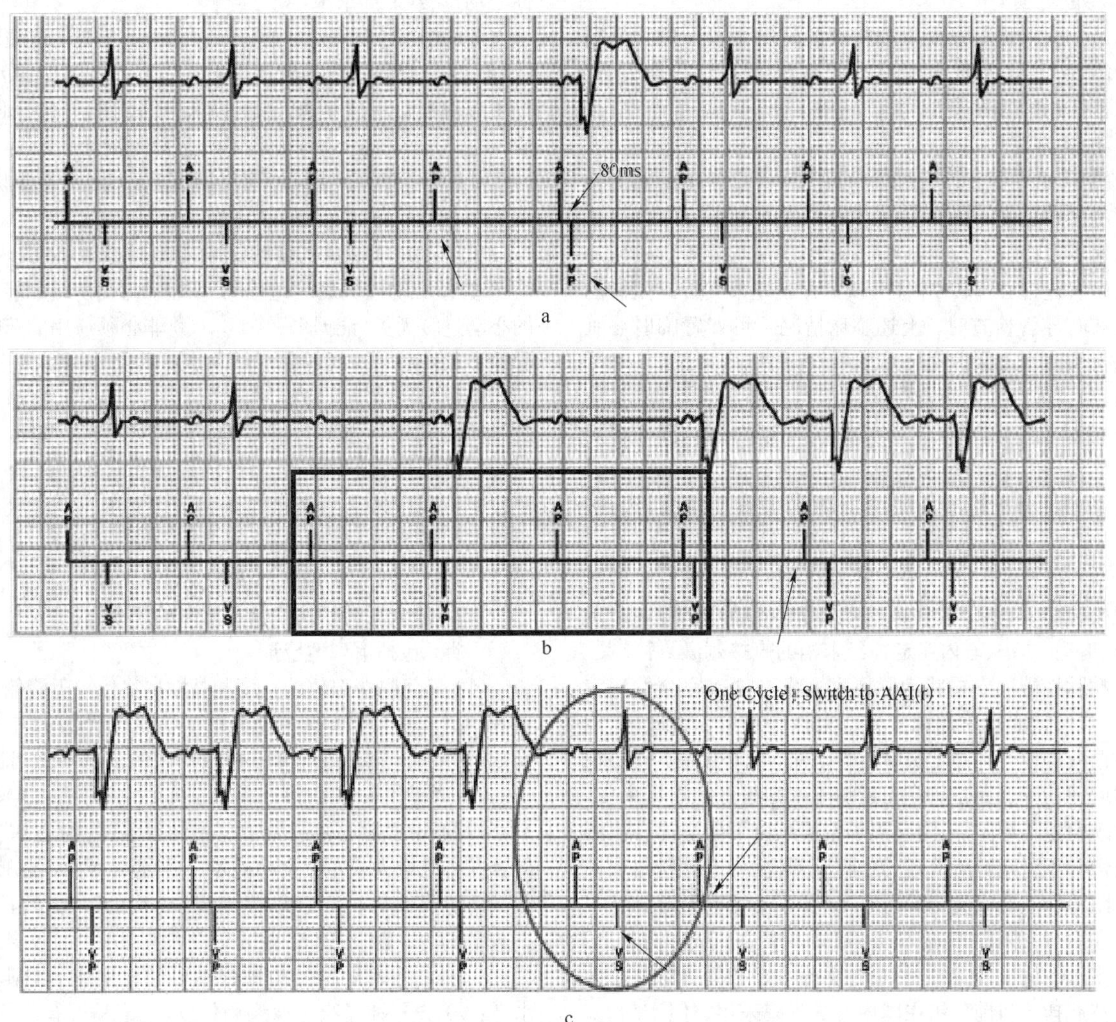

图 5－9－34　起搏工作模式转换示意图

a 和 b 为 AAI 工作模式及转换为 DDD 的示意图，c 为 DDD 转换为 AAI 示意图。a. 第一个箭头是 AP 后无心室下传，第二个箭头为发放的心室备用脉冲(距离 AP 80 ms)。后续仍以 AAI 方式工作　b. 方框内显示 4 个心房周期，2 个失传导，在箭头处转为 DDD(R)，以程控的 AVD 起搏　c. 定期临时以 AAI(R) 模式在一个 A－A 间期内进行一次房室传导检测，如发现 VS(箭头所示)，立即由 DDD(R) 转换为 AAI(R)(箭头所示处已转换成 AAI 工作模式)

第二节　心脏起搏适应证

人工心脏起搏分为临时和埋藏式两种起搏形式，它们分别有不同的适应证。

一、临时心脏起搏适应证

临时心脏起搏是一种非永久性植入起搏电极导线的临时性或暂时性人工心脏起搏术。起搏电极导线放置时间一般不超过 2 周，起搏器均置于体外，待达到诊断、治疗和预防目的后，随即撤出起搏电极导线。如仍需继续起搏治疗则应考虑置入永久性心脏起搏器。

任何症状性或引起血流动力学变化的心动过缓患者都是临时起搏的对象。由于如阿托品或异丙肾上腺素等正性变时作用药物的应用可使部分临时起搏变得没有必要，然而如证实药物无效，则应采用临时起搏治疗。通常临时心脏起搏的目的分为治疗、诊断和预防。

(一) 治疗方面

有威胁生命的心律失常时，用临时心脏起搏维持适当的心率。

(1) 阿-斯综合征发作：房室传导阻滞、窦房结功能衰竭等各种原因引起的心脏停搏并出现阿-斯综合征发作，都是紧急临时心脏起搏的绝对指征。

(2) 急性心肌梗死、急性心肌炎、药物中毒(如洋地黄、抗心律失常药物等)、电解质紊乱(如高钾血症)等疾病所引起的缓慢心律失常(严重窦性心动过缓或窦性停搏、二度Ⅱ型或三度 AVB 或双束支传导阻滞等)。

(3) 心律不稳定的患者在安置永久心脏起搏器之前，可先做临时心脏起搏以保证安全(如若在短时间内能迅速植入永久心脏起搏器者可不必先植入临时心脏起搏器)。

(4) 心脏直视手术引起的三度 AVB。

(5) 药物治疗无效的由心动过缓诱发的尖端扭转型室性心动过速、持续性室性心动过速等。

(二) 诊断方面

作为某些临床诊断及电生理检查的辅助手段。例如判断窦房结功能、房室结功能、预激综合征类型、折返性心律失常、抗心律失常药物的效果。

(三) 预防方面

1. 预期将出现明显心动过缓的高危患者　常见的有急性心肌梗死的某些缓慢心律失常、心脏传导系统功能不全的患者拟施行大手术及心脏介入性手术，疑有窦房结功能障碍的快速心律失常患者进行心律转复治疗，预先存在左束支传导阻滞的患者进行右心导管检查时。上述临床情况下可安置临时心脏起搏器进行预防性或保护性起搏。

然而，对以前存在右束支传导阻滞行左心导管检查时，由于左束支相对较短且左前、左后分支分布区域广阔，因而很少出现左束支传导阻滞，可不预防性应用临时起搏。对于大多数以导管为基础的介入诊治，一般亦不推荐常规使用临时心脏起搏。

在急性心肌梗死时出现的缓慢型心律失常与缺血对传导组织的直接损伤、药物(β受体阻滞剂、吗啡、镇静药等)和迷走神经兴奋(疼痛、焦虑、心内迷走神经末梢的直接刺激)等有关。当房室结动脉近端的右冠状动脉闭塞并发高度或完全性房室传导阻滞时，逸搏心律常起源于希氏束以上部位。因此，急性下壁心肌梗死即使存在高度房室传导阻滞，可能也并不需要积极的临时起搏治疗。而左前降支近端闭塞则很可能损害束支，如此时出现房室传导阻滞，则起源于希氏束以下的逸搏心律将会变得更慢和不稳定。所以，急性前壁心肌梗死患者新出现双束支传导阻滞(左、右束支交叉阻滞，或右束支传导阻滞合并左前分支或左后分支阻滞)时应积极准备临时心脏起搏治疗。

2. 起搏器依赖的患者在手术更换新的心脏起搏器时作为临时性支持起搏　目前仍然在国内不少医院采用。但实际上，术中采用静脉滴注异丙肾上腺素和(或)降低原起搏输出频率的方法后多能使患者出现自主心律而避免行临时性心脏起搏。

二、埋藏式心脏起搏适应证

随着起搏工程学的完善，起搏治疗的适应证逐渐扩大。早年植入心脏起搏器的主要目的是为挽救患者的生命，目前尚包括恢复患者工作能力和生活质量。2012 年美国心血管病学会/美国心脏协会/心律学会(ACCF/AHA/HRS)重新制定了植入心脏起搏器的指南。适应证级别：Ⅰ类，有证据或普遍认为起搏是有益、有用和有效的；Ⅱ类，对起搏治疗疗效的证据有争论或有不同意见；Ⅱa，证据或意见倾向于有效；Ⅱb，缺乏足够的证据或意见以证明其有效；Ⅲ类，有证据或普遍认为起搏是无用或无效，在某些情况下甚至可能有害，因此不需要或不应该植入心脏起搏器。临床证据分级：Level A，从含有大数量病例的多次随机临床试验中得出的数据。Level B，从含有较少量患者的有限次试验得出的数据或从设计较好的非随机研究中分析得出的数据或登记的观察数据。Level C，专家的意见是建议的主要来源。

(一) 窦房结功能障碍的起搏指征

Ⅰ类：① 有记录的症状性心动过缓伴窦房结功能障碍(包括引起症状的频繁的窦性停搏)(证据水平：C)。② 有症状的变时功能不良(证据水平：C)。③ 必须应用的药物导致的症状性心动过缓(证据水平：C)。

Ⅱa 类：① 病窦心率小于 40 bpm，虽有心动过缓的相关症状，但心动过缓未被记录(证据水平：C)。② 不明原因的晕厥，电生理检查发现或诱发显著的窦房结功能异常(证据水平：C)。

Ⅱb 类：清醒状态下心率长期小于 40 bpm，但症状轻微(证据水平：C)。

Ⅲ类：① 无症状的窦房结功能障碍患者(证据水平：C)。② 有类似心动过缓症状，但证实该症状与窦房结功能不良所致的心动过缓无关(证据水平：C)。③ 非必须应用的药物治疗引起的症状性心动过缓的窦房结功能障碍者(证据水平：C)。

多数窦房结功能障碍的具体病因并不明了，病理检查发现的起搏细胞减少、变性和被纤维组织取代等非特异性改变很难与随年龄增长的正常纤维组织的增加相区别。虽然上述指征比较明了，但临床医生有时很确定脑供血不足的症状与心动过缓联系的相关性，此时应通过多次行 Holter 检查、有症状时自测脉搏等方法来明确两者的因果关系。

(二) 成人获得性房室传导阻滞的起搏指征

Ⅰ类：包括下列适应证。

(1) 任何阻滞部位的三度和高度房室传导阻滞伴有下列一项者：① 有房室传导阻滞所致的症状性心动过缓(包括心力衰竭)或伴室性心律失常，可因必须使用的药物所致(证据水平：C)。② 清醒状态时无症状，但已证实心室停搏≥3.0 s；逸搏心率<40 bpm；逸搏心律起源于房室结以下；逸搏心率≥40 bpm 但合并心脏增大或左心室功能不全(证据水平：C 或 B)。③ 心房颤动清醒状态下无症状，但出现≥1 次的≥5 s 的长间歇(证据水平：C)。④ 房室交界区射频消融术后(证据水平：C)。⑤ 心脏外科手术后发生的预计不可逆性房室传导阻滞(证据水平：C)。⑥ 神经肌源性疾病伴发，无论是否有症状(证据水平：B)。⑦ 无心肌缺血情况下，运动时出现(证据水平：C)。

(2) 任何阻滞部位和类型的二度房室传导阻滞产生的症状性心动过缓(证据水平：B)。

Ⅱa 类：① 无症状的三度房室传导阻滞，清醒时平均心室率大于 40 bpm 但不伴有心脏扩大(证据水平：C)。② 无症状性二度Ⅰ型房室传导阻滞，电生理检查发现阻滞部位在希氏束内或以下水平(证据水平：B)。③ 一度或二度房室传导阻滞伴有类似起搏器综合征症状或血流动力学损害(证据水平：B)。④ QRS 波时限正常的无症状性二度Ⅱ型房室传导阻滞。如果 QRS 时限增宽(包括孤立性右束支传导阻滞)，则升级为Ⅰ类适应证(证据水平：B)。

Ⅱb 类：① 神经肌源性疾病伴发的任何程度的房室传导阻滞(包括一度房室传导阻滞)，无论是否有症状。因为此类房室传导阻滞的进展难以预料(证据水平：B)。② 使用药物和(或)药物毒性作用所致的房室传导阻滞，即使在停药后阻滞仍然可能再发(证据水平：B)。

Ⅲ类：① 无症状的一度房室传导阻滞(证据水平：B)。② 无症状的发生于希氏束以上的二度Ⅰ型房室传导阻滞，或不能确认阻滞水平在希氏束及其以下部位者(证据水平：C)。③ 预期可以恢复且不再复发的房室传导阻滞[如药物中毒，一过性迷走神经张力增高或无缺氧症状的睡眠呼吸暂停综合征(证据水平：B)]。

(三) 慢性双束支阻滞的起搏指征

Ⅰ类：① 合并间歇性三度房室传导阻滞(证据水平：B)。② 合并二度Ⅱ型房室传导阻滞(证据水平：B)。③ 合并交替性束支阻滞(证据水平：C)。

Ⅱa类：① 虽未证实晕厥由房室传导阻滞引起，但可排除由于其他原因引起的晕厥，尤其是室性心动过速(证据水平：B)。② 无临床症状，但电生理检查发现 H－V 间期≥100 ms(证据水平：B)。③ 电生理检查时，由心房起搏诱发的希氏束以下非生理性阻滞(证据水平：C)。

Ⅱb类：神经肌源性疾病伴发的任何程度的双分支或任何分支阻滞，无论是否有症状，因为传导阻滞随时会加重(证据水平：C)。① 分支阻滞不伴房室传导阻滞或无症状(证据水平：B)。② 合并无症状的二度Ⅰ型房室传导阻滞(证据水平：B)。

(四) 与急性心肌梗死有关的房室传导阻滞的起搏指征

Ⅰ类：① S－T段抬高心肌梗死后出现持续希氏束系统二度房室传导阻滞伴双束支阻滞或希氏束系统内或以下三度房室传导阻滞(证据水平：B)。② 房室结以下高度(二度或三度)房室传导阻滞伴束支-分支阻滞，如果阻滞部位不清楚则应进行电生理检查(证据水平：B)。③ 持续和有症状高度或三度房室传导阻滞(证据水平：C)。

Ⅱa类：无。

Ⅱb类：房室结水平的持续性二度或三度房室传导阻滞，即使无症状(证据水平：B)。

Ⅲ类：① 一过性的房室传导阻滞，无室内阻滞问题或伴孤立性左前分支阻滞(证据水平：B)。② 新出现的束支或分支阻滞，不伴房室传导阻滞(证据水平：B)。③ 无症状的持续一度房室传导阻滞伴有束支或者分支阻滞(证据水平：B)。

急性心肌梗死需要心脏临时起搏者并不意味着需要永久心脏起搏。实际上，心肌梗死后需要进行永久心脏起搏治疗的病例很少，尤其是急性下壁心肌梗死者。合并束支阻滞和暂时性二度或三度房室传导阻滞的急性前壁心肌梗死患者的猝死通常和恶性快速心律失常有关，很少与发生的完全性房室传导阻滞合并较长的心室停搏有关。这些患者往往心肌梗死面积较大，随访数月后如存在心功能障碍，可能需要植入 ICD 而非单纯心脏起搏器。

(五) 颈动脉窦高敏综合征和神经心源性晕厥患者的起搏指征

Ⅰ类：自发的或颈动脉窦刺激和颈动脉窦压力反射诱发的大于 3 s 的心室停搏，伴反复晕厥者(证据水平：C)。

Ⅱa类：无明确诱发因素的超敏性心脏抑制大于 3 s，伴晕厥者(证据水平：C)。

Ⅱb类：显著症状性神经心脏性晕厥，记录到自发或倾斜试验诱发的与心动过缓(证据水平：B)。

Ⅲ类：① 颈动脉窦刺激引起的高敏性心脏抑制反射，但无明显症状或症状不明确(证据水平：C)。② 场景性血管迷走性晕厥，回避场景刺激后晕厥不再发生(证据水平：C)。

(六) 心脏移植后患者的起搏指征

Ⅰ类：预计不能恢复的有症状的心动过缓/变时功能不良及其他符合起搏器Ⅰ类适应证的情况(证据水平：C)。

Ⅱa类：无。

Ⅱb类：术后心动过缓持续时间较长或反复发作，影响其恢复和出院的患者(证据水平：C)。

(七) 自动检测和起搏终止快速心律失常的起搏指征

Ⅰ类：无。

Ⅱa类：可被起搏终止、反复发作的有症状的 SVT，但导管消融和(或)药物治疗无效或不能耐受药物治疗者(证据水平：C)。

Ⅱb类：无。

Ⅲ类：存在具有快速前传功能的旁路(证据水平：C)。

(八) 起搏治疗心动过速的建议

Ⅰ类：心动过缓依赖性持续性 V－T，伴或不伴长 Q－T(证据水平：C)。

Ⅱa类：先天性长 Q－T 间期综合征高危患者(证据水平：C)。

Ⅱb类：反复发作的症状性心房颤动伴窦房结功能障碍，药物治疗无效者(证据水平：B)。

Ⅲ类：① 频发或复杂的室性期前收缩，不伴有 Q－T 间期延长时(证据水平：C)。② 由可逆原因引起的尖端扭转型室性心动过速(证据水平：A)。③ 没有其他起搏指征，仅为预防心房颤动而植入起搏器(证据水平：B)。

(九) 肥厚型心肌病起搏指征

Ⅰ类：合并窦房结功能不良和(或)房室传导阻滞中的Ⅰ类适应证的各种情况(证据水平：C)。

Ⅱa类：存在显著的静息或应激情况下有明显流出道梗阻和药物治疗无效者(证据水平：A)。存在猝死危险因素时考虑植入双腔 ICD。

Ⅲ类：① 无症状或经药物治疗可以控制(证据水平：C)。② 虽有症状但无左心室流出道梗阻的证据(证据水平：C)。

(十) 儿童、青少年和先天性心脏病患者的起搏治疗建议

Ⅰ类：① 高度或三度房室传导阻滞合并有症状的心动过缓、心功能不全或低心排量(证据水平：C)。② 与年龄不相称的由窦房结功能不良导致的症状性心动过缓(证据水平：C)。③ 心脏手术后二至三度房室传导阻滞，持续大于 7 d 仍不能恢复(证据水平：C)。④ 先天性三度房室传导阻滞合并宽 QRS 逸搏心律、复杂室性逸搏心律或心功能不全(证据水平：C)。⑤ 婴儿先天性三度房室传导阻滞，心室率＜55 bpm，或合并充血性心力衰竭，心室率＜70 bpm(证据水平：C)。

Ⅱa类：① 慢-快综合征需治疗者(证据水平：C)。② 先天性三度房室传导阻滞，1 岁以上，平均心率小于 50 bpm，或突然心室停搏，周长是基础心率的 2 或 3 倍，或有与变时功能不良相关的症状(证据水平：B)。③ 无症状窦性心动过缓合并复杂性先天性心脏病，静息时心率小于 40 bpm 或有大于 3 s 长间歇(证据水平：C)。④ 先天性心脏病患者，血流动力学由于心动过缓和房室不同步而受损(证据水平：C)。⑤ 先天性心脏病外科手术后不能解释的晕厥并有一过性完全性心脏阻滞并除外其他原因的晕厥(证据水平：C)。

Ⅱb类：① 暂时性手术后三度房室传导阻滞，恢复窦性心律后残留双束支阻滞(证据水平：C)。② 先天性三度房室传导阻滞婴儿和青少年患者，无症状，其心室率可耐受，窄 QRS 波，心功能正常(证据水平：B)。③ 复杂性先天性心脏病双室修复术后，无症状性心动过缓，静息时心率小于 40 bpm 或有大于

3 s 长间歇但患者无症状(证据水平：C)。

Ⅲ类：① 手术后无症状性房室传导阻滞，其传导已恢复(证据水平：B)。② 无症状的手术后室内双束支阻滞，伴或不伴一度房室传导阻滞，且没有一过性完全性房室传导阻滞(证据水平：C)。③ 无症状的二度Ⅰ型房室传导阻滞(证据水平：C)。④ 无症状的窦性心动过缓，最长间歇小于 3 s，或最小心率大于 40 bpm(证据水平：C)。

上述指南虽然比较繁琐，但实际上也并未涵盖所有的临床情况。就某一个具体患者而言，永久性心脏起搏的指征并非总是明确的。通常，不可逆性、症状性心动过缓是植入永久心脏起搏器的主要指征。除上述指南外，具体患者应结合患者的具体病情、患者的意愿、经济状况等由负责医生做出是否需要植入永久心脏起搏器的决定。

三、心脏起搏适应证的扩展

以往永久心脏起搏仅用于治疗 SSS、AVB 等缓慢性心律失常，目前起搏的适应证得到了很大拓宽。从治疗心电衰竭发展到纠正心电紊乱(如预防阵发性房性快速心律失常)，从治疗心电性疾病发展到治疗非心电性疾病(如治疗部分充血性心力衰竭患者)。

(一) 预防阵发性房性快速心律失常

起搏治疗可通过起搏模式、起搏部位及起搏器的特殊程序来预防阵发性房性快速心律失常的发生。

1. 起搏模式　多项回顾性研究结果表明，心房起搏(AAI、DDD)与 VVI 起搏相比，在运动耐量、生活质量、心房颤动发生率和血栓栓塞性脑卒中等方面均具有明显的益处，约降低心房颤动发生率 30%。可能的机制有：① 心房起搏可防止心房率下降，从而避免与心动过缓有关的房性期前收缩的发生，而房性期前收缩是诱发心房颤动的最常见原因。② 消除期前收缩后的长间歇，减少心房复极的离散度。③ 心房起搏可改变心房活动模式，减少发生房内折返的危险性。④ 房室顺序活动也能减少心房压力，抑制心房机械重构。

虽然心房起搏和(或)双腔房室顺序起搏的临床试验显示其降低心房颤动的有效性，但由于这些试验都是与单独心室起搏比较得出的结论，因此，并不能区分是心房起搏本身的益处还是由于 VVI 起搏所致心电学及血流动力学的恶化而引起的后果。但无论如何，在预防心房颤动发生方面，以心房为基础的起搏方式比 VVI 起搏有益。因此，除持续性心房颤动或(和)心房静止外，应尽可能选择前者。

2. 起搏部位　房间传导阻滞(interatrial conduction block, IACB)是指激动从右心房经 Bachmann 束向左心房传导明显延缓。IACB 与房性快速心律失常的发生有明确的因果关系。IACB 使右、左心房的电活动明显不同步而引起房内折返，引发短阵房性心动过速、心房扑动和心房颤动。

经右心房与冠状窦同步起搏右左心房，可使 IACB 患者的双房电活动同步化，消除房间折返。已有很多临床报道证实双房同步起搏对伴有 IACB 的阵发性房性快速心律失常有良好的预防效果。另外，右心房内双部位起搏(右心耳＋冠状窦或右心耳＋房间隔)也可不同程度地使左心房“预激”，减轻心房内及心房间的电不均一性，有一定的预防房性快速心律失常作用。

3. 起搏器的特殊程序　近年来某些心脏起搏器开发设计了具有预防房性心律失常的程序，如常用的动态心房超速起搏(dynamic atrial overdrive, DAO)功能。房性期前收缩是诱发心房颤动的常见原因，持续超速心房起搏虽可抑制房性期前收缩，但会增加患者氧耗量、引起心悸不适及电池消耗加快等副作用。具有 DAO 功能的起搏器通过持续调节起搏频率，以稍高于心房自身心率的频率起搏心房，减少长-短周期现象，持续超速抑制心房的异位活动而发挥其减少阵发性心房颤动发生的作用。另外，尚有运动后频率控制、房性期前收缩后反应、心房颤动后反应等起搏器的内置程序来预防心房颤动的发生。

如上述，起搏治疗对预防阵发性房性快速心律失常有一定作用，但尚缺乏大规模临床试验的结果，起搏治疗仍然是药物治疗的辅助手段。目前尚不主张对无缓慢心律失常患者单纯为了预防房性快速心律失常而应用心脏起搏。另外，无论是起搏方式、起搏部位，抑或是起搏器的某些程序，对房性快速心律失常的发生均是起预防作用，不能终止其发作。

另外，对器质性心脏病合并持续性心房颤动，当药物不能满意控制心室率或患者不能耐受抗心律失常药物时可消融房室结后植入永久心脏起搏器。其局限性是仅控制了心室率，对心房颤动本身无作用。多数临床结果显示可改善血流动力学异常及相应的临床症状，但对预防血栓/栓塞并发症及生存率无影响。

(二) 梗阻性肥厚型心肌病

右心室心尖部起搏可使室间隔提前收缩，并与左心室壁收缩产生时间差，减轻二尖瓣收缩期前向运动(SAM)现象，缓解流出道梗阻。很多临床试验证实 DDD 起搏治疗后，流出道梗阻减轻，心功能改善。长期起搏亦可减轻心室重构并由此进一步降低流出道压力阶差。

梗阻性肥厚型心肌病(HOCM)的多种治疗方法各有利弊。药物早期有效率为 40%～60%，但最终因耐药或副作用而影响疗效；外科手术创伤大，心肌切除不足会引起左心室流出道的残余狭窄，而切除过多会出现室间隔缺损并损伤主动脉瓣，且常引起 LBBB；化学性室间隔消融术虽可减轻左心室流出道梗阻，但属有创性治疗(造成肥厚部位心肌梗死)，有一定手术风险，可并发完全性束支或房室传导阻滞。另外，后期瘢痕的形成是否增加室性心律失常和心力衰竭的发生等亦不清楚。

目前尚无外科手术、化学消融及起搏治疗的大规模随机对照的临床研究结果。应当指出的是，心肌切除术在有经验的医疗中心对 40 岁以下的患者的危险性不足 1%，仍然是治疗有症状 HOCM 患者的疗效确切的治疗方法。而对年龄较大(外科手术及化学消融风险大)，尤其合并存在传导系统功能低下(药物治疗发生困难)时，起搏治疗可能是最好的选择。M-PATHY 试验和 PIC 试验的回顾性分析显示，65 岁以上患者更易从起搏治疗中获益。

另外，值得一提的是，起搏治疗较外科及化学消融创伤小，在起搏器保证下可给予较大的药物剂量，且该治疗系统可以撤回，也不影响今后其他创伤性治疗的实施。当然，起搏也可以作为外科及化学消融治疗手段的补充或补救措施(如出现房室或束支传导阻滞并发症时)。

为持续有效地夺获心室，起搏器 AVD 必须短于患者自主的P－R间期。因此，普通DDD起搏模式虽能缓解流出道梗阻，但其代价是减少了心室的充盈。而心室足够的充盈对HOCM患者很重要。双房右心室起搏因节省了右心房向左心房的传导时间，等于增加了左心房收缩对左心室的充盈作用，是目前HOCM起搏治疗的最佳选择。

(三) 颈动脉窦高敏综合征

颈动脉窦高敏综合征的治疗措施包括避免刺激颈动脉窦、药物、手术(切除颈动脉窦上神经)和起搏治疗。心脏抑制型和混合型是起搏治疗的适应证。多项研究发现起搏治疗可明显减少颈动脉窦综合征患者晕厥的发生率。

(四) 血管迷走性晕厥

起搏治疗一般不作为血管迷走性晕厥(vasovagal syncope，VVS)的一线治疗，它适于药物无效或不能耐受的心脏抑制型和混合型VVS患者。起搏治疗可以大大延长从症状出现到意识完全丧失的时间，使患者感觉到晕厥先兆后预先采取防止晕倒的措施。临床资料表明，植入后抗晕厥的总有效率为70%～80%。具有频率骤降功能的起搏器疗效更满意。另外，由于VVS的发生机理与交感神经兴奋引起的过度心肌收缩有关，因此具有心肌阻抗传感器的频率应答起搏器在晕厥前可自动增加起搏频率，可能对预防晕厥的发生有益。

(五) 特发性长Q－T间期综合征(LQTS)

长Q－T间期导致尖端扭转型室性心动过速，大多认为是左、右交感神经张力不平衡(右低，左高)，使心肌复极化明显不正常，产生反复发生的早期后除极，引发快速性室性心律失常，导致晕厥和猝死。早期后除极在心动过缓时更明显。起搏治疗可增快心率，减轻心肌复极化的离散度并提高患者对更大剂量的β受体阻滞剂的耐受性。

临床资料表明DDD起搏可明显减少LQTS患者晕厥发作次数、缩短晕厥持续时间和猝死的发生，但它并不能完全预防心脏性猝死。目前尚无临床试验比较起搏、心脏交感神经切除术和ICD对持续有症状患者的相对有效性。

对有心搏骤停或反复晕厥发作者应植入ICD而非心脏起搏器。目前起搏联合应用β受体阻滞剂仅适应于拒绝应用ICD，且心律失常呈明显停搏依赖性的患者。

(六) 单纯性长P－R间期

正常情况下，心室舒张期心房压力一直高于心室压力，二尖瓣处于开放状态，使血液持续从心房流向心室。心房收缩发生于心室舒张末期、心室收缩开始之前。心房收缩结束后心室进入等容收缩期，心室压力大于心房压力，二尖瓣关闭。心脏超声表现为反映心室舒张早期血流的E峰在前，心房收缩的A峰在后，E峰和A峰分开。

过长的P－R间期使左心房收缩处于左心室舒张的早期或中期(异常的舒张相)，而接下来的心房舒张便处在心室舒张的末期。心超表现为E峰和A峰融合。心室舒张末期室压高于房压，二尖瓣被反向压力差推起而提前不完全的关闭，造成心室舒张末期的二尖瓣反流。因此，过长P－R间期的患者(一度AVB)，可出现运动耐力明显下降的症状。P－R间期明显延长的患者在休息状态下可能无症状，但运动时因P－R间期不能相应的缩短，心房收缩逐渐靠近前一次心室收缩而产生类似于起搏器综合征的症状。CRT患者如合并存在一度AVB则往往效果优于不伴有一度AVB者，这从另一个方面反映了纠正一度AVB的临床获益。

四、起搏器合理选择

(一) 病态窦房结综合征患者起搏方式的选择

(1) 如年龄较轻，无AVB或预测近期AVB发生概率很低，文氏点正常者应选择AAI起搏以符合生理。否则应选择DDD起搏器。

(2) 心房静止者选择VVI起搏器。

(3) 慢-快综合征者应选择DDD起搏器。

(4) 变时功能不全及慢室率心房颤动患者应选择频率应答起搏器。在植入起搏器时无变时功能障碍者也可选择植入具有R功能的起搏器以备今后出现变时功能不全时开启此功能。具有双感受器的起搏器频率反应的特异性高。

(5) 起搏器功能及起搏部位的选择：具有阵发性心房颤动者可选择同时具有预防心房颤动功能的起搏器。对房室传导正常的患者选择具有减少右心室起搏功能的起搏器是合理的。如存在房间传导阻滞伴发的房性快速心律失常，可考虑房间隔起搏。

(6) 如因血管迷走性晕厥植入起搏器，建议选用具有频率骤降功能或闭环刺激系统的DDD(R)起搏器。

(7) 如梗阻性肥厚型心肌病选择起搏治疗，应选择DDD而非VVI起搏。

(二) 房室传导阻滞患者起搏方式的选择

很显然对于高度或三度AVB患者AAI模式是不适合的。

(1) VVI起搏模式：虽可避免由于心率缓慢导致的心搏骤停危险并能使心率及心排血量(CO)增加，但存在不能房室同步的弊端，不推荐使用。除非患者存在持续心房颤动或心房静止或其他非医疗原因(经济等)。

(2) DDD是目前临床上被广泛采用的起搏模式，它能在避免心脏停搏的前提下实现房室同步，从而使患者的每搏量(SV)和心排血量增加。可用于伴或不伴SSS者。

(3) 窦房结功能正常或预期发生窦房结功能不全概率低者，可选择VDD起搏模式。

(4) 针对起搏依赖患者，无论怎样延长起搏器的AVD，心室总要被起搏，此时的减少右心室起搏的策略是无意义的。

(5) 虽流出道间隔部起搏尚缺乏大规模的有益证据，对起搏依赖患者推荐导线放置在RVOT间隔部而非RVA，但需规范植入的部位(非RVOT游离壁)。术后加强随访，如今后发生心功能不全，则建议升级为CRT。

(6) 心功能正常者长期的RVA起搏的确会导致部分患者心功能下降，但其发生时间、比例及易发生心功能损害的高危人群目前尚不清楚。针对心功能正常且高度依赖起搏的起搏模式选择，无论新植入抑或更换，尚无证据直接进行CRT治疗，后者性能/价格比不高。

(7) 对于LVEF≤35%的起搏依赖患者进行CRT治疗已经有明确的适应证指南。

另外，应结合患者的经济状况、年龄、一般情况及所合并的疾病进行综合考虑。如高龄、肿瘤晚期、长期卧床等患者可不必选择生理性起搏以便获得更加合理的性能/价格比。

第三节　心脏起搏系统植入方法

早期几乎所有心脏起搏器均需开胸植入心外膜电极导线，起搏器埋藏在腹部。随着经静脉心内膜电极导线的应用及起搏器体积的大大缩小，起搏器的安置已由心脏外科医生在手术室完成发展到由心脏内科医生在放射科或导管室就可完成，由全身麻醉改为局部麻醉，人工心脏起搏系统的安置越来越普及。

必需的设备包括C臂X线机、起搏分析仪、心电监护仪、除颤器及必要的抢救药品。

一、术前准备

(1) 病史和体格检查：要注意可能影响起搏器植入途径和位置的事项，如患者的优势手(通常将起搏器放置在优势手的对侧)、先天性畸形(如是否存在永存左上腔静脉)、三尖瓣疾病和是否做过三尖瓣的手术。

(2) 收集临床资料(后前位和侧位胸片、心电图及相关血液检查等)。

(3) 签署知情同意书(风险、益处和起搏模式选择等)。

(4) 在手术前要停用华法林及阿司匹林3～5 d。如果考虑患者停止抗凝后风险大，则应考虑静脉应用肝素，手术前4～6 h停用肝素。目前很多中心也采取不停用抗血栓药物，术中加强止血、术后加压等措施，未见出血明显增多。

(5) 手术区域备皮。

(6) 建立静脉通道。

(7) 关于起搏器植入前是否需要预防应用抗生素问题一直存在争议。目前公认的建议为植入术前1 h开始静脉应用抗生素到手术结束。也有一些中心对易患心内膜炎的高危险人群，如人工瓣膜或复杂先天性心脏病患者、更换起搏器的患者、长时间手术患者及可能存在污染的临床情况者预防应用性应用抗生素数日。

二、埋藏式心脏起搏

目前绝大多数使用心内膜电极导线。技术要点包括静脉选择、电极导线固定和起搏器的埋置。

(一) 静脉选择

通常可供电极导线插入的静脉左右各4条，浅静脉有头静脉、颈外静脉，深静脉有锁骨下静脉和颈内静脉。通常多首选习惯用手对侧的头静脉或锁骨下静脉(何者为首选依植入医生的习惯而定)。如不成功，再选择对侧头静脉或锁骨下静脉。最后选择颈内或颈外静脉。另外，近年来尚推崇经腋静脉途径植入起搏电极导线。

1. 切开头静脉　头静脉在胸三角沟内的脂肪组织中找到。胸三角沟由三角肌的中缘和胸大肌的外缘构成。头静脉在喙突水平于胸大肌下方终止于腋静脉(图5-9-35)。它通常伴有一条神经，分离时应避免将其损伤以免日后留下神经痛。有时头静脉很细甚至缺如，如太细，可向近心端分离。暴露头静脉后，在近端和远端各放置一粗结扎线，结扎远心端，用眼科剪剪开静脉近心端后将电极导线送入，如5-9-36所示。

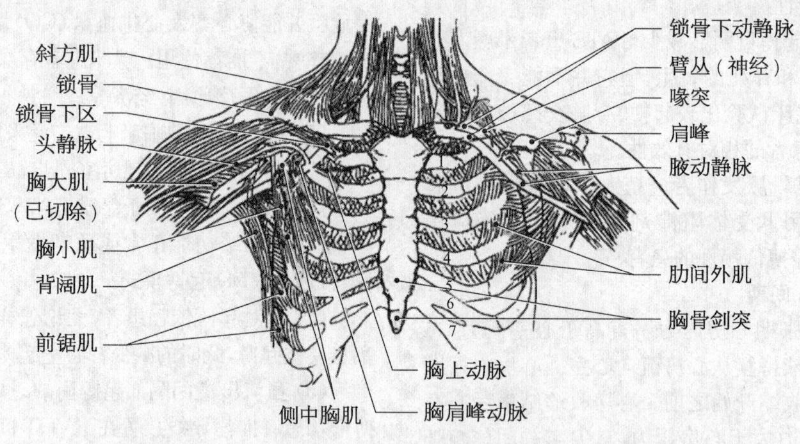

图5-9-35　胸部局部解剖

左、右两侧示去除胸大肌及胸小肌后的解剖图。可见头静脉、锁骨下静脉和腋静脉的解剖部位

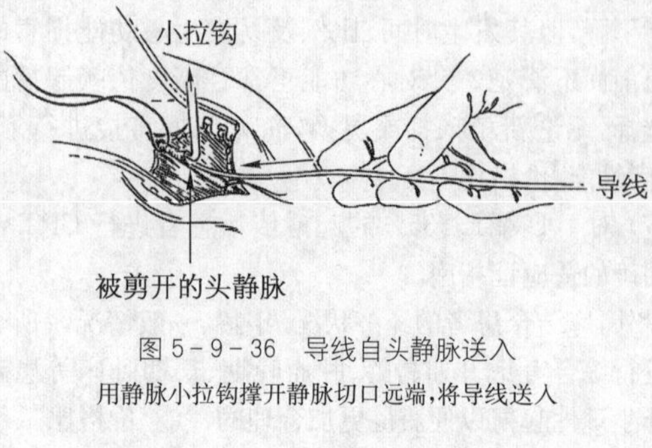

图5-9-36　导线自头静脉送入

用静脉小拉钩撑开静脉切口远端，将导线送入

优点：安全，是所有静脉途径中并发症最少者。

缺点：有时太细或走向畸形(多在进入腋静脉处)而不能插入电极导线或使其顺利进入锁骨下静脉，失败率为10%～20%；另外，同时送入双根电极导线的成功率不高。

2. 锁骨下静脉穿刺　锁骨下静脉是腋静脉的延续，在颈底部两侧与颈内静脉汇合成无名静脉。穿刺点通常在锁骨中点与第一肋之间的间隙内，与皮肤呈30°角，针头指向胸骨上凹，进针同时缓慢负压抽吸注射器，直至抽到静脉血，见图5-9-37。成功后从针腔插入导引钢丝，在X线透视下送至下腔静脉处，再沿钢丝插入含有扩张管的可撕性长鞘，拔除钢

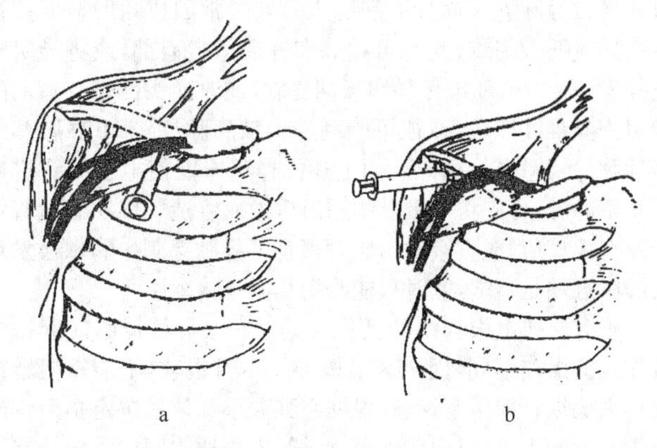

图 5-9-37　锁骨下静脉穿刺

a. 正常穿刺锁骨下静脉的进针部位　b. 肋间隙狭窄时穿刺部位外移

丝及扩张管后快速送入起搏电极导线，随后撕弃鞘管(图 5-9-38)。指引钢丝有时易进入颈内静脉，此时可回撤至两静脉交界处并转动钢丝，通常能顺利进入无名静脉。

穿刺时应注意：① 不宜太靠内侧以免肋间隙太窄引起日后出现电极导线“锁骨下挤压现象”导致电极导线绝缘层断裂等。穿刺过程中不应遇到任何阻力，否则应重新选择进针方向及穿刺点位置，通常此时穿刺点应外移或下移。不应强行顶着阻力进针，这将导致：送入扩张鞘困难或不能自由操纵导线(被局部软组织卡住使导线进退两难)；日后局部组织压迫导线，产生导线挤压综合征(导线磨损、断裂)。② 如穿刺时患者有同侧上肢的放射性疼痛则是损伤臂丛的表现，必须重新寻找穿刺点，即或此时已穿刺成功。③ 插入扩张管和鞘管前一定要确定指引钢丝在静脉系统而非动脉系统，强烈推荐将指引钢丝送入下腔静脉以确定其在静脉系统内。④ 锁骨下动脉在锁骨下静脉的后上方，如穿刺到动脉后可适当将进针方向向下移。

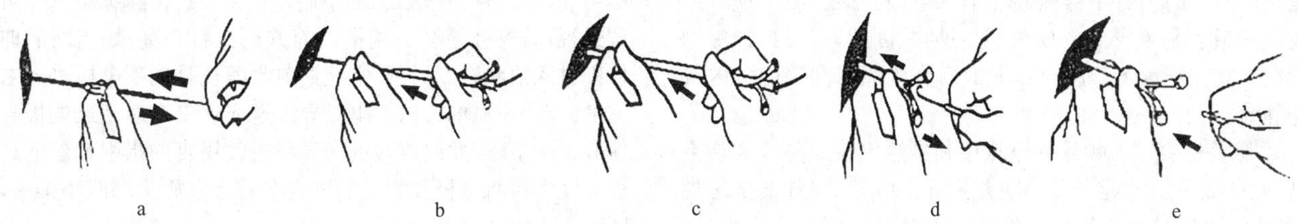

图 5-9-38　自锁骨下静脉送入导线的步骤

a. 自针芯送入指引钢丝　b. 退出穿刺针后沿钢丝送入扩张管和套管　c. 将扩张管和套管向内推送进入锁骨下静脉　d. 拔出扩张管和钢丝　e. 将导线沿套管送入静脉内

优点：方法简便、快速、可靠。可同时送入多根电极导线。

缺点：有一定的近、远期并发症。近期有锁骨下动脉损伤、气胸、空气栓塞、损伤臂丛神经等。远期主要为电极导线可能在锁骨下入口处发生磨损、断裂。

如需通过锁骨下静脉插入两条电极导线(心房和心室)，可采用下述方法：① 自一根套管(通常需要 11F)送入两条电极导线。优点是耗材减少、费用降低，同时避免了第二次静脉穿刺的风险。② 保留钢丝技术：即放置第一根电极导线时只拔除扩张管而保留指引钢丝，撕弃鞘管后沿保留的原指引钢丝送入第二套可撕开鞘系统，退出导引钢丝并由此放入第二根电极导线。其优点是避免了第二次静脉穿刺的风险。方法①、②的缺点是穿刺部位易出血，且房、室导线在放置时常互相牵扯增加操作难度。③ 分别两次穿刺送入两套可撕开鞘系统。优点是双电极导线在放置时不会互相影响，穿刺部位出血发生概率减少。缺点是增加了第二次静脉穿刺的风险。

如手术需送入两条或以上电极导线(右心房和右心室或左心室)，可采用下述方法：① 锁骨下静脉同时送入两条电极导线(方法见上)。② 自头静脉同时送入两条电极导线(如头静脉足够粗)。③ 一条在头静脉，另一条通过同侧锁骨下静脉送入。此方法占用了同侧常用的两条静脉，对日后更换电极导线不利，通常不建议采用。

3. 颈内静脉穿刺　颈内静脉位于颈动脉鞘内，在胸锁关节的后方与锁骨下静脉汇合成无名静脉。当患者头部向对侧转动 45°时，颈内静脉自耳郭向下走行至胸锁关节外的 1～3 cm 处。最常用的穿刺定位方法有两个(图 5-9-39)：① 中位进针：自胸锁乳突肌胸骨头、锁骨头和锁骨构成的三角的顶端入路，进针方向与额面呈 30°，方向指向胸锁乳突肌锁骨端下方。② 后位进针：在胸锁乳突肌外侧与颈外静脉交汇点的后方经胸锁乳突肌下方指向胸骨上窝进行穿刺。另外，亦有人习惯取患者正常头前位，先在颈部下 1/3 扪及颈总动脉搏动，颈内静脉总在颈总动脉的外侧并与之并行，如医生站在患者右侧判断右颈静脉途径，将中指放在右颈总动脉的走行上，则颈内静脉就在示指下。如穿刺到颈总动脉，则需再偏向外侧进针。穿刺成功后按上述锁骨下静脉穿刺方法一样分别送入指引钢丝、扩张管及可撕性鞘管和电极导线。

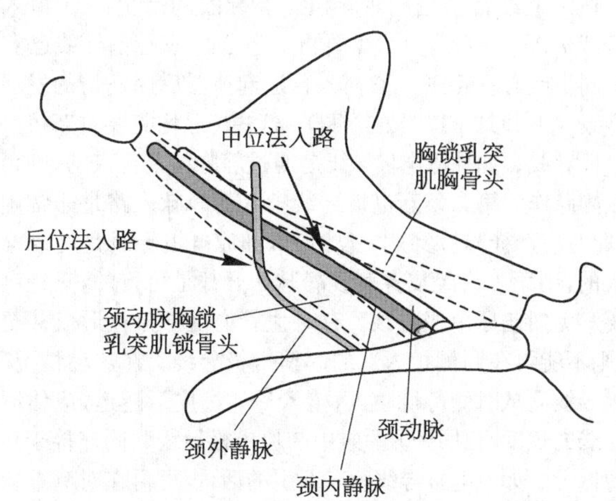

图 5-9-39　颈内静脉穿刺方法

示中位和后位入路法穿刺颈内静脉

优点：方法简便、快速、可靠。可同时送入多根电极导线。

缺点：有颈内动脉损伤、空气栓塞等风险。皮下隧道长且要通过锁骨表面，后者与电极导线长期磨损容易产生电极导线故障，尤其是消瘦的患者。

4. 颈外静脉切开 颈外静脉位于颈部浅筋膜，在胸锁乳突肌表面向下后斜行，至该肌后缘锁骨上处进入深筋膜并汇入锁骨下静脉。通常在取头低位时就能看到颈外静脉的轮廓。于锁骨中点上 2～3 cm 在相对应静脉的皮肤上做一 1～2 cm 横切口，钝性分离浅筋膜后就可在颈阔肌下找到颈外静脉。静脉壁薄，须小心分离。后续操作步骤同经头静脉切开送入电极导线的方法同。

优点：粗大，可同时送入双电极导线。

缺点：皮下隧道长且要通过锁骨表面，与电极导线长期磨损容易产生电极导线故障，尤其是消瘦的患者。通常为其他静脉途径失败后的最后选择。

实际上，颈内及颈外静脉很少用到。因为绝大多数情况下都能通过两侧的锁骨下静脉成功送入电极导线。由于锁骨上的皮下隧道容易使导线或皮肤发生磨损，因此，宁可选择对侧血管也不宜在锁骨下静脉穿刺失败后直接选择同侧的颈内或颈外静脉。

5. 腋静脉穿刺 锁骨下静脉穿刺虽然比较成熟且成功率很高，但存在一定的近期及远期并发症。由于"锁骨下挤压现象"导致的电极导线绝缘层故障甚至电极导线断裂屡有报道，因此近年来有人提倡采用腋静脉植入途径，既可避免锁骨下静脉穿刺导致的远期故障的可能性，又具有静脉粗大、能同时放置多根电极导线的优势，尤其是近年来 ICD 及 CRT 的逐渐广泛应用。

腋静脉实际上是锁骨下静脉的胸外段，是锁骨下静脉出上纵隔、横过第一肋时的延续。腋静脉前方有胸小肌、胸大肌和胸锁筋膜覆盖。平行于胸三角沟，在其内 1～2 cm 处与皮肤呈 45°进针，如未能穿刺到腋静脉，可在透视下找到第一肋，然后向外向后进针，直至进入静脉。腋静脉穿刺的并发症为由于进针太深导致气胸和骨膜损伤。

实际上，腋静脉与锁骨下静脉并无严格界限，靠外侧穿刺锁骨下静脉时实际上已经属于腋静脉的范畴。

临床上经常会遇到重新植入新导线的情况：① 植入的 VVI 或 AAI 起搏器，日后需要再放置心房或心室导线已获得房室同步或心室起搏。② 植入普通起搏器后因病情的发展需要升级为 ICD 或 CRT 或 CRTD。这些情况均需要重新植入新的电极导线。如果原电极导线是通过静脉切开置入的，则再分离该静脉作为第二条新电极导线植入的静脉入路是非常困难的，此时应选择静脉穿刺。反过来，如原电极导线是经皮穿刺植入的，则第二次经皮穿刺或静脉切开都是可行的，只是穿刺时要避免损伤原电极导线。有时血管内由于血栓形成甚至阻塞，则不能再在同侧植入新的起搏电极导线。在这种情况下，电极导线需从对侧静脉植入，植入后通过皮下隧道（应估测电极导线的长度）拉回到原囊袋中与原电极导线共同连接于新的起搏器上。如原电极导线废弃不用的话，也可再在对侧重新制作新的起搏器囊袋以避免过长的皮下隧道对皮肤的磨损，尤其是对消瘦的患者。

（二）导线电极的放置

在自头静脉插送过程中，电极导线自头静脉进入腋静脉入口或自腋静脉进入锁骨下静脉入口处时常因成角明显而致使电极导线插入困难，此时可抬高和外展患者肩部，或将导引钢丝外撤 2～3 cm 使电极导线顶端变软，或改换头部带有弯曲的导引钢丝继续插送，往往可顺利进入腋静脉、锁骨下静脉和无名静脉。切忌强行插入。如上述操作仍未能使电极导线进入锁骨下静脉，可先将电极导线退出后做血管造影以明确血管走向及有无畸形，或直接改用同侧锁骨下静脉穿刺。偶尔会发现头静脉近端是盲端，此时只能改用其他静脉途径。

永久起搏电极导线的操作与其他右心导管或临时起搏电极导线的操作不同，因永久电极导线本身很软，不能靠扭转或旋转来操纵。采用弯钢丝（根据心脏大小和位置决定指引钢丝前段弯度的大小）或回撤指引钢丝等方法通常都能将电极导线到位。

1. 右心室电极导线

（1）右心室心尖部电极导线的植入：电极导线进入右心室后可先送入右心室流出道以确定未误入冠状静脉窦。亦可侧位透视，若电极导线头端指向前方则在右心室，如指向后向脊柱则进入冠状窦。另外，室性期前收缩也是判断电极进入右心室的简单、可靠的方法。电极导线送入流出道后回撤电极导线使其顶端下落，此时直接前送导线或改用直的指引钢丝前送电极导线多可将电极导线顺利固定在右心室心尖部肌小梁中，如图5-9-40所示。

（2）右心室间隔部起搏：由于较好的血流动力学效果，近年来右心室间隔起搏逐渐开展，尤其是在心功能不全且心室起搏依赖患者需植入心脏起搏器时。右心室形状近似锥体，室上嵴是右心室壁上的一较宽的弓形横行肌隆起，位于右心房室口与肺动脉口之间。它将右心室分为流入道和流出道。流出道是流入道向左上方延伸的部分，向上逐渐变细，形似倒置的漏斗，壁光滑无肉柱，称为动脉圆锥或漏斗部。流入道的左后上部分和流出道的左后部分构成室间隔。室间隔的中低位在流入道，而高位在流出道。流入道和流出道都可以分为间隔、前壁和游离壁。室间隔处无肌小梁，所以只能用主动固定电极。间隔处的定位主要靠起搏心电图和 X 线影像学来判断：① 起搏心电图表现为Ⅱ、Ⅲ和 aVF 导联主波向上，应调整位置，选择Ⅰ、aVL 导联主波均向下的位置，因此时电极更加接近室间隔和左心室。② X 线影像投照选择 LAO 45°，这是 X 线的心脏四腔图，透视下调整电极头朝向脊柱方向。可用做成两个弯的指引钢丝，前端的弯朝后，易使电极朝向室间隔，后端的弯为进入三尖瓣用。测定各参数合格后顺时针旋转 8～10 圈，在 X 线下观察螺旋头是否已伸出。在重度三尖瓣反流患者，往往流出道是个容易固定的部位。

估测电极导线是否固定良好是右心室电极导线植入过程中非常重要、不可或缺的操作步骤，可以通过轻轻回拉电极导线感觉是否遇到阻力来判断，这是电极导线成功固定的可靠标志。如轻轻回撤电极导线就能使电极导线移位的话，建议重新更换电极导线位置以免术后发生脱位。当然，也可在透视下通过患者深呼吸、咳嗽等动作来判断电极导线顶端的固定情况。

一旦判断电极导线到位且固定良好后，可描记心腔内心电图。方法为肢体导联按常规与心电图机相连，用鳄鱼夹把心电图 V1 导联与电极导线尾端连接器相连，获得单极心腔内心电图。也可把双极起搏电极导线尾端连接器上的顶端电极和环

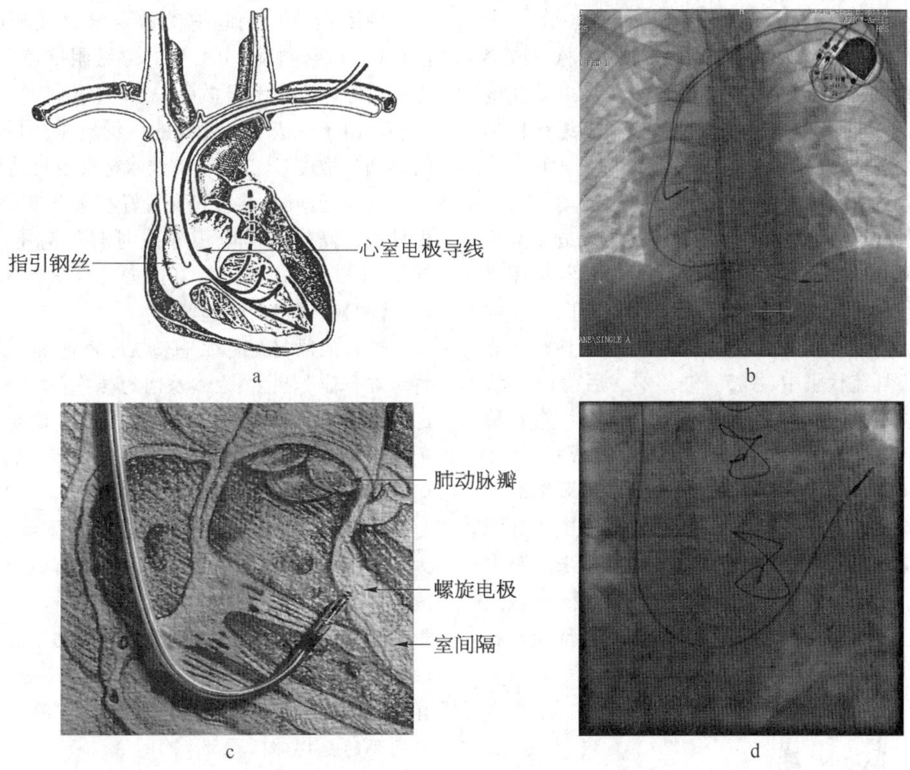

图 5-9-40　心房、心室电极导线的位置

a. 电极导线送入右心室心尖部示意图。电极导线送至肺动脉，然后回撤使导线顶端落下到达右心室心尖部
b. 电极导线分别固定于右心室心尖部和右心耳后 X 线前后位片　c. 电极导线在右心室流出道间隔部示意图
d. 主动电极导线固定于流出道后 X 线前后位片

状近端电极分别与心电图导联的右上肢和左上肢相连，记录的Ⅰ导联心电图即代表两个起搏电极之间的心电活动。正常右心室室壁（电极顶在心壁的心内膜上）腔内心电图呈 rS 形，S-T 段抬高呈损伤电流表现，见图 5-9-41a。如出现典型的腔内心电图表现，通常提示电极导线位置和起搏参数良好，尤其是当 S-T 段抬高大于 5 min 时提示主动导线固定可靠。但也有不少中心已不再记录腔内心电图。

要用起搏系统分析仪（pace system analyser，PSA）测试下列起搏参数。① 起搏阈值：以比自主心率高出 10～20 bpm 的刺激频率进行测试，将输出电压逐渐降低或逐渐增高的方法来判断夺获心室的最小电压。现在通用的激素电极导线的起搏阈值多在 0.3～0.5 V，要求起搏阈值<1 V。② R 波振幅>

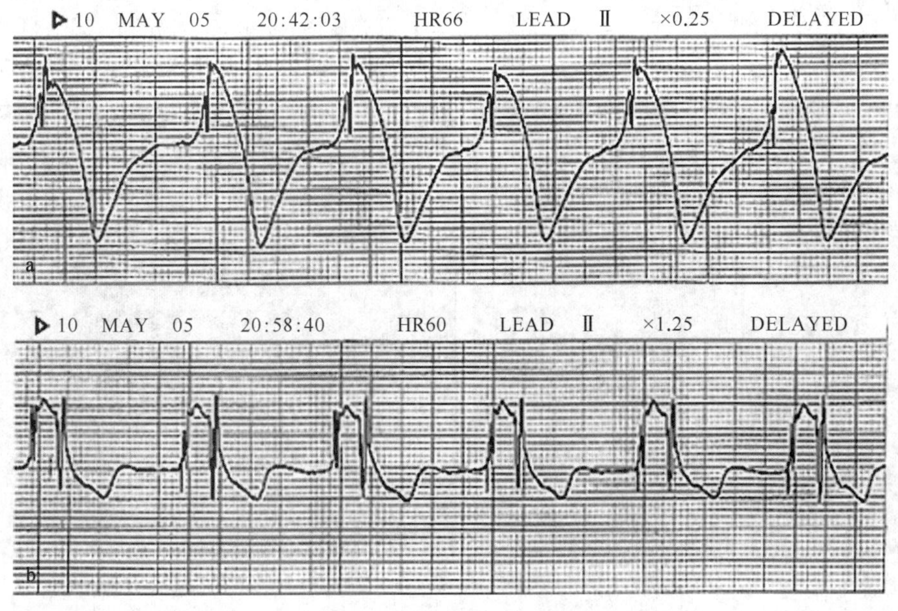

图 5-9-41　心腔内心电图

a. 心室腔内心电图　b. 心房腔内心电图

5 mV。③ 斜率>0.75 V/s。④ 系统阻抗在 500～1 000 Ω。

一旦电极导线测试完毕，应当在电极导线进入静脉口或穿刺点处用非可吸收线结扎固定。注意不要用缝线直接结扎电极导线，而应结扎在电极导线固定保护套上或用周围组织包裹电极导线后结扎，以免对电极导线绝缘层造成永久性损伤。

2. 右心房电极导线 使用已塑形的 J 形翼状被动固定导线或带有 J 形塑形钢丝的主动导线。当 J 形翼状被动固定导线进入右心房近三尖瓣水平时，部分回撤指引钢丝，使其顶端靠自然张力向上成 J 形，旋转电极导线使 J 形头部向左向前朝向胸骨方向，继而向上轻轻回抽电极导线，J 形电极导线顶端多能比较容易地进入右心耳梳状肌中(图 5-9-42)。后前位 X 线透视可见电极导线顶端指向左前上，电极头随心房收缩左右移动，随呼吸上下移动，深吸气时由 J 形变成 L 形，深呼气时由 L 形变成 J 形，则提示电极导线在右心耳固定牢固。也可顺时针或逆时针旋转电极导线使其产生自然力矩，用以观察电极导线顶端固定情况。可进一步采用各种呼吸动作和咳嗽来判断电极导线固定的程度。另外，由于心房结构的差异、起搏参数及需可靠固定的要求，不少患者右心房电极最终固定的部位不在 2～3 点的位置。

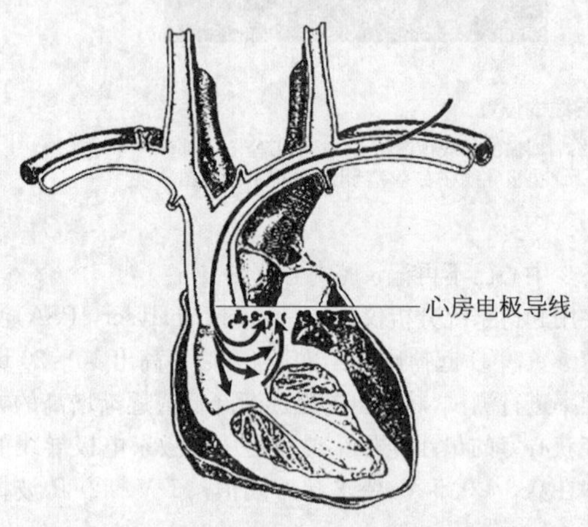

图 5-9-42 导线送入右心耳示意图

电极导线送至三尖瓣口水平后回撤指引钢丝，使导线恢复 J 形，来回拉送导线使其顶端进入右心耳

使用 PSA 检测起搏参数要求 P 波振幅>2 mV，起搏阈值<1.5 mV，斜率>0.5 V/s，系统阻抗在 500～1 000 Ω。右心耳房壁腔内心电图 P 波高大，R 波很小，P-R 段抬高(图 5-9-41b)。由于双极电极导线的广泛应用及目前起搏器具有较高的感知灵敏度，P 波振幅的要求标准也可适当放宽。

双腔起搏时，通常先安置好心室电极导线后再安置心房电极导线。操作心房电极导线时避免钩住已植入的心室电极导线。

【附】 低位间隔起搏

低位间隔起搏是近年来起搏的新热点。与右心耳相比，起搏该部位能加快右、左心房间的传导，减小心房激动的离散度，达到左、右心房再同步的目的。另外，该处起搏较右心耳起搏缩短房间传导时间，减少左心房电机械延搁，使左侧房室 A-V 间期较右心耳起搏时限延长，有利于左心房对左心室的充盈。起搏部位在 Koch 三角处，位于冠状窦口上、前、内，卵圆窝下方，三尖瓣隔侧瓣的附着缘。在 X 线前后位上，由于在心室收缩时房室环向下的力量引起房间隔运动，房间隔导线呈典型的上下运动(而 RAA 起搏时呈左右摆动)，在 LAO 45°时朝向脊柱方向，同室间隔起搏相似(与房间隔垂直)。起搏心电图示Ⅱ、Ⅲ和 aVF 导联倒置，且明显变窄。图 5-9-43 显示了低位房间隔的起搏部位。

3. 经冠状窦电极导线的放置 冠状窦左心房起搏技术最早于 1968 年用于治疗窦缓导致的反复室性心动过速患者，以后在临床上得到广泛应用。20 世纪 70 年代末期由于更加安全可靠的 J 形心房电极和螺旋固定电极的问世，经冠状窦左心房起搏一度被废弃不用。直到 1990 年再次提出应用冠状窦左心房起搏治疗病态窦房结综合征、房间传导阻滞引发的快速房性心律失常，尤其是近年来双室同步起搏治疗充血性心力衰竭的广泛开展，经冠状窦进行心脏起搏这个几乎被遗忘的古老技术才又重新得到重视和应用。

(1) 左心房电极导线：双房同步起搏是在常规右心房起搏基础上进行同步左心房起搏。有 3 种方法能进行左心房起搏：① 开胸后将电极缝在左心房上。② 穿刺房间隔将电极送至左心房进行起搏。③ 将电极送入冠状窦进行左心房起搏。方法

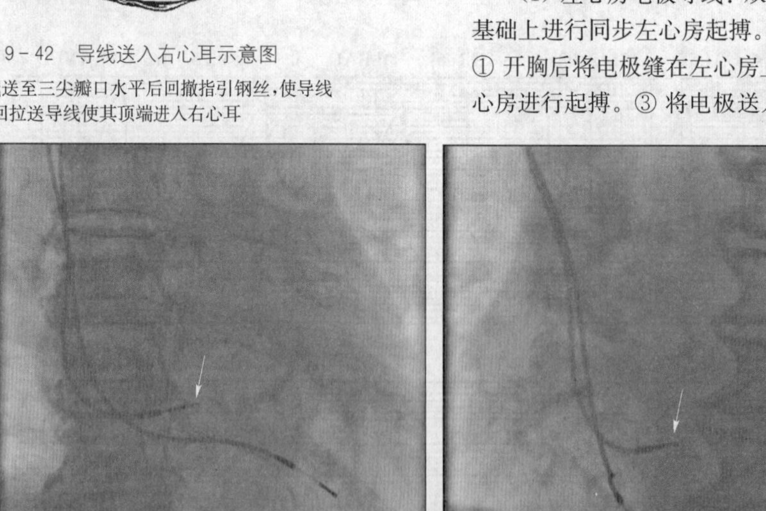

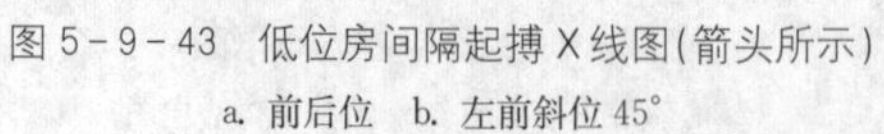

图 5-9-43 低位房间隔起搏 X 线图(箭头所示)

a. 前后位 b. 左前斜位 45°

①、②由于手术创伤大或需终生抗凝等缺点，基本不用。方法③是目前左心房永久起搏的主要方法。

冠状窦电极导线植入方法同电生理检查中冠状窦电极导管（EP 导管）植入方法相同。尽量将电极导线送到冠状窦最远端的心大静脉，调整其方向，寻找位置稳定、起搏和感知良好且在高能量时亦无心室夺获的位置。通常起搏电极导线在冠状窦近端或中间且电极头朝上时提示电极与左心房密切接触，见图 5－9－4。

最初用普通心室电极导线植入冠状窦失败率达 13%～14%，包括电极脱位及由于起搏阈值升高而不能起搏等。Medtronic 公司研制出非翼状头双极起搏电极——SP2188 冠状窦电极，该电极有两个 45°角弯曲。近头部形成的第一个 45°角有利于导管进入冠状窦并与心房组织接触。在环状电极后形成的第二个 45°角使电极导线易在冠状窦固定而不脱位。利用此种电极导线植入冠状窦成功率为 97.5%。

位置固定后冠状窦电极导线与 Y 形转换器阳极孔连接，右心房电极与阴极孔连接，经转换器两者组成新的双极电极（larger bipolar）导线，进行双房同步起搏和感知。转换器尾部与起搏器的心房孔相连。根据患者不同情况选择不同类型的起搏器和起搏方式。后者对双房同步起搏防治房性快速心律失常十分重要。当患者仅有房间传导阻滞和房性快速心律失常时，应选择 AAT 起搏方式。由于右心房和冠状窦电极组成一对起搏电极，因此任何一侧的心房电活动都能及时触发对侧心房同步起搏，使其不仅能在窦性心律时同步起搏左、右心房，而且在左心房或右心房出现期前收缩时亦能及时触发另一心房起搏，达到双房持续同步除极，有效预防房性期前收缩诱发的折返性快速房性心律失常。如患者同时存在房室传导阻滞时需选用 DDD(R)起搏器，以保证双房同步和房室顺序起搏。

（2）左心室电极导线：植入方法详见本章第七节。除了 CRT 植入左心室导线外，常规经右心室心内膜植入失败的患者也可采用经冠状静脉植入左心室导线起搏左心室的方法，如三尖瓣重度反流、三尖瓣机械瓣置换术后及右心室心内膜起搏参数不满意等。

经冠状静脉系统放置电极导线进行左心房或左心室起搏与传统的经心内膜右心房、右心室起搏不同，前者是通过静脉血管内膜传递脉冲刺激，且电极导线没有固定装置，因此存在起搏阈值偏高、易脱位等问题，另外，尚可能存在冠状静脉穿孔、血管血栓形成、远期阈值升高等问题，相信随着经验的积累和植入电极导线的不断改进会逐渐完善。

4. 通过永存左上腔静脉放置电极导线　正常左上腔静脉应该闭锁，约 0.5%的人群存在永存左上腔静脉，后者直接与心脏静脉直接相接。当存在交通支时对起搏器植入手术影响不大，但部分患者同时合并右上腔静脉闭锁或缺如，此时只能通过永存左上腔静脉植入电极导线，相对比较困难。放置心室电极导线到右心室心尖部，必须设法以锐角跨过三尖瓣，此时可利用右心房侧壁将电极导线顶成环形而弹入右心室完成。心房电极导线通常采用主动螺旋电极导线固定在右心房侧壁上。见图 5－9－44。

如不能通过左上腔静脉送入电极导线，右侧上腔静脉又缺如，此时可能需要通过心外膜植入起搏电极导线。

5. 心外膜电极导线　只在很少情况下才应用心外膜电极

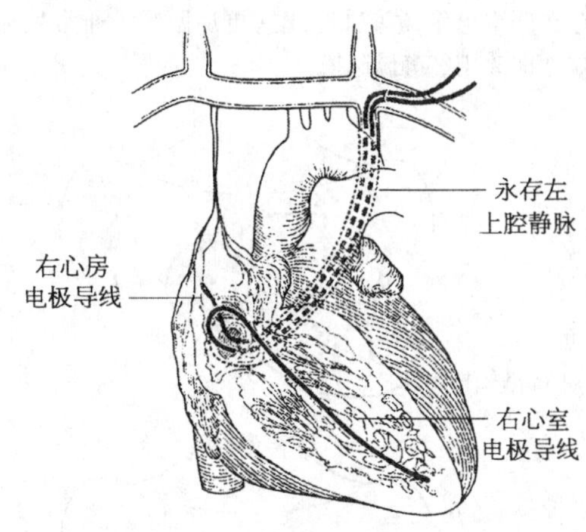

图 5－9－44　通过永存左上腔静脉放置心房和心室电极导线

心房为主动螺旋电极导线。图中显示右上腔静脉缺如

导线。包括进行心脏外科手术患者的临时心脏起搏、经静脉途径电极导线反复脱位、三尖瓣机械瓣换瓣术后、经静脉植入困难（如永存左上腔静脉合并右上腔静脉缺如）等。现在随着双室同步起搏治疗充血性心力衰竭的临床广泛应用，经心外膜左心室起搏又开始增多起来。详细内容可参见本章第七节。

（三）起搏器的埋置

起搏器一般均埋于电极导线同侧的胸部皮下。囊袋的制作通常在电极导线放置前进行，这有利于囊袋的确切止血，且手术操作误损伤及移动已固定好的电极导线的风险减少。局部麻醉下依起搏器大小做皮肤切口，分离皮下组织至深筋膜下，在肌膜表面钝性分离一皮下囊袋。囊袋可与静脉插管为同一切口或另外一个切口，如为后者，则需做一隧道将电极导线引入囊袋部位。要注意皮下隧道的深度，避免太浅以免日后电极导线磨损皮肤。将电极导线的尾端连接器与起搏器的终端插孔相连接，拧紧附有密封盖的固定螺丝。要注意止血。把多余的电极导线盘绕并压于起搏器下放入囊袋内（这样可避免多余电极导线因张力压迫表面皮肤及将来更换起搏器时损伤原电极导线）。要用缝线通过起搏器上的缝合孔固定起搏器，尤其在老年人和肥胖女性，以免日后发生起搏器下坠。如伤口或囊袋渗血多，可放置引流条。逐层缝合皮下组织和皮肤。

三、临时性心脏起搏

根据病情可分为紧急和择期临时心脏起搏。

（一）紧急临时心脏起搏

有经皮起搏、经食管起搏、经胸壁穿刺起搏、开胸心外膜起搏和经静脉起搏等 5 种方法。对同一个患者可能根据需要先后采用几种不同的起搏方法，比如情况紧急时可先选经皮起搏，一旦病情稳定后则改用经静脉起搏。

1. 经皮心脏起搏　是所有紧急临时起搏方法中速度最快的一种。通过安置在胸部的电极片使电流通过心脏起搏心肌。电极片放置的位置见图 5－9－45。通常脉宽 20～40 ms，输出电流为 40～70 mA。经皮起搏并发症发生率低，主要为胸部疼痛和咳嗽。最大的弊端是不能保证稳定、持续有效的可靠心脏起搏，尤其是当起搏的患者为循环衰竭终末期、心肌严重缺血缺氧或存在严重电解质紊乱时起搏更加困难。通常生命体征稳定后应立即改用经静脉起搏。

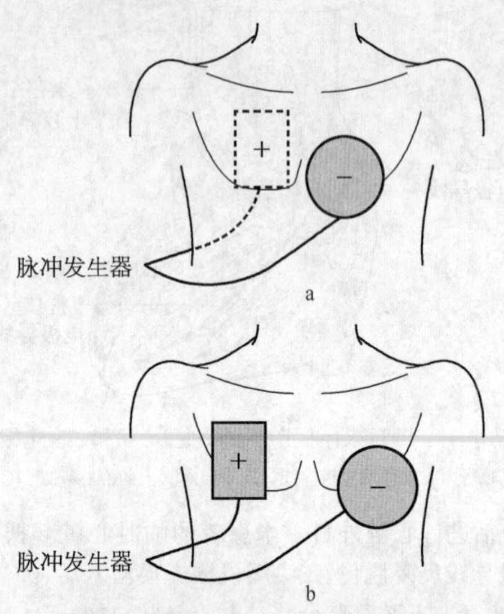

图 5-9-45 经皮心脏起搏电极片放置的位置

a. 前后位：负极片位于心尖部，正极片位于背部脊柱与右肩胛骨之间 b. 前位：负极片位于心尖部，正极片位于右前胸上部

2. 经食管起搏 通常经食管起搏用于诊断和终止室上性折返性心动过速，也可进行心脏负荷试验（无法运动或正在服用负性变时作用药物的患者）和临时心脏起搏。可在床旁迅速实施，既不需穿刺静脉也不需透视检查。通常脉宽需要 10 ms，输出电流为 30 mA。主要是起搏心房，而起搏心室效果差。亦不推荐长期使用，条件允许时尽快改用经静脉起搏。

3. 胸壁穿刺起搏 在剑突下或胸骨旁用套管针穿刺到心室壁，回抽到血后沿套管内放入 J 形起搏电极导线，使电极与心室肌接触，然后拔除套管，并用另一皮下注射针作为无关电极即可进行临时起搏。由于可引起心肌或冠状动脉撕裂导致心脏压塞或血气胸，风险较大。另外，由于经皮起搏技术的出现和发展，经胸壁穿刺起搏现已废弃不用。

4. 心外膜起搏 如已开胸做心脏按压或行心脏外科手术，可直接在心室表面缝上心外膜电极进行心外膜起搏。

5. 经静脉心内膜起搏 是最常用的紧急临时心脏起搏方法。由于其可靠、稳定和易耐受的特点，目前临床上紧急心脏起搏几乎均采用经静脉途径。如患者情况允许应尽量移至能进行 X 线透视的放射科或导管室做经静脉临时心脏起搏（具体操作步骤详见下）。如情况紧急或不便搬动患者时也可在床旁进行。如心脏已停搏、无血流推动或无心电显示时，经静脉起搏则难以成功。

床旁进行的紧急临时心脏起搏注意事项：① 静脉选择：多选用右侧颈内静脉或左侧锁骨下静脉穿刺，因其路径短且不宜进入静脉分支。② 通常电极导线前送过程中（据体外实测长度尚未到达心室部位时）不应遇到明显阻力，否则可能是电极导线未进入上腔静脉而误入其他血管，此时应回撤电极导线并旋转后再送入。③ 在推送电极导线时应进行连续心电监测，如观察到室性期前收缩则提示进入右心室。或在持续保持起搏脉冲输出的情况下推送电极导线观察夺获心肌心电图的图形来判断电极导线的位置。④ 可直接用带球囊的漂浮起搏电极导线沿血流漂送到右心室。

（二）择期临时心脏起搏

多采用经静脉双极心内膜起搏。通常选用股静脉、锁骨下静脉或颈内静脉穿刺送入临时起搏电极导线。在选择静脉入路前应排除或纠正患者的出血倾向或凝血功能障碍，在不能确定时应首选股静脉入路，因该部位发生出血时容易压迫。另外，要考虑是否日后需要安置永久性心脏起搏器，如是，尽量不用锁骨下静脉，以免发生静脉血栓或感染，影响日后永久心脏起搏电极导线的植入。

通常选择右侧股静脉穿刺。穿刺点在右侧腹股沟韧带下 2～3 cm，股动脉搏动的内侧，通常位于腹股沟皱褶的下方，对于肥胖患者此位置可能更高些。由于在较低位置时股浅动脉常常位于股静脉之上，所以应避免穿刺位置太低以免损伤股浅动脉并造成动静脉瘘（图 5-9-46）。穿刺成功后通过 seldinger 技术送入临时起搏双极导线至右心室心尖部。固定良好后测试腔内心电图和起搏参数。

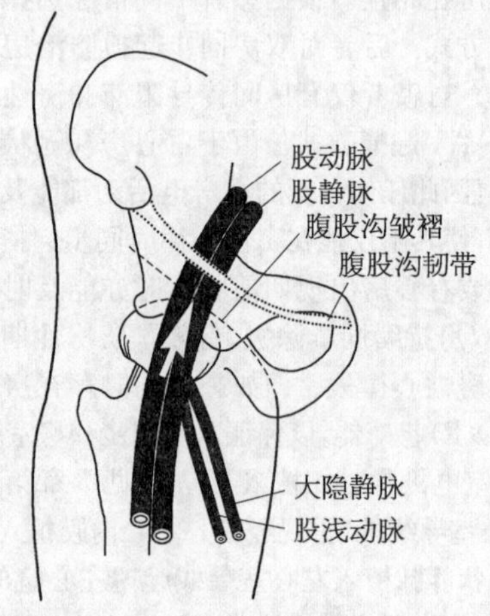

图 5-9-46 右侧腹股沟区局部解剖和股静脉穿刺的位置

为临时心脏起搏设计的起搏器的输出电刺激强度通常用电流来表示，要求起搏阈值应小于 2 mA，理想情况下小于 1 mA。当存在心肌梗死、心肌缺血、使用抗心律失常药物、高钾血症等代谢紊乱情况时起搏阈值会升高。感知阈值的测试应在低于自主心率 10 ppm 时测试，逐渐降低感知灵敏度（增加灵敏度数值）直至起搏器不能感知自身心腔内电位而发放脉冲。通常要求感知灵敏度大于 5 mV，此时将起搏器的感知灵敏度设置为感知阈值的 1/2，输出电压应放在起搏阈值的 2 倍以保证在近期阈值升高时亦能夺获心室。一旦得到稳定的心室起搏和感知阈值，可将起搏电极导线用非可吸收线固定在皮肤上。体外起搏器通常为 VVI 临时起搏。

经静脉临时起搏电极导线电极头端呈柱状，没有主动或被动固定装置，故不如永久起搏电极导线固定稳定，发生电极导线移位的情况较永久心脏起搏常见。应加强术后心电监护，包括早期的起搏阈值升高、感知灵敏度改变及电极导线脱位等，尤其是起搏器依赖者。另外，由于电极导线通过穿刺点与外界相通，因此要注意局部清洁，避免感染，尤其是放置时间较长者。另外,经股静脉临时起搏后患者应保持平卧位,静脉穿刺则下肢制动。

四、术后处理

随着起搏器、电极导线和植入技术的不断发展,手术创伤越来越小,并发症发生率已很低,因此,植入术后并不需要常规及严格的心电监护。通常术后的处理及注意事项包括:

(1) 观察心律、血压、局部及全身反应。术后多会出现局部疼痛、低热等,通常不需特殊处理或只需对症治疗。

(2) 常规术后记录12导联心电图。这对判断起搏系统的感知、起搏功能非常重要,并能作为资料保存以协助今后可能出现的诸如电极导线移位等并发症的判断。

(3) 囊袋处沙袋加压6~8 h。

(4) 拍摄后前位和侧位胸片获得起搏器、电极导线位置和两者联结情况的资料,也可提供有无气胸、心包积液或胸腔积液的证据。

(5) 不必平卧。平卧太长时间会导致诸如肺栓塞等严重并发症。应避免植入侧上肢的突然大幅度运动。

(6) 逐渐恢复原有的抗血栓治疗。

(7) 出院前做好宣教工作,包括如何识别起搏器囊袋的并发症如感染、出血和血肿的征象以及如何定期随访。通常建议患者植入起搏器的一侧上肢避免举重物或剧烈的活动(尤其是剧烈的外展动作)。应提供患者有关起搏器的资料,包括含有起搏器和电极导线制造商、型号和序列号的袋装卡片。

五、儿童的起搏治疗

目前尚无专门针对儿童设计和制造的特殊型号的起搏电极导线和起搏器。由于儿童疾病本身及其他相关问题,儿童心脏起搏有其特殊性。

与成人不同,小儿较多情况下会使用心外膜电极导线。在解剖异常的情况下,或上腔静脉进入心脏的通道不通畅时应选择心外膜电极导线。另外,体重不足20 kg的儿童发生锁骨下静脉血栓的机会较大,而且此类血栓使下次再次植入心内膜电极导线变得困难,因此这类患儿亦主张应用心外膜电极。通常当首次植入的起搏器寿命到期更换时患儿已发育长大并可以接受经静脉途径植入起搏电极导线。

如决定放置心内膜电极导线,亦有儿童的某些特殊性。通常选择VVIR起搏器。主要的原因是避免心腔内异物过多,另外的原因是儿童放置心房导线比较困难:成人使用的右心房J形电极导线对较小的儿童则显过大,能够放置电极导线的可供选择的右心房面积较小,而且有些先天性心脏病在外科矫正手术时已切除了右心耳。右心室建议选择主动导线,因为患儿一生需要更换起搏电极导线的机会较多,而主动电极导线的拔除相对容易。要在心腔内留置较长的电极导线以便于将来生长发育之需(图5-9-47)。

囊袋可置于胸前筋膜或在腹部肋下腹直肌表面的筋膜层。应尽量采用频率应答起搏器。起搏器植入后的随访同成人,只是要注意患儿的快速生长可导致电极导线发生移位(长度不够),因此,要及时随访胸片并做出评估。

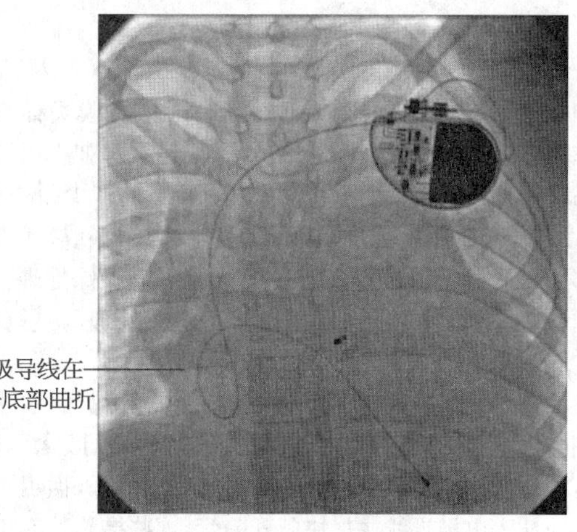

图5-9-47　儿童患者植入心脏起搏器前后位片

示导线在心腔内弯曲形成一个环形圈,以备将来生长发育之需

第四节　永久性心脏起搏并发症及处理

一、植入手术相关的并发症及处理

多数并发症如术中仔细操作应当可以杜绝,有些则难以完全避免。并发症发生率的多少与植入医生的经验和技巧密切相关。

(一) 心律失常

手术操作电极导线进入右心房、右心室后,往往因机械性刺激引起房(室)性期前收缩、短阵房(室)性心动过速、心房颤动(少见)甚至心室颤动(罕见)。其中,期前收缩和短阵心动过速几乎不可避免,实际上,它是术者判断电极位置的重要依据。一旦电极导线固定或撤离原部位,心律失常通常即可消失而勿需特别处理。

预防:避免粗暴操纵电极导线。

治疗:① 如出现持续快速心律失常,应回撤电极导线,避免电极对心肌的继续刺激。② 如反复出现,则应尝试更换电极导线的安置部位。通常经上述处理后心律失常即可消失而不必应用药物治疗。

(二) 局部出血

较常见,多表现为术后囊袋积血。与手术止血不完全有关。通常是由于囊袋内小静脉渗血引起,也可能是来自小动脉或沿起搏电极导线逆行溢出的静脉血液。症状和体征包括疼痛、肿胀和有时囊袋切口位置的出血。持续的囊袋大量积血是起搏器囊袋感染的重要原因,因为血液在非血管组织中的淤积可成为一个良好的细菌培养基。

预防:术前停用抗血小板或抗凝药物;术中严格止血;如术中渗血明显,可囊袋内放置引流条1~2 d。

处理:小量积血可以采用加压包扎、沙袋压迫等措施并停用抗血小板或抗凝药物,通常可以自行吸收。有明显血肿形成时可在严格无菌条件下在囊袋下方起搏器表面做一小切口挤出陈旧积血块。

（三）锁骨下静脉穿刺并发症及处理

1. 气胸、血胸　可能没有症状，在胸部 X 线检查时才发现。在植入起搏器后患者出现呼吸困难或胸膜炎样胸痛时应考虑该诊断。少量气胸不需干预治疗，气胸对肺组织压迫大于 30%时需抽气或放置引流管。血胸可视量的多少而酌情处理。

2. 误入锁骨下动脉　此时应拔除针头和(或)导引钢丝并局部加压止血(切勿插入扩张管)，通常无需特殊处理。如不慎已插入扩张管，应由胸外科医师至手术室处理，切忌自行拔出而造成大出血。

3. 空气栓塞　很少见。可发生在锁骨下静脉和颈内静脉穿刺时。静脉穿刺过程中嘱患者避免深呼吸、咳嗽(可致胸腔负压骤增)，并注意静脉鞘管口的封堵等。另外，撤出扩张管后应迅速插入电极导线并尽快撕开鞘管，这些措施均有助于预防空气栓塞的发生。可出现短时间的气急等。通常随着这些小气泡到肺组织的弥散，症状会很快消失。

（四）胸大肌刺激

固定电极导线的塑料螺帽脱落、起搏电极导线断裂引起电流泄漏到周围组织、分离囊袋时太深至肌层、单极导线的起搏器正面朝下放置在囊袋(阳极直接接触胸部肌肉)内等原因均可引起局部肌肉跳动。

处理：接触不良者或电极导线断裂者需重新手术，否则可调低起搏强度或改用双极起搏。

（五）皮肤压迫性坏死

常见于手术时制作的皮下囊袋过紧、张力过高或位置过浅，以及皮下隧道过浅的消瘦患者在电极导线跨越锁骨前的相应部位处。

处理：一旦出现坏死应立即做坏死区切除并重新在原位置或更换位置重新制作囊袋。应及时发现皮肤压迫性坏死征象以免破溃后引起继发感染，增加处理难度。

（六）心脏穿孔

质硬的临时起搏电极导线和内有指引钢丝的永久起搏电极导线操作过于粗暴和(或)对心脏壁顶得太紧等均可导致心脏穿孔。可在术中或术后出现。术中可见导线进入肺野或进入心包腔，常出现心脏压塞症状及体征；术后可出现起搏功能不良或起搏图形的变化及(或)心脏压塞症状及体征。

当患者在植入起搏器后出现胸痛、心包摩擦音或低血压时应考虑心脏穿孔可能。胸部 X 线检查可能会发现心影增大或电极头在心影外。膈肌刺激、心室起搏电图的改变，提示心室电极穿出心脏。由于目前永久起搏电极导线都比较软，故实际发生概率很低，放置临时起搏电极导线时相对常见。

预防：术中操作应避免粗暴，尤其在指引钢丝存在时。建议指引钢丝不要插到导线顶端，尤其是在接近心房、心室壁时。术后加强监护。

治疗：术中出现时应小心将导管撤退至心内膜或心腔，并严密观察患者血压和心脏情况。很多时候能继续完成手术，尤其是心室的穿孔。一旦出现心脏压塞表现，应紧急心包穿刺放液并持续引流，如症状不缓解应考虑开胸行心包引流及心脏修补。继续安置电极时应避免将其放置在穿孔部位。

（七）感染

可发生在植入早期(与手术有关)或后期(通常由于囊袋坏死或破溃引起)。感染部位早期呈红肿硬结，继而化脓。感染可能仅累及起搏器囊袋，也可累及整个系统，后者可引起危及生命的脓毒血症和感染性心内膜炎。再次手术(即更换起搏器)较初次植入的感染发生率高。致病微生物多为皮肤菌属如表皮葡萄球菌。

预防：术中严格无菌操作，注意导管室的消毒，加快手术速度。

处理：国内外都已制定了植入心脏器械发生感染后的处理原则。一旦确定感染，无论只局限于囊袋还是发生了全身感染，都应立即移除整个起搏系统后局部清创处理。如植入时间太长或电极导线上有大的赘生物时需要心脏外科医生协助。经过 2 周确定菌血症已治愈后重新将新的起搏系统植入到对侧。目前国内存在的问题是缺乏拔除导线的装置，开展的中心也很少，很多都先采取保留起搏系统的姑息清创措施，多数都会复发，反而加重了医患的纠纷。

（八）膈肌刺激

可引起顽固性呃逆。右心室心尖部起搏，尤其是在高起搏输出时可能会直接刺激膈肌，而心房电极可能会刺激右侧膈神经。实际上，常规右心耳、右心室心尖部起搏时膈肌刺激较少见，而经冠状静脉安置左心室电极导线时较常见。另外，也应考虑有心脏穿孔的可能。

预防：在安置电极时应以最大的起搏强度(10 V)测试是否存在膈肌刺激，可预防日后发生本并发症。

处理：降低起搏器输出能量(通常是提高起搏脉宽的同时降低输出电压)，若症状持续存在，应重新调整电极位置。

二、与电极导线有关的并发症及处理

（一）阈值升高

起搏阈值升高可分为早期和晚期升高。早期升高主要由电极接触的心内膜或心肌局部水肿所致。起搏电极导线置入后两周内有生理性阈值上升，严重时可导致起搏失效，一般在 4～6 周后起搏阈值可逐渐回落。随着激素电极的广泛应用，早期阈值明显升高的发生率已显著下降。晚期阈值升高可能与电极接触的心肌纤维化、坏死或电极导线本身的故障等有关。

处理：早期起搏阈值增高时，可通过程控增高能量输出继续观察。如术后 3 个月时仍不能恢复可接受的范围时则需重新更换电极位置。当然如为失夺获或电极导线本身有问题，则必须更换位置或更换新的电极导线。

（二）电极脱位与微脱位

是术后较常见的并发症，在电极导线刚刚植入尚未发生血凝块或纤维化时容易发生脱位。可导致间歇起搏、不能有效起搏、起搏阈值升高及感知功能障碍。明显移位时 X 线检查可以发现，而微脱位者 X 线透视可见电极头仍在原处，但实际已与心内膜接触不良。

预防：在电极导线植入时需在透视下让患者深吸气、咳嗽等，并轻轻回拉电极导线以验证电极固定情况。

处理：微脱位时起搏参数有恢复的可能，但明显脱位者需重新手术，调整电极位置。

（三）电极导线折断或绝缘层破裂

通常发生在电极导线经常屈曲处，如锁骨下及三尖瓣处，也可由于缝线结扎过紧或术中误损伤。可表现为间歇起搏或起搏完全失效、感知不良、局部肌肉刺激、电极导线阻抗改变等。如阻抗很低则考虑绝缘层破损；如阻抗很高，则要考虑电极导线折断。图 5-9-48 显示电极导线断裂的前后位 X 线表现。

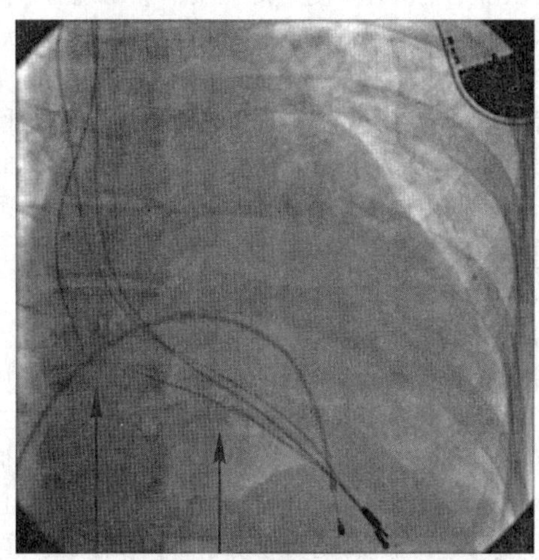

a

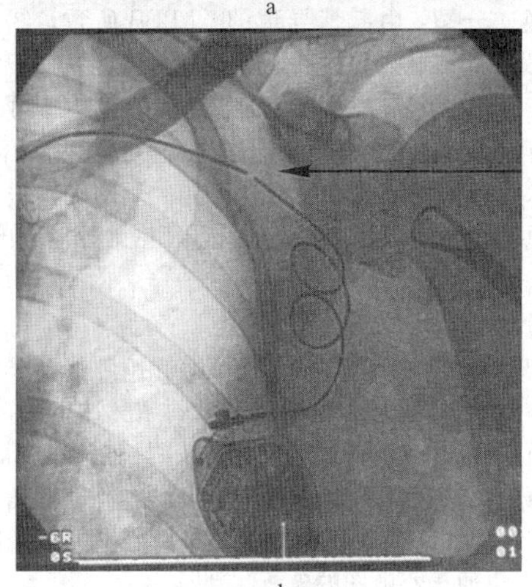

b

图 5-9-48 导线断裂的前后位 X 线表现

a. 为一名多次更换起搏器的患者。心腔内有新旧导线三根，另有一临时起搏导线。其中的一根导线在心腔内断为三段，但外面绝缘层未断裂 b. 示导线约在头静脉进入腋静脉处断裂

处理：多需重新植入新的电极导线。

(四) 电极导线尾端连接器与起搏器接触不良或松脱

表现为无或间歇出现刺激脉冲信号，与体位或按压囊袋等有关，电极导线阻抗可随两者接触情况可正常或很高。

预防：术中要将电极导线尾端连接器插到起搏器插孔的深部并旋紧，应轻轻外拉以证实接触牢固。

处理：重新手术，固定接插件及螺丝。

(五) 静脉内血栓形成或阻塞

与起搏电极导线有关的血栓形成通常是亚临床性的。静脉(通常为锁骨下静脉)急性阻塞后可出现同侧手臂肿胀甚或上腔静脉综合征，表现为胸壁水肿、面部肿胀或胸壁表浅静脉曲张。通常随着侧支循环的建立水肿逐渐消失。与起搏电极导线有关的血栓形成脱落后可引起肺栓塞、肺动脉高压甚至右心衰竭，但较少见。

初始治疗包括热敷和抬高患肢。有症状的静脉血栓或阻塞可能需要抗凝或全身溶栓甚至外科手术。后续治疗包括长期应用阿司匹林或华法林。

三、与起搏器有关的并发症及处理

随着工程学方面的进展，起搏器的元件损坏、外壳密封不严、化学电池产气使外壳爆裂、体液渗漏入起搏器等起搏器本身的故障已罕见，上述原因均可引起起搏失效。有时线路元件故障，形成起搏频率奔脱，这时起搏频率骤增(>150 次/min)，可引起室性心动过速甚至心室颤动，需紧急处理(罕见)。另外，起搏器可能被电烙或直流电除颤损坏。

常见的与起搏器有关的并发症有：

1. 起搏功能不良 螺丝钉松脱、电极导线尾端未插到起搏器插孔的最远端等原因不能构成电源回路，因而导致不起搏或间歇起搏。

处理：重新手术。

2. 感知功能障碍 包括：① 感知不良：起搏器不能感知心肌自主除极电活动，出现竞争心律。主要原因为起搏器感知灵敏度过低和自身 P 波、QRS 波群幅度太低，另外电极导线绝缘层破损和起搏器电路故障也可导致感知功能不良。此时可根据不同原因，可调高起搏器感知灵敏度、重新安置电极导线寻找 P 波或 QRS 波幅度较高的部位、更换电极导线或起搏器。② 感知过度：由于起搏器的感知灵敏度太高，或由于外界信号太强(如环境中的高频电磁波)，造成起搏脉冲的发放受抑制，可引起患者心率变慢甚至因长时间无心搏而出现危险。处理时调低感知灵敏度、延长不应期或将电极程控为双极(植入的必须是双极电极导线)。

3. 电池提前耗竭 在起搏器使用寿命前出现起搏频率比原先设定频率降低 10%、脉宽增加 10%、无脉冲输出、双腔起搏变为 VVI 方式或 R 功能丧失、电池电压下降、阻抗升高等提示电池提前耗竭，此时需更换起搏器。

四、与起搏系统有关的并发症及处理

(一) 旋绕综合征(twiddler syndrome)

起搏器在囊袋内旋转，患者可能未察觉。电极导线因此可能扭转并导致过度牵拉甚至将电极导线拉出心脏。

(二) 起搏器综合征

使用 VVI 型起搏器的某些患者可出现头昏、乏力、活动能力下降、低血压、心悸、胸闷等表现，严重者可出现心力衰竭，称为起搏器综合征(pacemaker syndrome, PMS)。少数情况下也可发生在 DDD 起搏伴房间传导阻滞时。PMS 发生机制为：① 血流动力学改变：心室起搏时，由于生理性房室顺序活动丧失，使心房失去“辅助泵”的作用，心排血量减少 10%～30%。另外，起搏电极导线还可能引起三尖瓣关闭不全。当心房内压力升高时，通过心房内压力感受器的作用，可抑制增加周围血管阻力的血管反射，导致血压明显下降。② 电生理异常：室房逆传(ventricular atrial conduction, VAC)。在 SSS 中，约 60% 的患者 VAC 保持完整，而 AVB 患者中仅 40%有 VAC，因此 SSS 患者较易出现 PMS。

不同的研究中，PMS 的发病率差别很大(0.1%～83%)，这可能是因评判标准的不同而非研究结果之间的真正差别。当将 VVI 程控为 DDD 模式时，所谓“无症状”的患者感觉会更好，

提示存在亚临床的 PMS。若发生 PMS 且为非起搏依赖者，可减慢起搏频率以尽可能恢复自身心律，必要时更换为房室顺序起搏器。DDD(R)发生起搏器综合征时可用左右心房同步起搏方式。

(三) PMT

PMT 是双腔起搏器主动持续参与引起的心动过速。由于所引起的心动过速呈现宽 QRS 波群因而易误认为是室性心动过速，尤其是双极起搏电极的刺激信号不易辨认时。

PMT 共有 3 种表现形式，第一种为患者在发生房性快速心律失常时起搏器跟踪快速心房率导致的快速心室起搏。第二种形式为过感知心房腔的信号，如肌电位。第三种是 PMT 最常见的一种形式，即环形运动性心动过速，见前述。

由于 60%的 SSS 和 40%的 AVB 患者存在室房逆传，因而约有 50%的 DDD 起搏器患者可能产生 PMT。其中，室性期前收缩是诱发 PMT 的最常见原因；另外，心房起搏不良也很常见，因为这两种情况下的心房都容易被逆传所激动。当植入 DDD 起搏器的患者有阵发性心悸时，要考虑 PMT 的可能。

预防的方法有：① 将 PVARP 程控得更长(比测得的室房逆传时间长 50～75 ms)。② 可适当降低心房感知灵敏度，将正常较大的前传波 P 波与较小的逆传 P 波区别开来以避免心室跟踪后者。③ 延迟感知 A - V 间期(使逆传 P 波或落入 TARP 内而预防 PMT)。④ 启动起搏器对 PMT 的自动预防程序。⑤ 根据引起 PMT 的原因，如服用抑制室性期前收缩的药物、提高心房起搏输出电压等。

处理的方法有：① 起搏器上放置磁铁使起搏器变为 DOO 起搏方式而临时终止 PMT。② 延长 PVARP，使逆传的心房除极落在 PVARP 内(一般认为 300 ms 的 PVARP 可消除绝大多数 PMT)而终止 PMT。③ 程控起搏方式为心房无感知(DVI、VVI、DOO)或非跟踪方式(DDI)而终止 PMT。④ 启用起搏器具有的终止 PMT 的自动识别和终止程序。⑤ 降低最大跟踪频率，使心室率不至于过快。

第五节 心脏起搏系统的随访

与其他心脏介入治疗不同，成功植入心脏起搏器手术只是医生完成的第一步相对简单的工作，大量繁琐但很重要的工作是术后患者的长期随访。随访工作自植入当日开始并贯穿患者的一生。国内外都先后制定了植入心脏起搏器的随访指南。

一、随访内容

术后随访的目的除了对起搏器进行跟踪以便及时发现电池耗竭征象以更换起搏器外，还需对整个起搏系统，包括患者、起搏器、电极导线和起搏器的可程控参数进行定期监测，综合评估目前治疗方案的有效性和最佳状态，根据具体情况做出相应的程控调整。

随访内容包括病史、体检、常规体表心电图、动态心电图、X 线胸片和应用程控器进行询问和程控等。另外，术后起搏系统的可能并发症也是随访的重要内容，这已于第四节中详述，本节不再述及。

(一) 病史

应注意植入起搏器后患者原有症状的变化及有无新症状的出现。通常术前存在的头晕、黑矇和晕厥会减轻或消失，除非这些症状本来就与心率慢无关。当然，新出现的诸如脑血管本身的病变或起搏系统工作不正常也会导致上述症状。另外，植入 VVI 起搏器患者要注意有无活动耐量下降、疲乏无力及呼吸困难等表现，如是，要考虑出现了起搏器综合征。此时，可通过血压明显变化、颈静脉搏动的大炮波、房室瓣反流的杂音等体征进一步验证。很多患者将术后出现的诸多不适都归咎于与植入起搏器相关，此时随访医生应仔细检查明确两者的关系并做好解释工作。

(二) 体格检查

听诊心率不应低于起搏器设置的低限频率(或滞后频率)。如低于则应考虑出现了起搏系统的故障。植入起搏器后除囊袋的轮廓和手术瘢痕外通常并无明显阳性体检发现，但偶尔可能会出现下列阳性体征：① 颈静脉波动：可见于无心房颤动患者植入 VVI 起搏器后，是由于房室不同步所致。② 第二心音可出现逆分裂：由起搏导致的 CLBBB 所致。③“起搏器音”：出现在起搏脉冲释放后，原因不清，可能是由于肋间肌或膈肌收缩引起。④ 三尖瓣反流的收缩期杂音，反映了右心室电极导线可能引起的三尖瓣关闭不全。⑤ 心包摩擦音：如出现在植入术后不久要考虑心脏穿孔可能。但的确有报道摩擦音可能来源于心内膜，因此时超声心动图并无心包渗出的依据。上述这些少见体征多预后良好。

(三) 体表心电图

对判断起搏和感知功能很有帮助。如自主心率快于设置的起搏输出频率，此时心电图上多无刺激脉冲信号，虽然这时无法判断起搏功能(可通过放置磁铁或程控提高起搏频率来判断)，但至少反映起搏系统的感知功能正常，除非起搏器电池耗竭。临床医生在给植入起搏器患者申请心电图检查时应注明起搏模式，以便于心电图的分析和判断。

做 12 导联心电图并观察心电图上的下列现象：① 是否存在起搏刺激信号。如果存在，确定其是否夺获相应的心腔。② 如果没有起搏刺激信号，则确定自主心脏除极的时间是否足以解释无起搏刺激(感知)。

(四) 动态心电图

对间歇、短阵出现的起搏、感知功能障碍很有帮助。另外，也有助于对患者间歇性的快速或缓慢心律失常事件、室房逆传、PMT 等的发现。

(五) 放射影像学检查

术后即刻的 X 线胸片检查或随访过程中的 X 线检查(拍片或透视)可有助于对下列问题的判断：① 气胸或液气胸：是确诊手术中穿刺并发症的可靠依据。② 术后 X 线胸片的随访和对比有助于对电极导线移位(需拍正、侧位片，尤其是心房电极导线，在后前位上有时难以判断电极的具体位置)、断裂、电极导线极性(可通过顶端电极的数目和尾端连接器上的连接头来识别)、电极导线与起搏器接口连接不良等的判断。③ X 线对单纯电极导线绝缘层断裂、电极导线微脱位等无帮助，但 X 线检查可通过对电极导线在锁骨下入口处(最易出现电极导线断裂的地方)压迹的发现为判断电极导线故障提供间接佐证。

通过上述检查多能迅速有效地发现有无故障及故障可能

的来源部位。但无论如何，最后明确诊断以及决定进一步的处理措施时都需要再结合相应程控器对起搏器进行的遥测和程控结果，后者也能发现潜在的一些问题。

(六) 程控仪进行的随访程控

如上述，利用程控分析仪进行分析是判断起搏系统故障和决定进一步处理的决定性随访步骤。如果最近查询过起搏器，则可检查已程控的起搏器参数，包括起搏感知功能，尤其是起搏模式、基础频率、上限频率和其他功能如自动模式转换等。另外，可对电极导线阻抗、电池状态、起搏及感知阈值、各种直方图、趋势图等进行查询和分析，协助明确故障的有无及故障的来源。询问的数据通常分为实时测量的数据和存储的事件。前者为即时事件，后者为以前记录的事件。许多程控步骤都将询问作为第一步。

1. 起搏功能　因起搏的P波有时较自主P波形态无明显差别，尤其是当双极电极钉样脉冲信号很小时，此时可通过观察心室率(如患者自身房室传导功能正常)来证实心房夺获的存在。测试心房起搏阈值时通常需将起搏频率高于窦性心率至少20 ppm，使窦性心率逐渐增加和减少的机会降到最低以免间歇性抑制起搏输出而干扰评估。房室传导功能正常患者在测定双腔起搏器心室起搏阈值时需缩短起搏或感知A-V间期。

夺获阈值的显著变化可能是电极导线机械故障的早期标志，或者反映了与疾病进展相应的电极导线-组织界面的病理变化。

2. 感知功能　感知功能的测试需要有心脏的自身活动，可通过降低起搏频率、延长起搏A-V间期等来评价心房和心室的感知阈值，并以此测试结果根据临床需求设置灵敏度。

3. 电池状态　随着起搏器植入人体后时间的延长，电池的能量会逐渐消耗直至耗竭。为避免因电池突然耗竭导致起搏系统功能障碍，制造商均设法提供能反映电池状态的容易测定的指标，通常是基础频率或磁铁频率，尚有起搏模式和(或)一项或多项特殊功能(如频率适应)的消失。制造商定义了起搏器在不同电池状态下的工作方式，并在起搏器技术手册中注明。

电池耗竭一般有两种独立的状态。建议更换时间(recommended replacement time，RRT)，也称为更换指征(elective replacement indicator，ERI)，出现在电池电压(与输出电压不同)降至制造商设定的水平。处于此阶段时，在出现不稳定的起搏或出现系统功能全面障碍前，一般起搏器仍能正常工作3～6个月，应在此阶段安排择期更换起搏器；如果RRT阶段被错过(通常是由于未及时随访)，电池电压会继续下降直至到达耗竭期(end of life，EOL)或称为服务末期(end of service，EOS)，此时起搏器功能变得不稳定且不可预知，此时为相对的医疗急症，应迅速收入院尽早更换起搏器，尤其是起搏器依赖者。

另外，电池的寿命依赖于起搏器程序的设置以及起搏支持的程度。通常起搏器公司都对每款起搏器规定了担保条件和年限。

4. 电极导线　由于电极导线在体内随心搏和肢体运动一直处于伸缩弯曲、扭转甚至被挤压状态，因此，电极导线是起搏系统中相对最容易出故障的部分。所以对电极导线完整性的评价是随访中不可或缺的。通常通过测试电极导线阻抗来间接了解电极导线的完整性，有些起搏器可以提供电极导线阻抗的趋势图。另外，必要时可做激发试验来协助判断潜在或间歇出现的电极导线故障。激发试验包括前伸、外展、旋转或挤压囊袋部位，同时进行心电图、事件标记、心内电图及数据的测量监测。

电极导线故障可表现为无刺激脉冲、不起搏、间歇起搏或出现感知功能障碍，通常需要重新更换新的起搏电极导线。如为双极电极导线可临时程控为单极，有可能会恢复起搏及感知功能，但只是权宜之计。

5. 针对起搏器的常用程控参数　主要目的是充分发挥起搏器最大生理功能，最大限度提供最佳血流动力学效应，节省起搏器能源。常用程控参数包括：① 起搏频率：为了充分鼓励自身心律(具有更好的血流动力学效应)以及当患者存在心绞痛时可降低起搏频率；而当患者存在心功能不全及慢频率依赖性快速心律失常时可增加起搏频率。② 输出能量：可根据临床情况对起搏器输出电压进行程控。多在植入3个月后将输出调低至起搏阈值的2倍以节约电能。而在阈值增高、电极微脱位或电池耗竭前应提高输出以夺获心肌，以此作为进一步处理的临时过渡。③ 感知灵敏度：在过感知时可提高感知值(降低灵敏度)，而在感知不足时可降低感知值(提高灵敏度)。④ 其他：起搏参数尚包括A-V间期、滞后、不应期、起搏方式、极性等。

实际上，目前上市的部分起搏器可对上述部分参数进行自动调整而无需程控。

随着起搏技术的发展，尤其是数字化起搏器(Vitatron公司C系列起搏器)的应用，利用数字化技术取代模拟技术，使起搏器的数据存储、处理功能明显增强，起搏器可提供节律回顾、各种事件计数器、阻抗、腔内振幅趋势图、心房率、心室率直方图、24 h心电监护等，并能对发现的问题提出解决的程控建议。对这些存储数据进行仔细的分析，有利于提供临床上有用的治疗选择。如模式转换次数的多少反映了房性快速心律失常的发生频率，可协助对抗心律失常药物的疗效进行评价及评估是否使用抗血栓药物。

(七) 随访频度

通常根据患者的病情以及不同医院、医生的具体情况和经验决定。在出院前对起搏系统进行详细的评估，并要求患者在植入后大约1个月内回医院检查，主要包括伤口愈合情况及起搏参数设置等；植入3个月后因起搏阈值趋于稳定，要求患者此时再次随访，通过检测起搏阈值等调整包括起搏输出电压、频率应答等参数。以后每半年或1年随访一次。起搏器植入超过6～7年后应根据情况加强随访频度，若为起搏器依赖患者更应增加随访频率。

(八) 频率适应性起搏器的随访

在植入术中，多数频率适应性功能处于关闭状态。一般在术后能活动时启动频率适应功能，最佳程控时间为术后6～8周(注：有些起搏器在植入术后8 h在极性确认、传感器初始化完毕后自动启动DDDR模式)。目前尚缺乏系统和标准的频率适应性起搏器的随访方案，不同感受器及不同公司产品可程控随访的内容不尽一致，通常在开始时多采用估测、建议或默认值。对频率感受器的适应性个体差异很大，随访时要耐心、个

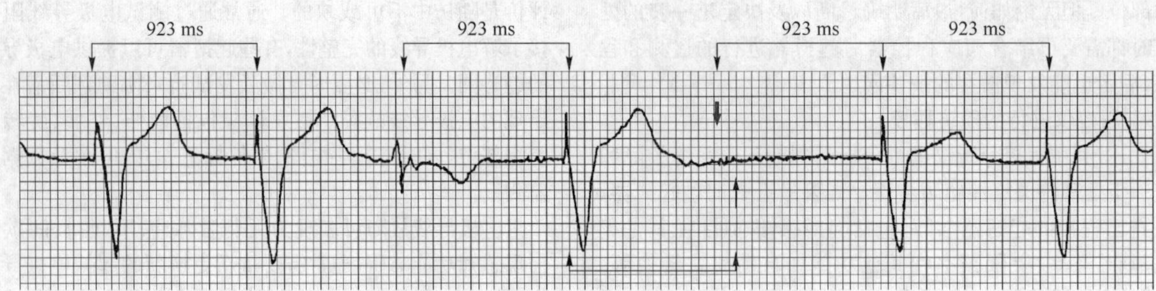

图 5-9-49　VVI 起搏器间歇肌电过度感知

第四和第五个 QRS 波之间的 R-R 间期超过低限频率间期。箭头为应该出现心室脉冲的位置，而其中的粗箭头为发生过感知的部位

体化。

体动传感器起搏器可程控的频率适应性参数包括：频率适应的速度和恢复时间、频率适应的斜率、频率适应感知阈值以及频率适应的上、下限感应频率等。加速度可调节范围包括 15 s、30 s 及 60 s，时间可有 2.5 min、5 min 和 10 min 几个调节范围，而频率适应性斜率决定了相同感知指标变化时起搏频率的上升幅度。频率感知阈值越低，越易感知相关指标的变化。低感知阈值时，穿衣、刷牙等就会引起起搏频率增快（误感知）。频率适应的下限频率通常与起搏器的基础起搏频率一致，而上限频率可等于或低于上限跟踪频率。

判断程控是否合适的指标主要是日常活动及运动后患者的自觉症状。轻微动作即感心悸的可能原因是感知阈值偏低、斜率太高等。活动后仍感疲乏的原因可能是 R 功能未打开、感知阈值太高或斜率太低或并非变时功能不全的原因等。可结合运动试验时起搏频率的变化、查询起搏器内贮直方图及 Holter 检查等客观标准进行综合判断。

程控的方法一为开启 R 功能前通过起搏器存储功能，查询患者频率分布范围，开启 R 后在 1～3 个月再次查询频率分布范围，结合患者症状、正常人频率分布范围来综合调整频率适应性参数。方法二为开启 R 后让患者做活动测试，借助于起搏器自动记录描记测试数据，用程控仪查询起搏器存贮的运动测试结果，根据此结果调整频率应答参数。后者改变了原来主要依靠患者主诉程控的缺点，使其相对有据可依。双感受器（Q-T+ACT，MV+ACT）的随访相对较简单。一方面，传感器之间可进行交叉检测（sensor cross checking），减少了单感受器的误感知；另一方面，双感受器起搏器具有很多自动化功能，如感知斜率自动优化、自动初始起搏参数、自动交叉核对、自动生成频率应答分布图、自动频率应答趋势优化、自动将分布贴近目标模板等，医生无需程控，避免了随访程控的麻烦和盲目性。通常两种传感器均开启并进行交叉感知、验证，亦可单独程控为单一传感器（体动）。

（九）起搏器的远程监测

近年来各家起搏器厂家都推出了起搏器的远程监测功能，也陆续在国内开始应用。现有的临床研究显示远程监测可获得几乎所有诊室程控所获得的存储信息，可早期发现/治疗有意义的事件，可安全地替代诊所随访，减少随访次数，尤其是对心室起搏依赖患者增加了患者的安全度。

二、常见故障及处理

在判断疑有起搏器故障的患者时，很重要的一点是仔细阅读心电图。起搏器系统功能异常通常表现为无刺激信号、不能夺获或不能感知。

（一）无刺激脉冲

可能为下列常见原因之一。

（1）如放置磁铁后可解决问题，则原因多半是过感知。可能由于电磁干扰、肌电位、交叉感知或 T 波过感知等引起。处理为降低感知灵敏度。图 5-9-49 为心室过感知心电图。

（2）假性功能障碍：可能由于不能看出太小的双极刺激电信号或起搏器使用了正常的一些起搏功能如滞后或自动模式转换等。可通过临时程控为单极以观察起搏信号或通过程控仪询问目前起搏参数的设置及是否开启了特殊功能。

（3）电极导线故障：可能是由于与起搏器相连的螺丝松动或脱接、电极导线导体故障或电极导线绝缘层破损。怀疑电极导线问题时应及时拍摄胸部 X 线片。胸片可能会显示电极导线尾端连接器未能与起搏器紧密相连或显示电极导线圈断裂，遥测电极导线阻抗异常。处理：重新手术旋紧螺丝或更换起搏电极导线。

（4）起搏器故障：如证实为起搏器故障，如电池耗竭，应更换起搏器。

（二）不能夺获

可能为下列原因之一。

（1）起搏阈值升高：电极导线末端电极的输出不能有效刺激与电极相连的心肌，是为传出阻滞。见于植入早期起搏电极头部的炎症反应、电解质紊乱（如高钾、酸中毒）、抗心律失常药物（尤其为 I_c 类药物）、心肌纤维化（如心肌病、心肌梗死）。处理：可临时提高输出电压，纠正可能引起的原因，如应用激素、纠正电解质紊乱或更换起搏位置。见图 5-9-50 所示。

（2）电极脱位或穿孔：需重新放置电极导线。

（3）电池耗竭：需更换起搏器。

（三）不能感知

即感知不良，可能为下列原因之一。

（1）心内膜信号太小（电解质紊乱、酸中毒引起的暂时改变或心肌梗死或心肌病引起的局部心内膜永久性改变）。此时需提高感知灵敏度，或更换起搏位置。图 5-9-51 显示为心房感知不良。

（2）电极脱位或穿孔：需重新放置电极导线。

（3）起搏器故障：需更换起搏器。

不能感知时需要与功能性感知不良相鉴别，后者是指由于起搏器正常的时间周期设置，诸如不应期、空白期等所引起，不要与真正的感知不良相混淆。

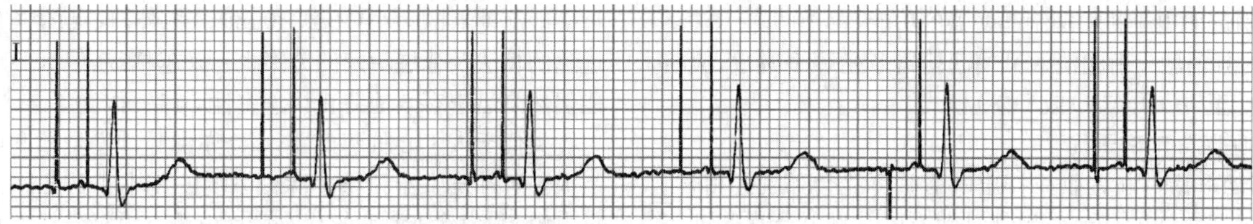

图 5-9-50　心房、心室失夺获起搏心电图

基础起搏频率为 70 bpm，AVD 130 ms，VRP 350 ms。房室顺序起搏，但心房脉冲与 P 波距离明显延长。自身窦律慢于起搏频率，因此，不能确定心房感知功能。QRS 波心室亦失夺获（可自脉冲与后续 QRS 波之间的距离和 QRS 波动形态来判断）。后续的 QRS 波落入其不应期中而未被感知，未重置 V-A 间期（仍然为 727 ms＝60 000/70～130 ms）

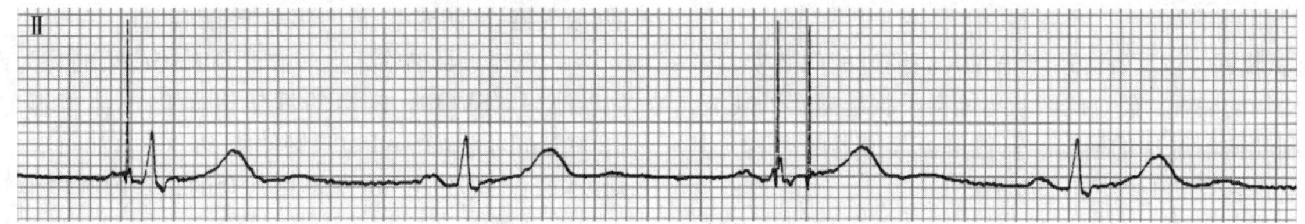

图 5-9-51　DDD 起搏器间歇心房感知不良

DDD 起搏，起搏频率 45 bpm。第一组 QRS 波群的心房脉冲为未感知到 P 波，后续下传的 QRS 波在非生理性房室延迟外，未启动心室安全起搏；第二组和第四组 QRS 波群都为 AS-VS，心房感知正常。第三组 QRS 波群同样为心房感知不良而发放起搏脉冲，后续下传的 QRS 波在非生理性房室延迟内从而启动心室安全起搏

三、环境对起搏系统的影响

能感知自主心电信号和被其抑制或触发是设计起搏器的基本原理。但一些外界具有类似特性的信号在某些情况下可干扰起搏器的功能，影响起搏器的正常工作，尤其是医院内医疗设备和医院外电子设备的干扰作用。

（一）医院内电磁干扰

1. 电烙　外科手术中常用的电烙对起搏系统有一定影响。应注意以下几点。

（1）术前：应检查患者对起搏器的依赖程度。如患者依赖起搏器则需准备好临时起搏装置。如手术区域靠近起搏器，则需关闭频率适应功能以避免由于震动或压力传输到起搏器而引起不适当的快速心脏起搏。

（2）术中：起搏器可能通过感知电烙引起的电磁干扰（EMI）而抑制其输出。应用电烙时应尽量缩短时间，并采用双极方式，离起搏系统大于 15 cm。如为起搏器依赖患者，术前可程控起搏器为 VOO 或 DOO 方式。

（3）术后：应再重新检测起搏器的功能，包括起搏模式、起搏阈值和阻抗以确定起搏器功能是否正常。如为心脏手术，术后拍胸片以验证是否存在电极导线折损和脱位。

2. 磁共振显像（MRI）　MRI 引起的磁场和射频信号会对心脏起搏器产生扭力矩或造成其功能障碍。现代起搏器较早先的起搏器含有更少的铁磁性材料，因此磁场引起的扭力矩已不常见。磁力可能会关闭起搏器弹簧开关并引起非同步起搏。射频信号可能会抑制起搏、加速起搏或恢复到重置模式。单极起搏器更容易受到 MRI 的干扰。通常起搏器患者应避免接触 MRI，除非认为绝对必需。目前已有抗 MRI 干扰起搏器上市（如 Medtronic 公司的 SureScan™ 和 Biotronik 公司的 ProMRI），但仍为有条件下（≤1.5 T）使用，扫描的位置需距离起搏器 15 cm 以上，检查时需程控为非感知状态。

3. 电波碎石术（ESWL）　ESWL 是用水压振动波治疗肾结石的方法。水压波可干扰或损害起搏器功能。植入起搏器患者应尽量使碎石波束远离起搏器。体动式频率适应起搏器的压电晶体可能会被震荡波损伤，而且震荡波也可能引起起搏器过感知并由此导致非生理性快速心脏起搏，术前应关闭其频率适应功能。起搏器可能将震荡波误识别为心房活动，因此应将双腔起搏器程控为 VVI 以避免快速心室起搏。

4. 放射治疗　诊断性放射剂量对心脏起搏器无影响。对胸部如乳腺和肺肿瘤的放射治疗可能会干扰起搏器功能或对起搏器造成累积性损伤。在隔离带之间的逸漏电流会对起搏器电路造成损伤。此损伤直接与累积性放射剂量有关。在接受放疗前后都应对起搏器进行检测，应屏蔽起搏器或必要时移到其他位置。

5. 向患者体内输入电脉冲以测量每分钟通气量的心脏监护器可能会干扰以每分钟通气量为感受器的频率适应性心脏起搏器的正常功能，此时应关闭 MV 感受器。

6. 经皮电神经刺激（TENS）　是用于缓解急性或慢性神经肌肉痛的一种方法。TENS 要放一电极板于疼痛部位皮肤上，而皮肤是与起搏器相连的。一般认为 TENS 在双极起搏器中使用是安全的，而在单极起搏器中使用时可能需要降低后者的敏感性。

7. 牙科器械　有些牙科器械可能抑制起搏器，尤其是单极起搏器。振动可能会增加体动感受器起搏器的起搏频率。

8. 心脏复律或除颤　直流电复律或除颤可能会损伤起搏器或使起搏器被重整。如果必须进行直流电复律或除颤，应采取前后位置放置电击板，尽量远离起搏器，至少大于 10 cm，并在电复律或除颤后对起搏器进行检查。除颤电流也可能会引起心肌组织的变化并由此引起失夺获（阈值升高）和（或）丧失感知功能（心内电信号振幅下降），这些变化通常是暂时的。

9. 电休克治疗（ECT）　电休克是治疗某些精神疾患的一种方法，通常不影响起搏器的功能。在 ECT 前后应检查起搏器的功能。慎重起见可以进行心电监护。电休克过程中可能

会因抽搐引起肌电干扰而抑制起搏器的功能。

10. 射频消融 射频消融可使起搏器产生频率奔放，应将起搏器程控至VOO、AOO或DOO模式。

（二）医院外电磁干扰

1. 移动电话 在接收或打出电话时可能会干扰起搏器。电话与起搏器之间的任何作用都是暂时的。将电话移开就可恢复起搏器的先前工作状态。建议安置起搏器的患者至少保持移动电话和起搏器装置之间的距离15 cm。不要将手机靠近起搏器（即衬衫口袋），因为虽然手机不使用，但处于开启状态时仍能发射信号（如在接收状态）。在用手机通话时应使用植入起搏器对侧的耳朵。

2. 监视装置 该反盗窃系统是在人们经过的门上安置一个产生电磁场的装置。经过此区域可能会干扰起搏器的功能，一般为抑制起搏器脉冲的输出。安置单极起搏器的患者尤其易受电子监视装置的干扰。

3. 工业电子设备 包括电焊机，可能会产生强烈的电场。电场的范围因设备不同而异，如果足够大时可能会干扰单极起搏器的功能。安置起搏器的患者应对个人周围的环境进行测试以保证安全。

4. 微波炉及其他家用电器 由于有较好的密封及现代起搏器屏蔽功能的改善，微波炉对起搏器的干扰已不是一个重要的问题。

5. 金属探测器 虽然公共场所如机场的金属探测器在检测到起搏器时会发出警报，但一般并不干扰起搏器的功能。

6. 高压线和变电所 如果安置起搏器的患者接近这些装置时可能会抑制或引起单极起搏器的非同步起搏。在规定的不要靠近这些设备的范围外通常不会干扰起搏器的功能。

第六节 植入型心脏转复除颤器

植入型心脏转复除颤器（implantable cardioverter defibrillator，ICD）是一种能终止危及生命的室性快速心律失常的多功能、多程控参数的电子装置。通过置于心内膜的电极感知室性心动过速（VT）或心室颤动（VF），然后发放抗心动过速起搏（anti-tachycardia pacing，ATP）或20～34 J的除颤能量以终止快速室性心律失常。ICD适用于可能会因室性心律失常引起心源性猝死的高危患者。它不能预防室性心律失常的发生，只是一个后备的安全装置。

自Michel Mirowski发明ICD并于1980年首次应用于人体至今已有30多年的历史。期间经历了经静脉植入心内膜除颤电极导线、使用热壳技术、分层治疗、房性心律失常的鉴别、双腔ICD一直到如今的CRTD治疗，ICD的应用得到了飞快的发展，挽救了无数患者的生命。下面介绍一下ICD的组成、功能、有关ICD的临床试验和适应证、植入、随访和故障识别及处理等内容。

一、ICD的组成

第一代ICD体积大，只能埋植于腹部，并且只有高能量除颤一个功能。自此后的30多年来，ICD的体积越来越小，已接近一般起搏器的大小（不到40 ml）。另外，现代的ICD对心动过速的算法及分层治疗的方案也越来越精细，但ICD的基本功能仍然是迅速有效地终止快速室性心律失常。

类似于人工心脏起搏器，ICD亦由脉冲发生器和电极导线组成。脉冲发生器为整个除颤系统的基本正常工作提供低能量电流，并为除极心肌提供高密度电流。电极导线的功能是传输脉冲电流进行心脏除颤和起搏，并持续感知自主心脏电活动。

（一）脉冲发生器

主要由电池、电容器和感知电路等组成，另外，尚包括起搏、放大器、高能充电、放电等电子线路部件。

1. 电池 目前临床上多数ICD系统应用的均为锂银钒氧化电池（Li/SVO）。典型的锂银钒氧化电池能够储存能量1 800 J/ml，因此10 ml电池则储能18 000 J，如每次放电34 J，则可供500次放电。电池使用寿命的长短除与电池容量密切相关外，尚取决于除颤的放电次数以及支持性心脏起搏所占的比例。同起搏器一样，ICD电池也具有建议更换日期（ERI）和电池耗竭期（EOL）。在EOL时，ICD系统只有支持性起搏和最大能量的除颤放电功能，其他如抗心动过速起搏、低能量转复等功能则丧失。

2. 电容器 最多应用的是铝电解质电容器。ICD电容器必不可少，因电池不能释放出足以达到除颤的高电压。一个复杂的线路将电池的3～6 V的电压转换成电容器中750 V的高电压，这一过程在现代ICD中需3～10 s。当电池与电容器间的开关断开时，电容器中的高压电会经电极导线向心肌发放。ICD系统应用的电容器容量常在50～150 μF。ICD系统长时间不使用时，电容器充电所需时间则会延长。因此，电容器一定要周期性地充电和缓慢放电，使电容器保持良好的工作状态。现在的ICD会周期性自动完成电容器充电这一过程。

3. 感知线路 ICD在治疗心律失常前首先一定要感知和检测到室性心律失常。与传统起搏器相似，ICD也使用感知灵敏度这一参数来调节其感知范围。普通起搏器的感知灵敏度为一恒定值，可以通过调整感知灵敏度数值来规避肌电噪声及T波信号，只有振幅高于感知灵敏度的信号才会被起搏系统感知。然而ICD所面对的不仅仅是正常振幅的心室除极波、高振幅的PVC或VT，还可能随时遇到心室颤动等低振幅的信号（其振幅多低于T波）。显然固定的感知灵敏度设计无法在规避T波的同时还能确保心室颤动波的正确感知，这就对ICD的感知系统提出了新的要求。目前，所有ICD品牌均采用感知灵敏度的自动增益控制技术（auto gain control，AGC）来动态调整感知灵敏度曲线而不再是恒定值。

ICD在每一个感知到的R波信号后开启一条逐渐衰减的感知灵敏度曲线，其高度高于T波的腔内振幅，并逐渐衰减至一个较低的值，从而不遗漏后续可能出现的心室颤动波信号，做到两全其美。不同ICD品牌所采用的AGC算法各不相同，但基本原理类似，主要分为3个步骤：① 当一个信号出现时，先计算其峰值高度并据此设定感知灵敏度曲线的衰减起点高度（一般为当前信号振幅高度的75%左右，有最大值限定）。② 感知灵敏度曲线自起点根据其衰减算法开始衰减（不同ICD品牌采用的衰减算法也各不相同：有线性衰减、指数函数衰减、阶梯式衰减等多种方式）。③ 感知灵敏度曲线达到衰减终点

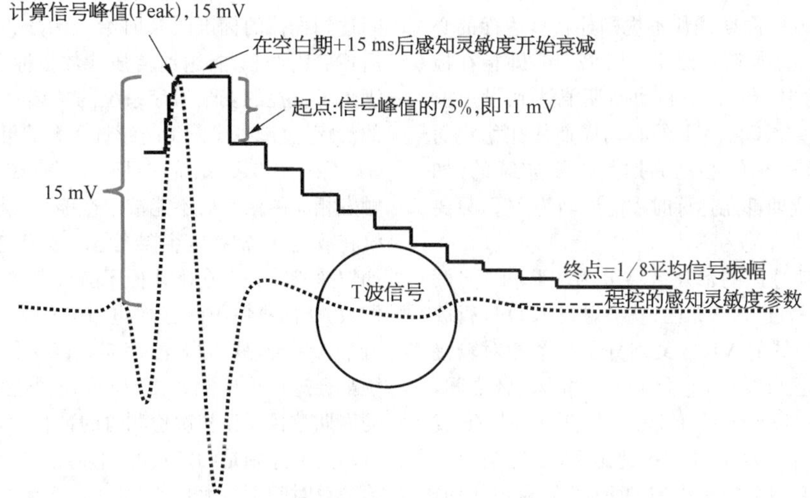

图 5-9-52　感知灵敏度衰减曲线

阶梯式的感知灵敏度衰减曲线尽可能高于 T 波信号,从而避免 ICD 发生过感知问题

(一般为程控的感知灵敏度数值: 0.3～0.6 mV,也有部分 ICD 型号设定为信号平均振幅高度的 1/8,如波士顿科学公司生产的 Teligen 系列 ICD,当感知到的信号振幅足够高时,感知灵敏度衰减曲线常无法达到程控的感知灵敏度数值),此时一个心电信号的感知灵敏度曲线宣告结束。当再次感知到下一个 QRS 波后重新开始下一个动态感知过程。图 5-9-52 为波士顿科学公司生产的 Teligen 系列 ICD 所采用的 AGC 算法,其衰减算法为阶梯式衰减。

(二) 电极导线

最早的除颤电极是片状电极,缝在心肌或心包膜上。现代的经心内膜电极导线应用高压导体材料制成,电极导线上至少有右心室除颤线圈(单线圈),位于电极导线的头端,放在右心室;双线圈的第二个除颤线圈又称上腔静脉线圈,植入体内时可位于锁骨下静脉和右心房间的任何部位(依患者心脏的大小而定)。不管线圈的多少和怎样的组合,只要最终穿过心肌关键部位的电流密度足够大且均匀,除颤就容易成功。由于 ICD 金属外壳表面积大,能够提供均匀一致的电流分布,因此金属外壳(can)常作为一个除颤电极。目前临床上最常用的是右心室线圈、上腔静脉线圈和 ICD 金属外壳三者之间的组合。通常上腔静脉线圈和壳电极共同组成阳极,而右心室线圈作为阴极的组合最常用。图 5-9-53 和图 5-9-54 分别显示了 ICD 双除颤线圈电极导线的构成及 ICD 系统除颤电极的组合。目前单线圈除颤电极导线应用逐渐增多,主要原因是近年来证实其除颤疗效与双线圈除颤电极导线相似,而其今后的拔除等明显较双线圈导线方便(因不容易产生除颤线圈与上腔静脉内膜的粘连)。

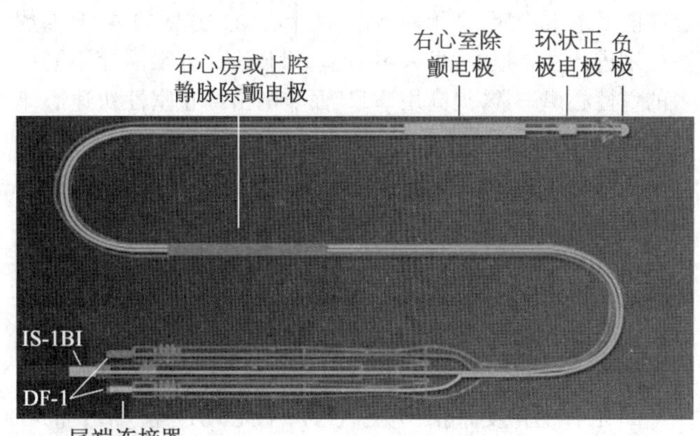

图 5-9-53　ICD 静脉高压双极除颤电极导线的组成

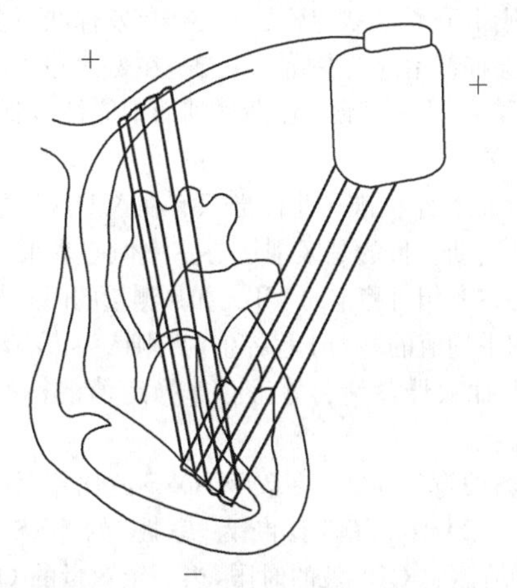

图 5-9-54　ICD 系统除颤电极的组合

右心室弹簧圈为阴极,上腔静脉电极和壳电极为阳极,使最适当的电流密度穿过心肌

二、ICD 的功能

目前的 ICD 具有快速室性心律失常检测和分层治疗功能。

(一) 快速室性心律失常的检测

ICD 设置了多项检测判断快速室性心律失常的程序,主要有:

1. 心率　是最主要的检测指标。现代的 ICD 系统可根据具体病情程控心动过速的检测频率,并对划分的每一个区给予不同的治疗,即分层治疗(tiered therapy)。如设置的心室颤动区心动周期值为 320 ms (180 bpm),VT 值设定为 400 ms (150 pbm),则如检测到心动周期为 310 ms,则被认为发生了心室颤动,而若为 350 ms 则 ICD 判断为 VT,如心动周期为

410 ms，则认为是正常心律而不被计数。通常达标心动周期的数目也需限定，如心室颤动的周期往往不规则，因此，达标的心动周期数超过一定数目后就能确立诊断。如12/16，即指在检测的16个连续心动周期中，当12个心动周期值达到设定值时，ICD就认为发生了心室颤动。VT的心动周期往往稳定而规律，因此VT诊断需要达标的心动周期是需要连续的，如16/16，即连续16个心动周期都能达标时才能判断为VT，只要一个不能达标，则计数器则会清为零。

既往ICD通常将心动过速的治疗区域分为VT和VF两个区。患者的快心室率一旦进入VF区，就会触发ICD进行放电治疗。现代的ICD在传统的VF区又划分出一个相对较慢的频率带，称之为快VT区(FVT)，它介于VT和VF区之间，多在240～320 ms(188～250 bpm)的范围。当初次识别VF成立时，用识别成立前的8个心动周期来鉴别是FVT还是VF。如最后8个心动周期中有一个短于程控的FVT的最短间期，ICD则判断该心律为VF而发放VF治疗。但当ICD将快室率事件判断为FVT时，则首先进行无痛的ATP，如不成功，再发放高能量电击治疗。VT和FVT两个心动过速区的ATP参数可分别进行独立程控，可采用多个ATP治疗方案治疗不同患者的室性心律失常，提高用ATP而非电击终止室性快速心律失常的成功率。

尽管单纯依靠心动周期的长度来判断心律失常的性质具有很高的特异性，但有时也会发生不恰当的电击，最常见的误放电原因是将窦性心动过速或(和)快速心房颤动误判断为VT或心室颤动，因它们的心室率可能达到ICD系统所设置的VT或心室颤动的检测标准。为此，现代ICD系统又设置了心律猝发、心率稳定和QRS波宽度等增强诊断标准，以增加VF判断的准确性。

2. 心律的猝发标准　用于鉴别窦性心动过速。后者的心率往往缓慢增加而VF多为突然增加。猝发值可用比窦性心律对照值缩短的百分比表示，当实时测量的该差值大于程控的突发值时，则ICD系统认为满足了心律猝发标准而发出相应治疗，反之则会抑制治疗的发放。缺点是在窦性心动过速时发生的VT也可能被认为是频率逐渐增加而不能被检测和治疗，如运动中发生的VT。

3. 心率的稳定标准　此标准只有在VT区计数的标准达标后才会被启动。目的是区别快心室率但心率很不稳定的心房颤动和心室率相对稳定的VT。如果测量的间期与前面三个心动周期的平均值的差大于程控值时，则认为该心动过速是不稳定的，VT计数器就清为零。心律稳定值的标准多设置为30～60 ms。

4. QRS波宽度标准　多数VTQRS波比室上性心律时的QRS波宽。ICD设定了能诊断为“室性”的QRS波的宽度。ICD系统随时测定QRS波的时限，当一定数量的QRS波的宽度达到或超过诊断值时VT的诊断成立。这一标准对希氏束上起源的VT、室上速伴差传或束支传导阻滞等不适用。现在有些ICD系统采用QRS形态标准或积分标准，将落入VT区的QRS波与先前存储的窦性心律时的QRS波进行比较，主要比较QRS波向上或向下的波峰数来判断是否是VT，有助于这些特殊情况下VT或室上性心动过速的鉴别。

上述增强参数提高了VT检测的特异性，但肯定降低了ICD检测VT的敏感性，有时会错误地抑制真正VT的治疗。因此有些ICD系统设置了安全治疗系统，它能保证VT持续时间达到程控的标准时及时给予治疗。它通常在增强参数打开后才启用，如未能达到增强参数指标但心动过速持续存在，并满足了程控的安全治疗系统的持续时间标准后，就会触发VT的治疗，这减少了漏治持续性VT的可能性。

第一代ICD系统一旦确立了存在室性心律失常，则必然会触发相应的治疗而不能被中途停止，是约定式的。现代ICD系统在放电前(常在电容器充电时或充电后)具有确认这一程序，如快速心律失常在确认程序前自动终止，则相应的治疗就不会发放，从而避免了除颤放电带来的弊端。由于ATP并不给患者带来痛苦，故ATP治疗前无确认程序。一次治疗后ICD系统都会进行再检测(redetection)，再检测过程中需要达标的心动周期数目要比初次检测时的数目少，而对再检测确定的心室颤动的治疗则是约定式的，不再含有再确认程序以确保整个诊治的总时间不会太长。

(二) 分层治疗

最初ICD只有高能量除颤一种治疗形式，如今的ICD系统尚具有低能量同步转复、ATP及治疗心动过缓等多种形式的分层处理能力。

1. 除颤(defibrillation)　目前均用电容器直流电除颤，它具有成功率高、心肌损伤小和心律失常诱发率低的特点。双相除颤脉冲比单相除颤脉冲的除颤阈值低，因此目前ICD系统均采用双相除颤脉冲，第一相波直立，第二相波倒置，负相波的幅度低于直立波幅度，持续时间和倾斜度两者相同。

许多植入ICD系统的患者都在服用抗心律失常药物。一般地说，I_c和I_b类药物可引起除颤阈值增加，I_a类药物对除颤阈值影响不明显，而Ⅲ类药物如胺碘酮会增加除颤阈值。

在快频率心室事件进入VF区后，以往的ICD在开始充电后就肯定要放电，不管在放电前快心室率事件是否已终止。实际上，在ICD充电期间的数秒钟内室性快速心律失常有自动终止的可能性。如果ICD具备充电时的再确认功能，则无疑能减少不必要的电击(如果放电前已确认心动过速已终止，不发放电击治疗)。

充电时的再确认包括充电过程中再确认和充电结束后再确认两种方式。显然，充电过程中的再确认明显优于充电结束后再确认功能。如心动过速在充电开始便自动终止，前者能停止充电过程，明显较后者节约电能。

2. 低能量同步电转复(cardioversion)　VT通常只需要低能量即可复律(小于5 J)。低能量同步电转复具有治疗发放快、患者不适感少和电池能量消耗低等优点。但此治疗有可能将稳定的VT转化为心室颤动的可能，有的患者对低能量的放电同样不能忍受。

3. ATP　电击虽可挽救生命，但它会导致患者疼痛、焦虑或抑郁并由此引起生活质量的下降。如何尽可能地让ICD实施无痛治疗(pain free)，即减少电击，增加ATP转复的机会和成功率是近年来ICD工作者一直都在努力的方向和目标。ATP终止VT的原理为脉冲刺激落入VT折返环路中的可激动组织间歇时，该部位产生的激动会产生前向和逆向双阻滞从而终止VT。两种最常用的心室起搏形式是频率反应性猝发刺激和自动递增性刺激。前者每阵刺激的间期恒定，后一阵刺激比前一阵刺激的刺激间期常缩短10 ms；后者在同一阵中的每两个刺激的间期常递减 10 ms，而且在每阵刺激之末增加一次刺激。两种刺激方法开始刺激的频率间期都是 VT 心动周期的一个百分比，可程控。另外，这两种刺激方式都设定了保证安全性的刺激间期的最低值。两种刺激方式在终止 VT 成功率和使 VT 恶化为心室颤动的发生率方面无差别。增加猝发刺激的数目可提高成功终止 VT 的成功率，但也同时增加了刺激诱发心室颤动的风险。图 5 - 9 - 55a 和 b 分别显示 ATP 程序成功终止 VT 及 ATP 治疗失败后 ICD 放电复律。

如 ICD 在植入前做过电生理检查并证实 ATP 能终止术中诱发的 VT，则相应的 ATPO 程序应程控到 ATP 治疗方式中。

另外，为增加 ATP 转复 VT 的成功率，减少电击，有些 ICD 尚具备 ATP during charging 和 ATP before charging 功能。以往的 ICD，一旦心动过速进入其设定的心室颤动区，并被 ICD 确认后便开始充电，而一旦开始充电，在充电的间期内 ICD 不再进行任何治疗。ATP during charging 为在 ICD 充电时进行 ATP 治疗，它可减少不必要的电击治疗。而 ATP before charging 即在充电前进行 ATP 治疗。如果 ATP before charging 未成功终止 VF，VF 将被 ICD 再次识别，ICD 将开始充电并同时发放第二阵 ATP 脉冲（即 ATP during charging）。也就是说，在电容器充电前和充电时各释放一阵 ATP。即或第二阵 ATP 还是不能成功终止室性心律失常，也不会延迟后续的电击治疗，因在第二阵 ATP 发放时已开始充电。图 5 - 9 - 56 和图 5 - 9 - 57 分别显示了 ATP during charging 和 ATP before charging 工作的模式图。

三、ICD 的临床试验和适应证

ICD 对心脏性猝死（sudden cardiac death，SCD）的预防分为二级和一级预防。二级预防是指在发生心搏骤停或持续性 VT 的幸存者中预防 SCD 的再次发生。另外，具有 SCD 的高危因素，曾发生不明原因的晕厥，推测晕厥可能是由于室性心律失常导致者也被看做是二级预防。而一级预防是指未发生过心搏骤停或持续性 VT 的患者为预防 SCD 而植入 ICD。

自 ICD 应用于临床后就相继进行了有关 ICD 预防 SCD 的临床试验。早期进行的都是二级预防的临床试验，后期进行的为具有更广泛人群的一级预防临床试验。

（一）有关 ICD 的临床试验介绍

1. 二级预防的临床试验　主要包括德国汉堡心搏骤停研究（CASH）、加拿大 ICD 研究（CIDS）和抗心律失常药物与 ICD（AVID）试验。这些研究主要是比较发生过 VT 和（或）VF 的幸存者中应用 ICD 和抗心律失常药物（美托洛尔、普罗帕酮、胺碘酮）治疗的效果。结果显示，与所有抗心律失常药物相比，ICD 对于发生过心脏骤停或持续性 VT 的幸存者中总死亡率和 SCD 的发生具有毋庸置疑的优势，降低约 30%。对于这些患者，ICD 应作为一线治疗。

2. 一级预防的临床试验　主要是在心肌梗死和心力衰竭这些猝死高危患者中进行 ICD 与药物相比预防 SCD 的疗效。

针对心肌梗死的一级预防试验包括多中心 ICD 临床试验（MADIT）、多中心非持续性 VT 试验（MUSTT）和多中心 ICD 临床试验-Ⅱ（MADIT-Ⅱ）。结果显示 ICD 预防性应用能降低死亡率 31%～55%，心肌梗死后患者一级预防的获益超过二级预防。

心力衰竭的预后包括好转或稳定、因终末期心力衰竭致死及猝死。有研究显示，猝死占 NYHAⅡ～Ⅲ级患者所有原因死亡的 50%以上，而在 NYHA Ⅳ患者，其死亡原因多为终末期心

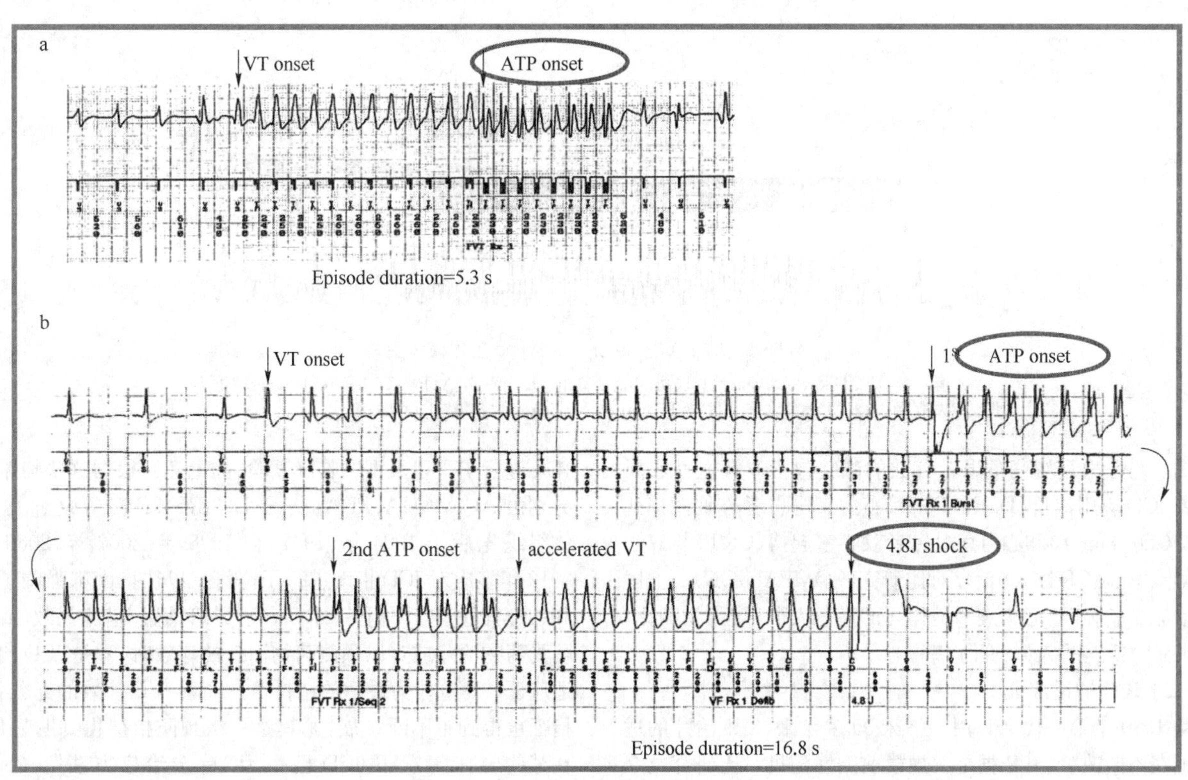

图 5 - 9 - 55　ATP 治疗室速图例

a. ATP 成功终止室速　b. 连续两阵 ATP 均不能终止室速，且第二阵 ATP 使室速频率加速，最后经低能量转复成功

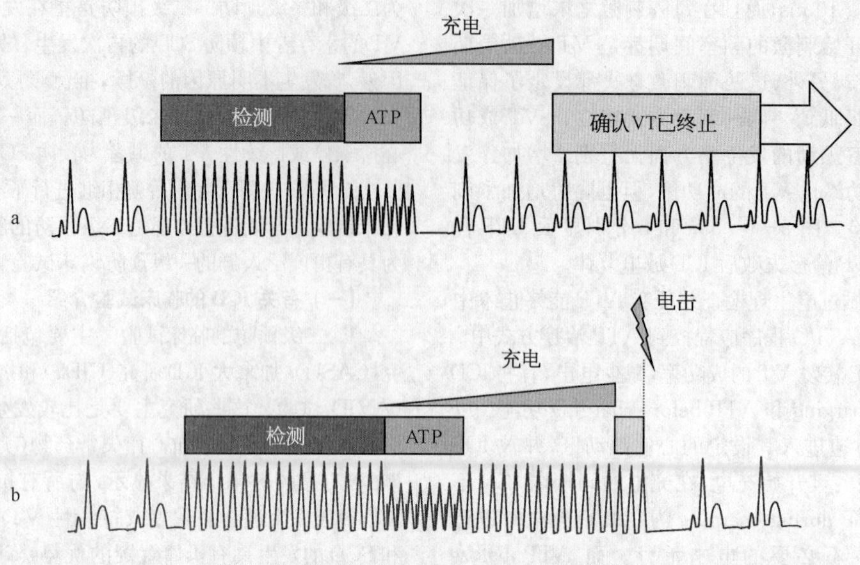

图 5-9-56 ATP during charging 工作模式图

a. 显示检测到 VT 后开始充电，在充电过程中进行 ATP 治疗（ATP during charging）并治疗成功，不释放电击 b. 显示 ATP during charging 治疗不成功，即刻释放电击治疗并成功复律

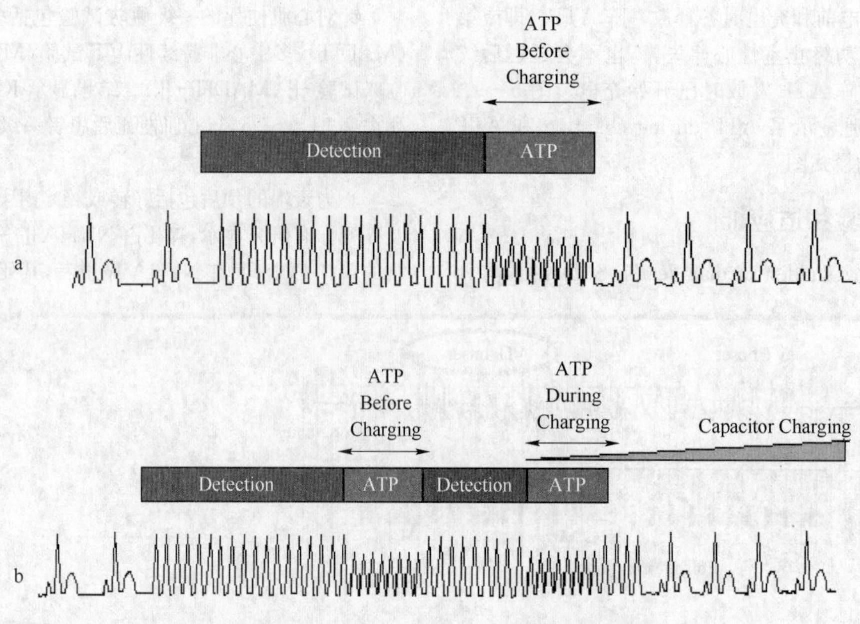

图 5-9-57 ATP before charging 工作模式图

a. 第一阵 ATP before charging 治疗成功，不需要充电 b. 第一阵 ATP（ATP before charging）不能终止心律失常，在充电时释放第二阵 ATP（ATP during charging），并成功终止心律失常

力衰竭。与心力衰竭高危患者有关的试验包括非缺血性心肌病患者 ICD 应用评价（DEFINITE）、心力衰竭患者心脏性猝死研究（SCD-HeFT）和心力衰竭患者双心室起搏（CRT）与双心室起搏除颤器（CRT-D）治疗对比研究（COMPANION）。上述这些临床试验显示，心力衰竭是猝死的高危人群，与药物相比，ICD 明显降低这些人群的死亡率。

（二）ICD 的适应证

从 1980 年第一代 ICD 用于临床 30 多年来，ICD 治疗的适应证也在不断改变，其依据是大规模前瞻性随机对比研究及众多的回顾性分析。最早的 ICD 植入适应证（1980）中至少要有两次 SCD 发作病史。自 20 世纪 90 年代起针对 ICD 与心脏性猝死进行了很多大型的临床试验（如上述），根据这些临床试验分别由 ACC/AHA、FDA、NASPE（HRS）、ESC 等政府、学术团体组织先后于 1984 年、1991 年、1998 年、2002 年、2008 年和 2012 年多次对 ICD 指南进行了修订。以往指南都强调了药物和（或）其他治疗[外科手术和（或）导管消融]措施无效，或不可耐受药物治疗或难以预测药物治疗的疗效时，才是 ICD 治疗的适应证（“ICD 作为最后的选择”）。随着 ICD 疗效的充分肯定，指征也得到了不断扩展，尤其是一级预防指征得到明显加强，在某些临床情况下 ICD 已作为“首选治疗方法”。2005 年 ACC/AHA 心力衰竭指南中 ICD 的Ⅰ类适应证为缺血性心脏病、心肌梗死后 40 d，或非缺血性心肌病，经过长期优化药物治疗后 NYHA Ⅱ或Ⅲ级，LVEF≤30%，预计生存期>1 年。该指南指出，只要 NYHA Ⅱ或Ⅲ级，LVEF≤30%，就是植入 ICD 的绝对适应证，而不论其是否存在室性心律失常，以及存在何种基础心脏疾病（缺血或非缺血）。ACC/AHA/HRS 2008 年和 2012 年植入性器械治疗指南中针对 ICD 治疗的一级预防适应证与上述基本相同，但将心肌梗死后的心功能扩大为Ⅰ～Ⅲ级，指征更加广泛，并强调了 ICD 作为 SCD 的一级预防推荐仅适用于正在接受最优化的药物治疗并且预期能以良好的生活质量生存 1 年以上的患者。

1. Ⅰ类指征

（1）非可逆原因引起的心室颤动或血流动力学不稳定的持续性 VT 导致心搏骤停的幸存患者（证据级别 A）。

（2）有器质性心脏病和自发持续性 VT 患者，无论血流动力学是否稳定（证据级别 B）。

（3）原因不明的晕厥，电生理检查可诱发出血流动力学不稳定的持续性 VT 或 VF 患者（证据级别 B）。

（4）既往心肌梗死（MI）导致 LVEF<35%，且 MI 40 d 以上、NYHA 心功能Ⅱ或Ⅲ级的患者（证据级别 A）。

（5）非缺血性心肌病、LVEF≤35%、心功能 NYHA Ⅱ或Ⅲ级的患者（证据级别 B）。

（6）既往 MI 导致左心室功能不全、LVEF<30%、MI 40 d 以上、NYHA 心功能Ⅰ级的患者（证据级别 A）。

（7）既往 MI 导致非持续性 VT、LVEF<40%且电生理检查能诱发出 VF 或持续性 VT 的患者（证据级别 B）。

2. Ⅱa 类指征

（1）原因不明的晕厥，伴有非缺血性扩张型心肌病（DCM）且有显著的左心室功能不全（证据级别 C）。

（2）左心室功能正常或接近正常的持续性 VT 患者（证据级别 C）。

（3）肥厚型心肌病患者具有一项以上主要 SCD 危险因素（证据级别 C）。

（4）致心律失常型右心室发育不良/心肌病患者，具有一项以上主要 SCD 危险因素（证据级别 C）。

（5）长 Q-T 综合征的患者在接受β受体阻滞剂治疗时发生晕厥和（或）VT（证据级别 B）。

（6）在院外等待心脏移植的患者（证据级别 C）。

（7）发生过晕厥的 Brugada 综合征患者（证据级别 C）。

（8）Brugada 综合征患者有 VT 记录但未导致心脏骤停（证据级别 C）。

（9）儿茶酚胺敏感性多形性 VT 患者，在接受β受体阻滞剂后仍发生晕厥和（或）有持续性 VT（证据级别 C）。

（10）心脏结节病、巨细胞性心肌炎或南美锥虫病（Chagas 病）的患者（证据级别 C）。

3. Ⅱb 类指征

（1）非缺血性心脏病、LVEF≤35%、NYHA 心功能Ⅰ级的患者（证据级别 C）。

（2）长 Q-T 综合征患者具有 SCD 危险因素（证据级别 B）。

（3）发生过晕厥的严重器质性心脏病患者，侵入性和非侵入性检查不能明确晕厥原因（证据级别 C）。

（4）有猝死史的家族性心肌病患者（证据级别 C）。

（5）左心室心肌致密化不全的患者（证据级别 C）。

4. Ⅲ类指征

（1）预期寿命短于 1 年的患者，即使具有以上Ⅰ类、Ⅱa 类或Ⅱb 类推荐指征（证据级别 C）。

（2）无休止的 VT 或心室颤动患者（证据级别 C）。

（3）罹患严重的精神疾病患者，器械植入可能会加重精神症状或不能进行系统的随访（证据级别 C）。

（4）药物难治性 NYHA 心功能Ⅳ级患者充血性心力衰竭患者，无条件行心脏移植或心脏再同步化除颤器治疗（CRT-D）（证据级别 C）。

（5）晕厥原因不明的患者，未诱发出 VT 也没有器质性心脏病（证据级别 C）。

（6）可以通过外科手术或导管消融治愈的 VF 或 VT（如没有器质性心脏病的 WPW 综合征相关性房性心动过速、RV 或 LV 流出道 VT、特发性 VT 或束支折返性 VT）（证据级别 C）。

（7）没有器质性心脏病的患者，由完全可逆性原因导致的快速性室性心律失常（如电解质紊乱、药物或创伤）（证据级别 C）。

双腔 ICD 的主要优点是提高了 ICD 系统对心律失常的检测和鉴别诊断能力，另外，双腔 ICD 具有房室同步顺序起搏功能，但价格昂贵、多植入体内一根心房导线是其缺点。适用于合并存在室上性快速心律失常、心功能不全且心室起搏依赖及梗阻性肥厚型心肌病患者（在预防 SCD 的同时减轻流出道梗阻）。

我国目前尚无自己的 ICD 植入指南。国内目前 ICD 的使用率很低（美国年猝死人群低于中国，但植入 ICD 大于 20 万台/2012 年，而中国仅 1 500 台/2012 年）。价格昂贵、医生对该疗法认识不足（尤其是一级预防）仍然是限制我国患者应用 ICD 的主要原因。为了加快 ICD 在国内的发展，今后需要加强医务人员 ICD 作为 SCD 预防应用方面的教育和培训，对符合二级预防适应证患者，如其经济情况允许，积极植入 ICD，降低患者死亡率。而对一级预防患者，应认真仔细评价其高危因素，使患者获得最佳的性价比。另外，应建立对医生不告知患者及家属治疗选择的问责制度，进一步规范医疗行为，避免发生意外后的责任纠纷，使更多高危患者免于猝死悲剧。

四、ICD 的植入

最初应用的 ICD 系统需要开胸植入心外膜片状除颤电极和心外膜感知电极，脉冲发生器埋植于腹部。现在多采用经静脉植入电极导线，ICD 也埋植于胸部。

经静脉植入 ICD 系统的手术操作基本同永久心脏起搏器（见本章第三节），不同之处有以下几个方面。

（一）放置位置

由于脉冲发生器的外壳通常被作为除颤电极的阳极，故 ICD 系统通常都放置在左侧以使除颤电流更合理地通过心脏。有研究显示左侧较右侧除颤阈值低。

（二）囊袋的制作

可在皮下或肌肉下制作囊袋。皮下囊袋的制作同永久心脏起搏器。随着近年 ICD 体积的减少，多数患者均可放置在皮下。有时由于患者瘦弱等原因，皮下囊袋容易导致后期皮肤磨损，此时则需要在胸部肌肉（胸大肌）下制作囊袋。主要有 3 种胸部肌肉下途径。① 前胸肌下途径：在胸大肌的锁骨头和胸骨头之间进入(图 5－9－58a)。两者之间有筋膜将两头分开,该筋膜是制作胸肌下囊袋的理想筋膜平面,可钝性分离制作出合适大小的囊袋。经此途径做好的囊袋在胸部前方,不影响腋窝及局部活动。② 胸三角沟胸肌下途径:在胸大肌的锁骨头偏外侧进入,沿三角沟将胸大肌分离(图 5－9－58b)。该途径实际上已接近腋窝。③ 腋前皱褶胸大肌下途径:通过胸大肌的下外侧缘进入,需要在腋前皱褶处切开和分离制作囊袋(图 5－9－58c)。其中,途径①较常用,途径②和③因 ICD 植入在腋窝内,可能会引起患者不适,影响局部活动。

(三) 术中测定除颤阈值

在电极导线位置固定满意、测试的各参数(与一般心脏起搏器同)良好后,将电极导线与 ICD 正确连接并放入囊袋内,然后进行除颤阈值(defibrillation threshold, DFT)测试。DFT 的主要目的是术中评估植入的系统是否正常,包括导线和脉冲发生器之间连接的电完整性、针对 VF 所必需的可靠感知和识别以及电击后评价导线的固定可靠性等。另外,所有支持 ICD 增加存活率的临床研究均做 DFT 测试。

测试时需要麻醉科医生协助用异丙酚静脉麻醉,通常需要厂家技术代表的参与,用 ICD 厂家提供的测试仪进行 DFT 测试。将无菌塑料套包裹的测试探头放在植入的 ICD 囊袋上,用 T－shock 法(即 T 波易损期上用 1.0 J 左右低能量电击诱发心室颤动)或直流、交流(50 Hz)刺激方法诱发心室颤动。图 5－9－59 显示了"shock on T"成功诱发心室颤动并被 ICD 正确识别并电击后转复窦性心律。可采用不同的方法测试 DFT。① 逐级下降法:顾名思义即逐渐下调除颤放电值直到不能成功除颤。该方法得到的除颤阈值精确但需多次除颤,由于多数临床医生对反复除颤存在顾虑,此方法多不被采用。② 范围确认法:临床常用。选择连续两次都能成功除颤的能量并证实除颤的安全范围,此范围应比 ICD 最大放电能量小 5～10 J。例如 ICD 最高放电除颤能量为 34 J,如应用 15 J 两次都能成功,则至少存在 19 J 的安全范围。推荐至少术中保证测试两次,两次除颤的诱发间隔要大于 5 min。较高除颤能量的弊端在于充电时间的延长及电池耗竭增快。

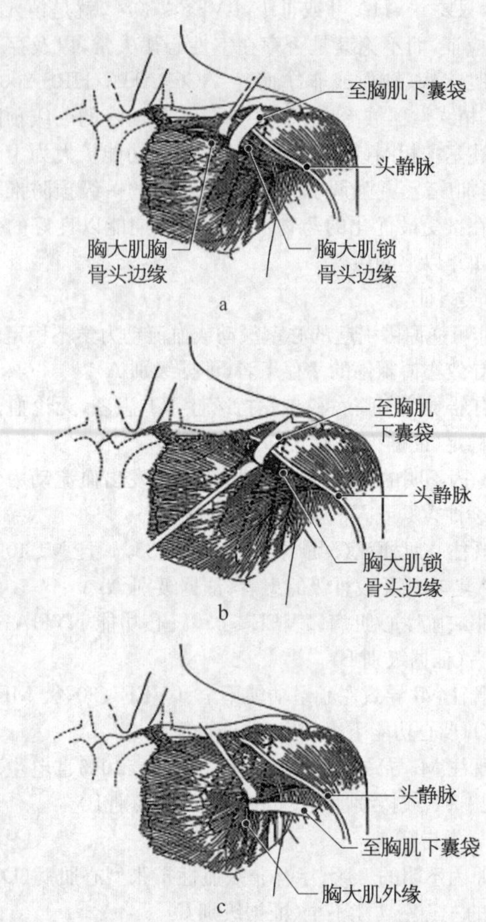

图 5－9－58 制作 ICD 囊袋的不同途径

a. 前胸肌下途径。胸大肌的锁骨头和胸骨头已被拉起 b. 胸三角肌沟胸肌下途径。胸大肌锁骨头的外侧缘被拉起 c. 腋前皱褶胸大肌下途径。腋前皱褶处胸大肌锁骨头的外侧缘被拉起

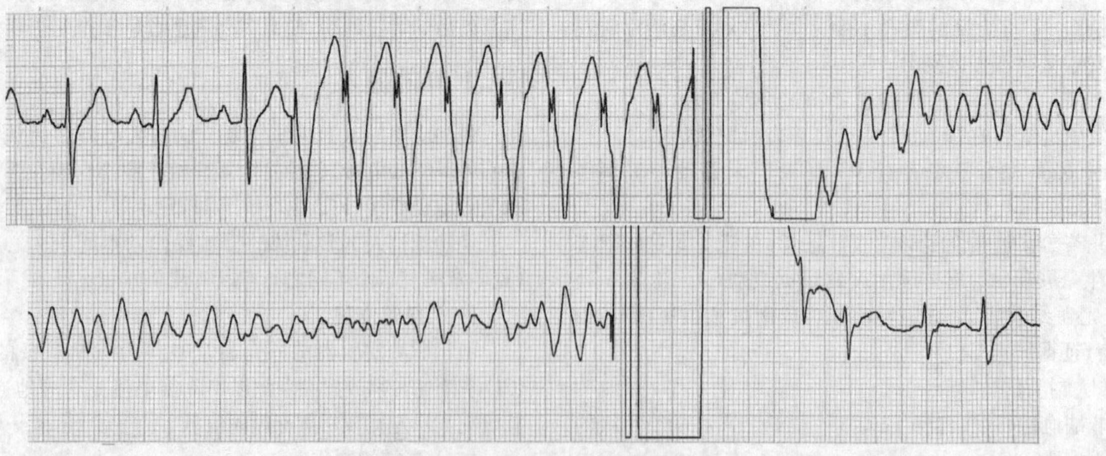

图 5－9－59 shock on T 成功诱发室颤并被 ICD 正确识别并电击,转复窦性心律

虽然目前 DFT 测试仍然是公认的植入 ICD 术中推荐的必需步骤,但越来越多的中心都不再进行术中 DFT 测试。其主要的依据是临床研究显示:① DFT 不能预测术后除颤成功率。② 是否测试 DFT 并不影响远期生存率。③ ICD 大多数针对的治疗为 VT 而不是 VF。④ DFT 测试并非没有风险(DFT 相关死亡率 0.1%)。⑤ 诱发的 VF 和自发性 VF 是两种不同的心律失常。尽管如此,如果患者为 ICD 二级预防且估测其心功能尚可,仍建议行 DFT 测试。

术中如发现高DFT(通常定义为DFT大于25 J或与ICD最大程控能量之差不足10 J者)甚至最高输出能量时仍不能转复,可以用以下解决方案:① 程控改变ICD除颤参数(包括提高能量、移除上腔静脉线圈、反转极性、波形调整等)。② 调整电极导线位置。③ 更换高能量脉冲发生器。④ 添加一根皮下电极(Sub-Q array)片或电极(心外膜或皮下)以增加除颤面积。⑤ 添加静脉内(左锁骨下静脉、左头臂静脉、冠状静脉和奇静脉)除颤线圈以增加除颤电流覆盖心肌的面积。

(四) 并发症及其处理

植入术中并发症基本同普通起搏器。不同的方面包括:① 如制作肌肉下囊袋,术后囊袋内出现则处理相对困难(难以引流)。因此,术中应尽量采用钝性分离方法并做到彻底止血。② DFT测试过程中的问题。主要是植入医生和工程技术人员要配合好;另外要贴体外除颤电极片,一旦ICD识别或除颤不成功,则迅速启动体外除颤,以免手忙脚乱并污染手术区域。③ 如植入CRTD,应注意监测患者心脏功能。

(五) 如果患者体内同时存在永久心脏起搏器和ICD时的注意点

(1) 起搏器所发放脉冲可能被ICD系统感知,从而导致双倍计数并由此触发ICD放电。

(2) 当心室颤动发生时因心肌除极振幅低,导致永久心脏起搏器未能感知而发放刺激脉冲(尤其是单极电极的信号更加高大),后者被ICD感知线路感知使ICD系统自动增益下调,导致ICD不能识别存在的心室颤动。因此,心脏起搏电极导线必须选择双极。

(3) ICD除颤放电后可能影响永久心脏起搏器的感知和起搏功能。

(4) 已有起搏器而再需要植入ICD时,应在术中测试时将起搏输出调至最高值并程控为VOO或DOO以观察ICD系统是否受脉冲信号的干扰,观察其"感知安全度"。

有鉴于此,建议已植入起搏器患者随病情发展需要植入ICD时,最好取出原心脏起搏器,因为ICD同样具有治疗心动过缓的功能,只是患者若起搏依赖,ICD的使用寿命可能会相应缩短。

五、植入ICD后的随访及故障处理

相对于普通起搏器,ICD的随访更加重要。应适当缩短随访间期,一般建议植入ICD后3个月时随访,以后每半年随访1次。如同永久性心脏起搏器一样,植入ICD后也需定期对起搏系统进行定期检查,包括囊袋处局部皮肤、电极导线阈值、阻抗、感知及脉冲发生器电池能量等。ICD的功能包括治疗心动过缓和治疗室性快速心律失常两部分。前者发生的故障及处理与治疗缓慢心律失常的普通起搏器无区别,在此不再述及。这里主要讨论ICD对室性快速心律失常治疗方面故障的识别与处理。

随着国内ICD、CRTD植入数量的逐年增加,植入医生近年来已开始陆续遇到了ICD术后故障患者的诊断、处理问题。虽然对ICD本身的程控分析很多时候都依赖公司的技术服务人员,但植入医生必须摒弃重植入、轻随访的观念,尤其是ICD,因为相对于普通起搏器,植入ICD的患者多有器质性心脏病或恶性快速心律失常,因此,对ICD故障的及时处理显得更加紧急、更加重要,尤其需要紧密结合具体患者的临床表现进行综合分析和处理。从临床实用角度出发,分为ICD故障识别步骤、ICD频繁电击的诊断和处理、不治疗的诊断和处理以及治疗无效的诊断和处理等四节进行阐述。

(一) ICD故障识别的步骤

可通过包括病史、程控分析仪检查、发作时心电图或Holter和X线影像等方法对ICD的常见故障进行识别。

1. 病史　非常重要。应仔细询问患者发病时及电击前后的症状。

(1) 如电击前有晕厥(或近乎晕厥)、黑矇、心悸、胸闷等,电击后前述症状消失,则多提示治疗是正确且成功的。通常可维持原设置,此时应加强其他诸如药物等治疗措施,预防下一次室性快速心律失常的发生;如频繁发生,可考虑射频消融治疗。

(2) 电击前无任何不适时,提示该治疗事件可能是误治疗或ICD的识别频率设置太敏感。对于前者,应仔细检查器械本身的信息等;对于后者,应提高识别标准,尽量采取无痛治疗措施。

(3) 症状明显但未感觉到ICD发放治疗,可能原因:① 为室上性心动过速,包括阵发性心房颤动等。② 程控参数设置不合理,未达到ICD识别标准,例如未达到心室颤动(VF)诊断标准或达到室性心动过速(VT)诊断标准,但抗心动过速起搏(ATP)未成功。③ 患者本身原因造成ICD未识别,如心室R波太小等。④ ICD系统本身原因造成该快速室性心律失常未识别,如脉冲发生器或电极导线故障。

(4) 如在数分钟内连续被电击,可能原因:① 误识别,如误将窦性心动过速判断为VT、VF或发生ICD的误感知(如肌电干扰等)。② 电击未能成功终止VT或VF。③ 虽治疗成功但VT或VF反复发作。详可参见本章第三节。

另外,询问电击前患者的活动状态也能对诊断提供帮助。① 如电击多由植入侧上肢运动或体位变化等诱发,且患者电击前无明确不适,应高度怀疑导线本身故障或存在肌电误感知,而上述动作加重导线断裂程度而产生噪声。② 运动时被电击应怀疑可能是对窦性心动过速的误治疗,当然不能除外运动时诱发的VT。目前有些ICD具有报警功能,在诸如ICD电池电压接近ERI、电极导线阻抗发生明显变化时可发出报警声,应告知患者在发生类似情况时及时前来就诊。

2. 程控分析仪检查　这是判断ICD故障的最主要和可靠的诊断方法。包括R波振幅、阻抗、起搏阈值、电池电压和电容充电时间测定等常规参数测定。对这些参数的测定有助于判断导线的完整性和电极导线是否脱位等。R波振幅的降低容易导致误感知T波而发生双倍计数从而产生误电击,而起搏阈值的明显增高则会影响ATP的有效心室夺获。另外,可调出事件存储资料进行分析,包括治疗前后的腔内心电图、心律失常的周长、持续时间和启用的治疗程序及治疗效果等。如采用的电击治疗,还可提供充电时间、实际发放的电能等。分析这些结果有利于判断ICD的治疗是否恰当(如是否存在过感知等)及其有效性等。

3. 发作时心电图或Holter　是判断患者快速心律失常性质(室上性抑或室性)的金标准。ICD对心律失常的诊断都是脉冲发生器依赖腔内心电图的确定诊断,存在判断失误及误治疗可能。心电图的缺点是缺乏时效性:患者发作时多在院外,就诊时快速心律失常事件往往已经终止。频繁发作者可进行Holter检查确定发作时的心律失常性质。

4. X线影像 有利于发现诸如电极脱位、导线磨损、导线与脉冲发生器连接问题及心腔内其他残余导线问题等。

(二) ICD的故障处理

ICD对快速室性心律失常诊治方面的故障分为器械本身(脉冲发生器和除颤/起搏感知电极导线完整性)的硬件问题和包括患者病情变化/工作参数设置不当等非硬件问题两个原因,其中,后者占绝大多数。

1. ICD频繁电击的诊断和处理 电击的弊端是显而易见的,具体体现在降低患者的生活质量、增加患者因为电击的随访、减少植入装置的接受程度、缩短装置的使用寿命和增加心肌的损伤、诱发电风暴的可能,尤其是后者对于ICD一级预防(包括CRTD)的患者来说愈来愈重要,因为这些患者都为缺血性心脏病或心力衰竭者。实际上,ICD是一个双刃剑。一方面,如无ICD,一次VT或VF发作就可能导致猝死,从这个角度讲,ICD能挽救患者的生命。另一方面,如无ICD,也许患者的非持续性VT会自行终止,下一次VT可能相当长的时间后才发生;而此时ICD若识别并电击,后者会导致患者疼痛、心肌损伤和心力衰竭等,由此很快引发下一次室性快速心律失常甚或交感风暴,导致恶性循环,明显恶化预后。

引发频繁电击的常见原因包括:

(1) 对室性快速心律失常的"正确电击":即或此时发放的电击治疗都是正确的,但频繁的电击通常都是严重的临床事件,如处理不当,会导致预后明显恶化甚至迅速死亡。VT或VF导致反复电击的原因有3个,即:

1) 电击不能成功终止VT或VF,后者再次触发ICD感知、充电和放电。见图5-9-60。原因包括:① 电极导线脱位或断裂或电池耗竭。② 设置的除颤能量小于除颤阈值。③ 心肌本身因素,包括心肌梗死、心力衰竭、心肌缺血等。④ 电解质紊乱或药物影响,如胺碘酮可升高除颤阈值。⑤ 气胸。采取的程控措施同本节高DFT的处理。

2) 电击有效,但VT或VF频繁发生。应首先寻找VT或VF反复发生的原因,并对其产生的基质及诱因进行治疗。常见原因如心力衰竭、心肌缺血、电解质紊乱(尤其低钾,电击造成心肌细胞损伤更易使细胞内失钾)、感染、药物不良反应或突然停药等进行迅速积极的治疗。但只有约50%可找到相关诱因。采取的措施包括以下这些。

如发作的VT并未引起明显的血流动力学障碍,可适当提高VT的识别和治疗频率。工程学上,植入ICD的目的是对发现的所有VT都能成功进行治疗以显示其敏感性;但自临床角度上,最好只是对有临床意义(出现血流动力学问题者)的事件进行治疗,而后者因患者的病情(心功能、缺血程度等),对VT频率的耐受性会有很大的不同。器质性心脏病、心力衰竭患者可能不能耐受较低频率的VT,治疗应积极(降低识别和干预频率)。而对无明确器质性心脏病、能耐受高VT频率的患者,尤其是非持续行VT者,应放宽识别和干预标准。因此,ICD出厂设置并不适合每个患者,应针对不同个体的基础心脏疾病以及对室性快速心律失常的耐受程度个体化调整VT或VF的识别治疗频率,不应千篇一律。通常其治疗频率都应大于180次/min或200次/min。

开启无痛治疗措施,包括室上性心动过速的鉴别程序、充电时的再确认、设定快室性心动过速(FVT)区、抗心动过速起搏策略优化、充电中和充电前抗心动过速起搏等。分别发表于2001年的PainFREE Rx和2004年的PainFREE Rx Ⅱ的研究结果表明:① 在快速室性心律失常事件中,FVT是常见的事件,VF事件只有3%~10%。② FVT可以被ATP终止,总有效率达到72%。③ ATP不增加额外的晕厥或加速VT的危险

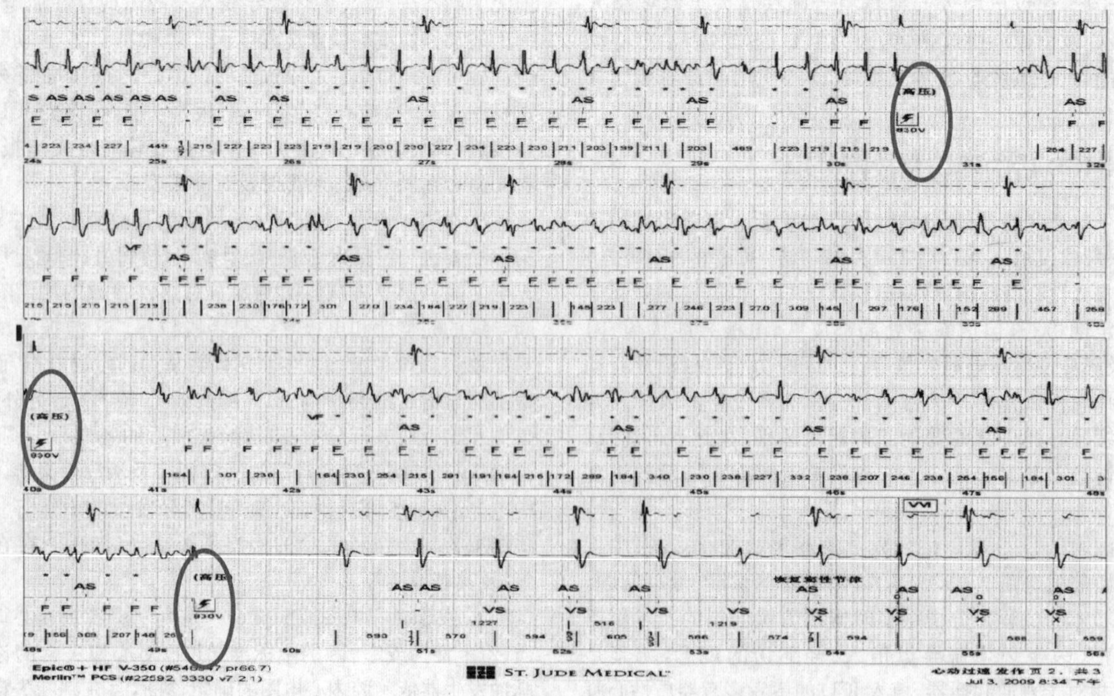

图5-9-60 正确识别VF但前两次电击均不成功,第三次电击成功

性。因此建议植入ICD的患者多数应先行ATP治疗，ATP是多数患者FVT事件的首选治疗方法。现代ICD对室性快速心律失常的诊断时间约需5 s，充电时间只有6～10 s，而每阵ATP的发放时间大约3 s。因此，整个室性心律失常诊断和治疗的过程(包括心动过速的识别、一阵ATP以及ICD从充电开始到放电)多在20 s以内。而临床上遇到的心搏骤停从开始发现到开始电击的过程最快也通常都要在数分钟以上。因此，在FVT区域增加几次ATP的机会对最后高能量电击的成功率应无明显影响。而一旦ATP能够终止VT(3/4的可能性)，则相对于电击治疗，无论从对患者的疼痛刺激，还是对心肌的损伤程度，都有重要的临床意义，利明显大于弊。此外，即或ATP不能终止心动过速，现代ICD的快速充电也不会明显影响患者的整个治疗时间和安全性。

加强针对快速心律失常的药物或非药物治疗措施。包括加大β受体阻滞剂及胺碘酮的用量，或两者联合应用，当然，前提是患者的血压、心功能等能耐受较大剂量的β受体阻滞剂。必要时可采取射频方法消融VT以减少VT的发作。

加强针对交感风暴的其他治疗措施。实际上，如反复发生VT的电击，多数应该属于电风暴的范畴。针对其治疗措施包括：尽快对因/对症处理、镇静、抗焦虑药物、静脉应用β受体阻滞剂，甚至可采用冬眠或亚冬眠疗法，减少应激和心肌耗氧。

3) ATP加速原有VT到VF区：患者VT频率进入ATP区，但ATP加速VT频率至VF区而发放电击治疗，较少见。此时应调整ATP策略或提高ATP识别频率。

(2) 针对非室性快速心律失常的误电击：引发误电击的常见原因主要是过感知，包括过感知自身的心电信号及非心电信号。前者主要指误感知室上性心动过速和非QRS波。室上性快速心律失常是导致不适当频繁电击的最常见原因。处理措施包括开启鉴别室上性心动过速的程序和对存在的室上性心律失常给予积极的治疗。过感知非QRS波主要包括T波和远场心房感知。当自身R波振幅减少、T波振幅上升或Q－T间期延长时，则有可能将感知到的T波误认为是QRS波，即误将每一个心动周期双倍计数，如能达到设定的识别频率时ICD便发放治疗(图5－9－61)。心房的远场感知比较少见，多见于心室除颤导线过分靠近右心房时。如程控不能奏效，应及时更换感知电极导线的位置。

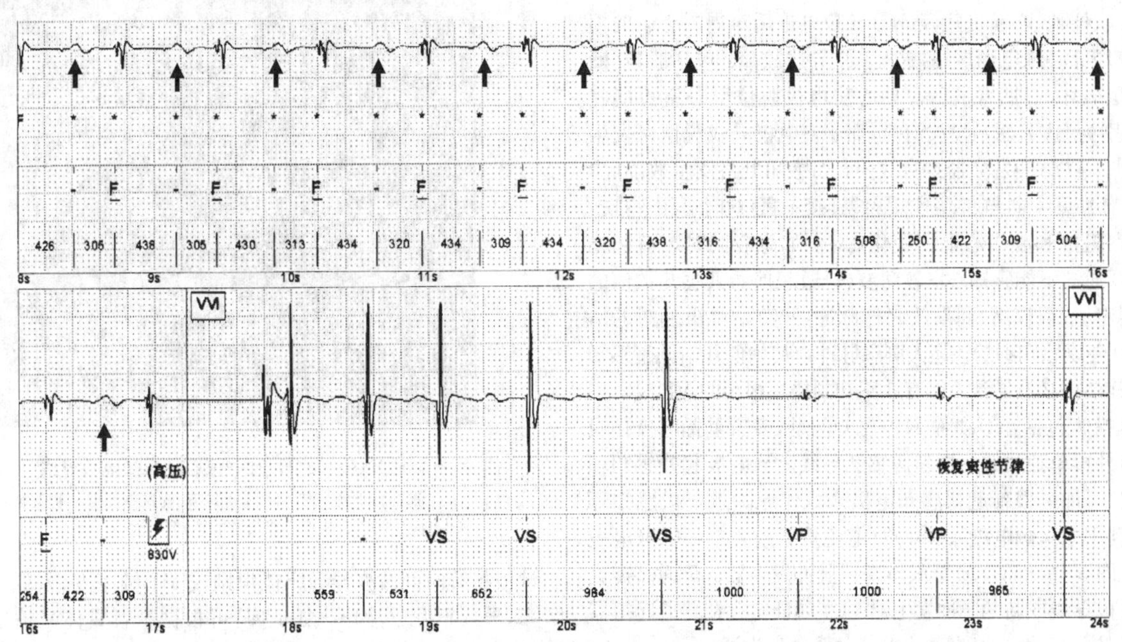

图5－9－61　R波振幅过低致T波过感知误为"室颤"引起不适当电击

箭头所示为感知T波

过感知的非QRS波(心外噪声)主要指肌电感知、体外电磁干扰和目前工作状态的除颤导线与原废弃ICD导线的摩擦所致的噪声感知等。图5－9－62为一例强磁场干扰诱发的误点电击。通常如果超过300次/min的心室感知频率，应首先考虑为非生理性的心外感知信号。针对不同的原因可采取更换导线、拔出废弃ICD导线和远离电磁干扰源等措施。

(3) 患者感觉异常：时常能遇到某些曾发生过电击的患者今后会产生被电击的幻觉，由此产生疼痛、焦虑等不良情绪。通过程控分析仪、心电监护等措施能鉴别其真伪。针对这类患者，应进行心理疏导、安慰，必要时给予抗焦虑、抗抑郁药物治疗。

(4) 频繁电击的紧急处理：发生频繁电击是心内科的急症。对于因此而就诊的患者，需采取的步骤包括：① 连接监护导联，记录全导联心电图，明确电击的正确与否。② 迅速用相应程控分析仪对ICD系统进行询问。③ 如判断为正确电击，应迅速根据可能的诱因及心律失常本身进行治疗，防止其复发；根据患者发作时血流动力学症状的严重性调整ICD的设置参数。④ 如判断为误电击，应尽快查明原因并采取针对性措施(见前述)；必要时可暂时关闭ICD的感知心动过速功能。

2. ICD不治疗的诊断和处理　即ICD对已证实存在的VT或VF不能发出治疗(ATP或电击)的情况。相对于其他故障，不治疗的发生概率较低，但后果更加严重。不治疗可能源于ICD对VT或VF的感知、识别障碍，也可能发生在治疗程序中。常见的原因包括心室感知不足、程控设置参数不当及ICD脉冲发生器问题或除颤电极导线故障及药物影响等。

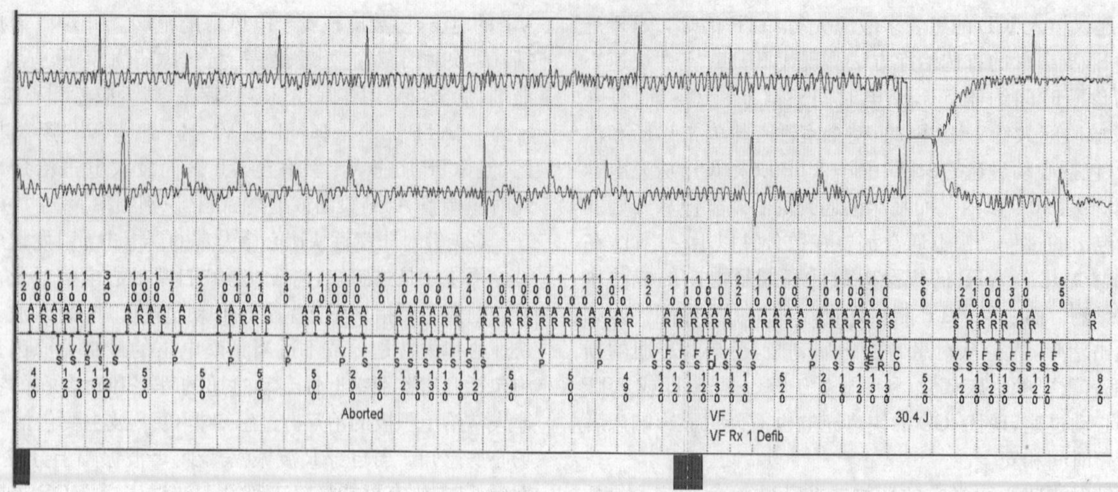

图 5－9－62　在强电磁场下发生误电击，电击前无任何不适

(1) 心室感知不足：显而易见，如系统不能感知心室的自身除极波，则 ICD 不能识别存在的 VT 或 VF。造成心室感知不足的常见原因：① 电极局部心肌纤维化(心肌疾病的发展)、右心室心肌梗死、心肌炎症等。② ICD 电击后对周围心肌的损伤作用使局部心内电图振幅减少。③ 导线故障：包括脱位、断裂、绝缘层破坏、心肌穿孔等。如心房电极脱位至心室可能将 VT 误识别为 SVT 而不发放治疗，而心室电极导线脱位可发生感知不良。④ 脉冲发生器本身故障：如感知电路发生故障(少见)。⑤ 脉冲发生器与起搏感知导线连接不良(此时可用手推挤囊袋，观察阻抗和腔内心电图变化)。⑥ 如患者同时装有起搏器，起搏器通常不能感知心室颤动波(普通起搏器其感知数值的设置为固定值，且较高)而发放起搏脉冲，尤其是单极起搏的情况下，ICD 会以感知到的该高大刺激脉冲为初始值开始调整感知灵敏度，其结果必然导致不能有效感知到振幅很小的 VF 波。

处理措施包括：① 如系 R 波感知问题，多需重置电极导线位置或另外再单独放置一根起搏感知导线。当电极起搏感知环路故障时，可加一根新起搏感知电极来取代原除颤电极感知环路，但仍利用原除颤电极除颤环路(避免重新放置一根除颤电极导线)，见图 5－9－63。② 导线本身或脉冲发生器故障时多需更换新的电极导线或新的脉冲发生器。③ 如证实存在普通起搏器对 ICD 系统的干扰，应果断取出普通的脉冲发生器。

(2) 程控设置参数不当：此时心室感知、ICD 系统硬件无异常，只是由于设置的参数不当，导致感知到的 R 波不能被正确地判断为 VT 或 VF，从而不能触发 ICD 的治疗。包括：① 设定的 VT 诊断标准高于患者实际发生 VT 的频率。② ICD设置的稳定性标准(用于鉴别 VT 与心房颤动或不规则心房扑动)影响了不规则 VT 的判断(将其误判断为室上性心动过速)。③ 运动中的发生的室性心动过速(此时突发性标准不能将其与窦性心动过速鉴别)。当证实遇到以上情况时需调整 ICD 设置的参数，如打开 QRS 波宽度或形态鉴别标准或房室鉴别标准(双腔 ICD 或 CRTD)。

(3) ICD 脉冲发生器问题或除颤电极导线故障：如能证实上述情况，通常需要重新手术更换脉冲发生器或除颤电极导线或重新手术将两者充分连接。

(4) 药物影响：药物可导致心律失常事件的突发性、稳定性或持续时间改变导致不能识别或 VT 频率变慢，低于识别频率，导致不发放治疗。如证实，可根据患者具体病情采取继续用药、改变药物或程控参数等措施。

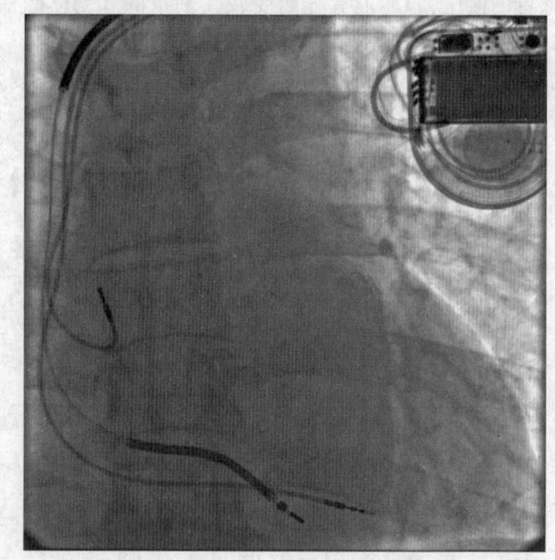

图 5－9－63　附加一根心室感知电极导线

原 ICD 电极导线发生感知问题，重新再放置一根起搏感知电极导线负责快速心律失常的感知

3. ICD 治疗无效的原因和处理　治疗无效包括 ATP 及电击治疗两部分。ATP 治疗无效的原因包括心律失常折返途径或基质发生改变、起搏脉冲不能夺获心室(局部心肌纤维化、心肌坏死、心力衰竭、高血钾、药物影响)等。可通过重新调整 ATP 参数解决，必要时可再做电生理检查协助 ATP 有效策略的制定。而电击治疗无效是危险的，处理措施同高 DFT 处理。

第七节　心脏再同步化治疗

充血性心力衰竭(简称心衰)的治疗是心内科领域的一个难题。尽管药物治疗能够改善患者的症状及预后，但即使是目前最佳的药物治疗，心力衰竭患者年死亡率仍可达 5%～10%。

心脏再同步化治疗(cardiac resynchronization therapy, CRT),又称双心室起搏(biventricular pacing)是心力衰竭治疗史上一个里程碑式的突破。本节就 CRT 治疗心力衰竭的机制、临床研究、适应证、围手术期处理及术后随访进行阐述。

一、心脏再同步化治疗的机制

目前充血性心力衰竭的药物治疗主要包括神经内分泌拮抗剂(RAAS 系统及交感神经系统拮抗剂,前者如 ACEI、ARB 及醛固酮受体拮抗剂,后者主要是β受体阻滞剂)和减轻心脏前、后负荷及增强心肌收缩力三个方面。所谓 CRT,实际上是通过在传统右心房、右心室双心腔起搏的基础上增加了一个左心室起搏,即通常所说的"三腔起搏"来达到治疗心力衰竭的目的,见图 5-9-64 所示。由此可见,CRT 既不能治疗病因,也不具有目前临床上常用治疗心力衰竭药物的强心、利尿或降低心脏前/后负荷等的作用,那么它缘何能通过脉冲发生器发放刺激脉冲激动心脏的不同腔室就能够治疗心力衰竭?机制何在?

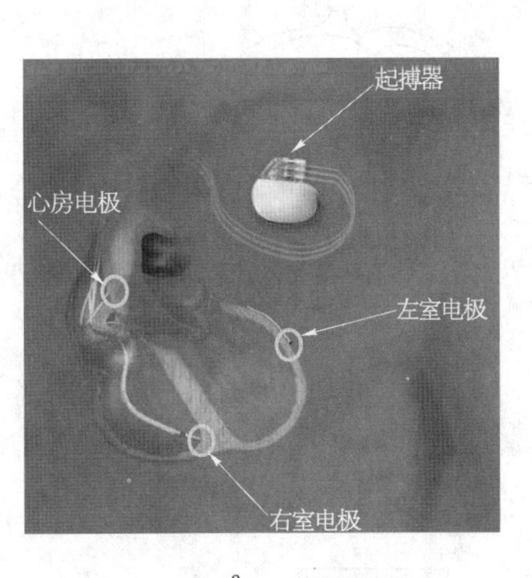

a

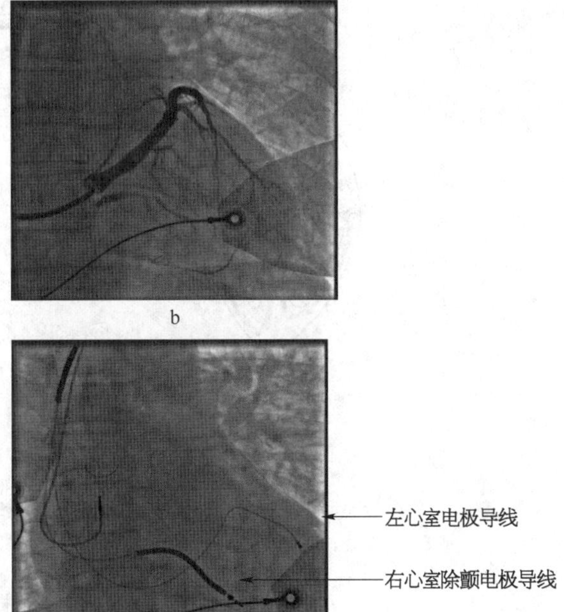

b　c

图 5-9-64　心室再同步化治疗(CRT)

a. 显示 CRT 模式图。包括脉冲发生器、右心房、右心室及左心室电极导线　b. 心脏静脉造影结果　c. 该例患者 CRTD 术后前后位 X 线

(一) 充血性心力衰竭患者伴发的缓慢心律失常

心力衰竭患者除了心肌收缩功能下降外,往往伴发多种心律失常,包括快速和缓慢心律失常。前者包括室性和房性快速心律失常,如室性期前收缩、VT 和心房颤动等,而后者主要包括窦房结、房间、房室和室内等几个水平的传导阻滞,见图 5-9-65。本文主要述及后者。

1. 房间传导阻滞(interatrial conduction block, IACB)　心力衰竭患者容易出现 IACB。IACB 是指激动从右心房经 Bachmann 束向左心房传导明显延缓。正常情况下右心房至左心房的传导时间为 60～70 ms,如大于 100 ms 即可诊断为 IACB。体表心电图上 IACB 的主要表现为 P 波时限大于 120 ms,Ⅰ导联 P 波双峰间距大于 0.04 s,结合病史、X 线及心脏超声检查排除左心房增大时即可确诊 IACB。

由于 IACB 的存在,可引起心房及房室之间的电及机械不同步。

(1) 心房电活动不同步:IACB 使左心房激动明显延迟,导致左、右心房电活动离散度增加,促发房内折返,形成反复发作的房性快速心律失常。

(2) 房室电及机械活动不同步:IACB 导致左心房电机械活动明显迟于右心房,而此时房室交界以下的电活动由右心房激动所下传。因此,左心房与左心室之间的电机械活动间隔(左心 P-R 间期)缩短,使左心房收缩明显延迟甚至发生在左心室收缩期,由此导致:① 左心室失去左心房的充盈约 30%。根据 Frank-starling 曲线,在一定范围内,左心室前负荷与每搏量呈正比,左心室充盈的减少会出现每搏量的下降。② 左心房压力增高导致肺静脉压力增高,由此加重肺淤血。③ 左心房受到机械牵拉激活神经内分泌系统。因此,IACB 的存在会加剧心功能的恶化。

2. 房室传导阻滞(AVB)　研究显示 P-R 间期延长与心力衰竭的严重程度相关。

(1) 一度 AVB:见图 5-9-66 所示。正常情况下,心室舒张期心房压力一直高于心室压力,二尖瓣处于开放状态,使血液持续从心房流向心室。心房收缩发生于心室舒张末期,心房收缩结束后心室进入等容收缩期,此时心室压力大于心房压力,二尖瓣关闭。心脏超声表现为反映心室舒张早期血流的 E 峰在前,心房收缩的 A 峰在后,E 峰和 A 峰分开。过长的 P-R 间期使左心房收缩处于左心室舒张的早期或中期(异常的舒张相),心超表现为 E 峰和 A 峰融合。接下来的心房舒张便处在心室舒张的末期,心室舒张末期室压高于房压,二尖瓣被反向压力差推起而提前不完全的关闭,造成心室舒张末期的二尖瓣反流。图 5-9-67 显示了 P-R 间期对超声 E 峰、A 峰的影响。

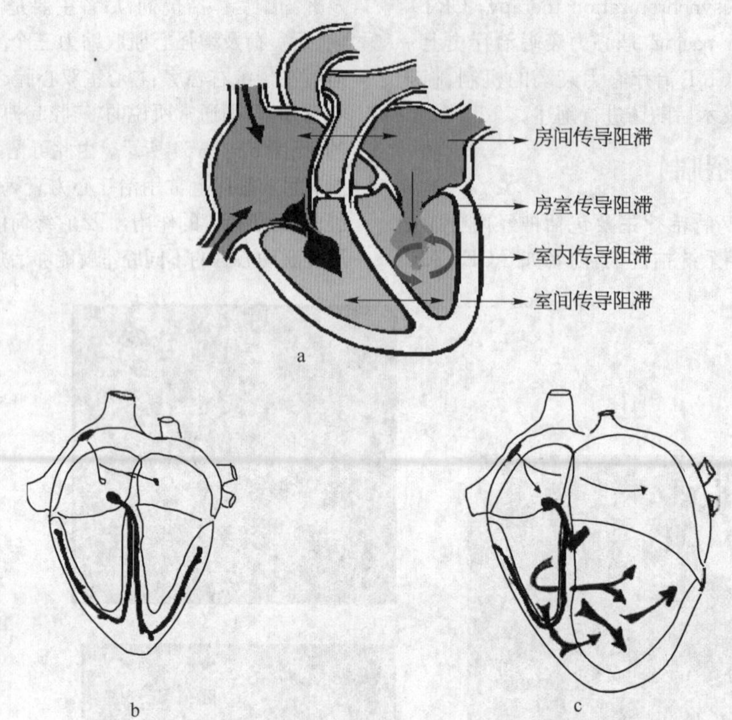

图 5-9-65　心力衰竭患者存在的房间、房室、室内和室间传导阻滞

a. 显示缓慢心律失常阻滞的部位　b. 正常心脏传导顺序　c. 扩张型心肌病患者 CLBBB 时由右向左沿肌间隙而非传导组织的兴奋传导扩布示意图

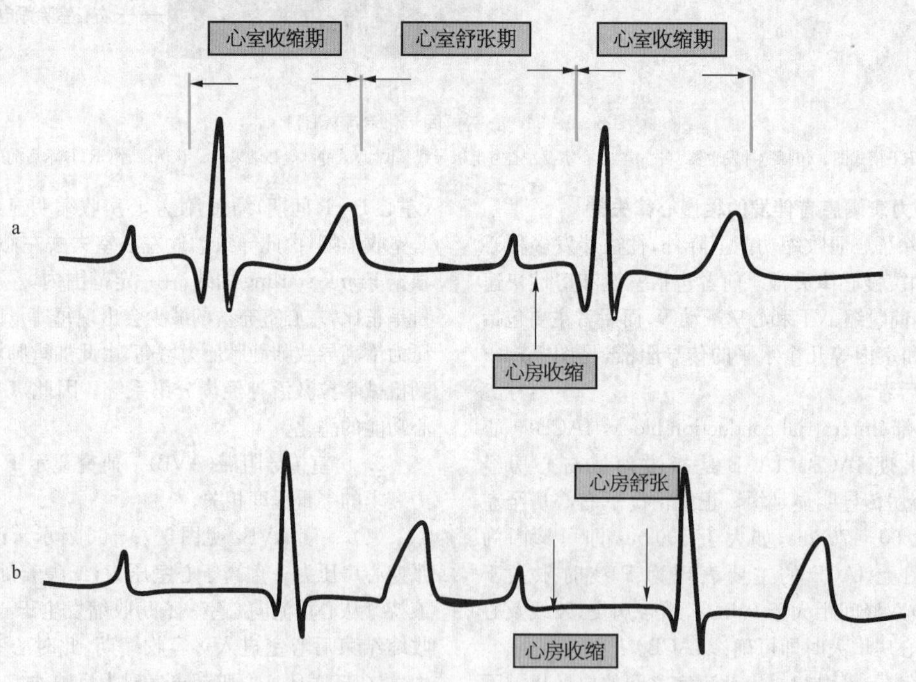

图 5-9-66　一度房室传导阻滞时心脏电-机械活动示意图

a. 正常时心房收缩发生在心动周期中心室的舒张晚期　b. P-R 间期过度延长时心房收缩发生在心室舒张早期或中期

因此，过长 P-R 间期的患者(一度 AVB)，会损害心室舒张功能，对业已存在心肌收缩功能不全的患者无异于雪上加霜。

(2) 二度或三度 AVB：显而易见，由于并非所有心房激动都能下传至心室，导致心室率下降，且此时心房、心室电机械活动明显不同步，由此使心排血量降低。

3. 室内传导阻滞　心力衰竭晚期由于心室肌出现广泛病变，可累及心室传导系统出现室内传导阻滞，尤其是完全性左

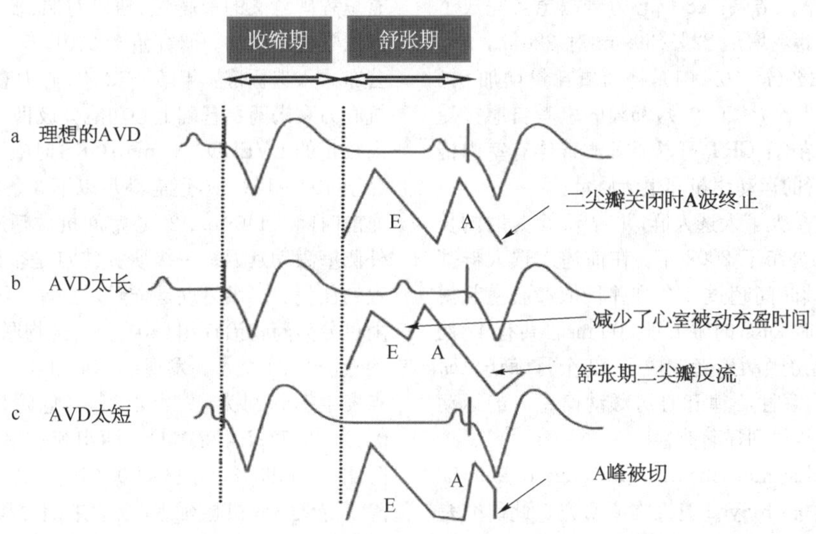

图 5-9-67　P-R 间期对 E 峰、A 峰的影响

a. 正常时 P-R 间期时 E、A 峰分开　b. P-R 间期过长时 E、A 峰融合(E 峰被切)　c. P-R 间期过短时 A 峰被切

束支传导阻滞(CLBBB)。据统计晚期心力衰竭患者 CLBBB 的发生率约 38%，而心功能正常者只占 8%。已证实 QRS 宽度与心功能呈负相关，与全因死亡率呈正相关。CLBBB 时，左心室后乳头肌激动最晚(这也是 CRT 中的左心室电极通常应放置在心脏侧后静脉的缘故)，导致二尖瓣后叶脱垂和二尖瓣反流。另外，CLBBB 时右心室首先激动，左心室电活动由右心室通过左心室肌缓慢传导，因此导致左、右心室间机械活动不同步，左心室收缩不协调，左心室各壁(前、间隔、侧、后等)收缩不同步，前向血流减少，血流紊乱，室内分流增加，导致心脏横径增加，加重心脏重构过程。另外，CLBBB 还会造成所谓"隐匿性 P-R 间期延迟综合征"：在 CLBBB 时，左心室激动延迟，此时 P-R 间期实际上是右心的，左心 P-R 间期延迟，形成隐匿性 P-R 间期延长，造成二尖瓣反流。

(二) CRT 治疗心力衰竭的机制

心力衰竭患者上述电机械活动的不同步使已衰竭心脏的收缩效率明显下降，这些电机械不同步非药物能解决，而 CRT 能通过控制心房及左、右心室刺激脉冲的发放，调整房室间期(AVD)及左、右心室开始发放脉冲的时机(V-V 间期)，优化、恢复房室间、左右心室间及左心室内的电、机械同步，协助使心脏实现电-机械再同步，提高心脏做功效率及心室充盈，改善心室的舒张功能减少二尖瓣反流，提高每搏量。众所周知，心排血量＝心率×每搏量(而心排血量的下降不能满足机体代谢所需即定义为心力衰竭)，因此每搏量的增加必然会增加心排血量，减轻心力衰竭症状。通过血流动力学的改善，拮抗神经内分泌系统，逆转心室重构，阻断心力衰竭恶性循环，降低死亡率，延长寿命。

二、心脏再同步化治疗的临床试验

截至目前已超过 7 000 例心力衰竭患者参加的 CRT 研究，包括 InSync、MUSTIC、MIRACLE、MADIT Ⅱ、CARE-HF、COMPANION、MADIT-CRT、REVERSE 和 RAFT 临床试验结果均证实：CRT 可在充分药物治疗基础上改善心功能，提高生活质量，减少住院率，降低死亡率(30%左右)。

(一) 以心功能为研究目标的临床试验

国外大型临床研究和国内小规模研究均表明，CRT 可以改善心功能，增加 6 min 步行距离和峰值耗氧量，改善生活质量，减轻症状。长期应用可以逆转左心室重构。代表性的临床试验如下。

1. PATH-CHF(Pacing Therapies for Congestive Heart Failure)研究　即慢性心力衰竭起搏治疗临床研究。是第一个单盲、随机、交叉对照的临床研究，研究始于 1995 年。入选标准：缺血性或扩张型心肌病导致的中重度心力衰竭，心功能分级Ⅲ～Ⅳ级，窦性心律，P-R 间期≥150 mm，QRS 时限>120 ms。25 例患者入选并完成了 6 个月随访。研究证实，CRT 后左心室舒张末内径(LVEDD)、收缩末内径和容量显著减小，左心室射血分数(LVEF)显著提高。不足的是研究样本量太少，而且为单盲设计。

2. InSync 研究　即心室多部位起搏治疗慢性心力衰竭的多中心临床研究。该研究由欧洲和加拿大 14 个医学中心参加，为多中心、前瞻性、非随机临床研究，研究结果发表于 1998 年。入选标准：心功能分级Ⅲ～Ⅳ级，LVEF<0.35，LVEDD>60 mm，QRS 时限>150 ms。研究共入选 81 例心力衰竭患者，68 例(84%)成功地经冠状静脉窦途径起搏左心室。平均随访 10 个月，证实 CRT 后心功能分级和生活质量显著改善，6 min 步行距离增加。研究肯定了 CRT 改善心功能的疗效和此治疗手段的可行性。

3. MUSTIC (MUltisite STimulation in Cardiomyopathy) 研究　即心肌病多部位起搏治疗临床研究。该研究共由 16 个欧洲医学中心参加，为随机、单盲、自身交叉研究，研究始于 1998 年 3 月。入选标准：缺血性或扩张型心肌病，心功能分级Ⅲ级，LVEF<0.35，LVEDD>60 mm，窦性心律，QRS 时限>150 ms，无传统起搏器适应证。采用开、关起搏功能各 3 个月的自身交叉对照方法。一级研究终点是 6 min 步行距离，二级研究终点是生活质量、峰值氧耗量、心力衰竭恶化住院率、患者的治疗意愿和死亡率。结果：48 例心力衰竭患者完成了交叉和随访。6 min 步行距离增加 22%(399 m 对 326 m，$P<0.001$)，生活质量提高 32%($P<0.001$)，峰值氧耗量增加 8%($P<0.03$)，住院率下降 2/3($P<0.05$)，85%的患者自愿接受起搏治疗($P<0.001$)。结论：CRT 可以显著改善伴有室内传导阻滞慢性心力衰竭患者的运动耐量和生活质量。

此后，MUSTIC 研究扩大了入选人群，并对 12 个月时的长期疗效进行了评价，结果公布于 2002 年。在前述入选人群基础上追加了心房颤动持续时间超过 3 个月并且依赖心室起搏的患者，要求右心室起搏时 QRS 时限大于 200 ms。共有 42 例窦性心律患者和 33 例心房颤动患者完成了 12 个月随访。研究证实：CRT 12 个月后，窦性心律和心房颤动律患者的运动耐量、生活质量和心功能均得到显著改善。

4. MIRACLE（Multicenter InSync Randomized Clinical Evaluation）研究　即多中心 InSync 随机临床研究。此研究是在美国和加拿大进行，为第一个双盲、多中心、随机对照、前瞻性研究。研究始于 1998 年 11 月，结果发表于 2002 年。入选标准：缺血性或非缺血性心肌病，心功能分级Ⅲ～Ⅳ级，LVEF≤0.35，LVEDD≥55 mm，QRS 时限≥130 ms，6 min 步行距离≤450 m。453 例慢性心力衰竭患者被随机分为对照组(225 例)和 CRT 组(228 例)。一级研究终点是心功能分级、生活质量和 6 min 步行距离。结果：经冠状静脉窦左心室起搏的成功率为 92%(528/571)。与对照组相比，CRT 组 6 min 步行距离增加($P=0.005$)，心功能分级好转($P<0.001$)，生活质量改善($P=0.001$)；而且住院率和静脉用药率下降($P<0.05$)。证实了 CRT 对于伴有室内传导阻滞中重度心力衰竭患者的显著疗效。

(二) 以死亡率为研究目标的临床试验

涉及 CRT 对心力衰竭患者死亡率疗效的研究主要如下。

1. COMPANION（Comparison of Medical Therapy, Pacing, and Defibrillation in Chronic Heart Failure）研究　即心力衰竭患者药物、双心室起搏和双心室起搏加除颤器(CRT-D)治疗对比研究。该研究为多中心、前瞻性、随机对照临床试验，由 128 个美国医学中心参加。研究始于 2000 年 1 月，研究结果公布于 2003 年。入选标准：缺血性或非缺血性心肌病，充分抗心力衰竭药物治疗 3 个月以上心功能分级Ⅲ～Ⅳ级，LVEF≤0.35，窦性心律，QRS 时限≥120 ms，P-R 间期>150 ms，无传统起搏器及 ICD 适应证，既往 12 个月曾因心力衰竭住院。1 520 例慢性心力衰竭患者随机分为单纯药物治疗组、药物联合 CRT 组和药物联合 CRT-D 治疗组三组，进行前瞻性随访。一级研究终点是全因死亡和(或)心力衰竭导致住院的联合事件，二级终点是全因死亡。研究证实：CRT 与 CRT-D均可减低全因死亡和(或)心力衰竭导致的住院的联合终点事件(CRT 组下降 34%，$P<0.002$；CRT-D 组下降 40%，$P<0.001$)。与单纯药物治疗组相比，12 个月时 CRT 组的死亡率降低 24%，但差异无统计学意义($P=0.059$)。而 CRT-D 组的死亡率显著下降，达 36%，差异有统计学意义($P=0.003$)。结论：对于合并 QRS 时限延长的心力衰竭患者，CRT 可以降低其全因死亡和首次心力衰竭住院的联合事件，联合 ICD 将进一步降低死亡率。

2. CARE-HF（Cardiac Resnchronization Heart Failure Trial）研究　即心脏再同步-心力衰竭研究。该研究为一项具有里程碑意义的前瞻性、随机对照、多中心研究，共有 82 个欧洲医学中心参加。研究始于 2001 年 1 月，研究结果在 2005 年公布。入选标准：年龄>18 岁；心力衰竭病史 6 周以上；充分抗心力衰竭药物基础上心功能分级Ⅲ～Ⅳ级；LVEF≤0.35；身高校正的 LVEDD≥30 mm；QRS 时限≥120 ms。若 QRS 时限介于 120～149 ms，还需满足以下 3 条中的 2 条：① 左心室射血前时间>140 ms；② 心室间机械延迟>40 ms；③ 左心室后外侧壁激动延迟。一级研究终点是全因死亡和心血管事件导致的住院。二级终点是全因死亡等。研究共入选患者 813 例，随机分为药物治疗组(404 例)、药物联合 CRT 组(409 例)，平均随访 29.4 个月。发现：CRT 组和单纯药物治疗组的主要终点发生率分别为 39%和 55%(危险比 0.63，95%可信区间 0.51～0.77；$P<0.001$)。两组死亡率分别为 20%和 30%(危险比 0.64，95%可信区间 0.48～0.85，$P<0.002$)。证实 CRT 除了降低室间机械延迟、收缩末期容积指数以及二尖瓣反流、增加射血、改善症状和生活质量之外，还可明显降低全因死亡率达 36%。

总之，以上研究肯定了 CRT 降低死亡率的疗效。

(三) 针对轻度心功能不全患者开展的临床试验

1. REVERSE(Resynchronization reVEeses Remodelling in Systolic Left vEntricular Dysfunction)研究　即再同步治疗逆转左心室收缩功能不全患者的心肌重塑研究。研究共纳入 610 例分级Ⅰ或Ⅱ级的心力衰竭患者，在成功置入 CRT 或 CRT-D 后随机分为 CRT 打开组和 CRT 关闭组。主要研究终点是心力衰竭临床症状改善与否，次要终点是左心室收缩末容积指数、心力衰竭住院率。研究证实，针对无症状或轻度心功能不全患者的 CRT 治疗，可改善心力衰竭临床症状，抑制心室重塑，改善心功能，延缓心功能不全发展进程。即研究肯定了 CRT 在轻中度心功能不全患者的疗效。

2. MADIT-CRT（Multicenter Automatic Defibrillator Implantation Trial with Cardiac Resynchronization Therapy）研究　即心脏再同步联合除颤器的多中心临床研究。研究共入选 1 820 例心功能Ⅰ或Ⅱ级、LVEF≤0.30、QRS 时限≥130 ms 的心力衰竭患者，随机分为 CRT-D(1 089 例)或 ICD 组(731 例)。主要研究终点是全因死亡或非致死性心力衰竭事件。平均随访 2.4 年，17.2%(187 例)的 CRT-D 组患者发生了主要终点事件，包括 36 例死亡和 151 例次心力衰竭事件。而 25.3%(185 例)的 ICD 组患者发生了 18 例死亡和 167 例次心力衰竭事件。提示联合 CRT 治疗可降低心力衰竭风险达 41%，尤其是 QRS 时限≥150 ms 的亚组患者。而且，CRT 可显著降低左心室容量、改善射血分数。研究提示：对无明显心力衰竭症状，但射血分数低下、QRS 时限延长的患者而言，ICD 基础上联合 CRT 治疗可降低心力衰竭风险。

3. RAFT(Resynchronization-Defibrillation for Ambulatory Heart Failure Trial)研究　即轻中度心力衰竭患者心脏再同步治疗研究。研究共入选 1 798 例心功能分级Ⅱ或Ⅲ级，QRS 时间≥120 ms，LVEF≤0.30 的缺血性或非缺血性心肌病患者，随机以 1∶1 分到 ICD(904 例)或 ICD-CRT(894 例)组。主要研究终点是全因死亡率或心力衰竭住院率。平均随访 40 个月，33.2%(297 例)的 CRT-D 组患者发生了主要终点事件，包括 186 例死亡和 174 例次心力衰竭住院事件。而 40.3%(364 例)

的ICD组患者发生了236例死亡和236例次心力衰竭住院事件。RAFT研究证实,在接受药物和ICD治疗基础上,联合心脏再同步化治疗(CRT-D)可有效降低心功能分级Ⅱ级的轻度心力衰竭患者的死亡率和心力衰竭住院率;与仅使用ICD相比,CRT-D治疗可使患者的全因死亡率下降25%。研究同时发现,CRT-D仅使QRS时限≥150 ms组的患者获益,而QRS时限<150 ms组无明显获益。

三、心脏再同步化治疗的适应证

如同其他治疗措施一样,CRT并非是所有晚期心力衰竭患者的救命法宝。CRT对心力衰竭的治疗主要是针对业已存在的心脏各腔室活动的不同步,因此,它具有其明确的适用范围。虽然都是起搏治疗,但CRT与传统的心脏起搏适应证完全不同(CRT患者多无传统单、双腔起搏适应证)。

CRT改善心功能的疗效得到临床试验证实后,2002年ACC/AHA/NASPE共同制定的心脏起搏器临床应用指南便将合并QRS时限延长的心力衰竭列为CRT的Ⅱa类适应证。随着CRT降低死亡率疗效得到进一步证实,近年来适应证也发生了变化。2005年ACC/AHA、ESC制定的慢性心力衰竭治疗指南中,均将伴有心脏不同步的心力衰竭列入CRT的Ⅰ类适应证。后又分别在2007年ESC、2008年ACC/AHA/HRS、2009年ACC/AHA和2010年ESC和中华医学会心电生理和起搏分会分别在2006年和2010年分别对CRT/CRTD的适应证做出了更新。其Ⅰ类适应证为最佳药物治疗基础上心功能Ⅲ级或Ⅳ级的心力衰竭患者,符合LVEF≤0.35、QRS时限≥120 ms、窦性心律者应植入有/无ICD功能的CRT(证据水平:A)。

新近2012年ESC急性和慢性心力衰竭诊治指南和2012年ACCF/AHA/HRS心脏节律异常器械治疗指南修订版又分别做出了CRT指南的更新,主要是参照新近MADIT-CRT、REVERSE和RAFT研究以及对以往研究的亚组分析,新指南严格了束支传导阻滞类型(CLBBB)及QRS波宽度(≥150 ms),但对NYHA的适应证扩大为Ⅱ级,即强调了CRT对预防心力衰竭进展的重视。2013年中华医学会心电生理和起搏分会主要根据2012年ACCF/AHA/HRS和ESC的指南,结合我国的情况,提出我国CRT治疗的适应证建议如下。

(一) Ⅰ类适应证

同时满足以下条件者可植入有/无ICD功能的CRT:

(1) LVEF≤0.35窦性心律,LBBB且QRS时限≥120 ms,指南推荐的药物治疗基础上心功能Ⅲ级或不必卧床的Ⅳ级患者(证据级别:A)。

(2) LVEF≤0.35,窦性心律,LBBB且QRS时限≥150 ms,指南推荐的药物治疗基础上心功能Ⅱ级(证据级别:B)。

(二) Ⅱa类适应证

(1) 指南推荐的药物治疗基础上LVEF≤0.35、窦性心律、LBBB且QRS时限120~149 ms、心功能Ⅱ级的患者(证据级别:B)。

(2) 指南推荐的药物治疗基础上LVEF≤0.35、窦性心律、非LBBB阻滞且QRS时限≥150 ms、心功能Ⅲ~Ⅳ级的患者(证据级别:A)。

(3) 指南推荐的药物治疗基础上LVEF≤0.35的心房颤动节律患者,心室起搏依赖或符合CRT标准且房室结消融/药物治疗后导致近乎100%心室起搏(证据级别:B)。

(4) 指南推荐的药物治疗基础上LVEF≤0.35、预期心室起搏比例>40%的新植入或更换起搏器的患者(证据级别:C)。

(三) Ⅱb类适应证

(1) 指南推荐的药物治疗基础上LVEF≤0.30、窦性心律、LBBB且QRS时限≥150 ms、心功能Ⅰ级的缺血性心肌病患者(证据级别:B)。

(2) 指南推荐的药物治疗基础上LVEF≤0.35、窦性心律、非LBBB图形且QRS时限120~149 ms、心功能Ⅲ~Ⅳ级患者(证据级别:B)。

(3) 指南推荐的药物治疗基础上LVEF≤0.35、窦性心律、非LBBB图形且QRS时限≥150 ms、心功能Ⅱ级患者(证据级别:B)。

(四) Ⅲ类适应证

(1) CRT不适合用于心功能Ⅰ~Ⅱ级、非LBBB图形QRS时限<150 ms的患者(证据级别:B)。

(2) CRT不适合用于因合并症或其他原因导致的预期寿命不足1年者(证据级别:C)。

【附1】 心房颤动合并心力衰竭的CRT治疗

研究显示,心房颤动在不同程度心力衰竭患者中的发生率波动在10%~50%,并且随着心力衰竭严重程度的增加而增加。因此,合并心房颤动的心力衰竭患者是不可忽视的一个群体。研究发现,心房颤动患者双心室起搏率越高,CRT疗效可能越好。当药物治疗无法达到较高双室起搏率时,审慎地采用房室结消融术使患者尽可能达到100%的双室起搏率或许更有效。目前,"射频+CRT"的疗效已得到临床试验的证实。Leon和Valls-Bertault V分别观察了心房颤动患者"射频+CRT"治疗的疗效,证实那些既往行房室结射频消融联合右心室起搏治疗的心房颤动患者,将起搏系统升级为CRT后生活质量和心功能显著改善。MUSTIC亚组研究亦提示:对于合并心房颤动的心功能不全患者而言,房室结消融联合再同步起搏治疗可以提高活动耐量,改善生活质量。国内小样本研究亦证实该治疗的有效性。MILOS研究也证实:与单纯CRT治疗相比,CRT联合房室结消融可显著提高心力衰竭患者存活率,主要是降低心力衰竭导致的死亡。其原因推测是由于房室结消融可保证100%的双心室起搏,从而使CRT的治疗疗效得以充分发挥。在2012 ACCF/AHA/HRS器械治疗指南中,对于心律为心房颤动节律者,适应证标准由基于NYHA分级修改为根据LVEF,强调心室起搏比例接近100%是获益的重要条件。需要注意的是,房室结消融会人为促使心房颤动患者形成起搏器依赖,尽管CRT后客观需要100%双心室起搏。因此在大规模应用前,应有设计严密的大规模临床研究结果支持。

【附2】 超声心动图在CRT中的应用价值

超声心动图被广泛应用于心脏再同步治疗中,如术前患者的筛选,术中电极位置的放置,术后起搏器参数的优化调整以及疗效评价。常规超声心动图主要用于心脏结构和功能的评定,如LVEF、LVEDD等的测定。正如适应证中所规定,施行CRT的前提之一是LVEF≤0.35。而且,CRT术后疗效的评价,如代表心功能的LVEF是否提高,代表左心室重塑的LVEDD是否缩小等都要借助超声心动图进行评价。此外,诸

如组织多普勒等超声手段可用于评价心脏运动不同步性。然而，尽管目前关于应用超声识别运动不同步进而指导施行CRT治疗、应用超声指导CRT参数优化等方面的研究甚多，且大部分得出超声有助于提高CRT治疗反应率的结论，但不足之处均为小规模、单中心研究。已经公布的PROSPECT研究提示：超声技术识别的运动不同步在指导CRT治疗的价值是有限的，目前尚无确切的机械不同步指标可用于指导筛选CRT适应人群，评价机械不同步的方法学有待进一步论证。

【附3】 术前对CRT疗效的初步判断

毋庸置疑，我们应严格按照指南标准选择适应证患者，规范我们的医疗行为。但既往的临床研究显示符合上述适应证标准的心力衰竭患者有20%～30% CRT无效。由于目前我国医疗保险及医疗环境的特殊性，顾虑存在植入后疗效不佳可能是困扰我国植入医生的最大的问题，尤其是在开展CRT工作的初期。以下几点可协助判断CRT的疗效。

1. 基础心脏疾病 虽然指南中对缺血和非缺血性基础心脏疾病并无明确规定，但显而易见，存活心肌与CRT术后疗效明显相关。我国文献报道的病例多为扩张型心肌病(DCM)。DCM患者的心肌细胞因变性、纤维化甚至坏死等原因造成收缩功能下降，但通常并无大面积的瘢痕心肌，而大面积心肌梗死的患者则不同。我们有一例为广泛前壁心肌梗死患者(植入CRTD)，术后效果不佳，后进行心脏移植。大面积心肌梗死患者植入CRT的另一个问题是手术左心室电极起搏阈值问题，如患者存在后壁或侧壁心肌梗死，可能会造成术中寻找合适左心室起搏点的麻烦。因此，对瘢痕负荷过重的患者，术前医患双方都应对CRT的手术及其疗效有充分的估计。

2. 束支传导阻滞的类型和QRS波的宽度 2012年新的CRT指南已将2008年的不管束支传导阻滞类型，只要QRS波增宽≥120 ms的条件严格限定为必须是CLBBB且QRS波≥150 ms，如此CRT的无反应率应该下降。如若患者为室内传导阻滞或CRBBB且QRS波＜150 ms，则CRT的无反应率肯定上升。

3. 心源性恶病质 是由于长期慢性充血性心力衰竭所引起的营养不良状态。长期的外周灌注不足、胃肠道淤血等原因会导致患者体量明显下降、肌肉萎缩、淤血性肝硬化和肾功能不全等。这类患者通常对CRT反应较差。

4. 中、重度肺动脉高压 指南只对左心室的功能给予了限定(LVEF、LVEDD)，对右心室功能并未述及。心力衰竭长期的肺淤血会导致肺血管功能和结构性改变而引起肺动脉压力增高。功能性的轻中度肺动脉高压待心力衰竭好转后会有所下降，但肺小动脉结构性变化导致的中、重度肺动脉高压患者CRT的疗效较差，症状改善不明显。

5. 其他 如高龄、合并慢性阻塞性肺气肿(COPD)、肝肾功能不全和糖尿病等也会影响CRT的疗效。

四、心脏再同步化治疗的围手术期处理

相对于常规单腔或双腔心脏起搏器植入手术，CRT手术明显复杂。具体表现在以下两个方面。一方面是手术所面对的患者不同。CRT患者都为晚期心力衰竭患者，手术风险明显增加。术中经常需处理患者存在的临床情况，如急性左心衰竭等。另一方面是左心室电极导线的植入。除植入右心房和右心室心内膜电极导线外，需自冠状静脉窦口将左心室电极导线放置在心脏静脉(靠近心外膜)，这使手术明显复杂。

下面结合笔者的经验，就CRT围手术期注意事项进行阐述。

(一) CRT的术前准备

除严格掌握适应证外，一定要做好充分的术前准备工作，这对保证手术的顺利进行非常重要。时常能遇到患者术中因急性肺水肿而不得不终止手术的情况，这与术前准备不充分有关。通常需用药物将心力衰竭控制平稳，至少能坚持平卧3～4 h。术前应用镇静剂。保持静脉通路和必要的抢救设备(除颤器)和药物。通常在术前静脉应用硝酸甘油或正性肌力药物(多巴胺、多巴酚丁胺等)并带至手术室，必要时可临时应用BIPAP以保证手术的顺利进行。

(二) CRT的手术步骤

1. 植入部位及入径 通常选择左侧，主要是考虑左侧寻找冠状窦口及送入左心室电极导线比较顺势和方便。另外，如植入CRTD更应选择左侧以利于除颤电流覆盖心脏。入路可选择锁骨下静脉、头静脉和腋静脉。通常需先送入3根指引钢丝以免再穿刺引起前面先植入导线的损伤。因是植入3根电极导线且除颤电极较粗，因此要考虑将来导线之间以及与锁骨之间的磨损问题。3个穿刺点之间要保持适当距离，通常要偏锁骨的外缘。头静脉不可能同时放入3根导线，但选择一根电极导线(如左心室)由头静脉送入是可取的。有些中心习惯腋静脉送入电极导线，从避免导线远期并发症来讲是值得提倡的。

2. 寻找冠状静脉窦口 不同于心脏结构及功能正常的心脏，需植入CRT的患者由于心房、心室的扩大，多数情况下冠状静脉窦口并非在常规的解剖位置，因此用常规的电生理多极标测导管并不总能顺利进入冠状窦及心脏静脉。另外，需在导引导管(guide catheter)内操纵标测导管可能使术者不习惯。此时可选用消融导管(顶端弯度可通过手柄进行操纵)寻找，我们中心都是首选消融导管寻找冠状窦口。另外，可利用导引导管预塑型的弯度及与标测或消融导管的相互之间的作用协助进行冠状静脉窦口的寻找。通常选择左前斜位进行寻找，当然也可根据术者的习惯选择右前斜位。必要时可进行冠状动脉造影协助判断冠状静脉窦口的位置。

3. 心脏静脉造影 标测或消融导管进入心脏静脉后将导引导管顺势沿心脏静脉方向向内推送(注意与心脏静脉的同轴性)，然后将前者撤出以便进行心脏静脉造影。用0.14″PTCA钢丝插入造影导管并一起送入导引导管中，注意一定要先让PTCA钢丝出导引导管，确定钢丝前行无阻力时再沿钢丝送出造影球囊(主要是防止较硬的造影球囊顶端会损伤心脏静脉内膜并由此造成后续的造影产生心脏静脉夹层)，并注意不要将球囊顶端超出PTCA钢丝末端。撤出PTCA钢丝。可先行冒烟进一步确定系统是在心脏静脉。用1 ml左右空气将造影球囊打起后进行多个体位造影(熟练后可不用在多个体位造影)。图5-9-68显示了心脏的静脉系统。

心脏静脉造影的技巧：① 因为逆血流方向进行造影，通常阻力较大，可将造影剂适当稀释，可使造影剂较容易使心脏静脉远端显影。② 当心脏静脉远端显影后将球囊放气，使造影剂回流，可使球囊掩盖部位及其心脏静脉近端显影(如心中静脉)。

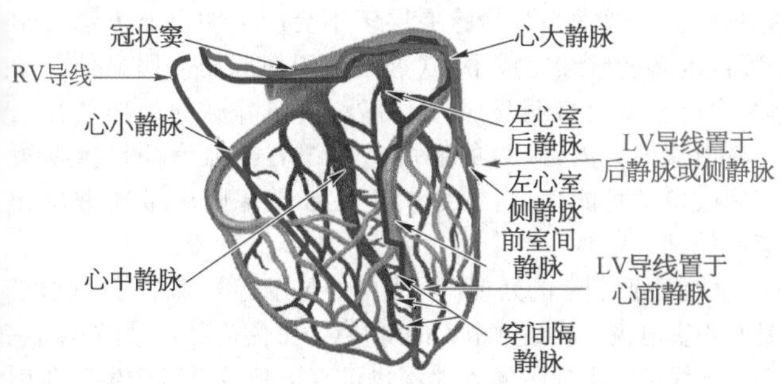

图 5－9－68　术中靶静脉的选择和植入部位

心脏静脉系统，自冠状窦口依次有心小静脉、心中静脉、后静脉、侧静脉和心前静脉(心大静脉)，它们依次收集右心系统、左心室下后壁、后壁、侧壁和前壁的静脉回流血液

4. 选择靶静脉并送入左心室电极导线　心脏静脉的变异较心脏动脉明显增加。通常根据造影结果并结合术前心脏超声显示的左心室最晚激动部位选择靶静脉。很多研究均显示侧后静脉、后静脉是血流动力学最好的部位，因该部位是左束支传导阻滞患者左心室最晚激动部位。目前的常规都是努力将左心室电极导线植入该部位。虽然理论上讲应结合心脏超声显示的左心室最晚激动部位放置左心室电极导线，但实际上多数情况下很难将两者完美结合起来，如两者不能协调，则通常以造影结果为主，术后再去优化 V－V 间期。靶静脉的粗细、走行、位置及其起搏参数、膈肌刺激等最终成为左右术者的最主要因素。在 PTCA 导丝指引下将左心室电极导线送入靶静脉可靠固定的位置。测定起搏各参数，通常左心室起搏阈值小于 2.5 V 是可以接受的。由于靶静脉通常为侧静脉或侧后静脉，而该部位恰好是膈神经的解剖部位，因此一定要明确高电压刺激(8～10 V)时无膈肌刺激，否则应更换起搏电位置(将电极回撤或再向纵深深入甚至更换另外一支心脏静脉)。

目前可供国内使用的操纵左心室电极导线的器械很少，对靶静脉成角畸形明显、走向扭曲、过细等，往往对所有植入医生都是挑战。结合笔者的经验，总结植入左心室电极导线的技巧包括以下几点。

(1) 当靶静脉与心脏静脉主干成角明显使钢丝通过困难或难以深入时，可应用左心室电极导线自带的钢丝(可根据成角方向预先塑形)直接尝试进入，通过操纵钢丝、导线及导引导管的相对运动往往能顺利将电极导线送入靶静脉开口或直接进入靶静脉(因钢丝的支撑力比 PTCA 钢丝好)。此时也可再撤出钢丝，再次送入 PTCA 钢丝到靶静脉远端，可较容易送入左心室电极导线。

(2) 当 PTCA 钢丝到达靶静脉远端，但推送导线时受阻，此时可通过回撤 PTCA 钢丝或送入导引导管的方法往往能奏效。

(3) 根据心脏静脉的粗细、成角选择左心室导线的型号。Medtronic 公司的 4193 电极为单极导线，较细，通过性好，适用于成角明显或靶静脉较细者，而 Medtronic 公司的 2187(非 over the wire 导线)、4194，St. Jude 公司的 1056 和 Biotronik 公司的 Corox OTW BP 及 Corox OTW－S BP 为双极导线或前端弯曲明显(呈 S 型或三维结构)，通过性稍差，但通常固定好，不容易脱位，适用于较粗的靶静脉。

现在已有左心室主动电极导线和双阴极导线(Medtronic 公司的 4195 和 4196)以及 St. Jude 公司的四极电极导线(Quartet™)(图 5－9－69)，相信随着其临床上的广泛应用以及未来各种新型左心室导线的不断问世，左心室导线的植入将变得相对比较容易。

(4) 根据右心房的大小选择导引导管的弯度：各公司分别提供不同弯度的导引导管，应根据术前心脏的大小，尤其是右心房的大小估计使用的弯度。如果右心房大而选择鞘管的弯度太小，则会导致鞘管容易从心脏静脉滑脱或支撑力不够等。当然，根据术中情况也可再更换鞘管，但会增加耗材并使手术时间延长。

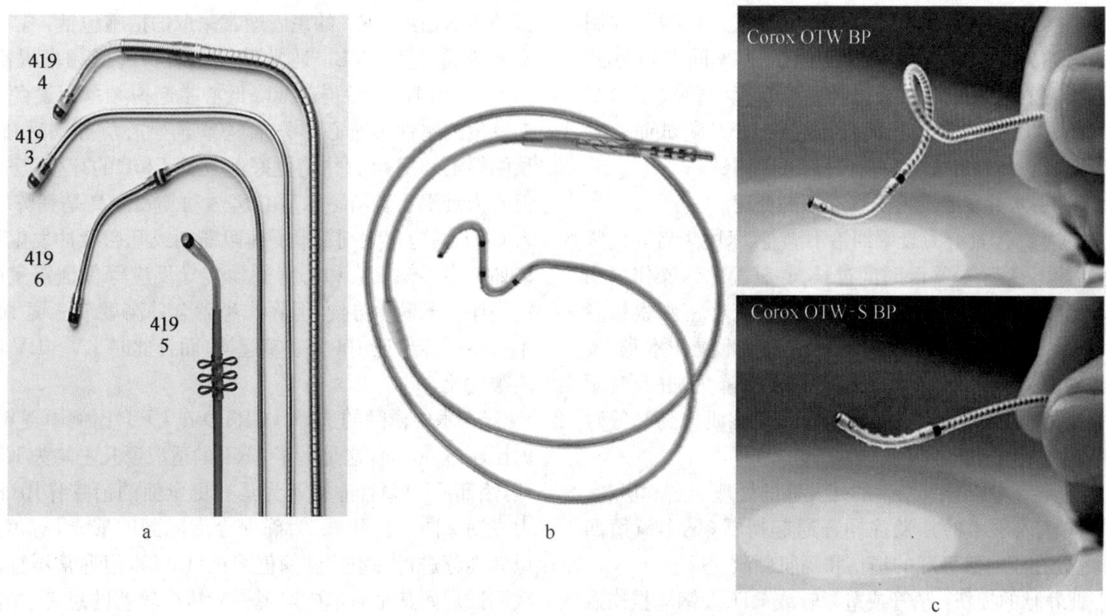

图 5－9－69　不同的左心室导线形状

a. Medtronic 公司的各种导线　b. St. Jude 公司的 Quartet™ 导线　c. Biotronik 公司的导线

5. 制作囊袋、送入其他电极导线 根据患者皮下脂肪的厚度及植入脉冲发生器的大小(CRTD的重量明显高于CRT)选择筋膜下抑或胸大肌下制作囊袋,后者通常选择前胸肌下途径,即在胸大肌的锁骨头和胸骨头之间的筋膜进入,可钝性分离制作出合适大小的囊袋。保留左心室鞘管(主要目的是防止在放置其他导线时将左心室导线钩住并导致其脱位),放置右心室及右心房电极导线。可根据左心室导线电极的位置来选择右心室电极导线是放在右心室心尖部还是右心室流出道间隔部,后者需采用主动螺旋固定电极。在起搏测试满意并可靠固定后准备撤出左心室导线鞘管。

6. 左心导线鞘管的撤出 该步骤很关键,经常发生在撤鞘过程中左心室导线滑脱的情况,使术者必须再次重复步骤2和步骤4,明显延长手术时间和影响术者的情绪。撤鞘管前先放开止血阀并移去之。根据各公司设计的不同,鞘管可采用撕开或切割方式。

撤出导管的技巧:

(1) 保留PTCA钢丝的情况下尝试将鞘管回撤至冠状静脉口直至心房内。此步骤需在透视下缓慢进行,确保撤出窦口时保持一定张力避免左心室导线被拉出。

(2) 撤出PTCA钢丝,换用左心室导线的直钢丝并插入左心室导线至右心房中下部,加强导线支撑力以免撤鞘管时拽出左心室导线。

(3) 如为可撕鞘(St. Jude),撤鞘同时撕开鞘管,而如切割鞘(Medtronic和Biotronik),需将电极体嵌入刀槽中。右手紧握刀片并将该手固定于患者身上,用左手将导引导管向外拉出,一气呵成。注意要保持刀片位置不动(右手),不要将刀片向前主动切割。应观察X线下的电极头端位置。助手要压住锁骨下穿刺点位置,缓解或避免过弯的鞘管在完全撤离出静脉后给予导线的回撤力量。

7. 连接脉冲发生器 连接脉冲发生器前再次确认3根导线的起搏参数,注意连接口不要接错(CRT有3个接口,而CRTD有5个接口),通常要经其他人确定无误。埋藏于预制作的囊袋内。如为CRTD,应进行DFT测试,基本同ICD,在此不再赘述。所需要注意的是如果患者一般情况很差或手术时间过长,不宜只为了手术的圆满而强行进行DFT测试而引发悲剧。可择期心功能好转于出院前再行DFT测试。

(三) CRT手术并发症及特殊情况下的处理

1. 心力衰竭 术前心力衰竭纠治不满意、术中患者高度紧张焦虑、疼痛等不良刺激、平卧时间过长、心脏静脉的操作损伤如心脏压塞等都可诱发术中心力衰竭。术中应严密观察患者的生命体征及一般情况的变化,避免只关注手术操作本身,及时发现患者的病情变化(如气急、血氧饱和度下降等)并及时做出积极的相应处理(如镇静、利尿、扩血管或正性肌力药物等),使手术能顺利完成。

2. 植入左心室电极导线发生的并发症的处理 右心房、右心室电极导线植入手术的并发症同普通起搏器(见本章第四节)。特殊之处在于心脏静脉的损伤和膈肌刺激。

(1) 心脏静脉的损伤:鞘管或造影管或PTCA钢丝损伤血管内膜所致。主要表现为夹层、穿孔及其导致的心包积血。预防方法包括注意导引导管与心脏静脉的同轴性、不要将球囊顶端超出PTCA钢丝末端和先行“冒烟”进一步确定系统是在静脉真腔等。通常心脏静脉夹层多不会产生明显血流动力学障碍,也多能继续完成手术(这是由于静脉压力明显低于动脉,出血速度及量明显缓慢;另外,损伤静脉的操作往往是逆着血流的方向,破口的静脉壁组织有被血流冲挤重新覆盖到破口的可能)。当然如发生心脏压塞则应迅速做出相应的处理。

(2) 膈肌刺激的处理:因膈神经位于心外膜左右两侧,正是左心室电极导线最常植入的部位(心脏侧静脉)。另外,如左心室导线沿心中静脉插入太深也可直接刺激膈肌产生膈肌刺激。膈肌刺激患者通常不能忍受。如术中发生则必须重新选择不同的静脉或同一静脉的不同分支。如术后发生则可首先通过适当降低左心室输出电压、提高输出脉宽(同时降低输出电压)和调整起搏极性(双极或多极左心室导线)等无创方法解决,如仍无果,则需再次手术重置左心室导线位置。

3. 导线植入顺序 并无严格规定左、右心室电极导线植入的先后顺序。先植入右心室电极导线的理由是避免术中寻找冠状静脉窦及造影过程中损伤传导系统时进行临时心脏起搏。我们中心多先植入左心室电极导线,未发现术中出现房室传导阻滞情况。另外,先植入左心室电极导线的益处在于可根据左心室电极放置的最终部位选择性地将右心室电极导线放置在右心室心尖部(RVA)或流出道间隔部(RVOT),以使左、右心室电极导线的空间距离最大化,而RVOT必须使用主动电极导线。对初步开展CRT的医院先植入左心室导线是合适的,至少如左心室导线植入失败而放弃CRT治疗时,不会过多增加患者经济负担。存在下列情况时应先放置右心室电极导线:① 术前为高度或三度房室传导阻滞(AVB);② 术前为持续性心房颤动而准备消融房室结者。先经右侧股静脉放置临时起搏导线起搏右心室,后进行消融。

4. 持续性心房颤动患者的处理 心力衰竭患者合并持续性心房颤动并非少见。2012年ACC/AHA/HRS CRT治疗建议中将后者列为Ⅱa类(证据水平:B)指征。针对持续性心房颤动而需植入CRT的患者通常采取的措施包括:① 消融房室交界造成三度AVB。通常建议术后将起搏频率提高至80～90 bpm起搏数日后再逐渐降低心室起搏频率以避免可能在早期发生的室性快速心律失常。② 消融心房颤动后植入CRT:虽能根治心房颤动并能更好地发挥CRT的疗效(房室同步),但心力衰竭患者消融术后心房颤动复发率高是其弊端。③ 植入CRT后应用大剂量β受体阻滞剂或开启脉冲发生器具有的诸如心室感知反应和心房颤动传导反应等保证双室同步起搏的程序。虽简单方便,但除非患者合并高度或三度AVB,否则术后不可能保证100%心室起搏,而且此时LV-RV间期将不能被优化。

5. 术中诱颤的选择 CRTD在CRT比例中逐年增加(国内已超过50%),这是基于CRT的适应证几乎均为ICD的适应证,因而CRTD普遍被认为具有更全面的治疗作用(既治疗心力衰竭又防止猝死)。为确保今后除颤的安全,对植入CRTD患者推荐进行心室除颤阈值测试(DFT),但通常不宜在术中多次测试。尤其是对术中发现一般情况较差的患者,尤其是一级预防者(占多数),不宜只为了手术的圆满而强行诱发患者从未经历过,术后也多数不会发生的心室颤动。

6. 左心室电极不能如愿放置在心脏靶静脉时的处理 由

于各种原因，包括心脏静脉成角畸形明显、固定不可靠、可选静脉阈值太高及可固定部位存在膈肌刺激等，文献报道 5%～10%的患者不能将左心室电极导线经静脉途径植入靶静脉（侧后静脉或后静脉）。这是植入医生术中最棘手的问题。此时采取的方法有以下几种：

（1）送入其他静脉：如心大静脉或心中静脉。曾有研究显示 1/3 的左心室前壁起搏可能恶化血流动力学，但新近的研究发现植入左心室电极导线的位置（后、侧和前）与 CRT 的疗效并不相关，只是不要太靠近心尖部。

（2）放弃手术：如顾虑到术后的疗效等问题，可以选择，或改为植入 ICD 作为猝死的一级或二级预防。

（3）改为开胸植入心外膜电极导线：左前外侧第四肋间腋前线为中心切开皮肤，进入胸腔后，单肺通气，切开心包，通过心包悬吊，暴露左心室侧后壁，用缝线将类固醇洗脱心外膜电极（Medtronic，capsure. Epi 4965）固定于左心室侧后下壁，将心外膜导线从皮瓣下隧道送入起搏器囊袋中与脉冲发生器的左心室孔相连。图 5－9－70 显示了复旦大学附属中山医院植入的一例心外膜电极术中及术后图片。Mair H 等比较了经心内膜和心外膜植入左心室电极导线的随访结果，发现两者在起搏阈值、并发症及放置理想部位等方面无区别，作者认为用心外膜电极进行左心室起搏是安全、可信赖、与经静脉途径同等重要的方法。

（4）改为心内膜左心室起搏：新近报道左心室心内膜起搏可通过穿刺房间隔进行左心室心内膜起搏。后者具有较低的左心室起搏阈值、几无膈神经刺激风险、心室壁激动顺序更符合生理（从内向外而心外膜起搏的从外到内）、更多且更方便的选择左心室起搏点（不受静脉分布限制）和有助于提高心室同步化效率。图 5－9－71 为复旦大学附属中山医院在 2012 年全国首例植入的一例经穿刺房间隔行左心室心内膜起搏的 CRT 术后图片。该方法的可能并发症主要为左心室电极血栓形成及栓塞。临床上迫切需要大样本对照临床试验探讨该技术的安全性和有效性。

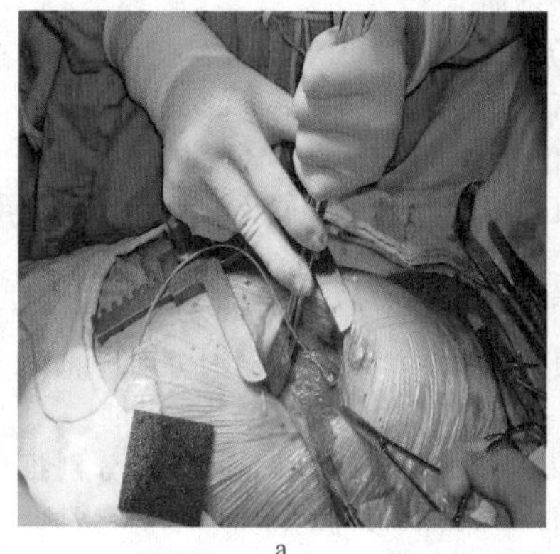

a

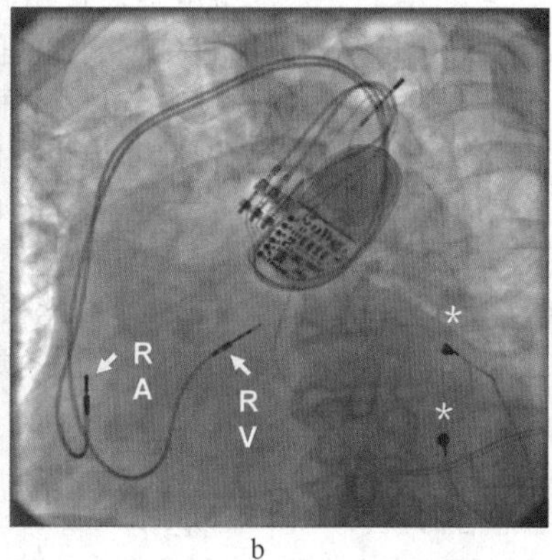

b

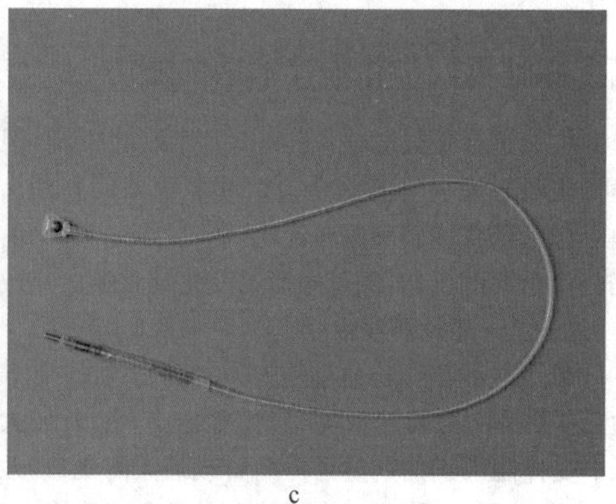

c

图 5－9－70　CRT 左心室心外膜电极的植入

a. 术中将心外膜电极固定于左心室侧后壁　b. CRT 后胸部 X 线左前斜位片。其中，* 处为两个心外膜电极　c. 心外膜导线

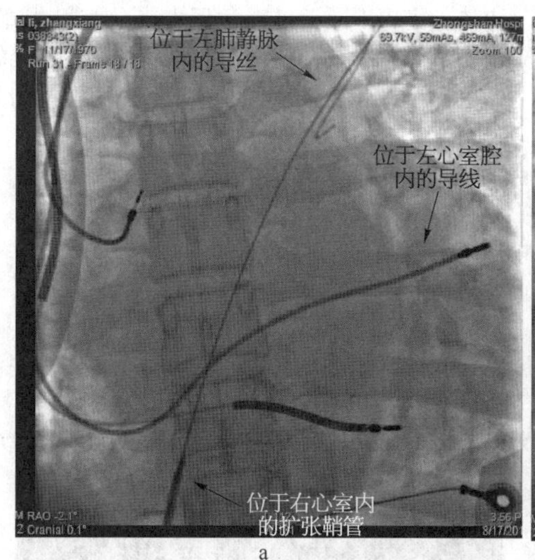

a

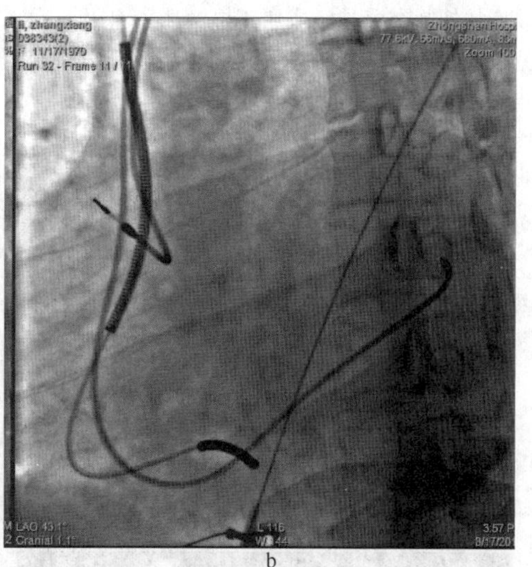

b

图 5－9－71　左心室心内膜起搏

a. 前后位　b. 左前斜位

（5）改为右心室双部位（心尖部＋流出道）起搏。Pachon 等对 NYHA Ⅲ～Ⅳ级、QRS 增宽、存在植入心脏起搏器的缓慢心律失常的患者进行 RVA＋RVOT 双部位起搏后，使 QRS 波缩短，EF 增加，二尖瓣反流减轻，生活质量提高。已有单中心研究发现如经心脏静脉起搏左心室手术失败后改为双部位，疗效与起搏左心室无明显差别。

7. CRT 及 CRTD 的选择问题 如指南所指出的，CRT 的适应证基本涵盖了 ICD 的适应证，即植入 CRT 的患者理论上都应该植入 CRTD，尤其是对 NYAHⅡ级的适应证患者。一方面，CRT 因能使心功能改善，从而减少恶性室性心律失常的发生；但另一方面，左心室电极致心室除极方向自心外膜至心内膜，增加整个心脏跨膜除极不均一性，导致 Q－T 延长或折返性 VT。另外，CRT 中 V－V 间期的程控是根据血流动力学，是否具有治疗或致心律失常作用也尚不明确。而一旦发生恶性心律失常，CRT 无能为力，而 ICD 可有效将其转复为窦性心律。结合我国国情，如患者具有 ICD 的二级预防指征，应尽量劝说患者植入 CRTD 或术前说明 CRT 本身的局限性(不能预防猝死)。已有很多植入 CRT 后发生恶性室性心律失常事件甚至猝死的例子，给植入医生造成很多麻烦。而对于 ICD 一级预防的患者，如经济情况允许，仍建议植入 CRTD，当然也可采用其他无创性检查方法，诸如 Q－T 离散度、T 波电交替、心室晚电位、心率变异性和心率振荡等，协助判断更高危患者，提高性价比。

五、心脏再同步化治疗术后的随访

虽然选择靶静脉是决定 CRT 疗效的关键，但术后的正确随访也对心力衰竭的综合治疗起着重要的作用。主要的随访内容包括药物调整和超声优化 A－V、V－V 间期，这两项内容是一个长期的工作，随着病情的变化及时随访并做出调整。

(一) 一般及药物治疗

应适时调整影响血流动力学的药物(如洋地黄类、利尿剂、血管扩张剂)及其剂量，如病情稳定，应逐渐加大 ACEI/ARB 及 β 受体阻滞剂的剂量至靶剂量或最大耐受量，改善患者的预后。因术后症状缓解而自行停药的现象经常在临床上遇到，应向患者做好宣教工作。

对植入 CRTD 的患者，应嘱咐患者一旦发生治疗事件应及时就诊，尽快采取诸如抑制交感神经或纠正电解质紊乱及心力衰竭的措施，避免电风暴的发生。相对于其他心功能正常而植入 ICD 的患者，电击后及时就诊尤其显得重要。

(二) 针对 CRT 本身的调整

与传统起搏力求减少心室起搏不同，CRT 要求尽量 100% 起搏左右心室。因此需要调整起搏 A－V 间期(AVD)短于自身的 P－R 间期。另外，左、右心室的脉冲的发放时机(LV－RV 间期)也需要在超声指导下做出个体化调整。另外，随着病情的发展及心脏重构的变化，心脏的结构包括左、右心室电极之间的空间距离都会发生变化，因此应在术后定期进行 A－V 和 V－V 间期的优化。

1. A－V 间期的优化 图 5－9－67 和 5－9－72 反映了不同 AVD 对心室充盈和心超下二尖瓣血流频谱的影响，可见 AVD 的优化对改善心室充盈、减少二尖瓣反流具有重要临床意义。通常优化的步骤为：① 用程控仪分别设定不同的 AVD，然后在心超下观察 E/A 峰显示良好分开位置时的 AVD 范围。② 根据步骤①候选的 AVD 范围，分别测试其左心室射血的速度时间积分(velocity time integral, VTI)，寻找最大 VTI 时的 AVD，后者即为最终的最佳 AVD。图 5－9－73 显示了 AVD 优化后 VTI 明显增加。

2. V－V 间期的优化 V－V 间期是左、右心室电极所在位置的起搏先后顺序而非左右心室整体活动的先后顺序，可部分纠正左心室电极的位置的不理想。不同患者左心室电极放置的位置不同，另外，心室内不同步的部位及程度也不尽相同，因此，个体化左右心室起搏顺序能更好地改善心室同步性。

超声指导的 V－V 间期优化步骤：在 RV 提前 20 ms、40 ms、80 ms 及 LV 领先 20 ms、40 ms、80 ms 时分别测量 VTI，测得最大 VTI 时的 V－V 间期即为最优的 V－V 间期。

St. Jude 公司和 Boston Scientific 公司近年来分别推出 Quick Opt(timing cycle optimization)和 Smart DelayTM A－V 和 V－V 间期优化的程序设计，明显减少了优化的时间，方便了优化过程。

另外，对经过间期调整仍然为 CRT 无反应者，如证实仍存在左心室内不同步、左心室巨大或 QRS 波很宽者，可考虑左心室多部位起搏，相距足够远的两个左心室部位的起搏理论上能够使整个左心室的激动更加快速和生理，增加其电机械活动的

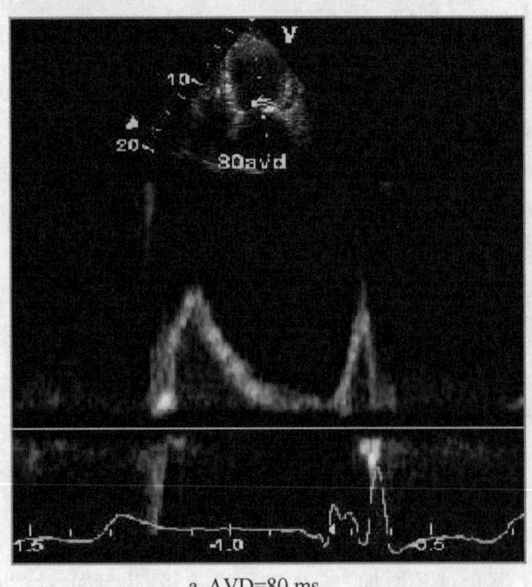

a. AVD=80 ms

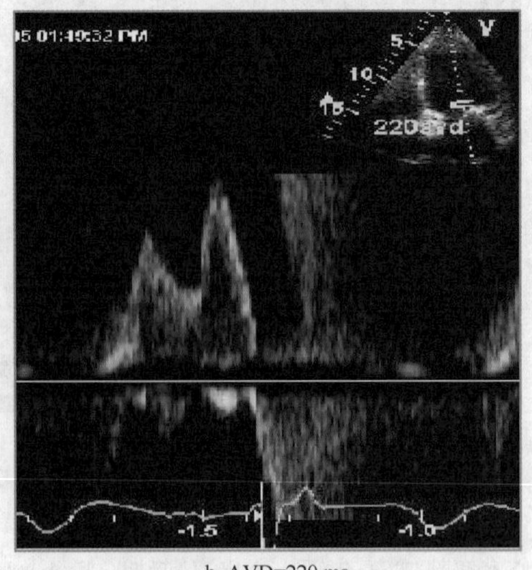

b. AVD=220 ms

图 5－9－72 不同 A－V 间期对二尖瓣血流频谱的影响

a. AVD 过短(80 ms)导致 A 峰被切(truncation) b. AVD 过长(220 ms)导致 E、A 峰融合(fusion)

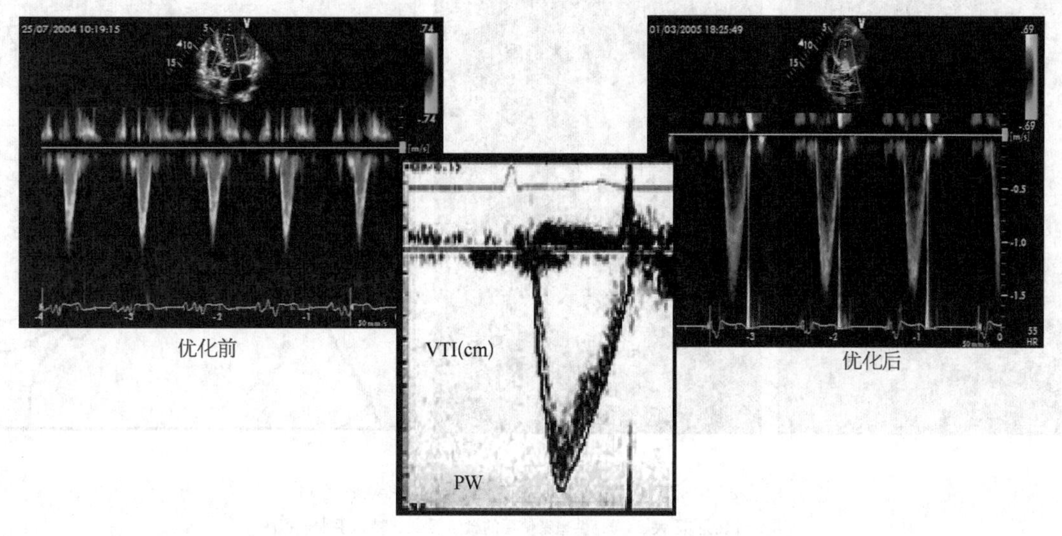

图 5-9-73 A-V 间期优化前后 VTI 的变化

可见优化后 VTI 明显增加

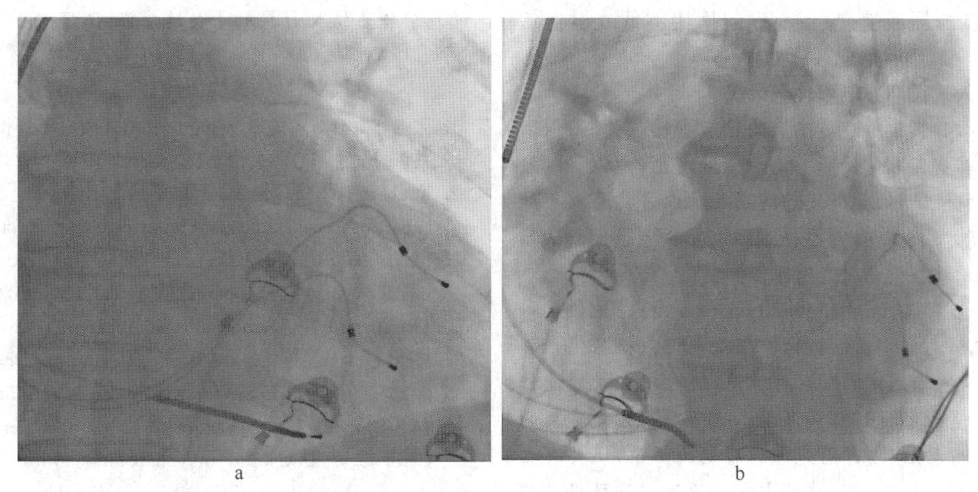

图 5-9-74 左心室双部位起搏

a. 前后位 b. 左前斜位。可见有两根左心室电极导线分别植入左心室后静脉和侧后静脉

同步性。为 CRT 无反应者提供了一个可行的解决方案。现有的临床研究均显示疗效优于常规 CRT。图 5-9-74 为复旦大学附属中山医院在 2010 年全国首例植入左心室双部位起搏患者，术后患者心功能改善。

3. 其他功能

(1) 左心室起搏阈值管理(left ventricular capture management, LVCM)是 Medtronic 公司在其 Concerto 系列产品中具有的功能。它能定期监测左心室起搏阈值，并及时调整左心室起搏电压输出，保证持续夺获左心室而确保 CRT 的疗效。

(2) 为了保证双心室同步起搏的功能，可开启脉冲发生器保证双心室起搏的功能，如心室感知选择、心室间不应期、心室感知反应、心房跟踪恢复、心房颤动传导反应、负向 AV/PV 滞后功能和 DDT 模式起搏等，使在各种情况下尽量保证双室同步起搏。

(3) 心功能监测及心力衰竭预警：如 Medtronic 公司的 InSync Sentry™ CRT-D 中采用了液体潴留监测系统(OptiVol™)，通过监测胸腔内阻抗的变化来判断肺内液体潴留状态。当心力衰竭加重时，液体会在肺内积聚(肺水肿)，跨胸腔的电阻抗就会下降并报警，及时提醒患者去就诊，及早避免心力衰竭的加重。

(4) 远程监测：远程监测可以获得与医院诊室随访一样的信息，包括电池电压、ICD 充电时间、起搏比例、感知阈值、自动测量起搏阈值、起搏和除颤线圈阻抗，以及储存心律失常事件的腔内心电图等。一些前瞻性临床试验证实，远程监测是医院就诊随访的安全替代方法。相对于医院就诊随访方式，远程监测能够提早发现临床事件(如 VT、心房颤动)和技术故障(比如导线断裂、绝缘层破损)，缩短处置此类不良事件的反应时间，减少门诊随访次数等。此外，CRT 器械通过连续监测一些特有的参数变化，提前发现可能的心力衰竭恶化事件，因而减少心力衰竭住院风险。这些参数包括心率和心律变化，心率变异性、经胸阻抗等。PARTNERS HF 试验证实，应用多种 CRT 参数可以明显改善心力衰竭恶化的预测能力。如果监测参数中有两项参数达到阳性值，则在随后的一个月内心力衰竭住院风

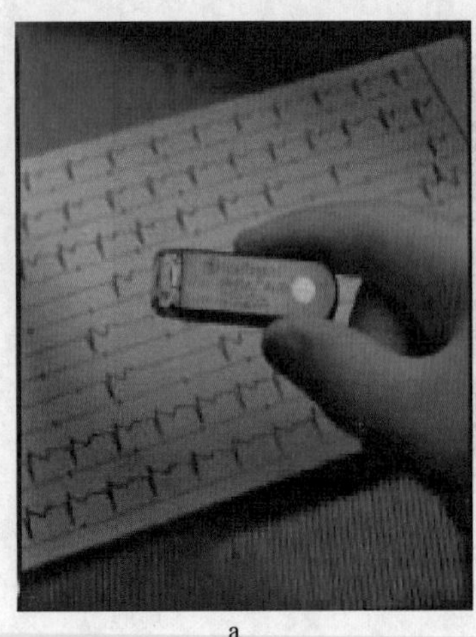
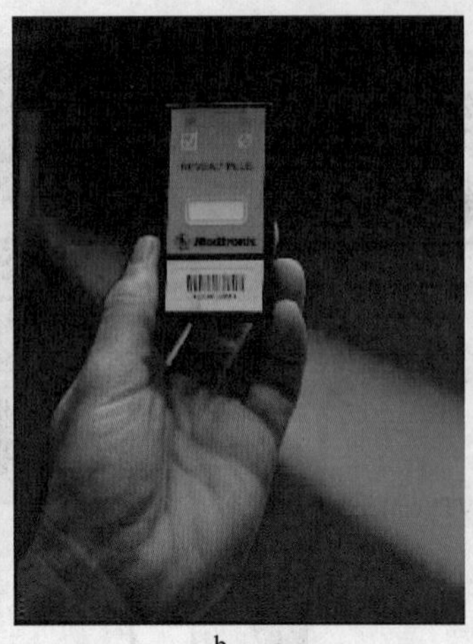
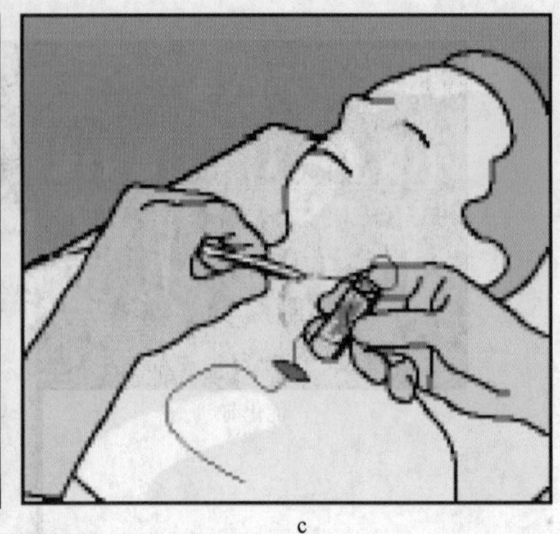

a　b　c

图 5-9-75　可植入式心电事件记录仪(Reveal DX)

a. 记录仪的实际大小　b. 供患者使用的激活器　c. 植入手术模拟图

险增加 5.5 倍，这些参数包括长时限心房颤动、心房颤动发作时快速心室率、经胸阻抗值降低、活动度降低、夜间心率或心率变异性异常、不良的器械治疗(双心室起搏比例低或电击治疗)等。

【附】 可植入式循环心电事件记录仪

晕厥是否为心律失常所致与患者的预后密切相关，而原因不明的晕厥确定其病因非常困难。由于晕厥发生的偶然性、短暂性和突发性等特点，两次晕厥发作间期往往以月甚至以年计算，因此多种诊断方法包括心电图、Holter、活动平板、倾斜试验和电生理检查等所捕捉到的信息有限。

植入式循环记录仪(implantable loop recorder，ILR)是一种可以植入体内而无需体表电极的长程心电记录仪器(图 5-9-75)。这种装置含有固定的循环存储器，既可以在晕厥发作后由患者或旁观者启动(通过体外程控)，也可以在预先定义的心律失常发生时自动启动，存储先前的心电图记录，还具有远程心电监测功能(CareLink®)。由于 ILR 具有可以循环记录的特点，因此可以用于发作频率不高但是反复发作的晕厥患者。

这种植入式电子装置在局部麻醉后植入在患者胸部皮下，门诊手术即可完成。Medtronic 公司制造的 Reveal® DX/XT 可提供最长达 3 年的连续心电监测，及时捕获发作时的心电图，为疑及心律失常相关的不明原因晕厥提供了一种诊断价值比较高的手段。有研究显示在经过高选择的小范围患者中，88%在植入记录仪后平均 5 个月内捕捉到症状-心电图关联。

2009 年 ESC 制定的《晕厥的诊断与治疗指南》中对反复发作的不明原因晕厥以及预计在仪器电池寿命时限内症状再发的患者作为植入 ILR 的Ⅰ类适应证，证据水平为 B。

参 考 文 献

1. 张澍，陈柯萍，黄德嘉，等. 心血管植入型电子器械术后随访的专家共识[J]. 中华心律失常学杂志，2012，16(5)：325-329.
2. Daubert J C，Saxon L，Adamson P B，et al. 2012 EHRA/HRS expert consensus statement on cardiac resynchronization therapy in heart failure：implant and follow-up recommendations and management[J]. Europace，2012，14：1236-1286.
3. Mcmurray J J，Adamopoulos S，Anker S D，et al. ESC guidelines for the diagnosis and treatment of acute and chronic heart failure 2012：The Task Force for the Diagnosis and Treatment of Acute and Chronic Heart Failure 2012 of the European Society of Cardiology. Developed in collaboration with the Heart Failure Association (HFA) of the ESC[J]. Eur Heart J，2012，33(14)：1787-1847.
4. Tracy C M，Epstein A E，Darbar D，et al. 2012 ACCF/AHA/HRS focused update of the 2008 guidelines for device-based therapy of cardiac rhythm abnormalities：a report of the American College of Cardiology Foundation/American Heart Association Task Force on Practice Guidelines and the Heart Rhythm Society [J]. Circulation，2012，126(14)：1784-1800.

第六篇

晕厥与心脏猝死

第一章　晕厥的诊断与治疗

葛　雷

晕厥(syncope)是指因全脑灌注不足导致的短暂意识丧失(transient loss of consciousness, T-LOC),其特征包括起病急骤、持续时间较短、可自行完全恢复。晕厥发生时通常无前驱症状,部分患者可伴有轻微头痛、头昏、恶心、出汗、视物模糊或视野狭窄。除晕厥外,临床上导致短暂意识丧失的病因见表6-1-1,这些疾病通常被误诊为晕厥,仔细询问病史会发现它们并不符合晕厥的发病特征。

表6-1-1　短暂意识丧失的常见病因

晕厥
神经或脑血管疾病
癫痫
短暂性脑缺血(TIA)
代谢综合征和昏迷
呼吸性碱中毒
低血糖
低氧血症
药物或酒精中毒
昏迷
精神性或心理性晕厥
焦虑、惊恐
躯体化疾病

Framingham研究发现,整个人群中晕厥的发生率男性为3%,女性为3.5%。晕厥占住院患者的1%,急诊患者的3%。通常情况下,晕厥的发生率随着年龄的增加而升高,老年人晕厥的年发病率可达6%。

一、晕厥的分类及临床表现

尽管晕厥的病因很多,但根据其发生晕厥的病理生理主要可以分为血管源性(表6-1-2)、心源性(表6-1-3)和原因不明性三大类。其中血管源性晕厥最为多见,而心源性晕厥最为严重。

(一)血管源性晕厥

血管源性晕厥是最常见的晕厥,至少占所有晕厥的1/3。主要包括神经介导性晕厥和直立性低血压性晕厥。锁骨下动脉窃血综合征非常少见,虽可导致局部脑血流降低,但与其他伴体循环血压降低的血管性晕厥有不同的发生机制。

表6-1-2　血管源性晕厥的分类

神经介导性晕厥
血管迷走性晕厥
颈动脉窦过敏
情景性晕厥:咳嗽、喷嚏、排尿(便)、胃肠道刺激、潜水晕厥(或运动后)、吹奏乐器
舌咽性晕厥
直立性低血压性晕厥
自主神经系统疾病
原发自主神经功能不全
单纯性自主神经功能不全
多系统萎缩
帕金森病伴自主神经功能不全
体位性直立型心动过速综合征
急性自主神经功能不全
继发自主神经功能不全
淀粉样变
糖尿病性神经病变
结节病
肾功能衰竭
肿瘤
神经生长因子缺乏症
β羟化酶缺乏症
药物或酒精
部分重金属:汞、铅、砷、铁
血容量不足
贫血
出血
脱水
利尿
静脉潴留或血管扩张
长时间卧床
长时间失重
怀孕
静脉曲张
药物
高缓激肽血症
肥大细胞增多症
类癌综合征
血管解剖相关性晕厥
血管窃血综合征(锁骨下动脉窃血综合征)

表 6-1-3　心源性晕厥的分类

解剖相关
阻塞性心脏瓣膜疾病(主动脉瓣狭窄、二尖瓣狭窄)
主动脉夹层
心房黏液瘤
心包疾病、心脏压塞
梗阻性肥厚型心肌病
心肌缺血、心肌梗死
肺动脉栓塞
肺动脉高血压
法洛四联症
心律失常
缓慢性心律失常
窦房结功能异常、心动过缓
房室传导阻滞
快速性心律失常
室上性心动过速
心房颤动
阵发性室上性心动过速(AVNRT、WPW)
室性心动过速
结构性心脏病
遗传性心律失常(ARVD、HCM、Brugada 综合征、长 Q-T 综合征)
药物诱发
起搏器或 ICD 功能异常

注:AVNRT,房室结折返心动过速;ARVD,致心律失常型右心室心肌发育不良;HCM,梗阻性肥厚型心肌病;ICD,植入型心脏转复除颤器;WPW,Wolff-Parkinson-White 综合征。

1. 神经介导性晕厥　根据触发因素的不同,主要有以下几种。

(1) 血管迷走性晕厥:也称普通晕厥或血管抑制性晕厥,是最常见的晕厥,常发生于青少年期。其特点是血压突然下降,伴或不伴有心动过缓,除此之外,常伴有面色苍白、恶心、出汗、瞳孔散大、心动过缓、过度换气和尿少。诱发因素包括听到噩耗、看见出血、长时间站立、剧烈疼痛、受到惊恐、环境闷热等,在精神疲乏、饥饿、妊娠、发热、贫血或患有慢性消耗性疾病、服用扩血管药物时更易发生。不典型的血管迷走性晕厥也可以在没有任何诱因和前驱症状情况下发生。

血管迷走性晕厥通常发生于站立位。正常人直立时,有 300～800 ml 血液潴留在下肢,导致回心血量减少、每搏输出量和动脉血压下降,此时,可激活位于颈动脉窦和主动脉弓及心、肺的压力感受器,从压力感受器来的冲动传入至中枢髓质,使交感神经兴奋增加,迷走神经兴奋降低,表现为心率增快、舒张压升高。而血管迷走性晕厥患者,直立位时回心血量明显减少时,交感神经过度兴奋,心室强烈收缩,造成心室"空排"效应,该效应激活位于心房、心室壁或肺动脉的机械性压力感受器,使分布在该区的 C 纤维过度兴奋。C 纤维将冲动传入髓质背侧迷走神经核,导致反常性的周围交感神经张力降低和迷走神经张力增加,引起血管扩张和心动过缓,最终脑部缺血而发生血管迷走性晕厥。

血管迷走性晕厥发作时,临床表现为 3 个阶段。第一阶段,由于压力感受器的调节,交感张力增加,心率加快,血压尚可维持,患者先感头晕、乏力,然后出现出汗、面色苍白、注意力不集中、瞳孔扩大、上腹不适、恶心等前驱症状。第二阶段,血压突然下降,心率减慢至 40～50 次/min(有时停跳 10～20 s 或以上),此时出现听觉障碍、视力模糊,为晕厥先兆症状,继而晕倒。神志丧失达 15 s 以上者可能有阵挛性抽搐,结膜反射也可暂时消失。如在出现前驱症状时即行卧倒,则可以避免晕厥。第三阶段,一旦晕厥发生后晕倒,躺平后神志可迅速恢复,但乏力、苍白、出汗、恶心、便意等症状可持续数分钟,此时若急于起立则易于再次发生晕厥。晕厥后可能尿量减少,提示与抗利尿激素分泌过多有关。

(2) 颈动脉窦过敏性晕厥:多见于 40 岁以上人群,男性多见,颈动脉窦过敏随年龄的增长而增多,表现为眩晕、晕倒,可能伴有抽搐。衣领过紧、剃须、颈部快速旋向一侧使颈部肌肉压迫颈动脉窦均可诱发。大多患者伴有冠状动脉疾病和高血压。其他诱发因素有颈部病变,例如淋巴结肿大、瘢痕组织、颈动脉体肿瘤、腮腺、甲状腺和头颈部肿瘤等。颈动脉窦晕厥可采用颈动脉窦按摩的方法进行诊断,颈动脉窦按摩应在心电监护和血压监护下进行,按摩颈动脉窦 5～10 s,卧位和坐位或直立位均需检查,按摩期间或之后出现心脏停搏>3 s 或收缩压下降≥50 mmHg,或诱发出症状者为阳性。

根据颈动脉窦按压后发生的循环系统变化特点,可将颈动脉窦过敏分为 3 种类型:心脏抑制型定义为心搏停止 3 s 或更多;血管抑制型的定义是收缩压降低 50 mmHg 或更多(无明显心动过缓);混合型由心脏抑制型和血管抑制型组成。其中心脏抑制型最常见。心电图上可见窦性心动过缓、窦房阻滞、窦性停搏或高度房室传导阻滞,心室率极为缓慢,或出现心搏完全停止或心室扑动或颤动,可能维持 6～10 s。应用洋地黄、α 甲基多巴、普萘洛尔等药物可促进反射的发生。心率减慢的同时可发生血压的降低,最终发生晕厥。此型晕厥发作与体位无关,平卧或直立位时均可发生。血管抑制型少见,主要发生血压下降而心率的改变并不显著,发作前常无前驱症状,偶尔有数秒钟的乏力、头晕或上腹部不适,随即发生晕厥。

(3) 情景性晕厥:多发生在特定情况下,其发生与一些生理性动作相关,除了上述的神经反射起主要作用外,可能有多种因素的作用机制同时存在。

1) 咳嗽性晕厥:晕厥发生于一阵剧咳之后,有短暂的意识丧失。几乎绝大多数(>90%)发生于有饮酒、吸烟和慢性肺部疾病病史的中年男性,还见于儿童百日咳患者。气道刺激(例如气管内插管或支气管镜检查)也可引起明显的窦性心动过缓。咳嗽性晕厥的发生可能与迷走传出神经导致窦性心动过缓和低血压有关。另外,阵咳时胸腔内压力增高,使静脉回流和心排血量突然降低,血压下降。咳嗽期间胸腔内的高压力传到蛛网膜下隙,亦使灌注压降低,脑血流减少而导致晕厥。

2) 排尿性晕厥:排尿性晕厥多发生于健康青年男性,晨起排尿期间或排尿后即刻出现意识丧失,无前驱症状。诱发因素有进食减少、近期上呼吸道感染、疲劳、饮酒等。伴有多种急性或慢性疾病的老年患者也可以出现排尿性晕厥,常伴有直立性低血压。

排尿性晕厥的机制可能类似于血管迷走性晕厥。排尿时,膀胱突然减压,膀胱机械感受器被牵拉,排尿后腹腔内压力下降,加上在睡眠的温暖环境中周围血管扩张,静脉回流减少,排尿期间的屏气动作又使心排血量降低,这些因素结合在一起,可以诱发反射性的血压下降、心率减慢而发生排尿性晕厥。类似的晕厥亦可见于充盈的膀胱行导尿,或大量放腹水之后。

3) 排便性晕厥：在排出粪便时发生晕厥，主要见于老年人，当其夜间起床并用机械或手法排除嵌顿于直肠内的粪便时尤易发生晕厥。直肠内突然减压，以及排便时的屏气动作是引起晕厥的主要原因。迷走传入神经传递从肠壁张力感受器发出的神经冲动，通过反射机制引起心动过缓和低血压。有报道排便性晕厥可发生于有胃肠道的各种病变（梅克尔憩室、阑尾破裂）和心血管疾病（室性心律失常），以及直立性低血压和一过性缺血发作等的患者。直肠异物也可引起晕厥。直肠和盆腔检查、乙状结肠镜检查伴发晕厥，可能存在类似的机制。此外，有排便性晕厥的患者要警惕肺栓塞的可能性。

4) 吞咽性晕厥：吞咽期间和吞咽后立即引起晕厥。可能吞咽时从上消化道传入神经冲动，经舌咽或迷走神经传到中枢神经系统，反射性引起缓慢性心律失常（窦性静止或心搏停止、完全性房室传导阻滞、结性或窦性心动过缓和窦房阻滞）。多数患者有食管（憩室、弥漫性食管痉挛、贲门痉挛和狭窄）或心脏结构异常。

5) 其他晕厥：运动伴发晕厥的机制也是神经调节反射，尤其是在无器质性心脏病的个别患者，运动后立即发生晕厥。运动后的轻度容量改变和血流速度增加，儿茶酚胺增加和心室收缩力增强，可以刺激心室压力感受器。个别健康青年可发生高原性晕厥，可能的机制为反射性心动过缓、过度换气和继发性低碳酸血症，引起反射性大脑血管收缩，减少大脑氧气供给。潜水性晕厥发生于水下潜泳时，突然发生神志不清，甚至猝死，部分患者可能由于发生血管抑制性晕厥，另外也可能与缺氧和反射性心动过缓有关。

(4) 舌咽性晕厥：主要由舌咽神经痛导致晕厥。由于吞咽、咀嚼或咳嗽诱发咽部、扁桃体、舌根或耳朵单侧阵发性、剧烈疼痛。偶尔，在发作期间发生晕厥和癫痫，多数情况是由于心脏停搏或心动过缓引起，少数由于血管减压反应。晕厥可能是由于从喉部触发区（舌咽神经传导）传入冲动，扩散到迷走背侧运动核，引起强烈的迷走刺激所致。三叉神经痛也可以伴有类似的晕厥和癫痫发作。

2. 直立性低血压性晕厥　直立性低血压的定义是指站立后 3 min 内收缩压下降 20 mmHg 或舒张压下降 10 mmHg，直立性低血压可以无症状，但也可产生轻度头晕、眩晕，视力模糊、极度乏力、发抖和晕厥。这些症状通常在早晨刚起床后，餐后或运动后更加明显。症状一般持续时间短，无自主神经过度激活的表现。餐后血液再分布至胃肠道可以使餐后 1 h 收缩压降低 20 mmHg，可诱发或加重直立性低血压，尤其在老年人更多见。

临床上可引起血容量降低和血管扩张的药物，是症状性直立性低血压最常见的原因。由于压力感受器的敏感性降低、脑血流降低、肾脏钠排泄增加，以及随年龄增加而发生的口渴机制受损，老年人更容易发生药物引起的低血压。

直立性低血压也可能是自主神经功能衰竭所致，可为原发性或继发性。原发性者原因不明，主要包括以下情况。

(1) 单纯自主神经功能衰竭（pure autonomic failure，PAF）（Bradbury-Eggleston 综合征）：是一种特发性的散发疾病，通常好发于 50～75 岁，男性多于女性，主要表现为直立性低血压、晕厥，常伴有其他系统自主神经功能衰竭的表现，如括约肌、直肠、膀胱和性功能障碍以及出汗障碍。男性患者最早的症状为阳痿和性欲消失，女性患者最早的症状为尿潴留和大小便失禁。

(2) 多系统萎缩（multiple system atrophy，MSA）（Shy-Drager 综合征）：是一种较为严重的自主神经功能不全疾病。与 PAF 不同，MSA 患者除了显著的直立性低血压外，尚伴有大小便失禁、无汗、虹膜萎缩、阳痿等不同程度的自主神经功能不全、运动失调和帕金森样症状。

(3) 帕金森病伴有自主神经功能不全：与 MSA 不同，帕金森病主要表现为震颤，常呈“铅管”样或“齿轮”样震颤，而 MSA 帕金森样症状多以僵直为主，通常面无表情、肢体无法活动。

(4) 体位性直立型心动过速综合征（postural orthostatic tachycardia syndrome，POTS）：POTS 是一种程度相对较轻的自主神经功能不全性疾病。其主要临床表现为站立位或直立倾斜位 5 min 内患者心率增加 28 次/min 或以上，通常血压无明显改变。POTS 有两种主要类型：最常见类型为外周自主神经功能失调，当这类患者站立时，无法维持足够的外周血管阻力，从而使较多的血液潴留在下肢（包括肠系膜动脉），并最终导致心率加快（最高可达 160 次/min），患者常常主诉心悸、乏力、耐力下降、头昏、认知力受损、视觉障碍、眩晕、近似晕厥或晕厥，有些患者会不耐热。在站立位 10 min 内，其心率通常增加 30 次/min 以上，常常超过 120 次/min，但血压仅仅有极小的降低。大约有 10% 的自主神经功能失调患者会发展为 PAF；POTS 另外一种类型为 β 肾上腺素能高敏型或中央型，该型患者在刚刚改变体位时，其心率反应适当，但大脑无法及时终止这种反应，从而使心率持续增加。这类患者常常伴有体位性高血压，其卧位血儿茶酚胺水平正常，但直立位儿茶酚胺水平明显增高（>600 mg/dl）。中央型患者通常伴有震颤、多汗、惊恐发作及严重偏头痛。

(5) 急性自主神经不全：急性自主神经不全是一种非常少见的疾病，常发生于年轻人，引起严重的交感和副交感神经功能衰竭，表现为显著的直立性低血压、闭汗、膀胱和直肠功能障碍、腹痛、腹胀、恶心、呕吐、心率固定（40～50 次/min）和瞳孔固定。

继发自主神经功能不全的许多疾病（如糖尿病、淀粉样变、结节病、肾功能衰竭等）通过影响正常自主神经功能导致直立性低血压和晕厥。

（二）心源性晕厥

心源性晕厥由心律失常或心肺器质性疾病导致心脏排血功能障碍所致，有时两种情况可同时存在。心源性晕厥为最严重的晕厥，可为猝死先兆，寻找心源性晕厥的原因并给予及时的处理非常重要。

1. 心律失常　心动过缓或过速均可引起晕厥。由心律失常引起的晕厥既可发生于立位，也可发生于坐位或卧位，但以前者更为多见。心搏停止时间较长者除意识丧失外，尚可发生抽搐。

健康人卧位时心率在 35～190 次/min 均可维持正常脑血流。轻度到中度的心动过速，心排血量增加，严重的快速心率超过 190～200 次/min 时，由于舒张期充盈不足，心排血量显著下降，如心肌原已有损害，则情况更为严重。心率减慢时心室充盈期延长，引起每搏量增加，以维持心排血量。严重心动过缓时，每搏量的增加不足以代偿因心率减慢导致的心排血量降低。如果心动过速或心动过缓时反射性血管收缩不能维持血压,则脑血流量降低引起晕厥。室上性心动过速和阵发性心房颤动时,可引起血容量降低和心室强力收缩,能刺激心脏机械感受器,导致神经调节性晕厥。

缓慢性心律失常主要见于病态窦房结综合征或房室传导阻滞。窦性心动过缓可以由于迷走张力过高、交感张力降低或窦房结病变而引起。健康年轻运动员发生窦性心动过缓,一般是由于迷走张力增加和交感活性降低,但很少引起晕厥。窦性心动过缓也可以发生在眼科手术、黏液性水肿、颅内和纵隔肿瘤,以及应用拟副交感药物、抗交感神经药物、β受体阻滞剂和其他药物时。结膜滴注β受体阻滞剂,就可以引起症状性心动过缓。据报道,病态窦房结综合征的患者中有25%~70%出现晕厥。窦房结病变时其冲动形成和传导发生障碍,心电图表现为窦性心动过缓、窦房阻滞或窦性静止。如果下级起搏点不能及时取代起搏工作,则可发生心脏停搏一段时间而导致晕厥。病态窦房结综合征还常合并快速性室上性心律失常如心房颤动、心房扑动和阵发性室上性心动过速,晕厥常发生于快速性室上性心律突然终止后,窦房结还处于超速抑制状态,未能恢复足够心率时。病态窦房结综合征还可同时伴有房室结病变(双结病变)或其他传导系统病变,都是引起晕厥的因素。部分病态窦房结综合征可以同时伴有神经调节反射引起的心动过缓和低血压,这种情况下,尽管经起搏器治疗,但仍可因严重低血压而反复发作晕厥。

快速性心律失常而发生晕厥可见于以下情况:① 预激综合征伴室上性快速心律如心房扑动或心房颤动。② 长Q-T间期综合征,伴发尖端扭转型室性心动过速。可以发生在先天性Q-T间期延长综合征(有或无耳聋)以及后天性长Q-T间期综合征中,药物、电解质异常和中枢神经系统病变可以引起Q-T间期延长,抗心律失常药物是导致尖端扭转型室性心动过速最常见的原因,如应用奎尼丁(奎尼丁性晕厥)、普鲁卡因胺、双异丙吡胺、氟卡胺、英卡胺、胺碘酮和索他洛尔等药物均可发生。③ 二尖瓣脱垂伴发的室性快速心律。④ 致心律失常型右心室发育不良。⑤ Brugada综合征。近年来,有报道短Q-T间期综合征也可引起室性心动过速而发生晕厥,为家族性遗传性疾病,心电图上Q-Tc<300 ms。室性心律失常常发生于有器质性心脏病的患者,可引起晕厥。

在安装有埋藏式永久起搏器的患者,可以因起搏器功能障碍而发生晕厥。其机制为:① 起搏器所致的心律失常,起搏器失控或“脱缰”而致的快速室性心律或心室激动逆传入心房引起的折返心律等。② 血流动力学障碍,心室起搏时由于房室收缩不同步而心排血量降低,房室瓣关闭时心房收缩可经反射机制导致周围血管阻力降低。

2. 器质性心脏病或心肺疾病 部分器质性心脏病或心肺疾病可引起急性心脏排血受阻,从而导致晕厥。可引起心脏急性排血受阻的常见疾病如下(表6-1-3)。

(1) 梗阻性心脏瓣膜病晕厥:多发生于严重的瓣膜狭窄导致梗阻者,以主动脉瓣狭窄或肺动脉瓣狭窄多见,也可见于二尖瓣重度狭窄,但后者较为少见,可于劳力或用力后诱发。瓣膜高度狭窄时,心排血量固定于一较低的水平,运动或激动时,心排血量不能适应组织的需要,造成脑缺血。严重主动脉瓣狭窄患者,有42%以上发生晕厥,运动后尤为常见。主动脉瓣狭窄发生劳力性晕厥最可能的机制是通过心室压力感受器调节,引起低血压和心动过缓。运动导致左心室收缩压明显增加,而主动脉压力没有反应性增加。左心室机械感受器强烈刺激,通过心脏迷走神经传入纤维,抑制交感神经兴奋,而副交感神经张力增加。晕厥期间可以伴发心肌缺血(甚至在无冠状动脉疾病的患者),提示血管抑制性晕厥引起缺血,或由于低血压和心动过缓,使冠状动脉灌注减少。主动脉瓣狭窄还可因瓣膜的纤维化和钙化病变延及房室结而引起房室传导阻滞,或合并室性快速性心律失常或心房颤动时丧失心房有效收缩,使心室充盈减少而导致晕厥。晕厥是主动脉瓣狭窄的重要预后因素,主动脉瓣狭窄未行瓣膜置换术者,晕厥发作后患者平均存活2~3年。

(2) 梗阻性肥厚型心肌病:肥厚型心肌病的患者30%可发生晕厥。主要原因是左心室流出道梗阻,梗阻为动力性,在运动、某些药物(正性肌力或扩血管药物)的作用下,由于心室收缩力增加,心室腔容积下降或血管扩张后负荷降低可加重左心室流出道梗阻。因此,Valsalva动作、严重的阵咳或特殊的药物(如洋地黄、扩血管药物)可以诱发低血压和晕厥。晕厥时常常发生心肌缺血。除了流出道梗阻外,梗阻性肥厚型心肌病患者尚可由于室性心动过速导致晕厥。重度肥厚和室性心动过速者预后不良。

(3) 心房黏液瘤或球瓣样血栓:心房黏液瘤80%以上发生于左心房。晕厥常发生于从卧位坐起或直立时,带蒂的心房黏液瘤或血栓嵌顿于房室瓣口,造成暂时性排血障碍或中断,引起脑缺血和晕厥。晕厥发作时可能听到心前区相应的杂音。

(4) 心脏压塞:如因外伤或急性心肌梗死后心脏破裂,心包腔内突然积血达200~300 ml以上即可发生急性心脏压塞。由于心包膜扩张度较低,心包腔内压力超过心房压力,使血液回流入心房受阻,心排血量也因之而减少,脑缺血及晕厥随之发生。

(5) 主动脉夹层:约5%主动脉夹层动脉瘤患者会发生晕厥。意识丧失可能是由于动脉瘤破裂或破裂到心包腔突然引起心脏压塞。

(6) 肺动脉高压和肺栓塞:无论原发性或继发于先天或后天性心脏病,肺动脉高压患者常常发生劳力性晕厥,原发性肺动脉高压患者晕厥发生率在30%以上。肺动脉高压患者右心室排血量减少,当周围需要增加时,心排血量不能随之增多,若周围血管阻力降低,即可引起低血压和晕厥。据报道,肺动脉栓塞患者中有10%~15%会发生晕厥,晕厥可以发生在用力时,更易发生于大块栓塞者(肺血管床阻塞>50%)。肺动脉大块栓塞导致急性右心室衰竭,致右心室充盈压增加和心搏量减少,继之心排血量降低和低血压,导致意识丧失。假如栓子移行到肺动脉远端,意识可以恢复,患者往往伴有明显气急。另外,心室收缩力增强,刺激心、肺机械感受器,也可能是晕厥的原因。

(7) 急性心肌梗死或缺血:在急性心肌梗死的老年患者中,表现为晕厥症状的占5%~12%。晕厥的机制包括突然泵衰竭引起低血压和心律失常(包括室性心动过速或缓慢性心律失常)。急性下壁心肌梗死或右冠状动脉病变引起缺血时,由于左心室压力感受器刺激,可以发生血管迷走反应。不稳定型心绞痛和冠状动脉痉挛,在少数情况下也可以伴有晕厥。

(8) 其他：先天性心脏病(例如法洛四联症、动脉导管未闭和室间隔或房间隔缺损)在用力或哭喊时，由于左向右分流突然逆转和动脉氧饱和度降低可以导致晕厥。

锁骨下窃血综合征也可表现为晕厥，因锁骨下动脉狭窄，椎动脉同时通过侧支循环供应同侧上肢，可导致椎基底动脉缺血引发晕厥。

(三) 原因不明性晕厥

尽管对晕厥患者进行了详尽的检查，但仍有部分患者最终无法查明原因，据报道原因不明性晕厥的比例最高可达50%。原因不明性晕厥的病因可能多种多样，部分患者可能是多种因素共同作用的结果。

(四) 其他疾病引起短暂意识丧失

其他一些疾病可引起短暂意识丧失，类似晕厥发生的症状，但并不是真正的晕厥，这些疾病需要与真正的晕厥相鉴别。这些疾病最常见的是：

1. 神经系统疾病

(1) 缺血性卒中或短暂性脑缺血发作(TIA)：大约6%伴有意识障碍。但患者同时合并神经性疾病的症状，常见的是眩晕、共济失调和感觉异常。TIA大部分是由椎基底动脉病变引起的。颈动脉双侧严重病变表现为晕厥较少见。动脉硬化疾病、炎症性疾病(例如巨细胞动脉炎、系统性红斑狼疮)、主动脉弓综合征、颅外动脉夹层瘤、心脏病导致栓塞(例如风湿性心脏病、黏液瘤)、镰状细胞病和颈脊柱异常或颈椎关节僵硬等皆可引起类似晕厥发作。

(2) 偏头痛：据报道，偏头痛患者12%～18%有“晕厥感觉”。个别患者可以在发作前的预兆阶段失去知觉，此种神志不清发展慢，不会突然发病，可以先有一种梦幻状态，患者清醒后，即有剧烈头痛，多位于枕部。此种偏头痛常发生于青少年女性，与月经有关，晕厥的发生机制可能是椎基底动脉痉挛所致的脑干缺血。偏头痛也可以引起晕厥和体位性低血压，可能由于多巴胺受体反应过度，抑制血管运动中枢。

(3) 癫痫：主要症状是抽搐，可伴有意识丧失。松弛性癫痫或“猝倒症”的癫痫，不伴抽搐。一般最常见于继发性癫痫，或影响额叶或中枢皮质部分的局部癫痫。猝倒症也可发生于颞叶癫痫。患者既往多有反复发作史，意识丧失前有先兆，发作时无心率减慢或血压降低。一般而言，意识丧失持续时间较长，发作时心率加速，可伴有大小便失禁，舌咬伤，发作后常有乏力、头痛和意识模糊等症状。脑电图对诊断有帮助。

2. 代谢性疾病

(1) 过度换气综合征：正常人在焦虑时有一定程度的过度换气，过度换气综合征多由过度焦虑、癔病或药物引起，过度换气后出现呼吸性碱中毒，血碳酸过低而引起症状。发作之初，有胸前紧压感、闷气感，四肢麻木、发冷，并可伴手足搐搦，继之神志模糊，有惊恐感，症状可持续10～30 min。发作与体位无关，发作时血压轻度降低，但仍在正常范围内，心率增快，神志虽有障碍，但不完全丧失。患者安静后发作则终止，采用纸袋呼吸，症状可解除。此症的发病机制未完全阐明，情感病态为其背景，过度换气后血碳酸过低，脑血管阻力增高及脑血流减少可能与症状的出现有关。

(2) 低血糖：严重低血糖者有乏力、出汗、饥饿感和神志不清，意识障碍逐渐发生，也不能迅速去除，发作时血压与心律、脉搏改变不多。胰岛素过量，过度饥饿，严重肝病、肾上腺和脑垂体功能低下或胰腺瘤为主要病因，发作后注射葡萄糖可以使症状迅速缓解。

(3) 缺氧：在高原、缺氧环境下工作或活动可因脑缺氧而发生意识障碍。在海拔3 000 m以上，由氧血红蛋白离解曲线上可以发现，氧张力进一步减低可造成氧饱和度急剧下降，在3 000 m时氧饱和度为90%，4 500 m时为80%，6 100 m时为63%。神志发生改变时可能见到发绀，严重者还有抽搐。心率常加速，但血压仍可维持正常。发绀型先天性心脏病如法洛四联症常在劳力后发生晕厥，劳力时从运动肌肉回流增多的静脉血氧含量很低，不能很好经过肺部的氧合作用而直接进入体循环的动脉系统，使动脉血氧饱和度锐减，从而产生脑缺氧和晕厥。严重贫血的患者在劳力后也易发生晕厥。某些物质中毒如一氧化碳等也可导致氧合血红蛋白的降低导致缺氧。

3. 心理性疾病　心理性因素可导致类似晕厥发作，过度通气综合征的发病中就存在精神因素的作用。癔病常发生于年轻人，尤其女性多见，患者多有剧烈情绪变化，晕厥时无血压或脉搏的变化，也无前驱症状，常当众发作，如有晕倒，则缓慢倒下，一般不致受伤。晕倒后可能无动作，也可能有抗拒性动作。发作时间长短不一，可长达1 h以上，患者对旁人虽不作答，但实际上神志未必完全丧失，发作后取卧位，症状并无变化。过去常有类似发作史。

昏倒(cataplexy)指由于神经原因导致的跌倒，通常由情绪变化(如大笑)诱发部分或完全肌肉失控，即使患者表现为完全意识不清，但能回忆所有的事件。昏倒实际上是发作性睡病(nacrolepsy)临床表现的一部分。猝倒症(drop attack)并不多见，狭义的原因不明的猝倒症(cryptogenic drop attack)描述的是没有原因的突然发生跪倒，患者能迅速站立，不伴意识障碍，多见于女性。

二、诊断

由于晕厥常为散发，且大多很少发作，不易获得症状发作时的体格检查或心电图等资料，因此晕厥的病因常难以确定。根据上述各种不同类型晕厥的发作特点，在进行鉴别诊断时需综合考虑病史、体格检查和辅助检查的结果做出判断。尽管如此，仍有一部分晕厥患者原因不明。

(一) 晕厥的初步诊断和危险分层

在晕厥的诊断中，首先要鉴别真正的晕厥与伴有意识丧失的其他疾病如代谢性疾病和神经精神性疾病(图6-1-1)，然后鉴别晕厥为心源性抑或血管性。晕厥发生时其意识丧失具有下列特征：起病急骤、持续时间较短、可自行完全恢复，如果病史中不具备这些特征，则应考虑昏迷、心源性猝死未遂或其他原因。T-LOC的病因可分为外伤性和非外伤性，外伤性T-LOC通常外伤史明确，易于诊断，而非外伤性T-LOC，重点要区分晕厥和癫痫发作(表6-1-4)。

一旦T-LOC诊断成立，这些患者均应接受初始评估。在晕厥的诊断中，初始评估至关重要。初始评估的内容包括：全面病史采集、体格检查，标准导联(必要时18导联)心电图和卧位、立位血压测量。如果初始评估仍无法明确病因，可进行下列检查：① 颈动脉窦按摩：40岁以上患者应进行颈动脉窦按摩。② 超声心动图：既往有心脏疾病或结构性心脏病史患者

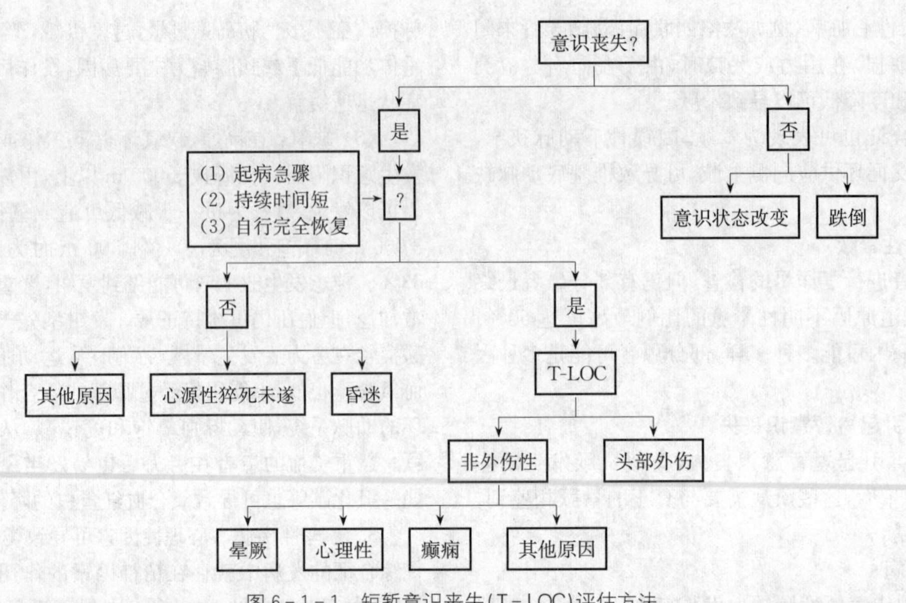

图 6-1-1 短暂意识丧失(T-LOC)评估方法

表 6-1-4 神经介导低血压、心律失常、癫痫和心理性晕厥鉴别诊断

项　目	神经介导低血压	心律失常	癫　痫	心理性晕厥
临床资料	女性多见 多见于年轻患者(<55 岁) 多次发作(>2 次) 常发作于站立位、温暖环境、情绪不佳时	男性多见 好发于年龄较大患者(>54 岁) 发作次数较少(<3 次) 在劳力或卧位时发作 可有家族性猝死病史	多见于年轻患者(<45 岁) 任何体位	女性多见 年龄较轻(<40 岁) 多次发作(通常见于日间) 无触发因素
前驱症状	持续时间长(>5 s) 心悸 视物模糊 恶心 发烫 出汗 头晕	持续时间短(<6 s) 心悸较少见	突然发生或短暂前驱症状(幻嗅、幻味、幻视)	通常无
发作时情况	面色苍白 出汗 瞳孔扩大 心动过缓、血压下降 可发生大小便失禁 可发生短暂抽搐	面色发紫,而非苍白 可发生大小便失禁 可发生短暂抽搐	面色发紫、口吐白沫 长时间晕厥(>5 min) 舌咬伤 双眼水平斜视 心率加快、血压上升 多见大小便失禁 癫痫大发作时可见强直阵挛	肤色正常 无出汗 眼睛紧闭 心率及血压正常 无大小便失禁 持续时间较长(数分钟)
后遗症状	常见 常见长时间乏力(>90%) 有定向能力	少见(除非长时间意识丧失) 有定向能力	常见 肌肉疼痛、乏力、头痛 定向障碍 恢复缓慢	少见 有定向能力

或其晕厥可能继发与心血管疾病患者进行超声心动图检查。③ 心电监护：怀疑心律失常所致晕厥患者应立即行心电监护。④ 不同体位血压测量和(或)直立倾斜试验：当晕厥和直立体位相关或者怀疑神经介导性晕厥时,应测量不同体位的血压或进行直立倾斜实验。

可靠正确的病史采集和全面的体格检查对晕厥病因的诊断非常重要。在病史采集中,需特别注意询问患者：① 是否有心脏病史,或心脏病、晕厥或猝死的家族史。② 询问可能诱发晕厥的药物服用情况。③ 晕厥发作的频率和发作的历史记录,包括发作时的体位。血管迷走性晕厥和颈动脉窦晕厥一般发生于立位或坐位,直立性低血压主要是从卧位起立时发生晕厥,颈动脉窦过敏者可因头部位置转动而发生晕厥,心源性晕厥、低血糖、神经精神性晕厥的发作与体位无关。④ 发作的诱因,流出道狭窄引起的晕厥容易发生于劳力后,低血糖发生于饥饿时,血管性晕厥多在突然受刺激的情况下发生,癔病则与易激动情绪的特殊环境和人、物有关,至于创伤、出血、过度换气或剧咳等情况下发生的晕厥则诱因较为明确。⑤ 发作前的先兆症状、恢复后症状及持续时间。心律失常引起的晕厥发作最为突然，低血糖引起的症状常在数分钟内逐渐发展，癫痫发作时常有先兆。大多数晕厥发作历时仅数分钟，低血糖和癔病能引起较长时间的知觉丧失（表 6－1－5）。

表 6－1－5　晕厥诊断中病史采集要点

发作前情形
- 体位（卧位、坐位、站立位）
- 活动（静息、体位改变、劳力中或之后、排尿中或之后即刻、排便、咳嗽或吞咽）
- 诱发因素（拥挤或闷热环境、长时间站立、餐后）和促发事件（恐惧、剧痛、颈部活动）

发作时前驱症状
- 恶心、呕吐、腹部不适、发冷、出汗、异味、颈部或肩部疼痛、视物模糊、眩晕、心悸

发作当时情形（目击者提供）
- 跌倒方式（跌倒或跪倒）
- 皮肤颜色（苍白、发绀、潮红）
- 意识丧失持续时间
- 呼吸方式（打鼾）
- 肌肉活动（强直、阵挛、强直-阵挛、肌阵挛、无意识活动）及持续时间
- 肌肉活动与摔倒关系
- 咬舌

发作结束时情形
- 恶心、呕吐、出汗、发冷、意识错乱、肌肉疼痛、皮肤颜色、外伤、胸痛、心悸、大小便失禁

家族史及既往史
- 有无猝死、遗传性致心律失常性心脏病或晕厥史
- 心脏病史
- 神经病史（帕金森病、癫痫、嗜睡）
- 代谢性疾病（糖尿病等）
- 药物（降压药、血管扩张剂、抗抑郁药、抗心律失常药物、利尿药、延长 Q－T 间期药物）、酒精
- 反复晕厥患者，应询问从首次晕厥发作至今时间以及发作次数等

注意发作时的伴发症状，脸色苍白、出冷汗、恶心、乏力主要见于血管性晕厥及血糖过低，显著的四肢抽搐在癫痫最为常见，但也可发生于心室颤动或心搏骤停。过度换气时常有四肢麻木及手足搐搦。

可用于鉴别癫痫和晕厥的病史特征为：发作过后的定向障碍，发作时脸色发紫而不是发白，口吐白沫，肌肉疼痛，发作后昏昏欲睡，意识丧失的时间超过 5 min，舌头咬伤强烈提示癫痫。其他与癫痫有关的表现包括：发作前有先兆症状，发作时双眼水平斜视，血压升高，脉搏增快，发作后出现头痛。大小便失禁在晕厥和癫痫时均可出现，但更多见于癫痫发作时。癫痫大发作常有强直性抽搐，但脑缺血有关的晕厥也可出现肢体的阵挛。失神小发作者无跌倒，但失去反应。颞叶癫痫可持续数分钟，表现为意识混乱，自主神经症状如脸色潮红。椎基底动脉缺血引起的晕厥伴有其他脑干缺血的症状，如复视、耳鸣、局部乏力或感觉减低，眩晕或发音困难。偏头痛引起的晕厥常伴有单侧搏动性头痛，闪光暗点和恶心。

房室传导阻滞和室性心动过速引起的晕厥的患者病史类似，通常晕厥在发生警示症状 5 s 内发生，先兆症状和恢复后的症状即使存在也是非常少见的。高危的心律失常患者包括：① 卧位或劳力性晕厥；② 晕厥伴有心悸；③ 有猝死家族史；④ 非持续性室性心动过速；⑤ 既往有严重传导障碍者；⑥ 心电图提示遗传性心律失常。提示血管迷走性晕厥的病史包括心悸、视力模糊、恶心、发热、出汗以及晕厥前发生头晕，晕厥后出现恶心、发热、出汗或疲乏。

通过初始评估，最常得以确诊的晕厥原因包括神经介导性晕厥、直立性低血压所致晕厥和心源性晕厥（表 6－1－6）。对于高危患者应收住入院，进行及时的检查和治疗（表 6－1－7），对于单次发作晕厥且低危的患者，无需接受进一步检查。

表 6－1－6　初始评估后病因诊断的临床特征

神经介导性晕厥
- 无心脏疾病史
- 有较长时间反复发作史
- 不愉快视觉、听觉、气味刺激或疼痛后
- 长时间站立，或处于拥挤、闷热环境中
- 伴有恶心、呕吐
- 就餐时或餐后
- 头部转动、颈动脉窦受压（如肿瘤、剃须、衣领过紧）
- 劳力后

直立性低血压所致晕厥
- 体位改变为直立位时
- 开始使用降压药物或改变已有降压药物剂量
- 长时间站立，尤其是拥挤、闷热的环境中
- 既往有自主神经病变或帕金森病
- 劳力后站立

心源性晕厥
- 既往有明确的结构性心脏病病史
- 不明原因猝死家族史或离子通道疾病家族史
- 劳力中或卧位
- 异常心电图
- 突发心悸尔后立即晕厥
- 提示心源性晕厥心电图表现
  - 双束支传导阻滞（左束支或右束支传导阻滞伴左前或左后分支传导阻滞）
  - 其他室内传导阻滞（QRS 间期≥0.12 s）
  - 二度Ⅰ型房室传导阻滞
  - 未使用负性变时药物时，无症状性窦性心动过缓（＜50 次/min），窦房阻滞或≥3 s
  - 窦性停搏
  - 非持续性室性心动过速
  - 预激波
  - Q－T 间期延长或缩短
  - 早期复极
  - 伴 V1～V3 导联 S－T 段抬高的右束支传导阻滞（Brugada 综合征）
  - 右胸导联 T 波倒置、Epsilon 波和心室晚电位提示致心律失常性右心室心肌病
  - Q 波等提示心肌梗死

表 6－1－7　高危晕厥患者的临床特征

严重结构性心脏病或冠心病（心力衰竭、低左心室射血分数或陈旧性心肌梗死）

临床或心电图特征提示心律失常性晕厥
- 在劳力或卧位时晕厥发作
- 晕厥时感心悸
- 心源性猝死家族史
- 非持续性室性心动过速
- 双束支传导阻滞或其他室内传导异常

续　表

无负性变时药物或体力锻炼时出现心动过缓(<50 次/min)或窦房阻滞
预激波
Q-T间期延长或缩短
伴 V1～V3 导联 S-T 段抬高的右束支传导阻滞(Brugada 综合征)
右胸导联 T 波倒置、Epsilon 波和心室晚电位，提示致心律失常性右心室心肌病
重要合并症
严重贫血
电解质紊乱

(二) 体格检查

一般很少有在晕厥发作期进行体格检查的机会。发作间隙期，详细的体格检查用来诊断特殊的疾病和排除其他的可能。心血管体征和神经系统检查是关键。需测量患者的卧位和站立位血压，平卧至少 5 min 后，站立后 3 min 内收缩压下降 20 mmHg 或以上，舒张压下降 10 mmHg 或以上要考虑直立性低血压，但老年人约 24%可出现这种情况，常不伴有症状。因此，临床诊断直立性低血压导致晕厥时应结合与收缩压降低有关的症状表现(例如头晕和晕厥)。站立后 5 min 内心率增快超过 28 次/min 伴不能耐受直立者考虑为 POTS。需要注意是否有器质性心脏病及神经系统异常。两上肢脉搏强度和血压的不同(一般>20 mmHg)，提示主动脉夹层和锁骨下窃血综合征。主动脉瓣狭窄、梗阻性肥厚型心肌病、肺动脉高压、心房黏液瘤和主动脉夹层患者可出现相应的体征。

(三) 实验室和辅助检查

1. 血液检查　血常规、电解质、血糖、心肌酶等的诊断价值有限。在一些特殊的患者可提示低血糖、电解质紊乱、心肌梗死等作为可能的病因。检查血常规和血细胞比容可发现出血患者。

2. 颈动脉窦按摩试验　主要用于诊断颈动脉窦过敏型晕厥，当怀疑患者有颈动脉窦过敏时，应进行颈动脉窦按摩。患者取仰卧位或直立位，在心电和血压监测下，按摩一侧颈动脉窦部 5～10 s(不能同时按摩两侧，从一侧到另一侧按摩，至少要间隔 15 s)，若发生心脏停搏 3 s 以上和(或)收缩压下降超过 50 mmHg，应诊断为颈动脉窦过敏，当伴有自发性晕厥时，应诊断为颈动脉窦晕厥。静脉注射阿托品 1～2 mg 或用人工起搏器消除心脏抑制反应后，可以诊断血管抑制型和混合型颈动脉窦过敏性晕厥。

进行颈动脉窦按摩试验时应同时做心脏听诊，一旦心率骤降立即停止按摩，注意严重心动过缓或血压过低可能造成的危害。按压颈动脉窦可导致脑栓塞的并发症，约 1/1 000 的患者可发生永久性神经系统并发症。因此如果患者在过去 3 个月内有短暂脑缺血发作，卒中或颈动脉血管杂音者(除非超声排除颈动脉狭窄)应避免行颈动脉窦按摩。

3. 直立倾斜试验　直立倾斜试验用于诊断血管迷走性晕厥。直立倾斜位导致血液淤积于下肢，致静脉回流降低。正常的代偿反应是反射性心动过速、心室收缩加强和血管收缩。然而，对于血管迷走反射敏感的个体，强有力心室收缩使心室相对排空，可以激活心脏机械感受器，触发反射性低血压和(或)心动过缓。儿茶酚胺的释放(如同发生于焦虑、害怕、惊慌时)，可通过增加心室收缩激活神经末梢反应触发这种反射。因此，儿茶酚胺类药物可被用来诱发直立倾斜试验期间的阳性效应。

试验前停用血管活性药物(如钙通道阻滞剂、扩血管药物、利尿药和β受体阻滞剂)(大约 5 个半衰期)，常在空腹情况下进行。试验在安静的房间内，应减少周围的噪声，例如嘀嗒声和汽车喇叭声。并且光线要充足，温度要适宜。一般采用有足板支持的可倾斜台子，平卧至少 5 min，如果临时建立静脉通路，需平卧至少 20 min，测定基础心率、血压，描记心电图。将台子直立倾斜至 60°～80°，被动性直立倾斜试验者观察 20～45 min，监测心率和血压。如果被动试验阴性，可采用静脉内注射异丙肾上腺素进行激发，但如果患者罹患缺血性心脏病、未控制的高血压、左心室流出道梗阻或主动脉狭窄，则禁忌进行异丙肾上腺素药物激发试验，对已知有心律失常的患者，进行激发试验时应谨慎。进行激发试验时，患者无须回到卧位，剂量从静脉滴注 1 μg/min 开始，使受试者的心率较基础增加 20%～25%，观察 15～20 min，如果没有达到试验终点，可每次增加 0.5 μg/min 直至最大剂量为 4 μg/min。为缩短试验时间，也可直接采用药物激发试验。舌下含服硝酸甘油也可用于激发。试验的终点为诱发晕厥或达到事先设定的倾斜时间，包括药物激发后。发生晕厥者为阳性，阳性试验结果的分类如表 6-1-8。

表 6-1-8　直立倾斜试验阳性反应的分类

分　类	症　状
1 型(混合型)	发生晕厥时心率下降，但心室率不<40 次/min，或<40 次/min 的心率持续不超过 10 s，伴或不伴心搏停止<3 s。在心率降低之前出现血压下降
2A 型(心脏抑制型不伴有心脏停搏)	心率下降至心室率<40 次/min，持续超过 10 s，不伴心脏停搏>3 s，在心率降低之前出现血压下降
2B 型(心脏抑制型伴有心脏停搏)	心搏停止>3 s，血压下降与心率降低同时出现或在心率降低之前出现
3 型(血管抑制型)	发生晕厥时心率下降不超过其最快心率的 10%
除外情况 1：变时功能障碍	在倾斜试验时无心率增加
除外情况 2：心率增加过度	在取直立位开始时及晕厥前的试验过程中心率均明显增加(如>130 次/min)

对试验诱发出晕厥前症状的临床意义仍存在争论。在器质性心脏病者，进行倾斜试验前要除外心律失常或其他心脏原因导致的晕厥，对无器质性心脏病者，如果直立倾斜试验时出现自发性晕厥，可用于诊断血管迷走性晕厥，无须进行其他的进一步检查。直立倾斜试验可用于无器质性心脏病，或虽有器质性心脏病，但心源性晕厥已除外的反复发作晕厥，或有高度危险性(发生身体受伤或有受伤危险，或有职业需要)的原因不明的单次晕厥。

在临床高度怀疑血管迷走性晕厥的患者中，有 67%～83%的患者出现阳性反应，80%的阳性反应可重复。但 10%～15%

的患者出现假阳性。倾斜角度增加，时间延长可提高试验的阳性率。直立倾斜试验阴性并不能完全排除神经介导性晕厥。

4. 超声心动图　通过病史、体格检查、心电图等检查怀疑心源性晕厥时可采用此项检查，对严重的左心室流出道梗阻和心房黏液瘤的患者，有助于确诊。

5. 心电图　所有的晕厥患者均需进行常规的12导联心电图检查。大多数晕厥患者，尤其是年轻人，心电图正常，而正常的心电图提示患者为心源性晕厥的可能性低，预后良好。心电图异常是心源性晕厥和死亡率增加的独立预测因素，需要行进一步检查，5%～10%的患者可做出诊断或提供诊断线索。提示心律失常为晕厥原因的异常发现包括Q-T间期延长（长Q-T间期综合征）、短P-R间期伴δ波（WPW综合征）、右束支传导阻滞伴胸前导联S-T段抬高（Brugada综合征）、急性心肌梗死的表现、高度房室传导阻滞。完全或不完全性右束支传导阻滞，伴右胸前导联的T波倒置，及QRS波的终末切迹（Epsilon波）提示致心律失常型右心室发育不良。

6. 信号平均心电图　信号平均心电图用于检测QRS波群终末部分的小幅信号（晚电位），晚电位与室性心律失常有关。检测晚电位在评估可能存在致心律失常型右心室发育不良的患者中价值最大。由于在一些情况（如束支传导阻滞、心室内传导阻滞）下检测晚电位本身存在困难，加上不如电生理检查能评价窦房结、房室传导功能，诱发室上性和室性心律失常等，信号平均心电图在诊断晕厥的病因中应用有限，不推荐常规检查。

7. 动态心电图监测（Holter）　晕厥患者常采用遥测或Holter连续监测心电图。晕厥发作时的心电图记录尤其有价值，可以确诊或排除心律失常作为晕厥的原因。但由于晕厥发作很少为频发，而发作间隙期连续记录到的正常心电图并不能排除心律失常作为晕厥病因的可能，因此其应用价值有限，在怀疑心律失常导致晕厥的患者中应该进行电生理检查或采用事件记录仪进行监测。Holter可用于晕厥或晕厥前症状频发的患者，或通过病史、体格检查、心电图检查等疑有器质性心脏病者。

8. 体外事件记录仪（external loop recorder，ELR）　是小型、便携式仪器，患者可随身持续佩戴，可由患者启动记录，进行储存并事后通过电话线传输回放。一些仪器可持续记录并具有回放事件前、后的心电图的功能，另一些则由患者启动后开始记录心电图。这些仪器可用于协助虽不频繁但有反复发作的晕厥患者的病因诊断。与Holter相比，事件记录仪提高了诊断效率。

9. 植入式循环记录仪（implantable loop recorder，ILR）　对疑有心律失常导致的晕厥患者，如果其他检查均无法明确病因，且发作频率极低，可考虑使用植入式循环记录仪。该记录仪可使用12～36个月，识别并记录长达42 min的心电图。

10. 负荷试验　晕厥很少由于心肌缺血引起，而且心肌缺血常出现心绞痛症状，因此负荷试验及冠状动脉造影在晕厥的诊断价值有限。负荷试验可用于运动后发生晕厥或晕厥与胸痛有关者，需要指出的是运动试验很少诱发晕厥的发生。因此负荷试验建议用于运动中或运动后短时间内出现晕厥的患者，不推荐用于晕厥与运动无关的患者。主动脉瓣重度狭窄或梗阻性肥厚型心肌病患者不能进行运动负荷试验。冠状动脉造影用于怀疑晕厥与心肌缺血有关者。

11. ATP试验　内源性腺苷释放可能参与了倾斜试验中晕厥发生的触发机制。在心电监护的情况下，静脉内快速注射ATP 20 mg，出现停搏>6 s，或房室传导阻滞持续>10 s为异常发现。在原因不明的晕厥中ATP试验阳性，而对照组没有阳性发现。ATP试验能检出有明确临床表现、预后良好但原因不明的晕厥。

12. 电生理检查　对晕厥的患者，电生理检查可提供重要的诊断和预后信息。电生理检查结果有助于确定病态窦房结综合征、颈动脉窦过敏、心脏传导阻滞、室上性或室性心动过速。怀疑器质性心脏病但晕厥原因不明者应进行电生理检查，而晕厥的病因明确且检查结果不会改变治疗方案者不应进行电生理检查。对无器质性心脏病，直立倾斜试验结果阴性，但反复发生晕厥的患者，电生理检查的价值仍存在争议。因高度的职业危险，需尽最大可能除外心源性晕厥者可进行电生理检查。大多研究认为电生理检查的结果应结合临床表现。可诱发出持续性室性心动过速，且左心室收缩功能明显受损者预示着致命性心律失常性晕厥。

在进行电生理检查的原因不明的晕厥患者中大约30%可得到阳性发现和意向性诊断，预测出现阳性结果的有关临床因素包括心室功能受损、男性、陈旧性心肌梗死、束支传导阻滞及非持续性心动过速。约70%的患者电生理检查结果正常。需指出的是电生理检查结果正常不能完全除外心律失常作为晕厥的原因，如果临床高度怀疑，需要进行进一步的评价，包括事件记录仪和植入式记录仪。同时电生理检查结果异常并不意味着其一定为晕厥的原因。

13. 筛查神经系统病变的检查　CT、MRI、颈动脉多普勒超声及脑电图是常用的评价神经系统病变的方法。但在晕厥的患者中，神经系统病变引起者少见，因此这些检查对真正晕厥的患者很少有诊断价值。颈动脉病变引起的短暂脑缺血发作很少引起意识丧失，没有研究证实多普勒超声的价值。只有在高度怀疑癫痫的患者，才建议进行脑电图检查。

三、治疗和预后

晕厥的治疗目的包括：① 改善预后，延长生存；② 防止创伤性受损；③ 防止晕厥再次发生。晕厥患者的处理主要取决于晕厥的病因。对一些由于疑似严重的心律失常、猝死、新近诊断的严重心脏病（例如主动脉瓣狭窄、心肌梗死）、癫痫新近发作或脑卒中，需要迅速做出诊断性评价者，患者应住院。而考虑为血管迷走性晕厥，尤其是年轻人，可在门诊诊断和治疗。

心源性晕厥的患者主要针对各种心脏病和心律失常。原则上，由于梗阻原因导致的晕厥需手术解除梗阻，缓慢性心律失常需植入人工起搏器，预激综合征患者可采用经导管射频消融治疗，室性心动过速引起者可采用埋藏式复律除颤仪结合药物治疗，由药物所致者停用相关药物，起搏器故障所致者需查明原因，去除故障，必要时更换起搏器系统。

血管迷走性晕厥发作时平卧后症状即可消失，心跳缓慢者可用小剂量阿托品纠正，血压较低者可用升压药。对症状发作并不频繁，并有明确诱因者，教育患者避免诱发因素，并适当增加盐的摄入量，发作时取平卧位常可避免症状的发作。对容易反复发作血管迷走晕厥的敏感个体，建议采用非药物性的物理治疗，包括所谓的"倾斜锻炼"（tilt-training），进行循序渐进的强迫性直立位锻炼，可以减少晕厥的发作，但患者的依从性较低。近来的研究显示，腿部（两腿交叉）或上肢（握拳和臂部肌肉收缩）的等长性压力对抗动作可以在血管迷走性晕厥的发生阶段明显提高血压，允许大多数患者避免或延缓意识丧失的发生。

药物治疗常用于晕厥反复发作并伴有身体损伤的患者，常用的药物包括：β受体阻滞剂、氟氢可的松、血清素摄取抑制剂及甲氧胺福林，尽管这些药物被广泛使用，但并没有大规模临床试验结果证实其作用。β受体阻滞剂曾被认为是一线药物，但有研究显示其无效或作用同安慰剂，而且对某些心脏抑制型患者，β受体阻滞剂可能加重心动过缓，因此并不推荐使用。对起搏器治疗血管迷走性晕厥的价值研究结果不一。起搏器有减少晕厥发作次数的作用，但并不能消除其发作。直立倾斜试验中诱发的心搏停止不能被认为是起搏治疗的绝对适应证。

治疗直立性低血压的初期方法是保证足够的盐分和液体的摄取，以及停用引起直立性低血压的药物。应劝告患者在夜间抬高床的头部，从床上或椅子上立起时要缓慢，并避免长时间站立。建议穿高弹力的长筒袜，以帮助降低静脉淤滞，在伴有明显的餐后低血压的患者，多次少量进食是有帮助的。可能有益的药物有氟氢可的松，同时应增加盐分的摄取。可以采用各种肾上腺素能制剂，包括麻黄素，但效果并不肯定。

参 考 文 献

1. 陈灏珠. 实用心脏病学[M]. 第 4 版. 上海：上海科学技术出版社，2007.
2. Brignole M, Hamdan M. New concepts in the assessment of syncope[J]. J Am Coll Cardiol, 2012, 59: 1583 - 1591.
3. Calkins H, Zipes D P. Hypotension and Syncope[M]//Bonow R, Mann D, Zipes D, et al. Braunwald's heart disease: a textbook of cardiovascular medicine. 9th ed. Philadelphia: Elsevier Saunders, 2012.
4. Krahn A, Andrade J, Deyell M. Selecting appropriate diagnostic tools for evaluating the patient with syncope/collapse[J]. Prog Cardiovasc Dis, 2013, 55(4): 402 - 409.
5. Moya A, Sutton R, Ammirati F, et al. Guidelines for the diagnosis and management of syncope (version 2009): The Task Force for the Diagnosis and Management of Syncope of the European Society of Cardiology (ESC)[J]. Eur Heart J, 2009, 30: 2631.
6. Rosanio S, Schwarz E, Ware D, et al. Syncope in adults: systematic review and proposal of a diagnostic and therapeutic algorithm[J]. Int J Cardiol, 2013, 162(3): 149 - 157.

第二章　心搏骤停和心脏性猝死

钱菊英

一、定义

心搏骤停（sudden cardiac arrest）是指心脏射血功能突然终止。导致心搏骤停的病理生理机制最常见为快速性室性心律失常（心室颤动和室性心动过速），其次为缓慢性心律失常或心脏停搏，较少见的为无脉性电活动（pulseless electrical activity, PEA）。心搏骤停发生后，脑血流突然中断，10 s 左右患者即可出现意识丧失，经及时救治少部分患者可存活，否则将发生生物学死亡，罕见自发逆转者。心搏骤停常是心脏性猝死的直接原因。

心脏性猝死（sudden cardiac death, SCD）是指急性症状发作后 1 h 内发生的以意识骤然丧失为特征的、由心脏原因引起的自然死亡。无论患者是否已知有心脏疾病，死亡的时间和形式不可预测。其特点为"自然""迅速"和"不可预测"。为顾及医学、科学、法律及社会等各方面的因素，定义 SCD 时要考虑到下列 4 个先后发生的因素。① 前驱症状，包括新出现的或恶化性的心血管症状如胸痛、心悸、呼吸困难等，可发生于猝死前数日至数月。② 终末事件期：指因心血管状态发生急剧变化，出现急性的症状，其临床表现随猝死原因而不同，如出现突发心悸（心律失常）、低血压、严重胸痛、呼吸困难、眩晕等，持续时间自瞬间至 1 h 不等，SCD 所定义的急性症状发作后 1 h，实质上是指终末事件期的时间在 1 h 内。③ 心搏骤停，发生心搏停止后，因突然发生的血流动力学障碍导致有效循环丧失，脑血供突然终止，随之发生意识丧失，伴有局部或全身性抽搐，心搏骤停刚发生时脑中尚存少量含氧的血液，可短暂刺激呼吸中枢，出现呼吸断续，呈叹息样或短促痉挛性呼吸，随后呼吸停止。皮肤苍白或发绀，瞳孔散大，二便失禁。④ 生物学死亡，复苏失败或初步复苏后电、机械或中枢神经功能丧失，心搏骤停发生后，大部分患者将在 4～6 min 内开始发生不可逆脑损害，随后经数分钟过渡到生物学死亡。SCD 定义中的 1 h 是指出现可能导致心搏骤停的病理生理紊乱的一些症状（上述②终末事件期）至发生心搏停止（上述③心搏骤停）之间的间期。由于心肺复苏和生命支持系统的进展，发生心搏骤停后部分可成功治疗，恢复意识，部分在发生不可逆损害并最终走向死亡的病理生理过程中，患者在某些生物学功能方面可能存活一定的时间。从法律、法医和社会等方面因素考虑，在诊断死亡时还是需确定生物学死亡。

工业化国家中导致成人猝死的最常见原因为冠心病。由于不同国家冠心病的流行情况大不相同，因此世界范围内 SCD 的发病率难以估计。在美国估计为每年发生 30 万例心脏性猝死。有报道根据目击和急症抢救而诊断的 SCD 的年发生率为 (0.36～1.28)/1 000，这明显低估人群中 SCD 的发生率。社区中 SCD 的发生率随年龄、性别、是否存在心血管疾病史而不同。就猝死发生的年龄段而言，有两个高峰，其一是出生后至 6 个月（婴儿猝死综合征），另一高峰出现在 45～75 岁。由于冠心病的发病随年龄增加而增高，相应的猝死的发生率也随年龄而增加。年龄>35 岁以上的成人猝死的发生率可为 30 岁以下青年人的 100 倍。60～69 岁有心血管疾病的男性，SCD 的发生率可高达每年 8/1 000。在 20～75 岁的院外人群中，总的 SCD 年发生率为 1/1 000，男性中 21%的死亡是突然和不可预料的，而女性中为 14.5%。院外死亡中 80%发生在家中，15%在公共场所。40%的猝死发生没有目击者。SCD 在突然发生的自然死亡中所占的比例随年龄增加而增高。在所有突然发生的自然死亡中，90%是由于心脏原因。而冠心病患者中 50%的死亡是突然发生、不可预料的。我国"十五"科技攻关项目资料显示，我国 SCD 发生率为 41.84/10 万。若以 13 亿人口推算，我国每年心脏性猝死的总人数约为 54.4 万人，心脏性猝死发生率男性高于女性。减少 SCD 发生率对降低心血管病死亡率有重要意义。

目前预防 SCD 的措施主要针对那些有陈旧性心肌梗死、心肌缺血、左心室功能不全和曾发生过危及生命的室性心律失常的高危人群，但高危人群发生的猝死在整个人群的猝死中占的比例并不大，因此最好的预防 SCD 的方法是在人群中预防冠状动脉疾病的发生。可惜，尽管在过去半个世纪中，在美国经年龄校正的冠心病死亡率在下降，但冠心病死亡中突然和不可预料发生的死亡占的比例并没有下降，而且由于人口的老龄化和慢性心脏病的增加，猝死的绝对发生数并没有降低。随着植入型自动复律除颤器(implantable cardioverter defibrillator, ICD)的临床应用，通过其监护系统对 SCD 的了解进一步加深。

SCD 发生时记录到的心律失常中 75%～80%为心室颤动(VF)，缓慢性心律失常所占比例较小。5%～10%的猝死患者没有冠心病或充血性心力衰竭。这些猝死的发生可能是由于影响心脏关键性蛋白的遗传性基因异常，多数是编码离子通道蛋白的基因位点突变，包括长 Q-T 综合征、Brugada 综合征、短 Q-T 综合征、心肌病(肥厚型、扩张型)，致心律失常型右心室发育不良，儿茶酚胺性多形性室性心动过速等，常有猝死的家族史。因此对 SCD 幸存者，尤其是年轻患者应询问家族史，对家族群发心搏停止或 SCD 者，应仔细筛选是否有单基因性疾病。无脉性电活动，过去称电-机械分离(electromechanical dissociation, EMD)是引起心脏性猝死的相对少见的原因，可见于急性心肌梗死时心室破裂、大面积肺梗死时。

非心律失常性心脏性猝死所占比例较少，常由心脏破裂、心脏流入和流出道的急性阻塞、急性心脏压塞等导致。

二、危险因素

工业化国家社区中发生 SCD 的高危因素与冠心病的高危因素相同，包括老龄、男性、高血压、低密度脂蛋白胆固醇(LDL-c)增加、吸烟和糖尿病，还包括家族史、剧烈运动、精神因素、过量饮酒等。

1. 年龄、性别　猝死发生的高峰有两个年龄段，一是出生后至 6 个月(婴儿猝死综合征)，另一高峰出现在 45～75 岁，后者主要是冠心病高发。SCD 在死亡中的构成比随年龄而增加，SCD 占所有猝死的比例在儿童 1～13 岁年龄组为 19%，青年 14～21 岁年龄组为 30%，而中老年中占 80%以上，因 80%以上的 SCD 患者罹患冠心病，男性 SCD 较女性发生率高(约 4∶1)，在 Framingham 研究中 55～64 岁间男女发生率的差异更大(几乎达 7∶1)，因为在这一年龄组男性冠心病发病率较女性明显增高。

2. 高血压与左心室肥厚　高血压是冠心病的危险因素，但高血压导致 SCD 的主要机制则是左心室肥厚。Framingham 研究显示，左心室体积每增加 50 g/m^2，SCD 的危险性增加 45%。

3. 脂质代谢紊乱　低密度脂蛋白胆固醇(LDL-C)的增高与冠心病的所有临床类型均相关，包括 SCD。他汀类调脂药物可减少 30%～40%冠心病死亡(包括 SCD)。

4. 吸烟　吸烟除了导致动脉粥样硬化外，也是 SCD 的触发因素之一，每日吸烟 20 支与不吸烟者相比每年 SCD 发生率分别为 31/1 000 和 13/1 000。吸烟增加血小板黏附，诱发冠状动脉痉挛，使碳氧血红蛋白积累和肌红蛋白利用受损而降低循环携氧能力，导致尼古丁诱导的儿茶酚胺释放，升高血压，降低心室颤动阈值。

5. 家族史　家族史除了与冠心病发病有关外，也是重要的 SCD 危险因素。已知与基因及遗传有关的易导致 SCD 的疾病包括长 Q-T 间期综合征、Brugada 综合征、肥厚型心肌病、致心律失常型右心室发育不良、儿茶酚胺敏感性多形性室性心动过速等。

6. 运动　冠心病患者行中等度的体力活动有助于预防心搏骤停和 SCD 的发生，而剧烈的运动则有可能触发 SCD 和急性心肌梗死。规则的运动可通过降低血小板黏附与聚集、调节自主神经功能而预防心肌缺血诱导的心室颤动和猝死，而剧烈的运动对已知心脏病患者，特别是对未经锻炼者是有害的，会产生运动诱导的 SCD，成人 11%～17%的心搏骤停发生在剧烈运动过程中或运动后即刻，与发生心室颤动有关。运动负荷试验中的 SCD 发生率为 1/2 000，也高于普通心脏病患者的 6 倍。有流出道梗阻的患者(主动脉瓣狭窄、梗阻性肥厚型心肌病)、冠状动脉异位开口以及某些心律失常(如儿茶酚胺性多形性室性心动过速)易在剧烈运动时发生猝死，主动脉瘤、主动脉夹层破裂也常与运动有关。

7. 精神因素　个人与社会因素造成的情绪激动及孤独与生活负担过重引起的情绪压抑与 SCD 密切相关。地震等灾区 SCD 发生率升高 4 倍，估计 40%的 SCD 是受到精神因素的影响而促发。

8. 饮酒　过度饮酒，尤其醉酒可增加 SCD 发生的危险性，在嗜酒者中常常发现 Q-T 间期延长，后者易触发室性心动过速、心室颤动。但适量饮酒可能减少 SCD 的发生。

9. 心率与心率变异度　心率增快和心率变异度受损是 SCD 的独立危险因子，机制尚不明，可能与迷走神经张力的降低有关。心率变异度受损者及 24 h 最慢心率≥65 次/min 者 SCD 发生的危险性约为正常者的 2 倍。

10. 其他　包括心室内传导阻滞、糖耐量试验异常和肥胖等。心力衰竭和心脏扩大增加 SCD 发生率，尤其是伴有非持续性室性心动过速时。

三、病因

可引起心源性猝死的原因很多(表 6-2-1)，在西方国家中，冠心病占 80%，心肌病占 10%～15%。

表 6-2-1 引起心源性猝死的病因及有关因素

(一) 冠状动脉异常
 1. 冠状动脉粥样硬化
  (1) 急性心肌梗死
  (2) 慢性缺血性心脏病伴暂时性供/需氧失衡(血栓形成、痉挛、体力过劳),伴心肌基质改变
 2. 先天性冠状动脉异常
  (1) 左冠状动脉起源于右冠状窦或右冠状动脉起源于左冠状窦
  (2) 冠状动脉异常起源于肺动脉
  (3) 冠状动静脉瘘,冠状动脉心室瘘、冠状动脉-肺动脉瘘
  (4) 冠状动脉发育不全
 3. 冠状动脉炎
  (1) 多发性结节性动脉炎、进行性系统性硬化症、巨细胞性动脉炎
  (2) 黏膜皮肤淋巴结综合征(川崎病)
  (3) 梅毒性冠状动脉口狭窄
 4. 冠状动脉栓塞
  (1) 主动脉瓣或二尖瓣的赘生物
  (2) 左心房或左心室附壁血栓
  (3) 血小板性栓塞
 5. 各种冠状动脉机械性阻塞
  (1) 主动脉夹层累及冠状动脉开口
  (2) 自发性冠状动脉夹层动脉瘤(马方综合征,妊娠期)
  (3) 主动脉瓣黏液瘤样息肉脱垂至冠状动脉开口
  (4) Valsalva 窦破裂
 6. 冠状动脉的功能性阻塞
  (1) 伴或不伴动脉粥样硬化的冠状动脉痉挛
  (2) 心肌桥
(二) 心肌病和心室肌肥大
 1. 肥厚型心肌病(梗阻性或非梗阻性)
 2. 继发于其他原因的心肌肥厚:左心室肥厚(继发于高血压、瓣膜病变),右心室肥厚(特发性或继发性肺动脉高压)
 3. 原发性扩张型心肌病
 4. 继发性扩张型心肌病(缺血性心肌病、酒精性心肌病、围生期心肌病、心肌炎后心肌病)
 5. 右心室心肌病,致心律失常型右心室发育不良
(三) 心力衰竭
 1. 慢性充血性心力衰竭
 2. 急性心力衰竭(大块急性心肌梗死、急性心肌炎、急性酒精性心脏功能异常、无顺应性心室的急性肺水肿)
(四) 急性心脏结构病变
 1. 主动脉瓣狭窄或人工瓣中的球瓣栓塞
 2. 心肌结构的机械性断裂:心室游离壁或室间隔破裂、二尖瓣装置(乳头肌、腱索、瓣叶)断裂
(五) 炎症、浸润性心脏疾病、心脏肿瘤和退行性心脏病
 1. 炎症:急性病毒性心肌炎、与血管炎有关的心肌炎、特发性巨细胞性心肌炎、心脏神经节炎、南美洲锥虫病(Chagas 病)
 2. 浸润性心脏疾病:淀粉样变、血色素沉着症(hemochromatosis)、肉芽瘤病(结节病)
 3. 心脏肿瘤:心肌或心腔内肿瘤,如带蒂的左心房黏液瘤
 4. 退行性心脏病:进行性系统性硬化,神经肌肉疾病(肌萎缩、肌强直性营养不良、遗传性运动失调)
(六) 心脏瓣膜疾病
 1. 主动脉瓣病变:狭窄/关闭不全
 2. 二尖瓣病变:脱垂、断裂
 3. 感染性心内膜炎
 4. 人工瓣功能异常
(七) 先天性心脏病
 1. 先天性主动脉瓣或肺动脉瓣狭窄
 2. 伴艾森门格现象的右向左分流

续 表

 3. 法洛四联症,大血管转位,Ebstein 畸形
(八) 电生理异常
 1. 传导系统异常
  (1) 传导系统纤维化:希氏束-浦肯野系统原发性退行性变(Lenegre 病),继发于心脏骨架的纤维化、钙化(Lev 病),病毒感染后的传导系统纤维化,遗传性传导系统疾病
  (2) 异常的传导通道:WPW 综合征
 2. Q-T 延长综合征
  (1) 先天性:伴或不伴耳聋
  (2) 获得性:药物作用(抗心律失常药物,其他心脏药物及某些非心脏的药物),电解质紊乱,毒性物质,低温,中枢神经系统受损
 3. Brugada 综合征
 4. 短 Q-T 间期综合征
 5. 未知或不肯定原因的室性心动过速或心室颤动
  (1) 没有可识别的结构性或功能性原因:特发性心室颤动,短联律间期性尖端扭转型室速,多形性室性心动过速
  (2) 东南亚男性睡眠性猝死综合征:Bangungut、Pokkuri、Nonlaitai 综合征
(九) 与神经体液和中枢神经系统影响有关的电不稳定性
 1. 儿茶酚胺依赖性致命性心律失常
 2. 中枢神经系统有关的:心理压力与过度激动,与听觉有关的,在原始文化区的巫术(Voodoo)死亡,心脏神经疾病,先天性 Q-T 间期延长
(十) 药物、中毒和代谢紊乱
 1. 抗心律失常药物的致心律失常作用:I_a、I_c 和Ⅲ类抗心律失常药物
 2. 非心脏药物的致心律失常作用:琥乙红霉素、克拉霉素、酮康唑、三环类抗抑郁药
 3. 电解质和代谢紊乱:低钾血症、低镁血症、低钙血症
(十一) 婴儿猝死综合征与儿童猝死
 1. 婴儿猝死综合征:呼吸控制功能未成熟,致命性心律失常的易感性,先天性心脏病,心肌炎
 2. 儿童猝死:艾森门格综合征,主动脉瓣狭窄,肥厚型心肌病,肺动脉闭锁,先天性心脏病纠正术后,心肌炎,未识别的结构或功能性原因
(十二) 其他
 1. 剧烈运动后猝死
 2. 静脉回流的机械性干扰:急性心脏压塞,大块性肺栓塞,急性心腔内血栓、栓塞形成
 3. 胸部钝挫伤
 4. 主动脉夹层动脉瘤
 5. 酷似猝死:"餐馆冠脉事件",急性酒精状态("假日心脏"),急性哮喘发作,空气或羊水栓塞

(一) 冠状动脉疾病

主要为冠状动脉粥样硬化性心脏病(简称冠心病)。在心搏骤停者中,视年龄和性别不同,40%~86%的患者存在冠心病。在所有冠心病患者中,20%~25%以心源性猝死为首发症状,大量资料支持猝死原因中急性心肌缺血导致的心电不稳定比心肌梗死更为重要。尽管大多数心源性猝死的患者有严重的多支血管病变,而从心室颤动后抢救过来的患者中不到一半有心肌梗死的血清酶学证据,Q 波心肌梗死的发生率小于 20%,部分患者在心肌发生坏死的病理过程之前就因严重的室性心律失常而死亡。尸检和心导管检查研究显示 76%的患者至少两支主要冠状动脉有严重狭窄病变,病理学研究证实 95%的猝死患者发现冠状动脉急性病变的证据(包括斑块破裂、斑

块内出血和血栓形成)，但仅有一部分血管完全闭塞。因此，尽管心源性猝死可发生于没有心肌梗死的患者，但通常有弥漫性冠状动脉病变。冠状动脉侧支循环的建立对冠状动脉急性闭塞有保护作用，而慢性心肌缺血有促进侧支形成的作用，因此，有研究显示运动试验阴性的冠心病患者以急性心肌梗死和猝死为首发症状的比例(73%)明显高于运动试验阳性的患者(20%)。与有症状的患者相比，运动试验中发生无痛性心肌缺血的患者发生急性心肌梗死和猝死的比例相同。

由于相当一部分心源性猝死的患者有过心肌梗死(无论是否被诊断出)，因此对于心肌梗死后幸存的患者、其他有冠心病的临床表现和有心肌缺血的患者来说，确定发生 SCD 的危险因素并进行危险分层对猝死的预防非常重要。对心肌梗死后的患者，通常频发室性期前收缩、非持续性室性心动过速、左心室功能不全(射血分数<40%)以及应用洋地黄是发生猝死的独立危险因素，这些患者在心肌梗死后头 2 年内猝死的发生率为 11%～18%，而有非持续性室性心动过速和左心室功能不全的患者预后最差。左心室射血分数的显著降低不仅是慢性缺血性心脏病患者猝死的最重要预测因素，也是其他病因引起猝死的最重要预测因素。

对无器质性心脏病的患者而言，大多数单发的室性期前收缩和非持续性的短阵室性心动过速预后良好，但有多形性非持续性室性心动过速者例外。但对处于冠心病好发年龄段的患者，频发的室性期前收缩可能预示有冠状动脉疾病和 SCD 的可能性，应进行进一步的检查。有研究认为运动诱发的室性期前收缩和非持续性短阵室性心动过速提示一定程度的 SCD 危险性，但对此仍存在争议，除了多形性非持续性短阵室性心动过速以外。运动过程中和恢复期出现的上述室性心律失常具有同样的意义。心肌梗死后患者出现频发或复杂的室性期前收缩者 SCD 的危险性增加，但何为频发和复杂的室性期前收缩意见尚不统一，一般认为超过 10 次/h 及非持续性室性心动过速的预测价值较大。心肌梗死后心律失常抑制研究(CAST)的结果提示安慰剂组的死亡率低于预想的水平，而使用英卡胺和氟卡胺的治疗组死亡率较安慰剂组高 3 倍，亚组分析提示非持续性室性心动过速和左心室射血分数<30%者危险性增高。使用其他抗心律失常药物(如莫雷西嗪)未见明显副作用，但也没有带来长期的益处。使用索他洛尔的 SWORD 研究结果也提示药物治疗组危险性增加，左心室射血分数的降低增加室性期前收缩引起猝死的危险性，心肌梗死后 6 个月内更显著。心肌梗死后室性心律失常的危险性在非 Q 波心肌梗死患者可能超过透壁性心肌梗死患者。

在先天性冠状动脉异常中，冠状动脉异常起源于其他冠状窦(如左冠状动脉起源于右冠状窦或右冠状动脉起源于左冠状窦)增加 SCD 的危险，尤其在运动时。异常起源的冠状动脉段行走于主肺动脉根部之间，运动时这些血管扩张增加冠状动脉起始段的受压，加上呈锐角起源的裂隙样开口，可导致急性缺血。左冠状动脉异常起源于肺动脉并不少见，若不进行手术，在婴儿期和儿童期死亡率较高。患病早期 SCD 发生率不是非常高，但存活到成人者 SCD 危险性增加。其他的冠状动静脉瘘并不常见，SCD 的发生率也低。冠状动脉炎可见于川崎病、巨细胞性动脉炎、系统性红斑狼疮、结节性多动脉炎、白塞病、系统性硬化及梅毒等。冠状动脉栓塞可来源于主动脉瓣的赘生物、人工主动脉瓣和二尖瓣血栓、左心室室壁瘤内的血栓以及外科手术或心导管手术，冠状动脉栓塞可引起心肌缺血或心肌梗死，缺血导致的电生理改变可引起 SCD。冠状动脉夹层可发生于马方综合征、创伤后和围生期，梅毒性主动脉炎也可导致冠状动脉夹层，主动脉窦瘤(瓦氏窦瘤)破裂偶尔可累及冠状动脉开口处。有报道心肌桥对冠状动脉的压迫可导致运动后 SCD 发生，但大部分心肌桥没有不良后果，引起 SCD 者非常少见。冠状动脉痉挛可导致严重心律失常和 SCD，通常发生于冠状动脉有一定病变的基础上，无论是痉挛还是固定狭窄引起的无痛性心肌缺血均可引起 SCD。

(二) 心肌病和心室肌肥大

1. 肥厚型心肌病　无论是梗阻性还是非梗阻性肥厚型心肌病，均有发生 SCD 的危险。在梗阻性肥厚型心肌病中，70% 的死亡是猝死，然而，这组患者发生心搏骤停后幸存者的长期预后好于其他原因的心搏骤停患者，且肥厚型心肌病患者发生心搏骤停和猝死的发生率没有原先想象的那么高。大部分肥厚型心肌病患者有家族史或家族中有原因不明的未成年人 SCD 史。基因学研究显示该病为常染色体显性遗传，有不同的等位基因和表型异质性，大多数的基因突变发生于编码收缩蛋白的位点上，最常见的为 β 肌凝蛋白重链和肌钙蛋白 T。在 β 肌凝蛋白重链型中，心肌肥厚程度与 SCD 的危险性有一定关系，而肌钙蛋白 T 型尽管可发生 SCD，但心肌肥厚不甚明显。

肥厚型心肌病患者终生有 SCD 的危险，但主要发生于年轻人，常没有症状。一般认为，年轻起病，有明显家族史，左心室重量增加，室性心律失常和晕厥提示肥厚型心肌病患者有 SCD 的高危。运动试验中诱发低血压者也属高危。早期的研究曾认为左心室流出道静息压差低，但运动诱发后压差明显增加者 SCD 危险性高，但近来的研究认为静息压差高者危险性大。以往曾认为肥厚型心肌病患者发生 SCD 的机制是流出道梗阻，可能是儿茶酚胺刺激的结果。近来认为致命性的心律失常是更常见的机制。动态心电图监测有室性期前收缩、非持续性短阵室性心动过速或电生理检查时程序刺激可诱发致命性心律失常者被认为是 SCD 高危患者，但稳定和无症状的非持续性室性心动过速对这些患者的预测价值有限，快速和多形性有症状的非持续性室性心动过速的预测价值高。非梗阻性肥厚型心肌病可出现高危的心律失常和 SCD，提示肥厚心肌本身的电生理改变是引起心律失常和猝死的主要原因。

2. 继发于其他原因的心肌肥厚　除肥厚型心肌病以外，其他原因引起的心肌肥厚也是 SCD 的独立危险因素。可能是肥厚心肌易于发生致命性心律失常所致。可引起左心室肥厚的原因包括高血压性心脏病(伴或不伴动脉硬化)、瓣膜病。引起右心室肥厚的原因有原发性肺动脉高压和左向右分流的先天性心脏病。这些情况均可导致 SCD，尤其是心室明显肥厚者易发生心律失常导致的死亡。

3. 扩张型心肌病　治疗方法的进展使扩张型心肌病患者的预后有明显改善，但出现心力衰竭的患者中猝死所占的比例较高，尤其在那些临床上看似稳定的患者(如心功能Ⅰ～Ⅱ级)。SCD 的绝对危险性随心功能的恶化而增高，但突然和非突然死亡的比例降低。猝死可由频发室性期前收缩情况下的多形性和单形性室性心动过速引起，但也可由心搏停止和电机械分离引起。导致原发性扩张型心肌病发生心律失常的原因包括机械电反馈、长期利尿导致的电解质紊乱、交感神经和肾素-血管紧张素系统的过度激活以及可能存在的抗心律失常药物的致心律失常作用。

对原发性扩张型心肌病的患者进行 SCD 的危险性分层比较困难，原因不明的晕厥是心功能Ⅲ～Ⅳ级的患者发生猝死的很好的预测指标。扩张型心肌病患者很容易发生室性心律失常，因此室性期前收缩及非持续性室性心动过速的预测价值有限，特异性差。心电图上有心室内传导阻滞的患者生存率降低，但对猝死的预测缺乏特异性，信号平均心电图记录到晚电位的比例较低。现已明确扩张型心肌病患者电生理检查中诱发出多形性室性心动过速或心室颤动对 SCD 预测的特异性差，而且不能诱发出室性心动过速并不意味着猝死的危险性低。非缺血性扩张型心肌病患者中诱发出的单形性室性心动过速约 40%是由于大折返(如束支折返)所致，可进行导管消融治疗。

4. 其他原因引起的扩张型心肌病 同样存在 SCD 的危险性，包括酒精性心肌病、围生期心肌病和心肌炎后充血性心力衰竭。

5. 致心律失常型右心室发育不良 致心律失常型右心室发育不良(arrhythmogenic right ventricular dysplasis, ARVD)或右心室心肌病(right ventricular cardiomyopathy, ARVC)是主要累及右心室的心肌病，心肌被脂肪或纤维脂肪组织所代替。30%～50%的 ARVD 有家族史，除了一种与染色体 17 有关的 Naxos 病为常染色体隐性遗传外，大多为常染色体显性遗传，而且为多基因疾病，发生基因突变的染色体位于 1、3、6、14 号。病变的心肌出现片状炎症，凋亡和先天性发育异常导致心肌萎缩，被纤维脂肪组织修复，成为折返性心律失常的病理基础。50%～67%的患者可累及左心室和室间隔，尤其在疾病的后期，预后较差。ARVD 伴有很高的室性心律失常发生率，包括多形性非持续性室性心动过速和心室颤动，以及反复发生的持续性单形性室性心动过速。尽管人们早已认识到该病可引起有症状的持续性单形性室性心动过速，但以往并不清楚该病与 SCD 的关系，且该病引起 SCD 的危险性较小。近来的研究认为，ARVD 患者中 80%的首发症状是原因不明的晕厥或 SCD，SCD 常与运动有关，在一些排除肥厚型心肌病的竞技类运动员中，ARVD 成为运动相关的 SCD 的主要原因。

窦性心律时的心电图表现为 V1～V3 导联 T 波倒置，或完全或不完全性右束支传导阻滞。约 50%的患者可出现室内传导阻滞，在 QRS 波的终末部分出现切迹，称为 Epsilon 波。室性期前收缩的图形通常为左束支传导阻滞图形，电轴左偏 −90°～+110°，来源于容易发生纤维脂肪变性的 3 个部位，即右心室的流出道、流入道和心尖部。任何有频发的左束支传导阻滞型且电轴左偏的室性期前收缩者，应仔细检查是否有 ARVD。ARVD 的病程和预后个体差异大，很难预测，其心律失常常由运动诱发，且对儿茶酚胺的刺激敏感。估计 ARVD 患者 SCD 的年发生率为 2%。

(三) 心力衰竭

无论何种原因导致的心力衰竭，SCD 的风险随心功能恶化而升高，急性心力衰竭(大块急性心肌梗死、急性心肌炎、急性酒精性心脏功能异常、无顺应性心室的急性肺水肿)患者也导致 SCD。

(四) 急性心脏结构病变

人工瓣膜故障导致的栓塞可致心脏流出道的机械性梗阻，心脏游离壁破裂造成急性心脏压塞，乳头肌、腱索断裂等造成的急性血流动力学障碍也可导致快速死亡。

(五) 炎症、浸润性心脏疾病、心脏肿瘤和退行性心脏病

无论是否伴有心力衰竭，所有这些心脏病均可引起 SCD。急性病毒性心肌炎伴左心室功能不全者常有心律失常，包括潜在致命性心律失常，但无左心室功能不全临床表现的急性病毒性心肌炎患者也可出现室性心律失常和 SCD。病毒性心肌炎也可侵犯传导系统引起缓慢性心律失常。结缔组织病、肿瘤、慢性结节病及浸润性疾病临床表现多样，但 SCD 均可为这些疾病累及心肌的首发或终末期表现，肉样瘤病累及心脏者 67%的临终事件为猝死，进行性系统性硬化症出现猝死的患者中病理检查有心肌缺血的证据，心肌淀粉样变性可弥漫性累及心室肌和传导系统，导致 SCD。

(六) 瓣膜性疾病

未经手术治疗的重度主动脉瓣狭窄患者的 SCD 发生率高达 15%～20%，占所有死亡的 70%。成功施行瓣膜置换术后，SCD 的危险性明显降低，但仍有一定的发生率，主要原因为心律失常、人工瓣膜功能失调或合并存在的冠心病。术后 3 周为发生 SCD 的高峰。术后随访发现这些患者的心律失常发生率高，尤其是接受多个瓣膜置换术、心脏扩大者，随访中发生的 SCD 也可由于血栓栓塞而引起。其他瓣膜的狭窄或主动脉瓣关闭不全也可导致 SCD，但发生率明显低于主动脉瓣狭窄。

二尖瓣脱垂的发病率较高，在 SCD 患者尸解中的发现率也较高，有时可能是 SCD 患者尸解时发现的唯一心脏异常，但这些患者的 SCD 并不一定是由二尖瓣脱垂所致。尽管二尖瓣脱垂患者的心律失常相对常见，目前认为二尖瓣脱垂引起 SCD 的发生率较低。不过，二尖瓣脱垂伴有二尖瓣反流和左心功能不全的患者有发生感染性心内膜炎、脑血管栓塞和猝死的危险。

(七) 先天性心脏病

最容易引起 SCD 的先天性异常是主动脉瓣狭窄和左向右分流性先天性心脏病伴有艾森门格综合征，后者的 SCD 危险依赖于肺动脉高压的严重程度。患有艾森门格综合征的孕妇在活动或分娩时的死亡率增加。复杂性先天性心脏病如法洛四联症和大血管转位等行外科手术后，可出现致命性心律失常和 SCD，这些患者术后出现的心律失常应积极治疗。

(八) 原发性心电生理异常

1. 传导系统病变 原发性或获得性房室结和浦肯野纤维病变和房室旁道的存在是两类与 SCD 有关的传导异常疾病。

缓慢性心律失常占 SCD 原因的 15%～20%，重要的是，在缓慢性心律失常伴有左心室功能不全的患者中，可因发生室性快速性心律失常而导致 SCD。心动过缓伴室内传导阻滞的患者其 SCD 原因也大多为室性快速性心律失常。

冠心病患者出现心室内传导阻滞者发生 SCD 的危险性增加，前壁心肌梗死后出现右束支和双束支传导阻滞者，住院后期和出院后头几个月内发生猝死的危险增加，这些传导阻滞可能与心肌梗死的面积有关。希氏束-浦肯野纤维原发性退行性变(Lenegre 病)和继发于心脏骨架的纤维化和钙化(Lev 病)常伴有心室内传导阻滞和症状性房室传导阻滞，少数情况下可导致 SCD。使用起搏器治疗这类患者的目的是改善症状还是预防SCD，目前尚有争论。过去认为，没有心脏器质性病变的先天性房室传导阻滞或非进展性室内传导阻滞但心室率稳定的患者SCD的危险性低，但有研究认为这些患者发生扩张型心肌病的可能性增加，应该在15岁以后植入起搏器。死亡率的降低是得益于起搏器还是扩张型心肌病的减少仍不清楚。遗传性房室传导阻滞者可能有SCD的家族史。

房室之间的旁道（如WPW综合征中的Kent束和Mahaim纤维）通常引起非致命性的心律失常，但如果旁道的不应期很短，则在心房颤动的情况下，可由于通过旁道引起的快速心室激动而诱发心室颤动。有多个旁道的患者发生SCD的危险性增加。

2. 长Q-T间期综合征　通常认为经心率校正的Q-T间期（Q-Tc）的正常上限为440 ms。先天性长Q-T间期综合征是编码离子通道蛋白的基因遗传性缺陷导致的疾病，在环境和神经体液因素的触发下可诱发致命性心律失常。至少有两种遗传缺陷，常见的为被称为Romano Ward综合征的常染色体显性遗传性疾病，发生突变的基因位点在染色体3、4、7、11和21上，另一种Jervell和Lange Nielsen综合征较少见，为常染色体隐性遗传，伴先天性耳聋或并指/趾，发生突变的基因位点为KvLQT1（11号染色体）和minK（21号染色体），有人认为该型可能不是真正的隐性遗传，只是杂合子的外显率低。这些患者的表型有很大的差异，有些患者有Q-T间期的延长但从无心律失常发生，有些很容易引起有症状甚至致命性的心律失常，如尖端扭转型室性心动过速。遗传学研究显示一些家族中的外显率较低，使靠心电图检出受影响的家庭成员有困难，但这些患者容易在一些因素（如药物、电解质）的作用下出现Q-T间期延长，表现为获得性Q-T间期延长。发生SCD的高危因素有女性、Q-T间期延长明显或存在Q-T间期交替、不明原因的晕厥、早发SCD的家族史、记录到尖端扭转型室性心动过速或曾发生心室颤动。这些患者应避免可导致Q-T间期延长的药物，并给予积极的治疗，包括植入ICD。

获得性Q-T间期延长综合征指在某些环境因素的作用下，Q-T间期明显延长并可能产生尖端扭转型室性心动过速。女性多见，可由于药物的作用或个体的特异性体质（尤其与I_a类和Ⅲ类抗心律失常药物有关，或精神类药物），也可由于电解质紊乱、低温、中毒、心动过缓或中枢神经损伤。有报道Q-T间期延长可出现在使用液体蛋白进行减肥或神经性厌食患者。碳酸锂可引起Q-T间期延长，增加有心脏病的癌症患者的猝死率。这些患者中有些本身有遗传性多态性和外显率较低的基因突变（如杂合子）。发生猝死的主要原因是尖端扭转型室性心动过速。

3. Brugada综合征　其特点为心电图上出现右束支传导阻滞的图形（图6-2-1），并在胸前导联出现非缺血性的S-T段抬高，伴有SCD的危险性，属家族性遗传性疾病。有人认为基因突变的位置为编码心脏钠离子通道的SCN5A，通常在年轻和中年男性发病。心电图上的表现可间歇性出现，可被钠离子通道阻滞剂（如氟卡胺）触发和加重。预测因素包括持续性的心电图改变、晕厥、危及生命的心律失常、SCD的家族史和电生理检查中诱发出室性快速性心律失常。

4. 短Q-T间期综合征　2000年首先报道了Q-T间期明显缩短也可以引起SCD。短Q-T间期综合征的特点是Q-Tc＜300 ms，常伴有室性心动过速和心室颤动的发作，可伴有头晕、心悸、黑矇、晕厥等症状，常有猝死家族史，从婴儿到老年均可发病，男女均可患病。电生理检查发现心室和心房的易损性明显增加，部分患者可伴有心房颤动。遗传学研究认为该病为常染色体显性遗传，家系调查发现编码IKT（快速激活的延迟整流钾电流）通道蛋白的基因突变（该基因突变也是长Q-T间期的致病基因之一），可能还存在其他的基因突变。目前唯一有效的治疗方法是应用ICD。

5. 特发性室性快速性心律失常　特发性单形性室性心动过速很少引起SCD。临床类型包括较常见的来源于右心室流出道的室性心动过速，呈左束支传导阻滞图形，电轴向下。对迷走神经刺激敏感，注射腺苷可终止。来源于左心室的室性心动过速呈右束支传导阻滞图形，部分对维拉帕米敏感而刺激迷走神经无效。

特发性多形性室性心动过速预后不良，SCD发生率高。在心搏停止的幸存者中约1%的患者经全面的检查仍无法确定可引起猝死的原因，被认为是特发性心室颤动。特发性心室颤动的发生比例随研究人群而不同，在年轻、无器质性心脏病的SCD患者及无心肌梗死的女性患者中比例增加。这些患者在2～4年内再次发生心室颤动的概率为22%～37%。东南亚男性夜间睡眠猝死综合征主要发生在东南亚的男性患者中，多于睡眠中发生猝死，在不同的国家有不同的名称，有认为其电生理异常同Brugada综合征。

（九）与神经体液和中枢神经系统影响有关的电不稳定性

儿茶酚胺性多形性室性心动过速（CPVT）：儿茶酚胺依赖性致命性室性心律失常，无Q-T间期延长，常发生在年轻患者，尤其是男性，出现双向性或多形性室性心动过速，通常认为与编码斯里兰卡肉桂碱（ryanodine）受体的基因突变有关。精神刺激和情绪激动可作为触发因素。有晕厥病史、心搏骤停史以及Holter监测或运动试验中记录到快速和持续性室性心动过速者发生SCD的危险性高。反复发生室性心律失常者可用β受体阻滞剂治疗。

在发展中国家曾有报道巫术死亡（voodoo death），表现为与脱离部落有关，伴有绝望感，严重的心动过缓以及猝死。

（十）药物、中毒和代谢紊乱

药物诱发的尖端扭转型心动过速可见于服用奎尼丁的患者，部分抗心律失常药物（I_a类和Ⅲ类）如CAST研究证实的英卡胺和氟卡胺也有致心律失常作用。除了抗心律失常药物外，其他药物如琥乙红霉素、克拉霉素、酮康唑、三环类抗抑郁药也有引起心律失常的作用，这些药物可对心肌的除极产生影响，磷酸二酯酶抑制剂和其他正性肌力药物可增加心肌内的钙负荷，也可有致心律失常和SCD的副作用。心律失常多由心动过缓触发，或出现长短间期（长R-R间期后有心搏停止依赖性的Q-T间期延长），表现为尖端扭转型室性心动过速，电解质紊乱如低钾血症或低镁血症可促进心律失常的发生。常发生于药物使用早期（3 d内），联合应用洋地黄和利尿剂增加危险性。I_c类药物可能在心肌缺血的情况下易诱发心律失常。

可卡因能引起心律失常和SCD。可卡因能诱发冠状动脉痉挛，增加心脏交感活性，促发心律失常，酒精能增加可卡因的心脏毒性。

心搏骤停后复苏的患者常有低钾血症，部分可能是由于儿

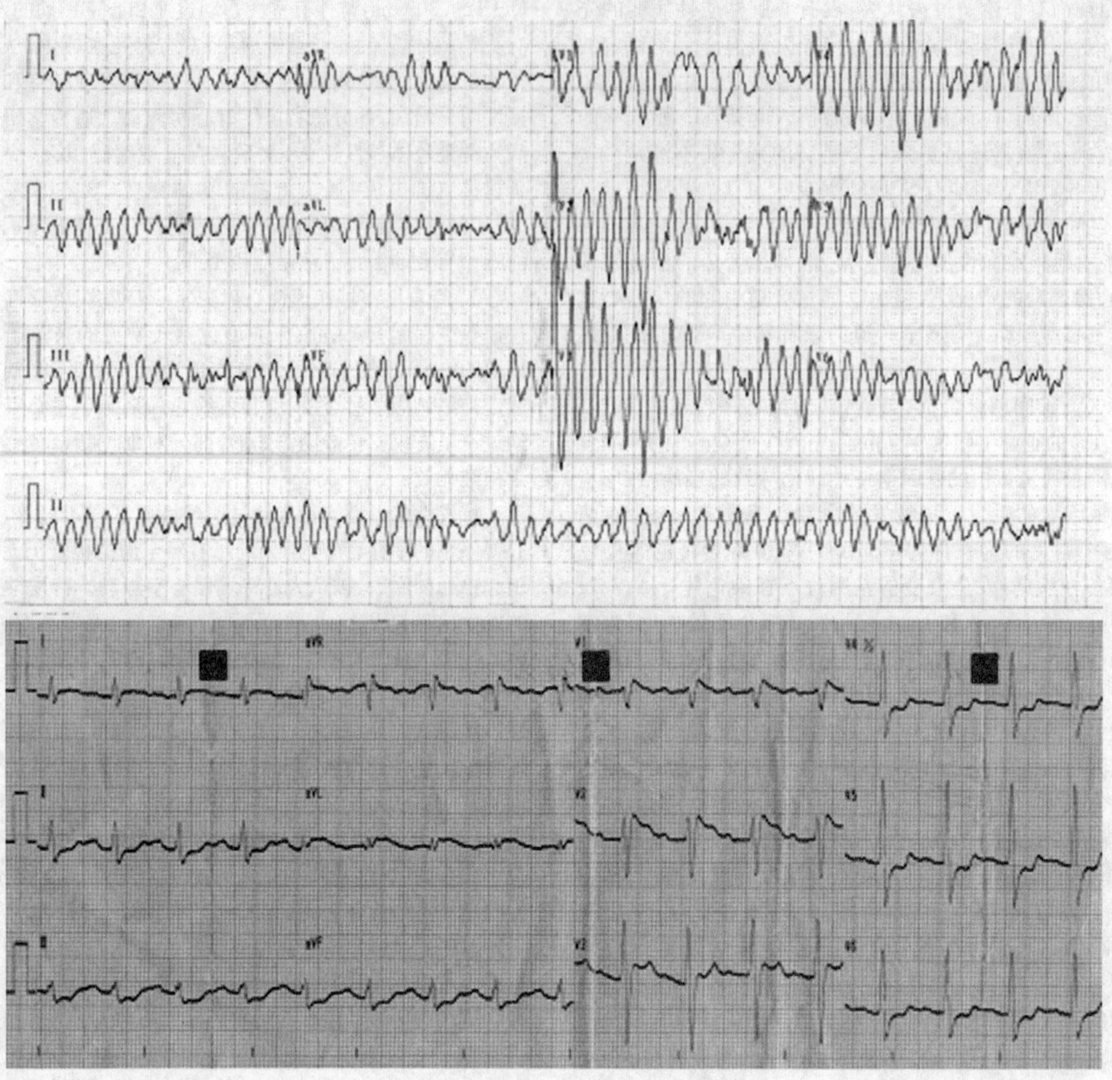

图 6-2-1 Brugada 综合征心电图表现

患者,男性,45 岁,有晕厥和猝死家族史。上图为发生晕厥时记录到的心电图,提示尖端扭转型室性心动过速;下图为电复律后记录到的心电图,提示 V1～V3 导联 S-T 段抬高

茶酚胺引起的血钾向细胞内转移。原发性低钾可引起心律失常,急性心肌梗死患者的血钾水平与室性心动过速的发生呈线性相关。细胞外钾离子浓度降低可引起静息电位的去极化,平台期缩短及快速复极阶段延长,增加心肌纤维兴奋性恢复的离散度,促进折返性室性心律失常的发生。低镁血症常出现于充血性心力衰竭患者,当使用洋地黄和利尿剂时,伴有低钾血症和低钙血症,可成为药物诱发尖端扭转型室性心动过速的协同因素。细胞内钙离子浓度的变化可导致心律失常的发生,钙浓度增加可引起晚期后除极,通过触发机制引起室性心律失常,在洋地黄类、儿茶酚胺诱发的室性心动过速、再灌注心律失常及磷酸二酯酶抑制剂和其他正性肌力药的致心律失常发病机制中起重要作用。

(十一) 婴儿猝死综合征和儿童期猝死

婴儿猝死综合征(sudden infant death syndrome, SIDS)常发生于出生后至 6 个月内,认为与呼吸中枢功能不全有关,睡眠中发生呼吸抑制(睡眠呼吸暂停),引起低氧血症、发绀和心律失常。使婴儿保持仰卧体位能减少 SIDS 的发生。有研究认为 SIDS 患者可出现长 Q-T 间期综合征或短 Q-T 间期综合征,部分可能存在传导系统(如房室结)的病变。儿童期猝死患者常有心脏病,约 25%有先天性心脏病手术史,剩下的患者中近一半有以下疾病:主动脉瓣狭窄、艾森门格综合征、肺动脉瓣狭窄或闭锁以及肥厚型心肌病。

(十二) 其他

在职业运动员或普通人群中,剧烈运动中和运动后可发生猝死。有报道青少年运动员中 SCD 的发生率为每年 1/75 000,明显高于同年龄组普通人的 1/125 000。中老年运动性 SCD 的主要原因是冠心病,可能与斑块的急性破裂有关。运动员 SCD 患者的尸解中,伴或不伴有梗阻的肥厚型心肌病、阻塞性的先天性或获得性冠状动脉疾病以及主动脉瓣狭窄是常见的发现。有些有心脏损伤,少部分没有器质性或已知的功能性异常,可能是特发性心室颤动。在普遍进行体格检查并排除肥厚型心肌病的运动员中,常见的 SCD 原因是致心律失常型右心室发育不良。运动诱发或儿茶酚胺依赖性的室性心动过速患者均易在运动中发生 SCD。Marfan 综合征和主动脉夹层破裂引起的

SCD常在运动中发生。

其他原因的SCD包括急性大块性肺动脉栓塞、急性心脏压塞、心脏破裂，孕妇可发生空气和羊水栓塞。

四、病理和病理生理

猝死患者的尸解结果证实冠状动脉粥样硬化是其主要的病因。在220例SCD的尸解中，81%存在明显的冠心病，94%的患者至少一支冠状动脉狭窄大于75%，44%有陈旧性心肌梗死，27%有急性心肌梗死，15%～20%的SCD死于其他原因。

冠状动脉的病变分布没有特异性，尸解资料证实了冠状动脉急性病变的作用，包括斑块破裂、血小板聚集和血栓形成，均是引起心搏停止及SCD的主要病理生理机制。在尸解中，约70%可见到冠状动脉血栓形成，66%可见到斑块破裂或糜烂，仅5%没有急性冠状动脉病变。冠状动脉痉挛可引起急性缺血，但尸解无法证实。心肌的病理改变反映了冠状动脉的病变程度，陈旧性心肌梗死是最常见的发现，为40%～70%，即使是没有明确冠心病病史的年轻男性SCD患者中，72%发现或大或小的心肌坏死后形成的瘢痕。急性心肌梗死的发生率相当低，占20%～30%，胸痛伴肌钙蛋白升高的患者为SCD高危，且SCD幸存者中肌钙蛋白升高的比例也很高，但心肌损伤是SCD的始动因素还是继发因素较难确定。

心肌肥厚是SCD的独立危险因素，可与冠状动脉疾病单独或同时存在并相互作用，心肌肥厚程度与冠状动脉病变程度并不相关，且心肌肥厚引起的死亡危险不依赖于左心室功能和冠状动脉病变程度。传导系统的纤维化可能导致房室传导阻滞或室内传导阻滞，但与SCD的关系尚不肯定。其他原有疾病如急性病毒性心肌炎或浸润性疾病也可影响心肌和传导系统。

心搏骤停的电生理机制包括心动过速和心动过缓两类，心动过速包括心室颤动和持续性室性心动过速，心动过缓心搏停止者其心率明显降低导致不能维持组织的适当灌注。心搏停止而没有机械性活动，或出现电机械分离。大多数的心搏骤停起始事件为心室颤动，或由室性心动过速恶化成心室颤动，在心室颤动持续一定时间后，出现心搏停止或无脉性电活动。少数病例也可以心动过缓起病，随后诱发心室颤动。

致命性心律失常的产生通常是在心脏有器质性病变的基础上，加上一些功能改变的因素最终形成。这些器质性改变包括心肌梗死(急性、陈旧性、室壁瘤)，心肌肥厚(原发性、继发性)，心肌病变(扩张、纤维化、浸润、炎症)和器质性的电生理异常。功能改变包括冠状动脉血流的短暂变化(冠状动脉痉挛、急性缺血、缺血后再灌注)，全身性因素(血流动力学障碍、缺氧、酸中毒、电解质紊乱)，神经生理相互作用(递质、受体、中枢影响)，毒性作用(致心律失常性药物、心脏毒性药物)。

急性缺血后心肌出现电、机械和生化方面的改变，心肌本身的状态对缺血造成的后果有很大影响，损伤后修复的组织在缺血状态下更容易产生电不稳定性，如肥厚的心肌、心肌梗死后发生心室的重构和细胞内低钾可增加心肌的易感性。因此有电生理易感性基础的心肌加上一些触发因素的作用就形成了致命性的心律失常。如果仅有触发因素(如期前收缩)，而没有心肌的易感性作为基础，则很少引起致命性心律失常。

心动过缓和心搏停搏的电生理基础是在窦房结和房室结功能异常的情况下，心脏内正常情况下具有起搏功能的次级自主性活动的心肌功能失调。严重的心动过缓和心搏停止常出现在病变严重的心脏和其他疾病的终末期。一些因素可影响细胞外钾离子浓度，如缺氧、酸中毒、肾功能衰竭、休克、创伤和低温，可引起正常或本已存在疾病的浦肯野纤维中起搏细胞的部分除极化，导致4相自动除极期的斜率降低甚至自律性的丧失，引起整体自律细胞的功能障碍。功能降低的自律细胞很容易受超速抑制的影响，因此反复发生的短阵室性心动过速可使心搏停止期延长，随之出现的酸中毒和局部钾离子浓度的增高和肾上腺能张力的改变进一步抑制心肌自律性，最终导致心室颤动或持续性心搏停止。

无脉性电活动，以往称为电机械分离，分原发性和继发性两种，常见的是心脏有连续性的电活动，但心肌没有有效的收缩活动。继发的类型包括心脏静脉回流突然停止，如急性大块性肺栓塞、急性瓣膜功能失调、心包出血引起的心脏压塞。通常是进展性心脏病的终末期表现，但急性缺血或长时间心肺复苏后也可出现。

在心搏和(或)呼吸停止后，组织血流中断而无灌注，随即产生酸碱平衡和电解质失调，尤其是细胞内酸中毒和细胞外钾离子浓度增高。晚近研究还发现缺氧时，氧自由基产生增多，其与生物膜的多价不饱和脂肪酸具有高度亲和力而相结合，造成细胞膜功能障碍，影响膜的通透性和多种酶的活性，钙离子内流增加使细胞内钙离子增多，最终导致细胞死亡。此时可逆性的变化发展到不可逆的结局，进入生物学死亡。

但人体各系统组织对缺氧的耐受性不一，最敏感的是中枢神经系统，尤其是脑组织，其次是心肌，再次是肝和肾，而骨骼肌、骨和软骨、结缔组织对缺氧的耐受性则较高。

当脑组织缺氧时，由于脑血管内皮细胞水肿致使脑血流机械性受阻、导致脑血管阻力增加和颅内压的轻度增高，使脑灌注进一步减少。脑组织的重量虽仅占体重的2%，但其代谢率高，氧和能量的消耗大。其所需的血液供应约相当于心排出量的15%，其耗氧量约占全身的20%。然而，脑组织中氧和能量的储备却很少，对缺氧和酸中毒的易损性很大。循环停止后，脑组织所储备的三磷酸腺苷和糖原在数分钟内即耗尽。如体温正常，在心搏骤停后4～6 min内，即可导致脑细胞的不可逆性损伤，受累部位依次为脑干、基底神经节、丘脑和皮质。

心脏在缺氧和酸中毒的情况下，心肌收缩力受到严重抑制，心肌处于弛缓状态，周围血管张力也减低，两者对儿茶酚胺的反应性大为减弱。此外，由于心室颤动阈值的降低，心室颤动常呈顽固性，最终心肌细胞停止收缩。

肝脏和肾脏对缺氧也较敏感。前者首先发生小叶中心坏死，后者则产生肾小管坏死而致急性肾功能衰竭。当动脉氧含量<9 Vol%时，肝细胞不能存活。

上述重要脏器在缺氧和酸中毒时发生的病理生理过程，尤其是心、脑的病变，又可进一步加重缺氧和酸中毒，从而形成恶性循环。血液循环停止时间越长、复苏成功率越低，并发症越多。如循环停止后抢救不及时脑组织的缺氧性损伤往往变为不可逆性，为心脏骤停主要致死原因；即使心跳呼吸暂时复苏成功，终可因脑死亡而致命；偶尔生命得以挽回，仍可因后遗永久脑损伤而造成残疾。故心搏骤停的抢救必须分秒必争。

五、临床表现

猝死的临床表现分先兆症状、终末事件的发生、心搏骤停和进展成生物学死亡4个阶段，部分可抢救存活。

(一) 先兆症状

由冠心病引起的SCD患者的先兆症状包括胸痛、气急、虚弱或疲劳、心悸、晕厥和其他非特异性表现。回顾性调查发现，在院外发生SCD的幸存者中，28%的患者在发病前4周内曾有新发的心绞痛或心绞痛性质发生改变，或气急，部分患者曾就诊。但这些症状的特异性较差，因此，要识别发生SCD的高危症状并加以预防是非常困难的。

(二) 终末事件的发生

指的是心血管急性病变的发生至心搏停止之间的时间，通常在1 h以内。从心脏猝死者所获得的连续心电图记录中可见在猝死前数小时或数分钟内常有心电活动的改变，发生心室颤动之前常见的心律失常是心动过速和高危的室性期前收缩，这些以心律失常发病的患者，在发病前大多清醒并在日常活动中，发病期(自发病到心搏骤停)短。无论SCD是由心律失常还是由急性循环衰竭引起，在终末事件开始时往往有急性心肌病变，如心律失常致死者最可能是由于急性心肌缺血，而急性循环衰竭者最可能是低排状态或心肌缺氧。心律失常和机械性原因均可导致突然的、不可预料的有效循环的丧失，其中，90%以上是由心律失常所致。循环衰竭引起死亡者多见于其他疾病的终末期。

(三) 心搏骤停

发生心搏骤停的突出临床表现为由于急性脑灌注不足引起的突然意识丧失，如果没有积极的干预，往往导致死亡，自发逆转极为罕见。

心搏骤停的症状和体征依次出现如下：① 心音消失。② 脉搏扪不到、血压测不出。③ 意识突然丧失或伴有短阵抽搐。抽搐常为全身性，多发生于心脏停搏后10 s内，有时伴眼球偏斜。④ 呼吸断续，呈叹息样，以后即停止，多发生在心脏停搏后20～30 s内。⑤ 昏迷，多发生于心脏停搏30 s后。⑥ 瞳孔散大，多在心脏停搏后30～60 s出现。但此期尚未到生物学死亡。如予及时恰当的抢救，有复苏的可能。

发生心搏骤停后复苏成功率取决于：① 复苏开始的迟早。未经处理的心室颤动发生后4～6 min内即可导致不可逆的脑损伤，随后数分钟内发生生物学死亡，因此一旦发生心搏骤停，应分秒必争开始心肺复苏。② 心搏骤停发生的场所。总体上心搏骤停发生在可立即进行心肺复苏的场所，则复苏成功率较高。③ 心电活动失常的类型。心搏骤停时发生的心电异常包括心室颤动、室性心动过速、心电机械分离抑或心室停顿等。其中以室性心动过速的预后最好(成功率达67%)，心室颤动其次(25%)，心室停顿和电-机械分离的预后很差。④ 在心搏骤停前患者的临床情况。若为急性心脏情况或暂时性代谢紊乱，则预后较佳；若为慢性心脏病晚期或严重的非心脏情况(如肾功能衰竭、肺炎、败血症、糖尿病或肿瘤)，则复苏的成功率并不比院外发生的心搏骤停的复苏成功率高。高龄也是一个重要的影响复苏成功的因素。由机械性原因(如急性心脏压塞、心室流出道机械性梗阻、心脏或血管破裂)所致者除非病因能迅速诊断并给予快速的处理(如急性心脏压塞者经成功心包穿刺)，绝大部分患者迅速死亡。住院患者发生SCD的机制为室性心动过速和心室颤动者预后较缓慢性心律失常引起者好，但由于住院患者受高危急性心肌梗死并发症和其他高危指标的影响，而院外心搏停止者以年龄较轻的男性为主，因此在院外发生SCD的幸存者，经住院后存活出院的比例高于院内发生SCD经复苏者，并且在出院后的死亡率也较低。

(四) 生物学死亡

未经处理的心室颤动发生后4～6 min内即可导致不可逆的脑损伤，随后数分钟内发生生物学死亡。心脏基础疾病较轻且不伴有其他系统疾病的年轻患者发生脑损伤和生物学死亡的时间间隔可较长，在此期间进行心肺复苏和生命支持者则进展到生物学死亡的时间可延长至数周。由持续性室性心动过速引起心搏出量降低而脑灌注不足发生意识障碍，但仍有一定的灌注使器官存活者，经积极抢救可成功复苏的时间间隔延长且机会增加。以心搏停止或缓慢性心律失常为首发事件的患者，无论是住院患者还是院外患者，由于常有进展性心脏疾病或合并多系统疾病，对治疗的反应差，即使能成功人工起搏心脏，绝大部分仍进展到生物学死亡。心脏复苏后住院期死亡的最常见原因是中枢神经系统的损伤。缺氧性脑损伤和继发于长期使用呼吸器的感染占死因的60%。低心排血量占死因的30%。而由于心律失常的复发致死者仅占10%。

六、治疗和预防

发生心搏停止后需迅速进行心肺复苏以及复苏后的处理，其中及时和成功的心肺复苏是患者存活的主要因素。因此需对社区和有关人员进行心肺复苏的培训。心肺复苏的内容详见下一章节。

对SCD的预防包括高危患者的识别和一级预防以及幸存者的二级预防。由于SCD的主要原因是心律失常，因此一级预防和二级预防通常指的是室性心律失常的预防，一级预防指还未发生致命性室性心律失常但有高危的患者，预防持续性室性心律失常的治疗措施，二级预防指已经发生过心搏停止或导致晕厥/低血压的室性心动过速的患者预防复发的治疗措施。对心律失常的治疗有4种主要的方法：抗心律失常药物治疗、经导管消融治疗、外科治疗和植入埋藏式心脏复律除颤器，这些方法的选择需要根据患者的具体情况来确定。详见相关章节。

SCD的主要病因是冠心病，一些有创和无创性检查结果，如左心室射血分数(LVEF)、心率变异性(HRV)和压力反射敏感性、室性期前收缩、梗死相关冠状动脉的通畅性等被用于心肌梗死后患者的危险性分层，在目前普遍采用再灌注治疗的年代，这些检查结果的预测价值下降。综合考虑不同的检查结果可能提高其阳性预测价值。对不同的患者群，一些检查结果的价值也不尽相同，如电生理检查中的程序性电刺激不可能用于所有的心肌梗死后患者，但在LVEF降低和有非持续性室性心动过速，尤其是大面积心肌梗死的患者，电生理检查结果具有很好的预测价值。

对于心肌梗死患者来说，引起室性心动过速和SCD的机制是非常复杂的，因此治疗也需从多方面考虑，如限制心肌梗死面积和预防新的心肌缺血事件的发生的治疗措施，调节神经内分泌活性，以及抗心律失常和抗心室颤动治疗。药物治疗包括β受体阻滞剂、ACEI、调脂药和醛固酮受体拮抗剂。在抗心律失常药物中，乙胺碘肤酮可用于心肌梗死后的患者，尤其是有自发性、持续性可耐受的室性心动过速的患者。对心肌梗死后LVEF<40%、有自发性非持续性室性心动过速和可诱发的持续性室性心动过速的患者，有预防性应用ICD的指征。ICD也推荐用于心搏骤停幸存者SCD的二级预防。

肥厚型心肌病患者的SCD预防要针对高危患者，已发生过SCD的患者有植入ICD的强适应证(二级预防)，对有两项或两项以上高危因素(包括持续性室性心动过速、心室颤动、SCD家族史，晕厥，室间隔厚度>30 mm，非持续性室性心动过速，运动试验中诱发低血压)的患者可预防性植入ICD，对一些高危的患者，可选用乙胺碘肤酮进行药物治疗。

对扩张型心肌病来说，恶性心律失常引起的SCD是最主要的致死原因，左心室射血分数的降低是最强的预测因素，发生晕厥者也预示有SCD高危，降低有室性心律失常的扩张型心肌病患者SCD发生率的药物治疗措施包括ACEI、β受体阻滞剂、胺碘酮。其中非抗心律失常药物治疗方案同进展性心力衰竭。ICD可用于二级预防和高危患者的一级预防。

致心律失常性右心室心肌病的SCD常发生在右心室心肌病变较广泛以及那些累及左心室心肌的患者，有非持续性室性心动过速的患者，药物治疗预后良好。对SCD幸存者，抗心律失常药物治疗无效的室性心动过速和有室性心动过速的高危患者(右心室扩大，右心室功能不全及程序刺激可诱发)，可考虑采用ICD治疗。

无症状的主动脉狭窄患者预后良好，但如果有血流动力学意义上的重度主动脉瓣狭窄，应密切随访，一旦产生症状，即应进行手术治疗。有持续性室性心动过速者可考虑植入ICD。二尖瓣脱垂患者的预后通常良好，SCD幸存者可考虑ICD进行二级预防。冠状动脉起源异常者应采用手术治疗。心肌桥可采用β受体阻滞剂和外科手术治疗。

生活方式的改变对所有长Q-T间期综合征患者(有症状、无症状或基因缺陷携带者)均是非常重要的，包括避免剧烈体力活动(包括竞技运动)，避免使用可能延长Q-T间期的药物，可使用β受体阻滞剂进行一级预防，ICD用于二级预防和使用全量β受体阻滞剂的情况下仍有心脏事件发生的患者。推荐ICD用于Brugada综合征二级预防和高危患者的一级预防。儿茶酚胺性多形性室性心动过速可采用β受体阻滞剂治疗，ICD可用于二级预防，但在一级预防中的价值尚不明确。WPW综合征的SCD幸存者通常有症状，心房颤动时R-R间期短(<250 ms)，有多个或后间隔旁路，应采用射频消融治疗。

对窦房结、房室结病变引起的心动过缓而导致SCD的患者，无疑植入起搏器能缓解患者的症状并降低死亡率。重要的是，缓慢性心律失常伴有左心室功能不全的患者或伴有室内传导阻滞的不可逆性器质性心脏病患者其SCD原因大多为室性快速性心律失常。年轻运动员发生的SCD主要是由于原已存在但未被发现的先天性心脏病，包括肥厚型心肌病、冠状动脉起源异常、致心律失常型右心室发育不良等，常规的体格检查、心电图和超声心动图检查可发现部分的患者，有这些异常者不应进行剧烈运动。

ICD对心搏骤停的预防效果确切，二级预防是指在发生心搏骤停或持续性VT的幸存者中预防SCD的发生。而一级预防是指未发生过心搏骤停或持续性VT的高危SCD患者(心肌梗死、心力衰竭)预防性应用ICD。近年来一级预防植入ICD患者的比例明显增加，美国占到80%以上。

2008年由美国ACC/AHA/HRS联合制定的"心脏节律异常器械治疗指南"中的"植入型心律转复除颤器的治疗建议"中ICD的Ⅰ类适应证，2012年进行了更新，具体内容如下。

(1) 非可逆性原因引起的心室颤动或血流动力学不稳定的持续性室性心动过速所致的心搏骤停存活者(证据水平：A)。

(2) 伴器质性心脏病的自发性持续性室性心动过速，无论血流动力学是否稳定(证据水平：B)。

(3) 原因不明的晕厥，心电生理检查能诱发有血流动力学不稳定的持续性室性心动过速或心室颤动(证据水平：B)。

(4) 心肌梗死后LVEF≤35%，且心梗病史≥40 d，NYHA Ⅱ级或Ⅲ级(证据水平：A)。

(5) 左心室射血分数(LVEF)≤35%的非缺血性心肌病，纽约心功能分级(NYHA)Ⅱ级或Ⅲ级(证据水平：B)。

(6) 心肌梗死后LVEF≤30%，且心梗病史≥40 d，NYHA Ⅰ级(证据水平：A)。

(7) 心肌梗死所致非持续性室性心动过速，LVEF≤40%且心电生理检查能诱发持续性室性心动过速或心室颤动(证据水平：B)。

参考文献

1. Brugada J, Brugada R, Brugada P. Right bundle-branch block and ST-segment elevation in leads V1 through V3: a marker for sudden death in patients without demonstrable structural heart disease[J]. Circulation, 1998, 97: 457-460.
2. Epstein A E, DiMarco J P, Ellenbogen K A, et al. ACC/AHA/HRS 2008 Guidelines for Device-Based Therapy of Cardiac Rhythm Abnormalities: a report of the American College of Cardiology/American Heart Association Task Force on Practice Guidelines (Writing Committee to Revise the ACC/AHA/NASPE 2002 Guideline Update for Implantation of Cardiac Pacemakers and Antiarrhythmia Devices) developed in collaboration with the American Association for Thoracic Surgery and Society of Thoracic Surgeons[J]. J Am Coll Cardiol, 2008, 51(21): e1-e62.
3. Epstein A E, DiMarco J P, Ellenbogen K A, et al. American College of Cardiology Foundation; American Heart Association Task Force on Practice Guidelines; Heart Rhythm Society. 2012 ACCF/AHA/HRS focused update incorporated into the ACCF/AHA/HRS 2008 guidelines for device-based therapy of cardiac rhythm abnormalities: a report of the American College of Cardiology Foundation/American Heart Association Task Force on Practice Guidelines and the Heart Rhythm Society[J]. J Am Coll Cardiol, 2013, 61(3): e6-75.
4. Gersh B J, Maron B J, Bonow R O, et al. 2011 ACCF/AHA Guideline for the Diagnosis and Treatment of Hypertrophic Cardiomyopathy: a report of the American College of Cardiology Foundation/American Heart Association Task Force on Practice Guidelines Developed in Collaboration with the American Association for Thoracic Surgery, American Society of Echocardiography, American Society of Nuclear Cardiology, Heart Failure Society of America, Heart Rhythm Society, Society for Cardiovascular Angiography and Interventions, and Society of

Thoracic Surgeons[J]. J Am Coll Cardiol, 2011, 58: e212 - e260.

5. Halabchi F, Seif-Barghi T, Mazaheri R. Sudden cardiac death in young athletes: a literature review and special considerations in Asia[J]. Asian J Sports Med, 2011, 2(1): 1 - 15.
6. O'Mahony C, Tome-Esteban M, Lambiase PD, et al. A validation study of the 2003 American College of Cardiology/European Society of Cardiology and 2011 American College of Cardiology Foundation/American Heart Association risk stratification and treatment algorithms for sudden cardiac death in patients with hypertrophic cardiomyopathy[J]. Heart. 2013, 99(8): 534 - 541.
7. Priori S G, Gasparini M, Napolitano C, et al. Risk stratification in Brugada syndrome: results of the PRELUDE (PRogrammed ELectrical stimUlation preDictive valuE) registry[J]. J Am Coll Cardiol, 2012, 59(1): 37 - 45.
8. Priori S G, Schwartz P J, Napolitano C, et al. Risk stratification in the long-QT syndrome[J]. N Engl J Med, 2003, 348: 1866 - 1874.
9. Zipes D P, Camm A J, Borggrefe M, et al. ACC/AHA/ESC 2006 guidelines for management of patients with ventricular arrhythmias and the prevention of sudden cardiac death: a report of the American College of Cardiology/American Heart Association Task Force and the European Society of Cardiology Committee for Practice Guidelines (Writing Committee to Develop guidelines for management for patients with ventricular arrhythmias and the prevention of sudden cardiac death) developed in collaboration with the European Heart Rhythm Association and the Heart Rhythm Society[J]. Circulation, 2006, 114: e385 - e484.

第三章 心 肺 复 苏

钱菊英

心肺复苏(cardiopulmonary resuscitation, CPR)的技术产生于20世纪60年代,是提高心搏骤停患者生存率的重要技术,随着急救技术培训的开展和CPR知识的普及,近年来复苏的成功率有所增加。尽管理想的CPR技术可随施救者、患者和可获得资源而不同,最根本的挑战仍是如何施行早期和有效的CPR。多数的心搏骤停患者为成人,但每年也有不少婴儿或儿童发生心搏骤停。由于大约50%的心搏骤停发生于院外,因此,除了专业的医务人员外,院外急救也十分重要,应建立有效的急救医疗系统(emergency medical system, EMS),并加强对可能参与急救的人员(如消防员、警察、安保人员、空乘人员等)甚至公众的急救知识培训,包括自动体外除颤仪(automated external defibrillator, AED)的使用,以提高复苏的成功率。

心搏骤停后成功的心肺复苏取决于被称为生存链(chain of survival)的一些关键环节,包括以下几个基本方面:① 心搏骤停的立即识别和启动EMS。② 早期CPR,强调胸部按压。③ 有指征者尽快除颤。④ 有效的高级生命支持。⑤ 心搏骤停后的综合性处理。其中心搏骤停的识别和基本生命支持可由医护人员包括内科医生、护士及医务辅助人员、急诊援救技术员及受过良好训练的非专业人员等完成。但高级生命支持和心搏骤停后的处理以及长期随访观察和处理则需要专业的知识,长期治疗的主要任务是原发病的治疗和心搏骤停的二级预防,详见第六篇第二章。

有效的急救系统能使有目击者的心室颤动所致心搏骤停者的抢救成功率达到近50%,但实际情况下,复苏的成功率并不高,提示在CPR的各个环节上均有可改进之处。施救者的受训练情况、经验和技术差异很大,心搏骤停者的状态、发生心搏骤停时的情况和对CPR的反应也各异,存在的挑战是如何鼓励尽快地对心搏骤停者施行有效的CPR。理论上,任何目击者均可能成为心搏骤停者的施救人员,普及公众的急救知识是很重要的。在识别心搏骤停患者后,施救者应立即启动急救系统,如有可能,使用AED/除颤仪,开始胸部按压。如果附近没有AED,施救者直接开始胸部按压,如果有两位施救人员,其中一位应立刻开始胸部按压,另一位呼救急救系统并取AED。拿到AED后,若可能,在不中断胸部按压的情况下,放置电极板,打开AED。AED系统能自动分析心脏节律,指导施救者给予电击(及除颤)或继续胸部按压。如果没有AED,持续CPR,直到有经验的救援人员的到来。

由于心搏停止后短时间内即可发生脑功能的不可逆损伤,因此在抢救的各个过程中,均需强调"尽早",目前建议CPR按下列顺序,分秒必争地进行。

一、识别心搏骤停

当一个患者突然发生跌倒和意识丧失时,到场人员首先应考虑是否由于心搏骤停引起,心搏骤停时出现较早而可靠的临床征象是意识的突然丧失伴以大动脉(如颈动脉和股动脉)搏动消失,有这两者的存在,心搏骤停的诊断即可成立。不过,即使是经过培训的人员,触诊脉搏搏动并不总是可靠,因此建议,若发现一成人患者意识丧失(无反应),且没有呼吸或不能正常呼吸(仅有喘息),应立即开始CRP,不需要评估其颈动脉搏动。对专业的救援人员,可在判断患者意识和呼吸的同时,另一手同时触诊其颈动脉了解有无搏动(在10 s内完成),若两者均消失,即可肯定心搏骤停的诊断而应立即施行心脏复苏处理(图6-3-1)。

在成人中以心音消失诊断心搏骤停并不可靠,血压测不出也未必都是心搏骤停,因此对怀疑心搏骤停的患者反复听诊心脏或测血压,反而会浪费宝贵的时间而延误复苏的进行,影响复苏后的存活率。瞳孔变化的可靠性也较小:瞳孔的大小可受到眼部疾病、药物等因素的影响。皮肤颜色可以是苍白的或是大片青紫。一般在心脏停搏后,呼吸活动仍可持续存在1 min或更长的时间,相反,如呼吸运动消失或有严重的喘鸣而脉搏却存在时,提示原发的呼吸停顿,将在很短时间内导致心搏停止,这种情况下,最初的处理必须包括探查口咽部异物及采用

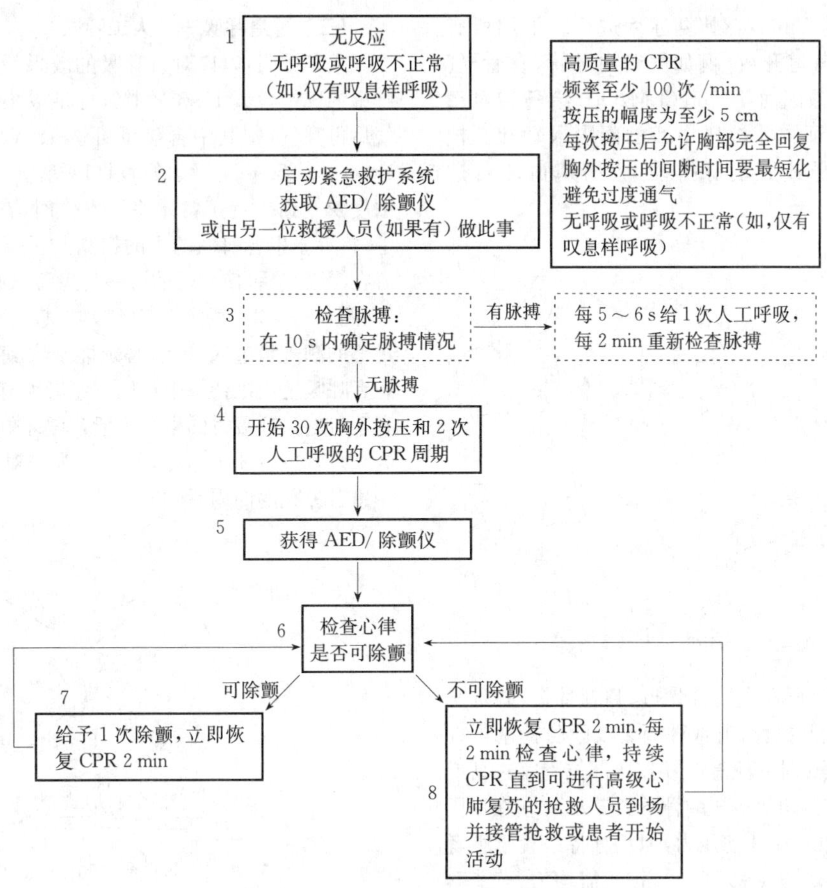

图 6-3-1　心肺复苏基本生命支持流程

其中虚线框内的内容限专业的急救人员。CPR,心肺复苏;AED,自动体外除颤仪

Heimlich 手法排出异物,尤其是在有误吸可能的情况下发生意外时。

二、呼救

在不延缓实施 CPR 的同时,应设法(打电话或呼叫他人打电话)通知并启动 EMS,因仅施行基础心肺复苏术而不进一步给予高级复苏术,其效果很有限。若仅有一位施救人员,在判断心搏骤停后,立即打急救电话(国内为 120),然后马上开始 CPR。如有旁人,立刻开始 CPR,并请旁人打急救电话。有条件时寻找并使用 AED,目前在国外,在许多公众场所如机场、商场等均备有 AED,可显著提高院外心搏骤停的抢救成功率。

三、基础心肺复苏

即基础生命活动支持(basic life support, BLS),旨在迅速建立有效的人工循环,给脑组织及其他重要脏器以氧合血液而使其得到保护。主要措施包括重建循环、畅通气道、重建呼吸和除颤,被简称为 CABD(circulation support, airway control, breathing support, defibrillation)。2010 年美国心肺复苏和急救指南将心肺复苏的顺序从以往的首先开通气道(ABC)改为首先胸外按压(CBA)。

(一) 重建循环——人工胸外按压

是建立人工循环的主要方法,即用力地有节律地按压患者胸骨的下半部。可通过增加胸腔内压力和直接按压心脏而产生血流,维持包括心、脑在内的重要脏器的血流。而按压所致的血液流动并非心泵功能而是胸泵功能,研究证明在胸部挤压期间,心脏的房室瓣保持开放位,在按压胸部时胸腔内压增高而驱动血液从心脏和大血管内流向胸腔外的血管,腔静脉则由于壁薄在胸部按压时塌陷而不发生逆流。此时心脏并无泵血功能。因此宜称为人工胸外按压(external chest compression, ECC)。如操作恰当,则体循环收缩压可达 80～100 mmHg,但舒张压很低,以致影响心肌和脑组织的灌注压和血流量。

人工胸外按压时,患者应置于水平位和硬的地板上。头部不应高于心脏水平,否则由于重力作用而影响脑血流。下肢可抬高,以促进静脉回流和加强人工循环。若胸外按压在床上进行时,应在患者背部垫以硬板,若有气垫床要放掉气。操作者宜跪在患者身旁或站在床旁的椅凳上,以便居高临下实施按压。按压时,一手掌跟部置于患者胸部正中,其下方相当于胸骨下半部,掌跟与胸骨长轴方向平行,另一手掌跟重叠其上,双肘关节伸直,自背肩部直接向前臂、掌跟垂直加压,对成人,按压幅度为使胸骨下端下陷至少 5 cm(图 6-3-2),婴儿和儿童的按压幅度至少为胸部前后径的 1/3(婴儿大约为 4 cm,儿童大约为 5 cm)。每次按压后应放松,使胸廓弹回原来形状而使胸腔内压下降,使心脏在下一次按压前得以充盈。急救者应该意识到胸外按压的重要性,保证按压中断的频率和时间最短化以使每分钟按压的次数最大化。遵循"用力按压、快速按压"的原则,以至少 100 次/min 的速率规律地、均匀地、不间断地施行。对无脉性心脏停搏患者治疗期间,不应在电击后立即检查心跳或脉搏,而是应该重新进行心肺复苏,先行胸外按压,而心跳检查应在 5 组(或者约 2 min)心肺复苏后进行。采用所有的急救措施,包括高级气道开放[例如气管内导管,食管-气管导管(combitube),或喉部面罩气道(LMA)]、给药和对患者重新评价时,均应保证胸外按压中断的间隔最短化。按压有效者可扪及颈动脉或股动脉搏动,收缩期血压可达 80～100 mmHg。

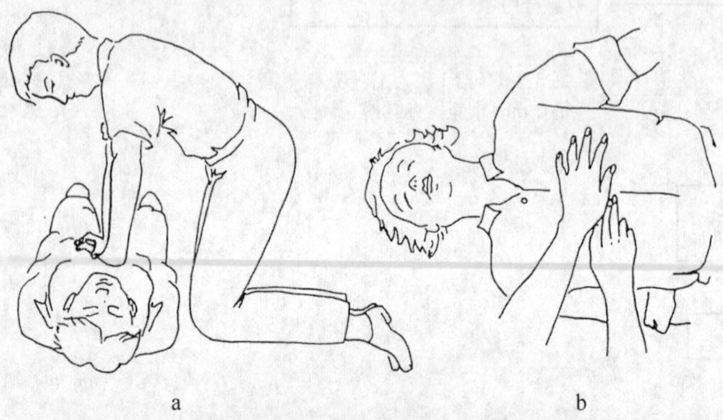

图 6-3-2　施行人工胸外挤压术示意图

人工胸外按压不当时可发生肋骨骨折、胸骨骨折、肋骨与肋软骨脱离、气胸、血胸、肺挫伤、肝或脾撕裂及脂肪栓塞等并发症。为减少并发症,按压时需注意:① 按压部位不宜过高或过低,也不可偏于左、右侧,切勿按压胸骨下剑突处。② 在按压间歇的放松期,操作者虽不加任何压力,但仍宜将手置于患者胸骨下半部不离开其胸壁,以免移位。③ 按压需均匀、有节奏地进行,切忌突然急促地猛击。

为检查患者是否有自主性脉搏或恢复自主循环(ROSC)而中断胸外按压可能会影响重要脏器的供血。因此,现场施救人员不应中断按压去检查脉搏或 ROSC,而应该持续按压,直至拿到 AED 并进行除颤、患者清醒或专业急救人员到达并接管 CPR。专业急救人员到场后中断按压的时间也应尽可能短(不超过 10 s),除非是进行气管插管或使用除颤仪。鉴于评估脉搏有一定的困难,CPR 过程中为检查脉搏而中断胸外按压的时间应尽可能短。

施救者的疲劳可导致按压的频率和幅度不足,通常 CPR 施行 1 min 后就可能产生疲劳,因此,若有 2 人或以上抢救人员时,建议每 2 min(或以 30∶2 为比例的按压∶通气完成 5 组后)更换按压人员,以防止按压质量的下降,换人时按压中断的时间要控制在 5 s 内。

(二) 畅通气道

意识丧失的患者舌常后移而堵塞气道,畅通气道对复苏成功也是非常重要的。通常将手置于患者额部加压使头后仰,便可使下颌前移而使舌根离开咽喉后壁,气道便可通畅。但在心搏骤停肌张力减退的情况下,单手置额部使头后仰常不足以打开气道,而需用另一手抬举后颈部或托起下颌(图 6-3-3)。其中后法似较前法有效,但需注意在托举下颌时需用手指头置于下颌的骨性部位将下颌推向前上方,而不要压迫软组织以免反致气道阻塞。对疑有颈部损伤者,则常仅予托举下颌而不常规使头后仰。

对疑有气道异物者,应先以 Heimlich 手法操作以排出异物:操作者从患者背部双手环抱于患者上腹部,用力、突击性挤压。

(三) 重建呼吸——人工呼吸

人工呼吸,以口对口呼吸的效果最好。在一般情况下,人呼出的气中含氧 15.5 Vol%,已足以维持生命所需,如做深吸气后再呼气,则其中含氧量可达 18 Vol%。每次可吹出气体 1 000～1 250 ml,连续做口对口呼吸 4～5 次,可使患者肺中氧浓度恢复到接近正常水平。操作时,在上述畅通气道的基础上,将置于患者前额的手的拇指与示指捏住患者的鼻孔,操作者在深吸气后,使自己的口唇与患者口唇的外缘密合后用力吹气(图 6-3-3),每次人工呼吸吹气时间应持续 1 s 以上,保证足够的潮气量进入胸腔,必须能观察到胸部的抬起,这样可使患者呼吸道内维持一个正压。患者如有假牙可不必取出,因有利于口对口呼吸时的密合。但若假牙位置不能固定,则以取出为宜。若患者牙关紧闭,则可改为口对鼻呼吸,即用口唇密合于患者鼻孔的四周后吹气。

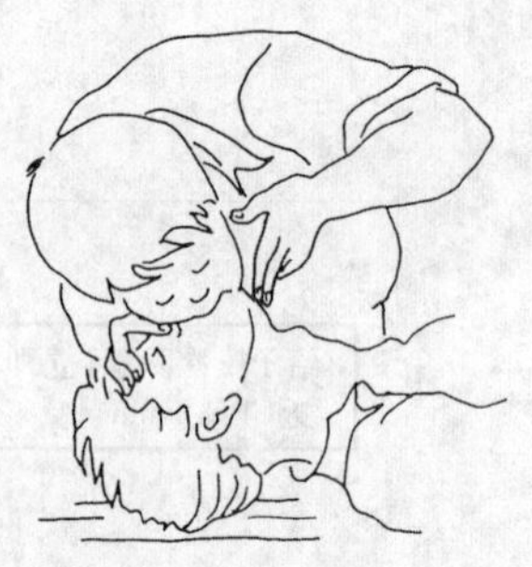

图 6-3-3　畅通气道和口对口人工呼吸示意图

至今尚无发表的资料显示以 30 次的胸外按压开始 CPR 较 2 次通气开始 CPR 能改善患者的预后,但有一点是明确的,就是血流取决于胸外按压。因此在整个复苏过程中,强调最短化开始胸外按压的时间。胸外按压是立即可以开始施行的,而开通气道,把头放置到合适进行口对口呼吸或使用球囊-面罩呼吸均需要一定的时间。因此在复苏开始时,遇到呼吸停止的无意识患者时,单人施救者应首先从胸外按压开始 CPR,按压速率应为至少 100 次/min,然后进行人工呼吸。若仅一人进行急救时,对所有年龄(新生儿除外)的患者胸外按压和人工呼吸的比例为 30∶2,即挤压 30 次做人工呼吸 2 次。人工呼吸时每次吹气应持续 1 s 以上,吹气量为 7～8 ml/kg(500～600 ml)。双人施救时则每第 15 次胸外挤压,吹气 2 次,在建立高级气道(如气管插管等)后,人工通气时无需停止心外按压,可以每 6～8 s 给予一次呼吸(相当于 8～10 次/min)。研究显示,麻醉的成人(灌注正常)的潮气量达到 8～10 ml/kg 可维持正常的氧含量并排出二氧化碳。CPR 时的心排血量为正常人的 25%～33%,因此,从肺循环中摄取的氧和排出的二氧化碳也相应地降低,较低的每分钟通气量(低于正常的潮气量和呼吸频率)就可以维持足够的血氧和通气,因此,成人 CPR 时人工呼吸时给予 500～600 ml 的吹气量就足够,相对于可见到胸部抬高的吹气量。

施救者可能担心疾病传染而对口对口人工呼吸有顾虑,可使用可透气的隔离物(如纱布)等防止直接接触。实际上,口对口人工呼吸传染疾病的机会很低,因此,在进行口对口人工呼吸时可以使用隔离物,但不应为寻找隔离物而耽误胸外按压的时间。在无法进行口对口人工呼吸时,如口部严重受伤、不能张口、患者在水中,或不能做到口对口密闭时,可进行口对鼻人工呼吸，也是可行、安全和有效的。

在行口对口或口对鼻人工呼吸时，常可致胃胀气，后者使横膈抬高、肺容量减少，并可发生胃内容物反流。因此在吹气时宜参考患者胸部的起伏，控制吹气量。若患者胃严重胀气而影响换气功能时，应使患者侧转并压迫其上腹部使其胃气外排，再继续操作。

（四）体外除颤

成人心脏骤停时最常见的心律失常是心室颤动，而心室颤动可通过除颤成功治疗，因此，除颤复律的早晚是心脏复苏成功的关键，尽早除颤可显著提高复苏成功率，每延迟除颤1 min，复苏成功率下降 7%～10%。在进行电除颤前（尤其对于发生心脏骤停时间相对较长的患者），是否应先进行 CPR，是值得讨论的问题。理论上，胸外按压可通过改善冠状动脉血流灌注而提高电除颤的成功率及 ROSC 的可能性，但研究结果的结论并不一致。有两项随机对照研究显示，对院外发生的心室颤动或无脉性室性心动过速患者，在进行电除颤前，由救护人员进行 90 s 至 3 min 的 CPR，未能改善患者的 ROSC 和生存率。但也有研究显示，先进行 CPR 组 30 d 和 1 年的神经系统症状较好，另有研究显示，在急救人员到达时间为 4～5 min 的患者中，先进行 CPR 组的 ROSC、住院期间存活率、神经系统预后和 1 年生存率均优于先行电除颤组。但目前针对电除颤前是否应先行胸外按压还没有足够的支持或否定性的证据，因此，还是建议抢救者应在获得除颤仪器（AED 或医院内的除颤仪）后，尽快进行除颤，在有 2 人进行 CPR 时，其中一人持续心外按压，另一人准备启动除颤仪。在可能的条件下，应在气管插管和建立静脉通道前先予以电除颤。在除颤前除颤仪充电期间仍应持续施行胸外按压和口对口呼吸等基础心肺复苏措施。若及时 CPR，并在 6～10 min 内除颤，仍能保持神经系统的功能。目前，在国外，AED 普遍设置于公共场所，国内有些重要场所如机场等，也可见 AED，为及早除颤提供了条件，除颤器的性能已有改进，首次电击即有很高的成功率。有研究显示，如首次除颤失败，给予胸外按压可以改善氧供和养分运送至心肌，使得随后进行的除颤成功率增加，因此，心室颤动或无脉性室性心动过速治疗时，可以电击 1 次，然后立即继续心肺复苏（胸外按压和人工通气），5 个周期的 CRP 后（约 2 min）再次分析心律，必要时再次除颤（图 6-3-4）。

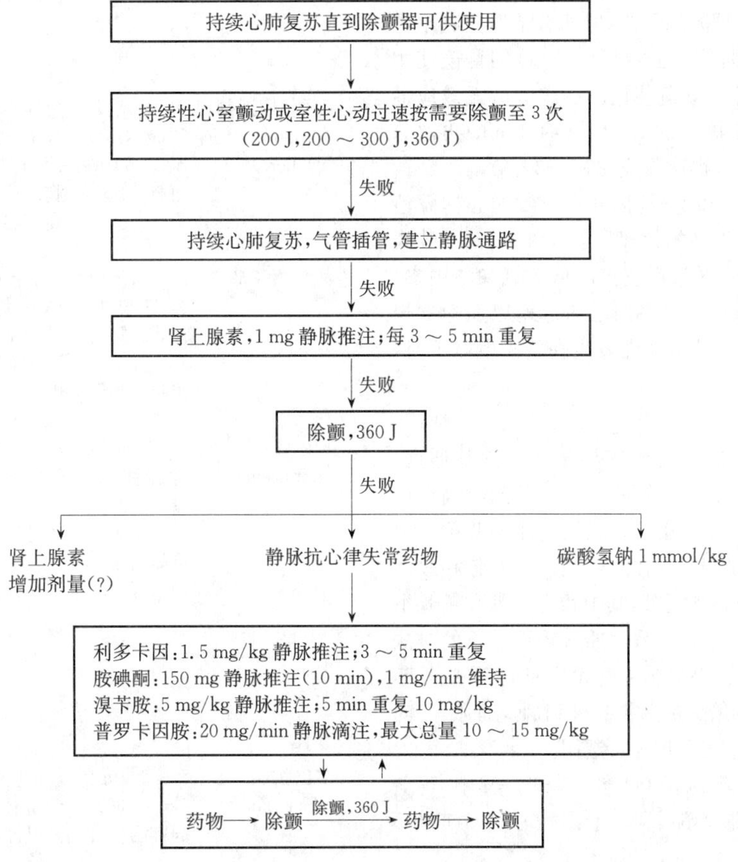

图 6-3-4　心室颤动和无脉性室性心动过速的抢救方案

1. 除颤电极的位置　最常用的电极片位置是胸骨电极片置于患者右锁骨下方，心尖电极片放在与左乳头齐平的左胸下外侧部。其他位置还有左、右外侧旁线处的下胸壁，或者心尖电极放在标准位置，其他电极片放在左右背部上方。若植入了置入性装置（如起搏器），应避免将电极片直接放在这些装置上。在电极板与皮肤之间使用导电胶和盐水纱布可以降低胸壁的电阻抗。

2. 除颤能量　成人心室颤动和无脉性室性心动过速时，若使用单向波除颤，能量为 360 J；双向波除颤的首次电击能量为 150～200 J；使用直线双向波形（rectilinear biphasic waveform）除颤则应选择 120 J，第二次电击应选择相同或更高的能量，如果施救者对于除颤器不熟悉，推荐使用 200 J。对于儿童患者，尚不确定最佳除颤剂量。可以使用 2～4 J/kg 的剂量作为初始除颤能量，可考虑使用 2 J/kg 的首剂量，对于后续除颤，能量级别应至少为 4 J/kg，并可以考虑使用更高能量级别，但不超过

10 J/kg 或成人最大除颤能量。

四、高级心肺复苏

即高级生命支持(advanced life support, ALS),是在 BLS 的基础上,应用辅助设备、特殊技术等建立更为有效的通气和血运循环,最终恢复患者的自动心搏和呼吸,以及恢复脏器的灌注。具体措施包括:① 气管插管:维持有效的通气和换气。② 除颤复律和(或)起搏:达到血流动力学稳定的心律。③ 建立静脉通路,并应用必要的药物维持已恢复的循环。

(一) 通气与氧供

如果患者自主呼吸没有恢复应尽早行气管插管,充分通气的目的是纠正低氧血症。未经专业训练的人员进行气管插管的成功率相对较低,并发症发生率高,不应该为气管插管而延误心外按压的时机。院外患者通常用面罩、简易球囊维持通气,医院内的患者常用呼吸机,需要根据血气分析结果进行呼吸机参数调整。目前尚无资料比较心肺复苏过程中采用空气中的氧浓度与采用 100%氧气对预后有何不同影响,所以,还是建议若有可能,使用 100%氧气。

(二) 电除颤、复律与起搏治疗

虽然电除颤被列为高级复苏的手段,但如有条件应越早进行越好,并不拘泥于复苏的阶段。公共场所 AED 的普遍使用使除颤可以在发生心搏骤停后立刻使用。一次电击无效应继续胸外按压和人工通气,5 个周期的 CRP 后(约 2 min)再次分析心律,必要时配合药物使用,再次除颤(图 6-3-4)。

严重心动过缓、心室停搏和电-机械分离所致的心搏骤停者无指征进行体外电除颤。正确的处理是予气管插管、继续人工胸外按压和口对口呼吸,并尽量设法控制低血氧和酸中毒。在药物治疗的基础上也可试用体外临时心脏起搏以期建立规则的心律。如果患者高度房室传导阻滞发生在希氏束以下时,则应该立即施行起搏治疗。

(三) 药物治疗

心搏骤停患者在进行心肺复苏时应尽早开通静脉通道。周围静脉通常选用肘前静脉或颈外静脉,给药时的药物高峰低于中心静脉,循环时间较长,可采用弹丸式快速注射并抬高患侧肢体的方法,中心静脉可选用颈内静脉、锁骨下静脉和股静脉,但穿刺难度高,且需停止心肺复苏,其中颈内静脉和锁骨下静脉离心脏近。股静脉穿刺容易,可采用插入较长导管的方法缩短药物到达心脏的距离。如果静脉穿刺无法完成,某些复苏药物可经气管给予,但气管内给药的药物品种和剂量有限,心内注射只在不具备静脉和气管内途径时才可选用。

在心脏复苏中常使用的药物列于表 6-3-1。其中,肾上腺素、血管加压素、阿托品、胺碘酮、利多卡因是心脏复苏的 5 个主要用药。

表 6-3-1 心脏复苏中药物的使用

药 名	剂量与用法	推荐使用的指征	级别*	附 注
腺苷(adenosine)	6 mg 静脉弹丸注射 1~3 s	阵发性室上性心动过速;性质不明的宽 QRS 心动过速	Ⅰ;Ⅱ$_a$	室上性心动过速首选
乙胺碘呋酮(amiodarone)	150 mg 静脉注射,可重复给药总量达500 mg,以后的前6 h 1.0 mg/min,再0.5 mg/min 静脉滴注,每日总量不超过 2 g	心功能严重损害的快速性房性心律失常的心室率控制;持续性 VT/VF 电除颤后;治疗血流动力学稳定的 VT、多形性 VT、宽 QRS 心动过速;房颤、阵发性室上速药物复律	Ⅱ$_b$;Ⅱ$_b$;Ⅱ$_b$;Ⅱ$_a$	
阿托品(atropine)	静脉快速推注 1 mg,每 3~5 min 重复(总量不超过0.04 mg/kg)	心动过缓或心脏停搏;房室传导阻滞(房室结水平);房室传导阻滞(二度Ⅱ型或三度伴宽 QRS)	Ⅰ;Ⅱ$_a$;Ⅲ	0.04 mg/kg 是完全阻断副交感的剂量;在成人中使用剂量<0.5 mg 时,可能发生反常的拟副交感作用
β受体阻滞剂(β-adrenergic blockers)	美托洛尔 5 mg iv. 口服25~100 mg,每日 2 次	急性心肌梗死或不稳定性心绞痛;持续性胸痛伴血压增高和心率增快	Ⅰ;Ⅰ	
氯化钙($CaCl_2$)	500 mg 缓慢静脉推注,需要时 10 min 后可再次给药	心室停顿伴有高钾、低钙(大量输血后)或钙通道阻滞剂中毒	Ⅱ$_a$	不作为 CPR 常规用药
地尔硫䓬(diltiazem)	0.25 mg/kg 静脉注射,维持剂量 5~15 mg/h 静脉滴注	房扑、房颤或阵发性室上性心动过速心室率过快	Ⅰ	禁忌证包括:WPW 或短 P-R综合征并发房扑、房颤;病态窦房结综合征或二度以上房室传导阻滞;严重低血压或休克
多巴胺(dopamine)	5~30 μg/(kg·min),静脉滴注	轻中度休克;严重休克,用去甲肾上腺素无效	Ⅰ;Ⅱ	轻中度休克首选;>20 μg/(kg·min)时,以 α 受体兴奋为主
多巴酚丁胺(dobutamine)	2.5~10 μg/(kg·min)静脉滴注	重度心力衰竭(低血压、肺水肿)	Ⅱ$_a$	
肾上腺素#(epinephrine)	静脉推注 1 mg,可3~5 min重复	VF、VT 电除颤无效、心室停顿或电-机械分离	Ⅰ	CPR 中重要药物

续 表

药 名	剂量与用法	推荐使用的指征	级别*	附 注
异丙肾上腺素 (isoprenaline)	2～10 μg/min，静脉滴注	尖端扭转型室性心动过速；严重心动过缓已用阿托品无效；心搏骤停	Ⅱa；Ⅱb；Ⅲ	心搏骤停无应用指征；严重心动过缓首选心脏起搏
利多卡因# (lidocaine)	1.0～1.5 mg/kg 静脉注射，可每3～5 min 重复，最大剂量可达 3 mg/kg，需要时可予1～4 mg/min静脉滴注维持	VF/无脉 VT 在电除颤后仍持续；血流动力学损害的室性期前收缩；血流动力学稳定的 VT	Ⅱ；Ⅱ；Ⅱb	在心脏停搏、低心排血量、肝功能损害、老年患者中，不要追加剂量
镁 (magnesium)	1～2 g 硫酸镁静脉注射 1～2 min，必要时0.5～1.0 g/h 静脉滴注	尖端扭转型室性心动过速；顽固性 VF 或已知伴有低镁；急性心肌梗死伴低镁	Ⅱa；Ⅱa；Ⅱa	
吗啡 (morphine)	5～10 mg，皮下注射	急性肺水肿	Ⅱb	
硝普钠 (nitroprusside)	25～50 mg 加入 250～500 ml 葡萄糖液中避光静脉滴注，从 8～10 μg/min 剂量开始逐渐增加以维持较佳血压	急性心肌梗死并发心力衰竭伴血压增高	Ⅱa	首选硝酸甘油
普鲁卡因胺 (procainamide)	10～15 mg/kg 静脉滴注，速率为 20 mg/min，维持滴注 1～4 mg/min	心房扑动、心房颤动的药物复律；性质不明的宽 QRS 心动过速	Ⅱa；Ⅱb	顽固性 VT 的二线药物
维拉帕米 (verapamil)	5～10 mg 稀释后静脉滴注，必要时 15 min 后重复 1 次	阵发性室上性心动过速	Ⅱa	不是首选药，在腺苷无效时选用
血管加压素# (vasopressin)	40 U 静脉推注，必要时 5 min 后可重复 1 次	同肾上腺素	Ⅱb	可直接首选使用或用于肾上腺素无效的患者

注：CPR，心肺复苏；VT，室性心动过速；VF，心室颤动；WPW，预激综合征。
*，指征强度级别：Ⅰ：肯定有指征，有效，较安全；Ⅱ：可用，疗效尚有争议；a：有效证据多；b：可能有助，无害；Ⅲ：无应用指征(可能有害)。
#，可予气管内给药，剂量为静脉给药推荐剂量的 2～2.5 倍。

肾上腺素是首选的药物，1 mg 静脉注射，可每 3～5 min 给药。血管加压素可显著增加冠状动脉、心肌、脑血流量，并提高电除颤成功率，用于顽固性心室颤动患者，可替代第一或第二剂肾上腺素，一般可在第一或第二次除颤后静脉注射给药一次，首剂 40 U 或 0.8 U/kg，必要时 5 min 后可重复 1 次，亦可气管内滴入，剂量为 80 U，半衰期为 10～20 min。

对于应用肾上腺素后再予直流电复律却仍持续存在室性心动过速或心室颤动的患者，可在继续复苏的过程中静脉给予抗心律失常药物以达到心脏的电稳定性。可首选静脉应用乙胺碘呋酮，剂量为 150 mg 静脉注射超过 10 min，若无效可重复给予静脉推注，直至最大注射量不超过 500 mg，随后以 1 mg/min 维持 3～6 h，然后再减量至 0.5 mg/min 维持 18 h，如有必要可维持数日，对难治性心室颤动和室性心动过速疗效优于利多卡因。也可给予利多卡因静脉注射，剂量为 1.0～1.5 mg/kg，间隔 3～5 min 后可重复该剂量，最大剂量可达 3 mg/kg，然后以 1～4 mg/min 连续静脉滴注维持，可用于乙胺碘呋酮无效或考虑为急性透壁性心肌梗死引起的心搏停止患者。如果仍无效，则是其他静脉抗心律失常药物应用的指征。如盐酸普鲁卡因酰胺静脉注射，速率为 20 mg/min，最大剂量 10～15 mg/kg(500～1 250 mg)，之后以 1～4 mg/min 维持滴注，随后给予持续静脉滴注 2～5 mg/min，对难治性心室颤动及室性心动过速可能有效。

由于急性高钾血症触发的难治性心室颤动患者，或低血钙或由于钙通道阻滞药物中毒的患者，给予 10%的葡萄糖酸钙 5～20 ml，注射速率为 2～4 ml/min，可能是有帮助的。尽管在心搏停止复苏过程中离子钙的水平可能降低，但心肺复苏过程中，钙剂不应常规使用，因既无必要又不安全。

一些难治性多形性室性心动过速或尖端扭转型室性心动过速、快速性单形性室性心动过速或心室扑动(频率>260 次/min)或难治性心室颤动，尤其急性冠脉综合征所致者，可能可使用静脉注射β受体阻滞剂治疗[普萘洛尔，1 mg 多次静脉注射，直至总剂量达 15～20 mg；美托洛尔，5 mg 静脉注射，直至总量达 20 mg，艾司洛尔 1 mg/kg 于 30 s 内静脉注射，随后 0.15 mg/(kg・min)静脉滴注，最大剂量 0.3 mg/(kg・min)]，或可使用静脉注射硫酸镁，1～2 g 静脉注射 1～2 min。过去曾在 CPR 过程中大剂量地给予静脉输注碳酸氢钠，现在不再作为常规，因大剂量有弊无益。只有当患者在电除颤复律和气管插管后酸中毒持续存在时，才有指征静脉给予碳酸氢钠。初剂量可予 1 mmol/kg，以后每 10～15 min 可加 50%的初剂量。图 6-3-4 总结了心室颤动和无脉性室性心动过速的抢救方案。

缓慢性心律失常或心跳停顿或无脉性电活动患者的治疗不同于快速性心律失常(室性心动过速或心室颤动)者。一旦确认为这一类型的心搏停止，复苏的努力首先应旨在恢复心肺功能(即持续 CPR、气管插管及建立静脉通路)，然后根据心电图(最好是两个导联上)确定心脏节律后，采取有利于激发稳定的自发性心脏节律的措施或尝试起搏心脏。迅速排除或治疗一些可能的可逆病因，特别是引起缓慢性心律失常及心跳停顿的病因，包括低血容量、低氧血症、心脏压塞、张力性气胸、酸中毒、药物过量、低体温、高钾血症以及气管异物等。肾上腺素每隔 3～5 min 静脉注射 1.0 mg 及阿托品 1.0～2.0 mg 静脉注射是用以引发自发性电活动或提高过缓心率的常用药物，可静脉注射异丙肾上腺素剂量达到 15～20 μg/min，但这些药物的疗效均有限。如果没有静脉通路，可予肾上腺素（1 mg 即 1∶10 000溶液 10 ml）心内注射，但有损伤冠状动脉或心肌的危险。在已知或高度疑及高血钾或碳酸氢盐有效的酸中毒者可试用碳酸氢钠 1 mmol/kg。心搏停止患者也可应用血管加压素，剂量同上。

应采用起搏治疗，尤其是近年来可采用更有效的体外起搏系统。遗憾的是，至今的所有资料均提示尽管有了新的技术，心跳停顿患者的预后仍很差，唯一例外的情况是由于气道阻塞所继发的心动过缓或心室停搏。此时如能及时用 Heimlich 手法驱除气道异物，或必要时予以气管插管抽吸气道中阻塞的分泌物，心搏骤停可望立即恢复。图 6-3-5 总结了缓慢性心律失常或心搏停搏的抢救方案。

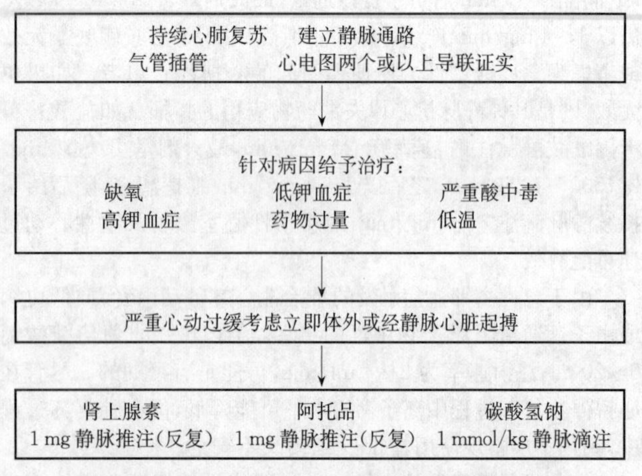

图 6-3-5 心室停搏 /严重心动过缓的处理步骤

(四) 心电和血流动力学稳定性的维持

一旦室性心动过速、心室颤动、心动过缓、心跳停顿或无脉性电活动患者获得成功的电复苏后，应注意维持稳定的电及血流动力学状态。为维持电稳定性通常采用持续静脉滴注有效的药物，如利多卡因，根据患者体重大小及临床因素给予 1～4 mg/min；或乙胺碘呋酮10 mg/(kg·d)；或普鲁卡因酰胺 2～4 mg/min；偶尔，也用普萘洛尔（心得安）或艾司洛尔持续静脉滴注。在心搏停止时应用儿茶酚胺不仅可以获得较好的电稳定性（如使细心室颤动转变为粗大的心室颤动，或在缓慢性心律失常时增加自发性收缩的频率），而且还有正性肌力作用和血管活性作用。

血管活性药物主要是儿茶酚胺类，首选药物是肾上腺素，可增加心肌收缩力，提高灌注压，可能使电机械分离转变为电机械偶联并提高除颤成功的机会。去甲肾上腺素尽管有正性肌力作用，但由于其减少肾、肠系膜血流的副作用而很少采用。如不希望有变时性作用，但仍需利用正性肌力作用时，可使用多巴胺或多巴酚丁胺，而非去甲肾上腺素。当需要控制心率以改善心排血量时，异丙肾上腺素可用于原发性或除颤后心动过缓的治疗。在给予儿茶酚胺后仍持久存在无脉性电活动的患者，可试用氯化钙 2～4 mg/kg，但疗效不肯定。在复苏过程中，α 肾上腺素能受体的刺激可能是非常重要的，肾上腺素及大剂量多巴胺可通过 α 肾上腺素能刺激作用引起外周血管的收缩而提高主动脉舒张压，增加脑及心肌的血流灌注，可提高复苏的效果。

五、心肺复苏后的处理

心搏骤停复苏后自主循环的恢复仅是复苏后治疗过程的开始。因为患者在经历全身性缺血性损伤后，将进入更加复杂的缺血再灌注损伤阶段。后者是复苏后院内死亡的主要原因，称为“心搏骤停后综合征”（post-cardiac arrest syndrome）。研究表明，早期干预这一独特的、复杂的病理生理状态可有效降低患者死亡率，进而改善患者预后。无论心搏骤停事件发生在院内或院外，经 CPR 后恢复自主循环的患者均应进入心脏监护病房（CCU）持续监护至少 48～72 h，随后的处理原则和措施包括维持有效的循环和呼吸功能，特别是脑灌注，预防再次心搏骤停，维持水、电解质和酸碱平衡，防治脑水肿、急性肾衰竭和继发感染等，其中的重点是脑复苏。

(一) 致心搏骤停原发疾病的治疗

所有经心肺复苏后的心搏骤停患者的基本治疗是相同的，但不同病因引起的心搏骤停有不同的预后和治疗方法，应进行全面的心血管系统及相关疾病的评估，仔细寻找引起心搏骤停的原因，并及时处理。

(二) 维持正常的血流动力学

心搏骤停后常出现血流动力学不稳定，导致低血压、低心排出量。其原因可能是容量不足、血管调节功能异常和心功能不全。对危重患者常需进行有创的血流动力学监测。

(三) 维持正常的呼吸功能

自主循环恢复后，部分患者仍可有不同程度的呼吸功能障碍，仍然需要机械通气和吸氧治疗。呼气末正压通气（PEEP）对呼吸功能不全合并左心衰竭的患者可能很有帮助，但需注意此时血流动力学是否稳定。临床上可根据动脉血气检查结果和(或)无创监测来调节吸氧浓度、PEEP 和每分通气量。以往复苏后曾采用过度通气的方法，不仅可用于纠正酸中毒，而且有助于减轻中枢神经系统的水肿，但近来有研究认为二氧化碳分压过低可能会加重脑缺血，因此在复苏后昏迷的患者建议维持正常通气。

(四) 防治脑缺氧和脑水肿

亦称脑复苏，是心肺复苏最后成功的关键。治疗包括预防低氧和低血压。在缺氧状态下，脑血流的自主调节功能丧失，其血流的维持主要依赖脑灌注压，任何导致颅内压升高或体循环平均动脉压降低的因素均可减低脑灌注压，从而进一步减少脑血流。对昏迷患者应维持正常的或轻微增高的平均动脉压，降低增高的颅内压，以保证良好的脑灌注，降低脑部的耗氧并增加供氧可提高复苏成功率。复苏后 24～72 h，神经系统症状无改善者预后不良，意识恢复的患者可能出现记忆缺失或精神症状。

主要措施包括：① 防治脑水肿：应用渗透性利尿剂配合降温处理，以减轻脑组织水肿和降低颅压，有助于大脑功能恢复；出现脑水肿时，可采用甲泼尼龙 60～100 mg 或地塞米松每 6 h 10～20 mg。动物研究中大剂量巴比妥类或利多氟嗪（lidoflazine）能减少心搏骤停后脑损伤，但在人类其作用非常有限。② 降温：低温治疗是保护神经系统和心脏功能的最重要治疗策略。复苏后昏迷患者应将体温降低至 32℃～34℃，并维持 12～24 h。③ 防治抽搐：通过应用冬眠药物控制缺氧性脑损害引起的四肢抽搐以及降温过程的寒战反应。④ 高压氧治疗：通过增加血氧含量及弥散，提高脑组织氧分压，改善脑缺氧，降低颅内压。⑤ 促进早期脑血流灌注：抗凝以疏通微循环，用钙通道阻滞剂解除脑血管痉挛。

（五）防治急性肾衰竭

肾脏发生长时间低灌注后易发生急性肾衰竭，原有基础肾脏病变的老年患者尤为多见。心肺复苏早期出现的肾衰竭多为急性肾缺血所致，其恢复时间较长。由于通常已使用大剂量脱水剂和利尿剂，临床可表现为尿量正常甚至增多，但血肌酐升高（非少尿型急性肾衰竭）。

防治急性肾衰竭时应注意维持有效的心脏和循环功能，避免使用对肾脏有损害的药物。若注射呋塞米后仍然无尿或少尿，则提示急性肾衰竭。此时应按急性肾衰竭处理，详见有关章节。

（六）其他

及时发现和纠正水、电解质紊乱和酸碱失衡，防治继发感染。对于肠鸣音消失和机械通气伴有意识障碍患者，应该留置胃管，并尽早应用胃肠道营养。

六、不同病因所致心搏骤停的处理及预后

不同病因引起的心搏骤停有不同的治疗方法和预后。常见情况包括：① 急性心肌梗死时的原发性心搏骤停。② 急性心肌梗死时的继发性心搏骤停。③ 与非心脏疾病相关的住院患者的心搏骤停。④ 院外心搏骤停存活者。

（一）急性心肌梗死时的原发性心搏骤停

在住院的急性心肌梗死患者中，预先没有血流动力学并发症的心室颤动（即原发性心室颤动）的发生率近来已比 CCU 应用前的 15%～20%有所降低。发生在有适当抢救设备（主要为除颤仪）的急诊室或 CCU 者经立即治疗而成功复律的机会较大，早期积极的抗心律失常药物治疗常有效，复苏成功后可维持静脉滴注利多卡因 2～4 mg/min，如果心律失常未再发生，24 h后可停用抗心律失常药。心肌梗死早期阶段发生的心室颤动并非长期抗心律失常治疗指征。急性心肌梗死时，对引起心搏骤停临床表现的快速性室性心动过速的治疗相同，其长期预后亦与心室颤动患者相同。急性下壁心肌梗死发生的缓慢性心律失常或心脏停搏，用阿托品或起搏治疗有效，大多预后良好，在存活者中因持续存在心动过缓而需要植入永久心脏起搏器者极为少见。与下壁心肌梗死相反，发生在大面积前壁心肌梗死的缓慢性心律失常（以及房室或室内传导阻滞）所致的心搏骤停者预后极差。

（二）急性心肌梗死时的继发性心搏骤停

指心搏骤停的发生与血流动力学或机械性功能障碍（如心脏破裂）有关或为其后果。这类患者的即刻死亡率高达 59%～89%，取决于血流动力学异常的严重程度和心肌梗死面积的大小，复苏措施效果差，即使获得成功，随后的处理也非常困难。当继发性心搏骤停的机制是由于室性心动过速或心室颤动所致时，可应用标准剂量的利多卡因，但在出现严重心力衰竭时需减量。如果复杂的心律失常持续存在或心搏骤停反复发作，需加用其他抗心律失常药物。治疗是否成功与能否预防心搏骤停的反复发作及血流动力学状态能否稳定密切相关。急性心肌梗死时的继发性心搏骤停中，缓慢性心律失常或心跳停顿或电机械分离的发生率较高，常有大面积的心肌梗死和严重的血流动力学异常及可能的酸中毒及低氧血症，即使给予积极的治疗其预后仍极差，且极少患者可成功复苏。心搏停止开始时即有循环衰竭的患者都属于高危者，有研究显示低血压的患者只有 2%的存活率。

（三）无心脏异常的住院患者的心搏骤停

这些患者分为两大类：① 有生命限制性疾病如恶性肿瘤、脓毒症、器官衰竭、终末期肺部疾病及严重的中枢神经系统疾病的患者。这类患者中由缓慢性心律失常导致心搏骤停的比例较高，经 CPR 后存活者的预后也差，复苏后处理包括针对基本的病因和诱发因素，如短暂缺氧、电解质紊乱及酸中毒，支持性的处理则是稳定血流动力学状态、呼吸及心电状态。② 存在可被纠正的急性中毒或致心律失常因素的患者。大多抗心律失常药物、许多被用于非心脏目的的药物以及电解质紊乱可诱发潜在的致命性心律失常和心搏骤停。奎尼丁及其他 I_a 类和Ⅲ类抗心律失常药物，有致心律失常作用，可产生尖端扭转型室性心动过速，I_a 类抗心律失常药物可产生非剂量依赖性的特异质反应，Ⅲ类抗心律失常药物的副作用则有剂量依赖性。I_c 类药物极少引起尖端扭转型室性心动过速，但在新发生的心肌梗死患者中，有引起心脏性猝死的危险，可能是药物与缺血或与其他因素相互作用的结果。其他类型的药物，如酚噻嗪、三环类抗抑郁药物、锂、特非那定、喷他脒（戊烷脒）、可卡因等都可能诱发致死性心律失常。低钾血症、低镁血症以及低钙血症是与心搏骤停密切相关的电解质紊乱，酸中毒和低氧血症可增强与电解质紊乱有关的心肌易激惹性。尽管心电图上 Q－T间期延长并不常见，但一旦出现可能预示着致心律失常的作用。尖端扭转型室性心动过速通常是不稳定的和自限性的，可自动终止、进展为持续性室性心动过速或恶化为心室颤动，其治疗包括起搏、异丙肾上腺素和停用诱发的药物。I_c 类药物可引起快速、正弦波样的室性心动过速，尤易在左心室功能差的患者中。在体内药物得到清除前，即使在有效复律后此类室性心动过速仍有反复发作的倾向；在某些患者中，这种致心律失常作用可用 β 受体阻滞剂控制。如诱发因素能被去除（如药物排泄）或被纠正（如电解质失衡、低体温），且患者的情况得以稳定者，则其复苏后的预后良好。

（四）院外心搏骤停存活者

最初治疗集中于稳定心电状态，支持血流动力学和提供支持性治疗以逆转由于心搏停止造成的器官损害。在复苏后的 48～72 h 内常见频发的复杂性室性心动过速，通常可用常规的治疗方法控制。心搏骤停复发的危险相对较低。在入院前成功复苏的患者，住院期间死亡率为 50%，只有 10%的院内死亡是由心律失常引起的，30%死于血流动力学不稳定，60%死于中枢神经系统受累。对那些在心搏骤停后住院的最初 48 h 内仍表现有电生理不稳定及反复发作心律失常的患者，可试用抗心律失常治疗以预防心搏骤停复发。可静脉给予乙胺碘呋酮，也可给予利多卡因或普鲁卡因酰胺。无论是原已存在的或新发生的房室或室内传导阻滞的患者，都具有很高的心搏骤停复发的危险性。临时起搏器仅能有效预防窦性或房室传导性心动过缓的复发。有创性的血流动力学监测方法可用于不稳定的患者，对稳定的住院患者不必常规使用。

院外心搏骤停经 CPR 后存活者达到电和血流动力学稳定并清醒者，通常在事件发生后需进行有关检查以寻找其病因及

心搏骤停的诱发因素，由急性心肌梗死触发的心搏骤停患者的检查与其他急性心肌梗死患者相似。与急性心肌梗死无关的院外心搏骤停存活者的检查通常包括冠状动脉造影和负荷试验评价冠状动脉病变，电生理检查评估致命性心律失常等措施判断长期治疗的预期效果。有关心搏骤停的检查和防治参见第六篇第二章。

参考文献

1. Caffrey S L, Willoughby P J, Pepe P E, et al. Public use of automated external defibrillators [J]. N Engl J Med, 2002, 347: 1242.
2. Hazinski M F, Lerner E B, Rea T D, et al. Part 5: adult basic life support: 2010 American Heart Association guidelines for cardiopulmonary resuscitation and emergency cardiovascular care [J]. Circulation, 2010, 122: S685 - S705.
3. Hazinski M F, Nolan J P, Billi J E, et al. Part 1: executive summary: 2010 international consensus on cardiopulmonary resuscitation and emergency cardiovascular care science with treatment recommendations [J]. Circulation, 2010, 122: S250 - S275.
4. Koster W, Morrison L J, Nolan J P, et al. Part 6: defibrillation: 2010 international consensus on cardiopulmonary resuscitation and emergency cardiovascular care science with treatment recommendations[J]. Circulation, 2010, 122: S325 - S337.
5. Morrison L J, Deakin C D, Morley P T, et al. Part 8: advanced life support: 2010 international consensus on cardiopulmonary resuscitation and emergency cardiovascular care science with treatment recommendations[J]. Circulation, 2010, 122: S345 - S421.
6. Travers A H, Rea T D, Bobrow B J, et al. Part 4: CPR overview: 2010 American Heart Association guidelines for cardiopulmonary resuscitation and emergency cardiovascular care[J]. Circulation, 2010, 122: S676 - S684.

第七篇

心力衰竭

刘铭雅　潘晔生

心力衰竭(hcart failure)是指任何原因造成的心肌损伤，致使心肌结构和功能发生改变，导致心室泵血功能降低，即使心脏在足够静脉回流条件下，心搏出量仍不足以满足机体代谢需要，或有赖于充盈压升高来补偿的病理状态。心力衰竭是一种综合因素引起的复杂的临床综合征，也是各种心脏病发展的最终结局。通常心力衰竭一旦发生就不会停止，随着时间的推移，患者可出现劳力性气急、气短、心慌、呼吸困难、水肿、浆膜腔积液等症状，同时伴随生活质量下降，健康状况恶化。患者逐渐丧失劳动力，反复住院，耗费高额的医疗费用，给家庭及社会都带来沉重的负担。在美国每年用于心力衰竭的治疗费用高达90亿美元，其中70%的花费用在住院治疗上，是所有恶性肿瘤治疗费用的2倍。我国的资料显示，心力衰竭的治疗费用每年也近万元，远高于其他慢性疾病的费用。

近十多年来随着心力衰竭治疗观念和技术的转变，心力衰竭的死亡率有所下降，但整体死亡率仍处于较高水平。目前日本的心力衰竭患者1年和3年死亡率分别为11.3%和29.2%，而美国的心力衰竭患者1年死亡率更高，并且70岁以上的患者1年死亡率又明显较70岁以下患者高，分别为22%和13.7%。欧洲的心力衰竭4年生存率仅为50%，而且有40%因心力衰竭入院的患者将可能在1年内再次入院治疗或者死亡，表明心力衰竭仍是严重影响公众健康的心血管疾病。

第一章　心力衰竭的流行病学

潘晔生

心力衰竭患病率随所在地区、人群年龄和疾病分布的不同而存在差异。据国外统计，以有症状的心力衰竭计算，人群中心力衰竭的患病率在1.3%～1.8%，65岁以上人群可达6%～10%。如按心脏超声检测心脏射血分数(EF)＜35%或40%计算，普通人群的患病率则在3%或以上。无症状性心力衰竭约占心力衰竭总数的一半或更多。2007年美国心脏学会报道，美国的心力衰竭患者人数已经超过500万，并且仍以55万/年的速度不断增加。而黑种人，尤其女性黑种人心力衰竭的患病率和病死率更高。美国的Framingham心力衰竭研究还显示心力衰竭的患病率随年龄的增加而增加，在50～59岁和80～89岁人群中，男性的患病率分别为0.8%和6.6%，女性分别为0.8%和7.9%。欧洲心脏病学会近年来通过对51个国家的统计发现，在约10亿的人群中，至少有1 500万例心力衰竭患者，另外，还有与之数量相当的无症状的心功能不全患者。在普通人群中，心力衰竭的总患病率为2%～3%，而在70～80岁的老年人群中，则高达10%～20%。另外，在老年患者中未见明显的性别差异，但在年轻患者中，男性的比例高于女性，这可能是由于年轻人群中男性的冠心病发病率较高的缘故。

随着冠心病和高血压发病率的上升、人口老龄化加速以及各种危险因素的增加，我国心力衰竭患者的数量也在增加。冠状动脉疾病所致缺血性心脏病已成为心力衰竭最常见的病因。我国约有1.6亿高血压患者，因此，高血压病也是心力衰竭的常见病因。2000年中国心血管健康多中心合作研究在我国10个省市进行抽样调查研究，共抽样调查35～74岁城乡居民15 518人，心力衰竭的总患病率为0.9%，其中男性为0.7%，女性为1.0%，该性别特征与日本相似，而与欧美不同，这种差异可能和我国风湿性瓣膜病心力衰竭发病率较高有关，而后者多见于女性。35～44岁、45～54岁、55～64岁、65～74岁年龄组的心力衰竭患病率分别为0.4%、1.0%、1.3%和1.3%，显示心力衰竭的患病率随年龄逐渐增高。心力衰竭的患病率在我国存在着明显的地域差别，北方地区心力衰竭患病率为1.4%，而南方地区为0.5%，北方明显高于南方。城乡之间心力衰竭的患病率也存在明显差别，城市人群心力衰竭患病率高于农村，分别为1.1%和0.8%，这种城乡比例和地区的分布，正是与冠心病和高血压的地区分布相一致。2004年上海对40岁以上社区人群心力衰竭患病率进行调查，结果显示心力衰竭的总患病率为0.73%，其中男性为0.57%，女性为0.87%，比全国的平均水平略低。

心力衰竭的流行病学资料一般来自人群调查和医疗中心

的诊疗纪录，由于缺乏统一的诊断方法以及研究人群的不同，各研究的数据之间存在差异，有时很难确定是否为人群之间真正的差异。如同期发表的 Minnesota 心力衰竭研究显示 35 岁以上人群，男女患病率分别为 1.2%和 1.1%，低于 Framingham 心力衰竭研究中的 1.6%，这种差异与研究人群的不同有关，因后者研究的是医疗中心的患者，故轻度和老年心力衰竭患者的就诊率低，所以并不是人群之间的真正差异。但是，无论国内还是国外资料都显示心力衰竭的患病率在逐年增加。1990～1993 年的 Minnesota 心力衰竭研究显示男性的患病率为 3.3%，女性为 2.1%，高于 1986 年的 1.2%和 1.1%。澳大利亚的 Kelly 比较了 1993 年和 1950 年的心力衰竭患病率，也发现在所有年龄段心力衰竭患者的比例均明显增加。国内虽然没有流行病学对比资料，但住院病例的队列研究也提示心力衰竭发病率在增加。心力衰竭发病率增加的可能原因包括：新的治疗技术使原先在急性期死亡率极高的心脏病患者（如急性心肌梗死）得以存活，转而成为心力衰竭的患者；人类寿命不断延长，心肌老化也成为心力衰竭的另一重要原因。此外，尽管一些重要心血管疾病如风湿性心脏病的发病率和病死率有所下降，但另一些疾病如高血压、冠心病和糖尿病等的发病率却逐年增加，成为心力衰竭的主要病因。

第二章 心力衰竭的病因和发病机制

潘晔生

第一节 心力衰竭的病因

一、概述

国外心力衰竭的主要病因是冠心病和高血压，我国近年来心力衰竭的病因也在逐渐改变。据我国部分地区 42 家医院对 1980 年、1990 年、2000 年心力衰竭住院病例共 10 714 例的回顾性调查，冠心病引起的心力衰竭由 1980 年的 36.8%上升至 2000 年的 45.6%，居各病因之首。高血压引起的心力衰竭由 8.0%上升至 12.9%，而风湿性心瓣膜病引起的心力衰竭则从 34.4%下降至 18.6%。上海市心力衰竭调查协作组对 1980 年、1990 年、2000 年 3 个年度的 2 178 例心力衰竭患者的病因调查也显示，冠心病引起的心力衰竭由 31.1%上升至 55.7%，风湿性瓣膜病引起的心力衰竭由 46.8%降至 8.9%，表明我国心力衰竭的病因谱已与国外相同。

二、心力衰竭的基本原因

引起心力衰竭的原因众多，概括起来由以下因素引起。

1. 心肌细胞减少或损害　主要见于心肌缺血或缺氧以及各种原因引起的心肌炎症或心肌纤维化。其他原因还包括心肌的代谢异常和中毒性改变等。冠心病是导致心肌缺血、缺氧性心力衰竭的主要病因，其中多数是由心肌梗死的存活病患进展而来，少数则由长期反复心肌缺血引起。引起心肌炎的原因众多，其中最重要的是病毒性心肌炎，其他原因引起的心肌炎临床较少见，如风湿热、白喉、自身免疫性疾病等。病毒性心肌炎不仅本身可引起心力衰竭，同时还与扩张性心肌病的发生有关，后者也是心肌纤维化引起心力衰竭的主要原因。心肌纤维化最常见的原因是扩张型心肌病，这是一组原因不明的原发性心肌疾病，表现为心肌进行性纤维化。此外，还有肥厚型心肌病、限制型心肌病及结缔组织病引起的心肌损害等疾病也可引起心肌细胞的减少和损害。心肌代谢异常亦分为先天性或继发性，前者多为遗传性疾病，如 Fabry 病、糖原贮积病、血色素沉着病等，后者多为后天获得性，如维生素 B_1 缺乏、糖尿病性心肌病、淀粉样变性等。而中毒性改变多是毒性物质的直接损害，如可卡因、柔红霉素和阿霉素、铅中毒等。

2. 压力负荷过重　又称后负荷过重，是指心脏在收缩时所承受的阻力增加。主要见于高血压，其他原因还有血液排出受阻，如流出道狭窄、主动脉瓣狭窄、主动脉缩窄、肺栓塞、肺动脉瓣狭窄等。

3. 容量负荷过重　又称前负荷过重，是指心脏在舒张时所承受的容量负荷过重。主要见于瓣膜关闭不全，引起瓣膜关闭不全的常见原因为风湿性心脏病、瓣膜退行性病变及先天性异常等。其他还有分流性先天性心脏病、主动脉窦瘤破裂等。

4. 高动力循环状态　见于甲状腺功能亢进症、严重慢性贫血、维生素 B_1 缺乏、动静脉瘘等。其特点为循环血量增加，心排血量增加，从而心脏前负荷增加。在有基础心脏病或疾病本身引起心脏损害时易发生心力衰竭。

5. 前负荷不足　主要见于二尖瓣狭窄、心脏压塞和限制型心肌病等。由于左心室不能有效充盈，心排血量下降，同时出现体和(或)肺循环淤血。

6. 舒张功能障碍　为具有心力衰竭的症状和体征而左心室收缩功能正常或略降低的临床综合征。占心力衰竭的 30%～50%，随年龄增加而增加。常见的疾病为高血压病、冠心病、糖尿病、肥厚型心肌病、心肌淀粉样变性等，老龄所带来的心血管的生理变化也是其中一个重要的独立因素。很多舒张性心力衰竭可与收缩性心力衰竭合并存在。

7. 心律失常　严重持续的缓慢或快速心律失常均可引起心力衰竭。

三、心力衰竭的相关疾病

1. 冠心病与心力衰竭　长期以来，在欧美国家冠心病都占据心脏疾病的首要位置，同时也是心力衰竭最主要的病因，在所有病因中占60%～75%。日本的一项研究，对8个城市的15所医院共3 169名心力衰竭患者进行了调查，发现冠心病在心力衰竭病因中占首要地位(33.5%)，其次是瓣膜病(23.1%)，随后分别是心肌病(20.8%)和高血压(11.5%)。鉴于冠心病导致的心力衰竭死亡率明显高于其他病因，因此欧美国家的心力衰竭死亡率要高于日本。Framingham研究显示冠心病使心力衰竭的危险性增加了4倍，尤其是心肌梗死患者，其中的20%在5～6年内将进展为心力衰竭。高血压、糖尿病和左心室肥厚分别使心力衰竭的危险性增加3倍、8倍和13倍，当这些危险因素同时存在时，发生心力衰竭的危险性会进一步增加。中华医学会心血管病学分会对我国部分地区42家医院的住院病历进行回顾性分析(1980～2000年)，结果显示，心力衰竭的病因依次为冠心病、风湿性心瓣膜病以及高血压。而且，从1980年到2000年间，冠心病从36.8%增至45.6%，高血压从8.0%升至12.9%，风湿性心脏病则由34.4%降至18.6%。

冠心病引起心力衰竭的主要原因是心肌缺血引起的心肌坏死、纤维化及继而发生的心室重构，表现为心室腔扩大，室壁肥厚和心室腔横径增加呈球形。心室重构是心力衰竭不断进展的主要病理生理基础，其发生与心肌细胞肥大、凋亡，成纤维细胞增生，细胞外基质量和组成变化，以及神经体液激活等有关。此外，缺血引起的二尖瓣关闭不全、心律失常(主要是心房颤动)也可引起或加重心力衰竭。

2. 高血压与心力衰竭　高血压是导致心力衰竭的常见病因之一。我国上海地区心力衰竭的调查发现高血压导致心力衰竭占所有心力衰竭的36%。血压越高，发生心力衰竭的危险性也越大，伴有左心室肥厚者发生心力衰竭的危险性更高。有统计研究显示，高血压患者发生心力衰竭的概率是血压正常者的10～15倍。美国1972年Framingham研究发现有75%的高血压患者可导致心力衰竭，而1996年的Framingham研究报告仅有15.7%的高血压患者在随访期间出现心力衰竭。1991年的文献荟萃报道仅3.9%的心力衰竭是高血压引起的，在非缺血性心脏病病因中所占比例略高，为10.3%。西方国家高血压引起的心力衰竭数量的下降与高血压有效控制有关。我国为高血压高发区，世界范围内成人中高血压的发病率为5.8%，而据我国国务院新闻办公室2004年“中国居民营养与健康状况调查报告”资料，我国成人高血压患病率为18.8%，估计全国现患病人数为1.6亿，比1991年增加7 000多万，但我国高血压的治疗和控制情况远不如欧美国家，而高血压患者一旦发生心力衰竭则预后不良，5年存活率男性为24%，女性为31%。

高血压引起心力衰竭的主要原因是左心室肥厚和(或)扩张以及由此引起的心律失常。根据超声心动图研究资料，高血压患者出现左心室肥厚的概率在30岁仅为5%，而大于70岁者则可达50%，轻中度高血压者，发生左心室肥厚的比例为15%～20%，而随着血压显著增高左心室肥厚的比例会同步增加。24 h动态血压的增高与左心室肥厚的相关性更加密切。体重、收缩压增高以及遗传因素都是决定左心室重量、室壁厚度及心腔大小的重要因素。高血压引起左心室后负荷增加可引起两种结果，一种是向心性肥厚，另一种为离心性肥厚。向心性肥厚的特点是相对室壁厚度及重量指数均增加。左心室重量正常时室壁厚度与内径比例增加也视为向心性肥厚。离心性肥厚的特点是相对室壁厚度正常而重量指数增加。左心室形态学的这些变化与不同血流动力学特点有关，向心性形态改变时外周阻力增加而离心性肥厚时心脏指数增加。

左心室肥厚与心力衰竭，尤其舒张功能障碍关系密切。左心室肥厚时心肌细胞肥大伴间质纤维化，导致左心室舒张期主动松弛受损和心肌僵硬度增加，使得舒张期心室充盈受损，左心室舒张末压增高，心搏量减少，从而发生心力衰竭。舒张性心力衰竭可与收缩功能障碍同时出现，也可单独存在。一般高血压患者舒张功能减退发生在收缩功能减退前。一些研究证实，高血压患者左心室肥厚之前就已经发生舒张功能减退。

长期高血压，心脏压力负荷过度，导致心肌肥大、胶原含量增加，当胶原由正常含量(左心室为3%～5%)增加至8%～10%时，首先使心肌的僵硬度增加，影响心肌的舒张功能。当胶原增至20%时，因心肌细胞被胶原紧紧地封闭起来，致使心肌细胞收缩力受到影响，加之心肌细胞因缺血、缺氧逐渐死亡或数量减少，结果导致收缩功能减弱。心肌收缩力下降，使心室舒张末期容量增大，心室充盈压及心房压力升高，肺静脉回流受阻，心室腔扩张。此外，长期高血压引起左心室肥厚常导致冠状动脉储备下降，血管重塑，内皮损伤，从而促使粥样斑块形成，产生心肌缺血，更降低了心肌收缩力，进一步加重心力衰竭。高血压患者血压急剧升高还可引起高血压危象，并时常诱发急性左心衰竭或急性肺水肿。

3. 瓣膜病与心力衰竭　各种瓣膜病发展至一定阶段都可引起心力衰竭。瓣膜病常见的病因为风湿性、退行性、先天性等。二尖瓣狭窄主要由风湿性引起，急性二尖瓣关闭不全常由感染、急性心肌缺血及自发性腱索断裂引起，而慢性二尖瓣关闭不全的常见病因为退行性变、慢性心肌缺血、心肌病和二尖瓣脱垂，单纯风湿性引起的不到10%。主动脉瓣狭窄以退行性、先天性和风湿性多见，而主动脉瓣关闭不全的常见病因为风湿性、感染性以及由于主动脉硬化、扩张所导致。三尖瓣狭窄很少见，其最常见的病因为风湿热，且常与二尖瓣狭窄合并存在。三尖瓣关闭不全很常见，为各种原因造成的右心衰竭及(或)右心室扩大引起。肺动脉瓣狭窄几乎均为先天性，而肺动脉瓣关闭不全多为获得性，任何原因引起的肺动脉高压均可引起。

二尖瓣狭窄引起心力衰竭的主要原因为前负荷不足引起的心排血量下降和左心房压力增高引起的肺静脉淤血，晚期可引起肺动脉高压，继而出现右心衰竭的表现。二尖瓣狭窄患者从风湿热发作到出现症状的平均时间为10～20年。一旦出现劳力性气急的表现，其瓣口面积已减少至原来的一半至三分之一。从出现症状到丧失劳动力的时间需10年左右。症状明显、未接受正规治疗者10年生存率小于40%，20年生存率不到10%；心功能NYHA Ⅳ级、不接受有效治疗者，5年生存率小于10%。心功能NYHA Ⅱ级者，二尖瓣狭窄分离术治疗可明显改善患者的症状及心功能，10年死亡率小于5%。对适合球囊成形术者，其远期疗效与二尖瓣狭窄分离术相当。心功能NYHA Ⅲ或Ⅳ级者，瓣膜置换术后的10年生存率高于60%。

主动脉瓣狭窄可造成心脏后负荷增加、左心室肥厚，引起心排血量下降、舒张功能障碍，晚期将导致左心室扩大，引起以收缩功能异常为主的心力衰竭。主动脉瓣狭窄为进行性发展的疾病，其无症状期平均为2年，患者一旦出现严重的症状，死亡率将迅速增加，出现心绞痛、晕厥、心力衰竭者将有50%分别于5年、3年、2年内死亡。10年总死亡率高达80%～90%，甚至高于癌症。外科治疗可显著改善症状和预后，即使是80岁的高龄患者，瓣膜置换后的10年平均生存率也可高达60%以上。

瓣膜关闭不全引起的心力衰竭主要特征是前负荷过重，同样可引起心脏扩大和心力衰竭。

二尖瓣关闭不全非外科治疗者的10年生存率为27%～60%，预后不良的指标包括：① 症状严重(心功能NYHA Ⅲ到Ⅳ级)。② 肺动脉高压。③ 左心室舒张末容积或动静脉血氧含量差明显增加。④ 射血分数下降。外科手术，尤其是早期手术可改善预后，对左心室收缩功能受损者效果更好。对瓣膜修补者，其10年生存率与期望的生存率无显著差别。瓣膜置换者的10年生存率则低于期望的生存率，为52%，但高于药物治疗。

轻度主动脉瓣关闭不全若不进展，其生存率与期望的生存率相近，除非并发感染性心内膜炎或关闭不全进行性加重。若病变进展，其10年的死亡率为15%左右。严重主动脉瓣关闭不全可有很长的无症状期，然而，一旦出现症状，病情可迅速恶化，10年的平均死亡率为50%，伴心力衰竭者3年的死亡率高达70%。手术可显著改善预后，即使伴有严重的左心室功能损害，术后的10年生存率也高达71%。

三尖瓣及肺动脉瓣疾病很少作为单独的疾病进行外科手术，其病变多与其他瓣膜病变或心脏病变合并存在，可根据其对右心室功能及肺动脉压力的影响决定手术的方式，或修补或置换瓣膜或行瓣膜分离术等。而单纯肺动脉瓣狭窄，若压差大于40 mmHg者可考虑治疗，球囊扩张是治疗的首选。

4. 心肌病与心力衰竭　扩张型心肌病是继缺血性心脏病引起心力衰竭的另一常见原因。约30%的扩张型心肌病有遗传背景，而肠道病毒感染被认为是扩张型心肌病的重要原因。扩张型心肌病的主要病理改变是弥漫性的心肌纤维化，故临床主要引起收缩功能异常。随着检查手段的不断改进和对此类疾病的认识逐渐增加，扩张型心肌病的表现可以从无症状的EF降低而心腔大小正常到明显的心腔扩大和EF下降。

肥厚型心肌病主要表现为心脏舒张减退，由于心肌细胞肥大，排列紊乱，心肌纤维化以及心肌缺血，心肌僵硬度增加，导致心室舒张末压力增高，充盈减少，从而引起肺淤血和心排血量下降。若同时伴有左心室流出道梗阻，还可增加心脏后负荷，加速心力衰竭的发生。部分肥厚型心肌病患者，在疾病晚期还可表现为心腔扩大，收缩功能下降，表现为收缩功能异常的心力衰竭。肥厚型心肌病心力衰竭的发生率不甚清楚，有些患者可长时间没有心力衰竭的表现，而有些患者心肌肥厚并不十分严重却出现明显的心力衰竭表现，这可能与某些特殊的基因异常有关。

限制性心肌病十分少见，临床症状早期类似舒张性心力衰竭，随病变进展可出现以右心衰竭为主的临床表现，有时难与缩窄性心包炎鉴别。

5. 糖尿病与心力衰竭　糖尿病目前正成为一种流行病，世界各地的发病率都在快速增加。我国1979年糖尿病的患病率仅为0.67%，至1995～1997年11省市抽样调查资料显示糖尿病的患病率为3.21%，而最新的流行病学资料显示我国糖尿病的患病率已高达6.7%，取代印度成为世界糖尿病第一大国。

Framingham研究表明，与非糖尿病者相比，男性糖尿病患者心力衰竭的危险增加了4倍，女性增加了8倍。世界卫生组织(WHO)公布了对美国5 029例30～62岁糖尿病及非糖尿病患者20年的随访资料也表明，糖尿病患者心力衰竭的发生率较非糖尿病者明显增高，男性为17.4‰比8.5‰，女性为17.0‰比3.6‰。有研究发现，HbA1c每升高1%，发生心力衰竭的危险性增加15%。糖尿病是心力衰竭的独立危险因素，据美国的资料，心力衰竭患者中约1/3有糖尿病。众多有关心力衰竭的临床研究中，如CONSENSUS、ELITE Ⅱ、SOLVD、ValHeFT、MERIT - HF、RESOLVD等研究中心力衰竭患者患糖尿病的比例为22%～35%。国内一项老年人的回顾性调查显示，心力衰竭中糖尿病占14.8%。

糖尿病从多个方面影响心脏功能，首先血糖代谢紊乱引起并加速冠心病的发生，冠心病患者中一半以上合并有糖尿病，而糖尿病患者中至少也有50%已患冠心病，这无疑增加了心力衰竭的发生。此外糖尿病心肌病、胰岛素抵抗、自主神经病变、能量代谢异常等因素也可引起或加重心力衰竭。

冠心病合并糖尿病的心力衰竭患者的临床预后较差。SOLVD和RESOLVD研究均发现糖尿病是心力衰竭患者死亡的独立预测因子。

6. 心律失常与心力衰竭　严重的心动过缓或心动过速都可以引起心肌病从而导致心力衰竭发生。

病程较长的严重的病态窦房结综合征、房室传导阻滞、缓慢的心房颤动或扑动都可引起心力衰竭，此时心率多在40次/min以下。心动过缓引起心力衰竭的原因主要与容量负荷过重、房室活动及心室间活动不同步、心室激动顺序异常、心室收缩的不规律性以及严重心动过缓引起的心肌缺血有关。在上述因素的共同参与下，神经体液系统激活，导致心室重构，出现心脏功能及结构的异常。临床上所见到的心动过缓引起的心力衰竭常可见到室壁增厚、心腔扩大，收缩功能减退等表现。及时地纠正心动过缓，可使心力衰竭症状明显改善或消失，心室重构逆转。

几乎各种类型的心动过速，只要持续一定的时间，都可以引起心力衰竭。包括不适当的窦性心动过速、房性心动过速、室上性心动过速、心房颤动及扑动、持续的或反复发作的室性心动过速，持续的频发的室性期前收缩等。心动过速时舒张期缩短，心室充盈不足，引起心排血量下降，左心房压力及左心室舒张末压力增高，左心室心腔扩大，继而发生射血分数下降。其可能的机制包括心肌做功增加能耗增大、心肌细胞及间质重构引起的兴奋-收缩耦联异常、心肌缺血、钙离子转运异常及氧化应激等。其临床表现与扩张型心肌病类似，但在纠正了心动过速后，症状可迅速改善，异常的心脏变化也可在数周至数月的时间内恢复。

心房颤动与心力衰竭的关系颇为复杂。一方面心房颤动可引起心力衰竭，另一方面心力衰竭患者也易发生心房颤动。随着心力衰竭的加重，心房颤动的发生率显著增加，NYHA心功能分级在Ⅰ～Ⅱ级时，心房颤动的发生率约在10%，而心功能在Ⅳ级时，可高达50%。心房颤动的发生导致心力衰竭恶化，死亡率增加。

7. 衰老与心力衰竭　据统计，50～59岁心力衰竭的患病率为1%，而≥80岁者则高达10%。在50～89岁的人群中，年龄每增加 10 岁，心力衰竭的患病率升高 1 倍。老年患者已占心力衰竭总数的 75%，心力衰竭在很大程度上可以说是老年病。而心力衰竭又是造成老年人死亡的常见原因，其猝死发生率 5 倍于普通人群。

老年人血管及心脏功能均减退。由于心脏增龄性变化，老年人冠状动脉储备能力、心排血量明显减低及呼吸功能减退，较易发生低氧血症及(或)在轻度负荷增加的基础上出现心肌缺血。此外，老年人常可见增龄性心肌肥大及间质纤维化，从而导致心室顺应性降低、心室充盈障碍。同时在老年人中可见高血压、冠心病、心律失常及瓣膜退行性变等多种疾病共同存在，也使心力衰竭发生的危险性增加。老年人发生心力衰竭的原因复杂，既可以没有明显的心脏结构异常，也可以合并于冠心病、瓣膜病等。老年人的心力衰竭更易诱发，对非老年人无关紧要的负荷，如快速输入几十毫升液体，普通的肺炎或心律失常，就可能使老年人诱发心力衰竭。引起老年人心力衰竭的常见诱因有感染(尤其是呼吸道感染)、心肌缺血和心律失常(尤其是快速心律失常)。老年人心力衰竭中很大比例为左心室收缩功能正常型心力衰竭，在 70 岁以上老年心力衰竭患者中可达 50%以上。

8. 饮酒与心力衰竭　长期过量饮酒可引起酒精性心肌病，导致心力衰竭。WHO 对长期过量饮酒的定义为女性>40 g 酒精/d，男性>80 g 酒精/d，饮酒 5 年以上。

长期过多饮酒可致心肌损害，但酒精是致病因素或仅是条件致病因素尚不明确，且饮酒与心肌病的发生存在个体差异。酒精可直接作用于心脏，引起心肌细胞坏死、间质纤维化，还可干扰线粒体的呼吸，影响心肌细胞膜对离子的通透性，抑制钙离子的结合转运及与肌原纤维之间的作用，从而干扰兴奋-收缩耦联，可使三羧酸循环中某些酶如谷草转氨酶、苹果酸脱氢酶、异枸橼酸脱氢酶、乳酸脱氢酶及醛缩酶从心肌细胞中逸出，不能有效利用脂肪产生能量，干扰心肌细胞的脂肪代谢，使三酰甘油在心肌细胞堆积，造成心肌不可逆损伤，使心肌细胞兴奋性增高易致心律失常。脂肪转运异常和肌原纤维的腺苷三磷酸酶活性改变，对心肌本身具有直接抑制作用。乙醛可促进儿茶酚胺的释放使交感神经兴奋，刺激大冠状动脉上的 α 肾上腺素能受体，引起冠脉痉挛，造成心肌缺血。长期饮酒还可致营养障碍，B 族维生素及叶酸不足造成硫胺素的缺乏，加重心肌病的发生。

酒精性心肌病的病理改变有心脏普遍增大，重量增加，各心室明显扩大，以左心室为主，酷似扩张型心肌病改变。主要的病理改变是心肌纤维内有中性脂肪集聚和线粒体有不同程度的损害，最终可引起心肌细胞变性、坏死、纤维化及被瘢痕组织所代替。心瓣膜多无改变，但心内膜可有灶性弹力纤维增生。心肌活检心肌细胞中 CK、LDH、α-HBDH 等酶活性增高，与酒精代谢有关的 Catalase 活性亦增加。

9. 肥胖与心力衰竭　按照 WHO 标准，成人体重指数(BMI)≥25 kg/m² 为超重，BMI≥30 kg/m² 为肥胖。

1980～2002 年美国 20 岁以上成人超重和肥胖发病率翻了 2 倍。据 2003～2004 年调查报告，美国成人超重和肥胖发病率为 66.39%，肥胖率为 32.2%。近 30 年我国随着经济发展，膳食方式改变，肥胖人群明显增加。1992 年全国营养调查时，20～74 岁超重者为 14%，而肥胖患病率不足 3%。2002 年针对全国 31 个省、自治区、直辖市的调查报告显示，我国 18 岁以上成人的超重和肥胖率分别为 22.8%和 7.1%，近 10 年这一数值必然会进一步升高，且城市居民的肥胖率明显高于农村。此外，我国儿童、青少年肥胖现象也已十分突出，2000 年我国国民体质监测资料表明，城市 7～18 岁青少年中的肥胖患病率，男性高达 10%，女性高达 5%，分别是 1995 年的 1.7 倍和 1.6 倍。

肥胖者心力衰竭危险增高。美国国立心肺血液研究所的一项连续观察 15 年的研究表明，社区内 11%的男性、14%的女性的心力衰竭是由单纯性肥胖引起，随体重的增加发生心力衰竭的危险逐渐增高，超重者增加 34%，肥胖者增加 104%。标化已知危险因子后显示 BMI 每增加 1，男性心力衰竭危险增加 5%，女性增加 7%。BMI≥30 kg/m² 者，女性心力衰竭的危险性增加了 2.12 倍，男性增加了 1.9 倍，超重者的危险介于两者之间。BMI 对心力衰竭的影响独立于年龄、性别、吸烟、饮酒、瓣膜疾病、高血压及糖尿病，表明肥胖是心力衰竭的独立的危险因素。美国第一次健康与营养调查结果还显示，超重者摄盐过多容易发生心力衰竭，摄盐>113 mmol/d 比<50 mmol/d 者，心力衰竭的发生增加了 49%，每增加 100 mmol/d，心力衰竭的危险性增加 1.26 倍。

肥胖者容易发生左心室肥厚，这种左心室肥厚多为偏心性，且独立于高血压发生，继而可有左心室充盈压升高，左心房扩大，左心室舒张末容积、每搏量增加，血容量、心排血量明显增加，以及肌纤维最大缩短速度、心搏指数与左心室舒张末压比值降低。肥胖越明显，左心室功能受损越显著。此外，肥胖者多存在睡眠呼吸暂停综合征，导致高血压、肺动脉高压、低氧血症、二氧化碳潴留、心脏缺氧及心律失常。心肺功能负担过重(血容量增加、低氧、低通气、肺动脉高压等)引起交感神经活性增加。

肥胖者容易发生心力衰竭的原因除与肥胖本身有关外，还与肥胖者容易发生冠心病、糖尿病及高血压有关。

10. 维生素 B_1 缺乏与心力衰竭　维生素 B_1(硫胺素)缺乏症又称脚气病，是因食物中维生素 B_1 摄入不足引起的全身性疾病，临床上以神经系统受损为主的称为干性脚气病；以水肿和心脏受损为主的称为湿性脚气病，即脚气病性心肌病。心肌组织中葡萄糖和丙酮酸代谢必须要有足够的维生素 B_1 参加，维生素 B_1 缺乏时，会使丙酮酸难以进入三羧酸循环而氧化，多量的丙酮酸、乳酸滞留在血液中，导致周围小动脉扩张，外周阻力下降，静脉回流量增加，造成心排血量和心脏工作量都增加。同时，乳酸盐和丙酮酸盐使心肌对氧的利用率降低，易使心脏功能趋于衰竭。外周阻力的下降和心脏做功的增强，使脚气病性心脏病表现为高动力性心力衰竭。临床上可见患者两侧心室均扩大，尤以右心室的扩大突出，除一般的心力衰竭表现外，由于舒张压的降低，可出现枪击音、水冲脉及毛细血管搏动征。偶尔，也可见到低排量性心力衰竭，这多在疾病的晚期。

11. 贫血与心力衰竭　慢性严重贫血本身就可以引起心力衰竭。董承朗于 1937 年首先报道严重贫血可引起心力衰竭。当血红蛋白(Hb)小于 70 g/L，就会造成心脏代偿性收缩增强，心率加快，同时外周小动脉扩张，外周阻力下降，而形成高动力循环状态，导致心脏负荷增加。当血红蛋白进一步下降(尤其小于 30 g/L 时)，还会出现心肌缺氧，心肌变性，引起心肌收缩力下降，心脏扩张，出现高动力性心力衰竭的表现。在有诱因存在的情况下，如发热、感染、妊娠、体力活动增加，即使贫血不十分严重，也会发生心力衰竭。

而心力衰竭患者中也有较高的贫血的发生率。贫血的发生直接影响心力衰竭的预后，是心力衰竭死亡的独立预测因素。进入RENAISSANCE研究的912例心力衰竭的病例中，12%的患者符合贫血的诊断(Hb≤120 g/L)，Hb越低，心脏重量指数越大、心力衰竭越严重、死亡率也越高。Cox相关回归分析显示，Hb每升高10 g/L，死亡率的危险性下降15.8%，因心力衰竭死亡或住院的危险性下降14.2%。随着心力衰竭的加重，贫血的发生率逐渐增加，在NYHA Ⅱ级以下，贫血的发生率大致在20%～30%，而在NYHA Ⅲ级以上，可达50%左右。在发生贫血的心力衰竭患者中，还常常伴有营养不良、甲状腺功能低下和肾功能异常，这些因素加重了心力衰竭，并对心力衰竭的死亡率产生不利影响。心力衰竭中贫血原因不甚明了，表现为缺铁性贫血者仅为少数，更多患者的贫血原因是多种因素共同作用的结果，如叶酸缺乏、营养不良、促红细胞生成素减少及细胞因子(如TNF-α)和免疫反应对骨髓的抑制等因素的作用。治疗这种贫血，促红细胞生成素是一种有效的药物，随着贫血的改善，心力衰竭的症状可以减轻。

12. 肾脏疾病与心力衰竭　急性肾脏疾病引起的急性肾功能衰竭常伴发急性心力衰竭，而慢性肾功能不全常引起左心室功能障碍，继而出现心力衰竭。在慢性肾功能不全患者中，心力衰竭的发生率可达50%以上。引起心力衰竭的原因与容量负荷过重、合并高血压导致的后负荷过重以及肾功能不全引起的体内环境失衡和毒物的积蓄造成的负性肌力作用等有关。而在心力衰竭时，又有将近1/3的患者会发生肾功能不全，即心肾综合征(cardiorenal syndrome)，这是心力衰竭逐渐加重引起的进行性肾功能损害，是心力衰竭发展到终末期的一种表现。当心力衰竭患者出现肾功能损害时，患者的死亡率明显增加。

13. 内分泌异常与心力衰竭　很多内分泌激素的改变会引起心力衰竭。其中以甲状腺功能异常引起的心力衰竭最为常见。

心脏是甲状腺素作用的主要靶器官。甲状腺素分泌过多，可引起心率加快，心肌收缩力加强，心肌耗氧量增多，心排血量增加，外周阻力下降，结果造成循环血量增多，导致心脏负荷加重；同时甲状腺素也可直接作用于心肌的甲状腺素受体，介导多种病理性细胞因子，促进心肌细胞蛋白质的合成和心肌细胞生长引起心脏肥大；甲状腺素可直接刺激心脏的腺苷酸环化酶，影响心肌细胞离子通道导致心律失常。过量的甲状腺素刺激，还使交感肾上腺素能系统(SNS系统)过度激活，引起或加重心室重构，导致心力衰竭发生。

13.4%～21.8%的甲状腺功能亢进患者可表现为甲状腺功能亢进性心脏病。引起心力衰竭者多见于病程较久且病情较重的患者，因处于高动力循环状态，心脏容量负荷加重，肺动脉及右心室的收缩压及平均压均明显增高，易出现右心衰竭。与低排出量性心力衰竭不同，洋地黄和利尿剂对此类患者疗效不佳。甲状腺功能亢进被控制后部分患者的心脏异常可恢复正常。少数病情严重者可因心肌灶性坏死、心肌纤维变性，发展为继发性心肌病，造成不可逆的心脏扩大。

甲状腺功能减退症在老年人中较常见，发病率为2%～7%，亚临床甲状腺功能减退症的发病率估计为4%～14%。甲状腺功能减退症时血清T_4浓度下降，心肌细胞间质黏蛋白沉积及心肌环化酶减少，使心肌细胞黏液性水肿，肌原纤维变性坏死，导致心肌代谢减低，心脏收缩力减弱和排出量降低，可引起心脏扩大和心肌假性肥大。心脏扩大以左心室为明显，也可右心室扩大或双室扩大，严重者可发生心力衰竭和肺水肿。一旦发生心力衰竭，由于心肌和心肌纤维延长，对洋地黄疗效不佳，易发生中毒。此点可与其他疾病引起心脏增大相鉴别。甲状腺功能减退症因为常伴有严重的脂质代谢紊乱，动脉粥样硬化的危险性也增高，合并冠心病也使心力衰竭易于发生。

近来还观察到，在心力衰竭患者中，不少存在甲状腺激素水平降低，考虑心力衰竭患者可能长期缺氧，使糖皮质激素、儿茶酚胺等分泌增加，抑制T_3的生成或加速T_3的降解而导致游离T_3水平下降，这也许与心力衰竭患者的机体代偿机制有关。心力衰竭患者出现甲状腺激素水平降低常常提示预后不良。但补充甲状腺激素是否可改善心力衰竭的预后，还存在争议。

其他可以引起心力衰竭的内分泌疾病还有甲状旁腺功能亢进性心脏病、肢端肥大症、库欣综合征等。这些疾病通常存在相关的特殊表现，心力衰竭只是其临床表现中的一部分。

14. 结缔组织病与心力衰竭　几乎所有的结缔组织病都会累及心脏，但发生心力衰竭的并不多见。主要是心脏的异常常被原发病的主要症状掩盖。临床可以见到类风湿关节炎、硬皮病发生心力衰竭的报道。

15. 高原与心力衰竭　见第二十篇高原心脏病。

16. 睡眠呼吸障碍与心力衰竭　睡眠呼吸障碍包括睡眠呼吸暂停综合征、低通气综合征、慢性阻塞性肺疾病和神经肌肉疾患引起的睡眠呼吸障碍等。睡眠呼吸暂停综合征又分阻塞性、中枢性及混合性3型。阻塞性睡眠呼吸暂停为口、鼻气流消失，胸腹式呼吸仍存在，持续时间≥10 s。中枢性睡眠呼吸暂停为口、鼻气流及胸腹式呼吸均停止，持续时间≥10 s。混合性睡眠呼吸暂停开始为中枢性呼吸暂停，继之为阻塞性呼吸暂停。陈-施呼吸(Cheyne-Stokes respiration)属中枢性呼吸睡眠障碍的一种表现形式，表现为一种反复出现的渐强-渐弱的潮式呼吸模式，其间发生一系列的中枢性呼吸暂停或低通气与高通气的变化。

睡眠呼吸障碍可以引起心力衰竭，而心力衰竭患者中也常见睡眠呼吸障碍。

阻塞性睡眠呼吸暂停，因为上呼吸道阻塞呼吸困难，只能费力的呼吸以对抗气道阻塞，结果引起心腔内压力增加，使心室壁张力增加，左心室壁厚度增加，导致心脏需氧增加，同时呼吸困难引起窒息而供氧降低，心肌缺氧。长期室壁张力的增加也会导致心脏肥厚，最终引起心力衰竭。此外，费力呼吸和窒息反复发作，导致睡眠觉醒，睡眠觉醒引起中枢神经系统活动的增加，引起心率和血压的即刻增加，又进一步增加室壁的张力，形成恶性循环，长期作用引起高血压、心脏肥厚、心脏缺血，最终产生心力衰竭。

同时，心力衰竭患者中呼吸睡眠障碍也很常见。国外资料显示，其发生率达70%左右，而普通人群仅4.3%～6.7%。国内一项观察报道其发生率为62.16%，与国外报道相似。心力衰竭的呼吸睡眠障碍中可见阻塞性睡眠呼吸暂停(obstructive sleep apnea, OSA)、中枢性睡眠呼吸暂停(central sleep apnea,

CSA)，或两者共同存在3种情况，约各占1/3。CSA中很多表现为陈-施呼吸，而出现陈-施呼吸预示着死亡的危险增高。有呼吸睡眠障碍者，EF降低及心脏扩大更明显，临床症状也相对较明显。随着心力衰竭程度的加重，呼吸睡眠障碍的发生率有增加的趋势。已有研究表明，呼吸睡眠障碍通过激活某些细胞因子，如肿瘤坏死因子、白介素-6等，参与了心室重构，是心力衰竭进展的重要因素之一。

四、心力衰竭的诱发因素

一般在出现了呼吸困难、乏力和体液潴留等临床表现时才认为发生了心力衰竭。但事实上心力衰竭是一个连续的过程，在出现心力衰竭的表现之前，已存在发生心力衰竭的基础。美国心力衰竭指南中将心力衰竭分为A、B、C、D四个阶段(详见后述"心力衰竭的分期"段)。A、B阶段为隐性的心力衰竭，C、D阶段为显性的心力衰竭。由隐性的心力衰竭转变为显性的心力衰竭实际上是心力衰竭代偿的过程，当代偿机制不能代偿之时显性心力衰竭则必然发生。在这个过程中有很多因素可以加速机体失代偿的过程，使心力衰竭突然发生，这些因素即被认为是心力衰竭的诱发因素。已处于心力衰竭阶段的患者，经过治疗病情稳定，在这些因素作用下也会出现病情加重。然而，也有很多患者并没有明显的诱发因素而突发心力衰竭或出现原有的心力衰竭症状的加重。有研究资料显示，有诱发因素而发生心力衰竭的患者的预后要好于无诱发因素者。临床常见的诱发因素有以下情况。

1. 感染　感染是心力衰竭最常见的诱因，在有诱因的心力衰竭发作中，一半以上是由感染引起，而其中绝大多数是呼吸道感染。因为感染常伴发热，发热时交感神经兴奋，外周血管收缩，心脏负荷增加；感染可引起心率加快，心肌耗氧增加，心脏舒张充盈时间缩短，心肌血供减少，从而加重心肌氧的供需矛盾；感染时病原微生物所释放的毒素可直接损害心肌，抑制心肌收缩力；呼吸道感染可直接引起气管及支气管收缩和痉挛，影响气管的通气和气体交换，导致心肌供氧减少，肺血管收缩，重右心负荷。

2. 心律失常　心律失常既是心力衰竭的致病因素也是心力衰竭的常见诱发因素。与心律失常引起心力衰竭的患者不同，心律失常诱发心力衰竭的患者通常已存在器质性心脏病表现，在此基础上再发生心律失常，往往心律失常并不十分严重，但却足以引起患者的心力衰竭再次发作或加重。常见的引起或加重心力衰竭的心律失常是心房颤动。

3. 环境、体力和精神因素改变　剧烈运动或过度疲劳、精神刺激、气候骤变等均是诱发、加重心力衰竭的常见因素。过度疲劳可加重心脏负荷，一旦超过心脏代偿能力，即出现心力衰竭。情绪激动时交感神经兴奋，儿茶酚胺类释放增多，引起心率加快、外周血管收缩，诱发心力衰竭。

4. 电解质紊乱及酸碱平衡失调　水、电解质、酸碱平衡紊乱可影响心电生理，干扰心肌代谢或直接抑制心肌收缩力诱发心力衰竭。

5. 心肌缺血　严重的心肌缺血本身就可以引起心力衰竭。而在病情相对稳定的情况下，反复的心肌缺血发作，可使心肌收缩和(或)舒张功能减弱，引起或加重心力衰竭。

6. 高血压　血压升高可导致左心阻力负荷加重、反射引起冠状血管痉挛影响心肌供血，使心肌收缩力下降诱发或加重心力衰竭。常见于血压控制不好或波动等情况下。

7. 失血或贫血　失血使静脉回心血量减少，心室充盈不足，心排血量减少，心肌缺血。失血引起反射性心率加快，心肌耗氧量增加。贫血时心率加快；循环血量代偿性增加，心脏容量负荷加重。血红蛋白携氧能力降低使心肌出现慢性退行性变，均可诱发或加重心力衰竭。

8. 入液量或摄盐过多　如进水过多、输液过多、过快、摄盐控制不好等，可加重心脏前负荷，导致心脏失代偿，诱发或加重心力衰竭。

9. 药物因素　抗心律失常药物、抑制心功能的药物、对心脏有毒性的抗肿瘤药物，对心肌细胞的直接及间接负性肌力作用，均可使心脏收缩力下降，心脏功能失代偿，诱发或加重心力衰竭。此外，洋地黄使用不当也是心力衰竭恶化的常见诱因。

10. 其他原因　如妊娠与分娩、肺栓塞、急性肾功能不全、内分泌失调、治疗依从性或药物使用不当等也常在一定条件下引起或加重心力衰竭。还有麻醉、手术等可通过不同途径诱发及加重心力衰竭。

第二节　心力衰竭的发病机制

心力衰竭的发生机制十分复杂，到目前仍不明了。以往认为心力衰竭的主要原因是肾脏灌注不足、水钠潴留。之后又认为室壁张力增高是心力衰竭的主要原因。心脏因损伤而致左心室肥厚和扩张，左心室功能减低引起前负荷与后负荷增加，左心室增大引起室壁张力增高，心脏做功减少。最近20余年来认识到心力衰竭的发生发展过程中有一系列神经体液紊乱情况发生，是一个非常复杂的动态过程，包括全身性神经体液调节因素重大的代偿性变化、肌原纤维丧失、细胞骨架排列紊乱、心肌细胞凋亡(apoptosis)、胶原合成增加、肌细胞钙离子稳态的紊乱、受体密度的改变、细胞因子的激活、细胞信息传递的变化等，以及由此一系列变化导致的心肌结构重组和心肌舒缩功能的降低，最终导致心功能失代偿而出现心力衰竭的临床症状。实际上，在心力衰竭这样一个重大病理事件中，几乎细胞的每一个代谢环节都出现了变化，测定任何指标可能都有阳性结果。心力衰竭时全身性、局部性神经体液因素发生变化，主要包括交感-肾上腺素系统、肾素-血管紧张素-醛固酮系统(RAAS)、下丘脑-神经垂体系统激活。局部性因素如血管床内皮素释放增多、心肌局部RAAS系统改变等。这些系统的激活在心力衰竭早期可增强心肌收缩和血管张力，有利于维持动脉血压，以保证心、脑等重要脏器循环的正常灌注压。在低血容量时这些因素可使血容量得以恢复和保持，在心力衰竭时则使血容量增加。上述系统的激活在心力衰竭的早期以及低血容量性休克时有代偿作用，但持续激活对慢性心力衰竭将产生严重的不良影响。

一、交感-肾上腺素系统激活与心力衰竭

交感神经活性是由动脉牵张受体所介导。正常时，此类受体向中枢神经系统发出冲动，抑制交感神经系统的激活和血

管加压素的释放。心力衰竭时由于心排血量减少，血压下降，传入的冲动减少，中枢神经系统的抑制减弱，使交感神经激活，儿茶酚胺释放增加，而副交感神经系统相对受抑制。心力衰竭时交感神经系统的激活在短期内可产生正性肌力和正性变时作用，从而增加心排血量而起到代偿作用。但是交感神经的持续激活可导致心率加快以及心肌氧耗的显著增加，同时也会激动α受体导致外周血管阻力增加，最终使心功能进行性恶化。此外，交感神经的激活易诱发恶性室性心律失常和心脏性猝死，尤其当存在心肌缺血的时候。

进展型心力衰竭患者的血循环中去甲肾上腺素(norepinephrine, NE)水平明显升高，在静息状态下其NE血浓度为健康人群的2～3倍，这是交感神经末梢NE释放过多和重摄取减少联合作用的结果。但是终末期心力衰竭患者的NE浓度反而降低，这可能是心脏交感神经长期激活后出现的“耗竭”现象。

二、肾素-血管紧张素-醛固酮系统激活与心力衰竭

心力衰竭的发病过程中，肾素-血管紧张素-醛固酮系统(RAAS)的激活要晚于交感神经系统。肾素可使循环血管紧张素原转化为无生物活性的血管紧张素Ⅰ(Ang Ⅰ)，后者经血管紧张素转换酶(ACE)脱去2个氨基酸成为具有生物活性的八肽(1～8)——血管紧张素Ⅱ(Ang Ⅱ)。约90%的ACE在组织中发挥活性，另10%存在于心肌间质和血管壁，因此心脏局部的RAAS激活在心肌肥大和心力衰竭病程进展中较循环RAS更为重要。组织Ang Ⅱ也可通过非经典途径即乳糜酶途径生成。这一旁路途径在应用血管紧张素转换酶抑制剂(ACEI)使组织肾素和Ang Ⅰ浓度明显增高时显得尤为重要。Ang Ⅱ也可进一步经蛋白水解为具有促血管收缩作用的Ang Ⅲ(2～8)和Ang Ⅳ(3～8)以及拮抗Ang Ⅱ内皮损伤作用的Ang 1～7。

Ang Ⅱ通过其受体发挥一系列生物学作用，包括AT1、AT2、AT3、AT4受体。激动AT1主要表现为血管收缩、促细胞增殖、醛固酮分泌以及儿茶酚胺释放。而激动AT2受体则表现为血管扩张、抑制细胞增殖、利尿以及缓激肽释放等保护作用。与交感神经激活相似，Ang Ⅱ具有短期的稳定血流动力学作用，但RAAS的长期激活将促进儿茶酚胺和醛固酮释放，并导致水钠潴留、心肌细胞肥厚、血管重构以及心、肾等脏器纤维化，最终促使心力衰竭进展、恶化。

三、氧化应激

活性氧产物(reactive oxygen species, ROS)是有氧代谢的正常副产物。在心脏，ROS来源于线粒体、黄嘌呤氧化酶和NADPH氧化酶。ROS可以调节心肌细胞间多种蛋白和信号通道的活性，其中重要的包括肌质网钙通道、离子通道、肌丝蛋白以及与细胞生长相关的多种信号通道。当自身的抗氧化系统不能及时清除ROS时，细胞内出现ROS堆积，即称为氧化应激。心脏内重要的抗氧化物质包括将O_2^-转化为H_2O_2的锰超氧化物歧化酶(MnSOD)以及将H_2O_2分化为H_2O的过氧化氢酶和谷胱甘肽过氧化物酶。研究资料证实心力衰竭患者的体循环及心肌内氧化应激水平均显著升高。心肌机械牵张、神经内分泌激活(AngⅡ、α受体激动剂、血管内皮素-1)和炎症细胞因子释放(肿瘤坏死因子、白介素-1)均会继发ROS生成增多，若抗氧化功能不足以及时清除多余的ROS则将导致氧化应激的形成。动物实验发现心肌细胞内线粒体产生过量的ROS可促使心力衰竭进展及恶化。同样，在快速心脏起搏诱导的狗心力衰竭模型以及终末期心力衰竭患者的心脏中均可发现黄嘌呤氧化酶的表达及活性增加。在体外培养的心肌细胞中，ROS可以诱导心肌细胞肥厚和凋亡。ROS同样能够调节成纤维细胞增殖和胶原合成并能激活基质金属蛋白酶的表达。此外，ROS还可以降低NO的生物利用度从而影响心力衰竭患者的外周血管功能。这些都提示了抑制ROS生成是心力衰竭的治疗靶点之一。然而，针对抗氧化的心力衰竭临床研究并未取得理想结果，OPT-CHF研究应用oxypurinol(黄嘌呤氧化酶抑制剂)治疗慢性充血性心力衰竭并没有减少主要终点事件(心力衰竭住院和心血管死亡复合终点)，但对于尿酸升高(氧化应激的生物学指标)的亚组心力衰竭人群分析结果显示，oxypurinol有改善预后的趋势，提示抗氧化治疗可能对高氧化应激的心力衰竭人群有效。

四、炎症细胞因子与心力衰竭

目前的观点认为促炎症细胞因子如肿瘤坏死因子(tumor necrosis factor alpha, TNF-α)、白介素-1(IL-1)等可能与心力衰竭进展时的左心室重构相关。目前认为，这些细胞因子并不是由机体免疫系统产生的，而是在心肌受损后由心肌细胞内局部生成。虽然这些心肌细胞因子激活的初始目的是修复受损心肌，但长时间高浓度的细胞因子表达将对心肌产生毒害作用，并影响细胞外基质生成，最终促进心室重构。心力衰竭时增高的细胞因子形成网络，其活性受各种细胞因子调节剂和抗炎症的细胞因子的影响，错综复杂的网络调节紊乱，参与了心力衰竭的发生与发展，而TNF-α是细胞因子网络的关键部分。此外，细胞因子与神经体液系统之间的交互作用，也共存于心力衰竭的发生与发展的全过程。研究发现，心力衰竭患者的外周循环促炎症细胞因子(如TNF-α、IL-6)水平显著升高，并与临床严重程度密切相关。而具有抗炎症的细胞因子IL-10水平在心力衰竭患者中明显下降，与临床严重程度呈负相关。因此，促炎症细胞因子与抗炎症细胞因子的失平衡可能是导致心力衰竭进展的重要机制。

五、细胞凋亡与心力衰竭

细胞凋亡(apoptosis)是基因调控的主动而有序的细胞自我消亡，由一连串不伴有炎症反应的细胞变化，最终导致细胞死亡，被认为是精确调节的生理性死亡。缺血、缺氧、钙超载、线粒体缺陷、组织排异、射线、机械应力、促凋亡因子或心肌细胞存活因素消失等因素均可导致细胞凋亡发生。心力衰竭时上述的许多因素均可见到，其中，神经-体液因素的变化最为突出。研究表明去甲肾上腺素、Ang Ⅱ、TNF-α、利钠肽等均可促进细胞凋亡的发生。

心力衰竭时左心室功能不断恶化的机制尚不清楚。一方面，心力衰竭的血流动力学的代偿性机制致力于维持血流动力学的稳定，如心肌代偿性的肥厚及扩大，交感神经和RAAS活性的增高；另一方面，恰恰是由于这些因素加速了左心室功能不断恶化的进程，形成恶性循环。可能正是这种代偿机制反而引起左心室功能不断恶化。近年研究表明，心力衰竭时左心室

功能不断恶化是心肌细胞反复丢失和(或)剩余的心肌细胞收缩功能逐渐退化的结果。而凋亡可能是心肌细胞不断丢失的根源所在。

多种实验动物心力衰竭模型和对人体心力衰竭的病理研究中都表明心肌细胞凋亡参与了心力衰竭的进展。但目前还有很多问题不甚明了。如是什么机制触发了心肌细胞凋亡?心肌细胞凋亡在心功能从代偿期转入失代偿期的进程中到底扮演着怎样的角色?抗凋亡治疗是否可以改变心力衰竭的进程或预后,其安全性如何?等等。

六、心室重构与心力衰竭

心室重构是导致心力衰竭不断进展的病理生理基础。临床上表现为心室腔扩大、室壁肥厚和心室腔几何形状的改变(横径增加呈球形)。许多过程参与了心室重构,心肌细胞的丢失或死亡,神经体液系统的激活及心脏代偿机制的丧失是发生心室重构的基础。在此过程中,心肌细胞肥大,成纤维细胞增生,细胞凋亡,细胞外基质量和组成变化等,均能引起、加重心室重构的过程。心肌细胞外基质(ECM)虽然仅占心脏的1/3,但在心室重构的发生和发展中却占有重要地位。

心脏重构可以发生在心肌梗死、压力负荷过重(主动脉狭窄和高血压)、心肌炎症病变(心肌炎)、扩张性心肌病和容量负荷过重(瓣膜反流)等情况下。重构的进程受最初损害程度、继发事件、并存疾病(如糖尿病和高血压)的影响。重构越明显,预后越差。通常,在急性损伤导致的压力和容量负荷过重的情况下,心脏可以通过各种代偿机制保持功能正常;如二尖瓣关闭不全,心脏前负荷增加,心脏可通过心室重构保持前向血流。但是,在心脏损伤后(如心肌梗死),持续的重构将导致疾病进展和心功能失代偿。

左心室重构确切的机制目前还不清楚,可能有下述过程参与。心肌细胞牵拉、伸长,刺激局部去甲肾上腺素活性增加,分泌AngⅡ和内皮素。这些变化刺激蛋白表达和心肌肥大。结果进一步恶化心脏结构,增加神经内分泌活性。

七、其他

1. 精氨酸加压素　精氨酸加压素(AVP)是调节自由水清除和血浆渗透压平衡的重要垂体激素。正常情况下,血浆渗透压升高是刺激AVP分泌的主要因素。即使没有渗透压变化,大部分心力衰竭患者的循环AVP也是升高的,并可能导致低钠血症。AVP作用于3种受体,分别为V_{1a}、V_{1b}和V_2受体。V_{1a}受体分布最广,主要分布于血管平滑肌细胞上。V_{1b}受体局限分布于中枢神经系统,而V_2受体主要分布于肾集合管上皮细胞。V_{1a}受体介导血管收缩、血小板聚集以及心肌生长因子的激活。V_{1b}受体调节肾上腺皮质激素释放。V_2受体通过刺激腺苷酸环化酶调节抗利尿作用。临床试验证实,无论是选择性V_{1a}受体拮抗剂(relcovaptan)、选择性V_2受体拮抗剂(tolvaptan, lixivaptan)还是非选择性V_{1a}/V_2受体拮抗剂(conivaptan)均能明显缓解心力衰竭患者的浮肿,并改善低钠血症。

2. 利钠肽类　利钠肽系统包括5种结构相似的多肽,有心房利钠肽(ANP)、urodilantin(ANP的同工型)、脑利钠肽(BNP)、C型利钠肽(CNP)和D型利钠肽(dendroaspis natriuretic peptide, DNP)。它们由单一基因所编译,都有自己特有的组织分布、调节和生物作用。利钠肽是心力衰竭的一种代偿反应系统,其作用通常经鸟苷酸环化酶实现促进血管扩张(ANP、BNP、CNP)和尿钠排泄(ANP、BNP),拮抗交感神经和RAAS的作用。因此,被称为反向调节激素。

ANP包含28个氨基酸,正常情况下在心房合成和贮存,心室在某种程度上也合成和贮存ANP。心力衰竭时,水钠潴留,血容量增加,心房压力明显升高,刺激心房内ANP感受器,引起ANP释放增加。ANP可以引起小动脉静脉扩张,排水排钠,抑制肾素、醛固酮或血管加压素的分泌,减少交感神经的血管收缩作用,从而发挥机体的代偿作用、改善心功能。

BNP主要由心室心肌细胞合成和分泌,促使其分泌的有效刺激主要来源于心室扩张或容量负荷过重。此外急性心肌梗死时梗死灶周围的心肌细胞也会受刺激,使BNP分泌增加。心力衰竭的主要病理变化发生在心室,故BNP在心力衰竭中的意义较ANP更大。BNP浓度与左心室舒张末压、左心室射血分数(LVEF)以及心功能NYHA分级密切相关。BNP对心力衰竭有很高的诊断价值,可比作是心力衰竭的"白细胞计数"。

BNP和ANP的生物合成、分泌以及清除途径并不相同,ANP在心房压力快速升高时呈脉冲式释放,而BNP的激活主要是源于心房和心室压力的持续增高。ANP的生物半衰期约3 min,BNP生物半衰期较长约20 min。CNP主要表达在血管系统,与ANP、BNP相同,它也是由CNP前体分裂为无活性的NT-CNP和有生物活性的22个氨基酸的CNP。

在发生急性容量扩张时,作用于肾脏利钠肽受体的ANP和BNP是重要的利钠、利尿保护机制。

3. 内皮素　有3种内皮素异构体(ET-1、ET-2、ET-3),它主要由内皮细胞释放,但也有少量ET由其他细胞合成如心肌细胞。ET-1是内皮素家族的主要成员,它由前内皮素-1原(prepro ET-1)经多种蛋白酶降解形成含38个氨基酸残基的前内皮素(pro ET-1),也称为大内皮素(big ET-1),后者再通过内皮素转换酶(ECE)和羧肽酶作用形成具有生物活性的含21个氨基酸残基的成熟ET-1。但动物实验也发现存在不依赖ECE的ET-1旁路合成途径。在人心肌上至少存在2种ET-1受体亚型(ET_A、ET_B),ET_A受体介导血管收缩、细胞增殖、病理性肥厚、纤维化及增加心肌收缩力。ET_B受体主要与ET-1清除以及前列环素、NO释放相关。部分研究资料表明心力衰竭患者的循环ET-1水平明显增高并与预后相关。此外,血浆ET-1水平与肺动脉压力和肺循环阻力密切相关。虽然动物实验证实ET_A受体拮抗剂能够抑制心肌梗死后的心肌重构和后负荷增加诱导的心肌肥厚,但在针对慢性心力衰竭的临床试验时并未取得阳性结果。但ET_A受体拮抗剂对肺动脉高压是有明确临床获益的,FDA已批准了ET_A受体拮抗剂用于治疗伴中等心功能不全症状的肺动脉高压患者。

4. 缓激肽　激肽是一种血管扩张剂,作用于B_1和B_2受体发挥其生物活性。激肽的大部分心血管作用由B_2受体起始介导,缓激肽和赖氨酰舒缓激肽胰激肽与之结合,从而产生血管扩张作用。而B_1受体与这两者的代谢产物结合。研究表明,缓激肽在心力衰竭时是调节血管张力的重要因素。缓激肽由ACE降解,因此ACE不仅可生成促血管收缩的AngⅡ,也可降解扩张血管的缓激肽。而ACEI的心血管保护功能也部分得益于缓激肽水平的升高。

5. 肾上腺髓质素 肾上腺髓质素(adrenomedullin)是一个含52个氨基酸的扩血管多肽,最早是在人嗜铬细胞瘤中分离出的故得其名。随后在心房、肾上腺和垂体同样检测出了高浓度的肾上腺髓质素,在心室、肾脏、血管也发现有低浓度的肾上腺髓质素表达。肾上腺髓质素通过一系列G蛋白耦联受体发挥作用的。发生心血管疾病和心功能不全时,患者的循环肾上腺髓质素出现升高,其升高程度与疾病严重程度相关。越来越多的证据表明心力衰竭时肾上腺髓质素水平的升高是一种代偿机制,它能够抵消过度的外周血管收缩现象。在动物实验和小规模心力衰竭临床研究中发现,补充肾上腺髓质素能够降低血压和心脏充盈压、改善心排血量和肾功能,并能够抑制血浆醛固酮水平。

6. Apelin Apelin是1993年发现的一种血管活性多肽,它是G蛋白耦联受体APJ的内源性配体。Apelin可引发内皮依赖的NO介导的血管舒张反应从而降低动脉血压。此外,Apelin还具有不伴随心肌肥厚的正性肌力作用,以及对抗AVP的利尿作用。动物实验发现心力衰竭时Apelin水平明显降低,但在给予ARB治疗后能够恢复。临床上也观察到心力衰竭患者的Apelin水平明显低于对照组,但在给予再同步化治疗后Apelin水平又出现明显回升。

7. 脂肪细胞因子 以往我们一直认为脂肪组织的唯一功能只是储存脂肪,但现在发现脂肪组织能够分泌很多因子,统称脂肪细胞因子(adipokines)。脂肪细胞因子包括脂联素(adiponectin)、肿瘤坏死因子、纤溶酶原激活物抑制剂-1、转化生长因子β以及抵抗素。瘦蛋白是肥胖基因的产物,主要由脂肪组织生成,但也有少数由心脏组织分泌。瘦蛋白的初始作用是通过刺激下丘脑起到控制饮食的效果,但是循环瘦蛋白水平持续升高会作用于某些异构酶受体,导致血压升高、心肌肥厚以及心力衰竭。然而缺乏瘦蛋白或瘦蛋白抵抗也会导致非脂肪组织的脂肪堆积以及一系列脂肪毒副作用,包括心肌细胞凋亡。研究结果显示,瘦蛋白可以诱导人和大鼠心肌细胞的肥厚。脂联素同样不仅在脂肪组织中生成,也可在心脏中表达。脂联素基因敲除大鼠在给予压力负荷后会表现出进展性心肌重构。而额外给予脂联素可以减少缺血再灌注损伤大鼠的梗死面积和心肌凋亡。有趣的是,很多研究都发现肥胖相关性心力衰竭的进展与脂联素水平降低相关。因此,脂联素很有希望成为心力衰竭的生物标记物及潜在治疗靶点。

第三章 心力衰竭的病理生理

潘晔生

一、正常心脏的作功

心脏通过有规律的收缩和舒张,从静脉抽吸血液并把它射入到动脉,维持一定的心排血量和动脉血压,保持身体各组织器官的血液供应。决定和调节心排血量即心泵功能有以下几种因素。

1. 前负荷 心脏的前负荷也叫容量负荷。是指心室收缩前即心室舒张末期回心血量或容量对心肌施加的负荷。此时,心肌纤维被拉长,保持一定的张力,而心肌收缩的力度或强度在一定范围内与心肌的初长度(前负荷)呈正比,即回心血量越多,左心室肌纤维就越伸长(左心室扩大),于是心肌收缩力加强,心排血量增加,反之,排血量则降低,这种反应称之为Frank-Starling定律。前负荷受循环血容量、静脉张力、心室顺应性及心房收缩的影响。血容量减少、静脉舒张、心室顺应性降低、心房丧失有效收缩可引起前负荷下降。当心力衰竭发生时,心脏利用Frank-Starling机制进行代偿,因为心室的扩张增加了前负荷,心肌纤维的伸长有利于增加心肌收缩力。但是这种代偿是有限的,心室过度的扩张,心肌纤维伸展到一定程度就会走向Frank-Starling曲线的下降支,心肌收缩力反而减弱。也就是说超过一定限度时,前负荷的增大,反而使心肌收缩力减小,心肌功能减弱,左心室功能曲线(心排血量与左心室舒张末压的关系曲线)向右下移位(图7-3-1)。左心室舒张终末容量增加,舒张末压也随之上升,当左心室舒张末压力达到15~18 mmHg时,心搏量达到高峰,压力继续升高则心搏量下降。心功能不全时,心功能曲线向右下移位,心搏量虽也随前负荷增加而增加,但增加的幅度明显减弱。前负荷不足时,

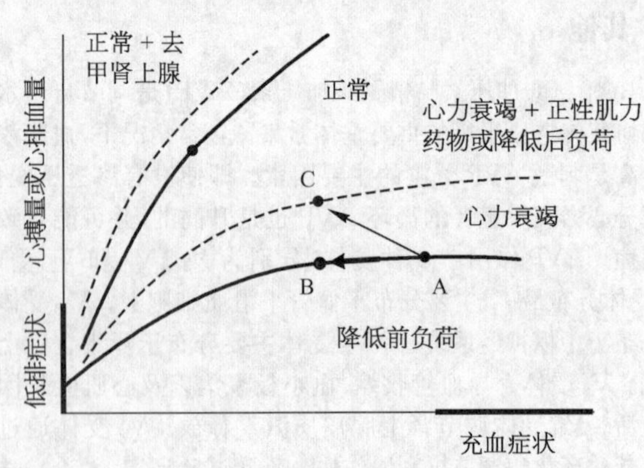

图7-3-1 左心室收缩功能曲线

正常左心室的心搏量或心排血量随前负荷(左心室舒张末压或容量)增加而增加,直至储备耗竭。心力衰竭时左心室功能受损,曲线向右下移位,使用正性肌力药物或降低后负荷可增强心肌收缩力,使曲线向左上移位。A点代表心力衰竭患者尽管左心室舒张末压或容量增高,但心排血量降低。如降低前负荷(利尿剂或静脉扩张剂)可使A点移至B点,充血的症状可以有所改善,但心排血量并不增加甚至下降。如给予正性肌力药物或降低后负荷,可使A点移向C点,充血和低排的症状都有改善

如二尖瓣狭窄，心搏量下降。

2. 后负荷　是指心室开始收缩及射血过程中所需克服的阻力，又称压力负荷。所有对抗心肌缩短的因素都会影响后负荷(图 7-3-2)。主要包括：① 室壁的张力；② 动脉血管的顺应性，也即血管壁的弹性或扩张性，是动脉床的容量随压力发生改变的能力，如血管壁硬化，顺应性降低；③ 动脉内血容量；④ 小动脉床的横断面积，由血管紧张度决定；⑤ 血液的黏稠度。后两者是血液向前推进的阻力因素，当动脉张力增高和(或)血管顺应性降低时，主动脉收缩压在射血时迅速升高，平均左心室收缩压也随之升高。所以总外周阻力是后负荷的主要决定因素，大体上可用动脉压来表示。在前负荷固定不变的条件下，逐渐增加后负荷，则心肌开始缩短的时间越来越延迟，而收缩产生的张力越来越大，缩短的速度越来越慢。当后负荷减小时，心肌产生张力降低，缩短的速度加快，即心排血量增加。如果动脉血压升高(后负荷增加)时，左心室开始收缩后，半月瓣的开放推迟，等容收缩延迟，射血速度减慢，射血期缩短因而心搏出量减少。根据 Laplace 定律，心肌收缩，肌节缩短时不仅与收缩压有关，而且与室壁的张力有关，而室壁的张力与心腔大小及心腔内压力有关，故在收缩压相同的情况下，心腔大者较心腔小者张力高。由于后负荷对心排血量影响明显，因而心力衰竭患者伴有后负荷增加者，应用扩张外周血管的药物降低动脉压，可以减轻后负荷，减少耗氧量，增加心排血量，改善心功能。

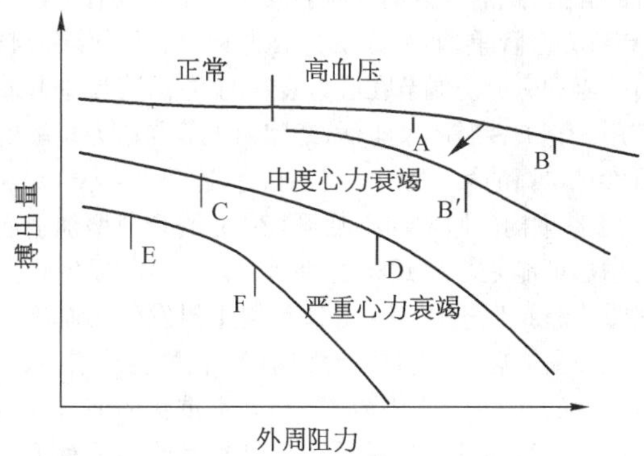

图 7-3-2　外周阻力与左心室搏出量之间的关系

A，在正常情况下，阻力的增高导致血压增高，但心搏量基本不变化。B，高血压出现收缩功能异常，外周阻力仍高，心搏量有所下降，但尚属正常范围。B′，高血压收缩功能异常加重，曲线向下移位，心肌做功受到限制。当心功能进一步减退，如图中下面两条曲线所示，血压已经不取决于阻力，因为心搏量与阻力呈反比关系。因而 E 点和 F 点的血压可以相似，但心搏量和外周阻力却可以相差很大。故在正常心脏，当外周阻力减少并不明显影响心搏量，而心力衰竭时，可出现心搏量的显著增加(E→F)

3. 心肌的收缩性和舒张性　心肌的收缩和舒张是通过肌节这一基本单位实现的。心肌舒张时所耗能量要比收缩时更多。所以，当能量供应不足时如心肌缺血或肥厚，舒张功能更早、更易受损。收缩力的大小不仅受心肌所处的负荷条件的影响，同时也受肌肉自身的代谢活动(化学能转化为机械能的速度)和收缩结构所处的状态(肌节长度)的影响。收缩强弱可在既定负荷下，以心肌纤维缩短的最大速度表示，即心肌纤维初长度相同，收缩力较大者，收缩性较强。收缩性减弱是发生心力衰竭的最常见原因，在任何前负荷的条件下，其排出血量的能力均较承受同样前负荷的正常心脏为低。

评价心肌收缩力对临床工作十分重要。评价方法大致分为三类：等容收缩指标、射血指标和压力容积曲线计算。临床应用最广、计算简单的方法为射血指标。

等容收缩指标通常以单位时间内心室压力上升的速率表示，即 dp/dt 及最大 dp/dt(dp/dt_{max})。dp/dt_{max}相对独立于后负荷，因其发生在主动脉瓣开放之前，但在心功能严重受损、主动脉明显扩张伴舒张压很低时也会延迟到主动脉瓣开放之后。dp/dt_{max}对前负荷变化十分敏感，加之个体变异大，临床实际应用意义不大。

射血期指标主要有射血分数(EF)和缩短分数，它受后负荷影响较大，是判断收缩性的综合性指标，也是临床应用最广泛的指标。

压力-容积曲线为分析和理解左心室性能提供了有效方法，尤其在实验动物研究中是常用的工具。

近来对舒张功能障碍性心力衰竭的重视，也对舒张功能测定引起重视，但对其了解远没有达到对收缩功能异常所达程度。舒张功能的测定方法可以参见后面的章节。

4. 心率　心率的变化可影响每搏排血量和每分排血量。在一定范围内，心率增快可增加心肌收缩力，增加每分排血量，因而每分排血量=每搏排血量×心率。但如心率过快，则心脏舒张期明显缩短，影响到心室的快速充盈期，心脏的充盈不足，虽然每分钟心脏搏动次数增加，但每搏排血量则减少，故每分排血量减少。同时因心率增快，心肌耗氧量增加，也影响心肌的收缩性。反之，如心率过慢，每分排血量亦减少。因为心脏舒张期延长，心室的充盈接近极限，再增加心脏舒张时间，也不能相应提高每搏排血量。因此，过快或过慢的心率都会影响每分排血量，在这种情况下，纠正心律失常就是改善心脏功能的关键。

5. 心脏收缩运动的协调性　心室壁运动失调也可影响心脏功能。正常情况下，心脏房室收缩协调，有效的心房收缩，可以增加心室舒张末期容量，而心室间的协调，有利于心脏排血的最大化。此外，心室各个部位的协调，也有利于心室有效做功，保持最大化的射血。常见的心脏运动失调有：① 房室活动失调，如传导阻滞、房室分离；② 运动减弱，使心室的射血能力降低；③ 运动丧失，此时心室无射血能力；④ 运动矛盾，梗死区的心肌在收缩时矛盾性膨出与健康心肌运动方向相反；⑤ 运动不同步，即收缩顺序紊乱。总之，心脏室收缩时，如运动失调，就会使心排血量降低，并增加非缺血区心脏的负担和耗氧量。以矛盾运动、收缩顺序紊乱对心功能影响最大。

6. 心脏机械结构的完整性　心脏的机械结构有异常，如先天性心脏病的房间隔缺损、室间隔缺损、动脉导管未闭及法洛四联症等，急性心肌梗死的室间隔穿孔或二尖瓣关闭不全等并发症，就会引起血液通过异常的分流或反流，引起心脏的前负荷或后负荷过重，亦可使心排血量减少。

二、心力衰竭的病理生理变化

1. 血流动力学变化

(1) 心室舒张末容量和压力增加：心室舒张末期压力的升高是心力衰竭最早的血流动力学改变，多同时伴有舒张末期的容积增加。此时，通过 Frank-Starling 机制调节，静息时心排血量和心室作功可维持在正常水平。随着心力衰竭的加重，Frank－Starling调节机制失效，心室舒张终末压进一步增高，心排血量反而降低，引起左心房、肺静脉、肺毛细血管的压力升高，产生呼吸困难的表现，而运动时这种表现更为突出。随着心力衰竭程度的加重，可出现心脏扩大，心排血量降低及射血分数减少，在无二尖瓣狭窄及原发性肺动脉疾病存在的情况下，肺动脉舒张压亦升高，导致肺动脉高压，进而可导致右心室衰竭。严重心力衰竭时，由于心室显著扩大，常引起房室瓣环的扩大和乳头肌及腱索与瓣叶的连接障碍，故发生房室瓣关闭不全，使血流动力学的改变更加显著。

（2）心率增快：心力衰竭时，为维持心排血量，在交感神经兴奋的作用下，心率会增快，当心脏每搏量下降时，心率增快起到保持每分心排血量不变的代偿性作用。这在急性心力衰竭时更为明显。

（3）收缩力变化：在心力衰竭早期，心肌收缩活动代偿性增强，与心率增快的作用相似，这样可以起到维持相对正常的心排血量的作用，但在血流动力学综合适应及调整之后，心脏的收缩力反而减弱。并逐渐出现心力衰竭的临床症状。

（4）动脉压的改变：急性心力衰竭时如急性心肌梗死、弥漫性心肌炎等疾患所致者，由于心排血量的急剧减少，代偿作用来不及充分发挥，因而使动脉压下降，甚至发生心源性休克。但在慢性心力衰竭时机体通过颈动脉窦和主动脉弓的反射性神经调节作用，使全身小动脉收缩，外周阻力增加和心率加快，同时通过体液因素的调节，使血容量增加，当这些代偿因素能弥补心排血量的减少时，动脉血压可以维持在心力衰竭前的水平甚至略高。在严重的心力衰竭，这种代偿机制作用丧失，动脉压下降。

（5）血容量及静脉压力增加：左心衰竭时，引起肺静脉淤血和肺静脉压升高。在急性左心衰竭时，当肺毛细血管楔嵌压（PCWP）超过血浆胶体渗透压25 mmHg时，血浆即外渗到肺间质，在渗出速度超过了淋巴管回流的速度时，就可发生肺水肿。而慢性心力衰竭时，肺毛细血管楔嵌压往往要达到35～40 mmHg才出现肺水肿。其原因可能与慢性肺淤血引起肺泡间质纤维组织增生，使肺泡间隔增厚，水分不易渗出有关。右心衰竭时，引起静脉压升高，当右心房压力大于12 mmHg时，出现体循环淤血。由于静脉数量多，管壁薄，顺应性大，故静脉系统血容量比正常增加1倍，静脉压仅上升数毫米汞柱。但由于静脉淤血而引起血容量增多，可使静脉压及右心房压力显著增高，静脉压升高的程度与心力衰竭的程度相平行。体静脉淤血时，各脏器的代谢及生理功能发生改变，可引起一系列的临床表现。

（6）血液的重新分布：心力衰竭时，由于心排血量的减少，可以反射性地通过交感神经的兴奋引起外周血管收缩，流经各部位和各脏器的血量及其所占总排血量的百分比与正常人相比有明显差别。肾脏和皮肤的血流量减少最显著，其次是腹腔内脏和四肢，而心脏和脑的血流量变化不大，但运动时，局部心肌的血流量仍可能相对不足。这种血液的重新分布，有利于保证重要器官的血液供应。

2. 神经激素系统激活　心力衰竭时神经激素系统的异常激活的触发机制可能与心排血量减少有关，这既是机体代偿的机制，也是心力衰竭进展的致病因素。在心力衰竭早期，神经激素系统激活进行适应性代偿，心脏尚能维持心排血量或静息时正常而运动时略显不足，此时心脏的储备已经减少。随着心力衰竭的进展，神经激素系统激活的适应性代偿机制丧失，心力衰竭进入失代偿阶段，此时神经激素系统的激活反而成为心力衰竭恶化的原因。从心脏代偿阶段到失代偿阶段经历了很多亚临床的病理生理变化，包括持续的交感神经和RAAS活性增加，以及各种有害的细胞因子及其他一些活性因子活性持续增强，而与之拮抗的因素活性减弱或作用不足以对抗这些有害因素，导致心血管重构，最终加速心力衰竭。目前认为心脏局部的自分泌和旁分泌调节在心力衰竭的发生、发展中起着更重要的作用。有关神经激素激活、细胞因子等与心力衰竭的详细关系可参见本篇的第一章第一节中的叙述。

3. 心室重构　原发性心脏损害及心脏负荷增加引起的室壁张力增加可能是心室重构的始动因素。各种促生长因子的作用对重构起到促进作用。心室重构主要发生在血流动力学代偿机制丧失之后。交感神经及RAAS活性持续增高、胶原酶激活、炎症细胞因子、细胞凋亡都是心室重构的促进因素。心室重构与心力衰竭的详细关系可参见本篇的第一章第一节中的叙述。

第四章　心力衰竭的命名分类

潘晔生

心力衰竭分类方法较多，现简述如下。

一、急性和慢性心力衰竭

急性心力衰竭起病骤然，症状突出，血流动力学变化快，往往在数分钟或数十分钟内即可出现失代偿的表现。

急性心力衰竭又可分为：① 新发或再发的急性心力衰竭（约占20%），患者可以没有既往心脏疾病病史（包括急性心肌炎），平时也没有心力衰竭症状，但发病前多数存在心力衰竭危险因素（ACC/AHA心力衰竭指南A期），或已存在心脏结构异常（B期）。还有相当一部分是因为急性冠脉综合征并发的急性心力衰竭。② 慢性心力衰竭急性恶化（约占80%），这些患者都存在慢性心力衰竭病史（C期），因为某些诱因导致急性失代偿。也有部分患者已属于终末期心力衰竭（D期），经常规治疗后心力衰竭仍有反复发作。

根据患者症状和体征又可将急性心力衰竭分为3类：①容量负荷过多，表现为肺循环和体循环淤血。②心脏泵血功能显著降低，表现为低血压、肾功能不全和休克状态。③同时具有体液潴留和循环低灌注的表现。

而慢性心力衰竭适应机制是逐步发生的，心室重构过程缓慢，使得患者逐步调节和耐受心排血量的下降。患者可以表现为无症状的心力衰竭，然后在各种诱发因素的作用下出现有症状的心力衰竭甚至可失代偿出现急性心力衰竭表现。由此可见，急性和慢性心力衰竭在不同的因素作用下可相互转化。

二、左心衰竭和右心衰竭

左心衰竭主要表现为肺循环淤血、肺水肿和组织灌注不足。左心室收缩力降低、左心室容量负荷过重、左心房负荷过重（如二尖瓣狭窄，因左心室功能没有受损，也有人称之为左心房衰竭）、左心室舒张功能严重障碍是造成左心衰竭的主要原因，上述因素可单独或同时发生，引起心力衰竭。

右心衰竭的主要病理改变为体静脉回流受阻，器官淤血。临床常见的右心衰竭大都发生在左心衰竭之后，是因为肺循环阻力增高，右心代偿性的压力增高，而持续性的肺循环阻力增高最终将使右心的代偿作用失去作用，右心衰竭发生。出现右心衰竭后，由于右心室排血量减少，肺充血的现象会减轻，患者呼吸困难也随之减轻，但出现体循环淤血的表现。这种呼吸困难症状的改善不是疾病好转，而是心力衰竭加重的表现。单纯的右心衰竭多由急性或慢性肺心病引起。

全心衰竭多见于心力衰竭的晚期，表现为体循环和肺循环均淤血而全身组织器官供血不足，临床同时可见双侧心力衰竭的相应表现。

三、左心室收缩功能减退型心力衰竭和左心室收缩功能正常型心力衰竭

既往的教科书依据左心室射血分数将心力衰竭分为收缩性心力衰竭和舒张性心力衰竭。但近年来认为这种分类方法并不合理，因为绝大多数收缩性心力衰竭都同时合并有舒张性心力衰竭，因此目前倾向于命名为左心室收缩功能减退型心力衰竭（heart failure with reduced LVEF，HFREF）和左心室收缩功能正常型心力衰竭（heart failure with normal LVEF，HFNEF）或左心室收缩功能保留型心力衰竭（heart failure with preserved LVEF，HFPEF）。

左心室收缩功能减退型心力衰竭可同时表现有组织灌注低下和体、肺循环淤血的临床表现，超声心动图表现为左心室扩大，左心室射血分数降低（LVEF＜50％），约占所有心力衰竭的60％。

在临床诊断的心力衰竭中至少有40％是左心室收缩功能正常型心力衰竭，其死亡率与HFREF接近。左心室收缩功能正常型心力衰竭多存在心脏舒张功能障碍而收缩功能相对正常，表现为心室主动松弛功能下降和心室僵硬度增加，导致心室充盈不足，心腔内压力增高，体、肺循环淤血。

四、高或低心排血量心力衰竭

大多数心力衰竭为低心排血量型心力衰竭，组织、器官灌注不足是其特点。如畏寒、湿冷、少尿、低血压或脉压降低及相应的组织器官缺血的表现等。

与低心排血量型心力衰竭的高外周阻力、血管收缩不同，高心排血量型心力衰竭通常外周阻力降低、血管扩张，患者皮肤温暖、潮红、脉搏洪大，在静息状态下其心排血量常大于正常，但比出现心力衰竭前的心排血量仍然减少，不能满足机体的需要。高心排血量型心力衰竭与高循环状态有关，通常有病理基础，如贫血、甲状腺功能亢进、动静脉瘘、Paget病、维生素B_1缺乏、妊娠等。

参考文献

1. 顾东风，黄广勇，何江，等. 中国心力衰竭流行病学调查及其患病率[J]. 中华心血管病杂志，2003，31(1)：3－6.
2. 上海市心力衰竭调查协作组. 上海市1980、1990、2000年心力衰竭住院患者流行病学及治疗状况调查[J]. 中华心血管病杂志，2002，30(1)：24－27.
3. 上海市心力衰竭调查协作组. 上海市稳定性心力衰竭患者药物治疗现状调查[J]. 中华心血管病杂志，2001，29(11)：644－648.
4. 沈清，甘华，杜晓刚，等. 连续性血液滤过治疗重症心力衰竭[J]. 重庆医科大学学报，2004，29(1)：27－30.
5. 中华医学会心血管病学分会，中华心血管病杂志编辑委员会. 慢性收缩性心力衰竭治疗建议[J]. 中华心血管病杂志，2002，30(1)：7－23.
6. 中华医学会心血管病学分会. 中国部分地区1980、1990、2000年慢性心力衰竭住院病例回顾性调查[J]. 中华心血管病杂志，2002，30(8)：450－454.
7. Anand I，McMurry J J V，Whitmore，et al. Anaemia and its relationship to clinical outcome in heart failure[J]. Circulation，2004，110：149－154.
8. Hunt S A，Abraham W T，Chin M H，et al. ACC/AHA 2005 guideline update for the diagnosis and management of chronic heart failure in adult：a report of the American college of cardiology/American heart association task force on practice guidelines(writing committee to update the 2001 guidelines for the evaluation and management of heart failure)：developed in collaboration with the American college of chest physicians and the international society for heart and lung transplantation：endorsed by the heart rhythm society[J]. Circulation，2005，112(12)：e154－e235.
9. Nieminen M S，Bohm M，Cowie M R，et al. Executive summary of the guidelines on the diagnosis and treatment of acute heart failure：the task force on acute heart failure of the European society of cardiology[J]. Eur Heart J，2005，26(4)：384－416.
10. Sanborn T A，Feldman T. Management strategies for cardiogenic shock[J]. Curr Opin Cardiol，2004，19：608－612.
11. Swedberg K，Cleland J，Dargie H，et al. Guidelines for the diagnosis and treatment of chronic heart failure：executive summary (update 2005)：the task force for the diagnosis and treatment of chronic heart failure of the European Society of Cardiology[J]. Eur Heart J，2005，26(11)：1115－1140.

第五章 心力衰竭的诊断

刘铭雅

一、收缩功能不全性心力衰竭

慢性收缩功能性心力衰竭(chronic systolic heart failure)是一个以特异症状(呼吸困难和疲乏)和体征(液体潴留)为特征的临床综合征。需要根据仔细询问病史、体格检查及相关的检查才能做出的一个综合的临床诊断。

在心力衰竭的诊断中应特别注意以下信息的收集：① 运动耐量减低。这通常是患者最常见的主诉，其中以呼吸困难多见，其他还有疲乏无力等，老年人可能还有冷漠等表现。② 液体潴留。有些患者因运动耐量减低是逐渐发生的，可没有引起注意，而主要以下肢水肿或胀感，或上腹部胀饱感就诊。③ 是否存在发生心力衰竭的危险因素、是否是心力衰竭的易发人群、有无发生心力衰竭的基础心脏病等。例如，异常心音、心电图或胸部X线片异常、高血压或低血压、糖尿病、急性心肌梗死史、心律失常、肺或体循环血栓栓塞事件等。

(一) 左侧心力衰竭的临床表现

1. 症状

(1) 呼吸困难：呼吸困难是左侧心力衰竭最早出现的表现。根据严重程度可分别表现为：劳力性呼吸困难、端坐呼吸、夜间阵发性呼吸困难、静息呼吸困难和急性肺水肿。

劳力性呼吸困难表现为原来可以耐受的体力活动下感到呼吸困难，尤其是在短暂的休息后仍有喘不上气来的感觉。这种呼吸困难的感觉随着病情的加重，表现为体力耐受力的逐渐下降，患者可在轻微的体力活动下出现呼吸困难，如平地步行时间稍长、快走、穿衣、吃饭等。患者是否出现呼吸困难与观察到的心脏大小及收缩功能指标之间并没有明显的相关性，有些患者心脏很大、收缩功能指标很差，却可以没有明显的呼吸困难或呼吸困难的程度较轻。相反，有些患者心功能指标并不是很差，却有严重的呼吸困难。老年人或因其他疾病活动受到限制时，如严重的心绞痛、关节病等，可能不会有劳力性呼吸困难的主诉。

端坐呼吸为患者不能平卧，而需采用高枕、半卧或坐位才能缓解或解除呼吸困难。这时患者可能已发生严重的肺水肿。在心力衰竭的晚期，患者可能无法平卧，需整夜取坐位。

卧位出现呼吸困难为肺间质水肿引起，因卧位时回心血量增加，而左心室的代偿机制已达极限，无法将增多的血容量有效地排除，导致肺毛细血管、肺静脉压力增高，引起肺间质水肿、肺顺应性降低、呼吸道阻力增加，引起呼吸困难。

咳嗽虽然不是特异性症状，但它确实可以由肺充血引起，其发生机制与端坐呼吸一样，可以认为它是端坐呼吸的等同症状。因为常可以看到心力衰竭患者在卧位时干咳，而坐起后缓解，有效的抗心力衰竭治疗后该症状也随之消失。

夜间阵发性呼吸困难是左侧心力衰竭的典型表现。呼吸困难常在夜间突然发作，因憋闷而突然惊醒，感到喘不过气来，被迫坐起，可同时有阵咳、哮鸣性呼吸音及泡沫样痰，又称心源性哮喘。发作较轻者，在采取坐位后数十分钟至1 h左右，呼吸困难可以自行缓解，患者可能又继续入睡，白天可以没有异常的感觉。严重者，再次入睡后又可发作。更严重者呼吸困难可以持续不缓解，甚至发展为急性肺水肿。与端坐呼吸不同，夜间阵发性呼吸困难发作常在患者入睡后1～2 h，而端坐呼吸患者常在清醒状态，平卧数分钟就可出现呼吸困难。此外，前者症状持续时间长，后者持续时间短。由于轻症的夜间阵发性呼吸困难常可自行消失且白天症状不明显，加之还可出现阵咳和哮鸣，有时会被误认为支气管炎或哮喘。

夜间阵发性呼吸困难的发生机制可能与下列因素有关：① 回心血量的增多；② 卧位时膈肌抬高；③ 睡眠时左心室的交感神经兴奋性降低；④ 夜间呼吸中枢受到抑制。

急性肺水肿是呼吸困难的极端期，患者表现为极度的呼吸困难，同时出现明显的血流动力学异常，如不及时治疗，很易导致死亡。

心源性呼吸困难必须和呼吸性呼吸困难相鉴别，尤其是心源性哮喘与支气管哮喘应仔细鉴别(表7-5-1)。

表7-5-1 支气管哮喘与心源性哮喘的鉴别

项 目	支气管哮喘	心源性哮喘
发病年龄	多在儿童或青少年期发病	多为成年人
病史	家族或患者有过敏史或哮喘史	多有基础心脏病存在
发作间期	多无症状	劳力性气急，可有夜间阵发性呼吸困难
肺部体征	双肺弥漫性哮鸣音	双肺，尤肺底湿啰音
心脏体征	多无特殊	可见心脏增大、杂音、奔马律等
X线胸片	肺野清晰，肺气肿征	肺水肿、肺淤血、心影增大
药物疗效	解痉药、肾上腺皮质激素有效	强心药、利尿剂、扩血管药、吗啡等有效

(2) 体力下降：体力下降是常见的表现，每个人的主诉不同而已。并非体力下降都是因为呼吸困难引起，心脏对运动的反应差，相对的心肌缺血连同心脏自身的损害限制了心脏的收缩。此外，贫血、外周血管反应减弱、骨骼肌(包括呼吸肌)萎缩、代谢障碍以及患者对运动出现的呼吸困难的畏惧均可以影响患者的体力。

(3) 呼吸障碍：心力衰竭患者的呼吸障碍主要是中枢性的睡眠呼吸暂停，部分患者出现陈-施呼吸，多见于较严重的心力衰竭，是预后不良的表现。

(4) 其他：① 乏力和虚弱：是心排血量下降，骨骼肌缺血引起。也与药物治疗有关，如利尿剂、β受体阻滞剂。② 夜尿与少尿：心力衰竭的早期可见夜尿增多，可能与心力衰竭时血液的再分布、肾缺血有关。心力衰竭的晚期则出现少尿。③ 神经系统症状：老年患者在心力衰竭晚期，尤其原本有脑动脉硬化的患者，可出现意识模糊、记忆力减退、焦虑、头痛、失眠和噩梦，偶尔还会出现定向力障碍、谵妄，甚至幻觉等精神症状。

2. 体征

(1) 原有心脏病的体征：如果患者存在基础心脏病，可见其相应的体征，如瓣膜反流或关闭不全的杂音、分流的杂音、肺动脉瓣区第二心音亢进或分裂等。

(2) 心脏扩大：左心室增大主要见于收缩功能异常性心力衰竭，但并非特异性。可见心尖搏动向左下移位，心尖抬举感，抬举的程度与心脏扩大呈正比。

(3) 奔马律：健康的儿童或青年有时可以在胸骨左缘听到第三心音。但在成年人听到此心音一般是病理性的，称之为舒张早期奔马律，常提示存在心力衰竭。奔马律一般发生在心率较快的情况下，左侧卧位容易在心尖部或心尖内侧听到。当二尖瓣或三尖瓣及左向右分流量较大时，急速、大量的血流在舒张早期流入心室，可产生第三心音，这种情况下不表示心力衰竭存在。

(4) 交替脉：脉搏一强一弱，是心脏收缩规律性变化所致，多发生在左心室射血所遇阻力增加的心力衰竭，如高血压和主动脉瓣狭窄等。轻症者可能只在测量血压时发现。交替脉常与奔马律同时存在。

(5) 肺部啰音：心力衰竭早期并不出现，随着疾病进展，肺静脉及毛细血管压力增加、液体渗入肺泡，形成啰音。两侧肺底部的啰音通常是心力衰竭中期以上的表现，但啰音的特异性较低，敏感性也差。

(6) 胸腔积液：常见于体肺循环压力均增高的患者。通常为双侧，也可见于单侧，右侧多见。胸水内的蛋白含量较高，高于一般的漏出液，因此，毛细血管的通透性增加也可能参与了心源性胸腔积液的形成。

(二) 右侧心力衰竭的临床表现

右侧心力衰竭大都发生在左侧心力衰竭之后，故临床上常是两种心力衰竭的表现同时存在，但可以某种心力衰竭的表现为主。单纯的右心力衰竭多由急性或慢性肺心病引起。

1. 症状　主要与体循环淤血有关，如消化道淤血产生的食欲减退、恶心、腹胀、便秘、腹痛等；肾淤血引起的少尿、夜尿；肝淤血引起的上腹胀、腹痛、黄疸以及心源性肝硬化的相关表现；体循环淤血产生的末梢发绀、下垂部位水肿、头昏、头胀等。严重的右心衰竭也可以出现呼吸困难，与心排血量明显减少、呼吸肌灌注不足、低氧血症、代谢性酸中毒以及腹水和胸水对肺脏的压迫等因素有关。

2. 体征

(1) 原有心脏病的体征：如果患者存在基础心脏病，可见其相应的体征，通常是在左心室病变的基础上发现右心室变化的证据。如果单纯的右心衰竭，常可见到肺动脉高压的相应表现，如肺动脉瓣区第二心音亢进或分裂等。

(2) 心脏扩大：右心室扩大为主者可见心前区抬举样搏动，有时可听到右心室来源的舒张期奔马律，扩张的右心室常可听到响亮的来自三尖瓣的反流杂音，合并肺动脉高压时，可听到肺动脉瓣区收缩期杂音、第二心音亢进或分裂等。

(3) 体静脉压力增高：观察颈静脉充盈情况是观察静脉压力较便捷和准确的方法。患者取半卧位(通常为45°角)，正常静脉压时锁骨上端一般看不到静脉显露(不超过在胸骨角以上4 cm)。静脉压力增高时则可见到，且常在胸骨角以上10 cm处。静脉压力明显升高时，可见颈静脉全程充盈、饱满，称为颈静脉怒张，甚至外周静脉也明显充盈。观察颈静脉充盈最好是颈内静脉，若看不清楚，也可观察颈外静脉，右侧颈外静脉较容易观察。右心衰竭较严重时还可以看见Kussmaul征，即吸气时静脉压力反而升高，颈静脉变得更加显露。颈静脉波动的a波消失，提示发生了心房颤动。

(4) 淤血性肝肿大：肝脏肿大常发生在外周水肿之前，且在右心衰竭经治疗后，其他症状消失之后仍持续存在。剑突下的肝脏肿大比肋下更明显，因此看上去上腹部显得很饱满，叩则为实音。质地较软，有触痛常提示肝脏为近期发生的肿大。明显的三尖瓣关闭不全可以见到收缩期肝脏搏动。而收缩期前的肝脏搏动见于肺动脉高压、肺动脉瓣狭窄、三尖瓣狭窄、缩窄性心包炎及右心室受累的限制性心肌病。

(5) 肝颈静脉反流征：轻度右心衰竭颈静脉充盈不明显，但在患者右上腹持续施以压力≥30 s，可以看到颈静脉充盈明显起来。这是因为腹部的额外压力使静脉回流增加，衰竭的右心室不能接受短暂的容量增加，心腔内压力增加，继而反映在静脉压力的增高。

(6) 胸腔积液和腹水：胸膜静脉既可回流至体静脉也可回流至肺静脉，因此任何一个静脉系统的压力明显增高都可引起胸腔积液。右心衰竭时的胸腔积液通常都是双侧的，若发生在单侧，则以右侧多见。腹水通常见于慢性心力衰竭，说明静脉压力长期升高。如同胸水的发生一样，毛细血管通透性增加也参与了腹水的形成，因为腹水中的蛋白含量与淋巴液相近，是水肿液的4～6倍。大量腹水多见于顽固性右心衰竭、三尖瓣狭窄、缩窄性心包炎。腹水明显而外周水肿不明显见于病程长、长期使用利尿剂的患者。

(7) 下垂性水肿：下肢水肿多在颈静脉充盈、淤血性肝肿大等症状出现之后才发生。通常先有体重增加，达到一定程度之后才有下肢的水肿。长期卧位者，下垂部位在靠近床面的地方，如仰卧在骶部，侧卧在侧部。严重心力衰竭者可全身水肿，此时，营养不良也参与水肿的发生。

(8) 心包积液：心包积液十分常见，通常量不大，且常被心力衰竭的症状掩盖，而在超声心动图检查时发现。临床意义不大。

(9) 发绀及皮肤改变：长期右心衰竭者大多数有发绀，是末梢血供不足，组织摄氧过多，静脉血氧低下所致。长期右心衰竭者还常见下肢皮肤色素沉着，变暗红、变硬，与局部组织营养不良有关。

(10) 心源性恶病质：心源性恶病质定义不统一，较为广泛接受的定义是：心力衰竭病程超过6个月，体重较原体重减轻7.5%，同时需除外恶性肿瘤、甲状腺疾病以及严重的肝脏疾病等。流行病学调查显示心脏恶病质的发生率占院外Ⅲ～Ⅳ级心力衰竭患者的16%，住院Ⅲ～Ⅳ级心力衰竭患者的61%。表现为明显的肩、锁、胸、股、小腿部肌肉消耗，患者明显消瘦，同时有水肿，以腹水、踝部和腿水肿为主。其发生的基本原因为营养摄入和消耗之间的不平衡。交感神经兴奋性增加、RAAS及心房肽系统和某些炎症细胞因子激活所引起的神经内分泌紊乱是引起恶病质的重要原因。

(三) 心功能分级、分期与心脏功能的评判

1. 心功能分级 通常使用美国纽约心脏病协会(NYHA)提出的心功能分类方法。NYHA 分级适用于慢性心力衰竭患者,依据患者的表现可分为Ⅰ、Ⅱ、Ⅲ、Ⅳ级,后三级即相当于心力衰竭的Ⅰ、Ⅱ、Ⅲ度或轻、中、重度。Ⅰ级:一般体力活动不受限制,不出现疲劳、乏力、心悸、呼吸困难、心绞痛等症状,无心力衰竭体征。通常称心功能代偿期。Ⅱ级:体力活动稍受限制,休息时无症状,但中等体力活动时(如常速步行 3～4 里路或登三楼等),即出现乏力、心悸、呼吸困难症状,并有心率加快、肝肿大等。Ⅲ级:体力活动明显受限,休息时无症状,轻微体力活动(如日常家务劳动、常速步行 1～2 里路、登二楼等),即出现心悸、呼吸困难、心绞痛,并有心力衰竭体征,如肝大、水肿等症状体征。卧床休息后症状好转,但不能完全消失。Ⅳ级:不能胜任任何体力活动,休息时仍有疲乏、心悸、呼吸困难或心绞痛,并有明显的心力衰竭体征,如内脏淤血及显著水肿,长期可致心源性肝硬化。

NYHA 心功能分级是一个主观的分类方法,不能很好地反映病程及对治疗反应后的变化。但因其简便、直观及多年来应用已形成习惯,故一直作为心功能判定的常用方法。

心功能分级可能随着时间而恶化,但多数心力衰竭患者并不一定表现为症状持续加重。即使在药物没有变化的情况下,症状的严重程度也可呈现波动,而且在心室功能参数没有明显改变时,药物和膳食的变化也可以明显改善心功能状态。

2. 心力衰竭分期 自 2001 年美国成人慢性心力衰竭诊疗指南提出这种新的分级方法以来,2007 中国慢性心力衰竭诊断和治疗指南以及 2012 年最新的欧洲急慢性心力衰竭指南仍然保留了这种分级方法。该方法包括了心力衰竭发生、发展的全过程,从心力衰竭的高危人群进展成器质性心脏病,直至出现心力衰竭症状最终发展成难治性终末期心力衰竭,将心力衰竭分为 A、B、C、D 四个阶段,从而提供了从"防"到"治"的全面概念。A 阶段:为"前心衰阶段",指存在发生心力衰竭的高危因素,但尚没有心肌、心包、心瓣膜的结构或功能的改变,亦无任何心力衰竭的症状和(或)体征,如存在高血压、冠心病、糖尿病、肥胖、代谢综合征、家族性心肌病病史、使用心脏毒性药物等。B 阶段:为"前临床心力衰竭阶段"。患者已发展成器质性、结构性心脏病,但无心力衰竭症状和(或)体征。例如,有心肌梗死史发生左心室重构者,左心室肥厚,左心室射血分数低下,无症状性心瓣膜病等。这一阶段相当于无症状性心力衰竭,或 NYHAⅠ级患者。C 阶段:为"临床心力衰竭阶段"。患者在有基础结构性心脏病基础上,出现心力衰竭的症状和(或)体征,例如呼吸困难、无力、液体潴留等,或目前虽无心力衰竭的症状和(或)体征,但以往曾因此治疗者。这一阶段包括 NYHA Ⅱ、Ⅲ级和部分 NYHA Ⅳ级心功能患者。D 阶段:为"难治性终末期心力衰竭阶段",往往需要特殊治疗。患者有进行性的结构性心脏病,虽经强化的内科治疗,但休息时仍有症状。例如因心力衰竭须反复住院,且不能安全出院者;须长期在家静脉用药者;等待心脏移植者;应用心脏机械辅助装置者。这一阶段也包括部分 NYHA Ⅳ级心功能患者。

该分级方法是纽约心脏病协会(NYHA)心功能分级方法的补充而不是替代,NYHA 分级是对该分级中的阶段 C 与 D 的患者症状严重性的分级。因为 NYHA 分级有主观性偏差,而且患者的心功能短时间内可以有很大变化。例如,一个有临床症状的心力衰竭患者(阶段 C)随着治疗或疾病的进展可以有不同的 NYHA 心功能级别,但它不会再回到阶段 B(从未发生心力衰竭)。根据新的分阶段方法,患者的病情可能不进展或只能向更高一级进展,疾病可通过治疗减慢或停止进展,但一般不会发生自发的逆转。

3. 心脏功能的定量评判 对于心力衰竭一直缺乏简单、准确、实用的方法来对心功能进行评判,以下两种方法各有优缺点。运动试验较客观、准确,但要求一定的设备和经验,评判指标过于复杂、方法不统一、要求患者配合及存在一定的风险,难以在临床上广泛使用。六分钟步行试验简单、实用、方便,但存在患者及医生观察上的偏差,应用时间短,其临床意义还有待进一步确定。

(1) 运动耐量测定和分级:多采用平板或踏车分级运动试验,有极量或次极量运动两种方法,根据患者在运动中出现症状的时间,心电图、血压、室壁运动及呼气中氧气和二氧化碳浓度来评价患者的心功能状态。最常用的是进行心肺运动试验。

心肺运动试验是指症状限制的极量或次极量运动试验中测定患者的摄氧量、二氧化碳呼出量及相应的肺动力参数。所要分析的指标包括患者的运动总时间、运动代谢当量(相当于作功量,MET)、氧耗量(VO_2)、最大氧耗量(VO_2max)和无氧阈值(AT)。

运动代谢当量(MET)是一种表示相对能量代谢水平和运动强度的重要指标。代谢当量是以安静且坐位时的能量消耗为基础,表达各种活动时相对能量代谢水平的常用指标。可以用来评估心肺功能。1 MET 为在静息状态下的氧耗量,相当于 3.5 ml/(min·kg);3～5 MET 相当于一般体力活动,如扫地、中快速行走(4.8～6.4 km/h)等;5～7 MET 相当于较重体力活动,如粗木工活、打网球、一般负重旅行等;9 MET 以上相当于重体力活,如跑步。

最大氧耗量为最大动静脉血氧含量之差与心排血量的乘积,与心排血量成正比,它与射血分数所反映的左心室收缩功能之间并不平行,要与用年龄、性别、身高及体重通过经验公式计算出的最大氧耗量进行比较,小于预测值的 85%～90%时,表明极量运动能力降低。当心力衰竭患者的最大氧耗量大于 14 ml/(kg·min),1 年存活率大于 90%。若小于 10 ml/(kg·min),应考虑心脏移植。

无氧阈值是运动过程中的一个理论点,即运动达到一定程度时,肌肉代谢开始转为无氧代谢。未经锻炼的人,运动达到有氧代谢的 50%～60%时,乳酸开始蓄积,随运动量增大,乳酸蓄积量增多,最终引起酸中毒。乳酸经体内碳酸氢盐中和后产生二氧化碳排出,并引起反射性过度换气。增加的通气量与增加的氧耗量及做功量不成比例的那一刻称之为气体交换无氧阈值。在未经锻炼的人当中,无氧阈值出现在最大氧耗量的 40%～60%时出现。心力衰竭患者的无氧阈值增加。

MET 在 6～10,运动时射血分数升高大于 5%,最大氧耗量大于 20 ml/(kg·min),无氧阈值大于 14 ml/(kg·min)通常认为是正常的参考。结合心肺运动试验,Weber 把心功能分为

A、B、C、D四级(表7-5-2)。

表7-5-2　Weber心肺运动试验分级方法

分级	心功能损害程度	最大氧耗量[ml/(kg·min)]	无氧阈值[ml/(kg·min)]	CI峰值[L/(min·m²)]
A	无→轻度	>20	>14	8
B	轻度→中度	16~20	11~14	6~8
C	中度→重度	10~16	8~11	4~6
D	重度	<10	<8	<4

对于心力衰竭患者,心肺运动试验主要作为心脏移植、左心室辅助装置患者选择的客观标准,还可作为心力衰竭患者康复治疗个体化运动康复处方方案制定的客观依据。

(2) 六分钟步行试验:六分钟步行试验(6 MWT)是用于评价心功能状态的简易、安全、易行的方法。不但能评定患者的运动耐力,而且可以预测预后。在不少临床试验中也开始应用。方法为在直的长走廊上标记30 m或50 m,两端各置一标志物,让患者来回走,步履缓急由患者根据自己的体能决定,告诉患者尽量走不要休息,但不能跑。测试过程中,患者可以休息,但时间记在6 min之内,在旁监测的人员每2 min报时一次,并记录患者可能发生的气促、胸痛等不适。如患者出现胸痛、难以忍受的呼吸困难、下肢痉挛、步履蹒跚、站立不稳、冒虚汗、面色苍白、患者体力难支时应终止试验。6 min后试验结束,监护人员统计患者步行距离进行结果评估。

6 MWT的绝对禁忌证为近1个月出现过不稳定性心绞痛或心肌梗死。相对禁忌证为静息心率大于120次/min,收缩压>180 mmHg,舒张压>100 mmHg。

试验的结果可分为4个等级:1级少于300 m,2级为300~374.9 m,3级为375~449.5 m,4级超过450 m。级别越低心功能越差。达到3级与4级者,可说心脏功能接近或已达到正常。

既往研究显示,6 MWT的距离是一个强有力、独立的死亡和因心力衰竭再住院预测因子。

(四) 心力衰竭的辅助检查

初诊患者应该进行血尿粪常规、血清电解质、血糖、糖化血红蛋白、血脂、肝肾功能、心电图、X线胸片、超声心动图检查。一些有意义的检查更应该仔细分析。

1. 胸部X线摄片　左心衰竭早期可见肺上叶静脉扩张、下叶静脉较细,肺门血管清晰。病情加重出现间质水肿时,可见肺门增大,血管影增粗,边缘模糊,分支血管也增粗。在肺泡水肿阶段,可见密度增高的粟粒状阴影,继而可发展为云雾状片状影并可连接成片。急性肺水肿时,可见自肺门伸向肺野的扇形的云雾状阴影,若两侧均有,似蝶翅样。部分患者也可见局限的肺叶间积液。胸水也常可见到。另外在肺中、上野纹理增粗的基础上,还可看到Kerley线。Kerley线分A线、B线和C线。A线为上叶自肺外围斜行引向肺门的线状阴影,长2~3 cm,宽0.5~1 cm,与肺纹理走向不一致,无分支,多见于急性左侧心力衰竭。B线为肋膈角区可见的一水平横线,长2~3 cm,宽1~3 mm,多见于以左心衰竭为主的慢性心力衰竭。C线为中下肺野呈交叉的网格状阴影,见于严重心力衰竭患者。心力衰竭病程较长者,还可见胸膜增厚。依心力衰竭的种类、基础心脏病等,心影可有相应的变化。

2. 血常规　心力衰竭当中贫血的发生率较高,通常为轻中度贫血,形态学检查多数为营养不良性贫血,合并肾功能不全者也可有肾性贫血。近几年的研究表明红细胞分布宽度(RDW)在心力衰竭时可显著升高并与预后相关。

3. 心电图检查　常见心电图表现有心房颤动、心脏肥大、心肌缺血等,但对于心力衰竭的诊断不具有特异性。近年研究发现,心力衰竭患者并发传导异常,可导致房室、室间和(或)室内的不同步。房室不同步表现为心电图中P-R间期延长,使左心室充盈减少;左右心室间不同步表现为左束支传导阻滞;室内传导阻滞表现为QRS时限延长(>120 ms)。可作为筛选可能从再同步化治疗获益患者的标准。

4. 血生化检查　血电解质变化常见于病程较长、病情较重和长期使用利尿剂的患者。低钠血症很常见,多为稀释性低钠血症,因为细胞外液增多而体内钠正常或是增加的。此外抗利尿激素水平的增高也起到一定作用。低血钾常与过度利尿有关,而保钾利尿剂和ACEI的联合使用可升高血钾。

淤血性肝肿大和心源性肝硬化常造成肝酶和胆红素的升高。病情的突然加重可使肝功能损害加重,而随病情好转,肝功能可好转。心源性肝硬化者还可见凝血功能障碍和低蛋白血症。通常右心房压力超过10 mmHg和心排指数低于1.5 L/(min·m²)时,常有肝功能的损害。

严重的心力衰竭,血清胆固醇常降低,预示着预后不良。

5. 静脉压测定　心力衰竭时静脉压力增高,除可观察颈静脉充盈程度估计静脉压力外,可直接测量外周静脉的压力。压力大于12 cmH_2O表示静脉压力增加。轻度的心力衰竭静脉压力可以不升高。

6. 脑利钠肽　脑利钠肽(BNP)及其代谢的N末端片段——N末端脑利钠肽前体(NT-proBNP)浓度与左心室舒张末压升高、左心室射血分数(LVEF)降低以及心功能NYHA分级增高密切相关,对心力衰竭有很高的诊断价值。NT-proBNP是BNP激素原分裂后没有活性的N末端片段,比BNP半衰期更长、更稳定,其浓度可反映短暂时间内新合成的而不是贮存的BNP释放,因此更能反映BNP通路的激活。左心室功能障碍时,血浆NT-proBNP可超过BNP水平达4倍。

在急诊情况下结合临床评估应用,测定BNP有助于鉴别呼吸困难是心力衰竭还是其他原因引起。2007年中国慢性心力衰竭指南推荐将血BNP水平用于鉴别心源性和肺源性呼吸困难。BNP<100 ng/L时不支持心力衰竭诊断;BNP>400 ng/L时应考虑心力衰竭诊断;在100~400 ng/L还应考虑其他原因。2012年欧洲心脏病协会的心力衰竭指南则根据起病的快慢推荐不同的排除心力衰竭的切点值:对于急性起病或者症状恶化的患者,以BNP<100 pg/ml或NT-proBNP<300 pg/ml作为排除心力衰竭的标准。而对于非急性起病的,切点值定在BNP<35 pg/ml或NT-proBNP<125 pg/ml,小于此值心力衰竭的可能性较小。对于非急性起病者,敏感性和特异性较急性起病者差。

BNP和NT-proBNP水平的升高只是在诊断不明时给可疑心力衰竭的诊断或考虑心力衰竭的诊断提供依据,但并不能单单应用BNP来确定或排除心力衰竭的诊断。引起BNP升高的原因很多,仅中度升高缺乏特异性,因此对这部分人群将

BNP 用于鉴别诊断应慎重解释。除心力衰竭外，影响 BNP 水平的因素包括：① 年龄及性别。BNP 水平随年龄增长而升高，同一年龄段女性的 BNP 水平高于男性。老年女性 BNP 轻度升高(100～200 ng/L)不应诊断为心力衰竭。2008 年发表的 NT－proBNP 检测心脏功能国际专家共识建议则对 NT－proBNP 水平进行年龄分层，对于年龄＜50 岁、50～75 岁、＞75 岁的界值分别为＞450 pg/ml、＞900 pg/ml 和＞1 800 pg/ml。② 肥胖者 BNP 水平较低，因此肥胖者心力衰竭时，BNP 会出现假阴性结果。③ 肺部疾病，如慢性阻塞性肺疾病、原发性肺动脉高压、肺栓塞引致右心室功能障碍时，可导致 BNP 水平升高。④ 肾功能不全时由于心房压及主动脉压较高、心室重量增加，故 BNP 可能出现"假性"升高。虽然 BNP 不能被血液透析清除，但透析后，由于血容量减少，BNP 可下降 15%～30%。⑤ 心脏压塞或心包缩窄。BNP 的生成与释放需要心脏压力及容量负荷增加，心脏压塞或心包缩窄前，没有明显的心力衰竭症状，BNP 水平可正常。⑥ 代偿性收缩功能障碍患者，出现非心源性呼吸困难(尤其是老年患者)，如合并肺炎或肺栓塞，此时 BNP 水平不能鉴别呼吸困难是心力衰竭恶化抑或合并的呼吸系统疾病所致。只有当呼吸困难发作时 BNP 水平极低(＜100 pg/ml)，或已知基础的稳定 BNP 水平，观察期间 BNP 水平无变化时方可除外心力衰竭恶化。⑦ 其他。如肝硬化及蛛网膜下腔出血患者也可出现 BNP 水平升高。某些药物可能影响 BNP 水平，如血管紧张素转换酶抑制剂、血管紧张素Ⅱ受体拮抗剂可使 BNP 水平减低，呈剂量依赖性。呋塞米也减低 BNP 水平而不改变左心室功能，β 受体阻滞剂、洋地黄、阿霉素等使 BNP 水平上升。

慢性心力衰竭的血 BNP 和 NT－proBNP 水平与死亡率及再住院率密切相关。NT－proBNP 检测心脏功能国际专家共识建议将其用于监测急性心力衰竭住院患者病情变化和指导治疗。NT－proBNP 是急性心力衰竭很强的独立预测因子，对治疗有良好反应的患者，其 NT－proBNP 迅速下降，而经治后 NT－proBNP 变化的百分数则是更好的评估因子，治疗后 NT－proBNP 下降 30%是合理的目标；若没有基线值，则治疗目标应为 NT－proBNP＜4 000 pg/ml。因此在治疗急性心力衰竭的过程中，检测 NT－proBNP 最理想为两个时间点为基线/就诊时与临床病情稳定时，以评估出院的可行性或疗效。NT－proBNP 检测也可用于慢性心力衰竭患者的病情监测和治疗。对慢性心力衰竭患者 NT－proBNP 进行系列检测可以更准确地危险分层，治疗措施有效则患者 NT－proBNP 水平下降；而以降低 NT－proBNP 为治疗目标则可指导采用更理想的治疗方法、减少不良预后。因此对于慢性心力衰竭患者，有临床心力衰竭症状恶化或 NT－proBNP 升高＞30%时，应调整治疗方案，随后 1～2 周复查 NT－proBNP 一次直至病情稳定。

7. 超声心动图检查 超声心动图不仅可以确定原发性异常是在心肌、瓣膜，还是在心包，是哪个心腔受累，还可对心脏功能进行评价。通过定量地测量 EF 数值、心室腔径和(或)容积、室壁厚度、心腔形状、血流模式、结构和室壁运动至少应获得以下 4 个信息：① LVEF 代偿还是减低；② 左心室结构正常还是异常；③ 有无其他导致临床表现的结构异常，如瓣膜、心包或右心室；④ 心脏血流动力学的其他参数，包括收缩和舒张功能、肺动脉的压力等。近年来，采用超声心动图组织多普勒的方法有助于评价心力衰竭患者是否存在心脏房室、心室间及心室内的不同步，并有助于行心脏再同步化治疗患者的参数优化。

在超声心动图上见到参数异常对心力衰竭的诊断并非特异，应结合临床和其他检查方法合理解释。系列的超声心动图检查很重要，因为 EF 的变化、心腔大小和形态的变化可了解疾病的演变，观察治疗的反应，对诊断和治疗都有很多帮助。

8. 其他检查方法 还有些方法可以用来检查心脏结构或功能的异常。如核素心肌显像和血池造影可高度准确地测量心肌灌注和心室功能，包括射血分数。近年来磁共振成像或计算机体层摄影也开始用于心脏功能的检查。尤其是磁共振成像，目前很多临床试验都要求用磁共振进行心功能检查替代超声心动图检查。因其图像清楚，检查者偏差小，可更准确地评估心腔大小、心室质量，发现结构异常和评价心脏功能与室壁运动。此外，磁共振成像还可准确识别心肌活性与瘢痕组织。

(五) 诊断

1. 无症状性心力衰竭 无症状性心力衰竭又称无症状性左心室功能障碍，是指患者有左心室功能异常的证据，如 LVEF 低于 40%，但没有明显的临床表现，相当于 ACC/AHA 心力衰竭分期中的 B 期或 B 阶段。据估计无症状性心力衰竭可能占到心力衰竭半数以上。其中大部分为心肌梗死后的患者，这些患者表面上病情稳定，但心室重构却持续进行，适应性状态迟早会转化为适应不良，进而发生心力衰竭，但也有部分患者可能持续处在这个阶段而不发生心力衰竭。

无症状性心力衰竭发展到心力衰竭阶段，即从 B 阶段进展到 C 阶段的时间长短不一，短则数周，长则数年甚至时间更长。影响从 B 阶段进展到 C 阶段的因素包括年龄、初始心肌受损的严重程度和原因、心脏的基础状况，如年龄大小、LVEF 的高低、基础病因的进展、神经体液激活的程度、基因及各种诱发因素作用的强度和机体代偿的能力等。

系列的超声心动图检查可发现高危患者收缩功能和心室形态的变化。BNP 可作为排除性筛查使用。

2. 有症状的心力衰竭的诊断要点 临床心力衰竭的诊断主要依据以下 3 点：① 原有心血管病病史；② 有心力衰竭的临床表现；③ 必要的辅助检查阳性结果。

经典的 Framingham 心力衰竭诊断标准设主要条件和次要条件，具有两项主要条件或具有一项主要条件及两项次要条件即可诊断心力衰竭。

主要条件：① 阵发性夜间呼吸困难和(或)睡眠中憋醒；② 颈静脉怒张或搏动增强；③ 肺部啰音和(或)呼吸音减弱，尤其双肺底；④ 心脏扩大；⑤ 急性肺水肿；⑥ 第三心音奔马律；⑦ 非洋地黄所致交替脉；⑧ 颈静脉压升高＞15 cmH_2O；⑨ 循环时间＞25 s；⑩ X 线胸片中、上肺野纹理增粗，或见到 Kerley B 线；⑪ 肝颈反流征阳性。

次要条件：① 踝部水肿和(或)尿量减少而体重增加；② 无上呼吸道感染的夜间咳嗽；③ 劳力性呼吸困难；④ 淤血性肝肿大，有时表现肝区疼痛或不适；⑤ 胸腔积液；⑥ 肺活量降低至最大肺活量的 1/3；⑦ 心动过速(心率≥120 次/min)；⑧ 按心力衰竭治疗 5 d 内体重减少大于 4.5 kg。

Framingham 心力衰竭诊断标准主要用于人群心力衰竭调查，故在临床上诊断心力衰竭不必拘泥于此。

二、舒张功能不全性心力衰竭

1984年Dougherty等首次报道一组左心室收缩功能正常的充血性心力衰竭。此后，人们对这种类型的心力衰竭越来越关注，并命名为舒张功能不全性心力衰竭（diastolic heart failure）。近年来，这一类型的心力衰竭又被命名为射血分数保存的心力衰竭（ejection fraction preserved heart failure，HF-PEF）。2012年欧洲心脏病学会心力衰竭指南对于HF-PEF的诊断标准为：① 典型的心力衰竭症状；② 典型的心力衰竭体征；③ 左心室射血分数正常或轻度降低并且左心室无扩大；④ 相关的器质性心脏病（左心室肥厚或左心房扩大）和（或）舒张功能异常的证据。

目前对舒张功能不全性心力衰竭的定义为：在心室收缩功能正常的情况下，心室松弛性和顺应性减低使心室充盈量减少和充盈压升高，从而导致肺循环和体循环淤血的综合征。按照这一定义，舒张功能不全性心力衰竭应该包括左心室和右心室舒张功能异常引起的心力衰竭，但由于目前右心室舒张功能异常引起的心力衰竭研究甚少，所谓舒张功能不全性心力衰竭主要指左心室舒张功能异常引起的心力衰竭。所谓心室收缩功能正常通常是LVEF＞45%。舒张性功能异常（diastolic dysfunction）应与舒张功能不全性心力衰竭区别开来。舒张性功能异常泛指心肌在舒张期出现的机械性能的异常，无论其是否有相应的临床症状。舒张期包括心室等容舒张期、心室快速充盈期、心室缓慢充盈期及心房收缩期。在这个过程出现的任何异常，都称之为舒张性功能异常。而舒张功能不全性心力衰竭主要是描述一种临床症状，是一组具有心力衰竭的症状或体征，而LVEF正常及有舒张功能异常的临床综合征，其舒张功能异常可以仅是部分参数的异常。目前，舒张性功能不全性心力衰竭的患病率报道存在较大的差别，可能就是由于诊断标准方面的差异造成的。

根据不同的研究，舒张功能不全性心力衰竭的患病率相差悬殊，从占心力衰竭总人群的13%～74%不等。欧洲心脏调查（EuroHeart Failure Survey）和以色列的一项调查结果显示，在心力衰竭住院的患者中，收缩功能正常的心力衰竭（LVEF＞40%）占47%～50%。一般认为，在心力衰竭的患者中，大约1/3表现为单纯性舒张功能不全性心力衰竭，2/3表现为收缩性心力衰竭合并不同程度舒张功能不全，即混合性心力衰竭，舒张功能不全性心力衰竭往往发生于收缩性心力衰竭之前。

以往认为舒张功能不全性心力衰竭预后要比收缩功能不全性心力衰竭好，但最近的来自美国和加拿大的研究表明，舒张功能不全性心力衰竭与收缩功能不全性心力衰竭一样，都是预后不好的疾病。而且，舒张功能不全性心力衰竭患病率在逐年上升。由于治疗措施的相对无效以及罹患本病的老年人更多，其死亡率不像收缩功能不全性心力衰竭那样近几年来在逐渐下降，相反还在增加。

（一）病理生理及病因

心室舒张功能是指在心脏收缩后、心室恢复到原来（即前一个舒张末期）容积和压力的能力，包括心室肌的舒张性和心室的顺应性两部分。前者用心室压力下降速率表示（$-dp/dt$），后者用容量/压力关系来衡量（$\Delta V/\Delta P$）。由此可见，舒张功能性不全心力衰竭系心室主动松弛能力受损及被动顺应性下降所致。前者是一个主动过程需要消耗能量，后者则与室壁僵硬有关。心肌显著肥厚和（或）左心室僵硬度增加，心腔大小正常，LVEF正常及左心室舒张期充盈减少为本病的特征性改变。

由于舒张期心室主动松弛能力受损和（或）左心室僵硬度明显增加，心搏量降低，左心室充盈明显障碍，导致左心室舒张末压升高、左心房压力增加和左心房扩大及肺充血，左心室压力-容积曲线环向左上移动，心排血量减少，继而发生的心力衰竭（图7-5-1）。任何影响上述两个环节的因素都可以引起舒张功能性心力衰竭。在原有收缩功能不全性心力衰竭的基础上发生舒张功能不全是临床上常见的表现。由于舒张功能更易受缺血影响，在陈旧性心肌梗死，瘢痕纤维组织增加，心室顺应性下降，此时，急性缺血引起的心力衰竭表现就有可能是舒张功能不全引起的。老年女性以及高血压、心肌肥厚、心房颤动等患者容易发生舒张功能性不全心力衰竭。常见的疾病包括冠心病、高血压、糖尿病、主动脉瓣狭窄、肥厚型心肌病、限制型心肌病等。

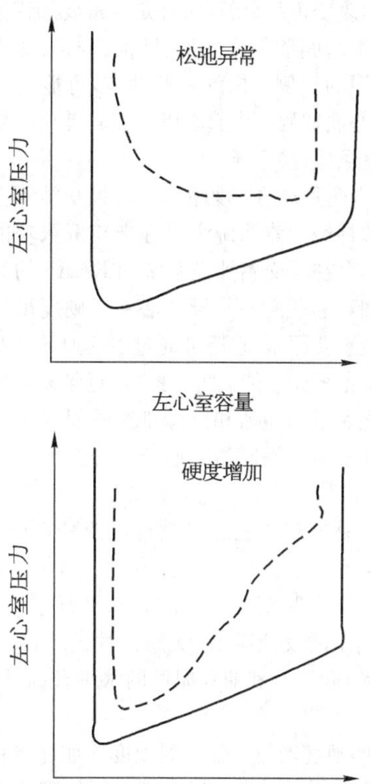

图7-5-1　左心室舒张功能不全时的压力-容积关系的改变

上图示左心室松弛异常（虚线），压力的改变发生在舒张早期；下图为左心室硬度增加（虚线），压力的改变发生在舒张晚期，dp/dV增大，心室容量减少

（二）发病机制

1. 心室肌松弛能力受损　心肌松弛过程是个主动耗能过程。在这个过程中肌浆网钙泵（SERCA，在心脏主要表达SERCA2a）活性降低和数量减少起到重要作用。在各种原因引起的心肌缺血情况下，导致心肌细胞内ATP生成减少，可减慢肌浆网对细胞质内钙的摄取，导致胞质内钙离子超载。作为抑制肌浆网钙泵的受磷蛋白（phospholamban）活性增加时也抑制

了心肌的松弛能力。

2. 心室充盈受损 心室的舒张开始于收缩末期,心室收缩的速度和程度均能影响心脏的舒张功能。当心肌收缩功能异常发生时将使心房、心室收缩末期的压力差减小,而使舒张势能下降,心室的充盈随之减慢。舒张期冠状动脉的充盈、灌流也是促进心室舒张的一个重要因素,增龄性大动脉弹性降低,收缩压上升,后负荷增大,以及年龄相关的心肌肥大等改变,导致左心室舒张期压力上升,室壁张力增加,心肌毛细血管和微小阻力血管外压力增高,破坏了它们的自身调节功能,心肌血管舒张障碍;同时老年人心肌毛细血管密度下降,冠状动脉粥样硬化和内皮功能异常或合并血管狭窄,共同导致冠状动脉的血流储备下降,心肌灌流不足。

3. 心室僵硬度增加 最近的研究发现心肌僵硬在舒张功能不全向心力衰竭的转变过程中起了很重要的作用。虽然,心肌细胞肥大也参与了心室僵硬度的增加,但目前认为心肌纤维化在其中起主要作用。在心肌纤维化的过程中,不仅胶原组织发生量的改变,而且胶原的聚集、胶原表型的转换和胶原交联增加等多方面改变也很显著,而且是更重要的因素。随年龄增加,包括心肌细胞间质纤维的量、结构、分布、交联程度和Ⅰ型胶原/Ⅲ型胶原的比例在内的一些改变,可能通过增大心脏的弹性负荷,使心肌僵硬而引起心脏舒张功能(包括舒张速度、舒张吸力和心室顺应性)下降。

4. 神经体液激素的过度激活 收缩功能不全性心力衰竭中普遍存在的神经激素系统激活在老年舒张功能不全性心力衰竭中也同样存在。交感神经系统和RAAS的激活引起的细胞外基质增加和心肌肥厚是导致心室僵硬度增加和心室舒张功能障碍的最重要因素,它还可通过引起血压增高增加心脏后负荷而加重心室舒张功能损害。此外,近年来人们逐渐意识到单核细胞趋化因子的激活和巨噬细胞的浸润等炎症反应在舒张功能不全性心力衰竭时的心肌肥大和纤维化中也起着很重要的作用。

老年人容易出现心脏舒张功能的改变,部分地与慢性的神经体液激素和心脏内皮的激活有关。研究表明,老年人的血液中的去甲肾上腺素和肾上腺素水平都增高,并且老年人对肾上腺素刺激的反应减低,交感活性的增高导致了血浆抗利尿激素、心房利尿肽和脑利尿肽的水平升高,同时也激活了RAAS。

5. 血管僵硬度增加 血管僵硬度增加在老年舒张功能异常中有一定的作用。因为老年人心血管生理方面最大的改变就是主动脉和大动脉的弹性降低(顺应性降低)。随着年龄的增长,主动脉的弹性降低可造成外周组织的血流量降低而使运动耐量下降,主动脉的僵硬还可造成后负荷增加,加重心肌肥大而损害左心室充盈,特别是在运动时心率增加的情况下更是如此。由此产生的继发性左心房和肺静脉压力升高是引起呼吸困难症状的直接原因。主动脉或其他动脉僵硬也可以增加心肌的氧耗量,并且因为左心室压力容量曲线的上移,心室与动脉的相互作用的改变使得左心室容量在较小的变化下引起左心室压力过大的反应。动脉和心室僵硬的不良耦联还使左心室舒张末压增高,舒张末期压力-容量曲线右移,加重了收缩压对舒张功能的影响,使血压更不稳定,应激时心脏耗氧量增加而加重舒张功能障碍。

(三) 临床表现与诊断

1. 临床表现 舒张功能不全性心力衰竭的主要临床表现是心室充盈压增高所引起的上游静脉压力增高所致的肺循环和体循环的淤血,以及由此产生的临床表现。其临床表现与左侧心力衰竭类似,如呼吸困难、肺水肿、疲倦、乏力等。体征可见肺部啰音、胸水等,心脏增大以左心房为主,除非合并收缩功能不全,一般心室不大。

2. 辅助检查 辅助检查中超声心动图较为重要。观察的指标包括左心室心肌重量和舒张功能的测定。中国人诊断左心室肥厚的标准为男性>198 g,女性>163 g,左心室心肌重量指数男性>98 g/m²,女性>92 g/m²,这些标准均显著低于目前我国采用的美国Framingham研究的诊断标准,提示采用后一标准显著低估我国人群中左心室肥厚的发生率。舒张功能的测定应包括左心室松弛、充盈、舒张期扩张度降低或僵硬度等方面的内容。彩色多普勒也能反映左心室早期充盈情况,包括二尖瓣舒张早期血流最大速度(E波)、E/A值、E波减速时间(DT)、肺静脉收缩和舒张期血流速度比值(S/D)四项。常用的评价左室舒张功能的超声心动图测量指标见表7-5-3。

表7-5-3 心力衰竭患者常用的左心室舒张功能不全超声心动图测量指标

测量指标	异常	临床意义
e′	降低(<8 cm/s 间隔,<10 cm/s 侧壁,或<9 cm/s 平均)	左心室松弛延迟
E/e′比率	高(>15) 低(<8) 中等(8~15)	左心室充盈压高 左心室充盈压正常 灰色区(需其他参数)
二尖瓣血流E/A比率	"限制性"(>2) "松弛受损"(<1) 正常(1~2)	左心室充盈压高 容量负荷过重 左心室松弛延迟 正常的左心室充盈压 不能下结论(可能是"假性")
Valsalva动作时二尖瓣血流	"假性"到"松弛受损"的改变(E/A比率≥0.5)	左心室充盈压高(经Valsalva显示)
Apulm-Amitral间期	>30 ms	左心室充盈压高

注:Apulm-Amitral,肺静脉血流A波时限与二尖瓣血流A时限之间的时间差异;E/A,舒张早期到晚期二尖瓣血流速率的比率;e′,二尖瓣舒张早期速率;E/e′,二尖瓣流入E波与组织多普勒e′波的比率。

其他检查与收缩功能不全性心力衰竭类似。对于BNP的地位,叙述不统一。一般认为,BNP在舒张功能不全性心力衰竭时的浓度低于收缩功能不全性心力衰竭,以诊断后者的标准应用于前者显然不合适,尤其对老年女性。如果以BNP 100 ng/L作为截点,其敏感性86%,阴性预测值96%,诊断准确性75%。多数人建议BNP应与超声心动图以及临床结合才有意义。不能根据BNP水平区分收缩功能障碍抑或舒张功能障碍。只有在左心室功能(EF)正常且伴有心力衰竭症状时,在排除心外原因引起的BNP升高后,BNP水平升高应高度怀疑为舒张性功能不全性心力衰竭。

3. 诊断

(1) 2007 年中国慢性心力衰竭指南诊断标准：① 有典型的心力衰竭症状和体征；② LVEF 正常(>45%)，左心腔大小正常；③ 超声心动图检查有左心室舒张功能异常的证据；④ 超声心动图无心瓣膜疾病，并可排除心包疾病、肥厚型心肌病或限制型心肌病等。

(2) 欧洲心脏病学会标准：2012 年欧洲心脏病学会心力衰竭指南对于 HF-PEF 的诊断标准为：① 典型的心力衰竭症状；② 典型的心力衰竭体征；③ 左心室射血分数正常或轻度降低并且左心室无扩大；④ 相关的器质性心脏病(左心室肥厚/左心房扩大)和(或)舒张功能异常的证据。常用的舒张功能异常的超声心动图表现见表 7-5-3，必须强调的是不能以单一的指标异常来下诊断，而应该全面结合二维及多普勒超声的指标综合考虑。

三、急性心力衰竭和急性肺水肿

急性心力衰竭(acute heart failure)常危及生命，是心内科常见的急危重症，需要紧急治疗。其定义为心功能不全的症状和体征急骤发作。临床上，无论既往有无心脏病病史均可发生急性心力衰竭。心功能不全的原因可以是收缩功能不全或是舒张功能不全，也可以是心律失常、心脏前负荷或后负荷过重。

临床所见的急性心力衰竭大多数是慢性心力衰竭急性失代偿引起，仅少部分为新发生的急性心力衰竭。冠心病是急性心力衰竭的主要病因，占 60%～70%，尤其在老年人当中。年轻患者中，急性心力衰竭的常见病因为扩张性心肌病、心律失常、先天性瓣膜病和心肌炎。

急性心力衰竭常常伴有其他脏器的终末性疾病，尤其是代谢性疾病。如严重冠心病、高血压、糖尿病、心肌肥厚、肾脏疾病、呼吸道疾病等。一旦发生过急性心力衰竭，预后很差。在住院的急性失代偿性心力衰竭中，60 d 的死亡率为 9.6%，若合并再住院率统计则达 35.2%。AMI 患者出现严重心力衰竭则死亡率更高，一年的死亡率达 30%。发生急性肺水肿者，院内死亡率高达 12%。

(一) 病因和诱因

各种原因引起心脏在短时间内出现心排血量急剧下降就可发生急性心力衰竭。常见的原因包括：

(1) 急性的弥漫性心肌损害，如大面积 AMI、急性心肌炎，引起心肌收缩功能急剧下降或丧失。

(2) 急性的血流排出障碍，如严重的瓣膜狭窄、流出道梗阻、房室瓣口的浮动性血栓或黏液瘤、大动脉或大分支栓塞，引起心脏后负荷骤然加重。

(3) 急性的心脏容量负荷加重，如各种原因引起的急性瓣膜关闭不全、间隔穿孔、主动脉窦瘤破裂入心腔、输液过多过快等，引起前负荷急剧增多。

(4) 急性的心室舒张受限，如急性心包积液或积血、严重的心律失常，如室性心动过速、心室颤动、心房颤动或心房扑动及其他快速异位心律失常等，引起心室充盈急剧受限。

上述原因中可以单独或多种因素共同作用引起急性心力衰竭。引起急性心力衰竭的相关疾病见表 7-5-4。

表 7-5-4　急性心力衰竭的病因和诱因

慢性心力衰竭失代偿(如心肌病)
急性冠状动脉综合征：
心肌梗死、不稳定心绞痛、缺血范围扩大
出现机械性并发症，如间隔穿孔、急性二尖瓣关闭不全
右心室梗死
高血压危象
严重心律失常(室性心动过速、心室颤动、心房颤动或心房扑动及其他快速异位心律失常等)
瓣膜反流(心内膜炎、腱索断裂、原有瓣膜病加重等)
严重主动脉瓣狭窄
重症心肌炎
心脏压塞
主动脉夹层
产后心肌病
非血管因素
药物治疗不当(停药、依从性差、使用不当等)
容量负荷过重
感染，尤其肺部感染、败血症
严重脑损害
大手术后
肾功能减退
哮喘
药物滥用
酗酒
嗜铬细胞瘤
高心排血量状态
败血症
贫血
甲状腺毒症
分流综合征

(二) 分类

急性心力衰竭包括新发生的急性心力衰竭(既往没有明确心功能不全病史)和慢性心力衰竭急性失代偿两种情况。根据其临床表现和血流动力学的特点将急性心力衰竭分成 6 大类(表 7-5-5)。

表 7-5-5　急性心力衰竭的临床类型

临床类型	心率	SBP (mmHg)	CI [L/(min·m²)]	PCWP (mmHg)	Killip/Forrest 分级	利尿后尿量	低灌注	终末器官低灌注
急性失代偿	+/-	正常低值或增高	正常低值或增高	轻度增高	KⅡ/FⅡ	+	+/-	-
伴高血压/高血压危象	通常增快	高	+/-	>18		+/-	+/-	+，伴 CNS 症状
伴肺水肿	+	正常低值	低	升高	KⅣ/FⅡ	+		-

续　表

临床类型	心率	SBP (mmHg)	CI [L/(min・m²)]	PCWP (mmHg)	Killip/Forrest 分级	利尿后尿量	低灌注	终末器官低灌注
心源性休克/低排血量综合征	+	正常低值	低,<2.2	>16	KⅢ～Ⅳ/FⅠ～Ⅲ	少	+	+
严重心源性休克	>90 次/min	<90	<1.8	>18	KⅣ/FⅣ	很少	++	+
高心排血量	+	+/−	+	+/−	KⅡ/FⅠ～Ⅱ	+	−	−
急性右心衰竭	通常慢	低	低	低	FⅠ	+/−	+/−,急性发作	+/−

注：CNS,中枢神经系统；K，Killip；F，Forrest；+，增加；−，减少。

1. 急性失代偿性心力衰竭(包括新发的和慢性心力衰竭失代偿)　有急性心力衰竭的症状和体征，但未达到急性肺水肿、心源性休克或高血压危象的标准。

2. 伴高血压或高血压危象的急性心力衰竭　有急性心力衰竭的症状和体征，同时血压明显升高，左心室功能相对正常，X线胸片示肺水肿。

3. 肺水肿　有X线胸片证实的肺水肿伴严重的呼吸困难、肺部啰音和端坐呼吸，不吸氧情况下 SaO_2 通常小于90%。

4. 心源性休克　通常具有以下特征：血压下降(收缩压<90 mmHg或平均动脉压下降大于30 mmHg，且持续30 min以上)，和(或)尿量减少(<20 ml/h)，脉率>110次/min伴或不伴器官淤血表现。从低心排血量到心源性休克是一个连续的过程。

5. 高心排血量性心力衰竭　其特点是心排血量增加，常有心率增快(原因包括心律失常、甲状腺毒症、贫血、Paget病及医源性等)、外周温暖、肺淤血，有时会出现低血压，如感染性休克。

6. 右心心力衰竭　特点是低心排血量综合征、颈静脉压增高、肝大和低血压。

(三) 分级

临床常根据急性心力衰竭患者的病情进行严重程度的分级。常用的方法有3种。

1. Killip分级　主要用于急性心肌梗死患者，根据临床和血流动力学状态来分级。

Ⅰ级，没有心力衰竭。没有心功能失代偿的临床体征，但PCWP可升高，病死率0～5%。

Ⅱ级，轻至中度心力衰竭，肺啰音出现范围小于两肺野的50%，可出现第三心音、奔马律、持续性窦性心动过速或其他心律失常，静脉压升高，有肺淤血的X线表现，病死率10%～20%。

Ⅲ级，重度心力衰竭，肺啰音出现范围大于两肺的50%，可出现急性肺水肿，病死率35%～40%。

Ⅳ级，心源性休克，包括低血压(收缩压<90 mmHg)和外周血管收缩的表现，如少尿(<20 ml/h)、发绀、皮肤湿冷、心动过速、呼吸急促等，病死率85%～95%。

Killip分级主要用于评价AMI和首次急性心力衰竭的患者心功能不全的严重程度。

2. Forrest分级　Forrest分级可用于AMI患者或其他原因所致的急性心力衰竭。根据临床和血流动力学状态分四级(图7-5-2)。其中有4个关键指标：① 外周组织是否存在低灌注；② 是否存在肺淤血；③ 心排指数是否降低≤2.2 L/(min・m²)；④ PCWP是否升高大于18 mmHg。根据此四项指标做四象限图，以区别各种类型的心力衰竭的临床表现和血流动力学特点，并指导治疗。

Ⅰ级，即心功能处于代偿状态。无泵衰竭的临床症状和体征。

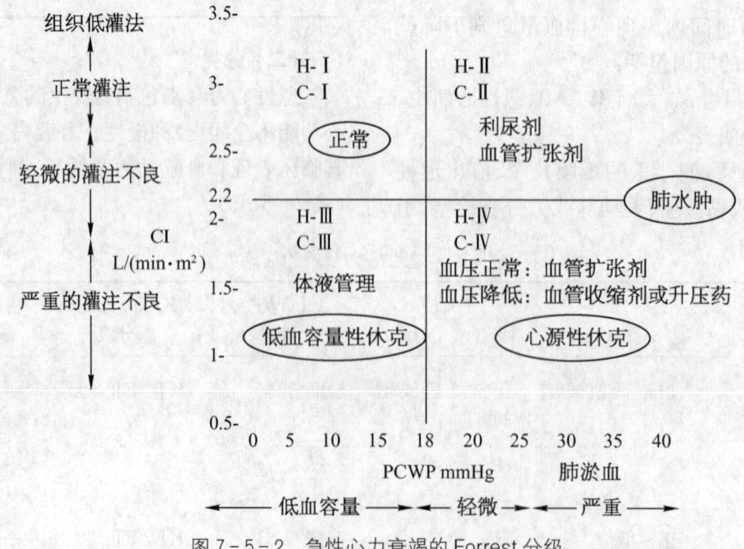

图7-5-2　急性心力衰竭的Forrest分级

Ⅱ级，有肺淤血的临床表现，如气急、肺部啰音、X线影像等变化。为临床常见的类型，早期可无临床表现。

Ⅲ级，末梢循环不良，临床表现为低血压、脉速、精神症状、发绀、皮肤湿冷、尿少等，无肺淤血。此型可见于右心室梗死，亦可见于血容量不足。

Ⅳ级，此型兼有肺淤血与周围灌注不足，为严重类型，见于大面积心肌梗死。Ⅰ级死亡率为2.2%，Ⅱ级为10.1%，Ⅲ级为22.4%，Ⅳ级为55.5%。

3. 临床严重程度分级　其依据是根据灌注情况和肺部啰音情况分级。也有4级，即Ⅰ级（A组）为温暖、干燥；Ⅱ级（B组）为温暖、湿润；Ⅲ级（L组）为冷而干燥；Ⅳ级（C组）为冷而湿。此方法一直用于评估心肌病的预后，适合于门诊及住院的心力衰竭患者（图7-5-3）。

目前国内临床常用的方法为Killip分级法，因为比较简单。后两种其实含义相同，但第三种方法简单，便于记忆。这两种方法对指导临床治疗都有意义，应该推广。

（四）病理生理

与慢性心力衰竭相比，机械、血流动力学和神经内分泌系统变化具有共同特点，但并不完全一致。急性心力衰竭的发作往往是有诱发因素导致突然失代偿，或是慢性心力衰竭代偿至

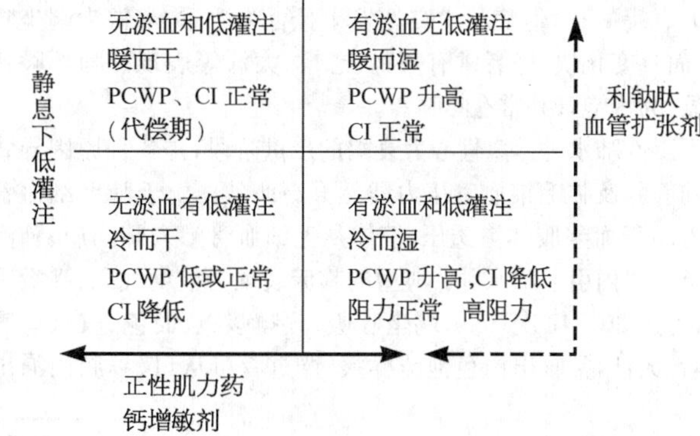

图7-5-3　根据临床症状严重程度对急性心力衰竭分级及治疗药物选择原则

极限而触发了恶性循环（图7-5-4）。一旦发生急性心力衰竭，如不及时采取措施，则病情将持续发展，直至死亡。但积极的治疗会改变病程和预后，这与慢性心力衰竭不同，其预后主要取决于造成左心室功能减退的原因和基础心脏病以及治疗是否及时和有效。

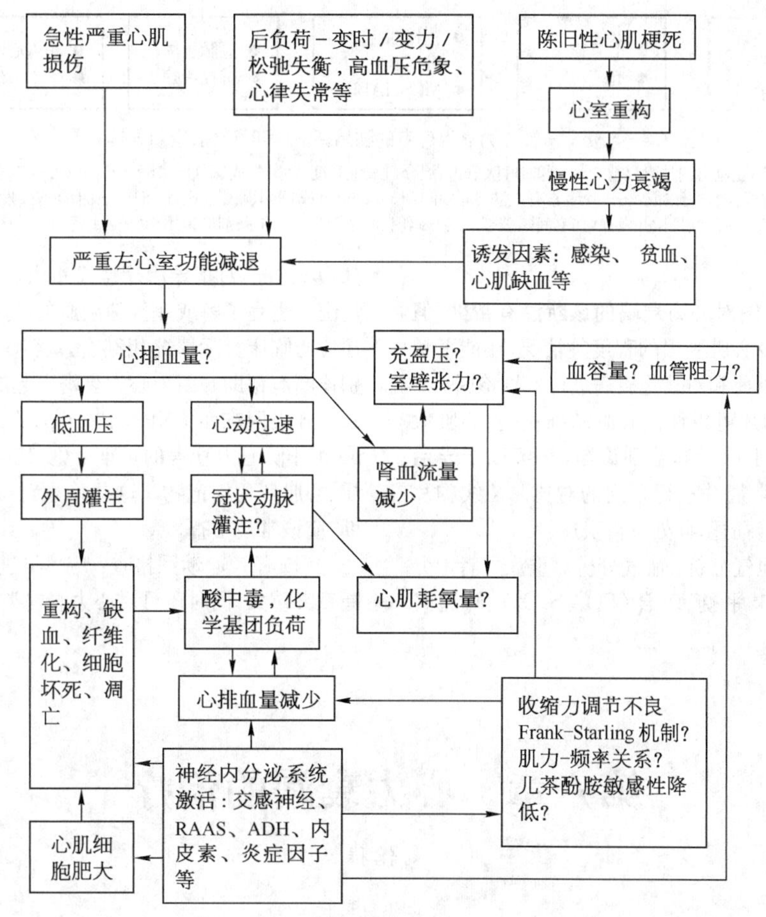

图7-5-4　急性心力衰竭病理生理

与慢性心力衰竭相比，机械、血流动力学和神经内分泌系统变化具有共同特点，但并不完全一致。这些变化的发生、发展时间或可逆性有极大区别，主要取决于造成左心室功能减退的原因和基础心脏病，由于其变化更迅速，所以急性心力衰竭与慢性心力衰竭有很大不同

(五) 诊断

1. 临床表现 急性心力衰竭的症状及体征与前述的左侧心力衰竭一样，但症状常突然发生且更为严重，常常为端坐呼吸，而且变化快，患者常有烦躁、恐惧、大汗等表现。肺部啰音明显，为水泡音并常有哮鸣音。

急性肺水肿是急性心力衰竭的严重阶段，是各种原因导致的肺静脉及肺毛细血管压力骤然升高所致。由于肺毛细血管压力高于血浆胶体渗透压，液体从毛细血管渗入肺间质、肺泡甚至气道内引起肺水肿。典型的临床表现为极度气急、呼吸困难，可达 30～40 次/min，端坐呼吸、频频咳嗽、面色苍白、口唇青紫、大汗，常咳出白色泡沫样痰，严重者可从口、鼻腔内涌出大量粉红色泡沫痰。患者常有烦躁、恐惧甚至濒死感。检查可见心率增快、脉搏浅快，血压早期升高，以后可降低。两肺可闻及广泛的水泡音和哮鸣音。心尖可听到舒张期奔马律。

在临床出现急性心力衰竭的症状之后，应反复检查患者，观察组织灌注、体及肺静脉压力增高情况，仔细检查心脏，注意心率、节律、心音变化、奔马律及肺部啰音等变化，这对判断患者疾病进展、对治疗的反应及预后帮助很大。

一旦怀疑患者为急性心力衰竭，应该立即进行评估，依据症状和临床表现及适当的实验室检查，包括心电图、X 线胸片、血液学检查、超声心动图等及早做出诊断并紧急处理(图 7-5-5)。

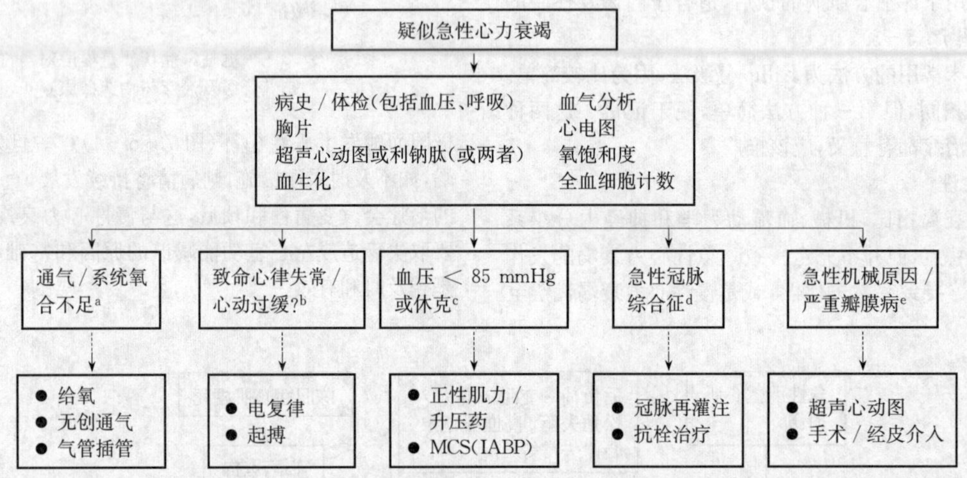

图 7-5-5 急性心力衰竭患者的初始评估(同时评估，紧急处理)

MCS，机械循环支持；IABP，主动脉内球囊反搏。a：例如，呼吸窘迫，混合血氧饱和度<90%，或氧分压<60 mmHg (8.0kPa)。b：例如，室性心动过速，三度房室传导阻滞。c：外周和重要器官灌注减少——患者常有皮肤冷，尿量≤15 ml/h 和(或)意识障碍。d：如 S-T 段抬高或新发左束支传导阻滞，经皮冠脉血运重建(或溶栓)是指征。e：对某些急性机械并发症(如室间隔破裂、二尖瓣乳头肌断裂)，血管扩张剂应慎用，并应考虑手术

2. 辅助检查

(1) 心电图检查：心电图对心力衰竭的诊断没有帮助，但能够帮助发现基础心脏病及心脏受损的程度等情况，还能了解心律、心率变化，评估心脏负荷和对某些疾病进行鉴别诊断。

(2) X 线胸片：X 线胸片可以评估心脏基础疾病、心脏大小、肺淤血情况，既可以用于诊断和鉴别诊断，又可以指导治疗，是常用的手段，应作为常规并进行系列的对比。X 线胸片的常见表现已在前面的章节描述，此处不再赘述。

(3) 血液学检查：① 血气分析：血气分析对重症患者十分重要，可全面了解患者酸碱平衡、氧合(PO_2、SaO_2)、肺通气(CO_2)情况，对指导治疗意义重大。指脉氧测定在没有休克的情况下也是了解或评价肺淤血的常用方法，但对其数据的解释还应与临床实际情况相结合。② BNP：对急性呼吸困难的鉴别诊断有帮助。因为心力衰竭引起的呼吸困难常有 BNP 的增高。呼吸困难而 BNP<100 pg/ml 或 NT-proBNP<300 pg/ml 可排除心力衰竭的可能。③ 其他：血常规、肾功能及电解质、心肌坏死标记物。这些检查对病因诊断、病情评估等有帮助，应该常规检查。

(4) 超声心动图检查：应尽早进行检查。对诊断和鉴别诊断意义重大，同时还可对心力衰竭类型、心功能等进行评价。

第六章 心力衰竭的治疗

刘铭雅

一、慢性收缩功能不全性心力衰竭的治疗

美国慢性心力衰竭 2005 年版的治疗指南根据心力衰竭的分期制定了治疗原则。这种方法对心力衰竭的治疗有利于早期预防和干预，全面控制心力衰竭的发展，值得推荐(图 7-6-1)。这种按照心力衰竭分期选择治疗的方法仍旧被 2013 年美国心衰指南强调推荐。

简而言之，对于 A 期的患者重点是控制心力衰竭的危险因

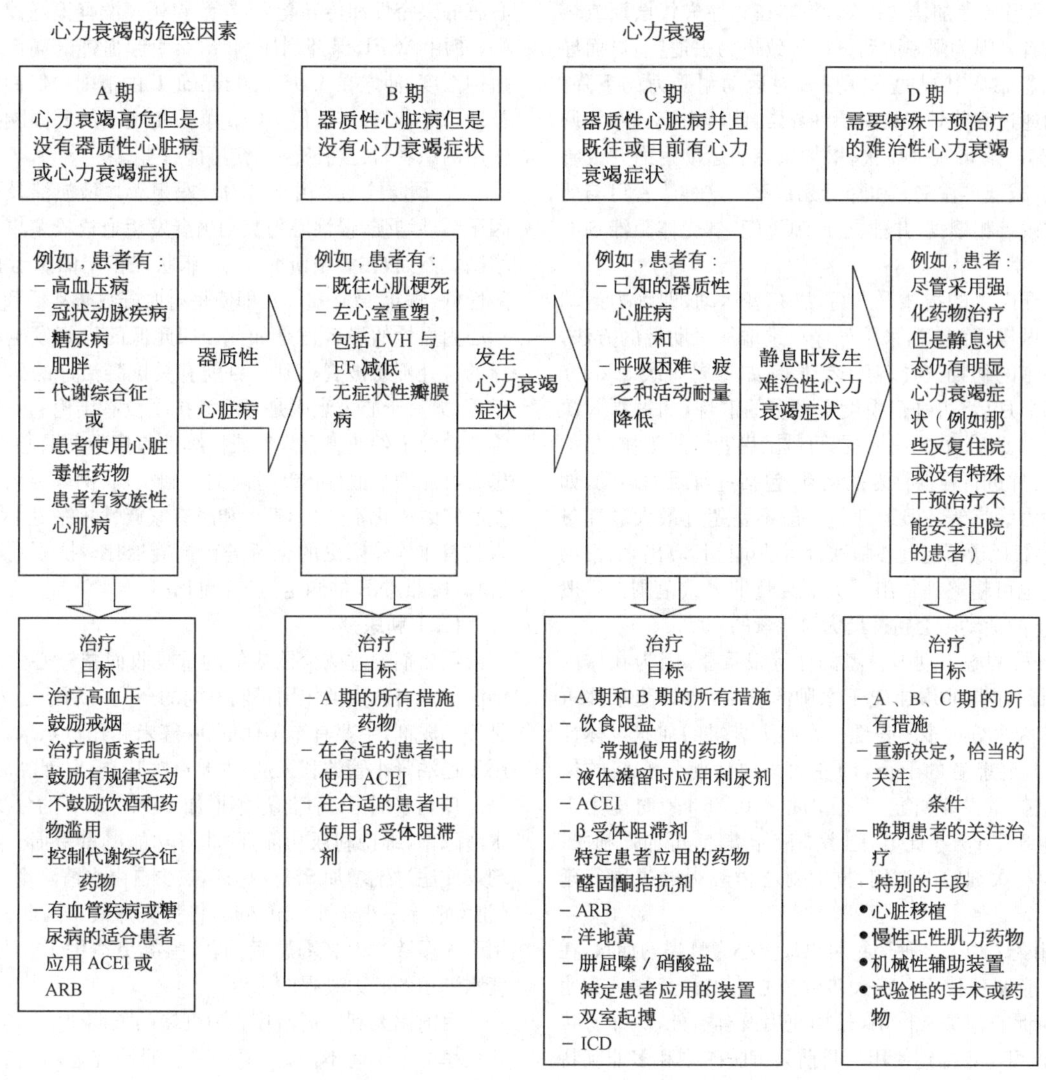

图7－6－1　心力衰竭的分期及治疗原则

素，预防这些患者发生心力衰竭。对于B期的患者重点是减轻重构，延缓心力衰竭的发生。对于C、D期的患者重点是缓解症状，提高生活质量，延缓心力衰竭恶化，降低死亡率。在整个过程中强调综合治疗，包括生活方式的改变、有效药物的及时使用，尤其是ACE抑制剂(ACEI)和β受体阻滞剂以及其他一些被大规模临床试验证实的方法。

（一）一般治疗

首先应对心力衰竭的患者建立档案，将患者、患者家属、负责医生、护士及社区卫生人员组织起来，形成一个心力衰竭治疗小组。制订一个详细的诊疗计划，包括饮食计划、运动计划、治疗计划、治疗方案和达标计划、监督与随访等，形成一个全方位干预和治疗的环境，提高有效治疗方法实施率和治疗目标达到率，从而减少心力衰竭再次发作和降低死亡率。美国及欧洲的一些研究表明，采用这种有组织的全方位管理手段可以明显提高治疗率和达标率，再次心脏事件的发生率明显降低，同时患者配偶的心力衰竭的危险因素也得到很好的控制。一般治疗的过程中应注意以下问题。

1. 氧疗　对于慢性心力衰竭失代偿且安静状态下呼吸困难的患者，吸氧常常可以改善症状。症状严重者，可面罩吸氧，有肺水肿证据者还可通过面罩持续呼气末正压通气(CPAP)。没有呼吸困难的轻症患者不必给氧。间歇性长期吸氧是否可以改善预后尚无证据。CPAP是否可用于慢性心力衰竭也没有相关研究。

2. 饮食　慢性心力衰竭患者的营养不良临床上较常见，有报告严重的心力衰竭(NYHA Ⅲ～Ⅳ级)患者中有35％～53％存在营养不良，而后者又常与贫血、低甲状腺激素、低生长激素等合并存在，加重心力衰竭的进展，形成恶性循环。故对心力衰竭患者，尤其是重症者应进行饮食方面的指导，但目前缺乏专门为心力衰竭患者所设计的饮食指导方法，一般还是沿用按健康人营养状态所需热量，计算经体重、身高、年龄校正的总热量，再折算成营养素所需的比例，即蛋白质20％～30％，碳水化合物60％～70％，脂肪15％～20％。有研究表明心力衰竭患者支链氨基酸更易缺乏，故一些富含支链氨基酸的鱼、禽类、牛乳、黄豆、玉米、小米、糯米、菜花、小红枣等可适当多用。

控制盐摄入，一般轻度心力衰竭摄盐量小于5 g/d，中度心力衰竭小于3 g/d，重度心力衰竭小于2 g/d。若使用利尿剂尿量明显增多时，摄盐不必限制过严。

3. 运动　尽管大多数患者不能参加重体力劳动或剧烈运

动，但应当鼓励患者参加体育锻炼，除非在急性失代偿期或怀疑心肌炎的患者。因为限制活动可以导致体力去适应，进而导致心力衰竭患者临床状况的下降以及对运动耐受力的下降。研究发现运动通过改善骨骼肌内源性异常，改善血流分布和调节神经内分泌异常，可减少症状、增加患者的运动耐力并改善生活质量，而且减低再住院率和降低死亡率。这种改善可与药物治疗获得的改善相媲美，并独立于 ACEI 和 β 受体阻滞剂的益处之外。

运动应该在医生的指导下进行，以有氧运动，即耐力运动为主，如行走、做操、游泳等，采用循序渐进增加运动量的方法，一般在开始锻炼的初期选择轻度运动量，如每周 3 次 3 km/h 的行走，1～2 个月后，再进行中度运动量的锻炼，如每周 3 次 6 km/h的行走。此后再过 6～8 周，可鼓励患者恢复工作，参加正常社交活动，并进行自己喜爱的运动，包括进行阻力运动，如踏车、爬坡、臂力锻炼等。但运动量一般不要超过最大氧耗量的 60%。最大氧耗量可通过心肺联合运动试验计算出来，活动平板、6 MWT 也可粗略评估出最大氧耗量的大致范围。一般在 6 MET 以下的活动不会超过最大氧耗量的 60%。

4. 体重 检测心力衰竭患者的体重很重要，因为在体内出现水钠潴留时体重的增加先于水肿的发生，每日测量体重可早期发现体内水分过多的表现。在心力衰竭的症状及体征稳定之后，可确定患者的干重，即在大小便后测量空腹的体重，若连续 3 d 体重没有明显变化（增量＜0.25 kg）时即为干重。若体重连续 3 d 大于此值，则考虑液体增加，可加强利尿。这样可以减少利尿剂的副作用，同时对心力衰竭的进展有延缓作用。

5. 合并用药 以下 3 种药物可以加重心力衰竭的症状，在大多数患者中应避免使用。绝大多数抗心律失常药物具有明显心脏抑制和促心律失常作用，长期使用没有益处，除非有致命性心律失常，可考虑短期使用。目前只有胺碘酮和多非利特对存活率没有不良影响。钙通道阻滞剂尤其是非二氢吡啶类可以使心力衰竭恶化，增加心血管事件的危险。只有血管选择性的长效药物，如氨氯地平，对存活率没有不良影响。非甾体消炎药可以导致钠潴留和外周血管收缩，降低利尿剂和 ACEI 的疗效，增加其毒性，应避免使用。对于阿司匹林在心力衰竭中应用存有争议。反对方认为阿司匹林可以抑制激肽介导的前列腺素合成，影响 ACEI 对心力衰竭患者的疗效，降低 ACEI 对心力衰竭患者血流动力学的作用。故认为应该使用其他不影响 ACEI 疗效的抗血小板药物（如氯吡格雷）。然而，氯吡格雷没有作为缺血事件一级预防的指征。支持方认为，目前已有荟萃分析显示 ACEI 与阿司匹林合用对长期生存率并无影响。因此，有阿司匹林适应证时可以与 ACEI 合用。

6. 预防感染 感染是心力衰竭发生或加重的最常见的诱发因素，尤其是肺部感染，占据了 50%以上的原因。因此，预防感染在心力衰竭的防治上显得非常重要。已有证据表明使用流感疫苗和肺炎球菌疫苗可以减少呼吸道感染。故对有条件的患者，可在易感季节或对易患肺部感染的患者给予上述治疗。此外，合理的体育锻炼和营养、注意季节更迭时的自我保护等措施也有利于提高抗感染能力，减少感染机会。

7. 电解质平衡 心力衰竭患者应当密切监测血钾的变化，应当努力避免发生低钾和高钾血症，因这两种情况都可以降低心脏的兴奋性和传导能力，导致猝死。没有很好控制的心力衰竭，使用 ACEI、保钾利尿剂等，会引起血钾升高。应定期测定血钾浓度，使之在 4.0～5.0 mmol/L 的范围。低钾患者应予以补钾，并同时补镁。但 ACEI 单独使用或与醛固酮拮抗剂联合使用的患者，常规补充钾、镁可能有害。

8. 预防栓塞 由于心力衰竭患者血液淤滞及可能的促凝因子活性增强，慢性心力衰竭患者发生血栓栓塞事件的危险性增高。然而，在大型研究中，临床状况稳定的患者血栓栓塞危险性低（每年 1%～3%），即使是射血分数非常低和心脏超声提示心内血栓的患者也是如此。如此低的栓塞发生率使抗凝治疗的益处不易被观察到。目前有关抗凝治疗的研究结果存在矛盾，故对于心力衰竭是否应该抗凝没有结论。一般建议只对曾有血栓事件或患有阵发或持续性心房颤动的心力衰竭患者、患有可能增加血栓栓塞危险的基础疾病（例如淀粉样变性病或左心室致密化不全）的患者和患有家族性扩张性心肌病及一级亲属有血栓栓塞史的患者进行抗凝治疗。抗凝的药物选择华法林，按照 INR 的测定值进行调整。

（二）利尿剂

利尿剂通过减少钠或氯的重吸收而减轻心力衰竭时的水钠潴留。有两大类作用机制不同的药物可用于心力衰竭，一类是襻利尿剂，主要有布美他尼、呋塞米和托拉塞米，另一类是作用于远端肾小管的利尿剂，主要有噻嗪类、保钾利尿剂、美托拉宗。襻利尿剂可以使滤过钠增加 20%～25%的分泌，增加自由水清除率，维持利尿功能，除非肾功能严重受损。噻嗪类利尿剂仅使滤过钠增加 5%～10%，减少自由水清除率，肾功能受损（肌酐清除率小于 40 ml/min）将丧失疗效。因此，襻利尿剂适用于大多数心力衰竭患者，而噻嗪类更适用于合并高血压、轻度水潴留的心力衰竭的患者。

目前尚无利尿剂治疗心力衰竭的长期研究，其对发病率和死亡率的影响尚不清楚，但一项注册研究显示，利尿剂可能增加心力衰竭患者的死亡率，这种影响与血肌酐水平有关，肌酐水平越高，使用利尿剂死亡率越高。利尿剂对于症状明显的患者可以降低静脉压力、减轻肺充血、减少外周水肿和降低体重，改善心脏功能、症状和心力衰竭患者的运动耐量，被认为是心力衰竭的一线治疗药物，没有药物可以替代。如果没有利尿剂，将难以使用 β 受体阻滞剂。鉴于医学伦理等问题，目前已不可能再进行有关利尿剂是否改善心力衰竭生存率的研究。但有些问题还值得研究，如已接受足量、β 受体阻滞剂、ACEI 等标准治疗，临床稳定是否还需要利尿剂小剂量长期维持？停用是否有好处或有坏处？

使用利尿剂的要点及注意事项如下。

（1）虽然在治疗心力衰竭的药物中，利尿剂是唯一可以控制液体潴留的药物，但利尿剂不应单独应用，尤其不能单独用于心力衰竭阶段 C 的治疗。单独使用利尿剂不可能保持心力衰竭患者的长期稳定。故利尿剂应当与 ACEI 和 β 受体阻滞剂联合应用，同时要中度控制食盐摄入（3～4 g/d）。

利尿剂可以在数小时或数日内缓解肺部和周围水肿，而洋地黄、ACEI 或 β 受体阻滞剂的临床作用可能需要数周或数月才能变得明显。利尿剂剂量太小可能引起体液潴留，这将削弱对 ACEI 的治疗反应并增加使用 β 受体阻滞剂的危险。相反，过量使用利尿剂将使血容量减少，增加使用 ACEI 和血管扩张剂时发生低血压的危险以及使用ACEI和ARB时发生肾功能不全的危险。合理使用利尿剂是治疗心力衰竭的基础。

（2）轻症的门诊心力衰竭患者，利尿剂起始剂量不必过大，通常每日1～2次给药即可，逐渐增加剂量直到尿量增加，体重减轻（通常为每日减轻0.5～1.0 kg）。症状较重的患者，需要增加剂量或使用次数，更重的患者还可短期使用静脉制剂。利尿剂以襻利尿剂为好，噻嗪类药物剂量依赖性利尿的范围窄（氢氯噻嗪超过100 mg/d就没有明显的利尿效果了），并且在肾功能轻度损害时效力就可能丧失。故常用呋塞米，但有些患者对托拉塞米反应更好，因其吸收更好，持续时间长。有时两药交替使用可提高利尿效果。利尿剂治疗的最终目标是消除体液潴留的体征。病情稳定后，可根据每日体重变化调整利尿剂用量。

（3）在利尿剂治疗过程中若出现电解质失衡，或在达到治疗目标前出现低血压或肾功能异常，暂不要停药。而应同时纠正电解质失衡或暂时减缓利尿速度。过分担心低血压和肾功能可能导致利尿剂应用不足，水肿难以控制，并影响其他治疗心力衰竭药物的疗效和安全性。

（4）病情稳定后，利尿剂可减量，使用维持剂量预防容量超负荷的复发。多数患者可根据每日体重变化调整利尿剂用量。

（5）治疗过程中患者应控制摄盐量，避免使用肾毒性药物（如非甾体消炎药，包括环氧化酶-2抑制剂）。否则，即使加大剂量利尿效果也不好。

（6）患者出现利尿剂抵抗后可以使用静脉注射利尿剂（包括连续静脉输注），或联合使用两种或两种以上利尿剂（如呋塞米和美托拉宗），或同时使用利尿剂和增加肾血流量的药物（如小剂量的多巴胺）。

（7）在利尿剂治疗的过程中应注意水、电解质紊乱，低血压和氮质血症。患者出现低钠血症时，利尿剂的作用将减弱，补充高渗盐水（2%～3%）及合用小剂量的多巴胺对部分患者可能恢复利尿作用。利尿剂也可引起皮疹和听力障碍，但其通常发生在特异质的患者或使用剂量非常大时。长期使用利尿剂可能影响血糖、尿酸和血脂的代谢。

（8）利尿剂可引起钾和镁离子的丢失，引起患者严重的心律失常，特别是在应用洋地黄治疗时。两种利尿剂合用时可以增加电解质丢失的危险。短时间的补充钾制剂可以纠正低血钾，血钾降低明显者应补充镁离子。同时使用ACEI或联合使用保钾制剂（如螺内酯）可防止大多数使用襻利尿剂时钾离子的丢失。当使用这些药物时，应注意可能引起高钾血症，但同时长期口服补钾剂可能有害。

（9）过量使用利尿剂可降低血压并损害肾功能和运动耐量下降，但低血压和氮质血症也可能是心力衰竭恶化的结果，此时若减少利尿剂的使用则可能加速心力衰竭的恶化。如果没有体液潴留的体征，低血压和氮质血症可能与容量不足有关，减少利尿剂可能缓解。如果有体液潴留的体征，低血压和氮质血症则可能与心力衰竭恶化和周围有效灌注压低有关，常提示发生了心肾综合征，这提示预后不良。

表7-6-1和表7-6-2介绍了慢性心力衰竭治疗中常用的利尿剂使用方法。

表7-6-1　慢性心力衰竭治疗中常用的口服利尿剂使用方法

药　物	起始剂量(d)	最大剂量(d)	作用时间
襻利尿剂			
布美他尼	0.5～1 mg，1～2次	10 mg	4～6 h
呋塞米	20～40 mg，1～2次	600 mg	6～8 h
托拉塞米	10～20 mg，1次	20 mg	12～16 h
噻嗪类利尿剂			
氯噻嗪	250～500 mg，1～2次	1 000 mg	6～12 h
氯噻酮	12.5～25 mg，1次	100 mg	24～72 h
氢氯噻嗪	25 mg，1～2次	200 mg	6～12 h
吲哒帕胺	2.5 mg，1次	5 mg	36 h
美托拉宗	2.5 mg，1次	20 mg	12～24 h
保钾利尿剂			
阿米洛利	5 mg，1次	20 mg	24 h
螺内酯	12.5～25 mg，1次	50 mg	2～3 d
氨苯喋啶	50～75 mg，2次	200 mg	7～9 h
序列肾单位阻断剂			
美托拉宗	2.5～10 mg，1次，加襻利尿剂		
氢氯噻嗪	25～100 mg，1～2次，加襻利尿剂		
氯噻嗪	500～1 000 mg，1次，加襻利尿剂		

表7-6-2　重度心力衰竭治疗静脉利尿剂的使用方法

药　物	起始剂量	最大单次剂量
襻利尿剂		
丁尿酸	1.0 mg	4～8 mg
呋塞米	40 mg	160～200 mg
托拉塞米	10 mg	100～200 mg
噻嗪类利尿剂		
氯噻嗪	500 mg	1 000 mg
序列肾单位阻断剂		
氯噻嗪	500～1 000 mg静脉注射，1～2次 加襻利尿剂1次；每日可多次应用	
美托拉宗	2.5～5 mg口服，1～2次/d，加襻利尿剂	
静脉滴注		
布美他尼	1 mg静脉注射负荷量，继以0.5～2 mg/h静脉注射	
呋塞米	40 mg静脉注射负荷量，继以10～40 mg/h静脉注射	
托拉塞米	20 mg静脉注射负荷量，继以5～20 mg/h静脉注射	

（三）肾素-血管紧张素-醛固酮系统抑制剂

肾素-血管紧张素-醛固酮系统（RAAS）激活是心力衰竭发生、发展的中心环节之一。ACEI、血管紧张素受体拮抗剂和醛固酮受体拮抗剂可以从多个部位对RAAS进行抑制，已有多项临床大规模研究证实这些RAAS阻断剂可以延缓心室重构形成，降低死亡率。其中ACEI不仅对心力衰竭治疗有益，而且冠心病和其他动脉粥样硬化性血管疾病以及糖尿病肾病均可从ACEI的治疗中获益。ARB除可用于治疗心力衰竭外，对高血压心室肥厚及糖尿病肾病也有益处。下面将分别讨论这三类药物在心力衰竭方面的应用。

1. 血管紧张素转换酶抑制剂　血管紧张素转换酶抑制剂（angiotensin converting enzyme inhibitor，ACEI）主要通过以下机制在心力衰竭的治疗过程中发挥效应：① 抑制RAAS，其作用主要针对组织中的 RAAS,组织中的 RAAS 激活在心力衰竭的发病机制中更为重要。② 抑制缓激肽降解,ACEI 可使组织内缓激肽降解减少,局部缓激肽浓度升高,前列腺素生成增加,发挥扩张血管效应。③ 抑制交感神经递质释放,ACEI 通过抑制 Ang Ⅰ转化为 Ang Ⅱ,可阻止去甲肾上腺素释放,降低交感神经对心血管系统的作用,有助于降压、减轻心脏负荷和改善心功能。④ 抗氧化作用,Ang Ⅱ可通过活化酶系统,如 NADPH 酶,黄嘌呤氧化酶及 NOS 系统等,增加活性氧代谢物(ROS)的释放,ACEI 抑制这个过程,减轻氧化应激的作用。

已有很多大规模的随机双盲对照的临床研究证实对于各种原因和程度的左心室功能不全 ACEI 可以缓解症状、改善临床状态和患者的一般状况,并降低死亡危险以及死亡或再住院的联合危险。有轻度、中度或重度心力衰竭症状的患者,不论有无冠状动脉疾病,均可从 ACEI 治疗中获益。

研究认为,Ang Ⅱ对心脏的毒性主要是通过局部作用,理论上组织作用强的 ACEI,如雷米普利、群多普利、福辛普利等可能作用更好,但这一点并没有在临床上得到证实,因此 ACEI 的心脏保护作用可以认为是类效应所致。

所有左心室收缩功能障碍所致的心力衰竭患者都应当尽早并持续使用 ACEI,除非有禁忌证或不能耐受治疗。使用 ACEI 时应注意当前或近期是否有体液潴留的表现,对有体液潴留者,应当先使用利尿剂后再使用 ACEI,因为利尿剂可以维持钠的平衡,预防周围组织和肺水肿的发生。ACEI 应先于 ARB 或直接血管扩张剂使用,因已有临床研究证明 ACEI 要优于这些药物。ACEI 应与β受体阻滞剂合用,这样既可以增强作用,也可以降低副作用,两种药物使用的先后次序并没有重要的临床意义。

ACEI 的禁忌证主要包括以往使用 ACEI 曾发生过威胁生命的不良反应(血管性水肿或无尿肾功能衰竭)及妊娠的患者。相对禁忌证包括有症状的低血压(收缩压小于 80 mmHg)、血清肌酐升高(高于 3 mg/dl)、双侧肾动脉狭窄或血钾升高(大于 5.5 mmol/L)。另外,处于休克边缘的患者不能使用 ACEI。这种患者应首先纠正心力衰竭,待病情稳定后再重新评价 ACEI 的使用。

ACEI 应当从小剂量开始,如果可以耐受则逐渐增加剂量(表 7-6-3)。一般每 1~2 周调整一次剂量,逐渐增加至目标剂量或患者可耐受的剂量。开始治疗的 1~2 周内应检测肾功能和血钾,以后应每 3 个月检查一次,特别是那些以往有低血压、低钠血症、糖尿病、氮质血症或服用补钾药物的患者。在长期使用 ACEI 治疗的过程中应调整好利尿剂的剂量,应尽量避免水钠潴留或血容量不足。体液潴留可以削弱 ACEI 对症状的缓解,而血容量不足则可增加低血压和氮质血症的危险。此外,使用 ACEI 还应避免长期使用补钾剂。血流动力学或临床状态不稳定的患者使用 ACEI 易引起低血压,这会减弱患者对利尿剂和升血压药物的作用。因此,对这些患者(特别是对利尿剂反应差的患者),谨慎的做法是暂时停止 ACEI 治疗,直到患者临床状态稳定。

心力衰竭患者应当使用多大剂量的 ACEI 没有定论。临床研究中的 ACEI 的剂量通常较大,但此时剂量的选择并非根据患者对治疗的反应确定,而是达到靶剂量。然而,临床实际使用的剂量常常仅相当于推荐的起始剂量而远小于靶剂量。有关使用大剂量是否可改善治疗效果的研究不多,且结果矛盾,同时也没有显示可以降低死亡率。故在临床工作中重要的是要使用 ACEI,而非争论使用多大的剂量。当然最好是使用有循证医学证据可以降低心血管事件的剂量,但若患者不能使用或耐受大剂量,应当使用中等剂量治疗,两者疗效只有很小的差别。更重要的是,不能因为 ACEI 没有达到靶剂量而延迟使用β受体阻滞剂。一旦药物剂量递增到一定程度,通常可以维持 ACEI 的长期治疗。尽管某些患者在使用 ACEI 后 48 h 内症状可以改善,但其临床疗效的发挥通常需要数周、数月或更长时间。即使症状没有改善,长期使用 ACEI 也可以降低死亡和住院的危险。突然停用 ACEI 可导致病情恶化,除非有威胁生命的并发症,如血管性水肿。

表 7-6-3 心力衰竭治疗中常用的 RAAS 抑制剂和β受体阻滞剂

药 物	起始剂量(d)	最大剂量(d)
ACEI		
卡托普利	6.25 mg,3 次	50 mg,3 次
依那普利	2.5 mg,2 次	10~20mg,2 次
福辛普利	5~10 mg,1 次	40 mg,1 次
赖诺普利	2.5~5 mg,1 次	20~40 mg,1 次
培哚普利	2 mg,1 次	8~16 mg,1 次
喹那普利	5 mg,2 次	20 mg,2 次
雷米普利	1.25~2.5 mg,1 次	10 mg,1 次
群多普利	1 mg,1 次	4 mg,1 次
ARB		
坎地沙坦	4~8 mg,1 次	32 mg,1 次
氯沙坦	25~50 mg,1 次	50~100 mg,1 次
缬沙坦	20~40 mg,2 次	160 mg,2 次
醛固酮拮抗剂		
螺内酯	12.5~25 mg,1 次	25 mg,1~2 次
依普利酮	25 mg,1 次	50 mg,1 次
β受体阻滞剂		
比索洛尔	1.25 mg,1 次	10 mg,1 次
卡维地洛	3.125 mg,2 次	25 mg,2 次 50 mg(体重超过 85 kg),2 次
缓释琥珀酸美托洛尔	12.5~25 mg,1 次	200 mg,1 次

尽管不同的 ACEI 在化学结构的差异、吸收、生物利用度、半衰期、血浆蛋白结合率、代谢与排泄等药代动力学等特征方面都有差别,但目前资料显示各种 ACEI 在控制症状和提高生存率方面并没有明显的差别。在临床应用当中也没有发现具有抑制组织血管紧张素转换酶作用的 ACEI 在心力衰竭的治疗方面有优势。所以在选择 ACEI 时,应当先考虑使用经过临床试验证实可以降低心力衰竭或心肌梗死后患者病残率和死亡率的 ACEI,包括卡托普利、依那普利、赖诺普利、培哚普利、雷米普利和群多普利。

大多数 ACEI 的不良反应是由于该类药物的两种主要药理学作用所致:对血管紧张素的抑制和对激肽的增强作用,也可能发生其他副作用(如皮疹和味觉障碍)。

(1) 与抑制血管紧张素有关的副作用：① 低血压：ACEI治疗心力衰竭最常见的副作用是低血压和头晕。几乎所有使用ACEI治疗的患者都会出现无症状性低血压，低血压常常出现于开始治疗的前几日，特别是在低血容量患者、近期大量利尿和低钠血症患者(血钠浓度低于130 mmol/L)。如果症状性低血压发生于开始剂量，再次使用同样剂量该药物可能并不复发。然而，最好的做法是只要没有明显的体液潴留，可以减少利尿剂的剂量、减少对盐摄入的限制而降低对肾素-血管紧张素系统的依赖。可以减小其他降压药物的剂量(尤其是血管扩张剂)，或与ACEI交叉使用，使两者的峰效应错开。大多数早期使用ACEI出现低血压的患者，只要采取适当的措施减少低血压的复发，都适合该类药物的长期治疗。② 肾功能恶化：在肾灌注低下的情况下(如心力衰竭)，肾小球滤过率主要依赖于Ang Ⅱ介导的出球小动脉的收缩，失去Ang Ⅱ的支持后，肾小球灌注压下降，肾小球滤过率将降低，故那些需要肾素-血管紧张素系统支持而维持肾稳态的患者更易发生氮质血症(如心功能Ⅳ级或低钠血症的患者)。严重心力衰竭的患者使用ACEI治疗有15%～30%的患者血肌酐明显升高(如升高大于0.3 mg/dl)，但仅5%～15%的患者出现轻到中度症状。如果患者有双侧肾动脉狭窄或正在服用非甾体消炎药物，则危险性明显增加。此时减少利尿剂的使用量常常可以改善肾功能，而不需要停止ACEI的治疗。然而，如果患者有体液潴留则利尿剂不能减量，在轻度或中度氮质血症时可以不处理，继续ACEI治疗，密切观察病情变化。③ 高钾血症：心力衰竭患者使用ACEI可能出现严重的高钾血症，严重时可引起心脏传导障碍。一般情况下，高钾血症出现于肾功能恶化、口服补钾制剂或保钾利尿剂或醛固酮受体拮抗剂的患者，特别是糖尿病患者。

(2) 与激肽激活有关的副作用：① 咳嗽：咳嗽的发生率在欧洲白种人为5%～10%，而在中国人高达50%。其特点是无痰，常有喉部发痒的感觉，常出现于治疗的第一个月内，停药后1～2周消失，再次服药后数日又出现。只有在排除其他原因的咳嗽如肺淤血后才考虑为ACEI所致。停药后咳嗽消失，再次使用其他ACEI制剂时又出现咳嗽的现象，强烈提示咳嗽由ACEI所致。只要咳嗽不是很重，应鼓励患者坚持治疗。咳嗽不能耐受时可考虑换用ARB。临床经验表明，对一种ACEI有咳嗽副作用，而对另一种ACEI可能就没有，故也可再换用另一种ACEI。② 血管性水肿：血管性水肿的发生率不到1%，但黑种人发生率较高。严重的血管性水肿可能威胁生命，故所有怀疑出现该反应的患者应终生避免使用ACEI。有血管性水肿史的患者不应尝试使用ACEI。虽然对于使用ACEI发生血管性水肿的患者可以考虑使用ARB替换，但也有患者使用ARB时也发生血管性水肿，因此，对于使用ACEI发生血管性水肿的患者换用ARB时应极度谨慎。

2. 血管紧张素受体拮抗剂　由于ACEI有不能抑制旁路生成的Ang Ⅱ、易发生醛固酮逃逸现象及咳嗽等缺点，促使血管紧张素受体拮抗剂(angiotensin receptor blockade, ARB)诞生。理论上ARB能竞争性与Ang Ⅱ受体AT1结合，使Ang Ⅱ无法与其结合，能够在受体水平完全阻断各种来源的Ang Ⅱ的作用，故它对Ang Ⅱ的抑制会更完全，并减少醛固酮逃逸现象的发生，同时因它不影响缓激肽的代谢，故还减少咳嗽等不良反应。目前临床有多种ARB可供使用，包括坎地沙坦、依普沙坦、厄贝沙坦、氯沙坦、替米沙坦、奥美沙坦和缬沙坦等。但这些药物治疗心力衰竭患者的研究和经验不及ACEI丰富。

在慢性心力衰竭治疗中，ACEI仍然是第一选择，但ARB可作为ACEI不能使用或严重不良反应或不能耐受时的替代药物使用。2012年欧洲心脏病学会关于ARB治疗心力衰竭的建议：ARB作为不能耐受ACEI的替代治疗（Ⅰ类A级）；用于已接受ACEI和β受体阻滞剂并且不能耐受醛固酮拮抗剂的有症状的患者（Ⅰ类A级）。ARB不再作为已接受ACEI和β受体阻滞剂仍有心力衰竭症状的患者的一线药物，此类患者应首先考虑加用醛固酮受体拮抗剂。

与ACEI一样，血管紧张素受体阻断剂也可产生低血压、肾功能恶化和高血钾，但ARB很少发生血管性水肿。虽然ARB与ACEI和醛固酮拮抗剂联用的资料很少，但联合应用将进一步增加肾功能异常和高钾血症的发生率。目前不推荐ACEI＋ARB＋醛固酮受体拮抗剂三者联用。

ARB的临床应用与ACEI类似，应从小剂量开始(表7-6-3)。在应用ARB 1～2周后，可以通过倍增剂量进行调整剂量，但应及时对血压、肾功能和血钾进行监测和评价。使用ARB需注意的问题有许多与前面介绍的ACEI一样，开始用药后1～2周要复查血压(包括体位性血压变化)、肾功能和血钾，特别是在调整剂量时更应密切观察。这在收缩压低于80 mmHg、低血钠、糖尿病和肾功能受损的患者中更为重要。对于病情稳定的患者，在ACEI或ARB达到靶剂量前可以加用β受体阻滞剂。使用ARB的危险与血管紧张素的抑制有关，当与ACEI或醛固酮受体拮抗剂合用时发生低血压、肾功能异常和高血钾的危险明显增加。

3. 盐皮质激素/醛固酮受体拮抗剂　心力衰竭时由于RAAS的激活，使醛固酮的合成增加。醛固酮的这种代偿性增加，短期内可起到增加心排血量的作用，但是长期的醛固酮增高会引起血容量增加、电解质紊乱、心律失常、心肌及血管间质胶原沉积和纤维化，使心力衰竭进行性恶化。醛固酮受体拮抗剂可以竞争性地与醛固酮受体复合物结合，阻断醛固酮的生物学作用。实验资料显示，醛固酮对心脏结构和功能的不良影响独立于Ang Ⅱ，因此，长期抑制醛固酮的作用可与ACEI或(和)ARB产生协同作用，在心力衰竭的治疗中有重要意义。

螺内酯和依普利酮是美国食品与药品管理局(FDA)批准用于心力衰竭治疗的两种醛固酮受体拮抗剂，而前者应用最广泛，后者较少发生男子乳房发育或抗雄性激素效应。在心力衰竭的治疗中醛固酮受体拮抗剂的利尿作用是次要的，不应把它像利尿剂那样使用。螺内酯和依普利酮分别都进行过大规模的临床试验，结果都显示了降低死亡率的益处，但高血钾和肾功能异常的发生率可增加。

醛固酮拮抗剂最早被推荐用于有中、重度心力衰竭症状以及近期失代偿的患者或心肌梗死早期左心室功能异常的患者。近来，新的临床试验结果显示对于NYHA Ⅱ级的左心室收缩功能不全的患者，依普利酮治疗可显著降低死亡率和心力衰竭再住院率。因此，2012年欧洲心脏病学会心力衰竭指南将醛固酮拮抗剂的适应证推广至所有的收缩性心力衰竭的患者。

使用醛固酮受体拮抗剂要同时考虑其降低死亡率及因心力衰竭再住院的益处和发生威胁生命的高钾血症的危险。螺内酯的起始剂量一般为12.5～25 mg/d，偶尔可隔日给予。依普利酮的起始剂量为 25 mg/d，逐渐加量至 50 mg/d。开始治疗后一般停止使用补钾制剂，治疗后 3 d 和 1 周需测定血钾和肾功能。

使用醛固酮受体拮抗剂的主要危险是高钾血症和肾功能恶化。最近的两项研究显示醛固酮受体拮抗剂有滥用的现象，结果使高钾的发生率和死亡率显著增加。因此对醛固酮受体拮抗剂的使用须谨慎选择患者，并密切监测。虽然醛固酮受体拮抗剂的利尿作用较弱，一些患者加用醛固酮受体拮抗剂可显著增强其他利尿剂的作用，导致低血容量，进一步增加肾功能异常和高钾血症的发生率。在慢性稳定治疗阶段，如胃肠炎等引起血容量减少的情况下均可引起高钾血症。

在有关心肌梗死患者的试验中，依普利酮的益处只见于那些平均血肌酐水平低于 1.1 mg/dl 的那些患者，超过此水平的患者，生存率无明显改善。血肌酐水平常低估肾功能异常的程度，尤其是老年患者，估计肌酐清除率小于 50 ml/min 时应将螺内酯起始剂量调至 12.5 mg/d 或依普利酮 25 mg/d，当肌酐清除率小于 30 ml/min 时应停止使用醛固酮受体拮抗剂（表 7-6-4）。

表 7-6-4　降低醛固酮受体拮抗剂治疗患者发生高钾血症危险的建议

1. 肾功能损害是醛固酮受体拮抗剂治疗过程中发生高钾血症的一个危险因素，肌酐超过 1.6 mg/dl 时危险性显著增加。在老年或肌肉量较少的患者，血肌酐水平并不能准确反映肾小球滤过率，肾小球滤过率或肌酐清除率应大于 30 ml/min
2. 基础血钾水平超过 5.0 mmol/L 的患者不能使用醛固酮受体拮抗剂
3. 起始推荐剂量螺内酯 12.5 mg 或依普利酮 25 mg，如果合适可增加剂量至螺内酯 25 mg 或依普利酮 50 mg
4. 同时使用大剂量的 ACEI（卡托普利大于 75 mg/d，依那普利或赖诺普利大于 10 mg/d）可增加高钾血症的危险
5. 应避免使用非甾体消炎药和环氧化酶-2 抑制剂（COX-2 抑制剂）
6. 应停止使用补钾制剂或减量
7. 应密切检测血钾，开始治疗后 3 d 和 1 周需测定血钾和肾功能，之后的前 3 个月至少每月检测 1 次
8. 及时处理腹泻及其他可引起脱水的原因

开始使用醛固酮受体拮抗剂治疗后 3 d 和 1 周需测定血钾和肾功能，之后可根据肾功能和体液平衡情况定期检测，前 3 个月至少每月 1 次，之后每 3 个月 1 次。当 ACEI 或 ARB 加量时，应重新按上述方法开始检测。应避免 ACEI、ARB 和醛固酮受体拮抗剂联合使用，以减少高血钾的发生。若血钾超过 5.5 mmol/L 应停止加量或减小醛固酮受体拮抗剂剂量，如果患者服用补钾制剂，应首先停止补钾制剂，然后根据情况调整醛固酮受体拮抗剂剂量。若发生肾功能恶化，应重新评价治疗方案并考虑停止使用醛固酮受体拮抗剂。应告诉患者在发生腹泻或停用襻利尿剂时停止使用醛固酮受体拮抗剂。

（四）β受体阻滞剂

β受体阻滞剂主要通过以下机制改善心脏功能：① 降低心率，延长舒张期充盈时间及增加冠状动脉灌注。② 降低心肌耗氧。③ 抑制儿茶酚胺介导的游离脂肪酸释放，从而改善心肌动力。④ 上调β肾上腺素能受体并减少心肌氧化反应负荷。⑤ 心脏电生理机制，包括心率减慢、异位起搏点自行放电的减少、传导延缓及房室结的不应期延长。其他的机制包括抑制β肾上腺素能途径介导的心肌细胞凋亡、抑制血小板聚集、减少斑块的机械压力、预防斑块破裂；某些β受体阻滞剂具有的抗氧化及抑制血管平滑肌细胞增生的特性可能还有额外的益处。

超过 20 项安慰剂对照的临床研究（心力衰竭患者总数超过 20 000 例）证实有 3 种β受体阻滞剂可有效降低慢性心力衰竭患者死亡危险，即比索洛尔、琥珀酸美托洛尔（选择性抑制 β_1 受体）、卡维地洛（抑制 α_1、β_1 和 β_2 受体）。这 3 种药物治疗心力衰竭的阳性结果并不能代表所有β受体阻滞剂的有效性，临床试验已发现布新洛尔无效而短效美托洛尔效果较差。阶段 C 的心力衰竭患者如无禁忌证都应使用上述 3 种药物中的 1 种。2005 年发表的一项针对 2 128 名 70 岁以上老年心力衰竭（LVEF＜35%）的随机双盲安慰剂对照研究显示奈比洛尔（选择性抑制 β_1 受体）可以明显降低总死亡率和心血管原因的住院率，但对总死亡率的降低没有达到统计学意义（二级终点），提示该药可用于老年患者的心力衰竭的治疗。

当前国内外所有的心力衰竭指南推荐所有左心室收缩功能不全且病情稳定的患者均应使用β受体阻滞剂，除非有禁忌证或不能耐受。由于β受体阻滞剂对生存率和疾病进展的有益作用，一旦诊断左心室功能不全应尽早开始β受体阻滞剂治疗。即使症状较轻或对其他治疗反应良好，β受体阻滞剂的治疗也是非常重要的，不应因其他药物治疗而延迟β受体阻滞剂的使用。因此，即使治疗不能改善症状，也应当使用β受体阻滞剂治疗，以降低疾病进展、临床恶化和猝死的危险。

β受体阻滞剂合用 ACEI 时，后者的剂量不需很大，其疗效优于单纯增加 ACEI 剂量，即使后者达到靶剂量。目前认为这两种药物在使用次序上并没有明显的限定。

当前或近期有体液潴留的患者，应先使用利尿剂，病情稳定达到干体重后再使用β受体阻滞剂，因为利尿剂可以维持体液平衡并防止使用β受体阻滞剂引起的症状加重。

病情稳定的患者，无论心功能如何，应该尽早使用β受体阻滞剂。此时患者应该没有或仅有很少的体液潴留或容量不足的证据，同时近期不需要静脉使用正性肌力药物，此时可以开始使用β受体阻滞剂（表 7-6-5）。重症患者应首先使用其他治疗心力衰竭的药物（如利尿剂），待病情稳定后再重新评价是否可以使用β受体阻滞剂。患有气道反应性疾病或无症状心动过缓的患者使用β受体阻滞剂时要高度谨慎，而有持续症状的患者则不应使用。

表 7-6-5　心力衰竭临床稳定的标准

临床标准
- 出入量平衡（每周利尿剂增量小于 1 次）
- 没有肺淤血的症状
- 血压稳定＞80 mmHg，老年袖带血压应更高一些
- 没有体位性低血压
- 脉搏有力
- 心率 50～100 次/min
- 无心绞痛或稳定
- 没有症状性心律失常（ICD 植入 1 个月后）
- 一般活动，如大便没有症状
- 行走距离稳定

续　表

实验室标准
肾功能稳定(肌酐<2.5 mg/dl,尿素氮<50 mg/dl)
血钠水平稳定,>132 mmol/L
运动能力
高峰氧耗量>10 ml/(kg·min)

β受体阻滞剂的起始剂量要非常小(表7-6-3),如果能够耐受,可逐渐增加剂量,一般采用每两周剂量加倍的方法增加剂量。在剂量递增期间应当严密观察病情。部分患者在开始使用β受体阻滞剂后,反而会出现体液潴留导致症状加重。若每日称量体重,连续3 d体重增加均大于0.25 kg,表示液体增加,应及时增加利尿剂剂量使体重恢复到治疗前水平。剂量增加时如果出现副作用,应当暂停剂量的递增。若能达到靶剂量,患者一般都能够维持长期治疗。β受体阻滞剂的起效时间较长,可能需要2～3个月才能看到临床疗效。即使症状没有改善,长期治疗也可以降低主要临床事件的危险性。应当避免中断β受体阻滞剂的治疗,否则将导致临床症状的恶化。

部分长期使用β受体阻滞剂的患者仍然可出现临床症状恶化,此时应综合分析是否减量或停药,随意停药将增加临床失代偿的危险。如果患者出现体液潴留而症状很轻或没有症状,可以增加利尿剂剂量而继续使用β受体阻滞剂。但是如果出现低灌注,或者需要静脉使用正性肌力药物,最好暂时停止使用β受体阻滞剂直到患者临床状况稳定。在这些患者,最好使用不依赖于β受体的正性肌力药物,如磷酸二酯酶抑制剂米力农而非多巴酚丁胺。一旦病情稳定,应继续重新滴定使用β受体阻滞剂。

使用β受体阻滞剂时可能出现4种不良反应应当引起注意。

(1) 体液潴留和心力衰竭恶化:使用β受体阻滞剂可以引起体液潴留,通常没有症状而仅表现为体重增加,最后可导致心力衰竭症状的明显恶化。治疗前有体液潴留的患者在处理期间更易发生体液潴留。因此,一般不需停止β受体阻滞剂的治疗,强化利尿等常规治疗就可以取得较好效果。经过治疗,这些患者可以继续长期使用β受体阻滞剂。

(2) 乏力:使用β受体阻滞剂治疗可以引起乏力和虚弱的感觉。多数情况下不需要治疗,数周后这种乏力的症状可自行消失。症状严重者,如出现低灌注,可考虑减量(或利尿剂的剂量)或停药,过一段时间后还可再次尝试或换其他β受体阻滞剂仍有可能有效。

(3) 心动过缓和传导阻滞:β受体阻滞剂造成的心率和心脏传导减慢通常没有症状,因此一般不需要处理。然而,如果当心动过缓伴随头昏或头晕及出现二度或三度传导阻滞时,应该减少β受体阻滞剂的剂量或停药。同时也应该考虑到药物间相互作用的可能性。同时植入起搏器或进行心脏同步化治疗(CRT)是否能保留β受体阻滞剂的好处,目前还不十分清楚。

(4) 低血压:β受体阻滞剂(特别是同时阻断α_1受体)会造成低血压,通常无症状,但也会引起头昏、头晕、视力模糊。对于同时阻断α_1受体的β受体阻滞剂如卡维地洛,扩张血管的副作用通常在应用初始剂量或剂量开始增加的24～48 h内出现,一般再次应用时会消失而不需要改变剂量。在一日不同时间服用β受体阻滞剂和ACEI可以减少低血压的危险。如这样无效,则需要暂时减少ACEI剂量。在容量不足的患者中,减少利尿剂的剂量也会缓解低血压的症状,但减轻利尿治疗会增加继发液体潴留的危险。若低血压伴随临床低灌注时,β受体阻滞剂应减量或停用。

(五) 伊伐布雷丁

伊伐布雷丁是窦房结I_f通道的抑制剂,减慢窦性心律患者的心率,不降低心房颤动患者的心室率。研究表明,对于EF≤35%的窦性心律患者,在ACEI或ARB和β受体阻滞剂达到靶剂量或最大耐受剂量治疗后心率仍大于70次/min的患者,给予伊伐布雷丁可显著降低心血管死亡和心力衰竭再住院的联合终点。故2012年ESC心力衰竭指南将其列为Ⅱa类推荐。推荐起始剂量为2.5 mg,每日2次,逐渐滴定至靶剂量7.5 mg每日2次。

(六) 洋地黄

洋地黄糖甙通过抑制Na^+-K^+-ATP酶,减少心肌细胞的Na^+外流和K^+内流,细胞内Na^+增高促使肌浆网释放钙离子与Na^+交换,从而增强心脏的收缩力。这种正性肌力作用使心肌耗氧量增加,但同时又使心搏量增加,心室容积减少,室壁张力降低既使心率减慢又可降低心肌氧耗。两种作用综合的结果是心肌总的氧耗降低,提高心肌的做功效率。数十年以来,洋地黄在心力衰竭中的益处一直归功于这种正性肌力作用。然而,近期的证据表明,洋地黄的益处可能部分与非心肌组织中Na^+-K^+-ATP酶的抑制有关。迷走神经传入纤维Na^+-K^+-ATP酶的抑制可增加心脏压力感受器的敏感性,继而降低中枢神经系统的交感传出,减少了交感神经的兴奋性。另外,抑制肾脏的Na^+-K^+-ATP酶,可使肾小管对钠的重吸收减少,从而使转运至远端肾小管的钠量增多而抑制肾脏的肾素分泌,间接减弱了RAAS的作用。如此看来,洋地黄还有减轻神经体液系统激活的作用,可能比其正性肌力作用更重要。

临床研究显示,在轻、中度心力衰竭患者中使用地高辛治疗1～3个月能改善症状,提高生活质量和运动耐量。不管基础心律(窦性心律或心房颤动)、心力衰竭的原因(缺血性或非缺血性心肌病)、合并治疗情况(使用或不使用ACEI)如何,均可观察到这些益处。它是正性肌力药物中唯一的、长期使用不增加死亡率的药物。ESC 2008年的心力衰竭指南推荐地高辛用于LVEF≤40%且伴有心房颤动的有症状的患者的心率控制(Ⅰ类C级)。而对于窦性心律的患者,与ACEI合用,可改善症状,但不降低死亡率(Ⅱa类B级)。由于地高辛并不能改善心力衰竭患者的死亡率,且治疗窗窄,其应用价值较前有所下降。更新的2012年ESC心力衰竭指南仅将地高辛推荐为Ⅱb类指征。

心力衰竭合并慢性心房颤动的患者是洋地黄的最佳适应证,在使用地高辛的基础上加用β受体阻滞剂更有效,特别是控制运动过程中的心率增快。为控制心力衰竭患者增快的心房颤动心率,地高辛应作为辅助用药,β受体阻滞剂既能改善生存率又能有效控制心率。对于窦性心律的心力衰竭患者,应首先使用利尿剂、ACEI(或ARB)和β受体阻滞剂,若治疗没有反应或心力衰竭的症状不能很好地控制可考虑加用地高辛。另一种策略为在这种有症状的患者中开始使用醛固酮拮抗剂，推迟加用地高辛，除非患者对治疗无反应或不能耐受醛固酮拮抗剂。如果患者先期已服用地高辛但未服用ACEI或β受体阻滞剂，不必停用地高辛治疗，应及时开始使用神经激素拮抗剂。

对于液体潴留或低血压等症状急性恶化的患者，并不推荐地高辛作为稳定心力衰竭症状的初始治疗，以往需要先洋地黄化的治疗方法已被摒弃。这样的患者应该首先接受心力衰竭的适宜治疗，如短期使用非洋地黄类正性肌力药物、血管活性药物、利尿剂或其他有利于改善症状的药物。在症状稳定后，可开始使用地高辛，并作为长期治疗策略的一部分。

如果患者有显著的窦房结或房室结阻滞，不应给予地高辛治疗，除非已安装了永久起搏器治疗。在服用其他抑制窦房结或房室结功能以及影响地高辛水平，例如胺碘酮或β受体阻滞剂等药物的患者，应谨慎使用洋地黄。心肌梗死后患者应慎用或不用地高辛，尤其仍存在缺血症状时。

尽管有多种强心苷应用于心力衰竭的治疗，但地高辛是最常用也是唯一在安慰剂对照试验中评价过的。地高辛常以每日0.125～0.25 mg的剂量起始和维持。如果患者超过70岁、肾功能受损或体重低应以低剂量(每日或隔日0.125 mg)起始。心力衰竭治疗中很少使用或需要大剂量(例如每日0.375～0.50 mg)地高辛。不需要在起始治疗时使用负荷剂量。

尽管目前使用的地高辛的剂量比以往明显减少，但仍应注意它的毒副作用，监测地高辛的血液浓度有助于降低毒副反应。地高辛浓度大于2 ng/ml要警惕洋地黄中毒的发生，但血药浓度有时与临床情况不一致，应结合临床考虑。地高辛的血药浓度在0.5～1.0 ng/ml范围即有治疗作用，也很少发生毒副作用。但也有研究显示较低的地高辛血浆浓度(0.5～0.9 ng/ml)能起到与较高地高辛浓度一样的预防心力衰竭恶化的作用。但总的表明地高辛水平高于1.0ng/ml预后较差。以往认为地高辛浓度小于2 ng/ml是安全的，但目前认为即使在这个浓度以下仍可能产生不良心血管影响。有研究表明，长期服用地高辛过程中出现的再住院多数并非由于心力衰竭加重所致，而是发生了其他心血管事件，即使血清地高辛浓度在治疗范围内(0.5～2.0 ng/ml)。同时地高辛治疗还增加发生心律失常或心肌梗死死亡的风险，这些作用抵消了地高辛对心力衰竭患者生存的益处。

大多数心力衰竭的患者都能很好地耐受地高辛治疗。但在实际应用中，尤其在国内它的不良反应仍然很常见，这主要发生于大剂量应用地高辛或存在影响地高辛清除的因素，如药物的相互作用、肾功能不全、电解质紊乱等。故在低血钾、低血镁或甲状腺功能减退时；在同时应用大环内酯抗生素、依曲康唑、环孢霉素A、维拉帕米、奎尼丁时；在低体重和肾功能受损时，地高辛用量应适当降低，以减少中毒的可能。地高辛的主要副作用包括：① 心律失常。各种心律失常都可发生，最常见的是多形性室性期前收缩，尤其发生在心房颤动的基础上。其他还有房室传导阻滞、各种交界性心律等。② 胃肠道症状，如厌食、恶心、呕吐等。③ 神经系统症状，如头痛、失眠、抑郁、眩晕、视觉障碍、定向障碍和意识错乱。

发生洋地黄中毒时首先应停药，并积极寻找中毒的原因和及时纠正，如过度利尿产生的低血钾需调整利尿剂的用量。地高辛的中毒表现一般多在24 h内消失。对洋地黄产生的快速室性心律失常，可使用苯妥英，先125～250 mg注射用水稀释后2～3 min内静脉注射，无效时每5～10 min可再注射100 mg，共2～3次，以后改口服，50～100 mg，每6h 1次，用2～3 d。该药偶有抑制呼吸、嗜睡和引起短暂低血压的副作用，应予以注意。还可使用钾盐，口服或静脉滴注均可。一般静脉使用1 g的钾盐，多数患者的心律失常可以消失。利多卡因也有一定疗效，在没有苯妥英时可以使用。室上性心律失常可用维拉帕米、地尔硫䓬及β受体阻滞剂，但应注意其负性肌力作用使心力衰竭加重。洋地黄引起的缓慢心律失常可用阿托品或临时心脏起搏治疗。异丙肾上腺素可引起室性心律失常不提倡使用。

(七) 血管扩张剂

目前有两种血管扩张剂用于心力衰竭的治疗。一个是硝酸异山梨酯，另一个是肼屈嗪。

硝酸异山梨酯是首先报道的对慢性心力衰竭治疗有益的药物之一。研究表明硝酸盐可抑制异常的心肌和血管的生长，并因此改善心室重构过程和心力衰竭的症状。对已采用充分的治疗后仍有劳力性气短症状的患者，使用硝酸异山梨酯有帮助。目前虽然缺乏单独应用硝酸盐改善生存率的研究，但临床上还是经常使用，尤其在其他治疗方法都已使用，患者还有症状时。长期使用硝酸盐很容易发生耐药，故使用时应给予至少10 h的"无硝酸盐的间歇期"和联合应用ACEI或肼屈嗪。硝酸盐一个共同的副作用是头痛和低血压，在使用的过程中应予以注意。

肼屈嗪是一种动脉扩张剂，对静脉张力和心脏充盈压影响很小。与硝酸盐合用是为扩张静脉和动脉。除对血管的直接作用外，肼屈嗪理论上还可影响与心力衰竭进展相关的生化和分子机制以及减少硝酸盐耐药的发生。但肼屈嗪单独用于心力衰竭治疗的资料尚少，也很少有人将它单独用于心力衰竭的治疗中。

肼屈嗪联合硝酸盐用于黑种人心力衰竭的临床研究表明，对已使用地高辛和利尿剂但未使用ACEI或β受体阻滞剂治疗的心力衰竭患者，肼屈嗪和硝酸异山梨酯可减少死亡率，但并不减少住院率。但在其他人群中能否产生该种益处仍需研究。

现有心力衰竭指南推荐在LVEF≤40%且症状明显的患者，联合肼屈嗪和硝酸异山梨酯可作为不耐受ACEI和ARB类药物的替代治疗。在联合ACEI、β受体阻滞剂和ARB或醛固酮拮抗剂仍不能控制心力衰竭症状的患者可考虑加用肼屈嗪和硝酸异山梨酯。尤适用于非-美洲裔的患者。然而这种治疗的顺应性常较差，很多患者不能耐受其靶剂量。原因是药片数量多且不良反应发生率高(主要是头痛和胃肠道不适)。

(八) 其他药物

1. 血管加压素受体拮抗剂　精氨酸血管加压素是一种有重要心血管和肾脏作用的肽类激素，这些效应通过至少两种受体亚型产生，分别为分布在血管平滑肌细胞和心肌细胞的V1A受体和分布在肾脏的V2受体。在心力衰竭和左心室功能不全的患者中血管加压素水平升高，可能与心肌梗死后低EF患者的不良预后相关。多种不同血管加压素受体拮抗剂[利希普坦(lixivaptan)、考尼普坦(conivaptan)、托伐普坦(tolvaptan)]的先期研究显示它们能有效改善血流动力学，增加尿量，降低体重，减轻水肿，使低钠血症的患者血钠正常，而不影响血压或心率。

这些药物口服和静脉制剂均有，提示可以用在慢性或急性患者。关于这类药物对长期预后的影响，由于是在 ACEI、ARB 和β受体阻滞剂广泛应用的基础上，一些评价血管加压素受体拮抗剂在慢性心力衰竭中作用的长期临床研究并未显示生存率上的获益。目前唯一被 FDA 批准的口服血管加压素受体拮抗剂——托伐普坦，已被 ESC 2012 心力衰竭指南推荐用于心力衰竭合并难治性低钠血症的患者。推荐剂量为 15 mg，每日 1 次，5～7 d。

2. 脑利钠肽　脑利钠肽(BNP)为 32 个氨基酸组成的肽类，通用名为奈西立肽。利钠肽与它的 A 型或 B 型受体结合后，激活鸟苷酸环化酶，促进细胞内 cGMP 的升高，进而激活蛋白激酶，产生一系列生物学效应。包括拮抗 RAAS、抑制促肾上腺皮质激素及交感神经递质的释放、扩张血管、降低周围循环及肺循环的阻力、提高肾小球滤过率、利钠和利尿。目前国内也有人工合成的重组人脑利钠肽(rhBNP)，商品名为新活素，主要用于治疗急性心力衰竭和失代偿的严重慢性心力衰竭。已有的临床研究尚未看到降低死亡率的益处，但可以明显改善心力衰竭的症状。其对心力衰竭症状和血流动力学方面的改善优于硝酸甘油和多巴酚丁胺。据国内文献和我们自己的经验，利钠肽对那些常规治疗反应差的患者短期效果很好。ESC 推荐的用法为先静脉注射 2 μg/kg 的负荷剂量，然后以 0.015～0.03 μg/(kg・min)的浓度静脉点滴 24～72 h。国内使用的剂量略小，为先静脉注射 1.5 μg/kg 的负荷剂量，然后以 0.007 5 μg/(kg・min)的浓度静脉点滴，但临床应用效果也很满意。

3. 左西孟旦　左西孟旦(levosimendan)是一种钙增敏剂，数个临床随机对照研究已显示其良好的应用前景。目前国内已上市的左西孟旦，商品名悦文。不同于其他正性肌力药物，左西孟旦不增加细胞内钙浓度，而是增加心肌细胞对细胞内钙的敏感性，增强钙和收缩蛋白的相互作用，使心肌细胞更合理地应用细胞内钙。因此不引起钙超载，不易导致恶性心律失常，不影响舒张功能，不增加远期死亡率。此外它还作用于平滑肌 ATP 依赖的钾通道，使之开放，从而产生扩张外周血管的作用。另外还有研究表明左西孟旦还有磷酸二酯酶抑制剂的作用。左西孟旦的双重作用机制使其可以改善血流动力学而不增加心肌耗氧量，同时还有抗心肌缺血、抑制心室重构的作用。

急性失代偿性心力衰竭是左西孟旦最好的适应证，尤其是继发于收缩功能障碍的低心排血量心力衰竭患者。2010 年中国急性心力衰竭指南和 2012 年 ESC 心力衰竭指南均将其列为Ⅱa 类推荐。左西孟旦无论在改善血流动力学或症状还是在减少死亡方面都优于现有的正性肌力药物多巴酚丁胺。左西孟旦为静脉给药，一般给予 6～12 μg/kg 的负荷剂量，然后以 0.05～0.2 μg/(kg・min) 静脉维持 24 h。对于慢性心力衰竭，有小规模研究显示长期给药可提高患者的射血分数，降低血清 NT－proBNP 水平。使用方法为每隔 3 周使用 1 次，共 5 次，每次 24 h，每次用法剂量同前。目前尚无大规模研究显示长期治疗可带来长期生存率的获益。

4. 肾素抑制剂　直接的肾素抑制剂，阻断 RAAS 系统的源头，理论上可能为心力衰竭患者带来获益，但目前尚缺乏相关的研究证据，故尚未被指南所推荐。目前市场上使用的阿利吉伦，已被批准用于高血压的治疗。阿利吉伦用于心力衰竭的随机对照研究 ASTRONAUT 最新研究结果显示，在心力衰竭住院治疗出院后不到一周时，开始在其他心力衰竭用药基础上添加阿利吉仑，对 6 个月心血管事件死亡或住院率没有显著性意义，1 年时也未见有临床好处。另一阿利吉仑用于心力衰竭的研究 ATMOSPHERE 仍在进行中，观察在常规治疗的基础上(不包括 ACEI)，加用阿利吉仑、依拉普利对慢性心力衰竭患者预后的影响。

5. 正性肌力药物　虽然短期和长期正性肌力药(如多巴酚丁胺或米力农)治疗可以增加心排血量，改善症状，但是长期使用这些药物并不改善症状或临床状态，且显著升高死亡率，尤其是重症心力衰竭患者。由于缺少支持疗效的证据且考虑其毒性，间断输入正性肌力药(在家中、门诊或短期观察室)不应作为慢性心力衰竭的长期治疗，即使是重症患者。

6. 纽兰格林　重组人纽兰格林是人纽兰格林－1 的多肽片段，它通过与心肌细胞表面的表皮生长因子受体家族成员 ErbB4 受体结合，调节下游信号传导通路，改变蛋白的表达和调控。重组人纽兰格林通过两条关键途径提高心脏功能：一是它可以增加心脏特异性肌球蛋白轻链激酶的表达和随后的肌球蛋白轻链磷酸化，从而促进心脏肌小节重新有序化，增强心肌的收缩能力，同时防止心脏失代偿；二是它通过调节肌浆网上的钙 ATP 酶和兰尼碱受体来调控钙离子循环，进而提高心脏的收缩和舒张功能。细胞水平研究发现，重组人纽兰格林可使紊乱的心肌细胞结构有序化并加强心肌细胞之间的闰盘连接。中国和澳大利亚的临床研究表明：连续 10 d、每日 10 h 静脉滴注重组人纽兰格林[0.6 μg/(kg・d)]能够改善纽约心脏病协会(NYHA)心功能分级Ⅱ～Ⅲ级心力衰竭患者的心脏功能，逆转心室重构(同时缩小左心室收缩末期容积和舒张末期容积)，降低独立预后因子 NT－proBNP 水平，其疗效可持续 3 个月以上。中国临床二期生存率试验表明：在 10 d 的重组人纽兰格林治疗期后，进行每周 1 次、为期 23 周的维持性静脉推注治疗，心力衰竭患者的一年全因死亡率与安慰剂组相比降低了 39%。分层分析发现，重组人纽兰格林对 NYHA Ⅲ级或 NT－proBNP 水平低于 4 000 fmol/ml 的心力衰竭患者疗效最为显著，其一年期全因死亡率与安慰剂组相比降低 60%以上。在美国的Ⅱ期临床研究也得到了相似的结果。目前，该药的Ⅲ期临床试验正在申请进行中。纽兰格林有望在不久的将来上市。

7. 改善心肌代谢的药物　心力衰竭的患者特别是用利尿剂的患者可能会出现维生素和微量元素的缺乏，几种营养补充(如辅酶 Q10、肉碱和抗氧化剂)和激素治疗的方法(如生长激素或甲状腺素)已被提议用于心力衰竭的治疗。但这些治疗方法的有效性缺乏循证医学的证据，也没有临床研究显示它们可以改善生存率。在取得更多的证据前，不推荐心力衰竭患者使用这些药物。近来，一些荟萃分析的结果显示，改善心肌有氧代谢的药物(如曲美他嗪)可减少慢性心力衰竭患者的再住院率，提高射血分数。

8. 芪苈强心胶囊　采用益气温阳、活血通络、利水消肿的治则组成的芪苈强心胶囊，益气温阳治其本，辅以活血通络，使气旺血行络通，阻断血瘀络阻的病理中心环节，兼用利水消肿治其标，既能缓解心力衰竭症状，又能改善患者长期预后，标本兼治，组方独特。国内 23 家综合三甲医院开展了“随机、双盲、安慰剂平行对照评价芪苈强心胶囊治疗慢性心力衰竭患者有效性与安全性的多中心临床试验”(QL-BACD试验)。结果显示：芪苈强心胶囊显著降低慢性心力衰竭患者血清NT-proBNP水平，下降30%的比率及下降的绝对值优于对照组；芪苈强心胶囊在改善慢性心力衰竭患者生活质量，提高NYHA心功能分级，提高LVEF及改善慢性心力衰竭患者6 min步行距离等方面均优于对照组；芪苈强心胶囊显著降低复合终点事件发生率优于对照组。这是中国第一个具有循证医学证据疗效确切治疗慢性心力衰竭的中成药，为临床一线医师治疗慢性心力衰竭药物提供了新的药物选择。

9. 他汀类药物　近来有人认为他汀类药物可以用来治疗心力衰竭，因为在针对冠心病的临床实验中，心力衰竭的发生率降低，已患心力衰竭者同样看到死亡率减低。因为他汀类药物除降低血脂外，还有改善内皮功能、抑制炎症因子和心室重构、抗氧化应激及改善神经体液因素等作用，而这些作用对心力衰竭都是有好处的。但将他汀类药物用于心力衰竭的治疗还需要循证医学的证据。

10. 其他神经内分泌拮抗剂　莫索尼定(moxonidine)曾被寄予希望治疗慢性心力衰竭，因该药可以减低血液中降低去甲肾上腺的水平，但MOXCON未得到阳性结果。相反，莫索尼定组的死亡率(尤其是猝死)及再住院增加，研究被提前终止。

奥马曲拉(omapatrilat)能同时抑制中性肽酶和ACE。先期的IMPRESS试验中显示，治疗24周较单纯应用赖诺普利患者生存时间和心脏恶化事件明显改善，然而更大规模的随机对照研究并没有证实它优于ACEI，且奥马曲拉组低血压、眩晕等副作用较多，剂量也很难掌握。到目前为止该药没有上市。

ET拮抗剂波生坦和tezosentan的慢性心力衰竭研究并没有得出有益的结论。尽管波生坦在治疗慢性心力衰竭中令人失望，但其治疗急性心力衰竭却有效，特别是对肺动脉高压的治疗。

动物实验中应用TNF-α拮抗剂曾获得满意的结果。但在人心力衰竭大规模临床试验中结果不尽人意。依那西普(etanercepts)和英夫利昔单抗(infliximab)的临床实验都因为缺乏有效性，甚至不良反应过多而被终止。

上述一系列针对抑制神经内分泌活性的临床试验屡告失败向临床医生提出了一系列的问题：如何理解这些试验，其意义如何？当然，上述临床试验的失败原因是多方面的，有的与血管过度扩张、低血压有关；有的试验剂量过大；有的受试药物毒性较大；有的选择急性心力衰竭作为受试对象，而急性心力衰竭时，神经内分泌的激活是起到一定的保护作用的。除此之外，还应该考虑的问题是对神经内分泌激活到底应该怎样抑制？β受体阻滞剂须从极小量开始，谨慎而缓慢地调整剂量才能达到改善生存的效果，说明交感神经过快、过度抑制反而有害。而全面抑制β肾上腺素能神经兴奋的支持作用可能起有害作用，因这类患者存活的心肌细胞太少。同时，还应认识到神经内分泌抑制是有限度的。在原来有效的神经内分泌抑制基础上，加用新的药物并希望进一步降低死亡率、病残率的作用只会愈来愈有限，虽然药物治疗可防止心力衰竭的进展，但不能使心肌细胞新生。要想再获得更大的突破，需寻求其他新的治疗方法。

表7-6-6归纳了目前FDA已批准用于临床的治疗心力衰竭的药物的一些基本情况，可供参考。

表7-6-6　FDA已批准的治疗心力衰竭的药物及其评价一览表

药　物	临床效果	生存效益	用药指征	协同作用	使用条件
利尿剂	+	无	Ⅱ、Ⅲ、Ⅳ级伴体液潴留	ACEI、β受体阻滞剂、洋地黄、利尿剂	急性、失代偿及慢性心力衰竭
ACEI	+	+	Ⅰ、Ⅱ、Ⅲ、Ⅳ级	利尿剂、洋地黄、β受体阻滞剂	慢性心力衰竭
洋地黄	+	±	Ⅱ、Ⅲ、Ⅳ级，心力衰竭合并心房颤动	利尿剂、ACEI、β受体阻滞剂	急性、失代偿及慢性心力衰竭
β受体阻滞剂	+	+	Ⅱ、Ⅲ、(Ⅳ)级，Ⅰ级？	ACEI、洋地黄、利尿剂、血管扩张剂	慢性心力衰竭
非洋地黄正性肌力药	+	有害	Ⅳ级		失代偿、其他药物效差的心力衰竭的心力衰竭
醛固酮拮抗剂	+	+	Ⅱ、Ⅲ、Ⅳ级	ACEI、洋地黄、利尿剂	慢性心力衰竭
硝酸酯/肼苯哒嗪	+	+(主要是黑种人)	Ⅱ、Ⅲ、Ⅳ级	洋地黄、利尿剂	慢性心力衰竭稳定，慢性失代偿、急性、其他药物效差的心力衰竭
利钠肽	+	±	Ⅳ级		

(九) 非药物治疗

1. 心脏再同步治疗(cardiac resynchronization therapy, CRT)　心力衰竭患者往往合并传导异常，致房室、室间和(或)室内运动不同步，大约1/3低EF和NYHA Ⅲ～Ⅳ级的心力衰竭患者QRS增宽大于120 ms，表现为典型的心室收缩不同步。

判定是否存在心脏不同步目前还没有统一的、理想的方法，若以QRS时限延长>120 ms进行的CRT治疗，仍有20%～35%的患者疗效不佳，说明术前可能不存在心脏不同步。仅以QRS时限为判断标准不能敏感和特异地反映机械运动不同步。超声心动图是目前使用最多的一种判断心脏不同步的有效方法，但尚需统一标准和规范检测的技术。

中华医学会心电生理和起搏分会组织了CRT专家工作

组，根据 ACC/AHA 和 ESC 的指南，结合我国的情况，提出我国 CRT 治疗的适应证，详见第五篇第九章心脏起搏治疗。

既往指南仅将 NYHA Ⅲ～Ⅳ级的 QRS 波增宽的患者列入 CRT 的适应证。最新的研究表明 CRT 治疗显著降低 NYHA Ⅱ级、QRS≥150 ms、EF≤30％的窦性心律心力衰竭患者的死亡率。因此，2012 年 ESC 心力衰竭指南已将这类患者列为Ⅱa类的推荐。

2. 植入型心脏转复除颤器的治疗　植入型心脏转复除颤器(implantable cardioverter defibrillator，ICD)的主要作用是预防心力衰竭患者的猝死。研究表明心功能在Ⅱ～Ⅲ级的心力衰竭患者中，猝死是主要的死亡方式，占 50％以上，在更严重的心力衰竭患者中，也有 1/3 左右的死亡为猝死引起。引起猝死的主要原因是室性心律失常。因此，预防和治疗室性心律失常对防止心力衰竭患者猝死意义重大。

β受体阻滞剂、ACEI、醛固酮拮抗剂都被证实能减少猝死的发生，但抗心律失常药物却没有益处，胺碘酮虽然也是一个抗心律失常药，但对心力衰竭患者的生存作用是中性的。决奈达隆和Ⅰ类抗心律失常药物不推荐用于心力衰竭合并心律失常患者的治疗，因为在临床研究中发现这些药物可增加心力衰竭患者的再住院及猝死的风险。

曾经有过心搏骤停或持续性室性心律失常的患者植入 ICD 可降低死亡率，若这类患者临床稳定，应用 ICD 作为二级预防可以延长生存。有过不明原因晕厥的低 EF 慢性心力衰竭患者猝死的发生率高，也建议应用 ICD。但是对于进展性的、心力衰竭状态不可逆持续恶化的患者，不建议植入 ICD 来预防猝死的发生，因为这些患者可能短期内由于不同方式死亡，但少数准备行心脏移植等特殊治疗的患者除外。

作为一级预防，2012 ESC 心力衰竭指南推荐将 ICD 应用于经过优化药物治疗(包括β受体阻滞剂、ACEI 或 ARB，醛固酮拮抗剂)后 EF≤35％、轻至中度心力衰竭症状、预期生存超过 1 年的心肌梗死后超过 40 d 的缺血性心肌病或非缺血性心肌病患者。而 AHA/ACC 和中国心力衰竭指南推荐更谨慎，建议用于 EF＜30％的患者。对于 EF 在 30％～35％的患者尚存争议，电生理检查能诱发室性心动过速者可以考虑。

ICD 手术具有一定的风险(安置成功率 92％左右，2％～3％的电极脱位，手术并发症)，心房颤动时常误放电致使不少患者难以忍受，同时右心室起搏还有加重心力衰竭的潜在危险。因此，在植入 ICD 之前，应告知患者心脏预后，包括猝死与非猝死危险，ICD 的有效性、安全性与危险性以及 ICD 放电相关事件的发生。患者及其亲属应充分理解 ICD 并不改善临床状态，也不能延缓心力衰竭进展，更为重要的是，应告知日后可能由于生活质量或预期的存活下降，需要取消除颤装置功能。

3. 体外反搏　将体外反搏用于治疗 EF 降低的心力衰竭的早期研究结果令人满意。但在获得更多的数据之前，不推荐在有症状的左心室 EF 降低患者中常规应用这一方法。

4. 呼吸支持技术　心力衰竭患者中睡眠呼吸障碍的发生率可达 60％以上，有研究表明夜间吸氧和持续正压通气装置可以改善症状。但是否可以改善预后，还有待于进一步研究。

5. 正在研究的外科方法　目前正在进行临床评估的一种包裹心脏的网罩装置，用双向聚酯织物制成，使心肌能够收缩但将其向周围扩张限制在网内，从而抑制了心室的重构。欧洲和美国正在进行临床研究评价这种装置在患者中应用的安全性和有效性。

外科手术还有血运重建、重塑或切除前壁心尖和间隔不同步的部位或修复功能性二尖瓣关闭不全等方法，目的在于改善心肌缺血和恢复左心室的几何形态和功能。外科心室成形术尽管已经广泛用于治疗左心室不同步，但到目前仅有一项前瞻随机研究对比常规药物治疗、外科治疗(冠状动脉旁路移植术)和心室成形＋冠状动脉旁路移植术对缺血性心力衰竭的作用。

6. 细胞再生治疗　心力衰竭的基本原因是心肌细胞的丧失，任何治疗手段都无法使已死亡的心肌细胞再生，也无法逆转心力衰竭患者心肌细胞死亡的过程。近来对干细胞的研究为心力衰竭的治疗带来了希望。利用干细胞可以定向分化的特点，将干细胞注射到心肌内，使之成活并分化成心肌细胞来达到治疗心力衰竭的目的。实验研究表明这是一个很有前景的治疗方法，接收干细胞移植的心力衰竭实验动物，心功能都有不同程度的改善。临床上也有很多研究报道了干细胞治疗的有效性，LVEF 可以明显提高。这些研究大都是在 AMI 后患者中实施的，也有部分是一般的心力衰竭患者。然而，这些研究观察的病例数都很少，最大的不过 200 人左右，而且绝大多数都没有对照组。仅有的 4 项随机对照研究样本量也不大，而且结果很不统一。因此，目前还不能认定干细胞疗法是一个有效的治疗心力衰竭方法。

最后，对慢性症状性收缩性心力衰竭(NYHA 心功能Ⅱ～Ⅳ级)患者的治疗选择流程总结如图 7－6－2。

二、舒张功能不全性心力衰竭的治疗

至今尚无确切有效的治疗方法。一些 ACEI 或 ARB 在舒张功能不全(射血分数保留的)心力衰竭的随机对照研究的结果并未显示生存率上的获益。虽然也有用洋地黄、β受体阻滞剂和钙通道阻滞剂治疗舒张功能不全性心力衰竭的对照研究，但这些研究大部分规模较小或结果不一致。由于缺少循证医学的证据，目前对舒张功能不全性心力衰竭的治疗都是经验性的，基本按照收缩功能不全性心力衰竭的治疗方法进行。

舒张功能不全性心力衰竭的治疗一般包括三个方面，一是改善症状；二是改善心室舒张功能；三是治疗导致舒张功能不全性心力衰竭的疾病，例如冠心病、高血压、心房颤动、主动脉瓣狭窄等。改善症状的药物主要有利尿剂、ACEI 和 ARB。改善舒张功能的药物主要有 ACEI、ARB、β受体阻滞剂、醛固酮拮抗剂和钙通道阻滞剂。近来，认为他汀类药物也能改善舒张功能，可以用来治疗舒张功能不全性心力衰竭。ACC/AHA 对舒张功能不全性心力衰竭的推荐的药物主要有利尿剂、ACEI、ARB、β受体阻滞剂和钙通道阻滞剂，但对洋地黄是否可改善症状尚不能肯定(表 7－6－7)。

在对舒张功能不全性心力衰竭的治疗过程中应进行有效的降压治疗，尽量使血压控制在 130/80 mmHg 以下。对于有症状的或明确的心肌缺血的冠心病患者，应考虑血运重建。对心率快者应控制心率，心房颤动患者更应注意心率的控制，虽然目前还不清楚心房颤动患者是否可以从转复为窦性心律获益，但对有条件者转为窦性心律可能更好。虽然舒张功能不全

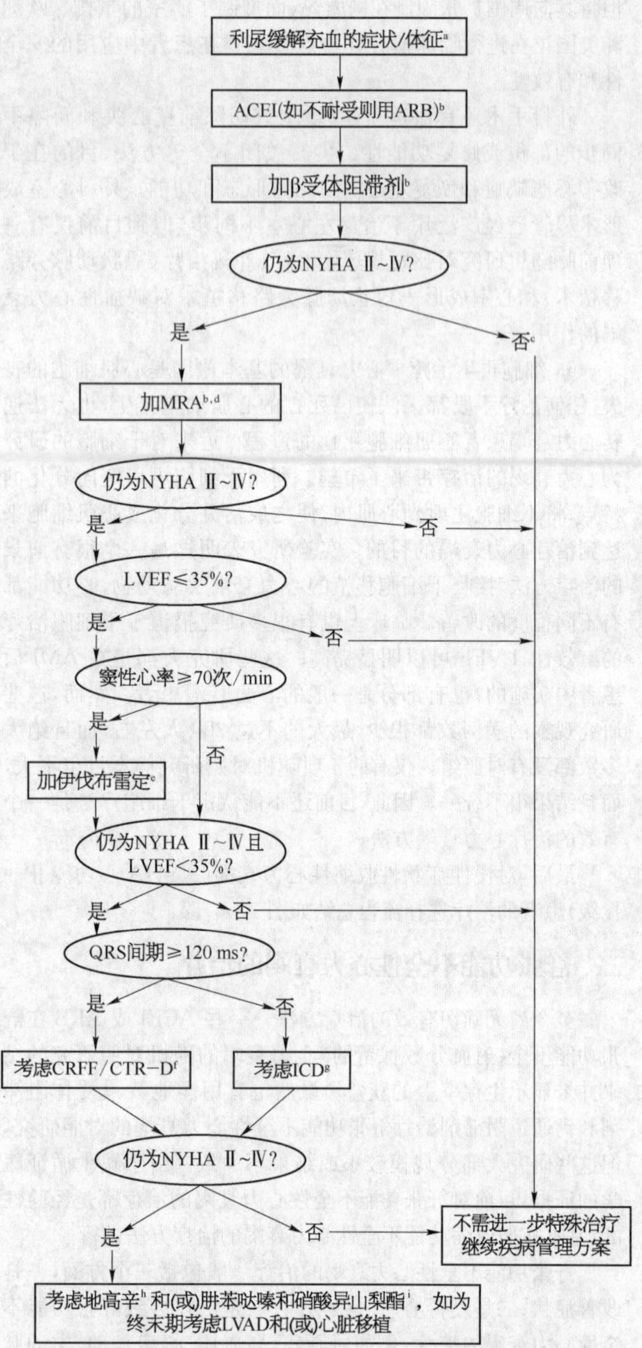

图 7-6-2 慢性症状性收缩性心力衰竭(NYHA 心功能 Ⅱ～Ⅳ级)患者的治疗选择

a，当需要时可用利尿剂以缓解充血的症状和体征，但尚未证明其可降低住院或死亡率。b，应当加量到循证剂量或低于循证剂量的最大可耐受剂量。c，LVEF ≤35%且有心肌梗死史的无症状患者，应考虑植人ICD。d，如果不能耐受醛固酮受体拮抗剂，作为一种替代，ARB 可加到ACEI 方案。e，欧洲药品局已批准伊伐布雷定用于心率≥75 次/min 的患者。在对β受体阻滞剂有禁忌证或不耐受的患者也可考虑。f，适应证因心率、NYHA 级别、QRS 间期、QRS 波形态和 LVEF 不同而异。g，NYHA Ⅳ级不是适应证。h，地高辛可较早用于控制心房颤动患者的心室率，通常与β受体阻滞剂联用。i，在不能耐受 ACEI 或 ARB 的患者，也可早期考虑联用肼苯哒嗪和硝酸异山梨酯

性心力衰竭存在肺充血，且利尿剂有效，但过度利尿可能导致低血压，尤其老年患者，因为一定的心室压力和容量是舒张功能不全性心力衰竭患者保持相对正常的心排血量的基础。

表 7-6-7 舒张功能不全性心力衰竭的治疗建议

推荐	级别	证据水平
控制收缩压和舒张压	Ⅰ	B
控制心房颤动患者的心室率	Ⅱa	C
应用利尿剂缓解由容量负荷过重所致的症状	Ⅰ	C
有症状或有对心脏功能有不良作用的心肌缺血的冠心病患者可以行血运重建	Ⅱa	C
心房颤动患者转复和维持窦性心律可能有益于改善症状	Ⅱb	C
在血压已控制的患者应用β受体阻滞剂、ACEI、ARB 或钙通道阻滞剂可能会有效地减少心力衰竭的症状	Ⅱb	C
应用洋地黄能减少心力衰竭症状还不能肯定	Ⅱb	C

三、急性心力衰竭的治疗

急性心力衰竭或慢性心力衰竭急性失代偿是临床急症，起病急、进展快、变化多、并发症多、死亡率高，需争分夺秒积极抢救。近几年来，随着新概念、新药物、新器械、新技术的引入，急性心力衰竭的救治水平大大提高，临床预后也有明显改善。但迄今为止，尚无任何一种药物研究结果显示可显著降低急性心力衰竭患者的死亡率。欧洲心脏病学会公布的急性心力衰竭诊断和治疗指南，确定了急性心力衰竭的短期、中期和长期治疗目标(表 7-6-8)，为临床实践提供了参考依据。

表 7-6-8 急性心力衰竭的治疗目标

临床目标	实验室目标	血流动力学目标	结局目标	耐受性
症状减轻/消失	电解质正常	PCWP <18 mmHg	监护病房治疗时间减少	治疗后停药率低
体征减少/消失	BUN 和(或)Cr 降低	CO 和(或)SV 增加	住院时间缩短	不良反应少
体重下降	胆红素降低		再住院时间延长	
尿量增加	BNP 降低		死亡率下降	
氧合增加	血糖正常			

急性心力衰竭处理流程见图 7-6-3，具有很强的实用性。

(一) 一般治疗

1. 监护 所有患者应严密监护呼吸、血压、心电图和血氧饱和度及肝肾功能和电解质。对血流动力学不稳定或合并严重肺疾患者可考虑血流动力学监测，这有利于鉴别心源性或非心源性心力衰竭并指导治疗和观察疗效，包括 PCWP、CO、CI 的测定。不加选择地应用有创导管技术，不仅没有帮助反而增加死亡率。PCWP、CO、CI 数值的解释应该谨慎，需要紧密结合临床综合考虑。在很多情况下它们并不准确，不能准确反映左心室舒张末压。如存在瓣膜疾病、COPD、机械通气及左心室僵硬(如左心室肥厚、糖尿病、使用正性肌力药、肥胖和心肌缺血等)等。严重三尖瓣反流常高估心排血量。中心静脉压测定相对肺动脉导管术简单、安全，可优先考虑用于观察血流动力

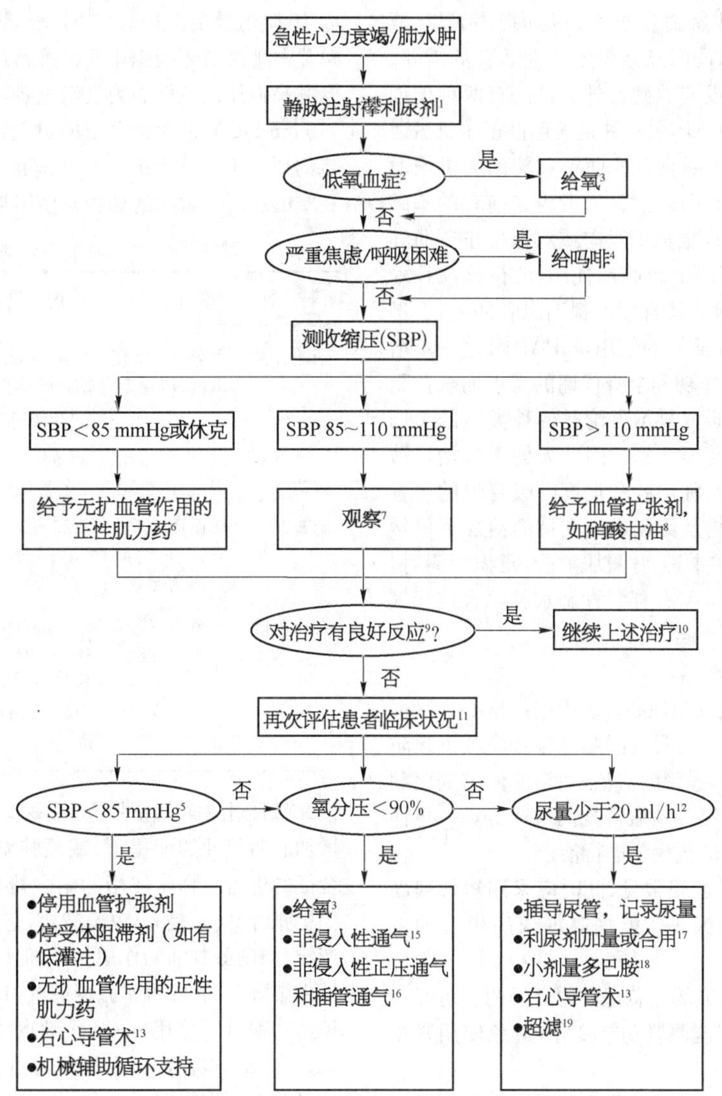

图 7-6-3　急性肺水肿/充血处理流程

1，对已经在服用利尿剂的患者，推荐用现有口服剂量的 2.5 倍，需要时可重复；2，脉冲式光电血氧计氧饱和度＜90%或 PaO_2＜60 mmHg（＜8.0 kPa）；3，通常以 40%～60%的氧浓度开始，逐步使 SpO_2＞90%；对存在 CO_2 潴留的患者需要谨慎；4，例如，4～8 mg吗啡加 10 mg 甲氧氯普胺；观察呼吸抑制。需要时可重复；5，皮肤冷、脉搏弱、尿量少、意识障碍、心肌缺血；6，例如，开始静脉输入多巴酚丁胺 2.5 μg/(kg·min)，根据反应或耐受情况（加量通常受到心率过快、心律失常或心肌缺血的限制），每 15 min 剂量加倍。罕见需要＞20 μg/(kg·min)的剂量。多巴酚丁胺甚至可有轻度血管扩张活性，因其 $β_2$ 肾上腺能受体兴奋作用所致；7，应定期观察患者的症状、心率/节律、SpO_2、SBP 和尿量，直到病情稳定恢复；8，例如，开始以 10 μg/min 静脉输入，根据反应和耐受情况（加量通常受低血压限制）每 10 min 剂量可加倍。但罕见需要大于 100 μg/min 的剂量；9，充分反应包括：呼吸困难减轻和尿量足够（在头 2 h 尿量＞100 ml/h），伴有氧饱和度增加（如有低氧血症）且通常心率和呼吸频率降低（应见于 1～2 h）。外周血流也可增多，表现为皮肤血管收缩减少、皮温增高且皮肤颜色改善。肺部啰音也减少；10，一旦患者感觉舒适并已建立稳定的利尿，可考虑撤除静脉治疗（代之以口服利尿治疗）；11，评估与心力衰竭相关（呼吸困难、端坐呼吸、阵发性夜间呼吸困难）和与合并症相关（如由于心肌缺血所致胸痛）及与治疗相关的不良反应（如症状性低血压）的症状。评估外周和肺充血/水肿、心率和节律、血压、外周灌注、呼吸频率和呼吸用力。还应检查心电图和血液生化/血液学（贫血、电解质紊乱、肾功能衰竭）。应检查脉冲式血氧定量（或动脉血气测定）并做超声心动图（如果还没有做的话）；12，对静脉注射利尿剂初始反应不足（经导尿证实不足）表现为观察 1～2 h 尿量小于 100 ml/h；13，对有持续性低血压/休克的患者，应考虑另选诊断（如肺栓塞）急性机械问题和严重的瓣膜病变（特别是主动脉瓣狭窄）。肺动脉导管可检出左心室充盈压不足的患者，并明确患者的血流动力学状态，使血管活性治疗更有针对性；14，对无禁忌证的患者，应考虑主动脉内球囊反搏或其他机械循环支持；15，对无禁忌证的患者，应考虑连续气道正压通气或无创正压通气；16，如果低氧血症加重、呼吸衰竭、意识障碍加重等，考虑气管内插管和有创通气；17，用双倍剂量的襻利尿剂，达到相当于呋塞米 500 mg（应在 4 h 内输入 250 mg 及以上的剂量）；18，尽管左心室充盈压足够（推测或直接测量），如果对双倍剂量的利尿剂没有反应，则启动多巴胺 2.5 μg/(kg·min)静脉输入。为增强利尿不推荐更大的剂量；19，如果 17 和 18 步没能引起足够的利尿，且患者仍有肺水肿，应考虑静脉单纯超滤

学的变化，但右心房压力与左心房压力和左心室舒张末压没有关联性，尤其存在肺部疾病、机械通气和严重三尖瓣反流时。应系列进行 X 线胸片、血气分析检查，以了解病情变化和调整治疗。有条件的单位也可采用无创技术监测血流动力学变化，如超声心动图、无创血流动力学检测仪，但这些检查都有各自的局限性，对检查结果应进行合理的解释。

2. 氧疗和通气支持　应保证组织获得最大供氧，使 SaO_2 维持在 95%以上，以防止组织器官的损害。单纯鼻导管吸氧效果不确切。近来提倡无创通气支持，因通气支持能使肺复张，减少肺残气量、改善肺顺应性、降低跨膈压差和膈肌活动而使

呼吸做功减少同时还可以减少肺血管的渗出从而提高氧供、减轻肺水肿使患者的症状改善，同时还减少了气管插管的需要。但对患者的长期预后目前还没有看到益处。目前有两种无创方法进行通气支持，一种是CPAP，另一种是无创性正压机械通气(NIPPY)。两者都是通过密封良好的面罩和辅助的机械通气完成，前者为持续性呼气末正压通气，后者为在前者的基础上，吸气末也给予一定的压力，也称为双向或双水平正压通气(BiPAP)，目前已有小型的BiPAP供临床使用，使得该项技术变得简单而易于操作。这两种方法都能够提高患者的氧供，迅速缓解症状和体征，减少气管插管的使用，BiPAP可进一步增加胸腔内平均压力、减少呼吸作功和全身代谢的需求而获益更大。但近期有一项随机对照研究显示无论是何种类型的无创通气均不能降低死亡率和气管插管率。因此无创通气治疗被推荐用于改善药物治疗无效的肺水肿和重度呼吸窘迫的患者的症状。若患者在充分的药物及无创通气支持的治疗下仍然效果差，导致严重低氧血症、酸中毒、呼吸肌疲劳、意识障碍时，应考虑气管插管机械通气。但AMI伴急性肺水肿可直接行气管插管机械通气。

3. 相关疾病的处理

(1) 感染：合并感染是诱发急性心力衰竭或加重心力衰竭的重要原因，应给予充分重视。对没有感染迹象者应注意预防感染，如保持进入体内的导管、插管的清洁，适当的体位变化利于排痰，定期的体液或分泌物培养及血常规的观察等。一旦怀疑存在感染，应给予积极有效的抗生素进行治疗。

(2) 糖尿病：糖代谢紊乱也很常见，此时应采用短效胰岛素积极有效地控制血糖。血糖正常能提高糖尿病患者的生存率。

(3) 肾功能衰竭：肾功能衰竭与急性心力衰竭两者可互为因果，形成恶性循环。应严密监测肾功能变化，避免使用肾损害药物。

(4) 分解代谢状态：急性心力衰竭常有热量不足和负氮平衡。这将影响患者对治疗的反应和恢复。治疗过程中应注意维持热量和氮平衡。

(5) 心律失常：有研究显示急性心力衰竭中42%有心房颤动，2%有致命性室性心律失常，AMI时还常见缓慢心律失常。对有心房颤动的患者应控制心率，可以考虑使用洋地黄、胺碘酮，必要时还应电复律。室性心律失常不主张使用Ⅰ类抗心律失常的药物，但可使用胺碘酮。持续性室性心动过速应电复律。同时还应积极寻找引起心律失常的病因并给予纠正。

(6) 血栓栓塞：一项调查显示，急性心力衰竭静脉血栓栓塞的发生率并不高。ESC指南没有明确是否所有急性心力衰竭患者都应该接受抗凝治疗。但对ACS或超过48 h的心房颤动应该抗凝治疗。

(二) 药物治疗

1. 吗啡　吗啡具有扩张静脉、中度扩张动脉，减慢心率和镇静的作用，用于严重急性心力衰竭的早期特别是伴烦躁和呼吸困难时。一般先给3 mg，稀释后缓慢静脉注射，无效时可重复给药，但应注意吗啡对呼吸和血压的抑制作用。血压已经降低的患者应慎用。

2. 血管扩张剂　使用血管扩张剂可以降低血压，降低外周阻力、降低前负荷和增加心排血量。但并无证据表明这类药物可显著地缓解呼吸困难或改善预后。因此，这类药物最适用于合并高血压的急性心力衰竭患者，而应避免应用于收缩压小于110 mmHg的患者。血压的过度降低会增加急性心力衰竭患者的死亡率。血管扩张剂还应慎用于重度二尖瓣或主动脉瓣狭窄的患者。常用的药物及使用指征如下(表7-6-9)。

表7-6-9　急性心力衰竭时血管扩张剂的使用

药物	使用指征	剂量	不良反应	其他
硝酸甘油	急性心力衰竭，血压稳定	20 μg/min开始，渐增至200 μg/min	低血压、头痛	持续使用产生耐受性
5-单硝酸盐	急性心力衰竭，血压稳定	1 mg/h开始渐增至10 mg/h	低血压、头痛	持续使用产生耐受性
硝普钠	高血压危象，应用正性肌力药物无效	0.25～5 μg/(kg·min)	氰化物中毒	不能超过3 d
奈西利肽	急性失代偿性心力衰竭	先2 μg/kg静脉注射，后0.015～0.03 μg/(kg·min)维持	低血压	一般24 h，多不超过3 d

(1) 硝酸盐：急性左心衰竭时，硝酸盐在不降低每搏量、不增加心肌氧耗的前提下，减轻肺淤血，特别适用于急性冠脉综合征的患者。临床使用的硝酸盐有3种，一是硝酸甘油，它主要扩张静脉；二是5-单硝酸盐，它是硝酸甘油体内代谢的活性产物，与硝酸甘油的作用相似，但副作用可能减少；三是二硝酸异山梨醇酯，它除可扩张静脉外，还有一定的扩张动脉作用。3种药物都可以使用，一般静脉点滴使用，起始剂量为0.5 μg/(kg·min)，根据血压及病情可逐渐增加剂量直至满意。硝酸盐降低血压作用明显，部分患者还可出现严重的头痛，应予以注意。此外长时间地使用硝酸盐还可产生耐受，使治疗效果下降。出现耐受时，可考虑间断性给药或暂时换用其他药物。突然停药会引起反跳，故应逐渐减少剂量后停用。

(2) 硝普钠：适合于严重心力衰竭患者和原有后负荷增加的患者(如高血压心力衰竭或二尖瓣反流)。硝普钠降压作用强大、迅速，使用时应严密监测，血压过度下降反可造成病情恶化。应先从小剂量开始，即0.25 μg/(kg·min)，然后逐渐增加剂量，最大可达10 μg/(kg·min)。静脉使用时应注意避光，因日光可使之变质。硝普钠内含氰化物，长时间使用可致氰化物蓄积中毒，一般不要超过72 h。

(3) 脑利钠肽：脑利钠肽作为一种肽类血管扩张剂也被推荐用于急性心力衰竭(参见本章第一节)。它能够扩张静脉、动脉、冠状动脉，由此降低前负荷和后负荷，在无直接正性肌力的情况下增加心排血量。研究显示其改善血流动力学的作用优于硝酸甘油和正性肌力药物。ESC推荐的用法为先静脉注射2 μg/kg的负荷剂量，然后以0.015～0.03 μg/(kg·min)的浓度静脉点滴24～72 h。国内使用的剂量略小，为先静脉注射1.5 μg/kg的负荷剂量，然后以0.007 5 μg/(kg·min)的浓度静脉点滴。

(4) 乌拉地尔：乌拉地尔是一种α受体抑制剂，具有较强的扩张血管作用而对心率影响不大，近年来国内使用的比较普遍。该药紧急情况下可静脉注射，紧急时可先 25～50 mg，缓慢注射，之后以 1～3 μg/(kg・min)的速度静脉点滴。也可不用负荷剂量直接静脉点滴。

3. 利尿剂　利尿剂缓解症状的益处在临床上已被广泛认可，在急性心力衰竭时是一线治疗药物。临床首选襻利尿剂，如呋塞米、布美他尼、托拉塞米等。可先给予负荷剂量，如呋塞米 20～40 mg，静脉注射，之后可视病情反复给药(表 7-6-10)。利尿剂与血管扩张剂及正性肌力药物合用效果更好，并可减少不良反应及利尿剂抵抗。后者指在尚未达到治疗目标(水肿缓解)时，利尿剂的作用减弱或消失。与血容量不足、神经激素作用、钠离子吸收反弹、肾血流灌注低下、肾功能损害及药物或食物(如摄盐过多)等因素有关。出现利尿剂抵抗者预后差。

表 7-6-10　利尿剂的用法及剂量

液体潴留的程度	利尿剂种类	剂量(mg)	解　释
少	呋塞米 布美他尼 托拉塞米	20～40 0.5～1 10～20	据病情口服或静脉注射，注射剂量依病情而定，监测 K^+、Na^+、肌酐、血压
多	呋塞米 呋塞米静脉滴注 布美他尼 托拉塞米	40～100 5～40/h 1～4 20～100	

出现利尿剂抵抗时可增加剂量和使用频度，或大剂量静脉用药，或联合多种作用机制不同的利尿剂，或与多巴胺或多巴酚丁胺联合应用，并减少 ACEI 剂量、限制钠盐、纠正电解质紊乱和血容量不足，若仍无效可考虑血液滤过治疗。

4. 正性肌力药　心排血量严重降低导致外周低灌注(低血压、肾功能下降)伴或不伴有淤血或肺水肿，或者使用最佳剂量的利尿剂和血管扩张剂无效时，可考虑使用正性肌力药物。但使用正性肌力药有潜在的危害性，因为它增加耗氧量、钙负荷，有潜在诱发心肌缺血和心律失常的风险，所以应谨慎短时间使用。严重的不伴有外周低灌注时使用正性肌力药争议很大。有证据表明此时使用这类药物，尽管血流动力学改善，但死亡率增加。正性肌力药的使用原则及方法分别见图 7-6-4 和表 7-6-11。

表 7-6-11　正性肌力药物的用法

药　物	静滴前注射	滴注速度
多巴酚丁胺	否	2～20 μg/(kg・min)(β+)
多巴胺	否	<3 μg/(kg・min)肾脏作用(δ+) 3～5 μg/(kg・min)正性肌力作用(β+) >5 μg/(kg・min)(β+)升血压(α+)
米力农	10～20 min 内 25～75 μg/kg	0.375～0.75 μg/(kg・min)
伊诺西蒙	5～10 min 内 0.5～1 mg/kg	5～20 μg/(kg・min)
左西孟旦	6～12 μg/(kg・min)>10 min*	0.1 μg/(kg・min)，可减至 0.05 μg/(kg・min)或加至 0.2 μg/(kg・min)
去甲肾上腺素	否	0.2～1.0 μg/(kg・min)
肾上腺素	复苏时可静脉滴注 1 mg，3～5 min 后可重复，不提倡气管内用药	0.05～0.5 μg/(kg・min)

注：* 为目前推荐剂量，低血压时应先静脉注射。β+，兴奋 β 受体；δ+，兴奋多巴胺受体；α+，兴奋 α 受体。

(1) 多巴胺：小剂量的多巴胺[<3 μg/(kg・min)]仅作用于外周多巴胺受体，直接或间接降低外周阻力。大剂量[>3 μg/(kg・min)]则直接或间接刺激 β 受体，增加心肌的收缩力和心排血量。当剂量>5 μg/(kg・min)时，它作用于 α 受体，增加外周血管阻力。急性心力衰竭血压降低或偏低伴尿少的患者，使用小剂量的多巴胺可增加肾血流量，有利尿作用，大剂量则以升高血压为主。虽然多巴胺对低血压患者很有效，但增加左心室后负荷、升高肺动脉压力和肺阻力，反而有害。

(2) 多巴酚丁胺：多巴酚丁胺主要通过刺激 $β_1$ 受体和 $β_2$ 受体产生剂量依赖性的正性变时、变力作用，并反射性地降低交感张力和血管阻力。多巴酚丁胺用于外周低灌注(低血压，肾功能下降)伴或不伴有淤血或肺水肿及使用最佳剂量的利尿剂和血管扩张剂无效时。它的起始静脉滴注速度为 2～3 μg/(kg・min)，然后根据症状、尿量反应或血流动力学监测结果来调整静脉滴注速度，滴速最大可以增加到 20 μg/(kg・min)。其作用和剂量呈正比。在静脉滴注停止后，其作用很快消失，使用也很方便。

(3) 磷酸二酯酶抑制剂(phosphodiesterase inhibitor，PDEI)：用于治疗心力衰竭的 PDEI 主要抑制Ⅲ型磷酸二酯酶，从而降低了 cAMP 的降解，使心肌及血管平滑肌细胞内 cAMP 浓度增加，因此使由 cAMP 介导的细胞内钙离子浓度增加，继而产生明显的正性肌力、松弛性(lusitropic)以及扩张外周管效应，由此增加心排血量和搏出量，同时伴随有肺动脉压、PCWP 的下降和全身及肺血管阻力下降。临床上使用的 PDEI 有氨力农、米力农和依诺西蒙(昔酮，enoximone)，在急性心力衰竭中使用时，它们在血流动力学方面的作用介于纯粹的血管扩张剂(如硝普钠)和多巴酚丁胺之间。因为它们的作用与 β 受体激动无关，所以在使用 β 受体阻滞剂的同时，PDEI 仍能够保留其效应。米力农是氨力农的后续产品，其作用更强大，而副作用可能小些。临床使用：氨力农常规剂量为 0.25 mg/(kg・min)静脉滴注；米力农先缓慢静脉推注 25 μg/kg 的负荷剂量，然后再以 0.375～0.75 μg/(kg・min)的速度静脉滴注。依诺西蒙开始静脉推注 0.5～1 mg/kg，然后再继续以 5～20 μg/(kg・min)的速度静脉滴注。PDEI 在一定的范围内药效与剂量呈正比，超过范围后，剂量增加并不能增强药效，反而使心律失常发生率增加。

(4) 左西孟旦：使用时通常先给一负荷量，6～12 μg/kg，缓慢静脉注射，然后再以 0.05～0.10 μg/(kg・min)的速度静脉滴注。它的血流动力学效应呈剂量依赖性，静脉滴注速度最大可以提高到 0.2 μg/(kg·min)。

5. 托伐普坦 血管加压素 V_2 受体拮抗剂，用于合并低钠血症的心力衰竭患者。多项托伐普坦的急性心力衰竭临床研究表明，托伐普坦单用或与呋塞米合用可显著增加心力衰竭患者的尿量，减轻体重，改善血流动力学。临床研究现在市场上应用的托伐普坦，商品名为苏麦卡，推荐剂量为 15 mg，每日 1 次口服。主要副作用为口干和脱水。

6. 松弛素 重组人松弛素-2(serelaxin)是一种具有多种生物学和血流动力学作用的血管活性肽激素。RELAX-AHF 研究是一项国际性、双盲、安慰剂对照临床试验，纳入 AHF 院内患者，在发病 16 h 内随机给予 48 h 静脉输注 serelaxin(每日 30 μg/kg)或安慰剂。该研究共纳入 1 161 例患者，serelaxin 较安慰剂显著改善了呼吸困难主要终点，但对于另一项主要终点没有显著作用。药物对心血管死亡、心力衰竭再入院、肾衰竭以及院外生存时间的次要终点无显著影响。不过，serelaxin 治疗可显著降低其他预设的终点，包括第 180 日死亡例数更少。

7. 洋地黄 不推荐在急性心肌梗死伴急性心力衰竭时使用洋地黄。对心动过速如心房颤动诱发的心力衰竭，若其他药如β受体阻滞剂不能有效地控制心率，是使用洋地黄的一个指征。国内常使用毛花苷 C，一般首剂 0.2～0.4 mg 稀释后缓慢静脉注射，20～30 min 后可重复使用，最大剂量不要超过 1.2 mg。

8. 钙通道阻滞剂 ESC 指南强调在急性心力衰竭治疗中不推荐使用钙通道阻滞剂。地尔硫䓬、维拉帕米和二氢吡啶类应视为禁忌。但日本厚生省批准尼卡地平可以用于急性心力衰竭，用法为 0.5～1 μg/(kg·min)持续静脉点滴。

9. ACEI ACEI 对早期不稳定的急性心力衰竭无明确的使用指征，但对 AMI 及其冠心病高危患者发生的急性心力衰竭早期使用有一定作用。但是选择什么样的患者及何时开始用药仍有争论。在心排血量处于边缘状况时，应谨慎使用 ACEI，因为它可以明显降低肾小球滤过率，使肾功能恶化。使用 ACEI 应从小剂量开始，48 h 后再谨慎地逐渐增加剂量。

10. β受体阻滞剂 目前尚无应用β受体阻滞剂治疗急性心力衰竭的研究。相反，在急性心力衰竭应禁止使用β受体阻滞剂。若患者为慢性心力衰竭正在使用β受体阻滞剂，此次因心力衰竭恶化求治，可不必停用β受体阻滞剂，但症状明显者应使用正性肌力药物，其中 PDEI 因与β受体无关，两药一起使用不会互相干扰。若出现严重心动过缓、低血压则要减量甚至停药。病情稳定后，应尽早开始使用，并逐步滴定至最大耐受剂量或靶剂量。

11. 氨茶碱及 $β_2$ 受体激动剂 现有的急性心力衰竭指南当中没有推荐氨茶碱作为治疗心力衰竭的药物，但在急性心力衰竭合并支气管痉挛，如哮喘、支气管炎时可以同时使用 $β_2$ 受体激动剂一类的气管扩张药物，通常使用吸入剂。对于氨茶碱在国内使用比较普遍。

(三) 非药物治疗

1. 外科手术及血运重建 主要是 AMI 并发了需手术纠正的问题。包括心脏破裂、室间隔穿孔、急性二尖瓣反流及严重冠状动脉病变等。后者需先冠状动脉造影，然后决定介入治疗或搭桥手术。此外有些疾病本身可引起急性心力衰竭，如主动脉窦瘤破入心腔、非缺血性急性二尖瓣反流、夹层动脉瘤。

2. 主动脉内球囊反搏(IABP) 已成为严重左心力衰竭或心源性休克标准治疗的一部分，适应证为：① 对补液、扩血管、强心治疗等强化治疗短期反应不佳。② 并发严重二尖瓣反流或室间隔破裂，为了获得血流动力学稳定以利进一步确定诊断或治疗。③ 严重心肌缺血，准备行冠状动脉造影术和血运重建术。近来，IABP 还被用于作为心室辅助装置植入前或心脏移植前的过渡治疗。IABP 对于血压很低，收缩功能很差者效果明显差，此时左心辅助装置更为合适。

3. 左心辅助装置 左心室辅助装置(left ventricular assist device, LVAD)指用人工制造的机械装置，又称为左心室辅助设施，可部分或完全替代心脏的泵血功能，保证全身组织、器官的血液供应。根据工作原理不同，可分为滚压泵、搏动泵、旋转泵、全人工心脏。LVAD 可解除左心室负荷，通过正常化心室压力-容积，使肥大的心室逐渐缩小，逆转左心室重构，从而可改善心力衰竭患者症状，降低死亡率。一项 129 例不适合心脏移植的终末期心脏病患者的 LVAD 多中心研究显示，与药物治疗组相比，LVAD 死亡的危险下降了 48%，两者差异有统计学意义。LVAD 目前在国内仅有个别报道，但效果尚不明了。

以往安置 LVAD 多需在体外循环下进行，现在已有经皮法的 LVAD 问世，目前有两种此类装置在临床上使用，一种是经静脉穿刺房间隔，将一根导管放置在左心房内获取含氧血，通过体外的血泵抽出后经另一根导管注入体静脉内(通常是股静脉)，从而减轻左心负荷；另一种是在一根导管上制作两个管腔，一个管腔开口在导管的顶端，另一个管腔开口在距顶端开口之后 20 多厘米，这样当导管进入左心室时，远端开口位于主动脉瓣以上，通过轴流泵将血液经导管顶端开口从左心室抽出，注入主动脉内，从而达到减轻左心室负荷的目的。这两种装置可以提供大约 2 L/min 血流量，这足以缓解或减轻衰竭心脏的作功，同时也能满足周围组织器官的血供。与外科手术相比，经皮装置具有创伤小、快捷、易于掌握等优点，同时疗效不差，符合抢救急危重症时间就是生命的原则。但外科安置的 LAVD 可使用更长时间，有的产品甚至可以永久使用，这是经皮装置无法达到的。

LVAD 适合于那些对常规治疗无反应，且心肌功能有可能恢复的急性心力衰竭或心源性休克的患者，或作为心脏移植前一种过渡措施。近年来，LVAD 也被用于一些患者的永久支持治疗。2012 年 ESC 心力衰竭指南推荐的 LVAD 入选标准为：患者经过优化的药物治疗和器械治疗仍然有严重症状超过 2 个月，并且有以下情况之一者。① EF＜25%，VO_2 峰值＜12 ml/(kg·min)。② 过去 12 个月内没有明显诱因的心力衰竭住院≥3 次。③ 依赖静脉正性肌力药物。④ 灌注不足导致的进行性器官功能不全(肝肾功能恶化)和心室充盈压增高，PCWP≥20 mmHg 和收缩压≤90 mmHg 或心脏指数＜2.0 L/(min·m²)。⑤ 右心室功能恶化。

如果患者不可能从急性心力衰竭中恢复或不能行心脏移植，则不必使用心室辅助装置。LAVD 永久支持治疗仅限于不可逆的心力衰竭终末期、不适合心脏移植的患者。

4. 静脉-静脉血液滤过 静脉-静脉血液滤过(continuous veno-venous hemofiltration, CVVH)为去除体内多余水分的有效方法，它通过同一根静脉上的两条导管，将血液从一条导管中抽至体外的过滤装置中，利用血液与滤过装置内的跨膜压力差，将血液内的水分滤出，而血液再经另一根导管回输至体内。CVVH可连续工作，每日可超滤5～10 L血浆水。其优点为操作方便简单，适合急救用，对血压影响小，即使低血压也可缓慢超滤。适用于对伴严重肾功能衰竭和顽固性体液潴留者，能使尿量增加、心腔充盈压下降、交感神经兴奋性降低，从而很快改善症状。对肾功能衰竭经CVVH治疗无效者要考虑长期透析。但AMI的患者对透析治疗耐受性差。

5. 心脏移植　严重的急性心力衰竭在已知其预后不良时可以考虑心脏移植。然而，除非患者的病情在辅助装置或人工泵帮助下得以稳定，否则心脏移植是不可能进行的。

第七章　难治性心力衰竭的治疗

刘铭雅

一、定义

难治性心力衰竭(refractory heart failure)指心功能在Ⅲ～Ⅳ级的心力衰竭患者，经适当而完善的洋地黄制剂、利尿剂和神经激素拮抗剂治疗，消除合并症和诱因后，症状和临床状态仍未能得到改善或很快复发或进行性恶化，其5年死亡率高达50%。这些患者特点是在休息或轻度劳力时出现症状，包括持续乏力；不能从事大部分日常活动；经常表现出心性恶病质；尤其需要反复或长期住院强化治疗。这些患者处于心力衰竭的最晚期阶段，应考虑特殊治疗策略，例如机械循环支持、持续静脉正性肌力药物治疗、行心脏移植或临终关怀。

二、治疗

前述的对于心力衰竭的治疗的各种方法都适合于难治性心力衰竭，但以下的治疗方法是经常要考虑的方法。

1. 体液潴留的治疗　很多重度心力衰竭患者存在钠水潴留相关症状，因此对恢复钠平衡的治疗反应良好。因而，成功治疗终末期心力衰竭的关键是发现和仔细控制体液潴留。对于大部分慢性心力衰竭的患者，小剂量的襻利尿剂足以治疗容量超负荷。然而，随着疾病的进展，伴随的肾灌注减少限制了肾脏对利尿剂治疗的反应。此时为控制体液潴留应注意以下几个方面。

(1) 严格控制入液量和盐的摄入：应控制液体的进入，一般不应超过2 L/d，钠盐应控制在2 g/d以下。建议患者每日称体重，若水肿及体液潴留的临床表现缓解，且体重连续3 d变化不超过0.25 kg，可认为达到了干重，以此体重为基准，每日检测体重，有利于及时发现体液潴留并给予及时有效的利尿治疗。

(2) 合理使用利尿剂：难治性心力衰竭常出现利尿剂抵抗，要仔细寻找引起利尿剂抵抗的原因并积极纠正。为增加利尿剂的作用，常需加大襻利尿剂的剂量，在一定范围内利尿剂的剂量与利尿作用呈正比关系，一些患者经大剂量利尿剂治疗后还可重新恢复对利尿剂的敏感性。采用两种或多种利尿剂交替或间歇性使用也是增加利尿剂作用的常用方法，如呋塞米与美托拉宗或托拉塞米轮替使用。此时，利尿剂的剂量可比常规剂量大数倍至数十倍。国内目前有两种襻利尿剂可供使用，即呋塞米和托拉塞米。国内呋塞米的使用经验较多，一般可200～1 000 mg/d，以20～40 mg/h速度静脉点滴。但应严密观察大剂量利尿剂的副作用，如耳毒性及电解质的紊乱。

为增加利尿效果，临床还常静脉合用小剂量多巴胺或多巴酚丁胺，一般可将上述两种药物的一种加入利尿剂的溶液里一起使用，剂量从1 μg/(kg·min)开始，不要大于5 μg/(kg·min)。这两种药物可显著增加肾血流量，从而增强利尿剂的作用。但这种利尿作用常常引起氮质血症，尤其当患者还接受ACEI治疗时。若患者的肾灌注稳定，血尿素氮和血清肌酐的轻度或中度升高不需降低治疗强度。若治疗无反应，且肾功能异常程度恶化，可能需要超滤或血液滤过以充分控制液体潴留。此外，在使用利尿剂之前静脉滴注5～10 g的白蛋白，也能增强利尿效果，但这种方法还没有得到随机对照研究的证实。

(3) 血液超滤：通常用CVVH，这种方法不仅可以有效排出液体，而且可以恢复患者对利尿剂敏感性，产生的临床益处好于大剂量的襻利尿剂，我们观察还发现超滤后患者的血浆TNF-α、IL-6及NTpro-BNP水平明显下降。但该方法有潜在增加感染的可能，且价格昂贵，不少患者难以接受。使用CVVH时，应注意超滤的速度和时间。每次超滤的时间至少应大于6 h，对血压较低的患者还应延长时间，这样可避免血压波动也更符合生理的过程。

2. 神经体液抑制剂的使用　与轻至中度心力衰竭患者相似，重度心力衰竭的患者对ACEI和β受体阻滞剂治疗反应也较好。然而，由于随着心力衰竭的进展，患者越来越依赖神经体液的活性来维持循环的稳定，此时给予神经体液拮抗剂，易于发生不良反应，处于终末阶段的患者更易发生低血压、肾功能不全和心力衰竭恶化。因此，难治性心力衰竭患者可能仅耐受小剂量或根本不耐受神经体液拮抗剂。

因而，在难治性心力衰竭患者中使用ACEI和β受体阻滞剂时应十分谨慎。收缩压小于80 mmHg或有外周灌注不足征象的患者不应使用ACEI和β受体阻滞剂。有显著体液潴留或近期需要静脉正性肌力药物治疗的患者不应开始β受体阻滞剂治疗。若有使用ACEI或β受体阻滞剂治疗的指征，应从极低剂量开始，如常规剂量1/4或1/8，并严密监测患者不能耐受的迹象。如果能耐受低剂量，可考虑进一步增加剂量，但很多患者不一定耐受。有研究表明，即使应用低剂量，也能提供显著益处。

当患者不耐受ACEI或β受体阻滞剂时可考虑使用其他药物治疗。有报道合用硝酸酯和肼苯哒嗪对未服用ACEI或β受体阻滞剂的轻至中度心力衰竭患者的生存有益，但在已应用这些神经内分泌拮抗剂的终末期心力衰竭患者中，这种血管扩张剂的合用效果不明。另外，这些直接作用的血管扩张剂在很多患者中引起头痛或胃肠不适，使患者不能长期坚持治疗。研究发现螺内酯可延长重度心力衰竭患者的生存期并减少再住院率，但该研究入选的多是肾功能代偿的患者，尚不能将这个结果推广至伴肾功能不全的难治性心力衰竭的患者当中。已有研究发现肾功能受损者使用此药可使死亡率增加。ARB由于咳嗽和血管水肿发生率低而常被认为可代替ACEI，但在难治性心力衰竭中，尚未明确ARB是否与ACEI同样有效，并且它们如ACEI一样可产生低血压或肾功能不全。

3. 静脉使用外周血管扩张剂和正性肌力药物　难治性心力衰竭的一个特点就是对静脉使用血管扩张剂或正性肌力药物的依赖。这些药物包括多巴酚丁胺、多巴胺、米力农、氨力农、硝酸甘油、硝普盐等，近来奈西立肽和左西孟旦也开始在国内使用。它们的具体使用指征和方法已在前面的章节中详细叙述。此处不再赘述。目前并不推荐放置肺动脉导管监测血流动力学来指导治疗药物的使用。

经上述药物治疗后，一旦临床状况稳定，应尽快确定能维持疗效的口服药物方案。经反复努力仍不能脱离静脉治疗的患者，则需要留置静脉内导管连续输注。

4. 机械和外科方法　心脏移植是目前难治性心力衰竭唯一已确立的外科治疗方法。目前心脏移植的指征主要是功能严重受损或依赖静脉正性肌力药物(表7-7-1)。尚未达共识的指征包括反复发生不能被现有方法纠正的威胁生命的室性心律失常或心绞痛。

表7-7-1　心脏移植的适应证

绝对适应证
心力衰竭引起的血流动力学障碍
·难治性心源性休克
·明确依赖静脉正性肌力药物维持器官灌注
·峰耗氧量低于10 ml/(kg·min)达到无氧代谢
持续限制日常活动的严重缺血症状，不适合冠状动脉旁路手术或PCI
所有治疗无效的反复发作的室性心律失常
相对适应证
峰耗氧量11～14 ml/(kg·min)(或预测值的55%)以及大部分日常活动受限
反复发作不稳定缺血症状不适合其他治疗
反复发生液体平衡/肾功能失代偿，而不是由于患者对药物治疗依从性差
未证实的适应证
左心室射血分数低
心功能Ⅲ或Ⅳ级心力衰竭病史
峰耗氧量大于15 ml/(kg·min)(大于预测值的55%)而无其他指征

其他用于终末期心力衰竭治疗的外科和机械方法尚在探索中。包括对继发于左心室扩张的二尖瓣反流实施修补或置换术、心肌成形术和左心室部分切除术(Batista手术)、缺血性心肌病的室壁瘤切除术等。这些方法的有效性还未肯定，有些甚至认为增加死亡率，如心肌成形术和左心室部分切除术(Batista手术)。

LVAD主要用于预期能从心脏病损中恢复的患者(如心肌缺血、心脏切开术后休克或暴发心肌炎等)。外科植入的LVAD还可提供长期支持。目前估计永久LVAD对那些预计1年生存率低于50%的患者有益，其中有一部分患者是不适于心脏移植的，需要持续静脉正性肌力药物输注。LVAD的适应证见上一章节。

第八章　心力衰竭的预后和预防

刘铭雅

心力衰竭是一个进行性发展的疾病，从左心室功能受损开始到发展至心力衰竭是一个必然的过程。如何减缓心力衰竭的发展，延长患者的寿命始终是一个重要的课题。而心力衰竭的预防比治疗更重要。明确哪些是影响心力衰竭预后的因素，有助于减少心力衰竭的发生、恶化和死亡。

一、心力衰竭的预后

尽管近几年来心力衰竭的治疗进展改善了心力衰竭的预后，使患者的生存率较以前明显提高，但它仍然是一个预后很差的疾病，有人认为甚至比癌症的预后还差。大部分有关心力衰竭的预后的研究为随机对照研究，因为这些研究都是高度选择的患者，很多重症患者被排除在外，会低估心力衰竭的实际死亡率，但其结果仍然可以说明心力衰竭的恶性程度。SOLVD研究中心功能在Ⅰ～Ⅱ级的安慰剂组的年死亡率也在5.1%，而心功能在Ⅲ～Ⅳ者的年死亡率则达到11.6%。COPERNICUS研究入选的都是重症心力衰竭，观察在服用ACEI的基础上再用β受体阻滞剂是否优于单用ACEI，其安慰剂组的年死亡率仍高达19.7%。REACH注册临床研究调查了美国近3万例心力衰竭患者的死亡率情况，显示年死亡率为17.1%，平均生存时间为4.2年；荷兰的一项6.6万多例住院心力衰竭患者的调查显示，年死亡率高达44.5%，平均生存时间为1.47年。有关人群的研究也都来自欧美国家，有3项以社区人群为基础研究，目的是观察在社区人群中发现的心力衰竭患者的生存情况，结果显示这些心力衰竭患者的预后要比临床研究中的更差，Framingham心脏研究的第一年生存率在男性和女性分别为57%和64%，第五年生存率则分别为25%和48%，在发现心力衰竭后的平均生存时间男性和女性分别为1.7年和3.2年；Hillingdon研究的第一年生存率为62%；

Rotterdam 研究的第一、第二、第五年的生存率分别为 89%、79%和 59%。

二、心力衰竭预后的影响因素

影响心力衰竭预后的因素众多，但很多是依赖性的，即与其他因素相互作用的结果，还有一些随着近几年心力衰竭防治手段的不断进步也发生了改变。目前认为有独立预后意义的影响因素包括以下几个方面。

（一）年龄与性别

心力衰竭是老年病，无疑随着年龄的增加心力衰竭的发生增加，已有心力衰竭的患者的死亡率也增加，这是因为老年患者冠心病、糖尿病、高血压、肾功能异常、心房颤动等影响心力衰竭发生、发展的疾病的发生率也在增加。Framingham 心脏研究资料显示，年龄每增加 10 岁，心力衰竭的死亡率增加 1.27 倍。显示，年龄每增加 10 岁，4 年心性死亡的危险增加 1.7 倍，心性猝死的危险 1.26 倍，总死亡危险增加 1.99 倍。左心室功能障碍研究(SOLVD)发现，大于 64 岁的心力衰竭患者，其 1 年的死亡率是小于 64 岁患者的 1.5 倍。IN-CHF 注册研究显示年龄每增加 1 岁，1 年死亡率升高 2.8%。

性别对心力衰竭预后的影响目前尚不确定，大部分研究表明女性心力衰竭患者的总病死率低于男性，可能是因为女性具有生物学优势，对泵衰竭有较好的适应性。Rotterdam 研究显示女性心力衰竭患者的 4 年心性病死率比男性低 31%，猝死率低 29%，总病死率低 26%。REACH 研究也显示，女性心力衰竭患者的平均生存时间(4.5 年)较男性长(3.7 年)。Framingham 研究资料中，心力衰竭患者 2 年死亡率男、女性相似(38% vs. 37%)，但 6 年时男性死亡率高于女性(82% vs. 67%)。但也有不同的结论，Scotland 研究显示对于冠心病心力衰竭的患者，女性预后较男性差；SOLVD 研究中的心力衰竭的年死亡率和年再住院率在女性更高，分别为 22% vs. 17%和 37% vs. 33%。上述研究不同的结果与入选的对象和伴随疾病的差异有关。此外，女性心力衰竭患者冠心病所占比例相对较少，同时在女性心力衰竭患者中舒张功能异常者比例较多，临床研究中入选的女性比例较少等都是造成研究结果不同的原因。

（二）种族

美国心力衰竭患者的死亡率黑种人是白种人的 1.5～2.0 倍，这与黑种人高血压和左心室肥厚更常见以及社会、经济因素的影响有关。其他人种之间是否有差别尚不清楚。

（三）体重

尽管肥胖增加心力衰竭的危险，但低体重却是增加心力衰竭死亡的危险因素。Framingham 心脏研究和 Rotterdam 研究均显示体重指数过低的心力衰竭患者的预后更差。其他一些研究也显示消瘦是心力衰竭患者预后恶化的一个标志。

（四）心力衰竭的病因

冠心病是最常见的病因，占总体的 40%，老年患者中比例更高。有研究显示冠心病引起的心力衰竭，长期预后显著差于非冠心病者，但 SOLVD 研究在有症状用药治疗组并未显出缺血性和非缺血性心力衰竭在预后上的差异。其他原因引起的心力衰竭在预后上是否有差别目前尚缺乏资料。但有些疾病引起的心力衰竭似乎预后更差，如有症状的主动脉瓣狭窄患者，家族性扩张性心肌病，暴发性心肌炎，家族性肥厚性心肌病，心肌浸润性心肌病如淀粉样变性和含铁血黄素沉着症等。

（五）伴随疾病

1. 糖尿病　糖尿病在心力衰竭中常见，估计心力衰竭中约 1/3 的患者有糖尿病，临床印象及临床研究都认为伴有糖尿病的心力衰竭预后差。Rotterdam 研究显示，合并糖尿病的心力衰竭患者，4 年心性病死率是非糖尿病患者的 3.25 倍，总病死率是非糖尿病患者的 3.19 倍。SOLVD 研究显示糖尿病与缺血性心肌病的病死率密切相关，而与非缺血性心脏病的死亡无明显关系。提示糖尿病主要影响冠心病引起的心力衰竭的预后。

2. 高血压　高血压是导致心力衰竭的常见病因之一，上海的调查资料显示高血压导致的心力衰竭占所有心力衰竭病因的 36%，明显高于欧美国家的比例。有研究显示高血压患者一旦发生心力衰竭则预后不良，5 年存活率男性为 24%，女性则为 31%。

3. 肾功能不全　慢性心力衰竭患者的晚期常发生肾功能不全，即心肾综合征。且与肾功能正常的患者相比，多数研究显示肾功能不全的心力衰竭患者校正后死亡危险性增加。肾小球滤过率每下降 1 ml/(min·1.73 m²)，死亡率增加 1%。Rotterdam 研究显示，肌酐清除率每下降 10 ml/min，心力衰竭患者 4 年的心性死亡、心性猝死和总病死率分别增加 25%、29%和 21%。

4. 睡眠呼吸障碍　50%左右的心力衰竭患者有睡眠呼吸障碍，其中又有约 50%的患者以中枢性睡眠呼吸障碍为主，在中枢性睡眠呼吸障碍中很多患者可出现陈-施呼吸。出现陈-施呼吸预示者死亡的危险增高，在调整了各种影响心力衰竭预后的影响因素后，它仍然是心力衰竭死亡的独立预测因子。AHI≥30 的患者死亡率明显高于 AHI<30 者。

5. 甲状腺功能减退　心力衰竭患者出现甲状腺激素水平降低，尤其 T_3 的降低常见于较严重的心力衰竭，预示着预后不良。一些小规模的研究报告，当 T_3 浓度低于 80 ng/dl，心力衰竭患者发生心脏事件的风险比为 9.8。

6. 贫血　贫血也是心力衰竭死亡的独立的预测因素。进入 RENAISSANCE 研究的 912 例心力衰竭患者中，12%的患者符合贫血的诊断(Hb≤120 g/L)，Hb 越低，心脏质量指数越大、心力衰竭越严重、死亡率也越高，COX 相关回归分析显示，Hb 每升高 10 g/L，死亡率的危险性下降 15.8%，因心力衰竭死亡或住院的危险性下降 14.2%。

7. 心房颤动　随着心力衰竭的加重，心房颤动的发生率显著增加，NYHA 心功能分级在Ⅰ～Ⅱ级时，心房颤动的发生率约在 10%，而心功能在Ⅳ级时，可高达 50%。心房颤动的发生导致心力衰竭恶化，难以治疗、死亡率增加。Rotterdam 研究显示，心房颤动患者的 4 年心性死亡率、猝死率及总死亡率分别是非心房颤动患者的 2.08 倍、1.60 倍和 2.32 倍。而 Scotland 研究显示却得出相反的结论。

8. 心率　心率与死亡率有关，基础心率快者死亡率高，随着心率增加，死亡率也随之增加。心力衰竭者理想的心率安静时应该在 50～60 次/min。

（六）临床因素

1. 心功能分级　程度和预后有很大帮助。心力衰竭的心功能分级和长期预后密切相关。心功能在Ⅲ～Ⅳ级患者年死亡率高达10%～20%，而心功能为Ⅰ～Ⅱ级者的年死亡率则在5%左右。

2. LVEF 许多研究显示LVEF是心力衰竭患者预后较强的预测因素。有研究报告，LVEF＜40%的心力衰竭患者，4年死亡率为9.8%，而LVEF＞40%者，4年死亡率为3.4%。Framingham研究资料显示LVEF＜50%的患者年死亡率为18.9%，而LVEF正常组的年死亡率为4.1%。LVEF越低，生存率越低。LVEF低于25%的患者预后更差。

3. BNP 急性心肌梗死早期BNP升高是预测30 d和6个月左心室重塑的生化标志物。BNP＞150 ng/L，尤其是＞500 ng/L的患者，存在左心室重构的高度危险。急性心肌梗死后BNP的升高是预测急性心肌梗死远期预后(包括死亡率、心力衰竭、再次心肌梗死)的独立指标，＞80 ng/L的患者10个月内死亡率明显增高，它的预测价值高于LVEF和CRP。对于稳定性心力衰竭，BNP水平增高也同样有预测价值。

4. 运动耐量 运动耐量可反映心力衰竭的程度。一项研究表明若心力衰竭患者的最大氧耗量小于10 ml/(kg·min)，其1年死亡率77%，而最大氧耗量＞10 ml/(kg·min)的年死亡率仅21%。另一项研究也有类似发现：最大氧耗量＜13 ml/(kg·min)者年死亡率为36%，而最大氧耗量＞13 ml/(kg·min)者的年死亡率仅15%。由于最大氧耗量受年龄、性别、肌肉重量和需氧代谢条件的影响，有人建议使用实测与预计最大氧耗量的比值(实测最大氧耗量/预计最大氧耗量)更有意义。若该比值＜50%，是心力衰竭患者死亡最有意义的预测指标。

6 min步行试验的步行距离与心力衰竭患者的生存率显著相关，也能预测患者死亡率和再住院率，当步行距离小于305 m时，死亡率为11%，当步行距离大于443 m时，死亡率为4%。

Heerdink通过对152名心力衰竭患者的死亡分析，采用变量逻辑回归分析，提出了一种实用的预测心力衰竭患者死亡的公式，即分数＝年龄/17＋4(男性)＋9(有糖尿病)＋17(有肾功能不全史)＋10(有踝部水肿)＋7(SBP＜110或DBP＜70 mmHg)＋13(未使用β受体阻滞剂)－体重/3。积分越高者死亡的可能性越大(表7-8-1)。

表7-8-1 根据预测模式得出的死亡危险评分

积分	人数(n=152)	死亡率(%)
＜－15	25	12.0
≥－15，＜－5	29	10.3
≥－5，＜－1	24	8.3
≥－1，＜7	26	46.2
≥7，＜11	25	52.0
≥11	23	78.3

三、心力衰竭的预防

心力衰竭的预防是现代心脏病领域内的主要目标，因为一旦发生心力衰竭则预示患者原发病明显恶化，预后不良。可通过下列预防措施达到目的：① 控制或消除心力衰竭的危险因素，相当于对心力衰竭的A期的干预。② 预防已确诊的心脏病发生心力衰竭，相当于心力衰竭的B期，即对无症状性心力衰竭的干预。③ 减缓心力衰竭患者的病情恶化，相当于心力衰竭的C和D期的干预，其中既包括了治疗，也包括预防。在这四期中常用的药物及根据循证医学的证据推荐的适应证见表7-8-2。

表7-8-2 心力衰竭不同阶段的药物治疗

药物	A阶段	B阶段	C阶段
ACEI			
贝那普利	高血压		
卡托普利	高血压、糖尿病肾病	心肌梗死后	心力衰竭
依那普利	高血压、糖尿病肾病	心力衰竭	心力衰竭
福辛普利	高血压		心力衰竭
赖诺普利	高血压、糖尿病肾病	心肌梗死后	心力衰竭
莫昔普利	高血压		
培哚普利	高血压、心血管危险因素		
喹那普利	高血压		
雷米普利	高血压、心血管危险因素	心肌梗死后	心力衰竭
群多普利	高血压	心肌梗死后	心肌梗死后
ARB			
坎地沙坦	高血压		心力衰竭
依普沙坦	高血压		
厄贝沙坦	高血压、糖尿病肾病		
氯沙坦	高血压、糖尿病肾病	心血管危险因素	
奥美沙坦	高血压		
替米沙坦	高血压		
缬沙坦	高血压、糖尿病肾病	心肌梗死后	心肌梗死后，心力衰竭
醛固酮拮抗剂			
依普利酮	高血压	心肌梗死后	心肌梗死后
螺内酯	高血压		心力衰竭
β受体阻滞剂			
醋丁洛尔	高血压		
阿替洛尔	高血压	心肌梗死后	
倍他洛尔	高血压		
比索洛尔	高血压		心力衰竭
卡替洛尔	高血压		
卡维地洛	高血压	心肌梗死后	心肌梗死后，心力衰竭
拉贝洛尔	高血压		
琥珀酸美托洛尔	高血压		心力衰竭
酒石酸美托洛尔	高血压	心肌梗死后	
纳多洛尔	高血压		
喷布洛尔	高血压		
吲哚洛尔	高血压		
普萘洛尔	高血压	心肌梗死后	
噻马洛尔	高血压	心肌梗死后	
地高辛			心力衰竭

(一) 控制危险因素

积极防治高血压、糖尿病、代谢综合征、动脉粥样硬化等致心力衰竭等的危险因素。

高血压是心力衰竭发生和发展的主要危险因素,已有很多大型随机对照研究表明,理想的血压控制可使新发心力衰竭的危险下降约50%,对有多重心血管病危险因素的患者降压治疗获益更大,如合并心肌梗死的患者降压治疗使心力衰竭的发生率下降81%。我国高血压发病率高,接近20%,人口基数大,因此控制血压、预防心力衰竭的发生对我国更为重要。

糖尿病与代谢综合征都是心力衰竭的主要危险因素。糖尿病对心力衰竭危险性的影响存在性别差异,对男性心力衰竭的危险性仅轻度增加,但对女性的相对危险性增加超过3倍。虽然尚无证据表明控制血糖可以降低心力衰竭的危险,但仍应努力控制血糖,尤其对那些并发其他心血管病危险因素的患者,其中包括代谢综合征。ACEI或ARB及他汀类药物是这些患者的常用药物,已有多个临床研究证实这些药物可以降低糖尿病患者的心血管病死亡、心肌梗死和心力衰竭的发生率。代谢综合征或X综合征是指多个心血管危险因素同时发生于一个患者,包括下列标准中的任意3条即可诊断:腹部肥胖、高甘油三酯血症、低高密度脂蛋白、高血压、空腹血糖升高。美国第三次健康与营养调查报告显示,大于20岁的人群中代谢综合征的发生率为23.7%,并随年龄逐渐升高,而在大于40岁的人群中发生率超过40%。我国缺少全国范围的调查资料,综合各地的资料,代谢综合征的发病率在12.5%~18%,并也随年龄逐渐升高。代谢综合征能增加新发心力衰竭的发病率。当高血压、糖尿病和脂质代谢异常单独发生时给予适当治疗可显著降低心力衰竭的发生率。有关代谢综合征的最佳干预试验正在进行。

已知存在动脉粥样硬化疾病的患者(如冠状动脉、脑和周围血管动脉粥样硬化)较易发展为心力衰竭,如高脂血症的治疗可以降低心肌梗死患者死亡率和心力衰竭发生率。ACEI是否可以降低心力衰竭的发生,还缺少证据。因此,美国2005年的心力衰竭指南将ACEI在A期患者的推荐级别从2001年指南的Ⅰ类改为Ⅱa类。

(二) 去除或减少引起心脏损害的因素

许多治疗药物和消遣品具有心脏毒性作用并可引起心力衰竭。应当严格控制患者吸烟,酗酒,使用可卡因、苯异丙胺和其他非法药物,对含麻黄素类物质的药物也应控制。酗酒可引起酒精性心肌病,故应节制饮酒。一些治疗肿瘤的方法或药物导致心力衰竭,甚至在治疗后数年才发生,包括纵隔离子放疗、某些化疗药物(如蒽环类、环磷酰胺)、某些免疫治疗药物(如曲妥单抗)等,而联合使用时危险性更大。

(三) 早期识别心脏结构的异常

无症状心室扩张和LVEF下降的患者发病率和死亡率明显升高,但目前还没有很好的方法在心力衰竭高危患者中早期识别这些异常,尽管按照费-效比原则,发现这些患者并降低他们的危险性是最佳选择。BNP曾被认为是费-效比较好且能在大范围内发现这些患者的一个有前途的指标,但研究结果不统一。对于有高度心肌病危险(如有很强的心肌病家族史或接受心脏毒性药物治疗)而没有结构性心脏病的患者应进行超声心动图评估,但这不应用于其他患者。

(四) 其他措施

在国内控制A组β溶血性链球菌感染、预防风湿热和瓣膜性心脏病是个重要措施,但也难推广。限制钠盐或有规律的运动是否可以防止心力衰竭还无证据,然而,有高血压或其他血管疾病的患者,经常锻炼可以提高健康状态。也没有证据表明营养品可以预防心功能不全和心脏损害。

(五) 无症状心力衰竭的预防

1. 心肌梗死　刚发生AMI的患者,及时再灌注治疗(输注溶栓药物或行冠状动脉介入治疗)可以降低发生心力衰竭的危险。晚期再灌注治疗是否可以减少心力衰竭的发生还存在争议,2006年公布的OAT研究显示AMI后3~28 d再开通梗死相关动脉并不能降低死亡和心力衰竭。在AMI早期,无论是否接受再灌注治疗,或心肌梗死而无心力衰竭症状者不论是否存在左心室重构证据,联合应用β受体阻滞剂和ACEI或ARB可以降低再梗死或死亡的发生率。急性心肌梗死尚未发生心力衰竭的患者应用阿司匹林,可以降低再梗死的发生率及发生心力衰竭的危险性。新近的一项研究还显示氯吡格雷也有类似的作用。

2. 无症状伴收缩功能下降　长期使用ACEI治疗可以延缓心力衰竭症状的发生,并降低无症状左心室收缩功能不良性心力衰竭患者的死亡率和住院率,不论其病因是曾有心肌缺血性损害还是非缺血性心肌病变。ARB可以作为替代药物用于那些ACEI不能耐受的患者。尽管缺少临床对照性研究,无症状的LVEF降低的患者,尤其是冠心病,也建议使用有循证医学证据的β受体阻滞剂。

无症状左心室功能不全患者不宜使用地高辛,除非合并心房颤动。因为地高辛并无预防心力衰竭发生的作用。钙通道阻滞剂也不应使用,因为可能产生不良影响,但可用于合并高血压者,而心肌梗死后EF≤40%的患者不宜用有负性肌力作用的钙拮抗剂。医生更应注意那些合并快速性室上性心律失常(如心房扑动或心房颤动)的心肌病患者。有心房颤动的患者,应努力控制心室率或恢复窦性心律。

3. 高血压性心脏肥厚　伴左心室肥厚的高血压患者易于发生心力衰竭,尤其舒张功能不全性心力衰竭,对这类患者应更积极地治疗,ACEI、ARB、钙通道阻滞剂及β受体阻滞剂都有减少心室肥厚的作用。

4. 瓣膜病　严重主动脉瓣或二尖瓣狭窄或反流的患者,只要心室功能已经受损,就应当考虑瓣膜置换手术。严重主动脉瓣反流不能进行外科手术的患者可以考虑长期使用血管扩张药物。有研究显示,严重主动脉瓣反流而左心室功能完好的患者,长期使用肼苯达嗪和硝苯地平可以减少心室的结构改变而延缓对手术的需求。

5. 早期发现心力衰竭　心力衰竭的症状和体征常常难以发现,因为这些临床表现常与其他疾病和年龄变化、肥胖或对环境的不适应等情况相混淆。运动耐量的受限是逐步发生的,患者可以调整其生活方式以适应这种变化,将症状降到最轻程度,而且常不主动向医生叙述。因此,对心力衰竭高危险的心力衰竭的患者,应严更加严密观察,包括超声心动图、BNP测定。

参考文献

1. 中华医学会心血管病学分会,中华心血管病杂志编辑委员会. 急性心力衰竭诊断治疗指南[J]. 中华心血管病杂志，2010，38(3)：195-208.

2. 中华医学会心血管病学分会，中华心血管病杂志编辑委员会. 慢性心力衰竭诊断治疗指南[J]. 中华心血管病杂志，2007，35(12)：1076-1095.

3. Gheorghiade M, Böhm M, Greene S J, et al. Effect of aliskiren on postdischarge mortality and heart failure readmissions among patients hospitalized for heart failure[J]. JAMA, 2013: 1-11.

4. Hunt S A, Abraham W T, Chin M H, et al. 2009 focused update incorporated into the ACC/AHA 2005 guidelines for the diagnosis and management of chronic heart failure in adult: a report of the American college of cardiology/American heart association task force on practice guidelines. Developed in collaboration with the international society for heart and lung transplantation[J]. J Am Coll Cardiol, 2009, 53(15): e1-e90.

5. Li X, Zhang J, Huang J, et al. A multicenter, randomized, double-blind, parallel-group, placebo-controlled study of the effects of qili qiangxin capsules in patients with chronic heart failure[J]. J Am Coll Cardiol, 2013, 62(12): 1065-1072.

6. McMurray J, Adamopoulos S, Anker S, et al. ESC guidelines for the diagnosis and treatment of acute and chronic heart failure 2012. The task force for the diagnosis and treatment of chronic heart failure of the European society of cardiology[J]. Eur Heart J, 2012, 33: 1787-1847.

7. Teerlink J R, Cotter G, Davison B A, et al. Serelaxin, recombinant human relaxin-2, for treatment of acute heart failure (RELAX-AHF): a randomised, placebo-controlled trial[J]. Lancet, 2013, 381(9860): 29-39.

第八篇

心源性休克

魏　盟

心源性休克(cardiogenic shock)是心力衰竭的最严重的临床表现形式,是由于心脏排血功能衰竭,不能维持其最低限度的心排血量,导致重要脏器和组织供血严重不足,引起全身性微循环功能障碍,从而出现以缺血、缺氧、代谢障碍及重要脏器损害为特征的病理生理过程。引起心源性休克病因有多种,但急性心肌梗死(AMI)是其最常见的病因,约占所有心源性休克的80%。在急性心肌梗死中,心源性休克的发生率在5%～10%。近10年来,由于再灌注治疗的进步,心源性休克的发生率可能有所下降。心源性休克一旦发生,疾病呈进行性进展,不及时治疗死亡率达80%以上,即使在当今再灌注广泛使用的时代,死亡率仍高达50%以上。

一、心源性休克的病因

主要病因是急性心肌梗死、重症心肌炎,心脏压塞、心肌病及原发性肺动脉高压等(表8-0-1)。急性心肌梗死致40%以上心室肌失去功能(包括梗死及严重缺血的濒危心肌)时则发生休克。

表8-0-1　心源性休克的常见病因

输出不全型
心肌损伤引起的泵血功能衰竭:急性心肌梗死、重症心肌炎、扩张型心肌病末期等心肌收缩力极度降低
前或后负荷增加:急性主动脉反流、急性二尖瓣反流、主动脉窦瘤破入心腔、严重的主动脉口或肺动脉口狭窄
严重心律失常:持续性室性心动过速、持续性快速心房颤动、心房扑动、严重心动过缓等(有或无基础心脏病)
心脏手术后低排综合征
充盈不全型
心脏压塞,严重二、三尖瓣狭窄,张力性气胸,限制型及肥厚型心肌病,急性肺栓塞,心内肿瘤(黏液瘤、心室内占位性病变等)或球形血栓嵌顿在房室口
混合型
上述两种类型病因同时存在

二、心源性休克的病理生理

心源性休克的中心问题是各种原因引起的心脏排血量下降,以及由此产生的一系列病理生理变化,包括交感神经和RAAS激活、炎症及有害细胞因子分泌增加,最后导致微循环衰竭,引起组织器官缺血、坏死。

(一) 有效血循环量不足

有效血循环量取决于3个因素,即心脏收缩功能、血容量和血管床(毛细血管)容量。急性心肌梗死时心肌收缩力的突然丧失,可直接导致心排血量下降,引起有效血循环量不足。一般认为当心肌梗死面积超过40%时,将发生休克,然而1999年进行的SHOCK研究则发现,心源性休克的发生并不完全都是左心室功能严重下降引起。

血容量不足也可见于20%左右的患者,与疼痛、大量出汗、呕吐等因素有关。血管床容积增加多与治疗不当有关,如过多补液、过度扩血管治疗等。

(二) 外周阻力增加

当心排血量迅速下降时,组织供血减少,缺氧,各种代谢产物及毒素堆积,机体将做出代偿反应。主要是交感神经和RAAS激活,释放大量的血管活性物质,包括儿茶酚胺、5-羟色胺、血管紧张素等,使心率增快、心肌收缩力增强、小动脉和毛细血管间括约肌收缩、动静脉短路开放,最终引起外周阻力增加和血压升高。在血管收缩的同时,还出现血液在体内的再分布,表现为皮肤、肌肉、肠、肝、肾血管收缩,血流量减少,而心、脑血管仅轻度收缩或不收缩。因此,虽有内脏的缺血、缺氧,但心、脑血供还能得到暂时的满足,生命得以维持。而RAAS的激活还可引起水钠潴留,也有利于增加血容量。

外周阻力的增加只能暂时代偿,若不纠正休克的原因,将导致严重组织器官缺血、缺氧,最终发生微循环衰竭。在休克的晚期,由于组织酸中毒及缺氧严重,致使血管感受器的反应性降低或末梢对儿茶酚胺的反应性呈无应答状态,此时患者反而表现为外周阻力下降,即低心排低阻抗状态。

(三) 微循环障碍

微循环指在微动脉和微静脉之间的微小循环。各个脏器组织的微循环大同小异,典型的微循环结构由微动脉、后微动脉、毛细血管前括约肌、真毛细血管、微静脉和短路动静脉组成。微循环是机体营养交换的重要场所,当微循环功能衰竭时,组织的营养交换停止,细胞不可避免地死亡。正常情况下,血液从微动脉至微静脉的循环是连续快速的流动,但每个结构只开放约20%的血管床,其余血管床不开放,因此它的潜在容量是非常大的。但微循环的血流量调节,除微动脉有交感神经支配外,其余血管平滑肌的张力都由血管活性物质调节,包括儿茶酚胺类(儿茶酚胺、5-羟色胺、组胺)、肽类(Ang Ⅱ、血管加压素、前列腺素、缓激肽)、蛋白分解物或酶类、细胞代谢产物和其他物质等5大类。休克时的微循环障碍一般分为3个阶段，即缺血缺氧期、淤血缺氧期、微循环衰竭期[弥散性血管内凝血(DIC)]。

1. 缺血缺氧期 此期为血液再分布所致。除心、脑血管外，皮肤、内脏的微动脉、毛细血管前括约肌收缩，短路的动静脉开放，实际进入毛细血管床的血液减少，造成组织缺血、缺氧。此外，还有流体静脉压降低，组织间液通过毛细血管进入微循环，使毛细血管网部分充盈。这一系列改变都将有利于增加有效血循环量，维持血压，以保证心、脑等重要脏器的功能。参与此期调节的因素很多，包括交感神经及RAAS兴奋、细胞因子、炎症因子、各种活性酶等相互作用。

2. 淤血缺氧期 休克进一步发展，则进入失代偿期。表现为无氧代谢产物堆积，肥大细胞释放组胺和缓激肽形成增多，终末微血管对缩血管物质的反应下降或无反应，结果导致微动脉、毛细血管前括约肌持续性舒张，而静脉持续性收缩，并有白细胞黏附阻塞，结果导致微循环高灌注、低排出，血流淤滞，同时毛细血管内流体静压增高，通透性增加、血浆外渗、血液浓缩。上述的情形一方面进一步加重组织缺血、缺氧，另一方面使有效血容量也进一步减少。血压的进一步下降使心、脑等重要器官也开始出现缺血、缺氧的表现。全身缺血、缺氧、酸中毒及各种代谢产物的堆积造成广泛的细胞损伤，甚至坏死。

3. 循环衰竭(DIC)期 在上述病理过程不断进展的情况下，血液不断浓缩、血液黏滞度增高、血液淤滞、血细胞聚集形成微栓、细胞损伤和坏死及内皮损害最终激活血小板、激活凝血系统而引起DIC，可见微血管床淤堵、微循环灌注丧失、出血等，最终导致多脏器衰竭。

(四) 代谢变化

休克早期即有糖原和脂肪分解代谢亢进。可见血糖、脂肪酸和甘油三酯水平增高，随着休克进展，糖原耗竭，血糖反而降低，胰岛素分泌减少，胰高血糖素分泌增加。

组织在缺氧、缺血情况下，分解代谢增强，酸性代谢产物增加，而各种代偿机制损害不能代偿，引起高乳酸血症和代谢性酸中毒。而在休克早期由于缺血、缺氧、高乳酸血症和血容量不足，机体还可通过呼吸反射引起呼吸加深、加快，出现呼吸性碱中毒。

细胞缺氧引起ATP生产不足，使细胞膜上的钠泵功能异常，结果钠离子进入细胞内过多，钾离子流至细胞外，引起细胞水肿，加之肾排钾功能受损，引起血钾升高。此外细胞膜受损还导致钙离子内流增加，引起钙超载，影响血管的调节和完整性。

(五) 全身脏器继发性损害

这是休克的必然结果，各脏器均会出现组织缺血、缺氧引起的相应改变。

三、心源性休克诊断

(一) 临床表现

心源性休克的临床表现有两个主要特征：一是血压明显降低，另一个是全身低灌注。因此，临床表现都围绕这两点出现。心源性休克收缩压常在90 mmHg以下。由于心排血量持续性降低，组织脏器有效血液量减少，可出现相应的表现：脑部症状神志异常，轻者烦躁或淡漠，重者意识模糊，甚至昏迷；心肺症状有心悸、呼吸困难；肾脏症状有少尿或无尿，通常尿量在20 ml/h以下；消化道可有肠梗阻表现；周围血管灌注不足及血管收缩可见皮肤苍白甚至花斑、湿冷、发绀等。同时还应注意原发病的症状，如急性心肌梗死、重症心肌炎、大块肺栓塞等可有胸痛；在主动脉夹层等时有胸背部痛；重症心肌炎可有上呼吸道感染症状，如发热、恶寒、战栗等。

(二) 分期

根据休克发展过程可分为早期、中期和晚期。

1. 休克早期 患者常表现为烦躁不安、恐惧和精神紧张，但神志清，面色和皮肤苍白或轻度发绀，肢端湿冷，大汗，心率、呼吸增快，可有恶心、呕吐，血压尚正常或稍低，但脉压变小，脉搏细弱及尿量减少。

2. 休克中期 患者表情淡漠，反应迟钝，意识模糊或欠清，全身软弱无力，脉细速无力或不易扪及，心率常超过120次/min，收缩压＜80 mmHg，甚至测不出，脉压＜20 mmHg，面色苍白、皮肤湿冷、发绀或出现花斑，尿量更少(＜17ml/h)或无尿。

3. 休克晚期 可出现弥散性毛细血管内凝血和多器官功能衰竭的症状。前者可引起皮肤、黏膜和内脏广泛出血；后者可表现为肾、肺、肝和脑等重要脏器功能异常及相应的症状。

(三) 诊断

在有心源性休克致病因素存在的情况下，出现以下表现者可诊断为心源性休克。

(1) 收缩期血压＜90 mmHg，或较前值下降30 mmHg以上，至少持续30 min。但要除外出血、药物、疼痛、迷走神经反射等引起者。应注意急性心肌梗死时出现的低血压并非都是心源性休克引起，有些是周围循环低灌注或低血容量或迷走神经张力增高或一过性心律失常引起，这在下壁心肌梗死时常见。

(2) 尿量减少，在20 ml/h以下。

(3) 神志异常：轻者烦躁或淡漠，重者意识模糊，甚至昏迷。

(4) 外周组织灌注不良：可见皮肤苍白、湿冷、发绀等。

(5) 若行肺动脉插管，则心排指数(CI)＜2.2 L/(min·m^2)及肺毛细血管楔压(PCWP)＞15 mmHg。

(四) 实验室及相关检查

视心源性休克病因不同，实验室检查结果亦不尽相同。以急性心肌梗死引起的心源性休克为例可有以下改变。

1. 血常规 白细胞增多，一般在$(10\sim20)\times10^9$/L，中性粒细胞增多，嗜酸性粒细胞减少或消失。

2. 尿量及尿常规 尿量减少，可出现蛋白尿，红、白细胞尿和管型。并发急性肾功能衰竭时，尿比重由初期偏高转为低而固定在1.010～1.012。尿渗透压降低，使尿/血渗透压之比＜1.5，尿/血尿素比值＜15，尿钠可增高。

3. 肾功能检查 血尿素氮和肌酐增高，尿/血肌酐比值常降至10以下。

4. 酸碱平衡及血气分析 休克早期可有代谢性酸中毒和呼吸性碱中毒之改变，休克中、晚期常为代谢性酸中毒并呼吸性酸中毒，血pH降低，氧分压和血氧饱和度降低，二氧化碳分压和二氧化碳含量增加。

5. 心肌坏死标记物检查 可见CK、CK－MB，TnT、TnI增高。根据心肌坏死标记物升高的程度可判断心肌损害的程度，CK 大于 1 万单位常难以存活。近来还提倡连续监测血 BNP 水平，有助于评估预后。

6. 弥散性毛细血管内凝血(DIC)的检查　休克晚期常并发 DIC，除血小板计数呈进行性下降及有关血小板功能异常外，还有以下改变：凝血酶原时间延长，纤维蛋白原降低，凝血酶时间与正常对照相差大于 3 s，全血凝固时间超过 10 min，凝血因子减少。由于 DIC 常伴有继发性纤溶亢进，尚可做 3P 试验(血浆鱼精蛋白副凝集试验)、Fi 试验(纤维蛋白降解产物的测定)、FDP 等间接说明 DIC 的存在。

7. 微循环灌注情况的检查　临床上常用的指标有：① 皮肤与肛门的温差。正常时皮肤比肛门低 0.5℃左右，当温差大于 1.5℃，往往表示休克严重；当其大于 3℃时，表示微循环已处于严重衰竭状态。② 眼底及甲皱检查。眼底检查可见小动脉痉挛和小静脉扩张，严重时可出现视网膜水肿。③ 血细胞比容检查。当周围末梢血的血细胞比容比中心静脉血血细胞比容高出 3%时，表示有外周血管明显收缩。

8. 心电图　对判断心肌梗死是必需的，可见 T 波增高，S-T段弓背样抬高、异常 Q 波、QS 波及相关的心律失常。根据心电图可判断心肌损害的部位和程度。

9. 胸部 X 线片　可见肺淤血，PCWP>18 mmHg 以上时，肺门常出现蝶形渗出影。

10. 超声心动图检查　根据室壁运动异常的范围和程度可以推测心肌损害的程度。同时在诊断左心室壁破裂、室间隔穿孔及急性二尖瓣反流具有重要价值，也是与其他原因引起的心源性休克鉴别的重要手段。

11. 血流动力学检查

(1) 中心静脉导管：可测定中心静脉压(CVP)，休克时 CVP 多为上升，但血容量减少可降低(CVP 多在 10 cmH_2O 以下)。CVP 主要反映右心室泵血功能，不能作为左心室功能的评价。但对判断容量负荷、鉴别右心室心肌梗死、指导补液有意义。

(2) 肺动脉导管：目前多用漂浮导管(Swan-Ganz 导管)，可不需 X 线透视，在病床旁插入，安全，简便。该导管内有 3 个腔，一个用于测定 PCWP、肺动脉压力，一个用来检测中心静脉压，还有一个与球囊相通，为向球囊内充气用，导管的头端有温度感受器，可进行温度稀释法测定心排血量(CO)及计算心排指数(CI)。在无肺血管病变(如肺动脉高压)和二尖瓣病变(如二尖瓣狭窄)情况下，PCWP≈左心房压(LAP)≈左心室舒张末压(LVEDP)。LVEDP 对判断心泵功能十分重要，因而 PCWP 能较好反映左心室的功能状态。PCWP 正常值为 6～12 mmHg，多数学者认为无论是 PCWP 还是 LVEDP 只要不超过 15 mmHg，均视为正常。PCWP<18 mmHg 罕有肺淤血发生；18～20 mmHg 时开始出现；21～25 mmHg 时发生轻度到中度肺淤血；26～30 mmHg 时中到重度肺淤血；>30 mmHg 时发生肺水肿。

(3) 动脉测压：可经桡动脉、肱动脉或股动脉处插管测量。一般认为平均动脉压保持在 70～80 mmHg，相当于动脉收缩压 80～90 mmHg，才不致冠脉血流明显减少。原有高血压的患者收缩压维持在 100～110 mmHg 较适宜。

(4) 测定心排血量：CI<2.2 L/(min·m^2)通常会出现心力衰竭症状；CI<2.0 L/(min·m^2)，则可出现休克。

(5) 其他检查：CT 常用于鉴别诊断，如主动脉夹层、肺栓塞等。急性心肌梗死怀疑休克发生时，应尽早行冠状动脉造影，实施再灌注治疗。

四、心源性休克的治疗

(一) 基础治疗

(1) 体位：最好采用平卧位，不用枕头，不能平卧者，可采用 30°半卧位。注意保暖，尽量不要搬动。

(2) 吸氧：先鼻导管或面罩给氧，有肺水肿者应给予通气支持，多用 BiPAP，效果不好者可插管机械通气，使 PO_2 在 100 mmHg 以上，SaO_2 保持在 95%以上。

(3) 立即建立静脉通道，最好选深静脉。

(4) 观察尿量和外周组织灌注情况。皮肤温暖、红润表示小动脉阻力低，组织灌注尚可；皮肤湿冷、苍白表示血管收缩，小动脉阻力高。但皮肤的变化不能完全反映心、脑、肾等重要脏器的血流灌注情况。

(5) 镇痛：急性心肌梗死患者疼痛剧烈者，可使用吗啡 3～5 mg，静脉缓慢注射，同时也可考虑使用镇静剂。吗啡用于合并有慢性肺部疾患、神志不清、呼吸抑制、下壁或正后壁心肌梗死合并房室传导阻滞或心动过缓者应谨慎。此时可改用哌替啶较为合适。但硝酸甘油、β 受体阻滞剂是缓解疼痛的基础。

(6) 血流动力学监测：可测 CVP、PCWP 和 CI 等。是否对所有的患者都应该放置漂浮导管(Swan-Ganz 导管)还有争议。轻症患者放置漂浮导管意义不大。重症、对容量情况不能准确判断、血压很不稳定的患者应予放置，以利观察病情和指导治疗。

(二) 病因治疗

病因治疗是治疗心源性休克的关键。不同的病因，治疗的方法也不同，但若能及时去除病因，休克将变得易于治疗。

急性心肌梗死的首要治疗就是再灌注治疗。已有研究表明，有效地再灌注治疗可以明显减少心源性休克的发生，对已发生心源性休克者，行再灌注治疗仍然有效，可显著降低死亡率。国内外的研究都证实了再灌注治疗的有效性。目前 3 种再灌注方法(溶血栓、PCI、CABG)在治疗中都占有重要地位。在有条件的单位，PCI 是最好的治疗方法，只要患者休克时间没有超过 36 h 都应考虑实施 PCI 治疗。主动脉内球囊反搏是急性心肌梗死合并心源性休克时经常使用的辅助治疗方法，提倡在休克发生的早期及时使用。对 PCI 失败或不宜 PCI 治疗者，可选 CABG。溶栓治疗效果差，出血并发症高，加之有些人使用溶栓药物后会出现低血压，有不少医生不敢将其用于心源性休克的治疗。事实上，此时可不顾及血压及时溶栓，不过休克时溶栓的效果可能会比非休克时差。溶栓治疗主要用于不适合或没条件进行 PCI 治疗的患者。若急性心肌梗死出现机械并发症，如心脏破裂、间隔穿孔、急性二尖瓣关闭不全等时应及时外科治疗，但此时手术死亡率极高。近来，对间隔穿孔的病例也有用介入方法治疗的报道，可使用 Amplatzer 室缺封堵伞封堵穿孔。合并右心室梗死引起的心源性休克应避免使用利尿剂、吗啡、硝酸盐制剂，首要的问题是要维持右心室足够的前负荷，必须快速静脉补充血容量以增加右侧压力，使液体能通过低阻力的肺循环，达到增加左心室前负荷和心排血量的目的，从而缓解休克症状。通常第一个小时内进入液体 800～1 000 ml，之后每小时 200 ml，用量的多少和时间可根据肺内有无啰音、心率有无增快、血压是否回升、患者情况是否改善等指标来判定。通常补液量在 3 000～5 000 ml。补液过量会诱发肺水肿。如补液后血压仍低，可加用多巴胺或多巴酚丁胺。但应注意，并非所有的合并右心室梗死的患者都适合快速、大量补液治疗，尤其合并多支病变、年老、肺部疾病的患者，应严密观察补液治疗的效果。

心律失常，无论快速还是缓慢心率引起的休克均应迅速纠正。前者应果断行电转复，后者可先使用阿托品或 β_1 受体兴奋剂，然后考虑临时起搏。

心脏压塞者，一旦确诊，应快速引流，情况紧急者，可不必等待超声心动图定位，直接在胸骨左缘第 4 肋间或剑突下试穿刺。液体较多、增长较快者，可经皮放置引流管，同时评估是否需要心外科干预。

重症心肌炎，目前缺乏有效的病因治疗方法，可在早期给予肾上腺皮质激素 3～5 d，一般静脉用氢化可的松 200～400 mg/d，或甲基强的松龙 40～120 mg/d，但目前业界对皮质激素的使用仍然存在争议。

其他需外科干预的疾病，如Ⅰ型主动脉加层分离、主动脉窦瘤破入心腔等应尽早手术。近来也有用介入方法治疗主动脉窦瘤破入心腔的成功报道。

(三) 药物治疗

1. 血管收缩药 持续性低血压和低心排血量应考虑使用交感神经兴奋剂，最常用的是多巴胺、多巴酚丁胺。

(1) 多巴胺：多巴胺为去甲肾上腺素的前体，直接作用于α、β受体和多巴胺受体，作用于神经末梢并释放去甲肾上腺素。小剂量的多巴胺[＜2 μg/(kg·min)]仅作用于外周多巴胺受体，直接或间接降低外周阻力。剂量＞2 μg/(kg·min)直接或间接刺激β受体，增加心肌的收缩力和心排血量。多巴胺剂量在剂量为 2～5 μg/(kg·min)时可以扩张肾脏血管，增加肾血流有利于保持足够的尿量，也可扩张脑和冠状血管，有利其血液供应，并有正性肌力作用但对心率影响不大，由于外周阻力降低，对低血压而容量负荷增加的患者，可以更好地加强组织灌注。当剂量＞5 μg/(kg·min)时，它作用于α受体，增加外周血管阻力、增强心肌收缩力和速率，使 PCWP 升高，肾血流在原有增加的基础上逐渐减少。临床使用一般从小剂量开始，根据血压的反应逐渐增量，紧急时也可将 20 mg 多巴胺用生理盐水 20 ml 稀释后缓慢直接静脉注射。如果需要高剂量多巴胺[＞20 μg/(kg·min)]才能勉强维持血压，则应考虑更换为去甲肾上腺素代替之。去甲肾上腺素的使用剂量为 0.1～1 μg/(kg·min)，＞1 μg/(kg·min)不良反应增加，包括心律失常、血管过度收缩及组织血液再分布。顽固性心源性休克时，常将多巴胺与多巴酚丁胺合用，以增加心脏作功能力。血压明显下降者则宜与间羟胺合用，以加强缩血管增高血压的作用。

(2) 间羟胺：兼有α、β肾上腺素能作用，较肾上腺素温和并作用持久、副作用也少些。小剂量以兴奋β受体为主，增强心脏收缩和冠状动脉血流量，大剂量以兴奋α受体为主，使小血管收缩，血压升高。一般 0.5～1 μg/(kg·min)起滴，视血压反应，逐渐增加剂量，与多巴胺合用效果更好。

(3) 肾上腺素和去甲肾上腺素：肾上腺素是一种强有力的血管收缩剂，同时还有β肾上腺素能作用，可明显升高血压，并增强心肌收缩，一般在其他药物无效时考虑使用。去甲肾上腺素以兴奋α受体为主，缩血管作用强大，也主要用于其他升压药物无效时。这类药渗出到皮下可致皮肤坏死，酚妥拉明可对抗之。当患者出现需要这两类药物维持血压稳定时，多提示休克已进入晚期，预后很差。使用时，应从小剂量逐渐递增，剂量范围在 0.02～0.5 μg/(kg·min)。

2. 正性肌力药物

(1) 多巴酚丁胺：多巴酚丁胺是一种合成的儿茶酚胺类药物，具有持续的β肾上腺素能作用，对α受体仅有很少的影响，与多巴胺比，具有在增加心排血量的同时不增快心率，较少引起心律失常，无血管收缩反应，可持续减轻左心室充盈压等优点。当剂量过大[＞20 μg/(kg·min)]，刺激 β_2 受体，会引起血压下降，故适用于血压尚未下降伴心肌收缩力下降的患者。常用剂量为静脉常用剂量 2.5～10 μg/(kg·min)。

(2) 磷酸二酯酶抑制剂：研究报道比较多的这类药物主要是米力农，通过抑制Ⅲ型磷酸二酯酶(PDE Ⅲ)，可抑制 cAMP 的分解，增强心肌细胞的收缩力，并舒张血管平滑肌细胞。对低心排血量者，米力农可降低体循环和肺血管阻力，降低左心室舒张末压。其使用的适应证与多巴酚丁胺相同，对于体内β受体阻滞剂蓄积过多而出现的心肌收缩下降的患者效果可能好些，但对于血压已下降的患者一般不使用。其他类似的药物还有氨力农、依诺昔酮等，但使用经验很少。米力农的使用剂量为 0.375～0.75 mg/(kg·min)。

(3) 左西孟旦：该药不同于上述正性肌力药物，其作用机制为增加心肌收缩蛋白对钙离子的敏感性，使心肌收缩力增加，同时还开放细胞膜上 ATP 敏感的钾离子通道，有一定的减轻心脏前负荷的作用。此外，还可以拮抗炎症反应和降低交感神经活性。有研究表明在对去甲肾上腺素、多巴胺治疗反应不佳的患者中，加用左西孟旦可明显提高疗效。左西孟旦的具体用法如下：先给予 12～24 μg/kg 的负荷量注射(＞10 min)，然后以 0.05～0.1 μg/(kg·min)的速度持续静脉滴注，最大输液速度为 0.2μg/(kg·min)。

3. 血管扩张剂 休克时外周阻力增加，使后负荷增加，室壁张力增加，心肌氧耗量增加，心排血量进一步下降，休克恶化。此时使用血管扩张剂可减轻后负荷，降低心脏做功负荷，增加心排血量，改善休克状态。故临床只用于有外周阻力增加伴肺淤血、水肿的患者。若测定 PCWP，则只在 PCWP＞15 mmHg时使用。以下为常用的药物。

(1) 硝酸甘油：从小剂量开始，具体用法见“急性心力衰竭”一节。

(2) 硝普钠：从小剂量开始，具体用法见“急性心力衰竭”一节。

(3) 酚妥拉明：属α受体阻滞剂，直接松弛血管平滑肌，降低血压。静脉滴注从 0.05～0.1 mg/min 始，可逐渐加量。

(4) 乌拉地尔：为α受体阻滞剂，可抑制血管收缩作用，降低血压，并直接作用中枢神经来降低交感神经张力。初次负荷量 12.5～25 mg，而后 2～4 μg/min 静脉滴注。

(5) 血管收缩剂与扩张剂联合使用：心源性休克时单独使用血管扩张剂很少，一般都要联合使用血管收缩剂。联合使用时，扩血管药物剂量要从小剂量开始，要比心力衰竭或降血压时使用的剂量小，并在严密观察下逐渐增加剂量。联合用药能在改善心功能的同时，最大限度地减少不良影响。常有多巴胺合用硝普钠或者硝酸甘油，多巴胺合用酚妥拉明，酚妥拉明合用去甲肾上腺素等。

4. 磷酸二酯酶抑制剂与洋地黄　这两种药物在心源性休克中应用存在争议。对于心力衰竭逐渐加重继而发生的心源性休克，可考虑短期使用磷酸二酯酶抑制剂。而洋地黄主要用于伴有心率较快的心房颤动。急性心肌梗死在 24 h 内尤其是 6 h 内应避免使用洋地黄类正性肌力药。

5. 其他药物

(1) 肾上腺皮质激素：目前意见不统一。一般用于重症心肌炎，早期、大量、短时间使用。潜在的益处是减少心肌炎症、水肿等反应，但缺乏大规模临床研究证实。其他原因的心源性休克不主张使用。

(2) 胰高血糖素：胰高血糖素能激活腺苷酸环化酶，使腺苷三磷酸转化为环磷酸腺苷，后者可增加细胞内钙离子浓度，增加心肌收缩力、增加心率、增加心排血量、升高血压并使外周阻力下降，理论上适合于心源性休克的治疗，但一直缺乏有力的证据，国内也无药品供应。

(3) 利尿剂：利尿剂可以通过最快捷和有效的方式减轻心脏前负荷，并减轻肺毛细血管压力，改善肺部淤血。对血压稳定，有明确肺淤血证据的患者，可使用利尿剂，以襻利尿剂为主，呋塞米 20 mg 静脉注射数分钟即可见到效果。对休克纠正后，血压稳定但尿量仍少者，可静脉大剂量使用利尿剂，以防止肾功能衰竭的发生。

6. 纠正电解质紊乱和酸中毒　酸中毒在休克时常见，可加重低血压并形成恶性循环。在高度酸中毒时，将 $NaHCO_3$ 按 0.2×体重×BE(剩余碱，mmol)计算补充量，以计算得到的 1/2 量开始使用。治疗目标是使血 pH 值恢复至 7.30 以上，切忌用碱过量和钠盐过多。同时注意低血钾的发生。

(四) 机械辅助治疗

1. 主动脉内球囊反搏　主动脉内球囊反搏(intra-aotic balloon counterpulsation, IABP)是目前常用的辅助循环之一，一般不用于单独治疗，多用于药物治疗效果不好或高危患者再灌注治疗的支持治疗。以往各国的相关指南均将 IABP 作为心源性休克治疗的 Ⅰ 类适应证。然而，近几年一些有关 IABP 的循证医学证据对 IABP 的作用提出质疑，2012 年公布的 IABP-SHOCK Ⅱ 研究纳入了 600 例急性心肌梗死合并休克的患者，在充分药物抗休克治疗的基础上随机分为接受或不接受 IABP 两组，结果 30 d 死亡率两组间并没有显著差别(37.9%和 41.3%)，在血管活性药使用力度、肾功能改善及住院日数等方面两组间也没有差别，但 IABP 的安全性良好。2013 年该研究又报道了 12 个月的随访结果，两组间的死亡率分别为 52%和 51%，仍然没有差别，另在卒中、再次心肌梗死及血运重建方面两组间也没有差别。鉴于此，2012 年 ESC 急性心肌梗死指南将 IABP 的使用推荐从 $Ⅰ_c$ 降为 $Ⅱ_b$。然而，IABP 是否真的没有用处，目前尚不能下结论，因为该研究并不能代表所有的临床实际情况，同时该研究还存在疑点或不足，如入选中等风险患者较多(40%)，非 IABP 组中有 10%的患者转到了 IABP 组，这有可能低估了 IABP 治疗组的疗效，此外，研究中 86.6%的患者是在 PCI 术后使用，可能并不是使用 IABP 的最佳时机。因此，目前 IABP 仍是心源性休克主要的非药物治疗手段，其关键问题是在合适的时机选择合适的患者正确使用。

使用 IABP 有适应证时应尽早进行。其原理为以心电图波触发球囊内的氦气的充盈和排空，使位于升主动脉的球囊在心室收缩开始时迅速排空，由此产生抽吸效应，可降低后负荷和心肌氧耗；而在心室舒张开始时球囊迅速充盈，可使主动脉根部舒张期压力增加，增加心肌血供。

IABP 的主要适应证：心脏术后低排综合征，体外循环机无法脱离；急性心肌梗死并发间隔穿孔或急性二尖瓣反流；继发急性心肌梗死的心源性休克短期支持；PCI 失败致血流动力学恶化；高危患者拟急症 PCI；心脏手术前有严重心功能不全。绝对禁忌证主要为较严重的主动脉关闭不全、主动脉夹层分离、不可逆性心功能损害、慢性心脏病的终末期。相对禁忌证主要为腹主动脉瘤、严重的外周血管疾病、快速心律失常。使用 IABP 血流动力学指征包括低血压(收缩压<90 mmHg，平均压<60 mmHg)，或较前的基础水平降低30 mmHg，PCWP>18 mmHg 和低心排血量指数<2.0 L/(min・m^2)，且持续时间大于 30 min。IABP 的主要并发症有主动脉或股动脉夹层、斑块剥脱或血栓形成、插管下肢缺血、感染、动脉血管闭塞、出血或溶血及肾损害等并发症。并发症的发生与使用时间的长短、插管动脉病变的程度、球囊的大小和位置等因素有关。一旦病因治疗奏效或病情稳定，可考虑撤除 IABP 治疗。可逐渐降低充盈球囊的比例，若在球囊充盈以4∶1 比例工作，患者血压仍能维持稳定时，通常可成功地撤除。

2. 血液超滤治疗　用于心源性休克时并发的急性肾功能衰竭。后者的原因多为肾前性，为低血压时间过长、肾灌注不良所致。早期对大剂量利尿剂可能还有利尿反应，晚期则无效，不及时治疗将很快发生严重肺水肿、呼吸衰竭，此时去除体内多余水分的有效方法为血液超滤。目前常用方法为 CVVH，能有效清除体内水分，每日可达 5～10 L 血浆水。及时使用 CVVH 对休克的治疗十分重要，它对血压影响较小，即使血压偏低也缓慢超滤，且能恢复利尿剂敏感性，使尿量增加、心腔充盈压下降、交感神经兴奋性降低，从而改善症状。

3. 左心室辅助装置与体外氧膜合器　左心室辅助装置(left ventricular assistant divice, LVAD)除用于重症或顽固性晚期心力衰竭外(参见“急性心力衰竭”一节)，也可用于重症心源性休克的治疗。两种经皮 LVAD(Tandemheart 和 Impella recover LP)目前在国内还没有市售，但在国外已广泛应用。2009 年发表的一项与 IABP 随机对照的荟萃研究显示，与 IABP 相比，LVAD 在改善血流动力方面优势明显，表现为血压及心排血量上升和肺毛细血管嵌压下降程度均明显好于 IABP，但在 30 d 死亡率方面两者并没有差别，而 Tandam heart 的出血并发症增高。

体外氧膜合器(extracororeal membrane oxygenation, ECMO)近来也用于心源性休克的治疗，尤其伴有血氧饱和度下降者。ECMO 与 LVAD 的工作原理略有不同，一般为从腔静脉引流血液至体外氧合器，然后将氧合后的血液再回输到腹主动脉，从而达到减轻心脏负荷并改善缺氧的目的。目前还没有 ECMO 与其他机械辅助装置的对照研究报道，一项回顾性研究报道，与没有 ECMO 时代相比，对于合并心源性休克的急性心肌梗死PCI时采用ECMO辅助治疗，使30 d生存率增加约50%，提示了它的有效性。

【附】 经皮主动脉内球囊反搏术(IABP)

何梅先

经皮主动脉内气囊反搏装置在心导管室主要用于心源性休克和冠状动脉介入治疗的高危患者，起着降低心脏后负荷、使心壁张力和氧需量减少、增加心排血量，以及增加冠状动脉灌注量的作用。

有主动脉夹层、中至重度主动脉瓣关闭不全、腹部和胸部主动脉动脉瘤、严重周围血管病变、降主动脉和髂动脉血管移植、凝血性疾病或有应用肝素禁忌证者，均视为禁忌证。

根据患者的身高选择气囊的大小，身高＞1.85 m选择50 ml的气囊。身高在1.62～1.85 m选择40 ml的气囊，1.62 m以下则选择34 ml气囊。气囊的长度和直径随气囊的大小而相匹配。穿刺用的动脉鞘较粗9～11 F，常用的是10 F的动脉鞘配以9.5 F的气囊导管。

操作方法与经皮股动脉穿刺逆行左心导管术一样，在X线的引导下，将直径为0.08 cm，长为145 cm的J型导引钢丝保留在主动脉弓内，然后把预先缠绕好的气囊导管沿导引钢丝插入，使其近端推送到左锁骨下动脉下1 cm和隆突下2 cm的水平，然后撤除导引钢丝，在透视下确认气囊的远端出了动脉鞘。插入导管后将气囊导管氦气管线连接于IABP的控制台，在有动脉回血后将导管的中央腔管通过压力连接管连接于控制台上的动脉压监护装置。气囊在1∶2(每个心动周期)的打气过程中调整时间，使气囊的充气发生于主动脉重搏波切迹处，排气正好发生于收缩期前，以保证最大程度地增加舒张期血流和最大程度的收缩期负荷。一般球囊的充气量占降主动脉横截面的85%～90%(图8-0-1)。

经皮主动脉内气囊反搏术主动的并发症为血管并发症，发生率为5%～20%。常见的有肢体缺血、穿刺部位血肿和出血、假性动脉瘤(很少发生)。感染的并发症有穿刺部位的感染、导管感染或菌血症，但较少见。

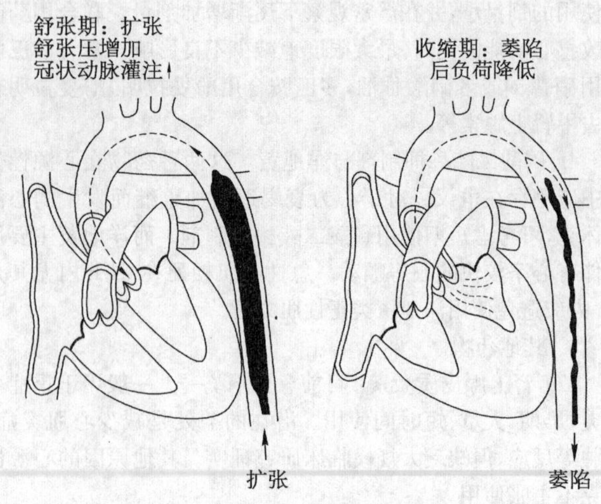

图8-0-1 IABP的工作原理

在舒张期球囊扩张，IABP增加了冠状动脉灌注。自收缩期开始，气囊萎陷使心肌壁张力和氧需量减少，心排血量增加

参考文献

1. 沈清，甘华，杜晓刚，等. 连续性血液滤过治疗重症心力衰竭[J]. 重庆医科大学学报，2004，29(1)：27-30.
2. 中华医学会心血管病学分会，中华心血管病杂志编辑委员会. 慢性收缩性心力衰竭治疗建议[J]. 中华心血管病杂志，2002，30(1)：7-23.
3. Cheng JM, den Vil CA, Hoeks SE, et al. percutaneous left ventricular assistant devices vs. intra-aortic balloon pump counterpulsation for treatment of cardiogenic shock: a meta-analysis of controlled trials[J]. Eur Heart J, 2009, 34: 2102-2108.
4. Nieminen M S, Bohm M, Cowie M R, et al. Executive summary of the guidelines on the diagnosis and treatment of acute heart failure: the Task Force on Acute Heart Failure of the European Society of Cardiology[J]. Eur Heart J. 2005, 26(4): 384-416.
5. Sanborn T A, Feldman T. Management strategies for caodiogenic shock[J]. Curr Opin Cardiol, 2004, 19: 608-612.

第九篇

心脏病的介入治疗

第一章　冠心病的介入治疗

葛均波

经皮冠状动脉介入术(percutaneous coronary intervention, PCI)是指经导管通过各种方法扩张狭窄的冠状动脉,从而达到解除狭窄,改善心肌血供的治疗方法。自从 1977 年 Andreas Gruentzig 首次使用经皮腔内冠状动脉成形术(percutaneous transluminal coronary angioplasty, PTCA)以来,PCI 迅速发展,已成为治疗冠心病的重要手段。既往人们常采用单纯的球囊扩张术,目前球囊扩张后支架植入术是最常用的 PCI 手段,已经常规应用于急性冠状动脉综合征、多支病变和左心室功能障碍等高危患者。目前,不断有新型介入治疗器械和方法产生并应用于临床。

第一节　术前准备、技术及器械

随着介入治疗器械、介入医师技术水平、抗血小板等辅助药物和其他技术的改进,既往"复杂"病变的手术现在已经成为"简单"手术,但是病例选择、操作技术和了解并发症仍相当重要。

一、术前准备

1. 术前患者评估　术前必须仔细分析患者的病史、体格检查和实验室检查等辅助检查资料(表 9-1-1)。

(1) 病史：明确患者有无陈旧性心肌梗死、冠状动脉旁路血管移植术(coronary artery bypass graft, CABG)、心功能不全、心律失常、瓣膜病及既往心导管或经皮介入时的并发症史等心脏疾病史,也需要明确有无活动性感染、外周或中枢性血管疾病、肾功能不全、慢性阻塞性肺疾病(COPD)、高血压、糖尿病、妊娠、肝功能不全、出血倾向、溶栓治疗或血小板糖蛋白Ⅱb/Ⅲa受体拮抗剂应用的相对禁忌证或绝对禁忌证(如胃肠道或尿道出血、近期大手术、脑卒中)。了解有无哮喘或造影剂、碘剂、乳胶、阿司匹林或其他常用药物的过敏史非常重要,阳性患者增加造影剂不良反应的发生率。同时,许多非心血管药物与心血管药物或造影剂有着重要的相互作用。术前充分准备是基本而又相当重要的(表 9-1-2)。

表 9-1-1　需要延缓选择性介入治疗的临床情况

病　史	检　查
造影剂过敏	血小板计数 < 500×10^9/L
阿司匹林过敏	原因不明的白细胞增多
失代偿性心力衰竭	急性血红蛋白 < 100 g/L
严重高血压	凝血酶原时间 > 16 s
未控制的心律失常	电解质异常
二度Ⅱ型或三度房室传导阻滞	K^+ < 3.3 mmol/L 或 > 6.0 mmol/L
失代偿的肺部疾病	Na^+ < 125 mmol/L 或 > 155 mmol/L
糖尿病控制很差	
不明原因或进行性神经缺陷	
近期中枢性出血	
不明原因或进行性肾功能不全	
细菌感染	
不明原因的发热	
胃肠道疾病	
急性肝炎	
活动性出血	

表 9-1-2　血管成形术患者重要的非心源性情况

药物	药物种类	对介入治疗的影响	建　议
二甲双胍	口服降糖药	轻微升高乳酸性酸中毒(死亡率达50%)的风险并增加造影剂导致的肾功能障碍风险,特别是在低血容量或肾功能不全患者。临床表现为腹痛、反应迟钝、低血压、呼吸急促、血浆高乳酸水平可确诊,采用血液透析处理	肾功能正常：如果可能,使用造影剂前 48 h 暂停使用二甲双胍(不取消手术);术前、术后充分水化;复查肾功能,正常则继续使用二甲双胍 肾功能异常：推迟手术直到停用二甲双胍 48 h;纠正低血容量;使用低渗性造影剂;密切监视尿量和肾功能。紧急情况时衡量乳酸酸中毒风险和手术的益处

续 表

药物	药物种类	对介入治疗的影响	建 议
二甲双胍	口服降糖药		西咪替丁、硝苯地平、呋塞米、乙醇可能增加二甲双胍浓度或者促进二甲双胍导致乳酸酸中毒，如果二甲双胍停用不到48 h，避免手术前后使用上述药物
华法林	口服抗凝药	增加出血和血管并发症的风险	选择性介入：延迟介入至INR＜1.5（PT＜16 s）。术前2～4 d停用华法林；如果需要，停用华法林的同时可使用肝素 紧急介入：使用新鲜冷冻血浆逆转INR；避免肠道外给予维生素K（可能增加高凝状态）；有条件时可使用血管闭合器械
西地那非	磷酸二酯酶抑制剂（用于治疗阳痿）	增强硝酸酯类药物的低血压反应；抗血小板效果尚不明确	选择性介入：至少停止24 h 紧急介入：不推迟手术；停用西地那非；仅在需要时使用硝酸甘油；补液、升压药、主动脉内球囊反搏治疗低血压
哌替啶	麻醉镇痛药	MAO抑制剂伴有不可预测的反应，包括过量反应（呼吸抑制、低血压、昏迷）或过度兴奋综合征（反常激动、癫痫发作、高血压、体温过高）	如果可能，术前至少停止MAO抑制剂2周；否则使用其他麻醉剂和（或）苯二氮䓬类进行镇静 严重反应者氢化可的松100～250 mg静脉注入；高血压或高温时考虑使用氯丙嗪2 mg（每2～5 min 1次）；最大剂量为25 mg

（2）体格检查：主要评价患者的血容量状态（外周水肿、颈静脉充盈、肺部啰音）；是否合并瓣膜病和左心衰竭及其严重程度、代偿状况，也应评价患者有无局部神经缺陷、血管杂音和外周血管搏动情况。

（3）实验室检查：术前常规完成全血计数、血小板计数、电解质、尿素氮、肌酐等检查项目。介入前、后应记录12导联心电图。如果体格检查发现肺部异常，应进行胸片检查，必要时检查甲状腺功能和地高辛、茶碱、抗心律失常药物浓度。对于外周血管疾病患者，无创伤性检查将有助于确定病变的部位和严重程度，为安全使用大直径鞘管、主动脉内球囊反搏（IABP）或经皮心肺旁路术（CPS）提供依据。复习既往的造影、心导管检查和手术记录，对于判断手术风险、穿刺血管途径（股动脉、肱动脉、桡动脉）、扩张策略、器械选择及造影剂不良反应都非常重要。

2. 术前常规药物治疗 具体措施见表9-1-3。

3. 知情同意书 介入医师必须同患者、家属及其他医师讨论介入治疗、CABG和药物治疗的风险和益处；应该解释即刻成功率和并发症（包括紧急CABG和再狭窄）的可能性。经皮介入的风险包括死亡（＜1%）、非致命性心肌梗死（4%）、紧急CABG术（1%）。一些临床和造影特点可以增加PTCA术后不良反应的风险，但目前PTCA术后同时植入支架使这些风险明显降低。手术的其他并发症包括脑卒中（＜0.5%）、血管损伤（2%～5%）、感染、输血（2%～8%）、造影剂性肾病、过敏反应、系统性粥样斑块栓塞。单纯球囊扩张术后再狭窄的发生率为30%～50%，20%的患者需要再次血运重建术；支架植入后发生率减少至约30%，药物洗脱支架应用于临床进一步显著降低再狭窄和再次血运重建率（＜10%）。

表9-1-3 术前用药规则

常规顺序	● 除了药物外，午夜后禁食，禁饮；如果下午行PCI，早餐可给予清淡的流质饮食 ● 术前至少1 d开始口服阿司匹林300 mg ● 计划支架植入者术前至少1 d给予氯吡格雷300 mg负荷，随后75 mg每日1次，口服 ● 等待通知送入导管室 ● 必要时使用镇静剂/麻醉剂
糖尿病	● 手术当日给予半量日常（AM）胰岛素用量。静脉补液应该含有葡萄糖。如果可能，应在当日早些时候行PCI
肾功能不全	● 术前充分水化。住院患者通常静脉使用晶体液100～150 ml/h，6～12 h ● 左心室功能不全时使用利尿剂治疗
造影剂过敏	● 术前药物方法众多，但没有绝对的避免措施 ● 术前1 d的下午和晚上给予泼尼松60 mg、苯海拉明50 mg、西咪替丁300 mg，手术当日早晨再给一次可能有效
阿司匹林过敏	● 推迟行择期PCI ● 对既往有阿司匹林诱发过敏性反应患者，术前经验性给予氯吡格雷300 mg负荷，随后75 mg，每日1次，口服

二、基本手术操作

1. 术中药物治疗 1%～2%利多卡因局部麻醉血管穿刺部位。术中可静脉滴注硝酸甘油10～100 μg/min以扩张冠状动脉、缓解心肌缺血。介入过程中静脉注射普通肝素，一般剂量为100 U/kg，在介入器械送入冠状动脉前，推荐活化凝血时间（ACT）＞300 s。如果使用了血小板糖蛋白Ⅱa/Ⅲb受体拮抗剂，调节肝素用量，一般为70 U/kg使ACT达到250 s。术前曾持续输入肝素的患者可能会产生肝素抵抗，需要更高剂量的肝素才能达到目标ACT。为维持目标ACT，术中必须追加肝素，一般手术超过1 h后，每小时追加2 500～3 000 U肝素。依诺肝素1 mg/kg静脉弹丸式注射，有可能替代普通肝素的术中应用。

2. 血管途径

（1）股动脉：选择搏动最强的一侧股动脉作为血管途径，如果两侧腹股沟处的股动脉搏动相当，则选择外周血管搏动更好的那侧股动脉。如果患者1周内曾穿刺过股动脉，选择穿刺对侧股动脉。超过1个月的人造血管可以作为血管入路，动脉鞘管植入前可能需要使用直径逐渐增大的扩张鞘管进行逐步预扩张。常规穿刺方法是使用斜角中空穿刺针和改良Seldinger技术经皮穿刺股总动脉前壁（图9-1-1）。正确选择股总动脉穿刺点非常重要，鞘管植入股浅动脉或股深动脉均会增加血管并发症。解剖和放射性标志有助于确定动脉穿刺位

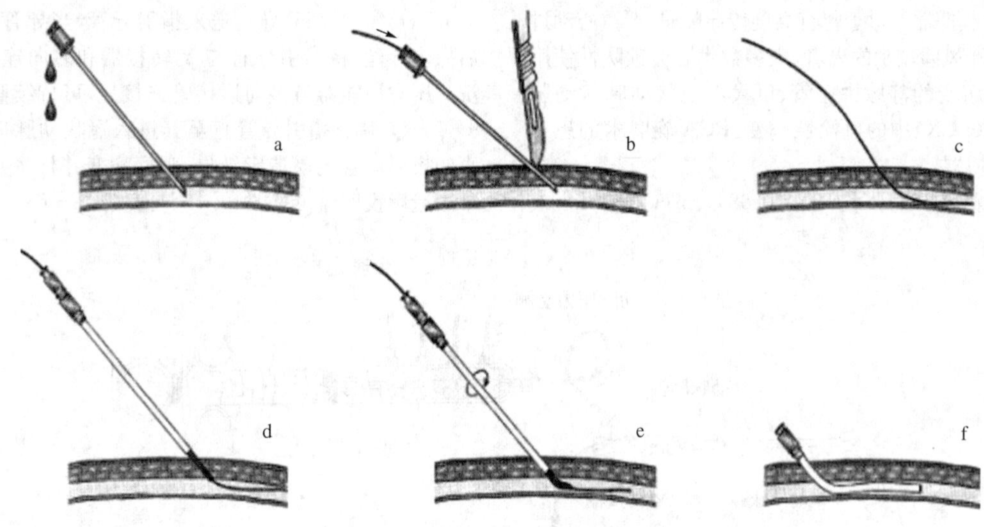

图 9-1-1　动脉穿刺技术

穿刺后搏动性血流从穿刺针流出(a)，将 0.089～0.097 cm(0.035～0.038 in①)导丝送入血管(b)，撤走穿刺针(c)，沿着导丝将扩张管和动脉鞘送入股动脉(d、e)，撤走导丝和扩张管(f)

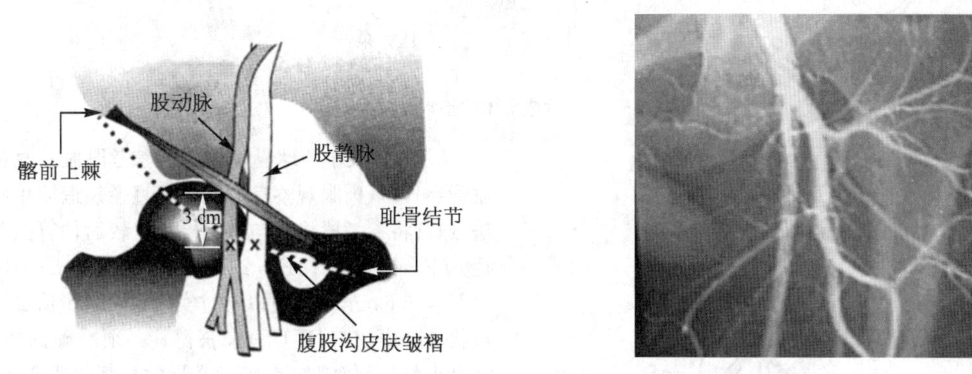

图 9-1-2　血管穿刺标志

选择股骨头中下 1/3 交界处进行动脉穿刺，该处对应腹股沟韧带下 2～3 cm 处位置。腹股沟韧带走行于髂前上棘和耻骨结节之间。腹股沟皮肤皱褶容易误导穿刺部位，因此不应以腹股沟皮肤皱褶作为选择穿刺点的标识

置，尤其是对于肥胖患者。最可靠的标志是股骨头中下 1/3 结合部位，因为穿刺这个部位的动脉几乎总是位于股总动脉(图 9-1-2)。

(2) 肱动脉和桡动脉：可作为股动脉的替代途径，特别是在穿刺股动脉不适合或不可能时。肱动脉切开术的手术技巧要求高，并不常用。最近，桡动脉途径已在诊断和介入性导管术中使用，且不需要切开动脉。掌握这些动脉的穿刺方法可以增加介入医师的选择余地，对于部分病例可能更舒适、安全及更有效。

1) 经肱动脉途径：局部消毒和麻醉同动脉切开术。仔细触及肱动脉搏动，采用改良 Seldinger 或微穿刺技术行肱动脉置管。一般而言，6～8 F②(2～2.7 mm)鞘管很容易植入。

2) 经桡动脉途径：可使用两侧桡动脉，但左侧桡动脉途径更容易到达冠状动脉口，有利于手术操作。禁忌证包括 Allen 试验异常、已知末梢动脉近段存在阻塞性病变、需要大鞘管(≥8 F)。雷诺现象、Buerger 病和桡动脉作为搭桥血管或透析用血管。Allen 试验评价桡动脉置管前手掌是否存在双重血供及其程度。方法为同时压迫一手的桡动脉和尺动脉 30～60 s，随后释放压迫尺动脉(图 9-1-3)。释放后 10 s 内手掌颜色恢复正常则该试验为正常，表明有良好的双重血供。如果异常则患者不宜进行反复的经桡动脉介入。大多数患者术后可以立即拔出动脉鞘管，使用特殊的压脉器(hemoband、radial clamp、radistop)压迫桡动脉穿刺部位 30 min，然后逐步减轻压力直至完全止血。如果没有压脉器，人工压迫也可以。止血后压力绷带继续进行压迫，指导患者限制手腕活动 6 h。待麻醉作用消除后即可活动。

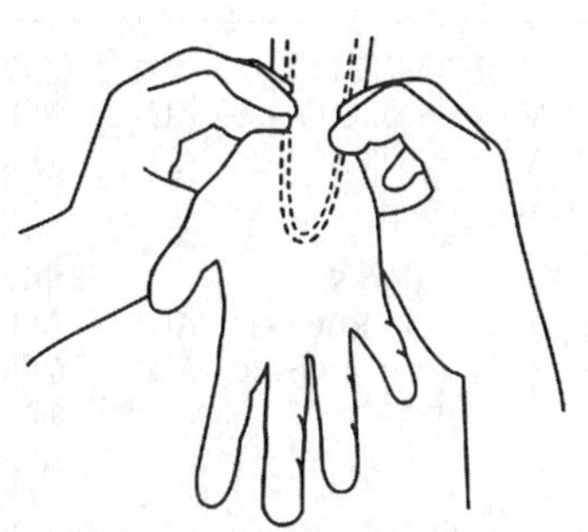

图 9-1-3　Allen 试验

① 1 in=2.54 cm。
② 1 F≈0.33 mm。

3. 植入临时起搏器　对于曾有高度传导障碍、严重心动过缓或心脏传导阻滞风险增加的患者，大多数术者会预防性使用起搏器。退行性病变的静脉桥血管、巨大右冠状动脉状动脉(RCA)或回旋支(LCX)中的血栓性病变、RCA旋磨术的患者也预防性植入起搏器。

4. 基本器械和投射体位　沿 0.089 cm(0.035 in)或 0.097 cm(0.038 in)导丝送入指引导管，当导管位于升主动脉后撤出导丝，将指引导管与Y转接器和多向连接管连接并冲洗。压力换能器与多向连接管连接后，可持续监测动脉压(图9-1-4)。调整指引导管直至其进入冠状动脉口，采用互相垂直的投射位置记录造影结果，观察病变并且将其作为指示图。常用造影投照体位见图9-1-5、表9-1-4。

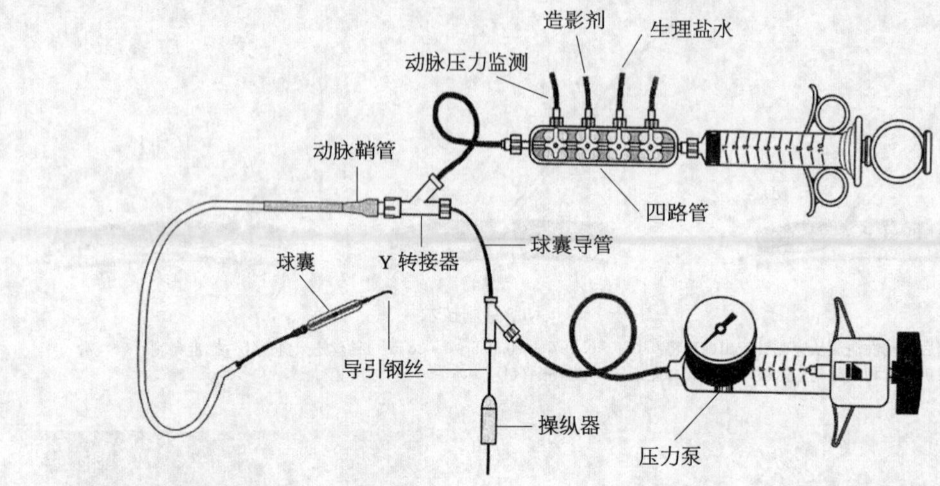

图9-1-4　血管成形术的基本器械组成

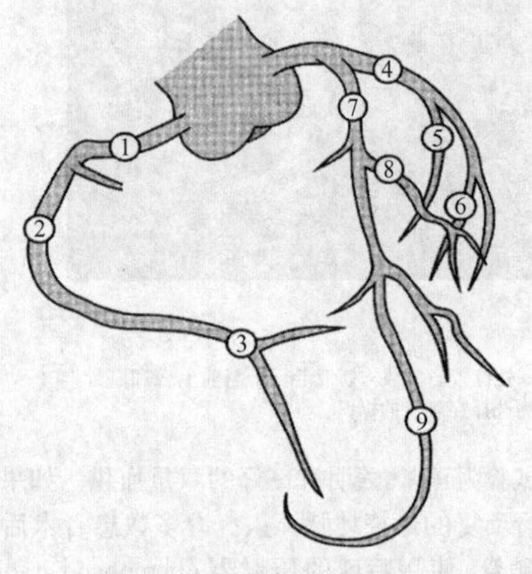

图9-1-5　常用观察体位
①～⑨见表9-1-4

表9-1-4　常用观察体位

RCA	LCX	LAD
① 近段 RCA 30°LAO～30°CAU 20°RAO～20°CAU 90°LAO～20°CAU	④ 近段 LCX 30°RAO～30°CAU 30°LAO～30°CAU	⑦ 近段 LAD 20°LAO～20°CRA 30°RAO～30°CAU 50°LAO～30°CAU
② 中段 RCA 30°LAO 20°RAO 90°LAO	⑤ 钝缘支 20°RAO～20°CAU 50°LAO～30°CAU	⑧ 中段 LAD 50°LAO～30°CRA 60°RAO～20°CRA 90°LAO 50°LAO～30°CAU
③ 远段 RCA 30°LAO～30°CRA 90°LAO	⑥ 远段 LCX 30°RAO～30°CAU 30°LAO～30°CRA	⑨ 远段 LAD 20°RAO～20°CAU 40°LAO 20°LAO～20°CRA

注：LAO，向左斜；RAO，向右斜；CAU，向足斜；CRA，向头斜。

5. 球囊大小　球囊直径应与参考段血管直径相当(球囊/血管=1.0)，肉眼观察参考段血管直径是最简单和最常用的方法，通常将参考段血管与指引导管比较后估算出参考段血管直径(7 F=2.3 mm；8 F=2.7 mm；9 F=3.0 mm；10 F=3.3 mm；11 F=3.6 mm)，也可以通过实时数字定量造影分析(QCA)和冠状动脉内超声(IVUS)来获得。必须准确选择球囊大小，尺寸过小(球囊/血管<0.9)通常导致显著的残余狭窄，而尺寸过大(球囊/血管≥1.2)则会增加并发症。准确的球囊大小对于最佳的支架植入也是非常重要的。

6. 导丝塑形　基于冠状动脉解剖形态、病变形态和术者的偏好选择导丝。将导丝塑成适合目标病变的形状，通过拇指和示指轻柔操作或利用导丝导引器旋转导丝即可容易地送导丝至病变的远端。一般而言，导丝远端弯曲长度应该接近血管直径，因为过小的远端弯曲会限制操纵能力，而过大的远端弯曲会增加导丝卷曲的风险。双弯曲技术对于导丝进入陡峭的成角血管非常有用。

7. 推送导丝和球囊　通过Y转接器的O环将导丝送入指引导管，注意排除空气。通过导丝推送球囊至待扩张的病变处。标准的血管成形术的设备见图9-1-4。

8. 导丝通过病变　为了减少血管痉挛，推荐导丝递送前冠状动脉内使用硝酸甘油 100～200 μg，导丝应该平滑地通过狭窄，如果发生弯曲应该回撤导丝然后再次递送，不应强行呈弯曲形状越过病变以避免血管损伤。

9. 球囊扩张　当导丝固定于恰当位置后递送球囊至目标病变，注射造影剂确定球囊位置恰当后，采用充满等体积稀释的造影剂和盐水混合液的压力泵逐渐扩张球囊。逐渐增加扩张压力直到球囊不再有凹陷或者已经达到额定爆破压。扩张时间通常根据患者的耐受力、病变的反应、术者的偏好来定，可以介于15 s至数分钟。

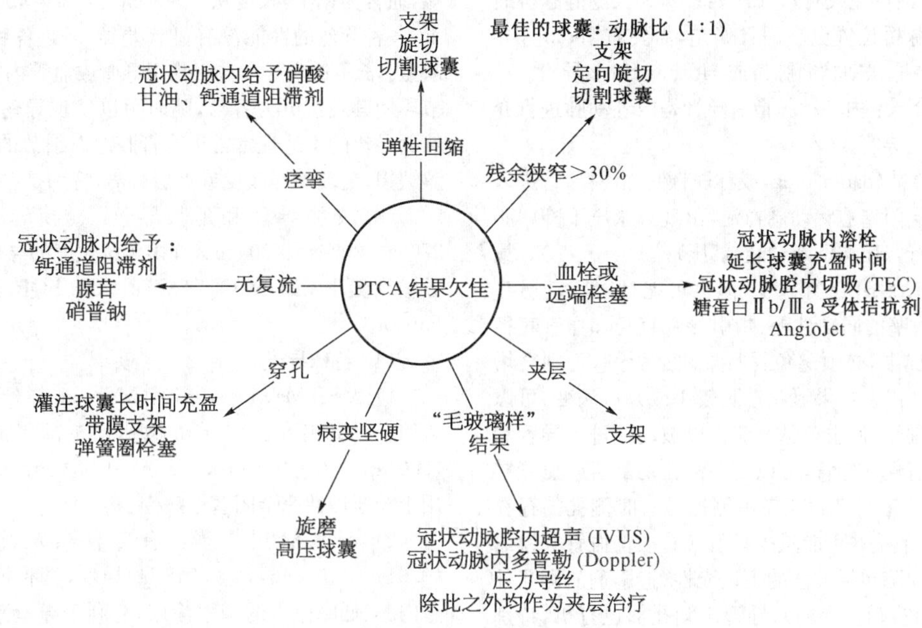

图 9-1-6　PTCA 后欠佳的造影结果：原因及处理方法

10. 评价即刻造影结果　介入治疗后将球囊回撤至指引导管，仍将导丝留置于原位，采用正交观察位置进行造影，评价血管通畅性和残余狭窄。必须仔细评估残余狭窄、血栓、夹层分离、侧支闭塞、远端栓塞、痉挛、穿孔和无复流。如果患者临床情况稳定且血管成形术结果良好，撤出所有器械，然后记录最后的造影片。如果血管成形术结果欠佳，可以进一步使用多种技术方法(图 9-1-6)；目前几乎所有的病变在 PTCA 后植入支架。

三、器械选择

1. 血管鞘管　常用动脉鞘管直径为 6～8 F，有些操作需要更大直径的动脉鞘管，如斑块切除术(9～11 F)、瓣膜成形术(12 F)、经皮心肺旁路术(18～22 F)。长鞘管(23 cm)有助于拉直扭曲的股动脉和髂动脉、增加指引导管的支撑力、增进扭转控制力。

2. 指引导管　各种各样的指引导管促进了冠状动脉介入技术的进步，有从 6 F 到 10 F 不同尺寸的指引导管，且每种导管有自己独特的设计和构造。对于特定尺寸的指引导管，其内腔分为标准腔径、大腔径和有利于不透射线、支撑力和压力监测的巨大腔径，巨大腔径指引导管的不利之处为血管开口损伤、血管并发症和导管鞘杆打折的风险增加。与用于冠状动脉造影的诊断导管相比，指引导管有更僵硬的鞘杆、更大的内径、更短和成角更大的头端(110°比 90°)、结构增强(3 层比 2 层)。根据主动脉根部宽度、冠状动脉起源(高位或向前)和开口的走行方向(向上、水平、向下)来选择合适的指引导管。

(1) 左前降支(LAD)介入：绝大多数 LAD 向前和向上开口，因此 LAD 的介入通常选择 JL4 指引导管。如果左主干开口较高或主动脉根部较细小，JL3.5 可能更适合。进入左主干后轻轻逆时针旋转通常使得导管直接指向前方。虽然很少有需要，如果左主干短，短头指引导管可以提供更佳的同轴性，在 LAO50°CAU30°和 RAO5°CAU20°位置进行观察可以明确。

(2) 回旋支(LCX)介入：由于左回旋支血管本身较为扭曲，行血管成形术时导丝和球囊有时难以通过。JL4 指引导管进入左主干后轻微顺时针旋转有利于获得稳定的同轴性。主动脉过宽或 JL4 指引导管头指向前方时换用 JL5 指引导管可能有效。如果回旋支成角大或向下走行，可以考虑使用 Amplatz 左指引导管。目前有许多术者选择 XB 和 EBU 指引导管，它们具有更好的支撑力。当近段血管扭曲、慢性完全阻塞性病变、目标病变位于远端时，Amplatz 导管特别有效，因为它可以提供额外的支撑以便球囊得以通过。如果 Amplatz 导管进入过深，其可以沿着已经伸出导管的球囊部分回撤以免损伤血管。将 Amplatz 导管撤出冠状动脉时需要特别小心，采用类似 Judkins 导管的简单回撤技术会导致导管进入血管更深。回撤 Amplatz 导管的第一步是轻微前送导管使得导管头部弯曲脱离冠状动脉口，旋转使之离开冠状动脉口，然后回撤。除了 JL5 和 Amplatz 左指引导管外，还有 out of plane 指引导管可供使用。特殊几何形状的导管(如 Voda 左指引导管)可为左冠状动脉状动脉的介入治疗提供最好的支撑，不同于 Amplatz 和 Judkins 指引导管(支撑力来自左冠状动脉窦)，特殊几何形状的导管的支撑力来自对侧主动脉壁。

(3) 右冠状动脉(RCA)介入：进入右冠状动脉的操作比左冠状动脉困难。对于水平走行的 RCA 和大多数轻微向上或向下的近段病变而言，采用 JR4 指引导管即可。然而，需要额外的支撑时通常需要左 Amplatz 导管或 Hockey-Stick 导管。如果血管显著向上走行呈“羊角钩”，左 Amplatz 导管、Hockey-Stick 导管、内乳动脉导管、El Gamal 导管、Voda 右指引导管、双环 Arani 导管(75°)较标准 Judkins 导管提供更好的同轴性和支撑力。如果血管显著向下走行，多功能导管或 Amplatz 导管(左或右)可以提供更好的同轴性和支撑力。

(4) 大隐静脉桥血管介入：右冠状动脉大隐静脉桥通常起源于主动脉前壁，高出主动脉根部数厘米，非常适合使用多功能导管或 Amplatz 导管(左或右)。LAD 或 LCX 大隐静脉桥通常较右冠状动脉静脉桥位置更高而且偏左，需要右 Judkins 导管、Amplatz 导管、左冠状动脉静脉桥或 Hockey-Stick 导管。

(5) 内乳动脉介入：内乳动脉指引导管是内乳动脉进行介入治疗时最常使用的导管。

(6) 动脉压力衰减(dampening，或称嵌顿)：指引导管进入冠状动脉口后偶尔会阻塞冠状动脉血流，出现舒张压下降("心室化")或收缩压和舒张压均下降("衰减"压)(图 9-1-7)。最常见的原因是冠状动脉开口有病变，但也可能是冠状动脉痉挛、指引导管和血管壁的同轴性差、指引导管直径和血管直径不匹配。在这种情况下，必须避免强行推注造影剂，否则会增加冠状动脉夹层的风险。如果冠状动脉较小或开口病变，可以换用带侧孔的指引导管，使主动脉血流得以被动地进入导管和冠状动脉。如果没有侧孔导管，可以使用侧孔切割器或血管穿刺针的斜面自行打孔。开口病变使用侧孔导管时侧孔的存在允许血流前向灌注，但是并不能减少指引导管损伤血管开口的风险。侧孔导管的缺陷包括欠佳的不透光性(造影剂从侧孔外逸)、支撑力下降(导管鞘杆变弱)、导管于侧孔部位打折，特别是在使用大腔指引导管时。

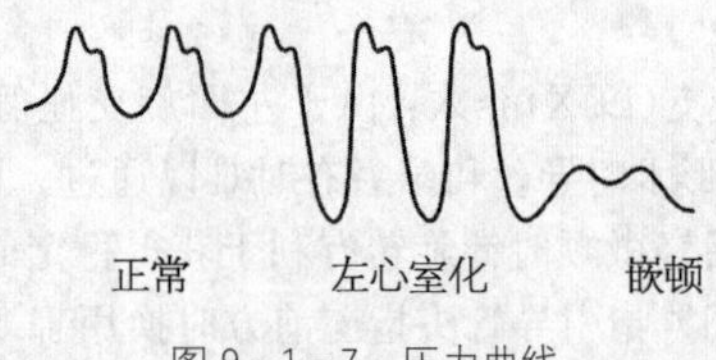

图 9-1-7　压力曲线

3. 导丝

(1) 导丝的构成：导丝由三种基本成分构成，即内芯或杆(通常是不锈钢或镍钛合金)、远端柔软的螺旋形卷曲部分(通常是铂或钨)和润滑涂层(硅树脂、PTFE、其他亲水涂层)(图 9-1-8)。尽管导丝的结构可以影响操作性能，特别是在严重扭曲或成角病变时，事实上所有导丝均可以用于大多数冠状动脉介入治疗。一般而言，单内芯导丝提供更为平滑的过渡，扭转性增强，头端不易弯曲。镍钛合金内芯对打折有抵抗性，相比之下不锈钢内芯导丝更容易打折。

(2) 导丝的特点：选择导丝时需要考虑的特性有扭转控制力、操纵能力、可视性、柔顺性、器械递送时的支撑性。但是，目前没有完美的、具有所有最佳性状的导丝：柔顺性增加的导丝可操纵能力降低，而扭转控制力增强的导丝其柔顺性降低。目前应用的 0.036 cm(0.014 in)导丝大多数保持笔直形状，待需要时根据病变血管再塑形。大多数导丝有放射线不透性的头端，通常为铂金，长度从 2～3 cm 至 25～40 cm 不等。从本质上，各种导丝的性能没有显著差异，但是各种导丝有自己的优缺点：长不透光导丝位于指引导管或血管内时其较长的不透光节段使其观察更为容易，随时可以发现导丝走行、打折、弯曲。然而导丝的不透性常常干扰管腔形态细节的评估，如管腔内充盈缺损、毛玻璃样改变或夹层分离，特别是在小血管中。

(3) 交换导丝和延长导丝：交换导丝的长度分别为 270 cm、300 cm、400 cm。许多传统长度的导丝可被特殊的延长导丝所延长，如 DOC、DOCTite、CinchQR、LinxEX、Trooper/Patriot。

(4) 特殊导丝

1) 大头(Magnum)导丝：Magnum 导丝由不锈钢内芯、柔软的金涂层钨卷曲、1 mm 橄榄形头部组成，现有 0.036 cm(0.014 in)、0.046 cm(0.018 in)、0.053 cm(0.021 in)规格，主要用于开通慢性完全闭塞性病变。

2) 亲水涂层导丝：有多种亲水涂层的 0.036 cm(0.014 in)、0.046 cm(0.018 in)导丝，具有抵抗打折的镍钛合金内芯、低摩擦力的亲水涂层，有利于导丝平滑通过高度狭窄病变或完全闭塞性病变。

4. 球囊扩张导管　可人为地分为三种：经导丝(over the wire，OTW)、单人交换[single operator exchange，SOE，又称单轨(monorail)]和固定导丝系统[fixed wire，既往称为(balloon on a wire)]。

(1) 球囊导管的分类

1) OTW 系统：大多数术者采用适合 0.036 cm(0.014 in)导丝的 OTW 系统。虽然大多数球囊的标准长度为 135 cm，但也有鞘杆更长(145 cm、150 cm)的球囊，在扩张远端血管病变时可能有用，特别是在移植血管的远端吻合口时。OTW 系统的导丝有 thru wire 和 bare wire 两种操作方法。使用 thru wire 技术时，术者推送带导丝的球囊进入 O 环及指引导管，使其恰好位于血管开口近段；然后前送导丝通过狭窄病变，再沿导丝推送球囊至狭窄病变处。如果导丝通过困难，可以将球囊导管送至目标血管以获得更强的支撑和扭转控制力；如果导丝仍不能通过病变，术者可将球囊导管留于原位充当递送导管，重新对导丝塑形或换用新导丝。bare wire 技术指的是在无球囊的情况下递送导丝通过狭窄病变，这项技术可能在注射造影剂时提供更好的可视性，但是不能使用球囊以获得更好的支撑或有利于交换。

2) 单轨或快速交换球囊：美国称其为 SOE 系统，由 OTW 球囊改良而来，仅球囊的远端部分可以沿着导丝同轴滑行，其余鞘杆并无可供导丝通行的内腔。与 OTW 球囊相比，其外径

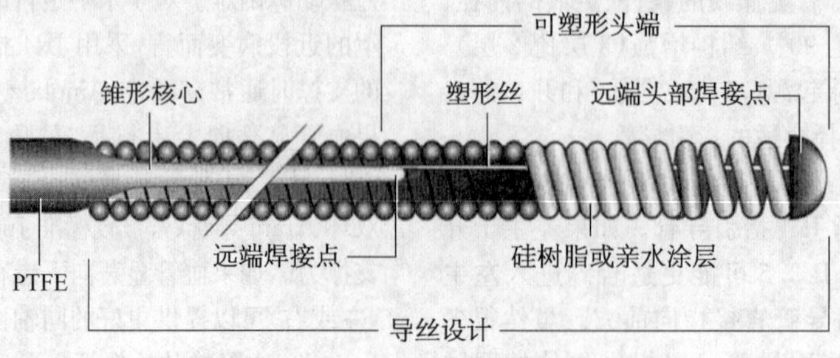

图 9-1-8　导丝构造

更小，更适合单个操作者使用。使用 bare wire 技术时推荐标准长度导丝(175 cm)，没有必要使用交换长度的导丝。SOE 球囊的不利之处是推送能力和跟踪能力稍差，没有递送导管可供再塑形或交换导丝，处理困难病变时难以通过球囊导管使导丝获得额外的后座支撑。

3) 固定导丝系统(fixed wire)：以前被称为 balloon on a wire 系统，这个系统不允许独立移动导丝或球囊，虽然 fixed wire 系统的外径最小，但其最明显的局限性是如果不重新通过病变，无法交换球囊或导丝。球囊扩张的重要作用是作为其他介入治疗(激光、斑块切除术、支架植入术)的辅助性手段，而这些介入方法本身需要可移动的导丝，加之已经有超小型球囊可供使用，因此 fixed wire 系统的需求越来越少。

4) 特殊球囊：可以用特殊球囊治疗特殊的病变，也可以将其用于常规 PTCA。最常用的特殊球囊是灌注球囊导管，可为 OTW 或 SOE 系统。球囊近端和远端鞘杆上的多个侧孔使得血液在球囊扩张时可以从近端动脉流至远端血管床(灌注量为 30～60 ml/min)，但是支架在临床上的应用实际上使当前的临床实践中已消除了对灌注球囊的需求。切割球囊有几个纵行薄切割刀片，可以切割斑块，使得球囊扩张时产生控制性的局限性夹层分离。其他有双导丝球囊，作用类似切割球囊。

(2) 球囊导管的特点

1) 球囊材料、顺应性和延展性(creep)：球囊顺应性指的是每个大气压的充盈压引起的球囊直径变化，是球囊扩张性的重要指标。球囊材料分为高顺应性、中顺应性、低顺应性三种，顺应性更高的球囊通常有更大的延展性，指的是同样压力多次扩张后球囊有变大的倾向。临床实践表明重视球囊的顺应性和延展性是必要的，因为需要准确的球囊直径(理想的球囊/血管值为 0.9～1.1)以将夹层分离、急性闭塞和缺血性并发症的风险降至最低。非顺应性球囊有更高的爆破压，是支架植入术时有用的辅助性措施，对于扩张压＜1.01 MPa(10 atm)时不能扩张的坚硬病变也有用。

2) 命名压和爆破压：命名压指的是球囊达到包装上所示直径时所需的扩张压，通常为 0.303～1.01 MPa(3～10 atm)。爆破压是通常所称的额定爆破压(RBP)，定义为低于此压力时 99.9%的球囊不会破裂。RBP 是重要的产品标记，受到 FDA 监管，为术者提供了理想的扩张压力安全范围，通常为 0.606～1.616 MPa(6～16 atm)。平均爆破压(MBP)指的是 50%的球囊发生爆裂时的压力，高于 RBP，通常为 1.01～2.73 MPa (10～27 atm)。

3) 外径：关于球囊未扩张时的外径有相当多的数据，包括未扩张时测得的球囊直径和远端导管鞘杆的直径。10 年前，测定的外径是一个重要的参数，但目前所有厂家的 PTCA 产品实际上都是非常小型化的。虽然的确存在不同的外径值，但是它们的临床意义不如跟踪能力和推送能力。尽管球囊经一次或多次扩张抽负压后外形的意义非常重要，但是所有厂家并没有这些数据的报道。临床实践表明 PET 球囊的再次折叠(winging)更差，可以解释多次扩张后球囊难以再次通过病变的现象。

4) 推送能力(pushability)和跟踪能力(trackability)：顺应性、延展性、命名压、爆破压和外径均可以在体外进行测定，而目前还没有可靠的体外方法测定跟踪能力(球囊沿导丝推送至目标病变的容易性)或推送能力(推送球囊越过病变的能力)。然而，跟踪能力和推送能力对于介入心脏病学实践而言非常重要，超过其他任何体外各种参数。指引导管、导丝和术者经验同样影响术者对跟踪能力和推送能力的感知。

5) 球囊直径和长度：大多数 PTCA 球囊直径在 2.0～4.0 mm，一档间隔 0.5 mm，也有 1.3 mm、1.5 mm、4.5～6.0 mm 的球囊。标准 PTCA 球囊长度为 20 mm，也有更长(30 mm 和 40 mm)和更短(8 mm、9 mm、10 mm、13 mm、15 mm)的球囊。长球囊用于弥漫性长病变、开口病变、成角病变；而短球囊用于局限性病变，也可选择高压球囊作为支架植入术后的辅助性 PTCA 使用。

(3) 附件：Y 转接器与指引导管连接，通过它既可以在送入介入器械的同时控制止血，也可推注造影剂。标准转接器有两个通道，一个供 PTCA 器械使用，另一个供造影剂使用。三通道转接器可用于分叉病变行血管成形术时。确定 Y 转接器、导丝导引器、扭转器等附件与欲用的导丝和器械相匹配非常重要。

四、术后处理

1. 分拣(triage)和监测　无并发症的患者术后在病房观察 12～24 h。如果介入后伴有持续的夹层分离、长时间低血压、血流动力学不稳定、严重出血、血管并发症则应观察更长时间。术后即刻记录 12 导联心电图，次晨再次记录以识别无症状性心肌缺血和新出现的传导阻滞，也可作为胸痛再发时新的基线水平。

2. 并发症　介入术后再发胸痛并不少见，根据胸痛特点、ECG 变化(特别是与 PCI 术前比较)决定是否需要重返导管室。轻微的低血压可能是由药物(镇静剂、硝酸酯类、钙通道阻滞剂、β 受体阻滞剂)和低血容量(造影剂性利尿)引起的，这类原因引起的低血压对补液治疗的反应迅速。但术后低血压也有可能由更严重的情况引起，如急性血管闭塞、腹膜后出血、冠状动脉穿孔和心脏压塞、脓毒血症。

3. 术后药物治疗　如果最终结果良好：残余狭窄＜30%、血流恢复正常、无显著的夹层分离或血栓时，就不再额外推荐使用肝素。然而，如果造影结果欠佳，目前仍不明了理想的处理方法，可以经验性地经静脉给予硝酸甘油 20～100 μg/min 直到拔除血管鞘，随后口服或经皮给予硝酸酯类药物 1～6 个月，无限期口服阿司匹林 75 mg/d。血小板受体拮抗剂和其他辅助性药物在后面的有关章节中讨论。危险因素的控制包括使用抗高血压药物、抗脂代谢紊乱药物。

4. 拔除鞘管、活动和出院　肝素停用 4～6 h 后可拔除鞘管；如果使用了溶栓药物，那么鞘管拔除前的凝血因子Ⅰ(纤维蛋白原)水平应该＞1 500 g/L(150 mg/dl)。如果 ACT 为 140～160 s，拔除鞘管后小心压迫直至出血停止，通常需要 30～45 min。接受华法林治疗的患者如果 INR＞2.0，推荐拔除鞘管前给予新鲜冷冻血浆或使用动脉闭合设备；不推荐肠道外给予维生素 K，因为其可能增加高凝状态风险，增加术后抗凝治疗的困难。患者卧床休息时间至少为 1 h/F(如 6 F＝6 h；10 F＝10 h)。评估和处理可能的新出现的杂音、搏动性包块、远端脉搏消失。大多数无并发症的患者术后 24 h 内可出院，指导患者立即报告任何新出现的或复发的症状。

第二节 冠状动脉内支架术

1964 年，Dotter 和 Judkins 提出了冠状动脉血管成形术后在血管内植入支架以支撑血管壁的设想，此后支架成为经皮冠状动脉血运重建术中最为重要的机械性技术。在美国，1994 年 27 万例 PTCA 中不到 1% 采用了支架，而在 2001 年 70 万例 PTCA 中总共植入了超过 90 万个支架。我国目前年约 2 万例 PTCA 术患者的支架植入率约为 85% 以上。所有支架有着共同的治疗目标：增大血管腔面积；覆盖夹层分离；减少早期缺血性并发症以及阻止后期再狭窄。近 10 年支架设计、材料、传输系统等方面的改进，以及一些特殊支架（如药物洗脱支架、放射支架及生物降解支架）的出现，已大大拓宽了支架的适用范围。

一、支架简介和特点

（一）支架简介

1. 自膨胀支架　Magic Wallstent™ 自膨胀支架由 18～20 根不锈钢钢丝相互缠绕成网眼状。特别设计的支架输送系统允许支架释放在靶病变内，随后支架将持续扩张，直到血管壁的弹性回缩力与支架的自膨胀力达到平衡。支架直径应该相比相邻参考血管直径大 20%。第二代 Wallstent 支架采用铂金属内核减少了金属表面积，核心外层的钴合金增加了放射线不透性。新的"magic"输送系统取代了原来的压力膜，更有利于输送和释放。Wallstent 在自体冠状动脉和移植大隐静脉中取得了有利的结果，新的 Magic Wallstent 于 1999 年获得美国 FDA 批准。Magic Wallstent 可能特别适合于长段的弥漫性病变、渐细血管及移植大隐静脉。术中必须考虑支架释放后的缩短现象。

美国批准的第一种自膨胀支架是 Radius™ 支架（Boston Scientific Scimed），多节段、易弯曲、槽管状，采用镍钛合金（nitinol™）而成，具有热记忆效应（是其自行膨胀的机制）。与 Wallstent 支架相似，其支架直径应该较最大参考血管直径大 20%，通过回撤限制鞘管以释放支架。与 Wallstent 支架相比，Radius 支架放射线不透性差，但是释放后缩短率<5%。与第一代球囊扩张支架相比，观察资料和随机研究均表明器械和手术成功率更高，血管造影和临床结果相似。

2. 球囊扩张支架　其种类远远超过自膨胀支架，按其设计可分为三类：缠绕型支架、管状支架和混合性支架。

（1）缠绕型支架：Gianturco Roubin Flex Stent（Cook, Inc.，Bloomington，IN）支架是第一个被 FDA 批准的球囊扩张支架，它由单根不锈钢钢丝缠绕在球囊上形成，这种支架太大而且难以输送。小外径的 GRⅡ由扁平钢丝组成且有一根纵向支撑杆从而使得支架辐射状力量增强，输送性也更好，1996 年被 FDA 批准用于急性或先兆闭塞。与其他球囊扩张支架相比，GRⅡ支架更易弹性回缩，所需直径稍为偏大，有时可以产生夹层分离。Wiktor Stent（Medtronic Arterial Vascular Engineering Inc.，Santa Rosa，CA）支架由单根钽金属丝呈"U"形缠绕于血管成形术球囊上。Wiktor Rival 支架于 1997 年获得 FDA 批准，但现在已停止生产。现在这类支架已经不再使用。

（2）管状支架：Palmaz Schatz（PS）支架由激光切割不锈钢而成，两个 7 mm 节段通过 1 mm 的桥（"articulation"）连接，具有更好的柔顺性。这种支架对于弹性回缩力有良好的抵抗性，从而对血管壁的贴附性非常好，全世界已有 100 万以上患者使用了该支架。PS 支架是第一种可以减少再狭窄发生率的器械，从而成为早期支架间对比试验的金标准。螺旋连接的肝素涂层 PS 支架事实上消除了亚急性支架内血栓形成，但目前已不再使用。Crown™ 支架采用激光切割的正弦形而非直型管状，从而具有更好的柔顺性，Minicrown™ 支架采用更少环状排列，支架丝厚度减小，更适合于直径为 2.25～3.25 mm 的血管。BX Velocity™ 支架的出现取代了老式 Crown 支架，其闭环设计分别改进了辐射状支撑性和柔顺性。支架丝之间独特的 FlexSegment 连接增加了支架柔顺性、屈曲性、分支血管的保护性。Multi Link 支架是第二代球囊扩张管状支架，由不锈钢管经激光蚀刻而成，支撑环和连接桥有重叠。与 PSTM 和 Crown 相比柔顺性更好；缺点是放射线不透性和输送球囊的顺应性。

（3）模块链接支架：MicroStent Ⅱ™ 和 GFX™ 支架采用球囊扩张，正弦形环状设计，许多节段螺旋形连接在一起，释放过程中顺柔应性和释放后辐射状支撑好。其独特的输送性不是其他支架可以比拟的。每个单元的长度从 3 mm（MicroStent Ⅱ）减少到 2 mm（GFX）以增加顺应性和贴附性。GFX-2 支架融合多种特性：顺应性、良好的辐射状支撑性、GFX 支架的放射线不透性、小外径和高压力输送系统。

为了进一步改善支架柔顺性和贴附性，在 GFX-2"开放式"（open）设计基础上改良形成 S670 支架，其节段缩短为 1.5 mm，由 7 个皇冠构成。S7 支架则节段更短（1.0 mm），由 10 个皇冠构成。与其早期设计相似，S7 支架有着良好的可输送性，对组织的支持（小孔区域）超过槽管状支架。S660 支架为小血管设计（2.2～2.9 mm），节段长 1.5 mm，有 6 个皇冠。所有 Medtronic AVE 支架均拥有 Secure Technology 技术（保证支架固定能力优异）和 Discrete Technology 技术（减少球囊工作长度过长）。Driver 支架使用钴合金替代不锈钢，支架壁更薄、外径更小，具有极强的柔韧性、通过性和支撑性（图 9-1-9～图 9-1-12）。

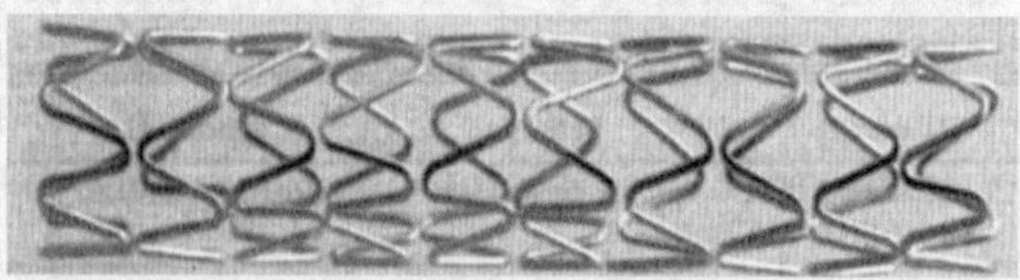

图 9-1-9　S660

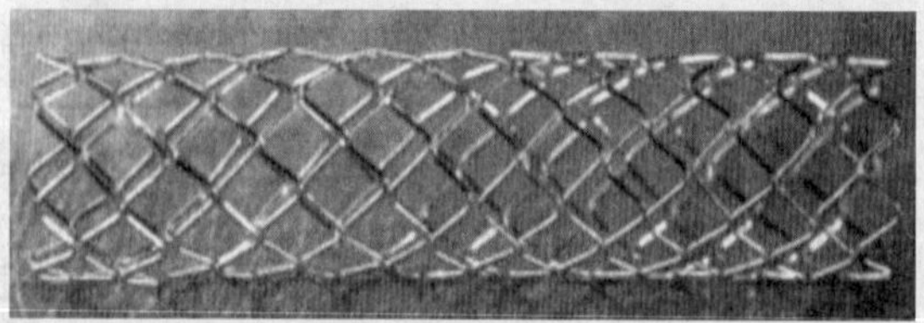

图 9-1-10　S670

（4）其他支架：JOSTENT 支架（JOMED Gmbh, Helsingborg，Sweden）是球囊扩张管状支架，专为辐射状支撑性、柔顺性、侧支保护（JOSTENT Sidebranch）及分叉病变

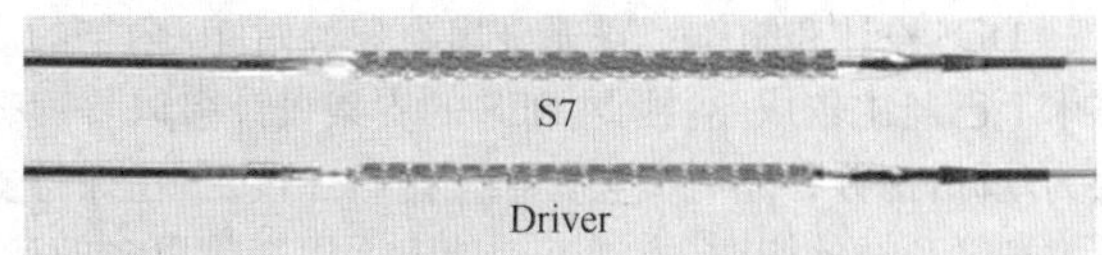

图 9-1-11　S7 和 Driver 支架的外径比较

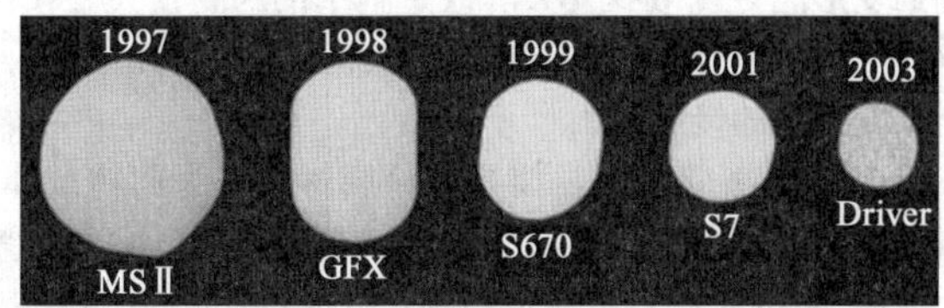

图 9-1-12　不同支架的支架壁(struts)

(JOSTENT Bifurcation)而设计。

(二) 支架特点

每个支架和输送系统都有各自的优缺点。这些特点有些是一致性的，如更好的柔顺性和输送性；有些则不是一致性的，如支撑更好时则侧支保护更差。

1. 生物相容性(biocompatibility)　指的是支架抵抗血栓形成和抗腐蚀的能力。在目前所有使用的支架材料中，不锈钢最易引起血栓形成，可以采用高度抛光、超纯等级不锈钢(316L不锈钢)，减少支架的金属表面积，抗血栓涂层(肝素、磷酸胆碱和碳)以减少血栓形成趋势。

2. 屈曲性(conformability)　该术语常与柔顺性交换使用，但其准确的含义是支架释放后扩张的支架沿其纵轴弯曲的能力。有些支架与扭曲血管形状保持很好的一致性，如 S670、Multi Link TETRA、Wallstent；而一些支架释放后将血管拉直，如 NIR Elite。以往，柔顺性好的支架屈曲性较好，但辐射状支撑较差；现在，新型支架设计兼顾输送时的柔顺性和释放后的辐射状支撑性。屈曲性差的支架释放后使得血管更直(支架缺乏屈曲性)，是晚期缺血性事件的预测因素。

3. 输送性(deliverability)　将支架输送至理想位置依赖于多种因素：柔顺性、张开性(flaring)、输送系统完整性和跟踪能力。跟踪能力指沿导丝行进的能力，受鞘杆涂层、僵硬性、远端渐细情况、外径影响。目前大多数支架无此困难，从操作角度来看，难以区别输送系统的差异。

4. 柔顺性(flexibility)　指的是未扩张支架围绕支架纵轴弯曲的能力。扭曲的冠状动脉循环、成角的指引导管使得顺应性良好与否非常重要。球囊扩张支架较自膨胀支架柔顺性差；管状支架较缠绕支架差。然而，设计和制造的改进使得柔顺性好的球囊扩张支架成为可能，同时保留许多既往管状支架的贴附特点。尽管指引导管的同轴性对于支架的满意释放非常重要，但现在不再需要常规使用超强支撑导丝和大腔指引导管[≥8 F(2.7 mm)]。

5. 辐射状支撑性(radial strength)　这是一个衡量支架抵抗血管壁弹性回缩能力的指标。影响支撑力的关键因素是支架自身设计特点和支架丝厚度，而它们常常可以削弱顺应性和屈曲性。更好的支撑力适合于开口病变，因为此处血管壁的弹性回缩力强。对于僵硬病变而言，球囊扩张支架较自膨胀支架扩张性更好。

6. 贴附性(scaffolding)　指的是支架完全覆盖病变的能力，包括纵向和横向覆盖，依赖于辐射状支撑力和支架表面积(7%～20%不等)。不充分的覆盖率可能导致斑块通过网孔向管腔内突出，促进血栓形成和再狭窄发生。然而，过度的覆盖可能减少侧支入路、柔顺性、输送性和屈曲性。金属表面积增大可能同样有利于血栓形成。

7. 侧支入路和保护(sidebranch access and preservation)　与金属表面积和支架设计有关。

8. 可视性(visibility)　透视下支架可视性取决于支架材料、设计、支架丝厚度和 X 线显示设备。可视性对于支架重叠放置或开口病变特别重要。

二、新型支架

(一) 带膜支架

带膜支架(covered stent)即在金属支架外表覆以可降解或不可降解的聚合物薄膜。薄膜可选用涤纶(dacron)、尼龙(nylon)、聚四氟乙烯(PTFE)、聚尿烷(polyurethane)等，制成管状或网状，覆盖在支架的中间或外面。研究表明，PTFE 的径向扩张性强，可预扩 50%～450%而不改变理化性质，预扩后的轻微弹性回缩易于保持移植物与内支架的紧密结合，而且其孔较小，适于作移植物材料。支架可选用自膨胀型的 Gianturco 支架或球囊扩张型 Palmaz 支架。JOSTENT 冠状动脉带膜支架(PTFE 膜夹在位于两个 JOSTENT 支架之间)治疗血管穿孔、动脉瘤和退行性变移植静脉的疗效评价结果显示致血栓性没有增加 (图 9-1-13)。

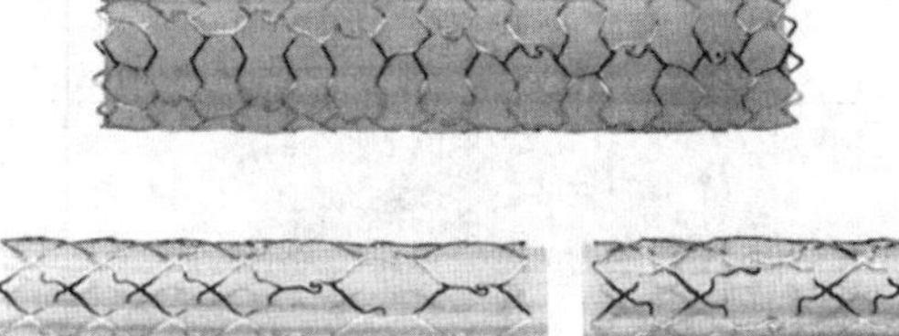

图 9-1-13　JOSTENTS

上图：为 Coronary Stent Graft。下图左侧：为 Bifurcation Stent。下方右侧：为 Sidebranch Stent

(二) 涂层支架

裸金属支架的材料为 316L 医用不锈钢，实验证明其能释放极微量的重金属离子，引起血管组织的炎症反应而增加内膜增殖，导致支架内再狭窄。为进一步改善金属支架的表面性质，机体固有的成分如清蛋白、纤维蛋白原、纤维素等被用于修饰金属支架的表面以增加其生物血液相容性，即涂层支架(coated stent)。磷酸胆碱(phosphorylcholine，PC)是红细胞外膜表面分子成分，在 PC 涂层中存在许多大小不一、带有电荷的微小间隙，这种结构非常有利于药物以非共价方式结合，并且通过不同的工艺设计，可使这些间隙适应不同分子量大小的药物，因此 PC 涂层被广泛用作药物洗脱支架的带药平台。虽然 PC 本身对于预防支架内再狭窄(ISR)并无明显作用，但已证实 PC 涂层可以减少局部炎症反应，降低血栓的发生率。

(三) 药物洗脱支架

1986 年冠状动脉内支架植入术首次应用于临床。尽管冠状动脉内支架术能够有效降低单纯球囊扩张后的再狭窄率，但仍有 20%～30%的患者在术后 3～8 个月发生 ISR。随着药物洗脱支架(drug eluting stent, DES)在技术和临床应用上的不断成熟,攻克ISR终现曙光。目前在临床上大规模应用的主要是Cypher™(rapamycin,雷帕霉素,又称西罗莫司)洗脱支架(CORDIS公司)和TAXUS™(paclitaxel,紫杉醇)洗脱支架(Boston Scientific公司),较多循证医学的证据显示,其临床试验取得了令人鼓舞的结果,是介入心脏病学的又一里程碑。FUTURE Ⅰ、Ⅱ等临床试验初步验证了Everolimus洗脱支架和ABT578PC洗脱支架的安全性和可行性,也显示了较好的应用前景。

PTCA术后再狭窄的主要机制是血管局部对球囊损伤的过度愈合反应,包括早期弹性回缩、晚期负性重构及新生内膜(neointima,NI)过度增生。DES防治ISR是通过金属支架的机械支撑力防止血管早期弹性回缩和晚期负性重塑,支架所携带高浓度的药物直接对靶病变抑制其内膜增殖(图9-1-14)。

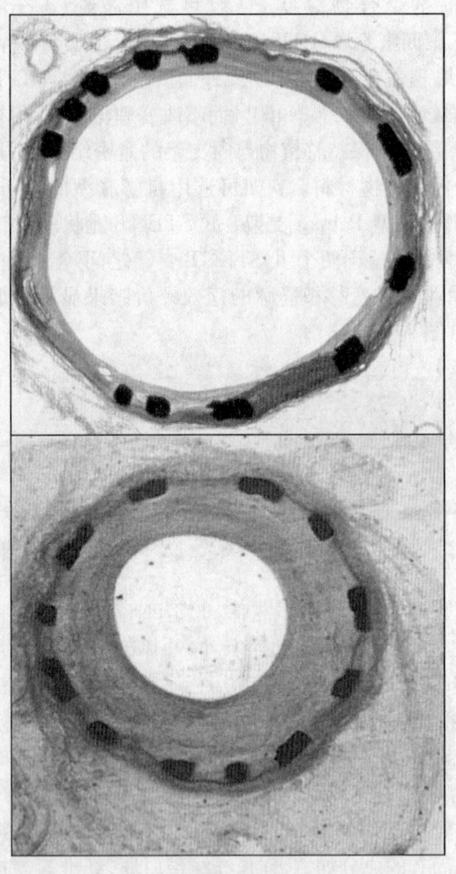

图9-1-14　支架植入猪冠状动脉3个月后的血管横断面

上图:为雷帕霉素洗脱支架。下图:为裸支架

1. DES较普通支架的优点　DES通过支架的机械支撑力防止血管早期弹性回缩和晚期负性重构,支架所携带的药物则在局部抑制NI增生,避免金属支架的单纯机械支撑作用,实现机械治疗和生物治疗的完美结合。同时,DES作为一个局部药物释放平台,具有定位准确、靶组织内药物浓度高、分布均匀、作用时间长、全身不良反应小等特点,避免药物的全身毒副反应,明显优于口服药物治疗。与支架内放射治疗、切割球囊、高频旋磨等目前治疗ISR的介入治疗方法相比,DES立足于预防,同时兼顾ISR的治疗,因而具有更高的效/费值。

2. DES设计和制作　普通金属支架经过10余年的应用在技术上已经比较成熟,因此DES的支架设计多以普通金属支架为基础,部分在原有支架基础上进行了改良,在保持支架支撑力和轻巧性的同时,增加支架的表面以携带更多的药物、缩小支架网眼间的空隙以使药物分布更加均匀、降低支架金属结构的变形能力以减少支架释放过程中的药物损失。在保证药物含量的前提下,新型钴合金支架涂层正在研究中,其可减少支架与组织的接触面积。

目前大多数DES都需要特殊涂层材料作为药物载体,少部分药物可通过特殊工艺之间涂布于支架表面(如肝素、紫杉醇)之外。涂层的作用是加强药物与支架的结合,避免支架释放过程中的药物丢失,并且控制药物释放的速率和方向,对DES的疗效起着至关重要的作用。支架涂层必须考虑到药物的药代动力学及机械应力的需要,使药物能在适当的时间窗中以比较均匀的方式释放。支架涂层其本身需有优良的生物相容性(组织和血液的共同相容性),还应该适合于消毒、能够耐受支架扩张时的形态学改变和球囊扩张时的机械损伤。

涂层药物的选择是DES的核心。根据主要药理作用的不同,将涂层药物分为以下五大类:① 抗血栓药物,如肝素、水蛭素、前列环素、阿昔单抗等。② 抗感染药物,如地塞米松(dexamethasone)、甲泼尼龙(甲基强的松龙)等。③ 抗血管平滑肌细胞(VSMC)增殖药物,如雷帕霉素(rapamycin、RAPM)及其衍生物(如ABT578、everolimus)、紫杉醇(paclitaxel)、血管肽素、麦考酚酸、他克莫司等。④ 抗VSMC移行药物,如巴马司他等。⑤ 促内皮愈合药物,如17β-雌二醇等。除了上述传统意义上的药物之外,DES涂层药物的定义近年来倾向于包括其他类型的生物学制剂,如c-myc反义寡核苷核、双磷酸盐脂质体、重组细胞/生长因子、内皮祖细胞抗体、基因治疗载体等,目前正在尝试通过支架释放这些生物制剂达到防治ISR的目的。

3. 目前应用DES的临床试验　Cypher™洗脱支架在2003年4月由美国FDA批准上市,FIM研究是Cypher™洗脱支架的首个前瞻性临床试验,入选45例患者,2年冠状动脉造影再狭窄率为0,主要心血管事件(MACE)率为10%,目前全部病例已随访3年,未发现支架内血栓、晚期再狭窄和动脉瘤,但其样本数少、病变简单。RAVEL研究是随机、多中心临床试验,共入选简单病变的238例患者,1年随访造影再狭窄率为0,MACE率为5.8%,3年MACE率为15.8%,而对照组为33.1%。FIM和RAVEL研究首次报道了DES长期随访再狭窄率为0,是PCI历史上的里程碑。SIRIUS研究是在美国进行的多中心、随机临床试验,入选1 100例患者,病变长度为15～30 mm,参考血管直径为2.5～3.5 mm,其中25%的患者有糖尿病,29%的患者需重叠支架,早期400例8个月随访结果表明Cypher™组ISR率为2%(对照组为31.1%),节段内再狭窄为9.2%(对照组32.3%),MACE率分别为12.1%和23.9%;其后公布的850例8个月随访结果表明,Cypher™组ISR率为3.2%(对照组35.4%),节段再狭窄率为8.9%(对照组36.3%),这些益处维持了2年,在Cypher™组无事件生存率为90%,优于对照组的80.5%,并且血管重建(TLR)率仅为2.5%,该研究为Cypher™支架在重叠支架、分支病变和糖尿病病例应用提供了临床依据及操作经验。在欧洲和加拿大进行的多中心、随机、对照研究ESIRIUS和CSIRIUS进一步证实了

Cypher™支架的有效性，前者入选 352 例患者，后者 100 例，两者血管条件相似，全部为新生病变，参考血管直径为 2.5～3.0 mm，长度为 15～32 mm，8 个月造影随访 ISR 发生率分别为 3.9%和 0，节段内再狭窄率为 5.9%和 2.3%，9 个月 MACE 发生率为 8.1%和 4%。有关 Cypher™研究仍在开展中，一组有关 122 个 Cypher™支架治疗分叉病变的资料提示，主支血管植入 Cypher™支架，其再狭窄率为 0；分支血管因其管腔直径较小，再狭窄率为 15.9%，发生再狭窄的部位主要在分支血管的开口；在 Cypher™ 支架治疗慢性完全闭塞病变（CTO）的 SICTO 试验中，MACE（死亡、心肌梗死等）、急诊冠状动脉搭桥术、靶病变血管成形术、急性或亚急性血栓的发生率均为 0，只有靶血管重建（TVR）率为 8%。入选 15 000 例患者的 ECypher 注册登记研究，Cypher™ 支架在治疗再狭窄病变、移植物血管病变、长病变、左主干病变、CTO 等情况时，MACE 率为 2.9%，TLR 率为 0.9%。

TAXUS™洗脱支架的主要临床研究为 TAXUS Ⅰ～Ⅵ系列，其中 TAXUS Ⅱ 和Ⅳ研究已完成 2 年的随访。TAXUS Ⅰ研究入选 61 例患者，6 个月冠状动脉造影 ISR 率为 0，12 个月 MACE 率为 3%（对照组为 13%），无支架内血栓形成。TAXUS Ⅱ试验入选 537 例患者，分为慢速释放组、中速释放组和对照组，6 个月冠状动脉造影 ISR 率分别为 2.3%、4.7%和 18.6%，MACE 率为 8.5%、7.8%和 19.8%，1～2 年的 MACE 率在药物支架组仍显著低于裸支架组，并在晚期血栓形成上无显著差异。TAXUS Ⅲ研究入选 30 例 ISR 患者，观察治疗 ISR 病变的效果，6 个月 ISR 率为 16%，其中只有 1 例为真正的 ISR，MACE 率为 28.6%。TAXUS Ⅳ～Ⅵ 研究进一步观察在长病变、多支病变和 ISR 复杂病变中疗效。TAXUS Ⅳ研究入选 1 314 例患者，病变长度为 12～28 mm，血管直径为 2.5～3.5 mm，559 例患者 9 个月结果提示治疗组 ISR 率、节段内再狭窄率和 MACE 率分别为 5.5%、7.9%和 8.5%，远低于对照组的 24.4%、26.6%和 15%，证实 TAXUS™支架预防长病变、糖尿病及小血管病变 PCI 术后 ISR 有很好的疗效，2 年的随访结果提示此益处持续存在，并无晚期赶上（late catch-up）现象。TAXUS Ⅵ是目前唯一病变长度＞20 mm 的研究，与裸支架比较，其 TVR 下降 53%。meta 分析共 2 289 例患者入选的 TAXUS Ⅱ、Ⅳ和Ⅵ研究，TAXUS™组和裸支架组的 12 个月 TLR 率分别为 4.9%和 15.6%，TVR 率为 7.6%和 17.5%，MACE 率为 11.7%和 20.7%；糖尿病患者的亚组分析发现，12 个月 TLR 率从裸支架组的 19.3%～21.4%下降到 TAXUS™组的 5.5%～6.2%；ISR 率从 37.5%降至 5.6%～6.2%。全球大规模的注册 MILESTONE Ⅱ研究已完成患者的登记。

在心脏介入治疗的"真实世界"中 Cypher™和 TAXUS™哪个支架更好是一个现实性问题，在 2004 年经导管心血管治疗大会（TCT）上公布的非随机的 ASAN 研究结果认为，Cypher™支架的 ISR 和晚期管腔丢失均低于 TAXUS™支架，但并无统计学上差异，但许多学者对其方法学提出了许多质疑。最近发表的 TAXi 研究报道 Cypher™ 和 TAXUS™ 的 MACE 率分别为 6%和 4%，TLR 率分别为 3%和 1%。由于以上均为小样本研究，在 2005 年美国心脏病学会议（ACC）上公布的欧洲 REALTY 研究结果，发现 Cypher™和 TAXUS™在 8 个月的随访期，其再狭窄率分别为 9.6%和 11.1%（$P=0.31$），但采用何种参数更正确、客观评价支架的益处可能是争论的焦点。

Everolimus 是雷帕霉素的类似物，具有更高的组织溶解性，口服作用及不良反应与雷帕霉素相似。基于 Everolimus 洗脱支架的 FUTURE Ⅰ临床试验初步验证了该支架的安全性和可行性，6 个月随访 ISR 率为 0，节段再狭窄率为 4%。后续的多中心、前瞻性 FUTURE Ⅱ临床试验的部分病例 6 个月临床随访结果已于 2003 年 TCT 上公布，早期随机入选的 21 例 Everolimus 洗脱支架组患者与 43 例未涂层普通金属支架组患者相比，最小管腔直径为 2.19 mm 比 1.75 mm（$P=0.003$），平均管腔直径 2.74 mm 比 2.02 mm（$P<0.000\ 1$），ISR 率为 2.94%比 30.35%（$P<0.000\ 1$），Everolimus 洗脱支架组患者 6 个月临床随访期间无 MACE 发生，而裸支架组有 7 例发生 MACE，其中 6 例发生 TLR。

4. DES 的安全性和远期疗效　尽管 DES 在临床应用上取得了成功，但其仍然面临许多新的问题和挑战。长期疗效是值得关注的一个问题，DES 在抑制 NI 增生的同时又抑制再内皮化，导致局部延迟愈合和亚急性或晚期血栓形成。曾经有学者质疑 DES 可能推迟 ISR。目前上市的 Cypher™ 支架及 TAXUS™支架由于在药物剂量和控释方面均比较合理，因而在长期随访中严重并发症的发生率均低于金属支架。FIM 试验 3 年的临床随访结果显示，无 1 例发生远期并发症，TAXUS Ⅱ的 2 年临床随访结果均初步肯定了 DES 的长期疗效。但作为一项新技术，DES 更长期的疗效尚未得到完全肯定，还需要更多的结果来证实其 3 年以上的疗效。

安全性同样是需要关注的问题，RAVEL、SIRIUS、TAXUS Ⅱ研究的血管内超声亚组分析均发现存在不同比例的晚期支架贴壁不良（incomplete apposition）（图 9-1-15），其可能与 DES 过度抑制 NI 增生有关，但目前尚未发现支架贴壁不全会引起任何不良发应和临床后果，长期能否导致血栓、动脉瘤、支架移位等并发症还需进一步观察。1 例接受 Cypher™ 支架治疗患者术后 16 个月死亡，发现支架覆盖区域未达到完全内皮化。meta 分析 1 748 例患者的 RAVEL、SIRIUS、ESIRIUS 和 CSIRIUS 研究，总的血栓发生率（急性、亚急性和晚性）仅为 0.6%，与普通支架组无差异，证明 Cypher™支架是安全的。2 年的 TAXUS Ⅱ、Ⅳ研究同样证实 TAXUS™ 支架的安全性。2005 年 ACC 上公布的欧洲 REALTY 研究结果提示在 30 d 内发生支架内血栓形成的概率在 Cypher™ 支架组为 0.4%，而 TAXUS™支架组为 1.8%（$P=0.019\ 6$）。

5. 操作技巧与支架设计的改进　分析 SIRIUS、ISR Registry、TAXUS 系列试验中发生 ISR 的病例，发现主要原因包括支架未充分覆盖病变、支架释放（尤其是支架近端高压后扩张）过程中球囊引起的损伤、支架近端药物洗脱过快等。因此，对 DES 植入术的操作技巧进行了总结和规范，如尽量采用完全覆盖病变的长支架或重叠支架植入以便充分覆盖病变；尽量采用直径小和长度短的球囊行 0.606～0.808 MPa（6～8 atm）低压力预扩张以减少血管壁的损伤，对合适病变可不行预扩张直接植入药物洗脱支架，尽量减少球囊扩张次数及内膜撕裂的机会；对药物支架的释放压力建议给予 1.414～1.616 MPa（14～16 atm）以使其充分释放和贴壁；有条件时建议在血管内超声指导下释放支架以提高支架的释放质量，球囊

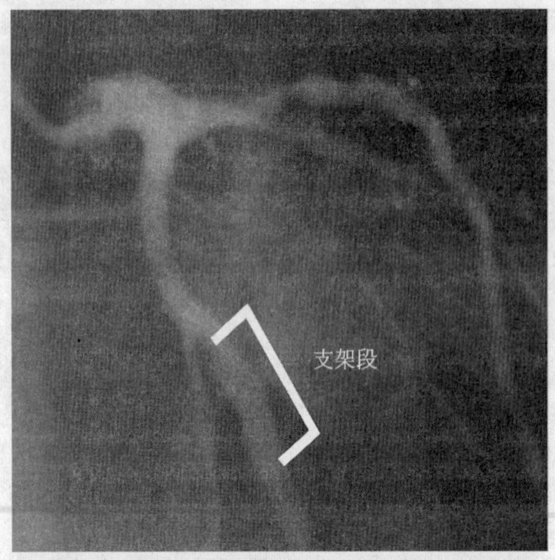

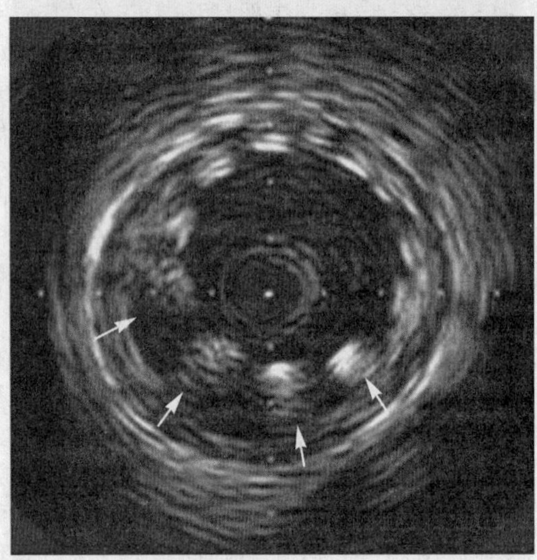

图 9-1-15　IVUS 示支架晚期贴壁不良

预扩张的部位一定要有药物支架覆盖等；同时，改进 DES 的设计，如调整球囊/支架值、改进支架结构、改良药物释放工艺等对提高 DES 的临床疗效可能有一定意义。

第三节　冠状动脉内旋磨术

冠状动脉内旋磨术（rotablator atherectomy）扩展了经皮介入治疗技术的应用范围，特别是不能通过其他方法治疗的坚硬、钙化病变的血运重建。旋磨系统（boston scientific scimed）（图 9-1-16、图 9-1-17）由两部分组成：一个是可以重复使用的控制台，控制磨头旋转的速度；另一个是旋磨器，磨头为镀镍黄铜，呈橄榄形，其前端表面镶有 20～30 μm 大小的钻石，并与一根柔软的驱动鞘杆连接。驱动杆位于 4.3 F（1.5 mm）特富隆涂层鞘管内以保护动脉壁免受旋转驱动杆的损伤，并且可以作为盐水的灌注通道以冷却系统。压缩空气或氮气驱动的涡轮器用于调节磨头的旋转速度，它由控制台控制并有一个脚踏器控制开关；旋转速度由光纤转速仪监测（图 9-1-18）。有一些特制的 0.022 9 cm（0.009 in）不锈钢旋磨导丝（柔软和超强支撑），远端渐细，允许在动脉内更好的跟踪性和偏转性（bias）。斑块切除前需将旋磨导丝送入目标血管，使其铂金头端位于病变远端，旋磨器磨头前向运动过程中不会越过比其直径更大的导丝头端；一个替代方法是采用传统柔软的 PTCA 导丝可能更有利于通过狭窄病变，然后可以采用球囊或交换导管来完成旋磨导丝的交换。沿旋磨导丝将磨头向前推送直至位于狭窄病变近端，然后灌注盐水，启动旋转，利用推送器上的控制手柄轻柔推送旋转的磨头（140 000～160 000 r/min）通过病变。

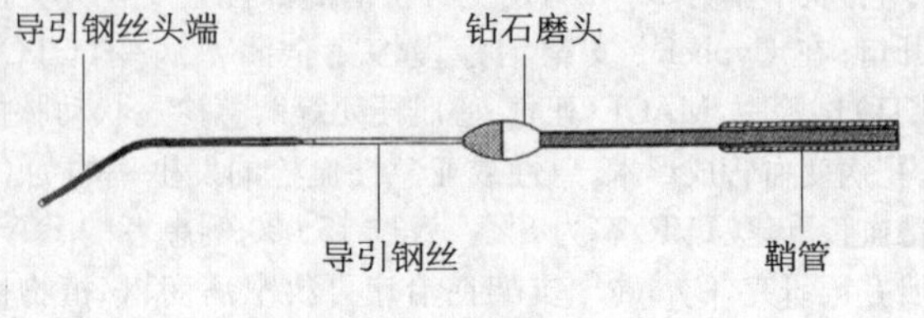

图 9-1-16　旋磨器磨头

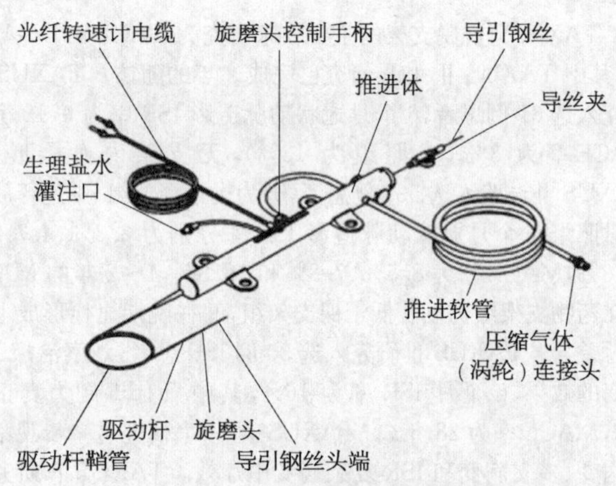

图 9-1-17　旋磨器设备

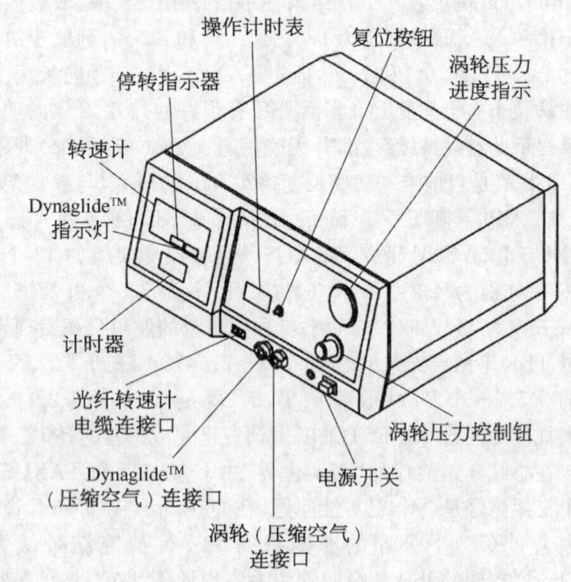

图 9-1-18　旋磨器控制板

一、物理原理和设计特点

旋磨系统更倾向于销蚀粥样硬化斑块，其原理是切割差异性和摩擦力的正交转移。

1. 切割差异性　指的是器械可以选择性地切除一种物质

同时保留另一种物质完整性的能力，主要是由于这些物质的组成成分不同。在高速旋磨术中，无弹性的物质被粉碎，如纤维化斑块或富含脂质的斑块；无病变的血管节段保留有黏弹性，可以避让旋转的磨头，从而避免被粉碎。

2. 摩擦力的正交转移　这个特点可以解释磨头为什么容易通过冠状动脉血管系统中扭曲和病变的节段。当旋转速度≥60 000 r/min 时纵轴摩擦力矢量实际上已被消除，表面拽力的减少使得磨头前进和后退没有阻力。

二、高速旋磨术的作用

1. 对血管壁的作用　组织学和 IVUS 证实旋磨术后纤维化、钙化、软斑块被切除，形成无内皮的光滑内表面，血管中层未受损伤。术后 3 个月和 6 个月的造影随访显示，作用部位的近端和远端血管直径并未发生变化，这说明旋磨术并未加速动脉粥样硬化。

2. 微细的碎屑　旋磨时所产生碎屑的大小是由钻石的大小、磨头前进的速度和力量决定的。低速旋转(＜75 000 r/min)时产生较大颗粒，用力推进磨头产生热量，其特点是使得旋转速度下降(RPM＞5 000)；与此相反，速度＞140 000 r/min、轻柔推送磨头时碎屑更细、碎屑负荷更小，但是 180 000 r/min 时似乎伴有更常见的血小板聚集和更大的血小板聚集块。实验显示 77%碎屑直径＜5 μm，88%＜12 μm；碎屑浓度要高出人体旋磨术中观察到的微粒浓度 10～30 倍方能减少冠状动脉血流储备。大多数微粒无伤害性地通过循环并被肝、肺、脾清除。一些研究同时利用 PET 和食管内超声，结果发现碎屑对血流动力学、左心室整体功能、局部室壁运动无影响；也有研究发现有短暂(30～40 min)的心肌顿抑。利用多普勒导丝研究发现即使成功附加 PTCA 后冠状动脉血流储备也呈持续性异常，但是这些异常可以通过植入支架纠正，提示旋磨术后多普勒血流受损是由于管腔未充分扩大，而不是由于远端栓塞导致的。

3. 销蚀的效率　冠状动脉造影定量分析显示旋磨术所获管腔是所选磨头大小的 90%，随后 24 h 管腔面积可能反而增加，这可能是由于弹性回缩和(或)痉挛的减轻引起。IVUS 研究发现旋磨术后管腔增大的主要机制是斑块被销蚀，表现为斑块＋中膜面积的减少(斑块移出)、管腔直径增加、外弹力膜面积无改变(动脉无扩张)、靶病变处钙化弧度的减少。相反，辅助性 PTCA 增大管腔面积主要是通过动脉扩张(80%病变外弹力膜面积增加)，而不是斑块移出(斑块＋中膜面积无变化)。旋磨术后 IVUS 典型发现，清晰而圆形的内膜管腔界面；管腔面积较最后所用旋磨器磨头的尺寸更大。

三、旋磨操作过程

(一) 术前评估

虽然需要特别强调某些因素，但是旋磨操作类似于 PTCA。如目标病变为优势右冠状动脉、优势回旋支、LAD 开口或使用 2.5 mm 磨头时，可能产生心脏传导阻滞，需要预防性植入临时起搏器。心动过缓通常在磨头旋转后即刻出现，常于销蚀术终止后 5～60 s 逆转，其机制尚不明了，可能是由于微气穴现象、碎屑栓塞、血管痉挛、导丝颤动或未知的神经反射。严重左心室功能障碍或靶血管支配大面积心肌的患者强烈推荐在旋磨过程中进行持续性肺动脉压力监测。选择性高危患者(如单支通畅血管)推荐预防性植入 IABP 以预防暂时性心脏功能障碍产生时导致的血流动力学不稳定。

(二) 辅助药物

所有介入治疗必须使用阿司匹林，300 mg/d，至少术前 1 d 开始。通常 15%的患者在术中会发生痉挛，推荐术前充分水化和应用钙通道阻滞药，可能减少血管痉挛的发生率。术中应用肝素，一次静脉使用 10 000 U，需要时可再增加，保持整个操作过程中 ACT＞350 s。如果应用血小板糖蛋白Ⅱa/Ⅲb 受体拮抗剂，应该遵循标准的 ACT 指南。尽管严重的血管痉挛很少见，但应准备好硝酸甘油以备冠状动脉内使用，常用剂量是每次销蚀后使用 100～150 μg 弹丸式注射。维拉帕米或地尔硫䓬也可以在冠状动脉内应用，通过球囊或输送导管注射入远端血管，可能有助于逆转慢复流或无复流现象。一些术者的冲洗液配有硝酸甘油、维拉帕米、肝素(“鸡尾酒”)，在手术过程中持续提供冠状动脉扩张剂，这样可能减少无复流的发生率。一些术者使用 Rotaglide 润滑剂减少驱动杆和导丝之间的摩擦力。使用血小板糖蛋白Ⅱa/Ⅲb 受体拮挤剂伴随 CPK 的增高减少 50%；磨头诱发的血小板聚集更少，在许多中心已经被常规使用。

(三) 旋磨技术

1. 选择指引导管和放置导丝　手术的一个关键步骤是选择合适的指引导管以确保同轴性。对斑块进行旋磨是沿着导丝行进的，导丝偏移(切线定位)可能导致磨头指向动脉壁，使得斑块销蚀效果欠佳，夹层分离或穿孔的风险增加。指引导管的内径必须比磨头大 0.010 16 cm(0.004 in)，1.25 mm、1.50 mm、1.75 mm、2.0 mm、2.15 mm 磨头可以用 8 F (2.7 mm)大腔指引导管[内径≥0.200 66 cm(0.089 in)]；2.25 mm 磨头可以通过 9 F 指引导管[内径≥0.236 22 cm(0.093 in)]；2.38 mm 磨头可以通过 9 F 大腔导管[内径≥0.248 92 cm(0.098 in)]；2.50 mm 磨头可以通过 10 F 指引导管[内径≥0.259 08 cm (0.102 in)]。

2. 磨头选择和放置　常推荐两步法进行旋磨：先采用磨头/血管为 0.5～0.6 的磨头，后采用磨头/血管为 0.75～0.80 的磨头，这样可以减少碎屑的负荷，允许术者于手术过程中进行评估。完全闭塞病变、严重弯曲病变、长度＞30 mm 病变常常采用磨头/血管＜0.5 的磨头开始治疗。磨头在体外检验后将其推送至恰好位于目标病变近端(平台节段)。磨头必须可以在平台节段内无阻碍地旋转，如果磨头在激活时与动脉壁接触，那么血管损伤的风险明显增加。磨头周围流动的造影剂可以确定磨头位置是否正确。在启动磨头之前，轻轻回撤驱动鞘杆以消除前向张力，松开和“摇晃”(jiggle)推送器手柄时必须感受到无阻力；如果驱动鞘杆仍有张力，启动设备后磨头可以突然产生前向运动，可能产生夹层分离。待张力松弛后在平台节段启动磨头，根据磨头大小调节其平台速度(病变近端 RPM)。传统指南推荐：磨头＞2 mm 时平台速度为 160 000 r/min，磨头≤2 mm 时平台速度为 180 000 r/min。然而一些术者更喜欢较低的速度以减少血小板聚集和其他并发症。

3. 销蚀技术　旋磨技术最重要的原则是监督 RPM 以指导磨头缓慢和小心地向前运动通过病变，减速过多(较平台速度下降＞5 000 r/min)表明磨头推进过强，增加由于热量和过大碎屑所导致的血管损伤和缺血性并发症的风险。间断注射造影剂以保证观察评估磨头的推进过程，造影剂注射还可以确定病变的边界、扭曲节段器械的位置、磨头与血管的关系，并可能诱发反应性充血。如果未能观察到造影剂前流，应轻轻回撤磨头，以恢复前向血流和清除碎屑。病变形态、远端血流量、血流动力学和临床参数有助于确定最佳的销蚀时间。一般而言，每次旋磨持续 15～30 s，根据患者的不同反应，间隔 30 s 至 2 min以保证充分清除碎屑和应用血管扩张剂。如果出现 ECG 变化、显著胸部不适、血流动力学紊乱，应增加间隔时间直至患者临床情况稳定。完全销蚀病变通常需要几个回合。如果磨头前向运动过程中没有感受到阻力或无 RPM 下降则可以撤出磨头。注意技术的细节可以使结果更佳、并发症更少，尤其是在复杂病变中要特别注意。

4. 辅助治疗 由于大多数磨头小于目标血管，90%以上病变需要辅助性 PTCA 以获得确切的管腔扩大，一般而言，大多数管腔在 PTCA 后增大。关于旋磨术和辅助性血管成形术的理想策略仍有争议。一些术者采用病变改良策略，利用较小型号磨头(磨头/血管≤0.6)轻微改善病变的顺应性，然后采用传统 PTCA 方法(球囊/血管约为 1.0)进一步治疗。与此相反，其他一些术者采用更积极的斑块销蚀策略(磨头/血管>0.7)，然后采用稍大一些的球囊(球囊/血管约为 1.1)低压力扩张。尽管两项大规模多中心随机试验的初步资料并未发现 PTCA 术前行强化的斑块销蚀术有临床或造影性优势，但是严重钙化病变可能需要积极的斑块销蚀术以获得满意结果。旋磨后给予定向斑块切除术已经用于治疗大直径血管钙化病变。一项报道显示旋磨术使钙化病变更容易被定向切除术切除；另一项研究利用血管内超声(IVUS)发现旋磨术后辅助性冠状动脉内定向旋切术(DCA)较辅助性 PTCA 管腔面积增加更多。许多复杂病变(钙化病变、长病变、弥漫性病变)患者现已接受旋磨和支架植入术(rotastent)。与辅助性 PTCA 相比，辅助性支架植入术后管腔增大更多，最终狭窄更小。对血管直径>3 mm 的钙化病变行旋磨术后再给予辅助性 PTCA、DCA 或支架植入术，IVUS 发现旋磨/支架组管腔增大最多，残余狭窄最小。SPORT 试验(stenting post rotablator treatment)是多中心随机试验，比较了 Rotastent 和 PTCA 支架在大钙化病变中的作用，观察资料显示 Rotastent 组更少发生再狭窄。IVUS 常被用于评价钙化病变程度和分布范围以指导介入治疗。表浅钙化病变更可取的治疗方法是旋磨术；当钙化位置较深时(没有表浅钙化)可以采用 PTCA、DCA 或支架植入术治疗。尽管旋磨术看来有利于钙化病变中支架的扩张，但强化斑块销蚀术策略(最后磨头≥2.25 mm 或最后磨头/血管>0.8)伴随更多住院期间心肌梗死(Q 波和非 Q 波心肌梗死)的发生率和更少的再狭窄率。

5. 术后处理 与常规 PTCA 术后相似。

四、结果

较早的旋磨术资料建立在早期技术基础上，重要的技术改良，特别是避免磨头速度的显著降低，可能对即刻和长期结果产生显著益处。

(一) 成功率

一项多中心登记研究共纳入 2 976 例患者、3 717 处病变，其手术成功率为 94.5%，90%的患者需要辅助性血管成形术以使残余狭窄<30%。再狭窄病变手术的成功率高于原发性病变，但是患者的年龄、性别、多支血管病变或不稳定型心绞痛都不是预测因素。其他的研究结果相似。一项造影性研究显示旋磨术后 24 h 管腔进一步增大，提示弹性回缩和(或)血管痉挛的缓解。

(二) 并发症

多中心登记和其他观察性资料显示，临床并发症的发生率与 PTCA 相似，其死亡率为 1.0%，Q 波心肌梗死占 1.2%，紧急 CABG 为 2.5%。6%～8%的患者肌酸激酶同工酶(CK-MB)升高超过正常 2 倍(非 Q 波心肌梗死最保守的定义)，现已意识到 CK-MB 轻微升高患者长期预后可能较差。造影性并发症包括夹层分离(10%～13%)、急性闭塞(1.8%～11.2%)、慢血流(1.2%～7.6%)、穿孔(0～1.5%)、严重痉挛(1.6%～6.6%)，各研究之间并发症的发生率不同可能是由于定义的不同、术者经验的增加及技术的改进造成的。由于鞘管型号稍为大些(≥8 F)，显著出血[需要输血、血红蛋白减少>30 g/L (3 g/dl)或血肿>4 cm]发生率为 1.0%～7.7%，需要外科手术治疗的腹股沟并发症的发生率为 2%～3%。高危患者接受旋磨术时预防性植入 IABP 可能减少低血压和非 Q 波心肌梗死的发生率。在 DART(dilatation vs ablation restenosis trial)研究中，PTCA 组夹层分离和补救性支架植入更多(14%比 6%，$P<0.05$)；旋磨术组无复流现象更多(8%比 0.5%，$P<0.01$)。在侧支开口病变和支架内再狭窄病变的治疗过程中侧支闭塞更常见。

(三) 再狭窄

再狭窄率与球囊血管成形术相似，从多中心登记的 39%至随机 ERBAC 研究的 62%。一项关于病变长度和钙化对再狭窄影响的研究表明，长病变和非钙化病变的再狭窄率是其他病变的 2 倍。短钙化病变的再狭窄率最低(6.3%)，而无钙化长病变(>20 mm)的再狭窄率最高。DART 试验是在直径≤3.0 mm血管的 A 型、B1 型病变中进行的比较 PTCA 与旋磨术+PTCA 的随机研究，结果显示 PTCA 晚期血运重建率为 22%，旋磨术为 18%，或 PTCA 造影性再狭窄率 48%比旋磨术 52%，两者之间均无显著差别。其他两项研究显示，强化的斑块切除术较保守的斑块切除术并无再狭窄方面的优势。

(四) 斑块成分对结果的影响

1. 钙化 旋磨术在钙化和无钙化病变中的手术成功率和主要并发症的发生率相似。关于再狭窄率的报道结果不一：多中心登记资料显示无差别；另一项研究显示钙化病变的再狭窄率更低。大直径钙化血管植入支架前预先采用旋磨术行斑块销蚀较预先仅采用 PTCA 术有着最终直径的狭窄率(4.2%比 13.1%，$P<0.000\ 1$)和晚期血运重建率(12.2%比 24.5%，$P<0.05$)方面的优势。

2. 软斑块 血管内超声显示旋磨术可以对软斑块进行销蚀。

(五) 病变形态对结果的影响

1. 复杂病变 ERBAC 试验比较了旋磨术、PTCA 和准分子激光血管成形术在 B 型、C 型病变中的作用。尽管旋磨术组中 B2 型和 C 型病变较 PTCA 组更多(85%比 72%)，但旋磨术组成功率更高(91%比 80%)、残余狭窄更少(27%比 35%)、缺血性并发症更少(1.5%比 7.0%)。所有组别 6 个月时再狭窄率均高，PTCA和旋磨术分别为51.4%和62%。

2. 长病变　多中心登记资料显示，不同长度病变（1～10 mm、11～15 mm、15～25 mm）的手术成功率和再狭窄率之间无差别。一项回顾性研究表明，长度为10～20 mm的病变旋磨术组手术成功率和主要并发症的发生率高于PTCA组，成功率为95%比91%；并发症为1.4%比0.5%；>20 mm病变旋磨术组手术的成功率高于PTCA组（84%比76%），但两组主要并发症的发生率均比较高，约为10%。

3. 开口病变　几项研究报道了旋磨术治疗开口性病变的结果，最大规模的研究显示成功率为97%、夹层分离的发生率为17%、痉挛的发生率为2.8%、CABG为1.9%、造影性再狭窄率为32%。

4. 慢性完全闭塞性病变　多中心登记纳入145例慢性完全闭塞性病变，旋磨术的成功率为91%，住院期间死亡率为1.4%、非Q波心肌梗死占4.3%。尽管造影随访率仅为49%，但其中再狭窄率为62.5%。成功率和再狭窄的多变量预测因素分别是血管直径和糖尿病。

5. 未能扩张的病变　对纤维钙化病变而言，旋磨术特别有用，手术成功率为90%。

6. 再狭窄病变　多中心登记研究对比了原发性和再狭窄性病变，结果显示再狭窄病变有更高的初期成功率，但是随访期再狭窄率（38%）两者无显著差别。

7. 成角病变　与无角度病变相比，成角>45°的病变的旋磨术成功率较低、死亡率较高、总的缺血性事件发生率更高。对成角病变行旋磨术时，最为重要的是从小尺寸磨头开始，直至最大旋磨磨头/血管为0.6～0.7，采用辅助性PTCA或支架植入术而非更大尺寸的旋磨磨头。位于弯曲外侧部分的病变较内侧部分病变更适合旋磨术（图9-1-19）。

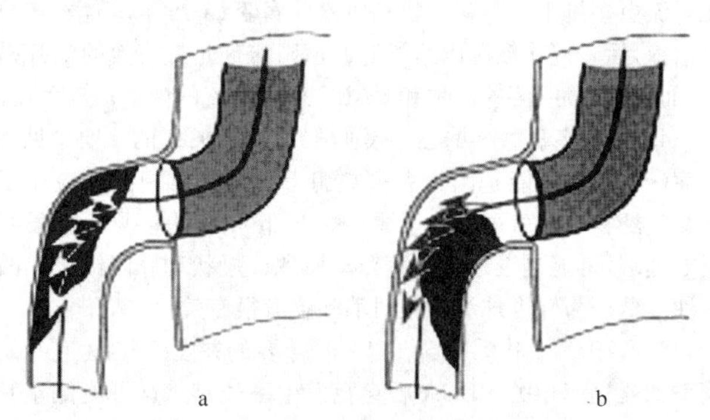

图9-1-19　成角病变：病变位置的影响

a. 器械指向位于外侧的病变　b. 病变位于内侧，器械指向正常血管组织

斑块位于外侧的成角病变时，可以考虑采用准分子激光冠状动脉成形术（ELCA）、冠状动脉腔内切吸术（TEC）或旋磨术治疗；然而，如果斑块位于内侧，这些设备可能偏离斑块进入无病变的血管壁，增加夹层分离或穿孔的风险。

8. 支架内再狭窄　旋磨术可用于支架内再狭窄病变的治疗，通过IVUS发现旋磨术较ELCA产生斑块位移更好。ROSTER（rotablator for stent restenosis）试验是纳入100处病变的单中心随机试验，结果显示对于直径为2.7～3.5 mm的血管而言，旋磨术+PTCA较单独PTCA术的临床性再狭窄率更低（20%比38%，$P<0.04$）。另一项研究显示，旋磨术+PTCA与单独PTCA相比，其反复血运重建率更低，但未能达到统计学差异（28%比46%，$P=0.18$）。虽然ELCA组非Q波心肌梗死和住院期间MACE更为常见，但是在销蚀支架内再狭窄病变方面ELCA和旋磨术效果相当。尽管有这些有利的观察结果，但前瞻性多中心随机试验ARTIST比较了旋磨术+PTCA与单独PTCA治疗弥漫性支架内再狭窄的作用，结果显示虽然旋磨术组初期结果更好，但其临床和造影性结果（最终直径再狭窄率、造影再狭窄率、TLR率）更差。

9. 分叉病变　一项研究显示旋磨术后侧支闭塞率为7.5%，持续侧支闭塞>24 h并不常见。与PTCA后支架植入相比，旋磨术后植入支架可能减少侧支闭塞发生率（6%比20%，$P<0.02$）。

10. 其他病变　由于有远端栓塞风险，旋磨术并不推荐用于移植的大隐静脉体部病变；相反，旋磨术可能在下列病变中有用：主动脉开口或远端吻合口处的坚硬病变、移植大隐静脉体部支架内再狭窄病变。

第四节　冠状动脉内定向旋切术

冠状动脉内定向旋切术（directional coronary atherectomy，DCA）是通过指引导丝将切割装置引导至病变部位，将斑块组织切除并取出体外的一种方法。虽然DCA能切除组织和斑块，但管腔的增大程度尚不能完全归结于组织的切除（通常为6～45 mg）。IVUS研究显示，DCA后50%～75%的管腔增大归结于组织的切除，而其余则归结于血管成形术。

一、DCA的原理和装置

典型的DCA导管是Simpson Coronary AtheroCath™，其组成部分包括带支撑球囊的金属切刀筒、锥形收集腔和中空的、可通过0.036 cm（0.014 in）导引钢丝的可旋转导管。切刀筒内的杯状切割器与有弹性的驱动轴相连，通过体外的干电池马达驱动（图9-1-20）。旋切导管通过0.036 cm（0.014 in）导丝放置到病变部位，将切割窗对准粥样硬化斑块，充盈球囊，将斑块推入切割窗内，然后开启马达，驱动轴以2 000 r/min旋切的过程中将切割刀缓慢地向前推动，通过斑块，切割下的斑块组织储存在远端的锥形收集腔内，然后将球囊排空，转动旋切导管，切割其他部位的斑块，直到造影结果满意为止。

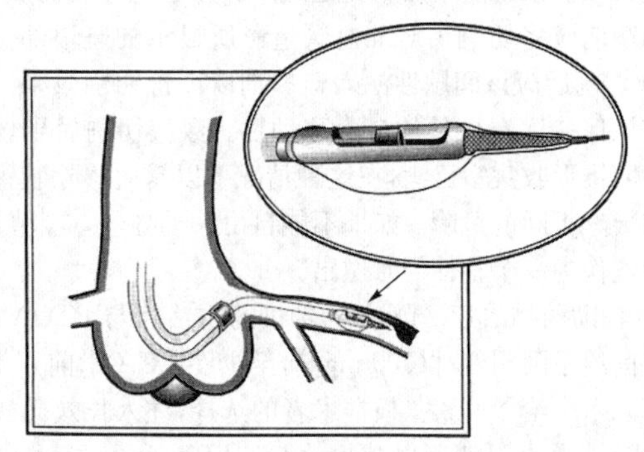

图9-1-20　冠状动脉内定向旋切术

二、辅助装置和指引导管

其他的DCA辅助装置包括大腔径的可旋转止血活瓣[内径>0.24 cm(0.094 in)]、马达驱动系统(MDU)和0.036 cm(0.014 in)指引导丝。可通过7 F导引器和0.035 in导丝或不用导引器直接用0.063 in导丝将指引导管送入冠状动脉口。MDU有一锁定结构可用来防止旋切装置送入靶血管后切割器的移动。

与左Judkins导管典型的第一曲度和第二曲度相比,用于左冠状动的DCA指引导管呈更为柔顺的"C"形(称为JCL导管),旋切导管能顺利地从中通过。根据主动脉根部的直径,左冠状动脉的DCA指引导管的标准尺寸有JCL3.5、JCL4.0、JCL4.5和JCL5.0。对于右冠状动脉,推荐将JCRS4S导管用于右冠状动脉。可用于右冠状动脉的其他导管包括JCR4IF(用于开口朝下者)、Hockey-Stick(用于水平开口、开口朝前或开口向上)和JCRGRF(用于开口朝上或羊角状开口)。对于旁路移植血管,可选用的指引导管包括JCRGRF(移植血管位置轻度靠上,开口向前)、JCLGRF(移植血管位置明显靠上,开口向前)和多功能导管(移植血管垂直开口)。

三、DCA技术

大多数介入治疗专家都缺少丰富的定向旋切术治疗经验。病变选择的常规指征取决于术者的经验。

1. 旋切导管的准备 SCA-EA的准备只需要一次负压抽吸,而GTO需要3次,每次持续30~45 s。然后以0.202~0.303 MPa(2~3 atm)压力充盈球囊数秒钟,再完全抽瘪球囊。这样可确保将空气清除干净,使球囊在扩张过程中清晰可见。Flexi-Cut^{TM}装置的准备需要两次负压抽吸。

2. 指引导管的操作技巧 由于旋切导管直径大、僵硬,因此指引导管的恰当放置非常重要。最重要的是指引导管头需与冠状动脉口保持同轴;指引导管扭转过度和插入过深会增加血管损伤的危险,应尽量避免。

3. 旋切导管的放置 为将旋切导管送到合适的位置,应轻轻旋转将装置推送至病变处,这一点非常重要;非旋转性的推送会增加阻力,导致近端血管夹层形成或难以通过病变。与PTCA不同,旋切导管决不能通过"气锤式(jack hammered)"来通过病变。如果装置未能通过病变,应确定指引导管的同轴性,换用支撑力更好的导丝,进一步旋转装置("螺旋形"通过病变)等;换用切割器较短或较小的导管或以2.0 mm的球囊在病变处进行预扩张也能增加病变通过率。为避免穿孔的发生,在开始切割前应将切割窗对准血管造影所显示的斑块部位。每6~8次切割后应该间歇性注入造影剂以评价切割效果。操作全程应该保持远端导丝的自由移动性。数次切割后导丝不能移动说明锥形收集室已满,在这种情况下以暴力移除装置会大大增加导丝折断的危险。如果不能自由移动导丝,应将旋切导管和导丝作为一个整体同时撤出。

4. 辅助药物治疗 DCA的辅助药物治疗与PTCA相似,包括术前给予阿司匹林(300 mg/d,至少在DCA术前1 d起开始给药)、术中给予肝素。根据术者的选择,注入长效硝酸盐药物和(或)钙通道阻滞剂以减少痉挛。EPIC研究显示,加用1次阿昔单抗能降低主要并发症的发生率,并可能降低再狭窄率。阿昔单抗能使DCA患者的非Q波心肌梗死减少71%。EPILOG研究显示,阿昔单抗能使DCA患者的缺血并发症减少57%(15.4%比4.5%)。在使用阿昔单抗时,可以根据体重给予肝素,70 U/kg推注。

5. 附加介入治疗 当旋切导管难以通过病变时,可采用PTCA、旋磨术和ELCA等预处理使旋切导管通过。这更常用于主动脉开口病变、成角病变、钙化病变及扭曲的血管。血管内超声对于评价钙化的深度和程度尤为有用。表浅钙化的病变可选用旋磨术,但对于深层的钙化,可采用单纯的DCA或DCA后进行PTCA。

四、并发症

总的来说,DCA的血管造影并发症与PTCA相似。

1. 夹层形成和急性闭塞 非闭塞性夹层和严重夹层导致的急性闭塞率分别为20%和0~7%。DCA后急性闭塞发生的主要原因是血管内血栓形成,与PTCA后急性闭塞发生机制主要是夹层形成不同。夹层形成可源于指引导管(尤其多见于右冠状动脉)、导丝和旋切装置本身。

2. 血栓形成 DCA后局部血栓形成的发生率约为2%,DCA后≥50%的急性闭塞由血栓形成引发。然而,血管造影对预测血栓的准确性很差,许多认为引起血栓的充盈缺损实际是夹层形成。

3. 远端栓塞和无复流 据报道,DCA后0~13.4%因远端栓塞而引起靶病变远端靶血管的急性闭塞。这种大栓塞通常源于靶血管内血栓或脆性斑块的移位,有少数源于锥形收集室内组织的释放或收集不完全。静脉移植血管DCA后远端栓塞的发生较自身冠状动脉血管更为多见,可能是因为静脉移植血管内常存在疏松易碎的粥样硬化血栓碎屑。与远端栓塞相似,无复流更多见于静脉移植物和血栓性病变DCA(和其他经皮介入治疗)后。冠状动脉内给予钙通道阻滞剂是最有效的治疗措施,而硝酸甘油、溶栓药物和CABG对于血流的恢复常常无效。

4. 血管痉挛 严重心外膜血管痉挛是DCA的一项少见并发症(<2%),可能是因为大多数患者都预先常规静脉应用了硝酸盐药物。痉挛可发生于原发病变部位,但更多见于原发病变的远端,可能是锥形收集室振动所致。冠状动脉内给予硝酸甘油或低压力轻度球囊扩张对消除痉挛很有效。

5. 穿孔 冠状动脉穿孔是一项重要的并发症,因为它与发病率和死亡率相关。DCA后穿孔发生率<1%,这可能低于其他斑块消融或清除装置(TEC、ROTA和ELCA),但高于PTCA的发生率(0.2%)。

6. 分支闭塞 DCA后重要分支血管闭塞的发生率为0.7%~7.7%。在真正的分支病变时,分支血管变细或闭塞的发生率则升高到37%。但大多数病例可通过PTCA得到解决;对于血管条件适宜者(直径≥3 mm而无严重的病变成角),还可采用DCA来挽救分支血管。分支闭塞的危险因素与PTCA相似,包括分支开口于靶病变部位和分支开口本身就存在狭窄。

急性闭塞是DCA后出现临床并发症的最主要的原因。有报道显示,急性闭塞后的死亡率增加16倍,心肌梗死的发生率增加23倍。DCA后死亡、心肌梗死或紧急CABG的发生率为0~10%,与其他介入治疗装置相似大多数DCA观察性研究报道的非Q波心肌梗死的发生率为3%~12.5%;CK-MB升高的危险因素包括高危患者、初发病变和形态学复杂性病变。DCA前给予血小板受体拮抗剂能减少非Q波心肌梗死的发生率。需要输血或血管修补的血管损伤发生率为1%～5%。CAVEATⅠ中外周血管并发症的发生率为6.6%。

第五节 冠状动脉腔内斑块切吸术

冠状动脉腔内切吸术(transluminal extraction atherectomy, TEC)通过一种经皮经导丝的切除和吸出系统完成,切吸导管由一对不锈钢刀片组成的锥形切割头附着于一根柔软的、中空并可扭转的导管顶端(图9-1-21)。导管的近端与一个可手持的干电池马达系统相连,切割下来的粥样硬化斑块、血栓和碎屑被吸入与之相连的真空瓶内(图9-1-22)。马达驱动系统底部的开关控制着切割刀片的旋转和斑块的吸出,其顶端的操纵杆控制着切割系统的推进或回撤。在切割过程中,加压注入温热的(37℃)乳酸林格液使血液和组织混溶以促使其易于吸出。切吸导管通过特定的0.036 cm(0.014 in)不锈钢导丝进行同轴推送,这种导丝不透光的柔软头端附着有一个直径0.053 cm(0.021 in)的小球,用于防止导丝头被陷夹或被旋切刀片越过。一个大孔径的可旋转的止血活瓣控制着侧管的开关,后者可用来推注造影剂和加压冲洗液。

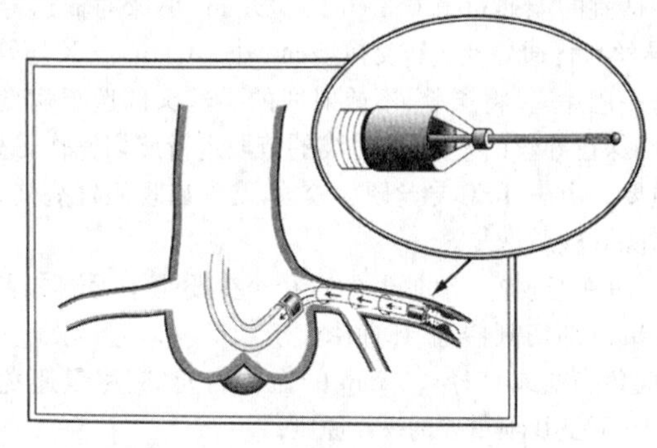

图9-1-21 冠状动脉腔内旋吸术

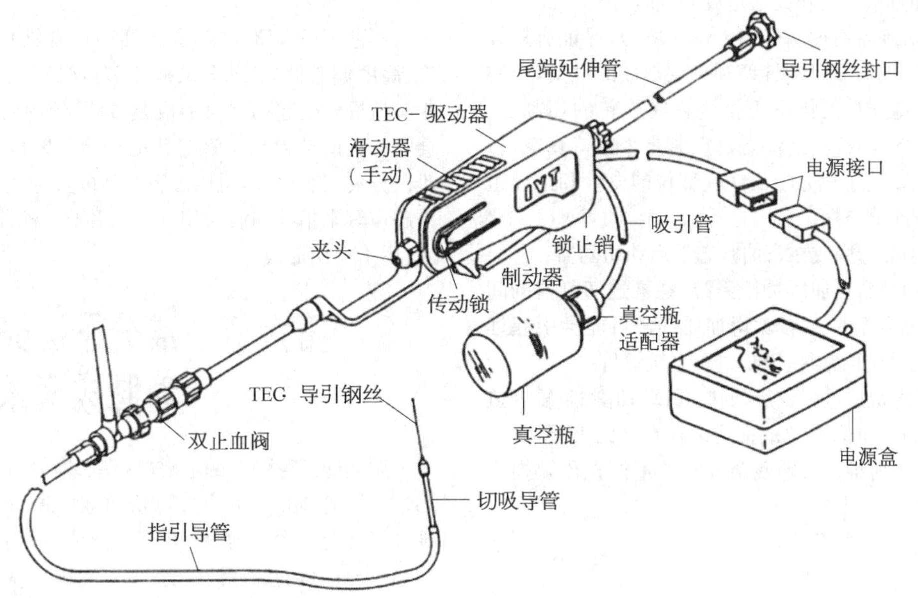

图9-1-22 TEC部件

经血管镜检查证实,在75%～100%的血栓性病变中,TEC术后部分或完全吸除了血栓。实际上,血管镜检查发现所有的病例都有夹层形成,而IVUS检查发现36%的病变有夹层形成。肉眼观察吸出的组织是黄色碎屑,但尚无明确的组织学证据证实它是旋吸出的组织。TEC术后血管造影结果的改善可能是导管效应("Dotter" effect)所致。

一、设备

其包括两大部分。

1. 切割器 用于冠状动脉的TEC切割器大小在5.5～7.5 F(1.8～2.5 mm)。切割器的锥形头端被安置于专门的不锈钢材料制成的圆柱形底座上,再连接导管的远端,开启马达驱动系统以后,切片刀形的锐利切割缘将以750 r/min的速度旋转。另外,切割器杆部包含一个中空的内腔,用于切割组织的吸除。

2. 指引导管 下列型号和顶端形状的90 cm 10 F(3.4 mm)钨丝缠绕的软头指引导管可供选用:JR4.0;JL 3.5、JL 4.0、JL 5.0;改良的Amplatz;Hockey-Stick;多功能导管和右侧旁路移植血管导管。必要时也可选用其他型号的指引导管。若TEC切割器≤6.5 F(2.2 mm),可选用9 F(3.0 mm)的指引导管;8 F(2.7 mm)大内径[0.22 cm(0.086 in)]指引导管只适用于5.5 F(1.8 mm)的切割器。指引导管<10 F(3.4 mm)时通常导致压力的降低和造影剂充盈不佳。

二、操作技术

1. 指引导管操作 与普通的血管成形术指引导管相比,TEC指引导管硬度较高;旋转过度和插入过深会增加血管损伤的危险,应尽量避免。沿着0.16 cm(0.063 in)导丝,或沿0.089 cm(0.035 in)导丝及6 F(2.0 mm)多功能导管将TEC导管送至主动脉根部,可以最大限度地减少出血。

2. 止血活瓣 通过特殊的可旋转的止血活瓣(RHV)将TEC马达驱动手柄和指引导管相连。为最大限度地减少空气栓塞的危险，从指引导管中(连接RHV后)抽吸血液和完全排空RHV中的气体非常重要。

3. 指引导丝 300 cm的不锈钢TEC导丝较硬，不如普通PTCA导丝易于操纵，因此常常先将普通的导丝通过靶病变，再选用适宜的能通过0.053 cm(0.021 in)小球的输送导管将TEC导丝与普通导丝进行交换(Scimed Ultrafuse-X导管非常适合这一用途)。将柔软、不透射线的导丝头部送至病变的远端，以确保在导丝的坚硬、透射线的节段进行旋切操作，这一点相当重要。由于TEC导丝硬度较大，常常出现假性病变，但通常在撤除导丝后恢复。

4. 切割器放置 切割器的直径至少要小于远端参考血管直径1 mm(即切割器/血管直径介于0.5～0.7)。对于弥漫性病变、成角病变或直径＜3 mm的血管病变，应尽量避免使用TEC。以下是几项重要的操作原则。

(1) 在病变近端启动TEC切割器；应当避免在病变内启动切割器，否则会增加远端栓塞和夹层形成的危险。

(2) 缓慢推进切割器通过病变(10 mm/30 s)，保证有连续的血流进入真空瓶。为减少远端栓塞和夹层形成的危险，应避免在没有血流进入真空瓶的情况下推进正在旋转的切割器。如果没有血流进入真空瓶，应当注意真空瓶是否保持真空，若漏气，应当立即更换。为了充分吸出病变部位的血栓和粥样组织，常常需要5～10个真空瓶。

(3) 不要在指引导管内或在弯曲状态下启动切割器。

(4) 切割过程中应启动加压冲洗系统，在推送切割器的间歇予以关闭。一些有经验的术者觉得加压冲洗可能会引起远端栓塞，但尚未对无冲洗的常规TEC进行系统评价。

(5) 进行2～5次推送过病变后，回撤TEC切割器，复查造影重新评价病变情况。如果充盈缺损持续存在且无夹层形成，可选用更大型号的切割器。如果残余狭窄严重但充盈缺损不明显，则建议辅以PTCA或支架术。

5. 辅助药物治疗 同PTCA。

三、研究结果

1. 自身冠状动脉 TEC对于存在大量血栓的粗大血管可能有益。手术成功率可达到84%～94%，虽然79%～84%的病变需附加PTCA以扩大管腔直径(72%)、补救TEC操作失败(1%)或处理TEC引起的血管闭塞(11%)。在一项研究中，定量血管造影显示TEC后管腔残余狭窄率为61%，而附加PTCA后为36%。TEC术后的弹性回缩程度大约为30%，与传统PTCA相仿。血管造影再狭窄(狭窄＞50%)率为56%～61%，并不受是否行附加PTCA的影响。29%的患者发生临床再狭窄(靶血管再次血运重建、心肌梗死或死亡)。由于夹层形成、管腔扩大不理想和再狭窄的发生率高，目前一般将TEC作为支架植入术的一种联合治疗方法。

TEC术后住院期间主要并发症包括死亡(1.4%～2.3%)、紧急CABG(2.6%～3.4%)和Q波心肌梗死(0.6%～3.4%)。

2. 大隐静脉移植血管 相对于自身血管病变而言，TEC更适宜联合应用于静脉移植血管的介入治疗。

静脉移植血管TEC的操作成功率为82%～92%，74%～95%的病变需附加PTCA。多中心TEC登记资料显示，TEC的操作成功率在血栓性病变为90%，溃疡性病变为97%，＞3年的移植血管病变为97%。据报道，静脉移植血管TEC后血管造影的再狭窄率为64%～69%，晚期完全闭塞的发生率为29%。

在植入支架前，静脉移植血管TEC的主要临床并发症包括死亡(0～10.3%)、MI(0.7%～3.7%)和CABG(0.2%)。移植血管TEC后的严重血管造影并发症与普通PTCA相仿，包括远端栓塞(2%～17%)、无复流(8.8%)和急性闭塞(2%～5%)。移植血管内给予维拉帕米100～300 μg通常对无复流有效，介入治疗前预防性移植血管内给予维拉帕米理论上有效，但尚未得到验证。一项报道显示，远端栓塞在有单个或多个腔内充盈缺损的移植血管和时间较长的移植血管中更容易发生。一些术者建议在TEC后1～2个月择期再行支架植入术，而不是即刻植入支架；有报道显示这种做法减少了远端栓塞的发生率，虽然有15%的移植血管在支架植入前发生闭塞。

四、禁忌证

不适于行TEC的病变包括中重度钙化病变、严重成角病变、高度偏心性病变、分叉病变和血管直径＜2.5 mm的病变。由其他操作引起的夹层形成是TEC的绝对禁忌证，因为TEC会增加夹层扩大和血管穿孔的危险。单行血管造影术常常很难区分夹层和血栓，可以加行其他的显像技术如血管镜和血管内超声等来指导随后采用TEC(用于血栓性病变)或支架植入术(用于夹层形成)。

第六节 准分子激光冠状动脉成形术

激光能产生强大的电磁能，在心血管方面有一些重要的应用。连续的激光束可通过冠状动脉导管内环状排列的光导纤维进行传导。准分子激光(XeCl)是一种在紫外线波长水平(308 nm)运行的脉冲波装置。CVX300(Spectranetics，Colorado Springs，CO)是唯一一种经美国FDA批准可用于冠状动脉血运重建和起搏器导线取出的系统。CO_2和Ho：YAG激光经证实可用于外科手术或经皮心肌内血运重建术(TMR)。激光被生物组织吸收后能通过光的机械效应、化学效应和热效应导致斑块的汽化。激光对粥样斑块的消融过程中所产生的气泡及其声学效应可能引起夹层分离、急性闭塞和冠状动脉穿孔。这些并发症可通过下述合理的激光技术减少到最低程度。

一、适应证和禁忌证

准分子激光冠状动脉成形术(excimer laser coronary angioplasty，ELCA)的常用适应证和禁忌证见表9-1-5。左心功能不全并不是ELCA的禁忌证。另外，由于严重的心动过缓和传导阻滞很少见，所以不需要预防性安装临时起搏器。

ELCA最重要的方面是运用肝素化溶液冲洗技术来清除激光投射范围内的造影剂，从而最大限度地减少声学损伤。必须使用肝素化的生理盐水或葡萄糖溶液将造影剂从激光头近端的接头、Y连接管、管道和指引导管中完全清除。在激光发

表 9-1-5　ELCA 的适应证和禁忌证

病变-特异的适应证	禁　忌　证
支架放置前的斑块销蚀	导丝无法通过的病变
支架内再狭窄	无保护左主干狭窄
导丝能通过的完全闭塞病变	冠状动脉穿孔或夹层形成
大隐静脉旁路血管(开口或局灶性病变)	病变成角>45°
血栓性病变	靶血管近段极度扭曲
长病变	退行性变的大隐静脉旁路血管
无法扩张的病变	
心脏移植患者的局灶性病变	

射之前，再用 5～10 ml 肝素化冲洗液快速注入指引导管，术者开始发放激光(发放时间为每次 5 s)后，助手应当用20～30 ml 的注射器以 2～3 ml/s 的速度注射冲洗液。采用肝素化葡萄糖溶液代替生理盐水可最大限度地减少一过性 Q-T 间期延长的发生。可随时重复造影，但在再次发放激光前，必须将造影剂从系统中完全清除。由于激光的穿透深度仅为35～50 μm，所以在激光发放的过程中，应当缓慢地推进激光导管(0.2～0.5 mm/s)，这一点非常重要。通过快速导管推进来加速操作过程的做法只会形成"导管效应"而不是斑块消融。推荐进行 2～3 次的激光发放(共 250～375 个脉冲)，然后将激光导管撤回指引导管内，冠状动脉内注入硝酸甘油后复行冠状动脉造影。如果需要，可再次送入激光导管或换用较大型号的激光导管。这种"暂停和再处理"激光发放技术可最大限度地减少声学损伤。激光导管在回撤过程中不一定与靶病变相接触，因此不推荐在此过程中发放激光。激光能量通常设置在 45 mJ/mm^2(25 Hz)，但对于血栓和顽固病变可能需要更高的能量(60 mJ/mm^2；40 Hz)。如果这一能量水平也未获成功，则应当放弃激光成形术。靶病变的组成对能量水平的要求有影响；与由血栓、胆固醇斑块和纤维帽组成的初发病变相比，含有大量平滑肌细胞的再狭窄病变需要更高的激光能。安全的激光发放技术可以明显减少穿孔、急性闭塞、严重夹层和顽固性痉挛的发生。近来出现的"无导丝激光技术"，可选择性地应用于冠状动脉开口完全闭塞、指引导丝难以通过的病变。

二、并发症

激光介入治疗最严重的并发症包括穿孔、夹层形成和急性闭塞。冠状动脉穿孔在女性患者、分叉处病变及激光导管直径选择过大时更为多见，其发生率随着术者经验的积累而逐渐减少。在使用生理盐水注射技术后，夹层形成、急性闭塞、血栓形成和远端栓塞等并发症已很少见。术者准确的判断和仔细的操作可明显降低激光相关性并发症的发生率。

第七节　不同病变形态和部位的介入治疗

一、近端血管扭曲

目前还没有被普遍接受的近端血管扭曲(tortuosity)的定义，不同的定义包括：病变近端有 2 处或以上弯曲≥75°；至少 1 处弯曲≥90°，或病变近端有显著的弯曲(无更多特异性)。其他还有根据 45°弯曲对近端扭曲进行分级(无/轻度=0/1 处弯曲，中等=2 处弯曲，重度=3 处或以上弯曲)。在过去，由于导丝不能通过病变处以及指引导管没有足够的支撑，近端血管扭曲的病变行球囊血管成形术的急性并发症和手术失败的发生率较高。目前采用小外径球囊、超强支撑的亲水性导丝及特殊形状的指引导管改善了手术治疗效果。

近端血管重度扭曲对所有的旋切技术、支架和激光均产生困难，这些方法与单纯球囊扩张相比，可去除更多病变，但柔顺性和跟踪性更差。尽管在过去数年内激光和旋切装置的柔顺性和跟踪性较以往有所改善，但目前只有支架技术的明显提高使支架能送至绝大多数病变。

(一) 器械的选择

为提高扭曲血管 PCI 的成功率和安全性，选择合适的指引导管、导丝和球囊非常重要。

1. 指引导管　理想的指引导管提供稳定的位置、同轴性和容易旋转控制，不容易打折，顶端软，但导管较硬可提供最大的"后座"(back up)支撑力(图 9-1-23)。指引导管的选择通常由靶血管的方向和主动脉根部的大小来决定(表 9-1-6)。

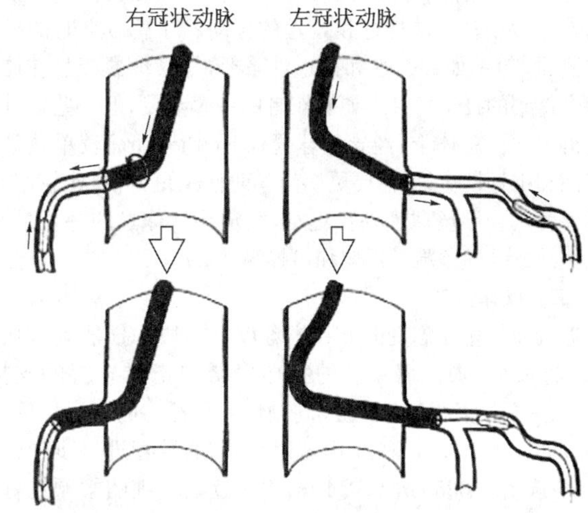

图 9-1-23　深插技术

深插技术增加指引导管的支撑力。操作时，将指引导管沿球囊导管往前推送并轻轻顺时针向旋转。给予指引导管持续性向前的压力时，可再向前推送球囊。需要特别注意导丝远端的位置，避免损伤血管，当球囊达到狭窄部位时，将指引导管撤至原先的位置

表 9-1-6　根据靶血管的方向选择指引导管

血 管 方 向	同轴的导管顶端形态
右冠状动脉	
开口向上	左 Amplatz、E1Gamal、Hockey-Stick、IMA 或塑形的右冠状动脉导管，左桡动脉方法可能提供最好的支撑
开口明显向下	Multipurpose 或 Amplatz 导管，如果选用 JR，需进行导管深插方法以增加支撑
水平开口	JR4、Hockeyk-Stick 或右 Amplatz
左冠状动脉	左 Amplatz 或塑形的左冠状动脉导管

2. 指引导丝　导丝的选择在很大程度上取决于术者的喜好，实际上所有的导丝均有润滑涂层以增加导丝的推送。近端0.046 cm(0.018 in)的导丝有更好的柔顺性和支撑力，但大多已被0.036 cm(0.014 in)的导丝取代。对扭曲的血管，常规的0.036 cm(0.014 in)软导丝可能已足够，但在指引导丝的顶端从病变处突出的情况下，采用内芯逐渐变细的导丝可能更好。有些情况下，当导丝通过多处弯曲后，其可操纵性(steerability)和顶端的反应会丧失，部分送入球囊导管(或任何其他合适的导管)可能增加导丝的支撑、旋转控制和可操纵性。如果这种方法失败，其他的选择包括选用硬头导丝以改善其手感特性，超强支撑导丝(导丝本身而不是其头部较硬)可以将血管的弯曲拉直使导丝更容易移动；也可使用亲水性导丝，这些导丝部分由镍制成，非常柔软而不易打折。heavy duty 导丝由于其硬度和旋转控制差，通常不是合适的首选，在其他导丝失败的情况下，它们能提供很好的支撑和增加球囊的跟踪性，当采用heavy duty 导丝时，要预计可能发生假性病变。Wiggle 导丝是非常独特的0.036 cm(0.014 in)导丝，在其顶端有多个正弦曲线样弯曲，这种导丝在进行弯曲血管病变放置支架时尤其有用，随着导丝轻柔地推送和回撤，球囊的顶端会稍稍转向不同的方向，利于到达病变部位。

3. 球囊　与导丝一样，对球囊的选择在很大程度上依赖术者的选择。决定能否送入扭曲血管的重要特性包括球囊撤空时的外径、跟踪性、推送性和导丝的移动。球囊撤空时的外径容易测量，但不如跟踪性和推送性重要，尽管球囊产品在体外实验中得到的技术特性不如操作者的手感重要，但一些设计特征值得关注。总体上，经导丝球囊(over the wire)较单轨球囊跟踪性和推送性更好，需要更换导丝时使用更方便，比较起来，单轨导管较经导丝球囊外径更小，固定导丝球囊的外径最小，但往往缺乏导丝顶端的反应和可操纵性。

(二) 操作方法

近端血管扭曲病变的 PCI 推荐以下方法：① 股动脉放置30 cm 的长鞘，降低髂动脉的扭曲以增加指引导管的支撑。② 选用具有最大程度稳定性、同轴性和支撑力的指引导管，可采用较大[8 F(2.7 mm)、9 F(3.0 mm)]的导管进一步加强支撑。③ 选用0.036 cm(0.014 in)内芯逐渐变细的柔顺性好的导引导丝或亲水性导丝通过病变，放置一输送导管或经导丝球囊至离导丝顶端数厘米处，可用于增加支撑力(易于导丝更换)。确信将导丝尽可能送至病变的远端，使球囊跟踪在导丝较硬的部位。在不同的情况下，可采用交换导管以交换 Wiggle 导丝或支撑导丝。④ 让患者深呼吸，这偶尔可能使近端扭曲血管变直，增加导丝和球囊的推送。⑤ 当经导丝球囊或单轨球囊失败时，尝试固定导丝球囊。⑥ 在经股动脉路径 PTCA 失败时，考虑经左侧桡动脉方法，超选择性导管深插技术可增加手术成功率。

二、成角病变

成角病变(angulated lesions)(45°～60°及以上)的 PCI 被认为增加了手术失败的风险、主要的缺血并发症和再狭窄的发生率。然而，一般手术成功率较高，并发症的发生率低，并发症通常为夹层分离和突然闭塞，可能是由于球囊充盈时将血管撑直所致。因为增加夹层和穿孔的危险，所有的旋切和激光方法均应避免用于严重成角的病变。一项使用高频旋磨的研究报道45°～60°的中等度成角病变的手术成功率为85%，但>60°的成角是手术失败、主要缺血并发症及穿孔的强有力预测因素。在一大系列研究中，成角>45°的病变行旋磨治疗与非成角病变相比，手术成功率低，死亡率高。由于并发症的发生率高，TEC 和 ELCA 不应用于治疗重度成角病变。

对高度成角病变最容易、最安全的经皮血运重建方法是采用长球囊进行扩张，由于30～40 mm 的球囊具有高度屈曲性，球囊材料的选择并不重要，固定导丝球囊由于缺乏导管轴可能非常有用。严重成角病变是激光和斑块切除术的禁忌证，尤其当要切除的粥样斑块位于成角血管节段的弯曲的内缘时，供应大量心肌区域的重度成角性狭窄病变应考虑行外科搭桥术，尤其是多支血管病变不适合行支架植入术时。

三、钙化病变

钙化病变(calcified lesions)被认为是手术失败和急性闭塞非常重要的危险因素。近来的资料显示，采用多种器械的血运重建术能比较容易得到较好的即刻效果。

IVUS 可评价冠状动脉钙化的深度和程度，并确定冠状动脉造影检测钙化的敏感性和特异性。造影所显示的钙化程度与 IVUS 中钙化累及周径范围增加和长度增长的病变，以及冠状动脉粥样硬化的程度相关。然而，造影检测轻度至中度钙化病变的敏感性很差，对较明显的钙化病变，其敏感性仅中等。PCI 病变中 IVUS 可发现85%、造影发现15%有不同程度的钙化。令人惊奇的是，11%造影所见的钙化病变在 IVUS 上无钙化，即假阳性结果，一项前瞻性比较 IVUS 和造影指导治疗的研究显示，IVUS 能有效评估钙化病变并指导治疗。

钙化病变是 PTCA 后发生明显残余狭窄的独立预测因素，管腔扩大不理想的机制包括病变不能扩展及发生弹性回缩。

IVUS 显示钙化病变对引起 PTCA 后夹层有直接作用，对进行冠状动脉及周围血管成形术的患者来说，夹层分离的发生率及程度在钙化病变中均显著增高。一旦发生，夹层通常起源于钙化和非钙化斑块移形处，可能是由于球囊扩张过程中剪切力的不均匀所致。在另一钙化病变的研究中，夹层的发生率从旋磨后的22%增加到辅以 PTCA 后的77%，夹层分离的部位也从钙化斑块内(旋磨后)移至钙化斑块外(PTCA 后)。

单纯球囊扩张钙化病变，常需要高压，增加了球囊破裂、夹层分离和急性闭塞的危险。尽管89%的病变能用充盈压<1.01 MPa(10 atm)的压力成功扩张，但旋磨能增加病变的顺应性，使病变对低压扩张的反应性更好，减少夹层的发生率。对钙化病变的再血管化治疗，旋磨基本上取代了其他方法。

(一) 非球囊扩张方法的应用

1. 旋磨术　旋磨术是处理钙化病变的独特方法。它可以优先销蚀钙化斑块，与非钙化病变相比，钙化病变旋磨后管腔较大，并且呈向心性，夹层分离较少，在钙化斑块内引起的小裂隙增加病变的顺应性和对 PTCA 球囊扩张的反应性。钙化病变行旋磨通常能达到>90%的成功率和<5%的并发症发生

率。钙化病变旋磨后对再狭窄的影响结果不一，一项研究显示，钙化病变和非钙化病变的再狭窄无区别，但另一项研究报道钙化病变的再狭窄率高 2～3 倍。STRATAS 初步结果显示采用更大的磨头和较长的旋磨时间进行强烈的销蚀与更保守的销蚀方法相比，并没有改善即刻和远期效果。在旋磨后 PTCA、DCA 或支架的 IVUS 研究中，旋磨＋支架(rotastent)能得到最大的管腔和最小的残余狭窄。目前，旋磨是钙化病变再血管化的最好方法。

2. DCA　切除钙化病变的能力有限，存在中度或重度钙化病变时应避免使用 DSA。IVUS 明确显示病变钙化和 DCA 切除斑块无效相关，尽管在先行旋磨后可能有效。在靶病变近端有明显钙化的情况下，也应该避免 DCA，因为其可能无法达到病变处。DCA 技术将来的改进和特殊的钙化切割器(Flexi Cut 装置)可能增加钙化病变中 DCA 的应用。

3. TEC 切除　TEC 不用于治疗重度钙化病变，由于 TEC 切割器的良好柔顺性，病变近端的血管钙化不是 TEC 的禁忌证。

4. ELCA　在 ELCA 治疗的 170 处钙化病变中，83％手术成功，较非钙化病变稍低，从较细的纤维和较高的频率(50～60 mJ/mm^2)开始可能取得更好的效果。尽管一项研究发现病变钙化和重大并发症之间存在联系，但有两项研究认为其没有联系。ELCA 后的再狭窄率为40％～50％，与病变钙化无关。与旋磨通过消除钙化增加病变顺应性不同，ELCA 通过使钙化碎裂(而不是消除)增加病变对 PTCA 的反应。与旋磨相同，ELCA 对有些无法扩张的病变有效。但是，旋磨治疗钙化病变成功的高度可预测性，几乎使 ELCA 不再用于钙化病变的治疗。

5. 钬激光成形术　注册研究报道，对钙化病变手术成功率低，缺血并发症更多。但是，最终结果尚可接受，与 ELCA 相似。

6. 支架　严重钙化病变增加支架扩张不完全和再狭窄的危险，当重度钙化病变时先用旋磨治疗后，支架术后最终管腔横截面积可能小于无钙化病变，尽管仍大于旋磨后辅以 PTCA 或 DCA 后的管腔面积。如果病变不能用球囊完全扩张，禁忌放置支架，因为支架扩张不完全增加了支架内血栓和再狭窄的危险。

(二) 技术策略

1. 表浅钙化和深部钙化

(1) 局灶病变：如果造影显示存在钙化，可根据 IVUS 检查病变钙化的深度和程度以及血管的大小指导治疗。如果没有 IVUS，推荐使用旋磨术，辅以用非顺应性球囊的 PTCA 和支架术，术后通常能得到很好的管腔直径，没有夹层。

(2) 长病变：长钙化病变的理想治疗方法还不清楚。可试用长球囊行 PTCA，但夹层分离和结果不理想的危险增加。理论上，ELCA 可用于长病变，但长期效果令人失望，过去几年 ELCA 的使用明显减少。旋磨治疗钙化病变有效，但用于长病变时可能发生无复流(no reflow)和再狭窄的危险较高。用小的磨头(≤1.75 mm)缓慢通过，逐渐增加磨头的大小，每次不要超过 0.25 mm，可能对钙化产生很好的研磨效果、较少并发症和较好的造影结果。

2. 仅深部钙化　不同于在管腔内膜表面的表浅钙化，深部钙化(位于或接近中膜、外膜交界)通常不影响 PTCA 或支架植入。方法的选择可基于病变的形态，可预先采用或不采用旋磨。

四、开口病变

开口病变指距开口 3 mm 以内的病变，根据其位置分类如下：① 主动脉冠状动脉开口(aorto ostial)病变，包括冠状动脉主干开口病变(左主干开口和右冠状动脉开口病变)和大隐静脉桥开口病变。② 非主动脉冠状动脉开口病变，包括冠状动脉主要分支开口病变，事实上属分叉病变的范畴。

早期研究 RCA 开口处狭窄行 PTCA 报道的手术成功率为 79％，急症 CABG 为 9％，原因是指引导管支撑不够、病变的硬度和弹性回缩与高压扩张引起的开口损伤及指引导管引起的损伤。由于 PTCA 器械的技术进展和术者经验的增加，目前手术成功率和并发症均有改善，对高度选择的开口处病变能与非开口处病变一样安全地治疗。然而，即使 PTCA 的成功率和并发症的发生率均有改善，定量冠状动脉造影研究结果显示与非开口处病变相比，开口处病变的残余狭窄较高。另外，即使没有其他复杂的情况，弹性回缩占急性管腔得益丢失的 50％。目前采用旋切和支架治疗开口处病变，不推荐仅用球囊扩张的 PTCA 术。

用旋切、激光和支架治疗开口处病变的非随机研究显示手术的成功率＞90％，并发症的发生率低。支架、DCA、旋磨和 ELCA 辅以 PTCA 通常较单 PTCA 能获得更大的管腔。这些有利结果的机制包括支架消除弹性回缩和 DCA 切除、旋磨及 ELCA 消融斑块。尽管即刻结果良好，旋切和激光术后再狭窄率为 40％～55％，支架术后为 22％～35％。

(一) 操作技术

1. 球囊成形术

(1) 指引导管选择：大多 RCA 开口处狭窄能使用右 Judkins、左 Amplatz 或 Hockey - Stick 指引导管成功治疗，具体根据血管开口的位置和同轴的角度选择。对 LAD、LCX 和分支的开口病变，通常 Judkins 指引导管已足够，除非由于血管扭曲需要支撑力更好的导管。如果出现压力降低，应采用带侧孔的指引导管。总的来说，导管同轴能使对开口的损伤最小，提供介入器械的合适位置，促进对开口病变的造影评价。只要得到同轴位置，就能将球囊送至指引导管的中央，并恰好在开口外，球囊很好定位后，可将指引导管轻轻回撤 1～2 cm 至主动脉内(图 9 - 1 - 24)，缓慢、逐步增加球囊压力，或用低压充盈球囊能在指引导管回撤的情况下帮助维持球囊的合适位置。当球囊在指引导管内时，不应将球囊完全充盈，因有球囊破裂和空气栓塞的危险。在介入治疗前，为确定狭窄并非由于暂时的痉挛所致，可以冠状动脉内注射硝酸甘油或在冠状窦内行非选择性造影。

(2) 球囊扩张

1) 主动脉开口处狭窄：开口处狭窄很少仅采用球囊扩张(不预先行切除术或之后放置支架)。对钙化病变和非钙化病变来说，长球囊(30～40 mm)可能较短球囊(10～20 mm)能更好地避免在充盈过程中向近端或远端移动(“西瓜子”效应)，

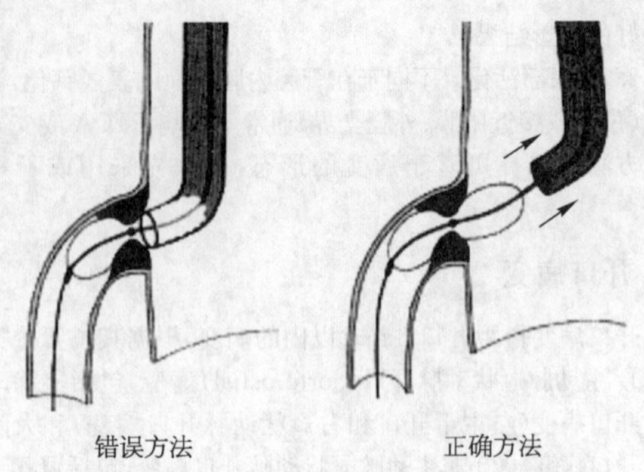

图 9-1-24 主动脉开口处病变：PTCA 技术

采用长球囊和事先用旋磨、DCA 或 ELCA 治疗后此问题较少见。

2）分支开口处狭窄：在扩张分支开口处病变，尤其是 LAD 开口处或回旋支开口处，放置球囊时应注意避免阻塞无病变血管的血流，可通过注射少量造影剂证实球囊的位置是否合适。总的来说，球囊的直径应与分支血管而不是与主支血管的直径匹配。

2. 非球囊方法 指引导管放置的原则与球囊扩张术相同，对所有开口处病变的机械操作来说，指引导管的同轴性均是必不可少的。最佳地观察开口处病变对于将器械放置于合适的位置、得到理想的造影结果、减少缺血和避免并发症来说均是非常重要的。为将器械放置合适、显像开口处以及减少对血管的损伤，应避免过分插入指引导管。其他一些造影可见的标记（钙化、肋缘、椎体、指引导管轴、起搏器、肺动脉导管）对确定指引导管的合适位置和器械的放置是有价值的。在指引导管恰好放在开口外时，通常可以将位于指引导管内的器械推进和回撤，经常需要注射造影剂以确认指引导管的顶端没有因疏忽嵌入开口以内。对主动脉开口处病变行 DCA 操作时，储存窗会部分伸入主动脉内（图 9-1-25），进行旋磨时，起先使用的磨头要小（磨头/冠状动脉＝0.5）；根据随后的造影结果逐渐增大磨头，直至最终磨头/血管≤0.8（图 9-1-26），此方法能增加器械的通过性，减少夹层的危险。在过去，对主动脉开口处病变放置支架有技术要求，但近来可选用的柔顺性好、外径小、不透 X 线的支架促进开口处支架的放置。建议先采用销蚀的方法（DCA、旋磨）和（或）PTCA 治疗开口处以保证支架的成功放置，对开口处病变不建议直接放置支架。支架的近端 1 mm 应延伸入主动脉内，以保证完全覆盖病变，总的来说，管形支架较缠绕型或自膨胀支架更好，因为它有更强的支撑力、较少变形，指引导管引起支架损坏的机会较少。理想的技术是采用高压球囊以确保支架的贴壁（图 9-1-27）。IVUS 对精确测定参照血管的大小和支架放置结果最佳是非常有用的。

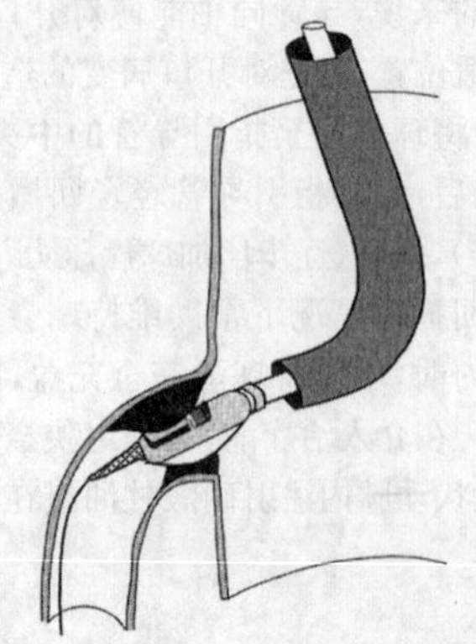

图 9-1-25 主动脉开口处病变：DCA 技术

在切割器启动前，适当的技术是需将指引导管轻轻回撤到主动脉内 2～3 cm，非常重要的是确定一些其他的标记（肋缘、导管）以确认 AtheroCath 的位置正确，未将指引导管回撤可能会在切割器启动的时候将指引导管的一部分切除掉

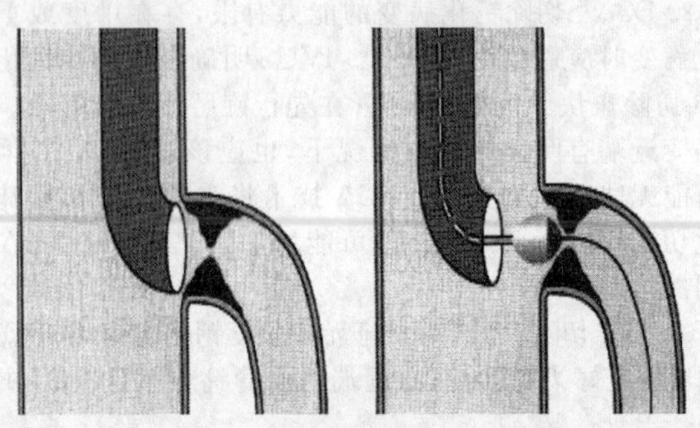

图 9-1-26 主动脉开口处病变：旋磨技术

适当的技术包括选用能提供理想的同轴性的指引导管和使用旋磨支撑指引导丝。在指引导丝通过狭窄病变后，将指引导管稍“弹出”开口处，以利于对开口处病变的销蚀。旋磨的速度要在指引导管内调节。移去所有松弛的导丝，以避免导丝在开口处打折

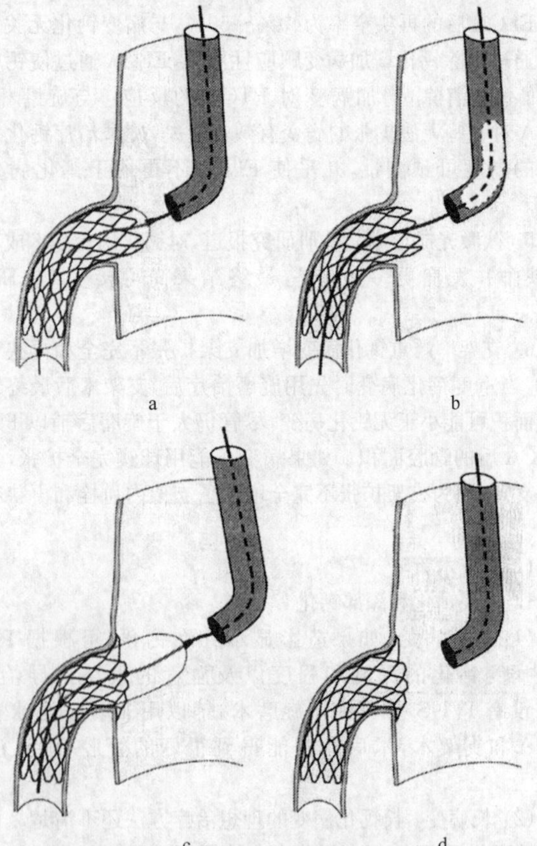

图 9-1-27 主动脉开口处病变：支架技术

a. 将输送支架的球囊放置在支架的 1 mm 左右伸入主动脉内，放置支架前，指引导管必须撤出 1～2 cm b. 支架放置后，撤出球囊，在维持指引导管一定的向后张力的同时撤出球囊，防止指引导管向前进入开口处和损伤支架 c. 采用高压球囊再进行扩张，为使支架能完全扩张和放置位置良好，可考虑使用 IVUS，使用较大的球囊使支架的近端成张开状 d. 最终的结果

(二) 病例选择

鉴于单用PTCA的效果不佳，建议根据血管的大小和病变的钙化采用多种方法。在植入支架(血管≥2.5 mm)或PTCA(血管<2.5 mm)之前，建议先使用销蚀术；病变钙化(尤其是IVUS上见到多个角度的表浅钙化)是行旋磨术的明确指征，即使是大血管的非钙化病变，在大多数情况下，旋磨也取代DCA作为支架前销蚀斑块的主要方法。然而，DCA适合于直径≥2.5 mm的血管的非钙化性开口处病变，尤其是偏心性或溃疡性病变。TEC可用于伴有血栓的静脉桥开口处病变，但在存在明显钙化、重度成角或夹层分离时属禁忌。开口处病变通常需植入支架，除非病变不能用球囊完全扩张。

五、分叉病变

冠状动脉分叉处由于血流湍流和剪切力的增高，容易形成动脉粥样硬化斑块。真正的分叉病变(bifurcation lesions)定义为狭窄程度>50%的病变同时累及主支血管及其分支血管的开口处。尽管真正的分叉病变只占介入治疗的4%～16%，但主支病变中大约20%伴有分支血管的轻度病变。大多的分叉病变累及前降支及对角支分叉处，由于分支血管闭塞的危险性增高，分叉病变在以往被认为是PTCA的禁忌证，但目前PTCA及其他一些方法被用来治疗大量分叉处病变，手术成功率高，并发症的发生率能够接受。Lefevre等根据病变位置对分叉病变的分型见图9-1-28，进一步根据分叉角度将分叉病变分为“Y”形(<70°)和“T”形(>70°)。“Y”形病变的分支血管容易处理，但斑块移位明显；“T”形病变的分支血管处理困难。

介入过程中分支血管闭塞的可能性取决于分支血管是否从病变部位发出，以及其开口处狭窄的程度(表9-1-7)，闭塞易发生因素包括明显的分支开口处狭窄、主支血管夹层和不稳定型心绞痛，无预测价值的因素包括分支血管的大小、主支血管PTCA的成功和分支的解剖位置。如分支血管不起源于主支血管病变处，则分支血管发生闭塞的危险很小；起源于主支血管病变处的分支血管，发生闭塞的危险性在其开口处狭窄<50%时最低，分支血管非开口部位狭窄>50%时中等，开口处狭窄>50%时最高。有研究显示，分支血管开口处狭窄≤50%时，其逐渐变窄的危险性为12%；如果分支血管开口处狭窄>50%，则变窄的危险性为41%。当粥样斑块使主支和分支开口狭窄均>50%时，分支血管闭塞或狭窄的发生率较高，除非用导丝保护分支血管。

表9-1-7 分支血管保护的需要

推荐保护分支	任何直径>2 mm、开口处狭窄≥50%和起源于主支血管病变处的分支血管。“真性”分叉病变在未保护时分支闭塞的发生率很高，挽救率低 任何直径>2 mm(无开口处狭窄)，起源于主支血管病变处的分支血管。尽管分支闭塞后通常能再挽救，但其直径较大需要进行保护，对这种病变，双导丝方法比较合理，如果分支闭塞，可采用依次的PTCA或对吻球囊技术
分支保护可能不必需	正常、并非起源于主支血管病变处的分支血管，发生闭塞的危险性低 分支血管直径<1.5 mm，CABG术时不会进行搭桥 分支血管供应少量的存活心肌 分支血管开口处的孤立性狭窄通常不需要保护主支血管

目前7 F(2.4 mm)指引导管能容纳分叉病变介入治疗中所需的大多数球囊和导丝。为了减少导丝缠绕的危险，主支和分支血管的指引导丝可同时送至指引导管的开口处，先放置困难病变的导丝，导丝的旋转限制在<180°。球

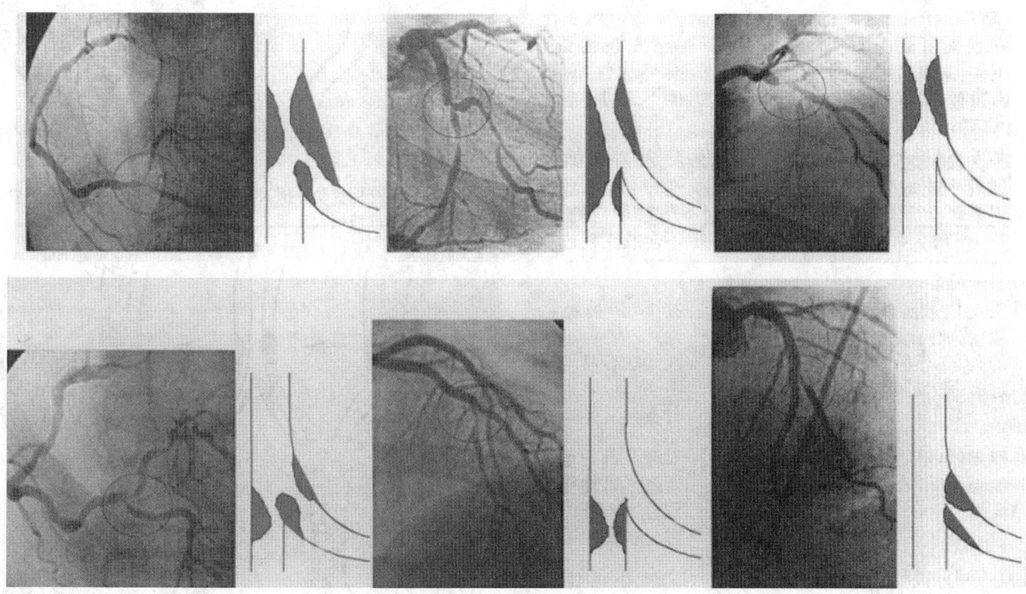

图9-1-28 分叉病变分型

上图(从左到右)1型：“真正”的分叉病变，病变累及主支分叉的近端、远端和分支血管的开口；2型：病变累及主支血管，但并未影响分支血管的开口；3型：病变只累及分叉前的主支血管的近端。下图(从左到右)4型：病变累及主支血管分叉的远端和分支血管的开口；4a型：病变只累及分叉处主支血管的远端；4b型：病变只累及分支血管的开口

囊直径的选择应和每一血管邻近分叉处无病变节段的血管直径匹配，直径过小，手术失败风险增高，而直径过大增加并发症的危险。总体上，分叉病变可采用双导丝和依次 PTCA 或对吻球囊的方法，包括在球囊扩张前在主支和分支血管内放置导丝，此技术主要的优点是在发生急性闭塞或需要更换球囊时，能维持进入两分支的通道。然而，它不能防止斑块的移位和分支的变窄。放置好两根导丝后，主支和分支血管可依次扩张，直径相同者可用同一球囊。同时对吻球囊扩张能防止斑块的移位和"铲雪"损伤("snow plough" effect)(图 9-1-29)。

分叉病变放置支架有五种不同的技术方式(表 9-1-8)：① 放置支架和补救，主支放置支架，必要时补救分支。② "T"形支架，分支放置支架，然后主支放置支架。③ Culottes 支架，主支放置支架，然后通过第一支架的侧孔放置分支支架。④ 对吻支架或"V"形支架，双导丝，对吻球囊，然后对吻支架。⑤ Crush 支架(图 9-1-30～图 9-1-33)。

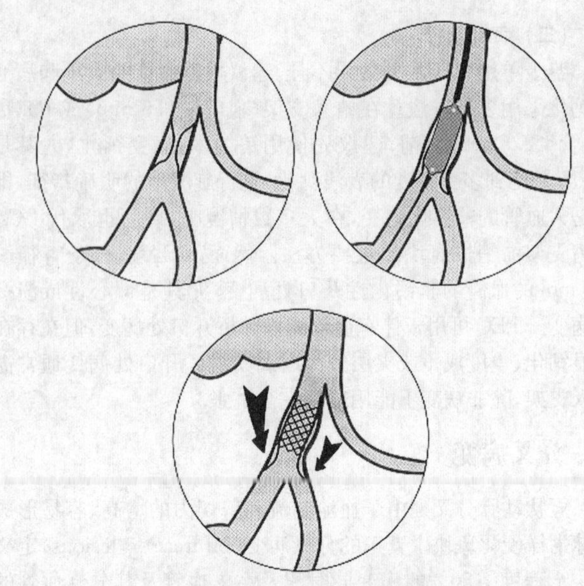

图 9-1-29　"铲雪"效应

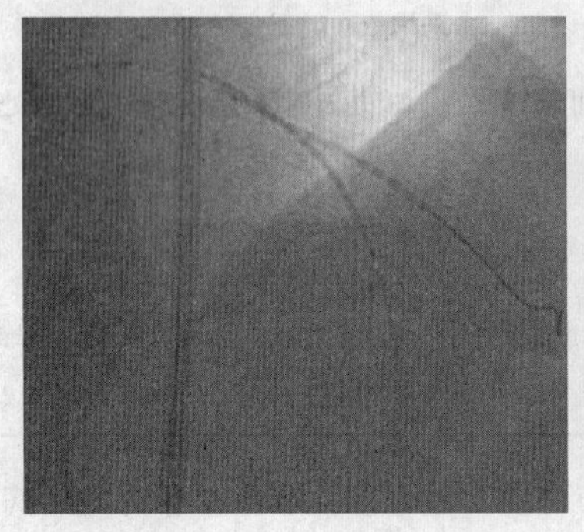

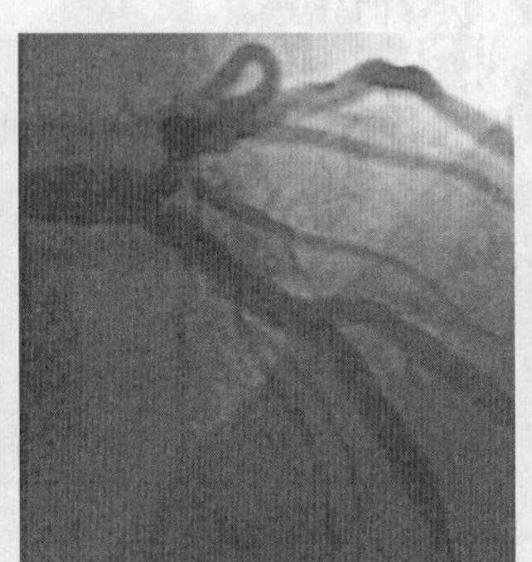

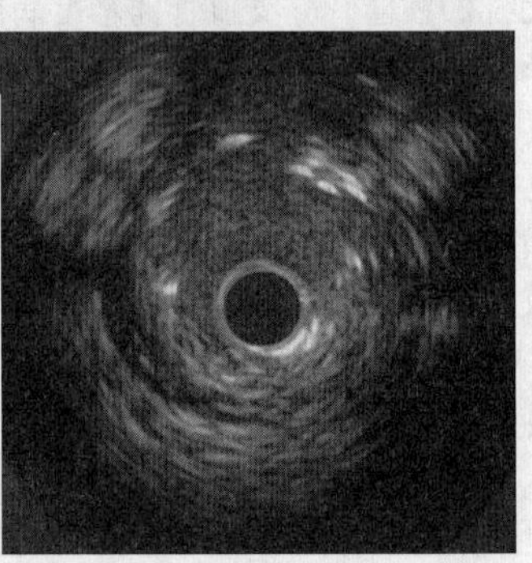

图 9-1-30　Crush 技术的"T"形支架和 IVUS 观察

表 9-1-8　分叉处病变的支架技术比较

技　术	描　述	优　点	缺　点
必要时分支支架置入	在主支内植入支架；如果临床有指征，挽救分支血管	支架植入容易	分支的挽救很有挑战性，可能不成功
"T"形支架	分支放置支架，然后主支放置支架	非常适合分支以 90°角起源于主支者，主支血管覆盖良好	技术有挑战性，可能导致分支开口覆盖不全或支架过分突入主支内
Culottes 支架	主支内放置支架(或成角最大的血管)，然后通过第一枚支架放置分支支架	分支支架覆盖良好	技术有挑战性；支架后可能无法容易地将导丝送入分支
对吻支架或"V"形支架	双导丝，随后对吻球囊和对吻支架	支架良好覆盖病变，很适合大的血管和成角小的分支，相对容易	对隆凸部的重新整形可能导致近端血管的过分扩张
Crush 支架	双支架、分支支架释放后，用主支支架压卧	保证了 DES 可完全覆盖病变，特别是分支的开口部	支架后可能无法容易地将导丝和球囊送入分支

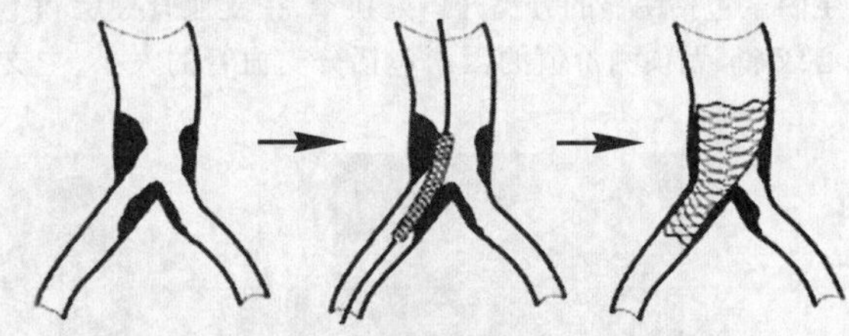

图 9-1-31　必要时分支支架置入

主支冠状动脉植入支架，必要时通过侧孔对分支血管行球囊扩张和(或)植入支架

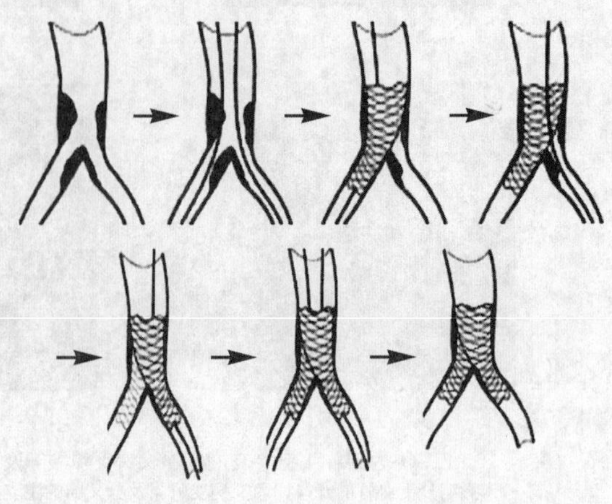

图 9-1-32　Culottes 支架技术

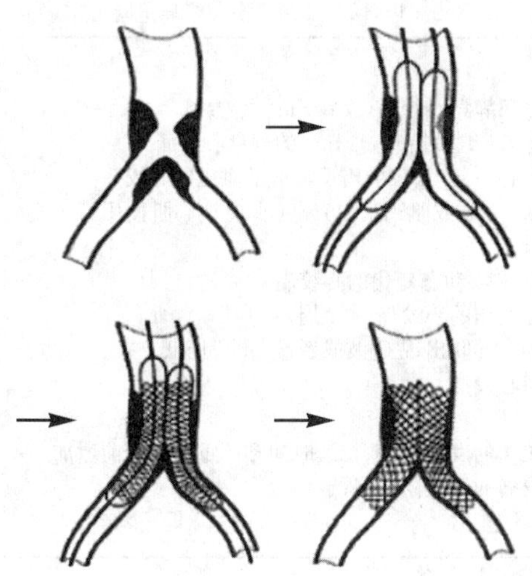

图 9-1-33　"V"形支架技术(球囊对吻、支架对吻)

一些研究提示分叉病变先行 DCA、高频旋磨或其他方法的斑块销蚀术,随后行 PTCA 治疗是单独 PTCA 的一种替代方法,有助于支架放置、减轻斑块移位和支架后获得最大管腔。分叉处 DCA 可采用依次或对吻导丝的方法,推荐进行依次切割,采用主支血管 DCA、分支血管 PTCA 或两支血管均 DCA 的方法均可。镍导丝不会被 DCA 损伤,在对吻导丝技术时应选用。对分支血管的开口处狭窄进行预扩张能减少主支血管 DCA 时引起分支血管闭塞的危险,使用低压球囊扩张以减少斑块移位的危险。

分叉病变进行高频旋磨时不能对分支血管进行保护,如果分叉处两支血管的直径均>2.5 mm,应先处理放置导丝比较困难的血管,一些术者推荐在主支血管旋磨前轻轻预扩张分支血管,以减少分支血管的闭塞,如果分支血管的起源成角,推荐采用保守的旋磨策略,最终的磨头血管比率≤0.6,旋磨后通常采用对吻球囊技术。

六、慢性完全闭塞病变

慢性完全闭塞(chronic total occlusion, CTO)病变占冠状动脉血运重建中的 10%~20%。尽管侧支循环血流能维持在静息状态下心肌氧耗,但在心肌需氧量增加的情况下不能提供足够的血流而导致心绞痛。成功的血运重建能改善心绞痛,增加活动能力,减少以后进行搭桥手术的需要。然而,慢性完全闭塞病变手术成功率降低,材料耗费增加,放射暴露剂量增加,但新的介入器械,以及辅助药物治疗对这些患者能产生有益的影响。手术成功取决于临床表现、侧支循环的存在和闭塞部位的形态(表 9-1-9)。

表 9-1-9　完全闭塞病变:临床和病理特征

	急性闭塞	慢性闭塞
临床表现	急性心肌梗死(MI)	心绞痛症状的改变,通常为劳力性心绞痛(侧支循环不足)
组织病理学	粥样硬化软斑块纤维帽的破裂;常见血栓性急性闭塞	复杂性的纤维钙化性斑块,伴有慢性机化性血栓
自发再通	偶见	罕见
侧支		
冠状动脉内	罕见	偶见(桥侧支)
冠状动脉间	不常见	常见
心肌存活性	不常见,除非存在侧支	侧支维持存活性;室壁运动可能正常
PTCA 成功率	高	不同:依赖于时间和形态

根据闭塞的时间可分为:① 急性闭塞,患者通常有急性心肌梗死,几乎没有侧支循环或很差。除非在 4~6 h 恢复冠状动脉血流,否则将造成永久性心肌损伤。在病理上通常由破裂的斑块和新鲜血栓组成,这种类型的急性闭塞采用常规的导丝就能容易地通过,手术成功率>90%。数月后随着新鲜血栓的机化、纤维化和钙化的发生,成功再通的可能性降低。② 慢性完全闭塞,ACC 的定义指心肌梗死>3 个月或造影证实闭塞时间>3 个月。患者通常表现为心绞痛症状而不是急性心肌梗死,充分建立的侧支循环能提供的血流相当于狭窄程度 90%~95%的病变,这有助于维持心肌的存活并预防静息状态下的心肌缺血。心脏的整体收缩功能可能正常,或由于心肌冬眠或非 Q 波心肌梗死而存在节段性室壁运动的异常。病理上,主要成分为纤维性斑块,手术成功率较低。CTO 经皮血运重建治疗的指征和益处见表 9-1-10。

表 9-1-10　慢性完全闭塞病变:血运重建治疗的指征和益处

指征
药物治疗无效的心绞痛
非创伤性检查存在大面积的心肌缺血
造影上闭塞的形态有利
肯定有益
缓解劳力性心绞痛
改善左心室的整体和局部功能和活动耐量
减少 50%的晚期 CABG
可能的益处
对其他血管提供潜在的侧支来源
改善心肌梗死后左心室的重构
提高无事件生存率

慢性完全闭塞病变手术失败的最常见原因包括导丝不能通过闭塞处(80%)、球囊不能通过闭塞处(15%)和病变不能扩张(5%)。最近应用的亲水涂层导丝提高了对闭塞病变的通过性,旋磨的应用也降低了由于病变的硬度导致的手术失败。病例的选择仍是 PTCA 手术成功的单一的最重要的预测因素。根据临床和造影表现的不同,血管再通的成功率为 18%~87%。手术成功的预测因素见表 9-1-11。

与非闭塞病变相比,慢性完全闭塞病变的 PTCA 在技术上具有挑战性,手术时间长,由于要使用更多的指引导管、导丝和球囊导致费用增加,对患者和术者来说都接受更多的放射暴露时间。器械的改进已经提高了成功率和减少并发症,尤其是采用亲水涂层导丝后。使用支撑力和同轴性很好的指引导管非

表 9-1-11 慢性完全闭塞病变：PCI 成功的预测因素

手术成功	手术失败
功能性闭塞	完全闭塞
闭塞时间<12 周	闭塞时间>12 周
长度<15 mm	长度>15 mm
末端逐渐变细	突然闭塞
闭塞处无分支血管	存在分支
没有桥侧支	广泛的桥侧支（“水母头”样）

常重要。对自身冠状动脉病变，特殊形状或左 Amplatz 指引导管能提供很好的支撑，如果使用 Judkins 或多功能指引导管，可采用“深插”技术。在对侧冠状动脉放置导管显像闭塞血管的侧支血流能提高血管的再通率。

80％的手术失败是由于导丝不能通过慢性闭塞处，由于目前所采用的方法（球囊、旋切、准分子激光、支架）均需要通过导丝以穿过闭塞处，此局限性就显得尤其重要。初步的资料显示，一些旋磨、激光和超声方法能再通 PTCA 导丝不能通过 30％～50％的慢性闭塞病变。一旦闭塞病变被通过，可采用常规 PTCA、旋切、激光和支架等方法扩大管腔。

第八节 不稳定型心绞痛的介入治疗

在强力的血小板受体拮抗剂问世以前，介入治疗手段和药物治疗后住院死亡率为 1％，心肌梗死的发生率为 7％～9％；1 年后的心源性死亡的发生率为 8％～18％，心肌梗死的发生率为 14％～22％。随着新型抗血栓和抗血小板药物的问世，尽管仍有心脏不良事件，患者仍处于高危状态，但介入治疗的临床效果不断得到改善。

病理主要是冠状动脉血栓、斑块破裂和血管壁出血。冠状动脉造影常常发现伴有溃疡、血管毛玻璃样改变和血栓等复杂病变。既往有心绞痛发作史的患者，往往为多支血管病变并且有侧支血管形成；初发的不稳定型心绞痛通常为破裂的、溃疡性斑块，无侧支血管形成。

虽然不稳定型心绞痛 PTCA 手术的成功率和稳定型心绞痛相似，但是其围手术期并发症的发生率较高，特别是出现血栓时。静息心绞痛患者、心电图动态改变、CK－MB 或肌钙蛋白升高（非 Q 波心肌梗死）患者在 PTCA 或其他介入器械治疗后其并发症的发生率较高。近年来 PTCA 并发症的发生率逐渐下降，特别是在支架应用不断增加和强力抗血小板药物应用以后。

一、危险分层和治疗目标

根据患者临床症状、心电图、心肌酶、cTnI 或 cTnT 和其他功能性指标制订的危险分层，能够识别从早期心导管术和血运重建术中获益的患者（表 9－1－12）。高危患者和那些药物治疗失败的中危患者，包括可诱发心肌缺血患者、左心室功能受损患者、左主干病变或病变严重程度和左主干等同的病变最适合进行早期心导管术和血运重建术。

表 9-1-12 不稳定型心绞痛危险分层

高危
长时间静息心绞痛（>20 min）
伴有 S－T 段抬高≥1 mm 的静息心绞痛
伴有心力衰竭、二尖瓣反流或低血压的心绞痛
CPK－MB 或肌钙蛋白升高（非 Q 波心肌梗死）
中危
伴有 T 波动态变化的心绞痛
最近发作的心绞痛（<2 周）
在多个导联出现 Q 波或者 S－T 段压低
夜间心绞痛
低危
心绞痛的发作频率、持续时间和严重程度较前增加
心绞痛的诱发阈值降低
心电图正常

二、经皮血运重建治疗与药物和 CABG 治疗比较

（一）与药物治疗的比较

有 5 项随机试验研究了急性冠状动脉综合征患者应该采用侵入性治疗（常规进行冠状动脉造影，如果条件适合则进行 PTCA 或 CABG 治疗）还是保守治疗（仅对有顽固性症状患者行冠状动脉造影和血运重建术）。TIMI 3B 研究显示，PTCA 对死亡率、心肌梗死的发生率无影响，但该治疗方法可以缩短住院时间、减少再入院次数和对药物的需要。该研究还发现在出院前“保守治疗”组中 57％的患者进行了冠状动脉造影，40％的患者进行了血运重建术，1 年后上述比例分别增加至 73％和 58％。这表明大多数患者最终都需要冠状动脉造影和血管成形术。相反，在 VANQWISH 研究中，侵入性治疗组患者的住院死亡率、心肌梗死的发生率较高，但这主要和侵入治疗组患者手术死亡率（11.6％）有关。VANQWISH 其他重要不足之处尚包括侵入治疗组冠状动脉造影时间（2 d）和血运重建时间（8 d）明显延误；侵入治疗组中只有 21％的患者接受了 PTCA 或 CABG 治疗，保守治疗组患者行 PTCA 治疗的比例则较高（33％比 22％），而且在 VANQWISH 研究中排除了“极高危”患者，然而这些患者可能从介入治疗获益最大。TIMI 3B 和 VANQWISH 研究均是在支架和血小板糖蛋白Ⅱb/Ⅲa 受体拮抗剂问世以前进行的，因而对目前医疗实践的指导作用有限。FRISC 2 研究把 2 457 例不稳定型心绞痛或非 Q 波心肌梗死患者随机分成早期侵入治疗组和保守治疗组。在这个研究中，如果可能的话，患者在冠状动脉造影前 4～5 d 也可予以低分子量肝素法安明（dalteparin）治疗。1 年后早期侵入治疗组患者（包括 61％的支架植入术）的死亡率（2.2％比 3.9％，$P=0.016$）、心肌梗死的发生率（8.6％比 11.6％，$P=0.015$）和再次血运重建率较低（7.5％比 31％，$P<0.001$）。TACTICSTIMI 18 研究中 2 220 例不稳定型心绞痛或非 S－T 段抬高型心肌梗死患者在入院时予以阿司匹林、肝素、β 受体阻滞剂和替罗非班治疗，以后随机分成早期介入治疗组（在 48 h 内行心导管术和血运重建术）或保守治疗组（仅对复发性心肌缺血患者进行心导管术）。介入治疗组患者 6 个月的主要研究终点事件（死亡、心肌梗死或因急性冠状动脉综合征再次入院）下降 18％，而且肌钙蛋白阳性患者获益最大。GUSTOIV ACS 研究对 7 800 例急性冠状动脉综合征患者进行随机分组，药物治疗组予以阿昔

单抗和阿司匹林治疗，该研究未能证明药物治疗对 30 d 死亡、心肌梗死等研究终点有改善的益处。目前大量证据均支持对于不稳定型心绞痛或非 Q 波心肌梗死患者进行早期介入治疗。

（二）与 CABG 比较

PTCA 与 CABG 的随机对比研究中入选的患者有 14%～83%出现不稳定型心绞痛。BARI 研究中使用 PTCA 或手术治疗不稳定型心绞痛患者，其 5 年死亡率或 Q 波心肌梗死的发生率相似；该结果和病变的形态、多支血管病变的程度或左心室功能无关。糖尿病患者，不管是否出现不稳定型心绞痛，其 PTCA 的手术死亡率均明显增加。当时入选的患者，尚未使用支架和血小板糖蛋白Ⅱb/Ⅲa 受体拮抗剂，因此限制了这些研究对当前医疗实践的指导作用。

三、介入治疗时间的建议

高危至中危的不稳定型心绞痛和非 Q 波心肌梗死患者，包括肌钙蛋白阳性患者，当前的证据支持下列治疗策略：积极药物治疗（阿司匹林、肝素、血小板糖蛋白Ⅱb/Ⅲa 受体拮抗剂）和症状出现 48 h 内行心导管术及血运重建术。

四、不稳定型心绞痛血栓性病变治疗器械

（一）支架

虽然一项研究报道 Braunwald Ⅱ级和Ⅲ级不稳定型心绞痛患者 1～2 年心肌梗死和靶血管血运重建率较高，但是稳定型心绞痛和不稳定型心绞痛患者植入支架后其即刻和长期效果相似。在超过 7 000 例应用支架或单纯 PTCA 治疗的不稳定型心绞痛患者中，支架术患者住院期间心肌缺血并发症的发生率较低，但是两组患者 1 年死亡率无差别。

（二）冠状动脉定向旋切术（DCA）

尽管早期的无对照研究的结果是有利的，近期心肌梗死患者和血栓性病变使用 DCA 治疗时，其手术成功率低、并发症的发生率高。CAVEAT 研究中，随机分组进行 DCA 治疗的患者有 65%为不稳定型心绞痛患者，DCA 治疗后住院期间和 6 个月非 Q 波心肌梗死的发生率较高。BOAT 研究发现，与 PTCA 相比，达到最佳 DCA 治疗结果组患者再狭窄的发生率稍有降低，但是靶血管血运重建术（TVR）无差别。DCA 治疗后通常出现 CK 值升高，但 CK 值升高对后期效果无独立效应。急性心肌梗死或心肌梗死后患者、急性冠状动脉综合征患者且存在血栓不推荐使用 DCA，除非该病变不适合行 PTCA 或支架植入术；对这些患者推荐使用阿昔单抗可减少 CK 值升高。

（三）腔内导管切吸术（TEC）

TEC 对自身冠状动脉和退化大隐静脉桥血管的血栓性病变可能有用。多中心、随机 TOPIT 研究证明急性冠状动脉综合征患者在 TEC 治疗后，其 CPK 升高的程度降低。对退化的静脉桥血管病变、急性冠状动脉综合征患者、大块血栓病变或对其他治疗措施效果不佳的血栓性病变可以考虑使用 TEC 治疗。

（四）冠状动脉内旋磨术

由于有远端血栓性栓塞和无复流现象发生的危险，对血栓性病变不推荐使用旋磨术，但是对伴有严重钙化或不含血栓而病变无法扩张的急性冠状动脉综合征患者可以考虑使用旋磨术。

（五）激光

虽然准分子激光、钬红外线激光已用于治疗血栓病变，但是目前有关其治疗急性心肌梗死的资料则较少。LAVA 试验（Laser Angioplasty 与 Angioplasty 比较）发现钬激光治疗急性冠状动脉综合征无任何益处。虽然与单独 PTCA 相比，钬激光治疗益处的增加尚未确立，但是钬激光已用于某些急性心肌梗死患者。ELTIS（The Excimer Laser in Thrombotic Ischemic Syndromes）注册研究正在进行，评价准分子激光在 100 例急性冠状动脉综合征患者血栓性病变应用的效果。“盲状（blind）”激光已用于导引钢丝无法通过的慢性闭塞病变，但是并发症的发生率高。目前需要进一步研究来评价作为 PTCA 辅助治疗的激光溶栓治疗的作用。除此之外，在冠状动脉介入治疗过程中很少用到激光。

（六）远端保护装置

SAFER 研究显示 PercuSurge GuardWire 使选择性静脉桥血管介入治疗患者的缺血并发症减少 50%～60%。目前正在对许多新型远端保护装置在不稳定型心绞痛和急性心肌梗死患者中的疗效进行评价。

五、辅助性药物治疗

（一）抗血小板药物

1. 阿司匹林　能强烈抑制血小板的环氧化酶和花生四烯酸旁路，已经确立其在急性心肌梗死和急性冠状动脉综合征治疗中占有重要地位，是介入治疗术前和术后使用的常规药物，使球囊血管成形术中的血管急性闭塞率减少 30%～50%。然而高达 10%的冠心病患者可出现阿司匹林抵抗，发生对凝血酶、儿茶酚胺、ADP、血清素和血管切应力反应的血小板聚集。一项报道表明，尽管不稳定型心绞痛或心肌梗死患者使用了阿司匹林，但是仍然有血栓形成。与标准剂量的口服阿司匹林相比，大剂量口服、咀嚼片和静脉给予阿司匹林可能更为有效地减少血小板聚集。

2. 噻氯匹定　是噻吩嘧啶的降解产物，主要拮抗 ADP 诱导的血小板聚集，对血小板的抑制作用比阿司匹林更强。体外研究表明噻氯匹定抗血小板聚集的最大效应出现在 3～5 d 后，但是在给药数小时内即出现抗血小板作用。有一项研究表明，治疗开始 2～3 d 予以噻氯匹定负荷剂量 500 mg，2 次/d，其抗血小板效应好于 250 mg，2 次/d。与单独应用阿司匹林或者阿司匹林和华法林联合应用相比，阿司匹林和噻氯匹定联合应用对减少支架内血栓形成的效果更好。在减少 PTCA 和支架术后血小板聚集和凝血酶形成的过程中，阿司匹林和噻氯匹定具有协同作用。目前氯吡格雷逐渐取代噻氯匹定在介入治疗患者中的使用，前者抗血小板效应和噻氯匹定相同，但是其耐受性更好，中性粒细胞减少症、血栓性血小板减少性紫癜等血液不良反应较少。

3. 氯吡格雷　和噻氯匹定相似，氯吡格雷也是一种噻吩嘧啶的降解产物，能够抑制 ADP 依赖的血小板聚集。CAPRIE 研究入选了 19 185 例动脉粥样硬化血管疾病患者，证实了氯吡格雷（75 mg/d）的安全性和有效性。CURE 研究结果也证实了与单独使用阿司匹林相比，阿司匹林和氯吡格雷合用在急性冠状动脉综合征中的应用价值。和噻氯匹定相比，氯吡格雷与其

一样有较低的支架内血栓形成发生率、不良反应较少、医疗费用降低。氯吡格雷用于支架植入术患者时，建议至少在术前4 h给予300 mg的负荷剂量，如果植入普通的金属裸支架，每日给予75 mg，共4周；但植入药物洗脱支架的患者，每日给予75 mg，至少6个月，甚至建议服药9～12个月。

4. 血小板糖蛋白Ⅱb/Ⅲa受体拮抗剂　是最强力的抗血小板药物，通过阻断血小板Ⅱb/Ⅲa受体，即血小板聚集的最终通路来完成其抗血小板作用。这类药物使急性冠状动脉综合征介入治疗的安全性得到改善。大规模的随机临床研究表明，作为冠状动脉介入治疗的辅助治疗药物和急性缺血综合征的主要治疗药物，血小板糖蛋白Ⅱb/Ⅲa受体拮抗剂有助于上述疾病的治疗，在血运重建术前后该药能够使不稳定斑块稳定，减少不良事件的发生率。

(1) 常用药物种类

1) 阿昔单抗(abciximab，ReoPro)：EPIC研究入选了2 099例行PTCA或DCA的高危患者(不稳定型心绞痛、非Q波心肌梗死、复杂冠状动脉病变、大块血栓病变)，这些患者随机分成阿昔单抗弹丸注射组、阿昔单抗弹丸注射继之静脉滴注组、安慰剂组。阿昔单抗弹丸注射继之静脉滴注组患者主要研究终点事件(30 d死亡、心肌梗死、急诊再次血运重建术)减少35%(8.3%比12.8%，$P=0.008$)。在使用阿昔单抗治疗的489例不稳定型心绞痛或梗死后心绞痛、再次心肌梗死患者中，其主要研究终点事件明显减少(1.8%比9.0%，$P=0.01$)。3年后，阿昔单抗弹丸注射继之静脉滴注治疗的急性冠状动脉综合征患者其死亡率减少60%；在仅使用阿昔单抗弹丸注射组患者中未观察到该药的长期效用。EPIC研究中出血并发症显著增加，但是随后进行的EPILOG研究中，由于根据体重调节的低剂量肝素，其ACT时间为200～250 s，早期拔除动脉鞘管降低了出血并发症的发生率。EPISTENT研究入选了2 399例行PTCA或支架术患者，这些患者被随机分成阿昔单抗组和安慰剂组，结果表明与PTCA联用阿昔单抗组或单纯支架组患者相比，支架联用阿昔单抗组事件的发生率最低(6.9%比10.8%比5.3%)。487例不稳定型心绞痛患者中，阿昔单抗使30 d主要研究终点事件减少70%。与PTCA联用阿昔单抗或单纯支架相比，支架与阿昔单抗联合应用组1年死亡率显著下降。CAPTURE研究入选了1 265例拟行介入治疗的顽固性不稳定型心绞痛患者，这些患者被随机分成阿司匹林、静脉滴注肝素组和阿司匹林、静脉滴注肝素、阿昔单抗组在术前18～24 h弹丸注射阿昔单抗0.25 mg/kg，然后以10 μg/h静脉点滴，持续至介入治疗术后1 h。阿昔单抗组主要研究终点事件(30 d死亡、心肌梗死或TVR)减少(11.3%比15.9%)，其减少主要和PTCA术前(0.6%比2.1%)、术后(2.6%比5.5%)心肌梗死发生率降低有关。介入治疗术前肌钙蛋白升高的患者获益最大。使用阿昔单抗的患者严重出血并发症比较常见(3.8%比1.9%，$P=0.043$)，但这和未根据体重调节肝素量、使用多个股动脉器械、留置鞘管时间延长有关。然而在6个月时其终点事件无差异。虽然如此，这项研究中仍发现阿昔单抗能够使不稳定斑块稳定和防止PTCA术前缺血并发症的发生。

2) 替罗非班(aggrastat)：RESTORE研究中入选了2 141例行PTCA或DCA治疗的不稳定型心绞痛、近期心肌梗死或急性心肌梗死患者，这些患者随机分成替罗非班静脉应用组[10 μg/kg弹丸注射，继之0.15 μg/(kg·min)静脉滴注持续36 h]和安慰剂组。替罗非班治疗组患者2 d(5.4%比8.7%，$P=0.005$)、7 d(7.6%比10.4%，$P=0.02$)的主要研究终点事件发生率(死亡、心肌梗死、再梗死、TVR或补救性支架植入术)降低，但在30 d时(10.3%比12.2%，$P=0.16$)则无此改变。TACTICS TIMI研究中18 220例不稳定型心绞痛或非S-T段抬高的心肌梗死患者，在入院时予以阿司匹林、肝素、β受体阻滞剂和替罗非班治疗，随后随机分成早期侵入治疗组(48 h内行心导管术和血运重建术)和保守治疗组(仅对心肌缺血复发患者行心导管术)。侵入治疗组患者6个月死亡、心肌梗死或因急性冠状动脉综合征再次入院等主要研究终点减少18%，肌钙蛋白阳性患者获益最大。TARGET研究在4 812例行支架植入术的患者中直接比较了替罗非班和阿昔单抗的疗效。研究表明阿昔单抗在改善30 d主要研究终点事件(死亡、心肌梗死或再次血运重建术)有26%的相对益处，阿昔单抗的益处在急性冠状动脉综合征患者中最大。

3) 依替巴肽(integrelin)：在IMPACT Ⅰ和ESPRIT研究中对一些患者使用依替巴肽辅助冠状动脉介入治疗，对其疗效进行了评价。在IMPACT Ⅱ和PURSUIT亚组分析中，评价依替巴肽在急性冠状动脉综合征的疗效。IMPACT Ⅱ把稳定型或不稳定型心绞痛患者随机分成依替巴肽135 μg/kg弹丸注射，继之0.5 μg/(kg·min)静脉滴注组和0.75 μg/(kg·min)静脉滴注20～24 h组，还有安慰剂组。在低剂量组和高剂量组患者中主要研究终点事件的发生率均减少19%，但是差别无统计学意义。使用依替巴肽患者出血并发症并无增加。在PURSUIT研究亚组分析中，1 250例在入院后72 h行冠状动脉介入治疗的不稳定型心绞痛患者，180 μg/kg弹丸注射继之2.0 μg/(kg·min)静脉滴注依替巴肽患者其死亡或心肌梗死等30 d主要研究终点事件的发生率减少31%。

(2) 血小板糖蛋白Ⅱb/Ⅲa受体拮抗剂使用建议：目前的数据支持对非Q波心肌梗死或高危不稳定型心绞痛患者(肌钙蛋白升高、S-T段动态改变和那些尽管使用阿司匹林和肝素，但仍出现胸痛复发的患者)常规应用阿昔单抗、依替巴肽，如果条件允许，可以使用替罗非班。根据FRISCⅡ和TACTICS18研究结果，大多数急性冠状动脉综合征患者应当进行心导管术然后对合适者行经皮介入治疗或手术治疗。如果使用依替巴肽或替罗非班治疗的患者接受经皮介入治疗，这些药物应当一直使用至术后18～24 h。如果拟行PTCA或支架术的患者在术前未使用血小板糖蛋白Ⅱb/Ⅲa受体拮抗剂，应当在导管室第一次球囊扩张前使用阿昔单抗，根据体重调节肝素剂量(70 U/kg)，使ACT维持在200～250 s。介入治疗后，应持续静脉滴注阿昔单抗12 h，而不再继续使用肝素。当ACT<170 s时，应当拔除动脉鞘管。

(二) 抗凝药物

1. 肝素　许多随机研究已经清楚地表明不稳定型心绞痛患者静脉使用肝素(用或不用阿司匹林)的益处。虽然有回顾性分析显示不稳定型心绞痛患者延长肝素化时间(3～7 d)可以改善PTCA手术的安全性，但其他研究报道延长肝素使用时间并无益处。由于延迟PTCA延长住院时间和增加治疗费用，因此在许多介入治疗中心不进行延迟PTCA治疗。为了减少心肌缺血复发率、心肌梗死和死亡发生率，建议应尽早行 PTCA 治疗。对不稳定型心绞痛、非 Q 波心肌梗死或急性心肌梗死患者行 PTCA 或支架术治疗时，我们推荐 ACT 时间应维持在 350～400 s。如果联合使用血小板糖蛋白Ⅱb/Ⅲa 受体拮抗剂，特别是使用阿昔单抗时，建议根据体重调剂肝素的剂量，维持 ACT 在200～250 s。由于 ACT 的测定可能存在 40～60 s 的差异，因此多次测定 ACT 以确认达到所期望的 ACT 水平可能比较明智。应当每隔 30 min 检查 1 次 ACT，在手术过程中，为了维持 ACT 在期望的水平，必要时可追加肝素。正在滴注肝素的患者在手术过程中通常要比那些术前未用肝素的患者需要使用更多的肝素，认识这一点非常重要。比伐卢定(angiomax)已被批准用于不稳定型心绞痛患者的抗凝治疗，剂量用法为 PTCA 术前静脉弹丸注射 1 mg/kg，继之静脉滴注 2.5 mg/(kg・h)共 4 h；如果需要，可另外继续给药 0.2 mg/(kg・h)至 20 h。

2. 低分子量肝素(LMWH)　许多有关低分子量肝素的研究已经完成或正在进行中。这些研究包括急性冠状动脉综合征随机安慰剂对照研究(FRISC、FRISCⅡ)、采用保守治疗的急性冠状动脉综合征中与普通肝素的随机对比研究(FRIC、ESSENCE、TIMI11B)、介入治疗过程中随机研究(ENTICES、ATLAST)和介入治疗过程中评价联合治疗的观察研究(NICE1、NICE3、NICE4)。由于这些研究入选标准、主要研究终点、治疗及随访时间不同，使用不同种类的低分子量肝素，因此难以对这些研究进行比较。尽管有这些差异，但是这些研究结果仍然可以归纳为：第一，对于急性冠状动脉综合征患者，低分子量肝素在减少早期缺血事件(＜45 d)(FRISC、FRISCⅡ)优于安慰剂，但是该疗效在 3 个月时消失(FRISCⅡ)。联合使用血小板糖蛋白Ⅱb/Ⅲa 受体拮抗剂似乎是安全的(NICE3)，但是未能证明该治疗方法是否具有更好的疗效。第二，在介入治疗急性冠状动脉综合征时，与安慰剂组比较，延长低分子量肝素的治疗时间，并未出现疗效的增加(FRISCⅡ)。对这些患者，联合使用血小板糖蛋白Ⅱb/Ⅲa 受体拮抗剂是安全的(NICE1、NICE3、NICE4、ENTICES、ATLAST)，虽然 ENTICES 研究报道该疗法可以减少早期缺血事件，但是在 ATLAST 研究中并未观察到该疗效。第三，使用低分子量肝素能够有效地抗凝，其出血并发症的发生率和普通肝素相似或更少。第四，与传统抗血小板治疗相比(ATLAST 研究)，高危患者或者支架植入结果欠理想的患者延长使用低分子量肝素 1 个月，未观察到疗效明显增加。最近，CRUISE 和 INTERACT 随机研究发现，对使用依替巴肽进行介入治疗的患者，依诺肝素可替代普通肝素作为术中抗凝的药物。

3. 直接凝血酶抑制剂　与肝素相比，直接凝血酶抑制剂能够更为有效地与纤维蛋白凝血酶复合物结合，而且不受抗凝血酶Ⅲ、血小板因子 4 或肝素酶的影响。由于凝血酶是最强的内源性血小板激活因子，因而对于急性冠状动脉综合征患者使用强力的凝血酶抑制剂，有望改善其 PTCA 的手术效果。

(1) 水蛭素：水蛭素是一种从药用水蛭体内提取的肽类，动物实验表明该药能够减少血小板聚集和再狭窄发生率。HELVETICA 多中心对 1 141 例不稳定型心绞痛患者随机分成 3 组：① 10 000 U 肝素弹丸注射继之 24 h 静脉滴注组。② 水蛭素 40 mg 弹丸注射继之 24 h 静脉滴注组。③ 水蛭素 40 mg 弹丸注射，冠状动脉介入治疗后皮下注射水蛭素，每日 2 次，共 3 d。研究表明水蛭素能够显著降低 30 d 不良事件的发生率(11.0%比 7.9%比 5.6%，$P=0.023$)，但对 6 个月不良事件的发生率则无影响。该研究表明行 PTCA 治疗的急性冠状动脉综合征患者水蛭素具有初始益处，但该益处不能持久。

(2) 水蛭肽(hirulog；比伐卢定，bivalirudin)：水蛭肽是一种结构和水蛭素类似的合成肽类。对 4 088 例因不稳定型心绞痛或梗死后心绞痛行 PTCA 治疗的患者进行研究，结果发现与肝素相比，水蛭肽并未降低缺血事件的发生率(11.4%比 12.2%)，但是出血并发症的发生率却减少。对梗死后心绞痛患者进行亚组分析，水蛭肽使早期缺血事件的发生率减少，但是对 6 个月缺血事件的发生率则无影响。CACHET 研究将对行冠状动脉介入治疗患者辅助使用水蛭肽、氯吡格雷和阿昔单抗药物的疗效进行评价。

第九节　急性心肌梗死的介入治疗

近年来，静脉溶栓治疗提高了患者的生存率并可保护患者的左心室功能，彻底改变了药物治疗急性心肌梗死的现状。尽管溶栓治疗有许多益处，但是也存在着许多不足：① 只有 33% 的急性心肌梗死患者能接受溶栓治疗。② 20%的罪犯血管仍然闭塞，45%的血流 TIMI 分级≤2 级。③ 血管再通的中位时间为 45 min。④ 没有可靠的床旁临床指标预测再灌注。⑤ 15%～30%的患者再次出现心肌缺血。⑥ 0.5%～1.5%的患者并发颅内出血。为了克服上述种种不足，20 世纪 80 年代后期逐渐推广许多有关急性心肌梗死 PTCA 的治疗策略，这些治疗策略包括原发性(急诊)PTCA(术前未进行溶栓治疗)、挽救性或补救性 PTCA(溶栓治疗失败后)、即刻 PTC(溶栓治疗成功后)和延期 PTCA(出院前)(表 9－1－13)。20 世纪 90 年代开始在 PTCA 后植入支架，近年来其他技术如机械性血栓切除术、强力血小板受体拮抗剂作为 PTCA 的辅助策略应运而生。为了发挥药物溶栓和 PCI 的优势，一些学者提出了易化 PCI(facilitated PCI)(药物溶栓和急诊冠状动脉介入治疗联合应用)的概念，认为其可能是提高心肌再灌注效果的有前途的治疗策略。

表 9－1－13　急性心肌梗死血管成形术方法

方　法	说　明
原发性(直接)PTCA(primary PTCA)	PTCA 术前未行溶栓治疗
补救 PTCA(rescue PTCA)	溶栓治疗失败后(梗死相关血管 TIMI 0～1 级)行 PTCA
即刻 PTCA(immediate PTCA)	成功溶栓即刻对显著残余狭窄行 PTCA
延期 PTCA(delayed PTCA)	溶栓治疗后 1～7 d，出院前对显著残余狭窄行 PTCA

一、原发性 PTCA

原发性 PTCA 是指术前未进行溶栓治疗而直接应用球囊成形术治疗急性心肌梗死患者的治疗方法，与溶栓治疗相比，原发性 PTCA 有许多潜在的益处和不足（表 9-1-14）。尤为重要的是，与溶栓治疗相比，PTCA 即刻血管开通的比例较高，95%～99%的梗死相关血管达到 TIMI 血流 2 级或者 3 级，而溶栓治疗仅为 70%～80%，心肌缺血复发率低，并且能够改善患者的生存率，特别是能够改善高龄、女性、前壁心肌梗死、心源性休克等高危患者的生存率。许多研究已经证明原发性 PTCA 术后可以使患者的左心室功能得到改善，同时可以减少心肌再灌注损伤、心源性休克和心脏破裂的发生率。早期的一些研究表明原发性 PTCA 术后早期和晚期梗死血管再闭塞分别为 8%和 20%，但由于现在较为普遍的使用抗血小板药物、采用最佳剂量的肝素以及 PTCA、支架技术的改进，目前住院期间和 6 个月梗死血管的再闭塞率仅分别为 2%～3%和 9%～13%。

表 9-1-14　原发性(直接)PTCA

与溶栓治疗相比的益处
能够用于不宜溶栓治疗的患者
可以立刻识别冠状动脉的解剖结构和评价左心室功能
早期危险分层
使梗死相关血管迅速恢复再通并且达到 TIMI 3 级血流
心肌缺血复发、再梗死和再闭塞的发生率低
高危患者的生存率较高
心肌再灌注损伤和心脏破裂的发生率低
减少危及生命的颅内出血的风险
缩短住院时间
减少医疗费用
与溶栓治疗相比的不足
必须具备熟练掌握介入治疗技术的心脏科医师和相应的心导管室设备
运送到心导管室有一定的时间延迟并且需要相应的辅助工作人员

通过对过去 10 多年来单中心观察资料进行汇总分析，发现原发性 PTCA 即刻血管再通率为 93%，住院死亡率为 7.4%。住院期间死亡率的独立预测因素包括心源性休克、三支血管病变、射血分数降低、高龄、前壁心肌梗死和 PTCA 失败。PTCA 术后 1 个月、1 年和 3 年的死亡率分别为 5%、9%和 13%。

(一) 原发性 PTCA 的治疗机制

1. 改善血管的通畅性和冠状动脉血流　TIMI 3 级血流是左心室功能的恢复和改善患者生存的重要决定因素。一项有关溶栓后冠状动脉造影研究的 meta 分析和 GUSTO 冠状动脉造影亚组分析分别报道溶栓后 TIMI 2 级或 3 级的血管再通率，链激酶为 50%，加速 t-PA 为 80%；但仅有 40%～52%的患者恢复 TIMI 3 级血流。原发性 PTCA 的血管即刻再通率为 98%～99%，其中 93%～94%的患者其冠状动脉血流为 TIMI 3 级，93%～97%的患者其残余狭窄的发生率<50%。

2. 减少血管再闭塞率　晚期冠状动脉造影随访证明原发性 PTCA 能够减少血管再闭塞率，其再闭塞率为 5%～13%，而成功溶栓治疗组为 30%～40%。但原发性 PTCA 后有 35%～45%的患者出现再狭窄，25%的患者在 5 个月内需行再次血运重建术。原发性 PTCA 后植入支架患者的再闭塞率和再狭窄率均比单纯 PTCA 组显著降低。

3. 帮助选择合适的早期治疗方案　通过急诊冠状动脉造影可以及早明确冠状动脉解剖结构，评估患者左心室功能和充盈压，从而有利于指导患者的危险分层和选择合适的治疗方案。根据患者的临床表现和造影结果，可以对不同患者选择 PTCA 或者支架术、紧急或者延期心外科手术、药物治疗等不同的治疗措施。PAMI 研究表明，根据患者的临床表现和冠状动脉造影结果划分的高危和低危患者，其死亡率相差 18 倍。

4. 减少颅内出血　随着较多的高龄患者进行溶栓治疗，颅内出血的发生率已增加到 1%。GUSTO 研究表明，85%的颅内出血最终导致患者死亡或者严重伤残。而原发性 PTCA 实际上可以消除这种危险。

(二) 不宜溶栓患者的原发性 PTCA

根据 TIMI 2B 标准，大约有 75%的急性心肌梗死患者存在溶栓治疗的绝对或相对禁忌证。与适宜溶栓治疗的患者相比，不宜溶栓的患者大多为高龄、女性、既往有心肌梗死史、多支血管病变、左心室射血分数较低，这些患者住院死亡率较高。不管患者是否适合溶栓治疗，但对于绝大多数急性心肌梗死患者均可进行原发性 PTCA。然而，由于基础合并疾病的存在，不宜溶栓患者其手术相关死亡率较高。与溶栓治疗相比，明确的更适合原发性 PTCA 的患者包括：高龄患者（降低颅内出血的发生率）、症状出现后就诊较晚的患者（原发性 PTCA 血管再通率较高）、静脉桥血管闭塞患者（由于血栓量较大并且血流降低，静脉溶栓血管再通率较低）。对于不适宜溶栓治疗的患者，PTCA 和药物治疗随机对比研究——SMART 试验报道，PTCA 后心肌缺血和再梗死的发生率较低。

对于目前尚不具备训练有素的介入治疗医师和相应心导管室的医院，如果有不适合溶栓治疗的急性心肌梗死患者，尤其是高危患者，建议转入三级医院心脏介入治疗中心行急诊 PTCA 治疗。

(三) 适合溶栓患者的原发性 PTCA

PAR(primary angioplasty revascularization)注册资料和其他研究报道，原发性 PTCA 手术的成功率较高（92%～97%），住院期间缺血性并发症的发生率相对较低（死亡率为 2%～4%，心肌梗死的再发率为 2%～3%，心肌缺血的复发率为 2%～12%）。而溶栓治疗的血管再通率为 60%～80%，死亡率为 4%～11%，血管再闭塞率为 30%，这些结果表明了原发性 PTCA 的益处。入选了 2 606 例患者的 10 项随机研究比较原发性 PTCA 和链激酶（4 项研究）、3 h 或 4 h t-PA 治疗（3 项研究）、加速 t-PA 治疗（3 项研究）的疗效。大部分研究证明了原发性 PTCA 在血管即刻再通、TIMI 3 级血流、心肌缺血复发、再梗死、梗死相关血管再闭塞、脑卒中、颅内出血、死亡率和住院时间等方面优于溶栓治疗。目前这方面最大的研究 GUSTO2B 血管成形术亚组分析证明 PTCA 在减少心肌缺血复发、颅内出血（0 比 1.4%）以及 30 d 主要联合终点：死亡、再梗死、致残性脑卒中（9.6%比 13.6%）等方面优于加速 t-PA 溶栓治疗。有研究报道原发性 PTCA 的早期益处在 6 个月时并不显著，这和PAMI（PTCA的益处持续）研究及Zwolle研究（原发性PTCA的益处在随访时增加）的结果相反，但由于这些研究样本量太小，并不能证明死亡率的差别。一些meta分析证实原发性PTCA改善短期死亡率、减少非致命性心肌梗死和脑卒中。高危患者（年龄＞70岁、前壁心肌梗死、心率＞100次/min或Killip分级＞1）原发性PTCA后其死亡率和脑卒中发生率的降低最为显著，而低危患者则可以降低心肌缺血复发率、再次心肌梗死发生率并且缩短住院时间。10项随机研究的权威meta分析证明了原发性PTCA的显著益处，包括降低30 d、6个月死亡率；减少30 d和6个月非致死性再梗死发生率；减少30 d脑卒中发生率；而且实际上几乎消除了颅内出血发生率（0.07%比1.09%）。原发性PTCA术后死亡率和非致死性再梗死发生率的降低非常显著：30 d时其死亡率降低40%，6个月时其死亡率降低37%。这些研究结果非常有力地支持了原发性PTCA对减少死亡、再梗死、脑卒中和颅内出血发生率的益处。

（四）心源性休克患者的原发性PTCA

将心源性休克患者送入心导管室的目的通常是使用主动脉球囊反搏、急诊冠状动脉造影和血管成形术来稳定患者的血流动力学状态。非随机研究显示如果冠状动脉血流恢复至TIMI 3级，其死亡率将下降50%；这类极高危患者在PTCA术后，其生存率为40%～86%，与之相比的溶栓治疗生存率仅为30%，药物治疗仅为10%。在GUSTO1研究中，尽管不经常使用早期介入治疗和球囊反搏，但采用积极的血运重建治疗策略如PTCA或CABG是30 d生存率改善的独立相关因素。最近，多中心、随机SHOCK研究比较了302例急诊心导管术，合适者则进行血运重建术（PTCA或CABG）的患者与先药物治疗稳定病情，有指征者以后再行血运重建术的患者的30 d死亡率，在该研究中，有86%的患者插入主动脉球囊反搏泵，95%的患者进行了右心导管检查。侵入治疗组中49%的患者、保守治疗组中64%的患者进行了溶栓治疗；侵入治疗组中87%的患者、保守治疗组中34%的患者进行了血运重建治疗（$P<0.001$）。在行PTCA术的患者中，61%的患者冠状动脉血流恢复TIMI 3级，其1个月的死亡率为35%，与之相比，如果冠状动脉血流未恢复至TIMI 3级，其1个月死亡率则高达65%（$P<0.001$）。在侵入性治疗组的一些重要亚组中，其30 d死亡率显著降低，这些亚组包括：① 年龄＜75岁（41%比57%，$P<0.05$）。② 心肌梗死症状出现后6 h内即进行随机分组（37%比63%，$P<0.01$）。③ 既往有心肌梗死者（40%比68%，$P<0.01$）。急诊血运重建治疗组患者生存率改善的益处可持续1年，（47.6%比33.6%，$P<0.03$）；在存活1年的患者中，83%的患者其NYHA心功能分级为Ⅰ级或Ⅱ级。这些非常有说服力的数据表明对于心源性休克患者，特别是＜75岁的患者，应当进行急诊冠状动脉造影，插入主动脉球囊泵并进行血运重建治疗。

（五）转运行PCI

转运行PCI，一定范围内优于药物溶栓。从患者到达急诊室至完成冠状动脉造影所需的时间在GUSTO2B研究中为75 min，PAMI研究为120 min。然而，即便是在症状出现后12 h才开始进行原发性PTCA的患者，其恢复TIMI 3级血流的比例仍较高，可达90%以上。如果AMI患者就诊的医院不具备急诊PCI的条件，转运PCI必然延迟治疗时间，是否获益？最近DANAMI2研究结果显示，与就地（on site）溶栓治疗相比，如果严重心肌梗死患者在3 h内从不具备PCI治疗条件的医院转到介入治疗中心行PCI治疗，其后果仍优于前者。该研究随机入选了1 129例患者，转院进行PCI治疗者其死亡、再梗死和30 d致残性脑卒中等复合终点减少40%（8.5%比14.2%）。对6个研究、3 750病例的meta分析发现，如转运时间（transfer time）在3 h内，转送行急诊PCI组的30 d联合终点比就地溶栓治疗组下降42%（$P<0.001$），其中再梗死减少68%（$P<0.001$）、脑卒中减少56%（$P=0.015$），所有原因死亡减少19%（$P=0.08$）。

（六）建议

对不宜进行溶栓治疗的患者或高危患者（前壁心肌梗死、高龄、心动过速、低血压或心力衰竭）应竭力主张进行原发性PTCA术。即使是对于低危、适宜进行溶栓治疗的患者，原发性PTCA仍然能够降低心肌缺血的复发率、再梗死发生率和缩短住院时间、减少治疗费用，并且使致命性的颅内出血的危险性降到最低。血小板糖蛋白Ⅱb/Ⅲa受体拮抗剂和支架的广泛应用可以使原发性PTCA的临床效果进一步得到改善。

二、补救性PTCA

与溶栓治疗后冠状动脉血流恢复正常的患者相比，血流受损（TIMI≤2级）的患者其左心室功能较差，有较多的机械并发症（如室间隔穿孔、乳头肌断裂）和较高的死亡率。补救性PTCA通常用于溶栓治疗失败的患者试图恢复前向血流、挽救存活心肌和改善患者生存率。虽然溶栓治疗失败后的患者，补救性PTCA血管即刻再通率为71%～100%，但是其再闭塞率平均为18%，比原发性PTCA高2～3倍；住院死亡率为10.6%（0～17%），而且通常并不能改善射血分数。虽然成功溶栓治疗患者和溶栓治疗失败后进行补救性PTCA患者的住院死亡率、晚期死亡率相似，但是如果补救性PTCA失败，则其死亡率为28%～39%，心源性休克或多支血管病变患者的死亡率更高。虽然补救性PTCA的初始成功率和溶栓药物的类型无关，但是使用t-PA溶栓后的患者其补救性PTCA后再闭塞率较高，可达20%～30%。目前，由于对使用阿司匹林、大剂量肝素的重要性有了更深刻的理解，以及介入治疗技术的进步，梗死相关血管的再闭塞率较低。在GUSTO冠状动脉造影亚组分析中，使用不同溶栓药物患者其梗死相关血管即刻再通率或住院期间再闭塞率无差异。同样，TIMI4研究中梗死相关血管的24 h再闭塞率也仅为4%。补救性支架植入术可能比单纯补救性PTCA的效果更好。

补救性PTCA和药物治疗的随机对比研究较少。在TAMI5研究中，与药物治疗相比，补救性PTCA患者在出院前其血管再通率较高，梗死区域室壁运动较好，而且心肌缺血复发率较低。RESCUE研究显示，首次前壁心肌梗死患者对闭塞的前降支进行补救性PTCA后，与药物治疗患者相比，其左心室功能较好，心力衰竭的发生率较低，其1个月和1年死亡率有降低的趋势。GUSTO Ⅲ亚组研究对在补救性PTCA过程中使用阿昔单抗（abciximab）进行了评价，结果发现虽然使用阿昔单抗患者发生出血并发症的危险性略高,但是其 30 d 死亡率较低(3.6%比 9.7%,$P=0.076$)。补救性 PTCA 能够改善局部室壁运动和左心室功能,并且有可能减少高危患者心力衰竭、休克和死亡的危险。虽然补救性 PTCA 成功的患者,其预后和溶栓治疗成功的患者相似,但是与原发性 PTCA 成功者或溶栓治疗成功者相比,补救性 PTCA 患者血管再闭塞的危险性增加。如果补救性 PTCA 不成功,则其早期死亡率较高。

由于反应再灌注的临床指标并不可靠,建议对任何有进行性胸痛、血流动力学受损或前壁心肌梗死溶栓 90 min 后 S-T 段仍持续抬高的患者行急诊冠状动脉造影。对于伴有血流受损(TIMI≤2 级)的高度狭窄病变,应当进行 PTCA 或支架植入术,并辅助应用血小板糖蛋白Ⅱb/Ⅲa 受体拮抗剂。有关补救性支架植入术和补救性 PTCA 对比的小规模观察性研究表明,补救性支架植入术的成功率较高,其 1 年缺血并发症的发生率较低。目前尚无对 TIMI 3 级血流患者进行补救性 PTCA 的研究。

三、即刻 PTCA

溶栓治疗成功后,希望能够进一步改善患者左心室功能,阻止心肌缺血复发、再梗死和血管再闭塞,可对高度狭窄的病变进行即刻 PTCA。

一些随机研究表明在溶栓治疗成功后,进行早期常规 PTCA,往往伴有更多需要输血和急诊 CABG 等事件,其死亡率有增加的趋势,与延期 PTCA 或药物治疗相比,即刻 PTCA 并不改善患者在出院前的射血分数。但这些研究存在不少缺陷:术前未予以阿司匹林治疗(已知可能增加血管急性闭塞的危险)、肝素的剂量不足、未对 ACT 进行监测。在一些研究中,对中等度狭窄(>60%)的患者进行了即刻 PTCA,这些患者不但不能从该手术中获益,而且增加其手术风险。使用血小板糖蛋白Ⅱb/Ⅲa 受体拮抗剂和支架有可能改善即刻 PTCA 的手术效果,但是迄今尚无随机化研究来加以证实。

基于现有资料,对溶栓成功患者不推荐常规进行 PTCA。但是,对于出现进行性心肌缺血或血流动力学不稳定症状或体征的患者,建议进行急诊冠状动脉造影。当冠状动脉存在严重的狭窄(>75%)和血流受损(TIMI≤2 级)时,应当进行 PTCA。在所有患者中,术前予以阿司匹林非常必要,应当予以肝素,使其 ACT 维持在 300 s 以上。

四、延期 PTCA

(一) 溶栓治疗成功后的无症状患者延期 PTCA

溶栓治疗成功后 1~7 d,为了防止心肌缺血复发、再梗死和血管再闭塞,并进一步改善左心室功能,对于高度狭窄病变可行 PTCA。

一些研究比较了在溶栓治疗成功后,"侵入治疗"(在出院前常规进行 PTCA)和"保守治疗"(仅对存在自发性或可诱发的心肌缺血者行 PTCA)的疗效,结果显示在死亡率、再梗死或射血分数等方面两种治疗方法无差异。但是,采用保守治疗方法的患者,在出院前的运动试验中其心肌缺血的发生率较高;既往有心肌梗死的患者采用保守治疗后,其住院期间死亡率较高。相反,既往无心肌梗死的糖尿病患者,采用保守治疗后,其住院期间死亡率较低。但上述研究有其一定的局限性,在 TIMI2B 研究中,由于侵入性治疗组中仅有 54%的患者行 PTCA,而保守治疗组中仅有 13%的患者行 PTCA,所以在该研究中采用的意向治疗分析法(intention to treat)有可能削弱了 PTCA 的益处。而且,在该研究中,死亡者中有 40%发生于 PTCA 之前,侵入性治疗组中 69%的死亡者为从未接受过 PTCA 或 CABG 治疗的患者。实际上,不管患者采用的是保守治疗还是侵入性治疗方法,假如这些患者均采用机械性血运重建术,则其住院期间死亡率会更低。而且在该研究中,接受 PTCA 治疗的患者,其肝素(未监测 ACT)和阿司匹林(直到行 PTCA 时才给药)的剂量可能不够。最后,在该研究中,完全闭塞的血管(占梗死相关血管的 12%)并未予以球囊扩张,忽略了一个可能从血运重建术中获益的重要亚组。

现有资料并不支持对溶栓治疗后无心肌缺血客观证据的无症状患者进行常规 PTCA。然而,由于现有研究资料的局限性及溶栓治疗后较高的后期血管再闭塞发生率(25%~30%),因而建议对下列患者应当进行血运重建术:① 既往有心肌梗死史。② 左心室功能降低。③ 多支血管病变。④ 供应中等或者大面积心肌的冠状动脉其狭窄程度≥90%。⑤ 冠腔内多普勒或压力阶差测定显示有显著生理意义的病变。

(二) 溶栓治疗失败后的无症状患者延期 PTCA

溶栓治疗失败后,对闭塞的梗死相关血管进行成功的延迟 PTCA,可改善患者左心室功能和生存率。产生这些益处的可能机制包括:改善心肌重构(减少左心室扩张和室壁瘤的形成,并减少心腔内血栓的形成),较好地恢复处于冬眠状态的存活心肌(如果存在侧支血管),减少心律失常的发生。在 TAMI6 随机研究中,与药物治疗患者相比,48 h 后进行 PTCA 的患者,其 6 周时的左心室功能得到改善。但是该差异并不持久,而且这些患者 6 个月时的血管再闭塞率为 40%。

由于资料有限,目前无法给出明确的建议。推荐如果梗死相关血管供应大面积的心肌和(或)有存活心肌的证据(存在侧支血管、心室壁尚能活动、相关导联仍有 R 波,PET 发现存活心肌等),对这些无症状患者的闭塞血管应当进行延期 PTCA。由于血管通常出现再闭塞,植入支架有利于维持血管的通畅。

(三) 梗死后心肌缺血患者 PTCA

溶栓治疗后,对梗死后心肌缺血患者常进行 PTCA。但直到最近,仍无该治疗方法改善临床后果的证据。DANAMI 研究入选了 1 008 例在溶栓治疗后自发性或可诱发的梗死后心肌缺血患者,随机将其分成机械血运重建组(PTCA 或 CABG)和药物治疗组(对难治性患者仍采用 PTCA 或 CABG)。常规侵入治疗 24 个月时再梗死的发生率(5.8%比 10.5%)和不稳定型心绞痛的发生率(17.9%比 29.5%,$P<0.001$)较低,但两组患者的死亡率无差别。

建议对梗死后心肌缺血患者(自发性心绞痛或在出院前运动试验中能够诱发出心肌缺血的患者)应当进行心导管术,如果其冠状动脉解剖条件合适,应当进行血运重建术。

五、急性心肌梗死中支架和其他器械的应用

(一) 冠状动脉支架植入

20 世纪 90 年代在 AMI 的 PTCA 治疗中开始使用植入支架,早期的经验证实了在近期或急性心肌梗死患者中使用支架的可行性和安全性,其手术成功率超过 90%,但是支架内血栓的发生率为 0～9.6%。StentPAMI 初步研究证明了在急性心肌梗死患者中使用 PalmazSchatz 支架的可行性和安全性,其手术成功率为 98%,早期死亡率和再梗死的发生率仅为 0.8%和 2%,冠状动脉造影再狭窄的发生率为 27.5%,梗死相关血管再闭塞率为 6.4%。

许多前瞻性、随机研究对原发支架植入术(primary stenting)的安全性和有效性进行了评价。StentPAMI 研究入选了 1 458 例在急性心肌梗死症状出现 12 h 内入院的患者,其中 900 例患者被随机分到 PalmazSchatz 肝素涂层支架组($n=452$)或 PTCA 组($n=448$),有 15%的 PTCA 患者因手术效果不理想,而进行了补救性支架(bail out)植入术。原发性支架植入术的手术成功率较高(97.6%比 85%,$P<0.001$),其死亡率、心肌梗死发生率、脑卒中发生率或靶血管血运重建率(TVR)低(12.6%比 20.1%,$P<0.01$);并能减少 6 个月时冠状动脉造影再狭窄的发生率(20.3%比 33.5%,$P<0.001$)。在两组患者中,亚急性血栓形成的发生率均较低(1.1%比 1.8%,$P=0.39$)。但在该研究中有一项意料之外的发现:PTCA 组 TIMI 3 级血流的患者比支架组多(93%比 89%,$P=0.006$),而且支架组患者 6 个月的死亡率较高(4.3%比 2.8%,$P=0.06$)。相反,CADILLAC 研究对 2 082 例急性心肌梗死患者随机分成 Multilink 支架组或 PTCA 组,每组合用阿昔单抗或安慰剂,结果表明 Multilink 支架组患者 6 个月无事件生存率显著改善,同 StentPAMI 研究结果一样,其死亡率并未增加。该研究同时表明支架组患者的再狭窄发生率(22.2%比 40.8%,$P<0.001$)和梗死相关血管的再闭塞发生率(5.7%比 11.3%,$P=0.01$)也较低。对包括 8 项、2 844 例急性心肌梗死患者 PTCA 与支架术比较的随机研究进行 meta 分析,结果表明支架组患者 6 个月时其发生死亡、再梗死和靶血管血运重建的复合终点减少 46%(14%比 26%,$P<0.000\,1$)。阿昔单抗对减少亚急性血栓形成和早期靶血管血运重建产生有益影响,但对 6 个月时的临床后果无影响。

对于急性心肌梗死患者以及 PTCA 治疗失败患者或者手术结果未达到最佳标准的患者,建议把原发支架植入术作为常规的再灌注治疗策略是合理的。

(二) 其他经皮介入治疗器械

许多经皮介入治疗技术作为 PTCA 和支架的辅助手段被用于急性心肌梗死的原发血运重建治疗中。这些技术根据其作用原理的不同,大体上可分为以下几类:血栓切吸术(DCA、TEC、Angio-Jet)、血栓消融术(ELCA、Acolysis)和血栓溶解术(局部给药)。虽然大多数手术者推荐在血栓性静脉桥血管病变使用血栓切吸术(TEC 或 Angio-Jet),但直到目前,仍没有证据表明上述器械优于传统 PTCA。SAFER 研究表明在选择性静脉桥血管病变的介入治疗中,使用远端栓塞保护装置 GuardWire 可使缺血性并发症的发生率减少50%～60%。

(三) 主动脉内球囊反搏

目前对急性心肌梗死患者进行 PTCA 时,常规使用主动脉内反搏球囊(IABP)仍有些争议。早期研究表明,原发性 PTCA 成功后常规使用 IABP 可以改善左心室功能,减少血管再闭塞。在 PAMI2 研究中对原发性 PTCA 患者预防性使用 IABP 至术后 36～48 h,结果表明心肌缺血复发率和再次 PTCA 率降低,但是该治疗措施并未能改善患者的左心室功能或者降低死亡率、心肌梗死复发率、心力衰竭、脑卒中或血管再闭塞发生率。但 IABP 在伴有低血压、休克或顽固性心力衰竭的急性心肌梗死患者中的应用价值毋庸置疑。

(四) 紧急冠状动脉搭桥术

由于从手术配备人员、设施考虑以及担心全身麻醉和心肺旁路手术的不良反应,CABG 术在急性心肌梗死的治疗中并未得到广泛的应用。但是,应当把 CABG 看成是完整的血运重建策略的一部分,对那些心源性休克患者尤应如此。急性心肌梗死患者进行急诊 CABG 的指征见表 9-1-15。

表 9-1-15 急诊 CABG 的手术指征

左主干狭窄>50%,前降支或回旋支为梗死相关血管
左主干狭窄>75%,右冠为梗死相关血管
严重近端狭窄、不适合行 PTCA 术的多支血管病变,特别是梗死相关血管通畅时
伴有心源性休克的严重多支血管病变
在心肌梗死后 6 h 内(偶尔在 12 h 内)机械再灌注治疗失败,有大面积的濒危心肌和进行性胸痛,特别是形成较好的侧支血管患者

六、辅助药物治疗

尽管与溶栓治疗相比,原发性 PTCA 有许多益处,但是也仅有 1/3 的患者能够得到完全组织再灌注,2/3 的患者其 S-T 段回复至等电位线时间延迟,心肌灌注分数降低。心外膜冠状动脉血流恢复正常,但是心肌灌注仍然降低的可能机制包括微血管痉挛、内皮细胞肿胀、微栓塞碎片堵塞小血管及原位血栓形成。改善心肌灌注的一个可能的方法就是通过辅助性药物治疗来达到早期和更完全地恢复再灌注。

(一) 糖蛋白Ⅱb/Ⅲa 受体拮抗剂

1. 阿昔单抗 许多随机试验研究了阿昔单抗作为原发支架植入术的辅助治疗用药。在 Munich 研究中,200 例急性心肌梗死患者被随机分成阿昔单抗组和安慰剂组,阿昔单抗组患者住院死亡率、再梗死发生率或紧急 TVR 率较低(2.0%比 9.2%,$P<0.05$),节段性室壁运动、左心室整体功能较好、冠状动脉血流峰值较高,这些结果与微循环功能较好和远端血管栓塞率较低相一致。ADMIRAL 研究显示阿昔单抗组患者 24 h TIMI 3 级血流较为常见(85.6%比 78.4%,$P<0.05$),其主要研究终点(30 d 死亡、再梗死、紧急 TVR)的发生率降低(10.7%比 20.0%,$P<0.03$),24 h 和 30 d 的左心室射血分数较高(55%比 51%,$P<0.05$)。在 ISAR2 研究中,使用阿昔单抗并未能够改善无事件生存率,但是这些患者 14 d 时左心室射血分数较高(62%比 56%,$P<0.05$)。CADILLAC

研究表明原发支架植入术优于原发性 PTCA，但是在原发支架植入术中使用阿昔单抗并未能使这种益处增加。对共入选的 1 738 例患者的 3 项急性心肌梗死原发支架植入时辅助使用阿昔单抗和安慰剂的随机对比研究（CADILLAC、ADMIRAL、ISAR2）进行 meta 分析，结果表明阿昔单抗组 6 个月死亡、再梗死和靶血管血运重建率的复合终点减少 28%。

2. 替罗非班（tirofiban，aggrastat） RESTORE 入选了 134 例原发性 PTCA 患者。替罗非班使用 1 周不良事件的发生率减少 56%，使用 1 个月的不良事件减少 22%。

3. 急性心肌梗死时使用糖蛋白Ⅱb/Ⅲa 受体拮抗剂的建议 由于目前所得到的研究结果尚存在某些不一致，因而不可能提出有关使用该类药物的明确建议。原发支架植入术，不论是否使用糖蛋白Ⅱb/Ⅲa 受体拮抗剂，应当视为 S-T 段抬高型心肌梗死常规的再灌注治疗策略。

（二）肝素

许多随机研究已经清楚地表明急性心肌梗死患者静脉使用肝素的益处，目前肝素已经成为 AMI 患者必须使用的药物。

1. 术前 由自发性血管再通所致的梗死相关血管通畅率为 20%，急性心肌梗死患者弹丸注射 10 000 U 肝素，并不能使其进一步提高。虽然 HEAP（heparin in early patency）小型研究表明大剂量肝素（300 U/kg）使 90 min 梗死相关血管的再通率达到 56%，但随后的随机 HEAP 研究并未能证明肝素有改善血管再通的益处。

2. 术中 为减少血管急性闭塞的危险性，推荐在进行选择性 PTCA 术时 ACT 应超过 300 s。但是在不稳定型心绞痛和心肌梗死患者中，由于存在肝素抵抗，为了更好地抑制血小板激活和聚集，ACT 时间有可能需要更长。不稳定型心绞痛患者进行 PTCA 时，较高的肝素抗凝水平使得缺血事件减少——ACT 时间每增加 10 s，血管急性闭塞率降低 1.3%——在血管急性闭塞和 ACT 之间存在负性线性关系。虽然较高的 ACT 水平使出血的危险性增加，但一项风险/效益分析表明最优的 ACT 为 425～525 s。然而该水平在临床实践中从未达到，或被作为经皮介入治疗时的推荐指标。当阿昔单抗和大剂量肝素联合使用时，高水平的 ACT 不但未带来累加临床益处，反而使出血并发症明显增加；公认的标准是当联合使用阿昔单抗时，根据体重调整肝素的剂量（70 U/kg），目标 ACT 为 200～250 s。

3. 术后 急性心肌梗死或不稳定型心绞痛患者 PTCA 术后应用肝素的最佳剂量和给药时间目前尚不确定。一项非随机研究比较了原发性 PTCA 术后短期（24 h）和延长肝素给药时间（72 h）的效果，结果发现两组患者之间再闭塞的发生率无差别，但延长给药时间组伴有更多的出血并发症。HAPI 随机研究（heparin after percutaneous intervention）表明不稳定型心绞痛或梗死后心绞痛患者 PTCA 术成功后，术后使用肝素并未带来任何益处。对接受肝素治疗≥2 d 的患者停用肝素，应当在超过 12 h 的基础上缓慢停药，以减少血栓形成反跳的危险。如果同时使用糖蛋白Ⅱb/Ⅲa 受体拮抗剂，应当在术后立即停用肝素，以使出血并发症的危险性降到最低程度。

4. 建议 对于进行 PTCA 或支架植入术的急性心肌梗死患者的 ACT 为 350～400 s。当使用糖蛋白Ⅱb/Ⅲa 受体拮抗剂时，推荐根据体重来调整肝素的剂量（70 U/kg），使 ACT 维持在 200～250 s。由于 ACT 测量值常有 40～60 s 的波动，需谨慎地多次测定以确定达到需要的水平。在手术过程中为了维持 ACT 达到期望的水平，应当每隔 30 min 测量 1 次 ACT，必要时追加肝素。

（三）直接凝血酶抑制剂

与肝素相比，直接凝血酶抑制剂可以更为有效地与纤维蛋白凝血酶复合物结合，而且不受抗凝血酶Ⅲ、血小板因子 4 或肝素酶的影响。由于凝血酶是最强力的内源性血小板激活因子，因而对于急性冠状动脉综合征患者使用强力的凝血酶抑制剂，有望改善其 PTCA 的手术效果。水蛭素（hirudin）是一种从水蛭体内提取的肽类，动物实验表明该药能够减少血小板聚集，降低再狭窄的发生率。GUSTO 2B 亚组研究将 138 例行原发性 PTCA 术的急性心肌梗死患者随机分为肝素组和水蛭素组，结果表明使用重组水蛭素来匹卢定（lepirudin）的患者其死亡、再梗死或致残性脑卒中的发生率减少 24%，但该结果无统计学意义。水蛭肽是一种水蛭素类似物的合成肽类，目前尚未对其在急性心肌梗死急诊介入治疗中的应用价值进行评价。在 HERO2 研究中，与链激酶治疗 S-T 段抬高型心肌梗死时辅助使用普通肝素相比，辅助使用水蛭肽使 96 h 内再梗死的发生率减少 30%（$P=0.001$），但这些患者有更多轻到中度的出血，而且水蛭肽对死亡率没有影响。最近有研究对 11 项直接凝血酶抑制剂与普通肝素治疗急性冠状动脉综合征的随机对比，meta 分析结果发现，直接凝血酶抑制剂减少 30 d 死亡率或心肌梗死的发生率。

（四）溶栓治疗

对于不稳定型心绞痛患者，已有多项随机研究一致证明静脉或冠状动脉内溶栓治疗后进行 PTCA，其临床效果较差，即使是冠状动脉造影特征（如复杂病变、充盈缺损）提示最有可能从溶栓治疗中获益的患者也不例外。PACT（plasminogen activator angioplasty comparability trial）研究入选 606 例急性心肌梗死患者，评价在原发性 PTCA 之前溶栓治疗恢复早期血管再通的能力。研究结果表明冠状动脉造影前立即快速给予 50 mg t-PA 的患者，在 PTCA 之前有较好的 TIMI 3 级血流（33%比 15%，$P<0.001$），需要即刻介入治疗的患者数量减少。其次，与未使用 t-PA 溶栓，而在 PTCA 术后恢复至TIMI 3 血流的患者相比，PTCA 术前拥有 TIMI 3 级血流的患者，其左心室功能恢复得更好。与单独直接血管成形术相比，低剂量的 t-PA 并不会引起出血并发症增加或心肌缺血复发。因此，联合治疗有可能是更好的治疗策略，尤其是对那些拟行原发性 PTCA 手术，但预计可能会有相对较长时间延误的患者，相关的进一步研究正在进行中。

（五）溶栓药物和糖蛋白Ⅱb/Ⅲa 受体拮抗剂联合治疗

由于溶栓药物是一种强力的血小板激活剂（暴露和血凝块结合的凝血酶），为了能够改善与预后密切相关的再灌注速度和成功率，目前已对辅助使用抗血小板药物糖蛋白Ⅱb/Ⅲa 受体拮抗剂进行了评价。

急性心肌梗死溶栓治疗后仅有 50%～60%、使用阿昔单抗后仅有15%～32%的患者恢复TIMI 3级血流。而原发性PTCA或支架术后，90%以上的患者其梗死相关血管恢复再通，但是并非所有的患者都能得到经皮介入治疗，而且该治疗方法在时间上有一定的延误，同时良好的心外膜血流并不一定意味着良好的微循环灌注，因此最近有许多研究评价溶栓治疗和糖蛋白Ⅱb/Ⅲa拮抗剂联合应用的价值。TAMI 8研究对急性心肌梗死患者使用t-PA(100 mg)、阿司匹林和不同级别剂量的阿昔单抗的安全性进行了评价，该研究证明了血小板聚集呈剂量依赖性，随着阿昔单抗剂量的增加，血小板聚集逐渐减少。IMPACT AMI研究表明依替巴肽和t-PA联合应用，在不增加出血并发症的同时，提高再灌注的速度和成功率。PARADIGM研究中通过对S-T段监测表明拉米非班(lamifiban)使再灌注加速，但拉米非班对临床后果无任何改善，同时出血并发症却有所增加。TIMI14a初步研究发现推注半量t-PA(15 mg)+静脉滴注(35 mg，>60 min)和标准剂量的阿昔单抗(推注+12 h静脉点滴)联合应用使79%的患者90 min冠状动脉血流达到TIMI 3级。SPEED(GUSTO Ⅳ初步研究)对心肌梗死6 h之内的急性心肌梗死患者应用阿昔单抗或阿昔单抗与瑞替普酶(reteplase)(5 U或7.5 U或10 U，或相隔30 min 2次给药，每次5 U)联合应用的疗效进行了评价。2次推注瑞替普酶(5 U)加上标准剂量的阿昔单抗患者90 min冠状动脉血流达到TIMI 3级的比例最高(73%)。GUSTO Ⅴ研究在16 588急性心肌梗死患者中比较了静脉给予标准剂量的瑞替普酶与半剂量瑞替普酶加全剂量阿昔单抗联合应用的疗效，结果发现两组患者30 d(5.6%比5.9%)或1年(两组患者均为8.9%)的死亡率无差别。ASSENT3研究显示与全剂量TNKt-PA相比，半剂量TNKt-PA和阿昔单抗联合应用使主要研究终点的发生率降低(30 d死亡率、住院期间再梗死或顽固性心肌缺血)(11.1%比15.4%，$P=0.000\,1$)，但是该治疗方法使老年患者(年龄>75岁)的临床效果更差，对糖尿病患者则无益处。CADILLAC Ⅱ将对PCI术前即刻联合应用TNKt-PA和替罗非班进行评价。

目前的研究结果表明，急性心肌梗死患者联合使用小剂量纤维蛋白溶解药物、糖蛋白Ⅱb/Ⅲa受体拮抗剂、阿司匹林和小剂量肝素是一种前景乐观的治疗策略。进一步的研究正在进行中，包括联合和不联合应用介入治疗。

七、急性心肌梗死PTCA治疗的缺陷

(一) 再灌注心律失常

对闭塞的冠状动脉尤其是右冠状动脉PTCA术后，有可能会出现显著的低血压和心动过缓(迷走传入神经受刺激后通过BezoldJarisch反射导致心动过缓)或心室颤动。一项研究发现右冠状动脉行原发性PTCA术经常发生轻微的不良事件，也有较为严重的不良事件，但死亡、心肺复苏、除颤、电复律、IABP或急诊手术等严重事件发生率较少。在PAMI Ⅰ研究中，有6.7%的PTCA患者出现心室颤动，下壁心肌梗死患者较前壁心肌梗死更常见。

为减少急诊介入治疗中发生再灌注心律失常，建议在介入治疗前静脉给予β受体阻滞剂，使用低渗离子造影剂(ioxaglate)，并使氧饱和度、血压和电解质水平(尤其是血钾和镁)达到最佳状态。

(二) 出血并发症

原发性PTCA的早期文献报道显示，14%的病例需要输血，并且与使用溶栓药物、延长抗凝药物使用时间、留置穿刺鞘管等因素有关。目前的资料表明，由于使用最佳剂量的抗血小板药物和抗凝药物，以及十分注意血管穿刺部位，出血并发症明显减少。

小心谨慎地穿刺血管、仔细监测ACT和术后避免使用肝素可以使出血和血管并发症的发生率降到最低。当使用糖蛋白Ⅱb/Ⅲa受体拮抗剂时，建议根据体重调整肝素剂量和及早拔除留置鞘管。

(三) 缺血并发症

溶栓治疗后住院期间再梗死是心肌梗死后常见的死亡原因。早期血管再闭塞使住院期间死亡率由4.0%上升至12.8%，并导致心力衰竭、危及生命的心律失常、再次血运重建率增加和医疗费用上升。溶栓治疗的住院期间心肌缺血的复发率为30%，原发性PTCA术后为15%，支架术为3%。溶栓治疗早期再梗死的发生率为8%，原发性PTCA术为1%～2%，支架术<1%。原发性PTCA患者在出院前血管再闭塞的发生率为5%，而溶栓治疗失败后补救性PTCA成功的患者其血管再闭塞的发生率则高达29%。现在通过使用支架，大部分缺血并发症已经得到避免。而且，支架也显著降低了晚期血管再闭塞(10%～15%)和再狭窄(40%)发生的危险。

第十节　再狭窄

自从1977年引入PTCA术以来，导管技术、术者经验和辅助性药物治疗的进展改善了经皮血管成形术的早期结果；手术成功率>90%和并发症发生率<5%较易达到，但远期结果仍受再狭窄所限，每年有超过150 000例患者需重复靶病变血运重建。更好地理解再狭窄的机制导致了新的机械性和药物洗脱支架的产生。

一、PTCA和斑块销蚀术后再狭窄

(一) 再狭窄的定义

再狭窄可从血管造影或临床角度进行定义。血管造影定义使用持续或二进制血管造影参数，如最小管腔直径和百分数直径狭窄率，然而临床定义应用临床事件，如死亡、心肌梗死和再次靶病变血运重建。

1. 血管造影性再狭窄　许多定义把再狭窄看作为二分事件(即有或无)。最常见的定义是随访期直径狭窄率>50%，是基于早期研究发现此类病变的冠状动脉血流储备受损。实际上所有病变均会发生不同程度的“狭窄”，管腔直径的改变遵从Gaussian分布。对再狭窄机制的深刻理解来源于基线情况、介入后即刻和随访期的管腔直径相互之间的关系，用急性获得(acute gain)和晚期丢失(late loss)来表达(图9-1-34)。急性获得的定义为介入前和介入后即刻的管腔直径之差，是由于斑块的去除和(或)动脉扩张。晚期丢失的定义为介入后和随访期的管腔直径之差，反映新生内膜、弹性回缩和血管重塑的净效应。一些研究表明无论使用何种器械，急性获得和晚期丢失

之间的关系是固定的：管腔直径急性获得 1 mm，3～6 个月后丢失 0.5 mm（即 50％的最初获得会丢失）。丢失指数（loss index）是指晚期丢失与急性获得的比值。

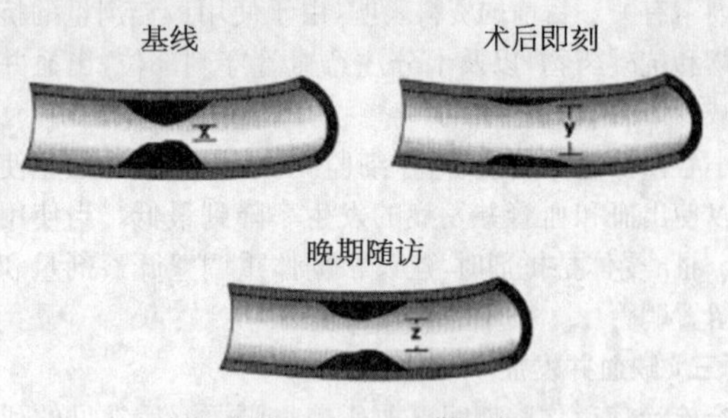

图 9－1－34 急性获得、晚期丢失和丢失指数

2. 临床性再狭窄 尽管血管造影分析能帮助理解再狭窄的机制，并可以进行不同器械之间的定量比较，但对临床结果的影响（反复心绞痛、需要再次 PTCA 或 CABG、心肌梗死和死亡）更重要。事实上定量冠状动脉造影和临床症状的相关性极差，尤其对于狭窄 50％～70％中等狭窄病变（表 9－1－16）。靶病变血运重建术的定义为由于“临床原因”（症状复发和负荷试验阳性）而对最初靶病变进行再次血运重建术，常被用来替代再狭窄。对残余狭窄＞50％但缺少心肌缺血客观证据的病变行再次血运重建术并不认为是临床再狭窄。再狭窄后出现的症状一般表现为反复心绞痛而不是急性心肌梗死或猝死。再狭窄病变主要由过度增殖内膜和纤维组织组成，不像原发性斑块病变易产生斑块破裂和急性血栓形成。

表 9－1－16 介入治疗后血管造影结果和临床症状的关系

表 现	关 系
血管造影性再狭窄	狭窄可能在“功能”上无意义；患者经常无症状
无血管造影性再狭窄	单支血管疾病：症状很少 多支病变：如果有症状，患者可能由于不完全血运重建术和（或）其他部位的病变进展
反复心绞痛	单支血管病变：可能有血管造影性再狭窄 多支病变：血管造影性再狭窄不一定存在；症状可能由于不完全的血运重建术和（或）其他部位的病变进展
缺少反复心绞痛	可能无血管造影性再狭窄，除非原靶病变是慢性完全闭塞

（二）再狭窄发生率

随患者、病变和器械特性的不同，再狭窄率也不同。A 型病变在单纯球囊扩张成形术后一般引起 40％～50％的血管造影性再狭窄，临床再狭窄率一般是血管造影再狭窄的一半。

（三）再狭窄机制

再狭窄是由不同程度的弹性回缩、内膜增厚和血管重塑等所致。

1. 弹性回缩 定义为扩张球囊直径和球囊回撤后最小管腔直径的差值。弹性回缩程度依赖于动脉粥样斑块塑形变化和动脉壁弹性特点。大多数弹性回缩发生在球囊回撤后 30 min内，但 24 h后也可能发生，能使血管横截面积降低 50％。弹性回缩更常见于偏心和开口病变 PTCA 后，PTCA 发生的程度最大，DCA 中等，支架植入后最小。血管造影分析提示早期弹性回缩再狭窄的发生率会更高；弹性回缩的消除可部分解释支架术后血管造影性再狭窄和再次血运重建术的减少。

2. 内膜增厚 是 PTCA 和其他器械所致血管损伤的普遍反应。凝血瀑布链的激活和炎症细胞产生化学和生长因子，导致血栓形成、平滑肌细胞迁移和增殖导致内膜过度增殖和结缔组织基质积聚。动脉旋切样本支持再狭窄的增殖性质；原位（首次治疗）病变一般细胞数少，然而再狭窄病变一般是平滑肌细胞过度增殖。尽管急性获得和晚期丢失的血管造影关系支持动脉损伤程度和内膜增厚量之间的关系，一些资料提示损伤类型可能也很重要，尤其在斑块销蚀术中。激光球囊血管成形术（热损）、旋磨和可能的旋切或许比其他器械导致更多的内膜增殖。使用降脂药物、维生素、抗凝剂、糖蛋白Ⅱb/Ⅲa 受体拮抗剂、消炎药物和一些抗增殖药物的多项试验都不能减少内膜增厚。然而，新的药物洗脱支架和局部放射治疗为减少内膜增殖提供希望。

3. 动脉重塑 人体实验研究和系列血管内超声证实冠状动脉介入后不置放支架的血管出现“收缩”或皱缩以及管腔直径丢失。这种“负性”动脉重塑是 PTCA 和 DCA 后再狭窄的最重要的决定因素，占高达 85％的晚期管腔丢失。因为支架能预防负性重构，这些研究结果也部分解释了支架减少再狭窄的价值和机制。与 PTCA 后再狭窄不同，支架内再狭窄主要由于内膜增殖引起，提示药物干预可能减少支架内再狭窄，即使这些药物在 PTCA 后并没有疗效。

（四）再狭窄的时相过程

PTCA 后再狭窄在第 1 个月较少见，在 1～3 个月达到顶峰，在 3～6 个月到达一个平台期，在 12 个月后并不多见。系列血管造影研究表明 PTCA 后 9 个月至 5 年狭窄严重程度可减轻。激光、定向旋切和旋磨术后再狭窄的时相过程类似于 PTCA。

（五）再狭窄预测因素

1. 几何因素 几个研究提示无论何种器械类型，术后管腔直径和再狭窄之间存在反比关系（即“越大越好”）。其他研究结果相反：ERBAC 研究观察到尽管术后管腔直径更大，但旋磨和准分子激光组（与 PTCA 相比）有再狭窄更多的倾向。最后，尽管最初获得相似，但 DCA 比 PTCA 和支架有更多的晚期丢失。总的来说，这些研究提示最后管腔直径和器械类型（血管损伤类型）影响晚期管腔面积和再狭窄。最近 DCA 资料提示管壁的深度切除并不导致更高的再狭窄。

2. 临床和血管造影因素 有些临床和血管造影参数已被确认为再狭窄的危险因素；最显著的是主动脉，开口病变、慢性完全闭塞和糖尿病。最近，基线的“正性适应性”重塑，IVUS 发现靶病变处的外弹力膜扩大，被认为是 PTCA 和旋切术后临床再狭窄的独立预测因子。

(六) 再狭窄的检测

1. 症状 复发对再狭窄的阳性预测价值较小。相反,在以前有症状的患者中如没有症状,则是无再狭窄很好的证据。

2. 功能性试验 尽管没有灌注成像的运动试验能对症状状况、功能和心肌缺血的存在提供有用的信息,但对检测再狭窄的敏感性低。使用放射性核素心肌闪烁显像的负荷试验敏感性(用于检测)和特异性(用于排除)更高,经常用来评价提示发生再狭窄的有症状患者。运动放射性核素血管显像试验阴性能很可靠地排除再狭窄,但试验不正常者不能可靠地检出再狭窄。最后,运动和多巴酚丁胺负荷超声检查的敏感性和特异性与铊-201(^{201}Tl)闪烁显像相似。需要强调的是,PTCA后4周内的功能性试验往往与假阳性结果有关,这可能是由于局部血管收缩、心肌顿抑或冬眠心肌。因此,功能性试验延迟至PTCA后至少6周,除非患者早期有症状复发或有其他血管的病变并考虑血运重建术。一般不推荐PTCA后常规系列评价,但可能对有不典型症状、无症状性心肌缺血或大面积心肌处于危险中的患者有用。

(七) 建议

对原位冠状动脉和大隐静脉桥血管病变,支架植入为获得即刻管腔扩大和预防再狭窄提供了最佳治疗手段,尤其目前的药物洗脱支架在临床的广泛应用,更显著降低了再狭窄的发生率。血管内超声能使支架植入结果达到最理想状态并降低靶病变血运重建术,尤其是在再狭窄高危患者中。没有明确证实能预防再狭窄的辅助治疗。

二、支架再狭窄

作为经皮介入治疗中占优势的方法的主要局限性,支架内再狭窄已成为一个重要的实践问题。2000年,800 000例介入术中约80%置放了支架。假定平均再狭窄率为20%,每年有超过125 000例的支架内再狭窄病例。但随着药物洗脱支架的广泛应用,支架再狭窄率已大大下降。

(一) 定义

与PTCA后再狭窄一样,支架内再狭窄可血管造影性定义(直径狭窄≥50%)或临床性定义(靶病变再次血运重建、心肌梗死或心脏性死亡)。在每一支架边缘5 mm内新的增殖性病变一般被认为是"治疗节段"的一部分,尽管在这一区域的显著狭窄严格意义上并不划分为"支架内"再狭窄(见下面)。当"治疗节段"与"支架内"节段同时考虑时,支架后再狭窄的发生率提高10%。

(二) IVUS指导支架术预防支架再狭窄

研究证实IVUS指导支架置放术比造影指导支架术的再狭窄率更低。血管造影上显示细小的血管在IVUS上经常较大,可使用较大的支架和球囊。IVUS也能发现支架扩张不充分(假性再狭窄)、边缘夹层和斑块脱垂,也能确保最后管腔横断面积较大,后者是再狭窄最好的预测因素。在CRUISE研究中,术者通过观察IVUS图像,使48%的患者的治疗方案发生了改变;如果最终IVUS横截面积超过9.0 mm^2,1年再狭窄<10%。

(三) 支架再狭窄机制

1. 内膜增殖 对于释放技术最佳的支架来说,随后发生的再狭窄完全是由于内膜增殖。当代支架设计实际上已消除了负性重塑和弹性回缩。

2. 假性再狭窄 如果没有IVUS,则不可能认识到支架置放有何不妥。没有完全覆盖病变、斑块突出和支架扩张不完全是支架术后心肌缺血复发的重要原因,因为它们与过度内膜增殖没有必然联系,故经常被称为"假性再狭窄"。

3. 支架边缘血管的负性重构 支架边缘的近远段血管壁发生负性重构,导致晚期管腔丢失。

(四) 支架再狭窄的时相过程

与PTCA一样,支架术后再狭窄在第1个月不常见,在第3个月时达到高峰,第3~6个月是平台期,12个月后不常见。几项血管造影研究发现支架植入后6个月至3年管腔直径进一步增加,提示6个月时的血管造影可能低估了支架术的益处。

(五) 支架后再狭窄的类型

在PalmazSchatz支架年代的一种分类是把支架后再狭窄划分为局限性(病变长度<10 mm)和弥漫性。局限性病变占支架内再狭窄的42%,一般在再次介入治疗后结果满意,包括晚期靶病变血运重建术(TLR)为19%。局限性病变被进一步分类为连接处或间隙处病变(反映PalmazSchatz支架广泛应用)、支架两端的边缘病变、支架内的局部病变或短的、多处局部病变。弥漫性病变分类为22%的支架内病变(再次TLR率为35%)、30%的超过支架边缘的弥漫"增殖性"病变(再次TLR率为50%)或6%的完全闭塞(再次TLR率为83%)。

(六) 支架再狭窄的预测因素

支架再狭窄的最强烈预测因素是病变长度、糖尿病、总斑块负荷和支架置放后通过IVUS评估的管腔横截面积。支架的数目和长度反映了总斑块负荷,是支架后再狭窄的重要预测因素。然而,支架重叠不是再狭窄的预测因素。

(七) 支架再狭窄治疗

1. 球囊扩张 IVUS研究证实PTCA治疗支架内再狭窄使支架进一步扩张和组织往支架外扩展,分别占净增益的56%和44%。因为内膜组织的再次突入,PTCA并不能达到与最初支架相同的面积。

2. 斑块销蚀术 联合应用旋磨、DCA或激光等斑块销蚀术和辅助性PTCA并不比单纯PTCA有效。在一大型、随机的ARTIST研究中,与单纯PTCA相比,旋磨治疗弥漫性支架内再狭窄的导管室内并发症更高、晚期临床事件更多和6个月时的管腔面积更小,但在ROSTER研究中旋磨术后6个月TLR率更低。一项有关支架再狭窄后PTCA、DCA、旋磨、激光和再次植入支架的meta分析报道,不论使用何种器械,其6个月的TLR率为30%。

3. 支架内支架 尽管IVUS研究提示再次植入支架能消除PTCA和其他方法治疗后的内膜再增生,但这种疗效不足以预防再发再狭窄。药物洗脱支架治疗支架内再狭窄患者登记研究提示,使用西罗莫司(sirolimus)或紫杉醇(paclitaxel)药物涂层支架能得到很好的结果,一项多中心、非随机治疗ISR的研究(TROPICAL)提示,Cypher™支架显著降低6个月时病变内的晚期丢失,主要事件和靶病变血管重建较对照组显著降低,MACE率为3.7%对18.8%;TLR率为2.5%

对 14%。

4. 血管内照射(brachytherapy)

(1) 血管内短程照射的放射源：目前 FDA 批准用于血管内短程照射治疗的两套系统是 Novoste Beta Cath 系统(β放射源)和 Cordis Checkmate 系统(γ放射源)。在冠状动脉内β放射源和γ放射源两者均能释放合适剂量以限制内膜增殖,估计剂量在 14～20Gy。β放射源的优点包括放射性快速衰减,最低限度地减少医师和工作人员的暴露,降低屏障需要和更短的滞留时间。然而,快速衰减提高了放射源中心的要求,使其应用局限于相对小的血管(如冠状动脉而不是髂动脉或股动脉)。

(2) 放射治疗支架再狭窄的研究：随机 SCRIPPS、WRIST、PREVENT、GammaOne、START 和其他试验研究结果提示,短程照射治疗患者 6～12 个月的复发再狭窄率和 TLR 率减少 25%～65%。SCRIPPS 研究中,有益作用持续 3 年。重要的是,在再植入支架的患者中,放射治疗后晚期血栓形成和心肌梗死的发生率增加：总观随机和观察性放射治疗研究发现,在再植入支架后进行冠状动脉内放射治疗与不放射治疗比较,其晚期血栓形成增加 4.5 倍(9%比 2%)。可能的解释包括支架结构的内皮化延迟或放射致内皮功能不全。在 GammaOne 试验中,所有晚期血栓形成发生在放射治疗同时在原支架的靶病变再次植入新支架的患者中,当患者应用噻氯匹定或氯吡格雷时没有晚期血栓发生。放射治疗后行 PTCA 或斑块销蚀术没有晚期血栓形成增加的问题。

(3) 血管内短程放射治疗隐藏的问题：尽管放射治疗已被证实是有预防支架内再狭窄明确效果的唯一治疗方法,但存在一些没有解决的问题和局限性。第一,尚未确定最佳剂量。第二,长期随访研究仍在进行之中。第三,辅助治疗(如血小板受体拮抗剂或放射治疗前斑块销蚀术与球囊扩张比较)的价值也没有确定。第四,放射治疗的时机(首次介入治疗时与以后再次血运重建术时比较)尚未确定。第五,放射治疗产生了一些新的临床问题(表 9-1-17、图 9-1-35),每一个都需要特别的预防、治疗和评价。

表 9-1-17　管内短程放射治疗的局限性

局限性	描　述	治　疗
边缘效应("糖果纸"样病变)	放射治疗后,再狭窄出现在放射治疗段的边缘,导致所谓的"糖果纸"样病变	这种病变可能由于"地理丢失"或放射治疗引起,并没有包括整个损伤节段。通过仔细记录整个治疗区域,确保其被完全的照射治疗,可预防边缘效应
晚期血栓形成	放射治疗后 1～9 个月的支架血栓形成,并不是由于内膜过度增殖引起,常伴有急性心肌梗死,如抗血小板治疗不延长,则发生率为 7%～10%	可能由于放射治疗引起,植入的新支架的再内皮化延迟,可能通过延长抗血小板治疗来避免

(4) 建议：FDA 已批准使用γ射线和β射线治疗自身冠状动脉的支架内再狭窄病变。原发病变首次治疗后放射治疗、

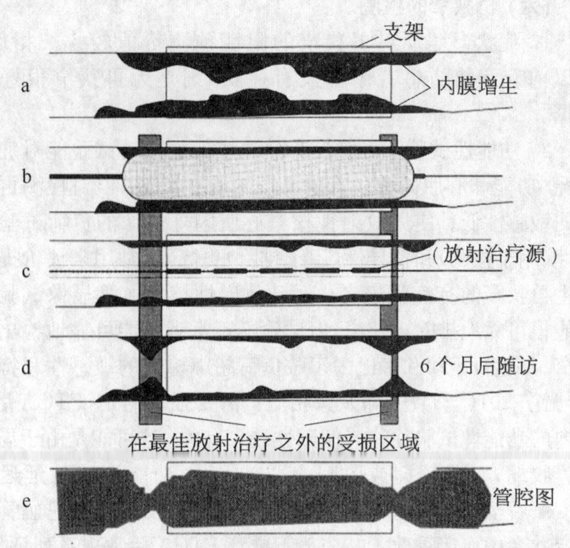

图 9-1-35　地理丢失和"糖果纸"效应

a. 弥漫性、增殖性支架内再狭窄　b. 通过内膜外挤,PTCA 扩大管腔　c. 应用血管内放射治疗,但放射治疗并未覆盖球囊损伤的整个节段("地理丢失")　d. 在随访期,被照射节段内没有内膜增殖,但射线"错过"区域导致边缘再狭窄　e. 病变的血管造影"管腔图"类似于一张"糖果纸"

PTCA 成功治疗支架再狭窄后 4～6 周放射治疗和其他形式的辅助性冠状动脉内放射治疗正在研究中,目前尚未批准常规应用。

第十一节　常见并发症及处理

一、冠状动脉痉挛

球囊扩张可导致 1%～5%的冠状动脉发生痉挛,非钙化病变、偏心病变、较为年轻的患者易发,但并不是变异型心绞痛。血管内超声有助于鉴别是顽固性痉挛还是夹层形成。大多数病例可以通过冠状动脉内注射硝酸酯类药物和(或)钙通道阻滞剂得到成功治疗;反复低压力的球囊扩张虽然有效,但很少使用。经皮介入治疗之后,远端血管痉挛是常见的。远端心外膜血管痉挛可以通过冠状动脉内注射硝酸甘油得到缓解,或者通过持续静脉滴注硝酸甘油预防其发生。血液循环中血小板释放的 5-羟色胺在痉挛发生方面起重要作用。与单纯球囊扩张比较,其他器械治疗后冠状动脉痉挛的发生率似乎相等或更高。根据报道,旋磨后有 4%～36%的病例发生痉挛,但严重痉挛导致急性闭塞从而需要反复 PTCA 或 CABG 的病例少见(<2%)。激光术后报道有 1.2%～16%的病例发生痉挛,但目前使用生理盐水滴注技术后非常少见。这些器械引起的冠状动脉痉挛对冠状动脉内使用硝酸酯类药物往往有效。其处理方法如下。

1. 硝酸酯类药物　冠状动脉内给予硝酸甘油 200～300 μg 通常可以立即缓解冠状动脉痉挛,但在一些患者中可能需要更大剂量。静脉、口服硝酸甘油或使用硝酸甘油贴剂的患者由于没有一个无硝酸酯药物间隔期,导致硝酸酯药物耐受,冠状动脉内使用硝酸甘油可能无反应或需要更大剂

量才有效。

2. 撤除介入器械　如果明确病变内痉挛，在使用硝酸甘油时应保留导丝跨过病变处，以维持血管的通路，同时给予硝酸甘油。如果靶病变的远端发生痉挛，需要将导丝部分或全部撤除才能缓解痉挛。

3. 钙通道阻滞剂　对于冠状动脉内使用硝酸甘油无反应的患者，冠状动脉内注射维拉帕米 100 μg/min，总量为 1.0～1.5 mg；地尔硫䓬 0.5～2.5 mg 注射 1 min 以上，总量为 5～10 mg，也许能缓解痉挛。虽然房室传导阻滞、心动过缓和低血压发生率低，但也要做好通过静脉临时心脏起搏的准备。

4. 反复球囊扩张　尽管使冠状动脉内用了硝酸酯药物和钙通道阻滞剂，而病变内痉挛仍持续存在，用一个正好符合参照血管直径的球囊 2～5 min 持续、0.101～0.404 MPa（1～4 atm）低压扩张经常可以成功地消除痉挛。事实上，绝大多数的痉挛发作对硝酸酯药物和反复的球囊扩张均反应良好，顽固性痉挛也许是出现了夹层，此时应行支架植入术。

5. 抗胆碱药物　乙酰胆碱在内皮剥脱的动脉中可以引起血管收缩，可能是由于局部一氧化氮的丢失和对血管平滑肌的直接收缩引起。因此，如果痉挛同时伴有低血压和心动过缓，可以使用阿托品，每 5 min 静脉注射 0.5 mg，总量达 2.0 mg。

6. 全身循环支持　当严重痉挛伴有缺血和低血压时，临床上处理很棘手，因为硝酸酯类药物或钙通道阻滞剂均可以加重低血压而使临床表现进一步恶化。此时，最好是在 IABP 全身循环的支持下，在冠状动脉内给予硝酸酯或钙通道阻滞剂药物。因为 α 肾上腺素药物（酚妥拉明）可以加重痉挛，所以要避免使用；但如果需要，可以使用正性肌力药物（如多巴酚丁胺）。

7. 冠状动脉支架植入　虽然冠状动脉内植入支架可成功治疗顽固性痉挛，但应该等到所有其他非手术措施均失败时才使用。顽固性痉挛的大多数病例可能是由夹层引起，因此支架的治疗应该有效。

8. 排除冠状动脉夹层和血栓　为排除夹层和（或）血栓，应该在多个体位观察靶病变。血管内超声有助于明确病变性质并指导进一步的治疗。

9. 预防　10～50 μg/min 持续静脉滴注硝酸甘油可以预防远端血管痉挛。在大多数接受冠状动脉介入治疗的患者中，该方法可作为常规使用。

二、夹层

球囊成形术后，20%～40%的患者通过冠状动脉造影可发现夹层（dissection），血管内超声和血管镜在 60%～80%的患者中可发现夹层。不限制血流的夹层不应该被认为是并发症，因为 PTCA 增大管腔的机制包含管壁的牵伸和斑块的碎裂，表现为夹层的形成。通常，PTCA 术后血管造影的模糊表现常低估夹层和残余狭窄的程度。其他介入方法也可以引起夹层分离，在激光血管成形术中使用生理盐水灌注技术可降低夹层的高发生率，在旋磨术中如技术应用得当，夹层并不常见。

（一）夹层的分类

小的内膜撕裂其临床过程通常良好。相反，未经治疗的复杂夹层可以引起急性闭塞，经常需要用支架治疗。对不引起血管闭塞或血流障碍的夹层分离的理想治疗尚不清楚，目前大部分术者用支架来稳定管腔，防止急性闭塞，尤其是 C～F 型夹层。

通常根据美国国立心肺血液研究所（NHLBI）血管造影的标准来定义冠状动脉夹层（表 9-1-18）。A 型和 B 型夹层因为不影响预后被认为是小的无意义的夹层，C～F 型夹层在支架前的年代可以使急性心肌梗死、急诊 CABG 和死亡的危险增加 5～10 倍，被认为是大的有意义的夹层。长的夹层（长度>10 mm）和导致残余狭窄>50%的夹层也增加缺血并发症的危险，是植入支架的合理指征。

表 9-1-18　冠状动脉夹层 NHLBI 分类

类　型	描　述	血管造影表现	急性闭塞（%）
A 型	造影剂注入时很小的充盈缺损，造影剂无残留		未报道
B 型	造影剂注入时有一充盈缺损区域平行管腔或把血管分成双腔，造影剂无残留		3
C 型	管腔外帽子影，管腔内造影剂排空后仍持续有造影剂残留		10
D 型	螺旋形管腔充盈缺损		30
E 型	新的持续的充盈缺损		9
F 型	不是以上类型的病变引起血流障碍或完全闭塞		69

在有些情况下，血管造影提示有夹层但事实上并不存在。造影剂注入较慢，可以造成造影剂层流，引起内膜撕裂的假象。这种假性夹层可以通过更好地注入造影剂充分显示管腔来证实。另外，指引导管深插可以引起近端血管变形而造成狭窄和夹层的假象，重新调整指引导管位置能纠正此问题，冠状动脉内注入 100～200 μg 硝酸甘油对缓解痉挛有用。

（二）夹层的预后

1. 缺血并发症　应用支架以前，严重的夹层增加 5 倍以上的死亡、急性心肌梗死、急诊 CABG 等缺血性并发症危险。有些临床和血管造影特征提示未处理的夹层出现缺血并发症的危险增加（表 9-1-19），即使前向血流未受损，也应该用支架治疗。

表 9-1-19　出现夹层后主要缺血事件的危险因素

夹层长度>15 mm
NHLBI 夹层分型 C～F 型
残余狭窄直径>30%
残余管腔横截面积<2 mm^2
短暂的导管室内闭塞
不稳定型心绞痛
慢性完全闭塞

2. 愈合和再狭窄　绝大部分球囊引起的夹层如不引起缺血并发症，随着时间的推移就消失了。血管造影随访显示4%～16%的夹层在 24 h 内消失，63%～93%的夹层在 3～6 个月消失。一些早期的小型研究提示夹层后再狭窄的发生率并不高，大规模的报道提示夹层对再狭窄的发生率并无影响。然而，因为对介入后夹层的预后判断不确定，大多数术者观察到夹层后依靠支架来稳定管腔。

三、急性闭塞

在支架广泛应用之前，由夹层引起的急性冠状动脉闭塞是介入术后住院死亡、心肌梗死和急诊搭桥的主要原因。目前由夹层引起的急性闭塞(acute closure)极其少见，因为几乎所有有意义的夹层分离均采用支架治疗，支架是治疗夹层分离、避免急性闭塞和减少由此引起的缺血并发症危险的最重要手段。然而夹层仍然是缺血并发症的重要原因，通常是由于支架两端的夹层引起支架内血栓所致。

(一) 急性闭塞分类

急性冠状动脉闭塞通常根据介入后的造影表现和冠状动脉血流进行分类。① 急性闭塞完全闭塞，TIMI 血流 0～1 级。② 即将闭塞狭窄程度急剧恶化，TIMI 血流 2 级。③ 可能闭塞造影显示由夹层或血栓引起的残余狭窄>50%，TIMI 血流正常 3 级。

(二) 急性闭塞的发生率和时间

在支架前的年代，急性闭塞在择期 PTCA 术后的发生率为2%～11%；50%～80%发生在导管室内，其余的通常发生在术后 6 h 内。晚期的急性闭塞(PTCA 术后 24 h 以后)在急性心肌梗死原发性 PTCA 术后以及完全闭塞病变 PTCA 术后常见。激光治疗和旋切治疗术后的急性闭塞发生率与 PTCA 术相等或略高，术后 1～2 d 出现的延迟闭塞也更多见。与其他器械相比，支架使急性闭塞的发生率下降到 1%以下。虽然在用华法林为基础的老方法时，术后 2～11 d 亚急性支架内血栓形成的发生率为 2.5%，在现代的抗血小板方法下亚急性支架内血栓形成的发生率已经明显下降。

(三) 急性闭塞的危险因素(表 9-1-20)

表 9-1-20　急性闭塞的危险因素

临　床	血管类型	手　术
女性	弯度>45°	PTCA 技术
年龄	分叉病变	夹层
糖尿病	多处病变	残余狭窄>35%
不稳定型心绞痛	长病变	PTCA 术后使用肝素过长
PTCA 时冠状动脉内使用尿激酶	血栓性病变	最终跨病变压差≥20 mmHg
血管造影 15 min 有夹层或血栓	多支血管病变	一过性导管室内闭塞
PTCA 前肝素<24 h	偏心病变	
心肌梗死	供应侧支的血管	
搭桥高危患者	逐渐变细的病变	
抗血小板治疗不充分	右冠病变	
	左冠病变	
	偏心或不规则边缘	
	严重狭窄	
	B_2或 C 型病变	
	慢性完全闭塞	
	钙化病变	
	抗凝不充分	

(四) 急性闭塞的预防

1. 抗血小板治疗　术前使用阿司匹林可使急性闭塞的危险降低 50%～75%。虽然最合适的剂量和给药时机尚不明确，但观察发现每日随机给予低剂量 80 mg 和高剂量 1 500 mg 减少缺血并发症的危险作用相当。如果在术前 1 d 内患者未使用过阿司匹林，则应推迟择期手术。需要急诊介入时患者应该嚼服 300 mg 阿司匹林，可以同时给予噻氯匹定、氯吡格雷和血小板糖蛋白Ⅱb/Ⅲa 受体拮抗剂，但不在阿司匹林的基础上使用这些药物的价值没有得到彻底的评价。① 阿司匹林抵抗的患者在冠心病患者中的发生率为 9%，需要进一步研究这些患者中联合或单独使用其他抗血小板制剂的作用。② 血小板糖蛋白Ⅱb/Ⅲa 受体拮抗剂，可抑制血小板的聚集，限制血管内血栓形成，改善冠状动脉介入术后急性和长期的预后。有争议的是，在出现急性闭塞或有闭塞危险时补救性地使用这些药物的有效性。③ 氯吡格雷和噻氯匹定，因为氯吡格雷比噻氯匹定安全性高，白细胞减少、肝炎、皮疹的发生率较少，并且起效更快，一般数小时起效，使用更方便，每日 1 次，已取代噻氯匹定成为支架术的辅助治疗。裸支架植入后的氯吡格雷用法常为300 mg 单次口服，以后每日 1 次 75 mg，服用 2～4 周。双嘧达莫的使用仍有争议，但大多数研究认为没有益处。对于曾有阿司匹林过敏的患者和未服用过阿司匹林的急诊 PTCA 患者应给予氯吡格雷治疗。

2. 抗凝制剂

(1) 肝素：可以降低 PTCA 术后急性闭塞的危险性。然而，在 5%的稳定型心绞痛患者和 15%的不稳定型心绞痛患者中，10 000 U 的肝素并不能达到满意的激活的凝血时间(ACT)。因为低 ACT 是急性闭塞的强预测因子，建议在ACT 达到治疗性标准后，术中每 30 min 复查 1 次 ACT。患者经过成功的经皮介入治疗术后不应该再用肝素。在接受延长肝素治疗的患者，停用肝素时应该在 6～24 h 缓慢逐渐减量以避免血栓反弹。在高危的患者和支架植入不很满意的患者术后使用肝素仍有争议。在 ATLAST 试验中，超过

1 000 例高危支架患者随机分成依诺肝素组(同时用阿司匹林和噻氯匹定)和阿司匹林加噻氯匹定组。总体上,支架内血栓形成和缺血并发症都比预期的低,依诺肝素组并没有观察到益处。

(2) 水蛭素:与肝素不同,水蛭素是一种同时能直接而强力抑制循环中的游离凝血酶以及血栓结合的凝血酶的抑制剂。Hirulog 是一种合成的水蛭素类似物,已经在 291 个择期行 PTCA 的患者中替代肝素治疗。首剂一次注射 0.45～0.55 mg/kg,继之以 1.8～2.2 mg/(kg·h)持续静脉滴注 4 h,如果术中有夹层、病变模糊、血栓或临床有缺血症状,再以 0.2 mg/(kg·h)静脉滴注至 20 h。水蛭素类似物起效快、出血并发症少,急性闭塞的发生率仅为 3.9%。研究认为水蛭素及水蛭素类似物在预防缺血并发症方面并不比肝素更有效,而出血并发症可能更少些。水蛭素类似物比肝素的剂量更固定,在不需要监测 ACT 的情况下能更可靠地预防急性闭塞。

3. 主动脉内球囊反搏(IABP)　在急性心肌梗死急诊 PTCA 后预防急性闭塞中的作用尚有争议。有一项研究报道其可减少血管闭塞和住院期间缺血事件发生,但另一个研究却显示在高危的患者 1 个月和 6 个月的事件没有区别。

4. PTCA 技术　球囊血管比>1.1 以及球囊撤压太慢可能增加冠状动脉严重撕裂的危险。长球囊和非顺应性球囊可以减少长病变和成角病变急性闭塞的危险。其他技术对夹层撕裂的影响,目前仍有不一致的意见,包括球囊扩张次数、充盈的速度、充盈的时间及扩张时应用振动的技术,绝大多数这种技术的差别都因为经常应用支架治疗而被掩盖。

(五) 急性闭塞的处理

支架代表了机械方法治疗急性闭塞的最重要的进展。

1. 初步处理　一旦发生急性闭塞,冠状动脉内给予硝酸甘油 100～200 μg 以逆转同时存在的痉挛因素并确保 ACT>300 s。在支架前的年代,急性闭塞的标准治疗包括用与相邻参照段血管直径相当的球囊再次扩张至少 5 min,根据缺血的严重程度以及夹层的撕裂情况选用普通球囊/长球囊或灌注球囊。然而,由于有不同长度和直径、外径很小、柔顺的支架的应用大大减少了长时间球囊扩张和灌注球囊的使用。不推荐使用溶栓治疗夹层引起的急性闭塞,因为溶栓可能会妨碍内膜斑片与血管壁的粘贴。有一些观察性报道提示由于夹层或血栓引起的不很满意的 PTCA 结果使用补救性阿昔单抗有益,另外一些研究报道无益处。

2. 重复 PTCA 后结果不满意

(1) 血管直径≥2.5 mm:如果重复 PTCA 后结果仍不满意(最后直径狭窄>30%,夹层限制血流,10 min 内血管造影的结果逐步恶化),必须进一步介入处理。如果血管直径≥2.5 mm、局灶的夹层或简单的斑块撕裂最好用支架处理,支架比长时间灌注球囊扩张更有效。必须明确夹层撕裂的远端位置,因为如果支架未能覆盖整个夹层可以引起血栓形成和急性心肌梗死。支架的选择主要决定于术者,几乎所有的支架都有很高的成功率。偶尔需要使用重叠支架处理严重的支架回缩和支架内斑块脱垂。旋切技术曾用来治疗局限的夹层,但支架植入更简单、可靠。广泛的螺旋夹层应该用逐渐变小的多个支架治疗。如支架后持续结果不满意(血流障碍,残余狭窄>50%)应采用补救导管,IABP(血流<TIMI 3 级,血流动力学不稳定,大面积心肌危险)和 CABG。

(2) 血管直径<2.5 mm:可以用长时间的球囊扩张 10～30 min。常规不推荐使用大球囊(球囊血管比>1.1),因为其可能会延长夹层或使局灶夹层演变成一个长的螺旋夹层,如果血管内超声提示可以使用一个较大的球囊,则可以在小血管内使用一个较大的球囊。支架治疗具有良好的前景,小支架的应用可能比长时间球囊扩张更好。推荐小血管内使用血管内超声以确保支架合适,因为不合适的支架与远期效果不良相关。

3. 顽固的急性闭塞　近 4 年来,PTCA 失败以后行急诊冠状动脉搭桥的指征有了很大的变化。随着支架的应用增加,大多数中心治疗顽固性急性闭塞需要急诊搭桥者已降到 1%以下,目前急诊搭桥的指征包括:支架不能稳定的长夹层、左主干损伤和冠状动脉穿孔。灌注球囊在这些情况下可能有用,尤其是作为急诊搭桥的过渡。

4. 成功逆转急性闭塞后的住院期间处理　对于大多数迅速经支架治疗的导管室内发生短暂急性闭塞的患者来说,术后处理与择期支架术一样。对那些住院过程中并发心肌梗死、血流动力学或电不稳定或再血管化治疗未成功的患者住院时间应延长,不推荐术后使用肝素,除非有不能间断抗凝的其他指征。

5. 其他处理要点

(1) 没有血流限制的夹层:大部分小的内膜破损(残余狭窄<30%,长度<10 mm,正常血流)不需要进一步机械和药物治疗。然而许多术者因为植入支架比较方便,都用支架治疗此类夹层。在植入支架非常困难的情况下,大多数这种小夹层可以经过长时间的球囊扩张治疗或不加处理,因为早期缺血并发症和再狭窄较低。大多数介入医师对没有影响血流的高危夹层病变植入支架,是为了避免在导管室外发生急性闭塞。

(2) 原发血栓性闭塞:与血管夹层相比,原发血栓形成是急性闭塞较少见的原因(旋切除外,旋切过程中原发血栓形成的发生率>50%)。治疗原发血栓形成最有效的方法尚不知道,可选的治疗方法包括:冠状动脉内溶栓(尿激酶 100 000～250 000 U 30 min 冠状动脉内给予;链激酶 25 万～150 万 U 60 min内冠状动脉给予;或 rt-PA 20 mg 5 min 冠状动脉内给入或 40～60 mg 在 60～120 min 静脉给予),局部给药,血栓吸除(angiojet),重复 PTCA 和支架。血小板受体拮抗剂(补救性使用阿昔单抗)的应用仍有争议。TEC 血栓吸除术可以吸除血栓,但在血管<3.0 mm 或有夹层时是禁忌的。其他方法包括应用连续过夜超选择冠状动脉内注入尿激酶(每小时 80 000 U 通过末端带孔的灌注导管到达血栓的近端或每小时 40 000 U 经指引导管注入)。

四、无复流现象

(一) 定义

无复流(no reflow)现象最早发现在急性心肌梗死的实验模型上,当时被描述为尽管冠状动脉阻塞已被解除,但仍然无法恢复正常心肌血流的一种现象。无复流现象使溶栓治疗、PTCA 术及其他血运重建治疗方法变得复杂。从冠状动脉造影的角度说，无复流现象是指在病变局部没有夹层、血栓、痉挛或严重残余狭窄的情况下，冠状动脉血流急性减少(TIMI 0～1级)的现象。受损程度较轻(TIMI 2 级)的冠状动脉血流一般被称为"慢血流"。然而对急性心肌梗死患者的研究表明，在冠状动脉造影中没有慢血流的病例通过闪烁造影的技术也可以观察到无复流现象的存在，也就是说对于某些患者冠状动脉造影不能显示微血管的损伤。通过应用多普勒导丝测量，发现存在无复流现象的急性心肌梗死患者的血流有 3 种表现：收缩期逆向血流、收缩期前向血流减少和舒张期血流的急剧减少。

(二) 病因

无复流现象的发生机制和介质还不清楚，但最终的结果是严重的微血管功能障碍。微血管功能障碍可能的发生机制包括：① 血管痉挛、血栓或者其他栓子形成的栓塞。② 氧自由基对血管内皮的损伤。③ 红细胞和中性粒细胞淤滞毛细血管。④ 细胞内和细胞间质由于壁内出血引起水肿。

(三) 发生率

有报道介入治疗后无复流现象或慢血流现象的发病率为 0.6%～42%，诊断标准和临床病例选择标准不同其发生率也有所不同。在同期的 2 318 例经过介入治疗的患者中，5.8%的患者出现 TIMI≤2 级血流。对富含血栓的病变(如急性心肌梗死)和含脆性碎屑的退行性变的静脉桥血管，通过机械方法进行血运重建时，无复流现象的发生更普遍。在机械性治疗方法中，应用冠状动脉内斑块旋磨术治疗后无复流现象的发生率最高(1.2%～9.0%)，而且与旋磨时间成正比，但>60%的病例是可逆的；而冠状动脉内钙通道阻滞剂治疗有效提示微血管痉挛是无复流现象的一个主要原因。斑块旋磨术后发生慢血流现象的其他危险因素包括病变的长度、近期发生不稳定型心绞痛和 24 h 内应用β受体阻滞剂。相比之下，经皮冠状动脉内切吸术(TEC)治疗后发生的无复流现象是不可逆的，提示斑块碎屑和毛细血管阻塞导致了微栓塞。虽然应用 TEC 与持续性的血流损害有关，但由于这种治疗多应用于容易产生或者已经产生无复流现象的患者(如多用于退行性变的静脉桥血管、急性心肌梗死溶栓治疗失败后的补救性血运重建)，结果可能因此有所偏差。

(四) 临床表现及预后

在导管室中，无复流现象一般表现有 ECG 改变和胸痛症状。但根据心肌范围、基础心功能以及其他冠状动脉病变的不同，无复流现象可以没有临床症状，或者表现为一系列缺血的临床症状包括传导阻滞、低血压、心肌梗死、心源性休克和死亡。与未发生无复流现象的患者相比，发生无复流现象患者的死亡率和心肌梗死的发生率高出 10 倍。

(五) 预防

目前还没有关于预防无复流现象的系统研究。一些冠状动脉内斑块旋磨术的术者将硝酸甘油(4 μg/ml)与维拉帕米(10 μg/ml)、地尔硫䓬或腺苷混合在肝素化(20 U/ml)的旋磨冲洗生理盐水中。对于高危病变使用钙通道阻滞剂进行预处理正在研究之中。为防止远端栓塞和无复流现象的发生而采用远端的保护装置可取得显著效果，特别是在静脉桥血管。SAFER 研究用 GuardWire 导丝(PercuSurge)作为远端保护装置，使住院期间死亡率和主要缺血事件减少 50%～60%。

(六) 治疗

目前对于无复流现象的理想治疗手段还不是很清楚。由于它在多种临床情况下都会出现，而且看来其发生机制也不止一种，所以一种特定的治疗方法不可能适用于所有病例。更重要的是要记住无复流现象是一种排除性诊断，应除外高度的残余狭窄、血栓及痉挛等因素，因为这些原因的治疗方法及治疗效果要比无复流现象好。虽然轻度的血流受损可自发性改善，但对无复流现象仍然提倡积极的治疗。

1. 解除合并的痉挛　冠状动脉内给予硝酸甘油 200～800 μg很少有效，但可以解除同时并发的痉挛。由于这种方法不会延误时间也不会增加患者危险，所以对所有的病例都应该应用。

2. 除外冠状动脉夹层　该多角度造影以除外影响血流的夹层。即使进行了"成功"的 PTCA 术，血管内镜也发现存在内皮撕裂和明显的夹层，此病变常常被冠状动脉造影低估。无论是否测量压力梯度，回撤性造影都是有用的。如果 PTCA 局部有造影剂滞留，说明可能存在影响血流的夹层和(或)血栓，应采取进一步的治疗措施(PTCA 或支架植入治疗夹层，血栓切取术治疗血栓)。对存在无复流现象的病变植入支架应该特别当心，因为远端血流差可以增加支架内血栓形成的可能性。

3. 冠状动脉内钙通道阻滞剂应用　冠状动脉内给予钙通道阻滞剂是治疗无复流现象的最主要手段。冠状动脉内给予维拉帕米 100～200 μg，总量达到 1.0～1.5 mg 或者地尔硫䓬 0.5～2.5 mg，总量达到 5～10 mg 可以使 65%～95%发生无复流现象的病例逆转。有报道发现使用维拉帕米使无复流现象的疗效提高 3～4 倍。应该通过球囊中心的管腔或者导管给药以促进药物直接输送到远端血管床，通过鞘管给药不能保证药物有效输送到远端血管床。冠状动脉内给予钙通道阻滞剂偶尔会出现高度房室传导阻滞，应该准备好临时起搏器随时备用。由无复流引起的低血压并不是冠状动脉内应用钙通道阻滞剂的禁忌证，在应用这种治疗的同时，如果有必要仍然应该给予升压药、强心药或者 IABP 等辅助治疗以支持外周循环。尽管冠状动脉内已经应用了钙通道阻滞剂，有无复流现象的患者缺血性并发症仍然比正常的患者多。

4. 血小板糖蛋白Ⅱb/Ⅲa 受体拮抗剂的应用　用强烈的血小板受体拮抗剂预防和逆转无复流现象的方法还有争议。虽然一些研究认为这种方法是有效的，但对静脉移植血管的研究不支持这种说法。在 EPIC 试验中，阿昔单抗可以减少静脉桥血管的远端栓塞，但最终 TIMI 血流分级没有差别。

5. 治疗远端血栓栓塞　经过上述处理无复流现象仍持续存在，特别是在对血栓性病变行介入治疗以后，也可以考虑冠状动脉内给予溶栓剂以治疗可能存在的远端血栓栓塞，如尿激酶 100 000～500 000 U，5～30 min 完成给药或者 t-PA 5～20 mg。但是一些临床和实验研究发现，单独使用尿激酶不能逆转无复流现象，所以应该慎重考虑它的危险性与收益。

6. 清除微血管淤滞　动脉内适量用力地注射生理盐水或者造影剂可以帮助清除引起微血管淤滞的物质，包括损伤的内皮细胞、红细胞、中性粒细胞或血栓。

7. 增加冠状动脉灌注压　虽然主动脉内球囊反搏(IABP)可以提高冠状动脉灌注压，帮助清除血管活性物质，限制梗死范围,但并不能逆转无复流现象。推荐对存在进行性缺血、血流动力学障碍或最终 TIMI 血流<3 级的患者应该使用 IABP。而对于血流动力学已经衰竭并持续存在无复流现象的患者,经皮的心肺旁路术可以提供循环支持。

8. 冠状动脉搭桥手术 对无复流现象没有益处,因为心外膜下的冠状动脉是开放的而冠状动脉血流受阻的部位在毛细血管水平。

9. ICU 监护 由于无复流现象与不良的预后有关,对治疗无即刻反应的患者应该在 ICU 进行监护。同时应该检查心肌酶谱并进行无创左心室功能评价。如果发生了急性心肌梗死,应进行常规心肌梗死后的监护和治疗。

10. 其他方法 有效扩张冠状动脉的药物如罂粟碱、硝普钠、腺苷等已经应用于顽固性无复流的病例。冠状动脉内给予腺苷 10~20 μg 治疗理论上是有效的,因为腺苷可以抑制中性粒细胞的功能,减少中性粒细胞介导的自由基的形成和内皮损伤。笔者认为冠状动脉内应用硝普钠 10~50 μg 也有益,特别是在急性心肌梗死和静脉桥血管的介入治疗时。抗氧化剂如过氧化物歧化酶、别嘌醇(减少再灌注损伤)、D-甘露醇(减少心肌水肿)等药物已经在实验性心肌梗死模型上进行研究,但它们对无复流现象的作用还不清楚。

五、冠状动脉穿孔

(一) 发生率与分类

冠状动脉穿孔(coronary perforation)是经皮血运重建治疗中比较少见但非常重要的并发症。血管造影发现冠状动脉穿孔的发生率在 PTCA 中为 0.1%,而冠状动脉内斑块旋磨术、冠状动脉内定向斑块旋切术(DCA)、冠状动脉腔内切吸术(TEC)或准分子激光冠状动脉成形术(ELCA)等治疗的发生率为 0.5%~3.0%。

根据造影结果的不同冠状动脉穿孔可分为三类:游离穿孔(造影剂漏入心包腔)、包裹性穿孔(造影剂仅局限在血管腔周围)及未分类穿孔。这三类穿孔的发生比例大约分别为 31%、50%和 19%,穿孔由球囊或新器械引起的占 74%,由导丝引起的占 20%,原因不明的占 6%。在近 10 年中冠状动脉穿孔的发生率在增加,可能与血管病变的复杂性增加、使用斑块销蚀技术、支架后高压球囊补充扩张、使用较硬和(或)亲水涂层导丝及强力的血小板糖蛋白受体拮抗剂的应用有关。

(二) 发生机制与危险因素

PTCA 治疗中冠状动脉穿孔可能由于输送导丝或球囊、球囊扩张或球囊破裂引起。因为 PTCA 可以导致血管壁伸展或夹层形成,当球囊过大(球囊/动脉>1.2)时夹层可以向外延伸至外膜造成血管穿孔。球囊破裂尤其是针孔样破裂(不同于纵形撕裂)可能导致造影剂高压喷射从而增加夹层和穿孔的危险。一些新技术通过去除斑块组织(TEC、DCA)或将斑块研碎(旋磨术)以及斑块消融(ELCA)改变血管壁的完整性也可以导致穿孔。冠状动脉内斑块旋磨术发生冠状动脉穿孔与病变的偏心性、病变长度>10 mm 及血管弯曲性等血管形态特征有关。器械过大,尤其在治疗分叉病变、严重成角病变时,明显增加穿孔风险。支架植入过程也可由于使用中等硬度导丝、过大的顺应性球囊(输送支架的球囊)、高压球囊(支架的充分扩张)或在有严重夹层病变时在内膜下送入支架同样能够导致穿孔的发生。无论使用哪种器械,病变越复杂(慢性完全闭塞病变、分叉病变、严重弯曲病变或成角病变)穿孔的危险越大。一般导丝引起的血管穿孔(如在治疗慢性闭塞病变的过程)几乎不引起心包填塞,除非患者之前已经接受血小板受体拮抗剂治疗。

(三) 临床预后

冠状动脉穿孔可导致 17%~24%的患者发生心包腔出血甚至心包填塞、冠状动脉(左或右)心室瘘或冠状动脉静脉瘘。临床工作中冠状动脉穿孔常伴随死亡率(0~9%)、心肌梗死发生率(4%~26%)、急诊手术率(24%~36%)及输血率(34%)的增高。如果患者在介入治疗中使用糖蛋白Ⅱb/Ⅲa 受体拮抗剂,一旦发生血管穿孔死亡危险增高 2 倍。少数穿孔在血管造影时并不明显,在介入治疗过程中也未被发现,直至术后 8~24 h 突然出现心包填塞的症状时才被发现。旁路搭桥血管的穿孔患者会出现胸腔或纵隔出血。因为搭桥手术常常切除部分心包、有心包粘连和大多数旁路血管位于心包腔外,因此很少发生心包填塞。

(四) 预防

1. 导丝定位 操作过程中必须保证导丝尖端顺滑地通过狭窄处,并保持对导丝的操纵性。如果导丝前端被“咬住”或尖端活动受限或导丝前行受阻,很可能是导丝已进入内膜下,必须回撤并重新定位导丝。如果有任何怀疑球囊导管进入假腔,在撤出导丝后可顺着球囊导管腔轻轻注射造影剂。持续造影剂滞留提示已经进入假腔,需要回撤并重新定位导丝和球囊,因为在假腔内扩张球囊会导致冠状动脉的破裂和病情的迅速恶化。

2. 器械大小 器械过大(TEC、ELCA 和旋磨探头器械/动脉≥0.8,PTCA 球囊/动脉>1.2)易导致冠状动脉穿孔。因此对于如分叉病变、成角病变以及完全闭塞病变这些高危病变行 PTCA 治疗时,最好选用与血管比为 1.0 的球囊;在激光血管成形术、TEC 或旋磨术时选用与血管比为 0.5~0.6 的器械。后几种治疗手段与 PTCA(球囊/血管=1)相结合获得更大的管腔,而不是选择更大型号的器械。

3. 其他器械的情况 不推荐应用 DCA 治疗夹层,因为其增加穿孔的危险,而支架植入术非常有效可靠。支架相关的穿孔可以通过谨慎选择球囊的大小以及支架定位避免。在血管造影不能判断远端夹层的范围时不能使用支架。

(五) 处理

除非已使用血小板糖蛋白Ⅱb/Ⅲa 受体拮抗剂,总的来说导丝所引起的穿孔很少造成严重的后果。相反,由于球囊、旋切术或激光成形术所致的穿孔,尤其在心包无病变的患者可能导致心包积血或血流动力学衰竭。无论何种原因所致的穿孔,首先希望通过非手术的方法封闭穿孔并稳定血流动力学,同时必须立即通知心脏外科医师和手术室准备随时可能的急诊手术。

1. 长时间的球囊扩张 在行心包穿刺术之前应在造影剂外溢的部位立即植入球囊(球囊/血管=0.9~1.0),同时安置 IABP 或 CPR,并在穿孔处以 0.202~0.606 MPa(2~6 atm)扩张至少 10 min。如果未能完全封闭破口可再次用低压扩张球囊 15~45 min,尽可能使用灌注球囊防止远端心肌缺血。不要再使用肝素。长时间的球囊扩张,如必要行心包穿刺术可能使介入治疗造成的60%～70%的穿孔患者避免手术。

2. 支架 在一些病例中使用带支架的自身静脉移植血管或PTFE带膜支架治疗血管穿孔和假性动脉瘤。预备带支架的自身静脉移植血管有技术上的要求，可能不适合治疗有血流动力学衰竭的患者。PTFE带膜支架能够有效封闭穿孔。

3. 心包穿刺术 一旦发现有冠状动脉穿孔的迹象应尽可能行超声心动图检查。如果心包腔内有明显的积血证据，应立即行心包穿刺引流。如果穿孔引起血流动力学障碍，将球囊置放在穿孔的血管节段并扩张球囊后立即行心包穿刺引流术。可以用多侧孔导管替代心包穿刺针，可以持续地抽吸和监测心包腔内积血。

4. 拮抗抗凝作用 初期应在患者继续抗凝状态下(以防止冠状动脉内血栓形成)努力封堵穿孔。然而大多数介入医师建议在旋切或激光成形术中发生冠状动脉游离穿孔后应立刻给予鱼精蛋白部分逆转全身肝素化的作用。如果长时间球囊扩张封堵时仍有造影剂持续外渗，应增加鱼精蛋白的剂量(根据ACT测量进行调整)并可再次尝试球囊扩张封堵。如果不能行冠状动脉旁路血管搭桥术或穿孔发生在小分支，相对于心包积血而言尚可闭塞穿孔血管。应立即停用血小板糖蛋白Ⅱb/Ⅲa受体拮抗剂；阿昔单抗的作用可以通过输注血小板(6～10 U)逆转，但目前尚无依替巴肽(eptifibatide)或替罗非班的拮抗剂。

5. 栓塞治疗 对于一些有选择的冠状动脉穿孔病例，如持续外渗又不适合行外科修补术(因为血管细小或在末梢、供血区域非常局限，本身是闭塞病变或存在其他不能行手术治疗的临床情况)，行弹簧圈栓塞是合理可行的。导丝引起的远端冠状动脉的穿孔同样可以通过灌注导管注入明胶海绵封堵。

6. 非手术治疗成功后的监测 所有患者必须在监护病房密切观察。持续右心房压力监测能够及早发现进行性心包出血。如果在PTCA术中已行心包穿刺引流术，应保留引流管6～12 h。每6～12 h可行超声心动图检查以便动态观察心包积血的情况。如果有持续性出血或再出血应行急诊手术。

7. 手术治疗 如果穿孔较大伴有严重缺血、血流动力学不稳定或非手术措施治疗无效则应行急诊手术以便控制出血、修补穿孔或结扎血管，同时对所有病变血管行旁路血管搭桥手术。如果可能在手术准备过程中应在穿孔的冠状动脉节段放置灌注球囊同时以较小压力持续扩张，并间断在腔内注入肝素盐水预防血栓形成确保前向血流。冠状动脉穿孔的患者中有30%～40%需行手术治疗，使用PTFE带膜支架后需行手术的患者比例下降。

六、肾功能不全

(一) 病因

肾功能不全最常见的原因是应用造影剂，定义不同导致发生率相差很大。以使用造影剂后48 h内血清肌酐升高超过25%作标准，发生率从正常患者中的<1%到高危人群中的大约50%。过去提出的造影剂导致肾功能不全的假设机制包括肾灌注的直接减少、继发于心肌抑制所致的肾灌注减低、对肾小管的直接损害以及过敏反应所致的免疫介导的腔内堵塞。然而，现在认识到肾髓质对缺血损害非常敏感，强烈的造影剂所致的髓质血管收缩是造影剂肾病的最可能机制。原有肾功能不全的患者最易发生造影剂肾病，特别是糖尿病性肾病患者。有或无糖尿病及基础肌酐清除率>60 ml/min的患者发生需透析的肾功能不全的危险性可忽略不计。但当基础肌酐清除率<50 ml/min，在糖尿病患者中发生终末期肾衰竭的危险性很高。其他的高危患者易发生造影剂肾病的危险因素包括造影剂用量大、低血容量及左心室(LV)功能受损。一旦发生肾功能不全，常在3～5 d肌酐水平达到最高并持续升高1～2周。30%的患者发生少尿，尽管大多数能够恢复，但有些患者发生明显的肾功能不全而需临时或永久透析，与院内高死亡率及低长期生存率有关。其他的经皮介入治疗后发生肾功能不全的原因包括服用血管紧张素转换酶抑制剂引起的肾脏缺血、斑块栓塞、主动脉夹层、主动脉内球囊反搏泵位置不佳、前列腺增生或服用抗胆碱药引起肾后梗阻。脱水、造影剂所致的利尿及术中失血所引起的低血容量而使肾功能不全恶化。

(二) 预防

患有肾功能不全、糖尿病肾病或有过造影剂肾病史者发生肾衰竭的风险增加。维持正常的血容量及尿量是最重要的治疗手段：① 静脉补液，对高危患者术前应予静脉补液100～150 ml/h，8～12 h；左心功能不全患者应给予利尿处理并行有创性血流动力学监测以避免发生肺水肿，指导补液。一项随机研究表明，择期PTCA前予以等张生理盐水较半张盐水降低造影剂性肾病[48 h内血清肌酐升高≥44.2 μmol/L(0.5 mg/dl)]。② 非离子型造影剂，较离子型造影剂不易出现容量负荷过重，但并不降低造影剂性肾病的风险。但在一项伴有肾功能不全的糖尿病患者的随机研究中发现碘海醇(iohexol)可使严重肾衰竭的发生率从28%降低至12%，所以在这些高危患者推荐使用iohexol。③ 肾毒性药物，除了保持合理的血容量，还应避免使用有潜在肾毒性的药物(如非甾体抗炎药)。④ 襻利尿剂，不能防止造影剂性肾病的发生，预防性使用呋塞米可因血容量不足而对肾功能产生不良影响。⑤ 甘露醇，可促进血管内溶血、血红蛋白尿及严重高尿酸血症患者溶质的排泄，但有心功能不全的患者禁用。有两项前瞻性随机研究发现甘露醇不能降低造影剂性肾病的发生。事实上，甘露醇可致脱水，产生与襻利尿剂同样的不良反应。⑥ 多巴胺，增加肾血流量、钠的排泄及肾小球滤过率，但其防止造影剂性肾病的益处尚不清楚，有研究报道对非糖尿病患者有益，但对糖尿病患者效果不明显。在另一项研究中，小剂量的2 μg/(kg・min)多巴胺与生理盐水合用并不较单独使用生理盐水在预防造影剂性肾病上提供更大的益处。多巴胺可致伴有周围血管病变的患者血清肌酐升高。⑦ 加强利尿，两项有关加强利尿预防进行性肾衰竭的前瞻性随机研究得出的结论不同：一项显示呋塞米或甘露醇并不比生理盐水更有益，但另一项研究却显示中度有益。在PRINCE研究中，使用晶体液、呋塞米及多巴胺加强利尿(保持尿量>150 ml/h)可使接受心导管术伴有基础肾功能不全[肌酐≥221 μmol/L(2.5 mg/dl)]患者的进行性肾衰竭的发生率中度降低。⑧ 氨茶碱，内源性的肾内腺苷参与了造影剂性肾病的病理作用。近有研究显示双嘧达莫可加重造影剂所致的肾功能不全(通过增强腺苷的作用)，可被氨茶碱(2.9 mg/kg口服，每12 h 1次，共4次，注射造影剂前1 h开始)减轻。⑨ 非诺多巴，实验研究显示多巴胺1受体激动剂非诺多巴能增加肾皮质及髓质的血流，缓解造影剂引起的血管收缩，可防止高危患者发生造影剂肾病。非诺多巴引起的轻度低血压常可耐受而无须提前停药。非诺多巴的重要优势包括半衰期短(5 min)，快速增加肾血流量(<30 min)，即使在无充分补液情况下也有效(这对患左心功能不全的患者有益)。其他优点包括易于调节滴速以达到肾髓质血管扩张[滴速≥0.01 μg/(kg·min)]和降低外周血管阻力及降低血压[滴速≥0.1 μg/(kg·min)]之间的平衡，以及治疗间期短(术前1 h开始输液术后4 h停药)。不同于多巴胺作用的多变性，非诺多巴突出的优点是其生理作用可准确的预测。

(三) 处理

术后12～24 h常规测定血清肌酐，如肌酐升高，应随访测定并内科治疗直至肾功能稳定。对于介入后尿量减少和(或)血清肌酐升高：① 排除出血及膀胱流出道梗阻，有时腹膜后出血、消化道出血或膀胱梗阻(特别是有前列腺增生的男性)首先表现为尿量减少。应尽早排除这些易于纠正而不同于造影剂肾病的处理的情况。② 维持足够的液体和尿量，介入后补液，静脉补晶体100～150 ml/h，6～12 h；或饮水1～2 L维持稳定的血压和尿量，促进造影剂的排泄，一个很有用的原则是术后第1个8～10 h保持尿量与静脉补液量相当。如尿量<60 ml/h，应增加静脉补液量。如患者有足够的血容量并有心功能不全，利尿(经过1～2 min静脉注射呋塞米20～80 mg)常可增加尿量。不同于其他利尿剂，襻利尿剂及美托拉宗对伴有肾小球滤过率损害的患者有效，被推荐用于合并心功能不全的患者。如心力衰竭与严重的少尿合并存在，呋塞米与美托拉宗合用优于单独使用。多巴胺可增加益处，通常使用小剂量[5 μg/(kg·min)静脉注射]。对所有少尿患者如容量状态不能肯定应考虑行右心导管和血流动力学监测。③ 进展性或持续性肾功能不全应尽快咨询肾脏病专家。如必要应进行其他如肾扫描、超声、磁共振血管造影非创伤性检查或透析治疗。

七、造影剂过敏反应

(一) 预防

对于既往应用血管造影剂后发生荨麻疹、支气管痉挛或过敏性反应病史的患者，建议采取预防措施。没有一种药物和措施能完全防止过敏反应的发生，但是使用造影剂18 h前予以预防治疗，可将再次发生过敏的危险由40%降至10%以下。“标准”预防措施包括应用类固醇药物泼尼松40～60 mg口服，甲泼尼龙(甲基强的松龙)40～60 mg静脉注射，氢化可的松100 mg静脉注射或者联合抗组胺药物苯海拉明25～50 mg于术前18 h、12 h及6 h应用，可以选用H_2受体阻滞剂。预防性药物治疗时间过短不能可靠地预防造影剂过敏反应的再发。但是如果需要急诊冠状动脉造影，术前应立即给予100 mg氢化可的松静脉注射或者40 mg甲泼尼龙静脉注射，而且建议应用低渗透性造影剂。有造影剂过敏反应病史的患者，术日早晨应注意停用β受体阻滞剂，以防需要应用肾上腺素治疗复发的过敏反应。

(二) 治疗

血管造影剂常见的化学毒性不良反应，如恶心、呕吐和血管迷走神经反射，不应被视为过敏性反应。中枢性镇吐剂氯丙嗪2～5 mg静脉注射可缓解恶心、呕吐，阿托品0.5～1.0 mg静脉注射可治疗血管迷走神经反射。应用类皮质醇无预防作用，而选择低渗透性或非离子性造影剂可减少这些不良反应的发生。轻度、中度和重度造影剂过敏反应患者的治疗见表9-1-21。中度与重度造影剂过敏反应时肾上腺素的用量相同，而稀释度、注射容量和给药途径不同。

表9-1-21　造影剂过敏反应：表现、起始时间和治疗

程　度	临床表现	起始时间	治　疗
轻度	轻度荨麻疹、皮肤瘙痒和红斑	通常应用造影剂后数分钟内发生	偶尔需要干预，给予对症治疗，包括密切观察、冷敷；口服苯海拉明有时有效
中度	血管性水肿、支气管水肿、喉头水肿	通常应用造影剂后数分钟至数小时内发生	需要干预。常用的治疗措施包括：苯海拉明(50 mg静脉注射)、类固醇类(如氢化可的松100 mg静脉注射)，也可选用0.1%肾上腺素0.1～0.5 ml(0.1～0.5 mg，每5～15 min皮下注射)。沙丁胺醇气雾剂(每1～2 h吸入1次)可缓解支气管痉挛
重度	过敏性反应(严重低血压或循环衰竭)	可能于首剂造影剂推注后立即发生	因危及生命需积极抢救，0.01%肾上腺素1～5 ml(0.1～0.5 mg)每5 min经静脉推注或经气管插管吸入。类固醇(如氢化可的松100 mg，静脉注射或solumedral 125 mg，静脉注射)；苯海拉明(50 mg，静脉注射或经气管吸入)

八、外周血管出血及栓塞并发症

(一) 局部出血与血肿

血肿常分为小的、中等或大的，因缺乏统一的定义，血肿的真实发生率并不清楚，各种报道的发生率相差很大，从0.5%至7%不等，但有可能更高。在一项包括2 107个患者研究中，因穿刺部位出血(5.8%)、腹膜后出血(0.9%)、胃肠道出血及不明原因而需输血者为7.3%。与出血并发症相关的因素包括女性、低体重、高龄、急诊手术、基础血红蛋白低、手术时间长、血管鞘较大、使用肝素量大、溶栓剂和多支血管病变。许多资料提示疾病的严重程度是出血并发症最密切的预测因素。过去因过度的抗凝，冠状动脉内支架植入常伴有很高的出血并发症，但使用目前的抗血小板方案后血管并发症发生率已明显降低。术后避免使用肝素可明显减少出血的发生率及血管并发症，但并不增加缺血事件的危险性。现有资料提示取得良好介入效果的患者术后立即停用肝素非常重要。虽然手术效果不理想可能增加缺血并发症的危险性，但延长使用肝素或低分子量肝素并不能预防，只能增加出血并发症的危险性。

穿刺部位出现增大的肿块是血肿最重要的征象。缓慢增大的血肿，包括来源于静脉穿刺处的血肿，可能很危险，因其病程较隐匿，有在识别血肿前发生明显失血的危险性。肥胖患者可无明显的血肿而有明显的失血。出血可致低血压、血管迷走性反应、心动过速或神经麻痹(肱动脉入路时为正中神经，股动

脉入路时为股神经)。发生假性动脉瘤时易致神经受压,尤其当疼痛的程度与血肿的大小不成比例时应考虑到。即使小的血肿或假性动脉瘤也可致明显的运动或感觉受损。

对穿刺部位的正确定位是避免出血并发症的关键,必须了解血肿形成的易发因素及避免术后使用肝素。皮肤切口应较鞘管的直径大,万一发生出血可及时发现。当ACT低于亚治疗水平时应拔除鞘管以减轻患者不适,减少制动时间。过去的几年中出现的几项进展包括小外径的器械、经桡动脉介入治疗及动脉闭合技术,在降低穿刺部位的出血方面显示出发展前景。

根据出血的程度、血肿的大小、血流动力学不稳定的程度及是否需终止抗凝来进行治疗。应首先稳定血流动力学状态及控制出血。直接用手、气囊压迫装置(FemoStop)或机械夹压迫穿刺部位。如血肿较大,用手压迫可将血液挤向周围组织使得该部位"软化",从而促进血肿的压缩及吸收。晶体及血液快速扩容补液及密切观察生命体征和血红蛋白浓度非常重要。可予以镇静剂缓解患者的不适,必要时予以阿托品及缩血管药物。如血压高,应予以硝酸酯类药物或血管扩张剂降压。如出血不能控制,应立即进行外科手术探查。

(二) 腹膜后出血

如股动脉穿刺部位在腹股沟韧带的上方,拔除鞘管后血管不能得到有效的压迫可发生腹膜后血肿。腹股沟韧带是骨盆与腹股沟下结构的自然屏障,腹股沟韧带上出血将往后流向腹膜后,极少数可流入直肠周围。少数情况下,腹膜后血肿是因导引钢丝穿破小的盆腔静脉或动脉。即使在无血管穿刺情况下,也可发生于抗凝及抗血小板有关的源于腰部或其他动脉、罕见的自发性的腹膜后出血。一般来说,介入后腹膜后血肿的发生率<1%。

腹膜后血肿的诊断较困难,症状可从突然出现的疼痛、低血压及腹胀到模糊的腹部或背部疼痛。介入治疗后无症状的血红蛋白的下降应首先怀疑该诊断。60%的患者有腹痛,20%的患者出现后背部及肋部疼痛。2/3的患者的腹痛常较模糊,虽然偶尔位于血肿处。除了低血压和心动过速外,体格检查尚可发现腹部膨胀、腹部包块或直肠周围包块。肋部或腹部变色的经典描述(Grey Turner征)并不常见。如血肿位于腰大肌附近可致患者不能弯曲髋部,可为腹膜后出血的首发表现。大的血肿可使同侧的输尿管及肾脏移位或近似急性阑尾炎样表现,有右下腹痛、发热及"急腹症"表现。虽然超声或腹部X线也可帮助诊断,但CT扫描是最可靠的确定出血及出血程度的方法。

必须在腹股沟韧带下的股总动脉放置动脉鞘很重要。表面解剖,特别是腹股沟的皮肤皱褶不应作为深部血管穿刺的标志,尤其是肥胖患者。研究发现以腹股沟的皮肤皱褶为穿刺部位对于72%的患者是不正确的。较可靠的标志是股动脉的最强搏动处,93%的患者该部位为股总动脉的中段。其他预防后腹膜出血的措施包括仔细操作导引钢丝、避免过度抗凝及仅穿破动脉的前壁。腹膜后出血可为致命性的,严重的腹膜后出血可出现低血压、血流动力学崩溃、肾衰竭、休克、肝及弥散性血管内凝血。如临床上怀疑腹膜后出血或CT扫描证实,应立即停用肝素及血小板受体拮抗剂。拔除血管鞘并较长时间压迫穿刺处。根据病情及时补液,输血及应用缩血管药物。密切监测生命体征,因病情可能突然恶化。少数情况下,血红蛋白逐渐下降及血流动力学不稳定需急诊手术探查。如使用过阿昔单抗,需立即输注血小板(6～10 U)以拮抗其作用。目前无eptifibatide或替罗非班的拮抗剂,但它们抗血小板作用6 h后渐消失。

(三) 假性动脉瘤

假性动脉瘤是一种因血管壁未完全闭合而引起的与动脉相交通的囊样血肿。其形成的主要原因是鞘管拔除后压迫不充分及凝血功能障碍。穿刺部位太低进入股浅动脉或股深动脉容易产生假性动脉瘤,因其位置较深难以有效压迫。动脉插管后的假性动脉瘤的发生率为0.03%～0.4%。发生假性动脉瘤的危险因素包括严重的周围血管病变、大号血管鞘、血管鞘留置时间长、抗凝时间长、血小板功能不全及过早活动。

假性动脉瘤常难与扩展的血肿相鉴别。渗漏的假性动脉瘤可位于血肿下成为血肿扩展的原因。所有出现大的或痛的血肿的患者均应评估有无假性动脉瘤,它可发生于动脉穿刺后1 d至1年(或更长)中的任何时间。典型发现是有触痛,伴收缩期杂音的搏动包块可伴有股神经或肘神经麻痹。3.8%的假性动脉瘤患者发生瘤体破裂可导致突然的瘤体膨大及剧烈的疼痛。多普勒超声可确诊,无须血管造影。

仔细地将鞘管放置在股总动脉内,使用较小的鞘管,及时拔除鞘管,避免术后抗凝,在拔除鞘管时治疗高血压及仔细地压迫腹股沟常可避免假性动脉瘤的发生。气囊压迫装置(FemoStop),血管闭合装置及经桡动脉介入可降低发生假性动脉瘤的危险性。

假性动脉瘤的治疗要根据瘤体的大小、扩展的速度及是否需抗凝来决定。虽然血肿可自行缓解,假性动脉瘤常需压迫或手术修补。<3 cm的假性动脉瘤可临床随访;初次诊断后1～2周超声随访常可发现自发性血栓形成而无须手术。然而,初次超声检查假性动脉瘤>3 cm,则很难有自发性血栓形成。如假性动脉瘤持续2周以上或有扩展,应考虑手术或超声引导下的压迫以降低破裂的危险性。超声引导下的压迫对假性动脉瘤的闭合有显著疗效,但要求假性动脉瘤易于检测。如假性动脉瘤有细长的颈部且无须进一步抗凝时成功率达92%～98%。正在接受抗凝治疗者成功率为54%～86%。超声引导下的压迫常需全身或局部麻醉。虽然没有比较超声引导下的压迫与手术修补疗效的随机研究,但对于解剖结构正常的患者无创治疗为标准的初步治疗,即使在接受抗凝治疗时。有或无超声引导下的气囊压迫也可作为手术的替代治疗方法。对于解剖结构异常的患者,可使用其他非手术方法,包括植入弹簧圈、超声引导下的直接凝血酶注射及植入支架。直接凝血酶注射,75%的患者在15 s内形成血栓。这种方法的最大优点是避免患者出现不适,无须止痛。手术治疗主要用于超声压迫失败或股神经受累的患者。

(四) 动静脉瘘

在血管穿刺过程中,Seldinger穿刺针可穿破股静脉及股动脉,拔除鞘管后产生动静脉瘘。穿刺血管次数增加、低位或高位穿刺(累及股总动脉及股静脉)及凝血功能不全,产生动静脉瘘的危险性增加。因此,运用正确的方法仔细地进行血管穿刺可避免动静脉瘘。诊断性及治疗性心导管术后产生动静脉瘘的发生率为0.1%～1.5%。

临床表现包括穿刺部位连续性的杂音、远端血管功能不全

(“盗血现象”)及因静脉淤血导致的肢体胀痛。彩色多普勒超声显像和超声造影能确诊。对于多普勒测定的分流量小的动静脉瘘应予以保守治疗,因许多可自行闭合。相反,对于大的或有症状的动静脉瘘需手术修补以防发生加速性的动脉粥样硬化、高心排血量性心力衰竭及进行性的肿痛。手术修补包括分离或切除瘘部,少数患者行累及血管的人造血管移植术。可尝试超声引导下压迫小动静脉瘘,但经验有限。血管内植入带膜支架可作为创伤较小的一种治疗方法。

(五) 血栓栓塞

穿刺部位发生局部血栓的发生率<1%,危险因素包括高龄、心肌病、外周血管病变、高凝状态、体格小及血管腔径小,其中小血管的风险最大。在无其他易发因素的情况下,血管夹层分离及痉挛易致血栓形成。原有严重动脉阻塞的患者心导管术后的动脉栓塞可引起后期并发症,包括症状性的缺血、截肢及死亡。

动脉栓塞的临床表现包括肢体突然或进行性的疼痛、麻木、发绀、苍白、末梢动脉搏动消失及肢体发凉。体格检查及多普勒超声检测可诊断,必要时行动脉造影可确诊并进一步指导治疗。

对于伴有外周血管病变、小血管或高凝状态的高危患者应使用小的鞘管。体格小的老年女性患者危险性最大;必须充分抗凝,定时冲洗及拔除动脉鞘。如需留置鞘管,除了通过鞘管输注加压的肝素化的生理盐水外,还需全身抗凝。选用肱动脉途径时,在插入导管前应确保血液肝素化从而减少栓塞发生。

九、其他内科并发症

(一) 粥样物质栓塞

粥样物质栓塞是导管操作过程中发生的最可怕的并发症之一,因其不可预测,难于治疗,伴有一定的致残率与致死率。多因导管或导丝引起腹主动脉壁上松软的粥样斑块的机械性脱落。血管造影不易发现而经食管超声(TEE)可发现的复杂的主动脉病变是较多见的栓子源。远端栓塞可发生于下肢、腹部脏器及脑部。大多数栓塞是胆固醇及其他碎片所致。微栓塞也可发生,多因发生溃疡的粥样斑块所释放的胆固醇结晶颗粒和微栓子引起。临床表现依赖于栓子的体积及部位。

本病主要依靠病史和体格检查。外周微栓塞的主要表现是累及肢体和躯干的蓝指综合征或网状青斑,而大栓塞的主要表现是急性动脉缺血。最极端但很少发生的远端栓塞的后果是缺血性溃疡和坏疽。肾衰竭也是栓塞性疾病的临床表现,通常在介入后数周至数月隐匿出现,胆固醇性肾栓塞的高峰作用在4~8周,肾衰竭常为永久性的。而造影剂所致肾衰竭发生于术后第1周且为可逆的。

所有的患者都应当作高危患者来预防,特别是已知有主动脉粥样硬化或动脉瘤的患者。建议使用260 cm的长交换导丝,移除导丝后从指引导管中回抽血可排除斑块碎片。应通过钢丝前送或回撤导管使得导管变直以尽量不与血管壁接触。肘动脉和桡动脉入路可减少腹主动脉来源的栓子但不减少升主动脉或主动脉弓来源的栓子。

大多数微栓塞的并发症只需保守治疗;大多数患者外周临床表现经过数日至数周后自行缓解。抗凝治疗的疗效并未得到证实,所以并不推荐使用。如疑有肾脏的粥样物质栓塞,应充分补液,保持尿量及控制高血压。手术治疗包括大栓塞所致并发症而行的取栓术,有人提倡手术消除栓子源(如腹主动脉瘤)。外周栓塞的后期并发症包括足趾的疼痛性溃疡,难于治疗常需截肢。以前术中发生过栓塞者再次发生栓塞的危险性很大。

(二) 神经系统并发症

0.07%的接受心导管术及冠状动脉造影的患者可发生神经系统事件。常见病因包括心源性栓塞(血栓、钙化、赘生物)、空气栓子或因操作导管或导引钢丝引起主动脉或颈动脉壁上的栓子脱落。颅内出血不多见。接受PTCA的患者因操作时间长、导管来源的栓子、使用大剂量的肝素和(或)使用纤溶剂或因低血压导致脑灌注不足等因素增加神经系统事件的发生率,为0.1%~0.5%。

可逆的异常精神状态原因包括药物的镇静作用、通气不足、低灌注及代谢异常,应查找这些因素并纠正。CT头颅扫描排除颅内出血,不伴严重冠状动脉病变的稳定患者,在CT检查前可用鱼精蛋白拮抗肝素(每1 000 U肝素使用10 mg,静脉注射,注射时间5~15 min)。而伴有不稳定型心绞痛和严重冠状动脉病变的患者,是否中和抗凝治疗需个体化。CT扫描排除颅内出血后,可继续抗凝治疗。如CT扫描显示颅内出血,应立即停用肝素、GPⅡb/Ⅲa受体拮抗剂及溶栓剂。可予以鱼精蛋白中和循环中的肝素,cryoprecipitate(10 U,静脉注射)及新鲜冷冻血浆(2 U)中和溶栓剂,输注血小板(6~10 U,静脉注射)拮抗阿昔单抗。

第十二节　药物辅助治疗

一、镇静

止痛药和镇静剂可发挥镇静作用,缓解患者焦虑和不适症状而不影响肺通气功能及合作能力。常用的方案为麻醉剂,如盐酸二吗啡酮0.5~1.0 mg静脉注射联合另一种短效的苯二氮类镇静剂,如咪唑西泮0.5~1.0 mg或地西泮2~5 mg,静脉注射。其他有效的麻醉剂包括吗啡硫酸盐1~2 mg静脉注射、芬太尼1~2 μg/kg静脉注射以及哌替啶(度冷丁)25~30 mg,静脉注射。镇静药物主要危险性是导致呼吸抑制,尤其是芬太尼。对于年老体衰、患有慢性病、容易发生通气不足的COPD患者,需减少药物初始剂量并延长追加药物的间隔时间(2 min以上)以及时评价镇静程度。纳洛酮可逆转麻醉剂的呼吸抑制作用,用法为0.4~2.0 mg静脉注射,10 min内最大剂量可达10 mg;而氟马西尼可逆转苯二氮类药物的呼吸抑制作用,剂量用法为0.2 mg静脉注射超过15 s,每60 s可重复注射直至剂量可达1 mg。14 d内曾应用单胺氧化酶抑制剂的患者禁用哌替啶,因为可有不可预料并可能是致命性的反应,临床表现为呼吸抑制、低血压、昏迷等麻醉剂过量样综合征或者谵妄、癫痫发作、高血压、高热等似神经兴奋综合征。症状严重的患者可氢化可的松100~250 mg静脉注射;出现高血压和高热时,氯丙嗪25 mg静脉注射,每6~8 h 1次可能有效。对于肾功能不全的患者慎用哌替啶,因其代谢产物去甲哌替啶的毒性积聚可引起癫痫发作。利多卡因预热至37~43℃可以减轻局部麻醉部位的不适。

二、术中抗凝

介入手术前、后造影提示的血栓是发生手术失败、突然闭塞、主要缺血性并发症和再狭窄的重要的独立预测因子。常规应用抗血栓和抗血小板药物可以降低突然闭塞的发生率(表9-1-22)。

表9-1-22　冠状动脉手术中GPⅡb/Ⅲa受体拮抗剂的应用

	阿昔单抗	依替巴肽	替罗非班
用于PCI的剂量	0.25 mg/kg一次静脉注射后0.125 μg/(kg·min)静脉滴注维持[最快10 μg/(kg·min)]12 h。小剂量应用肝素和早期拔除鞘管使出血率降至最低。不稳定型心绞痛需24 h内行PCI者,静脉注射及静脉滴注的阿昔单抗(PCI剂量)应于术前24 h开始,并保持相同的滴速维持至术后1 h	急性冠状动脉综合征(PURSUIT推荐剂量):180 μg/kg一次静脉注射后2.0 μg/(kg·min)静脉滴注。如用药后>4 h到达导管室,不需再次静脉注射。介入手术(ESPRIT推荐剂量):180 μg/(kg·min)一次静脉注射,10 min后重复,加2.0 μg/(kg·min)静脉滴注18～24 h	PCI术前即刻静脉注射10 μg/kg(>3 min)后0.15 μg/(kg·min)静脉滴注维持18～24 h。肌酐清除率<30 ml/min的患者静脉滴注速度减半
普通肝素	维持ACT 200～250 s以尽可能防止出血。根据ACT调整肝素起始的静脉注射剂量:ACT<150 s用70 U/kg,150～199 s用50 U/kg,≥200 s不再追加,PCI结束后立即停用肝素	静脉注射100 U/kg后静脉滴注,维持ACT 300～350 s,也可采用与阿昔单抗联用时的较小剂量。ESPRIT试验推荐肝素首剂用量为60 U/kg,使ACT达到200～300 s	静脉注射100 U/kg后静脉滴注,维持ACT于300～350 s;也可采用与阿昔单抗联用时的较小剂量
阿司匹林	PCI术前至少1 d开始服300 mg,长期维持。急症介入术时咀嚼4片(总量300 mg),植入支架者加口服氯吡格雷,负荷量300 mg,以后每日75 mg,服2～4周	见阿昔单抗	见阿昔单抗

注:ACT,激活凝血时间;PCI,经皮冠状动脉介入治疗。

(一)普通肝素

普通肝素是一种不均一的多糖,与抗凝血酶结合而增强其抑制凝血酶和Ⅹa因子的作用。在导管室内,激活凝血时间(ACT)可监测肝素的作用。介入手术中常规应用肝素能降低栓塞危险性。

1. 术中仅应用肝素　尚无介入手术中抗凝治疗最佳水平的评价标准。早期的心脏手术和其他临床观察的经验总结得出"达到治疗目的"的水平,通常将HemoChron ACT保持在300～350 s,HemoTec ACT在250～300 s,但有些介入手术医师倾向于更高水平。要达到ACT>300 s所需的肝素的用量随患者的心绞痛状态而不同,但初始剂量一般为100 U/kg。PTCA术后HemoTec ACT<250 s患者较ACT>300 s患者的缺血性并发症的发生率增高。对于支架植入术,抗凝治疗无须达到如此高的水平,但是最低的ACT安全水平尚未明确。ACT水平升高,出血危险性增加,理想的ACT"治疗窗"相对较窄。需大剂量肝素才能达到"治疗性"ACT水平的患者以及那些虽达到"治疗性"ACT水平且肝素水平较高但是纤维蛋白肽A水平也增高(提示肝素抵抗和残余的凝血酶活性较高)的患者占30%,可能较其他患者预后较差。没有可靠的床旁检查来发现这些高危患者。

2. 与GPⅡb/Ⅲa受体拮抗剂联合应用　联合应用阿昔单抗时,首剂肝素的推荐用量为70 U/kg,使ACT达到200～250 s。尽管目前FDA通过的依替巴肽和替罗非班的药品说明书中建议肝素的用量为100 U/kg以使ACT升高至300～350 s,但大多数介入心脏病学者建议首剂肝素的剂量为70 U/kg,ACT达到200～250 s,联用阿昔单抗时也是如此。ESPRIT试验中,依替巴肽静脉注射2次后改为静脉滴注维持,肝素一次推注60 U/kg使ACT达到200～300 s。对于已经应用肝素的患者,用药标准更加混乱。

3. 术后肝素的应用　几项临床试验证实术后常规应用肝素不仅不能预防缺血性事件发生反而增加出血和血管意外的危险性,因此近年来不主张术后常规应用肝素。如果术后需要应用肝素,如持续主动脉球囊反搏,必须准确监测凝血机制以预防出血。床旁aPTT监测可提高肝素抗凝治疗的安全性。由于长时间静脉滴注肝素后停用可能与凝血酶合成的反跳以及突然闭塞有一定的关系,因此术后肝素应在6～24 h逐渐减量而不是立刻停用。

4. 肝素的局限性　肝素在凝血酶和活化Ⅹa因子的失活过程中发挥催化作用,但其必须和抗凝血酶Ⅲ结合才能发挥抗凝作用。肝素抗凝作用的局限性包括无法抑制结合在血栓上的凝血酶的活性、可被富含血小板的血栓释放的血小板因子Ⅳ中和其抗凝活性以及可被凝血酶作用于凝血因子Ⅰ而生成的纤维蛋白Ⅱ单体失活(表9-1-23)。因此,肝素抗凝的治疗目的不应是防止血栓的增大。另外需要提及的是,持续静脉应用肝素可能会导致抗凝血酶Ⅲ的耗竭而增加血栓的危险性。

表9-1-23　低分子量肝素与普通肝素的对比

特　点	普通肝素	低分子量肝素
组成	不均一多糖的混合物,相对分子质量为3 000～30 000	不均一的葡糖胺聚糖,相对分子质量为4 000～6 000
抗凝作用的机制	激活抗凝血酶Ⅲ,抑制Ⅹa因子和凝血酶的活性的作用相同;促使内皮细胞释放TFPI;不能抑制与血栓结合的凝血酶或FDP;使液相的凝血酶失活	激活抗凝血酶Ⅲ的作用较弱;对Ⅹa抑制作用强于凝血酶;促使内皮细胞释放TFPI;不能抑制血栓中的凝血酶或FDP;对液相的凝血酶有弱抑制作用

续 表

特 点	普通肝素	低分子量肝素
药代动力学	与血浆蛋白、内皮细胞和巨噬细胞的结合程度不稳定，难以预测其抗凝效果（与抗凝血酶Ⅲ结合的有效性降低）；半衰期较短	与血浆蛋白、内皮细胞及巨噬细胞亲和力较低，容易预测其抗凝效果；半衰期较长
实验室监测	因抗凝作用不稳定，必须检测 aPTT 或 ACT	除肾衰竭或体重＜50 kg 或＞80 kg 患者外，无须检测；可测定抗Ⅹa 水平
临床应用	预防静脉血栓形成；治疗静脉血栓形成、不稳定型心绞痛、急性心肌梗死、缺血性脑卒中；经皮介入术中常规应用	对于预防手术和外伤患者静脉栓塞和治疗不稳定型心绞痛、静脉血栓形成及缺血性脑卒中，至少与普通肝素同样有效。经皮介入术中的疗效较普通肝素无明确优点
中和	抗凝血酶作用可被鱼精蛋白所中和	鱼精蛋白可中和其抗凝血酶作用，但只能部分中和对Ⅹa 的抑制作用
HIT_2	不能用于有 HIT_2 病史的患者	不能用于有 HIT_2 病史的患者
费用	便宜	较普通肝素昂贵 10～20倍

注：ACT，激活的凝血时间；aPTT，部分激活凝血酶原时间；HIT，肝素诱发的血小板减少症；TFPI，组织因子旁路抑制剂；FDP，纤维蛋白降解产物；HIT_2，Ⅱ型 HIT。

5. 不良反应 肝素主要的不良反应是可导致出血，通常与肝素的用量、ACT 水平及联用抗血小板或溶栓药物成正比。肝素治疗中一个少见但严重的并发症是肝素诱发的血小板减少症(HIT)。Ⅰ型 HIT 的原因是血小板的直接受抑(非免疫介导)，导致轻度血小板减少症，预后良好。而Ⅱ型 HIT 为免疫性血小板激活，导致中、重度的血小板减少症，伴有严重的栓塞并发症。HIT 患者不适合补充血小板治疗，因为补充血小板会增加栓塞并发症的发生。对于需要进行心血管手术的患者，静脉滴注[滴速 10～48 ng/(kg・min)]抑制肝素诱发的血小板激活的前列腺素类似物 iloprost 可有效地消除Ⅱ型 HIT 复发。蝮蛇毒提取物如安克洛酶或巴曲酶(立止血)以及肝素类似物 Org 10172 对Ⅱ型 HIT 患者能够发挥抗凝作用。应用低分子量肝素可能会减少但不能杜绝Ⅰ型 HIT 的发生，但对既往有Ⅱ型 HIT 病史的患者中是绝对禁忌的。

近年来，直接凝血酶拮抗剂重组水蛭素(refludan)和阿加曲班(acova)可替代普通肝素的应用。

(二) 低分子量肝素

低分子量(LMW)肝素是普通肝素的片段，具有强力的抗凝作用。与普通肝素(UFH)相比，低分子量肝素有许多不同的特性，包括抗凝效果更可预测、不被血小板因子Ⅳ抑制、不需要监测以及 HIT 发生率较低。不同于普通肝素，低分子量肝素抗凝血酶作用较弱且不会延长 aPTT；它主要通过抑制因子Ⅹa 抗凝(凝血酶生成途径)。低分子量肝素已用于预防深静脉血栓形成和肺动脉栓塞，而且随机化试验 ESSENCE 和 TIMI11b 显示，非 S-T 段抬高型急性冠状动脉综合征应用依诺肝素治疗，无心脏事件存活率较普通肝素升高。但是在冠状动脉介入手术中低分子量肝素较普通肝素的优越性不明显甚至无优越性。尽管 ENTICES 和 REDUCE 试验提示依诺肝素和瑞维肝素(reviparin)较普通肝素可显著降低早期缺血性事件的发生率，但是在 ERA、ATLAST 及 ENOXAPARIN69 研究中未被证实。同样，一些试验(ENTICES、ATLAST)报道低分子量肝素治疗时出血较少，但未被另外一些试验证实(ERA、ENOXAPARIN、REDUCE)。局部注射依诺肝素可降低支架植入术后再狭窄率(POLONIA 研究)，但其他试验显示低分子量肝素的再狭窄率和晚期 MACE 与普通肝素并无差别。人们也曾经对支架术后延长低分子量肝素治疗的效果进行评价：ATLAST 试验中，总的事件发生率较低，并且依诺肝素较标准的抗血小板治疗无更大优点。事实上，应用依诺肝素后出血并发症更加常见。最近，依诺肝素联合(NICE4)和不联合 GPⅡb/Ⅲa 受体拮抗剂(NICE1)用于术中常规抗凝治疗的研究已结束，这些试验和其他一些试验证实依诺肝素安全有效，可以替代普通肝素用于介入手术过程中的抗凝治疗。近来完成的 NICE3 试验表明急性冠状动脉综合征患者使用 GPⅡb/Ⅲa 受体拮抗剂和皮下注射依诺肝素联合治疗，不需普通肝素即可安全地进行经皮血运重建手术。ACUTEⅡ试验中，随机化对照依诺肝素与普通肝素用于接受替罗非班治疗的患者，安全性和疗效相似。近来，INTERACT 和 CRUISE 试验的结果有助于明确导管手术中低分子量肝素和 GPⅡb/Ⅲa 受体拮抗剂的作用。INTERACT 试验中，746 例应用阿司匹林和依替巴肽治疗的非 S-T 段抬高型急性冠状动脉综合征患者，随机化给予依诺肝素(1 mg/kg S，每 12 h 1 次，连续 48 h)或普通肝素(维持 aPTT 50～70 s)，观察 30 d，依诺肝素组死亡或心肌梗死发生率降低，且严重出血率有下降趋势。CRUISE 试验中，261 例应用 PCI 和依替巴肽治疗的患者，随机化给予依诺肝素(0.75 mg/kg，一次静脉注射)或普通肝素(60 U/kg，术前静脉注射)；总体上，依诺肝素与普通肝素的术中并发症、48 h 或 30 d 的缺血性并发症及严重的出血并发症均无差别。总之，这些数据表明依诺肝素可以替代普通肝素，联合或不联合 GPⅡb/Ⅲa 受体拮抗剂用于术中抗凝。

(三) 直接凝血酶抑制剂

特异性凝血酶抑制剂一般分为多肽抑制剂或低分子量抑制剂。多肽类抑制剂如水蛭素(来匹卢定，refludan，一种重组水蛭素)和水蛭肽，通过结合活性结合位点和外位点 1，分别抑制循环中和血栓上的凝血酶。低分子量抑制剂阿加曲班也是通过结合活性结合位点，抑制循环中的凝血酶，但是不能抑制血栓上的凝血酶。不同于肝素，直接凝血酶抑制剂(如水蛭素和水蛭肽)不需要借助抗凝血酶发挥抗凝作用，它们可以与循环中和血栓上的凝血酶形成非常稳定的非共价复合物，且不被血小板因子 4 所抑制。虽然一项小型研究报道水蛭肽降低 PTCA 术后缺血性并发症发生率的疗效与肝素相似，但是随后的研究表明，心肌梗死后心绞痛的高危患者应用水蛭肽治疗，缺血性和出血性并发症减少。欧洲进行的水蛭素与肝素预防再狭窄的对照试验(HELVETICA)提示，不稳定型心绞痛患者在 PTCA 术后应用水蛭素治疗，早期缺血性事件较少，但再狭窄无差别。有3项临床试验报道水蛭素与溶栓治疗联用，颅内出血的危险性升高。REPLACE试验中，1 056例进行PCI的患者应用普通肝素（60～70 U/kg）或比伐卢定[PCI术中0.75 mg/kg静脉注射后1.75 mg/(kg·h)静脉滴注维持]，72%的患者应用GPⅡb/Ⅲa受体拮抗剂，85%植入支架，出院时缺血性和出血性并发症有下降趋势。近来，11项对照直接凝血酶抑制剂与普通肝素治疗急性冠状动脉综合征的随机化研究的meta分析证实，直接凝血酶抑制剂降低30 d死亡及心肌梗死的危险性。在美国，已批准来匹卢定和阿加曲班用于有肝素诱发性血小板减少症患者的静脉抗凝治疗。治疗这种患者，来匹卢定的用法是首先15～20 s静脉注射0.4 mg/kg(最大量44 mg)，随后0.15 mg/(kg·h)持续静脉滴注(最大滴速至16.5 mg/h)。监测方案与普通肝素监测aPTT的方案相同。水蛭肽被批准可用于不稳定型心绞痛的术中抗凝治疗。

三、抗血小板治疗

口服抗血小板治疗的应用是经皮冠状动脉介入术围手术期药物治疗的里程碑。阿司匹林联合应用氯吡格雷是行PCI患者的标准的抗血小板治疗方案。

(一) 阿司匹林

阿司匹林通过抑制前列腺素G/H合酶和环氧化酶，阻断前列腺素内过氧化物和血栓素A_2的合成。在有核细胞内这种作用是一过性的，但是对于缺少细胞核的血小板，抑制作用一直持续到血小板死亡。阿司匹林也可不依赖于对血栓素的抑制作用而发挥抗血小板作用。术前应用阿司匹林可使急性冠状动脉闭塞的危险性降低50%～70%，是所有冠状动脉介入手术的标准治疗。其他的益处包括冠心病和脑卒中的预防，改善慢性稳定型心绞痛、不稳定型心绞痛和急性心肌梗死的预后，以及维持冠状动脉搭桥术后大隐静脉桥血管的通畅。阿司匹林会增加出血性并发症的发生并且对再狭窄无作用。

1. 剂量 阿司匹林最佳的剂量、服药时间、疗程尚未明确，但通常择期PTCA术前至少1 d口服300 mg，以后长期维持。如需要行急诊PTCA，术前咀嚼服用阿司匹林片300 mg。对于阿司匹林过敏的患者，可选用氯吡格雷75 mg口服，每日1次，术前3～5 d开始；双嘧达莫、磺吡酮(苯磺唑酮)和右旋糖酐不推荐应用。急性冠状动脉综合征的患者可能对阿司匹林产生耐药性，但大剂量的疗效未被研究。新开发的口服缓释剂和经皮肤吸收的阿司匹林制剂可能会选择性抑制血小板的激活，而不会阻断前列环素I_2(PGI_2)的合成，后者是一种强血管扩张剂和血小板抑制剂。

2. 局限性 阿司匹林不能防止凝血酶、儿茶酚胺、ADP、5-羟色胺及血流剪切力对血小板的激活。这些不足部分解释了一些患者虽应用治疗剂量的阿司匹林和肝素，但仍出现持续的凝血酶合成和血小板激活；目前常规的临床检查很难发现这种凝血情况。近来研究也表明，8%～12%的冠心病患者可能对阿司匹林的抗血小板作用无反应；床旁血小板功能检验可能会快速发现这种对阿司匹林无效的患者。

(二) 噻氯匹定

噻氯匹定是一种噻嗯嘧啶(thienopyridine)衍生物，通过影响血小板ADP受体(P2T)、血小板激活过程之间的信号传递和GPⅡb/Ⅲa受体的激活，从而抑制ADP介导的血小板激活。噻氯匹定通过抑制血小板激活过程中ADP的放大作用，防止胶原、凝血酶和血流剪切力导致的血小板聚集；并且促进前列环素的抗聚集作用和促进凝血酶激活的血小板解聚。噻嗯并嘧啶化合物(如噻氯匹定和氯吡格雷)较阿司匹林可更有效地抑制冠状动脉病变内血栓形成的重要机制之一——剪切力导致的血小板激活。已经证实噻氯匹定可以降低不稳定型心绞痛患者死亡和发生非致死性心肌梗死的危险性，预防TIA患者发生脑卒中，并且可以用于阿司匹林过敏或不能耐受的患者。对于冠心患者，阿司匹林50 mg/d与噻氯匹定250 mg每日2次的联合应用有协同的抗血小板作用。

1. 剂量 为发挥最大的抗血小板作用，噻氯匹定应在介入术前至少3 d开始应用，剂量为250 mg，口服，每日2次，其起效时间是48～72 h，5～7 d达到充分的抗血小板作用。给予负荷剂量500 mg，口服，每日2次，应用48 h可加速抗血小板作用的发挥从而有利于急症病情的治疗。噻氯匹定停用后，其作用的衰减时间为1～2周。

2. 局限性 噻氯匹定主要的不良反应是可逆性中性粒细胞减少，用药后4周发生率为0.5%～2%。因此推荐治疗初几个月内，每2～4周复查全血细胞计数。血栓性血小板减少性紫癜比较少见，发生率约为0.02%，大多数发生在用药后第3周及第4周。恶心、呕吐和腹泻比较常见，在进餐时服用噻氯匹定可缓解上述症状。皮疹和氨基转移酶升高少见。长期应用噻氯匹定会降低血浆纤维蛋白原并升高胆固醇，但是这些作用的临床后果不明确。

(三) 氯吡格雷

氯吡格雷与噻氯匹定相似，是另外一种噻嗯嘧啶衍生物，通过不可逆性修饰血小板的ADP受体阻断ADP介导的血小板激活。与噻氯匹定相比，氯吡格雷起效快，作用时间长，发生出血并发症的危险性小。CAPRIE试验中19 000例患者随机应用氯吡格雷或阿司匹林，中性粒细胞减少症的发生率无差别。随机化CLASSICS试验入选1 020例择期支架植入术患者，氯吡格雷与噻氯匹定临床疗效相同而耐受性更佳。最近，meta分析13 955例入选比较氯吡格雷与噻氯匹定治疗冠状动脉支架术的随机化对照和注册临床试验，结果显示应用氯吡格雷组的30 d不良反应和缺血性事件减少。因为更优越的安全性，在美国氯吡格雷已基本取代噻氯匹定。在CURE(clopidogrel in unstable angina to prevent recurrent events)试验中评价了阿司匹林联合氯吡格雷与单独应用阿司匹林治疗急性冠状动脉综合征的效果，12 562例不稳定型心绞痛或非Q波心肌梗死患者随机应用阿司匹林75～325 mg/d或阿司匹林联合氯吡格雷首剂300 mg，维持量75 mg，疗程为3～12个月(平均9个月)，氯吡格雷显著降低心源性死亡、心肌梗死和脑卒中联合终点的发生率达20%。起初30 d的疗效明显，并可延续至30 d以后，提示长期治疗的重要性。尽管氯吡格雷组严重出血发生率绝对值上升1%，这些病例可经输血有效治疗，致命性出血的发生率无差别。这些资料表明急性冠状动脉综合征患者应该给予阿司匹林与氯吡格雷联合抗血小板治疗。

1. 剂量 氯吡格雷的口服剂量为每日75 mg；5 d后达到充分的抗血小板作用。CLASSICS试验、CREDO试验和CURE试验采用300 mg的负荷剂量，375 mg的负荷剂量用于正常志愿者可阻断60%的ADP介导的血小板激活。更大的负荷剂量可更快地抑制血小板激活。CREDO试验将确定支架植入术后，氯吡格雷与阿司匹林联用时的最佳剂量和疗程。

2. 局限性　氯吡格雷较阿司匹林耐受性更好。最常见的不良反应包括紫癜(5%)、腹泻(4%)、皮疹(4%)和皮肤瘙痒(3%)。氯吡格雷不增加中性粒细胞减少症的危险性，因此长期治疗中不需要监测患者的血液学指标。近来的一项报道中指出尽管其发生率远远低于噻氯匹定，但300万例应用氯吡格雷治疗的患者中有11例发生血栓性血小板减少性紫癜。氯吡格雷应该于CABG前5～7 d停用以减少围手术期出血。氯吡格雷在肝脏中代谢，但对肝细胞酶的功能和其他药物的代谢影响很小。尽管氯吡格雷可能影响氯伐他汀的代谢，但是这种相互作用的意义尚不明确。氯吡格雷与非甾体抗炎药或华法林联合应用时应谨慎，因为这样会增加出血的危险性。

(四) 双嘧达莫

双嘧达莫增加血小板内cAMP并促进内皮直接释放前列环素，但是其抗血小板的作用机制未完全明确。双嘧达莫的半衰期为10 d，主要在肝内代谢，经胆汁排泄。与阿司匹林联合用于动静脉栓塞、人工心瓣膜或移植术后的患者，双嘧达莫可以促进血小板保持非聚集状态。ESPSⅡ试验显示，大剂量的双嘧达莫联合小剂量的阿司匹林(50 mg/d)较单独应用阿司匹林可更好地预防脑卒中或TIA后缺血性事件的再发，但是前几个采用相同设计的临床试验的阴性结果否定了此治疗方案。对于PTCA的患者，两项试验报道胃肠外应用的双嘧达莫联合阿司匹林较单用阿司匹林缺血性并发症减少，但是一项口服用药的双嘧达莫随机化试验未发现此益处。如今，不推荐冠状动脉介入手术常规应用双嘧达莫。双嘧达莫的通常用法是75 mg每日2次，疗程为6个月。不良反应包括心绞痛恶化、头痛、高血压、低血压和心动过速。与阿司匹林联用增加胃肠道出血的危险性。

(五) 血小板糖蛋白Ⅱb/Ⅲa受体拮抗剂

血小板糖蛋白(GP)Ⅱb/Ⅲa受体复合物的激活是血小板聚集的共同途径，是动脉内血栓形成的关键步骤。已经证实，强力的GPⅡb/Ⅲa受体拮抗剂(表9-1-24、表9-1-25)可以改善介入治疗和非介入治疗患者的无事件存活率，是目前研究的焦点。阿昔单抗是一种非竞争性抑制剂(单克隆抗体)，与GPⅡb/Ⅲa受体1∶1结合并引起结构的改变，导致受体纤维蛋白原结合位点的失活。依替巴肽和替罗非班是竞争性抑制剂，通过特异性地与GPⅡb/Ⅲa的RGD结合位点结合而竞争性抑制纤维蛋白原与GPⅡb/Ⅲa受体的结合。从临床应用来看，非竞争性抑制剂(如阿昔单抗)较竞争性抑制剂生物半衰期长，更易与其他细胞表面受体相互作用，解离常数更高(结合持续时间长)，因此具有更持久的临床疗效(就减少缺血性并发症而言)和降低再狭窄率(可能因为与玻璃体结合蛋白受体的相互作用)。许多试验评价了这些药物治疗急性冠状动脉综合征以及作为冠状动脉介入手术辅助治疗的效果。

表9-1-24　GPⅡb/Ⅲa受体拮抗剂

分类	名称	用药途径	抑制的类型
单克隆抗体	阿昔单抗	静脉注射	非竞争性
环状多肽			
RGD序列	MK852	静脉注射	竞争性
KGD序列	依替巴肽(integrilin)		
非肽类拮抗剂	替罗非班(aggrastat)、夫雷非班(fradafiban)、拉米非班	静脉注射	竞争性
口服制剂	珍米洛非班、orofiban、西拉非班、来达非班(lefradafiban)、lotrifiban	口服	竞争性

表9-1-25　非竞争性与竞争性GPⅡb/Ⅲa受体拮抗剂的比较

项目	非竞争性	竞争性
生物学的半衰期	较长	较短
药效持续时间	静脉滴注停止后仍有效	静脉应用时
血浆半衰期	较短	较短
对GPⅡb/Ⅲa的特异性	与其他受体存在相互作用	高度特异性
与GPⅡb/Ⅲa的结合	持久	可逆

1. 阿昔单抗　是嵌合体单克隆抗体7E3的Fab片段。阿昔单抗结合并阻断GPⅡb/Ⅲa受体、平滑肌细胞和内皮细胞表面的玻璃结合蛋白受体(αvβ3)以及淋巴细胞表面Mac1受体。与这些受体的相互作用可能会分别产生抗血小板、抗增殖(即再狭窄)和抗感染作用。对血块收缩、ⅩⅢ因子和PAⅡ抑制作用、置换纤维蛋白原及延长ACT可能增加抗凝和溶栓作用，这是阿昔单抗所特有的。

(1) 剂量：阿昔单抗用于经皮介入手术的推荐剂量是：术前10 min静脉推注0.25 mg/kg，随后持续静脉滴注至术后12 h，滴速为0.125 μg/(kg·min)(最大量为10 μg/min)。所有的患者应该同时接受标准的阿司匹林治疗。肝素的推荐剂量是70 U/kg，使ACT达到200～250 s；术后不推荐应用肝素。动脉鞘管应在ACT为150～175 s时拔除，并且不需要为了拔除鞘管而停用阿昔单抗。如充分肝素化后应用阿昔单抗(补救性应用ReoPro)，追加肝素的用量时应谨慎以减少出血的危险性；明确的用药指南尚未确立，尽管有些人提出鱼精蛋白可以部分中和肝素过量时的抗凝作用，但是不推荐常规应用。

(2) 局限性：人们对于普遍应用GPⅡb/Ⅲa受体拮抗剂的安全性十分关注，尤其是阿昔单抗。大部分的担忧在于出血性并发症、需要急症CABG的可能性、发生严重血小板减少症和潜在的药物相互作用。事实上，这些不良后果比较容易预防和(或)治疗，不会成为GPⅡb/Ⅲa受体拮抗剂应用的严重障碍。

1) 出血：在大多数GPⅡb/Ⅲa受体拮抗剂的试验中，严重的出血定义为血红蛋白下降>50 g/L，血细胞比容绝对值下降>15%，或出现颅内出血；轻度出血包括自发性肉眼血尿、自发性呕血、血红蛋白下降>30 g/L伴有显性失血或血红蛋白下降>40 g/L不伴有显性出血。在阿昔单抗的试验中，应用标准剂量的肝素维持较高的ACT水平(EPIC、EPILOG、RAPPORT)，阿昔单抗组的出血率较安慰剂组增高；出血的独立预测因子包括急性心肌梗死、低体重、高龄、手术时间长、再次 PTCA 和介入手术失败。相反，应用低剂量肝素、早期拔除鞘管和 ACT 在 200～250 s 的试验（EPILOG、CAPTURE、EPISTENT）结果是，应用阿昔单抗的患者严重或轻度的出血与安慰剂组无差别。这些试验提示小剂量应用肝素、早期拔除动脉鞘管、避免保留静脉鞘管、密切观察腹股沟区，可以最大限度地降低阿昔单抗引起出血的危险性。重要的是，与安慰剂比较，应用阿昔单抗治疗的患者颅内出血的发生率没有增加。

2）血小板减少：GP Ⅱb/Ⅲa 受体拮抗剂潜在的不良反应是血小板减少，可能会增加出血性并发症。阿昔单抗诱发的血小板减少症高于依替巴肽或替罗非班。临床试验中，轻度[＜100×10^9/L(100 000/mm^3)]和重度[＜500×10^8/L(50 000/mm^3)]血小板减少症的发生率分别为 2.6%～5.6%和0.9%～1.6%，1.6%～5.5%需要血小板输注。不同于肝素，阿昔单抗诱发的血小板减少症可在停药数日内发生，并且补充血小板后可迅速改善（表 9-1-26）。相反，再次应用阿昔单抗诱发的严重血小板减少症（较首次应用高出 2～3 倍），补充血小板后不能迅速恢复。尽管阿昔单抗的重复应用未被 FDA 批准，但这在临床实践中经常重复应用。在一项试验中，再次接受阿昔单抗治疗的 500 例患者中严重血小板减少症的发生率较首次应用的患者增高 3 倍。虽然反复应用阿昔单抗的患者较多出现人 IgG 抗嵌合型抗体（HACA），但 HACA 与血小板减少症的关系尚不明确。如果考虑再次应用阿昔单抗，首先检查血小板计数，如发现血小板减少应该立即停用阿昔单抗。

表 9-1-26　GP Ⅱb/Ⅲa 受体拮抗剂用药注意事项

注意事项	建　议
出血	减少术前出血的危险因素： ● 识别临床危险因素（急性心肌梗死、低体重、高龄） ● 识别禁忌证（2 年内脑卒中发作史；6 个月内神经外科手术史、6 周内活动性溃疡或胃肠道出血、活动性内出血、出血性体质、颅内肿瘤、动静脉畸形或动脉瘤、严重的控制不佳的高血压，6 周内有较大外科手术或严重外伤） ● 服用华法林的患者，INR 应＜1.5 加强术中安全： ● 根据体重调节肝素（70 U/kg）和阿昔单抗的剂量，保持 ACT 200～250 s ● 避免动脉对穿 ● 避免保留静脉鞘管 ● 如近期行动脉穿刺（＜2 周），应选择其他部位进行动脉穿刺 ● 如果可能，尽量避免应用溶栓药物 术后注意事项： ● 避免术后应用肝素 ● 静脉滴注 GP Ⅱb/Ⅲa 受体拮抗剂过程中如 aPTT≤50 s 或 ACT≤175 s 可拔除鞘管。穿刺部位压迫止血至少 30 min；1 h 内每 15 min 检查穿刺部位和肢体远端血管搏动，随后 6 h 中每小时 1 次。GP Ⅱb/Ⅲa受体拮抗剂停用后患者应保持绝对卧床 6～8 h(头抬高＜30°) ● 护理：避免肌内注射，尽量避免应用 Foley 导管、NG 导管和不能压迫的部位作为静脉通路（如锁骨下或颈静脉）；可考虑采用肝素帽作为抽血通路
急诊 CABG	● 停用 GP Ⅱb/Ⅲa 受体拮抗剂和肝素 ● 手术室内监测 ACT；调整肝素用量达到目标 ACT(400 s)。根据 ACT 静脉注射肝素：ACT＜200 s（肝素 4 000 U）、ACT 200～250 s（肝素 3 500 U）、ACT 250～300 s(肝素 2 500 U)、ACT 300～350 s(肝素 1 500 U)、ACT 350～400 s(肝素 1 000 U)、ACT＞400 s(不追加肝素) ● 预防性补充血小板(6～10 U) ● 脱离心肺旁路后放宽血小板输注的指征
严重出血	● 停用 GP Ⅱb/Ⅲa 受体拮抗剂和肝素 ● 应用阿昔单抗的患者补充血小板(6～10 U) ● 必要时输血 ● 识别和纠正原因
血小板减少症	血小板＞200×10^8/L(20 000/mm^3)并且无出血： ● 停用 GP Ⅱb/Ⅲa 受体拮抗剂和其他药物 ● 每 6 h 复查血小板计数 ● 如 2～3 d 血小板数未恢复正常，寻找其他原因 血小板＜200×10^8/L(20 000/mm^3)： ● 停用 GP Ⅱb/Ⅲa 受体拮抗剂和其他药物 ● 可预防性补充血小板(6～10 U) ● 每 6 h 复查血小板计数

3）急诊 CABG：阿昔单抗和肝素会增加急诊 CABG 期间出血的危险性。补充血小板可以有效地解决阿昔单抗导致的止血障碍，但是因为阿昔单抗与血小板长时间地结合，不能迅速或完全达到止血效果。补充血小板可起到"渠道"作用，去除与受抑血小板结合的剩余药物，在 3 h 左右完全解除抗血小板作用。在 EPIC 试验、EPILOG 试验和 EPISTENT 试验中，急诊 CABG 术前应用阿昔单抗的患者，严重出血或输血的危险性与安慰剂组相似，但是需要补充较大量的血小板。降低急诊 CABG 期间出血危险性的主要方法包括谨慎选择肝素的用量和放宽输注血小板的指征，尤其是进行心肺体外循环后。

2. 依替巴肽　是合成的 cyclic KGD(赖氨酸氨基乙酸 aspartic 酸)heptapeptide，是一种 GP Ⅱb/Ⅲa 受体的竞争性拮抗剂。不同于阿昔单抗，依替巴肽半衰期较短(2.5 h)，对 GP Ⅱb/Ⅲa 受体高度特异性，并且与玻璃结合蛋白受体无相互作用。停药后 4 h 内血小板的功能恢复正常。

(1) 剂量：因为 IMPACT Ⅱ试验的目的是验证产品说明书的剂量规定，FDA 批准的依替巴肽剂量是介入术前即刻静脉注射 135 μg/kg，随后 0.5 μg/(kg・min)持续静脉滴注 12～24 h。但是，由于 IMPACT Ⅱ试验中提出了对剂量的质疑并且根据 PURSUIT 试验中更佳的应用效果，许多医师采用了在 PURSUIT 试验中使用的更大剂量：对于急性冠状动脉综合征的患者，180 μg/kg 静脉注射后 2 μg/(kg・min)静脉滴注。如果在导管室开始药物治疗（如 ESPRIT 试验），推荐两次静脉注射依替巴肽(180 μg/kg 连用 2 次，间隔 10 min)，随后 2 μg/(kg・min)静脉滴注维持。

(2) 局限性：IMPACT Ⅱ试验、PURSUIT 试验和 ESPRIT 试验中证实依替巴肽不增加严重出血的发生率。不同于阿昔单抗，应用依替巴肽时可能很少需要减少肝素的剂量，未发现免疫反应，并且血小板减少症的发生率与安慰剂相似。需要行急诊CABG的患者应停用依替巴肽；抗血小板作用在停药后4～6 h消失而且补充血小板没有效果。肾功能不全患者药物清除时间较长。

3. 替罗非班　是合成的、小分子非肽类GP Ⅱb/Ⅲa受体竞争性拮抗剂。与依替巴肽相似，它具有迅速逆转、高选择性以及与玻璃结合蛋白受体无相互作用的特点。

(1) 剂量：RESTORE试验和TARGET试验中替罗非班的剂量为10 μg/kg，静脉注射，随后0.15 μg/(kg·min)静脉滴注。PRISMPLUS试验中，剂量略有不同，负荷剂量为0.4 μg/(kg·min)静脉滴注30 min，随后0.1 μg/(kg·min)持续静脉滴注。临床实践中，对于冠状动脉介入手术的患者，医师更倾向于选用较大剂量的用药方案。治疗通常持续至术后18～24 h。

(2) 局限性：临床试验中替罗非班没有增加出血性并发症的发生率，并且与依替巴肽相似，未发现免疫反应并且血小板减少症的发生率较低。如果患者需要行急诊CABG，应停用替罗非班；抗血小板作用在停药后6 h消失而且补充血小板没有效果。肾功能不全患者药物清除时间较长。

4. 其他GP Ⅱb/Ⅲa受体拮抗剂　拉米非班(lamifiban)是另一种静脉用GP Ⅱb/Ⅲa受体拮抗剂，一项试验研究提示它可减少不稳定型心绞痛患者缺血性并发症的发生率，但是在其他研究中疗效较弱。目前，拉米非班未被作为介入治疗的辅助药物进行研究。口服GP Ⅱb/Ⅲa受体拮抗剂的试验结果令人失望。EXCITE试验中，7 232例行冠状动脉介入手术的患者随机给予珍米洛非班(xemilofiban)或安慰剂。30 d和6个月主要终点(死亡、心肌梗死和急诊血运重建)无差别，尽管对糖尿病患者似乎有益处。OPUSTIMI 16试验中，10 302例不稳定型心绞痛患者随机口服orofiban或安慰剂。因低剂量orofiban组30 d死亡率过高，试验被终止，尽管orofiban对于行PCI的患者似乎有益处。SYMPHONY和2nd SYMPHONY试验提示急性冠状动脉综合征患者应用西拉非班(sibrafiban)后死亡率有上升趋势。应用拉米非班的BRAVO试验也因为死亡率升高的顾虑而终止。

四、介入手术中预防心肌缺血

以下几种药物常用于预防或减少经皮介入手术中发生的心肌缺血(表9-1-27)。

(一) 硝酸甘油

硝酸甘油常用于治疗缺血性胸痛(静脉滴注10～100 μg/min)和冠状动脉痉挛(冠状动脉内注射100～200 μg；静脉推注10～40 μg/min)，但是不能防止或延迟球囊扩张时缺血的发生。低血压、血容量不足或右心室梗死的患者，静脉用硝酸盐类药物时应谨慎；前负荷降低会加重低血压，促进急性闭塞。一些资料显示硝酸盐类药物可能会导致肝素抵抗。

(二) β受体阻滞剂

β受体阻滞剂用于延迟心绞痛的发生和减轻心绞痛程度及S-T段改变的严重程度，但未发现明确的临床益处。相反，β受体阻滞剂可以有效治疗高血压和非血容量不足导致的心动过速；常用的药物包括普萘洛尔1 mg静脉推注，每1～2 min重复，达到3～5 mg；美托洛尔5 mg静脉推注，每5 min重复，达到15 mg；应用超短效β受体阻滞剂艾司洛尔。

(三) 钙通道阻滞剂

口服钙通道阻滞剂可以有效治疗与高血压、心动过速或冠状动脉痉挛有关的心绞痛。冠状动脉内注射钙通道阻滞剂对于无复流的治疗也十分有效。静脉用非二氢吡啶类钙通道阻滞剂(维拉帕米或地尔硫䓬)与β受体阻滞剂合用时应谨慎，因为两者合用可能会导致50%的患者发生心动过缓和低血压。

五、围手术期低血压的治疗

介入术后严重低血压会增加突然闭塞的危险性。如果静脉快速补充生理盐水及停用硝酸盐类药物不能迅速升高血压，必须应用升压药或机械方法(IABP)维持体循环，直至发现并纠正病因；为此常应用下列升压药物，包括去氧肾上腺素、去甲肾上腺素、多巴胺、间羟胺和多巴酚丁胺(表9-1-27)。

表9-1-27　冠状动脉介入手术中心肌缺血和低血压的药物治疗

药　物	指　征	剂　量
硝酸盐类	冠状动脉痉挛或与球囊扩张无关的心肌缺血	硝酸甘油100～200 μg冠状动脉内注射；10～20 μg/min持续静脉滴注，每3～5 min增加10～40 μg/min直至临床症状改善或血压<100 mmHg
β受体阻滞剂	与高血压和心动过速有关的心肌缺血	普萘洛尔1～2 mg静脉推注；美托洛尔5 mg静脉推注艾司洛尔500 μg/kg，1 min静脉推注，随后25～100 μg/(kg·min)静脉滴注；可能需重复静脉推注
钙通道阻滞剂	与高血压和心动过速有关的心肌缺血	硝苯地平10 mg舌下含化；地尔硫䓬10～30 mg静脉注射后15 mg静脉滴注维持30～60 min；尼卡地平0.2 mg冠状动脉内注射
	冠状动脉痉挛	硝苯地平10 mg舌下含化；维拉帕米100～200 μg冠状动脉内注射；地尔硫䓬0.5～1.0 mg冠状动脉内注射
	无复流	维拉帕米100～200 μg冠状动脉内注射，达到2 mg；地尔硫䓬0.5～2.5 mg冠状动脉内注射达到5～10 mg
血管升压药	低血压	去甲肾上腺素：初始剂量8～12 μg/min，静脉滴注至理想血压。常用的维持量为2～4 μg/min 去氧肾上腺素：初始剂量0.1～0.8 mg/min；当血压平稳后，减量至0.04～0.06 mg/min

参考文献

1. Alpert J S, Thygesen K, Antman E, et al. Myocardial infarction redefined-a consensus document of The Joint European Society of

Cardiology/American College of Cardiology Committee for the redefinition of myocardial infarction[J]. J Am Coll Cardiol, 2000, 36: 959-969.
2. Chieffo A, Stankovic G, Bonizzoni E, et al. Early and mid-term results of drug-eluting stent implantation in unprotected left main [J]. Circulation, 2005, 111: 791-795.
3. De L G, Suryapranata H, Ottervanger J P, et al. Time delay to treatment and mortality in primary angioplasty for acute myocardial infarction: every minute of delay counts[J]. Circulation, 2004, 109: 1223-1225.
4. Dzavik V, Sleeper L A, Picard M H, et al. Outcome of patients aged> or = 75 years in the Should we emergently revascularize Occluded Coronaries in cardiogenic shock (SHOCK) trial: do elderly patients with acute myocardial infarction complicated by cardiogenic shock respond differently to emergent revascularization [J]? Am Heart J, 2005, 149: 1128-1134.
5. Eagle K A, Guyton R A, Davidoff R, et al. ACC/AHA 2004 guideline update for coronary artery bypass graft surgery-summary article: a report of the American College of Cardiology/American Heart Association Task Force on Practice Guidelines (Committee to Update the 1999 Guidelines for Coronary Artery Bypass Graft Surgery)[J]. J Am Coll Cardiol, 2004, 44: 1146-1310.
6. Fox K A, Poole-Wilson P A, Henderson R A, et al. Interventional versus conservative treatment for patients with unstable angina or non-ST-elevation myocardial infarction: the British Heart Foundation RITA 3 randomised trial. Randomized Intervention Trial of unstable Angina[J]. Lancet, 2002, 360: 743-751.
7. Gurbel P A, Bliden K P, Zaman K A, et al. Clopidogrel loading with eptifibatide to arrest the reactivity of platelets: results of the Clopidogrel Loading with Eptifibatide to Arrest the Reactivity of Platelets (CLEAR PLATELETS) study[J]. Circulation, 2005, 111: 1153-1159.
8. Hueb W, Soares P R, Gersh B J, et al. The medicine, angioplasty, or surgery study (MASS Ⅱ): a randomized, controlled clinical trial of three therapeutic strategies for multivessel coronary artery disease: one year results[J]. J Am Coll Cardiol, 2004, 43: 1743-1751.
9. Kastrati A, Mehilli J, Schuhlen H, et al. A clinical trial of abciximab in elective percutaneous coronary intervention after pretreatment with clopidogrel[J]. N Engl J Med, 2004, 350: 232-238.
10. Kastrati A, Mehilli J, von B N, et al. Sirolimus-eluting stent or paclitaxel-eluting stent vs balloon angioplasty for prevention of recurrences in patients with coronary in-stent restenosis: a randomized controlled trial[J]. JAMA, 2005, 293: 165-171.
11. Le May M R, Wells G A, Labinaz M, et al. Combined angioplasty and pharmacological intervention versus thrombolysis alone in acute myocardial infarction (CAPITAL AMI study)[J]. J Am Coll Cardiol, 2005, 46: 417-424.
12. Park S J, Kim Y H, Lee B K, et al. Sirolimus-eluting stent implantation for unprotected left main coronary artery stenosis: comparison with bare metal stent implantation[J]. J Am Coll Cardiol, 2005, 45: 351-356.
13. Patti G, Colonna G, Pasceri V, et al. Randomized trial of high loading dose of clopidogrel for reduction of periprocedural myocardial infarction in patients undergoing coronary intervention: results from the ARMYDA2 (Antiplatelet therapy for Reduction of MYocardial Damage during Angioplasty) study[J]. Circulation, 2005, 111: 2099-2106.
14. Smith S C, Feldman T E, Hirshfeld J W, et al. ACC/AHA/SCAI 2005 guideline update for percutaneous coronary intervention — summary article: a report of the American College of Cardiology/American Heart Association Task Force on practice guidelines (ACC/AHA/SCAI writing committee to update the 2001 guidelines for percutaneous coronary intervention)[J]. Circulation, 2006, 113: 156-175.
15. Wennberg D E, Lucas F L, Siewers A E, et al. Outcomes of percutaneous coronary interventions performed at centers without and with onsite coronary artery bypass graft surgery[J]. JAMA, 2004, 292: 1961-1968.

第二章 先天性心血管病的介入治疗

周达新

先天性心血管病(congenital heart disease),简称先心病,是指出生时即有的心血管病变。我国先心病的发病率没有权威的统计学数据,初步估计发病率为0.7%~0.8%,我国每年大概有15万先心病患儿出生,先心病的种类繁多,既往主要采用外科治疗,随着现代工业和导管技术迅猛发展,部分先心病的治疗也逐步转向介入微创治疗。

20世纪60年代,Porstmann等尝试用泡沫海绵封堵动脉导管未闭,开先心病介入治疗的先河,经过临床工作者的不懈努力,到20世纪90年代中后期介入器材取得突破进展,Amplatzer的房间隔缺损、动脉导管未闭封堵器成功应用于临床,并逐渐成熟,形成规模,目前可以进行介入治疗的有房间隔缺损、室间隔缺损、动脉导管未闭、主动脉窦破裂、动静脉瘘等,介入治疗以其疗效确切、创伤小、少有瘢痕、不需输血等优点迅速为临床医师和患者所接受。近年来,我国每年约有2万例先心病患者通过介入方法得到治疗。

第一节 动脉导管未闭封堵术

动脉导管未闭(patent ductus arteriosus,PDA)是常见的非

发绀型先心病之一，其发病率占先心病的10%～21%。女性多见，男女比例约为1∶3。在胚胎时期，由于胎儿循环、肺阻力高等因素，血液经动脉导管进入降主动脉，出生后，动脉导管逐渐开始关闭，90%的新生儿在出生后48 h完成功能性关闭，2～3周完成解剖性关闭，最终形成动脉韧带。如果动脉导管未能完成关闭，则为动脉导管未闭，由于主动脉压力高于肺动脉压力，形成从降主动脉到肺动脉的左向右分流。

PDA在形态上可分为漏斗状、管状、漏斗管状、窗形及不规则形，其中以漏斗状多见，其次为漏斗管状。PDA直径≥25%的降主动脉直径者为大PDA，<25%者为小PDA。PDA对人体的影响取决于分流量的大小，分流的血液经过肺循环进入左心，增加了肺循环和左心负荷，可致肺动脉压力升高、左心室扩大、血压升高，逐渐出现心力衰竭。部分患者以肺动脉高压、右心室扩大为突出表现，而左心室扩大、血压升高不明显，患者肺血管损害明显，肺小动脉阻力早期升高，较早发生艾森门格综合征，致患者丧失进行矫形机会；部分患者血压升高、左心扩大、血压升高、脉压增大，出现典型的周围血管征。

小婴儿可由于分流量大出现心力衰竭，反复发生肺部感染，不易控制，出现咳嗽、气急、发育不良、体重不增，应尽早治疗。

早期，体循环压力高于肺动脉，连续性左向右分流，胸骨左缘第2～3肋间可闻及连续性机械样杂音，可伴有震颤，随着分流量的累积、肺血管的损害，肺动脉压力逐渐升高，体-肺压差减小，杂音逐渐减轻，当肺动脉压力升高到一定程度后只能听到收缩期杂音，肺血管阻力进一步升高，肺动脉舒张期压力高于体循环压，出现右向左分流，即艾森门格综合征，此时下肢氧饱和度低于上肢（差异性发绀）；晚期患者上肢氧饱和度也可低于正常；当肺动脉收缩压与体循环的收缩压相近时，杂音消失，出现所谓"沉默型"PDA；部分患者肺动脉扩张，可出现肺动脉瓣反流，在胸骨左缘第2～4肋间出现舒张期杂音，往往伴有P_2亢进，肺动脉瓣开瓣音（喀喇音）。

艾森门格综合征患者，肺阻力升高，经过肺循环进入左心的血液明显减少，血液经过PDA进入体循环，对于缓解右心衰竭、维持血压具有重要的病理生理意义。对于这类患者不能贸然阻断PDA。

PDA不论大小，一经诊断，就应该对病情进行评价，病情允许，应尽早行介入方法治疗，从技术上来说，所有PDA均可进行介入治疗。

一、适应证及禁忌证

（一）适应证

患有PDA，年龄≥6个月，体重≥8 kg，不合并需外科手术治疗的其他心脏畸形。

（二）相对适应证

（1）体重3～8 kg，具有临床症状和心脏超负荷表现，不合并需外科手术治疗的其他心脏畸形。

（2）"沉默型"PDA。

（3）合并感染性心内膜炎，但体温正常4周以上。

（4）合并需外科治疗的疾病，但因存在PDA，外科手术存在风险，可先行PDA的介入治疗。

（5）合并轻中度二尖瓣关闭不全、轻中度主动脉瓣狭窄和关闭不全。

（三）禁忌证

（1）合并未控制的感染性心内膜炎、心脏瓣膜和导管内有细菌性赘生物。

（2）严重肺动脉高压出现右向左分流，肺总阻力>12 Wood单位；介入治疗后肺动脉平均压下降<30%，且肺动脉平均压>60 mmHg。

（3）合并需要外科手术矫治的心内畸形。

（4）依赖PDA存活的患者。

（5）合并其他不宜手术和介入治疗疾病的患者。

二、介入器材的选择

1. 蘑菇形封堵器　封堵器由镍钛记忆合金编织，呈蘑菇形孔状结构，由帽部、柄部组成，内有3～5层高分子聚酯纤维或聚四氟乙烯膜（PTFE膜），具有记忆功能。Amplatzer封堵器主动脉侧直径比肺动脉侧直径大4～6 mm，以型号6/8 mmPDA封堵器为例，其主动脉侧的封堵器帽直径为12 mm，帽下方封堵器的柄直径为8 mm，柄的最小端为6 mm。封堵器柄的长度有5 mm、7 mm和8 mm三种规格，肺动脉侧直径可分为2～4 mm等多种型号，近来Amplatzer公司推出可用于管状、不规则形的封堵器（图9-2-1～图9-2-3）。国产北京华艺、上海记忆、深圳先建生产的封堵器与其相似，所不同的是肺动脉侧直径可为4～32 mm。

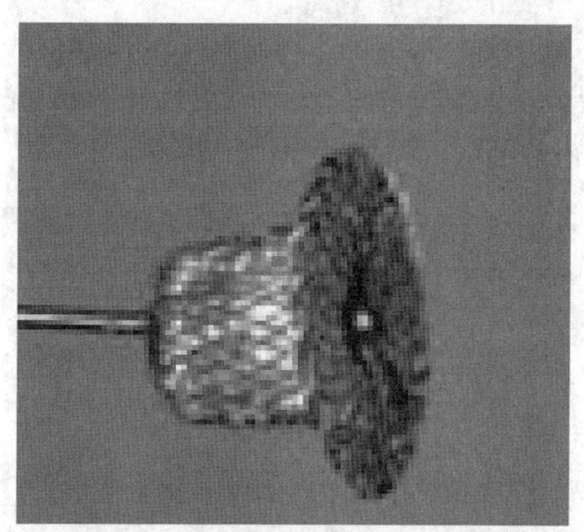

图9-2-1　PDA蘑菇伞

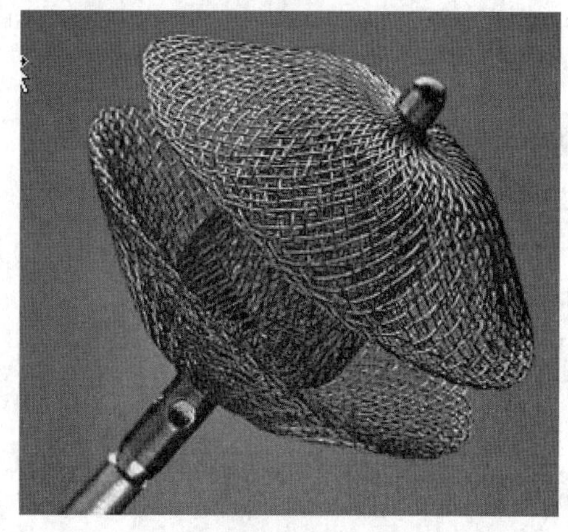

图9-2-2　Amplatzer Duct Occluder Ⅱ封堵器

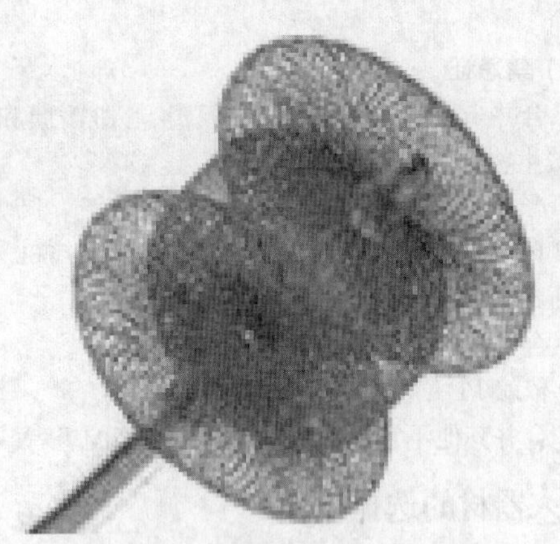

图 9-2-3 PDA Amplatzer Duct Occluder Ⅱ+ 封堵器

2. 弹簧圈 有可控弹簧圈(如 Cook detachable coil、PFM Duct-Occlud coil)和不可控弹簧圈(如 Gianturco coil),多用于最窄直径≤2.0 mm 的 PDA,目前已经少用。

3. 其他封堵器 成角型蘑菇形封堵器(图 9-2-4)多用于婴幼儿,肌部和膜部室间隔缺损封堵器多用于巨大 PDA 的封堵治疗;Amplatzer Duct Occluder Ⅱ封堵器(图 9-2-2)、Amplatzer Duct Occluder Ⅱ+ 封堵器(图 9-2-3)多用于长管状 PDA 或不规则形 PDA。

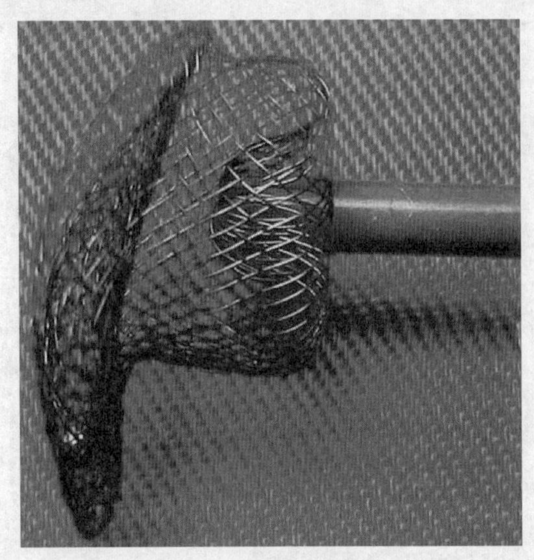

图 9-2-4 PDA 偏心成角封堵器,其左侧盘片上缘与主动脉弓弧度相近,可避免引起主动脉狭窄

三、操作方法

(一) 操作过程

1. 麻醉 婴幼儿采用全身麻醉,成人和配合操作的大龄儿童可用局部麻醉。

2. 穿刺 穿刺股动、静脉,送入止血的动脉鞘管,婴幼儿动脉应使用 4 F(1.3 mm)动脉鞘,可减少对动脉的损伤及预防血管的并发症。

3. 右心导管检查 使用右心导管测量肺动脉、右心室、右心房部位压力,当肺动脉压力和主动脉压力接近时须计算体循环、肺循环血流量和肺循环阻力。

4. 左心导管检查 测量主动脉压力,使用猪尾巴导管进行主动脉狭部造影,了解 PDA 的大小及形态。

5. 使用加硬直头交换导丝(0.035 in 或 0.038 in),经导管将导丝经肺动脉通过 PDA 送至降主动脉、腹主动脉处,固定导丝,撤出导管。成年人由于肺动脉扩张或 PDA 较小、形状不规则等原因,导丝经肺动脉不易通过 PDA 送至降主动脉,可改用超滑导丝经主动脉侧经过 PDA 进入肺动脉,再用圈套器将导丝套出,建立股动脉—PDA—右心—股静脉的导丝桥。

6. 肝素盐水冲洗输送器(传送长鞘管) 沿交换导丝送入适当的输送器至降主动脉后撤出扩张导管及交换导丝。

7. 将蘑菇形封堵器连接输送杆前端 将封堵器收入装载鞘内,肝素盐水冲洗封堵器,并排净装载鞘内的空气,连接装载鞘与输送器,固定输送器(传送长鞘管)使之在推送封堵器时不发生位移,缓慢推送封堵器至降主动脉,打开封堵器主动脉侧的封堵盘,轻轻回撤封堵器,使之紧贴主动脉壁,回撤输送器鞘管,打开封堵器柄部,如果封堵器选择合适可见封堵在动脉导管内并出现明显腰征,听诊典型的 PDA 杂音消失,体表超声检查无左向右分流,观察 5~10 min,重复主动脉狭部造影,显示封堵器位置良好,无明显造影剂反流后可释放封堵器。

封堵器形态观察:主动脉侧的封堵盘片应紧贴动脉壁,否则可能发生溶血,封堵器近主动脉侧柄部应有明显的压迹。

蘑菇形封堵器的选择:10 mm 以下的 PDA,封堵器型号选择大 1 倍,如 8 mm 的 PDA,可选择型号 16 的封堵器,10 mm 以上的 PDA 封堵器型号的选择,宜加 10,比如 12 mm 的 PDA 选择 22 mm 的 PDA 封堵器,对于形状不规则的 PDA,要注意封堵器可能会将 PDA 扩大,婴幼儿可选择成角型 PDA 封堵器。

封堵器的释放:输送器的鞘管应顶住封堵器,输送钢缆应稍带有回撤的力量,逆时针旋转,这样可以避免封堵器移位,特别是在释放封堵器的一瞬间出现移位,封堵器滑脱,对于较大 PDA 更是应该如此;还可避免封堵器的钢缆的顶部损失肺动脉。

8. 弹簧圈堵塞法

(1) 经动脉放置弹簧圈:将传送导管放置在 PDA 处,选择恰当的弹簧圈及装置,连接传送导管,将其送到传送导丝的顶端,小心将其送出导管顶端 2~3 圈,回撤全套装置,使弹簧圈封堵导管主动脉侧。

(2) 经静脉放置弹簧圈:方法同蘑菇形封堵法,将传送导管经右心室—肺动脉—放置在 PDA 处的主动脉侧,选择恰当的弹簧圈及装置,连接传送导管,将其送到传送导丝的顶端,小心将其推送出导管顶端 2~3 圈,回撤全套装置。

先释放主动脉侧弹簧圈,再将端孔导管退至动脉导管的肺动脉侧,回撤导丝内芯,旋转传送装置,使弹簧栓子在肺动脉侧形成 1.5~2 圈,10 min 后重复主动脉弓降部造影,显示弹簧圈位置合适、形状满意、无残余分流则可撤出装置,释放弹簧栓子。动脉法若要在释放前明确封堵效果,可从传送导管内注入造影剂观察,或从对侧股动脉穿刺,送入猪尾导管,行主动脉造影。

(二) 术后处理及随诊

1. 术后 72 h 局部压迫沙袋 4~6 h,卧床 20 h;要检查穿刺部位是否有出血,是否有溶血情况,复查超声心动图,是否有残余分流，静脉给予抗生素 2 d。

2. 术后 1、3、6 个月至 1 年　复查心电图、超声心动图，必要时复查心脏 X 线平片，主要观察封堵器是否在位，是否有残余分流，肺动脉压力是否恢复正常，动脉血压是否正常，左心室是否扩大，根据相关病情进行相应的治疗。

四、特殊动脉导管未闭的处理

（一）合并重度肺动脉高压

PDA 常并发肺动脉高压，严重者可发展为艾森门格综合征，多为大量左向右分流所致，少数患者 PDA 较小、年龄较轻时就发生与分流量不相称的肺动脉高压，可能与 PDA 伴发特发性肺动脉高压、家族性肺高压或其他原因的肺高压有关，也可能与这些患者肺血管容易受到损害有关，部分患者由于从事体力劳动，分流量较常人多，也是发生严重肺动脉高压的原因之一。

超声心动图是诊断 PDA 的重要手段之一，通过超声心动图的声学造影，可以发现右向左分流，初步判断右向左分流的严重程度；结合其他检查和临床表现还可以初步判断是否可以行介入治疗。例如，患者肺动脉压力很高，同时左心室扩大，血压高，明显高于肺动脉压力，周围血管体征阳性，这些患者肺动脉高压往往是由于大量左向右分流所致，一般均可介入封堵治疗；如肺动脉压力很高，和血压相近，周围血管体征阴性，左心室不扩大，一般不能行介入治疗。

对重度肺动脉高压患者应测定静息和运动后上、下肢氧饱和度，有助于判断左向右分流及分流量。下肢氧饱和度低于上肢氧饱和度 3%以上，称为差异性发绀，差别越大表明右向左分流越多，初期患者在静息状态下差异性发绀不明显，运动后可出现差异性发绀。当出现差异性发绀>6%、上肢氧饱和度低于正常时(95%)PDA 就不宜行矫形治疗。

PDA 合并重度肺动脉高压患者，肺血管病变的程度决定是否可以介入治疗，如果封堵后肺动脉压力明显下降表明重度肺动脉高压由分流量大引起，部分压力来源于主动脉的压力传递，那么封堵后症状可明显改善。如果封堵后肺动脉压力没有明显下降，表明肺动脉压力升高是由肺血管阻力升高、右心室代偿工作所致，PDA 的存在对于缓解右心室负荷、维持血压具有重要意义，即使封堵后患者没有不适症状也不能够封堵 PDA。

PDA 合并重度肺动脉高压患者可以进行试封堵治疗，在封堵器前进行右心导管检查，测量肺动脉压、肺血管阻力，测量分流量。肺血管阻力≥12 Wood 单位①，Qp/Qs<1.3 能够封堵成功的可能性比较小。封堵后主要观察肺动脉平均压、主动脉压力，其次是观察患者的症状。肺血管阻力往往下降不明显。封堵后可行吸氧试验和(或)吸入前列环素(万他维)20 μg。

试封堵结果判断：封堵后肺动脉平均压力下降>30%，且肺动脉平均压<60 mmHg，血压不下降，患者无不适症状可以考虑封堵治疗。反之，肺动脉压力下降没有达标，或出现血压下降、胸痛、胸闷、气急等则应立即回收封堵器。

（二）婴幼儿 PDA 封堵注意要点

(1) 正确选择封堵伞的型号。婴幼儿 PDA 弹性较大，封堵器可能会使动脉导管扩张，选择封堵器时应充分考虑，管状 PDA 选用封堵器要大于 PDA 直径的 1 倍以上；条件许可时可选择 Amplatzer Duct Occluder Ⅱ 封堵器或 Amplatzer Duct Occluder Ⅱ＋ 封堵器。婴幼儿动脉相对细，封堵器选择过大可致使主动脉侧盘片在主动脉狭部管腔狭窄，有条件可选用成角封堵器(图 9－2－4)，术后要测量升主动脉到降主动脉的连续压力曲线，如压差>10 mmHg 提示有狭窄，必须收回封堵器，重新植入合适的封堵器材。

(2) 经验丰富的医师可不须穿刺股动脉，仅穿刺股静脉，经过股静脉—右心室—PDA 进入胸主动脉，放置加硬导丝，沿导丝置入猪尾巴导管，在 PDA 水平处造影，显示 PDA 的形态与大小，然后进行封堵治疗，封堵后应使用超声心动图进行监测封堵器是否影响主动脉，如果主动脉侧封堵器上下的压差超过 5 mmHg，应更换较小的封堵器。这样可避免穿刺动脉产生的并发症，尤其是婴幼儿。

(3) 传送鞘管的使用。体重≤8 kg 的婴幼儿静脉不宜选用≥9 F(3.0 mm)的鞘管。送入鞘管时应该用逐渐增粗的鞘管逐一扩张静脉穿刺口，以免大鞘管的突然进入造成静脉痉挛、撕裂、内膜卷曲断裂而产生静脉血栓和破裂等并发症。

(4) 婴幼儿患者操作过程中应注意避免出血。

（三）巨大 PDA

PDA 直径≥主动脉狭部直径 2/3 或成人 PDA 直径≥7 mm 为巨大 PDA。巨大 PDA 容易合并重度肺高压，可选用国产大号蘑菇形或肌部室间隔缺损封堵器封堵。操作中容易出血输送鞘管打折；容易损失肺动脉、主动脉；残余分流、溶血。

为避免打折，在放置鞘管前，应对鞘管塑形，预防打折，当出现鞘管打折时，可试行固定输送钢缆、稍稍回撤鞘管，使封堵器通过打折部位。对于残余分流和溶血，如果封堵器形态合适，主动脉封堵盘片紧贴动脉壁，残余分流是从封堵器的网孔中分流，可以使用止血药物，同时降低动脉压力，将动脉收缩压控制在 90～100 mmHg；如果发生溶血，应控制、稳定血压，使动脉收缩压控制在 90～100 mmHg，碱化尿液，使用激素，同时使用止血药物。

（四）PDA 外科手术后再通

PDA 术后再通者由于局部组织粘连、纤维化及瘢痕形成，管壁弹性差，可伸展性小，且结扎后漏斗部有变小、变浅的倾向。封堵器直径与 PDA 最窄直径不能相差太大，以免造成主动脉弓或肺动脉的狭窄，一般比最窄直径大 3～4 mm 即可，若 PDA 管径无变化，则大 6～8 mm。对于形态怪异的小导管多选用弹簧圈封堵。

（五）合并下腔静脉肝下段缺如

PDA 合并下腔静脉肝下段缺如时，常规方法操作受限，可通过特殊途径释放封堵器。根据 PDA 的大小和形状，穿刺右锁骨下静脉、右颈内静脉，最好是选用右颈内静脉或经主动脉侧送入封堵器进行封堵。

五、疗效评价

弹簧圈的手术成功率为 95%，Amplatzer 蘑菇形封堵器的手术成功率为 98%～100%。术后残余分流是评价 PDA 介入治疗疗效的最主要指标，弹簧圈的即刻术后残余分流发生率为 36.2%，术后 24～48 h 为 17.7%，术后 1～6 个月为 11%，术后

---

① 1 Wood 单位＝80 dyn・s/cm^5。

1年为4.3%；而Amplatzer蘑菇形封堵器术后即刻残余分流发生率为34.9%，其中主要为微量至少量分流，术后24～48 h为12.3%，术后1～3个月为1%，术后6个月为0.2%。

六、并发症及处理

1. 封堵器脱落　发生率约为0.3%，主要由封堵器选择不当、个别操作不规范造成，特别是在释放封堵器时易发生。一旦发生弹簧圈或封堵器脱落可酌情通过圈套器或异物钳将其取出，在取封堵器过程中应防止肺动脉损伤引起肺动脉夹层，难于取出时应考虑急诊外科手术。

2. 溶血　为机械性溶血，发生率<0.8%。巨大PDA易发生溶血，可能与封堵器选择不当、封堵器主动脉盘片贴壁不良或持续高血压不能控制有关（主-肺动脉压差大），导致残余分流，患者常在术后4～6 h出现酱油色尿，可伴发热、黄疸、血色素下降、腰背疼痛等。降低血压，减少主-肺动脉压差，避免高速血流的残余分流；使用止血药物，包括酚磺乙胺（止血敏）、氨甲苯酸（止血芳酸）、巴曲酶（立止血）等药物，还可使用激素、碳酸氢钠等药物治疗，保护肾功能，多数患者可自愈。残余量较大，内科药物控制无效者，可再植入一个或多个封堵器封堵残余缺口。若经治疗后患者病情不能缓解，出现持续发热、溶血性贫血及黄疸加重等，应及时请外科处理。

3. 残余分流　巨大PDA易发生残余分流，不同厂家生产的封堵器残余分流发生率不同，可能与封堵器选择不当、封堵器主动脉盘片贴壁不良或持续高血压不能控制有关（主-肺动脉压差大）。少量残余分流如果不发生溶血，不必立即处理，可以观察，通过降低血压来降低主-肺动脉压差来减少分流，随着封堵器的内血栓形成、机化，残余分流可逐渐闭合，一般可以采用一个或多个弹簧圈将残余分流封堵，必要时接受外科手术。封堵器移位后发现残余分流明显或影响到正常心脏内结构，须行外科手术取出封堵器。

4. 降主动脉狭窄　多见于婴幼儿，系较大封堵器的动脉侧的盘片突入相对细小的降主动脉造成，婴幼儿介入治疗时应考虑本病，通过连续测压、体表超声心动图检查可及时发现，如果出现压差应及时更换合适的封堵器，5 mmHg以下压差一般不须处理，5 mmHg以上的压差应更换封堵器，狭窄较重时要考虑接受外科手术。

5. 左肺动脉狭窄　在左右肺动脉的分岔处，由于PDA的分流，往往有肺动脉扩张，一般不会引起肺动脉狭窄，如果封堵器选择过大，特别是婴幼儿，封堵器突入肺动脉过多可造成左肺动脉狭窄。轻度狭窄可严密观察，若狭窄严重则需要外科手术。

6. 血小板减少　多发生在巨大PDA患者，术后次日发现皮下出血点，下肢多见，可能与血小板过多消耗有关，特别是残余分流明显的患者，对于巨大PDA，在术后可使用止血药预防。

7. 一过性高血压　多数患者在术后可出现一过性血压升高，巨大PDA多见，可能与长期处于高循环动力状态有关，PDA封堵后，循环系统血容量突然增加等因素所致，对于血压升高明显的患者，可用尼卡地平或硝普钠静脉滴注控制血压，控制血压对于减少残余分流、预防溶血等并发症具有重要意义，在静脉给药的同时可逐渐给予口服药物，逐渐过渡到口服药物治疗。

8. 血管损伤、动静脉瘘、假性动脉瘤和静脉血栓形成　是经皮介入治疗常见的并发症。对于婴幼儿的介入治疗必须密切观察动脉、静脉情况，压迫动脉时的力度以不出血又可触及足背动脉搏动为宜，静脉压迫时应尽量轻压，不出血即可，保持静脉回心的通畅。严重的动静脉瘘、假性动脉瘤、静脉血栓可请血管外科医师协助处理。

第二节　房间隔缺损封堵术

房间隔缺损（atrial septal defect，ASD）是指在胚胎发育过程中，房间隔的发生、吸收和融合出现异常，导致左、右心房之间残留未闭的缺损。心房在胚胎发育初期是一个腔，胚胎第4周在心房的顶部向下呈马蹄形长出组织将心房分成左、右心房，同时房室交界处向内生出组织，两者逐渐互相融合，称为第一房间隔，在靠近交界部位留有新月形的孔称为第一孔（又称原发孔），第一房间隔的中央部分逐渐向下生长，与交界部位的组织融合，第一孔闭合；在第一孔尚未闭合前，第一房间隔的中上部组织自行吸收形成第二孔，又称继发孔，保持右心房和左心房相通，于第一房间隔发生的同时，在第一房间隔的右侧生出一房间隔，此隔较厚，自上而下呈新月形生长，称为第二房间隔，在第二房间隔上靠近心内膜垫的部位留有一卵圆形的孔，称为卵圆孔，这样就使得第一房间隔上部有一孔（第二孔）被第二房间隔遮盖，第二房间隔下部的卵圆孔被第一房间隔的下部遮盖，但是第一房间隔相对薄弱，胎儿期右心房压力稍高于左心房，血液经过卵圆孔流经两个房间隔之间的腔隙，再经继发孔流入左心房。出生后左心房压力高于右心房，第一房间隔就紧贴在第二房间隔上，逐渐闭合，如果未能闭合，称为卵圆孔未闭；如果第一孔未能闭合，形成一孔型缺损，即原发孔型ASD；如果第一房间隔上部吸收过大，与第二房间隔的卵圆孔形成了左右心房的相通，即二孔型ASD，又称继发孔型ASD。

ASD约占所有先心病的10%，占成人先心病的20%～30%，女性多见，男女发病率之比为1∶(2～5)。继发孔型常见，占ASD的60%～70%，目前只有继发孔型ASD可以介入治疗；原发孔型ASD占ASD的15%～20%，往往伴有心内膜垫发育异常和二尖瓣、尖瓣发育异常，不适合介入治疗，需外科手术矫治。

大多数ASD患者早期可无症状，多数患者到了青春期才出现症状，大、中型ASD在20～30岁以后将发生肺动脉高压和充血性心力衰竭，特别是35岁后病情发展迅速，临床表现与其大小、分流量有关，大型ASD分流量大，小型ASD分流量相对较小，但从事体力劳动者，ASD尽管不大，可能分流量比较大；早期可能无明显症状，在体检时发现患有ASD，随着病情的发展可能有易疲劳、胸闷、心前区不适等，后期可出现右心衰竭症状。体格检查：可发现颈静脉怒张，胸骨左缘肋间隙饱满，或有隆起，或有搏动；听诊，P_2亢进，分裂，固定性第二心音分裂，后期肺动脉压力明显升高时，可有三尖瓣反流，在胸骨左缘可闻及吹风样杂音；出现右心衰竭时，可有右心衰竭体征，如肝大、淤血、双下肢水肿等体征。

心电图检查可有右心室肥大、右束支传导阻滞及继发性ST-T改变。

超声心动图检查可明确ASD的诊断，结合超声造影、经食管超声心动图准确测量ASD的大小及ASD四周的残端，心房颤动患者通过经食管超声心动图可明确心房内是否有血栓形成。心腔内超声心动图可更细微地观察ASD的大小、残端，特别是下腔静脉入口处残端，指导ASD的介入治疗。

有报道，继发孔型ASD的总体自然闭合率可达87%，但缺损在8 mm以上者很少能够自然闭合。不论ASD的大小，如果$Q_P/Q_S>1.5$，肺阻力升高，应该进行干预，如出现右心房室扩大、肺动脉压力升高；传统上认为<10 mm的ASD无症状，可不行外科手术治疗，随着介入技术成熟、微创技术的应用，小型ASD可能并发矛盾血栓和脑脓肿，而且这两种并发症好发于成年人，尤其是60岁以后，因此成年人小型ASD也主张行介入治疗。术前无肺动脉高压、心力衰竭及心房颤动患者，早期施行关闭手术，生存率与正常人相同。

一、适应证及禁忌证

(一) 适应证

继发孔型ASD，同时满足下列条件：① 年龄≥3岁。② 5 mm≤ASD的直径≤36 mm。③ 右心容量负荷增加。右心室负荷增加定义为：右心房室扩大或肺动脉压力升高。④ 缺损四周残端边缘>5 mm，二尖瓣残端>7 mm，四周包括：冠状静脉窦，上、下腔静脉及肺静脉的距离≥5 mm。⑤ 房间隔的直径大于所选封堵器的直径。

(二) 相对适应证

(1) 年龄≤2岁，但伴有右心室负荷明显增加。

(2) ASD部分边缘残端缺如或不足5 mm(不包括下腔静脉残端)，但其他边缘良好。

(3) 特殊类型ASD，如多孔型或筛孔型ASD。

(4) 伴有肺动脉高压，但$Q_P/Q_S≥1.5$，动脉血氧饱和度≥92%，可试行封堵。

(5) 缺损>36 mm，其他条件符合适应证所选条件，无禁忌证所列条件。

(三) 禁忌证

(1) 原发孔型ASD及静脉窦型ASD。

(2) 感染性心内膜炎，体温正常未达4周以上者。

(3) 封堵器安置处有血栓存在，导管插入处有静脉血栓形成。

(4) ASD合并艾森门格综合征。

(5) 伴有与ASD无关的严重心肌疾病，心功能状态不适合介入治疗者。

(6) 患有出血性疾病，且有出血倾向者，未治愈的胃、十二指肠溃疡。

(7) 左(右)心房或左(右)心耳血栓形成者。

(8) 合并肺静脉异位引流。

(9) 合并瓣膜疾病需外科手术者。

二、介入器材的选择

ASD封堵器先后有Cardioseal、Gore Helix、StarFLEX、Amplatzer封堵器，但是目前使用最为成熟、最多的是Amplatzer封堵器或类似的封堵器。它由具有形状记忆功能的镍钛合金丝、直径为0.13 mm和医用不锈钢(00Cr18，Mi 13 Mo3)编织而成，其内充填3层聚酯纤维膜，形似双盘状，双盘的连接部位的“腰部”，左盘的直径比腰部直径大14 mm，右盘的直径比腰部直径大10 mm，腰部宽度为4 mm。根据封堵器腰部直径决定型号大小，从4～40 mm且每一型号相差2 mm，该类型ASD封堵器具有记忆功能，可多次回收再重新放置，输送鞘管细小，可根据封堵器的不同选择不同的输送器，适用于小儿的ASD封堵。国产ASD封堵器和Amplatzer房间隔封堵器相类似。

三、操作方法

(一) 术前检查

1. 常规检查　包括体温、血压等体格检查，以及血常规、尿常规、粪常规、血型、凝血酶原时间、肝肾功能、空腹血糖、电解质、胸部X线等检查。排除可能影响手术的病情。

2. 术前常规　进行经胸超声心动图(TTE)检查，必要时行经食管超声心动图(TEE)检查，重点是排除不适合介入治疗的疾病，包括肺静脉畸形引流、瓣膜疾病、左心房是否有血栓形成等，初步测定肺动脉压力，了解ASD的残端情况，特别是下腔静脉的残端。

超声心动图检查应在不同的部位检查不同的切面，不应在同一部位检查不同切面替代其他部位检查，如在胸骨旁检查大动脉短轴切面、在心尖部检查四腔心切面、在剑突下两房心切面，而不是在一个部位检查所有切面。

TTE通常通过在3个部位的3个切面观察ASD的大小、残端情况，术中监测也是如此。

(1) 胸骨旁大血管短轴切面，观察主动脉及其对侧房间隔的残端情况，一般来说，主动脉侧的残端短小，往往其对侧(靠近下腔)部位具有较好的残端；反之，如果主动脉侧的残端比较长，则要注意其对侧(靠近下腔)部位是否有残端。

(2) 心尖四腔心切面，观察ASD在二尖瓣、三尖瓣部位、房顶部位的残端，观察房室瓣的关闭情况，排除原发孔型ASD，但该部位容易产生回声缺失，ASD的大小不易准确测量。

(3) 剑突下两房心切面、四腔心切面或大血管短轴切面，观察下腔静脉、上腔静脉部位ASD残端的长度和厚度，特别是下腔静脉，有时该切面在部分患者观察下腔静脉残端优于TEE，测量ASD的大小、分流情况。

TEE切面：由于透声条件好，TEE可清晰地观察ASD的大小、分流情况，特别是左心房、左心耳部位，观察左心耳是否有血栓形成，通常选择心房两腔、大动脉短轴、四腔心等切面，主要有助于观察TTE不能清楚显示的房间隔及周围组织边缘的图像，但是由于其视野较小，有时不能充分观察下腔静脉端ASD残端的长度。

(二) 操作过程

(1) 婴幼儿可采用静脉复合麻醉，成人和配合操作的大龄儿童可用局部麻醉。

(2) 穿刺股静脉，送入动脉鞘管，静脉注射肝素100 U/kg，2 h后，每隔1 h追加1 000 U，婴幼儿追加负荷剂量的1/4～1/3。

(3) 常规右(左)心导管检查，测量上下腔静脉至肺动脉水平的压力、左心房压力、血氧，计算分流量、肺血管阻力。

(4) 将右心导管经ASD进入左心房，再进入左上肺静脉，交换加硬导丝置于左上肺静脉内。

(5) 球囊测量ASD。根据体表超声心动图检查结果，选择合适的球囊(24 mm或34 mm球囊)，24 mm球囊可测量28 mm

以下的 ASD，34 mm 球囊可测量 40 mm 以下的 ASD；沿加硬导丝送入测量球囊，用稀释造影剂充盈球囊，在 X 线透视和彩色超声心动仪观察下，球囊嵌于 ASD 缺口处可见腰征，牢记剩下造影剂剂量，回抽造影剂将球囊退出，将等量造影剂再次充盈球囊，用专用测量板测量球囊腰部直径，感受测量球囊的硬度，与 X 线和超声测得的 ASD 大小相比较。根据上述测定的结果选择封堵器。

随着对 ASD 介入治疗经验的积累和超声图像清晰度的提高，目前国内大部分中心不再常规使用球囊测量 ASD 的大小。偶尔因透声条件差导致超声图像欠清晰难以判断 ASD 的大小或多孔 ASD 或房间隔瘤难以准确判断时，可应用测量球囊进行测量。

（6）封堵器选择：根据测量球囊选择封堵器，体外重新充盈球囊后，如果球囊的张力大（硬度高），可选择与测量值相同或大于、小于测量值 2 mm 的封堵器，如果测量球囊的张力较小，则可选择大 2～6 mm 的封堵器。

根据超声心动图选择封堵器：目前国内多数中心不常规进行 TEE 检查，仅在体表不能准确判断 ASD 或有心房颤动的患者，才进行 TEE 的检查，主要依据 ASD 残端的长度、残端是否薄弱，主动脉根部是否有残端、下腔静脉的残端长度来选择封堵器，一般选择比 ASD 测量值大 2～6 mm，如果主动脉根部残端小或缺如，下腔静脉的残端短小，可选择大 6 mm 的封堵器。封堵器的左心房封堵盘的直径不应该大于房间隔的直径。

封堵器不宜过大，太大会导致封堵器成形不良，两个封堵盘"弓"在心房内，压迫周围组织，出现心前区不适等症状。有封堵器导致主动脉根部破裂、心房破裂的报道。但也不能一味地追求小，太小容易出现封堵器释放后移位、脱落。

总体来说，小型 ASD 不宜选择太小的封堵器，大型 ASD 不应选择太大的封堵器，小型 ASD 有可能是较大的第一隔的上部第二孔（继发孔，Ⅱ孔）和第二房间隔下部的卵圆孔交接处的小孔，如果选择太小的封堵器，封堵器的右盘片不能完全遮盖，则释放封堵器后，封堵器会脱落入左心系统；大型 ASD，特别是高龄大型 ASD，往往右心房的扩大，使得 ASD 进一步变大，过大的封堵器会使分流封堵后，右心房难以缩小，ASD 残端压迫封堵器，出现封堵器成形不良等并发症。

（7）输送器的选择及封堵器的装配：根据封堵器的大小，选择不同的输送鞘管，不同厂家生产的封堵器的技术指标有所不同，根据厂家提供的数据选择输送器，儿童不宜选择太大的输送器；逆时针将封堵器固定在输送钢缆上，收入短鞘内，然后进行排除短鞘内空气。

（8）封堵器的植入：在透视下沿交换导丝将输送鞘管送至左上肺静脉处，撤出扩张导管及导丝，排除输送器内的空气，将短鞘连接在输送器上，固定输送器，缓慢推送封堵器，沿鞘管送入封堵器至左上肺静脉开口处，打开左心房侧封堵盘片，打开封堵器的腰部，回撤鞘管，打开封堵器的右心房侧盘片。

在推送封堵器的过程中，助手应固定输送器，术者推送输送钢缆时应缓慢，避免在心腔内输送鞘管发生位移，避免发生心脏穿孔。

也有术者把输送器放置在右心房内，在右心房内打开部分封堵器的左心房盘片，然后将输送器送入左心房，依次打开左心房封堵器盘片、封堵器的腰部，回撤鞘管，打开封堵器的右心房侧盘片。优点是如果封堵器排空不完全时，空气不会进入左心系统，缺点是操作不慎可发生心脏破裂的并发症，对于操作不熟练、小型 ASD 不合适。

（9）封堵器的观察：X 线一般在后前位、左前斜位 45°～60°加头 20°～30°观察，有时需要在右前斜位 30°～45°加头 20°～30°观察。封堵器位置合适时，在后前位可见封堵器部分重叠，左前斜加头封堵器呈"工"字形展开（图 9-2-5、图 9-2-6）。

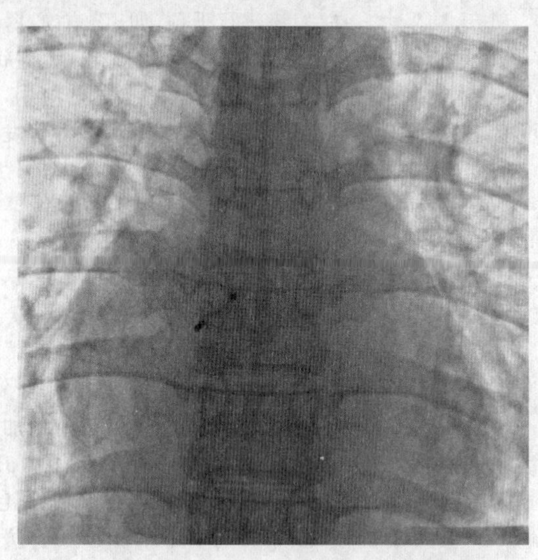

图 9-2-5　后前位，封堵器左右盘片重叠

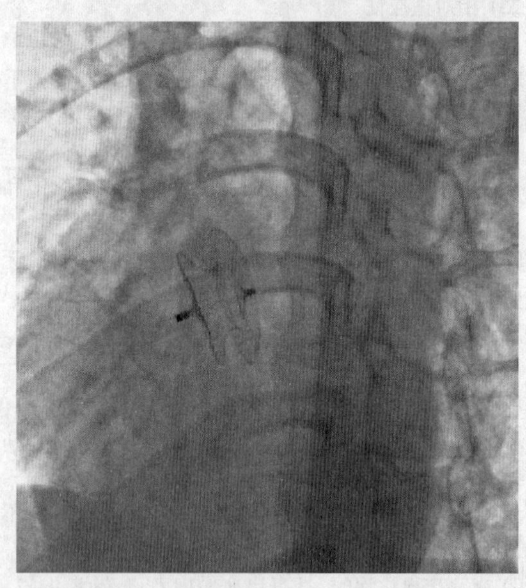

图 9-2-6　左前斜位，盘片呈"工"字形展开

封堵器靠近下腔静脉入口的左、右心房盘片不应该靠在一起，之间应有距离，随着心脏的收缩，两个盘片相对分开。

超声心动图监测，常规在胸骨旁大血管短轴、心尖部四腔心、剑突下两房心 3 个部位的 3 个切面分别进行观察。① 在胸骨旁大血管短轴切面，封堵器的左右盘片正对着主动脉，轻轻牵拉输送钢缆，可见封堵器的右盘片变形，左盘片相对固定，在封堵盘片之间有房间隔组织，主动脉缘无残端者，大动脉短轴切面上见封堵器与主动脉形成"V"字形，如果在此切面发现封堵器偏向主动脉的一侧，表示封堵器的位置不良。② 在心尖部四腔心切面，可见封堵器随着心房的活动而运动，轻轻牵拉输送钢缆，可见封堵器的右盘片变形，左盘片相对固定，在封堵盘片之间有房间隔组织，随着心脏的收缩，两个盘片相对分开，如果封堵器没有夹住或部分未夹住房间隔残端，轻轻牵拉输送钢缆封堵器就会滑脱。③ 在剑突下切面，可以观察到房间隔的上、下腔静脉的残端，轻轻牵拉输送钢缆，可发现在封堵盘片之间的房间隔组织，特别是观察下腔静脉残端尤其重要。

在超声心动图的各个切面上，应观察在封堵器周围是否有残余分流，观察封堵器对周围组织是否有影响，如冠状静脉窦、二尖瓣。

少数较大的 ASD 患者，封堵器可能压迫房室交界区，引起传导异常，出现交界性心律，严重者可出现高度到完全性房室传导阻滞，可以使用导管，也可外科手术取出封堵器。

通过 X 线、超声心动仪观察、心电图监测，如果封堵器位置合适、无残余分流、对周围组织无影响、心电图无异常变化，可逆时针旋转输送钢缆释放封堵器，释放封堵器时应注意输送鞘管要轻顶住封堵器，这样在释放封堵器后输送钢缆的头部就不会损伤心脏。

（三）术后处理及随访

（1）术后局部压迫沙袋 4 h，卧床 12～24 h，静脉给予抗生素 2 d 防治感染。

（2）术后低分子量肝素抗凝 48 h。

（3）儿童患者服用阿司匹林 3～5 mg/(kg・d)，口服，连用 8 个月，不能耐受其不良反应者，可使用氯吡格雷，1～2 mg/(kg・d)；成人，建议，第 1 个月服用肠溶阿司匹林 200 mg/d，第 2 个月开始剂量为 100 mg/d，连用 5～8 个月，封堵器直径≥30 mm 者可酌情加服氯吡格雷 75 mg/d，有心房颤动者推荐使用华法林抗凝治疗，INR 维持在 2～3。

（4）术后 24 h，1、3、6 个月至 1 年复查心电图、超声心动图、心脏 X 线检查。

四、特殊情况下 ASD 的介入治疗

1. ASD 合并重度肺动脉高压　ASD 常合并不同程度的肺动脉压力升高，超声心动图检查可发现肺动脉收缩压升高，但平均肺动脉压力≥25 mmHg 较少；有高龄大型 ASD 患者，其肺动脉压力升高不明显，或仅轻度升高；有年龄较轻者，ASD 不大，但肺动脉压力却很高，甚至发生了艾森门格综合征，其肺动脉压力与其 ASD 所致分流不相称，其病因不明，可能与 ASD 伴发特发性肺动脉高压，或伴有家族性肺动脉高压或其他原因的肺动脉高压，也可能与这些患者肺血管容易受到损害有关，部分患者由于从事体力劳动，分流量较常人多，也可能是发生严重肺动脉高压的原因之一。

合并严重肺动脉高压患者病情多较重，肺动脉压力升高多因肺循环容量（左向右分流）增加、肺小血管的阻力升高所致，平均肺动脉压力≥30 mmHg 患者应行全面的右心导管检查，包括测定心排血量、分流量、计算肺血管阻力。根据以往外科手术治疗的经验，肺小动脉阻力≥12 Wood 单位，不宜进行矫形治疗，肺小动脉阻力≤8 Wood 单位，手术相对安全，8 Wood 单位<肺小动脉阻力<12 Wood 单位，可视病情定；也有人根据分流量和肺血管阻力与体循环阻力的比值来判断，静息状态下 $Q_P/Q_S \leq 1.5$，同时肺血管阻力超过体循环阻力的 75%，有双向分流或右向左分流者应禁忌手术。

笔者认为，ASD 与 VSD、PDA 不同，其分流量相对小，特别是小型 ASD（直径<20 mm）患者更是如此，压力（P）是心排血量（CO）与肺血管阻力（R）的乘积，即：

$$P = CO \times R$$

（1）假设 R 正常，那么肺动脉高压由高 CO 所致，而高 CO 由 ASD 所致的左向右引起，在这种情况下，我们得出：此时不会出现双向分流，ASD 纠正后，肺高压就会痊愈。

（2）假设 CO 正常，ASD 处出现双向分流，那么肺动脉高压由 R 升高所致，肺阻力升高，血液流经肺血管的量势必减少，为了维持生命活动所需的血流量，机体必须通过调节，加强右心室的工作负荷，提高肺动脉压力，此时肺动脉的高压力是血液流经高阻力肺血管的动力，同时又可导致肺血管进一步损害，肺阻力进行性增加，从理论上看，此时纠正 ASD 的意义不大。

（3）CO 升高，R 升高，两者共同导致了肺动脉高压，病程的初期、中期，ASD 导致左向右分流，肺血管容量增加，损伤肺血管，血管痉挛、增厚、扭曲，甚至坏死等，阻力增加，致肺动脉压力升高，CO 的作用大于 P，此时功能性因素占主导地位，随着病变的加重，CO 对肺动脉高压的贡献逐渐减少，R 在对肺动脉高压的形成的作用大于 CO，此时器质性因素的作用大于功能性。

晚期由于肺血管的损害，CO 锐减，右心室功能下降、扩大，甚至功能衰竭，三尖瓣反流，出现了心动周期中右心房压力高于左心房，出现右向左分流，ASD 对于左心室的充盈、维持血压起重要作用，如果此时纠正 ASD，对于病情是不利的。笔者认为，双向分流患者缺损的纠正治疗应慎重，应该以肺阻力为主，判断干预 ASD 前后的压力用平均肺动脉压力或者舒张压来判断。

目前，随着靶向降低肺动脉压力的药物问世，如内皮素受体拮抗剂、前列环素类和磷酸二酯酶抑制剂，肺动脉高压患者的预后明显改观，包括 ASD 所致艾森门格综合征患者，这部分患者是否可以通过这些药物的治疗达到纠正 ASD 的目的，目前没有统一的标准，有成功的病例报道，但也有致病情恶化的病例报道，因为艾森门格综合征的定义是个模糊的概念，出现了右向左分流，但分流量的大小没有量化，也难以量化。

2. 多孔型 ASD　TTE 发现多孔型 ASD 患者，可行 TEE 检查，明确缺损的大小、数目和缺损之间的距离、残端情况。对于存在 2 个以上的多孔型 ASD，但缺损的间距≤7 cm，选择一个封堵器封堵；多个缺损的间距>7 mm，无法采用一个封堵器实施介入手术，需要选择 2～3 个封堵器分别闭合，也可选择房间隔瘤封堵器进行封堵，介入治疗后仍有少许残余分流者，可随访，残余分流大者可选择外科手术治疗。

3. 房间隔膨出瘤合并 ASD　房间隔膨出瘤（图 9－2－7）临床少见，发生率仅为 0.2%～1.1%，常合并继发孔型 ASD，有合并单孔、双孔或多孔，单纯房间隔瘤不需治疗，有报道合并 ASD 者可引起脑栓塞、肺栓塞、房性心律失常及冠状动脉栓塞等并发症，应采取干预措施。房间隔膨出瘤合并 ASD 时，正确判定缺损的大小、数目非常重要，术前可采用 TEE 检查，明确病情，在手术中，可使用测量球囊，采用球囊测量最大缺损口的伸展直径，通过测量球囊对周围房间隔的挤压（图 9－2－8），薄弱的间隔多能被撑开，并将小缺损孔的血流一起阻断，然后超声心动图监测是否有残余分流，选用一个较大的封堵器往往可以成功封堵（图 9－2－9、图 9－2－10）。

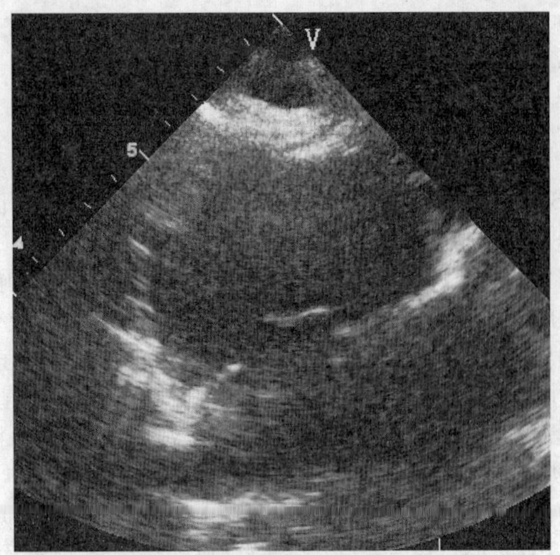

图 9-2-7 UCG 可见房间隔瘤伴多孔型 ASD

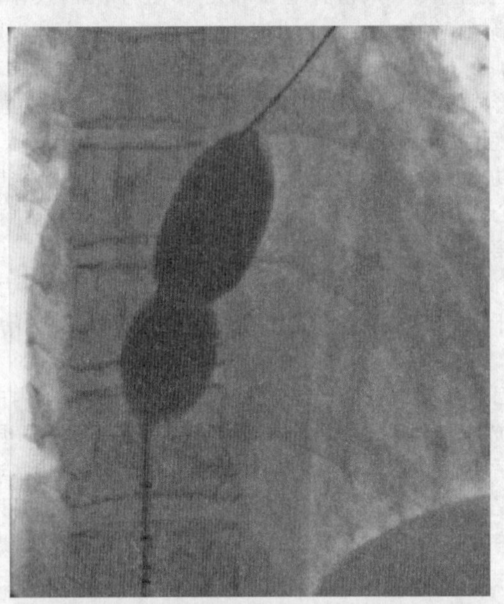

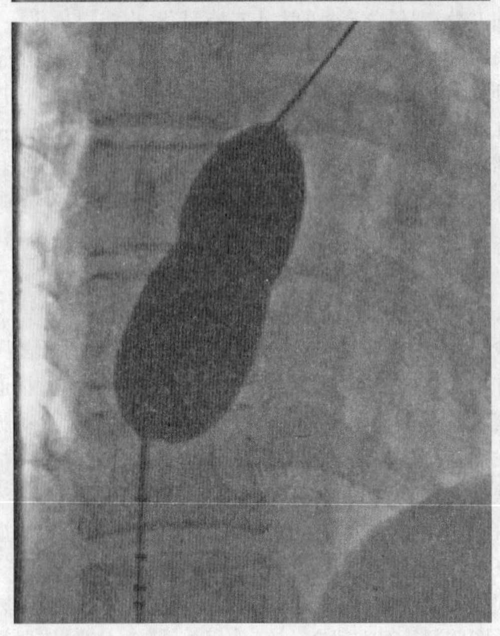

图 9-2-8 测量球囊，将多个 ASD 融合

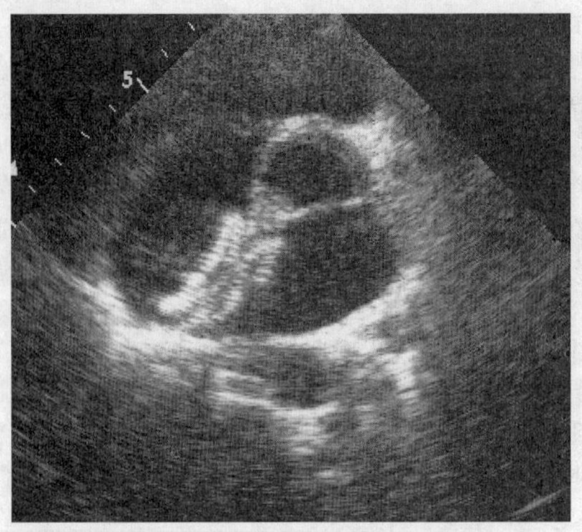

图 9-2-9 融合后 ASD 封堵，房间隔瘤消失

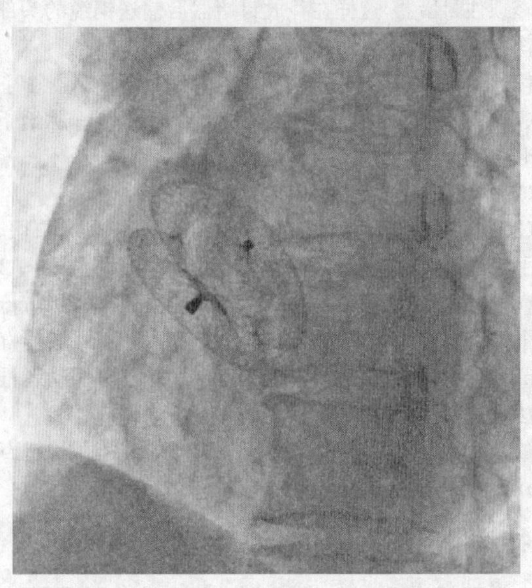

图 9-2-10 封堵器释放后 LAO 图像

房间隔膨出瘤内血流淤滞，易形成血栓，房间隔膨出瘤的摆动使血栓易于脱落导致栓塞。因此，术前行 TEE 检查时应注意除外心房附壁血栓，有附壁血栓者应行外科手术治疗。封堵手术中应仔细观察所有缺损是否完全关闭或完全覆盖膨出瘤。

4. 边缘较短的 ASD　上腔静脉窦型 ASD 常伴有肺静脉移位引流，在术前应明确诊断，应外科治疗；主动脉缘缺损残端不足者，下腔静脉常有残端，通常可介入治疗；下腔静脉残端不足者多不可行介入治疗，易出现封堵器移位。

五、常见并发症

(一) 残余分流

残余分流是指 ASD 在封堵治疗后，在封堵器边缘以外的房间隔仍然存在左向右分流。在封堵后即刻，封堵器以内的残存分流是由于封堵器网孔尚未完全闭合所致，一般在数分钟至数日内闭合；残余分流发生率低，3 个月之后残余分流发生率仅为 0.1%～5%，多为多孔型 ASD 所致，术前由于大孔分流，掩盖了小孔，单孔型 ASD 封堵治疗，如果封堵成功，基本不可能发生残余分流。

在封堵器边缘的微量分流，一般不需要处理，无血流动力学意义，随着心房的缩小，可能会自行闭合。残余分流>5 mm者，更换更大的封堵器可能无益，反而会使封堵器成形不良，应再植入另1枚封堵器。

(二) 栓塞

1. 血栓栓塞　有短暂性脑缺血(TIA)的报道，经过加强抗血小板治疗后多数消失，术后抗血小板治疗应维持到6～12个月。未见有封堵治疗后出现血栓栓塞不能恢复的报道，但在理论上，特别是心房颤动患者，有可能出现在封堵器表面形成血栓，对于左心耳有血栓形成、有血栓栓塞史的患者，在术后，如无禁忌证，应用华法林抗凝治疗，INR维持在2～3。

2. 气体栓塞　常温情况下，溶解在液体中的气体，不会被发现，在加温时气体会溢出，通常这些气泡很快又会溶解在血液中，经肺排出体外，不会对人体产生影响，如果术中未能排尽封堵器、输送鞘内的气体，再加上原本溶解在血液中的气体，在短时间内超过血液的溶解限度，就会栓塞血管，引起症状，引起的症状与气体多少、栓塞血管的部位有关。临床表现为突发胸痛、胸闷，心率减慢，心电图上S-T段明显抬高，或因栓塞脑血管而出现偏盲、一过性视物不清或偏身肢体运动功能障碍等症状。本症应与迷走神经过度反射、心包填塞、血栓栓塞所引起的症状相鉴别。

一般无须特殊处理，通常在对症处理后，10～30 min病情可缓解。严重者应进行相关部位造影，必要时可将导管置入栓塞发生处用生理盐水冲洗。

预防气体栓塞的关键在于充分排空输送鞘和封堵器中气体，检查输送鞘管的密闭性，输送鞘管放置在左上肺静脉与左心房的开口处，使肺静脉的血液进入输送鞘管排除鞘管内的空气，输送短鞘必须在连续冲洗时与长鞘相连，保持长、短鞘相连时无空气进入。有学者主张在右心房内先部分打开封堵器，然后再进入左心房。

(三) 迷走神经兴奋过度

部分患者，心房组织、房间隔组织受到牵拉后，会出现迷走神经反射，血管扩张、血压下降，出现心率减慢，随即出现胸闷、头晕、视物模糊，严重时出现神志不清，心肌收缩力受到明显抑制，透视下可见心肌收缩幅度明显减小。治疗上，静脉注射阿托品1～2 mg，同时嘱患者咳嗽，严重者应进行心外按压，一般可在5～10 min缓解，在导管进入左心房、打开封堵器时，应密切观察心率变化，如果出现心率明显减慢，应该立即注射阿托品。同时立即进行超声心动图检查，排除心包填塞的可能。

(四) 头痛

少数患者在封堵术后可出现头痛，严重者伴呕吐、恶心，严重者可有肢体麻木、耳鸣、听力下降，偏盲，术前2～3 d开始抗血小板治疗可减少发生，出现上述症状者应该加用氯吡格雷，对于有心房颤动患者，如无禁忌证，推荐使用华法林抗凝治疗，INR维持在2.0～3.0。

(五) 心包填塞

心包填塞是心导管手术严重的并发症之一，严重者可危及生命。其多与操作者经验不足有关，术前有心包积液者更易发生心房穿孔，常见的原因有：① 导丝穿破心房壁，当导管紧靠在心房壁时，即使是比较软的导丝，在导管的支撑下，也会轻易透过心房壁。② 输送鞘管放置在左上肺静脉处，推送封堵器时，鞘管固定不良，推送的力量随着鞘管传递到导管的末端，使心房壁发生破裂，肝素化使破裂的心房壁更易发生心包积液，最常发生的部位是左上肺静脉入口处；主要症状有胸闷、恶心、呕吐、头晕、视物模糊，严重时出现神志不清等症状，心率减慢或心率增快，严重者可有心脏骤停，血压下降，出现重要器官供血不足表现。心率改变可能是最早的表现，当出现心率改变时要警惕心包积液的发生。

治疗上，对症处理包括升高心率，防止心脏骤停，升高血压，维持重要器官的灌注；症状轻者，密切随访，观察心率、血压变化，应用鱼精蛋白中和肝素；血压不稳者，应立即进行心包穿刺术，留置导管于心包内，抽出的心包内积血可回输，直至心包积液量不再增加后撤出留置的导管；心包积液量大者，若经心包穿刺抽液后症状无改善应尽快行外科手术修补。

(六) 封堵器移位、滑脱

封堵器移位、滑脱是指封堵器释放后，从缺损处移位、滑脱至心腔、血管的其他部位，是先心病介入治疗常见的并发症之一，滑脱封堵器应及时取出。封堵器移位常见有下列几种情况。

(1) 封堵器在输送鞘内向前推送的过程中，输送钢缆发生逆时针旋转可导致输送钢缆与封堵器连接松弛，封堵器在送出输送鞘管时，封堵器直接脱落。因此，在封堵器推送过程中，应保持方向不变；或轻轻顺时针旋转，在封堵器送出输送鞘管之前稍事回撤，检查输送钢缆与封堵器连接是否紧密。

(2) 封堵器释放后发生移位，多与ASD残端薄软、短小、对封堵器支撑力小有关，特别是下腔静脉残端短小或缺失，部分因为是封堵器选择较小、术者经验不足；封堵器移位一般发生在封堵器释放后数分钟内，也有在术后次日或随访复查中发现的报道，筛孔、渔网状ASD容易发生迟发性封堵器移位。封堵器多移位至右心系统，如右心房、右心室、肺动脉内。

(3) ASD较小，也可发生封堵器移位，多移位至左心系统，如左心室、主动脉、胸主动脉、腹主动脉等，移位至左心系统的封堵器，与封堵器选择较小有关；原发隔(第一房间隔)长在房间隔的左边，继发隔(第二房间隔)长在房间隔的右面，原发隔上的继发孔(第二孔)在房间隔的中上部，继发隔(第二房间隔)的卵圆孔位于房间隔的中下部，正常人继发孔为继发隔遮盖，卵圆孔被原发隔遮盖(这部位的房间隔组织也可称为卵圆孔瓣)；如果继发孔、卵圆孔均较大，两者就会留有相通的部位，形成了ASD，如图9-2-11所示，如果相通的部位小，缺损就小，而卵圆孔可能并不小，如果选择的封堵器较小，封堵器的右盘片不能完全遮盖卵圆孔，不可避免地发生封堵器移位，多数移位至左心系统。

封堵器发生移位后，可出现心律失常(如房性心律失常、室性心律失常)、血栓栓塞等，患者可有心悸、头晕等，严重时可致严重心律失常导致死亡。所以移位的封堵器必须取出。移位于肺动脉、主动脉的封堵器由于其位置固定，比较容易通过导管取出。而位于心房、心室内的封堵器，由于其位置不易固定，取出难度较大，取出时应避免损失血管、血管夹层动脉瘤形成、失血。对于可能无法再通过介入治愈的患者，可直接通过外科方法取出移位的封堵器，同时进行外科修补缺损。

导管取出封堵器主要是通过圈套器、异物钳进行，异物钳容易损失组织，故使用较少；方法得当，大部分移位的封堵器可

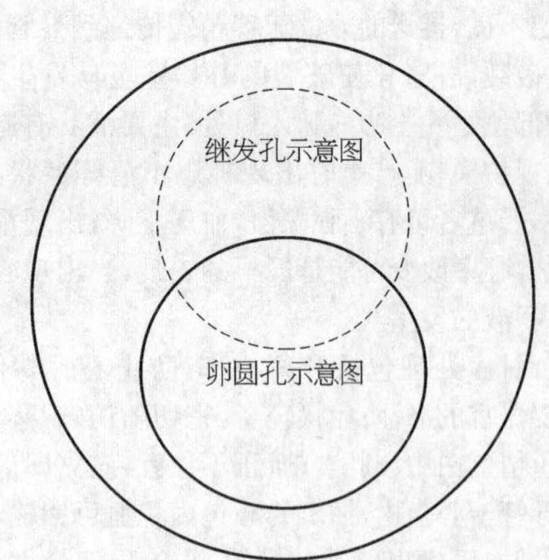

图 9-2-11 大圆形：自右心房看房间隔，房间隔为既发隔（第二房间隔），其上有卵圆孔，为实线圆形；虚线圆形为原发隔（第一房间隔）上继发孔（第二孔），两者相交部位为 ASD。当 ASD 较小，而卵圆孔较大时，如果选择的 ASD 封堵器右盘片小于卵圆孔，则封堵器容易移位进入左心系统

以通过圈套器取出；使用的器械包括圈套器、造影导管或右心导管、大号输送鞘管；通过圈套器套住封堵器的峁，然后收入输送鞘管。

（七）心律失常

ASD介入治疗出现的心律失常有窦性静止、窦性心动过速、窦性心动过缓、室上性心动过速、频发房性期前收缩、房室传导阻滞和心房颤动等；窦性静止可能是因为较大封堵器损伤窦房结及其邻近区域，或者窦房结动脉供血受压，导致窦房结功能障碍，大都可恢复；封堵器对房室结的挤压或房室结及其周围组织摩擦可造成水肿，从而导致房室结功能障碍或减退。出现加速性交界性心律、房室传导阻滞，严重者可出现完全性房室传导阻滞，多数患者通过使用糖皮质激素，逐渐缓解，个别患者可持续数小时甚至更长时间，取出封堵器后大都可恢复，有需要安装永久起搏器的报道。

由于左向右分流的影响，右心房扩大，部分患者可出现心房颤动，初为阵发性心房颤动，以后可发展为持续性心房颤动。ASD介入治疗后，大部分阵发性心房颤动患者发作次数减少，药物容易控制，甚至心房颤动不再发作，也有心房颤动发作次数增加的报道；建议发作频繁的阵发性心房颤动及持续性心房颤动患者可先行心房颤动射频消融治疗后再行封堵治疗。

（八）主动脉-心房瘘

主动脉-心房瘘为 ASD 封堵术罕见的较为严重的并发症，主要表现为持续性胸痛、心悸，也有心功能不全的表现。它主要是封堵器盘片与主动脉壁发生摩擦所致，可能与缺损位置较偏、残端较短、封堵器偏大有关。治疗上可使用封堵器对缺损进行封堵，也可进行外科修补。

第三节 室间隔缺损封堵术

室间隔缺损（ventricular septal defect，VSD）为最常见的先天性心脏畸形之一，广义的 VSD 包括单纯性 VSD、左心室-右心房通道，以及其他心脏畸形合并 VSD，如法洛四联症中VSD、大血管转位、右心室双出口、心内膜垫缺损等疾病中的VSD，一般所称的 VSD 通常是指单纯性 VSD。本病的发生率约占成活新生儿的 0.3%，占先心病的 25%～30%。由于 VSD 有较高的自然愈合率，在成人中检出率低于心房间隔缺损。女性稍多于男性。

VSD 的分类方法较多，从 VSD 的大小上可分为大型 VSD（大于主动脉直径的 2/3）、中型 VSD（小于主动脉直径的 2/3，大于主动脉直径的 1/3）和小型 VSD（小于主动脉直径的 1/3），目前多采用将 VSD 分为三部分：① 膜周部 VSD，包括单纯膜部、嵴下型。② 动脉圆锥部 VSD，包括嵴内型、干下型。③ 肌部 VSD。

传统的治疗方法是外科手术，但是外科治疗创伤大，并发症的发生率高，留有较大的瘢痕，使得一些患者因害怕手术失去治疗的机会。随着现代工业和导管技术的发展，对 VSD 解剖学认识的提高，在完成了 ASD、PDA 介入治疗成功基础上，近年来 VSD 介入治疗获得成功，在国内多中心广泛开展。但在国外，VSD 的介入治疗并未广泛开展，比如在美国，VSD 尚未开展；对于 VSD 介入治疗的适应证仍处于探索阶段，膜周部 VSD，特别是伴有膜部瘤的，以及肌部 VSD 可以尝试进行 VSD 的介入治疗；另外，年龄不同，VSD 大小意义也不同，如体重60 kg 的成年人 6 mm VSD 和 3 周岁 6 mm VSD 的意义就不同。

VSD 介入治疗成功的标志应符合以下条件：① 无左向右分流，即无明显残余分流，对于膜部瘤患者，在瘤体上可能有多个左向右分流，封堵后可能有少许残余分流，如残余分流细小，对血流动力学无影响，可视为成功。② 封堵器对主动脉瓣无影响，即封堵器不影响主动脉瓣的启闭，不影响左心室流出道。③ 对三尖瓣无影响。④ 对右心室流出道无影响。⑤ 对传导系统无影响。

一、适应证及禁忌证

（一）适应证

（1）膜周部 VSD：① 年龄通常≥3 岁。② 体重≥10 kg。③ 有血流动力学改变的单纯性 VSD，如肺动脉压力升高、心脏扩大等、儿童直径>2 mm，成人>3 mm，但<14 mm。④ VSD 上缘距主动脉右冠瓣≥1 mm，无主动脉右冠瓣脱入 VSD。

（2）肌部 VSD，儿童直径>2 mm，成人>3 mm。

（3）外科手术后残余分流。

（二）相对适应证

（1）直径<3 mm，无明显血流动力学异常的小型 VSD。临床上有因存在小型 VSD 而并发感染性心内膜炎的病例，因此封堵治疗的目的是避免或减少患者因小型 VSD 并发感染性心内膜炎。

（2）嵴内型 VSD，缺损靠近主动脉瓣和肺动脉瓣，由于涡流、虹吸现象的影响，多合并不同程度的主动脉瓣脱垂，部分患者 VSD 较大，脱垂的主动脉瓣遮盖部分 VSD，导致 VSD 分流较小，使得超声心动图和左心室造影不能准确地评估 VSD 的大小。输送鞘管通过 VSD 后，需要通过听诊、重复检查超声心动图、在左心室注射造影剂等检查来综合判断 VSD 的大小。

根据目前介入治疗的经验，如缺损距离肺动脉瓣 1 mm 以上、VSD的真实直径<6 mm、主动脉瓣脱垂不明显、主动脉瓣环发育良好，多数患者可成功封堵，但其长期疗效尚需随访观察。

(3) 感染性心内膜炎体温控制正常后6周以上。

(4) VSD上缘距主动脉右冠瓣≤2 mm，无主动脉右冠窦脱垂，不合并主动脉瓣反流或合并轻度主动脉瓣反流。

(5) VSD合并一度房室传导阻滞或二度Ⅰ型房室传导阻滞。

(6) VSD合并PDA，PDA有介入治疗的适应证。

(7) 伴有膨出瘤的多孔型VSD，缺损上缘距离主动脉瓣2 mm以上，出口相对集中，封堵器的左心室面可完全覆盖全部入口。

(三) 禁忌证

(1) 较大VSD，封堵器放置后会影响主动脉瓣、房室瓣功能，影响左心室流出道与右心室流出道者，或者影响传动系统功能者。

(2) 未控制的感染性心内膜炎，或存在其他感染性疾病。

(3) 封堵器安置处有血栓存在，导管、导丝可能经过的路径中有血栓形成。

(4) 合并重度肺动脉高压，肺小动脉阻力在12 Wood单位以上者。

(5) 合并其他不适合介入治疗疾病者，如肝肾功能不全、心功能不全、新发生的脑血管意外、出血性疾病。

二、术前检查

(一) 体格检查

能够进行介入治疗的VSD，通常心前区无隆起；如杂音位于胸骨左缘第2、3肋间，表明VSD位置高，可能不适合介入治疗；杂音位于胸骨左缘第3肋间者，提示VSD位于动脉圆锥的嵴部，杂音位于胸骨左缘第3～4肋间者，提示VSD位于膜部，杂音位于胸骨左缘第4肋间以下者，提示VSD位于隔瓣后或肌部；可以介入治疗的VSD杂音一般在4～5/6级以下，单孔型VSD的杂音一般比较局限，多孔、筛孔状VSD的杂音比较广泛。

(二) 超声心动图检查

术前超声心动图检查非常重要，一般检查3个切面，如果透声条件差的再加其他切面，通过胸骨旁大血管短轴切面看VSD的部位、大小、VSD与三尖瓣的关系；胸骨旁大血管长轴切面看VSD和主动脉瓣的关系，是否有主动脉瓣的脱垂，以及VSD的大小；心尖五腔心切面，看VSD与主动脉瓣的关系，测量VSD大小，一般嵴内型VSD在此切面是看不到的。

三、介入器材的选择

(一) 穿刺鞘管选择

体重30 kg以下者，选择4 F动脉穿刺鞘管可以减少动脉并发症。

(二) 通过室间隔缺损口进入右心室建立导丝桥的导管

目前没有专用导管，可根据VSD形态，选择4～6 F的右冠状动脉造影导管，儿童选择3.5 cm，成人可选择4.0 cm；也可以选择4～6 F的猪尾巴导管，进行剪切塑形。主要视室间隔缺损的大小、分流的方向、部位选择不同的导管。

(三) 输送鞘管

不同生产厂家的鞘管性能差别较大，对于嵴内型VSD选择COOK公司生产的带有亲生涂成的抗折鞘(图9-2-13)可能更容易经主动脉压入心尖部。

(四) 封堵器的选择

VSD介入治疗关键是器械的选择，合适VSD封堵器的选择可避免并发症的发生，目前国内市场可用的VSD封堵器有多种，有对称型、偏心型、左右不对称型(俗称大小边封堵器)、肌部VSD封堵器等，主要根据VSD的形态、缺损大小、缺损与主动脉瓣、三尖瓣的关系选择不同类型的封堵器。VSD离主动脉瓣较近，距离<2 mm者，可选择偏心型封堵器；VSD离主动脉瓣距离>2 mm者可选择对称型封堵器，有明显膜部瘤形成，瘤体上筛孔状缺损可选择左右两侧不对称的大小边封堵器(图9-2-12)；选择的封堵器应比VSD的最小直径大0～3 mm，同时应充分考虑VSD离三尖瓣的距离、封堵器收入连接短鞘时左侧封堵器盘片的缩小。

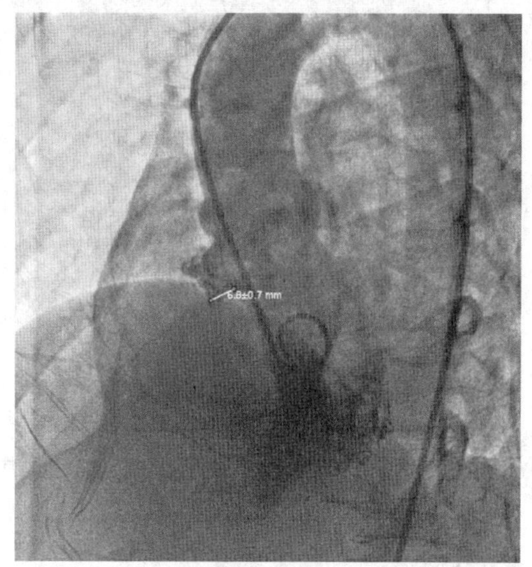

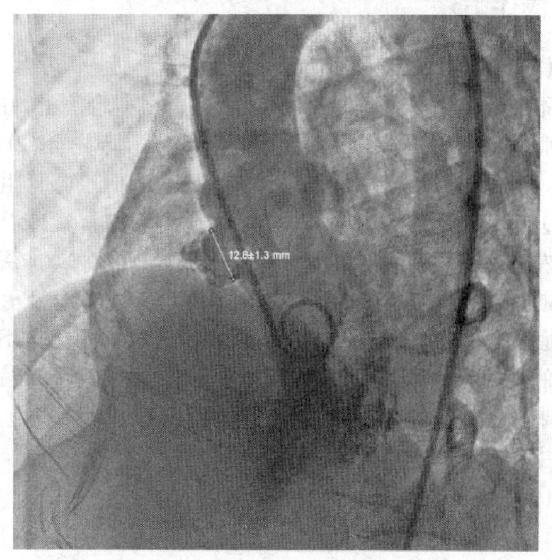

图9-2-12　造影：膜部瘤型VSD，有多处分流，最大处为3 mm，瘤体深7 mm，直径为13 mm

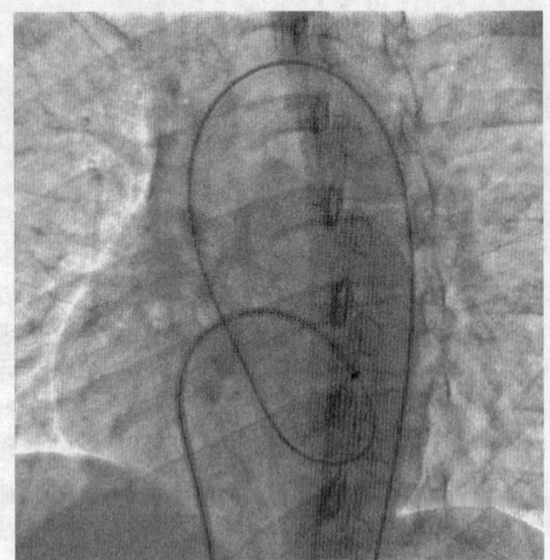

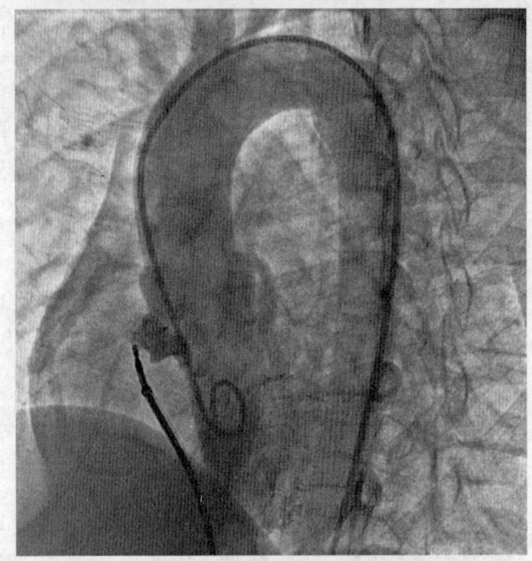

图 9-2-13 选用 5 mm 大小边 VSD 封堵器，使用亲生涂层超滑抗折鞘输送封堵器，成功封堵

四、操作方法

(一) 心导管检查和心血管造影检查

不能配合手术及 6 周岁以下儿童应静脉复合麻醉，在局麻下穿刺股动脉、股静脉，常规给予肝素 100 U/kg，先行右心导管检查，测量压力，如合并肺动脉高压者，应计算肺血管阻力和 Qp/Qs。

左心室造影取左前斜 45°～60°+头位 15°～20°，加头度数的目的是使射线平行于 3 个瓣窦的底部最大限度地显示 VSD 与瓣膜的关系，对于位置高的 VSD，如嵴上型、嵴内型 VSD，左前斜的度数可能加大到 75°～90°，必要时增加右前斜位造影，以清晰显示缺损的形态和大小。同时应行升主动脉造影，观察有无主动脉窦脱垂及反流。

(二) 封堵方法

1. 膜周部 VSD 封堵方法

(1) 建立动静脉轨道：根据 VSD 的形态选择右冠状动脉造影导管或剪切塑形的猪尾导管作为过隔导管。选择 TERUMO 亲水涂成超滑导丝，0.32 比 0.35 更容易通过 VSD；当导管靠近 VSD 孔时，轻轻推送导丝，在涡流的作用下，导丝会自然地滑入右心室，进入肺动脉或进入右心房，由股静脉经多功能导管插入圈套器，套住位于肺动脉或上腔静脉的导丝，由股静脉拉出体外，建立股静脉—右心房—右心室—VSD—左心室—主动脉—股动脉导丝桥，在建立导丝桥的过程中要避免损伤三尖瓣及其腱束(图 9-2-14)，X 线可见导丝在心腔部分平滑，没有缠绕迹象(图 9-2-15)。

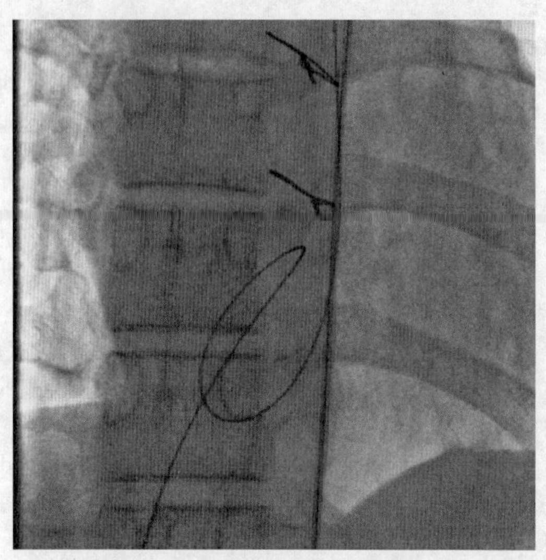

图 9-2-14 导丝缠绕在腱束中

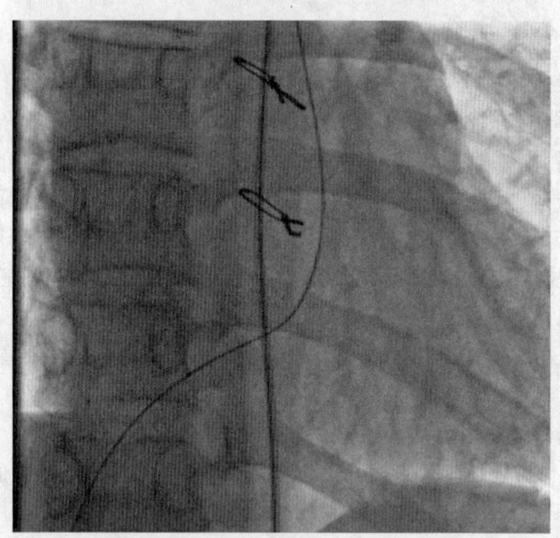

图 9-2-15 导丝平滑，没有缠绕送

(2) 输送长鞘的放置：选择合适的输送鞘管，沿导丝桥，顺次经右心房，过室间隔送至主动脉弓部，回撤输送鞘管至主动脉瓣上方，回撤扩张内导管入长鞘内。从动脉侧推送导丝使输送鞘管到达左心室心尖部，然后稍稍回撤长鞘使输送鞘管不要顶在心腔壁上，撤去导引导丝和扩张管。

(3) 封堵器放置：将封堵器经过短鞘与输送杆相连接，排气，连接输送短鞘与输送长鞘，将封堵器送达输送长鞘末端，在推送封堵器过程中，固定输送鞘管，避免发生心肌穿孔，在 X 线透视下，打开封堵器左盘片，轻轻回撤输送长鞘，涡流的作用会使左盘与室间隔相贴，后撤输送长鞘，打开右盘片。

TTE 观察封堵器位置、有无分流和瓣膜反流；ECG 观察是否有传导阻滞，重复上述体位左心室造影，观察封堵器的位置是否恰当及残余分流情况；升主动脉造影，观察封堵器与主动脉瓣的关系，是否影响主动脉瓣的启闭，有无主动脉瓣反流并与封堵前的左心室造影相比较。有学者认为对缺损较大、建立轨道相对困难者，可选用较大输送鞘管，保留导引导丝，待封堵器放置满意后撤出导丝，但较大的鞘管可能会导致心脏损害。

X线、超声心动图、心电图检查符合下列条件：① 无左向右分流，即无明显残余分流。② 封堵器对主动脉瓣无影响，即封堵器不影响主动脉瓣的启闭，不影响左心室流出道。③ 对三尖瓣无影响。④ 对右心室流出道无影响。⑤ 对传导系统无影响。释放封堵器，撤去输送长鞘及导管后压迫止血。

肌部VSD介入治疗与膜部相同，但是肌部VSD位于室间隔中部或接近心尖部时，普通的输送鞘管可能会打折，可选用抗折鞘管，无抗折鞘管可建立左股动脉—主动脉—左心室—右心室—右颈内静脉导丝桥。

2. 弹簧圈封堵法

(1) 经静脉前向法：建立股静脉—右心室—VSD—左心室—股动脉轨道，选4～5 F输送导管，沿轨道将输送导管通过VSD送入左心室。选择弹簧圈的大小为弹簧圈中间直径至少比右心室面VSD直径大1～2 mm，而远端直径等于或略大于左心室面直径。再依左心室—VSD—右心室顺序释放弹簧圈。首先推送远端所有弹簧圈入左心室，然后略后撤，释放弹簧圈受阻于缺损处，弹簧圈部分骑跨在VSD上。随后后撤输送导管，使弹簧圈的其余部分释放于VSD内及右心室面。如VSD呈囊袋形，宜大部分弹簧圈放在瘤体内。

(2) 经动脉逆向法：先将长导引导丝从左心室通过VSD进入右心室，交换4～5 F输送导管入右心室，按右心室—VSD—左心室顺序释放弹簧圈。

(三) 术后处理及随访

(1) 手术后48 h应用低分子量肝素，抗生素静脉应用2 d。

(2) 术后口服阿司匹林小儿3～5 mg/(kg·d)，成人3 mg/(kg·d)，共6个月。

(3) 术后1、3、6、12个月随访，复查心电图和超声心动图，必要时行X线胸片。

五、特殊情况下VSD的处理

1. 嵴内型VSD　位于室上嵴上方附近，缺损四周为肌肉组织，从左心室分流的血液直接进入右心室流出道，听诊杂音位于胸骨左缘第2～3肋间，往往伴有主动脉瓣不同程度的脱垂，部分嵴内型VSD比较大，部分脱垂的主动脉瓣遮盖了VSD，导致分流量小，无法真实了解VSD的大小。

缺损距离肺动脉瓣1 mm以上、VSD的真实直径<6 mm、主动脉瓣脱垂不明显、主动脉瓣环发育良好，多数患者可成功封堵；造影采用左前斜到左侧位75°～90°造影，加头15°～20°造影。清晰显示VSD，封堵器选用偏心封堵器或0偏心封堵器(图9-2-16、图9-2-17)。输送鞘管选用COOK亲水涂层抗折超滑鞘管，容易操纵。

2. 膜部瘤型VSD　大部分膜周部VSD伴有膜部瘤，膜部瘤多种多样，形态各异，致使其介入治疗非常复杂。根据造影结果大致可分为漏斗型、管型、喷头型、囊袋型和蜂窝状五种，

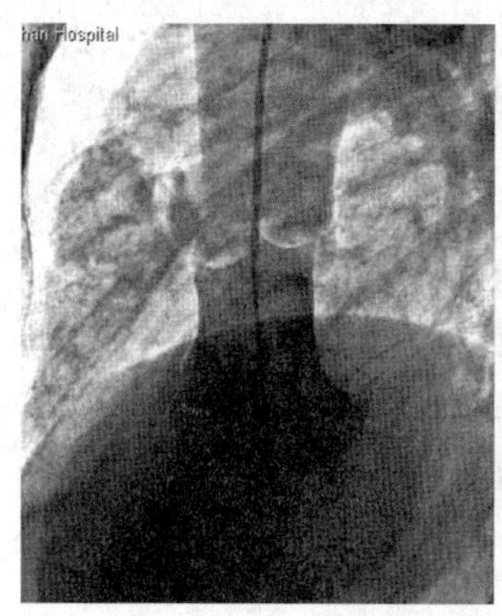

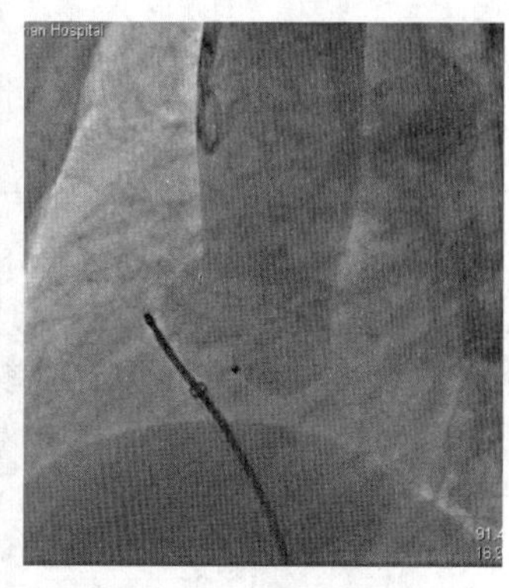

图9-2-16　LAO90°加头15°造影，显示VSD位于主动脉瓣肺动脉瓣下，约4 mm，选择0偏心6 mm VSD封堵器成功封堵。左心室造影无分流。瓣上造影无主动脉瓣分流

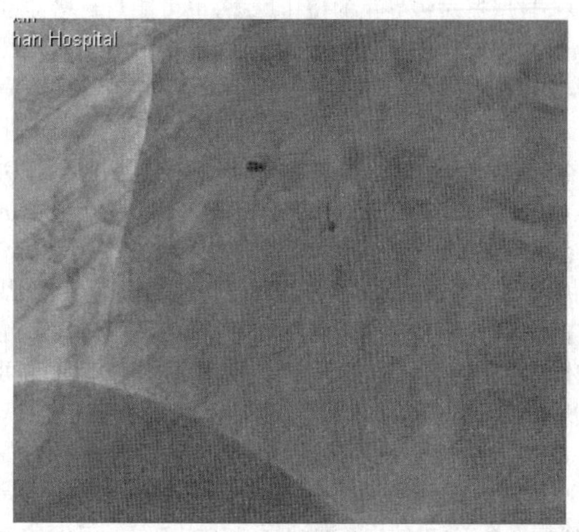

图9-2-17　嵴内型VSD封堵后，封堵器释放后图像

其中以漏斗型最常见。

(1) 漏斗型：漏斗型膜部瘤最狭窄部位直径多在8 mm以下，出口上缘距离主动脉瓣多在2 mm以上，一般选择对称型或偏心型封堵器封堵缺损左心室面即可达到完全封堵，这类VSD的介入治疗不复杂，要注意的是希氏束往往在附近走行，特别是较大的VSD，易引起完全性房室传导阻滞。

(2) 管型：一般缺损直径较小，入口与出口间的距离较长呈管状，在放置封堵器之前无法判断管型VSD的壁坚韧程度，有的患者放置封堵器后封堵器成形较好，有的患者右心室面盘片不能充分张开，呈现“丁”字形外观。

(3) 喷头型：一般是在一个膜部瘤的底部有数个小缺损，出口方向不一致，出口间距离不一，也有的患者没有明显瘤，造影显示膜部有数个大小不一的缺损。对于这类患者的介入治疗，有的学者主张封堵入口，封堵入口者应注意希氏束，防止传导阻滞，而封堵出口一般不会产生传导问题，但瘤体可能不会完全消失。封堵器宜选择小腰大边型封堵器，在建立导丝桥时注意不要损伤三尖瓣及其腱束。

(4) 囊袋型：囊袋型膜部瘤一般左心室基底部直径较大，多在10 mm以上，瘤体也大，出口较小，可能有多个，方向不同，一个封堵器往往无法同时封堵，可选择小腰大边型封堵器，将左边的盘片拉入囊袋内有可能完全封堵出口，即使有个别小出口，也可能长好，或对血流动力学无影响。

(5) 蜂窝状：在膜部形成蜂窝状的向右侧凸起，出口可有

多个，可能比较小，这类患者建立导丝桥比较困难，选择封堵器时应选择左右盘片距离较大的封堵器，因为这些蜂窝状组织要夹杂在左右盘片之间。

总之，由于 VSD 膜部瘤的大小、位置、形态、破口多种多样，应根据具体情况，灵活选择封堵的部位及封堵器型号，总的原则是无左向右分流，即无明显残余分流；堵器对主动脉瓣无影响；对三尖瓣无影响；对右心室流出道无影响；对传导系统无影响；不要片面追求封堵器成形好。

3. 合并重度肺动脉高压 VSD 一般较大，不适合封堵治疗。如果 VSD 较小，适合介入治疗时，应测定肺阻力。

六、并发症与处理

1. 完全性房室传导阻滞 少见，主要和传导束离 VSD 较近有关，封堵器对传导束的挤压摩擦，也可能与封堵器的选择大，以及术中操作损伤有一定关系；如果术中出现完全性右束支传导阻滞合并左前分支阻滞，不宜释放封堵器。出现完全性右束支传导阻滞或完全性左束支传导阻滞时，笔者不主张释放封堵器。术后出现三度房室传导阻滞时，若心率在 55 次/min 以上，心电图 QRS 在 0.12 s 以内，使用激素治疗，严密观察，心室率过慢，出现阿-斯综合征时，需安置临时心脏起搏器。3 周后如仍未见恢复，需安置永久起搏器。三度房室传导阻滞多发生于术后早期，近年来也有在晚期发生三度房室传导阻滞，因此术后应长期随访观察研究；近年有手术 1 年出现间歇性三度房室传导阻滞，经外科取出封堵器后房室传导恢复的报道。

2. 加速性交界性心律 可能与封堵器挤压周围传导组织或操作损伤有关，可使用激素治疗，一般可恢复，很少会发展成三度房室传导阻滞。

3. 封堵器移位或脱落 膜部瘤患者，封堵器右盘片在瘤体底部，靠近右心室打开，造影时封堵器正好封堵 VSD，误以为其在右心室；还可能与封堵器选择偏小、操作不当有关。脱落的封堵器应尽快取出，可通过圈套器或外科手术取出。

4. 二尖瓣、三尖瓣腱索断裂及关闭不全 二尖瓣腱束断裂少见，输送鞘管放置在左心室内，鞘管从腱索间通过，打开封堵器用力牵拉，可引起腱索断裂。

在建立轨道时导引钢丝可能经腱索内通过，特别是在有较大膜部瘤的患者，或者是导引钢丝与圈套器的多功能导管，走行的路径不同，其间有腱束，如果操作不慎就可能出现三尖瓣腱束断裂，预防的关键是操作轻柔，时刻提防，如果发现导管、导丝走行扭曲异常，通常应重新建立轨道，不能强行通过鞘管；反之则会引起腱束断裂，导致三尖瓣反流；对于较大的膜部 VSD，三尖瓣隔瓣可能是 VSD 的一部分，这类 VSD 不应采用介入治疗；膜部瘤较大的 VSD，由于其挤压作用、分流血液的影响，导致三尖瓣不同程度的反流，在封堵治疗后，三尖瓣反流较前减少。膜部瘤较大的患者，三尖瓣隔瓣冗长，特别是在封堵后，膜部瘤缩小，原分流的血液冲击消失，原冗长的三尖瓣腱束显得更加冗长，在打开封堵器的右盘片后输送鞘管不宜后撤，应紧靠在封堵器上，在释放封堵器时，转动输送钢缆应缓慢进行，避免冗长的三尖瓣腱束缠绕在输送钢缆上，在释放封堵器时，如果发生了三尖瓣腱束缠绕输送钢缆的情况，应立即停止旋转输送钢缆，待张力消失后再缓慢旋转，如果此时将鞘管远端推近封堵器，会更加使三尖瓣腱束容易缠绕在输送钢缆上。

5. 主动脉瓣反流 新出现的主动脉瓣反流与封堵器和操作有关。人类主动脉瓣的进化非常精巧，封堵器应避免接触、挤夹主动脉瓣，有主动脉瓣穿孔的报道。

如果在封堵后主动脉瓣上造影发现有新出现的主动脉瓣反流，应终止手术。

6. 心肌梗死 在导管进入左心室的过程中，如果导丝误入冠状动脉，会损伤冠状动脉，特别是剪切塑形的导管末端比较粗糙，容易损伤血管，有发生心肌梗死致死亡的报道。

7. 溶血 如果封堵器较大，在左心室成形不良而成球形，封堵器内的阻流膜就不能有效地封堵血流，高速血流绕开阻流膜进入右心室的封堵器可引起溶血。一般在术后 8～10 h 出现，表现为贫血、黄疸、腰背疼痛、酱油色尿、寒战，严重可致肾功能不全等。治疗的措施包括：① 降低左右心室的压差，主要是控制性降低血压，从而降低心肌收缩力，减少分流。② 应用止血药物，可以促进封堵器内血栓的形成，有效地阻止分流。③ 应用激素。④ 碱化尿液，促进血红蛋白的排除，必要时适当使用利尿剂，防止血红蛋白在肾小管内积聚；经上述处理后溶血基本可逐渐缓解。预防措施：在释放封堵器前一个简单有效的方法是听诊，杂音消失，基本不会发生溶血。

8. 心脏穿孔 在主动脉将输送鞘管压制左心室内时，操作不当有可能出现心脏穿孔。

第四节 先天性血管异常交通的封堵术

一、动静脉瘘封堵术

动静脉瘘可分为先天性和后天性，主要是由胚胎时期的中胚层在发育演变过程中，动静脉之间残留的异常通道引起，包括肝动静脉瘘、肺动静脉瘘等，也有全身多发性动静脉瘘。后天性动静脉瘘可由外伤和医源性所致，如贯通伤、挤压伤等（如各种穿刺伤、枪伤、钢铁和玻璃碎片飞击伤等）。医源性动静脉瘘多发生在动静脉穿刺部位，如股动静脉瘘、锁骨下动静脉瘘、桡动静脉瘘等。初期在受伤局部形成血肿、血肿周围组织和血栓机化后形成动静脉瘘。

（一）临床表现

先天性动脉静脉瘘临床表现因出现部位的不同而不同，肺循环动静脉瘘，可出现发绀、杵状指等，体循环动静脉瘘因管的大小不同而不同，瘘管大者可出现心功能不全、肺动脉高压等相应表现。医源性或外伤性动静脉瘘可在受伤后立即出现，也可在动静脉交通外填塞血块溶解后出现。以后可出现胸闷、心悸、气急及心力衰竭的表现。

在动静脉瘘相应部位都可以听到粗糙而持续的隆隆样杂音，可触及震颤，如医源性股动静脉瘘。有时可因瘘管部位较深而体征不明显，如肝动静脉瘘。小的肺动静脉瘘杂音有时也不易听诊。先天性多发性动静脉瘘（体循环）早期可致心脏扩大和心力衰竭，也有患者以肺动脉高压为首发表现。

疑似动静脉瘘患者可行彩色多普勒超声 CTA 或 MRA 检查，必要时可行动脉造影检查，多可明确诊断。

肺动脉高压患者，如无明确的体肺分流，右心导管检查心排血量明显升高者应怀疑外周动静脉瘘的存在。

（二）诊断

动静脉瘘的诊断一般并无困难。先天性动静脉瘘多在幼儿时发现肢体的肿胀、颜色改变。后天性动静脉瘘多发生在外伤后，患者可有搏动性肿块，而且局部有嗡嗡声。一侧肢体肿胀，静脉曲张和静脉瓣膜功能不全，肢体局部皮温比对侧的高，受伤部位有瘢痕、杂音和震颤时，应怀疑动静脉瘘。

（三）治疗

近年来，随着介入器材和技术的迅猛发展，血管外科技术发展，动静脉瘘一旦诊断多主张予以治疗。血管缝合和移植术技术水平不断提高，对后天性动静脉瘘一旦诊断肯定，都主张早期手术。

1. 急性动静脉瘘手术治疗　患者一般情况许可，应早期手术。伤口彻底清创，游离受伤动静脉近端、远端，并用塑料带控制。动脉可根据受伤情况不同，进行瘘口修补术或切除瘘后将动脉两端吻合或采用自体大隐静脉移植。静脉也需进行修复，重建血流，这样可减少肢体水肿。

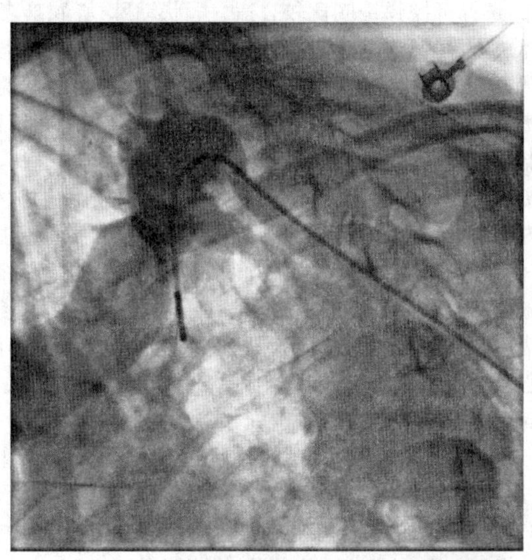

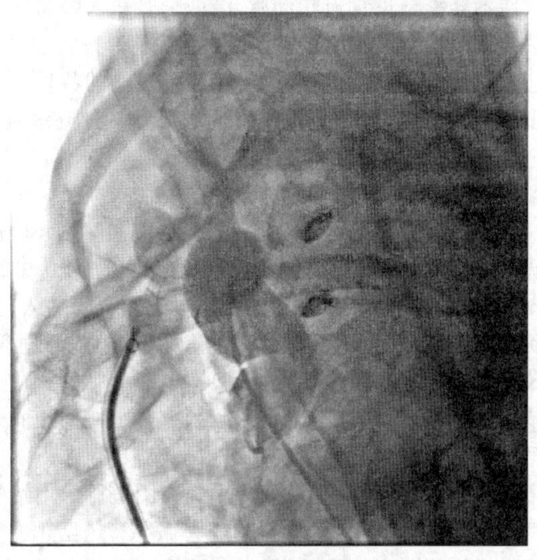

图 9-2-18　右锁骨下动脉造影显示：右锁骨下动脉至右头臂干静脉瘘，使用动脉导管未闭封堵器封堵后造影，分流消失

2. 慢性动静脉瘘治疗

（1）外科治疗：包括动静脉瘘结扎闭合术、动静脉瘘切除、瘘旷置动脉人造血管移植等。

（2）介入治疗：介入下动脉穿刺造影，插管至动静脉瘘部位，可见瘘口栓塞，如为主干动脉的动静脉瘘尚可应用覆膜支架封闭瘘口。对于较大的瘘口，可用封堵器封堵治疗（图 9-2-18）。有的瘘管存在血管迂曲，可使用弹簧圈进行封堵治疗。

二、冠状动脉瘘封堵术

冠状动脉瘘（coronary artery fistula，CAF）是冠状动脉主干或分支，未经过心脏毛细管网而与大血管或心腔直接相通的异常通道，从而引起高压的冠状动脉血流向低压的心腔或血管分流。冠状动脉瘘属于少见的先心病，冠状动脉造影中的检出率为 0.7%，约占先心病的 0.3%。大约 75%的冠状动脉瘘患者是在行心脏超声检查或冠状动脉造影时偶然发现的，大多无明显临床症状，也有极少数冠状动脉瘘是后天获得性的。

（一）病理及病理生理

左右冠状动脉均可发生冠状动脉瘘，也可同时发生，其中发生于右冠状动脉多见，约占 50%，其次是起源于左冠状动脉，起源于双冠状动脉的冠状动脉瘘少见（约为 5%）。90%的冠状动脉瘘引流于右心系统，最常见的引流部位是右心房、右心室和肺动脉。引流至上腔静脉、冠状静脉窦和左心房或左心室者较少。Sakarllbara 根据引流的部位将其分为 5 种类型：Ⅰ型，引流入右心房；Ⅱ型，引流入右心室；Ⅲ型，引流入肺动脉；Ⅳ型，引流入左心房；Ⅴ型，引流入左心室。引流至右心系统 CAF，病理生理变化类似于左向右分流型先心病。其可致右心系统容量负荷过重，严重者可导致肺动脉高压，后期也可致左心系统容量负荷过重。引流至左心房者，致左心房的容量负荷过重；引流致左心室者，左心室容量负荷过重，产生相应的临床症状和体征。

（二）临床表现

冠状动脉瘘的临床表现取决于瘘管的大小及引流的部位。患者可有活动后心悸、心绞痛、晕厥、感染性心内膜炎等；分流量大者，在婴幼儿时即可表现为充血性心力衰竭。90%中等以上大小的冠状动脉瘘，在 20 岁以后出现症状，少数巨大的冠状动脉瘘可发展为冠状动脉瘤、冠状动脉夹层或破裂而引起患者猝死。

（三）辅助检查

1. 心电图　多无特异性表现，分流量大，引起左右心室肥大时，心电图可有相应的表现，并伴有 S-T 段或 T 波的继发性改变。

2. 胸片　分流量小时，胸片无特殊表现。分流量大时，多有心脏增大的表现。如引流到右心系统，可见肺血增多、肺动脉段凸出。引流到左心系统时，多表现为左心室增大。如瘘口较大的畸形血管明显增粗，胸片上有时可见心脏边缘异常膨出或呈现半圆形影。

3. 超声心动图　其表现与分流量的大小和瘘口的部位有

关。分流量小时，心脏各腔室大小正常，仅在瘘口引流入心腔或血管处见到异常的花色血流，而且这种异常血流的起源一般在房室壁或肺动脉壁，是冠状动脉瘘较有特征性的超声表现。如分流量大，累及的冠状动脉起始段会有不同程度的扩张，部分甚至呈瘤样扩张。引流入右心系统的冠状动脉瘘，常导致右心房(室)扩大，肺动脉亦可增宽；引流入左心室(房)者，则会有左心室(房)增大的表现。与一般左向右分流性先心病不同的是，长期大量的左向右分流，会导致全心衰竭，类似动静脉瘘引起的全心衰竭。

4. 多层螺旋 CT(MSCT)检查　它是近年来发展迅速的一种新型的无创检查方法，对诊断冠状动脉瘘有重要的价值。MSCT 通过三维重建、容积再现等方法，所获得的图像可以真实、直观地显示冠状动脉瘘的起源、形态、走行，以及与邻近心腔、大血管的空间关系。对瘘口的大小、数量、汇入心腔的解剖位置及管壁病变也可以清楚显示。其对冠状动脉瘘的诊断准确率明显高于超声心动图。缺点是需要注射对比剂，有一定的 X 线辐射量。

5. 心导管检查与选择性冠状动脉造影　主动脉根部造影或选择性冠状动脉造影目前依然是诊断冠状动脉瘘的金标准。对于较大的冠状动脉瘘，主动脉根部造影可清楚地显示冠状动脉瘘畸形血管的起源、走行和流入的心腔。对于较小的冠状动脉瘘畸形血管，则只能通过选择性冠状动脉造影，才能准确地显示瘘的起源和流入的心腔或血管。有时需多体位、多次造影，方能显示瘘的开口位置和引流的心腔或血管。引流入右心系统时，心导管检查行血氧分析，会发现相应的心腔或血管部位血氧含量升高，并可计算 Qp/Qs。但在分流量小的冠状动脉瘘，血氧含量升高则不明显。

(四) 介入治疗

近年来，随着介入器材和技术的迅猛发展，介入治疗已成为冠状动脉瘘治疗的主要方法，其适应证为：① 有明显外科手术适应证的先天性冠状动脉瘘，不合并其他需要手术矫正的心脏畸形。② 外伤性或冠状动脉介入治疗所致医源性冠状动脉瘘。③ 易于安全到达、能够清晰显影的瘘管。④ 非多发的冠状动脉瘘开口、单发冠状动脉瘘进行介入治疗的效果较好。⑤ 冠状动脉瘘口狭窄、瘘道瘤样扩张。⑥ 少数情况下，冠状动脉一支或多支(多为间隔支)形成与心腔相连的多发的微小血管网，可用带膜支架进行封堵。禁忌证为：① 需要封堵的冠状动脉分支远端有侧支发出，该处心肌组织供血正常。② 受累及的冠状动脉血管"极度"迂曲。③ 右心导管提示右向左分流，重度肺动脉高压。④ 封堵术前 1 个月内患有严重感染者。⑤ 冠状动脉瘘发生在单一冠状动脉或主干上。⑥ 巨大冠状动脉瘘无合适封堵器械者。

目前封堵治疗冠状动脉瘘的常用器械有以下几种。

1. 可控弹簧圈　如电解脱弹簧圈，多家公司均可生产，如 COOK 公司生产的直径 5 mm－5 圈、8 mm－5 圈等多种型号；还有 PFM 可控弹簧圈(Nit-Occlud)，由德国 PFM 公司生产，属可控性双螺旋弹簧圈，可经微导管推送至瘘管部位。

2. 心脏缺损封堵器　如动脉导管未闭、VSD、ASD 封堵器。

3. 血管塞　如 Amplatzer 血管塞(Amplatzer plug)由美国 AGA 公司生产，目前国内也有类似产品，有多种型号，内部没有阻流膜图(9－2－20a)；国产血管塞，内部多有阻流膜(图 9－2－20b)。

4. 带膜支架　有多家公司生产，如 CP 带膜支架、瑞典 JOMED 生产的 JOSTENT PFTE 支架。

(五) 介入治疗操作过程

1. 术前准备

(1) 术前按左、右心导管检查的要求完善术前准备，并按规定签署知情同意书。

(2) 对于心功能不全者，应首先治疗心力衰竭，待病情稳定后再考虑行介入治疗。

2. 操作过程　在局麻或全身麻醉(儿童)下操作。封堵器可行右心导管检查。

介入路径选择：根据瘘管的引流部位、瘘管的大小不同而有所不同。冠状动脉-肺动脉瘘者，多采用穿刺股动脉或桡动脉；引流致心腔者，瘘管多较大，引流致右心系统多采用股动脉、股静脉穿刺，建立导丝桥，引流致左心系统者多穿刺双侧股动脉，建立导丝桥。

封堵器械选择：冠状动脉-肺动脉瘘，瘘管多逐渐变细呈蔓状分布，选择可控弹簧圈比较合适。冠状动脉-心腔瘘者多需要选择缺损封堵器进行封堵，而不宜选择弹簧圈。封堵器可选择动脉导管未闭封堵器、VSD 或血管塞等，所选封堵器的直径应比瘘管最窄处直径大 4 mm 以上。无论选择何种封堵器械，封堵器均应植入瘘管的最窄处，并尽量封堵漏口的远端，避免影响瘘管近端的正常冠状动脉分支。比较大的冠状动脉瘘，因瘘管内压力低，封堵前造影，开口于瘘管的滋养血管往往显影不清，仅在封堵远端的出口后方可显影。封堵后的造影除观察残余分流外应重点观察这类血管的存在，并进行评估。瘘管远端封堵后，在近端的瘘管日后会逐渐形成血栓，阻塞滋养血管，造成心肌缺血或梗死。

封堵：具体步骤如下。

(1) 冠状动脉-肺动脉瘘的封堵：选择 guiding 导管造影后，使用 0.014 in 导丝进入瘘管，固定后选择弹簧圈生产厂家(或弹簧圈可通过的微导管)提供的微导管置入瘘管，目测弹簧圈释放后不会影响正常冠状动脉，沿微导管送入弹簧圈，在充分评估弹簧圈不会影响正常冠状动脉后解脱弹簧圈，重复冠状动脉造影，根据残余分流情况决定植入弹簧圈的数量，一次可置入多枚弹簧圈，直到残余分流明显减少，血流缓慢为止(图 9－2－19)。

(2) 冠状动脉-心腔瘘的封堵

1) 瘘管开口于右心系统：瘘管较大者，应建立股动脉—冠状动脉—瘘管—右心系统—股静脉导丝桥(可选用 0.032 in× 260 cm 的亲水涂层导丝)，在建立过程中，可将导管送入瘘管保护冠状动脉内膜，沿导丝桥送入输送鞘管(可选择合适型号的 COOK 公司生产的亲水涂层抗折鞘)送至靶血管位置，然后送入封堵器进行封堵。重复造影，评价封堵效果和冠状动脉的造影血管(图 9－2－21)。

瘘管细小者(3 mm 以下)可选用弹簧圈进行封堵治疗，可仅穿刺动脉，沿瘘管送入导丝，沿导丝将微导管送至靶血管，经微导管送入弹簧圈，由于动脉和右心系统的压差大，不合适的弹簧圈有可能在解脱后移位，所以第一个弹簧圈的选择和定位非常重要，太大的弹簧圈可能无法成形而呈直线状，被血流冲

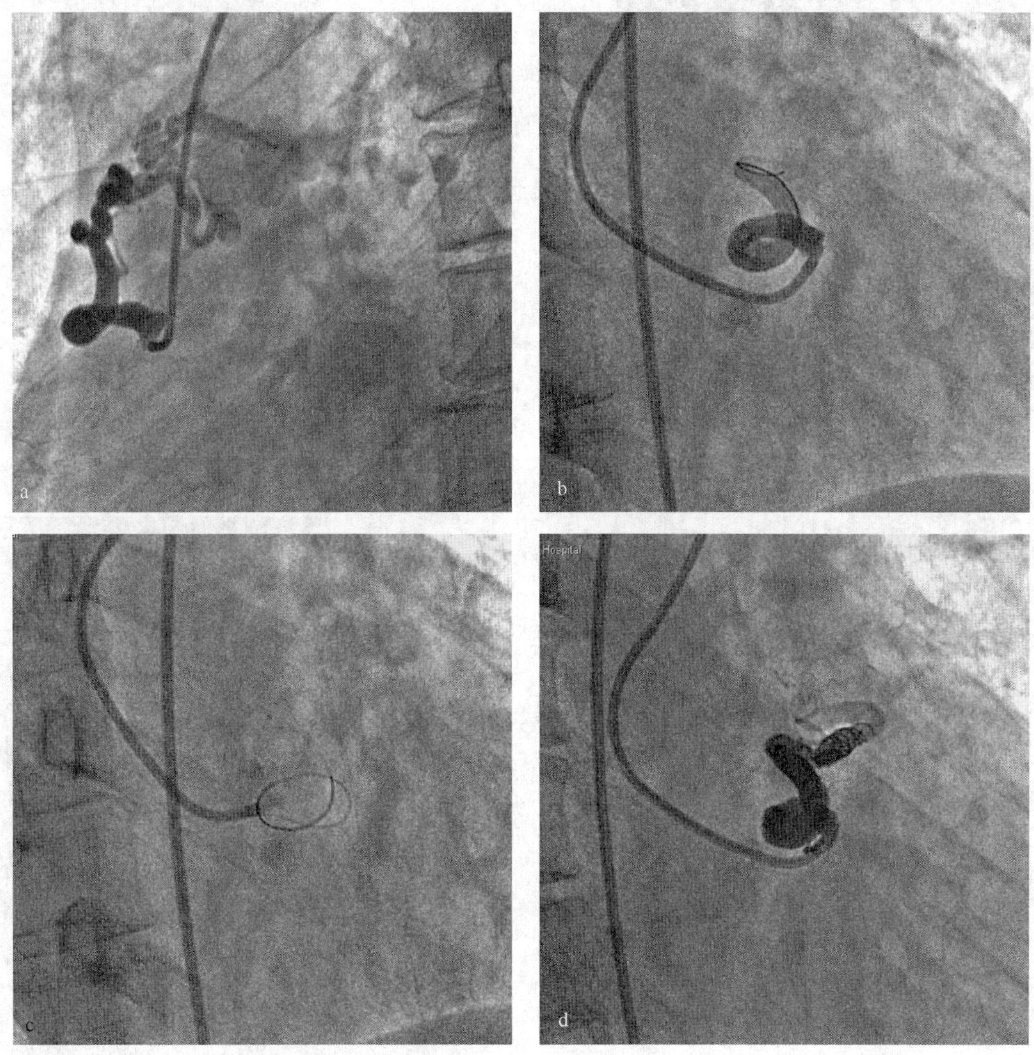

图 9-2-19　右冠窦至肺动脉瘘(a)；将冠状动脉造影导丝送入瘘管(b)；沿导丝将微导管送至瘘管(c)；沿微导管送入弹簧圈封堵后造影分流基本消失(d)

走移位，太小的弹簧圈无法封堵而被血流冲走，一旦第一个弹簧圈合适，固定后，后续操作就相对简单而安全了。可根据需要植入一枚或多枚弹簧圈，以达到最佳封堵效果。

2) 瘘管开口于左心系统：开口于左心多见。瘘管较大者，宜穿刺双侧股动脉，建立一侧股动脉—瘘管—左心室—主动脉—股动脉导丝桥，宜将输送导管沿导丝桥经主动脉左心室瘘管送至靶血管，然后送入封堵器，可避免损伤冠状动脉。瘘管较小者也可选择弹簧圈进行封堵治疗，方法同上。

(3) 封堵试验：封堵器打开后如出现胸痛，心电图新出现S-T段缺血改变，应立即回收封堵器，也可在封堵前使用球囊放置于拟封堵的靶血管处，用稀释的对比剂完全充盈球囊，阻断血流，观察15～20 min，如心电图出现缺血S-T段改变或患者出现心绞痛等不适症状，则不适合行封堵治疗。但试封堵一般意义不大，因为在操作前均需要使用肝素抗凝，瘘管形成血栓往往需要一段时间，主要是根据封堵后重复造影，观察是否有滋养血管的显影进行判断。

术后处理：封堵治疗术后，较大的瘘管封堵后可按先心病封堵治疗后处理，应用小剂量(3～5 mg/kg)阿司匹林3～6个月。冠状动脉-肺动脉瘘使用弹簧圈封堵后的抗凝治疗，推荐使用肠溶阿司匹林和氯吡格雷进行抗血小板治疗。防止血栓延伸到封堵器械近端的冠状动脉内，造成正常的冠状动脉分支闭塞而引起心肌梗死。然而，预防操作过程中导丝或导管可能对冠状动脉内膜的损伤而继发冠状动脉内血栓形成，引起严重并发症。

(六) 并发症

1. 封堵器械移位　与封堵器械选择不当有关，预防的方法是尽可能选择可控释放封堵器械，确信封堵装置不会脱落后再释放。一旦发生封堵器械移位，应立即充分评估，后果严重者应立即取出。多数情况下可以用介入方法回收，必要时行外科手术干预，如果弹簧圈移位脱落，经评估，脱落的位置对血流影响不大，通过介入方法取出有困难者，也可随访观察。

2. 猝死、心肌缺血或急性心肌梗死　少见，可能与冠状动脉闭塞或冠状动脉内血栓形成有关。预防的方法是尽可能封堵漏口的远端，封堵后充分重复造影，观察瘘管近端是否有血管，术中使用足够量的肝素抗凝，术后予以抗血小板治疗。

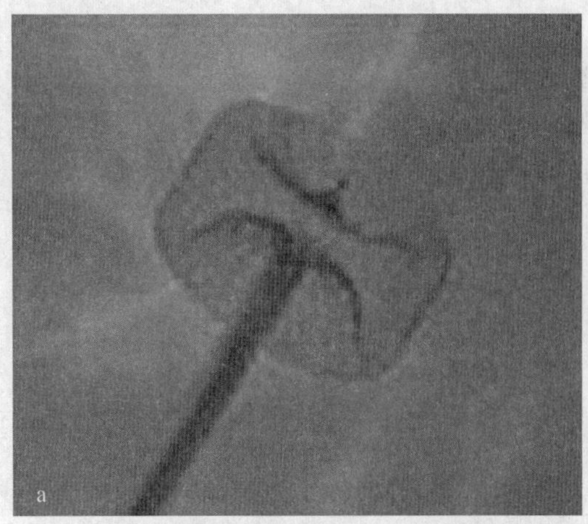
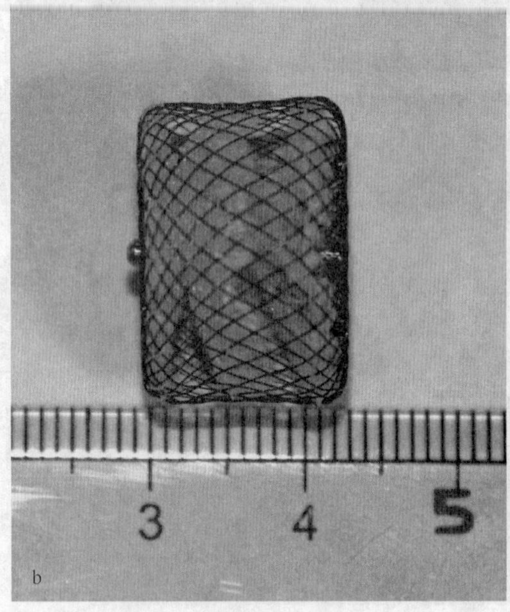

图 9-2-20 血管塞

a. Amplatzer 血管塞 b. 国产血管塞

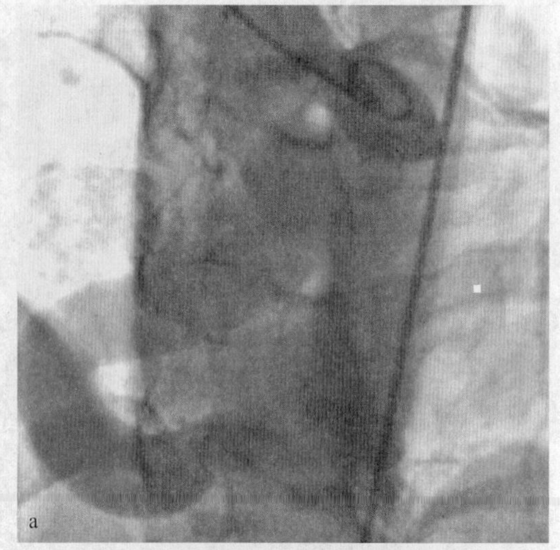
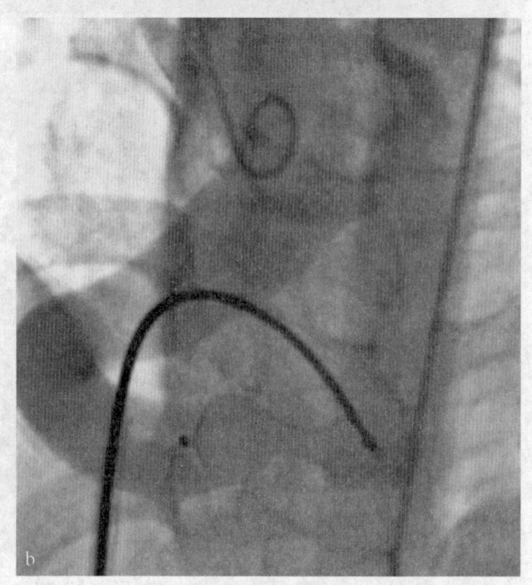

图 9-2-21 主动脉根部造影见粗大瘘管开口于右心室(a);使用动脉导管未闭封堵器封堵后分流基本消失(b)

3. 术后溶血 血尿,较少见,与残余分流有关。应控制血压,应用止血药物、糖皮质激素及碳酸氢钠治疗。如无效,则考虑重新封堵或治疗。

三、主动脉窦瘤破裂封堵术

主动脉窦(sinus of aortic aneurysm, Sinus of Valsalva, SAA)又称瓦氏窦,SAA 由主动脉瓣叶、瓣环和瓣叶相对应的主动脉壁组成,三者形成向上开口的袋状凹陷,向外略呈壶腹样膨出。SAA 瘤是指 SAA 的窦壁变薄,呈囊袋样向外凸出入相邻的心腔。SAA 瘤破裂是指 SAA 瘤的瘤壁发生破裂,在主动脉和心腔或血管间形成一瘘管样连接,引起显著的血流动力学异常,通常迅速产生临床症状。SAA 瘤破裂尸检的检出率约为 0.09%。在临床上,SAA 瘤修补术占心脏外科手术的 0.15%~0.96%。亚洲人群 SAA 瘤的发病率是西方国家人群发病率的 5 倍以上。男性(占 65%~85%)明显多于女性。

SAA 瘤大多为先天性,可能与主动脉中层和主动脉纤维环先天性发育薄弱有关。先天性 SAA 瘤常与室间隔缺损、主动脉瓣脱垂、主动脉瓣二叶瓣畸形等先心病并存。获得性 SAA 瘤破裂少见,发生于右心房相应部位的黏液瘤手术后可发生 SAA 破裂,如图 9-2-22 中的 A、B、C。SAA 瘤一旦发生破裂,60%破入右心室,30%破入右心房,破入左心房或左心室的约占 10%,破入心包腔的少于 1%。破入右心室者多为右冠状窦瘤,破入右心房者多为无冠窦瘤。而破入心腔外(如心包腔、胸膜腔)者则多为获得性 SAA 瘤。

(一) 临床表现和体征

SAA 瘤一旦发生破裂,可导致显著血流动力学改变。患者可有胸痛、胸闷、呼吸困难、乏力、心悸等症状。SAA 瘤可造成右心系统容量负荷过重的临床表现,如双下肢水肿、肝大、腹水,甚至大量胸腔积液等右心衰竭症状。破入心包腔会引起致命性心包填塞,但临床诊断和治疗极为困难。除了右心衰竭体征外,SAA 瘤破裂的最主要体征是心脏听诊的连续性杂音。

(二) 辅助检查

1. 超声心动图 超声心动图是诊断 SAA 瘤(破裂)最有效的无创检查方法,可准确地显示窦瘤的起源、大小、破入的心

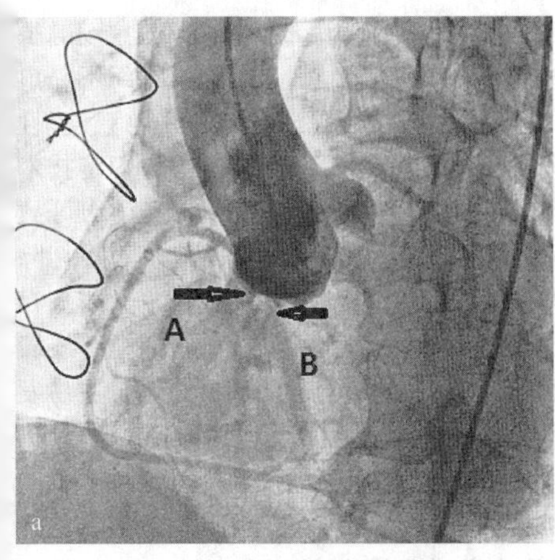

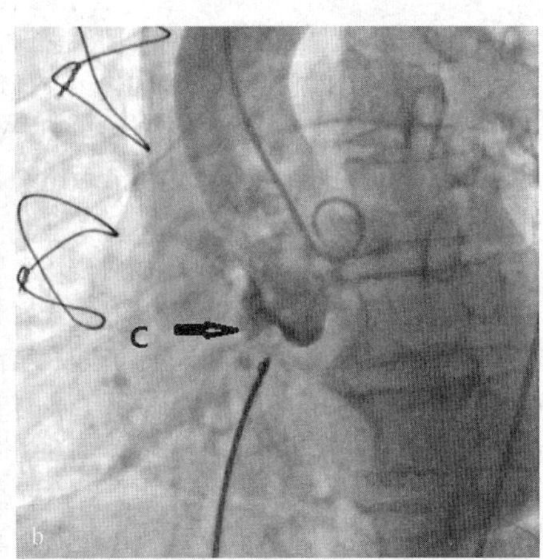

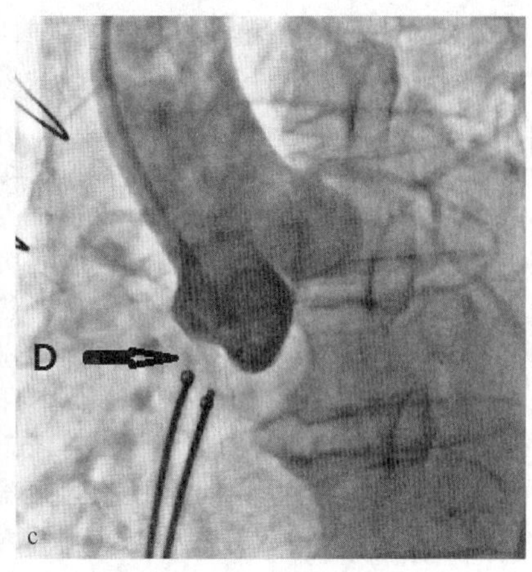

图 9-2-22　主动脉根部造影可见两束分流(A、B)至右心房(a)；使用 PDA 封堵器封堵其中一束分流后其上方(c)仍有一束分流(b)；使用 2 个封堵器封堵后，主动脉根部造影分流(D)消失，主动脉瓣无反流(c)

腔，对主动脉瓣的影响以及是否合并其他心血管畸形。

2. 主动脉根部造影　目前仍是诊断 SAA 瘤破裂的金标准。选择合适的投照体位，在主动脉根部通过高压注射器注入对比剂，可准确清晰地显示窦瘤的起源、破入的心腔和破口的大小，为外科手术或介入治疗提供准确的影像学资料。

(三) 治疗

SAA 瘤破裂一旦诊断明确，应尽早进行治疗。确诊后未治疗的 SAA 瘤破裂患者，其平均生存期不超过 4 年。

1. 外科手术治疗　多在体外循环下行窦瘤修补术，视情况采用直接缝合法或补片修补法。手术成功率高，死亡率小于 2%。但手术创伤大，术后恢复慢，部分心功能严重障碍的患者可能无法接受外科手术治疗。

2. 内科介入治疗　80%以上的 SAA 瘤破入右心室或右心房，为内科介入治疗提供理想的径路。随着封堵器械的不断改进，经导管封堵治疗 SAA 瘤破裂已经成为一种安全有效的方法。

(1) 介入治疗的适应证　① 窦瘤破口边缘距主动脉瓣环>4 mm。② 破口边缘距离冠状动脉开口>5 mm。③ 不合并其他需要外科手术治疗的心脏畸形。

(2) 介入治疗的禁忌证　① 合并其他需要外科手术治疗的心血管畸形。② 破口边缘距离冠状动脉开口 5 mm 以内，可能影响冠状动脉者。③ 心功能状况太差不能耐受手术。

(3) 封堵器械　1994 年，Cullen 等首先报道，用 Rashkind 双面伞技术，经导管封堵治疗 SAA 瘤破裂，后相继有用弹簧圈、Amplatzer 动脉导管未闭封堵器(PDAO)治疗 SAA 瘤破裂的报道。目前国内、外报道最多的是应用 PDAO、室间隔缺损封堵器(VSDO)治疗 SAA 瘤破裂。

(4) 介入治疗过程

1) 心导管检查：一般在局麻下进行，不能配合手术的婴幼儿可在全身麻醉下进行操作。

左、右心导管检查：穿刺右侧股静脉、股动脉。先行右心导管检查，测量右心房、右心室和肺动脉压力，并计算 Qp/Qs，然后经股动脉鞘管插入猪尾巴导管，行左心导管检查。由于 SAA 瘤破裂常合并室间隔缺损，因此如患者病情允许，应先行左心室造影，观察有无室间隔缺损，然后行主动脉根部造影，观察 SAA 瘤的部位、破口的大小和结合超声心动图判断 SAA 瘤破入的心腔。

对于右 SAA 瘤入右心房或右心室，破裂入右心房者造影一般选择左心室长轴位，即左前斜位 45°+头位 15°～25°(图 9-2-23 a)，破入右心室流出道者可采用右前斜位 45°～60°造影。

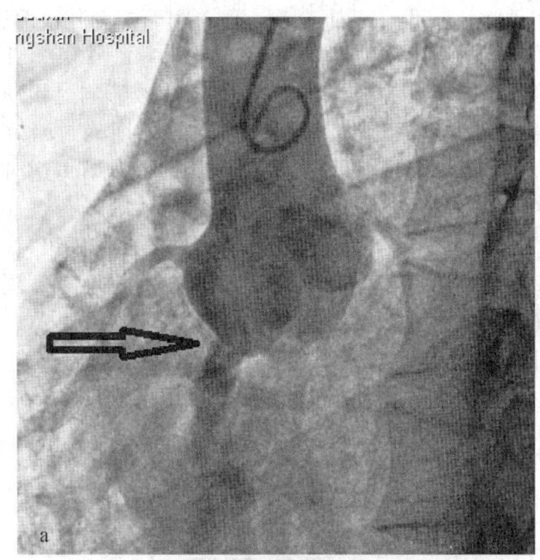

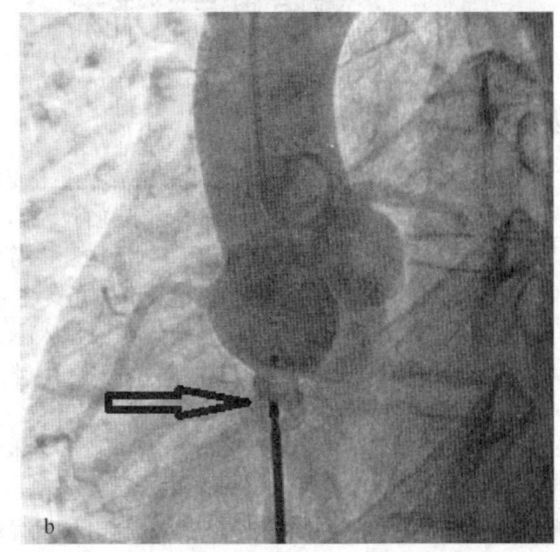

图 9-2-23　主动脉根部造影见束分流(a)；使用 PDA 封堵器封堵后分流消失至右心房(b)

如无冠窦 SAA 瘤破裂，也可以选择后前位＋头位 20°～25°造影。对比剂用量同 VSD 封堵术，对于大多数成人患者，对比剂注入的速度为 25 ml/s，总量为 35 ml。

经股动脉鞘管插入右冠导管到主动脉根部作为指引导管，经指引导管送入 0.032 in×260 cm 的亲水涂层导丝，先将导丝通过窦瘤破口到右心室或右心房，继续前送导丝，可将导丝送至肺动脉或上（下）腔静脉。然后经股静脉鞘管插入的多功能导管或普通的右冠状动脉造影导管，送入圈套器，套住导丝，并将其通过股静脉鞘管拉出体外，建立动静脉导丝桥。选择比破口直径大 2～4 mm 封堵器（可选择动脉导管未闭或对称型室间隔缺损封堵器或细腰型室间隔缺损封堵器）。

经股静脉沿导丝桥送入合适的输送鞘管至升主动脉，退出扩张导管，经输送鞘管送入封堵器。打开封堵器盘片，轻轻回撤导管，血液的涡流、血压的压力会使封堵器盘片紧贴在主动脉根部，再固定推送杆，缓慢地回撤输送鞘管，将整个封堵器释放出鞘管。如果选择的封堵器大小合适，X 线透视下可见封堵器成形良好，可有轻微的“腰征”出现。通过经胸或经食管超声检查，可进一步明确封堵器的位置，观察有无残余分流以及是否影响主动脉瓣启闭。如果超声监测示封堵器位置良好，且不影响主动脉瓣启闭，重新插入猪尾巴导管，行主动脉根部造影，进一步明确封堵效果和封堵器的位置（图 9－2－23 b），并应特别注意封堵器有无引起主动脉瓣关闭不全或影响冠状动脉开口，必要时行选择性冠状动脉造影。如造影明确封堵效果良好，封堵器对主动脉瓣膜和冠状动脉开口无影响，可逆时针旋转推送杆，释放封堵器。

2）术后处理：术后常规静脉应用抗生素预防感染，如果术前曾患有感染性心内膜炎，应继续应用有效的抗生素 2 周。口服阿司匹林抗血小板治疗 6 个月。

（四）并发症

由于国内外报道例数较少，目前尚未见到有关 SAA 瘤破裂介入治疗的特有并发症的报道。

第五节 经导管心脏人工瓣膜周漏封堵术

一、发病机制及流行病学

心脏瓣周漏（PVL）是在外科心脏瓣膜置换后人工瓣膜外周出现异常的通道，使血流通过该异常的通道逆行反流，导致血流动力学异常、心脏负担加重、溶血、感染性心内膜炎等病理生理改变。PVL 既往是外科瓣膜置换术后特有的并发症，是常见的再手术原因之一。近年来，随着经导管瓣膜置入术的开展，PVL 也是经导管瓣膜置入术后常见的并发症之一。本节讨论外科手术后的瓣周漏介入治疗。

PVL 发生的常见原因包括原发病因素、技术原因及术后感染等并发症三大原因：① PVL 发生与原发病关系密切。主动脉壁增厚、钙化，严重动脉粥样硬化在清除钙化时易发生瓣环组织损伤，致伤口不易愈合致 PVL。大动脉炎及白塞病累及主动脉瓣环可引起主动脉瓣反流，这些患者换瓣术后炎症可再次累及主动脉根部，常致严重的 PVL。梅毒性病变累及主动脉根部，局部组织脆性增加，糖尿病患者血糖控制不佳，组织不易愈合，术后易出现 PVL。感染性心内膜炎瓣周组织因炎症致脆性加大，缝合后组织易断裂而出现 PVL。② 外科缝合固定技术不当、人造瓣膜与瓣环大小不匹配（导致张力过高）均可致 PVL，如对瓣环和瓣膜存在的病理改变未确切了解而过多切除瓣周组织、缝合方法选择不当使缝线切割或撕裂瓣环、瓣环存在严重病理改变者采用连续缝合、缝合部位不当（如把缝线缝于瓣周组织而不是瓣环上）。连续缝合较间断褥式缝合更易发生瓣周漏，而且一旦缝线折断或撕裂瓣环可引起严重 PVL。③ 一些患者术后并发感染性心内膜炎累及瓣周可导致严重的 PVL。④ 经皮导管瓣膜置入术后，部分患者因原有瓣膜钙化严重，导致置入瓣膜贴壁不良产生 PVL。

PVL 按发生部位分为二尖瓣 PVL、主动脉瓣 PVL、三尖瓣 PVL 和肺动脉瓣 PVL。按人造瓣膜种类分为机械瓣－PVL、生物瓣－PVL 和介入瓣－PVL。二尖瓣 PVL 和主动脉瓣 PVL 是临床常见的 PVL。本节主要讨论主动脉瓣和二尖瓣 PVL 的介入治疗。

二、临床表现及诊断

PVL 的临床表现主要取决于漏口和反流量的大小及有无伴发感染性心内膜炎。小的 PVL 可没有临床症状，大的 PVL 可出现溶血性贫血、心功能不全，伴发感染性心内膜炎病例可出现相应的症状。主动脉瓣 PVL 较大时患者可伴有心前区不适或出现心绞痛样的临床表现，较大的 PVL 可出现瓣膜关闭不全征象，在相应的听诊区出现特有的杂音。患者的临床症状可在术后立即出现，也可在术后数年才出现。二尖瓣 PVL 血液反流发生在收缩期，而主动脉瓣 PVL 血液反流发生在舒张期，故二尖瓣 PVL 跨瓣压差较大，对血流动力学影响更大，更易产生临床症状，预后较主动脉瓣 PVL 差，更需及早干预治疗。

PVL 诊断主要靠影像学检查及临床表现。影像学检查包括超声心动图、心脏造影、三维计算机断层血管造影（CTA）：① 经胸超声心动图（transthoracic echocardiography，TTE），是发现瓣周漏的常用方法，彩色多普勒能清楚地显示瓣周高速反流信号。② 经食管超声心动图（transesophageal echocardiography，TEE），可比经胸超声更清楚地显示漏口的大小、位置及微小反流束。③ 三维超声心动图（3-dimension echocardiography），特别是三维食管心超能够更清楚、更准确地观察 PVL 的数量、形态、大小及与周围组织的关系，是目前诊断 PVL 较好的方法，并更好地指导介入手术操作。④ 心腔内超声（intracardiac echocardiography，ICE），具有创伤性，对瓣周漏介入指导更具意义。⑤ 造影检查，是确诊 PVL 的较好方法，但具有创伤性，故可以用于指导术中瓣周漏的封堵治疗。⑥ 增强 CT，特别是电子束 CT（EBCT），有研究显示 EBCT 对瓣周漏的检出率明显高于超声心动图，与造影检查比较属无创伤性，是瓣膜置换术后简便、可靠的随访方法。

三、治疗

PVL 没有自发闭合的倾向，且随着人工瓣膜活动，特别是左房室腔显著扩大及瓣环病变，PVL 有扩大的趋势。此外，

PVL 容易并发感染性心内膜炎，所以应该积极治疗。PVL 治疗包括药物保守治疗、外科手术及经导管封堵治疗。PVL 引起的溶血、贫血不严重，对血流动力学影响不明显，心功能良好者可给予强心、利尿、抑制心脏重构等处理，定期随访。而对于 PVL 较大而出现心力衰竭或严重溶血者，应该积极治疗。既往对 PVL 的治疗以外科手术为主，手术方式有修补术和再次人工瓣膜置换术两种。外科再次手术风险较高，容易出现并发症，死亡率也相应增加，且术后容易再发 PVL。外科再次手术死亡率与患者已接受外科手术的次数相关，已行 1 次外科手术者死亡率为 13%，已行 2 次手术者死亡率为 15%，已行 3 次手术者手术死亡率为 37%。随着介入治疗技术与器械的发展，PVL 的介入治疗成为可能，并越来越多地应用于临床。经皮 PVL 封堵术最早开始于 1987 年，并于 1992 年由 Hourihan 等首次报道，此后相继出现许多介入治疗闭合 PVL 的相关报道。国内复旦大学附属中山医院葛均波、周达新首先开展了经导管封堵 PVL 介入治疗术。

四、经导管瓣周漏封堵术

（一）适应证及禁忌证

生物瓣及金属瓣 PVL 均可进行介入治疗，其适应证为：① PVL导致临床症状，包括心功能不全、溶血、心绞痛等。② 解剖上适合经导管介入封堵。③ 一般情况及心功能较好，能耐受心导管手术。其中，单一、圆形、小至中等直径（＜5 mm）大小漏口 PVL，PVL 至瓣膜边缘有一定距离（避免术后封堵器影响人工瓣膜功能）。

PVL 介入的禁忌证为：① 近期置换瓣膜的 PVL。② 置换后人工瓣膜不稳定，摇摆。③ 活动性感染性心内膜炎或其他感染性疾病。④ PVL 周围有赘生物。⑤ 操作部位有新鲜血栓。⑥ 近期发生过的栓塞性疾病。⑦ 合并其他影响介入治疗的疾病。

（二）经导管瓣周漏封堵的操作要点

1. 一般准备　术前实验室检查及常规介入治疗术前准备，心功能不佳者，应纠正心功能，使患者能够平卧位达 2 h 以上，封堵前需行超声心动图检查明确瓣周漏（PVL）的大小、形状、个数及其与人工瓣膜瓣叶的关系。选择合适的麻醉方式，并根据 PVL 位置行选择性造影，二尖瓣 PVL 行左心室造影，主动脉瓣 PVL 行升主动脉造影，造影后在 X 线下进一步测量漏口的大小，明确漏口位置。术中应运用肝素，使得激活凝血时间（ACT）在 300 s 以上。术中及术后预防性运用抗生素，防止感染性心内膜炎发生。

2. 器械选择　理想的 PVL 的封堵器必须符合下列条件：① 能够完全封堵 PVL，不存在残余漏。② 封堵器不影响原瓣膜的启闭功能。③ 不产生溶血。④ 封堵器位置容易固定，不产生移位。PVL 封堵器的选择主要取决于 PVL 的位置、大小、形态及与瓣叶的距离，主要根据患者 PVL 超声心动图、造影检查结果的具体情况和术者经验选取封堵器。常用于闭合 PVL 的封堵器有房间隔缺损封堵器、卵圆孔未闭封堵器、室间隔缺损封堵器、动脉导管未闭封堵器、弹簧圈、血管封堵器等。新近，AGA 公司推出第三代血管封堵器（Vascular Plug Ⅲ，AGA Medical Corp.，Plymouth，Minnesota），该封堵器呈卵圆形，专为 PVL 设计，使用该封堵器进行 PVL 封堵的初步研究结果较好。总的来说，房间隔封堵器固定性较好，但腰较短、盘边缘长、变形性较差，适合面积较大的二尖瓣 PVL，其盘边缘较长容易影响瓣膜功能；PDA 封堵器固定性稍差，只能逆向途径释放，但变形性较好；血管封堵器（Plug）特别是内部带膜的 Plug，变形很好，可以通过双向途径释放，适合于各种形态的 PVL；室间隔封堵器固定性及变形性均中等，可以双向释放两个盘片之间的空间小，容易影响瓣膜的启闭功能。笔者通过和外科医师共同研究以及使用经验认为，内部带膜 Plug 可能更适合于 PVL 封堵。原因如下：① PVL 常为新月形或椭圆形，Plug 变形性较好，能更好地贴合在 PVL 内，置入 PVL 后其盘面会变成新月形或椭圆形，且其盘面短，故露入人工瓣膜的盘面边缘少，不易影响瓣膜的功能。② 该封堵器为圆柱状（图 9－2－24 a），当封堵器的中央被压迫时呈葫芦状（图 9－2－24 b），在 2 个盘面中央有足够的空间，不会影响人工机械瓣的启闭。

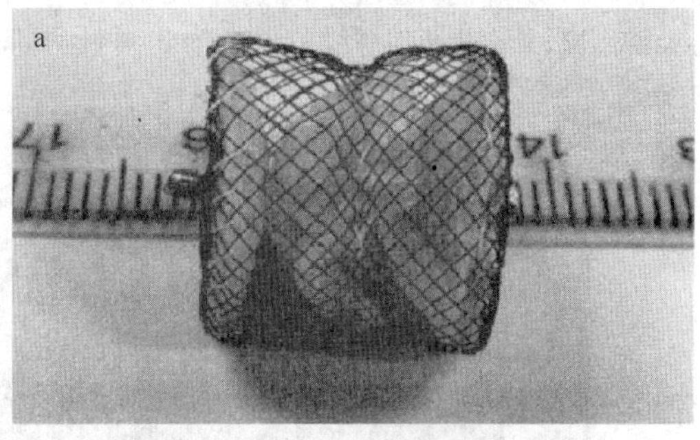

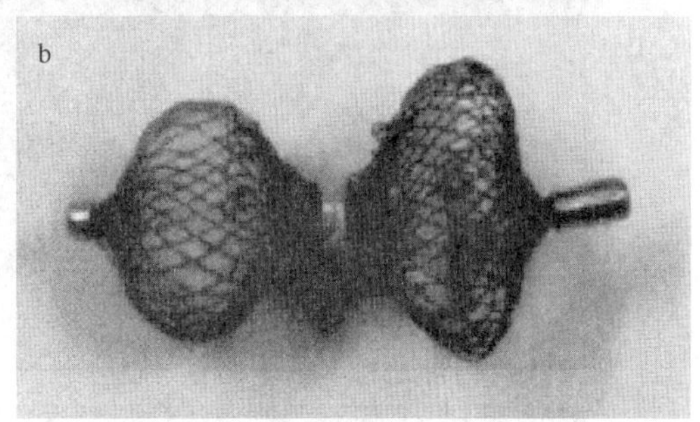

图 9－2－24　Plug 封堵前(a)与封堵后(b)的形态

封堵器的大小选择，以 Plug 为例，一般选择大于 PVL10 mm以上比较合适，如测量 PVL 为 4 mm，选择直径为 14 mm 的 Plug。

PVL 封堵还需要 TERUMO 亲水涂层超滑导丝用于跨过 PVL，主动脉 PVL 可以选择 4 F Amplatzer 冠状动脉造影导管为指引导管，二尖瓣 PVL 可以选择 4～6 F 右冠状动脉造影导管作为指引导管，输送鞘管选择 COOK 公司生产的亲水涂层抗折鞘管。其可能用到器械包括加硬交换导丝、圈套器及诊断导管等。

3. 介入操作过程

(1) 二尖瓣 PVL：经导管封堵二尖瓣 PVL 的途径包括经动脉逆行法、经静脉穿房间隔法顺行法及穿心尖法。

1) 采用逆行的途径（图 9－2－25），适用于主动脉瓣为自体瓣膜或生物瓣。穿刺股动脉，将指引导管经过外周动脉跨主动脉瓣送入左心室，后经指引导管送入超滑导丝，通过 PVL 将导丝送入左心房，确认导丝经过 PVL 进入左心房后，将指引导管送入左心房，如果不易进入，可以用更小的导管送入左心房。为了提供足够的支撑力，将超滑导丝交换成塑型后加硬导丝(尾端塑形呈猪尾巴导管状)，经股动脉送入输送鞘通过 PVL 至左心房。退出输送鞘内扩张管及导引钢丝，保留输送鞘管，输送鞘管与带有封堵器的装载鞘管对接。在 X 线透视和心脏超声监测下充分排气后，将封堵器送至左心房，打开封堵器的 40%，回撤封堵器使之紧贴 PVL 左心房面，感觉有阻力后，固定输送钢缆，回撤鞘管，打开封堵器的左心室部分，在 X 线下和超声下观察封堵器释放影响瓣膜启闭功能，如果对瓣膜无影响，通过输送鞘管推注对比剂观察封堵器效果，确认封堵效果后，反复进行推拉试验无移位、无残余分流或仅有少量残余分流后，释放封堵器并撤出整个输送系统，置入猪尾巴导管于左心室再次确认封堵效果。

2) 采用心尖法：对于主动脉瓣为金属瓣或导丝经过指引导管无法通过 PVL 进入左心房者，可采用此方法。首先在取左侧第 5 肋间横切口开胸，逐层分离，切开小部分心包，暴露左心室心尖游离壁，于心尖部以缝线荷包缝合 4～6 针，其间插入套管针，轻轻穿破左心室游离壁后退出针芯，导入软质导引钢丝。在 X 线透视和心脏超声监测下经指引导管，将超滑导丝经左心室通过 PVL 送至左心房，将指引导管送至左心房，将超滑导丝交换为塑型后加硬导丝，沿导丝送入输送鞘管，通过 PVL 到达左心房，退出导引钢丝和扩张鞘管，保留输送鞘管，然后重复上述封堵过程。

3) 采用顺行途径时(图 9-2-25)，先穿刺股静脉或颈静脉，再穿刺房间隔，把圈套器放置在左心房内，将通过 PVL 送入左心房的超滑导丝通过房间隔穿刺鞘从股静脉拉出，建立股动脉—左心室—PVL—左心房—右心房—股静脉的导丝桥，从静脉途或动脉途径送入输送鞘及封堵器进行封堵。

(2) 主动脉瓣 PVL：主动脉瓣 PVL 封堵治疗主要通过逆行途径完成(图 9-2-26)。选择合适的体位，在主动脉根部进行造影，通常根据 PVL 的位置选择不同的体位进行造影，常采用的体位有左前斜位、正位、右前斜位、加头或加足(瓣环的切线位)，使用 4 F 导管或 5 F Amplatzer 冠状动脉造影导管为指

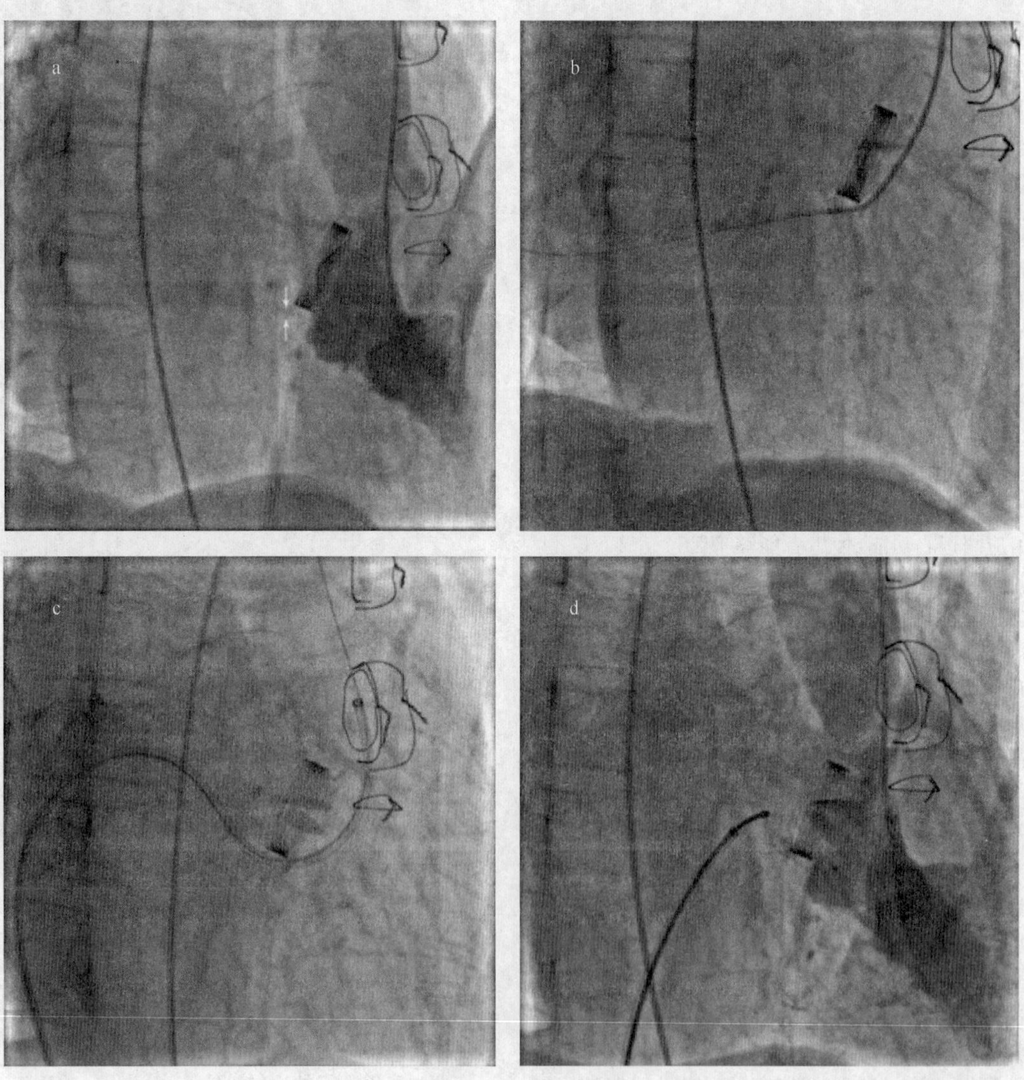

图 9-2-25　经导管封堵二尖瓣 PVL 的 DSA 图

a. 右前斜造影，箭头所示人工机械瓣内侧后下方见瓣周漏　b. 6 F 右冠造影导管及超滑导丝经主动脉—左心室通过人工机械瓣 PVL 处达到左心房　c. 穿刺房间隔成功、建立动静脉导丝桥后 7 F 扛折鞘通过瓣周漏处　d. Plug 封堵器封堵后造影见极少量残余分流，瓣膜启闭未受影响

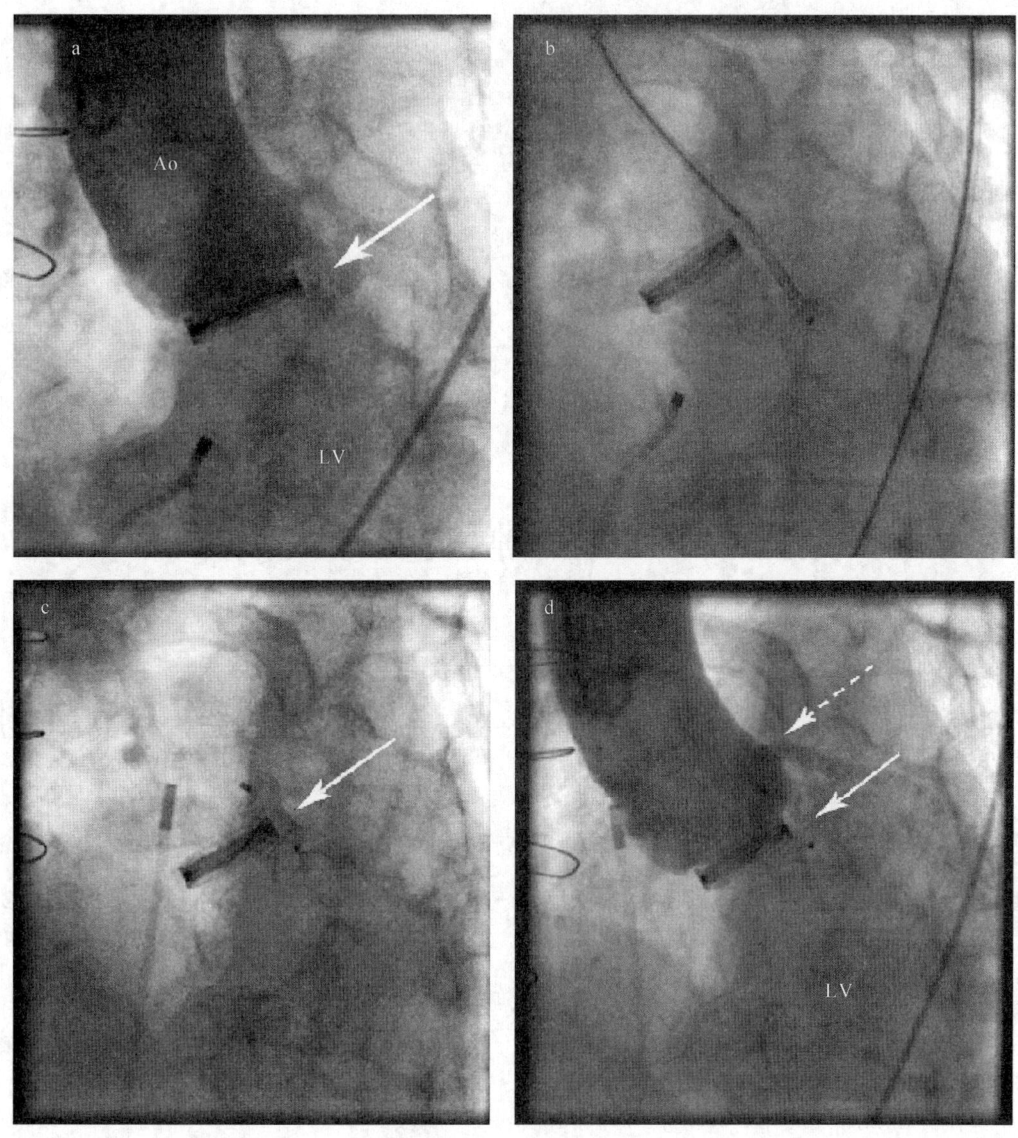

图 9-2-26 经导管封堵主动脉瓣 PVL 的 DSA 图

a. 造影显示 PVL(箭头) b. 经输送鞘送入封堵器,并打开封堵器的远盘 c. 封堵器已经释放 d. 封堵后造影示 PVL 明显减少,封堵器不影响左冠

引导管将超滑导丝经过 PVL 送至左心室,同时将指引导管经过 PVL 送至左心室,将超滑导丝交换为塑型后的加硬导丝,退出指引导管,经动脉送入输送鞘,送入封堵器,在左心室腔打开出封堵器远盘面,向后拉输送鞘至主动脉瓣瓣环的左心室面,拉紧输送杆退输送鞘释放出封堵器近端盘面于瓣环的主动脉面冠状动脉口附近,确保没有堵塞冠状动脉口以保证冠状动脉血流通畅,经主动脉根部造影和超声心动图证实封堵器的位置合适,不影响人工瓣瓣叶的启闭及其他并发症后释放封堵器。相对于二尖瓣 PVL 封堵,主动脉瓣 PVL 封堵相对容易,但需要注意以下几点:① 导丝跨过 PVL 时,应避免将导丝误入冠状动脉,以免损伤冠状动脉。② 选择封堵器时,不要过大,以免影响冠状动脉血流。③ 封堵器释放前,应注意其有无堵塞冠状动脉的可能。④ 间隔处 PVL 封堵时,应避免输送鞘损伤到室间隔内的传导系统。

4. 术后注意事项 瓣周漏属少见疾病,其介入治疗仍然处于探索阶段,目前没有专用器械。术后处理与护理可参见 VSD 介入治疗。

二尖瓣 PVL 介入治疗后部分患者可发生溶血,属机械性溶血,可能与血液与封堵器相互作用有关,一般溶血不严重,1 周后可好转。影响肾功能者可行血液透析治疗。持续不改善者应外科手术取出封堵器,行再次换瓣。预防的关键在于封堵器的选择,尽可能完全封堵,在封堵器内不产生残余瘘。

参考文献

1. 葛均波. 现代心脏病学[M]. 上海: 复旦大学出版社, 2011, 675-698.
2. 刘加立,蒋世良. 冠状动脉瘘的介入治疗[J]. 中国介入心脏病学杂志,2004,12: 367-368.
3. 刘妍,姜文大,贾志梅. 成人冠状动脉造影中先天异常的分析[J]. 中国医科大学学报,2006,35: 661-664.
4. 张雪莲,陈险峰,彭志远,等. 多层螺旋 CT 对先天性冠状动脉瘘的诊断价值[J]. 放射学实践,2009,24: 264-266.

5. 周达新.结构性心脏病介入诊疗病例解析[M].上海：上海科学技术出版社，2012：129-182.
6. 朱鲜阳，韩秀敏，张玉威，等.经心导管法封堵冠状动脉瘘的临床分析[J].中华心血管病杂志，2003，31：424-426.
7. Armsby L R, Keane J F, Sherwood M C, et al. Management of coronary artery fistulae: patient selection and results of transcatheter closure [J]. J Am Coll Cardiol, 2002, 39: 1026-1032.
8. Cebi N, Schulze-Waltrup, Fromke J, et al. Congenital coronary artery fistulas in adults: concomitant pathologies and treatment[J]. Int J Cardiovasc Imaging, 2008, 24: 349-355.
9. Jeewa A, Hosking M, Mawson J. Coronary arteriovenous fistula: Direct connection of the proximal circumflex artery to the coronary sinus[J]. Pediatr Cardiol, 2009, 30: 1034-1036.
10. Latson L A. Coronary artery fistulas: how to manage them[J]. Catheter Cardiovasc Interv, 2007, 70: 110-116.
11. Liang C D, Ko S F. Midterm outcome of percutaneous transcatheter coil occlusion of coronary artery fistula[J]. Pediatr Cardiol, 2006, 27: 557-563.
12. Sommer R J, Hijazi Z M, Rhodes, Jr J F. Pathophysiology of congenital heart disease in the adult[J]. Circulation, 2008, 117: 1090-1099.

第三章 心脏瓣膜病的介入治疗

陆志刚 魏 盟 葛均波

经皮球囊导管瓣膜成形术(percutaneous cathter balloon valvuloplasty, PCBV)是非外科方法治疗瓣膜狭窄病变的手段，可部分代替开胸手术，具有创伤小、相对安全等优点。其原理是应用心导管术把球囊导管送达狭窄瓣膜处，通过扩大球囊内压力以辐射力形式传递到狭窄的瓣膜组织上，使瓣叶间粘连的结合部向瓣环方向部分或完全撕开，从而解除瓣口梗阻，而不是瓣口的暂时性扩大。1987 年，Reid 等应用二维及多普勒超声心动图研究，发现球囊扩张狭窄的二尖瓣时，不仅使二尖瓣交界分离，还使交界开放角度增大和粘连的瓣下结构松解。PCBV 最早起源于经皮穿刺肺动脉瓣成形术，于 1982 年由 Kan 首次报道。1984 年，井上宽治(Inoue)及 Lababidi 分别报道对二尖瓣狭窄和主动脉瓣狭窄患者施行球囊二尖瓣成形术及球囊主动脉瓣成形术。1987 年，Zaibagh 和 Mullin 成功地施行球囊三尖瓣成形术。我国于 1985 年由陈传荣、李华泰首先开始此项技术。目前它主要用于二尖瓣狭窄和肺动脉瓣狭窄的扩张，三尖瓣狭窄者相当少见，而主动脉瓣球囊成形术使主动脉瓣狭窄的瓣口面积增加有限，严重并发症多，死亡率高，再狭窄的发生早，术后血流动力学、左心室功能和生存率等方面的改善均不如外科瓣膜置换术，尤其近年来随着材料和技术的进步，经导管主动脉瓣置换术(TAVI)对于那些极高危的重度主动脉瓣狭窄(AS)、本身不适于或合并其他并发症无法进行主动脉瓣置换的患者提供了一种全新的治疗方案，ACCF/AATS/SCAI/STS 于 2012 年发布了 TAVI 治疗指南，因此主动脉瓣球囊成形术目前主要在某些特殊情况下用作姑息性治疗或过渡性治疗。近十几年介入心脏病学界开展了“瓣中瓣”技术，TAVI、经导管二尖瓣修复术(TMVR)和经皮肺动脉瓣膜置入术(PPVI)已成为介入心脏病学界新的热点。在国内，复旦大学附属中山医院葛均波分别于 2010 年、2012 年和 2013 年实施了国内首例 TAVI、TMVR 和 PPVI。

第一节 经皮球囊肺动脉瓣成形术

陆志刚 魏 盟

肺动脉瓣狭窄(pulmonary valve stenosis)多为先天性，以往治疗以外科手术为主，自经皮球囊肺动脉瓣成形术(percutaneous balloon pulmonary valvuloplasty, PBPV)应用以来，对其适应证、方法学、手术前后血流动力学、作用机制及随访等深入研究表明，PBPV 方法简便、手术安全有效、价格便宜，已被列为治疗典型肺动脉瓣狭窄的首选方法。

一、器械

主要为球囊。可供使用的有普通外周用球囊，直径从 10 mm 到 30 mm，每 3～5 mm 为一个规格，长度有 20 mm、30 mm 和 40 mm 三种，以适合不同需要。成人还可使用 Inoue 球囊。此外，还有双叶或三叶球囊供应，但国内很少使用。

二、适应证

(一) 绝对适应证

典型肺动脉瓣狭窄，心排血量正常时经心导管检查跨肺动脉瓣压差≥50 mmHg。年龄>2 岁。

(二) 相对适应证

相对适应证包括：① 典型肺动脉瓣狭窄，心电图示右心室大，右心室造影示肺动脉扩张、射流征存在，但经心导管检查跨肺动脉瓣压差≥35 mmHg 且<50 mmHg 者。② 重症新生儿肺动脉瓣狭窄。③ 重症肺动脉瓣狭窄伴心房水平右向左分流。④ 轻度、中度发育不良型肺动脉瓣狭窄。⑤ 严重肺动脉瓣狭窄合并继发性流出道狭窄。⑥ 法洛四联症外科手术后肺动脉瓣口再狭窄。⑦ 轻型瓣膜发育不良型肺动脉瓣狭窄(应用超大球囊扩张法)。⑧ 典型肺动脉瓣狭窄伴有动脉导管未闭或房间

隔缺损等先心病，可同时进行两者的介入治疗者。

ACC和AHA于2008年发表《心瓣膜疾病治疗指南(2008年修订版)》，其中有关青少年和年轻成人先天性心瓣膜疾病的处理中提出了肺动脉瓣狭窄球囊瓣膜成形术的ⅠC适应证：①肺动脉瓣狭窄的青少年和年轻成人患者，有劳力性呼吸困难、心绞痛、晕厥前状态，心导管检查显示右心室-肺动脉峰值压力阶差>30 mmHg。②无症状肺动脉瓣狭窄的青少年和年轻成人患者，心导管检查显示右心室-肺动脉峰值压力阶差>40 mmHg。

三、禁忌证

(1) 单纯性肺动脉瓣下漏斗部狭窄，但瓣膜正常者。

(2) 瓣膜重度发育不良型肺动脉瓣狭窄。

(3) 伴重度三尖瓣反流需外科处理者。

(4) 合并心内其他不可经介入治疗纠正的畸形。

四、手术方法

(一) 术前准备

术前准备包括血常规、肝肾功能、体格检查、心电图、X线胸片、超声心动图等检查，测定瓣环直径，评价手术的安全性、手术效果和可能发生的并发症。

(二) 操作步骤

1. 麻醉　多采用局部麻醉，小儿可采用氯氨酮静脉麻醉。

2. 进行PBPV前应先行右心导管检查　包括各腔室的压力、血氧饱和度、右心室与肺动脉间压力差和连续压力曲线及右心室造影术。根据连续压力曲线的测定，可区分其是瓣膜部、漏斗部还是混合性肺动脉狭窄。

3. 右心室造影　多用猪尾巴导管，也可用带侧孔和端孔的多功能导管造影。可选用以下投照体位：侧位是最常用的体位，可充分展开瓣环，清楚地观察肺动脉狭窄呈穹隆状打开和射流征。对三尖瓣反流较明显者，该位置可能因反流影响肺动脉观察，可加后前位或右前斜20°的投照，若希望了解肺动脉分叉及远端分支情况，还可采用后前位或左前斜加大角度头位造影。造影后仔细测量瓣环直径，以便球囊大小的选择。

4. 球囊的选择与准备　成人一般可选择Inoue球囊，也可选用普通球囊，对瓣环直径>18 mm者，倾向于用双球囊。选Inoue球囊或普通单球囊，其直径应比瓣环直径大20%～40%。选双球囊，两球囊直径之和应相当于瓣环直径的1.6～1.8倍。瓣膜狭窄严重者，球囊应略小些，瓣膜发育不良型肺动脉瓣狭窄者选择的球/瓣值应偏大。长度为20 mm的球囊适用于婴儿，30 mm长的球囊适用于除婴儿外的所有儿童，成人可用30～40 mm长的球囊。在球囊进入体内之前，要仔细检查球囊有无破裂，然后用1∶(3～4)稀释的造影剂排空导管腔内的空气，并将内有稀释好的造影剂的20 ml注射器连接备用。

5. 扩张方法

(1) 单球囊技术：右心导管经股静脉达到肺动脉，沿该导管将0.089 cm(0.035 in)或0.097 cm(0.038 in)加硬的长交换导丝(260 cm)送至左下肺动脉或右下肺动脉。对肺动脉明显扩张、导丝不易进入肺动脉分支者，也可用二尖瓣球囊扩张用的左心房导丝，让该导丝的环状远端停留在扩张的肺总动脉内。撤去右心导管，用扩张管扩大股静脉穿刺口，再沿导丝在透视下将球囊导管送至狭窄的肺动脉瓣处。先向球囊内注射少量造影剂，将球囊中心点调整在正好横越在瓣环的水平面上，之后快速将球囊充盈，直至“腰征”消失(图9-3-1、图9-3-2)，随后快速吸瘪球囊。通常从开始扩张球囊至吸瘪球囊总时间<10 s。这样可减少由于右心室流出道血流中断时间过长而引起的并发症。一般需反复扩张2～3次，有时1次有效扩张即可达治疗目的。球囊扩张前如心率较慢，可使用阿托品静脉注射以提高心率，成人达80次/min，小儿达100次/ min以上。球囊扩张后重复右心导管检查，记录肺动脉至右心室的连续压力曲线，测量跨瓣压差，并行左侧位右心室造影以观察球囊扩张后的效果及右心室漏斗部是否存在反应性狭窄。若扩张不满意，可能与球囊直径过小有关，可选用更大的球囊再次进行扩张。部分患者在PBPV后，虽然瓣口梗阻已解除，但右心室压力下降不满意，这是由于发生反应性漏斗部狭窄所致(图9-3-3)。

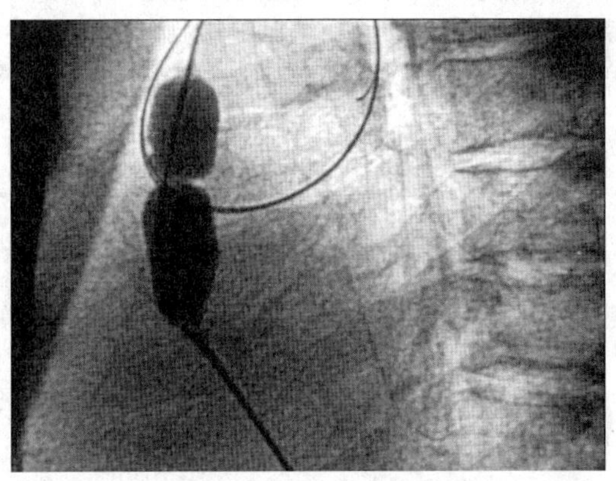

图9-3-1　肺动脉瓣成形术

球囊开始扩张时可见明显“腰征”

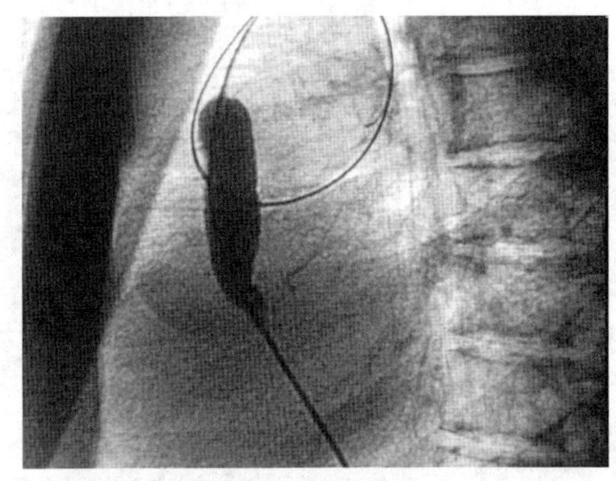

图9-3-2　狭窄解除

增加压力，球囊“腰征”消失，表示狭窄解除

(2) 双球囊技术：有些病例需行双球囊扩张术。此时可分别由左右股静脉进行穿刺，分别送入导丝，然后按照单球囊扩张术的方法选两根直径和长度大致相同的球囊，使球囊导管处于同一水平，同步扩张球囊，以球囊扩张时“腰征”消失为度(图9-3-4)。双球囊技术的优点在于因每个球囊体积小，因而对

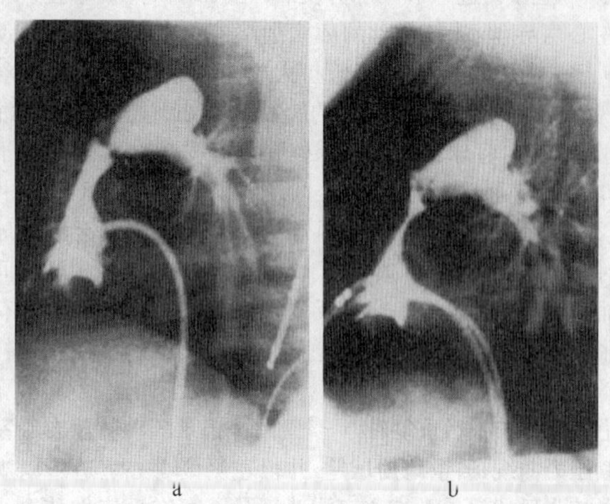

图 9-3-3　扩张前后造影

a. 未扩张前造影，仅见瓣口造影，造影剂呈喷射状，肺总动脉扩张　b. 扩张后，瓣口狭窄解除，但流出道痉挛，造成暂时性狭窄

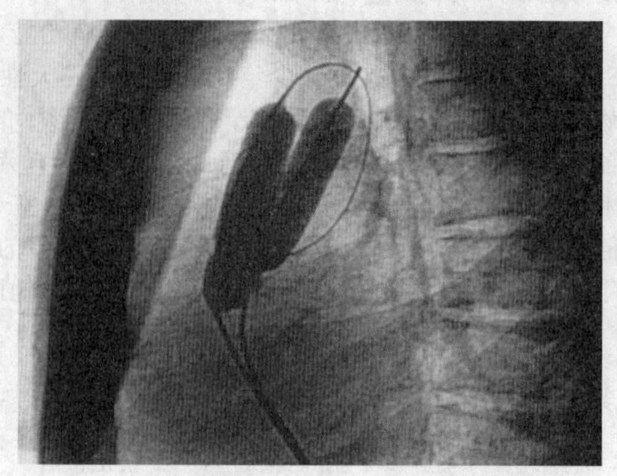

图 9-3-4　双球囊扩张后球囊“腰征”消失

股静脉的损伤小，血管并发症的发生率可降低；扩张肺动脉时，因两个球囊之间存在间隙，不完全阻断血流，较少发生因血流阻断引起的相应症状，如阿-斯综合征。对肺动脉严重狭窄者，应用单球囊有时通过困难，而双球囊法可采用序贯扩张技术解决；肺动脉环直径较大者，双球囊扩张效果好。

6. 疗效评价　球囊扩张术后应重复测定肺动脉与右心室压力及进行右心室侧位造影。一般认为即刻跨瓣压差＜25 mmHg 为优(图 9-3-5)，25～50 mmHg 为良，＞50 mmHg 为差。即刻跨瓣压差越小，远期效果越好。根据 PBPV 长期随访报道，扩张效果满意者，与手术者相似，90%以上的病例手术效果可保持 10 年以上。

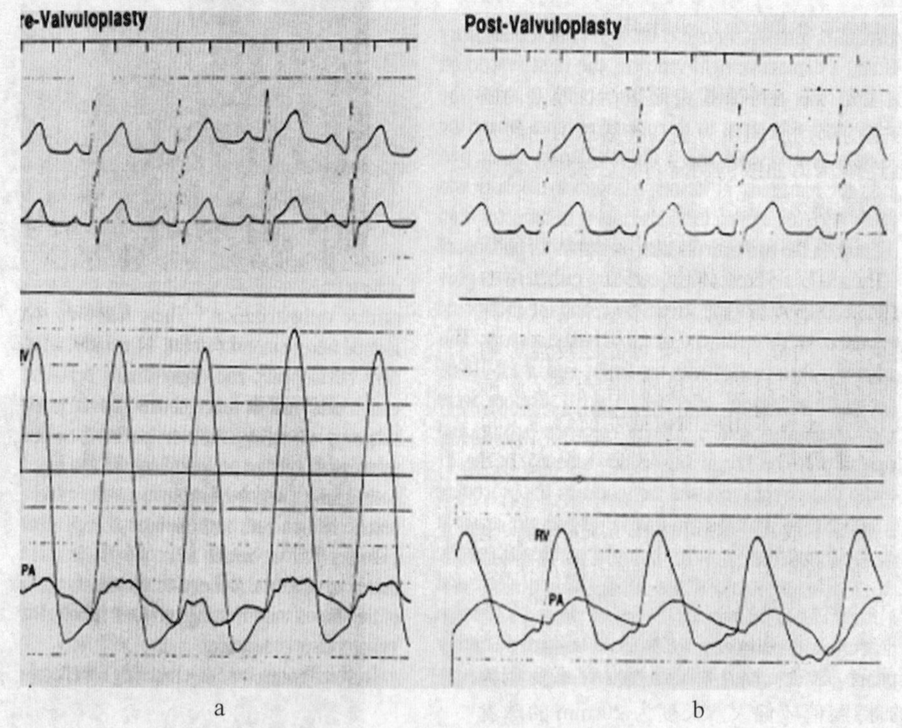

图 9-3-5　肺动脉成形术前后压力差变化

a. 扩张前可见右心室与肺动脉间存在压差，达 130 mmHg　b. 扩张后可见压差明显减小，为 34 mmHg

7. 术后处理及随访　与一般心导管术相同，不需给予抗血小板药物。必要时 24 h 内复查超声心动图。术后伴右心室流出道反应性狭窄者可给予β受体阻滞剂口服，通常应用 3～6 个月。术后可根据实际情况决定随访的间隔，复查内容包括心电图、X 线胸片、超声心动图等。

五、并发症

PBPV 虽为治疗肺动脉瓣狭窄的首选方法，但仍有 5%左右的并发症的发生率，总死亡率＜0.5%，多见于新生儿、小婴儿及重症病例。

（一）心律失常

心律失常常见的有导管刺激心壁引起的期前收缩、房性或室性心动过速，多为一过性，撤离导管则消失。在球囊扩张时，有时可见严重的窦性心动过缓或窦性暂停，甚至出现严重的房室传导阻滞，上述情况在使用单球囊扩张时更易发生。可能与球囊扩张时间过长或球囊过大有关，一般迅速抽瘪后可消失，若心动过缓持续存在，可应用阿托品或异丙肾上腺素提高心率，必要时施行临时心脏起搏。术后房室传导阻滞仍存在可能与球囊过大损伤传导束有关，可使用皮质激素。罕有传导阻滞不恢复者，如不恢复要考虑安装永久心脏起搏器。

（二）阿-斯综合征

阿-斯综合征多发生于单球囊扩张时，患者可出现血压下降、意识丧失，甚至抽搐，与球囊阻塞肺动脉瓣口时间过长有关。此时，应迅速排空和退出球囊。双球囊或多叶球囊可明显减少该并发症的发生。

（三）肺动脉瓣关闭不全

肺动脉瓣关闭不全是PBPV的常见并发症，发生率为10%～60%，多数为轻中度，很少引起临床症状，多数病例可在术后一段时间内消失。少数发展为中度关闭不全，可能需要手术修补。此并发症主要与球囊选择过大有关。

（四）三尖瓣关闭不全和右心衰竭

三尖瓣关闭不全和右心衰竭较少发生，发生率<0.2%。它多由于球囊过大、过长，损伤腱索或瓣膜引起。急性严重三尖瓣关闭不全甚至可造成急性右心衰竭。

（五）心脏及大血管破裂

粗暴的操作，过大、过长的球囊，尤其存在严重肺动脉狭窄时可能发生心脏及大血管破裂。常见的破裂部位在肺动脉、流出道及腔静脉与髂静脉的连接处（主要是婴幼儿）。若破口在心包腔，可引起心脏压塞，破口在心包腔以外，可引起失血性休克。一旦发生上述情况应及时进行心包引流、外科干预治疗。

（六）反应性右心室漏斗部狭窄

部分患者在PBPV后，虽然瓣口梗阻已解除，但右心室压力下降不满意，这是由于发生反应性漏斗部狭窄所致。因连续压力曲线显示肺动脉与漏斗部压差已解除，而漏斗部与右心室入口之间存在压力阶差。反应性漏斗部狭窄常发生于严重肺动脉高压、扩张球囊过大、过度刺激右心室流出道等。在较严重的肺动脉瓣狭窄的病例，增高的右心室压力可致使流出道的肌肉代偿性肥厚，当狭窄的瓣膜解除后，右心室压力骤降，代偿性肥厚的部分在右心室强力收缩时造成完全性阻塞，严重者可发生猝死。右心室流出道的刺激或过大的球囊损伤右心室流出道则可引起右心室流出道的痉挛。PBPV术后的漏斗部反应性狭窄多不需外科手术治疗，一般术后1～2年消失。有人认为这是流出道激惹、痉挛所致，可用普萘洛尔治疗。

第二节　经皮球囊二尖瓣成形术

经皮球囊二尖瓣成形术（percutaneous balloon mitral valvuloplasty, PBMV; percutaneous balloon mitral commissurotomy, PBMC）最早由井上宽治（Inoue）发明，1985年引入中国，目前成为治疗单纯二尖瓣狭窄的首选方法，国内及国外的随机或临床随访研究都证实PBMV是治疗单纯二尖瓣狭窄的有效方法，其疗效与直视二尖瓣分离术相当，优于二尖瓣闭式分离术。PBMV治疗二尖瓣狭窄的机制是通过扩张的球囊分离瓣叶粘连和钙化结节，从而增加瓣口面积和瓣叶的活动性，与直视二尖瓣分离术不同，PBMV对增厚的腱索无或仅有轻微的影响。

一、器械

进行PBMV有两种途径，即经静脉穿刺房间隔和经动脉逆行，国内主要采用前者。其器械包括房间隔穿刺套件和球囊，球囊有Inoue球囊、普通外周血管扩张球囊和快速交换多道球囊。近来又发明一种可反复使用的金属扩张器。在我国基本只使用Inoue技术。

二、适应证

（一）理想适应证

(1) 瓣膜条件好，有第一心音亢进，开瓣音，舒张期隆隆样杂音较响，年龄<50岁，病程较短，窦性心律。

(2) 中重度单纯二尖瓣狭窄，瓣口面积为0.6～1.5 cm^2。

(3) 不合并其他瓣膜的病变，无体循环栓塞史，左心房无血栓。

(4) Wilkin超声心动图积分≤8分（表9-3-1）。左心房压力阶差>8 mmHg，左心房平均压>11 mmHg。

(5) 有明确的相关症状，NYHA心功能分级Ⅱ～Ⅲ级，无风湿活动存在。

表9-3-1　二尖瓣狭窄病变程度的Wilkin超声心动图评分

分级	活动度	瓣下厚度	厚度(mm)	钙　化
1	瓣膜活动度强，仅瓣叶尖受限	仅二尖瓣叶下轻度受限	瓣叶厚度接近正常(4～5)	单一部位光点增强
2	瓣叶中部和基底部活动正常	腱索结构增厚，延伸至腱索长度的1/3	瓣叶中部正常，边缘增厚(5～8)	局限于瓣叶边缘的分散光点
3	舒张期瓣膜继续向前运动主要来自基底部	增厚，延伸至远端的1/3腱索	整个瓣叶增厚(5～8)	光点扩展至瓣叶中部
4	舒张期瓣叶无或仅轻微向前运动	所有腱索结构广泛增厚和缩短，并延伸至乳头肌	所有瓣叶组织相当增厚(>8)	大部分瓣叶组织有广泛的光点

（二）相对适应证

(1) 瓣膜硬化，钙化不严重。

(2) 心房颤动，经食管超声心动图未发现心房血栓或心耳血栓已机化。

(3) 二尖瓣狭窄分离术后再狭窄而无禁忌证者。

(4) 严重二尖瓣狭窄合并肺动脉高压，或合并重要器官功能不全而不适合手术者。

(5) 伴轻度至中度二尖瓣关闭不全、主动脉瓣关闭不全或轻度狭窄。

(6) Wilkin超声心动图积分在8～11分。

(7) 妊娠合并二尖瓣狭窄。

部分患者超声心动图发现血栓，在经过一段时间的抗凝治疗后，复查超声心动图可见血栓消失，此时可考虑PBMV(有报道抗凝1年后血栓才消失者)。

ACC和AHA于2008年发表《心瓣膜疾病治疗指南(2008年修订版)》，提出了经皮二尖瓣狭窄球囊瓣膜成形术的适应证：① 有症状(NYHA心功能分级Ⅱ、Ⅲ或Ⅳ级)的中重度二尖瓣狭窄和瓣膜形态适合经皮二尖瓣球囊瓣膜成形术，没有左心房血栓或中重度二尖瓣反流患者(ⅠA)。② 有症状的中重度二尖瓣狭窄、瓣膜形态适合经皮二尖瓣球囊瓣膜成形术、肺动脉高压(静息肺动脉收缩压＞50 mmHg或运动时＞60 mmHg)、没有左心房血栓或中重度二尖瓣反流的患者(ⅠC)。

2012年ESC更新了欧洲瓣膜病治疗指南，经皮二尖瓣狭窄球囊瓣膜成形术主要适用于瓣口面积＜1.5 cm² 的患者，适应证见表9-3-2。

表9-3-2 瓣口面积＜1.5 cm²的患者经皮二尖瓣球囊瓣膜成形术适应证

	级别
有症状的患者，具有适于接受PMC的特征[a]	ⅠB
有症状的患者，有手术禁忌证或手术高风险	ⅠC
有症状的患者，虽然解剖特征不利于手术但临床特征适宜手术的患者作为初始治疗	ⅡaC
无症状的患者，具有适于接受PMC的特征并有高血栓-栓塞或高血流动力学失代偿风险	ⅡaC
既往有栓塞史	ⅡaC
左心房自发声学显影	ⅡaC
近期的或阵发性心房颤动	ⅡaC
静息收缩期肺动脉压＞50 mmHg	ⅡaC
需要接受非心脏大手术	ⅡaC
希望妊娠	ⅡaC

注：PMC，经皮二尖瓣分离术。

a 适于PMC的特征指：临床特征(老年、瓣叶分离术史、NYHA心功能Ⅳ级、心房颤动、严重肺动脉高压)。解剖特征(超声心动图积分＞8、Cormier积分3、极小的二尖瓣口面积、严重的三尖瓣反流)。

三、禁忌证

(1) 二尖瓣狭窄合并中度以上的二尖瓣关闭不全或主动脉瓣关闭不全或狭窄。

(2) 二尖瓣瓣下结构病变严重。

(3) 左心房血栓。

(4) 体循环栓塞史(若食管超声心动图证实无血栓，可在检查后24 h内完成手术)。

(5) 风湿活动。

(6) 高龄合并较严重的冠状动脉疾病者。

(7) Wilkin超声心动图积分＞12分。

四、术前准备

术前准备主要包括病史、体格检查、血常规、肝肾功能、电解质、凝血功能、心电图及X线胸片和超声心动图(包括食管超声心动图)。通过超声心动图检查可了解二尖瓣的形态、活动度、质地、是否钙化及瓣下结构情况，还可了解或评价其是否存在瓣膜关闭不全、其他瓣膜情况，各心房心室大小，并能评价心功能，测量或评估二尖瓣狭窄及肺动脉高压的程度。食管超声心动图的主要目的是评价有无发生血栓栓塞的危险。与体表超声心动图相比，食管超声心动图能更准确地检出左心房血栓，尤其存在心房颤动时。对下列患者应常规进行食管超声心动图检查：① 心房颤动者。② 虽为窦性心律，但左心房前后径＞50 mm者。③ 肺动脉压力明显增高，＞60 mmHg。④ 有体循环栓塞病史者。若食管超声心动图未见血栓，应尽快安排PBMV(一般应在检查后24 h进行)，否则应予以抗凝治疗。

五、操作技术

(一) 心导管检查

在进行PBMV时一般应先行心导管检查，必要时还要进行左心室或升主动脉造影检查，目的是评价二尖瓣和主动脉瓣狭窄或关闭不全的程度及肺动脉高压的程度等。也有不少学者认为在进行了仔细、准确的超声心动图检查后，可不必再进行心导管检查。

(二) 房间隔穿刺

穿刺股静脉成功后，经鞘管送入0.081 cm(0.032 in)"J"形交换导丝至上腔静脉，退出鞘管，沿导丝将改良的Mullins鞘和扩张导管送至上腔静脉处，退出导丝，将房间隔穿刺针经改良的Mullins鞘和扩张导管送至距扩张导管顶端约10 mm处，连接压力导管，并冲洗穿刺针。有多种方法进行房间隔穿刺，其中心要点是准确找到卵圆窝的部位，并在此处穿刺。下拉法最为简单和安全。具体方法为，在后前位透视下将穿刺针针柄处表示穿刺针方向的箭头样标记柄旋转至5点左右的位置，此时穿刺针针头指向脊柱侧。然后，保持该角度，将Mullins鞘、扩张导管连同穿刺针一起沿脊柱影回撤，当扩张导管尖越过影像中的主动脉结继续下行时，可见扩张导管管尖向脊柱左侧摆动，表明导管尖降至卵圆窝水平，再轻拉并前送导管，感到导管前进受阻表明导管尖顶住了卵圆窝。此时可通过以下几个透视体位证实：在右前斜30°下，整个导管及穿刺针呈一直线；在左前斜60°或侧位导管及穿刺针头指向脊柱即心脏后侧(图9-3-6、图9-3-7)。某些左心房增大比较明显者，穿刺针针柄角度可调整在6点。有些患者由于左心房压力增高，卵圆窝突起，穿刺针不易固定，可将穿刺针的弯度再弯大些，以使其易于顶在卵圆窝处。以下方法有助于卵圆窝的定位：可通过右半胸椎中线向下作垂线交于左心房下缘，该交点向上约2/3椎体高度处即是卵圆窝处；也可先确定三尖瓣上缘(在做右心导管时可确定)，在其上缘做水平线交于左心房右缘，在该连线的中点作下垂线交与左心房下缘，该垂线的上1/3处即是卵圆窝。

以下情况视为房间隔穿刺的禁忌证：① 巨大左心房或右心房。② 心脏严重移位或异位。③ 主动脉根部明显扩张。

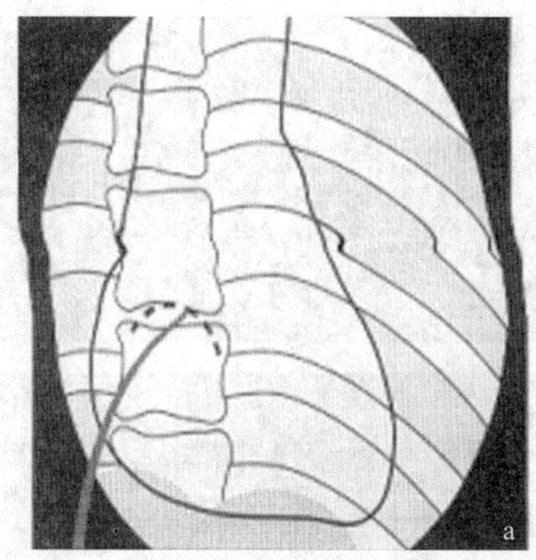
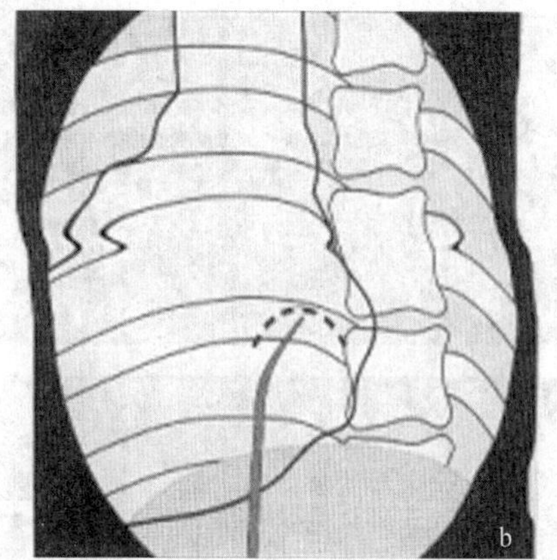

图 9-3-6　房间隔穿刺定位

a. 后前位，针尖指向左侧，右脊柱影内　b. 左侧位，针尖指向后外侧脊柱方向

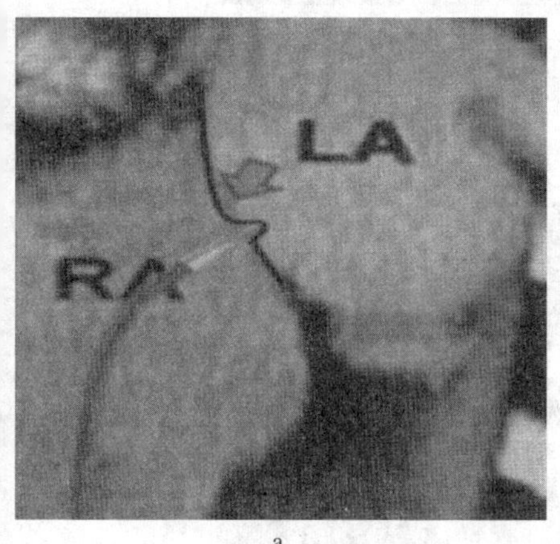

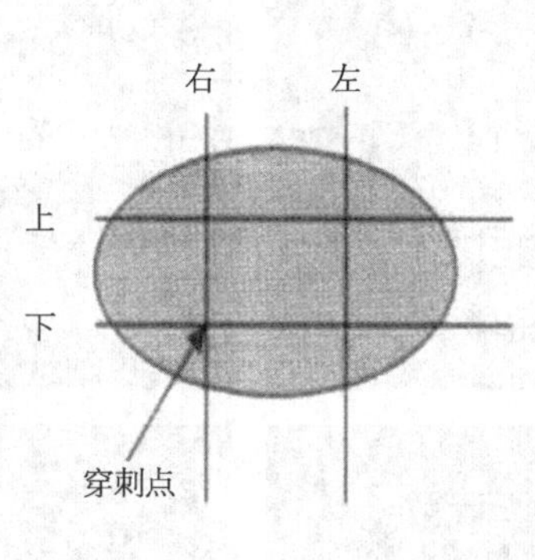

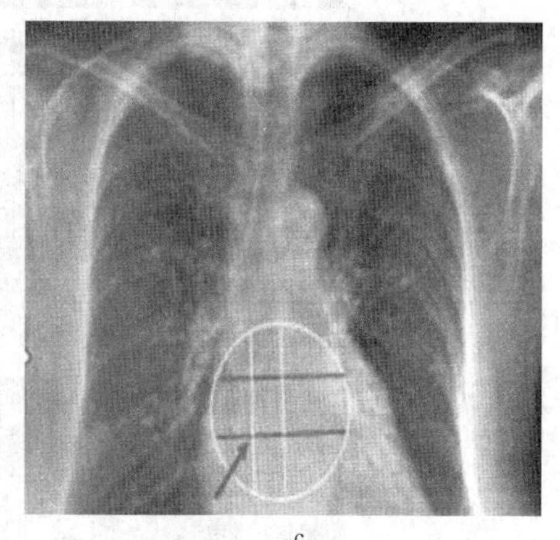

a　b　c

图 9-3-7　房间隔穿刺"井"字定位法

a. 房间隔穿刺 LA RA　b. "井"字定位法　右左上下穿刺点　c. "井"字定位法

④ 脊柱或胸廓严重畸形。⑤ 左心房间隔处血栓。近来报道使用心腔内超声，可不或较少考虑上述情况，从而扩大房间隔穿刺的适应证。在确定了卵圆窝的位置后，可开始穿刺，一般在右前斜 30°～45°或左前斜 60°～90°透视下进行，此时保持扩张导管顶在卵圆窝处，再向前推送穿刺针，当穿刺针进入左心房时，通常会有落空感，然后连接压力，观察是否出现左心房压力曲线，还可通过穿刺针注射造影剂，若穿刺针在左心房内，可见造影剂使左心房顶显现，并呈云雾状散开，然后流入心室排空，否则可见造影剂在房间隔或心房壁滞留。确定房间隔穿刺成功后，将扩张导管沿穿刺针略微向前推送进入左心房，然后退出穿刺针，再次测压力证实，之后将左心房导丝通过扩张管插入左心房并使导丝的前端在心房内盘成圈状，退出改良的 Mullins 鞘和扩张导管，将房间隔扩张导管沿左心房导丝插入，扩张股静脉穿刺处和房间隔穿刺处 2～3 次，然后将房间隔扩张导管拉到下腔静脉处，并开始准备扩张球囊。当左心房导丝进入左心房后，应立即静脉注射肝素 3 000 U(也可在左心房导丝插入之前，通过扩张导管直接向左心房内注射)。

房间隔穿刺是 PBMV 的关键步骤，也是 PBMV 发生并发症或失败的原因。穿刺部位宜选卵圆窝处，穿刺部位过高可能进入主动脉或左心室，过低可能进入冠状动脉窦或损伤房室交界处，也有将下腔静脉进入右心房处误认为房间隔而穿破下腔静脉。

(三) 二尖瓣扩张

1. Inoue 技术

(1) 器械：Inoue 球囊(图 9-3-8)直径为 12 F、长 70 cm，导管有双腔，一个可用来测压力，也是导丝、延伸管及探条的通路；另一个与导管前端多聚酯材料制成的球囊相通，与之配套的还有延伸管和左心室探条，前者是为拉长球囊和加硬球囊导管设计，目的是使球囊导管易于通过股静脉和房间隔的穿刺处。后者可帮助球囊顺利进入左心室。

(2) 球囊大小的选择：一般根据经验公式计算。

$$球囊直径(mm)=身高(cm)/10+10$$

如患者身高为 160 cm，除以 10 得 16，再加 10 得 26 mm，即应选择直径 26 mm 的球囊。Inoue 球囊的直径可通过向球囊内注射多少液体来调节，其最大直径可比额定直径大 4 mm。

(3) 操作步骤：① 先将导管内空气排尽，再关闭排气孔。连接盛有 1∶4 稀释的造影剂的注射器，向球囊内注射稀释后的造影剂，用卡尺测量球囊直径，确定注射到球囊内的造影剂量与球囊直径的关系，同时观察球囊排空的速度。② 将延伸管插入球囊导管，使球囊导管撑直。③ 沿左心房导丝将球囊导管送至左心房内，当球囊大部分进入左心房时，将球囊上的内管

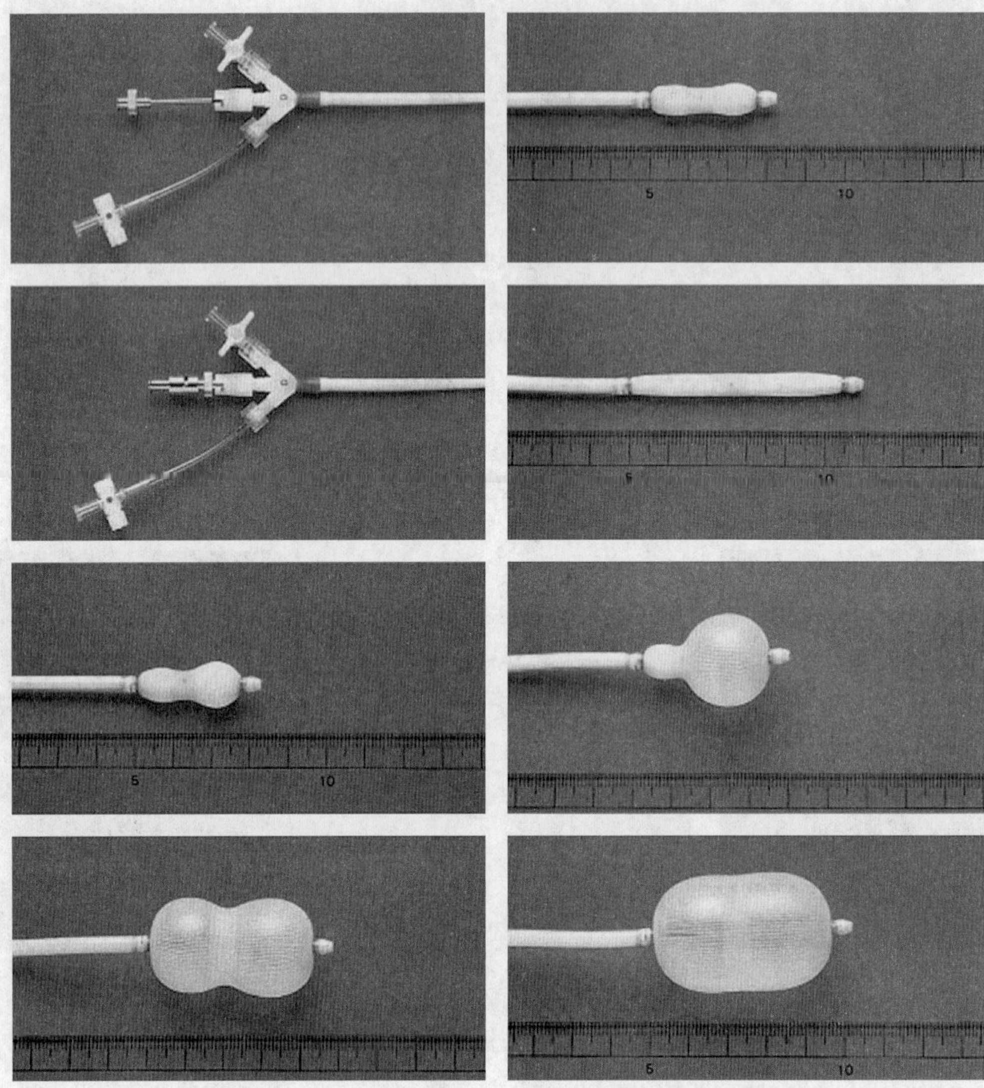

图 9-3-8　Inoue 球囊

退出少许，并继续推送球囊导管，使整个球囊进入左心房，然后将延伸管撤出，使球囊在左心房内形成自然弯曲的弧度。④ 退出延伸管和左心房导丝，插入左心室探条，调整球囊导管在左心房内的位置，使球囊导管的顶端指向下方，为方便球囊进入左心室，可先向球囊内注射少许稀释后的造影剂，逆时针旋转导管的同时并向前推送，当看到管尖跳动时，说明球囊头端已到达二尖瓣口处，此时快速回撤左心室探条数厘米，并前送导管，球囊即可进入左心室。⑤ 球囊进入左心室后，先向球囊内注射少许稀释后的造影剂，使球囊前半部分充盈，之后略微回撤导管，使球囊腰部卡在瓣口处，然后迅速向球囊内注射稀释后的造影剂，待球囊"腰征"消失，迅速排空球囊（图 9-3-9、图 9-3-10）。充盈球囊和排空球囊的过程应一气呵成，过长时间的充盈球囊会因血流长时间的中断引起阿-斯综合征。⑥ 一次扩张完毕，应立即听诊，明确是否出现收缩期杂音，舒张期杂音及开瓣音是否减轻，同时测定左心房压力，观察压力是否下降。若左心房压力下降不满意，也没有出现新的收缩期杂音，可略增加球囊直径再次扩张，如此反复数次，直至左心房压力（主要是平均压）下降>50%，或球囊直径已达到 30 mm，或出现新的收缩期杂音。扩张时球囊的直径应从小到大，逐步递增，如直径 26 mm 的球囊，可从 24 mm 开始，逐步增大。⑦ 认为扩张结果可接受后，再按原先安装球囊的次序，依次插入左心房导丝和延伸管，并将球囊导管撤出体外。最后压迫止血。⑧ 术后处理和随访与 PBPV 相同。

2. 单球囊或双球囊技术（图 9-3-11）　所用球囊与 PBPV 者相同。房间隔穿刺过程与上述相同，但需要在主动脉与腔静脉间建立轨道，一般可先将漂浮球囊经房间隔、左心房、左心室送到主动脉，然后通过该导管送入一根（单球囊技术）或两根（双球囊技术）260 cm 长"J"形交换导丝至降主动脉。此后，以该导丝作为轨道，送入合适直径的单个或双个球囊对二尖瓣实施扩张。对<60 kg 的矮小患者一般选一个直径为 25 cm的球囊，其有效扩张面积为 4.9 cm^2，若选 15 cm 和 20 cm 两个球囊，扩张面积可达 5.51 cm^2。扩张面积>4.9 cm^2 才能达到有效扩张的目的。双球囊扩张可能比单球囊面积大，由于双球囊扩张时，球囊之间有空隙让血液通过，可能患者的相关症状会减轻。

3. 金属扩张器技术　这种技术扩张二尖瓣的器械是金属。其扩张器是一种可通过体外操作打开或闭合的装置，在闭合状态下呈柱状的导管，将其送至二尖瓣口，然后打开，从两个方向

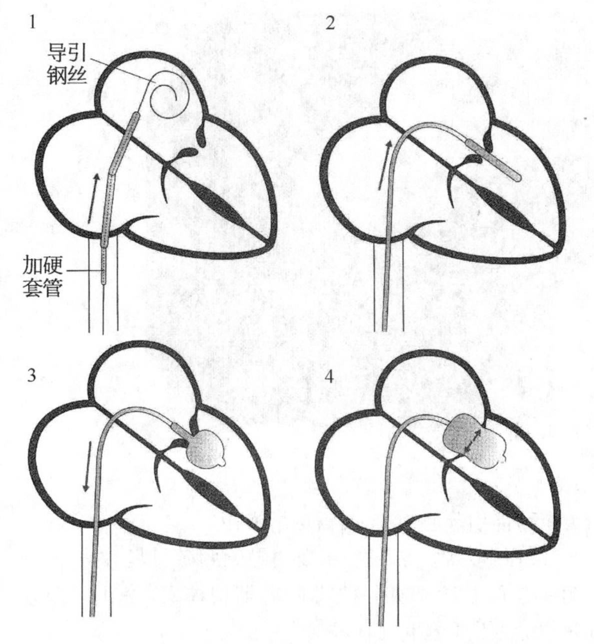

图 9-3-9　球囊扩张过程示意图

对交界处扩张。初步经验显示，以 30 mm 或 40 mm 直径直接扩张二尖瓣，可获得比球囊扩张更好的扩张效果，而且该装置可反复使用。

4. 多道双球囊技术　该技术为通过一根导丝送入两个球囊。该球囊在一根导管上两个球囊，因此可通过一根导丝送入，并对两个球囊同时扩张。

5. 经动脉逆行技术　与单球囊或双球囊技术基本相同，但轨道的建立方法相反，操作时需要特殊的导管将交换导丝由主动脉经左心室插入左心房，然后再经主动脉送入单球囊或双球囊扩张二尖瓣。

六、疗效评价

达到以下指标的两项可视为即刻手术成功：① 舒张期杂音消失或明显减轻。② 左心房压力明显下降，左心房平均压≤11 mmHg，压差≤6 mmHg 为优，压差≤8 mmHg 为成功。③ 予以最佳直径球囊扩张后“腰征”消失。④ 跨瓣压差明显降低(若测定，最好下降>50%)。⑤ 若同时行超声心动图检查，瓣口面积增加 50%以上，或>1.5 cm^2(成功)、2.0 cm^2 以上(优)。

PBMV 的远期效果取决于以下因素：① 超声心动图积分。② 左心室舒张末压，NYHA 心功能分级。③ 年龄。④ 扩张后瓣口面积。⑤ 扩张球囊直径。⑥ 心房颤动。超声心动图积分>8 分者、NYHA 心功能分级Ⅲ级以上、年龄 65 岁以上、扩张后瓣口面积<1.5 cm^2、扩张球囊直径过小都将影响手术效果。条件好的 PBMV 远期效果与手术相当，甚至有研究显示优于闭式分离，其 5 年无症状生存率接近 90%。

七、并发症

PBMV 并发症主要为心脏压塞、二尖瓣关闭不全、体循环栓塞、医源性房水平分流、心律失常、血管并发症等。约 1.5% 的病例需紧急手术，死亡率为 0～3%。

1. 心包填塞　发生率为 0.2%～4%，是 PBMV 失败和致死的主要原因。主要发生在房间隔穿刺过程，包括穿刺针、扩张导管、球囊等均可穿破心房，引起心包填塞。故在操作过程中要小心、仔细，确认穿刺针进入左心房后才能进行扩张及给予肝素。常见的心包填塞表现有低血压、心动过缓、胸闷、呼吸困难及突然意识丧失等，透视下可见心影增大，搏动减弱的心脏四周有一圈不搏动的阴影，此时不必等待超声心动图证实，

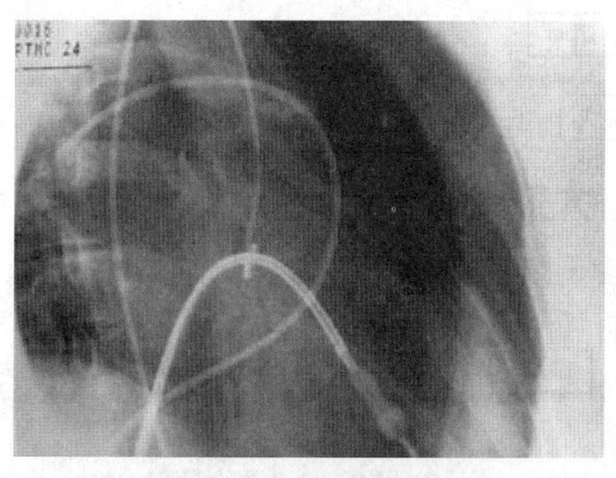

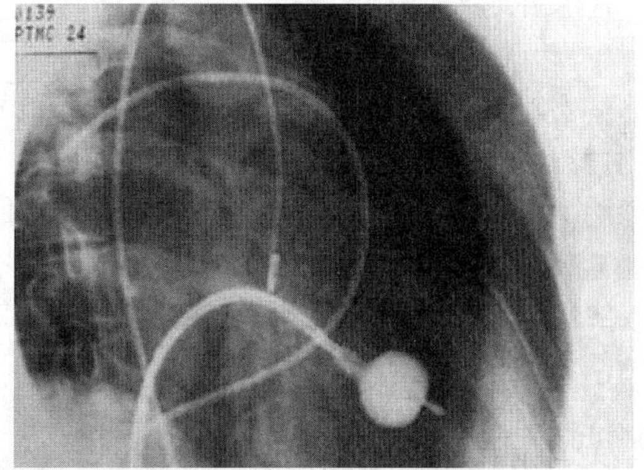

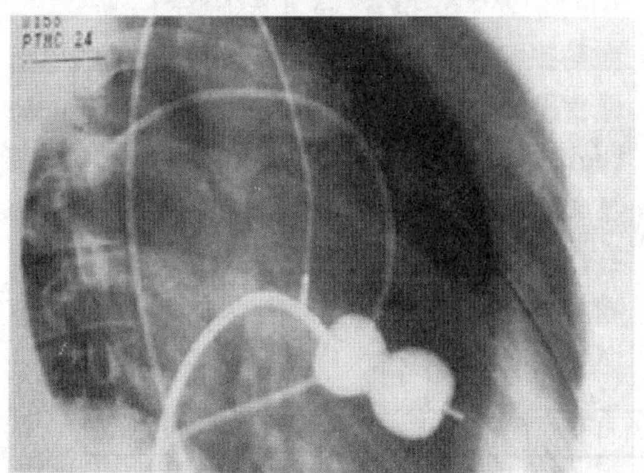

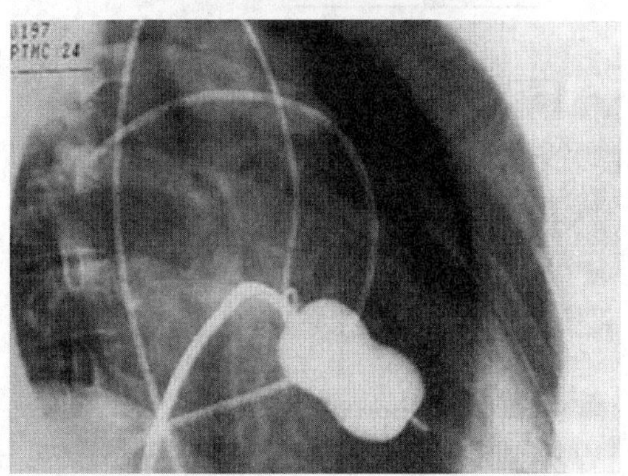

图 9-3-10　扩张球囊进入左心室后逐渐扩张的过程

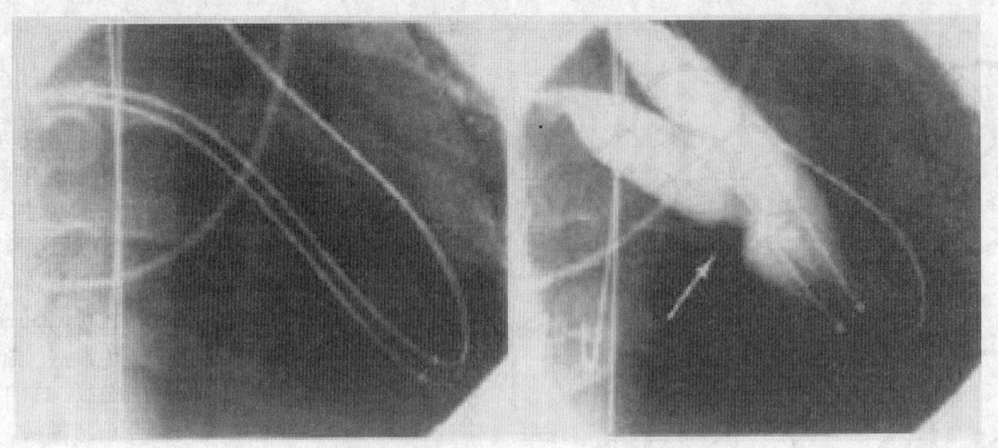

图 9-3-11 双球囊技术

可迅速进行心包穿刺引流，若观察 30 min，不见活动性出血，可继续手术；若在短时间内仍有大量血液抽出，应紧急外科手术。

2. 二尖瓣关闭不全 常见。但多数为轻中度，需要行二尖瓣置换者占 0.9%～3%。主要与瓣膜条件不好、球囊过大、操作粗暴等因素有关。操作中由小球囊到大球囊逐步扩张，并在每次扩张后听诊是否出现收缩期杂音可减少该并发症。

3. 体循环栓塞(脑栓塞多见) 血栓栓塞的发生率为 0～6.5%。主要是左心房内血栓脱落，偶尔也会发生空气栓塞。术前食管超声心动图检查可明显减少该并发症。此外，术中有效抗凝、熟练掌握技术、减少心房内操作时间，也是减少该并发症的重要环节。

4. 医源性心房水平分流 约 20%的患者在术后短期内可检测到心房水平左向右分流，但分流量较小，很少产生临床意义，大多数在术后 12 个月内可逐渐减少或消失。极少数分流量大者可能引起心力衰竭，需尽早修补。

5. 心律失常 常见。主要由导管刺激引起，为一过性，多数为快速心律失常，如各种期前收缩、房性或室性心动过速等，偶尔也会发生心脏传导阻滞。

6. 血管并发症 较少发生。偶尔可见血肿、动静脉瘘、血管撕裂等。

7. 低血压 少见。偶可见于压迫止血、心房穿刺、房间隔扩张、球囊通过房间隔，房内操作导管时，多为一过性，静脉注射阿托品可纠正。

八、二尖瓣狭窄的处理流程

2008 年 ACC/AHA《心瓣膜疾病治疗指南(2008 年修订版)》和 2012 年 ESC 欧洲瓣膜病治疗指南对于重度二尖瓣狭窄提出了处理流程，见图 9-3-12～图 9-3-14。

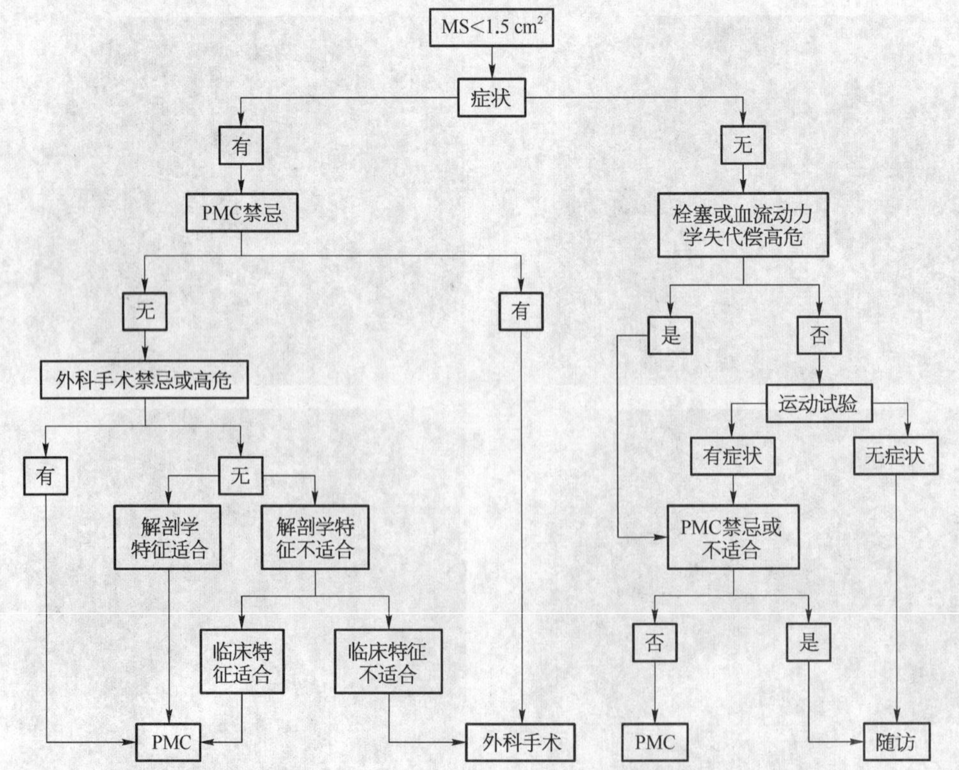

图 9-3-12 2012ESC 严重二尖瓣狭窄的处理流程

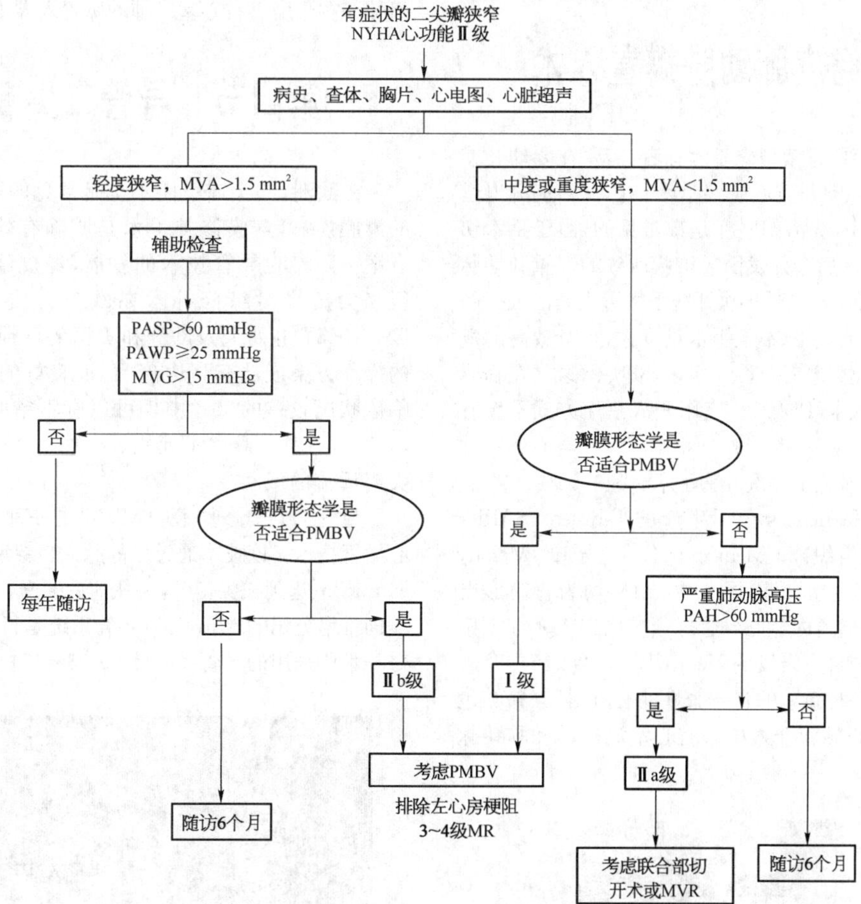

图 9-3-13　2008 ACC/AHA 有症状二尖瓣狭窄处理流程—1

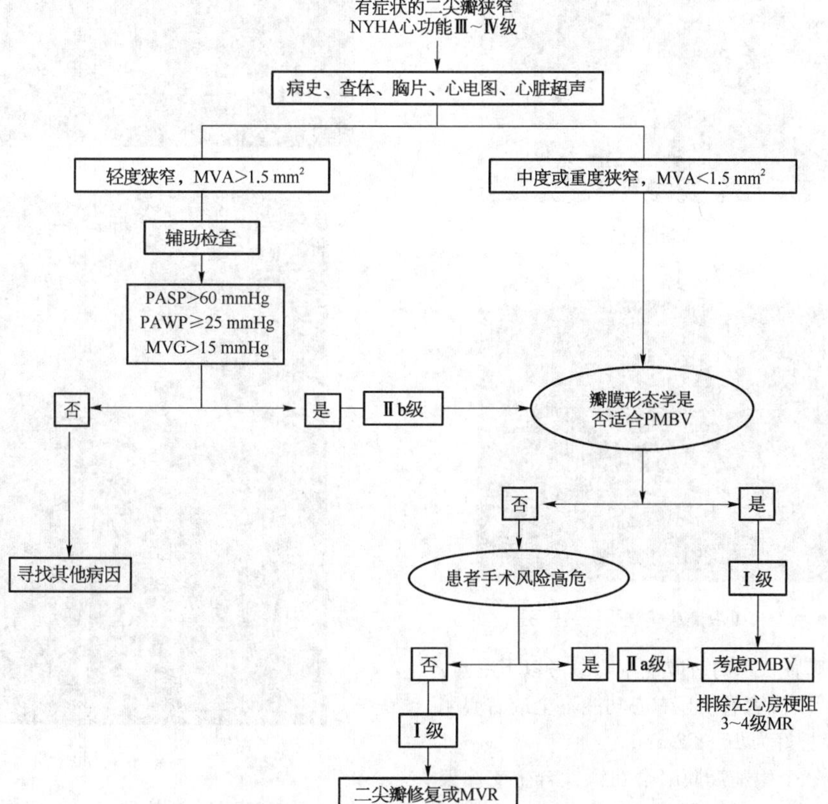

图 9-3-14　2008 ACC/AHA 有症状二尖瓣狭窄处理流程—2

第三节 经皮肺动脉瓣置入术

右心室流出道狭窄的青紫型先心病患者，需要在婴幼儿或儿童早期施行体外循环下开胸心脏纠治术。在右心室流出道狭窄的青紫型先心病中，法洛四联症是最常见的，由于手术切除了病变肺动脉瓣膜，术后会并发因无瓣膜所致的严重肺动脉反流(PR)。因此，患者需要接受再次开胸手术置入新的人工肺动脉瓣。但是2次(以上)手术不但手术难度大，且有较高的危险性和死亡率。针对此类患者，近10年来，欧美国家已在临床使用经皮肺动脉瓣置入术(PPVI)。应用介入治疗方式不仅有效终止了肺动脉的大量反流，改善肺组织血液循环与右心室功能达到了治疗目的，也避免了再次开胸手术。

美国 Edwards Lifesciences 公司生产的 Edwards SAPI-EN 肺动脉瓣(牛心包组织)和 Medtronic 公司生产的 Melody 人工生物肺动脉瓣(猪主动脉瓣，图9-3-15)均为直筒形支架，需先在肺动脉主干通道内经心导管球囊扩张植入一个支架以固定安置瓣膜。我国自主研发的 Venus P-Valve 经皮介入人工心脏瓣膜系统是一种新型的自膨胀性的心脏瓣膜(猪心包膜组织)，经皮穿刺经心导管介入植入右心室流出道和肺动脉(图9-3-16)。

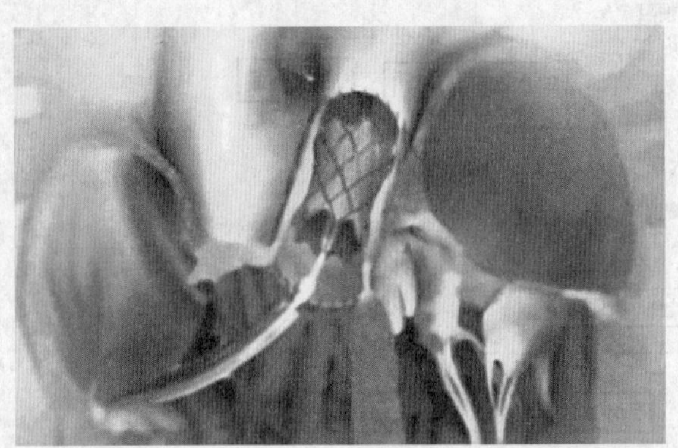

图9-3-15 Melody® 经导管肺动脉瓣

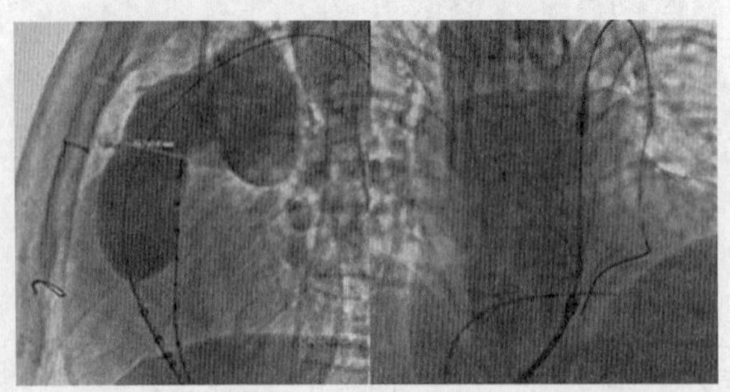

图9-3-16 Venus P-Valve 瓣膜输送系统造影图

目前经皮肺动脉瓣膜置入术的适应证主要参考以下三点：① 重度肺动脉瓣反流。② 患者有明显右心功能不全或右心明显扩大。③ 瓣膜的直径最好为16～22 mm。

人工肺动脉瓣膜由三个生物瓣膜缝合在镍钛合金支撑架上构成，经压缩后由导管植入。在心导管室于全身麻醉和双平面X线成像引导下进行手术。经皮穿刺后由右股静脉—下腔静脉—右心房—右心室—肺动脉置入人工肺动脉瓣。

第四节 导管二尖瓣修复术

在欧洲，二尖瓣关闭不全是常见的第2位需要手术治疗的瓣膜疾病，瓣膜修补手术是明确有效治疗二尖瓣反流的方案。随着心导管技术的发展，经皮经导管采用 MitraClip 行二尖瓣缘对缘修补术在欧美已成为现实，EVEREST、EVEREST Ⅱ 研究及欧洲和美国的注册研究显示，MitraClip 的操作方案成功率高达75%，有良好的安全性和耐受性，在临床状况较差的患者中也可以有不错的效果。随访1年显示55%的患者避免了死亡、再次二尖瓣手术和中度以上二尖瓣反流的威胁。

导管二尖瓣修复术(TMVR)是一种基于外科手术原理的心导管技术。该技术通过股静脉入口穿刺房间隔，使用导管将 MitraClip 送到二尖瓣尖，夹住前后尖瓣，从而减少二尖瓣反流。美国雅培公司的 MitraClip 导管系统是目前皮经二尖瓣缘对缘修补术所采用的导管系统(图9-3-17)。

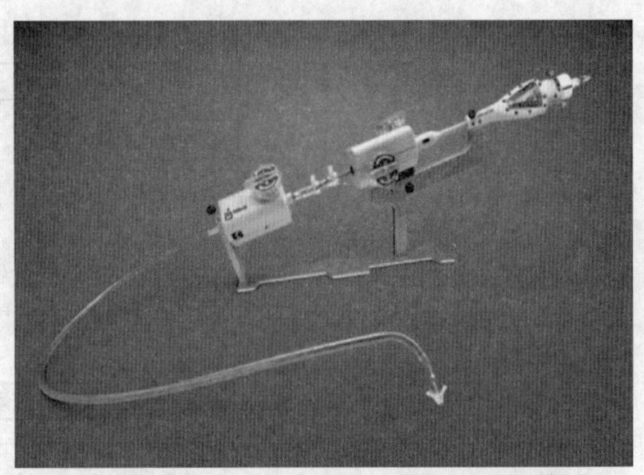

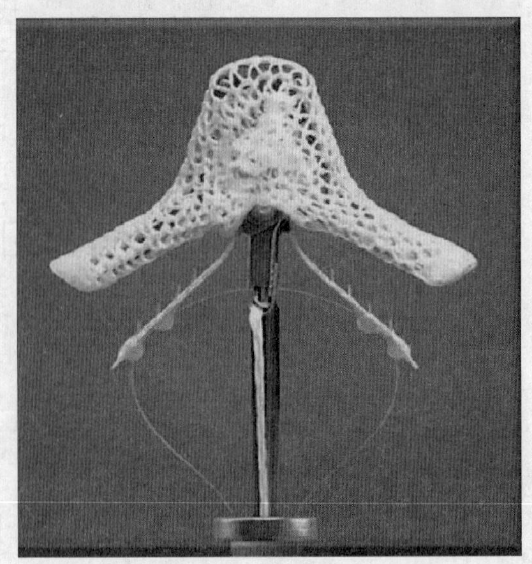

图9-3-17 MitraClip 导管系统

2012年 ESC 欧洲瓣膜病治疗指南对于经皮经导管采用 MitraClip 行二尖瓣缘对缘修补术的适应证描述是：① 经心血

管团队评估不能耐受手术或高危手术风险，且预期寿命超过 1 年的经心脏超声明确瓣膜解剖结构合适的原发性重度有症状的二尖瓣反流患者（Ⅱb 类推荐，证据水平 C）。② 经心血管团队评估不能耐受手术或高危手术风险，且预期寿命超过 1 年的经心脏超声明确瓣膜解剖结构合适的并已接受规范化治疗（包括有指征行 CRT 治疗）的继发性重度有症状的二尖瓣反流患者（Ⅱb 类推荐，证据水平 C）。

术前借助影像学方法评估二尖瓣反流患者冠状静脉窦、二尖瓣瓣环及冠状动脉之间的解剖变异情况，包括冠状静脉窦开口的内径及长度、二尖瓣瓣环的内径及其与冠状静脉窦的位置关系、冠状静脉窦与冠状动脉关系等，术中经食管实时三维超声心动图（RT-3D-TEE）监测、指导，对手术成功及手术获益至关重要。

总体而言，经导管二尖瓣修复术要优于瓣膜置换术，能更好地保留左心室功能，血栓栓塞并发症、抗凝相关的出血和心内膜炎的发生率更低，具有创伤小、手术死亡率及并发症的发生率低、存活率高的优点。

第五节　经导管主动脉瓣置换术

葛均波

随着人类寿命的延长和人口的老年化，主动脉瓣疾病的发病率越来越高。在西方发达国家，钙化性主动脉瓣狭窄（CAS）的发生率仅次于高血压和冠心病，已成为老年人瓣膜置换的首要原因。长期以来，外科主动脉瓣置换术一直是症状性主动脉瓣狭窄的主要治疗方式。但是，由于传统外科手术创伤大、需要体外循环、手术风险高，30%～50%的患者因高龄、左心室功能差、存在严重的并发症、恐惧外科手术而放弃外科治疗。经导管主动脉瓣置换术（TAVR）是近年来研发的一种全新的微创瓣膜置换技术。自 2002 年法国医生 A. Cribier 成功完成人体首例手术后，TAVR 取得快速发展，目前全球累计完成 7 万余例手术，2012 年 ESC 瓣膜管理指南已将 TAVR 作为某些主动脉瓣狭窄人群的Ⅰ类或ⅡA 类适应证，可见该技术已作为一种一线治疗手段获得人们的广泛认可。

一、适应证

2012 年，美国心脏病基金会等多个学会联合颁布了 TAVR 专家共识，提出 TAVR 适应证为：① 建议对符合以下条件患者行 TAVR，即严重的症状性的三叶式 CAS、解剖上适合 TAVR、预期寿命＞12 个月、外科手术禁忌（定义为术后 30 d 内死亡风险＞50%或存在严重不可逆并发症或其他影响手术的因素，如体质脆弱、胸部放射治疗后、胸廓畸形、严重肝脏疾病、严重肺部疾病、主动脉弥漫严重钙化等）。② 外科手术高危（PARTENER 研究标准：STS 评分≥8 分）且解剖上适合 TAVR 时，TAVR 可作为外科手术之外的另一合理选择。其中重度 CAS 定义为：活动能力严重降低的、钙化的瓣叶，主动脉血流喷射速度＞4.0 m/s，或主动脉瓣口面积＜1.0 cm^2，或 AV 指数＜0.6 cm^2/m^2，或平均压力梯度＞40 mmHg。在左心室收缩功能不全情况下，严重 AS 定义为：瓣叶钙化，收缩期活动降低，多巴酚丁胺负荷超声心动图显示主动脉血流速度＞4.0 m/s，或平均压力梯度＞40 mmHg 且瓣口面积＜1.0 cm^2 或任何血流速度的 AV 指数＜0.6 cm^2/m^2。解剖合适的定义为：主动脉瓣环大小和瓣膜平面到冠状动脉的开口高度均适合于放置 TAVR。有足够的置入 TAVR 所需血管通路（髂股动脉、锁骨下动脉、腋动脉）或适于心尖入路。2012 年 ESC 瓣膜管理指南将上述第一种情况定为 TAVR 的Ⅰ类适应证，而第二种情况适应证为 TAVR 的ⅡA 类适应证。随着技术进展，有学者对二叶式 CAS、外科换瓣术后出现的人工生物瓣功能退化（瓣中瓣技术）行 TAVR 术也取得满意效果。

二、禁忌证

左心室内血栓，左心室流出道梗阻，30 d 内心肌梗死，非钙化性主动脉瓣狭窄，左心室射血分数＜20%，严重肺动脉高压或右心室功能不全，血管入路或主动脉根部解剖形态上不适合 TAVR 等。

三、操作方法

1. 手术器械及路入途径　TAVR 目前运用最为广泛的两种瓣膜系统为 Edwards 球囊扩张支架瓣膜系统及 CoreValve 自膨胀支架瓣膜系统。TAVR 手术路入途径包括顺行法（静脉穿刺房间隔经左心房—二尖瓣—左心室途径）、经心尖法及逆行法（股动脉—主动脉路径），其中经股动脉逆行法目前运用最为广泛。

2. 术前准备　患者在术前检查经胸超声心动图、食管超声心动图，以及胸腹主动脉、冠状动脉 CT 血管造影，并进行临床评估，以判断患者是否适合 18 F CoreValve 瓣膜系统和选择合适的瓣膜型号（本文以使用 18 F CoreValve 瓣膜系统经股动脉途径行 TAVR 术为例介绍手术简要过程）。

3. 一般操作　静脉复合麻醉后，分别穿刺并置入 6 F 动脉鞘于左侧股动脉、股静脉，静脉给予普通肝素 100 U/kg。经左侧股静脉放置临时起搏导管电极于右心室心尖部，经左侧股动脉鞘管放置猪尾巴导管至主动脉根部。穿刺右侧股动脉，预先放置动脉缝合装置，将 18 F 动脉鞘管送至胸主动脉。将带猪尾巴导管放于主动脉无冠窦，行主动脉根部造影。

4. 测量跨瓣压　经 18 F 鞘管送 Amplazer L 导管及 J 形导丝至主动脉根部，交换导丝为直头超滑导丝。将直头超滑导丝送入左心室，后送入 Amplazer L 导管至左心室，后同时记录主动脉及左心室内压力曲线，测量跨瓣压差。

5. 预扩张瓣膜　退出 Amplazer L 导管，交换为猪尾巴导管。取出加硬导丝并进行塑形，使其远端形成圆圈状，后将加硬导丝经猪尾巴导管送至左心室。拆开 18 F CoreValve 瓣膜，置于冰盐水中，通过装配系统将瓣膜装配于输送鞘中备用。经 18 F 鞘管送入扩张球囊至主动脉瓣环处行主动脉瓣扩张，球囊扩张同时以 160～220 次/min 快速起搏（当收缩压降至 50 mmHg 以下时开始扩张）。

6. 释放瓣膜　退出球囊，经 18 F 鞘管送入装配有 CoreValve 的输送鞘至瓣环处，行主动脉根部造影。调整输送鞘将瓣膜精确定位于主动脉瓣环处。固定输送鞘，并缓慢旋转导管头端的释放装置以释放瓣膜，当瓣膜打开约一半面积时复查主动脉根部造影，调整并确认瓣膜处于理想位置。以快速起搏，并快速旋转释放装置释放瓣膜，在瓣膜支架将要完全释放前停止旋转，复查主动脉根部造影。确认瓣膜处于理想位置后，完全释放瓣膜。

7. 释放后评估 行主动脉造影及食管超声心动图评估瓣膜工作状态及瓣周漏的情况。若瓣膜贴壁欠佳、瓣周漏比较明显，可用球囊行后扩张。记录主动脉及左心室内压力曲线，测量跨瓣压差。拔除鞘管，使用预放的动脉穿刺闭合装置缝合18 F鞘管处动脉穿刺点，保留临时起搏器导线，余穿刺点加压包扎。

四、术后处理及随访

术后处理：术后送入监护室，静脉运用抗生素 3 d，以阿司匹林(0.1 g，每日 1 次)和氯吡格雷(75 mg，每日 1 次)口服 3 个月。监测心率、血压，随访心电图及心脏超声，尤其要注意有无传导阻滞、局部伤口出血或血肿及脑卒中的发生。

五、并发症

虽然 TAVR 技术已经较为成熟，手术成功率可达 98%以上，但其仍是一项高风险的操作。30 d 的主要并发症的发生率为 20%～40%或以上，住院期间死亡率为 5%～8%，30 d 的死亡率为 8%～10%。TAVR 并发症包括脑卒中(1%～5%)、严重传导阻滞(Edwards 瓣膜安置永久起搏器患者比例为 1.8%～8.5%，CoreValve 瓣膜 19.1%～42.5%)、血管并发症及出血(可达 20%)、瓣周漏(中度以上瓣周漏约 10%)、冠状动脉阻塞(1%～2%)、肾衰竭(<3%)、心包填塞(约 2%)、主动脉夹层(约 1%)和支架移位。随着经验的积累、手术技巧的提高及器械的改进，手术并发症的发生率会逐步降低。

六、手术效果

一系列大型注册研究及 PARTNER 对照研究结果显示，无论使用 Edwards 还是使用 CoreValve 支架瓣膜，无论是经心尖法还是经股动脉法，TAVR 总体是安全、有效的。PARTNER-B 研究显示，对于外科手术禁忌的重度 CAS 患者，TAVR 优于传统保守治疗，1 年随访显示 TAVR 组死亡率明显低于保守治疗组(30.7%比 50.7%)。而 PARTNER-A 研究证实，对于外科手术高危的重度 CAS 患者，TAVR 与外科手术效果相当，1 年随访显示 TAVR 组和外科手术组死亡率分别为 24.2%和 26.8%。研究显示，患者术前 EuroSCORE 评分、NYHA 心功能分级及术后瓣周漏是患者远期生存的独立预测因素。

参 考 文 献

1. 葛均波，周达新，潘文志，等．经导管主动脉瓣置入术的初步经验[J]. 中华心血管病杂志，2011，39：989-992.
2. 何争，张玉顺，贾国良，等．二尖瓣球囊成形术长期随访结果[J]. 心脏杂志，2002，14：232-235.
3. 侯子山，臥知宏，陈冠平，等．经皮二尖瓣球囊扩张术 301 例随访结果[J]. 中国介入心脏病学杂志，2001，9：36-37.
4. 孔祥清．先天性心脏病介入治疗[M]. 南京：江苏科学技术出版社，2003：89-103.
5. 潘文志，葛均波．经导管主动脉瓣置换术的最新进展[J]. 中国医学前沿杂志(电子版)，2011，3(2)：30-34.
6. 沈卫峰，孙寅光．经皮球囊导管二尖瓣球囊导管扩张术[M]//沈卫峰．实用临床心血管疾病介入治疗学．上海：上海科学技术出版社，2004：693-702.
7. 中华儿科杂志编辑委员会，中华医学杂志英文版编辑委员会．先天性心脏病经导管介入治疗指南[J]. 中华儿科杂志，2004，42：234-239.
8. 朱建，江时森．经皮二尖瓣球囊成形术与开胸闭式分离术治疗二尖瓣狭窄疗效的比较[J]. 中国介入心脏病学杂志，2003，11：106-108.
9. 2012 ACCF/AATS/SCAI/STS expert consensus document on transcatheter aortic valve replacement[J]. J Am Coll Cardiol, 2012, 59: 1200-1254.
10. Vahanian A, Alfieri O, Andreotti F, et al. Guidelines on the management of valvular heart disease (version 2012): The Joint Task Force on the Management of Valvular Heart Disease of the European Society of Cardiology (ESC) and the European Association for Cardio-Thoracic Surgery (EACTS)[J]. Eur Heart J, 2012, 33: 2451-2496.

第四章 梗阻性肥厚型心肌病的介入治疗

马士新 魏 盟

一、概述

梗阻性肥厚型心肌病(hypertrophic obstructive cardiomyopathy，HOCM)是肥厚型心肌病(hypertrophic cardiomyopathy，HCM)的亚型，约占肥厚型心肌病的 25%，它除具有 HCM 的一般病理学特征外，还可见显著的室间隔心肌肥厚，由此可造成左心室流出道狭窄及梗阻，使 HCM 原有的症状加重或直接引起相关的症状。常见的症状有心绞痛、心力衰竭、心律失常、反复昏厥、猝死等。与非梗阻性 HCM 相比，HOCM 的远期生存率明显降低，猝死是其主要原因。消除或减轻左心室流出道梗阻可缓解或减轻症状，并可能改善预后。HOCM 的非药物治疗方法有：① 外科手术，切除或切开造成梗阻的室间隔心肌，使左心室流出道扩大。② 植入双腔起搏器，改变心脏间隔收缩的模式和顺序，降低左心室流入道与主动脉之间的压力差。③ 经皮腔内室间隔心肌消融术(percutaneous transluminal septal myocardial ablation, PTSMA),向冠状动脉的室间隔支内注射无水乙醇,使肥厚的室间隔坏死和萎缩,从而消除或减轻左心室流出道梗阻。

外科手术是非药物治疗 HOCM 的有效方法,常作为评价其他非药物治疗方法的标准。外科手术自 20 世纪 60 年代开始用于临床,适用于症状明显、药物治疗差、左心室与主动脉间静息压力差>50 mmHg 或应激下>100 mmHg 的患者。手术方式主要为经主动脉切除或切开肥厚的室间隔、二尖瓣置换术或修补术;后两种方法适合于室间隔厚度<18 mm 或已实行过室间隔切开或切除术而仍存在明显压力差且症状明显者。HOCM 经手术治疗后的长期随访结果显示,外科手术能很好地改善患者的症状,减少压力差、改善心肌缺血和提高运动耐力,从而提高患者的生存质量。手术后 10 年生存率为 88%, 20~26 年生存率为 72%,与疾病相关的年死亡率为 0.6%。在经验丰富的中心,手术死亡率为 1%~2%,年龄<65 岁者死亡率更低。主要并发症有束支阻滞,约 5%的患者需要安装永久起搏器,还可见室间隔穿孔、心律失常、主动脉关闭不全、术后心力衰竭加重等。Ommen 等在 2004 年 ACC 会议上报道,他们对 1983~2001 年在 Mayo Clinic 接受治疗的 1 337 例 HOCM 患者平均随访 5.8 年,对其中 289 例外科治疗的 HOCM 患者与药物治疗的 288 例患者比较,结果显示手术治疗提高了生存率,与性别、年龄匹配的非肥厚型心肌病人群的寿命相同,5 年生存率为 96%,10 年生存率为 83%,而药物治疗组的 5 年及 10 年生存率分别为 79%和 61%。

早期非随机研究表明,植入双腔起搏器并设置较短的 AV 间期可使左心室与主动脉间压力差下降,从而使 HOCM 患者的症状缓解或减轻,长期的随访资料也报道这种起搏方式有效,甚至部分患者在终止起搏后,症状仍能持续改善。其机制可能为右心室心尖部位的起搏引起室间隔激动和收缩提前,向右心室方向运动,从而使左心室流出道增宽,减少二尖瓣的前向运动,左心室流出道梗阻减轻。但近几年的多项随机对照研究认为双腔起搏器治疗 HOCM 并无明显的效果。Nishimura 等采用随机、双盲、AAI/DDD 交叉试验评价 DDD 起搏的效果,共入选 21 例药物治疗无效的 HOCM 患者,其中 19 例完成了研究。患者分别随机给予 DDD 或 AAI 起搏 3 个月,然后交换起搏方式再起搏 3 个月,结果显示,在接受 DDD 起搏后,压差虽然较 AAI 起搏下降明显,但生活质量、运动耐力及最大摄氧量并无明显提高,其中 5 例症状无明显改善,2 例恶化;相反 8 例在 AAI 起搏时症状也明显改善,提示存在安慰剂效应。Maron 等报道了另一项设计相似的研究,共有 48 位有症状,压差≥50 mmHg,药物治疗无效的患者入选。研究结果显示,在症状改善、运动时间延长、心功能改善、生活质量提高及平板运动时最大摄氧量方面,起搏与不起搏之间并没有显著差别。而在后来的 DDD 起搏 6 个月后反可见症状和生活质量均较起搏前明显改善,压差平均下降 40%,但其中仅 57%的患者压差下降,另 43%的患者压差没有变化甚至升高,而最大摄氧量仍无明显变化,继续起搏 6 个月,仅有 6 例(12%)患者显示心功能改善,且均为 65~75 岁的老年人。因此,认为起搏治疗压差下降幅度有限,其效果在很大程度上可能是安慰剂效应,不能作为 HOCM 的首选治疗方法,但对老年患者可能是一种选择。最近公布的两项较大规模的研究也显示,起搏治疗对改善症状方面效果不肯定,存在明显的安慰剂效应。目前认为起搏治疗 HOCM 仍有一定的地位,但估计可能不到 10%的患者适合这种治疗,主要为>65 岁的老年人或不能耐受手术(包括 PTSMA)的患者。对有致命性心律失常的 HOCM 患者,安装植入性心律转复除颤器(ICD)可降低死亡率,但这已超出 DDD 治疗 HOCM 的范畴。

PTSMA 治疗 HOCM 的原理与外科治疗的方法相似,即减少肥厚梗阻部位的心肌质量,故也称非手术性室间隔缩减疗法(nonsurgical septal reduction therapy, NSRT)或经冠状动脉肥厚室间隔消融术(transcoronary ablation of septal hypertrophy, TASH)。手术方法为向冠状动脉的室间隔支内注射无水乙醇,使造成左心室流出道梗阻的心室间隔肌肉坏死、萎缩,从而消除流出道梗阻,改善患者的症状。该手术最早由英国医师 Sigwart 倡导,他在 1983 年采用类似 PTCA 的方法,将 HOCM 患者的第一间隔支用球囊阻塞,造成室间隔缺血,结果发现左心室流出道的梗阻在球囊阻塞后显著减轻,而当解除球囊阻塞后,左心室流出道的梗阻又恢复,故提出用无水乙醇消融室间隔来治疗 HOCM 的设想。但直到 1995 年这种方法才用于临床,并获得了成功。迄今世界范围内已进行了数千例此类手术。从目前资料来看,PTSMA 可有效减轻左心室流出道梗阻,其效果与手术治疗相当,但术后发生三度房室传导阻滞需要植入永久起搏器的比例有增高趋势。据 Seggewiss 报道的 260 例病例资料,PTSMA 后静息状态下左心室流出道压差从术前的平均 72 mmHg 下降至平均 20 mmHg,负荷状态下压差从术前的平均 102 mmHg 下降至平均 41 mmHg;NYHA 心功能分级从术前的平均 2.8 级降至 1.3 级,室间隔厚度平均可减少4 mm 左右,同时左心室后壁的厚度也呈进行性减少,而左心室流出道增宽,呈现良性心室重构。PTSMA 后的压力阶差、心功能改善及室壁和心腔的变化,随着手术时间的延长可进一步改善,在术后半年至 1 年时最明显。我们对上海市第六人民医院 100 多例 PTSMA 患者随访也观察到类似的结果。由于 PTSMA 用于临床的时间还不长,其远期效果还不清楚。临床目前还没有与药物治疗或起搏治疗比较的随机对照研究报道。与手术治疗比较的随机研究显示,其效果与手术治疗相当,但对于室间隔明显肥厚者,其减轻压力阶差的效果不如外科手术。

二、PTSMA 的适应证和禁忌证

PTSMA 的适应证基本参考外科手术的适应证,近几年随着临床经验的积累,其适应证有所变化,2011 年由 HOCM 室间隔心肌消融术中国专家共识组制订了如下 PTSMA 的适应证。

(一) 适应证

掌握好适应证是规范开展 PTSMA 手术的关键,具体适应证见表 9-4-1。

(二) 禁忌证

(1) 非梗阻性肥厚型心肌病。

(2) 合并必须进行外科手术的疾病,如严重的二尖瓣病变、冠状动脉三支病变等。

(3) 室间隔弥漫性明显增厚。

表 9-4-1 PTSMA的适应证

临床症状
1. 患者有明显临床症状，且乏力、心绞痛、劳累性气短、晕厥等进行性加重，充分药物治疗效果不佳或不能耐受药物不良反应
2. 外科间隔心肌切除失败或PTSMA术后复发
3. 不愿接受外科手术或外科手术高危患者
有创左心室流出道压力阶差(left ventricular outflow tract pressure gradient, LVOTG)
1. 静息LVOTG≥50 mmHg
2. 和(或)激发LVOTG≥70 mmHg
3. 有晕厥可除外其他原因者，LVOTG可适当放宽
超声心动图
1. 超声心动图证实符合HOCM的诊断标准，梗阻位于室间隔基底段，并有与SAM征相关的左心室流出道梗阻，心肌声学造影超声心动图(myocardial contrast echocardiography, MCE)确定拟消融的间隔支动脉支配肥厚性梗阻型心肌
2. 室间隔厚度≥15 mm
冠状动脉造影
室间隔动脉适于行PTSMA

(4) 终末期心力衰竭。

(5) 年龄虽无限制，但在原则上对年幼及高龄患者应更慎重，权衡利弊后再决定是否行PTSMA治疗。

三、操作方法

(一) 术前准备

同一般心血管介入治疗。其中，超声心动图检查最为重要。为评估手术效果可增加心电图活动平板运动试验。

(二) 手术步骤

1. 常规冠状动脉造影及左心室造影 造影时，可选择右前斜位和后前位加头位，充分暴露基底部的间隔支动脉。

2. 测定LVOTG 可使用猪尾导管或多功能导管，将导管放置在心尖部(梗阻近端)记录压力，并将导管向主动脉拉出，从而得到左心室与主动脉间连续的压力曲线。LVOTG为梗阻近端心室内压力和主动脉内压力之差；也可穿刺房间隔，将多功能导管或猪尾导管经房间隔放置在左心室流入道记录梗阻近端压力，用另一根猪尾导管或冠状动脉造影导管记录主动脉内压力，计算LVOTG；也可穿刺两侧股动脉或桡动脉，分别记录左心室和主动脉内压力，计算LOVTG。

应激压差的测定可使用：① 药物激发，多巴酚丁胺，按5～20 μg/(kg·min)速度静脉输注；或异丙肾上腺素静脉点滴，使心率增加30%。② 采用室性期前收缩刺激，观察期前收缩后第一个心搏的LVOTG，但期前收缩应具有完全的代偿间期。③ 做瓦氏动作屏气激发LVOTG增加。

3. 按经皮冠状动脉介入治疗(PCI)技术肝素化 将左冠状动脉指引导管放置在冠状动脉开口，以此记录的压力作为主动脉内压力，将猪尾导管或多功能导管经桡动脉或对侧股动脉放置在心尖部，以此记录的压力作为梗阻近端的压力，使两条压力曲线以相同的零点在显示屏上同时显示。插好右心室临时起搏电极，连接临时起搏器，调至备用状态。

4. 选择适合直径的over the wire(OTW)球囊(直径应略大于靶血管)沿导引钢丝送入靶血管(通常是第一间隔支) 将球囊充盈阻塞第一间隔支15 min，观察LVOTG有无变化。抽去导丝，通过球囊导管的管腔注射造影剂，观察欲消融心肌的范围，有无侧支循环及造影剂反流至前降支。若压力阶差下降，心肌染色范围合适，表明靶血管正确，则可开始化学销蚀。但不少病例球囊阻塞后并无LVOTG下降，可借助超声心动图心肌声学造影确定。

5. 超声心动图心肌声学造影(MCE) 球囊阻塞靶血管后，通过OTW导管中心腔注射声学造影剂六氟化硫微泡(声诺维)，超声可观察到造影剂在心肌内滞留后的强反射影，结合脉冲多普勒测定血流速度，可判定靶心肌是否正确。对无明显侧支循环者，注射普通造影剂也可达到相似的效果。

6. 明确靶血管后，可以开始进行消融 先在球囊充盈状态下造影确定球囊完全阻塞靶血管，再静脉注射吗啡3～5 mg，然后经OTW球囊导管注射无水乙醇(推注乙醇时应避免回抽动作以防止球囊中心腔凝血)。每次注射0.5 ml，并观察心电图、LVOTG及胸痛情况。一般1～2 ml无水乙醇即可达到满意效果。消融的终点为LVOTG明显下降≥50%或静息LVOTG<30 mmHg。若心电图出现明显的P-R间期延长或一过性完全性传导阻滞，应终止手术，除非还要准备安装DDD起搏器。对第一靶血管消融效果不明显、心电图无明显传导异常、生命体征稳定者，可通过MCE确定第二靶血管再次进行谨慎消融。

(三) 术后处理

术后留置临时起搏导管，并心电监护，若无明显的房室传导阻滞，24 h后拔除临时起搏导管。如发生高度以上房室传导阻滞，应延长心电监护时间。对不能恢复者，应安置DDD型永久起搏器。其他处理与心肌梗死的一般处理相同。

四、并发症

PTSMA围手术期死亡率为1.0%～1.4%，死因多为乙醇溢漏、前降支夹层、急性乳头肌功能不全、顽固性心室颤动、心包填塞、肺栓塞、泵衰竭及心脏传导阻滞。远期死亡率为0.5%，死因为猝死、肺栓塞、心力衰竭及非心源性死亡。

(一) 传导阻滞

本并发症最常见，几乎所有患者术后存在束支传导阻滞，80%以上为右束支传导阻滞(RBBB)，少部分可见左束支传导阻滞(LBBB)。高度或完全性房室传导阻滞的发生率报道不一，国内报道为1.4%，我们治疗的100余例患者中未发生1例。国外报道为1.5%～34%，这种差别可能与病例的选择、乙醇使用量、手术终点的标准等多种因素有关。近来结合超声心肌声学造影技术，使完全性心脏传导阻滞的发生率大大降低，我们在实践中体会到对无明显侧支循环者，注射普通造影剂也可达到满意识别靶心肌的要求。我们治疗的100多例患者，尚未见发生完全性房室传导阻滞者。MCE有助于选定理想的间隔支，减少梗死面积，降低三度房室传导阻滞的发生率。

(二) 意外部位心肌梗死

本并发症可由操作不当引起，如导丝或导管引起前降支夹层分离、血栓形成或栓塞；也可由乙醇外泄至前降支或通过侧支循环引流导致非靶心肌的心肌梗死，我们曾发现1例消融穿隔支，而心电图表现出下壁心肌梗死图形。

虽然MCE可帮助确定消融区域，减少非靶消融部位心肌梗死，但仍有20%的患者在短暂血管堵塞后可诱发侧支循环开放，造成非靶消融部位心肌梗死或传导系统损伤。为避免无水乙醇逆流，OTW球囊直径应略大于靶血管，保证球囊加压封堵彻底。若靶血管较粗，可分别消融靶血管的分支血管。准确定位OTW球囊于靶血管开口以远，通过球囊中心腔用力注射造影剂，未见造影剂逆流及球囊移位。持续X线透视下缓慢注射无水乙醇。注射结束后，球囊仍继续封堵数分钟。

（三）心律失常

除传导阻滞外，室性心律失常也较常见，多为一过性，如室性期前收缩、室性心动过速，甚至为心室颤动，偶尔可见心房颤动或心房扑动等。

（四）急性二尖瓣关闭不全

本并发症为消融累及乳头肌，导致乳头肌功能不全甚至断裂。

（五）心脏破裂

本并发症包括室间隔穿孔和心脏游离壁破裂，但主要为室间隔穿孔，由消融面积过大或心肌梗死面积过大所致。

（六）急性心力衰竭和心源性休克

消融面积过大、意外大面积心肌梗死、严重二尖瓣关闭不全、室间隔穿孔等均可引起急性心力衰竭或心源性休克。

（七）导管相关并发症

与一般导管操作引起的并发症相同。

参考文献

1. 陈绍良，段宝祥，何晓红，等．梗阻性肥厚型心肌病经皮化学销蚀术后长期随访研究[J]. 中国介入心脏病学杂志，2003，11：21-24.
2. 李占全，金元哲．肥厚型心肌病的诊断治疗新进展[M]//胡大一，马长生．心脏病学实践2002——规范化治疗. 北京：人民卫生出版社，2002.
3. 肥厚型梗阻性心肌病室间隔心肌消融术中国专家共识组．肥厚型梗阻性心肌病室间隔心肌消融术中国专家共识[J]. 中国心血管病研究，2012，10：1-7.
4. Alam M，Dokainish H，Lakkis N. Alcohol septal ablation for hypertrophic obstructive cardiomyopathy：a systematic review of published studies[J]. J Interven Cardiol，2006，19：319-327.
5. Betocchi S，Elliott P M，Briguori C，et al. Dual Chamber pacing in hypertrophic cardiomyopathy：long-term effects on diastolic function[J]. Pacing Clin Electrophysiol，2002，25：1433-1440.
6. Eugene B，Christine S E，Ulrich S. Contemporary evaluation and management of HCM[J]. Circulation，2002，106：1212-1216.
7. Fifer M A，Vlahakes G J. Management of symptoms in hypertrophic cardiomyopathy [J]. Circulation，2008，117：429-439.
8. Firooz S，Elliot P M，Sharma S，et al. Septalmyotomy-myectomy and transcoronary septal alcohol ablation in hypertrophic obstructive cardiomyopathy. A comparison of clinical haemodynamic and exercise outcomes[J]. Eur Heart J，2002，23：1617-1624.
9. Kwon D H，Kapadia S R，Tuzcu M，et al. Long-term outcomes in high-risk symptomatic patients with hypertrophic cardiomyopathy undergoing alcohol septal ablation[J]. J Am Coll Cardiol Intv，2008，1：432-438.
10. Sorajja P，Valeti U，Nishimura R A，et al. Outcome of alcohol septal ablation for obstructive hypertrophic cardiomyopathy[J]. Circulation，2008，118：131-139.

第五章　大动脉疾病的介入治疗

杭靖宇　魏盟

目前可行介入治疗的大动脉疾病主要包括主动脉缩窄（aortic coarctation，AC）、主动脉夹层（aortic dissection，AD）和腹主动脉瘤（abdominal aortic aneurysm，AAA）。AC的介入治疗主要由心脏科医师参与，但其发病率低。AD早先主要由血管外科和放射介入科处理，近来越来越多的心脏科医师也开始参与介入治疗，而AAA主要由血管外科医师处理，但也有少数单位由心脏科医师处理，故本章予以简单介绍。

第一节　主动脉缩窄的介入治疗

主动脉缩窄主要为先天性的，男性多见。其他原因有老年动脉硬化、大动脉炎、占位压迫等。常见的狭窄部在左锁骨下动脉开口部远端与动脉导管韧带间的主动脉弓段，少数也累及腹主动脉。病变多为局限性，少数可呈弥漫性或节段性扭曲状。该项技术于1982年用于临床，主要对象为婴幼儿，后来逐渐用于成人，但经验不多。

一、适应证

（一）主动脉缩窄外科手术后再狭窄

目前认为其是最好的适应证。主动脉缩窄外科术后再狭窄率为8%～54%，而再次手术困难很大，且有较高的死亡率（7%～20%），球囊扩张可获得持久的效果。

（二）未经外科手术的局限性、隔膜型主动脉缩窄

通常年龄应>7个月。<7个月者行手术的再狭窄率高达50%以上，而>2岁者，再狭窄率降低，在10%左右。

二、禁忌证

峡部发育不良或长段型主动脉缩窄。

以上适应证与禁忌证主要针对儿童，并认为狭窄近端和远端的压差>20 mmHg就有干预指征。对于成活至成人的主动脉缩窄或其他原因引起的主动脉缩窄，压力差达到多少应该进行干预目前尚不统一，一般参考儿童的标准。

三、术前准备

术前准备包括仔细的体格检查、心电图、X线胸片、超声心动图、MRI或CT及相关的实验室检查，必要时还应做交叉配血试验以备输血。对伴有心功能不全或全身情况不良者，术前需对症处理予以改善。超声心动图是首选的无创检查方法，可判定狭窄的部位、程度及是否伴有其他心血管畸形，食管超声可更清楚地予以显示。MRI或CT对显示主动脉缩窄更为直观，但不能测定压差。

四、操作方法

(一) 提倡先行常规右心导管术

以排除其他可能并存的畸形，如动脉导管未闭，并可对肺动脉阻力进行评估。

(二) 股动脉插管，肝素化

在导引钢丝导引下将猪尾巴导管越过缩窄段至主动脉弓部，做狭窄近端至远端连续测压，评估狭窄的范围和程度；然后行升主动脉(左侧位或左前斜位)或左心室(右前斜位)造影，确定主动脉缩窄的部位、程度、范围及主动脉弓发育情况。测量主动脉缩窄段及邻近上、下部及主动脉横膈水平的直径。如果主动脉缩窄严重，则导管放置时间宜短，以免引起升主动脉射血受阻使上肢血压明显增高。此时，需撤去导管，保留长导引钢丝于升主动脉或左心室内备用。

(三) 选择球囊

球囊有3种选择：① 球囊直径相当于缩窄部直径的2.5～4倍。② 如无主动脉弓发育不良，选用球囊直径不大于缩窄段近端主动脉直径。③ 球囊直径不超过降主动脉横膈水平直径。根据需要可选择单球囊或双球囊进行扩张。球囊长度通常为3～4 cm。

(四) 球囊扩张

将球囊导管沿导丝推送，一旦球囊中央位于缩窄部，即以稀释造影剂快速扩张球囊，直到腰征消失，扩张时间不应>30 s。如此反复扩张球囊，并调整上下位置数次，直至球囊扩张时不出现腰凹为止。术后重复测定压差并行升主动脉造影，观察球囊扩张后的效果。跨缩窄段压差≤20 mmHg、主动脉缩窄段直径较术前扩大30%以上、术后跨缩窄段压差较术前下降>50%为效果良好。对扩张不满意者，可置入自膨胀式支架，支架的长度宜覆盖整个狭窄段及内膜撕裂段。为获得更好的效果，可再用等大或略大的非顺应性球囊扩张，近来常在球囊扩张后置入支架。

五、并发症

除心导管术并发症外，本病也可发生局部动脉并发症，如出血、股动脉血栓形成、严重心律失常、主动脉破裂、扩张术后动脉瘤形成等。

六、效果评价

无论儿童还是成人，球囊扩张后的近期效果都很好，但远期效果差异较大，主要是晚期再狭窄，尤其狭窄段较长及伴有主动脉弓发育不良者，支架术可能降低再狭窄的发生率，但还有待于大样本的研究证实。

第二节 主动脉夹层的介入治疗

主动脉夹层(AD)的年自然发病率约为1/10万。其病因主要与高血压和动脉粥样硬化、特发性主动脉中层退行性变、遗传性疾病(如马方综合征)、先天性主动脉畸形、创伤及主动脉壁炎症(如梅毒、巨细胞性动脉炎)有关。以往对AD的治疗主要为外科手术和保守治疗，腔内隔绝术(endovascular stent graft exclusion)的出现，改变了AD的治疗模式，提高了治疗效果，并且使手术的创伤减小，安全性增加。总体来说，与外科手术相比，腔内隔绝术围手术期严重并发症的发生率与死亡率低，但从长期随访来看，总体生存率无明显差别。

一、主动脉夹层的分型、分类与分期

传统AD分型方法中应用最为广泛的是Stanford分型和Debakey分型。

Debakey分型将AD分为3型：Ⅰ型AD，起源于升主动脉并累及腹主动脉；Ⅱ型AD，局限于升主动脉；Ⅲ型AD，起源于胸降主动脉，向下未累及腹主动脉者称为ⅢA型AD，累及腹主动脉者称为ⅢB型AD。

Stanford大学的Daily等将AD分为两型(Stanford分型)：无论夹层起源于哪一部位，只要累及升主动脉者称为A型AD；夹层起源于胸降主动脉且未累及升主动脉者称为B型AD。Stanford A型AD相当于DebakeyⅠ型和Ⅱ型AD，Stanford B型AD相当于DebakeyⅢ型AD。两种方法相比，Stanford分型更为简捷与实用。

典型的AD为撕脱的内膜片将主动脉分为真、假两腔，由于两腔压力不同，假腔周径常大于真腔，真、假腔经内膜的破裂口相交通，如图9-5-1。夹层病变可从裂口开始向远端或近端发展，病变累及主动脉的分支时可导致相应组织或器官缺血。不典型的AD包括以下几种类型：① 内膜下出血并继发血肿，为主动脉壁内滋养动脉破裂出血，并继发壁内血肿，占AD的10%～30%。影像学检查中往往不能发现其内膜存在破损或裂口。这类AD中约1/3会发展为典型的AD，约1/10

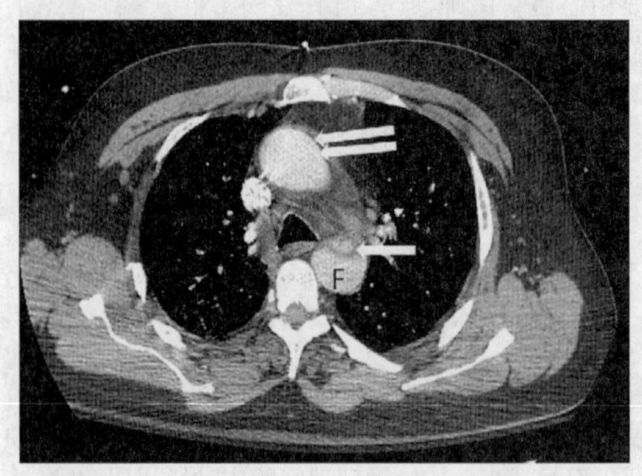

图9-5-1 主动脉夹层Stanford B型AD或Debakey Ⅲ型AD

双箭头为完好的升主动脉，单箭头为发生夹层的降主动脉真腔，F为假腔的患者可以自愈。② 微夹层继发血栓形成，指微小的主动脉壁内膜破损且有附壁血栓形成。这种 AD 在继发血栓基础上可愈合形成不完全夹层，也可破损扩大，血流进入已经破坏的中膜则形成典型 AD。③ 主动脉斑块破裂形成的主动脉壁溃疡，这种病变主要局限于胸降主动脉和腹主动脉，一般不影响主动脉的主要分支，溃疡病变的持续发展可导致主动脉破裂、假性动脉瘤或 AD 形成。

AD 发病 3 d 之内称为急性期，3 d 至 2 个月为亚急性期，2 个月以上为慢性期。体格检查中偶然发现的无症状者常为慢性期 AD。

AD 的病因、分型、分区、分类和分期是决定其治疗策略的重要依据，在获得完整的病史和 CT 血管造影(CTA)或磁共振(MRA)等影像学资料后应尽快做出综合判断。其中确定 AD 破口的位置和数量是决定治疗方案的主要基础。手术旨在以人工血管置换病变动脉段，而腔内隔绝术是通过腔内移植物隔绝封闭破裂口以消除 AD 破裂引起的严重后果。

二、腔内隔绝术的适应证与禁忌证

Stanford B 型 AD、直径>5 cm 或有并发症的急性期及慢性期 AD 是目前腔内隔绝术治疗的首选指征，且近端破口距左锁骨下动脉的距离最好>1.5 cm。

未累及主动脉弓主要分支的 Stanford A 型 AD 的腔内隔绝术治疗还存在争议，通常需与外科手术联合进行。我国著名血管外科专家景在平教授近年来对不适合外科手术的 15 例升主动脉夹层患者进行了腔内隔绝术治疗，无 1 例死亡和发生严重并发症。

累及主动脉弓主要分支的 Stanford A 型 AD 应视为腔内隔绝术的禁忌证。其他还包括严重的髂动脉或降主动脉病变、严重的全身其他脏器病变预计不能耐受手术者。

适应证确定之后，还应掌握手术时机。一般认为，若病情稳定，即没有进行性撕裂、没有严重血流动力学恶化或脏器缺血，应在病情稳定后 2～3 周进行。因为此时，病变四周炎性水肿已减轻，夹层撕裂已稳定，血管对抗支架扩张的能力增强，手术引起血管破裂的危险大大降低。但在发病 24 h 内，若有合适的支架和能及时到位的梯队，也可考虑急症手术，因此时病变还在发展，而病变周围炎症和水肿不甚明显，血管对抗支架张力的能力还存在，发生支架术后血管破裂的危险并不增加。

三、术前准备

(一) 病变评估和术前准备

应进行超声心动图、磁共振血管造影、CT 血管造影，测量及评价左锁骨下动脉开口与夹层破口间的胸主动脉的长度、近端主动脉的内径；主动脉扭曲度、分支动脉的通畅度，更重要的是精确定位破口和判别夹层真假腔。当需要封闭左锁骨下动脉时，还应认真评估双侧椎动脉，以便于决定是否需要在隔绝 AD 之前或同时重建左侧椎动脉。另外，还应常规行彩色超声评估双侧股动脉和髂动脉直径，以便根据导入系统的口径选择入径。

其他还有全身状况的评估，包括血红蛋白、肝肾功能、凝血功能及心肺功能等。

手术应与血管外科医师合作进行，并按血管外科手术进行术前准备，包括术前镇静、麻醉准备、下腹部及双侧腹股沟备皮等，以及阿司匹林 0.1 g/d 口服。

(二) 腔内移植物的选择

腔内移植物主要由管形不锈钢(或记忆合金)支架与人工血管共同组成(带膜支架)。腔内移植物的直径应比瘤径(破口近端主动脉内径)大 15%～25%，长度为 8～12 cm。如瘤径为 30 mm，可选直径为 38 mm 的腔内移植物。另外，还应备延伸支架(Cuff)，其直径应与腔内移植物的直径相同或略大 2 mm。

四、操作方法

手术在导管室于全麻下进行。患者取平卧位，根据术前评估选择髂动脉不受累的一侧，解剖出股动脉(或髂动脉)作为入径。穿刺左侧桡动脉，插入 6 F 猪尾导管至升主动脉行胸主动脉左前斜 45°～60°造影。在监视屏上标记左锁骨下动脉、左颈总动脉开口、头臂干和夹层破裂口，测量瘤颈的长度、直径、AD 最大直径和长度，据此选择适当口径和长度的移植物。全身肝素化(100 U/kg)。穿刺股动脉，置入 6 F 动脉鞘，插入 260 cm 长、0.097 cm(0.038 in)加硬导丝，并经真腔达升主动脉，退出动脉鞘，沿该导丝将带膜支架送达主动脉弓处，定位后控制性降压至收缩压 70～90 mmHg，释放移植物，近端固定于左锁骨下动脉开口的远端正常胸主动脉段。慢性期夹层可使用低压球囊适度扩张使移植物贴壁严密，急性期因主动脉内膜水肿易破，移植物释放后不宜再用球囊扩张以免形成新的破口。经左桡动脉猪尾造影导管再次主动脉造影，注意观察左锁骨下动脉是否通畅，移植物是否通畅，有无扭曲、移位，移植物近端或远端是否存在内漏。如造影证实 AD 已被完全隔绝，假腔不再显影，则退出导管，缝合动脉及切口。若存在内漏，可再置入 Cuff，使移植物贴壁更紧密，以封闭之。

五、术后处理

术后鱼精蛋白中和肝素，入 CCU 观察 24 h，重点观察生命体征、四肢动脉搏动及是否出现脑部缺血症状等。6 h 后可进食，24 h 后可下地活动。抗生素预防感染 5～7 d。

六、并发症

(一) 截瘫

外科手术时常见截瘫，发生率约为 10%，主要是损伤或切断了脊髓供血动脉所致。理论上讲，腔内隔绝术具有同样导致截瘫的危险，但实际上并不多见。这主要是因为被隔绝的主裂口大多分布位置较高，支架长度较短，同时被保留的远端破口通过其反流血供也明显降低了脊髓缺血的风险。但对破口较低的 AD 或需连续使用多个移植物时，应避免覆盖 3 对以上肋间动脉或腰动脉，腔内移植物能完全隔绝夹层破口即可，移植物远端尽量不要超过第 6 胸椎，必要时还应行脊髓液测压和减压处理，以降低截瘫的发生率。

(二) 内漏

内漏是指腔内隔绝术后从各种途径继续有血液反流入瘤腔的现象。内漏可导致 AD 继续增大甚至破裂。内漏分为 4 型：① Ⅰ型内漏，是指血液经腔内移植物近心端与自体动脉之间的裂隙流入瘤腔的现象。Ⅰ型内漏需予以消除。因为腔内隔绝术后，Ⅰ型内漏使瘤腔变成了只进不出的高压型瘤腔，使

AD破裂的概率明显增高。Ⅰ型内漏的预防主要是精确评估和恰当选择并准确定位释放腔内移植物。Ⅰ型内漏发生后，目前最有效的处理是在近端再加一段或多段移植物，以彻底隔绝内漏。② Ⅱ型内漏，是指腔内隔绝术后血液经腔内移植物远端与自体动脉之间的裂隙反流入瘤腔的现象。Ⅱ型内漏若反流量不大，多数不处理可自然闭合。若反流量大，则需再加一段腔内移植物将内漏封闭。③ Ⅲ型内漏，是指从肋间动脉反流入夹层假腔的现象。一般反流量较小，往往能自然闭合。④ Ⅳ型内漏，是指血液从腔内移植物针孔甚或破损处流入夹层假腔的现象。Ⅳ型内漏的处理一般是再选一段较短，且口径合适的腔内移植物将原先的破损处隔绝封闭。内漏的处理既是评价腔内隔绝术效果最重要的标志之一，也是引起各种术后并发症的最重要的原因。因此，应高度重视。

（三）腔内隔绝术后综合征

腔内隔绝术后综合征是指术后出现的一组临床综合征，通常表现为"三高二低"，即体温升高（一般不超过38.5℃），白细胞计数升高（比术前平均升高0.1×10^9/L）和C反应蛋白升高；同时红细胞和血小板呈不同程度的降低。该综合征与移植物的异物反应、瘤腔内血栓形成后的吸收、移植物对血细胞的机械破坏及造影剂和X线辐射的影响等综合因素有关。症状较轻的患者可给予小剂量糖皮质激素及消炎镇痛类药物，一般2周内可逐渐恢复。症状较重者，如血红蛋白＜80 g/L和血小板计数＜60×10^9/L时，应及时予以补充。有经验认为术前应用乌丝他丁，对一般情况较差者给予促红细胞生成素可减少该综合征的发生。

（四）动脉瘤破裂

本并发症的发生率＜2%，与内漏、操作不当、血管炎症水肿严重及血压不稳定等因素有关。一旦发生应紧急手术。

（五）其他

其他还有出血、感染、栓塞等与手术或导管操作相关的并发症。

七、疗效评价

近期成功的标志包括破口封闭完全、支架位置固定、形态良好（无扭曲、无折叠、无成角）及无侧支反流、围手术期无夹层或动脉破裂、无中转手术或再次介入手术。腔内隔绝术治疗AD的即刻成功率＞90%，并发症和死亡率都较传统手术明显降低，中短期随访效果良好，与内科保守治疗相比，近期死亡率明显降低，但由于该技术诞生时间不长，目前还没有设计良好的研究准确评价其效果，故长期效果还有待进一步观察。

第三节　腹主动脉瘤的介入治疗

局部动脉膨大，超过正常动脉直径的1.5倍称为动脉瘤，其发生主要由动脉硬化引起，少数可由遗传、创伤、炎症等原因引起。动脉瘤可发生于任何血管，腹主动脉瘤（AAA）最常见。发生AAA后，血管壁变薄，抗张力能力减弱，最终发生破裂，引起大出血死亡。多数AAA无症状，而在体格检查时偶然发现，少数可产生由于瘤体压迫邻近组织或器官引起相应症状，如腹胀、腰酸、腰痛等；或由于病变累及供应相应器官组织的血管引起血管狭窄或闭塞而引起相关症状，如肠系膜动脉受累引起腹痛、便血，肾动脉受累引起腰痛、血尿、高血压、肾功能减退等。

AAA隔绝术的治疗始于1990年，国内在1997年开展。其原理是将一段带膜的自膨胀金属支架通过导管技术引入AAA段，支架打开后，其两端分别固定在瘤颈两端的正常血管段，从而将瘤腔与高压高速血流分隔开，以避免血管瘤破裂，而被隔绝的瘤腔会发生血栓形成闭塞。在AAA患者中约1/2适合采用腔内隔绝术治疗。

一、适应证和禁忌证

按照外科经验，瘤体直径＞5 cm才考虑手术治疗，因为认为小动脉瘤很少破裂，但腔内隔绝术的出现使这一标准受到质疑。欧洲和加拿大心血管和介入放射学会2010年有关AAA的手术适应证标准为：① 腹主动脉瘤直径达到5.5 cm或者瘤体直径达到正常段的2.5倍。② 动脉瘤的增长速度每年超过1 cm。当然，AAA腔内隔绝术的适应证主要取决于瘤体两端血管的解剖情况，如一般要求近端距肾动脉的距离应＞15 cm，且无扭曲成角＞60°。

2011年美国心脏病基金会和美国心脏协会对AAA的治疗建议如下。

Ⅰ类推荐：对那些身体条件能够承担手术的腹主动脉瘤和（或）髂动脉瘤患者，有指征进行外科或血管内修补（证据水平A）。应当对进行过血管内修补腹主动脉瘤和（或）髂动脉瘤患者定时进行长期影像学随访来确定移植物的位置，监测内漏情况，了解动脉瘤的囊袋退缩或稳定情况，并且决定是否进一步干预（证据水平A）。

Ⅱa类推荐：如果患者进行血管内修补术而不能保证定时长期影像学随访，则给予外科修补手术是合理的治疗（证据水平C）。

Ⅱb类推荐：如果存在外科手术禁忌的情况，如严重的心脏、肺部和（或）肾脏疾病，那么血管内修补手术的疗效不肯定（证据水平B）。

二、术前准备

（一）术前准备和病变评估

术前准备与AD相同。但术前评估病变更为重要，几乎所有影像学技术都有价值，其中CT血管造影和MR血管造影最为重要，目前还可以对上述造影图像进行三维重建，可直观、准确地了解病变的各种信息。这些信息包括：① 近端瘤口与肾动脉的距离和该段血管的内径、形状、走向及是否存在血栓等，AAA的长度、内径、有无血栓及分布和数量、是否有分支动脉发出，这些分支有无病变等。② 双侧髂总动脉的长度和内径，双侧髂内动脉、髂外动脉和股动脉的内径，双侧肾动脉的走向及这些动脉是否有病变等。

（二）隔绝支架的选择

针对AAA的位置、形状、是否累及髂动脉，有多种形态的支架。常见的有直管式和分叉式两种，还有为特殊病变定制的其他类型，如锥形、分支形、弯曲形等，但较少用到。对AAA

累及腹主动脉下段、近端瘤颈距离肾动脉开口>15 cm者，可选择直管形支架，若AAA累及髂动脉则需选择分叉形支架。支架大小选择的原则为：支架的直径应比近端瘤颈（指正常血管段）的直径大15%～20%。如近端瘤颈的内径为18 mm，远端髂总动脉内径为10 mm，则支架近端的直径应为22～24 mm，远端直径为12 m，而支架的长度应超过远端瘤颈>10 mm。如支架长度不够，可再另接直管形支架，若接在近端，其直径应再增大2 mm；若接在远端，则与对接支架直径相同即可。

三、操作方法

手术在导管室进行，按照外科手术方法对下腹部、双侧腹股沟消毒，麻醉方法可根据习惯选局麻、腰麻、硬膜外麻或全麻等。解剖出双侧股总动脉（仅置入直管形支架选一侧股动脉即可），先行腹主动脉造影，仔细观察肾动脉的位置、瘤体的形态及分支等，并在屏幕上定位肾动脉开口位置和瘤起始处。全身肝素化，经股动脉将260 cm长0.089 cm（0.035 in）的加硬导丝送至主动脉弓处，通过导丝将支架推送到瘤的近端，定位好后，释放支架。分叉形支架的插入，要通过另一侧股动脉，支架输送和释放的方法相同。一般支架放置好后要用相同直径的球囊再扩张，以使支架与血管良好贴壁。支架释放后，再次腹主动脉造影。如无异常，可结束手术。

四、术后处理

与AD隔绝术基本相同，但不强调使用阿司匹林。

五、并发症

（一）内漏

内漏为支架位置不良、贴壁不好、支架移位、支架膜破裂等因素引起。内漏见于瘤体的近端或远端，术后即刻或中晚期均可发生，严重者可导致瘤破裂。故在手术过程中应避免上述情况发生。若发生有意义的内漏，可根据实际情况或再置入一段短支架将其封闭，或考虑外科手术。

（二）血管穿孔、夹层形成

本并发症由血管条件不好和操作过程中器械损伤引起，发生后应尽快行外科修补。

（三）栓塞与血栓形成

本并发症可发生较大的动脉栓塞，如在肾动脉、肠系膜动脉、下肢动脉等，也可见微栓塞，造成远端血管堵塞，如下肢末梢血管，造成足趾坏死。它可能与导管操作引起血管壁斑块脱落、支架内血栓脱落或支架阻塞血管、抗凝不足等因素有关。部分患者还可能发生广泛性下肢血栓形成，这在原有股动脉或腘动脉存在较严重病变时更易发生。上述情况一旦发生，应根据实际情况予以导管取栓、溶栓、球囊扩张、支架术或外科旁路术等。

（四）肾功能不全或肾衰竭

本并发症由多种原因引起，如栓塞、血栓形成、支架覆盖、造影剂毒性作用、失血过多等。一旦发生应寻找原因，存在病因者应针对病因治疗；肾功能损害不严重者，可保守治疗，等待肾功能的恢复；严重者要及时行透析治疗。

（五）缺血性肠炎

本并发症为肠系膜动脉阻塞引起缺血造成。严重者引起肠坏死，需手术治疗，轻症患者可能发生晚期肠管狭窄。

（六）动脉瘤破裂

本并发症多由内漏引起，可发生在手术早期或晚期。故应及时发现内漏，并积极治疗。

（七）腔内隔绝术后综合征

见AD。

（八）其他

其他主要是与导管操作相关的并发症。

六、疗效评估

约半数的AAA患者可用腔内隔绝术替代外科手术，其对于一些不能耐受手术的患者尤为合适。但该手术使用时间不长，仅有十几年的临床经验，其远期效果还在评估之中。

参考文献

1. 景在平. 主动脉夹层的诊断和腔内隔绝术应用指南（初稿）[J]. 中国实用外科杂志，2004，24(3)：129-133.
2. 景在平，冯翔，包俊敏，等. 腔内隔绝术治疗Stanford B型主动脉夹层——116例临床分析[J]. 中国胸心血管外科临床杂志，2003，10(1)：14-17.
3. 刘维永，左健. 腔内支架移植术治疗胸主动脉病变的研究进展[J]. 中华外科杂志，2005，43(2)：126-128.
4. De Bruin J L，Baas A F，Buth J，et al. Long-term outcome ofopen or endovascular repair of abdominal aortic aneurysm[J]. N Engl J Med，2010，362：1881-1889.
5. Greenhalgh R M，Brown L C，Powell J T，et al. Endovascular repair of aortic aneurysm in patients physically ineligible foropen repair[J]. N Engl J Med，2010，362：1863-1871，1872-1880.
6. Leurs L J，Bell R，Degrieck Y，et al. Endovascular treatment of thoracic aortic disease：combined experience from the EUROSTAR and United Kingdom Thoracic endograft registries[J]. J Vasc Surg，2004，40：670-679.
7. Lu Q，Feng J，Zhou J，et al. Endovascular repair of ascending aortic dissection：a novel treatment option for patients judged unfit for direct surgical repair[J]. J Am Coll Cardiol，2013，61：1917-1924.
8. Myemel T，Lai D T，Miller D C，et al. Can the principles of evidence-based medicine be applied to the treatment of aortic dissection[J]. Eur J Cardiothorac Surg，2004，25：236-242.
9. Peterson B G，Matsumura J S，Brewster D C，et al. Five-year report of a multicenter controlled clinical trial of open versus endovasculartreatment of abdominal aortic aneurysms[J]. J Vasc Surg，2007，45：885-890.
10. Walker T G，Kalva S P，Yeddula K，et al. Clinical practice guidelines for endovascular abdominal aortic aneurysm repair：written by the Standards of Practice Committee for the Society of Interventional Radiology and endorsed by the Cardiovascular and Interventional Radiological Society of Europe and the Canadian Interventional Radiology Association[J]. J Vasc Interv Radiol，2010，21：1632-1655.

第六章 外周血管的介入治疗

杭靖宇 魏 盟

外周血管的介入治疗主要包括颈部血管(颈动脉和椎动脉)、下肢动脉、锁骨下动脉和肾动脉。由于动脉粥样硬化是全身性疾病,这些动脉也会发生与冠状动脉类似的病理过程,而血管狭窄和血栓形成是引起相应的组织或器官缺血的共同表现。其治疗技术与冠状动脉介入治疗技术相比,原理相同,但相对简单,心脏科医师完全可以胜任此工作。在北美这项工作大部分由心脏科医师担任。

第一节 肾动脉狭窄的介入治疗

一、概述

肾动脉狭窄(renal artery stenosis)是继发性高血压的常见原因,约占高血压总数的5%,同时也是引起慢性肾功能不全的常见原因,约20%的终末期肾病由肾动脉狭窄引起。临床所见肾动脉狭窄中70%～80%的原因为动脉硬化,其他还有大动脉炎、纤维肌发育不全、肾动脉瘤、损伤、肾动脉栓塞、占位压迫等。在诊断性冠状动脉造影中例行肾动脉造影,肾动脉狭窄≥50%者在7.1%～24%,>70%者为7.8%,双侧者为3.7%。其特点为患者年龄较大,男性较多,病变多位于开口部,病变进展呈渐进式,有报道证实在狭窄<50%的病例中,约60%在2～4年病变可发展成进行性狭窄或阻塞。

二、肾动脉狭窄的诊断

肾动脉狭窄可引起肾性高血压、缺血性肾病、急性心力衰竭和突发性肺水肿。但多数患者无症状,直至出现靶器官明显损害时才发觉。肾动脉狭窄的主要临床表现为高血压和缺血性肾病,虽缺乏特异性,但却是诊断肾动脉狭窄的线索。在出现高血压难以控制、不能解释的肾功能减退或低钾血症、使用ACEI治疗后肾功能恶化、反复突发肺水肿、一侧肾脏缩小、腹部杂音、收缩功能正常的左心衰竭等情况时,应高度怀疑存在肾动脉狭窄。

常用的肾动脉狭窄的诊断方法有超声、MRA、CTA、放射性核素和血管造影。二维超声结合多普勒超声可较准确地诊断肾动脉狭窄,其中肾动脉血流峰速与主动脉血流峰速比和肾动脉血流阻力指数(舒张期峰速/收缩期峰速)较重要,前者>3.5,后者<0.8多提示肾动脉狭窄>60%。超声诊断肾动脉狭窄的敏感性和特异性均在90%以上,但对患者体形及操作者的技术和经验要求很高。MRI和CTA诊断肾动脉狭窄的敏感性和特异性高于超声,且各种客观或主观影响因素少,但费用高,CTA要使用造影剂,限制了在已有肾功能损害患者中的应用。放射性核素目前主要用于肾功能评价,可分别评价两侧肾功能是其优点,若发现两侧肾小球滤过率(GFR)存在明显差别,提示单侧肾动脉狭窄,但肾功能损害严重或存在阻塞性尿路疾病时不准确。肾动脉造影是诊断肾动脉狭窄的"金标准",一般在高度怀疑肾动脉狭窄或其他方法有疑问或准备行肾动脉支架术时考虑使用。

三、适应证

目前还不明确,主要是因为肾动脉狭窄与高血压和肾功能损害关系复杂,目前还缺乏相关的大规模的临床研究明确肾动脉支架术的地位。一般认为若肾动脉狭窄>70%,且存在下列情况时可考虑支架术:① 伴有难治性高血压、不稳定型心绞痛或心功能不全的单侧或双侧肾动脉狭窄。② 肾动脉狭窄伴中度肾功能损害,肌酐<176.8 mmol/L(2 mg/dl),但双侧肾动脉狭窄肌酐<265.2 mmol/L(3 mg/dl)。③ 无症状性单侧肾动脉狭窄,当患侧GFR明显降低(<总GFR 40%),可考虑支架术,以预防肾功能恶化。

四、禁忌证

一般认为,狭窄<50%无临床意义,不应行介入治疗。此外有下列情况存在时也不考虑介入治疗:① 严重的腹主动脉疾病累及肾动脉。② 肾功能已丧失、肾皮质萎缩或肾脏直径<6 cm。③ 肾动脉弥漫性狭窄或远端分支狭窄。④ 存在其他影响手术成功或安全的情况,如大动脉炎的活动期、严重肝肾功能损害、凝血障碍等。

五、介入治疗方法

穿刺技术与冠状动脉者相同,由于肾动脉支架较粗,故鞘及导管选用7 F(2.4 mm)或8 F(2.7 mm)。指引导管为肾动脉专用导管(RDC),根据腹主动脉的弯曲度以及肾动脉开口走向,可有不同的弯曲[RDC(I)、RDC(S)],有时也可选择右Judikin指引导管或IMA导管。导丝有两种,分别为0.089 cm(0.035 in)×260 cm和0.045 7 cm(0.018 in)×260 cm,用于不同的球囊或支架系统。球囊一般长度为20 mm,直径为4～8 mm。若肾动脉开口向上与主动脉夹角过小,易选择上肢动脉路径,以获得良好的支撑。具体操作步骤简述如下。

(1) 穿刺成功后,予以肝素化,沿导丝将指引导管放至肾动脉口处,将0.089 cm(0.035 in)×260 cm或0.048 7 cm(0.018 in)×260 cm导丝,送至病变远端。

(2) 选择与参考血管直径等大(1∶1)的球囊(若准备行支架术,球囊直径应更小些),扩张病变至"腰征"消失。若不准备置入支架,残余狭窄<30%,血流正常,即可结束手术。撤出球囊时应避免随意撤出,因在导管撤出时,导管会向前移动,易损

伤肾动脉开口，尤其狭窄位于开口处时，可造成严重的夹层分离。此时，应在球囊抽负压后，先将指引导管沿球囊导管向前推送，使导管头越过开口病变处进入肾动脉内，然后再退出球囊。

(3) 放置支架时，应选择能良好显示血管开口的造影角度，一般右肾动脉右前斜位(RAO)10°～20°，左肾动脉左前斜位(LAO)10°～20°。支架直径与参照血管直径比为 1∶(1～1.1)。支架放置在开口病变时，应将支架近端突入腹主动脉内 1～2 mm，先以低压释放支架，然后将指引导管和球囊一起向后撤出少许，再以高压力扩张，使支架形成外大内小的喇叭状(图 9-6-1、图 9-6-2)。残余狭窄<20%可视为手术成功。

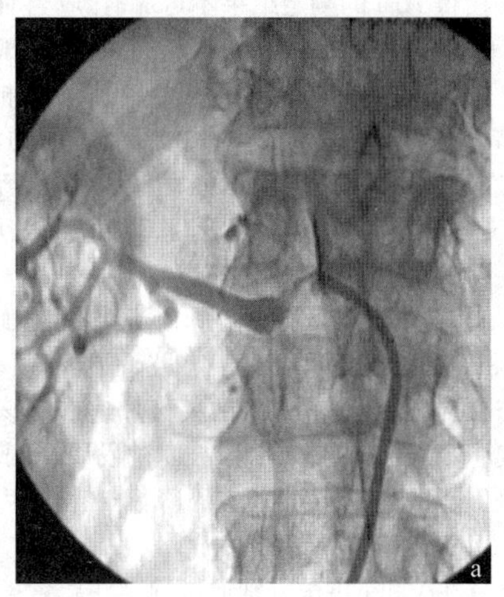

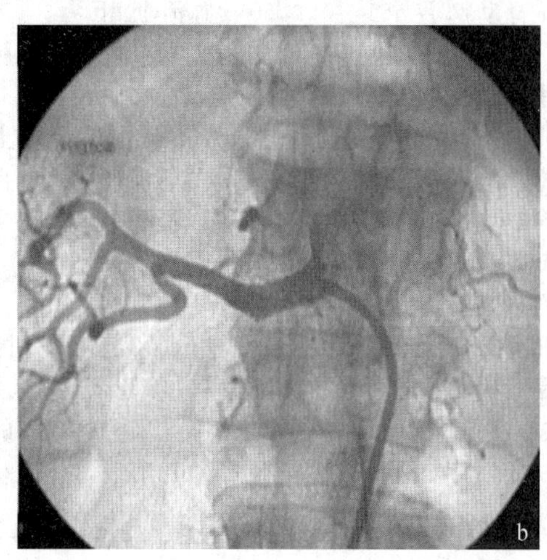

图 9-6-1　支 架 植 入

a. 支架植入造影，可见肾动脉开口严重狭窄，似鸟嘴状　b. 支架植入后造影，肾动脉狭窄完全解除

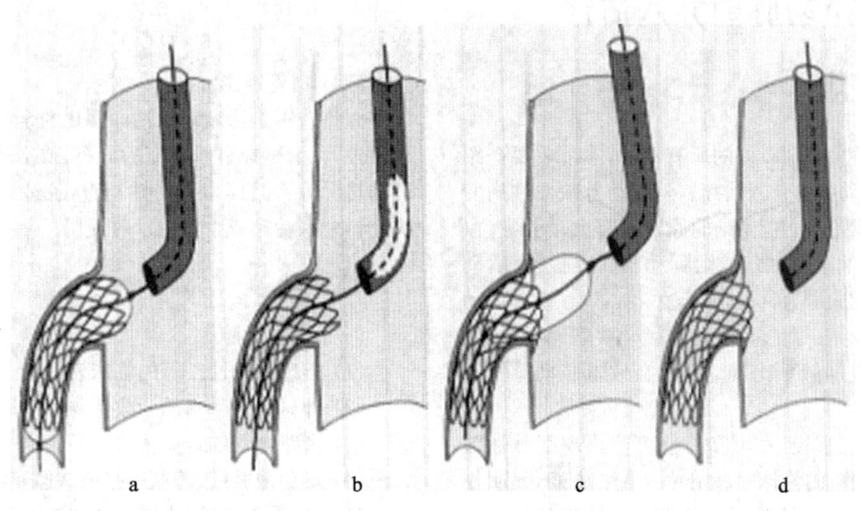

图 9-6-2　肾动脉开口放置支架要点

支架应略突入主动脉内 1～2 mm 释放，然后将球囊撤出少许，再以更高压力扩张，将支架做成喇叭口状

(4) 术中扩张时患者多会感到腰痛，一般不需要处理，也可给予止痛剂。围手术期抗血小板治疗与冠状动脉者相同。

六、并发症

1. 血管夹层分离、穿孔　可发生在肾动脉或主动脉以及其他导管或导丝曾到达的血管。与选择的球囊及支架过大、扩张的压力过高、导管及导丝的损伤、病变过于严重等因素有关。病变处的夹层一般可通过置入支架解决，其他部位的夹层，应严密观察，有穿孔迹象且血流动力学不稳定者应尽早手术治疗。

2. 肾功能恶化　与导引钢丝造成的肾小血管破裂引起肾实质出血、血肿，急性或亚急性闭塞，造影剂毒性作用，远端肾动脉栓塞等因素有关。前 3 种因素通过提高手术技巧、严格抗血小板及水化治疗等方法可预防或减少肾功能恶化的发生。而远端肾动脉栓塞目前还未引起足够重视，现已有人提出在肾动脉的支架术中使用远端保护装置，以减少支架术后肾功能反而恶化的发生。

3. 再狭窄　发生率为 14%～30%。多数发生在术后 1 年之内。发生再狭窄后的处理主要以球囊扩张为主。

4. 其他　与导管操作有关的周围血管并发症、支架移位等。

七、效果评价

有关肾动脉支架术对患者预后影响的研究十分有限，多数为观察性研究或注册研究，随机研究很少，且样本小。一项 1 000 多例肾动脉扩张术和支架术的注册研究表明，手术成功率可达 100%；术后血压明显下降，从平均 168/84 mmHg 降至

147/78 mmHg；抗高血压药物用量和种类减少，从平均 2.4 种/人降到 2 种/人。74％的患者肾功能改善或无恶化，剩余的患者则有不同程度的肾功能恶化。4 年总的生存率为 74％，而血肌酐≥177 μmmol/L 同时双侧肾动脉狭窄者 4 年生存率仅为 36％，单侧者为 55％。然而，随机对照的 ASTRAL 研究在 806 例受试者（其中 59％肾动脉狭窄＞70％，60％血清肌酐＞150 μmol/L）中比较了肾动脉介入治疗和药物治疗对肾功能的影响。随访 33.6 个月并未证实介入治疗对肾功能和心血管预后的改善有作用。同时 ASTRAL 研究也并未发现介入治疗能够显著降低高血压伴肾动脉狭窄患者的血压水平，尽管所使用的降压药物种类有所减少。肾动脉支架术是否可以提高患者生存期，目前还不明确，有小规模研究表明肾动脉成形术并不能改变肾动脉狭窄的自然病程。回答上述问题还需要开展更细致、更大的规模随机研究。目前有一种临床倾向值得引起关注，即心脏科医师常在冠状动脉造影时寻找肾动脉狭窄患者，并对认为有意义的狭窄实施支架术，这种不结合临床实际情况，仅根据个人意志决定治疗与否的方法是不可取的，有时甚至是有害的。

第二节　上、下肢动脉和锁骨下动脉的介入治疗

一、概述

外周动脉一般指除主动脉以外的所有动脉，本节主要介绍上、下肢动脉和锁骨下动脉的介入治疗。外周动脉缺血性病变的原因也以动脉粥样硬化为主，少见的原因还有大动脉炎、血栓闭塞性脉管炎等，而髂动脉、股动脉、腘动脉、胫前及胫后动脉等的动脉粥样硬化临床最为常见，常合并冠心病。锁骨下动脉和上肢动脉硬化较少见。上肢动脉粥样硬化疾病患者中，大量吸烟者特别常见。吸烟似乎比其他因素在致上肢动脉粥样硬化中更具危险性。

临床上，当动脉管腔直径＞60％时，就可能出现间歇性跛行。一般将动脉硬化缺血的临床过程分为 4 期：Ⅰ期，无明显的临床症状；Ⅱ期，出现间歇性跛行或负重时患肢疼痛、无力、麻木等；Ⅲ期，出现静息痛；Ⅳ期，组织坏死。锁骨下动脉严重狭窄时可出现锁骨下动脉窃血综合征的表现。

二、下肢动脉粥样硬化的诊断与评估

问诊和仔细地打外周动脉搏动有助于评价是否存在外周动脉缺血性狭窄，但常不能早期发现和评价病变的严重性。锁骨下动脉或无名动脉狭窄时，患者常以血压测不出或不对称就诊，有时可表现为锁骨下动脉窃血综合征。临床常依靠以下手段进行诊断和评估。

（一）踝肱指数

踝肱指数（ankle brachial index，ABI）指踝部收缩压与上臂血压之比，常用于评价下肢动脉病变程度。

ABI 的正常和异常值根据美国 ABI 协作组发表的结果做了修改。ABI 正常值为 1.0～1.4。异常值仍旧定义为≤0.9，ABI 临界值定义为 0.91～0.99，而＞1.4 提示为无法压缩的动脉。对存在以下 1 种或 1 种以上情况怀疑有下肢外周动脉疾病（peripheral artery disease，PAD）的患者应当测定静息 ABI 以确立诊断：间歇性跛行，不愈合伤口，年龄超过 65 岁，50 岁以上有吸烟史或糖尿病病史（证据水平 B）。

当由于外周血管不可压缩（通常为长期糖尿病或高龄患者）使得 ABI 的测定结果不可靠时，应当对临床上怀疑下肢动脉 PAD 患者进行 ABI 的测定（证据水平 B）。

目前有专门的 ABI 检测装置，只需将袖带分别绑在踝部和上臂，并启动充气开关，通过袖带上的压力波感应器，可自动获得左右两侧的 ABI 值；也可利用多个血压计，分别测得踝部袖带充气时腘动脉的收缩压和肱动脉的收缩压直接计算。

（二）多普勒二维超声

超声可准确区分动静脉血流，并根据血流频谱特征进行诊断和评估。此技术可用于上肢、下肢和颈动脉及锁骨下动脉。通过测定血管血流速度的突然加速推测该部位存在限制血流的狭窄。随着临床影像学技术的发展，多普勒超声在诊断外周动脉疾病中的重要性正在下降，正在被 CTA 和 MRA 所取代。

（三）CTA 和 MRA

CTA 和 MRA 分别通过静脉注射含碘或钆盐血管造影剂获得 CT 或 MRI 成像，可清楚显示病变部位、狭窄程度、有无钙化及与周围血管剂组织的关系；可在很大程度上替代有创性血管造影。但其有时存在伪影，显示不清楚及不能动态观察等缺点。

（四）血管造影

血管造影是诊断动脉粥样硬化的金标准，是介入治疗的必要手段，可清楚地显示病变的分布、狭窄的范围、程度及侧支循环的情况等。但其为创伤性检查，且造影剂有肾毒性，一般在决定行介入治疗或手术治疗时使用。

三、适应证

（一）下肢动脉

（1）出现间歇性跛行的临床表现者。

（2）外科旁路手术后为改善吻合口近端或远端病变。

（3）旁路血管吻合口狭窄。

（4）难免截肢（改善截肢平面缺血）者。

（二）锁骨下动脉、上肢动脉和无名动脉

（1）锁骨下动脉窃血综合征。

（2）上肢严重间歇性缺血。

（3）患侧内乳动脉搭桥、窃血引起心肌缺血。

（4）腋肱动脉桥血流受影响。

（5）拟行内乳动脉搭桥，而锁骨下动脉明显狭窄者。

（6）椎基底动脉供血不足。

（7）双侧上肢动脉严重狭窄不能够准确测量血压。

四、禁忌证

主动脉、髂动脉、股动脉、腘动脉出现以下情况视为禁忌证。

（1）溃疡性病变伴血栓形成。

（2）慢性闭塞病变（＞5 cm）。

（3）病变邻近部位有动脉瘤。

（4）狭窄＜50％或压差＜10 mmHg。

（5）长病变＞5 cm，尤其糖尿病患者效果差，可视为相对禁

忌证。

对上肢动脉、锁骨下动脉及无名动脉，目前无绝对禁忌证，但对血栓性病变、长病变也应权衡利弊后再作判断。

五、介入治疗的方法

(一) 常用入径

一般从股动脉进入，偶尔从上肢动脉进入，有时也可从患侧进入。对下肢远端血管既可从患侧顺血流方向穿刺股动脉，也可从健侧穿刺，将指引导管逆向插入患侧动脉。

(二) 无名动脉、锁骨下动脉的治疗

(1) 术前准备与冠状动脉介入者相同，给予充分的抗血小板治疗。锁骨下动脉窃血明显，脑缺血严重者，应行 MRA、CTA 及多普勒超声检查，评价颅内侧支循环状况。

(2) 经股动脉先行升主动脉造影，明确病变部位、程度、范围等，然后选择单弯指引导管，如冠状动脉 JR 导管，在 0.089～0.097 cm(0.035～0.038 in) 导丝引导下将指引导管送至病变的近端，再沿导丝送入外周球囊，先对病变预扩张，了解病变对扩张的反应及扩张的效果，然后置入支架。支架与参考血管的比值为 1∶1。球囊扩张支架有很强的径向支撑力，通常需要放在那些需要精确定位和病变部位较硬、不易被压缩到的血管位置。当放置在成角和受挤压的地方，这种支架容易变形。头臂干动脉和左锁骨下动脉开口病变是球囊扩张支架的理想放置部位。自膨胀支架由镍钛合金材料制成，具有很好的弹性。自膨胀支架的理想放置部位为腋动脉、锁骨下动脉中段、颈动脉。对病变附近有重要分支者，如椎动脉、内乳动脉等，应注意保护，以免这些血管的血流受影响。

(三) 主动脉、髂动脉的治疗

(1) 术前准备与冠状动脉介入者相同，给予充分的抗血小板治疗。

(2) 根据病变特点及术者的习惯，可选择患侧或健侧的股动脉作为穿刺入径。

(3) 若选患侧路径，可直接将 7 F 长动脉鞘作为指引导管用，将其送至病变远端，根据球囊选择相应的导丝[0.046 cm (0.018 in) 或 0.089 cm(0.035 in)]，越过病变后，送入球囊，根据病变的长度，可选择 2 cm 或 4 cm 长的球囊对病变进行预扩张，然后置入支架。对需要精确定位的病变，如开口或重要分支处，建议使用球囊扩张支架，因其容易定位，支撑力强；如病变长，不需要精确定位，或病变靠近股动脉，估计患者活动时支架会受压变形时，建议选自膨胀式支架，因其过病变能力强，支架不会意外脱落，但通常需要后扩张。为防止球囊扩张支架在输送过程中意外脱落，可采用鞘保护技术，即先将鞘越过病变，让支架在鞘的保护下在鞘内定位，然后回撤鞘管，再释放支架。

(4) 若选择健侧路径，则要借助导丝将指引导管，从健侧股动脉、髂动脉经髂总动脉分叉处，到达病变的近端。然后按照上述方法再进行球囊扩张和放置支架。采用这种方法，有时指引导管在输送球囊或支架时会向病变近端移位，此时可采用深插技术、使用加硬导丝及先用小口径导管扩张，扩大病变以增强支架的通过能力；也可(尤其在闭塞病变时)使用双侧动脉穿刺技术，即先将导丝从健侧通过病变到达远端，再在透视下穿刺患侧股动脉，用圈套器将导丝从患侧穿刺鞘中引出，然后完成操作。对髂动脉开口病变，可像处理冠状动脉分叉病变一样，采用双导丝、双球囊对吻扩张。此时，支架可稍突入主动脉内 1～2 mm。

(四) 股动脉、腘动脉的治疗

(1) 术前准备与冠状动脉介入者相同，给予充分的抗血小板治疗。

(2) 穿刺还以健侧股动脉为主，因其血管并发症较患侧顺向穿刺低，且压迫止血时不影响患侧血供，再闭塞率可降低。对病变在股浅动脉以远、健侧穿刺失败或以前已在髂总动脉分叉处放置过支架者，可选择患侧顺向穿刺法。

(3) 球囊扩张及支架放置的方法与上述相同。对股动脉等内径较大血管，尤其病变局限者，可常规置入支架，且以自膨胀式支架为好。对膝以下动脉，以球囊扩张为主，明显夹层或濒临闭塞时，再考虑支架术。

六、效果评价

外周动脉介入治疗的成功率很高，通常都在 90%以上，新近材料学的改进，成功率又有提高。一般认为球囊或支架术后的残余狭窄 20%，静息下无压力阶差或使用硝酸甘油后＜10 mmHg，即可认为手术成功。伴随的临床改善指标有 ABI 增加＞0.15，症状分期提高至少一个级别，双上肢血压差消失，锁骨下动脉窃血综合征消失等。远期治疗效果与病例选择、病变特点、操作者技术等有关，糖尿病、弥漫性病变、小血管病变(直径＜7 mm)、多支架重叠、严重夹层、残余狭窄明显等是日后再狭窄的主要影响因素。若病变局限，髂动脉的再狭窄率很低，在 5%左右，而股动脉、腘动脉的再狭窄率在 10%～20%，腘动脉以下单纯球囊扩张的再狭窄率可＞50%，但即使发生再狭窄，介入治疗也能很好地改善缺血症状并有促进侧支循环的作用。

参 考 文 献

1. 张奇，沈卫峰，张瑞岩，等．单侧肾动脉狭窄患者肾静脉肾素活性变化及意义[J]. 中华心血管病杂志，2005，33：539－542.
2. 张瑞岩，张奇．肾动脉狭窄的介入治疗[M]//沈卫峰．实用临床心血管疾病介入治疗学．上海：上海科学技术出版社，2004：673－682.
3. Capers Q 4th, Philips J. Advances in percutaneous therapy for upper extremity arterial disease[J]. Cardiol Clin, 2011,29：351－361.
4. Carter S A, Tate R B. The value of toe pulse waves in determination of risks for limb amputation and death in patients with peripheral arterial disease and skin ulcers or gangrene[J]. J Vasc Surg, 2001, 33：708－714.
5. Diehm C, Allenberg J R, Pittrow D, et al. Mortality and vascular morbidity in older adults with asymptomatic versus symptomatic peripheral artery disease[J]. Circulation, 2009, 120：2053－2061.
6. Fowkes F G, Murray G D, Butcher I, et al. Ankle brachial index combined with Framingham Risk Score to predict cardiovascular events and mortality：a meta-analysis[J]. JAMA, 2008, 300：197－208.
7. Safian R D, Freed M S. 介入心脏病学手册[M]. 第 3 版．葛均波，钱菊英，译. 北京：科学出版社，2004：782－841.
8. Taxtor S C. Managing renal arterial disease and hypertension[J]. Curr Opin Cardiol, 2003, 18：260－267.

第十篇

动脉粥样硬化和调脂治疗

李　清　陈允钦

动脉硬化(arteriosclerosis)是指动脉管壁增厚、变硬,管腔缩小的退行性改变和增生性病变的总称。其最常见的类型包括动脉粥样硬化(atherosclerosis, AS)、小动脉硬化(arteriolosclerosis)和动脉中层钙化(Mönckeberg's arteriosclerosis)。

AS是动脉硬化中常见且最重要的一种。AS的特点是病变从动脉内膜开始,先后有脂质和复合糖类积聚、出血和血栓形成、纤维组织增生和钙质沉着,并有动脉中层的逐渐退变和钙化。在动脉内膜积聚的脂质外观呈黄色粥样,因此称为动脉粥样硬化。小动脉硬化是小型动脉的弥漫性增生性病变,主要累及糖尿病或高血压患者的小型动脉。糖尿病患者的小动脉壁常出现玻璃样增厚、变性,管腔狭窄,引起弥漫性缺血,特别是在肾。高血压患者则常发生增生性小动脉硬化,通常出现管壁层状向心性增厚和管腔狭窄,有时伴有纤维素样沉积物和血管壁坏死。动脉中层钙化好发于老年人的中型动脉,多见于四肢动脉,尤其是下肢动脉,病变血管的管壁中层变质和钙盐沉积,多无明显的临床症状,常常在X线检查时被发现。

AS过去一直是西方发达国家首要的发病和死亡原因,随着我国经济的发展、生活习惯及生活节奏的日益西方化,我国AS的发病率也日趋增加,现已成为人类死亡的主要原因之一。

一、病因和危险因素

AS是一种由多因素引起的,以高度特异性的细胞分子反应为特征的慢性炎症过程,这些因素称为易患因素或危险因素。

(一) 血脂异常

血浆所含的脂类统称为血脂,其中包括:① 中性脂肪,包括胆固醇(cholesterol, TC)和三酰甘油(triglyceride, TG)。② 类脂质,包括磷脂(phospholipid, PL)、糖脂和类固醇等。血脂不溶于水,在血液中都与蛋白质结合成各种颗粒大小及密度不同的脂蛋白(lipoprotein),以脂蛋白的形式在人体中运输。运用超速离心法可将血浆中的脂蛋白分为以下4种类型:① 乳糜微粒(chylomicron, CM),主要功能是转运外源性TG和TC。② 极低密度脂蛋白(very low density lipoprotein, VLDL),主要功能是转运内源性TG。③ 低密度脂蛋白(low density lipoprotein cholesterol, LDL-C),主要功能是将肝合成的内源性TC转运至肝外组织。④ 高密度脂蛋白(high density lipoprotein cholesterol cholesterol, HDL-C),主要功能是参与胆固醇由肝外组织转运至肝的逆向转运。

除上述4类脂蛋白外,还有中等密度脂蛋白(intermediate density lipoprotein, IDL)和脂蛋白(a)[Lp(a)]。目前有关IDL的认识尚不一致,但最新的研究结果表明IDL是一种有自身特点的脂蛋白,应将其与VLDL和LDL区分开来。LDL也可分为不同的亚型,如小而密的低密度脂蛋白(small dense LDL, sLDL,或称为B型LDL)、大而疏LDL(或称为A型LDL)。LDL还可被氧化生成氧化型LDL(ox-LDL)。HDL又可分为HDL_2和HDL_3等亚型。

上述血脂与AS的关系如下。

CM因其代谢迅速,本身并无致AS作用,但CM残粒可能与AS有关。高TG血症目前也被认为是导致冠心病的一个独立危险因子,且与血中TG水平成正比,并不受血浆HDL-C水平的影响。冠状动脉造影研究观察到富含三酰甘油脂蛋白(triglyceride-rich lipoproteins, TRLs)与冠状动脉狭窄程度呈显著正相关,TRLs在冠状动脉粥样硬化病变进展中起重要作用,而且可能作用于动脉粥样硬化病变的早期。VLDL的增加往往体现在血浆三酰甘油水平的升高,VLDL水解产生的VLDL残粒被证实有较强的致AS作用。现已明确冠心病的发生与血总胆固醇(TC)、LDL-C及Lp(a)的升高有密切关系。而LDL-C是目前公认的首要致AS的脂蛋白。而ox-LDL的致AS作用相比LDL-C更强,所以防治LDL-C氧化已成为防治AS的重要内容。LDL-C的亚型sLDL目前也被认为具有很强的AS作用,其机制可能与sLDL更易氧化和诱导内皮功能异常有关。对于"血管清道夫"HDL的传统观点认为其有抗AS作用,即HDL-C水平与AS的发生率呈负相关。但最新研究表明,HDL-C功能不全也可诱发AS。载脂蛋白AⅠ(apolipoprotein A, Apo A)是HDL-C的主要载脂蛋白,所以ApoAⅠ的水平也与冠心病的发生呈负相关。Lp(a)可能是促进AS的独立因素,其水平越高,形成AS的危险就越大。但Lp(a)水平必须与LDL水平联合观察,才有更大的价值。

(二) 吸烟

吸烟可增加AS的发病率和病死率(达2~6倍),且与每日吸烟支数成正比,如吸烟与高血压或高胆固醇血症同时存在,则冠心病的发病率可增加16倍。吸烟通过多种机制导致AS:① 激活交感系统。② 促进高凝状态。③ 损伤内皮细胞。④ 促进斑块中组织因子的表达和活性增高,导致血栓形成。⑤ 轻度升高LDL-C等。吸烟是可消除因素,戒烟后冠心病的危险性迅速降低。

(三) 高血压

高血压与冠心病和脑卒中的发病率直接相关。舒张压升高较正常者的冠心病事件的发生率高 6 倍，而单纯收缩压升高也同样可增加罹患冠心病的危险。收缩压和脉压的升高程度与动脉粥样硬化的程度呈正相关，是比舒张压升高更强的预测因子。

(四) 糖尿病

糖尿病在我国的发病率呈逐年上升趋势，目前糖尿病已被列为冠心病的等危症。糖尿病患者中动脉粥样硬化发生较早并更为常见，且病变较重。冠心病、脑血管疾病和周围血管疾病在成年糖尿病患者的死亡原因中占 75%～80%。高血糖状态可损伤内皮细胞功能，促进血小板聚集，诱发血管痉挛，并介导 CD36 mRNA 翻译效率升高，使巨噬细胞 CD36 受体表达增加，从而促进动脉粥样硬化的发生和发展。

(五) 体力活动减少、肥胖

对不同职业的回顾性调查表明，久坐人员比积极活动者冠心病的相对危险增加 1.9 倍。从事中等度体育活动的人群中冠心病的死亡率比活动少的人降低近 1/3。运动可增加迷走神经张力、改善脂质代谢、增加机体对胰岛素的敏感性、降低静态心率、减轻心脏负荷，起到稳定斑块、改善内皮功能的作用，从而减少 AS 的发生。

冠心病的发生也随 BMI 的增加而升高。而体内脂肪的分布与冠心病的发生也有密切关系。中心性肥胖(central obesity)是冠心病的一个危险因素，一般腰臀围之比男性>1.0，女性>0.85，即为中心性肥胖。

(六) 遗传因素

AS 有家族聚集倾向，在控制其他危险因素后，家族史是一个独立的危险因素。阳性家族史伴随的危险性增加可能是由于基因对其他危险因素介导而起作用，如肥胖、高血压、血脂异常和糖尿病等。现今的许多动物试验陆续发现许多基因编码与 AS 有关。

(七) 年龄与性别

病理研究表明，AS 是从婴儿期开始的缓慢发展过程，随年龄增长其发病率增加，49 岁后进展较快，而冠心病的死亡率也随年龄的增长而增高，因此预防 AS 应从青少年做起。

AS 多见于男性，男性冠心病的病死率为女性的 2 倍，男性发病较女性提早 10 年，但绝经期后女性的发病率迅速增加。目前一些新的危险因素，如 C 反应蛋白、同型半胱氨酸和 Lp(a)，似乎对女性更有意义。

(八) 代谢综合征

据国际糖尿病联盟的定义，代谢综合征应首先具备中心性肥胖，以腰围为标准，中国男性>90 cm，女性>85 cm；同时具备下列 4 项中的 2 项者即可诊断：① 血 TG≥1.7 mmol/L(150 mg/dl)。② 血 HDL－C，男性<1.04 mmol/L(40 mg/dl)，女性<1.30 mmol/L(50 mg/dl)。③ 血压≥130/85 mmHg。④ 空腹血糖≥5.6 mmol/L(100 mg/dl)或有糖尿病史。代谢综合征者患冠心病的风险是无代谢综合征者的 2 倍，其发生机制尚不明确，多数认为与胰岛素抵抗有关。胰岛素抵抗及其所产生的高胰岛素血症引起了多种代谢紊乱，如血脂异常增加了脂质在血管壁的沉积；交感系统兴奋性增加，可刺激血管壁生长并产生多种生长因子，致平滑肌细胞增殖；糖耐量异常、高血糖及纤溶系统功能异常引发高凝状态等；这些均促进了 AS 的形成。

(九) 高同型半胱氨酸血症

同型半胱氨酸(homocysteine，Hcy)是甲硫氨酸代谢的中间产物，虽然近年多数研究支持高 Hcy 是 AS 的一个独立危险因素，但其致 AS 的具体机制尚不完全清楚，而且也有学者认为，高 Hcy 只是患冠心病的一个重要变量或伴发因素，血浆 Hcy 水平与冠状动脉病变的严重程度之间不存在相关性。因此，高 Hcy 与 AS 的确切关系尚待进一步研究证实。

(十) 凝血因子的变化

机体有凝血因子Ⅰ(纤维蛋白原)增高、凝血因子Ⅶ增高、纤溶活性降低和纤维蛋白溶酶原激活剂抑制物-1(plasminogen activator inhibitor－1，PAI－1)增高时，患冠心病的危险性增加。而这些凝血因子的变化常伴随高血压、吸烟、肥胖和高龄等。

(十一) 肾功能不全

肾功能不全通过多种途径促进动脉 AS 的发展，包括使高血压和胰岛素抵抗恶化，降低 ApoAⅠ水平，增高 Lp(a)、同型半胱氨酸、凝血因子Ⅰ和 C 反应蛋白水平。

(十二) 其他

其他的一些次要因素包括：① A 型性格。② 微量元素，如铬、锰、锌、钒、硒等摄入不足，铅、镉、钴摄入过多。③ 食物中缺乏抗氧化剂，如维生素 A、维生素 E 缺乏等。④ 铁储存过多。⑤ 血管紧张素转换酶基因的多态性和过度表达。⑥ 促血栓状态，如凝血因子Ⅰ增高、纤溶酶原激活物抑制剂浓度增高等。这些均与 AS 的发生与发展有一定关系。另外，在粥样硬化的病灶中发现了肺炎衣原体、巨细胞病毒和单纯疱疹病毒等，提示感染对 AS 的进程也有一定的影响。反应蛋白可能通过多种机制对 AS 形成有直接作用。

二、动脉粥样硬化的发病机制

正常动脉壁由内膜、中膜和外膜 3 层组成。内膜为单层内皮细胞、内皮下疏松结缔组织基质和少量成纤维细胞、平滑肌细胞组成，具有抗凝血功能，并阻止循环中单核细胞和巨噬细胞进入血管壁，调节平滑肌细胞的功能等作用。中膜为平滑肌细胞层，它具有收缩功能，能保持动脉壁、细胞外基质或纤维(包括弹力纤维、胶原蛋白和黏蛋白)的协调性，并提供血管结构的支撑作用。外膜则由松散的结缔组织构成，主要由成纤维细胞、胶原纤维、弹性纤维、肥大细胞和少量平滑肌细胞组成，并含有血管壁的滋养血管、淋巴管和神经。

尽管目前有关 AS 的发病机制学说数量众多，内容繁杂，但基本都是从血栓形成学说、脂质浸润学说和炎症学说衍生发展而来。近年来，有关 AS 发病机制的进展主要有免疫学说和干细胞学说等。

(一) 脂质浸润学说

早在 1863 年德国病理学家 Virchow 就提出了 AS 的脂质浸润学说，认为 AS 病变主要是由血浆脂质水平增高所引起的。然而，直到 1913 年 Nikolai N. Anitchov 的经典实验才证实胆固醇能单独导致血管壁的粥样病变，并阐述了循环中胆固醇水平与 AS 之间的重要关系，为脂质浸润学说奠定了坚实的科学基础。AS 的脂质浸润学说认为正常的动脉内皮能阻止脂蛋白颗粒进入动脉内膜屏障；血脂过高和内皮屏障功能障碍时，大量脂质尤其是胆固醇进入动脉壁并在局部沉积，沉积的胆固醇引发单核巨噬细胞和平滑肌细胞局部集结，滞留的细胞吞噬脂质后形成泡沫细胞；同时各种细胞间质合成增多，血管内膜增厚，导致AS病变形成。与AS发生过程相关的血浆脂质成分包括LDL-C、Lp(a)、TG和HDL-C。

尽管AS的脂质浸润学说得到很多研究结果的证实和多数学者的认可，但对于AS的发生，只重视血脂而忽略血管壁就不是完整的学说。

（二）炎症学说

AS的炎症学说是最早形成的AS发病学理论。早在1815年Hodgson就发现AS病变部位有巨噬细胞存在，并提示AS是一种慢性炎症性疾病；1999年，Ross就炎症在AS中的作用做了综合论述。该学说将各种危险因素视为致炎刺激因子，这些危险因素长时间反复持续作用于血管壁，通过炎性介质的分泌，炎性细胞的活化，促使AS病变形成。

AS全过程中不管局部还是全身都表现出炎症所有的基本特征，局部炎症细胞浸润，出现炎症介质的级联反应，病变存在变质、渗出和增殖基本变化。各种危险因素可损伤血管内皮，上调血管细胞黏附分子-1（VCAM-1）、细胞间黏附分子-1（ICAM-1）、巨噬细胞集落刺激因子（MCSF）和单核细胞趋化蛋白（MCP）的表达，增强对血液中的单核细胞趋化黏附作用，并使进入管壁的单核细胞转变为巨噬细胞。激活的单核巨噬细胞分泌大量炎性因子，如肿瘤坏死因子-α（TNF-α）、白细胞介素IL-1、IL-6等。各种细胞黏附分子还促使血小板、粒细胞等黏附于血管内皮，释放多种生物活性因子，触发启动炎症反应，促成AS病变的发生和发展。炎症除了促进AS病变的发生与发展之外，更受关注的是粥样斑块破裂引发急性临床事件过程中炎症细胞浸润和介质释放的关键作用。

（三）血栓形成学说

1841年，澳大利亚病理学家Carl Von Rokitansky首先提出了AS的血栓形成学说，认为AS病变是血栓形成的结果。血栓形成学说认为AS斑块由动脉内附壁血栓嵌入血管壁后演变而成，并指出其演变过程大致如下：血管内血栓形成后堵塞管腔，若机体能存活则血栓可再通，形成新通道，部分循环恢复；新通道覆盖内膜形成新的管腔，被内膜覆盖的血栓成为血管壁的一部分；血栓机化后纤维组织形成，引起内膜增生；之后被包埋的血栓软化降解，释放脂质，形成粥样斑块。附壁血栓可以多处反复发生，以致斑块病变呈散在灶性分布。血栓形成学说的提出，拓宽了AS发病机制的研究领域，注重研究循环血液中引起纤维蛋白沉积的其他各种因素的作用，确立了血小板在AS发生与发展过程中的重要地位。

（四）损伤反应假说

1976年，Ross提出AS的损伤反应学说，认为各种危险因素造成的动脉内膜损伤是AS病变发生的始动环节。正常动脉壁的内膜由单层内皮细胞组成，具有多种重要功能。损伤反应学说认为，在多种病理因素的反复刺激之下，内皮细胞遭受严重损伤，破坏内膜的平滑性和完整性，出现通透性和分泌功能障碍，促进血液中的脂质进入动脉壁。进入动脉壁的脂质沉积于内膜，趋化血液中单核细胞进入内膜，并引发中膜平滑肌细胞向内膜迁徙并大量增生。与此同时，内皮损伤处引发大量血小板迅速黏附、聚集，并被暴露的胶原等激活，释放出多种血管活性物质和生长因子。增殖的平滑肌细胞表型改变，可迅速合成和分泌大量胶原等细胞外基质，最终促使AS斑块形成。

（五）单克隆学说

1973年，EP Benditt和JM Benditt提出了AS的单克隆学说。该学说认为AS的每个斑块是由一个突变的平滑肌细胞分裂增殖演变而成，而诱发平滑肌细胞突变的因素可以来自病毒或者其他致突化学物质。然而，此学说提出的观点在当时和现在都没有得到大多数学者的普遍认同，但是它首次将肿瘤细胞生物学引进AS的研究领域，具有重要的开拓性意义，所得的相关资料促进了人们对AS病变性质的认识，所提出的问题如斑块中平滑肌细胞的来源与血管壁或循环中的祖细胞的关系等可启发相关领域研究的新方向。

（六）氧化学说

1983年，Steinberg提出AS的氧化学说，其实际上是上述脂质浸润学说的完善，认为氧化应激产生活性氧和ox-LDL是AS病变发生的关键中心环节。氧化应激主要通过损伤血管内皮功能和诱发泡沫细胞形成两个方面促使AS病变形成。活性氧及其相关氧化产物是内皮损伤、诱导内皮细胞上调和释放各种促炎症细胞因子的主要原因，活性氧是引发AS炎症反应的始动因素。流行病学研究虽早已确定LDL-C是AS的一个重要危险因素，但许多研究证实，在人体内主要是ox-LDL被单核巨噬细胞清道大受体识别和介导吞噬脂质形成泡沫细胞，促使AS其他病变的发生。

（七）免疫学说

尽管免疫机制在AS病变发生与发展过程中的重要位置早就受到关注，但直到1999年美国免疫学家Janeway提出天然免疫模式识别理论之后，才逐渐形成动脉粥样硬化的免疫学说。实际上AS的免疫学说是炎症学说的补充和完善，将AS过程中脂质代谢紊乱与炎症反应联系起来，近年颇受研究者的关注。

AS的免疫学说强调免疫反应在AS病变形成过程中贯穿始终，由各种抗原和免疫细胞启动血管壁的免疫反应，最终诱发AS病变的形成。AS开始于动脉内膜脂质聚积和修饰产物的天然免疫反应，AS病变的发生是因脂质代谢障碍产生的氧化修饰产物ox-LDL作为病原相关分子模式作用于血管壁而启动天然免疫反应，天然免疫被激活后通过抗原递呈细胞激活获得性免疫，最终引发血管炎性损伤，导致AS病变形成。参与这个过程的天然免疫效应细胞包括单核/巨噬细胞、NK细胞、树突状细胞、肥大细胞、B_1细胞等，还包括天然免疫效应分子炎症介质、补体等。

免疫学说确定AS的免疫学性质，尤其探索天然免疫在AS发生早期的作用，为AS的防治提供了新思路。从引发天然免疫反应的病原相关分子模式考虑，抗氧化防治（如普罗布考）不仅可阻断泡沫细胞形成，更重要的是减少ox-LDL形成，抑制血管的免疫性炎症损伤；可用ox-LDL、ApoB100抗原肽免疫接种以刺激机体产生保护性免疫应答；通过黏膜接种HSP60抗原诱导免疫耐受等。

近年来，AS免疫机制的研究有较大的进展，但仍不成熟，一些重要的观点尚未获得共识。尽管如此，加强AS免疫机制的研究，尤其是探索天然免疫在AS发生早期的作用，仍是一个不可懈怠的研究领域。

(八) 干细胞学说

近年出现的动脉粥样硬化干细胞学说对AS的性质和发病机制提出了新的观点。实际上AS的干细胞学说是损伤反应学说的扩展,虽然两者都认为内皮细胞损伤在AS病变发生过程中具有决定性作用,但因对血管内皮损伤修复过程和细胞来源存有异议,所以对AS的性质和发病机制出现不同的观点。损伤反应学说认为内皮细胞损伤是由邻近成熟内皮细胞分裂增生以修复AS,在各种危险因素持久作用下动脉壁本身无法修复其损伤而发生的;干细胞学说则认为内皮细胞损伤的修复主要由血液和血管壁的干细胞所完成,因此AS病变是各种危险因素引发血管干细胞存活、生长和分化紊乱以致内皮细胞损伤无法修复而形成。大量研究资料表明,动脉粥样硬化的发生与内皮祖细胞(endothelial progenitor cells, EPC)存活、生长和分化紊乱相关。在AS危险因素作用下血管内皮细胞受损程度与EPC正常修复能力之间的平衡遭受破坏,以致受损内皮得不到充分修复。

动脉粥样硬化干细胞学说的另一重要观点是有关AS内膜病变中平滑肌细胞(SMC)来源的论述。损伤反应学说认为内膜病灶中的SMC是由中膜SMC表型改变迁徙而致,而新近资料显示新生内膜中的SMC可能存在其他来自循环或组织的平滑肌祖细胞(smooth muscle progenitor cells, SPC)。SPC既可从循环血黏附到受损处进入内膜,也可从外膜和中膜迁移入内膜。迁移入内膜后SPC与内膜中的平滑肌细胞发生融合,并在损伤处分化为新生平滑肌细胞,吞噬ox-LDL形成泡沫细胞,参与AS斑块的发生过程。

动脉粥样硬化干细胞学说的主要观点的指向可能导致AS病变防治的新思路,出现新的诊断手段和防治策略。比如,恢复骨髓产生EPC的能力,或补充外源性EPC以修复血管;补充高增殖活性的EPC促进旁路血管新生以代偿缺血部位的血液供应;开发动员骨髓干细胞修复损伤内皮细胞和定向分化EPC的药物等。然而,干细胞学说不仅在理论上还很不完善,临床实际应用也遇到更多技术困难,因此动脉粥样硬化干细胞学说尚未受到普遍认同。

三、动脉粥样硬化的病理改变

AS的病理变化主要累及体循环系统的大型弹力型动脉(如主动脉)和中型弹力型动脉(以冠状动脉和脑动脉罹患最多,肢体各动脉、肾动脉和肠系膜动脉次之,脾动脉亦可受累),而肺循环动脉极少受累。病变分布多为数个组织和器官同时受累,但有时亦可集中在某一器官的动脉,而其他动脉则正常。最早出现病变的部位多在主动脉后壁及肋间动脉开口等血管分支处;这些部位血压较高,管壁承受血流的冲击力较大,因而病变也较明显。

发生AS时,动脉壁出现脂质条纹、纤维斑块和复合病变3种类型的变化。

(一) 脂质条纹

脂质条纹为早期病变,常见于青年人,局限于动脉内膜,呈现数毫米大小的黄色脂点或长度可达数厘米的黄色脂肪条纹。其特征是内膜的巨噬细胞和少数平滑肌细胞呈灶性积聚,细胞内外有脂质沉积。脂质成分主要是胆固醇和胆固醇酯,还有磷脂和三酰甘油等;由于脂质条纹属平坦或仅稍高出内膜的病变,故不使受累的动脉阻塞,不引起临床症状,其重要性在于它有可能发展为斑块。

(二) 弥漫性内膜增厚

随着病变的进展,大量的平滑肌细胞增生,周围有数量不等的结缔组织沉积,造成弥漫性内膜增厚,逐渐发展成为纤维斑块。此期主要是Ⅳ型病变。

(三) 纤维斑块

纤维斑块指进行性粥样硬化病变,它的表面常被纤维帽所覆盖。其为进行性AS最具有特征性的病变,一般呈淡黄色,或围绕血管分支的开口处,引起管腔狭窄。现有的研究表明,纤维帽主要由特殊类型的平滑肌细胞构成,并被大量的基膜片、胶原纤维和糖蛋白所包围。在纤维斑块内,还可看到含有胆固醇结晶的坏死组织及碎片。当纤维斑块下积聚了较多的脂质后,斑块明显向血管腔内突出,形成了粥样斑块。此时可见纤维帽变薄,内含大量的胆固醇结晶及坏死细胞。该处血管中膜的平滑肌细胞萎缩,弹力纤维被破坏,中膜变薄。当斑块体积增大时,向管壁中膜扩展,可破坏管壁的肌纤维和弹力纤维而代之以结缔组织和增生的新生毛细血管。脂质沉积较多后,其中央基底部常因营养不良发生变性、坏死而崩解,这些崩解物与脂质混合形成粥样物质,称为粥样斑块或粥样瘤。

(四) 复合病变

复合病变为纤维斑块发生出血、坏死、溃疡、钙化和附壁血栓所形成。粥样斑块可因内膜表面破溃而形成所谓的粥样溃疡;破溃后粥样物质进入血流成为栓子,破溃处可引起出血,溃疡表面粗糙易产生血栓,附壁血栓形成又加重管腔的狭窄甚至使之闭塞。在血管逐渐闭塞的同时,也逐渐出现来自附近血管的侧支循环,血栓机化后又可以再通,从而使局部血流得以部分恢复。复合病变还有中膜钙化的特点。

AS按其病理发展过程可以分为6型。

Ⅰ型病变(又称初始病变):常见于婴儿和儿童,内膜中有巨噬细胞吞饮脂质形成泡沫细胞,积聚而成脂质点。

Ⅱ型病变(又称脂质条纹):主要由成层的巨噬泡沫细胞组成,内膜中SMC也含有脂质,细胞外有少量脂质沉积。

Ⅲ型病变(又称中间型病变或粥样瘤前期病变):可见SMC被大量的细胞外脂质所形成的脂小池包围,但尚未形成脂质核心。

Ⅳ型病变(又称粥样瘤病变):特征是细胞外脂质融合,形成脂质核心(脂核),内膜深部的SMC和细胞间基质逐渐为脂质所取代,在脂核外周有巨噬细胞、淋巴细胞和柱细胞,在内皮层的下方有少量SMC,脂核的纤维帽尚未形成。

Ⅴ型病变(又称纤维粥样瘤或纤维斑块病变):是在Ⅳ型病变的基础上同时有较明显的纤维增生,在脂核与内皮层之间形成纤维帽。Ⅴ型病变又有3种亚型。Ⅴa型病变,有明显的脂核和纤维帽;Ⅴb型病变,病灶有明显钙化者;Ⅴc型病变,病灶内无脂核或仅有少量脂肪浸润。Ⅳ型病变和Ⅴa型病变因斑块内含脂量高而甚易破裂。

Ⅵ型病变(又称复合病变):分为3种亚型。Ⅵa型病变,指斑块破裂或溃疡,主要由Ⅳ型病变和Ⅴa型病变破溃而形成;Ⅵb型病变,指壁内血肿,由AS斑块中出血所致;Ⅵc型病变,指血栓形成,多由于Ⅳ型病变或Ⅴa型病变损害破溃,形成附壁血栓，导致管腔完全或不完全阻塞。

根据受累的动脉和侧支循环建立情况的不同，本病可引起整个循环系统或个别器官的功能紊乱。

1. 主动脉因粥样硬化而致管壁弹性降低　当心脏收缩时，它暂时膨胀而保留部分心脏所排出血液的作用即减弱，收缩压升高而脉压增宽。主动脉形成粥样硬化性动脉瘤时，管壁为纤维组织所取代，不但失去紧张性而且向外膨隆。这些影响全身血流的调节，也加重心脏的负担。

2. 内脏或四肢动脉管腔狭窄或闭塞　在侧支循环不能代偿的情况下，器官和组织的血液供应发生障碍，产生缺血、纤维化或坏死。如冠状 AS 可引起心绞痛、心肌梗死或心肌纤维化；脑 AS 引起脑萎缩；肾 AS 引起高血压或肾脏萎缩；下肢 AS 引起间歇性跛行或下肢坏疽等。

3. 动脉壁的弹力层和肌层被破坏　使管壁脆弱，在血压波动的情况下易破裂出血。以脑动脉破裂引起脑血管意外和动脉瘤破裂死亡为多见。

四、临床表现

本病发展过程可分为四期。

（一）无症状期或隐匿期

其过程长短不一，包括从较早的病理变化开始，直到 AS 形成，但尚无器官或组织受累的临床表现。

（二）缺血期

症状由于血管狭窄、器官缺血而产生。

当有脑动脉缺血时，患者可有记忆力减退、头晕、头痛，甚至短暂意识障碍等，长期的脑动脉供血不足还可产生脑萎缩，引起痴呆和性格改变。病变累及冠状动脉可引起稳定型或不稳定型心绞痛、急性心肌梗死、心肌纤维化，以及慢性缺血性心肌病、心力衰竭等。肾动脉狭窄可导致顽固性高血压、蛋白尿、肾功能受损等。肠系膜动脉狭窄可引起消化不良、腹痛、腹胀等。四肢动脉也可受累，尤以下肢较多见，产生下肢发凉、麻木、间歇性跛行（行走时腓肠肌麻木、疼痛甚至痉挛，休息后消失，再行走又会出现上述症状），足背动脉搏动减弱或消失。

（三）坏死期

血管内血栓形成或管腔闭塞产生器官组织坏死的症状。

脑动脉闭塞可引起脑梗死，出现头晕、头痛、恶心、呕吐，严重者出现意识丧失、肢体瘫痪、偏盲或失语等。冠状动脉闭塞引起心肌梗死。肾动脉闭塞可引起肾区疼痛、少尿和发热等。肠系膜动脉闭塞表现为剧烈腹痛、腹胀、发热，若肠壁坏死时，可表现为便血、麻痹性肠梗阻和休克等。下肢动脉闭塞可表现为肢体的坏疽。

（四）纤维化期

长期缺血，器官组织硬化（纤维化）和萎缩而引起症状。

长期缺血可导致靶器官组织纤维化及萎缩。脑萎缩可引起性格异常、行为改变、智力及记忆力减退，产生痴呆的临床表现。心脏的长期缺血可导致心脏扩大、心功能不全及各种心律失常等，形成缺血性心肌病。而肾萎缩可引起慢性肾功能不全，最后导致肾衰竭。

不少患者不经过坏死期而进入纤维化期，而在纤维化期患者也可重新发生缺血期的表现。

AS 早期一般无特异性体征，由于脂质在真皮内沉积，部分患者可见黄色瘤，尤其在眼睑处，也可出现在肌腱、手掌、四肢关节及臀部等处，少数高三酰甘油血症患者口腔黏膜也可受累。主动脉粥样硬化在叩诊时可发现胸骨柄后主动脉浊音区增宽，主动脉瓣区第二心音亢进而带金属音，可闻及收缩期杂音，并伴有收缩压升高，脉压增宽。桡动脉触诊可类似促脉。

AS 患者还可形成主动脉瘤，以腹主动脉最多见，其次是主动脉弓和降主动脉。腹主动脉瘤多在体检时发现，或因在腹部触及搏动性肿块而发现，在腹壁相应位置可听到血管杂音，股动脉搏动可减弱。胸主动脉瘤可引起胸痛、气急、吞咽困难、咯血，若喉返神经受压可引起声音嘶哑，以及气管移位或阻塞、上腔静脉或肺动脉受压等临床表现。

按受累动脉部位的不同，本病有下列类别：① 主动脉及其主要分支粥样硬化。② 冠状动脉粥样硬化。③ 脑动脉粥样硬化。④ 肾动脉粥样硬化。⑤ 肠系膜动脉粥样硬化。⑥ 四肢动脉粥样硬化等。

五、辅助检查

本病尚缺乏敏感而又特异性的早期实验室和辅助检查方法。患者多有脂代谢异常，主要表现为血 TC、LDL－C、TG、ApoB 和 Lp(a)增高，HDL－C 和 ApoA 降低。X 线检查主动脉粥样硬化时表现为主动脉结向左上方凸出，主动脉扩张与扭曲，有时可见片状或弧状的斑块内钙质沉着影；形成主动脉瘤时可见相应部位增大。选择性或电子计算机数字减影动脉造影可显示冠状动脉、脑动脉、肾动脉、肠系膜动脉和四肢动脉粥样硬化所造成的管腔狭窄或动脉瘤病变，以及病变的所在部位、范围和程度，有助于确定外科治疗的适应证和选择施行手术的方式。多普勒超声检查，有助于判断四肢动脉和肾动脉粥样硬化的斑块和血流情况。肢体电阻抗图、脑电阻抗图及脑电图、脑 X 线、计算机化 X 线或磁共振断层显像有助于判断四肢、脑动脉的功能情况及脑组织的病变情况。放射性核素检查有助于了解心、脑、肾组织的血供情况，超声心动图检查、心电图检查及其负荷试验所示的特征性变化有助于诊断冠状动脉粥样硬化。包括多普勒测压、光电容积描记法和空气容积描记法的多功能周围血管检查仪，在诊断周围血管闭塞方面与血管造影有很好的相关性。

有多种通过导管进行的影像学技术用于识别容易破裂的易损斑块，包括血管内超声显像（IVUS，可从管腔内显示血管的横截面，直接观察 AS 病变情况）、血管镜（特别是识别血栓形成）、斑块温度图（监测活动性炎性斑块内增高的温度）、光学相干断层成像（使用红外线激光进行成像）和弹性图（识别软的富含脂质的斑块）。免疫闪烁造影法使用能定位于易损斑块的放射性示踪剂，是可供选择的非侵入性方法。CRP 浓度＞30 g/L（3 mg/dl）预示极可能发生心血管事件。脂蛋白相关的磷脂酶 A_2 水平增高在正常或低 LDL 水平的患者中似乎能预测心血管事件的发生。

六、诊断与鉴别诊断

在本病发展到一定程度时，尤其是有明显的组织器官病变时，诊断并不困难，但早期诊断并不容易。血脂异常者检查发现有血管狭窄性病变，应首先考虑本病的诊断。

主动脉粥样硬化引起的主动脉变化和主动脉瘤，需与梅毒性主动脉炎和主动脉瘤以及纵隔肿瘤相鉴别。冠状动脉粥样硬化引起的心绞痛和心肌梗死，需与其他冠状动脉病变如冠状动脉炎、冠状动脉先天畸形、冠状动脉栓塞所引起者相鉴别。心肌纤维化应与其他心脏疾病尤其是扩张型心肌病相鉴别，脑动脉硬化所引起的脑血管意外应与其他原因所引起的脑血管意外相鉴别。肾动脉硬化引起的高血压应与其他原因引起的高血压相鉴别。肾动脉血栓形成应与肾结石相鉴别。四肢动脉粥样硬化所产生的症状应与其他病因的动脉病变所引起的症状相鉴别。

七、治疗

AS重在预防。首先应积极预防AS的发生(一级预防)。如已发生，应积极治疗，防止病变发展并争取其逆转(二级预防)。已发生并发症者，及时治疗，防止其恶化，延长患者的寿命(三级预防)。

(一) 一般防治措施

1. 发挥患者的主观能动性配合治疗　已有客观证据表明，本病经防治病情可以控制，病变可能部分消退，病变本身又可以促使动脉侧支循环的形成，使病情得到改善。因此，说服患者耐心接受长期的防治措施至关重要。

2. 合理的膳食

(1) 膳食成分：应减少饱和脂肪酸和胆固醇摄入，增加不饱和脂肪酸(如以脱脂奶代替全脂奶等)，使饱和脂肪酸供热量不超过总热量的10%，单不饱和脂肪酸占总热量的10%～15%，多不饱和脂肪酸占总热量的7%～10%；膳食中胆固醇含量不宜超过200 mg/d。保证每日摄入的新鲜水果及蔬菜达400 g以上，并注意增加深色或绿色蔬菜比例；膳食成分中应含有足够的维生素、矿物质、微量元素、植物固醇(2 g/d)和可溶性纤维(10～25 g/d)，但应适当减少食盐摄入。

(2) 膳食总热量：勿过高，以维持正常体重为度。正常体重的简单计算法为：身高(cm)－110＝体重(kg)，或BMI＝体重(kg)/[身高(m)]^2，国人BMI≥24 kg/m^2 为超重，BMI≥28 kg/m^2 为肥胖。

3. 适当的体力劳动和体育活动　参加一定的体力劳动和体育活动，对预防肥胖、锻炼循环系统的功能和调整血脂代谢均有裨益，是预防本病的一项积极措施。体力活动应根据原来身体情况、原来体力活动习惯和心脏功能状态来规定，以不过多增加心脏负担和不引起不适感觉为原则。体育活动可循序渐进，不宜勉强做剧烈活动，提倡有氧运动，如快走、慢跑、骑自行车或游泳等(每日半小时至1 h)。

4. 合理安排工作和生活　生活要有规律，保持乐观、愉快的情绪，避免过度劳累和情绪激动，注意劳逸结合，保证充分睡眠。

5. 戒烟，少量饮酒　酒精(红葡萄酒)适量饮用时升高HDL，并可能有抗血栓形成、抗氧化和抗感染作用。但长期大量饮酒可引起肝硬化、胃癌、酒精性心肌病等疾病，还会造成意外事故及其他精神社会问题，因此不宜提倡。

6. 积极治疗与本病有关的疾病　如高血压、血脂异常、痛风、糖尿病、肝病、肾病综合征和有关的内分泌系统疾病等。

(二) 调脂药物治疗

1. 血脂异常治疗的原则　血脂异常治疗最主要的目的是防治动脉粥样硬化性疾病，所以应根据是否已有动脉粥样硬化疾病以及有无心血管危险因素，结合血脂水平进行全面评价，以决定治疗措施及血脂的目标水平。

不同的危险人群，开始药物治疗的LDL－C水平以及需达到的LDL－C目标值有很大的不同，主要结合我国人群的循证医学的证据制定这些数值(表10－0－1)。

表10－0－1　血脂异常开始药物治疗的LDL－C值及其目标值

危险等级	开始药物治疗LDL－C值[mmol/L(mg/L)]	LDL－C目标值[mmol/L(mg/L)]
低危(10年危险性<5%*)	≥4.92(190)	<4.14(160)
中危(10年危险性5%～10%**)	≥4.14(160)	<3.37(130)
高危(冠心病或冠心病等危症，或10年危险性10%～15%***)	≥2.59(100)	<2.59(100)
极高危(急性冠状动脉综合征或缺血性心血管病合并糖尿病)	≥2.07(80)	<2.07(80)

注：*，无高血压且其他危险因素<3；或虽有高血压或其他危险因素≥3，但LDL－C值<4.14 mmol/L。
**，有高血压或其他危险因素≥3，且LDL－C值≥4.14 mmol/L；或高血压＋≥1个其他危险因素，但LDL－C值<4.14 mmol/L。
***，高血压＋≥1个其他危险因素＋LDL－C值≥4.14 mmol/L。

其他危险因素包括：年龄(男性≥45岁，女性≥55岁)、吸烟、低HDL－C值(<1.04 mmol/L)、肥胖和早发缺血性心血管病家族史(一级男性亲属发病时<55岁，一级女性亲属发病时<65岁)，HDL－C值≥1.55 mmol/L时可抵消1个"其他危险因素"。

血清TG的理想水平是1.70 mmol/L(150 mg/dl)，HDL－C值≥1.04 mmol/L(40 mg/dl)。对于特殊的血脂异常类型，如轻、中度TG升高[2.26～5.63 mmol/L(200～500 mg/dl)]，LDL－C达标仍为主要目标，非HDL－C达标为次要目标，即非HDL－C＝TC－HDL－C，其目标值为LDL－C目标值＋0.78 mmol/L(30 mg/dl)；而重度高三酰甘油血症[≥5.65 mmol/L(500 mg/dl)]，为防止急性胰腺炎的发生，首先应积极降低TG。而依据最新的欧洲血脂异常管理指南HDL－C不再作为干预靶点。

2. 调脂药物的分类　临床上供选用的调脂药物可分为他汀类、贝特类、烟酸类、胆固醇吸收抑制剂、树脂类和其他(如普罗布考、鱼油制剂和多廿烷醇)。

(1) 他汀类(statins)：也称3－羟基－3－甲基戊二酰辅酶A(3－hydroxy－3－methylglutaryl-coenzyme A，HMG－CoA)还原酶抑制剂，可以竞争性抑制细胞内胆固醇合成早期过程中限速酶的活性，继而上调细胞表面LDL受体，加速血浆LDL的分解代谢，此外还可抑制VLDL的合成。因此，他汀类药物能显著降低TC、LDL－C和ApoB，也降低TG水平和轻度升高HDL－C。此外，他汀类还可能具有独立于调脂之外的多种有益作用，称为多效性。主要包括改善血管内皮功能、抑制炎症反应、抑制平滑肌细胞的增生和促进凋亡、抑制血栓形成和稳定斑块等。在现有的调脂药物中，他汀类药物对于冠心病一级预防和二级预防具有最充分的循证医学获益证据，被证实可显著降低患者的心血管事件、心血管死亡率和总死亡率。因此，当前主要的临床指南均推荐他汀类药物作为血脂异常患者的首选调脂药物。

国内已上市的他汀类药物有：洛伐他汀(lovastatin)、辛伐他汀(simvastatin)、普伐他汀(pravastatin)、氟伐他汀(fluvastatin)、阿托伐他汀(atorvastatin)、瑞舒伐他汀(rosuvastatin)和匹他伐他汀(pitavastatin)。他汀类药物使LDL-C降低18%～55%，HDL-C升高5%～15%，TG降低7%～30%。他汀类药物降低TC和LDL-C的作用虽与药物剂量有相关性，但不呈直线相关关系。当他汀类药物的剂量增大1倍时，其降低血脂TC及LDL-C约6%，但不良反应如肝病和肌病却成倍增加，故有他汀作用六原则之说。

大多数人对他汀类药物的耐受性良好，不良反应通常较轻且短暂，包括头痛、失眠、抑郁，以及消化不良、腹泻、腹痛、恶心等消化道症状。有0.5%～2.0%的病例发生肝氨基转移酶如丙氨酸氨基转移酶(ALT)和天冬氨酸氨基转移酶(AST)升高，且呈剂量依赖性。由他汀类药物引起并进展成肝功能衰竭的情况罕见。胆汁淤积和活动性肝病被列为使用他汀类药物的禁忌证。他汀类药物可引起肌病，包括肌痛、肌炎和横纹肌溶解。肌痛表现为肌肉疼痛或无力，不伴肌酸激酶(CK)升高。肌炎有肌肉症状，并伴CK升高。横纹肌溶解是指有肌肉症状，伴CK显著升高超过正常上限的10倍(即10×ULN)和肌酐升高，常有褐色尿和肌红蛋白尿，严重者可以引起死亡。肌炎最常发生于合并多种疾病和(或)使用多种药物治疗的患者。多数他汀类药物由肝脏细胞色素P450(cytochrome P450，CYP450)进行代谢，因此同其他与CYP药物代谢系统有关的药物同用时会发生不利的药物相互作用。他汀类药物忌用于孕妇。

为了预防他汀类药物相关性肌病的发生，应十分注意可增加其发生危险的情况，如高龄(尤其>80岁)患者(女性多见)、体形瘦小、虚弱、多系统疾病(如慢性肾功能不全，尤其由糖尿病引起的慢性肾功能不全)、合用多种药物、剂量过大、围手术期和合用下列特殊的药物或饮食，如贝特类(尤其是吉非贝齐)、烟酸(罕见)、环孢霉素、吡咯抗真菌药、红霉素、克拉霉素、HIV蛋白酶抑制剂、奈法唑酮(抗抑郁药)、维拉帕米、胺碘酮和大量西柚汁及酗酒(肌病的非独立易患因素)。

在启用他汀类药物时，要检测ALT、AST和CK，治疗期间定期监测复查。轻度的氨基转移酶升高(<3×ULN)并不作是治疗的禁忌证。无症状的轻度CK升高常见。

(2) 贝特类(brates)：亦称苯氧芳酸类药物，此类药物可激活过氧化物酶增生体活化受体α(PPARα)，通过基因调控，增加血中脂蛋白脂酶(LPL)、ApoA Ⅰ、ApoAⅡ的浓度和活性，抑制ApoCⅢ基因的表达，有利于去除血液循环中富含TG的脂蛋白，降低血浆TG和提高HDL-C水平，促进胆固醇的逆向转运，并使LDL亚型由小而密颗粒向大而疏松颗粒转变。贝特类药物可平均降低TG 20%～50%，降低TC 6%～15%，降低LDL-C 5%～20%，升高HDL-C 15%～25%；它还具有抗感染、降低纤维蛋白原、改善内皮功能及改善胰岛素敏感性等调脂以外的抗AS作用。其适应证为高TG血症或以TG升高为主的混合型高脂血症和低高密度脂蛋白血症。虽然一些临床研究或亚组分析表明，贝特类药物单用或与他汀类药物合用可有效地改善血脂谱，尤其是导致动脉粥样硬化性的血脂异常，延缓AS病变的进展，降低心血管事件。但是，还没有随机对照临床研究证实贝特类药物单用或与他汀类能降低总死亡率。

临床上可供选择的贝特类药物有：非诺贝特(fenofibrate)片剂0.1 g，每日3次；微粒化片剂0.16 g，每日1次；苯扎贝特(benzafibrate)0.2 g，每日3次；吉非贝齐(gemfibrozil)0.6 g，每日2次。

此类药物的常见不良反应为胃肠道不适(消化不良、恶心、呕吐、便秘和腹泻)、皮疹、胆囊炎和胆石症等，也可引起肝脏血清酶升高。贝特类药物还可引起可逆性的血清肌酐升高。最严重的不良反应是肌病，尤其是与他汀类药物联合应用时风险增大。吉非贝齐虽有明显的调脂疗效，但安全性不如其他贝特类药物。由于贝特类单用或与他汀类合用时也可发生肌病，应用贝特类药时也须监测肝酶与肌酶。绝对禁忌证为严重肾病和严重肝病。

(3) 烟酸及其衍生物：烟酸属B族维生素，当用量超过作为维生素作用的剂量时，可有明显的调脂作用。此类药物通过抑制脂肪组织内的二酰甘油酶活性，而抑制脂肪组织的动员，减少脂肪组织中TG库游离脂肪酸的动员，降低血浆中的游离脂肪酸含量，从而减少肝TG合成和VLDL的分泌。增强LPL的活性，促进血浆TG的水解，降低VLDL浓度，进而减少VLDL向LDL转化。减少ApoB的合成，促进VLDL的分解代谢，从而降低VLDL和TG的水平。烟酸能通过阻断肝脏摄取ApoA Ⅰ和增加ApoA Ⅰ、ApoAⅡ的合成，升高HDL-C的水平，是现有调脂药物中升高HDL-C作用最强的。烟酸也是目前唯一观察到的能降低Lp(a)的调脂药物，但作用机制不明，可能与烟酸能减少Lp(a)的合成有关。因此，烟酸具有较全面的调脂作用，可使TC降低5%～20%、LDL-C降低5%～25%、TG降低20%～50%、HDL-C升高15%～35%和Lp(a)降低20%～30%。其适用于高TG血症、低高密度脂蛋白血症或以TG升高为主的混合型高脂血症。

烟酸(nicotinic acid)，又称niacin，有速释剂和缓释剂两种剂型。速释剂的不良反应明显，一般难以耐受，现多已不用。缓释型烟酸片的不良反应明显减轻，较易耐受。烟酸缓释片的常用量为1～2 g，每日1次。一般临床上建议，开始用量为0.375～0.5 g，睡前服用；4周后增量至1 g/d，逐渐增至最大剂量2 g/d。阿昔莫司(acipimox)的常用量为0.25 g，每日3次，是一种新合成的烟酸衍生物，与烟酸相比，阿昔莫司具有半衰期长、抗脂肪分解作用持续时间较长及效能较强、能改善糖代谢、不引起尿酸代谢变化、较少引起肝功能异常等作用的特点。

烟酸的常见不良反应有皮肤瘙痒、颜面潮红、皮疹、胃肠道不适、糖耐量异常(胰岛素抵抗)、诱发痛风和肝脏毒性等。这类药物的绝对禁忌证为慢性肝病和严重痛风；相对禁忌证为消化性溃疡、肝毒性和高尿酸血症。

(4) 胆固醇吸收抑制剂：依折麦布(ezetimibe)是目前已经上市的唯一一种胆固醇吸收抑制剂。胆固醇吸收抑制剂可选择性抑制位于小肠黏膜刷状缘的一种特殊转运蛋白NPC1L1的活性，从而减少肠道内胆固醇的吸收，降低血浆胆固醇水平以及肝脏胆固醇储备，进而促进肝脏LDL受体的合成，加速

LDL 的代谢，可进一步增加血液中胆固醇的清除。依折麦布不影响小肠对 TG、脂肪酸、胆汁酸、孕酮及脂溶性维生素等的吸收。由于此药几乎不经细胞色素 P450 代谢，很少与其他药物相互影响。

依折麦布的常用剂量为 10 mg/d，可使 LDL-C 降低约 18%，与他汀类合用对 LDL-C、HDL-C 和 TG 的作用进一步增强，未见有临床意义的药物间药代动力学的相互作用，安全性和耐受性良好。最常见的不良反应为头痛和恶心，CK 和 ALT、AST 和 CK 升高超过 3×ULN 的情况仅见于极少数患者。考来烯胺可使此药的曲线下面积增大 55%，故两者不宜同时服用，必须合用时注意要在服考来烯胺前 2 h 或后 4 h 服此药。环孢素可增高此药的血药浓度。

(5) 胆酸螯合剂：又称碱性阴离子交换树脂。其在肠道内能与胆酸呈不可逆结合，从而阻碍胆酸的肠肝循环，促进胆酸随粪便排出体外，阻断胆汁酸中胆固醇的重吸收，通过反馈机制刺激肝细胞膜表面的 LDL 受体，加速血液中 LDL 清除，结果使血清 LDL-C 水平降低。胆酸螯合剂可使 TC 降低 15%～20%、LDL-C 降低 15%～30%、HDL-C 升高 3%～5%；对 TG 无降低作用甚或稍有升高。研究显示，胆酸螯合剂还具有调脂以外的多效性作用，如降低 C 反应蛋白的抗感染作用、改善 2 型糖尿病患者血糖控制水平的降糖作用。

常用的胆酸螯合剂有考来烯胺(每日 4～16 g，分 3 次服用)和考来替泊(每日 5～20 g，分 3 次服用)。胆酸螯合剂的常见不良反应有腹胀、便秘等胃肠道不适，并会影响某些药物的吸收，干扰叶酸和脂溶性维生素的吸收。鉴于其不良反应较多，现已很少单独应用，但可与其他调脂药合用。此类药物的绝对禁忌证为异常 β 脂蛋白血症和 TG＞4.52 mmol/L (400 mg/dl)；相对禁忌证为 TG＞2.26 mmol/L (200 mg/dl)。

(6) 其他调脂药物

1) 抗氧化剂：普鲁布考(probucol)是一种轻度降脂药。它通过掺入脂蛋白颗粒中影响脂蛋白代谢，而产生调脂作用。可使血浆 TC 降低 20%～25%、LDL-C 降低 5%～15%，而 HDL-C 也明显降低(可达 25%)，但该药虽使 HDL-C 降低，但可使黄色瘤减轻或消退，动脉粥样硬化病变减轻，其确切作用机制未明。主要适应于高胆固醇血症尤其是纯合子型家族性高胆固醇血症。普罗布考尚具有强烈的抗氧化作用。常用剂量为 0.5 g，每日 2 次。常见的不良反应包括恶心、腹泻、消化不良等；亦可引起嗜酸细胞增多，血浆尿酸浓度增高；最严重的不良反应是引起 Q-T 间期延长，但极为少见，因此有室性心律失常或 Q-T 间期延长者禁用。

2) 多廿烷醇(policosanol)：是一种新型调脂药物，是从古巴西部甘蔗蜡中提取的含 8 种脂肪醇的混合物。它通过激活腺苷激酶(AMP-kinase)途径，抑制胆固醇合成中的关键酶 HMG-CoA 还原酶的活性，或增加其降解，从而抑制胆固醇的合成；通过增加 LDL 受体数量，增大 LDL-C 的血液清除率，促进血清中 LDL-C 的降低。多廿烷醇的常用剂量为 5～20 mg/d，能显著降低 TC 13%～23%、LDL-C 19%～30%，升高 HDL-C 8%～29%及轻度降低 TG，疗效呈非线性依赖性。常见不良反应有头痛、嗜睡、恶心、腹痛和蛋白尿。本药适用于高胆固醇血症或低 HDL-C 血症伴他汀类不耐受或肝功能受损或老年患者。本药禁用于孕妇，也不推荐用于儿童。

3) 鱼油制剂：主要有效成分为 ω-3 脂肪酸，主要包括二十碳戊烯酸(EPA)和二十二碳己烯酸(DHA)，ω-3 脂肪酸制剂(多烯酸乙酯)中的 EPA+DHA 含量应＞85%，否则达不到临床调脂效果。ω-3 脂肪酸通过诱导 ApoB 的降解，减少 ApoB 从肝细胞的分泌，抑制肝脏 VLDL 和 TG 的合成，降低 VLDL 的形成，加速 VLDL 代谢并形成 LDL 颗粒。ω-3 脂肪酸可降低 TG，轻度升高 HDL-C，对 TC 和 LDL-C 无影响；当用量为 2～4 g/d 时，可使 TG 下降 25%～30%。本药主要用于高 TG 血症；也可与他汀类药物合用治疗混合型高脂血症。ω-3 脂肪酸制剂还具有多效性，能够抑制血小板聚集和炎症反应，抗氧化，改善血管内皮功能和顺应性，改善心功能和降低血压。ω-3 脂肪酸制剂的常用剂量为 0.5～1.0 g，每日 3 次。该类制剂的不良反应少，有 2%～3%的患者服药后出现消化道症状，如恶心、消化不良、腹胀、便秘；少数病例出现氨基转移酶或 CK 轻度升高，偶见出血倾向。

4) 中草药：我国的传统医学中含有大量的调节血脂的药物，如泽泻、首乌、大麦须根、茶树根、水飞蓟、山楂、桑寄生、虎杖、参三七、葛根、黄精、决明子、灵芝、玉竹、蒲黄、大蒜、冬虫夏草、绞股蓝等。

(三) 调脂药物的联合应用

尽管目前他汀类药物是血脂异常患者的首选调脂药物。然而，越来越多的证据显示，即使应用大剂量的他汀类药物治疗，也不能规避所有的心血管风险，仍有不少患者发生心血管事件和死亡，即所谓的剩留心血管风险。目前认为剩留心血管风险可能与 HDL-C 降低、TG 显著升高等复杂血脂异常有关，而非他汀类调脂药物针对此类血脂谱异常具有很好疗效，对减少剩留心血管风险可能具有重要意义。因此，为最大限度地降低心血管风险，不同类别调脂药物的联合应用是有必要的。由于他汀类药物作用肯定、不良反应少、可降低患者总死亡率以及具有降脂以外的多效性，因此联合使用调脂药物的原则多是在他汀类药物的基础上加用另一种调脂药物。

1. 调脂药物联合应用方案

(1) 他汀类与贝特类药物联合应用：此种联合治疗适用于混合型患者，目的是使 TC、LDL-C 和 TG 水平明显降低，HDL-C 水平明显升高，适用于有致动脉粥样硬化血脂异常的治疗，尤其是在糖尿病和代谢综合征时伴有的血脂异常。由于他汀类和贝特类药物均有潜在损伤肝功能的可能，并有发生肌炎和肌病的危险，应高度重视他汀类和贝特类药物联合用药的安全性。最引人关注的不良反应是肌病。在中等剂量他汀类与贝特类药物合用时，肌病的发生率较低。他汀类药物与吉非贝齐合用较与非诺贝特合用更易发生肌病，可能是由于吉非贝齐与他汀类药物的药动学相互影响较为显著，前者可干扰细胞色素 P450(CYP450 3A4)通路，抑制他汀类药物的葡萄糖醛酸化，从而使他汀类药物的血药浓度增加。

(2) 他汀类与依折麦布联合应用：可协同作用于胆固醇的生成和吸收环节，较单独增加他汀类药物的剂量可更好地改善血脂紊乱，提高降脂治疗的达标率。目前的研究结果均证实，依折麦布与他汀类药物联用，降低 LDL-C 的疗效优于他汀类剂量翻倍(可使 LDL-C 进一步降低 18%～24%)，还可以使 TG 降低 8%～11%、HDL-C 升高 1%～5%，并显著改善患者的其他心血管参数，如 ApoB 和 C 反应蛋白。依折麦布不良反应小，联合使用他汀类药物和依折麦布治疗的患者耐受性好，不增加肝脏毒性、肌病和横纹肌溶解的发生。因此，依折麦布与低剂量他汀联合治疗使降脂疗效大大提高，达到高剂量他汀类药物的效果，但无大剂量他汀类药物发生不良反应的风险。因此，在大剂量使用他汀类药物仍不能达标时，加用依折麦布也不失为当前的最佳选择。

(3) 他汀类与烟酸类药物联合应用：在常规他汀类药物治疗的基础上，加用小剂量烟酸是一种合理的联合治疗方法，烟酸类药可以协同他汀类药物进一步降低 LDL-C，而且在降低 TG、升高 HDL-C 方面又强于他汀类药物。研究发现烟酸与他汀类联合治疗还可进一步降低心血管死亡、非致死性心肌梗死和血管重建术的发生率。缓释型烟酸与洛伐他汀复方制剂的临床观察证实其疗效确切、安全，更利于血脂全面达标。目前的研究并未发现他汀类药物和烟酸缓释剂联用增加肌病和肝脏毒性的发生。但由于烟酸增加他汀类药物的生物利用度，可能有增加肌病的危险，同样需要监测 ALT、AST 和 CK，指导患者注意肌病症状，一旦发现征兆，及时就诊。联合治疗较单用他汀类治疗有升高血糖的危险，应加强血糖监测。

(4) 他汀类与胆酸螯合剂联合应用：两药合用有协同降低血清 LDL-C 水平的作用。研究还表明，两者联用可延缓动脉粥样硬化的发生和发展进程，可减少冠心病事件的发生。他汀类与胆酸螯合剂合用并不增加其各自的不良反应，且可因减少用药剂量而降低发生不良反应的风险。但由于胆酸螯合剂具体服用的一些不便，此种联合方案仅用于其他治疗无效或不能耐受者。

(5) 他汀类与 ω-3 脂肪酸联合应用：也是临床治疗混合型血脂异常安全、有效的选择组合。流行病学研究及临床研究均已显示 ω-3 多不饱和脂肪酸可降低 TG，并可减少 sLDL 颗粒及餐后血脂增高，他汀类药物与 ω-3 多不饱和脂肪酸联合应用并不会增加两药的不良反应。但需注意，服用较大剂量 ω-3 多不饱和脂肪酸有增加出血的危险，并且对于糖尿病和肥胖患者可因增加热量的摄入而不利于长期应用。

2. 调脂药物联合应用的策略

(1) TG 升高但<4.5 mmol/L，同时伴 TC 或 LDL-C 增高，应首选他汀类药物，使 LDL-C 水平达标。对于伴 LDL-C 水平显著增高的心血管疾病高危或极高危患者，单纯增加他汀类药物剂量可能难以达标，可联合应用标准剂量的他汀类药物与依折麦布、胆酸螯合剂或烟酸，以进一步改善 LDL-C 的达标率。

(2) TG 显著升高并>5.65 mmol/L，有诱发急性胰腺炎的危险，且伴 TC 或 LDL-C 轻中度增高，应首选贝特类药物或烟酸以降低 TG。对动脉粥样硬化性心血管疾病伴严重高三酰甘油血症患者，通常需要联合应用他汀类与贝特类药物或烟酸类药物。

(3) TC 或 LDL-C、TG 均有升高，可选他汀类或贝特类药物。但对冠心病或其他动脉粥样硬化性疾病患者，应首选他汀类药物。

(4) 高 LDL-C 伴 HDL-C 显著降低患者，LDL-C 仍为达标的首要目标。在此基础上根据 HDL-C 水平，首先以生活方式改变为主，必要时特别是存在代谢综合征时，建议合用可升高 HDL-C 的贝特类或烟酸类药物。

3. 调脂药物联合应用的注意事项　联合用药须特别注意安全性，根据药物的药动学特点，选择较少发生药物间相互作用的药物，可从各自的较低剂量开始，严密观察不良反应。初始用药 4 周需复查血脂和安全性指标 ALT、AST 和 CK，以后仍需注意复查上述指标。若 ALT 或 AST 超过正常上限值 3 倍，应暂停用药。肌病是联合治疗的严重不良反应，如有肌痛、肌压痛、肌无力、乏力和发热等症状，血 CK 升高超过正常上限值 5 倍，应及时停药，停药后绝大多数肌病症状自行缓解消失。老年、肝肾功能不全或患有其他多系统慢性疾病患者联合应用调脂药物导致肌病的危险性增加，需持谨慎态度。

由于联合应用他汀类与贝特类药物或烟酸可增加肌病的风险，治疗时还要特别注意：① 可采取晨服贝特类药物、晚服他汀类药物的服药方法，以避免血药浓度显著升高。② 指导患者关于肌病危险和警示性信号(如肌痛、肌无力、棕色尿)，当出现肌病警示性信号时，应及时就诊。③ 注意易于诱发肌病的危险因素，包括老年、女性、肝肾疾病、糖尿病、甲状腺功能减退症、虚弱状态、手术、休克、酗酒及剧烈运动等。④ 联合应用他汀类和贝特类药物治疗需尽量避免与大环内酯类抗生素、抗真菌药物、人免疫缺陷病毒(HIV)蛋白酶抑制剂，以及环孢素、地尔硫䓬和胺碘酮等药物合用。⑤ 糖尿病患者注意加强血糖监测。

(四) 动脉粥样硬化的非药物治疗

1. 血脂异常的其他治疗　有外科手术治疗、透析疗法和基因治疗等。外科手术治疗包括部分小肠切除和肝移植等，现已基本不用。基因治疗对单基因缺陷所致的家族性高胆固醇血症是一种有希望的治疗方法，但目前技术尚不成熟。透析疗法是一种通过血液体外转流而除去血中部分 LDL 的方法，能降低 TC、LDL-C，但不能降低 TG，也不能升高 HDL-C。这种措施降低 LDL-C 的作用也只能维持 1 周左右，故需每周重复 1 次，每次费用偏高，且是有创性治疗，甚至可能同时移出血液中的某些有益成分。因此不适用于一般的血脂异常治疗，仅用于极个别的对他汀类药物过敏或不能耐受者或罕见的纯合子家族性高胆固醇血症患者。

2. 介入治疗和手术治疗　当 AS 达到一定的程度或药物治疗不能奏效时，还可行介入或手术治疗，包括对狭窄或闭塞血管，特别是冠状动脉、主动脉、肾动脉和四肢动脉施行再通、重建或旁路移植等外科手术。如可用带气囊导管进行经腔血管改形术、经腔激光再通、经腔 AS 斑块旋切或旋磨、经腔血管改形术后放置支架、经腔超声再通等介入性治疗。对不能进行内科介入手术治疗的患者可考虑外科旁路移植术。对颈动脉斑块增生严重者，还可行动脉内膜剥脱术。

(五) 抗血小板及抗凝药物

抗血小板黏附和聚集的药物，可防止血栓形成，有助于防止血管阻塞性疾病的发生和发展，可用于动脉粥样硬化的一级预防和二级预防。

1. 抗血小板治疗

(1) 环氧化酶抑制剂：阿司匹林可降低 AS 患者短期和长期死亡率，如无禁忌证应无限期小剂量(75～100 mg/d)使用。阿司匹林的主要不良反应是胃肠道反应和上消化道出血，部分患者还存在血小板抵抗现象。对有胃肠道出血或消化性溃疡病史者，推荐联合用质子泵抑制剂。

(2) 二磷酸腺苷(ADP)受体拮抗剂：氯吡格雷和噻氯匹定

属噻吩吡啶类衍生物，能选择性阻断血小板 ADP 受体，从而抑制 ADP 诱导的血小板聚集。噻氯匹定起效较慢和不良反应较多，已少用。对于急性冠状动脉综合征患者不论是否行介入治疗，阿司匹林加氯吡格雷均为常规治疗，联合应用至少 12 个月。氯吡格雷起始负荷剂量为 300 mg，以后维持 75 mg/d。对于不能耐受阿司匹林的患者，氯吡格雷可替代阿司匹林作为长期的抗血小板治疗。双嘧达莫（潘生丁）可使血小板内环磷酸腺苷增高，抑制钙离子活性，因可引起所谓的"冠状动脉窃血"，反而使心肌缺血加重引起心绞痛，目前不推荐使用。

普拉格雷（prasugrel）和替格瑞洛（ticagrelor）是近年上市的新型 ADP P2Y12 受体拮抗剂，前者是新一代噻吩吡啶类药物，而后者是另一类抗血小板药物属环戊基-三唑并嘧啶。与氯比格雷相比，两者具有抗血小板聚集作用更强、起效快、作用更持久的特点。

(3) GPⅡb/Ⅲa 受体拮抗剂：激活的 GPⅡb/Ⅲa 受体与凝血因子Ⅰ结合，形成在激活血小板之间的桥梁，导致血小板血栓形成。阿昔单抗（abciximab）是直接抑制 GP Ⅱb/Ⅲa 受体的单克隆抗体，在血小板激活起重要作用的情况下，特别是患者接受介入治疗时，该药多能有效地与血小板表面的 GP Ⅱb/Ⅲa 受体结合，从而抑制血小板的聚集，可明显降低急性和亚急性血栓形成的发生率。一般使用方法是先静脉注射冲击量（bolus）0.25 mg/kg，然后 10 μg/(kg·h) 静脉滴注 12～24 h，PCI 术前 6 h 内开始应用该类药物，疗效更好。合成的该类药物还包括替罗非班（tirofiban）和依替非巴肽（eptifibatide）。替罗非班是目前国内 GP Ⅱb/Ⅲa 受体拮抗剂的唯一选择，其用法：① 急性冠状动脉综合征保守治疗，负荷量 0.4 μg/(kg·min)，30 min；维持量 0.1 μg/(kg·min)，48～108 h。② 急性冠状动脉综合征介入治疗，负荷量 10 μg/(kg·min)，静脉推注>3 min；维持量 0.15 μg/(kg·min)，静脉泵入 24～36 h。肌酐清除率<30 ml/min 者减半。

(4) 环核苷酸磷酸二酯酶抑制剂：西洛他唑除有抗血小板聚集和舒张外周血管作用外，还具有抗平滑肌细胞增生、改善内皮细胞功能等作用，主要用于慢性周围动脉闭塞症。但目前西洛他唑预防冠心病 PCI 术后急性并发症的研究证据尚不充分，所以对于冠心病患者仅作为阿司匹林不耐受或氯吡格雷耐药患者的替代药物。

2. 溶栓和抗凝治疗　对动脉内形成血栓导致管腔狭窄或闭塞者，可用溶解血栓制剂继而用抗凝药物治疗（参见心肌梗死的治疗）。

八、预后

本病的预后随病变的部位、程度、血管狭窄发展速度、受累器官受损情况和有无并发症而不同。当主要器官动脉发生病变，如脑血管意外、心肌梗死或肾衰竭等，则预后不佳。

参考文献

1. 陈灏珠. 实用内科学[M]. 第 14 版，北京：人民卫生出版社，2013.
2. 葛均波. 现代心脏病学进展[M]. 上海：复旦大学出版社，2012.
3. 中国成人血脂异常防治指南制定联合委员会. 中国成人血脂异常防治指南[J]. 中华心血管病杂志，2007，35：390.
4. Jellinger PS, Smith DA, Mehta AE, et al. American association of clinical endocrinologists' guidelines for management of dyslipidaemia and prevention of atherosclerosis[J]. Endocr Pract, 2012.
5. Hou R, Golderg A C. Lowering low-density lipoprotein cholesterol: statins, ezetimibe, bile acid sequestration, and combinations: comparative efficacy and safety [J]. Endocrinol Metab Clin N Am, 2009, 38: 79 - 97.
6. Keaney J F. Immune modulation of atherosclerosis[J]. Circulation, 2011, 124: 559 - 560.
7. Moore K J, Tabas I. Macrophages in the pathogenesis of atherosclerosis[J]. Cell, 2011, 145: 341 - 355.
8. Nordestgaard B G, Chapman M J, Ray K, et al. Lipoprotein (a) as a cardiovascular risk factor: current status[J]. Eur Heart J, 2010, 31(23): 2844 - 2853.
9. Reiner Z, Catapano A L, De Backer G, et al. ESC/EAS guidelines for the management of dyslipidaemias[J]. Eur Heart J, 2011, 32: 1769 - 1818.

第十一篇

冠状动脉粥样硬化性心脏病

第一章 概 述

李 清 陈灏珠

冠状动脉粥样硬化性心脏病(coronary atherosclerotic heart disease)指由于冠状动脉粥样硬化使管腔狭窄、痉挛或阻塞,导致心肌缺血、缺氧或坏死而引起的心脏病,统称为冠状动脉性心脏病(coronary heart disease, CHD)或冠状动脉病(coronary artery disease),简称为冠心病,有时也被称为缺血性心脏病(ischemic heart disease)。它是动脉粥样硬化导致器官病变最常见的类型,由于冠状动脉的完全阻塞常为血栓形成所致,近年又被称为冠状动脉粥样硬化血栓性心脏病(coronary atherothrombotic heart disease)。

冠状动脉性心脏病或冠心病这一统称或简称,目前虽被普遍应用,但它未表达出动脉粥样硬化这一病因,而可有更广泛的含义。因为其可以导致心肌缺血、缺氧的冠状动脉病,除粥样硬化外,还有炎症(风湿性、梅毒性和血管闭塞性脉管炎等)、痉挛(功能性)、栓塞、结缔组织疾病、创伤和先天性畸形等多种,所有这些情况引起的心脏病变,都可称为冠状动脉性心脏病,但由于绝大多数(95%～99%)患者所患是冠状动脉的粥样硬化,因此用冠状动脉性心脏病或冠心病来代替冠状动脉粥样硬化性心脏病,虽然不甚确切,但在临床上还是可行的。

一、流行情况

本病多发生于40岁以上的中老年人,男性多于女性,且以脑力劳动者居多,是工业发达国家的流行病,已成为欧美国家最多见的心脏病病种。自20世纪80年代以来,在流行病学研究中,急性冠心病事件的诊断标准均以世界卫生组织(WHO)的MONICA方案为依据进行诊断,以急性心肌梗死和冠心病猝死计算冠状动脉事件的发病率,以急性心肌梗死、冠心病猝死和慢性冠心病死亡计算冠心病的死亡率。由于冠心病的发病与社会经济和地理环境有关,因此世界各国冠心病的发病率存在明显差异。1999年WHO的MONICA研究报告,世界各国10年平均冠心病事件的发生率,男性最高的为芬兰(835/万),最低的为中国(81/万);女性最高的为英国(265/万),最低的为西班牙(35/万)。但在发达国家冠心病的发病呈下降趋势。冠心病是西方国家的主要死因。2006年WHO公布的数据显示全球每年冠心病死亡720万人。随着世界人口的老龄化,全球冠心病的死亡人数仍将持续上升,预计到2020年全世界每年冠心病的死亡人数将上升至1100万人。冠心病的死亡率在不同性别之间存在差异,年龄标化死亡率在世界各地有较大差异,男性中最高的为芬兰(398/10万),最低的为中国(48/10万);女性最高的为英国(123/10万),最低的为西班牙(16/10万)。

我国冠心病的发病率存在明显的地区差异。1983～2000年北京城乡冠心病事件的发生率为(69.81～83.42)/(10万人·年),而广州城乡冠心病事件的发生率为(22.52～58.42)/(10万人·年),明显低于北京。我国冠心病的发病率呈逐渐上升趋势,1984～1993年北京地区急性冠心病事件标化发病率的年平均增长率为2.3%。北京地区MONICA研究发现1984年急性冠心病事件的发生率为62/10万,1997年为112/10万。

据WHO MONICA资料统计,中国、美国和英国的冠心病死亡率分别为48/10万、201/10万和279/10万,显示我国冠心病死亡率远较西方国家低。但2010年《中国心血管病报告》显示,我国人群冠心病的发病率和死亡率呈持续上升趋势。估计全国心肌梗死患者有200万人,2009年我国城市居民冠心病死亡粗率为94.9/10万,农村为71.27/10万。我国冠心病死亡率也存在性别差异,男女比例为2∶1。

二、病因和发病机制

本病的病因为动脉粥样硬化,发病机制亦即动脉粥样硬化的发展过程(参见第十篇)。

三、病理解剖和病理生理

本病的病理解剖为动脉粥样硬化的病理解剖(参见第十篇)。冠状动脉有左、右两支,开口分别在左、右主动脉窦。左冠状动脉有1～3 cm长的总干,然后分为前降支和回旋支。前降支供血给左心室前壁中下部、心室间隔的前2/3及二尖瓣前乳头肌和左心房;回旋支供血给左心房、左心室前壁上部、左心室外侧壁及心脏膈面的左半部或全部和二尖瓣后内乳头肌。右冠状动脉供血给右心室、心室间隔的后1/3和心脏膈面的右侧或全部。这三支冠状动脉连同左冠状动脉的主干,合称为冠状动脉的四支。在左、右冠状动脉系统以及单侧冠状动脉各分支之间还存在侧支血管吻合支,但在正常情况下它们一般没有功能。

粥样硬化可累及四支冠状动脉中的一支、两支或三支，亦可四支同时受累。其中以左前降支受累最为多见，病变也最重，然后依次为右冠状动脉、左回旋支和左冠状动脉主干。病变在血管近端较远端重，主支病变较边缘分支重。粥样斑块多分布在血管分支的开口处，且常偏于血管的一侧，呈新月形。

心肌的需血和冠状动脉的供血是矛盾对立统一的两个方面。在正常情况下，通过神经和体液的调节，两者保持着动态的平衡。当血管腔狭窄<50%，心肌的血供未受到影响，患者无症状，各种心脏负荷试验也无心肌缺血的表现。当冠状动脉管腔狭窄在50%～75%及以上，安静时尚能代偿，而运动、心动过速、情绪激动造成心肌需氧量增加时，可导致短暂的心肌供氧和需氧间的不平衡，称为"需氧增加性心肌缺血"(demand ischemia)，这是引起大多数慢性稳定型心绞痛发作的机制。另一些情况下，由于粥样硬化斑块的破裂或出血、血小板聚集或血栓形成、粥样硬化的冠状动脉(亦可无粥样硬化病变)发生痉挛致冠状动脉脉内动脉张力增高，均可使心肌氧供应减少，清除代谢产物也发生障碍，称为"供氧减少性心肌缺血"(supply ischemia)，这是引起大多数心肌梗死和不稳定型心绞痛发生的原因。但在许多情况下，心肌缺血是需氧量增加和供氧量减少两者共同作用的结果。心肌缺血后，氧化代谢受抑，致使高能磷酸化合物储备降低，细胞功能随之发生改变。短暂的反复缺血发作可对随后的缺血发作产生抗缺血的保护作用以减少心肌坏死范围或延缓细胞死亡，称为"心肌预适应"(myocardial preconditioning)。而短暂的重度缺血后，虽然心肌的血流灌注和氧耗量已恢复，但仍可发生持久的心肌功能异常伴收缩功能的恢复延缓(数日至数周)，称为"心肌顿抑"(myocardial stunning)。心肌长期慢性缺血，心肌功能下调以减少能量消耗，维持心肌供氧、需氧之间新的平衡，使心肌存活不发生心肌坏死；当心肌血流恢复后，心肌功能可延迟(数日或数月)完全恢复正常，此现象称为"心肌冬眠"(myocardial hibernation)，也是心肌的自身保护机制。持续而严重的心肌缺血则可导致不可逆的细胞损伤和心肌坏死。

四、临床类型

由于冠状动脉病变的部位、范围和程度的不同，本病有不同的临床特点，1979年WHO将本病分为5型。

1. 隐匿型或无症状性心肌缺血　无症状，但在静息、动态或负荷试验心电图示心肌缺血改变，或放射性核素心肌显像示心肌灌注不足。心肌无组织形态改变。

2. 心绞痛　有发作性胸骨后疼痛，为一过性心肌供血不足引起。

3. 心肌梗死　症状严重，为冠状动脉闭塞、心肌急性缺血性坏死所致。

4. 缺血性心肌病　长期心肌缺血或坏死导致心肌纤维化，表现为心脏增大、心力衰竭和(或)心律失常，类似扩张型心肌病。

5. 猝死　突发心脏骤停而死亡，多为缺血心肌局部发生电生理紊乱引起严重心律失常所致。

1980年第一届全国内科学术会议建议采用世界卫生组织这一分型标准，以利于国际交流。该标准此后未进行修订，而近年来临床医师为适应冠心病诊疗理念的不断更新和便于治疗策略的制定，提出两种综合征的分类：① 急性冠状动脉综合征(acute coronary syndrome, ACS)，包括不稳定型心绞痛(unstable angina, UA)、非S-T段抬高型心肌梗死(non-S-T-segment elevation myocardial infarction, NSTEMI)和S-T段抬高型心肌梗死(S-T-segment elevation myocardial infarction, STEMI)。近年又有将其分为S-T段抬高型ACS和非S-T段抬高型ACS两大类。其共同病理基础是冠状动脉病变的急性变化，亦即粥样斑块的破裂所致。② 慢性心肌缺血综合征(chronic myocardial ischemic syndrome)，与急性冠状动脉综合征相对应，隐匿性冠心病或无症状性心肌缺血、稳定型心绞痛和缺血性心肌病被列入慢性心肌缺血综合征的范畴。

将UA、NSTEMI、STEMI合称为急性冠状动脉综合征的分类方法，有利于提高对这些发生急性胸痛患者的重视，进行密切的观察和危险分层，及时做出正确的判断和采取适当的治疗措施，降低病死率。

第二章　心　绞　痛

陈纪林

心绞痛是心肌供氧和需氧不平衡所致缺氧的结果。在心绞痛患者中，冠状动脉本身病变，特别是冠状动脉粥样硬化是最主要的病理原因，占心绞痛患者的80%～90%，其他造成心绞痛的病理因素包括严重主动脉瓣狭窄和关闭不全、梅毒性主动脉炎或主动脉夹层动脉瘤累及冠状动脉开口、结缔组织病或病毒感染所致的冠状动脉炎、左心室流出道狭窄、左心室肥厚和肥厚型心肌病等。本章重点讨论由冠状动脉本身病变所致的心肌缺血和心绞痛。

一、心绞痛发生的病理生理基础

(一) 病因和发病机制

1. 冠状动脉病变及其影响冠状循环的病理生理因素　冠状动脉粥样硬化致血管管腔狭窄是造成心绞痛最重要的病理因素，占冠心病患者的80%～90%，除此以外，影响冠状循环的其他病理因素主要有冠状动脉痉挛、冠状动脉栓塞、冠状动脉肌桥，以及小冠状动脉舒缩异常等。

2. 主动脉瓣病变　高度主动脉瓣狭窄或关闭不全都可引起心肌缺血，是冠状动脉病变以外最重要的心绞痛的病因，其机制为高度主动脉瓣狭窄致使左心室收缩压力负荷显著增高而明显增加心肌氧耗量。此外，血流通过狭窄的主动脉瓣口时产生抽吸作用使冠状动脉血流明显减少。而主动脉瓣关闭不全时，大量反流造成左心室容量负荷显著增加致左心室舒张末压异常升高而明显增加心肌氧耗量，同时由于大量反流使冠状动脉血流显著减少，这两种情况最终均导致心肌供氧和需氧的不平衡。若此类患者同时合并冠心病时，心绞痛可以在冠状动脉狭窄并不严重的情况下发生。

3. 冠状动脉开口病变　主要指开口于升主动脉的冠状动脉开口病变。梅毒性主动脉炎、大动脉炎及主动脉夹层动脉瘤均可累及冠状动脉开口导致开口狭窄。

4. 冠状动脉炎　一些结缔组织病以及病毒感染等可侵犯冠状动脉致冠状动脉炎而造成血管管腔的狭窄，如多发性动脉炎、系统性红斑狼疮和川崎病。

5. 肥厚型心肌病　心肌肥厚时，心肌内的小血管和毛细血管床的数量与肥厚的心肌纤维不相匹配，造成肥厚心肌相对供血不足，其临床常表现为不典型胸痛。

6. 肺动脉高压　所有能引起肺动脉高压的疾病，如二尖瓣狭窄、存在左向右分流的艾森门格综合征、原发肺动脉高压、肺动脉栓塞及慢性阻塞性肺疾病所致的肺源性心脏病都会有不典型胸痛症状，胸痛的产生与肺动脉压力的高低无关，也不是由于肺动脉扩张所致，主要是右心室肥厚使心肌需氧量增加而产生相对供血不足所致。

7. 心外一些附加因素诱发和加重心肌缺血　在冠状动脉没有严重狭窄的情况下，单纯心外因素常不足以造成心绞痛，而当冠状动脉有病变时，这些因素可诱发或加重心肌缺血，如严重贫血、阻塞性肺部疾病和一氧化碳中毒限制了血液携氧或释放氧的能力，甲状腺功能亢进和嗜铬细胞瘤因明显增加心肌氧耗量而成为心绞痛的重要诱发因素，严重高血压可因增加心室的后负荷而加重心肌缺血等。

（二）冠状动脉血流的调节机制

冠状动脉系统由心外膜大冠状动脉、小冠状动脉前血管（前小动脉）和小冠状动脉3部分构成。大冠状动脉又可称为运输血管，血管全段内不存在压力差，故对血流不产生阻力，而起到容纳和运输的作用。前小动脉介于大冠状动脉和小冠状动脉之间，前段内存在一些压力差，对血流构成一定的阻力，但由于前小动脉主要分布于心肌外，其口径亦较大，而且不受心肌代谢产物对血管张力的自动调节的控制，所以对血流产生的阻力相对较小，起到维持冠状动脉压力的作用。小冠状动脉广泛分布于心肌中与心肌毛细血管前括约肌相连接，由于血管口径小，分支明显增多，对血流产生较大的阻力，同时小冠状动脉的收缩和舒张直接受心肌代谢产物的作用，故起到阻力血管和调节血流的重要作用。

在休息状态下，心肌能从冠状动脉血液中吸收70%～75%的氧，即吸收了大部分的冠状动脉血氧。因此对心肌氧供应的增加，更多依靠增加冠状动脉血流量来实现。如在剧烈活动期间，心率加快的同时，小冠状动脉发生扩张，冠状动脉阻力下降，冠状动脉循环血流量可增至正常的5～6倍，显示出冠状动脉具备很大的血流储备量。

1. 冠状动脉发生狭窄时的血流动力学　安静时冠状循环处于低流量、高阻力状态，而运动时迅速转变为高流量、低阻力状态。这一转变主要由心肌局部缺氧对血流的自动调节作用所致。冠状动脉阻力主要来自小冠状动脉，而心肌内小动脉随着心肌的氧需量而改变其内在的张力，如心肌需氧量增加时，阻力血管即扩张，因而容许心肌血流按比例增加。当大的心外膜冠状动脉狭窄超过50%时，冠状循环的最大储备量开始下降。缺血所引起的代谢紊乱可激活自动调节机制造成小动脉扩张，总的冠状动脉阻力仍趋于正常。大血管进一步梗阻使小动脉进行性扩张，静息血流量仍可保持正常，直到超过小动脉的扩张储备能力为止。虽然这种代偿机制能防止静息条件下出现心肌缺血，但当心脏负荷加重及其心肌氧耗量增加超过小动脉的扩张储备能力时，则可发生相对的心肌供血不足。这种由心肌需氧量的增加最终超过固定性狭窄的冠状动脉最大代偿供血能力所引起的心肌缺血，是心绞痛类型中最常见且最早被认识的（1786年，Heberden）。当冠状动脉狭窄≥90%时，小冠状动脉的扩张储备基本耗竭，即冠状动脉血流量不再随阻力的进一步降低而增加，从而开始影响静息血流量，心肌缺血则可在轻微活动甚至安静状态下发生。

2. 影响冠状动脉血流的动力性阻塞的因素　冠状动脉供血突然减少导致心肌缺血是产生心绞痛的又一重要因素。这种原发性供血减少主要由于冠状动脉动力性阻塞的因素所致。当冠状动脉无明显狭窄病变时，原发性供血减少的主要原因是冠状动脉的痉挛。当冠状动脉具有严重阻塞性病变时，特别是狭窄＞75%时，心肌供血突然减少，可归因于冠状动脉的痉挛或收缩，亦可由于暂时性血小板聚集、一过性血栓形成及狭窄局部的血液流变学异常所致的血流淤滞等。

引起冠状动脉收缩和痉挛的原因是多方面的，除20世纪70年代人们提出的神经、体液学说和20世纪80年代流行的血小板前列腺素学说外，目前更强调内皮功能在调节冠状动脉舒缩方面的作用。在内皮功能正常情况下，内皮细胞可产生3种舒血管物质，即一氧化氮（nitric oxide，NO）、内皮源性超极化因子（endothelium derived hyperpolarizing factor，EDHF）和前列环素（PGI_2），前2种物质被称为内皮源性松弛因子（endothelium derived relaxing factor，EDRF）。EDRF和PGI_2分别通过活化cGMP和cAMP依赖性机制使血管发生松弛反应。当内皮功能受损时，内皮细胞生成EDRF和PGI_2的能力显著降低，使得血液中的血管活性物质，如ADP、5-羟色胺、血栓素A_2、凝血酶、乙酰胆碱等物质的缩血管作用得不到对抗，从而导致病变部位的冠状动脉发生收缩或痉挛。近年来，乙酰胆碱使正常冠状动脉发生扩张而使动脉粥样硬化的血管发生收缩的矛盾反应已在人体得到充分的验证，进一步说明内皮功能的完整是防止冠状动脉痉挛最重要的条件。

随着冠状动脉狭窄程度的不断加重，冠状动脉收缩或张力的变化较之痉挛在心绞痛的发病中起到越来越重要的作用。当冠状动脉的狭窄达90%时，即使无附加的病理性收缩因素，仅血管的生理性张力变化也可造成心肌缺血。这种情况特别见于斑块呈偏心性狭窄时。这种张力性心绞痛多具有周期性发作特点，即多在后半夜、清晨出现，而同样情况下在下午就不易发作。这与冠状动脉生理性舒缩变化规律相吻合，并且硝酸甘油有明显的缓解作用。

在冠状动脉严重狭窄的基础上，暂时性血小板聚集于狭窄局部亦可导致冠状动脉血流显著减少而诱发心绞痛。Folts 等人的动物实验显示，当冠状动脉内膜损伤并呈 60%～80%狭窄时，冠状动脉狭窄远端的血流有周期性减少现象。这一血流变化的特点可被阿司匹林消除，提示周期性的血流减少是由间歇性血小板聚集所致。此外，血小板聚集于斑块的裂缝处，一方面起到机械性阻塞血流的作用，另一方面通过释放血管活性物质引发血管收缩。因此，在严重狭窄的冠状动脉的动力性阻塞因素中，暂时性血小板聚集占有很重要的地位。

血液流变学的异常也可以作为动力性阻塞的因素，笔者曾遇 1 例冠状动脉呈高度狭窄的心绞痛患者，在多次严重腹泻后出现胸痛发作，经口含硝酸甘油和硝苯地平粉后症状反而加重，而经静脉快速滴注葡萄糖盐溶液后，胸痛很快缓解。提示血液浓缩使冠状动脉狭窄处的血流淤滞可诱发或加重心肌缺血。

3. 其他影响冠状动脉血流的因素

(1) 心外膜和心内膜的血流分布的生理特点，在基础状态下心内膜较心外膜承受更大的心腔内压的影响，包括收缩期的心肌内压力和舒张期室壁张力，故同等条件下心内膜下心肌的氧需较心外膜下为高，因此在血流分配上心内膜下心肌优先享有。一般安静状态流向心内膜下的血流是心外膜下的 1.25 倍。这一生理性调节依赖于心内膜下的血管扩张作用来完成。由于平时心内膜下血管已处于一定的扩张状态，运动时心内膜下心肌的冠状动脉血流储备能力较之心外膜下低。在冠状动脉已有梗阻的情况下，有效的心内膜下心肌的灌注压，取决于狭窄部位和狭窄远端的压力梯度和左心室舒张末压。基于上述特点，凡降低冠状动脉灌注压、升高左心室舒张末压及心动过速等明显增加心肌氧耗量的因素，均易造成心内膜下心肌缺血。可以设想一旦发生心肌缺血，进而导致左心室舒张末压进一步升高而形成恶性循环。由此可见当冠状动脉发生严重狭窄时，心内膜下心肌较心外膜更易发生心肌缺血。

(2) 心肌窃血现象：凡以扩张阻力血管即小冠状动脉为主的药物均可造成心肌窃血现象，这是因为小冠状动脉的普遍扩张使冠状动脉的阻力明显降低，更多的血液则流向正常的心肌，缺血心肌的血流反而减少。而主要扩张大的冠状动脉的药物如硝酸酯类或钙通道阻滞剂，因其相应扩张血管的狭窄部位或侧支血管使缺血区血流增加，故一般不产生心肌窃血现象。双嘧达莫(潘生丁)作为主要扩张冠状动脉阻力血管的药物，其引起的心肌窃血现象在 20 世纪 80 年代已被临床所认识，近些年来研究发现腺苷这一冠状动脉血流的重要生理性调节剂通过其强烈的扩张小冠状动脉的作用也可造成心肌窃血，使缺血现象更加严重，而在应用腺苷受体阻滞剂(如氨茶碱)后，这一窃血现象可以得到改善。

(3) 冠状动脉肌桥对血流的影响：当心肌收缩时，某部分心肌压迫冠状动脉使其口径明显变窄，而在心肌舒张时，这种压迫现象消失，冠状动脉口径恢复正常，这一现象被称为冠状动脉肌桥。根据中国医学科学院阜外心血管病医院上万例造影患者的统计，国人冠状动脉肌桥的发生率＜5%。由于心内膜下心肌的血液供应主要依赖于舒张期的血流灌注，故当肌桥压迫管腔＜90%时，患者大多无临床症状，若压迫管腔致收缩期狭窄≥90%、剧烈运动使心率显著加快致心肌舒张期灌注时间明显缩短时，患者可出现劳力性心绞痛的症状，β 受体阻滞剂对此类心绞痛有良好的临床疗效，而硝酸酯类药物在预防和缓解此类心绞痛的发作方面均无明显疗效。

(三) 决定心肌氧耗量的主要因素

当大的冠状动脉狭窄超过 50%时，运动可致冠状动脉相对供血不足而引起心肌缺血，此时治疗的重要手段之一是降低心肌的氧耗量，以提高运动耐量，减少心绞痛的发作。决定心肌氧耗量的主要因素如下。

1. 心率　常用每分钟总射血时间来说明。

左心室射血时间×心率＝每分钟射血时间

因射血时心室壁张力最大，射血时间越长，氧耗量越多，但对于同一患者来说，射血时间相对固定，故心率的增加是增加氧耗量的主要因素。例如，在静息状态下采用心脏起搏的方法增加心率到静息心率的 1 倍时，心肌氧耗量也增加近 1 倍，这说明心率是决定心肌氧耗量的重要因素。

2. 心肌收缩力　心肌收缩力越强，氧耗量越大。而决定心肌收缩强弱的主要因素是主动脉血压。实验研究显示，在维持心率不变的情况下，将主动脉平均压力由 75 mmHg 增加至 175 mmHg时，其心肌氧耗量增加近 1 倍，所以血压升高也是增加心肌氧耗量的重要因素。临床上常用心率、血压的乘积作为粗略判断心肌氧耗量的指标，该指标较为实用。

3. 心室壁张力　与收缩期心室内压、心腔大小和室壁厚度有关。根据 Laplace 公式，心室壁张力与心室腔内压和心室半径呈正比，而后者又决定于心室内容量，故当左心腔容量增加时，心室壁张力即增加，因而心肌氧耗量增加。例如，在维持心率和血压不变时，心腔每搏容量增加 60%时心肌氧耗量增加 20%，这说明心室壁张力也是影响心肌氧耗量的重要因素，然而与压力负荷相比，增加容量负荷，氧耗量增加相对较少。

二、心绞痛的临床表现

心绞痛这一术语已不仅限于代表由心肌缺血所引起的疼痛表现，也包括心肌缺血引起的诸多其他不适症状，如极度疲乏和呼吸困难等这些被视为心绞痛的等同症状。

(一) 心绞痛的部位

心绞痛的典型部位在胸骨后，疼痛范围不是局限的，约有拳头和手掌大小，有时疼痛部位可偏左即表现在左前胸区域，但很少超过乳头线，上述典型部位的心绞痛占心绞痛患者的 50%～60%。心绞痛还可发生在胸部以外，以上腹部疼痛或不适相对多见，其次是左肩臂、咽部、颈部、颌骨、牙齿和头部等。这种疼痛特点常需要与相应器官所致的不适相鉴别。心绞痛发作时约一半的患者还可感到疼痛向身体的其他部位放射，其中以向左肩、左臂和左手指内侧放射最常见；此外疼痛向上可放射至颈部、咽部、下颌骨、牙齿和面颊，偶见于头部；向下放射至腹部，少数可放射至双腿，偶见放射至肛门；向后放射至左肩胛骨和向右放射至右肩、臂，甚至右手指内侧。一般而言，每次发作的疼痛部位是相对固定的。

(二) 心绞痛的性质和特点

对同一患者来说，每次发作的疼痛程度可轻重不一，但疼痛的性质基本上是一致的。典型症状表现为紧缩和压迫样疼痛，常伴有焦虑或濒死的恐惧感，占心绞痛患者的50%～60%。不典型症状是将疼痛描述为烧灼样或钝痛等，但很少形容为刺痛和触电样锐痛。发作时诉胸憋、胸闷亦不少见，有时患者对疼痛的性质述说不清，笼统归其为胸部不适，并常用一个整手掌或用捏紧的拳头来指明其不适的部位。发作时伴有窒息感的患者，常将此症状描述为呼吸困难，但不难与真正的呼吸困难相鉴别。少数患者心肌缺血发作时仅表现为极度疲乏，这种症状的出现可能与缺血发作时心搏量骤减有关。由于文化和社会背景的不同，对心绞痛这一主观感觉的描述存在很大的个体差异，因此症状不典型已不作为排除诊断的要点，然而根据典型劳力性心绞痛的主诉，如走路快时即有胸痛，停下休息一会儿症状可很快缓解，其诊断冠心病的准确性在90%以上。

劳力性心绞痛的疼痛症状是逐渐发生的，即在发作刚开始时，症状较轻，以后迅速加剧而迫使患者立即停止活动，静下休息，疼痛呈来势较慢、去势快的特点。而痉挛性心绞痛的疼痛常一开始即较重，同样缓解也很快，疼痛的增长和消退等长。疼痛缓解后，有些患者可遗留皮肤感觉过敏或前胸壁发酸的现象。

(三) 心绞痛的发作诱因

心绞痛最常见的诱发因素是体力劳动、运动、脑力劳动和情绪激动，如走急路、上楼梯或上坡时出现的胸痛是最典型的劳力性心绞痛。这种疼痛发生于活动当时，而不是在活动之后，并且常在停止活动后很快消失。情绪激动如过度兴奋、愤怒或焦虑不安时，常伴有交感神经的兴奋和血浆儿茶酚胺的分泌增加，与体力劳动时一样能使心率增快、血压升高。

在日常生活中饱餐是诱发心绞痛的另一常见因素，若心绞痛发生于进餐时，属劳力性心绞痛；若发生在餐后15～30 min，此时期患者处于休息状态则被称为餐后心绞痛。Figreras认为餐后心绞痛属于自发性心绞痛，我们的研究显示，这种心绞痛是由进餐所致的阈下心肌缺血和其后冠状动脉反射性收缩使供血减少的因素相加而致，故应属于混合型心绞痛。饱餐作为心绞痛的附加因素，主要表现在餐后活动耐量下降，使心绞痛易于发生，其原因可能是饱餐已造成潜在性心肌缺血，类似情况还可见于排便后。心绞痛易发生在寒冷季节是它的另一重要特点，冷环境不仅可使血压升高，而且常引起冠状动脉的收缩，使心肌供血减少，因此在冷天迎风行走或骑自行车时诱发的心绞痛也多是混合因素造成的。大量吸烟可降低心绞痛患者的运动耐量，故大量吸烟后活动也容易诱发心绞痛。某些患者在步行中出现心绞痛，但继续行走心绞痛反而缓解，被称为走过心绞痛，由于此现象特别易于发生在清晨开始活动时，也有人称其为清晨第1次心绞痛或首次用力心绞痛。关于这种痛的发生机制有两种可能，其一可能与血管痉挛和收缩因素有关；其二可能是代谢产物扩张侧支循环血管使缺血区血流增多，多见于严重冠状动脉固定性狭窄伴有良好的侧支循环患者。

心绞痛也可发生于安静平卧状态，如患者从夜间睡眠中惊醒并被迫坐起以取得缓解，这种由平卧位诱发的心绞痛为卧位性心绞痛；亦可发生于午休或白天平卧时，此型心绞痛多在平卧后1～3 h发作，严重者可于平卧数十分钟后发作。由于此类患者均有严重多支冠状动脉阻塞性病变，又多伴有心肌肥厚和左心室舒张功能异常，所以平卧后回心血流量的增加所导致的室壁张力、心肌收缩力及其心肌氧耗量的增加是卧位性心绞痛的主要诱因。

(四) 发作持续时间和缓解方式

心绞痛呈阵发性发作，每次一般为3～5 min，很少超过15 min。劳力性心绞痛一般经休息，症状均能很快缓解，若同时含硝酸甘油，心绞痛缓解更迅速。在熟睡中发生的卧位性心绞痛持续时间略长，患者需立即坐起或站立其心绞痛才可逐渐缓解。变异型心绞痛的发作持续时间差异较大，短则几十秒，长则20～30 min，但总的来说<5 min的发作占多数。硝酸甘油对劳力性或自发性心绞痛均有良好的疗效，其特点为：① 缓解心绞痛的作用是迅速的，一般在3～5 min或更短。② 缓解心绞痛的作用是完全的，而不是部分的。③ 口含硝酸甘油可预防心绞痛的发作，并能增加心绞痛患者的运动耐量。对于一些冠状动脉固定性狭窄>90%的患者，若自发性心绞痛发作时伴有血压的明显升高，这种心绞痛的持续时间往往较长，硝酸甘油的缓解作用较差，常需含硝苯地平粉使其血压迅速下降才能使心绞痛得以缓解。一般而言，有动力性阻塞因素参与的心绞痛对硝酸甘油的反应均较好，没有动力性阻塞因素参与的心绞痛对硝酸甘油反应的好坏取决于冠状动脉机械性阻塞的严重程度，阻塞程度越重则硝酸甘油的疗效越差，因此硝酸甘油能否迅速缓解心绞痛可作为粗略判断血管固定性狭窄程度的指标。

(五) 非心绞痛的胸痛特点

(1) 短暂数秒的刺痛或持续数小时甚至数日的隐痛、闷痛。

(2) 胸痛部位不是一片，而是一点，可用一两个手指指出疼痛的位置。

(3) 疼痛多于劳力后出现，而不是在劳力当时。

(4) 胸痛与呼吸或其他影响胸廓的运动有关。

(5) 胸痛症状可被其他因素所转移，如与患者交谈反而使其胸痛症状好转。

(6) 口含硝酸甘油在10 min以后才见缓解的发作。

三、心绞痛症状与其他疾病疼痛的鉴别

心肌缺血所造成的胸痛及其等同症状常需要与其他因素和疾病所致的类似症状相鉴别。

(一) 精神因素

因精神因素包括神经症所引发胸痛症状在心绞痛的鉴别诊断中是最常见的。其疼痛特点多表现为刺痛或尖锐胸痛，范围较局限，常可用一两个手指指出胸痛的部位，疼痛可持续数秒至数十秒。表现为隐痛时，常可持续数小时，甚至数日，多在劳累后出现，休息不能使之缓解。具有焦虑性神经症的患者胸痛同时多伴有乏力、气短、心悸和头晕等症状，运动试验可呈假阳性，β受体阻滞剂可改善其运动试验的结果。患有精神抑郁的患者除有胸痛主诉外，还常伴有精神不集中、失眠和性功能低下等症状。少数患者其胸痛可归为心脏神经症，女性较多见。

(二) 胃肠道疾病

1. 反流性食管炎　由于食管下端括约肌松弛，酸性胃液反流，引起食管炎症、痉挛，表现为下胸部和上腹部烧灼样痛为特点。此症常于饱餐后平卧位时发生，发作时坐起、站立和行走及服用制酸剂均可使之缓解。酸滴注试验可诱发胸部症状：患

者取坐位，将胃管放置在食管中部，沿胃管滴入稀释的酸性液体(0.1 mol/L 盐酸)约 90%的患者可产生上述症状。

2. 食管裂孔疝　常伴胃液反流，其症状类似反流性食管炎，常于饱餐后弯腰或半卧位时发作，胃肠造影可明确诊断。

3. 弥漫性食管痉挛　属于食管运动障碍性疾病，食管发生痉挛时可产生类似心绞痛的症状，并且硝酸甘油可使之缓解，与心绞痛的鉴别点在于此症通常发生在进餐时或进餐后，多与饮冷饮料或液体有关，发作时常伴有吞咽困难，活动不加重症状。食管镜和食管造影可明确诊断。

4. 胆绞痛慢性胆囊炎或胆石症　患者可由于胆囊或胆管的阻塞致胆囊压力升高而产生胆绞痛，疼痛多表现在右上腹，局部可有压痛，但亦可表现在上腹部或心前区。疼痛持续时间多在 2～4 h，常伴有恶心、呕吐，严重者可伴有巩膜黄染、发热、白细胞计数增高。既往病史中常有消化不良、胀气和厌油的情况。腹部 B 超可明确诊断。

(三) 颈、胸脊神经根病变

所有累及颈、胸脊神经根的疾病均可引起胸痛，其部位和放射范围与心绞痛相似，疼痛的发生常与颈部和脊椎的动作、平卧或提重物有关，有时可伴有感觉缺失。此类疾病有椎间盘病变、颈椎病和胸廓出口综合征等。

(四) 胸壁神经、软组织来源的胸痛

此类型包括扭伤、肋间神经炎和肋软骨炎(Tietze 综合征)等。其胸痛的共同特点是：① 疼痛固定于病变局部，并有明显的压痛。② 胸廓运动，如深呼吸、咳嗽和举臂，可使疼痛加剧。

(五) 肺动脉高压性疼痛

胸痛可发生在所有能引起肺动脉高压疾病的情况下，如二尖瓣狭窄、存在左向右分流的艾森门格综合征、原发性肺动脉高压、肺动脉栓塞和由于慢性肺部疾病所致的肺源性心脏病。胸痛的产生与肺动脉压的高低无关，也不是由于肺动脉扩张所致，主要是与右心室肥厚使心肌需氧量增加而产生相对供血不足有关。这种胸痛也多发生于活动时，常伴有气短、头晕和晕厥症状。物理检查可发现胸骨旁抬举性搏动、第二心音亢进，心电图显示右心室肥厚的特点。

四、心绞痛的临床分型和危险分层

在心绞痛的分型方面，目前仍未统一，主要采用 WHO 的心绞痛分型和 Braunwald 心绞痛分型这两种，前者是按心绞痛的发作性质进行分型，优点是有助于理解心绞痛的病理生理特点和指导心绞痛的药物治疗，后者按心绞痛的发作状况进行分型，优点是较为实用，医师初诊时易于做出诊断，但在使用时应以注明亚型为妥。

(一) 心绞痛的临床分型

1. 以 WHO 心绞痛分型为框架的心绞痛分型

(1) 劳力性心绞痛：指由运动或其他增加心肌需氧量的情况所诱发的短暂胸痛发作，休息或含服硝酸甘油可使之迅速缓解。劳力性心绞痛可分为以下 4 类。① 初发劳力性心绞痛，劳力性心绞痛病程在 1 个月内。② 稳定劳力性心绞痛，劳力性心绞痛病程稳定在 1 个月以上。③ 恶化劳力性心绞痛，同等劳力程度所诱发的胸痛发作次数、严重程度和持续时间在 1 个月内突然加重。④ 卧位性心绞痛，指平卧位后发生的心绞痛，发作时需立即坐起或站立方可使心绞痛症状逐渐缓解。

(2) 自发性心绞痛：其特征是胸痛发作与心肌需氧量的增加无明显关系。发作时心电图出现 S－T 段压低或 T 波变化。当发作时出现暂时性 S－T 段抬高，称为变异型心绞痛。

(3) 混合型心绞痛：兼有劳力性心绞痛和自发性心绞痛发作的临床类型。

2. 习用分型

(1) 稳定型心绞痛。

(2) 不稳定型心绞痛：1989 年 Braunwald 对不稳定型心绞痛进行如下分类(表 11－2－1)。

表 11－2－1　Braunwald 不稳定型心绞痛分类

	A. 有心外因素(继发性)	B. 无心外因素(原发性)	C. 心肌梗死后 2 周内
Ⅰ型初发或恶化劳力性心绞痛，无休息时发作	ⅠA	ⅠB	ⅠC
Ⅱ型 1 个月内的安静性心绞痛 48 h 内无上述发作	ⅡA	ⅡB	ⅡC
Ⅲ型 48 h 内的安静性心绞痛发作	ⅢA	ⅢB	ⅢC

注：按心绞痛不稳定化前药物治疗程度分为 3 类：① 从未经治疗的稳定型心绞痛开始发病。② 已接受药物治疗的稳定型心绞痛开始发病。③ 心绞痛治疗已十分充分但仍发展至不稳定型心绞痛。

举例说明：如果患者心绞痛发生在心肌梗死后 2 周内，表现为 48 h 内反复发作安静性心绞痛，尽管经内科加强治疗症状缓解仍不满意，此时不稳定型心绞痛可标为ⅢC3。

(3) 变异型心绞痛：定义同 WHO 分型中的变异型心绞痛。

分型的目的应便于理解心绞痛的不同发病机制以指导治疗和方便临床使用。这两种分型从表面上看是有区别的，但实际上又是相融的，按照 Braunwald 1989 年新的分型，不稳定型心绞痛分为初发型心绞痛、恶化劳力性心绞痛(Ⅰ型)和静息心绞痛(Ⅱ、Ⅲ型)与 WHO 的心绞痛分型基本达到一致，而在 WHO 心绞痛分型中注明稳定型和不稳定型心绞痛的范围则两种分型已相兼容(表 11－2－2)。

表 11－2－2　以 WHO 心绞痛分型为框架的新的分型

1. 劳力性心绞痛
   (1) 稳定劳力性心绞痛
   (2) 初发劳力性心绞痛
   (3) 恶化劳力性心绞痛
   (4) 卧位性心绞痛
2. 自发性心绞痛
   (1) 单纯自发性心绞痛
   (2) 变异型心绞痛
3. 混合型心绞痛
4. 梗死后心绞痛*

〔(2)初发劳力性心绞痛 至 4. 梗死后心绞痛*：广义不稳定型心绞痛除去变异型心绞痛即 Braunwald 不稳定型心绞痛〕

注：*，梗死后心绞痛先按发作性质进行分类，然后在心绞痛类型前加上"梗死后"字样，如梗死后劳力性心绞痛或梗死后自发性心绞痛等，这样既保持了按心绞痛的发作性质进行分型的特点，又包括 Braunwald 不稳定型心绞痛的全部类型。

(二) 各型心绞痛的临床特点

1. 劳力性心绞痛　当冠状动脉粥样硬化狭窄超过 50%时，冠状循环的最大储备力开始下降，并随阻塞的不断加重呈进行性下降。此时一旦运动等因素所致的心肌氧耗量的增加超过狭窄的冠状动脉代偿供血能力时,则产生心肌缺血和劳力性心绞痛。

(1) 初发劳力性心绞痛:指心绞痛病程在1个月内,以前又未发生过心绞痛。由于此型心绞痛中约一半的患者兼有休息时或睡眠时心绞痛,故也有学者将其称为初发心绞痛。但不应包括变异型或仅在休息时发作的自发性心绞痛。

与稳定劳力性心绞痛相比,此型心绞痛患者年龄相对较轻,其临床表现差异较大。心绞痛可在较重劳力、轻劳力,甚至休息时发作,提示动力性阻塞因素在其发病中起重要作用。此型心绞痛病情很不稳定,前1个月有10%～20%的急性心肌梗死的发生率。冠状动脉造影显示此型患者多有冠状动脉阻塞性病变,其中单支病变的比例较大,以前降支受累最常见。突发心绞痛的主要原因为:① 斑块破裂诱发血管痉挛或不全堵塞性血栓形成或两种因素同时并存。② 粥样斑块迅速发展使管腔狭窄进行性加重。

(2) 稳定劳力性心绞痛:胸痛发作有明确的劳力或情绪诱因;发作持续时间和程度相对固定;疼痛可经休息或舌下含硝酸甘油后迅速缓解。上述病情稳定在1个月以上即可诊断为稳定劳力性心绞痛。

此型患者其冠状动脉均有固定性阻塞病变,多支较单支更常见,缺血相关血管的狭窄程度多在70%～95%。当狭窄超过90%时,皆有良好的侧支循环。斑块形态学上常为同心性病变,或呈边缘平滑、底部较宽的偏心性病变。不具有显著的偏心性、血栓和溃疡病变的特点。按诱发劳力性心绞痛的体力活动量可分为4级:Ⅰ级,一般日常活动不引起心绞痛,费力、速度快、长时间的体力活动引起发作;Ⅱ级,日常体力活动稍受限制,在饭后、寒冷、着急时受限更明显;Ⅲ级,日常体力活动明显受限,以一般速度在一般条件下平地步行500 m或上一层楼即可引起心绞痛;Ⅳ级,轻微活动可引起心绞痛,甚至休息时亦有心绞痛。

稳定劳力性心绞痛的预后主要取决于心肌缺血的程度和心功能状况,前者与冠状动脉病变程度和支数有关,后者与有无心肌梗死有关。

(3) 恶化劳力性心绞痛:稳定劳力性心绞痛患者1个月内心绞痛突然增频,发作时间延长和程度加重,被称为恶化劳力性心绞痛。

多数患者心绞痛加重前无明显诱因,心绞痛突然发生在原能很好耐受的劳力水平下。部分患者症状的恶化与较重的一次劳力因素或精神刺激有关。心绞痛以清晨日常活动时易发作为特点,白天活动量亦较前受限。有些患者短期内活动耐量呈进行性下降,甚至出现休息时和睡眠时发作。发作时常出现S-T段明显压低,发作持续时间延长,但无血清酶的升高。8%～15%的患者于不稳定期发生急性心肌梗死。本型心绞痛患者常有多支或左冠状动脉主干病变,缺血相关血管的狭窄多在90%或90%以上。病情突然加重可归于:① 斑块破裂诱发血管收缩或不全堵塞性血栓形成使管腔狭窄明显加重或两种因素并存。② 粥样斑块因脂质浸润而急剧增大,加剧管腔的狭窄。③ 在冠状动脉严重狭窄基础上,血小板聚集于病损处可机械性阻塞血流或狭窄局部血液流变学异常均可致冠状动脉供血减少引发心绞痛。

(4) 卧位性心绞痛:指平卧位后发生的心绞痛,发作时需立即坐起或站立。对于这种心绞痛以往曾使用夜间心绞痛和心绞痛状态来描述。近些年来亦有学者将其归入自发性心绞痛。我们的研究显示卧位性心绞痛的发作与心肌氧耗量的增加有明确的关系,故应属于劳力性心绞痛的一种类型。鉴于变异型和自发性心绞痛也好发于夜间,故夜间心绞痛这一名称易造成概念上的混淆,使用心绞痛状态这一术语不易与严重恶化劳力性心绞痛相鉴别,所以上述用于描述卧位性心绞痛的2种术语均不妥当。

根据中国医学科学院阜外心血管病医院72例卧位性心绞痛的报道,此类患者在出现卧位性心绞痛前均已有劳力性心绞痛,冠状动脉造影显示均有极为严重的血管阻塞性病变,3支和2支血管病变各占86.2%和13.8%,其中约30%的患者合并左冠状动脉主干病变。血管狭窄程度在50%～74%、75%～89%、90%～99%和100%占全部有意义的狭窄病变的16.8%、13.1%、32.8%和37.2%。卧位性心绞痛患者中约70%的患者有高血压病史,41.7%的患者有陈旧性心肌梗死。左心室造影显示61.4%的患者左心室舒张末压明显升高,然而90.3%的患者左心室射血分数是正常的或接近正常。

卧位性心绞痛患者的夜间第一次发作多在平卧后的1～3 h,一夜可发作多次,白天平卧特别是餐后平卧也常能诱发。少数患者其发作可于平卧后的数十分钟内发生。血流动力学监测发现,这些患者平卧后至胸痛发作前先有心率与血压乘积的增加,心搏量于平卧后增加亦较明显。大多数患者平卧后至发作前肺动脉舒张压逐渐升高,但不伴有每搏量的下降。发作时心率、血压和肺动脉压显著升高、心排血量明显降低,少数患者可出现肺水肿的临床征象。

关于卧位性心绞痛的发病机制,长期以来一直认为可能与左心室收缩功能不全有关。上述血流动力学结果显示,平卧至发作前虽有肺动脉舒张压的逐渐升高,但不伴有每搏量的下降,而且这些患者的左心室射血分数大多是正常或接近正常的,表明左心室收缩功能不全不是卧位性心绞痛的主要发病因素。我们认为其发病机制主要与以下因素有关:① 冠状动脉严重粥样硬化狭窄使冠状循环储备力明显降低是卧位性心绞痛最重要的病理基础。② 存在不同程度的左心室舒张功能异常,因而对容量负荷的增加特别敏感,使心肌氧耗量于平卧后明显增加。③ 平卧后心室容量负荷增加使心肌收缩力增强。综合以上因素,平卧后回心血流量的增加所导致的室壁张力、心肌收缩力及其心肌氧耗量的增加是卧位性心绞痛的主要诱因。至于左心室舒张功能的异常可能与慢性持久性心肌缺血和(或)长期高血压所致的心肌顺应性减低、左心室肥厚有关。

β受体阻滞剂能有效地控制卧位性心绞痛的发作,可作为首选药物。而传统的强心、利尿治疗常不能奏效,对于无整体收缩功能障碍的患者洋地黄类药不仅无利,反而有害。β受体阻滞剂和扩张血管药物,如硝酸盐类和钙通道阻滞剂合用可相互取长补短产生有益的血流动力学效应。对于有明显左心室舒张功能异常的患者,β受体阻滞剂与利尿剂合用可增强疗效。但单独血管扩张剂和利尿剂治疗的效果较差。在使用上β受体阻滞剂应从小剂量用起,当用量较大时需警惕诱发左心室功能不全。若卧位性心绞痛患者已存在左心室收缩功能不全,如心脏扩大,特别是左心室射血分数明显减低时,可在强心、利尿治疗的基础上并用β受体阻滞剂。本型心绞痛患者都有极为严重的血管阻塞性病变，尽管进行有效的药物治疗，仍随时有发生心脏事件的可能。因此，尽早行冠状动脉造影和血管重建治疗是十分必要的。

2. 自发性心绞痛　发作与心肌氧耗量的增加无明显关系的一组心绞痛为自发性心绞痛，其中发作时心电图出现一过性S－T段抬高被称为变异型心绞痛。

(1) 变异型心绞痛：属于自发性心绞痛中的一种类型。1959年，Prinzmetal首先报道，并认为此型心绞痛由在冠状动脉粥样硬化部位的血管收缩所致。

1) 病因和发病机制：目前认为冠状动脉痉挛的发生原因是复杂的、多因素的，临床所见的变异型心绞痛可能是多种诱因相互作用的结果。

A. 神经因素：冠状动脉内有α受体和β受体，前者兴奋引起血管收缩，后者则显示扩张作用。在正常的冠状动脉交感神经兴奋的净效应使冠状动脉发生扩张，主要由于β受体在分布上较α受体占优势。但在有病变的冠状动脉，病变局部对缩血管物质的敏感性增加，因而交感神经兴奋可通过兴奋α受体诱发冠状动脉痉挛。迷走神经兴奋通过释放乙酰胆碱亦可诱发冠状动脉痉挛。

B. 体液因素：变异型心绞痛好发于后半夜和清晨，可能与夜间代谢因素有关。已知钙离子是维持动脉张力和使平滑肌发生收缩的最终介质，夜间当氢离子浓度降低时，钙离子则更多地进入细胞内增加了冠状动脉张力并使其易于发生痉挛。

C. 血小板和前列腺素：血小板聚集时释放出来的血栓素A_2具有强烈的缩血管活性，与之相拮抗的物质是内皮细胞产生和释放的前列环素。动脉发生粥样硬化时前列环素生成减少，相反损伤部位的血小板聚集增强，血栓素A_2释放增加而破坏了两者间的平衡，导致血管发生收缩或痉挛。

D. 内皮的作用：内皮细胞在调节血管舒缩方面的重要性及其与冠状动脉痉挛的关系，近年来倍受重视。已发现维持血管的舒张有赖于内皮细胞产生的EDRF。当内皮受损不能产生该物质时，血小板聚集释放的和血液中存在的一些内皮依赖性血管扩张物质，如5－羟色胺、ADP、凝血酶和乙酰胆碱等则诱发血管的收缩或痉挛。例如，人体实验已证明乙酰胆碱使正常冠状动脉发生松弛，使有粥样硬化的血管发生收缩，说明冠状动脉痉挛似乎是内皮保护作用丧失的一种病理反应，即损伤部位对缩血管物质呈高度敏感性和收缩性。

2) 临床特点：变异型心绞痛多发生于休息和一般活动时，发作常呈周期性，几乎都在每日的同一时间发生，尤以后半夜、清晨多见，午休时亦可有发作。疼痛发作的持续时间短则数十秒钟，长可达20～30 min，相对而言短暂的发作更常见。动态心电图经常可见无痛性S－T段抬高现象。舌下含硝酸甘油或硝苯地平可迅速缓解发作。发作时心电图显示暂时性S－T段抬高，伴对应导联S－T段压低；T波常呈高尖或表现为"假正常化"；R波幅度可相应增高或增宽；S波幅减小；部分患者发作时可见T波倒置。中国医学科学院阜外心血管病医院的临床观察发现变异型心绞痛发作缓解后30%～40%的患者在原S－T段抬高导联出现T波倒置，倒置的T波多在24 h内恢复。这些患者没有心肌酶的升高，由于T波倒置时间相对S－T段抬高明显延长，容易捕捉，故此心电图特征可作为变异型心绞痛的重要诊断线索。变异型心绞痛发作时常并发各种类型的心律失常。以快速性室性心律失常最常见，其次为缓慢性心律失常，包括窦房和房室传导阻滞等。冠状动脉痉挛发生于造影显示正常的冠状动脉占变异型心绞痛患者的10%～20%，而发生于有严重固定性狭窄的冠状动脉则占50%～70%，然而造影显示冠状动脉正常并不意味着冠状动脉全无病变。MacAlpin发现约90%的患者冠状动脉痉挛准确地定位于原有器质性病变的部位，表明冠状动脉痉挛与其病变有密切的联系。冠状动脉痉挛可表现为闭塞性和非闭塞性痉挛，前者造成透壁性心肌缺血伴S－T段抬高；后者致心内膜下缺血和S－T段压低。有时1支冠状动脉的多段可同时发生痉挛，或痉挛呈迁移形式，但多支冠状动脉同时痉挛极少见。冠状动脉痉挛的总发生率以前降支最高，其次为右冠状动脉，但在冠状动脉无明显病变的变异型心绞痛患者中，右冠状动脉痉挛的发生率略高于前降支，女性相对多见。

3) 激发试验：当临床怀疑患者有变异型心绞痛，但未能捕捉住发作时的心电图时，可行激发试验协助诊断。

A. 麦角新碱激发试验：选择性冠状动脉内麦角新碱激发试验。本试验适用于怀疑变异型心绞痛而冠状动脉未见明显异常或仅有轻中度狭窄的单支病变的患者，禁忌用于新近心肌梗死、脑血管病、未控制的高血压和心力衰竭患者。该激发试验诱发冠状动脉痉挛的敏感性和特异性在90%左右。

B. 乙酰胆碱激发试验：于冠状动脉内注射乙酰胆碱诱发血管痉挛，近年来已引起重视。因该药半衰期短，除右冠状动脉内注射时偶见缓慢性心律失常外，并发症少，故已被推荐作为变异型心绞痛的激发试验。

C. 过度换气或静脉输碱性药＋过度换气：此方法较实用，不良反应亦少。

其他激发试验的方法还有运动试验，于上午运动试验其阳性率约为40%。

(2) 自发性心绞痛：主要由于冠状动脉暂时性痉挛或收缩以及其他动力性阻塞因素造成一过性心肌供血减少所致，亦可称其为静息心绞痛或休息时心绞痛。实际上自发性心绞痛不仅发生于静息时，也可发生于一般活动时。而卧位性心绞痛虽发生于静息时，但其发作却与心肌氧耗量增加有关。因此，静息心绞痛或休息时心绞痛不完全等同于自发性心绞痛。

自发性心绞痛发作时心电图显示S－T段压低，发作缓解后S－T段迅速恢复正常。根据有无劳力性心绞痛又分为单纯型和混合型，后者将在混合型心绞痛中讨论。单纯自发性心绞痛患者其冠状动脉病变相对较轻，临床发作特点与变异型无差异。发作时呈现S－T段压低而非抬高可能与冠状动脉痉挛的程度、部位和侧支循环有关。由于冠状动脉痉挛变化多端，实际上这两型心绞痛可相互转变。在变异型心绞痛患者中，除有S－T段抬高外，有时也可出现S－T段压低的自发性心绞痛，甚至1次发作中心电图呈现S－T段抬高和降低的交替变化。而自发性心绞痛患者可于一段时间后出现变异型心绞痛，而且发作时心电图的缺血部位多与此前自发性心绞痛发作的缺血部位相吻合。因此，单纯自发性心绞痛可属于变异型心绞痛的范围，其治疗原则亦同于后者。

3. 混合型心绞痛　1985年，Maseri提出混合型心绞痛，认为具有一定劳力阈值的劳力性心绞痛患者，如在静息时或应能很好耐受的劳力水平下也发生心绞痛时，建议用混合型心绞痛一词来诊断。

(1) 发病机制：决定混合型心绞痛需要有两个因素：一是1支或多支冠状动脉有临界性固定狭窄，限制了最大冠状动脉的储备能力，即使在无任何附加冠状动脉血流减少的情况下，超过一定的劳力限度或心肌氧需水平，即产生劳力性心绞痛；二是动力性阻塞或其他使冠状动脉血流短暂减少的因素，如果血流减少程度不重，则心绞痛可在通常能很好耐受的劳力限度下发生，若血流减少到低于静息水平，则发生自发性或变异型心绞痛。因而混合型心绞痛可归因于不同程度的固定性和动力性狭窄的共同作用。

(2) 临床类型：混合型心绞痛的发作除有心肌需氧量增加的因素外，根据冠状动脉痉挛、收缩或仅有张力增强所引起的动力性阻塞机制的不同，其临床表现亦不同，可分为以下几种类型：① 劳力性合并变异型心绞痛，此型患者多先有劳力性心绞痛数月或数年，近期突然出现变异型心绞痛。少数患者其两型心绞痛的病程大致相同。② 劳力性合并自发性心绞痛，在劳力性心绞痛基础上近期出现夜间和清晨的自发性发作。根据中国医学科学院阜外心血管病医院的报道，此类患者均有极为严重的冠状动脉阻塞性病变，当缺血相关血管的狭窄达到90%时，其自发性心绞痛的发生率最高，提示这种自发性心绞痛的出现与冠状动脉狭窄到一定程度密切关联，可能除血管张力变化的因素外，暂时性血小板聚集、一过性血栓形成及局部血液流变学异常均可能起到诱发自发性心绞痛的作用。③ 劳力性心绞痛伴冠状动脉收缩，此类型是指当冠状动脉狭窄尚未达到一种临界状态，单纯冠状动脉收缩虽不足以诱发自发性心绞痛，却使运动诱发心绞痛的阈值下降。例如，在冷空气中行走或骑自行车时发生的心绞痛；好发于清晨轻度活动后，而下午同等活动量不易诱发的心绞痛；餐后心绞痛、走过性心绞痛和一些情绪激动时发生的心绞痛，以及运动引起冠状动脉舒缩异常所致的劳力性心绞痛等。

4. 梗死后心绞痛　定义并不十分明确，一般指急性心肌梗死发病48 h后至1个月内出现的心绞痛，亦有学者将其病程限制在2周内。由于梗死后心绞痛对急性心肌梗死(AMI)患者的近期预后有一定的影响，即易于发生再梗死，故目前将其归入不稳定型心绞痛的范畴。

(1) 发病机制和临床特点：根据中国医学科学院阜外心血管病医院66例的报道，梗死后心绞痛发病的主要病理因素是梗死相关血管存在严重的残余狭窄，而非梗死相关血管所致的梗死后心绞痛所占比例很少(9.1%)。梗死后心绞痛可由冠状动脉的收缩、痉挛及短暂的心肌氧耗量增加等因素诱发。若按心绞痛的发作性质进行分类，梗死后心绞痛实际上包括了所有心绞痛类型，其中以梗死后自发性心绞痛最常见(43.9%)，其后依次为梗死后混合型心绞痛(25.7%)，梗死后劳力性心绞痛(16.7%)和梗死后变异型心绞痛(13.6%)。如果按心绞痛发作状态分类，则有安静状态下发作的患者占83.3%，有劳力时发作的患者占42.2%(一些患者同时兼有劳力和安静时发作)。

从缺血相关血管的狭窄程度分析，梗死后混合型心绞痛的狭窄程度最为严重，其狭窄程度均≥90%，其次是梗死后自发性心绞痛和梗死后劳力性心绞痛，而梗死后变异型心绞痛患者的狭窄病变相对较轻。

(2) 预后：梗死后心绞痛患者住院期间再发AMI的发生率明显高于无梗死后心绞痛患者，并且其住院期间的病死率是后者的近1倍，因此对于梗死后心绞痛患者应尽早行介入治疗或外科手术治疗以减少再梗死的发生率。

(三) 心绞痛危险度分层

心绞痛的病理生理基础为心肌供氧和需氧失衡导致心肌缺氧的结果。在氧的供需矛盾中，供血减少是最关键的因素。如果供血减少是由于冠状动脉管腔固定性狭窄所致(主要为动脉粥样硬化)，心绞痛则表现为活动或运动诱发的劳力性心绞痛；如果供血减少是由于冠状动脉痉挛引起，心绞痛多表现为无明显诱因的自发性或变异型心绞痛；如果供血减少兼有固定性狭窄和血管收缩因素参与，心绞痛常表现为混合型。

无论心绞痛是哪种类型，其危险性主要取决于左心功能状况和冠状动脉病变的严重程度。而患者病情稳定与否主要与“罪犯”斑块是否发生破裂及破裂程度有密切的关系，后者常决定急性血栓形成的速度和大小。在判断冠心病患者预后方面，冠状动脉造影无疑是最佳的检查手段，然而对于我国广大的基层医院无冠状动脉造影的条件，或即使有造影条件的医院，医师对于急诊患者需要迅速做出分诊决定时(根据患者病情的严重性)，都需要寻找一种简便易行的危险度分层的方法来指导临床工作。由于国际上尚无统一的心绞痛危险度分层的指南，根据中国医学科学院阜外心血管病医院多年来在心绞痛领域中的诊治经验，认真借鉴国外专家的意见，我们草拟了稳定型心绞痛和不稳定型心绞痛的危险度分层，供临床医师参考。

冠心病心绞痛的临床分型目前常采用稳定型和不稳定型心绞痛的分型法，稳定型心绞痛即指稳定劳力性心绞痛，不稳定型心绞痛则包括除稳定劳力性心绞痛以外的所有类型，实际上是一组临床心绞痛综合征，其亚型有：初发劳力性心绞痛、恶化劳力性心绞痛、卧位性心绞痛、静息心绞痛、梗死后心绞痛、变异型心绞痛。

稳定型心绞痛的危险度分层(表11-2-3)主要依据运动试验的结果。由于冠状动脉严重固定性狭窄是该型心绞痛的主要发病基础，故在其危险度分层中掌握一个基本思路，即诱发心肌缺血、心绞痛发作的运动量越低，缺血范围越大，其危险度也越高，前者反映冠状动脉阻塞的程度，后者反映阻塞的部位，即诱发缺血的运动量越低，血管阻塞程度越重，缺血越广泛，狭窄阻塞部位越靠血管的近端。例如，前降支起始部或左冠状动脉主干病变缺血发作时常伴有广泛导联的S-T段压低，其预后都是较差的。

表11-2-3　稳定型心绞痛临床危险度分层

组　别	加拿大心脏病学会心绞痛分类(Ⅰ～Ⅳ)	运动试验指标(Bruce或MET方法)	发作时心电图
低危险组	Ⅰ、Ⅱ	Ⅲ级或6Mets	S-T段压低≤1 mm
中危险组	Ⅱ、Ⅲ	低于Ⅲ级或6Mets 心率>130次/min	S-T段压低>1 mm
高危险组	Ⅲ、Ⅳ	低于Ⅱ级或4Mets	S-T段压低>1 mm

注：陈旧性心肌梗死者，若心绞痛由非梗死区缺血所致时，应视为高危险组。
左心室射血分数<0.4，应视为高危险组。
心绞痛发作时并发急性左心功能不全、二尖瓣反流或低血压(收缩压≤90 mmHg)，应视为高危险组。

不稳定型心绞痛危险度分层(表 11-2-4)主要依据心绞痛类型,发作时心电图缺血改变和肌钙蛋白指标进行综合判断,在心绞痛类型中,恶化劳力性心绞痛患者近期出现反复休息时心绞痛发作为最严重的病情,提示该患者血管血栓性阻塞程度已超过 90%,并且有进一步进展的可能,故属于最不稳定的类型。静息心绞痛发作时 S-T 段明显压低且持续时间超过 20 min,硝酸甘油不能有效缓解发作,也常提示其缺血相关血管已濒临闭塞,是需要紧急介入治疗的指征。

表 11-2-4　不稳定型心绞痛临床危险度分层

组　别	心绞痛(AP)类型	发作时心电图	肌钙蛋白
低危险组	初发、恶化劳力型、无静息时发作	S-T 段压低,≤1 mm	阴性
中危险组	1 个月内出现的静息心绞痛,但 48 h 内未再发作(多数由劳力性心绞痛进展而来)	S-T 段压低,>1 mm	阴性或弱阳性
高危险组	a. 48 h 内反复发作静息心绞痛 b. 梗死后心绞痛	S-T 段压低,>1 mm	常呈阳性

注:陈旧性心肌梗死患者,若 AP 由非梗死区缺血所致时,应视为高危险组。
左心室射血分数<0.4,应视为高危险组。
若心绞痛发作时并发左心功能不全、二尖瓣反流或低血压(收缩压≤90 mmHg),应视为高危险组。
当横向指标不一致时,按危险度高的指标归类,如心绞痛类型为低危险组,但心绞痛发作时 S-T 段压低>1 mm 应归入中危险组。

当左心室射血分数<0.4 时,心肌对缺血的耐受性明显降低,猝死的发生率增加。既往有陈旧性心肌梗死病史,特别是缺血由非梗死相关血管所致时,应引起高度重视,因为一旦此血管发生急性闭塞常导致急性心肌梗死(AMI)伴心源性休克。此外,心绞痛发作时并发急性左心功能不全、二尖瓣反流或低血压等,常提示为严重缺血所致,如左冠状动脉主干病变等,故这些患者都应视为高危患者。

五、心绞痛的药物治疗

(一) 劳力性心绞痛的药物治疗

冠状动脉的严重狭窄病变限制了活动时心肌供血的增加,当心肌氧耗量的增加超过其代偿供血能力时则产生劳力性心绞痛。劳力性心绞痛的主要治疗原则应是降低心肌氧耗量,增加心肌供血,针对造成冠状动脉狭窄加重的病因学治疗。

1. 降低心肌氧耗量　β受体阻滞剂通过减慢心率、减弱心肌收缩力和降低血压而起到明显降低心肌氧耗量的作用,是劳力性心绞痛患者的首选药物。临床上常用的β受体阻滞剂有阿替洛尔(氨酰心安)、美托洛尔(美多心安)和比索洛尔等。根据我们的经验,阿替洛尔在降低心率方面略优于美托洛尔和比索洛尔,常用剂量为25～100 mg/d,分 1～2 次口服;美托洛尔常用量为 50～200 mg/d,分 2～3 次口服,当剂量超过 100 mg/次时,则心脏选择性消失;比索洛尔的血浆半衰期长,故每日只需服 1 次,一般用量为 2.5～20 mg。一般而言,服用β受体阻滞剂使白天安静时的心率降至 60 次/min 左右较为稳妥,如果心绞痛频繁发作,活动耐量很低,还可将静息心率降至 50 次/min 左右,最大限度地减少心绞痛的发作次数。在降低心肌氧耗量方面,多年来常忽视降低血压对减少心肌氧耗量的作用,劳力性心绞痛患者若合并高血压,仅降低血压即可明显减少心绞痛的发作次数,即使血压正常的劳力性心绞痛患者,由于服用了钙通道阻滞剂(如硝苯地平等),可明显延长运动诱发心肌缺血的时间,其原因主要是抑制了运动时血压的升高。因此,笔者认为最有效地降低心肌氧耗量的药物组合是β受体阻滞剂＋钙通道阻滞剂,可明显增加劳力性心绞痛患者的运动耐量。由于钙通道阻滞剂又有扩张冠状动脉的作用,可达到一举多得的功效,但临床应用时应注意密切随访患者的血压及心率。

2. 增加缺血心肌的供血　临床上常用的硝酸盐类药物和钙通道阻滞剂都是通过其扩张冠状动脉的作用,增加缺血区的血液供应。近些年来的研究发现,当冠状动脉固定性狭窄>90%时,血管扩张剂使缺血区心肌血流的增加更多来自侧支循环。

硝酸盐类和钙通道阻滞剂扩张冠状动脉的机制是不完全相同的。前者的作用是通过最终释放的一氧化氮(NO)激活平滑肌细胞内的鸟苷酸环化酶(cGMP),使 cGMP 生成增加而加速钙离子从细胞内释出,引起平滑肌的松弛。后者则是通过阻断钙离子内流使细胞内钙离子减少而达到平滑肌松弛的作用。因此,当血管张力的增加是由于细胞内钙离子增加所致时,则钙通道阻滞剂有良好的疗效,若血管张力的增加是因为 cGMP 生成减少所致,则硝酸盐类药物有更佳的效果。

硝酸盐类和钙通道阻滞剂在抗心绞痛作用上的另一差别是前者主要扩张静脉系统,减少回心血流量,降低心脏前负荷,使心肌氧耗量减少;后者则主要扩张动脉系统,降低血压和心脏后负荷而减少心肌氧耗量。所以从理论上讲硝酸盐类药物与钙通道阻滞剂合用在抗心绞痛的疗效上有协同作用。

3. 改善心肌能量代谢　治疗心肌缺血通过改变心肌缺血时的能量代谢方式,改善心肌缺血是近年来提出的治疗心绞痛的新观念和新领域,其疗效仍有待临床进一步验证。

心脏收缩功能主要靠葡萄糖和脂肪酸代谢产生的三磷酸腺苷(ATP)水解来维持,在正常情况下后者是心肌细胞能量的主要来源,与前者相比较在产生等量 ATP 时具有消耗氧高的缺点。

当心肌发生缺血时,脂肪酸代谢又明显增强,心肌耗氧亦随之增加,同时由于脂肪酸代谢产生乙酰 CoA 增加使葡萄糖代谢受到明显的抑制,糖酵解代谢由此增强,最终导致心肌细胞乳酸和氢离子蓄积。而心肌细胞在清除上述物质时又需要消耗 ATP,故进一步加重心肌细胞缺氧而形成恶性循环。因此,当心肌缺血时,增加葡萄糖有氧代谢,抑制脂肪酸代谢途径是阻断心肌缺血时 ATP 过量消耗,保护心肌细胞的重要措施。

目前,临床上使用的曲美他嗪(万爽力)就是此类药物,曲美他嗪属于哌嗪类化合物,在实验条件下可减轻阻断冠状动脉时出现的 S-T 段抬高,对离体缺血模型起心脏保护作用。欧洲心脏中心临床研究(TEMS)双盲比较曲美他嗪和普萘洛尔对稳定劳力性心绞痛的作用,结果证实曲美他嗪治疗疗效与普萘洛尔相当。从理论上来讲该药适用于有心肌缺血发作或有无痛性心肌缺血的患者,也适用于由心肌缺血所致的左心功能不全的冠心病患者。

4. 抗心绞痛药物的合理应用　对于Ⅰ级、Ⅱ级劳力性心绞痛患者一般采用β受体阻滞剂＋硝酸盐类治疗,若患者合并高血压以加钙通道阻滞剂为佳。对于Ⅲ级、Ⅵ级劳力性心绞痛患者，因活动耐量显著降低可以采用β受体阻滞剂、钙通道阻滞剂和硝酸盐类联合治疗，联合治疗的优点是各自的不良反应可相互抵消，如血管扩张剂反射性增加心率的作用可被β受体阻滞剂所抑制，后者使血管张力和心脏容量增加的不良作用可被血管扩张剂化解。采用联合用药时各自的使用剂量可相应减少，所以从整体上并不一定增加患者的经济负担。

对于稳定劳力性心绞痛患者，医师习惯使用长效药物，减少患者的服药次数，增加患者的依从性。然而对于不稳定劳力性心绞痛，如初发劳力性和恶化劳力性心绞痛，短效药物的作用明显优于长效药物，尤其是长效硝酸盐类药物，易产生耐药性而使其作用大打折扣。

劳力性心绞痛患者其心绞痛发作都集中在白天并与活动有关，因此用药时间也应集中在白天，如硝酸异山梨酯（消心痛）可采用每日 3～4 次，每次剂量可在 10～40 mg，依患者心绞痛症状是否被控制而不断增加剂量，绝对不要采用每 6 h 1 次，因硝酸异山梨酯的有效作用时间仅持续 4 h，上述用药方法不仅不利于控制白天心绞痛发作，而且增加了 1 次不必要的夜间服药，同样原则也适用于硝苯地平、地尔硫䓬等短效药物。若使用单硝基异山梨醇酯，可采用每日 2 次，而不宜每 12 h 1 次，对于劳力性心绞痛合并夜间发作者，用药方法宜采用每 6 h 1 次，但不宜长期使用，硝酸异山梨酯无间歇期给药也会逐渐产生耐药性，特别是应用剂量较大时（>30 mg/次）。

（二）自发性和变异型心绞痛的药物治疗

对自发性和变异型心绞痛初发期的治疗，应采取积极态度，目的在于迅速缓解痉挛发作，减少急性心肌梗死的发生率。急性发作时可口含硝酸甘油和硝苯地平粉。首次以 1 片为宜，口含硝酸甘油 3～5 min 胸痛不缓解，应即刻追加 1 片或 2 片，口含。同样，口含硝苯地平粉 10 mg，10 min 内不能缓解发作时亦可重复。这两种药物还可交替使用，如硝酸甘油无效时可换硝苯地平粉，反之亦然。短期内反复发作者可给予硝酸甘油持续静脉滴注 24～48 h，但不要依赖硝酸甘油静脉点滴，仍应加强口服制剂。在预防痉挛发作的药物中钙通道阻滞剂为首选药物，并可配合使用硝酸盐类药物，这两种药物合用可产生协同作用而增强疗效。钙通道阻滞剂中硝苯地平扩张血管作用最强，可增加缺血区血流，并防止冠状动脉痉挛，通过扩张外周血管，减轻后负荷而降低心肌耗氧量。对于劳力性心绞痛合并高血压的患者和冠状动脉无严重固定性狭窄的变异型心绞痛患者，治疗效果尤佳。其他常用的钙通道阻滞剂有地尔硫䓬和维拉帕米，前者扩血管作用亦较强，并有减慢心率、降低心肌耗氧量的作用；后者扩张冠状动脉的作用虽相对较弱，但有抗心律失常的作用，对于心动过缓或充血性心力衰竭患者相对禁忌。更新一代的钙通道阻滞剂尼卡地平（nicardipine）较上述钙通道阻滞剂有更强的选择性扩张血管的作用，可迅速缓解冠状动脉痉挛。对于变异型心绞痛反复发作者还可同时并用两种钙通道阻滞剂，如硝苯地平和地尔硫䓬，但应注意血压不宜降得太低。地尔硫䓬和维拉帕米不宜合用，以防加重对心率和房室传导的抑制。一般用药剂量：硝苯地平 40～80 mg/d、地尔硫䓬 120～240 mg/d、维拉帕米 240～480 mg/d。为控制夜间和清晨变异型或自发性心绞痛的发作，用药时间应每 6 h 1 次，其中以 9、3、9、3 时间点给药最佳。对于夜间和清晨发作已不频繁的患者，还可采用睡前服长效钙通道阻滞剂或单硝酸酯类药物等。对于单纯变异型心绞痛患者，一般不主张单独应用β受体阻滞剂，而合并劳力性心绞痛者，可酌情给予适量的β受体阻滞剂。

变异型心绞痛患者经上述药物治疗，基本上都能很快控制心绞痛发作，一般不需要行紧急介入或外科手术治疗，待病情稳定后根据冠状动脉造影结果再决定是否需要血管重建治疗。

（三）混合型心绞痛的药物治疗

混合型心绞痛的治疗应包括使用血管扩张剂以防止血管痉挛和收缩，以及降低心肌耗氧量、提高运动耐量这两方面。根据其临床类型的不同，治疗可有所侧重。对劳力性合并变异型心绞痛者，因主要表现为变异型心绞痛，并且多数患者冠状动脉储备良好，故治疗采用钙通道阻滞剂加硝酸盐制剂以控制冠状动脉痉挛的发作，并佐以短期抗凝治疗。对劳力性合并自发性心绞痛患者，因其冠状动脉狭窄程度均较严重，冠状动脉循环储备很低，治疗则需兼顾扩张血管和降低心肌耗氧量，可联合应用β受体阻滞剂和钙通道阻滞剂以及硝酸盐制剂，以更有效地改善心肌的氧供需平衡。对于以劳力性心绞痛为主兼有血管收缩因素参与的患者，以β受体阻滞剂为主配合使用硝酸盐制剂或钙通道阻滞剂。根据中国医学科学院阜外心血管病医院的临床经验，一些自发性发作时伴有血压明显升高者，口含硝苯地平粉的疗效明显优于硝酸甘油。其理由是硝酸甘油对严重狭窄的冠状动脉的有限扩张作用，不足以抵消因血压急剧增加而增加的心肌耗氧量。而前者通过扩张冠状动脉和降低血压减少心肌氧耗量的双重效应，使心绞痛迅速缓解。此型心绞痛患者经药物治疗，病情稳定后，还可行介入治疗或冠状动脉旁路移植术。但对于劳力性合并变异型心绞痛患者，需待冠状动脉痉挛控制后才可考虑。

（四）抗血小板和抗凝治疗

对于冠心病患者，无论心绞痛类型如何，是稳定型还是不稳定型心绞痛，抗血小板治疗都是常规治疗，目前临床常用的抗血小板药物有阿司匹林、噻氯匹定（ticlopidine）和氯吡格雷（clopidogrel）以及血小板糖蛋白Ⅱb/Ⅲa受体拮抗剂。阿司匹林是血小板内环氧化酶的抑制剂，主要阻断血小板内血栓素 A_2（TXA_2）的生成，是目前最常用的抗血小板药物。对于不稳定型心绞痛患者，阿司匹林开始剂量应为 300 mg/d，口服 1～3 d后改为 75～100 mg/d，长期维持治疗。噻氯匹定和氯吡格雷均为腺苷二磷酸（ADP）受体拮抗剂，由于氯吡格雷不良反应明显低于噻氯匹定并且口服后起效快，目前已基本取代噻氯匹定，对于不稳定型心绞痛推荐首剂 300～600 mg，以后 75 mg/d 维持治疗，根据 CURE 和 CREDO 临床试验的结果，目前主张对于非 S－T 段抬高的急性冠状动脉综合征（ACS）患者（包括不稳定型心绞痛）和置入支架的冠心病患者建议采用阿司匹林与氯吡格雷联合治疗，由于抗血小板的作用环节不同，这种联合治疗可产生更强的抑制血小板聚集和抗血栓的作用，可明显降低 ACS 患者心脏事件的发生率。推荐用法是对于置入非药物支架的冠心病患者阿司匹林 300 mg/d，从介入治疗手术前 1 d开始，加用氯吡格雷首剂 300～600 mg（术前）以后改为 75 mg/d，至少联用 3 个月，阿司匹林可在联用 1～3 d 后酌情减量，但不宜<100 mg/d；置入药物支架者，联用时间可延长至 9 个月或更长，对于未行介入治疗的 ACS 患者阿司匹林 300 mg/

d，口服1～3 d后改为75～100 mg/d，氯吡格雷首剂300 mg后，以75 mg/d与阿司匹林联用，一般联用1个月。有条件者，无论是否行介入治疗都可联用9个月至1年。根据TIMI38和PLATO临床试验结果，目前已有普拉格雷和替格瑞洛2种新型ADP受体拮抗剂应用于临床，前者替代氯吡格雷仅适用于出血风险低的ACS患者，后者可作为抗血小板治疗的Ⅰ类推荐药(B级)。血小板糖蛋白Ⅱb/Ⅲa受体拮抗剂如阿昔单抗(abciximab)、依替巴肽(eptifibatide)和替罗非班(tirofiban)，通过阻断血小板最终环节即纤维蛋白原与其膜糖蛋白Ⅱb/Ⅲa受体的结合，达到抑制血小板聚集的目的，该类药目前主要是静脉制剂，多用于高危的ACS患者和介入治疗的患者。

抗凝治疗主要是指抗凝血酶的治疗，肝素为最有效的药物之一，近些年来ESSENCE和TIMI 11B大样本临床试验显示低分子量肝素(克赛，enoxaparin)在降低不稳定型心绞痛患者的急性心肌梗死发生率方面优于静脉应用普通肝素，故低分子量肝素已作为不稳定型心绞痛的常规用药。目前临床常用的低分子量肝素有依诺肝素(克赛)、那曲肝素(速避凝)、达肝素钠(法安明)等，使用剂量依诺肝素为1 mg/kg，每12 h 1次，速避凝为0.4～0.8 ml，每12 h 1次，以治疗3～7 d为宜，最短不应少于48 h。根据近年来的OASIS-5的临床试验研究，一种新型的人工合成的抗凝因子Ⅹa的药物磺达肝癸钠(安卓)在抗凝治疗非S-T段抬高型ACS疗效方面明显优于依诺肝素(克赛)，故指南已推荐该药可作为上述患者抗凝治疗的首选药物。近年来的ACUITY研究结果显示比伐卢定在抗血栓方面的疗效明显优于普通肝素，该药没有血小板减少的不良反应，故可作为肝素的替代药物用于急性冠状动脉综合征或介入治疗的患者。

(五) 其他病因学治疗

在冠心病的易患因素中，高胆固醇血症是最重要的因素之一。血浆胆固醇升高不仅可加速粥样硬块内的胆固醇沉积，使其脂质核心越变越大，斑块越变越软，而且局部胆固醇的沉积刺激血管发生收缩，使斑块表面的张力增大，这两种因素相加易导致斑块发生破裂，斑块破裂后，脂质暴露于血液循环又是极强的促凝因素，易于形成闭塞性血栓。因此，降胆固醇治疗已是冠心病患者最重要的治疗之一。在欧洲4S(Scandinavian Simvastatin Survival Study)研究中，对4 444例冠心病合并高胆固醇的患者进行了为期5.4年的辛伐他汀(舒降之)治疗观察，结果显示辛伐他汀治疗组较安慰剂组减少42%的冠心病死亡率，减少34%的心脏事件发生率和减少37%的血管重建治疗术。

目前国内对降胆固醇治疗仍不够重视，表现在：① 忽视对轻度胆固醇升高的患者进行降脂治疗。② 对于胆固醇明显升高的患者，仅满足于将胆固醇降至“正常范围”，故普遍存在使用剂量较小的情况。③ 不能坚持持续性降胆固醇治疗。

除降脂治疗外，治疗高血压和糖尿病也是延缓冠状动脉粥样硬化进展的重要措施。

(六) 血管重建治疗

血管重建治疗包括介入治疗(PCI)和外科手术治疗(CABG)。由于近些年来介入治疗器械和技术的不断发展，特别是药物洗脱支架良好的临床疗效，介入治疗的适应证也不断拓宽。目前对于冠心病择期PCI治疗的原则是：单支冠状动脉病变者，如其血管狭窄≤70%、斑块稳定、运动试验阴性，可行内科治疗且有良好的预后；如果血管狭窄>70%，特别是斑块形态学呈不稳定性，应选择PCI介入治疗，可明显改善患者生活质量和近期预后；对于多支血管病变，病变为局限性，PCI和CABG的近远期疗效均明显优于内科保守治疗。由于PCI创伤小、风险低、见效快，常为首选治疗；单纯左冠状动脉主干病变伴有良好的左心功能者，PCI治疗亦有良好的疗效，可行首选治疗；CABG术后发生心肌缺血提示桥血管病变者，PCI应为首选治疗；对于多支并呈弥漫性狭窄，在无药物洗脱支架的情况下，CABG远期疗效要优于PCI治疗；对于左冠状动脉主干病变合并多支血管病变或多支血管病变合并左心功能不全(LVEF<0.40)，CABG应为首选治疗。

总之对于稳定劳力性心绞痛患者，冠状动脉病变越重，越宜尽早行血管重建治疗，对于不稳定型心绞痛患者应先行危险分层，低危险性患者选择内科保守治疗或择期PCI治疗，而中、高危险组患者经内科治疗病情仍不稳定可行急诊PCI。

参考文献

1. 陈纪林，陈在嘉，徐义枢，等.40例变异型心绞痛的心电图分析[J].中国循环杂志，1993，8：330.
2. 陈纪林，陈在嘉，徐义枢，等.卧位型心绞痛发病机制的重新评价[J].中国循环杂志，1992，7：228.
3. 陈纪林，高润霖，姚康宝，等.变异型心绞痛患者冠状动脉痉挛与血管病变的关系[J].中华内科杂志，1996，35：606.
4. Braunwald E. Heart Disease: A textbook of cardiovascular medicine[M]. 6th ed. Philadelphia: W. B. Saunders Co., 2001: 1232-1405.
5. Cohen M. A comparison of low molecular weight heparin with unfractionated heparin for unstable coronary artery disease[J]. N Engl J Med, 1997, 337: 447.
6. HORIZONS AMI Investigators. The Harmonizing Outcomes with Revascularization and Stents in Acute Myocardial Infarction (HORIZONS-AMI)[J]. N Engl J Med, 2008, 358: 2218-2230.
7. Kappetein A P, Feldman T E, Mack M J, et al. Comparison of coronary bypass surgery with drug-eluting stenting for the treatment of left main and/or three-vessel disease: 3-year follow-up of the SYTAX[J]. Eur Heart J, 2011, 32: 2125-2134.
8. Mehta S R, Granger C B, Eikelboom J W, et al. Efficacy and safety of fondaparinux versus enoxaparin in patients with acute syndromes undergoing percutaneous coronary intervention: Results from OASIS-5 Trial[J]. J Am Coll Cardiol, 2007, 50(18): 1742-1751.
9. Montalescot G, Wiviott S D, Braunwald E, et al. Prasugrel compared with clopidogrel in patients undergoing percutaneous coronary intervention for ST-elevation myocardial infarction (TRITON-TIMI 38): double-blind, randomised controlled trial [J]. Lancet, 2009, 373(9665): 723-731.
10. Shah P. Pathophysiology of unstable angina[J]. Cardiology Clinics Angina Pectoris, 1991, 9: 11.
11. Steg P G, James S, Harrington R A, et al. Ticagrelor versus clopidogrel in patients with ST-elevation acute coronary syndromes intended for reperfusion with primary percutaneous coronary intervention: A Platelet Inhibition and Patient Outcomes (PLATO) trial subgroup analysis[J]. Circulation, 2010, 122(21): 2131-2141.

第三章　心肌梗死

杨跃进　李　清

一、定义和分类

（一）定义

随着心肌坏死生物标志物检测技术敏感性和特异性的提高、成像技术不断的发展与成熟以及操作相关性心肌梗死发生率的增高，从流行病学调查、临床研究到公共卫生政策的制定以及临床实践，都需要一个更为精确的心肌梗死（myocardial infarction，MI）定义。据此，2012 年欧洲心脏病学会（ESC）、美国心脏病学院（ACC）、美国心脏学会（AHA）和世界心脏联盟（WHF）联合颁布了第三次全球 MI 的通用定义。该定义维持了急性心肌梗死（AMI）的病理学定义，即由持续较长时间的心肌缺血导致的心肌细胞死亡。急性 MI 的诊断标准为：检测到心脏生物标志物心肌肌钙蛋白（cTn）水平升高超过 99%正常值上限，且符合下列条件中至少 1 项：① 心肌缺血的症状。② 心电图提示新发缺血性改变（新发 ST－T 改变或新发左束支传导阻滞）。③ 心电图出现病理性 Q 波。④ 影像学证据提示新发局部室壁运动异常或存活心肌丢失。⑤ 冠状动脉造影或尸检发现冠状动脉内存在新鲜血栓。

（二）分类

第三次全球心肌梗死的定义对心肌梗死的临床分型进行了较大的更新。1 型：自发性心肌梗死（MI），由原发性冠状动脉事件如粥样斑块破裂、溃疡、侵蚀和（或）破裂、裂隙或夹层导致一个或多个冠状动脉内血栓形成。2 型：继发性心肌缺血性 MI，主要由心肌氧供减少或氧耗增加（如冠状动脉痉挛、冠状动脉栓塞、缓慢或快速心律失常、低血压等）而非冠状动脉本身疾病引起。3 型：猝死型 MI，此型患者有前驱心脏不适症状和心电图改变，但死亡发生在心脏生物标志物升高前，或没有采集到心脏生物标志物。4a 型：经皮冠状动脉介入治疗（PCI）相关性 MI，存在支持诊断的阳性症状、心电图改变、血管造影结果和区域变化成像，cTn 较 99%正常值上限升高需达 5 倍，如果基线值原本已升高，cTn 再升高 20%并稳定且有下降趋势，也具有诊断价值。4b 型：支架内血栓相关性 MI，通过冠状动脉造影或尸检可检出与支架内血栓形成，cTn 升高超过 99%正常值上限 1 倍。5 型：冠状动脉旁路移植术（CABG）相关性 MI，cTn 升高超过 99%正常值上限的 10 倍，还应具备以下标准之一：① 新发病理性 Q 波或新发 LBBB。② 冠状动脉造影显示新的移植血管或原冠状动脉闭塞。③ 影像学证实新发的存活心肌丢失或室壁运动异常。

近年来，随着心脏瓣膜病介入治疗的发展，除 PCI 相关性 MI 外的介入相关性 MI 也有发生，如经皮主动脉瓣置换术和二尖瓣修复术等均有导致心肌损伤的风险，主要是源于操作相关的直接心肌损伤和冠状动脉闭塞所致，这与 CABG 相似，也会导致心肌生物标志物升高和预后恶化，但由于临床资料较少，尚难确定诊断标准，可参照 CABG 相关性 MI 的诊断标准。

二、病理机制

（一）冠状动脉斑块易损与破裂

冠状动脉粥样硬化是导致几乎所有 MI 的病理基础。MI 的多样临床表现均由冠状动脉病变的急性变化（即粥样斑块的破裂）所致。

易损斑块的组织学特征包括：① 薄帽纤维粥样硬化（即有较大的脂质核心、薄纤维帽和富含巨噬细胞的斑块）。② 富含糖蛋白基质或炎症导致内皮受侵蚀和血栓形成。③ 钙化结节斑块。研究显示 65%～70%的血栓由薄纤维帽引起，25%～30%的血栓来源于斑块侵蚀，2%～5%的血栓由钙化结节突出管腔所致。决定纤维帽的易碎性的因素主要有 3 个：圆周壁张力（或称纤维帽"疲劳"性）、病变特征（位置、大小和坚固度）及血流特征。近年来的研究发现，导致粥样斑块破裂的机制为：① 斑块内 T 细胞通过合成细胞因子 γ－干扰素（interferon γ）能抑制平滑肌细胞分泌间质胶原使斑块纤维帽结构变薄弱。② 斑块内巨噬细胞、肥大细胞可分泌基质金属蛋白酶（metalloproteinase），如胶原酶、凝胶酶、基质溶解酶等，加速纤维帽胶原的降解，使纤维帽变得更易损。③ 冠状动脉管腔内压力升高、冠状动脉血管张力增加或痉挛、心动过速时心室过度收缩和扩张所产生的剪切力以及斑块滋养血管破裂均可诱发与正常管壁交界处的斑块破裂。实际上，具有相似特征的斑块可有不同的临床表现，这要归因于很多其他因素，如较强的凝血功能等。易损斑块的形成与很多因素有关，如血小板及凝血因子活化、炎症、氧化应激、细胞凋亡、血管重构、内皮功能障碍、白细胞迁移、细胞外基质降解等都对易损斑块的形成及发展起到重要作用。而且这些因素之间互相影响，共同促进。其中血小板对易损斑块的形成起到关键作用。动脉血栓是建立在动脉粥样硬化病变破损基础上的急性并发症，它已成为最常见的致急性冠状动脉综合征及致死的原因。血小板、炎症细胞和内皮细胞相互作用成为启动动脉粥样硬化的基石。此外，1/3 急性冠状动脉综合征猝死患者并无斑块破裂，而是出现明显管腔狭窄和斑块纤维化，这是由于全身因素启动了高凝状态导致血栓形成。这些全身因素包括低密度脂蛋白（LDL）增加、高密度脂蛋白（HDL）减少、吸烟、糖尿病及与血栓复合物相关的止血过程。

一系列炎症因子均参与易损斑块的形成过程。当存在血管内或血管外源的氧化应激和感染等促炎危险因素时，机体即在白细胞介素－18（IL－18）、肿瘤坏死因子（TNF－α）等促炎细胞因子作用下，通过信使细胞因子白细胞介素－6（IL－6）诱导肝细胞产生 C 反应蛋白（CRP）等，继而会触发急性炎症反应，使大量的白细胞、单核细胞浸润在斑块局部，激活为巨噬细胞，分泌基质金属蛋白酶，如基质金属蛋白酶-1(MMP-1)、基质金属蛋白酶-9(MMP-9)以及妊娠相关蛋白A(PAPP-A)等，可以降解细胞外基质，使斑块的纤维帽变薄，也可使斑块变得不稳定，最后导致斑块破裂和血栓形成，同时伴有血小板活化。此外，内皮黏附分子活化，如细胞间黏附因子-1(ICAM-1)和E-选择素，也能促进单核细胞及白细胞渗出到血管外间隙中；斑块内的炎症还能刺激血管生长，从而导致斑块内出血和斑块不稳定，血管内皮生长因子(VEGF)、胎盘生长因子(PIGF)和肝细胞生长因子(HGF)都是有力的血管生长因子，都易引起斑块出血破裂。

(二) 急性冠状动脉血栓性狭窄与闭塞

冠状动脉病变或粥样硬化斑块的慢性进展，可导致冠状动脉严重狭窄甚至完全闭塞，但由于侧支循环的渐渐形成，通常不一定产生MI。相反，冠状动脉的粥样硬化病变在进展过程中即使狭窄程度不重，但是只要发生急性变化即斑块破裂，就会经血小板黏附、聚集和激活凝血系统，诱发血栓形成，致冠状动脉管腔的急性狭窄或闭塞而产生MI(图11-3-1)。若冠状动脉管腔急性完全闭塞，血供完全停止，临床上则表现为典型的S-T段上抬型MI，导致所供区域心室壁心肌透壁性坏死，即传统的Q波MI；若冠状动脉管腔未完全闭塞，仍有血供，临床则表现为非S-T段上抬型即非Q波MI或不稳定型心绞痛，心电图仅出现S-T段持续压低或T波倒置。如果冠状动脉闭塞时间短，累计心肌缺血<20 min，组织学上无心肌坏死，也无心肌酶的释出，心电图呈一过性心肌缺血改变，临床上就表现为不稳定型心绞痛；如果冠状动脉严重狭窄时间较长，累计心肌缺血>20 min，组织学上有心肌坏死，心肌坏死标志物也会异常升高，心电图上呈持续性心肌缺血改变而无S-T段上抬和病理性Q波出现，临床上即可诊断为非S-T段上抬型或Q波MI。非S-T段上抬型MI虽然心肌坏死面积不大，但心肌缺血范围往往不小，临床上依然很高危；这可以是冠状动脉血栓性闭塞已有早期再通，或痉挛性闭塞反复发作，或严重狭窄的基础上急性闭塞后已有充分的侧支循环建立的结果。

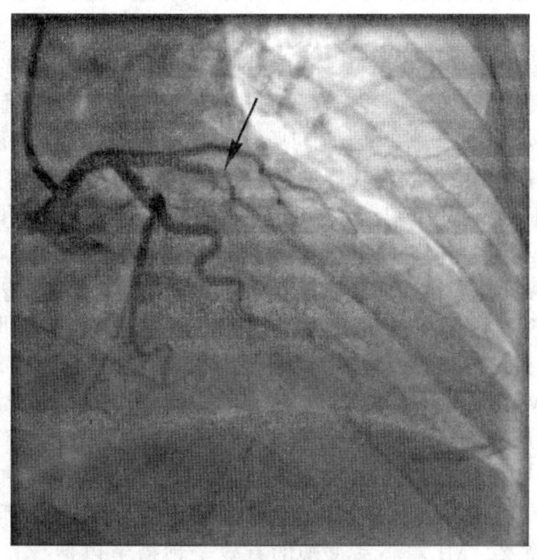

图11-3-1　选择性左冠状动脉造影

右前斜位30°示左前降支中段完全闭塞(箭头)

MI时冠状动脉内血栓既有白血栓(富含血小板)，又有红血栓(富含纤维蛋白和红细胞)。S-T段上抬型MI的闭塞性血栓是白、红血栓的混合物，从堵塞处向近端延伸部分为红血栓，而非S-T段上抬型MI时的冠状动脉内附壁血栓多为白血栓；也有可能是斑块成分或血小板血栓向远端栓塞所致；偶有由破裂斑块疝出而堵塞冠状动脉管腔者被称为斑块灾难(plaque disaster)。

(三) 冠状动脉栓塞与无再流

无再流(no-reflow)是指闭塞的冠状动脉再通后，无心肌组织灌注的现象。冠状动脉造影表现为血流明显减慢(血流TIMI≤2级)，而无冠状动脉残余狭窄、夹层、痉挛或血栓形成等机械性梗阻存在。无再流产生的病理生理机制还不完全清楚，但其结果是由于微循环损伤或功能障碍使微血管水平血流受阻致心肌组织无血流灌注已被公认。目前可能的机制有：①毛细血管结构完整性破坏。②毛细血管功能完整性损伤。③血小板激活。④微栓子栓塞。⑤白细胞聚集。⑥氧自由基损伤，氧自由基能破坏细胞膜的通透性和功能、钙的内环境稳定和微循环的完整性。无再流或慢血流的临床表现与冠状动脉急性濒临闭塞或完全闭塞相似，发生率为1%～5%，无再流现象使MI的死亡率明显升高。

(四) 心肌缺血与坏死

冠状动脉闭塞后的心肌坏死是由心内膜下扩向心外膜下，坏死范围的大小取决于冠状动脉供血减少的程度、供血停止的时间和侧支循环血流的多少。不少患者的MI呈间歇性加剧和缓解，相应提示冠状动脉血流完全中断和部分再通。这种由冠状动脉张力变化或痉挛所产生的梗死相关冠状动脉血流的动态变化可能与血小板激活释放出血管活性胺和血管内皮功能丧失有关。

病理学上，MI可分为透壁性和非透壁性(或心内膜下)。前者MI累及心室壁全层，多由冠状动脉持续闭塞所致；后者坏死仅累及心内膜下或心室壁内，未达心外膜，多是冠状动脉短暂闭塞而持续开通的结果。不规则片状非透壁梗死多见于非S-T段上抬型MI，在未形成透壁梗死前，早期再灌注(溶栓或经皮冠状动脉介入治疗)成功的患者。

光学显微镜下，MI心肌坏死有3种类型：①凝固性坏死(coagulation necrosis)，主要由心肌持续严重缺血所致，多位于梗死中央区，心肌细胞静止于舒张期并处于被动拉长状态。所见肌原纤维被动拉长，核固缩，血管充血，线粒体损伤伴絮状物沉积而无钙化，坏死细胞通过吞噬作用而消除。②收缩带坏死(necrosis with contraction bands)，又称凝固性心肌细胞溶解(coagulative myocytolysis)，主要是心肌严重缺血后再灌注的结果，心肌细胞死亡过程中由于钙离子内流增加而停止于收缩状态，多位于大面积MI的周围，在非透壁MI中更多见，是MI成功再灌注(如溶栓或经皮冠状动脉介入治疗)后的特征性心肌坏死。可见肌原纤维高度收缩伴收缩带形成，线粒体有钙超载损伤，血管明显充血，坏死细胞可溶解而使MI愈合。③心肌细胞溶解(myocytolysis)，是长时间严重缺血的结果，多位于梗死边缘区，镜下特征为细胞水肿或肿大、肌原纤维和核溶解呈空壳样，无中性粒细胞浸润，通过坏死细胞溶解、被吞噬和最终瘢痕形成而愈合。

MI再灌注后的典型病理改变为不可逆心肌损伤区内心肌

细胞坏死和出血；再灌注区内的凝固性心肌细胞溶解伴收缩带形成和细胞结构变形，非存活细胞线粒体中有磷酸钙沉积并最终导致细胞钙化，加速胞质内蛋白（血浆标志物）如肌钙蛋白T、肌钙蛋白I和酶（如CK－MB）的快速洗出并产生提前峰值。

MI后坏死心肌的组织学改变和修复过程如下。发生MI后2～3 h，光镜下可见梗死边缘区心肌纤维呈波浪样；8 h后，心肌间质水肿，心肌纤维内脂肪沉积，有中性粒细胞和红细胞浸润，心肌细胞核固缩核溶解，小血管坏死；24 h后胞质成团失去横纹，呈局灶玻璃样变性，核固缩甚至消失，心肌毛细血管扩张，中性粒细胞在梗死周边或中央区聚集；头3日内，心肌间质水肿，红细胞外渗；第4日，巨噬细胞开始从梗死边缘区清理坏死组织，随后淋巴细胞、巨噬细胞和纤维白细胞浸润；第8日，坏死心肌细胞全部分解；第10日，白细胞浸润减少，肉芽组织在边缘区开始生长；直到此后4～6周，梗死区血管和成纤维细胞（纤维母细胞）一直在生长，伴胶原修复，替代坏死心肌细胞；梗死后6周前，梗死区被坚固的结缔组织瘢痕修复，其间可见散在完整的心肌纤维。

三、病理生理

（一）左心室节段运动异常、整体收缩功能降低

MI的病理生理特征是由于心肌丧失收缩功能所产生的左心室收缩功能降低、血流动力学异常和左心室重构。

MI的直接结果是梗死区心肌收缩功能丧失，产生左心室节段收缩运动异常。当冠状动脉闭塞使前向血供终止后，MI区心肌随即丧失收缩功能，相继出现下列不同程度的收缩功能异常：① 收缩不协调（dyssynchrony），即与相邻节段正常收缩运动不同步。② 收缩运动低下（hypokinesis），指收缩运动程度降低。③ 无收缩运动（akinesis），即收缩功能消失。④ 收缩矛盾运动（dyskinesis），即收缩期向外膨出，呈矛盾运动。同时，非MI区心肌出现代偿性收缩运动增强（hyperkinesis），这对维持左心室整体收缩功能的稳定有重要意义。倘若非梗死区有心肌缺血，即"远处缺血（ischemia at a distance）"存在，则收缩功能也可降低，主要见于非梗死区域冠状动脉早已闭塞，供血主要依靠此次MI相关冠状动脉者。同样，若MI区心肌在此次MI（冠状动脉闭塞）以前就已有冠状动脉侧支循环形成，则对于MI区乃至左心室整体收缩功能的保护也有重要意义。

（二）左心室重塑扩张与心力衰竭

MI致左心室节段和整体收缩、舒张功能降低的同时，机体启动了交感神经系统兴奋、肾素-血管紧张素-醛固酮系统激活和Frank－Starling等代偿机制，一方面通过增强非梗死节段的收缩功能、增快心率代偿性增加已降低的每搏量（SV）和心排血量（CO），并通过左心室壁伸长和肥厚增加左心室舒张末容积（LVEDV）进一步恢复SV和CO，降低升高的左心室舒张末期压（LVEDP）；但另一方面，其也同时开启了左心室重构的过程。

急性MI时左心室重塑（LV remodelling）是指MI后所产生左心室大小、形状和组织结构的变化过程，即梗死区室壁心肌的变薄、拉长，产生"膨出"，即梗死扩展（infarct expansion）和非梗死区室壁心肌的反应性肥厚、伸长，致左心室进行性扩张和变形伴心功能降低的过程。急性MI左心室重塑与临床上产生心脏破裂，真、假室壁瘤形成等严重并发症和心脏扩大、心力衰竭有关，是影响急性MI近期、远期预后的主要原因之一。

梗死扩展是梗死区重塑的主要表现，也是急性MI早期重塑的特征。其实质是梗死区室壁的局限性变薄、扩张和膨出。梗死扩展是梗死心肌愈合过程中，薄弱的心室壁在左心室腔压力作用下形成，始于急性MI后数小时，1～2周时最重，4～6周时结束；其组织学表现为心肌纤维束的侧向滑行（side to side slippage）和心肌细胞本身被动拉长（stretch），在室壁变薄中分别占75%和25%。产生机制主要是由于收缩期梗死区室壁张力增加所致（室壁张力 $= P \times R/2h$，P、R、h分别为左心室腔压力、半径和室壁厚度）。梗死扩展与MI早期严重并发症有关，心脏破裂或假性室壁瘤（亚急性心脏破裂）可认为是梗死区极度扩展所致。真性室壁瘤多在梗死扩展基础上形成，MI早期左心室扩大、心力衰竭多是梗死扩展的直接结果。影响梗死扩展的因素有：① 梗死范围和透壁程度，大面积透壁梗死几乎无例外地会产生梗死扩展。② 梗死部位，前壁和心尖部的梗死，因梗死范围大，心尖部室壁薄且弯曲度大而更易发生梗死扩展；下、后壁梗死，则因梗死范围小、室壁弯曲度小和膈肌的保护作用而不易发生梗死扩展。③ 心脏负荷，MI早期持续高血压和输液过多或过快可增加心脏前、后负荷而促使梗死扩展；相反，降低心脏前、后负荷的措施如降压、限制入量和硝酸酯类的应用可防止梗死扩展。④ 室壁强度，心肌肥厚或因反复心肌缺血或梗死产生的瘢痕组织，可使局部的抗张强度增强，阻抑梗死扩展。⑤ 药物，MI早期应用甾体类激素或非甾体抗炎药可抑制炎症反应和胶原形成，延长组织修复和瘢痕形成的时间，促进梗死扩展。⑥ 梗死相关冠状动脉（IRA）的再通和侧支循环形成情况，IRA未再通，而又无侧支循环形成多有梗死扩展，IRA成功再通或已有侧支循环形成则可防止梗死扩展。

心肌肥厚是非梗死区重塑的主要表现，也是急性MI晚期重塑的特征。病理上表现为离心性肥厚，即既有肥厚，又有扩张；组织学上既有心肌细胞肥大和心肌间质增生，又有心肌细胞间的侧向滑行和心肌细胞本身变长。它也始于MI早期，而且贯穿于左心室重塑的全过程，是MI恢复以后产生左心室进行性扩大、收缩功能降低和心力衰竭的主要原因。心肌肥厚产生的机制较复杂，除MI后左心室舒张末压升高和左心室扩张，使舒张期室壁张力（左心室内径/室壁厚度或左心室容积/重量）增加产生非梗死区心肌反应性肥厚外，同时由于肾素-血管紧张素-醛固酮（RAA）系统和交感神经系统激活所产生的神经内分泌因子（如血管紧张素Ⅱ、去甲肾上腺素和其他细胞因子等）在心肌细胞肥厚和心肌间质增生中起更为关键的作用。心肌肥厚早期虽有收缩功能增强，对心功能低下可起代偿作用，但心肌细胞肥厚晚期，可产生严重的间质纤维化，收缩和舒张功能均严重受损，进而产生心力衰竭。

梗死扩展和心肌肥厚的共同结果，即MI左心室重塑的突出表现是左心室进行性扩张和变形（球形变），伴心功能进行性降低，最终导致心力衰竭的发生、进展、恶化和失代偿，直至死亡。MI后左心室越扩大，左心室射血分数（LVEF）越低，左心室形状呈球形和二尖瓣反流越明显，心力衰竭越重，预后越差。因此，积极防治MI的左心室重塑对于预防严重并发症和心力衰竭发生，进一步改善MI患者的近期、远期预后均有着重要的临床意义。MI左心室重塑的有效干预措施包括：① 早期（<6 h）再灌注治疗包括溶栓和急诊PCI。② 晚期（>6 h）冠状动脉溶栓再通、补救性PCI和延迟性或择期PCI。③ 血管紧张

素转换酶抑制剂(ACEI)、血管紧张素受体拮抗剂(ARB)、硝酸酯类和β受体阻滞剂。④ 避免使用糖皮质激素和非甾体抗炎药。

(三) 心肌修复与再生、心肌干细胞移植

人左心室包含了 20 亿～40 亿个心肌细胞，而一次 MI 在几小时内就可以丢失掉 5 亿～10 亿个心肌细胞。一般认为心肌细胞缺乏增殖分化能力，心肌梗死后心肌细胞不能再生而被瘢痕组织替代，并逐渐发生心室重构及心力衰竭。但近年来研究发现人类以及其他哺乳动物的心脏在正常衰老及疾病过程中同样具有一定程度的再生能力，这些研究证实了人类成体心脏核分裂的存在和可能的心肌细胞数目增殖，但这是一个非常有限而缓慢的过程，并不足以在心肌梗死或心脏受到其他损伤时修复心脏使心脏功能恢复正常。因此，促进心肌细胞的再生、恢复有功能的心肌细胞数量、从根本上修复损伤的心肌组织就成为亟待发展的治疗策略。

大量动物实验发现，心肌干细胞移植可以增加细胞因子(如血管内皮生长因子)的释放，促进缺血区域新生血管的形成，改善心肌灌注、冬眠心肌和顿抑心肌功能，减少心室扩张及心室重构。自 2001 年起大量循证医学研究从探讨合适的移植细胞类型、理想的细胞移植途径、细胞移植的安全性和有效性、细胞移植适应证扩张等方面进行了相关研究，发现干细胞移植能改善急性心肌梗死、陈旧性心肌梗死和心肌梗死后心力衰竭的临床症状，以及梗死后心脏收缩和舒张功能，阻止心室重构，有可能改善患者的远期预后。然而，目前对干细胞移植的远期疗效及安全性等方面仍存在一定争议，其相关研究仍处于审慎研究的状态。

四、临床表现

(一) 诱因和前驱症状

1. 诱因　临床上约有一半 AMI 患者可追及诱因的存在。任何可能诱发冠心病粥样"软化"斑块不稳定或破裂的因素均是 AMI 的诱因。相对于患者平时的任何"过度"甚或"极度"的日常活动均可能成为 AMI 的诱因，主要包括：① 过度体力活动，如过度用力(搬运重物、排便)、剧烈运动(长跑)等。② 过度情绪(精神)波动，如大喜、大悲、生气、激动、压抑等。③ 过度不良生活方式，如过饱、过度吸烟或饮酒、过度熬夜或娱乐等。④ 过度辛劳，如连续加班工作、远途旅行劳顿、身体疲惫不堪等。⑤ 过度气候变化，如冬季清晨外出遇冷，遇大风，甚至夏日进入过冷的空调环境等。⑥ 身体疾病或应激状态，如手术、感染、发热、休克、低氧、低血压、低血糖、肺栓塞、应用拟交感神经药物和可卡因使用等。上述各种诱因刺激均可导致心率增快，血压升高和冠状动脉痉挛而诱发斑块不稳定和破裂，而启动 AMI 的病理生理过程。

此外，AMI 的发病也存在明确的"昼夜节律"规律，以每日早上 6 时到中午时发病率最高。这主要是由于人体生理状态和生化指标受到"昼夜节律"影响，使早晨血浆儿茶酚胺和皮质醇激素增高，以及血小板聚集性增强。事先服用β受体阻滞剂和阿司匹林的 AMI 患者则无特征性的"昼夜节律"现象。另外，AMI 是多种因素的复合和叠加诱发的，受季节和自然灾害应激的影响。

2. 前驱症状　是指 AMI 前患者所表现的与随后发生 AMI 有关联的症状，亦可视为 AMI 的先兆症状。任何提示易损斑块已破裂的不稳定型心绞痛发作，均可视为 AMI 的前驱症状或先兆。患者往往多表现为频发劳力性心绞痛或自发性心绞痛，特别是第一次或夜间发作均提示 AMI 很快会发生。只是前驱症状轻而短暂，难以引起患者的警觉而主动就诊，即使就诊，又因"ECG 正常，心肌酶不高"难以抓住阳性诊断依据而易漏诊。临床上如能及时询问出并确定 AMI 的前驱症状或先兆，给予及时治疗包括强化药物或介入治疗的干预，就完全可能避免此次 AMI 的发生。因此，临床上对 AMI 的前驱症状的认识，不仅有重要的诊断价值，而且还有十分重要的治疗和预防价值，患者和医师均应高度警惕和重视。

(二) 症状

典型的临床症状是诊断 AMI 的三大关键的元素或依据之一，也是临床上考虑 AMI 诊断最为重要的基础。AMI 最为特征性的临床症状是：持续性剧烈胸痛＞30 min，含硝酸甘油 1～2 片后无缓解，并伴有恶心、呕吐和大汗。疼痛部位可以从心脏的前后、左右和上下区域反映出来，多为心前区，如左胸前、胸骨后、食管和咽部；其次为胸骨下区，如心窝、上腹部；也可在后背部，个别还有心外部位疼痛，如牙痛、头痛，甚至大腿痛。疼痛同时往往向左上肢前臂尺侧放射，甚至到手指；也可放射至下颌部、颜面、肩部，甚至肩胛部，以左侧为主。胸痛的性质多为压榨样或刀绞样、压迫感或窒息感、火辣感或烧灼感，也有闷痛、咽堵感或上腹痛。疼痛程度多数剧烈难忍，少数轻些。对有心绞痛病史的患者，AMI 的疼痛部位与平时心绞痛发作部位多一致，但疼痛更剧烈、更严重，持续时间更长，且休息或含服 1～2 片硝酸甘油无缓解。

AMI 时，持续剧烈胸痛往往提示冠状动脉已发生急性狭窄或堵塞，供血急剧减少或中断，使心肌发生了严重缺血。口含硝酸甘油 1～2 片不能缓解即可提示冠状动脉供血减少并非动力性痉挛所致，而是机械堵塞的结果，此时的冠状动脉血流应＜TIMI 3 级(TIMI 2 级或以下)。因此，剧烈胸痛变化及持续时间都由冠状动脉堵塞或开通情况而定，若冠状动脉持续完全堵塞而未开通(血流 TIMI 0～1 级)，则胸痛将一直持续到缺血心肌彻底坏死为止，6～12 h；若冠状动脉堵塞因溶栓(或介入治疗)或自溶开通而恢复正常血流(TIMI 3 级)供应，则再剧烈的胸痛多会在数分钟或 1～2 h 迅速减轻，缓解或消失。若冠状动脉堵塞因溶栓(或介入治疗)或自溶部分开通而恢复部分血流(TIMI 2 级)供应，则胸痛也会明显减轻，然后在数小时内消失。若冠状动脉完全堵塞未开通(TIMI 0/1 级血流)，但伴有侧支循环形成，则也会使疼痛逐渐减轻或消失。可见，胸痛有无、剧烈程度和消长变化均反映着冠状动脉供应情况和心肌缺血的有无、程度和范围；也同时应验了中医"痛则不通，通则不痛"的医学哲理。

另一方面，恶心、呕吐和出汗也是 AMI 时较为特征性的症状和表现。特别是 S－T 段抬高型 AMI(STEMI)患者，除持续性剧烈胸痛外，几乎均伴有恶心、呕吐和大汗，即使在少数无胸痛的患者，也多会有恶心、呕吐和大汗的症状。恶心、呕吐时又往往伴有面色苍白和大汗(或冷汗)，这是由于血压降低所致，与心肌缺血时刺激左心室受体产生了迷走反射(Vagal reflex 或 Bezold-Jarisch reflex)导致心动过缓和低血压有关，在下壁 AMI 多见。AMI 时出汗多伴有面色苍白，是低血压的直接结果,故几乎均为冷汗,或一身冷汗,严重时大汗淋漓,这也是AMI需要立即急救的信号。

AMI时,也有部分患者表现的症状不典型,包括:① 心力衰竭,即无胸痛以呼吸困难为首发症状或仅表现为心力衰竭加重。② 晕厥,与完全房室传导阻滞有关。③ 休克,是循环衰竭所致,也可由于长时间低血压引起。④ 只有典型心绞痛发作症状,无疼痛加重和时间延长。⑤ 疼痛部位不典型,如以头痛为表现。⑥ 中枢神经系统表现,如脑卒中,是在合并脑动脉粥样硬化基础上继发了心排血量减少所致。⑦ 神经精神症状,如躁狂或精神不正常,也是脑供血不足的结果;此外,还有无症状性AMI,包括一半是确实无症状,另一半是可回顾性问出相关症状,多见于老年和糖尿病患者。

(三) 体征

AMI患者的体征随发病轻、重、缓、急所反映的梗死相关冠状动脉(infarct related coronary artery, IRCA)堵塞及其程度、血流状态和梗死缺血范围的大小差别很大。由于AMI直接影响心肌的电稳定性及心脏功能和循环状态,随时可危及患者生命,因此体格检查应快速和重点检查患者的一般状况、生命体征、心律失常和心血管的阳性体征,以对AMI的诊断、鉴别诊断、并发症及心功能和循环状态有一初步而快速的判断。

一般状况,患者多因剧烈胸痛而呈痛苦、焦虑病容,多因不敢动而取“静卧”或因难以忍受而取“转辗不安”体位,多有面色苍白,出冷汗。神志多清楚,只有在严重快速心律失常或房室传导阻滞、心功能低下和心源性休克致心排血量明显降低出现低血压状态时,可表现为意识淡漠、嗜睡,甚至烦躁、谵妄和精神症状;心脏停搏时会立即意识丧失和抽搐。若因大面积心肌梗死(或缺血)或在陈旧性心肌梗死基础上出现左心衰竭、肺水肿时,患者可呈端坐位、呼吸困难,伴窒息感、面色苍白、大汗淋漓、咳粉红色泡沫痰。若严重低血压和(或)心源性休克时,则患者因循环衰竭而出现四肢湿冷、肢端和甲床发绀、躯体皮肤花斑等因低灌注导致的微循环淤滞的体征。

生命体征中,反映每搏量、心室率和律的脉搏,因每搏量降低而细弱,多偏快,亦可偏慢,律多不整齐或有期前收缩。反映心、肺功能状态的呼吸多平稳,亦可因大面积或反复心肌梗死并发左心衰竭而出现不同程度的呼吸困难,从呼吸增快到明显呼吸困难;老年患者或使用吗啡后还可出现潮式(Cheyne-Stokes)呼吸。直接反映循环状态的血压多因胸痛和交感神经兴奋而升高,平时血压正常者可升高(>160/90 mmHg),有高血压病史者,则更高;也可因大冠状动脉(如前降支开口或左主干)突然闭塞、每搏量急剧降低而明显降低(<90/60 mmHg),致循环状态不稳定;或因右冠状动脉近端闭塞并发迷走反射出现了房室传导阻滞和严重心动过缓,或因伴有右心室梗死、容量不足和心源性休克而出现一过性或持续低血压。一般来说,下后壁AMI因副交感神经刺激多会出现低血压和心率慢的体征,而前壁AMI因交感神经刺激则多会发生高血压和心动过速的体征。AMI患者发病时体温一般正常,可在大面积AMI者于发病后24~48 h可出现体温升高,为非特异性的坏死心肌吸收热,4~5 d恢复正常。AMI时,室性心律失常很常见,应警惕随时发生心室颤动致心脏骤停。

AMI时,反映右心房压力的颈静脉通常无扩张或怒张,搏动也无特殊改变。若有“大范围”右心室MI影响右心室血流动力学异常时,左心衰竭伴有肺动脉血压升高时,心源性休克和右心室乳头肌梗死或缺血并发了三尖瓣大量反流时,可见颈静脉明显“充盈”和“搏动”,超声心动图和漂浮导管可加以鉴别;容量不足时则颈静脉充盈不足或塌陷。颈动脉搏动更能反映心脏每搏量和血压状态,急救时有利于快速判断。

肺部检查应重点检查呼吸音、湿啰音、干啰音、喘鸣音。AMI时多数患者特别是首次下后壁AMI患者呼吸音正常,无干湿啰音,提示呼吸功能和心功能均无异常。若伴有心力衰竭时,则除了呼吸困难、呼吸增快外,可闻及湿啰音,往往先出现在双肺底部,中度心力衰竭时多限于50%的肺野内,重度心力衰竭时多>50%肺野,甚至满肺野。心力衰竭时也可出现干啰音,甚至喘鸣音或心源性哮喘。此时与肺源性哮喘的鉴别要点除病史外,主要根据胸片上的“肺气肿”和“肺水肿”的特征加以鉴别。

心脏检查在小面积AMI患者可以无特殊发现;但对于大面积梗死,特别伴有泵功能低下或冠状动脉近端完全堵塞者,心脏体征明显,且有重要临床诊断和预后诊断意义。有过陈旧性心肌梗死合并心力衰竭或室壁瘤者,心尖搏动可向左下移位,搏动弥散偏弱亦可触及矛盾运动,收缩期前和舒张早期时搏动。第一心音(S_1)多低钝甚至难以听到,第二心音(S_2)在伴完全左束支阻滞或严重左心功能低下者可有逆分裂;在大面积梗死伴左心衰竭者可闻及第三心音(S_3),是由于舒张期左心室快速充盈使左心室充盈压迅速上升至充盈急减速的结果,心尖部明显,左侧卧位容易听到;多数患者可闻及第四心音(S_4),提示左心室因顺应性降低在舒张晚期充盈时左心房收缩增强。如果S_3和S_4来自右心室梗死时,则在左侧胸骨旁才能听到,并有吸气时增强。心率多偏快、律多不整齐,可有期前收缩;亦可有严重窦性心动过缓,见于下、后壁AMI伴低血压、房室传导阻滞和迷走反射者。心尖部可有但不易听到的收缩期杂音,多由继发于乳头肌功能不全或心室扩大的二尖瓣反流所致;心尖部或心前区新出现全收缩期杂音,粗糙伴震颤时,提示有乳头肌断裂致极重度二尖瓣反流或有室间隔破裂穿孔致心内左向右分流存在,此时多伴有严重心力衰竭或心源性休克。如果收缩期杂音是由于三尖瓣反流(如右心室MI、乳头肌功能不全或心力衰竭)所致,则其收缩期杂音在右胸骨左缘最响,吸气时增强并伴随颈静脉搏动和S_4。发病后第2日至1周左右可闻及心包摩擦音,有心脏破裂风险。在大面积透壁AMI和肝素抗凝者多见,应警惕。

AMI患者的体格检查时应注意有针对性。重点判断患者AMI面积的大小、心功能状态、血流动力学状态(即循环状态稳定与否)以及有无并发症。若患者有颈静脉压升高充盈、肝大则提示右心室梗死存在。若AMI患者呈端坐位,面色苍白伴大汗,呼吸困难伴咳嗽、咳泡沫痰和发绀,窦性心动过速和两肺满布湿啰音等体征时,提示大面积心肌梗死或缺血并发了肺水肿。若呈现低血压伴面色苍白或青灰,皮肤湿冷,口唇和甲床微循环缺血、淤滞和发绀,四肢皮肤青紫、淤滞带花斑,少尿、意识淡漠,甚至躁动、谵语等组织灌注不足的体征时,则提示心肌梗死或缺血面积很大,左心室泵血功能极低和心源性休克存在,此时死亡率极高。即使体格检查未发现明确异常体征,虽提示梗死范围小,或当下尚未产生大面积心肌梗死或坏死,也应警惕心脏破裂的风险。

五、实验室检查

(一) 心肌损伤标志物

AMI后，随着心肌细胞坏死和细胞膜的完整性破坏，心肌细胞内的大分子物质即心肌损伤标志物(心肌酶和结构蛋白)开始释放入血，使血中浓度出现异常升高和恢复正常的过程，这是临床上心肌损伤标志物诊断AMI的基础和依据。理论上，只要有心肌坏死，血中的心肌损伤标志物就应异常升高；若要诊断AMI，就必须要有心肌损伤标志物的异常升高。因此，心肌损伤标志物异常升高已成为AMI诊断的主要依据和最终依据。目前，临床最常用的心肌损伤标志物包括肌酸磷酸激酶(CPK)或肌酸激酶(CK)及其同工酶MB(CK－MB)、肌红蛋白、肌钙蛋白T或I(cTnT或cTnI)、乳酸脱氢酶(LDH)和同工酶LDH1等。

1. CK和CK－MB同工酶　肌酸激酶(creatinekinase，CK)是最早用于常规诊断AMI的生物标志物。但其唯一缺陷是在肌病、骨骼肌损伤、剧烈运动后、肌内注射、抽搐和胸廓出口综合征、肺栓塞、糖尿病及饮酒后可出现假阳性升高。因此，其同工酶因组织分布的特异性(BB主要分布在脑和肾中，MM主要分布在骨骼肌和心肌中，MB主要分布在心肌中)使CK－MB同工酶多年来一直成为诊断AMI更特异的生物标志物。然而由于骨骼肌中也有1%～3%的CK－MB存在，另一些器官(如小肠、舌、膈肌、子宫和前列腺)内也有少量存在，因此剧烈运动和上述器官的创伤、手术或甲状腺功能亢进时，也可出现CK－MB异常升高。可见，CK－MB的心肌特异性只是相对的。

2. 心肌特异性肌钙蛋白I和肌钙蛋白T　肌钙蛋白是调节横纹肌肌动蛋白收缩过程的钙调节蛋白，包括肌钙蛋白C(TnC)、肌钙蛋白I(TnI)和肌钙蛋白T(TnT)三个亚单位，分别结合钙离子、肌动蛋白(actin)和原肌球蛋白(tropomyosin)组成了肌钙蛋白附着于肌动蛋白细丝点，TnT和TnI除结合在肌钙蛋白上，分别还有6%和2%～3%溶于细胞胞质内。由于骨骼肌和心肌中的TnT和TnI的基因编码不同，就可使用特异性抗体检测心肌的TnT和TnI(cTnT和cTnI)，并予以定量测出，这就是其心肌特异性的组织学和分子基础。只是cTnT检测技术由一家公司掌握，其正常值的载值是相对统一的；而cTnI检测技术则有数家公司开发，又受血清中所检测cTnI的不同片段(游离或复合的cTnI)影响，故其正常载值就难以统一。无论是cTnT还是cTnI，其异常升高的载值通常定义为99%正常参考上限值。就肌钙蛋白和CK－MB对AMI的诊断价值而言，如果以CK－MB为诊断标准，cTnT或cTnI可诊断出更多的“假阳性”AMI患者，反之如果以cTnT或cTnI为诊断标准，则CK－MB又可诊断出“假阴性”AMI患者。可见，根据临床需要敏感性高(把所有AMI患者都诊断出来)和特异性强(把所有非AMI患者都除外)的诊断指标的基本要求，显然cTnT和cTnI比CK－MB诊断AMI敏感性和特异性更高，从而更准确。

3. 肌红蛋白　从坏死心肌释放入血更快、更早，在AMI后1～2 h即可检出，血中峰值明显提前至4 h左右，对AMI早期诊断有帮助，只是缺乏特异性，需要与cTnT或cTnI联合检测，才有AMI的诊断价值。

LDH和LDHI是非心肌特异性生物标志物，而临床上已不再用于诊断AMI。

上述这些心肌酶或心肌损伤标志物，一般在AMI发病后4～8 h在血中开始异常升高，平均24 h达峰值，2～3 d降至正常水平。只是肌红蛋白升高和峰值提前至1～2 h和4 h，对AMI早期诊断有帮助；cTnT或cTnI峰值更后，持续时间更长，理论上1～2周才消失，可为延误就诊的AMI(早期已误诊者)诊断提供证据。AMI成功再灌注治疗(包括溶栓或急诊PCI)可因血流快速冲刷作用，使血中心肌损伤标志物峰值提高并提前。近年研发的高敏肌钙蛋白T或肌钙蛋白I(hscTnT或cTnI)可在AMI后3～4 h在血中就升高，对早期诊断优势突出。为提高对AMI诊断的准确率，临床一般在发病后8～10 h、20～24 h和48 h连续多时间点取血，并检测多个心肌酶谱或组合，观察其动态变化，以综合判断。单一CK和CK－MB升高，可见于剧烈运动、肌肉损伤、肌肉按摩和甲状腺功能低下者，此时心肌结构特有的cTnT或cTnI正常。AMI诊断时常规采用的血清心肌标志物及其检测时间见表11－3－1。

表11－3－1　AMI的血清心肌标志物及其检测时间

	肌红蛋白	cTnI	cTnT	CK	CK－MB
出现时间(h)	1～2	2～4	2～4	6	3～4
100%敏感时间(h)	4～8	8～12	8～12	—	8～12
峰值时间(h)	4～8	10～24	10～24	24	10～24
持续时间(d)	0.5～1.0	5～10	5～14	3～4	2～4

(二)其他实验室检查项目

AMI后24～48 h，应常规检查血常规、肝肾功能、血脂、血糖、出凝血时间和血气等项目，部分有预后预测价值，但多不作诊断之用。其中，血脂总胆固醇和高密度脂蛋白胆固醇，在AMI后24～48 h的检查值基本维持在基础水平，此后会明显下降；AMI患者若在发病48 h后住院，则准确反映血脂水平的检测需在8周后。血白细胞计数通常在AMI后2 h开始升高，2～4 d达高峰值，1周左右恢复正常。峰值为$(12～15)\times10^3$/ml，在大面积AMI者可达20×10^3/ml。通常，入院时白细胞计数越高，冠状动脉罪犯病变越不稳定，临床不良预后风险也越高。AMI后1～2 d，ESR通常正常，第4～5日升高，并维持数周，与预后无关。而C反应蛋白(CRP)的升高则提示梗死相关血管病变的不稳定性，易并发心力衰竭。AMI时血红蛋白(Hb)值有很强的独立预测心血管事件的价值。Hb<150 g/L或>170 g/L均增加心血管事件。贫血会影响组织的氧运转，而红细胞增多症的风险则与血液黏稠度增高有关。

六、辅助检查

(一) 心电图检查

ECG是最为方便和普及的检查，又有其特征性改变和动态演变，是诊断AMI的必备依据之一。故临床上只要疑有AMI，就必须尽快记录一张12导联或18导联(加做V7～V9和V3R～V5R)ECG以确定或除外AMI的诊断。AMI时，心肌缺血(ischemia)、损伤(injury)和梗死(infarction)在ECG相应导联上，分别特征性地表现为S－T段压低或T波的高尖或深倒、S－T段上抬和Q波形成。AMI超急性期，即冠状动脉全闭塞伊始，ECG相应导联随即出现短暂的高尖T波，接下来很快进入急性期而出现S－T段上抬，伴对侧导联S－T段镜向性压低这一冠状动脉急性闭塞致AMI的特征性变化，1～2 h后由于心肌坏死而渐出现病理性Q波和R波消失。因此，在AMI早期数小时内，ECG的典型改变是相应导联异常Q波、S－T段上抬和T波的直立或浅倒，偶见T波高尖或深倒，提示冠状动脉刚刚发生急性闭塞或闭塞后已再通。

然而，ECG对AMI最具诊断价值的特征性改变是其"动态演变(evolution changes)"，即AMI发病后数小时、数日、数周(个别数月)在ECG上有一个特征性的动态演变过程：抬高的S－T段迅速或逐渐回复到等电位线；同时伴相应导联Q波的形成并加深、加宽，R波的降低和消失，呈现典型的QS波形；T波从短暂高尖到自S－T段末端开始倒置并渐渐加深至深倒呈对称的"冠状T"，然后又渐渐变浅和直立。若ECG呈这一"动态演变"过程，则原则上可确诊为AMI；无动态演变则可除外诊断，如早期复极综合征和恒定不变"冠状T"的心尖肥厚性心肌病。另外，新出现的完全左束支阻滞(CLBBB)也是AMI的特征性改变，提示发生了AMI且预后差。广泛前壁AMI患者出现完全右束支阻滞(CRBBB)者，提示梗死范围大、坏死程度重和预后差。

ECG依据不同部位导联的特征性变化和动态演变对AMI进行定位诊断。前壁导联(V1～V4)、侧壁导联(V4～V6)、高侧壁导联(Ⅰ、AVL)、下壁导联(Ⅱ、Ⅲ、AVF)、正后壁导联(V7～V9)加上RV导联(V3R～V5R)的变化就诊断为该部位AMI。在新出现CLBBB时，则是前壁AMI(图11－3－2)。

AMI均是由于心外膜主要冠状动脉及其分支急性闭塞所致，故冠状动脉闭塞与ECG梗死部位有明确的对应关系。冠状动脉左前降支(LAD)闭塞，引起前壁＋高侧壁AMI；右冠状动脉(RCA)闭塞可引起下壁、正后壁、侧壁和RV的AMI；左回旋支(LCX)闭塞可引起下壁伴前侧壁、高侧壁或正后壁AMI，其开口部闭塞偶呈前壁心肌梗死改变；左主干(LM)闭塞除产生LAD＋LCX都闭塞的广泛心肌缺血和梗死外，aVR肢体导联S－T段上抬是其特征。重要的是，不同冠状动脉闭塞和相同冠状动脉不同部位闭塞所产生的AMI范围大不相同。就右优势型不同冠状动脉闭塞而言，梗死范围从大到小依次为LM＞LAD＞RCA＞LCX，左优势型冠状动脉时RCA闭塞时理论上只产生单纯右心室梗死，左心室无梗死；而相同的冠状动脉而言，三大主支近端闭塞梗死范围大，主支远端和分支闭塞则范围小，左主干闭塞(3%～5%)的缺血和梗死范围最大，可随时因心血管崩溃(cardiovascular collapse)而死亡。因此，临床上有必要也有可能依据ECG所累及的导联推测梗死范围，还可反推出梗死相关冠状动脉(IRA)及其堵塞部位的高低。

此外，AMI特别是初期和早期的ECG变化是冠状动脉病变和血流供应状态及其变化的反映，因此临床上也可据此推测和判断IRA的血流状态和变化。一般来说，冠心病患者在安静状态下，IRA在无侧支循环供血的情况下，只要正常供血达TIMI 3级血流，患者多无心肌缺血症状，也无ECG缺血的表现；若供血急剧减少至血流＜TIMI 3级(TIMI 2级或以下)，患者则几乎无例外地立即出现心肌缺血症状和ECG的T波高尖和S－T段上抬变化；此时如果供血再恢复正常TIMI 3级血流，则心肌缺血症状会立即减轻，甚至消失，ECG上抬的S－T段也会随之迅速回落，甚至回复至等电位线。如果有侧支循环存在，则心肌缺血症状和ECG S－T段上抬能得到部分代偿，心肌缺血症状和S－T段上抬程度会轻些；如果侧支循环较丰富，能较好代偿，则缺血症状和S－T段上抬程度均很轻微；如果侧支循环很丰富，能完全代偿，则缺血症状和S－T段上抬可以完全不发生。可见，AMI时只要ECG有S－T段上抬(与平时相比)，就提示冠状动脉供血急剧减少至TIMI血流≤2级，若上抬的S－T段迅速回落或回复至等电位线，则提示冠状动脉血流又恢复了TIMI 3级。这一规律性的变化在当今冠状动脉再通治疗(溶栓或急诊PCI)时代已成为共识，并且也是临床指导急诊PCI治疗的基本标准。

特别重要的是，AMI时ECG S－T段上抬与回落已成为反映心肌组织灌注完全与否及其程度的"金标准"，也是检验AMI再灌注治疗时代心肌有无获得完全再灌注的主要依据或标准。临床上约1/3的AMI患者在发病后1～2 h胸痛迅速缓解，上抬的S－T段迅速回落，这是由于IRA自发再通并实现了心肌组织的成功完全再灌注；部分患者特别是下壁AMI患者，IRA未自发再通，而是通过侧支循环的迅速开放而实现心肌组织部

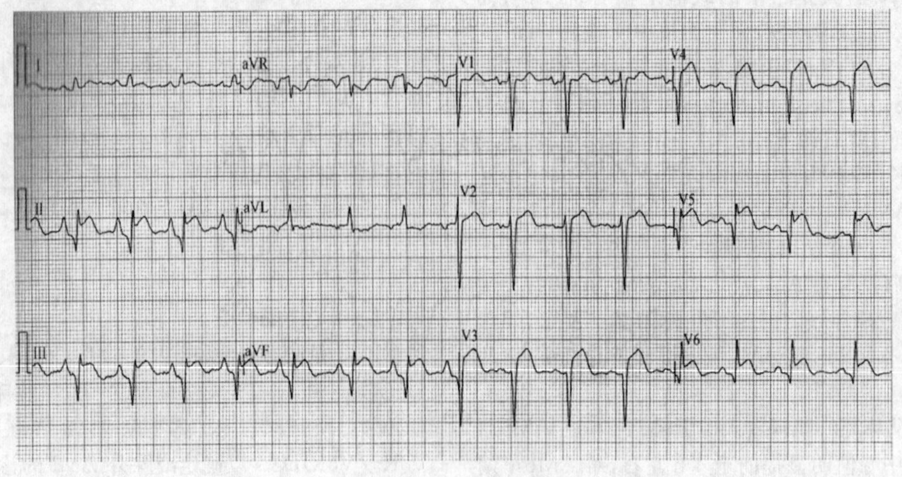

图11－3－2 急性下壁和前侧壁心肌梗死心电图表现

Ⅱ、Ⅲ、aVF和V5、V6导联QRS波群呈QR型，S－T段呈弓背向上型抬高并与T波共同形成单相曲线

分或个别完全再灌注。AMI 在给予溶栓治疗特别是 PCI 植入支架后冠状动脉已成功再通，但血流未达到 TIMI 3 级，产生了慢血流或无再灌注现象，ECG 出现 S－T 段明显上抬，是因为微血管栓塞而未实现心肌再灌注；如果血流达到 TIMI 3 级，也有 3%～5%的患者 ECG 上抬的 S－T 段不能迅速回落，表明心肌组织并无完全再灌注(心肌无再流)，则可能因为心肌微血管栓塞甚至破坏的结果。

(二) 影像学检查

1. 床旁 X 线胸片　能准确地评价 AMI 时有无肺淤血和肺水肿存在，以及其退吸收情况，并初步评价心影的大小，对诊断肺水肿有不可替代的重要价值。只是诊断和治疗效果评价有 12 h 的延迟，特别是肺水肿吸收和肺野清亮，需延迟 1～2 d。此外，对心脏大小的判断和主动脉夹层动脉瘤的诊断也有一定帮助。

2. 心血管 CT 或 MRI　对 AMI 的诊断和鉴别诊断有重要价值，然而只在特殊情况下如疑有大动脉夹层和急性肺栓塞时才应用。MRI 特别是钆(gadolinium)显影延迟增强 MRI，不仅能检出坏死心肌，评价心功能，还可检测心肌灌注和存活心肌，预测预后，也有重要的临床应用价值。只是 AMI 急性期需搬运患者，不能常规检查，只能在恢复期进行。此外，MRI 对陈旧性心肌梗死瘢痕检查非常敏感和特异性强，对已错过急性期诊治的疑有陈旧性心肌梗死患者有独特的确定和排除诊断价值。

3. 超声多普勒心动图　可床旁检查，能直接检出梗死区室壁节段运动异常，包括减弱、消失、矛盾运动，甚至室壁瘤样膨出，并据此估测梗死范围，还能测量评价左心室大小和整体收缩功能，心内瓣膜结构和心内分流、跨瓣膜血流的情况，以及心包积液情况；对 AMI 左心室功能状态及其并发症(特别是机械并发症)的诊断、鉴别诊断和预后预测均有重要价值。加之无创、便携式和床旁检查可重复操作的优势和便捷，已成为急诊室和 CCU 的常规检查手段。唯一不足是在某些患者，如肥胖、肺气肿和气管插管机械通气者，声窗不清，影响图像质量而难以评价，此时可行经食管超声(TEE)检查。应特别注意的是，在 STEMI 患者，切不可因等待此项检查和结果而延误早期再灌注治疗的时间。

(三) 核素心肌灌注显像

虽可检出梗死区充盈缺损，对 AMI 有确诊价值；还可估测梗死面积，评价心功能状态，检测存活心肌，预测预后；但在 AMI 急性期不可作为常规检查。

七、诊断和鉴别诊断

依据传统 WHO 标准，临床上只要符合持续胸痛＞30 min 典型缺血症状、ECG 动态演变和心肌酶学的异常升高 3 项指标中的任何 2 条(即 2/3 条件)就可确诊为 AMI。近年来，国际上已将心肌损伤标志物(CTnT、CTnI)的异常升高为 AMI 诊断的必备标准，再加上其他 2 条的任何 1 条检测(1＋1 标准)，即可确诊。但在 STEMI，一旦 ECG 有 S－T 段上抬，就应当尽早给予再灌注治疗，切不可因等待心肌损伤标志物的检查结果而延误了冠状动脉再灌注治疗。

因此，临床上患者只要有持续剧烈胸痛发作＞20 min，口含硝酸甘油不能缓解，伴有大汗、恶心、呕吐的典型表现，ECG 上 2～3 个相邻导联呈现 S－T 段≥1 mm 的上抬(或压低)，或呈新发 CLBBB 图形，则应高度怀疑 STEMI(或 NSTEMI)，应当立即给予急救治疗。特别是 STEMI，应尽快准备行急诊 PCI 或溶栓冠状动脉开通治疗，切不可因等待心肌酶学的结果而耽误。只有在临床症状和 ECG 变化均不典型时，才依赖心肌损伤标志物的结果做最终的确诊和排除诊断。

AMI 诊断过程中，需与下列疾病相鉴别：① 主动脉夹层，有剧烈胸痛，ECG 无心肌梗死改变，X 线胸片有升主动脉和降主动脉增宽，超声多普勒心动图、CT 和 MRI 有确诊或排除诊断价值。② 急性肺栓塞，临床发病、ECG 改变和心肌酶学与 NSTEMI 均有重叠。血气分析、超声多普勒心动图、核素肺灌注显像和 CT 有确诊或排除诊断价值。③ 气胸，胸片有确定或除外诊断价值。④ 心肌心包炎，症状可酷似 STEMI，超声心动图和冠状动脉造影有鉴别诊断价值。⑤ 胃痛和急腹症，以胃痛为表现的下后壁 AMI 常易被误诊为胃病或急腹症，应高度警惕。胃痛和急腹症时，ECG 无改变，并有相关的腹部体征可鉴别。⑥ 心绞痛或心肌缺血，症状轻，持续数分钟，呈一过性，含硝酸甘油有效，ECG 呈一过性(非持续)缺血改变。⑦ 应激性心肌病，又称鱼篓病(Takatsubo disease)，多似广泛前壁 AMI，但有明确情绪应激诱因，症状轻，病情重，急诊冠状动脉造影显示梗死相关冠状动脉(IRCA)通畅，达 TIMI 3 级血流，但左心室心尖部呈室壁瘤样扩张，且在 1～ 2 周又会恢复，即有“快速可逆性”室壁瘤形成。这与 AMI 时 IRCA 闭塞左心室室壁瘤不可逆的特点完全不同。⑧ 上消化道大出血，部分患者呈现剑突下不适，恶心、呕吐、出汗，甚至血压偏低，临床表现与 AMI 相似，但 ECG、心肌酶学和影像学检查均正常，可鉴别。

八、并发症

MI 的并发症可分为机械性并发症、缺血性并发症、栓塞性并发症和炎症性并发症。

(一) 机械性并发症

1. 心室游离壁破裂　3%的 MI 患者可发生心室游离壁破裂，是心脏破裂最常见的一种并发症，占 MI 患者死亡的 10%。

左心室游离壁破裂多位于大面积 AMI 中央、室壁最薄弱和冠状动脉供血末端无侧支循环保护且透壁坏死最严重的部位(如心尖部)，也可位于正常收缩心肌与无运动坏死心肌交界处，以及剪切力效应最集中的部位(如侧壁)；老化心肌坏死区伴有心肌微结构的锯齿状撕裂部位，心室游离壁破裂 1～14 d 都可能发生。早高峰在 MI 后 24 h 内，晚高峰在 MI 后 3～5 d。早期破裂与胶原沉积前的梗死扩展有关，晚期破裂与梗死相关室壁的扩展有关。心脏破裂多发生在第一次 MI、前壁梗死、老年和女性患者中。其他危险因素包括 MI 急性期的高血压、既往无心绞痛和心肌梗死、缺乏侧支循环、心电图上有 Q 波、应用糖皮质激素或非甾体抗炎药、MI 症状出现 14 h 以后的溶栓治疗。临床表现依据有无完全破裂而完全不同。在未完全破裂前，症状主要是胸痛，持续性或发作性，特别是不伴有 ECG S－T段变化的持续性或发作性胸痛，应高度怀疑心室壁破裂过程中的撕裂痛。另外，还可表现为晕厥、低血压、休克、心律失常、恶心、呕吐、烦躁不安、急性心包填塞和电机械分离等。当临床上怀疑有心脏破裂的可能性，应及时行床旁超声心动图检查。

心室游离壁破裂也可为亚急性，即心肌梗死区不完全或逐渐破裂，形成包裹性心包积液或假性室壁瘤，患者能存活数月。

2. 室间隔穿孔　比心室游离壁破裂少见，常发生于AMI后3～7 d。其发生率在未行再灌注治疗者为1%～3%，在溶栓治疗者为0.2%～0.34%，在心源性休克者高达3.9%，病理上和左心室游离壁破裂一样，室间隔穿孔有大面积透壁心肌梗死基础，前壁AMI多位于心尖部室间隔，下后壁AMI则位于基部室间隔；穿孔直径从1 cm到数厘米不等；可以是贯通性穿孔，也可以是匍行性不规则穿孔。病理生理特点为心室水平左向右分流。室间隔穿孔的临床表现与梗死范围、心功能状态和室间隔穿孔大小有关，多表现为突然发生心力衰竭、肺水肿、低血压，甚至心源性休克；或心力衰竭突然加重并很快出现心源性休克，伴有心前区新的、粗糙的全收缩期杂音和震颤。彩色多普勒超声心动图检查能检出左向右分流和室间隔穿孔部位和大小；右心漂浮导管检查也可检出左向右分流，两者有确诊和鉴别诊断价值。AMI后，胸骨左缘突然出现粗糙的全收缩期杂音或可触及收缩期震颤，或伴有心源性休克和心力衰竭，应高度怀疑室间隔穿孔，此时应进一步做超声心动图和（或）Swan-Ganz导管检查以明确诊断。

3. 乳头肌功能失调或断裂　左心室乳头肌的部分或完全断裂是透壁性AMI少见而致死性的并发症，发生率约为1%，下壁、后壁AMI可致后内侧乳头肌断裂，比前侧壁产生的前侧乳头肌更多见。左心室乳头肌完全横断断裂，由于突发大量二尖瓣反流造成严重的急性肺水肿往往是致死性的；而乳头肌的部分断裂（通常是尖部或头部），虽有严重的二尖瓣反流，但往往不会立即致命。右心室乳头肌断裂并不常见，但可产生大量三尖瓣反流和右心衰竭。与室间隔穿孔并发于大面积AMI不同，一半的乳头肌断裂患者可并发于相对小面积的心肌梗死，有时冠状动脉仅为中度病变。

和室间隔穿孔一样，左心室乳头肌断裂的临床表现为心力衰竭进行性加重、低血压，甚至心源性休克。左心室乳头肌断裂造成不同程度的二尖瓣脱垂或关闭不全，心尖区出现收缩中晚期喀喇音和收缩期吹风样杂音，第一心音可不减弱，伴有心前区全收缩期杂音，杂音可随血压下降而减轻变柔和，甚至消失。彩色多普勒超声心动图能够正确诊断出乳头肌断裂和大量二尖瓣反流，并与室间隔穿孔相鉴别。因此，临床上对任何怀疑有乳头肌断裂的AMI患者应立即做多普勒超声心动图检查，以尽快确诊。

4. 左心室室壁瘤　又称左心室真性室壁瘤，是指在左心室室壁大面积透壁性AMI基础上，形成的梗死后室壁变薄、膨出、瘤样扩张和矛盾运动，发生率约为5%。其多伴有左心室扩张、心功能低下，常发生在前壁AMI，也可发生在下壁、后壁AMI患者，多在AMI早期形成，恢复期明显，出院后持续扩大。发病多位于前壁心尖部，瘤部的室壁明显变薄，尸检发现有的薄如牛皮纸，主要由纤维组织、坏死心肌和少量存活心肌组成，多伴有附壁血栓形成。其病理生理机制明确为梗死区心肌透壁坏死，变薄、膨出，即扩展（expansion）和重构的结果，由于瘤部无收缩运动，血流多淤滞于此，容易诱发附壁血栓形成。基础冠状动脉病变多由LAD单支急性闭塞而无侧支循环形成，又未行早期冠状动脉开通治疗，或成功开通而无有效再灌注的结果。

临床表现可出现顽固性充血性心力衰竭，以及复发性、难治的致命性心律失常。体检可发现心浊音界扩大，心脏搏动范围较广泛或心尖抬举样搏动，可有收缩期杂音。心电图上除了有MI的异常Q波外，约2/3的患者同时伴有持续性S-T段弓背向上抬高，恢复期仍然不回落，则提示室壁瘤存在。超声心动图、心脏MRI和CT，以及左心室造影（图11-3-3），均可见梗死区膨出、瘤样扩张伴矛盾运动，非梗死区收缩运动代偿性增强即可确诊。左心室室壁瘤的风险有心力衰竭、恶性心律失常和动脉系统栓塞，预后差。

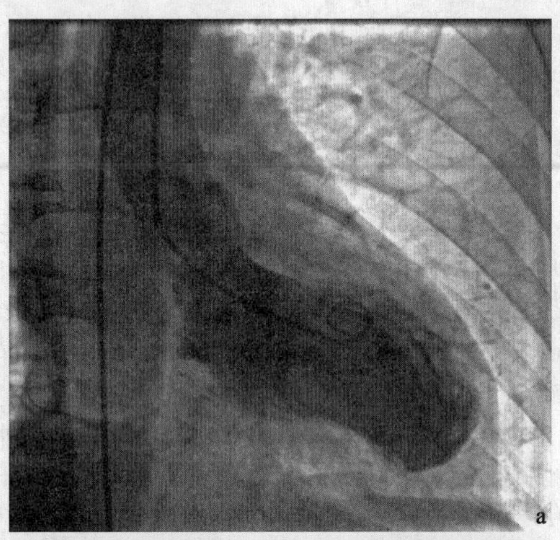

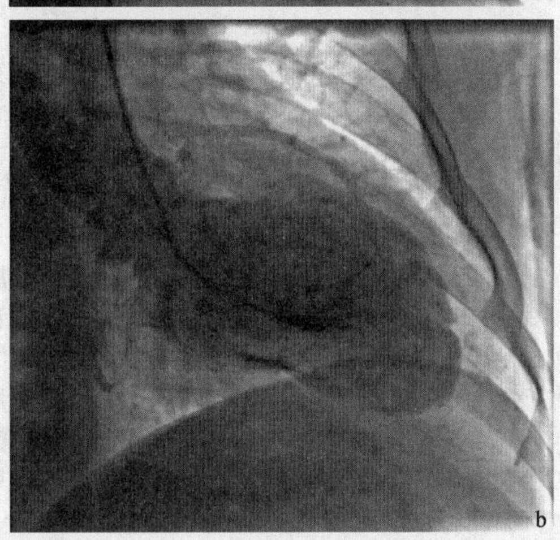

图11-3-3　左心室室壁瘤的左心室造影（右前斜位）

a. 心脏收缩期左心缘外突，腔内充满造影剂　b. 心脏舒张期左心腔内充满造影剂，与收缩期比较，左心缘的变化不大

5. 假性室壁瘤　在心室游离壁亚急性在破裂过程中，通过血肿、机化血栓与心包粘连一起堵住破裂口而不出现心包积血和心脏压塞，渐渐形成假性室壁瘤。假性室壁瘤需与真性室壁瘤相鉴别：鉴别要点在于病理解剖上假性室壁瘤实际上没有发生心包积液和心脏压塞的心室壁破裂，故瘤壁只有机化血栓、血肿和心包，无心肌成分；而真性室壁瘤则是梗死区扩展和膨出形成，瘤壁就是梗死的心室壁，由心肌组织和瘢痕组织组成。另外，前者瘤体很大，但瘤颈狭而窄；而后者瘤体也大，但瘤颈更宽。这些诊断要点和特性均可通过超声心动图、CT和MRI心脏影像而反映并明确诊断。

少数患者，临床或尸检可见超过一种心脏结构破裂；甚至会有3种机械并发症组合发生的病例。

（二）心律失常

在AMI发生的早期即冠状动脉急性闭塞的早期，心律失常的发生率最高，不少患者也因发生严重心律失常而猝死于院外。院内心律失常也与冠状动脉持续闭塞致心肌缺血和泵功能低下有关，过去很常见；在目前已是再灌注时代，只在冠状动脉再通成功时多见，此后恢复期也较少见，仅在伴有严重心功能低下或心力衰竭患者常见。心律失常包括快速型和缓慢型，前者包括室性和室上性期前收缩、心动过速和颤动；后者则包括心动过缓、窦房、房室和束支传导阻滞。心律失常的诊断主要依靠ECG。

AMI并发心律失常的主要机制，在冠状动脉急性闭塞期是由于缺血心肌心电特性不均一致折返所致，而在冠状动脉再灌注时则是由于缺血心肌堆积的离子（如乳酸和钾离子）以及代谢毒物冲刷所致。心律失常所产生的血流动力学后果轻则无妨，重则可产生心源性脑缺血综合征，甚至发生心脏骤停；主要取决于对心脏SV和CO降低及其程度，以及对循环的影响；而影响SV和CO的决定因素是心率或心室率（如太快或太慢），还有心房的收缩作用。任何心律失常只要SV和CO无明显降低，对循环无影响，则血流动力学就会稳定；如果SV和CO严重降低，且循环受损血流动力学则不稳定，若SV和CO接近0，则会立即致心脏骤停。

（三）缺血性并发症

1. 梗死延展(extension)　指同一梗死相关冠状动脉供血部位的MI范围的扩大，可表现为心内膜下MI转变为透壁性MI或MI范围扩大到邻近心肌，多有梗死后心绞痛和缺血范围的扩大。梗死延展多发生在AMI后的2～3周，多数原梗死区相应导联的心电图有新的梗死性改变且CK或肌钙蛋白升高时间延长。

2. 再梗死　指AMI 4周后再次发生的MI，既可发生在原来梗死的部位，也可发生在任何其他心肌部位。如果再梗死发生在AMI后4周内，则其心肌坏死区一定受另一支有病变的冠状动脉所支配。通常再梗死发生在与原梗死区不同的部位，诊断多无困难；若再梗死发生在与原梗死区相同的部位，尤其是NSTEMI的再梗死、反复多次的灶性梗死，常无明显或特征性的心电图改变，可使诊断发生困难，此时迅速上升且又迅速下降的酶学指标（如CK-MB）比肌钙蛋白更有价值。CK-MB恢复正常后又升高或超过原先水平的50%对再梗死具有重要的诊断价值。

（四）栓塞性并发症

MI并发血栓栓塞主要是指心室附壁血栓或下肢静脉血栓破碎脱落所致的体循环栓塞或肺动脉栓塞。左心室附壁血栓形成在AMI患者中较多见，尤其在急性大面积前壁MI累及心尖部时，其发生率可高达60%，而体循环栓塞并不常见，国外一般发生率在10%左右，我国一般在2%以下。附壁血栓的形成和血栓栓塞多发生在梗死后1周内。最常见的体循环栓塞为脑卒中，也可产生肾、脾或四肢等动脉栓塞；如栓子来自下肢深部静脉，则可产生肺动脉栓塞。

（五）炎症性并发症

1. 早期心包炎　发生于心肌梗死后1～4 d，发生率约为10%。早期心包炎常发生在透壁性MI患者中，系梗死区域心肌表面心包并发纤维素性炎症所致。临床上可出现一过性的心包摩擦音，伴有进行性加重胸痛，疼痛随体位而改变。

2. 后期心包炎（心肌梗死后综合征或Dressler综合征）发病率为1%～3%，于MI后数周至数月内出现，并可反复发生。其发病机制迄今尚不明确，推测为自身免疫反应所致；而Dressler认为它是一种过敏反应，是机体对心肌坏死物质所形成的自身抗原的过敏反应。临床上可表现为突然起病，发热，胸膜性胸痛，白细胞计数升高和红细胞沉降率增快，心包或胸膜摩擦音可持续2周以上，超声心动图常可发现心包积液，少数患者可伴有少量胸腔积液或肺部浸润。

九、治疗

无论是STEMI还是NSTEMI，一旦确诊或疑诊，就应立即给予监测和急救治疗。救治原则包括：① 一般救治，包括舌下含服硝酸甘油，建立静脉通道、镇痛、吸氧、持续心电、血压监测等。② 及时发现和处理致命性心律失常。③ 维持血流动力学和生命体征稳定。④ 立即准备并尽早开始冠状动脉再灌注治疗，包括急诊PCI或溶栓治疗。⑤ 抗血小板、抗凝。⑥ 保护缺血心肌，缩小梗死面积。⑦ 防止严重并发症。⑧ 稳定“易损斑块”。

（一）院前急救

由于AMI发病后1 h内患者死亡风险很高，且多由心室颤动所致，故院前急救对挽救患者生命尤其重要，其重点任务是：① 采取一切急救监护措施，保持患者存活和血流动力学稳定。② 尽快转运患者到最近能行冠状动脉再通（急诊PCI或行溶栓）治疗的医院急诊室。③ 做好与冠状动脉再通治疗的相关准备，包括通信联络和药物。④ 如果运送时间很长（如＞1 h），又有人员和设备条件时，也可开始院前溶栓治疗。

就院前溶栓治疗而言，理论上能够“争分夺秒”地尽早开通闭塞的冠状大动脉，缩小梗死面积，改善心脏功能和预后，是院前急救的重点内容。虽然几项临床研究显示院前溶栓未能显著降低AMI患者的病死率，但meta分析结果发现其能使病死率降低17%；而且CAPTIM研究显示如果在AMI发病2 h内给予院前溶栓，与急诊PCI相比能使死亡率趋于降低。几项登记试验结果也支持院前溶栓的益处。但是，基于AMI发病后60～90 min开始冠状动脉再通治疗对降低病死率的获益最大的认识，考虑到在城市一般能于30 min左右将AMI患者送到医院，加上院内流水线式绿色通道的实施又可实现门-针时间(door to needle time)30 min给予溶栓治疗，基本能达到60～90 min这一冠状动脉再通最佳时间的目标，院前溶栓显得似乎已无必要；院前溶栓所需人员和设备的要求太高，相当于将急诊室装上救护车，这样又不太可行。因此，当下只有在转运时间长（如＞1 h），又有人员和设备条件时，才考虑给予院前溶栓治疗。

（二）急诊室救治

急诊室是AMI院内救治的入口，是最关键的一站，主要任务包括：① 尽快明确AMI诊断。② 尽快给予监护和急救治疗。③ 尽快完成冠状动脉再通治疗的准备工作。④ 努力使急诊PCI的门-球时间(door to balloon time)缩短在90 min内，溶栓治疗在30 min内开始，即门-针时间＜30 min。具体处理如下。

1. 一般治疗　采集病史，立即记录12导联ECG（必要时18导联ECG，即加上右心室导联和正后壁导联），给予持续心电和血压监测，建立静脉通道；准备好除颤和心肺复苏等急救设备。

2. 抗血小板治疗 是急性冠状动脉综合征(ACS)治疗的基础，也是AMI急诊PCI治疗所必需的，治疗药物包括阿司匹林(ASA)+P_2Y_{12}受体拮抗剂的双抗血小板治疗(DAPT)。ASA不仅在心血管事件一级预防中有效，而且在治疗急性冠状动脉综合征中也有效。因此，对所有疑诊或确诊AMI的患者，只要无禁忌证(消化道溃疡或过敏)，都应给予水溶阿司匹林300 mg嚼服，从口腔黏膜迅速吸收，迅速达到完全抑制血小板的效果，而小剂量阿司匹林(100 mg)不能迅速(需要数日)达到抗血小板的效果。P_2Y_{12}受体拮抗剂包括氯吡格雷(clopidogrel)和替格瑞洛(ticargrelor)，是当下双联抗血小板治疗(DAPT)的主要组合用药，负荷剂量分别为300～600 mg和180 mg，口服。其中，前者是前体药，口服后经肝脏P450代谢成有效成分而起作用，故有30%左右的患者因慢代谢致无反应(non-responder)或低反应，即抵抗(resistance)而低效或无效；而后者本身就是起效成分，不经过肝脏代谢而直接起效，故不仅起效快、作用强，而且无抵抗现象，在急诊PCI中的优势似更为突出。P_2Y_{12}受体拮抗剂还有普拉格雷(prasugrel)。

3. 镇痛 AMI患者来急诊室时，多数都有较为严重的心肌缺血性疼痛，有进一步刺激交感神经兴奋的不良作用，故镇痛非常重要。措施包括镇痛剂(如吗啡)、硝酸盐制剂、吸氧和选择性应用β受体阻滞剂。

(1) 镇痛剂：首选吗啡，3～5 mg，静脉缓慢注入，5～10 min后可重复应用，总量不应超过15 mg。吗啡除有强镇痛作用外，还有血管(静脉、动脉)扩张，从而降低左心室前、后负荷和心肌氧耗量的抗缺血作用；其不良反应有恶心、呕吐、呼吸抑制和低血压，因此血压偏低(<100 mmHg)者应慎用或减量使用。

(2) 硝酸甘油：因为其强大的扩张冠状动脉(包括侧支循环)和扩张静脉容量血管致去心室负荷作用，可有效抗心肌缺血和止痛，是AMI患者最重要的基础用药。可先给硝酸甘油0.5～0.6 mg舌下含服，然后以10～20 μg/min静脉持续输注。若患者血压偏高可渐加量(每3～5 min增加5 μg/min)至收缩压降低10～20 mmHg(仍>90 mmHg)为止。硝酸甘油除有抗心肌缺血而镇痛作用外，还有降低左心室舒张末压达40%和改善心功能的有益作用。不良反应有低血压，在伴右心室MI时容易发生，可以通过停药、抬高下肢、扩容或静脉推注多巴胺2.5～5 mg纠正。

(3) β受体阻滞剂：因能降低心肌氧耗量和抗交感神经过度激活的效用，而减轻心肌缺血性疼痛，缩小MI面积，预防致命性心律失常。因此，对临床无心力衰竭的AMI患者，均应使用，尤其适用于伴窦性心动过速和高血压的AMI患者。但是AMI伴心力衰竭、低血压[收缩压(SBP)< 90 mmHg]、心动过缓(HR<60次/min)和房室传导阻滞(P-R间期>0.24 s)者禁用。在前再灌注治疗时代，对西方人群AMI患者经典使用方法是采用美托洛尔3个5 mg静脉缓慢推注方案，中间间隔5 min观察，如果出现心率<60次/min或收缩压<100 mmHg，则不再使用下一个5 mg剂量。最后一个剂量结束后15 min，如血流动力学稳定，则可给予口服美托洛尔50 mg，q6 h×2 d，再改成100 mg，每日2次。对于我国AMI患者可以参照上述方法给药，也可根据患者病情给予口服β受体阻滞剂，从小剂量开始，逐渐加量，以维持心率在60～70次/min。特殊情况下如伴有心力衰竭又缺血患者，为控制心室率，可以选用超短效的β受体阻滞剂艾司洛尔(esmolol)50～250 μg/(kg·min)，然后以小剂量口服β受体阻滞剂开始，并逐渐加量维持。使用β受体阻滞剂期间应严密观察患者的心率、血压及心功能变化，我国AMI患者使用国外的3个5 mg方案时，更应警惕伴有心力衰竭患者诱发心源性休克的风险，必要时减量或根据病情调整方案。

(4) 吸氧：AMI早期由于心功能降低或心力衰竭致肺通气-血流比例失调，多有低氧血症存在，如合并肺炎或原有肺部疾病的AMI患者，低氧血症更严重。因此，对所有AMI患者于入院后24～48 h均应给予鼻导管或面罩吸氧，通过增加吸入氧浓度，增加载氧量而保护缺血心肌。通常吸入100%浓度的氧气，流量一般2～4 L/min，有明显低氧血症时需更大流量，如出现急性肺水肿时，还需面罩加压给氧。不过，对于无低氧血症的AMI患者，吸氧提高载氧量有限，反而有轻度增加外周血管阻力和血压而降低心脏输出量的不良反应，故临床上对于指氧监测血氧饱和度正常者可以不给予吸氧。对于有明显低氧血症(如氧饱和度<90%)的AMI患者，应常规监测血气分析，及时评价吸氧效果，以确保低氧血症得以及时纠正。对于吸氧效果不显著者应寻找原因，对于急性肺水肿低氧血症难以纠正者，应当及早行气管插管和呼吸机正压呼吸纠正。

4. 缩小梗死面积 梗死面积或范围大小是决定AMI患者预后的重要因素。因心源性休克而死亡的AMI患者，要么是由于一次大面积梗死所致，或者是在以往多次陈旧性心肌梗死基础上，又有小、中面积心肌梗死的结果。大面积心肌梗死患者往往心功能受损严重，长期"病死率"高，而小面积心肌梗死患者，心功能还可代偿，病死率低。由于心肌梗死面积大小对预后有很大的决定性作用，故缩小梗死面积，一直是医学界基础研究和临床研究的重点和目标，也是从急诊室开始到住院期间都必须首先实施的重点治疗策略。当下，缩小梗死面积的措施如下：① 早期再灌注治疗。② 预防心肌缺血-再灌注损伤。③ 降低心肌能量需求即心肌氧耗量。④ 增加心肌能量供应。

AMI早期除再灌注治疗外，经典缩小梗死面积的理论依据是维持最优的心肌氧的供需平衡，主要通过减少心肌氧耗以最大程度地挽救梗死边缘区的缺血心肌。决定心肌氧耗量的临床指标是心率和血压，故基本措施是将患者置于安静环境下，身心休息，并给予镇静药物，使决定心肌氧耗量的心率降低，β受体阻滞剂的应用也因此达到缩小梗死面积的作用；同时，应当禁用增加心率或心肌氧耗量的药物(包括阿托品或异丙肾上腺素)，应积极有效处理各种快速心律失常和心力衰竭。另一方面，维持血压稳定，避免血压过度波动(>25 mmHg)，因为当血压过高(室壁张力增加)会增加心肌氧耗量，过低(冠状动脉灌注压)又会减少心肌供血，均不利于缩小梗死面积。

此外，对于无禁忌证的患者均应做好冠状动脉再灌注治疗(包括急诊PCI或溶栓治疗)的相关准备：包括风险交代、签署知情同意书、应用双抗血小板药物、血液检查和向导管室运送等准备工作。对于部分临床表现高度怀疑AMI，但ECG无诊断意义的变化(无S-T段上抬或下移或T波深倒)者，应当留院观察，给予持续心电监测，系列记录ECG，分次抽血检测心肌损伤标志物，床旁超声心动图检测室壁节段运动异常，尽早能在 12 h 内做出确诊和排除 AMI 的诊断。

（三）再灌注治疗

再灌注治疗包括溶栓治疗和急诊 PCI，是 STEMI 患者的首选，且越早越好。因为这样能使急性闭塞的冠状动脉再通，恢复心肌灌注，挽救缺血心肌，缩小梗死面积；从而改善血流动力学、保护心功能、降低泵衰竭的发生率和住院病死率（<5%）。因此，它已成为治疗 STEMI 公认的首选急救措施，而且开始越早越好。对此，美国心脏病协会（American Heart Association，AHA）、美国心脏病学院（American College of Cardiology，ACC）、欧洲心脏病学会（European Society of Cardiology，ESC）和中华医学会心脏病学分会（Chinese Society of Cardiology，CSC）所制定的指南均要求，STEMI 从发病开始算起，应在 120 min 内使冠状动脉成功开通。对于溶栓治疗的要求是从进门（急诊室）算起，应在 30 min 内开始进针给予溶栓，即门-针时间应<30 min；对于急诊 PCI 的要求是从进门（急诊室）算起，应在 90 min 内完成球囊开通血管，即门-球时间应<90 min，不得延误。

1. 溶栓治疗　即溶血栓治疗，是根据 STEMI 由冠状动脉血栓性闭塞所致的病理生理学机制，通过静脉注入溶栓剂溶解梗死相关冠状动脉（IRCA）内的新鲜血栓，使 IRCA 迅速再通的治疗方法。再通率可达 60%～80%。9 个临床试验（样本量均>1 000）的 meta 研究溶栓治疗研究分析（FTT）发现，溶栓治疗比不溶栓能够降低 AMI 患者的病死率 18%（9.6%对 11.5%，$P<0.001$）对 45 000 例 STEMI 患者，其短期病死率则降低 25%，其中发病后 1～2 h 溶栓者获益最大。FTT 中对于>75 岁老年人的溶栓治疗不能降低病死率，仍有争议，因为在早年临床试验中这些老年患者是除外标准之一，但是实际登记试验中其可占到 35%，其死亡率没降低。原因可能包括就医延迟、症状不典型、并发症和心电图不典型等致溶栓延迟的结果。此外，LATE 和 EMERAS 研究发现即使在发病>6 h 给予溶栓治疗，病死率也会显著降低。

(1) 适应证和禁忌证：在 AMI 发病早（<3 h），又无条件行急诊 PCI 时溶栓治疗是首选。STEMI、发病<12 h、年龄≤70 岁又无溶栓禁忌证者，都是溶栓治疗的适应证。禁忌证包括：① 出血素质及凝血功能障碍者。② 胃肠道、呼吸道和泌尿生殖系统有活动性出血者。③ 不能控制的高血压（>160/110 mmHg时）。④ 半年内有脑血管病或 TIA 发作史。⑤ 2 周内做过大手术或长时间的心肺复苏者。⑥ 严重疾病，如肿瘤、严重肝肾功能损害者。

(2) 溶栓剂：即纤溶酶原激活剂（plasminogen activator），是指能将已形成的血栓溶解，使闭塞的冠状动脉再通，能通过静脉或导管法治疗 STEMI 的一类药物。溶血栓关键是溶解血栓内的纤维蛋白，需要纤维蛋白溶解酶（plasmin），后者又是溶栓剂激活纤维蛋白溶解酶原（plasminogen）而来。目前，国际公认能用于临床的溶栓剂包括：链激酶（streptokinase，SK）、茴香酰纤溶酶原链激酶激活剂复合物[anisoylated plasminogen streptokinase activat or complex，APSAC，又称复合纤溶酶链激酶（anistreplase）]、尿激酶（urokinase，UK）和基因重组组织型纤溶酶原激活物[recombinant tissue plasminogen activator，rt-PA，又称阿替普酶（alteplase）]及其重组变异衍生物替奈普酶（tenecteplase）和瑞替普酶（reteplase）。溶栓剂的基本药理机制是使无活性的纤溶酶原（plasminogen）转化成有纤溶活性的纤溶酶（plasmin），从而溶解已生成的纤维蛋白及其血栓。纤溶酶原在体内有两种储存（或存在）形式：血液中的循环纤溶酶（circulating plasminogen）和血栓中与纤维蛋白结合的纤溶酶原（fibrin-bound plasminogen）。能够选择性激活血栓中纤溶酶原的溶栓剂是纤维蛋白特异性的溶栓剂，而对血液和血栓中纤溶酶原无选择性激活的溶栓剂则是非纤维蛋白特异性溶栓剂，后者往往能使血液中的纤溶酶大量增加，触发全身的溶栓状态。阿替普酶及其变异衍生物替奈普酶和瑞替普酶属于纤维蛋白特异性溶栓剂，而链激酶、纤溶酶原链激酶复合物和尿激酶则属于非纤维蛋白特异性的溶栓剂。

链激酶是β-溶血性链球菌代谢产生的一种蛋白质，从β-溶血性链球菌培养液中提取、冷冻干燥而成，相对分子质量为 47 000。与其他溶栓剂不同，链激酶不是酶，不能直接激活纤溶酶原，而是先与其 1∶1 结合，使之产生构象改变，暴露出激活位点，通过此位点去激活纤溶酶原为纤溶酶，产生溶栓效应。链激酶为非纤维蛋白特异性溶栓剂，全面激活血液和血栓中的纤溶酶原产生纤溶酶，溶血栓的同时，也在血液中产生大量纤溶酶，起到压倒性地拮抗 α_2-抗纤溶酶的作用，也产生了全身纤溶状态。其不良反应有过敏反应，发生率约为 5%，表现为皮疹、发热、畏寒，甚至寒战；也可引起低血压，可能与纤溶酶原介导的缓激肽释放有关，多需要给予升压药，如多巴胺或去甲肾上腺素。此外，接受链激酶或既往有链球菌感染者都会产生链激酶抗体，从而降低溶栓疗效。我国还有基因重组链激酶（r-SK），其药理特性和作用与 SK 相同。

纤溶酶原链激酶复合物由 SK 和等摩尔的赖氨酸-纤溶酶原混合而成，后者是纤溶酶的裂解形式，即 N-端有赖氨酸残基的纤溶酶原；赖氨酸-纤溶酶原与 SK 结合时所暴露出的活性位点则被茴香酰基（anisoyl group）所阻断。当静脉给药后，茴香酰基被脱酰化而缓慢去除，才暴露出两者复合物上的激活位点激活纤溶酶原，产生纤溶酶和溶栓效用，故使半衰期延长至 100 min，可以单次静脉或弹丸式注射给药是其优势，方便临床应用。药理机制、溶栓特性和不良反应几乎与 SK 相同。由于其疗效无优势，加之价格偏高，临床几乎不再使用。

尿激酶（UK）是一种内源性化合物，由肾和血管内皮细胞产生，是双链丝氨酸蛋白酶，相对分子质量为 34 000，能直接将纤溶酶原转变成纤溶酶而发挥溶栓作用。UK 无免疫原性，过敏反应罕见，为非纤维蛋白特异性，会产生全身纤溶状态。国际上除我国外，并未评价过治疗 STEMI 的溶栓疗效，仅用于导管内给药治疗深静脉、冠状动脉或外周动脉血栓症。因为国际上生产的尿激酶是从人胚胎肾细胞培养液中提取，价格偏高；而国产尿激酶主要从尿液中提取，纯化而成，价格明显低，是我国最早用于治疗 STEMI 的溶栓剂。

阿替普酶，即 rt-PA，是用基因重组技术产生的单链 t-PA溶栓剂。单链 t-PA 是人体内一种丝氨酸类蛋白酶，由血管内皮细胞分泌，相对分子质量为 68 000，主要结构包括指状（finger，F）、表皮生长因子（epidermal growth factor，EGF）、三环结构 1 区和 2 区（kringle 1 & 2）和蛋白酶 5 个功能区域，其中，指状和三环结构区可介导与纤维蛋白的相互作用。在血栓内纤溶酶能使阿替普酶迅速转化成双链形式，以激活更多的纤溶酶原转化成纤溶酶,产生纤溶放大效应。阿替普酶是纤溶蛋白特异性溶栓剂,有纤维蛋白存在时的催化激活效应比无纤溶蛋白存在时高2～3个数量级,但这也受限于交联纤维蛋白的可溶性降解产物(DD)E的竞争性抑制。于是,其在纤维蛋白表面的纤溶酶产生溶栓效用,而在(DD)E表面的纤溶酶则降解纤维蛋白原,结果是纤维蛋白原的降解产物X碎片的积聚,可引起血管损伤处已形成的微血栓溶解导致出血。

替奈普酶(tenecteplase)是rt-PA的"点突变"变异体,主要为了延长半衰期和抵抗纤溶酶原激活物抑制物-1(plasminogen activiator inhibitor-1,PAI-1)的灭活。前者通过在三环结构1区增加一个糖基化位点,同时为抵消其削弱纤维蛋白特异性作用而移去原有的糖基化位点;后者是通过在主控t-PA和PAI-1相互作用的蛋白酶区引入四丙氨酸而实现。因此,替奈普酶可以一次性弹丸式注射给药。另外,其纤维蛋白的特异性比rt-PA更强。因其与(DD)E的亲和力更弱,产生纤维蛋白原溶解作用也更弱。

瑞替普酶(reteplase)是rt-PA的缺失变异体或衍生物,是去除了rt-PA的前3个功能区,仅剩余后两个区的衍生物,相对分子质量仅为39 000。瑞替普酶因缺指状区的纤维蛋白特异性减弱,又因为大肠杆菌生产,未有糖基化,半衰期更长。

新溶栓剂包括去氨普酶(desmoteplase)和蛇毒纤溶酶(alfimeprase),前者是吸血蝙蝠唾液中纤溶酶原激活物的基因重组产物,纤维蛋白特异性比rt-PA好,曾经应用于临床缺血性卒中的治疗;后者是蛇毒溶栓酶(fibrolase),即蛇毒液的截短部分,属于金属蛋白酶,循环中其活性被α_2-巨球蛋白所抑制,故只能导管内给药,用于外周动脉堵塞或中心静脉导管堵塞的溶栓治疗。但是临床试验均令人失望,前者疗效与安慰剂相当,病死率反而更高;后者无效。可见,开发新型溶栓剂遭遇挑战和瓶颈。

(3) 方案和疗效

1) 尿激酶(UK):UK溶栓治疗STEMI,是我国的"八五"攻关项目,也是国际上首先开展的临床试验,因此一直没有国际经验的借鉴。该研究通过1 023例发病6 h内的STEMI,在负荷阿司匹林300 mg基础上,随机分为低剂量(2.2万U/kg)和高剂量(3.3万U/kg)UK(均在30 min内静脉输注完毕)两组溶栓治疗,结果2 h的冠状动脉通畅率(patency rate)、4周病死率和出血并发症的发病率分别为67.3%对67.8%、9.5%对8.7%和9.7%对7.7%,均无显著性差异,只是仅有的2例致命性脑出血(0.6%)均发生在高剂量组,故推荐UK低剂量为安全有效剂量。

2) 链激酶(SK)和APSAC:SK溶栓治疗STEMI最早在欧洲实施,方案明确统一为:SK150万U静脉输注,30～60 min内输完,溶栓后12 h给予皮下肝素12 500 Uq12 h(对我国患者的应用剂量应同UK方案)。而APSAC半衰期长,可使用30 mg,只需静脉推注用药1次,3 min内推完方案,余同SK。

3) 阿替普酶(rt-PA):rt-PA溶栓治疗STEMI最早在美国应用,目前的治疗方案为rt-PA加速(100 mg/90 min)方案[15 mg冲击量;50 mg或0.75 mg/(kg・30 min);35 mg或0.5 mg/(kg・60 min)]。对我国STEMI患者,还可使用rt-PA加速方案的半量方案(50 mg/90 min,8 mg推注,余下42 mg静脉输注90 min),此为我国rt-PA和UK对比研究(t-PA and urokinase comparison in China, TUCC)结果而推荐。

4) 瑞替普酶(r-PA):因其半衰期比rt-PA长,给药方案为静脉推注2次,中间间隔30 min(10 U+10 U)。其疗效和风险虽与rt-PA几乎相同,但给药更方便。

5) 替奈普酶(tenecteplase,或TNK):其半衰期长,只需1次给药(0.53 mg/kg)。

(4) 并发症

1) 出血:常见有牙龈、口腔黏膜和皮肤穿刺部位出血及尿中大量红细胞,可密切观察,不必处理;若出现消化道大出血(发生率为1%～2%)或腹膜后出血则应给予止血药和输血治疗;颅内出血则是最为严重的并发症,占1%～2%,通常是致命性的。

2) 过敏反应:主要见于SK溶栓的患者,可有寒战、发热、支气管哮喘、皮疹,甚至出现低血压和休克。

3) 低血压:可以是再灌注的表现(在下后壁AMI时),也可能是过敏反应(如SK)或因溶栓剂输注过快所致。一旦发生,应立即给予处理,如扩容和输注多巴胺,对合并心动过缓者应给予阿托品。

(5) 血管再通的判断:临床上尽快判断溶栓治疗成功与否,这对于接下来的补救治疗十分重要。对于临床判断溶栓成功使冠状动脉已再通(胸痛明显减轻或消失,上抬的S-T段明显回落)的患者,可直接转入冠心病重症监护病房(coronary care unit,CCU)进行监护和救治;对于临床判断溶栓未成功(胸痛无明显减轻或消失,上抬的S-T段无明显回落),则应立即转送到导管室,行补救性急诊PCI;若本院无急诊PCI设备或条件,则在给予患者溶栓治疗开始后,应着手转运患者到附近能做急诊PCI中心,以便及时行补救性PCI。

临床上主要依据溶栓开始后2 h内的以下特点,可考虑血管再通成功:① 胸痛突然减轻或消失,或突然加剧后再明显减轻。② 上抬的S-T段迅速(2 h内)回落>50%,甚至回到等电位线。③ 出现再灌注心律失常。前壁AMI时常出现快速心律失常包括室性期前收缩、加速性室性自主心律,甚至出现个别心室纤颤;下壁AMI时常出现缓慢心律失常,如窦性心动过缓、窦房阻滞或窦性停搏等长间歇伴低血压。再灌注心律失常虽为一过性或自限性,往往需要迅速处理,否则同样有生命危险。④ CPK或CK-MB的酶峰值提前。分别提前至距发病16 h和14 h以内。

(6) 溶栓治疗中的特殊问题:① 发病超过了时间窗(>12 h)的溶栓。理论上,STEMI发病已经超过了12 h这一溶栓的时间窗,只要患者仍有胸痛和S-T段上抬,提示存在存活心肌和心肌缺血,就有溶栓的指征。因为AMI发病或症状出现的时间不一定就是IRCA完全闭塞的时间,部分患者冠状动脉急性闭塞后会经过几十分钟甚至数小时的间歇性开通后才完全闭塞,临床上会相应地表现为持续胸痛的间歇性加重。因此,发病时间上虽已>12 h时间窗,但是从冠状动脉完全闭塞的时间看,可能还在12 h以内。然而,LATE和EMERAS研究发现发病12～24 h的STEMI患者常规溶栓,并无降低病死率的获益;老年患者(>65岁)心肌梗死在发病>12 h溶栓治疗者,心脏破裂的风险增高。因此,对超过时间窗的STEMI患者,特别是老年患者应首选急诊PCI治疗,但是此类患者急诊PCI同样有较高心脏破裂的风险,应充分认识并告之患者。

② 老年患者的溶栓及早期危险，迄今，所有 STEMI 溶栓治疗的临床试验均将>75 岁的老年患者排除在外，然而在当今心肌梗死老龄化的时代，老年 STEMI 需要溶栓治疗者在临床试验中占 15%，在登记试验中占 35%。特别重要的是，老年人合并症多，症状轻，且不典型，在多年糖尿病患者甚至表现为"无痛"，容易延误就诊，超再灌注治疗时间窗(>12 h)就诊者较常见，再者研究发现溶栓治疗早期危险(early hazard)即比对照组在第一个 24 h 内有"过多死亡"的危险，又是在老年人和>12 h 溶栓者更突出，更易发生心脏破裂、致命性脑出血、心肌再灌注不足和心肌再灌注损伤致心力衰竭和心源性休克等致死性并发症。治疗者应有充分认识并让患者和家属知情。③ 同部位再次心肌梗死的溶栓。这一点较为明确，只要持续胸痛伴S-T段上抬，就应给予溶栓或急诊 PCI 的再灌注治疗，因为这些症状提示有大量存活心肌，需要挽救。④ 溶栓剂及其方案的选择。临床上，选择了溶栓则自然选择了方案，可根据临床疗效和费用的费效比来选择溶栓剂。就临床疗效而言，纤维蛋白特异性的阿替普酶及其衍生物明显优于非纤维蛋白特异性的 UK 和 SK，然而从价格来看正好相反。因此，在费用不是问题时应首选前者，费用有限时只能选择后者。另外，在日常临床实践中，就个体化治疗而言，安全最为重要，尤其应该尽量避免与溶栓剂相关的严重出血并发症(虽然不太可能)，因为这些并发症直接影响患者的生存。一旦发生，不易被患者家属甚至社会理解，容易引发医疗纠纷。此时可以从减小溶栓剂总量考虑和着手，即在溶栓方案上进行改良，采用阿替普酶的半量 rt-PA 加速方案(50 mg/90 min)。⑤ 净临床获益结果(net clinical outcome)评价溶栓疗效，溶栓治疗一方面通过早期开通 IRCA，挽救缺血心肌能降低病死率而使 STEMI 患者获益；同时，其又有严重出血并发症(特别是脑出血等致死并发症)的风险，可致死。因此，将此两方面统一起来评价，才更科学、更客观，于是就有了临床净获益这一概念和评价标准，如死亡、致死性脑卒中、非致死性 MI 或非致死性脑出血，来评价不同溶栓剂之间的净疗效。

2. 急诊 PCI　急诊经皮冠状动脉介入治疗(PCI)是应用 PCI 技术机械开通 IRCA 而治疗 AMI 的再灌注治疗方法。急诊 PCI 兴起于溶栓时代，随介入技术进步而发展，随抗栓治疗措施的完善而不断完善，已成为 STEMI 首选、最佳和主流的治疗方法。急诊 PCI 包括冠状动脉球囊扩张术(PTCA)和支架植入术，能机械开通闭塞的冠状动脉，立即恢复心肌供血和再灌注，冠状动脉 TIMI 3 级血流率可达 85%~90%，住院病死率可降至约 5%甚至更低，是 STEMI 治疗的首选。但由于所需设备和人员技术的要求均很高，只有在有条件并获准开展急诊 PCI 的医疗中心方可进行，医疗费用也较高。目前，根据国内外指南推荐，对 STEMI 患者，特别是有溶栓禁忌证或出血并发症患者，几乎均考虑首选原发性 PCI[又称直接 PCI(primary PCI)或急诊 PCI]；对溶栓治疗未成功再通者，也应行补救性 PCI (rescue PCI)；对 AMI 并发心源性休克者，应首选在主动脉内球囊反博(IABP)支持下行直接 PCI，能使其住院病死率从早年的 80%~90%降至 50%以下甚或更低。

近年来的研究显示，STEMI 从无条件的医院直接转到有条件的医院做急诊 PCI 比溶栓治疗效果更好；也可在给予溶栓治疗后立即转诊行急诊 PCI。

(1) 原发性 PCI：又称直接 PCI 或急诊 PCI，是指 STEMI 患者未经溶栓治疗直接进入导管室进行的急诊 PCI。研究表明，急诊 PCI 比溶栓治疗疗效好也更安全：再通率高，TIMI 3 级血流率高，可明显降低病死率、心血管事件率和出血性卒中的发生率。

直接 PCI 与溶栓治疗不同，对时间延误患者除心源性休克和高危患者外，也能获益。对 NRMI-2 研究资料中直接 PCI (n=27 080)资料分析发现，AMI 的病死率未随症状到球囊扩张(缺血时间)的延长，而只随门-球时间(治疗间歇)>2 h 而显著增加。Zijlstra F 等也报道了 1 项研究(n=2 635)发现，随着就诊延迟耽误，AMI 主要心血管病事件率只在溶栓患者显著增加，而急诊 PCI 患者则未再增加；因为 Schomig A 等的研究发现，随心肌缺血时间延长，急诊 PCI 挽救缺血心肌的程度恒定，而溶栓治疗则显著减少。急诊 PCI 使患者获益与溶栓的时间依赖性不同，是非时间依赖性的，除了再灌注治疗效率高外，还由于其减少了心脏破裂并发症和颅内出血的发生率。此外，就急诊 PCI 而言，缺血时间延搁只对休克患者和高危患者增加病死率，而对非休克和低危患者不增加死亡率。

直接 PCI 的基本原则：① 只开通 IRCA，虽心源性休克可以但不是必须例外。虽然，最近 PAMI 研究显示，IRCA 和非 IRCA 同时急诊 PCI 比只处理 IRCA 的近远期预后更好，主要是因为对照组的非 IRCA 严重狭窄病变在恢复期常规未行延迟 PCI 所致，实际上是反映了完全血运重建优于部分血运重建的结果。这在我国临床实践中都会常规于 AMI 恢复期出院前对非 IRCA 严重狭窄病变行延迟或择期 PCI，非但不会使患者失去长期预后的获益，还会比急性期处理更安全，是最佳策略。② 只对血流≤TIMI 2 级堵塞血管行 PCI，而对已恢复正常血流 TIMI 3 级者，则无 PCI 指征，即不行 PCI，特别是患者胸痛已基本消失，同时上抬的 S-T 段也已明显回落或已接近等电位线者，应当等到 AMI 恢复期行延迟 PCI。因为对 TIMI 3 级血流行 PCI，并发冠状动脉栓塞、无再流或慢血流的风险较大，对患者反而不安全。③ 对血栓性和复合性病变者应使用远端保护装置，包括抽吸导管、滤网导管和 GPⅡb/Ⅲa 受体拮抗剂。这可有效防范和避免冠状动脉栓塞、无再流或慢血流影响心肌再灌注的并发症。④ 对高危患者，如 LAD 开口或为 CTO 病变提供了侧支循环的冠状动脉闭塞者，以及老年(≥75 岁)、女性和伴有心功能低下者，应该术前而非术中或术后插入 IABP，以保证术中和术后患者的安全。⑤ 对个别极高危患者恢复 TIMI 3 级血流就可。虽然急诊 PCI 包括抽吸导管、PTCA 和支架植入，但必须认识到 PTCA 有冠状动脉栓塞和无再流的风险，支架植入的冠状动脉栓塞和无再流的风险更大。因此，对个别极高危患者如为 CTO 病变提供了侧支循环的 IRCA 闭塞病变行 PCI 时，如果抽吸导管反复抽吸后已恢复 TIMI 3 级血流，则不必行 PTCA 和支架植入，以免并发冠状动脉无再流产生严重后果。同样，对近期有过活动性出血(如胃溃疡出血)的患者，只需血栓抽吸或 PTCA 即可，应绝对避免植入支架；否则，会因不能耐受双抗血小板治疗而致支架内血栓，反而是致命性的。

直接 PCI 中应注意个体化治疗的问题：① STEMI 患者伴有心源性休克、心力衰竭、血流动力学不稳定和恶性心律失常时，虽然国内外指南一致认为Ⅰ类指征推荐急诊 PCI，但必须认识到对此类极高危患者的 PCI 风险极大，必须术前先插入 IABP 给予循环支持，术前、术中和术后均需做好各种急救准备，包括心肺复苏的准备以及向家属充分交代危重的病情和 PCI 极高病情恶化和死亡的风险。② 对老年患者(≥75 岁)的急诊 PCI，尤其是老年女性患者，均属高危和极高危患者，风险大、病死率高，应给予高度重视，必要时给予 IABP 支持，并做好病情、风险的充分交代。③ 对于发病≥12 h 的 STEMI 患者，特别是老年女性患者，心脏破裂的风险均很高。溶栓治疗是如此(如前述)，不做急诊 PCI 是如此，做了急诊 PCI 还是如此。医师应充分认识、高度重视，做好防范和风险告知。④ 左主干急性闭塞的 STEMI 患者病情危重、介入风险大、预后差，应做好危重病情和介入风险交代、IABP 保驾和支持、心外科会诊、PCI 快速操作、各种急救包括心肺复苏准备和术后监护和治疗。

(2) 挽救性 PCI(rescue PCI)：是指对溶栓治疗未成功的 AMI 患者行挽救性急诊 PCI 治疗，也已成为临床常规。一方面对溶栓患者 90 min 时临床判断 IRCA 未再通者立即转送导管室行挽救性 PCI；另一方面也可对所有溶栓治疗的患者常规行冠状动脉造影检查，对其中 IRCA 未成功再通(≤TIMI 2 级血流)者行补救性 PCI。

(3) 立即 PCI(immediate PCI)：是指对溶栓治疗成功，IRCA 已达 TIMI 3 级血流但又有残余严重狭窄的患者行立即 PCI。此时患者胸痛明显减轻或消失，上抬的 S-T 段已回落甚至回到等电位线，已无立即 PCI 的指征。如果立即 PCI，若行单纯 PTCA，有冠状动脉急性闭塞的风险；若行支架植入，有无再流、远端栓塞和支架内血栓的风险，都会额外增加死亡和心血管事件风险，不安全。在我国，多在 AMI 恢复期(2 周左右)对 IRCA 行延迟 PCI。

(4) 易化 PCI(facilitated PCI)：即在全量或半量溶栓治疗，有或无 GPⅡa/Ⅲb 受体拮抗剂抗血小板作用的基础上，再行急诊 PCI。理论上，可结合溶栓和急诊 PCI 的优势，为尽快开通闭塞的 IRCA 制订的“优化或理想”治疗方法。但 ASSENT 4 研究 (n=1 667)和 FINESS 研究都显示，易化 PCI 可增加病死率、心血管事件和出血的发生率，使患者无获益反而增加出血风险，因此其已被放弃应用。

(5) 延迟 PCI(delayed PCI)：是指对溶栓成功或错过早期再灌注治疗机会的 STEMI 患者，在其恢复期(1～7 d)，对 IRCA 行择期或计划 PCI。当然，IRCA 若有严重狭窄存在，PCI 会使患者获益，这既是指南推荐的，也是临床上的常规。虽然 OAT(n=2 166)研究显示，在恢复期给 IRCA 100%闭塞患者行 PCI，随访 5 年的结果显示患者未能获益，再梗死反而显著增加。但这并没有影响到临床实践。因为，所入选的病例很低危，代表性不足；PCI 时间又过早(非最佳时机)，TIMI 3 级血流率仅为 82%；72%使用了 GPⅡb/Ⅲa 受体拮抗剂基础上的治疗，无再流高达 18%，再梗死率反而增加。

不过，此时(梗死后的 1～7 d)的择期 PCI，对相当部分患者也过早，并非最佳时机，因为冠心病病变、梗死心肌和心功能均不稳定，除了有冠状动脉血栓栓塞、无再流、支架内血栓、心肌再灌注损伤的风险外，还有心脏破裂的风险，均可以影响预后甚至致死，应充分认识、高度重视，给予个性化处理。择期 PCI 最佳时机的选择是临床上不可规避的问题，应该是最少发生上述并发症风险，特别是应当规避心脏破裂的风险，至少 TIMI 3 级血流率应达到 95%，按此标准，最佳时机应在 2 周左右，个别需要 4 周，在伴有心力衰竭和心功能低下者甚至更长。应当牢记：延迟 PCI 仍有 10%是很高危的，临床上应加以甄别。

另外，对于冠状动脉多发病变的延迟 PCI，为了患者安全，原则上应当优先处理 IRCA 再处理非 IRCA，只有在顺利(无并发症)完成前者 PCI 基础上，才可“碰”后者。要知道对于非 IRCA 血管病变延迟 PCI 风险更大，一旦出现冠状动脉血栓栓塞、无再流和支架内血栓等严重并发症，即便并发小面积心肌缺血，引起非梗死区域心肌功能障碍，都可能造成整体收缩功能(梗死区和非梗死区相加)的急剧严重下降致心力衰竭、休克，甚至心血管崩溃(cardiovascular collapse)而死亡。故对左心室收缩功能低下(如广泛前壁 AMI，LVEF≤40%)的高危患者，拟行非 IRCA 的延迟 PCI 前，应进行充分风险评估。然后，可选择 IABP 保驾支持下与 IRCA 同次或分次行延迟 PCI，或推迟到 2、3 个月后行择期 PCI 以规避风险；对于无法规避风险或还需植入多个支架者(如≥3 个)花费太多，或患者经济状况一般难以承受者，应建议行外科 CABG 术。

(6) GPⅡb/Ⅲa 受体拮抗剂：急诊 PCI 用机械方法开通复合血栓病变的血管，然后还植入致血栓的支架，因此术前、术中和术后防治血栓是第一要务。GPⅡb/Ⅲa 受体拮抗剂包括单克隆抗体阿昔单抗(abciximab)、非肽类类似物替罗非班(tirofiban)和肽类依替巴肽(eptifibatide)三类，有强效抑制血小板“激活、黏附、聚集”三环节中的最终聚集的药理作用，从源头抗栓，在 STEMI 急诊 PCI 中使用能够有效防治冠状动脉血栓、栓塞和无复流以及支架内血栓的形成，从而能有效降低 PCI 后的缺血事件和病死率，还能改善心肌灌注、保护缺血心肌，已成为高危患者特别是高危病变(血栓、复合)的患者急诊 PCI 中的常用药。De Luca 等对 8 项临床试验(n=3 949)meta 分析结果显示，阿昔单抗能够显著降低 30 d 再梗死和 6～12 个月的病死率，主要出血的发生率并无增加。Montalescot 等对 6 项研究(n=931)meta 分析结果显示早用(救护车上或急诊室开始使用)比 PCI 开始时使用能增加 TIMI 3 级血流率(20.3%对 12.2%，P<0.000 1)，并有降低死亡率(3.4%对 4.7%)和再梗死率的趋势。有研究显示冠状动脉内使用比静脉使用效果更好。鉴于提前使用 GPⅡb/Ⅲa 受体拮抗剂的易化 PCI 已被证明不能多获益，故目前临床上都在 PCI 开始时使用，先给予负荷量，然后静脉维持量持续 12～24 h。由于急诊 PCI 时都是在双抗血小板和肝素化基础上使用 GPⅡb/Ⅲa 受体拮抗剂，故出血风险不言而喻，肝素量应从常规 100 μ/kg 降至 70 μ/kg，对出血风险高的患者，如高龄、低体重和女性等应减量使用，并密切观察、监测和处理出血并发症情况。主要并发症有出血和血小板减少。根据 meta 分析，主要出血发生率为 4.1%，颅内出血为 0.11%；根据另一项 Dasgupta 等的 meta 分析显示，阿昔单抗使血小板减少[(50～90)×10^9/L]比安慰剂有显著增加，发生率为 4.2%对安慰剂组 2.0%(P<0.001)，使严重血小板减少[(20～50)×10^9/L]也显著增加，发生率 1.0%对安慰剂 0.4%(P<0.01，OR 2.48)，而替罗非班和依替巴肽则无显著增加。极度血小板减少(profound thrombocytopenia)(20×10^9/L)发生率为 0.1%～0.5%，需紧急处理。治疗原则：停

药、观察出血情况，必要时输血小板。血小板减少需除外血小板凝聚(platelet clumping)和肝素诱导的血小板减少症(HIT)。

(7) 抽吸导管和远端保护装置：急诊 PCI 的球囊扩张和支架植入都可因挤压斑块引起冠状动脉远端栓塞而影响心肌灌注，抽吸导管和远端保护器装置则有望解决这一问题。Zwolle 研究发现急诊 PCI 有 15.2%的患者发生了冠状动脉远端栓塞，冠状动脉血流(TIMI 3 级)和心肌灌注(心肌显影分值)显著降低，产生了梗死范围扩大、LVEF 降低和 5 年病死率升高(44%对 9%，$P<0.0001$)。远端保护装置用于大隐静脉桥血管 PCI 能使患者明显获益，用于自身冠状动脉病变也能使 75%的患者吸出血栓及粥样斑块碎片。然而，EMERALD 研究($n=501$)和 PROMISE 研究($n=200$)一致显示，远端保护堵塞导管、抽吸导管和远端保护滤网导管在改善冠状动脉血流和心肌灌注以及减小梗死面积方面都不能使患者显著获益。而且 AiMI 研究($n=480$)结果显示使用 Angio-Jet 导管血栓去除系统产生的血流变溶栓(rheolytic thrombolysis)与对照组相比反而使梗死范围扩大(12.5%对 9.8%，$P<0.02$)和病死率增加(5%对 2.1%，$P=0.06$)。尽管如此，临床上对于血栓病变、复合病变均需要且常规使用抽吸导管或选择性使用远端保护滤网装置，以减少冠状动脉栓塞和无再流或慢血流的发生。

尽管，急诊 PCI 已成为 STEMI 再灌注治疗的首选和最佳方案，但还有一定的风险，包括疾病本身的死亡风险和并发症风险。AMI 的死亡风险从患者进入医院急诊室起，在院内救治和转运整个全程都持续存在，必须有严格防范和急救措施。并发症包括用药相关和 PCI 操作相关并发症。前者是指用双联抗血小板至少 4 周(裸金属支架、BMS)或 1 年(药物洗脱支架、DES)＋术中、术后肝素化抗凝或另加第三种抗血小板药物(血小板糖蛋白Ⅱb/Ⅲa 受体拮抗剂，即 GPⅡb/Ⅲa 受体拮抗剂)所产生的大出血、小出血并发症，如消化道大出血甚至脑出血。PCI 操作相关并发症包括穿刺血管并发症，如出血、血肿、动静脉瘘和假性动脉瘤；冠状动脉血管并发症，如冠状动脉损伤夹层、急性闭塞、因栓塞产生的无再流、慢血流；急性(acute，<24 h)、亚急性(subacute，1～30 d)、晚期(1～12 个月)和晚晚期(>12 个月)支架内血栓(stent thrombosis)形成；还有冠状动脉破裂穿孔、心脏压塞和其他心血管损伤等。上述疾病本身和并发症风险一旦发生均可致命，因此应做好风险评估、预警、防范和急救工作。

3. 急诊冠状动脉旁路移植术(CABG)　虽然 CABG 也是治疗 CHD 的成熟技术，然就 STEMI 治疗早期再灌注而言，因术前准备需要长时间耽搁，以及术后监护的特殊性，不可能成为首选，只是为冠状动脉多支或左主干闭塞病变、急诊 PCI 禁忌或极高危者提供了选择。当然，左主干闭塞病变伴或不伴心源性休克的患者行急诊 PCI 的技术已不是问题，但术后的病死率依然很高，急诊 CABG 的病死率也不低。另一方面，AMI 并发了机械并发症，如室间隔穿孔、乳头肌断裂和亚急性心脏破裂，是外科修补和 CABG 的绝对适应证，但是手术时机需考量。因为即使手术成功，患者的病死率也会很高。最后，此类患者多异常危重，合并症多，对急诊 CABG 技术和团队要求很高，对术者极具挑战，需要做好自我评价和慎重选择。

4. 再灌注治疗的选择　一般来说，实际上是在溶栓治疗和急诊 PCI 之间选择，依据前述两种方法进行比对，虽然临床上可以简单地认为应首选 PCI，次选溶栓治疗，然而理论上需要考虑：① 发病到开始治疗的时间，优选快速实施者。② 风险评估，包括死亡和出血风险，对病情危重和出血风险高者应优选急诊 PCI。③ 转运到能做 PCI 中心的时间，使溶栓不成功者有最终行补救 PCI 的机会。

归根结底还需根据医院的实际服务能力来定：① 有能力行急诊 PCI 的医院，应以急诊 PCI 为主，溶栓治疗为辅。也就是说对所有 STEMI 患者都应考虑行急诊 PCI 治疗，只有来院早、发病时间短(<3 h)、导管室被长时间(>1 h)占用、有 PCI 禁忌证(如阿司匹林、肝素药物过敏)、患者因风险拒绝急诊 PCI 或经济条件不允许才可选择溶栓治疗。② 不能行急诊 PCI，只能行溶栓治疗的医院，应以溶栓治疗为主，转院行补救性 PCI 为辅。也就是说对所有 STEMI 患者只要没有禁忌证，均应行溶栓治疗，只是需要在溶栓治疗后做好转院的准备，一旦临床溶栓不成功立即转运到有能力行急诊 PCI 的医院行补救性 PCI。对有溶栓禁忌证或高危患者也可建议安排直接转院行急诊 PCI 治疗。③ 既不能行急诊 PCI 又不能给予溶栓治疗的医院，应首选尽快转院行急诊 PCI 或溶栓治疗。

急诊 PCI 一旦完成或溶栓成功者，应将患者转运到 CCU 进行监护和救治。重点进行心电、血压监测、给予特护、完善各项急诊检查并给予药物治疗以顺利渡过危险期。待病情稳定后(通常为 3～7 d，有并发症时间更长)再转至普通病房进一步恢复、检查、治疗和健康教育后出院。

(四) CCU 监护治疗

AMI 急性期患者，无论有无实施再灌注治疗，都应立即收住 CCU 监护和救治，时间约 1 周。CCU 是专门收治 STEMI 患者的重症病房，按标准设有监护急救床位、专业人员、护理队伍、监护设施和急救设备；能使 AMI 患者放心而安静地卧床休息，接受专业的监测、护理和治疗，可对 AMI 各种并发症给予包括心肺复苏的急救，以及循环和呼吸的辅助和支持。CCU 还应检查 ECG、心肌酶学和损伤标志物、胸片、超声心动图、三大常规(血、尿、粪)、生化全套、血气分析等；以监测患者的生命体征、循环状态，并给予抗血栓和心肌缺血治疗，保护心肌、缩小梗死范围，防治并发症和控制危险因素等相关药物治疗和健康教育。

1. 一般治疗　当患者入住 CCU 后，应给予安静的环境，使其卧床休息，给予心电、血压、呼吸和指氧饱和度监测；维持静脉通道并给予标准生命体征或血流动力学等稳定的用药治疗；安排并指导饮食、起居、活动和宣教；做好心脏功能、血流动力学、循环状态和预后的检查和评估；做好各种并发症的预防和处理；帮助患者渡过危险期，以利于恢复。

2. 抗血小板治疗　根据 AMI 的冠状动脉病理生理特点，抗血小板治疗是 AMI 抗血栓治疗的基石，又是其急诊 PCI 和恢复期 PCI 所必需的。血小板激活、黏附和聚集是 STEMI 冠状动脉血栓性闭塞的源头和基础，抗血小板治疗就是抗血小板聚集，从源头抗血栓对于 AMI 治疗具有举足轻重的作用。因此，所有 AMI 患者(包括溶栓治疗和急诊 PCI 者)均应给予双联抗血小板治疗。可给阿司匹林负荷量 0.3 g，每日 1 次(嚼服)然后减至 100 mg，每日 1 次终身服用，和氯吡格雷负荷量 300 mg(4～6 h 达效)～600 mg(2 h 达效)，然后 75 mg，每日 1 次，1 年。最新的 ADP 受体 P_2Y_{12} 位点抑制剂还有替格瑞洛

(ticagrelor)和普拉格雷(prasugrel),抗血小板疗效更好,然而后者出血风险也更高,对我国患者应用时,需要首先评价其出血风险。对阿司匹林过敏者可选用另一种磷酸二酯酶抑制剂西洛他唑(cilotazol) 50 mg,每日 2 次。至于 GPⅡb/Ⅲa 受体拮抗剂阿昔单抗、替罗非班、依替巴肽,主要在急诊 PCI 中使用后的维持作用,适合血栓性和复合性病变,防治冠状动脉血栓、栓塞及冠状动脉和心肌无再流,改善心肌灌注和功能。

就急诊 PCI 患者而言,双联抗血小板治疗是基础,与支架后扩张避免贴壁不良一起,能使急性和亚急性 BMS 支架内血栓(见前述)从初期的 10%降至 0.5%左右,也能有效预防 DES 的晚期和晚晚期支架内血栓(约每年 0.6%)。若有氯吡格雷抵抗或阿司匹林抵抗或过敏,可改用替格瑞洛或加用西洛他唑。

3. 抗凝治疗 即抗凝血酶(凝血因子Ⅱa)治疗,使纤维蛋白原不能转化成纤维蛋白而阻止血栓形成,是 AMI 抗栓治疗中的主体治疗。抗凝治疗能有效阻止血中大量纤维蛋白原在冠状动脉内破裂病变处转变成纤维蛋白而形成血栓性堵塞;保障溶栓治疗成功后保持 IRCA 通畅;在 AMI 急诊和恢复期 PCI 术中预防冠状动脉血栓性闭塞和支架内血栓;还可预防深静脉血栓形成、肺栓塞及左心室血栓形成和脑栓塞。故目前临床上对所有 AMI 患者只要无禁忌证,均应给予肝素等抗凝治疗。抗凝剂主要包括间接凝血酶抑制剂和直接凝血酶抑制剂,前者有肝素、低分子量肝素和戊糖肝素;后者则包括水蛭素、比伐卢定和阿加曲班。

肝素即普通肝素是最早用于治疗 AMI 的抗凝剂,其疗效在溶栓治疗前时代就已经确定,也是溶栓和急诊 PCI 再灌注治疗中的主要抗凝药物。肝素通过与抗凝血酶结合,使之"抓住"凝血酶Ⅱa 因子使其失活,主要抗Ⅱa 因子而起抗凝作用。不良反应有出血、肝素诱发的血小板减少症(heparin induced thrombocytopenia,HIT)、骨质疏松症和转氨酶升高和药物疹。拮抗剂鱼精蛋白 1 mg 可中和 100 U 肝素。

低分子量肝素(low molecular weight heparin, LMWH)是普通肝素经酶和化学解聚作用后的部分片段,相对分子质量约为 5 000,是普通肝素的 1/3,抗凝机制同普通肝素,但由于相对分子质量小,与抗凝血酶结合后可结合但"抓不住"凝血酶,凝血酶的结合位点更易结合Ⅹa 因子而灭活之。所以,LMWH 可抗Ⅱa 因子,但抗Ⅹa 因子更强。LMWH 的抗凝特点有:高抗Ⅹa/Ⅱa 值[(2~4):1]、高生物利用度(90%),稳定可靠的抗凝效果,可以皮下注射使用。与普通肝素相比,LMWH 虽不能增加早期 IRCA 开通率,但能够降低开通 IRCA 的再闭塞率、再梗死和再缺血事件的发生率,尤其溶栓治疗后再梗死的发生率。

Ⅹa 因子拮抗剂戊糖肝素(fondaparinux)是合成的肝素与抗凝血酶结合戊糖片段,相对分子质量仅为普通肝素的 1/3 (1 728),通过与抗凝血酶结合,只能抓住并拮抗Ⅹa 因子活性,而无抗Ⅱa 因子作用。皮下注射后生物利用度为 100%,又无血浆蛋白和内皮细胞相结合,半衰期长达 17 h,临床需要 1 次给药就可。因为从肾排血,禁用于肌酐清除率<30 ml/min 者,并慎用于<50 ml/min 者。ACS 患者用量为 2.5 mg/d,皮下注射。PCI 者疗效在戊糖肝素则不如普通肝素,因为无抗Ⅱa 活性作用。不良反应有出血,且无拮抗剂;无 HIT 的不良反应。

凝血酶直接抑制剂包括水蛭素(hirudin)、阿加曲班(argatroban)和比伐卢定(bivalirudin),均因半衰期短,需要静脉输注给药。水蛭素用于溶栓治疗者,与普通肝素相比可降低再梗死发生率(25%~35%),但不降低病死率,出血发生率显著增加。而在 STEMI 急诊 PCI 患者中,HORIZONE 研究显示比伐卢定与普通肝素+GPⅡb/Ⅲa 受体拮抗剂相比,能显著降低出血发生率和 30 d 及 1 年病死率,但早期支架内血栓有显著增加,因为其一旦停用即无抗凝效用。其主要不良反应是出血。目前,该类药主要用于因肝素 HIT 的替代抗凝治疗。

抗凝剂选择:根据循证医学结果,STEMI 溶栓治疗的抗凝原则上按方案选择;急诊 PCI 术中抗凝可选普通肝素、LMWH 和比伐卢定,术后多选择普通肝素或 LMWH;对于未行再灌注治疗者,多常规使用 LMWH 和戊糖肝素。应注意出血并发症的防治,出血高危患者(如高血压、低体重、女性、肾功能不全等)应减量使用。

4. 其他药物 对 STEMI 患者,除了上述抗血小板和抗凝治疗的抗冠状动脉血栓并保持冠状动脉通畅外,还需要应用下列药物,保护缺血心肌,缩小梗死面积,保护心功能,从而改善预后。

(1) 硝酸酯:包括三硝酸甘油酯[即硝酸甘油(nitrolglycerin, NTG)]、二硝酸异山梨酯(isosorbide dinitrate,如消心痛)和单硝酸异山梨酯(isosorbide mononitrate,如异乐啶、依姆多、欣康等),是抗心肌缺血的经典用药,也是治疗 AMI 的基础用药。硝酸酯强大扩张冠状动脉和容量血管的增加冠状动脉供血和去心室负荷作用是其抗心肌缺血的基础;在 STEMI 患者,它除了可以抗心肌缺血、止痛(如前述)外,还能缩小梗死面积,降低左心室舒张末压、肺毛细血管嵌顿压从而改善心功能,预防心室扩张和重构;还有抗血小板的作用。因此,临床上对所有 STEMI 患者,都应给予硝酸酯进行抗缺血治疗。

硝酸酯制剂有舌下含服、口腔喷雾、口服和静脉制剂,STEMI 早期应给予 NTG1~2 片舌下含服,以除外冠状动脉痉挛性闭塞致 AMI 的可能;然后给予静脉滴注,以 5~10 μg/min 剂量开始,逐渐加量 5~10 μg/min,直到平均压在正常血压者降低 10%,高血压者降低 30%,收缩压不得低于 90 mmHg 为止,再维持 24~48 h;然后改用口服制剂,必要时长期服用。

硝酸酯的不良反应有低血压,在容量不足和右心室梗死时更易发生,以及反射性心率增快和头胀痛。值得注意的是,NTG 引起的低血压同时多伴有心率减慢,而非增快,应尽快给予升压处理。虽然可以通过立即停用 NTG、扩容或抬高下肢,甚至给予阿托品处理,但最快速有效的方法是静脉快速推注多巴胺3~5 mg,以迅速纠正低血压状态,然后再给予补液等辅助处理。否则有心脏骤停的风险。

少见不良反应有高铁蛋白血症(mothemoglobinemia),在长时间大量使用 NTG 时可能发生,临床可表现有昏睡、头痛,同时会损害红细胞的携氧功能。应注意预防。

(2) β 受体阻滞剂:在 AMI 时,β 受体阻滞剂通过减慢心率和降低心肌收缩力和血压,从而降低心肌氧耗量而抗心肌缺血、缩小梗死面积,还通过抑制交感神经过度激活而预防室性心律失常。再灌注治疗前时代,临床试验(n>52 000)发现 β 受体阻滞剂能使 AMI 患者死亡、再梗死和心脏骤停的发生率趋于降低;而在再灌注治疗时代,β 受体阻滞剂则不能降低溶栓患者的病死率，只能降低心肌缺血的事件率；COMMIT 研究(n=45 852)发现，β受体阻滞剂(3 个 5 mg 静脉注射+口服方案)对死亡、再梗死和心脏骤停的一级复合终点无影响(9.4%对 9.9%)，仅能显著性降低再梗死和室速的发生率，还反而增加心功能严重低下患者(Killip Ⅱ级以上)心源性休克的发生率。对于以往研究和 COMMIT 中的低危患者，β受体阻滞剂能降低 AMI 全因死亡率(13%)、再梗死率(22%)和心室颤动或心脏骤停的发生率(15%)。因此，AMI 早期β受体阻滞剂(静脉+口服方案)应用时注意避免心力衰竭和传导阻滞禁忌证，方能使患者获益；此外，对我国 AMI 患者，给药方法和剂量都应给予个体化实施；缺血性胸痛和室性心律失常时使用疗效最佳。

临床常用的β受体阻滞剂有美托洛尔(metoprolol)、阿替洛尔(atenolol)、卡维地洛(carvedilol)和艾司洛尔(esmolot)，其选择原则是有内源性拟交感活性的β受体阻滞剂对冠心病二级预防有害，故不能用于 STEMI。CAPRICORN 研究(n=1 959)显示卡维地洛(α受体和β受体双阻滞剂)在 ACEI 基础上再使 AMI 左心室收缩功能低下(LVEF<40%)者 3 年病死率降低了 23%(11.9%对 15.3%，P=0.031)，应该考虑优先选择。偶尔在临床上有相对禁忌证时使用β受体阻滞剂，可选用艾司洛尔，半衰期仅为 9 min，效果在 30 min 内即消失，更安全且不大可能产生严重后果。

β受体阻滞剂的不良反应有低血压、房室传导阻滞、心力衰竭加重或产生休克，应密切监护，做好防范和急救，特别是应注意避免禁忌证使用。

(3) 肾素-血管紧张素-醛固酮系统抑制剂：根据大量实验和临床研究结果，肾素-血管紧张素-醛固酮系统(the renin-angiotensin-aldosterone system, RAAS)抑制剂包括血管紧张素转换酶抑制剂(ACEI)、血管紧张素Ⅱ受体拮抗剂(ARBs)和醛固酮拮抗剂，均能从不同环节阻断 RAAS，在降血压(ACEI 或 ARBs)或利尿的基础上，产生改善血流动力学、预防心室重构和治疗心力衰竭的作用，是用于治疗 AMI 的基本原理和机制。

ACEI 治疗 AMI，所有临床研究包括心功能低下(LVEF<40%)(SAVE 研究)和非选择性 AMI(ISIS-4、GISSI-3、CONSENSUS-Ⅱ和 CCS 研究)都一致显示能够降低病死率 20%，同时显著减少心力衰竭的发生，而且这些获益是在阿司匹林和β受体阻滞剂获益基础上的再获益，只是 ACEI 需要按临床研究需要用到最大耐受量。ACEI 禁忌证有：低血压、已知药物过敏和妊娠。不良反应包括低血压、干咳和罕见的血管神经性水肿。因不良反应而不能耐受 ACEI 者可选择 ARBs。ARBs 与 ACEI 合用疗效不叠加，ARBs 的不良反应同 ACEI，只是咳嗽的发生率很低。至于醛固酮拮抗剂，RALES 研究首先证明了螺内酯(安体舒通)能显著降低 AMI 的病死率，但其存在不良反应，如男性乳房发育症(gynecomastia)影响其应用。有研究显示选择性醛固酮抑制剂依普利酮(eplerenone, 25 mg/d)可使 AMI 伴有心功能低下和心力衰竭患者的病死率在常规药物基础上再降低 15%(随访 16 个月)，但严重高钾血症(≥6.0 mmol/L)也显著增加。

因此，对所有 AMI 伴有心力衰竭或心功能低下(LVEF≤40%)、前壁大面积心肌梗死或大片节段性运动异常者，均应在 24 h 内给予 RAAS 拮抗剂治疗，首选 ACEI，不能耐受者可给予 ARBs，或根据具体情况二选一，外加醛固酮拮抗剂，终身服用，应警惕高钾血症。对于无上述情况者，出院即可不用。

(4) 钙通道阻滞剂：包括二氢吡啶(硝苯地平)和非二氢吡啶类(维拉帕米、地尔硫䓬)，虽有抗心肌缺血的作用，但对 STEMI 并无帮助。因为前者的 meta 分析显示硝苯地平有剂量相关性的病死率增加(特别是在剂量>80 mg 时)，与溶栓治疗和β受体阻滞剂合用也无帮助；前者的缓释制剂迄今无研究报道；后者也无临床研究证明其在缩小梗死面积或其他复合终点上有意义，特别是 INTERCEPT 研究评价了与安慰剂对比，地尔硫䓬 300 mg 治疗已溶栓的 STEMI 患者 6 个月随访对降低死亡、非致死再梗、难治性缺血复合终点的无效，目前只建议用在其他药物不能控制的缺血和控制快速房颤时的心室率，只是应慎用于≥心功能 KillipⅡ级的患者。

(5) 控制血糖：AMI 时，由于血内儿茶酚胺、糖皮质激素、胰岛素和游离脂肪酸水平增高，血糖升高很常见，应给予胰岛素控制血糖，使高血糖控制到接近正常水平。早年认为 AMI 极化液 G-I-K(Glucose-insulin-potassium)治疗可能有益，但 CREATE-ELLA 研究(n=20 201)(83%再灌注治疗)显示 GIK 对降低病死率(10%对 9.7%)无益。

(6) 心肌保护剂：STEMI 再灌注治疗时代，虽然解决了大血管的开通问题，但可并发微血管堵塞(栓塞、痉挛、结构破坏)导致冠状动脉血管和心肌无再灌注，即心肌无再流(no-reflow phenomenon)或慢血流(slow-flow phenomenon)；另外，成功再灌注的心肌也可由于炎症、氧化应激、钙超载、血管内皮损伤等机制而出现再灌注损伤；均可导致心肌进一步损伤和梗死面积扩大，影响预后。虽然，大量实验研究显示，腺苷、尼可地尔、他汀、抗炎免疫抑制甚至中药通心络都有明显的心肌无再流防治和心肌再灌注损伤的保护作用，但临床研究至今未找到肯定的循证依据。然而对已成功行再灌注治疗(包括溶栓或急诊 PCI)的 STEMI，在术后 2 h 内仍有 S-T 段持续上抬而不回落，提示心肌无再流存在的患者，应给予大剂量他汀(如阿托伐他汀 40～80 mg/d)、通心络(4 粒，每日 3 次)、尼可地尔甚至腺苷(100～300 mg/min 持续 24～72 h)治疗，可望能够改善其再灌注，保护缺血再灌注损伤心肌。

5. 低血压与心力衰竭的处理

(1) 血流动力学评估：由于 AMI 时，心肌坏死的直接结果是影响心肌收缩功能，进而影响循环功能。因此，对心功能和循环状态以及有无心功能或(和)循环衰竭的评价是治疗 AMI 的基础，对指导临床的治疗和预后的判断以及挽救患者生命非常重要。评估方法包括临床评估和血流动力学评估。

1) 临床评估和 Killip 心功能分级：即根据心率、肺部啰音和胸片评估心功能状态及心力衰竭的有无；根据血压和组织灌注，如皮肤、黏膜、尿量等评估循环状态及循环衰竭有无；在此基础上组合成 Killip 心功能分级Ⅰ～Ⅳ级。Killip Ⅰ级：既无心力衰竭，也无循环衰竭；Ⅱ、Ⅲ级分别仅有中、重度心力衰竭，也无循环衰竭；Ⅳ级：既有心力衰竭，也有循环衰竭，属心源性休克。

2) 漂浮导管评价和血流动力学分型：即将漂浮导管(Swan-Ganz 导管)嵌入肺动脉远端测定反映左心室舒张末压的肺毛细血管嵌顿压(pulmonary capillary wedge pressure,

PCWP)评估心功能状态和有无心力衰竭;同时用热稀释法测定心排血量(L/min)并根据不同体表面积校正后计算出心排血指数(cardiac index, CI),反映循环状态和有无循环衰竭。1976年,Forrester 等报道了以 PCWP 18 mmHg 为界值反映有无心力衰竭,CI 2.2 L/(min·m^2)为界值反映有无循环衰竭和 AMI 的血流动力学分型:Ⅰ型,PCWP<18 mmHg, CI>2.2 L/(m^2·min),即无心力衰竭,无循环衰竭,临床上为血流动力学稳定型;Ⅱ型,PCWP>18 mmHg,CI>2.2 L/(m^2·min),反映心力衰竭,临床上为心力衰竭;Ⅲ型,PCWP<18 mmHg,CI<2.2 L/(m^2·min),仅有循环衰竭,临床上为低血压,而无肺淤血;Ⅳ型,PCWP>18 mmHg,CI<2.2 L/(m^2·min),既有心力衰竭,又有循环衰竭,临床上为典型的心源性休克。临床上所有的 AMI 患者都可以按 Killip 分级,也都可按血流动力学分型,两者之间有着紧密联系,KillipⅠ级和Ⅳ级与血流动力学Ⅰ型和Ⅳ型完全一致,分别为临床和血流动力学稳定者和心源性休克患者,KillipⅡ、Ⅲ级均为血流动力学Ⅱ型,临床上心力衰竭,而所剩下的血流动力学Ⅲ型在临床上虽只能归为Ⅳ级心源性休克,然实际上完全有别于"真性"心源性休克,属"假性"心源性休克,即"容易纠正的"或可称之为"可逆性"心源性休克。典型的临床病例为下壁 AMI 伴有大面积右心室梗死时,不能使左心室充盈,产生低血压或"休克",可通过补液扩容治疗予以纠正。很显然,血流动力学分型比临床"粗略的"Killip 分级更精确,对指导临床治疗更重要:对血流动力学稳定的 ForresterⅠ型患者,无须针对性用药;对Ⅱ型患者应给予利尿、抗心力衰竭治疗;对Ⅲ型患者不可给血管扩张剂特别是硝酸酯,应给予升压药,同时给予补液等纠正血流动力学的治疗;对Ⅳ型心源性休克者,既需要升压药,又需要利尿剂,还需要小剂量血管扩张剂,如硝普钠,以纠正复杂的血流动力学状态,并增加组织灌注。经过药物治疗血流动力学分型会随时发生转变,有助于疗效的评价。临床上虽然并非每个 AMI 患者都需要血流动力学监测和指导治疗,然而临床上对 AMI 伴有心力衰竭或休克患者在血流动力学分型不清晰,或诊断、治疗效果不好,病情特别危重,以及合并有肺部疾病、心包疾病等复杂情况时,应给予血流动力学监测,并根据监测结果指导用药治疗。应当知道,临床上对 25%低 CI 和 15%高 PCWP 患者难以诊断和认识。

(2) 低血压(<90/60 mmHg):是 AMI 特别是下后壁 AMI 初期和 AMI 早期较常见的并发症,可引起冠状动脉灌注减少,加重心肌缺血,严重时可影响循环和心、脑、肾等重要器官灌注,而立即危及患者的生命,需要紧急救治。低血压往往因迷走神经过度反射(Bezold - Jarisch 反射)、低血容量、药物(如硝酸甘油及其他血管扩张剂)过量、右心室梗死、心源性休克以及其他少见疾病,如急性肺栓塞、出血和气胸所致。治疗应给予紧急升压,并针对上述病因急救,措施包括以下内容。

1) 升压药:首选多巴胺 3~5 μg/(kg·min)静脉输注,紧急情况下(如血压 50~60/? mmHg)可先推注 3~5 mg(必要时可反复应用),再静脉输注维持,尽快使血压升至>90/60 mmHg。如果升压药效果不好,血压持续下降时,可加量使用多巴胺,同时可嘱患者用力咳嗽,利用胸腔正压,维持血压。

2) 阿托品:0.5~1 mg 静脉推注,5~10 min 可重复一次,总量不超过 2.0 mg。它适用于伴有严重心动过缓和恶心、呕吐的迷走神经过度反射的患者,理论上有效,但实际升压效果远不如多巴胺。

3) 扩容:适用于低血容量、出血、失血、药物如硝酸酯类过量和下、后壁伴有右心室 MI 的患者;可在升压药维持血压 90/60 mmHg 以上的基础上行扩容治疗;可先给予生理盐水100 ml 静脉推注,然后,根据患者血压反应和心功能状况给予快速补液以 3~5 ml/min 静脉推注,直至血压恢复或升高,需减量或缓慢撤除升压药。同时应注意密切观察患者的体位、心率、血压、呼吸和肺部啰音的变化情况,重点监测心功能变化;若有心力衰竭征象,应立即停止扩容并给予利尿剂和血管扩剂治疗。

AMI 患者经过上述处理,低血压多能迅速得以纠正。如果经过积极升压和对因处理,血压仍不能维持时,提示病情危重,随时有心脏骤停的危险,应考虑有心源性休克、心脏压塞、急性肺栓塞、机械并发症等存在,应做好诊断、鉴别和对因治疗,以及心肺复苏的准备。

(3) 心力衰竭:是影响 AMI 预后的主要并发症之一,常见于有或无陈旧 MI 病史的大面积 MI(如广泛前壁 AMI)、AMI 伴大面积心肌缺血,如冠状动脉多支病变或左主干及其相当病变的患者,提示主要是由于左心室收缩功能衰竭所致,虽伴有舒张功能异常。心力衰竭产生的病理生理机制除大面积缺血如左主干严重狭窄或相当病变外,在大面积 AMI 时主要是左室重构、扩大和心功能进行性降低所致。收缩功能衰竭即前向性心力衰竭,是左心室因射血分数(LVEF)、每搏量(SV)和心排血量(CO)严重降低而同时产生了左心室舒张末压增高和肺淤血、水肿;而舒张功能衰竭即后向性心力衰竭,则是由于左心室心肌僵硬度增加舒张不开所致,只引起左心室舒张末压升高和肺淤血、水肿,并无 LVEF、SV 和 CO 明显降低。心力衰竭的血流动力学异常属 Forrester Ⅱ型[CI>2.2 L/(min·m^2),PCWP>18 mmHg],即临床上只有肺淤血和肺水肿,而无组织灌注不足,其主要临床表现有呼吸困难和肺部湿啰音,并随 SV 降低和肺淤血的程度不同而差别较大。可轻至呼吸次数增加(>20 次/min)或平卧后咳嗽、咳白色泡沫稀痰伴肺部少量细湿啰音;又可重至肺水肿的表现如极度呼吸困难、端坐呼吸、咳粉红色泡沫痰伴面色苍白、大汗淋漓、满肺水泡音和喘鸣音。X 线床旁检查有助于心力衰竭的诊断和肺淤血或肺水肿程度的判断,特别是在心源性哮喘时,还有助于与肺源性哮喘的鉴别诊断,因为前者肺中充满液体,后者则是气体。心力衰竭的治疗目标主要是降低肺毛细血管楔嵌压(PCWP),减轻并消除肺淤血或肺水肿,并增加 SV 和 CO;治疗原则为利尿、扩血管和强心;治疗措施有给氧、利尿剂、血管扩张剂、正性肌力药等。

1) 给氧:充分给氧是治疗 AMI 并发心力衰竭的基础,以纠正因为肺血容量突然增加和间质性肺水肿、潮气量减少和呼吸抑制所产生的低氧血症,以防止加重心肌缺血。临床上根据心力衰竭的轻重程度,可以给鼻导管吸氧、面罩给氧和呼吸机面罩加压输纯氧,完全能够并应当力争使血氧分压和饱和度均达到 95 mmHg 和 95%以上的正常水平。如果心力衰竭严重或因合并有严重肺部疾病时,给予面罩加压吸 100%纯氧,仍不能维持氧分压(<60 mmHg)和氧饱和度(<90%),则应给予气管插管和呼吸机正压呼吸,呼气末正压(PEEP)通气能够增加肺泡通气量,改善通气/血流,提高氧分压和氧饱和度;但同时也阻碍静脉血液回流至心脏,影响左心室充盈,需要降低 PEEP 压力,适当补充容量和减少血管扩张剂如 NTG 的用量。

2) 利尿并控制入量：利尿能通过排除过多潴留的钠和水，减少血容量和回心血量而减轻肺淤血、肺水肿，并减轻呼吸困难和改善动脉血的氧合；同时，通过降低左心室充盈压(前负荷)，增加 SV 和 CO，改善收缩功能和心肌供氧；其疗效明确是心力衰竭治疗的基本用药。多静脉使用襻利尿剂如呋塞米 10～40 mg 推注，如需要 3～4 h 可重复给予。给药后 30 min 开始排尿，1～2 h 内可望排出 500～1 000 ml 尿量，心力衰竭症状也会明显减轻，然后改用口服襻利尿剂每日一次或隔日一次维持使用。如果心力衰竭严重，经数日利尿治疗后效果不好时，可给予襻利尿剂持续静脉滴注。

应当注意的是，静脉推注呋塞米后 15 min 内在利尿作用起效前，会有轻度降血压作用，也可明显降低肺静脉压和减轻肺淤血的作用，可能与其直接扩血管的作用有关。因此，血压偏低者应慎用或在严密监测下使用。此外，襻利尿剂有较强的排氯、钠和钾离子作用，应当补充钾盐如氯化钾摄入，可以适当但不要太严格限制氯化钠盐摄入，如有低钠血症、低氯血症时，还需要补充钠盐。另一方面，利尿同时还需控制容量总入量(包括口服和静脉输入量)，24 h 内<1 500 ml 为宜，并保持 24 h 出入量的负平衡。尤其在患者利尿后口渴难耐时，容易入量过多而影响治疗效果，这常常是临床难治性心力衰竭的诱因或原因。对利尿效果的评价，除了临床呼吸困难症状改善或好转和肺部湿啰音减轻或消失外，X 线胸片肺水肿渐渐吸收、肺淤血明显减轻，肺野恢复清晰最为客观。因此，AMI 并发心力衰竭患者应每日摄床旁 X 线胸片评价对比利尿和心力衰竭治疗的效果。

3) 血管扩张剂：因其独特的快速改善血流动力学的作用，而常规用于 AMI 并发心力衰竭患者的治疗，包括并发了乳头肌功能不全二尖瓣反流和室间隔穿孔的患者。经典血管扩张剂有硝酸酯类、硝普钠、α 受体拮抗剂、ACEI 和 ARBS，甚至钙通道阻滞剂也可以认为是不同机制的血管扩张剂。血管扩张剂的治疗作用取决于扩张静脉还是动脉，以扩张静脉为主的静脉扩张剂(如硝酸酯类)，通过减少回心血量而产生减轻肺淤血和肺水肿的主要作用，同时由于通过降低心脏前负荷产生改善收缩心功能和抗心肌缺血的作用；而动脉扩张剂(如硝普钠)则是通过降低心脏后负荷，增加 SV 和 CO，而产生增强心功能的主要作用，同时降低左心室充盈压而产生减轻肺淤血和肺水肿的作用。血管扩张剂通常需要静脉给药，首选硝酸甘油、二硝酸异山梨酯或 5-单硝酸异山梨酯，先给小剂量，渐渐加量，硝酸甘油的用法同前述。如果血流动力学改善不明显也可加用硝普钠5～10 μg/min 静脉输注，逐渐加量 5～10 μg/min，直到收缩压降低 10～20 mmHg(>90/60 mmHg)为止，维持此剂量。血流动力学明显改善后可使用口服血管扩张剂 ACEI 或 ARBS，并逐渐加量至靶剂量。血管扩张剂的不良反应主要是低血压，因此使用时应严密监测血压的变化，一旦血压降低，应立即减量或停用。

4) 正性肌力药或强心剂：心力衰竭发作时血压不高，提示心脏收缩功能严重受损，是使用正性肌力药或强心剂的强指征。正性肌力药有洋地黄制剂，β 受体激动剂和磷酸二酯酶抑制剂。洋地黄对于 AMI 合并心力衰竭患者一般不使用，因为其强心作用远弱于因交感神经过度激活已产生的强心作用，而且在 AMI 早期特别是存在低钾血症时有诱发心律失常的风险，目前仅用于 AMI 伴有快速室上性心律失常(如心房扑动或颤动者)、AMI 非急性期心力衰竭患者。常用的 β 受体激动剂有多巴胺(dopamine)和多巴酚丁胺(dobutamine)，均能通过激动 β 受体，增强心肌收缩力，增加 SV 和 CO，产生抗心力衰竭作用；首选多巴胺，一般使用 1～3 μg/(kg · min)静脉输注，并根据需要可逐渐加量至 10～20 μg/(kg · min)；因为多巴胺还有扩张肾动脉、改善肾功能的有益作用；在更大剂量[>5 μg/(kg · min)]而且更长时间使用时致心律失常的不良反应很弱，安全性较好。而多巴酚丁胺强心作用与多巴胺相当，而无其缩血管和增快心率的不良反应。开始用量 2.5 μg/(kg · min)静脉输注可逐渐加量至 30 μg/(kg · min)。多巴胺和多巴酚丁胺的不良反应有窦性心动过速、血压升高，故有潜在心肌缺血风险，因此使用中应密切监测 ECG、心率、血压，必要时行血流动力学监测。如果心率>100 次/min，或 ECG S-T 段明显压低，或出现了室上性或室性心律失常时，应及时减量或停用。对于磷酸二酯酶抑制剂，兼有正性肌力和血管扩张作用的非儿茶酚胺、非洋地黄制剂，包括氨力农(amrinone)和米力农(milrinone)，主要适用于心力衰竭治疗效果不好、血压不低、可能通过正性肌力和扩血管治疗获益的长时间心力衰竭患者。米力农需先给负荷量 0.5 μg/(kg · min)(10 min 内)推注，然后以 0.375～0.75 μg/(kg · min)静脉推注维持，若患者血压在临界水平则应减量或不给负荷量。

6. 心源性休克的处理　心源性休克是 AMI 后泵衰竭最严重的类型，80%是由于大面积 MI 或心肌缺血所致，其余是由于机械并发症(如室间隔穿孔、乳头肌断裂或右心室 MI)所致；其预后很差，早年病死率高达 80%，即使在再灌注治疗时代也高达 50%～60%。冠状动脉严重狭窄病变是心源性休克的病理基础。尸检发现 2/3 的心源性休克患者所有 3 支冠状动脉均有>75%的严重狭窄病变，并且均累及 LAD；几乎所有心源性休克患者梗死相关冠状动脉都有血栓性堵塞并引起了左心室心肌重量>40%范围的心肌坏死。另外，心肌坏死也有从梗死区延伸到缺血区的零碎坏死的特点，使心肌酶学持续升高；也可由于一次大面积心肌梗死(如广泛前壁心肌梗死)后梗死区扩展(expansion)重构所致。理论上和临床结合可以发现心源性休克患者的冠状动脉病变特点应该是 1 支 IRCA 急性血栓性闭塞时引起了双支冠状动脉供血区域(更大范围)的心肌缺血或梗死，包括：① IRCA 为另一支血管提供了侧支循环。② IRCA 是 LAD 或为 LAD 提供了侧支循环的血管。③ IRCA 是 LM。当然，在大面积 AMI 基础上出现了机械并发症，则无异于临界勉强维持心功能的基础上“雪上加霜”，使心功能很快陷入休克状态而失代偿。

典型的血流动力学类型为 Forrester Ⅳ 型[CI<2.2 L/(m^2 · min)，PCWP>18 mmHg]。临床表现为持续(>30 min)低血压(SBP<80 mmHg)、低组织灌注(神志模糊、皮肤湿冷苍白、四肢冰凉、少尿和酸中毒)以及肺水肿(呼吸困难、肺部湿啰音和 X 线的肺水肿表现)。治疗原则为升压、增加 CO 和组织灌注以及降低 PCWP 减轻肺水肿。措施如下。

1) 升压药：升血压≥90/60 mmHg 是维持心、脑、肾等重要脏器灌注并维持生命的前提。首选多巴胺 5～10 μg/(kg · min)，甚至 10～20 μg/(kg · min)或更大量静脉维持输注，以确保血压达到或接近 90/60 mmHg。必要时加用间羟胺或肾上腺素。在严重低血压的紧急情况下，可先静脉弹丸式推注多巴胺 2.5～5 mg，间隔 3～5 min 可重复应用，使血压恢复至 90/60 mmHg 以上，再给予静脉维持输注。如大剂量多巴胺仍不能维持血压，应加用肾上腺素 2～10 μg/min 维持静脉滴注，由于其强心 α 受体和 β 受体激动的作用，多能使血压水平维持在>90/60 mmHg。如果肾上腺素仍不能维持血压，则意味着患者很快死亡，除非找到其特殊原因如心脏压塞和肺栓塞等给予及时纠正时。心源性休克时，去甲肾上腺素因具有较强 α 受体激动的缩血管作用，而不主张使用，除非外周阻力不高(如<1 800 dyn·s/cm^5)时才考虑试用。

2) 血管扩张剂：心源性休克低血压时，还同时存在着外周微血管的强烈收缩，故血管扩张剂不但非禁忌，而是有指征的，只是必须在升压药的基础上试用。首选硝普钠，也可用硝酸甘油，用量宜小，5～20 μg/min 静脉维持输注。可扩张小动脉(阻力血管)而增加心排血量和组织灌注，同时可降低 PCWP 而减轻肺淤血或肺水肿，从而改善血流动力学状态。尤其与大剂量多巴胺合用效果更好，还能抵消其 α 受体兴奋引起的缩血管作用而改善组织灌注。临床上常能观察到，在升压药的基础上使用小剂量硝普钠，血压可不下降甚至会略升高，脉搏可稍强以及组织灌注明显改善。硝酸甘油除了对心肌灌注或供血有特效外，对增加其他组织灌注和改善心功能的方面均不及硝普钠。

3) 主动脉内气囊反搏(IABP)：对于心源性休克患者，与血流动力学不定和药物不能控制的心肌缺血发作一样，有 IABP 循环支持的强指征，且不论介入与否，均应经股动脉插入气囊导管给予反搏治疗。通过舒张期和收缩期气囊充气与放气，可明显增加冠状动脉血供和心肌灌注并降低心室射血阻力，使 SV、CO 增加 20%～30%或更多，可为循环提供有效支持并产生有益的血流动力学效应。因此 IABP 对于对上述升压药物治疗无反应、血流动力学不稳以及为外科手术或介入治疗需做冠状动脉造影的心源性休克患者是最为重要的治疗基础。IABP 的不良反应有穿刺部位出血、穿刺下肢缺血、血小板减少、溶血、血栓栓塞和气囊破裂等并发症，在老年、女性和有外周动脉疾病患者更多见；而且 IABP 本身并不能改善心源性休克患者的预后。

4) 再灌注治疗：包括溶栓、急诊 PCI 或 CABG，特别是前两者及其联合应用使梗死相关冠状动脉早期再通和有效再灌注，可使心源性休克患者的住院病死率降至 35%～50%，是目前治疗 AMI 伴心源性休克的首选方法。

近年来，国际上已有使用经动脉穿刺左心辅助导管泵装置(lmpelle)或体外膜肺装置(ECMO)支持下抢救严重心源性休克成功的报道，为此类极重度患者的抢救提供了典范和希望。阜外心血管病医院也有对严重心源性休克长期脱离不了 IABP 支持患者给予心脏移植成功的病例和选择。

7. 右心室梗死的处理　临床上右心室心肌梗死(RVMI)较为常见，主要是在左心室下、后壁梗死基础上合并发生的基础上，伴有右心室导联(V3R～V5R)S-T 段上抬是由于右冠状动脉近端闭塞使右心室支供血中断的结果。右心室心肌梗死的诊断主要依据心电图表现，即在下、后壁 STEMI Ⅱ、Ⅲ、F 和 V7～V9 导联 S-T 段上抬>1 mm 即可诊断。而在前壁 STEMI(V1～V4 S-T 段上抬)基础上的右心室导联 S-T 段上抬则不可诊断，因为前壁 AMI 的 IRCA 是 LAD，不会影响右心室供血致心肌梗死，而且在解剖学的横断面上，前壁 AMI 在前间隔部位恰巧与右心室前壁部位重叠地反映到右胸导联上，并非右心室梗死的结果，除非 S-T 段上抬 F 幅度 V5R>V4R>V3R，RVMI 对血流动力学的影响主要取决于对右心室收缩功能的影响及程度，轻到中度降低，对减轻 AMI 时的肺淤血和左心室充盈压，改善和保护左心室收缩功能反而有益；只有重度右心室收缩功能降低，致左心室充盈不足而影响到左心室 SV 和 CO 时，才会出现严重血流动力学异常：ForrentⅢ型心源性休克。

需要特别提醒的是，因右心室梗死所产生的 ForrentⅢ型心源性休克其病理生理上并非真正的左心室泵衰竭所致大循环衰竭，而是因为右心室"泵衰竭"所致"小循环衰竭"影响到左心室充盈和射血的结果，只相当于低血容量性休克。因此其临床表现除了低血压休克外，还有 Kussmaul 征：吸气时颈静脉充盈、怒张和奇脉(收缩压降低>10 mmHg)，而并无肺淤血或轻度肺淤血，能平卧，呼吸平稳无呼吸困难；而肺听诊清晰，无湿啰音；X 线胸片肺野清亮正常。临床上急性下后壁 STEMI 患者如伴有低血压休克，而无心力衰竭表现，无呼吸困难和肺啰音，胸片无肺淤血改变时，应考虑 ForrentⅢ型心源性休克的诊断。急救治疗除升压外，应当扩容至左心室有足够充盈量能维持血压，慎用血管扩张剂(如硝酸甘油)，不需也不宜给予 IABP 治疗，否则易致动脉血容量进一步减少而加重休克。

扩容治疗(同前)应当避免扩容过度致肺水肿，应密切监测心率、呼吸、血压和肺啰音的变化；如果快速扩容量>1 000 ml，低血压的纠正仍不满意时，应当考虑血流动力学监测，指导扩容和治疗。当然临床上也有在陈旧前壁心肌梗死基础上发生了再次下壁 STEMI 伴 RVMI，即左心功能低下基础上又有右心室梗死的 ForrentⅢ型心源性休克时，则扩容的容量窗较窄，虽需要扩容以维持血压，但所能承受的扩容量又低，更容易发生肺水肿，这就需要小心扩容与少量利尿剂交替使用，以平衡能维持血压又不产生心衰的理想血流动力学状态。

最后需要注意的是，不是所有下、后壁 STEMI 伴有 RVMI 者均需要扩容治疗。只有 RVMI 伴有低血压或休克患者才需扩容，血压正常或不低者无须扩容，只需慎用或小剂量使用 NTG 就可。

8. 心律失常的处理

(1) 室性心律失常：室性心律失常包括室性期前收缩(PVCS)、室性加速性自主心律、室性心动过速(VT)和心室纤颤(VF)，是 AMI 后第一个 24 h 内，特别是最初数小时内常见的并发症，也是引起 AMI 早期猝死的主要原因。

1) PVCS：再灌注治疗时代 PVCS 发生率已明显降低，以及传统认为可预示室颤的高危 PVCS 已不再有预示作用，以往预防性使用抗心律失常药物已无必要而且可能有害。AMI 发生 PVCS 时，通常也不急于使用药物"抗"，而是先确定有无心肌缺血、电解质和代谢紊乱存在而纠正。在 AMI 初期有 PVCS 伴有室性心动过速时，提示交感神经激动过度，应使用 β 受体阻滞剂治疗。AMI 早期静脉内使用 β 受体阻滞剂能有效减少室颤的发生。AMI 时只有发生频发、成对、连发、多源和 R on T PVCS，往往提示心电不稳定或不除外更严重室性心律失常发生，临床上都应立即处理。首选利多卡因 50～100 mg

(1 mg/kg)静脉缓慢推注，接着 1～4 mg/min[20～50 μg/(kg・min)]静脉维持注射，多有效，并于 3～6 h 后加服美西律(慢心律)0.1 g每日 3～4 次以渐渐替换静脉用药，不良反应有头晕、口眼发麻和耳鸣等神经系统症状，个别会出现神经精神症状。若无效，可加用β受体阻滞剂或改用胺碘酮。

2) 室性加速性自主心律：又称非阵发性 VT，心室率在 60～120次/min，往往与窦性心律交替或竞争出现，通常是良性的，多发生在前壁 AMI 冠状动脉再通成功后，提示与冠状动脉再通相关，多能自行终止，一般不必处理，严密观察即可；必要时可给予阿托品提高窦性心率或用利多卡因抑制。

3) VT：包括非持续性 VT 和持续性 VT，前者即使发生在 AMI 早期也与死亡风险无关，后者则常发生在 AMI 晚期，多与大面积透壁 AMI 和心功能不全有关，易致血流动力学恶化，并增加住院期间病死率。VT 一旦发生就需立即处理，非持续性 VT 通常给予药物治疗，而持续性 VT 则取决于心室率和血流动力学状态。心室率快（＞150 次/min）伴低血压（＜90 mmHg)，则应立即行同步直流电复律(100～150 J)；若心室率较慢(＜150 次/min)且血流动力学稳定(SBP＞90 mmHg)，则可选用药物复律：亦首选利多卡因静脉推注（方法同 PVCS)，可重复 1～2 次至总量达 3 mg/kg 时再静脉维持输注(同上)，并于 6～12 h 后加服美西律药物(同上)，再渐停静脉利多卡因；若无效则可换用胺碘酮，先给 150 mg 静脉缓慢(10～20 min)推注，必要时可重复应用，然后以 0.5～1.0 mg/min 速率静脉维持输注 5～6 h，再视临床效果调整剂量或减量并常规加用口服胺碘酮。使用胺碘酮后可进一步降低心室率，有时也可转变为窦律。利多卡因的不良反应有头晕、口眼发麻等，多见于老年人、心力衰竭伴肝肾功能损害者；胺碘酮的不良反应有低血压、Q-T 间期延长、心动过缓和静脉炎；个别还有严重肝功能损害。为预防低血压发生，静脉推注应缓慢并随时调整用量。当 VT 成功转复窦律后，应当立即纠正低氧血症、低血压、酸碱平衡或电解质紊乱和洋地黄过量等基础病生理异常状态。特别是低钾血症和低镁血症，应努力使血清钾和镁水平分别＞4.5 mmol/L 和＞2.0 mmol/L。若 VT 反复发作，或经上述药物治疗效果不好而产生难治性 VT 时，则提示已产生了"交感电风暴"。急救处理除反复上述直流电复律或电除颤(如发生室颤时)、利多卡因、胺碘酮及其合用外，应考虑静脉β受体阻滞剂以抗"交感电风暴"，可选用短效的艾司洛尔(esmolod)，以 25～200 μg/(kg・min)剂量维持静脉输注，然后换成口服制剂；并给予镇静剂以减轻或消除患者因恐惧导致的交感神经过度激活状态。此时，还应采取有效措施，努力纠正引起反复 VT 的病理生理状态，包括严重心肌缺血、低血压状态、低氧血症、心功能不全、低钾血症、低镁血症、代谢性酸中毒、Q-T 间期延长和心动过缓等。如发生血流动力学极不稳定，甚至心脏骤停时，则应行心肺复苏和气管插管给予呼吸机辅助呼吸。

4) VF：是 AMI 后任何时候都可能发生的最严重的致死性心律失常，直接结果是心脏骤停，是 AMI 早期心源性猝死的主要机制。临床上通常可分为原发性 VF (primary VF)，即在几乎无心力衰竭症状和体征情况下，突然发生的 VF，在再灌注治疗前 STEMI 住院患者中的发生率达 10%；继发性 VF (secondary VF)，即心力衰竭或心源性休克急剧恶化至终末期时发生的 VF(临终性 VF)；晚期 VF (late VF)，是 AMI48 h 后常发生在左心室功能严重低下的大面积心肌梗死患者的 VF。前壁心肌梗死伴有持续性室性心动过速、房扑或房颤、室内传导阻滞、右心室梗死需要起搏器的 AMI 患者是发生晚期 Vf 的高危患者。VF 一旦出现应立即行非同步除颤(200～300 J)。若除颤 1 次未成功，可加大能量(最大至 400 J)再除颤，再不成功，可给肾上腺素 1～2 mg 后重复除颤；若 VF 反复发生，其原因可能有：① 严重心肌缺血。② 严重低氧血症或酸中毒。③ 严重电解质紊乱，如严重高钾血症或低钾血症。④ 洋地黄中毒等。⑤ 电交感风暴。⑥ 严重心功能低下或心源性休克，应予纠正。对难治性 VF 可给胺碘酮 75～150 mg 静脉推注后再除颤，对怀疑电交感风暴时可给β受体阻滞剂。如果出现电-机械分离，在除外心室游离壁破裂后，可在心肺复苏胸外按压的基础上，给肾上腺素或葡萄糖酸钙。

VF 的预防很重要，重点措施包括：① 控制心肌缺血。② 纠正低氧血症。③ 控制心力衰竭。④ 纠正低钾血症，维持血钾≥4.5 mmol/L。⑤ 补镁，努力使血清镁水平接近或达到 2 mmol/L。⑥ 保持患者镇静状态。⑦ 在 STEMI 发病 12 h 内无心电监测设备和除颤器情况下才考虑预防性使用利多卡因[以 1.5 mg/kg 静脉推注再以 20～50 mg/(kg・min)静脉维持]。

(2) 室上性心律失常

1) 窦性心动过速：几乎均与交感兴奋有关，在再灌注治疗前的时代，几乎每个前壁心肌梗死患者都会发生不同程度的窦性心动过速；常常是由于心力衰竭、低氧血症、疼痛、焦虑、发热、血容量过低、肺栓塞和某些药物的不良反应所致，个别情况与心房梗死有关。窦性心动过速可引起心肌耗氧量增加，减少心肌灌注，加重心肌缺血或坏死，故应积极处理，治疗应对因。若有心力衰竭则应抗心力衰竭治疗，提示预后病死率高；若无明显心力衰竭可使用β受体阻滞剂，若有心肌缺血则应使用硝酸甘油＋β受体阻滞剂如前述。

2) 房性期前收缩(PACS)：往往是心房颤动或扑动(AF、AFL)的先兆，与心力衰竭致心房扩张或心房压升高有关，应积极对因处理。

3) 阵发性室上性心动过速(PSVT)：发生率很低，发生机制与心肌缺血的关系不确定，可能独立于缺血之外，但临床上往往因心率过快可使心肌缺血加重，故应立即处理。若伴有低血压、心肌缺血或心力衰竭，则应立即行同步直流电复律(25～50 J)；若无心力衰竭且血流动力学稳定，可给维拉帕米(5～10 mg)或美托洛尔(5～15 mg)或地尔硫䓬(15～20 mg)静脉缓注而转复，无效者可使用胺酮酮。用药过程应严格监测血压、心率、心电图和心功能变化。

4) 心房扑动和心房颤动(AFL 和 AF)：是心房受交感神经和(或)压力刺激的后果。往往见于大面积前壁 AMI 合并心力衰竭患者，并提示预后不良；也可见于合并心包炎、右心室梗死和心房缺血或梗死的 AMI 患者。AF 或 AFL 因心室率过快和失去了心房收缩对左心室充盈的重要作用致 SV 和 CO 明显减少，可引起低血压或血流动力学不稳定，故一旦发生均应积极处理。若心率过快致血流动力学不稳定，应立即行同步直流电复律(分别为 25～50 J 和 50～100 J 能量)。若血流动力学稳定，则减慢心室率亦可。有心力衰竭时首选毛花苷(西地兰)0.4～0.8 mg分次静脉注射缓注，多能减慢心室率，也可能恢复窦性心律，无心力衰竭时可用西地兰，也可用β受体阻滞剂如美托洛尔 5 mg 静脉缓注，每 5～10 min 可重复，总量可达 15～20 mg，然后给口服制剂。若无效可换用胺碘酮控制心室率，也有可能转复窦律，给药方案同前。同时，应强化抗心衰治疗，Af 反复发作应给予抗凝治疗，以减少脑卒中的危险。

5) 交界区性心律失常：多见于下壁 AMI，且多为短暂性的，包括交界区心律和加速性交界区心律（即非阵发性交界区性，心动过速，心率在 70～130 次/min）。前者是窦性心动过缓时的逸搏心律，后者则多见于有洋地黄中毒者，治疗应对因。若心率不快又无血流动力学损害，则不必特殊处理；若心率过慢，血流动力学不稳定，则应行临时起搏。

(3) 缓慢心律失常

1) 窦性心动过缓：在下、后壁 AMI 早期最为常见，与迷走张力增强有关，常伴有低血压或血压偏低（SBP＜90 mmHg）。单纯窦性心动过缓而不伴低血压患者，只需观察，不必处理。如果心室率太慢（＜40 次/min）特别伴有低血压时，则应立即处理。可给阿托品 0.5～1 mg 静脉推注，间隔 5～10 min 可重复使用，至总量达 2 mg 为止。伴有低血压者应首选多巴胺 3～5 mg 静脉推注后＋持续输注，使血压＞90/60 mmHg 后，缓慢心律失常可同时得以纠正。上述处理若无效可做好临时起搏的准备。

2) 房室传导阻滞（AVB）：心肌缺血损伤可累及房室结和室内传导系统各水平，而产生房室传导和室内传导阻滞，由于房室结供血主要来自右冠的房室结动脉，束支供血则来自左前降支系统，故前者主要见于下、后壁 AMI，后者则主要见于前壁大面积 AMI，特别在 AMI 初起或未能成功再灌注治疗者的急性期。AVB 是发生在房室结或交界区水平的传导阻滞，主要见于下、后壁 AMI 患者，由于供应房室结动脉的右冠状动脉堵塞所致。它分为一度、二度、三度，其中二度又分为Ⅰ型和Ⅱ型，诊断主要依据 ECG，一度和二度Ⅰ型 AVB 极少发展为三度即使是完全性 AVB，心率不是特别过慢者只需观察，不必处理，一般也不需要临时起搏治疗，但需注意避免药物的影响（如β受体阻滞剂、洋地黄或钙通道阻滞剂过量）。如果患者症状明显、心率很慢（＜50 次/min）时，可给予阿托品（同前）以提高心率。二度Ⅱ型（QRS 无规律脱落）和三度 AVB（房室分离）者因心率很慢，起搏点位置低而不稳定，随时有心脏停搏的风险，临床上统称为高度 AVB，则需立即给予临时起搏治疗。对于心率很慢、血压偏低或不稳定，甚至已出现过心源性脑缺血发作者，可使用异丙肾上腺素（0.5～1 μg/min）持续静脉输注，在维持心室率的基础上给予临时起搏，对已出现心脏骤停者应给予心肺复苏。

3) 束支传导阻滞（bundle branch block，BBB）：是指在束支及其分支水平产生的心室内传导阻滞，包括左束支、右束支阻滞（LBBB、RBBB）和左前分支、左后分支阻滞。通常右束支和左后分支由冠状动脉 LAD 和 RCA 双重供血，而左前分支则仅由 LAD 的室间隔支供血。在再灌注治疗前时代，束支及其分支阻滞的发生率为 5%～10%，而再灌注治疗时代的发生率已降至 2%～5%。AMI 新发生的束支阻滞无论是 RBBB 还是 LBBB，几乎都是由 LAD 堵塞所产生的广泛前壁 AMI 的结果，病死率高，预后差，主要与梗死面积大和并发了泵衰竭（心衰或心源性休克）有关，当然束支阻滞本身特别是 LBBB 也是导致心室收缩不同步，使心功能进一步降低的直接原因。新发生单纯 LBBB、RBBB 及单纯左前、后分支阻滞引起完全 AVB 的风险很小，本身不需治疗，更不需临时起搏治疗。而新的双束支传导阻滞如完全性 RBBB＋左前半（LAB）或左后半（LPB）分支阻滞及其伴 P－R 间期延长（三束支阻滞）或完全 RBBB 与完全性 LBBB 交替时，发生完全 AVB 的风险很高，均应立即行临时起搏；而出现新的单束支阻滞并伴有 P－R 间期延长或事先存在的双束支阻滞伴 P－R 间期正常者，则应在密切观察的基础上，随时做好临时起搏治疗的准备。

4) 永久性起搏治疗：AMI 患者最终需要植入永久起搏器以预防心脏停搏者很少，主要指征如下：① 住院期间持续性完全性 AVB。② 房室结功能严重损害或仍有间歇性二度Ⅱ型或三度 AVB。③ 新发束支传导阻滞出现了高度 AVB 者。④ 其他因传导系统功能损害而符合永久起搏器植入指征的患者。⑤ 有植入 ICD 和心力衰竭同步治疗的指征者。

9. 机械并发症的处理

(1) 左心室游离壁破裂：当临床上怀疑有心脏破裂的可能性，应及时行床旁超声心动图检查，有可能发现已经发生但未完全破裂的心室壁破裂时，及时给予外科紧急修补手术；也可能发现心包中量以上积血，及时给予心包穿刺和限量的引流（以维持血压≥90/60 mmHg），或在此基础上，行紧急外科修补术有可能挽救患者的生命。

左心室游离壁破裂往往是灾难性的，一旦发生破裂，则会无例外地立即表现为心脏骤停和电机械分离（有心电活动而无机械泵功能），当已出现心脏压塞，如果不能恢复机械活动，则会很快死亡。故在确诊之前仍应立即行心肺复苏，并行超声心动图检查，以对心脏压塞和心脏破裂确诊；然后行心包穿刺引流以证实诊断和暂时缓解心脏压塞；同时，急请外科会诊，考虑外科急诊修补治疗。若病情能相对稳定，情况允许应做冠状动脉造影，然后送外科行急诊室壁修补和 CABG 术。

(2) 左心室室壁瘤、假性室壁瘤：左心室室壁瘤的风险有心力衰竭、恶性心律失常和动脉系统栓塞，预后差。治疗通常有药物治疗（如β受体阻滞剂、ACEI/ARB、醛固酮拮抗剂）、抗重构治疗和外科行室壁瘤切除术。有恶性心律失常病史或 LVEF 很低者则有植入 ICD 的指征；如无恶性心律失常者也可植入左心室伞样重构减容装置；如有动脉栓塞史者则应加华法林抗凝治疗。

假性室壁瘤一旦确诊，则应尽快行手术切除和修补，以免再破裂而死亡。

(3) 室间隔穿孔：一旦确诊，均应在 IABP 下先行冠状动脉造影，再行外科修补和 CABG 术。导管介入方法行伞样封堵器封堵术对稳定危重患者病情有帮助。室间隔穿孔的 30 d 病死率很高，其预后取决于梗死范围、穿孔大小和血流动力学状态及其稳定。

(4) 乳头肌断裂：一旦确诊，就应立即着手行急诊外科修补手术。由于乳头肌断裂一旦发生，随后血流动力学会很快恶化，因此应尽快插入 IABP，并给予纠正低血压、抗心力衰竭，甚至抗休克治疗，必要时插入漂浮导管行血流动力学监测，并指导用药治疗；尽快稳定血流动力学，做好外科修补的术前准备。乳头肌断裂的手术包括二尖瓣置换和冠状动脉搭桥术，预后取决于早期手术、休克的时间和左心功能损害的程度。

10. 其他并发症的处理

(1) 梗死后心绞痛和再次心肌梗死：梗死后心绞痛属于不稳定型心绞痛，应给予积极处理。关键是应明确其是 IRCA 缺血还是非 IRCA 缺血，IRCA 植入支架者应高度怀疑支架内血栓形成。诊断依据胸痛时 ECG 的 S－T 段压低或上抬，以及舌下含服 NTG 使胸痛缓解后 S－T 段恢复的变化。如果胸痛时或缓解后 ECG S－T 段无明显变化则应当考虑非心肌缺血原因，如心包炎、肺栓塞、心脏扩展(expansion)甚至心腔破裂，应做好鉴别诊断。治疗应给予舌下含服和静脉给予 NTG 等抗心肌缺血治疗，必要时如怀疑支架内血栓，应行急诊冠状动脉造影和急诊 PCI 治疗。

再梗死，不论是原部位(4 周内称延展，IRCA 堵塞所致)，还是非原部位(非 IRCA 堵塞所致)；是 STEMI，还是 NSTEMI，只要有典型的持续严重胸痛＞20 min 伴 ECG S－T 段上抬或压低，且舌下含服 NTG1～2 片不能缓解者，均应疑诊为再次心肌梗死，均应按 AMI 处理，包括抗心肌缺血、溶栓或急性 PCI。如果疑为支架内血栓时，应首选急诊 PCI；还应按常规于胸痛后 4～6 h、10～12 h 和 20～24 h 抽血检查心肌酶学和 cTnT 或 cTnI。对疑为非心脏性胸痛时，还应做好鉴别诊断。

(2) 心包积液、心包炎和梗死后综合征：心包积液多通过超声心动图检查而发现或诊断，在前壁大面积心肌梗死或并发心力衰竭的 AMI 患者常见。大多数心包积液为少量，也无血流动力学损害，如果积液有中量或以上，则应警惕心室壁破裂可能或已发生心包出血；如果临床上有心脏压塞征，则是由于心室壁破裂或出血性心包炎所致。有心包积液不一定就是心包炎。治疗一般无须特殊处理，但应停用抗凝药物，评价和预防心室破裂，并严密观察病情变化和心包积液的吸收情况。虽然某些情况下 AMI 时的心包积液需要数月才能吸收，但大多数在数日至数周就能完全吸收。

心包炎的临床特征包括持续胸痛、特征性向两肩胛区放射、深吸气加重，坐起或前倾位减轻或消失，伴有心包摩擦音。如果超声心动图检查发现心包积液时，则应停用抗凝治疗以防心脏压塞的可能，以及数月后可能的心包缩窄发生。治疗应使用阿司匹林，只是用量比常规大，在美国为 650 mg 每 4～6 h 1 次，用 3～5 d，国内尚无类似的使用经验，不可使用非甾体抗炎药，因为会干扰心肌瘢痕的形成和梗死心肌的愈合。

梗死后综合征或 Dressler 综合征，早年发生率高达 3%～4%，实际上少得多。临床特征为心包积液伴全身不适、发热、白细胞计数升高，红细胞沉降率快、尸检可发现心室局部纤维性心包炎伴多核白细胞浸润。发病机制不清，心脏自身抗体升高提示与自身免疫有关。治疗用大剂量阿司匹林(同上)，但 AMI 4 周内避免使用激素和非甾体抗炎药。

(3) 附壁血栓和动脉栓塞的处理：左心室附壁血栓，即附着于 AMI 梗死区域心腔内的血栓，发生率因积极的抗血小板和抗凝治疗，已从早年的 20%降至 5%左右。梗死区域心内膜炎症的致血栓性和节段运动异常的血流淤滞性，是左心室附壁血栓形成的病理生理基础。临床可表现为血栓栓塞症，也可无特殊表现，通过超声心动图检查而发现和诊断。左心室附壁血栓在超声心动图下可见两种类型：团块型或附壁型，前者呈团块状可动，似更易栓塞，与梗死面积大小不一定有关；而后者则呈平层状，成片附着在心室壁内，多见于大面积透壁 AMI 伴大室壁瘤形成者，似乎更结实。左心室壁附壁血栓一旦确诊，就应规范抗凝治疗 3～6 个月，以防动脉栓塞的并发症。而且在 1～3 个月内血栓多会溶解，少数附壁血栓者可能难以完全溶解而易于机化。相对于左心室室壁瘤而言，附壁血栓形成事实上可起左心室减容、严重节段运动异常减轻、预防左心室重构和心力衰竭的有益作用。

(4) 出血合并症：对于 AMI 患者，无论是已行或未行前述溶栓治疗和急诊 PCI 的 AMI 患者，由于强化血小板和抗凝治疗，尤其是老年患者，常见消化道出血(溃疡病史或应激性溃疡)和脑出血(多年高血压基础加上抗栓治疗)，具体处理参见有关章节。

11. 恢复期治疗、评价和出院 STEMI 患者经过急性期的急救、再灌注治疗、药物治疗和并发症防治后，在 CCU 监护和急救[3～5 d(无并发症患者)或 1～2 周(有严重并发症患者)]，自然进入了恢复期，并可在病情相对稳定和生活能够基本自理后转入普通病房进一步恢复。除了继续药物治疗防治心肌缺血、心力衰竭、保护心功能和进一步恢复外，重点评价心功能(胸片和超声心动图)、控制危险因素(高血压、血脂异常和糖尿病)和行择期冠状动脉造影并对 IRCA(未行急诊再灌注治疗者)以及非 IRCA(对多支冠状动脉病变者)行择期 PCI。有条件的还可行康复治疗(见相关章节)。

(1) 心功能评价：是对每个 AMI 患者恢复期首先必须评价且与其临床预后密切相关的重要内容。除了临床上用血流动力学(Killip 心功能分级)和患者症状(NYHA 心功能分级)相关的心功能初步评价外，还包括传统的心肌酶学，主要是 CK－MB峰值对梗死面积；ECG 上异常 Q 波所累及导联数及其 R 波保留程度和 S－T 段未回落程度；对梗死范围、梗死非透壁以及梗死透壁和节段运动异常严重程度；床旁胸片或远达胸片对心影大小和肺淤血(或水肿)有无及其变化；对心功能状态或代偿状态行进一步评价。最重要的心功能评价是应用心血管影像学方法，包括超声心动图、CT、MRI、同位素心血池和左心室造影对左心室射血分数(LVEF)及其相关的左心室舒张末、收缩末的内径(EDD、ESD)或容量(EDV、ESV)定量测定和评价。上述不同影像学方法的测量分辨率虽然不同，但只要影像清楚、稳定、测量方法重复性好，测值相关性很好；只是根据发展历史，左心室造影方法属有创检查最早开发应用，影像分辨率好，相关研究很多，是定量评价心功能的“金标准”，其他均为后研发的无创方法，其测定准确性也经过大量研究得以验证。

临床上多选用超声心动图测定 LVEF 和 LVEDD，因为除临床普及率高、无创、方便、可床旁检查和反复检查外，其还可以评价室壁节段运动异常及其范围和程度、心内瓣膜结构和功能以及心包情况等。其他影像学检查不很方便，但有特殊需要时使用，有重要的诊断和鉴别诊断价值。有关超声心动图测定 LVEF 和 LVEDD 的正常值，可参见相关章节，LVEF 绝大多数在 55%～70%，LVEDD 男性在 50 mm 左右，女性在45 mm 左右。至于 AMI 患者的心功能测定，根据我们的研究如下：对于冠状动脉未成功再灌注治疗的患者，包括无侧支循环形成或冠状动脉成功再通而心肌无再流者，前壁(LAD 堵塞)比下壁(RCA 或 LCX 堵塞)AMI 的左心室整体收缩功能降低更严重，

LVEF分别为40%以下和45%左右；左心室扩大更明显，LVEDD分别为55～60 mm和55 mm左右；室壁节段运动异常(RWMA)的范围更大，分别位于前壁室间隔至心尖部和下壁的基底段、后间隔和后侧壁；且程度更重，分别为严重低下、无运动和矛盾运动和多为轻、中度运动低下，很少为无运动，极少为矛盾运动。而对于冠状动脉早期再灌注治疗成功(如溶栓、急诊PCI或自通)或已有侧支循环形成者，左心室基本不扩大，整体收缩功能则明显增加，节段运动异常的程度明显减轻，范围也明显缩小；前壁和下、后壁AMI患者的LVEF分别为45%左右和55%左右，LVEDD均在<55 mm，RWMA的程度多为轻、中度运动降低，很少有无运动和矛盾运动；特别重要的是LVEF在AMI后半年至1年内还会有进一步明显的提高和改善，从心功能本身角度，基本不会影响患者的生活、工作和一般运动，自然会大大改善其远期预后。另外，根据最新指南，对恢复期(40 d后)AMI患者LVEF≤40%者应植入ICD，以防猝死。

(2) 冠状动脉病变评价：以防范患者的心肌再缺血或再梗死。鉴于任何心肌再缺血或再梗死都源于冠状动脉严重病变，而冠状动脉造影又是评价冠状动脉病变的金标准，因此对于AMI恢复期患者均应常规行冠状动脉造影检查，以发现IRCA和非IRCA的严重狭窄(≥70%)病变，并给予PCI或CABG血运重建治疗；也应对AMI已行急诊PCI的多支冠状动脉病变患者的非IRCA严重狭窄(≥70%)病变行PCI或CABG治疗，对伴有大室壁瘤患者也可在CABG术同时行室壁瘤切除折叠术；对于IRCA和非IRCA的非严重狭窄如临界病变(50%～70%)则不必行血运重建治疗，只需强化药物治疗即可。只有这样才能达到预防心肌再缺血特别是再梗死的目的，尤其基本可杜绝在IRCA或非IRCA已堵塞基础上的非IRCA(多提供侧支循环)急性闭塞产生心肌再梗死时的猝死和心源性休克的风险！另外对IRCA成功PCI，不仅可促进梗死区存活心肌恢复功能，还可以有效防治心室重构，保护心功能，防治心力衰竭。

无条件行冠状动脉造影的医院，也可按照美国指南的要求行运动试验，包括运动平板、运动或药物激发的超声心动图和同位素试验，若运动试验阳性或有缺血，则建议行冠状动脉造影，必要时行血运重建治疗，但是运动试验前应做好安全评估，运动中应密切观察ECG S-T段的变化，并做好急救处理的准备；也可行冠状动脉CT检查，如发现严重狭窄或闭塞则可行冠状动脉造影和血运重建治疗，只是对于有过敏史者应警惕对比剂过敏的发生并做好急救准备。

对每个AMI患者来说，这相当于发生了一次生命上的“大地震”，由“心脏发动机”的突发故障所致，应当进行彻底检查和治疗，以使其达到“心脏发动机和供油管道”理论上均应彻底恢复的目的，从而消除隐患，使患者有机会重新恢复工作和生活。

(3) 心电稳定性：对预防AMI后1～2年因恶性心律失常导致猝死的风险非常重要。根据ECG及其24 h Holter监测结果所检测的Q-T离散度(ECG各导联间的Q-T间期变异性)、室性心律失常、心室晚电位(信号平均心电图)、心率变异(R-R间期的变异性)、压力感受器的敏感性(对血压变化所产生的每搏窦性心率变化相关直线的斜率)等指标，以及有创性电生理检查，均因各自低阳性预测值(<30%)未能证明其有效预测心电不稳定性及其恶性心律失常而在临床常规应用。虽然各指标结合的预测价值会提高，但是指导治疗的应用价值也未建立。而且常规使用β受体阻滞剂、ACEI、阿司匹林、冠状动脉血运重建均能够显著减低病死率；加上对抗心律失常药物的有效性和安全性、对可植入除颤器(ICD)费用的担心和考虑，至今对无创检测心电不稳定性阳性但临床上无症状的AMI患者是否给予抗心律失常药物治疗仍不确定，还需要临床研究的结果。另外CAST、SWORD研究结果显示，AMI患者使用Ⅰ类抗心律失常药物或索他洛尔(sotalol)病死率增加证明其有害。而根据加拿大胺碘酮(amiodarone)心肌梗死试验(CAMIAT)结果发现，胺碘酮可降低AMI患者的心律失常性死亡或因室颤的心肺复苏率，42%的患者因不能耐受的不良反应而停药；欧洲研究(EMIAT)结果显示，胺碘酮主要使心功能低下者的心律失常性死亡显著降低，然而对其他心源性死亡或总病死率均无降低。因此，目前胺碘酮只用于治疗性抗心律失常，仍不能用于预防性抗心律失常，使用时应注意监测Q-Tc、心率和甲状腺功能。

(4) 控制危险因素：包括对高血压、血脂异常和糖尿病的药物控制和达标，对不良生活方式改变，如戒烟、限酒和清淡饮食等的宣教，以及行较全面的相关实验室检查等。

(5) 出院前评价：目的有两个：① 出院时机。② 预后评估。

1) 出院时机：从临床角度看，AMI患者恢复期病情应当相对稳定，才可出院或出院才相对安全，包括以下几方面：① 血流动力学稳定，血压、心率在正常范围，无须升压药维持。② 心功能稳定，合并有心力衰竭患者心功能处代偿状态，NYHA心功能Ⅰ～Ⅱ级。③ 无心肌缺血或心绞痛发作。④ 心电学稳定，无严重快速或慢性心律失常，或心律失常已经用药控制。⑤ AMI并发症已经有效控制、好转或治愈。⑥ 无药物不良反应或药物不良反应已好转或治愈。⑦ 多项实验室检查结果基本正常。⑧ 择期PCI患者无严重并发症或已痊愈。⑨ 需要外科CABG患者，已经请外科专家会诊，确定了手术时机和方案。⑩ 相关并发症已请相关专家会诊，已获得诊治方案，或已经进行有效治疗而得以控制、好转甚或治愈。

2) 预后评估：决定AMI长期预后的三大因素有心功能状态、潜在缺血心肌和严重心律失常的易患性，主要取决于已经坏死的心肌数量和有坏死风险的心肌数量，后者则在理论上取决于非IRCA的狭窄病变有无、严重程度及有无血运重建。出院前的冠状动脉造影、血运重建治疗(PCI或CABG)和强化药物治疗也就基本解决了这一问题。

12. 二级预防 AMI患者二级预防的目的是预防冠状动脉粥样硬化病变的进展、再次心肌缺血或梗死以及心力衰竭的发生，即预防主要心脑血管病事件(MACCE)的发生。重点措施包括：① 严格控制危险因素，如高血压、血脂异常、糖尿病等。② 改善不良习惯，倡导健康生活方式，如戒烟、戒酒、戒肥腻，宜清淡(低脂、低盐)饮食、降低体重、加强运动(心功能好者)等。③ 坚持药物治疗，包括抗心肌缺血、预防心室重构和心力衰竭、预防支架内血栓(双联抗血小板)、稳定粥样硬化斑块及控制粥样病变进展(他汀类)等。④ 加强健康教育、定期门诊随访、纳入社区管理等，努力改善AMI患者的长期预后。

参 考 文 献

1. 宋雷，杨跃进，吕树铮，等. 北京地区急性心肌梗死直接经皮冠状动脉介入治疗患者住院死亡原因分析[J]. 中华心血管病杂志，2012，40(7)：554－559.
2. 中华医学会心血管病学分会，中华心血管病杂志编辑委员会. 急性S－T段抬高型心肌梗死诊断和治疗指南[J]. 中华心血管病杂志，2010，38：675－690.
3. Goldman L，Schafer A I. Cecil Textbook of Medicine[M]. 24th ed. Philadelphia：Elsevier Saunders，2011.
4. Griffin B P. Manual of Cardiovascular Medicine[M]. 4th ed. philadelphia：Lippincott Williams and Wilkins，2012：1192.
5. Kushner F G，Hand M，Smith S C Jr，et al. 2009 focused updates：ACC/AHA guidelines for the management of patients with ST-elevation myocardial infarction (updating the 2004 guideline and 2007 focused update) and ACC/AHA/SCAI guidelines on percutaneous coronary intervention (updating the 2005 guideline and 2007 focused update) a report of the American College of Cardiology Foundation/American Heart Association Task Force on Practice Guidelines[J]. J Am Coll Cardiol，2009 Dec 1，54(23)：2205－2241.
6. Levine G N，Bates E R，Blankenship J C，et al. 2011 ACCF/AHA/SCAI guideline for percutaneous coronary intervention：a report of the American College of Cardiology Foundation/American Heart Association Task Force on Practice Guidelines and the Society for Cardiovascular Angiography and Interventions[J]. Circulation，2011，124(23)：e574－e651.
7. Steg P G，James S K，Atar D，et al. ESC guidelines for the management of acute myocardial infarction in patients presenting with ST-segment elevation. Task Force on the management of ST-segment elevation acute myocardial infarction of the European Society of Cardiology (ESC)，Eur Heart J，2012，33(20)：2569－2619.
8. Windecker S，Kolh P，Alfonso F，et al. 2014 ESC/EACTS Guidelines on myocardial revascularization：The Task Force on Myocardial Revascularization of the European Society of Cardiology (ESC) and the European Association for Cardio-Thoracic Surgery (EACTS) Developed with the special contribution of the European Association of Percutaneous Cardiovascular Interventions (EAPCI)[J]. Eur Heart J，2014，35(37)：2541－2619.

第四章　急性冠状动脉综合征

陈纪林

急性冠状动脉综合征(acute coronary syndrome，ACS)特指冠心病中急性发病的临床类型，主要涵盖以往分类中的Q波急性心肌梗死(acute myocardial infarction，AMI)、非Q波AMI和不稳定型心绞痛。上述三种临床类型都具有突然发病的特点，因此人们自然地联想到其发病可能具有共同的病理生理基础，即与斑块的不稳定有关，从而提出了ACS的概念。近些年来，越来越多的循证医学研究显示，试图统一ACS的治疗方案是不现实的，如标准溶栓治疗AMI仅对S－T段抬高型AMI有效，而对非S－T段抬高型AMI无效，鉴于上述溶栓治疗在疗效上的差异，近些年来人们又将ACS划分为S－T段抬高型ACS和非S－T段抬高型ACS两大类，前者主要指STEMI，后者则包括NSTEMI和不稳定型心绞痛。虽然这种分类基本满足了治疗上的一致性，但NSTEMI和不稳定型心绞痛之间在发病缓急、血管阻塞程度及血栓的作用等方面仍存在较大的不同，因此探讨更有针对性的治疗仍是有价值的尝试。

一、病理生理基础

不同类型的ACS均具有急性发病的特点，大多与内膜损伤或斑块破裂有直接的关系，内膜损伤常诱发血管痉挛，在血管痉挛的基础上可继发血栓形成，血栓形成的速度和类型主要取决于斑块破裂的程度、斑块下脂质暴露于血液循环的多少、体内凝血和纤溶活性之间的平衡状态等。因此，ACS的病理生理基础包括内膜损伤、斑块破裂、血管痉挛、血小板聚集及血栓形成等诸多因素，这些病理因素相互作用导致ACS具有不同类型。

(一) 动脉粥样斑块形成的最新认识

近年来，有研究认为动脉粥样硬化病变是对局部损伤的一种保护性炎症——纤维增殖性回应。如果损伤持续一段时间，这种回应则变得过度，最终发展成为疾病，即斑块形成。在斑块的形成过程中，脂质沉积是最重要的因素，也是损伤反应最早期的表现之一，伴随脂质的沉积、氧化低密度脂蛋白胆固醇(oxLDL－C)的形成，循环中的白细胞和单核细胞被激活，并迁移到病变处，后者在oxLDL－C作用下变成活化的巨噬细胞，通过他们的清道夫受体，摄取oxLDL－C成为泡沫细胞，泡沫细胞的不断产生和堆积导致脂质条纹的形成。泡沫细胞死亡时则释放出大量的胆固醇酯与血浆脂蛋白的沉积构成斑块下脂质核心。炎症应答继续发展，T细胞活化，引发纤维增殖反应，最终形成纤维帽。在斑块形成的早期脂质核心小，纤维帽厚，斑块呈稳定状态，伴随泡沫细胞的不断死亡和血浆脂质的沉积，斑块下的脂质核心不断增大；另一方面大量巨噬细胞浸润释放大量的水解酶，尤其是金属蛋白酶系列，通过降解纤维帽以及抑制胶原纤维的生成使纤维帽逐渐变薄，从而使稳定斑块转变为不稳定斑块，后者在内因、外因的作用下，最终发生破裂导致急性冠状动脉综合征。

综上所述，斑块的不断进展与炎症反应的程度密切相关，开发有足够特异性和敏感性的炎症指标，监测动脉粥样斑块的进展,可为预防斑块的破裂提供良好的思路,但目前临床上常用的炎症指标,如C反应蛋白(CRP)、各种细胞黏附分子、白细胞介素-1和白细胞介素-6、肿瘤坏死因子和INF-γ及金属蛋白酶系列等,均为非特异性指标,而将反映不同环节的炎症指标相结合是否有助于识别易损斑块仍需进一步探索。在识别易损斑块方面,目前的一些研究显示高分辨率的血管内超声(IVUS,包括虚拟组织学成像)有一定的价值,其主要通过测定脂核的大小和纤维帽钙化厚度来做出判断。近年来,应用光学相干断层成像(OCT)可以清楚地测定脂质核心的大小和纤维帽的厚度。此外,血管内磁共振成像也较IVUS检查更具优势。临床上单从冠状动脉造影角度分析也可进行初步的判断,如明显偏心性斑块,其斑块内含有大的脂核,因其纤维帽侧缘(肩部)牵拉力最高,故易于发生破裂,此外造影显示斑块边缘不规则,或呈模糊状(haziness),或呈充盈缺损影像,均提示斑块已破裂,若显示为龛影则提示溃疡病变,这些斑块仍被视为不稳定斑块,因为病变局部随时都有血栓形成的可能,一般也应积极处理。

(二) 斑块破裂的诱发因素

1. 斑块内脂质池的大小　斑块内脂质池中主要为胆固醇酯和少量三酰甘油,主要来源于血浆脂蛋白或泡沫细胞坏死后释放的脂类,按照其脂质含量可将斑块分为5种类型:Ⅰ型、Ⅱ型、Ⅲ型为稳定斑块,脂质核心体积不大,仍位于细胞内;Ⅳ型、Ⅴ型斑块为不稳定斑块,由于脂质池已明显增大,并移出细胞,此时斑块内几乎无细胞存在。当脂质池进一步增大超过斑块体积的40%时,斑块则明显突入管腔,同时纤维帽也相应变薄,斑块则进入非常易损期,随时有发生破裂的可能。故斑块内脂质池的大小是决定斑块发生破裂最重要的因素。

2. 斑块内的炎症反应　斑块是否发生破裂与斑块内的炎症反应强度有密切关系。病理学家发现在斑块的破裂部位可见大量巨噬细胞浸润,已知巨噬细胞的前身为单核细胞,当内膜损伤后局部渗透性增加,血浆中的脂蛋白(包括低密度脂蛋白胆固醇)则在受损的内皮下沉积,后者的存在则激活单核细胞,单核细胞移动至脂质沉积部位,通过吞噬脂质转变为泡沫细胞(又称为巨噬泡沫细胞),巨噬细胞通过释放基质金属蛋白酶系列,包括胶原酶、明胶酶及弹力酶等,降解细胞外基质和纤维帽中的胶原,使纤维帽明显变薄。另外,巨噬细胞还可通过激活T细胞抑制胶原合成加速细胞凋亡。因此,巨噬细胞的浸润程度与斑块的破裂有密切关系。在动脉粥样斑块的炎症反应中,除上述单核细胞、巨噬细胞及T细胞作用外,中性粒细胞和血小板亦参与其炎症反应,现已知活化的血小板主要通过其炎症介质CD_{40L}和P选择素等途径加速炎症反应,前者提供给内皮细胞还可使组织因子表达明显增加,而参与激活体内凝血瀑布反应;后者通过与白细胞结合使白细胞活化并移动到炎症部位,因此抗血小板治疗对于抑制动脉粥样硬化和稳定斑块亦有不可忽视的作用。

3. 纤维帽厚度　纤维帽在厚度、细胞构成、基质承受力和硬度等各方面都有较大差异,纤维帽内主要是平滑肌细胞,它们是由血管中膜的平滑肌细胞增殖,迁移至内皮下,这种平滑肌细胞已失去收缩性能,转变为代谢型的平滑肌,代谢型的平滑肌能分泌胶原蛋白、弹性蛋白、整合素和一些蛋白多糖(基质的重要部分)。纤维帽细胞减少,钙化增加则使斑块硬度增加,一般来说,纤维帽越薄,发生破裂的风险越高,病理学家还发现斑块破裂大多发生在斑块的肩部地区,破裂的局部可见大量巨噬细胞浸润。斑块的肩部地区实际上是纤维帽和正常内皮细胞交界的区域,由于此区域正常细胞已明显减少,同时胶原纤维也较少,当斑块脂核增大使斑块明显突入管腔时,肩部地区所承受的牵拉力也最大,加之炎症细胞浸润,斑块破裂易发生于此是完全可以理解的。

4. 斑块破裂的外部因素　诱发斑块破裂的外部因素主要指血管内血流动力学的改变。生物力学研究证实动脉粥样硬化斑块的不同区域,其切应力存在明显的不均一性,特别是在内环境突然变化的情况下,如导致心率、血压突然增加的体力和情绪因素或体内儿茶酚胺突然增加的一些生理反应等,均可增加斑块表面的切应力。此外,血管壁本身的特性也与斑块破裂有一定的关系,从血管环形变形性来说,冠状动脉收缩-舒张的生理性变化可使血管周长变化幅度达到10%左右,当血管处在收缩状态时,血管内径变小,根据Laplace定理,在内膜厚度不变的情况下,血管内径缩小,其血管壁张力是降低的,这可以理解为什么斑块破裂更多发生在狭窄较轻的血管病变上。从圆周张力的角度看,随着脂质池的不断增大,斑块突入管腔,此时圆周张力大部分被局限在纤维帽上,但随着纤维帽硬度的增加,最大圆周张力从纤维帽的中心移向其侧缘即所谓的肩部地区,病理学家的发现也已证明这一点。从血管纵向变形性看,随着每次心搏跳动,血管弯曲的部位较非弯曲部位伸展更明显而承受更大的切应力,这就是血管弯曲部位易发生粥样硬化病变和斑块破裂的原因。总之,冠状动脉内斑块不断受到各种不同的机械和血流动力学应力的作用,这些应力可以加速或者"触发"不稳定斑块的破裂。

(三) 血栓形成的类型及其影响因素

一旦斑块发生破裂,迅速导致出血和血小板血栓在破裂处形成,其后腔内血栓的类型及其临床后果大致分为以下3种情况:① 破裂处的血栓不断增大,突入管腔,最终使管腔接近或完全闭塞,造成AMI。闭塞性血栓自发溶解或经溶栓治疗后血管再通转变为后两种情况,但坏死心肌不可逆转,其左心功能已明显受损。② 血栓突入管腔,严重阻塞血流,单独或与血管收缩因素并存导致不稳定型心绞痛或非Q波AMI,其后血栓机化使冠状动脉狭窄加重,或血小板血栓脱落栓塞于血管远端,造成非Q波AMI。③ 裂隙中的血栓长入管腔,由于阻塞程度不重,未产生临床症状,或腔内血栓形成后又自发溶解,使管腔基本保持通畅状态。以上血栓形成的类型主要取决于以下几个因素。

1. 损伤程度　窄的、短的破裂口可仅形成附壁血栓,而长段相对宽的深层损伤,特别是当累及内皮下Ⅰ型和Ⅲ型胶原时可产生强烈、持续性的致血栓形成的作用而易形成闭塞性血栓,其次损伤越重,斑块表面越粗糙,也是激活血小板加速血栓形成的又一因素。

2. 脂质池中的脂质含量　Ⅴ形斑块具有脂质池大、纤维帽薄的特点,故当脂质核心呈偏心对向管腔超过血管环状面的45%时,其纤维帽的侧缘(肩部)因牵拉力最高,最容易发生破裂，一旦破裂发生，大量胆固醇酯溢出，可通过激活血小板和诱发强烈的血管收缩而产生极强的促凝作用，病理学家亦发现在STEMI患者中，其闭塞性血栓常发生在仅有50%左右狭窄的病变处，而50%～60%偏心性狭窄恰好是Ⅴ形斑块的特点。

3. 血栓形成和血栓溶解之间的平衡 在一定时间范围内，血栓的增长和消退呈动态变化。早期的血小板血栓是不稳定的，易碎且很容易被血流冲走。年轻的血小板-纤维蛋白血栓也较容易被溶解。在猝死的不稳定型心绞痛患者的尸检中，经常发现小的血栓碎片阻塞在远端的心肌内的小动脉，造成微梗死。研究还发现即使是闭塞性血栓，80%以上有分层的特点，表明血栓不是一次形成的，而是多次附壁血栓相沉积的结果。由此提示，在有正常纤溶功能的情况下，血栓形成受到很大的限制。需致血栓形成的病理因素反复、强烈的刺激才有可能。然而对于有凝血因子基因变异的患者，体内已处于高凝状态，一旦斑块发生破裂，很容易形成闭塞性血栓，目前已发现在凝血因子中纤维蛋白原、血浆因子Ⅶ和PAI-1等可存在基因变异，在后天性因素中，高三酰甘油和大量吸烟的患者体内促凝活性明显增高。

4. 斑块表面的粗糙程度 严格来说，冠状动脉内斑块有两种表现形式，多数为斑块破裂后继发血栓形成，附壁血栓一旦机化则斑块趋于稳定，少数表现为斑块糜烂或溃疡面粗糙并长期不愈合，是导致持续性血小板活化和血栓形成的温床。

5. 斑块破裂前局部的狭窄程度 狭窄越重，血流速度和切应力越高，易于血小板聚集，这种高切应力造成的血小板聚集不受阿司匹林抑制，加之局部血流紊乱的影响，易导致闭塞性血栓形成。但此因素与损伤程度等因素相比，相对不重要，因为大约50%的S-T段抬高型MI患者其闭塞性血栓形成前斑块的狭窄程度≤60%，这说明在促凝方面损伤程度和斑块内成分(脂质含量)更重要。

二、临床分类和危险分层

按S-T段抬高与否ACS分为S-T段抬高型ACS和非S-T段抬高型ACS。由于溶栓治疗的差异，目前更主张在传统分型的基础上将S-T段抬高与否补充到传统分型中，即ACS先按S-T段抬高与否分为S-T段抬高型ACS和非S-T段抬高型ACS，然后再按其演变过程分为QWMI(Q波心肌梗死)、NQWMI(非Q波心肌梗死)和UA。ACS临床分型详见图11-4-1。一般来说，S-T段抬高型ACS主要为STEMI，仅很小一部分为变异型心绞痛，在STEMI中约90%发展为QWMI，发展为NQWMI约占10%。NSTEACS主要由不稳定型心绞痛和NSTEMI两部分构成，后者80%～90%演变为NQWMI，10%～20%演变为QWMI。

(一) S-T段抬高型AMI的危险性评估

此类患者中90%为斑块破裂诱发闭塞性血栓所致，紧急血运重建是最有效的治疗，对于高危患者受益则更大，目前学术界比较认可的S-T段抬高型MI患者的危险评分为TIMI危险评分。此外，GUSTO及PAMI等危险评分亦有一定的临床价值。TIMI危险评分随着分值的升高患者30 d死亡率也显著增加(表11-4-1、图11-4-2)。

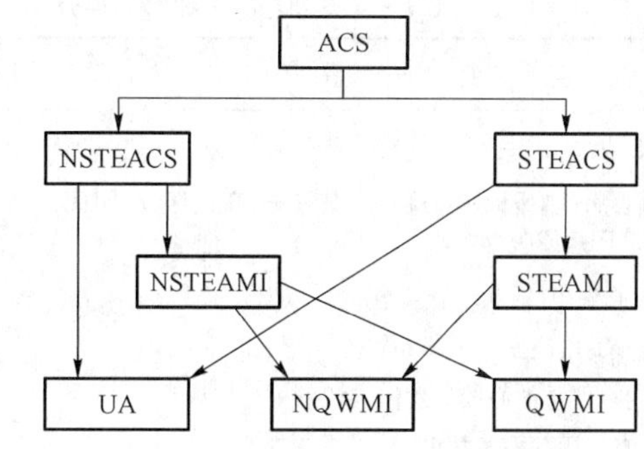

图11-4-1 急性冠状动脉综合征的临床分类

表11-4-1 S-T段抬高型MI患者的TIMI危险评分

参数		分值
病史	年龄65～74岁	2
	年龄>75岁	3
	糖尿病、高血压、心绞痛	1
体格检查	收缩压<100 mmHg	3
	心率>100次/min	2
	Killip分级Ⅱ～Ⅳ级	2
	体重<67 kg	1
临床表现	前壁STEMI或LBBB	1
	起病至治疗时间>4 h	1
危险分值		(0～16)

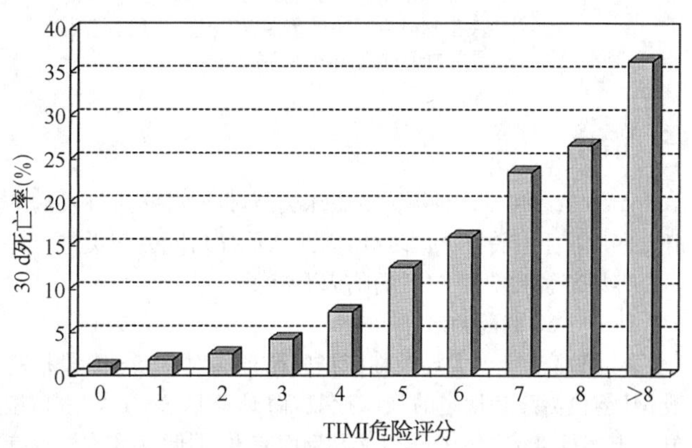

图11-4-2 不同TIMI危险评分S-T段抬高型MI患者的30 d死亡率

(二) 非S-T段抬高型ACS的危险分层

非S-T段抬高型ACS较STEMI有更宽的临床谱，不同的临床背景与其近期、远期预后有密切关系，对其进行危险分层的主要目的是为临床医师迅速做出治疗决策提供依据。临床上主要根据患者的症状、体征、心电图及血流动力学指标对其进行危险分层。TIMI危险分层仍然是较为实用的危险分层(表11-4-2、图11-4-3)。

TIMI危险评分与NSTE-ACS患者主要不良心血管事件的发生密切相关。TIMI ⅡB研究和ESSENCE试验的两组独立患者验证了TIMI危险评分的有效性。其中TIMI ⅡB研究证明，不良心血管事件的发生率随着TIMI评分的增高而明显升高(图11-4-3)。

表 11-4-2　NSTE-ACS 患者的 TIMI 危险评分

变　　量	分 值
年龄≥65 岁	1
≥3 项冠心病危险因素(如冠心病家族史、高血压、高胆固醇血症、糖尿病或吸烟等)	1
已知有冠心病史(冠状动脉狭窄 50%以上)	1
心电图 S-T 段改变>0.05 mV	1
近 24 h 内有严重的心绞痛发作(≥2 次)	1
近 7 d 内有口服阿司匹林史	1
心肌损伤标记[肌钙蛋白 I 或肌钙蛋白 T]升高	1

注：低危(0～2 分)，中危(3～4 分)，高危(5～7 分)。

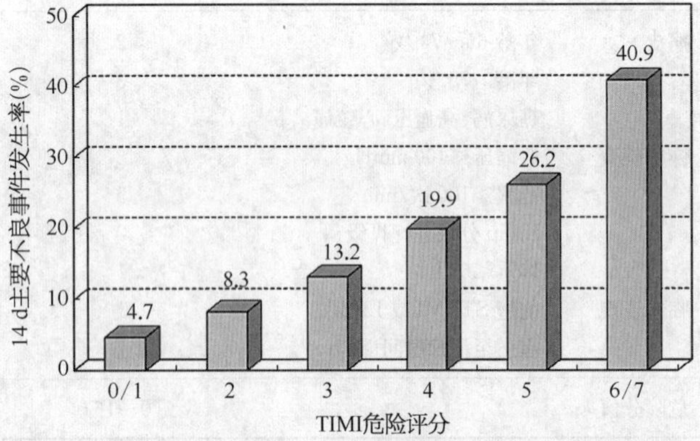

图 11-4-3　不同 TIMI 危险评分的非 S-T 段抬高型 ACS 患者 14 d 主要不良事件(如死亡、心肌梗死、紧急血运重建)的发生率

三、治疗

ACS 虽然包括多种不同的临床类型，但冠心病急性发病的情况在治疗上有许多共同之处，因此从治疗角度去归类进行评述更容易理解和掌握 ACS 的临床治疗。

(一) ACS 的药物治疗

1. 溶栓治疗　大规模临床试验已证实对于 S-T 段抬高型 MI 溶栓治疗有肯定的临床疗效，而对于非 S-T 段抬高型 ACS 上述标准溶栓治疗不仅无益反而有害，因此标准溶栓治疗目前仅用于 S-T 段抬高型 MI 患者。

(1) 溶栓治疗的时间窗：根据动物实验研究，从冠状动脉完全闭塞到所供血区域内心肌透壁性坏死大约需要 6 h。而对于 S-T 段抬高型 MI 患者，其闭塞性血栓形成的早期血栓多呈动力性变化，以至于闭塞的血管经常出现短时间的开放现象，因此大大延缓了心肌发生坏死的时间。大规模、随机、双盲临床试验显示，与安慰剂比较在 AMI 发病 12 h 内进行溶栓治疗可明显降低其病死率，而且溶栓治疗越早，临床受益越大；而在 12～24 h 进行溶栓治疗则两组比较其病死率无显著性差异。对于发病时间在 12～24 h 患者仍有明显的胸痛症状，或此期间 S-T 段抬高有动态改变者(即抬高的 S-T 段曾有短时间的恢复)仍可考虑溶栓治疗。

(2) 溶栓治疗的药物：目前国内临床上常用的溶栓剂有重组组织型纤溶酶原激活剂(t-PA)、基因重组纤溶酶原激活剂(rt-PA)及尿激酶或链激酶等。后两种溶栓药物较便宜，在基层医院应用较多。目前国际上使用的 TNK-tPA 为新型 t-PA 制剂，通过改变 t-PA 的部分结构使其半衰期明显延长，对纤维蛋白亲和力更佳，该药可采用一次性静脉注射的溶栓方法，不需要持续静脉滴注，应用方便，再通率高，已被广泛采用，我国已生产出 TNK-tPA。

上述溶栓剂的使用剂量及注意事项见急性心肌梗死溶栓治疗的相关章节。

(3) 溶栓治疗期间的辅助抗凝治疗：溶栓治疗期间和溶栓治疗后，辅助肝素治疗的方法因溶栓剂的不同而不同。尿激酶和链激酶为非选择性的溶栓剂，对全身纤维蛋白原降解极为明显，溶栓期间常测定不到血浆纤维蛋白原含量。故在溶栓治疗后短时间内(6～12 h)不存在再次血栓形成的可能，对于上述溶栓治疗有效即血管再通的 AMI 患者，可于溶栓治疗 6～12 h 后开始给予低分子量肝素皮下注射，以预防再次血栓形成。对于溶栓治疗失败的 AMI 患者，辅助抗凝治疗则无明显临床益处。t-PA 等为选择性的溶栓剂，溶栓期间该药对全身纤维蛋白原降解作用较弱，故溶栓使血管再通后仍有再次血栓形成的可能，因此在溶栓治疗的前后均应给予充分的肝素治疗，根据 ASSENT-2 和 ASSENT-3 试验的结果，亦可选择低分子量肝素(LMWH)替代普通肝素治疗 S-T 段抬高型 AMI，其临床疗效是相同的。

(4) 溶栓治疗的适应证和禁忌证

1) 溶栓治疗的适应证：① S-T 段抬高型 AMI 患者，诊断依据临床症状和心电图。② AMI 发病在 12 h 内，对于在 12～24 h 仍有持续性胸痛的患者或发病期间有短暂的胸痛缓解或抬高的 S-T 段短暂恢复正常的患者。③ 对于年龄>75 岁的 AMI 患者，溶栓治疗增加脑出血的并发症，故是否溶栓治疗需权衡利弊，如患者为广泛前壁 AMI，具有很高的心源性休克和死亡的发生率，溶栓治疗获益大，在无条件行急诊介入治疗的情况下仍应进行溶栓治疗。反之，如果患者为下壁 AMI，血流动力学稳定时可不进行溶栓治疗。

2) 溶栓治疗的禁忌证：① 有活动性脏器出血的患者(如胃肠道出血)。② 有出血性血液系统疾病的患者。③ 入院时血压>170/100 mmHg 者。④ 近期有头部创伤或 1 个月内做过大手术者。⑤ 有出血性脑卒中史者。⑥ 严重肝、肾功能损害者。⑦ 严重恶病质的患者，如癌症晚期等。

(5) 溶栓治疗与急诊 PCI 相结合：急诊 PCI 虽然能迅速开通梗死相关动脉(IRA)，但由于 PCI 手术为创伤性，需要在 X 线下完成，其准备时间最快也需要 30～60 min，若患者发病在夜间，则拖延时间更长。一般而言，急诊 PCI 治疗拖延>2 h，其疗效并不明显优于即刻溶栓治疗，故目前美国和欧洲 AMI 治疗指南中明确规定若急诊 PCI 不能在患者到达医院的 90 min 内完成，溶栓治疗应为首选治疗，而不应该一味地等待急诊 PCI。对于 AMI 而言，时间就是心肌，为能尽快开通 IRA，已有将溶栓和急诊 PCI 治疗相结合的临床尝试，如 1999 年完成的 PACT 试验，该试验将 AMI 患者随机分为两组，一组是 AMI 患者一到急诊室即开始 rt-PA50 mg 静脉溶栓，随之急送导管室行 PCI 治疗；另一组为直接 PCI 组，冠状动脉造影结果显示前者介入治疗前 TIMI 3 级血流比例明显高于直接 PCI 组(33%比 15%，$P<0.01$)，这些早期达到 TIMI 3 级血流的患者

1个月后左心室射血分数(LVEF)指标亦明显高于直接PCI组(62.4%比57.9%,$P<0.01$),上述研究结果提示溶栓与PCI治疗相结合是可行的,至少可使20%左右的AMI患者在早期溶栓治疗中获益。近年来,由于TNK-tPA的问世(该药半衰期明显延长,可采用静脉一次性注射,不需要持续静脉滴注),院前溶栓成为可能,如CAIIM试验入选840例S-T段抬高型AMI患者,一组采用院前溶栓的方法,即在患者家中给予TNK-tPA一次性静脉注射(5 mg/kg)然后送往医院,另一组则行急诊PCI治疗。研究结果显示两组30 d死亡率无明显差异,提示院前溶栓治疗可明显减少患者住院期间的死亡率。

然而根据ASSENT-4临床试验,院前溶栓组有较高的死亡率故该试验提前终止。因此,院前溶栓是否可行仍存在较大的争议。

2. 抗血小板和抗凝血酶治疗

(1) 抗血小板药物:在正常条件下,血小板以分散状态在血管内运行,当血管损伤、血流改变或受到化学物质刺激时,血小板可发生4种彼此关联的反应,即形态改变、黏附、聚集和释放。在上述4种关联反应中,黏附是诱发血小板聚集的关键,而血小板聚集时则产生释放反应,因此抑制或拮抗血小板的黏附和聚集反应是防止血栓形成的关键环节。近年来,在探讨抑制血小板黏附方面进展不大,主要集中在竞争性拮抗vWF受体的药物研究上。而进展最快的是抑制血小板聚集的药物研究。抑制血小板聚集的环节有多种,概括起来有花生四烯酸系统、ADP系统、环核苷酸系统和受体拮抗剂系统等。

1) 环氧化酶抑制剂:阿司匹林(aspirin),又称乙酰水杨酸,其作用机制是使血小板内氧化酶的活性部位乙酰化,使环氧化酶失活,从而抑制血栓烷A_2(TXA_2)生成,后者是血小板聚集强诱导剂。阿司匹林的这种抑制作用是持久不可逆的,一次用药其抑制作用可持续近7 d,直到骨髓巨噬细胞产生新的血小板才能重新合成TXA_2。但由于更新10%的血小板即可使血小板功能低下的状态恢复,故仍需每日服用才能维持疗效。虽然阿司匹林也能抑制血管内皮细胞内的环氧化酶使前列环素(PGI_2)生成减少,但此抑制作用的持续时间明显短于对血小板的环氧化酶的抑制时间。最近研究发现阿司匹林除上述作用外,还可通过影响白细胞与血小板的相互作用促使白细胞抑制凝血酶,ADP和肾上腺素诱导的血小板聚集,增加游离钙浓度以及cGMP和NO的水平。这一发现为阿司匹林抗血小板、抗栓机制增添了新的内容。

阿司匹林最常见的不良反应是对胃肠道的刺激作用,患者感到上腹部不适,剂量越大,反应越强。少数患者可发生消化道出血,故对患有活动性溃疡的患者是禁忌的。个别患者还可产生过敏反应,如出现荨麻疹、血管神经性水肿和皮炎等。

阿司匹林在临床上用于预防血栓形成已取得良好的疗效,在心肌梗死一级预防、二级预防及不稳定型心绞痛的多中心、随机、双盲研究中均已证实阿司匹林可明显降低心肌梗死或再梗死的发生率,有效降低总死亡率。因此,阿司匹林已作为冠心病患者的常规用药。

关于阿司匹林使用剂量的问题,目前已有较为一致的看法:① 冠心病患者作为长期预防性用药阿司匹林宜采用小剂量50~150 mg/d。② 小剂量阿司匹林的优点除可减少不良反应外,更重要的是能最大限度地保持血管壁合成PGI_2的能力而增加抗栓效果,但缺点是延迟达到抑制TXA_2生成的稳定状态。因此,对于已有明确血栓形成倾向的患者如ACS,应先给予较大剂量(300 mg/d),以便迅速抑制血小板激活状态,1~3 d后可考虑改为小剂量维持治疗。③ 冠心病患者服用阿司匹林的最高剂量应在300 mg/d左右,超过此剂量并不增加临床抗栓疗效,反而明显增加其不良反应。而最低剂量不宜<50 mg/d,因目前尚无令人信服的资料证明低于此剂量在临床抗栓方面仍然有效。

2) ADP受体拮抗剂

A. 噻氯匹定(ticlopidine):又称抵克立得,主要抑制由ADP诱发的血小板聚集,对胶原、凝血酶、花生四烯酸和肾上腺素等诱导的血小板聚集亦有抑制作用,但强弱不一。除以上作用机制外,该药可能参与抑制血小板膜与纤维蛋白原的亲和力,并有激活腺苷酸环化酶使血小板内CAMP增加的作用。因此它是较强的血小板聚集抑制剂,临床上可作为阿司匹林的替代药物。由于此药物的不良反应相对较多,目前已被氯吡格雷药物所替代。

B. 氯吡格雷(clopidogrel):是近年来合成的新一代不可逆ADP受体拮抗剂,化学结构同噻氯匹定。该药通过抑制ADP与其血小板受体的结合,防止ADP介导的GPⅡb/Ⅲa受体活化和继发纤维蛋白原与GPⅡb/Ⅲa受体的结合。目前一些临床试验研究显示,氯吡格雷比阿司匹林抑制血小板聚集的能力更强,耐受性更好,而且不良反应更低,特别是颅内出血的发生率明显低于阿司匹林,该药也不会引起使用噻氯匹定可能发生的中性粒细胞和血小板减少的不良反应,已成为噻氯匹定的替代药物。氯吡格雷口服后迅速吸收,单剂口服75 mg后2 h血小板聚集即受抑制,每日口服1次在3~7 d后即达到稳定状态。对于ACS患者可采用负荷剂量的方法,首剂口服300~600 mg,此后每日75 mg维持。CAPRIE试验比较了氯吡格雷和阿司匹林在降低冠心病患者缺血事件(心肌梗死、缺血性脑卒中和血管性死亡)的临床疗效,结果显示氯吡格雷与阿司匹林均可明显降低血管性事件的危险性(与安慰剂比较),而氯吡格雷在阿司匹林降低相对危险性达25%的基础上,还能进一步降低相对危险8.7%。Cure和Credo试验均显示,采用阿司匹林联合氯吡格雷与单用阿司匹林相比较可明显降低非S-T段抬高型ACS患者和冠心病介入治疗患者心脏事件的发生率。根据这两个研究结果,2002年美国和欧洲指南中建议对于非S-T段抬高型ACS患者不论是否行介入治疗,阿司匹林加氯吡格雷均为常规治疗,至少联合应用9个月(Ⅰ类适应证)。

C. 普拉格雷(prasugrel):是第三代血小板ADP受体不可逆的阻滞剂,与氯吡格雷相同它也需要经肝脏CYP 3A4代谢后发挥作用。TIMI 38临床试验显示,与氯吡格雷组比较普拉格雷组的主要终点事件显著降低(9.9%比12.1%,$P=0.0004$),但TIMI严重出血的发生率显著增高(2.4%比1.8%,$P=0.03$)。因此,目前应用普拉格雷替代氯吡格雷仅适用于出血风险低的ACS患者。

D. 替格瑞洛(ticagrelor):是近年来推出的一种可逆性ADP受体拮抗剂,无须代谢可直接起效,血浆半衰期约为7 h。PLATO试验显示,与氯吡格雷比较替格瑞洛在ACS临床疗效方面明显优于后者,因此2011年ESC指南规定替格瑞洛作为抗血小板治疗的Ⅰ类推荐药,证据级别为B级,但替格瑞洛每日需给药2次。

3）血小板膜糖蛋白Ⅱb/Ⅲa（GPⅡb/Ⅲa）受体拮抗剂：在近年来研究较多，该药可阻断血小板聚集的最终环节，即阻断纤维蛋白原与GPⅡb/Ⅲa受体的结合，被认为是现今最强的抗血小板聚集的药物。依其化学结构的不同本药可分为以下3类。

A. 阿西单抗（reopro，abciximab）：是最早应用于临床的GPⅡb/Ⅲa受体拮抗剂，本药为GPⅡb/Ⅲa受体的单克隆抗体，通过占据Ⅱb/Ⅲa受体的位置而阻断血小板聚集反应，动物实验显示阿西单抗可明显抑制血小板聚集，但不影响血小板黏附，对血栓的形成、溶栓后血栓再闭塞均有明显的抑制作用，本药为静脉制剂，多用于冠心病介入治疗前，特别是用于急诊介入治疗前。

B. 整合素（integrilin，eptifibatide）：是一类含有GPⅡb/Ⅲa受体识别序列的低分子多肽。IMPACT Ⅱ临床试验显示，入选的4 010例择期或紧急介入治疗（PCI）患者，术后24 h和30 d复合心脏事件的发生率应用整合素组较安慰剂组分别降低31.3%和21.6%。其后PURSUIT试验增加了整合素的用量，显示了更佳的临床效果。

C. 替罗非班（tirofiban）：为肽衍生物，其药理性质与整合素相似，RESTORE试验观察了其对发病72 h内ACS患者接受PCI治疗的影响，用药方案为静脉注射10 mg/kg后滴注0.15 μg/（kg·min）持续36 h，结果术后第2日和第7日心脏终点事件（死亡、AMI）分别下降38%和27%，但术后30 d两组无显著差别。以上3种GPⅡb/Ⅲa受体拮抗剂主要用于介入治疗的患者，特别是用于ACS患者急诊PCI可明显减少急性和亚急性血栓形成的发生率。然而Heart Ⅱ试验显示，若将静脉GPⅡb/Ⅲa受体拮抗剂的适应证放宽至全部ACS患者，其疗效与阿司匹林安慰剂组相比无明显差异，故目前认为其静脉制剂仅限于介入治疗的患者和部分高危的ACS患者。

4）环核苷酸系统

A. 双嘧达莫（dipyridamole）：又称潘生丁，能扩张血管，最早用于抗心绞痛治疗，20世纪60年代人们发现它具有抗血小板作用。双嘧达莫抑制血小板功能的机制主要有3个方面：① 抑制cGMP特异的磷酸二酯酶活性，使cAMP水平增高。② 抑制血管内皮细胞和红细胞对腺苷的摄取，增加血浆腺苷浓度，后者可通过激活腺苷酸环化酶，使血小板内cAMP水平增加而抑制血小板聚集。③ 增强内源性PGI_2活性，双嘧达莫口服可迅速被吸收，2 h血药浓度达高峰，其血浆半衰期为2～3 h，故需每日口服3～4次。由于其抑制血小板功能作用的强弱与其剂量大小密切相关，口服剂量400 mg/d以上，临床上有明显的抗血小板聚集的作用。由于应用较大剂量双嘧达莫时可产生心肌窃血现象，对冠心病患者不利，临床使用剂量很少达到400 mg/d，故该药一般不作为一线抗血小板药。双嘧达莫的主要不良反应有头痛、眩晕、胃肠道症状，停药后很快消失。

B. 西洛他唑（cilostazol）：又称培达，是近年来新合成的抗血小板药物，产于日本，主要通过选择性阻断磷酸二酯酶Ⅲ而增加血小板内cAMP的浓度，因而抑制血小板聚集，同时本药也显示有血管扩张作用，一些动物实验表明本药亦有抑制血管内膜增生的作用，近年来的一些研究显示阿司匹林＋西洛他唑与阿司匹林＋噻氯匹定在介入治疗中预防急性和亚急性血栓方面有同等的疗效，可作为噻氯匹定的替代药物。在动物实验中与阿司匹林比较，本药有明显的抑制内膜增生、减少介入术后的再狭窄作用，然而后者的作用尚未得到临床证实。西洛他唑口服吸收迅速，口服后3～4 h达峰浓度，血浆半衰期为2.2 h，口服剂量为100 mg，每日2次，以上剂量服用不会产生蓄积作用，本药的主要不良反应为头痛、心悸、水肿和一些消化道不适症状等。

（2）抗凝血酶治疗：肝素的主要抗凝作用依赖于抗凝血酶Ⅲ，当该物质水平降低时肝素的作用随之减弱。肝素为静脉制剂，应用时需要静脉滴注，并根据每4～6 h监测aPTT或ACT调整应用剂量，故应用肝素并不方便。近些年来低分子量肝素已广泛使用于临床，低分子量肝素主要作用于血浆活化的因子Ⅹ，使其灭活，作用强度是普通肝素的2～4倍，由于阻断活化的第Ⅹ因子较阻断凝血酶在抗血栓方面更有效，故更推崇使用低分子量肝素替代普通肝素。已有证据表明低分子量肝素皮下注射与普通肝素静脉滴注比较在降低UA患者的心脏事件方面有更优或相同的疗效（Essence TIMI ⅡB，FRAXIAS试验），故可采用低分子量肝素替代普通肝素。目前已有一些临床试验（ASSENT 2 & 3）显示这种替代也适合于AMI患者。

根据OASIS-5的临床试验结果，人工合成的抗活化的Ⅹ因子药物磺达肝癸钠（fondaparinux）在非S-T段抬高型ACS患者抗凝治疗的疗效方面明显优于低分子肝素（依诺肝素），故目前指南已推荐该药物为首选的抗凝治疗药物。比伐卢定（bivalirudin）为特异性凝血酶拮抗剂，其抗栓的临床疗效明显优于肝素＋GP Ⅱb/Ⅲa受体拮抗剂，由于本药无肝素所致的血小板减少并发症，目前已主张应用本药替代肝素用于介入治疗。

3. 其他药物治疗

（1）硝酸酯类药物：主要作用机制是通过最终释放一氧化氮（NO）起到松弛血管平滑肌的作用，其扩张静脉的作用大于扩张动脉的作用，静脉扩张可明显减轻左心前负荷，降低心肌氧耗量，动脉扩张可降低左心后负荷，降低心肌氧耗量。对冠状动脉扩张的作用取决于狭窄程度，如果狭窄＜90%，冠状动脉的扩张可明显增加前向血流，狭窄部位亦相应扩张；如果狭窄≥90%，缺血区的血流改善主要来自侧支血流的增加。

临床上常用的硝酸酯类药物为硝酸甘油、硝酸异山梨酯（消心痛）和5-单硝酸异山梨酯。硝酸甘油分为片剂和针剂，前者主要用于心绞痛发作时含服，后者主要用于预防心绞痛发作。对于S-T段抬高型MI，硝酸甘油静脉滴注不作为常规治疗，主要用于那些持续性严重胸痛伴有高血压和反复缺血发作的患者，下壁心肌梗死特别是合并右心室梗死伴低血压时硝酸甘油静脉滴注是禁忌的，对于非S-T段抬高型ACS硝酸甘油静脉滴注可作为常规治疗，除个别合并低血压或心源性休克外，硝酸甘油静脉滴注的维持剂量一般在10～30 μg/min，最大剂量不超过100 μg/min。持续静脉滴注24～48 h即可，不宜过长以免产生耐药性而降低疗效。口服制剂中硝酸异山梨酯为短效口服制剂，有效作用时间可持续4 h。5-单硝酸异山梨酯为中长效制剂，有效作用时间可持续8 h，其缓释剂型的持续作用时间为12～17 h不等，取决于制剂工艺。硝酸酯类药物的口服制剂主要用于控制和预防心绞痛的发作。硝酸异山梨酯常用剂量为10～30 mg，每日3～4次；5-单硝酸异山梨酯20～

40 mg/次，每日 2 次；其缓释剂量为 40～60 mg/d，每日 1 次为宜。对于劳力性心绞痛患者，可采用硝酸异山梨酯 15～30 mg/次，每日 3～4 次；5-单硝酸异山梨酯 20～40 mg/次，每日 2 次，不宜采用硝酸异山梨酯 8 h 1 次和 5-单硝酸异山梨酯每 12 h 1 次的给药方法，因为这种服药方法不能有效地控制心绞痛发作，还容易产生耐药性。对于白天和夜间均有发作的患者采用消心痛每 6 h 1 次，并以 3 时、9 时、15 时、21 时服药最佳，5-单硝酸异山梨酯缓释剂型主要用于稳定劳力性心绞痛患者。

(2) β受体阻滞剂：主要作用机制是通过阻断心脏、血管及支气管等器官细胞膜上的β受体，从而阻断交感神经兴奋所产生的儿茶酚胺类物质对上述器官的作用，起到减慢心率、降低血压、减弱心肌收缩力而达到显著降低心肌氧耗量的目的。

第一代β受体阻滞剂以普萘洛尔(propranolol，心得安)为代表，具有非选择性抑制 β_1 受体和 β_2 受体的作用，由于其对 β_2 受体的阻断不宜用于有支气管痉挛和哮喘的患者，也不宜用于变异型心绞痛患者。第二代β受体阻滞剂具有选择性阻断 β_1 受体的作用，故对支气管哮喘患者的影响相对较小，其代表药物有美托洛尔(metroprolol)、阿替洛尔(atenolol)和比索洛尔(bisoprolol)，在选择性阻断 β_1 受体的程度上，比索洛尔选择性最强，其次是阿替洛尔，美托洛尔选择性较弱。这些药物主要用于治疗冠心病劳力性心绞痛和高血压患者，开始从小剂量用起，常用剂量：美托洛尔 25～200 mg/d，分 2～3 次口服；阿替洛尔 12.5～100 mg/d，分 2 次口服；比索洛尔 5～10 mg/d，一次顿服。第三代β受体阻滞剂以卡维地洛(carvediolol)为代表，除具有β受体阻滞作用外，对于α受体也有阻滞作用，可用于治疗高血压、冠心病心绞痛，对于左心功能不全的患者亦有逆转左心室重构、改善左心功能的作用，使用剂量宜从小剂量(如 6.25 mg)开始，逐渐增加至 25～50 mg/d，对有支气管哮喘的患者不宜使用。

β受体阻滞剂的主要禁忌证为严重窦性心动过缓、病态窦房结综合征、房室传导阻滞、明显低血压及慢性阻塞性肺疾病和支气管哮喘的患者。β受体阻滞剂在 ACS 治疗中的作用已被充分肯定，不稳定型心绞痛患者使用β受体阻滞剂可明显改善患者症状，减少心肌缺血和 AMI 的发生率，AMI 患者服用该药可减少梗死面积，降低 AMI 急性期的病死率(减少心脏破裂和室颤发生率)，故对于 AMI 目前推荐早期使用(发病 24 h 之内)，除非患者合并中重度左心衰竭或房室传导阻滞，凡无β受体阻滞剂禁忌证的患者，AMI 二级预防中β受体阻滞剂可长期服用。

(3) 钙通道阻滞剂：主要阻滞心肌和血管细胞膜上的钙通道，干扰钙离子内流，降低细胞内钙离子水平，心肌细胞钙离子内流减少导致心肌收缩力减弱，平滑肌细胞钙离子内流减少导致平滑肌松弛，血管扩张血压下降。临床上常用的钙通道阻滞剂有硝苯地平、地尔硫䓬和维拉帕米，常用的剂量为硝苯地平 10～20 mg、地尔硫䓬 30～60 mg、维拉帕米 40～80 mg，均为每日 3～4 次。上述 3 种常用的钙通道阻滞剂除有共同的作用机制外，各自具有相应的特点，硝苯地平主要作用于血管平滑肌导致血管扩张、血压降低，主要用于治疗高血压和冠心病患者，对于由血管痉挛所致的变异型心绞痛亦有特效，当应用于后者时亦采用每 6 h 1 次的给药方法。地尔硫䓬亦有较强的松弛血管平滑肌的作用，同时可通过减少窦房结细胞的钙离子内流而起到减慢心率的作用，故本药多用于冠心病心绞痛的治疗，对于劳力型、混合型或变异型心绞痛均有良好的效果，对于劳力性心绞痛患者可采用每日 3～4 次口服，对于混合型或变异型心绞痛宜采用每 6 h 1 次。维拉帕米主要作用于窦房结和房室结细胞的钙离子内流，使窦房结和房室结自律性下降，达到减慢心率和降低传导的作用，除用于治疗冠心病心绞痛外，主要用于治疗快速性室上性心动过速等。

钙通道阻滞剂的不良反应依不同钙通道阻滞剂而有所不同，硝苯地平的主要不良反应是低血压、心悸、头晕、双踝水肿等，地尔硫䓬和维拉帕米的主要不良反应是心动过缓、房室传导阻滞和加重左心功能不全等。

(4) 血管紧张素转换酶抑制剂(ACEI)：肾素-血管紧张素系统是由肾素、血管紧张素及其受体构成，其主要的生理功能是促进醛固酮释放、增加血容量、收缩血管、升高血压。ACEI 广义上包括抑制血管紧张素转换酶和抑制血管紧张素Ⅱ受体 1 (AT_1)两类。ACEI 的基本作用机制是减少血管紧张素Ⅱ(AngⅡ)的生成，从而减弱血管紧张素Ⅱ的缩血管效应，达到舒张血管和降低血压的作用。除上述作用外，ACEI 还有逆转心肌肥大、抑制左心室重构、改善左心衰竭的作用。对胰岛素依赖性糖尿病肾病亦有效。临床和动物实验显示，本药还有保护内皮细胞、防治动脉粥样硬化的作用。

ACEI 主要用于治疗高血压、各种原因的充血性心力衰竭，包括 AMI 伴发左心功能不全、心肌肥厚等。常用的 ACEI 有：① 卡托普利(captopril，开博通)，使用剂量为 12.5～50 mg，每日 2 次。② 依那普利(enalapril)，应用剂量为 10～20 mg，每日 1 次。③ 苯那普利(benazepril，洛汀新)，应用剂量为 5～20 mg，每日 1 次。④ 赖诺普利(lisinopril)，应用剂量为 5～20 mg，每日 1 次。⑤ 西拉普利(cilazapril，一平苏)，应用剂量为 2.5～5 mg，每日 1 次。⑥ 福辛普利(monopril，蒙诺)，应用剂量为 5～20 mg，每日 1 次。AT_1 拮抗剂有：① 氯沙坦(losartan，科素亚)，应用剂量为 50～150 mg，每日 1 次。② 缬沙坦(valsartan，代文)，应用剂量为 80 mg，每日 1 次。③ 厄贝沙坦(irbesartan，安博维)，应用剂量为 25～150 mg，每日 1 次。

ACEI 主要不良反应为无痰干咳，发生率为 5%左右，对有肾动脉狭窄患者可引起肾功能损害，血钾升高，特别是在肾功能不全的患者同时服用保钾利尿剂时；对有糖尿病患者有降血糖作用。其他非特异性不良反应有恶心、腹泻、头痛、头晕、疲倦和皮疹等。AT_1 拮抗剂与 ACEI 在治疗高血压和心力衰竭方面有相同或相似的疗效，不同的是 AT_1 拮抗剂不抑制 ACE，因而不产生缓激肽等引起咳嗽的物质，故在不能耐受 ACEI 引起咳嗽的患者应改用 AT_1 拮抗剂，但另一方面 ACEI 在阻止 AngⅡ产生的同时，也阻断了缓激肽灭活途径，从而增强了缓激肽通过诱导生成 NO 和前列腺素的心血管保护作用，这方面的有益作用又是 AT_1 拮抗剂所缺乏的，目前已有将 AT_1 和 ACEI 联合应用治疗心力衰竭产生有益疗效的报道(Val-HeFT 试验)。

ACEI 在 ACS 治疗中的作用也得到肯定，SAVE 研究是第一个评估 ACEI 治疗 AMI 的随机、双盲、安慰剂对照研究，入选 EF≤40%的 AMI 患者，心肌梗死 3 d 后开始使用 ACEI，用药期为 2～5 年，最终结果显示总死亡率降低 19%，心血管病死率下降 21%，SAVE 研究以后又有许多临床研究(AIRE、TRACE、AMILE、GISSI 和 ISIS……)进一步证实 ACEI 在

AMI治疗中的有益作用。目前趋向的意见是AMI患者特别是前壁心肌梗死患者或AMI伴有明显左心功能不全的患者，只要收缩压>100 mmHg应尽早(发病24 h内)使用ACEI，开始可先使用小剂量，如卡托普利以6.25 mg开始，此后酌情逐渐增加剂量，维持治疗几个月甚至几年均可。ACEI在AMI治疗中的有益作用主要表现为改善AMI后的左心室重构，降低左心衰竭的发生率，从而减少总死亡率，故对于下壁心肌梗死伴良好的左心功能的患者不必长期服用ACEI。

(5) 降血脂治疗：高胆固醇血症在动脉粥样硬化的发生与发展中占有十分重要的地位，尤其是冠状动脉，大量的循证医学研究证实降低胆固醇可明显减缓冠状动脉粥样斑块的进展，稳定斑块，从而明显减少冠心病患者心脏事件的发生率。

近年来相继又有一些临床试验问世，如HPS、PROSPER、ALLHAT-LLT、ASCOT-LLA和PROVEIT-TIMI22试验。HPS研究主要针对糖尿病患者，对于合并糖尿病的冠心病患者其强化降脂治疗可明显减少心血管疾病的发生率，因此对此类患者降脂治疗的选择目标为LDL-C<1.82 mmol/L(70 mg/dl)是十分合理的。ASCOT研究提示对于LDL-C水平在2.60～3.354 mmol/L (100～129 mg/dl)的中高危患者，降脂治疗使LDL-C降低至2.6 mmol/L以下则有明显的临床益处。此外PROVIT试验对比应用普拉固(40 mg)和阿托伐他汀(80 mg)治疗ACS患者的临床疗效，研究结果显示对于高危的冠心病患者强化降脂治疗较温和降脂治疗显著降低心脏事件的发生率，然而对于LDL-C < 3.25 mmol/L (125 mg/dl)的患者上述强化降脂治疗与温和降脂治疗比较，在心脏事件的发生率方面无显著差异。根据以上5个试验研究结果，2004年7月美国心肺血研究所和美国心脏病协会对ATPⅢ指南进行了修订(表11-4-3)，对高危冠心病患者，包括患有陈旧性心肌梗死、稳定型或不稳定型心绞痛，冠心病血管重建的患者(PCI和CABG术后)和有明确心肌缺血证据的患者，更强调强化降脂治疗。强化降脂治疗的目标：① 使原有的LDL-C水平至少降低30%。② LDL-C<1.82 mmol/L (70 mg/dl)为治疗的选择目标。为了达到以上降脂要求，现有降脂药物中主要选择辛伐他汀、阿托伐他汀及瑞舒伐他汀，对于合并高三酰甘油血症[三酰甘油≥2.2 mmol/L(200 mg/dl)]的高危冠心病患者还主张合并使用贝特类或烟酸类药物。对于中高危患者[指具有2个或2个以上冠心病危险因素的患者，危险因素包括：吸烟、高血压、糖尿病、低HDL-C<1.04 mmol/L(40 mg/dl)]和早发冠心病家族史。血浆LDL-C在2.60～3.354 mmol/L(100～129 mg/dl)可首先选择改变生活方式(TLC)，包括减肥、多活动和减少胆固醇摄入等，如果LDL-C水平仍不能降至<2.60 mmol/L(100 mg/dl)时，可再选择温和降脂治疗，如选择普伐他汀、氟伐他汀、血脂康等药物。

表11-4-3　ATP Ⅲ指南修订(2004年7月，Circulation)

项　目	LDL-C目标 [mmol/L(mg/dl)]	药物治疗 [mmol/L(mg/dl)]
高危：CHD或等危症	推荐目标<2.60(100) 选择目标<1.82(70)	≥2.60(100)
中高危：2个或2个以上危险因素	推荐目标<3.38(130)* 选择目标<2.6(100)	≥3.38(130)
低危：0～1个危险因素	推荐目标<4.16(160)**	≥4.94(190)

注：*，2.60～3.354 mmol/L(100～129 mg/dl)。
**，>4.16 mmol/L(160 mg/dl)，应减肥、多活动、少摄入等。

他汀类药物的主要不良反应是胃肠道不适和一过性氨基转移酶升高，发生率约为2%，停药后氨基转移酶可恢复正常。极为少见的不良反应是横纹肌溶解症，严重者可致急性肾功能不全而危及生命，发生率<0.1%。贝特类药物中常见的有：非诺贝特，应用剂量为0.1 g，每日3次；力平脂(非诺贝特缓释胶囊)0.2 g，每晚1次，还有苯扎贝特(又称必降脂)和吉非贝齐(又称诺横、洁脂等)。

贝特类药物的不良反应主要表现为胃肠道不适，如便秘、腹泻和消化不良等症状，其次为皮肤瘙痒、皮疹、荨麻疹等，亦可出现一过性氨基转移酶升高等。

(二) ACS的介入治疗

1. S-T段抬高型AMI的介入治疗

(1) 直接介入治疗：根据Weaver等对10个直接介入治疗与溶栓治疗的随机对照试验(共2 606例AMI患者)的汇总分析，其30 d死亡率在直接介入治疗组显著低于溶栓治疗组(4.4%比11.9%，P<0.01)，而脑出血并发症直接介入治疗组亦明显低于溶栓治疗组(0.1%比1.1%，P<0.001)。因此目前已达到共识，对于S-T段抬高型MI应争取尽早行急诊介入治疗。此时急诊介入治疗只做梗死相关动脉(IRA)。

介入治疗有效治疗时间窗和溶栓有效治疗时间窗是一致的，AMI发病后12 h内开通IRA对改善患者预后都有益，发病在12～24 h，若患者仍然有胸痛症状或血流动力学不稳定，开通IRA的利仍大于弊，发病24 h后若患者血流动力学已稳定，此时行介入治疗不仅无益，反而有害。应特别强调一点，介入治疗优于溶栓治疗的前提是，从决定采用介入治疗而不是溶栓治疗的时刻开始到介入治疗开通IRA的时间必须在90 min内，若介入治疗不能保证在90 min开通IRA(准备时间太长或技术操作不熟练)介入治疗的疗效不会明显优于溶栓治疗的疗效，此种情况下应先进行溶栓治疗，然后再做介入治疗的准备工作，一旦准备工作做好，即刻开始介入治疗，如果介入治疗准备工作在90 min内很快完成，则不需等待溶栓治疗的结果。此种介入治疗被称为易化PCI治疗。

(2) 补救性介入治疗：指对于溶栓治疗未通的患者及时行介入治疗。Rescue临床试验对151例溶栓治疗失败的前壁梗死患者随机分为补救性介入治疗组和内科保守治疗组，结果表明补救性介入治疗组与内科保守治疗组比较30 d左心室射血分数明显高于内科保守治疗组(45%比40%，P=0.04)；死亡及NYHA心功能Ⅲ～Ⅳ级者明显低于内科保守治疗组(6.4%比16.6%，P=0.05)。因此，对溶栓治疗后仍有明显胸痛，S-T段抬高无明显回落，AMI的发病时间仍在12 h内，应尽快行补救性介入治疗。

(3) 溶栓治疗再通者介入治疗的选择：溶栓治疗使IRA开通达心肌梗死溶栓治疗临床试验TIMI 2～3级血流即为溶栓成功，然而TIMI 2级血流不仅再次血栓形成闭塞血管的概率大，而且梗死后心绞痛的发生率极高，因此当冠状动脉造影显示溶栓治疗达 TIMI 2 级血流时，也需即刻行补救性介入治疗。对于溶栓治疗已达 TIMI 3 级血流，无论 IRA 的残余狭窄程度如何，原则上不主张做介入治疗，其理由为：① 溶栓治疗成功后，随时间的推移，残余狭窄可进一步减轻。② 溶栓治疗达 TIMI 3 级血流血管残余狭窄为 90%时，再次发生血栓闭塞的概率为 5%左右，而此时行介入治疗发生无再流的概率为 10%～15%，明显高于血栓再闭塞的发生率。故此时行介入治疗（没有远端保护装置的保护）常得不偿失。

(4) 延期介入治疗：对于未行溶栓治疗或溶栓治疗未通者以及错过溶栓或急诊介入治疗的 AMI 患者，延期介入治疗是否有利，以及何时行介入治疗目前尚存在争议。早期的一些研究显示与内科保守治疗组相比，于 AMI 发病后的 2～7 d 进行介入治疗在降低患者的病死率、再梗死发生率及改善左心室功能方面并无益处，然而近年来的一些研究显示，如果适应证选择恰当，延期介入治疗仍是有价值的：① 有梗死后心绞痛或有无痛性缺血发作的患者，提示 IRA 已再通，但残余狭窄严重，介入治疗可缓解心绞痛和心肌缺血发作，减少 AMI 的再发率，改善患者近期及远期预后。② IRA 虽已完全闭塞，但远端已有侧支循环形成，提示梗死前 IRA 狭窄严重，介入治疗开通闭塞血管可减少心肌缺血和改善左心室功能。③ IRA 已完全闭塞，由于梗死时间短，IRA 远端未见侧支循环形成，但无室壁瘤征象，正电子断层显像(PET)或超声心动图检查提示有存活心肌时，介入治疗开通 IRA 可改善左心室功能和远期预后。

在何时进行延期介入治疗这个问题上，目前人们普遍认为在 AMI 发病 1 周后进行为妥，不主张在 AMI 发病 1 周内进行延期介入治疗，其理由是：① 延期介入治疗的目的不是为挽救急性缺血的心肌，不存在越早越好的观念。② AMI 发病后闭塞血管的血栓机化固定需要一定的时间，在血栓未机化固定以前行介入治疗，易造成血栓脱落致其他血管的血栓栓塞，而增加患者的病死率。③ AMI 发病的 1 周内病情尚不稳定，任何进一步缺血或发生介入治疗并发症均可使病情加重，甚至导致死亡。

2. 非 S－T 段抬高型 AMI 的介入治疗　对于非 S－T 段抬高型 AMI 是否均行急诊介入治疗(入院 48 h 内)目前尚无定论，根据中国医学科学院阜外心血管病医院对 104 例非 Q 波 AMI 的冠状动脉造影资料的分析，IRA 完全闭塞占 23.1%，而 TIMI 0～2 级血流占 60.1%，提示此类患者也存在再灌注治疗的问题，因此急诊介入治疗应采取更为积极的态度。我们的意见是首先进行危险分层。参照 2001 年国内 AMI 诊断治疗指南，非 S－T 段抬高型 AMI 可分为低危险组、中危险组和高危险组(表 11－4－4)。对于低危险组的患者急性期可行内科保守治疗，择期行冠状动脉造影或介入治疗。对于中、高危险组患者可行急诊介入治疗。

表 11－4－4　非 S－T 段抬高型 AMI 危险度分层

组　别	临床症状、体征
低危险组	无并发症，血流动力学稳定，不伴有反复缺血发作
中危险组	伴有持续性胸痛或反复发作心绞痛的患者：① 不伴有心电图改变或 S－T 段下降≤1 mm。② S－T 段下降>1 mm
高危险组	并发心源性休克、急性肺水肿或持续性低血压

3. 不稳定型心绞痛的介入治疗　1998 年，Melta 等 meta 分析显示早期介入治疗在预防非 S－T 段抬高型 ACS 患者心脏事件方面并不优于内科保守治疗。2001 年，TIMI 18 研究入选 2 220 例非 S－T 段抬高型 ACS 患者，研究结果显示早期介入治疗组在降低这些患者 6 个月复合终点事件(病死率、心肌梗死的发生率、再住院率)方面明显优于内科保守治疗组(15.9%比 19.4%，$P=0.025$)。以上研究结果的差异可能得益于支架技术的进展以及支架的广泛应用。如果对 TIMI 18 研究进行亚组分析则发现不稳定型心绞痛高危险组患者受益最显著，而低危险组患者在复合终点事件的发生率方面两组无显著性差异。故较为稳妥的策略是首先对不稳定型心绞痛患者进行危险度分层，对于不稳定型心绞痛低危险组的患者可先行内科保守治疗，择期行冠状动脉造影或介入治疗；对于中高危险组的患者，若药物治疗有效，介入治疗可放在病情稳定48 h 后进行。若出现以下情况应行急诊介入治疗：① 心绞痛反复发作，发作时 S－T 段下降≥1 mm，药物治疗不满意。② 心绞痛发作时间明显延长，超过 20 min，S－T 段持续压低，硝酸甘油不能缓解期其发作。③ 发作时伴有明显血流动力学不稳定，如血压低、心率慢或严重心律失常以及出现急性左心功能不全等。

参 考 文 献

1. 陈纪林，高润霖，杨跃进，等. 冠状动脉旁路移植术后桥血管病变介入治疗的临床疗效[J]. 中华心血管病杂志，2003，31：49.
2. 陈纪林. 无 S－T 段抬高的急性冠脉综合征的早期介入治疗策略[J]. 中国循环杂志，2003，18(2)：81.
3. 中华心血管病杂志编委会. 不稳定心绞痛诊断和治疗建议[J]. 中华心血管病杂志，2000，28：405.
4. Antman E M, Wiviott S D, Murphy S A, et al. Early and late benefits of prasugrel in patients with acute coronary syndromes undergoing percutaneous coronary intervention：a TRITON－TIMI 38 (Trial to Assess Improvement in Therapeutic Outcomes by Optimizing Platelet Inhibition with Prasugrel-Thrombolysis in Myocardial Infarction) analysis[J]. J Am Coll Cardiol, 2008, 51(21)：2028－2033.
5. Assessment of the Safety and Efficacy of a New Treatment Strategy with Percutaneous Coronary Intervention (ASSENT－4 PCI) investigators. Primary versus tenecteplase-facilitated percutaneous coronary intervention in patients with ST-segment elevation acute myocardial infarction (ASSENT－4 PCI)：randomised trial[J]. Lancet, 2006, 367(9510)：569－578.
6. Gibson C M, Pride Y B, Hochberg C P, et al. Effect of intensive statin therapy on clinical outcomes among patients undergoing percutaneous coronary intervention for acute coronary syndrome. PCI－PROVE IT：A PROVE IT－TIMI 22 (Pravastatin or Atorvastatin Evaluation and Infection Therapy－Thrombolysis In Myocardial Infarction 22) Substudy[J]. J Am Coll Cardiol, 2009, 54(24)：2290－2295.
7. Mehta S R, Tanguay J F, Eikelboom J W, et al. Double-dose versus standard-dose clopidogrel and high-dose versus low-dose aspirin in individuals undergoing percutaneous coronary intervention for acute coronary syndromes (CURRENT－OASIS 7)：a randomised factorial trial[J]. Lancet, 2010, 376(9748)：1233－1243.
8. Sabatine M S, Morrow D A, Giugliano R P, et al. Implications of

upstream glycoprotein Ⅱb/Ⅲa inhibition and coronary artery stenting in the invasive management of unstable angina/non-ST-elevation myocardial infarction: a comparison of the Thrombolysis In Myocardial Infarction (TIMI) ⅢB trial and the Treat angina with Aggrastat and determine Cost of Therapy with Invasive or Conservative Strategy (TACTICS)-TIMI 18 trial[J]. Circulation, 2004, 109(7): 874-880.

9. Sculpher M J, Lozano-Ortega G, Sambrook J, et al. Fondaparinux versus Enoxaparin in non-ST-elevation acute coronary syndromes: short-term cost and long-term cost-effectiveness using data from the Fifth Organization to Assess Strategies in Acute Ischemic Syndromes Investigators (OASIS-5) trial[J]. Am Heart J, 2009, 157(5): 845-852.

10. Steg P G, James S, Harrington R A, et al. Ticagrelor versus clopidogrel in patients with ST-elevation acute coronary syndromes intended for reperfusion with primary percutaneous coronary intervention: a Platelet Inhibition and Patient Outcomes (PLATO) trial subgroup analysis[J]. Circulation, 2010, 122(21): 2131-2141.

11. Stone G W, Witzenbichler B, Guagliumi G, et al. Heparin plus a glycoprotein Ⅱb/Ⅲa inhibitor versus bivalirudin monotherapy and paclitaxel-eluting stents versus bare-metal stents in acute myocardial infarction (HORIZONS-AMI): final 3-year results from a multicentre, randomised controlled trial[J]. Lancet, 2011, 377(9784): 2193-2204.

第五章　冠心病的溶栓和抗栓治疗

秦学文　袁晋青

第一节　溶栓治疗

急性心肌梗死(AMI)的溶栓治疗最早始于1959年，但由于疗效评价不明确，未引起医学界的关注。直至1978年，Rentrop等用链激酶经冠状动脉注射治疗急性S-T段抬高型MI(STEMI)并获得成功后，溶栓治疗才逐渐引起人们的广泛重视和开展，随后世界各国相继开展了AMI的溶栓治疗。大量临床试验研究证实了其疗效和安全性。1984年，陈在嘉等首先在国内成功地开始了经冠状动脉内注入链激酶治疗AMI，并继之开展静脉途径的溶栓治疗，随后在国内首次组织了AMI溶栓治疗对比研究的临床试验。

AMI的溶栓治疗是近30多年来冠心病治疗最重要的进展之一，这种治疗方法是集基础科学、临床医学和现代高科技技术于一体的典型范例，是发病机制研究、新型药物开发和多中心临床试验相结合的结晶。大量的临床试验结果显示，溶栓治疗能使血栓溶解，使堵塞的冠状动脉再开通，恢复梗死相关动脉血流，缩小心肌梗死面积，挽救存活心肌，保护左心功能，改善预后，降低病死率。近10余年急性心肌梗死直接经皮冠状动脉介入治疗(PCI)已被公认为STEMI患者再灌注治疗的主要策略，其疗效明显优于药物溶栓治疗。欧洲心脏病学会(ESC)2012版急性S-T段抬高型MI患者的诊治指南和中华医学会心血管病分会2010版急性S-T段抬高型MI诊断与治疗指南均建议直接PCI作为首选策略。近几年来，国外临床研究显示S-T段抬高型MI直接PCI从既往的12%增加到65%，而溶栓治疗从既往的37%下降到14%。国内S-T段抬高型MI直接PCI患者虽在逐年增加，但鉴于各种条件所限(医疗中心设备人员条件、患者认知、转运路径)，增加的幅度与我国AMI患病数量相差甚远。因此，目前经静脉途径的溶栓治疗仍然是国内大多数医院的AMI治疗手段。

一、溶栓治疗的病理生理学基础

正常生理情况下，血液中的有形成分并不与正常血管内皮发生相互作用，只有在血管内皮发生破损或功能障碍时，才会通过表面接触而诱发一系列复杂而有序的血栓形成过程。动脉血栓形成过程主要涉及血小板和凝血酶激活两个主要环节。当血管内膜损伤使内皮下胶原暴露于血液循环时，血小板才被激活，并黏附于内皮下破损处。然后通过血小板膜上黏附受体糖蛋白与损伤内皮释放的血管性血友病因子(vWF)结合，发生血小板黏附反应，释放血小板聚集诱导剂和合成血栓素A_2。这些物质都能促进血小板激活，吸引更多的血小板相互聚集。血小板聚集主要先通过其膜上GP Ⅱb/Ⅲa受体形成，活化的血小板GP Ⅱb/Ⅲa受体能与血浆中的黏附蛋白(纤维蛋白原和vWF)作用，最后形成富含血小板的血栓。在血管内皮受损的同时，凝血系统也被激活，通过血管内膜下组织胶原等激活因子Ⅻ和因子Ⅺ，通过释放的组织因子激活外源性凝血途径。两种途径共同激活因子Ⅹ，从而激活凝血酶。凝血酶也可以激活血小板，最终使纤维蛋白原转变为纤维蛋白，构成稳定的纤维网架结构，最终形成血栓。

血栓形成的过程和血栓溶解是对立的、动态的，也是同时进行的。在血栓形成的同时，循环中的纤溶系统也开始启动。组织型纤溶酶原激活物(t-PA)和单链尿激酶纤溶酶原激活物(scu-PA)是生理性纤维蛋白溶酶原激活剂，它们可使纤维蛋白溶酶原迅速激活成纤维蛋白溶酶，从而使纤维蛋白溶解。生理情况下这两种激活剂产生的纤维蛋白溶酶可与纤溶酶原抑制物(PAI)对抗，因此正常生理情况下人体纤溶系统处于低活性状态，即纤溶活性和抗纤溶活性处在一平衡的稳定状态。一旦这种平衡稳定状态被破坏，就会导致病理现象。简而言之，血栓形成和血栓溶解是对立统一的，如果血管局部损伤和激活效应超过自身的抗血栓形成能力，则会发生血栓形成；反之，如果对血栓形成的激活效应不是特别强，并且内在防御体系完整、抗血栓活性强时，将不可能发生临床上有意义的血栓形成。

纤维蛋白是血栓的主要结构和成分，一旦纤维蛋白被溶解，打破纤维蛋白的网架结构，完整的血栓就会崩解。目前临床上常用的各种溶栓药物都是主要通过把血栓中的纤维蛋白溶解，从而使血栓破解，堵塞的血管管腔再开通，达到恢复血流的目的。

血栓溶解过程的同时也可以激活血小板和凝血系统。引起这种状况的原因可能是血栓溶解后残留的附壁血栓表面存在纤维蛋白结合凝血酶；血栓内部激活的凝血酶结合到纤维蛋白或纤维蛋白降解产物上；血栓溶解时产生纤维蛋白溶酶激活凝血因子Ⅴ-血小板被溶栓剂直接激活或通过凝血酶或纤维蛋白溶酶间接激活，从而诱发血小板聚集。这些因素均可促进血栓再次形成，可以解释为何血栓溶解后又发生再堵塞现象，从而也为溶栓治疗后抗血栓治疗提供了理论依据。

急性冠状动脉综合征（ACS）中，急性S-T段抬高型MI是临床上最常见的动脉血栓性事件。据文献报道，90%以上的病例主要是由于冠状动脉发生斑块破裂后引起急性闭塞性血栓形成所致。STEMI冠状动脉内形成的血栓，头部主要为富含血小板的血栓，体部则主要由纤维蛋白和红细胞组成。不稳定型心绞痛（unstable angina，UA）和非S-T段抬高型MI（non-ST segment elevated myocardial infarction，NSTEMI）在发生粥样斑块破裂后继发血栓形成的程度差异很大。大量的临床研究证据表明，慢性反复发生斑块破裂及血栓形成是UA和非S-T段抬高型MI发生的主要原因，每次形成的血栓，不足以完全阻断冠状动脉血流。但是随着动脉粥样硬化的进展，斑块不断发生出血、破裂，也可使冠状动脉闭塞。另外，UA和非S-T段抬高型MI的发病机制还包括冠状动脉痉挛收缩、严重的固定性狭窄和动脉炎症等。中国医学科学院阜外心血管病医院对104例非S-T段抬高型MI冠状动脉造影显示，梗死相关动脉完全闭塞率为23%，急性闭塞率为10%～25%。UA患者和非S-T段抬高型MI患者血栓的成分与AMI不同，经皮血管镜检查常发现灰白色的非阻塞性血栓，这提示UA是一种由血小板介导的病变，血栓的主要成分是血小板和纤维蛋白。

二、溶栓治疗的适应证、时机和途径

（一）溶栓治疗的适应证和禁忌证

10余年来，急性心肌梗死的治疗又取得了重大进展。依据大量的国内外循证医学的临床试验结果，参考美国心脏病学院和美国心脏协会（ACC/AHA）2007年和2009年修订的AMI治疗指南，以及ESC 2008年公布的STEMI处理指南，并结合国内具体国情，中华医学会心血管病学分会、中华心血管病杂志编委会更新制定了2010版我国的AMI诊断和治疗指南。溶栓的适应证表述和2001版指南有明显差别，主要强调再灌注治疗的时间性。

中国急性S-T段抬高型MI诊断与治疗指南（2010版）内容如下。

1. 溶栓治疗的适应证

（1）发病12 h以内到不具备急诊PCI条件的医院就诊、不能迅速转运、无溶栓禁忌证的S-T段抬高型MI患者均进行溶栓治疗（Ⅰ类推荐，证据水平A）。

（2）患者就诊早（发病<3 h）而不能及时进行介入治疗者（Ⅰ类推荐，证据水平A），或虽具备急诊PCI治疗条件，但就诊至球囊扩张时间与就诊至溶栓开始时间相差>60 min，且就诊至球囊扩张时间>90 min者应优先考虑溶栓治疗（Ⅰ类推荐，证据水平B）。

（3）对再梗死患者，如果不能立即（症状发作后60 min内）进行冠状动脉造影和PCI，可给予溶栓治疗（Ⅱb类推荐，证据水平C）。

（4）对发病12～24 h仍有进行性缺血性疼痛和至少2个胸导联或肢体导联S-T段抬高>0.1 mV的患者，若无急诊PCI条件，在经过选择的患者也可溶栓治疗（Ⅱa类推荐，证据水平B）。

（5）STEMI患者症状发生24 h，症状已缓解，不应采取溶栓治疗（Ⅲ类推荐，证据水平C）。

2012版欧洲心脏病学会（ESC）急性S-T段抬高型MI治疗指南再次强调再灌注时间因素的重要性。指南明确建议如果症状发作在12 h以内，首次医疗接触（FMC）后2 h不能得到直接PCI的治疗，且溶栓禁忌证的患者推荐溶栓治疗（Ⅰ类推荐，证据水平A）。如果FMC早，发病在2 h内，梗死面积大，出血风险小，FMC至球囊扩张时间>90 min，考虑溶栓治疗（Ⅱa类推荐，证据水平B）。

2. 溶栓治疗的禁忌证和注意事项　① 既往任何时间发生过出血性脑卒中，6个月以内发生过缺血性脑卒中或血管事件。② 中枢神经系统损伤、颅内肿瘤（原发或转移）。③ 脑血管结构异常（动静脉畸形）。④ 痴呆或已知的其他颅内病变。⑤ 近期（2～4周）活动性内脏出血（月经除外）。⑥ 可疑主动脉夹层。⑦ 入院时严重且未控制的高血压（>180 mmHg或者舒张压>110 mmHg）或慢性、严重、未得到控制的高血压。⑧ 目前正在使用治疗剂量的抗凝药[国际标准化比率（INR）2～3]，已知的出血倾向。⑨ 近期（2～4周）创伤史，包括头部外伤、创伤性心肺复苏或较长时间（>10 min）的心肺复苏。⑩ 近期（<3周）外科大手术。⑪ 近期（<2周）在不能压迫止血部位的大血管穿刺。⑫ 曾使用过链激酶（尤其5日至2年内使用者）或对其过敏的患者，不能重复使用链激酶。⑬ 妊娠。⑭ 感染性心内膜炎。⑮ 活动性消化性溃疡。

另外，在考虑溶栓治疗时，应综合评估患者的风险与效益比。有出血倾向者、严重肝肾疾病、恶病质、肿瘤晚期、年龄>75岁者，选择溶栓治疗时应慎重。必要时酌情减少溶栓药物剂量。

（二）不稳定型心绞痛和非S-T段抬高型MI

早在10多年前，美国心脏学会美国心脏协会（ACC/AHA）在不稳定型心绞痛和非S-T段抬高型MI治疗指南（2002年版）中明确指出，许多临床试验，如TIMI 11B、ISIS-2和GISSI-1均明确证实，静脉溶栓治疗不能改善非S-T段抬高或束支传导阻滞AMI患者的临床后果。临床试验综合分析UA患者溶栓治疗的效果同标准治疗相比，溶栓并不能减少AMI发生，相反会增加AMI的危险，因此不主张将溶栓治疗应用于非S-T段抬高型MI。中华医学会心血管病学分会中华心血管病杂志编辑委员会2012年5月发表了中国非S-T段抬高型ACS诊断和治疗指南，再次强调处理旨在根据危险分层采取适当的药物治疗和冠状动脉血运重建治疗策略，改善严重心肌氧耗与供氧的失平衡，缓解缺血症状，稳定斑块和防止冠状动脉血栓形成发展，降低并发症和病死率。血运重建治疗方式（PCI 或 CABG）取决于患者的临床情况、危险分层、合并症和冠状动脉病变的程度和严重性。

（三）溶栓治疗的时间

AMI 溶栓治疗成功的关键是尽早、充分和持久地使梗死相关血管再开通，而核心环节是"尽早"。冠状动脉开通时间越早获益越大，"时间就是心肌，时间就是生命"。症状发作在 3 h 以内开始溶栓治疗，其疗效与直接 PCI 相似。GISSI 试验结果显示，AMI 症状发作后 1 h、3 h、6 h、9 h、12 h 内给予静脉溶栓，其病死率分别为 8.2%、9.2%、11.7%、12.6%和 15.8%，表明溶栓时间越早病死率越低。发病 3～12 h 急进行溶栓治疗，其疗效虽不如直接 PCI，但仍能获益。冠状动脉急性闭塞导致心肌透壁性坏死有一时间窗，根据动物模型研究，这一时间窗大约为 6 h。如果在 6 h 内使冠状动脉开通，则可挽救濒临坏死的缺血心肌。但是也有临床结果表明，发病 12～24 h，仍有持续或间断胸痛同时伴 STMEI 进行溶栓治疗仍可部分挽救或减少心肌坏死（Ⅱa 类推荐，证据水平 B）。溶栓治疗的生存获益可维持长达 5 年。

如何尽早开始溶栓治疗，减少患者从发病开始到入院，以及在医院内延误的时间，也是目前探讨的热点。为了使患者及早开始治疗，获得最大收益，也可在入院前（发病地点或救护车上）就开始实施溶栓治疗，但前提是必须有熟练掌握溶栓疗法的医护人员，配备必要的设施，如心电图监测、溶栓药物、体外电除颤等抢救设备。这种入院前的溶栓治疗及时、可行、操作简便、易于推广，尤其适合在基层医院开展，可以更早、最大限度地改善 AMI 患者的临床预后，甚至为进一步在入院后实施的一系列抢救措施（包括补救性冠状动脉介入治疗）提供了重要的时机。许多临床试验已经证实了入院前溶栓治疗的可行性及安全性，并且显示入院前溶栓有降低 AMI 病死率的趋势（EMIP 试验）。

（四）溶栓药物的给药途径

AMI 溶栓治疗的给药途径主要通过冠状动脉直接给药或经静脉途径给药，分别介绍如下。

1. 经冠状动脉途径　实际临床工作中很少应用，主要用于个别特殊情况患者。急性心肌梗死患者入院后经过一般处理由急诊室转至心导管室先进行选择性冠状动脉造影确定梗死相关血管，并将冠状动脉造影导管留置于梗死相关冠状动脉的近端滴注溶栓剂，滴注期间间断行冠状动脉造影，观察溶栓效果。经冠状动脉途径溶栓的优点是可以将溶栓药物直接注入梗死相关动脉，血栓局部溶栓药物浓度高，用药剂量相对减少，可减少全身纤溶现象或减少溶栓剂引起的出血不良反应，可以直接观察溶栓效果。如果溶栓效果不好或失败，可立即行补救性经皮冠状动脉介入治疗。经冠状动脉途径给药的主要缺点是延长溶栓治疗开始时间，这是因为需要多次转移患者以完成术前准备和选择性冠状动脉造影。这些步骤大大延误了溶栓的时机。另外，经冠状动脉溶栓需要一组熟练掌握心导管介入诊疗技术的队伍和配备现代化设备（心血管造影机）的心导管室，因此不适宜在基层医院开展，只能在较大的具备上述条件的心脏中心实施。因此，目前基本不采用经冠状动脉途径溶栓治疗，除非在血管造影过程中发生血栓形成的患者才考虑经冠状动脉途径溶栓。

2. 经静脉途径　是 AMI 溶栓治疗最主要、最广泛的应用途径。溶栓药物直接从静脉输注，快捷、方便，费用相对低，基本不受条件限制，可以在各种场合尽早开始（如家里、救护车、办公室、直升机、急诊室等），易在基层医疗单位开展。入院前溶栓效果要优于入院后溶栓，但是目前国内绝大多数医院未开展入院前溶栓治疗，多数的现有救护车仅作为转运工具。

国内外的大量临床试验已经证实了经静脉途径溶栓治疗对 AMI 患者的疗效和相对安全性，但其缺点是用药剂量相对大，血栓局部药物浓度低，溶栓药物的作用易被体内存在的纤维蛋白溶酶激活抑制物削弱，容易发生全身纤溶现象，出血较冠状动脉途径多见。另外，经静脉溶栓，血管开通慢，开通率低，尤其见于非纤维蛋白特异性的溶栓制剂，如尿激酶、链激酶等。

三、溶栓药物的特点及相关临床试验

溶栓药物根据其激活方式和上市先后分为三代，第一代溶栓药物属于非特异性纤溶酶原激活剂，不具有纤维蛋白特异性。尿激酶（UK）和链激酶（SK）是其主要产品，该类药物直接或间接激活纤维蛋白溶酶原，使之转换成纤维蛋白溶酶。尿激酶（UK）属于直接激活，而链激酶（SK）则先与纤维蛋白溶酶原结合形成复合物，再间接激活纤维蛋白溶酶原转变为纤溶酶，属于间接激活。第二代溶栓药物对纤溶酶原具有特异性，溶栓药物组织型纤溶酶原激活剂（t－PA）、阿替普酶（rt－PA）对纤维蛋白具有特异性亲和力，可选择性地激活血凝块中的纤溶酶原，具有较强的局部溶栓作用。乙酰化纤溶酶原-链激酶激活剂复合物（APSAC）、单链尿激酶型纤溶酶原激活剂（scu－PA）主要作用于血栓部位的纤维蛋白溶酶原，对循环中的纤溶酶原无影响。第三代溶栓药物是 t－PA 的突变体，替奈普酶（TNK－tPA）和瑞替普酶（r－PA）均是 t－PA 的突变体，对纤维蛋白特异性较 t－PA 强，明显提高了溶栓能力。瑞替普酶是目前国内上市的唯一的第三代溶栓药物。各种溶栓药物介绍如下。

（一）链激酶

近年来由于链激酶（streptokinase，SK）溶栓再通率不优于尿激酶，并可能引起过敏反应，价格较高，故临床应用较少。

1. 药理及药代学特性　SK 作为首先发现的溶栓药物之一，目前已较少用于 AMI 患者的溶栓治疗。SK 是一种由β-溶血型链球菌产生的由 414 个氨基酸组成的单链非酶蛋白，相对分子质量为 47 000～50 000。SK 与纤溶酶原形成链激酶-纤溶酶原复合物后，才能使纤溶酶原转变成纤溶酶。SK 在血浆中清除分两期进行：第一期半衰期为 11～17 min，主要通过抗体作用清除；第二期半衰期约为 85 min，主要通过网状内皮系统清除。SK 是一种细菌蛋白，具有抗原性，可引起寒战、发热、皮疹等过敏反应，注射后也能产生抗体。当短期内重复应用时可影响疗效，因此建议在 1 年以内不应再次重复应用。

2. 剂量与用法　为了达到溶栓初始阶段的高纤溶活性和克服抗体的中和作用，理想的方案和剂量应确保早期高血浆浓度。目前静脉途径给药的推荐剂量 150 万 U 静脉滴注 30～60 min。

3. 相关临床试验　30 余个临床试验观察了 AMI 患者 SK 溶栓治疗的效果和安全性。这些结果总的表明，SK 能显著保护左心功能、改善存活率、降低病死率。

WWICST试验(西华盛顿地区冠状动脉内SK溶栓试验)是一项多中心、随机安慰对照的临床研究。250例AMI病例入选临床试验,先行选择性冠状动脉造影,确定相关血管闭塞后,134例随机分配到治疗组,116例分配到对照组。经冠状动脉注入SK 4 000 U/min,直至冠状动脉开通或总量达25万~35万U。结果显示108例冠状动脉完全闭塞者,冠状动脉注射SK后68%开通,16例次全闭塞者(81%)冠状动脉开通;对照组116例患者(12%)开通。30 d死亡率治疗组为3.7%(5/134例),对照组为11.2%(13/116例)。

GISSI试验(意大利SK治疗AMI试验)是随机开放多中心试验。入选病例为发病时间在12 h内的AMI患者11 712例,60 min内静脉注射SK 150万U。治疗组与对照组比较,21 d死亡率SK组为10.7%,低于对照组13.0%,下降18%。发病在1 h以内开始SK溶栓治疗,病死率下降达47%。1年后死亡率比较,SK组17.2%,对照组19.0%(P=0.008)。表明SK用于AMI溶栓治疗的效果可持续1年以上。

ISIS-2临床试验(第二次国际心肌梗死生存研究报告)为多中心双盲安慰剂对照研究。入选病例为发病时间在24 h以内的AMI患者。17 187例患者随机分为SK组和对照组,SK组给予静脉滴注150万U。结果显示,SK组8 592例,5周死亡率为9.2%,对照组8 595例,死亡率为12%,两组显著差异。随访1年以上两组死亡率仍存在显著差异。

GUSTO试验(SK和t-PA治疗闭塞冠状动脉疾病的国际试验)比较了t-PA和SK对AMI冠状动脉开通、心室功能和生存率的影响。本试验共入选发病6 h以内的AMI患者2 431例,随机分为4组,即SK+皮下肝素组、SK+静脉注射肝素组、t-PA组和t-PA+SK联合组(SK 60 min静脉滴注100万U,t-PA 1 mg/kg,其中10%静脉注射,余静脉滴注,总量≤90 mg)。溶栓后分别于90 min、180 min、24 h、5~7 d完成冠状动脉造影(CAG)。结果显示,90 min冠状动脉开通率,t-PA组为81%,SK组为60%;30 d死亡率,SK+皮下肝素组为6.5%,SK+静脉肝素组为7.5%,t-PA组为5.3%,t-PA+SK组为7.8%。

国内临床试验也证实了SK在溶栓治疗中的地位。急性心肌梗死链激酶静脉溶栓多中心临床试验由全国40家医院协作完成,共入选528例患者,30 min静脉滴注SK 150万U。结果显示,临床开通率为79.7%,5周病死率为6.6%,过敏反应的发生率为3.8%,出血并发症的发生率为2.7%。同对照组相比,SK加速溶栓治疗可明显提高冠状动脉的开通率,降低病死率,而不良反应轻。

(二) 尿激酶

尿激酶(urokinase, UK)由于价格低廉目前在国内仍然应用,国外近年已退市。同第二代溶栓药物比较,UK的再通率明显较低,且出血并发症的发生率较高。

1. 药理及药代学特性　UK是一种由肾脏及血管内皮产生的丝氨酸蛋白酶,可由尿液中提取。UK高分子量为54 000,低分子量为33 000。高分子UK是一种单链UK,纤维蛋白特异性强,因此纤溶作用比低分子的双链UK强。国外生产的UK采用人胚肾组织体外培养提取,价格偏高。国内厂家从人尿液中提取,采用新的提纯工艺,使注射用UK产品达到国外先进水平,是当前国内应用较多的溶栓药物之一。

UK是一种非特异的纤维蛋白纤溶酶原直接激活溶栓制剂,可直接激活纤溶酶原转变成纤溶酶。UK无抗原性,不会发生过敏反应。对纤溶蛋白无特异性亲和力,静脉给药后,血浆纤溶酶升高,凝血因子Ⅶ降解,易引起出血并发症。国外应用较少,在欧洲UK用于AMI溶栓治疗只占所有溶栓制剂的5%~10%。相反在国内由于价格便宜,疗效可靠,因此应用较普及。

2. 方案和剂量　根据国内几项大规模临床试验结果,我国的AMI诊断与治疗指南推荐的方案是UK 150万U,于30 min内静脉滴注,配合普通肝素皮下注射5 000~10 000 U,每12 h 1次;或低分子量肝素皮下注射,每日2次。若经冠状动脉给药,先40 000 U负荷剂量,相继以6 000~12 000 U/min滴入,冠状动脉开通后剂量减半再滴注1 h。

3. 相关临床试验　中国医学科学院阜外心血管病医院陈在嘉牵头组织完成的"八五"国家攻关课题"急性心肌梗死溶栓治疗对比研究"为国内首次大系列随机开放性多中心试验。该研究探索了不同剂量UK的疗效比较,探讨了AMI发病不同时间开始静脉UK溶栓治疗对疗效的影响,以及梗死相关动脉开通对预后的影响。

该临床研究试验共入选1 138例发病在6 h内的AMI患者,随机分为低剂量组(2.2万U/kg)和高剂量组(3.0万U/kg),均在30 min内滴入。两组相比较,120 min临床开通率分别为67.3%和67.8%,4周病死率分别为9.5%和8.7%。但高剂量组有2例脑出血,故推荐UK 150万U为安全有效剂量。

该临床试验同时分析了AMI症状发作后不同时间开始溶栓治疗对临床冠状动脉开通率的影响。在发病后2 h内、2~4 h、4~6 h和6~12 h开始接受UK静脉溶栓治疗的患者分别为128例、461例、434例和115例,其开通率分别为71.9%、70.1%、63.6%和40.9%,提示6 h内溶栓开通率高。

该临床试验显示临床开通组757例(66.5%)与未开通组381例(33.5%)比较,4周病死率分别为3.4%和21.8%(P<0.01)。从远期随访资料分析,开通组心脏死亡率(2.85%)明显低于未开通组(4.72%);3年生存率分别为91.6%和73.9%(P<0.01);再梗死的发生率分别为5.69%和5.90%,两者无差异。总之,该临床试验证实AMI用UK静脉溶栓治疗,冠状动脉开通率较高,病死率降低,安全有效,不仅可以改善急性预后,也可以明显增加长期生存率。

TUCC临床试验(国人小剂量rt-PA与UK对比研究)中观察了rt-PA(重组组织型纤溶酶原激活剂)和UK在溶栓后90 min冠状动脉开通率。rt-PA总量为50 mg,首次静脉注射8 mg,余42 mg在90 min内静脉滴注完毕;UK 150万U/30 min静脉滴注。两组都辅助应用肝素和阿司匹林。溶栓90 min后冠状动脉造影显示,rt-PA组(134例)开通率为79.3%(TIMI 2~3级血流),UK组(166例)53.0%(P=0.01);30 d病死率分别为4.6%和2.0%。各种并发症、出血事件、临床事件两组均无统计学差异。

TIMI-5试验(急性心肌梗死溶栓和血管成形术随机化试验第五阶段报告)中也比较了UK、rt-PA及UK+rt-PA联合组的溶栓效果。UK组先150万U UK静脉注射,随后

90 min内静脉滴注150万U; rt-PA组先静脉注射6 mg,然后第1小时静脉滴注54 mg,后2 h每小时静脉滴注20 mg,总剂量为100 mg; UK+rt-PA组,UK 150万U 60 min内静脉滴注。rt-PA 60 min内给予1 mg/kg,其中20%静脉注射。结果溶栓后90 min冠状动脉造影显示rt-PA组(191例)开通率为71%,UK组为62%,UK+rt-PA组为76%。病死率及心功能不全、再梗死发生、脑卒中等的发生率rt-PA组(37%)与UK组(36%)无差别,而UK+rt-PA组(28%)明显降低。该研究提示r-PA和UK联合能够达到早期和持续的冠状动脉开通。但其他联合试验没有得到临床更大益处,且颅内出血危险性增加。

(三) 阿替普酶

1. 药理及药代学特性 阿替普酶(alteplase t-PA)又称组织型纤溶酶原激活剂,存在于人体心脏、血管、子宫附件等多种组织中,是在血管内皮细胞合成并释放的生理性纤溶酶原激活剂。人t-PA是由527个氨基酸组成的单链丝氨酸蛋白酶,相对分子质量为7 000。t-PA对纤维蛋白有特异亲和力,与单链UK相同,为纤维蛋白选择性纤溶酶原激活剂。t-PA对血浆游离的纤溶酶或与纤维蛋白形成复合物的纤溶酶原的激活作用较弱,但是t-PA和纤维蛋白结合时发生构型改变,能与纤溶酶交互作用,使纤溶酶原结合在纤维蛋白的表面,并转换成纤溶酶,使t-PA激活纤溶酶原的作用明显增强。

重组型组织型纤溶酶原激活剂(rt-PA)有单链型(alteplase)和双链型(duteplase)两种,与t-PA相似,临床作用相同。当纤维蛋白存在时,rt-PA对纤维蛋白及纤维蛋白处的纤维蛋白酶原具有较高的亲和力和特异性,使纤溶酶原转变为纤溶酶,从而使纤维蛋白溶解。

2. 剂量和应用 t-PA用于AMI溶栓治疗,应用方案和剂量各不相同。目前较为认可国外推荐的t-PA剂量及方案为GUSTO大规模临床试验加速给药方案:先静脉注射15 mg冲击量,然后在30 min内静脉滴注50 mg,接着在60 min内静脉滴注35 mg,70 min时血管开通率为81%。还有另外的方案是:t-PA总量为100 mg,分2次注射,每次50 mg,间隔30 min,此种方案冠状动脉开通率为88%。

以上t-PA的给药方案及剂量多来自国外的资料及临床试验。我国2010年版《AMI诊断与治疗指南》推荐的给药方案和剂量有两种:① 全量90 min加速给药法,类似于国外指南。② 半量给药法,总量为50 mg,先静脉注射8 mg冲击量,随后在90 min内持续静脉滴注42 mg,配合肝素应用。这个方案主要依据TUCC临床试验,90 min冠状动脉开通率为79.3%,类似于GUSTO试验结果,出血并发症类似UK。

3. 相关临床试验 ASSET试验(北欧早期溶栓试验)是随机、双盲、对照研究。入选AMI发病5 h以内可供分析的AMI患者5 005例,随机分为rt-PA组(2 512例)和对照组(2 493例)。rt-PA组先静推10 mg,然后第1 h静脉滴注50 mg;第2、3 h给予40 mg,总量为100 mg。结果显示,30 d病死率rt-PA组(7.2%)比对照组(9.8%)相对下降26%;6个月死亡率rt-PA组为12.6%,对照组为17.1%。该研究表明早期应用rt-PA可明显降低30 d和6个月的死亡率。

ECSG试验(欧洲rt-PA协作研究组试验)在第一阶段对梗死相关冠状动脉开通的研究试验显示,90 min rt-PA开通率为70%。在ECSG-5研究中显示,治疗2周后病死率危险降低51%,3个月病死率危险降低36%。若在AMI后3 h给予溶栓者,14 d病死率危险降低82%,3个月病死率危险降低59%,住院期间心血管并发症明显低于对照组(心源性休克2.5%比6.0%,心室颤动3.4%比6.3%)。但t-PA组出血合并症较对照组常见,其中颅内出血的发生率为1.4%。根据酶学测定估计梗死范围,治疗组较对照组减少20%,左心室射血分数(LVEF)治疗组比对照组高2.2%(50.7%比48.5%)。该项研究提示t-PA溶栓能够降低早期和晚期病死率,缩小梗死范围,改善左心功能。

TAMI-6试验(急性心肌梗死晚期再灌注的随机化试验)评价了AMI晚期再灌注疗效。该试验选择发病后6~12 h的200例AMI患者,随机分为rt-PA组和对照组。rt-PA组2 h内总量为100 mg,溶栓治疗开始后6~24 h完成冠状动脉造影。对梗死相关动脉进行TIMI评价,结果显示rt-PA组开通率为65%,对照组为27%。本研究结果提示,较晚入院的AMI患者65%可达到再灌注,但两组左心室射血分数和住院死亡率无明显差别。

LATE研究(晚期溶栓疗效评价)也评价了AMI后6~24 h应用rt-PA的晚期溶栓效果。该试验系双盲安慰剂对照研究,入选5 711例AMI患者随机分为治疗组和安慰对照组。治疗组用rt-PA溶栓(开始距胸痛发作6~24 h),首剂10 mg静脉注射,随后1 h静脉滴注50 mg,而后2 h静脉滴注40 mg,总量100 mg。结果显示rt-PA组35 d死亡率为8.86%,明显低于对照组10.31%,相对下降14.1%。从时间分布分析,6~12 h的溶栓者,35 d死亡率分别为8.9%和11.97%,相对下降25.6%;而12~24 h溶栓,病死率分别为8.7%和9.2%,两组无明显差异,但亚组分析表明发病后12 h以后溶栓,某些患者仍可受益,提示rt-PA的溶栓在某些患者可扩大到12 h以后。

(四) 瑞替普酶

1. 药理及药代学特性 瑞替普酶(reteplase,r-PA)是一种重组的血纤维蛋白溶酶原激活剂,是一种非糖基化的组织型纤维蛋白溶酶原的缺失多变体,含有t-PA 527个氨基酸中的255个,是通过重组DNA技术在大肠埃希菌中生产的,相对分子质量为39 571。与t-PA比较,r-PA与纤维蛋白结合的纤溶酶原优先激活。催化裂解内源性纤溶酶原成为纤溶酶,从而降解血栓的纤维蛋白聚合物,发挥溶栓作用。有效半衰期为13~16 min,主要经肝、肾清除。

2. 剂量及用法 目前国外常用的推荐方案和剂量为首次静脉注射10 U后30 min再次静脉注射10 U(10+10 U),注射时间为2 min。国内高润霖建议的使用剂量是首推10 U,然后间隔30 min再静脉注射5 U。

3. 相关临床试验 RAPID-1试验(recombinant plasminogen activator angiographic phase I international dose-finding study)研究了r-PA不同剂量及给药方式对发病后6 h AMI治疗的效果,并与t-PA进行了比较。r-PA三种治疗方案及分组如下:第1组一次静脉注射r-PA 15 U;第2组先静脉注射r-PA 10 U,30 min后再静脉注射5 U;第3组分两次静脉注射r-PA,每次10 U,间隔30 min;第4组t-PA总量为3 h内100 mg。入选606例AMI患者,结果显示,第1~4组90 min冠状动脉再灌注率(TIMI 2~3级)分别为62.8%、

66.7%、85.2%和77.2%；死亡率分别为4.1%、7.2%、1.9%和3.9%；颅内出血分别为0.7%、0、0和2.6%。表明r-PA 3种不同剂量及给药方式中分2次静脉注射（10+10 U）方案的临床效果较t-PA有显著改善，且脑卒中的概率也低于t-PA组。

RAPID-2试验进一步比较了r-PA两次静脉注射（10+10 U）与加速t-PA疗法对发病在12 h AMI患者的效果。r-PA组169例，t-PA组155例，结果显示90 min梗死相关血管TIMI血流3级分别为59.9%和45.2%；60 min时冠状动脉开通率差异更明显，分别为51.2%和37.4%；6 h行补救性PTCA分别为13.3%和26.5%；35 d病死率分别为4.6%和8.4%，统计学存在明显差异，但出血并发症两组无显著差异。

INJECT试验（international joint efficacy comparison of thrombolytic）比较了r-PA与链激酶（SK）对AMI患者的疗效。共入选发病在12 h以内的6 010例AMI患者，r-PA采用（10+10 U）方案静脉注射，间隔30 min，分2次注射；SK 150万U 60 min滴注。两组主要终点结果见表11-5-1。

表11-5-1　INJECT试验主要终点结果比较

项　目	r-PA组	链激酶（SK）组
患者例数	2 965	2 971
溶栓方案	10+10 U（间隔30 min）	150万U/60 min
35 d死亡率（%）	9.02	9.53
6个月死亡率（%）	11.0	12.1
再梗死（%）	5.0	5.4
出血性卒中（%）	1.23	1.0
严重出血事件（%）	0.77	0.37

这些结果提示，r-PA是一种治疗AMI的有效药物，临床使用安全，给药方式简便。从统计学分析，至少与SK是相同的。

GUSTO-Ⅲ试验比较了发病在6 h以内AMI患者接受r-PA两次静脉注射（10 U+10 U）疗法或t-PA加速静脉滴注（100 mg/90 min）疗法30 d死亡率。本试验共入选15 089例AMI患者。结果显示30 d死亡率t-PA组和r-PA组分别为7.47%和7.24%，临床死亡率无差异；1年后两组仍显示相同的病死率，分别为11.0%和11.19%；另外，两组脑卒中的发生率分别为1.04%和1.29%，无明显差别。该研究提示，r-PA治疗AMI时，其疗效至少与t-PA相当，与t-PA相比，它的优点在于使用剂量低，给药方便，生产成本低廉。与SK相比，给药方便，无抗原性，过敏反应低，比SK疗效好。

（五）葡激酶

1. 药理及药代学特性　葡激酶（staphylokinase，SAK）是一种由金黄色葡萄球菌产生的含136个氨基酸的蛋白质。近年来通过基因克隆技术生产出了重组葡激酶（recombinant staphylokinase，r-SAK），SAK相对分子质量为16 000～22 500。SAK本身不是一种酶，不能直接使纤溶酶原转成纤溶酶，必须先与纤溶酶原1∶1结合形成复合物。SAK-纤溶酶原复合物是处于失活状态，须转变为SAK-纤溶酶以暴露其活性部位才成为有效的纤溶酶激活剂。纤维蛋白缺乏时后者很快被α_2-抗纤溶酶灭活，而它的前体则不会被灭活。灭活后的SAK可从复合物中分离出来，再与纤溶酶原分子结合形成复合物。当纤维蛋白存在时，纤维蛋白表面的纤溶酶蛋白氨基酸结合位点与纤维蛋白结合而被激活，并保护不被α_2-抗纤溶酶快速灭活。在纤维蛋白表面形成有活性SAK-纤溶酶复合物是SAK纤维蛋白特异性的基础。

SAK与SK不同，对富含血小板的血栓及凝缩的血块也有溶栓作用。SAK也有抗原性，可引起过敏反应。

2. 剂量及应用　国外许多临床研究常用剂量20～30 mg静脉滴注30 min，或30 min分次静脉注射。国家“十五”攻关课题（急性心肌梗死再灌注治疗方法优选研究）应用的剂量方案为r-SAK总量为20 mg，先静脉注射2 mg（溶解于6 ml生理盐水于2 min内匀速推注），余18 mg溶解于生理盐水50 ml，用微量泵在30 min静脉滴注。

3. 相关临床研究　STAR试验是1993年Collen最早报道的重组葡激酶临床试验，是一个多中心随机对照研究，比较了不同SAK剂量及t-PA治疗AMI的疗效和安全性。SAK采用持续静脉滴注30 min，t-PA剂量根据体重调节，90 min静脉滴注。结果显示，10 mg（23例）、20 mg（25例）SAK与t-PA组（52例）90 min TIMI 3级冠状动脉开通率分别为50%、74%和58%。r-SAK组高剂量组开通率高于低剂量组，但与t-PA组相比无统计学意义，可能和样本量少有关。但是出血事件发生率r-SAK组（21%）比t-PA组（31%）低，有统计学意义。且无过敏反应及颅内出血发生。

一个meta分析，2 002例AMI患者的r-SAK和t-PA比较，t-PA组死亡6例，r-SAK组死亡0例（$P=0.03$）；t-PA组多见严重出血。

从这些初步研究中可以发现静脉采用r-SAK，联合应用肝素和阿司匹林，是一种具有活力的、快速作用的、纤维蛋白特异性强的溶栓制剂。它的疗效及安全性似乎可以和目前最好的溶栓药物相媲美。但是为了确立理想的剂量和应用方式还需要更多的研究。

国内高润霖组织承担的国家“十五”攻关课题急性心肌梗死再灌性治疗方法优选的研究，目的在于明确国产新型溶栓制剂重组葡萄球激酶（r-SAK）的溶栓疗效及安全性，并与t-PA及PTCA治疗AMI效果及安全性进行比较。目前该课题正在实施中。该课题第一阶段将330例发病在12 h以内的AMI患者随机分配到PCI组、t-PA组和r-SAK组。r-SAK组先2 min静脉注射2 mg，然后将剩余18 mg于30 min内静脉注射。9 min完成冠状动脉造影，比较冠状动脉开通率、30 d病死率和1年病死率及其他心血管事件的发生率。溶栓组溶栓失败可行补救性PCI。结论显示r-SAK疗效及安全性类似于t-PA 50 mg剂量水平。

（六）替奈普酶

1. 药理学及药动学特性　替奈普酶（tenecteplase，TNK-tPA）是基因重组的t-PA。TNK-tPA是通过改变了t-PA 3个部位而产生的突变体。与t-PA相比，具有高度的纤维蛋白选择性，对富含血小板的血栓具有更强的溶栓作用。半衰期为15～20 min。对PAI-1抵抗性增强以及对纤维蛋白的特异性增强。在纤维蛋白原存在情况下，TNK-tPA仅显示t-PA1/10的纤维蛋白特异活性，但在纤维蛋白刺激下，这种特异性活性可升高 2 倍。

2. 剂量及应用 根据患者体重计算剂量一次性弹丸注射，体重＜60 kg 给予 30 mg；体重 60～70 kg 给予 35 mg；体重70～80 kg 给予 40 mg；体重 80～90 kg 给予 45 mg；体重＞90 kg 给予 50 mg。目前尚缺乏国人的临床研究资料。

（七）其他溶栓制剂

1. 茴香酰化纤维蛋白溶酶原链激酶活化复合物（anisoylated plasminogen-streptokinase activator complex，APSAC） 是人纤溶酶原和链激酶按等分子组合的结合物，其活性位点丝氨酸被酰化。茴香酰化的复合物在血液循环中不被纤溶酶抑制剂作用而失活，只有待复合物去茴香酰化后方可激活纤溶酶原。其半衰期取决于脱酰基速度，半衰期约为90 min，因该溶栓剂半衰期长，可一次性用药。该药有抗原性，不良反应类似于链激酶，可引起发热、皮疹等过敏反应。

APSAC 作用时间长，作为溶栓治疗只需一次静脉注射，给药途径快速方便，AMI 发病后入院前或在家中就可开始溶栓治疗，一般静脉注射剂量为 20～30 U，于 4～5 min 注入。

ARMS 试验（APSAC 再闭塞多中心研究）评估了 APSAC 对 AMI 冠状动脉的开通作用。入选发病 4 h 以内的 156 例 AMI 患者，5 min 静脉注射 APSAC 30 U。90 min 冠状动脉开通率为 73%，24 h 冠状动脉开通率为 96%，4 例（4%）再闭塞。该研究提示其冠状动脉开通率高于 SK 和 UK，与 t－PA 的开通率有可比性，24 h 再闭塞率为 4%，是较低的。此种较低的闭塞率与 ASPAC 作用时间长有关。AIMS 试验（APSAC 干预死亡率研究）对 1 004 例 AMI 患者静脉注射 30 U ASPAC，评价了对病死率的影响。结果显示治疗组病死率为 6.4%，安慰剂对照组为 12.1%；1 年死亡率治疗组为 11.4%，安慰剂对照组为 17.8%，提示 ASPAC 可提高长期存活率。

2. 拉诺替普酶（lanoteplase，n－PA） 是野生型 t－PA 突变体，它的分子结构缺乏指状体及表皮生长因子，在非糖基部分 117 位点与纤维蛋白结合，血浆半衰期为 30～45 min。与 t－PA 相比，n－PA 使血清中 PAI－A 活性增加更少。动物研究结果显示，n－PA 的效能比 t－PA 高 9 倍，而纤维蛋白特异性并不降低，因而有助于血栓溶解。

n－PA 经静脉途径给药，5～10 s 一次性注射。用药剂量可按 120 k/kg 计算。

在 InTIME 试验（心肌梗死早期静脉应用 n－PA 研究）对 602 例发病在 6 h 内的 AMI 患者比较了逐渐增加的 4 种剂量的 n－PA（15 kU/kg、30 kU/kg、60 kU/kg、120 kU/kg）应用与 t－PA（按体重调节剂量加速给药）的疗效及安全性。结果显示，在 n－PA 治疗患者冠状动脉开通 TIMI 3 级通畅率明显呈剂量依赖性。最大剂量 n－PA 90 min 冠状动脉开通率为 83%，明显高于 t－PA 组（71.4%）。出血发生率在 4 种 n－PA 剂量组分别为 5.7%、7.3%、4.8%和 8.1%，而 t－PA 组为 10.5%。

InTIME Ⅱ 试验是在 INTIME Ⅰ 试验的基础上，入选 15 078例发病 6 h 内的 AMI 患者，采用双盲随机设计评价了 30 d病死率。结果显示 30 d 病死率两组相似，分别为 6.77%（n－PA 组）和 6.60%（t－PA 组）。24 h 病死率分别为 2.49% 和 2.39%。非颅内出血病死率分别为 6.11%和 6.20%，两组均无统计学差异。但颅内出血 n－PA 组高于 t－PA 组，分别为 1.13%和 0.62%（$P=0.003$），尤其多见于 75 岁以上的患者。基于 INTIME Ⅱ 研究结果，n－PA 用于 AMI 患者的溶栓效果尚需进一步探讨。

3. 吸血蝙蝠重组纤溶酶原激活剂 α_1［desmodus rotundus（vampire bat）plasminogen activator α_1，DSPA α_1］ DSPA α_1 是一种从吸血蝙蝠唾液中克隆和表达出的纤溶酶原激活剂。DSPA α_1 有一个单肽指状体和表皮生长因子，由 477 个氨基酸组成，相对分子质量为 520 000。DSPA α_1 半衰期长，可达 170 min，其半衰期和剂量依赖无关。DSPA 对纤维蛋白具有高度特异性，在体循环中无“窃纤溶酶原”现象，不引起纤溶酶原降解，不会诱发凝血酶产生。鉴于这些特点，DSPA α_1 被作为第三代溶栓药物开发。

DSPA 的溶栓效果及安全性已在各种动物血栓形成模型进行，这些实验研究显示 DSPA α_1 可产生快速而持久的冠状动脉血流再灌注效果，而对全身作用几乎没有影响。与 t－PA 相比，DSPA α_1 出血程度轻，时间缩短。在健康志愿者，应用静脉一次注射 0.03～0.05 mg/kg，半衰期为 2.8 h，未观察到有关临床改变和血凝的不良反应。DSPA α_1 对 AMI 治疗临床试验正在进行中，目前尚无大规模临床资料。

由于 DSPA α_1 是非人类起源蛋白，可能会引起过敏反应，因此在人可诱导抗体产生，并可能引起严重的过敏反应。因为其和 t－PA 分子结构高度类似，通过抗体交叉反应，可能会减弱 t－PA 的活性。这些急需临床试验研究证实。

四、溶栓治疗的并发症

（一）出血

溶栓治疗的主要并发症是出血，轻度者见皮肤瘀斑、黏膜出血点、穿刺部位渗血、牙龈出血、痰中带血、轻度咯血、呕血和尿血。重度为需要输血的消化道大出血，最严重者为颅内出血。由于各个临床试验溶栓药物剂量、方案不同，出血总发生率报道不一，最严重的颅内出血发生率为 0.2%～1.0%，其中 60%的患者致死，28%的患者严重致残。65%～77%的颅内出血发生在溶栓治疗 24 h 内，表现为意识状态突然改变、头痛、恶心、呕吐、抽搐及神经系统定位体征。Levine 回顾并比较了几个溶栓药物的主要出血并发症的发生率，SK 为 0.3%～6%，APSAC 为 0～7%，t－PA 为 0～10%；颅内出血的发生率，SK 为 0～1.3%，APSAC 为 0～1%，t－PA 为 0～1.4%。年龄＞65 岁、体重＜70 kg、就诊时高血压、头部创伤能增加颅内出血的危险。在溶栓药物中，t－PA 可能比其他溶栓剂更能增加早期出血的危险性。如 GUSTO 1 试验中 t－PA 比 SK 颅内出血每 1 000 例中多 2 例。另外，在溶栓过程中，辅助抗栓治疗也具有增加出血的危险。因此，在溶栓治疗时，如何选择溶栓药物和识别高出血危险患者非常重要。一旦发生，应立即采取积极应对措施：立即停止溶栓、抗栓治疗；急诊 CT 或 MRI 排除颅内出血；监测有关血液检查、配血准备；严重患者必要时使用逆转溶栓和抗栓治疗药物。

（二）过敏反应

过敏反应多见于具有抗原性的溶栓药物，如 SK、r－SAK、APSAC、DSPA 等。过敏反应包括寒战、发热、皮疹、过敏性休克。轻度过敏反应的发生率为 5%左右，低血压反应为 10%左右，过敏性休克为 0.2%左右。国产 r－SK 过敏反应的发生率为 5.5%～9.8%。在临床应用中，首次应用上述溶栓剂后不应在短期内再应用，以免抗体形成而发生过敏反应。一旦发生，应严密观察病情变化，积极做好抗过敏抗休克治疗措施。

五、溶栓后疗效及梗死相关动脉再开通评估

AMI 治疗中再灌注治疗的主要目标是使梗死相关冠状动脉开通，恢复血流，并保持通畅，尽快使心肌组织达到和维持正常的心肌灌注，从而最大限度地挽救存活心肌和改善左心室功能，降低早期病死率和改善长期预后。因此，在临床上判定溶栓治疗后梗死相关冠状动脉是否开通非常重要。

(一) 心肌梗死溶栓血流(TIMI 分级)

为了对各种溶栓药物治疗方案的疗效判断制订标准化水平，绝大多数临床研究者的注意力集中在溶栓后 90 min 冠状动脉造影时的梗死相关冠状动脉的状态，并根据 TIMI 研究分级来描述冠状动脉血流再灌注情况。TIMI Ⅰ研究组于 1986 年发表的经典 TIMI 血流分级方法见表 11－5－2。

表 11－5－2　TIMI 血流分级

分　级	血管造影影像特征
TIMI 0 级（无灌注）	梗死相关冠状动脉远端完全闭塞，无前向造影剂充盈
TIMI 1 级（有渗透而无灌注）	有少量造影剂渗透，能通过梗阻部位，但造影剂发生滞留而不能使远端的整个冠状动脉床充盈
TIMI 2 级（部分灌注）	造影剂可以通过梗死相关动脉的梗阻处，并能使远端冠状动脉充盈，但是与正常的冠状动脉充盈速率和清除率相比，明显延迟、缓慢
TIMI 3 级（完全再灌注）	造影剂在梗死相关动脉充盈和排空速率能达到正常冠状动脉的水平，阻塞近端和远端也一样迅速充盈和排空

在临床应用中，认为冠状动脉造影显示 TIMI 0 级和 1 级为持续性闭塞，TIMI 2 级和 3 级判为冠状动脉再开通。但是 TIMI 2 级血流该不该与 TIMI 3 级血流归在一起笼统判定为再开通，近年来争议较多，尚未达成共识。一些报道认为 TIMI 2 级血流并不能代表心肌再灌注，因 TIMI 3 级血流在梗死面积缩小、早期和远期病死率等方面均明显优于 2 级。Vogt A 等在 4 项德国多中心研究回顾分析中评价了 AMI 溶栓治疗后相关动脉早期再灌注状态对短期死亡率的影响。结果显示，溶栓后 TIMI 3 级者住院死亡率为 2.7%，TIMI 2 级者为 6.6%，TIMI 1 级和 0 级者为 7.1%。TIMI 3 级早期住院死亡率危险较 TIMI 0 级和 1 级降低 60%，而 TIMI 2 级和 TIMI 0 级和 1 级无明显差别。GUSTO 临床试验中通过对 210 例 AMI 患者溶栓后 90 min 冠状动脉造影，分析了冠状动脉开通状态与病死率的关系。结果显示，溶栓后 90 min 对 TIMI 0 级或 1 级的病死率为 8.9%，TIMI 2 级者为 7.4%，两者无统计学差异，TIMI 3 级者为 4.4%，则与 0 级和 1 级有明显统计学差异。这些研究提示 TIMI 2 级实际上意味着梗死相关冠状动脉绝大多数是闭塞的，将 TIMI 2 级看作溶栓成功这一传统观念过高估计了溶栓治疗对 AMI 的效益，只有梗死相关动脉再灌注达到 TIMI 3 级才应看作溶栓治疗成功。

(二) 心肌 Blush 分级和心肌梗死溶栓灌注分级(TMP)

AMI 再灌注治疗的目的不仅仅在于获得心包脏层冠状动脉血管的再通，最重要的是尽快恢复心肌组织细胞的血流再灌注。近年来随着对心肌组织水平灌注重要性的认识，人们发现单纯满足于心包脏层血管的完全开通，并不能真正挽救存活心肌，缩小心肌梗死面积，改善预后。这是由于梗死心肌组织的微血管功能失调，包括微血管栓塞、痉挛、炎性细胞浸润、内皮功能损伤、组织水肿、氧自由基损伤等原因引起的心肌组织水平再灌注失败，即无复流现象。

为了客观地评价无复流现象，有人曾提出了多种评价方法，1998 年 Zwolle 心肌梗死研究组首次提出 Blush 分级(表 11－5－3)，2000 年 TIMI 研究组在 Blush 分级基础上提出了心肌灌注分级(TMP)(表 11－5－4)，这些分级与 TIMI 分级不同的是它们主要侧重于对心肌微循环灌注的评价。许多临床研究评价了心肌组织灌注 Blush 分级和 TMP 分级与 TIMI 分级的关系。Blush 分级研究表明，心肌 Blush 分级与 TIMI 分级呈正相关，不过相当多 Blush 分级≤2 级的 AMI 患者 TIMI 分级可达到 3 级，Blush 0～1 级者中 67%可达到 TIMI 3 级血流。TMP 分级的研究中也有类似情况，TMP 0 级患者中 52%可达到 TIMI 3 级血流，TMP 1 级者 79.5%可达到 TIMI 3 级血流。Blush 分级和 TMP 分级与溶栓的临床预后更为密切，在达到 TIMI 3 级血流的 AMI 患者中，TMP 分级 3 级者 30 d 病死率为 0.7%，明显低于 TMP 0～2 级者(4.7%)。联合应用 TIMI 分级和 TMP 分级更有利于判定临床预后。TIMI 和 TMP 同时达到 3 级者病死率为 0.73%，而同为 0～1 级者病死率为 10.9%。因此 Blush 分级和 TMP 分级更能反映心肌组织水平灌注，对于影响预后的判断意义更大。

表 11－5－3　心肌 Blush 分级

分　级	血管造影影像特征
0 级	没有心肌冲刷(blush)或造影剂显影。如果心肌冲刷持续存在不排空(造影剂染色)，提示造影剂渗漏到血管外，亦定义为 0 级
1 级	轻微心肌冲刷或造影剂显影
2 级	中度心肌冲刷或造影剂显影，但与对侧血管或同侧非梗死相关血管区域比较，其程度较轻
3 级	正常心肌冲刷或造影剂显影，与对侧血管或同侧非梗死相关血管区域程度相同

表 11－5－4　TMP 分级

级　别	血管造影影像特征
0 级	造影剂不能进入微循环，梗死相关血管供应区域心肌没有或只有极微量显影，即缺乏“毛玻璃”样表现
1 级	造影剂可以缓慢进入微循环，但不能排空。梗死相关血管供应区域心肌有显影和存在“毛玻璃”样表现，但造影剂未能从微循环清除。在下一次造影时(大约间隔 30 s)，造影剂染色仍持续存在
2 级	造影剂充盈微循环和排空均延缓，梗死相关血管供应区域心肌有显影和存在“毛玻璃”样表现，但在排空期结束时仍有造影剂滞留(即在排空期 3 个心动周期后仍有造影剂滞留，在整个排空期，显影密度没有或仅有轻微减弱)

续 表

级 别	血管造影影像特征
3 级	造影剂可以正常地充盈微循环并排空。梗死相关血管供应区域心肌有显影和存在"毛玻璃"样表现，并且可以正常地清除。在排空期结束时没有或仅有轻中度造影剂滞留(即在排空期 3 个心动周期后没有或仅有轻中度造影剂滞留，在整个排空期，显影密度明显减弱)，造影剂充盈和排空的速度与非梗死相关血管相似

(三) 梗死相关冠状动脉开通的临床判断标准

AMI 溶栓治疗在我国开展的早期阶段，中国医学科学院阜外心血管病医院根据急性心肌梗死溶栓治疗前后的临床特点和部分 AMI 患者溶栓前后梗死相关血管的开通情况，结合治疗后血管开通与否对比临床特点的变化，探讨和制订了血管开通临床无创判定指标，并被《中华心血管杂志》推荐推广应用。到目前为止溶栓治疗仍是国内基层医院医师临床判定冠状动脉开通的最基本方法。

(1) 心电图 S-T 段抬高最显著的导联在溶栓剂开始后2 h 内或其间每半小时间期回降 50%；或反常性一过性 S-T 段抬高或伴再次胸痛，随即 S-T 段回降和胸痛消失；或 S-T 段回降伴有明显 T 波倒置。

(2) TnT I 峰值提前至 12 h 内，血清肌酸激酶 MB 同工酶(CK-MB)峰值提前到发病后 14 h 内，血清总肌酸激酶(CK)峰值提前到发病后 16 h 内。

(3) 胸痛自溶栓开始后 2 h 内完全缓解或减轻 70%以上。

(4) 自开始溶栓后 2 h 内出现加速性室性自主心律、室性心动过速、心室颤动、房室或束支传导阻滞突然消失，或在下壁、后壁梗死出现一过性窦性心动过缓、房室传导阻滞或伴有低血压状态。

在临床实践中，认为具有以上 4 项中 2 项判为开通，但第 3 和第 4 项组合不能判为开通，如第 1、第 2 和第 4 项临床指标同时具备时，预测再灌注的特异性及预测值均可达 100%，敏感性为 70.6%。

以上临床再开通指标中，心肌 TnT、CK 和 CK-MB 酶峰值提前特异性较高，受其他因素影响小。尤其在溶栓后尽早测定就可显示出高的敏感性和特异性，文献报道溶栓后早期测定肌红蛋白与肌钙蛋白水平对判断冠状动脉开通、梗死相关冠状动脉是否成功再灌注也有较高的敏感性和特异性。这些临床指标判断对溶栓失败的 AMI 患者非常重要。因为尽早断定溶栓后冠状动脉未开通，可考虑其他再灌注治疗方法，如补救性 PCI 或急症 CABG 术，以挽救更多存活心肌。其他临床无创指标的敏感性和特异性均较心脏标志物早期测定低，并可能受很多因素影响。例如，胸痛缓解时应考虑是否由麻醉的止痛作用所致或心肌梗死进展过程中的自然消除作用；"再灌注心律失常"——如室性心动过速或心室颤动，很多情况下都可以发生，可以是缺血性的或是再灌注性的。但加速性室性自主心律出现对判断再灌注有较强特异性。心电图抬高的 S-T 段回复也受梗死部位室壁运动障碍的影响，因此也不是较可靠的指标。在临床上 AMI 溶栓治疗的患者胸痛完全缓解，心电图抬高的 S-T 段完全回复，短阵加速性室性自主心律三项指标均达到者只占 10%。

目前国内许多 AMI 溶栓治疗的研究均以此标准作为临床再灌注指标。近年来通过同国外大量 AMI 冠状动脉造影的 TIMI 血流分段对照研究，进一步印证了上述临床指标的相对准确性和可行性。

六、溶栓治疗不成功 AMI 患者的处理

AMI 患者溶栓治疗后的结果不外乎两种，即成功和不成功。如果溶栓治疗成功，其临床效果则很快会出现，并应在 3～24 h 完成冠状动脉造影。若无效，则往往会给以后的治疗带来挑战和对患者的预后大打折扣。因此，溶栓失败患者应该立即转运到有条件的可以进行急诊 PCI 治疗的医疗中心。鉴于国内医疗条件，临床医师应根据医院自身条件、患者病情及经济收入情况尽可能采取一些相对积极的治疗措施。

(一) 再次药物溶栓治疗

目前从循证医学角度看，尚未有临床试验证实溶栓失败 AMI 患者再次溶栓治疗的净效益。但是，在不能开展冠状动脉介入治疗的条件下，可考虑给 AMI 溶栓后再发心肌梗死患者再次溶栓治疗，从而达到成功再灌注治疗的目的。再次溶栓时应注意考虑溶栓药物制剂的类型、剂量、时机、可能的出血，以及再次溶栓成功与否对患者的效益等因素。一般来说，再次溶栓治疗的风险更大，因此在决定溶栓治疗前，应慎重考虑利弊关系，应充分做好和患者及家属的沟通。

(二) 补救性 PCI 术

直接 PCI 术是 AMI 再灌注治疗的主要手段之一，可使梗死相关动脉达到完全开通，并减少溶栓的出血危险。许多临床试验已经证实了 AMI 患者急诊 PCI 术优于药物溶栓治疗，技术操作成功率及冠状动脉开通率可达 90%以上。在药物溶栓治疗失败的情况下进行补救性 PCI 术也可作为一种辅助手段。补救性 PCI 术是指溶栓失败后 12 h 内患者仍有持续性或反复心肌缺血表现时进行的 PCI 术。与延迟 PCI 术或常规药物治疗相比，补救性 PCI 术能使梗死相关动脉开通率增加，住院期间不良事件减少。我国 2010 年版 STEMI 诊疗指南对溶栓失败后紧急 PCI 作了推荐建议：Ⅰ类推荐，接受溶栓治疗的患者具备以下任何一项，推荐接受冠状动脉造影及 PCI 治疗：① 年龄＜75 岁，发病 36 h 内的心源性休克、适合接受再血管化治疗(证据水平 B)。② 发病 12 h 内严重心力衰竭和(或)肺水肿(证据水平 B)。③ 有血流动力学障碍的心律失常(证据水平 C)。Ⅱa 类推荐：① 年龄＞75 岁、发病 36 h 内已接受溶栓治疗的心源性休克、适合进行血运重建的患者，进行冠状动脉造影及 PCI(证据水平 B)。② 溶栓治疗后血流动力学或心电不稳定和(或)有持续缺血表现者(证据水平 C)。③ 溶栓后 45～60 min 仍有持续心肌缺血表现的高危患者，包括有中等或大面积心肌处于危险状态的患者(证据水平 B)。在 RESUCE 研究中认为补救性 PCI 对溶栓失败者较为有利，该实验对 151 例溶栓治疗失败的前壁梗死患者随机分为 PCI 组和内科保守治疗组，结果表明 PCI 组 30 d 左心室射血分数明显高于内科保守治疗组，死亡及心功能不全者明显低于内科治疗组。但是，补救性 PCI 术的风险性较大，成功的补救性 PCI 术预后相对较好(住院病死率为 5%～10%)，不成功的则预后不佳(住院病死率为 25%～40%)。在 GUSTO-1 亚组的研究中，补救性 PCI 术的总病死率为 11%(其中成功者为 8%，失败者为 30%)，较溶栓失败后

不进行补救性 PCI 术者高。目前欧洲 ESC 2012 年版的急性心肌梗死治疗指南建议溶栓后 3～24 h 完成冠状动脉造影，溶栓失败者，溶栓后仍有胸痛、S－T 段抬高无明显回落，应尽早冠状动脉造影，若 TIMI 血流为 0～2 级应立即进行补救性 PCI 术。

（三）冠状动脉旁路移植术

溶栓失败后紧急行冠状动脉旁路移植术（CABG 术）尚缺乏系统临床研究资料。但是有下列情况者，仍可考虑行紧急 CABG 术，以挽救患者生命。例如，溶栓或 PCI 术后仍存在持续胸痛；选择性冠状动脉造影显示高危冠状动脉解剖病变不适合紧急 PCI 术；有心肌梗死机械性并发症，如室间隔破裂、乳头肌断裂、血流动力学不稳定者。急诊 CABG 术死亡率高，PAMI 研究中 5％的患者选择紧急 CABG 术，手术死亡率为 6.4％。择期 CABG 术死亡率为 2.0％。国内限于心脏外科条件，STEMI 患者紧急 CABG 术极少见。即使个别医院医师具备条件和能力，也不愿意承担手术风险。

第二节　抗 栓 治 疗

静脉溶栓治疗 S－T 段抬高型 AMI 的地位早已确立，并且取得令人瞩目的进展，但我们仍然面临着巨大挑战。临床试验研究表明，溶栓治疗时仅 50％～60％的患者恢复 TIMI 3 级血流，10％～25％溶栓后成功冠状动脉再开通者又发生再闭塞，缺血复发和再梗死发生率至少为 3％。另外，溶栓治疗最危险的并发症是颅内出血（0.5％～1％）。因此，一方面是溶栓药物的疗效还不尽如人意，另一方面从安全角度考虑，又限制了这类药物的应用。所以我们面临的问题是如何提高成功、持久的再灌注率，减少冠状动脉再闭塞的发生率，而不增加颅内出血的危险。另外，对 UA 和 NSTEMI 患者而言，抗血栓治疗对于改变其疾病过程、减少心血管事件、改善预后、预防介入治疗并发症等是非常重要的。大量的临床实验已经证实了抗血栓治疗对 AMI、PCI、CABG、UA 和 NSTEMI 患者所带来的效益。中国医师协会循证医学专业委员会推荐的《冠状动脉硬化性心脏病抗栓治疗专家共识》为广大临床医师提供一个非常适合中国国情的抗栓治疗策略，非常有利于指导正确应用冠心病的抗栓治疗。

一、抗血栓治疗的病理生理基础

血栓溶解的同时可能会出现血栓形成，两者是对立的、动态的、同时进行的过程。冠状动脉急性斑块破裂后冠状动脉内血栓形成的周围有明显的血小板激活和聚集；血栓内部激活的凝血酶也可以结合到纤维蛋白和纤维蛋白降解产物上；溶栓后残留的附壁血栓表面存在纤维蛋白结合凝血酶，这些均有高度致血栓活性。另外，血栓溶解时形成的纤维蛋白溶酶激活凝血因子Ⅴ，通过凝血酶原激酶复合体，也有助于生成凝血酶。

另外许多研究证明，在溶栓过程中血小板可被溶栓剂直接激活，也可间接通过凝血酶或纤维蛋白溶酶激活。这些研究结果为溶栓治疗的同时联合抗栓治疗提供了理论依据。溶栓联合抗栓治疗可以抑制和改变冠状动脉血栓形成的过程；可以促进冠状动脉血流更完全、更持久地恢复；可以通过减轻与血小板激活有关的血栓栓塞作用改善组织灌注；可以试图减少溶栓药物剂量来减少严重并发症的发生。大量抗栓治疗的临床试验已经证实了抗栓治疗为广大接受溶栓治疗的患者所带来的明显效益。抗栓治疗主要针对凝血酶和血小板两个环节，可称为抗凝血酶治疗和抗血小板治疗，已成为 ACS、PCI 及溶栓治疗的重要治疗之一。

二、抗血小板治疗

血小板在冠状动脉斑块破裂后的血栓形成过程中起着关键作用。在 AMI 患者，无论 S－T 段是否抬高，都有血小板聚集参与过程。在 UA 患者，其发病机制也主要是由于血小板参与导致不完全血栓形成所致。富含血小板的血栓比富含纤维蛋白和红细胞的血栓更难溶解，因此对于 AMI 患者不论是否接受溶栓治疗，均应积极进行抗血小板治疗。许多研究已证实了抗血小板治疗对 ACS 患者的巨大益处，可使病死率相对危险下降为 25％～50％。

（一）阿司匹林

1. 药理及药代学特性　阿司匹林（aspirin）在临床的应用已有 100 多年的历史，早期作为解热镇痛药物用于临床，近年来作为抗血小板制剂广泛应用于心血管疾病。

阿司匹林的抗血小板作用机制主要是通过抑制血小板环氧化酶，阻止花生四烯酸代谢合成血栓素（thromboxane A_2，TXA_2），选择性抑制通过 TXA_2 途径诱导的血小板聚集。大剂量阿司匹林也可抑制血管内皮细胞环氧化酶，使前列环素合成减少，抑制血管壁 PGI_2 的合成，从而抑制血小板聚集，防止血栓形成。另外，阿司匹林可能还有其他作用机制，如抗感染作用。

阿司匹林口服后吸收迅速，在胃肠道吸收，血浆浓度在 1～2 h 达到高峰，半衰期为 18～20 min，主要代谢产物是水杨酸。

2. 剂量和应用　临床应用剂量尚无统一标准，极小剂量的阿司匹林（20～40 mg/d）就能抑制 78％以上的 TXA_2 生成。许多临床试验对不同剂量阿司匹林进行了比较，2 849 例患者随机分为高剂量组（650，1 300 mg）和低剂量组（80，325 mg），研究结果显示低剂量组死亡、MI、脑卒中危险比高剂量组相对较低（30 d 时 5.4％比 7.0％，$P=0.07$；3 个月时 6.2％比 8.4％，$P=0.03$），于是更加支持应用小剂量。剂量可因治疗的心血管疾病不同而有所区别，一般情况下，每日剂量范围为 75～300 mg，大剂量可引起胃肠不良反应。首次服用 300 mg，3～5 d 后改为维持量 75～100 mg。西方国家最初几日为每日 160～325 mg，数日后改为每日 75 mg，为了尽快吸收可用水溶剂。2012 年 ESC 有关 STEMI 指南强调，溶栓治疗患者，阿司匹林起始剂量为 150～500 mg，口服，如患者无法吞咽可静脉注射 250 mg，维持量为每日 75～100 mg。阿司匹林的禁忌证包括活动性出血、活动性消化道溃疡、未控制的严重高血压等。

3. 相关临床试验　未能证明阿司匹林具有增强溶栓制剂的溶栓作用，但许多临床试验证明溶栓成功之后可以预防或延缓再灌注血管的再闭塞，从而降低心血管事件的发生率。

ISIS－2 临床试验（第二次国际梗死生存报道）入选发病在 24 h 内的 AMI 患者，17 187 例随机分为阿司匹林治疗组（8 587 例）和对照组（8 600 例），治疗后 5 周阿司匹林组死亡率为 9.4％，对照组为 11.8％，危险度下降 23％。SK＋阿司匹林组 5

周死亡率为 8.0%，对照组为 13.2%，相对危险下降 42%。ISIS-2临床试验证实了 AMI 患者溶栓治疗后口服阿司匹林 160 mg 对死亡率影响的有益作用，同时显示并未导致更严重的出血并发症，这可能和阿司匹林预防再灌注动脉再闭塞和防止反复缺血有关。该研究显示阿司匹林可降低 23%的死亡率危险，同时接受两种联合治疗（SK＋AS）的患者病死率危险性可降低 42%。阿司匹林降低病死率的影响和用药时间有关，发病 4 h 内应用降低 25%的病死率危险，5～12 h 应用降低 21%的病死率危险。

20 世纪 80 年代早期完成的两个大型临床试验，证实了应用阿司匹林治疗 UA 患者的效果，在大约 4 000 例 UA 患者中抗血小板治疗可使心血管事件降低 36%。

4. 耐药现象　尽管阿司匹林对冠心病的疗效已经很清楚，但是许多迹象表明，一部分患者应用标准剂量的阿司匹林无明显疗效，仍有血栓事件发生，即对阿司匹林发生耐药。发生阿司匹林耐药的机制尚不清，但已有些研究证据表明某些健康人或冠心病患者口服阿司匹林后对血小板的作用存在个体与个体之间的差异，8%～50%的患者对阿司匹林存在耐药倾向，即阿司匹林抵抗。在临床研究中也有证据表明有耐药患者存在。一项研究表明，1/3 的突发心脏事件患者口服阿司匹林 2 h 有反应，但在 12 h 内会产生耐药，同时发现这些患者 2 年内心血管事件的发生率明显高于对阿司匹林有反应者。尽管存在阿司匹林抵抗，但临床不应放弃抗血小板治疗，可以对这类患者加大阿司匹林剂量或换用其他抗血小板药物。

（二）噻氯匹定

1. 药理及药代学特性　噻吩吡啶类药物主要通过拮抗血小板 ADP 受体抑制血小板的激活与聚集，对胶原、凝血酶、花生四烯酸和肾上腺素等诱导血小板聚集也有抑制作用。本药不影响环氧化酶活性，但有研究表明可干扰纤维蛋白原同血小板结合。噻吩吡啶类药物主要包括噻氯匹定（ticlopidine，抵克力得）和氯吡格雷，临床上主要和阿司匹林联合应用于 ACS 和 PCI 患者。噻氯匹定本身无活性，但经过肝脏代谢后的代谢产物才有活性。噻氯匹定口服吸收后 3 h 内达到血浆浓度高峰，口服吸收率为 80%～90%，但要达到最大抑制血小板水平需要 3～5 d，半衰期为 24～33 h，产生这种延迟的抗血小板作用的原因尚不十分清楚。

2. 剂量、用法及不良反应　常规用药剂量为 250 mg，每日 2 次，1～2 周后改为 250 mg，每日 1 次。口服噻氯匹定的主要不良反应包括恶心、皮疹、腹泻，大约占 10%。最严重的不良反应是粒细胞减少（约为 10%），血栓性血小板减少性紫癜的发生率很低（约为 0.03%），这可能主要是继发于对骨髓直接抑制作用或免疫反应，笔者曾遇到 1 例女性患者口服噻氯匹定未进行血细胞监测，最后导致再生障碍性贫血样血象变化，全血细胞均严重减少。因此，口服该药早期应每周监测血细胞和血小板计数，一旦发现白细胞、血小板减少应立即停药，往往是可逆的。目前临床应用很少，尤其是国内外指南均未推荐用于心肌梗死的抗栓治疗。

3. 相关临床研究　临床应用噻氯匹定的经验多来自冠心病的二级预防研究和介入治疗的研究，这些临床试验表明可使心血管事件下降 10%。在急性 AMI 溶栓治疗中作为抗血小板辅助治疗的价值，尚无临床试验报道。Balsano 等报道 UA 患者应用噻氯匹定的临床试验（STAI 试验），652 例 UA 患者随机分为服用噻氯匹定组（250 mg，每日 2 次）和安慰剂对照组，随访 6 个月。结果显示治疗组致死性和非致死性心肌梗死的发生率相对危险降低 46%。

（三）氯吡格雷

1. 药理及药代学特性　氯吡格雷（clopidorel）的化学结构、功能及作用类似于噻氯匹定，属于 Thienopyridines 族类药物，是近年来合成的新一代 ADP 受体拮抗剂。氯吡格雷通过选择性抑制 ADP 和血小板受体的结合，抑制 ADP 介导的血小板活性，抑制血小板聚集，也通过其代谢产物发生作用。与噻氯匹定不同的是，氯吡格雷起效快，口服后代谢产物可在 2 h 达到抗血小板作用高峰。但是预先未进行负荷剂量用药，氯吡格雷需要 5 d 才能达到最大抑制血小板作用。

2. 剂量和用法　常规用药首剂负荷量为 300 mg，维持量为 75 mg/d。行介入治疗者，氯吡格雷负荷量为 600 mg，维持量为 75 mg/d。氯吡格雷耐受性好，无阿司匹林的胃肠道不良反应，无噻氯匹定的对骨髓的直接抑制作用。因此，不能用阿司匹林和出现噻氯匹定不良反应的患者，可换用氯吡格雷，但该药价格昂贵。2012 年 ESC 更新 STEMI 指南再次强调：无论溶栓或直接 PCI 患者，氯吡格雷均应与阿司匹林联合应用。

3. 相关临床试验　CAPRIE 临床试验（clopidogrel versus aspirin in patients at risk of ischaemic events）是一个国际多中心随机双盲试验。入选 19 185 患者，比较每日口服氯吡格雷 75 mg 和每日口服阿司匹林 325 mg 在降低冠心病患者心血管事件（心肌梗死、缺血性卒中和血管性死亡）的临床疗效，平均随访 1.6 年。结果表明，氯吡格雷组（9 599 例）心血管事件的发生率为 5.32%，阿司匹林组（9 586 例）为 5.83%，$P=0.043$，表明氯吡格雷和阿司匹林均能有效降低心血管性事件的发生率，而且氯吡格雷比阿司匹林相对危险性下降 8.7%。CURE 试验（UA 患者应用氯吡格雷预防缺血事件试验）将发病在 24 h 以内的 12 562 例 UA 或 NSTEMI 患者随机分为对照组和氯吡格雷组，两组均同服阿司匹林。结果显示，心血管事件对照组为 11.5%，氯吡格雷组为 9.3%。严重出血不良反应，对照组为 2.7%，氯吡格雷组为 3.7%，治疗组出血并发症较多，但威胁生命的大出血较少。该试验还表明，在 UA 和 NSTEMI 患者联合应用阿司匹林和氯吡格雷效果更好。CLARITY-TIMI28 研究和 CommIT-/CCS-2 研究均证实 AMI 未行 PCI 患者联合应用阿司匹林和氯吡格雷均可获益，可使梗死相关动脉闭塞、死亡和心肌梗死复发减少 36%，而严重出血并发症未增加。

（四）普拉格雷

1. 药理及药代学特性　普拉格雷（prasugrel）与噻氯匹定、氯吡格雷同属于口服噻吩并吡啶类药物，是新型的血小板 ADP 受体拮抗剂，与氯吡格雷的作用机制相同，但其代谢活性成分较氯吡格雷效率更高。负荷剂量 60 mg 即可达到比氯吡格雷 300 mg 负荷剂量更快速、持久的抗血小板作用。

2. 剂量、用法及不良反应　2011 年 ACCF/AHA/SCAI PCI、ESC NSTE-ACS 和 ESC STEMI 指南均推荐普拉格雷适用于拟行 PCI 的 ACS 患者，尤其是合并糖尿病患者的 PCI 治疗，负荷量为 60 mg，维持量为 10 mg/d。鉴于普拉格雷比氯吡格雷抗缺血更有效但出血率高，美国 FDA 明确指出：活动性出血、既往脑卒中/短暂性脑缺血发作（TIA）、年龄＞75 岁、体重

<60 kg、计划行 CABG 和有出血倾向者，禁用或慎用普拉格雷。

普拉格雷或替格瑞洛缺乏溶栓治疗证据，故 2012 年 ESC 更新版 STEMI 指南也不推荐其用于溶栓治疗患者，且两药各自的使用说明书上也无该适应证。

3. 相关临床研究　TRITON - TIMI 38（Trial to Assess Improvement in Therapeutic Outcomes by Optimizing Platelet Inhibition with Prasugrel-Thrombolysis in Myocardial Infarction）研究是有关普拉格雷的一项重要临床研究。TRITON - TIMI 38 研究将 13 608 例中危、高危 ACS 患者随机分组，分别接受普拉格雷（60 mg 负荷剂量后 10 mg/d 维持剂量）或氯吡格雷（300 mg 负荷剂量后 75 mg/d 维持剂量），平均随访 14.5 个月。普拉格雷组的主要有效性终点（心血管死亡、非致死性 MI、非致死性脑卒中）的发生率为 9.9%，而氯吡格雷组为 12.1%（$P<0.001$）。主要有效性终点的差异在于普拉格雷能显著降低非致死性 MI 风险（普拉格雷组 7.3% 比氯吡格雷组 9.5%，$P<0.001$），而心血管死亡与非致死性脑卒中风险两组无显著性差异；普拉格雷组也将支架内血栓发生率从 2.4% 明显减少到 1.1%（$P<0.001$）。然而，普拉格雷组出血的发生率增加 32%，主要是 TIMI 定义的严重出血（普拉格雷组为 2.4% 比氯吡格雷组为 1.8%，$P=0.03$）。普拉格雷组致命性出血风险显著高于氯吡格雷组（1.4% 比 0.9%，$P<0.01$）。TRITON - TIMI 38 研究的净临床获益显示，氯吡格雷组的主要有效性和安全性终点为 13.9%，普拉格雷组为 12.2%（风险比 0.87，95% 可信区间 0.79～0.95，$P=0.004$）。

（五）替格瑞洛

1. 药理及药代学特性　替格瑞洛（ticagrelor）通过选择性拮抗 P_2Y_{12} 受体来抑制 ADP 介导的血小板反应。与氯吡格雷、普拉格雷不同，替格瑞洛与 P_2Y_{12} 受体的结合快速且可逆，不需要代谢活化即具有活性。人体内吸收快，起效迅速。

2. 剂量、用法及不良反应　负荷量为 180 mg，维持量为 90 mg，每日 2 次。既可用于保守治疗患者，也可用于介入治疗患者。2011 年 ESC NSTE - ACS 和 2012 年 ESC STEMI 指南推荐，替格瑞洛用于所有中高危缺血患者，不管起初治疗策略（ⅠB）。替格瑞洛在临床试验中最常见的不良反应是呼吸困难、淤伤和各种出血事件（胃肠道出血、鼻出血、皮下或皮肤出血等），其他少见的不良反应包括缓慢心律失常、尿酸和肌酐水平升高等。

与普拉格雷相似，替格瑞洛也缺乏溶栓治疗证据，故 2012 年 ESC 更新版 STEMI 指南未推荐其用于溶栓治疗患者，且使用说明书上也无该适应证。

3. 相关临床研究　PLATO 研究共纳入 18 624 例 ACS 患者，比较替格瑞洛（180 mg 负荷量后 90 mg，每日 2 次，维持 1 年）和氯吡格雷（300～600 mg 负荷量后 75 mg/d，维持 1 年）在预防心血管事件发生方面的有效性和安全性。结果显示：替格瑞洛的主要终点事件（心血管死亡、MI、脑卒中）的发生率显著低于氯吡格雷（9.8% 比 11.7%，风险比 0.84，$P<0.001$），并能显著降低除脑卒中外其他次要终点发生率。替格瑞洛组的心血管病死率和总体病死率均显著低于氯吡格雷组（心血管病死率：4.0% 比 5.1%，风险比 0.79，$P=0.001$；总体病死率：4.5% 比 5.9%，风险比 0.78，$P<0.001$）。安全性方面，PLATO 定义的大出血和致死性出血、TIMI 大出血、需要输注红细胞、致死性出血方面，替格瑞洛组与氯吡格雷组无显著性差异，但替格瑞洛组非 CABG 相关的大出血增加。

（六）血小板糖蛋白Ⅱb/Ⅲa（GPⅡb/Ⅲa）受体拮抗剂

1. 药理及药代学特性　血小板功能活性在 ACS 中的重要地位已非常明确，而血小板表面的 GP Ⅱb/Ⅲa 受体在血小板聚集过程中扮演着重要角色。GPⅡb/Ⅲa 受体拮抗剂通过占据该受体阻断纤维蛋白原结合，防止血小板聚集，从而具有抗血栓形成的作用，因此阻断 GP Ⅱb/Ⅲa 受体药物研究近年来越来越受到人们的重视。目前美国 FDA 批准临床应用的 3 种胃肠道外 GPⅡb/Ⅲa 受体拮抗剂分别为阿昔单抗（abciximab，reopro）、依替巴肽（integrilineptifibatide）和替罗非班（tirofiban，aggrastate）。

阿昔单抗为血小板膜 GPⅡb/Ⅲa 受体的单克隆抗体，采用基因工程技术制备重组鼠一人嵌合抗体，对血小板 GP Ⅱb/Ⅲa 受体具有特异性，通过阻断纤维蛋白原介导的血小板的相互联结，阻断所有激动剂引起的血小板聚集反应。临床前期实验和对患者的药物学评价都表明，对血小板的聚集抑制达到 80% 以上。该药具有特殊的药代动力学特性，血浆清除需要 25 min，但体内代谢半衰期可达 7 h，停止静脉应用后 14 d 仍能检测出与血小板结合的抗体。阿昔单抗是最早应用于临床的 GPⅡb/Ⅲa 受体拮抗剂。该药为静脉制剂，目前主要用于冠心病介入治疗前，尤其是用于急性冠状动脉综合征急诊介入治疗前。一般使用方法，首次冲击量（bolus）0.125 ml/kg，然后以总量 7.5 ml 维持静脉滴注 24 h（即 7.5 ml 阿普单抗溶于 250 ml 生理盐水中，以 10 ml/h 速度持续静脉滴注 24 h）。

埃替巴肽属于小分子 GPⅡb/Ⅲa 受体拮抗剂，因此引起抗原抗体反应的可能性小。与 GPⅡb/Ⅲa 受体亲和力比阿昔单抗小，因此一旦停止应用，可以从血液循环中很快消失。埃替巴肽的血清清除半衰期为 2.5 h。由于绝大多数药物经肾排出，因此严重肾功能损伤对血清清除率有影响。

替罗非班是基于 RGD（精氨酸-甘氨酸-天冬氨酸）氨基酸序列的小分子 GPⅡb/Ⅲa 受体拮抗剂，可逆地拮抗血小板膜 GP Ⅱb/Ⅲa 受体，通过阻断纤维蛋白原介导的血小板的交互联结，阻断血小板聚集。其半衰期为 2 h，主要由尿液排出。如果清除率下降，应调整这些药物的应用剂量。国产盐酸替罗非班氯化钠注射液（欣维宁）在临床上主要用于 ACS 患者和 PCI 患者。ACS 患者起始 30 min 用 0.4 μg/（kg · min）静脉滴注，然后继以 0.1 μg/（kg · min）维持滴注，PCI 患者起始推注剂量为 10 μg/kg，推注时间为 3 min，然后继以 0.15 μg/（kg · min）静脉滴注，持续 24～48 h。严重肾功能不全患者剂量减少 50%。

2. 相关临床试验　溶栓治疗是 AMI 再灌注治疗最常用、最经典的方法，但是高达 50% 的患者不能达到完全持续性再灌注。实验研究证实小剂量的纤溶药物与 GP Ⅱb/Ⅲa 受体拮抗剂联合使用，可以获得迅速有效而稳定的血栓溶解作用。许多大规模临床试验对血小板 GPⅡb/Ⅲa 受体拮抗剂在 AMI 患者疗效及安全性进行了研究。结果表明，这些药物能减少 ACS 患者的病死率及心肌梗死的发生率。

TAMI - 8 是最早联合使用 GPⅡb/Ⅲa 受体拮抗剂和溶栓治疗的临床试验，入选 60 例发病在 6 h 内，用 rt - PA 溶栓治疗的 AMI 患者，梗死相关血管开通率达 92%，而对照组为 56%。

结果表明联合用药有提高血管开通和改善临床结果的趋势。

TIMI-14(心肌梗死溶栓治疗-14)临床试验,入选 888 例 AMI 患者,随机接受阿昔单抗加低剂量 rt-PA 或链激酶和单用全剂量溶栓药物治疗,rt-PA 50 mg 联合应用阿昔单抗,90 min时冠状动脉造影 76%达到 TIMI 3 级血流。单用 rt-PA 组为 57%,链激酶 150 万 U 联合应用阿昔单抗 80%以上达到 TIMI 2～3 级血流,主要出血并发症的发生率联合用药组比单独溶栓治疗组高。本试验由于规模较小,尚不能确定联合治疗的确切疗效。

IMPACT-AMI 研究比较埃替巴肽和对照组在同时接受 t-PA、阿司匹林的 106 例 AMI 患者的临床效果。结果显示治疗组 90 min TIMI 3 级血流为 66%,对照组为 39%($P<0.01$),而严重出血事件两组发生率相同(4%比 5%)。在此基础上 IMPACT-Ⅱ试验评价了埃替巴肽 PCI 术后对 MI、死亡、CABG、再次 PCI 的影响。共入选 4 010 例,随访 30 d。结果显示,终点事件安慰对照组为 11.4%,治疗组为 9.2%。治疗组严重出血事件并未增加。GUSTO-Ⅳ临床试验入选 16 588 例 AMI 患者,比较了减量溶栓药物联合应用 GP Ⅱb/Ⅲa 受体拮抗剂与标准剂量溶栓药物的疗效。结果显示 30 d 时各种原因死亡的联合用药组为 3.5%,单独 rt-PA 组为 5.5%;再梗死率分别为 0.9%和 2.8%;血管重建率为 2.6%和 3.7%,均有下降趋势,而颅内出血并没有增加(0 和 0.9%)。

总之,GPⅡb/Ⅲa 受体拮抗剂在治疗 S-T 段抬高型 AMI 中的地位尚需要更多临床试验加以证实,这些试验将为我们提供更多的有关溶栓治疗联合应用 GPⅡb/Ⅲa 受体拮抗剂的资料。2012 年 ESC STEMI 更新指南对溶栓治疗者也未作推荐。临床上,GPⅡb/Ⅲa 受体拮抗剂目前主要用于 ACS 患者的急诊介入治疗,可明显减少急性和亚急性血栓形成的发生率,尤其是高危的 ACS 患者。到目前为止,大约 35 000 例 UA 和 NSTEMI 患者参与了 GPⅡb/Ⅲa 受体拮抗剂治疗试验,但只有那些进行 PCI 治疗的患者才能获得更大效益,而在未进行 PCI 的患者疗效尚不确定。

这些年来除了静脉制剂外,也合成了多种口服的 GPⅡb/Ⅲa 受体拮抗剂,如 sibrafiban、xemilofiban、lefradafiban、lamifiban 等,并有临床试验研究问世,如 TIMI-12、EXCITE 等。但其结果显示应用口服 GPⅡb/Ⅲa 受体拮抗剂效果并不优于阿司匹林,因此还需进一步观察研究。

三、抗凝血酶治疗

血栓形成过程中凝血酶也是一个关键环节,凝血酶可使纤维蛋白原转变为纤维蛋白,最终形成血栓,抗凝治疗也是一个不可缺少的重要角色。早在溶栓治疗时代之前,AMI 患者静脉注射肝素就可使相对病死率降低 10%～30%,同时再梗死的发生率、肺栓塞和脑卒中的发生率亦降低。AMI 抗凝治疗的理由是建立和保持梗死相关动脉的通畅。另外,也包括预防深静脉血栓形成、肺栓塞、心室内血栓形成。

(一) 普通肝素

1. 药理及药代学特性　肝素(unfractionated heparin, UFH)是一种多糖类物质的混合物。肝素由肥大细胞产生和释放,1916 年首先从肝脏及心脏分离出来。药用肝素主要从牛肺和猪肠黏膜中提取,相对分子质量为 3 000～30 000,平均为 15 000。肝素抗凝活性的激活需抗凝血酶Ⅲ(ATⅢ),UFH 通过与血浆中的 ATⅢ结合形成复合物,从而灭活多数外源性凝血因子,包括因子Ⅱa、Ⅹa、Ⅸa、Ⅺa 和Ⅻa 等,但主要抑制Ⅱa 和Ⅹa 因子。通过加速凝血酶的灭活,使其不能将纤维蛋白原转变为纤维蛋白,最终抑制血凝块的形成。另外,肝素还可以通过中和内皮细胞表面的电荷,促进内皮释放因子途径抑制物和 t-PA 等抗凝作用和纤溶作用。肝素也可抑制血小板聚集,改变血液黏度,促进血液流动。

2. 临床应用

(1) 急性心肌梗死：应用肝素的治疗基本原理包括预防深静脉血栓、肺栓塞、心室内附壁血栓形成。回顾再灌注时代以前随机临床试验显示静脉应用肝素的 AMI 患者,不论是否伴有 S-T 段抬高,若无抗凝禁忌证就应常规应用肝素。一般使用方法是先静脉注射 5 000 U 冲击量,随后以 1 000 U/h 维持静脉滴注,每 4～6 h 测定 1 次 APTT 或 ACT,并根据测定结果随时调整剂量,保持其凝血时间延长至对照的 1.5～2 倍,静脉应用肝素一般持续 48～72 h。以后可改用皮下注射 7 500 U,每 12 h 1 次,注射 2～3 d。

对于接受溶栓治疗的 AMI 患者,肝素的用法和用量依据溶栓治疗的药物类型及是否存在体循环栓塞危险因素而有所不同。肝素可作为 t-PA、r-PA 和 TNK-tPA 溶栓治疗的辅助用药。rt-PA 为选择性溶栓剂,半衰期短,对全身纤维蛋白原影响较小。血栓溶解后仍有再次血栓形成的可能,故需要充分的抗凝治疗。尿激酶和链激酶均为非选择性溶栓制剂,对全身凝血系统影响较大,包括消耗凝血因子Ⅴ和Ⅶ,大量溶解纤维蛋白原,因此不需要充分抗凝治疗,但在有体循环血栓高危因素,如大面积前壁心肌梗死伴明显室壁运动异常或心房颤动的患者应通常应用肝素静脉注射,目标是使 aPTT 达到 60～70 s。

(2) 不稳定型心绞痛和非 S-T 段抬高型 MI：UA 和非 S-T 段抬高型 MI 患者常处于高凝状态,特别是凝血酶处于高敏状态,因此肝素已成为 UA 和非 Q 波 MI 患者的标准治疗手段。许多随机双盲安慰剂对照临床试验已经评价了肝素治疗 UA 和非 Q 波 MI 的效果。单独应用可有效预防 AMI 和复发性心绞痛,同阿司匹林合用可使心血管死亡率和 MI 的发生率危险下降 30%。静脉应用的肝素用法是 75 U/kg 静脉注射,然后 1 000 U/h 持续静脉滴注 48 h 左右,维持 ACT 是正常对照的 1.5～2.0 倍。

3. 相关临床试验　许多临床试验评价了肝素在治疗 AMI 患者的治疗效果。但是,由于研究设计方案存在差异,溶栓制剂、辅助用药及冠状动脉造影诊断时间不同,很难比较和得出明确的结果。

LATE 研究(late assessment of thrombolytic efficacy, LATE)研究了 AMI 发病在 6～24 h 开始溶栓治疗的 2 821 例患者。经非随机的亚组分析,rt-PA 加静脉肝素组 35 d 病死率为 7.6%,不加肝素组为 10.4%。在 GUSTO 试验中,链激酶溶栓+皮下注射肝素治疗组 35 d 死亡率为 7.296%,对照组为 7.4%,无统计学差别。这些试验结果表明,用 rt-PA 溶栓的患者加用肝素优于链激酶溶栓加肝素联合应用。

HART 试验(肝素-阿司匹林再灌注试验)研究评价了 rt-PA 溶栓治疗合并肝素或阿司匹林的临床价值。结果显示,肝素组在溶栓后 7～24 h 开通率为 82%，阿司匹林组为 52%，两组存在明显差异；肝素组 TIMI 3 级血流为 68%，阿司匹林组为 60%；这些结果提示，肝素联合 rt-PA 溶栓治疗梗死相关动脉开通率明显高于口服阿司匹林者。同样在 LIMITS 研究也表明，AMI 患者用 saruplase 溶栓和静脉注射肝素治疗，不用阿司匹林，梗死相关动脉再开通率较对照组高(79%比 57%)。

在 HEAP 研究(心肌梗死早期肝素开通研究)中，研究人员观察了肝素对 AMI 早期开通的结果。年龄<75 岁怀疑为 AMI 患者 198 例，在急诊 PCI 术前 90 min 应用肝素(300 U/kg)，90 min 冠状动脉造影显示治疗组开通率 51%(其中 TIMI 2 级为 20%，TIMI 3 级为 31%)，而安慰对照组仅为 18%。也有一些试验，如 DUCCS-Ⅰ试验并未证实肝素对梗死相关动脉开通的有益作用。

20 世纪 80 年代，Theroux 等完成的肝素安慰剂对照试验评价了 UA 患者阿司匹林联合静脉应用肝素的效果。结果显示，肝素组 MI 危险性降低 89%，严重心绞痛发生危险降低 63%。RISC 试验(男性 UA 患者应用小剂量阿司匹林和静脉肝素的心肌梗死危险和死亡)评价了 UA 和非 S-T 段抬高型 MI 患者的疗效，入选 796 例，随访 1 年。结果显示，单独阿司匹林组死亡和心肌梗死的危险明显降低，单独肝素组没有受益，而阿司匹林和肝素联合治疗组在最初治疗阶段即可获益，心血管事件的发生率最低。

(二) 低分子量肝素

低分子量肝素(low molecular weight heparins，LMWH)为普通肝素的一个片段，是通过有控制的酶或化学反应裂解普通肝素后制备成的各种长度的糖链，平均相对分子质量在 4 000～6 500。其抗因子Ⅹa 作用是普通肝素的 2～4 倍，但抗因子Ⅱa 作用弱于普通肝素。由于效应倍增，应用方便，加上不需要监测 aPTT，因此人们把更多的兴趣从普通肝素转移到低分子量肝素的应用上。

1. 临床应用

(1) 急性心肌梗死：许多临床试验评价了低分子量肝素作为普通肝素替代物用于溶栓辅助治疗的效果。HART-Ⅱ、ASSENT-3、ENTIRE-TIMI23 和 AMI-SK 等研究已经显示，在用 t-PA 或链激酶进行溶栓治疗时，低分子量肝素作为抗凝血酶制剂辅助治疗优于普通肝素。它可以替代 UFH 用于溶栓患者的抗凝治疗，近期的大规模 EXTRACT-TIMI25 研究为 LMWH 与多种溶栓药物的联合应用提供了确实的证据。

(2) 不稳定型心绞痛和非 S-T 段抬高型 MI：到目前为止，有关低分子量肝素在 UA 和非 Q 波 MI 患者应用的临床试验资料汇总结果表明，同普通肝素相比，低分子量肝素治疗可使心肌梗死的死亡危险性降低 15%，因此低分子量肝素的作用越来越被重视。目前一致认为，在治疗 UA 和非 Q 波 MI 患者中，低分子量肝素的作用效果至少和普通肝素等同或优于普通肝素。ESSENCE 试验[UA 和 NSTEMI 患者皮下注射克赛(依诺肝素钠，enoxaparin)预防冠状动脉事件的效果和安全性的研究]检验了克赛对 UA 和非 Q 波 MI 治疗的效果。3 171 例 UA 和非 Q 波 MI 患者被随机分配至克赛组和普通肝素组，主要观察终点指标是住院后 14 d、30 d 和 1 年的死亡率、MI 和复发心绞痛。结果显示克赛组 14 d 终点事件明显减少(16.6%比 19.8%，$P=0.019$)；30 d 时克赛组事件发生仍较普通肝素组减少(19.8%比 23.3%，$P=0.016$)；30 d 时克赛血管重建率降低(27.0%比 32.2%)；随访 1 年死亡率仍显示低分子量肝素优于普通肝素(22.8%比 26.6%)。

FRISC 试验(fragmin during instability in coronary artery disease)评价了 1 506 例 UA 和 NSTEMI 患者应用皮下注射法安明的治疗效果，共治疗 6 d。同安慰剂对照组相比，在 6 d 治疗期间，病死率、再梗死发生率危险下降 63%；40 d 时法安明组的复合终点事件(死亡、MI、血管重建)的发生率仍明显降低(18.0%比 23.7%)。

2. 常用制剂及剂量　目前临床上应用的低分子量肝素有多种，每一种都有其不同的个性特点，所以应将它们个别化考虑，而不应将它们作为一类可以互相替代的药物，这些药物在临床试验中的不同疗效，反映了不同的抗因子Ⅹa 和抗因子Ⅲa 的比例。另外，它们的制备方式、分子结构与分子质量不同，因此体内半衰期、生物利用度、抗凝血酶作用不同，因此彼此所针对的临床适应证也不尽相同。

不同低分子量肝素治疗的参考剂量如下：① 克赛(clexame，enoxaparin)，抗Ⅹa/Ⅱa 活性值为 3.9，1 mg (0.01 ml)＝100 U 抗Ⅹa 活性。体重<65 kg 者选择 40 mg，>65 kg 者选择 60 mg 或按 1 mg/kg 计算，皮下注射，每 12 h 1 次。② 速避凝(fraxiparine，nadroparin)，抗Ⅹa/Ⅱa 活性值为 3.5，1 ml＝9 500 U 抗Ⅹa 活性。体重<70 kg 者选择 0.4 ml，>70 kg 者选择 0.6 ml，皮下注射，每 12 h 1 次。③ 法安明(framin，dalteparin)，抗因子Ⅹa/Ⅱa 活性值为 2.2，制剂规格有 0.2 ml＝2 500 U 抗Ⅹa 活性，0.2 ml＝5 000 U 抗Ⅹa 活性；0.2 ml＝ 10 000 U 抗Ⅹa 活性。根据体重 120 U/kg 抗Ⅹa 活性计算，每 12 h 1 次。目前指南仅推荐伊诺肝素用于 ACS 患者。2012 年 ESC S-T 段抬高型 MI 指南推荐：接受溶栓治疗的 S-T 段抬高型 MI 患者，抗凝治疗推荐用至血运重建，或在住院期间至 8 d。依诺肝素(enoxaparin)：年龄<75 岁的患者首先给予 30 mg 静脉注射，15 min 后给予皮下注射 1 mg/kg，q12 h；年龄> 75 岁的患者，不予以静脉注射，给予皮下注射 0.75 mg/kg，q12 h。如果肌酐清除率<30 ml/min，给予皮下注射 1 mg/kg，q24 h，住院期间持续应用，最多 8 d。

(三) 比伐卢定

比伐卢定(bivalirudin)是一种合成型二价特异性凝血酶抑制剂，是由 20 个氨基酸组成的多肽。它含有一个活化部位靶向基团，通过四聚甘氨酸环连接到水蛭素羧基末端的 12 肽类似物上，与凝血酶表面的外结合点 1 发生相互作用。与水蛭素不同的是，比伐卢定仅对凝血酶的活化部位产生短暂抑制，比伐卢定静脉注射血浆半衰期为 25 min，因而有更好的安全性。比伐卢定主要通过肝脏代谢及其他部位的蛋白质水解，仅有极少量比伐卢定经肾脏排泄。比伐卢定必须经胃肠外给药。

(1) S-T 段抬高型 MI 溶栓治疗：HERO-2 试验为一项随机开放研究，共入选 17 073 例 S-T 段抬高型 MI 患者接受链激酶溶栓治疗，并比较比伐卢定与普通肝素的有效性和安全性。结果显示：两组 30 d 死亡率无显著差异，但比伐卢定降低 96 h 再梗死的发生率。死亡、心肌梗死和致残性卒中联合终点(临床净获益)有利于比伐卢定。此外，比伐卢定组中度出血风险轻微增加，严重出血和颅内出血也有增加趋势。目前尚无研究对 t-PA 和第三代静脉溶栓药物治疗患者中评价比伐卢定。

HORIZONS-AMI 研究表明，接受急诊 PCI 的 S-T 段抬高型 MI 患者，相比肝素联用 GPⅡb/Ⅲa 受体拮抗剂，单用比伐卢定抗凝治疗能显著降低 30 d 严重出血和临床不良事件的发生率；大规模注册研究也显示比伐卢定与降低出血性并发症显著相关。

比伐卢定临床应用通常根据体重调整剂量：术中静脉注射 0.75 mg/kg，随后以 1.75 mg/(kg·h)静脉输注。

(2) UA/NSTEMI：REPLACE-2 试验入选 6 010 例接受急诊或择期 PCI 的患者，接受 UFH 联合 GP Ⅱb/Ⅲa 受体拮抗剂或比伐卢定联合 GP Ⅱb/Ⅲa 受体拮抗剂临时性使用，以治疗血管造影并发症。30 d 时，两组在死亡、MI、靶血管血运重建、严重出血等主要终点事件上统计学无显著差异。而使用比伐卢定的患者严重出血相对危险度降低 40%。虽然两组 12 个月生存率无显著差异，但是比伐卢定组 1 年时病死率有降低趋势。笔者推测这一趋势与院内出血率降低有关。ACUITY 试验入选非 S-T 段抬高型 ACS 患者。该试验将 13 819 例中高危非 S-T 段抬高型 ACS 患者分为三组治疗：肝素(UFH 或依诺肝素)联合 GP Ⅱb/Ⅲa 受体拮抗剂组、比伐卢定联合 GP Ⅱb/Ⅲa 受体拮抗剂组和单用比伐卢定(临时性使用 GP Ⅱb/Ⅲa 受体拮抗剂)。三组死亡、MI、血运重建发生率无显著差异，但单用比伐卢定组 ACUITY 严重出血明显降低。随访 1 年显示，各组病死率无显著差异。总之，对于 ACS 患者比伐卢定是一种有效的抗凝药物，尤其在接受 PCI 患者。比伐卢定可能避免 GP Ⅱb/Ⅲa 受体拮抗剂的使用，从而降低出血风险。但在极高危患者仍需使用 GP Ⅱb/Ⅲa 受体拮抗剂。

2012 年 ESC S-T 段抬高型 MI 指南推荐：在接受直接 PCI 的患者，比伐卢定(联合 GPⅡb/Ⅲa 抑制剂仅限于紧急治疗)优于普通肝素和单独使用 GPⅡb/Ⅲa 抑制剂。而对溶栓治疗者未作推荐。2011 年 ACC/AHA 及 ESC 非 S-T 段抬高型 ACS 指南均推荐比伐卢定用于 PCI 治疗患者，尤其在出血高危患者。

(四) 水蛭素

水蛭素(hirudin)是活血化瘀中药——水蛭的有效成分，20 世纪 50 年代首次从水蛭中分离纯化并命名。水蛭素为凝血酶特异的直接抑制剂，与凝血酶按 1∶1 比例紧密结合形成复合物，使凝血酶灭活，与肝素不同，水蛭素与凝血酶结合并不需要 ATⅢ的存在。

水蛭素的作用与肝素比较有以下优点：① 水蛭素的抗凝作用不需要血浆中 ATⅢ的存在，不影响 ATⅢ水平，也不被血小板因子或其他蛋白质灭活。② 水蛭素除了对凝血酶诱导的血小板聚集有抑制作用外，对血小板功能无影响，不引起外周血液中血小板减少。③ 水蛭素与肝素抗血栓效力相当时，其抗凝作用较肝素弱，故出血等不良反应少。④ 水蛭素治疗期间的检测手段比较简便。⑤ 水蛭素为弱免疫性，人体及动物试验未发现水蛭素特异性抗体。⑥ 水蛭素对纤维蛋白相结合的凝血酶也有作用，故抗栓作用强而持久，对溶栓后血管的再堵塞有良好作用，抗栓作用优于肝素。

(1) AMI 溶栓治疗辅助治疗：183 例 AMI 患者溶栓加用不同剂量水蛭素静脉滴注，先首次静脉注射 0.07～0.4 mg/kg，然后以 0.05～0.15 mg/(kg·min)持续静脉滴注，90 min 后冠状动脉造影显示，梗死相关血管开通(TIMI 3 级)率为 67%～76%，只有 4.9%的开通血管出现再闭塞。

TIMI-5 研究将 246 例 AMI 溶栓患者随机分配到肝素组或 4 种不同剂量的水蛭素组，90 min 水蛭素组开通率为 64.8%，肝素组为 57.1%。在 HIT-4 试验中，1 208 例用链激酶的 AMI 患者随机分为水蛭素组和肝素组，其中 447 例90 min 冠状动脉造影显示水蛭素组开通率(TIMI 3 级)为 40.7%，肝素组为 33.5%(P=0. 016)；30 d 结果显示两组出血并发症、脑卒中、再梗死和总病死率无明显差别，随访 1 年时两组的总病死率也无明显差别。

(2) 水蛭素治疗 UA 和 NSTEMI：OASIS-2 试验(organisation to assess strategies for ischaemic syndrome-2)研究比较了水蛭素和肝素对 UA 和非 Q 波 MI 的效果。共入选 10 141 例患者，随访时间为 7 d，主要观察终点是心血管死亡、MI、再发心绞痛。肝素组首先静脉注射 5 000 U，然后 15 U/(kg·h)静脉滴注；水蛭素组首先以 0.4 mg/kg 静脉注射，然后 0.15 mg/(kg·h)静脉滴注，持续 72 h，然后根据凝血时间调节剂量，维持 aPTT 60～100 s。结果显示，水蛭素组心血管死亡或 MI 略比肝素组低(3.6%比 4.2%，P=0.077)，心血管死亡、MI 和心绞痛复发水蛭素组也低于肝素组(5.6%比 6.7%，P=0.012 5)，这些事件主要发生于 72 h 治疗期间，相对危险度 0.78(P=0.015)。主要出血事件水蛭素组比肝素组常见(1.2%比 0.7%，P=0.01)。肝素组血管重建患者比例明显高于水蛭素组(8.1%比 6.9%，P=0.016)。

(五) 磺达肝癸钠

磺达肝癸钠(fondaparinux)是一种合成戊糖，相对分子质量为 1 728，它的序列是与抗凝血酶结合及灭活凝血因子的关键结构，可以通过抗凝血酶催化抑制因子Ⅹa。其抗Ⅹa 因子活性随血浆药物浓度增加而增强，用药后 3 h 达到高峰，主要经肾排除，血浆半衰期为 17～21 h。磺达肝癸钠作为一种新型抗凝剂，越来越受到临床医师的关注。

根据磺达肝癸钠皮下注射后良好的生物利用度，抗凝反应没有变异性，半衰期长，因此可以每日 1 次固定剂量皮下给药，无须监测。肾功能不全患者(肌酐清除率＜30 ml/min)是应用禁忌证。磺达肝癸钠 2.5 mg 固定剂量给药用于血栓预防。深静脉血栓或肺栓塞治疗，体重 50～100 kg 患者给药 7.5 mg，体重＜50 kg 患者给药 5 mg，体重＞100 kg 患者可增加至 10 mg。ACS 患者每日 1 次 2.5 mg。

OASIS-5 和 OASIS-6 两个大型的临床试验也基本上肯定了该药物在冠心病抗栓治疗的作用。OASIS-5 研究比较了应用磺达肝癸钠与依诺肝素的抗凝效果。该研究入选 2 万例 UA 和非 S-T 段抬高型 MI 患者。磺达肝癸钠，2.5 mg，每日 1 次，皮下注射。依诺肝素，1 mg/kg，每日 2 次，皮下注射。9 d 后死亡及心肌梗死的发生率两组间无差别，但磺达肝癸钠组严重出血并发症减少 50%。该临床试验认为在 UA 和非 S-T 段抬高型 MI 抗凝治疗中磺达肝癸钠优于 LMWH。

OASIS-6 试验评价对 S-T 段抬高型 MI 的抗凝治疗效果。入选 12 092 例 S-T 段抬高型 MI 患者，其中未行再灌注治疗患者占 24%，直接 PCI 占 31%，溶栓治疗占 45%。结果显示磺达肝癸钠组与安慰剂组比较，30 d 病死率、MI 发生率减少

21%，出血并发症没有增加。同普通肝素组比较，病死率及心肌梗死的发生率无显著差异，但直接 PCI 患者，导管内血栓形成风险增加，因此建议在选择直接 PCI 患者时不宜选用磺达肝癸钠。2012 年 ESC S－T 段抬高型 MI 指南推荐：如果使用链激酶溶栓，静脉给予负荷剂量磺达肝癸钠 2.5 mg，24 h 后开始皮下注射 2.5 mg，每日 1 次，1 个疗程 8 d 或至出院。

参考文献

1. 陈灏珠. 实用心脏病学[M]. 第 4 版. 上海：上海科学技术出版社，2007：901－920.
2. 颜红兵，宋莉. 临床抗栓药物治疗指南[M]. 北京：中国环境科学出版社，2010：669.
3. 中华医学会心血管病学分会，中华心血管病杂志编辑委员会. 非 S－T 段抬高急性冠状动脉综合征诊断和治疗指南[J]. 中华心血管病杂志，2012，40(5).
4. 中华医学会心血管病学分会，中华心血管病杂志编辑委员会. 急性 S－T 段抬高心肌梗死诊断和治疗指南[J]. 中华心血管病杂志，2010，38：675－690.
5. Antman E M, Giugliano R P, Gibson C M. Abciximab facilitates the rate and extent of thrombolysis. Results of Thrombolysis in Myocardial infarction (TIMI) 14 trial[J]. Circulation, 1999, 99: 2720－2732.
6. Assessement of the Safety and Efficacy of a New Thrombolytic (ASSENT－2) Investigators. Single-bolus tenecteplase compared with front-loaded alteplase in acute myocardial infarction: the ASSENT－2 double-bland randomized trial[J]. Lancet, 1999, 354.
7. Braunwald E, Antman E, Beasley, et al. ACC/AHA 2002 guideline update for the management of patients with unstable angina anrd nor-ST-segment elevation myocardial infarction; summary article: a report of the American college of . cardiology/American Heart Association Task Force on practice guideline[J]. J AM Coll Cardiol, 2002, 40: 1366.
8. Brunwald(美). 心脏病学—心血管内科教科书. 第 7 版. 陈灏珠译. 北京：人民卫生出版社，2007.
9. Cannon C P, Harrington R A, James S, et al. Comparison of ticagrelor with clopidogrel in patients with a planned invasive strategy for acute coronary syndromes (PLATO): a randomised double-blind study[J]. Lancet, 2010, 375(9711): 283－293.
10. Cannon C P, Gibson C M, McCabe C H, et al. TNK-tissue plasminogen activator. compared with front-loaded alteplase in acute myocardial infarction. Results of the TIMI 10B trial[J]. Circulation, 1998, 98: 2805－2810.
11. Lincoff A M, Bittl J A, Harrington RAREPLACE － 2 Investigators, et al. Bivalirudin and provisional glycoprotein Ⅱb/Ⅲa blockade compared with heparin and planned glycoprotein Ⅱb/Ⅲa blockade during percutaneous coronary intervention: REPLACE－2 randomized trial[J]. JAMA, 2003, 289: 853－863.
12. Manoukian S V, Feit F, Mehran R, et al. Impact of major bleeding on 30-day mortality and clinical outcomes in patients with acute coronary syndromes: an analysis from the ACUITY trial[J]. J Am Coll Cardiol, 2007, 49: 1362－1368.
13. McManus D D, Gore J, Yapencer F, et al. Recent trends in the incidence, treatment, and outcomes of patients with STEMI and NSTEMI[J]. Am J Med, 2011, 124: 40－47.
14. Montalescot G, Wiviott S D, Braunwald E, et al. Prasugrel compared with clopidogrel in patients undergoing percutaneous coronary intervention for ST-elevation myocardial infarction (TRITON－TIMI 38): double-blind, randomised controlled trial [J]. Lancet, 2009,373: 723－731.
15. Steg P G, James S K, Atar D, et al. The Task Force on the management of ST－segment elevation actue myocardial infarction of the European Society of Cardiology(ESC) ESC Guidelines for the management of acute myocardial infarction in patients presenting with ST-segment elevation[J]. Eur Heart J, 2012, 33: 2569－2619.
16. Stone G W, Witzenbichler B, Guagliumi G, et al. Bivalirudin during primary PCI in acute myocardial infarction[J]. N Engl J Med, 2008, 358: 2218－2230.
17. Wallentin L, Becker R C, Budaj A, et al. Ticagrelor versus clopidogrel in patients with acute coronary syndromes[J]. N Engl J Med, 2009, 361(11): 1045－1057.
18. Wallentin L, Becker R C, Budaj A, et al. Ticagrelor versus clopidogrel in patients with acute coronary syndromes[J]. N Engl J Med, 2009,361(11): 1045－1057.
19. White H for The Hirulog and Early Reperfusion or Occlusion (HERO)－2 Trial Investigators: Thrombin-specific anticoagulation with bivalirudin versus heparin in patients receiving fibrinolytic therapy for acute myocardio infarction: The HERO－2 randomised trial[J]. Lancet, 2001,358: 1855－1863.
20. Wiviott S D, Braunwald E, McCabe C H, et al. Prasugrel versus clopidogrel in patients with acute coronary syndromes[J]. N Engl J Med, 2007, 357: 2001－2015.

第六章　缺血性心肌病

于全俊

在过去有关心肌病的定义中，通常不包括由心肌缺血引起者。因心肌缺血引起心肌变性、坏死和纤维化等改变，并导致严重的心肌功能失常者，应属于心肌病。这种临床综合征并不少见，无明确心绞痛或心肌梗死既往史者不易与原发性心肌病相区别。1970 年，Burch 等首先将其命名为缺血性心肌病。本质上，缺血性心肌病是一种由冠心病引起的严重心肌功能失常。

心肌缺血由冠状动脉粥样硬化性病变引起者最为常见，其次为冠状动脉痉挛。其他较少见的原因还有冠状动脉内栓塞、冠状动脉先天异常、自发性冠状动脉夹层和冠状动脉血管炎等。显然,缺血性心肌病主要指由冠心病心肌缺血引起者。缺血性心肌病主要表现为心室收缩期或舒张期功能失常,或两者兼有。这种心室功能损害可以是急性的(可逆的),也可以是慢性的,或是在慢性基础上的急性发作。急性心室功能损害通常由暂时性心肌缺血引起;慢性心室功能损害则常由冠状动脉粥样硬化性狭窄造成的散在性或弥漫性心肌纤维化所引起,而无其他病因存在。缺血性心肌病不包括孤立的室壁瘤和与冠状动脉病变有关的其他结构异常或并发症,如乳头肌功能失常(二尖瓣关闭不全)、室间隔穿孔和心律失常等引起者。

一、缺血性心肌病的发病机制

缺血性心肌病是因心肌供氧和需氧之间不平衡而导致心肌细胞减少、坏死、心肌纤维化、心肌瘢痕形成和心力衰竭的一种疾病。前已述及,缺血性心肌病主要由冠状动脉粥样硬化性狭窄、闭塞、痉挛和毛细血管网的病变所引起。心肌细胞减少和坏死可以是心肌梗死的直接后果,也可因慢性累积性心肌缺血而造成。因此,心室壁上既可以有块状的成片坏死区,也可以有非连续性多发的灶性心肌损害存在。当心排血量和心每搏量因部分心肌坏死丧失收缩能力而减少时,心室的舒张末期容量增加。其结果是使心室收缩时的心室容量也增大,室壁张力增加。依照 LaPlace 定律,室壁张力与心室内压力和心室半径成正比,与室壁厚度成反比,心室最初的扩张使心室半径和室壁张力增加。不过,在坏死心肌的愈合过程中,非坏死区心室肌可发生进行性肥大以补偿心功能的减低。这时心肌细胞肥大而使心肌厚度增加,可使室壁张力又恢复正常。

非坏死区存活心肌的组织反应由于与坏死区所处的部位不同而有差别。邻近瘢痕组织(即原来的坏死区)的心肌细胞肥大性生长比远离坏死组织的心肌细胞要显著得多,该部位在心肌收缩时的被动性牵拉,可能是刺激其心肌细胞肥大性生长的一个原因。不仅如此,在左心室发生较大的心肌坏死后,右心室会发生心肌肥大。动物实验证明,在冠状动脉闭塞 3 d 后即可看到这种右心室肥大反应,并持续到第 12 周。但右心室心肌肥大的程度要比发生心肌坏死的左心室轻。这种左心室发生心肌坏死后出现右心室心肌肥大的机制,目前还不清楚。

如果对上述这种肥大心肌有足够的血液供应,虽然已有相当部分的心肌丧失了功能,心脏仍可处于比较稳定的代偿状态。但是,若冠状动脉病变呈弥漫性,由于慢性缺血的持续存在以及间或发生的急性缺血的影响,心肌难以良好地代偿,甚至使受损或发生坏死的心肌细胞数量逐渐增多。此时,肥大的心肌组织也缺少按比例生长的毛细血管网,使缺血进一步加剧。此外,缺血的心肌受上述各种因素的影响,还容易引起灶性损伤和纤维化,使室壁张力和僵硬度增加。也就是说,心肌细胞坏死、残留心肌细胞的肥大、纤维化或瘢痕形成以及心肌间质胶原沉积的增加等均可发生,几乎成为缺血性心肌病的一种结构模式,并可导致室壁张力增加及室壁僵硬度异常、心脏扩大及心力衰竭等(图 11-6-1)。

呼吸困难、肺部啰音、心室充盈音(第三心音奔马律)及左心室充盈压增高,通常被归咎于左心衰竭的收缩功能减低。不过,这些临床表现在心室舒张期心肌僵硬度增加,而无明显心室收缩功能减低或舒张期容量增加的情况下,也可发生,认识到这一点是很重要的。

同时,缺血性心肌病变复杂多样化,包括心肌细胞肥大的不同、与毛细血管网的分布不成比例、微循环障碍和存活心肌与坏死心肌、顿抑心肌、冬眠心肌的掺杂存在等,不仅可以导致心律失常,也可使缺血性心肌病的某些临床表现和对治疗的反应有所不同。

近年来,人们还注意到内皮功能不全可能对左心室功能有直接影响。内皮功能紊乱可以促进缺血性心脏病患者的心肌缺血,从而影响左心室功能。

虽然尚不十分清楚内皮功能紊乱是如何直接或间接影响左心室功能不全的,但 TREND(内皮功能不全逆转试验)研究表明,内皮功能改善所获得的好处与 HMGCoA 还原酶抑制剂类调脂药对高胆固醇血症的作用相似。现已知道,内皮可产生和释放 NO 及 prostacyclin(前列腺环素),但在冠心病患者中,这两种强扩血管物质减少,而强缩血管物质内皮素及血管紧张素Ⅱ却明显增多。后两者除了具有缩血管功能外,还可促使心肌细胞肥大、间质纤维化及胎儿型收缩蛋白的基因表达等,直接参与了心力衰竭的病理生理过程。此外,内皮功能失调还刺激血管收缩、平滑肌增殖及血管壁的脂质沉着,甚至可能促使冠状动脉血栓形成,导致心肌缺血,使左心室功能受损。TREND 试验(内皮功能不全逆转试验,trial on reversing endothelial dysfunction)已证实,血管紧张素转换酶抑制剂可以改善内皮功能,这一假说也已被 4S (scandinavian simvastatin survival study)和 CARE (cholesterol and recurrent event)试验所证实。

近来,关于细胞凋亡(apoptosis)这一新概念在冠心病病理和病理生理中的作用已日益受到注意和重视,细胞凋亡重要的病理影响,已被初步认为是缺血性心肌病心力衰竭的细胞学基础。

所谓细胞凋亡是一种因局部环境生理或病理性刺激引起的受基因调控的非炎症性细胞死亡,故又称为细胞程序性死亡(programmed cell death)。而坏死(necrosis)则是细胞受到严重和突然损伤后所发生的死亡。细胞凋亡与坏死一起形成了细胞生命过程中两种不同的细胞死亡机制。

心肌细胞凋亡生化及形态变化的过程与细胞坏死完全不同,特征主要有细胞变小、细胞核固缩、胞质膜发泡、细胞器紧缩、凋亡小体(apoptotic bodies)形成(细胞被分割成大小不等的碎片,随后可被相邻的巨噬细胞等在数小时内吞噬、消化)等,超微结构上可见胞膜微绒毛变少或消失。凋亡细胞 DNA 电泳后呈独特的"梯状"电泳条带,而坏死的 DNA 电泳后呈模糊不清的涂片状,两者通过实验室检查可以鉴别。

前已述及,缺血性心肌病的心肌细胞减少和坏死可以是心肌梗死的直接后果,也可因慢性累积性心肌缺血而造成。心肌壁上既可以有块状的成片坏死区,也可以有非连续性多发的灶性心肌损害存在。

在体的心脏实验现已证明,缺血性损伤、再灌注损伤及心肌梗死均可诱使心肌细胞凋亡。在培养的乳鼠心肌细胞,缺氧 12 h 后即可发现有细胞凋亡现象。

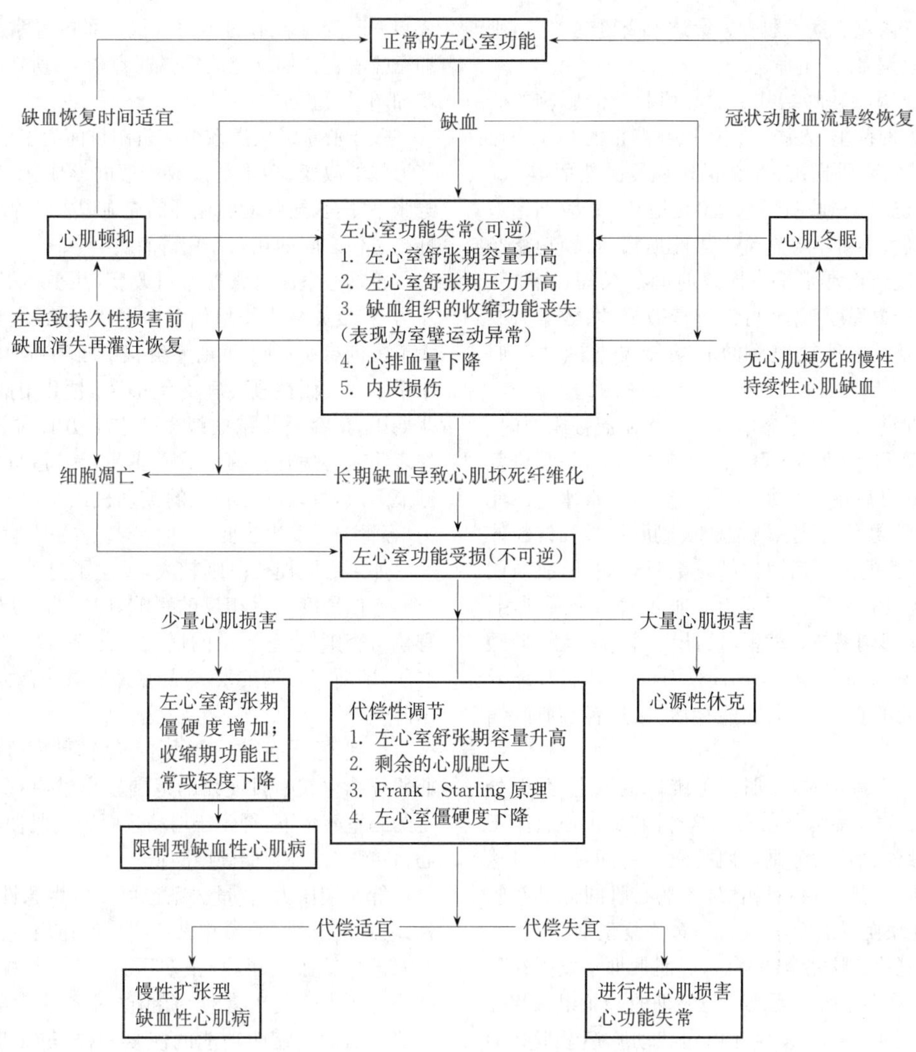

图 11 - 6 - 1　缺血性心肌病的发病机制

新近的研究也证实,在人类心肌梗死的过程中细胞凋亡与细胞坏死共同促成梗死的病理过程,而且细胞凋亡先于细胞坏死发生,它不仅影响心肌梗死的面积,还促使心室重构。已证明严重的心肌持续性缺血是导致心肌梗死灶中心部位细胞凋亡的首要因素,无论是血栓形成或冠状动脉痉挛均可引起,而再灌注损伤是促发细胞凋亡的另一重要因素。此外,在心肌梗死的慢性期,在梗死灶的瘢痕组织与正常心肌之间的周围组织,由于容量负荷过重心室壁变薄,局部张力增大,可诱发细胞凋亡。缺血性心肌病心力衰竭时细胞凋亡增加,也与心脏负荷过重有关。

有人认为,缺血性损伤严重时某些细胞因子或生物活性物质可能会诱发心肌细胞凋亡。但是,其详细机制尚不清楚。可能是缺血刺激后产生的某些细胞因子或生物活性物质直接与细胞膜的受体或进入心肌细胞与胞质内的受体结合后,将信号传入心肌细胞核,来调控细胞凋亡的基因,使心肌细胞凋亡。

有人观察到 0.6%的细胞凋亡即可引起心脏机械功能低下及心肌细胞的结构重排,这种结构重排在心肌梗死的边缘区更为明显。心肌室壁的应力增加及细胞凋亡可使胶原支架结构断裂,使室壁变薄、心腔扩大,加之有效的心肌细胞数量减少,可促进扩张型缺血性心肌病及心力衰竭的发生。

总之,初步研究发现细胞凋亡可以由严重的心肌缺血、再灌注损伤、心肌梗死及心脏负荷增加等诱发,并可能对缺血性心肌病的发生与发展产生重要影响,但其确切机制尚待进一步研究。

二、心肌缺血对左心室功能的影响

缺血性心肌病可有多种临床表现。其最常见和最明显的表现形式是患者具有严重心功能不全的症状和体征,而又难以与其他扩张型心肌病相区别,但患者既往多伴有心肌梗死。相反,另一些患者可有限制型心肌病的症状和体征,但甚少有冠状动脉病变的线索可寻。这种不同的临床表现是由于心肌缺血对心肌的损害程度、对心室收缩期和舒张期功能的影响有许多不同的缘故。

(一) 心肌缺血、心肌顿抑和心肌冬眠现象,以及三者对左心室收缩期功能的影响

动物实验证明,阻断冠状动脉血流后 1 min,受累的心肌即可发生运动异常。当流向受损心肌的血流低到原水平的 25%以下时,该部心肌可丧失收缩功能。若左心室有 20%～25%的心肌受累时,整个心脏的血流动力学状态将明显恶化,使每搏量及心排血量下降,左心室舒张末期容量和压力升高。非缺血部分的心肌则依照 Frank - Starling 原理对此进行代偿,以维持每搏量和心排血量。若左心室心肌丧失量达到或超过40%，则发生严重的急性泵衰竭，危及生命。

在上述这一关于冠状动脉结扎后对心肌收缩的影响的研究后，在将近40年的时间里，人们一直相信在严重的心肌缺血后，要么发生不可逆的心肌损害，要么迅速恢复。然而，自20世纪80年代以来，已经明确在严重但比较短暂(一般不超过20 min)的心肌缺血后，心肌不会发生永久性损害，收缩功能经一段时间后可以恢复到正常水平。恢复时间的长短，主要依缺血时间的长短和严重程度而定，可以持续数分钟、数小时或数日，然后完全恢复。这种缺血后的心功能失常，叫"心肌顿抑"。

顿抑心肌具有生化改变和形态学异常。当血流被阻塞时，心肌中心缺血区的ATP浓度迅速降低。若缺血15 min后恢复灌注，ATP浓度于数日后逐渐增加，1周后达到正常水平。此间电镜检查可见Ⅰ带增宽，糖原颗粒减少、肌原纤维和线粒体水肿，这些改变在短暂的缺血后可以持续数日。此外，肌质网钙的释放减少，使其只有少量的钙能为心肌收缩部位所利用。细胞内H^+的积聚也影响钙与收缩蛋白的相互作用。无机磷酸盐的积聚同样可抑制心肌收缩力，导致长时间的心肌收缩异常。顿抑心肌与坏死的心肌不同，它能存活，也具有心肌收缩能力储备。

当心肌灌注呈慢性减少时，心肌仍可维持组织生存，但处于一种持续性的左心室功能低下状态。这种因"少供血就少工作"的心肌称为"冬眠心肌"。冬眠心肌持续的时间更久，可达数周、数月甚至数年。与顿抑心肌相似，冬眠心肌同样具有收缩能力储备，在慢性缺血纠正后，心功能可以恢复正常。

在较长时间的冠状动脉完全闭塞后，心肌顿抑常发生在邻近心肌坏死的部位，许多心肌坏死灶可与顿抑的心肌组织相互掺杂在一起。顿抑心肌也可以发生在由冠状动脉痉挛引起的心肌缺血之后，并局限于心内膜下心肌。心肌冬眠与心肌顿抑一样常见，特别是以那些有冠状动脉器质性狭窄并引起长期慢性供血不足的患者居多。

但是，缺血如果持续下去变得严重，顿抑心肌和冬眠心肌就会发展成为坏死心肌。而且，累积性心肌缺血也可导致心肌坏死。坏死的心肌最终成为无收缩功能的瘢痕组织。它对整个心室功能的影响取决于其大小、形状和部位等。正常情况下，心肌的僵硬度在收缩期比舒张期大10倍以上，可以抵抗扩张。而急性缺血的心室壁在缺血期间可以出现室壁运动障碍，如矛盾运动等，表明僵硬度下降。如该部位发生心肌坏死和形成瘢痕，僵硬度也随之发生改变。一般来说，心肌梗死后3～5 d，梗死区已开始变得相当僵硬，瘢痕组织形成后将会更加僵硬。这一改变一方面有利于防止收缩时的矛盾性扩张，减轻由病变区的不协调运动造成的不良后果；另一方面，对心室的舒张期功能可产生不利影响。

(二) 心肌缺血对左心室舒张期功能的影响

心脏的舒张功能也可因冠心病急性或慢性心肌缺血、心肌顿抑、心肌冬眠等发生急性和慢性改变。

心室的舒张期顺应性与扩张性的含义在性质上相似，可以用$\Delta V/\Delta P$表示，即单位或瞬间压力变化时所伴发的容量变化。反之，可以用$\Delta P/\Delta V$来表示僵硬度。这种压力-容量关系呈曲线。所谓"心室僵硬度或顺应性的改变"，即这一曲线平行移动或斜率改变所表示的压力容量关系的异常。心肌僵硬度的增加意味着在任何既定的舒张期容量下，所伴发的舒张期压力的增加超过了正常。

关于心室僵硬度改变的机制目前尚不清楚，可能与心脏几何形状的改变、心肌肥大或瘢痕的形成、受收缩期影响的心室舒张不完全、冠状动脉循环的充血以及两个心室的容量和顺应性与心包之间的相互作用等有关。

正常心室的舒张期容量改变，几乎不引起压力的改变，即压力-容量关系曲线呈相对扁平状，使心室充盈和每搏量在很大范围内有所不同，而心室舒张末压和肺动脉楔压却维持在低水平不变。而在冠心病及有过心肌梗死史的患者中，左心室舒张期压力-容量关系曲线多向左上方移位，心室僵硬度增加。这表明冠心病心肌缺血或心肌梗死引起的心肌广泛纤维化或瘢痕形成，可以改变心肌的被动机械特性和几何形状，导致压力-容量关系发生改变。

如果心肌梗死范围较大，发生了显著的心室扩张，则可以对心室僵硬度发生相反的影响，即压力-容量关系曲线向右下移位。否则，心室容量的增加会使充盈压升高并导致肺水肿。当然，即使有心室扩张，若舒张期容量非常大，仍然可以发生肺水肿。

因此，冠心病时心室的舒张期僵硬度可以增高或减低。当心肌纤维化或心肌梗死的范围较小时，心室僵硬度增加；在既定的心室容量下，舒张压增高。而当心肌梗死范围较大并发生心室扩张时，心室僵硬度减低。

舒张期压力-容量关系也可以发生急性改变，这可以用急性缺血对僵硬度的影响来证明。如在用快速心脏起搏引起的心肌急性缺血期间，舒张期压力-容量曲线移向左侧；当缺血终止并逐渐恢复正常时，曲线也回移至正常的位置。此外，与心肌缺血后收缩期功能的恢复一样，舒张期功能的恢复也受时间的影响。暂时的心肌缺血后，这种心肌僵硬度的增加要在持续数日之后才能恢复正常。所以，顿抑心肌和冬眠心肌同样会影响心室的舒张功能，只不过与坏死心肌和已发生纤维化或瘢痕的心肌组织不同，它们会在缺血纠正后，逐步恢复正常。

三、缺血性心肌病综合征

心肌缺血和心肌梗死对心室的不同作用，使缺血性心肌病具有各种不同的临床表现。患者可以没有症状，也可以出现扩张型心肌病或限制型心肌病的严重症状。

(一) 扩张型缺血性心肌病

1. 临床表现与诊断　扩张型缺血性心肌病常见于中老年人，男性居多。其症状一般是逐渐发生的，主诉常为劳累性呼吸困难，严重者可有端坐呼吸和夜间阵发性呼吸困难等左心衰竭的症状。此外，疲乏和虚弱比较常见。外周水肿和腹胀等多见于疾病晚期。

心绞痛是患者的临床症状之一。但是，随着心力衰竭症状的日渐突出，心绞痛发作逐渐减少，甚至完全消失。心绞痛并不是心肌缺血的准确指标，也不是劳累时发生呼吸困难的心功能失常的准确指标。有些患者从一开始就可能没有心绞痛和心肌梗死的病史，因为他们缺乏具有保护意义的心脏"警告系统"。这种无症状性心肌缺血可一直存在，直到发生充血性心力衰竭，有时难以与特发性扩张型心肌病相区别。

体格检查可有颈静脉充盈、肺部啰音、肝大、外周水肿，甚至腹水等。患者血压正常或偏低，高血压罕见。心脏检查第一心音可正常，心尖部可闻及第三心音和第四心音。如有肺动脉高压存在，肺动脉第二心音可亢进。收缩期杂音常见，多由二尖瓣反流引起。如有肺动脉高压，也可有三尖瓣反流。与心脏瓣膜病的解剖学损害相比，这些瓣膜关闭不全损害的程度通常为轻度至中度。

X线检查可有左心室或全心扩大、肺淤血、间质水肿、肺泡水肿或胸膜渗出等。

心电图多有异常。窦性心动过速、室性期前收缩和心房颤动等心律失常常见，同时常有ST-T异常和陈旧性心肌梗死的异常Q波。有时心肌缺血也可引起暂时性Q波，待缺血逆转后，Q波可消失。

超声心动图检查可发现心脏扩大，收缩末期和舒张末期容量增加，室壁运动异常。进行性心力衰竭者还可见右心室增大和心包积液。

放射性核素心室造影可显示室壁运动障碍及射血分数下降。

心导管检查可发现左心室舒张末压、左心房压力及肺动脉楔压增高。心室造影可见局部或弥漫性室壁运动异常、射血分数下降和二尖瓣反流等。

有些患者最终需要做冠状动脉造影来确立诊断。通常，患者有多支血管病变。国外有人统计3支血管病变者约占71%，2支者占27%，单支者仅占2%，而且所有的病例均有左前降支病变(100%)，88%有右冠状动脉病变，79%有左回旋支病变。

病理检查示心室肥大和扩张，左心室可有大片的心肌瘢痕区和散在纤维化，伴有细胞肥大、萎缩、肌原纤维丧失等。那些在光学显微镜下检查时相对正常的部位，在电镜下也可见广泛的细胞损害。同时，冠状动脉检查多有弥漫性的严重病变。

2. 其他扩张型缺血性心肌病　主要应与特发性扩张型心肌病鉴别。从上述的临床表现中也可以看出，两者有许多相似之处。但是，扩张型缺血性心肌病的基础是冠心病，与病因未明的特发性心肌病截然不同。因此，存在冠心病的易患因素，特别是50岁以上的患者，有利于扩张型缺血性心肌病的诊断。

缺血性心肌病的心绞痛病史见于42%～92%的患者，而仅10%～20%的特发性心肌病患者有心绞痛史。前者有陈旧性心肌梗死和心电图改变的占64%～85%，后者心电图呈现类似心肌梗死图形改变的却不到10%。

此外，在超声心动图或放射性核素的左心室功能检查中，虽然弥漫性室壁运动异常两者均同样可以存在，但有局部室壁运动障碍者常提示缺血性心肌病。有时X线胸片及超高速CT检查，可见有冠状动脉的钙化，这也是提示缺血性心肌病的证据。

特发性心肌病是一种弥漫性心肌病变，而缺血性心肌病主要累及左心室，所以测定右心室功能有助于两者的鉴别。换言之，前者右心室功能常同样受损，后者受损较轻。最近，Iskandrian等报道了90例经冠状动脉造影和放射性核素心血管造影检查的患者，在左心室射血分数<0.30的患者中，69例为缺血性心肌病，21例为特发性心肌病，两组左心室射血分数相似，分别为0.22±0.06和0.21±0.06。但右心室射血分数在缺血性心肌病较高，为0.38±0.16；特发性心肌病较低，为0.29±0.12($P<0.01$)。在59例右心室射血分数≥0.30的患者中，50例(85%)为缺血性心肌病。此外，缺血性心肌病者右心室舒张末期容量与左心室舒张末期容量的比值为0.75，而特发性心肌病者为1.07($P<0.05$)。因此，检测右心室功能有助于两者的鉴别诊断。扩张型缺血性心肌病与扩张型特发性心肌病的鉴别见表11-6-1。

表11-6-1　扩张型缺血性心肌病与扩张型特发性心肌病的鉴别

项　目	扩张型缺血性心肌病	扩张型特发性心肌病
病因	冠心病心肌缺血	不明
病史		
心绞痛史	42%～92%	10%～20%
心肌梗死史	有	无
UCG及放射性核素心室功能		
弥漫性室壁运动障碍	有	有
局部性室壁运动障碍	有	无
右心室功能受损	不明显(除非RVMI)	明显
胸片及超高速CT		
冠状动脉钙化	有	无
冠状动脉造影	多支病变	无

现将两者鉴别要点概括如下：① 从发病年龄看，扩张型缺血性心肌病多见于50岁以上的男性患者，而扩张型特发性心肌病多见于中青年。② 缺血性心肌病者大多数有较长期的心绞痛病史或心肌梗死病史，后者仅10%～20%有上述病史。③ 心电图中的梗死性Q波、缺血性ST-T改变多见于缺血性心肌病，而罕见于扩张型特发性心肌病。④ 超声心动图检查可在缺血性心肌病中发现左心室增大、节段性室壁运动障碍或弥漫性室壁运动不良；严重者才有右心室增大，而扩张型特发性心肌病者呈明显心脏扩大，同时有弥漫性室壁运动减低。⑤ 放射性核素心肌灌注显像时，缺血性心肌病常有相关灌注缺损区，而扩张型特发性心肌病者对放射性核素(如^{210}Tl)的吸收是均匀一致的。⑥ 缺血性心肌病的右心室功能受损较轻，而扩张型特发性心肌病者右心室功能同样受损。⑦ 冠状动脉造影检查可以发现缺血性心肌病者常有包括左主干病变在内的多支血管病变，而扩张型特发性心肌病者常无或罕有严重血管狭窄病变(表11-6-1)。

从中国医学科学院阜外心血管病医院1995～1998年收治的26例缺血性心肌病患者的资料来看，大多符合上述特点。

缺血性心肌病还需要与心脏后负荷异常增加和继发性心肌缺血所导致的心脏疾病相鉴别，其中主要是主动脉瓣狭窄和原发性高血压。通过查体，测定血压，根据典型的心脏杂音，胸片的主动脉瓣钙化及超声心动图检查等，一般不难区别。

最后，需要与冠心病和心肌梗死后引起的二尖瓣关闭不全、室间隔穿孔及由孤立的室壁瘤造成的心力衰竭相区别，它们所引起心力衰竭的机制与缺血性心肌病明显不同，而且常可采用特殊的治疗手段(如室壁瘤切除)来纠正心功能失常。

3. 扩张型缺血性心肌病某些临床表现的复杂性、原因及临床意义

(1) 有比较严重的心力衰竭症状和体征,但在某些严重的扩张型缺血性心肌病中仅有轻度心肌异常改变,患者的严重症状与左心室功能的损害程度和心肌异常改变之间常不成比例。可能的解释是,虽然所有的患者都有慢性充血性心力衰竭,但有的心肌梗死患者心肌坏死的范围大小不一。有些患者的心肌梗死或坏死发生在多个部位,分布在2支以上的冠状动脉支配范围内。对于单个来说,心肌坏死的范围并不很大,但有多个部位的心肌损伤,这对左心室功能的影响远比那些虽有同样大小心肌坏死而只局限在心肌一个部位者要大得多。

再者,缺血性心肌病心脏的平均室壁厚度要比虽有反复心肌梗死但确无扩张型缺血性心肌病者、扩张型特发性心肌病者和心脏瓣膜病者的室壁薄,这是因为广泛的冠状动脉病变,限制了心肌的血供,使之不能适度肥大或暂时性肥大后因缺血发生萎缩,以及心室扩张的影响。这些患者持续的弥漫性缺血及间或加重,融合性的坏死或瘢痕似乎更易引起明显的左心室功能抑制或减低,但尚不足以引起大量心肌细胞的不可逆损害。

最近,人们强调可能就是心肌顿抑和心肌冬眠现象造成了上述临床表现,特别是心肌冬眠这种由慢性持续性缺血引起的心功能减低,可以与顿抑心肌和部分坏死心肌一起导致临床上比较严重的心力衰竭症状,而病理检查仅有相对较轻的心肌病变。

为此,正确判定这类心力衰竭是不可逆的(由心肌坏死、纤维化和瘢痕组织引起)还是可逆的(由心肌缺血、心肌冬眠和心肌顿抑引起)具有重要临床意义。应进行心导管及造影检查,以估价血流动力学改变、心室功能和冠状动脉病变情况。如结果显示收缩力异常,或丧失功能的心肌由狭窄的冠状动脉或侧支循环供血,而且应用正性肌力性刺激后心功能确有改善者,说明其仍保留有心肌收缩储备,外科冠状动脉旁路移植术或血管成形术可能会改善心功能,提高存活率,改善预后。

(2) 有比较严重的心力衰竭,但症状相对较少,扩张型缺血性心肌病常见的临床表现是充血性心力衰竭。如果患者有冠心病史、心脏扩大和心力衰竭,即应怀疑这一诊断,但有时根据这些条件来诊断会使一些没有症状或仅有不典型表现的患者漏诊。约4%的患者没有症状,8%~15%的患者可无心肌梗死或心绞痛史。患者可因此而有难以解释的心脏扩大和心电图异常,有时会以房颤、室性心动过速或室性期前收缩等心律失常及血栓栓塞为主诉而就医。可见无症状性心肌缺血和心肌梗死的存在是这些症状相对较少的扩张型缺血性心肌病的必备条件之一。

现已明确,并非所有的心肌缺血都有胸痛症状,也并非所有的心肌梗死都有症状。早在50年前即有无痛性心肌梗死的报道,有人还报道1/3~1/2的心肌梗死曾被漏诊,其中50%的心肌梗死无症状。这种反复发生和经常存在的无症状性心肌缺血或心肌梗死可逐步引起扩张型缺血性心肌病。

有比较严重的心力衰竭而症状相对较少的另一个原因是临床症状、运动或活动能力与心功能不全的程度之间并无固定的关系。有些患者尽管射血分数减低,运动时也不增加,但却具有相当的运动耐量或可接近于正常人水平。这些人可能是通过增加舒张末期容量和心率、扩大动静脉氧差和增加组织对氧的摄取等代偿来维持比较合适的心排血量和氧的运送。或许其中有些患者并无十分严重的冠状动脉病变以及运动时那些存活的心肌从比较丰富的侧支循环中得到了足够的血供,因而能耐受相当的运动负荷而无明显症状。

(二) 限制型缺血性心肌病

在缺血性心肌病中,以扩张型缺血性心肌病居多。少数患者的临床表现以舒张期左心室功能异常为特点,称为限制型缺血性心肌病或硬心综合征。

限制型缺血性心肌病的患者,常有劳累性呼吸困难和心绞痛,并因此而使活动受限。患者可无心肌梗死,却可因反复发生肺水肿而住院。X线胸片示有肺水肿表现,但无心脏增大。心电图检查亦无左心室肥大的证据。肺水肿消退后,心导管检查有时仍可发现左心室舒张末压轻度增高、舒张末期容量增加和射血分数轻度减少。冠状动脉造影检查常有2支以上的弥漫性血管病变,心室造影示心室呈普遍性轻度收缩力减低,无室壁瘤、局部室壁运动障碍和二尖瓣反流等。

急性心肌梗死期间,有一部分患者虽然发生了肺淤血或肺水肿,但可以有正常或接近正常的左心室射血分数。说明这些患者的心功能异常是以舒张功能不全为主的。

总之,限制型缺血性心肌病患者的心脏大小可以正常,但左心室常有异常的压力-容量关系。患者在静息和既定的心室容量下,左心室舒张末压高于正常。在急性缺血发作时,心室顺应性进一步下降,这种心室僵硬度的增加会使左心室舒张末压增高而引起肺水肿,而收缩功能可以正常或仅轻度受损。

四、缺血性心肌病的治疗和预后

(一) 扩张型缺血性心肌病的治疗和预后

1. 内科治疗 早期内科治疗甚为重要,有助于推迟充血性心力衰竭的发生与发展。早期治疗有赖于早期诊断。要控制冠心病,减少冠心病的危险因素,积极治疗心绞痛和各种形式(包括无症状性)的心肌缺血。一旦发生心力衰竭,宜减轻呼吸困难和外周水肿,控制心功能的进一步恶化,改善活动能力,以提高存活率。

水钠潴留对扩张型缺血性心肌病的症状和体征的发生有重要影响,可使用利尿剂来控制肺淤血和外周水肿等。要注意避免电解质紊乱,限盐也仍有必要。请参见表11-6-2。

表11-6-2 心力衰竭指南中挑选的治疗建议

初始药物治疗	心力衰竭患者有明显容量负荷过重,应立即开始利尿剂治疗。轻度容量负荷过重用噻嗪类利尿剂已足够,严重容量负荷过重应给予襻利尿剂
ACEI	左心室收缩功能不全的患者除非有下述禁忌证均应接受ACEI治疗:① 对该药物有不耐受或副作用史。② 血清钾≥5.5 mmol/L,难以降低。③ 症状性低血压。收缩压<90 mmHg的患者并发症危险大,必须由经验丰富的医师处理。对血清肌酐≥1.071 mmol/L(3.0 mg/dl)或估计肌酐清除率<30 ml/min的患者,药物剂量应减半
地高辛	严重心力衰竭患者应常规应用地高辛,轻度或中度心力衰竭在ACEI和利尿剂治疗后症状无改善应加用地高辛
肼屈嗪/二硝酸异山梨醇	有ACEI禁忌证或不能耐受的患者,硝酸异山梨醇和肼苯哒嗪是适当的替代药物

续 表

抗凝治疗	主张常规抗凝治疗,有栓塞史、心脏明显扩大、房颤、有附壁血栓者可考虑抗凝
β受体阻滞剂	心力衰竭病情稳定后,有人建议小剂量试用
患者随访	随访期间,如患者出现不明原因的体重增加>1.36～2.27 kg(3～5磅),应及时检查
心脏血管重建术	患者冠状动脉造影发现显著左主干病变(≥50%)或显著三支冠状动脉病变(≥70%)伴左心室功能损害(EF<0.50),应立即行CABG术 患者两支冠状动脉病变伴左前降支近段严重次全狭窄(≥95%)和左心室功能损害,应立即行CABG或PTCA 显著冠状动脉病变患者如果有下列任何情况,应立即行心脏血管重建术(PTCA或CABG):药物治疗不能稳定病情;复发的自发性或低运动水平时的心绞痛/心肌缺血;心肌缺血合并充血性心力衰竭症状和第三心音奔马律,新的或恶化的二尖瓣反流,或明确的ECG变化 未包括在上述建议内的显著冠状动脉病变患者,以下两种策略是可行的:早期介入和早期保守策略。前者,心脏血管重建术仅用在那些符合药物治疗失败标准、必须行冠状动脉造影的患者,而无药物治疗失败的患者应连续用药治疗,无须行心脏血管重建术
出院和出院后治疗	患者出院后应该无限期的连续服用阿司匹林,75～300 mg/d

地高辛对改善心功能有益,尤其是对尚有心肌储备能力的心肌作用更为明显。而且,洋地黄类对控制这些患者的室上性心律失常(包括心房颤动等)也有价值。

正常人的心室功能受前负荷的影响较大,受外周血管阻力的影响较小,即使有也是对心功能不利。与此相反,在心功能减低的患者,心室功能几乎甚少受前负荷的影响,而主要受后负荷的影响,因为心力衰竭时心室功能处在心室功能曲线的扁平部分。扩张型缺血性心肌病患者动静脉血管阻力增高,血管扩张剂可以降低前负荷,减轻肺淤血的症状;也可降低后负荷,增加每搏量和心排血量。尽管血管扩张剂能增强心功能和减轻症状,但目前看来长期用药对提高存活率和改善预后的影响并不显著。

对有心律失常的患者采用抗心律失常药物时,应考虑它们的负性肌力作用对心力衰竭的影响。患者室性和室上性心律失常十分常见,快速性室性心律失常还可导致猝死。室性期前收缩似乎也与病死率的增加有关,但仍不清楚对其治疗(包括所谓"恶性"室性期前收缩)是否能减少猝死的发生,胺碘酮对室性心律失常等的治疗效果较好,负性肌力作用也较小。对有些患者可静脉滴注硫酸镁,或与其他抗心律失常药合用而获得较好疗效。

血栓栓塞并发症的发生率为12%～24%,也有人认为不大常见。抗凝治疗对防止血栓栓塞有效,除非有禁忌,一般可考虑给予抗凝剂,特别是对过去有血栓栓塞史、心脏明显扩大、心房颤动或超声心动图检查证明有附壁血栓者尤应如此。

国外曾报道应用 pentoxifylline, 40 mg,每日3次,可使患者射血分数平均增加0.098,运动试验耐受时间增加15%,有心绞痛者症状明显减轻,而且患者对本药的耐受性好。应用 trimetazidine(万爽力),可改善呼吸困难,解除残留的心绞痛症状并减少对其他辅助治疗的需要。

血管紧张素转换酶抑制剂可以减轻心脏前、后负荷,但因血管紧张素Ⅱ的生成,有可能减少其对心脏的有利作用。但若能与其他正性肌力药合用,则可能有益。前已述及本类药物在心力衰竭治疗中的作用,特别是对内皮功能失调的作用,已基本得到肯定。

多年来,临床上一直在尝试使用β受体阻滞剂来治疗心力衰竭:理由是β受体阻滞剂可以对抗交感神经系统对心力衰竭的过度反应和儿茶酚胺的释放,并控制心力衰竭患者过快的心率,以期改善预后。如 Waagstein 等1993年发表了用美托洛尔(metoprolol)100～150 mg/d,连续12～18个月对383例扩张型心肌病充血性心力衰竭的疗效,发现该药可阻止临床恶化,并改善症状和心功能,但病死率并未下降。

再如,1994年CIBIS研究组发表了比索洛尔(bisoprolol)治疗心功能不全的研究结果,通过随机、双盲、安慰剂对照的多中心试验,641例充血性心力衰竭患者的心功能得到改善,但对其存活并无影响。

最值得一提的是1995年及1997年分别发表的关于新一代β受体阻滞剂卡维地洛尔(carvedilol)对415例扩张型缺血性心肌病疗效的报道,最初使用公开标记的卡维地洛尔2～3周,开始时3.125 mg,每日2次,以后增加到6.25 mg,每日2次,能耐受此剂量的患者随机给予安慰剂或卡维地洛尔,以后再渐增至25 mg,每日2次。结果发现,用药物卡维地洛尔治疗6个月,可改善左心室功能,但症状有轻度恶化。用卡维地洛尔12个月,仍可见左心室射血功能改善及死亡减少。

1996年,Packer 等还发表了钙通道阻滞剂氨氯地平(amlodipine)对1 153例各种充血性心力衰竭患者随机生存的前瞻性研究结果,证实氨氯地平对缺血性心脏病患者的预后与安慰剂相近,却与非缺血性心肌病患者的较好预后相关。

对缺血性心肌病患者应及早做冠状动脉造影,对合适病例施行PTCA和支架具有重要临床意义。

2. 外科治疗 当左心室功能受损到发生充血性心力衰竭时,外科手术的死亡率增加到15%～33%。若除冠状动脉旁路移植术外,同时做室壁瘤切除或瓣膜置换手术等,死亡率还要略高一些。

外科手术的死亡率与患者的射血分数呈负相关。射血分数在0.5以上、0.5以下和0.25以下,外科的死亡率分别为3%、35%和55%。因此,外科手术的最大危险是心功能严重受损。

一般来说,外科搭桥术适于有心绞痛症状和心功能仅中等受损的患者。手术效果好的通常是那些仍保留有心肌收缩储备的、有大量冬眠心肌或顿抑心肌的患者,因为在冠状动脉血流恢复后,这些心肌可以"苏醒"过来,使心功能获得改善。

严重的患者需要做心脏移植手术,其手术后的5年存活率已达到50%。接受心脏移植者一般要求年龄在55岁以下,没有其他严重疾病和需要使用胰岛素的糖尿病,肺血管阻力也不能过高。

近年来,Batista 医师报道对于心脏扩大、收缩无力的患者,可以考虑施行所谓左心室削减术(left ventricular reduction),即从左心室切下一块楔形心肌,然后缝合,使心腔缩小而改善泵血。不过,这种手术对于缺血性心肌病患者的效果如何,尚有待评价。

此外,动力性心肌成形术(dynamic cardiomyoplasty)是治疗慢性难治性心力衰竭的一种新的替代性手术,它是利用带有神经血管的背阔肌来包裹心室,并经过脉冲刺激的训练及适应,使之逐步转化为耐疲劳的肌肉,并与心脏同步收缩,以达到长期帮助心肌收缩,使心力衰竭好转的目的。迄今,据称全世界共有258例缺血性心肌病的患者做了这种手术,术后80%~85%的患者生活质量提高,心功能得到改善。

3. 新的治疗技术

(1) 干细胞治疗:干细胞是人体内仍保留的少数具有分裂和分化能力的细胞,理论上干细胞移植可通过直接分化成心血管内皮细胞和心肌细胞,从而修复病变血管和坏死心肌,以达到治疗作用。但其临床应用的可靠性和安全性问题仍有待解决,经验仍有限。

(2) 心力衰竭基因治疗促进新的血管生成:Kastrup等报道了血管内皮生长因子(VEGF)基因治疗对80例重症冠心病患者心肌缺血的初步研究结果,提示患者治疗组心肌血流改善,硝酸甘油用量减少,为心力衰竭治疗带来了新的希望。还有报道称,血管生成素(angiopoietin)、粒细胞集落刺激因子(granulocyte colony stimulating factor)等血管生成因子或内皮祖细胞(endothelial progenitor cells)等,通过转基因方法或心导管介入送到病变处,可刺激心肌血管生成,改善心肌供血。

4. 预后 总的来说,扩张型缺血性心肌病预后不良,可能比扩张型特发性心肌病还要差,其5年病死率为50%~84%。

预后不良的预测因素包括有显著的心脏扩大,特别是有进行性心脏增大,50%的患者可于2年内死亡。室性期前收缩可能与病死率增高有关,但并不十分肯定,也不十分重要,因为几乎所有的患者都有室性期前收缩。

死亡的原因主要是进行性充血性心力衰竭、心肌梗死和继发于严重心律失常或左心功能不全的猝死。由栓塞及非心脏疾病引起的死亡较少见。

(二) 限制型缺血性心肌病

限制型缺血性心肌病因心肌的纤维化和灶性瘢痕,即使在无发作性缺血时,心室的僵硬度也较高,不易治疗。短暂的发作性缺血是促使僵硬度进一步增加的原因,所以治疗宜针对防止或减轻发作性缺血,并尽量纠正慢性持续性缺血。临床上可以用硝酸盐、β受体阻滞剂和钙通道阻滞剂来治疗,也可考虑对合适病例施行手术治疗。

有人曾认为,细胞内钙的调节异常是心肌僵硬度增高的原因之一,因此应用钙通道阻滞剂可能比较有效。但目前尚无充分的证据来证实这一点。

对于限制型缺血性心肌病的患者,不宜使用洋地黄和儿茶酚胺类正性肌力药物。

目前对限制型缺血性心肌病的自然病程和预后,所知甚少。不过,有人报道,急性心肌梗死后射血分数正常;舒张期功能异常导致急性肺水肿者的病死率和心肌梗死的复发率与急性心肌梗死后射血分数减低伴发急性肺水肿者的一样高,但没有急性心肌梗死的硬心综合征患者的预后是否也如此,尚不得而知。

参考文献

1. 于全俊. 缺血性心肌病[J]. 中国循环杂志, 1986, 1: 45.
2. Anversa P. Ischemic cardiomyopathy: pathophysiologic mechanisms [J]. Prog Cardiovasc Dis, 1990, 33(1): 49.
3. Australia New Zealand Heart Failure Research Collaborative Group. Randomized, placebo-controlled trial of carvedilol in patients with congestive heart failure due to ischemic heart disease [J]. Lancet, 1997, 349: 375.
4. Behfan A, Bartunek J, Terzic A. Stem cell therapy for ischemic heart disease[J]. Translational approach to heart failure, 2013, pp. 449 - 465.
5. Braunwald E. Heart Disease: A textbook of cardiovascular medicine [M]. 6th ed. Philadelphia: W. B. Saunders Co., 2001: 1273-1363.
6. Burch C E. Ischemic cardiomyopathy[J]. Am Heart J, 1972, 83: 340.
7. Cheorghiade M. Chronic heart failure in the United States: a manifestation of coronary artery disease[J]. Circulation, 1998, 97: 228.
8. CIBIS Investigators and Committees. A randomized trial of β blockade in heart failure: the cardiac insufficiency bisoprolol study [J]. Circulation, 1994, 90: 1765.
9. Mancini G B J. Angiotension convertion enzyme inhibition with quinapril improves endothelial vasomotor dysfunction in patients with coronary artery disease: the TREND (Trial on Reversing Endothelial dysfunction) Study[J]. Circulation, 1996, 94: 158.
10. Olivetti G. Apoptosis in the failing human heart[J]. N Engl J Med, 1997, 336: 1131.
11. Smith S C. ACC/AHA guidelines for percutaneous coronary interventions: a report of the ACC/AHA Task Force on Practice Guidelines (committee to revise the 1993 guidelines for PTCA)[J]. J Am Coll Cardiol, 2001, 37: 2239 - 2305.

第七章 无症状性心肌缺血

徐义枢

1961年,Holter采用动态心电图(ambulatory electrocardiogram,AECG)监测1例心绞痛患者,发现在日常活动中S-T段降低。1974年Stern和Tzivoni报道胸痛患者存在无症状性心肌缺血,其后Cohn描述了总缺血负荷(total ischaemic burden)为有症状性心肌与无症状缺血之和。20 世纪 70 年代以来,人们对无症状性心肌缺血进行了广泛的研究。无症状性心肌缺血(asymptomatic myocardial ischemia)又称无痛性心肌缺血(painless myocardial ischemia)或隐匿性心肌缺血(silent myocardial ischemia,SMI),是指冠心病患者有心肌缺血的客观证据(心电活动、左心室功能、心肌血流灌注及心肌代谢等异常),但缺乏与心肌缺血相关的胸痛或等同症状。这些患者经冠状动脉造影或尸检,多数证实冠状动脉有明显狭窄病变。然而不要将无症状性心肌缺血与隐性冠心病混淆,后者是冠状动脉造影,显示有诊断意义的血管狭窄,而无任何临床症状。只有做心肌缺血相关的检查,才能确定这些患者是否存在无症状性心肌缺血。急性心肌梗死病例中约有半数在发病前无心绞痛病史;还有少数患者以往无心绞痛,从未诊断有冠心病,突然因急性心肌缺血而发生心搏停止或猝死,说明冠心病可能有一个隐性或无症状期。以往所谓隐性或无症状性冠心病,是指无明显症状而经检查发现静息或运动负荷心电图有 S－T段与 T 波改变者。但由于这些改变特异性较差,在一般无症状人群中,心电图运动试验阳性者,假阳性者所占比例较大,不宜作为无症状性冠心病的诊断依据。如采用放射性心肌灌注显像,可以提高诊断的特异性,但作为无症状性冠心病的诊断仍须谨慎。

一、流行病学

冠心病患者的无症状性心肌缺血,通常出现在以下临床背景: ① 心电图运动试验阳性,而无症状。② 冠状动脉造影显示有明显的血管狭窄,而无症状。③ 未被识别或无症状的心肌梗死。④ 既往无症状,但有陈旧性心肌梗死。⑤ 慢性稳定型心绞痛,心肌缺血发作,有时无症状。

Cohn 依据临床背景和表现,将无症状性心肌缺血分为 3 个类型: Ⅰ型,完全的 SMI;Ⅱ型,心肌梗死后有 SMI 发作;Ⅲ型,心绞痛患者伴有 SMI。由于患者无症状,调查发病率比较困难。由于报道人群的受检对象和检测方法不同,SMI 的检出率差别较大。Ⅰ型: Eriksson 报道,受检 2014 例外貌健康的男性,40～59 岁,公务员,经 ECG 运动试验筛选出阳性患者 86 例,做冠状动脉造影 69 例证实有冠心病,其中 50 例完全无症状占总例数的 2.5%。Ⅱ型: 心肌梗死后,患者无症状,做轻量级 ECG 运动试验,有 30%～42%可以检出 S－T 段降低,而没有症状,约占 1/3。Ⅲ型: 多数慢性冠心病患者,经 AECG 监测有 60%～67%可检出 S－T 段下移而无症状。不稳定型心绞痛患者,检出率更高。

近年研究发现少数年轻高血压病伴有左心室舒张功能障碍、2 型糖尿病、慢性肾病、肥厚型心肌病及急性脑梗死患者中检测到无症状性心肌缺血。

二、检测方法

(一) 动态心电图

为了验证 ECG 短暂 S－T 段下降时是否反映局部心肌缺血,选用短半衰期的铷－82(^{82}Rb)进行正电子射线体层摄影,发现^{82}Rb摄取的缺损,常发生在 S－T 段下降导联所示心肌的同一部位。^{82}Rb 的灌注缺损与 S－T 段降低程度相一致,而且灌注缺损持续的时间要比 S－T 段降低时间更长,表明心电图上 S－T 段降低是心肌缺血可信的证据。

同时行 Holter 和踏车运动试验做比较,在 95 例冠状动脉造影的患者中,Holter 检出冠心病的敏感性为 81%,ECG 运动试验的敏感性为 84%,两者的特异性为 85%,阳性预测值为 91%。在另 59 例胸痛患者中,经 AECG 检测发现 S－T 段降低者 16 例,其中 15 例(94%)有冠心病或冠状动脉痉挛;在其余 43 例 S－T 段无偏移者中,18 例(42%)无冠心病,另 25 例(58%)有冠心病或冠状动脉痉挛,后者为假阴性结果。因此,在 AECG 检出的 S－T 段降低者中,冠心病伴有心肌缺血的可能性大,但有 13%的假阴性,因此未检出 S－T 段偏移并不能排除冠心病。

检测 AECG 时,哪些图形可以反映缺血,尚没有统一标准。通常 S－T 段移位,如在 CMV_3 或 CMV_5 导联呈 R 波或 qR 波形时,其 J 点后 0.08 s 处,S－T 段呈水平或下斜型下降≥1 mm,持续时间≥1 min,提示心肌缺血。在心肌缺血恢复≥1 min 后,再次出现 S－T 段的降低,为另一次心肌缺血的发作。S－T 段降低可从 Holter 回放系统的计算机自动分析所出示的 S－T 段趋势图上观察到,同时可以计算 S－T 段降低的程度和 24 h 出现的次数,以及每次最长和平均持续的时间、总的缺血时间和昼夜分布情况。如同时监测血压,还可以计算 S－T 段降低时,心率和心率血压的乘积,以了解其心肌氧耗量的变化。依监测过程与监测日志核对,便可分辨出 S－T 段降低时是否伴随症状。

AECG 检测时,若出现 S－T 段抬高,判断其临床意义,应根据其形态、持续时间、受检者体位及心率与血压变化,进行综合分析。非病理性 S－T 段抬高常呈凹面向上,且常持续存在;相反,凸面向上呈单向曲线状,持续时间短,可能为透壁性心肌缺血。通常 T 波形态和幅度常有明显的变化,出现 T 波双向或倒置,尤以睡眠或体位改变时可发生,一般不认为是心肌缺血。

鉴于 AECG 检出的 S－T 段偏移,可受心外因素影响,如正常人体位改变引起心脏移位和过度换气或电极随皮肤移动时,约有 15%可见到 S－T 段降低;S－T 段的变化同样受药物(洋地黄、奎尼丁、β 受体阻滞剂)、生理状况(血电解质)、病理状况(高血压、心肌病、慢性肾病)等的影响。因此,分析 AECG 的检测结果,确认其心肌缺血时,应注意排除上述情况。临床 AECG 出现显著的 S－T 段下移,而冠状动脉造影正常,并非少见,所以不能仅凭 AECG 的异常诊断隐性冠心病并发 SMI。

(二) 心电图运动试验

在冠心病患者中,ECG 平板或踏车运动试验常用于临床检测心肌缺血。在中青年男性无冠心病症状且外貌健康者中,ECG 运动试验阳性结果,对冠心病的预测率仅为 26%(21%～37%),尤其是女性假阳性较高。因此,不能仅凭运动试验阳性作为隐性冠心病诊断的依据。对心绞痛者,ECG 运动试验有 47%～81%出现阳性结果;而冠状动脉造影证实有冠心病,ECG 运动试验尚有 36%的阴性结果,如此高的假阴性,表明在有胸痛的患者,阴性结果除外冠心病应慎重。

(三) 放射性核素心肌显像

目前国内常采用单光子心肌断层显像(SPECT)技术,行 ^{99}Tc－甲氧基异丁异腈(^{99m}Tc－MIBI)或^{201}Tl 运动或双嘧达莫试验诊断冠心病,其敏感性为 80%～96%,特异性为 75%～

92%，是一种探测心肌缺血较可靠的方法，但也有少数假阳性或假阴性。

（四）超声心动图

超声心动图技术已用于检测室壁活动，尤其在负荷情况下，测定局部室壁运动异常，可间接地估量心肌缺血。但其准确性在很大程度上依赖操作者的技术水平，结果易受主观因素影响，因此需要建立统一的检测方法。如将心腔划分为若干小区，并辅以图像处理技术，使其能详细地分析各切面节段的室腔面积变化及室壁增厚情况，提高检测局部心肌缺血的准确性。另外，由于肥胖、肺部疾病及运动等原因，仅有约50%的受检者能获得清晰图像，因而在很大程度上限制了它的应用。

三、病理生理

（一）心肌缺血的诱发及演进

心肌缺血是由心肌供血和需求平衡失常所诱发，也就是供血减少，或氧耗量增加，或两者兼有。虽然，调节冠状动脉血管张力的确切机制尚不完全清楚，但是自主神经活动的改变，可能起着重要作用。日常生活中，昼夜交感神经与迷走神经活动的生理性周期变化，如交感神经活动占优势，冠状动脉血管张力增加，供血减少，在已有血管显著病变者，易诱发心肌缺血；另一方面由于心率增快或血压升高，心肌氧耗量增加也可引起心肌缺血发作。

血管内皮功能障碍与心肌缺血备受关注。在冠心病、高血压、糖尿病和高血脂等病理状态下，内皮产生NO减少；而内皮素和血栓素 A_2 释放增加，导致血小板、单核细胞黏附和动脉小血管阻力增加，也可诱发心肌缺血。心电图的特异性改变，S-T段下移是临床观察心肌缺血的重要标志。它可反映心内膜下缺血的S-T段下移，一般出现在2 min以后，心绞痛症状约在3 min或更迟。因此，疼痛是心肌缺血较迟的表现。采用PTCA法，短暂的堵塞冠状动脉Ⅰ支血管引起局部心肌缺血，借助血流动力学监测、超声心动图和左心室造影检测到血管突然闭塞后(19±8)s局部室壁运动消失，(30±5)s S-T段下移，(39±6)s出现疼痛，先出现S-T段改变，后出现症状。

（二）心肌缺血无症状的解释

致痛物质包括氢离子、激肽、组胺、肌苷、5-羟色胺、腺苷、钾离子和P物质的存在。这些物质的量与心肌缺血区的大小有关，缺血范围越大，致痛物质越多，越易引起疼痛。此外，心肌缺血时间的长短，也是出现疼痛与否的主要原因之一，缺血时间越长，积累的致痛物质越多。在冠状动脉左主干狭窄的患者，心肌缺血有症状发作较多，约占70%；而单支血管病变，如左前降支，无症状缺血发作较多。

在血管病变广泛的患者缺血区血流量影响致痛物质的“洗脱”(washed out)，血流量的多少与血管病变狭窄程度和缺血持续时间有关，狭窄越重和缺血时间越长，缺血区血流量越少，致痛物质“洗脱”越少。

研究表明，心肌缺血时无症状，神经因素起重要作用，如疼痛感受被内啡肽抑制。据报道，在行PTCA时，无论是扩张前、中或后，无疼痛患者的血浆β-内啡肽水平高于有疼痛症状的患者。Droste等用电刺激方法，检测痛觉的敏感性，20例无症状性心肌缺血患者中仅有4例在电刺激强度≤0.5 mV时出现疼痛；而22例有症状患者中，有10例出现疼痛。有症状患者与无症状患者的平均电刺激的疼痛阈值分别为0.57 mV与1.04 mV，表明个体间对疼痛阈值存在差别。生理情况下，血浆或脑脊液中吗啡样物质水平的变化，可能导致疼痛阈值的改变。这或许可以解释有些患者在心肌缺血发作，有时伴随疼痛；而有时无症状。此外，糖尿病性神经病变、心脏去神经、冠状动脉旁路移植术后、心肌梗死等感觉传入经路中断所引起的损伤，以及患者的精神状态和其他因素，均可导致疼痛阈值的改变。

四、临床表现

（一）日常生活中的心肌缺血发作

Holter监测日常活动中，大部分(70%～75%)心肌缺血发作是在轻体力活动或脑力活动时，如洗漱、散步、就餐、看电视、谈话、办公、打电话和会客等就足以诱发心肌缺血发作。

据报道，让冠心病患者完成速算和辨认颜色等脑力劳动，以及听有关个人缺点、使情绪激动的谈话，结果心肌缺血发作次数同踏车运动试验一样多。精神紧张可能是引起心肌缺血发作的一个重要的因素。日常生活中心肌缺血是由心肌供血和需求平衡失常所诱发，其中冠状动脉循环血流减少可能是更重要的病理生理机制。但是不同患者或某一患者不同活动状态下产生的心肌缺血，究竟是供血减少、需量增加，还是两者兼而有之，有时很难做出准确的估计。

同时做ECG运动试验和Holter检测，多数表明，运动试验出现缺血性S-T段变化明显多于Holter检测的患者，运动试验和Holter检测的敏感性分别为86%和70%。ECG运动试验阳性无症状者，Holter检测中很少出现有症状的缺血发作(10.9%)；而ECG运动试验阳性有症状者，Holter检测中有症状心肌缺血发作较多(32.1%)。据报道，运动引起的心肌缺血与日常生活中出现的心肌缺血比较，缺血开始(S-T段下降≥0.1 mV)时的平均心率，运动引起者为110次/min，而日常生活中(Holter检查)者为98次/min。据报道，缺血发作在运动试验心率>120次/min，Holter检查中有55.6%出现心肌缺血；而在运动试验缺血发作，心率<120次/min者，Holter检测中86.8%出现缺血($P<0.001$)。

心肌缺血发作的初始心率，称为心肌缺血阈值(MIT)，是了解缺血发作时，心肌耗氧水平的指标之一，也间接反映交感神经的活动；而MIT的变异度(VMIT)，则在很大程度上反映冠状动脉血管张力的高低及稳定性。如Holter记录到每阵S-T段下移≥1 mm时的心率(MIT)，并与2 min前心率(HR_2)比较，若MIT较 HR_2 增快5次/min或更多，称快频率缺血发作(HMIT)；而增快<5次/min或< HR_2，则称慢频率缺血发作(LMIT)。心肌缺血阈值的变异度计算公式如下：

$$VMIT = [(HMIT - LMIT)/HMIT] \times 100\%$$

据报道，Holter检测冠心病者，HMIT范围为83～163次/min；LMIT范围为45～115次/min，VMIT为8.2%～51.2%。HMIT多发生在体力活动时，心率≥90次 min，与24 h内最快心率差值为0～5次/min；而LMIT多发生在休息、轻微活动、入睡后或清晨苏醒是，心率<90次/min，与24 h最慢心率差值0～57次/min。VMIT与短暂性心肌缺血次数呈正相关。VMIT大者多伴有LMIT，提示心肌缺血与冠状动脉张力增高及副交感神经兴奋性高有关；VMIT小者多伴有HMIT，提示

心肌缺血与心肌耗氧量增加及交感神经兴奋性高有关。

（二）心肌缺血发作的周期性（节律性）

Holter 对 24 h 检测的一个重要发现是无症状性心肌缺血，存在昼夜节律性变化。缺血发作的高峰时间在凌晨 6 时至 12 时，占 24 h 发作总次数的 36%～55.1%；最低是在夜里，尤其是午夜 0 时至凌晨 6 时，占 9%～12.4%。凌晨 6 时至 12 时时间段与心肌梗死发病和冠心病猝死的发生呈并行；与室性心律失常相关性较小。这些心脏事件均在早晨发生的频率高。心肌缺血发作高峰时间，还发现血压升高，儿茶酚胺和激素血浆水平升高，血小板聚集性增强及纤维蛋白溶解活性降低等周期性变化，所以冠心病患者在早晨易出现心肌缺血综合征。

这种节律性变化的病理生理基础十分复杂，可能包括心肌氧耗量增加和冠状动脉供血减少。心率的周期性变化是决定心肌需氧量的重要因素，同时也是引起心肌缺血周期性变化的原因之一，因为心肌缺血发作之初常有心率的增快。由于自主神经活动的改变会对冠状动脉血管和心率产生影响，因此可以在促发心肌缺血中起重要的作用，由于昼夜间生理性自主神经活动呈现规律性改变，夜间迷走神经活动占优势，日间交感神经活动占优势，而在早晨心肌缺血高峰期恰是迷走神经优势过渡到交感神经优势阶段，所以不难理解心肌缺血的节律性变化与自主神经活动密切相关，尤其与交感神经活动优势有关。

五、预后

迄今，对冠心病完全无症状患者的自然病程了解得很少。奥斯陆（挪威）心肌缺血研究，收入 2 014 例外貌健康的男性公务员，经检测其中冠心病（造影血管腔至少 1 支狭窄≥50%）并且 ECG 运动试验阳性，又无胸痛症状 50 例。至今已随诊 15 年，死亡 14 例，年病死率为 1.87%；而 1 899 例试验阴性者（未做冠状动脉造影），死亡 12 例，年病死率为 0.63%（$P<0.01$）。50 例试验阳性者中，有 14 例做了 CABG，术后全部生存，6 例出现了胸痛症状。表明无症状冠心病，随诊中少数患者出现了症状；但多数不典型，发生心肌梗死也常无症状，并提示血运重建（CABG）可以改善预后。

据报道，在急性心肌梗死后 7 d 做轻量级 ECG 运动试验，受试 262 例中，有心肌缺血 104 例，检出率为 40%，其中 67 例无症状性心肌缺血，发生率为 26%。在全部有心肌缺血的患者中，无症状性心肌缺血占 64%。随诊 1 年，无症状性心肌缺血组的心脏性死亡率比无心肌缺血组高 12 倍，而有症状性心肌缺血组比无症状性缺血组高 2 倍。

近年报道，随诊 2 年及 5 年心肌梗死后检测有无症状心肌缺血患者，与药物治疗比较，PCI 血运重建可显著减少心脏性猝死、非致命性心肌梗死复发及改善左心室射血分数。无症状性心肌缺血是不稳定型心绞痛患者近期预后有价值的指标。

总之，冠心病患者的预后与心肌缺血、心脏功能和血管病变有关，而与有无症状无关。总缺血负荷是我们预测冠心病患者预后的指标。

六、治疗

组织学研究，长期反复心肌缺血发作，可引起组织结构的改变。据报道，在缺血区有明显的细胞内改变，肌原纤维节（收缩带紊乱、收缩物质减少）和线粒体不规则、细胞变性、微血管改变及内膜细胞肿胀和基膜增厚。这些由心肌缺血引起的组织结构改变，促使更积极的抗心肌缺血治疗，目的是最大限度地减少心肌缺血发作，期望防止组织结构改变。

临床也证明，患者出现心肌缺血，在没有严重冠状动脉血管病变患者，由于血管痉挛或血栓形成，可突然发生心肌梗死，电活动紊乱致猝死。因此，检出和防治心肌缺血或许与检出严重血管病变和血管重建同样重要。这些知识正改变着对患者治疗的目标，不仅是症状，而是减少所有形式的缺血比仅控制症状同样重要。

对缺血性心脏病的治疗，应重视减轻总缺血负荷，在减少死亡率和发病率的同时减轻症状。针对总缺血负荷的防治，也要减轻心肌缺血的周期性变化，即早晨缺血发作高峰期。因为这种节律变化与冠心病事件的发生并行，故控制心肌缺血同时可能预防冠心病事件的发生。

临床试验发现服用β受体阻滞剂（阿替洛尔）长期治疗短暂心肌缺血可明显地减少缺血，临床事件的发生率也降低了，且明显地优于钙通道阻滞剂，还可改变心肌缺血周期的分布，尤其是早晨发作的高峰。

日常生活中，Holter 检测发现，在同一患者每次心肌缺血发作时心率有很大差别，即缺血阈有变异。据报道 80 例冠心病患者，Holter 和 ECG 运动试验都有心肌缺血发作。心肌缺血发作的心率平均最低为 85 次/min（低缺血阈值），最高为 110 次/min（高缺血阈值）。有些患者心率的变异超过 60%，而另一些则没有或很小。心率（阈值）变异大，反映冠状动脉血管张力在缺血发作中起重要作用。心率快时诱发缺血反映与血管固定性狭窄程度有关。分析 24 h Holter，若多数缺血发作时心率快，阈值变异小者应选择β受体阻滞剂；如多数发作时心率不快，阈值变异大者应选择血管扩张剂。另一种情况，缺血发作时心率快，阈值变异大者应β受体阻滞剂和血管扩张剂（钙通道阻滞剂或硝酸酯）联合用药。Holter 的检测有助于药物的选择。

据报道，阿司匹林可以使 Holter 检测的心肌缺血减少，可能是由于抑制血小板聚集的作用。血小板聚集性增高可能有促发心肌缺血的作用。另一报道，在不稳定型心绞痛发作后，应用小剂量阿司匹林 75 mg/d 可明显地降低 SMI 患者的心脏事件的发生率。

经药物治疗仍持续有心肌缺血发作者，应行冠状动脉造影以明确病变的严重程度。多数作者认为冠状动脉功能储备不足、左主干或三支血管病变者，需按病变心室功能情况，行经皮腔内冠状动脉成形术（PTCA）或冠状动脉旁路移植术（CABG）。

迄今，SMI 的研究多数以短暂性心肌缺血为对象，而持续性 SMI 的研究很少，可能是由于持续性 SMI 在临床上难以识别。SMI 发生的机制尚未完全澄清。SMI 为什么出现在某些患者，而另一些患者没有；同一患者在某种场合出现 SMI，而另一种场合则没有；SMI 的防治与有症状性心肌缺血在临床上是否同样重要；对冠心病无症状者，虽有心肌缺血存在，在考虑防治时，临床医师的看法不一，多数情况是在做出治疗决定时更重视症状。回答这些问题，需要有更多前瞻性的试验和临床验证，才能做出肯定性的结论。

参考文献

1. 徐义枢. 无症状性心肌缺血[M]//陈在嘉,高润霖. 冠心病学. 北京：人民卫生出版社,2002：825-840.
2. Cohn P F, Fox K M, Daly C. Silent myocardial ischemia[J]. Circulation, 2003, 108: 1263-1277.
3. Gosselin G, TeoK K, Tanguay J F, et al. Effectiveness of percutaneous coronary intervention in patients with silent myocardial ischemia (post hoc analysis of the COURAGE trial)[J]. Am J Cardiol, 2012 Apr 1, 109: 954-959.
4. Mahfouz R A, EI Tahlawi M A, Ateya A A, et al. Early detection of silent ischemia and diastolic dysfunction in asymptomatic young hypertensive patients[J]. Echocardiography, 2011, 28: 564-569.
5. Nomura T, Kusaba T, Kodam N, et al . Clinical characteristics o silent myocardial ischemia diagnosed with adenosine stress (99 m) Tc-tetrofosmin myocardial scintigraphy in Japanese patients with acute cerebral infarction[J]. Heart Vessels, 2011 Nov 29. [Epub ahead of print].
6. Schoenenberger A W, Kobza R, Jamshidi P, et al. Sudden cardiac death in patients with silent myocardial ischemia after myocardial infarction (from the Swiss interventional study on silent ischemia type Ⅱ【swissi Ⅱ】)[J]. Am J Cardiol, 2009, 104: 158-163.
7. Sozzi F B, Elhendy A, Rizzello V, et al. Prognostic significance of myocardial ischemia during dobutamine Stress Echocardiography in Asymptomatic patients with diabetes mellitus and no prior history of coronary events[J]. Am J Cardiol, 2007, 99: 1193-1195.

第八章　心　肌　桥

葛均波

冠状动脉及其分支通常走行于心外膜下的结缔组织中,如果一段冠状动脉走行于心肌内,其上的这束心肌纤维被称为心肌桥(myocardial bridging),走行于心肌桥下的冠状动脉被称为壁冠状动脉(tunneled coronary artery)。在20世纪20年代早期Grainicianu最早描述了这种现象。1960年,Portsmann和Iwig首先报道了这种现象的冠状动脉造影表现,显示冠状动脉该节段在收缩期血管腔被挤压,舒张期又恢复正常,被称为挤奶现象(milking effect)(图11-8-1)。心肌桥主要累及左前降支(LAD)中段,其次为LAD的对角支、回旋支的缘支和右冠状动脉远段。冠状动脉造影患者中的检出率为0.51%～9%,尸体解剖的检出率为15%～85%。而目前临床上也可应用非侵入性的冠状动脉CTA(computed tomography angiography)技术诊断心肌桥(图11-8-2),检出率为15%～50%。20%～30%有心源性胸痛患者的冠状动脉造影正常,但其中5%的患者中可发现心肌桥。有研究发现肥厚型心肌病患者中心肌桥的发生率较高,在14%～40%。

供应心肌组织的冠状动脉血流主要发生于心动周期的舒张期,大多数冠状动脉造影中所见的心肌桥在血流动力学方面可能无意义,一般呈良性病程,5年生存率约为97.5%。尽管硝酸甘油和正性肌力药物能使收缩期壁冠状动脉压迫增强,但在大部分患者的心肌显像负荷试验时未发现缺血现象。然而,也有研究发现当收缩期壁冠状动脉压迫狭窄超过75%的患者在心率增快时出现明显的心肌缺血,心电图上出现S-T段下移,并有左心室心肌乳酸代谢产物增加的证据。一般当肌桥收缩压迫>75%时,重度体力劳动、快速心率或应用硝酸甘油后可诱发心肌桥区域冠状动脉血流的异常导致远端心肌缺血,产生明显的症状。临床上可表现为类似心绞痛的胸痛、心律失常,甚至有心肌梗死或猝死的报道。中年男性好发,一般与运动、劳累有关。

由于心肌桥存在,导致心肌桥近端冠状动脉在收缩期前向

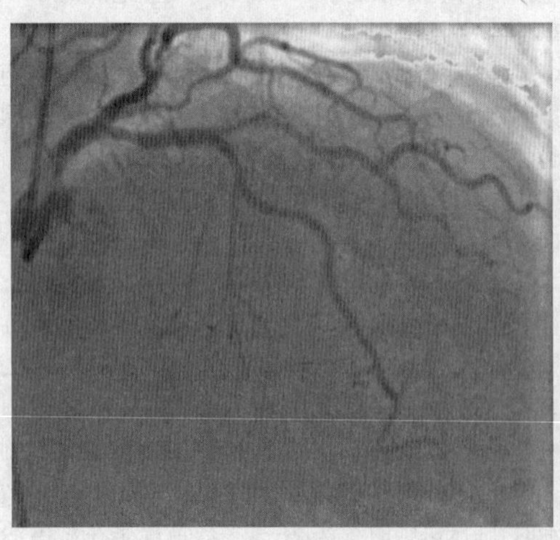
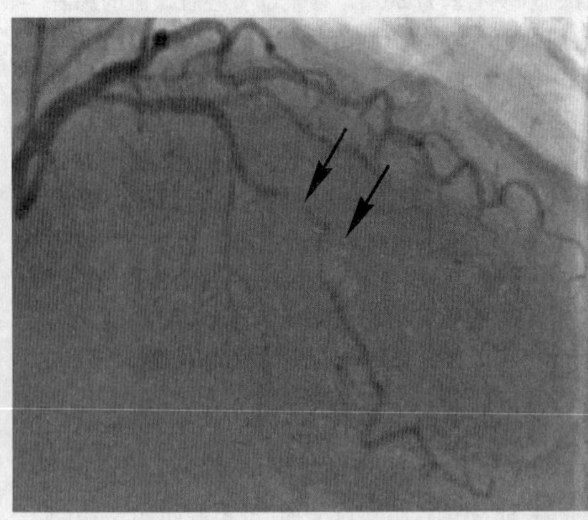

图11-8-1　冠状动脉造影(右前斜位)示心肌桥在舒张期(左图)和收缩期(右图)的改变心肌桥引起冠状动脉前降支收缩期呈典型的"挤奶现象"

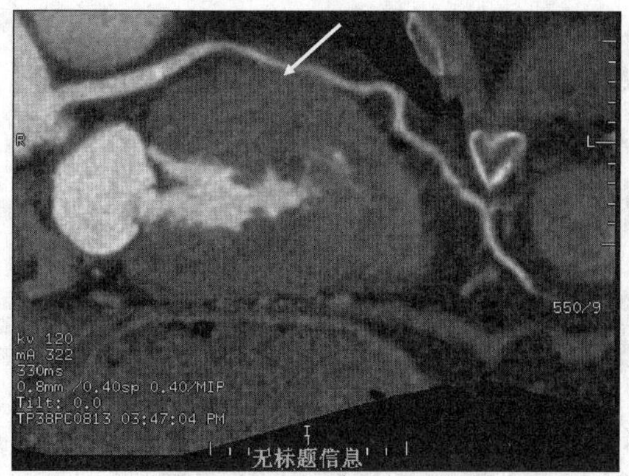

图 11－8－2　冠状动脉 CTA 显示的心肌桥，壁冠状动脉与心肌关系密切，部分行走于心肌内（箭头处）

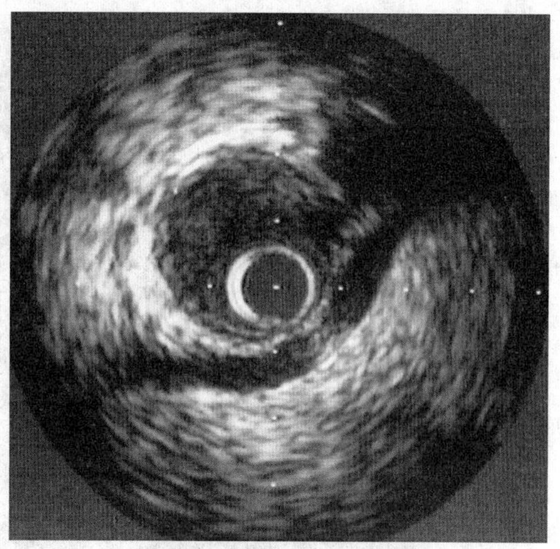

图 11－8－3　心肌桥的“半月现象”，即围绕肌桥段可见收缩期和舒张期呈半月形的低回声区

血流逆转，而损伤该处的血管内膜，所以该处容易有动脉粥样硬化斑块形成。有报道 14 例心肌桥患者中有 12 例的心肌桥近端血管发现粥样硬化斑块。使用现代影像学检查手段，如冠状动脉内超声、冠状动脉内多普勒超声和压力导丝，可以帮助明确心肌桥的病理生理结果。1994～1996 年葛均波等人应用冠状动脉内超声和多普勒血流研究心肌桥的血管壁形态和血流特征，发现心肌桥特殊的“半月现象”（half-moon phenomenon），又称“葛氏现象”，此现象持续存在整个心动周期中（图 11－8－3）；还发现心肌桥的前向血流在收缩期减低或消失，硝酸甘油可激发、增强心肌桥近端的逆向血流。IVUS 进一步研究发现，心肌桥在收缩期压迫后仍存在舒张期松弛延迟的现象，说明同时可能影响舒张期冠状动脉血流，是冠状动脉血流储备受损和导致心肌缺血的可能机制之一。

本病无特异性治疗，β 受体阻滞剂或钙通道阻滞剂等降低心肌收缩力的药物可缓解症状。有人曾试用植入支架治疗壁冠状动脉的受压，大多数支架导致内膜增生，导致支架内再狭窄，也可能造成支架断裂。同时研究也显示与单纯药物治疗相比，植入支架并未减少不良事件的发生。药物洗脱支架是否能预防介入治疗心肌桥的并发症仍处于研究中。在应用药物治疗后仍有缺血症状的患者，在充分评价受益风险下，可选择手术治疗，包括应用左内乳动脉搭桥手术和手术分离壁冠状动脉，但也存在一定局限性，如搭桥手术只能应用在 LAD 近段心肌桥，而分离手术在较深、较长心肌桥病变中的效果有限。一旦诊断本病，除非绝对需要，应避免使用硝酸酯药物及多巴胺等正性肌力药物。

尽管既往研究的样本数量较小，随访年限在 5～11 年，目前一般认为心肌桥的长期预后是良好的。

参 考 文 献

1. Alegria J R, Herrmann J, Holmes D R Jr, et al. Myocardial bridging[J]. Eur Heart J, 2005, 26: 1159－1168.
2. Bruschke A V, Veltman C E, de Graaf M A, et al. Myocardial bridging: what have we learned in the past and will new diagnostic modalities provide new insights[J]? Neth Heart J, 2013,21(1): 6－13.
3. Ge J, Erbel R, Rupprecht H J, et al. Comparison of intravascular ultrasound and angiography in the assessment of myocardial bridging [J]. Circulation, 1994, 89: 1725－1732.
4. Ge J, Jeremias A, Rupp A, et al. New signs characteristic of myocardial bridging demonstrated by intracoronary ultrasound and Doppler[J]. Eur Heart J, 1999, 20: 1707－1716.
5. Mohlenkamp S, Hort W, Ge J, et al. Update on myocardial bridging [J]. Circulation, 2002, 106: 2616－2622.
6. Wirianta J, Mouden M, Ottervanger J P, et al. Prevalence and predictors of bridging of coronary arteries in a large Indonesian population, as detected by 64-slice computed tomography scan[J]. Neth Heart J, 2012,20: 396－401.

第九章　X 综 合 征

葛均波

一、定义

X 综合征（syndrome X）是指患者具有心绞痛或类似心绞痛的临床症状，活动平板运动试验时心电图出现 S－T 段下移而冠状动脉造影结果显示正常或基本正常的临床综合征。临床工作中应当区分 X 综合征与“代谢性 X 综合征”，后者是指胰岛素抵抗、高胰岛素血症、血脂质异常血症、高血压和异常肥胖；还应与心外原因引起的胸痛区分。

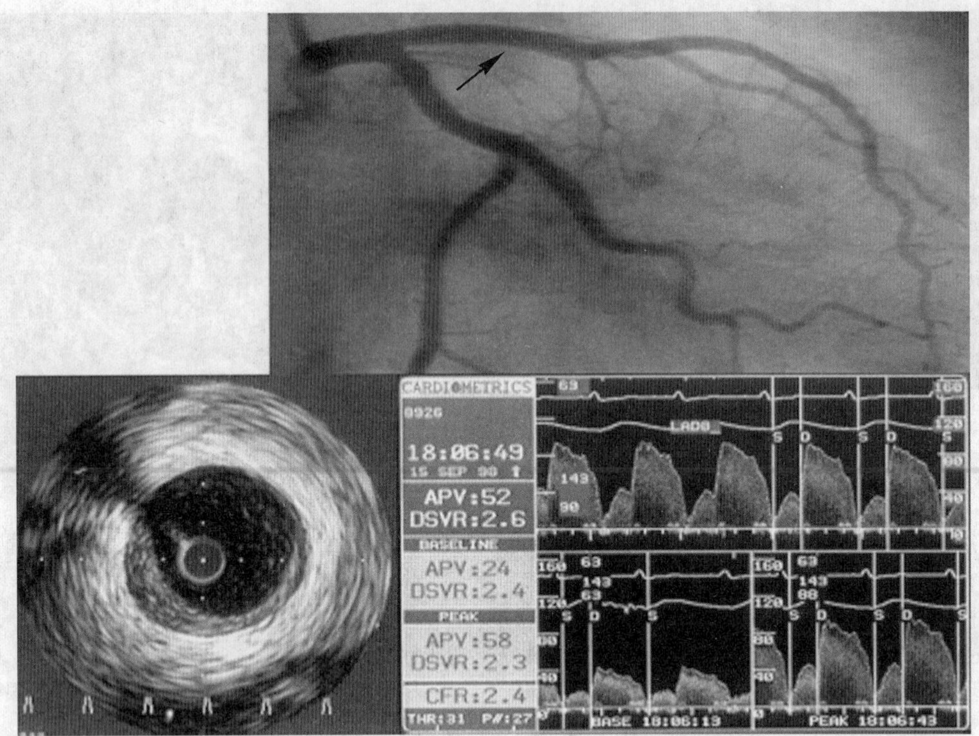

图 11-9-1　冠状动脉造影正常患者的血管内超声和多普勒血流速度测定

左下图示从3点到10点之间内膜增厚，早期斑块形成；右下图示血管内多普勒血流测定的结果，血流储备(CFR)为2.4，低于正常

目前尚未明确阐明X综合征患者胸痛和S-T段下移的原因。一些研究发现负荷状态下冠状动脉血流和代谢性反应异常，符合微循环病因引起缺血和症状的观点，因此有人称之为"微循环心绞痛"。但也有观点质疑其是否真的存在缺血，即使是在那些非侵入性检查阳性的患者中。因此，该综合征的病理生理、诊断和治疗仍不明确。

二、病因和病理生理

人们已经对X综合征患者的胸痛机制进行了大量的研究，包括心肌代谢、冠状动脉血流储备、交感活性物质、血管收缩和舒张反应、心肌活检等，但结果不尽相同，其中可能是因为其病因不同，也可能如Maseri指出的那样，研究结果不一致，可能和选择的患者不同有关。目前认为最常见的可能原因是依赖内皮细胞的动脉舒张受损伴NO产生减少、交感神经敏感性增高或活动引起冠状动脉收缩。越来越多的证据表明，患者还常常存在对疼痛的反应性增加，并且出现痛觉异常。

在冠心病研究中，临床工作者主要是依靠冠状动脉造影来评价血管的形态和结构，但冠状动脉造影只能决定血管的轮廓和明显的血管结构改变和异常，即使采用双平面投影，冠状动脉造影对动脉壁的厚度和管腔的三维形态，提供的信息较少，而且造影结果和尸检发现明显不一致，尸检发现许多复杂、偏心的粥样硬化病变，而造影未能识别。10%～30%的患者因心绞痛性胸痛而行冠状动脉造影检查，结果显示冠状动脉正常。血管内超声显像在评价血管形态方面是一种安全可行、正确的方法，对测定血管壁厚度、管腔面积、直径和明确斑块的性质都比较准确。多普勒血流测定可用来评价冠状动脉功能，通过计算冠状动脉的最大流速(给予血管扩张药物，如腺苷、双嘧达莫和罂粟碱)与基础血流速度的比值可测定冠状动脉血流储备(CFR)，通常认为CFR>3.0为正常。图11-9-1显示患者的冠状动脉造影正常，但血管内超声显像显示冠状动脉内膜增厚，多普勒血流测定示血流储备降低。

三、临床表现

女性患者多于男性，一般为3∶1，50%～70%的患者发生于闭经后，其平均发病年龄在50岁左右。胸痛表现差异很大，从典型心绞痛、不典型心绞痛到酷似继发于冠状动脉疾病的不稳定型心绞痛性胸痛。其他非典型表现可以有静息性持续胸痛和硝酸甘油治疗无反应的胸痛。最常见的是，胸痛随着活动而发生，并且酷似稳定型冠状动脉疾病引起的心绞痛。但是，静息状态下胸痛发作的频率和强度可以增加，因而患者可以有不稳定型心绞痛的临床表现。静息心电图可以正常，也可以有非特异性的ST-T改变，近20%的患者运动试验阳性。

四、诊断与鉴别诊断

X综合征的诊断就是在有劳力性胸痛并且平板运动试验显示S-T段压低的患者中排除心外膜冠状动脉有明显狭窄；还必须排除其他与心脏疾病无关的类似心绞痛的原因，如食管运动异常、纤维肌痛和肋软骨炎。此外，临床表现为变异型心绞痛的患者，应当通过胸痛时无S-T段抬高或通过诱发试验排除冠状动脉痉挛。心肌灌注扫描可以异常，原因是有的区域对微血管运动呈现异常反应，结果导致不同部位心肌的冠状动脉血流减少。

X综合征是一种临床综合征，也是一种用排除法来做出的诊断，必须除外表11-9-1所示的疾病。

表11-9-1　X综合征的鉴别诊断

疾病、综合征	诊断方法
左心室肥厚	超声心动图、心电图
冠状动脉疾病	冠状动脉造影
冠状动脉痉挛	麦角胺激发试验
冠状动脉解剖异常	冠状动脉造影、冠状动脉CTA
食管动力障碍	食管压力测定
胃食管反流	食管pH监测

五、治疗

患者的长期预后极好，最重要的治疗手段包括重新确定诊断和减轻症状。许多患者持续存在症状，不能重返工作岗位，所以必要时进行冠状动脉造影重新证实冠状动脉正常。有一个研究结果提示，如复查冠状动脉造影的结果为正常，则可以减少患者住院的需要和减少因心脏原因住院的时间。同时药物治疗对疼痛的缓解往往并不持久，而且患者总是需要使用很多种药物。

β受体阻滞剂和钙通道阻滞剂均能减少胸痛症状的发作次数，有研究提示本综合征的胸痛对钙通道阻滞剂的反应好于β受体阻滞剂。大约一半的患者能从硝酸甘油治疗中受益，虽然不能提高大部分患者的运动耐受量，但可以改善部分患者的症状。最新的随机、双盲研究发现ACEI可以改善女性微循环功能，缓解症状和体征。α受体阻滞剂似乎是一个合理的治疗，但是小样本试验结果不一致。丙米嗪50 mg/d可以减少包括X综合征的某些慢性疼痛综合征的发作频率(50%)。绝经后心绞痛但冠状动脉造影结果正常的患者，使用激素替代治疗可以解除乙酰胆碱引起的冠状动脉收缩，可能改善依赖内皮细胞的冠状动脉运动功能。Rosamo等在一项双盲、安慰剂对照研究中发现，25例绝经期后的X综合征女性使用雌激素皮肤贴片，可以降低胸痛的发作次数(50%)。

六、预后

X综合征患者的预后通常良好，与普通人群相同，显著优于冠状动脉疾病的患者。但由于临床症状的存在，常迫使患者反复就医，导致各种检查措施的过度应用和药品的消耗，以及生活质量的下降，日常工作受影响。

CASS注册登记报道，有心绞痛症状但是冠状动脉造影结果正常、LVEF>0.50的患者，7年存活率为96%。长期随访期间，通常无左心室功能减低。但是也有进行性左心室功能障碍的报道，并且许多患者需要药物控制胸痛。

参考文献

1. Cannon R O 3rd. Microvascular angina and the continuing dilemma of chest pain with normal coronary angiograms[J]. J Am Coll Cardiol, 2009, 54(10): 877-885.
2. Chen J W, Hsu N W, Wu T C, et al. Long-term angiotensin-converting enzyme inhibition reduces plasma asymmetric dimethylarginine and improves endothelial nitric oxide bioavailability and coronary microvascular function in patients with syndrome X[J]. Am J Cardiol, 2002, 90: 974-982.
3. Pauly D F, Johnson B D, Anderson R D, et al. In women with symptoms of cardiac ischemia, nonobstructive coronary arteries, and microvasculardysfunction, angiotensin-converting enzyme inhibition is associated with improved microvascularfunction: a double-blind randomized study from the national heart, lung and blood institute women's ischemia syndrome evaluation (WISE)[J]. Am Heart J, 2011, 162(4): 678-684.
4. Qian J Y, Ge J B, Fan B, et al. Identification of syndrome X using intravascular ultrasound imaging and Doppler flow mapping[J]. Chin Med J, 2004, 117: 521-527.
5. Reis S E, Holubkov R, Conrad S A J, et al. Coronary microvascular dysfunction is highly prevalent in women with chest pain in the absence of coronary artery disease: results from the NHLBI WISE study[J]. Am Heart J, 2001, 141: 735-741.

第十章　其他冠状动脉心脏病

刘海波

前面章节已描述了动脉粥样硬化所致的冠心病的病理生理学及局部解剖学。尽管冠状动脉粥样硬化是管腔狭窄及冠心病的最常见原因，但也存在许多引起管腔严重狭窄及相关临床事件(如心绞痛或急性心肌梗死)的非动脉粥样硬化原因。各种非动脉粥样硬化性冠心病可通过以下机制降低或干扰冠状动脉血流：① 固定性管腔阻塞(内在狭窄)。② 动脉壁或邻近组织的病变造成管腔受累(外源性狭窄)或以上两者并存。冠状动脉血流的减少亦可由近乎完全正常冠状动脉血管壁的动力性变化(痉挛)或心肌氧供需平衡失调而引起。

本章重点介绍先天性畸形、冠状动脉夹层、炎症性冠状动脉疾病、冠状动脉血栓形成(抗磷脂抗体综合征)、冠状动脉栓塞及冠状动脉痉挛等引起冠状动脉狭窄或阻塞的非粥样硬化因素。

第一节　先天性畸形

左右冠状动脉源于同一冠状动脉窦：异常血管横过心底部

经肺血管干前、主动脉后，或位于主动脉和肺动脉之间通过。其中79%的患者可发生与畸形有关的猝死和心肌梗死。

单支冠状动脉：单支冠状动脉的患者在临床上可无症状，因此生前诊断主要靠血管造影，本病需与一侧冠状动脉开口处由于动脉粥样硬化或血栓完全阻塞相鉴别。当单支冠状动脉的主干或主要分支沿肺动脉与主动脉之间走行时，由于主动脉或肺动脉的机械压迫，可发生心肌缺血甚至猝死。

冠状动脉闭锁：在婴儿和儿童中，左右冠状动脉其一开口闭锁可伴发心肌缺血或梗死。受累血管靠对侧冠状动脉发出的侧支供血。

冠状动脉异位起源：在婴儿和儿童中，冠状动脉异位起源于肺动脉干可引起心肌缺血和梗死，其中左冠状动脉起源异常占异位动脉的90%，左心室前壁和前侧部心肌极易受损。该类患者常表现为收缩期杂音或猝死，心电图异常。

心肌桥：冠状动脉的部分节段走行于心肌内，形成肌桥，占所有因胸痛行冠状动脉造影患者的0.5%～7.5%，有报道认为心肌桥是年轻运动员猝死的原因之一。左前降支最易出现心肌桥。多数患者无症状，少数患者可有心绞痛，极个别患者出现心肌梗死。心肌缺血可导致心律失常，左前降支和第一间隔支阻塞可引起高度房室传导阻滞。优势冠状动脉近端受压时，可导致猝死，该类患者回旋支和右冠较细，且少有侧支循环，受损冠状动脉供血区多为缺血性坏死。

冠状动脉瘘：冠状动脉及其分支与心腔、血管之间的异常相通。它可见于任何年龄，多为冠状动脉造影时发现。临床可有连续性杂音、心绞痛、心肌梗死、猝死、心力衰竭、心内膜炎、心律失常和上腔静脉综合征。右冠状动脉瘘更为常见，90%的瘘流入静脉循环，多为单通道。

冠状动脉瘤：先天性冠状动脉瘤多见于右冠状动脉，而后天获得性冠状动脉瘤多见于动脉粥样硬化。成年人严重的冠状动脉瘤很可能与幼年曾患结节性多动脉炎、川崎病或大动脉炎有关。

第二节　冠状动脉夹层

伴有或不伴有内膜撕裂的冠状动脉血管壁中层因出血而分离的情况称为冠状动脉夹层。中层分离导致内膜中膜层（真腔的壁）移向冠状动脉真腔而导致远端心肌缺血或梗死。冠状动脉夹层可以分为原发性或继发性。原发性冠状动脉夹层可由冠状动脉造影、心脏外科手术、胸外伤或自发性等因素引起。继发性冠状动脉夹层更常见，尤其是主动脉根部夹层延展所致者。

大多数自发性冠状动脉夹层发生于较年轻的女性（通常在产后），常累及左前降支（或左主干）。男性患者中右冠状动脉亦常被累及。自发性冠状动脉夹层的病因尚不清楚。大致可将这些患者分为3组：① 有动脉粥样硬化病变基础者。② 与产后有关者。③ 特发性者。系统性高血压并不是自发性夹层的危险因素。部分自发性冠状动脉夹层患者尸检中可见受累冠状动脉中层存在细小胞囊状腔隙，此可能为病因之一。有人认为，冠状动脉壁嗜伊红细胞浸润可能是自发性冠状动脉夹层的病因之一。嗜伊红细胞通过释放其颗粒中的蛋白酶破坏冠状动脉的胶原、弹性蛋白或平滑肌等，最终导致夹层的发生。

自发性冠状动脉夹层可致急性心肌梗死或猝死。自发性冠状动脉夹层初始事件患者预后较好，4年存活率可达80%。目前自发性冠状动脉夹层的治疗方法尚不确定。对多数病情相对稳定的患者，阿司匹林、钙通道阻滞剂及硝酸酯类等药可获较好疗效。对于左主干病变、多支病变、药物不能控制及病情不稳定的患者，冠状动脉搭桥术（CABG）和（或）经皮介入治疗（PCI）可获良好疗效。

第三节　冠状动脉炎

冠状动脉损伤可直接导致心肌缺血或心肌梗死，伴有或不伴有相关冠状动脉的血栓形成。有学者（Baroldi）根据浸润冠状动脉的途径将冠状动脉炎进行分类。冠状动脉炎可由邻近器官或组织感染直接引起（如由主动脉瓣、心内膜炎、心外膜结核所致的心外膜或心肌脓肿），在这种情况下，冠状动脉外壁首先受累。冠状动脉炎（血管炎）也可从冠状动脉腔或滋养血管经血源传播而致，在这种情况下，内膜层首先受累。对其他一些血管炎，其传播源的确切机制尚不清楚。有人将以下一些形态组织学表现作为冠状动脉炎的标志：① 伴有或不伴有钙化的局限性动脉坏死。② 不伴基础动脉粥样硬化的急性冠状动脉血栓形成或机化血栓再通。③ 与损伤及介入操作无关的血管破裂。④ 伴继发管腔狭窄的冠状动脉壁增厚。⑤ 伴动脉瘤形成的管壁变薄。特异的冠状动脉病变也可见于特殊的系统性疾病（如结节性多动脉炎）。

结核性血管炎：主要见于心外膜及心肌病变的患者。特异性冠状动脉肉芽瘤可累及血管外膜（外层）、内膜或血管全层。

结节性多动脉炎：可能是冠状动脉血管炎的最常见原因。它是一种影响中小血管的系统性坏死性血管炎。Holsinger等报道66例患者中，41例（62%）冠状动脉受累，且具有不同范围的心肌梗死。冠状动脉病变与其他部位的坏死性血管病变相同。早期为中层及内弹力膜的崩解，修复期则为内膜增生及瘢痕形成。冠状动脉也可扩张形成腹状冠状动脉瘤，可因血栓而闭塞或破裂（导致致命的心包填塞）。

巨细胞性动脉炎：主要累及颞动脉及其他颅内动脉。但也有报道冠状动脉累及心肌梗死的病例。动脉壁病变为一种肉芽肿样炎症反应，伴随沿崩解的内弹力膜的巨细胞浸润。内膜将极度增厚，最后血管转变成纤维条索，也可出现腔内血栓。Harrison报道的16例颞叶动脉炎患者中，仅有1例冠状动脉受累。

系统性红斑狼疮：心包及心肌受累是系统性红斑狼疮的常见并发症。多个无动脉粥样硬化的年轻狼疮患者罹患急性心肌梗死，这些患者的冠状动脉尸检发现存在内膜纤维化增生，这可能是动脉炎修复后的表现。有人对1例16岁的女性狼疮患者分析发现，其急性心肌梗死是由于3支主要冠状动脉新近血栓闭塞所致。还有人对1例29岁患有狼疮及AMI的妇女进行研究发现，该患者同时患有严重的冠状动脉粥样硬化，这可能提示，狼疮或其他引起动脉炎的疾病可加速冠状动脉粥样硬化的发展。在弥漫性纤维样坏死及纤维化的血管炎患者中，更细的心肌内冠状动脉常被累及。

Burger病（血栓性脉管炎闭塞症）：在极少数Burger病患者中，冠状动脉可见多形核白细胞、组织细胞及巨细胞浸润，伴有或不伴有冠状动脉血栓形成；或仅有冠状动脉血栓形成，而无细胞浸润。Saphir报道的30例患者中，仅有1例冠状动脉受累。而Averbuck及Silbert研究的19例患者中，有6例冠状动脉血栓形成。

Wegener肉芽肿病：是一种坏死性血管炎，常累及肾血管及肺血管系统。Parrillo及Fauci报道，小的及中等大小的冠状动脉可见纤维样坏死。而Gatenly等报道，大冠状动脉亦可闭塞，甚至导致心肌梗死。

传染性（感染性）疾病：许多传染性（感染性）疾病与冠状动脉炎有关，如梅毒、感染性心内膜炎、沙门菌病、斑疹伤寒及麻风病等。梅毒是最常累及冠状动脉的传染性疾病之一。约1/4的Ⅲ期梅毒患者罹患冠状动脉起始（开口）部狭窄。左或右冠状动脉的起始3～4 mm常被侵袭，且表现为闭塞性动脉炎。在极少数情况下，冠状动脉病变表现为梅毒瘤。心绞痛及急性心肌梗死可由梅毒性冠状动脉病变引起。疟原虫及含疟原虫的红细胞可堵塞较大的冠状动脉。血吸虫病也可导致心肌梗死。

结膜皮肤淋巴结综合征（川崎病）：这一急性发热性疾病常侵害婴儿及幼童。约20%的患者，冠状动脉滋养血管的血管炎可导致冠状动脉瘤形成、血栓形成及心肌梗死。1%～2%的患者死于心肌梗死或室性心律失常。晚期，动脉瘤中的血栓脱落亦可引起心肌梗死，偶可发生动脉瘤破裂导致死亡。

高安病（无脉症、大动脉炎）：可导致主动脉及其大分支肉芽肿样全动脉炎及纤维化，进而导致管腔狭窄。在多个病例报道中显示，该病可累及冠状动脉开口部及近段主要冠状动脉。这种冠状动脉病变可导致心绞痛及急性心肌梗死。

类风湿性疾病：在极少数情况下，类风湿性疾病引起的动脉炎及内膜增厚，造成主要冠状动脉严重狭窄。而更常见的是，有10%～20%的类风湿关节炎尸检患者中，较小冠状动脉（包括交通支血管）常罹患弥漫性冠状动脉炎。强直性脊柱炎患者小的心肌内冠状动脉可出现严重狭窄。有人报道1例强直性脊柱炎患者的左主干完全闭塞。

第四节　抗磷脂抗体综合征

冠状动脉血栓形成可为抗磷脂抗体综合征（antiphospholipid antibodies syndrome，APS）中的一种表现。APS主要表现为反复出现的动静脉血栓形成、心脏或脑缺血、习惯性流产、血小板减少症（thrombocytopenia）、心脏瓣膜损害，上述症状可单一存在或多个存在。本病可与自身免疫性疾病同时出现，患者血清中可检出狼疮抗凝因子（LA）或抗心脂抗体（aCL）。抗磷脂抗体（antiphospholipid antibodies，APA）最初可能会在系统性红斑狼疮（SLE）、类风湿关节炎（RA）等疾病患者中发现，也可能在无结缔组织病患者中出现。临床主要分为原发性APS和继发性APS；还有一种极为少见的临床类型，称为恶性APS，表现为短期内进行性出现广泛的血栓形成，累及多个重要脏器，可造成器官功能衰竭及死亡。本病基本病理改变为血管内血栓形成，累及各级动脉、静脉及心内膜、胎盘。

一、临床表现

1. 冠状动脉病变　APS主要临床表现为冠状动脉血栓形成引起心肌缺血症状，以及致命性和非致命性心肌梗死，为主要致死原因。

2. 其他的动静脉血栓　临床表现取决于受累血管的种类、部位和大小。下肢深静脉血栓为最常见的临床表现。肝静脉和下腔静脉血栓引起Budd-Chaiari综合征，脑动脉血栓形成引起短暂性脑缺血发作和年轻人的脑卒中，肾动脉血栓形成引起蛋白尿、肾病综合征和血尿等，肢体或内腔动脉栓塞引起肢端缺血坏死、各器官包括肝、肠、肾上腺和心脏等，继发性脏器功能低下，视网膜动静脉亦可受累，网状青紫可为深部大血管病变的皮肤表现，青斑样血管病是指由浅表皮肤小动脉的阻塞引起浅表皮肤溃疡、坏死和萎缩。

3. 习惯性流产　胎盘血管的血栓可导致胎盘功能不全，导致习惯性流产、先兆子痫、胎儿宫内窘迫、胎儿发育迟缓或死胎。

4. 血小板减少症　血小板减少是APS的另一重要临床表现。

二、辅助检查

APS的特异的实验室检查为LA阳性，aCL阳性，呈中高滴度。原发性APS除红细胞沉降率可增高、免疫球蛋白增高外，其他实验室指标往往正常。继发性APS的实验室指标同原发病相似。

三、其他检查

可根据血栓所累及的部位做有关检查，如CT、磁共振、数字减影血管造影术和血管造影等检查。

四、临床诊断

对于临床无明确危险因素的年轻患者，既往有血栓病史，出现心肌缺血或心肌梗死时，应想到APS，必要时应进行特异性的临床检查以明确诊断。在所有的冠心病患者中，以APS为原发病因的确切比例目前尚不清楚。临床早期诊断确实存在一定困难，但临床医师应意识到APS与冠心病相关，应尽可能做到早期发现，早期治疗，从最大程度上挽救生命。

五、治疗

针对APS的血栓形成的治疗可分为急性期治疗、器官血循环重建和预防血栓再形成的治疗。

1. 急性期治疗　对于心肌梗死应尽早采取溶栓或介入治疗。抗栓治疗可用普通肝素或低分子量肝素阻断血栓的继续形成，INR维持在2～2.5。

2. 中远期治疗　应注意预防血栓再形成。皮下注射低分子量肝素或采用大剂量华法林口服治疗，将INR维持在2.6～3.5。视网膜动静脉血栓、脑血管的血栓和习惯性流产可用小剂量华法林和小剂量阿司匹林，INR应在2.5～3.0，可加用低分子量肝素。

第五节　冠状动脉栓塞

存在以下情况时，若患者出现严重胸痛（急性心肌梗死），临床应怀疑为冠状动脉栓塞所致：左心人工瓣膜、活动性感染性心内膜炎、原位左心瓣膜狭窄、心房纤颤、左心室室壁瘤、扩张型心肌病、已知的心脏肿瘤、心导管检查或心脏外科手术过程中。冠状动脉栓塞的病因学可分为：自然原因、医源性因素及不明原因者。冠状动脉栓塞最常累及左前降支。在尸检中，当心肌坏死面积大而离散时，其原因应怀疑冠状动脉栓塞（这种情况下无足够时间建立有效侧支循环）。栓塞性冠状动脉病变可完全而自发降解。这也是急性心肌梗死后数月冠状动脉造影发现冠状动脉完全正常的原因之一。

冠状动脉栓塞的后果取决于两个主要因素：栓子的大小及受累冠状动脉管腔的大小。栓子越小，它就越有可能冲至远端的小冠状动脉节段，发生心肌梗死或致命性心律失常的可能性就越少。如果栓子极小，可能仅影响某单一壁内小血管，其临床上可能无症状，仅在尸检时发现。栓塞前冠状动脉管腔的基础状况也决定心肌梗死的后果。若栓塞前冠状动脉正常者，栓子易冲移至冠状动脉远端，可能仅产生局灶性心肌梗死。若栓塞前冠状动脉已有狭窄病变则发生栓塞极有可能影响冠状动脉近端。左主干栓塞情况罕见，但通常是致命的。

第六节　冠状动脉痉挛

冠状动脉痉挛可参与或引发急性心肌梗死。诱发冠状动脉痉挛的因素有吸烟、饮酒、高脂肪餐、吸毒（大麻、可卡因等）及剧烈运动等。

第十二篇

血压异常

张维忠

第一章　高血压与高血压性心脏病

高血压分为原发性高血压和继发性高血压两种。原发性高血压(primary hypertension)是以血压升高为主要临床表现伴或不伴有多种心血管危险因素的综合征,通常简称为高血压,占90%以上。继发性高血压(secondary hypertension)是由某种器质性疾病引起,有特定的病因。高血压是多种心脑血管疾病的重要病因和危险因素,影响重要器官的结构与功能,如心、脑、肾,最终导致这些器官的功能衰竭,迄今它仍是心血管疾病死亡的主要原因之一。

一、血压分类和定义

人群中血压水平呈连续性正态分布,正常血压和血压升高的划分并无明确界线,高血压的标准是根据临床及流行病学资料界定的。目前我国采用的血压分类和标准见表12-1-1,高血压定义为收缩压≥140 mmHg和(或)舒张压≥90 mmHg,根据血压升高水平,又进一步将高血压分为1级、2级和3级。

表12-1-1　血压的定义和分类

类　别	收缩压(mmHg)		舒张压(mmHg)
正常血压	<120	和	<80
正常高值	120～139	或	80～89
高血压			
1级(轻度)	140～159	或	90～99
2级(中度)	160～179	或	100～109
3级(重度)	≥180	或	≥110
单纯收缩期高血压	≥140	和	<90

注:当收缩压和舒张压分属于不同分级时,以较高的级别作为标准。

以上标准适用于18岁以上男性、女性。儿童则采用不同年龄组血压值的95%位数,通常低于成人水平。

正常血压和血压升高之间定义为"正常高值"。这种改变的依据来自国内外心血管流行病学调查资料,数据显示血压水平与心血管病发病和死亡的风险呈连续、独立、直接的正相关关系,当血压>115/75 mmHg时,每增加20/10 mmHg,心血管风险倍增。因此,当血压水平处于"正常高值"时,预示心血管风险将有所升高。

然而,从临床上判断或预测个体心血管风险,血压水平140/90 mmHg切点具有相对较高的敏感性(80%)和相对较低的假阳性(20%),并且获得长期降压治疗临床试验硬终点事件减少的证据。血压水平<140/90 mmHg"正常高值",尚未获得循证医学研究结果的支持。

二、流行病学

高血压的患病率和发病率在不同国家、地区或种族之间有差别,发达国家较发展中国家高,美国黑色人种约为白色人种的2倍。高血压的患病率、发病率及血压水平随年龄增加而升高,高血压在老年人中较为常见,尤其是收缩期性高血压。

(一) 患病率

我国曾进行过4次(1958～1959年、1979～1980年、1991年、2002年)大规模的15岁或18岁以上人群血压抽样调查,调查人数分别为70多万、400多万、90多万和27万,按照收缩压>140 mmHg或舒张压>90 mmHg(不包括收缩压=140 mmHg和舒张压=90 mmHg)的诊断标准,高血压的患病率分别为5.11%、7.73%、13.58%和18.80%。虽然各次调查的规模、年龄和诊断标准不尽一致,但基本上较客观地反映了我国人群50多年来高血压的患病率呈明显上升趋势。2002年调查数据显示,我国18岁以上成人高血压的患病率为18.8%,按2006年我国人口的数量与结构,估算目前我国约有2亿高血压患者,每10个成人中就有2人患高血压,约占全球高血压总人数的1/5。在我国高血压人群中,绝大多数是轻、中度高血压(占90%),其中轻度高血压占60%以上。

(二) 流行特点

高血压的患病率通常随年龄增长而升高;女性在围绝经期(更年期)前患病率略低于男性,但在更年期后迅速升高,甚至高于男性;高纬度寒冷地区患病率高于低纬度温暖地区;盐和饱和脂肪酸摄入越高,血压平均水平和患病率也越高。

我国地域广阔,民族众多,地理环境、气候、社会经济发展状况和饮食结构差异很大,高血压流行有两个比较显著的特点:从南方到北方,高血压的患病率呈递增趋势,可能与北方年平均气温较低和日照时间较短，以及北方人群盐的摄入量较高有关；不同民族之间高血压的患病率也有一些差异，藏族、蒙古族和朝鲜族等患病率较高，而壮族、苗族和彝族等患病率则较低，可能与各民族生活的地理环境和饮食习惯有关，如藏族人群多地处高原缺氧地区、哈萨克族饮食中奶和肉类食物较多，尚未发现各民族之间有明显的遗传背景差异。

三、病因

原发性高血压的病因为多因素的，可分为遗传因素和环境因素两个方面。高血压是遗传易患性和环境因素相互作用的结果。一般认为在比例上，遗传因素约占40%，环境因素约占60%。

(一) 遗传因素

高血压具有明显的家族聚集性，如果父母都是高血压患者，子女的发病率高达46%。约60%的高血压患者有高血压家族史。近年来，虽然有关高血压的基因研究报道很多，但是尚无突破性进展。关于高血压的基因定位，在全世界进行的20多个高血压全基因组扫描研究中，发现共有30多个可能有关的染色体区段，分布在13号和20号染色体以外的所有染色体上。迄今，高血压的基因定位结果大多不一致，而且范围偏大；高血压的候选基因筛查结果也不一致，还没有一个基因被肯定为高血压的相关基因。

高血压的遗传可能存在主要基因显性遗传和多基因关联遗传两种方式。血压升高不是一个基因，而是一组基因的功能，每一种可能只起轻微的作用。血压的复杂调节，更阻碍了人高血压单纯的遗传分析，无论从候选基因、全基因扫描、中间表型、基因表达研究及啮齿类动物模型的比较基因学。表面上微弱的血压遗传"信号"、强力的环境决定因素、大量无关的遗传信息，以及血压测量时大量的"干扰"，都可能增加假阳性和假阴性研究结果。

(二) 环境因素

1. 高钠、低钾饮食 高钠、低钾饮食是我国大多数高血压患者发病的主要危险因素。人群中，钠盐(氯化钠)摄入量与血压水平和高血压的患病率呈正相关，而钾盐摄入量与血压水平呈负相关，膳食钠/钾值与血压的相关性甚至更强。我国14组人群的研究表明，膳食中钠盐摄入量平均每日增加2 g，收缩压和舒张压分别平均升高2.0 mmHg和1.2 mmHg。我国大部分地区，人均每日食盐摄入量在12～15 g及以上，北方地区人群的食盐摄入量相对较高。不同地区人群血压水平和高血压的患病率与钠盐平均摄入量有显著关系，摄盐越多，血压水平和患病率越高。然而，在同一地区人群中，个体间血压水平与摄盐量并不相关，摄盐过多导致血压升高可能主要见于对盐敏感的人群。钾盐摄入量与血压呈负相关。

2. 超重和肥胖 超重和肥胖也是血压升高的重要危险因素，约1/3的高血压患者有不同程度的肥胖。体重常是衡量肥胖程度的指标，一般采用体质指数(BMI)，即体重(kg)/[身高(m)]^2。人群中BMI与血压水平呈正相关，BMI每增加3 kg/m^2，4年内发生高血压的风险，男性增加50%，女性增加57%。我国24万成人随访资料的汇总分析显示，BMI≥24 kg/m^{2}者，发生高血压的风险是体重正常者的3～4倍。肥胖的类型与高血压的发生关系密切，腹部肥胖者容易发生高血压。腰围/臀围值可反映向心性肥胖程度，腹部脂肪聚集越多，血压水平越高。腰围，男性≥90 cm或女性≥85 cm，发生高血压的风险是腰围正常者的4倍以上。随着我国社会经济发展和生活水平的提高，人群中超重和肥胖的比例与人数均明显增加，在城市中年人群中，超重者的比例达到25%～30%。超重和肥胖成为我国高血压患病率增长的又一重要危险因素。

3. 饮酒 饮酒量与血压水平呈线性相关，尤其是收缩压，每日饮酒超过50 g乙醇者有明显较高的高血压的发病率。虽然一次少量饮酒后血压会在短时间内有所下降，但长期少量饮酒可使血压轻度升高，长期过量饮酒则使血压更明显升高，如果每日平均饮酒>3个标准杯(1个标准杯相当于12 g乙醇，约合360 g啤酒，或100 g葡萄酒，或30 g白酒)，收缩压与舒张压分别平均升高3.5 mmHg与2.1 mmHg，且血压上升幅度随着饮酒量增加而增大。饮酒还会降低降压治疗的疗效。过量饮酒常诱发急性脑出血或急性心肌梗死。

4. 精神紧张 长期精神紧张也是高血压发病的危险因素，长期从事高度精神紧张工作的人群高血压的患病率增加。一般而言，城市脑力劳动者高血压的患病率超过体力劳动者；从事高度精神紧张职业的人群发生高血压的可能性较大；长期生活在噪声环境中，听力敏感性减退者患高血压也较多。高血压患者经休息或精神松弛后，症状和高血压水平往往可获得一定程度的改善。

(三) 其他因素

与高血压发病有关的可能还有其他一些危险因素，但大多尚存有争议。例如，饮食成分中的钙、蛋白质或脂肪酸摄入，多数认为饮食中低钙与高血压发生有关；高蛋白质摄入属于升压因素；饱和脂肪酸或饱和脂肪酸/多不饱和脂肪酸值较高也属于升压因素。婴儿在出生时低体重，可能与成年后高血压的发生有关。口服避孕药可引起高血压，一般为轻度，并且可逆转，在终止避孕药3～6个月后血压常可恢复正常。近年来，有些调查研究发现，环境污染(包括空气污染)也可能使高血压的发病率增加。

四、发病机制

遗传因素与环境因素通过什么途径和环节升高血压，至今人们还没有一个完整统一的认识。其原因如下：第一，高血压不是一种均匀同质性疾病，不同个体之间病因和发病机制不尽相同；第二，高血压的病程较长，进展一般较缓慢，不同阶段有始动、维持和加速等不同机制参与；第三，参与血压正常生理调节的机制不等同于高血压的发病机制，某一种机制的异常或缺陷常被其他各种机制代偿；第四，高血压的发病机制与高血压引起的病理生理变化很难截然分开，血压的波动性、高血压定义的人为性及发病时间的模糊性，也使始动机制很难确定。然而，强力的证据提示神经性机制、肾性机制、激素性机制和血管性机制共同参与并以多种方式相结合产生高血压。

从血流动力学角度分析，血压水平主要决定于心排血量和体循环周围血管阻力，平均动脉血压(MBP)＝心排血量(CO)×总外周血管阻力(TPR)。高血压的血流动力学特征主要是总外周血管阻力相对或绝对增高。从总外周血管阻力增高出发，目前高血压的发病机制较集中在以下几个环节。

(一) 交感神经系统活性亢进

各种病因因素使大脑皮质下神经中枢功能发生变化、各种神经递质浓度与活性异常，包括去甲肾上腺素、肾上腺素、多巴胺、神经肽Y、5-羟色胺、血管加压素、脑啡肽、脑钠肽和中枢肾素-血管紧张素系统，导致交感神经系统活性亢进、血浆儿茶酚胺浓度升高、阻力小动脉收缩增强。

（二）肾脏水钠潴留

各种原因引起肾脏水钠潴留，通过全身血流自身调节，为避免心排血量增高使组织过度灌注，全身阻力小动脉收缩增强，导致外周血管阻力增高，压力利尿钠机制可将潴留的水钠排泄出去，也可能通过排钠激素（如内源性类洋地黄物质）分泌释放增加，在排泄水钠的同时使外周血管阻力增高。这个学说的理论意义在于将血压升高作为维持体内水钠平衡的一种代偿方式。

有较多因素可引起肾脏水钠潴留，如亢进的交感活性使肾血管阻力增加；肾小球有微小结构病变；肾脏排钠激素（前列腺素、激肽酶、肾髓质素）分泌减少，或者肾外排钠激素（内源性类洋地黄物质、心房钠尿肽）分泌异常，或者潴钠激素（18-羟脱氧皮质酮、醛固酮）释放增多。

（三）肾素-血管紧张素-醛固酮系统（RAAS）激活

经典的RAAS包括：肾小球入球动脉的球旁细胞分泌肾素，激活从肝脏产生的血管紧张素原，生成血管紧张素Ⅰ，然后经肺循环的转换酶（ACE）生成血管紧张素Ⅱ。血管紧张素Ⅱ是RASS的主要效应物质，作用于血管紧张素Ⅱ受体（AT1），使小动脉平滑肌收缩，刺激肾上腺皮质球状带分泌醛固酮，通过交感神经末梢突触前膜的正反馈使去甲肾上腺素分泌增加。这些作用均可使血压升高，参与高血压发病并维持高血压。

近年来，人们对RAAS有新的认识和进展：① 发现组织内存在RAAS（如血管壁、心脏、中枢神经、肾脏及肾上腺），也有RAAS的各种组成成分。② 发现RAAS新成分，Ang（3～8）、Ang（1～9）、Ang（1～7）、Ang（1～12）。③ 发现AT1、AT2和AT4（IRAP）亚型受体。④ 发现生成AngⅡ的旁路途径。⑤ 发现ACE 2-Ang（1～7）-Mas受体通路和RAAS的双向调节机制。⑥ 发现心血管组织存在醛固酮受体，促使纤维化。⑦ 发现肾素-前肾素受体（RPR）或独立于AngⅡ途径。上述发现提示，RAAS对心脏、血管功能和结构的作用，可能在高血压的发生和维持过程中有更大的影响。

（四）细胞膜离子转运异常

血管平滑肌细胞有许多特异性的离子通道、载体和酶，组成细胞膜离子转运系统，维持细胞内外钠、钾、钙离子浓度的动态平衡。遗传性或获得性细胞膜离子转运异常，包括钠泵活性降低、钠-钾离子协同转运缺陷、细胞膜通透性增强、钙泵活性降低，可导致细胞内钠、钙离子浓度升高，膜电位降低，激活平滑肌细胞兴奋-收缩耦联，使血管收缩反应性增强，平滑肌细胞增生与肥大，血管阻力增高。

（五）胰岛素抵抗

胰岛素抵抗（insulin resistance，IR）是指必须以高于正常的血胰岛素释放水平来维持正常的糖耐量，表示机体组织对胰岛素处理葡萄糖的能力减退。约50%的原发性高血压患者存在不同程度的胰岛素抵抗，在肥胖、血三酰甘油升高、高血压与糖耐量减退同时并存的患者中最为明显。近年来，人们认为胰岛素抵抗是2型糖尿病和高血压发生的共同病理生理基础，但是胰岛素抵抗如何导致血压升高，尚未获得肯定解释。多数认为是胰岛素抵抗造成继发性高胰岛素血症从而引起高血压，因为胰岛素抵抗主要影响胰岛素对葡萄糖的利用效应，胰岛素的其他生物学效应仍然保留，继发性高胰岛素血症使肾脏水钠重吸收增强，交感神经系统活性亢进，动脉弹性减退，从而引起血压升高。在一定意义上，胰岛素抵抗所致交感活性亢进使机体产热增加，是对肥胖的一种负反馈调节，这种调节以血压升高和血脂代谢障碍为代价。

然而，上述从总外周血管阻力增高出发的机制尚不能解释单纯收缩期性高血压和脉压明显增大。通常情况下，大动脉弹性和外周血管的压力反射波是收缩压与脉压的主要决定因素，因此近年来动脉弹性功能在高血压发病中的作用受到人们的重视。现在已知，覆盖在血管表面的内皮能生成、激活和释放各种血管活性物质，如一氧化氮（NO）、前列环素（PGI_2）、内皮素（ET-1）、内皮依赖性血管收缩因子（EDCF）等，调节心血管功能。随着年龄增长及各种心血管危险因素作用（如血脂异常、血糖升高、吸烟、高同型半胱氨酸血症等），氧自由基产生增加，NO灭活增强，氧化应激（oxidative stress）反应影响动脉弹性功能和结构。由于动脉弹性减退，脉搏波传导速度增快，反射波抵达大动脉的时相从舒张期提前到收缩期，出现收缩期延迟压力波峰，导致收缩压升高，舒张压降低，脉压增大。阻力小动脉结构（血管数目稀少或壁/腔值增加）和功能（弹性减退和阻力增大）改变，影响外周压力反射点的位置或反射波强度，对脉压增大也起重要作用。

五、病理

高血压早期无明显病理改变。心脏和血管是高血压的主要靶器官。长期高血压引起的心脏改变主要是左心室肥厚和扩大。长期高血压引起的全身小动脉病变，主要是壁/腔值增加和管腔内径缩小，导致重要靶器官（如心、脑、肾）组织缺血。长期高血压及伴随的危险因素可促进动脉粥样硬化的形成及发展，该病变主要累及大动脉。高血压时机体还出现微循环毛细血管稀疏、扭曲变形，静脉顺应性减退。目前认为，血管内皮功能障碍是高血压时最早期和最重要的血管损害。

高血压引起血管损害的可能机制为：① 长期血管壁周期性应力增加引起弹力纤维断裂。② 血管壁应力通过平滑肌细胞的信号传递系统激活有丝分裂蛋白激酶（MAPK），促使平滑肌细胞增殖和蛋白质合成。③ 氧化应激：是指体内活性氧簇（reactive oxygen species，ROS）形成增加或抗氧化能力减弱，导致细胞和组织病理性损害。各种心血管危险因素（如高血压、糖尿病、高胆固醇血症、吸烟等）致病的共同途径与机制是氧化应激。氧化应激引起的血管损害又可进一步增强氧化应激作用。如果没有有效的干预，这将是一个不断恶化的过程。

（一）动脉

高血压时整个动脉系统均受累，但不同动脉的结构与功能改变存在异质性。不仅大动脉与小动脉的病变性质、发生率与原因不同，其各个部位的大动脉病变也不尽一致。

1. 大动脉　高血压引起的大动脉病变主要有两种类型，即粥样硬化与纤维性硬化。前者分布呈局灶性，如冠状动脉、腹主动脉、股动脉、颈动脉，病变主要在内膜层，引起管腔狭窄，影响血流传输，导致组织缺血或梗死；后者分布呈弥漫性，病变累及动脉壁全层，以中层为主，引起管腔扩张，影响缓冲功能。

高血压时大动脉的管腔增大，管壁增厚；血流速度减慢，静息状态下的血流量不变，但血流储备能力降低；管腔顺应性降低，脉搏波传导速度增快，反射的脉搏压力波与收缩压相重叠。动脉顺应性减退是高血压大动脉主要的特征性改变，其主要的原因是动脉纤维性硬化，包括管壁增厚、胶原增生、弹性纤维减少或断裂，甚至发生管壁钙化、动脉内皮功能异常及局部肾素-血管紧张素系统（RAS）激活。血压升高本身也是动脉顺应性降低的一个因素。随着血压升高，动脉管壁压力负荷的主要承担部分由弹性纤维向非弹性纤维胶原转移，动脉顺应性随之下降。影响大动脉顺应性减退的其他因素有：年龄、身材较矮、糖尿病、血脂异常、高盐摄入等。近年来，人们还发现血管紧张素Ⅱ受体 AT_1 的基因多态性与大动脉顺应性有关。大动脉顺应性减退 35%可使收缩压升高 25%，舒张压下降 12%，可导致脉压增大。大动脉顺应性是左心室后负荷的主要决定因素，顺应性减退可导致左心室收缩期室壁应力增加与左心室肥厚；导致血流不稳定，容易产生涡流或反流；导致舒张压降低，加重冠状动脉循环、脑循环等重要器官的灌注不足。因此，高血压时大动脉顺应性减退是发生心脑血管病事件重要的病理基础。

2. 小动脉　高血压引起的小动脉病变主要有两种类型，即阻力小动脉非肥厚型重构和肥厚型重构，前者为管壁不增厚，血管的外径与内径缩小；后者为管壁增厚，血管内径缩小，两者均表现为壁/腔值增大，血管对血管活性物质的收缩反应性增强，血管的舒张功能减退。阻力小动脉肥厚型重构主要见于重度高血压，大部分轻度、中度高血压通常呈现非肥厚型重构。除了血管几何形状改变外，血管壁平滑肌细胞的排列与应力方向发生 61°～76°变化，从而改变了血管壁的黏弹性；平滑肌细胞表型从收缩型向合成型转化，合成和分泌各种生长因子。阻力小动脉重构对机体具有自身保护意义，通过增强阻力避免微循环压力升高、血管构型的改变减轻血管壁应力。阻力小动脉重构的病理生理意义在于，它是血压持续升高的主要维持机制，是各种应激情况下血压急剧上升的病理基础，可导致组织器官慢性缺血，可能是胰岛素抵抗发生的原因之一。已有研究发现，阻力小动脉壁/腔值增大的高血压患者心血管风险较高。

（二）微循环

人体微循环是指微动脉（10～150 μm、100～300 μm）、毛细血管（5～10 μm）和微静脉（10～300 μm），管壁较薄，通常由内皮细胞和 1～2 层平滑肌细胞组成。微循环是血管受损最早和最敏感的部位。微循环在氧化应激作用下产生一系列病理改变，包括内皮细胞功能受损、内皮脱落、白细胞黏附和炎症反应，管腔压力增高，通透性增强，微血管密度稀疏或扭曲、变形，形成微血管病变。微循环是多种心血管危险因素作用最敏感的目标部位，微血管病是发生心、脑、肾病变的主要病理基础之一。

（三）心脏长期压力负荷增高

儿茶酚胺与血管紧张素Ⅱ等生长因子都可刺激心肌细胞肥大和间质纤维化。高血压主要引起左心室肥厚和扩张，根据左心室肥厚和扩张的程度，可将其分为对称性肥厚、不对称性室间隔肥厚和扩张性肥厚。长期高血压发生心脏肥厚或扩大时，称为高血压性心脏病。高血压性心脏病常合并冠状动脉粥样硬化和微血管病变，最终可导致心力衰竭或严重心律失常，甚至猝死。

从高血压进展到心力衰竭通常需数年或数十年，经历左心室肥厚或合并心肌梗死的心室重构过程。长期高血压情况下，心脏以三种方式进行适应性调节：① 发生左心室肥厚，心肌细胞体积增大，细胞外胶原基质沉积增多。② 交感活性增强，心率加快，心肌收缩力增强。③ 血容量扩张，心室容量增大，心排血量提高。上述机制使患者的心脏功能在高血压状态下可以稳定相当长一段时期，即处于代偿阶段。然而，如果上述机制未能有效地被阻断，就可能产生有害的结果。目前，大量的研究认同从高血压—左心室肥厚—心力衰竭这种三阶段的进展模式，但是整个进程如何连接尚不很清楚。左心室肥厚如何向失代偿阶段和心力衰竭发展呢？当左心室肥厚处在代偿阶段时，虽然左心室收缩期室壁应力和心排血量仍保持正常，但已经出现心室舒张功能障碍与间质纤维化增多。代偿阶段的各种适应性调节方式的负面效应及长期合并的一些因素，促使心脏向失代偿阶段发展，具体表现在以下方面：① 心肌收缩蛋白基因表达发生改变，肌质网钙泵活性和肌球蛋白重链结构改变，导致心脏收缩功能减退。② 心肌间质纤维化和瘢痕形成，影响微循环血液供应，导致心肌细胞缺血。③ 缺血等原因造成心肌细胞凋亡或坏死，导致心肌细胞数目减少。④ 心肌组织的交感活性和肾素-血管紧张素系统激活，激活一方将刺激另一方，共同对心室重构起重要作用。⑤ 不少高血压患者在病程后期伴有心房颤动，左心室肥厚者发生心房颤动的危险是无左心室肥厚者的 2 倍，心房颤动是心力衰竭发生的主要诱因之一。⑥ 多数左心室肥厚患者合并冠心病，高血压患者有心肌梗死史是发生心力衰竭的最强预测因素，有心肌梗死史的高血压患者 5 年内心力衰竭的发生率为 9%。

高血压并发左心室肥厚后，容易发生各种类型心律失常，包括室性期前收缩（单源、联律、多源性）、阵发性房性或室性心动过速及心室内传导阻滞等。关于左心室肥厚发生心律失常的机制，可能与肥厚心肌电生理异常、肥厚心肌缺血改变及心肌纤维化有关。

（四）脑

长期高血压对脑组织产生一定的影响，如脑卒中和慢性脑缺血，都是脑血管病变的后果。长期高血压使脑血管发生缺血与变性，形成微动脉瘤，从而发生脑出血。高血压促使脑动脉粥样硬化，粥样斑块破裂可并发脑血栓形成。脑小动脉闭塞性病变，引起针尖样小范围梗死病灶，称为腔隙性脑梗死。高血压的脑血管病变特别容易发生在大脑中动脉的豆纹动脉、基底动脉的旁正中动脉和小脑齿状核动脉。这些血管直接来自压力较高的大动脉，血管细长且垂直穿透，容易形成微动脉瘤或闭塞性病变。因此，脑卒中通常累及壳核、丘脑、尾状核、内囊等部位。

（五）肾脏

肾单位数目随年龄增长而减少。长期持续高血压使肾小球内囊压力升高，肾小球纤维化、萎缩，以及肾动脉硬化，进一步导致肾实质缺血和肾单位不断减少。慢性肾衰竭是长期高血压的严重后果之一，尤其在合并糖尿病时。恶性高血压时，入球小动脉及小叶间动脉发生增殖性内膜炎及纤维素样坏死，可在短期内出现肾衰竭。

六、临床表现

（一）症状

大多数起病缓慢、渐进，一般缺乏特殊的临床表现。约 1/5

的患者无症状,仅在测量血压或发生心、脑、肾等并发症时才被发现。一般常见症状有头晕、头痛、颈项板紧、疲劳、心悸等,呈轻度持续性,多数症状可自行缓解,在紧张或劳累后加重;也可出现视力模糊、鼻出血等较重症状。症状与血压水平有一定的关联,由高血压性血管痉挛或扩张所致。典型的高血压头痛在血压下降后即可消失。高血压患者可以同时合并其他原因的头痛,往往与血压高度无关,如精神焦虑性头痛、偏头痛、青光眼头痛等。如果突然发生严重头晕与眩晕,要注意可能是短暂性脑缺血发作或过度降压、直立性低血压引起,这在高血压合并动脉粥样硬化、心功能减退者容易发生。高血压患者还可以出现受累器官的症状,如胸闷、气短、心绞痛、多尿等。另外,有些症状可能是由降压药的不良反应所致。

(二) 体征

血压随季节、昼夜、情绪等因素变化有较大波动。冬季血压较高,夏季较低;血压有明显昼夜波动,一般夜间血压较低,清晨起床活动后血压迅速升高,形成清晨血压高峰,简称晨峰。一般情况下,患者在家中的自测血压值往往低于诊所测得血压值。

高血压时体征一般较少。周围血管搏动、血管杂音、心脏杂音等是常规的检查项目。常见且应重视的部位是颈部、背部两侧肋脊角、上腹部脐两侧、腰部肋脊处的血管杂音。血管杂音往往表示管腔内血流紊乱,与管腔大小、血流速度、血液黏度等因素有关,提示存在血管狭窄、不完全性阻塞或代偿性血流量增多、加快,如肾血管性高血压、大动脉炎、主动脉狭窄、粥样斑块阻塞等。听诊时需环境安静,患者平静呼吸,听诊器不可压迫太紧或太松。低声调的血管杂音应该使用钟形听诊器。肾动脉狭窄的血管杂音,常向腹两侧传导,大多具有舒张期成分,要注意鉴别腹主动脉粥样硬化产生的杂音。心脏听诊可有主动脉瓣区第二心音亢进、收缩期杂音或收缩早期喀喇音。

有些体征常提示继发性高血压的可能,如腰部肿块提示多囊肾或嗜铬细胞瘤;股动脉搏动延迟出现或缺如,并且下肢血压明显低于上肢,提示主动脉缩窄的可能;向心性肥胖、紫纹与多毛,提示库欣综合征的可能。

(三) 恶性或急进型高血压

少数患者病情急骤发展,舒张压持续≥130 mmHg,并有头痛、视力模糊、眼底出血、渗出和乳头水肿,肾脏损害突出,持续蛋白尿、血尿与管型尿。病情进展迅速,如不及时有效降压治疗,预后很差,常死于肾衰竭、脑卒中或心力衰竭。病理上以肾小动脉纤维样坏死为特征。发病机制尚不清楚,部分患者继发于严重肾动脉狭窄。

七、并发症

(一) 高血压危象

因紧张、疲劳、寒冷、嗜铬细胞瘤发作、突然停服降压药等诱因,小动脉发生强烈痉挛,血压急剧上升,影响重要器官血液供应而产生危急症状。高血压危象在高血压早期与晚期均可发生。危象发生时,出现头痛、烦躁、眩晕、恶心、呕吐、心悸、气急及视力模糊等严重症状,以及伴有痉挛动脉(椎基动脉、颈内动脉、视网膜动脉、冠状动脉等)累及的靶器官缺血症状。

(二) 高血压脑病

高血压脑病发生在重症高血压患者,血压过高突破了脑血流自动调节范围,脑组织血流灌注过多引起脑水肿。临床表现以脑病的症状与体征为特点,表现为弥漫性严重头痛、呕吐、意识障碍、精神错乱,甚至出现昏迷、局灶性或全身抽搐。

(三) 脑血管病

脑血管病是高血压最主要的直接后果,分为出血性与缺血性两大类。出血性脑血管病包括脑出血与蛛网膜下出血。缺血性脑血管病包括脑血栓形成、栓塞性脑梗死、腔隙性脑梗死和短暂性脑缺血发作。当病变累及一侧大脑半球时,出现对侧肢体无力或瘫痪;当病变累及大脑皮质时,出现癫痫样发作和失语症等;当病变累及脑干与小脑时,出现双侧肢体无力或感觉消失、复视、眼球震颤、小脑共济失调症。腔隙性脑梗死临床表现为单纯性运动性轻偏瘫,面部或上、下肢无力;单纯性感觉性卒中,面部、上下肢或躯体麻木感与感觉障碍;共济失调伴步履不稳;构音障碍;手笨拙综合征。腔隙性脑梗死的临床表现常在数周内改善或消失。如果腔隙性脑梗死呈多发性,即腔隙状态,可导致痴呆症。

(四) 高血压性心脏病与心力衰竭

高血压是心力衰竭的主要病因之一,人群中40%～50%的心力衰竭发生归因于高血压。美国费明翰心脏研究的长期人群随访资料显示,高血压患者发生心力衰竭的危险是正常血压者的2倍(男性)或3倍(女性)以上,91%的心力衰竭患者曾有血压升高。在欧洲老年高血压试验(EWPHE)、瑞典老年高血压试验(STOP)、美国老年收缩期高血压试验(SHEP)、欧洲收缩期高血压试验(Syst-Eur)等老年人高血压临床试验中,安慰剂组患者每年心力衰竭的发生率为1%～2%,推测60岁以上老年高血压患者10年内将有1/6可能发生心力衰竭。高血压对心力衰竭有较高的相对危险,更重要的是有较高的绝对危险。这是因为在人群中患高血压的人数多,高血压又常与心力衰竭的其他病因或危险因素合并存在,如冠心病、糖尿病、肥胖等。血压水平与心力衰竭发生危险的研究表明,收缩压和脉压增高与心力衰竭发生的关系比舒张压更为密切。抗高血压治疗临床试验的meta分析证明,降压治疗能显著减少(47%)老年患者心力衰竭的发病率,这与流行病研究中高血压对心力衰竭发生的相对危险相一致。

然而,高血压在心力衰竭病因中的地位在各种临床研究中相差很大。这种明显的病因差异,可能与观察对象的选择或确定病因的标准等因素有关。一般而言,住院的心力衰竭病例往往不能代表心力衰竭患者的总体;如果根据心力衰竭患者就诊时的血压水平,有可能低估了高血压作为心力衰竭的病因,因为心脏收缩功能减退或其他原因,血压水平可以不升高;在流行病学调查或人群随访研究中,由于受检测手段的限制,确定病因常有困难,有可能过高地将高血压作为心力衰竭的病因因素。

(五) 慢性肾衰竭

高血压时尿液中可以出现少量蛋白质和红细胞,罕见明显蛋白尿和血尿。肾功能减退往往先表现为肾小管浓缩功能减退。虽然肾血流量降低发生更早,但因为肾小球内压力正常或升高,肾小球滤过功能常保持正常或增强,直到后阶段才有肾小球滤过率明显降低,内生肌酐清除率下降,血清尿素氮上升。

(六) 主动脉夹层

高血压是发生主动脉夹层的主要病因之一。过高的血管壁切应力容易导致动脉内膜撕裂,血液经撕裂点进入主动脉中层,形成血管壁内血肿。撕裂点一般在升主动脉、主动脉瓣上方或左锁骨下动脉开口处。血肿常沿着血管壁向远处延伸。主动脉夹层多见于中、老年男性高血压患者。发病急骤,心前区或肩胛区突然撕裂状或刀割样疼痛,常伴有面色苍白、出冷汗、心率增快和发绀等休克症状。由于血肿压迫或破裂,可以引起主动脉破裂、严重主动脉瓣关闭不全、心包填塞、上腔静脉综合征等危急并发症。

八、血压测量

血压测量是评估血压水平、诊断高血压及观察降压疗效的主要手段。临床上通常采用间接方法在上臂部位测得血压值,如果在其他部位测量血压,需要加以注明。由于血压具有明显的波动性,需要非同日多次反复测量才能判断血压是否升高。目前,在临床和人群防治工作中,主要采用诊室血压、自测血压和动态血压监测三种方法。① 诊室血压,由医护人员在诊室按统一规范进行测量,目前它仍然是评估血压水平和临床诊断高血压并进行分级的标准方法和主要依据。② 自测血压,通常由被测量者在家中自我测量,又称家庭血压监测(HBPM),也可由家庭成员协助完成,家庭血压监测可用于评估数日、数周,甚至数月、数年血压的长时变异或降压治疗效应,有助于增强患者的参与意识,改善患者治疗的依从性,未来通过无线通信与互联网远程控制系统,可能实现血压的实时、数字化监测。③ 动态血压监测(ABPM),通过仪器自动间断性定时测量日常生活状态下的血压,测量次数较多,无测量者误差,可避免白大衣效应,能较客观地反映血压的实际水平与波动状况,并可测量夜间睡眠期间血压,24 h 动态血压监测有助于判断血压升高的严重程度,了解血压昼夜节律,以及评价降压药物疗效。

(一) 诊室血压

诊所血压测量的具体方法和要求如下:① 选择符合计量标准的汞柱式血压计,或者经过 BHS、AAMI 或 ESH 方案验证的电子血压计。② 使用大小合适的气囊袖带,气囊至少应包裹 80%上臂。大多数成年人的臂围为 25~35 cm,可使用气囊长 22~26 cm、宽 12 cm 的标准规格袖带(目前国内商品汞柱式血压计的气囊的规格:长 22 cm,宽 12 cm)。肥胖者或臂围大者应使用大规格气囊袖带;儿童应使用小规格气囊袖带。③ 测血压前,受试者应至少保持坐位安静休息 5 min,30 min 内禁止吸烟或饮咖啡,排空膀胱。④ 受试者取坐位,最好坐靠背椅,裸露上臂,上臂与心脏处在同一水平。如果怀疑外周血管病,患者首次就诊时应测量左、右上臂血压,以后通常测量较高读数一侧的上臂血压。特殊情况下可以取卧位或站立位。老年人、糖尿病患者及出现直立性低血压情况者,应加测站立位血压。站立位血压应在卧位改为站立位后 1 min 和 5 min 时测量。⑤ 将袖带紧贴缚在被测者的上臂,袖带的下缘应在肘弯上 2.5 cm。将听诊器探头置于肱动脉搏动处。⑥ 使用汞柱式血压计测压时,快速充气,使气囊内压力达到桡动脉搏动消失后,再升高 30 mmHg,然后以恒定的速率(2~6 mmHg/s)缓慢放气。对于心率缓慢者,放气速率应更慢些。获得舒张压读数后,快速放气至 0。⑦ 在放气过程中仔细听取柯氏音,观察柯氏音第Ⅰ时相(第一音)和第Ⅴ时相(消失音)汞柱凸面的垂直高度。收缩压读数取柯氏音第Ⅰ时相,舒张压读数取柯氏音第Ⅴ时相。12 岁以下儿童、妊娠期妇女、严重贫血、甲状腺功能亢进症、主动脉瓣关闭不全及柯氏音不消失者,可以采用柯氏音第Ⅳ时相(变音)为舒张压。⑧ 血压单位在临床中采用毫米汞柱(mmHg)[在我国正式出版物中注明 mmHg 与 kPa 的换算关系,即 1 mmHg=0.133 kPa]。⑨ 应相隔 1~2 min 重复测量,取 2 次读数的平均值记录。如果收缩压或舒张压的 2 次读数相差 5 mmHg 以上,应再次测量,取 3 次读数的平均值记录。⑩ 使用汞柱式血压计读取血压数值时,应注意避免末位数偏好。

(二) 自测血压

自测血压(又称家庭血压监测)与诊室血压的测量基本上相同,具体方法和要求如下:① 由于电子血压计测量血压简便、直观,无主观偏差,建议自测血压采用电子血压计,但必须使用经过英国高血压协会(BHS)、医疗器械促进会(AAMI)或欧盟高血压协会(ESH)方案验证的上臂式全自动或半自动电子血压计,不推荐使用腕式和指式电子血压计。② 测量方案,一般情况建议每日早晨和晚上测量血压,每次测 2~3 遍,取平均值;血压控制平稳者,可每周只测 1 d 血压;初诊高血压或血压不稳定的患者,建议连续测量血压 7 d(至少 3 d),每日早晚各 1 次,每次测量 2~3 遍,取平均值。③ 详细记录每次测量血压的日期、时间和血压读数,尽可能向医师提供完整的血压记录,应注意患者向医师报告自测血压数据时可能有主观选择性,即报告偏差,患者有意或无意选择较高或较低的血压读数向医师报告,影响医师判断病情和修改治疗,有记忆储存数据功能的电子血压计可克服报告偏差。④ 家庭血压值一般低于诊室血压值,关于自测血压正常值上限,在一项 17 个横断面研究的 meta 分析中推荐 135/85 mmHg,高血压的诊断标准为≥135/85 mmHg。⑤ 对于精神焦虑或根据血压读数常自行改变治疗方案的患者,不建议自测血压。

(三) 动态血压

动态血压监测的具体方法和要求如下:① 使用经 BHS、AAMI 或 ESH 方案验证的动态血压监测仪,并每年至少 1 次与汞柱式血压计进行读数校准,采用 Y 形或 T 形管与袖带连通,两者的血压平均读数相差应<5 mmHg。② 测压间隔时间可选择 15 min、20 min 或 30 min。通常夜间测压间隔时间可适当延长至 30 min,血压读数应达到应测次数的 80%以上,最好每小时有至少 1 个血压读数。③ 目前动态血压监测的常用指标是 24 h、白天(清醒活动)和夜间(睡眠)的平均收缩压与舒张压水平,夜间血压下降百分率及清晨时段血压的升高幅度(晨峰)。24 h、白天与夜间血压的平均值反映不同时段血压的总体水平,是目前采用 24 h 动态血压诊断高血压的主要依据,其诊断标准:24 h≥130/80 mmHg,白天≥135/85 mmHg,夜间≥120/70 mmHg。夜间血压下降百分率:(白天平均值-夜间平均值)/白天平均值,10%~20%为杓型;<10%为非杓型。收缩压与舒张压不一致时,以收缩压为准。血压晨峰:起床后 2 h 内的收缩压平均值-夜间睡眠时的收缩压最低值(包括最低值在内 1 h 的平均值),≥35 mmHg 为晨峰血压增高。④ 动态血压监测也可评估短时血压变异,血压变异表示一段时间内血压波动的程度,可采用不同时段的标准差(SD)和变异系数(标准差/血压均值)反映变异的幅度。⑤ 动态血压监测在临床上可用于诊断白大衣性高血压、隐蔽性高血压、顽固难治性高血压、发作性高血压或低血压,评估血压升高的严重程度,目前主要用于临床研究,如心血管调节机制、预后意义、新药或治疗方案疗效考核等。

九、实验室检查

(一) 常规项目

常规检查的项目是尿常规、血糖、血胆固醇、血三酰甘油，肾功能、血尿酸和心电图。这些检查有助于发现相关的危险因素和靶器官损害。部分患者根据需要和条件可以进一步检查眼底、超声心动图、血电解质、低密度脂蛋白胆固醇与高密度脂蛋白胆固醇等。

血常规(血红蛋白、血细胞比容)和尿常规检查对高血压患者非常重要。某些原发肾脏疾病的患者，血红蛋白值可能出现异常，如果高血压合并贫血，诊断肾性高血压的可能性较大。

(二) 特殊检查

为了更进一步了解高血压患者的病理生理状况和靶器官结构与功能变化，可以有目的地选择一些特殊检查。

1. 眼底　眼底血管是人体内唯一肉眼可见的小动脉，视网膜动脉病变可反映小血管病变情况。高血压眼底改变包括血管病变和视网膜病变，血管改变有动脉变细、粗细不匀、动/静脉比例降低、反光增强，以及交叉压迫；视网膜病变有出血、渗出、乳头水肿。约 80%以上的高血压患者可发现眼底血管病变，与患者的年龄、病程、血压水平、肾功能、心脏病变相关联。常规检眼镜检查，按 Keith-Wagener 和 Backer 四级分类法，将高血压眼底改变分为四级。Ⅰ级：视网膜小动脉轻度狭窄和硬化；Ⅱ级：小动脉中度硬化和狭窄，视网膜静脉阻塞；Ⅲ级：视网膜渗出、出血，小动脉中度以上狭窄伴局部收缩；Ⅳ级：已出现Ⅲ级的各种改变，并有视神经乳头水肿。

从高血压眼底改变可估计病情严重程度及预后，如果不予以治疗，Ⅰ级、Ⅱ级、Ⅲ级、Ⅳ级眼底改变患者的 5 年生存率分别为 85%、50%、13%、0，Ⅰ级和Ⅱ级眼底改变的区别比较困难，不同观察者之间有时不一致。一般认为小动脉狭窄变细程度是高血压性血管改变的相对特征性表现，而动静脉交叉压迫与小动脉铜丝样、银丝样等改变并非高血压所特有，在老年人中常见。Ⅲ级和Ⅳ级眼底改变较少见，检出率分别为 1%～2% 与 0.1%，但对判断预后有价值，是诊断急进型高血压和恶性高血压的重要依据。高分辨率眼底成像系统有望成为检查眼底小血管病变的工具，采用眼底摄像分析小动脉分布密度及分叉角度可能有一定价值。

2. 超声心动图　能评价左心室的切面构形，诊断左心室肥厚(LVH)的敏感性是心电图的 7～10 倍。超声心动图检测 LVH 的准确性，取决于仪器、方法、采用的指标以及较可靠的正常值上限区分值。在操作方法、指标选择和采纳的公式方面已经有了统一的规范和公认的标准。左心室重量指数(LVMI)被认为是反映 LVH 的较理想的指标。按照 Devereux 校正公式：$LVM(g)=0.8\times1.04\times[(IVST+PWT+LVDd)^3-LVDd^3]+0.6$，$LVMI(g/m^2)=LVM/BSA$(LVM：左心室质量，IVST：室间隔厚度，PWT：左心室后壁厚度，LVDd：左心室舒张末期内径，BSA：体表面积)，计算获得的 LVMI 与尸检的符合率及相关性最佳。测量超声心动图的腔径与壁厚度时，应采用美国超声心动图学会(ASE)的推荐方法，即从上缘测到上缘，不剔除心内膜回声。如用 ASE 测量方法，那么未经校正的 Penn 公式，即 $LVM(g)=1.04\times[(IVST+PWT+LVDd)^3-LVDd^3]-13.6$，会过高地估计实际的左心室重量。关于 LVMI 的正常范围上限值，Devereux 推荐的标准：男性＞134 g/m²，女性＞110 g/m²。国内根据大样本的调查数据提出：LVMI≥125 g/m²(男)，≥120 g/m²(女)作为超声心动图诊断 LVH 的参考标准。而采用 IVST 与 PWT 的实际厚度测量值作为诊断 LVH 的指标，虽然与 LVMI 指标的符合率较高，但假阳性率也较高。因为 IVST 与 PWT 除了受年龄影响外，还与体表面积有关，不经体表面积校正，肥胖者常诊断有 LVH。在无明显左心室壁节段性活动异常的患者，M 型超声心动图获得的 LVMI 较准确且简单易行。而二维超声心动图计算 LVMI，公式较复杂，实际测量又容易产生误差，所以并不优于 M 型超声心动图。超声心动图除了诊断 LVH 及其严重程度，还能区分 LVH 的结构类型，即不对称性室间隔肥厚、对称性向心性肥厚与扩张型肥厚，可以评价降压治疗过程中 LVH 逆转或消退。

超声心动图同时可以评价高血压患者的心脏收缩功能和舒张功能。常用的左心室收缩功能指标是左心室短轴缩短率、射血分数、收缩期左心室壁应力等。左心室舒张功能指标中最常用的是多普勒超声检测的二尖瓣血流速度 E/A 值。高血压 LVH 患者的舒张功能障碍明显早于收缩功能减退，左心房增大、心房颤动、左心室充盈压升高等都与左心室舒张功能异常有关。

3. 颈动脉内膜中层厚度　内膜中层厚度(IMT)是指动脉腔-内膜界面与中层-外膜界面之间的距离，采用高频 B 型超声波探头(7.5～10 mHz)测定。超声波难以分辨内膜与中层的界面，只能测得内膜和中层的总厚度。具体测定方法如下：探查左、右颈总动脉，颈动脉分叉和颈内动脉的前、后壁，共 12 个部位，颈总动脉和颈内动脉的采样部位距颈动脉分叉约 2 cm，每个部位沿颈动脉长轴方向测定长度为 1 cm，取测量的最大值。IMT 通常采用多种评价指标，CBM_{max} 表示颈总动脉和分叉 8 个部位的平均最大值；M_{max} 表示 12 个部位的平均最大值；T_{max} 表示 12 个部位中的最大值。影响颈动脉 IMT 测定重复性的因素有：测量本身的误差、超声波反射分散、患者血管位置深且弯曲、测量人员的操作技术等。

颈动脉 IMT≥0.9 mm 确定为内膜中层增厚。颈动脉 IMT 受多种生理和心血管危险因素的影响。随着年龄增长，颈动脉 IMT 增加。颈动脉 IMT 存在男女差别，同一年龄段男性颈动脉 IMT 比女性大。高血压是影响颈动脉 IMT 增厚的主要因素，收缩压和脉压与颈动脉 IMT 呈正相关。动态血压监测发现，血压昼夜节律减弱(夜间血压比白天下降＜10%)患者颈动脉 IMT 显著增高。

早期动脉粥样硬化在未造成动脉管腔狭窄之前，病变主要在内膜层，因此粥样斑块形成与动脉壁内膜增厚有密切关系。曾有许多研究采用颈动脉 IMT 评价早期动脉粥样硬化，已证实颈动脉 IMT 增加与颈动脉斑块形成有关。现在认为 CCA-IMT 不仅能反映颈动脉局部动脉粥样硬化进展情况，也是全身动脉粥样硬化的早期评价指标。

4. 动脉弹性功能　动脉弹性是指动脉的舒张功能。动脉弹性功能不仅是收缩压、舒张压和脉压水平的重要决定因素，而且相当程度上反映了动脉内皮功能状况。虽然脉压也可反映动脉弹性功能，但是脉压大小是心搏量、左心室射血速率、动脉弹性和外周血管压力反射波多种因素影响的结果，通常临床上肱动脉部位测得的脉压增大往往是动脉弹性功能明显减退的晚期标记，不能将脉压作为敏感与准确评估动脉弹性功能的指标。虽然血管超声、磁共振方法通过观察收缩期与舒张期动脉腔径变化也可获得动脉弹性功能状况，但这仅表示动脉某一截断面的功能，不能反映整个动脉系统的弹性功能。目前已有多种无创性手段检测动脉系统的弹性功能，如脉搏波传导速度、压力反射波的收缩期增强指数、脉搏波舒张期衰减参数等。

脉搏波传导速度(pulse wave velocity，PWV)：心脏将血液搏动性地射入主动脉，主动脉壁产生脉搏波，并以一定的速度沿着血管壁向外周血管传导。PWV取决于动脉壁的生物力学特性(黏弹性)、血管几何特征(腔径与壁的厚度)及血液密度。由于血管几何特征和血液密度变化相对较小，因此PWV大小可以反映动脉壁的硬度。近10年来，采用计算机图像识别技术使检测快速又简便，PWV测定重新引起人们的注意。PWV测定可用压力感受器或多普勒信号方法拾取不同动脉部位的脉搏波。现在较多使用脉搏波速度自动测定仪(Complior，France)，测定颈动脉-股动脉脉搏波的传导速度。受检者取仰卧位，确定右侧颈部和腹股沟动脉搏动最明显的部位，测量这两点之间的体表距离(D)，然后将压力感受器分别置于上述搏动最明显处，仪器自动测量颈动脉-股动脉脉搏波传导时间(T)，计算PWV，PWV$=D/T$。PWV正常参照值：10 m/s(<60岁)；12 m/s(≥60岁)。

PWV增大提示主动脉硬度较高，PWV与脉压呈正相关。年龄和血压水平是影响PWV的最重要因素。随着年龄增长，动脉管壁常发生粥样硬化和(或)纤维性硬化，年龄每增加10岁，PWV一般增大10%～15%。随着血压水平升高，管壁承受压力的部位从具有较大弹性的弹力纤维转移到硬度较高的胶原，管壁也变硬。较多前瞻性的证据认为，PWV是预测心脑血管病发生和死亡的一种有价值的指标。在高血压患者中，PWV每增加4 m/s，致死性脑卒中危险增大1.72倍。在终末期肾衰竭患者中，PWV每增加1 m/s，心血管病死亡率增加34%。

PWV是评价主动脉硬度的经典指标，PWV改变是主动脉结构与功能异常的总体反映。PWV测定方法简单、快捷，个体随访过程中重复性好，比较适用于大样本的流行病学调查和随访观察。然而，PWV的敏感性较差，不容易发现轻微的动脉弹性改变；PWV数值受较多因素影响，如血压水平、身高、心率，在个体之间进行比较时要注意；如果体表距离测量有误差，可明显影响数据的准确性。

压力反射波增强指数：当压力波沿着动脉壁向外周前向传导时，在组织与结构明显不同的血管(通常是阻力小动脉)处产生波反射，反射波以同样的速度向近心端动脉逆向传导，前向传导与逆向传导的压力波将重叠。产生波反射的位置，称为反射点，一般平均距心脏约80 cm。在压力波传导速度正常时，通常反射波与前向压力波在舒张期相重叠。如果反射点提前或PWV增快，那么重叠就可以发生在收缩晚期。在中心动脉(即主动脉)部位，收缩期发生重叠的反射波高度除以整个收缩期压力波高度(即中心动脉脉压)，称为反射波增强指数(augmentation index，AI)，AI$=\Delta P/PP_c$(ΔP：中心动脉压力反射波增幅，PP_c：中心动脉脉压)。

使用一种有高品质压力传感器的笔形探头，在很小的压力敏感区域(0.5 mm×1.0 mm)范围内，从体表动脉(通常在桡动脉)处获得不失真的连续的动脉压力波形，称为平面压力波测定(applanation tonometry)。具体操作过程如下：受检者取坐位，右上臂平放，使用桡动脉压力波形分析仪(SphygmoCor，Sydney，Australia)记录桡动脉脉搏压力波形，笔式高保真度压力探头(Millar Instruments，Houston，Texas，USA)置于桡动脉搏动最明显处，探头与动脉走行保持垂直，调整探头压力和位置直至获得稳定理想的桡动脉压力波形，连续记录10 s以上。仪器的计算机软件实时将桡动脉压力波形转换成中心动脉(主动脉)压力波形，自动测量中心动脉收缩压、舒张压、脉压，并计算出AI。AI的正常值应小于0。

AI能定量反映整个动脉系统的总体弹性，敏感地显示因大、小动脉弹性改变引起的压力波反射状况。AI是压力波反射点、强度和速度改变的综合表现。AI越大，提示压力反射波在收缩压和脉压增大中的作用越强；缩小AI，收缩压和脉压也随之下降。除了年龄和心血管危险因素(高血压、糖尿病、高胆固醇血症与吸烟等)影响AI增大外，应注意身高也是一个重要的影响因素，身材矮小者AI增大。AI与心脑血管病发生关系的前瞻性观察目前正在进行中。

AI具有较合理和可信的理论依据，能具体解读收缩压和脉压增大的机制，已成为评价总体动脉弹性有价值与前景的指标，AI也常被用于观察药物改善动脉弹性的疗效。AI比较适宜于小样本临床研究和治疗随访观察。AI的测定方法虽然不复杂，但记录到的桡动脉波形准确程度明显受操作影响，如探头角度、施加的压力大小、手抖动等，需要熟练操作后数据才可信，否则在随访过程中可能重复性较差。AI数值同样也受较多因素影响，解释数据时要注意。AI的主要局限性是不能区分大动脉弹性与小动脉弹性。

大动脉弹性指数(C_1)和小动脉弹性指数(C_2)：大动脉弹性指数C_1是舒张期血流容积减少与压力下降之间的比值，又称容量顺应性。C_2是舒张期血流容积振荡变化与振荡压力变化之间的比值，又称振荡顺应性。1967年，Goldwyn根据人体血液循环Windkessel模型，建立了从舒张期脉搏波形计算C_1和C_2的函数关系。1989年，发明桡动脉平面脉搏压力波测量技术(applanation tonometry)后，C_1和C_2研究进入了无创性检测和计算机软件分析阶段。

采用动脉弹性功能测定仪可以记录桡动脉脉搏波形。测定仪的探头中有许多微型平面压力传感器，每个相距0.2 mm，能精确记录直径<1.0 mm动脉搏动的幅度。具体操作过程如下：受检者取平卧位，将合适大小的袖带置于受检者左上臂，触摸右侧桡动脉搏动最强处并作记号。桡动脉搏动最强处一般在桡骨远端外侧隆突与肌腱之间，约离拇指基底部2 cm。然后将腕部固定装置缚在右前臂和腕部，使固定装置支架上的平面压力波测定探头置于右侧桡动脉搏动最强处，屏幕上显示桡动脉压力波形。缓慢调节固定装置支架上的旋钮，直到获得理想的桡动脉脉搏压力波形和最大的信号强度。然后，同步启动左上臂血压测量和右侧桡动脉脉搏压力波记录(30 s)，在记录30 s的波形时，每秒有200个数据被收集和分析。仪器内的软件系统自动识别、计算并显示出压力波形和动脉弹性功能数据，包括收缩压、舒张压、平均动脉压、脉压、脉率、C_1(mmHg×10)和C_2(mmHg×100)。尽管获取的信号只是桡动脉压力波形，但C_1和C_2反映的则是整个系统动脉内压力与容积的关系

(ml/mmHg)，即动脉顺应性或弹性。

C_1与C_2分别反映大动脉与小动脉弹性功能，C_1和C_2越小，表示大动脉与小动脉弹性越差。国内10个临床单位协作已建立了中国健康人群男性、女性和各年龄组C_1、C_2的正常参照值，10个地区实际入选1 924例，测定获得的C_1、C_2平均值分别为(16.0±4.1)ml/mmHg×10、(6.6±3.0)ml/mmHg×100。C_1和C_2的正常参照值范围应根据男性、女性和不同年龄组确立。目前，许多研究已经证实，C_1和C_2能在早期较敏感地发现动脉弹性功能减退，最早受到影响的是C_2。不仅在高血压患者，甚至在正常血压的糖尿病、高胆固醇血症患者都可发现C_1和C_2下降。多种心血管危险因素同时存在时，C_1和C_2数值更低。

5. 脑血管　头颅MRA或CTA有助于发现腔隙性病灶或脑血管狭窄、钙化和斑块病变。经颅多普勒超声(TCD)对诊断脑血管痉挛、狭窄或闭塞有一定帮助。

6. 肾脏损害　测定血清肌酐水平和尿白蛋白量(UAE)，以及估算肾小球滤过率(eGFR)，可以判断肾脏损害及严重程度。微量白蛋白尿、24 h尿白蛋白排泄量或随机尿白蛋白/肌酐值增高，已被证实是心血管病事件的独立预测因素，尤其在高血压合并糖尿病患者，应定期检查尿白蛋白排泄量。估算肾小球滤过率(eGFR)是判断肾功能简便又敏感的指标，可采用“肾脏病膳食改善试验(MDRD)”公式或我国学者提出的MDRD改良公式来计算。

7. 其他　当怀疑和诊断继发性高血压时，应根据需要选择以下检查项目：血浆肾素活性、血和尿醛固酮、血和尿皮质醇、血游离甲氧基肾上腺素(MN)和甲氧基去甲肾上腺素(NMN)、血和尿儿茶酚胺、选择性动脉血管造影、肾和肾上腺超声、CT或MRI、睡眠呼吸监测等。

十、诊断和鉴别诊断

高血压诊断主要根据诊室测量的血压值，采用经核准的汞柱或电子血压计，测量安静休息坐位时上臂肱动脉部位血压。一般来说，左、右上臂的血压相差<2.66/1.33 kPa(20/10 mmHg)，右侧>左侧。如果左、右上臂血压相差较大，要考虑一侧锁骨下动脉及远端有阻塞性病变，如大动脉炎、粥样斑块。必要时还应测量平卧位和站立位血压。血压是否升高，不能仅凭1次或2次诊室血压测量值来确定，需要一段时间的随访，观察血压变化和总体水平。

一旦诊断高血压，必须鉴别其是原发性还是继发性。原发性高血压患者需进行有关实验室检查，评估靶器官损害和相关危险因素。

随着动态血压监测的临床应用，扩展了人们对血压波动规律的认识。动态血压(ABP)不同于诊室血压(CBP)，前者在日常生活活动情况下，包括睡眠和不同体位，由仪器自动测量数十次；后者在休息5～10 min后取坐位由医护人员测量单次或数次。判断血压升高的标准也不同：CBP≥140/90 mmHg；白昼ABP≥135/85 mmHg。因此，ABP和CBP的诊断价值与临床意义不完全相同。

ABP与CBP之间的关系，在不同人群中并不相同，表现为以下四种类型：① CBP不高，白昼ABP也不高，CBP略低于白昼ABP，见于正常健康者。② CBP升高，白昼ABP也升高，CBP略高于或接近白昼ABP，见于大部分高血压患者。③ CBP升高，但白昼ABP不高，CBP明显高于白昼ABP，称为“白大衣性高血压”。④ CBP不高，但白昼ABP升高，CBP明显低于白昼ABP，称为“隐蔽性高血压”。

“白大衣性高血压”(white coat hypertension)的实际患病率各家报道不一致，主要取决于诊断标准，在轻型高血压占20%～35%，在人群中约占10%，多见于女性、年轻人、体形瘦小及病程较短、病情较轻患者。诊断时要注意与高血压患者的白大衣效应(white coat effect)区别开来。作者曾采用动态血压监测二级筛选诊断高血压，发现诊室血压方法诊断高血压可能过高地估计实际的病情流行情况，患病率估计偏高了2.8%，尤其在女性患者中。白大衣性高血压的发生机制不很肯定，可能属于条件反射。然而，这些患者在规律性地反复出现的应激情况时，如上班工作期间，并不引起血压升高。其确切的自然史和预后还不很清楚。一些观察性的随访研究认为，白大衣性高血压很可能属于早期高血压，以后发生“真正”高血压的可能性较大。也有研究认为，白大衣性高血压患者常伴有多种心血管危险因素，仍有较高的心血管风险。目前一般认为，这种类型患者需要密切随访观察，改善生活方式，并不一定需要实施积极的降压治疗。如果临床治疗试验中包括较多此类患者，常使试验结果失败。

“隐蔽性高血压”(masked hypertension)，狭义的定义是指动态血压监测或家庭血压监测之前诊室血压正常者，但动态血压监测或家庭血压监测发现血压升高，这种血压升高现象被隐蔽或隐藏。2002年，Pickering提议将此称为“隐蔽性高血压”，统一了文献上曾一度称为“逆白大衣性高血压”“应激性高血压”“诊室外高血压”或“白大衣性正常血压”等概念相同但名称不同的术语。广义的定义，还包括已经实施降压治疗并且诊室血压获得控制的患者，即传统意义上的高血压患者(诊室血压升高)，虽然诊室血压获得控制，但是动态血压监测或家庭血压监测仍发现血压升高。狭义的隐蔽性高血压占所谓正常血压者的15%左右，这类患者表现为对日常生活中的应激状况或运动有较强的升压反应。在已治疗的高血压患者中，广义的隐蔽性高血压患病率相对较高，根据诊室血压认为已经获得控制的患者中，发现约1/2属于隐蔽性高血压。隐蔽性高血压多见于男性、老年人、糖尿病、代谢综合征、诊室血压在正常高值者。据初步研究，隐蔽性高血压患者常常已经有明显靶器官损害，微量蛋白尿和左心室肥厚的发病率较高。因此，隐蔽性高血压患者有很高的心血管风险，其心血管预后几乎与诊室高血压一样，因为不知晓而未实施降压治疗，心血管风险甚至更高。根据隐蔽性高血压患者的临床特征和相关因素分析，在诊室血压水平正常高值[130～139/(80～89)mmHg]以下人群中应怀疑并寻找隐蔽性高血压：诊室血压有时升高，有高血压家族史、未能解释的静息心率增快、阻塞性睡眠呼吸暂停，有多种心血管危险因素，如肥胖或糖尿病、左心室肥厚或微量白蛋白尿。如果临床上有难以解释的明显靶器官损害，如鼻出血、眼底出血、心力衰竭，应高度怀疑隐蔽性高血压。诊断主要依靠动态血压监测。对隐蔽性高血压患者，应该实施积极降压治疗，并尽可能逆转靶器官损害。

十一、预后

高血压是心脑血管病和肾脏损害重要的危险因素。血压水平与心血管病发病和死亡风险之间存在密切的因果关系。在全球61个人群(约100万人，40～89岁)前瞻性观察研究的荟萃分析中，平均随访12年，诊室收缩压或舒张压与脑卒中、冠心病事件的风险呈连续、独立、直接的正相关关系。血压从115/75 mmHg升到185/115 mmHg，收缩压每升高20 mmHg或舒张压每升高10 mmHg，心脑血管并发症发生的风险翻倍。包括中国13个人群的亚太队列研究(APCSC)显示，诊室血压水平也与脑卒中、冠心病事件密切相关，而且亚洲人群血压升高与脑卒中、冠心病事件的关系比澳大利亚与新西兰人群更强，收缩压每升高10 mmHg，在亚洲人群中脑卒中与致死性心肌梗死的风险分别增加53%与31%，而在澳大利亚与新西兰人群中分别增加24%与21%。长期随访发现，随着诊室血压升高，终末期肾病(ESRD)的发病率也明显增加。在重度高血压中，ESRD的发病率是正常血压者的11倍以上，即使血压在正常高值水平也达1.9倍。高血压与老年人的认知功能减退也有关系，虽然老年性痴呆患者常见血压降低，但中老年人的血压水平明显影响10～15年后的痴呆发生。在一项长达20年的前瞻性观察研究中，50岁年龄组患者的血压水平与20年后的认知功能呈负相关，即血压越高，以后的认知功能越差。

血压与脑卒中、冠心病事件的风险之间的正相关关系在动态血压或家庭血压监测研究中得到了进一步证实。这些研究还发现，不仅血压的平均值很重要，而且血压的昼夜节律，以及数日、数周甚至数月、数年期间的血压变异，也可独立于血压平均值预测脑卒中、冠心病事件的发生。

总体而言，在预测心血管事件方面，SBP或DBP优于平均血压或脉压。就冠心病事件而言，在年轻人群中DBP的预测价值高于SBP，但随着年龄增加、收缩压升高，而舒张压则呈下降趋势，因此在50岁以上人群中，SBP的预测价值开始超越DBP，脉压升高成为最强的冠心病事件的预测因素。

我国人群监测数据显示，心脑血管死亡占总死亡人数的40%以上，其中高血压是首位的危险因素，每年300万心血管死亡中至少一半与高血压有关。人群监测数据还显示，脑卒中的年发病率为250/10万，冠心病事件的年发病率为50/10万，脑卒中的发病率是冠心病事件的5倍。在临床治疗试验中，脑卒中与心肌梗死发病比值，在我国高血压人群中为(5～8)∶1，而在西方高血压人群中约为1∶1。近年来，尽管冠心病事件有上升趋势，但脑卒中的发病率与冠心病事件的发病率的差异仍然非常明显，这提示在我国高血压人群中脑卒中是最主要的心血管风险。

尽管高血压及血压水平是影响心血管病事件发生和预后的独立危险因素，然而并非唯一的决定因素。高血压的预后不仅与血压升高的水平有关，而且与其他合并的心血管危险因素、靶器官损害程度及临床合并症和并发症有关。因此，从指导治疗和判断预后的角度分析，现在主张对高血压患者进行心血管风险分层，将高血压分为低危、中危、高危和极高危，分别表示10年内将发生心脑血管病事件的不同概率。高血压患者的心血管风险分层，有利于确定启动降压治疗的时机，有利于采用优化的降压治疗方案，有利于确立合适的血压控制目标，有利于实施危险因素的综合管理。

心血管风险的具体分层，根据血压升高水平(1级、2级、3级)以及其他心血管危险因素、靶器官损害、糖尿病和并发症情况，见表12-1-2。

表12-1-2　高血压患者的心血管风险分层标准

其他危险因素和病史	1级高血压	2级高血压	3级高血压
无其他危险因素	低危	中危	高危
1～2个其他危险因素	中危	中危	极高危
3个以上其他危险因素或靶器官损害	高危	高危	极高危
临床并发症或合并糖尿病	极高危	极高危	极高危

用于分层的其他心血管危险因素包括：性别与年龄、吸烟、糖耐量受损和(或)空腹血糖异常、血胆固醇或低密度脂蛋白胆固醇或高密度脂蛋白胆固醇水平、早发心血管病家族史、腹型肥胖或肥胖、血同型半胱氨酸。

用于分层的靶器官损害包括：左心室肥厚(心电图或超声心动图)、颈动脉超声内膜中层厚度增加或动脉粥样斑块、颈-股动脉脉搏波速度、踝/臂血压指数、估算的肾小球滤过率降低或血清肌酐轻度升高、微量白蛋白尿或尿白蛋白/肌酐值。

用于分层的临床疾病包括：心脏疾病(心绞痛、心肌梗死、冠状动脉血运重建史、慢性心力衰竭)、脑血管疾病(脑出血、缺血性脑卒中、短暂性脑缺血发作)、肾脏疾病(糖尿病肾病、肾功能受损、临床蛋白尿)、外周血管疾病、视网膜病变(出血或渗出、视乳头水肿)、糖尿病，详见表12-1-3。

表12-1-3　影响高血压患者心血管风险分层的重要因素

心血管危险因素	靶器官损害(TOD)	合并的临床疾病
● 高血压(1～3级) ● 男性＞55岁；女性＞65岁 ● 吸烟 ● 糖耐量受损(2 h血糖7.8～11.0 mmol/L)和(或)空腹血糖异常(6.1～6.9 mmol/L) ● 血脂异常 TC≥5.7 mmol/L(220 mg/dl) 或LDL-C＞3.3 mmol/L(130 mg/dl)或HDL-C＜1.0 mmol/L(40 mg/dl) ● 早发心血管病家族史 (一级亲属发病年龄＜50岁) ● 腹型肥胖 (腰围：男性≥90 cm 女性≥85 cm) 或肥胖(BMI≥28 kg/m²) ● 高同型半胱氨酸(≥10 μmol/L)	● 左心室肥厚 心电图：Sokolow-Lyons＞38 mV或Cornell＞2 440 mm·mms 超声心动图LVMI：男性≥125 g/m²，女性≥120 g/m² ● 颈动脉超声IMT≥0.9 mm或动脉粥样斑块 ● 颈-股动脉脉搏波速度≥12 m/s(＊选择使用) ● 踝/臂血压指数＜0.9(＊选择使用) ● 估算的肾小球滤过率降低[eGFR＜60 ml/(min·1.73 m²)]或血清肌酐轻度升高： 男性115～133 μmol/L(1.3～1.5 mg/dl) 女性107～124 μmol/L(1.2～1.4 mg/dl) ● 微量白蛋白尿：30～300 mg/24 h或白蛋白/肌酐值：≥30 mg/g(3.5 mg/mmol)	● 脑血管病 脑出血 缺血性脑卒中 短暂性脑缺血发作 ● 心脏疾病 心肌梗死史 心绞痛 冠状动脉血运重建史 慢性心力衰竭 ● 肾脏疾病 糖尿病肾病 肾功能受损 血肌酐 男性≥133 μmol/L(1.5 mg/dl) 女性≥124 μmol/L(1.4 mg/dl) 蛋白尿(≥300 mg/24 h) ● 外周血管疾病 ● 视网膜病变 出血或渗出 视乳头水肿 ● 糖尿病 空腹血糖：≥7.0 mmol/L(126 mg/dl) 餐后血糖：≥11.1 mmol/L(200 mg/dl) 糖化血红蛋白：(HbA_1c)≥6.5%

注：TC，总胆固醇；LDL-C，低密度脂蛋白胆固醇；HDL-C，高密度脂蛋白胆固醇；LVMI，左心室重量指数；IMT，颈动脉内膜中层厚度；BMI，体质指数。

十二、治疗原则

原发性高血压目前尚无根治方法，但长期有效降压治疗能显著减少心脑血管并发症。147 项心血管病终点事件的降压治疗临床试验 meta 分析证明，收缩压下降 10 mmHg 和(或)舒张压下降 5 mmHg，3～5 年的脑卒中与冠心病事件分别减少 41%与 22%，心力衰竭减少 50%以上，奠定了降压治疗的临床地位。降压治疗在高危患者中能获得更大的绝对益处，如老年单纯收缩期性高血压、糖尿病、冠心病和脑卒中患者。因此，降压治疗虽然不是治本的，但也不是仅仅对症的。

高血压治疗的主要目的是最大限度地降低心血管并发症发生与死亡的总体风险。高血压患者发生心脑血管并发症往往与血压水平有密切关系，因此降压治疗的主要目标是有效降低血压并达到合适的控制目标值。另一方面，高血压常常与其他心脑血管病的危险因素合并存在，如肥胖、高胆固醇血症、糖尿病等，协同加重心血管危险，决定了治疗措施应该是综合性的。

(一) 改善生活方式

本措施适用于所有高血压患者，包括使用降压药物治疗的患者。

1. 减轻体重　尽量将 BMI 控制在＜25 kg/m^2。减轻体重对改善胰岛素抵抗、糖尿病、高脂血症和左心室肥厚均有益。

2. 减少钠盐摄入　膳食中约 80%的钠盐来自烹调用盐和各种腌制品，所以应减少烹调用盐，每人每日食盐量以不超过 6 g 为宜。

3. 补充钙和钾盐　每人每日吃新鲜蔬菜 400～500 g，喝牛奶 500 ml，可以补充钾 1 000 mg 和钙 400 mg。

4. 减少脂肪摄入　膳食中脂肪量应控制在总热量的 25%以下。

5. 限制饮酒　饮酒量每日不可超过相当于 50 g 乙醇的量。

6. 增加运动　运动有利于减轻体重和改善胰岛素抵抗，提高心血管适应调节能力，稳定血压水平。较好的运动方式是低等或中等强度的等张运动，可根据年龄及身体状况选择慢跑或步行，一般每周 3～5 次，每次 20～60 min。

(二) 降压药治疗对象

高血压 2 级或以上患者(≥160/100 mmHg)；高血压合并糖尿病，或者已经有心、脑、肾靶器官损害和并发症患者；血压持续升高 3 个月以上的 1 级高血压，在改善生活方式后血压仍未获得有效控制者。

(三) 血压控制目标值

血压控制目标值的概念首先来自人群流行病学调查资料，血压水平与心、脑、肾并发症之间存在直接又强烈的关系，为临床实施降压治疗提供了理论依据。血压控制目标值的确立则来自降压临床试验证据，高血压最佳治疗(hypertension optimal treatment，HOT)研究，比较三个不同舒张压控制目标组(80 mmHg、85 mmHg、90 mmHg)的长期预后，结果显示舒张压控制在 90 mmHg 以下，最少发生心脑血管病事件，统计学上最佳的舒张压水平是 83 mmHg；缬沙坦抗高血压长期使用评价(valsartan antihypertensive long-term use evaluation，VALUE)、国际维拉帕米-群多普利研究(international verapamil-trandolapril study，INVEST)和非洛地平事件减少(felodipine event reduction，FEVER)研究证实，治疗后收缩压＜140 mmHg 患者的复合心血管病终点事件显著低于收缩压≥140 mmHg 患者。因此，目前认为血压控制的总体目标值水平是 140/90 mmHg 以下，65 岁以上老年人收缩压应控制在 150 mmHg 以下，在能耐受的情况下，患者的血压水平应该逐步降低并尽可能达到此目标值。

血压水平作为心血管风险的标记，一个重要的挑战是不同层次心血管风险患者的控制目标值应该相同还是应该有所不同？显然，这还是一个尚无充分循证医学证据的有待确定的问题。从 2003 年起几乎所有的治疗指南，在缺乏充分有力证据的情况下，将糖尿病和慢性肾脏病的降压目标值更严格地确定为 130/80 mmHg 以下，这在相当程度上反映了人们对大样本人群血压水平与心血管风险密切关系的认识和逻辑推理，强烈期望从更严格的血压控制中更多获益。然而，血压水平与心血管风险密切的线性关系主要体现在人群层面上，相对而言，血压水平作为心血管风险标记，预测个体心血管风险的能力有所减弱。个体心血管风险，更多地取决于多种心血管危险因素聚集和亚临床靶器官损害，甚至是否已经存在心脑血管病、糖尿病或慢性肾脏病。根据现有实际在 140/90 mmHg 以下不同血压水平的终点事件资料，更严格的血压控制，在心血管风险极高危患者其获益增加已大为减弱或不明显。因此，在已经存在心脑血管病、糖尿病或慢性肾脏病患者，需要有更多的高质量前瞻性随机对照临床试验来获得证据。临床工作中，如何处理这个尚不确定的问题呢？这主要取决于患者对不同降压目标值的耐受状况，对于合并临床大量蛋白尿的肾脏病和早期糖尿病或稳定性冠心病患者，可以将血压降至 130/80 mmHg 以下，但是不适宜将血压水平降到 110/70 mmHg 以下，尤其在冠心病患者。

(四) 多重心血管危险因素协同控制

各种心血管危险因素相互之间有关联，肥胖者或 2 型糖尿病患者常有高血压、高胆固醇血症、高血糖、高密度脂蛋白胆固醇降低同时存在，80%～90%的高血压患者有血压升高以外的危险因素。积极降压治疗的对象不能只根据血压水平，而是要根据心血管危险分层选择。从总体上说，高血压患者的心血管危险是正常血压者的 1.5 倍，但是对于患者血压水平并不是决定心血管危险唯一的因素，收缩压 136 mmHg 且吸烟的患者与收缩压 170 mmHg 但无其他危险因素患者相比较，10 年内发生脑卒中的概率相同。降压治疗后尽管血压控制在正常范围，血压升高以外的多种危险因素依然对预后产生重要影响。在血压升高以外的诸多因素中，性别、年龄、吸烟、血胆固醇水平、血肌酐水平、糖尿病和冠心病对心血管危险的影响最明显。因此，必须在心血管危险控制新概念指导下实施抗高血压治疗，控制某一种危险因素时应注意尽可能改善或至少不加重其他心血管危险因素。降压治疗方案除了必须有效控制血压和依从治疗外，还应顾及可能对糖代谢、脂代谢、尿酸代谢等的影响。近年来，有研究发现心血管危险因素协同干预增强疗效，进一步改善预后。盎格鲁-斯坦的纳维亚心脏转归试验(Anglo-Scandinavian Cardiac outcome trial，ASCOT)研究发现降压联合降胆固醇治疗与单纯降压治疗相比较，冠心病事件、脑卒中进一步减少 36%与 27%。

十三、降压药物种类

目前常用降压药物可归纳为五大类，即利尿剂、β受体阻滞剂、钙通道阻滞剂（CCB）、血管紧张素转换酶抑制剂（ACEI）和血管紧张素Ⅱ受体阻滞剂（ARB），详见表 12-1-4。

表 12-1-4 常用降压药物名称、剂量及用法

药物分类	药物名称	剂量(mg)	用法(次/d)
利尿剂	氢氯噻嗪（hydrochlorothiazide）	12.5	1～2
	氯噻酮（chlorthalidone）	25～50	1
	螺内酯（spironolactone）	20～40	1～2
	氨苯蝶啶（triamterene）	50	1～2
	阿米洛利（amiloride）	5～10	1
	呋塞米（furosemide）	20～40	1～2
	吲达帕胺缓释剂（indapamide SR）	1.5	1
β受体阻滞剂	普萘洛尔（propranolol）	10～20	2～3
	美托洛尔（metoprolol）	25～50	2
	阿替洛尔（atenolol）	25～50	2
	倍他洛尔（betaxolol）	10～20	1
	比索洛尔（bisoprolol）	5～10	1
	卡维洛尔（carvedilol）	12.5～25	1～2
	拉贝洛尔（labetalol）	100	2～3
钙通道阻滞剂	硝苯地平（nifedipine）	5～10	3
	硝苯地平控释剂（nifedipine GIIS）	30～60	1
	尼卡地平（nicardipine）	40	2
	尼群地平（nitrendipine）	10	2
	非洛地平缓释剂（felodipine SR）	5～10	1
	氨氯地平（amlodipine）	5～10	1
	拉西地平（lacidipine）	4～6	1
	乐卡地平（lercanidipine）	10～20	1
	贝尼地平（benidipine）	4～8	1
	维拉帕米缓释剂（verapamil SR）	240	1
	地尔硫草缓释剂（diltiazem SR）	90～180	1
血管紧张素转换酶抑制剂	卡托普利（captopril）	12.5～50	2～3
	依那普利（enalapril）	10～20	2
	贝那普利（benazapril）	10～20	1
	赖诺普利（lisinopril）	10～20	1
	雷米普利（ramipril）	2.5～10	1
	福辛普利（fosinopril）	10～20	1
	西拉普利（cilazapril）	2.5～5	1
	培哚普利（perindopril）	4～8	1
血管紧张素Ⅱ受体阻滞剂	氯沙坦（losartan）	50～100	1
	缬沙坦（valsartan）	80～160	1
	厄贝沙坦（irbesartan）	150～300	1
	替米沙坦（telmisartan）	40～80	1
	坎地沙坦（candesartan）	8～16	1
	奥美沙坦（olmesartan）	20～40	1

（一）利尿剂

利尿剂是使肾脏增加水钠排泄药物的总称，根据作用部位可分为渗透性、近曲小管性、襻性、远曲小管性和集合管性利尿剂。利尿剂并非都具有降压作用，只有襻性、远曲小管性和集合管性利尿剂有降压作用，其中以噻嗪类利尿剂的降压作用相对较强、较持久，不良反应相对较轻，临床上治疗高血压时应用最多。氢氯噻嗪是作用于远曲小管的代表性药物，因此往往将作用于远曲小管并且药理上相同的利尿剂统称为噻嗪同属性类利尿剂，简称为噻嗪类利尿剂，包括化学结构与氢氯噻嗪并不相似的氯噻酮、吲达帕胺和美托拉宗。襻性利尿剂有呋塞米和托尔塞米。集合管性利尿剂包括保钾类阿米洛利、氨苯喋啶、醛固酮拮抗剂螺内酯和依普利酮。

利尿剂降压作用机制主要通过排钠，减少细胞外容量，降低外周血管阻力。近年来，人们发现噻嗪类利尿剂还可能具有平滑肌细胞膜钾通道开放和下调 AT_1 受体的作用。噻嗪类利尿剂的降压作用起效较平稳、缓慢，持续时间相对较长，作用持久，服药 2～3 周后作用达高峰。利尿剂适用于轻、中度高血压，在盐敏感性高血压、合并肥胖或糖尿病、更年期女性和老年人高血压有较强降压效应。噻嗪类利尿剂能增强其他降压药的疗效。襻利尿剂主要用于肾功能不全时。保钾利尿剂，如阿米洛利、螺内酯等，有时用于控制难治性或顽固性高血压。

利尿剂的不良反应主要是乏力、尿量增多。痛风患者禁用。噻嗪类利尿剂治疗高血压的主要不良作用是低钾血症和影响血脂、血糖、血尿酸代谢，但这往往发生在大剂量时，临床试验 meta 分析也显示，长期大剂量治疗虽然减少脑卒中的发病率，但不能减少冠心病事件，而且容易发生猝死。因此，现在推荐使用小剂量，以氢氯噻嗪为例，每日剂量不超过 25 mg。保钾利尿剂可引起高钾血症，不宜与 ACEI 合用，肾功能不全者禁用。长期应用螺内酯有可能导致男性乳房发育等不良反应。

（二）β受体阻滞剂

β受体阻滞剂的品种很多，药理学上的共性是选择性结合β受体，竞争并可逆地拮抗去甲肾上腺素和肾上腺素对器官的刺激作用。从药理上，β受体阻滞剂有选择性（β_1受体）、非选择性（β_1受体与β_2受体）和兼有α受体阻滞作用的β受体阻滞剂三类。常用的有美托洛尔、阿替洛尔、比索洛尔、卡维洛尔和拉贝洛尔。从药代动力学上，β受体阻滞剂分为脂溶性和水溶性。这些差别对各种不同β受体阻滞剂的临床疗效和不良反应有影响。β受体阻滞剂的降压机制虽然并不完全清楚，但是已有的研究认为主要通过 β_1 受体阻滞作用，降低心排血量，继而因全身血流自动调节导致外周血管阻力下降；抑制肾球旁细胞释放肾素，减少血管紧张素Ⅱ生成；阻断交感神经末梢释放去甲肾上腺素。各种β受体阻滞剂的临床降压疗效相仿，包括非选择性与选择性（β_1受体）β受体阻滞剂之间的比较，也间接证明这点。

β受体阻滞剂降压起效较迅速、强力，持续时间各种β受体阻滞剂有差异，适用于各种不同严重程度的高血压，尤其是心率较快的中、青年患者或合并心绞痛患者疗效较好，对老年人高血压疗效相对较差。各种β受体阻滞剂的药理学和药代动力学情况相差较大，临床上治疗高血压宜使用选择性 β_1 受体阻滞剂或者兼有α受体阻滞作用的β受体阻滞剂，使用能有效减慢心率的相对较高剂量。β受体阻滞剂不仅降低静息血压，而且能抑制体力应激和运动状态下血压急剧升高。

β受体阻滞剂单独或联合其他降压药物适用于各种类型高

血压的长期治疗，对于有心肌梗死、冠心病、心律失常或慢性心力衰竭、无症状性左心室功能的高危患者，β受体阻滞剂是首选的治疗药物。静脉使用超短效β受体阻滞剂(艾司洛尔)可以治疗高血压急症。

β受体阻滞剂的不良反应主要有心动过缓、乏力、四肢发冷。β受体阻滞剂对心肌收缩力、房室传导及窦性心律均有抑制，加重气道阻力，因此急性心力衰竭、支气管哮喘、病态窦房结综合征、房室传导阻滞和外周血管病禁用。除了禁忌证外，一般情况下患者对β受体阻滞剂治疗的耐受性良好，但使用不当也可能会发生较严重不良反应，尤其在大剂量时。β受体阻滞剂治疗的主要障碍是心动过缓和一些影响生活质量的不良反应。β受体阻滞剂能减慢心率，这是其药理作用，通常对静息状态时的心率作用相对较小，但在交感神经系统兴奋时(如运动或应激状态)这种作用较明显。如果发生明显心动过缓或房室传导阻滞，则要高度怀疑患者可能有窦房结或房室结功能减退。β受体阻滞剂可阻断血管β_2受体，失去对抗血管α受体的作用，因此可减少组织血流，引起肢端发冷或雷诺现象，这种情况在严重外周血管疾病的患者中较多见，但在选择性β_1受体阻滞剂治疗中并不明显。糖尿病虽然不是使用β受体阻滞剂的禁忌证，但β受体阻滞剂增加胰岛素抵抗，如果必须使用，尽可能使用高度选择性β_1受体阻滞剂或兼有α受体阻滞作用的β受体阻滞剂。β受体阻滞剂还可能掩盖和延长降糖治疗过程中的低血糖症状(如震颤、心动过速)，但不影响出汗症状，尤其在使用胰岛素治疗的糖尿病患者，应加以注意。较高剂量或长期使用β受体阻滞剂治疗时，突然停药可导致撤药综合征，引起反跳症状(血压升高、心律失常和心绞痛加剧)，这与β受体阻滞剂长期治疗后导致β受体上调有关，因此应该尽可能避免突然停药。

(三) 钙通道阻滞剂

钙通道阻滞剂又称钙拮抗剂，根据药物的核心分子结构和作用于L型钙通道不同的亚单位，钙通道阻滞剂分为二氢吡啶类和非二氢吡啶类，前者以硝苯地平为代表，后者有维拉帕米和地尔硫䓬。根据药物作用持续时间，钙通道阻滞剂又可分为短效和长效。长效钙通道阻滞剂包括长半衰期药物，如氨氯地平；脂溶性膜控型药物，如拉西地平和乐卡地平；缓释或控释制剂，如非洛地平缓释片、硝苯地平控释片。降压作用主要通过阻滞细胞外钙离子经电压依赖L型钙通道进入血管平滑肌细胞内，减弱兴奋-收缩耦联，降低阻力血管的收缩反应性。钙通道阻滞剂还能减轻血管紧张素Ⅱ和α_1受体的缩血管效应，减少肾小管对钠的重吸收。

钙通道阻滞剂降压起效迅速而强力，降压疗效和降压幅度相对较强，短期治疗一般能降低血压10%～15%，剂量与疗效呈正相关关系，疗效的个体差异性较小，与其他类型降压药物联合治疗能明显增强降压作用。钙通道阻滞剂较少有治疗禁忌证，对血脂、血糖等代谢无明显影响，长期控制血压的能力和服药依从性较好。相对于其他种类降压药物，钙通道阻滞剂还具有以下优势：在老年患者中有较好的降压疗效；高钠摄入不影响降压疗效；非甾体抗炎药物不干扰降压作用；在嗜酒的患者也有显著降压作用。钙通道阻滞剂尤其适用于老年高血压、老年单纯收缩期高血压，伴稳定型心绞痛、冠状动脉或颈动脉粥样硬化及周围血管病患者。主要缺点是开始治疗阶段有反射性交感活性增强，引起心率增快、面部潮红、头痛、踝部水肿或牙龈增生等，心动过速与心力衰竭患者应慎用。非二氢吡啶类抑制心肌收缩及自律性和传导性，不宜在心力衰竭、窦房结功能低下或心脏传导阻滞患者中应用。

(四) 血管紧张素转换酶抑制剂(ACEI)

ACEI根据化学结构分为巯基、羧基和膦酸基三类。常用的有卡托普利、依那普利、贝那普利、赖诺普利、西拉普利、培哚普利、雷米普利和福辛普利。降压作用主要通过抑制周围和组织的ACE，使血管紧张素Ⅱ生成减少，同时抑制激肽酶使缓激肽降解减少。

ACEI降压起效缓慢，逐渐增强，在3～4周时达最大作用，限制钠盐摄入或联合使用利尿剂可使起效迅速和作用增强。ACEI具有改善胰岛素抵抗和减少尿蛋白作用，在肥胖、糖尿病和心脏、肾脏靶器官受损的高血压患者中具有相对较好的疗效，尤其适用于伴慢性心力衰竭、心肌梗死后伴心功能不全、糖尿病肾病、非糖尿病肾病、代谢综合征、糖耐量减退或糖尿病、蛋白尿或微量白蛋白尿患者。常见的不良反应主要是刺激性干咳，发生率为10%～20%，可能与体内缓激肽增多有关，多见于用药初期，停用后可消失，症状较轻者仍可坚持服药。其他不良反应有低血压、皮疹，偶见血管神经性水肿及味觉障碍。高钾血症、妊娠期妇女和双侧肾动脉狭窄患者禁用。血肌酐超过26.7 μmol/L(3 mg/dl)患者使用时需谨慎。

(五) 血管紧张素Ⅱ受体阻滞剂

血管紧张素Ⅱ受体阻滞剂(ARB)常用的有氯沙坦、缬沙坦、伊贝沙坦、替米沙坦、坎地沙坦和奥美沙坦。降压作用主要通过阻滞组织的血管紧张素Ⅱ受体亚型AT_1，更充分有效地阻断血管紧张素Ⅱ的水钠潴留、血管收缩与重构作用。近年来，人们注意到阻滞AT_1负反馈引起的血管紧张素Ⅱ增加，可激活另一受体亚型AT_2，能进一步拮抗AT_1的生物学效应。

ARB降压作用起效缓慢，但持久而平稳，一般在6～8周时才达最大作用，作用持续时间能达到24 h以上。低盐饮食或与利尿剂联合使用能明显增强疗效。多数ARB随剂量增大其降压作用增强，治疗剂量窗较宽。ARB尤其适用于预防左心室肥厚、心力衰竭、心房颤动，以及糖尿病肾病、冠心病、代谢综合征或糖尿病、微量白蛋白尿或蛋白尿患者，也用于不能耐受ACEI的患者。最大的特点是直接与药物有关的不良反应很少，不引起刺激性干咳，持续治疗的依从性高。ARB长期应用有可能升高血钾，应注意监测血钾及肌酐水平变化。双侧肾动脉狭窄、妊娠期妇女、高钾血症者禁用。

除了上述五大类主要的降压药物外，在降压药发展历史中还有一些药物，包括：① 交感神经抑制剂，如利血平(reserpine)、可乐定(clonidine)。② 直接血管扩张剂，如肼屈嗪(hydrazine)。③ α_1受体阻滞剂，如哌唑嗪(prazosin)、特拉唑嗪(terazosin)、多沙唑嗪(doxazosin)，曾多年用于临床并有一定的降压疗效，但因不良反应较多，目前不主张单独使用，但是在复方制剂或联合治疗时仍在使用。

十四、降压治疗方案

(一) 基本方案与路径

大多数无并发症或合并症患者可以单独或者联合使用噻嗪类利尿剂、β受体阻滞剂、CCB、ACEI和ARB，治疗应从小剂量开始，逐步递增剂量。已有的证据充分显示，降压治疗的益处主要来自血压下降本身，因此几类常用的降压药物均可作为启动和维持治疗选用。医师在选择药物时，应首先考虑该药物的禁忌证，患者是否有这些禁忌证，其次是优先治疗适应证，以及降压疗效、不良反应和价格。推荐使用长效降压药，一方面长效药对控制血压波动较好，另一方面患者的服药依从性较好。临床使用时，患者的心血管危险因素状况、靶器官损害、并发症、合并症、降压疗效、不良反应及药物费用等，都可能影响降压药的具体选择。

单一降压药物控制血压的能力有限，长期服药依从性较低。各类降压药单药治疗在推荐的剂量和足够的疗程时降压程度相类似，经安慰剂校正，收缩压和舒张压平均仅下降4%～8%。因此，合理的2种或3种降压药物联合治疗是当今主要的治疗路径，70%的患者需要联合治疗才能达到血压控制目标值，收缩压和舒张压平均可下降8%～15%。联合治疗应采用不同降压机制的药物。目前推荐以下优化的联合降压治疗方案：利尿剂和转换酶抑制剂或血管紧张素Ⅱ受体拮抗剂、二氢吡啶类钙通道阻滞剂和β受体阻滞剂、钙通道阻滞剂和转换酶抑制剂或血管紧张素Ⅱ受体拮抗剂、钙通道阻滞剂和利尿剂。这些联合降压治疗方案，适合治疗的人群较广，服药依从性较高，不良反应的停药率较低，生活质量较好，临床可操作性较强。3种降压药合理的联合治疗方案，推荐二氢吡啶类钙通道阻滞剂＋ACEI(或ARB)＋噻嗪类利尿剂。4种降压药合理的联合治疗方案，可以在上述3种降压药联合治疗基础上，加用第4种药物，如β受体阻滞剂、螺内酯、可乐定或α受体阻滞剂等。现在认为，2级高血压(≥160/100 mmHg)患者在开始时就可以采用2种降压药物联合治疗，处方联合或固定剂量联合，有利于血压在相对较短时期内达到目标值，并减轻或减少不良反应。采用合理的治疗方案和良好的治疗依从，一般可使患者在治疗后3～6个月达到血压控制目标值。

联合治疗时，究竟先增加药物剂量再联合，还是先联合再增加药物剂量，根据我国降压药物使用的实际情况和临床研究资料，偏重主张先联合，再增加剂量。联合治疗时，可以采取处方临时联合或单片联合制剂(SPC)。SPC又称为固定剂量复方制剂，由不同作用机制的2种或3种降压药组成，根据多层次剂量设计和效应面分析研究，SPC具有合理的组成和最佳的剂量配伍，可明显改善治疗依从性，提高疗效，减轻不良反应，减少治疗费用。多规格剂量的SPC将成为降压药物联合治疗的趋势。

每个患者在确立有效的治疗方案并获得血压控制后，仍应继续治疗，不要随意停止治疗或频繁改变治疗方案。停服降压药后，多数患者在半年内是否又回复到原来的高血压水平，这是治疗是否有成效的关键。在血压平稳控制1～2年后，可以根据需要逐渐减少降压药的品种与剂量。由于高血压治疗的长期性，患者的治疗依从性十分重要。采取以下措施可以提高患者的治疗依从性：医师与患者之间保持经常性的良好沟通；让患者和家属参与制订治疗计划；鼓励患者在家中自测血压。

(二) 并发症

1. 脑血管病　在已发生过脑卒中的患者中，降压治疗的目的是减少再次发生脑卒中。凡有缺血性或出血性脑卒中史的高血压患者，均应给予降压治疗。由于高血压合并脑血管病患者不能耐受血压下降过快或过大，压力感受器敏感性减退，容易发生直立性低血压，因此降压过程应该缓慢、平稳，最好不减少脑血流量。在高龄、双侧颈动脉或颅内动脉严重狭窄、严重直立性低血压患者，降压治疗应谨慎。可选择ARB、长效钙通道阻滞剂、ACEI或利尿剂，注意从单种药物小剂量开始，密切观察血压水平与不良反应，根据患者耐受性缓慢递增剂量或联合治疗。如出现头晕等明显不良反应时，应减少剂量或停用降压药；同时综合干预有关危险因素及处理并存的临床疾病，如抗血小板治疗、调脂治疗、降糖治疗和心律失常治疗等。

脑卒中急性期的高血压治疗，尚缺乏足够可信的前瞻性临床试验证据。通常认为：急性脑出血患者，如果收缩压＞200 mmHg或平均动脉压＞150 mmHg，考虑持续静脉滴注降压药物积极降低血压，血压控制在160/100 mmHg左右，同时维持脑血流灌注的相对稳定，脑灌注压(80 mmHg)＝平均动脉压－颅内压(ICP)；急性缺血性脑卒中患者，一般不给予降压治疗，除非收缩压≥180 mmHg或舒张压≥100 mmHg，或伴有严重心功能不全、主动脉夹层或高血压脑病；急性缺血性卒中需要实施溶栓的患者，溶栓前的血压应控制在＜185/110 mmHg；正在服用降压药治疗的患者，如果神经系统功能平稳和神志清楚，可在脑卒中24 h后使用降压药物。

2. 冠心病　高血压合并稳定型心绞痛的降压治疗，应选择β受体阻滞剂或二氢吡啶类钙通道阻滞剂，β受体阻滞剂与二氢吡啶类钙通道阻滞剂合用可增强抗心绞痛和降压疗效。β受体阻滞剂禁忌证患者，可选择非二氢吡啶类钙通道阻滞剂。ACEI雷米普利或培哚普利，或者ARB替米沙坦，有益于改善稳定性冠心病患者的预后。急性冠状动脉综合征的降压治疗，在无低血压、心力衰竭或心源性休克等血流动力学稳定情况下，可选择β受体阻滞剂或非二氢吡啶类钙通道阻滞剂，不宜使用二氢吡啶类钙通道阻滞药剂。前壁心肌梗死、糖尿病、未控制高血压，或左心室收缩功能障碍患者，应加用ACEI。急性期后，患者仍应继续使用β受体阻滞剂和ACEI(或ARB)，尤其是前壁心肌梗死、左心室功能障碍或糖尿病患者。

3. 心力衰竭　ACEI(或ARB)、醛固酮受体阻滞剂(螺内酯、依普利酮)和β受体阻滞剂，均能显著改善患者的长期预后。高血压合并无症状左心室功能不全者，应选择ACEI(或ARB)和β受体阻滞剂；高血压合并心力衰竭症状时，应采用ACEI(或ARB)、利尿剂和β受体阻滞剂联合治疗。在应用利尿剂消除体内过多滞留的液体后，β受体阻滞剂加ACEI(或ARB)可发挥协同的有益作用。ACEI(或ARB)和β受体阻滞剂，均应从极小剂量起始，通常使用降压治疗剂量的1/4，并缓慢地增加剂量，直至达到抗心力衰竭治疗所需要的目标剂量或最大耐受剂量。

4. 慢性肾衰竭　高血压与肾脏损害，两者互为因果，病情呈恶性循环。降压治疗的目的主要是延缓肾功能恶化，预防心脑血管病发生。高血压合并肾脏损害，应该实施积极的降压治疗，通常需要3种或3种以上降压药方能达到目标水平；ACEI(或ARB)在治疗早、中期能延缓肾功能恶化，但在低血容量或病情晚期(肌酐清除率＜30 ml/min或血肌酐＞265 μmol/L，即3.0 mg/dl)时反而可能使肾功能恶化；血液透析患者仍需实施降压治疗。

当高血压出现肾功能损害早期表现时，如微量白蛋白尿或肌酐水平轻度升高，治疗方案中应包括 ACEI（或 ARB）。高血压伴慢性肾功能不全和临床蛋白尿患者，在血肌酐水平＜265 μmol/L或肾小球滤过率＞30 ml/min时，应首选 ACEI（或ARB），目标血压应控制在 130/80 mmHg 以下。如果发生肾功能严重受损，血肌酐水平＞265 μmol/L 或肾小球滤过率＜30 ml/min时，宜首选二氢吡啶类钙通道阻滞剂，并将噻嗪类利尿药替换为襻利尿药（如呋塞米）。终末期肾病的降压治疗，在未透析者，一般不用 ACEI（或 ARB）和噻嗪类利尿剂，可使用钙通道阻滞剂和襻利尿剂等治疗；在透析患者，可使用 ACEI（或 ARB）和钙通道阻滞剂等联合治疗，但应密切监测血钾和肌酐水平。

（三）合并糖尿病

糖尿病和高血压常常在同一患者中合并存在。糖尿病患者高血压的患病率是无糖尿病患者的 2 倍，至少 1/3 以上合并高血压，并发肾脏损害时高血压的患病率达 70%～80%。1 型糖尿病患者在出现蛋白尿或肾功能减退前通常血压正常，高血压是肾病的一种表现。2 型糖尿病往往较早就与高血压并存，在发现糖尿病时 20%～30%的患者已有高血压；约 10%的高血压患者出现糖尿病和糖耐量异常；高血压患者发生糖尿病的可能性是正常血压者的 2.5 倍。多数糖尿病合并高血压患者往往同时有肥胖、血脂代谢紊乱和较严重的靶器官损害，这类患者是多种心血管危险因素的集合体，属于心血管危险的高危群体，大血管和微血管病的发生率显著增加，即使血压在正常高值水平（≥130/85 mmHg）。在糖尿病患者，随着血压水平升高，尤其收缩压升高，心血管病的发生率增长幅度明显大于非糖尿病者，约 80%的患者死于心脑血管病，心脑血管病死亡危险是正常血压糖尿病患者的 2 倍。

糖尿病合并高血压不是随机巧合，两者存在内在联系。糖尿病患者固有的胰岛素抵抗、血糖升高和肾脏损害等病理生理异常，与高血压发病机制中容量、神经、激素以及血管结构功能改变密切有关。糖尿病患者的高血压具有以下病理生理特征：① 容量依赖性，这类患者肾脏排钠能力下降，体内总可交换钠增多，血糖升高，导致循环血容量和细胞外容量增加，心排血量相对较高，心脏舒张期腔径增大。② 血管收缩反应性增强，血管平滑肌细胞的钠泵和钙泵活性降低，钠-氢离子交换增多，以及血管壁增厚与壁/腔值增大，导致血管活性物质作用下的阻力血管收缩反应增强，周围血管阻力升高。③ 胰岛素抵抗，继发性高胰岛素血症可引起交感活性亢进和肾脏水钠潴留。④ 血管内皮功能障碍和管腔弹性减退，血糖、血压和血脂升高等多种因素引起动脉内皮功能障碍，糖基化蛋白在血管壁积潴，均导致多种细胞因子释放、肾素血管紧张素系统（RAS）激活、一氧化氮（NO）减少、内皮素（ET－1）增多，使血管平滑肌细胞舒张能力减弱和增殖能力增强，使血管壁的胶原合成沉积增加，从而影响动脉弹性。

糖尿病合并高血压是一种特殊类型的高血压，有以下一些临床特点：① 血压升高，这类患者血压特征类似老年人高血压，以收缩压升高为主，脉压增大，多数患者表现为单纯收缩期性高血压；大动脉弹性提早减退，脉搏压力波传导速度加快，压力感受器敏感性下降，血压变异增大；在运动或情绪应激时有较高升压反应；较多出现血压昼夜节律减弱或消失；直立性低血压发生增加。糖尿病患者白昼诊室的坐位血压测量常低估了血压升高程度，较多地表现为隐蔽性高血压，诊室血压正常的糖尿病患者，在动态血压监测时可发现无论白昼还是晚上有较高的血压平均读数。随着糖尿病肾病进展，合并高血压明显增多，血压升高程度加重。糖尿病患者夜间血压下降幅度减少的原因可能与自主神经功能异常、直立性低血压、细胞外容量增加及肾脏损害有关。② 自主神经功能障碍，交感活性亢进，副交感活性降低，血浆去甲肾上腺素水平与胰岛素水平呈正相关，静息心率较快，但心率变异减小。③ RAAS 异常，糖尿病合并高血压时血浆 RAS 各种组成成分不平行。多数患者无活性的前肾素升高，血浆肾素活性（PRA）降低或正常，血管紧张素转换酶（ACE）活性增强，血管紧张素Ⅱ不低。血浆 RAAS 各种组成成分明显受患者年龄、血浆容量、靶器官受损状况和并发症的影响。在未发生微血管病时 PRA 一般在正常水平；当出现肾脏、视网膜、自主神经等微血管病时前肾素升高，PRA 降低，ACE 活性增强。④ 心血管损害，许多患者有无症状性心肌缺血或心肌梗死，应该常规做心电图检查。糖尿病代谢异常通过糖基化终末产物（AGEs）形成、PKC 激活、山梨醇积聚等途径，可以造成血管多种病理改变，包括管壁细胞外基质（ECM）沉积和胶原含量增多，内皮细胞损害与增殖，管壁滋养血管再生，导致血管结构、功能改变，表现为动脉弹性减退和粥样斑块形成。高血压血流动力学异常通过刺激血管壁血管紧张素Ⅱ产生、增加 AT_1 受体表达、刺激细胞因子（TGF－β、VEGF）生成等途径，增强和加速了上述病变发展。⑤ 肾病，在糖尿病病程后期（一般 10 年后），30%～40%（1 型）和 20%～30%（2 型）患者发生肾病，表现为大量尿蛋白和进行性肾功能减退，大血管和微血管性并发症的发生率与死亡率增加 2～4 倍。无糖尿病的高血压患者一般只有少量尿蛋白，在相同血压水平时糖尿病肾病患者的尿蛋白量是通常高血压患者的 100 倍以上。有报道认为携带 ACE 基因多态性 DD 型或联合血管紧张素原基因多态性 235TT 型患者可能有较高的肾病的发病率，需定期检测尿微量白蛋白和临床常规尿蛋白。高血压是影响糖尿病肾病发生与发展的重要决定因素和特征性标志，血压水平与尿蛋白量呈正相关，与肌酐清除率呈负相关，高血压加速患者肾功能恶化。

降压药的选择主要根据病理生理特征、药物不良反应状况与药代动力学，同时尽可能最低限度地减少或避免降压药治疗对糖尿病病情进展和治疗的干扰。通常情况下，血管紧张素Ⅱ受体阻滞剂或转换酶抑制剂、长效钙通道阻滞剂和小剂量利尿剂是较合理的选择。ACEI（或 ARB）能有效减轻和延缓肾病进展，改善血糖控制，减少和预防糖尿病发生。糖尿病合并高血压患者在肾病或肾病早期阶段，ARB 明显减少尿蛋白，阻止肾病自然进程。

（四）妊娠合并高血压

妊娠期间血压≥140/90 mmHg 或者较妊娠前升高 25/15 mmHg，诊断为妊娠期高血压疾病。在妊娠 20 周后，血压升高的同时伴有蛋白尿和水肿称为妊娠高血压综合征。妊娠高血压综合征影响母体和胎儿，孕妇可发生胎盘早期剥离，导致弥散性血管内凝血和急性肾衰竭等严重并发症；胎儿可发生生长迟缓，甚至胎死宫内。

非药物治疗措施（限盐、富钾饮食、适度活动、情绪放松）是妊娠期高血压疾病安全、有效的治疗方法。所有降压药物对胎儿的安全性均缺乏严格的临床验证，而且动物试验发现有些药物具有致畸作用，因此药物治疗在选择和应用方面受到限制。轻度妊娠期高血压疾病或血压轻度升高先兆子痫：治疗的主要目的是保证母子安全，以及妊娠和分娩顺利进行，通常在血压≥160/100 mmHg时才启动药物治疗。降压药物可选择交感抑制剂可乐定、拉贝洛尔或钙通道阻滞剂；严禁使用ACEI和ARB，因为其可引起胎儿畸形；通常也不使用利尿剂，因为其引起有效循环血容量进一步减少，除非出现心力衰竭时。血压控制在130～140/(80～90)mmHg，同时需要密切观察血压和尿蛋白变化以及胎儿状况。重度妊娠期高血压疾病：治疗的主要目的是最大限度地降低母亲的患病率和病死率。对重度先兆子痫者，建议静脉应用硫酸镁，并确定终止妊娠的时机。

十五、顽固性高血压

约10%的高血压患者，尽管使用了3种以上合适剂量降压药联合治疗，血压仍未能达到目标水平，称为顽固性高血压或难治性高血压。对顽固性高血压的处理，首先要寻找原因，然后针对具体原因进行治疗，常见有以下原因。

（一）血压测量错误

袖带大小不合适，如上臂围粗大者使用了普通袖带；袖带置于有弹性阻力的衣服（毛线衣）外面；放气速度过快；听诊器置于袖带内；在听诊器上向下用力较大。有些是间接测量血压方法引起的假性高血压。假性高血压可发生在广泛动脉粥样硬化和钙化的老年人，测量肱动脉血压时需要比动脉腔更高的袖带压力方能阻断血流。在以下情况时应怀疑假性高血压：血压明显升高而无靶器官损害；降压治疗后在无过多血压下降时产生明显的头晕、乏力等低血压症状；肱动脉处有钙化证据；肱动脉血压高于下肢动脉血压；重度单纯性收缩期高血压。

（二）降压治疗方案不合理

采用不合理的联合治疗不能显著增强降压效应；采用了对某些患者有明显不良反应的降压药，导致无法增加剂量提高疗效和不依从治疗；在3种降压药的联合治疗方案中无利尿剂，一些难治性高血压不少是未使用利尿剂。

（三）药物干扰降压作用

同时服用干扰降压作用的药物是血压难以控制的一个较隐蔽的原因。NSAIDs引起水钠潴留，增强对升压激素的血管收缩反应，能抵消除钙通道阻滞剂外各种降压药的作用。拟交感胺类药物具有激动α肾上腺素能活性作用，如某些滴鼻液、抑制食欲的减肥药，长期使用可升高血压或干扰降压作用。三环类抗抑郁制剂阻止交感神经末梢摄取利血平、可乐定等降压药。用于器官移植抗自身免疫的药物环胞素(cyclosporine)刺激内皮素释放，增加肾血管阻力，减少水钠排泄。治疗晚期肾脏疾病贫血的重组人红细胞生成素能直接作用于血管，升高周围血管阻力。口服避孕药和糖皮质激素也拮抗降压药的作用。

（四）容量超负荷

饮食钠摄入过多抵消降压药作用。肥胖、糖尿病、肾脏损害和慢性肾功能不全时通常有容量超负荷。在一些联合治疗依然未能控制血压的患者中，常发现未使用利尿剂，或者利尿剂的选择和剂量不合理。可以采用短期强化利尿治疗试验来判断，联合服用长作用的噻嗪类利尿剂和螺内酯或短作用的襻类利尿剂观察治疗效应。

（五）胰岛素抵抗

肥胖、2型糖尿病合并高血压患者在控制血压时常需要比一般高血压患者使用较多的药物和较高的剂量，肥胖者减轻体重5 kg就能显著降低血压或减少使所用的降压药数量。胰岛素抵抗是肥胖和糖尿病患者发生顽固性高血压的主要原因，据一组新近发表的顽固性高血压病例分析，继发性原因仅占18%，胰岛素抵抗却占62%。在顽固性高血压伴胰岛素抵抗的患者，采用降压药与二甲双胍联合治疗，发现血压有明显下降。在降压药治疗基础上联合使用胰岛素增敏剂，可以明显改善血压控制。

（六）继发性高血压

肾动脉狭窄和原发性醛固酮增多症是最常见的原因，尤其在老年患者。约1/3的原发性醛固酮增多症患者表现为顽固性高血压，而且有些患者无低钾血症。在老年高血压患者中隐性甲状腺功能减退不少见。

在上述诸多原因中，最多的可能性是钠盐摄入过多，未合理使用利尿剂。顽固性高血压较多见于老年、肥胖、糖尿病或女性患者，以及肾功能不全患者。另外，阻塞性睡眠呼吸暂停(OSA)、过多饮酒、重度吸烟，以及慢性疼痛或长期焦虑等也是造成顽固性高血压的原因。患者可能存在1种以上可纠正或难以纠正的原因。

顽固性高血压的处理应该建立在上述可能原因评估的基础上，大多数患者可以找到原因并加以纠正。通常情况下，严格限制钠盐摄入，采用ACEI(或ARB)联合钙通道阻滞剂和噻嗪类利尿剂，并逐步增加剂量，在此基础上可加用螺内酯和(或)β受体阻滞剂、α受体阻滞剂或交感神经抑制剂(可乐定)。如果依然不能控制血压，应该进一步进行血流动力学和神经激素检查。如果所有的方法都失败了，那么短时期内停止药物治疗，严密监测血压，重新开始新的治疗方案，可能有助于打破血压升高的恶性循环。目前主要有两种侵入性的治疗手段，即颈动脉压力反射植入性电刺激和肾动脉交感神经导管消融术，正在进行研究和开展前瞻性临床试验。

十六、高血压急症

在高血压发展过程的任何阶段和其他疾病急症时，可以出现严重危及生命的血压升高，需要紧急处理。高血压急症是指短时期内(数小时或数日)血压重度升高，舒张压>130 mmHg和(或)收缩压>200 mmHg，伴有重要器官组织，如心、脑、肾、眼底、大动脉的严重功能障碍或不可逆性损害。

高血压急症可以发生在高血压患者，表现为高血压危象或高血压脑病；也可发生在其他多种疾病过程中，主要在心脑血管病急性阶段，如脑出血、蛛网膜下隙出血、缺血性脑梗死、急性左心室衰竭、心绞痛、急性主动脉夹层和急慢性肾衰竭等情况时。

及时正确处理高血压急症十分重要，可在短时间内使病情缓解，预防进行性或不可逆性靶器官损害，降低死亡率。根据降压治疗的紧迫程度，可分为紧急和次急两类。前者需要在几分钟到1 h内迅速降低血压，采用静脉途径给药；后者需要在几小时到24 h内降低血压，可使用快速起效的口服降压药。

（一）治疗原则

1. 迅速降低血压　选择适宜有效的降压药物，放置静脉输液管，静脉滴注给药，同时应经常不断测量血压或无创性血压监测。静脉滴注给药的优点是便于调整给药的剂量。如果情况允许，及早开始口服降压药治疗。

2. 控制性降压　高血压急症时短时间内血压急骤下降，有可能使重要器官的血流灌注明显减少，应采取逐步控制性降压，即开始的 24 h 内将血压降低 20%～25%，48 h 内血压不低于 160/100 mmHg。如果降压后发现有重要器官的缺血表现，血压降低幅度应更小些。在随后的 1～2 周，再将血压逐步降到正常水平。

3. 合理选择降压药　高血压急症处理对降压药的选择，要求起效迅速，短时间内达到最大作用；作用持续时间短，停药后作用消失较快；不良反应较小。另外，最好在降压过程中不明显影响心率、心排血量和脑血流量。硝普钠、硝酸甘油、尼卡地平和地尔硫䓬注射液相对比较理想。在大多数情况下，硝普钠往往是首选的药物。

4. 避免使用的药物　应注意有些降压药不适宜用于高血压急症，甚至有害。利血平肌内注射的降压作用起始较慢，如果短时间内反复注射又导致难以预测的蓄积效应，发生严重低血压；引起明显嗜睡反应，干扰对神志状态的判断。因此，不主张用利血平治疗高血压急症。治疗开始时也不宜使用强力的利尿降压药，除非有心力衰竭或明显的体液容量负荷过度，因为多数高血压急症时交感神经系统和 RASS 过度激活，外周血管阻力明显升高，患者体内循环血容量减少，强力利尿是危险的。

（二）降压药选择与应用

1. 硝普钠（sodium nitroprusside）　能同时直接扩张动脉和静脉，降低前、后负荷。开始时以 50 mg/500 ml 浓度每分钟 10～25 μg 速率静脉滴注，立即发挥降压作用。使用硝普钠必须密切观察血压，根据血压水平仔细调节滴注速率，稍有改变就可引起血压较大波动。停止滴注后，作用仅维持 3～5 min。如有条件，可使用计算机辅助装置调节滴注速率。硝普钠溶液对光敏感，每次使用前须临时配制，配制后 4 h 失效，滴注瓶需用银箔或黑布包裹。硝普钠可用于治疗各种高血压急症。在通常剂量下其不良反应轻微，有恶心、呕吐、肌肉颤动。滴注部位发生药物外渗可引起局部皮肤和组织反应。硝普钠在体内红细胞中代谢产生氰化物，长期或大剂量使用时应注意可能发生硫氰酸中毒，尤其在肾功能损害者使用时注意。

2. 硝酸甘油（nitroglycerin）　扩张静脉和选择性扩张冠状动脉与大动脉。开始时以每分钟 5～10 μg 静脉滴注，然后每 5～10 min 增加滴注速率至每分钟 20～50 μg。降压起效迅速，停药后数分钟作用消失。硝酸甘油主要用于急性心力衰竭或急性冠状动脉综合征时的高血压急症。不良反应有心动过速、面部潮红、头痛和呕吐等。

3. 尼卡地平（nicardipine）　二氢吡啶类钙通道阻滞剂，作用迅速，持续时间较短，降压作用同时改善脑血流量。开始时从每分钟 0.5 μg/kg 静脉滴注，逐步增加剂量到每分钟 6 μg/kg。尼卡地平主要用于高血压危象或急性脑血管病时的高血压急症。不良作用有心动过速、面部潮红等。

4. 地尔硫䓬（diltiazem）　非二氢吡啶类钙通道阻滞剂，降压同时具有改善冠状动脉血流量和控制快速性室上性心律失常作用。配制成 50 mg/500 ml 浓度，以每小时 5～15 mg 速率静脉滴注，根据血压变化调整速率。地尔硫䓬主要用于高血压危象或急性冠状动脉综合征。不良作用有头痛、面部潮红等。

5. 拉贝洛尔（labetalol）　兼有 α 受体阻滞作用的 β 受体阻滞剂，起效较迅速（5～10 min），但持续时间较长（3～6 h）。开始时缓慢静脉注射 50 mg，以后可以每隔 15 min 重复注射，总剂量不超过 300 mg，也可以每分钟 0.5～2 mg 静脉滴注。拉贝洛尔主要用于妊娠或肾衰竭时的高血压急症。不良反应有头晕、直立性低血压、心脏传导阻滞等。

6. 三甲噻方（trimetaphan）　神经节阻滞剂，目前已不用于通常的降压治疗，但在主动脉夹层的高血压急症处理中仍是最佳的可选择药物，降压作用的同时可减低主动脉剪切力，阻止夹层扩展。以 1 g/L 浓度每分钟 0.5～5 mg 静脉滴注。由于三甲噻方同时阻断交感和副交感神经，不良反应较多，主要有直立性低血压、排便和排尿困难。

（三）几种常见高血压急症的处理原则

1. 脑出血　急性期血压明显升高多数是由于应激反应和颅内压增高，原则上实施血压监控与管理，不实施降压治疗，因为降压治疗有可能进一步减少脑组织的血流灌注，加重脑缺血和脑水肿。只有在血压极度升高情况时，即＞200/130 mmHg 时，才考虑在严密血压监测下进行降压治疗。血压控制目标在 160/100 mmHg 左右。

2. 脑梗死　患者在数日内血压常自行下降，而且波动较大，一般不须进行高血压急症处理。

3. 急性冠状动脉综合征　部分患者在起病数小时内血压升高，大多见于前壁心肌梗死，主要是舒张压升高，可能与疼痛和心肌缺血的应激反应有关。血压升高增加心肌氧耗量，加重心肌缺血和扩大梗死面积；有可能增加溶栓治疗过程中脑出血的发病率。可选择硝酸甘油或地尔硫䓬静脉滴注，也可选择口服 β 受体阻滞剂和 ACEI 治疗。血压控制目标是疼痛消失，舒张压＜100 mmHg。

4. 急性左心室衰竭　降压治疗对伴有高血压的急性左心室衰竭有较明显的独特疗效，降压治疗后患者的症状和体征能较快缓解。应该选择能有效减轻心脏前、后负荷而又不加重心脏工作的降压药物，硝普钠或硝酸甘油是较佳的选择。需要时还应静脉注射襻利尿剂。

十七、围手术期高血压

围手术期高血压是指外科手术期间（包括手术前、手术中和手术后）发生的急性血压升高。既往高血压史患者，以及实施颈动脉、腹部主动脉、外周血管、腹腔和胸腔手术患者，容易发生围手术期急性血压升高。在进行心脏、大血管（颈动脉内膜剥脱术、主动脉手术）、肾脏移植或头颈部手术，以及处理大面积创伤或烧伤时，容易诱发手术时急性血压升高。一旦发生应积极寻找并处理手术中血压骤升的各种可能原因，如疼痛、血容量过多、低氧血症、高碳酸血症和体温过低等。

围手术期高血压的降压治疗目的是保护靶器官功能。轻中度原发性高血压不伴代谢紊乱或心血管系统异常时，不需要延期手术；3 级高血压（≥180/110 mmHg）应权衡延期手术的利弊。如在围手术期出现高血压急症，通常需要静脉给予降压药物，即刻目标是在 30～60 min 使舒张压降至 110 mmHg 左右，或降低 10%～15%，但不超过 25%。主动脉夹层患者，降压速度应更快，在 24～48 h 将血压逐渐降至基线水平。应选用起效迅速，作用持续时间短的药物，如拉贝洛尔、艾司洛尔、尼卡地平、硝酸甘油、硝普钠或非诺多泮。治疗过程中，须严密监测患者对治疗的反应，及时调整降压药物的剂量。

十八、继发性高血压

继发性高血压是指由某些确定的疾病或病因引起的血压升高，约占所有高血压的5%。继发性高血压尽管所占比例并不高，但绝对人数仍相当多，而且不少继发性高血压，如原发性醛固酮增多症、嗜铬细胞瘤、肾血管性高血压、肾素分泌瘤等，可通过手术得到根治或改善。因此，及早明确诊断能明显提高治愈率或阻止病情进展。

临床上遇到以下情况时，要进行全面详尽的筛选检查：① 中、重度血压升高的年轻患者。② 症状、体征或实验室检查有怀疑线索，如肢体脉搏搏动不对称性减弱或缺失，腹部听到粗糙的血管杂音，近期明显怕热、多汗、消瘦，血尿或明显蛋白尿等。③ 降压药联合治疗效果很差，或者治疗过程中血压曾经控制良好但近期又明显升高。④ 急进性和恶性高血压患者。继发性高血压的主要疾病和病因见表12-1-5。

表12-1-5 继发性高血压的主要疾病和病因

肾脏疾病	心血管病变
肾小球肾炎	主动脉瓣闭锁不全
慢性肾盂肾炎	完全性房室传导阻滞
先天性肾脏病变（多囊肾）	主动脉缩窄
继发性肾脏病变（结缔组织病、糖尿病肾病、肾淀粉样变等）	多发性大动脉炎
肾动脉狭窄	颅脑病变
肾肿瘤	脑肿瘤
内分泌疾病	脑外伤
皮质醇增多症（库欣综合征）	脑干感染
嗜铬细胞瘤	其他
原发性醛固酮增多症	妊娠期高血压疾病
肾上腺性变态综合征	红细胞增多症
甲状腺功能亢进症	药物（糖皮质激素、拟交感神经药、甘草）
甲状腺功能减退症	
甲状旁腺功能亢进症	
垂体前叶功能亢进症	
绝经期综合征	

（一）肾实质性高血压

肾实质性高血压包括急慢性肾小球肾炎、糖尿病性肾病、慢性肾盂肾炎、多囊肾和肾移植后等多种肾脏病变引起的高血压，是最常见的继发性高血压。所有肾脏疾病在终末期肾病阶段80%～90%或以上有高血压。肾实质性高血压的发生主要是由于肾单位大量丢失，导致水钠潴留和细胞外容量增加，以及肾脏RASS激活与排钠激素减少。高血压又进一步升高肾小球内囊压力，形成恶性循环，加重肾脏病变。

临床上有时难以将肾实质性高血压与原发性高血压伴肾脏损害区别开来。一般而言，除了恶性高血压，原发性高血压很少出现明显蛋白尿，血尿罕见，肾功能减退首先从肾小管浓缩功能开始，肾小球滤过功能仍可长期保持正常或增强，直到最后阶段才有肾小球滤过降低，血肌酐上升；肾实质性高血压往往在发现血压升高时已经有蛋白尿、血尿和贫血，肾小球滤过功能减退，肌酐清除率下降。如果条件允许，肾穿刺组织学检查有助于确立诊断。

肾实质性高血压患者必须严格限制钠盐摄入，每日<3 g；使用降压药物联合治疗，通常需要3种或3种以上，尿蛋白>300 mg/d的患者，血压水平应尽可能控制在130/80 mmHg以下；联合治疗方案中应包括ACEI（或ARB），有利于减少尿蛋白，延缓肾功能恶化。

（二）肾血管性高血压

肾血管性高血压是单侧或双侧肾动脉主干或分支狭窄引起的高血压。常见病因有多发性大动脉炎、纤维肌性发育不良和动脉粥样硬化，前两者主要见于青少年，后者见于老年人。肾血管性高血压的发生是由于肾血管狭窄，导致肾脏缺血，激活RASS。早期解除狭窄，可使血压恢复正常；后期解除狭窄，因为已经有高血压维持机制参与或肾功能减退，血压也不能恢复正常。

凡进展迅速或突然加重的高血压，均应怀疑本症。本症大多有舒张压中度、重度升高，体检时在上腹部或背部肋脊角处可闻及血管杂音。大剂量快速静脉肾盂造影、多普勒超声、放射性核素肾图有助于诊断，肾动脉造影可明确诊断和狭窄部位。分侧肾静脉肾素活性测定可预测手术治疗效果。

治疗方法可根据病情和条件选择经皮肾动脉成形支架术、手术和药物治疗。治疗的目的不仅为了降低血压，还在于保护肾功能。经皮肾动脉成形支架术较简便，对单侧非开口处局限性狭窄效果较好。手术治疗包括血运重建术、肾移植术和肾切除术，适用于不宜经皮肾动脉成形支架术的患者。不适宜进行上述治疗的患者，可采用降压药物联合治疗。需要注意，双侧肾动脉狭窄、肾功能已受损或非狭窄侧肾功能较差患者禁忌使用ACEI（或ARB），因为这类药物解除了缺血肾脏出球小动脉的收缩作用，使肾小球内囊压力下降，肾功能恶化。

（三）原发性醛固酮增多症

本症是由肾上腺皮质增生或肿瘤分泌过多醛固酮所致。临床上以长期高血压伴低钾血症为特征，少数患者血钾正常，可有肌无力、周期性瘫痪、烦渴、多尿等症状。血压大多为轻度、中度升高，约1/3的患者表现为顽固性高血压。实验室检查有低钾血症、高钠血症、代谢性碱中毒、血浆肾素活性降低、尿醛固酮增多。血浆醛固酮/血浆肾素活性值增大有较高的诊断敏感性和特异性。超声、放射性核素、CT可确定病变性质和部位。

如果本症是肾上腺皮质腺瘤或癌肿所致，手术切除是最好的治疗方法；如果是肾上腺皮质增生所致，也可行肾上腺大部切除术，但效果相对较差，一般仍须使用降压药物治疗，选择醛固酮拮抗剂螺内酯和长效钙通道阻滞剂。

（四）嗜铬细胞瘤

嗜铬细胞瘤起源于肾上腺髓质、交感神经节和体内其他部位嗜铬组织，肿瘤间歇或持续释放过多的肾上腺素、去甲肾上腺素与多巴胺。临床表现变化多端，典型的发作表现为阵发性血压升高伴心动过速、头痛、出汗、面色苍白。在发作期间可测定血或尿儿茶酚胺或其代谢产物3-甲氧基-4-羟基苦杏仁酸（VMA），如有显著增高，提示嗜铬细胞瘤。超声、放射性核素CT或磁共振可行定位诊断。

嗜铬细胞瘤大多为良性，约10%的嗜铬细胞瘤为恶性，手术切除效果好。手术前或恶性病变已有多处转移而无法手术者，选择α受体和β受体阻滞剂联合降压治疗。

（五）皮质醇增多症

皮质醇增多症又称库欣综合征，主要是由于促肾上腺皮质激素（ACTH）分泌过多导致肾上腺皮质增生或肾上腺皮质腺瘤，引起糖皮质激素过多所致。80%的患者有高血压，同时有向心性肥胖、满月脸、水牛背、皮肤紫纹、毛发增多、血糖增高等表现。24 h尿中17-羟和17-酮类固醇增多，地塞米松抑制试验和肾上腺皮质激素兴奋试验有助于诊断。颅内蝶鞍X线检查、肾上腺CT、同位素肾上腺扫描可确定病变部位。治疗主要采用手术、放射和药物方法根治病变本身，降压治疗可采用利尿剂或与其他药物联合。

（六）主动脉缩窄

主动脉缩窄多数为先天性，少数是多发性大动脉炎所致。临床表现为上臂血压增高，而下肢血压不高或降低。在肩胛间区、胸骨旁、腋部有侧支循环的动脉搏动和杂音，腹部听诊有血管杂音。胸部X线检查可见肋骨受侧支动脉侵蚀引起的切迹。主动脉造影可确定诊断。治疗主要采用血管手术方法。

（七）阻塞性睡眠呼吸暂停

阻塞性睡眠呼吸暂停（OSA）是指睡眠期间反复发作性呼吸暂停。OSA常伴有重度打鼾，其病因主要是上呼吸道咽帆部肌肉收缩或狭窄、腺样和扁桃体组织增生、舌根部脂肪浸润后垂及下腭畸形。60%～80%的OSA患者有高血压，血压水平与OSA病程有关。多导睡眠监测是诊断OSA的金标准。伴有鼻、咽、腭、颌解剖异常的患者，可考虑采用相应的外科手术治疗；中度、重度OSA往往需要使用呼吸道正压通气辅助装置（CPAP）。

第二章　低　血　压

低血压的标准尚无统一规定，一般认为成人收缩压<90 mmHg(12.0 kPa)和舒张压>50 mmHg(6.6 kPa)，称为低血压。低血压根据不同病因可分为功能性和器质性。

血压处在不断的波动中，机体通过自身调节机制将血压控制在一定的波动范围内。当某种原因引起血压下降时，刺激颈动脉窦和主动脉弓压力感受器，中枢神经系统交感冲动发放增加，从而使血管收缩，心率增快，血压上升。这种自身调节机制任何一个环节受到损害，都可能发生低血压，如特发性低血压，就是因为交感神经病变阻断了整个压力感受器反射弧。

临床上根据可能的病因和临床表现可将低血压分为以下几种类型：① 普通型低血压，某些无器质性疾病患者，多次测量血压均符合低血压标准，常见于瘦长体形或体质较弱的女性。这些患者通常无自觉症状，偶有头晕、乏力。患者的预后良好，不需要特殊处理。② 直立性低血压，当站立时，由于静脉回心血流量减少，心排血量下降，血压降低，出现头晕、虚弱、面色苍白、出冷汗。平卧后症状能迅速缓解或消失。这种情况多见于女性，常发生在饥饿、疲劳或炎热环境时，也可见于利尿剂、交感抑制剂使用时。③ 特发性低血压，病因不明。患者平卧位时血压正常，但站立位时血压立刻下降，收缩压和舒张压下降达30 mmHg(4.0 kPa)和20 mmHg(2.6 kPa)以上，而心率无改变。由于站立时血压下降迅速，可引起晕厥，患者往往难以正常生活和工作。患者常伴随有性欲减退、无汗和皮肤干燥。虽然无汗，但是仍有唾液分泌与眼泪，不同于干燥综合征。部分患者有神经系统异常表现，如肌肉强直、震颤、步态不稳等。④ 继发性低血压，凡影响交感神经系统的病变或疾病，均可引起低血压，主要见于脊髓结核、糖尿病性神经病变、脑部肿瘤、卟啉病、肾上腺皮质功能减退、心肌淀粉样变等。⑤ Muirhead综合征，肾髓质的间质细胞能分泌一种中性脂质，称为肾髓质素（medullipin），经肝脏转化为具有利尿排钠、扩血管作用的活性物质。如果患者的肾髓质合成并分泌大量肾髓质素，产生高肾髓质素血症，就表现为持久性低血压。

诊断取决于多次测量的平卧位和直立位血压水平是否符合低血压标准，以及是否有器质性疾病。

低血压的治疗取决于低血压的类型。功能性低血压一般不需特殊治疗，平时注意营养，适当体育运动，增强体质，当发生直立性低血压症状时，应采取平卧位。特发性低血压患者可选用肾上腺皮质激素治疗，下肢试用绷带或弹性长袜。继发性低血压应积极治疗原发疾病。

参考文献

1. 中国高血压防治指南修订委员会. 中国高血压防治指南2010年修订版[M]. 北京：人民卫生出版社，2012.
2. Blood Pressure Lowering Treatment Trialists' Collaboration. Effects of different blood-pressure-lowering regimes on major cardiovascular events in individuals with and without diabetes mellitus: results of prospectively designed overviews of randomized trial[J]. Arch Intern Med, 2005, 165: 1410-1419.
3. Blood Pressure Lowering Treatment Trialists' Collaboration. Effects of different blood-pressure-lowering regimes on major cardiovascular events: views of results of prospectively-designed overviews of randomized trial[J]. Lancet, 2003, 362: 1527-1535.
4. Chobanian A V, Bakris G L, Black H R, et al. The seventh report of the Joint National Committee on prevention, detection, evaluation, and treatment of high blood pressure: the JNC-7 report[J]. JAMA, 2003, 289: 2560-2572.
5. Cohn J N. Arterial compliance to stratify cardiovascular risk: more precision in therapeutic decision making[J]. Am J Hypertens, 2001, 14: 258S-263S.
6. Kaplan N M. Kaplan's Clinical Hypertension[M]. 10th ed. Philadelphia: Lippincott Williams & Wilkins, 2010.
7. Lewington S, Clarke R, Qizilbash N, et al. Age-specific relevance

of usual blood pressure to vascular mortality: a meta-analysis of individual data from one million adults in 61 prospective studies[J]. Lancet，2002，360：1903-1913.

8. Mancia G，De Backer G，Dominiczak A，et al. 2007 Guidelines for the management of arterial hypertension: the task force for the management of arterial hypertension of the European Society of Hypertension(ESH) and of the European Society of Cardiology (ESC)[J]. J Hypertens，2007，25：1105-1187.

9. Mancia G，Laurent S，Agabiti-Rosei E，et al. Reappraisal of European guidelines on hypertension management: a European Society of Hypertension Task Force document[J]. J Hypertens，2009，27：2121-2158.

10. O'Brien E，Asmar R，Beilin L，et al. European Society of Hypertension recommendations for conventional，ambulatory and home blood pressure measurement[J]. J Hypertens，2003，21：821-848.

第十三篇

心脏瓣膜病

黄国倩　姜　楞

第一章　概　述

心脏瓣膜病(valvular heart disease, VHD)是指由于各种获得性病变(如风湿性疾病、退行性疾病、感染等)或先天性发育畸形引起心脏瓣膜(瓣叶、腱索及乳头肌)和(或)周围组织发生解剖结构或功能上的异常,导致单个或多个瓣膜狭窄和(或)关闭不全,可引起心脏血流动力学变化,出现一系列的临床综合征。VHD通常进展缓慢,症状隐匿,但可导致猝死或非预期的死亡,是引起心力衰竭(heart failure, HF)及心源性死亡最重要的病因之一。

在我国风湿性心脏瓣膜病虽有所减少,但仍为常见。随着人口老龄化,老年性退行性瓣膜病,特别是钙化性主动脉瓣狭窄(aortic stenosis, AS)在逐年增多。非风湿性二尖瓣病变,尤其是缺血性二尖瓣反流也随着冠心病(coronary artery disease, CAD)发病率的增高而增加。再次心脏瓣膜手术患者数量的增加,也成为现代VHD的一大变化。

许多全身性疾病可累及心脏瓣膜(表13-1-1)。这些心脏瓣膜病变可以是特异性的(如系统性红斑狼疮或抗磷脂抗体综合征中的Libman-Sacks赘生物、类风湿关节炎中的肉芽肿),也可为非特异性的(仅有瓣叶增厚或瓣膜关闭不全);有时可同时合并主动脉根部(aortic root, AoR)受累(如马方综合征、系统性硬化、Ehlers-Danlos综合征、血管炎、血清阴性的脊柱关节病)。一些药物可导致VHD,尽管有些已撤出市场或已停用多年,但仍有因VHD严重进展而需要手术治疗的病例报道。放疗引起的VHD随着恶性肿瘤存活率的增高而增加;其病程进展缓慢,可在放疗后数年甚至数十年后发病,因此需要终身随访。了解患者的临床资料有助于鉴别诊断;偶尔,检测到亚临床的心脏瓣膜受累可为首发征象,而使临床未察觉的全身性疾病得到诊断。

表13-1-1　累及心脏瓣膜的全身性疾病

分　类	疾　病	主要特征
结缔组织病	SLE和抗磷脂综合征	Libman-Sacks赘生物;MR
	马方综合征	主动脉瘤;AR,MVP
	类风湿关节炎	瓣膜肉芽肿
	系统性硬化	瓣叶增厚及漏

续　表

分　类	疾　病	主要特征
结缔组织病	强直性脊柱炎	单纯的AR
	Ehlers-Danlos综合征等罕见的遗传性结缔组织疾病	AoR扩张;AR及MR
血管炎	抗中性粒细胞胞浆抗体疾病(Wegener肉芽肿、显微镜下的多发血管炎、Churg-Strauss综合征)	单个或多瓣膜受累伴有心内膜肿块;AR和(或)MR
	白塞病	累及根部的主动脉炎,伴主动脉瓣叶变形及AR;MVD罕见
	结节性多动脉炎	MR,TR
	大动脉炎	AoR扩张,AR
肿瘤	心脏类癌综合征	TV和(或)PV的增厚/挛缩或固定;导致TR/TS、PS/PR;当存在右向左分流或原发性支气管类癌病变时可累及左侧瓣膜
	癌症合并的Marantic心内膜炎	发生于既往无损伤的AV或MV或右心瓣膜上的无菌性血栓性心内膜炎
浸润性心肌病	淀粉样变性	MV/乳头肌淀粉样变性;MR和狭窄性病变
	结节病	乳头肌浸润或功能不全;MR
	糖原贮积症	瓣膜斑片状增厚,MR常见,也可见MS及AS
	Fabry病	糖鞘磷脂浸润AV/MV,导致瓣叶增厚/僵硬,MR(SAM现象),AR
	心内膜心肌纤维化特发性高嗜伊红细胞综合征(Löffler心内膜心肌炎)	继发于炎症的MV和(或)TV瓣叶挛缩及功能不全;MR和TR

续 表

分 类	疾 病	主要特征
其他	慢性肾病，尤其是血液透析患者	由于甲状腺旁腺功能亢进症、高钙血症、尿毒症、内毒素以及高磷酸盐血症导致AV及二尖瓣环钙化加速；AR/AS、MR/MS
	甲状腺旁腺功能亢进症	高钙血症导致AV，MV/瓣环/瓣下结构钙化；AS及MS
	血脂异常	是退行性瓣膜病变的主要的危险因素
	药物诱导的VHD ● 芬氟拉明和右芬氟拉明（减肥药） ● 麦角衍生多巴胺受体激动剂，包括培高利特、卡麦角林（治疗帕金森病、下肢不宁综合征及高催乳素血症） ● 麦角生物碱类药物包括：麦角新碱、麦角胺（治疗偏头痛）	瓣膜损害类似于类癌综合征瓣膜病变，但几乎仅累及左侧瓣膜；MR、AR
	放疗诱导的VHD	大剂量放疗导致的瓣膜损害；MR、AR/AS、TR

注：AoR，主动脉根部；AS，主动脉瓣狭窄；AR，主动脉瓣反流；AV，主动脉瓣；MR，二尖瓣反流；MS，二尖瓣狭窄；MV，二尖瓣；MVD，多瓣膜病变；MVP，二尖瓣脱垂；PR，肺动脉瓣反流；PS，肺动脉瓣狭窄；PV，肺动脉瓣；SLE，系统性红斑狼疮；TR，三尖瓣反流；TS，三尖瓣狭窄；TV，三尖瓣；VHD，心脏瓣膜病。

VHD优化处理的前提是在症状出现前要早期诊断。心脏听诊是临床诊断VHD最有用的工具之一，可在床旁检测出VHD。据报道，听诊检测VHD的敏感性为70%，特异性为98%；但可随检查者的经验而变化。收缩期杂音中最常见的是良性的（无害的）血流杂音；是由于流经正常半月瓣或硬化的主动脉瓣的血流速度增加所致。这些生理性杂音需与异常的病理性杂音相鉴别。各种瓣膜损害所引起的杂音将在下文分别描述，亦可参阅“心脏听诊”一章。

超声心动图是临床检测杂音病因的标准检查方法，是诊断VHD首选的无创技术。任何拟诊有病理性杂音的患者都应进一步行心脏超声检查。对于确诊VHD的患者，超声还可进一步评价瓣膜病变的可能原因及病损的性质，定量病损的严重程度，评价瓣膜病变所致的血流动力学后果及心功能损害情况，随访病变进展，确定手术时机和手术风险等，对预后评价和临床决策具有重要意义。

经胸超声心动图（transthoracic echocardiography，TTE）可完成大部分的评估，但当经胸透声差或有特异的临床需求时，如进一步评价瓣膜和瓣下结构，了解反流机制和可修复性，检测瓣膜赘生物、瓣膜穿孔、瓣周脓肿和腱索断裂等病变，评价人工瓣功能及瓣周漏，检测左心房血栓等，则有赖于经食管超声心动图（transesophageal echocardiography，TEE）。目前，TEE已成为瓣膜介入和外科术中不可或缺的监护和评价工具。

近年来实时三维超声心动图（real-time three-dimensional echocardiography，RT-3DE）的发展为评价VHD提供了新的手段。RT-3DE可以更直观地显示心脏瓣膜，容积显像可以改善对瓣膜尤其是二尖瓣解剖结构的评估；三维方法测量左心室（left ventricle，LV）/右心室（right ventricle，RV）的容积及射血分数（ejection fraction，EF）的精确性优于二维超声；RT-3D-TEE可为心脏外科医师或心脏介入医师提供更详尽的解剖和功能信息，因此成为二尖瓣手术及经导管主动脉瓣/二尖瓣介入手术患者术前及术中显像的首选技术。

心电图和胸片对VHD的评价缺乏诊断特异性，在病变早期大多正常。但可能有助于鉴别引起症状的其他病因，如胸片可识别导致呼吸困难的肺部病变。X线透视尚可检测血管和瓣膜的钙化以及机械瓣的活动等。

其他无创心脏显影技术，如CT血管造影术（CTA）和心脏磁共振在VHD临床诊断中的应用有限。对于低CAD风险的心脏瓣膜病患者，也可用CTA作为术前排除合并CAD的手段。

心导管检查通过记录压力波形来诊断及评估VHD，但其作为一种有创性血流动力学检测技术，不再常规用于诊断VHD。目前仅在极少数情况下（<5%），即当无创性超声检查不能确诊或其结果与临床有分歧时，用心导管检查来进一步诊断。

对于决定行手术治疗的心脏瓣膜病患者，冠状动脉造影明确冠状动脉病变是术前评价的重要方面，有助于确定是否需同时行冠状动脉再血管化治疗，适用于术前合并CAD病史、怀疑有心肌缺血病变、左心室收缩功能不全、40岁以上男性和绝经妇女、40岁以上未绝经女性且具有1个以上心血管病危险因素者。对于近期无手术指征的患者则无冠状动脉造影的必要，除非临床症状难以用心脏瓣膜病解释，高度怀疑由CAD所致。无CAD危险因素的年轻患者，或者冠状动脉造影的风险高于收益时，如急性主动脉夹层、冠状动脉开口前有大的主动脉赘生物或阻塞性人工瓣血栓形成导致血流动力学状态不稳定的患者则不必强行进行。

VHD的治疗包括内科治疗及外科手术。内科治疗主要是针对瓣膜病变所导致的HF和心律失常，用于有症状的患者术前改善症状和心功能，降低围手术期风险，以及治疗术后残存的心功能损害。内科治疗可能改善心功能和（或）心肌缺血而改善功能性MR。但对于有明确手术指征的VHD患者，内科治疗不能替代或延缓外科手术。VHD晚期因严重的心功能损害而无法手术或因合并症而禁忌手术的患者，内科治疗可作为姑息性治疗的手段，以改善患者的症状和提高生活质量；正性肌力药物或心室辅助装置可作为终末期VHD患者行心脏移植手术前的过渡治疗。

内科治疗还包括抗凝、预防风湿热、预防感染，以及控制血压、血脂和其他危险因素等。目前的指南提示预防性使用抗生素仅适用于既往有感染性心内膜炎病史、人工瓣植入或采用人工材料进行瓣膜修复这三类心脏瓣膜病患者，并仅用于接受高风险的口腔科操作（涉及牙龈或牙尖周部位或需穿透口腔黏膜）时。其他任何形式的天然瓣膜病变，以及非高风险的口腔、肠道、泌尿生殖系统、呼吸道和皮肤软组织的操作不再推荐预防性使用抗生素。但是，患者应该接受健康卫生教育，保持口腔卫生（如定期洗牙），以减少引起菌血症的可能性。由于钙化性AS和CAD有相似的危险因素，且其合并发生率较高，近期已着手研究积极控制CAD危险因素对于改善AS的预后价值。虽然使用他汀类等药物的研究未能显示其延缓钙化性AS进展或降低发病率及死亡率的效果；但其在疾病早期阶段（主动脉瓣硬化）的作用尚未被充分评估。β受体阻滞剂可延缓主动脉扩张，预防主动脉并发症，被常规用于马方综合征、合并主动脉扩张的二叶式主动脉瓣患者。

健康教育和定期随访是内科治疗心脏瓣膜病患者的另一项重点，对早期识别症状、及时手术干预具有重要意义。健康教育还应包括对生活方式（特别是体育运动）的指导。有意向参与特殊体育竞技活动的患者需进一步接受负荷超声心动图评估。合并中重度心脏瓣膜病变的育龄期妇女在计划妊娠前需进行风险评估，接受避孕或妊娠指导。

目前外科治疗仍以开胸瓣膜置换术为主，但近年来随着瓣膜修复理念的推广、微创瓣膜外科（胸腔镜技术、机器人技术）和经导管介入技术（如经皮主动脉瓣/肺动脉瓣植入术或二尖瓣钳夹术等）的不断发展，开拓了心脏瓣膜病治疗新的领域。手术应以改善预后、减少死亡和不可逆的心功能损害为目的，而非仅仅恢复心脏瓣膜解剖和功能正常。不论接受何种干预方式，心脏瓣膜病术后并非处于治愈状态，可残存心功能损害、手术的近期或远期并发症，特别是与人工瓣相关的出血-栓塞、感染、生物瓣膜老化、瓣周漏等，以及升主动脉（AAO）持续扩张等后续情况；因此，对于所有的心脏瓣膜术后患者均需定期随访，给予持续关注和必要的相应治疗。

第二章　二尖瓣狭窄

一、病因和病理

二尖瓣狭窄（mitral stenosis，MS）大多是由风湿性心脏病所致，60%的单纯MS患者有风湿热病史，而40%的风湿热患者最终发展为MS，女/男为2∶1。主要病理改变是瓣膜交界粘连、瓣叶增厚、瓣口变形和狭窄、腱索缩短融合，病程后期出现钙化，瓣叶活动受限。病变分为：① 隔膜型，瓣体无病变或病变较轻，弹性及活动尚可。② 漏斗型，瓣叶增厚和纤维化，腱索和乳头肌明显粘连和缩短，整个瓣膜变硬呈漏斗状，活动明显受限，常伴不同程度的关闭不全。瓣叶钙化进一步加重狭窄，甚至呈孔隙样，常并发左心房（left atrium，LA）血栓形成和体循环栓塞。

退行性二尖瓣病变的发生呈上升趋势，主要病变为瓣环钙化，多见于老年人，常合并高血压、动脉粥样硬化或AS。单纯瓣环钙化导致MR较为多见；当累及瓣叶[增厚和（或）钙化]时瓣叶活动受限可导致MS。其瓣叶增厚和（或）钙化以瓣叶基底部为甚，此不同于风湿性MS以瓣缘增厚钙化为主，且无交界粘连。先天性MS较少见，主要是瓣下狭窄。其他少见病因如结缔组织病（系统性红斑狼疮等）、浸润性疾病、心脏结节病、药物诱发VHD等，表现为瓣叶增厚和活动受限，极少有交界粘连。

二、病理生理

正常二尖瓣质地柔软，二尖瓣瓣口面积（mitral valve area，MVA）为4～6 cm^2。当MVA减小至1.5～2.0 cm^2时为轻度狭窄；1.0～1.5 cm^2时为中度狭窄；<1.0 cm^2时为重度狭窄。MS使得舒张期左心房血流充盈、左心室受限，致使左心房压力（left atrium pressure，LAP）增高，左心房室之间产生压差，以保持心排血量；但LAP增高可引起肺静脉压和肺毛细血管压升高，继而引起扩张和淤血。当MVA>1.5 cm^2时，患者静息状态下常无明显症状；但当二尖瓣血流增多或舒张期缩短时[如活动、应激、感染、妊娠、心房颤动（atrial fibrillation，AF）]，则可导致LAP、肺静脉压和肺毛细血管压升高，而出现呼吸困难、咳嗽、发绀，甚至发生急性肺水肿。随着MS加重，静息状态下的LAP和肺静脉压就已升高；心排血量也低，运动时不能相应增加。肺小动脉反应性收缩痉挛，继而内膜增生和中层肥厚，可导致肺动脉压上升和肺血管阻力升高。机体通过增加肺泡基膜厚度、淋巴引流和肺血管内皮渗透率等机制来代偿肺血管病变，维持较长时间的无症状或轻微症状期。但是长期肺高压可致右心室肥厚、扩张，最终发生右心室衰竭，此时肺动脉压和肺循环血流量可有所降低，肺淤血反而有所减轻。此外，LAP增高和左心房扩大，易致AF；快速AF使舒张期缩短，肺毛细血管压力上升，而加重肺淤血或诱发肺水肿。

三、临床表现

（一）症状

风湿性MS的病变呈渐进性发展。早期为一较长（20～40年）的缓慢发展期，临床症状隐匿；病程晚期进展迅速。一旦出现症状，10年左右可丧失活动能力。无症状的MS，10年生存率>80%；而一旦出现严重症状，10年生存率仅为0～15%；伴有重度肺高压的MS，平均生存时间不足3年。死亡原因中CHF占60%～70%，体循环栓塞占20%～30%，肺栓塞占10%，感染占1%～5%。临床症状主要由低心排血量、肺淤血和肺血管病变所致，包括：疲乏、进行性劳力性呼吸困难、夜间或劳力性咳嗽、痰中带血或血痰、胸痛等。严重时可出现咯血，发生急性肺水肿时咳粉红色泡沫样痰，常由于活动、情绪激动、呼吸道感染、妊娠或快速AF所诱发。巨大左心房可致声音嘶哑，甚至吞咽困难。右心室衰竭时可出现食欲减退、恶心、腹胀和下肢水肿等症状。AF和血栓栓塞是常见的并发症，在部分患者中可为起病症状。

（二）体征

严重狭窄者可出现二尖瓣面容，即两颧呈紫红色；口唇和四肢末梢可轻度发绀。早年发病的儿童患者，由于继发肺动脉和右心室增大，可有心前区隆起、胸骨左缘收缩期抬举样搏动、胸骨左缘第 3 肋间心浊音界向左扩大。

心脏听诊：典型发现为局限于心尖区的舒张中晚期低频调、递增型的隆隆样杂音，其在左侧卧位时明显，可伴有舒张期震颤。心尖区 S_1 常亢进，可闻及二尖瓣开瓣音(opening snap, OS)。OS 是紧跟在 S_2 后的额外音，高调而短促呈拍击样，位于胸骨左缘第 3～4 肋间或心尖区内侧，在呼气时尤为明显，是隔膜型狭窄的前叶开放时发生震动所致。亢进的 S_1 和 OS，提示瓣膜有一定的柔顺性和活动力，有助于诊断隔膜型 MS。随着 MS 的进展及 LAP 的升高，OS 发生提前，出现在继 S_2 或 A_2 后的更早期，因此 A_2 - OS 间期越短，MS 越严重。肺高压时，P_2 亢进、分裂；可闻及 Graham-Steel 杂音，即胸骨左缘第 2～4 肋间的高调、吹风样、递减性的舒张早中期杂音，沿胸骨左缘向三尖瓣区传导，吸气时增强。合并 TR 时，可在三尖瓣区闻及全收缩期吹风样杂音，吸气时增强；如右心室显著增大，此杂音可在心尖区闻及。

四、实验室检查

(一) X 线检查

典型的特征是左心房增大，在后前位片心影右缘呈双重影，在右前斜位吞钡检查可见扩张的左心房压迫食管。左心缘变直或肺动脉主干突出，主动脉弓较小，左心室一般不大。肺门影加深和肺静脉增宽；在中下肺野可见 Kerley B 线，提示 LAP 增高，常达 20 mmHg 以上。长期肺淤血后含铁血黄素沉积，双下肺野可见散在点状阴影。老年患者常呈现二尖瓣钙化。

(二) 心电图检查

P 波增宽且呈双峰形，提示左心房增大；合并肺高压时，显示右心室增大，电轴右偏；常有快速性房性心律失常，晚期出现心房扑动或 AF。

(三) 超声心动图检查

1. 超声心动图表现　风湿性 MS(图 13 - 2 - 1)二维超声

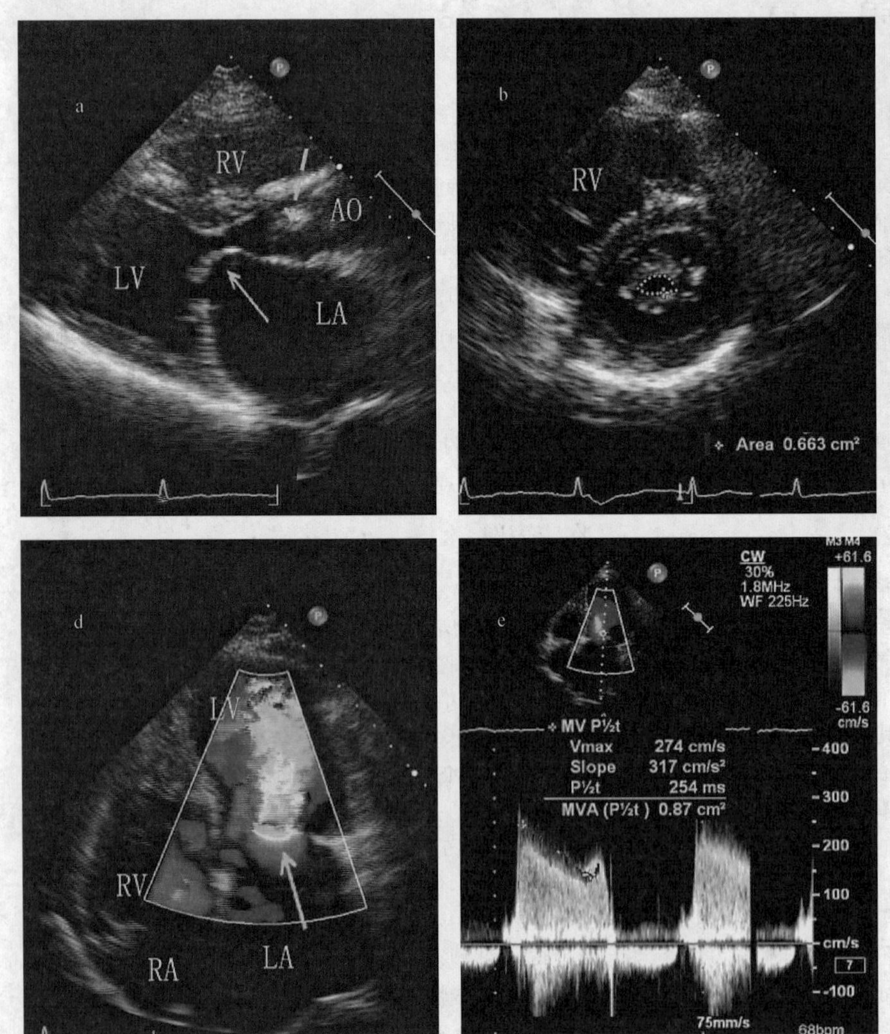

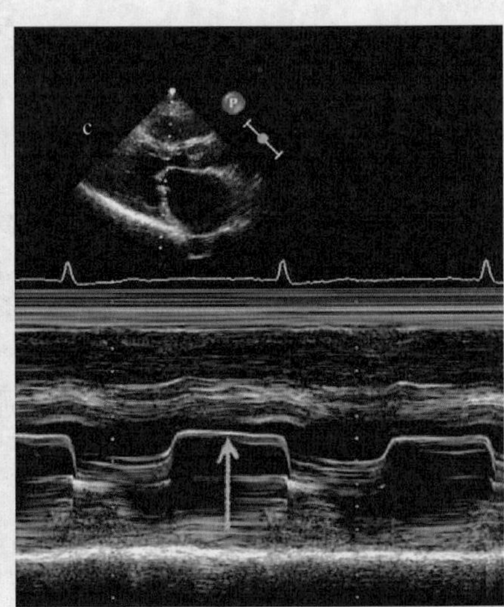

图 13 - 2 - 1　风湿性二尖瓣狭窄的超声心动图表现

a. 胸骨旁左心室长轴切面二维图像显示左心房增大，二尖瓣增厚，舒张期开放受限，前叶体部呈气球状膨出(实线箭头)；该患者同时合并主动脉瓣狭窄，可见主动脉瓣增厚(虚线箭头)　b. 二尖瓣短轴切面显示交界粘连，瓣口狭小，开放呈鱼口状，二维描记 MVA 为 0.7 cm²　c. 经瓣口的 M 型超声显示瓣叶开放呈典型的城墙垛样改变　d. 心尖四腔心切面 CDFI 显示舒张期跨二尖瓣的高速射流，左心房面可见血流汇聚现象(箭头所示)　e. CW 二尖瓣血流频谱显示跨瓣血流速度升高，根据 PHT 估测瓣口面积为 0.87 cm²

AO，主动脉；LA，左心房；LV，左心室；RA，右心房；RV，右心室示瓣膜增厚变形，回声增强，交界粘连，瓣膜开放受限，早期主要累及瓣缘及交界，瓣体弹性尚可，短轴瓣口呈鱼口状；长轴前叶开放呈圆顶状或气球样，后叶活动受限；晚期整个瓣叶明显纤维化、钙化，瓣膜活动消失，瓣膜呈漏斗状，腱索乳头肌也增粗粘连、融合挛缩。

彩色多普勒血流显像（color doppler flow imaging，CDFI）可见舒张期经二尖瓣口的细束的高速射流，在左心房侧出现血流汇聚，在左心室侧出现多色镶嵌的湍流。二尖瓣口脉搏波（pulse wave，PW）呈舒张期湍流频谱特征；连续多普勒（continous wave，CW）显示舒张期跨瓣峰值流速（V_{max}）升高，压力减半时间（pressure half-time，PHT）延长，跨二尖瓣峰值压差（peak pressure gradient，PPG）及平均压差（mean pressure gradient，MPG）升高。几乎所有患者，标准的二维超声和多普勒超声足以评估 MS；三维超声可提供直视二尖瓣瓣口的横截面观，在此基础上进行描记可更精确地测量 MVA。

其他间接征象包括：左心房增大，合并 AF 时更加明显；左心房内血流淤滞，自发显影呈云雾状或伴血栓形成。TEE 对检测左心房自发显影及血栓更敏感。左心室内径正常，或因充盈不足而偏小，收缩活动正常。由 TR 估测肺动脉收缩压（pulmonary arterial systolic pressure，PASP）可升高，严重时可伴右心房室和肺动脉扩张。

2. MS 的定量评估和分级（表 13-2-1）　常用的定量指标包括 MVA、MPG 及 PHT，二维超声直接描记 MVA 是首选指标；还应结合瓣膜的形态及活动度、左心房扩大程度、肺动脉压等指标综合判断。

表 13-2-1　二尖瓣狭窄严重程度分级

	轻	中	重
MPG（mmHg）	＜5	5～10	＞10
PASP（mmHg）	＜30	30～50	＞50
MVA（cm^2）	＞1.5	1.0～1.5	＜1.0

3. 二尖瓣解剖结构评价　TEE 评价二尖瓣及瓣下解剖结构是经皮球囊二尖瓣交界分离术（percutaneous ballon mitral commissurotomy，PBMC）前必需的检查。以交界粘连为主的狭窄、瓣叶柔软、弹性好、活动度大、无明显钙化、瓣下结构无明显受累效果较好。

五、诊断和鉴别诊断

典型的心脏杂音及超声心动图表现可明确诊断。超声有助于与各种原因（如左心室扩大、二尖瓣口流量增大或二尖瓣受主动脉瓣反流冲击）导致的功能性 MS、LA 黏液瘤、三尖瓣狭窄及原发性肺高压鉴别。

六、并发症

（一）心律失常

房性心律失常最多见，晚期多合并永久性 AF。AF 可降低心排血量，诱发或加重心力衰竭，并改变杂音的强度。

（二）充血性心力衰竭和急性肺水肿

见于 50%～75%的患者，为本病的主要死亡原因。急性肺水肿是重度 MS 的急重并发症，多见于剧烈体力活动、情绪激动、感染、突发心动过速或快速 AF、妊娠和分娩时。

（三）栓塞

以脑栓塞最常见，亦见于外周，80%有 AF。栓子多来自左心耳。右心房来源的栓子可造成肺栓塞。

（四）肺部感染

肺静脉压增高及肺淤血易导致肺部感染，并可诱发心力衰竭。

（五）感染性心内膜炎

本症较少见。

七、治疗

（一）随访

稳定的无症状的重度 MS 应每年接受临床随访和心脏超声检查评价肺动脉压力；中度 MS 可每 1～2 年随访；轻度 MS 可每 3～5 年随访。稳定者可根据病情延长随访间期；但临床情况有改变时应及时复诊，一旦出现症状应及早介入/手术干预。

（二）药物治疗

由于 MS 是机械性异常，内科治疗被视为介入/手术治疗的辅助治疗。药物治疗的目的仅用于手术前稳定血流动力学状态，或术后处理间断性的失代偿或持续的症状。限盐利尿和 β 受体阻滞剂有助于改善症状。

MS 并发 AF，血流动力学状态可迅速恶化，因此务必立即控制心室率。可选用无内源性拟交感活性的 β 受体阻滞剂、钙通道阻滞剂维拉帕米或地尔硫䓬，也可选用地高辛（较少推荐）。窦性心律的 MS 患者慎用洋地黄制剂，因为洋地黄糖苷并不改善血流动力学状态，对窦性心律的 MS 患者并无益处。在狭窄未解除前 AF 复律的效果较差；即使成功，复发的概率极高。

MS 患者合并阵发性、持续性或永久性 AF，有左心房血栓或既往有血栓史的患者需口服华法林抗凝（目标 INR 为 2.5，范围为 2.0～3.0）。对于左心房自发显影阳性或明显扩大（＞50 mm）者是否用常规抗凝治疗目前尚有争议。口服华法林剂量已达到 INR 治疗区间的 MS 患者如仍发生栓塞事件或仍存在左心房血栓，推荐再合用低剂量的阿司匹林（50～100 mg/d）。另一个替代方案为调整口服华法林剂量至更高的目标 INR（目标 INR 为 3.0，范围为 2.5～3.5）。新的口服抗凝药，如达比加群，已被批准用于非瓣膜性 AF 以预防体循环栓塞；但由于其临床试验剔除了严重的二尖瓣病变患者，因此 MS 患者仍推荐使用华法林。

已有证据显示，即使临床没有急性风湿热的征象，反复发作的风湿性心肌炎也会加速 MS 的自然病程；因此现行的指南推荐，风湿性 MS 患者需接受抗生素预防 β-溶血性链球菌感染以防止风湿热的复发。基于 2007 年的 AHA 指南，MS 患者不再需要预防性使用抗生素预防感染性心内膜炎。

（三）介入和手术治疗

1. 指征　决定介入或手术干预 MS 的时机非常重要，既要避免不必要的过早干预所导致的风险，又要避免不可逆的肺高压和右心衰竭的风险。中重度的 MS（即 MVA＜1 cm^2/m^2 或正常体形成人＜1.5 cm^2）出现症状是需要干预的指征。对于无症状患者干预治疗的指征为中重度 MS 合并肺高压（PASP 在静息状态下>50 mmHg或运动时>60 mmHg)，或合并新发或阵发性AF。

2. 治疗方法及选择 包括外科手术及PBMC。目前，PBMC是MS首选的治疗，而外科手术仅限于需要手术但又不适合经皮介入的患者。

(1) PBMC：当瓣膜解剖合适时，PBMC能使MVA扩大至2.0 cm^2以上，可有效改善临床症状，具有安全、有效、创伤小、康复快等优点(参见第九篇第三章)。

(2) 外科手术：先天性MS因其解剖结构更加复杂，PBMV作用有限且存在潜在的风险，因而更倾向于外科手术。对于风湿性MS，外科手术推荐用于不能或不适合PBMV的患者，如左心房血栓长期存在、合并中重度MR、严重瓣膜或交界钙化、合并严重的主动脉瓣或三尖瓣病变或合并CAD需要行旁路移植术(CABG)。手术方式包括闭式交界分离术、直视下交界分离术和二尖瓣置换术。

许多外科医师在进行二尖瓣手术的同时切除或结扎左心耳以去除栓子的来源，目前的指南推荐该手术，但仅有少量的资料证实其可降低脑卒中的风险。

合并慢性AF者，可在MV手术的同时进行射频消融手术。

第三章 二尖瓣关闭不全

一、病因和病理

二尖瓣装置包括瓣叶、瓣环、腱索、乳头肌及其附着的左心室，任何部分的缺陷都可能导致二尖瓣关闭不全(mitral regurgitation, MR)。MR分为原发/器质性MR(由二尖瓣结构异常所引起的)和继发/功能性MR(继发于左心室扩张和功能减退)。根据病程，可分为急性MR和慢性MR。

原发性慢性MR在我国以风湿性最多见，常合并MS，病理特点为瓣叶增厚，挛缩变形，交界粘连，以游离缘为显著；腱索缩短融合导致瓣叶尤其是后叶活动受限，当前叶体部增厚/钙化不严重时可呈假性脱垂。瓣膜退行性变(Barlow病/二尖瓣脱垂、弹性纤维变性、马方综合征、Ehler's-Danlos综合征)和老年性瓣环钙化是近年来MR较常见的病因之一；其他病因还包括感染性心内膜炎、心肌梗死(MI)后乳头肌断裂、先天性畸形(二尖瓣裂缺、降落伞型二尖瓣畸形等)、结缔组织病(如系统性红斑狼疮、类风湿关节炎、强直硬化性脊椎炎)、心内膜弹力纤维增生症、药物性等。

继发性MR(即功能性MR)的病因包括任何可引起左心室明显扩大的病变，如缺血性心肌病和非缺血性心肌病。过去MI后的缺血性MR被认为是由于乳头肌功能不全所致；然而，经过几十年来的动物实验和临床研究(特别是随着现代超声技术的发展)，这一概念已产生了历史性的变革。现已明确，缺血性MR是以瓣膜功能异常为表现形式的心室病变，它继发于乳头肌附着处的左心室局部功能不全，或左心室整体功能不全，特别是左心室重构后导致的球形变。其机制包括二尖瓣瓣环的扩张变形、乳头肌向外向心尖方向移位、瓣叶受牵拉而关闭受限、左心室局部及整体功能的异常、左心室重构和变形、左心室运动不同步等。

急性MR多为器质性，见于感染性心内膜炎、穿透性或闭合性胸外伤、自发性腱索断裂、瓣膜穿孔、急性心肌梗死并发乳头肌坏死或断裂，以及人工瓣膜并发症等。AMI或急性心肌缺血也可并发功能性缺血性MR。

二、病理生理

左心室在收缩期将血液搏出进入主动脉(前向)，MR时部分血液反流到左心房(逆向)；反流的血液在舒张期再经二尖瓣充盈左心室，从而导致左心室舒张期容量过负荷。慢性MR早期可通过左心室扩大及离心性肥厚来代偿。根据Starling效应，前负荷的增加，即左心室舒张末期容量(left ventricular end-diastolic volume, LVEDV)的增大可导致心肌收缩力增强和心搏出量(stroke volume, SV)增加；LVEF高于正常(>65%)。左心房和左心室扩张早期可维持LAP，左心室充盈压无明显增高，而不出现肺淤血的临床症状；但在失代偿后，持续的容量过负荷最终导致心肌收缩力受损，前向SV降低，左心室收缩末期容量(left ventricular end-systolic volume, LVESV)增大，左心室充盈压和LAP升高，肺静脉和肺毛细血管压力升高，继而出现肺淤血。代偿期到失代偿期之间有一个过渡阶段，此时LVEDV和LVESV尚未严重扩张，LVEF虽有所降低但仍维持在50%~60%。在此阶段如能纠正MR，心肌功能大都可恢复；否则即使纠正了MR，心功能损害将不可逆转，影响预后。当左心室显著扩张，EF明显降低时，临床上出现肺淤血和体循环灌注低下等左心衰竭症状，晚期可出现肺高压和全心衰竭。

急性MR导致左心容量负荷急剧增加，左心室代偿不及，前向心排血量显著降低，可导致低血压甚至心源性休克；同时左心室舒张末压(left ventricular end-diastolic pressure, LVEDP)、LAP和肺静脉压力急剧上升，引起严重的肺淤血，甚至发生急性肺水肿。

三、临床表现

(一) 症状

慢性MR患者在代偿期通常无明显症状。重度MR代偿期向失代偿期的过渡阶段可出现活动耐力下降、劳力性呼吸困难或疲乏。识别过渡期对于MR的处理具有重要意义，仔细询问病史是关键。一旦失代偿(一般在6~10年)，临床患者可出现左心衰竭症状，重者出现端坐呼吸，常有房性心律失常（心房扑动或AF）。晚期可出现肝淤血肿大及触痛、水肿、胸腔积液或腹水等右心衰竭表现。咯血和栓塞并发症在MR患者中较少见。

急性MR患者常表现为急性左心衰竭，出现肺水肿及心源性休克。

（二）体征

慢性MR者心界向左下扩大，心尖区可触及局限性收缩期抬举样搏动，提示左心室肥大。心尖区可闻及全收缩期粗糙的吹风样杂音，吸气时减弱。杂音大都向左腋下或左肩胛下传导；也可向心底部传导，后者多见于后叶损害，可伴有收缩期震颤。心尖区 S_1 减弱或被杂音掩盖。功能性MR的杂音常不明显，即使重度反流杂音也很柔和，存在严重的左心室功能不全时甚至不能闻及。

由于SV降低，左心室射血期缩短，主动脉瓣关闭提前，可出现 S_2 分裂。严重MR可出现低频调的 S_3。由于舒张期通过二尖瓣口的流量增多可导致相对性MS，在心尖区可闻及低调而短促的舒张中期隆隆样杂音。如隆隆样杂音呈渐增型，或伴有OS，则提示合并MS。P_2 亢进提示肺高压。右心衰竭时，可见颈静脉怒张、肝大、下肢水肿。

四、实验室检查

（一）X线检查

可显示左心房增大和左心室增大，前者严重时可后移以致压迫食管。可见肺静脉充血、肺间质水肿和Kerley B线、二尖瓣叶和瓣环钙化。肺高压或右心衰竭时，右心室和右心房增大。

（二）心电图检查

可有左心室肥大和劳损；P波增宽且呈双峰形，提示左心房增大；肺高压时可显示左、右心室肥大。慢性MR常有房性心律失常（心房扑动或AF）。

（三）超声心动图检查

1. 超声心动图表现　二维超声可提供病因诊断，并对病变进行定位和分区。风湿性心脏病MR可见瓣膜增厚、挛缩变形、纤维钙化，交界粘连，以瓣缘为甚。瓣膜退行性变可见瓣膜增厚，冗长累赘，可伴腱索冗长纤细。收缩期受累的瓣叶（前叶或后叶）的瓣体（部分或全部）凸向左心房内，但瓣缘仍可对合，提示二尖瓣脱垂，最常见于黏液样变性（Barlow病）。瓣叶连枷是指病变瓣膜的游离缘不能对合，瓣缘及部分瓣叶在收缩期完全翻入左心房内（瓣尖指向左心房），多伴腱索断裂（图13－3－1）及重度MR。老年性病变可见瓣环纤维钙化（后瓣环多见）；严重时可累及瓣膜，导致瓣叶增厚，活动受限。其特点是根部受累较早且较显著。先天性MR可见瓣膜及瓣下结构的发育异常（如瓣膜短小、裂缺、腱索缺失、单组乳头肌、双孔二尖瓣等）。感染性心内膜炎可见赘生物、瓣膜穿孔、瓣膜瘤或脓肿。功能性MR，瓣膜并无器质性病变，但由于左心室和瓣环的扩张，左心室整体或局部的收缩减弱，瓣膜受牵拉，闭合时呈穹隆状，前叶受次级腱索牵拉时出现“海鸥征”。心脏超声，尤其是RT－3DE，可定量左心室的重构和功能，包括局部室壁运动异常、左心室球形指数、瓣环的大小及二尖瓣装置的几何学改变（诸如瓣下穹隆的面积和深度、关闭时前后叶与瓣环的夹角、乳头肌的间距及其与对侧瓣环间的距离等），为功能性MR的发生机制、临床诊断及治疗提供重要信息。

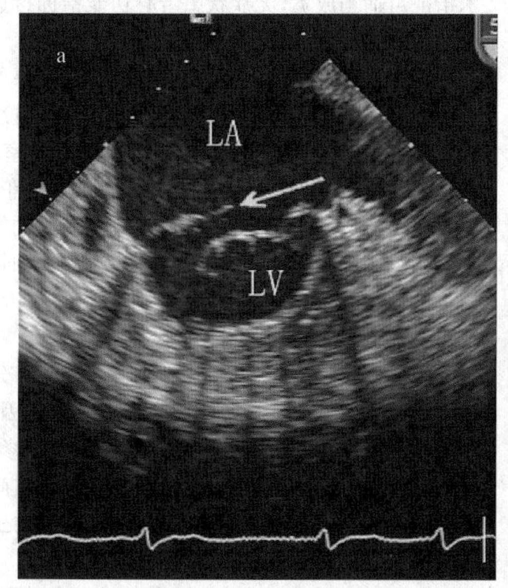

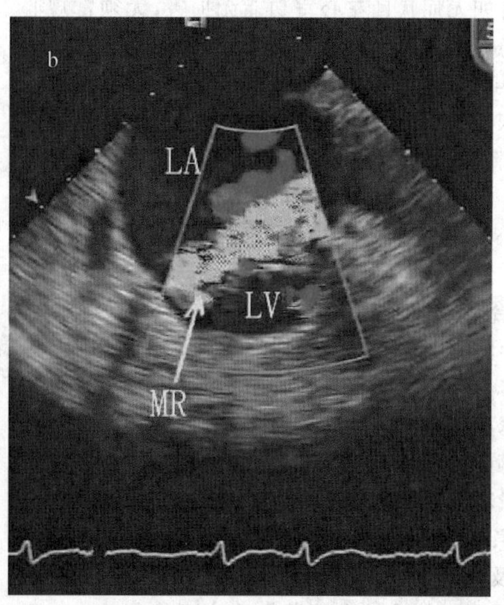

图13－3－1　二尖瓣腱索断裂的经食管超声心动图表现

a. 二维图像显示二尖瓣后叶活动呈连枷样，瓣尖见腱索断裂残端飘动（箭头所示）　b. CDFI显示偏心的粗大的反流束进入左心房

LA，左心房；LV，左心室；MR，二尖瓣反流

CDFI可见收缩期二尖瓣口出现多彩镶嵌的湍流进入左心房。反流可呈中心型或偏心型；前者多见于功能性MR，后者则在器质性MR中多见，其反流束可紧贴在左心房壁或房间隔，重者可在左心房内形成漩涡。反流束的长度、面积占左心房的比例可半定量评估反流程度，但会低估偏心性MR和急性MR程度。CW可检测到左心房内收缩期反流频谱，其顶端圆钝，内部充填，最大速度为4～6 m/s；反流速度降低提示存在严重的血流动力学损害。

三维 TEE 超声可以更好地评价二尖瓣的形态及功能，对于拟行手术的患者，该技术在二尖瓣术前及术中的评估中起着重要作用；但用于 MR 的常规随访尚无指征。

2. MR 的血流动力学影响　左心室扩张程度、左心室收缩功能、左心房扩大及肺动脉压等对预后和选择手术时机有重要参考价值。LVEF＜60％、LVESV＞40 mm 或 22～26 mm/m² 提示左心室心肌功能损害。左心房内径＞40 mm 或左心房容积＞40 ml/m² 提示存在 AF 风险。静息时 PASP＞50 mmHg 应考虑手术治疗。

五、诊断和鉴别诊断

诊断主要根据典型的心尖区收缩期吹风样杂音及超声心动图表现。心脏超声可使之与生理性杂音、室间隔缺损、TR 等杂音鉴别。

急性 MR 通常无左心室扩大、抬举样心尖搏动等异常体征，杂音不典型甚至无明显杂音，TTE 可能会低估 MR 程度；对于临床急性左心衰竭，TTE 显示左心室收缩呈高动力状态，怀疑急性 MR 时可进一步行 TEE 检查。

六、并发症

慢性 MR 并发症一般出现较晚。感染性心内膜炎较多见，左心房血栓和栓塞并发症较少见。急性 MR 可迅速发生急性左心衰竭甚至急性肺水肿，如不及时手术预后差。

七、治疗

(一) 随访

轻度 MR 者如无症状且左心室功能无损害，无须常规心脏超声随访。稳定的中度 MR 者可每年临床随访 1 次，每隔 1～2 年复查超声。重度 MR，如无症状且左心室功能无损害，应每 6 个月临床随访一次，每年复查心脏超声；若临床状况出现明显变化、有新发 AF、肺动脉压升高、超声与既往比较显著进展、心功能指标接近手术指征时需增加随访频率；重度 MR，如伴有左心室扩大或收缩功能下降，或出现症状时应尽早手术。

(二) 药物治疗

目前无特异性药物治疗，主要是对症治疗。慢性 MR 患者应避免过度的体力活动，限盐利尿，防治心力衰竭。风湿性 MR 患者应预防链球菌感染与风湿活动。目前已不推荐预防性使用抗生素防止感染性心内膜炎，除非存在人工修复材料或人工瓣置换术后的患者接受口腔或其他有创性操作。

慢性 MR 患者使用扩血管药物治疗的指征取决于左心室的功能状态及患者是否存在症状。无证据支持无症状的慢性原发性 MR 患者接受扩血管药物治疗可能获益。对于有症状的慢性 MR，研究证实短期使用扩血管药物（如硝普钠或肼苯哒嗪）可能获益，因其能降低左心室容量和 LVEDP，同时增加心排血指数（cardiac index，CI），其效果优于 ACEI 或硝酸酯，因为后两者不改变甚至会降低 CI。长期使用扩血管药物的效果并不满意。对于左心室功能降低的患者，联合使用洋地黄和利尿剂时，肼苯哒嗪、ACEI 或 ARB 可改善症状和血流动力学状态；但是，对于有症状的慢性 MR，外科手术能明确地改善预后，因此长期使用扩血管药物仅适用于不能手术的患者。扩血管药物获益最显著的是左心室扩张或功能不全导致的继发性（功能性）MR 患者。这类患者的治疗还应包括优化心力衰竭的药物治疗，某些合适的患者还可行心脏再同步化治疗。

对于风湿性 MR 或有体循环栓塞病史、左心房血栓或合并阵发性或慢性 AF 的非风湿性 MR 患者应接受华法林抗凝治疗（目标 INR 为 2.5，范围为 2.0～3.0）。左心房扩大（内径＞55 mm）是否需要抗凝治疗仍存在争议。

(三) 手术治疗

急性器质性 MR 通常需要急诊手术。术前可使用利尿剂、硝普钠或硝酸甘油、主动脉内球囊反搏（intra-aortic balloon counterpulsation，IABP）及正性肌力药物以稳定血流动力学状态。对于急性缺血性 MR，经皮血运重建术联合药物治疗可能会缓解 MR；而乳头肌断裂者则需行外科手术。

慢性器质性 MR 的手术指征：二尖瓣手术最理想的时机是由代偿期向失代偿期转化的过渡期。目前的手术指征包括：① 出现症状。② 无症状的重度 MR 合并左心室功能不全的证据，如左心室收缩末期内径（LV end-systolic dimension，LVESD）增大（45～55 mm；AHA 为 40 mm）、左心室收缩末期内径指数（LVESD indexed）增高（＞26 mm/m²；AHA 为 22 mm/m²）及 LVEF 处于正常低值或降低。③ 重度 MR 并发 AF 且 LVEF 处于临界值（55％～60％）或肺高压（静息时＞50 mmHg，运动时＞60 mmHg）。如行瓣膜修复的可能大，手术指征可适当放宽，无症状患者心功能指标接近临界值时即可早期手术，以避免出现不可逆的心功能损害。

手术方式包括二尖瓣修复术、保留或不保留瓣下结构的二尖瓣置换术。瓣膜修复术避免了人工瓣血栓栓塞-出血的并发症及感染的风险，能更好地维持瓣膜和左心室的功能，且围手术期死亡率较低、远期预后较好。在条件允许的情况下，二尖瓣修复是二尖瓣手术的首选术式，对术前心功能受损的患者尤其适用。当瓣膜无修复可能需行瓣膜置换术时，应尽可能保留瓣下的组织结构，以利于术后心脏功能的改善，除非瓣下结构严重受损（风湿性或感染性）。

二尖瓣手术时或术后出现严重的 TR 十分常见。研究显示术前严重的 TR 是术后死亡率升高的预测因子，术后晚期出现严重的 TR 同样也会升高死亡率。三尖瓣修复可以预防 TR 进展，改善心力衰竭症状，但对死亡率的影响尚不明确。目前推荐对合并重度 TR 患者，或 TR 合并严重的三尖瓣瓣环扩张或肺高压者同时行三尖瓣修复（瓣环成形术）。

经皮二尖瓣介入治疗 MR 的技术正在发展，包括经皮二尖瓣瓣环成形术、经皮二尖瓣修复术如经皮二尖瓣瓣叶边对边钳夹（MitraClip 术）、经皮左心室重构技术（经导管腱索截断或植入、瓣叶融合等）及经皮二尖瓣人工生物瓣膜植入术等。目前正在做临床前期的动物实验及临床的随机试验进一步评价其在 MR 治疗中的作用。

第四章　二尖瓣脱垂

一、病因和病理

二尖瓣脱垂(mitral valve prolapse，MVP)是一组复杂的疾病，文献报道中本疾病的概念存在明显的混淆。1963 年，Barlow 最早描述了收缩中期喀喇音及收缩晚期杂音合并 MR；此后许多相关的症状和临床综合征被报道，许多名字出现在文献中，包括：收缩期喀喇音杂音综合征、Barlow 病、二尖瓣松弛(floppy)病和黏液样变性二尖瓣病变(myxomatous MVD)等。

MVP 是 MR 的常见病因，也是 MR 手术的常见疾病之一。文献报道的普通人群中 MVP 的患病率变异很大，主要是由于诊断标准不同。以往报道的 MVP 的患病率高达 4%～10%，甚至接近 20%；这些早期报道目前被认为不够精确，因为当时超声诊断 MVP 的标准尚未充分成熟，也缺乏特异性。根据目前被认可的 MVP 的定义，Framingham 心脏研究报道整体患病率约为 2.4%，并呈女性多发趋势。

过去 MVP 的诊断需联合临床检查和超声标准，而现在则主要依靠超声。目前超声诊断 MVP 的定义为：二尖瓣瓣叶的任何部位在收缩期膨向左心房，在长轴切面上(即胸骨旁长轴切面或心尖三腔心切面，而非过去的"任意切面")瓣环 2 mm 及以上。收缩期瓣叶膨向左心房主要由于瓣叶、腱索、乳头肌延长或断裂所致。

从形态学上，MVP 分为"经典的"和"非经典的"。"经典的"MVP(即 Barlow 病)的特征为瓣膜增厚(≥5 mm)及弥漫性双瓣叶脱垂；而"非经典的"MVP，即弹性纤维缺陷(最早由 Carpentier 描述)，其特征为薄(<5 mm)的局灶性的脱垂，最常累及后叶中区(P2 区)。组织学上，MVP 特征性的黏液样变性可显示为瓣叶的海绵层增生，伴黏多糖堆积和大量水分。电镜下可见Ⅲ型胶原纤维显著增多和断裂的弹力纤维。黏液样变性的程度在 Barlow 病更加严重，而在弹性纤维缺陷中相对较轻。

MVP 可分为原发性(无其他疾病)或继发性(合并其他结缔组织异常或其他非黏液样变性的二尖瓣病变)。原发性 MVP 又可为散发或家族性。

散发的原发性 MVP——绝大多数的 MVP 为散发性，其特点为二尖瓣黏液样变性不伴其他的结缔组织疾病。散发的原发性 MVP 也可合并其他瓣膜病变(三尖瓣占 40%～50%或以上，主动脉瓣占 10%～20%)、胸骨畸形(如漏斗胸)、von Willebrand 综合征及乳腺发育不良(hypomastia)，提示 MVP 可能与间充质(mesenchymal) 发育不良有关。

家族性原发性 MVP——尽管绝大多数的原发性 MVP 为散发性，家族性的病例也被发现。最常见的遗传方式为不完全外显率的常染色体显性遗传。第一代亲属中的患病率相对较高，为 30%～50%。已识别染色体 16、11 和 13 这 3 个位点，但基础的基因缺陷尚不明了。伴 X 染色体隐性遗传类型与肌动蛋白 A 的基因突变有关，可导致一种较为罕见的多瓣膜黏液样变性。对于受累的男性，该疾病特征性的表现为二尖瓣黏液样变性，常合并主动脉瓣的退行性变。女性携带者也可表现为瓣膜退行性变，但通常较轻。对于有 MVP 家族史的患者需行超声检查。

继发性 MVP 见于结缔组织疾病，常见于马方综合征、MASS 表型、Ehlers-Danlos 综合征、成骨(又称骨化)不全及弹性假黄色瘤。继发性 MVP 也见于瓣膜无黏液样变性的情况。许多临床疾病可导致结构正常的瓣叶呈现"相对性"或"假性"脱垂，如感染性心内膜炎、CAD、心包疾病和胸部钝击伤等。15%的 Ebstein 畸形患者可出现 MVP，提示即使二尖瓣结构正常，左心室的变形也可导致二尖瓣功能失调和脱垂。

二、病理生理

正常情况下，心室收缩时室内压上升，乳头肌协同收缩，二尖瓣瓣叶在腱索的牵引下，相互对合，瓣口关闭，瓣叶不超过瓣环水平。原发性 MVP，其瓣叶累赘，在纤细冗长的腱索间形成皱褶，收缩期脱入左心房而导致反流，大多为慢性的轻度 MR。中重度 MR 多见于"经典的"MVP(Barlow 病)或并发腱索断裂形成连枷瓣，可引起显著的血流动力学改变(同其他原因的器质性 MR，参见前文)。

三、临床表现

MVP 的症状缺乏特异性。最关键的临床表现是听诊特征，促使进一步的超声评估。绝大多数 MVP 呈良性病程，预后无异于普通人群；少数 MR 患者可出现进行性加重，导致心功能不全或其他严重的并发症，包括感染性心内膜炎及心律失常。

(一) MVP 综合征

MVP 患者常有各种非特异症状，如非典型胸痛、心悸、呼吸困难、运动耐量降低、头晕、昏厥、焦虑、紧张、惊恐发作、麻木或针刺感、骨骼畸形、静息或运动时异常的心电图。上述症状和体征的任意组合再加上典型的听诊特征及超声发现即可定义为"MVP 综合征"。自主神经或神经内分泌功能异常可能是导致这些非特异症状的病因；但是，许多归结为 MVP 的症状可能仅是巧合。例如，惊恐或焦虑发作与 MVP 都是常见的疾病，具有相似的年龄和性别分布。

(二) 症状

除了上文中提到的各种非特异的症状，少部分 MVP 患者由于严重的瓣叶脱垂和(或)腱索断裂而最终可发展为重度 MR。但即使是慢性重度 MR，患者仍可持续数年没有症状；症状的出现通常隐匿，随时间逐渐发展或当 AF 发作时出现。重度 MR 最常见的症状为呼吸困难、心悸和疲乏。腱索断裂时可出现急性重度 MR，导致突发呼吸困难，以及迅速发展的肺水肿。少数情况下可以出现低血压甚至休克的其他征象。

(三) 体征

听诊是诊断 MVP 的首要步骤。典型的听诊特征为收缩期非喷射性喀喇音及 MR 杂音。

非喷射性喀喇音为收缩期腱索突然拉紧，瓣叶脱垂突然中止所致，可单发也可多发，在心尖区或偏内侧闻及。喀喇音的典型特征是活动性，意指那些影响左心室容量的措施可改变其出现的时间。凡降低左心室容量的生理或药物措施，如立位、屏气、心动过速或吸入亚硝酸异戊酯等，可使喀喇音提前；反之，凡增加左心室容量的生理或药物因素，如下蹲、心动过缓等，可使喀喇音后移。

MVP 的 MR 杂音的特点是收缩晚期吹风样杂音。其传导的方式随反流束的方向而不同：后叶脱垂产生向前的反流束可在整个心前区闻及；而前叶脱垂产生向后的反流束通常在心尖部听诊最清楚，并向腋下及后背传导。越严重的 MR，杂音可出现越早，持续时间越长。重度 MR 可伴全收缩期杂音而将喀喇音掩盖。

(四) 其他体检发现

MVP 患者可伴有骨骼畸形，包括胸廓前后径较小、脊柱侧凸、胸椎缺乏曲度及漏斗胸；但是，合并这些畸形的患者中出现 MVP 的频率却缺乏报道。MVP 患者与正常人相比，BMI 较低。

四、实验室检查

(一) X 线检查

类似于其他原因的器质性 MR，部分可见胸廓畸形。

(二) 心电图检查

正常或非特异性 ST－T 段改变，Q－T 间期可延长。患者可伴有房性或室性心律失常。

(三) 超声心动图检查(图 13－4－1)

二维/多普勒超声是诊断 MVP 的重要的影像学检查，表现为胸骨旁或心尖长轴切面上收缩期二尖瓣瓣叶超过瓣环平面上方≥2 mm。M 型超声已不再用于诊断 MVP。超声可以评估瓣膜脱垂部位、瓣膜增厚(≥5 mm)、瓣环和腱索的情况、MR 反流束的起源和朝向(间接提示脱垂部位)及定量反流程度。反流程度及其血流动力学后果的评价与其他器质性 MR 相同。但要注意，MVP 的反流束多呈偏心性，常规用 TTE 反流面积法或 PISA 法可能低估其反流程度。

拟行外科手术前必须了解二尖瓣的解剖细节。按照 Carpentier 的提议，后叶分为前外区(P1)、中区(P2)及后内区(P3)；前叶虽然没有明确的解剖分界，也被类似地分为相应节段 A1、A2 及 A3。术中 TEE，特别是实时三维 TEE，可以提供更精确的诊断，判断瓣膜修复的可能性。偶尔还可发现其他的合并病变，如其他瓣膜的脱垂和关闭不全、主动脉扩张、房间隔瘤或Ⅱ孔型房间隔缺损等。鉴于实时三维 TEE 有助于术前制订手术方案、术中及术后评估，现已常规用于外科手术前/术中对二尖瓣进行成像，也用于经皮 MV 介入手术。

五、诊断

诊断主要根据典型的心尖区收缩中晚期喀喇音和收缩晚期吹风样杂音，以及超声心动图表现。二维和(或)三维超声不仅可以了解有无 MVP，还可以全面评估二尖瓣的结构、评估 MR 及其血流动力学后果。对于临床疑似 MVP 或有 MVP 家族史的患者，确诊需行心脏超声检查。

六、并发症

合并严重 MR 者晚期可出现充血性心力衰竭(congestive heart failure, CHF)；腱索断裂可导致急性的重度 MR，出现急性左心衰竭和肺水肿。感染性心内膜炎多见于有明显瓣膜结构异常和关闭不全的患者，但整体发生率并不高。心律失常多为良性，以室性心律失常和阵发性室上性心动过速最多见；单纯 MVP 中猝死较为罕见，除了家族性 MVP 和左心室功能不

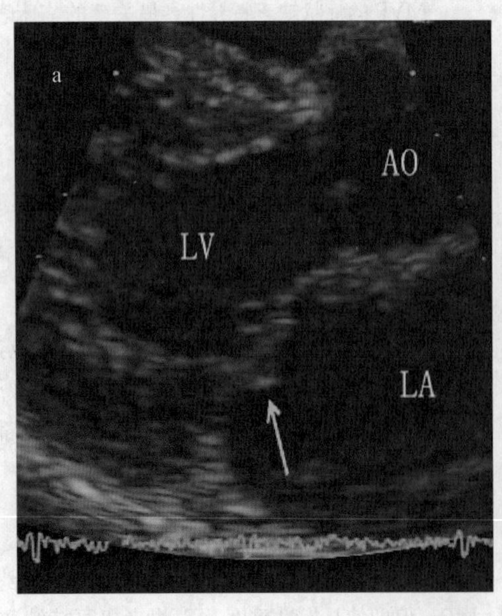

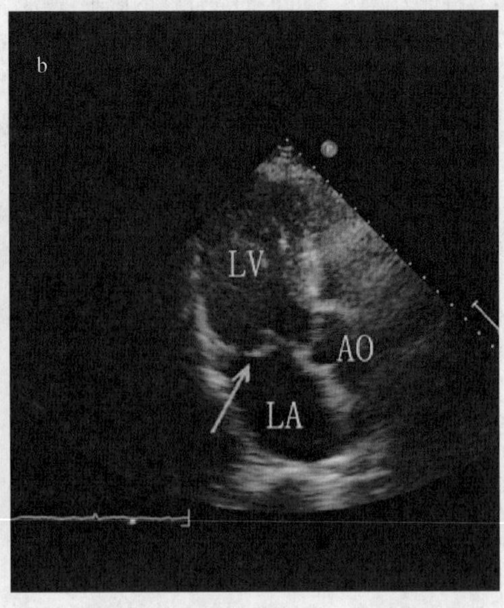

图 13－4－1 二尖瓣脱垂的经胸二维超声心动图表现

a. 胸骨旁左心室长轴切面(局部放大)显示前叶瓣尖脱垂(箭头所示) b. 心尖长轴切面显示后叶脱垂(箭头所示)

AO，主动脉；LA，左心房；LV，左心室

全外，猝死的危险因素类似于非 MVP 人群(复杂室性心律失常、Q-T 间期延长、AF 伴预激综合征、有黑矇及晕厥史、猝死家族史等)。目前尚无明确证据显示 MVP 与脑卒中之间存在因果关系，MVP 中脑卒中的发病率为 0.6%，血栓栓塞并发症的发病率为 1/(6 000 人·年)；出现脑栓塞者多合并室上性快速型心律失常或房间隔瘤。

七、治疗

MVP 并发 MR 的治疗原则、手术指征和手术方法的选择与其他器质性 MR 类同。合并轻中度 MR，无症状或症状轻微者不需治疗，可正常工作与生活，仅需定期随访。

有症状者可予以对症治疗。对于大多数患者，告知患者 MVP 综合征为良性病变，消除患者的恐惧和疑虑可以很大程度上降低症状的严重性。许多患者可通过改变生活方式而使疾病得到改善，包括体能训练、避免刺激(咖啡因)、戒酒、避免过度劳累、减少压力。有肾上腺功能亢进表现(心动过速、紧张、运动导致心率反应过度)的患者，β 受体阻滞剂可能有效。但 β 受体阻滞剂已不再被推荐常规用于治疗 MVP 患者的非典型胸痛，因为无证据证实其有效。硝酸酯类药物可因减少心脏前负荷而加重脱垂，故须慎用。

第五章　主动脉瓣狭窄

一、病因和病理

主动脉瓣狭窄(aortic stenosis, AS)最主要的三大病因为老年性主动脉瓣钙化、先天性主动脉瓣畸形和风湿性 AS。欧美国家以前两者为主，我国仍以风湿性多见。罕见的病因还包括：代谢性疾病(如 Fabry 病)、系统性红斑狼疮、Paget 病、尿黑酸尿。钙化性 AS 见于慢性肾病。

老年性钙化性 AS 是在三叶瓣基础上发生老年退行性钙化所致。随着人口老龄化，其发病率呈上升趋势。钙化性 AS 的病理生理包括三个过程：脂质沉积、炎症及钙化。发病机制可能与主动脉瓣应力和剪切力异常升高、湍流致血管内皮损伤、慢性炎症、肾素-血管紧张素-醛固酮系统(renin angiotensin aldosterone system, RAAS)激活、脂蛋白沉积、钙磷代谢紊乱、同型半胱氨酸水平、遗传等因素有关；与 CAD 有相似的危险因子，如老龄、男性、肥胖、高血压、高血脂、吸烟、糖尿病等。其病理表现为瓣体部的钙化，很少累及瓣叶交界。钙化程度是临床转归的预测因子之一。

先天性 AS 大多并发于二叶式主动脉瓣(bicuspid aortic valve, BAV)畸形。BAV 在普通人群中的发病率为 1%～2%，部分患者有家族史(染色体显性遗传)。儿童期可无明显狭窄，但长期异常的血流冲击逐渐引起瓣叶增厚钙化，最终导致瓣口狭窄。75%以上的 BAV 患者会出现进行性的纤维钙化性狭窄，最终需要手术；出现 AS 症状的高发期为 40～60 岁。BAV 还可合并 AR、主动脉扩张或主动脉瘤、主动脉缩窄，也见于 Turner 综合征，有并发主动脉夹层分离的风险。先天性单叶式主动脉瓣畸形并发 AS 常比 BAV 早。

风湿性 AS 几乎都合并二尖瓣病变及 AR；单纯风湿性 AS 罕见。病理变化为瓣叶交界粘连、瓣膜增厚和纤维钙化，尤以瓣叶游离缘为显著。

二、病理生理

AS 起病隐匿，但呈渐进性发展，其进展速度存在明显的个体差异。病变早期仅有主动脉瓣增厚而无瓣口的梗阻(主动脉瓣硬化)。当病变进一步发展，可导致主动脉瓣口面积(aortic valve area, AVA)减少。正常的 AVA 为 3～4 cm^2，当 AVA 减少至正常的一半时(1.5～2.0 cm^2)，可无血流动力学改变；AVA 进一步减小，则导致血流梗阻及左心室压力负荷增加；AVA 减少至正常的 1/4 以下(<1.0 cm^2)为重度狭窄，此时左心室代偿性肥厚，收缩增强，可维持静息状态下的心排血量，但运动时心排血量增加受限。

左心室肥厚也伴随负面效应。心肌肥厚使顺应性降低，导致舒张功能受损，左心室 EDP 升高，心肌氧耗增高；左心室 EDP 升高也增加了冠状动脉灌注阻力，导致心内膜下心肌灌注减少和心肌纤维化。随着病变的进展，肥厚的心肌和增强的心肌收缩力不足以克服射血阻力，心排血量减少，外周血压降低，可导致临床症状。脑供血不足可导致头昏、晕厥；心肌供血不足加重心肌缺血可导致心绞痛；心功能损害可导致呼吸困难等心力衰竭症状。后期左心室扩大，收缩力减弱，主动脉瓣跨瓣压差可降低。此外，左心室压显著抬高还可以导致或加重 MR。最终，LAP、肺毛细血管楔嵌压及肺动脉压增高，导致肺高压和右心室功能不全。

AS 进展多变，平均 AVA 减少速度为 0.1 cm^2/年，但个别患者进展缓慢或无进展，而另一些则进展快速。

三、临床表现

(一) 症状

AS 可经历相当长的无症状期，在此期间猝死的风险极低(<1%/年)；一旦出现症状则临床预后差，若不及时手术，出现症状后的平均生存时间仅为 2～3 年，且猝死的风险极高。AS 的典型症状为心力衰竭、晕厥和心绞痛，但这些典型症状提示病变已处于终末期；最常见的表现是劳力性呼吸困难或运动耐量的降低、活动后眩晕及劳力性心绞痛。仔细询问患者的日常活动及耐受情况有助于及时发现症状，对判断预后和临床决策意义重大。早期表现多不典型，特别是老年人或不能运动的患者症状极易被忽视，也可因缺乏特异性而被误以为衰老导致体能下降，或其他疾病的症状。劳累、AF、情绪激动、感染等可诱

发心力衰竭，发生急性肺水肿。随病程发展，心功能损害加重，晚期出现顽固的左心衰竭，甚至肺高压及右心衰竭的表现。其他一些临床表现如下。

猝死：有症状的重度 AS 患者的猝死风险显著升高，据报道为 8%～34%。猝死的机制尚不明确，可能的原因有：异常的 Bezold-Jarisch 反射导致低血压、缓慢型心律失常、恶性快速型室性心律失常。主动脉瓣置换术（aortic valve replacement, AVR）可降低猝死的风险，因此对于有症状的重度 AS 患者通常推荐立即行瓣膜置换。

心律失常：AF 在孤立性 AS 中并不常见，但常合并心力衰竭。重度 AS 合并 AF 可能致命，因为心房失去收缩、心率过快均会使原本就小且僵硬的左心室舒张期充盈受限。室性心律失常，如室性期前收缩及短阵室性心动过速，多见于 AS 合并心肌功能不全的患者。

出血倾向：中度至重度 AS 患者出血的风险升高，如消化道出血（Heyde 综合征）、皮肤及黏膜出血。出血风险升高可能是由于流经狭窄的主动脉瓣的高速湍流导致 von Willebrand 多聚体机械性破损（即获得性的 Willebrand 综合征）所致。因此，中重度 AS 患者接受抗血小板药物治疗或手术时需小心。尽管出血并不能作为 AVR 的指征，但对于出血严重的个别患者可考虑手术。

（二）体征

颈动脉搏动可用于诊断 AS，常减弱且发生延迟，即所谓的迟缓脉（parvus and tardus pulse）。心脏浊音界可正常，后期 HF 时向左扩大。心尖区可触及收缩期抬举样搏动，左侧卧位时可呈双重搏动。胸骨右缘第 2 肋间可闻及粗糙的喷射性收缩期杂音，呈递增递减型：即在 S_1 后出现，收缩中期最响，以后渐减弱，在主动脉瓣关闭（S_2）前终止，常伴有收缩期震颤。杂音向颈动脉及左锁骨下动脉传导。杂音越长，越响，收缩高峰出现越迟，表示狭窄程度越重。但合并 HF 时，杂音可变得轻而短促。瓣膜无明显钙化时（先天性 AS）可有收缩早期喷射音（主动脉瓣开瓣音）；钙化明显时，A_2 减弱或消失，亦可出现 S_2 逆分裂。常可在心尖区闻及 S_4，提示左心室 EDP 升高。左心室扩大和衰竭时可有 S_3（舒张期奔马律）。

四、实验室检查

（一）X 线检查

心影早期不大，可显示左心缘圆隆。继发 HF 时可出现左心室扩大。可见主动脉瓣钙化、AAO 扩张。晚期可见肺动脉主干突出、肺静脉增宽和肺淤血等征象。

（二）心电图检查

可见左心室肥厚与劳损、左心房增大的表现。部分可见左前分支阻滞、其他束支传导阻滞和房室传导阻滞，也可见各种心律失常。

（三）超声心动图检查

超声心动图是临床评价 AS 的主要手段，已基本取代了心导管检查，并优于其他影像学检查。主动脉瓣硬化为钙化性 AS 的早期症状，表现为主动脉瓣增厚和回声增强，可伴有局部钙化，多始于瓣叶根部，逐渐向瓣尖扩展；瓣膜活动略显僵硬，跨瓣血流速度有所增加但不显著（V_{max} 在 1.5～2.5 m/s）。随着病程进展，瓣膜钙化加重，活动受限，但极少累及交界，瓣口变形狭小，开放呈星形，跨瓣血流速度显著升高。

风湿性 AS 的显像以交界粘连为特征；瓣叶增厚钙化，尤以游离缘为甚，瓣口开放呈三角形，几乎都伴二尖瓣风湿性病变。

先天性 BAV（图 13-5-1），80% 为右冠瓣和左冠瓣融合而形成一大的前瓣（该主动脉窦发出左右两支冠状动脉）和一小的后瓣，约 20% 为右冠瓣和左冠瓣融合而形成一大的右瓣和一小的左瓣（冠状动脉分别起于两个主动脉窦），左冠瓣与无冠瓣融合非常罕见。主动脉瓣短轴图像上显示 2 个瓣叶及 2 个交界，收缩期瓣口开放呈“橄榄状”是诊断 BAV 的可靠依据。发育程度较好者可存在假嵴，瓣叶在舒张期闭合时貌似 3 个瓣叶难以与三叶瓣区分，可导致误诊。在长轴图像上，可显示瓣膜关闭线不对称，收缩期瓣叶突起或舒张期“脱垂”，但缺少诊断的特异性。成人病例常伴不同程度的钙化，而儿童或青少年多不伴钙化。BAV 还常合并 AR、升主动脉瘤和主动脉缩窄等病变。

不论何种病因，晚期严重狭窄的瓣膜都呈明显钙化，融合成团，难以区分瓣叶及交界；瓣叶活动明显受限，瓣口变形固定呈小孔状。CDFI 显示收缩期跨瓣的高速血流信号。多普勒可定量狭窄程度（表 13-5-1）。

表 13-5-1　AS 的严重程度分级

	轻　度	中　度	重　度
V_{max}(m/s)	<3.0	3.0～4.0	>4.0
MPG(mmHg)	<20(<30*)	20～40(30～50*)	>40(>50*)
AVA(cm²)	>1.5	1.0～1.5	<1.0
AVA 指数(cm²/m²)	>0.85	0.60～0.85	<0.6
TVI_{LVOT}/TVI_{AV}	>0.50	0.25～0.50	<0.25

注：AVA，主动脉瓣口面积；MPG，平均跨瓣压差；TVI_{AV}，主动脉瓣血流时间-速度积分；TVI_{LVOT}，左心室流出道血流的时间-速度积分；V_{max}，跨瓣峰值流速；*，ESC 标准。

超声还可显示继发的左心室肥厚和舒张功能异常；晚期出现心腔扩张和收缩功能减退。对于准备介入手术的患者，术前精确地评价瓣环内径、冠状动脉开口与瓣膜距离、瓣膜钙化程度有助于病例的选择和指导介入治疗。

低流速/低压差的重度 AS：定义为 AVA≤1.0 cm²、V_{max}<4.0 m/s 和 MPG<40 mmHg。低流速/低压差的重度 AS 是由于跨主动脉瓣流速降低所致，既可见于左心室收缩功能不全、LVEF 降低的患者；亦可见于左心室肥厚且左心室容量小，但 LVEF 正常的患者。如 LVEF 正常，则低流率定义为心搏出量指数（stroke volume index, SI）≤35 ml/m²。

LVEF 降低——AS 患者左心室功能不全可以是原发性的，即心功能的降低是由 AS 以外的其他因素所致（如心肌病或 MI）；也可是继发性的，即心功能的降低是由“真正的重度 AS”直接导致。区分“真正狭窄”和“假性狭窄”非常重要，因为 AVR 仅对真正狭窄的患者有益。小剂量[<20 mg/(kg·min)]多巴酚丁胺负荷超声在此方面具有价值，它有助于对两者进行鉴别，判断收缩功能储备，预测术后心功能改善情况，帮助临床决策。如 SV 或 LVEF 增加≥20%、V_{max} 和 MPG 明显增加，而 AVA 的增加<0.3 cm²，提示左心室具有收缩储备，并为真性重度 AS，应及早手术，术后心功能有望恢复；如果 AVA 的增加≥0.3 cm²，或 AVA 达 1.0 cm² 以上，而 V_{max} 和 MPG 无明显改变，则提示是继发于心肌病变的假性 AS，不应选择手术换

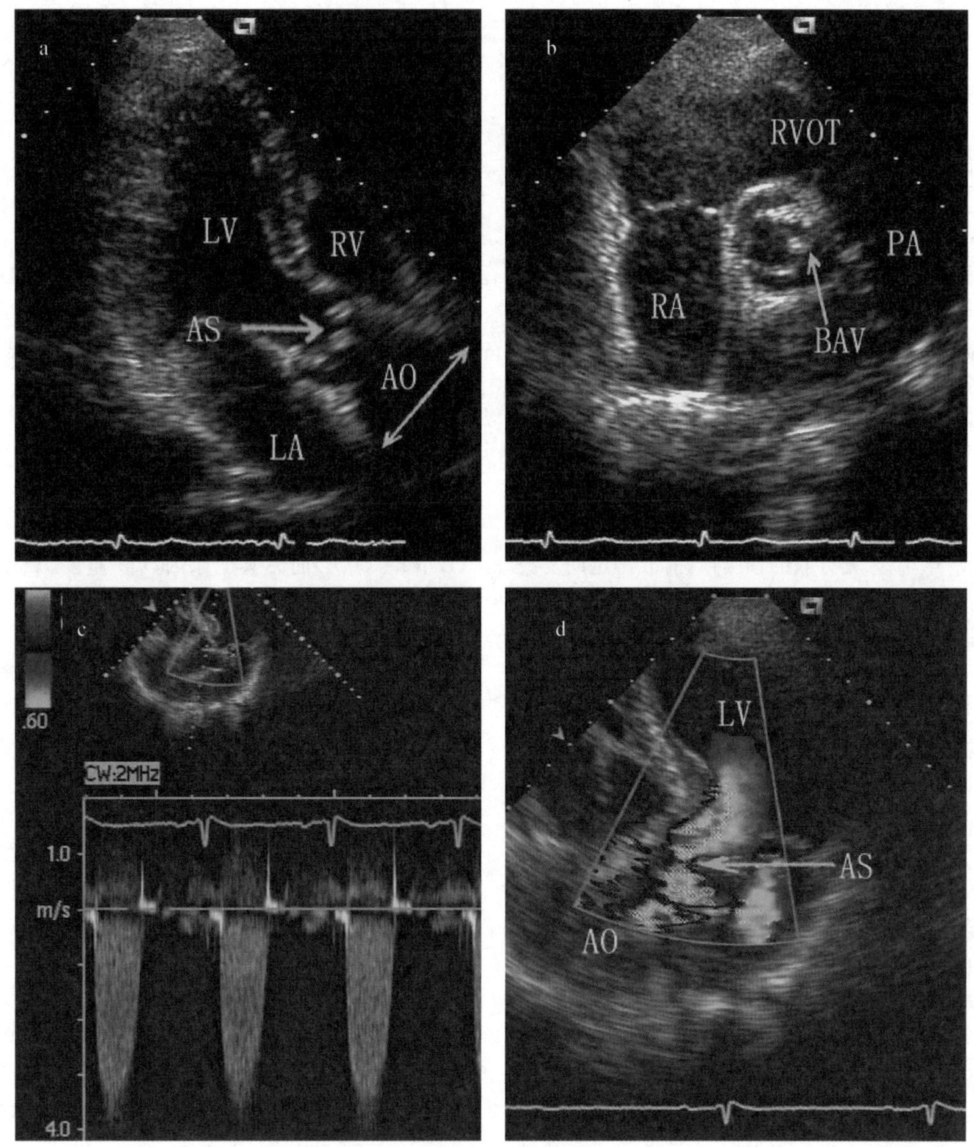

图 13-5-1　先天性二叶式主动脉瓣畸形合并主动脉瓣狭窄的超声心动图表现

a. 心尖长轴切面显示主动脉瓣增厚，钙化，开放受限呈圆顶状（单向箭头）；同时合并升主动脉扩张（双向箭头）　b. 大血管短轴切面显示收缩期开放的主动脉瓣口，可见 2 个交界，瓣口呈橄榄状，并可见瓣叶的增厚和钙化　c. 主动脉瓣 CW 血流频谱示收缩期血流速度升高（约 4 m/s）　d. 心尖五腔心 CDFI 显示收缩期跨主动脉瓣的高速射流（箭头所示）

AO，主动脉；AS，主动脉瓣狭窄；BAV，二叶式主动脉瓣；LA，左心房；LV，左心室；PA，肺动脉；RA，右心房；RV，右心室；RVOT，右心室流出道

瓣，而应选择药物治疗改善心功能。重度 AS 缺少收缩储备预示手术高死亡率，长期预后很差；即便如此，术后幸存者的左心室功能和预后仍可能部分改善。基础状态下以及多巴酚丁胺滴注期间进行心导管监测压力和血流可提供更加精确的数据。

正常 LVEF——低流速/低压差 AS 也可见于 LVEF 正常的患者，多见于左心室向心性肥厚的患者；和压差较高的患者相比，其预后较差，但手术治疗的预后优于保守治疗。低流速/低压差 AS 亦可见于无左心室向心性肥厚的患者，其预后较好，无不良事件生存率类似于中度 AS 患者。

五、诊断和鉴别诊断

典型的心底部收缩期喷射样杂音及超声心动图表现可确诊本病。鉴别诊断主要依赖二维超声和多普勒超声。

先天性主动脉瓣下/瓣上狭窄：多为固定性狭窄，超声可明确高速血流的部位、左心室流出道（left ventricular outlet tract，LVOT）及 AoR 的形态。主动脉瓣下狭窄由异常隔膜或肌束引起，血流动力学特征与 AS 类似。主动脉瓣上狭窄较少见，如 Williams 综合征。

动力性主动脉瓣下狭窄：主要见于梗阻性肥厚型心肌病，也可见于左心房腔小壁厚的患者（如某些老年女性高血压）处于高动力状态下（应激、贫血、甲状腺功能亢进症、发热或容量不足等）及某些心尖部 MI 或无收缩（如应激心肌病）伴基底段收缩代偿性增强过度的患者。梗阻主要发生在收缩中晚期，CW 呈特征性频谱曲线，梗阻程度受多种血流动力学因素（容量负荷、心率/律、心肌收缩力和 β 受体阻滞剂等药物）影响而多变（参见肥厚型心肌病章节）。

其他可产生收缩期杂音的病变，如 PS、MR 及 TR，心脏听诊各具特征；超声心动图可予以明确诊断。

六、并发症

1. 栓塞 老年钙化性AS的患者中有钙化栓子导致脑栓塞和体循环栓塞的个例报道，以脑栓塞多见。栓塞也可能与合并的AAO或颈动脉斑块有关。

2. 感染性心内膜炎 可见于AS患者，尤其是先天性BAV的患者。与年轻、无严重瓣膜异常的患者相比，老年、有严重瓣膜钙化的患者感染性心内膜炎的风险似乎较低。

3. 主动脉急性并发症 BAV合并升主动脉瘤者具有主动脉破裂和夹层分离的风险；15%的升主动脉夹层患者有BAV畸形；BAV合并升主动脉瘤的患者中，主动脉夹层的患病率为12.5%。

七、临床处理及治疗

(一) 随访

几乎所有的AS患者均呈进行性瓣膜梗阻，但其进展速度存在显著的个体差异，临床无有效的预测指标，故需定期复查超声心动图和临床随访。超声心动图随访的频度视AS程度而定，轻度AS可每3～5年随访1次，中度AS需每1～2年随访1次，重度AS如无临床症状应每年随访1次。如V_{max}增加＞0.3 m/(s·年)、MPG增加＞7 mmHg/年、AVA减小＞0.1 cm^2/年，提示AS进展迅速，需加强随访。临床随访早期症状对于决定手术时机至关重要。应教育患者了解可能出现的症状，一旦出现须立即复诊；症状可疑者，运动负荷超声心动图可帮助判断。

BAV合并AS者还必须同时评价及随访AoR及AAO内径。由于BAV是一种基因疾病，BAV的一级亲属应进行心脏超声筛查，明确有无BAV和(或)AAO扩张/升主动脉瘤。

(二) 药物治疗

对于无症状的AS患者，目前无药物证实可延缓其病变进展。尽管预防风湿热对预防主动脉瓣及二尖瓣病变的发生非常重要，但是，对于业已存在的AS，尚无证据显示风湿热的二级预防可阻止其进展。对于三叶瓣或BAV的钙化性AS，曾推测某些药物可能会延缓或预防病变的进展；然而，有关他汀类、RAAS阻滞剂或抗骨质疏松治疗的临床试验均未证实这些药物能减缓AS进展、降低其发病率及死亡率。不过，这些药物在病变早期阶段(主动脉瓣硬化)的作用尚未被评价。

有症状的AS是主动脉瓣手术的指征。药物治疗不能延长生命，对于改善症状作用有限(甚至有害)。当不能进行或患者拒绝手术时，可用药物治疗合并的心血管病变，预防或治疗那些加重瓣膜梗阻的合并症，维持理想的负荷状态及对症治疗。合并动脉粥样硬化性病变如CAD十分常见，需对相关的危险因素(如高脂血症)进行评估及处理。AS患者合并高血压也十分常见，可导致左心室"双重负荷"；这些患者必须积极治疗高血压；但是治疗需要密切监护和谨慎加药以避免不良的血流动力学影响(低血压及冠状动脉灌注降低)。利尿剂的使用需非常谨慎，因为小的、无顺应性的、肥厚的左心室对于前负荷的降低非常敏感，可导致心排血量的显著降低。合并AF会诱发HF；需使用地高辛和(或)β受体阻滞剂控制室率以维持左心室充盈。HF的处理包括调整血容量、地高辛，慎用扩血管药物和β受体阻滞剂，必须小心加量及密切监测。极危重的患者常常无法用药物维持稳定；如果不能立即手术或患者拒绝手术，需给予临终关怀。

(三) 手术和介入治疗

1. AVR的指征 ① 重度AS患者出现与AS相关的任何症状。② 中度或重度AS行冠状动脉搭桥、主动脉、其他瓣膜病变的手术。③ 无症状的重度AS合并左心室收缩功能不全(LVEF＜50%)而无其他原因。④ 重度AS合并运动反应异常，表现为运动诱导出明确的与AS相关症状、血压降低或血压升高不充分(收缩压升高＜20 mmHg)。

对于无症状重度AS患者，如果运动后出现S-T段压低或复杂的室性心律失常，或运动耐量降低(＜正常的80%)，或瓣膜严重钙化，AS快速进展，以及极重度的AS(AVA＜0.6 cm^2、MPG＞60 mmHg、V_{max}＞5.0 m/s)，目前也倾向于早期手术。

2. 干预方式和选择

(1) AVR：是有症状的重度AS唯一有效的标准治疗，可明显改善症状，延长寿命，适用于绝大多数有手术指征的AS患者。

合并冠状动脉中重度病变时(狭窄＞50%)，宜同时行CABG术。

BAV患者常合并AoR和AAO扩张，手术时机不仅取决于主动脉瓣病变的情况，还要考虑AoR和AAO扩张的程度及速度。当任何一项病变达到手术指征，而另一项病变接近手术标准时，应考虑同时行AVR和AAO人工血管置换术，以避免二次开胸手术的风险。

(2) 介入治疗技术：包括经皮主动脉球囊扩张术和经导管人工主动脉瓣植入术(transcatheter aortic valve implantation, TAVI)。经皮主动脉球囊扩张术主要用于儿童和青少年的无钙化的先天性AS。对于成人AS患者，该技术不能取代AVR，目前仅作为姑息性治疗用于有症状的重度AS伴血流动力学不稳定且AVR手术风险极高，或需要紧急行非心脏手术治疗时。TAVI手术是一种采用导管技术在主动脉瓣位植入人工生物瓣的技术，主要针对不能手术或存在高手术风险的有症状的重度AS患者(见第九篇第三章)。

第六章 主动脉瓣关闭不全

一、病因和病理

主动脉瓣关闭不全，又称主动脉瓣反流(aortic regurgitation, AR)，可因主动脉瓣叶本身病变和(或)AoR/AAO病变导致。引起慢性AR的常见的瓣叶本身病变有老年性瓣叶钙化、BAV、风湿性、感染性心内膜炎、结缔组织疾病(如系统性红斑狼疮、类风湿关节炎)及其他(主动脉瓣下狭窄、先天性流出道部室间隔缺损、外伤及某些药物)。引起慢性 AR 的主动脉病变有：AoR/AAO 扩张或动脉瘤、马方综合征、主动脉夹层、胶原血管病及梅毒。单纯由于 AoR 或 AAO 扩张所致,而瓣膜自身无器质性病变的称为功能性 AR。

急性 AR 多见于感染性心内膜炎导致瓣叶穿孔、先天性有孔主动脉瓣破裂、外伤或医源性损伤(主动脉瓣球囊成形术/TAVI 术中或外科手术修复失败)及并发于急性升主动脉夹层。

急慢性 AR 也见于人工主动脉瓣合并机械并发症或感染性心内膜炎(见本篇第十章)。

风湿热、BAV 及老年性瓣膜钙化的病理表现参见本篇第五章。

二、病理生理

慢性 AR 导致左心室舒张期容量负荷加重,早期 LVEDV 代偿性增大伴心肌肥厚,心腔顺应性增加,使得左心室心搏出总量增加,以维持正常的前向 SV 和 LVEDP;然而心腔扩大导致心肌收缩期张力和左心室后负荷增加,加重左心室肥厚。此时心肌收缩功能和 LVEF 正常,临床无明显症状。

随着病情进展,心肌肥厚不再能对抗左心室前后负荷的增加,进入失代偿期。后负荷的增加导致 LVEF 降低至正常低限;左心室收缩减弱使 SV 减少;左心室进一步扩张、肥厚,左心室舒张末及收缩末压力上升。心肌肥厚及收缩期室壁张力升高增加了心肌氧耗;严重 AR 使主动脉舒张压下降,冠状动脉灌注压降低;肥厚导致冠状动脉储备降低;这些因素导致心肌尤其是心内膜下心肌缺血,加重左心室功能不全。左心室功能不全早期呈隐匿性的渐进过程,静息状态下仍无明显症状,部分患者在运动后出现呼吸困难或心绞痛;若此时手术,心脏功能尚可恢复;否则,左心室功能不全将进一步发展至不可逆阶段,左心室收缩明显减弱,LVEF 和 SV 明显降低,LVESD 扩大,LVEDP 明显升高,并导致 LAP、肺静脉压和肺毛细血管压力升高,继而扩张和淤血,静息状态下即可出现明显心力衰竭症状。症状、左心室功能不全及其持续时间是决定预后的主要因素。

急性 AR 患者左心室无充足时间代偿骤增的容量负荷,引起急性左心功能不全。SV 显著下降,引起低排血量甚至发生休克;LVEDP、LAP、肺静脉压力急剧上升,引起急性肺水肿;冠状动脉灌注不足及 LVEDP 升高导致心肌缺血和收缩力减弱,甚至猝死。其血流动力学改变和临床表现在原有左心室肥厚、左心室顺应性差、左心室腔较小的患者中更为突出,如有基础高血压的主动脉夹层,或行 AV 球囊扩张术及 TAVI 术中并发急性 AR。

三、临床表现

(一) 症状

慢性 AR 存在较长的无症状期。重度 AR 患者经历一段隐匿的左心室功能不全后,可出现临床症状,常见心悸、呼吸困难、胸痛、晕厥,也可有疲乏、活动耐力显著下降、过度出汗等症状。咯血和栓塞较少见。病程早期症状较轻,仅见于运动或应激时;症状严重时可出现端坐呼吸和(或)夜间阵发性呼吸困难等明显的左心衰竭症状。晚期则出现右心衰竭(肝淤血肿大、触痛、踝部水肿、胸腔积液或腹水)。无症状者死亡率很低(<0.2%/年);而一旦出现症状,死亡率可达 10%/年以上。

急性 AR 常为急症,主要表现为急性左心衰竭或肺水肿、心源性休克、心肌缺血表现,甚至猝死。AR 患者合并胸背痛需怀疑有主动脉夹层的可能。

(二) 体征

慢性 AR：心界向左下扩大,心尖搏动左下移位,范围较广,呈抬举性搏动。颈动脉搏动增强,并呈双重搏动。收缩压正常或稍高而舒张压明显降低,导致脉压明显增大,可出现周围血管体征：水冲脉(Corrigan's pulse)、毛细血管搏动征(Quincke's pulse)、股动脉枪击音(Traube's sign)、股动脉收缩期和舒张期双重杂音(Duroziez's sign)及头部随心率的上下摆动(De Musser's sign)。典型听诊发现为主动脉瓣区舒张期高频调递减型哈气样杂音,在坐位、前倾和呼气末时明显;多伴有舒张期震颤。风湿性 AR 的杂音在胸骨左缘第 3 肋间最响,可沿胸骨缘下传至心尖区;由 AAO 扩张所致的 AR,杂音在胸骨右缘第 2 肋间最响。杂音持续时间,而非杂音的响度,可提示 AR 的严重度;杂音持续时间越长,提示 AR 越重。杂音带有乐音性质常提示瓣膜严重损害,见于瓣膜连枷、撕裂或穿孔。AR 常伴有主动脉瓣区收缩中期喷射样杂音,系由于心搏出量增大导致相对性 AS 所致,性质柔和,历时短促,较少伴收缩期震颤,或向颈部及胸骨上凹传导。AR 反流束冲击二尖瓣前叶,影响其开放可引起相对性 MS,在心尖区常可闻及短促的舒张期隆隆样杂音(即 Austin-Flint 杂音)。该杂音在用力握拳时增强,吸入亚硝酸异戊酯时减弱。当左心室明显扩大引起功能性 MR 时,可在心尖区闻及全收缩期吹风样杂音,向左腋下传导。瓣膜活动差或反流严重时 A_2 减弱或消失;合并左心功能不全时可闻及 S_3 奔马律。晚期可出现肺高压和右心衰竭的体征(颈静脉怒张、肝大及下肢水肿)。

与慢性 AR 患者脉压升高相反,急性 AR 由于舒张期左心室和主动脉之间压差降低,其脉压一般正常,常无外周血管征,其舒张期杂音柔和短促,甚至不能闻及。舒张期左心室压力迅速升高使得二尖瓣提前关闭,S_1 通常较柔和,甚至消失。

四、实验室检查

(一) X 线检查

慢性 AR 常有左心室增大,AAO 和主动脉结扩张,呈"主动脉型心脏"。透视下可见主动脉搏动明显增强,心影呈"摇椅样"摆动,可见主动脉瓣和 AAO 钙化。晚期左心室明显增大,可伴左心房增大和肺淤血征象,如肺血再分布于上叶、肺血管的大小和数量增加。急性 AR,左心房及左心室大小正常,可出现肺淤血和(或)肺水肿。

(二) 心电图检查

缺乏特异性,可显示左心室肥大和劳损,电轴左偏;晚期可有左心房增大,亦可见束支传导阻滞和房性或室性期前收缩。

(三) 超声心动图检查

超声心动图是 AR 患者标准评估的重要组成,可检测主动脉瓣/主动脉病变、反流及其严重度、左心室大小及功能,对于临床决策具有重要意义。

二维超声,尤其是 TEE,可以直接显示瓣叶结构(2 叶或 3 叶、瓣叶增厚钙化、活动度和脱垂、完整性)、瓣叶交界(融合钙化、开放和对合情况)、AoR(瓣环、瓦氏窦、窦干交界部)和近端

AAO的大小，以提示AR的病因和机制。如感染性心内膜炎并发AR时，可显示赘生物、瓣膜瘤或穿孔、主动脉瓣周脓肿及破溃后形成的瘘道(图13-6-1)。功能性AR，无主动脉瓣结构异常，但可显示AoR明显扩张，尤其是窦干连接部扩张(其内径与主动脉瓣环内径之比>1.6)。有些疾病可同时存在主动脉瓣及AoR病变，如马方综合征(可同时存在升主动脉瘤和主动脉瓣脱垂，见图13-6-2)。升主动脉夹层分离所致的急性AR可有多种机制，包括：① 夹层直接撕裂至瓣膜瓣环，导致瓣膜结构受损。② 无效腔扩大导致瓣环扩张。③ 撕裂的内膜片舒张期脱垂入LVOT而影响瓣膜关闭等。术前确定AR的机制关系到手术方案的制定。由主动脉扩张，或瓣膜脱垂/穿孔所致的AR，大多可行手术修复，除非合并严重钙化；风湿性瓣膜病瓣叶增厚、僵硬和钙化，感染性心内膜炎导致瓣膜严重损毁，其成功修复的可能性很小，常需瓣膜置换。

CDFI可显示舒张期反流束经主动脉瓣口进入LVOT。反流束可呈中央型或偏心型。后者多见于BAV或主动脉瓣脱垂；反流束朝向脱垂瓣叶的对侧，有助于判断脱垂部位。

左心室的大小和功能对于评价慢性AR的预后和选择手术时机具有重要价值。无症状患者的临床处理主要依靠超声随访左心室的大小及功能。LVESD>50 mm(>25 mm/m²)、LVESV≥45 ml/m²和LVEF≤50%，具有预后意义，提示左心室功能损害，需尽早手术。

急性AR常无左心室扩大；即使重度反流，收缩功能也一般正常。

(四) 其他检查

CT和CMRI并不常规用于评估AR，但可提供完整的主动脉解剖。对于BAV引起的AR，大多数患者还同时存在AoR和(或)AAO的扩张，可导致动脉瘤或夹层，因此常常需要CT/CMRI来对其进行全面评估和随访。急性AR怀疑存在主动脉夹层时，也应考虑行CT检查。

五、诊断和鉴别诊断

诊断主要根据典型的体征和超声心动图表现。心脏超声

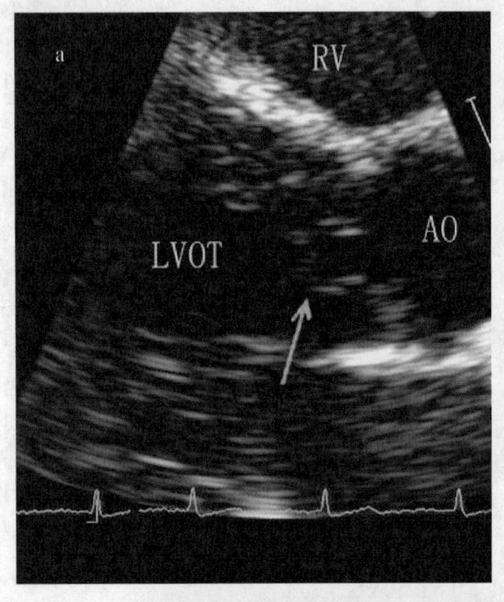

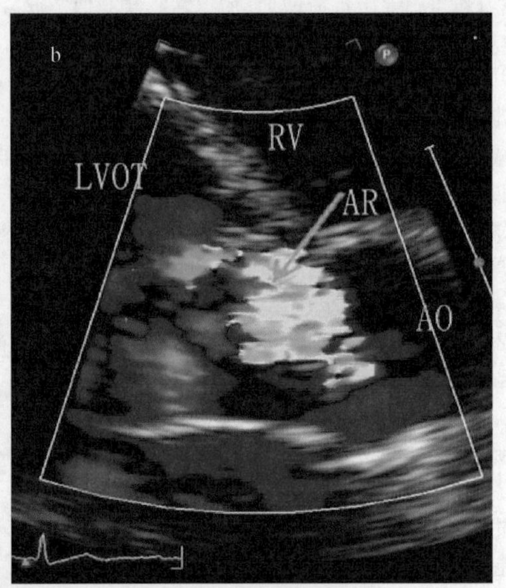

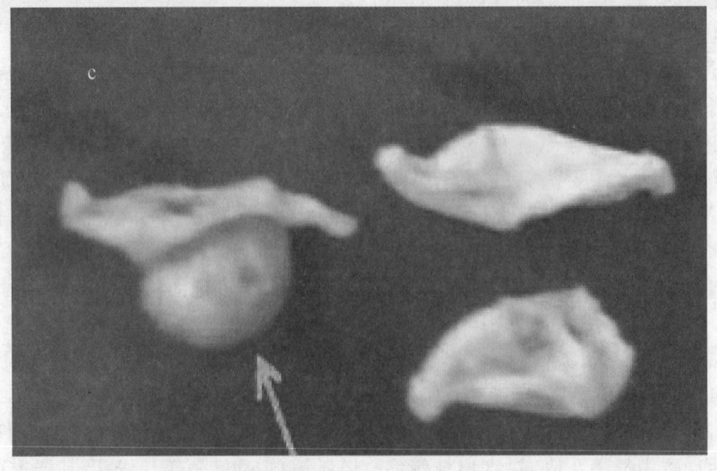

图13-6-1　感染性心内膜炎合并主动脉左冠瓣瓣瘤形成及主动脉瓣反流

a. 胸骨旁左心室长轴切面二维图像(局部放大)显示主动脉左冠瓣瘤体呈囊样凸向左心室流出道(箭头所示)
b. 同一切面的CDFI显示重度主动脉瓣反流　c. 手术切除的主动脉瓣标本证实了术前心脏超声诊断(箭头所示)
AO，主动脉；AR，主动脉瓣反流；LA，左心房；LV，左心室；LVOT，左心室流出道；RV，右心室

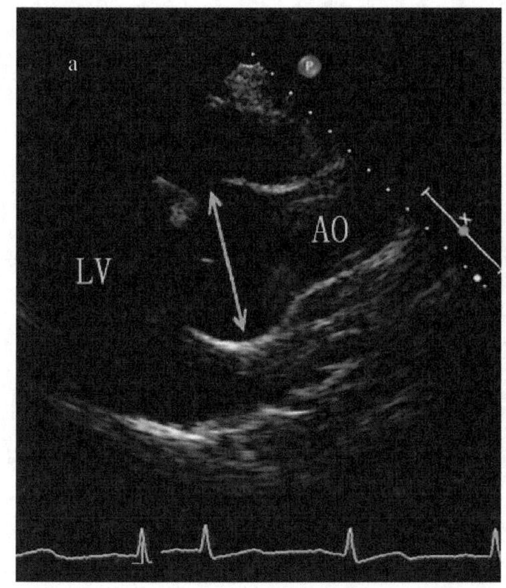

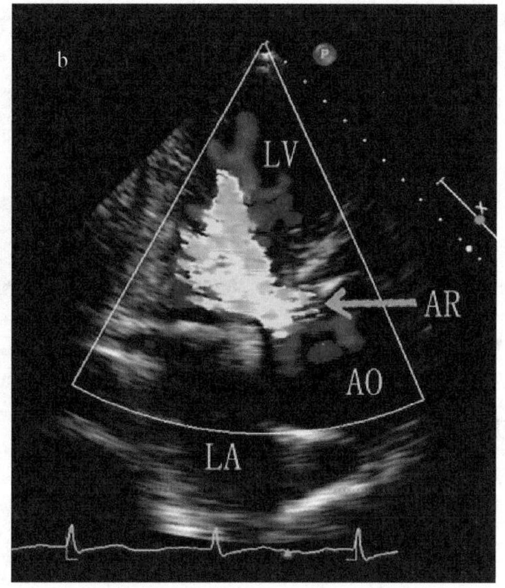

图 13-6-2　主动脉根部瘤合并主动脉瓣反流

a. 胸骨旁左心室长轴切面二维图像显示主动脉窦干结合部近端瘤样扩张(双向箭头)，而主动脉瓣叶无明显增厚
b. 心尖部左心室长轴切面 CDFI 显示大量主动脉瓣反流
AO，主动脉；AR，主动脉瓣反流；LA，左心房；LV，左心室

还可与其他能产生类似杂音的病变相鉴别，如 PR、乏氏窦瘤破裂或冠状动脉瘘等。急性重度 AR 可无典型的 AR 杂音和周围血管体征，而表现为急性心血管系统衰竭(肺水肿、低心排或休克)，或引起急性 AR 的原发病变的症状(感染性心内膜炎或主动脉夹层)，床旁超声心动图可提供重要的诊断信息。

六、治疗

(一) 慢性 AR

无症状的慢性 AR 通常采取保守治疗，直至出现 AVR 指征(通常是症状或左心室功能不全)。保守治疗包括定期随访病变进展是否达到手术的标准。对于无症状的轻中度 AR 患者，每 2～3 年复查 1 次。对于重度 AR，如无症状且左心室功能正常者可每年复查 1 次；如左心室大小和功能指标接近手术指征时，应缩短复查间期(如每 6 个月)。凡 AR 患者拟有症状出现、左心室大小和(或)功能恶化、AoR 进行性快速扩张时，应密切随访；如有恶化趋势或证实有手术指征，则应尽早手术。马方综合征和 BAV 患者的随访频度，还需参考 AAO 的扩张程度和进展情况，通常需每年随访 AoR 及 AAO 内径；还应对其一级亲属进行筛查。

扩血管药物治疗的目的是减少反流量，降低血流动力学负荷，其在重度慢性 AR 中的应用已得到评估，但随机试验的结果存在矛盾。对于无症状的 AR，扩血管药物减缓左心室扩大和功能衰退，延迟症状出现和外科手术的功效并未得到证实；目前，无症状的 AR 患者接受长效扩血管药物治疗仅推荐用于合并(任何程度)高血压者。扩血管药物也用于 AR 伴 HF 的术前过渡治疗、术后持续心功能不全的维持治疗及 AR 合并 HF 而有手术禁忌患者的姑息性治疗。对于不合并高血压的无症状的 AR 患者，包括无左心室扩张的重度 AR，不推荐使用长效扩血管药物。药物的选择，ACEI 优于硝苯地平，应以小剂量开始，逐渐加量，如血压能耐受可加量至治疗心力衰竭的剂量。硝苯地平可作为 ACEI 的替代药物。出现 HF 时可使用地高辛、利尿剂、ACEI 或 ARB；但是 AR 患者中 β 受体阻滞剂相对禁忌，因其减缓心率，延长舒张期从而增加反流量。有一种情况需考虑使用 β 受体阻滞剂，即 AoR>40 mm 且 AR 不超过中度的 BAV 患者。

必须对患者进行密切随访以尽早识别症状。有症状的慢性重度 AR 是主动脉瓣置换或修复的指征；但坐视患者出现心力衰竭症状可能会导致左心室功能不全在一定程度上不可逆，这将削弱手术的疗效。有鉴于此，无症状的慢性重度 AR 患者如有明确的左心室收缩功能不全证据(如 LVEF<50%)时应予以手术；此外，无症状患者虽然 LVEF>50%，但左心室明显扩大(LVESD>50 mm，或 LVEDD>70 mm，体形较小的患者标准可以更低)时，早期行主动脉瓣手术是合理的。运动试验证实运动耐力下降或存在不良血流动力学反应者也应予以早期手术治疗。中度 AR 或重度 AR 患者，即使无症状和左心室扩大，在行 CABG 术、AAO 或其他瓣膜的手术时，应同时行 AV 手术，以免再次开胸。

必须强调，对于临床确实没有症状，左心室功能正常(LVEF≥50%)且不伴左心室明显扩张的患者不主张行 AVR。过早手术会使患者承受不必要的围手术期死亡率(平均为 4%，而非手术者<0.2%/年)和致病率，以及人工瓣的长期并发症。

AVR 是治疗瓣膜性 AR 的标准术式。AV 修复与 AVR 相比具有一定的优势，其血栓栓塞风险较低，无须长期抗凝，并且保留了相对正常的 AV 瓣口；但再次手术的概率较高(10 年约为 15%)，且手术技术不够普及。术前行 TEE 检查有助于预测瓣膜的可修复性。Ross 手术(自体肺动脉瓣和肺动脉移植)主要用于小儿的先天性主动脉瓣和 AoR 病变，或严重的感染性心内膜炎伴主动脉瓣环及根部严重破坏，但其技术复杂，有续发的并发症，临床应用受限。

继发于 AoR/AAO 病变如马方综合征、主动脉夹层或大动脉炎的重度 AR，外科手术需同时处理两个病变；可根据 AR 的机制和瓣膜病变情况决定保留或置换主动脉瓣。

(二) 急性 AR

急性 AR 通常需要急诊行 AVR 或修复。可静脉使用扩血管药(如硝普钠)及正性肌力药物(如多巴胺或多巴酚丁胺)增加前向血流,降低 LVEDP,以暂时维持血流动力学稳定。禁用 IABP,因为舒张期球囊充气会加重 AR;同理,左心室辅助设施(LV assist device, LVAD)也无效。

第七章 三尖瓣病变

一、病因和病理

三尖瓣病变中以继发于右心扩大、三尖瓣环扩张的功能性三尖瓣关闭不全(tricuspid regurgitation, TR)最常见,常见于 MS、慢性肺源性心脏病、先心病、RV 心肌梗死及各种左心病变(如 CAD、心肌病、瓣膜病等)的晚期。

器质性三尖瓣病变较少见。风湿热可导致三尖瓣狭窄(tricuspid stenosis, TS)和 TR,几乎均伴二尖瓣病变。其病理改变为瓣叶增厚,交界融合,腱索融合挛缩。类癌综合征也可导致 TS 和 TR,但以 TR 为主。病理改变为瓣膜增厚、纤维化,活动受限,可伴肺动脉瓣病变。器质性 TR 主要为先天畸形,如 Ebstein 畸形或裂缺;近年来,随着导管应用和吸毒人员增加,三尖瓣感染的发病率也在增加;其他引起 TR 的病因还包括心内膜心肌纤维化、三尖瓣脱垂、外伤及医源性损伤(如活检术、安装起搏器、右心导管术)。

二、病理生理

TS 可导致右心房扩大,右心房压力(right atrium pressure, RAP)升高;而右心室压力(right ventricle pressure, RVP)、LAP 和肺动脉压不增高,右心室的大小和功能大都正常。当舒张期右心房-右心室间的平均压差超过 4 mmHg 时,可引起体静脉淤血,表现为颈静脉充盈和下腔静脉扩张。严重时可导致肝大、腹水和水肿等;心排血量下降,运动时亦无增加。

TR 可导致右心房及右心室扩大,晚期导致右心室衰竭,出现体循环淤血表现;但其代偿期常较 MR 长。继发于严重肺高压的 TR 则发展较快。

三、临床表现

TS 早期即可出现体静脉淤血表现,如颈静脉充盈、肝脾大、肿大的肝脏可触及明显的收缩期前搏动、黄疸、消化道症状、顽固性水肿和腹水、严重营养不良、心排血量降低可引起疲乏;合并 MS 时,TS 可减轻 MS 的肺静脉淤血症状。心脏听诊可在胸骨左下缘闻及低频调舒张中晚期隆隆样杂音,吸气时增强,呼气或吸气后屏气(Valsalva 动作)时减弱;也可伴收缩期前增强、舒张期震颤或开放拍击音,但不多见。P_2 大多正常或减弱。在合并 MS 时,TS 的杂音常被掩盖。

TR 常有较长的无症状期;合并二尖瓣病变者,肺淤血症状可因 TR 的发展而减轻,但乏力和其他低心排症状可更重。听诊可闻及胸骨左下缘全收缩期杂音,吸气或压迫肝脏后杂音可增强;三尖瓣脱垂时,尚可在三尖瓣区闻及非喷射性喀喇音。TR 严重时,可出现 S_3 或三尖瓣区低调舒张中期杂音(相对性狭窄),颈静脉及肝脏搏动;TR 晚期右心衰竭后可出现体静脉淤血表现。

四、实验室检查

(一) X 线

TS 患者右心房明显扩大,下腔静脉和奇静脉扩张,但无肺静脉淤血或肺动脉扩张;TR 患者可见右心房室增大,透视下右心房收缩期搏动。TR 晚期可见奇静脉扩张和胸腔积液;有腹水者,横膈上抬。

(二) 心电图

TS 可见右心房肥大,在Ⅱ及 V1 导联上 P 波高尖;而无右心室肥大的表现。TR 可见右心室肥厚劳损,右心房肥大;并常有右束支传导阻滞。

(三) 超声心动图

CDFI 表现类似于二尖瓣病变,但缺乏有效的定量诊断技术和指标,二维描记三尖瓣瓣口面积存在难度。重度 TS 的间接征象包括右心房显著增大及下腔静脉增宽。TR 反流束的速度并不代表其严重程度。重度 TR 的间接征象有肝静脉收缩期逆向血流,右心显著扩大以及室间隔的反常运动。右心不增大可除外慢性重度 TR。

二维超声可以进一步评价病因和机制。风湿性病变可见三尖瓣增厚和(或)钙化,交界粘连;反流为主者可见瓣膜挛缩变形及腱索缩短融合;狭窄为主者瓣叶活动受限,舒张期瓣尖开放呈穹隆样;常合并二尖瓣病变。类癌综合征三尖瓣增厚、纤维化,整个心动周期活动受限,瓣膜无法对合,存在明显缝隙;常合并肺动脉瓣异常。三尖瓣脱垂可伴发于 MVP,常累及隔瓣与前瓣,在收缩中晚期可见瓣叶超越瓣环之上。三尖瓣腱索断裂导致连枷瓣时,瓣叶游离缘在收缩期完全反转入右心房,见于感染或外伤后(图 13-7-1)。感染性心内膜炎常可检测到赘生物。先天性三尖瓣下移畸形(ebstein anomaly)表现见第十四篇第四章。功能性 TR,其瓣叶无明显异常,但右心室大多明显扩大,可伴功能减退,三尖瓣环扩大,收缩期三尖瓣叶牵制于右心室中。

测量腔静脉内径及其随呼吸的变化可用于评估 RAP。TR 患者还应评价右心室大小和功能、瓣环内径和 PASP;这些指标对于评价预后,决定是否需要手术,预测左侧瓣膜手术后 TR 持续存在和复发具有重要的价值。

五、诊断

根据典型杂音及超声心动图表现。

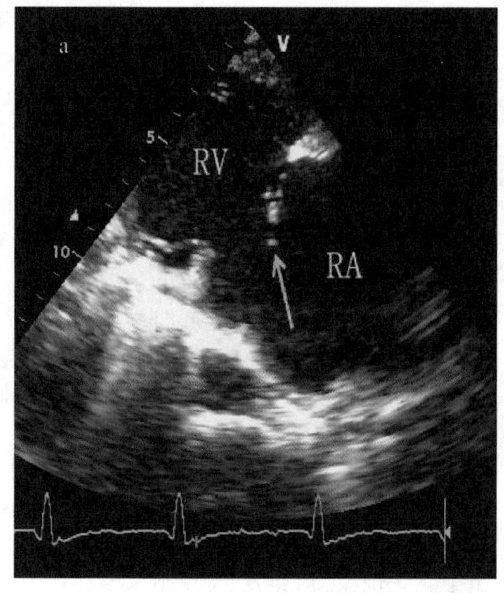

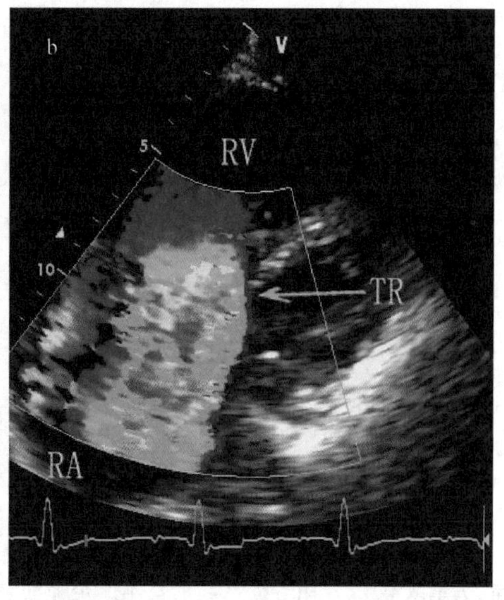

图 13-7-1　外伤后三尖瓣腱索断裂，连枷合并重度三尖瓣反流

a. 右室流入道切面二维图像，显示收缩期三尖瓣前叶呈连枷样改变，瓣尖进入右心房，并见断裂腱索残端附着(箭头所示)，三尖瓣口无法闭合　b. 胸骨旁四腔心显示右心房室增大，CDFI 可见大量的三尖瓣反流进入右心房

RA，右心房；RV，右心室；TR，三尖瓣反流

六、治疗

1. TS　限盐、利尿只能改善体循环淤血。TS 多合并左侧瓣膜病变，通常在行左侧瓣膜手术的同时对三尖瓣进行处理，如经皮球囊扩张瓣膜成形术、三尖瓣分离术及人工瓣膜置换术。由于右心人工瓣膜存在更高的血栓栓塞风险，瓣膜置换时首选人工生物瓣。

2. TR　无症状的轻度 TR，无肺高压、右心无明显扩大或功能异常者无须手术。

重度器质性 TR，合并症状或右心功能减退时需手术治疗；右心感染性心内膜炎抗菌治疗效果好，手术通常不是一线治疗方法。抗生素治疗无效时，若为瓣膜置换常导致再感染或持续感染，此时需切除病变的瓣膜组织以根除感染，然后继续抗生素治疗。大多数患者不合并肺高压，可耐受三尖瓣缺如；但会逐渐出现右心室功能不全，因此在瓣膜切除且感染控制后 6～9 个月需植入生物瓣膜。

功能性 TR 的处理仍有争议。轻中度的功能性 TR 常在原发疾病得到控制(有效的抗心力衰竭治疗、左心瓣膜手术)后改善，无须特别处理；但是，严重的功能性 TR 是死亡的独立预测因子。对有症状者的处理包括评估和治疗基础疾病。纠正肺高压可改善功能性 TR，因此必须重视导致肺高压的原因(如 HF、MS 和慢性血栓栓塞性肺病)。容量过负荷和 CHF 时可使用利尿剂；但许多重度 TR 患者存在难治性水肿，对内科治疗无反应。有症状的重度 TR、内科治疗无效、无严重的右心室功能不全的患者建议行三尖瓣手术。重度 TR 需接受其他瓣膜(即二尖瓣)手术时，推荐同时行三尖瓣手术。三尖瓣修复优于三尖瓣置换，但存在 TR 复发的风险。必须行三尖瓣置换术时，首选生物瓣。

第八章　肺动脉瓣疾病

一、病因和病理

肺动脉瓣狭窄(pulmonary stenosis，PS)几乎均为先天性，是较常见的先天性心脏畸形，约占先心病患儿的 10%。瓣膜大都为三叶式，也可为二叶式、单叶或四叶式，少部分患者(尤其是合并 Noonan 综合征时)常伴有明显的瓣膜发育不良。本病可合并右心室流出道(right ventricular outflow tract，RVOT)多水平的狭窄或发育不良(漏斗部、瓣下、肺动脉瓣环、瓣上、肺动脉主干及分支)；也可作为复杂先心病的一部分(如法洛四联症、右心室双出口、单心室)；Williams 综合征或 Noonan 综合征时，常同时合并外周肺动脉狭窄。PS 可合并房间隔或室间隔缺损、主动脉骑跨和动脉导管未闭等。获得性 PS 罕见，如风湿性、类癌综合征(多以反流为主)等，通常不会严重到需换瓣治疗；其他病因还有累及右心室的梗阻性肥厚型心肌病和糖原贮积症等。前纵隔肿瘤或乏氏窦瘤压迫 RVOT 可导致相对性狭窄。

肺动脉瓣关闭不全常由肺动脉瓣环或总干扩张所致，多见于肺高压；其他病因有马方综合征、类癌综合征、感染性心内膜炎、先天性肺动脉瓣缺如或发育不良，以及医源性损伤。随着越来越多的先心病患者存活到成年，先天性 PS 或法洛四联症术后合并残余 PR 的青年患者也在增加。

二、病理生理

PS 导致右心室压力过负荷、跨瓣压差升高、右心室肥厚，甚至继发流出道梗阻，最终导致右心衰竭。如合并房间隔缺损，则可出现右至左分流。肺动脉压力通常正常或降低（右心排血量减少）。严重 PS 导致肺灌注减少，氧合不足可导致发绀，合并动脉导管未闭可在一定程度上改善肺灌注和血氧。

PR 导致右心容量过负荷，由于右心为低压低阻力腔室，因此血流动力学后果通常不严重，代偿期较 AR 长；晚期右心室扩大、肥厚，最终可导致右心衰竭。继发于严重肺高压、严重的反流或急性反流，病情发展则较快。

三、临床表现

轻中度 PS 一般无明显症状，预后良好；重度狭窄者，运动耐量差，可有胸痛、头晕或晕厥、发绀等症状。主要体征是肺动脉瓣区喷射性收缩期杂音，随着狭窄程度加重，该杂音逐渐增强及响度达峰后移，P_2 减弱伴分裂，吸气后更明显。肺动脉瓣区喷射性喀喇音表明瓣膜无重度钙化，活动度尚可。先天性重度 PS 者，早年即有右心室肥厚，可致心前区隆起伴胸骨旁抬举性搏动。持久发绀者，可伴发杵状指(趾)。

PR 在未发生右心衰竭前无临床症状。主要体征为肺动脉瓣区舒张早期递减型哈气样杂音，可下传至第 4 肋间。伴肺高压时，P_2 亢进、分裂。反流量大时，三尖瓣区可闻及收缩前期低调杂音。如瓣膜活动度好，可闻及肺动脉喷射音。

严重的 PS 或 PR 患者发生心律失常的风险增加，包括室上性期前收缩、室性期前收缩或室性期前收缩联发。不论内科保守治疗，还是接受瓣膜切除或成形术，患者均可出现心律失常，但只有伴明显心悸症状者才需要评估。由于发生恶性心律失常的风险较低，通常无须行电生理检测。

四、实验室检查

(一) X 线检查

右心室肥厚、增大。单纯狭窄者，肺动脉总干呈狭窄后扩张，肺血管影稀疏。PR 伴肺高压时，可见肺动脉段及肺门阴影尤其是右下肺动脉影增大。

(二) 心电图检查

示右心室肥厚劳损、右心房增大。常见右束支传导阻滞。

(三) 超声心动图检查

狭窄的肺动脉瓣开放呈穹隆状，瓣膜发育不良时瓣叶增厚，活动度小，瓣环(和肺动脉)内径狭小；钙化相对少见。介入术前需评价瓣环大小、瓣膜质地和钙化情况。CDFI 表现类似于 AS。重度 PS 常伴右心室肥厚，可继发 RVOT 梗阻；晚期则表现为右心增大和右心衰竭。单纯瓣膜性 PS 常合并远端肺动脉扩张。此外，还可探查到合并的其他畸形。

PR 依靠 CDFI 检测到舒张期由肺动脉瓣反流入 RVOT 的血流束而确诊。二维超声评价肺动脉瓣解剖包括瓣叶数量（二叶式或四叶式）、运动（凸起或脱垂）或结构（肺动脉瓣发育不良、发育异常或缺如）有助于了解反流机制。类癌综合征导致肺动脉瓣叶缩短与增厚，多同时伴三尖瓣受累。肺动脉瓣黏液样变很罕见，可导致瓣膜增厚、冗长与松弛。精确评估 PR 的严重程度难度较大，右心室的大小与功能可作为参考，CMRI 是最佳的评价手段。继发于肺高压者常伴肺动脉扩张。

五、诊断及鉴别诊断

根据肺动脉瓣区典型杂音及典型超声心动图表现常可确诊，极少需要诊断性心导管检查；当 PS 的严重程度不能明确，或怀疑存在严重的漏斗部或肺动脉瓣上狭窄时，侵袭性的血流动力学测量及心室造影可能有助于诊断；在这种情况下，CT 或 CMRI 也可作为替代的方法。

六、治疗

单纯的先天性 PS 的治疗主要是经导管球囊扩张，参见第九篇第三章。对于重度 PS 合并肺动脉瓣环发育不良、严重 PR、肺动脉瓣上或瓣下 PS 的患者推荐外科手术治疗。大多数先天性瓣膜发育不良且伴有严重 TR 的患者也推荐手术治疗。

继发性 PR 一般不需要专门的处理。治疗原发性病变（如感染性心内膜炎）或引起肺高压的疾病（如针对二尖瓣病变的手术）常可改善 PR。对于先心病（如法洛四联症或 PS）外科纠治术后残留的重度 PR 可考虑肺动脉瓣置换（pulmonary valve replacement，PVR），同时行肺动脉移植。经导管肺动脉瓣植入术（transcatheter pulmonary valve implantation，TPVI）的技术也在不断成熟。

第九章 多瓣膜病

多瓣膜病(multivalvular disease，MVD)是指 2 个或 2 个以上的瓣膜同时存在病变，最常见于风湿性瓣膜病变；瓣膜黏液样变性、马方综合征及其他结缔组织病变、退行性瓣膜病、类癌综合征等也可同时累及多个瓣膜。此外，同一患者 2 个瓣膜也可存在不同的病理情况，如主动脉瓣的感染性心内膜炎同时合并缺血性 MR 等。

MVD 的临床表现取决于各个瓣膜病变相对的严重程度。MVD 可导致复杂的血流动力学改变，掩盖或加重临床症状，改变瓣膜病变杂音的特征，影响多普勒定量瓣膜病变程度，从而给临床诊断带来困难。通常当各瓣膜病变的严重程度相似时，上游瓣膜的病变会掩盖下游瓣膜病变的严重度，如 MV 病变合并 AV 病变或 TV 病变合并 MV 病变时。下游瓣膜的病变也会影响上游瓣膜病变的血流动力学改变，如严重AS导致的左心房压力增高可造成对MR病变的高估和对MS病变的低估。

瓣膜同时存在狭窄与反流的复合病变，也会对血流动力学造成影响。严重的瓣膜反流，由于经过瓣口的血流量增加，可高估瓣膜狭窄程度。多普勒测定的血流速度、压差、PHT等指标均受血流动力学的影响，因此在定量MVD时，应更多地参考瓣膜的解剖异常和活动度；尽可能选择较少受血流动力学影响的指标（如瓣口面积）。术前识别多个瓣膜受累十分重要，因为手术如未能同时纠治所有严重的瓣膜病变，死亡率会明显增加。怀疑MVD的患者在考虑手术治疗时应进行详细的临床评估和完整的多普勒超声评价，必要时还需行右心/左心导管和心室造影。

MVD的病情通常比单一瓣膜病变严重，预后也差。手术的决策主要取决于症状、血流动力学后果（左心房及左心室大小、LVEF、PASP），以及瓣膜修复或介入治疗的可能性。联合瓣膜置换或三瓣膜置换的手术风险高，生存率差，需更为审慎；在条件允许时，在AVR的同时可考虑对其他瓣膜进行修复或介入手术。

下面讨论几种常见的MVD。

MS合并主动脉瓣病变：约1/3的风湿性MS可同时累及主动脉瓣，可导致原发性瓣膜反流、狭窄或两者并存。如上文所述，体检时，上游的瓣膜病变会掩盖下游瓣膜病变的体征，合并重度MS的患者脉压增宽可不明显，有可能会漏诊明显的AR；另一方面，严重AR的患者在体检时也会漏诊或误诊MS。AR患者如S_1增强并存在OS，提示MS的可能。即使存在MS，体检发现典型的杂音也可诊断AS；但是，由于MS患者心搏出量及心排血量降低，AS杂音的强度和持续时间会降低。心脏超声对于风湿性心脏病患者的评估具有决定性的意义，可以诊断是否有多瓣膜受累，但必须考虑到上游及下游的病变对血流造成的影响。

AS合并MR：AS常与MVP、瓣环钙化、风湿性心脏病等导致的MR，或功能性MR共存。继发于LVOT梗阻的左心室压力升高会增加MR的反流量；同时，MR降低了左心室的前负荷及搏出量，其后果是前向心排血量的降低，以及LAP及肺静脉压力明显升高。出现AF会使AS的血流动力学进一步恶化。体检难以区分这两种不同的收缩期杂音，常会引起误诊；但超声心动图却可以精确地诊断AS及MR的病因和严重程度。

AR合并MR：这一病变组合可见于风湿性心脏病、黏液样退行性变同时累及主动脉瓣及二尖瓣导致双瓣膜脱垂，或结缔组织疾病导致两个瓣环均显著扩张。左心室通常明显扩大。当两个反流均为重度时，这一组合病变导致大量的血液从主动脉经左心室和左心房反流入肺静脉，其损害常难以耐受。体检和心脏超声通常可以识别两者。体检常有S_3，动脉搏动轻而快。多普勒超声（必要时左心室造影或CMRI）可以评价各个病变相对的严重程度。AR患者中，继发于左心室扩张的轻度至中度的功能性MR在AVR术后常得到改善。

第十章　人工心脏瓣膜的术后管理

人工心脏瓣膜（prosthetic heart valve，PHV）可分为机械瓣和生物瓣。前者的主要优点是耐用，最新型的机械瓣预期使用寿命可达20～30年，甚至更久，但需要终身抗凝，因而有引起出血、血栓栓塞并发症的可能。后者按其来源可分为异种（猪瓣、牛心包瓣）、同种异体和自体瓣膜，也可按其结构的制型分为带支架型、无支架型及新型的经皮植入瓣膜。生物瓣的优点在于无须终身抗凝，但由于瓣膜结构退化（structural valve deterioration，SVD）耐久性较差，30%～35%的猪瓣及10%～20%的人主动脉同种移植瓣膜在10～15年损坏。SVD在换瓣时年龄较轻的患者中发生较早。

PHV的术后管理包括：定期随访、抗凝治疗、预防感染性心内膜炎、运动及妊娠的安全指导、并发症的监测和处理（心律失常和心功能不全的治疗可参考有关章节）。

一、PHV的术后随访

瓣膜功能的评价主要依靠询问病史、体格检查及超声心动图检查。人工瓣植入后的随访推荐如下。

1. 出院后首次随访　在出院后2～4周进行，目的在于评价手术的近期效果和人工瓣的功能，寻找感染、传导异常或心律失常的征象。假如出院前没有进行心脏超声检查，则必须行TTE检查为以后的随访提供基线参照。如术后早期检测到瓣周漏则需决定是否有再次手术的必要及其可能性，并注意监测溶血和并发心内膜炎的可能。

2. 后期随访　如无症状，术后首次心脏超声正常，可每年临床随访1次，其他检查则根据临床需要。在无症状且无LV/PHV功能不全时，机械瓣患者不必每年常规行心脏超声检查，生物瓣患者术后的5年内虽无指征也应每年常规行心脏超声检查。但是，如出现新的心脏杂音、临床状态恶化（出现不明原因的发热、呼吸困难等心功能异常症状）而怀疑PHV的完整性或功能出问题时，应即时复查心脏超声。

3. 评价方法和内容　包括详细询问病史和体检、血液生化指标[血常规、电解质、肾功能、乳酸脱氢酶（检测溶血）、INR]、胸片及心电图，必要时还需行超声心动图。

超声心动图不仅可提供心腔大小、心室局部和整体功能、主动脉、其他瓣膜的情况、肺动脉压力，更可评价人工瓣的功能，诸如PHV的稳定性、瓣膜及瓣周的异常回声（钙化或感染）、瓣叶的活动度、瓣膜反流及程度、瓣周漏等。多普勒可定量测量跨瓣速度和压力参数，但易受心率、心脏负荷和功能等多种因素的影响，在判断时应结合患者的临床情况和 PHV 型号，特别要与既往的检查结果相比较。

对于多数患者，TTE 就可确诊 PHV 功能不全；但是，人工瓣的声影可能会限制 TTE 对人工瓣瓣叶、赘生物、脓肿和血栓的检测。此外，人工二尖瓣的反流常无法检测。因此，当 TTE 存在技术缺陷或临床高度怀疑 PHV 功能异常而 TTE 结果不能明确时，TEE 是首选的成像方法。

二、PHV 的抗凝治疗

PHV 患者推荐抗凝治疗以预防人工瓣膜血栓形成(prosthetic valve thrombosis，PVT)及血栓栓塞事件。抗凝治疗需根据 PHV 的类型、部位、是否存在血栓形成的基础危险因素，以及特定的临床背景(如妊娠或外科手术)而变化。

(一) 机械 PHV

应终身使用华法林(或其他维生素 K 拮抗剂)抗凝治疗。抗凝的强度须考虑 PHV 的类型、位置、是否存在易患因素，如 AF、严重的左心室功能不全(EF<30%)、任何程度 MS、既往栓塞史和高凝状态等。推荐国人机械主动脉瓣控制 INR 在 1.8～2.5；机械二尖瓣或合并血栓危险因素者 INR 在 2.5～3.0。机械瓣(尤其二尖瓣位)置换术后即刻发生血栓栓塞事件的风险非常高，而华法林至少需要使用 5 d 才能达到疗效，因此在机械瓣置换术后，一旦无严重的出血风险，建议使用静脉注射肝素(IV UFH)或皮下注射低分子量肝素(SQ LMWH)进行短程的过渡治疗，直至 INR 维持目标水平至少连续 2 d。

同时行 CABG 术者，阿司匹林(75～100 mg/d)常规与华法林联合使用，除非有消化道出血病史、不能控制的高血压(有颅内出血的风险)、抗凝效果极不稳定以及>80 岁的患者。

口服的直接凝血酶抑制剂达比加群以及Ⅹa 因子抑制剂利伐沙班及阿哌沙班不能替代华法林治疗，不推荐用于 PHV 患者。

机械 PHV 患者充分抗凝如仍发生栓塞，抗凝治疗应加强，在保证安全的前提下可调整口服华法林剂量达到更高的目标 INR(提高 0.5～1)；假如更高剂量的华法林也不能预防再发生血栓栓塞事件，则需增加阿司匹林剂量至 325 mg/d。

过度抗凝如 INR≥5.0，严重出血的风险会急剧升高。抗凝过度/出血的处理十分复杂，因为矫枉过正又会增加 PVT 的风险。处理需根据临床情况随机应变。对于尚未出血但 INR≥6.0 的患者，应暂停华法林使 INR 逐渐降低；可给予小剂量(1 mg 或 2.5 mg)口服维生素 K 加速 INR 下降。由于 INR 下降过快有致 PVT 的风险，所以不可静脉注射维生素 K。治疗范围内的抗凝或过度抗凝所导致的出血常常存在病理性原因，需要识别及治疗。发生严重的出血(即颅内出血、局部不能控制的或导致血流动力学不稳定的出血)，则推荐静脉注射凝血酶原复合物浓缩液(prothrombin complex concentrate，PCC)或新鲜冷冻血浆，联合口服维生素 K 以立即逆转抗凝治疗。PCC 优于新鲜冷冻血浆。

机械 PHV 患者需要接受非心脏手术时，须评估手术的出血风险和 PVT 的后果。出血风险小且易于控制时不必中断抗凝，控制 INR<2；出血风险大时需在术前 5 d 停用华法林，当 INR 低于目标区间时启用静脉肝素，调整剂量使 aPTT 达到正常的 1.5～2.0 倍；或皮下注射治疗剂量的(根据体重计算)LMWH［如每 12 h 给予依诺肝素 100 U/kg(=1 mg/kg)］。非妊娠患者无须常规监测抗Ⅹa 因子；但对于换机械瓣的妊娠妇女监测抗Ⅹa 因子非常重要，此时皮下注射 LMWH 应采用“调整剂量”而非“治疗剂量”，以维持抗Ⅹa 因子至较高的目标水平(见下文)。肝素于手术前 4～6 h 停用，而皮下注射 LMWH 则需在术前 24 h 停用，且术前最后的 LMWH 剂量推荐为每日剂量的一半(而非每日剂量的 100%)。手术后应尽早重新开始静脉肝素或皮下 LMWH。如止血充分且无出血性并发症，则在术后 6～12 h 重启肝素治疗，并尽早开始口服华法林(如完全止血则术后 12～24 h)；一旦 INR 连续 2 d 达标，则停用肝素。

对于大多数心导管操作，抗凝治疗是安全的，但如行房间隔穿刺、直接左心房穿刺或心包穿刺时，应控制 INR 在 1.2 以下，并用静脉肝素行过渡治疗。

换机械瓣的妇女妊娠期间发生血栓栓塞事件的风险明显升高，需要合理抗凝治疗；但华法林可通过胎盘，妊娠早期使用华法林可能会导致早期流产或胎儿畸形(0.6%～10%)；使用肝素或 LWMH 不通过胎盘，不会致畸，但会增加 PVT 的风险；另外，抗凝治疗可能增加妊娠期及分娩时出血的风险。因此，对换机械瓣的育龄期妇女，应告知本人及家属如果孕母和胎儿可能面临的各种风险，劝诫其避孕。换机械瓣的妇女一旦妊娠，应予以连续、有效、有监控的抗凝治疗，并尽可能避免胎儿畸形。但是，对于 PHV 妊娠期的抗凝，目前尚无满意的统一的方案。各种方案均各有利弊，缺乏大规模的循证医学证据支持，欧美的指南意见也不完全一致；因此，应加强对孕妇及家属的健康教育和管理，使其了解可能面临的风险，增加对治疗的依从性。目前国内通常应用以下方案：① 在妊娠期头 3 个月停用华法林，改用每日 2 次皮下注射 LMWH，调整剂量至给药 4 h 后抗Ⅹa 达到峰值水平(0.7～1.2 U/mL)；或给予皮下注射肝素(作为二线药物)，需至少每周测量 aPTT，使其在给药的中期达到正常对照的 2 倍。由于皮下注射 LMWH 易于使用及监控，且抗凝疗效更可预测，因此优于肝素。② 在妊娠 3 个月后至妊娠 35～36 周，改为口服华法林，调整剂量维持 INR 至 2.5～3.5，至少每 1～2 周检查 1 次。这一方案母亲发生血栓栓塞并发症的风险最低。对于高危患者(MV 位的机械瓣合并其他危险因子，如既往血栓栓塞病史或 AF)，ACC/AHA 指南还推荐合用小剂量的阿司匹林(Ⅱ级)。③ 从妊娠 35～36 周起改用皮下注射 LMWH 或皮下注射肝素，方法与①同。④ 推荐择期行剖宫术。

剖宫术的围手术期抗凝治疗和其他非心脏手术类似。术前 5 d 停用华法林，当 INR 低于目标区间时开始静脉肝素或皮下注射“调整剂量”的 LMWH。静脉肝素于手术前 4～6 h 停用，而皮下注射 LMWH 则需在术前 24 h 停用，且术前末次 LMWH 剂量推荐为半量。术后需根据患者自身因素和手术的具体情况来个体化地决定重启抗凝的时机。如止血充分且无出血性并发症，应尽早重启静脉肝素或皮下注射“治疗剂量”LMWH。小手术或侵袭性操作一般为术后 24 h；大的高出血风险的手术一般为术后 48～72 h。在充分止血的前提下，术后 12～24 h 开始口服华法林，与静脉肝素或 LMWH 同时应用，直至 INR 连续 2 d 达到治疗目标后停用肝素或 LMWH，改用口服华法林。

（二）生物 PHV

大都主张在术后前 3 个月用华法林抗凝。但是，对于无血栓危险因素的生物瓣患者是否使用短程华法林抗凝存在争议，因其疗效并不确定。主要的协会指南存在不同的意见。有主张（2012 年 ACCP 指南）在无其他血栓危险因素的生物瓣患者中，术后前 3 个月使用华法林抗凝只推荐用于二尖瓣换瓣者。

术后常规应用阿司匹林 75～100 mg/d。当存在血栓危险因素，包括 AF、既往有血栓栓塞事件、高凝状态或严重的左心房收缩功能不全（LVEF＜0.30）时需同时合用华法林。对于有华法林抗凝指征，但却不能服用华法林的患者，阿司匹林的剂量为 75～325 mg/d。注意，人工生物瓣患者如合并 AF 则应使用华法林，而非直接的凝血酶抑制剂。

三、人工瓣预防感染性心内膜炎

人工瓣患者具有较高的感染性心内膜炎的风险，根据目前的指南应预防性使用抗生素（参考相关章节）。

四、运动

应鼓励人工瓣患者有规律的参与中等程度的运动，以保持心血管的健康。对于参加竞技体育活动的患者的指导意见则随瓣膜部位和类型不同而不同。所有接受抗凝治疗的患者都应避免参与有肢体碰撞或创伤风险的运动。

五、PHV 并发症

PHV 可并发瓣膜功能不全，包括梗阻和反流。PHV 病变可继发血栓及出血事件、心功能不全、心律失常和溶血性贫血等。总体上，管理得当的患者中 PHV 相关并发症的发生率约为 3%/年。早期并发症大多与手术或瓣膜选择不当有关；晚期并发症常由于抗凝不当、感染、瓣周纤维组织增殖、瓣膜的失耐用性等有关；术后持续的心力衰竭、心律失常和肺高压通常是干预过迟，术前不可逆的心肌损害所导致。下面讨论几种常见的并发症（图 13-10-1）。

（一）PHV 并发梗阻

当患者出现 HF 症状，且跨瓣压差较基础测定值或同型号、同部位瓣膜的正常值显著升高，需考虑存在严重梗阻的可能。梗阻的原因包括 PVT、PPM、瓣周纤维组织增殖（pannus formation）及赘生物等。

1. 血栓形成（PVT）　事实上，生物瓣患者和抗凝治疗中的机械瓣患者发生 PVT 的概率相等。易患因素有抗凝不足或中断、瓣膜位置（右心 PHV＞左心 PHV，二尖瓣 PHV＞主动脉瓣 PHV）、心脏血流动力学情况（低心排或 AF）、存在心房血栓、既往栓塞事件、高凝状态（如妊娠等）。PVT 常导致 HF 的发生或加重，也可并发体循环栓塞，但后者也可由赘生物或 LA 血栓所致。心脏超声，尤其是 TEE，有助于诊断、鉴别诊断及指导治疗。TEE 和（或）X 线透视是诊断 PVT 的金标准。治疗方式包括手术、溶栓、优化抗凝（肝素化＋抗凝＋抗血小板治疗），但都有明显的缺陷。治疗的选择取决于是否存在梗阻及其严重程度、人工瓣位置、血栓大小和临床状况是否稳定。对于左侧 PHV 血栓形成且 NYHA 心功能分级Ⅲ～Ⅳ级，或血凝块较大（直径≥8 mm 或面积≥80 mm^2）者需紧急手术；若手术风险高或无条件紧急手术，或血凝块虽然较大，但患者 MTHA 心功能分级为Ⅱ级，可考虑溶栓治疗；如病情稳定，NYHA 心功能分级为Ⅰ～Ⅱ级，且血凝块较小，溶栓可作为一线治疗。静脉给予肝素优化抗凝治疗也可作为替代治疗；如优化抗凝治疗，血栓仍持续存在或反而增大或反复出现血栓栓塞事件，则需考虑手术或溶栓。右心 PVT、NYHA 心功能分级Ⅲ～Ⅳ级或血凝块较大时，溶栓可作为首选。PVT 成功溶解后应开始静脉肝素联合华法林治疗。静脉肝素需持续使用直到 INR 达到治疗范围并维持 24～48 h。对于主动脉瓣位的机械瓣，建议联合阿司匹林（50～100 mg/d）达到目标 INR 3.5（范围为 3.0～4.0）；对于二尖瓣位的机械瓣，建议联合阿司匹林（50～100 mg/d）达到目标 INR 为 4.0（范围为 3.5～4.5）。

2. 瓣周纤维组织增殖　是指瓣周纤维组织内向性增生，是导致瓣膜梗阻较少见的原因；但是，区分瓣周纤维组织增殖与 PVT 十分重要，因为仅有后者才可用溶栓取代手术治疗。瓣周纤维组织增殖是一个慢性病程，多见于主动脉瓣位的 PHV。与 PVT 相比，它发生较早，形体较大，较少有抗凝不足史或外周栓塞的表现。典型的心脏超声（TEE）表现为一相对静止的致密影像，常局限在主动脉瓣环位置或二尖瓣 PHV 的心房侧。心脏超声或透视下瓣叶活动正常有助于瓣周纤维组织增殖的诊断。严重梗阻时，应予以手术治疗。

（二）PHV 并发反流

机械 PHV 均有少量功能性反流，其源头细小，色彩单纯，持续时间短，反流束的数量和部位取决于瓣膜的型号。无支架的生物瓣较有支架的反流多见。病理性反流见于 PVT、赘生物、生物瓣 SVD 及瓣周漏。经皮植入的 PHV 的瓣周漏常见。

1. 瓣周漏　发生于术后早期的瓣周漏十分常见，可被术中 TEE 或术后 TTE 检出。绝大多数瓣周漏是轻微或轻度的，不会进展；但晚期出现的、新的、严重的瓣周漏常由 PHV 结构损坏或心内膜炎所致。

2. 瓣膜结构损坏（structural failure）　随瓣膜的类型及位置不同而变化。大多数机械瓣可使用 20～30 年。目前的机械瓣发生结构损坏的风险极低，大多数系列随访结果都未观测到任何类似事件。但是，约 1/3 的生物瓣可在植入后的 10～15 年发生损坏，尤其是二尖瓣位的猪瓣以及年轻时接受换瓣的患者。瓣膜大多增厚钙化，也可萎缩变薄或撕裂穿孔。但是，目前生物瓣结构损坏的发生率已明显低于第一代瓣膜。

许多因素会促进生物瓣的结构损坏，包括机械应力、免疫排斥反应、心内膜炎及瓣膜撕裂，可导致严重的瓣膜反流。血流动力学后果类似于自体瓣膜反流。机械瓣组件突然损坏罕见，但可致猝死。超声心动图，尤其是 TEE 可对 PHV 功能异常进行精确的诊断，并定量反流程度。瓣膜结构损坏严重者需再次手术。经皮介入技术（valve in valve）治疗老化的人工生物主动脉瓣和二尖瓣已获得临床成功。

3. 人工瓣感染性心内膜炎（prosthetic valve endocarditis, PVE）　具有感染性心内膜炎的高风险；PVE 是严重的感染，可能致死。识别 PVE 需要高度的警觉。根据瓣膜置换术后发生 PVE 的时间可预测致病的微生物：早期发生（瓣膜置换后 2 个月内）的 PVE，最常见的病原菌为金黄色葡萄球菌和凝血酶阴性的链球菌；晚期发生的 PVE（瓣膜置换 2 个月后），病原体与自身瓣膜心内膜炎（native valve endocarditis, NVE）相似，最常

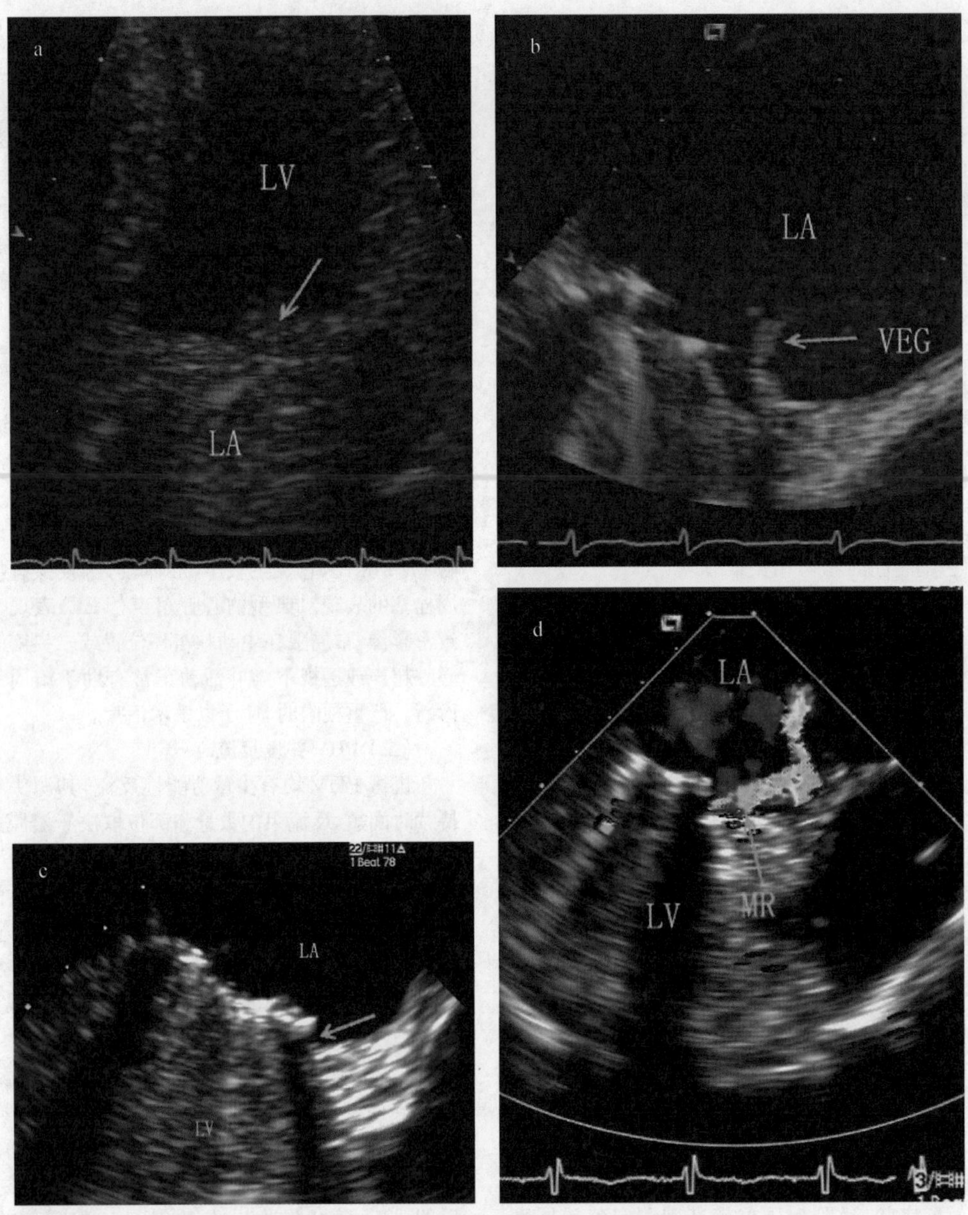

图 13-10-1　人工瓣常见并发症的超声心动图表现

a. 心尖四腔心切面(局部放大)显示人工机械二尖瓣血栓形成(箭头所示),为瓣口中等密度回声凸向心腔,实时图像还可见瓣叶活动异常和跨瓣血流梗阻　b. 经食管切面显示人工机械二尖瓣合并感染,箭头所指为瓣周左心房面附着的赘生物,实时显示其高活动性　c、d. 为同一患者,经食管超声心动图显示人工机械二尖瓣瓣周漏,其中 c 为二维局部放大图像显示瓣周回声中断(箭头所示);d 为 CDFI 显示源自漏口的反流束进入左心房(箭头)

LA,左心房;LV 左心室;MR,二尖瓣反流;VEG,赘生物

见为链球菌、金黄色葡萄球菌、凝血酶阴性的链球菌及肠球菌。血培养阴性的心内膜炎可发生于换瓣后的任何阶段,主要为使用抗生素所致。

临床上,PVE 较 NVE 更易出现新发的杂音或杂音性质改变、HF 及 EKG 上新的传导异常。在使用抗生素之前,间隔数小时至数日抽血培养,90%以上甚至更多的患者可为阳性。TEE 可明显改善 PVE 的诊断和治疗,是首选的检查(TEE 和 TTE 检测赘生物的敏感性分别为 82%~96%比 17%~36%)。TEE 在检测 PHV 结构破损或穿孔、瓣周漏、瓣周脓肿、窦道形成等也优于 TTE。在临床可疑 PVE 而 TTE 阴性时,须考虑进一步行 TEE 检查。

治疗 PVE 较 NVE 更加困难,在抗生素治疗的同时常需外科手术置换受累的 PHV。需根据血培养和药物敏感试验选择针对特定致病菌的药物;对于特定的病原菌,抗生素的使用原则和 NVE 相同;但葡萄球菌导致的 PVE 是个例外,对此推荐含利福平在内的三联抗菌治疗方案。

PHV 功能异常引起中度到重度 HF,或存在瓣膜松脱、瓣周脓肿或窦道形成的证据是手术治疗的指征。金黄色葡萄球菌引起的合并心内并发症的 PVE、真菌、革兰阴性菌(non HACEK),尤其是铜绿假单胞菌、多重耐药肠球菌及不能控制的感染,通常建议手术治疗。

(三) 溶血性贫血

溶血性贫血主要由 PHV 反流或瓣周漏时红细胞的机械损伤所致,与反流束迅速加速及减速和(或)高的峰值剪切速率有关。机械瓣较生物瓣更常见。溶血通常为轻度的、亚临床的；但也可以是严重的，尤其是某些型号的 PHV(如球笼瓣和双叶碟瓣)及严重瓣周漏所导致者。生物瓣中溶血较少见；但也有报道称，溶血性贫血可作为猪瓣损坏的最初表现。溶血性贫血的表现通常轻微，包括贫血、心力衰竭、黄疸、尿色加深、血乳酸脱氢酶升高，以及新发的或性质改变的反流性杂音。外周血涂片显示数量不等的破裂红细胞或更小的红细胞碎片。大多数患者口服铁剂替代治疗有效，偶尔也需要输血；严重的瓣周漏或瓣膜损坏所致的溶血则需再次手术。

(四) 其他

并发心功能不全或心律失常的诊治请参考有关章节。

参考文献

1. Bonow R O, Carabello B A, Chatterjee K, et al. 2008 focused update incorporated into the ACC/AHA 2006 guidelines for the management of patients with valvular heart disease[J]. J Am Coll Cardiol, 2008, 52(13): e1 - e142.
2. Kaleschke G, Baumgartner H. Pregnancy in congenital and valvular heart disease[J]. Heart, 2011, 97(21): 1803 - 1809.
3. Marijon E, Celermajer D S, Jouven X. Management of patients with subclinical rheumatic heart disease[J]. Int J Cardiol, 2009, 134(3): 295 - 296.
4. Rahimtoola S H. The year in valvular heart disease[J]. J Am Coll Cardiol, 2011, 58(12): 1197 - 1207.
5. Rahimtoola S H. The year in valvular heart disease[J]. J Am Coll Cardiol, 2012, 60(2): 85 - 95.
6. Rahimtoola S H. The year in valvular heart disease[J]. J Am Coll Cardiol, 2013, 61(12): 1290 - 1301.
7. Vahanian A, Alfieri O, Andreotti F, et al. Guidelines on the management of valvular heart disease (version 2012)[J]. Eur J Cardiothorac Surg, 2012, 42(4): S1 - S44.
8. Zoghbi W A, Chambers J B, Dumesnil J G, et al. Recommendations for evaluation of prosthetic valves with echocardiography and doppler ultrasound [J]. J Am Soc Echocardiogr, 2009, 22(9): 975 - 1014.

第十四篇

先天性心血管病

第一章　概　　述

何梅先　陈灏珠

先天性心血管病(congenital cardiovascular disease)简称先心病，是指出生时即存在的心脏、血管结构和功能异常。它可由胎儿心脏血管在母体内发育障碍、发育缺陷或部分停止造成。本病病种繁多，几种畸形可在一个患者身上同时出现。20世纪40年代至21世纪初，心血管病的诊断治疗技术由有创的心导管检查术、心血管造影术发展到目前广泛应用的无创性二维及多普勒超声心动图、多层螺旋CT血管造影(MSCTA)、磁共振显像等，心脏外科手术的发展，尤其是近10年来某些先心病的介入治疗的开展，使先心病过去在临床上不易诊断、缺乏根治办法的局面发生了彻底的改观。近来先应用先心病的介入治疗，改善了患儿的血流动力学，使其适应身体的发育，然后心脏外科实行根治的两者协同治疗的方法，提高了某些复杂先心病的手术成功率。随着麻醉、体外循环水平的提高、小儿心脏外科手术技术的进步和小儿先心病介入技术的开展，一些先心病在婴幼儿或儿童期可得到矫治，成年期患者将逐渐减少。由于我国人口众多、经济不发达的地区医疗技术和经济力量不足等原因，仍有较多的先心病患者在儿童期未能及早得到诊断和纠治而进入成年期，加上那些不需要手术治疗的心脏异常、要待成年后再手术者及不能手术纠治除非行心、肺或心肺移植者，因此在我国成人先心病中还会占有较高的比例。有估计，我国人群中先心病患者占0.24%～0.28%，推算我国先心病患者可能有300万～400万。

一、发病情况

先心病是先天性畸形中最常见的一种。先心病的发病率为全部活产婴儿的0.6%～0.9%，我国每年新出生罹患先心病的婴儿人数高达15万。其中室间隔缺损占20%，动脉导管未闭占15%，房间隔缺损占12%，肺动脉瓣狭窄占10%，这些为常见的先心病类型。

据1950～1984年全国34个单位儿科病理协作组小儿尸检5 942例先天性畸形资料，患先心病者有2 659例，占44.75%，居各系统畸形的首位。

1985～1992年，对长治市城乡302所学校95 693名5～18岁中小学生进行了先心病普查，普查人数为92 593例，普查率为96.76%，检出先心病312例，患病率为3.37‰。调查发现，先心病患者的发病率在男女性别间、市区和县区间、矿区和郊区农村间、年龄组之间均无明显差异。

1995年，上海市杨浦区、徐汇区对在1年内出生的全部活产婴儿(20 082名)进行了1～3年的前瞻性调查。按统一调查内容和要求进行筛查，对可疑者行心电图、胸部X线、二维或多普勒超声心动图检查，必要时行心导管、选择性心血管造影确诊，部分病例由尸检和手术证实。发现先心病138例，患病率为6.87‰。其中非青紫型108例，占78.3%；青紫型30例，占21.7%。患室间隔缺损(简称室缺)者78例，达56.5%，最为常见。

2000年，甘肃省三市(兰州市、白银市、张掖市)、三地区(定西地区、酒泉地区、金昌地区)调查了2～19岁儿童及青少年共115 535例，普查率为96.2%。查出先心病患者660例。总患病率为5.71‰。结论为河西走廊先心病的发病率高于黄河流域。高原地区先心病患儿在学龄前形成重度肺动脉高压的夭折率偏高。

根据原上海医科大学与中国医学科学院心脏血管病研究所分析临床所见1 085例先心病，其构成比见表14-1-1。表中包括儿童与成人各年龄组的综合分析数据，可见最常见的先心病类型为心房间隔缺损与动脉导管未闭，两者数值极相近，然后依次为室间隔缺损、肺动脉瓣狭窄、法洛四联症、艾森门格综合征、主动脉缩窄、主动脉瓣狭窄、主动脉窦动脉瘤(破入右心或未破)、原发性肺动脉扩张、大血管转位、原发性肺动脉高压、三尖瓣下移畸形、房室共道永存、单纯右位主动脉弓等。两种或两种以上畸形同时存在的并不少见。

对本组年龄在15岁以下的457例儿童患者进行分析发现，常见的先心病的构成比情况略有不同，依次为动脉导管未闭、法洛四联症、心室间隔缺损、心房间隔缺损、肺动脉瓣狭窄、艾森门格综合征、大血管转位、三尖瓣下移畸形、房室共道永存及其他少见的畸形。

常见的先心病的构成比在儿童与成人中略有不同的原因主要是：有些畸形引起的血流动力学改变较早且较明显，因而较早出现症状和并发症，从而引起患儿家长注意，在儿童期即被确诊。更严重、更复杂的畸形则更早引起血流动力学的显著改变，并产生更多的并发症，常为患儿不能耐受，往往在出生后数月的婴儿期中死亡。原上海医科大学儿科医院出生3个月

表 14-1-1 1 085 例先心病的构成比

诊 断		例数	百分率(%)
无分流类	1. 右心病变		
	(1) 肺动脉口狭窄	(145)	(13.4)
	单纯肺动脉瓣狭窄	133	12.3
	漏斗部狭窄	6	0.6
	肺动脉狭窄+右肺动脉发育不全	1	0.1
	肺动脉瓣狭窄+双侧上腔静脉	1	0.1
	肺动脉分支狭窄或闭锁	2	0.2
	(2) 原发性肺动脉扩张	13	1.2
	(3) 原发性肺动脉高压	8	0.7
	(4) 三尖瓣下移畸形	6	0.6
	(5) 单纯双侧上腔静脉	2	0.2
	2. 左心病变		
	(1) 主动脉口狭窄	(22)	(2.1)
	主动脉瓣狭窄	15	1.4
	主动脉瓣及瓣下狭窄	2	0.2
	主动脉瓣下狭窄	2	0.2
	主动脉瓣上狭窄	3	0.3
	(2) 主动脉缩窄	23	2.2
	(3) 右位主动脉弓	4	0.4
	(4) 主动脉环	3	0.2
	(5) 迷走无名动脉	1	0.1
	(6) 马方综合征主动脉瘤	3	0.2
	3. 右位心	3	0.3
左至右分流类	1. 心房间隔缺损	(232)	(21.4)
	单纯心房间隔缺损	186	17.1
	心房间隔缺损+部分肺静脉畸形流	11	1.0
	心房间隔缺损+双侧上腔静脉	6	0.6
	心房间隔缺损+肺动脉瓣狭窄	7	0.6
	心房间隔缺损+二尖瓣狭窄	3	0.2
	心房间隔缺损+动脉导管未闭	2	0.2
	心房间隔缺损+心室间隔缺损	7	0.6
	心房间隔缺损+心室间隔缺损+动脉导管未闭	3	0.3
	心房间隔缺损(第二孔型)+二尖瓣关闭不全	1	0.1
	心房间隔缺损+右位主动脉	1	0.1
	单心房	5	0.4
	2. 房室共道永存	6	0.5
	3. 动脉导管未闭	(230)	(21.2)
	单纯动脉导管未闭	211	20.4
	动脉导管未闭+心室间隔缺损	2	0.2
	动脉导管未闭+主动脉缩窄	3	0.3
	动脉导管未闭+肺动脉瓣狭窄	2	0.2
	动脉导管未闭+主动脉瓣关闭不全	1	0.1
	动脉导管未闭+主动脉缩窄+室间隔缺损+二尖瓣狭窄	1	0.1
左至右分流类	4. 心室间隔缺损	(168)	(15.5)
	单纯心室间隔缺损	143	13.2
	单心室	3	0.3
	心室间隔缺损+肺动脉瓣狭窄	14	1.3
	心室间隔缺损+主动脉瓣关闭不全	5	0.5
	心室间隔缺损+双侧上腔静脉	3	0.2
	5. 主动脉肺动脉间隔缺损	3	0.2
	6. 主动脉窦动脉瘤破入右心(或未破)	15	1.4
	7. 冠状动脉肺动脉瘘	1	0.1
	8. 胸壁动静脉瘘	2	0.2
	9. 冠状动静脉瘘	2	0.2
右至左分流类	1. 法洛综合征	(143)	(13.7)
	法洛四联症	98	9.0
	法洛四联症+右位心	2	0.2
	法洛四联症+右位心+双侧上腔静脉	5	0.4
	法洛五联症(法洛四联症+心房间隔缺损)	15	1.4
	法洛四联症+右位主动脉弓	1	0.1
	法洛四联症+冠状动脉肺动脉	1	0.1
	瘘非典型性法洛四联症(心室间隔缺损+肺动脉瓣狭窄)	7	0.7
	法洛三联症(心房间隔缺损+肺动脉瓣狭窄)	14	1.3
	2. 艾森门格综合征	(30)	(2.8)
	心房间隔缺损+肺动脉显著高压	3	0.3
	心室间隔缺损+肺动脉显著高压	22	2.0
	动脉导管未闭+肺动脉显著高压	5	0.5
	3. 大血管错位	(9)	(0.7)
	完全性与不完全性大血管错位	6	0.5
	纠正性大血管错位	3	0.2
	4. 主动脉干永存	2	0.2
	5. 三尖瓣下移畸形+心房间隔缺损	1	0.1
	6. 三尖瓣闭锁合并多种畸形	1	0.1
	7. 完全性肺静脉畸形引流	2	0.2
	8. 多发性肺动静脉瘘	1	0.1
其他	1. 二腔心	1	0.1
	2. 二腔心+主动脉干永存	1	0.1
	3. 二腔心+主动脉闭锁	1	0.1
	4. 心房间隔缺损+心室间隔缺损+动脉导管未闭+二尖瓣闭锁+主动脉瓣狭窄	1	0.1

注:表中有括弧的数字及百分率为该类的总数及总百分率。

内婴儿先心病的70例尸解资料显示,其构成比依次为心室间隔缺损、大血管转位、主动脉狭窄或闭锁伴有左心室发育不良、单心室、心房间隔缺损、心房室间隔缺损并存、心房心室间隔联合缺损、右位心、动脉导管扩大,其中伴发绀者占51.4%。

我国其他大系列包括成人和儿童的先心病临床资料显

示，动脉导管未闭、心房间隔缺损、心室间隔缺损、肺动脉瓣狭窄、法洛四联症、法洛三联症、主动脉瓣狭窄、主动脉窦动脉瘤破裂、主动脉缩窄等最为常见。全国大系列先天性心脏血管病尸解资料则显示心室间隔缺损、心房间隔缺损、主动脉缩窄、大血管转位、动脉导管未闭、法洛四联症等最为常见。

随着诊断方法和治疗技术的不断发展，先心病已可在婴儿或儿童期得到准确诊断，并得到姑息性或纠正性手术治疗，这不但对本病预后的改善产生影响，也使成人先心病患者的情况发生很大变化。成年期先心病患者可包括下列情况：① 未经手术治疗自然成长入成年期者。② 在儿童期已经纠治得以成长达成年期者。③ 在儿童期经姑息性手术治疗得以进入成年期但尚需纠正性手术治疗者。④ 少数已达成年期，但除非施行心脏或心肺联合移植术否则无法纠治者。因此，对所有这些患者都要加以关注。

二、病因

人们普遍认为引起胎儿发育畸形的原因是多方面的。遗传因素、胎儿周围环境、母体情况等的变化是主要的影响因素。

(一) 遗传因素

先心病有家族性发病的倾向，约 90%属多因素遗传性疾病，仅 5%～10%为纯遗传因素所致。从遗传学的角度可将先心病粗略地分成三大类，即染色体畸变所致的先心病、单基因遗传的先心病和独立的先心病。前两类患者多伴有心外其他系统的畸形或病损，常为其多系统损害的一个组成部分，在许多遗传性疾病中可见伴有先心病，如染色体异常的 13-三体综合征和 18-三体综合征患者中 90%伴有心室间隔缺损；唐氏综合征(21-三体综合征)患者中 50%伴有心内膜垫缺损；单基因突变的 HoltOram 综合征、Noonan 综合征和 Leopard 综合征等都常伴有先心病等。仅少数的单基因遗传病以先心病为唯一的病损。父母患先心病者其子女先心病的患病率分别为 1.5%～3%和 2.5%～18%，先心病患者其兄弟姐妹先心病的患病率为 1%～3%。

(二) 胎儿周围环境

以子宫内病毒感染最为重要，近 10%的先天性心脏血管畸形是由于子宫内病毒感染引起，其中由风疹病毒引起的占 2%～4%。母体在妊娠初 3 个月内感染风疹病毒(可能也包括巨细胞病毒、柯萨奇病毒、疱疹病毒等感染)已被证实其所产婴儿先心病的患病率较高。因为胎儿心脏大血管的发育在妊娠第 2、3 个月中形成，此时子宫内病毒感染会影响胎儿心血管发育。

(三) 母体情况

妊娠期间母亲服用可致畸形的药物、高原地区氧分压低的环境、糖尿病、营养不良、酗酒、早期先兆流产、接触放射线等也可能成为致病因素。早产儿患心室间隔缺损和动脉导管未闭较多，前者与心室间隔在出生前无足够的时间完成发育有关，而后者是由于早产儿的血管收缩反应在出生后还不够强，因而动脉导管未能收缩闭合。新生儿低体重者先心病的发生率也较高。高龄(35 岁以上)母亲产患法洛四联症婴儿的危险性较大，有些先心病有显著的性别发病差别。

三、分类

先心病可用不同的方法来分类，传统的方法是根据患者有无发绀，分为无发绀型和发绀型两大类型。根据通过各项检查尤其是从二维超声心动图结合多普勒技术所显示的病理解剖、血流动力学和病理生理的变化，可分为无分流、左向右分流和右向左分流三类。后两类可转变或共存，即左向右分流在疾病发展过程中可转变为右向左分流或同时存在左向右分流和右向左双向分流。然而 1 位患者同时有两种或两种以上畸形者也不少见。

(一) 无分流类

左右两侧血液循环途径之间无异常沟通，不产生血液分流，无发绀。本类包括以下几种。

1. 发生于右心的畸形　有单纯肺动脉口狭窄、肺动脉瓣关闭不全、原发性肺动脉扩张、其他肺动脉畸形(肺动脉缺如、左肺动脉异常起源于右肺动脉等)、原发性肺动脉高压、双侧上腔静脉(左侧上腔静脉永存)、下腔静脉引流入奇静脉系统等。

2. 发生于左心的畸形　有主动脉口狭窄、主动脉瓣关闭不全、二叶式主动脉瓣、主动脉缩窄、二尖瓣狭窄、二尖瓣关闭不全、三房心、主动脉弓及其分支畸形等。

3. 其他　还有右位心、异位心和传导阻滞等，但均可合并其他先心病。

(二) 左向右分流类

左右两侧血液循环途径之间有异常的沟通，存在左向右分流，使动脉血从左侧心腔的不同部位分流入静脉血中，也无发绀。本类包括以下几种。

1. 分流发生于心房水平　心房间隔缺损、部分性肺静脉畸形引流等。

2. 分流发生于心室水平　心室间隔缺损(包括左心室右心房沟通)。

3. 分流发生于大动脉水平　动脉导管未闭、主肺动脉间隔缺损等。

4. 分流发生于主动脉及其分支与右心之间　主动脉窦动脉瘤破裂入右心、冠状动脉右心室瘘、左冠状动脉异常起源于肺动脉等。

5. 分流发生于多处水平　心内膜垫缺损、心房和心室间隔联合缺损、心室间隔缺损伴动脉导管未闭等。

(三) 右向左分流和双向分流类

左右两侧血液循环途径之间有异常的沟通，且均存在右向左分流，使静脉血从右侧心腔的不同部位分流到动脉血中，故有发绀，其中有些又同时存在左向右分流，即双向分流。本类包括以下几种。

1. 肺血量减少和肺动脉压减低者　法洛四联症、大血管转位伴肺动脉口狭窄、右心室双出口伴肺动脉口狭窄、单心室伴肺动脉口狭窄、主动脉干永存伴肺动脉细小、三尖瓣闭锁、三尖瓣下移畸形伴心房间隔缺损、肺动脉闭锁、腔静脉引流到左心房、肺动静脉瘘等。

2. 肺血流量增加者　大血管转位、右心室双出口伴心室间隔缺损、主动脉干永存而肺动脉粗大、完全性肺动脉畸形引流、单心室伴低肺动脉阻力、单心房、三尖瓣闭锁伴室间隔大缺损、心房间隔缺损伴腔静脉引流至左心房等。

3. 肺动脉高压者　艾森门格综合征、右心室双出口伴肺动脉阻力增高、主动脉瓣闭锁、二尖瓣闭锁、主动脉弓离断、大血管转位伴肺动脉高压、单心室伴肺动脉阻力增高、完全性肺静脉畸形引流伴肺动脉阻力增高等。

四、临床表现

先心病的临床表现与该先天性畸形所引起的病理解剖和病理生理变化密切相关。有些先天性畸形，如单纯双侧上腔静脉，其所引起的病理解剖和病理生理变化并不重要，患者可既无症状也无相关的体征。有些先天性畸形，如单纯右位心，并不引起明显的病理生理变化，患者也无症状，但其病理解剖变化心脏移位右侧胸腔，可导致特殊的体征。大多数先心病具有特殊的体征，特别是典型的杂音。但症状则只在有右向左分流患者中较明显，并出现得早。无分流和左向右分流患者，如病变较轻，多数症状轻微且出现较晚，但病变比较严重者则早年即可出现明显症状。

(一) 症状

先心病的症状随畸形的类别而不同，并随畸形的严重度而轻重不一。常见的症状有心悸、气急、咳嗽、咯血、胸痛、容易疲劳、头痛、头晕、昏厥、发绀、下蹲习惯和水肿等。婴儿患者还可有吞咽困难、喂养不良、体重不增、呕吐、易出汗、易呼吸道感染等。其中呼吸道方面的症状与肺充血、血液氧含量降低、气管受压或发生心力衰竭等有关。发绀和下蹲习惯常见于右向左分流的患者，为动脉血氧饱和度低全身缺氧所致。水肿常在充血性心力衰竭中出现。消化系统的症状主要由食管受压和充血性心力衰竭引起消化系统淤血所致。增大的心脏或大血管压迫其他器官(如喉返神经等)还可以引起相应的症状(如声音嘶哑等)。

此外先心病常发生感染性心内膜炎并引起相应的症状，偶尔还发生严重心律失常、血栓栓塞和突然死亡。导致肺部供血不足的畸形，易感染肺结核。

(二) 体征

多数的先心病有特征性的心脏或血管杂音、异常心音和心音异常，这些杂音多数伴有震颤，其性质、主要听诊部位和传布范围随畸形的不同而各异。其他常见的体征有发育不良、发绀、杵状指(趾)、胸廓畸形、心脏浊音界增大、心前区抬举性搏动、血压和脉搏变化等。其中发绀、杵状指(趾)见于有右向左分流的患者。心脏增大是引起本病患者胸廓畸形的主要原因，胸廓畸形以心前区向前隆突为主，也有胸脊柱后突的。血压可增高(如主动脉缩窄时上肢血压增高)、降低(如严重主动脉口狭窄)或脉压增宽(如动脉导管未闭等)，引起相应的脉搏触诊的改变。先心病患者全身血供较差，因而多数发育不良，但病变较轻时对发育可无影响，有些疾病(如主动脉缩窄)患者身材反而较高大。

五、诊断与鉴别诊断

在病史询问中，要注意心脏病的起病年龄和何时被发现心脏有特征性杂音，起病和被发现心脏有特征性杂音的年龄越小则先心病的可能性越大。家庭史、产前母亲健康状况和患儿出生时的情况，对诊断都有参考价值。此外，对有感染性心内膜炎史的患者，要注意检查有无先心病。

症状中咯血常反映大量左向右分流导致的肺充血或左心病变导致的左心衰竭，故很有诊断价值，但也要注意到血流量减少类型的先心病(如肺动脉瓣口狭窄、法洛综合征等)，在肺血管和支气管间侧支循环建立后，也可发生咯血。发绀出现的年龄对鉴别几种右向左分流的先心病很有帮助，如法洛四联症、主动脉干永存、完全性大血管转位等，自幼出现发绀；法洛三联症、艾森门格综合征等，则发绀出现晚。单纯发生右心衰竭而无前驱左心衰竭表现者，常见于先心病的右心瓣膜病类或有肺动脉高压者，这种情况在其他类型心脏病(除肺心病外)则少见。

体征中最有诊断价值的是不同类别的先心病本身所具有的特殊杂音和其他心音改变。如在幼儿期即已发现这一杂音，则先心病的可能性极大；发绀而伴有杵状指(趾)者，提示发绀已经存在多年；心脏增大或胸部局部隆起者，常提示患者自幼即有心脏增大，先心病的可能性也很大；有发绀的患者，实验室检查可发现红细胞计数和血红蛋白含量增高，动脉血氧饱和度却降低。

胸部X线检查可观察肺血管的充血或缺血、心影的增大或某些房室增大、心影外形的改变以及心脏大血管的特殊搏动情况等，可提供诊断和鉴别诊断先心病的资料，心电图也可在一定程度上反映本病的血流动力学改变，从而有助于本病的诊断和鉴别诊断。但要注意不同的先心病由于产生类似的血流动力学改变，可引起相类似的X线和心电图变化。

20世纪30年代人们发明了右心导管检查，开始了有创性心血管病诊断法的先河，20世纪50～60年代相继开展了左心导管检查、选择性心血管造影和选择性指示剂稀释曲线测定。这些方法通过对各心腔内的压力测定和血标本的氧含量分析，向各心腔注入指示剂观察其稀释情况，注射造影剂观察造影剂的流动和心血管腔的充盈情况，可以比较直接地了解患者的病理生理和病理解剖改变，从而达到了判断畸形的定位、定性、严重程度及其对血流动力学影响的目的，基本上达到了心脏外科手术前要准确了解心脏病变的要求，从而促进先心病外科手术治疗特别是在直视下手术治疗的发展。20世纪70年代发明了经胸壁超声心动图检查，从一维发展到二维和三维成像，脉冲、连续多普勒和彩色多普勒血流显像，经食管超声心动图和超声心血管造影等。这一类非侵入性检查能显示心脏、血管的解剖结构、生理功能和病理生理情况，对患者不产生创伤，却能达到甚至比有创性诊断方法更为精确的结论，为心脏外科所认可的作为手术前明确诊断的手段，目前已有基本上取代有创性诊断检查的趋势。近年来另一类非侵入性诊断方法计算机体层显像(CT)和磁共振成像(MRI)对了解复杂先心病的解剖生理变化很有价值，其中多层螺旋CT造影显像的价值更大。但其价格较贵，应用不如超声检查普遍。

六、预防

预防先心病，主要是在妊娠期避免前述足以引起本病的各种有关因素，未施行手术治疗的患者要注意预防各种并发症。存活到成年期的患者，常遇到工作安排、婚姻和生育问题，宜根据其心脏功能情况来安排工作。无发绀的患者一般能完成生育，但有先心病的父母其子女患先心病的机会较多，应加强优生优育的宣传教育。对右向左分流的患者不宜妊娠。

七、治疗

治疗先心病的根本办法是实行外科手术，采用低温麻醉，在体外循环的条件下，切开心脏在直视下施行手术修补畸形，对有适应证的部分先心病也可采用心导管介入性治疗方法，彻底纠正心脏血管的畸形，消除该畸形所引起的病理生理改变。学龄前儿童适合施行手术或介入治疗的，严重或有必要时在婴儿期即可施行手术。不能耐受纠治手术的婴儿或儿童，可先行姑息性手术或心导管介入的方法，部分地改善其病理生理变化，为以后纠治手术创造条件。晚期患者有些还可以考虑施行心脏或心肺联合移植手术。

20 世纪 70 年代，心导管介入性治疗方法的操作已渐趋成熟，目前对动脉导管未闭、心房间隔缺损和心室间隔缺损可施行导管介入封堵术，对肺动脉瓣和主动脉瓣狭窄可施行导管介入成形术、对主动脉缩窄可施行成形术加支架术。心导管介入性治疗方法手术创伤性小，疗效可与外科手术等同。

八、预后

先心病的预后随畸形的类别和严重程度不同而有很大的差别。无分流类和有左向右分流类中，病变程度较轻者预后一般较好，多数可存活到成年，甚至到老年，而很少发生心力衰竭，但可并发感染性心内膜炎。上述两类病变程度严重者，有右向左分流类和复合畸形者预后则较差，常难以存活到成年，有些在婴儿期中即已夭折。幼时发绀即很明显的先心病，一般只有法洛四联症患者能存活到成年。出生后半年内的患儿是先心病病死率最高的时期。原有左向右分流的患者，一旦由于肺动脉高压而使分流方向逆转，预后就很差。

外科手术、心导管介入治疗及内科对心力衰竭和感染性心内膜炎治疗水平的提高，使先心病总的预后大为改观，从开展心导管介入治疗先心病以来，我国 8 所较大医学中心截至 2002 年 12 月，初步统计 6 926 例 10 余种先心病介入治疗技术的成功率为 98.1%，并发症为 1.8%，死亡率为 0.9%。但外科手术治疗的本身仍有一定的风险性。

第二章　无分流的先天性心血管病

何梅先　陈灏珠

第一节　先天性肺动脉口狭窄

先天性肺动脉口狭窄是指心室间隔完整的单纯肺动脉口狭窄(isolated pulmonic stenosis)，是较常见的先心病之一，在先心病的发生率中占 8%～10%。在复旦大学附属中山医院统计的 1 085 例中本病占 13.5%。单纯肺动脉口狭窄可以是唯一的畸形，也可伴有房间隔缺损或卵圆孔未闭，若肺动脉口狭窄严重，使右心房压力增高，引起右向左分流而出现发绀，则被称为法洛三联症。

一、胚胎学与病理解剖

目前有把先天性肺动脉口狭窄归属于右心室流出道梗阻分类中，因从解剖的观点看，它包括右心室漏斗部狭窄(瓣下狭窄)、肺动脉瓣膜部狭窄(瓣膜狭窄)和肺总动脉及其分支狭窄(瓣上狭窄)。

1. 肺动脉瓣膜部狭窄　在胚胎发育的第 6 周，动脉干开始分隔成为主动脉和肺动脉，在动脉腔内膜开始形成 3 个瓣膜的原始节，并向腔内生长，继而吸收变薄形成 3 个肺动脉瓣，如果瓣膜在发育过程中发生障碍，3 个瓣叶交界融合成为一个圆顶状突起的鱼嘴状口，即形成先天性肺动脉瓣狭窄，严重病例瓣口直径可仅为 1～2 mm。瓣叶可缩短、增厚和僵硬，有时为两瓣畸形，在狭窄的瓣口上可见疣状的赘生物或钙化。

2. 右心室漏斗部狭窄　在胚胎期相当肺动脉瓣下圆锥部的心球近端吸收不完全，是形成右心室漏斗部狭窄的原因。漏斗部狭窄可呈纤维性、肌性和纤维肌性广泛狭窄呈管状，也可局限性狭窄形成环状狭窄(隔膜型)，后者则将整个漏斗部或漏斗部的一部分与右心室分开，造成所谓的第三心室，此外肌肉型的狭窄未累及整个流出道亦可形成第三心室。

3. 肺动脉瓣上狭窄　可呈隔膜样狭窄或局限的内膜增生，也可累及肺动脉总干或左右分支，可单发或多发，后者大多伴有其他的心血管畸形。

以上几种类型的狭窄可以同时存在，单纯肺动脉口狭窄患者中以瓣膜型多见，占 70%～80%，右心室漏斗部狭窄者较少，肺动脉段狭窄则更少。

在狭窄后的肺动脉壁常较薄并扩张，称狭窄后扩张，常见于瓣膜型的肺动脉瓣狭窄，而在漏斗部狭窄中少见。扩张的原因可能是此时肺动脉本身发育亦有缺陷，以及来自右心室的血流通过狭窄的瓣膜孔冲击肺动脉所致。

右心室呈向心性肥厚，肺动脉口狭窄越严重，右心室肥厚越显著，右心室的厚度有时甚至超过左心室。瓣膜型肺动脉口狭窄患者，漏斗部可有继发性的心肌肥厚，三尖瓣可有纤维增厚，右心房可扩大，右心衰竭时则右心室扩大(图 14-2-1)。

二、病理生理

正常肺动脉瓣口面积为 2 cm^2，当狭窄瓣口面积减少 60% 才出现血流动力学改变，这时右心室排血受阻，因而右心室压力增高，而肺动脉压力则减低或尚正常，右心室与肺动脉之间形成跨瓣压力阶差。右心室压力增高的幅度和跨瓣压力阶差的程度与肺动脉瓣狭窄的程度成正比。在右心室排血明显受阻者中，长时间的右心室收缩负荷增加引起右心室肥厚、扩大，

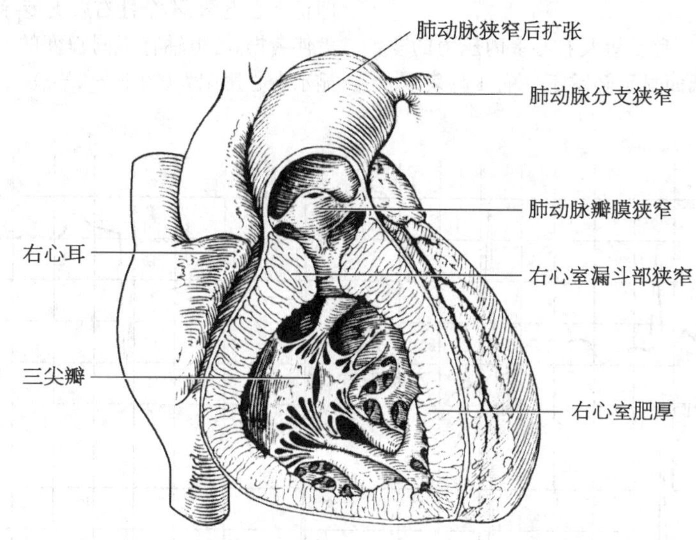

图 14-2-1　肺动脉口狭窄的解剖示意图

三尖瓣环扩大，产生三尖瓣相对性关闭不全，继而右心房与周围静脉压力增高，最后发生右心室衰竭，出现右心衰竭的一系列临床症状和体征。当右心房压力增高到超过左心房压力时，如患者同时有心房间隔缺损或卵圆孔未闭(约 1/4 的患者)，即可出现右向左分流而出现发绀。

三、临床表现

(一) 症状

轻度狭窄患者可无症状，中度狭窄患者在活动后有气急、乏力、心悸。重度狭窄患者在日常生活时即出现气急、心悸、心力衰竭和心律失常、晕厥，甚至猝死。伴有房间隔缺损的患者，可能出现发绀与杵状指(趾)。患者较易有肺部感染，患肺结核的颇不少见，偶可并发感染性心内膜炎。

(二) 体征

狭窄程度轻者对生长发育无影响，严重者发育差，体格瘦小。肺动脉及分支狭窄患者常伴有一些遗传性疾病的表现。单纯瓣膜狭窄者在胸骨左缘第 2 肋间有Ⅱ～Ⅴ级响亮而粗糙的吹风样喷射性收缩期杂音，有时在第 1 肋间与第 3 肋间亦有同样响度，杂音的响度与狭窄的程度成正比，多数伴有收缩期震颤。杂音常向左锁骨下区、左颈根部及背部传导。漏斗部狭窄者杂音的最响处多在胸骨左缘第 3、4 肋间，甚至在第 5 肋间。肺动脉及其分支狭窄患者杂音可在肺动脉瓣区或向两侧腋部与背部传导。肺动脉瓣第二心音减弱或消失。部分患者在肺动脉瓣区可听到肺动脉收缩期喷射音(收缩早期喀喇音)，此音出现在收缩期杂音之前，第一心音之后，为一短促而高亢的声音，可能由于右心室排血时引起扩大的肺动脉突然振动所致，多见于轻度或中度瓣膜型狭窄患者，漏斗部和肺总动脉狭窄患者则无此种喷射音。重度狭窄患者胸骨左缘可能听到第四心音，颈静脉可见明显的心房收缩波"a"波。个别患者可在肺动脉瓣区听到肺动脉瓣关闭不全引起的舒张期吹风样杂音。

中重度狭窄者可有右心室增大的体征，心前区可有抬举性搏动，三尖瓣区有相对性关闭不全的杂音。右心衰竭时患者出现颈静脉怒张、肝大和下肢水肿或腹水等。

若患者同时有心房间隔缺损或卵圆孔未闭(约 1/4 的患者)，可出现右向左分流而出现中央性发绀和杵状指(趾)。无房内分流的重度狭窄患者则可有周围性发绀。

四、辅助检查

(一) X 线检查

轻型瓣膜狭窄的患者，心肺 X 线征可能正常。中、重型瓣膜型狭窄患者的 X 线改变有：肺血管影细小以致肺野清晰，肺总动脉段明显凸出，此为狭窄后扩张所致，其凸出程度与肺动脉瓣狭窄的程度成正比，有时甚至呈瘤样突出(图 14-2-2)，搏动明显，但肺门血管搏动减弱，半数患者则有左肺门血管影增大。右心室增大，心影呈葫芦形。伴有心房间隔缺损或右心室压力显著增高的患者，右心房可有增大。漏斗部和肺动脉及其分支狭窄的患者，则肺总动脉多不扩大，且偶有凹下者。有第三心室的患者，右心室流出道扩张，可在左心室阴影的左上缘部形成向左突出的阴影。

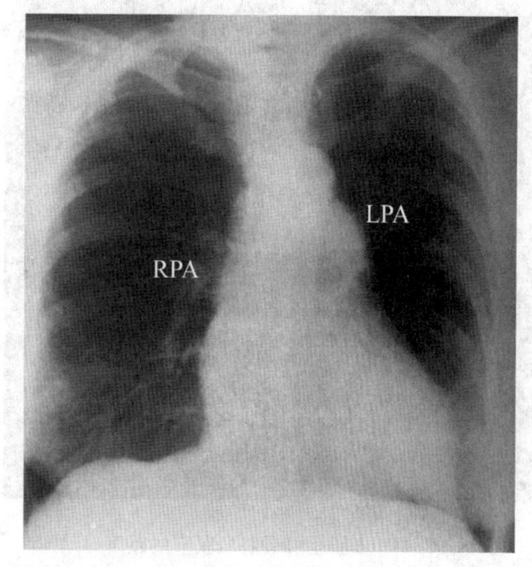

图 14-2-2　肺动脉瓣口狭窄 X 线表现图示
肺野清晰，肺动脉段扩大

（二）心电图检查

心电图的改变与病变程度、病程长短及右心室内压力的变化有关，随右心室内压力的高低而显示轻重不一的 4 种表现，即正常心电图、不全性右束支传导阻滞、右心室肥大、右心室肥大伴劳损，心电轴有不同程度的右偏。部分患者有 P 波增高，显示有心房肥大（图 14－2－3）。

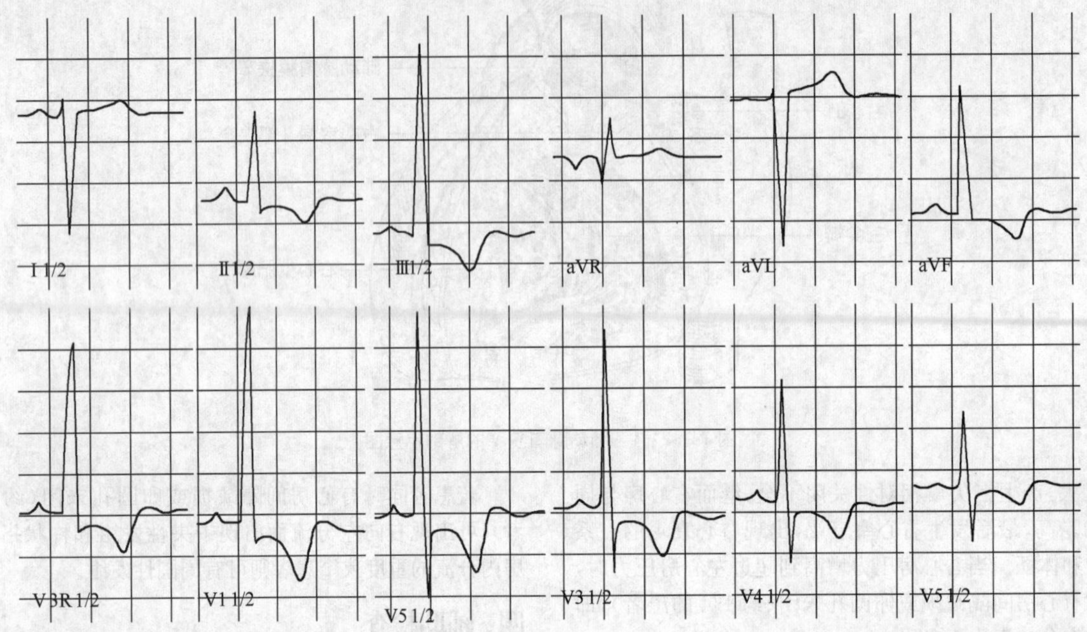

图 14－2－3　瓣膜型肺动脉口狭窄的心电图所有导联均用减半电压标准记录，示电轴右偏，右心室肥大伴劳损

（三）超声心动图检查

二维彩色超声心动图可显示肺动脉口狭窄的类型，单纯瓣膜型狭窄可见瓣膜增厚，交界处粘连，开放受限，呈圆拱状，肺总动脉狭窄后扩张及右心室肥厚（图 14－2－4）。从肺动脉瓣水平的短轴切面可检出肺动脉瓣二叶式畸形。对漏斗部狭窄者可检出隔膜型还是管状肌肉型，以及第三心室（图 14－2－5）。通过二维彩色超声心动图结合连续多普勒技术可以显示肺总动脉及其分支近段的狭窄情况。

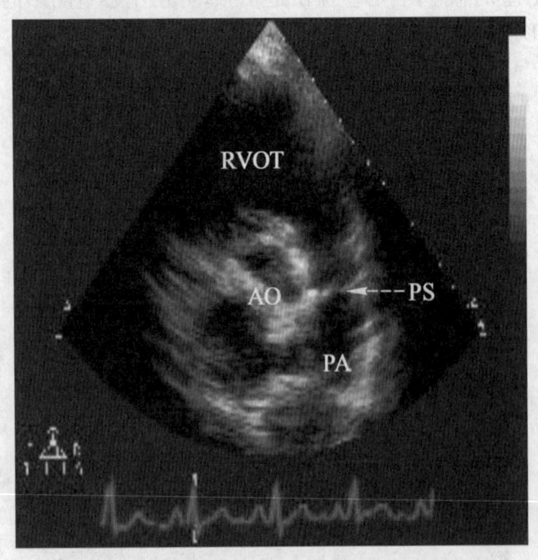

图 14－2－4　瓣膜型肺动脉口狭窄的超声心动图

肺动脉长轴切面示肺动脉瓣口狭窄，瓣膜开放呈圆顶状（箭头所示）。RVOT，右心室流出道；AO，主动脉；PA，肺动脉；PS，肺动脉瓣狭窄

（四）心导管检查

在过去无二维超声心动图时，心导管检查是诊断先天性肺动脉口狭窄非常重要的一种手段，它可以通过压力曲线显示狭窄的类型，测定跨瓣压力阶差，判断狭窄病变的程度。

将右心导管从肺动脉撤至右心室进行连续测压记录，可以判别瓣口狭窄的类型。正常右心室收缩压为 15～30 mmHg，舒张压为 0～5 mmHg，肺动脉收缩压和右心室收缩压相一致。当肺动脉瓣膜狭窄时心导管由肺动脉撤至右心室，可记录到收缩压突然升高而舒张压则降低，显示肺动脉与右心室两种不同的压力曲线。如右心室收缩压＞30 mmHg 且右心室与肺动脉收缩压阶差＞10 mmHg，即提示存在肺动脉瓣狭窄。跨瓣压力阶差的大小可反映肺动脉口狭窄的程度：压力阶差在40 mmHg以下为轻度狭窄；压力阶差在 40～100 mmHg 为中度狭窄；压力阶差＞100 mmHg 为重度狭窄。

右心室漏斗部狭窄，心导管顶端经过漏斗部时，可记录到收缩压与肺动脉压力相等而舒张压与右心室相等的压力曲线。合并瓣膜及漏斗部狭窄时，可记录出第三种曲线，即漏斗部处的压力曲线，其收缩压高于肺动脉收缩压，而舒张压等于右心室舒张压，右心室收缩压则又高于漏斗部收缩压。右心室的压力曲线除增高外，还呈现顶峰较尖，上升支与下降支对称类似等腰三角形的形态（图 14－2－6）。

肺总动脉及其分支狭窄者狭窄的近段肺动脉呈高压，其远段才有压力的降低。

无房间隔缺损的患者，血氧含量无异常改变。有心房间隔缺损时，右心房血氧含量增高，但当右心房压力增高而出现右向左分流时，则周围动脉血氧含量降低。

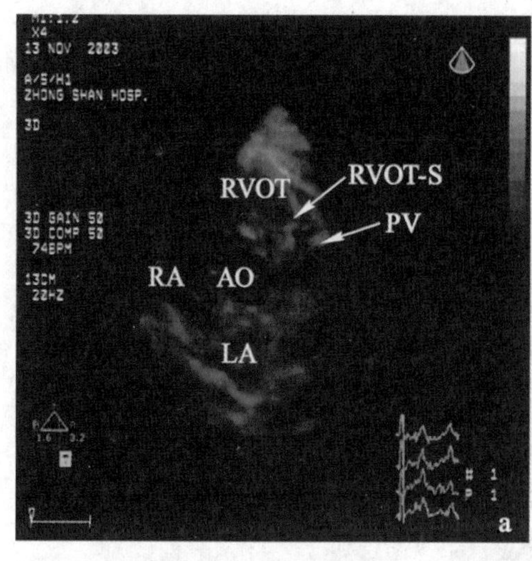

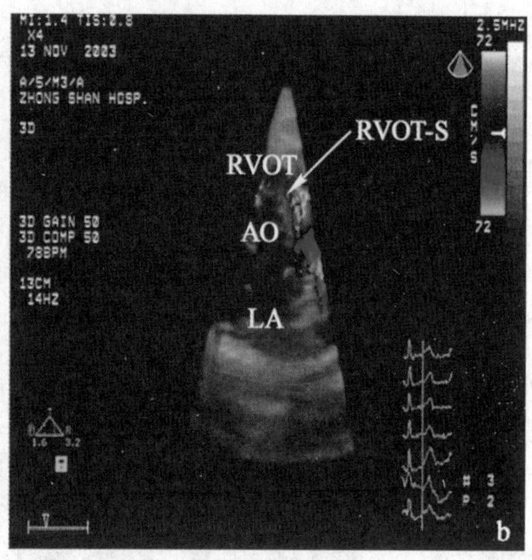

图 14-2-5　肺动脉瓣下狭窄的超声心动图

a. 大血管短轴切面示右心室流出道狭窄(箭头所示)及右心室壁肥厚　b. 大血管短轴切面示狭窄处多色镶嵌血流(箭头所示)
RVOT-S,右心室流出道狭窄;LA,左心房;RA,右心房;AO,主动脉;PV,肺动脉瓣

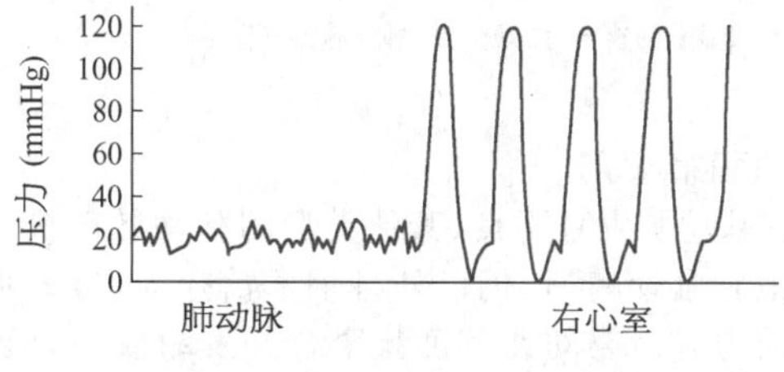

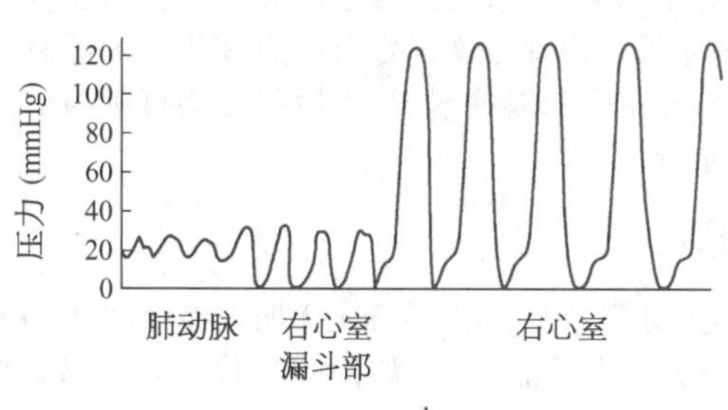

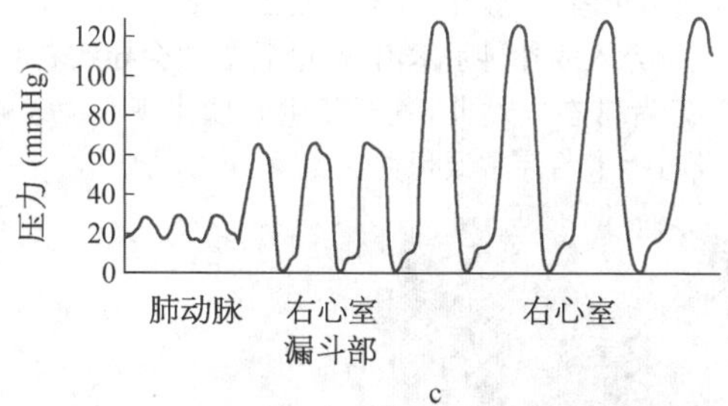

图 14-2-6　肺动脉至右心室连续测定压力的压力曲线示意

连续测压的压力曲线可显示肺动脉口狭窄的类型

a. 瓣膜型　b. 漏斗部型　c. 混合型

(五) 选择性心血管造影

通过右心导管进行选择性右心室造影,显示瓣膜狭窄者造影剂受阻于肺动脉瓣处,在心室收缩期,瓣膜融合如天幕状,凸出于肺动脉内,瓣叶增厚,呈穹隆状,瓣孔如鱼嘴状,肺总动脉有狭窄后扩张(图 14-2-7)。少见有肺动脉瓣发育不良,瓣膜增厚、僵硬,瓣环小,肺动脉狭窄后扩张不明显。漏斗部狭窄者则见右心室狭长如管道或有局限性肥厚与瓣膜间形成第三心室。肺总动脉或其分支的局部狭窄。

五、诊断与鉴别诊断

本病的体征、X 线、心电图、超声心动图有其一定的特征性,可作为诊断的参考。右心导管检查和选择性右心室造影,不必作为常规检查。对某些病例,为了进一步明确诊断或鉴别诊断的需要,有助于正确的手术选择时才做。

鉴别诊断时要考虑下列各病。

(一) 心房间隔缺损

心房间隔缺损的患者也可在胸骨左缘第 2 肋间听到收缩期杂音伴有收缩喷射音,X 线示肺动脉总干凸出、右心室增大,心电图示不全性右束支传导阻滞或右心室肥大,与轻度、中度的肺动脉瓣狭窄颇有相似之处,临床常易混淆。但房间隔缺损的患者肺动脉瓣区第二心音亢进并呈固定分裂,X 线示肺部主动性充血,与肺动脉瓣狭窄的患者表现不同。超声心动图显示心房间隔部的回声缺失,声学造影有心房水平的左向右分流,肺动脉瓣无明显病变。但也要注意左向右分流量较大的心房间隔缺损患者,由于右心室排血量大增,可造成相对性的肺动脉瓣狭窄而出现右心室和肺动脉间的收缩期压力阶差。此外,心房间隔缺损可和肺动脉瓣狭窄合并存在。

(二) 心室间隔缺损

高位心室间隔缺损与肺动脉瓣狭窄患者均可在胸骨左缘听到响亮的收缩期杂音及震颤,但其最响处的位置在第 3 肋间且为全收缩期型并向心前区传播,可与肺动脉瓣膜狭窄相鉴别。漏斗部狭窄患者的杂音,位置亦较低,与一般的心室间隔缺损鉴别有时仍有困难。心室间隔缺损多有左心室增大,如左向右分流量大时,则肺动脉总干亦凸出,但此时肺血管将变粗,与肺动脉口狭窄有所不同。超声心动图显示心室水平左向右分流,可以明确诊断。但也要注意心室间隔缺损可和肺动脉口狭窄尤其是漏斗部狭窄合并存在。

(三) 先天性原发性肺动脉扩张

本病的临床与心电图变化与轻度肺动脉瓣膜狭窄相类似,

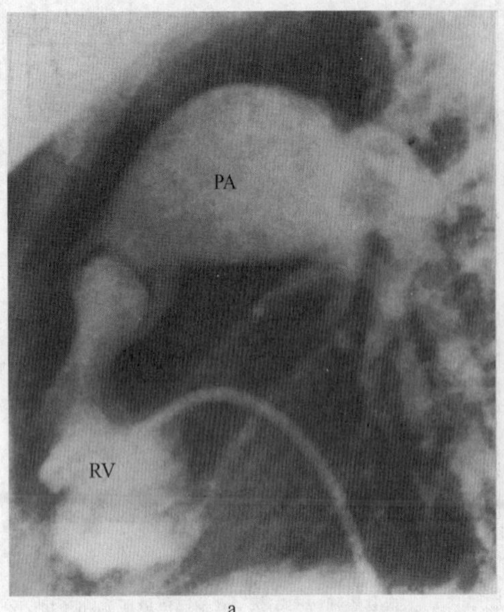

a

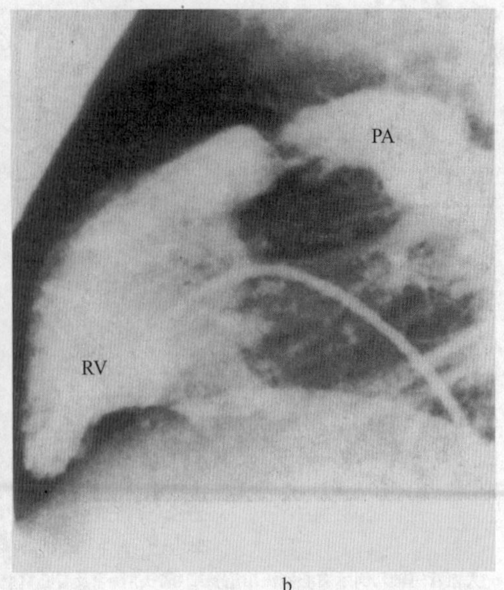

b

图 14－2－7　瓣膜型肺动脉口狭窄选择性右心室造影侧位片

a. 肺动脉瓣呈隔膜型，瓣叶增厚，呈穹隆状，开口明显狭窄，肺总动脉有很显著的狭窄后扩张　b. 肺动脉瓣发育不良，瓣叶不均匀增厚，无穹隆样变化，肺总动脉扩张不明显，瓣环比正常小

因此鉴别诊断时可以造成一定困难。X线虽见肺动脉段总干凸出，但肺血管影不细小，且超声心动图未见肺动脉狭窄，右心室压力正常。

（四）特发性肺动脉高压

肺动脉分支狭窄的患者，近段的肺动脉压力增高，要注意避免误诊为特发性肺动脉高压，必要时做选择性心血管造影、X线、CT或磁共振检查。

（五）肺动脉瓣口狭窄伴其他的心血管畸形

较为常见的是法洛四联症、法洛三联症（严重肺动脉瓣狭窄伴心房间隔缺损，且有右向左分流）、室间隔完整型肺动脉闭锁等，这些病症有中心性发绀和杵状指（趾），超声心动图可检出伴发的心内畸形。

六、治疗

中度单纯肺动脉瓣膜型狭窄患者，首选心脏介入治疗即经皮肺动脉球囊扩张术（图 14－2－8），其远期效果可与外科手术相媲美，且术后关闭不全的发生率低。肺动脉分支狭窄位于近端且狭窄段较短的患者，也可采用经皮球囊扩张伴支架植入术（参见第九篇第二章）。

伴有肺动脉发育不良、其他类型的肺动脉口狭窄及合并有其他心血管畸形，仍以外科手术治疗为主，手术年龄以学龄前为宜。婴幼儿重度狭窄合并发绀或心力衰竭须行急症手术。手术结果满意，手术死亡率较低，术后症状改善或完全消失，可恢复正常生活和工作。术前有心功能不全者，术后易出现心律失常及心力衰竭。术后有残余梗阻及相对性肺动脉瓣狭窄者，术后往往仍可听到Ⅰ～Ⅱ级收缩期杂音。

七、预后

轻度肺动脉狭窄患者，临床上无明显症状，生长发育正常且可适应日常生活能力，不需手术，需注意预防感染性心内膜炎。

中度狭窄患者，一般在20岁左右出现活动后心悸、气急症状，如不施行介入或外科手术治疗，最后必然会导致右心衰竭。重度狭窄患者常在婴幼儿，甚至新生儿期出现心力衰竭和发绀，如不及时手术治疗常致死亡。

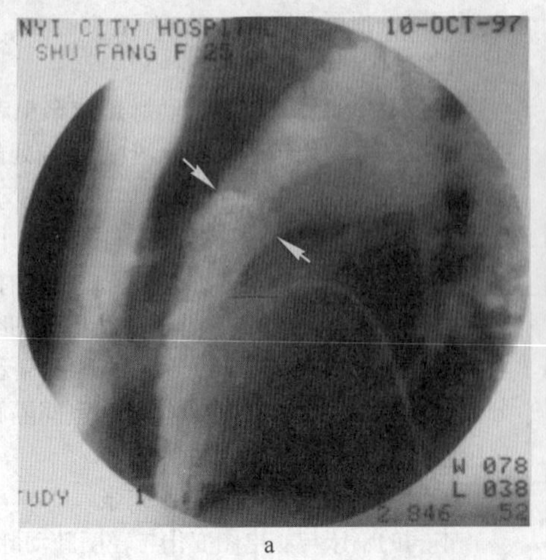

a

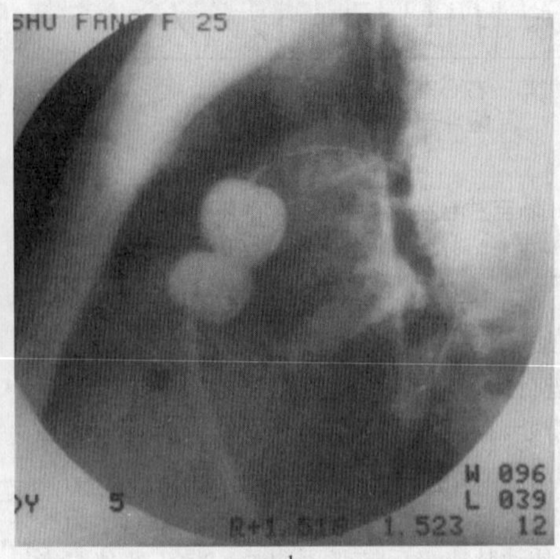

b

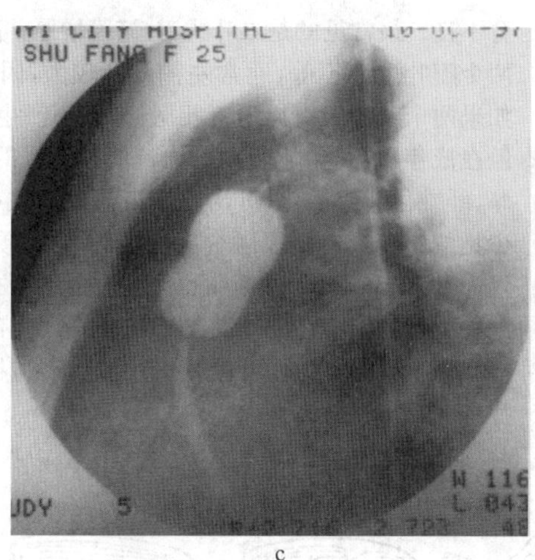

c

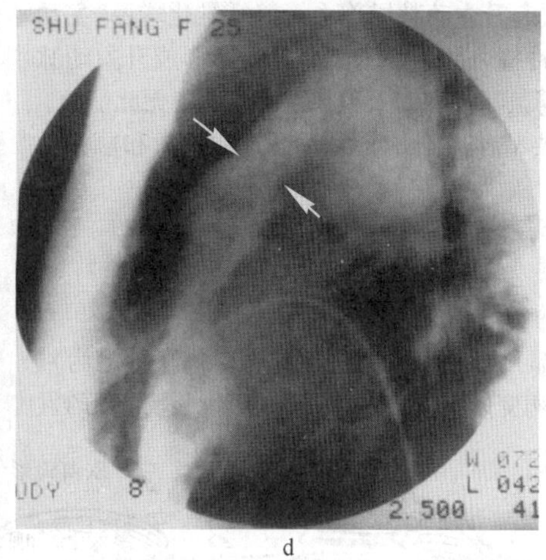

d

图 14-2-8　瓣膜型肺动脉口狭窄 Inoue 球囊扩张术

a. 右心室造影肺动脉瓣狭窄，收缩期呈射流征(双箭头之间为射流束宽度)　b. Inoue 球囊在狭窄的瓣膜处充盈时呈明显的“腰鼓征”　c. 球囊完全充盈时狭窄解除后“腰鼓征”消失　d. 扩张成功后右心室造影示瓣膜开放正常，射流征消失

第二节　先天性主动脉口狭窄

先天性单纯主动脉口狭窄(isolated aortic stenosis)包括瓣膜狭窄、瓣上狭窄和瓣下狭窄三种类型，后两者均很少见。发病率在先天性心血管畸形中占 3%～10%，复旦大学附属中山医院统计的 1 085 例先心病中本病占 2.1%，多见于男性。主动脉口狭窄病例中 70%的病变部位发生于主动脉瓣膜部，其余狭窄病变可位于主动脉瓣上方的升主动脉根部，主动脉瓣下左心室流出道左心室面间隔处间隔。

一、胚胎学与病理解剖

在胚胎第 4 周动脉共干被主动脉肺动脉间隔分成通入左心室主动脉和通入右心室的肺总动脉，继而在主动脉和肺总动脉根部内壁各自生长出 3 片半月瓣。如动脉共干分隔不均匀，半月瓣和(或)主动脉根部发育不正常，则出生后呈现主动脉瓣膜部、瓣上或瓣下狭窄(图 14-2-9)。先天性主动脉瓣膜部狭窄亦可伴有主动脉瓣下纤维隔膜狭窄或主动脉瓣上狭窄，且常合并有主动脉缩窄或二尖瓣和左心室发育不良。近年来认为与胎儿期左、右心室排血量严重失平衡有关，在正常时，从下腔静脉回流入右心房的血液经卵圆孔进入左心房，再进入左心室排出。从上腔静脉回流入右心房的血液经右心室排送入肺动脉后，大部分经动脉导管进入降主动脉，仅小部分进入肺循环。如胎儿期卵圆孔过小，血流阻力高，则从下腔静脉回流入右心房的血液大量进入右心室，致使左心室排血量显著减少，影响二尖瓣、左心室、主动脉和升主动脉的正常发育。

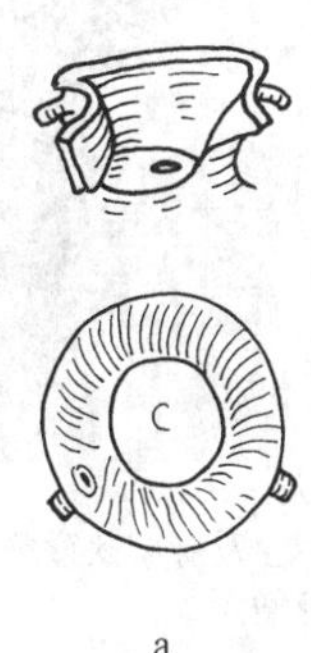

a

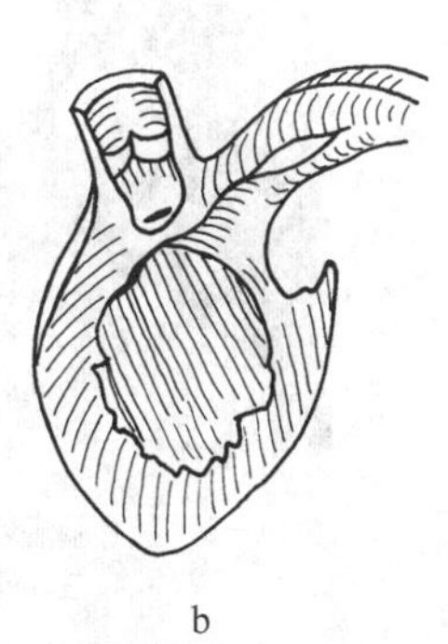

b

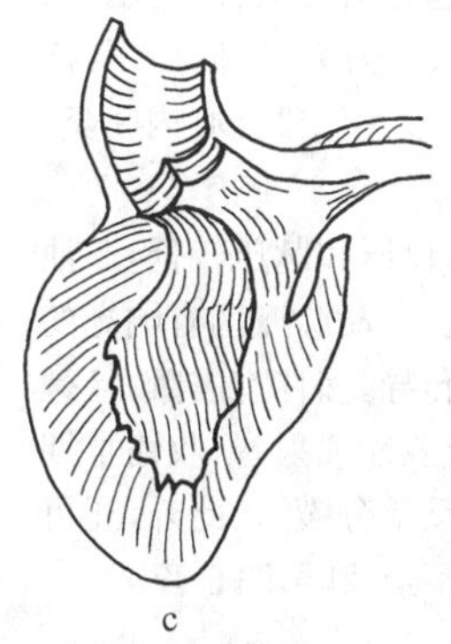

c

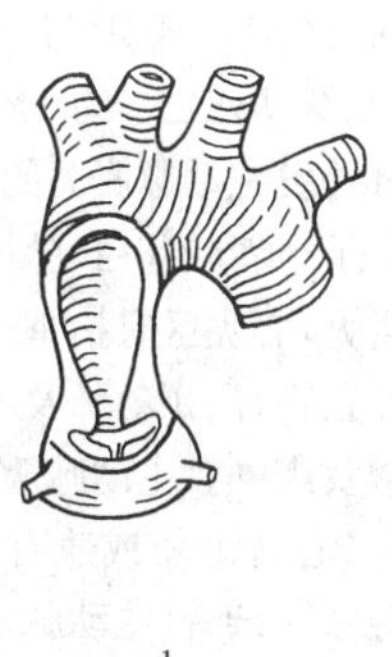

d

图 14-2-9　主动脉口狭窄的解剖示意

a. 瓣膜型主动脉狭窄　b. 膜型主动脉瓣下狭窄　c. 肌型主动脉瓣下狭窄　d. 主动脉瓣上狭窄

二、病理生理

主动脉瓣口面积通常为 3 cm^2，狭窄程度轻的病例，对心脏排血功能影响不大，当瓣口面积小于正常的 1/4(即 0.75 cm^2)时，对血流动力学产生显著的不良影响。为了克服排血的阻力，左心室加强作功，致使左心室腔内压力增高，出现左心室与主动脉在收压期的跨瓣压差，左心室心肌向心性肥厚，左心房、肺循环及右心室的压力也增高并出现左心房、右心室扩大和心肌肥厚，长期负荷增加可出现左心衰竭，甚至全心衰竭。左心室心肌高度肥厚，腔内压力增高引致心内膜下心肌缺血，可产生左心室心肌纤维化病变。

在瓣膜型狭窄的病例，左心室收缩时血流经狭窄的瓣口喷射到主动脉壁,可引起升主动脉局部血管壁纤维化增厚,主动脉壁长时间受血流冲撞,局部管壁脆弱,可逐渐形成升主动脉狭窄后扩张。主动脉瓣下型和瓣上型狭窄的病例则无此征象。

主动脉瓣上型狭窄者,常伴有冠状动脉迂曲扩大和冠状动脉窦扩大。

三、临床表现

(一) 主动脉瓣瓣膜部狭窄

主动脉瓣瓣膜部狭窄在先天性主动脉瓣口狭窄中最为常见,约占60%,主要病变是瓣膜发育畸形,一般不伴有瓣环的发育不良。最常见的是二叶式瓣,瓣膜增厚并融合。增厚融合的两个瓣叶大小不等,通常左侧瓣叶较大,因此瓣孔不在中心。如果两个瓣叶的交界不互相融合,并不产生主动脉瓣口狭窄,但在成年以后,由于长期的血流湍流造成的瓣膜创伤,瓣叶增厚,纤维化甚或钙化,可出现瓣口的逐渐狭窄或关闭不全。较少见的是三瓣叶增厚融合成圆锥形结构,顶部留一小孔,直径仅为2～4 mm。畸形的瓣膜也可融合成一叶式,瓣孔呈裂隙状,此种类型的狭窄在婴幼儿期即可出现严重的瓣口狭窄的临床症状。罕见的可为四叶瓣,一般功能正常,极少引起瓣口狭窄症状(图14-2-10)。

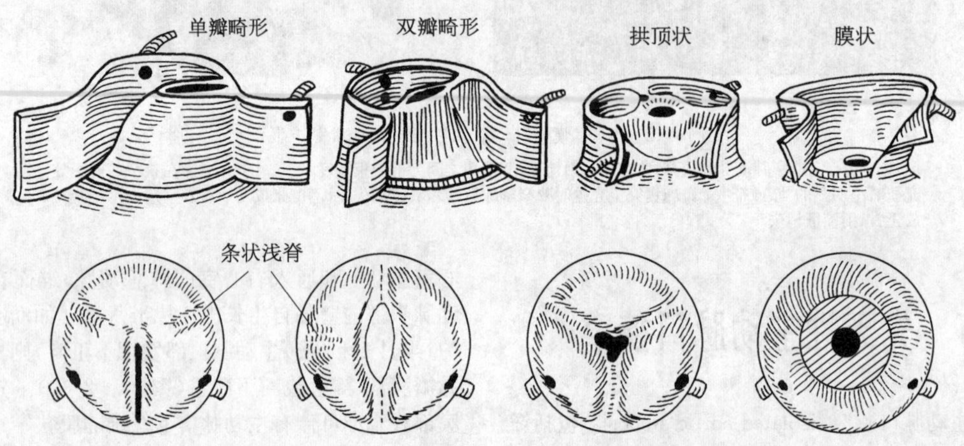

图14-2-10　先天性主动脉瓣膜部狭窄的类型示意

约20%的患者合并其他的心内畸形,如主动脉缩窄、动脉导管未闭、二尖瓣狭窄或关闭不全等。

1. 临床症状和体征　本病多见于男性,轻型者临床表现可不明显,仅因发现心脏杂音就医,才明确诊断;或成年后逐渐发展为中度或重度狭窄,才出现临床症状。重型者,瓣口狭窄程度严重可使发育迟滞,甚至形成侏儒症,常有乏力、劳累后心悸、气急、劳力性心绞痛或昏厥,可发生猝死,半数的猝死发生在运动中,与急性心内膜下缺血引起的室性心律失常有关。瓣口重度狭窄的婴幼儿,早期可出现发绀、心力衰竭、低血压,甚至休克,常在儿童期死亡。约1%的病例发生感染性心内膜炎,在此基础上可并发主动脉瓣关闭不全。

体格检查示患者较苍白,脉搏细弱,血压和脉压较低,心浊音界正常或增大,心尖区有抬举性搏动。主动脉瓣区有响亮的收缩期喷射性杂音,向颈动脉及心尖部传导,多伴有震颤,且颈动脉处亦可触及震颤。主动脉瓣区常有收缩喷射音(收缩早期喀喇音)且第二心音减弱或兼有分裂(反常分裂)。此外,还可能有吹风样舒张期杂音(主动脉瓣关闭不全)和第四心音。

2. 辅助检查

(1) X线检查:心影正常或左心室增大,升主动脉扩张(图14-2-11),可有左心房增大或肺动脉总干段凸出(实为扩张的主动脉向左推移),成年患者还可能见到瓣叶的钙化阴影。

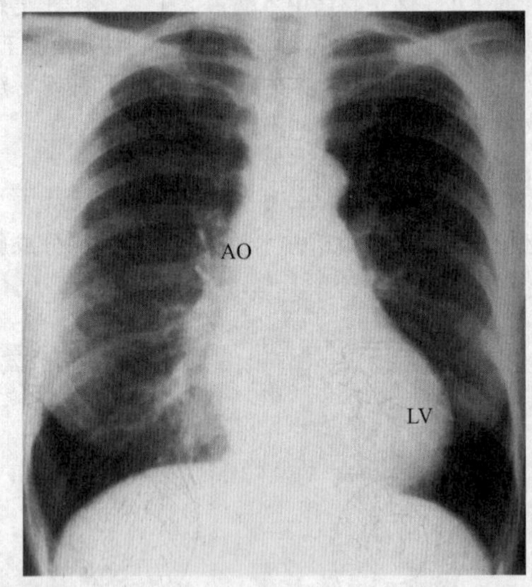

图14-2-11　胸部X线片显示主动脉瓣狭窄患者的左心室和主动脉增大

(2) 心电图检查:有从正常到左心室肥大或兼劳损的变化(图14-2-12),亦可有左心房肥大、右心房肥大,或偶有双侧心室肥大。标准导联的QRS波群电轴则多正常。

(3) 超声心动图检查:二维超声心动图在左心室长轴切面,主动脉瓣瓣膜部狭窄时可见主动脉瓣开放时呈圆拱状,瓣口开放幅度小,瓣尖不能贴近主动脉壁(图14-2-13),升主动脉呈狭窄后扩张,室间隔与左心室后壁增厚。在大动脉短轴切面尚能直观地显示出主动脉瓣瓣叶畸形的结构:单瓣畸形在瓣膜关闭时形似逗号。二叶畸形时,瓣叶可呈左右或上下两种类型,以左右二叶瓣畸形多见,开放时呈鱼嘴状,关闭时形似哑铃状(图14-2-14)。三叶主动脉瓣畸形狭窄与后天性主动脉瓣狭窄相比较,瓣膜多无回声增强、钙化或交界处粘连等表现,主动脉瓣开放时呈圆形,狭窄严重时呈三角形,多合并主动脉瓣

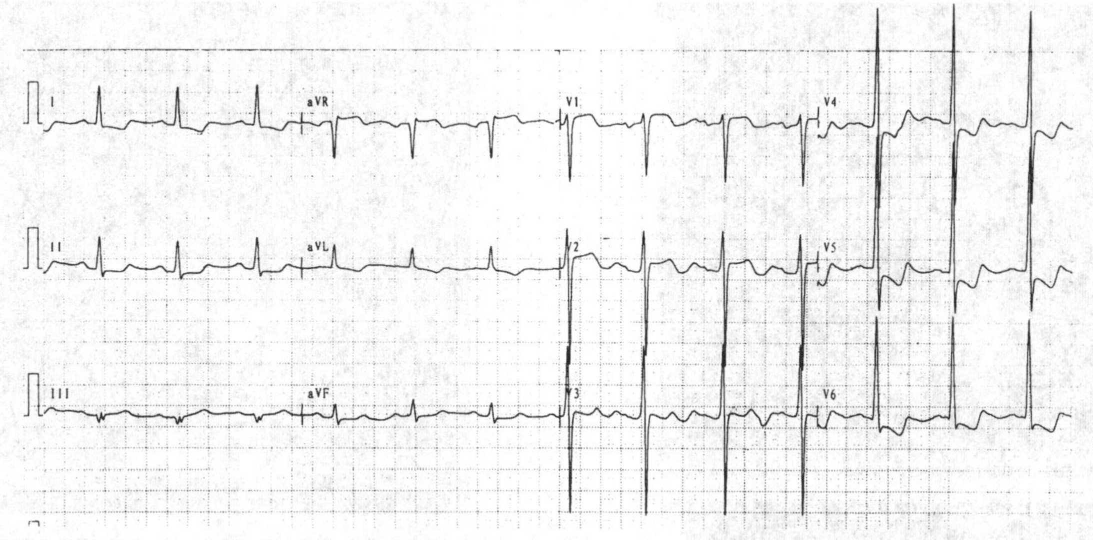

图 14-2-12　中重度主动脉瓣狭窄心电图示左心室肥大伴劳损

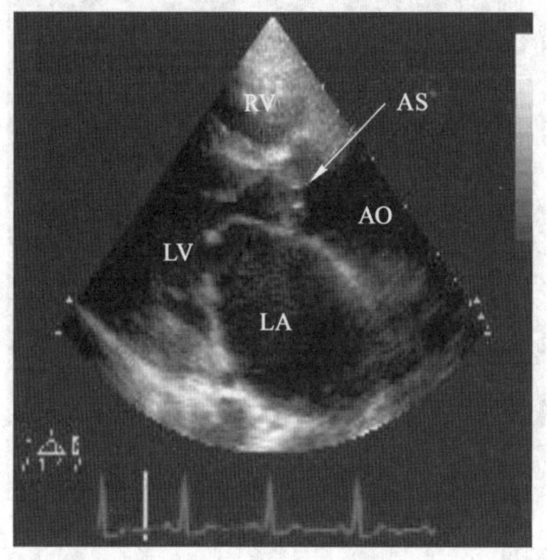

图 14-2-13　主动脉瓣口狭窄的超声心动图

胸骨旁长轴切面显示主动脉瓣开放呈圆顶状，且主动脉瓣瓣尖不能贴近管壁。LV，左心室；RV，右心室；AS，主动脉瓣口狭窄；LA，左心房；AO，主动脉

关闭不全，关闭时中心部位出现漏口(图 14-2-15)。四叶瓣畸形者可看到 4 个瓣叶开放时形似方形，关闭时呈“田”字形(图 14-2-16)。

(4) 左心导管检查：左心室收缩压增高，主动脉压力降低，左心室收缩压与主动脉收缩压间形成压力阶差，轻型的患者休息时可无上述压力阶差，但运动后、吸入亚硝酸异戊酯或注射异丙肾上腺素后可使压力阶差出现。心导管从左心室撤到主动脉连续记录时只记到左心室与主动脉两种压力曲线波形。有心力衰竭者左心室舒张压增高，左心房和肺动脉楔嵌压也增高，心排血量降低。在心排血量正常的情况下，左心室与主动脉间收缩压阶差＜40 mmHg 时为轻度狭窄，中度狭窄时压力阶差为 40～75 mmHg，＞75 mmHg 时为重度狭窄，测定心排血量可以计算瓣口面积，重度狭窄病例瓣口面积＜0.5 cm^2。

选择性左心室造影可显示左心室壁肥厚，左心室腔小，主动脉瓣膜增厚，呈圆顶形。造影剂通过狭窄的瓣口喷射入主动

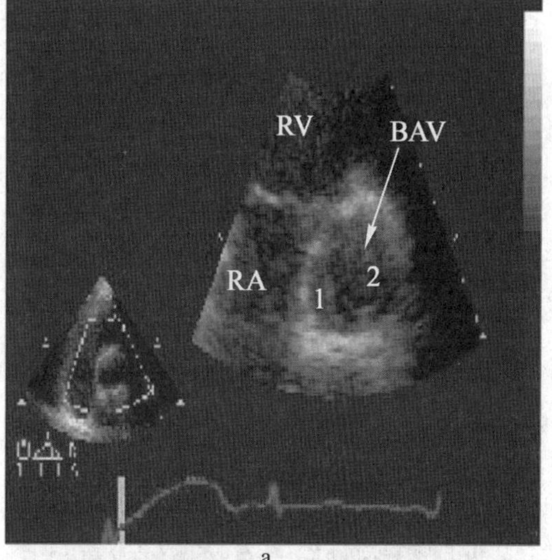

a

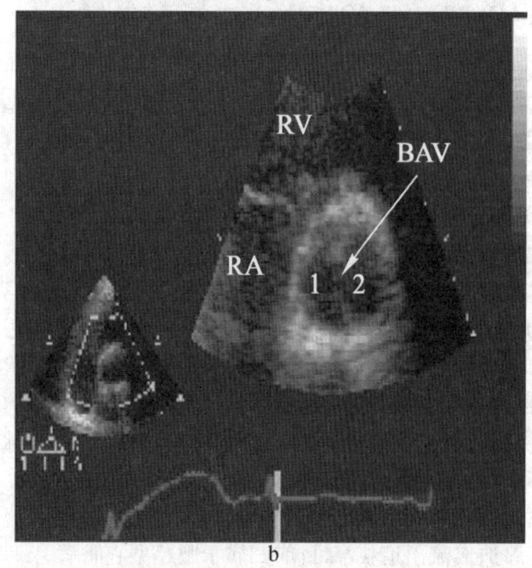

b

图 14-2-14　主动脉瓣口狭窄呈双瓣畸形的超声心动图

a. 大血管短轴切面示主动脉瓣为左、右两叶(1、2)，开放呈鱼嘴状(箭头所示)　b. 大血管短轴切面显示关闭时呈哑铃状(箭头所示)

BAV，二叶式主动脉瓣；RA，右心房；RV，右心室

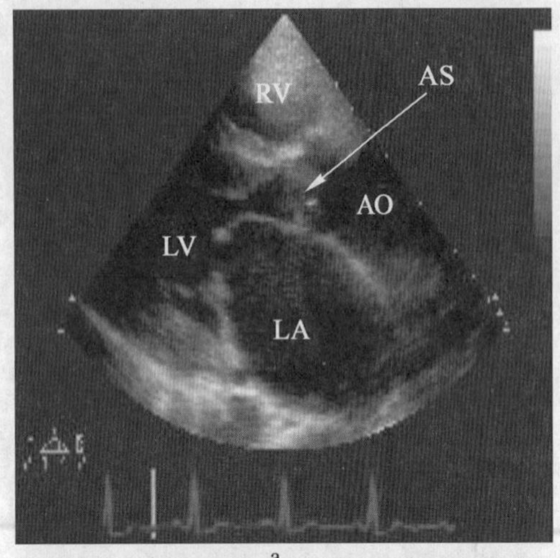

a

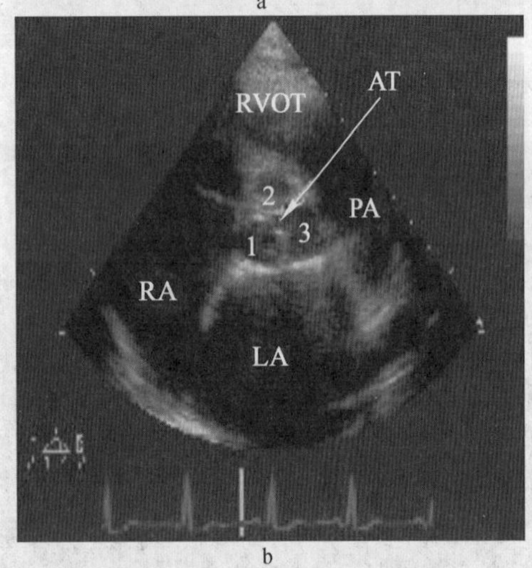

b

图14-2-15 主动脉瓣口狭窄呈三瓣畸形的超声心动图

a. 胸骨旁长轴切面示瓣膜开放受限，呈圆顶状（箭头所示） b. 大血管短轴切面示三瓣（1、2、3）畸形关闭时中心部位出现漏口（箭头所示）

AI，主动脉瓣关闭不全；LA，左心房；LV，左心室；RA，右心房；RV，右心室；AO，主动脉；AS，主动脉瓣狭窄

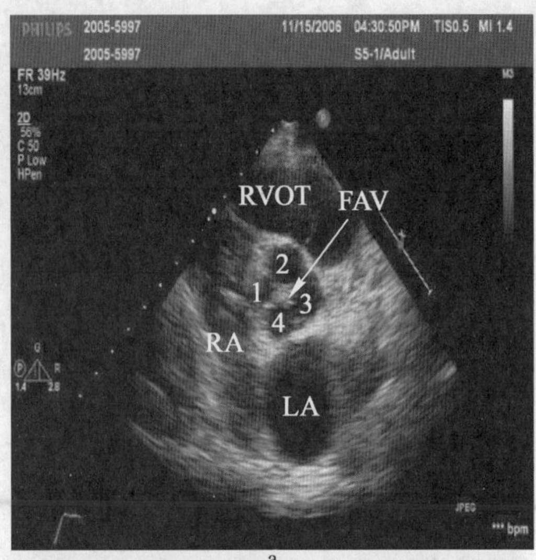

a

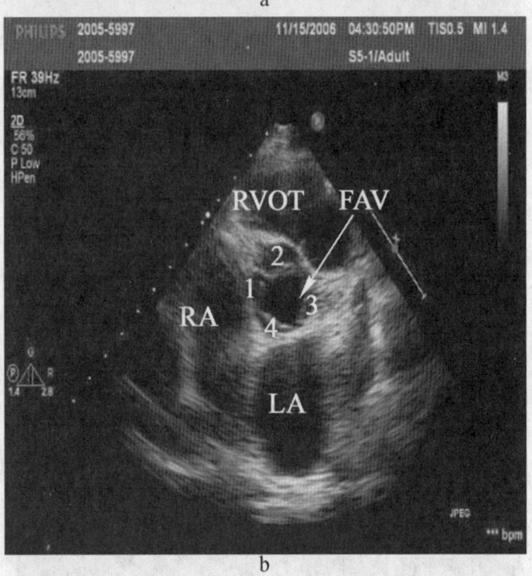

b

图14-2-16 主动脉瓣口狭窄呈四瓣畸形的超声心动图

a. 大血管短轴切面示主动脉瓣四瓣畸形（1、2、3、4）关闭时形似"田"字形（箭头所示） b. 大血管短轴切面示主动脉瓣开放为4个（1、2、3、4）瓣叶（箭头所示）

FAV，四叶式主动脉瓣；LA，左心房；RA，右心房；RVOT，右心室流出道

脉（图14-2-17）。升主动脉呈梭形扩大。此外，尚可显示瓣膜活动情况、瓣环大小及有无主动脉瓣关闭不全，同时也可以了解有无同时存在的二尖瓣关闭不全。

本病需与风湿性主动脉瓣病变相鉴别，患者自幼发现心脏杂音，无风湿热病史也无二尖瓣病变等有利于诊断本病。

（二）主动脉瓣下狭窄

本类型较主动脉瓣瓣膜型狭窄少见。常见有两种类型：① 环状纤维隔膜型狭窄，在主动脉瓣下1～2 cm处有局限性的纤维膜或纤维肌性样组织，多数厚2～3 mm，为膜形环状纤维组织，部分或全部环绕左心室流出道，血流必须经隔膜的小孔流入主动脉，引起血流梗阻。② 纤维隧道型狭窄，主动脉瓣环发育不全，纤维组织呈管道状，从主动脉瓣环下方1～2.5 cm起向下延伸到左心室流出道呈管状，造成梗阻。左心室流出道肌肉肥厚造成流出道狭窄，目前归属于肥厚型心肌病。

临床表现和辅助检查结果与主动脉瓣膜型狭窄相仿，但有以下的不同：① 收缩期杂音所在的位置较低，主要在胸骨左缘第3、4肋间，杂音向心尖部传导，较少向颈动脉传导。常无收缩喷射音，亦少有舒张期杂音。第二心音主动脉瓣成分正常。

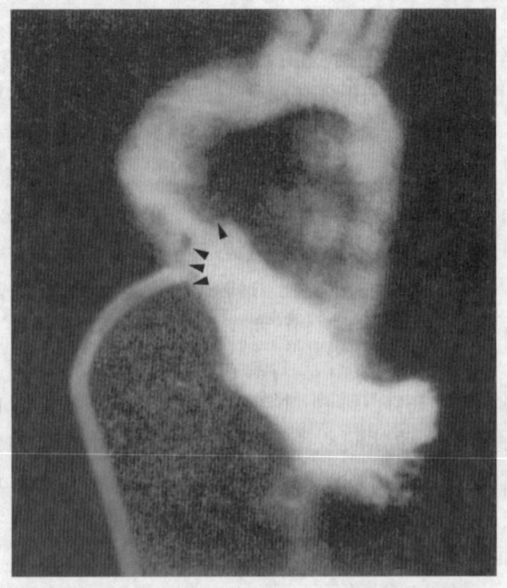

图14-2-17 左心室造影示主动脉瓣狭窄"喷射征"

②X线示升主动脉扩张不明显，主动脉瓣无钙化阴影。③二维超声心动图在左心室长轴切面上可见在主动脉瓣下约1 cm处，有一线状回声的隔膜及其中央部位的小孔，或在流出道隆起的肌性回声的纤维管状狭窄(图14-2-18)。显示主动脉瓣下有隔膜和(或)环形肌肥厚。彩色多普勒超声心动图可估测左心室流出道前后的压差。

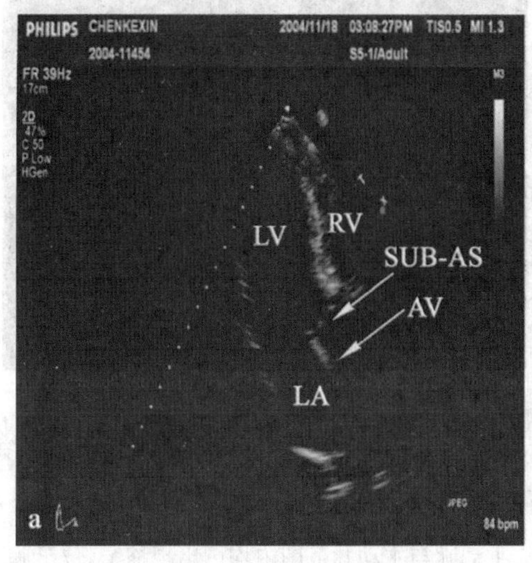

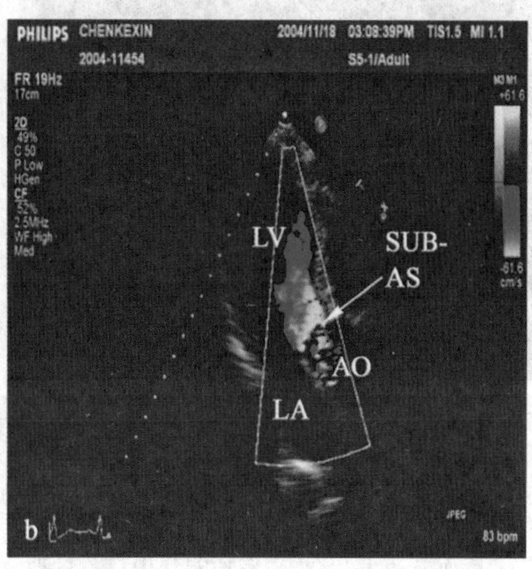

图14-2-18　主动脉瓣下狭窄的超声心动图

a. 心尖长轴切面示主动脉瓣下膜型狭窄(箭头所示)　b. 心尖长轴切面，彩色多普勒示狭窄处多色镶嵌血流(箭头所示)
SUB-AS，主动脉瓣下狭窄；LA，左心房；LV，左心室；RV，右心室；AV，主动脉瓣

左心导管检查连续测定左心室至主动脉压力曲线，可见压力阶差。环状纤维隔膜型狭窄者还可在狭窄的左心室流出道中，记录到一种介于上述两种压力曲线之间的第三种压力曲线，其收缩压与主动脉收缩压相等，而舒张压则与左心室舒张压相等。左心室造影可以显示左心室流出道的狭窄病变，环状纤维隔膜型狭窄或较长的纤维隧道型狭窄。本病的杂音需与室间隔缺损、二尖瓣关闭不全所产生的杂音相鉴别。

(三) 主动脉瓣上狭窄

本类型最为少见，30%～50%的病例伴智力发育迟缓。狭窄部位在主动脉根部，恰位于主动脉上或距主动脉瓣1～2 cm近冠状动脉开口处，向主动脉管腔内突出的环状或带状膜样组织呈半环形或环形狭窄，有时和左冠瓣连接，造成左冠状动脉血流梗阻。另一种类型升主动脉在狭窄部位发育不全，外径狭小，呈沙漏瓶状，阻塞主动脉口。主动脉瓣亦可同时有畸形(图14-2-19)。

本型的临床表现与主动脉瓣膜型狭窄相仿，两者鉴别极为困难，下列情况提示本病的存在：①杂音最响部位在胸骨右缘第1肋间及右颈动脉上，平静吸气时收缩期杂音减轻。第二心音主动脉瓣成分正常。②X线示主动脉无扩张。③二维超声心动图的左心室长轴及心尖五腔心切面，可清晰地观察到瓣上隔膜样狭窄的隔膜所在的部位及长短，隔膜多呈半环形，常位于主动脉的后壁。主动脉窦部上方局限性的环形狭窄在上述的切面可清晰地观察到狭窄环的部位(图14-2-20)，而对于其他部位的环形狭窄多不易观察到。主动脉瓣上缩窄可观察到从主动脉瓣上起的升主动脉，显示局限性或弥漫性发育不良，内径变窄。④左心导管检查，连续测定左心室与主动脉压力曲线时，可见左心室与主动脉收缩压间的压力阶差，如狭窄部位在瓣膜上有一段距离时，则心导管经过此处可见到第三种曲线，其收缩压与左心室收缩压相等而舒张压则与主动脉舒张压相同。⑤左心室造影可以显示主动脉瓣上的局部狭窄情况。

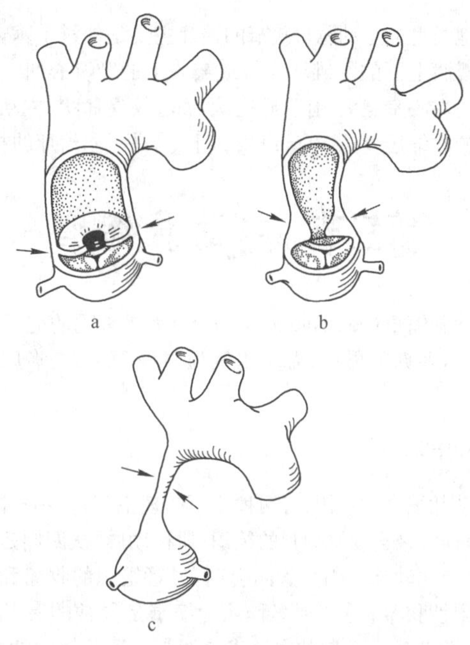

图14-2-19　瓣上型主动脉瓣口狭窄解剖示意

a. 膜状狭窄　b. 沙漏形狭窄　c. 升主动脉发育不全

四、治疗

轻型主动脉瓣口狭窄的患者无须手术治疗。有充血性心力衰竭、昏厥或心绞痛者提示主动脉口有严重狭窄，因此凡有症状的患者均应施行手术治疗。

瓣膜型狭窄者，若瓣膜弹性较好，无钙化且患者年轻，行主动脉球囊成形术可获较好的效果，但最终仍需进行瓣膜替换术。中重型者虽可考虑施行经皮球囊主动脉瓣成形术，但由于它使主动脉瓣狭窄的瓣口面积增加有限，严重并发症多，死亡

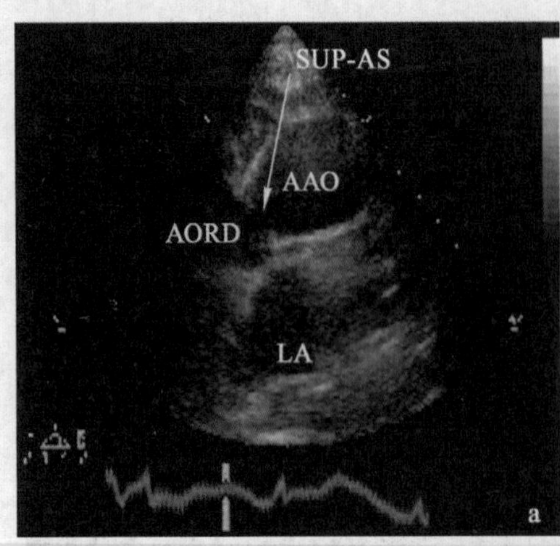

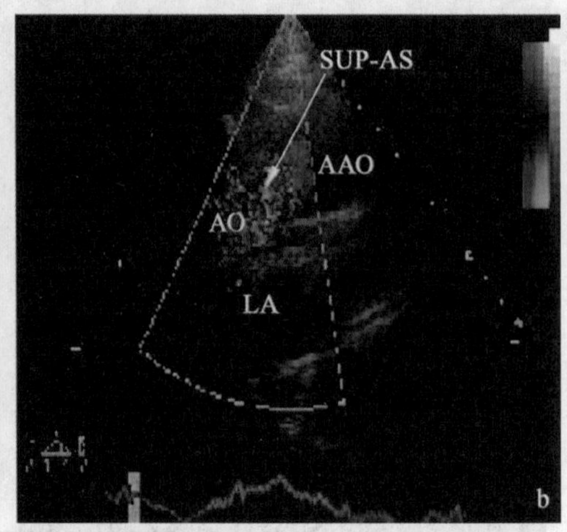

图 14-2-20 主动脉瓣上局限性环形狭窄的超声心动图

a. 胸骨旁长轴切面示主动脉瓣上局限性环形狭窄(箭头所示) b. 胸骨旁长轴切面,彩色多普勒示狭窄处多色镶嵌血流(箭头所示)
AAO,升主动脉;SUP-AS,主动脉瓣上狭窄;LA,左心房;AORD,主动脉根部

率及再狭窄率高,术后血流动力学、左心室功能和生存率的改善均不如外科瓣膜置换术,目前介入方法主要用于过渡性或姑息性治疗。如某些高危患者行心脏手术前的姑息性治疗;准备行瓣膜替换术但患者存在严重心力衰竭、休克时的过渡性治疗。

其他类型的主动脉口狭窄的治疗主要是外科手术,在直视下切除瓣膜上下的纤维环或带或瓣膜下的肥厚心肌。心电图示明显的左心室肥大,有明显症状,如心绞痛症状、主动脉与左心室间的收缩压差达 50 mmHg 以上等,是手术治疗的指征。

第三节 主动脉缩窄

主动脉缩窄(coarctation of aorta)为较常见的先天性动脉血管畸形,多见于男性,男女比例为(4～5)∶1。临床上易被忽略。

一、胚胎学

主动脉缩窄的原因,有两种主要的理论解释。一种认为在胚胎发育时,来自动脉导管的组织(肌性动脉)从四周延伸入主动脉壁(弹性动脉),当导管闭合时,导管组织的收缩和纤维化导致局限性狭窄;另一种解释认为缩窄是异常的胎儿血流表现,正常胎儿升主动脉的血流来自胎盘和下腔静脉的血,经未闭的卵圆孔从右心房到左侧心腔,其含氧量较高。而降主动脉血流来自上腔静脉通过未闭的动脉导管的血,含氧量较低,此两部分交界处的主动脉段较狭窄,即为主动脉峡部,这样峡部的直径就小于升主动脉或降主动脉。因此,导管组织的延伸和血流动力学因素两者在主动脉缩窄的发病机制方面均有作用。若导管前缩窄由主动脉横弓和峡部发育不全构成,则合并各种心脏缺陷的发生率增高,导管旁和导管后主动脉缩窄是单纯的梗阻,合并缺陷的发生率低。

二、病理解剖

从缩窄所在的解剖部位,在主动脉弓至肾动脉水平以上降主动脉与主动脉范围内均可出现缩窄,位于胸主动脉下段及腹主动脉的缩窄较少见。大多数发生于左锁骨下动脉远端、动脉导管开口处称为导管后型(图 14-2-21),如同时有动脉导管未闭,则下肢血液可通过未闭的动脉导管而由肺动脉来供应一部分。缩窄位于动脉韧带附近的主动脉峡部,称为主动脉弓降部或导管旁型,成人多为导管后型和导管旁型。少数缩窄位于左锁骨下动脉近端的主动脉,可累及左锁骨下动脉,称为导管前型,多见于婴儿,大多合并其他畸形。缩窄的程度可轻重不一,重者主动脉腔可能完全闭塞不通,形成"主动脉弓离断",也可能同时存在多处缩窄。本病左心室均有肥厚,缩窄段后的主动脉常扩张或形成动脉瘤,有时有脑部的小动脉瘤。

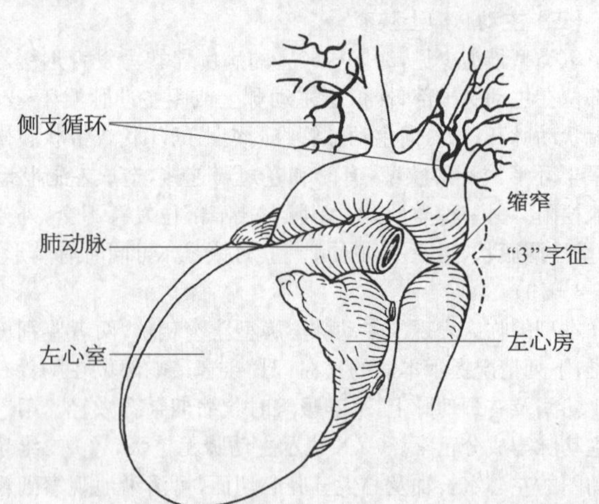

图 14-2-21 主动脉缩窄解剖示意

左锁骨下动脉远端的主动脉梗阻,主动脉近端高压及狭窄后扩张

主动脉缩窄可伴有二叶式主动脉瓣、锁骨下动脉狭窄或闭锁、动脉导管未闭、心房间隔缺损、心室间隔缺损及主动脉瓣下狭窄等先天性畸形。

三、病理生理

本病肺循环的血流情况正常。左心血液排入主动脉及主动脉弓亦顺利。由于缩窄段的存在使血流不畅,于是缩窄段上部血压升高，头部及上肢的血液供应正常或增加，但血液流向降主动脉发生障碍，下肢血液供应减少而下肢血压降低。在缩窄段的上下动脉分支之间发生广泛的侧支循环，锁骨下动脉与降主动脉的分支之间产生吻合，借以维持身体下半部的血液供应。吻合的途径主要为：① 锁骨下动脉的上肋间分支与主动脉的第1肋间分支在胸部吻合。② 锁骨下动脉的肩胛部分支与主动脉的肋间分支在胸壁吻合。③ 锁骨下动脉的内乳动脉分支与髂外动脉分支在腹部吻合。由于这些吻合支显著增粗，扭曲，主动脉的肋间动脉分支常侵蚀肋骨后段的下缘。锁骨下动脉也增粗。侧支循环的分布可能限于胸壁的里面，因而临床上通过胸壁表面未必能触及或看见。此外，轻型的主动脉缩窄侧支循环不多或不明显。缩窄上部血压长期升高使左心室压力负荷增加而出现心肌肥厚。

四、临床表现

（一）症状

导管前型主动脉缩窄在婴儿期即出现难治性心力衰竭。成人型主动脉缩窄多为导管后型，成年前患者往往无明显症状，以后才逐渐明显。其可表现为：① 由于头部和上肢血压增高所产生的症状，有头痛、头晕、耳鸣和鼻出血等，严重时可产生脑血管意外及心力衰竭，心力衰竭在40岁以后尤易发生。其也可因相对冠状动脉供血不足或扩大的侧支血管压迫椎前神经丛而出现胸痛。② 由于下肢血液供应不足而产生下肢无力、冷感、酸痛、麻木，甚至间歇性跛行。③ 由于侧支循环而增粗的动脉压迫附近的器官所产生的症状，如压迫脊髓或压迫臂神经丛引起肢体的麻木与瘫痪等。此外，患者还可能发生感染性动脉内膜炎。

（二）体征

患者身材多较魁梧。个别患者有 Turner 综合征（性腺发育不全）表现。

1. 桡动脉搏动强而股动脉搏动弱甚至摸不清楚　这与正常相反（正常下肢腘动脉血压高于肱动脉血压20～40 mmHg），上肢血压明显比下肢血压增高。因锁骨下动脉增粗使胸骨上窝和锁骨上窝常有显著的搏动。腹主动脉、股动脉、腘动脉和足背动脉脉搏微弱或不能触及。上肢血压增高常在10岁以后才明显。导管前型主动脉缩窄若波及左锁骨下动脉则患侧上肢的血压比对侧上肢血压要低。在缩窄部位尤在背后可听到血流通过缩窄处产生的收缩期杂音并可扪及震颤。其他尚有高血压的眼底改变等。

2. 心脏体征示心脏浊音界向左向下扩大　沿胸骨左缘、中上腹、左侧背后有收缩中后期吹风样杂音Ⅱ～Ⅵ级，肩胛骨附近、腋部、胸骨旁可听到侧支循环的收缩期或连续性血管杂音。心尖区可有主动脉收缩期喷射音。伴有二叶式主动脉瓣者，主动脉瓣区可有收缩期杂音或兼有舒张期杂音。

五、辅助检查

（一）X线检查

X线检查示左心室增大。正位片见升主动脉扩大并略向右凸且搏动明显，缩窄后主动脉段也扩大，形成向左凸出阴影。在60%～80%的患者中可见到由于左锁骨下动脉和缩窄近、远段主动脉的扩大，以及缩窄处形成的凹迹，构成左上纵隔外缘呈“3”字形的影像（图14-2-22）。左前斜位片中有时可见缩窄的主动脉影和缩窄后主动脉段的扩大。矢状断层摄片中可以更清楚地看到。

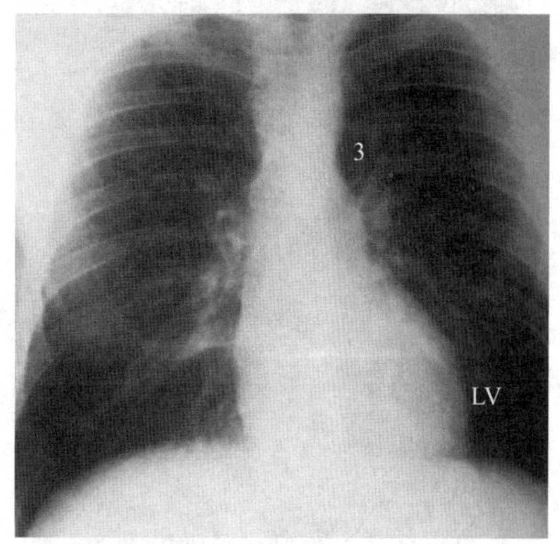

图14-2-22　主动脉缩窄患者的胸部X线片显示“3”字征和轻度左心室增大

肋骨后段的下缘被侵蚀呈凹缺状是本病的特征之一。被侵蚀的肋骨为第3～10肋，可能是个别或多个单根或多根受累，可呈单侧或双侧。明显的肋骨侵蚀多在12岁以后出现。缩窄不严重或缩窄段在胸主动脉的下部者，则肋骨侵蚀现象不明显。食管吞钡检查时，可见食管向前移位。

（二）心电图检查

心电图的表现为非特异性的，以与高血压相关的左心室肥大或兼有劳损为最多见，也可正常。

（三）超声心动图检查

经胸二维超声心动图和多普勒超声检查，通常对大多数主动脉缩窄能做出准确诊断。二维超声心动图可观察到左心室壁的肥厚，在胸骨上窝主动脉弓长轴断面，可显示主动脉弓峡部内径缩窄及其远端主动脉扩张。彩色多普勒超声可显示缩窄局部呈红五彩镶嵌色的湍流性高速血流，血流通过狭窄部位后，速度逐渐减慢，连续多普勒超声可探测缩窄前后部位的压力阶差。如图像显示不够满意者，可采用经食管超声检查。

（四）经动脉逆行性左心导管检查

经动脉逆行性左心导管检查可发现缩窄段的近段主动脉腔内压力增高，脉压增大，缩窄段的远端主动脉腔内压力降低，脉压减低。在缩窄的动脉近端上游处行选择性血管造影，可显示缩窄段的位置、长度和程度，该段近端和远端的主动脉扩张及侧支循环的血管（图14-2-23）。

（五）螺旋CT和MRI检查

CT和MRI可显示主动脉缩窄的部位、长度、程度和其他合并畸形，有时还可以见到扩张的侧支循环血管，基本上可取代主动脉造影。

六、诊断与鉴别诊断

本病的临床表现及各项检查有一定的特征性，如对本病提

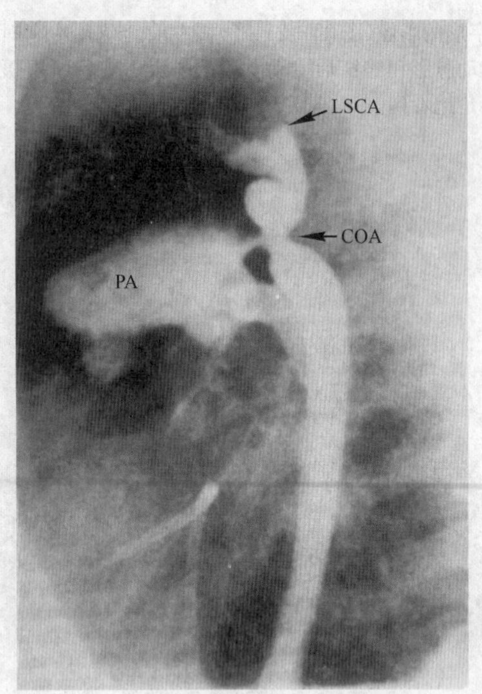

图 14-2-23 升主动脉造影示主动脉缩窄(COA)，合并动脉导管未闭

高警惕性，诊断并无困难。凡年轻高血压患者都需要考虑本病的可能，此时要检查下肢动脉的搏动情况，测定下肢血压，心脏听诊时要注意寻找侧支循环的体征等。本病需要与高血压或其他症状性高血压相鉴别。要注意与主要累及降主动脉和腹主动脉的多发性大动脉炎相鉴别，它们的临床表现和实验室检查发现与先天性主动脉缩窄极相似，甚难鉴别，但多发性大动脉炎动脉阻塞段常较长，且常有多处动脉受累，可作鉴别诊断的参考。

本病在心前区可听到杂音，尚需与其他引起心前区杂音的心脏和大血管先天性畸形、后天性病变加以鉴别。本病杂音的产生主要是血流通过缩窄的主动脉段所致(有时也可能是侧支循环所引起)，而缩窄段又与心脏有长短不等的一段距离，因此杂音是在心脏收缩的中后期，当血流通过缩窄段时出现，常与第二心音重叠，听诊时往往可以得出杂音似乎与心音的周期无密切关系的印象，此点与各瓣膜病变以及间隔缺损所产生的杂音性质截然不同，有助于鉴别。

七、防治和预后

治疗方法有缩窄段的手术切除及经皮腔内球囊血管成形兼支架植入术。对缩窄段不太长者切除后可作对端吻合；缩窄段较长而不能作对端吻合时，则需要施行同种异体血管或人造血管移植或旁路移植术。经皮腔内球囊血管成形术并植入支架治疗，疗效较满意且死亡率不高。

本病是进行性的和较严重的先心病，选择矫治的手术时机是影响长期效果的最重要的决定性因素。手术在10～20 岁施行最好，30 岁以上者由于动脉的弹性减弱，可能影响对端的吻合；10 岁以下者因主动脉尚在发育中，移植的血管可能以后因两端的主动脉逐渐长大而显得狭窄。但如果症状明显，则在婴儿期、儿童期即应施行手术治疗。

未施行手术矫治的患者，内科治疗主要是针对高血压和心力衰竭，以及预防感染性动脉内膜炎、心力衰竭和脑血管并发症。

在抗生素治疗和缩窄矫治手术开展前，成人型患者平均寿命在 40 岁左右。最常见的死亡原因是充血性心力衰竭、感染性心内膜炎、主动脉自发性破裂和脑出血。手术或介入治疗可显著增加主动脉缩窄患者的预计寿命。

第四节 原发性肺动脉扩张

多种先天性和后天性心血管病可以引起肺动脉总干的扩张，如二尖瓣狭窄、伴有左向右分流的先心病(心房间隔缺损、心室间隔缺损、动脉导管未闭等)、瓣膜型肺动脉口狭窄、原发性肺动脉高压等，这种肺动脉总干扩张主要是这些心脏血管病变引起的血流动力学改变的结果。而原发性肺动脉扩张是指除肺动脉总干扩张外，并无其他心血管病变和血流动力学的改变。

原发性肺动脉扩张(idiopathic dilatation of the pulmonary artery)是由于胚胎发育期中，主动脉干的分化不均，以至于肺动脉较大而主动脉较小，偶引起肺动脉瓣关闭不全。患者多无症状或有类似心脏神经症的症状。体格检查示心脏浊音界不大、肺动脉瓣区有Ⅲ级以下的收缩期吹风样杂音和收缩喷射音，肺动脉瓣第二音心分裂并略亢进。X 线检查示心影正常，肺动脉段凸出，搏动中等，肺血管阴影正常。心电图正常，超声心动图示肺动脉总干增宽外无其他异常。心导管检查正常，心血管造影除见到肺动脉扩张外无其他发现。诊断本病主要是在 X 线检查时发现肺动脉扩张而其他检查未能发现有引起肺动脉扩张的原因，其中以超声心动图和心导管检查未能发现异常的血流动力改变最有诊断价值。本病无须治疗，有症状者可对症处理。

第五节 特发性肺动脉高压

2003 年，第三届世界肺动脉高压大会(威尼斯会议)上修订了肺动脉高压的术语和分类，目前特发性肺动脉高压(idiopathic pulmonary artery hypertension)已取代了过去的原发性肺动脉高压(primary pulmonary hypertension)的称谓，如果同时又存在遗传学证据时，可称为家族性肺动脉高压(familial pulmonary arterial hypertension)。

特发性肺动脉高压是指无其他病因可寻的肺动脉高压。它是由于先天性肺小动脉原发性增生性病变所致的闭塞性肺动脉高血压，其原因可能是多方面的，先天性肺小动脉病变是其中之一。

导致特发性肺动脉高压的先天性因素被认为是肺小动脉中层有先天性缺陷退化或萎缩，因而导致一系列病变，主要是肌型肺小动脉内膜增厚，有的形成垫状或瓣状向腔内凸出，有的形成血管球样结构，内弹力膜断裂或缺如，肌层变薄或缺如。弹力型肺小动脉有内膜增厚及粥样硬化、内弹力膜断裂等，但无炎症现象，纤维病变也很少。上述变化引起肺动脉压力增高，右心室排血受阻，致使右心室压力增高，右心室肥大。

主要症状为气急、心悸、胸痛、咯血、晕厥等。严重时由于肺动脉高压导致右心室、右心房压力显著增高，使卵圆孔重新开放引起右向左分流而出现严重发绀，晚期可出现右心衰竭。体征有心脏浊音增大，肺动脉瓣区有收缩喷射音（收缩早期喀喇音）、收缩期杂音和第二心音亢进或兼有分裂，可有相对性肺动脉瓣关闭不全的舒张期吹风样杂音，部分患者在三尖瓣区有相对性三尖瓣关闭不全的收缩期吹风样杂音。

X线检查示肺动脉总干明显凸出，肺门血管影增粗，而周围肺野则纹理细小、稀疏，右心室明显增大，右心房也可增大（图14-2-24）。

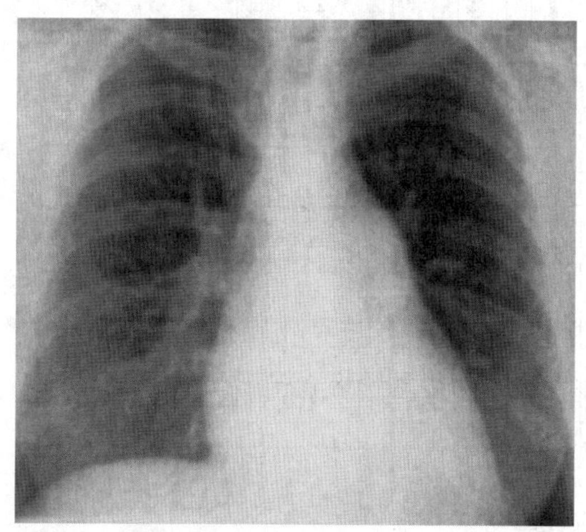

图14-2-24　特发性肺动脉高压患者胸部X线片
图示肺动脉总干明显凸出，肺门血管影增粗，周围肺野纹理细小、稀疏，右心室和右心房增大

心电图可表现为电轴右偏，V1导联R波振幅增高，S波降低，R/S＞1，QRS波群可为qR或rSR′型，V5或V6导联R/S＜1，或表现为肢导联S_1、S_2、S_3等右心室明显肥大的图形。右心导联经常表现为S-T段压低T波倒置。Ⅱ、Ⅲ、aVF导联呈右心房肥大的高尖肺型P波。

超声心动图显示肺动脉增宽，压力增高，右心室肥厚而无左右心腔之间的沟通，也可显示重度肺动脉高压时卵圆孔开放而在心房水平由右向左分流。

心导管检查未见有左右心腔之间血液分流的证据，右心室收缩压增高。肺动脉高压的标准目前多采用美国国立卫生研究院进行原发性肺动脉高压注册登记时所使用的血流动力学标准（Ann Intern Med 1987，107：216～223），即原发性肺动脉高压的平均肺动脉压＞25 mmHg，而毛细血管压或左心房压力＜15 mmHg。心血管造影可示右心室和肺动脉造影剂排空延迟，末梢动脉细小。由于造影有一定的危险性，故一般不施行此项检查。

诊断本病时主要须排除继发性肺动脉高压，包括由左心疾病、先天性心脏血管畸形、结缔组织疾病、慢性肺动脉栓塞性疾病、门静脉高压，以及药物、毒物或人类免疫缺陷病毒等引起的继发性肺动脉高压。

本病预后差，目前缺乏有效的治疗办法。特发性肺动脉高压患者，若无右心衰竭，应进行血管反应试验，即采用短效血管扩张剂，如静脉注射依前列醇（或腺苷）或吸入一氧化氮，平均肺动脉压下降至少10 mmHg，但不超过40 mmHg，同时心排血量增加或不变，可判定为良好的急性反应。本病患者对血管扩张剂有良好的急性反应，应考虑试用口服钙通道阻滞剂治疗，尤其是长效钙通道阻滞剂中的氨氯地平、硝苯地平控释或缓释片等可以选用，因为平滑肌细胞肥厚和血管痉挛参与特发性肺动脉高压的发病机制。缺氧刺激可使肺动脉血管进一步收缩，所以氧疗是必需的治疗，在任何时候都应该使动脉血氧饱和度保持＞90%。其他的如前列腺环素类（伊洛前列素，iloprost）、内皮素受体拮抗剂、磷酸二酯酶抑制剂、华法林抗凝治疗等均可应用。20世纪80年代以来，对某些药物治疗无效的重度肺动脉高压有适应证者可行房间隔造瘘术，单肺、双肺移植或心肺移植术，为治疗肺动脉高压的主要手段。但这些手术必须在内科治疗无效，并慎重进行手术前后的评估后方可施行。

第六节　右位心

右位心（dextrocardia）是心脏在胸腔的位置移到右侧的总称（图14-2-25），无其他心脏畸形的单纯右位心不引起明显的病理生理变化，也不引起症状，可和常人一样生存。但右位心常合并较严重的先天性心血管畸形。右位心一般分为3种类型。

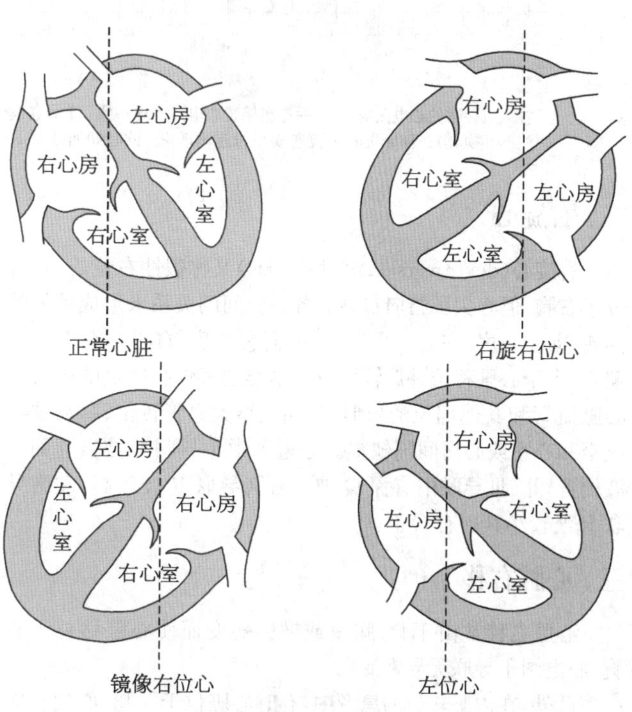

图14-2-25　正常心脏、镜像右位心、右旋右位心和左位心解剖位置示意

一、真正右位心

心脏在胸腔的右侧，其房、室和大血管位置如正常心脏的镜中像，即左心房、左心室和心尖部位于右侧，心尖由左心室构成，主动脉结位于右侧，右心房、右心室则位于左侧。其可同时伴有内脏转位。此时脾在右侧、肝在左侧、左膈肌略抬高、胃底

部在右侧、升结肠在左侧、降结肠在右侧等，为全内脏转位的一部分。但也可不伴有内脏转位形成单纯的真正右位心，常伴有无脾症。

本病本身不引起症状，其临床重要性在于可合并其他较严重的先天性心脏血管畸形，如法洛四联症、单心室、肺动脉口狭窄或闭锁、大血管转位等。而左、右心腔位置的变换又使心导管检查和纠治手术或介入的操作带来困难。此外，伴有内脏转位的真正右位心患者常易患旁鼻窦炎和支气管扩张症。

体格检查示心尖搏动和心脏浊音区位于右胸，肝浊音区在左侧，胃底鼓音区在右侧。X线检查示心影主要在右胸，其形态有如正常心影的镜中像，左侧膈肌位置高于右侧，胃内气泡位于右侧。

心电图示Ⅰ导联P、QRS、T波均倒置，其图形为通常的Ⅰ导联的倒影，Ⅱ导联相当于通常的Ⅲ导联，Ⅲ导联相当于通常的Ⅱ导联，aVR导联相当于通常的aVL导联，aVL导联相当于通常的aVR导联。胸导联中V5、V4、V3、V2、V1、V3R分别相当于V5R、V4R、V3R、V1、V2、V3，而V4R与V5R分别相当于通常的V4与V5(图14-2-26)。伴有其他先天性心脏血管畸形的患者，心电图还可有相应的变化。二维超声心动图有助于判别各房室腔及其互相关系。

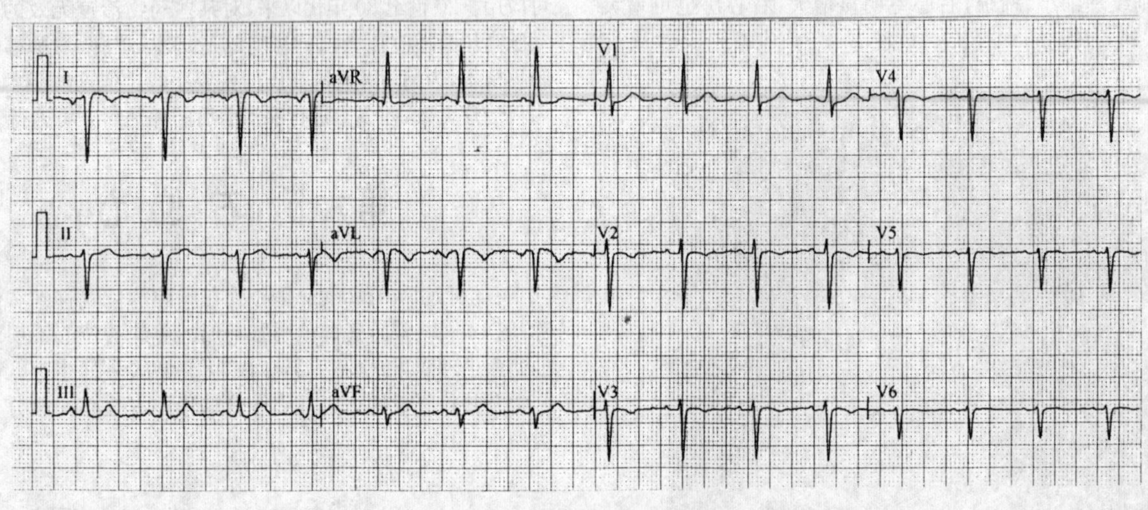

图14-2-26　右位心的心电图

肢导联的心电图与左、右手电极错置心电图表现一致：Ⅰ导联波形全部倒置，aVR波形全部直立，Ⅱ导联与Ⅲ导联及aVR导联与aVL导联波形互换，但在胸导联呈R波递减、S波递增现象。此时如加做V3R～V6R导联，则表现为正常的左胸导联图形

二、右旋心

右旋心(dextroversion of the heart)又称假性右位心，心脏位于右胸，但心尖虽指向右侧而各心腔间的关系未形成镜像的倒转，即左心房、左心室仍在左侧，而右心房、右心室在右侧但偏后，由于心脏移位并旋转所致。本类型多伴有严重的先天性心脏血管和其他部位的畸形，如纠正型大血管转位、肺动脉瓣狭窄和心室或心房间隔缺损。心电图中Ⅰ导联P波直立而T波倒置，Ⅱ、Ⅲ导联中有深Q波。右胸导联R波较高，左胸导联R波较小其前有Q波。

三、心脏右移

心脏右移常由于肺、胸膜或横膈病变而使心脏移位于右胸，心电图Ⅰ导联无异常变化。

此外，在内脏转位的患者中，有时心脏位于左胸，心尖仍向左侧，称为左位心。此时各心腔间的关系与正常者相同，也可形成右旋心的镜中像。本病常伴有其他先天性心脏血管畸形和无脾症。

第七节　左侧上腔静脉永存

左侧上腔静脉永存(persistent left superior vena cava)，又称双侧上腔静脉畸形，是体循环静脉畸形中最常见的一种，可有少见的下腔静脉畸形、冠状静脉窦畸形和全部体循环静脉畸形。

在胎儿发育过程中，可形成左侧上腔静脉的左前主静脉与左Cuvier管逐渐退化闭合，出生时仅有正常的位于右侧的上腔静脉。如上述两静脉不闭合，形成左侧上腔静脉，在出生时继续存在，就是左侧上腔静脉永存。极少数可能只有左上腔静脉而右上腔静脉缺如，亦可双侧上腔静脉同时引流入一单心房，此类患者下腔静脉可能缺如。左侧上腔静脉永存可单独存在，也可合并其他畸形，多数为合并心房间隔缺损，尤其是冠状静脉窦型心房间隔缺损，其他如心室间隔缺损、法洛四联症或肺动脉瓣畸形，也可合并动脉导管未闭、大血管转位、二尖瓣狭窄、三尖瓣闭锁等。

左侧上腔静脉永存大多通过冠状静脉窦引流入右心房(Ⅰ型)，故多伴有冠状静脉窦扩张，在后前位X线片上可见主动脉弓的上左缘有新月状的血管影，向上延伸至近左锁骨处，使上纵隔阴影呈"V"形增宽。心电图无变化。二维超声心动图左心室长轴切面及四腔心切面可显示冠状静脉窦扩张及与冠状静脉窦相连的左上腔静脉。右心导管检查时，如心导管从右心房进入畸形的左侧上腔静脉或心血管造影时显示此静脉则可确立诊断。将心导管置于左上腔静脉、无名静脉进行造影，可直接显示左上腔静脉回流部位和左右上腔静脉间有无桥静脉存在，如仅此畸形可不引起血流动力学改变，故无症状和体征，亦无须治疗。

左侧上腔静脉永存引流入左心房（Ⅱ型）者较少见，可引起发绀，多伴有其他较复杂的先天性心血管畸形。二维超声心动图和彩色多普勒超声均无特异性表现，超声声学造影是唯一能检出本病的方法，诊断的准确率可达100%。正常人从肘静脉注入声学造影剂后，右心房、右心室顺序显影，而左心房、左心室不应出现造影剂。本病患者的左心房较右心房先显影，或左右心房同时出现造影剂，造影剂一般从侧壁进入左心房。可施行该静脉下端结扎术治疗，由于这类患者多合并其他畸形，所以需同时手术处理。

左侧上腔静脉永存也可通过左无名静脉引流入右侧上腔静脉（Ⅲ型），也不引起血流动力学改变，故无症状，无须治疗。

检出左侧上腔静脉永存对施行阻断循环直视手术或经左侧上肢静脉植入起搏器电极或电生理检查有重要意义，前者在手术时除阻断正常的右侧上、下腔静脉外，还必须阻断这永存的左侧上腔静脉，否则其引流的血液将充满手术野，妨碍手术的进行，甚至引起严重的后果。在经左侧上肢静脉植入起搏器或电生理检查时，导管电极不易到位，须选用右侧途径。

第八节　不常见的无分流先心病

一、肺动脉瓣关闭不全

肺动脉瓣关闭不全（congenital pulmonic insufficiency）可见于肺动脉瓣环扩张、肺动脉瓣瓣膜缺如、二叶式肺动脉瓣或四叶式肺动脉瓣，可伴有心室间隔缺损。由于肺动脉瓣反流，右心室容量负荷增加，患者出现乏力、气急、咳嗽、咯血，重者出现右心衰竭。体征示肺动脉瓣区收缩期吹风样杂音，第二心音分裂并减轻。X线检查可见右心室增大，肺动脉扩张，肺门血管影搏动强烈。心电图可有右心室肥大或右束支传导阻滞。超声心动图显示瓣膜畸形，右心室增大、流出道舒张期湍流。右心导管检查显示肺动脉收缩压正常或增高，舒张压降低，右心室舒张压可增高。肺动脉造影见造影剂反流入右心室，并可显示肺动脉瓣病变。本病可手术治疗进行瓣膜环缩或换瓣术。

二、一侧肺动脉缺如

一侧肺动脉缺如（unilateral absence of a pulmonary artery）为肺总动脉不向一侧肺分出肺动脉，该侧肺血流由支气管动脉侧支循环或动脉导管供给，常伴有其他心血管畸形。由于患侧肺供血不足，肺循环发生肺动脉高压，可有支气管扩张或肺部感染症状，以及与肺动脉高压有关的症状。体征有肺动脉瓣区收缩期吹风样杂音，第二心音分裂并亢进。X线检查可见患侧肺较小且血管影稀少而对侧肺血管影增多，肺动脉高压时，心电图可显示右心室、心房肥大。心导管检查时心导管未能进入患侧的肺动脉，对侧有肺动脉高压，肺动脉造影则只有一侧肺动脉。预后较差，常死于肺动脉高压。如患侧肺部病变严重可行肺切除术治疗。

三、左肺动脉异常起源于右肺动脉

左肺动脉异常起源于右肺动脉（origin of the left pulmonary artery from the right pulmonary artery）为肺总动脉不分左、右肺动脉，而直接向右延伸成右肺动脉，左肺动脉从右肺动脉的后壁分出，向左进入左肺门时穿越右总支气管、气管与食管之间，形成血管环，造成对气管的压迫产生呼吸窘迫症状和体征。X线检查可见肺气肿。食管吞钡检查可见食管受压。心电图可无特殊发现。心导管检查时导管难以进入左肺动脉或进入异常途径，右心室或肺动脉造影可显示异常的肺动脉。

四、下腔静脉引流入奇静脉系统

下腔静脉引流入奇静脉系统（continuity of inferior vena cava with azygous venus system）为下腔静脉近肝的部分缺如，不能直接引流到右心房，该静脉与奇静脉或半奇静脉相接，再经上腔静脉回流到右心房。可伴有其他心脏畸形或其他脏器畸形（常伴多脾症），如不合并其他心血管畸形，一般无症状和体征，X线和心电图检查无特殊表现，超声心动图可发现下腔静脉缺如。其重要性在于经股静脉途径做心血管检查或介入术时造成手术困难。

五、肺静脉狭窄

肺静脉狭窄（pulmonary venous stenosis）为肺静脉和肺小静脉狭窄，造成肺淤血，肺动脉高压和右心室压力负荷增加，可合并肺静脉畸形引流。症状和体征与肺动脉高压相同。X线检查显示肺静脉淤血，肺动脉扩大，右心室增大。心电图显示右心室增大，超声心动图可排除二尖瓣狭窄和三房心所致的肺静脉高压。右心导管检查发现肺动脉高压但左心房压力正常。肺动脉造影可见造影剂经过肺静脉时间延长，或见肺静脉狭窄。预后甚差，儿童期即死亡。

六、先天性二尖瓣狭窄和关闭不全

先天性二尖瓣狭窄（congenital mitral stenosis）可表现为：① 瓣膜本身正常，而瓣膜交界呈先天性融合，致使瓣膜口狭窄。② 瓣膜融合遗有一小口，瓣下结构如腱索、乳头肌融合在一起，腱索缩短、乳头肌肥厚呈吊床状，造成瓣下有阻塞。③ 瓣膜本身病变不严重，瓣下腱索相互融合形成筛状膜片，附着在单组的乳头肌上呈降落伞状，造成狭窄。④ 瓣膜交界融合成一小孔，腱索融合成膜片状，分别附在前后乳头肌上形成漏斗状狭窄（图14-2-27）。其他的狭窄表现尚有三叶瓣、双二尖瓣口或多二尖瓣口、三尖瓣下移畸形、二尖瓣夹层（囊样变）、瓣上有狭窄纤维环或瓣下有纤维带等。

先天性二尖瓣关闭不全（congenital mitral insufficiency）可以表现为：① 瓣膜正常但瓣环过大或交界增宽。② 瓣膜本身的畸形，如瓣膜有裂隙、瓣叶缺如、瓣膜孔洞。③ 瓣下的病变，如腱索冗长或过细断裂致使瓣膜脱垂至左心房，或腱索发育过短，或不良致使瓣叶直接与心室壁相连，瓣膜关闭时不能对合（图14-2-28）。

先天性二尖瓣狭窄和关闭不全常伴有其他心血管畸形。其血流动力学的改变、临床症状、体征、X线和心电图表现与后天性二尖瓣狭窄和关闭不全相似，主要是出生后即有心脏杂

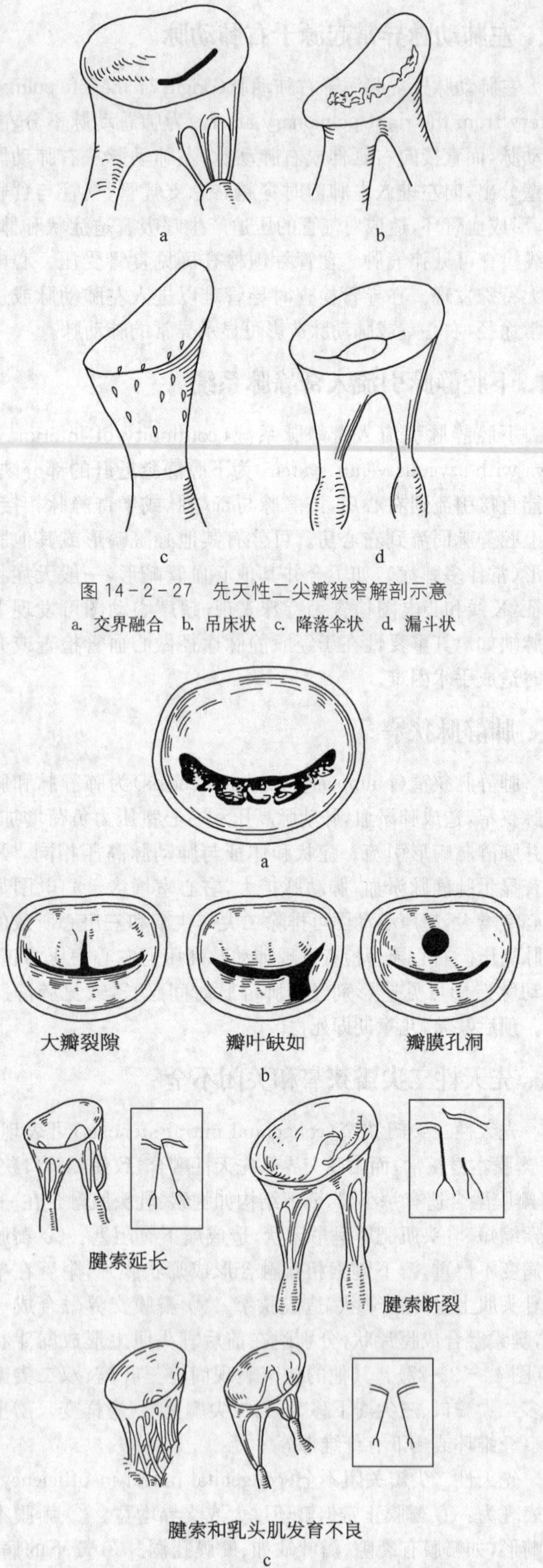

图 14-2-27 先天性二尖瓣狭窄解剖示意

a. 交界融合 b. 吊床状 c. 降落伞状 d. 漏斗状

图 14-2-28 先天性二尖瓣关闭不全解剖示意

a. 瓣环扩大 b. 瓣膜病变 c. 瓣下病变

音,若病变不严重常易被忽略。超声心动图可帮助辨别先天性和后天性瓣膜病变的性质。本类型可行人工瓣膜置换手术治疗。

七、三房心

三房心(cor triatriatum)为罕见的先心病,一般认为它是在胚胎时共同静脉干与原发房隔发育障碍所致。左心房或右心房内有带裂孔的纤维肌性隔膜分成背(副房)、腹(真正的心房)两个腔,即两侧心房共有 3 个腔。右侧三房心很少见。以左心房被分隔成 2 个腔(左侧三房心)多见,此时肺静脉血液回流入副房。可表现为:① 典型的三房心,副房接受肺静脉血,并与左心房相连,副房与左心房间带有裂孔的纤维肌性隔膜形成二尖瓣瓣上狭窄,或副房同时与左心房及右心房相连。其临床表现与二尖瓣狭窄相似,可有气急、咳嗽,反复发生肺水肿。② 副房与左心房相连,并同时经过另一异常静脉与体循环静脉相连。③ 副房仅与右心房相连,血液通过未闭的卵圆孔进入体循环动脉系统。临床上类似房间隔缺损伴肺动脉高压右向左分流的症状和体征。④ 副房仅通过一异常静脉与体循环静脉相连(图 14-2-29),心电图和 X 线的表现与二尖瓣狭窄或房间隔缺损相似。

超声心动图检查对三房心有确诊作用,可见在二尖瓣的上方左心房内有一左右横向的隔膜样回声,可见位于隔膜中部的交通口(图 14-2-30),通过彩色多普勒技术可确定交通口的内径,并可计算两侧腔室的压差。选择性肺动脉造影在静脉相显示有三房心。治疗主要行心内直视矫治术。

八、先天性完全性房室传导阻滞

先天性完全性房室传导阻滞(congenital complete artrioventricular block)是指由于胚胎期传导系统的发育异常或母体患有结缔组织疾病(如系统性红斑狼疮)或继发于宫内感染,导致先天性房室传导阻滞。在胚胎发育过程中房室结或希氏束缺如、组织结构呈纤维化改变或房室结与希氏束主干之间发生中断或断裂。因此,患儿出生时即存在完全性房室传导阻滞,可伴有其他心血管畸形,但伴发的心脏畸形与房室传导系统中断之间似无肯定关系。最常见为先天性纠正型大血管转位,阻滞部位多在房室束以上水平,所以心率在 40～80 次/min。大多无症状,或有乏力、头晕,极少发生阿-斯综合征。患者心率缓慢,可闻及大炮音。无其他心血管畸形时 X 线正常,由于长期心率缓慢时患者出现心脏增大。心电图表现为三度房室传导阻滞,QRS 波群时限大多正常。心率缓慢患者一般能耐受,不能耐受时可安置人工心脏起搏器。

九、先天性主动脉弓畸形与血管环

在胚胎期,鳃动脉弓和背主动脉发育异常可产生各种主动脉弓及其分支异常。主动脉弓及其分支畸形本身对循环生理及血流动力学一般不产生影响。但由于主动脉弓及其分支发育异常所构成的血管环,可压迫气管和食管,因而产生临床症状。先天性主动脉弓畸形与血管环(aortic arch anomalies and vaecular rings)为极少见的先心病,仅占 1%～2%。完全性血管环由双主动脉弓、右主动脉弓伴左动脉韧带构成,不完全性血管环由异常右锁骨下动脉、异常无名动脉、异常左肺动脉血管韧带、异常左颈总动脉构成。

(一) 双主动脉弓

在胚胎期,左右两侧第四鳃动脉弓右侧退化消失,由左侧第四鳃动脉弓发育成为主动脉弓,若两侧均存留则发育成长形

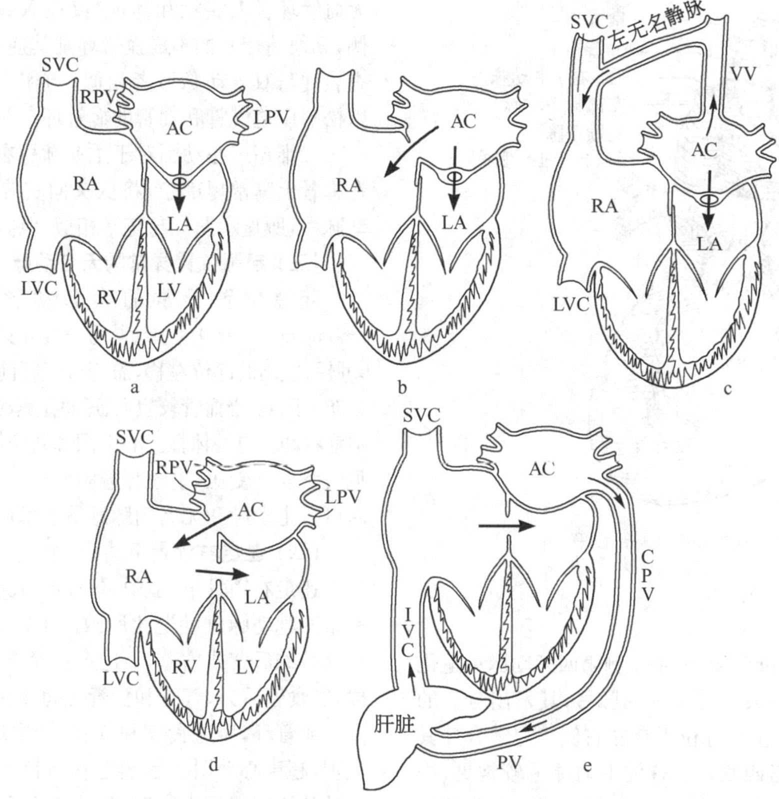

图 14-2-29　三房心解剖示意

a. 副房(AC)与左心房相连　b. 副房与左、右心房相连　c. 副房与左心房相连，同时经另一静脉与体静脉相连　d. 副房仅与右心房相连　e. 副房仅通过一异常静脉与体静脉相连

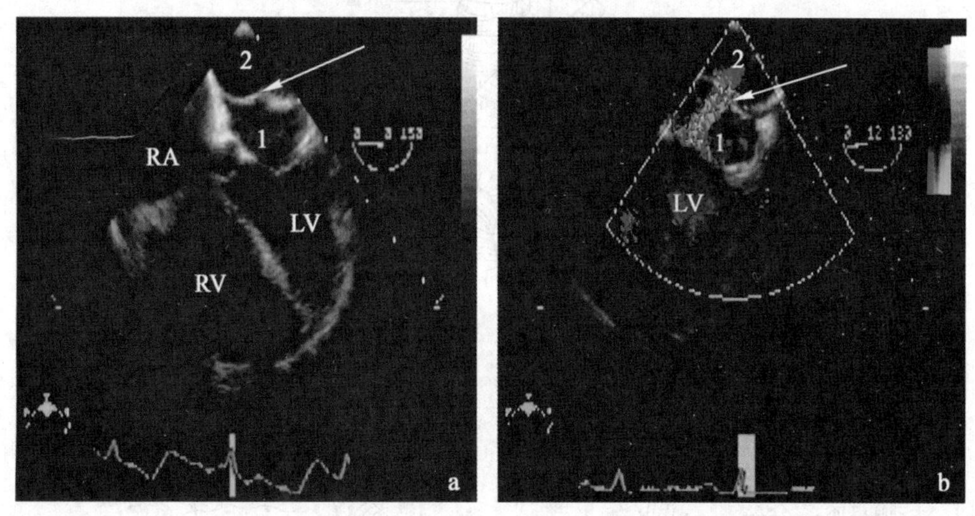

图 14-2-30　三房心的超声心动图

a. 食管超声心动图示四腔心切面，左心房内见一隔膜(中有一小孔，箭头所示)，将左心房分为真房和副房　b. 彩色多普勒示隔膜中央见一小孔(箭头所示)，血流自副房流入真房

LV，左心室；RV，右心室；RA，右心房；1，真房；2，副房

成双主动脉弓(double aortic arch)。此时升主动脉正常，在心包膜外分成左、右两支主动脉弓，在气管前一个向左一个向右，各跨越相应的气管，转向食管后，汇合成降主动脉，后者可在脊柱的右侧或左侧(图 14-2-31)。由于双主动脉弓围绕气管和食管构成血管环，若两侧主动脉弓之间空隙狭小，临床上可产生压迫症状，吞咽困难，呼吸道不同程度的受压，出现气急、吸气性喘鸣，易发生呼吸道感染，有呼吸窘迫者可见吸气时胸骨上窝和肋间隙内缩下陷，肺部可听到干、湿啰音。

X线可显示双侧主动脉弓球形隆起，右侧更明显。食管吞钡检查可见上段食管两侧受压。心电图正常(除非合并有其他畸形)。心脏X线正位片可见食管左右两侧均有主动脉结。超声心动图可显示双主动脉弓。心导管检查时心导管可进入左右两侧的主动脉弓，主动脉造影可显示双主动脉弓及其各自分出的头动脉、颈动脉。有症状者需手术治疗，切除较小的一个

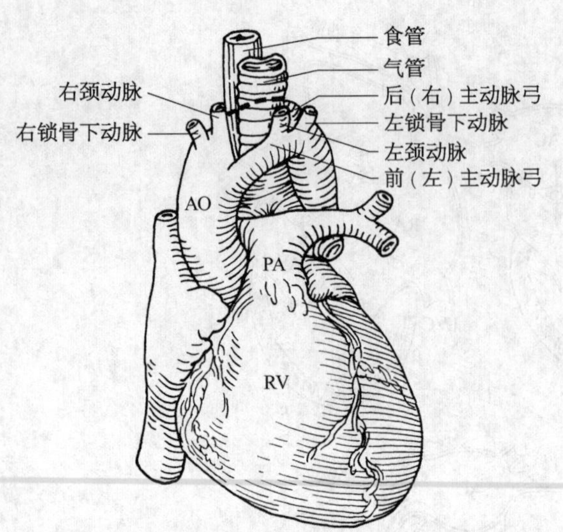

图 14-2-31　双主动脉弓解剖示意

主动脉弓及切断有关的动脉韧带。

(二) 右位主动脉弓

右位主动脉弓(right aortic arch)是左侧第四鳃动脉弓退化消失,而右侧第四鳃动脉弓发育形成主动脉弓,其发出分支的排列顺序呈正常的镜像,降主动脉位于脊柱右侧。它常合并其他心血管畸形,尤其是法洛四联症。右位主动脉弓较常见,一般不构成血管环,除非在食管后有血管段或抵达降主动脉的左侧动脉韧带则可以构成血管环,产生压迫食管和气管的症状,无血管环者无症状和体征,仅在 X 线上可见主动脉结位于右侧,无须治疗。如构成血管环则其症状和体征以及其他辅助检查表现与双主动脉弓者相似。治疗可施行手术切断动脉韧带以松解压迫气管和食管的血管环。

二维超声心动图对于主动脉弓右弓右降的诊断并不困难,在胸骨上窝常规部位,将探头向右旋转时,方可清楚地显示主动脉弓,所显示图像与正常相似,但方向相反。

(三) 起源位置异常的无名动脉

起源位置异常的无名动脉(anomalous origin of the innominate artery)为主动脉弓及其分支发育正常,而无名动脉从主动脉弓发出的部位左移,需跨过气管前壁向右上才能到达其正常分布的区域,当血管较粗大、短而拉紧时则可压迫气管产生呼吸窘迫症状和相应的体征。心电图和超声心动图无特异表现,X 线可见气管前壁受压,主动脉造影可显示异常起源的无名动脉。此时可行主动脉和无名动脉悬吊手术治疗(图 14-2-32)。

(四) 迷走右锁骨下动脉

迷走右锁骨下动脉(aberrant right subclavian artery)为右侧第四鳃动脉过度退化所致。正常时右锁骨下动脉起源于主动脉弓的后壁或内壁,而迷走右锁骨下动脉起源于降主动脉上段,经食管后方、气管和食管之间或在气管前方经过,形成不完全性血管环,压迫食管和气管,产生压迫症状。心电图无特异表现;超声心动图显示迷走右锁骨下动脉起源于降主动脉,于主动脉长轴切面观察时,探头朝向升主动脉方向,可见一根与升主动脉相平行的血管,起源于降主动脉的起始端;彩色多普

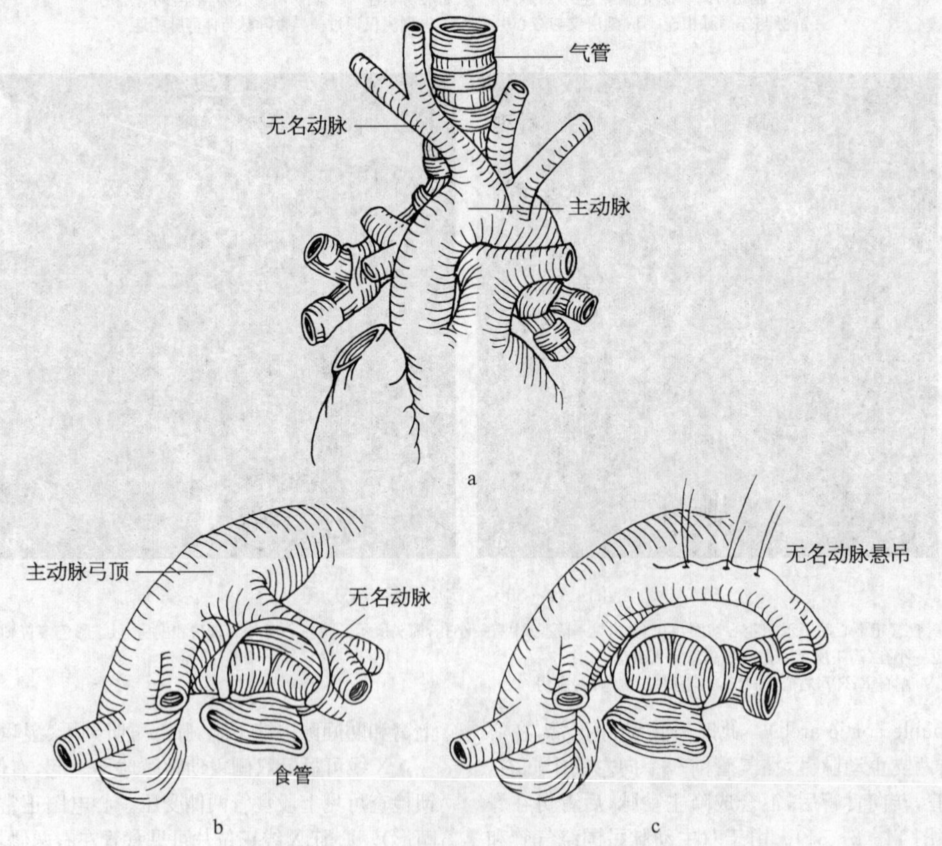

图 14-2-32　主动脉及其分支与气管的关系示意

a. 主动脉及其分支与气管的关系正常,但无名动脉从主动脉弓发出的部位左移,造成气管受压和软骨塌陷
b. 无名动脉压迫气管　c. 无名动脉悬吊术解除压迫

勒超声观察时，血流色彩与降主动脉相同，呈层流状的蓝色；X线可见食管后壁和气管前壁受压，主动脉造影可显示异常起源的右锁骨下动脉。在儿童可行畸形血管根部结扎切断术，而在成人须与主动脉重新吻合。

（五）异常起源的左颈总动脉

异常起源的左颈总动脉（anomalous origin of the left common carotid artery）为左颈总动脉起源部位右移，需跨过气管前壁向左上，才能到达左颈部。其可压迫气管产生呼吸窘迫症状和体征。心电图和超声心动图无特异表现；X线可见气管前壁受压，主动脉造影可显示异常起源的颈总动脉。此时可行主动脉和颈总动脉悬吊手术治疗。

十、左心发育不全综合征

左心发育不全综合征（hypoplastic left ventricle syndrome）包括一组密切相关的心脏异常，如左心室发育不全、主动脉瓣和（或）二尖瓣口闭锁或阻塞、主动脉发育不全。这是出生后第1周出现心力衰竭的常见原因。左心房和左心室常表现为内膜纤维弹性组织增生症。肺静脉血流通过卵圆孔进入右心房，右心室肥大而扩大，外周循环的血液由肺动脉通过未闭的动脉导管提供（参见本篇第三章第八节）。

第三章　有左向右分流的先天性心血管病

何梅先　陈灏珠

第一节　心房间隔缺损

心房间隔缺损（atrial septal defect）是最常见的先心病之一，女性较多见，男女比例为1∶（2～4）。

一、胚胎学

胚胎发育初期，心房只有一个腔，在胎儿成长过程中的第4周，在原始心房的背部上方，从中线生长出第一隔膜，将心房分隔为左右两半；同时在房室交界处也分别从背侧和腹侧向内生长出心内膜垫，在发育过程中这两片心内膜垫逐渐长大并互相融合，心内膜垫其上方与心房间隔相连，下方生长成为膜部室间隔，与室间隔肌部相连接，在房室间隔的两侧生长成为房室瓣组织。心房的第一隔呈马蹄形向心内膜垫方向生长，其前后部分分别与相应的心内膜垫互相连接，而在马蹄形的中央部分则留有新月形的心房间孔，称为第一孔（原发孔）。第一隔的中央部分与心内膜垫互相连接，第一孔闭合，此时第一隔上方组织又自行吸收形成另一个心房间孔，称为第二孔（继发孔）。由在第一隔的右侧心房壁生长出另一个也呈马蹄形的隔组织（第二隔）的上部遮盖了第一隔的继发孔。第二隔的中部卵圆形缺口称卵圆孔，其马蹄形的前下端与腹侧的心内膜垫融合后分成两部分，一部分向后沿第一隔组织的底部生长与第二隔的后下端相连接，形成卵圆孔的下缘；另一部分参与形成下腔静脉瓣。卵圆孔左侧被第一隔组织（卵圆瓣）所衬盖，由此形成的浅窝称为卵圆窝（图14-3-1）。心房间隔的发育在胚胎的第8周完

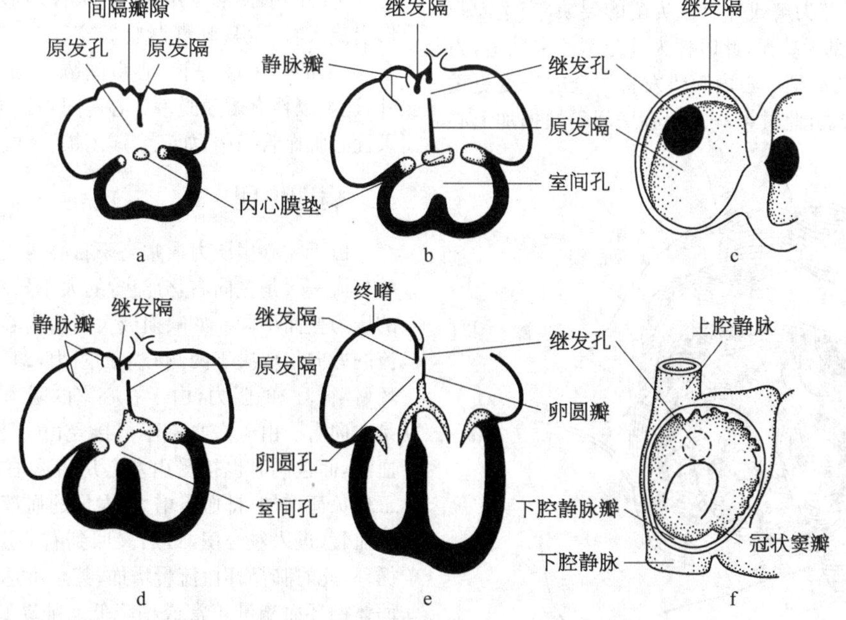

图14-3-1　胚胎期心房间隔发育示意

a. 胚胎30 d　b. 胚胎33 d　c. 胚胎33 d时右侧面观　d. 胚胎37 d　e. 新生儿　f. 新生儿时心房间隔右侧面观

成，但在卵圆窝与卵圆瓣的上部，两侧心房仍留有血液通道，但由于卵圆瓣起着活门作用，胚胎时右心房压力比左心房压力高，血液仅能从右心房的卵圆窝第二孔流入左心房，卵圆孔与卵圆瓣的全部融合则在出生后完成。出生时卵圆孔仍持续存在 20%～30%。但多数只留下细小的裂隙。

在胎儿时期，肺无呼吸功能，呈不张状态，肺动脉的血流仅很少量进入高阻力的肺循环，大多数通过未闭的动脉导管进入降主动脉，从脐动脉送往胎盘换氧。左侧心腔的血液绝大部分由右心房通过卵圆孔进入左心房、左心室，继而进入主动脉完成体循环。

二、病理解剖

根据胚胎发育进程中的不同阶段的障碍，心房间隔缺损可分成下列几种类型。

（一）卵圆孔未闭

由于出生后肺扩张，新生儿用肺呼吸，肺血管阻力下降，肺血流增多，左心房压力比右心房压力高，从而使卵圆瓣紧盖卵圆窝。但在 20%～25%的成人中，可留下极细小的裂隙，即使卵圆孔与卵圆瓣在解剖上未融合，在正常的生理情况下不产生心房间的分流，无多大的临床意义。但当合并有肺动脉瓣狭窄、右心室流出道梗阻或任何病理情况下的重度肺动脉高压时，右心室压力显著增高，右心房压力继而增高，使该活瓣开放，则右心房的血液可通过未闭的卵圆孔进入左心房，产生右向左分流。

（二）第一孔型心房间隔缺损（原发孔型）

从胚胎发育过程的角度看，因心内膜垫发育不全，未能与第一隔中央部分留有的新月形第一孔（原发孔）融合，使出生后第一孔未闭合，因此属于心内膜垫缺损（现称房室管畸形或房室通道畸形）一类。第一孔型心房间隔缺损是房室管畸形中症状最轻的，但此型甚少见。缺损位于心房间隔的下部，呈半月形，其下缘为房室瓣瓣环，上缘为第一隔的下缘，冠状窦开口位于缺损的后上方，二尖瓣、三尖瓣无异常，心室间隔完整（图 14-3-2）。如果心内膜垫发育不全的程度加重，除第一孔型心房间隔缺损外，尚有二尖瓣或伴有三尖瓣的裂缺，产生瓣膜关闭不全，但室间隔膜部无缺损，此时称为部分型房室共道，为房室管畸形中最常见的类型。心内膜垫发育不全的程度更重时，则为完全型房室共道，此时第一孔型心房间隔缺损加上心室间隔膜部缺损外，二尖瓣和三尖瓣均发育不全，左右房室环互相沟通，形成共同房室环，共同房室环的前半叶和后半叶替代了二尖瓣和三尖瓣（详见本篇第三章第二节）。

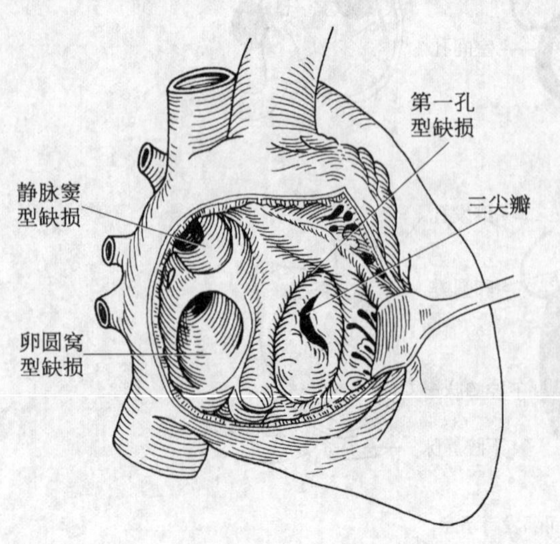

图 14-3-2　第一孔型心房间隔缺损解剖示意

（三）第二孔型心房间隔缺损（继发孔型）

在胚胎发育过程中第一隔上方组织自行吸收形成另一个心房间孔，称为第二孔（继发孔），由第二隔与第一隔融合遮盖第二孔形成卵圆窝，当此阶段发育障碍时构成继发孔型心房间隔缺损，是常见的先心病，占 10%～15%。按缺损所在的部位可分成以下数型：① 中央缺损型（卵圆窝型），最常见，约占心房间隔缺损的 70%，缺损位于房间隔中部卵圆窝处，缺损面积可较大，直径为 2～4 cm 或更大。缺损的边缘较完整，其下缘与二尖瓣及三尖瓣环之间常有间隔组织分开。它可为单个巨大缺损，也可被不规则的条索状残留的第一隔组织（卵圆瓣）分隔呈筛状的许多小孔。② 高位缺损（静脉窦型缺损），位于上腔静脉与右心房交界处，占心房间隔缺损的 5%～10%，根据胚胎发育称为静脉窦型房间隔缺损，通常伴有部分性肺静脉（右肺静脉）畸形引流入右心房。③ 低位缺损，累及下腔静脉开口，位于心房间隔的后下部，相当于正常冠状窦在右心房开口处的位置，可同时有冠状静脉窦缺损和左侧上腔静脉引流入左心房（图 14-3-3）。心房间隔完全缺失，如此时心室间隔仍然完好，则形成一房两室的三心腔畸形。此种畸形极为少见，预后甚为不良，其表现与一般心房间隔缺损有所不同。

除非缺损甚小，心房间隔缺损患者心脏多增大，以右心室及右心房为主，常肥厚与扩大并存，左心房与左心室则不扩大，肺动脉及其分支扩大而主动脉则较小。在第一孔型心房间隔缺损伴有二尖瓣关闭不全时，左心室也有增大。心房间隔缺损合并二尖瓣狭窄患者称为心房间隔缺损二尖瓣狭窄综合征或 Lutembacher 综合征（Lutembacher syndrome），此时右心室和右心房显著增大，因二尖瓣狭窄使左心房血液流入左心室受限，左心房血液流入右心房增多，故左心房不增大，而右心容量增加，右心房和肺动脉总干增大更明显。

房间隔缺损常合并其他先天性畸形，较常见的有肺静脉畸形引流入右心房、肺静脉瓣狭窄、二尖瓣狭窄、二尖瓣关闭不全、畸形的左上腔静脉、心室间隔缺损、动脉导管未闭等。此外，还可以伴有瓣膜脱垂。心房间隔缺损常出现在有发绀的先天性心脏血管病中，如三尖瓣闭锁、大血管转位等。

三、病理生理

由于左心房压力通常高于右心房压力，因此心房间隔缺损的分流一般是左向右，分流量的大小随缺损的大小及两侧心房的压力差而不同。如缺损极大则两侧心房的压力相等，此时分流的方向将取决于两侧心室的阻力，即取决于肺循环与周围循环（体循环）的阻力，由于右心室的阻力通常较低，因此分流仍是左向右。由于右心室不但接受由上下腔静脉流入右心房的血液，而且同时也接受由左心房流入右心房的血液，右心室的工作负荷增加，排血量增大，大量的血液在从右心房到右心室、肺血管，进入左心房，最后又回到右心房这一途径中进行无效循环，此时肺循环血流量增加，甚至可达体循环血流量的 4 倍，而体循环血流量正常或稍降低。肺动脉与右心室压力可能正常或增高，肺动脉阻力可能增高。右心室与肺动脉收缩压之间可能由于相对性的肺动脉瓣狭窄而有显著的压力差。在晚期

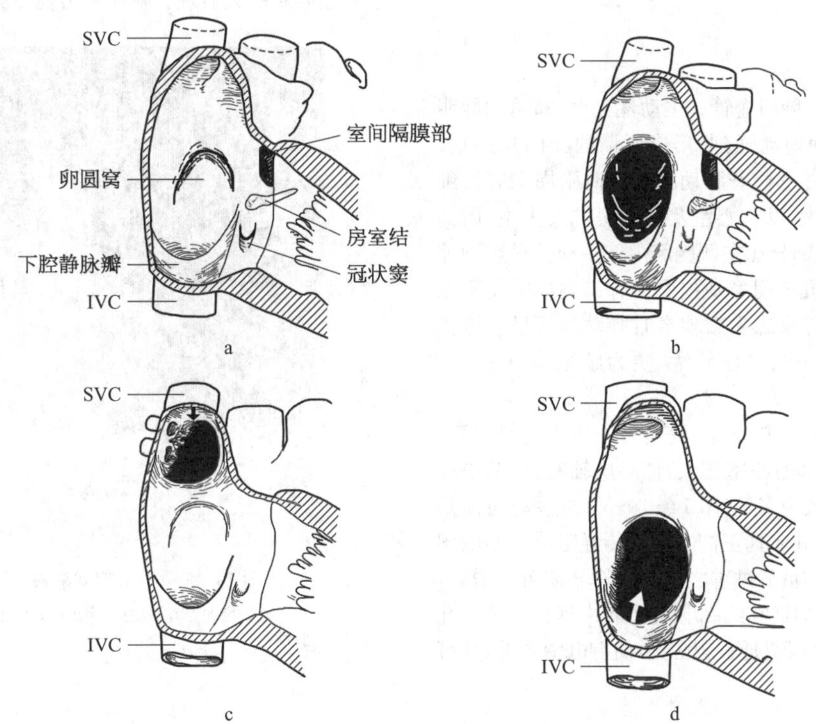

图 14-3-3　从右心房观察第二孔型心房间隔缺损解剖示意

a. 正常心房间隔　b. 卵圆窝型　c. 静脉窦型缺损　d. 低位缺损

的病例由于长期肺血流量增加，导致肺小动脉内膜增生，管腔狭窄，肺小动脉阻力增高而引起显著的肺动脉高压。显著的肺动脉高压或右心衰竭使右心房压力高于左心房时，可以出现右向左分流，当动脉血氧饱和度<85%时(正常 94%～98%)可出现发绀。在高位和低位缺损中，上腔静脉和下腔静脉的血液也可有一部分直接流入左心房，但一般不引起发绀。

四、临床表现

(一) 症状

本病的症状随缺损的大小而轻重不一，轻者可无症状，仅在体格检查时发现，这是本病在成人先天性心脏血管病中最为常见的主要原因。第一孔未闭型缺损一般较大，症状常较明显。

有症状者表现为劳累后心悸、气急、乏力、咳嗽与咯血。患儿可有进食困难，易患呼吸道感染，甚至发育障碍。患者并无发绀，但有前述引起右向左分流的情况则可出现发绀。显著的肺动脉高压常在 20 岁以后出现，因此发绀出现的年龄较晚。初生婴儿由于胎儿期的肺循环高阻力状态尚存在，可能有短期的右向左分流而有短暂的发绀。

在疾病后期可以出现右心衰竭，有静脉充盈、肝大、水肿、发绀等表现。本病可有阵发性房性心动过速、心房颤动等心律失常。由于扩大的肺动脉压迫喉返神经患者也可出现声音嘶哑，但并发感染性心内膜炎者少见。若存在右向左或双向分流时可使从静脉系统形成的血栓由右心房进入左心房而引起动脉栓塞。

(二) 体征

缺损小的患者可无明显的体征。缺损较大者发育较差，皮肤苍白，体形瘦小，而左侧前胸由于长期受增大的右心室向前推压而隆起，有些患者甚至有胸部脊柱的后突或侧突。视诊与触诊时，可发现心前区有抬举性而弥散的心搏。叩诊时心浊音界增大。听诊时在胸骨左缘第 2 肋间可听到Ⅱ～Ⅲ级的收缩期吹风样喷射性杂音，大多不伴有震颤，但在第 1 肋间及第 3 肋间胸骨左缘往往亦有同样响度的杂音，此杂音是由于肺循环血流量的增多和相对性肺动脉瓣狭窄所致。部分患者，在胸骨左缘下段甚至心尖部，可听到舒张期低调杂音，由相对性三尖瓣狭窄所引起，与流经三尖瓣口的血量增多有关，手术治疗后大多消失。肺动脉瓣区第二心音多数增强，并有明显分裂，这种分裂在深吸气时多不加重，称固定分裂。部分患者尚可听到出现在杂音之前、第一心音之后的短促而高亢的肺动脉收缩喷射音(收缩早期喀喇音)。并发显著肺动脉高压时，左向右分流量减少以致消失，并可出现右向左分流，患者有发绀。肺动脉瓣区第二心音分裂此时可不甚显著。沿胸骨左缘可有高调的舒张期吹风样递减型杂音，为相对性肺动脉瓣关闭不全所致。

伴有二尖瓣关闭不全患者(常见第一孔未闭型)，在心尖部常有响亮、高调的收缩期吹风样杂音，而在三尖瓣区有低调的舒张期隆隆样杂音。伴有二尖瓣脱垂者，心尖部可有收缩中、晚期喀喇音和收缩晚期杂音。伴有二尖瓣狭窄者，心尖部有低调的舒张期隆隆样杂音，第一心音亢进。

伴有肺动脉瓣狭窄的患者，则胸骨左缘第 2 肋间的杂音甚响，且常有震颤。而肺动脉瓣区第二心音则减弱。

晚期患者发生心力衰竭时，肺部出现啰音，颈静脉怒张，肝大，周围水肿。三尖瓣区可出现收缩期吹风样杂音，为相对性三尖瓣关闭不全所致。发生心房颤动者心室率快而不规则，心音强弱不等，并有脉搏短绌。

五、辅助检查

(一) X线检查

典型的X线改变有：肺门血管呈主动性充血，肺总动脉明显凸出，肺门血管影粗而搏动强烈，形成所谓的肺门舞蹈症。肺野中肺血管也变粗。并发显著肺动脉高压时则周围肺纹细小。心影中度到高度增大，以右心室及右心房扩大为主，因而心脏被向左推移，心影大部分在左侧胸腔内。主动脉弓影则缩小(图 14-3-4)。第一孔未闭型缺损而伴有二尖瓣关闭不全者则左心室亦有增大。伴有二尖瓣狭窄时肺动脉可呈瘤样扩张，常被误认为肿瘤，右心房、右心室增大更为显著。

(二) 心电图

心电图的变化有三类主要表现：完全性右束支传导阻滞、不全性右束支传导阻滞和右心室肥大，伴心电轴右偏，其中以不全性右束支传导阻滞较为多见(图 14-3-5)，此变化可能是由于室上嵴肥厚所致，而并非真正的右束支传导阻滞。心电图改变是由于右心室舒张期负荷过重之故。此外P波可能增高，显示右心房增大。P-R间期在约20%的患者中延长。第一孔未闭型缺损的病例P-R间期延长较常见，尚有电轴左偏，并可能有左心室肥大表现。晚期可出现心房颤动或扑动。

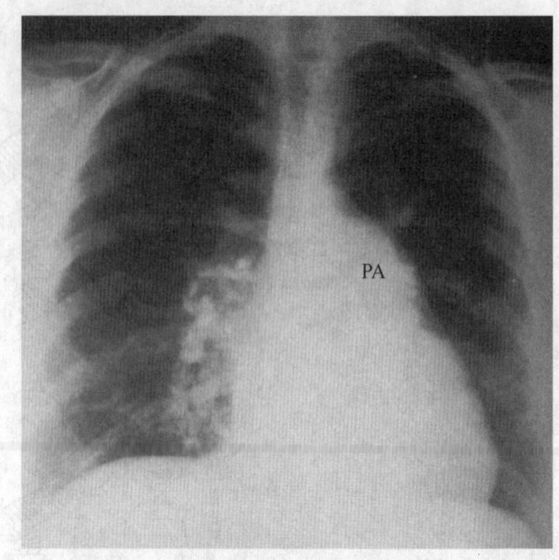

图 14-3-4　心房间隔缺损的胸部X线片

心脏增大，肺动脉总干突出(PA)，肺门血管影增粗，主动脉结小

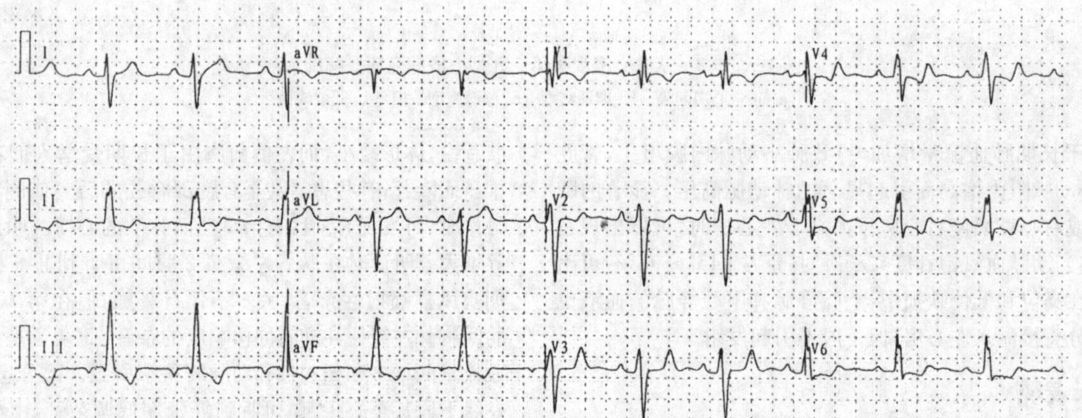

图 14-3-5　心房间隔缺损的心电图

图示电轴右偏，不全性右束支传导阻滞

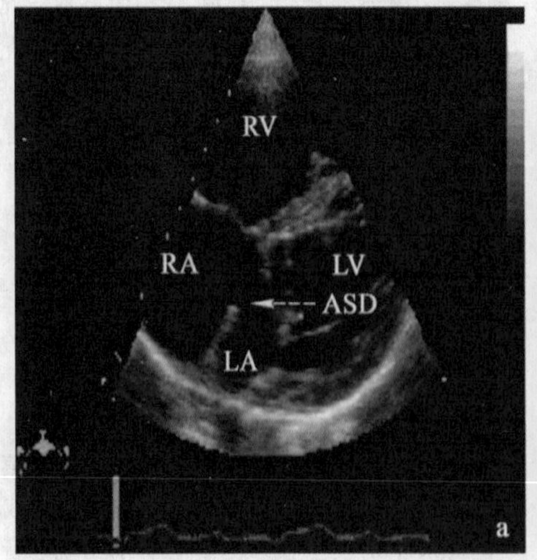

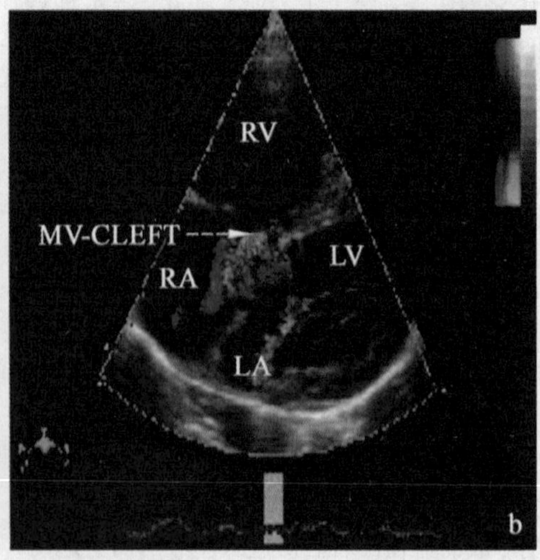

图 14-3-6　继发孔合并原发孔房间隔缺损的超声心动图

a. 胸骨旁四腔心切面示房间隔中段和下段均见回声缺损(箭头所示)　b. 胸骨旁四腔心切面，彩色多普勒示缺损处左向右分流

ASD，房间隔缺损；MV-CLEFT，二尖瓣裂缺；LA，左心房；LV，左心室；RA，右心房；RV，右心室

(三) 超声心动图检查

经胸二维超声心动图的心尖四腔心切面，可显示右心房、右心室扩大，三尖瓣叶开放幅度增大，心房间隔处可见回声脱失(图 14－3－6)，此切面对提示心房间隔缺损的可靠性较高，而且可帮助观察缺损的类型、部位和大小。右心声学造影是确诊心房间隔缺损的最佳无创方法，从肘静脉注入声学造影剂，可观察到在心房间隔的右心房侧出现负性显影区，其面积的大小取决于分流量(图 14－3－7)。左心房出现声学造影的回声，是心房水平右向左分流的重要证据。经食管超声心动图为诊断心房间隔缺损的最佳方法，可清晰显示整个心房间隔的形态结构，明确缺损部位、大小、心房间隔周边残存组织多少，以及与周边组织结构的毗邻关系，是确定可否行经皮心房间隔封堵术必需的检测手段。

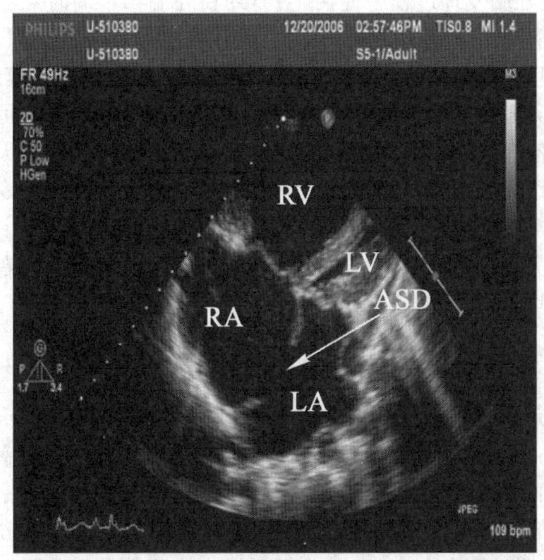

a

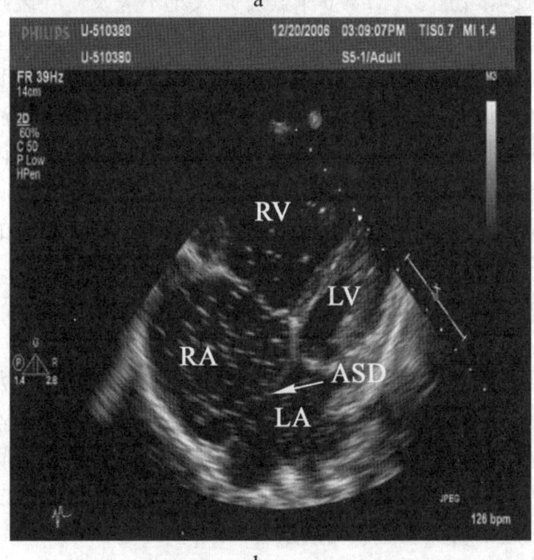

b

图 14－3－7　Ⅱ孔型心房间隔缺损右心声学造影

a. 胸骨旁四腔心切面示心房间隔中段见回声缺损(箭头所示)

b. 胸骨旁四腔心切面，右心造影示右心房、右心室显影后，左心房内相继显影，示有右向左分流

ASD，心房间隔缺损；LA，左心房；LV，左心室；RA，右心房；RV，右心室

卵圆孔未闭者经胸超声心动图检查常产生假性回声脱落，经食管超声心动图往往可清晰显示整个心房间隔的卵圆窝部位比较细微的形态结构，卵圆孔未闭者多显示该部位回声呈两层，中间有斜行缝隙，通过多普勒超声检查或声学造影，可观察到该缝隙有少量右向左分流，将提高卵圆孔未闭的检出率。

(四) 心导管检查和选择性心血管造影

右心导管检查可发现右心房的血氧含量较上腔静脉高出1.9容积%以上，心导管可能通过缺损而由右心房进入左心房，这在从股静脉送入心导管时机会最大，甚至再通过二尖瓣而进入左心室。在第一孔未闭型的病例，心导管如进入左心房时，多在右心房下部进入，而且极易于随即进入左心室。

通过右心导管检查可以了解肺动脉压力和阻力、分流量的大小，发现同时伴有的器质性肺动脉瓣狭窄，以及由于通过肺动脉瓣的血流量增多而引起功能性的肺动脉瓣狭窄。选择性心血管造影在诊断本病时不常用。如要判定是否有第一孔未闭型缺损或有无二尖瓣关闭不全，可做左心室造影。

目前多由超声心动图和彩色多普勒超声技术替代心导管检查和选择性心血管造影。但对于存在较显著的肺动脉高压的患者，为了进一步确定肺动脉高压为阻力性还是高动力性，以判断是否适合外科手术治疗时，需做右心导管检查，测定肺动脉压和肺小动脉楔嵌压，计算肺总动脉和肺小动脉的阻力。

六、诊断与鉴别诊断

根据典型的体征、X 线、心电图、超声心动图所见，诊断本病不太困难。但需要与瓣膜型单纯肺动脉口狭窄、心室间隔缺损、部分性肺静脉畸形引流、原发性肺动脉高压等相鉴别。

(一) 胸骨左缘正常生理性杂音

正常儿童可在胸骨左缘第 2 肋间听到Ⅱ级收缩期吹风样杂音，伴有第二心音分裂或亢进，常易与本病缺损较小、体征不明显者相混淆。如进行 X 线、心电图检查发现有本病的征象，可以做超声心动图结合声学造影得到确诊。

(二) 瓣膜型单纯肺动脉口狭窄

本类型可在胸骨左缘第 2 肋间听到响亮的收缩期杂音，X 线片上可见右心室肥大，肺总动脉凸出，心电图有右心室肥大、不全性右束支传导阻滞等变化，因此和心房间隔缺损有相类似之处。但肺动脉口狭窄的杂音较响，传导较广，常伴有震颤，而肺动脉瓣第二心音则减轻或听不见。X 线片上可见肺纹稀少，肺野清晰等可资鉴别。超声心动图可见肺动脉瓣病变。右心导管检查发现右心室与肺动脉间有较明显的收缩期压差而无分流。

(三) 较大的心室间隔缺损

本类型因左向右分流量较大，其 X 线和心电图表现可与心房间隔缺损相似，肺动脉瓣区第二心音可以亢进或分裂，因此可能造成与心房间隔缺损在鉴别上的困难。但心室间隔缺损的杂音为全收缩期反流型，最响处的位置较低，常在第 3、4 肋间，多伴有震颤，除右心室增大外，左心室亦常有增大等，这些均有助于鉴别。超声心动图显示心室间隔有回声的失落，右心导管检查发现分流部位在心室水平。但在心房间隔缺损患者行右心导管检查时，由于血液在右心房中混合不均，可以出现层流现象，在右心房中未能抽出含氧量高的血液标本，但血流在右心室得到充分的混合，因而右心室的血标本含氧量高于右心房，可以造成心室间隔的错误诊断，因此在分析心导管材料时，须全面考虑以避免错误。

此外，一种特殊类型的心室间隔缺损即左心室右心房沟通的患者，其体征类似高位心室间隔缺损，而右心导管检查的结果则类似心房间隔缺损，可由超声心动图予以鉴别。

（四）部分性肺静脉畸形引流

本类型可引流入右心房或右心房附近的静脉，产生于右心房部位的左向右分流，其所引起的血流动力学改变与心房间隔缺损极为相似。因此，两者临床表现亦颇类同，从临床症状和体征进行鉴别有时几乎不可能。但临床常见的是右侧肺静脉畸形引流入右心房与心房间隔缺损合并存在，右心导管检查时心导管可以从右心房不经左心房而直接进入肺静脉，胸部X线断层显像可见畸形引流的肺静脉影，有助于诊断。超声心动图在单纯性者容易遗漏，当在四腔心切面应注意寻找四根肺静脉在左心房的开口，如有肺静脉的入口显示不清时，应考虑本病的可能，则需行经食管超声心动图检查，可清晰地显示所有四支肺静脉的入口。

（五）特发性肺动脉高压

特发性肺动脉高压的体征和心电图表现与心房间隔缺损颇类似。X线检查也可发现肺动脉总干凸出，肺门血管影增粗，右心室和右心房增大，但肺野不充血或反而清晰。右心导管检查发现肺动脉压明显增高而无左向右分流的证据。超声心动图可显示右心房、室增大，右心室流出道增宽外，最主要的是还可显示肺总动脉和左、右肺动脉内径扩张，但未发现存在心内分流。特发性肺动脉高压者，肺动脉系统扩张的程度较左向右分流性心血管疾病者轻，且心室的容量改变也较轻。

七、防治

预防主要是在妊娠期避免前述足以引起先天性心血管畸形的因素。已患本病时，则宜避免过度劳累和感染，以免引起心力衰竭。

本病主要的治疗方法是非开胸心脏介入行心房间隔缺损封堵术和开胸手术进行直视修补两种方法。第二孔型心房间隔缺损多采用经皮心房间隔缺损封堵术治疗，成人可在局麻下进行。与手术修补比较，其无须开胸，创伤性小，住院时间短，且疗效肯定。可能的并发症有封堵器的移位或脱落造成动脉栓塞、心房穿破等，但在有经验的术者极少发生。心房间隔封堵术的适应证和禁忌证参见第九篇第二章。对于心房间隔缺损的类型不适于做封堵术或合并有部分性或完全性肺静脉畸形引流，以及其他心血管畸形者宜行外科手术纠治。

本病的病情常是进行性的，因此凡X线和心电图上有肯定变化、超声心动图证实心房部位有左向右分流，宜及早进行心脏介入或手术干预，手术越早越能避免本病对右心室功能的不良影响。当发展到有显著肺动脉高压、肺动脉压等于或高于周围动脉压或已有双向或右向左分流时，则失去心脏介入和手术治疗的机会。第一孔未闭型缺损常需修补二尖瓣，易导致房室束的损伤，可能造成房室传导阻滞而需安置人工心脏起搏器。

做开胸手术的部分患者在术后可发生心包切开综合征，严重者需用肾上腺皮质激素治疗。在做心脏介入或开胸心脏手术纠治前已有心房颤动的心律失常者，术后心房颤动一般不会消失，常需再用电复律或药物治疗。在术后10～20年部分患者可能出现心律失常，较常见的心律失常依次为心房扑动、心房颤动、频发房性期前收缩和室上性心动过速，较少见的有病窦综合征、房室传导阻滞和交接处性心动过速。

对病程已届后期，不能采取心脏介入或开胸心脏手术纠治者，可予以内科对症治疗。

八、预后

本病预后与缺损的大小相关，平均自然寿命约为50岁，亦有存活到70岁者。但缺损大者易发生肺动脉高压和心力衰竭，预后差。第一孔未闭型缺损预后更差。

第二节 心内膜垫缺损

心内膜垫是胚胎的结缔组织，位于心脏中央部，有前后两块，在胚胎发育过程中向内生长，约在胚胎第7周时互相融合而将房室通道分成两半，房室之间各有二尖瓣与三尖瓣开口。心内膜垫的组织参与形成心房间隔下部和心室间隔的膜部，以及二尖瓣和三尖瓣的瓣叶和腱索。因此当发育异常时可产生上述各部位组织不同组合的畸形。本病常伴有其他先天性心脏血管畸形，如第二孔型心房间隔缺损、左侧上腔静脉永存、肺动脉瓣口狭窄等。心内膜垫缺损（endocardial cushion defects）又称房室管畸形，分为完全型和不完全型，以及介于两者之间的中间类型。

一、完全性心内膜垫缺损

完全性心内膜垫缺损又称房室共道永存（persistent common atrioventricular canal），包括两个心房和两个心室之间有大的缺损互相沟通（即第一孔型心房间隔缺损加上心室间隔基底部流入道膜部缺损），其间只有未融合的共同房室瓣叶相隔，其瓣叶可有多个（5～6个瓣叶）、大小不等及瓣叶裂缺等畸形，房室瓣环不完整，多伴有腱索和乳头肌畸形。左心室流出道常由于瓣膜的畸形、移位而致狭窄。由于同时有心房和心室水平的分流，且房室瓣畸形导致瓣膜关闭不全，因此分流量和反流量均较大，分流量和反流量的方向取决于肺循环和体循环的阻力，一般周围动脉的阻力高，故心房之间和心室之间的分流常是自左向右，当肺循环阻力增高或两侧心房和心室的压力趋于平衡时，向左和向右的分流取得平衡或只有右向左分流。如果肺动脉高压或合并肺动脉瓣狭窄，则为右向左分流出现发绀。

临床表现有乏力、发育不良、易患呼吸道感染、心力衰竭等，且常伴有先天性痴呆，常见有唐氏综合征（21-三体综合征）。体征与第一孔型心房间隔缺损相同，但可有心室间沟通引起的胸骨左下缘全收缩期响亮而粗糙的杂音和（或）二尖瓣反流引起的心尖区全收缩期杂音。

X线示心影普遍增大，左、右心室增大的程度视肺血管的阻力而定，肺动脉压增高则右心室增大显著。

心电图示P-R间期延长，电轴左偏，右心室肥大或不全性右束支传导阻滞，以及左心室肥大表现。

完全性心内膜垫缺损在二维超声心动图的心尖四腔心切面上，心内膜垫十字交叉处可见心房、心室间隔回声脱失及共同房室瓣，原二尖瓣前叶与三尖瓣隔叶在同一水平面上，形成一字形。从心尖四腔心切面上还可观察到共同房室瓣的单一

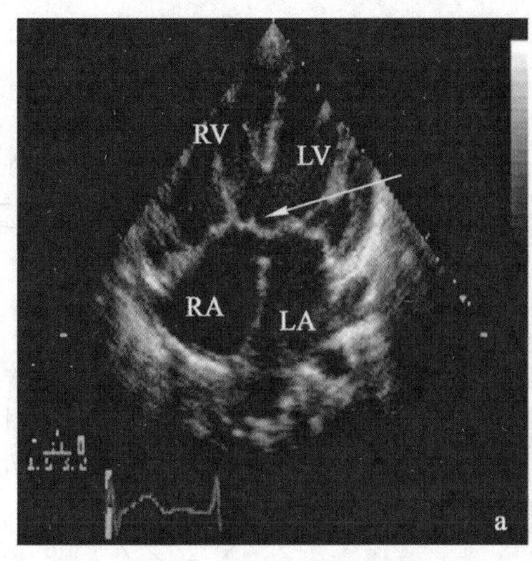

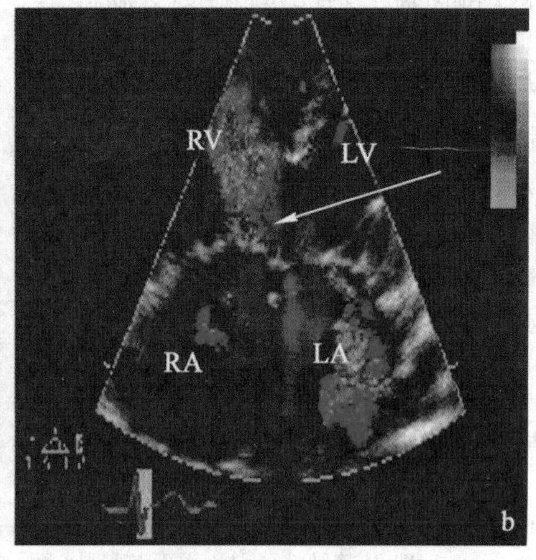

图 14-3-8　完全性心内膜垫缺损的超声心动图

a. 心尖四腔心切面，心内膜垫十字交叉处可见心房、心室间隔回声缺失及共同房室瓣，形成一字形（箭头所示）
b. 心尖四腔心切面，彩色多普勒示心内膜垫缺损处左向右分流（箭头所示）
LA，左心房；LV，左心室；RA，右心房；RV，右心室

瓣口（图 14-3-8）。共同房室瓣开放时，可见 4 个房室腔相通，4 个腔室均增大。

右心导管检查示心房水平有左向右分流，右心房压力增高与左心房压力相等，亦可同时有右向左分流。心室水平亦可发现左向右分流。右心室、肺动脉压力增高，可能分别与左心室、周围动脉压力相等甚至更高，此时动脉血氧饱和度降低。心导管极易从右心房直接进入左心室。选择性左心室造影可以显示心房之间与心室之间的沟通，并可了解二尖瓣有无关闭不全和二尖瓣前叶的移位造成左心室流出道的狭窄呈“鹅颈状”（图 14-3-9）。

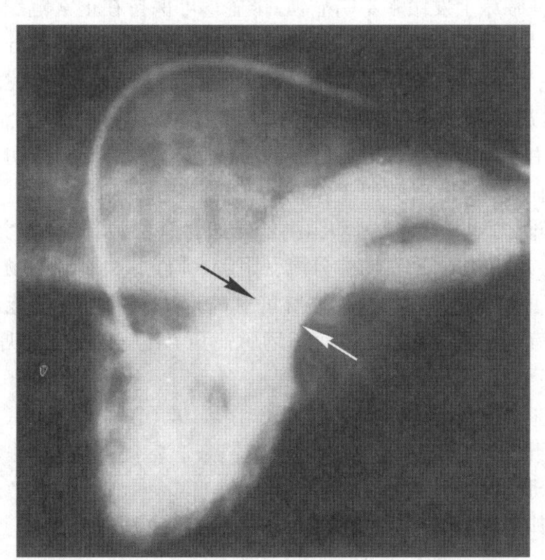

图 14-3-9　原发孔型心房间隔缺损左心室造影

图示二尖瓣移位造成左心室流出道狭窄呈“鹅颈状”（箭头）

本病在婴儿期即出现心力衰竭或肺动脉高压而发生右向左分流，预后甚差。

二、部分性心内膜垫缺损

部分性心内膜垫缺损（partial endocardial cushion defects）的心脏解剖与完全性心内膜垫缺损相似，两者区别在于有无心室间隔基底部流入道膜部缺损，以及瓣叶畸形的程度不同。它包括单纯性第一孔型心房间隔缺损（见心房间隔缺损）、第一孔型心房间隔缺损伴二尖瓣和（或）三尖瓣裂缺等。临床表现与心房间隔缺损完全相同，主要包括心前区右心室搏动增强、右心室流出道收缩期喷射性杂音、第二心音分裂持续增宽和三尖瓣舒张中期血流性隆隆样杂音。若房室瓣显著异常，可闻及房室瓣反流性杂音。X 线示右心房、右心室增大，肺血增多。心电图可有右束支传导阻滞或伴有左前分支阻滞，多数患者有 P-R间期延长。二维超声心动图在单纯第一孔型心房间隔缺损者中可探及低位房间隔回声脱失，残端顶端回声增强，并可清晰地观察到缺损的大小，以及右心房、室的增大。第一孔型房间隔缺损如伴部分二尖瓣前叶裂缺者，左心室短轴切面可探及二尖瓣口似呈双口状，心尖四腔心切面可清晰地观察到心房间隔回声脱失的大小，二尖瓣前叶体部出现裂隙，三尖瓣隔叶发育不良、短小或缺如，右心房、室增大。

心内膜垫缺损的治疗应先控制心力衰竭，于出生 6 个月内考虑手术纠治，如果有难治性心力衰竭、生长障碍或严重肺动脉高压，应在任何年龄进行手术修补。

第三节　肺静脉畸形引流

肺静脉畸形引流（anomalous pulmonary venous drainage）是在胚胎发育过程中，来源于肺芽的内脏静脉丛的肺静脉发育异常，未与原始左心房背部的共同肺静脉干连接，且内脏静脉丛与体循环静脉系统之间的交通支没有自然闭合，而持续存在和扩大所致。如果所有的肺静脉与左心房均没有连接，全部开口于右侧心腔和（或）体循环静脉，称为完全性肺静脉畸形引流（total anomalous pulmonary venous drainage）。如果不是全部而是部分肺静脉与左心房没有连接，则称为部分性肺静脉畸形引流（partial anomalous pulmonary venous drainage）。一般为一支或几支肺静脉与体循环静脉或右心房相连接，引流部位包括无名静脉、上腔静脉、下腔静脉、奇静脉、冠状静脉窦和右心房，主要是上腔静脉和右心房。

一、完全性肺静脉畸形引流

本病为少见的发绀型先心病，占先心病的1.5%～3.0%，对血流动力学影响较严重，如未手术治疗，约80%的患者可于1岁内死亡，合并较大的心房间隔缺损者中1%～2%可活到成人。完全性肺静脉畸形引流是肺静脉分别或总汇成一支共同肺静脉后，经一根左垂直静脉引流到无名静脉、上腔静脉、右心房、左侧上腔静脉、冠状静脉窦、奇静脉或门静脉等处，而不引流入左心房。根据肺静脉畸形引流的部位本病可分成：① 心上型，肺静脉畸形引流入左无名静脉、右上腔静脉、奇静脉（图14-3-10）。② 心内型，肺静脉畸形引流入右心房、冠状静脉窦（图14-3-11）。③ 心下型，肺静脉畸形引流入下腔静脉（膈上）、下腔静脉（膈下）、门静脉及其分支、静脉导管、肝静脉（图14-3-12）。④ 混合型，多部位引流。

完全性肺静脉畸形引流通常必须合并有心房间隔缺损（25%）或卵圆孔未闭（75%）的心房水平沟通，否则左心房无血，患者难以生存。肺静脉回流的氧合血进入体循环静脉或右

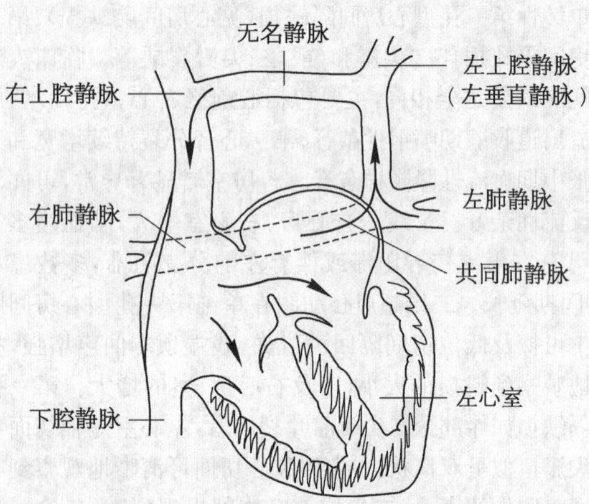

图14-3-10　心上型完全性肺静脉畸形引流（最常见的一种）示意

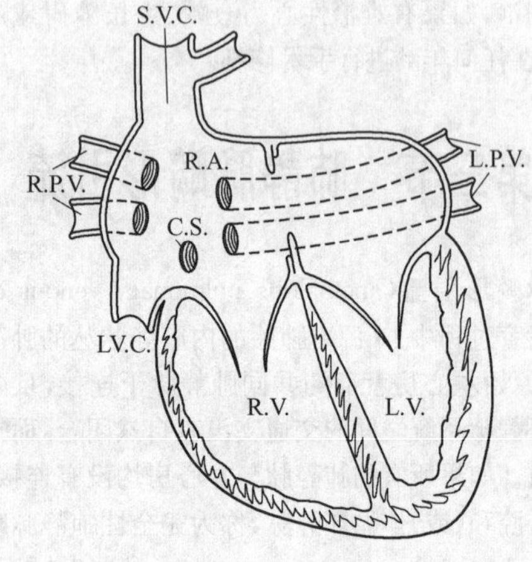

图14-3-11　心内型完全性肺静脉畸形引流示意

肺静脉直接与右心房连接。RPV，右肺静脉；LPV，左肺静脉；RA，右心房；CS，冠状静脉窦

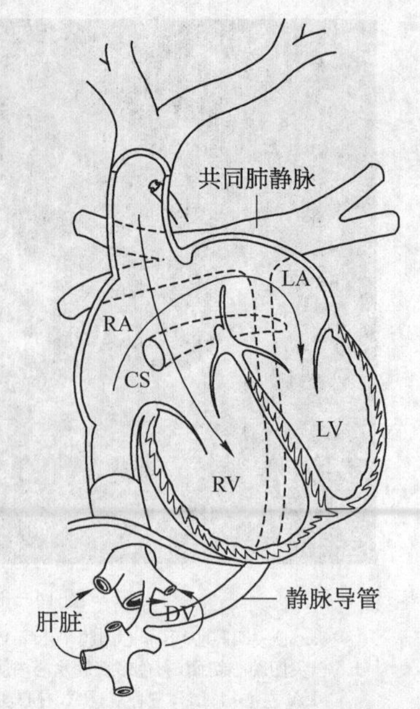

图14-3-12　心下型完全性肺静脉畸形引流（最常见的一种）示意

共同静脉与静脉导管连接，引流入肝静脉

侧心腔，与体循环静脉血混合，出现左向右分流，混合血一部分经三尖瓣入右心室，依顺序进入肺动脉到肺部。另一部分混合血经心房水平右向左分流到左心房，其血氧饱和度仍高于普通的静脉血，因此右向左分流越大，左心房和左心室得到的混合血越多，越有利于维持心排血量和机体的氧需要量。如果没有引流部位肺静脉阻塞、不合并肺血管病变、有相当心房水平右向左分流者，4个心腔和体循环动脉血液的氧饱和度基本相同。早期在临床上发绀多不明显，心排血量可保持在正常范围。左心室发育情况与心房水平分流量有密切关系，心房水平分流通畅，左侧心腔发育基本可不受影响，否则将出现左侧心腔发育不良，进一步影响左心功能。

由于肺静脉引流入右心腔的血液重复进入肺动脉，明显增加肺血流量，出现类似于左向右分流性先心病的病理生理变化，肺阻力增高，导致肺动脉高压。如伴有引流部位阻塞性病变和（或）心房水平右向左分流受阻者，肺静脉血引流不畅使肺静脉压力增高，肺淤血，加之肺静脉畸形引流的血液不能顺利地分流到左侧心腔，更促使肺动脉高压，于是右心室肥厚、扩张，甚至发生心力衰竭。

30%的患者合并其他心血管畸形，如单心房、单心室、共同动脉干、主动脉缩窄、体循环静脉畸形、心室间隔缺损、法洛四联症、肺动脉闭锁、心内膜垫缺损等。25%～30%的患者还可合并其他脏器畸形，尤其是肺部、胃肠道、泌尿系统畸形、无脾综合征等。

多数患者在出生后1年内出现呼吸困难症状，尤在喂奶时，若合并肺静脉严重阻塞者，可出现肺水肿和发绀，也可出现右心衰竭。体格检查发现发育不良，心脏进行性增大，有类似第二孔型心房间隔缺损的体征，第一心音增强，第二心音明显固定分裂，可有第三心音和第四心音。肺动脉瓣区可听到收缩期喷射性杂音，三尖瓣区有舒张期隆隆样杂音。若胸骨左缘听到连续性杂音，多提示肺静脉畸形引流部位有狭窄病变。出现

严重肺动脉高压时，则出现第二心音亢进和收缩期喷射性喀喇音。

在没有肺动脉高压而有大量心房水平分流者，X线检查其表现也类似于无并发症的第二孔型心房间隔缺损，肺血增加，肺动脉段凸出，右心房和右心室明显增大，左心房和主动脉结多缩小。不同类型的患者，可出现不同的表现，如心上型肺静脉畸形引流入左无名静脉、右上腔静脉、奇静脉者，心影的右上侧或左上侧突出，表现为"雪人征"或"8"字征(图 14-3-13)。伴有肺静脉阻塞病变者，肺淤血征象极为明显。

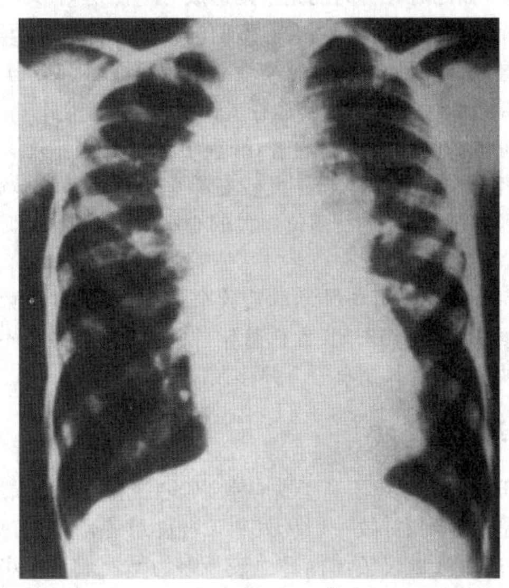

图 14-3-13　心上型完全性肺静脉畸形引流的胸部X线片示典型的"雪人征"

心电图检查显示肺型 P 波(右心房增大)、右心室肥厚，以及不完全性或完全性右束支阻滞。V1 导联可出现 Q 波，胸导联多有 T 波倒置。

应用二维超声心动图结合多普勒超声技术、经食管超声心动图、声学造影等综合性超声诊断技术，可对完全性肺静脉畸形引流做出明确的分型诊断，尤其对心上型和心内型的诊断准确率高，基本上可取代传统的心血管造影技术。

右心导管检查时心导管可从右心房直接进入肺静脉，并可经心房间隔缺损或未闭卵圆孔从右心房进入左心房和左心室。但在左心房内不能找到肺静脉。心房水平可检出双向分流，4个心腔和周围动脉的血氧饱和度基本相等。体循环动脉血氧饱和度<75%，如肺动脉压等于或高于体循环动脉压表示畸形引流的肺静脉存在阻塞性病变。选择性肺动脉造影，可见肺动脉显影后右心房再次显影，并可显示肺静脉扩大、肺静脉与上腔静脉等体循环静脉、右心房相连接的引流口，左心房在右心房显影后或同时显影。

二、部分性肺静脉畸形引流

部分性肺静脉畸形引流比完全性肺静脉畸形引流相对多见，它可以作为一种单纯的心血管畸形出现，也可合并其他心血管畸形。其可有多种类型：① 右侧部分性肺静脉畸形引流，以右肺上叶和中叶肺静脉与上腔静脉相连接多见，常伴有高位心房间隔缺损，畸形的肺静脉也可引流到右心房、下腔静脉、肝静脉、奇静脉和冠状静脉窦。下叶的肺静脉一般仍回流到左心房。② 所有右肺静脉畸形引流到右心房，常伴有多脾症。③ 大部或全部右侧肺静脉形成右共同肺静脉，经右侧肺门前方或后方，从心包右侧下降，在右心房与下腔静脉交界处呈弯刀状向左侧行进，引流到肝静脉进入下腔静脉开口处的偏上方，称为弯刀综合征(scimitar syndrome)。④ 左侧部分性肺静脉畸形引流，左侧肺静脉通常形成左共同肺静脉，通过垂直静脉与无名静脉相连接。少数患者的左侧肺静脉引流入冠状静脉窦、下腔静脉、左锁骨下静脉或右心房。

仅一根肺静脉畸形引流时，约 20%的肺静脉血分流到右心房或腔静脉，不引起明显的血流动力学改变，一般无症状。两根以上肺静脉畸形引流，使 50%～65%的肺静脉血分流到右侧心脏时，可引起类似心房间隔缺损的血流动力学改变。其临床表现与心房间隔缺损也相似，可出现气急、心悸、咳嗽、疲劳等。患者出现反复呼吸道感染。体征类似于第二孔型心房间隔缺损，但如心房间隔无缺损，则体征中肺动脉瓣区第二心音分裂不呈固定性，而随呼吸变动。

X线表现也和心房间隔缺损相似，但有时可见扩张的上腔静脉、奇静脉或左上腔静脉的阴影。有弯刀综合征者，X线可有较特征性的表现，即在右下肺野出现弯刀形畸形引流的肺静脉阴影，心脏和纵隔右移。

心电图表现可正常或与心房间隔缺损相似。

二维超声心动图检查对部分性肺静脉畸形引流诊断的准确率不如完全性肺静脉畸形引流高，对单纯部分性肺静脉畸形引流者容易漏诊，在四腔心断面应注意寻找 4 根肺静脉在左心房的开口，如有肺静脉的入口显示不清时，应考虑本病的可能，则应行经食管超声心动图检查，可清晰地显示所有 4 支肺静脉的入口。

右心导管可从右心房或腔静脉进入畸形引流的肺静脉而达肺野。选择性肺动脉造影显示向有畸形引流肺静脉一侧的肺动脉注入造影剂后，可显影该侧肺静脉的畸形引流情况。

肺静脉畸形引流主要采取手术纠治，手术宜在学龄期前后施行。完全性肺静脉畸形引流较部分性肺静脉畸形引流者手术难度大，总的预后和心房间隔缺损相似。

第四节　心室间隔缺损

心室间隔缺损(ventricular septal defect)可为单独畸形，也可作为法洛四联症或艾森门格综合征的一部分而存在，亦常见于主动脉干永存、大血管错位、心内膜垫缺损、右心室双出口、肺动脉瓣闭锁等畸形中。一般所说的心室间隔缺损是指单纯的心室间隔缺损。单纯的心室间隔缺损甚为常见，但在成人中其检出率低于心房间隔缺损，可能由于部分的心室间隔缺损能自然闭合有关。本病在男性中略多见。

一、胚胎学

在胎儿期第 2 个月，肌肉部分的心室间隔在心室的下部沿心室的前缘向上生长，将心室分隔为两腔。到达心室的上部后，此间隔的后缘与房室管的后心内膜垫融合而趋于完整，但其前缘则并不完整而遗留一孔，称为心室间隔孔。在正常情况下，此孔在胎儿期第 8 周，由于动脉球的间隔向下伸长与心室间隔及后心内膜垫相融合而关闭，心室间隔乃完全长成。心室间隔缺损的形成大多数是由于动脉球的间隔不能完全关闭心室间隔孔或间隔肌小梁发育不全留下小孔所致。

二、病理解剖

一个完整的心室间隔由后心内膜垫纤维组织组成的膜部心室间隔和三个肌肉组成的心室间隔构成。三个肌肉组成的心室间隔为：① 流入道间隔，从三尖瓣延伸至三尖瓣附着处。② 小梁间隔，从心尖流入道至流出道的光壁部分。③ 流出道间隔或漏斗部间隔延伸到肺动脉瓣(图 14-3-14)。

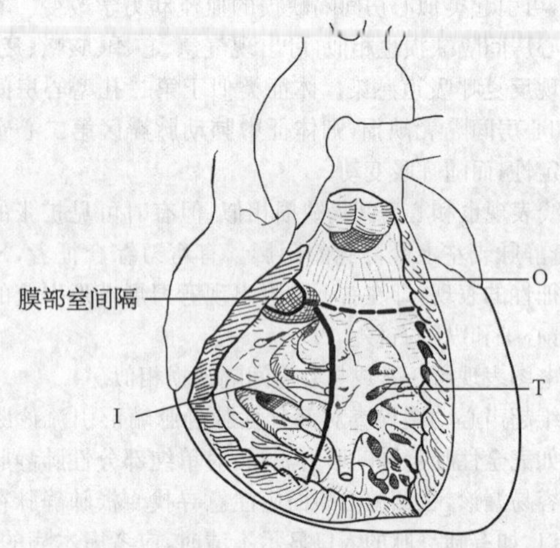

图 14-3-14　构成心室间隔的解剖示意

I，流入道间隔；T，肌小梁间隔；O，流出道间隔

1980 年，Soto 等提出一种便于手术治疗选择的心室间隔缺损分类(图 14-3-15)，即将缺损分成：① 在心室间隔膜部的膜周部缺损，包括房室通道型的心室间隔缺损。② 完全围绕肌肉组织的肌肉部缺损。③ 漏斗部间隔(或流出道间隔)内由主动脉瓣或肺动脉瓣形成缺损边缘的干下缺损。膜周部缺损可延伸至流入道间隔、肌小梁间隔或流出道间隔。房室通道型心室间隔缺损(左心室右心房间隔缺损)，是一种延伸入流入道间隔的膜周缺损，位于三尖瓣叶的下后，向前伸到左心室流出道，其上缘为三尖瓣瓣环，其下缘为心室间隔的顶部，较少见。膜周部心室间隔缺损与三尖瓣的前尖、隔侧尖交界有关，也和主动脉瓣相关，这些瓣膜的瓣环常形成缺损的部分边缘。10%的心室间隔缺损在漏斗部间隔或流出道间隔，大部分室间隔缺损是干下型，由主动脉瓣瓣环或肺动脉瓣瓣环构成缺损边缘。少数缺损在漏斗部间隔，周围完全是肌肉组织，称漏斗部肌部缺损。

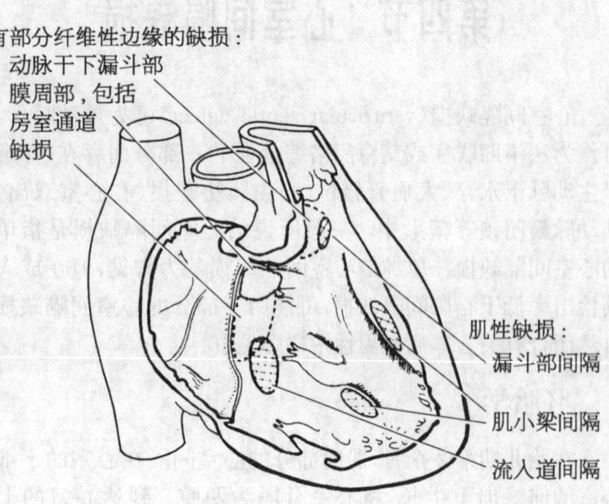

有部分纤维性边缘的缺损：
动脉干下漏斗部
膜周部，包括
房室通道
缺损
肌性缺损：
漏斗部间隔
肌小梁间隔
流入道间隔

图 14-3-15　根据部位的室间隔缺损的分类示意

缺损的大小直径为 0.2～3.0 cm，膜部缺损大多数较大而肌肉部则较小。巨大的缺损或心室间隔缺失则可形成极少见的单心室，如此时心房间隔完整则形成一室两房畸形。缺损边缘可因血流的冲击而增厚，右心室面向缺损的内膜亦因同样的理由而增厚，此两处可能因感染性心内膜炎而有赘生物。心脏房室传导组织可能维持正常途径或向后下偏移。

心脏本身的增大多不显著，缺损小者以右心室增大为主，缺损大者则左心室肥厚与扩大较右心室显著。肺动脉高压时右心室显著肥厚与扩大，高位而大的心室间隔缺损则肺总动脉扩大。

心室间隔缺损可与肺动脉瓣狭窄、右心室异常肌束、心房间隔缺损、动脉导管未闭、大血管错位、主动脉瓣关闭不全、主动脉口狭窄、主动脉缩窄等合并存在。

三、病理生理

由于左心室收缩压高于右心室，因此心室间隔缺损所造成的分流是从左到右，故一般无发绀。轻度患者，左向右分流量小，肺循环血流量仅较体循环血流量略为增高。重度患者，左向右分流量大，肺循环的血流量可为体循环血流量的 3～5 倍。大量血流冲击肺血管床，久而久之肺循环的阻力可增加，产生肺动脉高压。但在心室间隔缺损患者中，肺动脉高压也可能因为先天性缺陷使胎儿期中肺循环的高阻力状态持续到出生后而引起，此种肺动脉高压在婴儿期即可出现，患者的肺小动脉呈现中层肥厚。当肺动脉阻力逐渐增大使肺动脉高压显著时，若右心室压力水平仍略低于左心室，左向右分流仍存在，但分流量可能甚小。当肺动脉高压明显高于体循环血压时，在心室部位可出现双向或右向左分流，引起发绀，后者即称为艾森门格综合征。左向右分流量大而使肺动脉压力增高，但尚无肺动脉阻力的增高时，称为高动力性肺动脉高压。部分左向右分流量大有肺动脉高压的患者可逐渐发生右心室漏斗部狭窄，而使肺动脉压有所降低。

心室间隔缺损有自然闭合的趋势，一般在 1 岁半内完全闭合或缺损变小。小的心室间隔缺损易发生感染性心内膜炎，通常是右心室心内膜炎，抗生素治疗效果常较好。大的室间隔缺损在婴儿期即可出现难治性心力衰竭而死亡。

四、临床表现

(一) 症状

缺损小、分流量小的患者，相当于以往所称的 Roger 病，一般无症状，预后良好。缺损大而分流量大者，可有发育障碍、心悸、气急、乏力、咳嗽、反复肺部感染等症状，以后可出现心力衰竭。肺动脉高压而有右向左分流的患者，可出现发绀。有些患者则仅在心力衰竭、肺部感染或体力活动时出现发绀。本病易发生心内膜炎，个别患者伴有心脏传导阻滞。

(二) 体征

本病的典型体征是在胸骨左缘第 3、4 肋间出现响亮而粗糙的全收缩期反流性杂音，常达Ⅳ级以上。此杂音占据整个收缩期，常越过第二心音主动脉瓣成分而将心音淹没，并在心前区广泛传播，有时也传向颈部，几乎所有的患者均伴有震颤。缺损位于间隔的肌肉部的患者，由于肌肉收缩可在心脏收缩期的后期将缺损关闭，此时杂音就不是全收缩期而仅在收缩期的前部出现。缺损大、左心室分流量大的患者，心尖附近可能有第三心音和由于二尖瓣相对性狭窄所引起的舒张期隆隆样杂音。肺动脉瓣区第二音多亢进与分裂，此种分裂在深吸气时可加强。肺动脉阻力增加而引起肺动脉高压时，收缩期杂音所占时间缩短，肺动脉瓣区可出现收缩期喷射音(收缩早期喀喇音)和喷射性收缩期杂音，且第二心音亢进。当肺动脉高压显著时，典型的胸骨左缘第 3、4 肋间的收缩期杂音可能减轻或消失，心尖部的杂音也消失，肺动脉瓣区可能存在由于相对性肺动脉瓣关闭不全而引起的舒张期吹风样杂音，患者往往出现发绀。

缺损大的患者一般发育差，较瘦小。有右向左分流的患者，有发绀及杵状指(趾)，发生心力衰竭的患者，有相应的心力衰竭的体征。

五、辅助检查

(一) X 线检查

X 线表现与缺损的大小及其引起的血流动力学改变有关。缺损小的患者，分流量小，心肺 X 线检查均无明显改变，或只有轻度的肺动脉段凸出。大的心室间隔缺损，有不同程度的左向右分流，X 线改变很显著，有左心室和右心室扩大，肺总动脉轻度至中度凸出，肺门血管影轻度至中度增大，可能有肺门舞蹈症，肺血管影轻度至中度增粗，主动脉影则正常或较小。肺动脉高压显著时，X 线表现以右心室增大为主，亦可见右心房增大，肺动脉段显著凸出，肺门血管影粗大，搏动强而远段肺血管影细小，主动脉影小(图 14-3-16)。

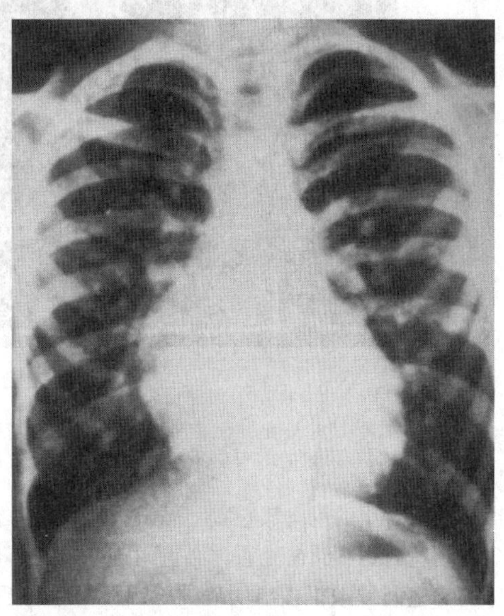

图 14-3-16　心室间隔缺损的胸部 X 线片示肺动脉扩大、肺血增多

(二) 心电图检查

缺损小者，心电图在正常范围内。缺损大者，可有右束支传导阻滞、左心室肥大表现。肺动脉高压者，可有左、右心室合并肥大和右心室肥大等改变。本病胸导联的过渡区 QRS 波群的振幅常甚大，也可有 P 波增宽或增高的改变(图 14-3-17)。

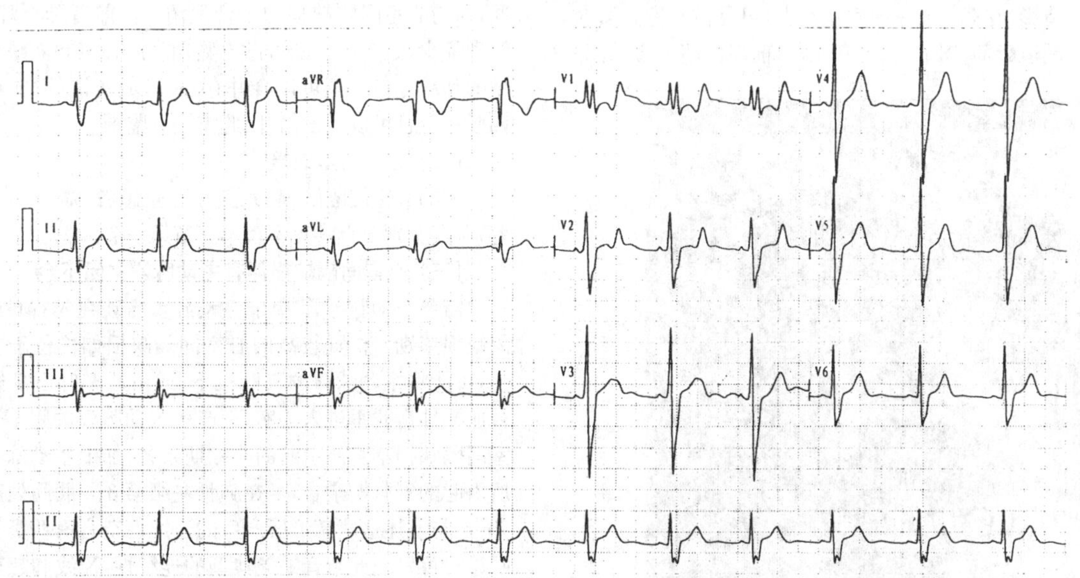

图 14-3-17　心室间隔缺损的心电图示完全性右束支传导阻滞和右心室肥大

(三) 超声心动图检查

心室间隔缺损二维超声心动图直接的征象是室间隔回声的连续中断，断端部位回声增强，可显示缺损的部位、形态，以及大小和类型(图 14-3-18)。二维图像还可显示心室间隔缺损的血流动力学变化，及其所产生的左右房室的扩大、肺动脉的扩张等继发性改变，结合彩色和连续多普勒超声技术可以判别左向右分流、右向左分流或双向分流，以及分流量的大小、肺动脉压力增高的程度，也可作声学造影了解血液分流的方向。

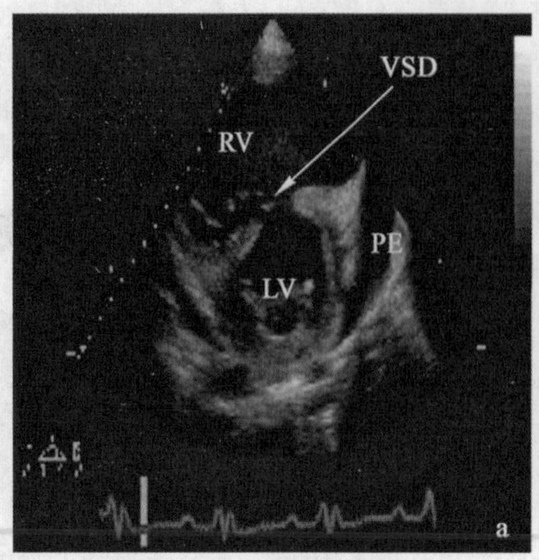

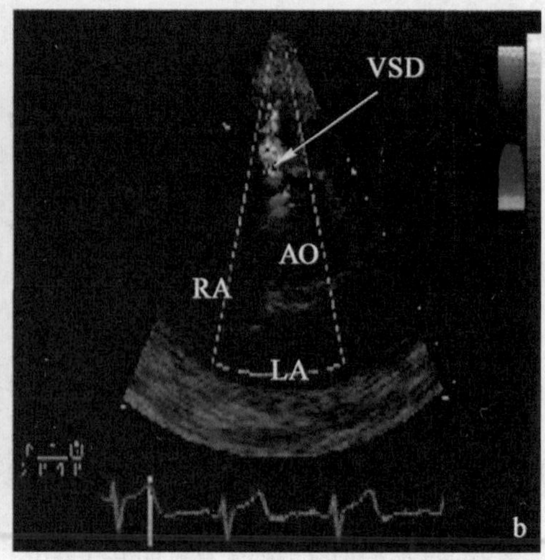

图 14-3-18　室间隔肌部和膜部缺损的超声心动图

a. 二尖瓣水平短轴切面示室间隔肌部回声缺损(箭头所示)　b. 大血管短轴切面,彩色多普勒示室间隔膜部左向右分流(箭头所示)
VSD,室间隔缺损;LA,左心房;LV,左心室;RA,右心房;RV,右心室;AO,主动脉

二维超声心动图对小的肌肉部心室间隔缺损容易漏诊,但可通过彩色多普勒超声观察到血流通过心室间隔缺损的部位,从而对肌肉部的心室间隔缺损做出明确的诊断。当经胸超声心动图显示不清时,可行经食管超声心动图进一步明确。

(四) 心导管检查和心血管造影

右心导管检查的主要变化是在右心室水平有左向右分流,凡右心室血氧含量高于右心房达 0.9 容积%以上,即可认为在心室水平有左向右分流的存在。本病伴有肺动脉高压者颇多,故右心导管检查时,常可发现肺动脉与右心室压力增高。部分患者肺楔嵌压增高,反映左心房压和左心室舒张末期压增高。选择性左心室造影,一般通过周围动脉逆行送猪尾巴导管进入左心室进行造影,在侧位或左前斜位片上,可见左心室显影时,右心室内出现造影剂(图 14-3-19)。目前多由超声心动图和彩色多普勒超声技术替代此项检查。但对于存在较显著肺动脉高压患者,为了进一步确定肺动脉高压为阻力性还是高动力性,以提供是否适合外科手术治疗时,可考虑行右心导管检查,测定肺动脉压和肺小动脉楔嵌压,计算肺总动脉和肺小动脉的阻力。

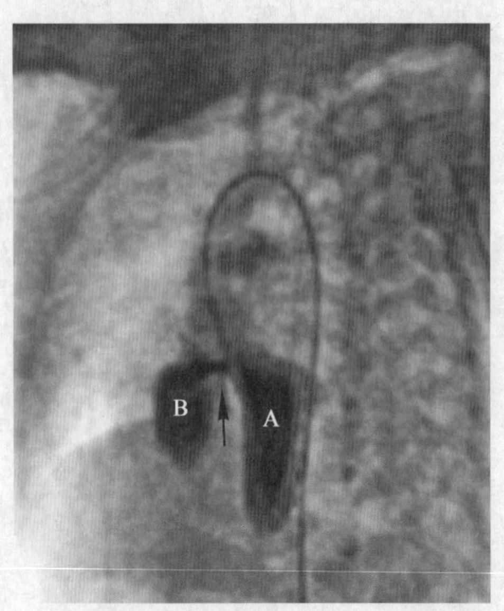

图 14-3-19　左心室造影显示心室间隔缺损的左向右分流

图示选择性左心室造影,左心室(A)显影后造影剂通过心室间隔缺损(箭头)使右心室(B)显影

六、诊断与鉴别诊断

根据临床表现、X 线、心电图、超声心动图的发现,诊断本病不太困难。本病需与下列情况相鉴别。

(一) 肺动脉瓣口狭窄

漏斗部型的肺动脉口狭窄,杂音常在胸骨左缘第 3、4 肋间,易与心室间隔缺损的杂音混淆。但前者肺循环不充血,肺纹理稀少,超声心动图可做出鉴别。但心室间隔缺损和漏斗部型的肺动脉口狭窄可以合并存在,形成所谓的“非典型的法洛四联症”,且可以无发绀,因此需注意鉴别。

(二) 心房间隔缺损

大的心室间隔缺损,尤其在儿童患者,需与心房间隔缺损鉴别,其鉴别要点参见本篇第三章第一节。

(三) 心室间隔缺损伴有主动脉瓣关闭不全

需要与动脉导管未闭、主动脉窦瘤破裂入右心或主肺动脉隔缺损鉴别。位置较高的心室间隔缺损如恰位于主动脉瓣之下,可能将主动脉瓣的一叶拉下,或由此瓣叶下部缺乏支持而被血流冲击脱垂进入心室,而产生主动脉瓣关闭不全。此时心室间隔缺损本身所引起的收缩期杂音,加上主动脉瓣关闭不全所引起的舒张期杂音,可在胸骨左缘第 3、4 肋间处产生来往性杂音,与上述这些畸形所产生的连续性杂音有些类似。但仔细听诊时可发现此杂音缺乏典型的连续性,X 线和超声心动图的发现均可与动脉导管未闭、主动脉窦瘤破裂入右心或主肺动脉隔缺损予以鉴别。逆行性主动脉造影可以证实主动脉瓣关闭不全的存在。

(四) 主动脉瓣口狭窄

主动脉瓣口狭窄中的主动脉瓣下型,可在胸骨左下缘听到收缩期杂音,可能不向颈部传导,需与心室间隔缺损相鉴别。

（五）原发性肥厚型梗阻性心肌病

原发性肥厚型心肌病有左心室流出道梗阻者可在胸骨左下缘听到收缩期杂音，其位置和性质与心室间隔缺损的杂音相类似。但此病杂音在下蹲时减轻，半数患者在心尖部有反流性收缩期杂音，脉搏呈双峰状，X线片示肺无主动性充血，心电图呈左心室肥大和劳损的同时有异常深的Q波，超声心动图未能发现在心室水平有左向右分流，而显示左心室腔小，心室间隔明显肥厚，左心室后壁也增厚，包括乳头肌部分，但左心室后壁的增厚程度较心室间隔轻呈不对称，使左心室在收缩时，二尖瓣前瓣叶收缩期前移（SAM现象），造成流出道狭窄。结合连续多普勒超声技术可测出左心室与流出道的收缩期压力阶差。右心导管检查未能发现有分流，而左心室腔与流出道之间存在压力阶差。选择性左心室造影显示左心室腔小，肥厚的室间隔凸入心腔。

七、治疗

本病的治疗方法是非开胸心脏介入行心室间隔缺损封堵术和开胸手术直视修补。心室间隔缺损封堵术的适应证和禁忌证参见第九篇第二章。不适于施行封堵术者，则施行外科手术纠治。一般心室间隔缺损直径＞1 cm者，主张在2～3岁前行心脏介入封堵或外科手术，小的心室间隔缺损可在学龄前期予以处理，若很小的心室间隔缺损，X线、心电图和超声心动图均无房室增大表现，肺动脉压力正常者，可不必手术，但注意预防感染性心内膜炎，并随访心腔的大小。

八、预后

本病的预后随缺损的大小和肺动脉高压的有无而有不同。缺损不大者预后良好，其自然寿命甚至可达70岁以上。小的心室间隔缺损有可能在2～3岁自行关闭，但以后自然闭合的可能性极小。缺损大者婴儿期即可出现心力衰竭，但以后可能好转数年。有肺动脉高压者预后差，如大量分流仍属左向右，则可发生左心室衰竭，以后再发生右心室衰竭，如分流主要为右向左则发生右心衰竭。

第五节　心室间隔膜部瘤

心室间隔膜部呈瘤样扩张膨出，形成心室间隔膜部瘤（aneurysm of the membranous portion of ventricular septum）。本病在心室间隔膜部缺损中的发生率高达33%，许多心室间隔膜部瘤可能是由膜部缺损自然闭合后形成，膜部瘤形成又促进心室间隔缺损的自然闭合。少数心室间隔膜部瘤是单独发生的。膜部瘤体通常呈囊袋样，壁薄，大小不一，直径一般为5～30 mm。室间隔膜部瘤与三尖瓣、右心室流出道毗邻，关系密切，有时可与三尖瓣隔叶一起突向右心室流出道，造成流出道狭窄阻塞。瘤体常影响三尖瓣活动，导致三尖瓣关闭不全。瘤体破裂后，出现与心室间隔膜部缺损类似的血流动力学改变，在左心室与右心室或右心房（左心室右心房沟通）之间形成分流。无论有无破裂，心室间隔膜部瘤均易罹患感染性心内膜炎。

不伴有右心室流出道阻塞和（或）破裂的心室间隔膜部瘤患者，临床上无症状，除超声心动图外，一般的辅助检查无异常。伴有右心室流出道阻塞或破裂，或同时伴有心室间隔缺损者，则出现相应的临床症状和体征。二维超声心动图能清晰地看到心室间隔膜部向右心室膨出，瘤体起始部形似颈状，瘤体多不大，常呈椭圆形，壁薄，其顶部可见单个或多个破口。彩色多普勒超声可探查室间隔膜部瘤部位的心室水平呈红五彩镶嵌色的左向右分流（图14-3-20）。

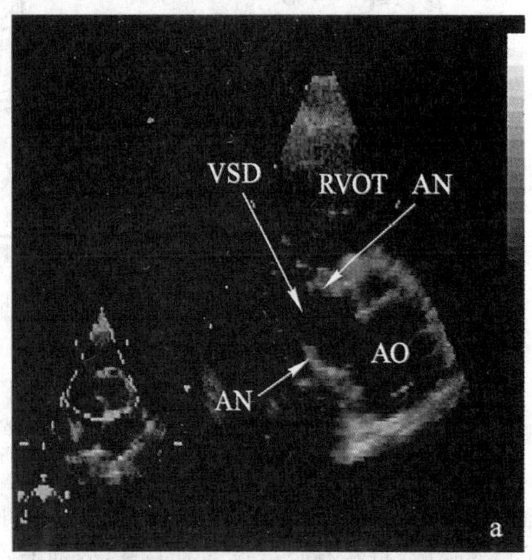

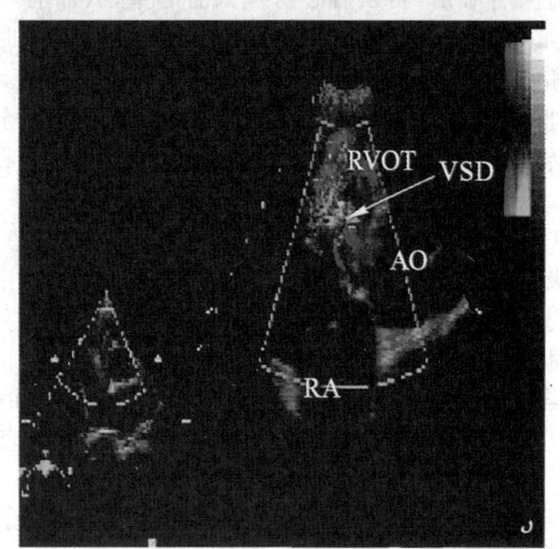

图14-3-20　室间隔缺损伴室间隔膜部瘤的超声心动图

a. 大血管短轴切面示室间隔膜部呈瘤样膨出，瘤的顶端有小破口（形成室间隔缺损）　b. 大血管短轴切面，彩色多普勒示破口处左向右分流（箭头所示）

AN，膜部间隔瘤；RA，右心房；RV，右心室；RVOT，右心室流出道

第六节　左心室-右心房沟通

左心室-右心房沟通（left ventricular-right atrial communication）是少见的先天性心脏血管畸形，在左心室和右心房之间存在缺损，使左心室与右心房两个心腔沟通，缺损一般比较小。正常三尖瓣隔瓣叶附着处比二尖瓣低，从而将膜部间隔分为房室部和心室部，大部分膜部间隔为心室部，位于左心室与右心室之间，房室部为膜部间隔后部的小部分，位于左心室与右心房之间，三尖瓣隔叶的上方，冠状静脉窦前方。房室部缺损时，左心

室血液可经缺损直接进入右心房，形成左心室至右心房分流，是室间隔缺损的一种特殊类型(房室通道型心室间隔缺损)，也有人将其归入部分型心内膜垫缺损，其房室瓣可正常或有三尖瓣病变。本病女性多于男性。

左心室-右心房沟通的病理解剖根据缺损的部位与三尖瓣之间的关系分为3种类型：① 三尖瓣瓣上缺损型，缺损位于心室间隔膜部的房室部分，位于三尖瓣隔瓣叶之上，三尖瓣结构一般正常。② 三尖瓣瓣下缺损型，缺损位于三尖瓣瓣环之下，常伴有三尖瓣畸形，如隔瓣叶穿孔、变形和裂缺。③ 三尖瓣环缺损型，缺损正好位于三尖瓣瓣环处，三尖瓣前叶与隔叶之间合并有缺损或裂隙，从左心室分流的血液，同时进入右心房和右心室(图 14-3-21)。

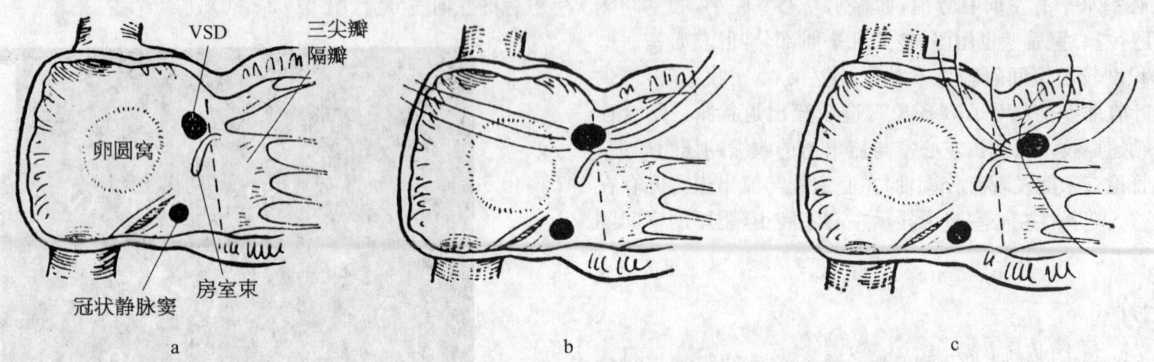

图 14-3-21　左心室-右心房沟通的右心房侧观

a. 三尖瓣上缺损：缺损位于三尖瓣环心房侧，三尖瓣结构完整　b. 三尖瓣环缺损：三尖瓣前瓣和隔瓣的连续性中断　c. 三尖瓣下缺损：缺损累及膜部间隔的房室部分

左心室-右心房沟通的血流动力学改变是左心室血液部分分流入右心房，再从右心房流入右心室，因而右心房增大，左心室和右心室可稍有扩大。若分流的血液同时入右心房和右心室，使肺血流量增多，可发生肺动脉高压。其病理生理变化与心房间隔缺损相仿。本病尚可伴有完全性大血管转位、三尖瓣下移畸形、主动脉瓣下狭窄等其他心血管畸形。

缺损小的患者多无症状。缺损大的患者可有气急、反复下呼吸道感染，并在婴儿期可能发生心力衰竭。体格检查发现心浊音界可增大，心前区可有抬举样搏动，胸骨左缘第2～3肋间(有时可能在第4肋间)闻及Ⅲ～Ⅳ级全收缩期吹风样杂音，伴有震颤，肺动脉瓣区第二心音亢进并分裂，可能还有相对性二尖瓣或三尖瓣狭窄的舒张期隆隆样杂音。

X线示肺血管影增加，肺动脉总干凸出，心影增大，左、右心室增大，特征性的表现为右心房扩大，此在一般心室间隔缺损患者中不常见。心电图示左心室肥大或兼有右心室肥大的变化，右心房肥大，也有表现为不全性右束支传导阻滞者。超声心动图可见二尖瓣前叶及三尖瓣隔叶之间的房室间隔出现回声缺失，左心室轻度增大，室间隔运动增强，彩色多普勒超声可见在心尖四腔心切面，左心室至右心房之间观察到收缩期血流从左心室向右心房分流，分流的位置通常靠近三尖瓣隔叶的根部，是超声心动图检出本病唯一的特征性表现。右心导管检查显示在右心房水平有左向右分流，但右心房和左心房压力存在差别，且心导管不能进入左心房，说明左、右心房之间并无沟通。选择性左心室造影显示左心室显影的同时，扩大的右心房同时显影，可以明确诊断。

本病主要行手术修补，合并三尖瓣畸形时则一并予以修补，但手术时要特别注意不损伤房室结和房室束，以免产生房室传导阻滞。

第七节　动脉导管未闭

动脉导管未闭(patent ductus arteriosus)是常见的先天性心血管畸形，占先心病的20%左右，女性为男性的2～3倍。约10%的患者合并其他心血管畸形，本病的发生与母亲妊娠第1～3个月感染风疹密切有关。

一、胚胎学

动脉导管位于左肺动脉基部与降主动脉起始部之间的管道，胎儿时肺呈萎缩肺状态，肺血管的阻力大，右心室血液绝大部分通过动脉导管进入降主动脉，供应下半身的需要，只有极小部分的血液进入尚未发挥作用的肺。出生后肺膨胀，肺循环压力下降，右心室血液从肺动脉进入肺部，在出生后20 h左右动脉导管功能上闭合，形成动脉韧带，此功能上的闭合与出生后肺动脉压力的降低、肺通气引起的血氧分压突然升高，以及与血管活性物质合成和代谢变化均有关。而内皮增殖和纤维化则缓慢地进行，因此需要几周的时间才完成解剖上的关闭。95%在1年内闭合，其中80%在出生后3个月内闭合。在1周岁后仍未闭合则为动脉导管未闭，因1年后自然闭合的可能性极小。

二、病理解剖

动脉导管连接左肺动脉或肺动脉总干与降主动脉，位于左锁骨下动脉开口之下(图 14-3-22)，未闭的动脉导管其长度和直径可有很大的不同，最长可达3 mm，最短仅为2～3 mm，直径多数为5～10 mm，最粗可超过20 mm，最细者仅为1 mm。最常见的是圆柱形(管形)，也可为漏斗形。大多是动脉导管的主动脉端较粗，大于肺动脉端，偶尔相反；最少见动脉导管极短，主动脉和肺动脉直接沟通成为窗形。有时动脉导管的两端较细，中段膨大呈哑铃状或明显膨大呈动脉瘤状。本病可与其他先心病合并存在，常见的是主动脉缩窄、大血管转位、肺动脉口狭窄、心房间隔或心室间隔缺损等。

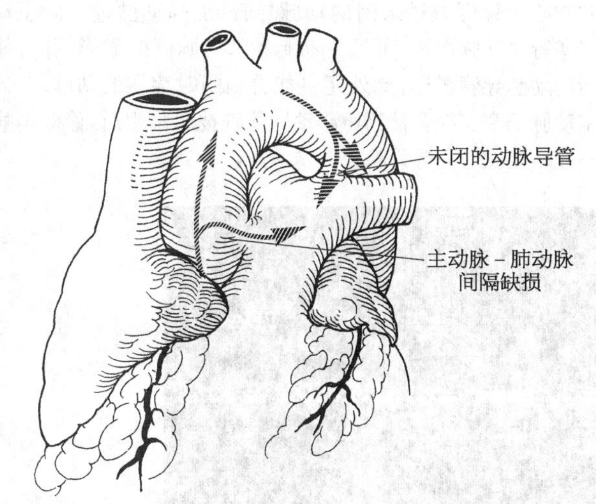

图 14－3－22　动脉导管未闭与主动脉-肺动脉隔缺损解剖示意

三、病理生理

在无并发症的动脉导管未闭，主动脉压力高，故不论在心脏收缩期或舒张期，血液的分流均由左向右，即由主动脉流向肺动脉，此时肺动脉接受右心室和主动脉两处的血液，肺循环血流量增加，肺血管遂扩大与肥厚，搏动增强。由于主动脉血液在收缩期及舒张期均流入肺动脉，因此周围动脉舒张压下降，脉压增宽。分流量的大小，取决于动脉导管口径的大小与主动脉和肺动脉间的压差。左向右分流时，肺动脉同时接受右心室和自主动脉分流来的血液，使左心室血量增多，加重左心室的容量负荷，左心室扩大、肥厚以致左心衰竭。长期肺动脉血流增加，引起肺小动脉反射性痉挛，后期发生肺小动脉管壁增厚、硬化、管腔变细，阻力增加，形成肺动脉高压。右心室负荷增加，以后出现左、右心室合并肥大，以至于发生全心衰竭。当肺动脉压力高于主动脉时则出现右向左分流，由于动脉导管多开口于降主动脉左锁骨下动脉的远侧，躯体下半部动脉血氧含量降低，出现特征性的下肢明显发绀，称为差异性发绀。

四、临床表现

（一）症状

症状随病变的轻重程度而不同，轻型者无症状，较重者出现的症状主要为心悸、气急、咯血、咳嗽、乏力、胸闷等。小儿可有心动过速、出汗、活动受限、体重不增、发育迟缓、屡发肺炎，甚至左心衰竭。部分病例发生感染性动脉内膜炎，常发生在未闭动脉导管的肺动脉开口端。重症者可发生心力衰竭。肺动脉高压而有右向左分流出现差异性发绀。未闭动脉导管瘤样扩张和破裂很少见。偶尔未闭的动脉导管内形成血栓被冲入肺血流造成肺栓塞。

（二）体征

典型体征是在胸骨左缘第 2 肋间有连续性机器声样杂音，此杂音甚响，有如机器开动的轰隆声，占据几乎整个收缩期与舒张期，在收缩末期最响。此杂音可向左上胸部、颈部及背部传导，个别病例最响的位置可能在第 3 肋间。绝大多数伴有震颤，震颤以收缩期为多，呈连续性者则舒张期震颤较轻。肺动脉瓣区第二心音增强或分裂，但多数被杂音所掩盖不易听到。随着肺动脉压力增高达到与主动脉的舒张压相等时，连续性舒张期部分逐渐减弱缩短，甚至完全消失，仅有收缩期杂音。肺动脉压力极度增高时，因主动脉与肺动脉间分流量减少，或呈双向，甚至出现右向左分流，杂音可完全消失或仅有相对性肺动脉瓣关闭不全的舒张期杂音。分流量大者，由于体循环舒张压降低，脉压增大，可产生水冲脉、股动脉枪击音和毛细血管搏动等类似于主动脉瓣关闭不全的周围血管征。少数患者在心尖部可听到二尖瓣相对性狭窄所引起的舒张期隆隆样杂音。

五、辅助检查

（一）X 线检查

少数轻型患者 X 线检查时可无异常发现。分流量较大的患者，可见肺总动脉凸出，且超出增大的主动脉结影。肺充血，肺门血管影变粗而搏动明显，一般肺门血管的搏动不如心房间隔缺损所引起的搏动显著。分流量大者，可有左心房和左心室增大。半数患者的主动脉增宽，有肺动脉高压者右心室也增大。左前斜位摄片有时可在降主动脉开始部见主动脉骤然向内收缩，形成所谓的漏斗征。偶尔可在主动脉弓的下端附近见到未闭的动脉导管小片的钙化影（图 14－3－23）。

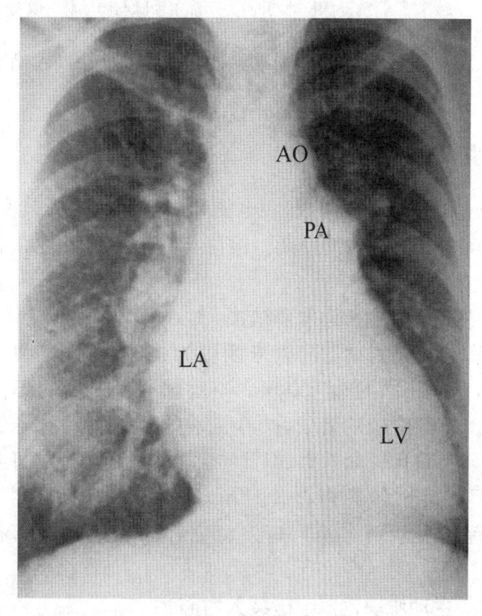

图 14－3－23　大的动脉导管未闭的胸部 X 线片

图示增大的主动脉（AO）、肺动脉（PA）、左心房（LA）和左心室（LV）

（二）心电图检查

心电图可能正常，一般为左心室肥大和左心房肥大。左心室增大者，左侧心前区各导联除 R 波增高外，S 波常较深，S－T 段可抬高，而 T 波直立。这是由于左心室舒张期容量负荷过重所致。肺动脉显著高压者右心室可增大，此时心电图显示左右心室合并肥大图形。

（三）超声心动图检查

超声心动图可在大动脉短轴切面清楚地显示肺总动脉在

分出左肺动脉处有一异常管道与降主动脉沟通，为未闭的动脉导管(图 14－3－24)；可测出管径的粗细、长短，并可确定解剖形态为管形、窗形、漏斗形、哑铃形或动脉瘤形；并可用彩色多普勒超声检查加以验证；又可显示左心室扩大，心室间隔活动增强，左心房增大，主动脉增宽。

(四) 心导管检查和选择性心血管造影

右心导管检查可发现肺动脉血标本的血氧含量较右心室高出 0.5 容积%以上(多数达 2 容积%)，说明在肺动脉水平有左向右分流，肺动脉与右心室压力可正常或增高。部分患者检查时右心导管可通过未闭的动脉导管，由肺动脉进入降主动脉。逆行主动脉造影，可见主动脉和肺动脉同时显影，并可使未闭的动脉导管显影，此外还可能看到同时存在的动脉畸形，如主动脉缩窄。综合性超声心动图检查技术出现后，诊断本病时一般不需做右心导管检查。

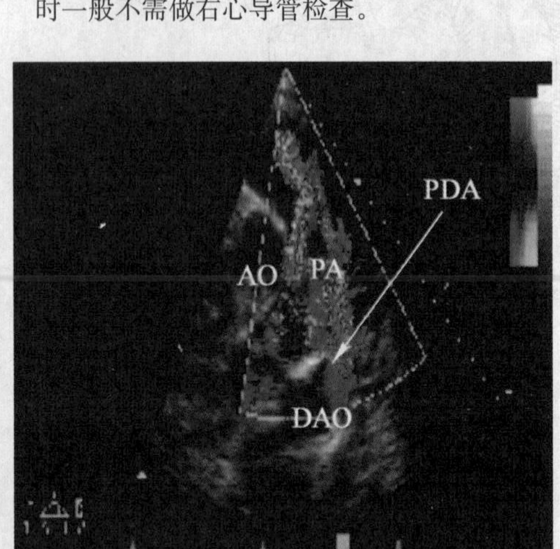

图 14－3－24 动脉导管未闭的超声心动图

a. 肺动脉长轴切面，显示降主动脉与肺动脉分叉处有一导管沟通(箭头所示) b. 肺动脉长轴切面，彩色多普勒示导管处左向右分流(箭头所示)

PA，肺动脉；AO，主动脉；DAO，降主动脉；PDA，动脉导管未闭

六、诊断与鉴别诊断

根据典型的杂音、X 线、心电图和超声心动图的改变，可以相当准确地做出本病的诊断。但应与其他有连续性杂音的疾病加以鉴别。

(一) 先天性主肺动脉隔缺损

此病与较大的动脉导管未闭极为相似，同样可引起左向右分流，产生相同的临床表现。与动脉导管未闭的不同点为此病分流的部位较前者低，杂音最响的部位较动脉导管未闭者低 1 个肋间且较向右侧，但此点并非绝对可靠，较可靠的鉴别方法是应用二维超声心动图和多普勒超声技术，在大动脉短轴切面可显示两条半月瓣发育完好的大动脉之间有间隔缺损。

(二) 主动脉窦动脉瘤破裂入右心

由于先天性、梅毒或感染性心内膜炎的原因，产生主动脉窦部动脉瘤侵蚀并穿破至肺动脉、右心房或右心室，从而引起左向右分流。其临床表现酷似动脉导管未闭，同样有连续性机器样杂音。但此病有突然胸痛史，如突然心悸、胸部不适、感觉左胸有声响等，随后发生心力衰竭，杂音的位置较动脉导管未闭者为低，其舒张期的部分较响，都可作为鉴别的依据。

(三) 心室间隔缺损伴主动脉瓣脱垂

此病可在胸骨左缘听到收缩期和舒张期来往性杂音，与动脉导管未闭的连续性杂音有些相似，但杂音的位置在胸骨左缘第 3、4 肋间，且杂音缺乏典型的连续性，超声心动图检查可较易予以区分。

(四) 其他足以引起类似动脉导管未闭杂音的疾病

如冠状动静脉瘘、冠状动脉肺动脉瘘、左上肺动静脉瘘、胸壁的动静脉瘘等，也需考虑鉴别。

此外，本病在婴儿期或肺动脉高压显著时，可能只有收缩期杂音，要注意和心室间隔缺损、心房间隔缺损、肺动脉瓣狭窄等相鉴别。

七、防治

预防本病与预防其他先心病相同。鉴于孕妇在妊娠初期患风疹者，其婴儿患本病者较多，故妊娠期防止患风疹对预防本病有重要意义。本病易发生感染性动脉内膜炎，对未施行手术治疗者要注意预防此并发症。

动脉导管未闭诊断确立后如无禁忌应及早予以封堵或手术干预。经皮导管封堵术能封堵绝大多数的动脉导管未闭，目前已成为首选的治疗措施，封堵术的适应证和禁忌证参见第九篇第二章。不适于做封堵术者，则做外科手术纠治。

有心力衰竭或感染性动脉内膜炎的患者，在两者得到控制后亦可施行手术。动脉内膜炎时，若抗生素不能控制感染，也可考虑施行手术，术后动脉内膜炎可较易得到控制。显著肺动脉高压出现右向左分流有发绀者，则只能内科对症处理。

八、预后

分流量小者预后好，许多无症状者的生存寿命如常人。但分流量大者可发生心力衰竭，有肺动脉高压而发生右向左分流者预后均差。个别患者肺动脉或未闭的动脉导管破裂出血可迅速死亡。

第八节　主动脉-肺动脉间隔缺损

主动脉-肺动脉间隔缺损(aortopulmonary septal defect)又称主肺动脉窗，是一种少见的先天性大血管畸形。胚胎时期主动脉肺动脉隔、心室间隔同时分别将动脉干分隔成升主动脉和肺动脉、左心室和右心室，最终动脉隔的下方与心室间隔的上方相融合，使左右心室分别与主动脉、肺动脉相通。如分隔不完善，按其位置的高低，分别形成主肺动脉隔缺损、动脉干永存或高位心室间隔缺损。主动脉-肺动脉间隔缺损是位置比较高在心底部的主动脉与肺动脉之间分隔不完善，留下位于升主动脉和肺总动脉之间的缺损(图 14-3-25)。

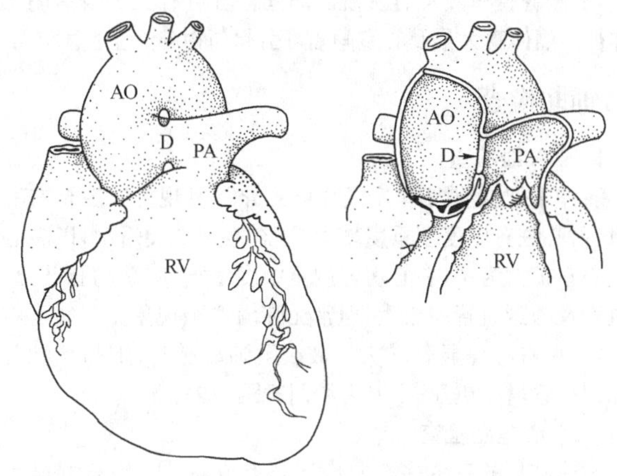

图 14-3-25　主动脉-肺动脉间隔缺损的解剖示意

AO，主动脉；D，主动脉-肺动脉间隔缺损；PA，肺总动脉；RV，右心室

病理生理或临床表现酷似粗大的动脉导管未闭。开始是大量左向分流引起肺充血和左心室增大，在胸骨左缘出现连续性杂音，也可以发生心力衰竭和感染性动脉内膜炎。常有肺动脉高压，当肺动脉高压显著时，可使左向右分流逆转，出现发绀。因此临床上极易与动脉导管未闭混淆，但本病连续性机器样杂音部位较动脉导管未闭者为低，在胸骨左缘第 3、4 肋间最响，伴有震颤。肺动脉高压明显时，可能只有收缩期杂音，且不会出现差异性发绀，因分流部位在升主动脉的水平。

胸部 X 线与心电图的表现与动脉导管未闭基本相同。

二维超声心动图除显示左心室扩大，心室间隔和左心室后壁运动幅度增大等左心室容量负荷增加的表现外，在大动脉短轴切面可显示两条半月瓣发育完好的大动脉之间有间隔缺损(图 14-3-26)，彩色多普勒超声在缺损处可探及呈五彩镶嵌色的左向右分流，在有肺动脉高压的患者，可探及呈蓝色的双向分流或右向左分流。

右心导管检查时，除发现在肺动脉水平有左向右分流外，心导管可能由肺动脉经过缺损进入主动脉，并指向左心室，或直接指向无名动脉进入右颈动脉，此与动脉导管未闭者有所不同，后者心导管由肺动脉经过未闭的动脉导管进入降主动脉。选择性主动脉造影时，在升主动脉注射造影剂可见肺总动脉同时显影，而此两条动脉及其半月瓣均能辨认。

本病的治疗方法是直视手术修补。

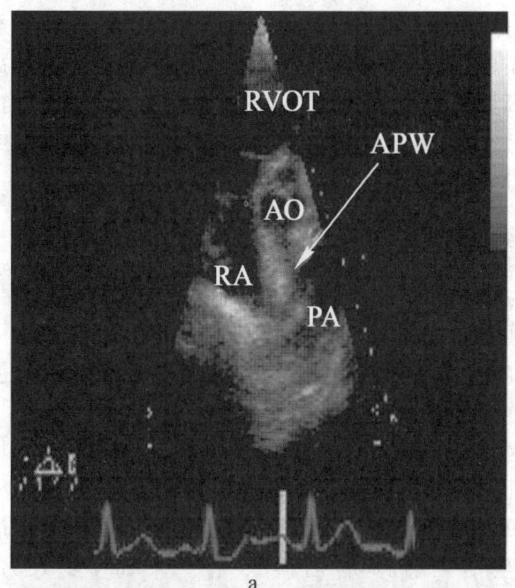

a

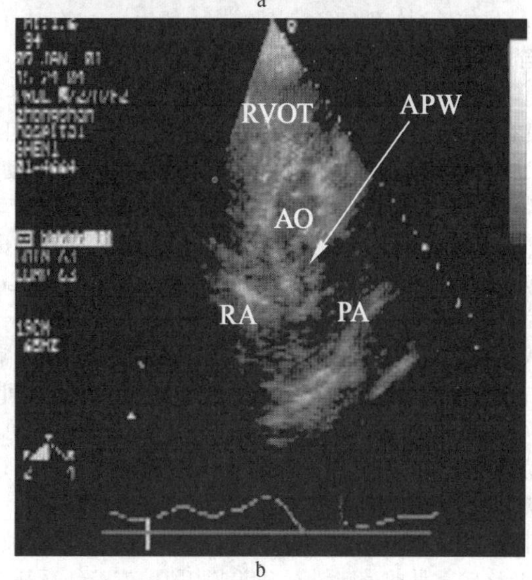

b

图 14-3-26　主动脉-肺动脉隔缺损的超声心动图

a. 大血管短轴切面示主动脉根部侧壁与主肺动脉之间见一回声缺失(箭头所示)　b. 大血管短轴切面，右心声学造影示肺动脉内首先出现密集的造影剂，然后经缺损(箭头)流入主动脉，显示存在右向左分流

APW，主动脉-肺动脉窗；RA，右心房；RV，右心室；RVOT，右心室流出道；AO，主动脉；PA，肺动脉

第九节　主动脉窦动脉瘤

主动脉窦又称冠状动脉窦或瓦氏窦(Valsalva sinus)，所以主动脉窦动脉瘤(aneurysm of aortic sinus)也称为冠状动脉窦瘤或瓦氏窦瘤。大多数属先天性，少数为获得性，后者由感染性心内膜炎、动脉硬化、主动脉中层囊样坏死、风湿热和梅毒等引起。本节仅介绍先天性主动脉窦动脉瘤，它是一种少见的先天性畸形，但在我国则并不太少，男性比女性多见。

一、胚胎学

在胚胎早期分隔并形成大动脉和心腔间隔的过程中，左前和右后心球嵴如果汇合不充分、远端的圆锥间隔发育不全、主动脉根部中层组织的肌纤维和弹力纤维不足或缺乏，且与主动脉瓣环的连接发生分离，出现结构上的弱点，在主动脉高压血流的不断冲击下，逐渐出现局部的扩张而突入其邻近的血压低的部位，形成动脉瘤囊。此外，畸形的冠状动脉亦可形成主动脉窦动脉瘤。

二、病理解剖

主动脉根部有3个主动脉窦（又称冠状动脉窦），紧靠主动脉瓣和主动脉根部内的瓣环远侧。各个冠状动脉窦均可形成动脉瘤，其中以右冠状动脉窦动脉瘤最多见，无冠状动脉窦动脉瘤居次，左冠状动脉窦动脉瘤少见。

主动脉瘤囊多见于主动脉窦的下部，冠状动脉开口以下处向外突出呈锥形，主动脉端的动脉瘤囊内口直径一般为10 cm左右，少数患者的内口较大。瘤体直径为5～20 mm。严重者可累及整个主动脉窦，瘤体长 4～20 mm，多数为 10～20 mm。瘤体破裂的破口多在其顶端，一般为一个，有时可为多个，甚至呈筛孔状。

由于动脉瘤囊壁由血管内膜和退化组织构成，缺乏主动脉壁所具有的中层组织，易于破裂。右冠状动脉窦动脉瘤可突入或破裂到右心室流出道，造成右心室流出道的阻塞或主动脉右心室瘘，也可突入或破裂到右心室室上嵴上、右心房或肺动脉；无冠状窦动脉瘤可突入或破裂到右心室室上嵴下、右心房，偶或心包；左冠状动脉窦动脉瘤突入或破裂到左心室、左心房或心包腔。一个瘤体还可能同时破裂入两处心腔。在临床上以右冠状动脉窦动脉瘤破裂入右心（尤其是右心室）最为常见。破入右心的患者常有左、右心室增大。本病常伴有心室间隔缺损，还可合并主动脉瓣畸形（瓣叶脱垂、二叶式瓣膜），少见有合并肺动脉瓣狭窄或关闭不全、心房间隔缺损、动脉导管未闭。

获得性主动脉窦动脉瘤与先天性相比，其倾向是累及主动脉根部较大范围和多个主动脉窦，甚至升主动脉，较少破裂到心腔内，比较常见的是破裂入心包或胸膜腔或腔外，引起灾难性大出血。

三、病理生理

不大的未破裂的主动脉窦动脉瘤一般不引起血流动力学改变，如瘤体逐渐增大引起主动脉根部膨大或主动脉瓣脱入心室间隔处，可造成主动脉瓣关闭不全。瘤体突入右心室流出道可造成流出道狭窄，突入心室间隔可能损伤传导系统造成房室传导阻滞，压迫冠状动脉可能导致冠状动脉栓塞。瘤体一旦破裂可产生显著的血流动力学改变，如瘤体破裂至心包腔引起急性心包填塞可致突然死亡；破裂至右心各腔造成主动脉心脏瘘或破裂至肺动脉造成主动脉肺动脉瘘，均引起左向右分流。其中以右主动脉窦动脉瘤破裂到右心室或右心房为多见。破裂多发生于20～67岁，其引起改变的轻重与破裂口的大小成正比，突然出现较大的破裂口，可产生急性左向右大量分流，导致急性心力衰竭，若瘤体破裂造成慢性持续的左向右分流，产生左、右心室扩张和肥厚，最后可引起肺动脉高压和心力衰竭。

四、临床表现

（一）症状

瘤体破裂前多无明显症状，可出现心悸、胸痛、房室传导阻滞等，或有与主动脉瓣关闭不全、右心室流出道狭窄等相应的症状，并可继发感染。瘤体破裂至右侧心腔时症状比较有特异性，可突然发生类似心肌梗死的胸痛或上腹痛，继而有呼吸困难、咳嗽、发绀、心悸、头晕、头痛，甚至休克，随之出现右心衰竭症状，患者可能自觉胸部出现震颤，有些患者可无胸痛而只感胸闷，或急性症状不明显，仅逐渐出现慢性右心衰竭症状。瘤体破入心包腔可出现急性心包填塞，患者常迅速死亡。

（二）体征

瘤体破裂之前多无明确的体征。瘤体破裂至右侧心腔可出现典型体征，包括：胸骨左缘第3、4肋间出现粗糙响亮的连续性或来往性机器样杂音，其舒张期部分常更响，并伴有震颤。肺动脉瓣区第二心音亢进，心尖区可能有第三心音。心浊音界向两侧扩大，有类似主动脉瓣关闭不全的脉压增宽、毛细血管搏动、水冲脉等周围动脉体征。右心衰竭时，出现颈静脉怒张、肝大、水肿，右侧胸腔积液常有发现。部分患者可有三尖瓣关闭不全的体征。瘤体膨大累及心室间隔可引起药物难治性心律失常。

五、辅助检查

（一）X线检查

瘤体未破裂前胸部X线片可无异常发现。破裂至右心室的患者，心脏有中度至重度增大，形态略似二尖瓣型，以右心室及左心室扩大为主，右心房轻度至中度增大，肺总动脉凸出，肺门血管及肺野血管均粗大，但常无肺门舞蹈现象。破裂至右心房时，可见右心房显著增大。破裂至肺动脉时，则肺动脉总干及肺门血管增粗更显著，并有肺门舞蹈现象。

（二）心电图检查

瘤体破裂的患者多有左心室肥大或左右心室合并肥大的表现，部分患者心电图可有S-T段与T波变化。

（三）二维超声心动图检查

显示主动脉根部常扩大，受累部位的主动脉窦呈瘤样扩张，瘤体多呈囊袋状、乳头状或指状（图14-3-27）。长短和内径不一，壁薄光滑，收缩期瘤体缩小，舒张期增大，随心脏活动。有的瘤体内可出现团块状附壁血栓的回声。少数瘤壁可有钙化表现。瘤体破裂后还可以观察到其破口，可单发或多发，在舒张期可见瘤体组织碎片向破入的心腔漂移。瘤体破裂入右心房、右心室、左心房、左心室或肺动脉，可见相应的房室扩大或肺动脉扩张。彩色多普勒超声心动图可探及破入心腔或肺动脉的红五彩镶嵌色左向右分流性血流束。

（四）心导管检查和心血管造影

瘤体未破的患者右心导管检查多无异常，有时可发现由于右心室流出道阻塞引起的右心室肺动脉之间的压力阶差。瘤体破入右心腔的患者可发现右心房、右心室或肺动脉水平有左向右分流，并伴有压力的显著增高，右心室舒张压的显著增高提示患者存在右心衰竭。

经动脉逆行选择性升主动脉造影，在瘤体未破时可显示病变的主动脉窦明显扩大并呈囊状突出。瘤体破裂至右心各腔时，可见造影剂从升主动脉进入右心室、右心房或肺动脉或左心房、左心室，从而可判断主动脉心脏瘘的部位所在。

六、诊断与鉴别诊断

瘤体未破裂的患者临床诊断极为困难。瘤体破入右心腔

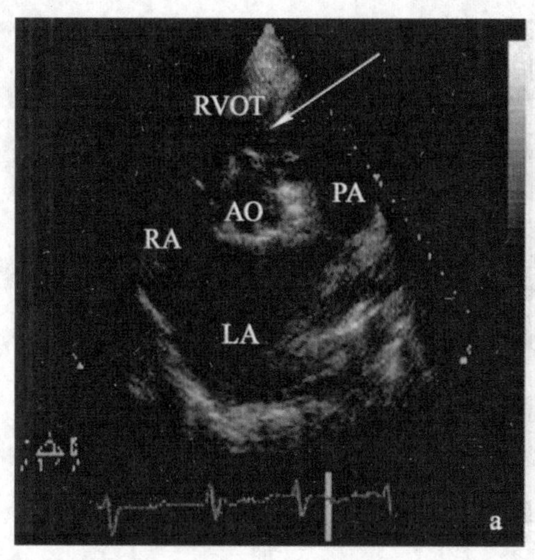

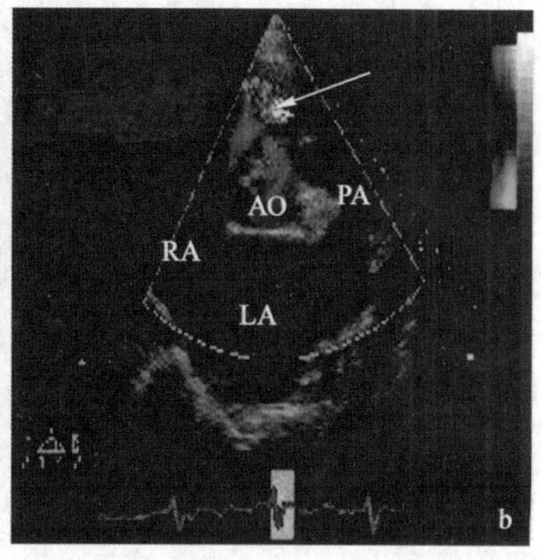

图 14－3－27　主动脉窦瘤的超声心动图

a. 大血管短轴切面示主动脉右冠状动脉窦呈一囊袋样膨出突向右心室流出道(箭头所示)，且顶部见破口　b. 大血管短轴切面，彩色多普勒示破口处左向右分流(箭头所示)

RVOT，右心室流出道；LA，左心房；RA，右心房；AO，主动脉；PA，肺动脉

的患者根据病史、症状、体征、X线、心电图和超声心动图，可以相当准确地诊断本病，基本不需要做右心导管和心血管造影检查。鉴别诊断主要考虑胸骨左缘有连续或来往性杂音的其他疾病，包括动脉导管未闭、主动脉-肺动脉间隔缺损、心室间隔缺损伴有主动脉瓣关闭不全、冠状动静脉瘘等，并与其他病因引起的获得性主动脉窦动脉瘤相鉴别。

七、治疗

对于未破裂无症状的主动脉窦动脉瘤患者的处理仍然存在分歧，鉴于诸多的严重潜在并发症，包括右心室流出道梗阻、感染、恶性心律失常或急性冠状动脉开口堵塞等，与手术纠治的危险性相比，多数主张进行手术修补。

瘤体破裂诊断一旦确立应立即采取手术治疗，手术修补后复发甚少。获得性主动脉窦动脉瘤由感染性心内膜炎、梅毒引起者，根据其病因和病变的累及范围，可能需要进行冠状动脉再植或置换全部主动脉根部。

第十节　冠状动静脉瘘和其他冠状动脉畸形

一、冠状动脉瘘

冠状动脉瘘(coronary arteriovenous fistula)为冠状动脉主干或其分支与某心腔(血管)间存在先天性异常通道。90%以上患者存在左向右分流。临床表现与瘘管大小、分流部位和分流量大小有关。分流量小可无症状，仅体征中有杂音和周围血管征，甚至无杂音，自然闭合的机会很少。

先天性冠状动静脉瘘极为少见，包括冠状动静脉瘘、冠状动脉右心室瘘、冠状动脉右心房瘘和冠状动脉肺动脉瘘、冠状动脉微血管瘘等(图 14－3－28)。由于此时冠状动脉的血液直接流入右侧心腔或冠状静脉，相当于在右侧心腔水平产生左向右分流，同时这部分血液不流经心肌，可引起部分心肌缺血。

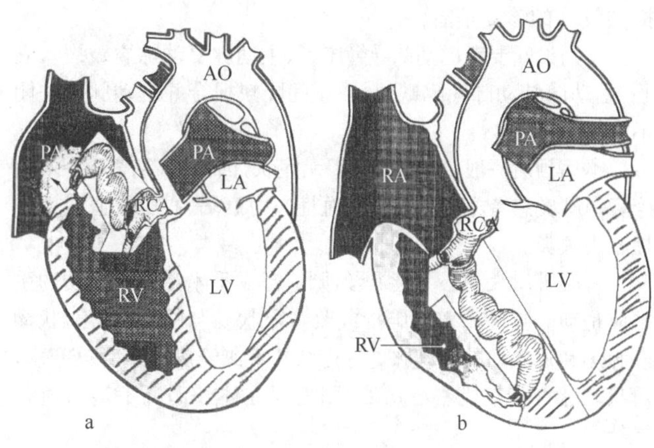

图 14－3－28　右冠状动脉右心房瘘(a)和右冠状动脉右心室瘘(b)示意

患者多无症状或有心悸、胸痛等，常由于胸前有连续性杂音而被发现，易被误诊为动脉导管未闭。视分流部位的不同，杂音的舒张期部分可较收缩期部分响、轻或可消失。分流大者可有脉压增大、毛细血管搏动、水冲脉等周围动脉征。胸部X线检查可见肺血管影增加。心电图多属正常，可能有左心室肥大或右心室肥大或心肌缺血的表现。分流量小者右心导管检查时血氧分析可能不会发现左向右分流的存在，往往由选择性指示剂稀释曲线测定才能查出。在过去选择性冠状动脉造影是确定其起源、解剖诊断的唯一方法。

除心血管造影外，综合性超声心动图技术是诊断本病最可靠的无创性方法(图 14－3－29)。尤其是二维超声心动图可显示扩张的冠状动脉及其走行和引流部位等直接征象，同时可显示冠状动静脉瘘所导致的心腔扩大等表现。彩色多普勒超声技术可通过彩色血流的显示，观察到粗大的冠状动静脉瘘的异常走行，如局部形成瘤体，可清晰地显示瘤体出入口部位的血流呈五色彩镶嵌色。经食管超声心动图能较清晰地显示冠状动脉扩张的部位，冠状动静脉瘘走行、途

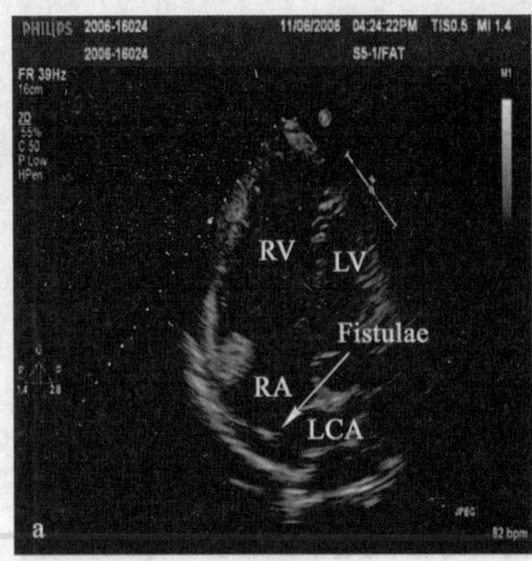

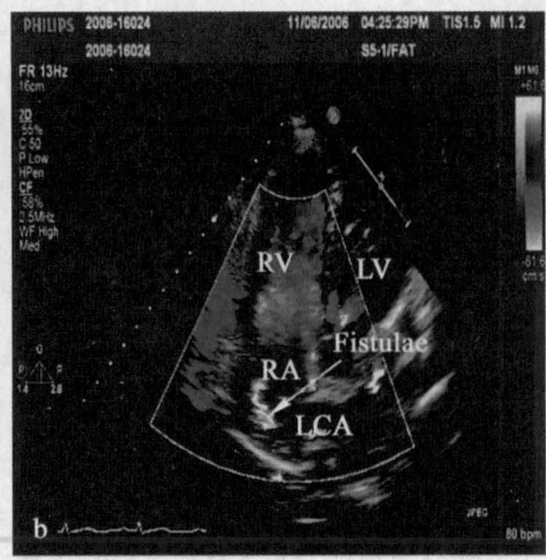

图 14-3-29 左冠状动脉右心房瘘的超声心动图

a. 心尖四腔心切面显示左冠状动脉明显增宽，且于右心房顶部见一瘘口（箭头所示） b. 心尖四腔心切面，彩色多普勒示瘘口处左向右分流（箭头所示）

LV，左心室；RV，右心室；RA，右心房；LCA，左冠状动脉；Fistulae，瘘口

径、开口处、引流部位，及其与周围心血管组织结构的关系，提供较好的诊断信息。

鉴别诊断要考虑动脉导管未闭、主动脉窦动脉瘤破裂入右心、主动脉肺动脉间隔缺损、心室间隔缺损合并主动脉瓣关闭不全等。

本病预后一般较好，临床多无症状，因而多不需要手术治疗。但本类患者亦可能发生充血性心力衰竭、心肌缺血或感染性心内膜炎。

有心脏增大和心力衰竭者，则应考虑手术治疗。成功的手术应是动静脉瘘闭塞而维持或改善冠状动脉的供血。冠状动静脉瘘和冠状动脉肺动脉瘘可行结扎术或经皮心导管栓塞术，冠状动脉右心室或右心房瘘，则需要在体外循环下进行直视修补。

冠状动脉微血管瘘极为罕见，为冠状动脉终末分支微小冠状动脉与左心室有沟通，血液从冠状动脉末端微小血管直接排入左心室腔，由于存在"窃血"现象，引起心肌缺血，患者可有心绞痛症状。冠状动脉造影可见如同"下雨"样在左心室形成"烟雾症"的表现。多数认为预后良好，无症状者，可随访观察，有症状者可应用抑制心肌收缩和降低氧耗的药物，一般不需手术治疗。

二、冠状动脉起源与分布畸形

先天性冠状动脉畸形（congenital coronary artery anomaly）中，最常见的是冠状动脉有两个以上的开口，其中尤以右冠状动脉有多个开口为多见。起源于肺动脉及其分支的冠状动脉畸形，多数起源于肺总动脉的左后窦或右后窦，极少数起自肺动脉总干，个别起自肺动脉分支。冠状动脉畸形还可起源于主动脉窦、主动脉窦以上的主动脉或其分支。

起源于肺动脉的左冠状动脉畸形（origin of the left coronary artery from the pulmonary artery）占 90%，出生后随着肺动脉压力降低，左右冠状动脉间的侧支循环尚未完善者可出现明显的左心室心肌缺血，发生心肌坏死和纤维化，左心室扩大，心内膜弹性纤维增生，乳头肌功能失调而引起二尖瓣反流，在婴儿期即出现心绞痛、心肌梗死、心力衰竭而死亡。仅 10%可存活到成年，且多属于侧支循环较丰富的右冠状动脉优势型，左心室病变较不显著，右冠状动脉扩张弯曲，左冠状动脉亦有扩张，壁变薄，其结构与功能均已类似静脉。此时右冠状动脉的血液经侧支循环入畸形的左冠状动脉至肺动脉，造成在肺动脉水平的左向右分流，由于窃血现象而造成右冠状动脉供血障碍，加重心肌缺血。

起源于肺动脉的左后窦或右后窦的右冠状动脉畸形（origin of the right coronary artery from the pulmonary artery），患者多可存活到成年，随着与左冠状动脉建立侧支循环，形成从左冠状动脉的血液经侧支循环入畸形的右冠状动脉至肺动脉的左向右分流，也可出现窃血现象导致心肌缺血。

起源于肺动脉及其分支的冠状动脉畸形（origin of coronary arteries from the pulmonary artery and its branches）中的成人型患者多无明显症状，平均寿命为 35 岁，有存活至 64 岁者，部分因心绞痛或突然死亡。体征有心脏扩大，成人型在胸骨左缘有连续性杂音，婴儿型可无杂音。X 线检查示心脏扩大以左心室为主，有二尖瓣反流者可有左心房扩大，肺总动脉可凸出，肺门血管影增大。心电图示左心室肥大，并可有前外侧壁心肌梗死表现，后者在婴儿型中为常见。右心导管检查多无异常发现，肺动脉水平的左向右分流用一般血氧检查法可能不能检出。逆行升主动脉造影或冠状动脉造影可见右冠状动脉显著扩张及弯曲，左冠状动脉显影较迟（因为使左冠状动脉显影的造影剂经由右冠状动脉的吻合侧支逆流而来），同时有肺动脉显影。二维超声心动图可显示冠状动脉的异常增粗或代偿性扩张，从而提示存在冠状动畸形，结合彩色多普勒超声和（或）经食管超声心动图，多可显示畸形起源的冠状动脉部位、走行，增粗或代偿情况，以及畸形冠状动脉与周围心血管组织结构的关系。

婴儿型的症状、X 线及心电图表现比较特异，综合性超声心动图可为诊断本病提供主要依据，但仍需与心内膜弹性纤维增生症和伴有左心室肥大的其他先天性心脏血管畸形相鉴别。成人型则要与动脉导管未闭、主动脉窦动脉瘤破入右心、主动脉肺动脉间隔缺损、冠状动静脉瘘、心室间隔缺损合并主动脉关闭不全等相鉴别。

本病一旦确诊应及早进行手术治疗。

第四章　有右向左分流的先天性心血管病

何梅先　陈灏珠

第一节　法洛四联症

法洛四联症（tetralogy of Fallot）是指心室间隔缺损（通常为较大的膜周部室间隔缺损）、肺动脉瓣口或漏斗部狭窄、主动脉右移骑跨于缺损的心室间隔上及右心室肥厚等 4 种情况合并存在的先天性心脏血管畸形，其中以心室间隔缺损与肺动脉口狭窄两者为主。它是临床上最常见的发绀型先心病。

法洛四联症的 4 种畸形各自的病变与严重程度在各个患者中可有不同。只有心室间隔缺损、肺动脉口狭窄与右心室肥大而无右位主动脉的患者，有时称为非典型的法洛四联症。

一、胚胎学

在胎儿期中，原始心室的头端另有一室称为动脉球，介于心室与动脉干之间。在胎儿期第 5～8 周，动脉球的尾端与心室融合而成为右心室的漏斗部或动脉圆锥部。动脉球的其余部分和动脉干则被一顺时针向扭曲的隔膜分开而成肺动脉和主动脉。此隔膜向尾端伸展而构成心室间隔的膜部，关闭了心室间隔孔，此动脉球隔膜的正常成长与扭曲使肺动脉自右心室出口而主动脉自左心室出口。在心脏大血管的发育期中，如动脉球与动脉干及其隔膜间的顺时针向扭曲不充分甚至成为逆时针向扭曲，而在正常发育过程中应该萎缩的类似两栖类的右侧主动脉仍然存在，即成法洛四联症的畸形。

二、病理解剖

本病中的心室间隔缺损多为嵴下型的膜周部缺损，缺损一般较大，有时整个心室间隔可以完全缺如。肺动脉口狭窄可发生于瓣膜、肺动脉瓣环、右心室漏斗部或肺动脉段等各个部位，有时为多水平的狭窄同时存在。瓣膜型狭窄者瓣膜发育畸形则可能为单瓣化、二瓣叶或三瓣叶畸形。肺动脉口狭窄常合并有漏斗部狭窄。漏斗部狭窄可为隔膜型狭窄或管型狭窄，前者与肺动脉瓣口之间存在第三心室，后者呈广泛肌性狭窄。肺动脉段狭窄型可为瓣上狭窄、局限性狭窄、肺总动脉发育不良呈假性肺动脉闭锁（假性动脉干永存）和合并分支狭窄。有时左肺动脉可缺如（右侧极罕见）和肺动脉闭锁，此时右心室与肺动脉之间无通道存在，肺血流的维持依靠来自动脉导管未闭或支气管肺动脉侧支循环的血流。本病右心室显著肥厚，大多厚于左心室壁。主动脉右位的程度变化很大，最多见的是主动脉向前向右方移位骑跨在左、右两心室之上，升主动脉粗大，如主动脉骑跨程度超过 75%，应该考虑诊断为右心室双出口。主动脉弓的位置可在左侧，20%～30%合并右位主动脉弓。此外，体循环动脉和肺循环动脉之间常有侧支循环建立。右心室肥厚是由于肺动脉口狭窄所致，多属于继发性改变，右心室压力的升高和心内分流都起一定作用。法洛四联症如合并有未闭卵圆孔或心房间隔缺损即称为法洛五联症。心房间隔缺损或未闭卵圆孔的存在对法洛四联症的临床表现并无多大的影响，但可能增加左心室的负担。

此外本病还可合并右位心、双侧上腔静脉、动脉导管未闭、部分性肺静脉畸形引流、心内膜垫缺损、三尖瓣闭锁或严重狭窄、肺动脉瓣缺如，以及主动脉瓣狭窄、脱垂、瓣下狭窄、二尖瓣畸形等。

三、病理生理

由于肺动脉口狭窄的存在，右心室压力增高，负荷加重，导致肥厚。因心室间隔缺损大，使左、右两心室的压力相等。右心室的静脉血即被送过心室间隔缺损而进入骑跨的主动脉，主动脉同时接受左心室的血液和部分右心室的血液，因而动静脉血流在主动脉处混合（呈双向性分流）被送达身体各部，造成动脉血氧含量的降低，临床上出现发绀与红细胞增多症（图 14-4-1）。肺动脉口狭窄越严重、心室间隔缺损越大，则右向左分流量越多，发绀越严重。由于肺循环血流减少，在肺部氧合的血量也减少，右心室压力增高，静脉回流亦增大，因而整个循环的氧合血液减少，遂又使发绀更为显著。肺动脉口狭窄轻且心

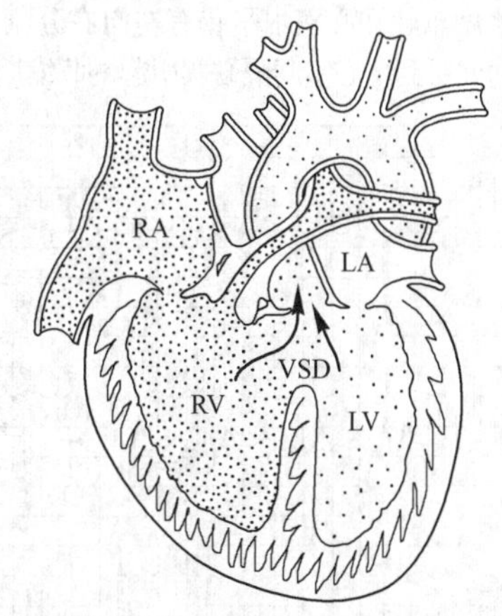

图 14-4-1　法洛四联症病理解剖及病理生理示意

图示膜周部心室间隔缺损、肺动脉瓣口或漏斗部狭窄、主动脉右移骑跨和右心室肥厚四大特征。腔内密集黑点代表静脉血，稀疏黑点代表混合血，无黑点代表动脉血

室间隔缺损小的患者，右心室压力不太高，可无右向左分流，因而无发绀，称为非发绀型法洛四联症。

四、临床表现

（一）症状

症状的轻重取决于解剖畸形的严重程度，本病突出的症状是发绀，发绀在婴儿期即出现，但在出生后数月可由于动脉导管尚未关闭而不出现发绀，或仅在哭闹、吮奶时才出现，婴儿喂奶困难，体重不增。发绀产生数月至数年后可出现杵状指（趾）。气喘为本病的常见症状，多在劳累后出现，可能呈阵发性，这在2个月至2岁较常见，患者易感乏力。劳累后的气喘与乏力常使患者采取下蹲的姿势，这在2～10岁颇为常见。部分患者由于严重缺氧可有头晕、阵发性晕厥，甚至有癫痫样抽搐。个别患者有脑栓塞与脑出血等现象，鼻出血、咯血、呕血亦可能出现，其他并发症尚有心力衰竭、感染性心内膜炎、肺部感染等，脑脓肿亦时有发生。

（二）体征

发绀与杵状指（趾）为常见的体征，患者一般发育较差，智力正常，亦偶有智力发育迟缓者。左胸或前胸部可能隆起。主要在胸骨左缘第2、3肋间有收缩期吹风样喷射性杂音。杂音位置的高低与肺动脉口狭窄的类型为肺动脉型、瓣膜型、右心室漏斗部型有关，后者杂音的位置可能低至第4肋间。杂音的响度与肺动脉口狭窄的程度呈反比，肺动脉口狭窄越重杂音越轻，因狭窄越重则右心室的血液进入骑跨的主动脉越多，而进入肺动脉的越少，此与单纯肺动脉口狭窄不同。杂音与单纯肺动脉口狭窄不同还在于所占时间较短，在第二心音之前结束，高峰出现较早，吸入亚硝酸异戊酯后杂音减轻。肺动脉口闭塞的患者可能没有杂音。可伴有震颤，但出现震颤的情况不如单纯性肺动脉口狭窄或心室间隔缺损中多见。

肺动脉瓣区第二心音可能减弱、消失且不分裂而呈单音，个别情况甚至可能亢进，这是由于第二心音的肺动脉瓣成分消失只由主动脉瓣成分构成，后者由主动脉瓣区传过来之故。主动脉瓣区和心尖部可有收缩期喷射性杂音。心脏浊音界区可扩大，心前区与中上腹可有抬举性搏动。

若合并动脉导管未闭或支气管动脉与肺动脉间有较粗侧支循环血管时，胸骨左缘可有连续性杂音。非典型的法洛四联症中肺动脉口狭窄程度较轻在心室水平仍有左向右分流者，还可在胸骨左缘第3、4肋间听到由心室间隔缺损引起的收缩期杂音。

五、辅助检查

（一）血液检查

红细胞计数及血红蛋白显著增高。

（二）X线检查

典型患者心脏阴影呈靴状，肺动脉总干弧向内凹入，这是由于肺动脉小或萎缩所致。心脏左侧下边缘圆钝而显著，心尖翘起，呈靴形心。右心室增大，右心房亦可增大。部分患者肺动脉平直或轻微隆起的，是由于第三心室形成或肺动脉瓣有轻度狭窄后膨出之故。肺门血管阴影小而搏动不显著，肺野血管纹纤细，有时可见网状的侧支循环影（图14-4-2）。

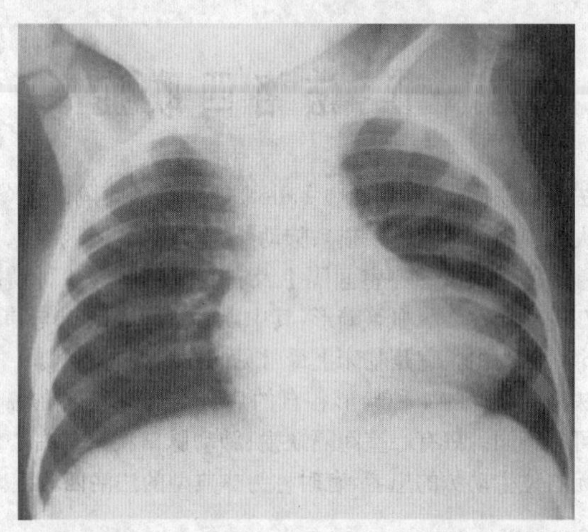

图14-4-2 法洛四联症的胸部X线片显示靴形心

上纵隔阴影增宽，这是由于主动脉本身增大，向右前移位，上腔静脉被推向右方所致。近1/4的患者有右位主动脉弓，食管吞钡检查可见主动脉弓部有反压迹，降主动脉顺脊柱右侧下降。

轻型患者，如心室间隔缺损小，肺动脉狭窄亦轻，则X线表现类似单纯肺动脉口狭窄。如心室间隔缺损较大而肺动脉狭窄轻，则X线表现类似心室间隔缺损。

（三）心电图检查

心电图的主要改变是右心室肥大和劳损，右侧心前区各导联的R波多明显增高，伴有S-T段压低与T波倒置，部分患者有右心房肥大征象，P波高尖。心电轴常右偏在+90°～+120°（图14-4-3）。

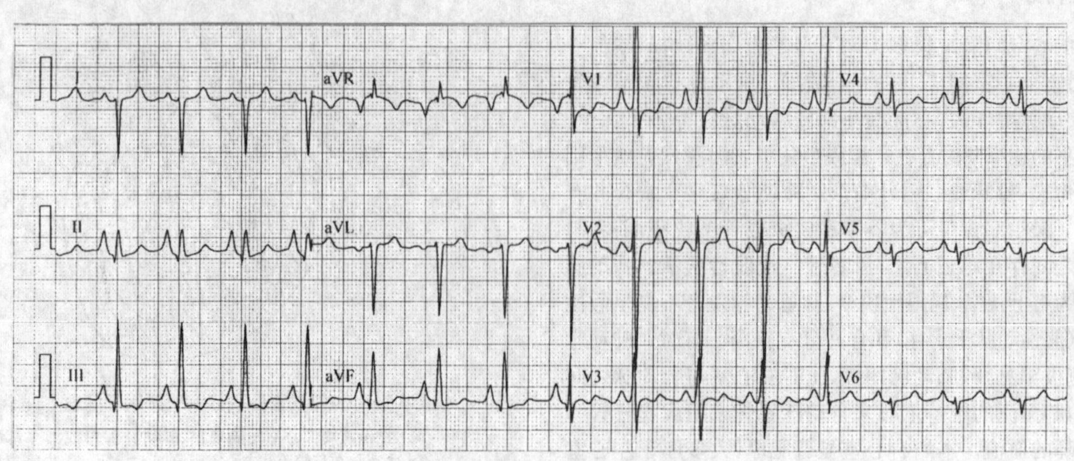

图14-4-3 法洛四联症的心电图示右心房大、右心室肥大、电轴右偏

(四) 超声心动图检查

二维超声心动图对显示法洛四联症的主要解剖畸形有较高的敏感性和特异性,能清晰地显示本病的心室间隔缺损和肺动脉狭窄的部位和类型、主动脉右位和骑跨的程度、右心室肥厚的病变及心内各部位相互之间的毗邻关系。多普勒技术能较清楚地观察心内各部位的血流及异常血流的流速和压差,必要时配合声学造影或经食管超声心动图检查,绝大部分患者不需做创伤性检查来确诊(图 14-4-4)。

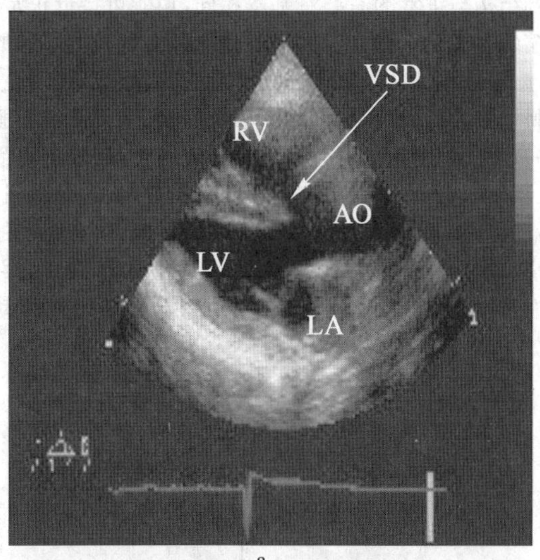

a

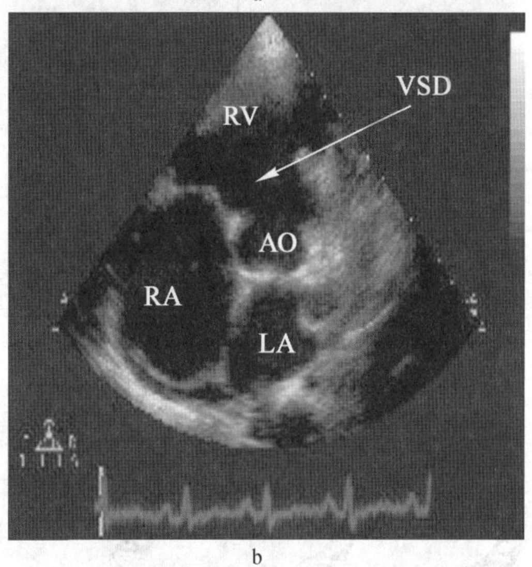

b

图 14-4-4　法洛四联症的超声心动图

a. 胸骨旁长轴切面示心室间隔于膜周流入道部大段回声缺失,主动脉增宽,骑跨于心室间隔之上,程度约 50%　b. 大血管短轴切面示膜周流入道部大段回声缺失(箭头所示)

VSD,心室间隔缺损;LA,左心房;LV,左心室;RA,右心房;RV,右心室;AO,主动脉

(五) 心导管检查和心血管造影

右心导管检查可有下列发现:① 肺动脉口狭窄引起的右心室与肺动脉间的压力阶差,分析压力曲线的形态可帮助判定肺动脉狭窄的类型。② 心导管可能由右心室直接进入主动脉,从而证实骑跨的主动脉和心室间隔缺损的存在。③ 右心室的血氧含量高于右心房,证明心室水平存在左向右分流,动脉血氧含量的降低说明存在右向左分流。④ 在心室间隔缺损较大而主动脉骑跨较明显的患者,主动脉、左心室与右心室的收缩压几乎相等。选择性右心室造影时可见肺动脉与主动脉同时显影,说明存在主动脉骑跨。此外,还可显示心室间隔缺损的部位与大小、肺总动脉和主动脉的大小、肺动脉口狭窄的情况(图 14-4-5)。

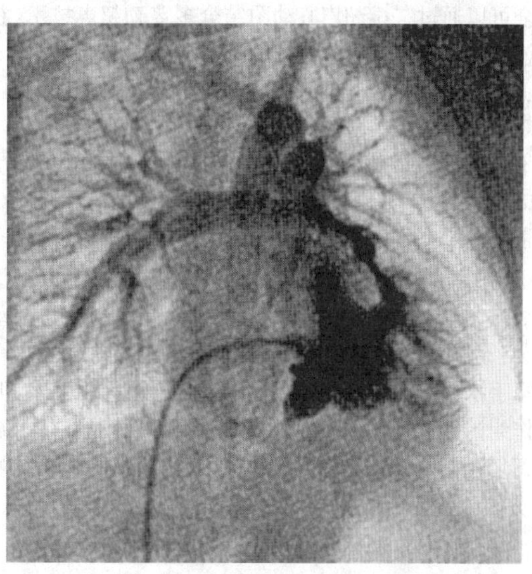

a

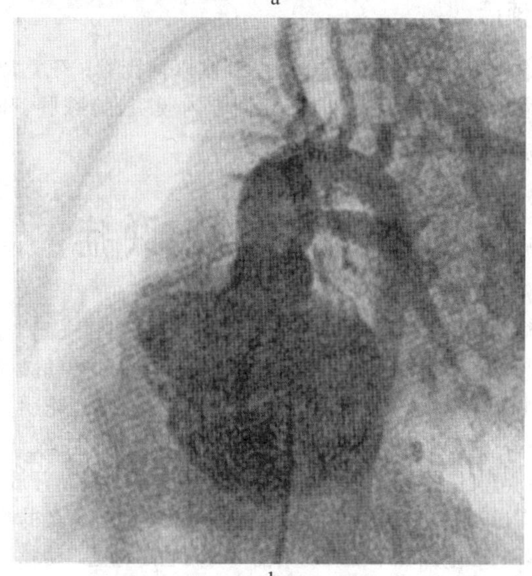

b

图 14-4-5　法洛四联症的选择性右心室造影

a. 右前斜位,示右心室流出道狭窄,隐约可见主动脉同时显影　b. 左前斜位,示通过心室间隔缺损使左心室显影,主动脉显影,主动脉骑跨

六、诊断与鉴别诊断

本病的诊断和鉴别诊断牵涉发绀型先心病的鉴别诊断问题。存活至成年的发绀型先心病以本病为最多见。

在临床上本病需与下列发绀型先心病鉴别:① 肺动脉口狭窄伴心房间隔缺损有右向左分流(法洛三联症),本病发绀出现较晚,胸骨左缘的收缩期杂音较响,所占据的时间较长,肺动脉瓣第二心音减轻、分裂。X 线片上见心脏阴影增大较显著,肺动脉总干弧明显凸出。心电图右心室劳损的表现较明显。右心导管和选择性心血管造影发现肺动脉口狭窄属瓣膜型,右向左分流在心房部位。② 艾森门格综合征出现发绀较晚,但和法洛四联症截然相反的是其有肺动脉高压的体征，肺动脉瓣区有收缩期喷射音和收缩期吹风样杂音，第二心音亢进和分裂。X线片示肺动脉总干弧明显凸出，肺门血管影粗大而肺野血管影细小。③ 其他，如三尖瓣下移畸形、三尖瓣闭锁、完全性大血管错位、主动脉干永存和假性主动脉干永存等也需要鉴别。现在完全可以通过二维超声心动图结合多普勒超声技术，获得足够的解剖学和血流动力学详细的资料足以做出鉴别诊断。

七、防治

本病的预防与其他先心病的预防相同。要注意预防感染性心内膜炎、心力衰竭和肺部感染。

本病要早期进行干预，手术治疗有姑息性和纠治性两种：① 分流手术，是在体循环和肺循环之间造成分流，以增加肺循环的血流量，使氧合血液得以增加，有锁骨下动脉与肺动脉的吻合、主动脉与肺动脉的吻合、腔静脉与右肺动脉的吻合等方法。本手术并不改变心脏本身的畸形，是姑息性手术，但可为将来作纠治性手术创造条件。② 直视下手术，是在体外循环的条件下切开心脏修补心室间隔缺损，切开狭窄的肺动脉瓣或肺动脉或右心室漏斗部，是彻底纠正本病畸形的方法，疗效好，宜于5～8岁后施行，症状严重者3岁后亦可施行。

八、预后

本病的预后差，多数患者在20岁以前死亡。死亡原因包括心力衰竭、脑血管意外、感染性心内膜炎、脑脓肿、肺部感染等。

第二节 法洛三联症

肺动脉口狭窄合并心房间隔缺损(或卵圆孔未闭)右向左分流，亦称法洛三联症(trilogy of Fallot)，在单纯肺动脉口狭窄一节中已经提及。当肺动脉口狭窄显著、右心室高压明显的患者，右心房压力亦逐渐升高。当右心房压力超过左心房压力时，右心房的血液经心房间隔缺损(或将卵圆孔重新开放)流入左心房出现右向左分流，临床上出现发绀。此类患者的临床表现、体征、心电图在未出现发绀前，与单纯的重度肺动脉口狭窄相似，但出现发绀以后，与法洛四联症很相似。本病发绀出现较晚，杵状指(趾)、红细胞计数和血红蛋白的增高不如法洛四联症显著，而收缩期杂音的响度、心电图右心室劳损的程度较法洛四联症明显，X线上心影增大较显著，肺总动脉明显凸出，肺野血管纹并不很少，主动脉弓无右位。超声心动图可明确地做出鉴别诊断。本病预后较差，易发生心力衰竭而死亡，可并发感染性心内膜炎、脑脓肿和肺部感染。治疗主张早期进行手术纠治。

第三节 三尖瓣下移畸形

一、病理解剖

三尖瓣下移畸形(downward displacement of the malformed tricuspid valve)又称埃勃斯坦畸形(Ebstein's anomaly)，是较为少见的先心病，但在我国并不太少。本病是指部分或整个三尖瓣瓣叶没有附着于正常部位的三尖瓣环上，瓣膜本身亦有发育不良而呈螺旋形向下移位，异常附着于右心室壁上，因而将右心室分成两个腔，真正的三尖瓣环与下移的三尖瓣附着处之间的右心室腔(原右心室流入道)，壁较薄称为“房化右心室”，和右心房连成一大心腔，其功能亦类似于右心房。下移的三尖瓣附着处至肺动脉瓣环之间的右心室腔，称为“功能性右心室”，其解剖结构与正常的右心室基本相同，功能可接近正常，但相对萎缩(图14-4-6)。三尖瓣瓣叶均可出现程度不同的发育不良，瓣膜短小、增厚、粘连、融合，或变薄、形成结节等。下移的瓣膜一般为三尖瓣的隔瓣和后瓣，重度三尖瓣下移瓣膜可过长，并有不同程度地与右心室壁粘连或融合，瓣膜游离活动度降低(图14-4-7)。三尖瓣前瓣叶多异常增长，呈篷帆状、增厚、活动受限。患者可伴有三尖瓣关闭不全，偶有轻度的三尖瓣狭窄。多合并有心房间隔缺损或卵圆孔未闭，还可合并其他的心血管畸形，如心室间隔缺损、动脉导管未闭或肺动脉闭锁等。

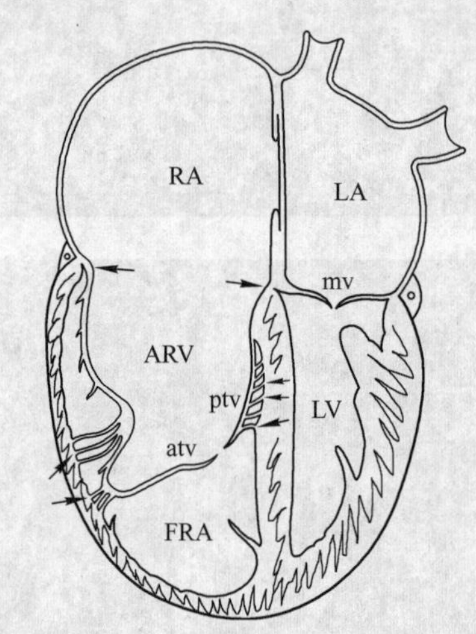

图14-4-6 三尖瓣下移畸形的病理解剖示意

RA，右心房；LA，左心房；ARV，房化右心室；FRA，动能右心室；mv，二尖瓣；atv，三尖瓣前瓣叶；ptv，三尖瓣隔瓣叶

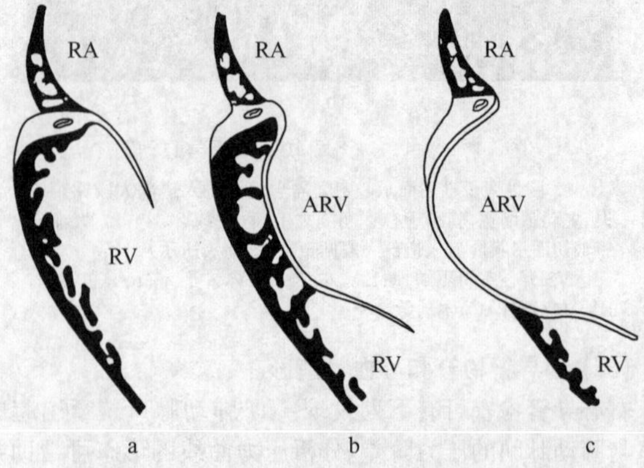

图14-4-7 三尖瓣下移畸形右侧房室环断面示意

a. 正常人三尖瓣起自三尖瓣环，将右心房和右心室分开 b. 轻型三尖瓣下移畸形 c. 重型三尖瓣下移畸形，瓣膜可过长，不同程度地与右心室壁粘连或融合

RA，右心房；RV，右心室；ARV，房化右心室

二、病理生理

本病血流动力学异常的程度取决于三尖瓣畸形与下移的程度，下移程度越重，其三尖瓣关闭不全显著，“房化右心室”就越大，“功能右心室”也就越小，其收缩能力越差，不仅减少右心室排血量，而且“房化右心室”与“功能右心室”出现矛盾的收缩、舒张运动，更加重血流动力学紊乱。当右心房增大和压力增高时，又存在心房间隔缺损或卵圆孔未闭，即可发生右向左分流而出现发绀。15%～30%的患者有右心室游离壁或右后间隔的B型预激综合征，可出现室上性心动过速、心房颤动。

三、临床表现

临床症状轻重不一，与畸形的程度以及是否合并其他病变有关，包括气急、心悸、乏力、头昏和右心衰竭表现等。约80%的患者有发绀，可有阵发性心动过速史。体征心脏浊音界增大但搏动弱。心前区可听到3～4个心音，第一心音可分裂，其延迟出现的成分多认为是三尖瓣的开瓣音，第二心音分裂而肺动脉瓣成分减轻，常有心房音。胸骨左缘下部有柔和的收缩期杂音，可能伴有舒张期隆隆样杂音。肝可肿大并有收缩期搏动。

四、辅助检查

(一) X线检查

X线检查示心影增大常呈球形，搏动弱，右心房可甚大，肺血管影正常或减少(图14-4-8)。轻型患者心影可正常或仅稍大。

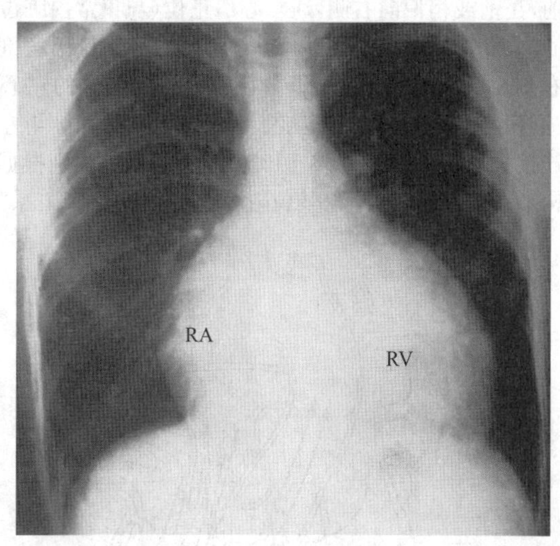

图14-4-8　三尖瓣下移畸形胸片示心脏增大呈球形
RA，右心房；RV，右心室

(二) 心电图检查

心电图示右心房肥大，完全性或不全性右束支传导阻滞，P-R间期可延长，胸导联R波电压低，V1和V4有S-T段和T波改变等，可有右心室游离壁或右后间隔的B型预激综合征。

(三) 超声心动图检查

二维超声心动图可以获得足够的解剖学和血流动力学的详细资料以做出诊断，可清晰地观察到三尖瓣叶的发育不良、缺如、移位的程度，以及下移的三尖瓣叶的附着点、房化右心室和功能右心室的大小，为外科医师提供患者适合于做三尖瓣成形术还是做人工瓣膜置换术的可靠信息。通常不需做心导管检查和心血管造影(图14-4-9)。

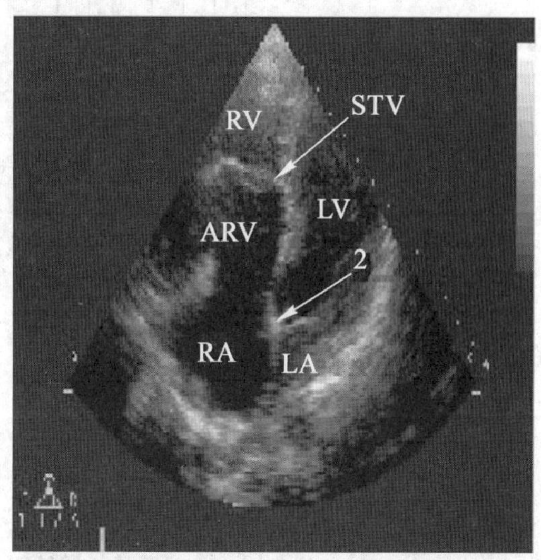

a

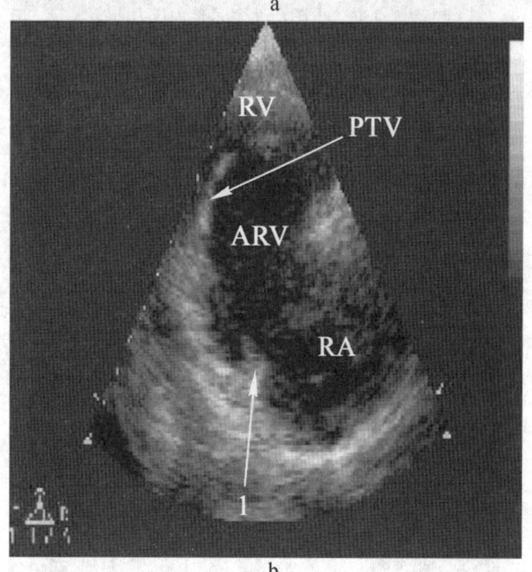

b

图14-4-9　三尖瓣下移畸形的超声心动图

a. 心尖四腔心切面示三尖瓣隔瓣下移(STV箭头)
b. 胸骨旁右心流入道切面示三尖瓣后瓣下移(PTV箭头)
1，二尖瓣瓣环；2，三尖瓣瓣环；STV，下移的三尖瓣隔瓣；PTV，下移的三尖瓣后叶；ARV，房化右心室；LA，左心房；LV，左心室；RA，右心房；RV，右心室

(四) 右心导管检查

右心导管检查示右心房腔甚大，右心房压力增高，压力曲线a波和v波均高大，提示三尖瓣关闭不全。右心室和肺动脉压可正常或轻度增高。房化右心室可记录到心房压力曲线，其腔内心电图显示为右心室的腔内心电图，存在特征性的压力电分离的现象(图14-4-10)。心导管的顶端要在心尖部或流出道处才能记录到右心室型的压力曲线。如有房间隔缺损或卵圆孔未闭者可在心房水平发现右向左分流。检查过程中可能发生严重的心律失常，因此心导管检查宜慎重进行。选择性右心室或右心房造影可显示畸形的三尖瓣及巨大的右心房和较小的功能右心室(图14-4-11)。

(五) 磁共振断层显像

磁共振断层显像显示巨大的右心房，三尖瓣叶下移和右心

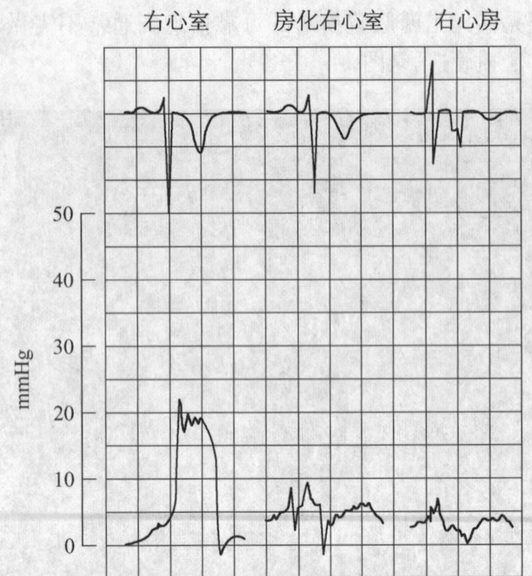

图 14-4-10 右心房、房化右心室、右心室的腔内心电图和腔内压力曲线

上行为心腔内心电图，下行为心腔内压力曲线

房化右心室的腔内心电图与右心室腔内心电图相同，而压力曲线与右心房相同，显示存在压力电分离的现象

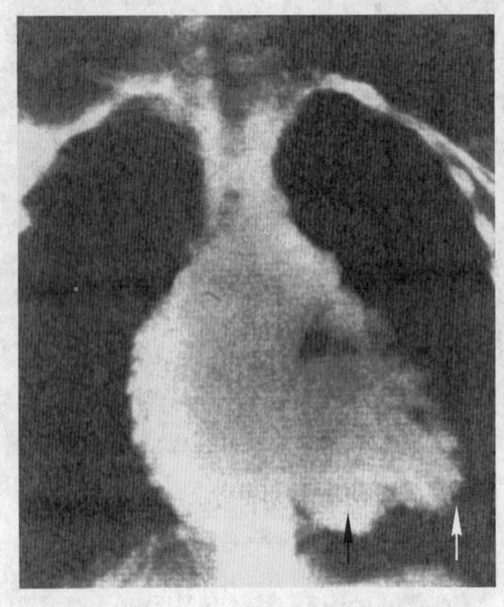

图 14-4-11 三尖瓣下移畸形的心血管造影

自上肢注入造影剂后，示右心房明显扩大，黑箭头示三尖瓣环处，白箭头示下移的三尖瓣附着处，两者之间为房化右心室

室流入道的心房化。

五、诊断与鉴别诊断

本病有发绀者需与三尖瓣闭锁和其他发绀型先心病相鉴别，无发绀者需与心肌病和心包积液等相鉴别。

六、治疗

心功能Ⅰ～Ⅱ级者，内科对症处理，在随访中有中重度或进行性发绀、交叉性栓塞、右心室流出道梗阻者或心功能Ⅲ级则需行手术纠治。可行三尖瓣修复重建术或人工瓣置换术，以后者效果好。

七、预后

轻型患者预后较好，心脏显著增大者预后差，70%的患者在20岁前由于右心衰竭或肺部感染而死亡。

第四节 大血管转位

大血管转位(transposition of the great arteries，TGA)又称大血管错位，是指大动脉相互位置关系异常，与解剖学心室连接不一致的复杂先心病。它是在胎儿发育第5～7周，动脉球与动脉干的分段缺陷及其近端的不正常扭转，引起主动脉与肺动脉的位置与心脏关系的错乱所致。本病相对多见，在发绀型先心病患者中仅次于法洛四联症。从病理解剖上分，大血管转位可分成完全型和纠正型两种类型，以前者多见。

一、完全型大血管转位

完全型大血管转位(complete transposition of the great arteries)是指主动脉与肺动脉的位置颠倒，主动脉位于肺动脉之前，肺动脉位于主动脉之后，与正常两大血管的位置相反。

(一) 病理解剖

完全型大血管转位根据心房位置、心室襻和大动脉位置等关系分为以下两种。

1. 完全型大动脉右转位(dextro transposition of the great arteries，完全型DTGA，或SDD) 此型常见。主动脉在肺动脉之前，正前或稍偏向右侧，通常心房正位(与正常内脏位置一致)、心室右襻(心室位置正常，解剖学的右心室位于解剖学左心室右侧)、房室关系协调，即左心房仍与解剖学的左心室连接，右心房与解剖学右心室连接，上下腔静脉、肺静脉与左右心房的连接关系正常(图14-4-12)。左右心室的识别根据其内部结构形态来判断，而不论其位置及与心房的连接关系如何，

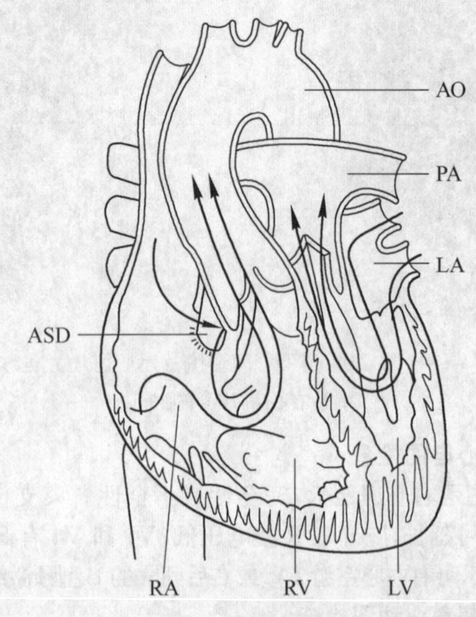

图 14-4-12 完全型大动脉右转位解剖示意(分流仅发生于心房水平)

ASD，心房间隔缺损；RA，右心房；RV，解剖学右心室；LV，解剖学左心室；LA，左心房；PA，肺动脉；AO，主动脉

其主要标志为：① 解剖学的右心室应具有室上嵴和明确的漏斗部，心室体部小梁结构较粗厚，互成直角，略呈梯形。② 解剖学的左心室无室上嵴，无明确的漏斗部，心室体部小梁结构纤细，斜行略呈三角形。

完全型大动脉右转位的后果是主动脉连接解剖学的右心室，接受体循环的静脉血，肺动脉连接解剖学的左心室，接受来自肺静脉的动脉血，导致肺循环与体循环两个系统完全隔绝，从肺回来的氧合血不丢失氧而再被排入肺动脉、从全身回来的静脉血没有得到氧化又再进入主动脉，这样患者将无法存活，只能有赖于两个循环系统之间沟通，如未闭的卵圆孔、未闭的动脉导管和(或)心房、心室间隔缺损，形成肺循环和体循环混合血才能生存，所以本病患者通常合并有心室间隔缺损、心房间隔缺损、动脉导管未闭等心血管内沟通分流，以及肺动脉与支气管动脉等之间的侧支循环，而且必须是双向分流，且左向右分流与右向左分流两者之间的分流量通常相等，否则将造成一侧血液淤积，另一侧血流量减少。体循环和肺循环血均为血氧饱和度较低的混合血，如合并较大的心室间隔缺损或动脉导管未闭或大的心房间隔缺损，分流量大，则体循环动脉血氧饱和度高些，缺氧和发绀多较轻。但分流量过大者，心脏的容量负荷过重，可致心力衰竭。若无心室间隔缺损和动脉导管未闭，只有小的心房间隔缺损或未闭的卵圆孔者，心房水平分流量少，则组织严重缺氧、发绀、酸中毒，患者多难以存活。有的患者还可合并肺动脉口狭窄或肺动脉发育不良。

2. 完全型大动脉左转位(levo transposition of the right arteries，完全型 LTGA，或 ILL)　主动脉在肺动脉左前侧，通常为心房反位(与正常内脏位置相反，左心房在右侧，右心房在左侧)、心室左襻(解剖学的右心室位于解剖学左心室左侧)、房室关系协调，即左心房仍与解剖学的左心室连接，右心房与解剖学右心室连接，上下腔静脉、肺静脉与左右心房的连接关系正常。

(二) 病理生理

病理生理改变取决于体循环、肺循环之间沟通的大小和有无肺动脉口狭窄，如只有心房间隔缺损，则来自右心室未氧合的主动脉血可经由支气管动脉到肺循环，氧合后回流到左心房时，部分血液再经过心房间隔缺损进入右心房、右心室入主动脉，此时周围动脉的血氧含量较低，发绀程度较重。若兼有动脉导管未闭，则来自右心室未氧合的主动脉血通过未闭的动脉导管进入肺动脉在肺部进行氧合，此时周围动脉血氧含量可较高。如有心室间隔缺损合并左心室的肺动脉瓣下狭窄时，左心室氧合的血液较多地经由心室间隔缺损进入右心室和主动脉，肺动脉的血液则部分通过支气管动脉来补充，这类患者可维持较高的周围动脉血氧含量，发绀程度较轻。

(三) 临床表现

患者出生后即有不同程度的气急和发绀，易发生呼吸道感染，常在半年内出现心力衰竭症状。合并巨大的心室间隔缺损或动脉导管未闭者，在出生初期气急和发绀的程度较轻。体征多有呼吸困难，发绀较显著，常在半年后出现杵状指(趾)，心浊音界增大，胸骨左缘第 2 肋间可听到心房间隔缺损引起的杂音或在第 3 肋间听到心室间隔缺损的全收缩期喷射性杂音，合并动脉导管未闭者在胸骨左缘第 2 肋间可有连续性杂音，心尖可有舒张期杂音。常有奔马律，红细胞计数增高。

(四) 检查

1. X 线检查　X 线检查可见心影进行性扩大，以左右心室和右心房增大为主，左心缘呈一长而向外侧凸段，心影如斜置的鸡卵，其尖端向左下方。由于主动脉和肺动脉前后重叠，心底部血管影狭小。肺部血管纹可增多(合并肺动脉口狭窄者可不增多)，合并心室间隔缺损或动脉导管未闭时，可有相应的表现。

2. 心电图检查　多数表现为右心房扩大，右心室肥厚；合并较大的心室间隔缺损或动脉导管未闭者，可有左心室肥厚或双心室肥厚；合并主动脉缩窄或单心室者可有左心室肥大。

3. 超声心动图检查　超声心动图检查基本上取代了有创性心血管检查。二维超声心动图是检出本病解剖结构的主要手段，确定心房位、心室襻、大动脉的空间方位及其相互之间的连接关系(图 14-4-13)。结合多普勒超声和声学造影检出有无分流、分流的部位和分流量的大小。对经胸超声心动图探查

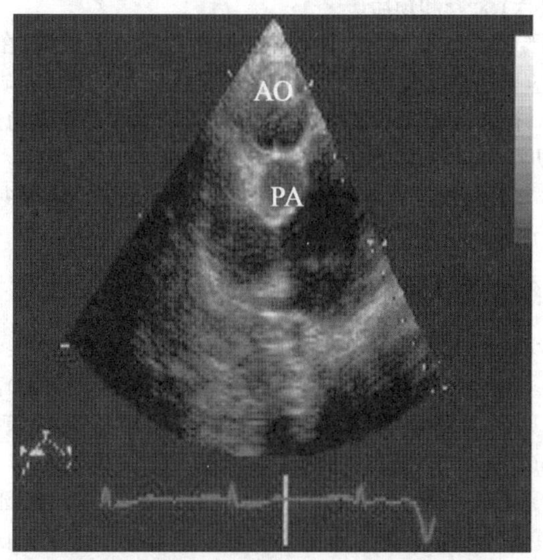

a

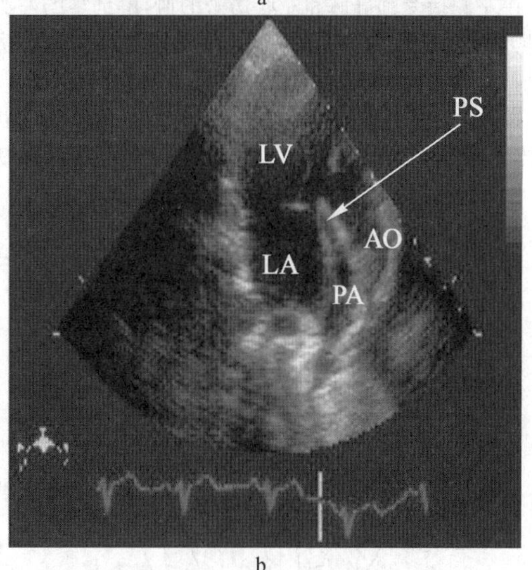

b

图 14-4-13　完全型大动脉右型转位(完全型 D-TGA)的超声心动图

a. 大血管短轴切面，显示主动脉位于右前方，肺动脉位于左后方　b. 主动脉起自解剖右心室，肺动脉起自解剖左心室，并有肺动脉瓣及肺动脉狭窄(箭头所示)

LA，左心房；LV，左心室；AO，主动脉；PA，肺动脉；PS，肺动脉瓣狭窄

不满意的患者,通过经食管超声心动图检查可获得确诊。但对伴有心内复杂畸形,尤其是发绀者,经食管超声心动图检查有较大的危险性,应谨慎选择。

4. 磁共振断层显像　横面显像示主动脉向前向右移位,矢状面显像示主动脉在前,从解剖学右心室发出,而肺动脉在后,从解剖学左心室发出。

5. 右心导管检查　右心导管检查示右心室压力增高,收缩压与主动脉收缩压相等,心导管可从右心室进入主动脉,也可能通过合并存在的沟通而得以进入所有 4 个心腔和 2 根大血管。血液分流情况随合并的沟通情况而异。选择性右心室造影,可见主动脉显影。

(五) 鉴别诊断

本病需与法洛四联症相鉴别,后者肺纹稀少,心脏无进行性增大。本病无下蹲或昏厥发作。

(六) 治疗和预后

严重缺氧的新生儿,注意纠正酸中毒和心力衰竭,在 6 个月内应早期进行姑息性手术,借助创建或扩大心房间隔缺损来改善肺循环、体循环间的血液混合,如行球囊心房间隔切开术。待患儿 2～3 岁后进行手术根治。

本病预后差,平均在出生后 3～19 个月死亡,只有少数能存活至 20～30 岁。

二、纠正型大血管转位

纠正型大血管转位(corrected transposition of the great arteries)分为纠正型 LTGA(SLL)和纠正型 DTGA(IDD)两种。最常见者为纠正型 LTDA(SLL),也称左型大血管转位(l-transposition),是指主动脉起源于解剖学上的右心室,肺动脉起源于解剖学上的左心室,但此时的心室为左襻(解剖学的右心室位于心室左侧),解剖学的右心室起着功能性左心室的作用,在左侧接受肺静脉和左心房来的血,解剖学的左心室位于右侧行使功能性右心室的作用,接受体静脉和右心房来的血,使血流动力学状态在生理上或功能上得到纠正(图 14-4-14)。如果无合并其他的畸形,则与正常无异,无临床症状和特殊的体征,无须处理。如合并心室间隔缺损、心房间隔缺损或肺动脉瓣狭窄,在病理生理上类似于相应的畸形,则出现相应的临床症状和体征。

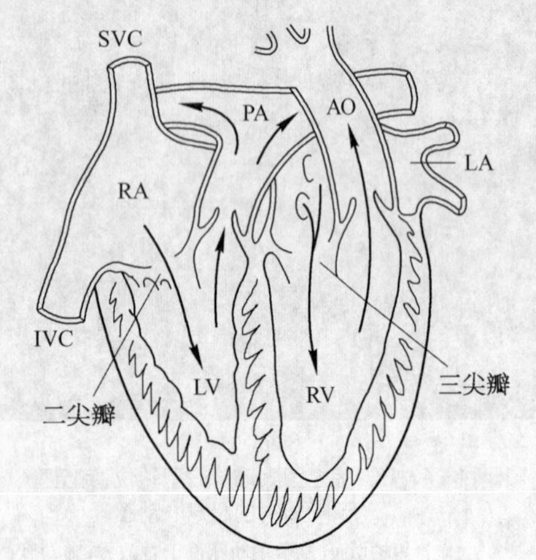

图 14-4-14　纠正型大血管转位 LTGA(SLL)解剖示意

上腔静脉血回流入解剖学右心房,经二叶的二尖瓣进入解剖学左心室(LV)入肺动脉;动脉血由肺静脉回流入解剖学左心房,经三叶的三尖瓣进入解剖学右心室(RV),再进入主动脉

X 线检查示心影的左缘只有两个弧度,主动脉结在上,左心室在下,其间无肺总动脉的弧度。

心电图上由于心室除极的初始方向与正常不同,在右侧胸导联出现 Q 波,左侧胸导联 Q 波消失,可出现预激综合征、房室传导阻滞、室上性心动过速和期前收缩等心律失常。

超声心动图是无创性检出本病的最佳方法。其可发现大多数患者心房与心室、心室与大动脉的连接关系均出现异常,形成来自肺静脉的氧合血液从左心房入解剖学右心室进入主动脉、来自体循环的静脉血从右心房入解剖学的左心室进入肺动脉的连接方式。不合并心房间隔缺损和心室间隔缺损等畸形者,无血流动力学变化。如合并其他心血管畸形,超声心动图可同时检出。

本病可自然纠正,如不合并其他心血管畸形,其本身无须处理。手术治疗的目的是纠治合并的其他心内畸形,但本病的存在可增加手术的难度。

第五节　艾森门格综合征

1897 年,Eisenmenger 首先报道 1 例自婴儿期即有发绀和呼吸困难,32 岁时发生心力衰竭而死于大咯血,尸解发现其有大型心室间隔缺损和主动脉骑跨,即狭义的艾森门格综合征(Eisenmenger syndrome),又称艾森门格复合病(Eisenmenger complex),指一种复合的先天性心脏血管畸形,包括心室间隔缺损、骑跨的主动脉、右心室肥大与正常或扩大的肺动脉,患者有发绀,它与法洛四联症的不同仅在于无肺动脉口狭窄。以后发展为广义的艾森门格综合征,凡先天性心血管畸形,左、右心腔相通,呈左向右分流,因肺血流量的增加而发生肺小血管的器质性病变,引起器质性肺高压,导致分流转为右向左,出现持久性发绀者,称为艾森门格综合征。因此心室间隔缺损、心房间隔缺损、主动脉-肺动脉间隔缺损或动脉导管未闭等病,并发肺动脉高压,出现右向左分流者,均属于艾森门格综合征的范围,有人称之为肺动脉高压性右向左分流综合征。从发病率看,心室间隔缺损并发肺动脉高压,引起右向左分流的比较多见,且发生年龄较早,可能与该畸形原来的左向右分流使血液从左心室直接射入肺动脉,冲击肺血管而使胎儿期肺动脉的高阻力状态得以持续发展有关。动脉导管未闭、心房间隔缺损与主动脉-肺动脉间隔缺损并发肺动脉高压,本综合征比较少见且发生亦较晚。

在病理解剖上,本综合征原有的心室间隔缺损、心房间隔缺损、主动脉-肺动脉间隔缺损或未闭的动脉导管均颇大,右心房和右心室增大,肺动脉总干和主要分支扩大,而肺小动脉可有闭塞性病变。在病理生理上,临床、超声心动图和心导管检查的材料证明,本病的肺动脉高压是在出生后逐渐形成的,以致肺动脉阻力显著增高,肺动脉高压明显,其程度超过体循环压力后,才使原来的左向右分流转为右向左分流。此种情况多发生在 6～12 岁,甚至更晚出现。此时,肺小动脉的变化往往已从痉挛发展到有硬化或闭塞病变。

本节就广义的艾森门格综合征:心室间隔缺损伴肺动脉高

压有右向左分流、动脉导管未闭伴肺动脉高压有右向左分流和心房间隔缺损伴肺动脉高压有右向左分流所引起的艾森门格综合征分述如下。

一、心室间隔缺损并发肺动脉高压有右向左分流

本病的心室间隔缺损多为大的间隔膜部缺损。原来左向右分流量大，肺循环的血流量显著增多，肺动脉、左心室和右心室均增大，以致肺循环压力逐渐增高，右心室和肺动脉扩大更为显著。肺动脉压力高至足以使原来的左向右分流转变为右向左分流，多在6岁以后发病，因此与法洛四联症相比较本病的发绀出现较晚。

（一）临床表现

1. 症状　在出现发绀前，有大的心室间隔缺损的临床表现。发绀出现在儿童期、少年期或青年期。此种发绀一般不严重，故与法洛四联症不同，可能只在劳累后出现。患者可有劳累后呼吸困难、乏力、胸痛、昏厥等症状，并可突然死亡。

2. 体征　除发绀和杵状指(趾)外，具有心室间隔缺损伴肺动脉高压的体征。心脏听诊时在肺动脉瓣区常有收缩期喷射音，短的收缩期喷射性杂音，第二心音分裂其肺动脉瓣成分亢进，有时可听到由肺动脉瓣相对性关闭不全所产生的肺动脉瓣区舒张期吹风样杂音。原来胸骨左缘第3、4肋间的反流性全收缩期杂音消失或极轻，发生右心衰竭者可出现三尖瓣相对性关闭不全的收缩期杂音。

（二）辅助检查

1. X线检查　左、右心增大，而以右心室为著，肺动脉总干凸出，肺门血管影粗大，开始时肺野血管影亦增加，后期周围肺野血管影反变细。

2. 心电图检查　以右心室肥大和劳损的变化为主，可能同时有右心房或左心室肥大的变化。

3. 超声心动图检查　超声心动图检查显示有大的心室间隔缺损，以及肺动脉高压和右向左分流。

4. 心导管检查和选择性心血管造影　可以发现肺动脉高压和右心室收缩压增高、肺动脉血氧含量降低(可能在活动后才下降)。部分患者右心室的血氧含量可能高于右心房，说明在右心室部有双向分流。肺动脉阻力显著增高。选择性右心室造影可见造影剂注入右心室时，有左心室和升主动脉的早期显影。

（三）鉴别诊断

本病需要于其他发绀型先心病尤其是法洛四联症相鉴别。两者主要的不同点为：① 本病肺门血管影粗大而肺野血管影突然变细；法洛四联症则肺野清晰，肺纹稀少。② 本病肺总动脉扩大凸出，而法洛四联症则多凹陷，呈现肺动脉瓣狭窄后凸出者只占少数。③ 本病听诊肺动脉瓣区第二心音分裂亢进，可能有舒张期吹风样杂音。④ 本病的发绀出现较晚较轻，而法洛四联症则发绀出现甚早且严重。⑤ 超声心动图可显示大的心室间隔缺损以及肺动脉高压和右向左分流存在，无主动脉骑跨，是提供很有力的无创性鉴别手段。⑥ 心导管检查可发现本病有肺动脉高压，而法洛四联症则肺动脉压力减低。

本病还需与动脉导管未闭或心房间隔缺损并发肺动脉高压有右向左分流者相鉴别。

（四）治疗

一般不宜手术治疗。主要是治疗因肺动脉高压而引起的心力衰竭，预防心力衰竭和肺部感染。

二、动脉导管未闭并发肺动脉高压有右向左分流

动脉导管未闭并发肺动脉高压约占动脉导管未闭的10%。其中部分患者肺动脉压力超过主动脉而造成右向左分流，出现发绀。此类患者，未闭的动脉导管往往甚大，肺小动脉可能有闭塞性变化。

（一）临床表现

1. 症状　主要症状为发绀。出生时即有肺小动脉闭塞性病变的患者，动脉导管仍然起着在胎儿时期的作用，血液由肺动脉经动脉导管流入主动脉，此时发绀出现较早，可能出生后立即发生。肺动脉高压逐渐发生的患者则发绀出现较晚。发绀常在运动后加剧。经由动脉导管从肺动脉流入主动脉的血液主要进入降主动脉，因此下半身的发绀较上半身明显，而上半身的发绀则左上肢较右上肢明显。呼吸困难与下蹲习惯颇常见。

2. 体征　一般动脉导管未闭所具有的连续性机器样杂音消失，代替它的是胸骨左缘第2肋间或第3肋间的收缩期杂音。肺动脉第二心音分裂并亢进。

（二）辅助检查

1. X线检查　右心室增大，可能尚有左心室增大，肺总动脉凸出，肺门血管影增加而搏动明显，肺野血管影多或变细，升主动脉可增大。

2. 心电图检查　右心室肥大为主，一般动脉导管未闭所引起的左心室肥大现象被掩盖。

3. 超声心动图检查　显示有较大未闭的动脉导管存在，相应的以右心室肥大为主的左右心室肥大。肺动脉增宽，显示有肺动脉高压，以及右向左分流存在。

4. 心导管检查和选择性心血管造影　心导管检查有肺动脉高压。心导管可能由肺动脉通过未闭的动脉导管而进入降主动脉。下肢动脉血氧含量低于正常，上肢动脉血氧含量虽亦较低，但不太显著。肺动脉血氧含量有时略高于右心室，说明存在双向分流。进行选择性右心室造影，可见降主动脉与肺动脉同时显影而升主动脉与主动脉弓或左心室则尚未显影。

（三）鉴别诊断

本病需要与其他发绀型先心病，特别应与法洛四联症鉴别。以下几个特点有助于诊断本病：① 肺总动脉凸出，肺门血管影粗，肺野血管影多或变细。② 听诊肺动脉瓣区第二心音分裂并亢进，并可能听到舒张期吹风样杂音。③ 下肢发绀较上肢明显，左上肢又较右上肢明显。下肢动脉血氧含量低于上肢，而运动后更为明显。④ 心导管检查时，有肺动脉高压，有时心导管可能由肺动脉通过未闭的动脉导管而进入降主动脉。⑤ 超声心动图可发现较大未闭的动脉导管，肺动脉高压，并有右向左分流。

本病也需要与心室间隔缺损或心房间隔缺损并发肺动脉高压有右向左分流者相鉴别。

（四）治疗

动脉导管未闭目前大多数可用心脏介入封堵术治疗。本病右向左分流主要出现在运动后者，可先试用封堵术的测量球囊，送至动脉导管处阻断血流15～20 min，同时观察肺动脉压

力是否下降，若有下降则可行封堵治疗。若无下降反而增高，则为禁忌。不能手术者主要应用药物治疗肺动脉高压和心力衰竭。

三、心房间隔缺损并发肺动脉高压有右向左分流

本病的心房间隔缺损多数较大，第一孔型尤其多见。患者原来左向右分流量大，肺循环血流量显著增多，日久则肺动脉阻力逐渐增高，遂引起肺动脉高压，后者使右心室压力增高，右心房血液流入右心室发生困难，然而右心房压力增高至足以将原来在心房水平的左向右分流转变为右向左分流，多发生在20岁以后。

（一）临床表现

1. 症状 在未出现右向左分流前，是大的心房间隔缺损的临床表现。有右向左分流时出现发绀，开始时发绀较轻，常在劳累后才出现，以后逐渐加重，休息时亦有发绀。劳累后呼吸困难、乏力、心悸等症状加重，并出现充血性心力衰竭，可发生昏厥。

2. 体征 发绀，杵状指（趾），肺动脉瓣区有收缩期喷射音及收缩期喷射性杂音，第二心音分裂并明显亢进，有时可听到由肺动脉瓣相对性关闭不全引起的位于三尖瓣区的收缩期吹风样杂音。

（二）辅助检查

1. X线检查 右心房、右心室显著增大，肺总动脉凸出明显，肺门血管影极为粗大，肺野血管影开始时尚增粗，其后则变细。

2. 心电图检查 以右心室肥大伴劳损为主，可同时有右心房肥大。

3. 超声心动图检查 显示有较大的心房间隔缺损存在，肺动脉增宽有高压，以及在心房水平有双向分流或右向左分流存在。

4. 心导管检查和心血管造影 有肺动脉高压，右心室收缩压增高，肺动脉阻力显著增高，动脉血氧含量下降（可能只在体力活动后才下降），部分患者右心房血氧含量可能高于腔静脉，说明心房水平有双向分流，心导管可以通过心房间隔缺损进入左心房到左心室或直接进入左心室（第一孔型缺损时）。进行选择性右心房造影，可见左心房和左心室早期显影。

（三）鉴别诊断

本病需与法洛四联症、原发性肺动脉高压伴卵圆孔重新开放并发肺动脉高压有右向左分流者相鉴别。本病与法洛四联症的主要不同在于发绀出现晚，听诊肺动脉瓣区第二心音亢进并分裂，可能有舒张期吹风样杂音，X线片示肺总动脉凸出，肺门血管影粗大，心导管和超声心动图发现有肺动脉高压和心房水平右向左分流。

本病与原发性肺动脉高压伴卵圆孔重新开放者在临床上鉴别诊断极为困难，因为两者的临床表现、X线及血流动力学改变几乎一样。本病在发生肺动脉高压有右向左分流之后，X线表现与原发性肺动脉高压使卵圆孔开放引起右向左分流者相似，显示肺总动脉凸出，肺门血管粗大而肺野周围血管影细小。超声心动图和多普勒超声技术可发现有较大的心房间隔缺损，肺动脉重度高压伴心房水平有右向左分流。而原发性肺动脉高压伴卵圆孔重新开放者无大的心房间隔缺损，可见肺动脉重度高压伴有卵圆孔开放的右向左分流。

由于艾森门格综合征患者肺动脉高压均较严重，进行心导管和心血管造影检查有一定的危险性，且无创性的超声心动图具有准确的诊断和鉴别诊断的价值，所以目前均以超声心动图替代有创的心导管检查。

（四）治疗

本病不宜手术治疗，治疗措施主要在于防治心力衰竭和肺部感染。

第六节 右心室双出口

右心室双出口（double outlet right ventricle, DORV）是心室与大血管的连接关系异常的一种少见的复杂先心病。有人认为它是大血管转位转得不够完全，加上原始心管完成正常扭曲后，圆锥心室孔自右向左移位失败，形成两条大动脉并行排列，全部起源于一侧心室；或一条大动脉与另一条大动脉的大部分从一侧心室发出，且主动脉瓣下圆锥组织未吸收，致使半月瓣和房室瓣间由圆锥体组织分隔无纤维连接。两条大血管起源于右心室者称为右心室双出口，起源于左心室者称左心室双出口，左心室双出口极为罕见。如病理解剖上很难将畸形明确归入右心室或左心室者，也可统称为双心室双出口，极少数患者为单心室。

右心室双出口临床患病率约占先心病的0.72%，通常占手术治疗发绀型复杂先心病的第2位，两条大动脉或一条大动脉的全部与另一条大动脉的大部分起自解剖学右心室，合并室间隔缺损作为左心室的唯一出口，否则无法存活。主动脉瓣与二尖瓣之间无纤维连接，由圆锥体组织分隔。由于两条大动脉相互的位置关系及其与心室间隔缺损的位置关系十分复杂多变，为避免右心室双出口与心室间隔缺损并发艾森门格综合征、法洛四联症及大血管转位等先心病相混淆，有人提出凡符合以下条件之一者：即肺动脉完全起源于右心室，合并主动脉骑跨≥70%；或主动脉完全起源于右心室合并肺动脉骑跨≤90%者，可诊断为右心室双出口。

左心室的血液经心室间隔缺损左向右分流到右心室，由于两条大动脉全部或大部分从右心室发出，在心室水平形成双向分流，排入主动脉和肺动脉的血液为混合血，体循环动脉血氧饱和度降低，出现不同程度的发绀。分流的方向、分流量的大小和发绀程度取决于两条大动脉、心室间隔缺损的位置及有无合并肺动脉狭窄的存在。室上嵴下主动脉瓣下的心室间隔缺损，不合并肺动脉口狭窄者，血流动力学类似于单纯性巨大的心室间隔缺损，肺静脉来的血液大部分流入主动脉，发绀较轻或不明显（图14-4-15）。室上嵴上肺动脉瓣下的心室间隔缺损，体循环的静脉血将大部分流入主动脉，可出现明显发绀（图14-4-15）。心室间隔缺损较大无明显的肺动脉瓣口狭窄者，肺血流量增加，体循环和肺循环处于相同的压力环境下，可导致严重的肺动脉高压和肺血管阻塞性病变，可出现心室肥厚、扩张和心力衰竭。

对于同时伴有肺动脉口狭窄或肺血管病变者，进入肺循环

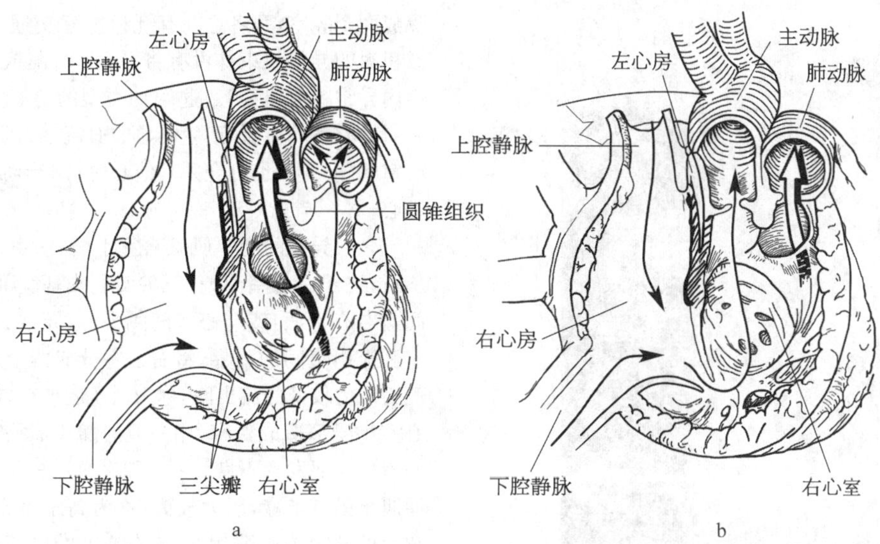

图 14-4-15　右心室双出口时不同位置心室间隔缺损的血流动力血学示意

a. 主动脉瓣下心室间隔缺损易使左心室血液流向主动脉　b. 肺动脉瓣下心室间隔缺损易使左心室血液流向肺动脉干

的血流量减少，不论心室间隔缺损的位置如何，均有显著发绀。其病理生理改变基本上与法洛四联症相似，肺动脉口狭窄越重，肺血流越少，发绀越明显，病情越重。

本病临床表现多样，差异很大，大多有气急、半数以上有蹲踞现象，少数可有缺氧发作、咯血、心力衰竭。多数发育差，有不同程度的发绀，可出现杵状指(趾)。心前区搏动增强，心界可正常或扩大，胸骨左缘第 2～4 肋间可有粗糙的全收缩期杂音，向心前区广泛传导，多伴有震颤。部分患者心尖部有舒张中期杂音。肺动脉瓣区第二心音多增强，合并肺动脉口狭窄者第二心音可减弱或消失。

心电图常见右心房扩大或右心室肥厚。无肺动脉口狭窄者多同时伴有左、右心室肥厚。心室间隔缺损较小者出现左心室高电压或肥厚。

X线胸片可无明显特异性，心影多呈二尖瓣型，肺动脉段凸出及肺门增大，心脏中等以上扩大。肺动脉口狭窄较轻者表现与一般心室间隔缺损者相似。无肺动脉口狭窄者表现与合并肺动脉高压的心室间隔缺损者基本相似。有右或左位型大动脉异位者，分别类似于大动脉转位。

超声心动图结合多普勒超声技术能清晰地显示心脏大血管的空间位置、大动脉所发出的心室、动脉骑跨程度，并可观察心房、心室间隔缺损的部位及大小、二尖瓣与半月瓣的纤维连续性、瓣膜开放关闭的状况，相应的血流动力学变化(图 14-4-16)，尚可显示合并的其他心血管畸形。因此目前一般经超声心动图确诊后，很少再需做心导管检查和心血管造影。

右心导管检查可测定肺动脉压，右心室造影可显示主动脉、肺动脉均发自解剖学右心室，两者通常同时显影，右心室扩大，肌小梁肥厚，左心室小或发育不全，多数可见两组房室瓣，二尖瓣前叶与两组半月瓣均无纤维连续，可显示肺动脉口各部位狭窄、发育不全(图 14-4-17)。

磁共振、X线和CT检查可显示大动脉与心室的连接、大动脉与心室间隔缺损的位置和解剖状况、肺动脉口狭窄部位及其程度、并发的畸形等。

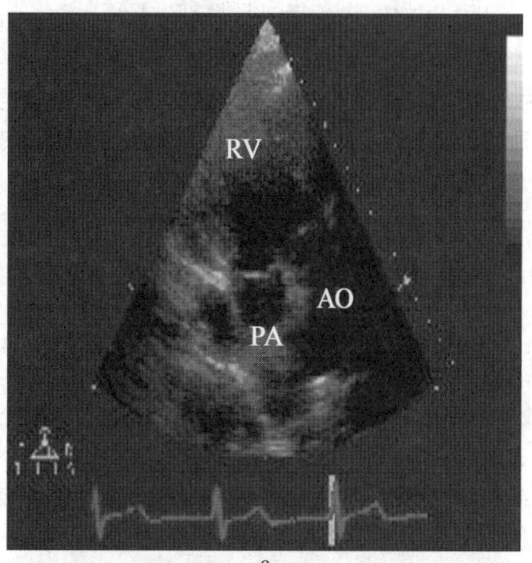

a

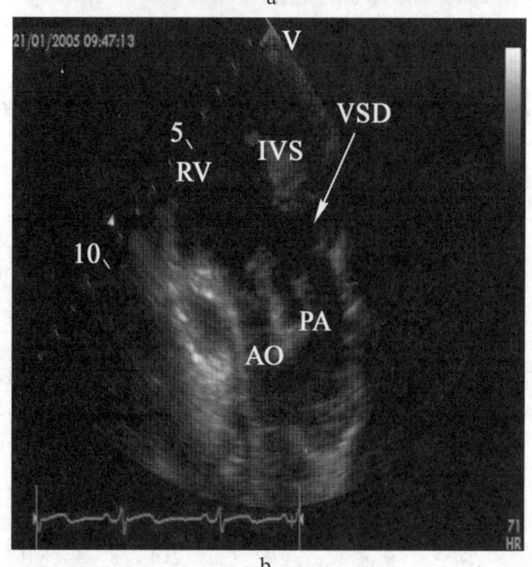

b

图 14-4-16　右心室双出口两种类型的超声心动图

a. 心尖五腔心切面示主动脉及肺动脉均起自右心室，且两者左右平行走向　b. 心尖五腔心切面示主动脉起自右心室(伴有大血管转位)，而肺动脉骑跨于心室间隔(并有膜部心室间隔缺损)，且两者左右平行

IVS，室间隔；VSD，心室间隔缺损；PA，肺动脉；AO，主动脉；RA，右心房

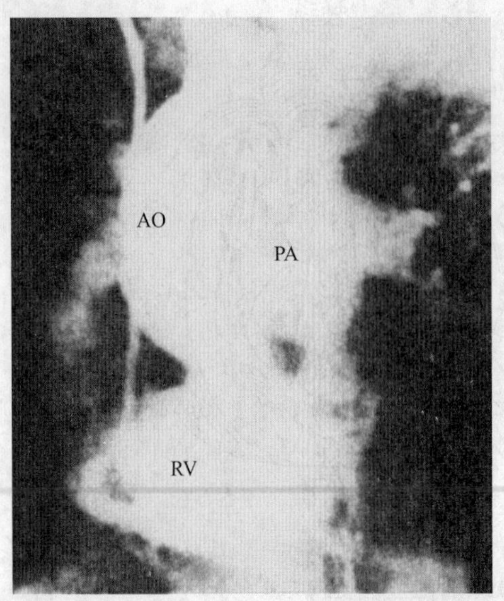

图 14-4-17　右心室双出口选择性右心室造影

图示在右心室注射造影剂后，主动脉、肺动脉同时显影，主动脉瓣、肺动脉瓣在同一横截面水平上

AO，主动脉；PA，肺动脉；RV，右心室

本病主要是进行手术纠治，建立主动脉与左心室的连接，创造合适的肺动脉与右心室的连接，修补心室间隔缺损等畸形。多在婴儿时行姑息性手术，2岁后行修补手术。

第七节　右心室双腔心

右心室双腔心（double-chambered right ventricle）并非少见，漏诊率和误诊率较高。二维超声心动图的出现使本病的检出率明显增高。

在胚胎发育过程中，原始心球并入右心室时出现畸形，造成小梁间隔部位的部分肌束异常的肥厚、突出，可将右心室分隔成两个腔室，两者之间有孔道相互交通（也可称为三腔心），或粗大的异常肌束并没有将右心室分隔成两个腔室（称为右心室内异常粗大肌束）。这两种类型的右心室内粗大肌束，均可阻碍右心室的血流，产生明显的血流动力学改变。本病多合并心室间隔缺损，也可合并其他心血管畸形成为复合型右心室双腔心。

多数异常的肥厚肌束自室上嵴、壁束、隔束或调节束向下斜行，终于右心室前壁、三尖瓣乳头基底部和近心尖部的心室间隔右心室面，或与心室间隔平行，异常肌束相当于真正右心室和流出道间的分界，将右心室分成两个腔室，靠近肺动脉瓣侧为压力较低的流出腔，称为低压腔或远端腔室，心壁薄，在右心室小梁部造成狭窄，比一般的漏斗部狭窄部位要低，多无右心室漏斗部发育不良。另一腔室靠近三尖瓣者为流入腔，心壁厚肌小梁较丰富，压力较高，称为高压腔或近端腔室。两者有狭窄的孔道或裂隙相通，使右心室的血流产生障碍或阻塞，在心室收缩期产生明显的压力阶差，其程度取决于通道的大小。右心室流入腔排血受阻，压力增高，心壁肥厚、扩张，继而右心房压力增高、扩大，最终导致右心衰竭。合并心室间隔缺损者，若缺损位于右心室流入腔时，当右心室流入腔压力高于左心室，则出现右向左分流，出现发绀。合并有复杂心血管畸形时病理生理改变更为复杂。

多数患者出现症状较晚、较轻，严重者可有心悸、乏力、气急，活动时出现发绀。若阻塞严重，无心室间隔缺损或缺损很小，临床表现类似于肺动脉瓣口狭窄；如缺损较大，临床表现类似于法洛四联症，有右向左分流；若阻塞较轻，缺损较大，临床表现类似于单纯的左向右分流的心室间隔缺损。体征多数在胸骨左缘第 2～4 肋间有粗糙的全收缩期喷射性杂音，可伴震颤，且随年龄的增长而明显。肺动脉瓣区第二心音正常或减轻。晚期可出现右心衰竭体征。

心电图在重度患者可有右心室肥厚，电轴右偏，完全性右束支传导阻滞(图 14-4-18)，少数有左心室肥厚或双心室肥厚。

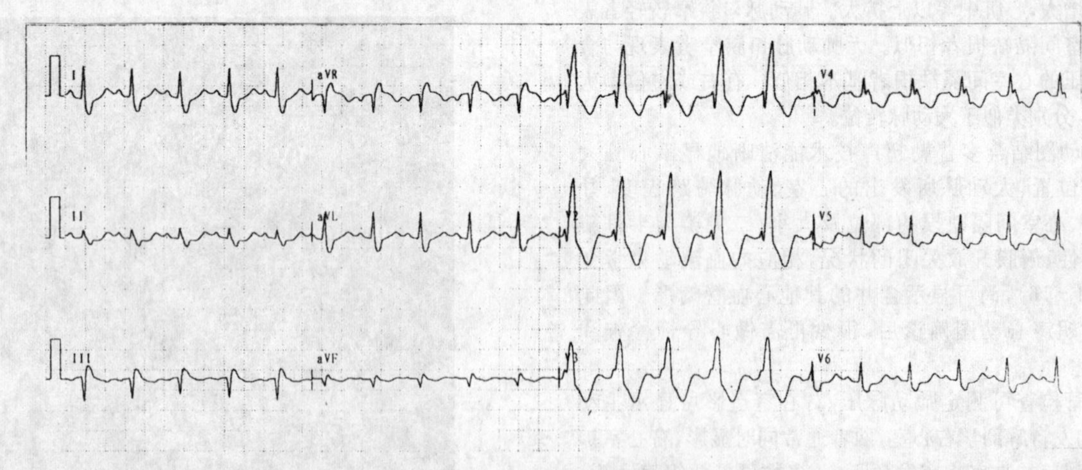

图 14-4-18　右心室双腔心的心电图示完全性右束支传导阻滞、右心室肥厚

重度患者 X 线示右心室增大，合并有心室间隔缺损时可有相应的改变。

二维超声心动图是确诊本病的检查手段，不必做右心导管检查。在大血管短轴切面显示肥厚的肌束凸向右心室流出道(图 14-4-19)。左心室长轴切面可显示右心室腔内粗大异常的肌束及其走向，异常肌束使右心室形成两个心腔者，右心室前壁明显增厚，心腔变小，并可见狭窄的交通口。在心尖四腔心切面可见肌性隔膜样物将心腔分成两个腔室，其间有交通

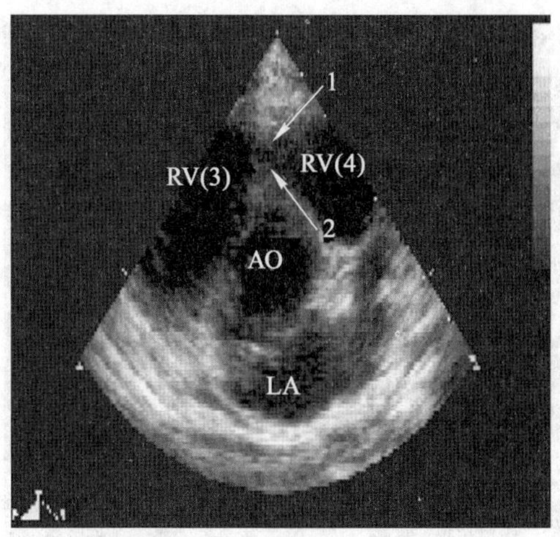

图 14-4-19　右心室双腔心的超声心动图

大血管短轴切面示室上嵴嵴束及壁束肥厚，将右心室腔分为近端的高压腔及远端的低压腔

1，肥厚的室上嵴壁束；2，肥厚的室上嵴嵴束；RV(3)，右心室高压腔；RV(4)，右心室低压腔；LA，左心房；RA，右心房；RV，右心室；AO，主动脉

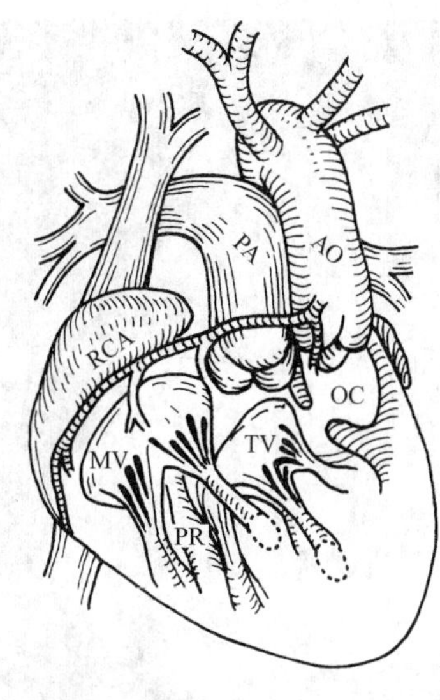

图 14-4-20　单心室病理解剖示意

AO，主动脉；PA，肺动脉；OC，输出小腔；TV，三尖瓣；MV，二尖瓣；RCA，右冠状动脉；PR，乳头肌

口。本病主要是早期进行手术纠治。

第八节　不常见的有右向左分流的先天性心血管病

一、单心室

单心室(single ventricle)是少见发绀型的复杂先心病，由于心室的窦部和(或)室间隔发育不全或缺如，形成两房一室的三腔心畸形。两个心房的血流通过两侧的房室瓣或共同房室瓣到达一个心室，此时心脏只有一个有功能的主心室，左、右心房或共同心房通常经房室瓣口与主心室相通，多数是伴有残余心室的两个心腔，也可不伴有残余心室。主心室与残余心室之间有球室孔相通，若残余心室与大动脉相连，其漏斗部称为输出小腔(图 14-4-20)，不与大动脉相连者称为小梁囊，这一侧心房室之间的房室沟充以肌肉、脂肪结缔组织将房室隔开。单心室多合并其他心脏畸形，大多数合并大动脉转位，其他尚可合并二尖瓣或三尖瓣闭锁、漏斗部狭窄或主动脉瓣狭窄、右位心等。肺可充血或少血，肺动脉阻力可高可低。单心室的病理解剖较复杂，类型也较多，根据主心室腔的形态结构其分为左心室型(主心室为左心室、残余心室为右心室)、右心室型(主心室为右心室、残余心室为左心室)和未定心室型(不伴有残余心室，两个心房与一个心室相连接，有两个房室瓣，为心室双入口)。单心室多发生于左位心，常有两组瓣膜类似于二尖瓣和三尖瓣，三尖瓣的隔叶和二尖瓣的大瓣相互连接，基底部无心室间隔，两组房室瓣的腱索全部附着于同一组乳头肌，瓣膜常有狭窄、关闭不全、发育不良等畸形，也可仅有一个共同房室瓣。因为大多数单心室合并大动脉转位，所以根据大动脉的解剖位置排列，每种心室类型的单心室又可分为大动脉关系正常、左位大动脉转位和右位大动脉转位等型；最后根据有无肺动脉口狭窄又可再分为两种。

病理生理改变取决于单心室内血液混合的程度和单心室流出道是否存在狭窄。单心室只有一个主心室腔者，腔内动静脉血混合后被排入两条大动脉，基本属于双向分流，如有明显的肺动脉狭窄或主动脉瓣下狭窄时则有明显发绀，并可发生低氧血症和相应的临床症状和体征。合并较重的肺动脉口狭窄或肺血管阻力较高，则以右向左分流为主，血流动力学类似法洛四联症。若无肺动脉口狭窄或肺血管阻力不高，以左向右分流为主，则血流动力学类似合并肺动脉高压的心室间隔缺损，发绀较轻。

根据其病理生理状态，临床症状差别很大，有的患者没有明显症状，有的患者发绀和心力衰竭严重，多易患呼吸道感染。体征为发育不良，可有发绀、杵状指(趾)，心界扩大，可有第三心音。有肺动脉高压者，可出现肺动脉瓣区第二心音亢进，较明显的收缩期喷射性杂音，可伴震颤。心力衰竭者可出现相应的体征。心电图多无特异性，合并肺动脉瓣狭窄者有右心室肥大，心房扩大，一般无左心室肥厚。胸部 X 线检查依不同的临床类型及合并的畸形，而呈多样表现，有时较难鉴别。超声心动图可做出明确单心室的诊断，优于心导管检查和心血管造影(图 14-4-21)、MRI 和 CT，可清晰地显示房室瓣数目、有无输出腔、大血管的空间位置和与心室连接关系，有无肺动脉瓣口狭窄和伴发的其他心内畸形(图 14-4-22)。

本病的预后较差。主要是早期进行手术纠治。

二、单心房

单心房(single atrium)为一种罕见的畸形，由于心房间隔的第一隔和第二隔均未发育，形成一房两室的三腔心畸形，可伴有房室瓣裂缺，尤以二尖瓣裂缺较常见，且常合并左上腔静脉永存。单纯的单心房犹如一个大心房间隔缺损，其血流动力学改变和临床表现均类似于分流量极大的心房间隔缺损，来自肺静脉和体循环静脉血液在心房内混合，常早期就出现发绀和肺动脉高压。临床表现可有轻度的发绀和杵状指(趾)，随着肺动脉压的增高发绀明显加重。心尖区可有全收缩期杂音(二尖瓣裂缺)。X 线表现与大的心房间隔缺损相似。心电图表现与

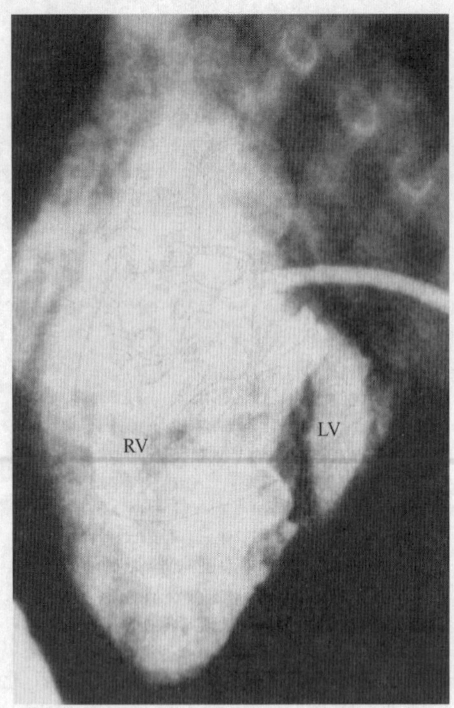

图 14-4-21 心室造影示右心室型单心室(RV),可见残余左心室(LV)

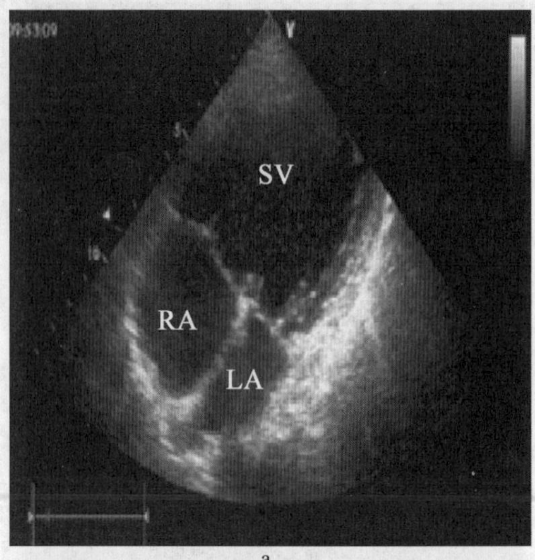

a

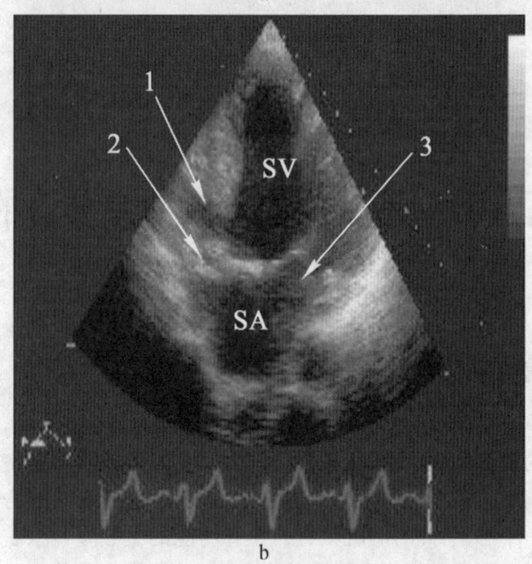

b

图 14-4-22 单心室和单房单室的超声心动图

a. 心尖四腔心切面示双流入道型单心室,心室腔内未能探及心室间隔回声,左心房和右心房均开口于单心室,可见两组房室瓣 b. 心尖四腔心切面示单心房及单心室,右心室萎缩和三尖瓣闭锁

LA,左心房;RA,右心房;SV,单心室;SA,单心房;1,萎缩的右心室;2,三尖瓣闭锁;3,SA 与 SV 之间的回声为二尖瓣

房室共道永存患者类似,常出现房室交界处心律。超声心动图显示心房内未见心房间隔回声(图 14-4-23),见心房水平有双向分流和房室瓣有裂缺,可确定诊断。磁共振断层显像可见一房两室的三腔心像。心导管检查时心导管极易从右心房进入"左心房",在心房水平有双向分流,早期为左向右分流,肺动脉高压时则以右向左分流为主,左心室造影可显示二尖瓣反流。治疗方法是手术重建心房间隔。

三、动脉干永存

动脉干永存(persistent truncus arteriosus)又称共同动脉干,是一组罕见的复杂先心病,由于球脊与球间隔发育缺陷,未将原始动脉干分隔成主动脉和肺动脉,留下的共同动脉干。共同动脉干从两个心室腔的基底部发出,只有一组半月瓣(共同动脉干瓣,从单瓣叶到六瓣叶不等,以三瓣叶居多),骑跨在左、右心室之上,同时接受两个心腔排出的血液(图 14-4-24)。起自动脉干的 Valsalva 窦的两根冠状动脉与正常位置基本接近。共同动脉干大多伴有较大的高位心室间隔缺损,也常伴有其他的心血管畸形:右位主动脉弓、单心室、冠状动脉开口畸形、肺动脉及其分支的畸形、心房间隔缺损、动脉导管未闭、二尖瓣或三尖瓣畸形或闭锁等。

1949 年,Collетthe Edwards 提出了Ⅰ、Ⅱ、Ⅲ、Ⅳ型的分类法(图 14-4-25)。Ⅰ型为左右肺动脉仍起自肺动脉主干,而肺动脉主干短小起源于共同动脉干;Ⅱ型为左右肺动脉分别起自共同动脉干的后壁;Ⅲ型为左右肺动脉分别起自共同动脉干的左右两侧;Ⅳ型为近侧肺动脉缺如,受累侧肺由侧支血管或动脉导管供血(目前认为此型属于先天的第六弓动脉未发育,应属于肺动脉闭锁或缺如合并心室间隔缺损)。1965 年,van Praagh 提出了另一种分类法,伴心室间隔缺损的共同动脉干称

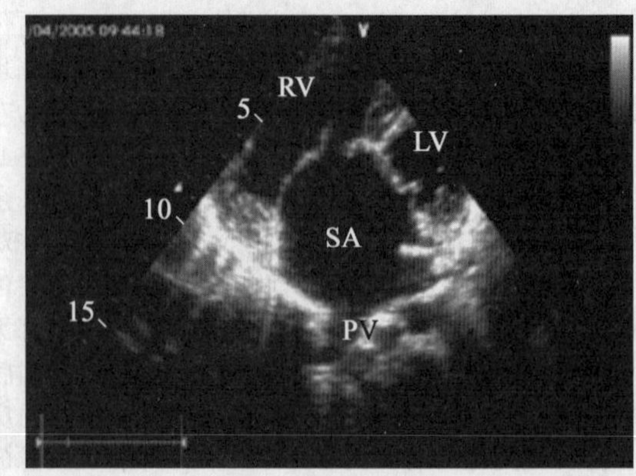

图 14-4-23 单心房的超声心动图

心尖四腔心切面示双流入道型单心房,左、右心室均与单心房相通,可见单心房与右心室之间的三尖瓣回声,单心房与左心室之间的二尖瓣的回声

SA,单心房;PV,肺静脉;RV,右心室;LV,左心室

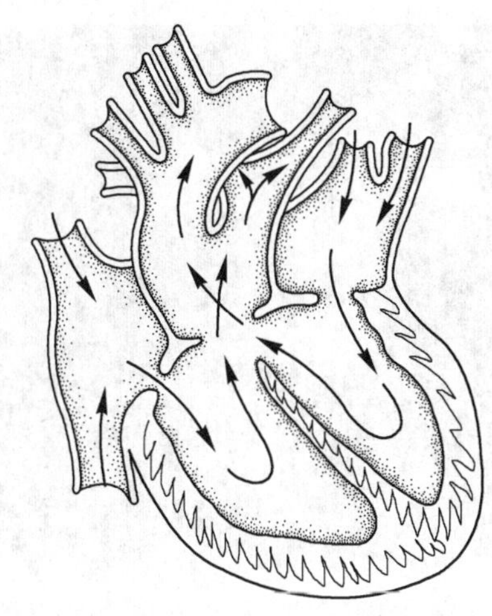

图 14-4-24　动脉干永存解剖生理示意

图示主动脉、肺动脉隔完全缺如，只有一个半月瓣骑跨在两心室之上，同时伴有室间隔缺损

为 A 组，不伴有心室间隔缺损的共同动脉干称为 B 组，A 组占多数(96.5%)，然后再以肺动脉起源的不同分为 4 型(图 14-4-26)：A1 为原Ⅰ型；A2 为原Ⅱ型和Ⅲ型；A3 为一侧肺动脉起源于共同动脉干，另一侧肺动脉缺如(多为左肺动脉)；A4 为共同动脉干的主动脉成分发育不良，有主动脉缩窄或主动脉弓离断，肺动脉从主动脉分出后降主动脉将由一大的动脉导管持续供血。

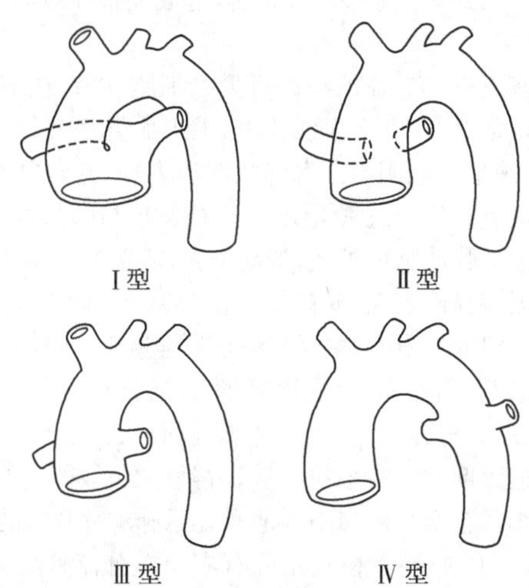

图 14-4-25　动脉干永存 Colletthe Edwards 分类

本病周围静脉血入右心室排入共同动脉干，肺静脉血流入左心房、左心室后亦排入共同动脉干，因此肺血流大增，其血流动力学变化为大量的左向右分流和少量的右向左分流。

一般出生后即出现较明显的症状，气急、喂奶困难、反复出现呼吸道感染，早期即发生心力衰竭和肺动脉高压。患者可并发肺炎、感染性心内膜炎和脑脓肿等。体征除气急、发绀、发育差外，有心脏扩大，胸骨左缘第 3、4 肋间可有粗糙的全收缩期吹风样杂音和舒张期哈气样杂音(主动脉瓣反流)，多伴有收缩期震颤，偶无杂音。胸骨右缘第 2、3 肋间可有收缩期喷射音，心尖可有舒张期杂音(相对性二尖瓣狭窄)，胸骨右缘可有收缩

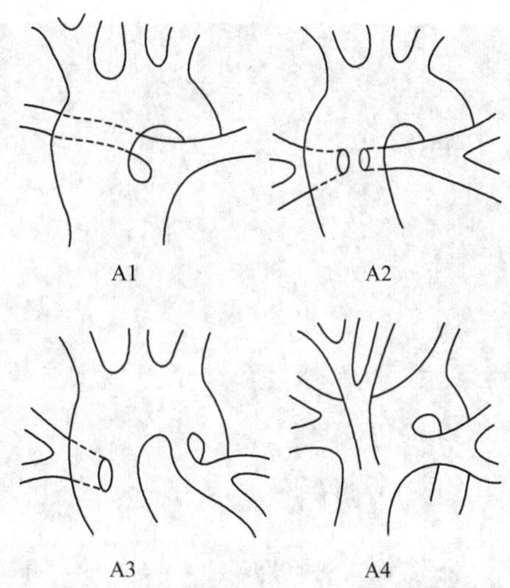

图 14-4-26　动脉干永存 van Praagh 分类

期杂音(共同动脉干瓣膜相对性狭窄)，心底部第二心音亢进且呈单一性。

胸部 X 线示两侧心室增大，以左心室增大为著，肺血管影增加，无肺总动脉总干弧，“主动脉”影增宽，搏动强。可能见到左肺动脉位置靠近主动脉弓的水平，或见右位主动脉弓。心电图显示左心室肥大或双心室肥大，左心房或右心房也有肥大。二维超声心动图可清晰地显示本病的主要解剖病变，可见一个扩大的单一大血管(共同动脉干)骑跨在心室间隔之上和一组半月瓣(主动脉瓣)，以及肺动脉与共同动脉干的关系，结合多普勒超声技术可确诊本病，此外还可检出合并的其他心血管畸形(图 14-4-27)。在超声心动图技术发展之前，心导管检查和心血管造影是确诊本病及其他合并畸形的重要方法，右心导管可经共同动脉干进入降主动脉或肺动脉，所测得的两侧心室、主动脉、肺动脉的收缩期压力基本相等，主动脉和肺动脉的血氧饱和度均较低且两者通常无明显差别。主动脉造影可见肺动脉起源于共同主动脉(图 14-4-28)，右心室造影可见肺动脉起源于共同主动脉外尚可显示主动脉骑跨和高位心室间隔缺损。

本病应与肺动脉瓣闭锁合并心室间隔缺损的假性共同动脉干相区别。本病预后很差，如未及时手术纠治，多于 1 岁内死亡。有心力衰竭或临床情况恶化的婴儿，可施行肺动脉环扎术以减少肺动脉血流。在儿童期可考虑行纠治手术。

四、肺动静脉瘘

肺动静脉瘘(pulmonary arteriovenous fistula)大多为先天性肺血管发育畸形，极少数为获得性，由肺部的炎症、外伤、寄生虫等后天性病变侵犯肺血管，造成肺动静脉间的瘘管，此时肺血管曲张或形成海绵状血管瘤。有 40%～50%的先天性肺动静脉瘘合并遗传性出血性毛细血管扩张症。本病可能存在遗传因素，具有家族性倾向。

先天性肺动静脉瘘的发病机制尚无统一的说法，有人认为在胚胎发育时，肺芽中使动静脉丛的原始连接互相隔开的间隔出现异常；也有认为是由于输入动脉和输出静脉间毛细血管末端襻出现缺损，使其扩张并形成血管囊；还有认为妊娠时母体

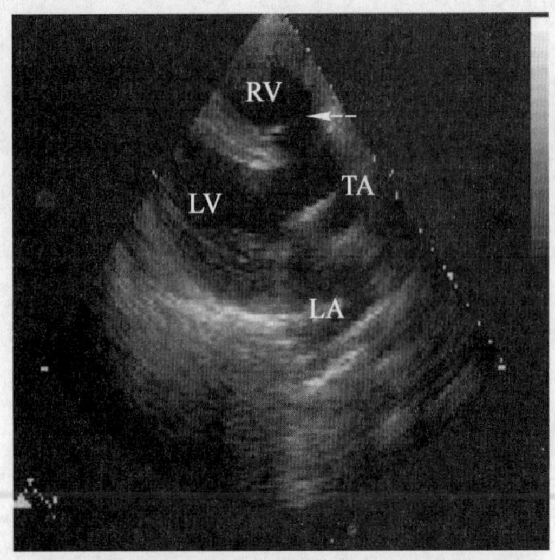

a

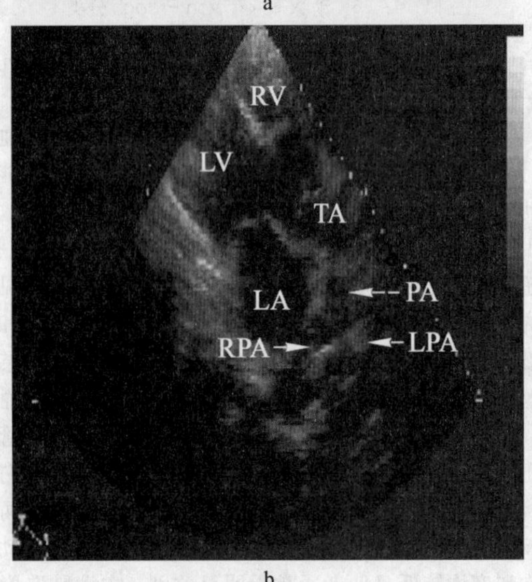

b

图 14-4-27　永存动脉干Ⅰ型的超声心动图

a. 胸骨旁长轴切面示心室间隔缺损，永存动脉干骑跨
b. 心尖长轴切面示肺动脉主干起源于升主动脉（永存动脉干）后侧壁，为永存动脉干Ⅰ型

TA，永存动脉干；VSD，心室间隔缺损；LA，左心房；LV，左心室；RA，右心房；RV，右心室；PA，肺动脉；LPA，左肺动脉；RPA，右肺动脉

的孕激素水平异常升高和体液免疫反应增强促进动静脉瘘的生长等。近半数患者为多发性瘘，少数为双侧性。本病可累及部分肺段也可累及整个肺叶。它可发生于肺部的任何部位，以右肺中叶和两侧肺部下叶多见，瘘管可单个或多个，粗细、长度不等，多发性肺小动静脉瘘的瘘管可随年龄的增长而增加、增粗。瘘管的管壁一般较薄，局部多呈动脉瘤样改变，因此又称肺动静脉瘤、肺海绵状血管瘤。本病可单独存在，也可合并其他心血管畸形。

本病主要的病理解剖改变为较细小的肺动静脉间的异常交通，部分肺动脉的体循环静脉血不经过肺泡的氧合而从瘘管入肺静脉分流到左心房，形成右向左分流。分流量的大小取决于瘘管的粗细。分流量小者发绀不明显，可无症状，仅在肺部X线检查时被发现。分流量大者大量未经氧合的血液进入肺静脉，可使体循环动脉的血氧饱和度明显降低，出现发绀，且造

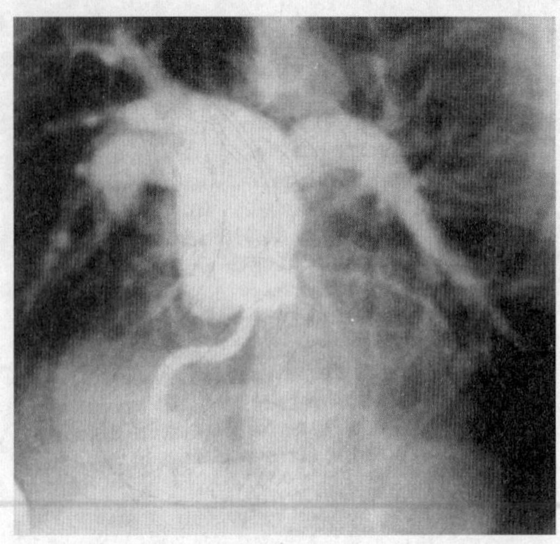

图 14-4-28　动脉干永存主动脉造影示肺动脉起源于共同主动脉，可见肺动脉总干和分支

成血流动力学的影响，产生肺动脉高压，右心室肥厚、扩大。

临床症状类似发绀型的先心病，患者有发绀，可出现心悸、气急、胸痛、咯血、头晕、昏厥、抽搐、鼻出血等症状，后期可发生右心衰竭。体征上通常有不同程度的发绀，也可有杵状指(趾)，肺部有瘘管的部位可听到较粗糙的连续性血管杂音。皮肤或黏膜可出现毛细血管扩张、血管瘤等表现。少数可出现瘘管部位的感染、破裂等并发症。此外，右侧心血管的栓子可通过肺动静脉瘘到达体循环动脉系统，造成栓塞性脑卒中或脑脓肿，产生严重的后果。

实验室检查：① 血液检查可见红细胞、网织红细胞、血红蛋白高于正常。② 胸部X线检查，毛细血管型者表现为肺纹理增多，弥漫小片状阴影。海绵状型者表现为肺野中圆形、结节形或小斑点状均匀致密组织，并可能发现与肺门血管相连的条束状阴影。肺动脉可扩大、搏动增强，心脏影可增大。③ 心电图通常无特异性表现，可有右心室肥厚。④ 超声心动图对检出本病有一定的局限性，主要方法是声学造影。经周围静脉注入声学造影剂，右心房、室顺序显影后，通常在7～8个心动周期之后，在左心房、左心室出现造影剂回声，提示本病的存在。左心出现造影剂的多少取决于肺动静脉之间交通口的多少和内径的大小。⑤ CT和MRI检查可显示肺动静脉瘘的部位、大小、数量等。⑥ 心导管检查示除有右向左分流外可无其他发现。选择性肺动脉造影可显示肺动静脉瘘的部位、形态、大小及其右向左分流。

本病的治疗可切除有肺动静脉瘘的肺叶或肺段，部分有心脏介入治疗适应证的患者可行肺动静脉瘘封堵术治疗。

五、瓣膜闭锁

本病为较少见的发绀型复杂先心病组合中的一部分。

（一）二尖瓣闭锁

二尖瓣闭锁(mitral atresia)较罕见，常与左心发育不良、主动脉瓣闭锁或单心室共存(图 14-4-29)，常伴有心室间隔缺损、单心室、心房间隔缺损等其他心血管畸形，否则无法存活。表现为二尖瓣缺如或未发育，二尖瓣部位由较致密的纤维组织膜样结构形成的隐窝，或为二尖瓣的瓣叶完全融合封闭。此时

左侧心房室间无沟通，回流到左心房的血液只能经过小的卵圆孔流入右心房（或通过肺静脉和体静脉的侧支循环流入体静脉），于是肺静脉淤血，肺动脉压力增高，左心室萎缩，左心室通过心室间隔缺损接受来自右心室的血液。患儿有不同程度的发绀，在婴儿期死于心力衰竭。

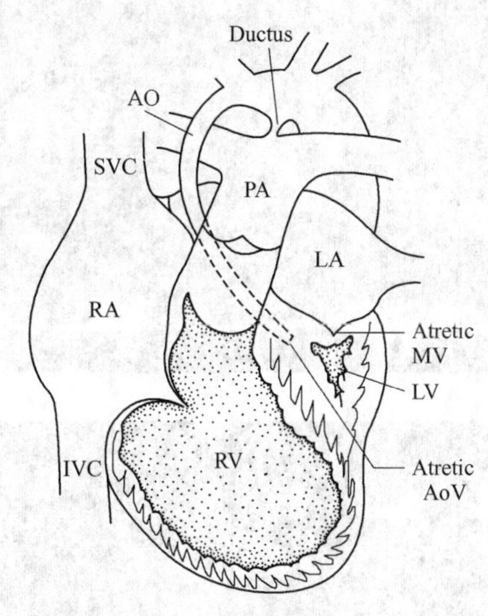

图 14－4－29　二尖瓣闭锁伴主动脉瓣闭锁、左心室发育不良示意

Ductus，未闭动脉导管；Atretic MV，二尖瓣闭锁；Atretic AoV，主动脉瓣闭锁；LA，左心房；LV，左心室；AO，主动脉；RA，右心房；RV，右心室；PA，肺动脉；SVC，上腔静脉；IVC，下腔静脉

X线示肺静脉淤血，但左心房增大不明显。心电图示右心房、右心室肥大，也可有左心房肥大。超声心动图不能探测到二尖瓣瓣叶的回声。治疗上在婴儿早期行球囊心房间隔切开术，创建人工的心房间隔缺损，使更多的血液进入右心房，解除左心房的淤血，以后行人工瓣膜置入术进行纠治。

（二）三尖瓣闭锁

三尖瓣闭锁（tricuspid atresia）表现为在三尖瓣部位上有肌肉样或纤维组织膜，也可为穿孔的融合的三尖瓣薄膜状的组织，使右侧的心房室间无沟通，右心房血液不能流入右心室，右心室发育不全。因此，本病在左、右心房之间必须要有交通口，如卵圆孔未闭、继发孔型心房间隔缺损、原发孔型缺损伴二尖瓣畸形、极少数患者的心房间隔完全缺如等，否则无法存活。右心室多数为很小的残余心室腔，通常有心室间隔缺损（图 14－4－30）。本病还可合并有动脉导管未闭、肺动脉狭窄、闭锁或发育不全或大血管转位等畸形，也可合并心外畸形，主要累及中枢神经系统和骨骼系统，可与 Brown 综合征、无脾综合征等并存。

本病的病理生理变化很复杂，主要影响因素有心房水平和心室水平的分流程度、肺动脉口状况及左心室功能。体循环静脉血回流到右心房的血液，不能通过三尖瓣进入右心室，为维持血液循环，只能通过卵圆孔或心房间隔缺损进入左心房与肺静脉血液混合，经二尖瓣口进入左心室，大部分血液排入主动脉，完成体循环，动脉血的氧饱和度有不同程度的降低，造成发绀和缺氧。其余部分混合血从左心室经心室间隔缺损进入右心室到肺动脉，完成肺循环。如果合并肺动脉闭锁或严重狭窄，血液需从左心室经主动脉到侧支循环或未闭动脉导管进入

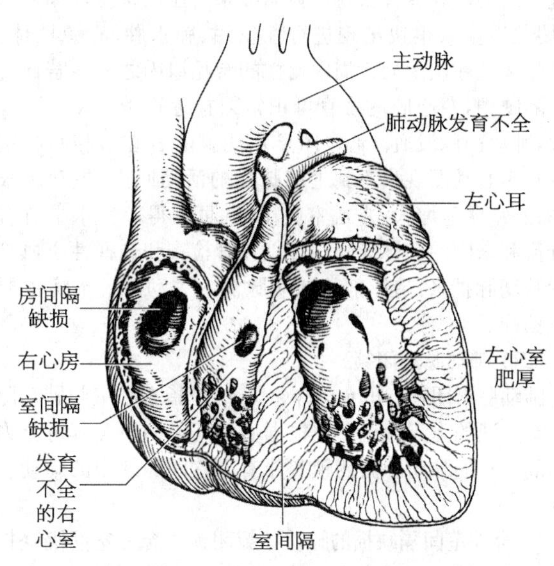

图 14－4－30　三尖瓣闭锁右心室发育不良示意

肺动脉到肺部，完成肺循环。因此，右心房、左心房和左心室的血流量增加，导致左、右心房肥大，尤其是左心室明显肥厚扩张，二尖瓣环扩大，引起功能性二尖瓣关闭不全，最终导致左心衰竭。

三尖瓣闭锁者出生后多即有发绀，发育不良，劳累后气急，可有下蹲习惯和昏厥发作，易患呼吸道感染。体征有发绀、杵状指（趾），颈静脉怒张，心脏增大，第二心音不亢进常呈单一音，有心室间隔缺损者可有分裂。心脏杂音取决于合并的畸形，亦可无杂音。

X线示心影呈球形，以左心室、右心房扩大为主。肺动脉段凹陷，肺血管影减少（伴有大血管转位者则肺门阴影显著，肺血管影增多）。

心电图显示电轴左偏，左心室肥大，左右心房肥大。

超声心动图是三尖瓣闭锁的无创性诊断的首选方法，经胸壁超声心动图的诊断准确率基本上可达 100%。多普勒超声技术和声学造影可协助确定合并畸形及其血流动力学状态。

右心导管检查时，心导管到达右心房后不能进入右心室，但可通过心房间隔缺损而进入左心房，在心房水平有右向左分流。右心房造影显示巨大右心房的同时有左心房与左心室的显影，而肺动脉显影延迟（伴有大血管转位者，肺动脉提前显影）。

本病预后不良，肺血流少者尤差。本病主要是手术纠治。由于本病右心室大多发育不良，目前多主张进行腔静脉肺动脉连接术。

（三）主动脉瓣闭锁

主动脉瓣闭锁（aortic atresia）是一种极严重的先心病，常合并二尖瓣闭锁或狭窄、左心室发育不良（常是左心发育不良综合征的组成部分）。闭锁的主动脉瓣使左心室的血液不能排到主动脉，左心房压明显增高，肺静脉血流淤滞，易发生肺水肿。左心房的血液通过心房间隔上的卵圆孔流入右心房；如有心室间隔缺损则左心室的血液也可流入右心室。右心室同时接受体静脉和肺静脉来的血液排入肺动脉。体动脉只能

通过未闭的动脉导管获得从肺动脉来的血液维持体循环。因此，婴儿出生后很快出现进行性发绀、肺水肿、心源性休克。本病是婴儿在出生后1周内死亡的常见原因之一。若伴有心室间隔缺损，左心腔的发育可正常或接近正常。X线示心脏增大，肺动静脉淤血。心电图显示明显的右心房和右心室肥大。超声心动图观察不到主动脉瓣的活动回声，主动脉根部小，右心室明显增大，左心室腔小，并可测得心房水平有右向左分流和未闭的动脉导管。右心导管检查和选择性心血管造影示肺动脉扩张，造影剂从肺动脉流入主动脉。本病主要是对症治疗。

（四）肺动脉瓣闭锁

肺动脉瓣闭锁（pulmonary atresia）是指右心室与肺动脉之间没有连通的先天性畸形。根据心室间隔的情况其可分为心室间隔完整的肺动脉瓣闭锁和伴有心室间隔缺损的肺动脉瓣闭锁。

1. 合并室间隔缺损的肺动脉瓣闭锁　合并室间隔缺损的肺动脉瓣闭锁又可分为大动脉关系正常和异常两种。本病的病理改变类似于法洛四联症。有人将其归入严重的法洛四联症，但由于肺动脉病变的解剖结构比较复杂，病变多数可累及肺动脉瓣及其近端肺总动脉、远端肺总动脉、肺总动脉分叉处等各部位，可造成左、右肺动脉相互不沟通，因此与法洛四联症还是有显著的差别。多合并膜周部或漏斗部较大的心室间隔缺损，也可以同时合并心房间隔缺损。半数左右的患者为右位主动脉弓，主动脉骑跨在心室间隔上，因此主动脉的血液为混合血，肺动脉的血液通过未闭的动脉导管提供而完成肺循环。因此，血氧饱和度和发绀的程度取决于肺循环的流量和心室间隔缺损的大小。患儿出生后发绀和缺氧症状进行性加重，出现心力衰竭。体征上可闻及动脉导管未闭的杂音或侧支循环的杂音。心电图无特异性表现，可有右心室肥厚、左心房肥大，也可有双心室肥大。X线可显示心脏大小正常或增大，肺动脉影缺如，肺血少。超声心动图检查通常可对本病患者的畸形做出明确的诊断，能显示心室间隔缺损、增宽骑跨的主动脉，可显示肺总动脉和（或）肺动脉瓣呈闭锁状，以及大动脉与心室的连接关系（图14-4-31）。

本病治疗和重症法洛四联症治疗相似，早期进行手术干预（参见本章第一节）。

2. 心室间隔完整的肺动脉瓣闭锁　本病的病理改变是肺动脉闭锁，右心室与肺动脉之间没有直接的通路，但心室间隔完整，通常有赖于心房间隔的沟通和未闭动脉导管的存在，右心房的血液经心房间隔缺损流入左心房，肺动脉的血液则依靠主动脉通过未闭动脉导管到达而完成血液循环（图14-4-32）。本病常伴有右心室、三尖瓣发育不全，病变多累及整个右心系统。但兼有三尖瓣关闭不全者右心室可增大。患儿出生后即有发绀、气急和缺氧发作，这些症状可促使动脉导管的关闭而致肺动脉无血液供应，在新生儿期即死亡。X线示肺血少，心影可增大，可有或无右心室肥大表现。超声心动图可观察到肺动脉瓣无活动回声，只呈条索状强回声带。肺总动脉内径呈条状融合切迹，主动脉前壁与心室间隔的连续性完整，无心室间隔回声脱失现象。可见心房间隔回声中断和显示未闭的动脉导管，结合多普勒超声及声学造影可见心房水平有右向左分流，观察不到左心室与右心室之间存在分流。右心导管检

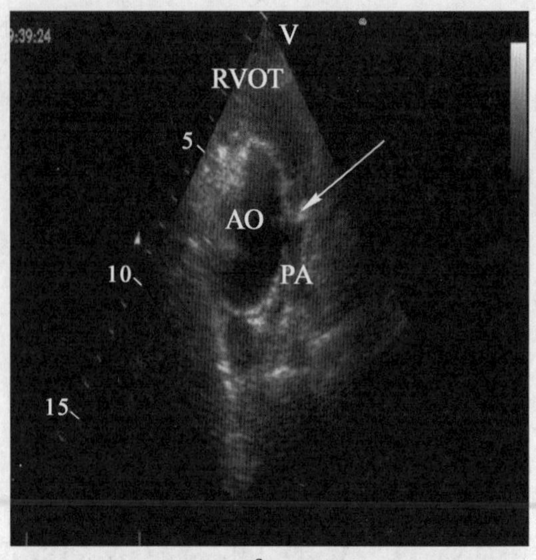

a

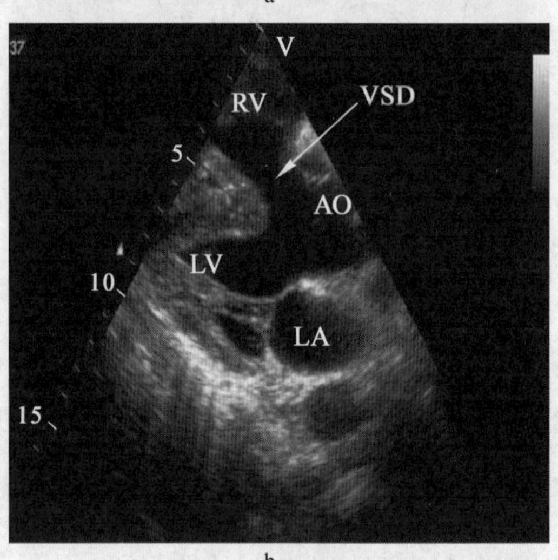

b

图14-4-31　合并心室间隔缺损的肺动脉瓣闭锁的超声心动图

a. 大血管短轴切面示肺动脉瓣闭锁（箭头所示），流出道呈闭塞状　b. 胸骨旁长轴切面示膜部心室间隔缺损（VSD），增宽的主动脉骑跨在心室间隔上

AO，主动脉；LA，左心房；LV，左心室；RV，右心室；RVOT，右心室流出道

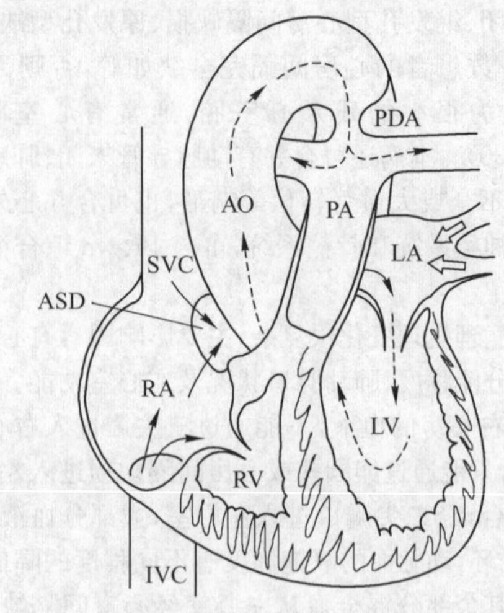

图14-4-32　心室间隔完整的肺动脉闭锁示意

实线箭头代表静脉血，虚线箭头代表混合血，空心箭头代表氧合血

查时心导管进入右心室多较困难,即使进入右心室但不能进入肺动脉,可检出心房水平有右向左分流。右心房造影显影的顺序为右心房—左心房—左心室—主动脉—肺动脉。

本病一旦确诊宜立即手术纠治。

六、主动脉弓离断和闭锁

主动脉弓离断和闭锁(interruption and atresia of the aortic arch)是少见的先天性主动脉弓畸形,由于主动脉弓某个部位缺如或闭锁,引起主动脉弓与降主动脉间的血流中断。主动脉弓离断是指主动脉弓部与降主动脉完全离断;主动脉弓闭锁是指动脉弓部与降主动脉之间由残余纤维束带相连,但内腔不通。本病大多合并动脉导管未闭和心室间隔缺损。多数主动脉弓离断和闭锁发生在左锁骨下动脉开口的远端,故上半身的血液由左心室提供,而下半身的血液通过未闭的动脉导管由右心室供给(图 14-4-33,A 型);若闭锁位于左锁骨下动脉开口的近端,则左锁骨下动脉位置对着动脉导管,由降主动脉发出,左上肢和两下肢接受右心室供血(图 14-4-33,B 型);若右锁骨下动脉亦自闭锁段以下的降主动脉发出,则两上肢均接受右心室供血(图 14-4-33,C 型)。

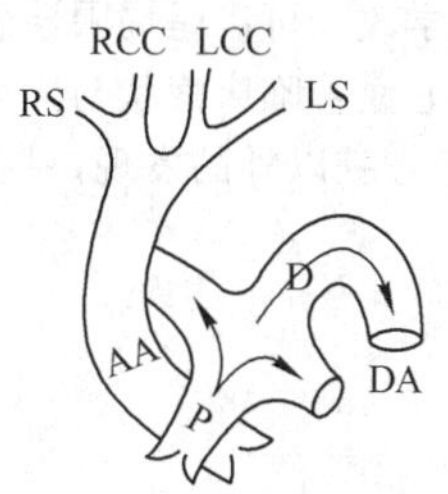

A 型 位于 LS 的远端

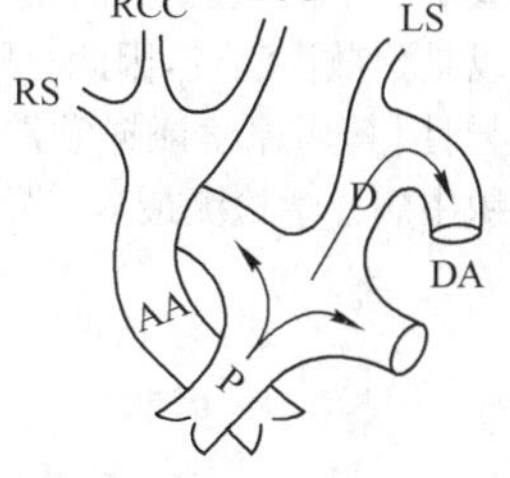

B 型 位于 LCC 与 LS 之间

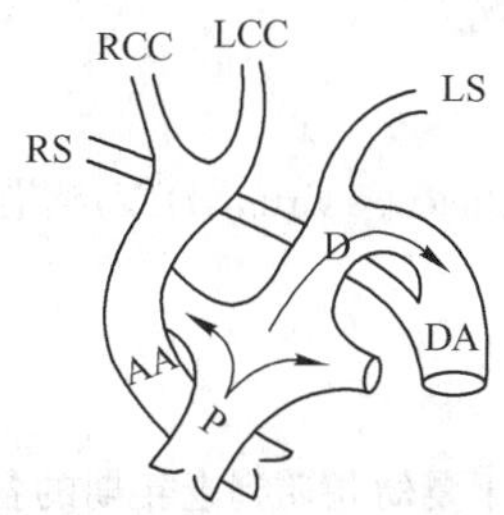

C 型 位于 LCC 与 LS 之间,伴迷走 RS

图 14-4-33 主动脉弓离断和闭锁类型示意

LCC,左颈总动脉;RCC,右颈总动脉;LS,左锁骨下动脉;RS,右锁骨下动脉;AA,主动脉弓;DA,降主动脉;D,动脉导管;P,肺动脉

主动脉弓离断和闭锁的病理生理改变,除主动脉梗阻的性质为固定的完全梗阻外,与合并的心内畸形有极大的相关性。早期即有严重难治的心力衰竭,如果合并有心室间隔缺损和较大的未闭动脉导管,则肺血管阻力高,有足够的血流通过动脉导管进入降主动脉,通过心室间隔缺损至肺部的血流减少,因而心力衰竭严重度可减轻。动脉导管狭小者,则肺血流增加,心力衰竭随之严重。

临床表现在出生时即有发绀,下肢较上肢明显,且随主动脉弓离断和闭锁的发生部位不同,而有两下肢、两下肢和左上肢、两侧上下肢发绀之区别,须注意仔细检查这些差异。脉搏也根据离断和闭锁的发生部位而可或不可扪及。早期即有心力衰竭的表现和体征。

胸片示心脏增大,尤以右心室为著,肺血增多并有肺动脉高压征象。如心室间隔缺损小因伴有丰富的侧支循环,可见到肋骨切迹。心电图可正常,或左、右心室肥厚。二维超声心动图对本病可做出提示性的诊断,通常需行心血管造影证实。选择性右心室或肺动脉造影,可见肺动脉通过未闭的动脉导管至降主动脉的右向左分流,延迟显影可见主动脉弓内腔闭塞处,有边缘光滑的完全闭塞影。

本病预后极差,婴儿早期即死亡,能活过 1 岁者极罕见。唯一有效的治疗为外科手术,进行主动脉弓离断和闭锁部血管重建或旁路移植术。

参 考 文 献

1. 陈灏珠,范维虎,金雪娟,等. 1948~1999 年上海地区住院心脏病病种的变化趋势[J]. 中华内科杂志,2003,42: 829-832.
2. 孔祥清. 先天性心脏病介入治疗[M]. 南京: 江苏科学技术出版社,2003.
3. Braunwald E. Heart Disease[M]. 6th ed. Philadelphia: W. B. Saunders Co., 2001.
4. Brickner M E, Hillis L D, Lange R A. Congenital heart disease in adults: first of two parys[J]. New England Journal of Medicine, 2000, 324(4): 256-263.
5. Brickner M E, Hillis L D, Lange R A. Congenital heart disease in adults: second of two parts[J]. New England Journal of Medicine, 2000, 324(5): 334-342.
6. Fuster V, Alexander RW, O'Rourke RA, et al. Hurst's The Heart [M]. New York: McGraw-Hill, 2004.
7. Goldman L, Ausielto D. Cecil Textbook of Medicine[M]. 22th ed. Philadelphia: W. B. Saunders Co., 2004.
8. Lock J E, Keane J F, Perry B S. Diagnostic and interventional catheterization in congenital heart disease[M]. 2th ed. New York: Kluwer Academic Publishers, 2000.
9. Rubin L J. Diagnosis and management of pulmonary arterial hypertension: ACCP evidence-based clinical practice guidelines[J]. Chest, 2004, 126: s7-s10.

第十五篇

心　肌　炎

陈瑞珍　杨英珍

心肌炎是由各种病毒、立克次体、细菌、原虫及原生动物感染期间或感染后引发的心肌细胞、心内膜、血管及心外膜的炎症反应。感染因素引起心肌损伤的主要机制为：① 致病菌直接侵入心肌。② 产生心肌毒性物质。③ 免疫介导的心肌损伤。尤其是在病毒感染诱导心肌炎的发病过程中，细胞介导的对新的细胞表面改变或一种新的病毒相关抗原的免疫反应远远大于病毒复制对细胞造成的损伤作用。另外，在心肌炎患者的尸检组织中，主要组织相容性抗原复合物(major histocompatibility complex, MHC)表达的明显提高是免疫介导机制的又一佐证。病毒与心肌蛋白的交叉反应抗体在免疫介导的心肌损伤中也起着重要作用。心肌炎患者发病期间，细胞内黏附分子1的持续表达在心肌炎症的发展过程中也起着很重要的作用。除此之外，过敏反应、药物因素或在血管炎等系统性疾病发病过程中也可诱发心肌炎。

心肌炎分为急性期和慢性期。在北美地区，病毒(尤其是肠道病毒)是引起心肌炎最常见的病原菌，而在南美地区由克氏锥虫(Trypanosoma cruzi)引起的锥虫病[又称查加斯病(Chagas disease)]最为多见。由于病变发生的时期、心肌损伤机制及病因不同，心肌炎的组织病理学改变可以是局限性病变也可以是弥散性病变，因此心肌炎的心血管临床症状与体征不具特异性，其病原学证据常常依赖于心脏以外的发现，只有尸检组织中病原学检测最具特异性。

第一章　病毒性心肌炎

病毒性心肌炎(viral myocarditis, VMC)是临床较为常见的心血管疾病之一，是由病毒感染(尤其是柯萨奇B组病毒)所致的局限性或弥散性心肌炎性病变。VMC的发病率有逐年增高的趋势。20世纪90年代，上海市心脏病病种统计资料显示，VMC已由20世纪50年代占住院心脏病例的第10位上升到20世纪90年代的第4位。本病还可能在人群中暴发流行，尤其是在新生儿和婴幼儿中可引起高病死率流行。大多数VMC可以自愈，部分可迁延而遗留各种心律失常(如期前收缩等)，严重者可发生高度或三度房室传导阻滞，需安装永久心脏人工起搏器。少数VMC可急性暴发致心力衰竭或猝死，也可出现急性期后的持续心腔扩大和(或)心力衰竭，类似扩张型心肌病。

一、病原学

绝大部分心肌炎由病毒感染所致。估计在病毒感染的人群中，心脏受累者占2%～5%。目前已知，几乎所有的人类病毒感染均可累及心脏，引起VMC，其中肠道病毒最常见，而肠道病毒中又以柯萨奇B组病毒(coxsackievirus group B, CVB)占大部分；人类腺病毒也被认为是重要病毒之一；巨细胞病毒、疱疹病毒、EB病毒、流感和副流感病毒、微小病毒、腮腺炎病毒及丙型肝炎病毒也占少量比例。此外，人类免疫缺陷病毒(human immunodeficiency virus, HIV)感染与心肌疾病的发生也有关联。

二、流行病学

VMC可发生于婴幼儿期到老年期的各个年龄段，但从临床发病情况来看，以儿童和40岁以下的成年人居多，35%的患者在10～30岁。其发病的性别无明显差异，一般认为男性略高于女性。

VMC发病一般以夏季最多，冬季最少，这可能与VMC中柯萨奇病毒感染占多数有关，而柯萨奇病毒的流行多见于夏季和初秋季。但在居住条件比较拥挤的国家和地区，VMC的季节性不明显。VMC大多数为散发，少数有小范围的暴发流行，流行地区一般卫生条件较差，气候温湿，同时有肠道病毒感染的流行。

三、发病机制

大多数研究认为急性期嗜心肌病毒的直接损伤及随后发生的免疫损伤是VMC发生和发展的主要机制。

(一) 病毒的直接作用

有关病毒的直接损伤机制目前主要认为是肠道病毒

(enteroviruses, EVs)受体作用的机制，即 EVs 通过与心肌细胞膜上的特异性受体结合是病毒感染损伤的关键一步。有研究发现，在心肌细胞膜表面的 EVs 受体复合体为柯萨奇腺病毒受体(coxsackie-adenoviral receptor, CAR)与衰变加速因子(decay accelerating factor, DAF)复合体。肠道病毒颗粒与心肌细胞膜表面的 CAR-DAF 复合体结合，在受体介导下发生构象改变，病毒 RNA 释放到细胞质中，利用宿主细胞的蛋白质合成系统，以自身基因组作为 mRNA 指导合成病毒蛋白。有研究显示，肠道病毒感染心肌细胞后，也可通过其蛋白激酶直接损伤心肌细胞，其中蛋白激酶 2A(protease 2A, Pro2A)具有切割心肌细胞骨架蛋白的作用，可引起心肌细胞主要骨架蛋白复合体崩解，从而导致心肌细胞损伤；柯萨奇 B 组病毒 3 型(coxsackievirus group B type 3, CVB3)的 Pro2B 蛋白激酶还可改变内质网和浆膜的通透性，导致细胞质游离钙浓度增加和膜损伤。此外，病毒 RNA 持续感染已由原位杂交和 PCR 方法在实验动物模型和临床心肌标本中得到反复证实。持续存在的病毒 RNA 也可损伤心肌细胞，但其机制不清，可能与干扰细胞代谢、激活特殊的细胞信号传导通路、诱导细胞凋亡、心肌间质纤维化及机体免疫功能异常等有关。有研究发现，VMC 患者心律失常的发生可能与心肌细胞的离子通道电位及表达异常有关。另有研究报道，病毒感染心肌组织除炎症性坏死外，心肌细胞凋亡也参与 VMC 的发生、发展过程，并认为与演变为 DCM 有关。已知多种病毒可诱导细胞凋亡，但不同的病毒可能启动相异的细胞凋亡通路，如 Fas/Fas 配体、肿瘤坏死因子/受体、Bcl2 家族、Caspase 家族等。肠道病毒感染导致宿主细胞死亡与 Caspase 激活有关。最近已有人研究 CVB3 VMC 发生凋亡的分子机制，发现病毒感染后可发生心肌胞质 Bag1 基因表达下调，CVB3 包壳蛋白 VP3 可与致凋亡蛋白 Siva 蛋白特异性作用，并通过 CD27/CD70 转导凋亡通路，引起心肌细胞凋亡。

(二) 病毒介导的免疫损伤作用

病毒感染后促发自身免疫的诱导机制是 VMC 发病的关键环节。在病毒感染急性期首先激活 B 细胞产生中和抗体，中和抗体可清除外周血中的病毒形成抗病毒的第一道防线；当病毒侵入心脏后，可诱导大量的巨噬细胞、NK 细胞和 T 细胞等先后浸润心肌。巨噬细胞和 NK 细胞可迅速直接杀伤病毒感染细胞，并通过释放 NO、IFN-γ 等细胞因子直接抑制病毒复制形成第二道防线；随后病毒特异性抗原在巨噬细胞、NK 细胞释放细胞因子的协同下，可激活 T 细胞介导的细胞毒性作用，杀伤病毒感染的心肌细胞或溶解非病毒感染的心肌细胞，其在识别心肌细胞时受心肌细胞表达的 MHC Ⅰ类分子限制和在协同刺激分子(如 B7)参与下才能够被激活，进一步通过穿孔素、颗粒酶、Fas/FasL 及 TNF-α 等细胞因子特异性地清除病毒感染细胞，形成最有力的抗病毒的第三道防线。此免疫反应被认为是一把"双刃剑"，激活免疫系统虽然在清除病毒感染心肌细胞时，本身也损伤了心肌细胞，但毕竟清除了病毒，终止了病毒对心肌的损害，从而使绝大部分心肌组织得以保存。因此，大部分急性病毒性心肌炎具有自限性。但过度激活可引起慢性炎症反应，导致心肌重塑，出现临床 DCM、心力衰竭症状。而免疫系统的激活主要通过 T 细胞受体及酪氨酸激酶 p561ck、磷酸酯酶 CD45、ERK1/2 和细胞因子家族等信号系统，这些信号系统不仅能促进炎症细胞聚集，也可使病毒复制增加。目前认为，Toll 样受体通过调节下游信号(如 MyD88、IRAK 及 TRIF/IRFs)在 VMC 的免疫发生机制中起着重要作用，通过激活细胞因子活化干扰素导致免疫失衡。

在 VMC 的发病过程中，相当多的心肌炎患者心肌组织中有补体和免疫球蛋白沉积，提示自身抗体在心肌炎患者的发病过程中具有致心肌损伤作用。然而，至今尚未明确 B 细胞是否浸润慢性心肌炎患者的心肌组织或心肌炎性病灶区，且在 CVB3 诱导的慢性心肌炎小鼠心肌中也尚未发现 B 细胞浸润。因此，未来的研究应该进一步探明 B 细胞(尤其是致敏性 B 细胞)能否浸润 VMC 患者的心肌并诱导心肌疾病等。

心肌肌凝蛋白诱导的自身免疫反应的发生可能与病毒损害心肌使心肌细胞内的肌凝蛋白释放有关。肌凝蛋白从坏死的心肌细胞内释放后，可被已存在于心肌中的抗原呈递细胞(如树突状细胞、巨噬细胞等)摄取，加工、处理后，再与呈递细胞表面的 MHCⅡ分子结合成肌凝蛋白 MHCⅡ分子复合体，该复合体被呈递给 $CD4^+$ T 细胞，与其受体 TCR/CD3 结合。$CD4^+$ T 辅助/诱导细胞被激活后便可释放 IL-2、IFN-γ、IL-4、IL-10 等细胞因子，辅助激活自身反应性 $CD8^+$ CTL 或产生抗肌凝蛋白抗体的 B 细胞。不少研究已经证实，VMC 患者体内存在抗 ANT 自身抗体，阳性率为 6%左右。我们也曾用 ANT 合成肽检测临床诊断为心肌炎的心内膜活检标本，发现其心肌中有抗 ANT 抗体沉积。此外，心肌炎小鼠血清中也存在抗 ANT 抗体。现已基本明确抗 ANT 抗体可通过干扰或阻断心肌细胞线粒体内膜上 ANT 转运 ADP 和 ATP，影响心肌细胞能量代谢，最终导致心功能受损。

四、临床表现

VMC 临床表现轻重不一，轻者几乎无症状，重者可致猝死，其主要取决于病变的广泛程度与部位、机体反应、既往心功能状态和感染病毒的类型等。

(一) 病毒感染史

国内外报道 59%～88%的 VMC 患者有过发热、头痛、咳嗽、咽痛、乏力等"感冒"样全身症状，或出现恶心、呕吐、腹泻等消化道症状；也有部分患者症状较轻未引起注意，须仔细追问病史。但无上述症状者并不能除外有先驱病毒感染史。病毒感染前驱症状出现 1～3 周后心脏受累的症状会逐渐出现。

(二) 症状与体征

90%的患者以心律失常为主诉或首见症状就诊。心悸、胸闷的发生率可高达 50%～60%。胸痛明显者常提示有胸膜及心包累及。以充血性心力衰竭为主要表现者常被认为是急性原发性 DCM，罕有少尿、尿闭而被诊断为急性肾衰竭。

由于炎症为局灶性，大多数患者呈亚临床或呈隐匿型，仅有心电图改变；或因车祸死亡或死于其他疾病时尸检发现有 VMC 的心肌病理改变。少数患者因心肌病变弥漫而呈暴发性发作，发生急性心力衰竭、大面积急性心肌坏死、心源性休克或猝死。

病毒感染也可累及肾、胰腺或脑等重要器官，从而出现糖尿病，肝、肾功能损害或神经系统等症状，提示病情较严重，多为重症心肌炎的表现。

体格检查可有心脏扩大、心率增快或缓慢。心率增快如与体温不相称,常为心肌炎存在的可疑征象。第一心音降低,时有舒张期奔马律和第三心音、第四心音,心尖区可有轻度收缩期杂音,舒张期杂音少见,如有出现,常为相对性二尖瓣狭窄或急性风湿性心内膜炎所致。本病可出现各种心律失常,以期前收缩尤其是室性期前收缩、房室传导阻滞多见。重症弥漫性心肌炎患者可出现急性心力衰竭,表现为颈静脉怒张、肺部啰音、肝大、双下肢凹陷性水肿等左心衰竭与右心衰竭的体征,易合并心源性休克。

五、辅助检查

(一) 病毒学检测

1. 病毒分离 将抗生素处理的标本接种于敏感细胞(如人胚肾细胞、Hep2 细胞、人二倍体纤维母细胞)、鸡胚或动物,根据患者的临床表现、细胞病变特点、宿主类型、血凝性质及血细胞吸附现象等做出初步分类,然后与已知病毒的标准血清做补体结合试验、血凝抑制试验或中和试验做最后鉴定。由于患者带毒时间通常比较短,出现临床症状时多数不在感染早期,这样临床难以适时取到标本,故病毒分离阳性率低,加之操作耗时,费力,一般不作为常规病毒检查方法。

自心肌中分离出病毒作为病因学诊断极为困难,心内膜及心肌活检的组织学诊断标准差异性大,同一切片可因诊断标准和认识不同,在观察时可有明显差别,并有取样误差,影响诊断。

2. 病毒基因检测 随着分子生物学的进展,近年来应用 PCR 或原位杂交方法检测心内膜心肌活检组织中的病毒基因逐渐应用于临床,检出率可达 68%。国内报道应用 PCR 技术检测心肌炎患者外周血白细胞中肠道病毒 RNA,在临床拟诊 VMC 患者中阳性率达 60%以上。但外周血中肠道病毒基因检测为阳性,只能说明近期有过病毒感染,但不能作为 VMC 的确诊依据,仅作为临床诊断的参考指标。新近,肠道病毒衣壳蛋白 VP1 在心肌组织中的成功检测,为 VMC 的特异性诊断提供了新的手段。

(二) 免疫学测定

1. 病毒中和抗体测定 以不同稀释度的患者血清分别与定量已知的病毒混合接种在微量板上,以能保持 50%的细胞不发生病变的滴度为终点。一般将早期及恢复期血清 CVB 中和抗体效价≥4 倍上升或一次≥1∶640 作为阳性标准。病毒中和抗体特异性强,可持续升高多年,血清免疫学试验中以中和抗体最为可靠,为目前常用的心肌炎病原学检测方法,急性 VMC 患者阳性率为 40%左右。但是中和抗体需要大量的组织培养工作,通常要求检测双份血清,不利于及时诊断。

2. 特异性 IgM 抗体测定 用酶联免疫吸附试验(ELISA)在血清中检测到病毒 IgM 抗体通常表明患者存在急性或持续病毒感染。此法检测病毒 IgM 抗体具有较好的敏感性和特异性,且可在 1 日内完成,临床检测特异性 IgM 不仅有早期病原学诊断意义,并能观察重复感染及迁延不愈的状态。但由于其易受其他因素(如类风湿因子、抗核抗体阳性等)影响,存在一定的假阳性,特异性较病毒中和抗体低。

3. 细胞免疫测定 VMC 患者外周血中总 T 细胞(CD3)、T 辅助细胞(CD4)及抑制 T 细胞(CD8)低于正常,而 CD4/CD8 值不变。但亦有报道 VMC 急性期 T 细胞亚群表现为 CD3 及 CD8 下降,CD4 正常,CD3/CD8 升高,恢复期正常。

在病毒感染早期,由心肌细胞或心肌成纤维细胞、内皮细胞等表达的细胞因子包括 TNF-α、TNF-β、IL-1α、IL-1β、IL-6 等,即使在 CVB3 感染的培养心肌细胞也有表达;大量炎症细胞浸润心肌后,包括 IL-2、IL-3、IL-4、IL-10、GMCSF、IL-2R 和部分 TNF-α、TNF-β、IL-1α、IL-1β 等细胞因子也可由浸润细胞表达。此外,尚发现 TH1 细胞相关的细胞因子(如 IL-2、IFN-γ、TNF-β)的表达水平明显高于 TH2 相关细胞因子(如 IL-4、IL-10)。

4. 心肌自身抗体测定 迄今已明确 40%~100%的心肌炎患者血清中存在 10 余种抗心肌自身抗体,它们可识别心脏组织中多种自身抗原。已证实的有心肌肌凝蛋白、肌动蛋白、肌膜蛋白、层黏素、乳酸脱氢酶支链、ADP/ATP 载体、钙通道、β受体、抗毒蕈碱型乙酰胆碱受体 M_2 抗体,以及原纤维蛋白和胶原Ⅰ、Ⅲ、Ⅳ型等。检测这些抗体大多需要相应的纯化蛋白质,这是一项繁重的制备工作,且产品不易保存,不利于临床应用。检测抗 β_1 受体抗体及抗毒蕈碱型乙酰胆碱受体 M_2 抗体主要是应用放射性配体结合抑制试验,方法亦较复杂。应用合成肽则可以克服上述困难,能方便地检测出相应的自身抗体。

5. 心肌酶谱及肌钙蛋白测定 心肌特异性肌钙蛋白(cTn)是一种反映心肌损伤敏感而特异的血清学标志物。肌钙蛋白是由 T、C 和 I 三种蛋白质组成的一个复合体,呈钙依赖性地调节肌球蛋白与肌动蛋白之间的收缩过程,用化学发光法测定肌钙蛋白 I、T 的高特异性和高敏感性,使之成为心肌炎心肌细胞损伤的有用参考指标。由于其不受年龄、性别、心肌损伤部位及肝功能异常的影响,cTnI 在个体发育过程中并不在骨骼肌中表达,出生后仅在心肌中表达,因此 cTnI 可作为心肌损伤更特异而敏感的指标。cTnT、cTnI 一般在发病后 2~4 h 开始升高,维持 2~3 周降至正常,少数可持续 2~3 个月。

(三) 心电图

由于 VMC 患者通常有心肌实质细胞变性、坏死,间质炎症细胞浸润,心肌纤维化等病理改变,因此可出现一系列心电活动异常,出现相应的心电图改变。

1. 心律失常 主要由异位自律性增高和(或)传导阻滞引起。它可表现为任何一种类型的心律失常,以室性期前收缩最常见,多为单源性,部分可呈并行心律;其次是房性期前收缩,心房颤动、心房扑动等也并非少见。严重者(如暴发性心肌炎 fulminant myocarditis)可出现三度房室传导阻滞甚至持续性室性心动过速、心室扑动、心室颤动等,从而引发猝死(图 15-1-1、图 15-1-2)。

有人认为出现房室传导阻滞并不一定表明患者有心肌的弥漫性受损,可能与病毒侵犯局部传导组织有关,但如果心电图出现完全性左束支传导阻滞图形,常提示心肌受损弥漫而严重,且多伴有左心室收缩功能障碍,预后不佳(图 15-1-3)。

2. 心肌损害的表现 主要为 ST-T 变化,常见,且可因为无临床症状而不被注意。表现为 S-T 段压低,T 波低平、双相、倒置,范围可波及所有导联。当累及心外膜下心肌或心包时,可有 S-T 段抬高。ST-T 改变可随病情的加重或减轻而演变。

3. 其他 如 Q-T 间期延长、QRS 波群低电压等。

VMC 患者的心电图变化是非特异性的,它往往是心肌炎症改变的一个佐证,既可以是炎症活动的表现,也可能是炎症

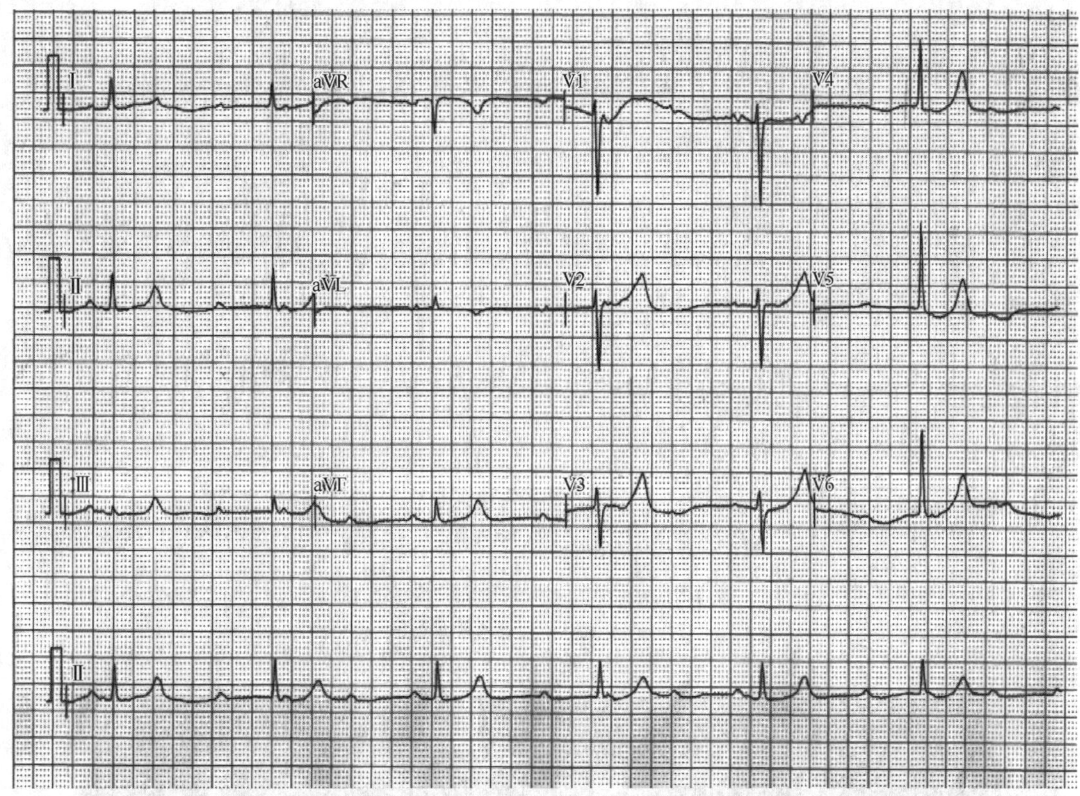

图 15－1－1　急性 VMC 出现三度房室传导阻滞伴方式连接处逸搏心律

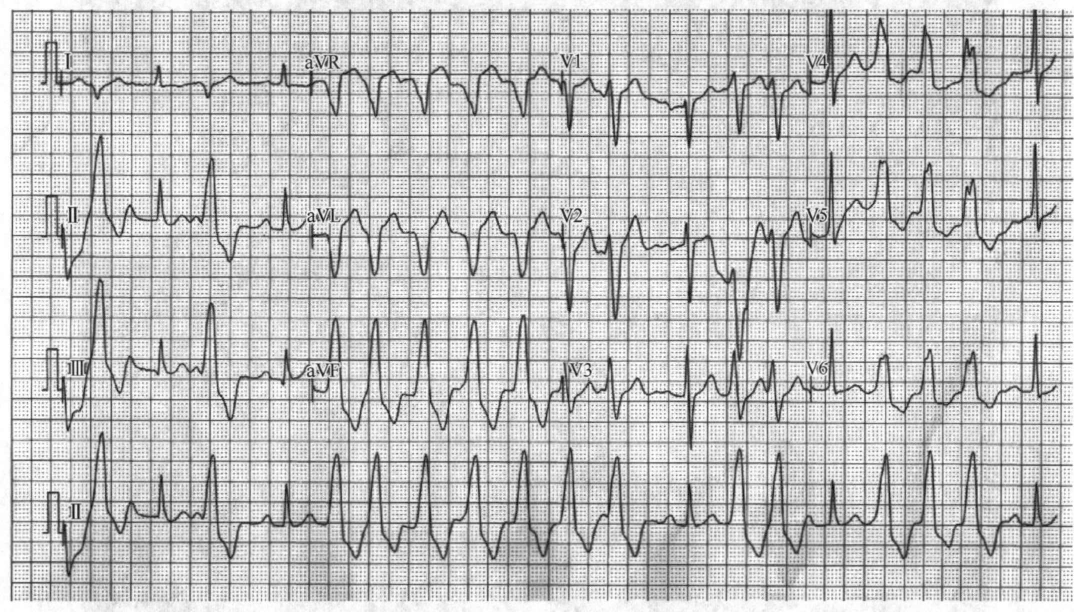

图 15－1－2　急性 VMC 出现频发室性期前收缩连发、反复发作短阵室性心动过速

修复后遗症的结果。

(四) X 线检查

局灶性心肌炎患者 X 线表现多无明显异常，少数重症 VMC 患者可有心脏扩大征象，表现为心影增大，心胸比例＞50%，多数见左心室增大，有时也可波及右心房、右心室。如合并心包炎可出现心包积液，伴有心力衰竭则可有相应的肺淤血、水肿等改变，上述改变在病情好转时可消失。

(五) CMR 成像

心血管磁共振(cardiovascular magnetic resonance，CMR)成像是一种有价值的非侵入性心肌炎诊断方法，特别是在心肌炎症组织病变新现时。用于心肌炎诊断的 CMR 成像方法包括以下几种。

1. T_2 加权成像　可显示心肌组织水肿，常规用来评估急性心肌炎症的存在。

2. 心肌早期钆增强成像　与心电门控技术结合，显影剂 Gd－DTPA 注射前及注射后最初几分钟内可以获得 ECG 触发的 T_1 加权图像，这一序列被称为“心肌早期钆增强(myocardial early gadolinium enhancement)”；虽然其特异性不稳定，但是对

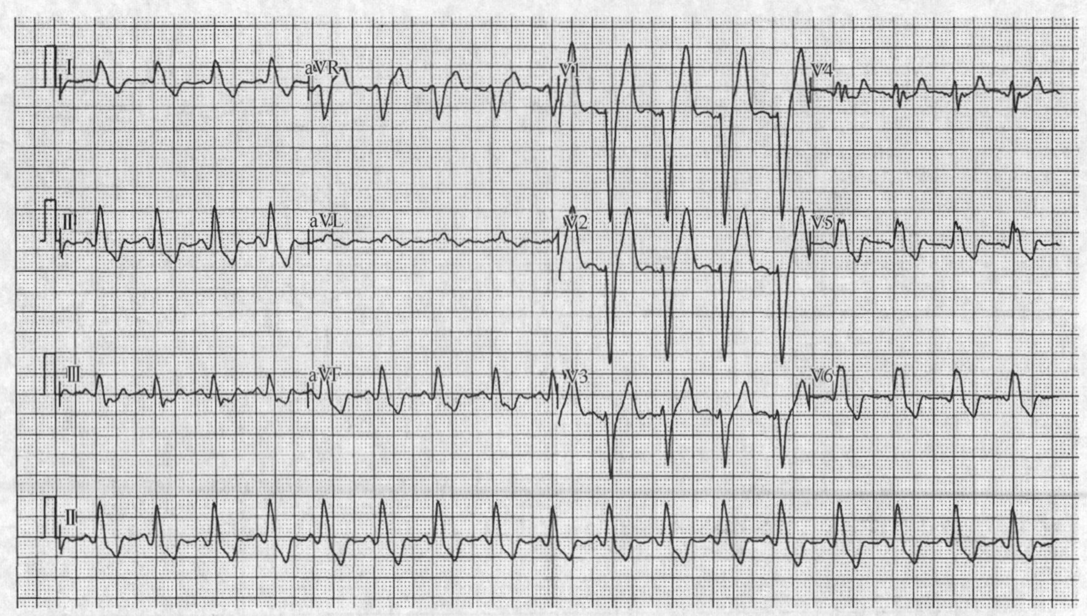

图 15-1-3　急性 VMC 出现完全性左束支传导阻滞

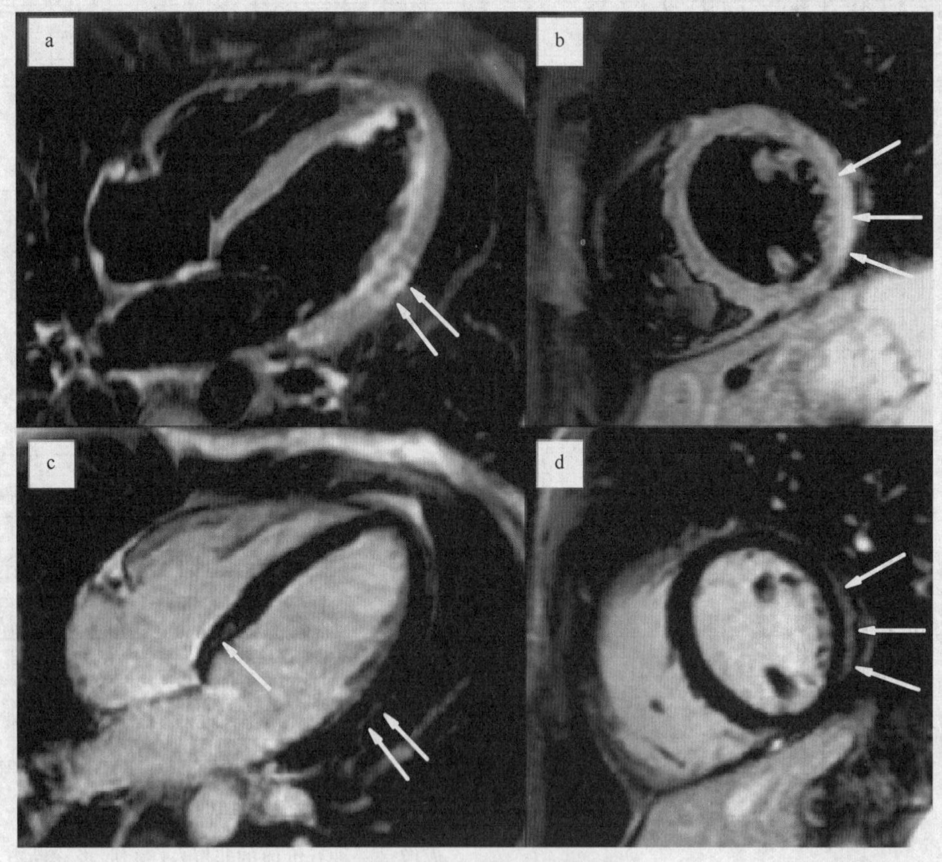

图 15-1-4　急性心肌炎患者心脏 MRI 图像

长轴(a)与短轴(b)T_2 加权成像显示左心室中部侧壁心外膜下心肌局部水肿(箭头)。对应长轴(c)及短轴(d)T_1 加权成像晚期钆增强左心室中部侧壁心外膜下及基底间隔部呈现典型的晚期钆增强显像(箭头)[来自：Kindermann I, Barth C, Mahfoud F, et al. Update on myocarditis. J Am Coll Cardiol, 2012, 28, 59(9): 779-792.]

心肌炎的诊断有一定的价值。

3. 心肌钆延迟增强成像　近来研究证实 T_1 加权分段反转-恢复梯度回波序列(T_1 - weighted segmented inversion-recovery gradient-echo sequence)优于其他对比增强方法，该方法提高了累积 Gd-DTPA 的病损心肌区域与无 Gd-DTPA 累积的健康心肌区域信号强度的差异，获得更好的对比度，这一方法被称为“钆延迟增强(late gadolinium enhancement, LGE)成像”(图 15-1-4)。LGE 成像表现出的心肌损伤模式包括室间隔壁内轮缘状模式(rimlike pattern)和左心室游离壁心外膜下补丁样模式(patchy distribution)。但是 LGE 成像只提示心肌受损,无法区分急性与慢性炎症浸润。此外,LGE 成像诊断心肌炎的价值与心肌组织炎症浸润的程度和范围相关。

每一种 CMR 方法对于心肌炎的诊断都有各自的优点与不足,目前认为多种方法的联合应用可以获得最高的敏感性与特异性,是最适宜的非侵入性方法。

(六) 超声心动图

超声心动图对 VMC 无确诊价值,但对于病变的识别及预后判断有一定的价值。有研究报道,常规体表超声检查时,64%的急性心肌炎患者可出现局部室壁收缩活动减弱、消失或不协调,其多位于室间隔与心尖部,甚至可并发室壁瘤,此时与心肌梗死较难鉴别,尤其当伴有胸痛、缺血型 ST-T 改变、异常 Q 波或心肌酶谱升高时。此外,心肌炎患者可出现早期舒张功能的异常,表现为舒张早期的急速充盈及随后的充盈骤停,其中部分患者伴有左心房增大,并呈现与心室收缩功能不一致的充血性心力衰竭。急性重症心肌炎患者可能出现一过性左心室扩大,左心室收缩活动减弱,左心室射血分数明显下降。

(七) 放射性核素心肌显像

采用^{111}In 或^{99m}Tc 标记抗肌凝蛋白重链抗体,与受损心肌细胞内的肌凝蛋白重链特异性结合,形成"热区"显像,可显示坏死或损伤的心肌。临床研究表明,心脏的抗肌凝蛋白单克隆抗体(MAA)显像有良好的可重复性,与按临床标准诊断心肌炎的符合率较心内膜心肌活检高,具有很高的敏感性,而且在起病后第 4 周仍可呈阳性,以该检查来筛选急性心肌炎的可靠性较强。

(八) 心内膜心肌活检

心内膜心肌活检(endomyocardial biopsy,EMB)的组织病理学或分子生物学证据被认为是确诊心肌炎的金标准。心肌组织标本可用来提供组织病理学依据、免疫组化及特异性病毒 RNA 检测等。根据 Dallas 标准,急性心肌炎定义为心肌坏死相关淋巴细胞浸润;边缘性心肌炎(borderline myocarditis)的特征是心肌炎症浸润但无心肌坏死的证据。Dallas 标准的局限性在于对活检标本解释的多变性(特别是对边缘性心肌炎)以及无法检测非细胞性炎症过程。免疫组化方法的引入弥补了这一不足。单克隆抗体可用来区分并定位单核细胞浸润:CD3 指示 T 细胞,PGM1(CD68)指示活化巨噬细胞,人类白细胞抗原 HLA-DR-α 用来评估专职抗原提呈细胞内Ⅱ类 HLA 的表达。随着免疫组化方法的应用,EMB 诊断心肌炎的数量明显增加。根据世界卫生组织/国际心脏病学会及联合会心肌病定义及分类工作组的定义,EMB 诊断炎症浸润的标准是免疫组化检测局部或弥散性单核细胞浸润(T 淋巴细胞和巨噬细胞)达到 14/mm^2,并存在Ⅱ类 HLA 分子表达增加。此外,利用巢式 PCR/实时定量 PCR 可对嗜心性病毒进行分子生物学检测;原位杂交技术可以确定存在病毒基因组复制的细胞种类。

EMB 在国内尚未被推荐用于常规心肌炎的临床诊断。但是,研究指出对于有经验的介入专家来说,左心室与右心室 EMB 是安全的,其主要并发症的发生率<1%;而且新近研究发现 EMB 对心肌炎患者既有诊断价值,又有预后判断价值。尤其对于亚急性或慢性心肌炎、扩张型心肌病充血期、原因不明的新发心力衰竭及原因不明严重室性心律失常等病例,心肌炎的诊断与鉴别诊断需要来自心内膜心肌活检的直接证据。

六、诊断

在上呼吸道感染、腹泻等病毒感染后 1～3 周出现心脏表现且不能用一般原因解释的感染后严重乏力、胸闷、心悸、头昏(心排血量降低所致)、心尖部第一心音明显减弱、舒张期奔马律、心包摩擦音、心脏扩大、充血性心力衰竭或阿斯综合征;有临床症状并伴有新出现的房室传导阻滞、期前收缩、房性或交接性心动过速、心房颤动或 ST-T 改变者;血清肌钙蛋白 I 或 T、CK-MB 明显升高;超声心动图示心腔扩大或室壁活动异常和(或)放射性核素心功能检查证实左心室收缩或舒张功能减退;急性期从心内膜、心肌、心包或心包穿刺液中检测出病毒、病毒基因片段或病毒蛋白抗原;病毒中和抗体、补体结合试验或血细胞凝集抑制反应滴度有明显升高。符合上述情况应高度怀疑急性 VMC。

七、鉴别诊断

诊断 VMC 时,应首先排除 β 受体功能亢进症、甲状腺功能亢进症、二尖瓣脱垂及影响心肌的其他疾病,如风湿性心肌炎、中毒性心肌炎、冠心病、结缔组织病、代谢性疾病及克山病(克山地区)等。

(一) 与风湿性心肌炎的鉴别

两者都可有抗溶血性链球菌"O"增高及红细胞沉降率增快,但风湿性心肌炎时常有大关节游走性炎症,可伴有皮下小结、环形红斑或舞蹈症等特征,心电图改变以房室传导阻滞多见,心脏瓣膜受损性杂音亦较明显。如患者发病时心脏增大而无杂音,则考虑 VMC 的可能性大。

(二) 与二尖瓣脱垂的鉴别

二尖瓣脱垂多见于年轻女性,多数患者在心前区有收缩中晚期喀喇音或伴有收缩晚期或全收缩期杂音。两者在心电图上都可出现 S-T 段改变及各种心律失常。超声心动图检查有助于确诊。但有时在急性心肌炎中可有轻度二尖瓣脱垂表现,随着病情的恢复,此表现可消失。

(三) 与受体功能亢进综合征的鉴别

本综合征多见于年轻患者。主诉常多变,一般有精神因素的诱因,心电图常示 ST-T 改变及窦性心动过速,进行普萘洛尔试验有助于鉴别。

(四) 与冠心病的鉴别

与 VMC 一样,冠心病的缺血性变化主要累及心肌,多见 ST-T 改变。鉴别时应该考虑是否存在冠心病的易患因素。但需注意两者可同时存在,因心肌缺血在适当情况下可促使心肌炎发病。冠状动脉造影可资鉴别。

如 VMC 心电图出现类似急性心肌梗死的 Q 波图形时,需与冠心病急性心肌梗死的 Q 波相鉴别。急性 VMC Q 波的出现,为重症病例有透壁心肌坏死所致,多见于以往体健的患者,发病前有明显发热及病毒感染史,幸存者一般恢复均较快,冠状动脉造影绝大多数正常,^{67}Ga 放射性核素显像心肌病损明显,如有双份血清病毒抗体升高≥4 倍,外周血或心肌中检测到病毒 DNA 或 RNA,则对诊断帮助更大。

(五) 与左心室腱索变异、调节束、肌肉条纹、假性腱索、左心室条束等鉴别

左心室腱索变异是超声心动图检查的诊断。至少在两个切面上能发现与左心室游离壁、乳头肌或室间隔相连接的呈线条状强回声，条束之间彼此长短不一，位置不同，厚薄不一，且与其他心脏异常无关，条束中含有浦肯野传导纤维，当心脏机械性伸展时，增加了浦肯野细胞的自律性，产生触发性室性期前收缩，多为单源性，偶可为多源性，呈心率依赖性，即运动后随心率增快，左心室容量相对减少，减轻了左心室条束牵张力而使期前收缩消失。VMC 出现室性期前收缩时一般在运动后增加；由于左心室假腱索可同时存在于 VMC 患者中，尚需结合 VMC 的其他表现而加以鉴别。

(六) 与甲状腺功能亢进症的鉴别

本病可出现窦性心动过速、期前收缩、阵发性室上性心动过速、心房颤动或心房扑动及房室传导阻滞等心律失常，需与 VMC 相鉴别。但前者一般在静息及睡眠时心率均增快，多有怕热、多汗、易激动、胃纳亢进、消瘦等代谢亢进的表现，甲状腺功能试验等都有助于甲状腺功能亢进症的诊断。

(七) 与狼疮性心肌炎的鉴别

全身性红斑狼疮表现为心肌炎改变时称狼疮性心肌炎或狼疮性心肌病。一般都伴有心包炎，以纤维素心包炎多见，也可有积液。心肌炎时可出现心悸、气短、心前区痛、心动过速、心律不齐、心音减弱、奔马律，以致心脏扩大、心力衰竭等表现，心电图可出现房室或束支传导阻滞、各型心律失常、ST－T 改变等，需与 VMC 鉴别。前者常有不规则的长期低热、特征性皮损、肾脏受累等。

(八) 与原发性 DCM 的鉴别

急性 VMC 患者可出现心脏扩大、充血性心力衰竭而表现为 DCM 样改变，在慢性期随访中也有演变为 DCM 的心脏表现；在部分 DCM 患者心肌中用分子杂交或多聚酶联反应可检测到肠道病毒核酸或巨细胞病毒脱氧核糖核酸(DNA)，提示某些原发性 DCM 由 VMC 演变而来。用放射性核素^{67}Ga 扫描对 DCM 是否合并心肌炎有一定意义，心肌炎患者扫描常为阳性，而 DCM 常呈阴性。放射性核素^{111}In 单克隆抗肌凝蛋白抗体显影阳性者，可提示有心肌坏死而有助于心肌炎的诊断。

(九) 与中毒性心肌炎的鉴别

化学毒物，如砷、乙醇、汞、铅、一氧化碳、氟化物，以及药物，如吐根素、锑剂、多柔比星(阿霉素)等，都可引起心肌炎，出现心悸、胸闷、乏力、恶心、呕吐、头痛、晕厥等症状，心电图可出现各种心律失常、ST－T 异常改变等。但中毒性心肌炎尚有心脏以外的临床表现，仔细询问病史也有助于鉴别。

【附】 1999 年全国心肌炎心肌病专题研讨会提出的成人急性心肌炎诊断参考标准

(一) 病史与体征

在上呼吸道感染、腹泻等病毒感染后 3 周内出现心脏表现，如出现不能用一般原因解释的感染后严重乏力(心排血量降低)、第一心音明显减弱、舒张期奔马律、心包摩擦音、心脏扩大、充血性心力衰竭或阿斯综合征等。

(二) 上述感染后 1～3 周或同时新出现下列心律失常或心电图改变者

1. 房室传导阻滞、窦房阻滞或束支阻滞。

2. 多源、成对室性期前收缩、自主性房性或交接性心动过速、阵发性或非阵发性室性心动过速、心房或心室扑动、颤动。

3. 2 个以上导联 S－T 段呈水平型或下斜型下移≥0.05 mV 或 S－T 段异常抬高或出现异常 Q 波。

(三) 心肌损伤的实验室依据

病程中血清 cTnI 或 cTnT(强调严格质量控制的定量测定)、CK－MB 明显增高。超声心动图示心腔扩大或室壁活动异常和(或)放射性核素心功能检查证实左心室收缩或舒张功能减弱。

(四) 病原学依据

1. 在急性期从心内膜、心肌、心包或心包穿刺液中检测出病毒、病毒基因片段或病毒蛋白抗原。

2. 病毒抗体第 2 份血清中同型病毒抗体(如柯萨奇 B 组病毒中和抗体或流行性感冒病毒血凝抑制抗体等)滴度较第 1 份血清升高 4 倍(2 份血清应相隔 2 周以上)或一次抗体效价≥640 者为阳性，320 者为可疑(如以 1：32 为基础者则宜以≥256 为阳性，128 为可疑阳性，根据不同实验室标准作决定)。

3. 病毒特异性 IgM≥1：320 者为阳性(按各实验室诊断标准，需在严格质控条件下)。

如同时有血中肠道病毒核酸阳性者更支持有近期病毒感染。

注：同时具有上述(一)、(二)(1、2、3 中任何一项)、(三)中任何两项，急性心肌炎诊断成立。在排除其他原因心肌疾病后临床上可诊断为急性 VMC。如具有(四)中 2、3 项者在病原学上严格地讲只能拟诊为急性 VMC。

如患者有包括阿斯综合征发作、充血性心力衰竭伴或不伴心肌梗死样心电图改变、心源性休克、急性肾衰竭、持续性室性心动过速伴低血压发作或心肌心包炎等在内的一项或多项表现，诊断为重症 VMC，如仅在病毒感染后 1～3 周出现少数期前收缩或轻度 T 波改变，不要轻易诊断为急性 VMC。

对难以明确诊断者可进行长期随访。在有条件时可做心内膜心肌活检进行病毒基因检测及病理学检查。

八、治疗

2001 年，Liu 等在 *Circulation* 发表的文章中将 VMC 分为三个时期，第一期为病毒复制期，主要由病毒感染导致发热、胸痛，心电图可出现房性或室性心律失常、宽大的 QRS 波群、左束支传导阻滞、ST－T 波改变等，超声心动图示心室收缩功能降低、室壁活动减弱等，这一期如肯定有病毒感染认为可抗病毒治疗，如免疫球蛋白、干扰素等。第二期为免疫反应期，此期病毒感染症状已缓解，而细胞内黏附分子 1、可溶性 Fas 配体及 T 细胞激活的标志物等均高于正常人群，且心脏特异性自身抗体，如抗 α 肌凝蛋白等常见，病毒血清学常阳性，可用较成熟的免疫抑制剂。第三期为 DCM 期，此期治疗基本同特异性心肌病，并需监测病毒感染的复燃及自身免疫标志情况。事实上，对 VMC 的治疗总体上仍然缺乏有效而特异的手段，以往对本病的治疗多为对症性。国外由于在早期 DCM 的心内膜心肌活检中发现很多病例来自 VMC，因而在治疗上也着重于这类患者，药物治疗以针对心力衰竭为主。国内仍以中西医综合治疗为主，包括抗病毒治疗、免疫调节及对症处理等。急性 VMC 后导致慢性心肌炎/扩张型心肌病统称为病毒性心脏病。近年开展的自体骨髓干细胞移植，为该类疾病的治疗提供了另一种选择。

（一）一般治疗

VMC至今尚无特效治疗方法，一般均采用对症支持治疗，注意休息和营养。休息是减轻心脏负荷的最好方法，也是VMC急性期重要的治疗措施。鼓励患者进食易消化及富含维生素和蛋白质的食物是VMC非药物治疗的另一重要环节。

（二）抗病毒治疗

VMC的发病虽与免疫反应有密切关系，但引起本病的直接原因是病毒感染。因此，抗病毒治疗是本病治疗中的重要组成部分。抗病毒治疗主要用于疾病早期，一般抗病毒药物不能进入细胞内。多数研究发现VMC患者存在免疫失控，故通过免疫调节剂纠正其免疫失控是有益的。干扰素是一类具有高活性、多功能的诱生蛋白，其抗病毒及调节细胞免疫功能已被肯定。许多研究均提示其对病毒感染早期的心肌细胞有明显抗病毒及保护心肌细胞免受病毒损坏的作用。

（三）心律失常的治疗

大多数VMC患者可发生各种心律失常，预后良好，因此如患者症状不明显，无须抗心律失常治疗。若心律失常如期前收缩频发引起临床症状，影响患者的生活质量或工作能力及（或）存在潜在直接致命危险的心律失常时，须给予相应的抗心律失常药物治疗或非药物治疗如起搏治疗等（详见第五篇）。

（四）改善心肌代谢及抗氧化治疗

大量研究证明，氧自由基升高与VMC的发病密切相关，用抗氧化剂治疗VMC有肯定疗效。具有抗氧化作用的药物很多，包括维生素C、辅酶Q10（CoQ10）、辅酶A、维生素E等。大剂量维生素C的疗效最为肯定，其不仅能清除氧自由基，而且其酸度不影响心肌细胞代谢，也无明显毒副反应。

1，6-二磷酸果糖（FDP）是一种有效的心肌代谢活性剂，又具有明显保护心肌细胞的作用，尽管其本身不能进入细胞内，但能启动心肌细胞膜的$Na^{+}-K^{+}$泵，增加心肌细胞内磷酸肌酸及ATP含量，减轻心肌损伤。诸多研究证实，FDP用于VMC治疗尤其是对合并心功能不全者有确切的疗效。

（五）免疫治疗

Mason等在一项多中心随机对照试验研究中表明，应用糖皮质激素和硫唑嘌呤后，心肌炎症浸润减轻，全部患者的左心室射血分数较治疗前有所提高。但在美国进行的另一项心肌炎临床试验中，采用随机对照的方法观察激素和环孢素的疗效时并未得到肯定有效的结果。因此，目前应用免疫抑制剂治疗心肌炎无论是在动物实验还是在临床上均未获得肯定的疗效。但从心肌炎的免疫性发病机制和病毒性损伤作用来看，采用抗病毒联合免疫调节的疗法可能是将来的发展方向，但尚有待于大规模的临床验证。

（六）中西医结合治疗

自1994年开始，复旦大学附属中山医院用黄芪、牛磺酸、辅酶Q10对部分急性VMC患者进行治疗观察，结果发现其在改善临床症状、促进外周血肠道病毒RNA转阴及控制期前收缩等方面均优于用极化液（葡萄糖、胰岛素、氯化钾，简称GIK）、维生素C、辅酶Q10治疗的对照组。此外，综合治疗尚可促进急性VMC患者左心室舒张早期功能的恢复，但对左心室舒张晚期功能和左心室收缩功能无明显改善作用。

九、预后

VMC患者的预后与不同个体间临床表现、临床指标及心内膜心肌活检证据的不同而存在差异。左心室射血分数正常的急性VMC患者往往预后较好，一般呈自限性且不遗留后遗症。血流动力学稳定的暴发性VMC患者，如果在早期进行有效的药物干预及机械循环辅助支持，远期预后良好。右心室心功能不全、肺动脉高压及晕厥能够预测生存率，其他预后预测因子还包括低血压、快速心室率，QRS≥120 ms则提示VMC患者心源性死亡及终末期心脏移植的可能。而EMB对于临床预后的价值尚存在争议。

第二章 立克次体心肌炎

立克次体疾病，特别是斑疹伤寒，常与心肌的病变密切相关，其基本的组织病理学特征是心肌的病变，尤以心肌周围血管床的炎症反应最为显著，常形成心内膜下间质性小结节，也可同时伴发血管内膜炎，引起血栓形成及微小心肌梗死灶。

Q热（Q fever）为美洲地榆立克次体（rickettsia burnetii）感染引起，心脏反应主要表现为心内膜炎而非心肌炎，临床常有呼吸困难、胸痛等症状，可能是反应性心包炎所致。心电图表现为一过性ST-T改变或发作性室性心律失常。Q热的免疫学发病机制相对较复杂。

落基山斑疹热（rocky mountain spotted fever）由立氏立克次体引起，由蜱传播，流行于美国及南美洲，表现为持续高热，肌肉及关节疼痛和出血性皮疹。该病可导致多脏器血管炎，尤其是心肌炎的发生率最高，主要表现为左心室功能异常，超声心动图显示部分患者左心室功能持续异常。

恙虫病（scrub typhus）又称丛林斑疹伤寒，由恙虫感染引起，最易出现心肌炎，尤其是重症患者。病理组织学发现，小血管灶性血管炎明显，心肌坏死很少见。临床表现相对较轻，无明显心肌损伤特点，心电图表现为非特异性ST-T改变和一度房室传导阻滞。心前区可听到舒张早期奔马律及收缩期杂音提示有心功能不全和二尖瓣反流。

此病患者心脏病变多为暂时性，原发病痊愈后，心脏也大多恢复正常。应着重原发病的治疗，卧床休息，必要时考虑肾上腺皮质激素的应用。

第三章 细菌性心肌炎

一、病因

(一) 布鲁菌病

布鲁菌病(brucellosis)对心脏的影响主要表现为心内膜炎,其次是心肌炎,其心电图特征为T波改变及房室传导阻滞。值得注意的是,部分患者可出现暴发性心肌炎临床表现,病情较凶险,主要是由于细菌对淋巴细胞及多巨核细胞浸润所致。

(二) 梭菌感染

梭菌感染(clostridial)可对多器官功能造成损害,尤其是心脏。其对心肌的损害主要由细菌毒素引起,病理学有特征性改变,表现为心肌组织中有气泡形成、心肌纤维化,但炎性浸润不易见到。梭菌感染可能引起心肌穿孔、化脓性心包炎导致心肌脓肿。

(三) 白喉性心肌炎

迄今白喉性心肌炎(diphtheria)的发病率已显著下降,但白喉性心肌炎仍然是白喉最严重的并发症,约1/4的白喉患者并发心肌炎,也是引起死亡的最主要原因,约占死亡病例的一半以上。白喉性心肌炎并不是白喉杆菌侵及心肌所引起,而是由于其内毒素通过干预氨基酸从可溶性RNA转运到多肽链,从而抑制了蛋白质的合成,造成循环系统特别是心肌细胞和传导系统出现病理损害。

二、病理学特征

心脏扩大、心肌收缩无力。显微镜下观察,心肌细胞脂肪浸润、间质炎症浸润、心肌细胞溶解、心肌透明变性是白喉性心肌炎的主要病理学改变,此种病变常见于第1周末及第2周初。在第2周可出现恢复性变化,包括成纤维细胞、肉芽组织及胶原组织增生,瘢痕组织多在第3周形成。白喉内毒素不仅可以损害心肌纤维,而且可以损害心脏传导系统引起变性、坏死及瘢痕形成。这些病变是造成传导系统功能障碍的病理基础。

三、临床表现

典型的心脏异常表现出现在细菌感染后第1周,也会有心肌肥厚和严重充血性心力衰竭。临床体征表现为第一心音减弱、舒张期奔马律、肺淤血。血清氨基转移酶升高,其升高的水平与预后密切相关。多数患者心电图有ST-T改变、房性或室性心律失常及传导阻滞。多数患者预后良好,部分患者因严重而广泛性心肌损害常引起心排血量急剧下降,可突然出现循环衰竭、心源性休克,甚至猝死。白喉内毒素对周围小血管或血管舒缩中枢的损害也可能是造成休克的原因之一。

四、治疗及预后

由于白喉内毒素对心肌的损伤是严重的,抗生素治疗效果不明显,因此应尽早应用抗毒素。急性心肌炎期患者必须绝对卧床休息,因极轻度的体力劳动即可能引起猝死,卧床休息应持续到心脏完全恢复正常时为止。充血性心力衰竭时可考虑用小剂量洋地黄,但其疗效不佳。急性心肌损害病例的死亡率在儿童期为50%～100%,在成人期约为25%。如心电图提示完全性房室传导阻滞或完全性束支阻滞、临床上出现休克或充血性心力衰竭征象,则预后极差。

第四章 锥 虫 病

锥虫病(trypanosomiasis, Chagas disease)是由原生动物克氏锥虫引起的,其主要的心血管特征是弥漫性心肌炎。该病流行于中北美洲,尤其是巴西、阿根廷和智利等国家,已成为当地的一种主要的公众健康问题。大约2 000万人有寄生虫感染史,约1亿人有潜在感染危险性,患病有明显的地方性。少数病例出现在非疫区,可能与输血及血制品有关;另一种更常见的方式是患者移居到非疫区造成疾病的传播。

锥虫病根据其病史特点分为三个阶段:急性期、持续期及慢性期。

一、临床特征

原虫感染后可寄居到身体的各部位,10%以下的患者急性起病,死亡率约为10%,称为急性锥虫病。病理学检查发现,心肌纤维细胞中可见寄生虫的浸润,有时可累及心内膜,导致血栓形成,最后波及心外膜,引起心包积液。其机制可能与抗体及细胞介导的免疫损伤有关。

主要临床表现包括发热、肌肉痛、出汗、肝脾大、充血性心力衰竭、心包积液,偶有脑膜脑炎。一般来讲,青少年较成人临床症状更重,但绝大多数患者几个月后临床体征消失。

持续及慢性锥虫病临床特征不明显,然而,随着病变的发展，逐渐演变为早期或进行性亚临床心肌病。在寄生虫首次侵染后（平均 20 年左右），大约 30%的患者发展为临床锥虫病，表现为由于心排血量的减少导致乏力、周围组织水肿、腹水以及肝淤血。二尖瓣关闭不全、三尖瓣关闭不全、心肌肥大、心力衰竭（尤以右心功能为主）、心律失常、血栓栓塞、不典型胸痛、右束支传导阻滞及猝死。

二、辅助检查

胸部 X 线常表现为严重的心脏扩大，伴或不伴肺动脉高压；血清醛缩酶升高。在病变早期，心电图正常或接近正常。在慢性锥虫病患者中，室性心律失常最常见，如频发室性期前收缩和（或）室性心动过速，尤以活动后为著，甚至可发生心室颤动致猝死。超声心动图显示收缩及舒张末期容积扩大，左心室充盈异常，左心室射血分数降低，左心室心尖部室壁瘤形成，收缩活动明显减弱，出现 DCM 样超声心动图改变。50%的患者有血栓栓塞的并发症。放射性核素心室造影结果与超声心动图类似；^{201}Tl 心肌灌注扫描显示缺血区域的固定缺损。MRI 可用于评价存活心肌的形态和功能改变。冠状动脉造影基本正常，但冠状动脉微循环异常是锥虫病的一个临床特点。

补体固定试验对慢性锥虫病诊断的敏感性和特异性均较高；临床也可用间接免疫荧光抗体法、ELISA 及血凝集试验作为辅助诊断的检测手段。在疾病的流行疫区，检测患者血中寄生虫是最直接、可靠的诊断指标，阳性率可能达 50%以上。

三、治疗

锥虫病的治疗目前仍很棘手。尽管其早期病情进展较慢，但是若心肌失代偿，左心室明显扩大，心室功能受损，病情进展即加速，常因心律失常、心力衰竭或血栓形成而死亡。阻断寄生虫在人体中的传播是预防该病最重要的一环，目前一些载体（vector）的研制成功，对阻断早期感染及再次感染导致心肌病的发生起了重要的作用。

控制锥虫病出现的频发心律失常，胺碘酮效果可能最好，安装植入式心脏自动复律除颤器（ICD）也是一种有效的治疗及预防恶性心律失常发生的方法。抗凝治疗对于预防血栓形成也是必要的。尽管抗寄生虫药物如硝夫莫司、苯并咪唑等对于急性寄生虫感染有一定控制作用，但在随后的病情发展中尚无肯定疗效报道。

参考文献

1. 中华心血管病杂志编委会心肌炎心肌病对策专题组. 关于成人急性病毒性心肌炎诊断参考标准和采纳世界卫生组织及国际心脏病学会联合会工作组关于心肌病定义和分类的意见[J]. 中华心血管病杂志，1999，27(6)：405 - 407.
2. Cooper L T Jr. Myocarditis[J]. N Engl J Med, 2009, 9, 360(15): 1526 - 1538.
3. Fairweather D, Stafford K A, Sung Y K. Update on coxsackievirus B3 myocarditis[J]. Curr Opin Rheumatol, 2012, 24(4): 401 - 407.
4. Kindermann I, Barth C, Mahfoud F, et al. Update on myocarditis [J]. J Am Coll Cardiol, 2012, 28, 59(9): 779 - 792.
5. Liu Z L, Liu Z J, Liu J P, et al. Herbal medicines for viral myocarditis [J]. Cochrane Database Syst Rev, 2012, 14, 11: CD003711.
6. Luo H, Wong J, Wong B. Protein degradation systems in viral myocarditis leading to dilated cardiomyopathy[J]. Cardiovasc Res, 2010, 15, 85(2): 347 - 356.
7. Rose N R. Myocarditis: infection versus autoimmunity[J]. J Clin Immunol, 2009, 29(6): 730 - 773.
8. Sagar S, Liu P P, Cooper L T Jr. Myocarditis[J]. Lancet, 2012, 25, 379(9817): 738 - 747.
9. Schultheiss H P, Kühl U, Cooper L T. The management of myocarditis[J]. Eur Heart J, 2011, 32(21): 2616 - 2625.
10. Yajima T, Knowlton K U. Viral myocarditis: from the perspective of the virus[J]. Circulation, 2009, 19, 119(19): 2615 - 2624.
11. Yajima T. Viral myocarditis: potential defense mechanisms within the cardiomyocyte against virus infection[J]. Future Microbiol, 2011, 6(5): 551 - 566.

第十六篇

心　肌　病

心肌病(cardiomyopathy)是由各种病因引起的一组非均质性的心肌病变,可引起心脏机械和电活动的异常,表现为心室不适当的肥厚或扩张。心肌病可以单纯局限于心脏,也可以是全身系统性疾病的一部分,最终导致心力衰竭或死亡。先心病、瓣膜病、高血压、冠心病等心血管疾病引起的心肌异常不属于心肌病的范畴。

传统心肌病被分为原发性和继发性两大类,以及扩张型、肥厚型、限制型和未定型四种类型。1995 年,世界卫生组织和国际心脏病学会(WHO/ISFC)工作组根据病理生理学将心肌病分为四型,即扩张型心肌病、肥厚型心肌病、限制型心肌病及致心律失常型右心室心肌病,对未定型心肌病仍保留,实际上分成五种类型。

2006 年,美国心脏病学会临床心脏病、心力衰竭和移植委员会将心肌病分为原发性心肌病和继发性心肌病两大类,原发性心肌病仅局限在心肌,又分为遗传性心肌病(包括肥厚型心肌病、致心律失常型右心室心肌病/发育不全、左心室致密化不全、原发心肌糖原累积症、传导异常、线粒体肌病、离子通道异常)、获得性心肌病(包括炎症性心肌病、应激性心肌病、围生期心肌病、心动过速性心肌病、酒精性心肌病等)和混合性心肌病(遗传与获得混合包括一些扩张型心肌病、限制型心肌病)。继发性心肌病是指心肌病变作为全身多器官病变之一的疾病,即以往所指的特异性心肌病,如浸润性疾病、中毒性疾病、内分泌疾病、神经肌肉性疾病、自身免疫性疾病、癌症治疗并发症等累及心肌者。该分类方法首次将引起致命性心律失常的原发性心电异常(如长 Q－T 时期综合征和 Brugada 综合征等)归入原发性心肌病中,引导我们从分子遗传学角度认识心肌病的发病机制,并且理顺了心肌病与其他心脏病之间的关系。这也是近年来心肌病在发病机制方面的最大进展。

2007 年,欧洲心脏病学会为了方便临床诊断和治疗,依据心室形态和功能将心肌病分为扩张型心肌病、肥厚型心肌病、致心律失常型右心室心肌病、限制型心肌病和未定型心肌病(包括心肌致密化不全和心尖球囊样综合征)五型,每型心肌病又分为家族性(遗传性)和非家族性(遗传性)两种。

2008 年,欧洲心脏病学会心肌心包疾病工作组参考美国心脏病学会对心肌病的分类,重新加以整理,见表 16－1。

表 16－1　心肌病的分类

- 原发性心肌病
  - 遗传性原发性心肌病
    - 肥厚型心肌病(HCM)
    - 致心律失常型右心室心肌病/发育不良(ARVC/D)
    - 左心室致密化不全(LVNC)
    - 传导系统缺陷
    - 线粒体肌病
    - 离子通道病
      - 长 Q－T 时期综合征(LQTS)
      - Brugada 综合征
      - 短 Q－T 时期综合征(SQTS)
      - 儿茶酚胺性多形性室性心动过速(CPVT)
      - “突然不明原因夜间死亡综合征”(SUNDS)
  - 混合性(遗传性及非遗传性)原发性心肌病
    - 扩张型心肌病(DCM)
    - 限制型心肌病(RCM,非肥厚非扩张型)
  - 获得性原发性心肌病
    - 炎症性心肌病(心肌炎)
    - 应激诱发的心肌病(Tako-tsubo 心肌病)
    - 围生期心肌病
    - 心动过速性心肌病
    - 心内膜弹力纤维增生症
- 继发性心肌病
  - 浸润性
    - 心脏淀粉样变
    - Gauchers 病
    - Hurler 病
    - Hunter 病
  - 累积性
    - Fabry 病
    - 糖原累积症
    - 血色素沉着病
  - 中毒性
    - 药物
    - 重金属
- 心内膜心肌病
  - 心内膜心肌纤维化
  - Loeffler 心内膜炎
- 炎症性
  - 肉样瘤病
- 内分泌系统疾病
  - 糖尿病

续表

甲状腺功能亢进症
甲状腺功能减退症
甲状旁腺功能亢进症
心脏表面疾病
Noonan 病
色斑沉着病
神经肌肉性疾病
Friedreich 共济失调
Duchenne-Becker 肌营养不良症
强直性肌萎缩症
营养性疾病
脚气病
维生素 C 缺乏病(坏血病)
硒元素缺乏

续表

自身免疫性疾病
红斑狼疮
皮肌炎
硬化病
癌症治疗后并发症
蒽环属药物
放射性治疗
环磷酰胺

2013 年，世界心脏联盟提议以表型-基因型命名的 MOGE(S)分类，即形态功能状态(M)、器官累及(O)、基因遗传(G)、病因学(E)及功能状况(S)五种类型。但由于在临床实践中很多临床中心尚缺乏基因检测，因此这种分类目前也不实用，有待以后明确证实。

第一章　原发性心肌病

第一节　扩张型心肌病

陈瑞珍　杨英珍

扩张型心肌病(dilated cardiomyopathy，DCM)是一类既有遗传因素又有非遗传因素导致的复合型心肌病，以左心室或双心室扩张及收缩功能受损为主要特征。由于其早期仅表现为心脏扩大及收缩功能障碍，后期可出现充血性心力衰竭，因此目前均采用 DCM 命名。DCM 常伴发室性及室上性心律失常、血栓栓塞，甚至猝死等并发症，是心肌病的常见类型，为心力衰竭的第 3 位原因。

一、发病情况

本病见于世界各国，不同种族、不同年龄、不同性别均可发病，但男性多于女性。根据 1994～1999 年复旦大学附属中山医院所见病例，男女比例为 3∶1。1978 年我国广西南宁地区 6 个县按人群基础横切面调查，本病的年患病率为 84/10 万。1985～1989 年南京地区 14 所医院所见病例中本病的年发病率为 1.3/10 万。中国医学科学院阜外心血管病医院采用超声心动图的方法调查全国 9 个地区 8 080 例患者，发现我国 DCM 的患病率约为 19/10 万。1970～1977 年瑞典 Malmo 市居民中本病的年发病率为(5～10)/10 万，1975～1984 年美国 Olmsted 城本病的患病率约为 36.5/10 万，年发病率约为 6/10 万。1983～1984 年英格兰两个地区的研究本病的患病率为 8.32/10 万。自上述资料看来，本病全世界确切的患病率尚不清楚，可能与临床诊断不可靠、某些轻症或无症状病例未行列入、心内膜心肌活检和尸检率低、选择人群样本有偏性，以及与某些已知病因心肌病的鉴别有困难等因素有关。

二、病因和发病机制

本病病因迄今不明，可能与下列因素有关。

(一) 病毒性心肌炎的转化

1. 动物模型　显示嗜心性柯萨奇 B 组病毒(coxsackievirus B，CVB)或脑心肌炎病毒(EMCV)感染引起的心肌炎可发展为 DCM。Wesselay 在突变型 CVB3 的转基因小鼠中发现其心脏结构、功能及生化等均呈 DCM 改变。

2. 临床前瞻性随访观察　提示急性病毒性心肌炎可转化为 DCM。总体报道约 15%的心肌炎患者可演变为 DCM，但约 10%的 DCM 患者心内膜心肌活检时有炎症浸润的心肌炎证据。

3. 实验室血清学检查　发现 DCM 患者血清中 CVB 特异性 IgM 抗体阳性率明显高于对照组，提示肠道病毒感染与某些 DCM 发病有关。用分子杂交和 RT-PCR 等分子生物学技术检测本病心肌中的肠道病毒 RNA，阳性率为 0～66%。这种差异可能与取材方法和检测病毒 RNA 的技术各异有关。最近用一种改良的免疫组化技术检测 8 例 DCM 患者活检或尸检心肌标本中的肠道病毒蛋白 VP1，发现其中 6 例阳性(75%)，且 VP1 蛋白主要分布于心肌细胞内；对照组均未见 VP1，表明除病毒 RNA 复制外，病毒蛋白的合成可能也涉及病毒持续感染而参与 DCM 的发病。Badroff 发现肠道病毒的蛋白激酶 2A 可在体内、体外通过切割心肌骨架蛋白肌营养不良蛋白(dystrophin)而损坏细胞膜的完整性。已知 dystrophin 先天缺陷是先天性 DCM(如 Duchenne 肌营养不良症和 X 连锁 DCM)的主要原因。由此可以推测肠道病毒蛋白激酶 2A 对心肌细胞 dystrophin 的损害也可能导致 DCM。最近在 dystrophin 缺陷小鼠中也证实 CVB3 病毒明显加速及加重心肌病的发生。除肠道病毒外，有报道腺病毒、巨细胞病毒、人类免疫缺陷病毒(HIV)和丙型肝炎病毒感染也可能与 DCM 发病有一定关系。

(二) 免疫功能异常

在 DCM 患者血清中能检测到抗肌凝蛋白抗体、抗线粒体腺苷载体(ATP/ADP 载体抗体)、抗 M7 抗原抗体、抗 α-酮戊二酸脱氢酶支链复合物抗体、抗 β 受体(ARβ)抗体、抗心肌胆碱能受体(MR，主要是 M2R 抗体——一种特异的抗 G 蛋白结合受体抗体)等增高。有人认为在 DCM 患者中出现抗 ARβ 自身抗体增高可能是导致电生理不平衡而易发生心律失常的机制之一，血清中 MR 自身抗体的增高，减少 cAMP 而降低心肌收缩力。因此，抗体的产生可能是心肌受损的结果而非其原因。DCM 患者心肌活检标本中发现人类白细胞因子(HLA)有异常表达，包括 HLAβ27、HLAA2、HLADR4、HLADQ4、HLADQ8 表达增加，HLADRW6 表达明显减少。这些都可能是 DCM 的易感基因。提示免疫调节异常在 DCM 中有一定参与作用。此外，在 DCM 患者心肌中有 T 细胞浸润，外周血中包括杀伤性 T 细胞($CD8^+$)、辅助性 T 细胞($CD4^+$)和自然杀伤细胞均有异常。有人认为这些免疫异常可能与以往的病毒性心肌炎有关。总之，体液免疫和细胞免疫调节作用在 DCM 发病中所起的作用至今未明。

(三) 遗传基因

通过家系调查和超声心动图对 DCM 患者家族筛查证实 25%～50%的患者为家族性 DCM(FDCM)。目前已发现的 FDCM 遗传表型有下列特点：① 遗传异质性，不同基因的多种突变均可致病。② 遗传基因的外显不全，家族成员的患病比例不一致，很多 DCM 患者家属仅在超声心动图上有轻微心脏异常，存在无症状的致病基因携带者。③ 遗传方式多样，有常染色体隐性遗传、X 连锁遗传和线粒体遗传，而常染色体显性遗传是最常见的遗传方式。患者在 20～30 岁时心脏便不断扩大，心功能进行性减退及出现心律失常等。④ 外显率呈年龄依赖性，0～20 岁为 10%，20～30 岁为 34%，30～40 岁为 60%，40 岁以上达 90%。⑤ 临床表型多样，一部分为单纯性 DCM，还有一部分患者有电生理异常。这种异常不是心脏扩大心功能障碍的继发表现，而是早于心室重构的原发性损害。目前已经在 DCM 家系中定位了 26 个相关染色体位点，并从中确定出 22 个致病基因。研究表明，不伴有传导障碍和(或)骨骼肌病变的致病基因通常定位于以下染色体：1q32(肌钙蛋白 T)、2q31(肌联蛋白)、2q35(结蛋白)、4q12(β 肌糖蛋白)、5q33(δ 肌糖蛋白)、9q13-22、10q21-23、14q11(β 肌球蛋白重链)、15q2(α 原肌球蛋白)、15q14(肌动蛋白)；而伴传导障碍的绝大多数与定位于 1q21 的核纤层蛋白基因(*lamina/C*)；伴随骨骼肌病变的通常是 X 染色体连锁的遗传方式，由定位于 X 染色体的 Xp21 的肌营养不良蛋白基因(*dystrophin*)及 Xq28 的 *tafazzin* 基因缺陷所致。

肌营养不良蛋白基因(*dystrophin*)缺失、突变是最早被识别出的 DCM 致病基因，有发现 IVS5＋1G＞T、K18N 和 F3228L 三个位点的突变可能是散发性 DCM 的致病原因。*dystrophin* 基因内含子成分及增强子等辅助调节区突变、外显子 1 的整体缺失，外显子 1 和内含子 1 交界处剪切位点突变以及外显子 9 内的错义突变(A1043G)皆与 DCM 有关，它可导致 X 连锁性 DCM，*dystrophin* 缺失导致其相关蛋白复合体断裂、质膜丧失完整性及肌纤维坏死。心脏肌动蛋白基因突变被发现可导致常染色体显性遗传型 DCM。*LMNA* 基因突变也与 DCM 发病有关。国内发现在一个 50 名患者的 DCM 家系中有致病基因 *LMNA* 新的突变位点 E82K，此患者有临床症状重、发病早、预后差的临床特点，且部分患者合并二度至三度房室传导阻滞。最近也发现外显子 SCN5A 的缺失易致早发 DCM 及心房颤动。某些负责正常心脏功能的基因包括编码肌凝蛋白轻链和重链、原肌球蛋白、肌钙蛋白和肌动蛋白等收缩蛋白的基因，以及编码与心肌代谢有关的蛋白，如心钠素及其受体、G 蛋白、β 受体及钙通道等基因最近也认为是遗传性 DCM 的致病基因，但至今尚未确定真正的致病基因。此外有线粒体 DNA(mt DNA)突变导致 DCM 的报道，但 mt DNA 突变也见于很多其他疾病。因此，这些遗传突变对 DCM 的致病意义仍未被明确。

(四) 营养素缺乏与心肌能量代谢紊乱

越来越多的证据表明某些营养素的缺乏与 DCM 的发病相关，如饮食中缺硒可导致类似克山病的 DCM。硒、铜、锌等微量营养素是体内参与能量代谢的酶类的重要辅酶，微量元素缺乏可导致心肌能量代谢紊乱，引起心肌细胞结构及功能异常。新西兰一项历经 10 年的前瞻性研究发现 9.5%的特发性 DCM 患者存在硫胺素(维生素 B_1)缺乏。此外，左旋肉碱是一种在心肌能量代谢中发挥重要作用的有机胺类物质，Nakamura 等研究发现 DCM 患者乙酰肉碱浓度及乙酰肉碱/游离左旋肉碱值明显下降；而另一项临床随机对照试验则发现长期给予 2 g/d 左旋肉碱平均延长特异性 DCM 患者的 3 年生存期。其他的 DCM 发病及进展相关的营养素缺乏还包括：肌酸、牛磺酸、D-核糖、辅酶 Q10、镁、钠、铁、维生素 D 等。

(五) 交感神经系统异常

在 DCM 心脏的心肌膜内出现抑制性鸟嘌呤核苷酸结合蛋白 α 亚基(Giα)增多现象，由此可促使内源性儿茶酚胺的作用降低，心肌收缩功能不全。DCM 患者通过 β 受体兴奋收缩装置的 G 蛋白系统信号传输抑制增强，也可能说明这类患者存在收缩功能的降低。

此外，也有提出内分泌异常及化学品或毒素可能是 DCM 的病因因素。心肌内冠状动脉痉挛或阻塞而导致心肌细胞坏死、瘢痕化也是 DCM 的一种致病因素。叙利亚仓鼠的心肌病就是这种改变。由应激引发的心肌病(stress induced cardiomyopathy)，又称为心尖球形综合征(apical ballooning syndrome)、章鱼壶样(Tako-tsuto)心肌病及心碎综合征。临床近似急性冠状动脉综合征表现但冠状动脉正常，多发生于绝经期女性，患者多有心理障碍。心室造影和超声心动图能发现一过性的典型心尖球样改变。

综上所述，病毒感染、免疫反应失调、遗传基因的存在是目前最主要的发病学说，而劳累、感染、毒素、乙醇、血压增高、营养素缺乏等可能为诱发因素。

三、病理

尸检示心脏重量增加，外观呈灰白色，多见两心室腔明显扩大，偶尔一侧较另一侧更明显，尤以左心室扩大为甚；心室壁也肥厚，但易被扩大所抵消而不明显，左心室肥厚的发生具有保护性或有益作用，以期减轻收缩期室型应力，从而防止进一步扩张。二尖瓣和三尖瓣环常增大，乳头肌伸张，常有心腔内附壁血栓形成，特别是在心室心尖部常见。心内膜常有局部增厚，可能为机化血栓所致，心腔内血栓脱落可导致肺栓塞或周围动脉栓塞。冠状动脉通常是正常的。

光镜下改变主要为心肌纤维化而非特异性肥大，排列紊乱，非特异性心肌纤维退行性病变及心肌、心内膜纤维化，尤以左心室心内膜下累及多见。心肌间质中用天狼星红 F3BA 染色，Ⅰ型、Ⅱ型胶原纤维面积显著增宽，可见纤维替代的片状区域有局灶型，也有些能合成片。胶原纤维粗细不等，分布极不均匀。心肌细胞大小不等，可有肥大与萎缩同时存在。时见局灶性心肌坏死及细胞浸润，这些可能与以往的病毒感染、免疫反应或附壁血栓脱落、栓子堵塞冠状动脉分支等因素有关。用病毒核酸原位杂交技术时可在光镜下发现有病毒 DNA（如人巨细胞病毒、腺病毒）或 RNA（如肠道病毒）存在。

电镜下见心肌细胞水肿，线粒体增多、增大或缩小，嵴断裂或消失，线粒体膜磷脂定位，心肌细胞 mt DNA4977 片段的缺失增多，心功能越差，mt DNA 缺失率越高。肌质网和横管系统结构扩张，杆状致密小体有脂肪聚积、脂褐质、糖原增多、高尔基体肿大、核膜皱褶增多、T 管扩大且形状不规则等。

四、病理生理

本病主要的病理生理改变是心脏泵血功能障碍。心肌纤维化及心肌胶原纤维断裂、紊乱，分布和构型的改建，使心肌收缩力减弱，心搏量减低，随之而出现一系列生化改变，如心肌 β_1 受体密度降低，并与心功能受损程度平行，而心肌抑制性 Giα 功能活性增加，从而使腺苷酸环化酶催化亚单位的活性降低，Ras 系统显示活跃，心肌内血管紧张素Ⅱ明显增高，AT1 受体随心力衰竭的出现而下调。心肌细胞钙转运能力降低，从而进一步影响了心脏功能。早期由于反射性改变或神经兴奋，通过加快心率以维持足够的心排血量，后期随左心室排空受限，心室舒张和收缩末期容量增多、喷血比数减少，心脏逐渐增大，产生相对性二尖瓣与三尖瓣关闭不全，导致充血性心力衰竭。此时，心室舒张末期压在增高，左心室尤其明显，心房压力亦增高，肺循环和体循环静脉压增高、淤血，晚期由于肺小动脉病变和反复发生肺小动脉血栓栓塞而出现肺动脉压力明显增高，使右心衰竭更为明显，心脏扩大，心率加速。心肌肥厚引起的相对性缺血缺氧时可出现心绞痛。心肌纤维化及由于心肌受损、心室重构等影响心肌细胞内钙、钾等离子通道异常，可引起各种心律失常。

五、临床表现

本病起病多缓慢。患者常先有心脏扩大，可多年无自觉不适或仅有轻微症状，继而轻微活动后甚至休息状态下也出现气急，或有夜间阵发性呼吸困难等左心衰竭表现。重者可同时合并右心衰竭。多种心律失常合并存在，可反复发作而不易被控制。此外，还可有脑、心、肾、肺等处的栓塞现象，但较心力衰竭及心律失常少见，可能与体肺循环的小栓塞症状不典型而未予以重视或诊断有关。患者出现肺栓塞或因冠状微血管系统扩张，储备力降低，可表现为胸痛。部分患者可出现晕厥，可能与心律失常、栓塞、血管性因素、药物性低血压或血容量不足等有关。

患者主要为充血性心力衰竭的表现。血压一般正常或稍低，但在心力衰竭时可增高，多以舒张压增高为主，导致脉压减低，严重左心衰竭时可出现交替脉。心尖搏动向左下移位，呈抬举性或弥散性，心浊音界向左扩大，心率增快，常伴第三心音或第四心音，呈奔马律。心尖区或三尖瓣区可出现由相对性二尖瓣或三尖瓣关闭不全引起的全收缩期吹风样杂音，在心功能改善后杂音可以减轻。肺动脉压增高者在肺动脉瓣区第二心音亢进，有完全性左束支传导阻滞时第二心音呈逆分裂，常有心律失常。肺基底部有湿啰音，肝大，并可能有三尖瓣反流所致搏动、下肢或全身水肿，晚期可有胸腔或腹腔积液。部分患者可有心包积液体征。

六、辅助检查

（一）生化及免疫学检测

为检出某些可能存在的继发病因，需进行血清电解质、肾功能、甲状腺功能等检测，以除外由低钙血症、低磷血症、血色病、尿毒症、甲状腺功能异常等所致继发性 DCM。在心功能不全时往往有血清肌钙蛋白增高等心肌损伤表现。DCM 患者外周血中常可测出多种自身抗体，如抗肌凝蛋白抗体、抗 ADP/ATP 载体（ANT）抗体、抗心肌细胞膜抗体、抗毒蕈碱型乙酰胆碱受体 M_2 抗体及抗 β_1 受体抗体等。这些自身抗体可能是心肌损害的标志，也可能参与 DCM 的发病环节。

（二）X 线检查

胸部 X 线大部分病例可见心脏普遍性增大。如伴有心包积液，心影可呈烧瓶状。肺野多数可见有肺静脉扩张、肺淤血等改变，较严重者可有间质水肿，肺纹理增粗、模糊，且可在肺底或肋膈角附近出现横行的间隔线 Kerley B；上中肺静脉和肺动脉可扩张，严重者可在双肺野见到致密模糊影，两侧肺门增大呈蝴蝶状等肺泡性肺水肿改变。部分患者可见胸腔积液或有肺栓塞表现。

（三）心电图检查

心电图多有异常表现但无特异性，包括 T 波低平或倒置、心动过速、QRS 波群低电能等。少数患者可出现类似心肌梗死的病理性 Q 波，这可能由左心室广泛纤维化或心肌瘢痕所致，亦可见左心室肥大或合并心肌劳损（图 16-1-1）等心脏增大的表现。各种心律失常均常见，以室性心律失常最为多见。

心率变异（HRV）是反映机体自主神经功能调节水平的一项指标。有众多临床报道 DCM 患者的心率变异较正常人明显减少，与心功能降低有关，提示有预后价值。心电图上 Q-T 间期的离散度明显增加的患者远期死亡率亦有所增加。

（四）超声心动图检查

本病早期即有左心室增大，而此时收缩功能尚未显示异常。在典型患者中，左右心房、心室均扩大，收缩期及舒张期心室容积增加，心室壁运动普遍受抑，室间隔动作反常，室间隔和心室游离壁的厚度近乎正常（图 16-1-2）。部分 DCM 患者可出现与心室容量增加不成比例的心室壁增厚。二尖瓣、三尖瓣收缩常不能退至瓣环水平，彩色多普勒可显示二尖瓣和（或）三尖瓣反流。本病心室舒缩功能均可出现异常。在早期即有舒张功能异常，表现为心房收缩期血液充盈增多，舒张功能明显

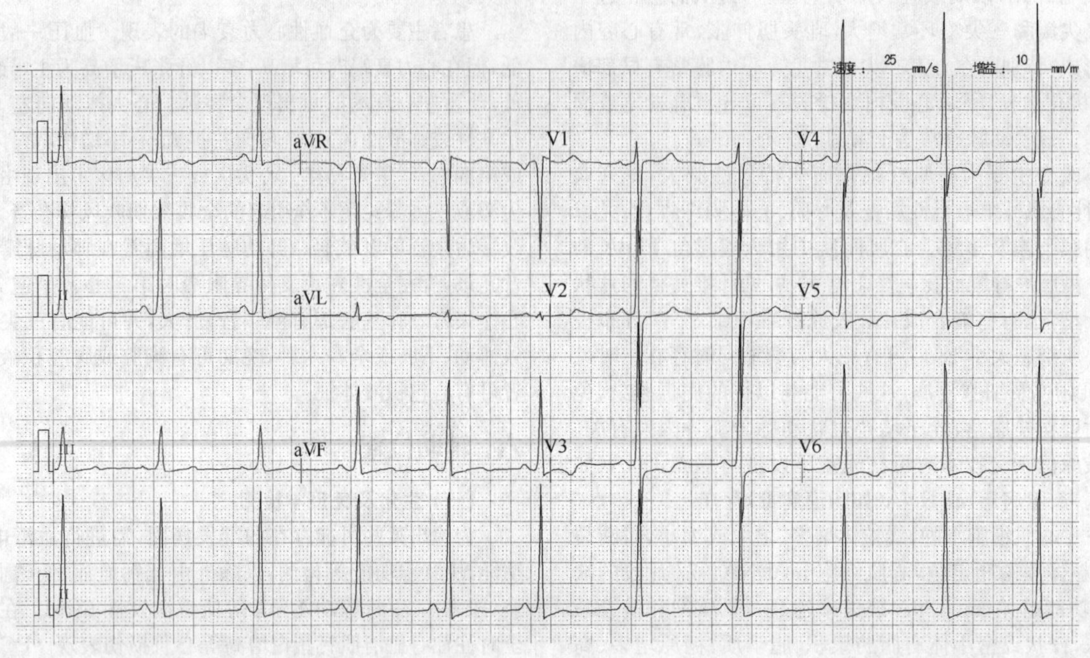

图 16-1-1 左心室肥大伴 ST-T 改变

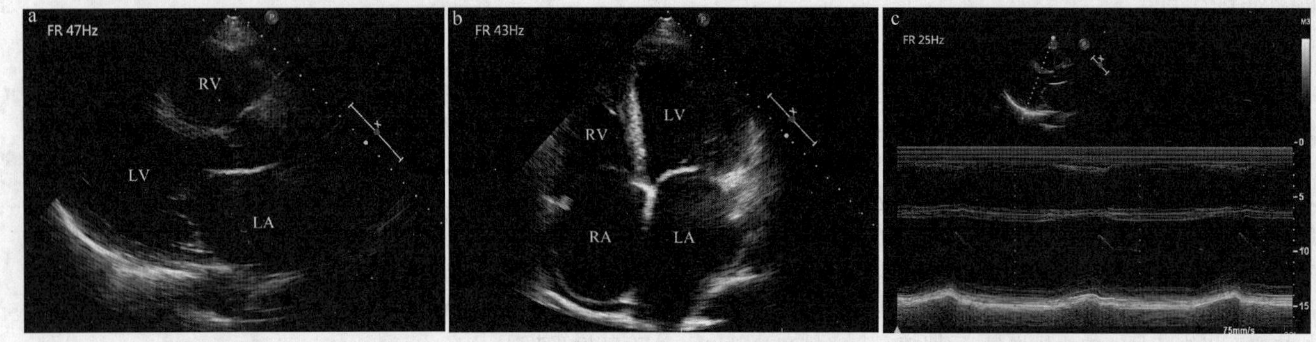

图 16-1-2 扩张型心肌病超声心动图改变

a. 胸骨旁长轴切面：左心室及左心房均明显增大 b. 四腔心切面：左心房及左心室均明显增大 c. M 型超声：左心室壁收缩活动减弱

减低时，二尖瓣血流图的 E 峰减速时间缩短、E 峰与 A 峰比值(E/A)假性正常化。左心室射血分数基本上均<50%。附壁血栓是本病的重要并发症。左心室射血分数降低与附壁血栓的关系最为密切。DCM 患者左心房收缩扩张功能也受抑制。应用心肌组织超声背向散射定量技术可分析 DCM 患者心肌的声学特征，可见背向散射积分(IB)值升高，其最大值-最小值(CVIB)减低，曲线形态异常，提示心肌纤维化增多，心肌收缩力丧失。近年来，多巴酚丁胺负荷超声试验发现 DCM 心脏整体节段收缩功能的储备降低。

（五）心心管磁共振成像

心心管磁共振成像(CMR)能直接测量心脏容积，并具有良好的准确性及可重复性，DCM 的 CMR 解剖与功能成像主要表现为心室容积增大、左心室半径增加、心室壁变薄、EF 值降低及收缩功能障碍。CMR 对 DCM 诊断的意义还包括：① 判断预后。约 30%的 DCM 患者 CMR 延迟增强成像呈现明显的室间隔纤维化/瘢痕。Assomull 等连续入选 101 名 DCM 患者，跟踪随访 1.8 年，发现室间隔纤维化程度与全因死亡及心血管事件入院率呈正相关，并与继发性心源性猝死及室性心动过速相关。② 与缺血性 DCM 的鉴别诊断。应用钆延迟增强成像(late gadolinium enhancement imaging，LGE Imaging)(图 16-1-3)，即使心脏发生整体扩张及全心功能不全，CMR 仍然能够区分缺血导致的 DCM 与非缺血性 DCM。缺血导致的 DCM 呈心内膜下 LGE，根据透壁缺血的程度向心外膜不同程度延伸，而且与冠状动脉血供分布范围一致；而非缺血性 DCM 则呈现无 LGE 或在与冠状动脉血供分布范围不相符的区域出现 LGE。③ CMR 可监测的其他特征还包括瓣膜关闭不全、心尖部血栓、心室收缩不同步伴或不伴后壁瘢痕、心脏代偿功能减退、心脏铁沉积等。

（六）放射性核素检查

放射性核素心室造影可示左、右心室腔增大，左心室舒张末期及收缩末期容积均增大，左心室射血分数降低和心室壁整体运动减弱。^{210}Tl 或^{99m}Tc 平面或单光子发射断层扫描(SPECT)、心肌灌注显像可示左心室腔扩大，室壁变薄，部分病例显示有小斑块状稀疏或灌注缺损，放射性分布不均匀。使用 PET 行^{11}C 棕榈酸心肌显像，可发现本病病变处^{11}C 棕榈酸不均及^{123}I BMIPP 灌注缺损等改变。

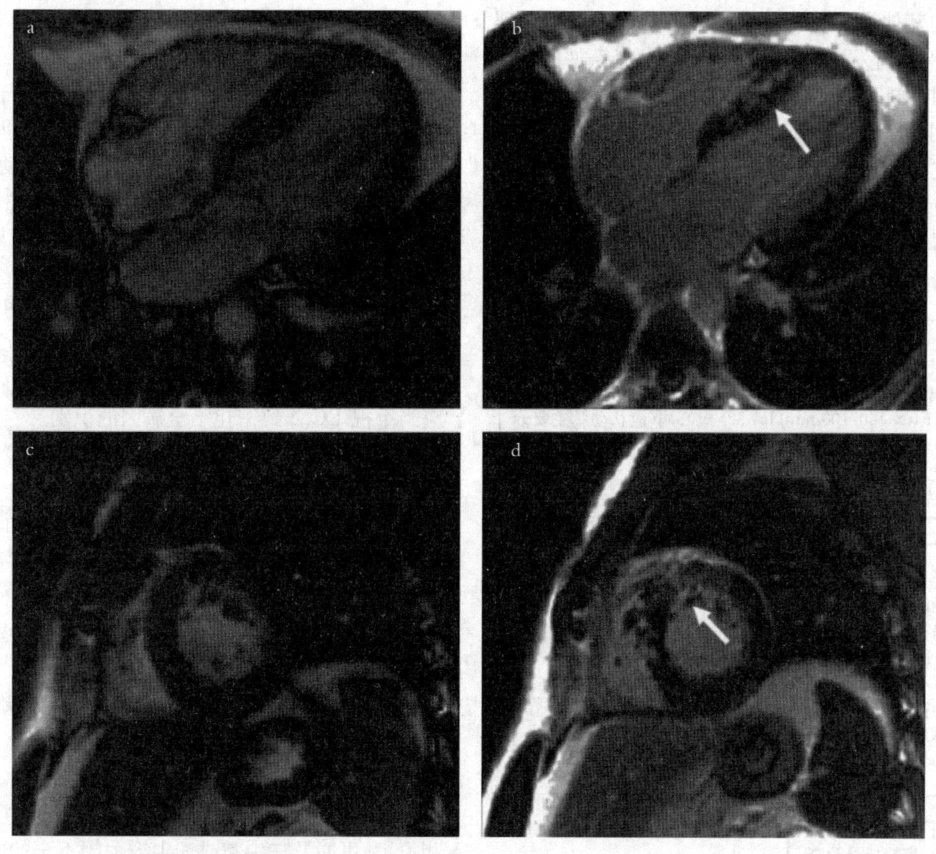

图 16-1-3　扩张型心肌病心脏磁共振显像

左心室肥厚以及钆延迟增强对比显影后心肌肥厚区域及右心室(箭头)。
a、c. 舒张期稳态自由岁差显影(steady-state free precession cine in diastole),a 为四腔心视图,c 为短轴视图　b、d. 钆增强后翻转恢复显像,b 为四腔心视图,d 为短轴视图(引自 Quarta G, Sado D M, Moon J C. Cardiomyopathies: focus on cardiovascular magnetic resonance. Br J Radiol, 2011, 84: S296-S305)

(七) 心导管检查和选择性心血管造影

血流动力学无特征性变化。病变早期心排血量和心搏量在静息状态下近乎正常,左右心室舒张末期可稍增高,左、右心房平均压可轻度增高。心力衰竭时心排血指数和心搏出指数均减低,动静脉血氧差增大,肺动脉压中度增高,左、右心房平均压与左、右心室舒张末期压均增高。晚期动脉压可明显增高。

左心室造影可见左心室弥漫性增大。典型者室壁运动普遍减弱,但亦可表现为节段性室壁运动异常者,可有轻度、中度二尖瓣反流和左心房增大。有时可见左心室内血栓形成,表现为左心室腔内充盈缺损。冠状动脉造影未见狭窄性病变。

(八) 心内膜心肌活组织检查

活组织钳常从周围血管进入右心房、右心室,以从心室间隔的右心室面后取活组织最为安全。但也可自左心室取心内膜心肌活组织检查。由于 DCM 的组织病理缺乏特异性,病理读片差异性较大,难以单独据此做出诊断,但有助于与心肌炎和糖原贮积症、心脏淀粉样病变、血色病、内膜纤维弹性组织增生症等特异性心脏病相鉴别。应用 PCR 及原位杂交技术在 DCM 心肌标本中尚可检测到 EvsRNA 及病毒蛋白 VP1 或腺病毒等。

鉴于心内膜心肌活检少或心肌标本量少,在病变呈灶性或分布不均时容易漏检,必须增加取材数、多部位取材,或许可提高心内膜心肌活检的阳性率。加上此项检查系创伤性,患者难以广泛接受,故使此项检查受到一定的局限性。

七、诊断与鉴别诊断

(一) 诊断

根据近 10 余年有关 DCM 临床研究和基础研究的资料,结合中国国情,中华医学会心血管病分会、中国心肌病诊断与治疗建议工作组于 2007 年更新了 DCM 临床诊断标准,新的诊断建议标准如下。

(1) 临床常用左心室舒张期末内径(LVEDd)>5.0 cm(女性)和>5.5 cm(男性)。

(2) LVEF<45%和(或)左心室短轴缩短速率(FS)<25%。

(3) 更为科学的是 LVEDd>2.7 cm/m^2,体表面积(m^2)=0.006 1×身高(cm)+0.012 8×体重(kg)-0.152 9,更为保守地评价 LVEDd 大于年龄和体表面积预测值的 117%,即预测值的 2 倍 SD+5%。

临床上主要以超声心动图作为诊断依据,X 线胸片、心脏同位素、心脏 CT 有助于诊断,磁共振检查对于一些心脏局限性肥厚的患者,具有确诊意义。在进行 DCM 诊断时需要排除引起心肌损害的其他疾病,如高血压、冠心病、心脏瓣膜病、先心病、酒精性心肌病、心动过速性心肌病、心包疾病、系统性疾病、肺源性心脏病和神经肌肉性疾病等。

1. 特发性 DCM 的诊断　符合 DCM 的诊断标准,排除任何引起心肌损害的其他疾病。结合目前国内多数基层医院现有设备和条件，暂保留特发性 DCM 的临床诊断，有条件的单位应尽可能进行病因诊断。

2\. 家族遗传性 DCM 的诊断 符合 DCM 的诊断标准，在一个家系中包括先证者在内有 2 个或 2 个以上 DCM 患者，或在 DCM 患者的一级亲属中有不明原因的 35 岁以下猝死者。仔细询问家族史对于家族遗传性 DCM 的诊断极为重要，其临床和分子遗传学研究方案见图 16－1－4。

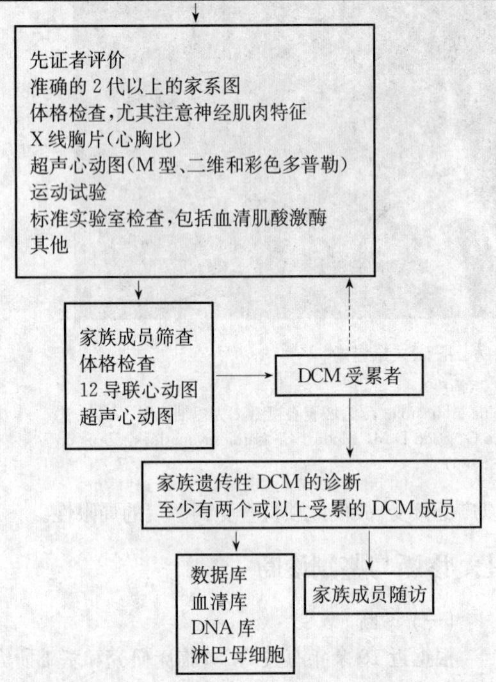

图 16－1－4 家族遗传性 DCM 的临床和分子遗传学研究方案

3\. 继发性 DCM 的诊断 继发性 DCM 特指心肌病变是由其他疾病、免疫或环境因素等引起心脏扩大的病变，心脏受累的程度和频度变化很大。本书仅列举临床常见的继发性 DCM。

(1) 感染/免疫性 DCM：由多种病原体感染，如病毒、细菌、立克次体、真菌、寄生虫等引起心肌炎而转变为 DCM 已有了充分的依据：有成功的动物模型、患者心肌活检证实存在炎症浸润、检测到病毒 RNA 的持续表达、随访到心肌炎自然进展到心肌病阶段等。诊断依据：① 符合 DCM 的诊断标准。② 有心肌炎病史或心肌活检证实存在炎症浸润、检测到病毒 RNA 的持续表达、血清免疫标志物抗心肌抗体等。

(2) 酒精性心肌病：诊断标准：① 符合 DCM 的诊断标准。② 长期过量饮酒(WHO 标准：女性＞40 g/d，男性＞80 g/d，饮酒 5 年以上)。③ 既往无其他心脏病病史。④ 早期发现戒酒 6 个月后 DCM 临床状态得到缓解。饮酒是导致心功能损害的独立原因，建议戒酒 6 个月后再作临床状态评价。

(3) 围生期心肌病：诊断标准：① 符合 DCM 的诊断标准。② 妊娠最后 1 个月或产后 5 个月内发病。

(4) 心动过速性 DCM：诊断标准：① 符合 DCM 的诊断标准。② 慢性心动过速发作时间超过每日总时间的 12％～15％及以上，包括窦房折返性心动过速、房性心动过速、持续性交界性心动过速、心房扑动、心房颤动和持续性室性心动过速等。③ 心室率多在 160 次/min 以上，少数可能只有 110～120 次/min，与个体差异有关。

部分患者因心力衰竭就诊，超声心动图检查心脏扩大、心室腔内存在粗大突起肌小梁和深陷隐窝，将其诊断为心肌致密化不全(遗传性心肌病)，由于这些患者临床表现与 DCM 相似，应当重视 DCM 致密化不全病因的识别。

(二) 鉴别诊断

DCM 主要需与以下几种疾病相鉴别。

1\. 风湿性心脏病 DCM 可有二尖瓣和(或)三尖瓣关闭不全的杂音及左心房扩大，易与风湿性心脏病混淆。前者心脏杂音在心力衰竭时较响，心力衰竭控制后减轻或消失，而后者在心力衰竭控制后杂音反而明显，且常伴二尖瓣狭窄和(或)主动脉瓣杂音，在连续听诊随访中有助于鉴别诊断。心脏超声检查可以显示瓣膜有明显病理性改变，而心肌病则无，但可见房室环明显扩张。

2\. 心包积液 DCM 时心脏扩大、心搏减弱，须与大量心包积液相鉴别。DCM 的心尖搏动向左下移位，与心浊音界外缘相符，常可闻及二尖瓣或三尖瓣关闭不全的收缩期杂音。心包积液时左心外缘叩诊为实音，心尖搏动消失，心音遥远，且在左心缘实音界的内侧听到。超声检查很容易将两者区别开来，心包内大量液体平段或暗区提示心包积液，DCM 心力衰竭时即使出现心包积液，其量甚少，并具大心腔小开口的特征。

3\. 高血压性心脏病 高血压患者后期可以出现心脏扩大，合并心力衰竭时，心脏收缩功能下降，有时很难与 DCM 相鉴别。但这类患者常常年龄较大，有长期的高血压病史，心肌一般先出现肥厚，晚期才出现心肌扩张、变薄，这些有助于两者的鉴别。

4\. 缺血性心肌病 近年来，冠状动脉病变引起心脏长期广泛缺血而纤维化，发展为心功能不全的情况称为缺血性心脏病，少数严重患者心脏各腔室都扩大，有时难以鉴别，下列几点有助于鉴别：① 这类患者常常年龄较大，有高血压、血脂异常、糖尿病等。② 心电图多有与冠状动脉供血部位相一致的异常 Q 波和(或)ST－T 改变。③ 超声心动图多以左心室受累为主，室壁收缩活动异常呈节段性分布或出现反向搏动，DCM 则各房室均见扩大，心肌运动普遍减弱。④ 选择性冠状动脉造影可排除或肯定冠心病的诊断。

5\. 先心病 多数具有明显的体征，不难区别，超声心动图检查可明确诊断。

6\. 继发性心肌病 围生期心肌病、酒精性心肌病、代谢性和内分泌性心肌病(如甲状腺功能亢进症、甲状腺功能减退症、淀粉样变性、糖尿病等所致的心肌病)、遗传性家族性神经肌肉障碍所致的心肌病、全身系统性疾病(如系统性红斑狼疮)、类风湿关节炎等常有原发病的表现，可以有助于诊断。

慢性心肌炎与本病在临床上甚难区别。事实上，在慢性病毒性心肌炎和 DCM 的心肌中均可检测到 Evs RNA 或 VP1，或可有腺病毒 DNA 存在，提示部分 DCM 是由慢性心肌炎演变而来。

婴幼儿中以左心室增大为主要表现者，要考虑心内膜纤维弹性组织增生症。广义上讲，克山病也是一种继发性心肌病，如见于克山病流行区则考虑为克山病。

八、防治

由于本病病因不明，预防较困难。部分 DCM 由病毒性心肌炎演变而来，因此预防病毒感染有实际意义。DCM 合并心力衰竭时，呼吸道感染可作为导致心力衰竭发作或加重的一种诱因，也应预防和及时治疗。此外，宜戒绝烟酒，女性患者不宜妊娠。

（一）一般治疗

限制体力活动、避免劳累，保证充足的营养等。

（二）药物治疗

除对心力衰竭、心律失常和栓塞等 DCM 常见临床表现的对症治疗外，免疫和抗病毒治疗近年来也得到了应用。

1. 心力衰竭　目前改善衰竭心脏作功的治疗手段主要有 3 种方式：① 药物直接刺激心肌收缩而增加 LVEF，如用 cAMP 依赖性正性肌力药物，具有在短时期内产生即刻的血流动力学效益，但长期治疗可增加死亡率。② 通过降低左心室射血阻抗和左心室舒张末期容积而增加 LVEF，即血管扩张剂和利尿剂的应用，短期内能缓解症状。③ 通过影响心脏重塑而增加 LVEF，即神经内分泌拮抗剂的应用，如血管紧张素转换酶抑制剂（ACEI）、β受体阻滞剂和醛固酮受体拮抗剂，长期治疗可降低死亡率和心血管病的危险。β受体阻滞剂的应用应从小剂量开始，逐渐增量至最大耐受量。

2. 心律失常　有症状的心律失常患者需用抗心律失常药物治疗。由于大多数抗心律失常药物多具有致心律失常或抑制心肌收缩等不良反应，在治疗时需权衡利弊。

3. 抗凝治疗　DCM 伴有心房颤动及有栓塞史者，即使无栓塞临床表现或超声心动图检查未发现心腔内有附壁血栓，在无抗凝禁忌证时，也可给予抗凝治疗，但至今尚无 DCM 应用抗凝治疗疗效的循证证据。对于心腔明显扩大伴射血分数降低、NYHA 心功能Ⅳ级、长期卧床、有血管栓塞史或深静脉有血栓形成者应使用华法林抗凝，使凝血酶原时间国际标准化比值（INR）控制在 2～3。

4. 免疫调节及抗病毒治疗　近年来，动物实验及临床观察都证实某些 DCM 与病毒持续感染及诱发的自身免疫介导的心肌损害有关，因此抗病毒和免疫治疗理论上是合理的。DCM 患者在常规应用 ACEI、β受体阻滞剂、利尿剂等治疗基础上，加用黄芪、生脉注射液、牛磺酸、泛葵利酮（辅酶 Q10）等药物，已被证实具有改善临床症状、左心室射血分数的作用，且用药时间宜长。干扰素对 DCM 有较好疗效，尤其在外周血或心肌中病毒核酸阳性的患者能改善心脏功能。

（三）介入治疗

1. 心脏起搏治疗　对伴病态窦房结综合征或二度Ⅱ型或三度房室传导阻滞的 DCM 患者，安装心脏起搏器有助于提高心率、增加心搏量、改善临床症状。对伴顽固性持续快速室性心律失常的患者可考虑安置心脏自动转复除颤起搏器（ICD），尤其是在 EF≤30％的患者中。对中重度心力衰竭伴宽 QRS 时限、有致命性恶性心律失常病史的患者用心室再同步化治疗（CRT）或加 ICD（CRTD）。有证据表明心室收缩不同步导致心力衰竭死亡率增加，CRT 可纠正不同步收缩，改善心脏功能和血流动力学，使衰竭心脏产生适应性生化改变，改善严重心力衰竭患者的症状，提高 6 min 步行能力和显著改善生活质量。

2. 射频消融治疗　伴心房扑动的 DCM 患者左心室功能可进一步低下，对这类患者可考虑射频消融治疗，但手术成功率不高。

（四）外科治疗

1. 左心室减容成形术（Batista 手术）　目的在于通过心脏外科手术明显减小左心室腔，重建左心室容积与左心室、心肌量间的匹配关系，减轻或消除二尖瓣反流，改善患者心脏功能。切除范围包括增大的小部分左心室游离壁，有时包括切除部分乳头肌、二尖瓣替换成形术。但术后死亡率较高，临床少用。

2. 背阔肌动力性心肌成形术　利用骨骼肌同心肌一样具有兴奋性、传导性和舒张功能的特点，将自身的背阔肌肌瓣移植入胸腔，包裹、代替功能低下的心肌，在起搏器的带动下与心脏同步收缩，进行辅助循环。另外，背阔肌尚能限制心室进一步扩大，防止心室重构的作用，是一种有效的心脏辅助循环方式，能改善心脏功能。

3. 左心机械辅助循环　将左心的血液通过机械性装置引入主动脉，以减轻左心室作功，是晚期 DCM 患者维持全身循环、等待有限心脏供体及不能进行心脏移植患者的一种有效治疗方法。目前所用的左心机械辅助循环装置存在制造要求高、操作复杂、体积大、血液相容性差、价格昂贵等缺陷，我国临床应用少。

4. 原位心脏移植　世界各国心脏移植患者中 DCM 占大多数。原位心脏移植（包括心肺联合移植）是目前治疗晚期 DCM 最有效、最彻底的方法，其手术方法成熟，疗效确切。但由于存在供体缺乏、费用高、术后感染、术后排斥反应等问题，心脏移植在国内尚未广泛开展。随着免疫及基因工程的发展，将来有希望从根本上解决异种移植的排斥问题。

（五）免疫学治疗

目前已经明确 DCM 患者抗心肌抗体介导心肌细胞损害的具体机制，临床检测抗心肌抗体可进行病因诊断，因此免疫学治疗也是一种理论上可行的治疗方法。目前免疫学治疗的方案包括以下几种。

1. 阻止抗体效应　针对 DCM 患者抗 ANT 抗体选用地尔硫䓬、抗 β_1 受体抗体，选用β受体阻滞剂可以阻止抗体介导的心肌损害，防止或逆转心肌病的进程。

2. 免疫吸附抗体　几项研究表明，免疫吸附清除抗 β_1 受体抗体使 DCM 患者 LVEF、左心室舒张末期内径和心功能明显改善。

3. 免疫调节　新近诊断的 DCM（出现症状时间在 6 个月内）患者静脉注射免疫球蛋白，通过调节炎症因子与抗炎因子之间的平衡，产生良好的抗炎症效应和改善患者心功能。

4. 抑制抗心肌抗体的产生　实验研究发现抗 CD4 单抗可以抑制 $CD4^+$ Th2 细胞介导产生抗心肌自身抗体，可望早期阻止 DCM 的进展。

但是，虽然免疫学治疗的上述方案在理论上可行，但目前只停留在动物实验或前期临床研究阶段，尚未有大规模临床研究确定其在临床应用中的实际价值，因此在临床应用时应慎重选择。

（六）细胞移植与基因治疗

1. 心力衰竭细胞移植治疗 骨髓干细胞具有多向分化能力，可产生与亲代表型和基因一致的子代细胞。有报道骨髓干细胞移植至心脏可以分化为含连接蛋白（connexin43，CX43）的心肌细胞，与原心肌细胞形成缝隙连接，参与心脏的同步收缩抑制左心室重构，还可分化为内皮祖细胞（EPC）在缺血区能形成新的营养血管，促使心脏功能的恢复。在美国，DCM 心力衰竭细胞治疗已初步形成规则。用统一的细胞株培养、扩增后由导管或手术时注入心脏，主要用肌原细胞作为研究实践应用，部分进入Ⅱ期临床。

2. 基因治疗 随着分子生物学技术的发展和对 DCM 认识的深入，人们发现基因缺陷是部分患者发病机制中的重要环节，通过基因治疗 DCM 也成为目前研究的热点。近年实验研究发现，补充正常 *delta-SG* 基因、肝细胞生长因子基因治疗 DCM 仓鼠，可改善心功能、延长寿命；转染单核细胞趋化蛋白-1 基因治疗可明显减轻自身免疫性心肌炎。基因治疗方法的探索将有助于寻找治疗家族遗传性 DCM 的方法。

第二节 肥厚型心肌病

陈灏珠 舒先红

肥厚型心肌病（hypertrophic cardiomyopathy，HCM）是以不能解释的、无心室腔扩张的左心室肥厚（心脏超声提示左心室厚度≥15 mm）为特点，且无其他导致心室肥厚的心脏疾病或系统性疾病证据，或基因型阳性但临床无明显心肌肥厚表现的疾病。根据左心室流出道梗阻与否，可将肥厚型心肌病分成梗阻性和非梗阻性。

一、发病情况

本病呈全球性分布，从婴儿到老年的各个年龄段都可发病，普通人群中患病率为 0.2%，随着超声心动图诊断本病的技术被广泛应用，临床诊断为本病的病例有所增多。由于本病有家族性遗传，故常在一个家族中发现多个成员同时患病。女性患者症状出现较早也较重。临床病例中男性多于女性。

二、病因和发病机制

本病发病可为家族性，亦可为散在性。目前多数学者认为本病是常染色体显性遗传性疾病，60%～70%的患者家族中有本病患者。目前已经确定的基因至少有 8 个相关致病基因，>1 400 个突变位点，这 8 个相关致病基因包括：β肌球蛋白重链基因、肌球蛋白结合蛋白 C 基因、心肌肌钙蛋白 T 基因、心肌肌钙蛋白 I 基因、α 原肌球蛋白基因、肌动蛋白基因、调节轻链基因和基本轻链基因。一个基因位点发生突变即可致病，然而约 5%的 HCM 患者有≥2 个位点突变；也有学者认为本病与组织相容抗原（HLA）系统有密切关系，本病人群中 HLADRW、HLAA、HLAB 抗原的出现率增多。鉴于本病还有散发性病例，有人认为本病也可能是一个多因素的疾病。

其他可能的发病机制有：① 心肌细胞钙通道数量增加，导致钙流量异常，引起细胞内钙浓度增高，钙负荷过重。② 机体分泌儿茶酚胺增多或心脏对儿茶酚胺的反应增强或神经元摄取心脏去甲肾上腺素减少，导致交感异常兴奋。③ 心肌肥厚与原癌基因表达增强有关，原癌基因可因去甲肾上腺素通过 α 受体激活磷酸肌醇酯/蛋白激酶 C 系统而被激活。④ 心壁肌内冠状动脉异常的管壁增厚，导致血管的正常扩张受阻，从而引起心肌缺血，并因此而引起心肌纤维化和异常的代偿性心肌肥厚。

三、病理解剖

心脏外观增大，心肌肥厚，但亦可见苍白色的散在性纤维化病灶。左、右心室游离壁和心室间隔都可增厚，乳头肌肥大充塞左心室腔，肥厚部位分布常不均匀，心室间隔部的肥厚常最显著，成年患者其厚度平均达 3 cm（左心室游离壁平均为 1.8 cm）。但约有 5%的患者心室间隔与心室游离壁的厚度相仿。心房腔常增大，心室（尤其是左心室）腔常缩小，在左心室流出道处尤其明显。肥厚仅限于左心室心尖部者在世界各地都有报道，但日本人群中患者较多。主动脉瓣下处的心内膜和左心室流入道处的心内膜增厚，二尖瓣增厚，前瓣叶可有纤维化或钙化，乳头肌向前移位。冠状动脉正常，但心壁内小冠状动脉可有管壁增厚和阻塞性病变。光镜下见肥厚部位心肌纤维肥厚、短而宽，核增大，其排列紊乱呈环状分布而非平行分布，其间杂有纤维或坏死灶。电镜下见心肌细胞内的肌原纤维甚至肌丝的排列也异常，它们常互相成直角地交错排列而非平行地排列。线粒体增多，核畸形，其周围有透亮带，内含大量糖原。

四、病理生理

本病的主要病理生理变化是由于肥厚的心肌使心室变僵硬，顺应性减低以致心室舒张充盈受阻，以及心肌纤维排列紊乱以致心室各部收缩和舒张不均匀所引起。左心室舒张充盈缓慢，等容舒张期延长，二尖瓣开放推迟，舒张期心室容量减少。刺激β受体可加重上述舒张功能障碍，而阻滞β受体则可使之减轻。心室收缩过程不规则，肥厚的左心室肌强力收缩使左心室收缩期压力增高，左心室腔内血液大部分在收缩期的前半部排出，收缩末期其容量低于正常。此时二尖瓣前瓣叶向肥厚的室间隔移位，左心室流出道狭小，左心室与流出道（主动脉瓣下部位）之间出现高峰收缩期压力阶差。这一压力阶差产生的原因为：① 左心室有力的收缩。② 二尖瓣前瓣叶向肥厚的室间隔移位。③ 乳头肌肥大。④ 收缩期心室腔缩小和形态异常。⑤ 可能存在细流负压效应等。由于这一压力阶差在一些患者中很不稳定，可由期前收缩（过早搏动）的出现、正性肌力药物的作用、降低左心室容量和降低主动脉舒张压而诱发，目前许多学者认为它是功能性的，并非器质性的梗阻所致。左心室流出道梗阻在 25%～40%的患者中出现。在左心室收缩二尖瓣关闭时，二尖瓣前瓣叶向前移位，在收缩中、后期与心室间隔靠近者约占患者的一半，引起二尖瓣关闭不全。心排血量降低，主动脉瓣可在收缩中期关闭。左心房压力常增高，肺淤血，可成为呼吸困难的直接原因。右心也可发生同样的血流动力学改变，但较少见，主要在儿童患者中见到。心肌肥厚再加心壁内小冠状动脉管壁增厚导致心肌缺血。心脏排血功能减弱，日久发生心力衰竭。本病也常发生各种心律失常。

五、临床表现

症状因病变的范围和严重程度的不同而有很大的差别，即有从轻到重的“病谱”。轻者心室的顺应性尚好，左心室流出道无压力阶差，血流动力学改变不明显，患者无症状，仅在实验室检查中发现反映本病的异常。重者心室的顺应性差，舒张充盈发生障碍，左心室流出道压力阶差显著，血流动力学改变明显。常见症状有：① 气急，多在劳累后发生，严重时端坐呼吸，是由于左心室舒张末期压增加使左心室淤血继而发生肺淤血所致。② 心绞痛，由于肥厚的心肌需血量增加，冠状动脉血供相对不足或舒张期冠状动脉灌血不足所致，多在劳累后发生。③ 乏力、头晕与晕厥，由于左心室流出道梗阻、左心室顺应性减低而充盈欠佳或快速心律失常等，导致体循环血供尤其是脑动脉供血不足所致。晕厥常在体力活动或情绪激动后出现，可能由于交感神经的正性肌力作用，加强了肥厚心肌的收缩，致左心室的顺应性更差，舒张期血液充盈更少，排血更少。④ 心悸，由心室功能的改变或发生各种心律失常引起。⑤ 心力衰竭，长时间的心室功能减弱最后发生心力衰竭，此时多伴有心房颤动。⑥ 猝死，由严重的左心室流出道梗阻、心搏突然停止或发生心室颤动所致。约 2%的患者发生感染性心内膜炎。

体征亦随病变的范围和程度而有差别。轻者甚至可无异常的体征。阳性体征有心尖搏动向左下移位，并可呈抬举性有滞留感的搏动。触诊可在心尖搏动前触到心房搏动。心浊音界向左扩大。在胸骨左缘下段或心尖内侧可听到由左心室流出道梗阻引起的收缩中期或晚期粗糙的吹风样杂音（图 16－1－5），可伴有震颤，但不伴有收缩喷射音，向心尖传导但不向主动脉瓣区传导，随生理情况改变和一些药物作用而有响度的变化。凡增加心肌收缩力（用洋地黄类药物，静脉滴注异丙肾上腺素，体力劳动，期前收缩后的一次心搏等）或减轻心脏负荷的措施（用亚硝酸异戊酯或硝酸甘油，做 Valsalva 动作等）均可使杂音增强；凡减弱心肌收缩力（如用β受体阻滞剂）或增加心脏负荷的措施（用血管收缩药、下蹲、紧握拳时）均可使杂音减弱。约 50%的患者可在心尖区听到由二尖瓣关闭不全引起的收缩中晚期或全收缩期吹风样杂音，常有第三心音或第四心音。第二心音可呈反常分裂，于吸气时分裂减轻。周围动脉触诊可发现脉搏有类似水冲脉的特点，这是由于在收缩早期左心室能迅速排血入主动脉，其后因出现流出道梗阻和二尖瓣反流，排血迅速减少，主动脉瓣于收缩中期提早关闭所致；亦可出现双峰型的脉搏，脉搏波的后一个峰是收缩后期左心室再排血所致。本病患者中约 25%左心室流出道梗阻不明显，约 50%二尖瓣无关闭不全，则上述有关杂音可不明显。发生心力衰竭时出现发绀、肺部啰音、静脉充盈、肝大、水肿等体征。右心室流出道亦有梗阻的患者在肺动脉瓣区和胸骨左缘第 3 肋间听到收缩期吹风样杂音，颈静脉可见明显 a 波。少数患者由于肥厚的心室间隔凸入左心室的流入道，可能产生类似二尖瓣狭窄的舒张期隆隆样杂音。

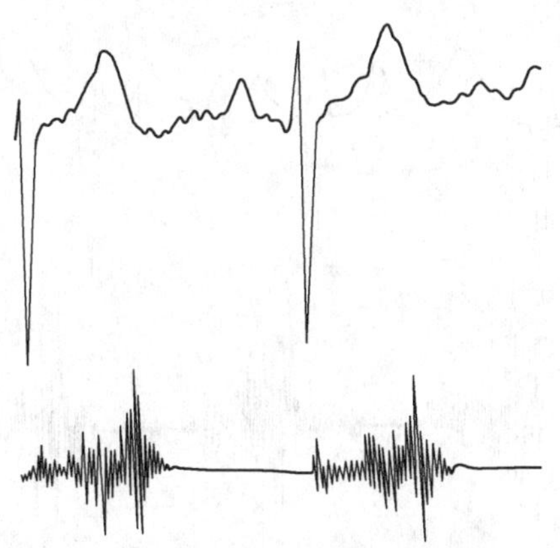

图 16－1－5　肥厚型心肌病的心音图

胸骨左缘第 4 肋间的高频波段记录，片速为 50 mm/s，第 1 行为心电图。在收缩早期有低振幅杂音，收缩中、晚期杂音振幅增大，频率增高

六、检查

（一）X 线检查和磁共振显像

X 线胸部平片表现是心影左缘的明显突出，提示左心室心肌肥厚和左心房增大、升主动脉多不扩张、肺淤血，但本病患者的心影整体常不见增大。

磁共振显像（MRI）具有较高的空间分辨率，对于透声条件较差、超声心动图可能漏诊或超声心动图不能确诊的可疑患者，推荐进行心脏 MRI 检查，明确肥厚心肌的部位和范围，并检测和量化心肌纤维化区域，以便发现猝死的高危患者。

（二）心电图和心向量图检查

检查时常有心肌损害，左心室肥大或伴有劳损，左心房肥大等变化。Ⅱ、Ⅲ、aVF 或胸导联过渡区和左侧胸导联可出现异常深的 Q 波，见于 20%～50%的患者，反映心室间隔的纤维化和肥厚。少数患者有右心室肥大。巨大的倒置 T 波和胸导联 QRS 波群电压高，被认为是心尖部肥厚患者的特异性心电图变化。此外，还可有左束支前分支阻滞、预激综合征和各种心律失常（50%有室性心律失常，5%～10%有心房颤动）等。有报道心脏电生理检查示 80%的患者 H－V 间期延长。心向量图可有类似心肌梗死的改变，间隔向量较大，在水平面 QRS 向量环间隔起始向量可向前右、前左或向后左。

（三）超声心动图检查

M 型和二维超声心动图显示左心室壁肥厚，且心室间隔增厚更明显，达到 15 mm 以上（图 16－1－6）。左心室游离壁活动

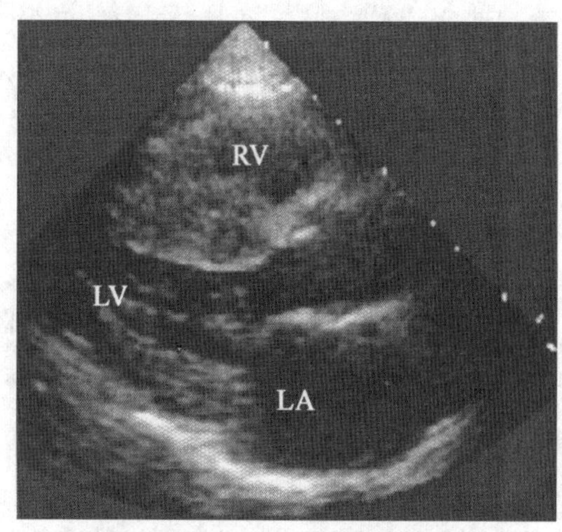

图 16－1－6　肥厚型心肌病胸骨旁长轴切面示室间隔显著肥厚

LA，左心房；LV，左心室；RV，右心室

较强而心室间隔收缩差；收缩期心室腔缩小；二尖瓣关闭减慢；主动脉瓣在收缩中期关闭；二尖瓣前叶或腱索在收缩期前移(即SAM现象)，SAM是左心室流出道发生功能性梗阻的标志。左心室舒张功能障碍，包括顺应性减低、快速充盈时间延长、等容舒张时间延长。运用多普勒法可以计算梗阻前后的压力差。彩色多普勒超声心动图可见二尖瓣反流。无左心室流出道梗阻的患者，虽然心室间隔明显增厚、活动减弱，但收缩期二尖瓣无向前突起的表现，左心室后壁厚度可在正常范围。

心尖肥厚型心肌病由近年日本学者首先发现。临床上因有胸痛和心电图异常，易被误诊为冠心病。该型肥厚限于心尖部，若仅作M形曲线记录或胸骨旁左心长、短轴切面探测，易致漏诊。左心室心尖水平短轴切面，对于左心室壁的局限性肥厚有较高的敏感性，能清晰地观察到肥厚的部位及肥厚的程度。左心室超声造影能更清晰地显示心尖部肥厚，能够很好地与心尖部假腱索鉴别。

(四) 放射性核素检查

左心室血池造影可显示收缩期左心室容量减少、二尖瓣功能异常、流出道狭窄、心室间隔和心腔的形态改变。^{201}Tl心肌显像可显示心肌的增厚和形态的改变。

(五) 心导管检查和选择性心血池造影

左心导管检查可发现左心室腔与流出道之间有收缩期压力阶差，但半数患者此压力阶差可能在休息状态下不出现，15%～20%的患者在运动时，应用异丙肾上腺素后或者在期前收缩(过早搏动)后的正常心搏中，心肌收缩加强时或者做Valsalva动作，吸入亚硝酸异戊酯后，左心室容量减少时才出现。左心室与主动脉间连续测压记录的曲线可记录到符合流出道狭窄的波形。左心室舒张末期压升高，左心房压力升高。左心房压力曲线的v波增大；动脉压力曲线示升支迅速上升，持续时间甚短而迅速下降，继而再上升或呈双峰型曲线，然后逐渐下降。在兼有右心室流出道梗阻的患者(占本病的10%～15%)，右心导管检查可显示右心室腔与流出道之间有收缩期压力阶差(图16-1-7)。

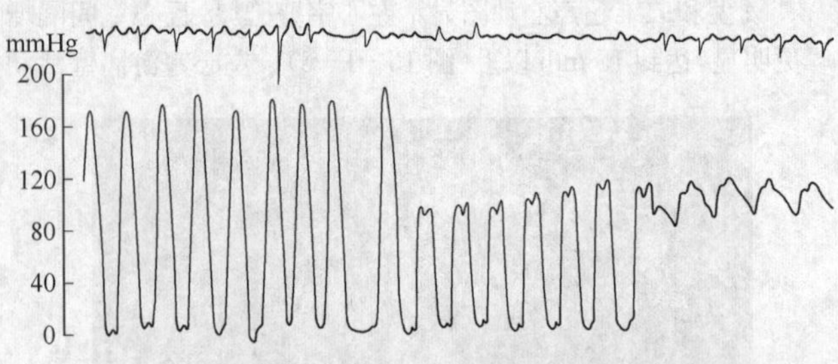

图16-1-7　肥厚型心肌病左心室与主动脉间连续测压记录曲线

左心室收缩压高达180 mmHg，主动脉收缩压120 mmHg，两者压力差为70 mmHg。左心室与主动脉两种类型压力曲线之间有第三种类型的压力曲线，其收缩压与主动脉的相同，舒张压与左心室的相同，显示左心室存在狭窄的流出道。左心室流出道与主动脉压力曲线均呈双峰型，片速为10 mm/s，第1行为心电图

选择性左心室造影显示舒张期左心室腔狭小呈香蕉形，收缩期心腔更小，心壁厚，乳头肌大，心室间隔有不规则的心肌块影突入心腔，左心室显影的同时左心房可能也显影。选择性冠状动脉造影显示冠状动脉多比较粗大，无阻塞性病变发现。

(六) 心内膜心肌活体组织检查

本病的主要病理组织学变化是心肌纤维的排列紊乱，但从心肌活组织检查标本来判断心肌纤维排列是否紊乱不甚可靠，故心内膜心肌活组织检查虽对了解有无本病的病理组织学变化有帮助，但不宜作为常规检查项目。

七、诊断与鉴别诊断

1. 诊断　本病的临床表现和辅助检查结果，特别是左心室流出道有梗阻，具有特征性，诊断一般并不困难。以心脏超声心动图检查左心室壁厚度≥15 mm为诊断标准。室壁厚度介于13～14 mm定义为临界标准，此时需要结合患者是否合并其他患病危险因素(如肥厚型心肌病家族史)，以利于明确诊断。对于存在肥厚型心肌病基因异常且其家族成员存在肌小节基因突变，但无临床表型阳性表现(如左心室肥厚)的患者，定义为基因阳性/表型阴性或"亚临床肥厚型心肌病"。在儿童患者中，左心室壁厚度增加定义为大于或等于相应年龄、性别及体重的正常人群平均左心室壁厚度的2个标准差。左心室流出道梗阻有两种情况：一种是梗阻只在体力活动后或激发试验时才出现，休息时并不明显；另一种是梗阻在休息时便已存在，体力活动后更明显。前者症状较轻，体征较不明显；后者症状多较重，体征也很明显。心室流出道已出现梗阻的患者，临床上较易诊断；心室流出道尚未出现梗阻的患者，即使病变已存在多时，临床上易被忽略，可应用激发试验早期发现这些患者。

体格检查时在胸骨左下缘听到收缩期杂音往往是怀疑本病存在的第一线索，通过一些生理动作或用药物改变血流动力学情况从而改变杂音响度的措施，有助于进一步判别此杂音是否由本病引起。

(1) Valsalva动作用力期，由于回流到心脏的静脉血量减少，心搏量减少，流出道梗阻明显；期前收缩后的第一次心搏中，由于心脏收缩力加强，同时当时主动脉压低，虽然心搏量较大，但流出道梗阻仍明显；静脉滴注异丙肾上腺素2 μg/min时，由于心肌收缩力加强，心率增快，周围阻力降低，流出道梗阻明显(图16-1-8)；吸入亚硝酸异戊酯或含用硝酸甘油后，由于周围血管扩张，静脉回流减少，流出道梗阻明显；在立位时静脉回流减少，应用洋地黄类药物后心肌收缩力加强，体力活动后心率增快，心肌收缩力增强，亦均使流出道梗阻更明显；因此在

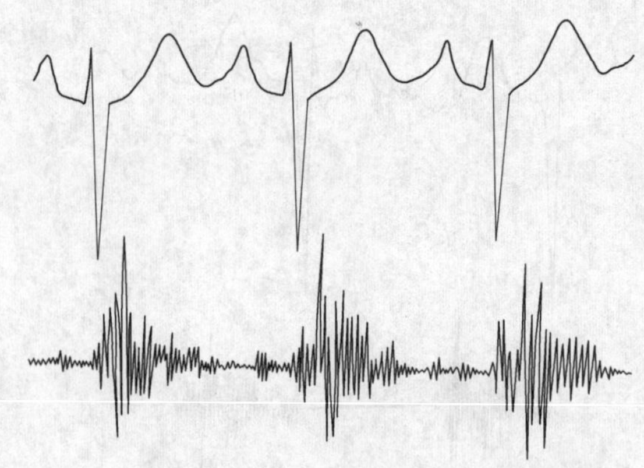

图16-1-8　静脉滴注异丙肾上腺素后，与图16-1-5的患者同一部位相同条件下记录的心音图收缩期杂音振幅明显增大，第三心音和第四心音较明显

上述这些情况下本病杂音均可增强。

(2) 用去甲肾上腺素后，由于周围阻力增高，左心室与主动脉间的压力阶差减低；平卧位举腿或下蹲时静脉回流增加，流出道梗阻减轻；应用普萘洛尔等β受体阻滞剂后，由于心肌收缩力减弱，心率减慢，流出道梗阻减轻，因此在上述这些情况下本病杂音减轻。

对于本病患者，建议接受基因检测和遗传学咨询。对HCM患者的一级亲属应进行临床（体格检查、心电图、二维超声心动图或MRI）和（或）基因筛查，以确定潜在的患者。对于基因型阳性但临床表型阴性的个体，推荐根据患者的年龄和临床状态的变化，定期做心电图、超声和临床评估。

2. 鉴别诊断

(1) 生理性左心室肥厚（即运动员心脏）：运动员训练可使左心室扩大，室间隔肥厚，甚至升主动脉扩张，但肥厚型心肌病患者有肌节突变和肥厚型心肌病家族史，常是非对称性肥厚，左心室流出道有梗阻表现，且舒张功能减退。如果短期停止运动后，肥厚程度减轻，倾向运动员心脏。

(2) 心室间隔缺损：患者心脏杂音的位置和性质与本病类似，因此临床上常将本病误诊为心室间隔缺损。但心室间隔缺损时心尖区一般无反流性杂音，脉搏不呈类似水冲脉的表现，X线显示肺部有主动性充血，心电图中无异常的Q波，超声心动图未见心室间隔明显增厚等可资鉴别。

(3) 冠状动脉粥样硬化性心脏病：心电图有S-T段和T波改变并常出现异常的Q波，在中年以上患者可被误诊为冠状动脉粥样硬化性心脏病和心肌梗死，在青少年患者则可被误诊为先天性冠状动脉畸形引致的心肌病变。但肥厚型心肌病有比较特征性的杂音和超声表现，冠状动脉造影有助于鉴别诊断。冠状动脉粥样硬化性心脏病可能和肥厚型心肌病同时存在。

八、防治

患者应避免劳累，尤其避免激烈运动，预防呼吸道感染，避免发生心动过速，避免发生血压和血容量的突然下降，避免应用正性肌力药物和血管扩张药，以防止加重其血流动力学改变，发生心力衰竭和猝死。因本病可发生感染性心内膜炎，故施行拔牙等小手术前应给予青霉素等抗生素。本病患者，特别是年龄<60岁者，应每年进行临床检查，包括详细询问患者及其家属病史、超声心动图检查、24 h或48 h动态心电图、直立运动试验时的血压反应等，以进行危险性评估。

（一）内科治疗

大部分的本病患者无症状，且可以生存正常寿命。对于此类患者最重要的就是要定期筛查及进行相关专业知识的教育。对于伴发其他疾病（如高血压、糖尿病、高血脂和肥胖）的无症状患者，应进行相应的治疗，日常可以进行低强度的有氧运动，避免高强度的运动，在治疗其他疾病如高血压时，避免使用大剂量的利尿剂和扩血管药物，以防左心室流出道梗阻的发生。

对于有症状的患者，首先选择长期应用β受体阻滞剂，达到完全的β受体阻滞，消除β受体对心脏的刺激作用，减慢心率，减轻流出道肥厚心肌的收缩，降低流出道梗阻的程度，增加心搏量，故能改善症状，使心脏杂音减轻，且对70%的心绞痛有效，对部分心律失常也有治疗作用。从小剂量开始，然后逐渐增加至最大剂量，但以血压不过低，心率不过慢（静息时60次/min左右）而患者尚能耐受为度。近来使用β受体阻滞剂有阿替洛尔（50～200 mg/d）、美托洛尔（50～200 mg/d）、普萘洛尔（先从10 mg，3次/d开始，逐渐增加剂量至每日总量达到200 mg左右），应将剂量调整至静息心率<65次/min，但有窦性心动过缓或严重传导阻滞的患者应慎用。对于β受体阻滞剂无效或有不良反应、禁忌证的患者，可以应用钙通道阻滞剂。钙通道阻滞剂既有负性肌力作用以减弱心肌收缩，又能改善心肌顺应性而有利于改善舒张功能。维拉帕米120～480 mg/d，分3～4次口服，可使症状长期缓解，对血压过低、窦房功能或房室传导障碍者慎用。对于β受体阻滞剂和钙通道阻滞剂均无效者，单独或联合应用丙吡胺可能可以缓解症状。抗心律失常药用于控制快速室性心律失常和心房颤动，以胺碘酮为较常用。对于阵发性、持续性和慢性心房颤动患者，应使用华法林治疗，使INR达到2.0～3.0，以预防血栓栓塞的发生。对于静息或激发后发生心室流出道梗阻的患者，用硝苯地平或其他二氢吡啶类钙通道阻滞剂治疗有潜在危害。发生于本病的心绞痛不宜用亚硝酸酯或硝酸酯制剂治疗，因为这些药物都能加重左心室流出道的梗阻，反使心绞痛加重，可用β受体阻滞剂。对发生快速室性心律失常的高危患者，有人认为可考虑安置埋藏式复律除颤装置（ICD）。对晚期已有心室收缩功能损害而出现充血性心力衰竭者，其治疗与其他原因所致的心力衰竭相同。

（二）外科治疗

对流出道梗阻显著，左心室与流出道间的收缩期压力阶差在50 mmHg以上，症状明显，药物治疗效果不佳者，首先选择外科室间隔肥厚心肌切除术。在体外循环的条件下，经切开左心室和（或）主动脉进入左心腔，直视下切除心室间隔肥厚的心肌和（或）做纵深的切开，以消除和（或）松解左心室流出道的梗阻，是针对解剖变化治疗本病的方法。术后患者血流动力学变化改善包括收缩期二尖瓣瓣叶前移消失或减轻，二尖瓣反流因而减轻，症状可改善。术后1年、5年和10年生存率分别是99%、98%和95%。对严重终末期心力衰竭、LVEF≤50%、不能接受其他干预手段的非梗阻性患者，应考虑心脏移植。

（三）介入治疗

若高龄外科手术风险较高或本人拒绝行外科手术的患者，可选择乙醇消融术，即乙醇心室间隔消融术。通过心导管注射无水乙醇进入冠状动脉间隔支，造成引起心室流出道梗阻的肥厚心肌坏死，从而减轻梗阻。术后即刻该处心肌即无收缩动作，流出道增宽，随访6周至6个月内心脏重构，坏死处心肌变薄，梗阻进一步缓解。手术死亡率为1%～4%，约25%发生心脏传导阻滞。近年来应用双腔永久DDD起搏器做右心房室顺序起搏以缓解梗阻型患者的症状，取得一定疗效，可以作为一种改善症状的选择，但不能排除安慰剂效应，在不能外科手术或有其他起搏适应证时再考虑起搏治疗。

九、预后

本病临床表现多样化，很多患者没有临床症状，不影响生活质量，多数患者可存活数十年。本病进展缓慢，但猝死率高，是青少年和运动员猝死的主要原因。以下三种进展提示预后不良：① 室性心律失常导致的心脏性猝死（sudden cardiac death, SCD),常见于<35 岁的无症状患者(包括运动员)。② 尽管收缩功能正常且为窦性心律,以劳力性呼吸困难为特点,伴或不伴胸痛的心力衰竭逐渐加重,进展为终末期心力衰竭。③ 心房颤动包括阵发性或持续性心房颤动,均与心力衰竭严重程度相关,而且是血栓形成和致死性、非致死性脑卒中的危险因素。肥厚型心肌病的主要死亡原因是心源性猝死(51%)、心力衰竭(36%)和脑卒中(13%)。

第三节 限制型心肌病

陈灏珠 舒先红

限制型心肌病(restrictive cardiomyopathy, RCM)亦称闭塞型原因不明的心肌病,不常见。本病以心内膜和心内膜下心肌纤维化并增厚为主,心室壁僵硬,缺乏顺应性,心室腔缩小,甚至闭塞,一侧或双侧心室的舒张期充盈受限,以左侧最为常见。心室舒张阻抗增高,排血量减少,最后发生心力衰竭。

一、发病情况

本型原因不明的心肌病包括心内膜心肌纤维化和嗜伊红细胞性心内膜心肌病。前者见于热带地区,后者见于温带地区。本病在非洲、中美洲、南美洲、东南亚,特别是印度南部较多见,但也散见于美国和欧洲各国,我国亦有散在的病例报道。目前认为,此两者可能是同一种疾病,但由不同的心内膜心肌刺激因素所引起,并随地理环境因素的不同,其临床表现也有所不同。

二、病因

本病病因尚不明确,可能是开始于心内膜的病毒或寄生虫感染所引起的炎症,同时累及心内膜下心肌,继而形成纤维化的结果;也可能与自身免疫、营养不良、过多的摄入富含 5-羟色胺的食物有关。近年发现本病患者的嗜伊红细胞有脱颗粒现象,有人认为这是机体对变性的脱颗粒嗜伊红细胞的免疫性反应,或是嗜伊红颗粒对心内膜和心内膜下心肌的毒性作用所致。散发的及家族性病例均有报道。家族性 RCM 较为罕见,其遗传学特点可表现为常染色体显性遗传,也可表现为常染色体隐性遗传。肌钙蛋白 I 和肌钙蛋白 T 基因突是目前报道较多的病因。Mogensen 等在 RCM 患者中发现了 6 种 cTnI 基因的错义突变,其中 12 个患者有 D190G 突变。有研究发现 4 个编码肌节蛋白/肌丝蛋白的关键基因(MYH7、TNNT2、TNNI3 及 ACTC)与 RCM 发生相关,另外一种锚定肌丝蛋白的纤维蛋白 Desmin 的基因变异亦会导致 RCM。

三、病理解剖

病变以心内膜和心内膜下心肌纤维化并增厚为主。心内膜增厚可 10 倍于正常,有附壁血栓,心肌不肥厚,心房增大,心室也可见增大。心内膜表层为玻璃样变性的纤维组织,其下为胶原纤维层,间有钙化灶,再下为纤维化的心肌,心肌有间质水肿和坏死灶。心室病变主要在流入道并延伸到心尖,累及乳头肌和腱索、二尖瓣和三尖瓣。严重者心室腔从缩小而至近乎闭塞。多数两侧心室受累(50%),也有单左心室(40%)或右心室(10%)受累者,常有心包积液。

四、病理生理

主要是心内膜增厚和心内膜下心肌纤维化,使心室的舒张阻抗增高,回流到心室的血量受到限制,心室充盈量减少,此时心室收缩功能即使尚好,心室排血量仍然减少。心房扩大而储血增多,引起类似缩窄性心包炎时心脏压塞的病理生理改变。在舒张早期,心室充盈迅速,但由于血液的充盈很快达到心室舒张的限度,因而舒张压迅速增高,心室压力曲线出现舒张早期下陷,舒张中、晚期高原型波形。吸气时颈静脉怒张,偶可出现奇脉。肺动脉和右心室收缩压常增高。左心室舒张压常较右心室舒张压高,故左心房压力亦常较右心房压力高。二尖瓣和三尖瓣受累时,可出现该瓣膜关闭不全。晚期心室收缩功能减退或心腔闭塞,心排血量将很少。

五、临床表现

在代偿期中可无症状或有头晕、乏力、劳累后心悸等,以后出现左、右心填塞的表现。右心室受累或双侧心室受累的患者,其临床表现常以类似慢性右心衰竭的症状为主,左心室受累的患者可主要发生左心衰竭的症状,如气急和咳嗽,但也多有右心衰竭的症状。患者有气急,但常不如扩张型心肌病显著,并有心悸、乏力、心前区不适或疼痛、水肿与腹胀等。后两者常为突出的症状,水肿主要在下肢,腹胀则主要为大量腹水所引起。本型患者亦可发生体循环与肺循环的栓塞。

体格检查示颈静脉怒张,静脉压增高,心尖搏动弱,心浊音界增大,心音轻、心率快,心尖部及其内侧可闻及第三心音奔马律,多数无杂音或有较轻的收缩期杂音,血压偏低,脉压小,脉搏细弱,可能有奇脉、腹胀,有转移性浊音,肝大且质较硬,有时还可见有搏动,下肢有凹陷性水肿,可能有发绀、动脉栓塞的表现及各种心律失常。

六、检查

(一) X 线检查

心影轻度至中度增大,以两心房增大或以右心室和右心房增大为主,偶可见右心室或左心室内膜有线状钙化阴影,可能有心包积液或胸腔积液。

(二) 心电图检查

心电图检查可有 QRS 波群低电压、心房肥大、右心室肥大、右束支传导阻滞、S-T 段压低和 T 波低平或倒置等改变,亦可有异常 Q 波或左心室肥大。心律失常则以窦性心动过速和心房颤动多见。

(三) 超声心动图检查

超声心动图检查可见心室的舒张末期内径和容量减少,心内膜超声反射增强或有钙化反光点,射血分数和短轴缩短率明显降低,可能探测到附壁血栓,心室间隔和左心室后壁厚度增加且呈对称性,其运动幅度和收缩期增厚率均明显减小。心房增大,房室瓣可有关闭不全,可见心包积液(图 16-1-9)。下腔静脉和肝静脉显著增宽。

(四) 放射性核素检查

放射性核素血池造影可见心室腔缩小或不扩大。

(五) 心导管检查和选择性心血管造影

心导管检查显示腔静脉和心房压升高,心室舒张末期压增

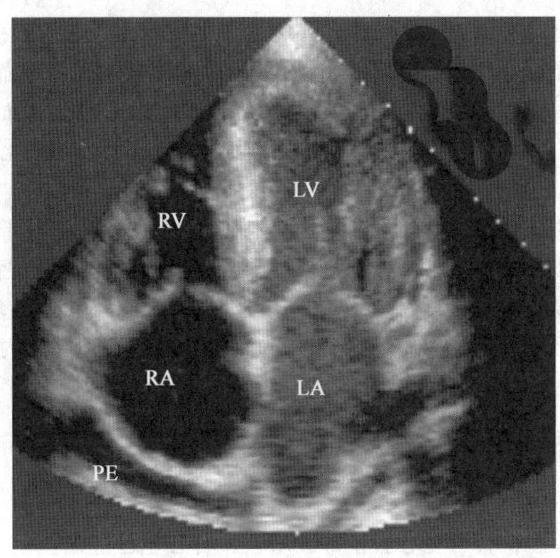

图 16－1－9　限制型心肌病的心尖四腔心切面

左、右心房明显增大，有心包积液。LA，左心房；LV，左心室；RA，右心房；RV，右心室；PE，心包积液

高，压力曲线呈舒张早期下陷，后期高原波，肺动脉压及肺动脉阻力亦增高，心排血量减低。本病左右两侧心脏血流动力学改变不完全平行，左心房平均压的增高可超过右心房平均压达 10 mmHg 以上，左心室舒张末期压多高于右心室，因而肺动脉压增高也较明显。伴有房室瓣关闭不全时，心房压力曲线可有收缩期反流波。

心室造影显示心室腔缩小，心内膜增厚，心尖部光滑而圆钝。心房扩大，可见二尖瓣或三尖瓣反流。

（六）心内膜心肌活体组织检查

由于本病病变在心内膜和心内膜下心肌，故心内膜心肌活体组织检查应最有诊断价值，但如病变属散在性或病变主要累及左心室而在右心室活检，可能取不到典型的有病变组织。此外，活体组织检查时有可能使附壁栓脱落，造成动脉栓塞，要注意预防。

七、诊断与鉴别诊断

本病临床表现类似缓慢发展的右心衰竭，其中肝大、腹水、下肢水肿等体征又较突出，故诊断时需与肝硬化、扩张型心肌病和缩窄性心包炎相鉴别，其中与后者的鉴别尤其困难，因两者不单临床表现相类似，而且血流动力学改变也相同，故本病往往被误诊为缩窄性心包炎。但半数以上的缩窄性心包炎患者 X 线片可见心包钙化阴影，心脏一般不增大且无杂音，心电图可有低电压、心肌损害、心房颤动等变化，但无心室肥大、束支传导阻滞或异常的 Q 波变化，两侧心室的血流动力学改变较为接近等，可有助于鉴别。应用超声心动图的组织多普勒技术或应变显像，显示缩窄性心包炎的心肌收缩功能正常，而限制型心肌病的收缩功能明显下降，有助于鉴别这两种疾病。

扩张型心肌病晚期，其临床表现与本病也很相似，但扩张型心肌病的心脏增大非常明显，在出现心力衰竭的过程中，气急较显著，且水肿往往先是全身性的，可有助于鉴别。

此外，继发性心肌病中的淀粉样变性、血红蛋白沉着病、糖原贮积症、肉样瘤、肠源性脂肪代谢障碍等所致的心肌病也可表现为限制型，应该注意鉴别。

八、防治

代偿期患者应避免劳累与呼吸道感染，以防发生心力衰竭。治疗措施以控制心力衰竭症状为主，洋地黄类药物的作用一般不大，因其基本病变是心肌纤维化和心腔的闭塞，但如出现心房颤动心室率快时，则洋地黄药物有较好的作用。对腹水和水肿，宜限制钠和水的摄入，并用利尿剂治疗，同时注意电解质平衡，尽可能避免腹腔穿刺放液，抗醛固酮利尿剂效果可能较好。发生肺水肿时，按治疗急性左心衰竭的原则处理。有栓塞现象者用溶血栓和抗凝治疗。对嗜伊红细胞增多者，有主张用肾上腺皮质激素和抑制免疫药物治疗。对本病引起的瓣膜病变，一般不行人工瓣膜替换术，但如心腔闭塞还不明显而二尖瓣关闭不全显著时，可以考虑做二尖瓣人工瓣膜替换术。近年有试行切除纤维化的心内膜，同时置换人工二尖瓣和三尖瓣的手术疗法。即时疗效满意，长期效果尚需继续观察。

九、预后

视心脏压塞发展的快慢而不同，患者可有 10 余年的病史，一旦出现了心力衰竭，则预后较差。患者多在 10～39 岁出现症状。

第四节　致心律失常型右心室发育不全

陈灏珠　舒先红

致心律失常型右心室发育不全（arrhythmogenic right ventricular dysplasia，ARVD），又称致心律失常型右心室心肌病（arrhythmogenic right ventricular cardiomyopathy）或致心律失常型心肌病（arrhythmogenic cardiomyopathy），1977 年由 Fontaine 首先提出并描述，是一种临床少见的疾病，以右心室来源的心律失常和右心室的特殊病理改变为特征。病变使右心室心肌部分或全部缺如，由纤维或脂肪组织所代替。临床表现为心脏增大、右心衰竭，可反复发生室性快速心律失常而致晕厥甚至猝死为特征。

一、发病情况

本病患者男性多于女性，患病率为 1/5000～1/2000。起病多在成年期，是年轻人猝死的重要原因之一。

二、病因

本病病因尚未阐明。有人认为其是先天性右心室发育异常所致，确有同一家族中发现数例的报道，为常染色体显性遗传，有家族史者占 30%～50%。与 *RYR2* 基因突变、盘状球蛋白和桥粒斑蛋白基因缺陷有关。目前发现有 7 个基因与 ARVD 有关，它们是 *JUP*、*DSP*、*PKP2*、*DSG2*、*DSC2*、*TGFβ3* 和 *TMEM43*。本病和心肌炎的关系尚不确定。

三、病理解剖

右心室心肌部分或全部缺如，为纤维组织或脂肪组织所代替，肌小梁变平，心壁变薄，心内膜可贴近心外膜。病变常累及右心室漏斗部、心尖和膈面或下壁，构成"发育不全三角"。如病变范围广泛，右心室将明显扩大。如病变较轻，心壁不变薄，亦可无心腔扩大(图 16－1－10)。镜下见心肌灶性坏死和退行性变，伴有纤维组织增生和脂肪浸润，坏死心肌细胞周围有单核细胞浸润。

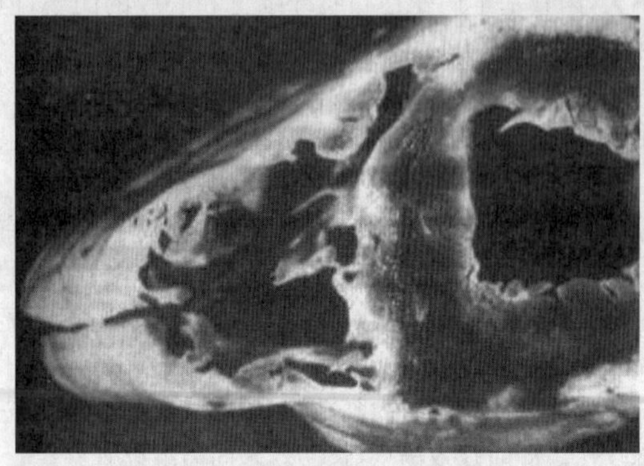

图6－1－10　致心律失常型右心室发育不全的心脏横切面

右心室游离壁有明显的脂肪浸润，而左心室和室间隔近乎正常

四、病理生理

心肌的病变使右心室心肌收缩力减弱，心搏量减低，右心室收缩末期和舒张末期容量增大，射血分数减少，右心室腔扩大，以后发生右心衰竭。部分患者发生源于右心室的室性心律失常，多由折返机制引起，可致猝死。

五、临床表现

本病临床表现轻重不一。轻者心脏不增大，也无症状，死后尸检才发现患本病；亦有心脏增大但症状不明显，仅在活动时感觉心悸不适，在体格检查时或尸检时才被发现。重者心脏增大，发生室性心律失常，可因反复出现室性心动过速而多次晕厥以致猝死，亦有以猝死为首发表现的患者。发生右心衰竭时，可出现肝大、颈静脉怒张、下肢水肿、腹水等。

本病体征不多，近半数患者体格检查无异常发现，部分患者肺动脉瓣区第二心音呈固定分裂，很少听到病理性杂音，偶可闻及右心室奔马律。右心室显著增大者，心脏浊音界增大，心前区可隆起。有室性心律失常者在听诊或触诊脉搏时可以发现。

六、检查

(一) X线检查

X线检查可见心影正常或增大。右心室已经增大的患者，X线检查未必能显示心影增大，有时心影仅呈球形。

(二) 心电图检查

心电图呈完全性或不完全性右束支传导阻滞。V1～V3 T波倒置，但亦可波及 V4～V6 导联。QRS 波群的末部有切凹，称为 epsilon 波(图 16－1－11)。V1～V3 导联或 V4～V6 导联 QRS 波群的时限≥0. 12 s，右胸导联 S 波≥55 ms。出现室性心律失常者，其室性期前收缩或室性心动过速的 QRS 波群多呈左束支传导阻滞型(图 16－1－11)，也可呈多形性，偶有呈右束支传导阻滞型者，后者反映左心室受累。病变累及其他部位的患者亦可出现窦性或房性心律失常和窦房或房室传导阻滞。严重者发生心室颤动。心脏不增大也无症状的患者，运动试验常可诱发室性心动过速。

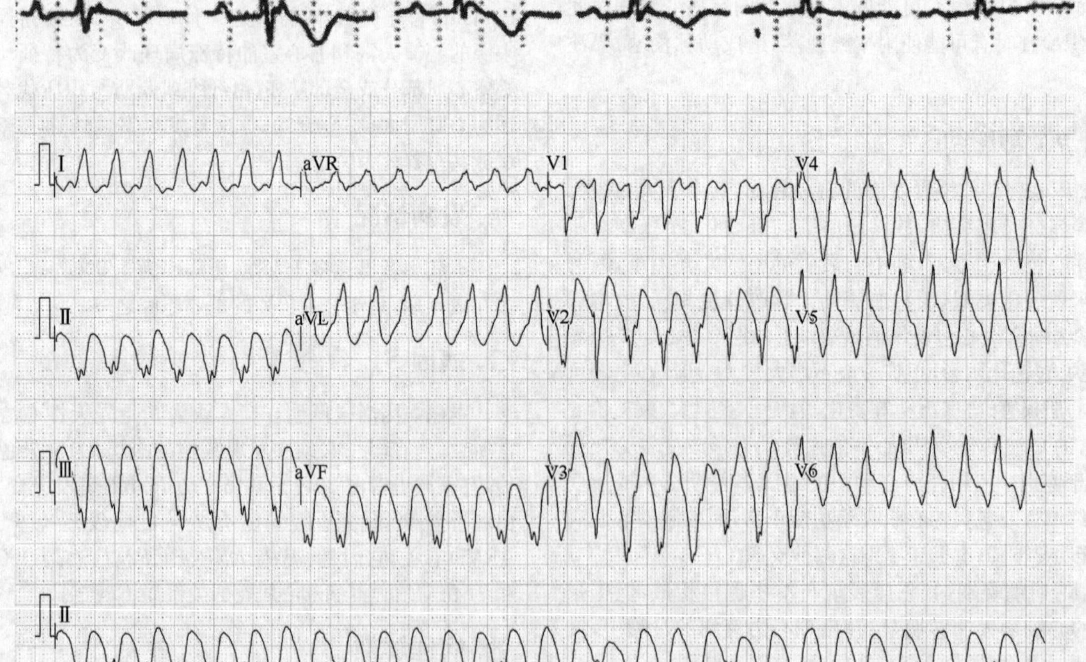

图 16－1－11　致心律失常型右心室发育不全的心电图，上图 V1、V2 可见 epsilon 波(箭头所示)，下图为左束支传导阻滞型室性心动过速

（三）超声心动图和心脏磁共振检查

超声心动图表现为右心室的体积扩大，在胸骨旁长轴切面和胸骨旁短轴切面，右心室流出道舒张末内径增大，节段收缩活动异常，从轻微活动障碍到活动完全消失，甚至有囊袋样改变形成，右心室面积变化率降低。调节束结构改变，肌小梁排列紊乱，右心室流入道或流出道局限扩张（图 16-1-12）。

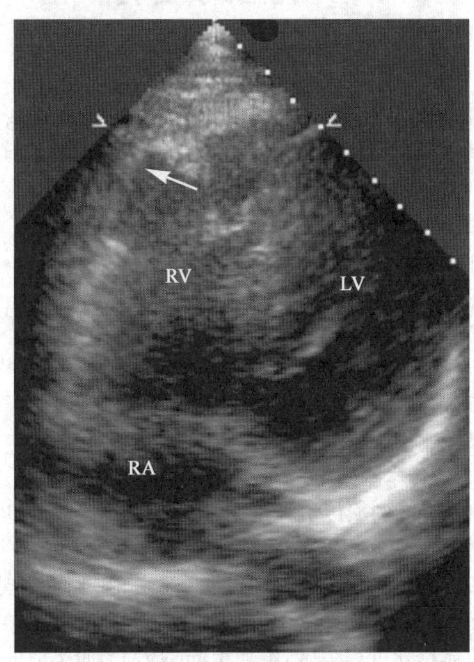

图 16-1-12　致心律失常型右心室发育不全的超声心动图显示右心室心尖部瘤样膨出（箭头所示）

RA，右心房；RV，右心室；LV，左心室

心脏磁共振检查显示患者右心室扩张、右心室游离壁变薄、右心室游离壁锯齿样变化、室壁瘤形成、室壁运动异常，还能够明确脂肪纤维组织替代正常心肌的部位和范围。

（四）心导管检查和选择性心血管造影

多数患者右心房和右心室压力在正常范围，少数患者右心室舒张压增高，右心房 a 波压力读数增高。右心室造影见心腔扩大、肌小梁消失，室壁动作减弱或室壁节段性动作异常，甚至呈室壁瘤样突出。

（五）心脏电生理检查

心内膜电生理标测可以发现患者室性心律失常的起源部位在右心室，也可以记录到发生延迟碎裂电位（相当于信号平均法心电图记录到的 QRS 波群晚电位）的所在位置，程序刺激这些部位可诱发室性心动过速并可反复诱致同样发作，因此电生理检查还有助于选择有效药物和其他治疗方法。

（六）心内膜心肌活体组织检查

取得的心肌组织可见变性坏死、纤维化、脂肪浸润和单核细胞浸润等。心内膜心肌活检对心脏不增大、无明显症状或仅有室性心动过速发作的患者，诊断价值尤大。但本检查有引起心室穿孔的危险，故操作者需小心谨慎。

七、诊断与鉴别诊断

诊断本病主要根据右心室扩大、发生右心衰竭或晕厥、有室性期前收缩或室性心动过速，右胸导联心电图呈右束支传导阻滞有 epsilon 波和 T 波倒置，室性心动过速发作时心电图 QRS 波群呈左束支传导阻滞，心电图晚电位阳性，超声心动图、放射性核素或选择性心血管造影检查示右心室扩大、右心室收缩力减弱或节段性动作异常而左心室功能正常、有本病家族史，心脏电生理检查和心内膜心肌活检有助于进一步确诊。凡有不明原因的晕厥或阵发性心动过速的患者，宜考虑本病的可能，进一步检查以求确诊。

ARVD 的诊断标准于 1994 年由欧洲心脏病学会和国际心脏病学会制订，主要基于心脏结构、室壁组织学改变、心电图、心律失常和遗传基因等，根据其主要和次要条件组合诊断，2006 年进行了修订，2010 年国际专家工作组又进行了修正，以使 ARVD 的诊断更加敏感和准确。新的标准如下：① 整体和(或)局部运动障碍和结构改变。主要条件：二维超声显示右心室局部室壁无运动、运动减弱或室壁瘤，伴有以下表现之一：右心室流出道舒张末内径在胸骨旁长轴（PLAX）≥32 mm；胸骨旁短轴（PSAX）≥36 mm；面积变化分数（FAC）≤33%。磁共振显像示右心室局部无运动、运动减弱或右心室收缩不协调，伴有以下表现之一：右心室舒张末容积（RVEDV/BSA）≥110 ml/m²（男）；≥100 ml/m²（女）或右心室射血分数（RVEF）≤40%。右心室造影示右心室局部无运动、运动减弱或室壁瘤。次要条件：右心室局部无运动或运动减弱，伴有以下表现之一：右心室流出道舒张末内径在胸骨旁长轴（PLAX）≥29 mm 且＜32 mm；胸骨旁短轴（PSAX）≥32 mm 且＜36 mm；面积变化分数（FAC）≤40%且＞33%。磁共振显像示右心室局部无运动、运动减弱或右心室收缩不协调，伴有以下表现之一：右心室舒张末容积（RVEDV/BSA）≥100 ml/m² 且＜110 ml/m²（男）；≥90 ml/m² 且＜100 ml/m²（女）；右心室射血分数（RVEF）≤45%且＞40%。② 室壁组织学特征。主要条件：至少 1 份活检标本形态学分析显示残余心肌细胞＜60%（或估计＜50%），伴有纤维组织取代右心室游离壁心肌组织，伴有或不伴有脂肪组织取代心肌组织。次要条件：至少 1 份活检标本形态学分析显示残余心肌细胞 60%～75%（或估计 50%～65%），伴有纤维组织取代右心室游离壁心肌组织，伴有或不伴有脂肪组织取代心肌组织。③ 复极障碍。主要条件：右胸导联 T 波倒置（V1、V2、V3），或 14 岁以上，不伴右束支传导阻滞，QRS≥120 ms。次要条件：V1 和 V2 导联 T 波倒置（14 岁以上，不伴右束支传导阻滞），或 V4、V5、V6 导联 T 波倒置，V1、V2、V3 和 V4 导联 T 波倒置（14 岁以上，伴有完全性右束支传导阻滞）。④ 除极/传导异常。主要条件：右胸导联（V1～V3）epsilon 波（在 QRS 综合波终末至 T 波之间诱发出低电位信号）。次要条件：标准心电图无 QRS 波群增宽，QRS＜110 ms 情况下，信号平均心电图至少 1/3 参数显示出晚电位，QRS 滤过时程≥114 ms，＜40LV QRS 终末时程（LAS）≥38 ms，终末 40 ms 均方根（root-mean-square，RMS）电压≤20 μV，在无完全性右束支传导阻滞条件下，测量 V1 或 V2 或 V3 导联从心电图 S 波最低点到 QRS 末端包括 R′波，即 QRS 终末激动时间≥55 ms。⑤ 心律失常。主要条件：持续性或非持续性左束支传导阻滞型室性心动过速，伴电轴向上（Ⅱ、Ⅲ、aVF QRS 负向或不确定，aVL 正向）。次要条件：持续性或非持续性右心室流出道型室性心动过速，LBBB 型室性心动过速，伴电轴向下（Ⅱ、Ⅲ、aVF QRS 正向或不确定，aVL 负向），或电轴不明确。动态心电图显示室性期前收缩 24 h>500 个。⑥ 家族史。主要条件：一级亲属中按照目前诊断标准有明确诊断为 ARVD 的患者，一级亲属有尸检或手术确诊为 ARVD 的患者，经评估明确患者具有 ARVD 致病基因的有意义的突变。次要条件：一级亲属中有可疑 ARVD 患者但无法证实，而就诊患者符合目前诊断标准，可疑 ARVD 引起的早年猝死家族史(<35 岁)。

具备上述 2 项主要条件，或 1 项主要条件加 2 项次要条件，或 4 项次要条件者可诊断为 ARVD。具备 1 项主要条件和 1 项次要条件，或 3 项不同方面的次要条件者为 ARVD 的临界诊断。具备 1 项主要条件或 2 项不同方面的次要条件者为 ARVD 的可疑诊断。

鉴别诊断：① 特发性右心室流出道心动过速，两者室性心动过速发作时其心电图相似，难以鉴别。但特发性右心室流出道心动过速常无明显的器质性心脏病，运动和应激下易发生，心动过速呈左束支型，电轴右偏，可自行终止，一般预后良好，右心室无扩大及其他形态异常，有助于与 ARVD 鉴别。② Brugada 综合征，也是遗传性基因突变疾病，有多形性室性心动过速或室颤发生。但 Brugada 综合征有心肌细胞离子通道异常，其特征性的心电图改变与 ARVD 不同，心肌无形态学改变，可与 ARVD 相鉴别。

八、防治

本病年病死率为 1.9%，主要原因是猝死和心力衰竭。既往有心脏骤停史、晕厥史、明显的家族史、心力衰竭、epsilon 波、运动出现频发室性期前收缩是患者发生猝死的危险因素。心功能代偿期宜避免劳累和呼吸道感染以防发生心力衰竭。有室性心律失常的患者应避免剧烈的运动、焦虑或过度兴奋，因为这些情况可导致血儿茶酚胺浓度的增高而诱发室性心动过速。

治疗心力衰竭的措施参见本章其他心肌病各节。治疗室性心律失常以应用药物为主，通常用索他洛尔、胺碘酮治疗，或联合治疗。普罗帕酮加上 β 受体阻滞剂(如普萘洛尔、美托洛尔)，或胺碘酮加上 β 受体阻滞剂可预防室性心动过速反复发作。发生心室颤动时应立即进行电除颤和其他心脏复苏的措施。对于确诊的本病患者伴有室性心动过速，应首选埋藏式自动复律除颤器(ICD)治疗。对于有多个危险因素伴右心衰竭，以及有室性心律失常需要积极治疗的患者，ICD 是预防猝死和终止致命室性心动过速的有效方法。导管射频消融术消除引起室性快速心律失常的病灶，可以防止和减少室性心动过速的发生，但复发率高，可作为 ICD 的辅助治疗或姑息性治疗。手术治疗适用于药物治疗无效的致死性心律失常患者。根据病情，并结合术中标测的室性心动过速起源部位，可施行右心室局部病变切除术、心内膜电灼剥离术，对病变广泛者还可以进行完全性右心室离断术。心脏移植是难治性反复发作的室性心动过速和顽固性心力衰竭患者的最后选择。

第五节 未定型原因不明的心肌病

陈灏珠 舒先红

本型原因不明的心肌病包括不能归入上述四型中任何一型的患者。其病变较轻微或处于早期阶段，心脏未明显增大，心肌未明显肥厚，也未引起血流动力学改变，可发生心律失常、栓塞现象或心绞痛，以后可发展或不发展为上述各型的心肌病。治疗主要是对症处理。

第六节 心肌致密化不全

杨 茗 舒先红

心肌致密化不全(noncompaction of ventricular myocardium, NVM)是一种罕见的先天性疾病，发病率为 0.014%，有家族发病倾向，可孤立存在，也可与其他先天性心脏畸形并存。世界卫生组织(WHO)与中国心肌病诊断与治疗建议工作组将 NVM 纳入未定型心肌病。

一、发病机制

(一) 家族发病倾向

本病表现为家族发病倾向，国外文献报道 NVM 的家族发病率为 44%。国内报道男性发病率高于女性。

(二) 遗传学基础

有关 NVM 的遗传学研究显示 Xq28 联结区段上 *G4*、*G5* 基因发生突变是产生 NVM 的始动原因，也可能与基因 *BKBP12*、*11P15*、*LMVA* 等有关。近来的研究发现，编码 dystrobrevin 与 *Cypher*/*ZASP* 的基因发生突变可能导致胚胎期左心室致密化过程失败，继而引起 NVM。而类似的基因突变也存在于扩张型心肌病中，因此推测其为两种心肌病临床表现相似的原因。NVM 与神经肌肉疾病密切相关，其中线粒体疾病和 Bath 综合征最为常见。

(三) 心肌致密化不全的胚胎发育

正常胚胎发育的第 1 个月，心脏冠状动脉循环形成前，胚胎心肌由海绵状心肌组成，心腔的血液通过其间的隐窝供应相应区域的心肌。胚胎发育 5~6 周，心室肌逐渐致密化，隐窝压缩成毛细血管，形成冠状动脉微循环系统，致密化过程从心外膜到心内膜，从基底部到心尖部。

NVM 的发生是胚胎期心肌正常致密化过程的失败，导致心腔内隐窝的持续存在，肌小梁发育异常粗大，而相应区域的致密心肌形成减少。病变可侵及左心室伴或不伴右心室受累。

二、病理解剖

通过心脏移植或病死患者的尸体解剖发现 NVM 患者心脏扩大、心肌重量增加、冠状动脉通畅。主要为受累的心室腔内多发、异常粗大的肌小梁和交错深陷的隐窝，病变可不同程度地累及心室壁的内 2/3，称为非致密心肌。非致密心肌多明显增厚，肌束明显肥大并交错紊乱，呈不均匀性肥大，细胞核异形，纤维组织主要出现在心内膜下，其间可见炎症细胞浸润，外层致密心肌厚度变薄，肌束走行及形态学基本正常，细胞核大小均匀。

三、病理生理和临床表现

NVM 临床表现多样，心力衰竭、心律失常、血栓形成是 NVM 病理生理的三大特点。

心力衰竭发现的早晚及严重程度与心肌致密化不全范围大小有关，早期以舒张功能障碍为主，晚期出现收缩功能障碍加舒张功能障碍。舒张功能减退是由于粗大的肌小梁引起的室壁主动弛张障碍和室壁僵硬度增加、顺应性下降所致，血流动力学类似于限制型心肌病。小梁化心肌导致室壁内灌注异常，血流供需间的不匹配造成的慢性缺血可能是收缩功能障碍的主要原因，血流动力学类似于扩张型心肌病。有些 NVM 患者出生即发病，有些患者直到中年才出现症状或终身没有症状。

本病心电图异常的发生率非常高，其中以室性心律失常、束支传导阻滞、心房颤动最多见，其他心电图异常有心房扑动、房室传导阻滞、异常 Q 波、R 波递增不良，另外有部分患者存在特异性 ST－T 改变，表现为：① T 波巨大，倒置，非对称性。② 倒置 T 波在 V3～V5 导联＞1 mV，aVR、V1 为宽而直立的 T 波。③ T 波宽大畸形，前肢与 S－T 段融合，T 波后肢与隐匿、倒置的 U 波融合，T 波开口及顶部增宽，最低(高)点圆钝。④ 不伴 S－T 段偏移及病理性 Q 波。⑤ Q－T 间期显著延长(0.68 s)。国外有报道 NVM 可伴有预激综合征。

心脏血栓形成和系统循环血栓栓塞事件，是由于心房颤动和深陷隐窝中的缓慢血流引起血栓形成、栓子脱落进入系统循环血流而造成。

四、影像学诊断

NVM 分为左心室型、右心室型及双心室型，以左心室型最多见。超声心动图(UCG)是首选的影像学检查(图 16－1－13)。必要时可行经食管 UCG 或心肌声学造影检查。磁共振成像(MRI)对 NVM 诊断有较好的敏感性(86%)和特异性(99%)，可用于 UCG 诊断不明确的情况。CT、心室造影等也能为诊断提供帮助。

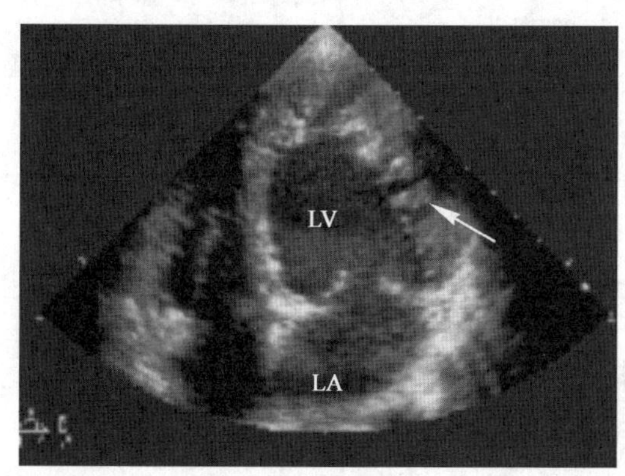

图 16－1－13 左心室心肌致密化不全的超声心动图

超声心动图心尖四腔心切面显示左心腔内见丰富的肌小梁组织(箭头所示)和隐窝。LA，左心房；LV，左心室

1. UCG 诊断 ① 不合并存在其他的心脏畸形(孤立性心肌致密化不全)。② 可见到典型的两层不同的心肌结构，外层(致密化心肌)较薄，内层(非致密化心肌)较厚，其间可见深陷隐窝，心室收缩末期内层非致密化心肌厚度与外层致密化心肌厚度比值＞2。③ 病变区域主要位于心尖部(＞80%)、侧壁和下壁。④ 彩色多普勒可测及深陷隐窝之间有血流灌注并与心腔相通，而不与冠状动脉循环相通(图 16－1－11)。

2. MRI 对 NVM 的诊断价值 心脏 MRI 诊断主要参考 UCG 的诊断标准，国内学者认为在收缩末期心脏 MRI 不利于观察非致密化心肌，选择左心室舒张末期进行测量。其标准为舒张期左心室心肌非致密化层/致密层(N/C)≥2，结合室间隔基底段几乎不受心肌非致密化侵害的这一特点，测量室间隔基底段厚度，将残存致密化心肌厚度与室间隔基底段厚度进行比较(C/VS)，其比值为 0.43±0.11(0.27～0.69)。N/C 与 C/VS 两数值间的负相关性良好。但目前还难以确定 C/VS 值的可靠性与有效值，认为 N/C 与 C/VS 相结合共同分析受累心肌节段可能比目前单用其一要更合理。另外，心肌 MRI 很容易检测出隐藏在肌小梁中的血栓、室壁瘢痕等。

五、鉴别诊断

病变范围比较小的 NVM 需要与扩张型心肌病、肥厚型心肌病、心室负荷增高的心脏疾病、缺血性心肌病进行鉴别。

(一) 与扩张型心肌病鉴别

心脏扩大、重量增加、冠状动脉通畅、心肌纤维呈不均匀性增大是两者的共同病理特点，扩张型心肌病室壁多均匀变薄、心内膜光滑，心肌细胞增大但排列规则，间质纤维化以血管周围常见。而 NVM 主要为受累的心室腔内有多发、异常粗大的肌小梁和交错深陷的隐窝，可达外 1/3 心肌。非致密心肌的室壁厚度往往明显增加，非致密心肌肌束明显肥大并交错紊乱，纤维组织主要出现在心内膜下。

(二) 与肥厚型心肌病鉴别

肥厚型心肌病可以有粗大的肌小梁，但缺乏深陷的隐窝。

(三) 与心室负荷增高引起的心脏病鉴别

两者的鉴别在于病变区域致密心肌的厚度。心脏负荷增加会引起肌小梁增粗，同时室壁致密心肌肥厚，但 NVM 为非致密心肌取代致密心肌的心肌病变，病变区域的致密心肌是变薄的。

(四) 与缺血性心肌病鉴别

除 NVM 特征性超声表现外，冠状动脉造影 NVM 多显示正常。必要时结合 MRI、^{201}Tl 心肌显像等辅助检查可帮助鉴别诊断。

六、治疗

主要是支持治疗、对症治疗和抗凝治疗。持续室性心动过速可安置 ICD，心力衰竭存在心室不同步收缩时可行心室再同步起搏(CRT)治疗，也可植入具有双心室起搏兼 ICD 功能的 CRT－D。终末期心力衰竭可考虑心脏移植。

预后与发病年龄及发病时的心功能有关，总体预后差，主要死因是猝死和顽固性心力衰竭。

参考文献

1. 乐伟波. 心肌致密化不全研究进展[J]. 心血管病学进展，2007，28(3)：432－435.
2. 李艳兵，刘兴鹏. ACCF/AHA 肥厚型心肌病诊断治疗指南 2011 解读[J]. 心血管病学进展，2012，33：464－467.
3. 刘文玲. 致心律失常性右室心肌病的研究进展[J]. 心血管病学进展，2010，31(1)：17－19.
4. 苗翠莲，张兆琪，郭曦，等. 孤立性心肌致密化不全的 MRI 诊断[J].

中华放射学杂志，2005，39(5)：588－592.

5. 中华医学会心血管病学分会，中华心血管病杂志编辑委员会，中国心肌病诊断与治疗建议工作组. 心肌病诊断与治疗建议[J]. 中华心血管病杂志，2007，35(1)：5－15.

6. Arbustini E. The MOGE(S) classification for a phenotype-genotype nomenclature of cardiomypathy: endorsed by the World Heart Federation[J]. J Am Coll Cardiol, 2013, 62: 2046－2072.

7. Bielecka-Dabrowa A, Mikhailidis D P, Hannam S, et al. Statins and dilated cardiomyopathy: do we have enough data[J]? Expert Opin Investig Drugs, 2011, 20(3): 315－323.

8. Gersh B J, Maron B J, Bonow R O, et al. 2011 ACCF/AHA guideline for the diagnosis and treatment of hypertrophic cardiomyopathy: executive summary: a report of the American College of Cardiology Foundation/American Heart Association Task Force on Practice Guidelines[J]. J Am Coll Cardiol, 2011, 58: 2703－2738.

9. Hershberger R E, Siegfried J D. Update 2011: clinical and genetic issues in familial dilated cardiomyopathy[J]. J Am Coll Cardiol, 2011, 57(16): 1641－1649.

10. Lakdawala N K, Givertz M M. Dilated cardiomyopathy with conduction disease and arrhythmia[J]. Circulation, 2010, 122(5): 527－534.

11. Marcusl F I, McKenna WJ, Sherrill1 D, et al. Diagnosis of arrhythmogenic right ventricular cardiomyopathy/dysplasia Proposed Modification of the Task Force Criteria[J]. European Heart Journal, 2010, 31: 806－814.

12. Maron B J, Towbin J A, Thiene G, et al. Contemporary definitions and classification of the cardiomyopathies: An prevention interdisciplinary working groups; and council on epidemiology and outcomes research and functional genomics and translational biology cardiology, heart failure and transplantation committee; quality of care and american heart association scientific statement from the council on clinical[J]. Circulation, 2006, 113: 1807－1816.

13. McNally E M, Golbus J R, Puckelwartz M J. Genetic mutations and mechanisms in dilated cardiomyopathy[J]. J Clin Invest, 2013, 123(1): 19－26.

14. Nugent A W, Daubeney P E, Chondros P, et al. The epidemiology of childhood cardiomyopathy in Australia[J]. N Engl J Med, 2003, 348(17): 1639－1646.

15. Piran S, Liu P, Morales A, et al. Where genome meets phenome: rationale for integrating genetic and protein biomarkers in the diagnosis and management of dilated cardiomyopathy and heart failure[J]. J Am Coll Cardiol, 2012, 60(4): 283－289.

16. Quarta G, Sado D M, Moon J C. Cardiomyopathies: focus on cardiovascular magnetic resonance[J]. Br J Radiol, 2011, 84(3): S296－S305.

17. Sisakian H. Cardiomyopathies: evolution of pathogenesis concepts and potential for new therapies[J]. World Cardiol, 2014, 6(6): 478－494.

18. Smith W, Members of CSANZ Cardiovascular Genetics Working Group. Guidelines for the diagnosis and management of arrhythmogenic right ventricular cardiomyopathy[J]. Heart Lung Circ, 2011,20: 757－760.

19. Stollberger C, Finsterer J, Blazek G. Left ventricular hypertrabeculation/non compaction and association with additional cardiac abnormalities and neuromuscular disorders [J]. Am J Cardiol, 2002, 90(8): 899－902.

20. Vatta M, Mohapatra B, Jimenez S, et al. Mutations in Cypher/ZASP in patiens with dilated cardiomyopathy and left ventricular noncompaction[J]. J Am Coll Cardiol, 2003, 42: 2014－2027.

21. Watkins H, Ashrafian H, Redwood C. Inherited cardiomyopathies [J]. N Engl J Med, 2011, 364(17): 1643－1656.

22. Weiford B C, Subbarao V D, Mulhern K M. Noncompaction of the ventricular myocardium [J]. Circulation, 2007, 109(24): 2965－2971.

第二章 特异性心肌病

于 波 关振中

第一节 克 山 病

克山病(Keshan disease)是在我国一些农业地区发生的一种地方性心肌病(endemic cardiomyopathy)，本病最初于1935年在我国黑龙江省克山县发现，因此命名为克山病。半个多世纪来经中国有关学者的努力，通过流行病学、病理学、临床治疗、预防及实验室研究，证明克山病是一种独立的与生活环境有关的地方性心肌病。根据临床心功能状态其可分为急型、亚急型、慢型和潜在型。伴随经济发展和农村生活环境的改善，克山病急性暴发现象已见不到。但是，也不无再发的可能。

一、病因

于维汉提出的生物地球化学病因学说认为，硒等微量元素缺乏破坏了心肌的代谢引起心肌损伤。病区粮菜自产自给的农民，尤其是生育期妇女和断奶后儿童最易患病。病区居民口服亚硒酸钠可以预防克山病的发生，认为低硒与克山病的发生关系密切。生物病因学说认为克山病是由肠道病毒或食物真菌毒素引起，或在低硒与生物因素协同作用下发病。此外，本病也可能与高锰、某种氨基酸及维生素缺乏有关。

二、流行病学

克山病发生在我国由东北地区到西南地区的一条过渡地

带上，即黑龙江、吉林、辽宁、内蒙古、河北、河南、山西、山东、陕西、甘肃、四川、云南、西藏、广西等14个省(自治区)的300多个县份。本病主要发生在自产自给的农业地区，有明显的年度和季节多发特点。北方病区的急型克山病多发生在冬季(图16-2-1a)，而南方病区的亚急型克山病多发生在夏秋季。克山病主要发生在自产自给的农业居民中的生育期妇女(图16-2-1b)和断奶后儿童(学龄前)，乳儿几乎不发病。生活在病区的非农业居民，如林业、矿业、铁路等职工主食来源非当地自产者不发病。克山病常与大骨节病、地方性甲状腺肿和地方性氟病共存。自1970年以后，北方黑龙江省等病区，急型、亚急型克山病已极少发病，慢型、潜在型也逐渐减少。南方省份等一些病区原来亚急型克山病发病还相当多，1975年以后也越来越少乃至很少见到。

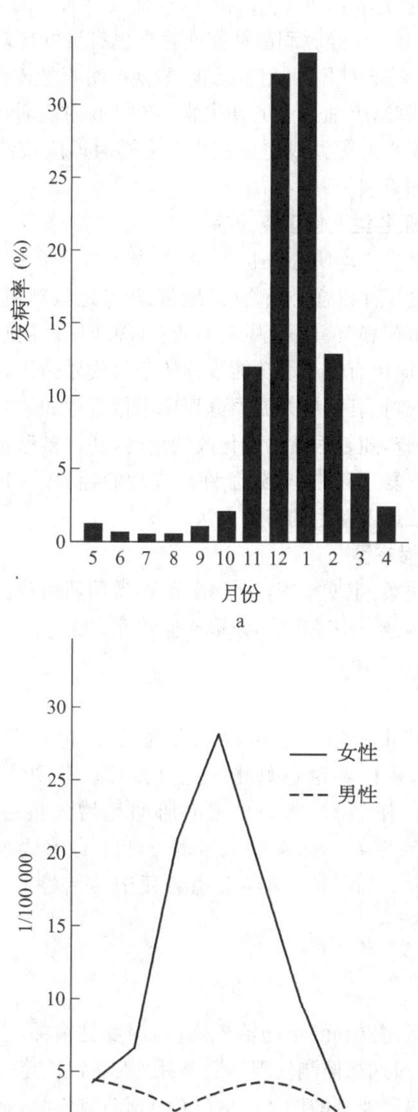

图16-2-1　黑龙江省1955～1964年急型克山病发病季节(a)和人群男女分布图(b)

三、病理

克山病的主要病变是心肌变性、坏死和纤维化。95%的急型克山病重症病例有心内膜下心肌坏死。此时患者出现血清酶活性和白细胞计数增高，心电图ST-T改变，这些改变随心肌损害程度加重而加重。本病常因发生大面积心肌损伤和坏死导致心源性休克和严重心律失常发生猝死。因此，治疗急型克山病，及时纠正心源性休克能缩小心内膜下心肌的坏死面积，对疾病的转归和预后至关重要。

慢型克山病心脏呈肌原性扩张，室壁通常不增厚，20%的患者可见心腔附壁血栓。光镜下心肌变性呈弥漫性，坏死呈多数灶状分布(图6-2-2)。病变通常以左心室及室间隔部为重，右心室较轻，心室重于心房，室壁心肌的内、中层重于外层。心肌病灶与冠状动脉分支的分布密切相关，儿童尤为明显。电镜下主要为线粒体肿胀、嵴损伤、增生及肌原纤维破坏。此外，尚可看到心肌细胞膜系统和毛细血管内皮的病变。心肌这些病变可能与心肌代谢的氧化还原系统障碍有关，亦有人称克山病是一种"心肌线粒体病"。亚急型克山病的病理变化近似慢型克山病变化，常伴一定程度的急型心肌损伤的改变。潜在型心脏大体变化不明显，光镜下可见少量灶状分布心肌变性，坏死和瘢痕。

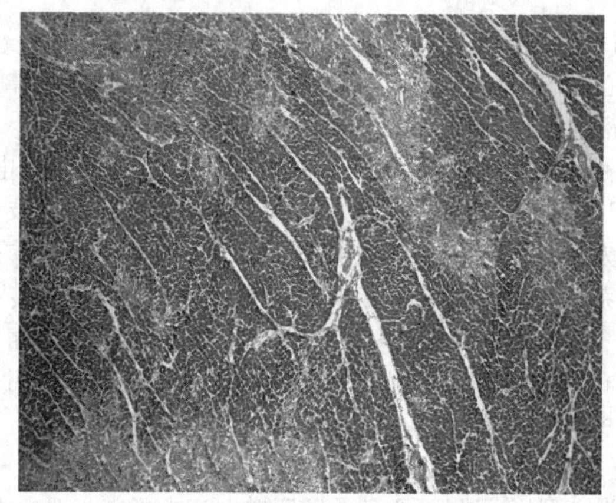

图16-2-2　急型克山病心肌病理切片

广泛灶性心肌坏死，炎性细胞浸润，间质水肿和纤维化(Masson染色，×50)

四、临床表现

根据心脏功能状态，临床上将克山病分为急型、亚急型、慢型和潜在型。前三者有急慢性心功能不全，后者可心功能正常。慢型克山病主要表现为慢性充血性心力衰竭。

(一) 急型克山病

急型克山病表现为急性心功能不全，多出现在北方病区，冬季发病。它可因寒冷、暴饮、暴食、精神刺激或分娩等诱发，常以恶心、呕吐、头晕为主诉。重症患者常合并心源性休克和严重心律失常，以多源和多发性室性期前收缩、三度房室传导阻滞为常见，常有心脏轻度扩大、奔马律，严重患者可在几小时内死亡。肝大、水肿3个月以上不消退者，示急型克山病已转为慢型克山病。

(二) 亚急型克山病

此型患者以充血性心力衰竭为主要表现，可自然发生也可由急型转变而成。北方冬、春交接，南方夏、秋季多发，约85%的患者为2～5岁的儿童。以面色灰暗，食欲缺乏，精神萎靡，全身水肿为特点，起病1～2周，体格检查心脏增大，奔马律，肝大。3个月未见好转者转为慢型克山病。

(三) 慢型克山病

慢型克山病的临床表现主要为慢性充血性心力衰竭。本型可由急型、亚急型、潜在型转化而来；也可无上述病史而逐渐发病，称为"自然慢型"。主诉多为劳累后心悸、气短，随病情恶化而加重。体格检查心脏向两侧扩大，心前区收缩期杂音，奔马律及各种严重心律失常，如多源或多发性室性期前收缩、心房颤动、严重心动过缓。心脏扩大伴心力衰竭者，心脏栓子脱落可形成脑、肺梗死。病区居民离开病区若干年后仍可发展成慢型克山病。

(四) 潜在型克山病

此型患者多没有自觉症状，心功能正常，体格检查无明显体征。据流行病学规律，发生在病区，综合心电图改变(低电压、ST-T改变、RBBB)、X线和超声心动图改变(心脏形态和舒缩功能改变)而诊断。其中少数患者可转为急型、亚急型或慢型，而多数病情稳定不变。

五、器械检查

(一) 心电图

心电图改变可分为心肌损伤、传导阻滞和异位心律三大类。潜在型(80%)、其他型(几乎全部)都有心电图改变，且常是多种改变同时存在。心肌损伤有ST-T改变、低电压、Q-T间期延长、病理性Q波；传导阻滞以完全性右束支传导阻滞为最多见，可占成人克山病不正常心电图的50%左右。急型克山病的心电图常有多种变化，如房室和室内传导阻滞，一旦出现则不易消失。异位心律以室性期前收缩为多见。心房颤动多在40岁以上的成年人或儿童心脏明显扩大的患者中出现。

(二) X线

潜在型、急型患者心影可轻度增大亦可正常。亚急型、慢型患者主要表现为心影普遍增大，亚急型患者增大较轻，慢型患者明显。增大的心脏横径下移，心脏呈三角形无力状，肌原性扩张。心脏增大者可见食管被压普遍向后移位，与二尖瓣狭窄左心房局限压迫不同。透视可见心脏搏动减弱，肺血管呈静脉性或混合性高压的表现。

(三) 超声心动图

潜在型、急型患者超声心动图可正常或轻度改变。亚急型、慢型克山病可见左心房、左心室、右心室腔增大，左右流出道增宽。多数患者室壁变薄，搏动减弱，心室射血分数降低。慢型克山病的超声心动图改变酷似扩张型心肌病的改变。

(四) 实验室检查

急型克山病患者可有白细胞计数增多及红细胞沉降率加快。血清酶AST、CPK及LDH活性增高。急型患者AST/ALT>1，而慢型患者血清AST/ALT<1，说明前者为心肌损伤所致，后者以肝淤血为主。

六、诊断和鉴别诊断

根据克山病流行病学的地区、时间、人群发病特点、急慢性心功能不全的症状，结合心脏扩大、心律失常、奔马律等体征，以及X线、心电图、超声心动图检查和心血管造影等，对各型克山病多可做出正确诊断，对冠心病、高血压性心脏病、风湿性心脏病、先心病、心包疾病等也不难鉴别。与扩张型心肌病鉴别需注意，如来自病区，同时患有大骨节病、地方性甲状腺肿或地方性氟病的扩张型心肌病，应想到慢型克山病的可能。心肌活检有助于克山病与扩张型心肌病的鉴别诊断。

七、治疗

(一) 急型克山病

早期发现患者，就地治疗。对急型重症克山病首选用大量维生素C，即2.5%维生素C 20 ml 2～4支(5～10 g)静脉注射，2 h后重复1次；也可选用25%葡萄糖液静脉2～4支注射并用冬眠药物进行治疗(即临床亚冬眠和补液疗法)，用5%～10%葡萄糖液200 ml静脉滴注补充血容量也有良好疗效。如治疗后6 h血压仍不回升，可用多巴胺、酚妥拉明等静脉滴注。配合相应对症治疗，低血压及心律失常多在4 h内逐渐恢复。一段时间后出现心脏增大或充血性心力衰竭时即应按慢型克山病进行治疗和管理。

(二) 亚急型及慢型克山病

此两型患者均属心脏扩大、心力衰竭为主要临床表现，同其他心肌病一样以强心药物(洋地黄、非洋地黄制剂)、利尿剂、减轻心脏负荷和改善心脏重构的药物(ACEI和β受体阻滞剂)为主，还可应用有利于心功能改善的心肌代谢药物。在患者众多的广大农村病区，应开展家庭病床进行管理和治疗。送药上门，定期复查，随着病情的变化改变用药，使许多患者的心脏形态和功能恢复了正常，收到了许多成功的经验。如有条件，心脏移植是使患者新生的有效方法。

(三) 潜在型

建立病案，定期检查，生活指导，不需用药治疗。一旦发现其转化为其他三型克山病，采取相应治疗方法。

八、预后

急型克山病如能早期就地合理治疗，临床治愈率可达85%以上，死亡多为心源性休克或猝死。有20%左右可能转为慢型。慢型、亚急型患者心脏明显增大且有严重心律失常者预后较差。此两型患者的5年生存率为40%左右，10年生存率<10%。约半数患者死于难治性心力衰竭，其余发生猝死。

九、预防

在病区建立和健全防治机构，培训乡村医师，进行常年综合预防，通过病情监测发现早期患者及时予以治疗。

推广口服亚硒酸钠片(Na_4SeO_3)预防克山病，通常采用每10 d口服1次，按年龄服亚硒酸钠，1～5岁为每次1 mg，6～10岁为每次2 mg，11～15岁为每次3 mg，16岁以上为每次4 mg。要坚持常年服药，非发病季节可停药3个月。因地制宜改善膳食，恢复当地传统膳食习惯，应特别增加食品中蛋白质成分(如鸡蛋和大豆制品)，饮食要多样化。食用高硒食品(如海产、蘑菇类)、严防长时间(3个月以上)的偏食。

第二节　酒精性心肌病

酒精性心肌病(alcoholic cardiomyopathy)是长期大量饮酒，乙醇及其代谢产物乙醛等损伤心肌，导致心肌收缩障碍，心功能低下，类似扩张型心肌病，造成心脏扩大、充血性心力衰竭、心律失常或猝死。本病患者早期禁酒后心脏功能可很快改善，扩大的心脏亦可以回缩。

一、病因

酒精(乙醇)等可直接对心肌产生变性作用或影响其代谢功能。尽管以往有酒精性心肌病与营养失调有关的学说，但目前认为本病也可发生在无任何营养失调的状态下。酒精的毒性作用也可直接影响心肌收缩纤维，阻碍心肌细胞膜或细胞功能，如影响钙离子结合、线粒体代谢及细胞内介质传递，使心肌收缩能力下降，造成可逆或不可逆的心肌损伤。一个成年人，每日饮50%白酒125 ml，饮用10年，可以发生酒精性心肌病。

二、病理

病理所见与扩张型心肌病极为相似，心脏扩大、心肌、心内膜可见纤维瘢痕及斑片形成。光镜下组织学所见为非特异性，有间质水肿、纤维化、少量细胞浸润、心肌变性和空胞等，部分心肌细胞可有代偿性肥大。电镜可见线粒体变性和肿大等一些非特异性改变。

三、临床表现

病史询问对诊断至为重要，早期可有心悸、气短、易疲劳等，不易发现。对于原因不明的心脏扩大，心力衰竭，伴有或不伴有骨骼肌、肝脏损伤的30～55岁男性，有10年以上中至大量饮酒史，临床表现酷似扩张型心肌病者，首先考虑酒精性心肌病。戒酒后使扩大的心脏缩小，再饮酒心脏又复扩大，称为“气球效应”，为本病特征之一。心律失常亦为本病常见的临床表现，多为频发室性期前收缩、房性期前收缩、心房颤动、心房扑动及心脏传导阻滞等。同一种心律失常因饮酒可反复发生，常在周末或假日大量饮酒之后发生，故称为“假日心脏综合征”。酗酒猝死，可能与心室颤动有关。胸痛除非同时伴有冠心病或主动脉瓣狭窄，一般很少发生。本病一旦出现胸痛可能与酒精的产物乙醛促进儿茶酚胺释放，致冠状动脉痉挛有关。酒精性心肌病血压偏高者，多表现为舒张压增高而收缩压正常或偏低，称为“去首高血压”(decapitated hypertension)，此点有别于原发性扩张型心肌病。长期大量饮酒可累及脑、神经系统、肝、骨骼肌等出现相应症状。体征亦近似扩张型心肌病。心脏扩大，听诊可闻第三、第四心音，心尖部收缩期杂音。右心衰竭的体征包括颈静脉怒张、下肢水肿。

四、辅助检查

心电图常见左心室肥厚伴ST－T改变、低电压、室性期前收缩、房性期前收缩、心房颤动、房室传导阻滞和室内传导阻滞等各种心律失常。胸部X线检查见心脏扩大，伴有肺淤血、胸腔积液。超声心动图为左心室重量增加，早期室间隔及左心室后壁轻度增厚。当临床上出现心力衰竭时，可见各房室收缩和舒张内径均增加、房室瓣膜关不全、室壁搏动减弱、左心室射血分数减低。超声心动图对此病诊断有重要价值。放射性核素扫描可见心肌损伤。心导管检查有心室压力上升、心室射血分数下降。造影对胸痛者可与冠心病和主动脉狭窄患者鉴别。心肌活检虽与扩张型心肌病近似，但可与全身系统性疾病和感染炎症浸润性心肌病相鉴别。

五、诊断

长期中大量饮酒史，持续10年以上，乙醇量达125 ml/d(啤酒4瓶)，戒酒1～2个月积极治疗后心脏缩小，病情迅速改善。结合心电图、胸部X线、超声心动图等辅助检查，能排除其他心脏病。注意与扩张型心肌病疾病鉴别，本病戒酒治疗的“气球效应”、大量饮酒的“假日心脏综合征”、收缩压升高不明显的“去首高血压”，病理方面虽亦近似，但酒精性心肌病的心肌细胞损伤、纤维化不如扩张型心肌病那样明显。

六、治疗

本病治疗的关键是戒酒，早期戒酒可使心力衰竭的临床症状消失，使明显扩大的心脏缩小，戒酒和相关治疗可使预后得到明显的改善。发现因长期大量饮酒所致的心悸、气短、易疲劳等，应立刻戒酒。有心脏扩大、心力衰竭出现时，可参考扩张型心肌病的治疗原则，以纠正电解质紊乱、利尿药、强心药、血管扩张药、ACEI，适时足量应用β受体阻滞剂。对于较重快速房性或室性心律失常可选用β受体阻滞剂和胺碘酮制剂。对缓慢性心律失常积极保护心肌对症治疗，必要时采用临时或永久心脏起搏治疗。合并酒精性肌病、酒精性肝硬化、营养不良或维生素缺乏等患者给予高营养饮食，补充相应的维生素，保肝、心肌代谢方面的药物治疗。晚期难治性酒精性心肌病，可心脏移植治疗。

七、预后

酒精性心肌病的预后优于原发性扩张型心肌病。Prazak等研究，酒精性心肌病患者10年的生存率为81%，扩张型心肌病仅为30%。Demakis等研究对酒精性心肌病患者进行了4年的随访发现，戒酒的患者病死率为9%；而不戒酒的患者病死率为50%。Nethal等研究发现饮酒量越大预后越差。总之，戒酒可以明显改善酒精性心肌病的预后。

第三节　全身系统病性心肌病

一、狼疮性心肌病

系统性红斑狼疮(systemic lupus erythematosus，SLE)是一种多系统自身免疫性疾病，表现为多个脏器受损症状。该病可发生于任何年龄和人种，生育期妇女占患者的多数，男女患者之比为1∶8，亚洲人和非洲人的患病率高于欧美人。系统性红斑狼疮至今病因不明，可能与遗传、感染、性激素、环境等有关。近年来对系统性红斑狼疮的研究进展很大，免疫学检查，尤其是抗核抗体、抗组蛋白抗体及抗磷脂抗体检查均有助于对发病机制的了解，有助于早期对系统性红斑狼疮的诊断和治疗。随着糖皮质激素、有效抗生素和抗高血压药物的应用，系统性红斑狼疮的临床和生存率已得到极大改善。系统性红斑狼疮较其他全身系统结缔组织病更易累及心脏，高达 60%以上，心肌、心包、心内膜、冠状动脉可单独或合并受累。上述组织可见局灶性或弥散性炎性病灶，免疫荧光检查示免疫球蛋白和补体 C3 沉积，说明免疫复合物介导的损伤是狼疮性心脏病的主要机制。近年来抗磷脂抗体被认为是参与狼疮性心肌病的重要发病机制之一。

(一) 病理和病理生理

狼疮性心肌病是无菌性非风湿性心肌炎症。尸检示弥散性小血管闭塞，血管内血栓形成，心肌细胞坏死和退行性变，细胞间质有大量炎性细胞浸润。目前认为小血管闭塞与血栓形成与抗磷脂抗体有关；心肌细胞变性坏死与免疫复合物沉积有关。狼疮性心肌炎常与骨骼肌肌炎并存，可致血 CK 升高，抗 nRND 抗体阳性。系统性红斑狼疮还可引起无菌性赘生物性心内膜炎，致心脏瓣膜损伤；还可以引起狼疮性心包炎、狼疮性冠状动脉炎和心肌内弥散性小血管内血栓形成，可造成心肌缺血、心肌梗死。狼疮性肾炎可导致长期高血压，引起左心室肥厚、扩大。长期慢性病变，可致心脏扩大、心力衰竭。

(二) 临床表现

狼疮性心肌病患者多主诉心悸、心前区不适，可因各种快速心律失常和传导阻滞导致阿-斯综合征乃至猝死。持续加重出现心力衰竭症状，心脏扩大、心尖区收缩期杂音、心动过速和奔马律。心电图示非特异性 ST－T 改变、低电压、期前收缩、心房扑动、心房颤动、左右束支传导阻滞、不同程度的房室传导阻滞。长期高血压引起左心室肥厚，疾病波及冠状动脉时偶有心肌梗死心电图改变。超声心动图示各心腔扩大，弥漫性心肌收缩功能低下，心室射血分数降低。狼疮性瓣膜病、狼疮性心包病、狼疮性冠心病有其相应的临床表现和辅助检查所见。

(三) 治疗

活动性狼疮性心肌病，采用激素治疗，成人泼尼松按 60～100 mg/d 分次口服，监测心电图、超声心动图、心肌酶变化。活动性心肌炎症一旦得以控制，糖皮质激素即逐步减量直至停用。治疗心力衰竭可以用利尿剂、ACEI、曲美达嗪及硝酸酯制剂。抗室性心律失常应用利多卡因、美西律、普罗帕酮等。由于抗磷脂抗体参与狼疮性心肌病形成，加之狼疮性心肌病有心脏扩大、心肌收缩功能低下，故应常规给予抗凝治疗。

二、淀粉样变心肌病

淀粉样变心肌病(amyloid cardiomyopathy, ACM)是一种淀粉样蛋白质沉积在心肌组织内所致的心肌损害，是一种特异性限制型心肌病，临床较少见，本病以舒张功能障碍为主要临床表现，预后不良，70%左右的患者在出现心力衰竭后 1 年内死亡。

(一) 病因

淀粉样变(amyloidosis)是一种蛋白质代谢紊乱性疾病，一种不可溶性蛋白质在一个或多个器官的细胞外基质中沉积的综合征。淀粉样变可用电子显微镜和特异性组织化学方法确定。淀粉样变分为原发性和家族性，原发性淀粉样变为单克隆性浆细胞产生过量的免疫球蛋白轻链成分体内蓄积所致。家族性淀粉样变为一种常染色体显性遗传病，多见于男性，目前所知至少有 50 个核苷酸序列点的突变与此相关。不同类型的病变中，形成不同的蛋白沉积纤维，侵入实质性组织，影响器官功能，产生各种临床表现，常累及心脏，可以从小灶性心房内蓄积无任何心功能障碍，到大面积心室心肌内沉积引起严重的心肌病变，导致心律失常、心力衰竭和猝死。

(二) 病理

一般心脏大小正常，可有中度心房扩大。心室壁可呈现坚实、富于韧性并均一增厚，切面呈橘红色(图 16－2－3)。淀粉样纤维沉积于心肌之间，且多见于乳头肌、血管周围和瓣膜。镜下可见心肌周围纤维沉着，刚果红(Congo red)染色呈现粉红色，偏光显微镜下可见绿色荧光(图 16－2－4)。电镜可在心肌细胞和血管周围观察到蛋白质纤维沉着。

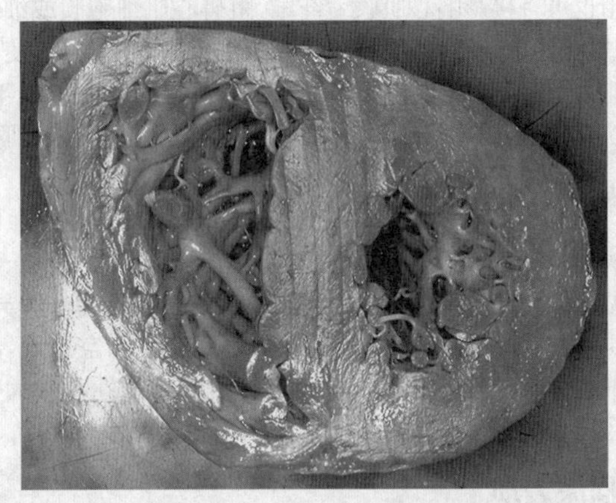

图 16－2－3　心淀粉样变病理解剖

心脏切面呈橘红色，室壁均一增厚

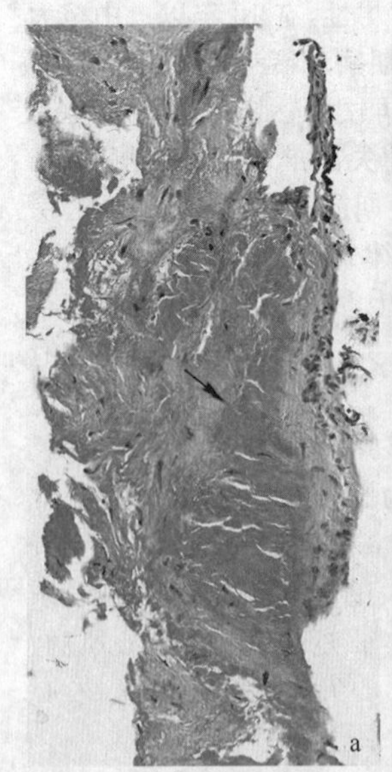

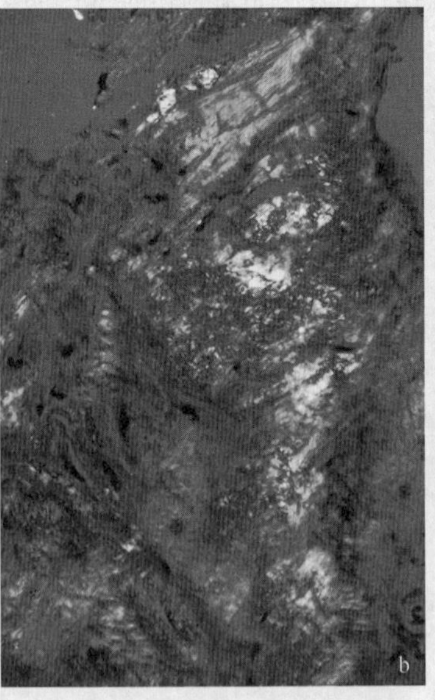

图 16－2－4　心淀粉样变右心室心肌活检标本(刚果红染色，×400)

a. 刚果红染色可见粉红色物质沉着(箭头)，心肌疏松和纤维化

b. 偏光显微镜下可见绿色荧光，表示淀粉样纤维沉积

(三) 临床表现

典型的临床表现类似限制型心肌病。早期以左心室舒张

功能障碍为主，临床表现为右心功能不全，颈静脉怒张、肝大、腹水，肢体水肿。随病情的进展，出现左心衰竭症状，劳累时呼吸困难，夜间阵发性端坐性呼吸。约10%的患者可出现直立性低血压、眩晕等。此外，由于心肌组织的淀粉样变可导致心内传导系统受累、缓慢心律失常、房室传导阻滞乃至猝死。体格检查可有右心衰竭的体征、心脏扩大、三尖瓣受累心窝部收缩期杂音，可有第三心音、低血压、脉压小。

（四）辅助检查

胸部X线可见心影扩大，肺淤血。心电图异常，包括电轴偏移、异常Q波、广泛导联低电压、各种心律失常，特别是心房颤动，可有心动过缓、房室传导阻滞等。超声心动图在诊断上颇有意义，可见心室壁和室间隔增厚，心腔减小，心房扩张。断层可见室壁内颗粒状辉度增强（granular sparkling，图16-2-5）、舒张功能低下和心包积液。磁共振对心肌颗粒样变性的判定有所帮助。心肌活检有助于确诊。

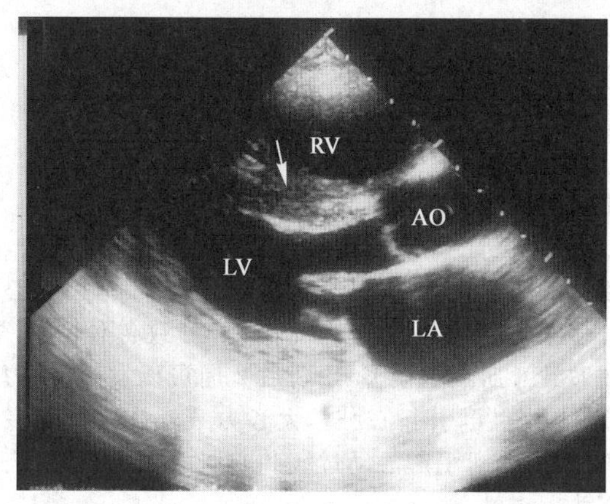

图16-2-5　心淀粉样变超声心动图断层

室间隔和室壁内可见颗粒状辉度增强（箭头）。RV，右心室；AO，主动脉；LV，左心室；LA，左心房

（五）诊断

以往只有1/4的患者得以诊断，近年来随着临床对本病认知的提高和心肌活检技术的普及，确诊率大幅度提高。有全身淀粉样变，心电图和心动超声异常者应考虑本病。本病应与限制型心肌病、其他代谢异常心肌病和缩窄性心包炎相鉴别。免疫组化检查可有助于分类诊断。

（六）治疗

心脏淀粉样变目前尚无有效疗法，多为对症治疗。心力衰竭患者可慎重给予洋地黄和钙通道阻滞剂，但因其会与淀粉样纤维成分结合增加中毒机会故需要严密观察。起搏器植入对心律失常严重心动过缓者可起到一定疗效。利尿剂和血管扩张剂可改善心力衰竭症状，但使用中应严密观察，防止低血压和电解质紊乱。近年来有实施自体干细胞移植治疗原发性淀粉样变的尝试，但远期效果尚不肯定。心脏移植或心、肝同时移植也有报道，但远期效果均不甚佳。

三、结节病性心肌病

结节病（sarcoidosis）是一种原因不明的全身性多器官肉芽肿浸润受累的疾病，临床上最多见于肺和皮肤。肺结节病可引起广泛肺纤维化，从而导致右心衰竭。心脏直接受累在临床上只可观察到约5%，多数为青壮年，但病理解剖可高达30%～78%。心脏结节病主要表现为心室肥厚、心脏扩大、心功能不全、传导阻滞、室性心律失常乃至猝死。

（一）病理

病理所见为多器官肉芽肿样细胞浸润。心脏病变可见心脏扩大，表面可见灰白色结节。组织切片上为肉芽肿样细胞浸润、多核巨噬细胞、淋巴细胞。电镜下可见心肌线粒体肿胀、断裂、线粒体脊消失，肉芽肿周围心肌可见肥大细胞。它可发生于心脏任何部位，但左心室和室间隔较为多见。病灶可以是小灶性或大面积肉芽肿和瘢痕形成。室间隔受损可累及室内和房室传导束。

（二）临床表现

结节病早期可有发热、乏力、盗汗、食欲减退、体重减轻；累及皮肤，可出现结节性红斑，纵隔及浅表淋巴结受侵；部分患者出现肝脾增大。结节病心脏浸润早期，许多患者可无临床症状，少数患者可以表现为心悸、乏力等限制型心肌病的临床表现。病程进展可出现慢性进行心功能不全、心悸、气短、下肢水肿等扩张型心肌病的临床表现；也可出现各种室性和室上性心律失常；心室内束支和房室束传导阻滞；心室肌受累严重者可形成室壁瘤；乳头肌受累者可致二尖瓣反流，出现心尖部的收缩期杂音。栓子脱落出现肺栓塞与动脉系统栓塞者可出现其相应的临床表现。结节病性心肌病的临床表现不具有特异性，因而临床上对其认识往往比较困难。

（三）辅助检查

胸部X线征象常是结节病的首要表现，主要为肺门及纵隔淋巴结肿大，如有心脏增大提示可能有心肌受累。心电图可见S-T段和T波改变、左右束支传导阻滞、房室传导阻滞、室性期前收缩和异常Q波酷似心肌梗死的心电图。行Holter 24 h监测检查更有意义。超声心动图变化可谓多样化，可有室壁局部或广泛运动异常、舒张期障碍、左心室肥厚或左心室扩张。时有瓣膜关闭异常或心包积液。随病情发展可呈现类似于扩张型心肌病的表现，心室壁可变薄形成室壁瘤。放射性核素扫描可见心肌灌流低下、缺损。心肌活检可见典型心肌组织肉芽细胞增生，伴有多核巨细胞，类上皮细胞的浸润，心肌变性、心肌空胞化和间质纤维化（图16-2-6）。因病变的多样化，只有约半数患者心肌活检呈阳性结果。

（四）诊断

结节病的一般临床表现：年轻人有扩张型心肌病的临床表现，持续性室性心动过速，从而疑有结节病性心肌病者应做更深入的检查，包括X线胸片、心电图、Holter监测、超声心动图、心内膜心肌活检等。

（五）治疗和预后

有心力衰竭者多主张应用糖皮质激素治疗，可消退心脏炎症及改善传导阻滞，恢复心肌功能。长期应用糖皮质激素应观察其不良反应。积极纠正心力衰竭，辅以利尿剂和血管扩张剂；洋地黄类药物多无效且易中毒。有栓塞史者，酌情给予抗凝等治疗。有缓慢型心律失常者，必要时可植入永久起搏器。如有室性快速心律失常，多为顽固型，可应用各种抗心律失常药物，无效者可用植入型心脏除颤器。结节病有心肌累及者，预后不佳。

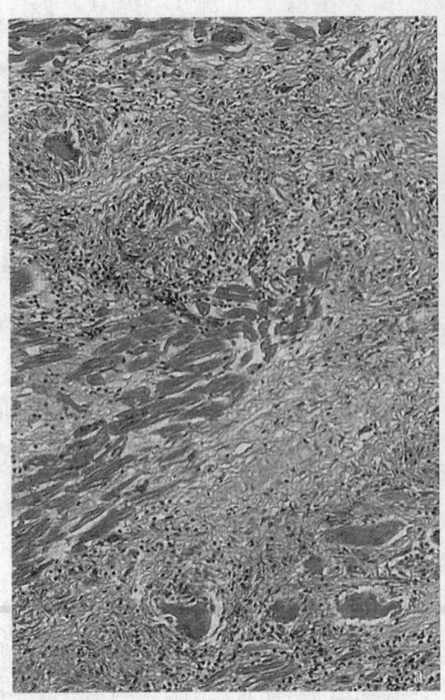
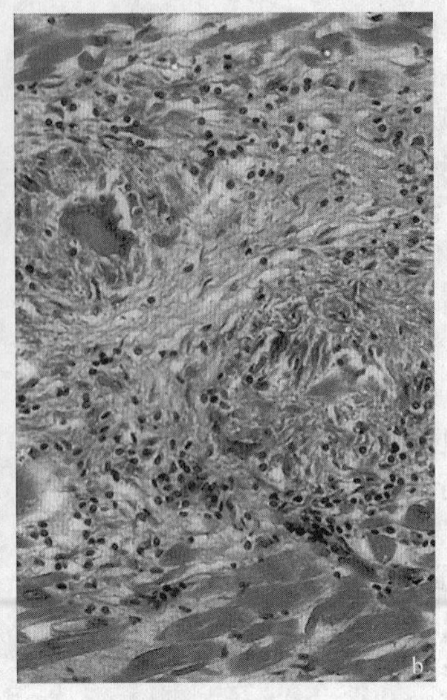

图 16-2-6 心脏结节病心肌病理标本

a. 左心室组织学所见为巨细胞和类上皮细胞浸润，心肌变性消失，代之为纤维化(HE 染色，×100) b. 高倍可见多核巨细胞和类上皮细胞肉芽组织浸润(HE 染色，×400)

第四节 中毒性心肌病

一、药物中毒性心肌病

药物中毒性心肌病(drug-induced cardiomyopathy)是指在应用药物治疗过程中，药物对心肌的损害，少数也可累及心包、心内膜及心脏电活动，称为药物中毒性心脏病。心脏改变严重者临床表现类似扩张型心肌病，最终可导致心力衰竭、心律失常乃至猝死。

(一) 致病药物和病理生理

药物引起心肌毒性损害可以是治疗各种疾病的药物，更多是在肿瘤治疗时药物对心肌的损伤，主要有以下几个方面。

1. 药物对心肌的直接毒性作用 药物的毒性作用，抑制心肌细胞的氧化磷酸化，心肌细胞内钙离子超载，导致线粒体破坏而致心肌损害，致使心肌收缩功能降低。常见的抗肿瘤药，如多柔比星、柔红霉素、环磷酰胺(CTX)、氟尿嘧啶(5-FU)；精神神经病药物，如吩噻嗪类、氯丙嗪、三环类抗抑郁药；抗寄生虫药，如依米丁、氯喹、锑剂等；某些心血管药物，如奎尼丁、普鲁卡因胺、钙通道阻滞剂(维拉帕米)和β受体阻滞剂等；某些中药，如乌头碱、雷公藤等，通过对心肌的上述作用，导致心肌细胞的变性、坏死、纤维化使心脏扩大，严重者致心力衰竭、严重心律失常及猝死。

2. 影响心肌的电生理特性 乌头碱、多柔比星、三环类抗抑郁药、洋地黄过量和某些抗心律失常药，长期应用利尿药物可致严重的低钾血症和低镁血症，致使心肌损害。

3. 多种药物并用 因药物相互作用，尤其有些药物通过细胞色素 P450 代谢可加重其他药物的毒性反应。如洋地黄与奎尼丁并用时后者可使洋地黄的血药浓度增高 1 倍，产生心肌及其电活动的改变。调脂药物他汀类和贝特类合用造成肝脏和心肌组织的损伤。

(二) 临床表现

1. 抗肿瘤药 如多柔比星、柔红霉素和环磷酰胺，此三种药物对心肌起直接毒性作用，造成心肌损害，引起心功能不全。多柔比星有电生理扰乱作用，可致各种心律失常。环磷酰胺致心肌细胞损害，用药后 2 周可以发生，多为可逆性改变，少数也可引起心脏扩大心力衰竭。紫杉醇多对心肌起抑制作用，可引起心动过缓和心肌收缩力减弱，临床症状轻多为一过性。

2. 精神神经病药物 如氯丙嗪、吩噻嗪类，通过对中枢神经系统的抑制作用，降低心肌儿茶酚胺浓度，使心肌收缩力降低，发生心功能不全和休克。三环类抗抑郁药对心肌有抑制作用，易发生直立性低血压、房室传导阻滞等。

3. 抗心律失常药 各种抗心律失常药均有不同程度的负性肌力作用，尤其对已有心脏病的患者可诱发心力衰竭。特别是Ⅰ类抗心律失常药物，长期使用多有致心律失常作用，甚至是致命性心律失常。钙通道阻滞剂抑制钙离子内流对心肌具有一定负性肌力作用，因此有可能加重心功能不全。非二氢吡啶类，如维拉帕米、地尔硫䓬等可引起心动过缓，增加洋地黄的血药浓度等。而二氢吡啶类药物，如硝苯地平、氨氯地平等可反射性引起交感神经兴奋，致心动过速性心律失常。β受体阻滞剂，可通过抑制心脏β受体致负性肌力作用和减慢心率作用，应用不当可导致严重心动过缓和心功能不全。总之，以上药物通过对心肌的直接损害，心肌电生理活动干扰和药物相互作用，使心肌细胞变性、坏死、纤维化造成心脏扩大，严重者致心律失常、心力衰竭甚至猝死。

(三) 检查和诊断

服用某些药物之前无心脏病证据，服药后一定时间出现心律失常、心脏增大和心功能不全的临床表现，又不能用其他心脏病解释者可考虑本病的诊断。心电图检查可提示药物性心脏病的心肌损害的情况，如 T 波改变、S-T 段压低，出现 U 波、Q-T 间期延长；各种心律失常，如室性期前收缩、多形性室速、心室颤动。超声心动图对于药源性心肌改变、心脏扩大、瓣膜状态、心功能判定有重要价值。血清酶学增高有助于药物所致的心肌损害的诊断；血药浓度测定有助于诊断某些药物过量或中毒。心导管检查、心内膜心肌活检虽无特异性，如能排除其他心肌病对诊断药物性心肌病也有一定帮助。

（四）治疗和预防

应用易造成心肌损害的药物时应严格掌握适应证，对可用可不用的此类药物，能用其他药物代替时尽量不用。若病情需要服用某些可能影响心脏的药物者，应定期进行有关检查，包括心电图、X线、超声心动图、肝肾功能和血清酶学等检查。发现有心脏损害迹象应及时减量，严密观察。一旦确诊为药物性心肌病者应立即停用有关药物，并给予积极恰当的治疗。如有心功能不全、心律失常，应采取相应的治疗措施并应用改善心肌代谢药物，如肌苷、三磷腺苷(ATP)、二磷酸果糖、曲美他嗪、维生素C、维生素B_1、维生素B_6等。

二、放射性心肌病

放射性心肌病是指受到放射性物质辐射后产生的心肌病变所致的心脏病。它多是因胸部肿瘤心脏部位接受大剂量放射线照射治疗、过量X线下的介入治疗、自然灾害和战争造成的，核辐射以及受超量辐射的放射专业工作人员发生的心脏病均应想到放射性心肌病。

（一）病因

最多见的是胸壁或胸腔内器官或组织的恶性肿瘤的大剂量放射治疗，如乳腺癌、食管癌、肺癌、纵隔肿瘤、霍奇金病等放射治疗；超长时间在X线照射下进行心血管等疾病的射频消融介入治疗；防护不当情况下放射线工作人员受过量辐射；战争中原子弹爆炸；核反应堆的泄漏；放射性物质的误服误用等。

（二）发病机制

虽然心脏并不是放射损害的敏感器官，但放射治疗的剂量大可能引起心脏损害。损害的程度与照射的部位和照射的剂量有直接关系。一次剂量达4～6 Gy或累积剂量达40～60 Gy即可出现心肌损害，以心肌炎、心包炎较为多见。射线能直接引起组织电离，局部产生无菌性炎症反应，还能抑制心脏细胞生长，造成细胞变性、坏死等。反复的射线损伤可使局部心肌纤维增生，造成心脏舒缩功能减退及电活动紊乱。此外，放射线引起的生物效应可能会造成心脏的继发性损害，如组织及细胞的自身免疫功能改变，基因突变或基因表达异常，加重心肌损害。有研究证明，接受放射治疗的患者如有高血压、高血脂存在的情况下，易加重冠状动脉内粥样硬化斑块增生，导致冠状动脉狭窄。

（三）临床表现

急性放射反应可发生在24 h内，迟发性反应可发生在照射后6个月以后，常见以下几种主要类型。

1. 心功能减退　患者接受放射治疗后可没有明显的症状发生，早期有些人可出现轻微的乏力、不适的感觉，射血分数(EF值)有逐渐下降的趋势，以右心功能障碍为多。有人放射治疗后引起瓣膜增厚，有时可在给患者听诊时闻及收缩期杂音，超声心动图检查示瓣膜闭合速度减慢，也可有心腔增大的改变。

2. 心包炎　可分急性心包炎与迟发性心包炎两种，包括心包纤维化，也可能以反复发作的心包炎形式出现。其主要的临床表现为发热、胸痛、乏力等症状，可见心包渗出液，渗出量少时可无症状或仅为轻度活动后气短，也可闻及心包摩擦音；渗出量多时可有胸闷、呼吸困难、颈静脉怒张、奇脉、心界增大、心音遥远、肝大、水肿、心包填塞的临床表现。对于心包积液到底是肿瘤的浸润还是放射损害造成的心肌心包损害鉴别起来相当困难，需根据肿瘤进展的程度、放射治疗的时间、照射剂量等来判定。较长时间和反复心包损害，可发生心包纤维化、心包粘连的临床表现。此外，还可以见到因胸腔积液而产生的呼吸系统的临床表现。

3. 心肌纤维化　因长期大剂量的放射治疗，心肌损伤重，心肌大面积损伤、纤维化，心脏的收缩和舒张功能均降低，尤其是舒张功能严重受限，右心功能障碍较重。超声检查可发现左心室正常或缩小、室壁运动及顺应性下降等，与限制型心肌病、缩窄性心包炎的临床所见相似。以心包纤维粘连为主的患者实行心包剥离术，术后症状可明显改善。但以心肌和心内膜纤维化为主的患者治疗效果及预后均较差。

4. 心绞痛和心肌梗死　伴高血压、高血脂、冠心病的患者心前区放射治疗时，可促进冠状动脉粥样硬化，造成冠状动脉狭窄甚至冠状动脉缺血加重心绞痛。放射治疗达1年以上者，可发生劳累性心绞痛甚至心肌梗死。冠状动脉CTA和选择性冠状动脉造影可发现严重冠状动脉狭窄或闭塞，尸检也证实有放射线损伤和冠状动脉内膜纤维斑块增厚、冠状动脉狭窄和闭塞等变化。

（四）辅助检查

可用心电图、超声心动图、胸部X线(CTA)和心脏冠状动脉造影等检查以评价心脏的电活动、心脏形态和功能及心脏冠状动脉情况；心肌活检可评价心肌的损伤和纤维化病理改变程度。

1. 心电图　放射性心肌病，心电图可见到S-T段、T波及ST-T改变，各种房性、室性心律失常；束支阻滞、房室传导阻滞，甚至可有阿-斯综合征发生。有报道，放射治疗后发现心电图改变者约占半数，多和其他表现共存。

2. 超声心动图　相应心腔搏动减弱，心脏增大，心功能下降，EF值下降<50%。有心包积液时可见心包液性暗区；合并心包炎心包粘连者可见心包反光增强。

3. 胸部X线(CT)　相应心腔的增大、心包积液、心包粘连。

4. 冠状动脉CTA　冠状动脉纤维化、斑块、狭窄。

5. 冠状动脉造影　对发生劳累性心绞痛的患者，通过此项检查可发现患者有无冠状动脉狭窄的放射性损伤，必要时亦可采取PCI治疗。

（五）诊断

胸部肿瘤患者，心脏部位接受过大剂量放射线照射治疗，经过长时间X线照射下的介入治疗患者，自然、战争灾害造成超剂量的核辐射发生了心脏病的临床症状和体征。经心电图、超声心动图、胸部CT和心脏冠状动脉造影、心肌活检等检查，符合相应的心脏损伤特点即可诊断为放射性心肌病。放射性心肌病与其他心肌病鉴别，除心肌、心包和冠脉的纤维粘连损害外,更重要的是接受过较大量放射线的病史。

(六) 预防

对乳腺癌、食管癌、肺癌、纵隔肿瘤、霍奇金病等放射治疗时,要注意放射治疗的剂量、次数和时间的掌握。剂量不宜过大,时间不要太长。放疗照射区,特别是心脏的容积尽量要小。在放射治疗的过程中要注意对心脏和肺的保护,必要时在隆突下用防护垫做好保护,以降低对心脏的损害。长期从事放射治疗和放射投照的工作人员在执行放射治疗或在放射线下工作时应加强防护意识,提高技术水平,严格执行操作规程,积极进行射线防护,防止射线接触过多。

(七) 治疗

1. 减少或停止现有的放射治疗。

2. 药物　心肌代谢药物保护心肌、治疗心力衰竭的药物、抗心律失常药物、改变心血管重构的药物,如 ACEI、β 受体阻滞剂。

3. 介入治疗　起搏器治疗严重心动过缓、PCI 治疗严重冠状动脉狭窄。

第五节　围生期心肌病

围生期心肌病(peripartum cardiomyopathy, PPCM)指既往无心脏病史的女性,妊娠末期或产后出现原因不明类似于扩张型心肌病的心肌损伤、心力衰竭症状。本病常见于高龄、经产、多产妇女,出现频度约为分娩女性的 1/10 000。分娩和心力衰竭的关系,最早由 Virchow 和 Porak 于 1870 年首次报道,1957 年 Medows 将临床和病理所见整理后提出了围生期心肌病的概念,并于 1971 年由 Demakis 等制订出诊断标准。2000 年美国国立心肺和血液研究所(NHLBI)工作会议确认标准:① 心力衰竭出现于产前 1 个月或产后 5 个月内,左心室收缩功能低下。② 无既往心力衰竭病史。③ 患心肌病找不到其他病因者。本病预后较扩张型心肌病等原发性心肌病为好。

(一) 病因

目前认为,本病是一种原因不明的心肌炎症。病因可能是感染、自身免疫、妊娠中毒症或营养障碍。有报道认为其原因是分娩前后由于胶原蛋白的断裂、水解引起的子宫平滑肌迅速变性,释放出许多细胞因子 TNF-α、Fas 受体等;也有认为是子宫肌与心肌的交叉免疫反应;或是由胎儿机体所产生的抗心肌抗体所致母体心肌损伤的免疫反应。

(二) 病理

心脏扩大类似于扩张型心肌病,心脏扩大,心腔可有附壁血栓形成。镜下可见心肌变性坏死,但炎症细胞浸润程度不重;间质水肿和纤维化。电镜可见糖原蓄积和心肌空泡变性。此外,肺及全身脏器可见栓塞。

(三) 临床表现

妊娠末期,分娩前 1 个月和分娩后 5 个月,突然出现心悸、呼吸困难、咳嗽、血痰、腹胀、腿肿。查体可见心脏扩大、奔马律、各种类型心律失常、肝大压痛,颈静脉怒张、血压偏低。此外,脑、肺、肾动脉栓塞等表现亦常见。心电图可有 ST-T 改变,房性或室性心律失常。超声心动图可见心脏扩张,以左心室为多见,收缩功能低下。

(四) 治疗

以改善心功能为主:须安静、减轻心脏负荷,给予利尿剂、血管扩张剂、强心剂、β 受体阻滞剂及心肌代谢药物等。对于血管紧张素转换酶抑制剂(ACEI)的使用,应待分娩后开始,避免对胎儿的影响。有心源性休克的患者除药物治疗外可临时使用主动脉内球囊反搏等辅助循环装置。对心律失常严重心动过缓的患者,也可安置临时或永久起搏器,多数患者 2 周后可停用临时起搏器。在心肌活检证实,有心肌炎者可酌情给予免疫疗法。有栓塞发生者可给予抗栓、抗凝治疗。

(五) 预后

本病一般愈后良好,如能早期诊断及时治疗,心脏扩大、心力衰竭等 6 个月内可恢复。半数患者发病迅速,如治疗得当预后良好,可痊愈。部分患者,心力衰竭反复发作,预后不良进展为慢性,类似扩张型心肌病的过程,可因心力衰竭、心律失常、脑及重要器官栓塞而死亡。预防再发,应采用避孕或绝育措施。

第六节　应激性心肌病

雷　寒　李　清

应激性心肌病(stress cardiomyopathy, SCM)指临床近似急性冠状动脉综合征表现但冠状动脉正常,呈现一过性左心室心尖部球形病变的心肌病。因发病前均有明显的应激史,且发病时患者血浆儿茶酚胺等应激性物质水平明显增高,故将该病命名为应激性心肌病。该病于 1990 年首次由日本医学家 Dote 报道,2006 年美国心脏病学会正式将其归类为获得性心肌病。

本病疾病名称较多。左心室造影发现左心室收缩末期呈圆底窄颈,形似章鱼套,因而命名为"Tako-tsubo"(章鱼套)心肌病;因其发病早期特有的心尖部收缩功能障碍,故将其称为心尖球形综合征(apical ballooning syndrome);其他还包括短暂性左心室心尖部气球样变综合征、死亡恐惧综合征、急性压力心肌病、心碎综合征及儿茶酚胺相关心肌病等。其中以"应激性心肌病"使用较多。

本病 80% 发生于 60 岁以上的绝经期女性,发病率为男性的 6~9 倍,在拟诊急性冠状动脉综合征的女性患者中,发生率可高达 7.5%~12%。本病多于应激后发生。表现为突发的类似心绞痛症状、一过性左心室收缩功能障碍,心电图可有 ST-T 改变,左心室造影或超声心动图显示左心室心尖部室壁运动障碍,或心尖部球囊样改变,心肌酶谱可轻度升高,常被误诊为急性心肌梗死,但冠状动脉造影多无明显狭窄。发病初期病情较凶险,但预后良好,少部分可能复发。

一、病因和发病机制

本病发作均有强烈的情感刺激或病理生理理性应激等作为诱发因素(如突发事件、亲人过世、惊吓、激烈争吵、过度兴奋、遭遇车祸或抢劫等,或支气管哮喘发作、癫痫发作、严重过敏反应、急腹症、脑血管意外、外科手术或医疗操作等),其具体发病机制尚未明确,可能机制如下。

1. 冠状动脉结构异常　冠状动脉前降支从心尖至其终末点的一段被称为前降支"旋段",旋段占整个前降支长度的比例称为旋段指数。当该指数>0.16时，应激性心肌病的发生率明显增加。因应激性心肌病患者的前降支往往绕过心尖，在心脏膈面走行较长的一段距离，旋段指数在应激性心肌病组显著大于急性心肌梗死组及正常对照组，推测旋段分布更广为其原因。

2. 儿茶酚胺介导的心肌顿抑　应激导致交感神经系统过度激活，血浆儿茶酚胺水平过度升高，高浓度的儿茶酚胺通过钙超载、氧自由基释放等使心肌细胞受损；其代谢产物消耗了线粒体内高能磷酸键的储备，减弱了肌球蛋白三磷腺苷酶的活性，引起心肌顿抑，表现为室壁运动异常和心功能不全等。有研究表明，心尖部心肌对交感神经刺激的反应性强，可能使得心尖部更容易受到血儿茶酚胺水平升高的影响。嗜铬细胞瘤发病时血浆儿茶酚胺等应激性物质水平明显增高，可反复发生应激性心肌病，也提示儿茶酚胺的过度释放与应激性心肌病发病有关。

3. 冠状动脉多支血管痉挛　心外膜冠状动脉痉挛和交感神经兴奋导致血管收缩，在应激性心肌病的发病中起到一定作用，因为在冠状动脉造影中，部分患者可诱发出单支或多支血管痉挛。也有报道在应激诱导的心肌病患者中，无明显狭窄的冠状动脉也存在灌注减低，考虑为微血管痉挛所致。

4. 脂肪酸代谢障碍　心肌缺血缺氧时，脂肪酸的β氧化受到抑制，心肌的能量代谢转向糖利用。研究发现应激性心肌病的急性期，心肌脂肪酸代谢受损较心肌灌注不足所致更为严重，甚至症状好转后一段时间内，脂肪酸代谢受损仍然存在。

5. 雌激素水平降低　可能导致应激性心肌病的发生概率增加。小鼠在接受同样束缚制动刺激的情况下观察左心室造影，切除卵巢的小鼠表现出明显的心室收缩功能减弱，而切除卵巢后一直给予雌二醇饲养的小鼠则没有明显变化。这可以部分解释应激性心肌病易发生于老年女性患者。

6. 病毒性心肌炎　目前有个案报道显示，病毒性心肌炎患者呈典型的应激性心肌病样表现，包括微小病毒B19及巨细胞病毒。然而病毒感染是否引起应激性心肌病还需要更多的研究加以证实。

二、病理

病理表现不多，且不一致。有研究发现局灶性心肌损伤和收缩带坏死，细胞间质见到单核淋巴细胞和巨噬细胞浸润，间质纤维化。也有报道发现心肌中仅有脂肪浸润，而无心肌炎症或坏死。

三、临床表现

在症状发作前数分钟或数小时，大多数患者有明显的心理和生理性应激因素存在。本病最重要的特征是发病初期左心室收缩功能严重受损，但是心功能常在1周内恢复。

约90%的应激性心肌病患者以胸痛为首发症状，临床表现酷似急性心肌梗死，部分患者可表现为呼吸困难，少数患者还可出现晕厥、心源性休克及心室颤动等严重表现。其他较罕见的表现包括：左心室血栓形成、短暂性脑缺血发作、脑梗死或肾梗死、致命性的左心室游离壁破裂、顽固性心律失常。

四、辅助检查

1. 生化指标　心肌损伤标志物多为轻中度升高，明显低于心肌梗死的水平，且下降迅速。血浆脑钠肽水平升高程度，是评价心肌损伤和恢复的可靠指标，入院时血浆脑钠肽水平低则预后较好。

2. 心电图　最常见的心电图改变是胸前导联V1～V6 S-T段抬高和(或)伴T波倒置，但缺少对应导联的改变。相比于急性心肌梗死，应激性心肌病的S-T段抬高相对短暂，只持续数小时就恢复正常或进展为T波倒置。绝大多数(90%)患者病理性Q波会逐渐消失。心电图改变在起病后不久(数周，不超过半年)完全恢复至正常的现象是应激性心肌病心电图变化的一个重要特征。

3. 超声心动图表现　急性期表现为一过性的室壁运动异常，左心室心尖部和(或)左心室中部运动减弱，伴基底部的运动增强，常伴左心室整体收缩功能减退，平均左心室射血分数为20%～49%。部分病例被发现左心室流出道梗阻伴有收缩末期压力梯度上升。这些异常均可在7～30 d得到改善，并能完全恢复。

4. 冠状动脉造影和心室造影　绝大多数患者冠状动脉造影未见明显的冠状动脉狭窄，部分患者可诱发出冠状动脉痉挛。左心室造影发现心尖部室壁运动障碍，典型改变为心尖及附近区域收缩功能减弱或消失并扩张呈球形或气球样改变，而基底部收缩时细窄；不典型者则表现为左心室基底和中间段运动异常，而心尖部运动代偿性增强。少数患者合并右心室壁运动异常，见图16-2-7。

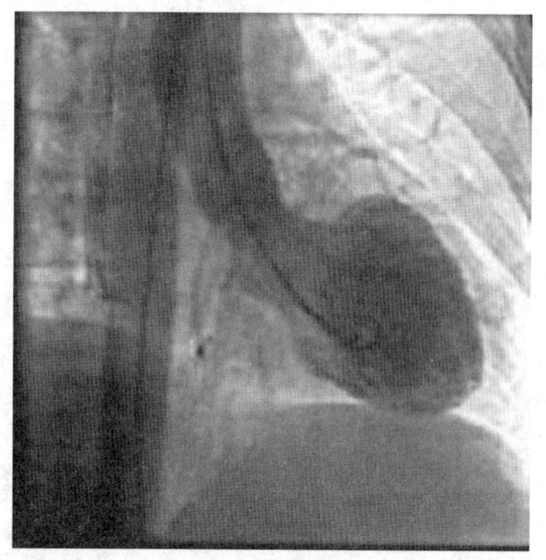

图16-2-7　左心室造影显示心尖部扩张呈球形(气球样改变)，基底部收缩时变窄

五、诊断与鉴别诊断

1.诊断　目前应激性心肌病临床诊断多参照修订的梅奥(Mayo)标准，包括：① 左心室心尖和中部区域室壁运动短暂、可逆的收缩功能丧失或异常超出单一血管供血范围。② 无冠状动脉管腔直径狭窄>50%或血管造影无急性斑块破裂的证据。③ 心电图出现新的S-T段抬高和(或)T波倒置或心肌肌

钙蛋白升高。④ 排除最近的头部外伤、颅内出血、嗜铬细胞瘤、阻塞性心外膜冠状动脉疾病、心肌炎、肥厚型心肌病。必须同时符合以上 4 条标准方能诊断为应激性心肌病。

2. 鉴别诊断 应激性心肌病是一种特殊类型的获得性心肌病，由于其临床表现和心电图改变与急性心肌梗死极为相似，当出现下列情况时应高度警惕应激性心肌病的可能：① 绝经期女性。② 起病前有严重的心理或生理性应激等诱发因素。③ 出现与病情不相符合的心电图和心肌酶谱改变。④ 冠状动脉造影正常。⑤ 超声心动图或左心室造影有特殊的左心室形态改变，且较快恢复。

六、治疗

本病目前无标准化治疗方案。以消除诱因，治疗原发病为治疗原则。未确定应激性心肌病前，应按急性冠状动脉综合征处理，可使用β受体阻滞剂、阿司匹林和肝素等，短期抗凝治疗可能是必要的，以防止附壁血栓形成。明确诊断的患者，主要进行对症处理和支持性疗法，包括吸氧，急性和持续性胸痛患者可应用吗啡。对于室壁运动异常明显者，可考虑使用抗凝治疗预防血栓形成。

如果没有禁忌，推荐长期使用β受体阻滞剂，目的是减少类似事件的再次发作。此外，应用 ACEI 以改善心脏重构。对于出现血流动力学障碍的患者提倡采用机械辅助循环手段，当出现心源性休克时，主动脉内球囊反搏仍为经典的治疗方法。尽量避免使用加压药物和β受体兴奋药物，以避免大量儿茶酚胺导致心肌损伤和顿抑现象。

七、预后

应激性心肌病在发病初期病情凶险，但预后通常良好。只要采取适当有用的治疗手段，病情多在数周或数月内完全恢复，少数患者复发。

参考文献

1. 陈灏珠，林果为. 实用内科学. 第 13 版. 北京：人民卫生出版社，2009.
2. 陈灏珠，杨英珍，虞敏. 我国病毒性心肌炎和扩张型心肌病的研究成就[J]. 中华心血管病杂志，1999，27：268－270.
3. 陈千生，浦晓东. 应激性心肌病的研究进展. 国际心血管病杂志，2009，36(2)：113－114.
4. 董红志，殷雅琴. Tako-tsubo 心肌病诊断与发病机制的研究进展，医学综述，2009，15(14)：2134－2136.
5. 杨英珍. 病毒性心脏病学[M]. 上海：上海科学技术出版社，2001. 11.
6. 于宏颖，段丽敏，邓伟. 心尖球囊样综合征研究进展. 中国心血管病研究，2009，7(2)：155－157.
7. 于维汉. 中国克山病研究工作的回顾[J]. 中华流行病学杂志，1999，20：11－14.
8. Ardehali H，Kasper E K，Baugman K L. Peripartum cardiomyopathy[J]. Minerva Cardioangiol，2003，51：41－48.
9. Bonow R O，Mann D L，Zipes D P，et al. Braunwald's Heart Disease，A textbook of cardiovascular medicine[M]. 9th ed. Philadelphia：Elsevier Saunders，2011.

第十七篇

肺循环疾病

第一章　特发性肺动脉高压

周达新

肺动脉高压(pulmonary artery hypertension，PAH)是一类以肺血管阻力进行性升高为主要特征，进而出现右心室肥厚扩张的一类恶性心脏血管性疾病，其发病率、致残率及病死率高，可致难治性右心衰竭。2003 年，WHO 在威尼斯举办的第三次肺动脉高压专家工作组会议上对诊断分类标准进行了修订，制定了肺循环高压诊断、分类标准。本次会议用特发性肺动脉高压(idiopathic pulmonary artery hypertension，IPAH)取代原发性肺动脉高压一词。随着对肺动脉高压的研究的深入，证据不断积累，原来诊断为特发性肺动脉高压的原因逐步明了，2013 年在法国尼斯的召开肺动脉高压会议对以往的分类做了修订(表 17－1－1)。

表 17－1－1　2013 年尼斯肺动脉高压分类

1. 肺动脉高压
1.1　特发性肺动脉高压
1.2　遗传性肺动脉高压
1.2.1　*BMPR2*
1.2.2　*ALK－1*、*enddoglin*、*SMAD9*、*CAV1*、*KCNK3*
1.2.3　未知基因突变
1.3　药物与毒素所致
1.4　相关因素所致肺动脉高压
1.4.1　结缔组织疾病
1.4.2　HIV 感染
1.4.3　门静脉高压
1.4.4　先心病
1.4.5　血吸虫病
1′　肺静脉闭塞性疾病和(或)毛细血管瘤样病变
1″　PPHN(新生儿持续性肺动脉高压)
2. 左心疾病所致肺动脉高压
2.1　左心室收缩功能不全
2.2　左心室舒张功能不全
2.3　瓣膜疾病
2.4　先天性/获得性左心室流入道/流出道梗阻
3. 与呼吸疾病缺氧相关的肺动脉高压
3.1　慢性阻塞性肺疾病
3.2　间质性肺疾病
3.3　其他同时存在限制性和阻塞性肺疾病
3.4　睡眠呼吸障碍
3.5　肺泡低通气综合征
3.6　长期暴露于高原
3.7　发育不良肺疾病
3.7.1　先天性横膈疝
3.7.2　支气管肺发育不良
4. 慢性血栓栓塞性肺动脉高压
5. 未明确的多因素所致肺动脉高压
5.1　血液学疾病
溶血性贫血、骨髓增生性疾病、脾切除
5.2　全身性疾病
类肉瘤样病、肺朗格汉斯细胞瘤、淋巴管肌瘤病、多发性神经瘤、血管炎
5.3　代谢障碍
糖原贮积症、戈谢病、甲状腺疾病
5.4　其他
节段性肺动脉高压、肿瘤性阻塞
纤维纵隔炎、慢性肾功能不全

肺动脉高压是指：① 海平面的情况下。② 右心导管测量，静息状态下，肺动脉平均压＞25 mmHg；负荷状态下，目前所发表的临床资料不支持将运动状态下右心导管所获得的平均肺动脉压＞30 mmHg 作为肺动脉高压的诊断标准。③ 肺动脉高压必须同时满足：PCWP＜15 mmHg，肺阻力＞3 Wood 单位。

一、流行病学

特发性肺动脉高压是罕见疾病，每 100 万人中有 5～15 个患者，男女均可发病，男女比例大概为 1∶1.7，各个年龄段的不同人种均可发病，据国外报道，7%的患者为 60 岁以上。据法国国立研究所登记注册研究，特发性肺动脉高压占肺动脉高压的 39.2%，食欲抑制药相关肺动脉高压占 9.5%，家族性肺动脉高压占 3.9%，特发性肺动脉高压在女性中更常见。

20 世纪 60 年代，人们开始发现食欲抑制药可能和肺动脉高压有关，20 世纪 60 年代后期在澳大利亚、德国、瑞典有越来越多的报道严重的与食欲抑制药相关的肺动脉高压，20 世纪 80 年代描述了食欲抑制药与肺动脉高压之间的关系，后来芬氟拉明衍生物与肺动脉高压之间的关系被进一步研究肯定，暴露于芬氟拉明到出现症状的中位时间为 6 个月到 4.5 年。在治疗，临床特征上，芬氟拉明相关肺动脉高压与特发性肺动脉高压、家族性肺动脉高压无显著差别，存活时间中位时间为 6.4 年。

二、病因与发病机制

肺血管重构、肺动脉压力及肺血管阻力升高、右心肥厚、右心衰竭为特发性肺动脉高压主要的病理生理特征。Rubin 等将特发性肺动脉高压分成丛原性动脉病变、静脉闭塞性病变及毛细血管瘤性病变三种病理类型。

(一) 肺血管内皮功能紊乱

血浆 von Willebrand 因子抗原水平是血管内皮细胞功能紊乱的一个标志物，在特发性肺动脉高压患者中，其水平明显高于继发性肺动脉高压患者。有研究证实特发性肺动脉高压和继发性肺动脉高压的内皮增生的本质区别是前者为单克隆样增生，而后者多克隆样增生。

1. 一氧化氮(NO)和内皮素－1　是肺血管收缩和舒张的

重要条件因子,有研究表明两者在特发性肺动脉高压患者的肺血管中,分布失衡。

2. 前列环素和血栓素 Christman 等研究发现在肺动脉高压患者的尿液检查中,前列环素代谢物水平降低。降低的前列环素可能可以解释肺血管的收缩、血管平滑肌增生及血黏度的增加。血栓素是一种由血管内皮细胞和血小板产生的血管收缩剂,是平滑肌细胞有丝分裂原,并且可引起血小板凝聚。在特发性肺动脉高压患者中,血栓素的代谢产物增多,而且在右心室有明显的血栓素受体密度升高。

3. 血管活性肠肽 能扩张全身血管,同时能抑制血小板活化和血管平滑肌细胞增殖。近期有研究报道在肺动脉高压患者肺和血清血管活性肠肽水平降低,吸入血管活性肠肽能够改善患者临床症状和血流动力学情况。

4. 5-羟色胺(5-HT) 是一种缩血管物质,能够促进血管平滑肌的增生和肥大。在特发性肺动脉高压患者中,血小板和血浆中的5-HT均明显升高。从特发性肺动脉高压患者肺动脉来源的细胞,接受5-HT刺激后的反应要比正常细胞更为强烈,使用基因敲除技术去掉5-HT载体后的小鼠,在缺氧后肺血管的中层肥厚程度、血管重构的速度均明弱于对照组。

5. 血管内皮生长因子(VEGF) 具有明显的促进成纤维细胞、内皮细胞的生长、合成和分泌胶原等细胞外基质,以及促血管形成的作用。有研究表明,在肺动脉高压小鼠实验中,VEGF 的 mRNA 表达上升,而在野百合碱引起的肺高压小鼠中,VEGF 水平下降。在肺血管内皮细胞中,VEGF 发挥着双重作用,其作用取决于内皮细胞功能的正常与否。在肺高压患者中,VEGF 是引起疾病进展的原因,也代表着机体的适应机制仍未明确。

6. 血管紧张素转换酶(ACE) 加拿大 S. E. Orfanos 等人的研究发现,特发性肺动脉高压和结缔组织病相关性肺动脉高压患者的肺毛细血管内皮结合型 ACE 活性均较正常对照低,提示肺动脉高压患者存在明显的内皮功能紊乱和有功能的内皮面积减少。

(二) 遗传学机制

2000 年 9 月,国际原发性肺动脉高压协作组 Lane 等发现骨形成蛋白Ⅱ型受体(bone morphogenetic protein receptor Ⅱ, BMPRⅡ)的基因突变是部分西方白种人群家族性原发性肺动脉高压(FPPH)的致病基因,在至少 26 %的特发性肺动脉高压人群中也发现有此基因突变。其特征性的遗传学表现为常染色体显性遗传,外显率逐渐降低或不完全,还有遗传早现现象,即特发性肺动脉高压患者的后代发病会逐渐提前,且能见隔代遗传现象。骨形成蛋白(bone morphogenetic protein, BMP)是转移生长因子-β(TGF-β)家族中最大的一个具有激素活性的多肽亚族。目前认为 BMP 主要调控对胚胎发育、组织稳态等起关键作用的细胞功能,并可抑制血管平滑肌细胞增殖而且诱导其凋亡。其Ⅱ型受体是Ⅰ型受体的激活剂,两者结合在一起形成受体复合物,共同作用于一系列底物(主要为 Smad 蛋白质)来调控基因的转录,维持血管的稳态,所以目前推测 *BMPRⅡ* 基因突变影响这个环节是家族性原发性肺动脉高压(FPPH)与部分特发性肺动脉高压发病的原因。

(三) 血管壁平滑肌细胞钾离子通道

K^+ 通道是高度选择性的、允许 K^+ 跨膜转运的一种蛋白通道,共有 4 种 K^+ 通道,研究证实特发性肺动脉高压患者肺动脉平滑肌细胞存在 K^+ 通道功能障碍。

(四) 免疫学机制

一部分特发性肺动脉高压患者有雷诺现象,而且抗核抗体及抗 Ku 抗体阳性,另外在红斑狼疮、硬皮病、免疫性甲状腺炎等免疫性疾病患者中肺动脉高压的发生率很高,这都提示特发性肺动脉高压患者免疫系统功能异常,部分特发性肺动脉高压患者的 HLA2Ⅱ型自身抗体阳性也支持这个假设。

(五) 肺血管重构

血管重构分两个内容:① 实质细胞即内皮细胞和平滑肌细胞的增殖和凋亡及功能改变,内皮细胞单克隆样增生与 Ca^{2+} 内流启动的平滑肌细胞增殖与肥厚有关。另外,内皮损伤不仅可引起增殖与凋亡失衡,还影响凝血过程,使生长因子、血管活性物质合成减少。② 血管间质的改变,包括胶原、弹性蛋白的表达变化及基质金属蛋白酶(MMP)活性的变化,肺动脉外膜的细胞外基质大量沉积,主要是胶原蛋白、弹性蛋白、纤维连接蛋白、细胞黏合素等生成增加,使血管僵硬度增加,弹性下降。

(六) 原位血栓形成

特发性肺动脉高压死亡病例尸检发现,56 例中有 22 例患者有广泛的微血栓形成。血栓形成及血小板功能紊乱与特发性肺动脉高压的发生密切相关。肺血栓的形成与肺血流状态、炎症反应、凝血及纤溶功能异常有关。

上述各种机制和因素可能互相影响、共同参与了特发性肺动脉高压的发病。

三、临床表现

(一) 症状

特发性肺动脉高压本身没有特异性的临床表现,最常见的首发症状是活动后气短、晕厥或眩晕、胸痛、咯血等。这也是肺动脉高压往往到病情很严重时才被诊断的原因。患者首次出现症状的时间距离确诊为肺动脉高压的时间与其预后明确相关。肺动脉高压患者心功能临床分级类似于 NYHA 心功能分级,见表 17-1-2 所示。一些临床症状和检查指标与患者的预后密切相关,包括:是否有右心衰竭的证据、症状的发展的速度、是否有晕厥发生、6 min 步行距离、血浆 BNP/NT-proBNP 水平等,详见表 17-1-3。

表 17-1-2 肺动脉高压心功能分级

分 级	临 床 症 状
Ⅰ级	患者有肺动脉高压但无体力活动受限。一般的体力活动不会引起呼吸困难、疲乏、胸痛或近乎晕厥
Ⅱ级	患者有肺动脉高压伴体力活动轻度受限。在静息状态下无不适,但是一般的体力活动即可造成患者呼吸困难、疲乏、胸痛或近乎晕厥
Ⅲ级	患者有肺动脉高压伴体力活动严重受限。在静息状态下无不适,低于正常体力活动量即可造成患者呼吸困难、疲乏、胸痛或近乎晕厥
Ⅳ级	患者有肺动脉高压且无法从事任何体力活动。该级患者表现有右心衰竭的体征,即使在静息状态下也可以表现为呼吸困难和(或)乏力。任何体力活动都会增加患者的不适

表 17-1-3　评价肺动脉高压预后的指标

影响预后的因素	提示预后较好	提示预后较差
右心衰竭的临床证据	无	有
症状出现的快慢	慢	快
晕厥	无	有
WHO 功能分级	Ⅰ、Ⅱ	Ⅳ
6 min 步行试验	较长(>500 m)	较短(<300 m)
心肺运动试验	最大氧耗量>15 ml/(kg·min)	最大氧耗量<12 ml/(kg·min)
血浆 BNP/NT-proBNP 水平	正常或接近正常	很高或持续上升
超声心动图指标	无心包积液、TAPSE >2.0 cm	有心包积液、TAPSE <1.5 cm
血流动力学参数	RAP<8 mmHg 且 CI≥2.5 L/(m²·min)	RAP>15 mmHg 或 CI≤2.0 L/(m²·min)

注：BNP,脑钠肽；CI,心排血指数；RAP,右心房压力；TAPSE,三尖瓣瓣环收缩期偏移。

1. 气促　最常见,也称气短或是呼吸困难(dyspnea),标志右心功能不全的出现。有些患者出现活动后气促,甚至进餐时或进餐后出现气促。严重者可有高枕卧位,甚至端坐呼吸,这是左心衰竭的经典症状,可能与左心室受右心室压迫变小、舒张功能减退有关。

2. 胸痛　约 1/3 的肺动脉高压患者出现该症状。

3. 头晕或晕厥　多为活动时发生,儿童多见。应用扩血管药物降低全身血压后本症状会更明显。运动时不能提供额外心排血量时,患者出现劳力性晕厥。晕厥或眩晕的出现,标志患者心排血量明显下降。

4. 慢性疲劳　非特异性症状,但是常见。

5. 水肿　右心衰竭的表现。踝部和腿部水肿常见。严重肺动脉高压患者可有颈部和腹部饱满感、食欲减退、肝淤血,可能出现胸腔积液和腹水。

6. 抑郁　疲乏可能导致抑郁,有些药物或肺动脉高压疾病本身可引起抑郁。

7. 干咳　比较常见,可能出现痰中带血(咯血)。

8. 雷诺现象(Raynaud's phenomenon)　在结缔组织疾病相关的肺动脉高压患者中常见,部分特发性肺动脉高压患者也有该症状。

9. 其他　口唇和指甲发绀;体重减轻;脱发;月经不规则,甚至出现停经。

(二) 体格检查

肺动脉高压的体征多与右心衰竭有关,常见有发绀,颈静脉充盈或怒张,肺动脉瓣区第二心音亢进,肺动脉瓣的收缩早期喷射性喀喇音,血液反流通过三尖瓣引起的收缩期杂音,右心室肥厚导致胸骨左侧出现明显抬举性搏动,第三心音出现代表右心室舒张充盈压增高及右心功能不全,38%的患者可闻及右心室第四心音奔马律,右心室充盈压升高可出现颈部巨大"a"波等。患者可出现腹部水肿、腹水、下肢水肿。

颈静脉检查还可以帮助我们判断右心房压力:患者采取45°坐位,量取颈静脉搏动最高点位置到胸骨柄的距离,用厘米(cm)表示,再加上 5 cm(代表右心房到胸骨柄的距离)即为估测的右心房压力。右心房压力是判断患者预后的重要参数。

四、实验室检查

(一) 心电图

心电图可以帮助我们估测病情严重程度。

肺动脉高压特征性的心电图改变有:① 电轴右偏。② Ⅰ导联出现 s 波。③ 右心室肥厚高电压,右胸前导联可出现 ST-T 波低平或倒置。其发生机制是由于肺动脉高压造成右心室肥厚,心包心肌张力增加影响心肌供血,肺动脉阻力越高,时间越短,心电图反映心肌缺血的敏感性越高。

(二) 胸部 X 线片

90%的特发性肺动脉高压患者出现胸部 X 异常,包括主肺动脉及肺门动脉扩张,伴外周肺血管稀疏("截断现象")。

(三) 超声心动图

超声心动图是筛选肺动脉高压最重要的无创检查,经胸超声心动图检查有助于肺动脉高压的诊断与鉴别诊断,可排除一些结构性心脏病所致的肺动脉高压,如先天性左向右分流的疾病。

(四) 右心导管检查

右心导管检查是诊断和评价肺动脉高压的金标准,可提供右心室和肺动脉的血流动力学情况,排除左-右心内分流和其他严重的左心疾病,以帮助查找肺动脉高压的原因,可行急性血管扩张试验。测定的项目包括:心率、右心房压力、肺动脉压(收缩压、舒张压、平均压)、肺毛细血管嵌楔压、心排血量、血压、肺血管阻力和体循环阻力、动脉及混合静脉血氧饱和度,平均右心房压力升高和心指数降低是肺动脉高压患者生存的重要的预测指标。

急性血管扩张试验是选择出适合长期钙通道阻滞剂治疗患者的重要手段。国外使用推荐的药物有依前列醇、腺苷、一氧化氮。目前国内能够使用的只有腺苷,其扩张体循环血管作用强于肺循环,容易出现血压下降等不良反应,多数中心使用伊洛前列素(万他维)吸入。

急性血管反应试验的阳性标准:2004 年,ESC 制定的急性敏感标准是:① mPAP≤40 mmHg。② mPAP 至少下降 10 mmHg。③ 同时心排血量增加或不变。

钙通道阻滞剂不能作为急性血管反应试验的药物。钙通道阻滞剂对体循环的扩张作用强于对肺血管的作用,如果患者肺血管阻力固定,心排血量不能增加,可导致严重的低血压,急性血管扩张试验阳性或合并高血压的患者方可应用钙通道阻滞剂。

(五) 肺动能评价

所有肺动脉高压患者应行肺功能检查,了解有无通气障碍。

(六) 睡眠监测

约有 15%的阻塞性睡眠障碍患者会合并肺动脉高压,必要时可对肺动脉高压患者进行睡眠监测。

(七) 胸部 CT

胸部 CT 可了解有无肺间质病变,肺及胸腔有无占位;肺动脉内有无占位,血管壁有无增厚及充盈缺损性改变。主肺动脉及左右肺动脉有无淋巴结挤压等。一般对于肺动脉高压患者，需要完成 CT 肺动脉造影，大多数慢性血栓栓塞性肺动脉高压患者可以获得明确诊断而避免肺动脉造影。

(八) 肺动脉造影

指征：① 临床怀疑有血栓栓塞性肺动脉高压而无创检查不能提供充分证据。② 临床考虑为中心型慢性血栓栓塞性肺动脉高压(CTEPH)而有手术指征，术前需完成肺动脉造影而指导手术。③ 临床诊断为肺血管炎，需要了解患者肺血管受累的程度。

(九) 6 min 步行距离试验

6 min 步行距离试验(6 - minute walk test)是评价慢性心力衰竭患者心功能的重要指标。

1. 6 min 步行试验结果的判定 6 min 步行的距离越长提示患者的运动耐量越大，心功能越好。步行距离为 150～425 m 时，其与运动峰氧耗量的相关性最好。1993 年，Bittner 根据病情将 6 min 步行试验的结果分为 4 级(表 17 - 1 - 4)，这种测试结果分级与 NYHA 心功能分级正好相反，即级别越低，心功能越差。

表 17 - 1 - 4 6 min 步行试验结果的分级

分级	距离(m)
Ⅰ级	＜300
Ⅱ级	300～375
Ⅲ级	375～450
Ⅳ级	＞450

2. 6 min 步行试验的适应证和禁忌证 6 min 步行试验主要适用于：① 病情稳定的慢性心力衰竭患者心功能的评价。② 心肌缺血患者运动耐量的评价。③ 慢性肺部疾病患者肺功能的评价。

6 min 步行试验的绝对禁忌证：1 个月内发生过不稳定型心绞痛和急性心肌梗死。相对禁忌证：① 静息心率＞120 次/min。② 收缩压＞180 mmHg，舒张压＞100 mmHg。③ 恶性室性心律失常患者。④ 年老体弱，极度肥胖患者。⑤ 严重瓣膜病患者。⑥ 有关节和精神、神经疾病患者。

五、诊断与鉴别诊断

肺动脉高压与多种疾病相关，如结缔组织病、先心病、溶血性贫血、HIV 感染、遗传性出血性毛细血管扩张症、肝硬化、服用减肥药等。在排除其他病因所致肺动脉高压以后可做出特发性肺动脉高压的诊断。

(一) 肺动脉高压诊断流程

肺动脉高压诊断流程参照图 17 - 1 - 1。

(二) 鉴别诊断

1. 慢性血栓栓塞性肺动脉高压 常有下肢深静脉血栓形成(DVT)征象：① 超声心动图，能除外左心功能不全、瓣膜病及房室间隔缺损所致的肺动脉高压。② 肺通气/灌注(V/Q)显像，在肺动脉慢性血栓栓塞时呈某一区域的放射活性减弱，急性栓塞时可呈现完整的灌注缺损。③ 胸部 CT 检查，可发现右心室增大、肺动脉扩张、中心肺动脉内栓子、肺实变。CT 肺动脉造影可发现肺动脉内栓子，但是完全机化的栓子可能为阴性。中心肺动脉内栓子也见于特发性肺动脉高压和其他一些慢性肺部疾病。④ 肺动脉造影和血流动力学检查，CTEPH 由于血栓机化和再通，其肺动脉造影表现与急性肺血栓栓塞者不同，可呈现杯口状充盈缺损、肺动脉网状或条索状狭窄、血管内膜不规则、肺动脉突然狭窄，以及主、叶、段肺动脉起始部完全阻塞。⑤ 导管检查用于确定肺动脉高压的程度、慢性血栓栓塞的有无及程度、手术可能性，并排除其他诊断。

2. 肺血管炎 常引起肺血管广泛狭窄甚至闭塞而导致肺动脉高压，临床上表现为胸闷、气短和咯血等，胸部 X 线表现为肺纹理局限性稀疏，放射性核素肺通气/灌注显像也呈肺段缺损，易被误诊为肺栓塞。必要时行肺血管增强 CT 和肺血管造影，可见肺血管多发狭窄，扭曲，管腔变细和扩张并存，管壁增厚，管腔呈鼠尾状改变，可伴发肺动脉继发血栓形成。

3. 结缔组织疾病(CTD)相关肺动脉高压 女性多见，SLE 和混合性结缔组织病(MCTD)以青年为主，进行性系统性硬化症(PSS)和皮肌炎(DM)以中年为主，性别、年龄分布符合 CTD 的基本特点，这些特点有助于与其他类型肺动脉高压相鉴别。

4. 肺间质病变 为进行性呼吸困难，干咳伴有发绀，可有杵状指，大多数患者双肺下部可闻及爆破音。X 线表现为肺间质病变。

六、治疗

肺动脉高压的治疗流程参见图 17 - 1 - 2。

(一) 特发性肺动脉高压的传统治疗

传统内科治疗主要包括吸氧、利尿剂、地高辛和华法林抗凝等，主要针对右心功能不全和肺动脉原位血栓形成。

1. 氧疗 肺动脉高压患者氧疗的指征是血氧饱和度＜90%；先天性体-肺分流性心脏病相关肺动脉高压则无此限制。

2. 利尿剂 对于合并右心功能不全的肺动脉高压患者，初始治疗应给予利尿剂。期间应密切监测血钾，使血钾维持在正常水平。对于严重水肿患者可加用血管加压素受体 2 阻滞剂。

3. 地高辛 心排血量＜4 L/min 或心排血指数＜2.5 L/(m^2 · min)是应用地高辛的绝对指征；另外，右心室明显扩张、基础心率＞100 次/min、心室率偏快的心房颤动等也是应用地高辛的指征。

4. 华法林 为了对抗肺动脉原位血栓形成，一般使 INR 控制在 1.6～2.5。

5. 多巴胺 是重度右心衰竭(心功能Ⅳ级)和急性右心衰竭患者首选的正性肌力药物，一般起始剂量为 2～5 μg/(kg · min)，可逐渐加量到 10～15 μg/(kg · min)甚至更高。小剂量的多巴胺作用于多巴胺受体，具有利尿作用。

(二) 肺血管扩张剂

肺动脉高压有两大特征：肺血管收缩和肺血管结构的改变。肺动脉高压早期，肺血管痉挛，以功能性为主，结构变化相对不明显，随着疾病的进展，结构成分占的比例逐渐增加，扩血管药物对肺动脉扩张效应逐渐降低。

血管扩张剂是治疗肺动脉高压的一类重要药物，能降低肺动脉压力，改善患者血流动力学及肺通气/灌流的匹配，提高肺动脉高压患者的生活质量、运动耐力及存活率。其理论基础是肺动脉高压时存在肺动脉痉挛，但肺静脉高压可引起肺动脉扩

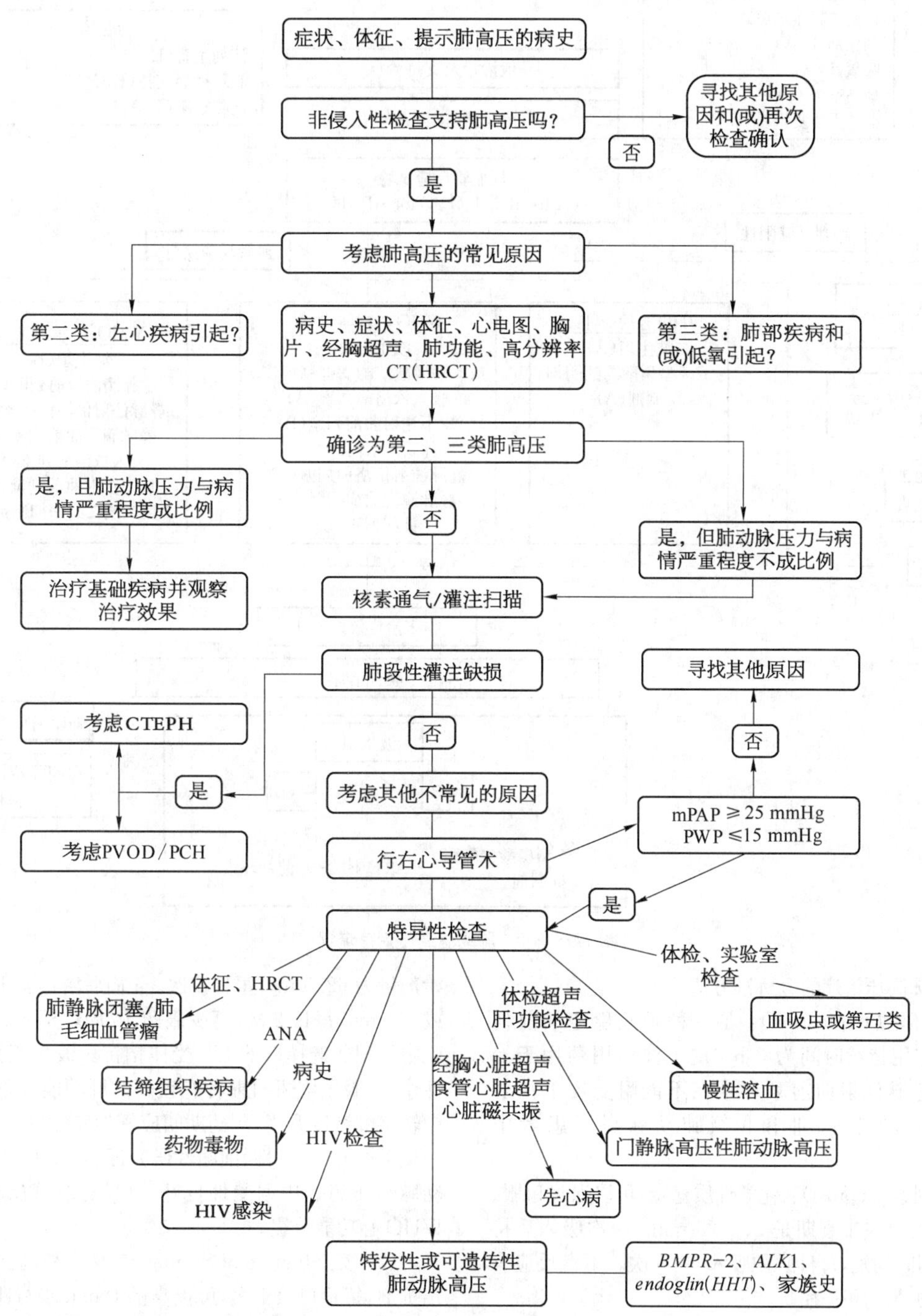

图 17-1-1　肺动脉高压诊断流程

张导致肺血流量增加和肺水肿。慢性肺部疾病或间质性肺部疾病引起的低氧血症相关性肺高压患者，禁用此类药，因为它可致肺通气血流比值失调而加重低氧血症。

当前主要的肺血管扩张剂主要有：钙通道阻滞剂、前列环素类药物、内皮素受体拮抗剂、磷酸二酯酶抑制剂、一氧化氮；在有力的药物治疗失败后，对于重度肺动脉高压的确定治疗就是肺移植。而在未被治疗的肺动脉高压患者中，诊断后的平均生存期是 2.8 年。

1. 钙通道阻滞剂(CCB)　20 世纪 80 年代早期到 20 世纪 90 年代中期，CCB 是治疗肺动脉高压的唯一药物，但直到经过了Ⅰ期、Ⅱ期的 Flolan 试验，1995 年 CCB 被美国 FDA 批准用于治疗肺动脉高压。目前，CCB 仍是用于治疗轻度功能性肺动脉高压患者的一线用药。

CCB 可使肺动脉压力持续下降，肺血管阻力减小，心排血量增加，但最多只有 20%的患者对 CCB 有反应。急性血管扩张试验阳性患者，长期用 CCB 治疗的 5 年生存率为 97%，而急性血管扩张试验阴性患者的 5 年生存率为 35%。因此，急性血管扩张试验阳性患者才可以用 CCB 治疗。

2. 前列环素类药物

(1) 依前列醇(epoprostenol)：长期静脉用依前列醇在纽约心脏学会(NYHA)心功能分级为Ⅲ～Ⅳ级的大多数肺动脉高压患者中可改善其活动能力、血流动力学及生存率，目前被

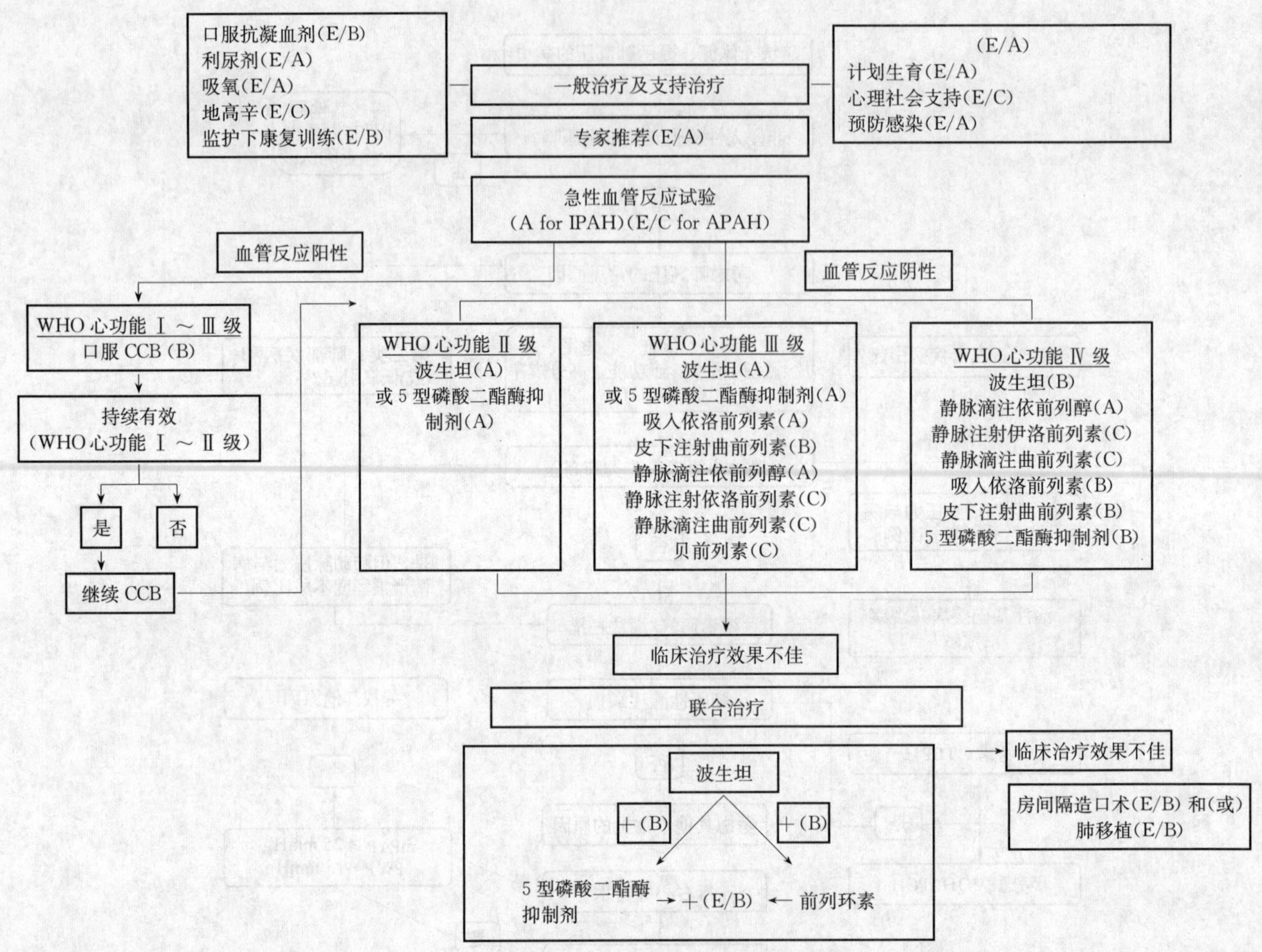

图 17-1-2 肺动脉高压治疗流程

认为是重度肺动脉高压治疗的金标准方法。

(2) 曲前列环素(treprostinil)：是一种长效稳定的前列腺Ⅰ-2类似物，作用持续时间为 3 h。皮下注射用药用于治疗肺动脉高压，静脉注射曲前列环素在不能耐受皮下注射用药的 NYHA 心功能Ⅱ、Ⅲ和Ⅳ级肺动脉高压患者中使用。

(3) 伊洛前列素(iloprost)：化学性质稳定，可以通过口服、静脉、吸入给药，其血浆半衰期是 20～25 min。单次吸入后持续约 60 min，作用时间短，每日必须吸入 6～9 次。不良反应有咳嗽和全身血管扩张的相关症状。

伊洛前列素通过直接雾化吸入直接作用于肺部治疗肺动脉高压的前列腺素Ⅰ-2。经雾化吸入伊洛前列素治疗后肺动脉高压患者的 2 年生存率为 91%，而未治疗历史对照人群的预期生存率为 63%。

(4) 贝前列素(beraprost)：口服用贝前列素能选择性地扩张肺动脉高压患者的肺血管，有研究提示其可改善患者活动能力与症状。

3. 内皮素受体拮抗剂 包括波生坦、安立生坦和 macitentan。

(1) 波生坦(bosentan)：是口服双重内皮素受体拮抗剂。研究表明波生坦能改善 NYHA 心功能分级为Ⅲ和Ⅳ级有症状的特发性或结缔组织病相关肺动脉高压患者的症状、活动耐力、血流动力学指标和临床恶化的风险，目前已被推荐用于 NYHA 心功能分级为Ⅲ级和Ⅳ级的肺动脉高压患者。常用初始剂量为 62.5 mg，每日 2 次。4 周后增量至 125 mg，每日 2 次或 250 mg，每日 2 次，至少服药 16 周。STEINER 等在临床试验中发现非选择性的 ET 受体拮抗药波生坦有较强的肝脏毒性作用，服用该药的患者有较高的肝功能异常的发生率，血浆中转氨酶浓度升高，用药期间应密切监测肝功能。我国开展的一项多中心、开放性、前瞻性研究证实，波生坦在我国特发性肺动脉高压患者中耐受性良好，可显著改善患者的运动耐量和 WHO 心功能分级。

(2) 安立生坦(ambrisentan)：是一种高选择性 ETA 受体拮抗剂，每日口服 1 次，可提高的 6 min 步行距离(6MWD)，延缓临床恶化时间，常见的不良反应就是外周水肿、头痛和鼻出血，可用于长期治疗，它可以显著改善 mPAP、肺血管阻力、心脏指数等指标，且其改善程度与 6 min 步行距离有关，1 年生产率为 95%，其中 93% 的患者继续安立生坦单药治疗，2 年后，6 min 步行距离平均增长 25 m。

(3) macitentan：是一个通过特定的药物研发程序得到的全新的双重内皮素受体拮抗剂。macitentan 有许多潜在的有益特性，由于其持久的受体结合力及其组织渗透特性，在临床前研究中显示其体内有效性强于现有的 ERA。临床药理研究显示 macitentan 发生药物间相互作用的倾向性很低，在美国即将上市。

4. 磷酸二酯酶(PDE-5)抑制剂

(1) 西地那非(sildenafil)：是具有口服活性的选择性环磷

酸鸟苷(cGMP)- PDE - 5 的抑制剂,通过增加细胞内 cGMP 浓度使平滑肌细胞松弛、增殖受抑制而发挥药理作用。研究表明其治疗肺动脉高压患者的临床效果显著,20~80 mg,每日 3 次均能改善心肺血流动力学状态和运动耐量,且不良反应的发生率很低(如头痛、鼻充血和视力异常)。

(2) 伐地那非(vardenafil):是一种更高效、半衰期更长的 PDE - 5 抑制剂,其作用是西地那非的 10 倍。长期口服伐地那非能降低肺高压患者的肺血管阻力,改善活动耐量。

(3) 他达那非(tadalafil):是一种选择性环磷酸鸟苷酸磷酸二酯酶- 5 抑制剂,可以有效提高肺动脉高压患者的运动耐量,延长临床恶化时间,提高生命质量。

5. 一氧化氮(NO) 通过激活鸟苷酸环化酶(cGMP),增加 cGMP 的生成而直接舒张血管平滑肌,同时能抑制平滑肌细胞增殖。

吸入一氧化氮(INO)是第一个被 FDA 批准的选择性肺血管扩张剂。INO 被批准用于治疗新生儿持续性肺高压、需机械通气的低氧性呼吸衰竭。在这些患儿中,一些随机对照试验的分析发现系统性的回顾分析证据说明 INO 可改善氧化,降低体外膜式氧合的需要,但是并不能降低死亡率。

但是 NO 治疗有潜在毒性及产生毒性代谢产物。NO 与氧气并存时不稳定;它可自发性氧化成在吸入时有毒的 NO_2。只要有低至 1.5 ppm① 的 NO_2 存在就能增加气道的反应性。而高浓度的暴露能导致肺水肿而致死。

6. 精氨酸激动剂(riociguat) 是一种可溶性鸟苷酸环化酶(sGC)刺激剂,作用机制包括增加(sGC)对 NO 的敏感性,在 NO 极低甚至缺乏的情况下直接激活 sGC,具有舒张血管和抗血管重构作用,初步临床结构值得期待。

发生的不良反应是头痛、眩晕、消化不良/胃炎、恶心、腹泻、低血压、呕吐、贫血、胃食管反流和便秘。

(三) 药物联合治疗

联合应用不同的药物取得最佳临床疗效是治疗肺动脉高压的新观点。联合应用作用机制不同的药物,可以增强肺动脉高压的治疗效果,如在口服、吸入或静脉注射前列环素类似物的同时,给予西地那非或波生坦可以产生更好的疗效,但也有不同的临床结果。

(四) 房间隔造口术

充分使用上述内科治疗之后,患者仍无明显好转,即可推荐患者进行房间隔造口术。入选标准:重度肺动脉高压(重度肺动脉高压的标准为肺动脉收缩压>70 mmHg);经过充分的内科治疗仍然反复发生晕厥和(或)右心衰竭等待肺移植或心肺联合移植;静息状态下动脉血氧饱和度>90%,血细胞比容>0.35,确保术后能维持足够的系统血氧运输。排除标准:超声心动图或者右心导管证实存在解剖上的房间交通;右心房压力>20 mmHg。

(五) 肺移植

单侧肺移植、双肺移植、活体肺叶移植及心肺移植已在国外成熟应用于肺动脉高压患者的治疗,主要指征:已充分内科治疗而无明显疗效的患者。肺移植技术明显延长了这些患者的寿命,提高了生活质量,患者可以停止使用治疗肺动脉高压的药物。

(六) 基因治疗

国外有成功报道,但是距离临床推广使用尚远。

参考文献

1. Badesch D B, Abman S H, Simonneau G, et al. Medical therapy for pulmonary arterial hypertension: updated ACCP evidence-based clinical practice guidelines[J]. Chest, 2007, 131(6): 1917 - 1928.
2. Galiè N, Manes A, Negro L, et al. A meta-analysis of randomized controlled trials in pulmonary arterial hypertension[J]. Eur Heart J, 2009, 30: 394 - 403.
3. Langleben D. Endothelin receptor antagonists in the treatment of pulmonary arterial hypertension[J]. Clin Chest Med, 2007, 28(1): 117 - 121.
4. Torres F. Systematic review of randomised, double-blind clinical trials of oral agents conducted in patients with pulmonary arterial hypertension[J]. Int J Clin Pract, 2007, 61(10): 1756 - 1765.
5. Safdar Z. Targeted oral therapies in the treatment of pulmonary arterial hypertension[J]. Clin Drug Investig, 2010, 30(12): 811 - 826.

第二章 肺栓塞和急性肺源性心脏病

周达新

肺动脉栓塞(pulmonary embolism, PE)简称肺栓塞,是指各种栓子(包括血栓、脂肪栓子、羊水栓子、气体栓子、肿瘤栓子)阻塞肺动脉及其分支所引起的血流动力学改变产生一系列临床综合征。其中,肺血栓栓塞(pulmonary thromboembolism, PTE)最为常见,近年来人们对 PTE 发病原因有进一步的认识,90% 以上是由于下肢深静脉血栓形成(deep venous thrombosis, DVT)所致,PTE 和 DVT 统称为下肢血栓栓塞症(venous thromboembolism, VTE)。VTE 在西方国家已经成为继冠心病、高血压之后的第 3 位最常见的心血管疾病。患者发生 PE 后常呈现以下结果:① 突然死亡,发生肺动脉主干栓塞或左右肺动脉主干栓塞,阻塞比较完全,血液无法经过肺循环进入左心系统。② 发生急性肺源性心脏病,发生比较严重的栓塞,经抢救后逐渐缓解,以后可逐渐演化为栓塞性肺动脉高压。③ 发生肺梗死。④ 未引起明显的临床表现或只有轻度或短暂

---

① 1 ppm=1×10^{-6}。

循环呼吸功能不全,反复发生也可致肺动脉高压。

急性肺源性心脏病(acute corpulmonale)是由于内源性或外源性栓子阻塞肺动脉主干或广泛阻塞肺动脉分支使肺循环阻力骤然升高,心排血量骤然下降,导致右心房、右心室急剧扩张,发生急性右心衰竭的临床病理生理综合征。长期以来我国对PTE认识不足,忽视了对该病的诊断。近年来,随着下肢静脉超声检查、D-二聚体的测定、肺动脉CT、放射性核素等无创检查的应用,对该病的诊断率有显著提高,病死率呈现下降趋势。

一、病因

引起肺动脉栓塞的栓子有多种,如脂肪栓子、气体栓子、羊水栓子、肿瘤栓子等,最常见的是血栓栓子。整形手术脂肪移植时,脂肪组织误注入静脉可致脂肪栓塞;介入手术器械排气不全时可致气体栓塞;原发于肺动脉肿瘤可阻塞肺动脉,等等。

1856年,Virchow首先提出血管内皮损伤、血流停滞、高凝状态是血管内血栓形成的三要素。很多外源性、内源性、医源性因素作用于这三个环节导致血栓形成。

1. 遗传因素　参与凝血、抗凝、纤溶过程的蛋白质表达的基因突变,可导致VTE形成,如Ⅴ因子Leiden突变可致蛋白C抵抗;凝血酶原基因G20210A突变可使某些人群更易发生VTE。

2. 外科手术　大型肿瘤手术,如胸部肿瘤、腹部肿瘤、妇科手术,尤其是在老年患者更易发生VTE,导致肺栓塞;血管介入后,压迫止血及长时间制动,也可导致老年患者发生VTE。

3. 恶性肿瘤　特别是转移性肿瘤,更易发生VTE,可能与肿瘤患者存在血液凝血异常有关,也可能与低蛋白血症有关。

4. 肺动脉高压　晚期肺动脉高压患者肺动脉血流缓慢容易在肺动脉内形成原位血栓,右心衰竭导致静脉回心血流缓慢,低蛋白血症等因素可致VTE。

5. 风湿类疾病　如系统性红斑狼疮(SLE)、白塞病、多发性大动脉炎等。

6. 发绀型先天性心脏病　血细胞比容高,容易发生VTE。

7. 妊娠、分娩、某些口服避孕药可致VTE。

8. 下肢静脉曲张患者易发生VTE。

9. 医源性因素　如ICU患者,患者往往并发多种VTE的危险因素,如重症肺炎、糖尿病、肿瘤、静脉置管、呼吸机辅助呼吸、长时间制动、低蛋白血症、下肢静脉压迫止血等。长时间使用低分子肝素可致突发性血小板减少引起VTE。

10. 其他危险因素　如长期卧床、低蛋白血症、尿毒症、肾病等。

二、病理解剖与病理生理

当静脉血栓形成后,特别是下肢近端血栓形成后,在挤压、活动后,血栓从其形成部位脱离,沿静脉到达肺动脉,如栓子大,可直接阻塞肺动脉主干或部分阻塞肺动脉主干;如栓子长,可骑跨在左右肺动脉,部分或完全阻塞左右肺动脉,产生急性右心室、右心房扩张;多数急性肺栓塞可累及多支肺动脉,右肺动脉多于左肺,下叶多于上叶。24 h后栓子表面逐渐为内皮样细胞覆盖,2～3周后牢固贴于动脉壁,血管重建。血栓收缩,血流可再通,因纤溶、血小板凝集物,可产生新栓子进一步栓塞下游血管。

肺梗死(pulmonary infarction)多发生在下叶,尤其是在肋膈角处多见,常呈楔形,其底部在肺表面稍高于周围正常组织,呈红色,最终形成瘢痕组织。

肺栓塞引起的病理生理改变主要包括血流动力学和呼吸功能两方面,改变的程度取决于肺动脉阻塞的程度、范围、原心肺功能状态,以及患者自身的纤溶活性。当栓塞超过肺动脉管腔直径的一半时,肺泡内通气无效腔增多,通气/血流值发生改变,血气交换功能受损,呼吸频率反射性地增加,出现过度通气,二氧化碳弥散功能强,通常二氧化碳分压下降,氧分压下降。出现低氧血症,严重者出现肺出血、肺水肿。低氧、肺通气/血流改变,反射性出现组胺、5-羟色胺、缓激肽等大量释放。短时间内肺动脉压力急剧升高,肺小动脉反射性痉挛,使肺阻力升高,肺血流进一步减少。肺阻力升高导致右心室扩大,右心房扩大。

三、临床表现

(一) 症状

肺栓塞患者症状缺乏特异性,表现与栓塞肺动脉的程度、栓塞的速度有关。

栓塞面积＜20%者可无明显症状,＞50%时可出现急性肺源性心脏病、心源性休克,甚至出现猝死。

1. 呼吸困难　是肺栓塞最常见的症状,尤以劳力后出现,静息时缓解,应和心绞痛相鉴别。

2. 胸痛　大部分患者可出现胸痛,可能与位于周边的较小栓子累及胸膜有关。少数患者出现典型的心绞痛、胸骨后压榨样疼痛,向左肩部放射,可能由于低血压导致冠状动脉缺血或冠状动脉痉挛所致。

3. 咯血　提示出现了肺梗死,多在梗死后24 h内发生,量不多,鲜红色,数日后可变成暗红色。

4. 咳嗽　多为干咳,可有少量白痰,可伴有喘息。

5. 晕厥　肺血管阻塞在50%以上,可出现晕厥,多为肺动脉主干阻塞;急性大面积、次大面积阻塞,可导致右心系统血液通过肺循环进入左心急剧减少,心排血量减少,出现体循环低血压,由脑供血不足所致。

6. 其他　部分患者可出现心悸、惊恐、谵妄等症状,也有腹痛、恶心、呕吐等症状。

(二) 体征

小的栓塞,可无明显体征;较大的栓塞,对血流动力学产生影响者,可有明显体征。

1. 发热　多为低热,可持续1周以上,合并感染者可表现为高热。

2. 呼吸系统体征　呼吸急促,呼吸困难,实变部位可有管状呼吸音、细湿啰音,有胸腔积液者可有胸膜摩擦音及胸腔积液的体征。

3. 循环系统体征　心律失常,右心衰竭体征,颈静脉怒张,肝脾大,如淤血、腹水、下肢水肿等,危重者可有低血压、休克征象。

四、辅助检查

1. 血液检查　白细胞计数升高或正常,红细胞沉降率可增

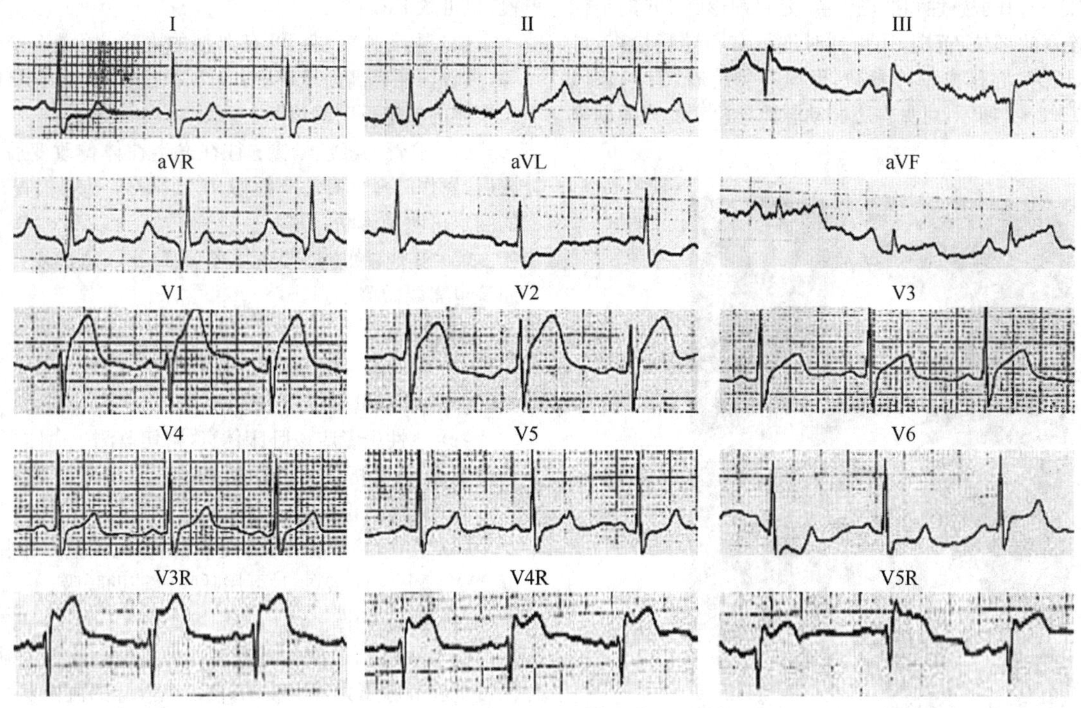

图 17-2-1　急性肺栓塞患者的心电图

患者,女性,45 岁,Ⅰ导联 S 波深而宽,Ⅲ导联异常 Q 波,T 波低平;右胸导联呈 rS 型,S-T 段明显抬高

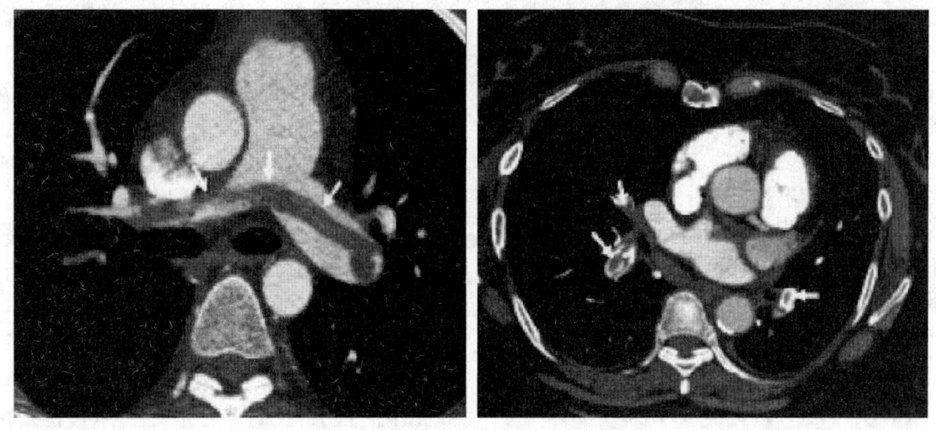

图 17-2-2　右图箭头所指为肺动脉分支内的栓子,左图箭头所指为肺动脉内栓子

快,心肌酶和心肌标志物可轻度升高。

2. 动脉血气分析　低氧血症,二氧化碳分压可降低,肺泡-动脉氧分压差($PA-aDO_2$)增大,肺泡-动脉二氧化碳分压下降,有助于 PE 的诊断,如果两者均正常,可排除 PE 的诊断。

3. 血浆 D-二聚体(D-dimer)含量测定　D-二聚体是纤维蛋白降解特异产物,升高表明体内纤维蛋白降解活性增强,所以在心肌梗死、脑梗死患者体内有血栓形成时其均可升高,故敏感性强,特异性差。一般认为 D-二聚体<500 mg/L 者,可排除 PE 的可能。

4. 心电图　典型的心电图表现为:Ⅰ导联 S 波变深,Ⅲ导联出现显著的 Q 波,Ⅲ导联 T 波倒置,即 $S_{Ⅰ}Q_{Ⅲ}T_{Ⅲ}$,还可有窦性心动过速、房性心律失常、室性心律失常、胸前导联 T 波倒置或抬高、肺型 P 波(图 17-2-1)。

5. CT　特别是肺动脉 CT 造影,可清楚显示栓塞部位,对大血管栓塞敏感性和特异性均为 100%,如图 17-2-2 所示,长的肺动脉栓子阻塞左右肺动脉呈马鞍形对段血管栓塞的敏感性为 98%,特异性为 97%。新近栓塞者,栓塞血管饱满,慢性栓塞血管变窄,可作参考。间接征象为栓塞近端血管扩张、栓塞远端血管缺支或显示不清;栓塞远端灌注减少,与正常灌注区构成明显的密度差,即黑白镶嵌,又称马赛克现象。

6. 超声心动图　可直接探测到肺动脉内的血栓栓子,间接征象为右心室、右心房扩大,肺动脉压力升高,收缩期可见室间隔左移,右心室由新月形变为"D"形。

7. 放射性核素(ECT)　肺通气/血流灌注扫描(V/Q),因其不能显示栓子,故存在假阳性,但对段以下血管的栓塞具有一定价值,如果肺通气和灌注匹配可排除 PE。

8. 肺动脉造影(pulmonary angiography)　是诊断 PE 最

准确的方法之一，其敏感性和准确性高，是目前诊断PE的金标准，可确定栓塞的部位、范围，还可同时进行右心导管检查，可获得肺动脉压力、心排血量等参数，但属有创检查，有一定风险。如图17-2-3所示，可见左下肺动脉血栓栓塞的充盈缺损图像。

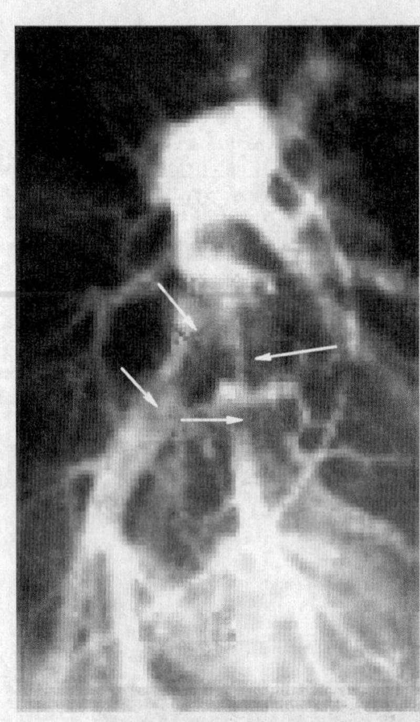

图17-2-3　箭头所示为血栓栓塞肺动脉后的充盈缺损

五、诊断

PTE诊断并不困难，关键是提高医师对该病的认识，特别是急诊医师。任何情况下，当患者出现不明原因的晕厥、呼吸困难、气急、胸痛、胸闷、咯血、低血压、心脏骤停、烦躁不安、胸腔积液时，都应该考虑PTE的可能。伴有下列易患因素者应高度怀疑PE：① 老年患者。② 长期卧床者。③ 外科手术，如胸腔肿瘤、腹部手术、妇科手术、骨科手术，特别是下肢关节手术。④ 创伤后。⑤ 重症肺炎等疾病。⑥ 低蛋白血症。⑦ 发绀型先天性心脏病。疑似患者应予以辅助检查排除或做出诊断。⑧ 下肢血管回流受阻，如股静脉穿刺操作后。

常见的辅助检查有D-二聚体测定，如果＜500 μg/L可排除PE的可能。必要时可结合心电图、心脏超声心动图、CT肺动脉造影、MRI肺动脉造影、下肢静脉B超、放射性核素(ECT)的肺通气/血流灌注扫描(V/Q)、胸部X线、右心导管术、肺动脉造影等辅助检查进行诊断。

PE应与下列疾病相鉴别。

(1) 肺炎：临床表现与PE相似，D-二聚体也可轻度升高，肺动脉CT造影可排除，重症肺炎也可伴发PE。

(2) 冠心病和心绞痛：有时两者症状难以区分，特别是心电图表现相似，仔细询问病史对两者鉴别可能有帮助，冠心病患者D-二聚体一般不高，同时行肺动脉CT造影可排除PE。在经皮冠状动脉成形术(PTCA)后，以往经股动脉途径进行，术后压迫股动脉止血，有时股静脉回流受阻，可形成下肢动脉血栓，也可致PE。

(3) 主动脉夹层：可有典型的胸痛、烦躁不安、呼吸困难等，患者往往有高血压病史，血压往往较高，血管CT检查、D-二聚体的测定可明确诊断。

(4) 血管神经性晕厥：往往发生在体位改变后，特别是排尿后，发作时多伴有心率缓慢，肺动脉CT造影检查、D-二聚体的测定可明确诊断。

(5) 其他：如胸膜炎症、哮喘、COPD急性发作、食管裂孔疝等也需要做鉴别。

六、治疗

(一) 一般处理

(1) 急性患者应该卧床休息，密切监测生命体征，动态观察心电图、血气分析、D-二聚体、PRO-BNP等变化。

(2) 使患者保持安静、保暖，可以适当使用镇静药物。

(3) 氧疗，给予鼻导管、面罩吸氧，氧流量以维持在氧饱和度90%以上为宜，必要时可用呼吸机辅助呼吸。

(4) 预防感染。

(5) 保持大便通畅，部分患者为排便后突然发病。用力排便可下腔静脉压力发生波动，使下腔静脉的血栓发生移位。

(6) 低血压患者可使用升压药物。

(7) 心律失常患者，特别是心房颤动、心房扑动患者可使用抗心律失常药物，如胺碘酮、洋地黄类药物，减慢心室率。

传统的三联征包括呼吸困难、胸痛和咯血。

(二) 抗凝溶栓治疗

1. 抗凝治疗　是治疗PE的基本治疗，可加速内源性纤维蛋白的溶解，防止纤维蛋白和凝血因子的沉积，使已经存在的血栓缩小，预防新的血栓形成。抗凝治疗的禁忌证有：凝血功能障碍、近期活性出血、活动性消化性溃疡、近期手术史、近期严重外伤史、肝肾功能障碍、感染性心内膜炎症未控制、重症高血压等，当确诊急性PE后，上述禁忌证均为相对禁忌证，应根据PE的严重程度权衡获益。

抗凝药物有普通肝素、低分子肝素、双香豆素类(华法林)、抗血小板药物和新型抗凝药物；普通肝素静脉注入即刻起效，但出血风险大，长期应用并发症多(可诱发特发性血小板减少症，HIT)，可静脉持续应用，也可间歇性静脉应用。负荷剂量80～100 U/kg，以后每小时追加1 000 U，根据aPTT进行调整，aPTT一般维持在正常的1.5～2.5倍为宜。肝素过量或严重出血可使用鱼精蛋白进行中和，1 mg鱼精蛋白可中和100 U普通肝素。

低分子肝素抗凝血因子Ⅹa活性，对凝血酶及其他凝血因子影响不大，保持了肝素的抗血栓作用而降低了出血的危险，其半衰期长3～6 h，经肾脏代谢，aPTT不能代表低分子肝素的活性，应测定Ⅹa因子活性来监测低分子肝素的抗凝作用，一般在皮下注射后4 h测定Ⅹa活性最为合理。一般不需要监测凝血指标，过度肥胖者易过量，可鱼精蛋白可中和其60%的活性。不同低分子肝素应视为不同的产品，一般不宜替代，目前的产品有磺达肝癸钠、依诺肝素、达肝素、那曲肝素等，使用方法可参考生产厂家的说明。

抗血小板药物对静脉血栓作用小，主要用于抗动脉栓子。

双香豆素类华法林为维生素 K 的竞争性抑制剂，体外无活性，适用于动脉、静脉血栓长期抗凝治疗，一般 INR 维持在 2.0～3.0 较为合适，初期应用时，会降低蛋白C水平，应和肝素重叠 1～3 d，INR 升至 1.4 以上可停用肝素。过量注射维生素 K 可中和其抗凝作用。

新型抗凝药物达比加群酯为新一代口服抗凝药物，为直接凝血酶抑制剂(DTIs)，阻滞直接凝血酶(游离型和结合型)活性而发挥强大抗凝作用，与维生素 K 拮抗剂不同，达比加群酯的抗凝作用确切，同时较少发生药物间相互作用，无药物食物相互作用，无须常规进行凝血功能监测和反复进行剂量调整。研究表明达比加群酯 150 mg，每日 2 次，显著降低脑卒中和全身性栓塞的风险，包括出血性脑卒中；达比加群酯 110 mg，每日 2 次，显著减少大出血事件的发生率。

利伐沙班可高度选择性、竞争性抑制游离和结合的Ⅹa 因子以及凝血酶活性，以剂量-依赖方式延长活化部分凝血活酶时间(aPTT) 和凝血酶原时间(PT)。它可用于预防髋关节和膝关节置换术后患者深静脉血栓(DVT)和肺栓塞(PE)。

2. 溶血栓疗法　应谨慎评估后进行，一般在发病的 2 周以内效果较好，超过 2 周也有一定的疗效，溶栓结束后应每2～4 h测定 1 次 aPTT，低于正常值 2 倍，应该抗凝治疗。

适应证有：急性次大面积、大面积 PE 者，尤其是伴有血流动力学不稳定者、伴有低氧血症者；深静脉血栓形成，经积极抗凝治疗仍有血栓存在同时伴有下肢血液回流障碍者。禁忌证同抗凝治疗。

目前溶血栓疗法的药物有尿激酶(UK)、重组组织型纤溶酶原激活剂(rt-PA)和链激酶(SK)；推荐的方案有：① UK，2 万 U/kg，2 h 静脉滴注；或者 4 400 U/kg，10 min 静脉滴注，随后 2 200 U/(kg·h)，12 h 持续滴注。② SK，150 万 U，2 h 静脉滴注。③ rt-PA，50 万 U，2 h 静脉滴注。

(三) 介入治疗

近年来，随着介入器材和技术的发展，导管技术迅猛发展，使导管介入治疗急性 PE 成为可能。适应证为急性 PE 患者，同时出现下列情况之一：① 具有溶栓的禁忌证。② 溶栓治疗失败。③ 在全身溶栓治疗前即可能由于休克导致死亡。目前常用的介入治疗包括：① 导管血栓吸除术，将导管置于血栓部位，使用注射器人工负压抽吸或连接机械予以负压抽吸。② 流变血栓切除术，即利用高速喷射盐水在肺动脉内产生涡流及文丘里效应碎栓和除栓。③ 导管或导丝碎栓术使用导管、导丝碎栓、血栓碎裂、松软，使其进入远端肺动脉，可迅速解除肺循环的中心血管阻塞，从而开放主肺动脉，改善肺灌注，同时血栓变小后增加溶栓面积，常与局部溶栓联合使用。④ 支架术植入术，合并肺动脉局部狭窄者，可行支架置入。⑤ 下腔静脉滤器植入术，急性 PE 患者的栓子多来源于下肢深静脉血栓形成(DVT)的栓子脱落，因此植入下腔静脉滤器可防止栓子向肺动脉移行。目前有永久性和临时性滤器两种，滤网通常被放置在下腔静脉肾以下部位。但目前仍有争论，多项下腔静脉滤器植入术的研究表明下腔静脉滤器植入后，仍有 PE 再发，对患者总的生存率没有任何影响。因此，目前多使用可回收的临时性滤器，植入时间应在 2 周内。

(四) 外科治疗

外科肺动脉血栓清除术用于伴有休克的大面积 PE 患者、肺动脉主干或主要分支完全阻塞者，同时有溶栓治疗禁忌证或溶栓治疗失败者。

急性 PE 经救治后，在肺动脉主干或段以上分支内残留血栓，可伴发肺动脉高压，应行肺动脉内膜剥脱术。

七、预后与预防

PE 的诊断率有赖于医师对该病的认识，目前 PE 的漏诊率仍然较高，对高危患者应提高警惕。大部分 PE 患者经过及时的治疗预后良好，部分患者逐步发展成血栓栓塞性肺动脉高压，晚期出现右心衰竭。

参 考 文 献

1. 陈灏珠. 实用心脏病学[M]. 第 4 版. 上海：上海科学技术出版社，2007，1100.
2. 陆慰萱，王辰. 肺循环病学[M]. 北京：人民卫生出版社，2007，463-518.
3. Barst R J, Gibbs J S, Ghofrani H A, et al. Updated evidence-based treatment algorithm in pulmonary arterial hypertension. J Am Coll Cardiol, 2009, 54(1 Suppl): 78-84.
4. Clozel M, Rubin L J. The endothelin system in cardiopulmonary diseases[M]. Switzerland: Friedrich Reinhardt Verlag, 17-32.

第三章　慢性肺源性心脏病

何礼贤

一、概述

慢性肺源性心脏病(chronic cor pulmonale, chronic pulmonary heart disease)简称慢性肺心病，是由慢性支气管肺疾病、肺血管疾病、胸廓疾病、上气道疾病(如阻塞性睡眠呼吸暂停综合征)等致肺动脉高压、右心室肥厚(right ventricular hypertrophy, RVH)，伴或不伴右心衰竭的心脏病。因左心疾病或先心病所致的左心室肥厚不属于肺心病。200 多年前就有肺心病的病名。1892 年，著名医学家 Osler 在《内科学原理与实践》中就写道"右心室肥大源于肺循环阻力增加，见于肺硬化和肺气肿"。50%～80%的慢性肺心病继发于慢性阻塞性肺疾病(chronic obstructive pulmonary disease, COPD)。自 20 世纪

70年代起，我国在肺心病研究和防治工作上做了不少有益的工作，后来逐渐认识到孤立地突出肺心病研究事倍功半，20世纪90年代以来已将工作重点前移至COPD的研究上，与国际的观点趋于一致。

二、流行病学

由于慢性肺心病与COPD关系十分密切，两者严格区分十分困难，加之诊断标准和习惯用语的差异，慢性肺心病的流行病学研究甚少，不同结果难以比较。

我国住院器质性心脏病的构成中慢性肺心病占5%～37%，其中以东北地区最高，为18%～37%；中南地区最低，为5%～10%。由于风湿性心瓣膜病的患病率在我国已明显降低，慢性肺心病在东北和西南等地区已由器质性心脏病排序的第2位上升至第1位，其他多数地区慢性肺心病在住院心脏病患者中的排序居第3～4位，上海地区居第8位(2.49%)。关于慢性心力衰竭病因亦显示心脏病疾病谱的变迁和地理差异，20世纪90年代以来我国大多数地区冠心病取代风湿性心瓣膜病和慢性肺心病，成为慢性心力衰竭的首位原因，但在海南省、贵州省和内蒙古自治区基层医院肺心病是慢性心力衰竭的首位病因。我国是烟草大国，居民吸烟率高；严重空气污染的现状尚未遏制和扭转，广大农村仍主要使用生物燃料，室内微环境污染十分严重；加之猛火起油锅的烹调习惯、职业暴露、气象因子急剧变化等，我国COPD的发病率和患病率高，慢性肺心病相应高发。20世纪90年代对7个地区(北京、上海、广东、辽宁、天津、重庆和陕西)40岁以上的人群进行抽样调查，发现COPD总患病率为8.2%，患病率存在性别、城乡和地区差异，男性高于女性(12.4%比5.1%)，患病率随年龄增大而增加；农村患病率高于城市(8.8%比7.8%)。一般而言，从COPD发展为肺心病需要10～20年(约占75%)，亦有短至1年或长至50年者。目前我国慢性肺心病的患病高峰年龄已由20世纪50年代的50～59岁年龄段向60～69岁年龄段推移。随着我国人口老年化进程加快，老年人群迅速增加，肺心病的疾病负担将进一步增加。

三、病因

肺心病的直接原因是肺动脉高压。导致肺动脉高压和慢性肺心病的病因甚多，以COPD最常见，主要为：① 气道和肺实质疾病，包括：a. 慢性阻塞性肺疾病。b. 慢性哮喘。c. 囊性纤维化。d. 先天性发育不全。e. 间质性或肉芽肿性病变，如特发肺纤维化、结节病、结核病、肺尘埃沉着症(尘肺)、硬皮病、混合性结缔组织病、系统性红斑狼疮、类风湿关节炎、皮肌炎、嗜酸细胞肉芽肿、放射病、弥漫性肿瘤浸润。f. 上气道阻塞。g. 肺切除。② 胸廓疾病，包括：a. 脊柱侧/后凸。b. 胸廓成形术。c. 引起肌无力的神经肌肉疾病，如肌萎缩性侧束硬化症、肌肉萎缩、四肢麻痹。③ 肺血管疾病，包括：a. 原发性肺动脉高压。b. 肺静脉闭塞性疾病。c. 多动脉炎(肺动脉炎)。d. 类风湿关节炎。e. 硬皮病。f. 系统性红斑狼疮。g. 肺动脉血栓栓塞(急性和慢性)。h. 肝硬化(伴随于原发性肺动脉高压样综合征)。i. 丝虫病。j. 血吸虫病。k. 镰形细胞病。l. 肿瘤栓塞。m. 先天性周围性肺动脉高压。n. 中毒性肺动脉高压，如氨基唑啉延胡索酸盐(阿米司延胡索酸盐，aminorex fumarate)食欲抑制药、静脉注射吸毒。o. 纵隔肿瘤外压和直接侵犯。p. 艾滋病，原发性肺动脉高压样表现。④ 低通气，包括：a. 睡眠呼吸暂停综合征。b. 特发性肺泡低通气综合征。c. 肥胖低通气综合征。⑤ 慢性高山病。

现择其主要几种简述于下。

(一) 慢性阻塞性肺疾病

COPD是以进行性、不能完全逆转的气流阻塞，并伴有对有毒颗粒和气体的炎症反应为特征的支气管肺疾病，包括过去所称的慢性支气管炎和阻塞性肺气肿，气流阻塞呈进行性发展，可以伴有气道高反应性。近10～20年来COPD已成为影响人类健康的最主要呼吸系统疾病，也是居全球第2位的慢性非传染性疾病，估计全球约有6亿患者，每年约有300万人死于本病，为人口死因顺位的第6位；预计至2020年，它将成为社会影响最大和致残的第5大疾病，死亡顺位排序升至第3位。据我国北部及中部部分地区102 230例成人的调查其患病率为3%；在上海市肺部疾病死亡者中，COPD占70%。

COPD的病因不完全清楚，已确定的宿主因素是α_1-抗胰蛋白酶缺乏，环境因素则是吸烟。其他可能因素有气道高反应性、家族史、既往呼吸系统疾病、空气污染、职业环境和社会经济条件等。其发病机制有蛋白酶抗蛋白酶失衡、氧化抗氧化失衡、炎症和感染等假说，尚无一种假说足以完全解释COPD的全部机制，而如果这些假说都有意义的话，则它们之间的关系更少阐明。暴露于同样环境中，引起COPD者只是其中一部分个体，如吸烟虽然是已经肯定的发病因素，但吸烟者仅有10%～20%发展为COPD，其中有的个体早期即出现气道阻塞，提示宿主易患性的差异。近年来，以其病理生理功能为出发点探索COPD易患性的基因，初步揭示维生素D级联蛋白纯合子1F、肿瘤坏死因子308位AA纯合子、GA杂合子及染色体6上的A等位基因、微粒体环氧化物水解酶(mEPAX)第3外显子和第4外显子的多态性、表面活性蛋白(SpA、SpB和SpD)基因多态性位点，以及SpB的微卫星标志、化学趋化因子(CCR)2641突变等多种基因可能与COPD的发生、发展有关，每个基因的多态性在COPD的危险性方面都有一定作用，但其作用都较微弱。在基因水平研究COPD的易患性将有助于COPD的筛查、早期诊断和早期干预，是今后研究努力的方向之一。COPD导致肺动脉高压和肺心病与多种因素有关，包括气流阻塞、低通气、低氧血症和肺血管床灌注面积的减少等。COPD临床可分为3型：① 无发绀气急型(pink puffer, PP，亦称气肿型)。② 发绀臃肿型(blue bloater, BB，亦称支气管炎型)。③ 混合型。BB型气道阻塞严重，而肺气肿仅在细支气管周围的肺小叶中央，肺泡结构损害相对较轻，而通气分布不均严重，通气/血流匹配失衡，导致明显低氧血症，而患者呼吸中枢敏感性降低，很少能通过增加通气取得代偿。患者有显著发绀，气急可以不明显，但常伴有水钠潴留而显得臃肿。由于持续而显著的缺氧，极易并发肺动脉高压和肺心病。COPD发展至肺心病的临床过程如图17-3-1所示。

(二) 间质性肺疾病

间质性肺疾病(interstitial lung disease, ILD)是一组以肺间质炎和纤维化为特征的异质性疾病，病理和影像学上多呈弥散性分布，常又冠以弥漫性间质性肺疾病，包括已知原因和病因未明两类，前者原因有职业/环境因子、药物、感染、癌性淋巴

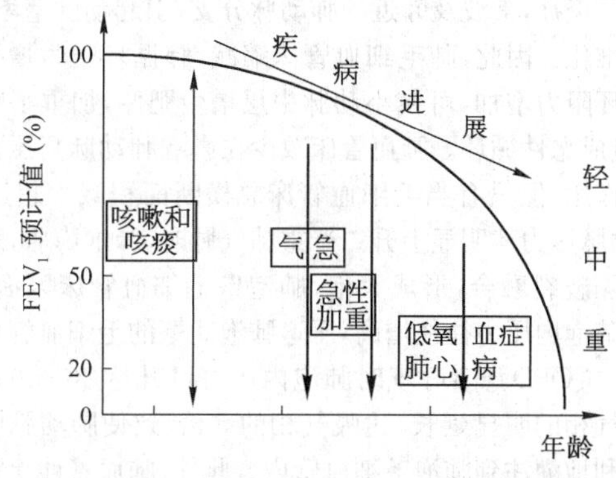

图 17-3-1　COPD 肺功能损害的进程与肺心病

管炎、慢性心肾功能不全、急性呼吸窘迫综合征(ARDS)恢复期和器官移植受体排异反应等；后者包括原发性 ILD 和其他疾病(胶原血管病、肺血管炎、淋巴增生性疾病、遗传性疾病等)相关性 ILD。其中，原发性 ILD 特别是特发性肺纤维化(idiopathic pulmonary fibrosis，IPF)近年来备受关注。美国新墨西哥州 Bemadillo 县 50 万人群中的流行病学调查显示，IPF 占全 ILD 的 39%，患病率为 30.3/10 万，年发病率为 27.5/10 万，>75 岁人群均患病率和年发病率分别上升至 250/10 万和 160/10 万。治疗乏策。IPF 生存期中位数仅为 2.9 年，5 年生存率<50%，与恶性肿瘤几乎无异。长久以来 IPF 命名和界定颇多混乱，2002 年美国胸科学会、美国医师协会和欧洲呼吸病学会在 2000 年会议共识的基础上再次讨论，发表了“特发性间质性肺炎分类的多学科国际共识报告”，临床/放射学病理学诊断的 IPF(过去欧洲也称隐源性致纤维性肺泡炎，CFA)在病理组织学上的分类应属于普通性间质性肺炎(usual interstitial pneumonia，UIP)。其他一些诊断的对应关系都相应给予归纳。ILD 或 IPF 常死于呼吸衰竭和右心衰竭，但肺心病的确切发生率不清楚。也有人认为在同时累及血管的 ILD(如胶原血管病、肺血管炎、结节病)更易并发肺心病。总体上 ILD 发生慢性肺心病者可能不多，很多患者可能未及发生右心肥大，而早因呼吸衰竭而死亡。

(三) 肺泡低通气综合征

肺泡低通气综合征主要指慢性肺泡低通气，包括原发性肺泡低通气(primary alveolar hypoventilation，PAH)、肥胖低通气综合征(obesity hypoventilation syndrome，OHS)、睡眠呼吸暂停综合征(sleep apnea syndrome，SAS)、神经肌肉疾病和胸廓畸形所致肺泡低通气等。其中，睡眠呼吸暂停综合征又分阻塞性睡眠呼吸暂停(obstructive sleep apnea，OSA)、中枢性睡眠呼吸暂停(central sleep apnea，CSA)和混合性睡眠呼吸暂停(mixed sleep apnea，MSA)。因为 OSA 阻塞定位上气道咽部，也有人主张不将其列入肺泡低通气综合征。此组疾病的低氧血症和高碳酸血症是导致肺心病的基本原因，胸廓畸形所致者尚合并解剖压迫等因素参与。

(四) 肺血管疾病

原发性肺动脉高压和反复性(或未吸收)肺栓塞可导致慢性肺心病。后者多属于肺小动脉，反复发生或栓子长期不能吸收，未造成致命性的急性肺心病，形成慢性肺心病。此外，胶原血管病如系统性红斑狼疮的原发性血管炎和肺间质纤维化，以及抗磷脂抗体的出现可导致肺动脉高压和肺心病。近年来人们还发现 HIV 感染合并肺动脉高压，原因不清楚，推测可能与患者内皮素-1 大量释放和血管内皮细胞 NO 合酶表达减少有关。然而 HIV 感染合并肺动脉高压进而发展为肺心病者鲜有报道，可能与西方国家重视肺动脉高压而不大强调肺心病及其与肺动脉高压在鉴别上存在困难等有一定联系。

四、发病机制和病理生理

肺血管阻力增高和肺动脉高压是所有肺心病发病机制的核心。慢性肺心病患者肺血管阻力增高和肺动脉高压是一个从功能改变到结构改变的动态过程，早期随着缺氧等因素的解除，病理生理尚有很大程度的可逆性，后期不仅肺动脉结构改变，而且累及右心室，出现器质性损害。

(一) 正常肺循环

肺循环是高流量、低压力和低阻力系统，在静水压下它可接纳和转送全部体循环血量以保证在肺泡毛细血管水平的气体交换。体循环动静脉压力梯度为 90 mmHg，从肺总动脉经肺毛细血管到左心房即肺循环的压力梯度仅为 5～9 mmHg，故肺循环血管阻力仅是体循环的 1/20～1/10。构成肺循环这种生理特征的结构基础包括：① 肺动脉壁薄，且很少静息肌肉张力。② 成人静息时自主神经系统对肺血管运动控制十分微弱。③ 当肺血流增加需要扩张肺血管床时，小动脉和肺泡毛细血管的巨大表面积可供动用，而不引起肺血管阻力增高，甚至有所降低。肺动脉压力的产生和变化遵循 Poiseuille 定律。

$$Ppa=CO\left(\frac{8}{\pi}\times\eta\times\frac{1}{N}\times\frac{1}{r^4}\right)+Pla$$

式中：Ppa，肺动脉压；CO，心排血量；8/π，血管管状结构相关常数；η，血液黏滞度；N，特定半径的灌注血管数；r，血管半径；Pla，左心房压力。

该定律表明血管半径是 Ppa 的最重要的决定因素。肺血管收缩、闭塞或肺过度膨胀均导致 r 改变，如果 r 从 1 缩小至 1/2，将引起 Ppa 增高 16 倍。其他影响因素包括心排血量、血液黏滞度、灌注血管数和左心房压力。倘若肺血管阻力固定，心排血量增加，Ppa 成正比例上升。缺氧继发红细胞增多，血液黏滞度增高，以及灌注血管数减少，均可增加 Ppa。从公式上也可以看出，由于左心室或瓣膜病变所致左心房压力增高，也会增加肺动脉压，但这仅仅是相加作用，不同于前述原因的倍数增加。正常平均肺动脉压为 12～17 mmHg，若>20 mmHg 即为肺动脉高压。

(二) 肺动脉高压

1. 缺氧性肺血管收缩和重建　COPD 和其他慢性肺疾病患者由于通气/血流匹配失衡、低通气、肺动静血分流或弥散减损导致低氧血症，后者引起肺小动脉收缩，血管管径变细，导致肺动脉高压，始初仅是功能性的，后期随着肺小动脉结构重建，形成持久性和不可逆的肺动脉高压。缺氧性肺血管收缩和重建有一系列体液、神经因素参与和调控。① 体液因素：缺氧或伴随炎症和高血流量等激活肥大细胞、嗜酸性粒细胞、嗜碱性粒细胞和巨噬细胞，并使血管内皮细胞受到损伤，且释放一系列介质，如组胺、血管紧张素Ⅱ(ATⅡ)、5-羟色胺(5-HT)及花生四烯酸(arachidonic acid，AA)代谢产物，后者包括白三烯(LTB4、C4、D4 及 E4)、血栓素 A_2(TXA_2)、前列腺素 $F_{2\alpha}$，即前列环素(PGI_2)和前列腺素 E_1(PGE_1)等。它们作用于肺血管壁，引起血管收缩。虽然其中的 PGI_2 及 PGE_1 使肺血管扩张。但是如果缩血管物质释放高于扩血管物质时(如 $TXA_2/PGI_2>1$)，则仍出现缩血管反应。此外，在肺损伤的炎症反应中巨噬细胞释放的因子还能趋化、黏附和激活多形核白细胞，并产生大量氧自由基和蛋白水解酶，使内皮细胞溶解和分离并增加液体外渗。内皮细胞损伤后所释放的血管内皮舒张因子(EDRF、NO)可使某些血管扩张物质(如缓激肽、乙酰胆碱)转变为具有血管收缩的性能，使肺血管收缩，同时血管内皮通过特异性蛋白使肺血管壁平滑肌和结缔组织增生，参与肺动脉高压的肺血管重建。动物缺氧时，肺泡巨噬细胞被激活而释放血小板激活因子(PAF)，后者可引起血小板、中性粒细胞和嗜酸性粒细胞在肺循环中集聚，且在肺内形成微血栓，这些改变可引起肺血管阻力明显升高。PAF 介导肺动脉高压的形成还与 AA 代谢产物有关，PAF 可激活环氧酶和脂氧酶引起 AA 代谢产物，如 TXA_2、$PGF_{2}\alpha$ 及 LTs 的大量释放，PAF 亦可刺激肺血管内皮细胞使血管紧张素转化酶(ACE)的活性增强，从而导致 AT2 水平升高，引起肺血管收缩。最近研究表明，内皮素(ET)对多种平滑肌(包括肺血管)具有强烈的收缩作用，为目前已知的最强的血管收缩物质。研究还表明，肺内至少有两种 ET 受体(ETA、ETB)存在，缺氧性肺动脉高压患者血浆 ET-1 水平升高，可能系通过 ET 与特异性受体结合发挥缩血管效应所致。② 组织因素：缺氧可直接使肺血管平滑肌膜对 Ca^{2+} 的通透性增高，使 Ca^{2+} 内流增加，肌肉兴奋收缩耦联效应增强，引起肺血管收缩。肺泡气 CO_2 分压($PACO_2$)上升可引起局部肺血管收缩和支气管舒张，以利于调整通气与血流匹配，并保证静脉血的氧合作用。③ 神经因素：缺氧和高碳酸血症刺激颈动脉窦和主动脉体化学感受器，反射性地通过交感神经兴奋、儿茶酚胺分泌增加，使肺动脉张力增加和顺应性降低，α 受体阻滞剂可减弱缺氧所致的肺血管收缩，说明此反应中存在交感神经的作用。

缺氧性肺动脉高压肺血管改变主要表现在 $<60\ \mu m$ 的无肌层肺小动脉出现明显的肌层，$>60\ \mu m$ 的肺小动脉中层增厚，内膜纤维增生，内膜下出现纵行肌束，以及弹力纤维和胶原纤维性基质增多，使血管变硬，阻力增加。这种肺血管重建系在缺氧等刺激因子作用下，肺内外产生多种生长因子(如血小板衍生生长因子、成纤维细胞生长因子、血管内皮生长因子及转化生长因子-β 等)，与细胞膜特异性受体结合，触发细胞内发生许多变化，如胞质 pH 下降、花生四烯酸级联激活和某些胞质蛋白磷酸化等，磷酸化的蛋白质进入细胞核，迅速产生特异性核调蛋白，引导新的 DNA 合成和复制，使细胞不断增殖，导致血管内皮增生和中层肥厚。在血管重建过程中，增生的平滑肌细胞具有明显的分泌功能，促使内皮细胞和成纤维细胞增生，以适应新的代谢环境，其间有相应的基质铺设，不断完成重组过程。

2. 血容量增多和血液黏稠度增加 患者由于长期慢性缺氧，促红细胞生成素分泌增加，导致继发性红细胞生成增多，使肺血管阻力增高。COPD 患者因肺毛细血管床的减少和肺血管顺应性下降等因素，血管容量的代偿性扩大明显受限，因而肺血流增加时，肺血管不能相应扩张，肺动脉压升高更为明显。

3. 肺血管器质性改变 肺心病患者反复发生支气管周围炎和间质炎症，常波及邻近的肺动脉分支，引起动脉壁增厚、狭窄或纤维化。因此，肺毛细血管床缩减，肺循环阻力增大。长期肺循环阻力增加，可使小动脉中层增生肥厚，加重了肺循环阻力，造成恶性循环。肺血管床减少在影响肺动脉高压方面虽有一定作用，但只有当毛细血管床总横断面积减少超过 70% 时，肺动脉压力才明显上升。严重肺气肿时，肺泡膨胀，多数肺泡的间隔破裂融合，形成大泡，肺泡壁毛细血管床因而减少。气肿的肺泡内压力往往增高，压迫肺泡间壁的毛细血管使之发生狭窄。COPD 患者呼气时肺泡内压力可升达 40 cmH_2O，且由于呼气相的明显延长，达吸气相的 5 倍，致使肺动脉的血液不能顺利地灌注到肺泡毛细血管内。此外，肺血管性疾病如原发性肺动脉高压、反复发作的肺血管栓塞、肺间质纤维化、肺尘埃沉着症等，均可引起肺血管狭窄、闭塞，导致肺血管阻力增加，发展成为肺动脉高压。

(三) 心脏和负荷功能的改变

1. 右心功能的改变 慢性肺疾病患者右心前后负荷增加。前负荷增加可能归因于组织缺氧引起的心排血量代偿性增加；慢性缺氧引起的红细胞增多和血容量增加；低氧血症和高碳酸血症激活肾素-血管紧张素-醛固酮系统导致的水钠潴留和血容量进一步增加。后负荷增加则主要由肺动脉高压引起。右心室后负荷增加导致心室壁张力增加、心肌氧耗量增多、冠状动脉阻力增加、血流减少及肺血管输入阻抗增加、顺应性下降等而损害右心功能。低氧血症对心肌尚有直接的损害，特别在前后负荷增加的情况下缺氧更易导致心肌损害。右心室在慢性压力负荷过重的情况下，其室壁发生肥厚，以克服增加的后负荷，从而维持正常的泵功能。过重的后负荷终将导致心肌收缩功能下降和出现泵功能衰竭。

2. 左心功能的改变 慢性肺心病左心功能损害问题一直存在争议，大多数尸检资料证明肺心病可累及左心。我国 662 例肺心病的尸检资料发现左心室肥厚者达 22.8%，但临床上左心功能异常者则不常见。肺心病急性加重期部分患者血流动力学检查可发现左心室射血分数下降，左心室功能曲线异常和舒张末压升高。其机制可能为严重低氧血症心肌供氧减少，使心内膜下组织中乳酸堆积，高能磷酸化物质产生减少；高碳酸血症和酸中毒抑制左心功能，或 $PaCO_2$ 增高时，心肌代谢需要增加，使心排血量增多；支气管肺动脉吻合支形成，发生左向右分流，导致左心排血量增加；室间隔矛盾运动阻碍左心射血；慢性反复呼吸道细菌或病毒感染，亦可侵犯心肌引起心肌炎。左心功能不全的结果为肺静脉压升高，从而加重了肺动脉高压和右心后负荷。

(四) 水钠潴留和周围性水肿形成

部分慢性肺心病患者出现水钠潴留和周围性水肿，其发生机制不完全清楚。最简单的解释是肺动脉高压最终导致右心房压力升高，反过来使体循环周围静脉和毛细血管压升高，体液转运的压力梯度加大。但是许多患者有水肿而右心房压力并无升高。肺动脉高压增高本身似乎不足以引起水的潴留，除非右心房压力增加达到压力感受器的刺激阈值。慢性高碳酸血症和低氧血症可能是水钠潴留的最主要原因。它们刺激精氨酸血管加压素(arginine vasopressin, AVP)的产生，导致自由水排泄减少。严重低氧血症发展为组织缺氧时肾血流量下降，钠滤过减少。肾血流减少也激活肾素血管加压素系统，引起

AVP产生增加。COPD常有血浆儿茶酚胺上升，也可以导致肾脏释放肾素，促进钠的吸收。慢性呼吸性酸中毒时为维持pH接近正常，碳酸氢根(HCO_3^-)增加而以碳酸氢盐形式存在，亦伴随钠的潴留。在COPD伴水肿患者可见心房钠尿肽(atrial natriuretic peptide, ANP)增高，它作为缓冲致水肿机制的一种调节物质，其升高是水负荷后的一种代偿反应，而在重症患者中它的产生尚不足以克服各种致水肿机制的作用。研究表明在钠负荷作用下循环中的L-多巴在肾小球滤过，并进入肾小管细胞，借助L-多巴胺羧酶的催化转化多巴胺，它与多巴胺受体作用可促进钠利尿和肾动脉扩张，也是对钠负荷的一种代偿。严重COPD伴水肿患者这种代偿机制也可能被削弱。因此，肺心病患者肺和周围循环血流动力学之间的相互作用在肾脏水平通过钠和水的调节是非常复杂的，其细节和发生次序均有待进一步研究。饶有兴趣的是，肺心病发生水肿多属周围性的，极少有胸腔积液和肺水肿。

五、病理

(一) 肺部基础疾病的病变

由于慢性肺心病的病因不同，其肺部的原发病变亦异。根据我国662例肺心病尸检资料分析，COPD引起者占81.8%。COPD的病理改变包括：① 周围气道炎症、气道壁纤维化、平滑肌肥厚。② 黏膜下腺体和黏膜杯状细胞数量增多，腺体容量增加，黏液分泌亢进。③ 肺实质结构破坏，肺气肿形成，终末细支气管以远气腔显著扩大，伴气道壁破坏。根据其分布区分为弥漫小叶型和中央小叶型两类。局限性过度扩张则形成肺大泡。④ 肺血管病变(见下文)。好发肺心病者多为中央小叶型肺气肿，与临床分型的发绀臃肿型基本一致。

(二) 肺动脉的病变

1. 肺动脉内膜增厚，管腔狭窄或闭塞　内膜弹力纤维增多，呈网状或多层状，亦可见断裂或消失。中膜平滑肌肥大、增厚。慢性支气管周围炎症常累及其伴行的肺动脉，使肌型动脉的肌层纤维发生水肿、变性、坏死、白细胞浸润和弹力层断裂。外膜胶原纤维增生，出现瘢痕，并可延及中膜，使外弹力膜中断，中膜肌层消失。国内肺心病病理资料表明，40～50 μm的无肌层肺小动脉中膜出现平滑肌，中膜肌层增生肥大，尚有纤维组织增生和玻璃样变性，内弹力膜亦出现程度较重的类似肌型动脉的病变。此种肺小动脉的重建机制已如前述。

2. 肺血管的毁损　严重肺气肿时，肺泡间隔断裂，许多扩张的肺泡融合成为大疱，使肺泡壁毛细血管毁损，血管床数目因之而减少。当其>70%时，便可导致肺动脉高压，成为引起肺心病的参与因素之一。

3. 肺血管床的压迫　肺广泛纤维化、瘢痕组织收缩、严重肺气肿等均可压迫肺血管使其变形、扭曲，使血流阻力增加。此仅见于重症和晚期患者。

(三) 心脏的病变

主要表现有心脏重量增加，右心肥大，右心室肌壁增厚(图17-3-2)，心腔扩大，肺动脉圆锥膨隆，心尖圆钝。国内尸检资料表明，心脏平均为364 g，心前区大部为右心室构成，较正常老年人的256 g为大，其中最重者达800 g。右心室肌壁厚度一般超过0.5 cm。因此，一般认为心脏>300 g，右心室肌壁厚度>0.5 cm，结合肺部基础疾病和右心衰竭病史，即可诊断为肺心病。然而，由于肺心病时右心室扩张、右心室肌壁厚度受影响，或因年龄关系，心脏重量有所减轻，故不能单凭心脏的质量和右心室肌壁厚度来诊断肺心病，必须结合下列心脏病变予以综合诊断：① 右心室流入道延长，正常平均为5.97 cm，肺心病为6.65 cm。② 右心室流出道增长，正常平均值为10.19 cm，肺心病为13.3 cm。③ 肺动脉瓣口周径扩大，正常平均值为6.31 cm，肺心病为7.7 cm。④ 三尖瓣口周径增大，正常平均为10.97 cm，肺心病为12.2 cm。⑤ 室上嵴至肺动脉瓣根部距离变短，正常平均为0.96 cm，肺心病为0.89 cm，说明肺动脉圆锥部扩张。⑥ 节制索至肺动脉瓣根部的距离延长，正常平均为2.5 cm，肺心病为4.85 cm。节制索是右心室壁内面索状游离的肌束，一端附着于室中隔，另一端连于右心室前壁乳头肌的根部。此距离延长表示存在右心室腔扩张。镜检可见心肌纤维呈不同程度肥大。心肌纤维增宽，核大深染，呈不规则、方形或长方形。心肌纤维出现灶性肌溶性病变，肌质凝集或溶解，核淡染、溶解或消失，而形成网状空架，最后由纤维结缔组织所代替。此外，还可见心肌纤维混浊、肿胀、空泡变性，中性粒细胞浸润、间质水肿和灶性纤维坏死。电镜下心肌细胞线粒体肿胀，内质网扩大，肌节溶解或长短不一，糖原减少或消失。

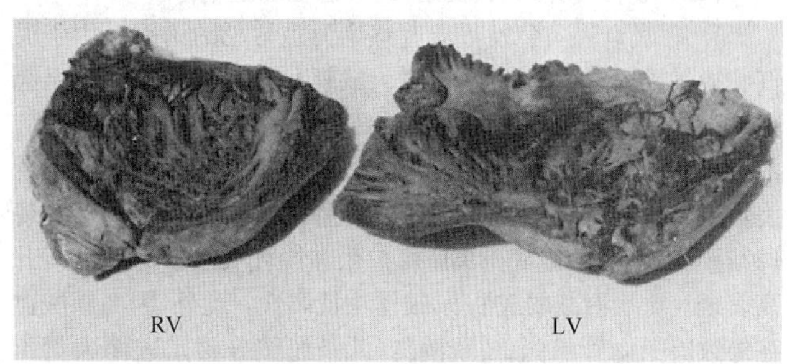

图17-3-2　慢性肺心病的心脏改变。本例病理解剖显示右心室壁厚度超过左心室

(四) 其他脏器的病变

并发呼吸衰竭和脑病症状的患者脑重量增加(>1 300 g)，脑膜血管扩张、充血，蛛网膜下隙可见少量出血。脑水肿明显，表现为脑回变宽变平，脑沟变窄变浅，或有脑疝发生。镜下见脑淤血水肿，毛细血管内红细胞淤滞，神经细胞和小血管周围间隙增宽，并见灶性出血；神经细胞肿胀、变圆；尼氏小体消失，有些出现变性坏死。并发上消化道出血和溃疡患者见胃黏膜糜烂、多发性点状出血和浅表溃疡、急性炎症或瘀斑。肝损害者见肝组织明显出血、肝细胞脂肪变性、灶性坏死和淤血性肝硬化。肾损害者见肾间质充血、肾皮质灶性出血、肾小管上皮细胞坏死和腔内蛋白管型。肾上腺皮质灶性出血坏死，皮质内血管充血，各层细胞空化和肾上腺皮质萎缩。

六、临床表现

慢性肺心病的临床症状、体征主要为心肺功能进行性损害乃至衰竭，以及其他器官受累的相应表现。由于基础疾病的不同，其临床表现可以有差异，而且肺心病的发生和发展过程亦不尽相同。COPD发展至肺心病通常历经数年至数十年，急性加重期和稳定期往往交替出现，呈进行性加重。虽然COPD发展缓慢，但是一旦发展为肺心病，其病情进展显著加快，预后更差，与未并发肺心病的 COPD 相比，并发肺心病者的病死率高 2～3 倍。

因为 COPD 是本病最常见的基础疾病，故以下均以继发于 COPD 的慢性肺心病为代表加以叙述。

（一）心、肺功能稳定(代偿)期(或称缓解期、稳定期)

患者心、肺功能处于代偿阶段，通常能保持生活自理能力。患者常有慢性咳嗽、咳痰和(或)喘息，稍动即感心悸、气短、乏力和劳动耐力下降，并有不同程度的发绀等缺氧症状。有时出现胸痛，可能与肺动脉伸展牵拉或右心缺血有关，被称为"肺动脉疼痛"，类似心绞痛，但持续时间较长，对硝酸甘油无反应。咯血较少见。体格检查可见明显肺气肿征，如桶状胸、肺部叩诊高清音、肝上界及肺下界下移、肺移动度缩小，听诊普遍性呼吸音降低，常可听到干湿啰音。右心室虽扩大，但常因肺气肿存在使心浊音界不易叩出。心音遥远，肺动脉瓣第二心音亢进，提示有肺动脉高压存在。三尖瓣区可能听到收缩期杂音，剑突下见心脏收缩期搏动，提示有右心室肥厚和扩大。因肺气肿胸腔内压升高，阻碍腔静脉的回流，呼气相可出现颈静脉充盈，膈肌下降，肝下缘可以触及，但前后径并不增大，且无压痛，区别于右心衰竭时所见的颈静脉充盈和肝大。

（二）心、肺功能失代偿期(又称急性加重期)

1. 呼吸衰竭 急性呼吸道感染为最常见的诱因。由于通气和换气功能进一步减退，表现为缺氧和 CO_2 潴留加重而引起一系列症状。患者发绀和呼吸困难明显，常有头痛，夜间为甚。部分患者有肺性脑病表现，如白天嗜睡，夜间失眠，严重者出现表情淡漠、神志恍惚、谵妄、抽搐，甚至昏迷。体格检查可发现球结膜充血水肿、眼底网膜血管扩张和视乳头水肿等颅内压升高表现。腱反射减弱或消失，锥体束征阳性。此外，因高碳酸血症导致周围血管扩张，皮肤潮红，儿茶酚胺分泌亢进而大量出汗。早期心排血量增加，血压升高，晚期血压下降，甚至休克。

2. 心力衰竭 以右心衰竭为主。患者心悸、气短明显，发绀更甚，颈静脉怒张，肝大且有压痛，肝颈静脉反流征阳性，下肢水肿。此时静脉压明显升高，循环时间延长。心率增快或可出现心律失常，剑突下常可闻及收缩期反流性杂音，响度可小可大，决定于室房间压力差，常占据整个收缩期，其特点是吸气时增强，轻者仅于吸气初听到。随着右心室扩大，心脏呈顺时针向转位，三尖瓣区左移，杂音也逐渐向左移位，范围扩大，甚至出现由三尖瓣相对性狭窄引起的舒张中期杂音。严重者在胸骨左缘三尖瓣区可出现舒张期奔马律。肺动脉瓣相对性关闭不全的舒张期反流性杂音较少闻及，偶有急性肺水肿或全心衰竭出现。当心力衰竭控制后，心界可回缩，杂音可减轻或消失。

（三）代谢和其他脏器损害

肺心病并发其他脏器损害取决于心肺功能。稳定期患者很少累及其他器官，而急性加重期由于严重缺氧、CO_2 潴留、静脉回流障碍和心排血量减少，可导致酸碱代谢紊乱和肺外器官并发症。

1. 酸碱和水、电解质代谢紊乱 因为患者 $PaCO_2$ 升高，呼吸性酸中毒普遍存在。然而，往往由于患者代偿情况的不同或其他疾病的影响，除呼吸性酸中毒外，还可出现错综复杂的、各种不同类型的酸碱平衡失调。如肺心病急性加重期，常因严重缺氧、肝肾功能衰竭和摄入不足等而出现呼吸性酸中毒合并代谢性酸中毒；或因利尿剂、皮质激素等药物的应用和严重呕吐或补碱过量等可发生呼吸性酸中毒合并代谢性碱中毒；或因机械通气不当，CO_2 排出过快，亦可引起呼吸性碱中毒。根据国内报道，肺心病急性期出现酸碱平衡失调者达 78.6%～96.5%。其类型常有：① 呼吸性酸中毒。② 呼吸性酸中毒合并代谢性碱中毒。③ 呼吸性酸中毒合并代谢性酸中毒。④ 代谢性碱中毒。⑤ 呼吸性碱中毒。⑥ 偶有三重性酸碱平衡失调。

肺心病最常见的水和电解质紊乱是水钠潴留。临床上表现为下肢和骶部水肿，与右心衰竭不平行，即使没有右心衰竭，也可出现水肿。有研究表明，原发性肺动脉高压伴右心功能不全患者晚期才出现液体潴留，而呼吸衰竭患者常在心排血量无明显变化情况下即有水潴留。虽然有钠潴留，但很少出现高钠血症，相反常见有低钠血症，可能的原因包括不适当应用利尿剂、长期限制钠的摄入、肾上腺皮质功能不全、抗利尿激素不适当分泌增加(有效血容量减少刺激容量感受器，分泌 ADH 以保留水分，恢复血容量；缺氧肺血管收缩导致左心房充盈压下降，通过左心房内容量感受器，使下丘脑释放 ADH 增加)等，所以在肺心病出现低钠血症时应注意区分真性缺钠性低钠血症与稀释性低钠血症，后者虽然血清钠和血浆渗透压降低，但尿钠和尿渗透压却增高，没有循环衰竭及低血压，肾上腺皮质功能亦属正常。低钠血症的临床症状以神经精神症状最常见，有神志恍惚、嗜睡、肌无力、表情淡漠、反应迟钝、谵语、幻觉、尿失禁或尿潴留，严重者出现昏迷。另外，消化道症状有食欲减退、恶心、呕吐、腹胀及呃逆等。缺钠性低钠血症尚可以有低血压或循环衰竭和体位性晕厥。

肺心病患者电解质紊乱尚有：① 低镁血症，发生原因包括摄入及肠道吸收减少、排出增加和镁向细胞内转移。有人认为氢氯噻嗪和强心苷等药物可导致低镁血症。低镁血症的神经症状有反射亢进、锥体束征阳性、手足徐动、肌痉挛、粗震颤、运动失调、眩晕、感觉异常、脑电图改变、听觉过敏、步态障碍及肌无力等；精神症状可见抑制或兴奋、躁动不安、定向障碍、精神错乱和幻觉等；心血管系统可有心动快速、血压增高、心电图心前区导联 S－T 段压低和 T 波倒置，亦出现心律失常(室上性心动过速、心房扑动和室性期前收缩)。② 低磷血症，由于摄入不足或吸收减少、丢失增加(利尿剂、糖皮质激素应用)、酸碱平衡失调(呼吸性酸中毒时抑制细胞内糖酵解，磷向细胞外转移和排泄；碱中毒时细胞内 pH 上升，激活磷酸果糖激酶，葡萄糖酸化加速，细胞内磷利用增加)等所致。临床上主要表现为中枢神经系统抑制，肌张力降低，呼吸肌极度无力加严重通气障碍，呼吸机撤停困难。③ 低钙血症，除与摄入不足、钙向细胞内移动等原因外，据认为尚与低镁血症有关，缺镁抑制甲状旁腺激素分泌，并使靶器官对甲状旁腺激素的反应降低。低钙血症可引起类似低镁血症的神经精神症状。此外，钙向细胞内流入增加是促进肺动脉高压的因素之一。

2. 上消化道出血 见于重症晚期患者，发生率为 5.7%左右，病死率为 92.3%。呼吸衰竭的缺氧和高碳酸血症以及右心衰竭所致肺循环淤血导致上消化道黏膜糜烂坏死或弥漫性渗血，是上消化道出血的主要原因。此外，应激性溃疡、药物性胃炎和 DIC 也是上消化道出血的原因。黑粪和呕血，症状轻度不一，极重者可导致出血性休克。患者尚可以伴有腹胀、厌食、恶心、呕吐等症状。

3. 肾损害　见于重症、心肺功能失偿患者。报道的发生率差距甚大，从 0.9%至 78.6%不等，病死率为 14.6%，重症患者高达 40.7%。主要原因为缺氧、肾脏灌注不足以及代谢产物堆聚等，而肾毒性药物如氨基糖苷类抗生素应用不当也可以是肺心病患者肾功能损害的重要原因。临床表现少(无)尿、血压升高和水肿，重者出现尿毒症。

4. 肝损害　肺心病患者肝损害发生率为 42.6%～60%，病死率为 33.3%，其损害及其临床严重程度取决于心肺功能及其病程。非晚期重症患者的肝功能异常随着心肺功能改善可以迅速恢复。如当右心衰竭持续存在导致心源性肝硬化，则肝损害将成为不可逆性。肝损害的主要原因是右心衰竭、肝淤血和缺氧，其次是营养不良、反复感染和药物性肝损伤等。心源性肝硬化不同于其他肝硬化，腹水严重，与右心衰竭程度不成比例，心功能改善后腹水消退，仍很缓慢；门静脉高压不严重者侧支循环建立不明显，脾大和消化道出血等相对少见；多数(78.6%)患者同时存在肾功能损害，血尿素氮升高。

5. 休克　肺心病并发休克的发生率不高，约为 7.4%，一旦发生则预后险恶，病死率高达 72%。常见原因为呼吸道严重感染，其他原因包括严重心力衰竭、心律失常或心肌损伤，心排血量减少；消化道大量出血；快速利尿等带来的失水，血容量不足，以及低氯、低钾碱中毒等水、电解质代谢紊乱等。

临床上除有休克的一般表现外，由于病因与发病机制的不同，其表现亦各异。感染性休克多见于年老、体弱、消瘦的肺心病患者，体温不升或仅低热，白细胞总数不一定很高而中性粒细胞核则明显左移。皮肤严重脱水，四肢厥冷，发绀严重，心率增快，第一心音减弱，可出现奔马律或心律失常。患者血压迅速下降。上消化道出血导致休克患者常诉上腹部疼痛、胀满、恶心和呕吐等症状，随之有心悸、口干、冷汗等表现。因大量失血，皮肤由发绀转为苍白和厥冷。接着可出现呕血或黑粪，脉细速和血压下降，血红蛋白进行性减少，并发生昏迷。心源性休克多见于顽固性右心衰竭和全心衰竭患者，常诉心悸、心前区不适或疼痛，呼吸困难和发绀愈加明显，极易发生阿斯综合征。

七、实验室和辅助检查

（一）胸部影像学检查

1. 常规 X 线胸片　有助于确定肺实质病变(如肺气肿)引起的肺过度膨胀，以及肺纤维化、胸廓病变等的存在。肺血流分布的异常可以提供血栓栓塞性疾病的线索。肺静脉闭塞性疾病由于肺泡间隔淋巴管水肿常伴有肺间质浸润和 Kerley B 线，有提示意义，尽管这是很少见的疾病。肺动脉高压的 X 线征象为右下肺动脉扩张，横径≥15 mm，其与气管横径的比值≥1.07，肺动脉段突出≥3 mm。中心肺动脉扩张，而外周血管纤细，右前斜位肺动脉圆锥突出≥7 mm。也有人认为右下肺动脉横径>16 mm 或左肺动脉横径>18 mm 才表明肺动脉高压的存在。右心室增大在后前位 X 线胸片可见心影向右侧移位，心尖上翘或圆突；心脏横径增大；右侧位见胸骨后间隙变小，有时可见扩大的右心室将左心室后推而与脊柱阴影重叠，右心衰竭心影更显扩大，肺淤血加重。但 COPD 或胸廓脊柱畸形患者右心室扩大的 X 线征象变得不典型或不可靠。

2. 计算机体层摄影(CT)　可以帮助评价肺血栓栓塞和肺实质与间质病变的范围与性质。CT 可以揭示慢性血栓栓塞的存在。

3. 磁共振显像(MRI)　最近报道在 11 例患者中应用 MRI 评估右心室容量和射血分数的研究表明，其与放射性核素心室造影高度相关(r=0.86)。MRI 可以测定收缩期末和舒张期末心室壁大小，从而确定心室壁应力，但对于右心室此种测定并不适用。MRI 也用于评价肺血栓栓塞，特别是近端肺动脉栓塞。

4. 放射性核素心室造影　可以测定左心室射血分数，但不适于右心室检测。放射性核素通气/灌注扫描诊断是肺动脉血栓栓塞非常敏感的技术，但在严重 COPD 患者其诊断价值受到限制。

5. 右心导管检查和肺动脉造影　右心导管检查将导管插进肺动脉测定肺动脉压是肺动脉高压诊断的金标准。进而进行造影是诊断肺动脉血栓栓塞的标准诊断技术，目前一般仅在放射性核素通气/血流扫描技术等非创性检查不足以诊断时使用。

6. 超声心动图　二维超声心动图检查提供心脏多个横断面的观察，可以了解右心室结构和右心容量，后者与心导管测量结果存在高度相关性。其诊断符合率为 60.6%～87.0%，较心电图和 X 线胸片的敏感性高。其表现为右心室内径增大，左、右心室内径比值变小，右心室流出道内径增宽，右心室流出道与左心房内径比值增大。当右心室压力超负荷时，右心室前壁搏幅增强，厚度增加。室间隔搏动幅度降低，小于正常低值，运动方向异常。右心室射血前期与右心室射血期比值增高。在胸骨上凹探测可观察到肺动脉高压引起的肺总动脉和右肺动脉内径增宽。肺动脉瓣呈现关闭不全的图像，肺动脉瓣 α 波变浅或消失，收缩中期有关闭现象，表现为向上凸起“W”形及 EF 斜率降低。三尖瓣关闭时间与肺动脉瓣开启时间的间距，可反映肺动脉舒张期压力。

借助多普勒超声心动图检查可以测定肺动脉压，有参考价值，且属无创性检查，安全方便。

（二）心电图和心电向量图检查

1. 心电图　慢性肺心病的心电图异常因病因而异，COPD 并发肺心病的心电图改变常因胸廓和心脏形态与位置异常而修正。因此，根据有无气道阻塞性疾病，肺心病心电图诊断标准区分如下。

(1) 无气道阻塞性疾病的肺心病：① 平均 QRS 电轴右偏 +110°。② V1 导联 R/S>1。③ V6 导联 R/S<1。④ 电轴顺时针向转位。⑤ 肺型 P 波。⑥ 标准导联 S_1、Q_3 或 S_1、S_2、S_3 图形。⑦ QRS 电压正常。

(2) 并发于气流阻塞性疾病的肺心病：① Ⅰ导联额面 P 波电轴右偏。② 肺型 P 波(Ⅱ、Ⅲ、aVF 导联波幅增高)。③ QRS电轴右偏趋势。④ V_6 导联 R/S<1。⑤ QRS 低电压。⑥ S_1、Q_3 或 S_1、S_2、S_3 图形。⑦ 不完全性(偶有完全性)右束支传导阻滞。⑧ V1 导联 R/S>1。⑨ 电轴显著顺时针向转位。⑩ V1～V3 导联类似陈旧性心肌梗死的深 Q 或 QS 波形。

2. 心电向量图　较体表心电图敏感，主要表现为右心房、室增大图形。随着右心室肥大程度的加重，QRS 方位由正常的左下前或后逐渐演变为向右，再向下，最后转向右前，但终末部仍在右后。QRS环呈逆时针向运行或“8”字形，发展至重度时的顺时针方向运行。P环多狭窄，左侧面与前额面P环振幅增大，最大向量向前下、左或右。右心房肥大越明显，P环向量则越向右。

（三）肺功能和动脉血气检查

肺心病稳定期肺量计检测常规肺功能可以区别阻塞性肺病与限制性肺病（如肺间质性病变和胸廓病变），并估价功能损害程度。前者表现为第1 s时间肺活量（FEV_1）及其与肺活量（FVC）比值（FEV_1/FVC）降低，功能残气量（RV）及其与肺总量（TLC）比值（RV/TLC）增高，后者则呈相反改变。WHO用以评价疾病严重程度的新标准分5级：① 0度（危险因素），肺量计检测正常，但有咳嗽、咳痰。② 轻度，$FEV_1/FVC<70\%$，$FEV_1>80\%$预计值。③ 中度，$FEV_1/FVC<70\%$，$FEV_1<80\%$预计值。④ 重度，$FEV_1/FVC<70\%$，$FEV_1\leqslant30\%$或$FEV_1<50\%$。⑤ 极重度，$FEV_1/FVC<70\%$，$FEV_1<30\%$或$FEV_1<50\%$预计值，但同时有慢性呼吸衰竭。但有呼吸衰竭或右心衰竭征象。FEV_1测定还有助于估计患者预后，如果初次测定FEV_1预计值$>60\%$，10年生存率在90%以上；倘若初测FEV_1在40%～49%，10年生存率降至40%左右；而初测$FEV_1<30\%$，则10年生存率则仅有10%左右。除常规肺功能测定量外，还可以作支气管舒张试验以评价气流阻塞的可逆程度。如果吸入支气管扩张剂后FEV_1增加>200 ml和较吸入前增加>15%即表示阳性，反映患者气流限制尚有可逆性，更多见于有喘息者。

不论稳定期还是加重期，动脉血气检查都是重要的，其不仅用于呼吸衰竭的诊断和指导临床治疗，也有助于评价肺功能损害程度和确定长期家庭氧疗的指征。

（四）血常规、血生化和其他检查

外周血红细胞计数、血红蛋白和血细胞比容检查可以了解有无低氧血症继发红细胞增多，如果男性患者血细胞比容>0.50、女性>0.47则应检测有无低氧血症（包括夜间）。红细胞增加进而可引起全血黏度和血浆黏度增高，红细胞电泳时间常延长。合并严重感染时，白细胞计数和中性粒细胞计数增多。部分患者出现肝、肾功能异常，如丙氨酸氨基转移酶增高、血浆尿素氮和肌酐水平上升等。加重期血气、酸碱度及电解质、肝肾功能等检测都是必要的。痰细菌培养通常没有临床意义。如果严重肺炎抗生素治疗不见效或机械通气并发呼吸机相关肺炎，可以借助防污染毛刷自下呼吸道直接采样或作支气管肺泡灌洗采样结合定量培养，可以提高病原学诊断特异性，并指导临床抗生素治疗。

八、诊断与鉴别诊断

（一）诊断

肺心病患者一旦出现右心衰竭，诊断不难。但对心功能代偿患者，诊断仍有难度，特别是合并COPD者。必须结合病史、症状、体征、各项实验室检查等进行全面分析和综合判断。因为肺胸基础疾病对右心室扩大或肥大的常用诊断技术（如影像学和心电图）的价值产生干扰，国际上对肺心病缺少公认的诊断标准。1977年，我国肺心病专业会议曾修订“慢性肺源性心脏病诊断标准”，虽然它与病理诊断不一定十分一致，肺动脉高压也仅是一些间接指标，但是作为临床诊断尚有一定参考价值，兹摘录如下。

慢性肺心病是慢性支气管炎、肺气肿、其他肺胸疾病或肺血管病变引起的心脏病，有肺动脉高压、右心室增大或右心功能不全。

1. 慢性肺胸疾病或肺血管病变　主要根据病史、体征、心电图、X线，并可参考放射性核素、超声心动图、心电向量图、肺功能或其他检查判定。

2. 右心功能不全　主要表现为颈静脉怒张、肝大、压痛、肝颈静脉反流征阳性、下肢水肿及静脉压增高等。

3. 肺动脉高压，右心室增大的诊断依据

（1）体征：剑突下出现收缩期搏动，肺动脉瓣区第二心音亢进，三尖瓣区心音较心尖部明显增强或出现收缩期杂音。

（2）X线征象和诊断标准

1）右肺下动脉干扩张：① 横径≥15 mm。② 右肺下动脉横径与气管横径比值≥1.07。③ 经动态观察较原右肺下动脉干增宽2 mm以上。

2）肺动脉段中度凸出或其高度≥3 mm。

3）中心肺动脉扩张和外周分支纤细两者形成鲜明对比。

4）圆锥部显著凸出（右前斜位45°）或“锥高”≥7 mm。

5）右心室增大（结合不同体位判断）。

具有上述5项中的1项可以诊断。

（3）心电图诊断标准

1）主要条件：① 额面平均电轴≥+90°。② V1导联R/S≥1。③ 重度顺时针向转位（V5导联R/S≤1）。④ RV1+SV5>1.05 mV。⑤ aVR导联R/S或R/Q≥1。⑥ V1～V3导联呈QS、Qr、qr（需除外心肌梗死）。⑦ 肺型P波，a. P电压≥0.22 mV；b. 电压≥0.2 mV呈尖峰型，结合P电轴>+80°；c. 当低电压时P电压>1/2R，呈尖峰型，结合电轴>+80°。

2）次要条件：① 肢导联低电压。② 右束支传导阻滞（不完全性或完全性）。

具有1条主要条件即可诊断，2条次要条件为可疑肺心病的心电图表现。

（4）超声心动图诊断标准

1）主要条件：① 右心室流出道内径≥30 mm。② 右心室内径≥20 mm。③ 右心室前壁的厚度≥5.0 mm，或有前壁搏动幅度增强者。④ 左右心室内径比值<2。⑤ 右肺动脉内径≥18 mm或肺动脉干≥20 mm。⑥ 右心室流出道与左心房内径比值>1.4。⑦ 肺动脉瓣曲线出现肺动脉高压征象者（α波低平或<2 mm，有收缩中期关闭征等）。

2）参考条件：① 室间隔厚度≥12 mm，搏动幅度<5 mm或呈矛盾运动征象者。② 右心房增大，≥25 mm（剑突下区）。③ 三尖瓣前叶曲线DF、EF速度增快，E峰呈尖高型，或有AC间期延长者。④ 二尖瓣前叶曲线幅度低，CE<18 mm，CD段上升缓慢，延长，呈水平位或有EF下降速度减慢，<90 mm/s。

说明：① 凡有肺胸疾病的患者，具有上述2项条件者（其中必具1项主要条件）均可诊断肺心病。② 上述标准仅适用于心前区探测部位。

（5）心电向量图诊断标准：在肺胸疾病基础上，心电向量图具有右心室和（或）右心房增大指征者均符合诊断。

（6）放射性核素诊断：肺灌注扫描肺上部血流增加、下部减少，即表示可能有肺动脉高压。

注：有条件的单位可将(4)(5)(6)项作为诊断参考。本标准在高原地区仅供参考。

(二) 鉴别诊断

1. 肺部不同基础疾病的鉴别　根据病史、体征和相关检查一般不难。近年强调COPD应与支气管哮喘鉴别，因为两者病因、病理、治疗和治疗反应以及预后明显不同。哮喘患者年龄小，多数于童年或青少年期起病，症状变化较大，多数在缓解期无症状，慢性咳嗽、咳痰较少见，峰速仪监测呼气流量峰值(PEF)日变异率和昼夜变异率≥20%，支气管舒张剂试验呈阳性，与COPD有明显区别。

2. 风湿性心瓣膜病　肺心病患者常于三尖瓣区闻及收缩期吹风样杂音，有时可传到心尖区，或因肺动脉瓣关闭不全于肺动脉瓣区闻及舒张期吹风样杂音，加之右心肥大和肺动脉高压等表现，易与风湿性心瓣膜病相混淆。但风湿性心脏病患者发病年龄相对较早，常有风湿热和(或)风湿性心脏炎的病史，二尖瓣或主动脉瓣区可闻及特征性心脏杂音，以及X线检查左心房增大等征象可资鉴别。

3. 发绀型先心病　因患者常有右心增大、肺动脉高压及发绀等表现，颇似肺心病，应注意予以鉴别。但患者多年轻时发病，体格检查无肺气肿征，心脏听诊常可闻及特征性杂音，并常出现杵状指。X线胸片、心电图、超声心电图或心导管检查可予以鉴别。

4. 冠心病　亦常见于老年患者，有心脏扩大、心律失常和心力衰竭，而少数肺心病患者胸导联心电图心室波呈QS型，颇似前壁心肌梗死，如QRS电轴左偏则酷似左束支前分支阻滞，因此应与肺心病鉴别。冠心病患者常有心绞痛史，ST-T波改变明显，经吸氧或口服扩冠药物后可改善，以及X线检查以左心室肥厚为主等表现可作为鉴别的依据，但应注意冠心病合并肺心病的可能。

5. 原发性扩张型心肌病和缩窄性心包炎　前者心脏增大常呈球形，常伴心力衰竭、房室瓣相对关闭不全所致杂音。后者有心悸、气促、发绀、颈静脉怒张、肝大、腹水、水肿及心电图低电压等，均需与肺心病相鉴别。一般通过病史、X线、心电图等检查不难鉴别。

九、治疗

(一) 肺心病急性加重期右心衰竭的治疗

1. 利尿剂　凡有周围性水肿者，不论是否存在右心衰竭都应当使用利尿剂，减少相关血管外水和高循环血容量，有利于心肺功能改善。利尿剂选择及其剂量掌握以"温和"有效和最少不良反应为原则，通常采用中低剂量、排钾和保钾利尿剂联合，如呋塞米10～20 mg或氢氯噻嗪12.5～25 mg，每日3次，联合氨苯蝶啶25～50 mg或螺内酯20～40 mg，每日2～3次，口服。注意监测血气、电解质、每日尿量和循环功能等。在合并呼吸衰竭时只有积极纠正缺氧和高碳酸血症，利尿剂才能收效。在利尿剂疗效不佳和尿量依旧偏少时，不要忽视改善通气而片面地只顾增加利尿剂剂量。

2. 氧疗　纠正低氧血症是治疗缺氧性肺动脉高压和右心衰竭最有效的措施。氧疗能缓解缺氧所致肺血管收缩，从而改善心排血量；减少体循环血管收缩，减轻组织缺氧，改善肾脏灌注。长期氧疗不仅有助于改善，而且可以降低病死率。

3. 放血　持续存在的继发性红细胞增多、血细胞比容>0.55时静脉放血仍是值得采用的一种措施，可以降低血黏滞度和血管阻力，降低右心前后负荷，改善心排血量，增加氧输送量和周围氧合。每次放血量应控制在200～300 ml为宜，并注意谨慎操作和严密观察脉搏、血压和呼吸等。

4. 强心苷　在缺氧和高碳酸血症未改善或电解质紊乱未予纠正情况下应用强心苷疗效差，且易发生不良反应，特别是严重心律失常。故强心苷应用仅在纠正呼吸衰竭和利尿剂治疗后仍有右心衰竭时才予考虑，而最明确的指征是合并左心衰竭。一般宜选用短效制剂，剂量宜小，可用毛花苷丙(西地兰)0.2～0.4 mg或毒毛花苷K 0.125～0.25 mg加于葡萄糖液中缓慢注射。在肺心病心率增快常与肺功能不全有关，不能以心率减慢作为洋地黄剂量是否足够的唯一指标。

5. 降肺动脉压药物　选择性扩张肺动脉和降低肺动压的药物甚少，NO尚未实用化。在上述治疗方法效果不佳、症状明显患者可试用酚妥拉明10～20 mg加入5%葡萄糖液250～500 ml缓慢静脉滴注，并注意监测血压。其他如硝苯地平(硝苯吡啶)、多巴胺或多巴酚丁胺、内皮素拮抗剂波生坦和前列腺素E等均可试用，虽然尚无全面评价，但是一般认为对于继发性肺动脉高压作用有限。新的磷酸二酯酶-5(PDE-5)抑制剂西地那非和他达那非可选择性促进肺血管床平滑肌松弛，美国FDA已批准上市。

肺心病右心衰竭的治疗不是孤立的，应该结合甚至是将重点放在改善肺功能方面，如氧疗、改善通气、纠正内环境紊乱(水、电解质和酸碱平衡)等措施的及时和合理应用。

(二) 肺心病急性加重期呼吸衰竭失代偿的治疗

1. 控制感染　40%～60%COPD急性加重源于呼吸道感染，推测感染在肺心病急性加重中的比例亦在此范围。感染增加气道阻力，加剧肺泡低通气和通气/血流匹配失衡，导致低氧血症和高碳酸血症恶化。根据患者临床病情严重程度、肺功能损害和影响感染病原体分布及预后危险因素，及早实施经验性抗菌治疗，2～3 d后根据治疗反应和病原体检查结果进行综合评价，决定后续治疗。一般认为，COPD并发感染并导致呼吸衰竭，其病原体依然是以流感嗜血杆菌和肺炎链球菌为主。但由于基础肺功能不同、接受抗生素治疗频度不同等原因，急性加重期病原菌及其耐药情况差异甚大，而且急性加重的临床病情轻重不一。据统计有13%～25%的急性加重期患者对常规抗菌治疗无效。故现在主张，凡有下列情形中同时具备两项者即应当强化抗菌治疗，选择针对革兰阴性杆菌和耐药菌有效的抗生素，且初始治疗应当联合用药，这包括：① 短期内(<4个月)加重>3次。② 接受过多种抗菌治疗者。③ 已证明呼吸道在革兰阴性杆菌(特别是肺炎克雷伯杆菌、铜绿假单胞菌)定植。④ 既往有抗菌治疗失败即需要机械通气的病史。⑤ 革兰阴性杆菌下呼吸道定植既往史。⑥ 长期使用系统性激素治疗。⑦ 10 d内多次因症状复发急诊就医。⑧ 需要氧疗。⑨ 吸烟。⑩ 已证明所在地区流行青霉素耐药肺炎链球菌，慢性酒精中毒并曾有革兰阴性杆菌(特别是肺炎克雷伯杆菌)下呼吸道感染史，严重合并症(免疫抑制剂应用、HIV感染、恶性肿瘤)。因呼吸衰竭接受机械通气者如果并发肺炎则按早发性(≤4 d)和晚发性(>4 d)病原体分布的不同选择相应抗生素。早发性呼吸机相关肺炎的病原体与社区获得性肺炎相似，以肺炎链球菌、流感嗜血杆菌、卡他莫拉菌和肠杆菌科革兰阴性杆菌为主，可选用第二、三代头孢菌素(不必覆盖假单胞菌)、阿莫西林克拉维酸(按阿莫西林计 1.2 g，每 8 h 1 次静脉滴注)、氨苄西林舒巴坦(按氨苄西林计 2～4 g，每 8 h 1 次静脉滴注)等，或呼吸喹诺酮类(左氧氟沙星 500 mg 或 750 mg，每日 1 次，莫西沙星 400 mg，每日 1 次，或加替沙星 400 mg，每日 1 次，静脉滴注)；晚发性呼吸机相关肺炎的病原体多为铜绿假单胞菌、鲍曼不动杆菌、耐甲氧西林金黄色葡萄球菌(MRSA)和多重耐药肠杆菌科细菌(肺炎克雷伯杆菌、大肠埃希菌、阴沟肠杆菌)等，应选择抗假单胞菌β内酰胺类联合氨基糖苷类或环丙沙星，必要时同时联合糖肽类或唑烷酮类，以覆盖 MRSA。推荐药物和静脉给药剂量为：头孢他啶，2 g，每 8 h 1 次；头孢吡肟，2 g，每8～12 h 1 次；亚胺培南/西司他汀，0.5 g，每 6～8 h 1 次；美罗培南，0.5 g，每 6 h 1 次，滴注时间不短于 2 h(或 1.0 g，每 6～8 h 1 次)；哌拉西林/他唑巴坦，4.5 g，每 6 h 1 次；头孢哌酮/舒巴坦，2 g(1∶1 制剂)或 3.0 g(2∶1 制剂)，每 8～12 h 1 次；妥布霉素，3～5 mg/kg，分 1～3 次；阿米卡星，3～5 mg/kg，分 1～2 次；环丙沙星，0.4 g，每 12 h 1 次；万古霉素，15 mg/kg，每12 h 1 次(或利胺唑胺，0.6 g，每 12 h 1 次)。近年来，泛耐药鲍曼不动杆菌在我国许多医院特别是 ICU 内流行，治疗困难，碳青霉烯类联合舒巴坦体外显示具有协同作用，临床亦有治疗成功的病例报道，替加环素对不动杆菌有良好的抗菌活性，但有报道治疗过程中出现耐药，也主张与碳青霉烯类、舒巴坦，甚至多黏菌素联合治疗。非典型病原体(肺炎支原体、肺炎衣原体、军团菌)在 COPD 或肺心病急性加重中作用不肯定，故经验性抗菌治疗一般不需要覆盖。理论上抗生素治疗应根据所分离到的病原体及药敏试验结果选择敏感抗生素，即靶向(目标)治疗，避免非针对性用药，以避免耐药。但实践中病原体培养分离需要时间，而通常采用的咳痰标本易发生上呼吸道定植菌污染，分离到的病原菌不一定代表感染菌，COPD 和肺心病患者即使在稳定期也经常存在气道细菌定植，痰培养阳性结果诊断特异性很低。因此，抗生素治疗主要根据病原体分布及所在地区或医院细菌耐药性监测的流行病学资料，结合临床和抗生素药理学、药动学/药效学知识采取经验性治疗，并及早开始。住院患者应重视血培养，尽管阳性率很低，但特异性极高，对指导治疗极其有用。呼吸机相关肺炎特别是晚发性者可通过人工气道(以防污染样本毛刷)或支气管肺泡灌洗采集病原学诊断标本，并结合定量培养，在获得有意义的培养结果后，将初始广谱覆盖的经验性治疗方案缩窄为针对性的相对窄谱抗生素，即靶向治疗，尽量避免广谱或超广谱抗生素方案长时间使用。这种经验性治疗和靶向治疗有机统一的两段式治疗有助于降低感染病死率、减少耐药和节约费用。疗程以临床(体温、全身状况、痰色、气道阻力和肺顺应性等)改善为主要指标，除多重耐药菌感染外，抗生素治疗疗程以 7～10 d 为宜，应当克服目前存在的疗程过长的不良倾向。

2. 畅通气道　应用祛痰、支气管扩张剂、湿化并结合物理治疗(翻身、拍背、体位引流等)，促进排痰，舒张支气管。严重者根据机械通气的需要使用人工气道(气管插管或切开)。

3. 氧疗　经鼻导管或面罩给氧。通常采用低浓度(流量 1～3 L/min)持续吸氧，可根据动脉血气分析结果进行调节。

4. 改善通气　① 呼吸兴奋剂，在气道通畅、预计呼吸肌有储备能力而 CO_2 潴留明显者，可试用尼可刹米 0.25～0.5 g 静脉滴注或洛贝林 3～6 mg 缓慢静脉注射，刺激呼吸中枢，增加通气。此类药物虽然增加通气，但也增加氧耗，使用过程中应注意监测，必要时增加吸氧浓度。由于呼吸兴奋剂增强呼吸驱动，如果气道不畅或呼吸肌极度营养不良，不能对呼吸驱动作出有效应答，则反而会加重呼吸困难。② 机械通气，近 10～20 年来由于呼吸机性能和功能的改进、呼吸生理研究的深化以及对有创通气合并症认识的增加，无创性正压通气(noninvasive positive pressure ventilation，NPPV)正被广泛接受，在 COPD 和肺心病急性加重期应用的优点正在显现。NPPV 的呼吸模式主要是 CPAP 和双水平气道正压(bi-positive airway pressure，BiPAP)。前者系在自主呼吸条件下，提供一定压力水平以维持整个呼吸周期气道内正压，抵御上气道塌陷，并增加肺泡内正压，改善通气/血流匹配，改善氧合；后者提供吸气压力支持通气(pressure support ventilation，PSV)和呼气末正压(positive end expiratory pressure，PEEP)，并且 PSV＞PEEP，减少呼吸作功，增加潮气量，改善通气/血流匹配。在 COPD 和肺心病急性加重期的随机对照的初步研究表明 NPPV 可以减少并发症(如感染)、减少气管插管、缩短 ICU 内住院时间，并可能降低病死率。NPPV 的应用指征尚无统一意见。一般认为轻中度高碳酸血症和常规氧疗效果不满意时均可使用 NPPV，无效者再改用气管插管行有创通气，而气管插管延迟本身并不影响预后。NPPV 的禁忌证有：① 昏迷。② 气道不能有效保持开放(如严重痉挛或器质性狭窄)。③ 大量痰液壅塞。④ 呕吐、肠梗阻。⑤ 血流动力学不稳定。⑥ 明显的并发症。⑦ 口面部皮肤损害或其他病变妨碍面罩的佩带与固定。NPPV 无效和禁忌者应选择有创机械通气，可以先行气管插管，经口、经鼻途径各有优缺点，经口插管操作方便迅速，缺点是不易固定，患者清醒后耐受性差，且不便于口腔护理；经鼻插管固定较好，耐受性提高，且便于口腔护理，缺点是操作费时和影响鼻旁窦引流，易引起化脓性感染，并可波及下呼吸道，甚至导致败血症。预计机械通气需要 2～4 周及以上，以及经气管插管引流不满意时仍当考虑气管切开。在 COPD 和肺心病患者机械通气参数调节应选择较慢的频率和较长吸气时间、合理的潮气量或吸气压，保证气道开放和改善气体分布，使 $PaCO_2$ 降至稳定期的基础水平，而不必降至正常值，并适当应用 PEEP 3～5 cmH_2O 以对抗内源性 PEEP(PEEPi)，防止气道陷闭，且不影响循环功能。

5. 纠正水、电解质紊乱和酸碱平衡失调　应维持有效血容量、保证灌注以及全身水合满意(如尿色不黄)以利于痰液引流，但也应谨防补液过多和加重心脏负荷，应警惕低钾血症、低钠血症、低镁血症、低磷血症，防止及合理纠正合并存在的代谢性酸碱平衡失调，保持 pH 正常(7.35～7.45)或接近正常，应避免碱血症，甚至可以宁偏酸(pH≥7.25)而勿碱。

6. 糖皮质激素应用　COPD 急性加重期激素治疗以往有争论，但目前已经确定全身应用激素能缩短急性加重的病程，改善肺功能和低氧血症，减少早期复发和治疗失败，避免长期住院。

(三) 原发病的治疗

1. 稳定期 COPD　COPD 病理上的不可逆性损害使其治疗难度极大，近 10～20 年来人们进一步认识到本病的巨大危害，积极推进临床、流行病学和基础研究，取得有意义的成果。

欧美国家于20世纪90年代后期都制定了关于COPD处理的指南，2001年美国心肺血液研究所(NHLBI)和WHO共同制定《慢性阻塞性肺病全球创议》(The Global Initiative for Chronic Obstructive Lung Disease, GOLD)以来，每年更新。目的是唤起政府和各界对本病的关注，鼓励科学研究和推进以共识为基础的处理方案以降低发病率和死亡率。COPD的治疗包括药物(包括氧气)治疗、外科治疗和心理支持等。稳定期COPD的治疗目标是解除和缓解症状、改善运动耐力和健康状况、防止疾病进展、预防和治疗急性加重、降低病死率。

2011年GOLD提倡以病情综合评估和分级为基础，合理选择药物和非药物治疗。病情评估包括症状、气流受限程度、急性加重风险和并发症。首先，采用COPD评估测试(CAT、COPD患者生活质量评估问卷)和呼吸困难指数评分(mMRC评分)进行症状评估；其次，应用肺功能测定结果对气流受限程度进行分级(轻度 $FEV_1/FVC<0.70$，$FEV_1>80\%$预计值；中度 $FEV_1/FVC<0.70$，$50\%\leqslant FEV_1<80\%$预计值；重度 $FEV_1/FVC<0.70$，$30\%\leqslant FEV_1<50\%$预计值；极重度 $FEV_1/FVC<0.70$，$FEV_1<30\%$预计值，或 $FEV_1<50\%$预计值+慢性呼吸衰竭)；再次，依据急性加重发作史和肺功能测定进行急性加重风险评估(最近1年加重≥2次，或 $FEV_1\leqslant 50\%$预计值为高风险)。按此联合评分模式，COPD病情分为4组(表17-3-1)。根据分组推荐相应治疗，见表17-3-2。

表17-3-1　COPD患者联合评估方法

患者	特　征	肺功能分级(GOLD)	加重次数(每年)	mMRC	CAT
A	低危，症状较少	Ⅰ～Ⅱ	≤1	0～1	<10
B	低危，症状较多	Ⅰ～Ⅱ	≤1	2+	≥10
C	高危，症状较少	Ⅲ～Ⅳ	2+	0～1	<10
D	高危，症状较多	Ⅲ～Ⅳ	2+	2+	≥10

表17-3-2　COPD患者药物治疗推荐

患者	首选药物	首选替代药物	其他治疗药物
A	SABA 或SAMA (必要时应用)	SABA和SAMA LABA或LAMA	茶碱
B		LABA和LAMA	茶碱，SABA或SAMA，SABA和SAMA
C	LABA 或LAMA	LABA和LAMA	茶碱，SABA和(或)SAMA，考虑PDE4-inh、LAMA和ICS
D	ICS/LABA 或LAMA ICS/LABA 或LAMA	ICS/LABA 和LAMA ICS/LABA和 PDE4-inh LAMA和PDE4-inh	茶碱，SABA和(或)SAMA，LAMA和ICS，羧甲司坦

注：SABA，短效 β_2 受体激动剂；LABA，长效 β_2 受体激动剂；SAMA，短效M受体拮抗剂；LAMA，长效M受体拮抗剂；ICS，吸入性皮质激素；PDE4-inh，磷酸二酯酶4抑制剂。

(1) 支气管扩张剂：虽然COPD气流阻塞大多是不可逆性的，但 β_2 受体激动剂、抗胆碱能药物和茶碱类药物仍然是治疗COPD的重要药物。支气管扩张试验是评价COPD气流阻塞可逆性的有用指标，但它并不能预测支气管扩张剂的疗效。肺功能研究显示在COPD患者中应用支气管扩张剂能提高 FEV_1、FVC或运动耐力，但 FEV_1 的增加与患者症状改善并不完全相关，药物减少肺过度膨胀、增加黏液纤毛清除功能和改善呼吸肌功能可能是临床症状改善的基础。

1) 短效 β_2 受体激动剂：与安慰剂的双盲对照试验显示短效 β_2 受体激动剂改善患者 FEV_1、PEF和气急症状评分，但不能改善咳嗽、咳痰和行走距离试验结果。它适用于低危、症状较少(A组)患者，有时也用于紧急改善气急症状。常用药物有：① 沙丁胺醇(salbutamol)定量气雾吸入剂(metered dose inhaler, MDI)，成人每次100～200 μg，每日3～4次。② 特布他林(terbutaline)MDI，成人每次250～500 μg，每日3～4次。③ 非诺特罗(fenoterol)MDI，成人每次200 μg，每日3～4次。

2) 长效 β_2 受体激动剂：与短效制剂作用相似。有研究表明长效制剂减少急性加重次数，机制不清楚，可能与改善机体防御机制有关，也有人认为这仅仅是由于气急改善导致急性加重诊断减少的一种误解。它适用于高危或症状较多(C、D组)患者的长期治疗，常用的长效制剂有：① 沙美特罗(salmeterol)MDI或干粉吸入剂(dry power inhaler, DPI)，成人每次25～50 μg，每日2次。② 福莫特罗(formoterol)MDI或PDI，成人每次12～24 μg，每日2次。

3) 抗胆碱能受体药物：胆碱能神经是气道平滑肌收缩和维持气道静息张力的主要支配神经，并介导黏液分泌。目前有3种胆碱能受体：M_1 受体介导副交感神经节的胆碱能传导；M_2 受体介导乙酰胆碱的反馈抑制；M_3 受体介导平滑肌收缩。抗胆碱能药物阻断 M_1 和 M_2 受体，特别是 M_2 受体，抑制乙酰胆碱的释放。短效制剂溴化异丙托品(ipratropium bromide)MDI，成人每次40～80 μg，每日3～6次，适用于A组患者，也可用于B组患者；长效制剂氧托溴铵(oxitropium bromide)DPI，成人每次18 μg，每日1次。与 β_2 受体激动剂不同，抗胆碱能受体药物特别是长效制剂不仅改善症状，而且能够减缓肺功能衰退的速度，是目前推荐用于C组和D组患者的主要药物。

4) 茶碱：作用机制尚未肯定。它可以改善COPD患者的 FEV_1 和呼吸肌功能，但作用逊于 β_2 受体激动剂，不良反应多，治疗指数低，通常与 β_2 受体激动剂吸入治疗的联合口服药物，作为三线治疗选择。常用药物有：① 氨茶碱片(aminophylline)，100～200 mg，每日3次。② 茶碱缓释片(theophylline, SR)，100～600 mg，每日总量不超过1 200 mg。尽量避免使用注射剂。

(2) 吸入用糖皮质激素：稳定期COPD糖皮质激素的治疗用肺功能指标评价不能证明其有益作用，不能阻止 FEV_1 的下降速度。但一些大规模的临床试验表明它能减少急性加重的发作频率，改善症状，减少其他原因引起的死亡。它适用于D组患者的联合治疗。主要制剂有：① 倍他米松(betamethasone)MDI 50～400 μg，成人100～400 μg，每日2～3次。② 布地奈德(budesonide)MDI和DPI 100、200、400 μg，成人200～400 μg，每日2～4次。③ 丙酸氟替卡松(fluticasone propionate)MDI和DPI 50～500 μg，成人100～500 μg，每日

2次。

(3) 复方制剂(长效 β_2 受体激动剂+吸入激素)：如福莫特罗/布地奈德DPI和沙美特罗/氟替卡松DPI。

吸入治疗是稳定期COPD的主要给药途径。大多数研究表明，无论是抗胆碱能受体药物、激素、长效 β_2 受体激动剂，还是复合制剂，只在 FEV_1<60%预计值患者受益。与安慰剂比较，沙美特罗可使COPD年住院率降低18%；与沙美特罗比较，噻托溴铵可以减少中度到极重度COPD急性加重次数；meta分析显示，与安慰剂比较，长效 β_2 受体激动剂可以增加COPD患者肺源性死亡风险，而抗胆碱能受体药物可以降低死亡风险。在有症状、FEV_1<60%预计值的COPD患者可以联合用药，但推荐强度弱，证据级别仅为中等。

(4) 长期家庭氧疗(long-term oxygen therapy, LTOT)：COPD患者一旦 PaO_2<60 mmHg常会出现肺心病和周围性水肿，目前唯一有效并能改善预后的治疗是LTOT。其治疗作用包括：降低肺动脉压并预防肺动脉高压的进行性加重，减少急诊和住院次数，减少继发性血红细胞增高，改善睡眠质量和活动能力，减少心律失常，增加肾血流量，从而最终改善患者生存时间。LTOT的应用指征为 PaO_2<56 mmHg，或 PaO_2<60 mmHg，加下列任一项：继发性红细胞增高、夜间低氧血症、周围性水肿或肺动脉高压证据。研究表明每日氧疗≥15 h，才能改善预后，延长寿命。因此必须督促患者坚持长时间吸氧，特别是夜间不能停用，而且一旦开始氧疗，就应当终身使用。LTOT最方便的氧源是氧浓集器，是用分子筛技术将空气中氮(N_2)吸收而使余留的氧浓度增加至很高浓度，足以供患者应用。其使用方便，随时制备并随时使用。其他尚有液氧装置和小钢瓶压缩氧，其优点是可以携带，便于户外活动和锻炼，改善生活质量。吸氧流量维持在1～2 L/min即可。偶尔出现氧疗引起的 $PaCO_2$ 升高，见于原有 CO_2 潴留、缺氧成为主要呼吸驱动的患者，故LTOT应在医师指导下进行。一般来说，$PaCO_2$ 升高≤7.5 mmHg是安全的。

(5) 抗氧化治疗：近年来肺气肿发病机制中的氧化和抗氧化失衡学说受到重视。黏液溶解剂(如N-乙酰半胱氨酸和厄多司坦)具有祛痰作用，亦被作为抗氧化剂推荐用于COPD的治疗，初步证明有益，但有待积累更多的经验。

(6) 营养支持：COPD患者呼吸困难，能量消耗极大。据估计在严重者一日中呼吸作功耗去能量相当于挑担一类体力劳动一日的消耗。加之部分患者胃纳减退，摄食过少，COPD患者经常有体重减轻和营养不良，反过来进一步削弱呼吸肌功能，形成恶性循环。此多见于PP型患者，需要给予以蛋白质为主和增加总热量的饮食，必要时可辅以增进食欲或促进蛋白质合成药物应用。

(7) 呼吸康复：包括呼吸训练、全身锻炼、教育、心理支持和行为干预及效果评价等内容。其中，呼吸训练重点是腹式呼吸配合以深吸气、缩唇慢呼气改善呼吸形态的训练，可以有助于减轻气急、防止小气道陷闭、减少功能残气和改善气体交换等作用。需要循序渐进、坚持不懈、持之以恒，方能收效。一些研究表明呼吸康复能增加COPD患者的运动能力，保持较好的健康状态和减少住院次数。行为干预方面最重要的是戒烟。有充分证据表明，目前各种治疗中仅有戒烟是唯一可以减缓肺功能衰退速度的有效方法，戒烟越早越好(图17-3-3)。

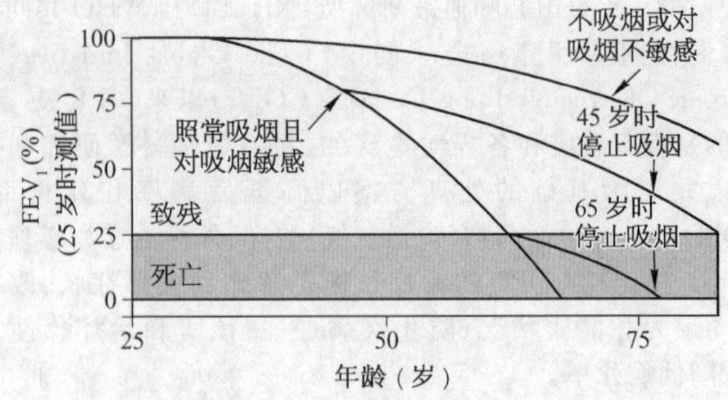

图17-3-3 戒烟对COPD肺功能的有益作用

(8) 肺减容术和肺移植：肺减容术是切除灌注不良而通气仍然良好的肺组织，减少无效腔通气和肺容量，使呼吸作功处于压力容量曲线的有利部分，从而改善症状和活动能力。已发表资料的meta分析表明，术后 FEV_1 增加100～300 ml，用力肺活量(FVC)相应增加，而 FEV_1/FVC维持不变。但这种改善一般仅维持1.5年左右。所以肺减容术治疗COPD仍在研究中。肺移植治疗终末期COPD可以改善症状，似乎并不能延长生存时间，而且受到供体来源的限制，不能作为通常的推荐治疗。

2. 其他原发疾病原发性肺动脉高压　如前所述，目前选择性高、效果理想的降肺动脉压药物还很少。肺间质性疾病中某些患者使用糖皮质激素或免疫抑制剂有一定效果，但多数患者治疗反应不佳。睡眠呼吸暂停综合征患者应区别类型(中枢型、阻塞型和混合型)和查找原因，某些阻塞型患者可行手术治疗。目前认为普遍比较有效的疗法是夜间持续气道正压(continuous positive airway pressure, CPAP)通气。慢性肺血栓栓塞患者视病因、部位及范围，可以选择手术取栓。

十、预后

肺心病的预后在多数情况下更多地取决于基础疾病而不是肺动脉高压的控制，COPD伴缺氧性肺动脉高压患者具有相当高的可逆性，特别是在早期，只要纠正缺氧，肺动脉高压和右心衰竭便可改善，即使反复发生右心衰竭，部分患者仍可较长时间存活。PP型COPD较BB型COPD生存期长，但PP型一旦出现右心衰竭，则预后较差，但也有部分患者可生存5～8年。肺泡低通气患者如果在肺动脉管壁发生不可逆性改变前肺泡通气得以改善，则其预后颇佳，而肺间质性疾病继发肺心病其预后明显要差。

参考文献

1. 陈文彬. 肺源性心脏病[M]//朱元珏、陈文彬. 呼吸病学[M]. 北京：人民卫生出版社，2002，971-1010.
2. 高芬，杜茂发，拉周，等. 青海高原慢性阻塞性肺疾病所致慢性肺源性心脏病流行病学调查[J]. 国际呼吸杂志，2011，31：989-991.
3. 秦俊峰，姜红，葛均波. 我国慢性心力衰竭流行病学和治疗现状[J]. 中国临床医学，2009，16：700-703.
4. 朱红，姚婉珍，沈宁，等. 北京市农村地区慢性肺源性心脏病流行病学调查结果分析[J]. 中国呼吸与危重监护杂志，2007，6：419-423.
5. Han M K, McLaughlin V V, Crinner G S, et al. Pulmonary disease

and the heart. Circulation，2007，116：2922 – 3005.

6. Qaseem A，Wilt T J，Weinberger S E，et al. Diagnosis and management of stable chronic obstructive pulmonary disease：a clinical practice guideline update from the American College of Physicians，American College of Chest Physicians，Americans Thoracic Society，and European Respiratory Society [J]. Ann Intern Med，2011，155：179 – 191.

7. Taichman D B，Fishman A P. Pulmonary hypertension and cor pulmonale[M]//Fishman A P. Pulmonary diseases and disorders. eBook. New York：McGraw Hill，2008，1359 – 1422. Doi：10. 1036/0071457399.

8. The GOLD Science Committee. Global strategy for the diagnosis，management，and prevention of chronic obstructive pulmonary disease 2011. http：//www. goldcopd. org.

第十八篇

感染性心内膜炎

刘学波　文　为

感染性心内膜炎(infective endocarditis, IE)指因细菌、真菌或其他微生物(如病毒、立克次体、衣原体、螺旋体等)直接感染心室壁内、心瓣膜、心内移植物或邻近大动脉内膜所致的炎症。它常多发于原已有瓣膜病、先心病等引起心腔内解剖结构异常及血流动力学异常的心脏。赘生物形成为其特征性病理损害,持续性菌血症、瓣膜结构及功能损害、血管栓塞、免疫性血管损伤及心脏外器官感染为主要临床特点。本病多数起病缓慢,症状多不典型,多样化。临床可因不同部位血管栓塞及感染而表现不同。

一、流行病学

IE的精确发病率较难统计,缺乏大规模的流行病学研究资料。发达国家IE的年发病率估计值为0.03‰～0.09‰。国外的一些流行病学资料显示了不同心脏相关危险因素的IE患病率存在差异,见表18-0-1。虽然医疗进步显著,但IE的发病率、死亡率在过去30年中没有明显下降,而流行病学特征及构成比出现了明显改变。

表18-0-1　IE的发病率

相关危险因素	发病率(1/10万)
总人群	5～7
基础心脏情况	
无杂音的二尖瓣脱垂	4～6
伴明显反流的二尖瓣脱垂	52
室间隔缺损	145
主动脉狭窄	271
风湿性心脏瓣膜病	380～440
人工心脏瓣膜	308～383
自体IE手术患者	630
既往自体IE	740
人工心脏瓣膜IE手术患者	2 160

IE的平均发病年龄显著增大,据流行病学报道,在1928年其发病年龄中位数<30岁,而1943年已经上升至39岁,目前50%以上的患者发病年龄>50岁。其原因是人口老龄化,导致发生于瓣膜退行性变的IE增多;抗生素的有效使用,导致发生于风湿性心脏病的IE减少。随着医疗条件和生活条件的继续改善,人的寿命进一步延长,国内IE的发病年龄可能会继续增大。

研究显示发生IE的基础性心脏疾病中先心病的构成比没有变化,约占15%,但绝对数明显增加,已超过风湿性心瓣膜病成为IE最常见的心脏基础疾病。不同瓣膜病及先心病的IE发生构成比见表18-0-2。尤其值得注意的是,2岁以内的发生IE的儿童中50%～70%并没有器质性心脏病。发生心内膜炎的静脉药物滥用(intra-venous drug abusers, IVDA)者同样可无器质性心脏瓣膜疾病。

表18-0-2　不同瓣膜病及先心病的IE发生构成比

基础心脏疾病	IE病例(%)
自体瓣膜病	
二尖瓣反流	21～33
主动脉反流	17～30
主动脉狭窄	10～18
先心病	4～18
发绀性心脏病	8
法洛四联症	2
室间隔缺损	1.5
动脉导管未闭	1.5
艾森门格综合征	1.2
房间隔缺损、主动脉狭窄	<1
人工瓣膜	12～30

国外报道近年来人工瓣膜感染性心内膜炎(prosthetic valve endocarditis, PVE)比例增多,高达15%～20%。目前全世界每年超过15万例患者接受人工心脏瓣膜植入术,术后第1年PVE的患病率为1%～4%,此后每年增加1%。在术后前3个月,人工瓣膜更易发生IE,但1年后人工瓣膜较生物瓣膜植入者的IE风险相同。国内数据显示我国近5年来PVE构成比相对稳定,但绝对数增加,随着瓣膜手术的增加,PVE有可能增加。

院内感染所致IE越来越常见,一般定义为无IE证据者入院72 h后诊断为IE,或既往入院曾有菌血症或IE的危险因素,并在入院后60 d内发展为IE。院内感染所致IE通常为有创性检查或治疗以及静脉插管所致菌血症引起,约占IE的10%。

此外无基础心脏疾病的IE占41.7%,明显升高,可能与侵入性医疗操作增多和静脉药物滥用者增多有关。医源性IE是指患者住院48 h后或侵入性操作及植入心血管装置4周内发生的与住院相关的IE。它可继发于静脉导管、静脉高营养、心脏起搏器、血液透析等。右心瓣膜受累常发生于置入血管内导管，而左心瓣膜受累多有瓣膜病变。其最常见的病原体为金黄色葡萄球菌，肠球菌次之。

国外报道吸毒者静脉注射药品引起右心感染性心内膜炎(right heart infective endocarditis，RHIE)有明显增多趋势。病原菌以金黄色葡萄球菌多见。吸毒者主要是由于注射部位、注射用具消毒不严格或使用未严格消毒的溶剂，使细菌直接注入血液。致病菌多为皮肤表面的细菌，较少由药品本身或溶剂带入。其原因可能为吸毒者反复注射毒品，毒品中的颗粒物质不断攻击心内膜造成损伤而诱发。

二、发病机制

IE是由于微生物感染心内膜、瓣膜或心内移植物引起，其必备条件为循环中存在有感染能力的微生物及可供微生物黏附的心内膜或瓣膜。

正常人血流中也有少数细菌自口腔、鼻咽部、牙龈、检查操作或手术等伤口侵入引起菌血症，大多为暂时的。但反复的暂时性菌血症使机体产生循环抗体，尤其是凝集素，它可促使少量的病原体聚集成团，易黏附在血小板-纤维素血栓而引起感染。此外，研究显示受体在致病过程中起到附着的作用，由于某些革兰阳性致病菌，如肠球菌、金黄色葡萄球菌、表皮球菌等，均有一种表面成分与心内膜细胞表面的受体起反应而引起内膜炎症。

在心瓣膜病变、先天性心血管畸形、梗阻性肥厚型心肌病或后天性动静脉瘘的病变处，存在异常的血液压力阶差，引起血液强力喷射和涡流。血流的喷射冲击，使心内膜的内皮受损、胶原暴露，形成血小板-纤维素血栓。涡流可使细菌沉淀于低压腔室的近端、血液异常流出处受损的心内膜上。主动脉瓣关闭不全时常见的感染部位为主动脉瓣的左心室面和二尖瓣腱索；二尖瓣关闭不全时感染病灶在二尖瓣的心房面和左心房内膜；室间隔缺损则在右心室间隔缺损处的内膜面和肺动脉瓣的心室面。然而当缺损面积大到左、右心室不存在压力阶差或合并有肺动脉高压使分流量减少时则不易发生IE。在充血性心力衰竭和心房颤动时，由于血液喷射力和涡流减弱，也不易发生IE。

细菌或病原微生物侵犯的部位常在血流所经狭窄孔道的前方，如主动脉瓣狭窄时在主动脉内膜面，动脉导管未闭在肺动脉内膜面等，该现象与温特力效应有关。温特力(Venturi)效应是指：将细菌性气溶胶通过温特力琼脂管喷射到气流中，可形成特征性的菌落分布，即在出口小孔前方出现最大的沉淀物环。

此外，凡可引起IE的病原菌或病原微生物必须具备能在瓣膜表面集落化的特征，必须耐受血清补体的杀菌力，且不受血小板的影响，才能引起IE。临床上常见的有草绿色链球菌、葡萄球菌、肠球菌和某些革兰阴性杆菌等，对瓣膜或心内膜有较强黏附力，故易引起IE。

人工瓣膜心内膜炎主要是由于病原体从感染的胸部创口、尿路和各种动静脉插管、气管切开、术后肺炎等进入体内形成菌血症，同时血液经过体外循环转流后吞噬作用被破坏，减弱了机体对病原体的清除能力而引起致病菌在人工瓣膜定植。

部分IE源于非细菌性血栓性心内膜炎(non-bacterial thrombotic endocarditis，NBTE)，NBTE可累及任何心瓣膜，主要影响二尖瓣和主动脉瓣。主要病理改变是瓣膜上无菌性赘生物形成。病理过程为瓣膜胶原在变态反应、血流动力学损害、老化及维生素缺乏等因素作用下，发生退行性变、基质水肿及内膜局部剥脱，使胶原和基质暴露于血流中，当抗体处于高凝状态时，血小板等易附着于其表面形成非细菌性血栓性赘生物。病变多较表浅，局部常无炎症反应，但当机体出现菌血症时，易于黏附微生物，导致IE。

三、微生物特点

IE的致病菌近年来变化体现为：草绿色链球菌感染减少，而金黄色葡萄球菌感染增多，厌氧菌及条件致病菌增多；随着静脉药物滥用者的增多，曾有报道金黄色葡萄球菌取代草绿色链球菌成为IE的主要致病菌；经皮、血管内、胃肠道、泌尿生殖道的手术操作显著增多，以及需透析的慢性肾衰竭患者增多，都使链球菌的感染成比例增加；真菌感染引起的心内膜炎报道亦较前增多，其中大多为假丝酵母菌(念珠菌)。革兰阴性杆菌包括大肠埃希菌、肺炎杆菌、铜绿假单胞菌、产气杆菌、变形杆菌等也时常成为IE的致病菌；衣原体、病毒所致的IE也有报道，整体的病原菌呈现多样化。社区获得性IE与院内感染所致IE的致病菌显著不同：前者仍以链球菌为主，后者则以金黄色葡萄球菌和肠球菌为主。

金黄色葡萄球菌是IE最常见的病原体，既往报道其死亡率为40%～50%。其毒力强，能产生血浆凝固酶、a-溶血素、A蛋白等多种毒素：血浆凝固酶阻碍体内吞噬细胞的吞噬、杀伤，导致感染扩散；a-溶血素使红细胞、粒细胞、血小板和多种组织细胞破坏，是造成贫血和多器官损伤的主要原因。耐甲氧西林金黄色葡萄球菌(methicillin-resistant staphylococcus aureus，MRSA)感染率近年来显著上升，感染主要途径是血管介入及静脉药物滥用。其他危险因素包括肿瘤、糖尿病、类固醇药物使用、静脉药物滥用者、酒精中毒及肾衰竭。

草绿色链球菌是亚急性IE最主要的致病菌，在抗生素问世前占90%～95%，因抗生素的广泛使用近年已降至20%～40%。

肠球菌可侵犯正常和已受损的瓣膜，瓣膜损毁速度快，且药物治疗效果差，近年来其引起心内膜炎所占比例不断上升，国内为5%～7.6%，在国外比例更高，是美国IE的三大病原菌之一，尤多见于年龄较大的男性及年轻女性。

革兰阴性杆菌：近年来尤其引人关注，其中包括大肠埃希杆菌、肺炎杆菌、铜绿假单胞菌、产气杆菌、沙雷菌、变形杆菌、产碱杆菌、人心杆菌、流感嗜血杆菌等，其中以大肠埃希杆菌、产碱杆菌、产气杆菌、变形杆菌和肺炎杆菌多见。

巴尔通体(bartonella)是一属寄生于脊椎动物红细胞内的革兰染色阴性杆菌，是对营养条件要求苛刻的、兼性细胞内寄生的需氧菌。据报道，巴尔通体所致IE占IE病例的1%～17%，占BCNE的9%～50%。

厌氧菌所致IE占2%～16%，近年来有逐渐增多的趋势，多由厌氧或微需氧链球菌、短小棒状杆菌、脆弱拟杆菌、梭状芽孢杆菌、丙酸菌、放线菌、韦荣球菌等引起。脆弱拟杆菌常来源于胃肠道，梭状芽孢杆菌常来源于头颈部，消化链球菌常来源于头颈部及泌尿生殖道。厌氧菌所致IE的易患因素、症状、体征与需氧菌相似，但其发生于瓣膜性心脏病的比例(43%～64%)较需氧菌性IE(75%～100%)低，血栓栓塞事件(30%～54%)及病死率较高。多发性霉菌动脉瘤是厌氧菌所致IE常见并发症，病死率在21%～43%。其中，消化链球菌IE或静脉吸毒成瘾者厌氧菌性IE预后稍好。短小棒状杆菌IE的病死率在15%～27%；脆弱拟杆菌IE的病死率高达46%；坏死梭状杆菌IE常表现为急性IE，迅速导致瓣膜破坏，因此病死率高达75%。

真菌已成为IE的重要病原体，可能与广谱抗生素、肾上腺皮质激素和免疫抑制药的广泛应用，以及心血管创伤性检查技术和心血管外科手术等因素有关。目前已知很多真菌均可引起亚急性细菌性心内膜炎，且有不断增多趋势。临床上以假丝酵母菌(尤其是白假丝酵母菌)、组织胞浆菌、隐球菌和曲菌最常见。据报道，在瓣膜置换术后2个月内发生亚急性细菌性心内膜炎的病例中，真菌占9.6%，2个月后的病例占4.0%。

由伯纳特立克次体感染引起的IE称为Q热性IE。伯纳特立克次体是人畜共患传染病的病原体。绝大多数人类Q热是通过吸入污染的悬浮颗粒所致。Q热性IE多发生于器质性心脏病，如先心病、风湿性心脏病、梅毒性心脏病或人工心脏瓣膜等患者。IE的流行病学危险因素和常见病原微生物见表18-0-3。

表18-0-3 IE的流行病学危险因素和常见病原微生物

流行病特点	常见微生物
静脉药物滥用者	金黄色葡萄球菌、凝血酶阴性葡萄球菌、β-溶血酶链球菌、真菌、需氧革兰阴性菌
植入性医疗器械	金黄色葡萄球菌、凝血酶阴性葡萄球菌、β-溶血酶链球菌、真菌、需氧革兰阴性菌、棒状杆菌
不良口腔卫生状况	草绿色链球菌、链球菌
糖尿病	金黄色葡萄球菌、β-溶血酶链球菌、肺炎链球菌
AIDS	沙门菌、金黄色葡萄球菌、肺炎链球菌
慢性皮肤感染和烧伤	金黄色葡萄球菌、β-溶血酶链球菌、真菌、需氧革兰阴性菌
泌尿生殖系统感染或操作，如妊娠、分娩、流产	肠道球菌、B组链球菌、需氧革兰阴性菌、李斯特菌属、奈瑟菌属
酒精性肝硬化	β-溶血酶链球菌、肺炎链球菌、李斯特菌属、气单胞菌、巴尔通体属
胃肠道疾病	牛链球菌、肠道球菌、败血梭状芽孢杆菌
实体器官移植	肠道球菌、金黄色葡萄球菌、曲霉菌、念珠菌
流浪者	巴尔通体属
肺炎、脑膜炎	肺炎球菌
集装箱牛奶或农场感染动物接触者	布鲁菌、巴斯德菌属、伯氏考克斯体、丹毒丝菌属
与犬或猫密切接触者	巴尔通体属、败血梭状芽孢杆菌、巴斯德菌属

四、病理生理

IE的基本病理改变为在瓣膜或心内膜附着由血小板、纤维蛋白、红细胞、白细胞及感染病原体沉着而组成的赘生物，可延伸至腱索、乳头肌和室壁内膜。相应的内膜可有炎症反应和灶性坏死。病原体被吞噬细胞吞噬，赘生物被纤维组织包绕，发生机化、玻璃样变或钙化，最后被内皮上皮化，但心脏各部分的赘生物愈合程度不一。当病变严重时，瓣膜可形成深度溃疡，甚至发生穿孔、乳头肌或腱索断裂。

IE的赘生物容易碎落成感染栓子，随循环血流播散到身体各部产生栓塞，尤以脑、脾、肾和肢体动脉为多，引起相应器官的栓塞或脓肿。栓子脱落至冠状动脉可引起急性心肌梗死，阻塞肾动脉可引起肾梗死。栓塞使血管壁破坏，管壁囊性扩张形成细菌性动脉瘤，常为致命的并发症，如脑部的动脉滋养血管栓塞可产生动脉瘤，其可突然破裂而引起脑室内或蛛网膜下隙出血导致死亡。

IE常有微栓塞或免疫反应引起的小血管炎，如皮肤黏膜瘀点、指甲下出血、Osler结节和Janeway损害等。病原体和体内产生相应的抗体结合成免疫复合物，沉着于肾小球的基底膜上，引起局灶性、弥漫性或膜型增殖性肾小球肾炎，后者可引起肾衰竭。

五、分类及其特点

既往根据感染病原体毒力的强弱及发病急缓，IE的病程情况可分为急性IE及亚急性IE。

急性IE主要由致病力强的化脓菌(如金黄色葡萄球菌、溶血性链球菌、肺炎球菌等)引起。它可发生于有器质性心脏病基础的患者，原无心脏病的基础上也可发生。通常病原体是在身体某部位发生感染，如化脓性骨髓炎、痈、产褥热等，当机体抵抗力降低时，细菌入血引起脓毒血症、败血症并侵犯心内膜，主要侵犯二尖瓣和主动脉瓣，引起急性化脓性心瓣膜炎，在受累的心瓣膜上形成赘生物。疣状赘生物主要由脓性渗出物、血栓、坏死组织和大量细菌菌落混合而形成，体积庞大、质地松脆，呈灰黄色或浅绿色，脱落形成含菌性栓子，可引起心、脑、肾、脾等器官的感染性梗死或脓肿，受累瓣膜可发生破裂、穿孔或腱索断裂，引起急性瓣膜功能不全而发生急性心力衰竭。起病急，病程短，病情严重，患者可在数日或数周内死亡。

亚急性IE主要由毒力相对较弱的草绿色链球菌所引起，此外肠球菌、革兰阴性杆菌、立克次体、真菌等也可引起此病。其常发生于风湿性心脏瓣膜病、室间隔缺损、动脉导管未闭等心脏病的基础上，少有发生于无心脏病基础的患者。这些病原体可自感染灶(扁桃体炎、牙周炎、咽喉炎、骨髓炎等)入血，形成菌血症，再随血流侵入瓣膜；也可因拔牙、心导管及心脏手术等医源性操作致细菌入血侵入瓣膜。临床上除有心脏体征外，还有长期发热、点状出血、栓塞病状、脾大及进行性贫血等迁延性败血症表现。病程较长，可迁延数月，甚至1年以上。

近年来随着抗生素的广泛使用，急性IE及亚急性IE界限已经较为不明显，两者有相当大的重叠性。

最新分类方法：欧洲心脏协会公布2009版指南，摒弃了沿用多年的急性、亚急性心内膜炎分类方法，提出应按照感染部位及是否存在心内异物而将IE分成四类。

（一）根据感染部位及有无心脏内异物进行 IE 分类

（1）左心自身瓣膜心内膜炎（native valve endocarditis，NVE）。

（2）左心人工瓣膜心内膜炎（prosthetic valve endocarditis，PVE），可分为：① 早期 PVE，瓣膜手术<1 年。② 晚期 PVE，瓣膜手术>1 年。

（3）右心 IE。

（4）器械相关性 IE（永久起搏器或心脏除颤装置）。

（二）根据获得途径进行 IE 分类

1. 卫生保健相关性 IE

（1）医源性：住院后>48 h 出现 IE 相关症状和体征。

（2）非医源性：接受健康护理的患者入院<48 h 出现 IE 相关症状和体征。

健康护理定义为：① IE 发生前 30 d 内接受家庭护理或静脉治疗、血液透析或静脉化疗。② IE 发生前 90 d 内急性护理中心住院者。③ 长期入住护理中心。

2. 社区获得性 IE　在住院 48 h 内出现 IE 感染症状和体征，且不符合卫生保健定义的患者。

3. 静脉药物滥用相关性 IE（endocarditis in intravenous drug abusers，EIDA）　没有其他感染源的静脉药物滥用者。

六、临床表现

（一）临床症状

大多数起病缓慢，表现为低热、乏力、疲倦。少数起病急，有寒战、高热或栓塞现象，部分患者起病前有口腔手术、呼吸道感染、流产或分娩的病史，临床表现大致包括以下方面。

1. 发热　出现于 90%的病例，热型多变，以不规则发热为多见，多在 37.5～39℃，可为间歇热或弛张热，不少表现为低热，可伴畏寒或盗汗，近年来不少患者无发热，可能与早期使用抗生素有关，高龄患者可能与机体免疫反应差有关。

其他感染相关症状包括乏力、食欲减退、消瘦、进行性贫血、多汗和肌肉酸痛等。患者可有进行性贫血、脾大，病程长者可有杵状指。

2. 心脏表现　取决于基础心脏病的类型、病原体的种类，以及瓣膜或内膜损毁程度。由于赘生物的增长或脱落，瓣膜、腱索的破坏，可引起原有杂音改变，或出现新的杂音；若无杂音时也不能除外心内膜炎存在。其可发生急性或慢性心力衰竭而出现相应症状。当感染累及房室束或室间隔时可引起房室传导阻滞及束支传导阻滞，也可有期前收缩或心房颤动。心律失常在亚急感染性心内膜炎中不少见，多数为室性期前收缩，其次为房颤和 P-R 间期延长。4%的病例可发生高度房室传导阻滞，严重心律失常已成为本病死亡的重要原因。

3. 栓塞现象及血管病损

（1）皮肤及黏膜病损：由感染毒素作用于毛细血管使其脆性增加而破裂出血，或由微栓塞所引起。其可在四肢皮肤、眼睑结膜及口腔黏膜成批出现瘀点，在手指、足趾末节掌面可出现稍高于表面的紫色或红色的奥氏（Osler）结节，也可在手掌或足部出现出血红斑（Janewey 结节），无压痛。

（2）脑血管损害：① 脑膜脑炎，类似结核性脑膜炎，脑脊液压力增高，可引起脑膜刺激征、颅神经受损的相应症状。② 脑出血，因细菌性动脉瘤破裂引起，少量出血可以表现为头痛及相应部位的神经功能障碍，而大量出血及大脑深部出血、丘脑出血或者脑干出血等可以出现迅速昏迷，短期内死亡。③ 脑栓塞，可表现为神经功能障碍，如瘫痪或肢体感觉障碍。④ 中心视网膜栓塞，可引起突然失明。

肾栓塞最常见，约占 1/2，有肉眼或镜下血尿。严重肾功能不全常由于细菌感染后，抗原-抗体复合物在肾血管球内沉积，引起肾血管球性肾炎所致。

肺损害常见于先心病者，赘生物多位于右心室或肺动脉内膜面，脱落至肺动脉可引起栓塞。表现为胸痛、呼吸困难、咯血、发绀或休克，若梗死面积小，也可无明显症状。病原菌栓子可继发肺感染，甚至脓肿，部分患者以肺部炎症为主要表现。真菌性肺动脉瘤有潜在的致死性肺出血风险。

此外，还可有冠状动脉栓塞引起急性心肌梗死，表现为急性胸痛；脾栓塞可有左上腹痛或左季肋部痛，可伴发热及局部摩擦音；肠系膜动脉栓塞，表现为急腹症、血便等；四肢动脉栓塞可有栓塞肢体苍白、发冷、肢体缺血疼痛等，并可有动脉搏动减弱或消失。

（二）体征

1. 心脏体征　瓣膜病或先心病患者原有的心脏杂音，可因赘生物或瓣膜破坏，性质发生改变，变得响亮或粗糙，亦可因瓣膜穿孔、腱索断裂等产生新的杂音。99%的亚急性 IE 患者可出现心脏杂音，原有杂音短期改变应警惕 IE。右心 IE 仅 1/3 可发现心脏杂音。急性 IE 患者，也有 1/3 无明显杂音，多发生在主动脉瓣反流患者，由于疾病发生较突然，左心室未能及时扩张，因此无明显的瓣膜反流杂音。由于感染瓣膜损害、心肌受累等，患者容易发生充血性心力衰竭和心律失常等，出现相应体征。

2. 周围体征　多为非特异性，由微血管炎或微栓塞所致。由于抗生素的使用目前只有不足 20%的 IE 患者可出现外周血管病变。

（1）瘀点：最为常见的外周血管病变，可出现于任何部位，以锁骨水平以上皮肤、口腔黏膜及睑结膜多见。

（2）指和趾甲下裂片状出血。

（3）Roth 斑：为视网膜的卵圆形出血斑块，中心呈白色，多见于亚急性感染。

（4）Osler 结节：为在指（趾）末端、足底、手掌的大鱼际及小鱼际处出现豌豆大的红紫色痛性结节，亚急性者较常见。它是循环免疫复合物的沉淀所致，也可能是非感染性血管炎的表现。

（5）Janeway 结节：主要见于急性金黄色葡萄球菌感染 IE，在手掌和足底出现直径 1～4 mm 的出血红斑。

患者可出现关节炎表现，类似风湿性关节炎，仅限于 1～3 个关节，为非对称病变，可伴无菌性关节腔积液。金黄色葡萄球菌感染可出现急性化脓性关节炎。

杵状指（趾）多在发病 1～2 个月以后出现，且无发绀，以往约见于 1/3 的病例，且作为 IE 的重要体征之一，但近年来已显著减少。肝脾大一般为轻至中度，既往至少有半数患者有脾大，1/4 的病例有肝大，但近年来肝脾大明显减少。

七、常规检查

（一）一般实验室检查

血常规示红细胞和血红蛋白降低，大都在 60～100 g/L，偶可有溶血现象。白细胞计数在无并发症的患者可正常或轻度增高，有时可见核左移。红细胞沉降率大多增快。半数以上患者可出现蛋白尿和镜下血尿。在并发急性肾小球肾炎、间质性肾炎或大的肾梗死时，可出现肉眼血尿、脓尿，以及血尿素氮、肌酐增高等肾功能异常。肠球菌性心内膜炎常可导致肠球菌菌尿，金黄色葡萄球菌菌性心内膜炎也可出现，因此尿培养也有助于诊断。

（二）血清免疫学检查

亚急性 IE 病程长达 6 周时，50%的患者类风湿因子呈阳性，经抗生素治疗后，其效价可迅速下降。有时可出现高 γ 球蛋白血症或低补体血症，这些常见于并发肾小球肾炎的患者，补体下降水平常与肾功能不全程度保持一致。约有 90%的患者循环免疫复合物（circulating immunocomplex，CIC）阳性，且常在 100 μg/ml 以上，高于无心内膜炎的败血症患者，具有鉴别诊断价值，血培养阴性者犹然。但要注意，系统性红斑狼疮、乙型肝炎表面抗原阳性患者及其他免疫性疾病中 CIC 血清水平也可＞100 μg/ml。

其他检查还包括真菌感染时的沉淀抗体测定、凝集素反应和补体结合试验，金黄色葡萄球菌的胞壁酸抗体测定等。

（三）心电图检查

一般无特异性，在并发栓塞性心肌梗死、心包炎时可显示特征性改变。在伴有室间隔脓肿或瓣环脓肿时可出现不完全性或完全性房室传导阻滞、束支传导阻滞、室性期前收缩或心房颤动。心律失常在亚急性 IE 中不少见，多数为室性期前收缩，其次为房颤和 P－R 间期延长，4%的病例可发生高度房室传导阻滞。颅内细菌性动脉瘤破裂可出现“神经源性”的 T 波改变。

（四）放射影像学检查

X 线检查仅对并发症如心力衰竭、肺梗死诊断有帮助，人工瓣膜植入者发现瓣膜有异常摇动或移位时，提示可能合并 IE。

（五）CT 及 MRI 显像

对怀疑有较大的主动脉瓣周脓肿时有一定的诊断作用。但人工瓣膜的伪影及心脏搏动影响其对瓣膜形态的评估，且需要造影剂及横断面有限，使其临床应用受限。MRI 显像不受瓣膜的影响，当二维超声心动图不能除外主动脉根部脓肿时，可起辅助作用。此外，18F－FDG 在 IE 诊断中有前景，可以用于监测抗微生物治疗的反应。

（六）心导管检查

对诊断原有的心脏病变尤其是合并冠心病患者很有价值外，还可评估瓣膜的功能。有研究通过心导管的方法在瓣膜的两侧分别采血测定细菌计数，有助于确定感染部位。但心导管检查和心血管造影可能使赘生物脱落引起栓塞事件，或引起严重的心律失常，加重心力衰竭，须慎重考虑。

（七）放射性核素

放射性核素^{67}Ga（镓）心脏扫描对心内膜炎的炎症部位和心肌脓肿的诊断有一定帮助，但需 72 h 后才能显示阳性，且敏感性和特异性明显差于二维超声心动图，假阴性率较高，故临床应用较少。

（八）诊断 IE 的两大基石

1. 血培养　是诊断 IE 的特异性指标，但临床患者血培养阳性率为 40%～45%，这与多数患者在血培养前已行抗生素治疗、抽血次数和细菌培养技术不完善有关。为了提高诊断的阳性率，最好在患者体温＞38℃时采集标本，24 h 内抽取 3～5 次，每次取血应用更换穿刺的部分，皮肤应严格消毒。每次取血 10～15 ml，血培养应包括有氧培养和厌氧培养，时间持续达 3～5 周。对可疑患者入院时不论体温是否升高均立即连续至少抽血 2 次做血培养，间隔 1～2 h，每次抽血 10～15 ml。在应用过抗生素治疗的患者，取血量不宜过多，培养液与血液之比至少在 10∶1 左右，血液中过多的抗生素不能被培养基稀释，影响细菌生长。常规应做需氧菌培养和厌氧菌培养。对于人造瓣膜植入、较长时间留置静脉插管、导尿管者或静脉药物依赖者，应加做真菌培养。观察时间至少 2 周，当培养结果阴性时应保持到 3 周，确诊必须 2 次以上血培养阳性。一般做静脉血培养，动脉血培养阳性率并不高于静脉血。罕见情况下，血培养阴性患者，骨髓培养可呈阳性。培养阳性者应做各种抗生素单独或联合的药物敏感试验，以便指导治疗。

2. 超声心动图　IE 的主要特征为赘生物的形成。超声心动图能显示赘生物的结构和回声特点，特别是高分辨率的超声仪器对赘生物有较高的敏感性和特异性。赘生物特征为不规则团块或条索状，大的呈蓬草状、桑葚状、条索状，小的呈米粒状、绒毛状的较强回声，边缘多呈蓬草样改变。钙化的赘生物回声较强，似钙化组织，部分伴声影。赘生物随心脏收缩与舒张来回摆动。超声心动图同时可了解患者的基础心脏病变，能直观评价受累瓣叶功能及病理生理改变，明确瓣膜功能受损程度，并可检出瓣叶穿孔、腱索乳头肌断裂、瓣周心肌脓肿、间隔穿孔等并发症，为临床诊断和进一步治疗提供可靠依据。

超声心动图分为经胸超声心动图（transthoracic-echocardiography，TTE）和经食管超声心动图（transesophageal echocardiography，TEE）两种。TTE 诊断 IE 的敏感性为 40%～63%，TEE 的敏感性为 90%～100%，TEE 诊断的敏感性和特异性均高于 TTE，有助于检出脓肿、准确测量赘生物的大小和检出人工瓣的瓣周损伤。

TTE/TEE 的适应证包括：① 一旦怀疑患者有 IE 的可能，首选 TTE，应尽早检查（Ⅰ类推荐，B 级证据）。② 高度怀疑 IE 而 TTE 正常时，推荐 TEE（Ⅰ类推荐，B 级证据）。③ TTE/TEE 阴性但临床仍高度怀疑 IE 者，应在 7～10 d 后再行 TTE/TEE 检查（Ⅰ类推荐，B 级证据）。④ IE 治疗中一旦怀疑出现新并发症（新出现的杂音、栓塞、持续发热、心力衰竭、脓肿、房室传导阻滞），应立即复查 TTE/TEE（Ⅰ类推荐，B 级证据）。⑤ 抗生素治疗结束时，推荐 TTE 检查以评价心脏和瓣膜的形态学及功能（Ⅰ类推荐，C 级证据）。临床应用见表 18－0－4。

表 18－0－4　超声心动图的临床运用

推荐：超声心动图	证据级别	水平
诊断		
可疑 IE 初次影像学检查推荐 TTE 检查	Ⅰ	B
临床高度怀疑 IE，TTE 检查正常推荐 TEE 检查	Ⅰ	B
临床高度怀疑 IE，但初次检查阴性，推荐 7～10 d 内重复 TTE 或 TEE 检查	Ⅰ	B
TEE 检查对于脓肿及赘生物大小测量的高度敏感性和特异性，即使 TTE 检查阳性，仍推荐大部分成年人选择 TEE 检查	Ⅱa	C

续　表

推荐：超声心动图	证据级别	水平
TTE检查得到高质量的阴性结果，且临床上不高度怀疑IE，不推荐TEE检查	Ⅲ	C
治疗后随访		
怀疑IE新的并发症（新的心脏杂音、栓塞、持续性发热、心力衰竭、脓肿、房室传导阻滞）出现时，尽快进行重复TTE及TEE检查	Ⅰ	B
IE治疗期间，为检测无症状并发症和赘生物大小，应进行重复TTE及TEE检查，检查时机有赖于病原体及治疗反应	Ⅱa	B

超声心动图诊断IE的3项主要标准是：①赘生物。②脓肿。③人工瓣膜裂开（超声表现为瓣周漏，伴或不伴瓣膜的摇摆运动）。大多数疑似IE患者都可考虑接受TEE检查，包括TTE结果已呈阳性者（Ⅱa类推荐，C级证据）。

当患者有慢性阻塞性肺疾病、有过胸部手术、过度肥胖、体位不便、人工瓣膜伪影等因素都会影响图像的质量，使TTE发现赘生物的敏感性降低。此外，其与仪器分辨率、回声密度的强弱及操作者的技术水平等也有关。TTE/TEE结果阴性不能完全排除IE，因为在有严重瓣膜病变（二尖瓣脱垂、退行性钙化、人工瓣膜）、赘生物很小（＜2 mm）、赘生物已脱落或未形成赘生物者中，超声不易或不能检出赘生物。直径＞2 mm、活动的赘生物容易检出，而＜2 mm则难以显示。对新生成的＜2 mm的赘生物，通常可通过TTE观察瓣膜是否有脱垂、关闭不全，尤其是瓣周漏、化脓性病灶、瓣膜穿孔等征象做出间接提示，必要时加做TEE。超声心动图也可能误诊为IE，因为有多种疾病可显示类似赘生物的图像，如风湿性瓣膜病、退行性变、钙化、其他原因引起的腱索断裂和瓣膜连枷样运动、心内乳头状纤维瘤、血栓及主动脉瓣的正常疣状闭合小结、瓣膜黏液样变性、瓣膜血栓、腱索断裂、系统性红斑狼疮患者的利-萨病变（Libman-Sacks lesions，疣状心内膜炎，一种非细菌性心内膜炎，表现为瓣膜闭锁缘上单行排列的疣状赘生物，常累及二尖瓣，后叶多发）、心腔内小肿瘤（如纤维弹性组织瘤）等。此外，声学伪像也可能出现假阳性诊断。局限于心腔内器械表面IE的诊断以及早期准确检出小型脓肿，也是目前面临的难题。

八、特殊类型的IE

（一）人工瓣膜心内膜炎

人工瓣膜心内膜炎（PVE）是指发生于人工瓣膜或重建（成形）瓣膜上的微生物感染。人工心脏瓣膜植入术者在1年和5年时分别有1.4%～3.1%和3%～5.7%的概率发生IE，较其他心脏手术者高2～3倍。PVE占全部心内膜炎患者的8%～30%。欧洲心脏协会2009版指南根据PVE的发生时间分为早期（＜1年）和晚期（＞1年）。机械性瓣膜早期IE的发生率较高，但5年时生物瓣与机械瓣发生率相似。PVE的发生也与肾功能不全、年龄、既往心内膜炎史者和围手术期伤口感染有关。双瓣膜置换术后PVE较单个瓣膜置换术后PVE的发生率高。主动脉瓣的PVE高于二尖瓣的PVE，这可能由于主动脉瓣置换手术的时间较长、跨主动脉瓣压力阶差大、局部湍流形成有关。对术前已有自体瓣膜心内膜炎者，术后发生PVE的机会增加5倍。在早期PVE患者中，感染常发生在人工瓣环和自体瓣环的结合处，并引起瓣周肿、开裂、假性动脉瘤和瓣周漏。远期生物瓣PVE类似自体瓣膜IE，常发生于瓣叶上，并导致瓣叶尖端破裂、穿孔和赘生物形成。

PVE的临床表现通常不典型，抗生素的使用导致血培养常为阴性结果，且由于术后早期出现的发热和炎症等临床症状易与PVE症状相混淆，因此早期PVE的诊断更加困难。若多次血培养阴性，须警惕真菌、立克次体感染或生长缓慢的类白喉杆菌感染。PVE的致病菌常来自医院，故易具有耐药性。

PVE的诊断主要依赖于血培养和超声心动图。但是，TTE和TEE在PVE患者中的诊断准确率与NVE相比仍较低。原因包括：首先，PVE与NVE相比形成赘生物的概率更低，常形成脓肿；其次，TEE对脓肿较小、早期脓肿、主动脉根部增厚和Bentall术后发生PVE患者的诊断很困难，且有时很难区分出是血栓、缝线还是赘生物，是生物瓣变性还是感染累及瓣膜。此外，X线透视见到人工瓣膜的异常摆动、移位角度＞7°及瓣环裂开所致的双影征（stinson's sign），以及人工瓣膜开闭音强度减弱也有助于判断。

影响PVE预后的高危因素包括：年龄较大、葡萄球菌感染、复杂PVE（即出现PVE严重并发症）、充血性心力衰竭、脑卒中和心肌脓肿。金黄色葡萄球菌PVE的发病率及病死率较高，也是影响PVE预后的一项重要指标。对≤美国麻醉学学会（SAS）分级Ⅲ级（Ⅲ级指并存病较重，体力活动受限，但尚能应付工作）和没有心脏系统或脑部并发症的金黄色葡萄球菌PVE患者行单纯药物治疗效果良好。但是有严重并发症的PVE患者需手术治疗。由于手术的复杂性和瓣周脓肿有复发的危险，PVE的手术治疗对临床医师而言仍是一项挑战。手术目的是通过对感染和坏死组织的彻底清创来控制感染，重建心脏形态，并进行瓣膜置换，但在置换瓣膜选择上存在争议：在二尖瓣PVE患者中，选择机械瓣和生物瓣均可；在主动脉PVE患者中，同种移植是最佳的瓣膜置换方式，尤其适合主动脉脓肿患者。

（二）老年IE

老年患者的基础心脏病以退行性心脏瓣膜病和冠心病多见。以往认为IE多见于风湿性心脏病患者，近年来，风湿性心脏病所占比例明显下降，而退行性心脏瓣膜病患者患病的比例呈现上升趋势。退行性心脏瓣膜病是老年人特有的瓣膜病变，其病理变化为瓣膜结缔组织退行性变、纤维化、增厚及钙化，从而引起瓣膜及其纤维支架的功能异常，累及主动脉瓣最为多见，48.6%的赘生物位于主动脉瓣。

老年IE的临床表现常不典型，起病隐匿，有的仅表现为乏力，纳差，体重下降，多为低热，且常被心力衰竭、慢性支气管炎等症状所干扰。脑栓塞为常见并发症，而脑卒中又是老年人多发病。加之老年人瓣膜退行性变常有杂音，使IE的体征更加难以辨别。

近年来，多数学者认为早期手术治疗对有手术适应证的患者有益。由于老年患者多脏器功能减退，多种疾病并存，早期手术治疗需严格掌握手术适应证。目前有观点认为年龄≥65岁应作为IE死亡率的独立预测因子。

(三) 右心 IE

右心 IE(RHIE)易发生于先心病,以室间隔缺损最为多见,其次为动脉导管未闭、法洛四联症、肺动脉瓣狭窄,这主要与温特力效应有关。此外,吸毒者静脉注射药品引起 RHIE 有明显增多趋势。

RHIE 临床表现除发热、乏力、贫血、白细胞计数升高、红细胞沉降率增快等左心 IE 相似的全身感染征象外,突出的症状体征为咳嗽、脓痰、气促、胸痛、肺部湿音;同时胸片或胸部 CT 表现为片状或多发性结节状阴影,或伴空洞形成,均提示肺部炎症、肺栓塞或肺脓肿。这与左心 IE 引起外周动脉栓塞不同,因此细菌性肺栓塞是 RHIE 的一个重要特征,尤其是静脉药物滥用者。

右心瓣膜或右心室壁上的赘生物超声心动图检出率较高,可达 90%以上,其中 30.4%合并左心瓣膜赘生物,更说明超声心动图对诊断 RHIE 的重要作用。如伴有不明原因发热 1 周以上或同时伴有肺部炎症表现或三尖瓣区出现反流性杂音,更应对右心系统进行仔细检查。

RHIE 应予以早期、足量、联合应用抗生素治疗,其治愈率较 LHIE 高。如抗生素治疗无效,需警惕真菌感染的可能。对于抗菌治疗后持续性脓毒血症、真菌性心内膜炎、严重瓣膜反流致顽固性心力衰竭、赘生物≥1 cm、瓣膜破坏严重者,应及早行外科手术干预。

(四) 静脉药物滥用

由于患者静脉注射毒品时使用不洁注射用具、药品溶剂,导致细菌进入血管,引发菌血症、败血症;同时,由于患者重复多次注射毒品,毒品中的颗粒杂质致右心受累、三尖瓣或肺动脉瓣损伤。细菌在损伤的瓣膜表面黏附沉积,形成菌栓、赘生物。患者既往无心脏病史,表现为发热,并伴咳嗽、咳痰、胸痛等呼吸道症状,心内膜炎多累及三尖瓣、肺动脉瓣及右心室,具有 RHIE 特征。相应瓣膜区闻及心脏杂音,血培养多数为金黄色葡球菌。

临床上静脉药物滥用易漏诊,部分吸毒患者就诊时故意对毒品吸食史加以隐瞒,因此对高危年龄人群需加强病史的询问及皮肤表面注射针孔的检查。造成肺部损害的机制是右心赘生物脱落形成栓子,进入肺循环,导致肺栓塞,栓塞部位可感染形成肺炎甚至脓肿,极易误诊为肺炎。此外,该类患者机体免疫功能低下,常合并全身多个部位的感染,并发症的表现常掩盖病情而造成诊断困难。

静脉药物滥用者是 HIV 感染的高危人群,HIV 阳性吸毒者因免疫力严重缺陷,各种机会感染增多,发生 IE 的概率高。而且 IE 产生的菌血症、低蛋白血症、肺部损害、肝、肾影响等均可加重免疫功能缺陷,增加 IE 的严重性及治疗难度,并可加剧 HIV 感染后的发展、恶化。

(五) 器械相关性 IE

随着植入心脏起搏器/植入型心脏复律除颤器感染性心内膜炎(pacemaker/ICD infective endocarditis,PM/ICD-IE)的患者增多,PM/ICD-IE 的患者明显增多。

PM/ICD-IE 分期以感染发生于植入后 12 个月以内为标准分为早发型和迟发型。早发型通常于起搏器置入 6 周内发生,多呈急性临床过程,金黄色葡萄球菌感染多见,预后较差。迟发型多呈慢性迁延,反复发作,病原菌与一般 NVE 相似,草绿色链球菌等细菌多见,预后相对较好。

其发生率早期较高,近来随着预防性抗生素的使用其发生率有所降低。相关危险因素包括糖尿病、恶病质、免疫抑制剂和局部因素(如囊袋血肿)、操作时间过长、起搏器系统腐蚀、植入的电极数目过多等。

除具有一般 IE 的临床特点外,PM/ICD-IE 的主要特点是右心系统的心内膜感染和持续性菌血症,易发生肺栓塞、脓肿。影像学检查可有典型肺栓塞表现。除正规抗感染治疗外,绝大多数患者应该早期取出已感染的起搏器系统以提高治愈率。

(六) 血培养阴性的 IE

血培养阴性的 IE(blood culture-negative endocarditis,BCNE)占 IE 的 2.5%～31%,造成血培养阴性的原因主要包括:① 血培养前已接受经验抗生素治疗。② 苛养菌感染,如厌氧菌、嗜血菌属、放线杆菌属、人心杆菌属、营养变异的链球菌、布氏杆菌属等。③ 专性细胞内微生物感染,如立克次体、衣原体、惠普尔病致病原(tropheryma whipplei)、病毒等。④ 真菌性 IE。⑤ IE 病程 3 个月以上才采血进行血培养。⑥ 亚急性右心 IE。⑦ IE 慢性病程中并发尿毒症。⑧ 室间隔缺损、心肌梗死后血栓形成或起搏器相关性感染导致的心室壁 IE。⑨ 其他疾病被误诊为 IE。最常见的原因为血培养前接受抗生素治疗,占 BCNE 的 45%～60%。其次为来源于动物传染源的致病微生物感染,占 15%～20%。对于临床高度怀疑 IE 而血培养阴性的患者,超声心动图尤其是 TEE 可提供重要的诊断线索。此外,还可以进行下列检查以明确诊断:PCR、血清学(伯纳特立克次体、巴尔通体、鹦鹉热衣原体)、切除的瓣膜或其他组织培养、切除瓣膜的组织学检查等。

九、诊断与鉴别诊断

(一) 诊断

IE 的诊断是根据病史、体格检查、血培养、心电图、胸片、超声心动图等检查综合判断做出的。目前普遍接受的改良 Duke 标准增加了血清学检验结果,见表 18-0-5,因此提高了 BCNE 的诊断敏感性,尤其对巴尔通体、立克次体等微生物引起的 BCNE,2015 年 ECS 对其做了补充。

表 18-0-5 IE 的改良 Duke 诊断标准

确诊

病理学标准

赘生物培养或组织学检查发现微生物,赘生物导致栓塞或心内脓肿

病理损害证据,即活动性心内膜炎组织学检查证实有赘生物或心内脓肿

临床标准

1. 主要临床标准

(1) 血培养阳性:两次单独的血培养检出了通常与 IE 相关的微生物:草绿色链球菌、牛链球菌、HACEK 群* 中的细菌或金黄色葡萄球菌;或在无原发病灶情况下的社区获得性肠球菌

经血培养持续阳性检出了符合 IE 的微生物:采集间隔时间>12 h 的血标本培养至少有 2 次阳性,或者所有 3 次或≥4 次单独的血培养中大部分(第一次与最后一份血标本的采集至少相隔 1 h)结果阳性

单次伯纳特立克次体血培养阳性或 Q 热第一相 IgG 抗体滴度>1∶800

续　表

(2) 心内膜受累的证据：超声心动图检查示有 IE 的阳性表现：瓣膜或支持结构上，反流射流途径中或植入材料上有钟摆样的心内肿块，但缺乏另外的解剖学解释；脓肿、人工瓣膜存在新发生的部分裂开 新出现的瓣膜反流(原有杂音加重或改变并不是一个充分标准) 经 18F－FDG PET/CT(仅当假体植入超过 3 个月时)或放射性标记白细胞 SPECT/CT 发现植入部位附近存在异常活动，经心脏 CT 确定发现瓣膜周围病变
2. 次要临床标准
(1) 易感因素：有易感性心脏疾病或静脉药物滥用
(2) 发热：体温≥38℃
(3) 血管征象：大动脉栓塞、化脓性肺栓塞、真菌性动脉瘤、颅内出血、结膜出血、Janeway 损害
(4) 免疫性学紊乱：肾小球肾炎、Olser 结节、Roth 斑及类风湿因子阳性
(5) 微生物证据：血培养阳性但未达到上述主要标准；或血清学证据提示活动性感染临床诊断标准：符合上述临床标准中 2 条主要标准；或 1 条主要标准＋3 条次要标准；或 5 条次要标准
可能诊断
符合上述临床标准中的 1 条主要标准和 1 条次要标准；或 3 条次要标准
排除诊断
确定“IE 样的表现”为其他原因所致
或抗生素治疗≤4 d 内，“IE 样的表现”完全、持续消失
或抗生素治疗≤4 d 时，外科术后或尸解无 IE 的病理学证据

注：*，HACEK 群是指嗜血菌属、伴放线聚生杆菌(过去将其称为放线杆菌)、人心杆菌、啮蚀艾肯菌和金氏菌。

警惕 IE 发生的症状：① 对患有心瓣膜病、先天性心血管畸形或人造瓣膜置换术的患者，有不明原因发热达 1 周以上，应怀疑本病的可能，并立即做血培养，如同时有贫血、周围栓塞现象和杂音出现，应考虑本病的诊断。② 临床上反复短期使用抗生素，反复发热，尤其有心脏杂音的患者，应高度警惕本病，及时进行超声心动图检查。③ 对不能解释的贫血、顽固性心力衰竭、脑卒中、周围动脉栓塞、人工瓣瓣口的进行性阻塞和瓣膜的移位、撕脱等均应注意是否存在 IE。对于反复肺炎，随后肝大、轻度黄疸，甚至出现进行性肾衰竭的患者，即使无心脏杂音，亦应考虑有右侧心脏感染性心内膜炎的可能。

(二) 鉴别诊断

由于本病的临床表现多样，常易与其他疾病混淆，应注意鉴别。

以发热为主要表现而心脏体征轻微者须与伤寒、结核、上呼吸道感染、肿瘤、结缔组织疾病等鉴别。

活动性风湿性心肌炎与本病的鉴别较困难，因两者均可有发热、贫血、红细胞沉降率增快以及心脏损害，但如有栓塞、脾大、血尿、杵状指及血培养阳性，特别是超声心动图检查发现有较大赘生物，则支持感染性心内膜炎的诊断。

在风湿性心脏病基础上发生 IE，经足量抗生素治疗而热不退，心力衰竭无好转，应怀疑合并风湿活动的可能。此时，应注意检查心包和心肌方面的改变，如心脏进行性增大伴奔马律、心包摩擦音或心包积液等。

发热、心脏杂音、栓塞等表现有时亦须与心房黏液瘤相鉴别。心房黏液瘤尚可出现反复发热、食欲不振、体重减轻、关节痛、贫血等全身表现，红细胞沉降率增快、血清球蛋白增高，心尖区病理性杂音，极易与 IE 混淆。超声心动图检查可以看到黏液瘤呈现的可移动的云雾状光团回声波。左心房黏液瘤在收缩期时光团位于心房腔内，舒张期时移位到二尖瓣瓣口。血培养，皮肤、黏膜瘀点及瘀斑处的病理学检查，也有助于鉴别。

IE 可引起肾损害，需与其他肾脏疾病进行鉴别。IE 除有肾损害的表现(如血尿、蛋白尿或肾功能减退等)外，尚具有符合心内膜炎的诊断依据。对有肾功能异常、尿常规异常患者，如有心瓣膜疾病、先天性心血管畸形或人工瓣膜置换术的高危因素，出现原因不明发热并持续 1 周以上者，应怀疑心内膜炎相关肾病。但对临床表现不典型且血培养阴性者，应注意与风湿性心脏病活动期、系统性红斑性狼疮、原发性冷球蛋白血症及系统性坏死性血管炎鉴别。前两者均有特异性实验室指标，如红斑性狼疮患者的抗核抗体和抗 DNA 抗体增高；冷球蛋白血症患者常可检出单株峰 IgM，血中冷球蛋白含量一般均高于 10 g/L，且伴有高滴度的类风湿因子。系统性坏死性血管炎补体检测多属正常。

IE 可并发神经系统损害，在老年人中以神经或精神症状为主要表现者，应注意与脑动脉硬化所致脑血栓形成、脑出血及精神改变相鉴别。

IE 还须与金黄色葡萄球菌、革兰阴性杆菌所引起的败血症相鉴别。当患者以并发症栓塞为突出表现时，有心脏基础疾病者出现败血症，感染可诱发心力衰竭，甚至病理性杂音改变及出现病理性心音，及时进行超声心动图检查有助鉴别。

右心 IE 易误诊为肺部疾病。若先天性心脏病及静脉药物滥用者出现肺部感染及栓塞症状时需警惕右心 IE，并行心脏超声进一步仔细探查右心 IE 的依据。

十、治疗

早期诊断和治疗对 IE 预后极为重要。诊断明确后，治疗应根据 IE 类型、致病菌种类、对抗生素治疗的敏感程度以及有无并发症、患者身体状况等来选择内科治疗内外科联合治疗。

及早治疗可以提高治愈率，但在应用抗生素治疗前应抽取足够的血培养，根据病情轻重推迟使用抗生素几小时乃至 1～2 d，并不影响本病的治愈率和预后。而明确病原体，采用最有效的抗生素是治愈本病的最根本的因素。

(一) 抗生素治疗

各类型微生物抗生素使用见表 18－0－6～表 18－0－8。

表 18－0－6　IE 起始经验性治疗(血培养阳性结果之前或无血培养结果)

抗生素	剂量及用药途径	疗程(周)	证据水平
	自体瓣膜		
氨苄西林-舒巴坦或	12 g/d，iv，分 4 次	4～6	Ⅱ bC
阿莫西林-克拉维酸联合	12 g/d，iv，分 4 次	4～6	
庆大霉素	3 mg/(kg・d)，iv 或 im，分 2～3 次	4～6	Ⅱ bC
万古霉素联合	30 mg/(kg・d)，iv，分 2 次	4～6	Ⅱ bC

续　表

抗生素	剂量及用药途径	疗程(周)	证据水平
庆大霉素联合	3 mg/(kg·d),iv或im,分2～3次	2	ⅡB
环丙沙星	1 000 mg/d,po,分2次;或800 mg/d,iv,分2次	2	
	人工瓣膜外科手术<1年		
万古霉素联合	30 mg/(kg·d),iv,分2次	2	ⅡbC
庆大霉素联合	3 mg/(kg·d),iv或im,分2～3次		
利福平	1 200 mg/d,po,分2次	2	
	人工瓣膜手术>1年同自体瓣膜		

注：iv,静脉注射;im,肌内注射;po,口服。

表18-0-7　葡萄球菌属IE的抗生素治疗

抗生素	剂量及用药途径	疗程	证据水平
	自体瓣膜		
	甲氧西林敏感的葡萄球菌	4～6周	ⅠB
氯唑西林或苯唑西林	12 g/d,iv,分4～6次		
	儿童用药：苯唑西林和氯唑西林 200 mg/(kg·d),iv,分4～6次		ⅠB
	青霉素过敏或甲氧西林耐药的葡萄球菌		
万古霉素	30 mg/(kg·d),iv,分2次	4～6周	ⅠB
	儿童用药：万古霉素40 mg/(kg·d),iv,分2～3次		
达托霉素	10 mg/(kg·d),iv,qd	4～6周	ⅡC
	人工瓣膜		
	甲氧西林敏感的葡萄球菌		
氯唑西林或苯唑西林联合	12 g/d,iv,分4～6次	≥6周	ⅠB
利福平和	1 200 mg/d,po或iv,分2次	≥6周	
庆大霉素	3 mg/(kg·d),iv,分2～3次	2周	
	儿童剂量西林或苯唑西林同上,利福平 20 mg/(kg·d),iv或po,q8 h		
	青霉素过敏或甲氧西林耐药的葡萄球菌		
万古霉素联合	30 mg/(kg·d),iv,分2次	≥6周	ⅠB
利福平和	1 200 mg/d,po或iv,分2次	≥6周	
庆大霉素	3 mg/(kg·d),iv或im,分2～3次	2周	
	儿童剂量同上		

注：iv,静脉注射;im,肌内注射;po,口服。

表18-0-8　口腔链球菌和D组链球菌所致IE的抗生素治疗

抗生素	剂量及用药途径	疗程(周)	证据水平
对青霉素敏感的菌株(最低抑菌浓度-MIC≤0.125 mg/L)			
标准方案			
青霉素	1 200～1 800万U/d,iv,分6次	4	ⅠB
或阿莫西林	100～200 mg/(kg·d),iv,分4～6次	4	ⅠB
或头孢曲松	2 g/d,ivgtt或im,1次	4	ⅠB
	儿童剂量f：青霉素20万U/(kg·d),iv,分4～6次;		
	阿莫西林300 mg/(kg·d),iv,分4～6次;头孢曲松100 mg/(kg·d),ivgtt或im,1次		
2周方案			
青霉素或	1 200～1 800万U/d,iv,分6次	2	ⅠB
阿莫西林或	100～200 mg/(kg·d),iv,分4～6次	2	ⅠB
头孢曲松联合	2 g/d,iv或im,1次	2	ⅠB
庆大霉素或	3 mg/(kg·d),iv或im,1次	2	ⅠB
奈替米星	4～5 mg/(kg·d),iv,1次	2	ⅠB
	儿童用药：青霉素、阿莫西林和头孢曲松如上述;庆大霉素3 mg/(kg·d),ivgtt或im,1次或分3次		
对β-内酰胺过敏患者			
万古霉素	30 mg/(kg·d),ivgtt,分2次	4	ⅠC
	儿童用药：40 mg/(kg·d),ivgtt,分2～3次		
青霉素相对抵抗(MIC 0.125～2 mg/L)			
青霉素	2 400万U/d,ivgtt,分6次	4	ⅠB
或阿莫西林联合	200 mg/(kg·d),ivgtt,分4～6次	4	ⅠB
庆大霉素	3 mg/(kg·d),ivgtt或im,1次	2	

注：iv,静脉注射;ivgtt,静脉滴注;im,肌内注射。

其他微生物IE治疗如下。

肠球菌属IE：主要由乳酸球菌(占90%)引起,粪肠球菌或其他菌种少见。肠球菌对抗生素(如氨基糖苷类、β-内酰胺类和万古霉素)可能高度、多重耐受,常需联用具协同杀菌作用的细胞壁抑制剂和氨基糖苷类药物,并且给药时间足够长(6周左右)。可选用阿莫西林或庆大霉素,必要时可万古霉素联用庆大霉素。如有庆大霉素抵抗可与链霉素[15 mg/(kg·d),iv,q12 h]或氨苄西林联合头孢曲松;内酰胺酶抵抗则可更换氨苄西林为氨苄西林舒巴坦或阿莫西林-克拉维酸。氨基糖苷类/内酰胺酶/万古霉素联合抵抗时,可予以利奈唑胺2×600 mg/d,静脉注射或口服;也可与亚胺培南联合氨苄西林或头孢曲松联合氨苄西林。

假丝酵母菌性IE：真菌性IE死亡率高(50%),常需双重抗真菌药及行瓣膜置换。大多数病例可选两性霉素B单用或联用咪唑类抗真菌药物，包括两性霉素 B 3～5 mg/kg，加或不加 5-氟胞嘧啶 25 mg/kg，每日 4 次；或两性霉素 B 0.6～1 mg/kg，每日 1 次，加或不加 5-氟胞嘧啶；也可应用卡泊芬净 50～150 mg 或阿尼芬净 100～200 mg，每日 1 次。由于抗真菌药物缺少杀真菌活性，穿入赘生物的能力较差，内科治疗往往难以奏效，常需瓣膜置换手术。对不能行瓣膜置换术者终生应用氟康唑 6～12 mg/(kg·d)。

铜绿假单胞菌引起者可选用第三代头孢菌素，其中以头孢他啶最优，6 g/d；也可选用哌拉西林和氨基糖苷类合用或多黏菌素 B 1.5～2.5 mg/(kg·d)，q6 h 静脉应用。

巴尔通体 IE 长期应用强力霉素（多西环素）治疗（3～6 个月）。AHA 建议强力霉素 100 mg，口服或静脉应用，每日 2 次，共 6 周，前 2 周加用庆大霉素 1 mg/kg，q8 h。如果不能耐受庆大霉素，改用利福平 300 mg/d，口服或静脉应用，每日 2 次。由于大多数患者确诊时已经有严重的瓣膜损害，常需进行瓣膜置换术。

HACEK 族包括嗜血菌属、放线杆菌属、人心杆菌属、埃肯菌属及金格杆菌属，是一组小型苛氧革兰阴性杆菌；可用头孢曲松（头孢三嗪）、氨苄西林/舒巴坦或环丙沙星治疗；如果致病菌不产β-内酰胺酶，静脉应用氨苄西林 12 g/d，分 4 次或 6 次，加庆大霉素 12 g/(kg·d)，分 2～3 次，持续 4 周。由于 HACEK 对 SMZ/TMP，氨曲南/氟喹诺酮类敏感，因此在患者不能耐受β-内酰胺类时可考虑应用上述药物。

分枝杆菌 IE 罕见，多发生于粟粒性结核、先心病或植入人工瓣膜患者，可导致心力衰竭。抗酸杆菌培养、组织学检查、PCR 等有助于分枝杆菌 IE 诊断。一旦诊断成立，至少应抗结核治疗 6 个月，部分患者需行瓣膜置换术。

由惠普尔病致病原（tropheryma whipplei）引起的 IE 罕见，多发生于老年人，常累及主动脉瓣，临床表现为发热、腹泻、关节痛、心力衰竭、心肌炎、心包炎等。组织学检查、PCR 及肠活检等有助于诊断。建议多西环素 200 mg/24 h 口服，加上羟氯喹 200～600 mg/24 h 口服，时间≥18 周。

厌氧菌感染可用 0.5%甲硝唑 1.5～2 g/d，分 3 次静脉滴注，或头孢西丁 4～8 g/d，也可选用头孢哌酮（对厌氧菌属中的脆弱拟杆菌无效）。

军团杆菌属多发于免疫力低下人群，可左氧氟沙星（500 mg/12 h）口服或静脉注射 6 周，克拉霉素（500 mg/12 h）静脉注射治疗 2 周后口服利福平 300～1 200 mg/d，4 周。

Q 热性 IE：伯纳特立克次体对β-内酰胺类及氨基糖苷类耐药，对四环素衍生物、磺胺甲基异噁唑、利福平、氟喹诺酮类敏感。单独应用上述药物可改善症状，但停药后常复发。推荐口服盐酸多西环素 100 mg，每日 2 次；羟氯喹 600 mg，每日 1 次，至少持续 18 个月。治疗期间定期复查血清学检查，治愈标准为 I 相 IgG 抗体滴度<200。伴有瓣膜损害的患者，常需瓣膜置换手术。

支原体 IE：建议左氟沙星 500 mg/24 h，iv 或口服，6 周以上。

（二）抗凝

生物瓣心内膜炎合并颅内出血或细菌性动脉瘤时，需停止原有抗凝治疗。人工瓣膜感染性心内膜炎需要继续抗凝治疗时，应特别小心，如出现中枢系统栓塞合并出血，需暂停抗凝治疗。如患者需行心脏手术，则可予肝素代替华法林，因肝素在心脏手术时可用鱼精蛋白中和，较易控制。2015ECS 给出以下几点建议：① 若出现大出血，建议停止使用抗血小板药物（Ⅰ，B）；② 只要出现颅内出血，建议停止所有抗凝药物（Ⅰ，B）；③ 对于没有出血的缺血性卒中，在密切监测下，可以考虑将口服抗凝药物更换为未分段肝素或低分子肝素，持续 1～2 周（Ⅱa，C）；④ 对于有颅内出血和人工瓣膜的患者，在多学科会诊讨论之后应立即恢复使用未分段肝素或低分子肝素（Ⅱa，c）；⑤ 对于金黄色葡萄球菌感染的心内膜炎，若未出现卒中，在密切监测下，可以考虑将口服抗凝药物更换为未分段肝素或低分子肝素，持续 1～2 周（Ⅱa，C）；⑥ 不建议对心内膜炎患者行溶栓治疗（Ⅲ，C）。

（三）外科治疗

手术清除病灶，去除细菌的感染灶，可避免单用抗生素难以透入赘生物的不利因素，是提高治愈率的主要原因。同时，外科手术清除病灶减少了致病菌对瓣膜的进一步损害，减少了乳头肌断裂、腱索断裂、脑栓塞、心肌梗死等致死事件，心脏瓣膜成形及植入术后心力衰竭得到纠正，使病死率下降，这是单纯抗生素治疗所无法做到的。早期手术还可以从病理标本中发现致病菌，有助于选择有效抗生素。

应用抗生素控制感染后，患者体温正常，2～4 周后可手术治疗。如治疗中出现难以控制的心力衰竭、心律失常或栓塞，不应一味强调控制感染，最好在血流动力学指标恶化前行手术治疗，否则可能延误手术时机。尽管此时手术死亡的可能性增大，但疗效仍优于单纯药物治疗。

对有赘生物或已有体循环、肺循环栓塞、急性心功能不全、主动脉根部脓肿、人工瓣膜置换术后并发 IE，引起心瓣膜功能障碍或瓣周漏、瓣周脓肿可考虑行急诊手术。对出现脑血管病变的患者，国外有文献报道，只要脑 CT 检查排除脑出血，在脑组织发生明显改变前（≤72 h）行外科手术治疗，可提高患者的生存率，降低致残率。活动性 IE 伴瓣膜损坏（特别是主动脉瓣和二尖瓣瓣膜毁损）可引起严重的血流动力学紊乱，心功能恶化，增加手术危险性；早期手术可预防瓣叶的进一步毁损，防止赘生物的形成、脱落和栓塞，保护左心室功能，减少抗生素的应用及长时间应用引起的菌群失调；不恰当地强调感染控制和心功能改善，延误手术时间，反而会引起感染播散，瓣膜毁损加重或发展为瓣周脓肿，心功能恶化，终致失去治疗机会。自身 IE 手术指征见表 18-0-9。

术后处理重点为预防低心排血量综合征的发作。常规予以多巴胺、硝普钠、多巴酚丁胺等血管活性药物，维持水、电解质及酸碱平衡，保护肾功能，维持生命体征稳定，适当补充血浆、白蛋白，控制血压，减少瓣周漏的发生。肺动脉高压者应延长辅助呼吸时间，增加氧浓度。

影响术后死亡率的危险因素包括血培养、术前心功能分级、营养状态等。而 IE 患者手术的死亡率与术前抗生素使用时间的差异无统计学意义。

表 18-0-9　自身 IE 手术指征

手术指征	时机	推荐级别	证据水平
A 心力衰竭			
● 主动脉瓣或二尖瓣 IE 伴重度急性反流或梗阻，引起顽固性肺水肿或心源性休克	急诊	Ⅰ	B

续 表

手术指征	时机	推荐级别	证据水平
● 主动脉瓣或二尖瓣 IE 形成与心包腔交通瘘管，引起顽固性肺水肿或休克	急诊	Ⅰ	B
● 主动脉瓣或二尖瓣 IE 伴重度急性反流或瓣膜梗阻，持续心力衰竭或超声心动图有血流动力学异常征象（早期二尖瓣关闭或肺高压）	次急诊	Ⅰ	B
● 主动脉瓣或二尖瓣 IE 伴重度反流但无心力衰竭	择期	Ⅱa	B
B 感染难以控制			
● 局部感染不能控制（脓肿、假性室壁瘤、瘘管形成、赘生物不断增大）	次急诊	Ⅰ	B
● 持续发热和血培养阳性>7 d	次急诊	Ⅰ	B
● 真菌或耐药微生物引起的感染	次急诊	Ⅰ	B
C 预防栓塞			
● 主动脉瓣或二尖瓣 IE 伴大赘生物>10 mm，经适当抗生素治疗仍发生一次或多次栓塞事件	次急诊	Ⅰ	B
● 主动脉瓣或二尖瓣 IE 伴大赘生物>10 mm，并有其他征象提示会出现并发症（心力衰竭，持续感染，脓肿）	次急诊	Ⅰ	C
● 孤立的极大赘生物（>15 mm）	次急诊	Ⅱb	C

十一、并发症

（一）充血性心力衰竭和心律失常

心力衰竭是 IE 最常见的并发症。IE 早期不发生心力衰竭，但在以后瓣膜破坏并穿孔，以及其支持结构（如乳头肌、腱索等）受损发生瓣膜功能不全，或使原有瓣膜功能不全加重，是产生心力衰竭的主要原因。严重的二尖瓣感染引起乳头肌败血性脓肿或二尖瓣环的破坏导致连枷样二尖瓣，造成严重二尖瓣反流，若病变发生在主动脉瓣，导致严重的主动脉瓣关闭不全时易发心力衰竭。另外，感染也可影响心肌，炎症、心肌局部脓肿或较大的栓子进入冠状动脉引起心肌梗死等均可引起心力衰竭。其他少见的心力衰竭原因为明显的左向右分流，如感染的瓦氏窦瘤破裂或室间隔被脓肿穿破。

心力衰竭是本病的首要致死原因。主动脉瓣反流引起的心力衰竭可由病变累及二尖瓣造成严重的二尖瓣关闭不全而加剧，甚至进展成难治性心力衰竭，病死率可高达 97%。

当感染累及心肌、侵犯传导系统时，可致心律失常。多数为室性期前收缩，少数发生心房颤动。发生在主动脉瓣的心内膜炎或发生主动脉窦的细菌性动脉瘤，感染可侵袭到房室束或压迫室间隔引起房室传导阻滞或束支传导阻滞。

（二）栓塞

栓塞是仅次于心力衰竭的常见并发症，发生率为 15%～35%。受损瓣膜上的赘生物被内皮细胞完整覆盖需 6 个月，故栓塞可在发热开始后数日至数月内发生。早期出现栓塞的大多起病急，病情危重。全身动脉系统均可发生栓塞，最常见部位是脑、肾、脾和冠状动脉。心肌、肾和脾栓塞不易察觉，多于尸检中发现，而脑、肺和周围血管栓塞的表现则较明显。

较大的脾栓塞时可突然发生左上腹部或左肋部疼痛和脾大，并有发热和脾区摩擦音，偶可因脾破裂而引起腹腔内出血或腹膜炎和膈下脓肿。肾栓塞时可有腰痛或腹痛、血尿或细菌尿，但较小的栓塞不一定引起症状，尿液检查异常亦不多，易被漏诊。脑血管栓塞的发生率约为 30%，好发于大脑中动脉及其分支，偏瘫症状最常见。肺栓塞多见于右侧心脏心内膜炎，如果左侧心瓣上的赘生物小于未闭的卵圆孔时，则可引起肺栓塞，患者可有突发胸痛、气急、发绀、咳嗽、咯血或休克等症状，但较小的肺梗死可无明显症状。在 X 线胸片上表现为不规则的小块阴影，亦可呈大叶楔形阴影，要注意与其他肺部病变鉴别。冠状动脉栓塞可引起突发胸痛、休克、心力衰竭、严重的心律失常，甚至猝死。四肢动脉栓塞可引起肢体疼痛、软弱、苍白而冷、发绀，甚至坏死。中心视网膜动脉栓塞可引起突然失明。IE 愈后 1～2 年仍有发生栓塞的可能，然而并不一定是复发，需密切观察。

（三）心脏其他并发症

心肌脓肿常见于金黄色葡萄球菌和肠球菌感染，特别是凝固酶阳性的葡萄球菌。它可为多发性或单独大脓肿。心肌脓肿的直接播散或主动脉瓣环脓肿破入心包可引起化脓性心包炎、心肌瘘管或心脏穿孔。二尖瓣脓肿及继发于主动脉瓣感染的室间隔脓肿常位于间隔上部，均可累及房室结和希氏束引起房室传导阻滞或束支传导阻滞，宜及时外科手术切除和修补。其他尚包括因冠状动脉栓塞而继发的心肌缺血、由细菌毒素损害或免疫复合物的作用而致的心肌炎等。非化脓性心包炎也可由于免疫反应或充血性心力衰竭引起。IE 患者如伴有主动脉根部脓肿和（或）金黄色葡萄球菌感染，应尽早手术治疗。IE 并发主动脉根部脓肿临床非常少见，脓肿的位置易与主动脉窦瘤相混淆，延误诊疗。

（四）真菌性动脉瘤

真菌性动脉瘤最常发生于主动脉窦，其次为脑动脉、已结扎或封堵的动脉导管、腹部血管、肺动脉和冠状动脉等。不压迫邻近组织的动脉瘤本身几乎无症状。其可在破裂后出现临床症状，不能缓解的局限性头痛，局部压痛或有搏动性包块提示该处有动脉瘤存在。

（五）肾损害

IE 造成的肾损害主要有两种：① 免疫性肾炎。② 栓塞性肾炎（肾梗死），多见于风湿性心脏病和先心病患者。由细菌或其产物作为抗原的免疫复合物可沉积于肾小球。在凝固酶阳性葡萄球菌性心内膜炎，常呈可溶性小分子循环免疫复合物，易沉积于肾小球基膜的上皮下，而由草绿色链球菌感染者，常为难溶性大分子循环免疫复合物，多沉积于基膜的内皮下和系膜区。肾小球病理损害可呈灶性或弥漫性，表现为系膜和内皮细胞的增生肿胀。血管襻纤维素样坏死，微血栓形成和中性粒细胞浸润常见。病变弥漫者易有新月体形成。免疫荧光显示系膜区和毛细血管襻的免疫球蛋白和 C3 沉积。电镜下电子致密物主要沉积于上皮和（或）内皮下，常伴不同程度的系膜增生。有些病例在小球可无免疫复合物沉积的证据，因此细菌毒素也可能直接损害肾小球毛细血管壁，或参与细胞介导免疫反应。

临床表现除 IE 心脏症状体征外可有皮肤、黏膜出血点、进行性贫血、蛋白尿、血尿等，可出现肾小球严重损害，甚至出现大量蛋白尿。早期诊断，及时使用抗生素，肾损害大多可以恢复，但如延误诊治则可因心力衰竭危及生命或造成肾衰竭。

（六）神经精神方面的并发症

IE所致感染、免疫反应及微血管炎损害，除可直接或间接引起中枢神经的损害外，也可引起周围神经损害。

感染性中枢性疾病：表现为发热、剧烈头痛、呕吐、眩晕、烦躁不安、谵妄、精神紊乱、抽搐、瘫痪等，少数表现为去大脑强直，或迅速陷入昏迷。

感染性栓塞性脑炎、脑膜炎：精神异常及意识障碍，约有10%的患者出现昏迷，预后较差，可伴有休克；25%～30%的患者出现局灶或全身性癫痫发作，并可出现局灶神经损害体征，如一侧肢体瘫痪或四肢瘫痪、共济失调及肢体震颤等。

感染性栓子引起的脑栓塞多数表现为颈动脉系统，特别是大脑中动脉闭塞症状，常为突然偏瘫、失语、偏盲、局限性癫痫发作或偏身感觉障碍等局部脑症状，严重者可出现大的脑动脉栓塞、多发性脑梗死、梗死后出血或脑出血、蛛网膜下隙出血等。除局部神经症状外，可出现昏迷、全身抽搐、高热、颅内高压，甚至发生脑疝而死亡。此外，较为少见的并发症有周围神经病变及脊髓炎病变，多被局部神经症状所掩盖，易漏诊。

脑脊液检验有助于发现化脓性脑膜炎、脑脓肿等，头颅CT、MRI等检查可明确脑栓塞、脑出血、动脉瘤及蛛网膜下隙出血等。

早期诊断，及时有效使用抗生素，是降低神经系统并发症的最佳办法，当出现短暂性脑缺血及颅内动脉瘤不稳定时建议及时神经外科及心外科手术。

十二、预防

随着人类预期寿命的延长，新的医疗方式和社会行为的改变，出现了新的IE危险人群。人工瓣膜IE、医院获得性IE、静脉滥用相关性IE和血液透析所致IE的病原体不同于经典的肺炎球菌、淋球菌或链球菌，而更倾向于葡萄球菌、革兰阴性菌、真菌。这使得IE的诊断治疗和预防都有了相应的变化。

既往的指南和临床实践均倡导预防性使用抗生素，其理论依据是医疗操作过程中会发生一过性菌血症，后者可引发IE，特别是对于有易患因素的患者。

另外，预防性使用抗生素能通过减少或避免菌血症或通过改变细菌的特性，使之不易附着于内皮表面，从而预防IE。但此策略的有效性从未在临床试验中得到证实，因此不符合循证医学的要求。在大多数IE患者中，未发现其发病前接受过可能与IE相关的操作。

不同流行病学调查提示，口腔操作后一过性菌血症的差异很大（10%～100%），其他类型医学操作后一过性菌血症的发生率更不明确。但是，在日常生活中，刷牙、剔牙或咀嚼动作等常常会引起一过性菌血症。因而，引发IE的菌血症很大可能是由上述日常活动引发的。另外，不注意口腔卫生者还可发生与操作无关的菌血症。因此，良好的口腔卫生习惯和定期的口腔科检查及有创操作中必须严格无菌操作或许能更有效地预防IE。

2015版ESC指南对预防性使用抗生素的策略作出更改：建议仅应在处理牙龈、根尖周组织或穿透口腔黏膜等高危操作时考虑预防性应用抗菌药物，不推荐对中危患者预防性应用抗菌药物，如任何形式的天然瓣膜疾病患者。推荐下述IE的高危患者行高危操作时需预防性应用抗菌药物：① 植入人工瓣膜或用人工材料修补心脏瓣膜的患者（Ⅱa，C）；② 有IE病史的患者（Ⅱa，C）；③ 任何类型的紫绀型先天性心脏病患者（Ⅱa，C）；④ 外科手术或经皮介入行假体植入的先天性心脏病患者，术后恢复且无残余漏后，专家组推荐术后6个月给予预防性抗菌药物治疗至植入材料内皮化，如果存在残余漏或瓣膜反流则终生应用（Ⅱa，C）；⑤ 其他类型的瓣膜疾病或者先天性心脏病患者不推荐预防性应用抗菌药物（Ⅲ，C）。

口腔操作过程中预防性应用抗菌药物主要针对口腔内的链球菌属。推荐术前30～60分钟应用阿莫西林或氨苄西林，成人2 g，儿童50 mg/kg，口服或静滴（亦可选用头孢唑啉或头孢曲松，成人1 g，儿童50 mg/kg，静滴；或头孢氨苄，成人2 g，儿童50 mg/kg，iv）。过敏者选用克林霉素，成人600 mg，儿童20 mg/kg，口服或静滴。非口腔的侵入操作仅在感染区域进行时需应用抗菌药物治疗。呼吸道操作需针对葡萄球菌，胃肠道及泌尿生殖道操作需针对肠球菌（可选用氨苄西林、阿莫西林、万古霉素），皮肤及骨骼肌肉操作时需针对葡萄球菌及乙型溶血性链球菌。

参考文献

1. Anwar A M, Nosir Y F, Alasnag M, et al. Real time three-dimensional transesophageal echocardiography: a novel approach for the assessment of prosthetic heart valves[J]. Echocardiography, 2013, 13: 112 - 115.
2. Bor D H, Woolhandler S, Nardin R, et al. Infective endocarditis in the U. S, 1998 - 2009: a nationwide study[J]. PLoS One, 2013, 8(3): 209 - 211.
3. Habib G, Hoen B, Tornos P, et al. Guideline on the prevention, diagnosis, and treatment of the infective endocarditis(new version 2009): the task force on the prevention, diagnosis, and treatment of the Infective Endocarditis of the European Society of Cardiology (ESC)[J]. Eur Heart J, 2009, 30(19): 2369 - 2413.
4. Inan M B, Eyileten Z B, Ozcinar E, et al. Native valve Brucella endocarditis[J]. Clin Cardiol, 2010, 33(2): E20 - 26.
5. Kiefer T L, Bashore T M. Infective endocarditis: a comprehensive overview[J]. Rev Cardiovasc Med, 2012, 13(2 - 3): e105 - 120.
6. Liu A, Nicol E, Hu Y, et al. Tuberculous endocarditis[J]. Int J Cardiol, 2013, 167(3): 640 - 645.
7. Nishimura R A, Carabello B A, Faxon D P, et al. ACC/AHA2008 guideline update on valvular heart disease: focused update on infective endocarditis[J]. Circulation, 2008, 118(8): 887 - 896.
8. Thuny F, Di Salvo G, Belliard O, et al. Risk of embolism and death in infective endocarditis: prognostic value of echocardiography: a prospective multicenter study [J]. Circulation, 2005, 112(1): 69 - 75.
9. Veiga V C, Carvalho J C, Amaya L E, et al. Meningitis as a complication of infective endocarditis[J]. Rev Bras Ter Intensiva, 2012, 24(3): 308 - 311.
10. Wilson W, Taubert K A, Gewitz M, et al. Prevention of infective endocarditis: guidelines from the American Heart Association[J]. Circulation, 2007, 116(15): 1736 - 1754.

第十九篇

心 包 疾 病

陈桢玥　陆国平

心包由脏层与壁层组成。脏层心包是由附着于心脏外膜表面的单层间皮细胞所组成的浆膜。壁层心包是纤维性的，无心包疾病者死后测量约 2 mm 厚，且包绕心脏绝大部分。壁层心包大部分是非细胞性的，含有胶原和弹力纤维。胶原可能是其主要结构成分，心包处于低强度牵拉时呈波状束，当心包受进一步牵拉时，束被拉直而使组织僵硬度增强。脏层心包在近大血管起源处折返，和壁层心包相连续并成为其内层。两层心包之间是心包腔，心包腔内含有 50 ml 左右浆液。正常心包液为血浆超滤液，主要由脏层心包产生，起润滑作用。心包液的引流通路，是通过壁层心包引流到胸导管，以及经过与胸膜腔间无数直径$<$50 μm 的微孔的直接交通引流到淋巴管。心包受多种神经的支配尤其是主动脉横膈神经丛支配，负责痛觉的传入，因此心包炎症可有疼痛。心包有坚固的韧带组织前附着于胸骨和剑突，后与脊柱、下与横膈附着，因此心包能有助于固定心脏的解剖位置，防止心脏因体位的改变而过度移动。

心包也是防止邻近脏器的炎症或肿瘤向心脏扩散的屏障，同时也保护肺不受心脏不停搏动的撞击，减少心脏与周围组织的摩擦。心包对于维持生命并非十分重要，因为在先天性心包缺如或慢性缩窄性心包炎患者手术切除了两层心包后，对生命并无影响，但如无心包，心脏就较易扩张，在心室充盈压升高时，将较易发生二尖瓣和三尖瓣关闭不全；当左心扩大时，心包因能限制右心室的充盈，故能防止肺水肿的发生；在血容量过多时，心包有限制心脏扩张的作用；当心室收缩时，心包腔内的负压有助于心房的充盈；完整的心包有助于协调双心室的舒张，可见心包对心脏具有保护作用。

心包疾病的范围较广，包括先天性心包缺如、心包炎(纤维蛋白性心包炎、心包积液、渗出缩窄性心包炎和缩窄性心包炎等)、心包肿瘤、心包积气和心包囊肿等。临床以急性心包炎和慢性缩窄性心包炎为最常见。心包疾病的分类方法尚不统一，而且各型之间可相互交叉，相互转化，也可同时存在几种类型。本章将按照急性心包炎、心包积液、心脏压塞、缩窄性心包炎及各种病因类型的心包疾病进行讨论。心包液的检验分析、心包镜、心包活检、分子生物学和免疫学在临床的应用和发展，必将为心包疾病的早期诊断、病因诊断提供一些新的方法，也将为心包疾病的分类提供一些有价值的资料。

第一章　心　包　炎

第一节　急性心包炎

急性心包炎为心包脏层和壁层的急性炎症，其病理改变为纤维蛋白渗出，因此也可称为急性纤维蛋白性心包炎，其主要特征为胸痛、心包摩擦音和心电图的变化。由于它能自愈或被原发疾病的症状所掩盖，故临床诊断的急性心包炎(0.07%～0.1%)远较尸检时的发现(2%～6%)为低。所有类型的心包炎男性均多于女性，成人多于儿童。不同病因的急性心包炎有其不同的特点，将在第五节中讨论。本节主要讨论不同病因的急性心包炎的一些共同的临床特征。

一、病因

急性心包炎的病因见表 19－1－1。急性心包炎的大多数病例是找不到病因的特发性心包炎。其他临床上较多见的尚有病毒性心包炎、结核性心包炎、肿瘤性心包炎、尿毒症性心包炎、化脓性心包炎、心肌梗死性心包炎等。

表 19－1－1　急性心包炎的病因

特发性*

感染性

　病毒(埃可病毒、柯萨奇病毒、腺病毒、巨细胞病毒、乙型肝炎病毒、传染性单核细胞增多症，HIV/AIDS)

　细菌*(肺炎球菌、葡萄球菌、链球菌、支原体、Lyme 病、噬血流感菌、脑膜炎奈瑟球菌)

续 表

分枝杆菌(结核分枝杆菌、胞内鸟分枝杆菌)
真菌(组织胞浆菌病、裂谷素)
原虫
免疫-炎症性
结缔组织病(系统性红斑狼疮、类风湿关节炎、硬皮病、混合性)
关节炎(结节性多动脉炎、颞关节炎)
心肌梗死后早期
心肌梗死后后期(Dressler 综合征)、心脏切开、胸廓切开后后期*、创伤后期
药物引起*(如普鲁卡因胺、肼屈嗪、异烟肼、环孢素)
肿瘤性
原发性:间皮瘤、纤维肉瘤、脂肪瘤等
继发性*:乳腺癌和肺癌、淋巴瘤、白血病
放射引起
心脏手术后早期
仪器和操作相关
冠状动脉成形术、置入型去颤器、起搏器
创伤
钝性和穿透性*、心肺复苏后*
先天性
囊肿、先天性缺如
其他
慢性肾衰竭、透析相关
甲状腺功能减退
淀粉样变
主动脉夹层分离

二、病理

急性心包炎的心包壁层和脏层上出现由纤维蛋白、白细胞及少量内皮细胞所组成的渗出物,这种渗出物可以限于一处,也可布满整个心脏的表面,有时可堆积,呈不规则、黏稠、长满粗毛的"面包加黄油"形状。急性心包炎发生时,心外膜下心肌有不同程度的炎性变化,如范围较广,可用心包心肌炎这个名称来表达。若心包炎的病变严重,炎症可累及纵隔、横膈及胸膜。心包炎愈合后可残存细小斑块或遗留不同程度的粘连,粘连可仅在心包壁层与脏层之间,也可延展至纵隔、横膈或胸膜,有时甚至完全堵塞心包腔。一般来说,急性纤维蛋白性心包炎或少量心包积液不影响血流动力学。

三、临床表现

(一) 症状

胸痛是急性心包炎的主要症状,多见于急性非特性心包炎和病毒性心包炎,但缓慢发展的结核性或肿瘤性心包炎则常不明显。心包炎疼痛的性质较尖锐,常位于心前区,可放射到颈部、左肩、左臂及左肩胛骨,有时也可下达上腹部或腰背部,所以这种疼痛有时类似心肌梗死或腹部疾病时的疼痛,但心包炎的胸痛常和呼吸运动有关,常因咳嗽或深呼吸而加重,有时可因体位改变或吞咽引起,常持续数小时或数日,与劳累无关,常是由于心包炎累及胸膜所引起。急性非特异性或病毒性心包炎常并发胸膜炎,故有难忍的疼痛。还有部分心包疼痛是一种沉重的、压榨样的胸骨疼痛,与心肌梗死的疼痛相似,鉴别两者甚为困难,这种疼痛可能是由于浅表冠状动脉的血管外膜层内的心神经输入纤维受到刺激所引起。较少见的疼痛随着心脏每次跳动而发生,这三种性质的疼痛有时可以同时存在。

急性心包炎亦可引起呼吸困难,部分可因为避免胸痛而表现为呼吸表浅,发热或心包积液压迫亦可引起呼吸困难。此外,可见全身症状如发热、咳嗽、出汗、乏力及消瘦等。

(二) 体征

心包摩擦音是急性心包炎的典型体征。在心前区听到这种声音就可做出诊断。心包摩擦音类似用拇指和示指的指腹在耳边轻轻按摩耳垂时听到的声音,心包摩擦音不出现在心音之后,往往盖过心音,较心音更接近耳边。心包摩擦音可以很快消失,而且有时很轻,以致常常被遗漏,但也可以是强而粗糙的声音。它通常仅存在数小时,但可重新出现且强度增加,也可持续数日或数周之久。如出现积液而将两层心包完全分开时,则心包摩擦音即行消失。但如两层心包之间因有粘连而未被完全隔开,则即使有大量积液,有时还可听到。心包摩擦音在心脏各处皆可听到,以胸骨左缘第 3、4 肋间处最易听到。听诊时如将听诊器的胸件加压或请患者取坐位,身体前倾,或屏住呼吸,摩擦音更易听到。摩擦音强时,在触诊时尚可触到心包摩擦感。

据报道,由心房收缩、心室收缩及心室舒张早期成分所组成的三相摩擦音为最多见,占 58%;双相次之,占 24%;单相占 10%(收缩期)。大约 70%的患者存在心房收缩成分,几乎所有患者均有心室收缩成分,这样就形成了来回样(双相)声音,有时可和主动脉瓣的来回样收缩期与舒张期双重杂音相混淆。单独的收缩期心包摩擦音一般在心包炎的开始期及消退期较易出现。

四、辅助检查

(一) 实验室检查

检查结果取决于原发病,常有血白细胞计数增加、红细胞沉降率增快及 C 反应蛋白增加等炎性指标改变,伴有心肌炎时可见心肌酶升高。

(二) X 线检查

X 线检查对急性心包炎本身的诊断价值不大,但对引起心包炎的基本病因(如结核、肿瘤等)的诊断可提供线索。同时,部分心包炎患者可合并左侧胸腔积液,而心力衰竭患者单侧胸腔积液,常常在右侧。

(三) 心电图检查

心包本身不产生电活动。急性心包炎时心电图的异常与心包下的心肌状态有关,即由于心包病变引起的广泛或局限的心包下心肌炎症或心外膜损伤引起的损伤电流所致。

典型的心电图变化可分为四个阶段,第一阶段至第三阶段是进展阶段,其变化可在数小时、数日或数周内出现,第四阶段是恢复到原来图形的阶段,可为迅速恢复或有不同程度的延迟(数周或数月),恢复也可是完全的或不完全的。

1. 第一阶段 多发生在胸痛发作时。除 aVR 导联以外,所有的导联 S-T 段抬高,aVR 导联中则压低(有时 V1 或 V2 导联也有压低)。抬高的 S-T 段弓背向下,T 波通常是直立的。在与平均 QRS 向量近乎垂直的导联中,S-T 段抬高可以极为轻微或缺如，这在Ⅲ导联中尤其如此，在有 qR 型的导联中 S-T 段抬高最显著。V1～V3 导联的 S-T 段抬高有时很难和 J 点抬高鉴别。S-T 段抬高在急性非特异性或病毒性心包炎中最常见，化脓性心包炎次之。

2. 第二阶段　在起病的数日后，S-T 段回到基线，T 波开始变平坦。S-T 段的变化通常发生在 T 波倒置之前，而在心肌梗死时，T 波的变化往往出现在 S-T 段回到基线之前。在本阶段和第一阶段，可出现 PR 段压低，在Ⅱ导联最清楚，而 aVR 导联可见 PR 段抬高，可能是由于心房心包炎所造成。

3. 第三阶段　在这个阶段中，在原有 S-T 段抬高的导联中，T 波倒置，倒置的程度有轻有重，有时可见冠状动脉型 T 波，但不伴有 R 波的减小或 Q 波的出现。

4. 第四阶段　在病程的数周或数月后，T 波可回到等电线而逐渐恢复正常。在部分炎症不完全消退的患者，如结核、尿毒症或肿瘤性心包炎，T 波便不能恢复到原来直立的程度。

大约 90% 的急性心包炎患者有心电图异常。然而，有约一半的患者没有典型的心电图变化，不典型的变化包括心电图仅有轻度 T 波改变、仅有 S-T 段抬高而不出现 T 波变化、仅几个导联出现 S-T 段抬高或缺少某个阶段等。急性心包炎可表现为窦性心动过速，但一般来说，不论典型或不典型的心电图变化，都不会出现异常 Q 波，也很少出现房性、室性心律失常或房室、束支传导阻滞，如果有这些改变，常提示有广泛心肌炎症、纤维化或原有其他心脏病存在。

(四) 超声心动图检查

急性心包炎多无或仅有少量心包积液。超声心动图检查简单易行，属非创伤性检查，应广泛使用。

五、诊断与鉴别诊断

如能听到心包摩擦音，则心包炎的诊断可以肯定。由于心包摩擦音可很快消失，故应反复检查，才可能避免漏诊。心包摩擦音可与心脏杂音，尤其是胸骨左缘的来回样杂音相混淆。但如能掌握前者的特点，诸如它的搔抓样性质，不出现在心音之后而往往是盖过心音，较心音更为接近耳边等，一般不致造成困难。

急性心包炎，尤其非特异性或病毒性心包炎，有剧烈疼痛时，须与心肌梗死鉴别。前者在心电图中无异常 Q 波，S-T 段抬高呈弓背向下，出现在多数导联中，而不局限在冠状动脉分布的相应导联，而且在 S-T 段抬高的导联中，T 波通常是直立的。急性心包炎的胸痛在呼吸与变换体位时加剧。

急性心包炎的 S-T 段抬高有时很难和早期复极综合征患者的 J 点抬高鉴别。但早期复极综合征患者的心电图改变无 S-T 段恢复至基线后 T 波倒置的演变过程。

急性心包炎的疼痛主要位于腹部时易误诊为急腹症，以致施行不必要的手术。此种情况在急性非特异性或病毒性心包炎中最易发生，详细的病史和检查应能帮助避免这种误诊。

六、治疗

急性心包炎常是某种疾病表现的一部分或并发症，因此在诊断心包炎时，必须尽可能明确其病因，以进行针对性的治疗。对明确原因的心包炎的治疗详见第五节。

一般来说，患者应卧床休息。胸痛可给予非甾体类消炎药物如阿司匹林(口服，325～650 mg，每日 3 次)、吲哚美辛(消炎痛，口服，25～50 mg，每日 3～4 次)等。如胸痛严重，上述治疗 48 h 内无效时，可用吗啡类药物及皮质类激素，如给予泼尼松，可每日 60～80 mg，分次服用。5～7 d 后，如胸痛好转，应逐渐停用。不主张长期应用皮质类激素。如仍有胸痛可用非甾体类消炎药物代替。

在急性期，任何原因引起的心包炎都不应当给予口服抗凝剂，因为其可增加血性心包的险。如因其他原因必须长期用口服抗凝剂的患者，建议静脉用肝素代替，因为它的作用可很快被鱼精蛋白中和，但仍应定期严密观察，以免发生心脏压塞。

大约 20% 的急性心包炎患者出现胸痛反复发作，对于这部分患者，大多数可通过再次给予大剂量非甾体类消炎药物而得到缓解。此时，常需数月时间逐渐撤药。少数患者可给予激素来缓解胸痛。一种新的有前途的方法是长期每日服用 1 mg 秋水仙碱，在一些小样本的观察中，平均随访 37 个月，74% 的患者无复发，当然还需要前瞻性的双盲研究。对于反复发生心包积液或发展为缩窄性心包炎的病例可考虑行心包切除术，术后大多症状能解除。

七、病程及预后

心包炎的病程与预后取决于它的原发病。非特异性心包炎、病毒性心包炎、急性心肌梗死后心包炎或心包切开术后综合征的患者，通常是自限性的，2～6 周症状好转。以往化脓性及结核性心包炎的预后不佳，自从使用抗生素、化学疗法及外科疗法以来，两者的预后都大为改善。

第二节　心包积液

急性心包炎的各种原因都可表现为心包积液和心脏压塞。临床症状的产生主要取决于积液产生的速度、积液量和心包本身的特性。如积液产生缓慢、心包逐渐伸展，心包腔可容纳多达 2 L 的液体而无明显临床症状或压迫症状，为慢性心包积液。如果积液在短时间内迅速增长，心包来不及适应，只要 150～200 ml 液体就可能使心包腔的压力迅速上升，产生明显的血流动力学障碍，表现为急性心脏压塞。

一、病因

各种原因的心包炎都可表现为心包积液，可分为 3 类：① 液体缓慢积聚，产生少量到中等量积液及增大的心影，但无明显症状。② 有大量心包积液，不产生心脏压塞但有局部压迫症状。③ 有大量积液伴心脏压塞。

二、病理

心包积液可为浆液纤维蛋白性、浆液血性、血性或化脓性等。在心包炎急性期，随着渗出物中液体增加，出现浆液纤维蛋白性渗液，量可由 100 ml 升至 2～3 L，通常为黄而清的液体，可因含有白细胞及脱落的内皮细胞而混浊不清，若混有较多的红细胞而呈血色，称为浆液血性。渗液多可在 2～3 周被吸收。结核性心包炎常产生大量的浆液纤维蛋白性或浆液血性渗液，存在时间可达数月或更久，偶可见到局限性积聚。化脓性心包炎渗液含有大量的多形核白细胞，成为稠厚的脓液。如果渗液中有大量的红细胞，则称为出血性心包炎，注意须与含纯血的心包积血相鉴别。

三、临床表现

心包积液的临床表现主要取决于积液对心脏及局部组织的压迫程度，轻者仍能维持正常的血流动力学，而重者则出现严重的循环衰竭。

（一）症状

呼吸困难为心包积液时最突出的症状。呼吸困难严重时，患者采取坐位，身体前倾，呼吸表浅而费力，面色苍白，烦躁，并可有发绀。呼吸困难可能部分是由于支气管受压所致。大量积液时，则可为肺及肺循环受压，肺部淤血，以致肺活量减少。以上的解释可以说明，有积液的患者之所以自动地采取躯体前倾的坐位，就是要使液体向下及向前移位，以减少它对邻近脏器的压迫。极大量的心包积液可压迫气管、支气管、喉返神经、膈神经及食管而产生干咳、嘶哑、呃逆及吞咽困难等。此外，尚可有心前区闷胀不适、乏力、上腹部饱胀感、恶心等症状。

（二）体征

心包有大量积液时，心尖搏动微弱常不能触及，如能触及，则常位于心浊音界左缘的内侧。心脏叩诊显示浊音向两侧增大，心浊音皆为绝对浊音，不能叩得相对浊音，故在叩达心界与肺交界处时，叩诊音立即由清音转为绝对浊音。患者平卧位时，在第 2、3 肋间处的心浊音向外侧增宽，尤其左侧，是有心包积液的早期体征，心界呈“球形”。坐位时，由于液体下沉，此处浊音的范围便缩小，心界呈“烧瓶样”。在有大量积液时，在左肩胛骨下，可出现浊音及支气管呼吸音，称心包积液征（Ewart 征）。有大量积液时，心音常轻而遥远，心率加快。在少数病例中，在胸骨左缘第 3、4 肋间可听到心包叩击音，它由于心室的舒张受到限制，使血流突然中止形成旋涡冲击心室壁而产生振动所致。收缩期血压降低，舒张压一般无甚变化，故脉压变小。按积液对心脏压迫程度的轻重，脉搏可正常、减弱或出现奇脉，奇脉表现为颈动脉或桡动脉搏动在吸气时变小或消失，而在呼气时复原。此外，可有肝大、腹水及皮下水肿等。

四、辅助检查

（一）心电图

在很多患者中可见肢导联中 QRS 波群呈低电压。多数人认为当有积液时，心电传导距离延长，导电能力下降，因此 QRS 波群的振幅降低。如果抽去液体后仍有低电压，则可能与纤维蛋白大量沉着产生绝缘有关。

有心包积液时，有时可见到电交替（图 19－1－1），可以是不完全性的（即仅有心室波群的电交替）或完全性的（心房波及心室波群都有电交替）。不完全性者较多见，但特异性较差，如持续存在，则为有心包积液的强有力的证据。完全性者可以说是心包积液的心电图特征，但这个变化很少发现。电交替的发生原理是由于心包积液时，没有了正常限制心脏过度转动的制约，心脏悬在积液中出现转动性或钟摆样的运动所产生。多数心力衰竭、心脏扩大的患者亦可出现电交替，但多数 Q－T间期明显延长，而心包积液的患者则不延长，这有助于两者的鉴别。

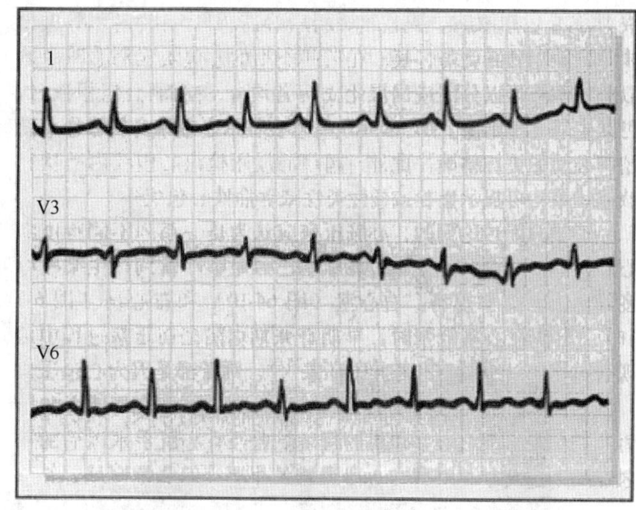

图 19－1－1　心脏压塞时心电图显示 QRS 综合波电交替

（二）X 线检查

在成人心包积液量＜250 ml，儿童＜150 ml 时，X 线检查难以发现。通常积液量＞250 ml 时，X 线表现可能出现心影增大，并有上腔静脉明显扩张及心肝角呈锐角等表现。一般肺部无明显充血征。大量渗液时，心缘的正常轮廓消失，心影类似球形或烧瓶形（图 19－1－2）。短期内连续摄片，如能发现心影逐步增大，且肺部无明显充血现象，则为心包积液的有力依据。电透示心脏搏动减弱或消失。

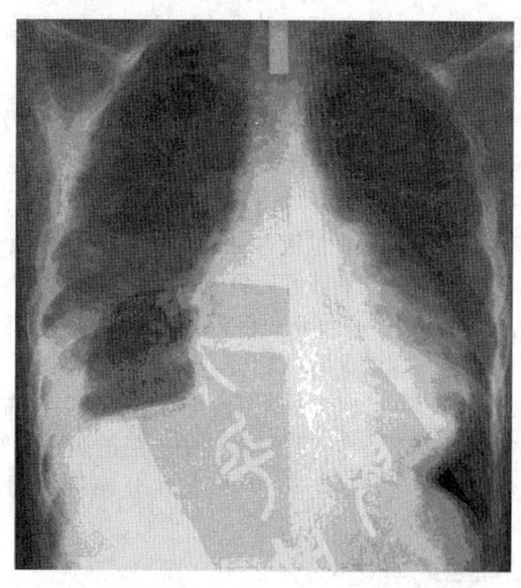

图 19－1－2　大量心包积液的 X 线胸片

在后前位上，正常时可见位于心尖的密度低下阴影，为心外膜脂肪线。正常脏层心包与心外膜脂肪线间隔 1～2 mm，当心包膜增厚或积液致心影增大时，因心外膜脂肪线的位置保持不变，故该线与心界边缘分离而内移。一般认为心外膜脂肪线离心界向内移位超过 10 mm，可肯定有积液存在，如在 2～10 mm，则有心包增厚的可能。

（三）胸部 CT 检查

CT 是一项有价值的检查手段，可见心影向两侧扩大，心包腔内见液体。

（四）超声心动图检查

超声心动图检查精确、快速、简单易行，属非创伤性检查，是确诊心包积液的手段。二维超声心动图(图 19-1-3)可见无回声区分布在心脏周围。M 型超声心动图见一个无回声区(液性暗区)将心肌回声与心包回声隔开。在探测心包积液时,二维超声心动图偶尔较 M 型超声心动图更准确,特别是有助于区别全心包积液与包裹性心包积液。

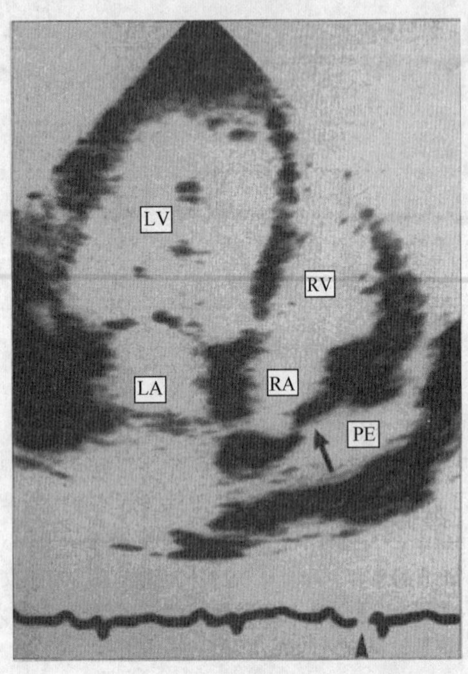

图19-1-3 二维超声心动图:可见无回声区分布在心脏周围(PE,心包积液)

超声心动图检查对心包积液的定量不太准确,但仍可半定量。少量心包积液可见在舒张期左心室后壁与心包分开<5 mm,积液多<100 ml,中等量心包积液可见左心室后壁与心包分开 5~10 mm,前心包液性暗区 2~5 mm,积液往往在 100~500 ml,大量心包积液可见明显的心脏摆动,呈"游泳心",舒张期左心室后壁与心包分开多>10 mm,前心包液性暗区多>5 mm,积液多在 500 ml 以上。

在无症状人群中,超声心动图检查可发现 10%左右的人有少量心包积液,但不一定就是病理性的。在正常妊娠妇女中,有约 43%存在无症状的心包积液,且在分娩后 1 周内完全吸收。

(五) 心包穿刺术

可以抽得液体,证明有积液存在而明确诊断,或抽出积液进行检验分析,或抽除积液作为治疗方法。

心包积液的检验分析可以明确其分类为病毒性、细菌性、结核性、真菌性、胆固醇性以及恶性心包炎,应将其分类和临床表现结合起来。在怀疑有恶性疾病时,应检查细胞学和肿瘤学指标,如癌胚抗原、甲胎蛋白、CA125、CA724、CA153、CA199、CD30、CD25 等。在怀疑有结核感染者,应进行抗酸杆菌染色、分枝杆菌培养或放射性生长检测(如 BACTEC460)、腺苷脱氨酶活性(ADA)、γ-干扰素及结核菌的 PCR 分析。肿瘤性积液区别于结核性积液的关键在于其 ADA 水平较低而 CEA 水平较高,另外,很高的 ADA 水平往往提示有可能发展为缩窄性心包炎。然而,值得注意的是,与 ADA 相比较,PCR 在诊断结核方面其敏感性相近(75%对 83%)而特异性较高(100%对 78%)。怀疑有细菌感染时,在做血培养的同时,必须进行至少 3 次心包积液的需氧及厌氧菌的培养,嗜心脏的病毒 PCR 可用来鉴别自身免疫反应性心包炎和病毒性心包炎。

心包积液为渗出液时,其比重>1.015,蛋白>30 g/L,心包积液与血浆蛋白比值>0.5,LDH>2.0 g/L,血浆与心包积液 LDH 比值>0.6,以及糖含量[渗出液比漏出液=(779±419) mg/L 比(961±507)mg/L]降低,但并不是直接的诊断标准。然而,培养阳性的化脓性积液相比较于非感染性积液,其糖含量相对较低[(473±253)mg/L 比(1 025±356)mg/L]并且糖含量的心包积液与血浆比值也较低[(2.8±1.4)mg/L 比(8.4±2.3)mg/L]。感染性疾病,特别是细菌性感染或风湿热感染,其心包积液的白细胞计数最高,很低的白细胞计数可见于黏液性水肿。单核细胞计数在恶性疾病以及甲状腺功能减退时最高(79%±27%和 74%±26%),而在风湿热和细菌性心包积液中,中性粒细胞比例最高(78%±20%和 69%±23%)。与对照组相比较,细菌性和恶性心包积液均有较高的胆固醇水平[(490±180)mg/L 比(1 210±200)mg/L 和(1 170±330)mg/L]。

心包积液中细胞的真实本性是很难分辨的。心包积液的革兰染色有 99%的特异性,但与细菌培养相比较,在排除感染方面仅有 38%的敏感性。将上皮细胞膜抗原、癌胚抗原和波形蛋白免疫细胞化学染色相结合有助于鉴别反应性的间皮细胞和腺癌细胞。体外,在加或不加新鲜补体的情况下,鼠心肌细胞可在自身免疫反应性的心包积液中溶解。心包积液中的炎症介质如 IL-6、IL-8 和 γ-干扰素对于鉴别自身免疫反应性的心包积液也是有帮助的。心包积液中 γ-干扰素超过 200 pg/L,对于诊断结核性心包炎的特异性和敏感性可达 100%。

(六) 心包镜检查和心包活检

在心包切开引流后,置入心包镜,可直接看到前壁、后壁和下壁的脏层和壁层心包,观察病变情况,并可进行直视下心包和(或)心外膜活检。

经皮心包和(或)心外膜活检可在心包穿刺后,用活检钳夹取组织。近年来,用心包镜指引在直视下有选择性地行心包活检,同时可多部位活检,明显提高了诊断的准确性。有报道,平均取心包活检样本 18~20 块,诊断准确率可达 53.3%,假阴性率为 6.7%,而常规取样本 3~6 块,诊断准确率仅为 33.3%,假阴性可达 58.3%。结合运用分子技术如原位杂交和 PCR 对心包炎的病因诊断有一定的价值,但由于 PCR 技术的过度敏感可造成一定的假阳性。

五、诊断

凡患者有呼吸困难、心动过速、心影增大及静脉淤血现象而未能找到通常引起心力衰竭的心脏病时,应想到心包积液的可能。原因不明的、显著的普遍性心影增大如心肌病,与积聚缓慢的心包积液鉴别甚为困难,前者也可具有心浊音界增大,心音轻而远等属于心包积液的体征。心电图中有完全性电交替及 Q-T 间期不延长有利于心包积液的诊断。超声心动图可确诊。目前,确诊心包积液较容易,但查找心包积液的原因相对要难得多。穿刺抽得的液体检查、心包镜和心包活检有一定的帮助。

六、治疗

治疗原发病是重要的。当心包积液量较大，产生心脏受压的表现时，应进行心包穿刺抽液解除受压症状。对于反复发生心包积液而病因难以消除的病例可考虑心包切除术，亦可考虑通过胸腔镜，在心包上开窗，分流心包积液至胸腔，术后大多患者症状能解除。心包内注射甲泼尼龙(methylprednisolone)可能有助于减少积液的产生，特别是对一些病因难以消除的患者，当然还需要前瞻性的双盲研究。有缩窄性心包炎表现的患者应进行心包切除术。

第三节 心包填塞

当心包腔内有了液体，便使心包腔内的压力升高，达一定限度后，引起心室舒张期充盈受阻，致心排血量降低，产生体循环静脉压、肺静脉压增高等心脏受压症状，即为心包填塞。心排血量降低尚与心包填塞时伴随的窦性心动过速、低血压，以及心肌内冠状动脉、静脉受压引起的供血不足有关。

一、病因

心包炎的任何原因均可引起心包填塞，可表现为急性或慢性心包填塞。常见的原因是肿瘤性、非特异性、尿毒症性、与急性心肌梗死有关的心包炎、介入性诊疗过程中的心包积血、化脓性和结核性心包炎。

二、病理生理

既往认为心包填塞对血流动力学的影响是由于心室受压限制了心脏舒张期的充盈。Fowler 和 Gable 在犬的实验中，分别造成单独左心室或右心室的填塞、左心室或右心室与两心房的填塞来观察比较其对血流动力学的影响，发现右心室加两心房的填塞较右心室单独受压产生更大的主动脉压力及心排血量下降和更大的右心房及左心房的压力增加，填塞左心室及两心房产生相同的变化。故认为心包填塞时血流动力学的影响不是由于单独左心室或右心室受压，而是两心房和(或)腔静脉及肺静脉同时受压的结果。在心包填塞的患者中，右心受压似乎比左侧更重要，因其壁较薄，易受压而影响舒张期充盈。

心包填塞的发生取决于心包积液的量、性质、积聚速度、心包韧性与心肌功能等因素。大量积液固然使心包不能无限制地伸展而引起心包内压力上升而发生心包填塞，但少量积液即使<200 ml，如增长迅速，弹力纤维稀少的心包壁层不能迅速配合伸展，或增厚的心包膜不能相应地伸展，也易发生心包填塞。

在心包积液特别是心包填塞的患者中可有奇脉。目前认为奇脉产生的原理很多，根据临床血流动力学、超声心动图观察及动物试验结果，心包填塞时吸气使右心回流增加，左心室充盈降低而产生奇脉。其具体过程为吸气时出现：① 右心室充盈增加，使室间隔向后移位，因而使左心室充盈受到限制。② 由于胸腔内压降低，血流相对地较易流入顺应性较大的肺静脉及左心房，因而减少左心室充盈。③ 右心充盈增加，心包内压升高，限制并减少了左心室充盈，结果是主动脉血流减少，压力减低而出现奇脉。需要说明的是，在正常人中也有类似的变化，只不过在心包填塞的患者，这些变化更加明显。

三、临床表现

发生急性心包填塞时表现为急性循环衰竭，静脉压不断上升，动脉压持续下降，心影大小可正常而搏动减弱，伴有明显心动过速，即所谓的 Beck 三联症。当心排血量显著减少时，可发生神志恍惚、烦躁不安、休克，甚至很快死亡。这些典型的表现主要见于介入性诊疗过程中发生心脏穿孔、外伤、心肌梗死的心脏破裂、主动脉夹层或室壁瘤破裂入心包腔等引起的急性心包填塞患者。如液体积聚较慢，可出现亚急性或慢性心包填塞，主要表现为呼吸困难、胸痛，可出现全身症状如消瘦、乏力、纳差等。

常见的体征包括颈静脉怒张、呼吸加快、心动过速、心音减弱、肝颈静脉反流征阳性及肝大等，严重患者可有低血压、尿量减少、休克。

奇脉是心包填塞的重要体征，特别在亚急性或慢性心包填塞患者。奇脉可以用手触知，不明显的奇脉只有在测量血压时可以发觉，测血压时，逐渐放气至收缩压与舒张压之间，听到脉搏声在吸气时减弱或消失。奇脉也可由缩窄性心包炎、限制型心肌病、肺气肿、大面积肺栓塞、支气管哮喘及大量胸腔积液所引起，故它只有在与其他心包积液体征同时出现时才具诊断价值。

四、辅助检查

(一) X线检查

X线检查对心包填塞的诊断价值不大。在急性心包填塞的患者中，心影大小可完全正常。如液体积聚较缓慢，心包液超过 250 ml 时，心影可增大呈烧瓶状。同时，可见肺野清晰，无明显肺淤血征象。

(二) 心电图

在已知有心包积液的患者中出现电交替，特别是完全性电交替，应怀疑有心包填塞。抽去心包积液后，电交替可消失。电交替还可见于缩窄性心包炎、张力性气胸、心肌梗死后和严重的心力衰竭患者。

(三) 超声心动图检查

诊断心包填塞几乎均应行超声心动图检查。短时间出现的心包积液量的多少与心包填塞的严重程度密切有关。超声心动图检查还可将心包填塞和其他类似的疾病相区别，如缩窄性心包炎、心功能不全、心肌梗死等。

心包填塞的患者超声心动图检查可见右心房、右心室、左心房舒张受限，吸气时三尖瓣血流异常增加，二尖瓣血流减少超过 15%，吸气时右心室面积异常增加，左心室面积异常减少，上、下腔静脉血液回流增加，假性左心室肥厚和心脏摆动等。

(四) 右心导管检查

右心导管检查对心包积液时血流动力学的评估有重要价值。在心包填塞的患者，因病情比较危急，只有极少数情况下需做右心导管检查。右心导管检查可显示右心房压力增高，如同步记录心包内压力，可见两者压力一致增高，吸气时同时下降。如果心包内压力不高或右心房压力和心包内压力增高不一致，则心包填塞的诊断值得怀疑。右心室舒张中期压力升高,但没有缩窄性心包炎的"平方根符号"特征,右心室和肺动脉收缩压常中等度增高至35～50 mmHg,严重心包填塞患者,右心室收缩压可以降低。肺毛细血管嵌顿压和左心室舒张压常增高。根据心脏受压的严重程度,左心室收缩压和主动脉内压力可以正常或增高。每搏量常常明显降低,由于心动过速的代偿作用,心排血量可以正常,但在严重心包填塞患者,心排血量明显减低。

在心包填塞的患者,抽去心包积液后,心包内压、右心房压力、右心室和左心室舒张压同时降低,如右心房压力仍持续增高,应考虑渗出缩窄性心包炎,或同时存在左心室功能不全、三尖瓣病变或限制型心肌病。

五、诊断

临床见呼吸困难、低血压、心动过速、静脉压增高和奇脉,应想到心包填塞的可能,特别是在有相关病因存在的情况下,心电图见完全性电交替,超声心动图检查有心包积液和右心室受压的表现更应考虑该诊断。只有少数情况下,需要心导管等特殊检查。立即行心包穿刺后,症状很快改善,可确诊。

六、治疗

对于急性心包填塞患者,一旦诊断明确,在给予平衡液等扩容支持下,应尽快行心包穿刺术以解除对心脏的压迫。若血压降低,可给予升压药物,若因出血性疾病所致,可给予止血药物,由于心率增快可维持心排血量,应避免使用β受体阻滞剂。应尽可能避免正压通气,从可进一步降低心排血量。

对于下列患者,心包穿刺术也许并不能改善血流动力学状况:① 急性创伤性心包积血,进入心包腔的血液速度与抽出的速度一样快。② 少量心包积液,估计积液量＜100 ml。③ 超声心动图提示前心包无积液。④ 包裹性积液。⑤ 心包腔内充满了血块或纤维蛋白。

成功解除心包填塞的依据有:心包腔内压降至－3～＋3 mmHg,增高的右心房压力下降,心排血量增加,血压回升,心跳减慢,奇脉消失。心包穿刺术后应留置导管观察数小时,留置的导管可为猪尾导管,亦有用深静脉穿刺导管,可外接引流瓶,并经常冲洗导管,注入肝素盐水以免阻塞,一般留置时间不应超过48 h。

对于病因无法解除的心包填塞患者,可考虑给予经皮球囊心包扩开术或剑突下心包切开术。经皮球囊心包扩开术是1991年由Palacios等提出,在心包穿刺术后留约200 ml液体在心包腔内,沿钢丝放入一直径为20 mm、长为3 cm的扩张球囊,骑跨在心包壁层,扩张球囊撕裂心包达到"开窗"的目的。传统的方法是剑突下心包切开术,以放入引流管。对于反复发生心包填塞而病因又无法解除的患者,可考虑部分或全部心包切除术。

第四节 缩窄性心包炎

缩窄性心包炎时,心包发生纤维化、增厚、粘连、钙化,心脏在舒张期不能充分扩展,以致产生一系列的循环障碍症状。缩窄性心包炎继发于急性心包炎,有时临床上可观察到急性转为缩窄性的发展过程,但多数病例因其急性阶段起病隐匿,难于发觉,故在就医时已成为缩窄性,特别是在老年或合并糖尿病的患者。

一、病因

缩窄性心包炎的病因在很多病例中难以确定,能确定者以结核病占多数。有很多未能找到病因的病例,虽然病理检查未能证实为结核性,但是他们有结核病史或结核病灶,或有结核患者的密切接触史,故结核病为其病因的可能性极大。

除结核性心包炎外,急性非特异性或病毒性心包炎、化脓性心包炎也可能发展为缩窄性心包炎。累及心包的恶性肿瘤、接受血透的慢性肾衰竭患者和创伤性的心包积血,都有可能是缩窄性心包炎的病因。放射线性心包炎、类风湿性心包炎、系统性红斑狼疮心包炎、真菌性心包炎等都曾有报道,是缩窄性心包炎的少见病因。风湿热、寄生虫感染引起的心包炎等都是缩窄性心包炎甚少见的病因。

二、病理解剖

缩窄性心包炎患者的两层心包均可见增厚与粘连,有时可见坚厚的瘢痕,常增厚到0.3～0.5 cm,有时可达1 cm甚至更厚。心包的增厚可为全面性的,也可仅限于心脏的某些部位。有时,粘连甚至将心脏与胸壁或横膈连在一起。增厚的心包压迫心脏及大血管根部,左、右心室受压的程度可有不同,与右心房连接的大静脉可受到压迫。一般来说,临床表现明显的患者,心包病变的范围很广,但也有可能仅在房室沟、主动脉沟、右心室流出道或上下腔静脉入口处的束带状粘连。心包腔常为纤维组织所闭塞,有时心包腔内可有液体,即为渗出缩窄性心包炎。少数患者仅见脏层心包增厚。

在多数病例中,病理切片只能查到心包纤维组织增生显著,有透明样变性的结缔组织,表示曾有炎症发生,但不能找到提示病因的特殊性变化。在有些病例的心包内,可找到结核病或化脓性感染的肉芽组织。约有半数病例的心包有钙沉着。

心脏本身的大小常正常,偶可较小。心外膜下的心肌常被累及,有时可有明显的、达到能引起心功能不全程度的心肌萎缩。

三、病理生理

缩窄性心包炎早期,虽然心脏受压迫,限制了心室的舒张期扩张,但由于舒张早期的快速充盈和腔静脉压的增高,尚能维持回心血量和心排血量。随着病变的进展,舒张期流入心室的血流量减少,从而出现心排血量下降,但如果心率增加,尚可保证足够的心排血量。失代偿则心排血量减少。心排血量减少将出现一系列临床表现,同时激活交感神经系统、肾素血管紧张素系统,导致肾脏对盐及水的潴留,血容量增加。静脉血流因心包缩窄而致进入心脏发生困难,因此出现静脉压升高、颈静脉怒张、肝大、腹水、胸腔积液、下肢水肿等体征,同时左心受到瘢痕的压迫,肺静脉回流受限,导致肺淤血,临床上出现呼吸困难。

正常人在吸气时,随着胸腔内负压的增加,心包腔内负压增加,右心房压力下降,静脉回心血量增加。在缩窄性心包炎患者,吸气时胸腔内压力的变化不能传导到心包腔和心腔内,表现为体循环静脉压增高，即吸气时颈静脉怒张(Kussmaul 征)。

动物实验证实：① 单独左心室受压，产生肺淤血的症状。② 单独右心室受压，产生腹水、肝大及体循环静脉压增高。③ 全心受压，同时出现上述两类症状。④ 单独右心房受压，无不良结果。⑤ 全心受压的实验犬，如仅将心房瘢痕剥去，对症状无改善。这些实验证明，缩窄性心包炎的主要病理生理变化并非大静脉和心房受压而是心室受压。这些事实对临床上施行心包剥离术有参考价值，全部剥除双心室的缩窄心包对缓解临床症状最重要。

四、临床表现

按缩窄性心包炎的形成过程和起病方式，它可分为三种：① 持续型，在急性心包炎阶段有发热、胸痛及心包轻度填塞，经治疗后发热及其他急性感染的表现在 2～3 个月逐渐消退，但静脉淤血及其他循环障碍的表现反而加重。在这类病例中，很难确定急性期和缩窄期的界限，可能由于心包积液量甚大，其吸收时间很长，因而积液的吸收和心包的增厚与缩窄的形成过程同时进行。② 间歇型，急性心包炎的症状在 2～3 个月消失。间隔 1～2 个月或更长一段时间后逐渐出现心包缩窄现象。这种病例在急性期渗液较少或吸收较快，而心包的反应又较慢，故在较长时间后方形成心包缩窄。③ 缓起型，这类患者以缓慢的起病方式开始，表现为疲乏无力、消瘦、腹胀、呼吸困难、水肿等症状。在这以前，患者可能曾有短期发热，也可能并无任何症状。病程的发展缓慢，时愈时发，逐步加重，常在发病后1～2年才来就医而被发现。

(一) 症状

患者可表现为食欲缺乏、腹胀、消化不良、上腹不适等，这些可能与体循环淤血有关；也可表现为劳力性呼吸困难、端坐呼吸、咳嗽、乏力等，与肺淤血、胸腔积液或腹水将横膈抬高而减少肺活量等有关。严重疲乏、衰弱、消瘦、体重下降等提示心排血量下降。

(二) 体征

颈静脉怒张、肝大、腹水及下肢水肿是常见的体征。颈静脉怒张是一个重要的体征，扩张的颈静脉在心脏舒张期突然塌陷也是一个特征(Freidreich 征)，有时可见颈静脉在吸气时更为扩张，即 Kussmaul 征阳性。当然，这些体征也见于慢性右心衰竭、限制型心肌病和三尖瓣反流等。肝大明显，且可以很早出现，上腹部疼痛可能由其所引起。70%的患者可以发现肝搏动，与颈静脉搏动一致。由于肝淤血和心排血量下降可导致肝功能不全、黄疸等，但很少引起肝性脑病。腹水为大量或中等量，抽液后迅速重新积聚，患者常因腹水而就医。缩窄性心包炎患者的腹水较皮下水肿出现得早而且明显得多，这和一般在心力衰竭中所见者恰相反。这种现象产生的机制尚未明了，可能与肝静脉血流受阻较下腔静脉为重，环绕下腔静脉的粘连，压迫来自肝及上腹部的淋巴管。也有人认为持续的静脉压增高有使液体潴留在腹腔的趋势，静脉压升高而有静脉淤血时，末梢小动脉发生痉挛，如静脉压升高发展缓慢但持续存在，在皮下小动脉仍有痉挛的情况下，内脏小动脉不再痉挛。因此，水肿易积聚在腹腔内。静脉瓣功能良好的年轻患者，在腹胀很明显时也可以不出现下肢水肿。相对于典型的以腹水为主要就诊原因的患者来说，在部分患者，以胸腔积液及其引起的呼吸困难、咳嗽为主要表现，也是就诊的主要原因，胸腔积液的量可大可小，量大的需要反复抽液。其他方面体征包括上肢、手臂肌肉消瘦，出现恶病质。

在心血管方面，心浊音不增大或轻度增大，心尖搏动不明显，心音减轻，这些与心搏量减少及心脏搏动受到限制有关。如无同时存在的瓣膜疾病，一般不能听到杂音。半数以上的患者中可以听到心包叩击音，响亮时更可具拍击性质，距第二心音为 0.06～0.12 s，较生理性第三心音与第二心音的时距为近，且它的响度变化甚大，与生理性第三心音也不相同，以在胸骨左缘第 3、4 肋间听得最清楚。心包叩击音是由于心室的舒张受束缚，在舒张早期的快速充盈阶段终了时，心室已被血液充满，血流可由冲入的状态突然转为终止流入，引起血流的振荡和心室壁的振动而产生的。心律一般是窦性，并常有窦性心动过速，有时可出现心房颤动。有心房颤动者死亡率较高，且常伴有心包钙化及心脏增大。约 1/3 的患者可发现奇脉，因僵硬的心包膜受胸腔内压力的影响小，故奇脉较心包填塞少见。动脉血压的脉压变小，可由于收缩压降低或舒张压升高所造成，脉压多在 20～30 mmHg。收缩压降低是由于心排量减少引起，舒张压升高可能与静脉淤血产生反射性小动脉痉挛有关。静脉压升高是一重要证据，故在怀疑有缩窄性心包炎的患者应测定中心静脉压或肘静脉压。

有的患者有蛋白丢失性肠病，因静脉压升高，阻塞小肠淋巴引流，导致淋巴液大量丢失、腹泻和低蛋白血症等，也可见肾病综合征，由肾静脉高压所引起。有的病例为局部性缩窄，其症状因缩窄所在部位而定，如缩窄位于房室沟或肺静脉，则临床上酷似二尖瓣狭窄；如在主动脉根部，则似主动脉狭窄；如在肺动脉漏斗部，则类似肺动脉狭窄。

一般将发生急性心包炎后 1 年以内出现心包缩窄者称为急性缩窄，1 年以上者为慢性缩窄。临床表现出现的时间(早或迟)对外科治疗的疗效有密切的关系。对早期出现症状的患者，及早施行手术，疗效满意。

五、辅助检查

(一) 实验室检查

血常规一般无明显变化，可有轻度贫血。红细胞沉降率正常或略加速。肝功能可有轻度改变，与临床所见的显著腹水和肝大不甚相称。病程较长者有低蛋白血症，白蛋白降低，球蛋白一般无改变，甚至可略增加。白蛋白降低可能与充血的肝不能很好地制造白蛋白有关，反复抽除腹水损失蛋白也与此有关。

(二) X 线检查

X 线胸片检查常示心影大小正常，部分病例有轻度增大。如同时有心包积液、心包增厚或原有的心脏病导致的心腔扩大，则见心影增大。由于上腔静脉增宽和左心房扩大，可见右上纵隔增宽。约半数病例的心影呈三角形，左右心缘僵直，主动脉弓甚小或难以辨认。在约半数病例中，可见到心包钙化，这是诊断缩窄性心包炎的一个重要的 X 线表现，应仔细搜寻。心搏动最微弱的地方及左心缘最易找到钙沉着，常呈现为一个不完全的环形，在侧位片较易找到。当然，不是所有的缩窄性心包炎患者均有心包钙化；同时，有钙化的并不一定都是缩窄性心包炎。应该注意到，有极少数患者透视或 X 线胸片见心包钙化,但患者并无缩窄性心包炎的任何表现。胸部透视可见心脏的一侧或两侧搏动减弱或消失,搏动减弱的程度在不同部位可能不同,有显著减弱或搏动消失的部位即心包增厚明显之处,是手术最困难的地方。约60%的患者可见中到大量胸腔积液。有的心包炎患者中,X线侧位片食管与心脏之间有一个清晰的区域,而二尖瓣狭窄中,两者之间并无间隙。有时可见到肺门阴影增深,表示左心受累,但提示明显肺水肿的 Kerley B 线罕见。

(三) 心电图检查

心电图的主要发现为QRS波群的低电压及T波变化。同时有T波改变和低电压对疑有缩窄性心包炎的患者是很好的辅助诊断证据。仅有T波改变而无低电压也增加临床诊断的可能性。仅有低电压而无T波变化则无帮助。T波变化可为变低、平坦或倒置,在多数导联中见到。心包病变范围广泛者,T波改变在较多导联中见到,病变范围小者则反之。T波倒置的深度和心脏受心包病变累及的程度有关,T波深倒置者在剥离心包时困难较大,T波浅倒置或平坦者则易被剥离。在半数以上的患者中可见到P波有双峰,两峰之间的距离>0.04 s,这可能是心房受累的表现。在较少的患者中,可见到类似右心室肥厚或不完全性右束支阻滞的图形,可能与右心室受累、右心室流出道代偿性扩张、血流动力学改变有关。有类似右心室肥厚的心电图改变者其预后较差。有些经手术或尸检证实的患者心电图有类似陈旧性心肌梗死的QS或QR波形,这可能表示心包瘢痕形成或广泛钙化累及心室肌和冠状动脉,使冠状动脉血流减少。心律一般是窦性,常见窦性心动过速。此外,较常见的心律失常为心房颤动,多见于病程长及年龄较大的患者。术后患者恢复满意者,其心电图有时可能转为正常。疗效不佳者心电图多无改善。

(四) 超声心动图检查

M型超声心动图可示代表脏层和壁层心包的两条平行线被一条1 mm的间隙分隔,而且回声不均匀。其他表现可见左心室后壁的舒张期运动减弱、心包增厚、肺动脉瓣早期开放、异常室间隔运动、左心房扩大等,但其中无一项是特异性的表现。二维超声心动图可见心包增厚而且固定不动,心脏大小正常,两心室减小,两心房增大或正常,还可见到肝静脉、下腔静脉扩张等。多普勒超声心动图见吸气相二尖瓣口舒张期E峰速度减小,等容舒张时间延长,呼气相相反。吸气相肺静脉血流频谱S波和D波峰值速度减低,呼气相相反。吸气相三尖瓣舒张期E峰流速增加,呼气相相反。吸气相肝静脉血流频谱S波和D波峰值流速轻度增加,呼气相舒张期流速减低,反流增加。以呼吸时相多普勒血流的变化来诊断缩窄性心包炎有较高的敏感性,但在一些慢性肺部疾病、肺栓塞和右心室梗死患者,由于右心室舒张受到限制,也可出现类似的多普勒血流变化。

(五) CT和MRI

CT是一项有价值的检查手段,可见心包增厚、腔静脉扩张、右心室变形等,如左心室后侧壁不显影则提示心肌纤维化或萎缩,预示心包切除术后预后可能不好。

MRI检查可见心包增厚、腔静脉和肝静脉扩张、右心室变形和右心房扩大等。MRI可能是目前检测心包厚度、心包局限性或环形钙化最敏感的影像学技术。MRI也可检测出心肌纤维化或萎缩。严重心肌萎缩或纤维化患者在心包切除术后往往死于急性心力衰竭(100%)。

(六) 右心导管检查

右心导管检查示肺动脉压力及肺毛细血管压力(楔嵌压)增高,提示左心也受到压缩,因而可有肺淤血现象。右心房压力显著增高,它的压力曲线呈"M"形或"W"形,曲线图的V波下降及其后面的Y波下降极为明显。这个变化表示在三尖瓣开放后,血液流入扩展受限制的右心室时,静脉压力突然下降。在右心室压力曲线中,先有一个舒张早期的下陷,这个下降不降到基线,接着便上升而维持在高平原,构成舒张早期下陷及晚期高平原的特征性曲线,称"平方根符号(dip and plateau)"征。右心室舒张期高平原的压力约等于右心房平均压及周围静脉压力,并常超过右心室收缩压的1/3。舒张早期下降是由具有高压力的右心房迅速灌注到扩展受到限制的右心室所产生。左心室压力也有相类似的变化。在缩窄性心包炎中,特征的发现是肺毛细血管压、肺动脉舒张压、右心室舒张末期压、右心房平均压及上腔静脉压都大致相等,都在同一高水平上。但是,这种特征性的压力变化可受心动过速、连接管的阻抗或换能器的敏感性影响而变得不明显,如临床考虑缩窄性心包炎的诊断而测压表现不明显时,一定要注意分析可能影响结果的一些原因,以免误诊。

六、诊断与鉴别诊断

凡是患者有腹水、肝大、呼吸困难、不明原因的胸腔积液即应怀疑缩窄性心包炎的诊断。如合并颈静脉怒张、静脉压显著持续升高,则更应考虑诊断。如再发现患者有脉压减小、心搏动较弱、心包叩击音、下肢水肿及有心包炎过去史,则诊断更可确定。表现较不典型而有疑问的病例,X线摄片、心电图、超声心动图检查、CT和MRI往往有帮助。在个别的病例中,可能需要行心导管检查以获得心脏的压力曲线等协助诊断。

在部分患者,表现为心包积液,但在抽除心包积液之后,心脏受压情况仍持续存在,可能为渗出缩窄性心包炎,主要是由于心包脏层增厚产生心包填塞,心包积液不是造成心脏压迫的主要原因。其常见于病毒性心包炎、放射性心包炎、肿瘤性心包炎及结核性心包炎。渗出缩窄性心包炎多数在1年内转为慢性缩窄性心包炎。

缩窄性心包炎须与肝硬化、结核性腹膜炎、充血性心力衰竭、上腔静脉阻塞、肾病综合征、腹腔内恶性肿瘤及限制型心肌病等相鉴别。肝硬化及其他有门静脉高压的患者无颈静脉怒张、体循环静脉压升高、心包钙化及心搏动减弱。结核性腹膜炎也无上述的这些缩窄性心包炎的特征。心瓣膜病引起的心力衰竭,特别是有三尖瓣病变的病例,其静脉淤血表现与缩窄性心包炎者很相似,但前者有瓣膜病的特征性杂音、心脏明显增大及下肢水肿较腹水明显等特征可作为诊断的依据,两者病史不同,也可帮助鉴别诊断,超声心动图检查可确诊。

限制型心肌病包括心内膜弹性纤维增生症、心内膜纤维变性、心肌淀粉样变等,其血流动力学与缩窄性心包炎相似,故其症状、体征与无钙化的缩窄性心包炎极为相似,鉴别十分困难(表19-1-2)。限制型心肌病的患者在症状出现后病情发展较迅速,常可听到室性或房性奔马律或四音节律,又较多听到二尖瓣或三尖瓣关闭不全的杂音。心电图较少见到低电压(但在心肌淀粉样变较多见),可有T波变化,有时可见病理性Q波,少有心房颤动,但可见其他心律失常如房室传导阻滞、室内传导阻滞(包括左、右束支阻滞)等。CT和MRI见心包正常。限制型心肌病时,心导管检查示右心房压力曲线呈不典型的"M"形或"W"形,右心室压力曲线有舒张早期下陷,但曲线一直降到基线,舒张末期压力小于收缩期压力的1/3,右心室与肺动脉的收缩压较缩窄性心包炎者高,毛细血管压高于右心房平均压。心血管造影示在限制型心肌病中无心包增厚,心脏边缘外面的阴影不超过3 mm。心内膜心肌活检有助于鉴别。实难鉴别的患者可考虑开胸探查。

表19-1-2　缩窄性心包炎与限制型心肌病的鉴别

特　　征	缩窄性心包炎	限制型心包炎
静脉压波形显著的y倾斜	存在	不一定
奇脉	约1/3病例	不存在
心包叩击音	存在	不存在
左右充盈压相同	存在	左侧至少较右侧高3 mmHg
充盈压>25 mmHg	极少	常见
肺动脉收缩压>60 mmHg	不	常见
"平方根"征	存在	不一定
左右心压力和血流呼吸变异	显著	正常
心室壁厚度	正常	常增加
心房大小	左房可能增大	双心房大
间隔"反跳"	存在	不存在
心包厚度	增加	正常

七、治疗

由于缩窄性心包炎是一种进展性疾病,一般不会自动逆转,所以内科疗法只能用于减轻患者痛苦及手术前准备。一旦诊断为缩窄性心包炎,应及早施行心包剥离术。

如延迟手术,患者的营养及一般情况将变差,会增加手术的危险性,同时心肌将有萎缩和纤维变性,即使心包剥离成功,但因心肌不健全,以致术后情况无改善或改善不多,甚至在术后不久即因变性的心肌不能适应进入心脏血流的增加而发生心力衰竭。现在虽已公认早期手术的重要性,但对于究竟早到何时最恰当,尚无统一的意见。多数人认为在临床上心包感染基本上已被控制时,即应施行手术。鉴于抗结核药物的疗效肯定,结核性心包炎患者可争取早期手术,但仍应以结核活动在临床上是否静止为依据。当炎性症状消失,体温正常,红细胞沉降率降至正常而患者一般情况好时,便可进行手术。过迟的手术固然对患者不利,过早的手术也有使结核病灶播散的危险。如果有些患者的结核活动尚未完全被控制,但其静脉压不断升高,压迫症状迅速加重,则可考虑在积极使用抗结核药的情况下进行手术。

患者在手术前数周即应严格休息,低盐饮食,给予高蛋白饮食与维生素,必要时少量输血,可用适量的利尿剂。术前1～2 d应尽量将腹水及胸腔积液抽尽。不必使用洋地黄。结核病病例,在术前数日开始使用抗结核治疗。心包剥离应先从左心室开始,解除左心室及心尖的束缚,然后再剥离右心室的心包。否则,当右心室的缩窄先被解除而左心室的束缚解除得不够迅速,则将出现严重的肺充血。左、右心室的前面、膈面及左心室后面的心包必须尽量剥离。右心房及腔静脉处的剥离易撕破心房或血管,且对症状的改善关系不大,可不必强求,但如下腔静脉在穿过横膈处有坚硬的纤维环束缚,则必须加以切除。术后静脉补液及输血必须谨慎,因心脏束缚刚解除后,一时不能负担过多的容量,容易导致急性左心衰竭。如手术后发生心力衰竭,则按心力衰竭的常规处理。结核性患者在术后应继续予以抗结核药物6～12个月。在恢复期中,患者仍应多休息,逐渐缓慢增加工作量。

绝大多数缩窄性心包炎都有心包增厚,但在少数患者也有例外。Mayo Clinic的一组143例手术确诊的缩窄性心包炎患者中,26例(18%)心包厚度正常(≤2 mm),当然,组织学上仍见心包炎症、纤维化和钙化等。所以,如果临床、超声心动图检查和血流动力学有缩窄性心包炎的证据,尽管影像学或其他方法证实心包不厚,也不应该放弃心包切除术。

术后存活的患者中,约50%的患者症状可完全缓解,约90%的患者部分缓解。只有少数患者能在短期内痊愈,多数患者在术后需经3～6个月或更多的时间方能见到肝脏恢复正常大小、静脉压接近正常、颈静脉怒张完全消失。影响手术效果的因素有术前存在严重心功能不全、心肌萎缩和纤维化、肾功能不全、心包剥离不彻底、原有病变再次侵犯心包等。对一些高龄患者,合并严重肝肾功能不全、恶病质、心脏明显增大、心包广泛钙化估计不能完全剥离、预计寿命不长的患者不应给予常规手术治疗。对这些不适合手术或不愿手术的患者只能进行对症治疗,包括改善营养、限制活动、低盐饮食及使用利尿剂,必要时抽除腹水及胸腔积液。如处理得当,患者能在痛苦较少的情况下生存若干年。

第五节　各种类型心包炎的诊断与治疗

一、非特异性心包炎与病毒性心包炎

(一)病因和发病机制

非特异性心包炎(特发性心包炎)多找不到病因,也可能为未知的病毒感染,其临床表现与病毒性心包炎无法区分。在此与病毒性心包炎一并叙述。引起病毒性心包炎的病毒有柯萨奇病毒B型、埃可病毒8型,以及腮腺炎、流感、巨细胞病毒、人类免疫缺陷病毒(HIV)、肝炎病毒、疱疹病毒等。其发病机制可为病毒的直接感染,也可由于共同抗原介导的免疫反应引起。HIV感染患者发生的心包炎有增加趋势,可为HIV直接感染所致,但多数为合并的结核菌、其他细菌或病毒感染所致。

(二)临床表现

本病多见于青壮年,儿童及老年人中也有发生,男性多于女性。起病前常有上呼吸道感染,约2/3的患者有这种病史,两者之间的间隔可短至1周,长至1～2个月,平均为12 d。过度的体力劳动、情绪激动及受寒可能为诱因。约60%的病例起病急骤。最突出的症状为心前区或胸骨后疼痛，其表现同急性心包炎。在所有急性心包炎中，疼痛在急性病毒性心包炎最为常见，且为最重要的症状，仅有极少数病例可无疼痛。其他症状有呼吸困难、咳嗽、无力、食欲不振等。显著的呼吸困难不常见到。所见多为浅、短、快速的呼吸，为患者因有胸痛而避免较深呼吸的结果。

有些心包炎如柯萨奇病毒和埃可病毒合并心包下心肌受累，此时多合并有急性心肌炎的表现，可称为急性病毒性心肌心包炎。

心包摩擦音是本病最重要的体征，约70%以上的患者可以听到。叩诊示心浊音区增大，心脏增大可为心脏本身扩张或心包有积液或两者皆有所致。心包积液一般为小量或中等量，不产生严重心脏压塞症状，很少需要心包穿刺抽除液体，积液可为草黄色或呈血性。由于邻近心包的胸膜常被累及，故往往同时有胸膜渗液，以左侧为多。心律失常少有发生。

(三) 辅助检查

在多数患者中，起病后不久即有血白细胞总数、中性粒细胞增多，红细胞沉降率加速。如合并心肌酶增高，提示病变累及心肌。X线可有心影增大。由于本病患者常因胸痛而就医，故心电图常描记到早期变化，即S-T段抬高。

在发病初，前后两次血清病毒中和抗体呈4倍以上增高提示相应的病毒感染。HIV病毒抗体阳性者的心包炎提示HIV病毒的直接感染或合并其他感染所致。病毒的特异性抗体持久增高提示有持续的病毒感染。病毒分离目前仍较难做到。心包镜和直视下心包和(或)心外膜活检，结合运用分子技术如原位杂交和PCR对诊断病毒性心包炎有一定的价值，但由于PCR技术的过度敏感可造成一定的假阳性。

(四) 诊断

典型的病毒性心包炎起病前有上呼吸道感染史，胸痛因呼吸、咳嗽或胸廓运动而加剧，早期出现心包摩擦音，心影的轮廓及大小迅速改变，心电图具心包炎的特征性变化(见第一节)，超声心动图见心包积液，前后两次病毒中和抗体呈4倍以上增高，结合心包镜、心包活检和心包积液的检验分析可做出诊断。但应与引起胸痛的其他原因如急性心肌梗死、肺梗死等鉴别。这种鉴别有其一定的重要性。文献上曾报道过将急性病毒性心包炎误诊为急性心肌梗死而使用抗凝剂以致患者发生明显的心包积血而死亡。

(五) 治疗

参见第一节急性心包炎。急性病毒性心包炎一般为自限性疾病，通常持续1～3周，可自行痊愈。本病无特异性治疗方法，应以对症治疗为主，包括卧床休息、止痛剂及镇静剂等。肾上腺皮质类固醇能有效地控制本病的急性期症状。对确诊的慢性或反复发作的病毒性心包炎，免疫球蛋白、α-干扰素等的疗效正在研究中。20%～30%的患者会反复发作，药物疗效不好者可考虑心包切除术。

二、结核性心包炎

(一) 病因和病理

结核性心包炎是我国最常见的心包炎之一。它通常由纵隔淋巴结结核、气管支气管周围结核、肺结核、胸膜结核直接蔓延而来，也可由淋巴管逆行播散到心包，或结核感染早期、粟粒性结核或在多发性浆膜炎中由血行播散而来。临床上也有若干病例不能找到原发病灶。在病理方面，结核性心包炎常伴有浆液血性、浆液纤维蛋白性或干酪样渗液，蛋白质含量常>0.36 mmol/L(25 g/L)。早期可出现多形核白细胞，但随后即被单核细胞、淋巴细胞所取代。在晚期，由于结缔组织的增生，结节与干酪样块状物的存在使心包增厚，脏层与壁层粘连而形成心包缩窄。未经治疗的结核性心包炎几乎都发展成缩窄性心包炎。

(二) 临床表现

结核性心包炎的临床表现早期常不典型，多在有明显心包积液或发展成缩窄性心包炎才被发现。患者可表现为结核病的全身反应、心包炎的表现和心脏受压的症状。全身反应中以长期低热最常见。此外，患者可有软弱、疲乏、盗汗、食欲减退、体重减轻等。有的患者可无发热，或者虽有发热，但无严重病容。患者来就诊时，几乎都有心包积液，可表现为呼吸困难，而剧烈心前区疼痛则较少。体格检查可有发热、窦性心动过速、心包摩擦音。如出现心包积液或缩窄性心包炎时，患者表现颈静脉怒张、肝大、腹水及下肢水肿，约半数患者可见胸腔积液，仅少数患者可见肺结核或淋巴结核的表现。

(三) 诊断

对于发热和不能解释的心影增大患者要想到结核性心包炎的可能性，特别是易患结核的患者，如营养不良、应用免疫抑制剂及有HIV感染潜在危险的人群。诊断主要依据临床表现、各种检查结果，包括胸片搜寻肺结核及在其他部位搜寻结核病灶、结核菌素试验等，但在相当一部分患者找不到肺结核及肺外结核病灶，结核菌素试验也存在假阳性或假阴性的结果。

病原学检查包括在抽得的心包积液中找结核杆菌，有时须做结核菌培养及动物接种方能证实。用心包镜指引下行心包活检可提高诊断的准确性，但必须注意心包活检阴性不能完全排除结核性心包炎，而且找到肉芽肿或干酪样坏死组织但无活的结核杆菌也不能诊断，因为在类风湿关节炎或结节病引起的心包疾病中也可以出现上述表现。胸腔或心包积液中腺苷脱氨酶活性(adenosine deaminase activity，ADA)>40 U/L支持结核性心包炎的诊断，一前瞻性研究显示其敏感性为93%，特异性为97%。此外，同时测定心包液中ADA和癌胚抗原有助于鉴别结核性心包炎和恶性心包积液。

结核性心包炎的早期治疗预后较好。如患者有大量心包积液尤其是血性积液，结核菌素试验阳性，临床资料倾向于结核性心包炎的诊断，尽管心包液或心包活检未发现结核，或接种及其他实验室检查结果未出来，可开始抗结核药物治疗即所谓的诊断性治疗。

(四) 治疗

除卧床休息、支持疗法及为解除心脏压塞而施行必要的心包穿刺抽除液体外，主要是抗结核药物的适当使用。为提高疗效，必须早期使用，疗程足够及药物联合应用，故结核性心包炎的诊断有可能成立时，即应及早给予抗结核药物。可用6个月方案，即异烟肼+利福平+链霉素或乙胺丁醇+吡嗪酰胺联合治疗，历时2个月，后改为异烟肼+利福平继续4个月，也可联合应用异烟肼+利福平+乙胺丁醇治疗9个月。在给药期间应定期复查心电图、红细胞沉降率及心包外结核病灶情况，直至上述各种检查皆为正常或指示病变已静止后，方可暂时停药，继续观察。如发现有任何再度活动的证据时，即应再行用药。抗结核药物治疗在预防形成缩窄性心包炎方面的作用还未肯定。

皮质类固醇激素对积液的吸收与病情的改善有一定作用，特别是反复出现大量心包积液的病情严重的患者，可同时用6～8周。在一项随机对照研究中，对143例结核性心包炎伴有临床缩窄症状的患者，随机分成两组，在治疗11周时加用泼尼松龙组与安慰剂组相比，临床症状的改善更迅速，24个月死亡率降低（4%比11%），需行心包切除术的比例降低（21%比30%）。

对有心脏压塞或大量心包积液患者，必须行心包穿刺，置管连续引流。对反复出现大量心包积液或有渗出缩窄性表现或有早期缩窄性心包炎而发生心脏压迫症状的患者，经内科治疗后，积液仍继续产生、心影不见缩小或心影虽缩小但静脉压持续升高者，应在抗结核药物治疗4～6周后行心包切除术。如最后发展为缩窄性心包炎，则应及早施行心包切除术。晚期有钙化的心包缩窄患者，行心包切除术死亡率较高。大部分患者术后水肿迅速消退，而在某些患者，需2～3个月才消退。

【附】 心包穿刺术

（一）适应证和禁忌证

心包穿刺术的主要适应证是解除心脏压塞，尤其是急性者，是挽救患者生命急救的治疗措施，或为了进一步治疗如心包腔内注射抗生素或化疗药物等可以考虑进行心包穿刺术。其次是诊断性，心脏超声提示舒张期的心包积液量>20 mm时虽未引起血流动力学改变，为了明确病原学诊断抽取心包积液检验分析；行心包镜检查，取心外膜或心包组织活检。心包内注入少量空气以了解病变情况的做法已少用。

禁忌证是主动脉夹层，相对禁忌证包括凝血障碍、正在接受抗凝治疗、血小板减少<50×10^9/L，以及量少、主要在后心包、局限性的心包积液。急性外伤造成的心包积血及化脓性的心包炎可能更倾向于行外科的心包引流。

（二）穿刺部位

1. 最常用的部位是胸骨的剑突与左肋缘形成角度的地方。有大量积液及拟引流心包腔的下部时，常用这个部位。疑有化脓性积液时，由此处穿刺尤为妥当，因为此处肺不遮盖心脏，故不致在穿刺心包时受到感染。左肺或胸膜有病变或胸膜壁甚厚时，也以穿刺此处为宜。这个穿刺部位的缺点是针头必须穿过相当致密的组织，当针头穿过此组织时，会感到突然一松，假如当时用力较猛，便易撕破相当薄的右心室或右心房，而且此处的冠状动脉较心尖部粗，如损伤危害较大。穿刺时针头指向左肩部，向上，略向后，紧沿胸骨后面推进。穿刺时患者采取半坐位，背部可垫一枕头，使剑突稍为隆起。

2. 左第5肋间心浊音界内侧1～2 cm处，这也是常用的部位。如心尖搏动仍可见到，则应以此为标志，穿刺部位应在它的外侧1～2 cm处。穿刺针应向内，向后推进，指向脊柱。患者应取坐位。有人认为在这里穿刺，较少撕裂冠状动脉，且针头多指向较厚的左心室，即使穿入左心室，撕裂它的可能性也较小。

3. 右第4肋间心浊音界内侧1 cm处，穿刺针应向内，向后推进，指向脊柱。仅在疑为右侧包裹性心包积液时用这个位置。

4. 左侧背部第7或第8肋间，在肩胛骨中线处。患者左臂应抬高。针头向前并略向内侧推进。在有大量积液压迫肺部，而在其他部位不能抽得液体时可用这个部位。如怀疑积液可能为化脓性，则不可由此处穿刺以免感染胸膜腔。

5. 胸骨的剑突与右肋缘形成角度处。

6. 左第4肋间，仅在怀疑有左侧包裹性心包积液时可以考虑这个位置。

7. 右第5肋间，心浊音右界内1～2 cm处。如发现大量渗液主要积聚在右侧，可考虑在此处穿刺。

以上穿刺部位中，以第一处部位处最为常用，第二处部位次之，其余各处仅在特殊情况下经慎重考虑后使用。

（三）穿刺方法

心包穿刺必须在无菌操作下进行。针头进入的皮肤及皮下组织用利多卡因局部麻醉，然后将针刺入，直至穿过有抵抗感的心包壁层。在用前胸各穿刺部位时，针头一般需进入3～6 cm，用背部部位则需进入5～8 cm。积液过稠时，须用套管针代替针头（甚至须改为施行心包引流术）。如穿刺时未能抽得液体，可略转动针头，改变方向，略向后退或谨慎地向前推进。抽液时要轻柔而和缓地进行，不可猛力抽吸。在推进针头时如感觉到心脏搏动的振动，则表示已触及心脏，这时应立即将针头向外拔出少许或停止穿刺。

施行心包穿刺术时，有人用穿刺针上的心电变化来监测。心电图的肢导联连接同常规操作，胸导联电极与针头相连接，如针头触及心室，可见到S-T段抬高，偶可出现呈QS型的室性期前收缩，触及心房时，出现PR段抬高及房性期前收缩。进入心包腔获得液体，则无这种心电图变化。在穿刺时，针头应缓慢刺入，同时密切观察心电图，每进入一段距离后应稍停数秒，因有时这些心电图变化要延迟数秒才出现。如仍未见改变可继续推进。如见到变化，则立即停止操作，并将针头稍向后退。在一些基层医院或特殊情况下，这种方法比无任何监测要安全，仍可采用，但如果有心电图的变化，心脏可能已被损伤，目前多被X线透视或心脏超声导引下的心包穿刺术所代替。

X线透视导引下的心包穿刺术一般在有心电监护的导管室进行。在X线透视下行心包穿刺术，可使抽液过程得到良好的指导。留置导管心包引流术，剑突下是最常用的穿刺点，用一根带芯的长穿刺针向左肩方向，与皮肤成30°角进针。术者要试探性地间断抽吸液体同时打入少量的造影剂。如果可以较方便地抽出血性的液体，则应在透视下注入数毫升造影剂。如果造影剂在较低部位缓慢地形成一层，则表明穿刺针已放置到位。然后沿穿刺针放入一根头段柔软的“J”形导丝，经导管鞘扩张后，沿导丝置入一根多孔的猪尾导管，逐步小心地抽取少于1 L的液体以避免出现急性右心室扩张（“骤然减压综合征”）。必须以不少于两个位置的血管造影来确定导丝的位置，如果导丝误入心脏，必须在置入扩张导管和吸引导管之前发现。如果未注意，使导管鞘或者导管穿破了心脏并且被误置于心脏中，此时应妥善固定好导管，不可拔除，立即将患者急送手术室行开胸手术。另一方面，也可行第二次穿刺，如果成功，则可将心包中的积血自体回输，即可以避免进行外科手术。

心脏超声导引下的心包穿刺术对于技术的要求相对较低，因而可以在心脏监护病房的床边进行，心脏超声可定位出由肋间穿刺入心包的最短路径（一般位于腋前线第6、第7肋间）。

留置的引流管应在间断引流(每4～6 h 1次)的引流量每日＜25 ml后拔除。

前心包≥10 mm的心包积液其穿刺成功的概率较高(93%),而主要在后心包、少量、局限性的积液其穿刺成功率仅为58%,在透视及血流动力学监测下,其成功率较急诊无影像学引导下的穿刺成功率要高(93.1%比73.3%)。在侧位透视下,利用心外膜光环现象切线进针,增加了透视引导下少量心包积液(200～300 ml)(92.6%比84.9%)和极少量(＜200 ml)心包积液(89.3%比76.7%)患者穿刺的成功率。心脏手术后局限性心包积液的患者,在心脏超声引导下行心包穿刺术的成功率为96%。在88例因心脏穿孔致心脏压塞的患者中,99%的患者在心脏超声引导下行紧急的心包穿刺术获得成功,并且其中82%的患者因此而解除了心脏压塞。

(四) 并发症

心包穿刺术最严重的并发症是心肌和冠状血管的撕裂和穿孔,也可有空气栓塞、气胸、心律失常(通常是迷走神经性的心动过缓)、穿破腹腔或腹腔脏器。在化脓性心包炎中,引起胸膜或腹膜感染。较少见的报道有内乳动脉瘘、急性肺水肿和化脓性心包炎。

心包穿刺术的安全性主要依赖心脏超声以及透视引导,最近一项大规模临床研究报道,在心脏超声引导下行心包穿刺术,其主要并发症的发生率为1.3%～1.6%。另一项大型的临床研究发现,在透视引导下行经皮心包穿刺术,心脏穿孔、严重心律失常、动脉出血、气胸、迷走神经反射和感染的发生率分别为0.9%、0.6%、1.1%、0.6%、0.3%和0.3%。

在施行心包穿刺术时,应备有心脏除颤仪、人工呼吸机及其他一些抢救药品和设备,开放静脉通道等,对患者的安全将更有保障。

三、化脓性心包炎

化脓性心包炎在以往较为常见,自从抗生素药物在临床上使用以来,本病的发生率和尸检中的发生率均有下降。

(一) 病因和发病机制

本病的主要致病菌为葡萄球菌、肺炎球菌、溶血性链球菌、革兰阴性杆菌、布氏杆菌、沙门菌属、淋球菌、流感嗜血杆菌和其他少见的细菌,极少数由厌氧菌或混合感染引起。化脓性心包炎常有一些基础病变存在,如原已存在心包积液、创伤所致的免疫抑制、正在接受化疗,以及合并艾滋病、淋巴瘤、白血病等。化脓性心包炎的感染来源有: ① 邻近的胸内感染直接蔓延,如肺炎、脓胸、纵隔脓肿及胸骨、肋骨、脊柱的骨髓炎等。② 败血症时血行播散。③ 胸腔手术或创伤术后早期感染的直接蔓延,或心包穿入性损伤排入细菌。④ 与感染性心内膜炎有关。⑤ 由膈下脓肿,如肝脓肿蔓延或穿膈而来。

(二) 临床表现和辅助检查

临床表现有高热、寒战、盗汗等毒血症的全身表现,以及呼吸困难、心动过速的心脏表现,大多数患者无典型的胸痛症状,部分患者存在心包摩擦音。实验室检查可见明显的血白细胞增多,多伴有明显的核左移。X线胸片可见心影扩大及可能存在的相关病变,如肺炎、脓胸、纵隔脓肿等。多数患者可见心包炎S-T段和T波变化的特征性心电图。心脏超声见心包积液,有时可见因粘连、机化分隔成小腔而形成的包裹性积液。心包积液中多形核白细胞增多,多数完全呈脓性,葡萄糖含量常降低,蛋白质含量增高,乳酸脱氢酶可明显增高。

(三) 诊断

化脓性心包炎的临床表现常为其原发病的症状所掩盖而易被漏诊。凡有败血症或存在相关基础疾病的患者出现无法解释的呼吸困难、颈静脉怒张、血压下降及心动过速等,应考虑到并发化脓性心包炎的可能。诊断应根据病史、临床表现、实验室检查、心电图、X线和心脏超声等加以综合分析后做出。心包积液的检查能确诊,抽出的心包积液应立即进行革兰染色、抗酸杆菌和真菌涂片等检查,同时做需氧菌、厌氧菌、结核菌和真菌培养、药物敏感试验,也应做心包积液的常规检查,包括葡萄糖、蛋白质和乳酸脱氢酶含量。同时对血、痰和近期的外科伤口进行培养。各类心包炎的鉴别诊断可见表19-1-3。

表19-1-3 各类心包炎的鉴别诊断

	病毒性心包炎	化脓性心包炎	结核性心包炎	(自身)免疫性心包炎
病原体	柯萨奇病毒、埃可病毒、腺病毒、巨细胞病毒、EB病毒、单纯疱疹病毒、流感病毒、细小病毒B19型、肝炎病毒(甲型、乙型、丙型)、HIV等	葡萄球菌、肺炎球菌、链球菌、奈瑟菌、变形杆菌、革兰阴性杆菌、军团菌等	结核分枝杆菌	没有病毒或细菌的情况下的自身免疫过程
病原学诊断	PCR或原位杂交	革兰染色、细菌培养、PCR	Ziehl-Neelsen、auramine O染色、结核杆菌培养、PCR	心包和心外膜的免疫球蛋白结合试验、嗜心肌病抗体阴性
易患因素	未知	免疫抑制、恶性肿瘤	贫血、应用免疫抑制剂、HIV感染	与自身免疫失衡有关
临床特点	与急性心包炎相同,常有低热	弛张热、爆发性、心动过速、心包摩擦音	低热、慢性	低热、慢性
心包积液量	不定,一般较少	不定	不定,一般较多	不定
心脏压塞	较少	80%	常见	较少
自限性	常见	无	无	少见
复发率	30%～50%	少见	常见	常＞25%
心包积液外观	浆液性/含血浆液性	脓性	含血浆液性	浆液性
蛋白质含量	＞0.44 mmol/L(30 g/L)	高	高/中等	中等
白细胞计数	$>5\times10^9$/L	$>10\times10^9$/L	$>8\times10^9$/L	$<5\times10^9$/L

续　表

	病毒性心包炎	化脓性心包炎	结核性心包炎	(自身)免疫性心包炎
心包积液分析	淋巴细胞活跃，巨噬细胞稀少，ADA(－)	大量粒细胞和巨噬细胞，ADA(－)	中等量粒细胞和巨噬细胞，ADA(＋)(＞40 U/ml)	淋巴细胞活跃，巨噬细胞稀少，ADA(－)
心包及心外膜活检	含淋巴细胞的心包及心外膜，嗜心脏病原体 PCR(＋)	含白细胞的心包	干酪样结节	含淋巴细胞的心包及心外膜，PCR(－)
不治疗的致死率	取决于病原体及是否有心脏压塞	100％	85％	与有无心脏压塞有关
心包内治疗	如需要，行心包引流，不用心包内激素治疗	引流，生理盐水冲洗，庆大霉素 80 mg 注入心包	如需要，行心包引流	引流，氢化可的松注入心包
心包切开术/心包剥离术	很少需要	常需要	很少需要	很少需要
全身治疗	静脉用药：免疫球蛋白、干扰素(肠道病毒感染时)	静脉应用抗生素	抗结核药物＋泼尼松龙	非甾体抗炎药物、秋水仙碱、泼尼松龙/硫唑嘌呤
心包缩窄	少见	多见	多见，30％～50％	少见

(四) 治疗

根据革兰染色的结果选择抗生素，或给予广谱或联合应用抗生素，再根据心包积液、血或痰培养结果调整用药。抗生素使用剂量宜大，在感染被控制后再维持 2 周。除了使用足量的抗生素外，仍应立即施行心包切开引流术，应置管持续引流。早期彻底的心包引流有助于预防缩窄性心包炎。一般不主张多次心包穿刺抽脓。如果脓液黏稠不能彻底引流或心包内广泛粘连分隔成多个小腔的患者，必须行心包切除术，以防止缩窄性心包炎的发生。同时，营养支持治疗也是十分重要的，特别是中毒症状明显、不能进食的患者，有时需给予深静脉高营养支持，必要时反复多次输新鲜血。

(五) 预后

在过去，对化脓性心包炎缺乏特异性治疗，它的死亡率几乎为 100％。自采用心包切开引流术后，死亡率锐减至 20％～50％。抗生素、心包切开引流及营养支持疗法联合使用后，死亡率更大为减低。但因本病同时尚有严重的原发病存在，故如治疗不及时，死亡率仍可很高，部分死亡的患者生前未做出明确诊断。在少数恢复期的患者，出现无菌性心包炎伴关节炎、胸膜炎等，可能与自身免疫反应有关。

四、尿毒症性心包炎

尿毒症性心包炎是慢性肾衰竭晚期的一种常见而严重的并发症。尿毒症性心包炎有两种形式：① 出现在未曾透析或刚透析后不久，6％～10％的急慢性进展性肾衰竭患者，其与脏层和壁层心包的炎症有关，常为纤维蛋白性心包炎，极少数患者可为无菌的浆液纤维蛋白性或血性渗液。它的出现与氮质血症的程度有关(BUN 通常＞60 g/L)，但也有人认为，心包炎的发生与代谢产物的含量无明显相关。这种心包炎一般是无症状的，偶可有胸痛，在尿毒症患者中因听到心包摩擦音而被发现。它的发生表示预后严重，常在 1～3 周出现，是死亡的先兆。但自从有透析法以来，预后已大为改善，患者可存活甚久。② 第二种出现在长期透析的 13％的血液透析患者，也偶见于腹膜透析患者，与透析不充分和(或)透析液超负荷有关。临床可表现为发热和胸痛，但很多患者无症状。心包积液常为血性或浆液纤维蛋白性。即使有大量心包积液，心包摩擦音可能持续存在。由于尿毒症患者自主神经功能损害，即使有发热或低血压，甚至心脏压塞，心率可能不快，仅在 60～80 次/min。贫血可能使临床表现加重。心电图多无其他急性心包炎的典型改变，如果有典型的 ST－T 变化，应怀疑有其他感染存在。

尿毒症患者常有少量心包积液，如果无胸痛或心包摩擦音等其他表现时不能诊断为尿毒症性心包炎。

未曾透析或刚透析后不久出现尿毒症性心包炎，通过血液透析或腹膜透析，多数患者的胸痛和心包积液可好转。伴大量心包积液的患者，积液的消退常需 10 d 至 3 周。无症状的中等量心包积液常在透析后很快消退，对少量无症状的心包积液无须治疗，仅需定期心脏超声随访。

长期透析的尿毒症患者的心包炎，血液滤过和强化透析有一定的疗效。强化透析无效的患者，非甾体抗炎药物和皮质类激素的疗效也有限。有心包填塞或大量心包积液的患者，则进行心包穿刺抽除渗液或剑突下心包切除术，同时心包腔内滴注甲泼尼龙，每 6 h 给予 50 mg，共 2～3 d。由于死亡率高，心包切除术仅限于反复发作有严重症状的患者。

五、真菌性心包炎

真菌性心包炎主要发生在接受免疫抑制剂或广谱抗生素治疗的患者、吸毒者以及一些真菌感染的流行地区。感染的真菌以组织胞浆菌属最常见，其他包括球孢子菌属、念珠菌属、曲霉属、芽生菌属、诺卡菌属和放线菌属等。

大多数患者有呼吸道的前驱症状，2/3 的患者有胸腔积液和胸腔内淋巴结肿大。但多数患者易被忽略，因注意力主要集中在原有的基础疾病上。不少患者在发生心脏压塞的表现时才被注意，还有部分患者可能合并真菌性心肌炎。诊断主要依赖心包积液或组织的涂片染色或真菌培养，血浆的抗真菌抗体的检测对诊断也是有帮助的。

对诊断为真菌性心包炎的患者，抗真菌治疗是需要的。组织胞浆菌属真菌性心包炎一般预后良好，不需给予抗真菌治疗，非甾体抗炎药物或皮质类固醇对改善预后有帮助。对诺卡菌属感染的患者，可选择对氨基苯磺酰胺。对放线菌属感染的患者，应选用包括青霉素在内的三种抗生素联合应用。有血流动力学障碍的患者应行心包穿刺或外科治疗。并发缩窄性心包炎时应行心包切除。

六、急性心肌梗死后心包炎

约 14％的急性心肌梗死患者因听到心包摩擦音而发现有

心包炎，这个数字可能偏低，因许多病例的心包摩擦音可能被漏诊。尸检发现，致命性透壁心肌梗死中早期心包炎的发生率为28%～40%。

(一) 临床表现

本病常在急性心肌梗死后12 h至10 d(多数在1～3 d)发生，出现局限而短暂的心包摩擦音。在约70%的患者中，可伴有胸膜炎或局部胸痛，常有轻微的体温增高。大多数病例的病变仅局限于心肌梗死部位，少数可为弥漫性。心肌梗死后患者发现少量心包积液而无其他表现，不能作为确诊急性心肌梗死后心包炎的证据。研究提示心包积液的出现与梗死面积的大小和是否合并心力衰竭有关，而与作为诊断依据的胸痛和心包摩擦音无关。前壁比下壁心肌梗死更易发生心包炎，较广泛的心肌梗死也较易发生。在一项对703例急性心肌梗死患者的前瞻性研究中，将听到心包摩擦音即表示有心包炎，结果提示Q波心肌梗死中心包炎的发生率为25%，非Q波心肌梗死的发生率为9%。GISSI研究发现溶栓开始越早，心包炎的发生率越低，且心包受累明显与梗死面积有关。

急性心肌梗死并发心包炎的心电图变化很不典型。心电图示S-T段再度抬高，但无与心肌梗死部位方向相反的导联的S-T段压低。原为下壁梗死者可见胸前导联S-T段抬高，原为前壁梗死者则S-T段更加抬高。心肌梗死后48 h或更长时间T波保持直立，原先倒置的T波提前转为直立，PQ段压低等均可作为诊断参考，但这些心电图的变化受很多因素的影响，如再梗死、梗死面积的扩大、梗死后心绞痛、再灌注治疗等。

无心脏压迫症状的心肌梗死后心包炎要注意与急性肺梗死、心绞痛等鉴别。一般来说，心绞痛可被硝酸甘油缓解，而且发作时有相应的心电图导联ST-T变化。心肌梗死后心包炎其他类型包括心脏破裂后的急性心包出血和Dressler综合征。

(二) 治疗

心肌梗死后心包炎的症状可能很轻而无须治疗。胸痛明显的患者，大剂量的阿司匹林能使大部分的患者在48 h内缓解疼痛，少数无效的患者可短期给予激素治疗。由于激素和其他的非甾体类药物如吲哚美辛、布洛芬影响梗死心肌的愈合，增加心肌破裂的危险。因此，心肌梗死急性期使用应小心而且应短期、小剂量使用。

七、Dressler综合征

Dressler综合征发生于心肌梗死后2周至数月之后，表现为发热、心包炎和胸膜炎，可能与自身免疫反应有关。急性心肌梗死后心包炎常发生在心肌梗死后12 h至10 d，多数为1～3 d，可能与梗死面积的大小和是否合并心力衰竭有关，病理检查示心包的炎症限于梗死区域，而Dressler综合征患者心包的炎症常为弥漫性的。Dressler综合征的发生率为0.5%～5%，成功的溶栓治疗使发生率下降(<0.5%)，但抗栓治疗使心包出血更常见。

Dressler综合征的病因尚不明，但它和心包切开后综合征、心脏创伤后综合征有一些共同特点：发病时有内皮细胞的损伤和血液进入心包腔；发病后有发热和抗心肌抗体产生；抗感染治疗有效但有复发的倾向，故这三者也被称为心脏损伤后综合征。

(一) 临床表现

心前区疼痛为突出的症状，可能被误认为心肌梗死的再梗死或梗死后心绞痛，但Dressler综合征的胸痛不能用硝酸甘油缓解，多伴有发热，胸痛与呼吸有关，还有干咳、吞咽困难、乏力、肌肉痛及关节痛等。体格检查有心包摩擦音，有时有胸膜摩擦音。X线示心影增大。心电图可示S-T段与T波改变，但无新的异常Q波出现，心肌酶多数正常。实验室检查常有红细胞沉降率增快，血白细胞计数增高，抗心肌抗体阳性。仅超声心动图有心包积液而没有其他症状，不足以诊断Dressler综合征，因为约1/4的心肌梗死患者可有无症状的少量心包积液。症状常在心脏损伤后反复发作，可以持续2年或更久，每次发作持续1～4周，呈自限性。

(二) 治疗

需休息及对症治疗。给予非甾体抗炎药物，如阿司匹林、吲哚美辛等。如胸痛严重，上述治疗无效，或反复发作者可用皮质类激素。有报道，秋水仙碱成功治疗激素依赖的反复发作的心包炎。

【附】 心包切开术后综合征

心包切开术后综合征可发生在所有打开心包的心脏手术后1周至数月，表现与Dressler综合征相似，主要有发热、心包炎和胸膜炎，可能与大量的自身抗原物质进入血液循环引起自身免疫反应有关。该综合征也发生于各种介入操作导致心脏或冠状动脉穿孔或其他原因损伤心包后。

患者常于手术后2～3周出现发热，全身不适，伴心前区疼痛，胸痛可与呼吸有关。体格检查常有心包摩擦音。但应注意心脏手术后的1周内几乎所有患者均可能有心包摩擦音，不应作为诊断依据。X线示心影增大，大部分患者可有左侧或双侧胸腔积液。心电图可有S-T段与T波改变。超声心动图可监测心包积液的变化，但应注意一半以上的心脏手术后的患者在10 d内可能有心包积液。其他特征与Dressler综合征相似。术前或术后早期应用抗凝药物，或术中给予亮氨酸可能更易发生该综合征。

治疗参见“Dressler综合征”。心包切开术后综合征属自限性疾病，但有复发倾向。对反复发作的患者可给予3～6个月皮质类激素，或心包穿刺后给予心包内滴注甲泼尼龙。对合并心脏压塞的患者，应给予心包穿刺；反复发生心脏压塞者，应给予心包切开引流，仅有极少数患者需再做心包切除手术。围手术期短期给予激素或秋水仙碱治疗以预防心包切开术后综合征的作用正在研究中。

八、放射性心包炎

肿瘤放疗时的射线对心包可造成一定的损害，可发生放射性心包炎，常见于乳腺癌、霍奇金淋巴瘤及非霍奇金淋巴瘤。放射性心包炎的发生与放射源的种类，照射的时间、剂量、范围、方式及患者的年龄等有关。放射性心包炎可发生在放疗过程中，也可发生在放疗后数月或数年，甚至15～20年后。放射性心包炎可无明显临床表现，也可被基础病或化疗反应所掩盖，表现为急性心包炎、伴心脏压塞的心包积液、慢性心包积液、渗液缩窄性心包炎或慢性缩窄性心包炎。它常与肿瘤的复发或心肌纤维化后发展成的限制型心肌病难以鉴别。近年来，严重的放射性心肌损伤已减少。

放射性心包炎的心脏压塞常在一次或数次心包穿刺后消失。不伴心脏压塞的无症状的心包积液常不需特别处理，它以后可能发展至心脏压塞或缩窄，反复的心脏压塞偶需外科处理。约20%的患者可发展成缩窄性心包炎，需要外科治疗。手术死亡率高达21%，手术后5年生存率只有1%。

九、风湿性心包炎

近年来，随着风湿热发病率的降低，风湿性心包炎也日趋少见。风湿性心包炎多出现在严重的急性风湿热病例中。临床上有胸痛，心包摩擦音或超声心动图显示心包积液，同时有风湿热的一系列症状与体征。儿童患风湿性心包炎，常提示严重的全心炎，但成人中并不一定表示有严重全心炎。风湿性心包炎极少引起心脏压塞，痊愈后，可留有心包粘连或增厚，但不影响心脏功能，也很少引起缩窄性心包炎。

风湿性心包炎的治疗与风湿热相同，应加强使用水杨酸盐和(或)肾上腺皮质类固醇药物。风湿性心包炎对皮质类固醇的反应良好，如原已停药者此时应重新使用。有少量到中等量的心包积液不需行心包穿刺。

十、类风湿性心包炎

在类风湿关节炎患者中，虽然超声心动图发现心包积液的检出率可达30%～50%，但有症状的心包炎仅为10%～25%。常见于病程长，有严重关节畸形，伴骨、肌肉萎缩，皮下结节及类风湿因子阳性的患者。临床表现与急性心包炎相类似。X线除示心影增大外，常合并有单侧或双侧胸腔积液。如出现房室传导阻滞则提示心肌有损害。少数患者可出现心脏压塞或发展为缩窄性心包炎。

本病常可自愈。治疗以对症治疗为主，可给予阿司匹林或其他非甾体类药物。皮质类固醇的疗效各家意见不一。尚无确切证据表明，心包内注射激素可改善预后。对内科保守治疗无效者可施行心包切除术。

十一、系统性红斑狼疮性心包炎

在系统性红斑狼疮患者中，心包炎的发生率为20%～45%。虽然超声心动图异常的比率很高，但其临床意义尚不清楚。临床表现主要有胸痛、窦性心动过速、短暂的心包摩擦音、心影增大与红斑狼疮本身的症状。少数病例在心包积液中可找到狼疮细胞。有2%～4%的患者以心包炎为系统性红斑狼疮的最早表现。由于多数系统性红斑狼疮患者接受激素、免疫抑制剂等治疗，故应注意排除化脓性、真菌性或结核性心包炎的可能。

通过对原发病的治疗，大多数患者心包炎好转。大量积液可施行心包穿刺术。对缩窄性心包炎者可施行心包切除术。

十二、胆固醇性心包炎

胆固醇性心包炎常见于甲状腺功能减退症、类风湿关节炎、结核病及肿瘤。临床上常为缓慢发展的非缩窄性大量心包积液，可混浊或清晰，胆固醇结晶使之呈金黄色，壁层及脏层心包可显著增厚。特征性积液的涂片检查可见金黄色闪光的晶体状物，胆固醇含量常超过18.2 mmol/L(700 mg/L)。这种特征性的金黄色色彩常在数次穿刺抽液后消失。积液中胆固醇增多的机制不明，可能与心包表面细胞坏死，释放出细胞内胆固醇，血性心包积液的红细胞溶解，释放出胆固醇，或心包炎减少了心包的淋巴引流，减少了胆固醇的回吸收，产生沉淀和结晶等因素有关。

治疗主要针对病因处理。曾有报道发生缩窄性心包炎时需手术切除心包，但很少见。

第二章　其他类型的心包疾病

第一节　心包肿瘤

随着感染性心包炎发病率的降低，心包肿瘤的发病率有所增高，可出现心包积液，心脏压塞类似于心包炎的症状与体征。心包的原发性恶性肿瘤极少见，主要是间皮瘤，继发性恶性肿瘤的原发灶80%来源于支气管肺癌、乳腺癌、淋巴瘤或白血病。其他一些侵犯心包的肿瘤包括胃肠道肿瘤、卵巢癌、子宫颈癌、肉瘤、多发性骨髓瘤等。

一、临床表现

心包肿瘤的临床表现常不典型。在一些诊断明确的肿瘤患者，由心包炎所引起的症状往往误认为由肿瘤所致。在一些未诊断的患者，心脏压塞可以是最初的表现，并由此发现原发的肿瘤。在一些心包肿瘤的患者，呼吸困难是最常见的症状，其他表现包括胸痛、咳嗽和肝大。在大多数的患者，常无症状，也没有特别的体征，只有在出现心脏压塞的证据，如颈静脉怒张、奇脉和低血压时方能发觉。90%的心包肿瘤患者的胸部X线有异常，如胸腔积液、心影增大、肺门块影、纵隔增宽等。心电图常有异常，但非特异性如心动过速、ST-T变化、QRS低电压等。如心包肿瘤合并房室传导障碍，常提示肿瘤已侵犯心肌和传导系统。

二、诊断

心包肿瘤的诊断不仅要有证实心包出现类似心包炎的证据，还要证实其来源于肿瘤。实际上，大约50%有心包炎症状的肿瘤患者，其心包炎并不是恶性的，可能是放射性的、非特异性的，或由于免疫抑制剂的应用而导致结核性或真菌性或化脓性的心包炎。超声心动图有助于明确心包积液的有无和数量，但对性质难以确定。CT 和 MRI 除了能确定心包积液的存在外，还能确定纵隔、肺和心包腔内的肿块及其大小。心包肿瘤的心包积液常为血性，约 85%的患者可通过细致的细胞学检查得出诊断，癌胚抗原(CEA)在肿瘤性心包炎的患者常为阳性。在淋巴瘤或间皮细胞瘤的患者有一定的假阴性，如患者全身无原发性恶性肿瘤而发现心包积液为血性，同时又能排除其他病因的心包积液，且渗液对抗结核药物毫无反应，病情在数月中迅速恶化及渗液生长迅速，每 2～3 d 可抽除 800～1 000 ml(不抽除即出现心脏压塞)，应怀疑心包间皮细胞瘤。细胞学检查正常的患者应考虑行心包活检，经皮心包镜活检是一种新的可取的方法。

三、治疗

对于预期能存活 1 年以上的肿瘤患者，如反复出现心包积液或已有心包缩窄的患者应考虑外科心包切除术。对于恶性肿瘤晚期的患者，为缓解呼吸困难的症状可给予心包穿刺持续引流或心包切开术。经皮球囊心包扩张术是一种新的方法，能成功解除 92%患者的心脏压塞症状，但目前看来，手术的并发症要比心包穿刺引流高，但这三种方法的比较尚缺乏前瞻性研究。也有主张在心包穿刺或外科引流后向心包内滴注金黄色葡萄球菌滤液(高聚生)或其他药物以闭合心包腔，不良反应有胸痛、高热、心律失常及心包缩窄等，如闭合不完全，则积液会形成局限的包裹，很难处理，故已少用。

第二节 创伤性心包积血

血液积聚在心包腔内称为心包积血。造成心包积血的原因很多。医源性损伤、一些疾病或创伤均可直接损伤心脏，导致心脏穿孔，造成心包积血。失血、血管痉挛及合并的其他损伤，如胸腔内出血将导致严重的低血压和休克，所以心包积血往往需要紧急的处理甚至外科手术修补以稳定血流动力学，挽救生命。

随着介入诊疗技术在临床的广泛应用，心包积血等相应的并发症受到关注。一项研究观察了 6 年内连续进行心导管术的 11 845 例患者，在发生心脏穿孔和急性心脏压塞的患者中，二尖瓣球囊成形术占 4.7%，主动脉瓣球囊成形术占 1.5%，心包穿刺术占 1%，临时起搏器安装术占 0.06%，诊断性心导管检查占 0.01%。另据文献报道，冠心病介入治疗冠状动脉穿孔和急性心脏压塞的发生率为 0.15%～2.5%，室上性心动过速射频消融术的发生率为 0.4%～0.7%，经静脉右心室心内膜心肌活检术的发生率为 0.3%～5%，心房螺旋电极固定的起搏器植入术的发生率约为 5%。另外，经胸骨行骨髓穿刺术、食管镜及胸腔镜检查、经内镜行食管静脉曲张的硬化治疗等均可引起急性心包积血和心脏压塞。一些新的诊疗手段如经皮瓣膜成形术、先心病的介入治疗等的应用，也会造成急性心包积血的并发症。

急性心肌梗死后心脏破裂的患者可立即死亡或在半小时左右死亡。心肌梗死中的心包积血也可由于使用过量抗凝剂所造成。此外，梅毒性动脉瘤、细菌性动脉瘤、夹层动脉瘤、因主动脉缩窄而发生的升主动脉破裂以及一些出血性疾病等都可造成心包积血。

胸部的一些闭合性损伤，如车祸、外伤等可引起心包内出血、心脏破裂、心包破裂等，以及一些损伤的急性期过后也可引起急性心包积血和心脏压塞。

创伤性的心包积血量一般仅为 100～300 ml，但常引起严重的血流动力学障碍，在快速输血、补液的支持下，需要紧急的心包穿刺。常规的穿刺方法可能会划破心肌和冠状动静脉，穿刺后留置猪尾巴导管或深静脉穿刺导管，能避免可能的进一步损伤。短时间不能止血或活动性出血的患者，可将抽出的血回输，但此时应保持一定的心包腔内压力，以利于出血点的止血。经过心包穿刺，半数以上的患者能好转，若仍无效，应紧急外科手术修补。对胸部复合伤的患者，应首先考虑手术治疗。全身或局部应用抗生素以防止化脓性心包炎的产生。其他处理视出血原因而定。

第三节 乳糜心包积液

乳糜心包积液很少见，可为特发性，也可由于外科手术或创伤损伤胸导管，或占位性病变压迫、结核、淋巴管扩张及先天性畸形阻塞了淋巴导管，导致心包腔的淋巴引流不通畅所致。感染、心脏压塞或心包缩窄可加重病变的进展。

大多数患者无症状，常在胸部 X 线检查或超声心动图检查时被发现。心包积液为无菌的乳白色，显微镜下可见脂肪滴、三酰甘油含量增高，为 0.55～5.5 mmol/L(5～50 g/L)，蛋白含量在 22～60 g/L。单独或与淋巴管造影结合应用，胸部增强 CT 可明确诊断，并可以定位阻塞部位。

治疗方法主要由原发病和心包液的积聚量和速度而定。发生在胸部或心脏手术后、无心脏压塞症状的乳糜心包积液，如通过穿刺可解决，即可保守治疗，如仍不断有心包液聚集，应手术治疗。结扎胸导管或切除部分心包是可采取的方法。如乳糜心包积液是由于肿瘤压迫所致，应解决原发病。

第四节 心包积气

心包积气甚为少见。常同时有积液，可为心包积液积气或心包积脓积气。心包积气可发生在肺结核、胸部创伤、食管或其他含气器官穿破等情况下，也可由于心包中有产气细菌的感染所引起。

心包积气一般无症状，偶可有心脏受压的症状。有大量空气时，心前区叩诊是鼓音，听诊时，心音带金属音性质，如同时有液体及空气，则可听得击水音及咕咕音。X 线可见心包阴影环绕心脏，构成一根淡薄的曲线，这是心包与心脏间有空气将它们分隔开的表现。心包积水、积气时，心包中可见液体的水平面。超声心动图、CT 和 MRI 检查可进一步明确诊断。如有心脏压塞时须抽除空气外，一般无须穿刺。

第五节　心包囊肿

先天性心包囊肿是一种胚腔性囊肿。在心包发生期间，位于原条外侧及中央部的胚胎间质中有若干空隙出现，这些腔隙逐渐融合成为原始心包胚腔。在发展过程中，这个胚腔一度与胸膜、腹膜胚腔相沟通。此后，横膈及总主静脉将后者分开。一般认为在腔隙及腔窝的发展过程中，如未能按正常规律分离或联合，即可发生囊肿。先天性心包囊肿不多见，可为单腔和多个囊腔两种形式，直径为1～5 cm。炎性心包囊肿可为假性囊肿或包裹性和分隔成多个囊腔的心包积液，可由细菌特别是结核菌感染、风湿性心包炎、创伤或外科手术引起。Echinococcal cysts是一种更少见的心包囊肿，可由肝或肺内的囊肿破入心包造成。

患者多无症状，如有症状，主要为胸闷或胸痛，大囊肿可引起咳嗽、气促、心悸等，主要与心脏受压迫有关。多数患者在X线检查时无意中发现心包囊肿，主要表现心脏阴影的右下部分有界限清晰的单个半圆形、卵形或多边形的突出阴影，在左侧极少见到。酷似心室壁瘤、主动脉瘤、血管畸形、心脏或心包肿瘤及纵隔囊肿。超声心动图、CT和MRI检查可进一步明确诊断。

对于先天性或炎性囊肿，如发生症状，可在经皮心包穿刺后进行乙醇硬化治疗，或施行手术将囊肿切除。

第六节　先天性心包缺如

早在1559年，Realdus Columbus就首次在解剖上描述了先天性心包缺如，但直到1959年才在生前被检查出。先天性心包缺如在尸体解剖中的发生率为1/10 000，其中部分左心包缺如占70%，右心包缺如占17%，而全部心包缺如少见。大约30%的患者伴有其他先心病，如动脉导管未闭、房间隔缺损、二尖瓣狭窄、法洛四联症、二叶式主动脉瓣、三尖瓣关闭不全等。已有家族性先天性心包缺如报道。

多数不伴有先心病的全部左心包缺如患者是无症状的。极少数患者有心前区不适和心悸，可能与心脏过度移位导致大血管扭转有关。在多数患者中，体格检查时可在胸骨左缘第2肋间听得收缩期喷射性杂音，心尖搏动可向左侧移位。心电图无特征性改变，可见电轴右偏、不完全性右束支阻滞、胸导联顺钟向位等。胸部X线检查可见心脏向左移位而气管仍在正中线，肺动脉较明显突出，右心缘被脊柱影遮盖而变得不清晰，一部分肺组织像舌一样突出到主动脉与肺动脉之间，肺组织夹在左右横膈及心脏下缘之间。CT和MRI检查可进一步证实诊断。

对全部左心包缺如的患者一般不需要特殊治疗。部分左心包缺如患者可通过缺损部位而发生左心耳、左心房或左心室疝，造成胸痛、呼吸困难、晕厥，甚至猝死。X线检查可见心脏位置正常，肺总动脉或左心耳显著突出。CT和MRI显示左心耳脱出到左心缘之外。手术方法包括左心耳切除术、心包成形术或心包切除术。

参考文献

1. 谢玉才，吴立群，顾刚，等. 射频导管消融术致心脏压塞一例[J]. 中华心律失常学杂志，2003，7(5)：269.
2. Hancock E W. Differential diagnosis of restrictive cardiomyopathy and constrictive pericarditis[J]. Heart，2001，86(3)：343 - 349.
3. Maisch B，Ristic A D，Pankuweit S，et al. Neoplastic pericardial effusion. Efficacy and safety of intrapericardial treatment with cisplatin[J]. Eur Heart J，2002，23(20)：1625 - 1631.
4. Maisch B，Ristic A D，Seferovic P M. New directions in diagnosis and treatment of pericardial disease. A project of the Taskforce on Pericardial Disease of the World Heart Federation[J]. Herz，2000，25(8)：769 - 780.
5. Maisch B，Ristic A D. The classification of pericardial disease in the age of modern medicine[J]. Curr Cardiol Rep，2002，4(1)：13 - 21.
6. Maisch B，Seferovic P M，Ristic A D，et al. Guideline on the diagnosis and management of pericardial disease[J]. Eur Heart J，2004，25(7)：587 - 610.
7. Martinoni A，Cipolla C M，Civelli M，et al. Intrapericardial treatment of neoplastic pericardial effusions[J]. Herz，2000，25(8)：787 - 793.
8. Myers R B，Spodick D H. Constrictive pericarditis：clinical and pathophysiologic characteristics[J]. Am Heart J，1999，138(2 Pt 1)：219 - 232.
9. Nishimura R A. Constrictive pericarditis in the modern era：a diagnostic dilemma[J]. Heart，2001，86(6)：619 - 623.
10. Seferovic P M，Ristic A D，Maksimovic R，et al. Diagnostic value of pericardial biopsy：improvement with extensive sampling enabled by pericardioscopy[J]. Circulation，2003，107(7)：978 - 983.
11. Talreja D R，Edwards W D，Danielson G K，et al. Constrictive pericarditis in 26 patients with histologically normal pericardial thickness[J]. Circulation，2003，108(15)：1852 - 1857.

第二十篇

主动脉与大动脉疾病

第一章　主动脉瘤

符伟国

与正常血管相比，局部血管直径永久性增大超过 50%称为动脉瘤，增大程度不足 50%称为动脉扩张。主动脉瘤是指主动脉一段或几段管腔病理性扩大。主动脉瘤通常根据部位、大小、形态和病因进行分类。真性动脉瘤的定义为动脉全层扩张，而假性动脉瘤不包含动脉壁全部的三层结构。从严格意义上讲，假性动脉瘤不属于动脉瘤，属于局部动脉破裂后形成的包裹性血肿。典型的主动脉瘤呈梭形(常见)或囊形。梭形主动脉瘤形态上基本一致，受累的血管壁呈对称性扩张，而囊形主动脉瘤只有局部血管壁的向外膨出，但是两者的差别并不绝对。

主动脉瘤的出现是弥漫性主动脉疾病的标志之一，血管壁退行性变引起的动脉瘤最常发生于肾下腹主动脉。文献报道在主髂动脉瘤患者中，肾下腹主动脉瘤占 65%，胸主动脉瘤占 19%，而多发性主动脉瘤约占所有主动脉瘤的 13%，25%～28%的胸主动脉瘤同时患有腹主动脉瘤。因此，应该对主动脉瘤患者的整个主动脉进行检查，以排除其他部位的动脉瘤。

第一节　胸主动脉瘤

一、概述

胸主动脉瘤是指胸主动脉的不可逆性扩张性病变。胸主动脉包括主动脉根部、升主动脉、主动脉弓部和膈裂孔以上的降主动脉四个部分，根据发病部位，胸主动脉瘤可分为升主动脉瘤、主动脉弓动脉瘤、降主动脉瘤等。升主动脉瘤可累及主动脉瓣、主动脉窦、升主动脉直至无名动脉发出点。升主动脉和(或)主动脉根部动脉瘤最为常见，降主动脉瘤次之，而主动脉弓瘤少见(约 10%)。降主动脉瘤可扩展至腹主动脉，形成胸腹主动脉瘤，或者胸主动脉和降主动脉同时形成局部动脉瘤。

胸主动脉瘤的发病率约为 10.4/(10 万人・年)，但是近年来发病率有所增加，西方国家发病率高于东方国家。该病常见于老年人，平均发病年龄为 59～69 岁，男女之比为(2～4)∶1。该病的主要危害是动脉瘤破裂，可导致患者发生急性失血而猝死，与破裂腹主动脉瘤相比，胸主动脉瘤缺乏后腹膜等限制因素，死亡率很高。文献报道未经治疗的胸主动脉瘤 5 年生存率低于 39%，其中绝大多数死于胸主动脉瘤破裂。胸主动脉瘤的直径与破裂风险密切相关，当瘤体最大径超过 5 cm 时，破裂风险显著升高；当最大径超过 8 cm 时，1 年内破裂的发生率超过 80%。

二、病因和病理

胸主动脉瘤的发病原因包括动脉中膜退行性变、动脉粥样硬化、血管炎症、细菌感染、创伤及狭窄后再扩张等。囊性中层退行性变是升主动脉瘤最常见的病因。囊性退行性变组织学上表现为平滑肌细胞坏死、弹力纤维退行性变、炎症细胞浸润、中层囊性间隙充满黏液样物质等。尽管这些改变最常见于升主动脉，但某些情况下整个主动脉均可有类似的病理变化。这些组织学变化引起主动脉壁结构减弱，后者又导致梭形动脉瘤，此种动脉瘤常累及主动脉根部，结果形成主动脉反流。实际上，囊性中层退行性变见于所有的马方综合征，也与 Ehlers-Danlos 综合征、Turner 综合征等其他结缔组织疾病相关。马方综合征是一种常染色体显性遗传性结缔组织病，由于其肌原纤维蛋白的一个基因突变，引起主动脉发育中弹力蛋白量的减少，以及弹性蛋白正常致密组织结构的缺失。

与腹主动脉段相比，胸主动脉粥样硬化病变的发生率较低，但仍具有重要的临床意义，它可与动脉中膜退行性变同时存在。动脉粥样硬化性主动脉瘤较常见于降主动脉，其发病机制可能和腹主动脉瘤相似，但还没有得到广泛的证实。梅毒曾是升主动脉瘤的常见病因，主动脉病变常出现于梅毒螺旋体感染的后期，但现在已较少见。感染性动脉瘤与感染性心内膜炎赘生物的关系较为密切，因为细菌或脓毒性栓子种植于存在动脉粥样硬化病变的主动脉所致，也可因为脓胸或相邻淋巴结感染灶扩展引起，局部动脉炎发展过程中伴有动脉管壁的破坏，导致主动脉扩张，形成梭形或囊状动脉瘤。

三、临床表现

胸主动脉瘤的症状和体征与其大小和部位有关，早期常无临床症状，40%的患者在确诊时仍无症状，经常在胸部 X 线片检查时被发现，偶尔，经视诊和触诊在胸骨上凹处可发现无症状性主动脉弓部动脉瘤。动脉瘤增大时可对周围器官组织产生压迫，导致疼痛或不适，患者最常见的主诉为定位模糊的慢性后背或前胸部疼痛。疼痛是由于邻近的肌肉、骨骼结构受压或侵蚀所致。疼痛往往是持续性的，或是相当严重的虫蛀样疼痛。大的升主动脉瘤可侵蚀胸骨或右侧胸廓，降主动脉瘤可侵蚀脊柱和左后肋骨。较大的胸主动脉瘤压迫气管可引起呼吸困难和咳嗽；压迫食管可引起吞咽困难；压迫喉返神经可引起声音嘶哑；压迫交感神经节可引起 Horner 征；压迫肺动脉可引起肺动脉高压；压迫上腔静脉或无名静脉可引起上腔静脉综合征。患者可由于支气管或肺组织受瘤体压迫侵蚀，动脉瘤破入气管引起大咯血甚至窒息。特殊情况下，升主动脉瘤可累及主动脉瓣造成主动脉瓣关闭不全、心绞痛和左心功能不全。胸主动脉瘤内附壁血栓脱落引起的远端动脉栓塞较少见。

胸主动脉瘤最危险的情况是破裂，常伴有非常剧烈的疼痛发作，如果未得到及时诊断和处理，患者多迅速死亡。最常见的是破入左胸腔或心包内，可表现为严重低血压；降主动脉瘤破裂进入食管，可表现为致命性呕血。急性动脉瘤扩张可能是破裂的先兆，表现为类似的疼痛，胸主动脉瘤也可以发展为主动脉夹层。

四、影像学检查

（一）X 线检查

大多数胸主动脉瘤可在胸片上发现，其表现有：① 纵隔阴影增宽或局限性块影，至少在一个平面上与胸主动脉相连。② 纵隔阴影增宽或局限性块影有扩张性搏动。③ 瘤壁钙化，特别是升主动脉壁的钙化，有助于梅毒的定性诊断。④ 瘤体压迫侵蚀周围器官。但是 X 线平片检查不能准确判定动脉瘤的部位和范围，有时难与纵隔肿瘤鉴别。因此，一般放射线检查对于早期发现本症有一定的价值，但确诊尚需依赖特殊检查。

（二）胸主动脉 Duplex 彩超

本检查无创，包括经胸主动脉彩超（TTE）和经食管主动脉彩超（TEE），后者更为精确。TEE 对于升主动脉和膈肌水平以上的降主动脉，显影良好，但由于气体对超声波的反射作用，对气管前的主动脉弓近端及其分支显影较差。通过 TEE 可准确测量胸主动脉瘤的直径，检查甚至可在床旁或手术室内进行，适用于肾功能受损或因生命体征不稳定而难以搬运的患者，也可用于术后随访对照，但是对检查医师的要求较高。

（三）胸主动脉 CT 血管成像

本检查无创，通过 CTA 检查可显示胸主动脉瘤的三维图像，测定胸腹主动脉瘤的病变范围并制订手术方案，薄层 CTA 还可定位肋间动脉和根最大动脉（the artery of adamkiewicz）的开口，是目前最常用的术前影像学评估方法，术前根据 CTA 图像测量瘤颈长度、直径等血管解剖参数，为定制腔内移植物提供所需的各项数据。

（四）胸主动脉磁共振血管造影成像

本检查无创且无放射线损伤。3D 胸主动脉磁共振血管造影成像（magnetic resonance angiography，MRA）可从任意角度清楚地显示动脉瘤，还能清楚地显示其大小、位置及与正常血管的关系。大的动脉瘤有高信号的正铁血红蛋白附壁血栓形成时，在 3D MRA 上与血流信号分辨不清，这时可参考 MRI 图像正确地判断动脉瘤的血流与血栓情况。目前虽然大血管的 MRA 成像质量不断提高，但是空间分辨率上尚不如 CTA 准确，因此在术前影像学评估中仍难以代替 CTA，目前多用于肾功能受损的患者。

（五）胸主动脉血管造影

逆行性主动脉造影术不仅能显示主动脉瘤的部位、形态、大小和范围，而且也能充分显示上下段动脉和其分支的情况，以及主动脉瓣有无关闭不全。这对于指导手术治疗有极大的参考价值，是诊断胸主动脉瘤的金标准。但是考虑到其有创检查的本质和造影剂毒性的风险，术前血管造影仅用于主动脉分支可疑狭窄或闭塞的胸主动脉瘤患者，不建议常规应用。

五、诊断与鉴别诊断

胸主动脉瘤由于发生部位的不同，临床症状与体征不尽相同，但病史与临床表现仍可提供进一步诊断的依据。胸主动脉瘤需要与主动脉附近的纵隔肿瘤或胸主动脉瘤纡曲、扩张相鉴别。虽然胸主动脉瘤可通过胸部 X 线平片诊断，但是动脉瘤的定位及其内部结构还需通过其他影像学检查进行确定。MRA、CTA 和超声心动图均可做出明确诊断，数字减影血管造影并不常规使用。

六、治疗

由于胸主动脉瘤自然病程险恶，因此一经诊断，在无全身其他器官的手术禁忌证时，应及时进行相应的手术治疗。手术时机的选择取决于动脉瘤病理基础、瘤体的大小及患者临床症状等因素。2010 年 ACCF/AHA 指南指出，对于非马方综合征的无症状性患者，胸主动脉瘤最大径超过 5.5 cm 或动脉瘤增大速度超过 0.5 cm/年，应接受手术治疗。对于有阳性家族史的主动脉瘤患者、马方综合征病例、女性或妊娠患者，应提前进行手术。对于有主动脉瘤相关症状的患者，如出现疼痛或压迫症状，无论瘤体直径大小如何，均应限期手术。传统的胸主动脉瘤治疗方法是开胸行主动脉瘤切除、主动脉壁缝合、直接再吻合或人工血管移植术，该术式首创于 20 世纪 50 年代，尽管在过去的数十年中，胸主动脉瘤手术的操作技巧、低温麻醉、体外循环、围手术期护理等技术有了很大的进步，但由于手术创伤较大，所以仍存在着相当高的并发症的发生率和死亡率，特别是有严重伴发疾病或有胸部手术史的患者，常常因手术风险太大而失去治疗机会。近年来，胸主动脉瘤腔内修复术的出现使部分病例有了相对更安全、微创的选择。

（一）内科治疗

药物治疗对动脉瘤进展和伴显著动脉粥样硬化因素患者的长期疗效尚未肯定。但有报道认为，β 受体阻滞剂对成年马方综合征患者有确切的疗效，可使主动脉扩张的速度减慢，主动脉夹层分离、主动脉瓣反流的发生率及死亡率均减少；对于随访中的小胸主动脉瘤和已经手术治疗的胸主动脉瘤患者，也可降低 dp/dt 和控制血压。内科治疗的适应证有：① 高龄。② 直径＜5 cm 无症状的胸主动脉瘤。③ 存在伴随疾病，限制短期内手术的病例。④ 患其他疾病导致生存期缩短者。

（二）外科治疗

外科手术仍是治疗胸主动脉瘤的经典方法，但是手术死亡率和并发症仍偏高，尤其是主动脉弓部动脉瘤的手术风险更高。阻断主动脉可造成脊髓的永久性损伤而导致截瘫，肾衰竭也是术后较为常见的严重并发症。手术时机的把握具有重要的意义。

1. 升主动脉瘤 可在体外循环的支持下，进行升主动脉瘤切除及人工血管移植术。如果主动脉瓣和主动脉窦受累，则需行 Bentall 手术，将带有瓣膜的人工血管直接缝至动脉环，并将冠状动脉移植于人工血管上。

2. 主动脉弓动脉瘤 治疗较为困难。手术通常取胸骨正中切口，在深低温体循环下进行动脉瘤切除和人工血管置换，将无名动脉、左颈总动脉和左锁骨下动脉的三个开口连片袖状切下，移植于人工血管上，人工血管两端行端端吻合。文献显示如果循环阻断时间不超过 45 min，则中枢神经系统并发症的发生率低于 10%。选择性脑血管灌注可增加循环阻断过程中对中枢神经系统的保护。

3. 降主动脉瘤 在动脉硬化性降主动脉瘤的外科治疗中，由于需要阻断降主动脉的近心端并可能切除较长的一段降主动脉，结扎切除段内的肋间动脉，因而存在心脏左心室负荷过大、脊髓及肾功能损伤的并发症。虽然体外循环和选择性内脏血管灌注技术改善了心脏血流动力，降低了缺血对内脏器官（如肠道和肾）的影响，但是脊髓缺血和截瘫仍然是降主动脉瘤外科手术中至今尚未完全解决的问题。曾采用过许多方法，如低温下阻断、阻断前近远端先行搭桥分流、左心转流术、保留肋间动脉并将其再移植于替换的人工血管上以及改进吻合方法缩短阻断时间等，但是还没有一种可以彻底避免因长段降主动脉瘤置换导致的脊髓损伤，只是降低了该并发症的发生率。

（三）介入治疗

胸主动脉瘤的腔内介入治疗是近年来动脉瘤治疗的一大进展，特别是为一些高龄患者或不适宜手术治疗的患者提供了一种新的治疗方法。由于胸主动脉瘤外科手术的高风险性，传统胸主动脉瘤切除加人工血管置换术的适应证是在权衡该类患者手术风险和非手术治疗死亡率之后得出的被动结论。临床研究发现，胸主动脉瘤破裂患者中有 12% 其瘤体直径<5 cm。如果有安全有效的治疗方法，小的胸主动脉瘤同样有手术治疗的指征。腔内修复的核心优势在于微创，10 余年来技术器材的不断进步，腔内治疗的中远期疗效逐渐得到医师的认可。

1. 适应证与禁忌证 如果胸主动脉瘤解剖特征理想，瘤体的最大直径>5.5 cm，传统外科手术存在高危因素，可考虑行腔内修复术。解剖学适应证包括以下几方面：① 动脉瘤近远端充足的锚定区，左锁骨下动脉开口远端相对正常的动脉段超过 1.5 cm。② 合适的动脉入路。③ 腔内修复术后被覆盖的主动脉段无重要分支血管（如根最大动脉等）。主动脉病变的血管解剖形态仍是腔内治疗的主要限制因素，最常见的为病变近端或远端缺乏足够的锚定区，其次是胸动脉、髂动脉过度扭曲和（或）髂股动脉内径过细，估计经股动脉导入支架输送系统存在很大困难，其他相对禁忌证还包括造影剂过敏史和肾功能不全史等。

2. 术前评估 腔内修复术前需要仔细测定主动脉长度及直径等解剖数据，选择合适的支架型人工血管尺寸型号。① 入路动脉的评估：了解髂股动脉直径、扭曲及狭窄钙化程度。② 近远端锚定区的评估：通常认为近端和远端锚定区长度至少为 15 mm，随着支架设计的进步，近段锚定区长度可放宽至 10 mm，同时注意主动脉弓形态、近段瘤颈的扭曲及钙化、附壁血栓等情况。③ 主动脉分支血管的评估：询问是否有左侧乳内动脉-冠状动脉搭桥的手术史，通过术前检查明确优势椎动脉、根最大动脉的位置，并排除右位主动脉弓等主动脉解剖变异，了解腔内修复术中覆盖主动脉重要分支血管的风险和后果。

3. 手术并发症

（1）内漏：详见本章第二节。

（2）支架移位：支架向远心端移位较向近心端移位更为常见，但后者可危及脑血供，导致更严重的后果。腔内修复术中患者血压过高，释放时支架受血流冲击，或者因超硬导丝未支撑于主动脉瓣上、支架与推杆有空隙或未用力顶住，都可导致术中支架向远心端移位。主动脉扭曲，弓部陡峭时，输送系统易受动脉壁挤压导致输送鞘前推，引起支架释放前跳，而且主动脉弓降部为三维立体结构，支架龙骨和主动脉大弯侧的贴合不佳也可能造成支架向近心端移位。支架释放后径向力不足或锚定区不足，是导致术后支架向远心端移位的主要原因。选择合适的支架尺寸、充足的锚定区、适当的控制性降压、熟练的释放技术、避免不必要的后扩等，可减少术中支架向远心端移位的发生率。在严重的主动脉扭曲病例，可采用双导丝或三导丝以保证足够的支撑力、支架覆膜段释放后整体再定位等措施，有助于避免支架向近心端移位的发生。支架向远心端移位后，用输送器前推支架存在难度，且有导致弓部斑块脱落引起脑卒中的风险，可在原支架近心端放置延长段（Cuff）治疗。而支架向近心端移位后，可通过球囊扩张后将支架轻拉向远侧、抓捕器牵拉颈动脉或锁骨下动脉导管、烟囱（chimney）技术等方法处理。

（3）移植物综合征：主动脉瘤腔内修复术后短期内患者会出现一过性 C 反应蛋白升高，发热，红细胞、白细胞、血小板三系轻度下降（一般无须输血治疗）等表现。发热常见于术后第 2 日起，午后发热，体温一般不超过 38.5℃，体格检查时无感染症状，因原因不明，暂称之为主动脉瘤腔内修复术后移植物综合征。可能的原因为移植物的异物反应、瘤腔内血栓形成后的吸收、移植物对血细胞的机械破坏及造影剂的影响等。出现该并发症的概率约为 50%，短期小剂量使用糖皮质激素及消炎镇痛类药物对症处理后可缓解。症状严重而需要外科手术取出支架的病例较罕见。

（4）脊髓缺血和截瘫：多篇文献报道支架覆盖全部胸降主动脉，术后未发生截瘫，考虑该并发症应与多种因素有关，发病机制尚不完全清楚。脊髓血供呈节段性，胸腰段脊髓的血供主要来源于相应肋间动脉及腰动脉后分支所形成的脊髓前动脉，其中根最大动脉是脊髓前动脉的主要滋养血管。但该动脉的起源位置不固定，发自第 6 肋间动脉至第 12 肋间动脉的概率为 75%，发自上 3 个腰动脉之一的概率为 15%，起源于 T_6 以上肋间动脉的概率较小，故偶尔可被损伤，从而导致术后截瘫。术前评估患者治疗风险，早期发现脊髓缺血征象，增加脊髓灌注压都是预防截瘫的重要措施。术前通过血管腔内超声、CTA 及 MRA，行肋间动脉尤其是下胸段（T_9～T_{12}）肋间动脉定位，术中尽可能避免覆盖大的肋间血管是关键。防止术中低血压（将平均动脉压控制于 90～100 mmHg），激素的应用对降低截瘫的发生率可能有一定作用。采用脑脊液引流降低脑脊液压力，将脑脊液压保持在5～10 cmH_2O以改善脊髓血供，可能有助于降低术后截瘫的发生率。脑脊液引流的适应证包括覆盖下段胸主动脉（T_9～T_{12}）或长段胸主动脉、脊髓侧支循环受损（如肾下腹主动脉瘤术后）以及出现脊髓缺血症状的患者。术后监测躯体感觉诱发电位和神经系统检查可早期发现脊髓缺血征象。

（5）脑卒中：颈动脉或椎-基底动脉病变，支架型人工血管覆盖左锁骨下动脉/椎动脉且未行血管重建、腔内修复术中附壁血栓脱落或空气栓塞、围手术期血压变化等多个因素均可影响术后脑卒中的发生。为预防此并发症，术前应用经食管超声或CTA等检查方法评估患者的主动脉弓情况，如果主动脉内壁粗糙或存在部分游离于管腔的血栓斑块，则需考虑腔内修复术的安全问题。术前行CTA或造影及脑血供的全面评估，排除血管变异，检查两侧椎动脉通畅情况并判断优势供血椎动脉。目前对于左锁骨下动脉重建有争议，一般认为若右侧椎动脉通畅并占优势，可直接覆盖左锁骨下动脉开口，通过对侧椎动脉、Willis环和胸壁、肩周动脉的代偿而避免脑或左上肢缺血性并发症。

（6）术后胸主动脉瘤继续增大或破裂：常因内漏造成，破裂后常导致患者迅速死亡，很少再有开胸手术的机会。因此，在术后应严格控制血压，对剧烈胸痛等动脉瘤破裂先兆应及时发现，一旦诊断瘤体破裂或濒于破裂，应立即手术治疗。

4. 操作要点　① 术前常规行薄层增强螺旋CT及三维重建检查，范围为头臂干到股动脉分叉水平。根据锚定区主动脉外径选择支架尺寸，支架直径放大率为10%～20%。② 全身麻醉有利于腔内修复术中控制性降压，故按全身麻醉和开胸手术进行术前准备。一般情况下，术中出血很少，无须输血。③ 可穿刺右肱动脉或桡动脉，置入带标记的5F猪尾巴导管，经此导管可随时造影定位左颈总动脉和左锁骨下动脉的位置，避免支架意外覆盖。④ 对于胸主动脉严重扭曲的病例，可尝试肱-股动脉贯穿导丝牵张技术，以增加导丝支撑力，便于支架输送系统至病变血管段。⑤ 在左侧椎动脉非优势的情况下，支架型人工血管可覆盖左锁骨下动脉以扩展锚定区，但因为脑血供的缘故，腔内修复术目前还不能用于治疗升主动脉和主动脉弓处的动脉瘤。结合外科手术重建分支血管的主动脉腔内修复术被称为杂交手术，通过颈动脉-颈动脉、髂动脉-颈动脉或升主动脉-无名动脉旁路等血管转流术，改变主动脉重要分支血管的起始部位，为升主动脉或弓部主动脉病变的腔内治疗创造良好的近端或远端锚定区。杂交手术的创伤低于传统手术，扩大了腔内治疗的适应证，降低了复杂主动脉病变的围手术期死亡率和并发症的发生率，但是建立的解剖外血管旁路存在血栓形成和血流量不足的潜在风险，远期疗效尚待证实。⑥ 烟囱技术是指在被支架型人工血管覆盖的主动脉分支血管和近端主动脉间，应用人工血管内支架或裸支架与主动脉移植物并排锚定，而开窗技术是按照分支血管开口在主动脉上的位置，分别在支架型人工血管上开不同的“窗口”，两种方法都可达到隔绝动脉瘤并保留分支血管的目的。但是上述技术并非完美，目前能解决的病变和可推广的范围仍较为有限，如烟囱技术本身就增加了发生Ⅰ型内漏的可能性，而开窗型支架在分支血管的开口部位也存在内漏的风险。主动脉腔内修复未来发展的最高目标，即通过“完全腔内技术”重建分支血管，尚需极大的尝试和努力，杂交技术作为过渡术式，很长一段时间内都可能存在。

七、预后

一般情况下，腔内修复术即时操作成功率在90%以上，患者手术并发症的发生率、死亡率较传统手术明显降低，患者术后恢复时间较传统手术缩短。但该手术至今只有20余年的历史，远期疗效有待进一步随访观察。

第二节　腹主动脉瘤

一、概述

腹主动脉瘤是因为动脉中层结构破坏，动脉壁不能承受血流冲击的压力而形成局部或广泛的永久性扩张或膨出。动脉局限性扩张大于正常预期直径50%称为动脉瘤，故腹主动脉的直径超过3 cm即为腹主动脉瘤。但在临床还需要结合患者邻近正常的动脉的直径作为判断依据（尤其对于女性患者）。超过95%的腹主动脉瘤位于肾动脉水平以下，累及肾动脉开口以上的不到5%，25%累及髂动脉。孤立的肾上型腹主动脉瘤很罕见，通常伴有胸主动脉瘤或肾下型腹动脉瘤。腹主动脉瘤患者中约有12%同时伴有胸主动脉瘤，约3.5%同时存在股动脉瘤或腘动脉瘤。形态不对称的腹主动脉瘤其瘤壁所受应力增加，10%～20%的腹主动脉瘤有局部外突，这都增加了瘤体破裂的风险。

腹主动脉瘤是最常见的真性动脉瘤，文献报道腹主动脉瘤的发病率估计为3～117/（10万人·年）。但较新的人群筛查研究发现，在50岁以上的老年男性中，腹主动脉瘤的发病率高达3.5/（1 000人·年）。年龄调整的发病率，无论是无症状还是破裂腹主动脉瘤，男性都是女性的2～6倍。近年来无症状腹主动脉瘤的发病率显著增加，一方面原因是人口老龄化，另一方面原因是超声及其他腹部影像学检查方法的出现和应用。除诊断率提高之外，其发病率的确有所增加。与发病有关的危险因素包括老年、男性、吸烟史、高血压、高胆固醇血症、外周血管闭塞性病变、冠心病和阳性家族史等，前三者影响最大。

腹主动脉瘤有很高的破裂倾向，多发生于冬季。研究发现，在50岁以上的人群中，破裂腹主动脉瘤的发病率为76/（10万人·年）（男性）和11/（10万人·年）（女性），男女之比为4.8∶1。瘤体破裂的中位年龄，男性为76岁，女性为81岁。瘤体破裂的中位直径为8 cm，但也有4.5%的破裂腹主动脉瘤直径<5 cm。30%～50%的破裂腹主动脉瘤患者在到达医院之前就已经死亡，另外30%～40%的患者到达医院后还未手术即死亡，而手术本身的死亡率高达40%～50%，综合以上数据显示腹主动脉瘤破裂后死亡率为80%～90%。

二、病因和病理

血管退行性变引起的动脉瘤占肾下腹主动脉瘤中的90%以上，较少见的病因还包括感染、动脉中层囊性坏死、动脉炎、遗传性结缔组织异常等。在儿童中主动脉瘤非常罕见，脐动脉导管感染是最常见的原因。以往认为腹主动脉瘤主要是由动脉粥样硬化引起的，但是不能解释部分具有相似病变的患者，却发展为动脉闭塞性病变，这提示其有更复杂的形成机制，是多因素相互作用的结果。一种解释是如果动脉硬化以动脉壁增生和斑块形成为主，就将形成动脉硬化性闭塞症；如果硬化增生过程中破坏了腹主动脉的滋养血管，弹力纤维因营养不良而变性坏死，则可能形成腹主动脉瘤。另一种解释是基因缺陷，不正常的基因主要影响胶原和弹力纤维的合成，如马方综合征的 *Fibrillin 1*（*FBN1*）基因和 *Ehlers-Danlos* 综合征的Ⅲ型前胶原基因（*COL3A1*）缺陷，故马方综合征腹主动脉瘤患者有家族倾向。

肾动脉开口以下的腹主动脉这一区域的血流动力学、血管结构及自身免疫因素具有独特性，研究发现肾动脉开口以下的腹主动脉其弹性蛋白的含量减少、滋养血管缺少、自身免疫反应的增高；腹主动脉远端及分叉部血管顺应性减小，血管壁压力负荷增加（血流脉冲波在主动脉分叉处被反射性放大）等因素均影响肾下腹主动脉瘤的形成。分子生物学研究发现金属基质蛋白酶（matrix metalloproteinases，MMPs）、金属蛋白酶组织抑制剂（tissue inhibitor of metalloproteinase，TIMPs）、丝氨酸蛋白酶（如纤维蛋白溶酶、中性白细胞弹性蛋白酶）、活性氧簇（如超氧化物）与腹主动脉瘤的形成有关。

动脉瘤病理改变和引起动脉瘤的病因相关。动脉粥样硬化动脉瘤的组织学检查可见动脉瘤弹力纤维断裂，蛋白质含量减少；中膜和外膜慢性炎症，B 细胞和浆细胞浸润，并含有大量免疫球蛋白，提示为自身免疫反应。几乎所有动脉瘤腔内的血流都缓慢淤滞，易在瘤腔内形成附壁血栓，血凝块可机化和感染，如血栓脱落和动脉粥样硬化性斑块破裂所释放的内容物可造成远端动脉栓塞。当动脉内压力超过动脉壁的膨胀极限时，动脉瘤将破裂。腹主动脉瘤很少破入下腔静脉、髂静脉或肾静脉等。

三、临床表现

临床上约 3/4 的腹主动脉瘤是在体检时发现的无症状患者，其余多数因瘤体增大或破裂而表现出临床症状。腹主动脉瘤破裂时，患者可突发腹部或后背部疼痛，并向侧腹部或腹股沟放射。如果未受到肥胖或腹部膨隆的影响，多数破裂腹主动脉瘤可触及腹部搏动性肿块，伴腹部压痛。与腹主动脉瘤破裂有关的低血压和休克症状，受到出血量及心血管系统代偿能力的影响，并与破裂位置有重要的关系。20%的破裂腹主动脉瘤向前破入游离腹腔，因空间较大，较难形成填塞止血；而 80%的破裂腹主动脉瘤向后破入腹膜后间隙，由于后腹膜的限制作用一部分患者可获得手术机会，故生存率相对增高。虽然破裂腹主动脉瘤典型表现包括腹部或后背部疼痛、低血压和腹部搏动性肿块，但典型三联症仅见于 26%的患者。短暂意识丧失也是破裂腹主动脉瘤潜在的重要症状之一。罕见的情况下，动脉瘤穿破胃肠道，形成主动脉消化道瘘引起大量消化道出血；如瘤体破入腔静脉、髂静脉或肾静脉而形成动静脉瘘，在腹部可出现很响亮的连续性杂音，静脉回流受阻，患者很快发生血流动力学障碍和急性高输出性心力衰竭。

较少见的情况下，腹主动脉瘤会表现出与破裂无关的症状，如瘤体较大时可引起压迫症状（十二指肠压迫、输尿管压迫、肠道静脉压迫、椎体压迫等）。压迫幽门、十二指肠可出现恶心、呕吐，由于机械性压迫或肠系膜动脉病变，可能发生类似麻痹性肠梗阻的症状。压迫肾及输尿管则可出现肾盂积水。偶尔，动脉瘤可压迫下腔静脉或一支髂静脉，导致单侧或双侧下肢静脉回流受阻和水肿。腹主动脉瘤也可导致消耗性凝血病，血液中血小板减少，血浆纤维蛋白原降低，凝血酶原时间延长。瘤体内因血流不规则，大多伴有附壁血栓形成，瘤体内血栓脱落可导致远端血管急性栓塞，少数情况下腹主动脉内可发生急性血栓形成（发生率为 2%～5%）。动脉瘤体血栓如果并发感染，可出现局部或全身的感染症状，如发热和疼痛等。

多数腹主动脉瘤并无临床症状，这导致了诊断的困难。最明显的体征是腹部有搏动性肿块，常见于上腹部偏低部位、脐部或左季肋下。检查肿块有无扩张性搏动的最好方法是触诊，用两手的示指各触诊肿物的一边观察收缩期两指分开的情况。腹部触及搏动性肿块或腹部搏动感，受到瘤体大小、患者肥胖程度、检查者能力等因素影响。腹主动脉瘤对触诊很敏感，尤其是动脉瘤迅速增大或即将破裂时相当脆弱，触诊检查时应格外小心。如果瘤体内血液凝固可使其搏动减弱。伴有阻塞性动脉疾病时，在瘤体部位有时可听到血管性杂音或伴有震颤。

四、影像学检查

影像学检查是诊断腹主动脉瘤的主要手段，不但能显示腹主动脉瘤的存在、大小及其和周围器官的关系，而且能发现动脉瘤破裂或者侵入其他器官的情况。诊断腹主动脉瘤的关键是确定其上界与肾动脉的关系，常用的影像学诊断方法有下列几种。

（一）腹部超声

腹部超声是最便宜、最常用的非侵入性检查方法，不需要造影剂，是疑有动脉瘤患者的首选筛检手段。它可以从横断面、纵断面检测腹主动脉瘤的横径及长度，敏感性几近 100%，且腹主动脉瘤大小测定值误差在 0.3 cm。超声双功血管诊断仪（Duplex）是超声血管成像系统和超声 Doppler 方向性血流仪的有机结合。在血管图形的显示下应用电子技术调节设置取样线（sampling line）、取样点（sampling volume）及调出血管长轴与取样线之间的夹角显示。因而该检查可以同时提供临床血管外科解剖和生理两方面的重要信息，即受检血管的形态、瘤体大小、瘤壁结构、有无粥样斑块及附壁血栓、血流方向、血管阻力、血流波形、分支血管通畅情况。大部分患者 Duplex 检查结果可以作为手术的依据，也被广泛用于术后随访。但缺点是肠腔内气体或肥胖患者可能会影响 B 超对肾动脉以上腹主动脉和髂动脉的检查效果，且检查准确性依赖于医师的经验。

（二）螺旋 CT 血管成像

应用高速螺旋 CT 进行 1～5 mm 层厚的断层扫描，在经过三维重建后，可以得到动脉的立体图像，这种方法称为螺旋 CT 血管成像（SCTA），是血管腔内治疗术前评估的依据。CT 扫描对诊断腹主动脉瘤有肯定价值，能发现很小的腹主动脉瘤、主动脉壁的钙化和瘤内血栓，还能发现动脉瘤破裂形成的腹膜后血肿。而 SCTA 可显示腹主动脉瘤的近远端以及髂动脉情况，薄层 CTA 及三维重建技术可准确显示内脏动脉在腹主动脉开口的位置，为手术提供许多重要的信息。

(三) 磁共振血管造影成像

近年来,磁共振血管造影成像(MRA)技术发展十分迅速,在腹主动脉瘤测量方面与CT具有相似的准确性,可避免放射线损伤,并对造影剂禁忌的患者具有重要意义。MRA可以在横断面、冠状面或矢状面上采集一系列连续薄层的断面图像资料,然后进行后处理重建。重建的血管图像不仅类似于常规血管造影图,并可进行三维(3D)显示,即显示任意角度的血管投影图像。由于腹主动脉瘤体内常有附壁血栓,而MRA仅显示有血液流动的管腔,不能反映其瘤体的真实大小,故需要加做横截面自旋回波法以显示瘤体及腔内的附壁血栓。目前,一般的MRA技术显示血管可不必注射顺磁质造影剂(GdDPTA)即可使血管显像。近年来也有不少文献报道MRA与顺磁质造影剂联合使用可增强血管内信号,提高图像质量。

(四) 血管造影术

动脉造影可提供腹主动脉最直接的影像,但由于瘤体内附壁血栓的影响,血管造影显示的瘤体通常较实际要小,因此在腹主动脉瘤诊断或测量方面准确性并不高,且是有创检查,多用来明确动脉瘤与肾动脉和各内脏动脉的关系,为手术提供参考。

五、诊断与鉴别诊断

在医学影像和电子计算机辅助新技术十分发达的今天,诊断腹主动脉瘤和其他动脉疾病的难度有所降低。

(一) 诊断

腹主动脉瘤的诊断:① 体格检查,脐部附近有扩张性搏动特点的肿块对腹主动脉瘤具有诊断意义。② X线检查,腹主动脉瘤常常从普通腹部平片(包括后前位、斜位和侧位)显示主动脉直径明显增宽,管壁有钙化而确诊,在瘤体外周可见特征性的蛋壳样钙化。当瘤体破裂时腰大肌影可消失。有些患者仍需行CT血管成像才能确诊,血管造影并不常规使用。③ 超声扫描,能明确地观察腹主动脉情况,对腹主动脉瘤不仅能测出瘤体的长度及直径,并能测定瘤体壁的厚度,对本病的诊断有一定的价值,是目前常用的无创检查方法。

(二) 鉴别诊断

腹主动脉瘤的鉴别诊断:① 病因鉴别,梅毒性患者目前在我国已极为少见,且发病年龄较早,动脉硬化者多发生于60岁以后,前者多见于胸主动脉,而后者则多见于腹主动脉。梅毒性腹主动脉瘤则多在横膈及肾动脉开口之间,而动脉硬化性腹主动脉瘤常见于肾动脉开口以下,梅毒病史、不加热血清反应素试验USR阳性反应或身体其他部位梅毒病变均有助于鉴别。② 肿块的鉴别诊断,可能与腹主动脉瘤相混淆的主要是中上腹部肿块,包括腹膜后淋巴来源的肿瘤、腹膜后其他结缔组织来源的肿瘤、胰腺肿瘤、肠系膜肿瘤、胃肿瘤及结肠肿瘤等。弄清肿块有没有搏动,如果有搏动,是传导性搏动还是膨胀性搏动,即可鉴别是否为腹主动脉瘤。借助于影像学检查则腹主动脉瘤不会误诊或漏诊。③ 与其他疾病鉴别,腹主动脉瘤引起的疼痛有时具有肾绞痛的特点,应与肾结石、肾周围脓肿及肾盂积水等鉴别。胰腺囊肿类似腹主动脉瘤有传导性血管搏动,两者都可使胃向前移位及X线上都可有钙化影,也应注意鉴别。

六、治疗

腹主动脉瘤的治疗目的是防止动脉瘤破裂,是否需手术治疗应考虑以下方面:① 腹主动脉瘤破裂的风险(瘤体大小和增大速度)。② 手术治疗的风险。③ 患者的预期寿命。④ 患者对于手术风险的接受程度。瘤体破裂风险主要取决于腹主动脉瘤的直径。5~6 cm是腹主动脉瘤直径的重要转折点,腹主动脉瘤直径超过这一范围时,破裂风险明显增大。不同直径腹主动脉瘤的年度破裂发生率,在不同的研究中变化很大。多数认为腹主动脉瘤直径>6 cm时,年度破裂发生率至少为10%。

对于有症状的腹主动脉瘤患者,由于存在很高的破裂死亡发生率,以及附壁血栓脱落造成肢体动脉栓塞,通常建议其手术治疗。对于无症状的腹主动脉瘤患者,两个随机对照临床研究[The UK Small Aneurysm Trial和The Aneurysm Detection And Management(ADAM)study]结果显示,对于随访依从性较好的男性患者,即使手术风险和死亡率较低,也可随访至瘤体直径达到5.5 cm才行手术治疗。但是患者腹主动脉瘤的破裂风险、手术风险和预期寿命还需要个体化分析,以决定何时治疗。对于具有手术高危因素和较短预期寿命的患者,其手术治疗指征应区别于一般患者,需要治疗的瘤体直径应>5.5 cm。在the UK Small Aneurysm Trial中,女性腹主动脉瘤患者随访过程中破裂风险较男性患者高4.5倍,提示女性患者可能需要更积极的治疗。对恶性肿瘤等临终患者,则不考虑手术治疗。

越来越多的医师认为,绝大多数腹主动脉瘤即使瘤体较小,也应该接受手术治疗,手术的危险性较小,而多数腹主动脉瘤会随时间逐渐增大,等待瘤体直径达到5.5 cm也存在少许风险。因此,对于直径接近5.5 cm的腹主动脉瘤,患者预期寿命>5年且手术风险较低,应建议积极手术。总之是否进行手术需要慎重,患者对于随访的依从性也要纳入考虑,腹主动脉瘤直径并非单一的参考标准。

(一) 内科治疗

虽然所有动脉粥样硬化的二级预防措施均有可能延缓动脉瘤的进展,但是更加直接的措施是减少血流对动脉瘤的冲击:① 控制高血压。② 应用β受体阻滞剂降低心肌收缩力。③ 避免能引起突然动脉压力增高的动作,如咳嗽、喷嚏、乏氏动作等。如果不做手术,应该加强随访,至少每6个月做一次超声检查,观察动脉瘤的增长情况。④ 禁用抗血小板聚集剂、抗凝剂或溶栓剂。

(二) 腹主动脉瘤切除和人工血管移植术

手术的目的是防止动脉瘤破裂并保持动脉的通畅,动脉瘤并非肿瘤,动脉瘤的"切除"也非真正切除,或者说仅在形态上消除肿块,而瘤壁无须切除。1951年,Dubost成功进行了第一例腹主动脉瘤切除和同种动脉移植术,经不断完善已成为治疗腹主动脉瘤的经典术式。动脉修补仅适合于假性动脉瘤的部分病例,用于创伤性动脉瘤的效果较好。感染性动脉瘤的动脉壁由于炎症、水肿和变性已失去正常结构和强度,单纯修补术后仍有可能破裂。凡出现以下三种情况都应该考虑手术治疗:① 瘤体直径>5.5 cm。② 瘤体直径每年增加0.5 cm。③ 出现破裂或其他并发症的征象。动脉瘤直径在4~5.5 cm是否需要立即手术治疗还有较大的争议。

手术方式包括经腹入路(正中切口或横切口)和腹膜外入路(左侧腹膜外入路或右侧腹膜外入路)两种。对于大多数患者,手术径路的选择取决于医师的个人喜好及熟练程度。既往有多次腹部手术病史、先天性马蹄肾、炎症性腹主动脉瘤或术前预计需要行肾上阻断的患者,更适合选择腹膜外入路。破裂腹主动脉瘤、伴有其他腹部疾病、术前诊断不明、左侧下腔静脉、双侧髂动脉瘤或需要显露双侧肾动脉的患者,则更适合选择经腹入路手术。

在阻断腹主动脉瘤远、近端血流后,切开瘤壁,去除瘤腔内附壁血栓和动脉粥样硬化斑块,并将附壁血栓送病理检查。瘤壁上腰动脉返血可用贯穿缝扎的方法以控制出血,如果有斑块存在,首先将其除去以进行牢固缝合,所有的腰动脉返血必须控制。原位保留动脉瘤的大部分囊壁,以减少不必要的分离,还可用来包裹植入的人工血管,使之与十二指肠隔开。不管肾下腹主动脉瘤近端累及的范围,理想的近端吻合口应靠近肾动脉,以避免术后残余的腹主动脉继发瘤样扩张。根据动脉瘤累及的范围,决定远端吻合口位于腹主动脉,或者吻合于双侧正常髂总动脉或髂动脉分叉。少数情况下,远端髂总动脉也存在瘤样扩张,可先重建髂外动脉。为保留足够的盆腔血供,至少需要保存一侧的髂内动脉,有时可将远端髂内、外动脉残端行端-端吻合,再将移植物远端与髂外动脉行端-侧吻合。

在合适的病例,择期腹主动脉瘤切除术的早期(30 d)死亡率不应超过 5%;而破裂腹主动脉瘤手术的早期死亡率平均为 54%,且不包括术前即告死亡的患者。多个因素与手术死亡率有关,最重要的危险因素为肾功能不全、充血性心力衰竭、静息状态下心电图有缺血性改变,患者年龄仅对手术死亡率产生有限的影响,考虑年龄相关的心、肺、肾等脏器病变,调整后显示每 10 年死亡率增加 1.5 倍。成功进行腹主动脉瘤切除术后 5 年生存率约为 70%,10 年生存率约为 40%;而年龄及性别调整的人群 5 年生存率约为 80%。总体上,考虑患者常有多种伴发疾病,故腹主动脉瘤切除术后,患者长期生存率低于年龄及性别调整的人群。晚期死亡原因包括心脏疾病(44%)、肿瘤(15%)、其他动脉瘤破裂(11%)、脑卒中(9%)、肺部疾病(6%)等,动脉粥样硬化引起的全身病变是腹主动脉瘤切除术后患者最主要的晚期死因。

(三) 腹主动脉瘤的腔内治疗

近年来,血管腔内介入治疗的迅速发展为腹主动脉瘤的治疗提供了新的手段,并显示出良好的发展前景。支架型人工血管腔内修复术的基本方法是在 DSA 动态监测下,将一段适宜的支架型人工血管经股动脉导入主动脉内,在腹主动脉瘤近端和远端用内支架将人工血管固定在正常的动脉内壁上,在血管腔内使动脉瘤壁与血流隔绝,达到消除动脉瘤承受血流冲击并维持腹主动脉血流通畅的目的。腔内修复术具有微创治疗的优势,扩大了腹主动脉瘤患者治疗适应证的范围,创伤小且恢复快,使那些有严重并发症而不能耐受腹主动脉瘤切除术的高危患者获得了救治希望,患者的生理和心理承受压力大大减轻,从而使一些较小的腹主动脉瘤患者亦愿意接受手术。但腔内修复术的长期疗效尚未明确证实,术后需要二次手术治疗的可能性部分抵消了微创手术的益处,但是随着技术的持续进步和支架设计的改良,腔内修复术后并发症的发生率必将逐渐降低。开展血管腔内治疗必须具备外科手术必需的麻醉、器材和无菌条件,同时也具备腔内治疗需要的影像设备和各种血管腔内器材,医师应有丰富的血管腔内治疗和传统开放手术的经验,必要时可中转开腹手术。

1. 适应证与禁忌证 腹主动脉瘤腔内修复术的解剖学适应证包括以下几方面:① 动脉瘤近远端充足的锚定区。② 合适的动脉入路。③ 腔内修复术后被覆盖的主髂动脉段有充分的侧支循环代偿。目前缺乏比较小直径腹主动脉瘤腔内治疗与药物保守治疗的随机对照临床研究结果,因此腹主动脉瘤的腔内治疗和传统手术的适应证仍采用相同的瘤体直径标准。但是腔内修复术的创伤小,死亡率及并发症的发生率均较低,因此需要重新考虑腹主动脉瘤择期手术的风险-收益比。而且腔内治疗对于瘤体解剖形态要求较高,瘤体增大过程中瘤颈扭曲等情况发生率增高,对手术造成困难,因此可适当放宽手术指征。破裂腹主动脉瘤急诊行腔内修复术的优点已获承认,腔内治疗较传统手术创伤小,可迅速控制出血并恢复患者血流动力学状态的稳定性,但是急诊手术前影像学评估测量的不足,以及库存支架型号尺寸有限,都影响了治疗的效果。腔内治疗的相对禁忌证包括:① 近端瘤颈长度<15 mm 和(或)直径>32 mm。② 近段瘤颈扭曲钙化和(或)附壁血栓严重。③ 动脉瘤累及两侧髂外动脉,预计植入支架会覆盖两侧髂内动脉的开口。④ 髂动脉过度扭曲和(或)髂股动脉内径过细,估计经股动脉导入支架输送系统有很大困难。⑤ 肠系膜下动脉是结肠的主要血供来源。⑥ 小儿或青少年患者,主动脉仍可能进一步发育。⑦ 造影剂过敏史和肾功能不全史。

2. 术前评估 腔内修复术前需要仔细测定主髂动脉的长度及直径,选择合适的支架型人工血管尺寸型号。① 支架型人工血管的选择:分叉型支架型人工血管是目前应用最多的支架类型。直型支架型人工血管目前已较少使用,仅适用于囊状动脉瘤或局限性假性动脉瘤(如吻合口假性动脉瘤)。主单侧髂动脉型支架型人工血管适用于腹主动脉分叉较小(<18 mm)或一侧髂动脉狭窄闭塞的患者,也可用于破裂腹主动脉瘤的急诊手术。② 入路动脉的评估:了解髂股动脉直径、扭曲以及狭窄钙化程度。③ 近远端锚定区的评估:通常认为近端和远端锚定区长度至少为 15 mm,随着支架设计的进步,近段锚定区长度可放宽至 10 mm,同时注意近段瘤颈的扭曲钙化、附壁血栓等情况。一侧髂内动脉被支架型人工血管覆盖后,尽可能保留对侧髂内动脉血供。④ 主动脉分支血管的评估:腹主动脉瘤患者肠系膜下动脉多已闭塞,同时肠系膜上下动脉之间往往存在充分的侧支循环代偿(如 Riolan 弓),因此肠缺血坏死的发生率不高,但是术前通畅的分支血管会成为腔内修复术后Ⅱ型内漏的重要原因。

3. 手术并发症 ① 内漏:定义为与腔内血管移植物相关的,在移植物腔外且在被此移植物所治疗的动脉瘤腔及邻近血管腔内出现持续性血流的现象,是腔内治疗腹主动脉瘤最常见的问题。内漏可分五型:Ⅰ型内漏,又称为移植物周围内漏或移植物相关内漏,因移植物的近端或远端与病变动脉之间未能完全封闭所致。Ⅱ型内漏,又称为反流性内漏或非移植物相关内漏,因侧支动脉中的血流持续性反流至动脉瘤腔内。Ⅲ型内漏,由移植物上织物分解退变、撕裂或者移植物连接处脱节所形成。Ⅳ型内漏,由移植物壁上的内衬织物网眼太大所造成,与移植物的设计制造有关。内张力指延迟性增强CT扫描等术后检查都未提示内漏，但瘤腔内压力持续升高，瘤体不断增大，故也有将内张力称为Ⅴ型内漏。内张力的确切机制尚不完全清楚，可能与未发现的内漏、血液超滤现象或血栓压力传导有关。Ⅰ型、Ⅲ型内漏会导致瘤腔与全身血流直接相通，是术后瘤体破裂的高危因素，诊断后即应实施相应治疗，治疗方法包括传统外科手术和腔内介入治疗等；Ⅱ型内漏因有自发性血栓栓塞可能，及早处理抑或密切随访暂不处理存在争论，特别是不伴瘤体增大的Ⅱ型内漏，可先随访，若瘤体缩小或大小稳定，可密切观察，若瘤体增大，方行治疗；Ⅳ型内漏多认为具有自限性，一旦患者凝血功能恢复即可纠正；对于无症状的术后内张力患者，通过多种检查明确排除内漏存在，可仅行密切随访。② 支架移位：可导致支架扭曲、内漏甚至瘤体扩张破裂。早期支架移位与近端锚定区不足有关，晚期支架移位与锚定区丢失有关。近端瘤颈长度和扭曲程度、主动脉及瘤体重塑、近端瘤颈扩张、支架设计和尺寸放大率等因素，都可能与支架移位有关。因此，避免选择较粗、较短、圆锥形、显著成角钙化或存在血栓的近端瘤颈病例行腔内修复术，术前注意腔内治疗病例的选择，术中通过贴近肾动脉释放支架，扩大锚定区长度，并且在术后控制动脉粥样硬化危险因素和高血压，都有助于降低支架移位的发生率。③ 转为传统手术：有时腹主动脉瘤腔内治疗术中、术后出现动脉瘤破裂或者其他情况和并发症使操作终止或者宣告失败，而不得不转为传统手术。④ 其他：包括腔内修复术后动脉瘤继续增大或破裂、支架结构断裂、支架内闭塞、移植物感染(1.4%)等。

4. 操作要点 ① 术前准确测量各项血管解剖参数，选择支架型人工血管的规格和类型。由于DSA不能分辨附壁血栓，因此瘤颈、瘤体和髂动脉直径应以CTA测量为准。② 术中准确标记肾动脉开口、腹主动脉和髂动脉分叉。必要时通过上肢动脉在肾动脉开口附近放置造影导管，可保证在支架释放过程中随时监测支架与肾动脉两者之间的位置关系。③ 腹主动脉瘤累及髂动脉者，尽可能保留一侧髂内动脉的血流，以维持盆腔脏器及臀肌的血供。如果必需覆盖两侧髂内动脉，分期栓塞髂内动脉可能有利于侧支循环的建立，降低盆腔脏器严重缺血的发生率，必要时可加行一侧髂内动脉-髂外动脉旁路术。④ 近端瘤颈处有附壁血栓时，输送支架应注意避免将附壁血栓推向近端栓塞肾动脉。腹主动脉瘤附壁血栓脱落可能导致下肢动脉栓塞，因此送入支架前应阻断股动脉远端，缝合股动脉后应检查足背、胫后动脉的搏动情况。

七、预后

动脉粥样硬化性主动脉瘤是严重的疾病。预后与瘤体大小及扩展速度有密切关系。有研究显示，直径>6 cm的腹主动脉瘤5年破裂率为43%，而直径<6 cm的动脉瘤5年破裂率仅为20%；相对照的5年生存率分别为6%和48%。另一项专门针对直径<6 cm的腹主动脉瘤患者死亡率的研究显示，直径<4 cm者为0；4.0～4.9 cm者为1%/年；5.0～5.9 cm者为11%/年。

与腹主动脉瘤传统手术相比，腔内修复术具有术中失血量少、住院时间短等优点。meta分析显示腔内修复术后围手术期30 d平均死亡率为2.4%(0～6.1%)，与EUROSTAR研究得出的2.6%死亡率相似，术前伴发疾病是围手术期死亡率的重要影响因素。虽然通常认为腹主动脉瘤腔内修复术的围手术期死亡率应低于传统手术，但是目前缺乏随即对照临床研究支持这一结论。而非随机对照临床研究结果显示，腔内修复术后系统性并发症发生率较低，meta分析也显示腔内修复术后系统性并发症的发生率为2.9%，而传统手术则高达22%，这主要与心脏及呼吸系统并发症的发生率降低有关。腔内修复围手术期还可能发生造影剂肾病、局部及血管并发症，后者的发生率为9%～16%，包括术中动脉粥样硬化斑块或附壁血栓脱落引起动脉栓塞、支架扭曲受压导致髂支血栓形成闭塞、内漏等。腹主动脉瘤传统手术与腔内修复治疗的远期生存率相近，术后5年生存率均为70%左右，但腔内修复术后内漏、支架移位等相关远期并发症的发生率较高。

第二章 主动脉夹层

符伟国

主动脉夹层是指主动脉腔内的血液从主动脉内膜撕裂口进入主动脉中膜，使中膜分离，并沿主动脉长轴方向扩展，从而造成主动脉真假两腔分离的一种病理改变。本病于19世纪初由Shekelton首次报道，1819年Laennec将其命名为主动脉夹层动脉瘤(aortic dissection aneurysm)，20世纪70年代以来，有人认为将其命名为主动脉夹层(aortic dissection)更能反映其本质。现在人们普遍认识到主动脉夹层是极为严重的心血管突发疾病之一。一般可引起剧烈疼痛、休克和压迫症状，如病变侵犯主动脉大分支，则相应的器官可发生缺血症状。如血肿继续扩大，可向动脉壁外破裂而引起大出血，以致死亡。其治疗极富挑战性，日益引起人们的关注。

一、发病情况

急性主动脉夹层的发病率有日趋增加之势，根据近期西方国家资料估计其发病率为(2.9～3.5)/10万，其中Stanford A型主动脉夹层比例相对较高(超过60%)。与发病相关的危险因素包括老年、高血压和主动脉血管壁结构异常，男女之比为4∶1。欧美数据显示，Stanford A型主动脉夹层的发病高峰年龄为50～60岁，而Stanford B型主动脉夹层的发病高峰年龄为60～70岁。我国主动脉夹层的流行病学特点尚不清楚，但与西方资料应有显然差别，比如我国主动脉夹层更多发于青壮年。

二、病因

高血压及主动脉中层疾病是发生主动脉夹层的最重要因素。

(一) 动脉中层囊性坏死

该病理变化与主动脉夹层密切相关，显微镜检查可见主动脉夹层累及动脉中层，主要有中层平滑肌细胞及弹力纤维的断裂、破坏、血肿形成以及慢性炎症肉芽组织增生等，其具体表现为中层弹力板的破坏、中膜平滑肌局灶性消失、中膜黏液样基质增多和中膜滋养血管变薄等。由于结缔组织疾病如马方综合征和 Ehlers-Danlos 综合征等仅占急性主动脉夹层的 10%～15%，即使在相对正常的患者，动脉中层囊性坏死也超过了其年龄对应的程度，故发生机制尚不明确，高龄、高血压是重要的相关因素。

(二) 高血压与动脉粥样硬化

动脉粥样硬化可促使中膜及滋养血管的退行性改变，斑块破裂可导致主动脉穿透性溃疡，斑块内出血可以引起主动脉壁间血肿。也有学者认为粥样硬化斑块破坏了主动脉壁的顺应性，导致血流动力学改变，使得斑块周围的内膜易被撕裂。但目前认为动脉粥样硬化并非导致主动脉夹层形成的最重要原因。急性主动脉夹层因高血压动脉粥样硬化所致者为 70%～87%。最常见的致病因素是高血压，特别是 40 岁以后发病者大多数都有高血压史，急性发作时都出现血压升高，有时伴有主动脉粥样斑块破裂的溃疡面。但主动脉内膜破裂处很少发生在粥样斑块溃疡的底部。原发的病理过程是高血压使主动脉壁长期处于应激状态，弹力纤维常囊性病变或坏死，导致夹层形成。血压变化率(dp/dt_{max})愈大，主动脉夹层也就愈容易发生且进展快。

(三) 先天性心血管疾病

先天性心血管疾病如主动脉缩窄所致继发性高血压，或二叶式主动脉瓣畸形、主动脉发育不全、主动脉瓣狭窄等可发生急性主动脉夹层。以主动脉缩窄为例，缩窄的近端主动脉承受了异常的血流，而远端血流冲击减弱，夹层几乎都出现在缩窄的近端。

(四) 损伤

严重外伤可引起主动脉峡部的局部撕裂，如车祸造成的主动脉减速伤。医源性损伤如主动脉内气囊反搏术插管、主动脉冠状动脉旁路术后、左心导管检查、动脉造影剂误注入动脉内膜下等原因也可以引起急性主动脉夹层。

(五) 其他原因

其他罕见原因包括梅毒性主动脉炎、巨细胞主动脉炎、主动脉脓肿等。

三、病理及病理生理

急性夹层的内外壁组织水肿、脆弱，夹层中可见血栓和流动的血液。大体上看，可见主动脉壁呈蓝色，伴肿胀，在外壁薄弱处可见有血液渗出。组织病理学上最突出的变化是中膜的退行性变化。弹力纤维的退行性变化主要出现在 40 岁以下患者，大多数与遗传性疾病有关。光镜下表现为弹力纤维消失，为黏多糖所取代，血管壁结构消失，平滑肌排列紊乱，即所谓“囊性坏死”。平滑肌的退行性变化多见于老年人，尤以高血压患者多见。光镜下主要表现为平滑肌细胞减少，被黏液样物质所替代。急性期主动脉壁出现严重的炎症反应，慢性期可见新生的血管内皮细胞覆盖于假腔表面。

主动脉夹层内膜破口可发生在主动脉的任意部位，其原发破口最常见于升主动脉(约 65%)，胸降主动脉次之(约 25%)，而原发破口位于主动脉弓或腹主动脉的患者占 10%。对 Stanford A 型主动脉夹层，离主动脉环距离越远原发破口出现的频率越低，50%以上的破口位于升主动脉起始段的 2 cm 以内。对 Stanford B 型主动脉夹层，原发破口通常位于左侧锁骨下动脉开口以远数厘米。夹层早期常在主动脉中膜与外膜交界处发生局灶性破坏和出血，随后形成血肿并逐渐扩大将中层撕开，并向远心端(顺行)或近心端(逆行)扩展。一些病例由于膈肌主动脉裂口有比较僵硬的纤维连接组织附着，引起顺行撕裂停止在膈肌水平，形成ⅢA 型夹层；但是大多顺行撕裂夹层累及整个腹主动脉甚至达到髂动脉水平，形成ⅢB 型夹层。典型的 Stanford B 型主动脉夹层病例，夹层假腔常位于主动脉后外侧(约占 80%)，因此腹腔干、肠系膜上动脉及右肾动脉往往起自真腔，而左肾动脉则由假腔供血。

假腔内血流的速度是造成夹层破裂、缺血并发症及血栓形成的主要因素。主动脉夹层向腔外破裂的位置主要取决于原发破口的位置，其中升主动脉向心包内破裂的占 70%。夹层破入心包腔可形成心包填塞；破入左侧胸腔或腹腔，可导致大出血而危及生命；夹层病变还可向主动脉各大分支扩展，侵犯无名动脉、颈动脉、锁骨下动脉、肋间动脉、肠系膜动脉、肾动脉及两侧髂动脉。有时夹层远端再破入内膜与主动脉真腔相贯通，远端破口构成主动脉夹层假腔流出道，从而降低夹层假腔内压力。需注意大多数急性主动脉夹层的主动脉直径并没有明显扩大，而慢性期主动脉直径扩大则形成夹层动脉瘤。

(一) Stanford A 型主动脉夹层

发生于升主动脉的急性夹层多累及整个主动脉弓，仅有 10%的患者局限于升主动脉或主动脉弓。冠状动脉所在的瓣叶常会因夹层逆行撕裂而失效，进而脱垂的瓣膜进入左心室导致急性主动脉衰竭。夹层累及冠状动脉所致的猝死其表现和急性心肌梗死一样。血流涌入心包造成填塞或者破入纵隔都可致猝死。一般认为 Stanford A 型主动脉夹层的早期死亡率高于 Stanford B 型，后者常进入慢性病程。Stanford A 型主动脉夹层患者约 2/3 在急性期内死于夹层破裂或者心包填塞、心律失常、主动脉功能衰竭以及冠状动脉闭塞等并发症。

(二) Stanford B 型主动脉夹层

Stanford B 型主动脉夹层急性期主要的并发症是夹层破裂和脏器缺血，死亡率在 30%以上。夹层急性期，由于假腔中血管外膜层与中膜层的暴露，因此极易形成血栓，尤其是位于夹层中血流相对静止的盲端部分。如果夹层盲端扩展累及内脏动脉开口，动脉血栓形成或血流量降低，从而导致内脏缺血的发生，这种低灌注综合征又称为静态受累。另一种低灌注综合征称为动态受累则更为常见，约占低灌注综合征总体的 80%。与静态受累相比，动态受累的动脉管腔解剖结构相对正常，主要因真腔受压后血流量减少或夹层内膜瓣片脱入内脏动脉开口引起，严重程度与夹层原发破口和继发破口的大小、外周血管阻力，以及夹层真腔、假腔血流的通畅性相关。文献报道夹层急性期主动脉分支受累的发生率可高达 30%，主动脉夹层累及肋间动脉导致脊髓缺血的发生率为2%～10%。外周血管受累引起的低灌注综合征的发生率为30%～50%。对于升主动脉未受累的主动脉夹层患者，头臂干受累的发生率为14%，颈总动脉受累的发生率为21%，左侧锁骨下动脉受累的发生率为14%，髂股动脉受累的发生率为35%。一旦发生低灌注综合征，急性主动脉夹层患者的早期死亡率即明显升高。

经过药物治疗，本型夹层大多可以渡过急性期到达慢性期。CT发现少数本型夹层可以自行愈合，但多数本型夹层由CT影像发现存在假腔内血栓形成和主动脉中度扩张，约85%的患者出现假腔血栓后部分再通。假腔的进行性扩张会造成约35%的动脉瘤形成。动脉瘤的形成主要局限于降主动脉上方与裂口相对的位置或者在肾动脉以下的腹主动脉段。动脉瘤的形成是夹层晚期破裂并造成降主动脉夹层死亡的主要原因，假腔的完全血栓化，预示着愈后良好。一旦血栓化的夹层再复发或者后发动脉瘤形成，仍有较高的破裂率。

四、分型和分期

（一）主动脉夹层的分型

1965年，DeBakey根据内膜撕裂口的部位和主动脉夹层累及的范围将本病分为3型。Ⅰ型，内膜撕裂口位于升主动脉，夹层病变两端顺逆向扩展，近端夹层血肿可引起主动脉瓣关闭不全及冠状动脉阻塞，远端则可扩展到主动脉弓、胸降主动脉、腹主动脉，甚至可达髂动脉，此型最为常见。Ⅱ型，内膜撕裂口与Ⅰ型相同，但夹层病变仅局限于升主动脉，多见于马方综合征患者。Ⅲ型，内膜撕裂口位于降主动脉，常见于左锁骨下动脉开口远端2～5 cm的主动脉峡部，向远端可扩展到腹主动脉及髂动脉。此型又分为Ⅲa型（即夹层范围仅限于膈上降主动脉者）和Ⅲb型（即夹层范围扩展到膈下降主动脉者）。

1970年，Stanford大学的Daily等根据外科手术的需要，将本病根据病变是否累及升主动脉而简化为A、B两型。Stanford A型相当于DeBakey Ⅰ型和Ⅱ型，内膜破口最常见在升主动脉近端，也包括夹层起始在远端扩展至升主动脉或从升主动脉扩展至降主动脉者。Stanford B型相当于DeBakey Ⅲ型，夹层仅限于降主动脉或腹主动脉（图20-2-1）。

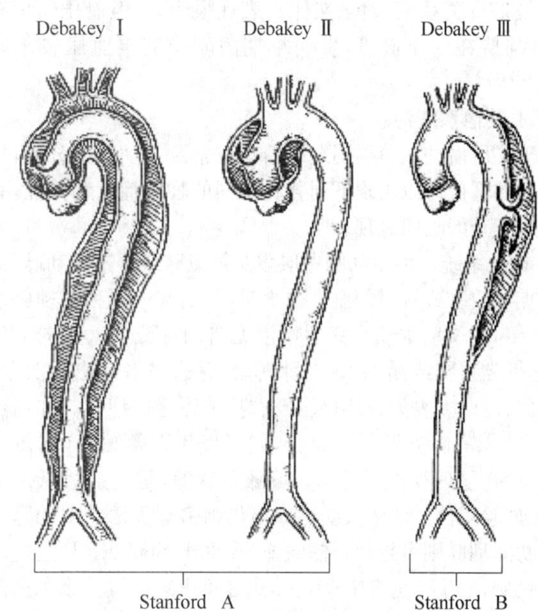

图20-2-1　主动脉夹层的DeBakey分型和Stanford分型

（二）主动脉夹层的分期

传统的主动脉夹层的分期以14 d为界限。发生夹层14 d以内为急性期，超过14 d为慢性期。分类的原因是14 d以内主动脉夹层的并发症的发生率（尤其是破裂率）远远高于14 d以上的。De Bakey等又根据主动脉壁结构炎症程度，将慢性期中2周到2个月定义为亚急性期，在此期间主动脉壁脆性和炎症程度较前2周轻。

五、临床表现

本病临床表现取决于主动脉夹层的部位、范围、程度，主动脉分支受累情况，有无主动脉瓣关闭不全以及向外破裂等并发症。马方综合征伴主动脉夹层的患者，多数急性发病症状不明显，而以主动脉瓣关闭不全、心脏扩大及充血性心力衰竭为主要表现来就诊。

（一）疼痛

疼痛为发病时的最常见症状，也是本病最主要和最突出的表现，见于93%以上的患者。疼痛多具有突发性，而疼痛部位有助于判断病变位置，Stanford A型主动脉夹层可引起前胸及肩胛间区剧痛（约78%），有时可放射到颈、喉、下颌，夹层扩大压迫右冠状动脉易误诊为急性下壁心肌梗死。Stanford B型主动脉夹层多表现为后背部剧痛（约64%），如疼痛向下波及腰背部或下肢，反映病变向下发展。出现腹痛的患者，Stanford A型主动脉夹层有21%，而Stanford B型主动脉夹层有43%，对于此类患者，需要高度怀疑并排除肠系膜动脉累及的可能。主动脉夹层疼痛的强度从疾病发作开始即较为剧烈，不能耐受，疼痛的高峰一般较急性心肌梗死的高峰为早，并为持续性。典型主动脉夹层引起的疼痛性质为撕裂样疼痛（50%），但尖锐性疼痛或刺痛更为常见（68%），少数患者则表现为游走性疼痛（19%）。疼痛有窒息感甚至伴有濒死的恐惧感，强烈的镇痛剂如吗啡的常用剂量往往不能使疼痛完全缓解。有的患者疼痛自发生后一直持续到死亡，或发病数日后疼痛逐渐缓解。有的因夹层远端内膜破裂使夹层血肿中的血液重新回到主动脉管腔而使疼痛消失。疼痛消失后如再反复出现，应警惕主动脉夹层又继续扩展并有向外膜破裂的危险。一部分无疼痛的患者多系发病早期出现晕厥而掩盖了疼痛症状。少数患者发生夹层而无疼痛，如马方综合征或行激素治疗者及其他无疼痛病例，称为无痛性主动脉夹层，应引起足够重视。

（二）高血压

患者起病时，多数Stanford B型主动脉夹层病例伴有高血压症状（约70%），而伴有低血压的复杂Stanford B型主动脉夹层病例较为罕见（<5%患者）。与之相对的是，在Stanford A型主动脉夹层病例中高血压仅占25%～35%，而且因为主动脉瓣关闭不全或心包填塞等严重并发症，25%的Stanford A型主动脉夹层病例可出现低血压症状。需注意的是，当夹层累及左锁骨下动脉或无名动脉时，可导致上肢肱动脉测压结果假性降低，引起临床误诊。

（三）休克

1/3～1/2的患者在急性发病后出现颜面苍白、大汗淋漓、皮肤湿冷、脉搏快而弱及呼吸急促等休克表现。血压与休克程度常不呈平行关系，有时虽然休克表现很明显，但血压仅稍有降低，并维持在一定高度，发病早期因剧痛甚至血压较平时增高。

(四) 其他系统症状

由于夹层血肿压迫周围组织器官或累及主动脉大分支，根据所影响的部位可以出现下列各种不同的临床症状和体征，有时可形成复杂的临床表现。

1. 神经系统 因主动脉夹层累及供应脑或脊髓的动脉，或者因休克导致脑或脊髓的血供减少时，可引起一系列的神经症状。Stanford A 型主动脉夹层可沿无名动脉或颈动脉向上扩展，引起管腔狭窄或闭塞，颈动脉搏动消失，患者可出现头晕、神志模糊、定向力丧失、嗜睡或晕厥，甚至昏迷等症状。如通过 Willis 环代偿的侧支循环不充分，则可发生对侧偏瘫，同侧失明，眼底检查呈现视网膜苍白。偏瘫系软瘫，腱反射减低或消失，划跖试验阳性。优势大脑半球损伤则引起失语。主动脉夹层累及肋间动脉则可导致脊髓缺血，多见于 Stanford B 型主动脉夹层病例，发生率为 2%～10%，患者可出现一过性或永久性截瘫症状。夹层病变对外周神经直接压迫引起的症状则较为罕见，包括腰椎神经丛压迫引起的感觉异常，喉返神经压迫引起的声音嘶哑，以及交感神经节压迫引起的霍纳综合征 (Horner's syndrome)。

2. 心血管系统

(1) Stanford A 型主动脉夹层易侵犯心脏。在主动脉瓣音区突然出现舒张期杂音并伴有收缩期杂音，此体征对 Stanford A 型主动脉夹层具有诊断意义。杂音形成的原因有：① 夹层使主动脉瓣移位或变形。② 主动脉压力升高及降低，血液从夹层假腔流入及流出。③ 内膜破裂下垂引起血流旋涡所致。主动脉瓣关闭不全明显时出现脉压增宽和水冲脉等周围血管体征。因左心室明显扩大引起相对性二尖瓣狭窄及关闭不全，在心尖部可出现收缩期及舒张期杂音。主动脉瓣关闭不全易导致进行性充血性心力衰竭。主动脉夹层累及冠状动脉者多在右冠状动脉，可引起急性下壁心肌梗死。夹层破裂到心包腔时可引起明显的心包填塞症状，导致患者病情急剧恶化，甚至死亡。

(2) 夹层发病过程中主动脉全程分支血管均可受累，外周血管受累引起的低灌注综合征发生率为 30%～50%。对于升主动脉未受累的主动脉夹层患者，头臂干受累的发生率为 14%，颈总动脉受累的发生率为 21%，左侧锁骨下动脉受累的发生率为 14%，髂股动脉受累的发生率为 35%。患者常表现为疼痛发作后数小时出现周围动脉闭塞的症状，如动脉搏动消失或两侧强弱不等，两臂血压出现明显差别或上、下肢血压的正常差距减小。在颈动脉或其他动脉可出现重搏脉，由夹层导致动脉搏动传导延缓所致。

3. 呼吸系统 夹层破裂到胸腔将引起胸腔积血，一般多见于左侧。患者可出现呼吸困难和咳嗽，偶见小量咯血，并同时出现出血性休克症状。

4. 消化系统 疼痛在腹部者见于 10%～59% 的患者，其中上腹部约占一半。由于病变累及腹主动脉及其大分支，影响了腹部脏器的血供，可能出现类似各种急腹症的临床表现，如疼痛同时伴有恶心、呕吐等症状。夹层破裂导致血液渗入腹膜腔可引起腹膜刺激征。夹层累及肠系膜上动脉可致肠坏死而发生便血。夹层压迫食管、纵隔或迷走神经则出现吞咽障碍，夹层破入食管可引起呕血。

5. 泌尿系统 夹层累及肾动脉时，患者可出现腰部或肋脊角处疼痛，部分患者有肉眼血尿。急性肾缺血可引起急性肾衰竭及肾性高血压等临床症状。

六、辅助检查

(一) 心电图

本病无特异性的心电图改变，可有非特异性的 S-T 段与 T 波变化，既往血压较高者常表现有左心室肥厚及劳损。主动脉夹层累及冠状动脉时，可引起心肌缺血甚至急性心肌梗死的心电图改变。心包积血时可出现急性心包炎的心电图改变。急性期心律失常不常见，在主动脉夹层慢性期的患者可以见到心房颤动、房室传导阻滞及心室颤动等。

(二) X 线检查

主动脉夹层的胸部 X 线征象缺乏特异性，包括：① 主动脉弓增宽及外形改变。② 纵隔包块和增宽。③ 主动脉结消失伴气管左移。④ 主动脉弓出现局限性隆起。⑤ 升主动脉弓与降主动脉直径比例不对称。⑥ 主动脉内膜钙化斑内移等。因主动脉夹层压迫周围组织器官，有时可见到气管和食管移位。并发出血时有时可见到心包腔、左侧胸腔或纵隔积血的 X 线表现。

(三) 血管造影

主动脉造影以胸主动脉造影(包括头臂动脉近心段)为主，为观察夹层范围和病变全貌，有时须加做腹主动脉造影。造影时主动脉夹层可表现为主动脉真腔受血肿压迫而变窄、变形，而夹层假腔也常有一定程度显影，构成“双腔”主动脉。主动脉造影对确定诊断及了解主动脉夹层及分支累及范围和供血情况，明确内膜破口部位及并发主动脉瓣关闭不全，都有一定价值，曾被认为是诊断主动脉夹层最可靠的方法，其诊断敏感性为 86%～88%，特异性可达 75%～94%。但在夹层假腔血栓形成的情况下，可出现假阴性的检查结果，并且因其为有创性检查的缺点，特别是用于急性期危重患者时常有较大的风险，临床应用有被 MRI 或 CT 取代的趋势。Stanford A 型主动脉夹层术前并不需要常规实施血管造影，而对于 Stanford B 型主动脉夹层的患者，血管造影也并不属于常规的检查项目，多作为腔内修复手术步骤的一部分。

(四) CT 检查

对于主动脉夹层的影像学诊断，CT 血管造影(computer tomography angiography，CTA)已逐渐取代血管造影，成为术前评估的“金标准”，其诊断敏感性为 83%～95%，特异性可达 87%～100%。其特异性改变是造影剂充盈主动脉真假腔，两腔之间有内膜片线状带相隔。其次是主动脉增宽，内膜钙化向内移位，螺旋状假腔围绕真腔。CTA 及三维重建有助于了解夹层内膜破口分布和内脏动脉受累情况，为手术提供重要信息。但 CTA 检查的缺陷之一是对升主动脉的成像欠佳，诊断敏感性降至 80%。

(五) 超声检查

M 型超声已经不单独使用，主要是辅助二维超声心动图进行血管内径、心腔大小和室壁厚度等参数的测量。经胸二维超声心动图(TTE)诊断夹层的直接征象是主动脉壁内夹层产生的内膜片以及由此产生的血管真假腔。典型的夹层内膜片的表现是在低回声的血管腔内出现片状强回声结构，并随心动周期有不同程度的摆动。内膜片将血管腔分为真假两腔。诊断敏感性可达到35%～80%，特异性可达40%～95%，主要受限于肋间隙狭窄、肥胖和肺气肿。经食管二维超声心动图（TEE）几乎能够显示升主动脉远端以外的整个胸腹主动脉，对夹层的诊断敏感性和特异性分别高达98%和63%～96%。虽然受到气管及左主支气管内气体的影响，对升主动脉远端及主动脉弓成像欠佳是TEE的主要缺点，但其对升主动脉夹层的诊断具有重要意义，而且对于不稳定的重症患者，可在床旁迅速完成检查并明确诊断。

（六）MRI检查

MRI对于主动脉夹层诊断的总体敏感性和特异性为95%～100%，其具有多体位、多层面成像的优点：① 可全程主动脉检查成像，准确鉴别内膜撕裂部位、夹层范围，识别真假腔及腔内有无血栓形成，若假腔内无血流，反映内膜裂口已闭合或被血栓堵塞。② 可清晰地显示主动脉弓及其主要分支，了解夹层累及范围与程度。③ 了解心包或胸腔积液情况。MRI检查的主要缺点在于其长时间的操作过程，对患者的接近和监护受到限制，因此一般无法用于急诊，且体内有起搏器等金属植物的患者无法实施MRI。

七、诊断与鉴别诊断

本病的诊断要点：① 疼痛的特点为发作开始即有撕裂样剧痛。② 临床上虽有休克表现，但血压并不平行下降，早期甚至可有高血压。③ 在主动脉病变部位及其向大分支扩展的部位有血管性杂音及震颤，患侧外周动脉搏动消失或两侧强弱不等，两臂血压有明显差别。④ 突然出现主动脉瓣关闭不全体征、急腹症或神经系统障碍等同时伴有血管阻塞表现。⑤ CT、MRI等无创方法对本病诊断特异性很高，能做出快速诊断，超声心动图（如TEE）对本病诊断有重要价值。

本病应与下列疾病鉴别。

1. 急性心肌梗死　主动脉夹层的疼痛发作开始时即为撕裂样剧痛，部位更广泛，可能涉及头颈部、后胸部、腰部、上腹部及下肢。心肌梗死疼痛一般为逐渐加剧。心肌梗死引起脑动脉或周围动脉栓塞一般多在发病数日以后，而主动脉夹层引起周围动脉闭塞或脑血管症状都在发病后数小时以内。动态随访心肌酶谱和心电图有助于鉴别心肌梗死和主动脉夹层，但心电图呈现下壁心肌梗死图形，并不能排除主动脉夹层累及右侧冠状动脉所致。CTA和超声心动图等有助于主动脉夹层的诊断。

2. 肺梗死　临床表现为突然胸痛、呼吸困难、咳嗽和咯血。CTA检查有助于两者的鉴别。

3. 脑血管意外　主动脉夹层可发现身体其他部位有血管闭塞或突然出现主动脉瓣关闭不全的体征。详细地了解症状的发展情况及CTA检查有助于与脑血管意外的鉴别。

4. 急腹症　主动脉夹层累及腹主动脉及其大分支时可以产生各种急腹症的表现，有时误诊为肠系膜动脉栓塞、急性胰腺炎、急性胆囊炎、急性阑尾炎、消化性溃疡或肠梗阻等。需密切观察身体其他部位有无动脉血管受累的体征，必要时进行CTA检查以资鉴别。

5. 其他原因引起的主动脉瓣关闭不全　如主动脉瓣穿孔、主动脉窦瘤破裂，也可在突然胸痛后在心底部突然出现舒张期或来回性杂音和发生进行性充血性心力衰竭。这些疾病的胸痛一般并不剧烈。与主动脉夹层鉴别除观察身体其他部位有无血管受累外，主要靠CTA和超声心动图检查。

八、治疗

（一）内科治疗

主动脉夹层的内科治疗既是一种独立的治疗方法，也是手术前后不可缺少的治疗。主要目的是控制血压，防止主动脉夹层的扩张和破裂。常用的降压药物有血管扩张剂、β受体阻滞剂和钙通道阻滞剂，急性期治疗的目标是在最短时间内将收缩压控制在100～120 mmHg（平均压60～70 mmHg），心率维持在60次/min以下，降低心肌收缩力和减慢左心室收缩速度。发病初期静脉给药，病情控制后改为口服长期维持。可首先选用硝普钠静脉点滴，剂量从1～2 μg/（kg・min）开始，逐渐增加剂量，使血压降低到尚能维持心、脑及肾功能供血的最低水平。由于硝普钠降压时，也使左心收缩力增加，此时，需联合使用肾上腺β受体阻滞剂，如普萘洛尔或者艾司洛尔。上述药物无效时，可选用钙通道阻滞剂，如地尔硫䓬和硝苯地平。拉贝洛尔等α、β受体阻滞剂可在降血压的同时减慢心率，效果稳定。降压过程中需密切地观察血压、神志、心率、心电图、尿量及疼痛情况。患者疼痛剧烈时可给予吗啡等药物，镇静对稳定血压很重要。

主动脉夹层慢性期患者也需要终身积极治疗高血压，血压应维持在125/80 mmHg以下，而马方综合征患者收缩压须维持在120 mmHg以下。较理想的药物为β受体阻滞剂类药物，必要时可和利尿剂联合使用控制高血压。ACEI对夹层引起的一定程度的肾缺血病例较有效。

（二）传统开胸手术治疗

1. Stanford A型主动脉夹层　除了在急性期破裂率高外，还可能因心包填塞、主动脉瓣反流等并发症导致患者死亡，一般主张急性期行升主动脉置换术。腔内治疗（TEVAR）仅实验性尝试用于病变局限又不能耐受开放手术的患者。手术的目的是封闭升主动脉撕裂口，根据夹层病变累及和扩展的范围而采用不同的方法。手术包括使用带瓣涤纶血管行主动脉瓣及升主动脉置换和左右冠状动脉移植的Bentall手术，行主动脉瓣置换但保留主动脉窦部的Wheat手术，保留主动脉瓣的David手术等。如合并主动脉弓及其分支受累的患者，可加行主动脉弓置换术。

2. Stanford B型主动脉夹层　约73%的患者急性期无严重并发症，经积极的内科治疗，85%～90%的患者可以安全渡过急性期。因此多数学者不主张急性期或者亚急性期手术。但药物治疗并不提高远期生存率，非外科干预者，20%～50%的患者日后出现瘤样变性、新夹层形成、假腔扩大等。在开胸人工血管置换术中，Stanford B型主动脉夹层中降主动脉上段是最常见的置换部位。全降主动脉置换仅限于降主动脉存在广泛瘤样扩张的患者。因手术死亡率及截瘫、肾衰竭等并发症发生率较高，已逐渐为主动脉夹层腔内修复术所代替。

（三）血管腔内介入治疗

1994年，Dake首次将支架型人工血管用于胸主动脉瘤的治疗,并于1999年实施了Stanford B型主动脉夹层腔内修复术。与传统开胸手术相比,腔内修复具有创伤小、恢复快等多项优点,其安全性和有效性已获证实。基本原理是将覆盖人工血管的支架经远端动脉导入,利用支架的径向扩张力,将人工血管无缝合固定于夹层破口附近相对正常的动脉壁,原发破口彻底覆盖后可降低假腔内压力,达到预防远期夹层假腔进一步增大或破裂的风险。腔内修复术后理想的结果是夹层假腔内完全血栓形成,继而主动脉重塑,假腔完全消失,从而在避免开胸的情况下完全达到主动脉重建术的治疗效果。

1. 适应证和禁忌证　目前对腔内修复术治疗主动脉夹层的手术适应证仍然有争论。对于无并发症(稳定型)的急性(起病2周内)Stanford B型主动脉夹层,首选内科药物治疗。夹层急性期主动脉血管壁水肿脆弱,腔内修复术后支架导致夹层逆行撕裂等严重并发症的发生率较高。主动脉夹层腔内修复术的解剖学适应证包括以下几方面:① 亚急性期(起病2周~2个月)和慢性期(起病>2个月)Stanford B型主动脉夹层,且内膜破口距左锁骨下脉在15~20 mm以上(左侧椎动脉优势时)或距离左侧颈总动脉开口在15~20 mm以上(右侧椎动脉优势时)。② 复杂型急性期Stanford B型主动脉夹层,伴有反复或持续性胸背部疼痛、胸腔大量渗出和降主动脉直径>4.5 cm等破裂先兆的病例,以及短时间内无法好转的主动脉分支血管缺血者,这类患者应立即行腔内修复术。无并发症(稳定型)的急性主动脉夹层,首选内科药物治疗。③ 合适的髂/股动脉入路。④ 腔内修复术后被覆盖的主动脉段无重要分支血管(如根最大动脉等)。

主动脉夹层腔内修复术的禁忌证主要包括血管解剖因素及支架近远端缺乏充足的锚定区,但对于存在手术高危因素的患者,也可尝试通过“杂交”手术、“烟囱”支架或“开窗”支架等技术完成腔内治疗。腔内治疗的相对禁忌证包括:① 支架锚定区主动脉直径>42 mm,或者夹层破口位置不适于行腔内修复术治疗,如Stanford A型主动脉夹层、夹层破口紧靠左锁骨下动脉且左侧椎动脉优势、夹层破口位于根大动脉或内脏动脉附近,导致支架锚定区不足。② 夹层血流动力学不适于行腔内修复术治疗,如内脏动脉主要由假腔供血,通过腔内修复术覆盖夹层原发破口后,假腔内血流量减少,存在内脏缺血坏死的风险。③ 支架输送系统导入通路病变,如主动脉严重扭曲、髂股动脉狭窄或闭塞,支架难以达到病变部位,导致腔内修复术难以完成。④ 对于结缔组织异常尤其是染色体缺陷所致主动脉病变,如马方综合征导致的主动脉夹层,腔内修复术尚缺乏远期疗效随访,此类患者更适合传统开胸手术。⑤ 主动脉夹层破裂。⑥ 既往有血管造影剂严重过敏史、肾功能不全史、凝血功能障碍等严重伴发疾病,或合并恶性肿瘤等其他疾病预期寿命不超过2年者。

2. 术前评估　腔内修复术可通过CTA或MRA,结合术中DSA进行全面精确的评估测量。需要测评的内容包括:① 仔细定位主动脉夹层原发破口和继发破口的解剖位置,明确夹层原发破口与主动脉弓上分支的解剖和毗邻关系。② 明确主动脉弓形态、主动脉弓上分支开口位置及脑血供情况(优势椎动脉等)。③ 测量支架锚定区主动脉直径。④ 明确主动脉夹层累及范围,辨别夹层真假腔,了解内脏动脉血供来源及髂股动脉的入路情况。

3. 手术方法　主动脉夹层腔内修复术应在装备DSA的杂交手术室内进行。患者全麻后取平卧位,根据术前评估选择髂动脉未受累的一侧,通过腹股沟斜切口显露股总动脉,或经腹膜外途径显露髂动脉作为导入动脉。静脉推注肝素(约1 mg/kg)后,送入带标尺的猪尾巴造影导管,于第12胸椎水平造影明确内脏动脉血供和继发破口位置。将猪尾巴造影导管置于升主动脉,血管造影测量并定位主动脉夹层原发破口位置,以及颈动脉、椎动脉及脑血供情况,主动脉支架型人工血管的放大率为10%~20%。交换Lunderquist导丝,导入支架型人工血管至主动脉弓。控制性降压(收缩压80~90 mmHg)。在透视下释放支架型人工血管覆盖主动脉夹层原发破口,近端锚定于左锁骨下动脉开口远端相对正常的胸主动脉,必要时可覆盖左侧锁骨下动脉开口以扩大近端锚定区。如有相应手术指征,可考虑经左侧肱动脉途径放置左侧锁骨下动脉“烟囱”支架以重建血运,或采用血管封堵器在椎动脉开口近端封堵左侧锁骨下动脉以减少内漏。撤除支架输送系统,造影确定支架位置和夹层破口覆盖情况,以及主动脉弓上分支血管、腹腔血管丛通畅性。尽可能避免球囊扩张支架锚定区,以免导致夹层破裂或逆撕。

4. 手术并发症

(1) 内漏:详见本章第二节。目前关于内漏的定义,主要源于胸、腹主动脉瘤的腔内治疗经验,并不完全适用于主动脉夹层病变。在各型内漏中,主动脉血流从支架附着部位持续流入假腔引起的近端Ⅰ型内漏(Ⅰa型)最为常见,其产生的主要原因是支架型人工血管与近端主动脉锚定区血管壁之间未能完全封闭。近端锚定区不足、主动脉弓部成角较急(较陡的主动脉弓)、支架型人工血管尺寸选择不当等因素,均可导致Ⅰ型内漏的发生。因Ⅰ型内漏危害较大,需积极预防和处理,可针对主动脉弓形态,选择带有近端裸支架的支架型人工血管以改善支架锚定区的构形和贴壁性;对于近端锚定区长度有限的病例,可通过覆盖左侧锁骨下动脉、放置“烟囱”支架或颈-颈动脉人工血管转流等方法,扩展近端锚定区。Ⅱ型内漏来源于分支动脉(锁骨下动脉、肋间动脉等)的反流,多在术后早期存在,有自发性血栓形成的倾向,因此术后一般先予以随访,如果夹层假腔持续增大,可对反流动脉进行栓塞治疗,但除左锁骨下动脉外,腹腔分支动脉的反流治疗难度较大。Ⅲ型内漏和Ⅴ型内漏的病例较少见。

(2) 逆行性A型主动脉夹层:腔内修复术后主动脉夹层逆行撕裂至升主动脉,即发生Stanford A型主动脉夹层,破裂可引起急性心包填塞,虽相对少见,但属极为严重的并发症,发生率为1.4%~20%。发病机制尚不明确,可能因疾病导致主动脉壁的薄弱,也有学者认为支架型人工血管近端锚定区的裸支架结构与此有关。术中球囊过度扩张以及导丝导管操作对主动脉血管壁的影响和损伤、支架对主动脉弓施加的应力及腔内修复术后血流动力学改变都是术后再发A型主动脉夹层的可能机制。避免对马方综合征等结缔组织疾病患者实施腔内治疗;选择合适的支架尺寸放大率(10%~15%),并选择近端无裸支架的移植物用于成角较急的主动脉弓;注意术中操作,减少球囊后扩,都有助于降低该并发症的发生率。术后患者应密切随访观察,发现夹层逆撕时应积极处理,及时手术治疗,笔者经验显示术后逆行性A型主动脉夹层的总死亡率为27.3%。

(3) 支架远端新发内膜破口：由于降主动脉夹层病变以及支架型人工血管远端超尺寸所施加的径向力，腔内修复术后支架可导致主动脉远端内膜片破裂，引起降主动脉新发破口，发生率为1.1%。胸主动脉段未得到覆盖的继发破口是影响术后主动脉重塑和假腔血栓形成的重要因素，因此需要引起重视并进行预防和治疗。笔者总结了如下措施：① 尽可能选择长度为15～20 cm的支架型人工血管，与10 cm的支架相比，较长的支架可使远端锚定区位于降主动脉中段，不仅可有效避免支架远端发生倾斜，造成径向力分布不均，而且可降低主动脉的受力范围。② 支架远端尽可能锚定于降主动脉较直的区域，避免放置于扭曲段，必要时可放置2个支架纠正，以改善主动脉受力状况。③ 尽可能避免支架内球囊扩张。④ 选择合适的支架型人工血管放大率。⑤ 注意合理的手术时机，避免在夹层急性期进行腔内修复术。支架远端新发破口的治疗，仍可采用腔内修复术，但术前需要仔细评估脊髓血供。

(4) 脊髓缺血和截瘫：详见本章第一节。

(5) 其他：主动脉夹层腔内修复术后并发症还包括移植物综合征、假性主动脉缩窄综合征、髂股动脉入路损伤、移植物感染等。

5. 操作要点 辨清真假腔是夹层腔内修复术前、术中评估的重点。CTA及三维重建是术前评估的“金标准”，多数可通过主动脉弓部正常部位的横断片，自近心端向远心端逐层读片辨认真假腔。反之亦可从远端主髂动脉正常部位向近心端逐层分析。而对于撕裂情况复杂，直接分辨真假腔存在困难的病例，也可通过局部CTA横断片直接区分：假腔通常具有“鸟嘴”现象、附壁血栓及横截面积较真腔更大的特点。为减少腔内修复术中导丝导管及支架误入夹层假腔的发生，通常选择夹层未累及的正常髂股动脉作为入路。如果双侧入路均为夹层累及，术中先通过留置于股动脉的短鞘行髂股动脉逆行造影，明确是否存在继发破口并标记其位置。上送导丝导管过程中，多次小剂量手推造影，保证导管始终位于真腔。在第12胸椎水平常规造影明确内脏动脉血供和继发破口位置，并与术前CTA检查相比较。由真腔供血的内脏动脉的显影情况，可帮助确认造影时导管的位置。继发破口较大的病例，因假腔内血流量明显多于真腔，甚至可出现真腔显影中断且造影剂难以下行的情况。头端卷曲的造影导管尺寸较大，不易通过夹层继发破口，可直接上送至升主动脉，以降低进入假腔的可能性。主动脉弓降部造影也是区分夹层真假腔的关键，真腔通常位于主动脉小弯侧，因受压而明显变细；假腔则通常位于主动脉大弯侧，管腔较大且血流通畅。其余操作要点详见本章第一节。

九、预后

主动脉夹层是一种严重的疾病，过去报道多数患者在发病后数小时到数日内死亡。据统计，未经特殊治疗的病例中约有3%的患者猝死，发病后2 d内死亡者占37%～50%，1周内死亡达60%～70%。多达29%的术后晚期死亡病例死于夹层动脉瘤或远端出现其他的动脉瘤。从原发的主动脉夹层到出现相应的动脉瘤平均时间为18个月，大多数在2年内出现。因此主动脉夹层患者的定期随访十分重要。随访评估包括认真的体格检查、定期胸片检查和一系列影像学检查，如TEE、CT或MRI。患者可在术后最初3个月和6个月复诊，然后根据患者风险情况每6～12个月复查1次。

腔内修复术后可见真腔扩大、假腔缩小伴血栓形成等改变，完全的主动脉重塑约见于40%的患者。研究显示术后胸段假腔内血栓形成率超过80%，但腹段假腔持续通畅却很常见，继发破口与假腔通畅的病例接近90%。虽然这是一个长期备受关注的问题，但因继发破口通畅导致假腔持续灌注，最终引起假腔瘤样扩张甚至动脉瘤破裂的发生率目前并不清楚。有meta分析纳入39个临床研究共609例患者(平均随访19.5±7.1个月)，假腔内血栓形成率为75.5%±2.4%，主动脉破裂发生率为2.3%±0.6%。术前主动脉直径超过4 cm以及夹层假腔保持通畅是术后假腔持续扩张的危险因素。结合夹层病理生理学特点，病程较短的患者，继发破口数量较少，夹层未见瘤样扩张，单纯原发破口腔内治疗可显著降低假腔内血流压力，预防破裂。但对于慢性患者，继发破口数量明显增多，夹层内膜瓣钙化导致腔内修复术后主动脉重塑欠理想，应积极治疗原发破口以外的继发破口。同理，在起病早期(>2周后)进行手术治疗，疗效或比药物治疗后选择性手术更佳。

第三章 马方综合征

张国辉

马方综合征以骨骼、眼及心血管三大系统的缺陷为主要特征。1896年首先由Marfan报道，故称Marfan综合征。因累及骨骼使手指细长，呈蜘蛛指(趾)样，故又称为蜘蛛指(趾)综合征(arachnodactyly syndrome)，也有称为Marfan综合征、马凡病、肢体细长症。

一、流行病学

马方综合征发病无性别倾向，其突变率亦无地域倾向。据估计在美国大约有60 000(占人口数的0.02%)到200 000人患有此病。该病致病基因携带者有一半的概率将其传给下一代。大多数马方综合征患者有家族史，但同时又有15%～30%的患者是由于自身突变导致的，这种自发突变率大约是1/20 000。

二、病因和病理

马方综合征属于一种多系统受累的遗传性结缔组织疾

病，为常染色体显性遗传。近年研究证实，该综合征是由于纤维素原基因（*FBN1*）突变引起的。纤维素原是构成微纤丝或弹力纤维的主要成分，广泛地分布于主动脉、晶状体悬韧带及骨膜，由于纤维素原异常造成结缔组织的伸展过度，导致主动脉扩张及晶状体移位，它在骨骼缺陷中则通过骨膜间接发挥作用，结缔组织覆盖在骨膜表面，并在正常的生长过程中提供反作用力，当骨膜的弹性增加时，将出现骨骼生长过度。

典型马方综合征包括以下三方面的病理改变：① 肌肉骨骼系统，肢体细长，蜘蛛指（趾），脊柱侧弯以及漏斗胸等。② 眼，晶状体脱位或半脱位为其典型变化，临床表现为高度近视。③ 心血管系统异常，是影响患者预后的主要因素。最重要的病变是升主动脉扩张和动脉瘤形成，包括主动脉窦和瓣环扩张，以及主动脉瓣关闭不全，不少病例合并主动脉夹层。其病理基础是主动脉中层的囊性坏死中层弹力纤维离断、碎裂、黏液样变性和囊肿形成。平滑肌排列不规则、增生。外膜可有不同程度的纤维化。主动脉瓣环的扩大、窦瘤或升主动脉夹层可引起或加重主动脉瓣关闭不全。这类病变，亦可累及肺动脉。马方综合征由于二尖瓣瓣叶的变形，或腱索的黏液样变引起二尖瓣脱垂，可并发二尖瓣关闭不全。

三、临床表现

（一）心血管系统

约 80%的患者伴有先天性心血管畸形，大多为主动脉进行性扩张而致主动脉瓣关闭不全，其次为由主动脉中层变性而引起的夹层动脉瘤，此瘤破裂是导致患者早亡的主要原因。近来认为二尖瓣关闭不全亦属本病的重要表现，可出现二尖瓣脱垂、二尖瓣关闭不全。本病可伴有主动脉不完全缩窄及在瓣膜病变基础上发生的细菌性心内膜炎。偶见房间隔缺损、室间隔缺损、法洛四联症、动脉导管未闭等。

马方综合征的主动脉瘤，按累及部位可分为窦部、窦和近心段主动脉以及窦和整个升主动脉三类。其中前两类又可统称为主动脉根部瘤或瘤样扩张，以窦扩张为主者亦称主动脉瓣环扩张（annuloaortic ectasia）。以窦和近心段主动脉扩张最常见，约占 2/3，窦和整个升主动脉扩张者占 1/4 以上；窦部受累者少见，仅为 5%～7%。有人估计马方综合征中 30%～60%侵犯心血管系统。部分病例可仅有心血管病变，这类病例可简称为心血管型马方综合征。无症状的升主动脉扩张，称为特发性升主动脉扩张，有时可波及弓部。

（二）眼

眼病变似乎多见于男性。约一半以上患者由于晶状体悬韧带断裂或松弛，故可发生双侧晶状体脱位。高度近视者很常见，有些患者眼房角发生改变。

（三）骨骼、肌肉系统

通常为长头畸形、眶下嵴突出、面容瘦长、额部圆突、眼球下陷、耳大、耳轮菲薄、貌似老人。管状骨发育很长，身材较高，躯干细长，四肢和指（趾）细长，躯干与四肢比例不当，下身比上身长，双手平伸间距离比身高长。韧带、肌腱及关节囊伸长、松弛。肌张力低，呈无力型体质。此外，可见漏斗胸、鸡胸、脊柱畸形等。

（四）其他

本病亦可累及皮肤、神经系统和呼吸系统等。

四、影像学检查

（一）X线检查

基本表现为升主动脉扩张、心脏（主要是左心室）增大和掌骨指数>0.84。

（二）心脏超声

主动脉瓣环、主动脉瓣部和升主动脉根部是马方综合征较为特征的表现，典型病例扩张往往比较明显，升主动脉最宽可达 100 mm 以上，TEE 能够显示主动脉瓣部和升主动脉根部扩张的全貌，一般主动脉中远段无明显扩张。主动脉瓣关闭不全往往导致左心室扩大。

（三）MRI 和 CT

MRI 和 CT 横轴位结合左前斜位能够观察到马方综合征的主动脉窦部和胸主动脉全貌。一般瘤腔内血流无信号，瘤壁光滑，厚度多属正常范围，瘤体与正常段或轻度扩张的主动脉分界清楚。

（四）主动脉造影

胸主动脉造影可如实反映本病胸主动脉及其窦部病变全面情况以及并发的主动脉瓣关闭不全，往往扩张最突出的部位均局限于窦部和近心段。

五、诊断与鉴别诊断

马方综合征并不少见，多见于中青年，但亦可在儿童期发病或至中老年时被发现。骨骼、眼、心血管改变三主征和阳性家族史是四项主要诊断标准，满足两项或以上者即可建立诊断。X线检查掌骨指数>0.84，胸片见主动脉扩张或左心室增大；血清黏蛋白明显降低；尿中羟脯氨酸升高，在诊断上具有重要的参考价值。临床上分为两型：三主征具全者称完全型，仅具两项者称不完全型。

本征须与同型胱氨酸尿症鉴别，后者有智力迟钝、动静脉血栓形成和尿中有类胱氨酸等可资鉴别；对分析主要侵犯升主动脉的瘤样扩张的病因诊断时，应加以注意。

六、治疗与预后

目前尚无特殊治疗，对先天性心血管病变宜早期修复，对心功能不全者宜采取内科治疗，若提示有主动脉夹层动脉瘤破裂者，应及时手术治疗，本病预后不良，在婴儿期及儿童期死亡率较高，多死于感染；在成人中有 92%死于心血管病变。

参考文献

1. Braverman A C, Thompson R W, Sanchez L A. Braunwald's heart disease[M]. 9th ed. Philadelphia: W. B. Saunders Co., 2012, 1314 - 1320.
2. Yuan S M, Jing H. Marfan's syndrome: an overview[J]. Sao Paulo Med J, 2010, 128: 360 - 366.

第四章　大 动 脉 炎

郑德裕

大动脉炎是一种较常见的血管疾病。早在1856年Savary报道1例年轻女性病例，双上肢无脉，动脉受累，左颈总动脉闭塞，未引起重视。1908年，日本高安眼科医师发现1例21岁女性患者，其眼底视乳头周围有动静脉吻合。1939年，Shinmi Y首次报道"高安病"。1948年，Shimizu等诊断此类型为"无脉病"。1962年，黄宛和刘丽笙在国际上首次提出"缩窄性大动脉炎"的概念。1963年，上田英雄等将其命名为"主动脉弓综合征"。1992年，Numano等将其命名为"Takayasu arteritis"。

大动脉炎指主动脉及其主要分支与肺动脉的慢性进行性非特异性炎变，以引起不同部位狭窄或闭塞为主，常呈多发性病变，表现为一组特异病症，少数患者由于炎症进行性破坏动脉中层弹力纤维而致动脉扩张或动脉瘤，故统称为大动脉炎(aortoarteritis)。大动脉炎病变呈跳跃性分布，可累及心脏，包括心瓣膜(主动脉瓣关闭不全多见)、心肌、传导系统及心包，并有相应的临床表现。

一、流行病学

本病在亚洲地区，如日本、中国、韩国、印度、泰国等国家报道较多，其次在南美洲、非洲、中东、苏联地区也有报道，1978年Pokrovsky报道了235例大动脉炎，而西欧国家近年来也陆续有报道。按每年每百万人口，大动脉炎发病率的分析，日本约为20，美国2.6，瑞典1.2，科威特2.2，英国0.8，我国尚无此类报道。1992年，我国已发表论文中至少报道1 300例大动脉炎，临床上遇见更多。日本全国曾登记大动脉炎患者约5 000例，每3年发生200～400例。近年来，各国陆续有新报道，2008年墨西哥报道了110例，2009年土耳其报道了248例，2010年法国报道了81例，2011年韩国报道了204例，可见世界各地均有报道，但其发病率不同。在临床上患者的发病年龄最小为2岁，最大为79岁。2012年，日本报道1例女婴8个月，呕吐入院，尸检证实为大动脉炎。30岁内发病占90%，40岁内发病占98%。性别不同，以女性多见，男与女之比在日本为1∶9，我国为1∶3.2，韩国为1∶6.6，印度为1∶1.6，泰国为1∶3，以色列为1∶1.8。

二、病因

本病病因迄今尚不明确，曾有梅毒、动脉硬化、结核、血栓闭塞性脉管炎(Buerger病)、先天性异常、巨细胞动脉炎、结缔组织病、风湿病、类风湿性疾病、内分泌异常、代谢异常和自身免疫等各种学说，属结缔组织病范畴。

(一) 自身免疫学说

目前认为本病可能由于链球菌、结核菌、病毒或立克次体等感染后体内免疫过程所致。其表现特点：① 红细胞沉降率快。② 血清蛋白电泳常见有γ球蛋白、α_1及α_2球蛋白增高。③ C反应蛋白，抗链"O"异常。④ 胶原病与本病合并存在。⑤ 主动脉弓综合征与风湿性、类风湿性主动脉炎相类似。⑥ 激素治疗有明显疗效。但这些特点并非本病免疫学的可靠证据。血清抗主动脉抗体的滴度和抗体价均较其他疾病明显增高，其主动脉抗原位于主动脉的中膜和外膜，血清免疫球蛋白示IgG、IgA和IgM均增高，以后两者增高为特征。尸检发现某些患者体内有活动性结核病变存在，其中多为主动脉周围淋巴结结核性病变。Shimizu等认为其可能是由于此处病变直接波及主动脉或对结核性病变的一种过敏反应所致。显微镜检查可见病变部位的动脉壁有新生肉芽肿和朗格汉斯(Langhans)巨细胞，但属非特异性炎变，未找到结核菌，而且结核病变极少侵犯血管系统。从临床观察来分析，大约24%的患者合并结核病，其中主要是颈及纵隔淋巴结结核或肺结核，用各种抗结核药物治疗，对大动脉炎无效，说明本病并非直接由结核菌感染所致。

(二) 内分泌异常

本病多见于年轻女性，故认为可能与内分泌因素有关。Numano等观察女性大动脉炎患者在卵泡及黄体期24 h尿标本发现，雌性激素的排泄量较健康女性明显增高。在家兔实验中，长期应用雌激素后可在主动脉及其主要分支产生类似大动脉炎的病理改变。临床上，大剂量应用雌性激素易损害血管壁，如前列腺癌患者服用此药可使血管疾病及脑卒中的发生率增高。长期服用避孕药可发生血栓形成的并发症。故Numano等认为雌性激素分泌过多与营养不良因素(结核)相结合可能为本病发病率高的原因。有人对大动脉炎动物模型，用抗雌性激素药物他莫昔芬(三苯氧胺，TAM)治疗后，可见大动脉炎的病变有改善。

(三) 遗传因素

关于大动脉炎与遗传的关系，引起某些学者的重视，Numano曾报道在日本已发现10对近亲，如姐妹、母女等患有大动脉炎，特别是孪生姐妹患有此病，为纯合子。我国已发现5对近亲患有大动脉炎，其中1对孪生姐妹、1对姐弟、1对母女患有大动脉炎，2对非孪生亲姐妹临床上符合大动脉炎的诊断，但每对中仅1例做了血管造影。我们曾对67例大动脉炎患者进行了HLA分析，发现A_9、A_{10}、A_{25}、Aw_{19}、A_{30}、B_5、B_{27}、B_{40}、B_{51}、Bw_{60}、DR_7、DRw_{10}、DQw_3出现频率高，有统计学意义，但抗原不够集中。日本曾对大动脉炎患者行HLA分析，发现A_9、A_{10}、B_5、Bw_{40}、Bw_{51}、Bw_{52}出现频率高，特别是Bw_{52}最高，并对124例患者随访20年，发现Bw_{52}阳性者反映大动脉炎的炎症严重，需要激素剂量较大，并对激素有抗药性；发生主动脉瓣关闭不全、心绞痛及心力衰竭的并发症均较Bw_{52}阴性者为重，这提示HLA抗原基因不平衡具有重要的作用。

近来的研究发现，我国汉族大动脉炎患者与HLA～DR_4、DR_7等位基因明显相关，DR_7等位基因上游调控区核苷酸的变异可能和其发病与病情有关。发现DR_4(+)或DR_7(+)患者病变活动与动脉狭窄程度均较 DR_4（－）或 DR_7（－）者为重。Kitamura 曾报道 HLA～B_{52}（＋）较 HLA～B_{52}（－）者，主动脉瓣关闭不全、缺血性心脏病、肺梗死等明显为重，而肾动脉狭窄的发生率 B_{39}（＋）较 B_{39}（－）者明显增高。

三、发病机制

各种原发性感染，如链球菌、结核菌或病毒等使体内产生抗体，由于再感染引起抗体抗原反应。主动脉系统对这种抗原抗体复合体具有免疫学的亲和性或易患性，故易受影响而产生炎性病变，此为病变的活动期。当清除感染因素或主动脉抗原时，则抗主动脉抗体的产生受抑制，也抑制了体内的免疫机制，而转为病变的稳定期或非活动期。

四、病理

大动脉炎主要是累及弹力动脉，如主动脉及其主要分支、肺动脉及冠状动脉，本病亦常累及肌性动脉。约 84％的患者病变侵犯 2～13 支动脉，其中以头臂动脉（尤以左锁骨下动脉）、肾动脉、腹主动脉及肠系膜上动脉为好发部位。腹主动脉伴有肾动脉受累者约占 80％，单纯肾动脉受累者占 20％，单侧与双侧受累相似。其次为腹腔动脉及髂动脉；肺动脉受累约占 50％；近年发现冠状动脉受累并不少见，占 9％～15％。

中国医学科学院阜外心血管病医院曾尸检大动脉炎 7 例，日本自 1958～1984 年共尸检 191 例。2012 年，日本报道 1 例大动脉炎，年仅 8 个月，女婴，尸检发现，主动脉壁增厚、狭窄纤维化、有多核巨细胞浸润，左冠动脉近端狭窄 60％，右冠动脉近端狭窄＞90％。本病的病理改变概述如下。

（一）形态学改变

本病系从动脉中层及外膜开始波及内膜的动脉壁全层病变，表现为弥漫性内膜纤维组织增生，呈广泛而不规则的增生和变硬，管腔有不同程度的狭窄或闭塞，常合并血栓形成，病变以主动脉分支入口处较为严重。本病常呈多发性，在两个受累区之间常可见正常组织区，呈跳跃性病变（skip lesion）。随着病变的进展，正常组织区逐渐减少，在老年患者常合并有动脉粥样硬化。近些年研究发现，本病引起动脉扩张性病变的发生率较前增高，由于病变进展快，动脉壁的弹力纤维和平滑肌纤维遭受严重破坏或断裂，而纤维化延迟和不足，动脉壁变薄，在局部血流动力学的影响下，引起动脉扩张或形成动脉瘤，多见于胸腹主动脉，也可累及头臂动脉，以男性较为多见。Hotchi 曾在 82 例尸检中发现，有动脉扩张、动脉瘤及动脉夹层 47 例（57.3％），其中动脉扩张 26 例（31.7％），动脉瘤 11 例（13.4％），动脉瘤合并动脉扩张 6 例（7.3％），动脉夹层 4 例（4.9％）。肺动脉病变与主动脉基本相同，主要病变在中膜与外膜，内膜纤维性增厚是中膜与外膜病变的继发性反应，在肺动脉周围分支几乎均可见闭塞性病变，与支气管动脉形成侧支吻合。双侧弹性与肌性动脉受累后可引起肺动脉高压。

（二）组织学改变

Nasu 将大动脉炎病理分为三型，即肉芽肿、弥漫性炎变和纤维化型。其中以纤维化型为主，并有逐渐增多趋势。即使在纤维化型中，靠近陈旧病变处可见新的活动性病变。在尸检中很难判定本病的初始炎变，根据研究有三种不同的炎变表现，即急性渗出、慢性非特异性炎变和肉芽肿，使受累区逐渐扩大。动脉中层常见散在灶性破坏，其间可有炎症肉芽组织和凝固性坏死，外膜中滋养血管壁的中层和外膜有明显增厚，引起其管腔狭窄或闭塞；动脉各层均有以淋巴细胞和浆细胞为主的细胞浸润，中层亦可见上皮样细胞和朗格汉斯巨细胞。电镜所见：动脉壁平滑肌细胞细长，多充满肌丝，细胞器很少；少数肌膜破坏，肌丝分解和消失，线粒体和内质网肿胀，空泡性变，以致细胞变空和解体；细胞核不规则，染色质周边性凝集，成纤维细胞少见，胶原纤维丰富，有局部溶解，网状纤维少，弹力纤维有分布均匀、低电子密度的基质，以及疏松纵向走行的丝状纤维。

五、临床表现

在局部症状或体征出现前数周，少数患者可有全身不适，易疲劳、发热、食欲缺乏、盗汗、皮疹、体重下降、关节痛和月经不调等症状。当局部症状或体征出现后，全身症状将逐渐减轻或消失，但多数患者则无上述症状。

根据患者的血管造影与临床表现大动脉炎分为不同类型。1977 年，Lupi-Herrea 在日本分型的基础上，将此病分为四型，笔者对此又加以具体分型（括弧内）：Ⅰ型（头臂动脉型）、Ⅱ型（胸腹主动脉型）、Ⅲ型（混合型）和Ⅳ型（兼有肺动脉型）。该分型在我国已沿用多年，简便实用。1994 年 Sharma 等根据 185 例血管造影将大动脉炎分为五型，Ⅰ型仅累及主动脉弓分支；Ⅱa 型系Ⅰ型加升主动脉受累，Ⅱb 型系Ⅱa 型加胸降主动脉受累；Ⅲ型累及胸降主动脉，腹主动脉和（或）肾动脉；Ⅳ型仅累及腹主动脉和（或）肾动脉；Ⅴ型累及整个主动脉及其分支。此分型将冠状动脉与肺动脉受累仅化为Ⅱb 型，实际上各型均可发生，但其发生率不同。

（一）Ⅰ型（头臂动脉型）

颈动脉和椎动脉狭窄和闭塞，可引起脑部不同程度的缺血，出现头昏、眩晕、头痛、记忆力减退，单侧或双侧视物有黑点、视力减退、视野缩小，甚至失明，嚼肌无力和咀嚼肌腭部肌肉疼痛。较少患者因局部缺血产生鼻中隔穿孔，上腭及耳郭溃疡，牙齿脱落和面肌萎缩。脑缺血严重者可有反复晕厥、抽搐、失语、偏瘫或昏迷。尤以头部上仰时，脑缺血症状更易发作。少数患者由于局部血压和氧分压低或颈动脉与周围组织发生粘连，颈动脉窦较为敏感，当头部急剧改变位置或起立时，可产生颈动脉窦性晕厥现象。上述缺血可出现单侧或双侧上肢无力、发凉、酸痛、麻木，甚至肌肉萎缩。颈动脉、桡动脉、肱动脉搏动减弱或消失，两侧上肢收缩压差＞10 mmHg。约半数患者于颈部或锁骨上部可听到收缩期血管杂音，少数伴有震颤，但杂音响度与狭窄程度之间，并非完全成比例。轻度狭窄或完全闭塞的动脉，则杂音不明显。如有侧支循环形成，则血流通过扩大、弯曲的侧支循环时，可以产生连续性血管杂音，但很少见。当一侧锁骨下动脉或无名动脉狭窄 50％以上或闭塞时，可使同侧椎动脉的压力降低 10 mmHg 以上，对侧椎动脉的血液便逆流入狭窄或闭塞侧的椎动脉和锁骨下动脉，当患侧上肢活动时，其血流可增加 50％～100％，使狭窄或闭塞部位的远端引起虹吸现象，加重脑部缺血，而发生一过性头晕或晕厥，称为锁骨下动脉窃血综合征（subclavian steal syndrome)。

（二）Ⅱ型(胸腹主动脉型)

大动脉炎与高血压关系密切，可引起肾血管性高血压、胸降主动脉狭窄、主动脉瓣关闭不全、继发性动脉粥样硬化所致的收缩期高血压。

1. 肾血管性高血压　① 无原发性高血压家族史。② 大多发生<30 岁，或>50 岁。③ 病程较短。④ 用 ACEI 或 ARB 后发生氮质血症。⑤ 单侧肾萎缩(狭窄>75%)或低钾血症(15%～20%)。⑥ 高血压的程度较重，以舒张压增高更明显，但少数患者仅轻度血压增高或为收缩期高血压。⑦ 血管杂音，50%～80%的患者于脐上部可闻及高调的收缩期血管性杂音。杂音位于脐上 2～7 cm 及脐两侧各 2.5 cm 范围内。杂音强度与肾动脉狭窄程度不呈平行关系。动物实验发现，犬腹主动脉管腔狭窄达 60%时才出现血管杂音，管腔狭窄达 73%时杂音最响，若达 78%以上则杂音减弱或听不到。大多学者认为腹主动脉或肾动脉管腔狭窄<60%，狭窄远端、近端收缩压差<30 mmHg 者，则无功能意义，即不引起肾血管性高血压。肾动脉狭窄≥70%，狭窄远端、近端收缩压差>30 mmHg，才会引起肾血管性高血压。但也有肾动脉明显狭窄而远端、近端收缩压差不明显者，这是由于长期高血压引起进行性弓状动脉及小叶间动脉硬化，使周围肾脏阻力增加所致。杂音性质对判定病变的情况有意义，连续性血管杂音反映整个心动周期存在压力差，提示可能有肾动脉狭窄，但应除外动静脉瘘。血管杂音的强度受各种因素的影响，如血压升高、心率增快、肠鸣音减弱、空腹或体形偏瘦者较易闻及血管杂音，否则难以听到。当怀疑本病时，应在不同条件下反复听诊，但腹部血管杂音并非肾动脉狭窄的特异体征，9%的原发性高血压或 50 岁以上者上腹部有时亦可闻及轻度的血管杂音。若未闻及血管杂音，也不能除外肾动脉狭窄，特别是纤维肌性结构不良(FMD)，由于其病变常限于肾动脉中段或其分支，上腹部一般难以听到杂音。我们曾对 27 例 FMD 患者进行分析发现，7 例有腹部血管杂音。故应结合有关检查，全面分析来判定。约 50%的大动脉炎患者于颈部可闻及血管杂音，因右侧有时易与颈静脉营营音相混淆，故左侧较右侧血管杂音的病理意义大，可辅助诊断。⑧ 四肢血压水平不对称。⑨ 全身大动脉炎的特征，如发热、红细胞沉降率快等。

2. 胸降主动脉狭窄　由于胸降主动脉狭窄，使心排出血液大部分分流向上肢，下肢血流少，并形成侧支循环，故上肢血压高，下肢血压低或测不出，表现为收缩期高血压，也称区域性高血压。

3. 主动脉瓣关闭不全　由于大动脉炎累及升主动脉扩张，主动脉瓣环扩大，伴有交界分开，并可累及瓣膜纤维化及增厚所致的主动脉瓣关闭不全，引起收缩期高血压。其检出率为 13.7%～24%。

4. 继发性主动脉粥样硬化　由于长期在大动脉炎的基础上，发生继发性主动脉粥样硬化所致的收缩期高血压。

上述各种类型继发性高血压，可单独或合并存在，应注意鉴别诊断。

（三）Ⅲ型(混合型)

具有上述两种类型的特征，属多发性病变，多数患者病情较重。

（四）Ⅳ型(兼有肺动脉型)

本病合并肺动脉受累并不少见，约占 50%，上述三种类型均可合并肺动脉受累，而在各类型中伴有或不伴有肺动脉受累之间无明显差别。尚未发现有单纯肺动脉受累者，但有以肺动脉受累为首发临床表现的个案报道。肺动脉高压大多为一种晚期并发症，约占 1/4，多为轻度或中度，而重度则少见。临床上出现心悸、气短较多，但症状均较轻。肺动脉瓣区可闻及收缩期杂音和肺动脉瓣第二心音亢进，肺动脉狭窄较重的一侧呼吸音减弱。应与其他肺血管疾病，如肺动脉血栓栓塞症或特发性肺动脉高压等鉴别。

本组 530 例大动脉炎的临床表现见表 20-4-1。

表 20-4-1　530 例大动脉炎的临床表现

临床表现	例　数	发病率(%)
继发性高血压	318	60
无脉	197	37.2
间歇跛行	120/485	24.7
头晕	46	9.2
晕厥	22	4.4
视力障碍	48	9.6
失明	9	1.8
脑血栓	27	5.4
鼻中隔穿孔	1	0.1
血管杂音		
颈部	237	47.4
上腹部	286	57.5
背部	49	9.8
心力衰竭	18	3.6
主动脉瓣关闭不全	11/205	5.2
气短	53	10.6
咯血	8	1.6
心绞痛	6	1.2
心肌梗死	5	1.0
肾衰竭	4	0.8
主动脉夹层	1	0.2

六、辅助检查

（一）实验室及免疫学检查

本病实验室检查指标均呈非特异性改变，应结合病史与临床表现加以鉴别诊断。

红细胞沉降率快，反映本病病变活动的一项指标。约 43%的患者红细胞沉降率快，可快至 160 mm/h。C 反应蛋白阳性，其临床意义与红细胞沉降率相同。抗链球菌溶血素“O”阳性，反映近期曾有溶血性链球菌感染，本病约半数患者出现阳性或可疑阳性反应。少数患者可见白细胞计数增高，但中性粒细胞无明显改变，也为炎症活动的反应。约 1/3 的患者出现贫血，常为轻度贫血，是由长期病变活动或雌激素增高对造血功能影响所致。免疫球蛋白升高，可有免疫指标异常。血清抗主动脉抗体测定，对大动脉炎的诊断具有一定的价值。抗主动脉抗体滴度≥1∶32为阳性，≤1∶16为阴性。大动脉炎患者阳性率可达91%，其中滴度≥1∶64者占65%，假阴性占8.5%。

（二）胸部X线检查

1. 心脏改变 约1/3的患者有不同程度的心脏扩大，多为轻度左心室扩大，重度扩大较少见。其原因主要是高血压引起的后负荷增加；其次是主动脉瓣关闭不全或冠状动脉病变引起的心肌损害。

2. 胸主动脉的改变 常为升主动脉或弓降部的膨隆，凸出，扩张，甚至瘤样扩张，可能是高血压的影响或大动脉炎的表现，与病变类型及范围有关。降主动脉，尤以中下段变细内收及搏动减弱等，是提示胸降主动脉狭窄的重要指征。

（三）心电图检查

约半数患者有左心室肥厚、左心室劳损或高电压。少数表现为冠状动脉供血不足或心肌梗死改变。由于肺动脉狭窄引起的肺动脉高压可表现为右心室肥厚，左心室后负荷增加可能部分掩盖心电图右心室肥厚的特征。

（四）眼底检查

大动脉炎的眼底有高血压眼底与大动脉炎眼底两种改变。大动脉炎眼底为本病的一种特异性改变，发生率约为14%。其可分为三期：第一期（血管扩张期），视神经乳头发红、动静脉扩张、淤血、静脉管腔不均、毛细血管新生、小出血、小血管瘤、虹膜玻璃体正常；第二期（吻合期），瞳孔散大、反应消失、虹膜萎缩、视网膜动静脉吻合形成、周边血管消失；第三期（并发症期），表现为白内障、视网膜出血和剥离等。本组321例的眼底改变见表20-4-2。

表20-4-2 321例大动脉炎的眼底改变

眼 底	例 数	发病率(%)
正常	99	30.8
Ⅰ级	120	37.4
Ⅱ级	17	5.3
Ⅲ级	32	10.0
Ⅳ级	8	2.5
大动脉炎眼底	45	14
共计	321	100

注：按Keuth-Wegener分级法（Ⅰ～Ⅳ级）。

（五）肺功能检查

肺功能改变与肺动脉狭窄和肺血流受损有一定的关系。通气功能下降以双侧肺血流受损为多，而弥散功能障碍则少见。长期肺血流受损使肺顺应性降低或肺动脉高压引起心肺功能改变。

（六）分侧肾静脉肾素活性测定

正常人两侧肾静脉肾素水平较肾动脉血约高25%。若患侧肾素活性较健侧增高50%，则可诊断为肾动脉狭窄。大多数学者以患侧肾静脉肾素活性比值（RVRR）>1.5及健侧肾静脉与远端下腔静脉血浆肾素活性（PRA）相等为单侧肾动脉狭窄的特征。由于患侧肾素活性明显增高，通过反馈机制抑制健侧肾脏分泌肾素，故健侧肾静脉应与远端下腔静脉的PRA（代表周围静脉PRA水平）相等。实际大多数并非绝对相等，只要健侧肾静脉与远端下腔静脉PRA比值<1.3，说明健侧肾无血管病变或没有意义的病变。RVRR≥1.5，健侧肾静脉PRA/下腔静脉PRA值（RcCRR）<1.3，健侧肾静脉PRA～下腔静脉PRA（Rc～C/C）/下腔静脉PRA（Rc～C/C）值<0.24者，为手术指征的三项指标。单侧肾动脉狭窄中，RVRR≥1.5者占77%，RcCRR<1.3及Rc～C/C<0.24者均占93%。若综合上述三项指标，预测介入治疗及手术成功率可达100%。但本法仍有50%的假阴性。

（七）超声检查

通过彩色多普勒血流显像，可探查主动脉及其主要分支狭窄或闭塞，包括颈动脉、椎动脉、锁骨下动脉、肱动脉、桡动脉、肾动脉、髂动脉、股动脉、腘动脉及主动脉瓣关闭不全等。对肾动脉狭窄检查的成功率为80%～90%，诊断的敏感性和特异性均较高，PSV为诊断狭窄的重要指标，若PSV>180 cm/s，反映狭窄>60%；PSV>220 cm/s，反映狭窄>75%。Hoffman等研究，以180 cm/s作为临界值，其诊断的敏感性为95%，特异性为90%。

（八）核医学检查

用^{99m}Tc DTPA肾γ照相及开搏通激发试验，当肾动脉发生狭窄时，由于肾缺血引起肾素系统活性增强，血管紧张素Ⅱ使肾小球出球小动脉收缩，肾小球滤过压增高，代偿性来维持适当的肾小球滤过率。服用开搏通25 mg 1 h后复查肾γ照相，若有肾动脉狭窄存在，由于开搏通消除了血管紧张素Ⅱ对出球小动脉的收缩作用，故肾小球滤过率较服药前降低，以此来判定肾动脉狭窄，作为诊断标准之一。本法诊断敏感性为62%～99%，特异性为91%～98%，较单纯肾γ照相的敏感性（51.8%）明显增高，而特异性则无任何差别。

（九）CTA检查

CT可以观察动脉管壁的变化，对大动脉炎的早期诊断及病变活动具有较大的价值，可见管壁增厚及钙化，增强CT扫描，表现管壁强化和环状低密度影，特别是PET/CT可观察动脉壁细胞葡萄糖吸收增加，提示为病变活动期，但血管造影正常，有助于大动脉炎的早期诊断。尤其CTA及其三维重建可立体显示主动脉及其主要分支病变，对重叠部位的血管畸形和复杂血管结构显示最佳。螺旋CT血管造影对肾功能正常的肾血管病变，其敏感性为98%，特异性为94%。由于造影剂对肾脏有毒性作用，故肾功能不全患者忌用。

（十）磁共振血管造影（MRA）检查

本法属无创性检查，采用钆（Gadolinium）血管造影，具有多体位多层面成像的能力。本法可以检测大动脉炎管腔和管壁形态学及主动脉血流动力学变化，判定主动脉瓣关闭不全，并能显示完整的主动脉及其主要分支形态学的改变。对肾动脉狭窄诊断的敏感性与特异性均>90%。由于肾动脉血流缓慢或血流涡流常会造成信号缺失，夸大狭窄程度，也与呼吸、肠蠕动、肾动脉弯曲有关。对安装心内起搏器或体内除颤器者，则忌用此法检查。

（十一）血管造影检查

1. 数字减影血管造影（DSA） 目前仍为诊断大动脉炎的"金标准"，应对头臂动脉、胸主动脉、腹主动脉、肾动脉、髂动脉、股动脉进行全面检查。本组172例数字减影血管造影的改变见表20-4-3。

表 20－4－3　172 例大动脉炎数字减影血管造影的改变

动脉		狭窄（例）	闭塞（例）	扩张动脉瘤（例）	边缘不规则（例）	总计（例）
锁骨下动脉	左	55	80	1	11	147
	右	45	38	3	4	90
颈动脉	左	25	34	2	8	69
	右	18	15		3	36
椎动脉	左	17	7			24
	右	4	3			7
无名动脉		26	4	1	4	35
胸主动脉		26	4	1	4	35
腹主动脉		80	6	4	18	108
肾动脉	左	58	15		2	75
	右	55	18		4	77
肠系膜动脉	上	26	28		1	55
	下	1	2			3
腹腔动脉		2	6		1	9
肝动脉		1	2			3
脾动脉		1				1
肺动脉		54/94				54
髂动脉	左	11	4		1	16
	右	15	6		1	22

2. 冠状动脉造影　近年来对本病累及冠状动脉受到人们的重视。Lupi 等曾报道冠状动脉受累的发生率为 9%～10%。我院发现约 50 例大动脉炎，经冠状动脉造影证实为冠状动脉狭窄或闭塞，其中主干受累占 60%。其他表现为近中段或单纯中段狭窄，尚未发现冠状动脉瘤。日本 Matsubard 等对 21 例大动脉炎患者进行了冠状动脉造影分析，根据冠状动脉病理特征分为三种类型：Ⅰ型为冠状动脉口及其近段狭窄或闭塞，此型最为多见；Ⅱ型为弥漫型，其病变可波及心外膜分支或累及数段，即所谓的跳跃病变（skip lesions）；Ⅲ型为冠状动脉瘤，后两种类型很罕见。由于升主动脉病变波及冠状动脉内膜产生增生性炎变及中层平滑肌收缩而引起冠状动脉狭窄或闭塞所致。

七、诊断

关于大动脉炎的诊断目前尚无统一标准，主要有 1988 年 Ishikawa、1990 年美国风湿学会及 1995 年 Sharma 根据印度 106 例及日本 79 例大动脉炎血管造影所见，在 Ishikawa 诊断标准的基础上，提出修正的诊断标准，其中主要标准 3 项，次要标准 10 项。笔者曾对 700 例大动脉炎的血管造影与临床表现对比分析，提出大动脉炎的诊断标准：① 发病年龄一般＜40 岁。② 锁骨下动脉狭窄或闭塞，脉弱或无脉，两上肢收缩压差＞10 mmHg，锁骨上闻及血管杂音。③ 颈动脉狭窄或阻塞，动脉搏动减弱或消失，颈部闻及血管杂音或有大动脉炎的眼底改变。④ 胸、腹主动脉狭窄，上腹或背部闻及血管杂音，下肢血压低。⑤ 肾动脉狭窄，血压高，上腹部闻及血管杂音。⑥ 肺动脉或冠状动脉狭窄或主动脉瓣关闭不全。⑦ 红细胞沉降率快。

上述 7 项中，前 2 项是主要的诊断指标，并具有其他 5 项中至少 1 项，可诊断本病。对可疑患者，则需行数字减影血管造影（DSA）或 CTA、MRA 检查，方能明确诊断。但上述诊断均为大动脉炎发展到一定阶段，出现动脉狭窄后的影像学诊断，并非本病的早期表现，大动脉炎早期仅有主动脉壁发炎、水肿，但管腔正常，用 PET/CT 检查发现，除管壁增厚外，管壁细胞葡萄糖吸收增加，是炎性病变的反应，此法为非特异改变，应结合临床加以鉴别。关于大动脉炎病变是否活动，目前国际上均以红细胞沉降率或 C 反应蛋白为临床指标，Dagna 等提出，Pentraxin－3（PTX3）是正五聚蛋白，此法与 C 反应蛋白，红细胞沉降率对比分析，认为血浆 PTX3 水平＞1.0 ng/ml 较 C 反应蛋白或红细胞沉降率更准确地判定大动脉炎患者是否活动。红细胞沉降率正常患者，有 44%的病理检查发现，病变在活动，故病理诊断是判断病变是否活动的“金标准”。

1990 年美国风湿病协会制定大动脉炎的分类标准：① 发病年龄 40 岁以下。② 间歇跛行。③ 上臂动脉搏动减弱。④ 两上肢收缩压差＞10 mmHg。⑤ 锁骨下动脉与主动脉连接区有血管杂音。⑥ 动脉造影异常。上述 6 项中有 3 项符合者，可诊断本病。

八、鉴别诊断

大动脉炎是指主动脉及其主要分支与肺动脉的慢性进行性非特异性炎变。由于受累部位不同，其临床表现也不同，典型者诊断并不困难，但非典型者，则需与下列疾病进行鉴别诊断。

（一）动脉粥样硬化

年龄大多数超过 50 岁，男性多见，病史较短，无大动脉炎的临床表现，血管造影常见合并冠状动脉、髂动脉、股动脉及腹主动脉粥样硬化病变，为肾血管性高血压最常见的病因。

（二）肾动脉纤维肌性结构不良（FMD）

本病好发于年轻女性，病变大多累及肾动脉中段及其分支，约 30%的病变可呈串珠样改变，以右肾动脉受累较多见，一般不发生动脉闭塞，主动脉很少受累，约 1/4 的患者在上腹部可闻及血管杂音，缺少大动脉炎的临床表现。

（三）先天性主动脉缩窄

本病与大动脉炎累及胸降主动脉狭窄所致高血压有时易混淆。前者多见于男性，血管杂音位置较高，限于心底部及肩背部，腹部听不到杂音，全身无炎症活动表现，胸主动脉造影可见特定部位缩窄。导管前型常累及主动脉弓部，导管后型在动脉导管相接处形成局限性狭窄。

（四）血管炎

1. 结节性多动脉炎　多见于 40 岁以上男性，累及多脏器中等及小口径肌动脉，肾动脉受累高达 33%，可引起肾血管性高血压。肾血管造影可见多发性小动脉瘤、肾动脉狭窄及肾梗死。

2. 血栓闭塞性脉管炎（Buerger 病）　主要发生在 20～40 岁的吸烟男性，累及四肢中小动脉及浅表静脉；以下肢为重，表现剧痛，一个或多个趾（指）溃疡或坏疽，上肢受累约占 60%。血管造影可见肢体远端血管呈节段性闭塞。下肢血栓可波及腹主动脉及肾动脉，引起肾血管性高血压。

3. 巨细胞动脉炎　一般发生在 50 岁以上女性，以头痛、发热、间歇性下颌运动障碍、眼受累、多肌痛为特征的系统性肉芽肿性血管炎。颞动脉搏动减弱及触痛。本病一般不累及肺、肾血管。颞动脉活检常见多核巨细胞，可以确诊。

4. 白塞病　以复发性口腔溃疡、生殖器溃疡、眼炎及皮肤损害为特征的系统性疾病。大小血管均可累及，以小血管为主。表现为动脉扩张或动脉瘤，动脉内膜增生可引起狭窄，肾动脉受累可发生肾血管性高血压。静脉系统较动脉受累多见，导致血栓性静脉炎及血栓形成。针刺反应试验阳性，特异性较高，具有诊断价值。

九、治疗

(一) 活动期的治疗

某些患者于发病早期有上呼吸道、肺部或其他器官感染因素存在。有效控制感染，对防止病情的发展可能有一定的意义。

目前认为激素对本病活动期患者的治疗是有效的，包括发热、疼痛、红细胞沉降率增快及C反应蛋白阳性可于短期内得到改善，病情缓解，红细胞沉降率恢复正常。一般口服泼尼松(prednisone)1 mg/(kg·d)或顿服 30～60 mg/d，维持 4～6 周后逐渐减量，每 2～4 周减少 5～10 mg，以后每 2～4 个月减少 2.5 mg，以红细胞沉降率不增快为减量的指标，剂量减至每日 5～10 mg 时，应维持一段时间。有的患者每日服用 5 mg 达 15～20 年，病情稳定，未发现任何不良反应，说明长期小剂量服用激素对控制病变活动是有帮助的。若病情危重者可静脉滴注氢化可的松每日 100 mg；但合并结核或其他感染或恶性高血压者，则不宜长时间应用激素。

对激素反应不佳者，应联合应用免疫抑制剂环磷酰胺(cyclophosphamide, CTX)2 mg/(kg·d)，或硫唑嘌呤(依木兰)1～2 mg/(kg·d)，或甲氨蝶呤(methotrexate)7.5～15 mg，每周 1 次。有人提出开始口服甲氨蝶呤 0.3 mg/kg，每周 1 次，可达 15 mg。一般均与激素合用，可减少激素用量。雷公藤多苷片，具有抗感染及免疫抑制作用，效用与皮质激素相似，而无皮质激素的不良反应。当与皮质激素合用时可提高疗效，减少激素的剂量及不良反应。按 1～1.5 mg/kg，每日 2～3 次，长期服用应注意月经减少或闭经，白细胞计数减少，孕妇忌用。除按活动期治疗外，伴有脑或肢体缺血表现者，应并用扩张血管、改善微循环、抗血小板及抗高血压等药物进行治疗。

(二) 稳定期的治疗

1. 药物治疗

(1) 扩张血管及改善微循环药物：口服药物可选用胰激肽原酶肠溶片(怡开)120～240 U，每日 3 次；羟乙基芦丁(维脑路通)180 mg，每日 3 次；川芎嗪 100 mg，每日 3 次；706 代血浆 250～500 ml，每日 1 次，2～3 周为一疗程，可降低血浆黏稠度，减低红细胞聚集，延长凝血时间。静脉滴注川芎嗪 80～120 mg 加 10%葡萄糖 200 ml，每日 1 次，2 周为一疗程。

(2) 抗血小板药物：阿司匹林 50～100 mg，每日 1 次；潘生丁 25～50 mg，每日 3 次。

(3) 抗高血压药物：对不适于介入或手术治疗的患者，可服用抗高血压药治疗。本病对一般降压药物反应不佳，对单侧肾动脉狭窄患者可应用 ACEI、ARB 治疗，但应密切观察尿蛋白、血肌酐，注意肾功能变化。双侧肾动脉明显狭窄或单功能肾(自然或人工移植)者，则忌用此药。

2. 介入治疗　大动脉炎呈多发性病变，可累及 13 支动脉，当颈动脉、锁骨下动脉、胸腹主动脉、肾动脉、髂股动脉、冠状动脉、肺动脉等发生明显局限性狭窄，引起缺血，有介入指征者，应首选介入治疗，可获得较好的疗效。近年来采用支架置入术，可提高技术成功率，降低再狭窄率。两侧肺动脉发生多发性狭窄，引起肺动脉高压，可有咯血，若局限性狭窄有介入指征者，则行肺动脉扩张术，术后肺动脉收缩压，一般可下降 10～20 mmHg。

3. 外科治疗　当药物或介入治疗无效，并有外科治疗指征者，应采用手术治疗。

(1) 颈动脉明显狭窄引起脑供血不足、晕厥、视力障碍，可行升主动脉-颈动脉血管重建术。

(2) 胸腹主动脉广泛狭窄引起上肢区域性高血压或下肢间歇跛行，可行狭窄远近端主动脉重建术。

(3) 肾动脉阻塞(单侧或双侧)引起肾血管性高血压，可行血管重建术或肾脏自身移植术，若肾脏重度萎缩，无功能或肾动脉狭窄病变广泛，可行肾切除术。近年来对有些双侧肾动脉狭窄患者，一侧行支架置入，另一侧行外科手术治疗，获得满意的疗效。

(4) 并发冠状动脉明显狭窄引起心绞痛或心肌梗死者，可行冠状动脉搭桥术。

(5) 并发主动脉瓣关闭不全(中度以上)引起心脏明显扩大，可行主动脉瓣置换术，但应在病变稳定 3 个月后行手术，否则易发生瓣周漏。

十、预后

(一) 并发症

本病预后主要取决于高血压的程度及脑与冠状动脉供血情况。本病属于慢性进行性血管病变，受累动脉的侧支循环形成较丰富，故大多数患者预后较好，可参加一般工作。笔者曾对 530 例大动脉炎的分析，约 15%的患者发生了并发症，其中 90%的患者仅有一种并发症，10%的患者有两种并发症，以发病后 5 年内出现并发症最多(70%)。76 例患者共发生 85 例并发症，其中：脑血栓 27 例次、心力衰竭 18 例次、主动脉瓣关闭不全 11 例次、失明 9 例次、心绞痛 6 例次、心肌梗死 5 例次、肾衰竭 4 例次、脑出血 3 例次、主动脉夹层 1 例次、鼻中隔穿孔 1 例次。日本曾报道大多数心力衰竭患者伴有主动脉瓣关闭不全；而本组心力衰竭患者由于严重高血压所致，不伴有主动脉瓣关闭不全，经药物治疗后大部分患者心力衰竭得到控制。少数患者表现为中心动脉压升高、引起心脏扩大及心力衰竭，但两上肢无脉，血压测不到，在诊断上应引起注意。个别患者产生冠状动脉窃血综合征(coronary steal syndrome)。

(二) 死因

笔者对 530 例大动脉炎的分析，平均随访 8.2 年，死亡 55 例(目前发现死亡 78 例)，病死率为 10.4%。大约 2/3 的患者死于原来的并发症；死因分析，脑出血 13 例、术后并发症 4 例、肾衰竭 4 例、心力衰竭 3 例、急性心肌梗死 3 例、脑血栓形成 2 例、夹层血肿破裂 1 例、假性动脉瘤破裂 1 例、结核 1 例、胃癌 1 例、死因不明 22 例。5 年及 10 年生存率分别为 93.1%及 90.1%。有人报道 76 例随诊 5 年，死亡 13 例(17%)。

参 考 文 献

1. 郑德裕. 大动脉炎与高血压[M]//郑德裕. 继发性高血压诊断治疗学. 北京：人民军医出版社，2005：373 - 382.
2. Arnaud S, Kahn J E, Girszyn N, et al. Takayasu's arteritis: an update on physiopathology[J]. Eur J Intern Med, 2006, 17: 241 - 246.
3. Brunner J, Feldman B M, Tyrrell P N, et al. Takayasu arteritis in children and adolescents [J]. Rheumatology, 2010, 49: 1806 - 1814.
4. Dagna L, Salvo F, Tiraboschi M, et al. Pentraxin - 3 as a marker of disease activity in Takayasu arteritis[J]. Ann Inter Med, 2011, 155: 425 - 433.
5. Deyu Z, Diyun F, Liseng L. Takayasu arteritis in China A report of 530 cases[J]. Heart Vessels suppl, 1992, 7: 32 - 36.
6. Ogino H, Matsuda H, Minatoya K, et al. Overview of late outcome of medical and surgical treatment for Takayasu arteritis [J]. Circulation, 2008, 118(27): 2738 - 2747.
7. Treitas D S, Camargo C E, Mariz H A, et al. Takayasu arteritis: assessment of response to medical therapy based on clinical activity criteria and imaging techniques[J]. Rheumatol Int, 2012, 32: 703 -709.
8. Ueno M. Antiplate therapy in the treatment of Takayasu arteritis [J]. Circulation Journal, 2010, 74(6): 1079 - 1080.

第二十一篇

高原性心血管病

魏 盟 赵 清

高原病(high altitude)是发生于高原低氧环境的一种特发疾病,又称“高山病”(mountain sickness),两个概念可以通用,包括急性轻症高原病(acute mild high altitude disease)、高原肺水肿(high altitude pulmonary edema)、高原脑水肿(high altitude cerebral edema)、高原衰退症(high altitude deterioration)、高原红细胞增多症(high altitude polycythemia)、高原性心脏病(high altitude heart disease)、慢性高山病(Monge's disease)等,因“高山病”易给人以只有在攀登高山时才发生该病的假象,故高原病较“高山病”更为确切。本篇只介绍高原性心血管病,包括高原性心脏病、高原肺水肿和高原血压异常症。

第一章 高原性心脏病

高原性心脏病(high altitude heart disease)为慢性高原病(chronic high altitude disease)的一种类型。它是指正常人从低海拔地区移居到高原后,或长期生活在高原地区,由于机体慢性缺氧,造成肺血管收缩,肺循环阻力增加,而导致肺动脉高压,引起右心室肥大,右心功能不全,少数左心受累的一类心脏病。该病名称有多种,除高原性心脏病外,还有称之为高山适应不全症——心脏型、高原地区原发性肺动脉高压症、高原地区心血管系统改变、慢性高山病,有的甚至将其归为慢性肺心病的一个变异型。为了与其他心脏病相区别以及从该病的病因出发,认为以高原性心脏病命名最为适宜。高原性心脏病一般在海拔 3 000 m 以上发病,但也有报道在 2 500 m 左右地区发病的。移居者可在进入高原之后的 3~6 个月发病。国内资料显示,在青藏高原,小儿患病率为 0.96%,成人患病率为 0.31%。世居者的患病率低于移居者,但都随海拔高度增加而增加。

一、病因和发病机制

(一) 病因

缺氧是高原性心脏病的致病因子。高原性心脏病的发生与以下因素有关。

1. 海拔高度 海拔愈高,大气氧分压愈低,人体血氧含量亦相应下降。Penaloza 等发现高原人体肺动脉压力与海拔高度呈正相关,故海拔高度决定缺氧程度,是导致本病的主要环境因素。

2. 机体适应性 不论小儿还是成人,高原世居人群的患病率明显低于移居人群,提示高原世居者已获得了全面的适应能力。从远古时代就在青藏高原繁衍生息的藏族,已获得最佳的高原适应性,其患病率最低,而汉族和哈萨克族在高原居住时间短,其患病率最高,蒙古族居住时间居藏族与汉族、哈萨克族之间,故其患病率处于中间水平。

3. 年龄和性别 小儿患病率高于成人,但成人起病期较小儿长,一般多在高原居住 1 年以上。男性多于女性。

4. 其他 与营养不良、长期缺乏户外活动、劳动强度及家族性高原缺氧遗传耐氧因子等有关。

5. 诱因 受凉、吸烟、过度劳累、上呼吸道感染为本病的诱因。

(二) 发病机制

其发病机制包括肺血管阻力增加、心脏容量负荷增加和缺氧对心肌的作用。

1. 肺血管阻力增加 缺氧可能通过以下三种机制引起肺血管阻力增加。

(1) 有研究发现 α 受体阻滞剂可减弱缺氧引起的肺血管收缩,β 受体阻滞剂可增强其反应,但也有研究显示未发现其有交感神经的直接作用。

(2) 缺氧时可引起生物活性物质的释放,如内皮细胞源性细胞因子(如组胺、血小板源性生长因子、转化生长因子-β_1、前列腺素等)、与生长因子有关的原癌基因的转录活性增高及肾素-血管紧张素活性增高。这些生物活性物质可引起肺血管结构发生重建,肺血管壁细胞增殖、细胞外基质增多(主要为胶原蛋白和弹性蛋白)、管壁增厚、管腔狭窄,在此基础上肺血管收缩,引起肺血管阻力增加。

缺氧可抑制内皮细胞一氧化氮(NO)的产生和释放。NO

既兼有第二信使和神经递质的性能，又是效应分子，介导松弛血管平滑肌、调节气管和支气管的舒缩功能。缺氧导致的 NO 缺少可引起肺动脉高压。

(3) 缺氧本身可通过增加肌膜对 Ca^{2+} 的通透性，使 Ca^{2+} 内流增多，加强了兴奋-收缩耦联过程，引起血管收缩。缺氧除了影响肺血管的功能外，还引起其结构器质性改变，管壁增厚，管腔狭窄，如再加上血管收缩，管腔内径进一步缩小，从而使肺循环阻力增加。

2. 心脏容量负荷增加　长期缺氧刺激造血系统，使红细胞增多，血液黏滞度增加，血容量也随之增加。由于红细胞有形态改变，平均红细胞体积增大，使血流缓慢，为肺血管内血栓形成创造条件，此又使肺血管阻力进一步增加。

3. 缺氧对心肌的作用　缺氧条件下，心肌有氧代谢下降，无氧酵解增强，但产能较有氧代谢少，因此心肌的能量供应不足，致使心肌收缩功能减退。此外，缺氧可导致心肌细胞内线粒体结构破坏，心肌纤维变性、坏死，间质水肿，影响心肌收缩功能。低氧血症时，窦房结发放频率减低，其与房室结的动作电位降低，使心脏传导系统的兴奋和传导发生变化，从而导致心律失常。

总之，缺氧引起的肺血管阻力增加，致肺动脉高压，右心负荷加重，右心衰竭，临床上出现以右心改变为主的表现；而低氧对心肌的直接影响，可出现以左心改变为主的高原性心脏病表现。

二、病理解剖

心脏明显扩大，重量增加，有的可达 500 g 以上，主要以右心房和右心室肥大与扩张为主，有时也累及左心室。冠状动脉正常。心腔内充满凝血块，常有附壁血栓形成。光镜下，心肌细胞呈浑浊肿胀，脂肪变性，空泡变性，心肌断裂，肌溶性坏死，心肌纤维肥大，瘢痕形成。电镜下见肌原纤维溶解破坏，线粒体肿胀空化，钙盐沉积的致密颗粒，内质网扩张，糖原颗粒减少等缺氧性细胞器损害。肺动脉圆锥膨隆，肌型肺小动脉肌层呈不同程度的增厚，内膜增厚，内皮细胞肿胀。部分肺动脉有广泛血栓形成，甚至形成多发性肺梗死。

三、临床表现

国内自 1955 年首先报道高原性心脏病以来，虽对该病研究甚多，但至今对其临床分期，仍未建立统一的标准。有的以进入高原时限划分，主张以进入高原 2 周作为急、慢性期的分界点，有人主张 1 个月为分界点，也有人主张 3 个月、半年甚至 1 年为分界点；有的以发病年龄划分，认为小儿多为急性期，成人多为慢性期；有的以进入高原后发生心力衰竭的不同时间划分，分为急进期、急性期、亚急性期和慢性期。牟信兵等通过总结高原性心脏病病例，将其临床分为心室肥厚型、心肌缺血型和心律失常型。有的将其分为四型：单纯型、心红型(高原性心脏病并高原红细胞增多症)、心高型(高原性心脏病并高原性高血压)和心红高型(高原性心脏病并高原红细胞增多症及高原性高血压)。本章暂按目前使用较多的急慢性高原性心脏病来描述。

(一) 急性高原性心脏病

本病多发生于移居高原或在高原出生的小儿，3 岁以内发病率最高。发病时间最常见于进入高原后 10 d 至 1 年者。呼吸道感染和腹泻为常见诱因。小儿与成人的表现有所不同，小儿发病较早，病情进展快，多为右心衰竭表现，初起夜啼不眠，烦躁不安，食欲缺乏，咳嗽，声嘶，继而出现精神萎靡，颜面苍黄，经常憋气，呼吸困难，消化道功能紊乱，有的出现发作性晕厥，最终发展为右心衰竭，少尿，水肿。5 岁以上的患儿，病程较长，从起病至出现心力衰竭可在半年以上，其症状与成人相似。常因呼吸道感染或体力活动后诱发，可出现心悸、气促、呼吸困难、水肿，与小儿相比，左心衰竭症状较明显，严重者因急性左心衰竭可突然死亡，常因急性心肌缺氧所致。体征：鼻翼扇动，口唇、指端鼻尖处发绀明显，心界扩大，心尖区或三尖瓣区可闻及 1～3/6 级收缩期吹风样杂音，肺动脉瓣区第二心音亢进或分裂，两肺可有散在干、湿啰音，肝大，颈静脉怒张，肝颈静脉反流征阳性。

(二) 慢性高原性心脏病

本病多见于移居高原多年的成人，常合并红细胞增多症或高原性高血压。起病较缓慢，一般无任何症状和体征，仅在某些诱因(如过度疲劳、感染等)作用下，逐渐出现头痛、胸闷、心悸、气促、呼吸困难、水肿，最终发生右心衰竭。体征：心界扩大，心率增快，少数心动过缓，心尖区或三尖瓣区可闻及 2～3/6 级收缩期杂音，偶有舒张期杂音，肺动脉瓣区第二心音亢进或分裂，两肺闻及干湿啰音，颈静脉怒张，肝大，肝颈静脉反流征阳性，下肢水肿，杵状指发生较少。

四、辅助检查

(一) 实验室检查

1. 血常规　红细胞增多，一般多在 $0.6\times10^{12}/L$ 以上，血红蛋白常超过 200 g/L，白细胞多在正常范围内，血小板偏低。

2. 尿常规　可出现少量蛋白质、红细胞。

3. 肝功能　可出现氨基转移酶升高。

4. 血气分析　动脉血氧饱和度不同程度降低。

(二) 心电图检查

电轴右偏，极度顺钟向转位，P 波高尖，呈肺型 P 波，右心室肥厚伴心肌劳损，完全性或不完全性右束支传导阻滞，少数呈双侧心室肥厚，房性或室性期前收缩，心房颤动，房室传导阻滞。心电图也可有下列表现：① V1～V3 呈 QS 型，酷似心肌梗死，转往低地或病情好转可变为 rS 型或 Rs 型。② 出现 $S_IS_{II}S_{III}$ 型，反映右心室肥厚。③ "假性"电轴左偏。④ S-T 段和 T 波改变，常见Ⅱ、Ⅲ、aVF 及右胸前导联，有的 T 波倒置，类似"冠状 T"。⑤ 少数 P-R 间期、Q-T 间期延长，低电压等。

(三) X 线检查

X 线胸片可见肺动脉段凸出，有的甚至呈动脉瘤样隆凸，肺动脉段搏动增强，右下肺动脉干扩张，也有中心肺动脉扩张而外周分支细小形成"残根状"。肺门影扩大，肺纹理增多、粗或呈网状。心脏扩大占 66.3%～95%，主要是右心扩大，单纯表现为左心增大者甚少。小儿常呈球形增大，搏动减弱。上腔静脉影多增宽。

(四) 超声心动图检查

显示肺动脉增宽、压力增高，右心室肥厚、心腔扩大，并无其他器质性心脏病表现。

(五) 心导管检查

主要为肺动脉压力明显增高，且与患者年龄呈反比，而与海拔高度及缺氧程度呈正相关。

五、诊断与鉴别诊断

(一) 诊断

居住高原,尤其是移居高原者,出现胸闷、心悸、呼吸困难、颈静脉怒张、肝大、肺动脉瓣第二心音亢进,X线和超声心动图检查示右心室肥大、肺动脉高压,心电图示右心室肥厚,右束支传导阻滞,转至海拔低处后病情好转时要想到该症,但需排除肺源性心脏病和其他心脏病。出现以下情况可做出初步诊断:① 高原地区发病。② 有肺动脉高压的征象。③ 右心肥大及(或)右心功能不全的表现。④ 排除其他先天性或后天性心脏病。⑤ 转至海拔低处病情好转。

(二) 鉴别诊断

1. 慢性肺源性心脏病(简称肺心病)　与高原性心脏病极为相似,有时鉴别困难。但肺心病有慢性阻塞性肺疾病或其他胸肺疾病史,在海拔3 000 m以上或以下均可患病;而高原性心脏病无慢性阻塞性肺疾病和胸肺病史,主要在3 000 m以上发病。肺心病以呼吸道症状为主,如咳、痰、喘等,而高原性心脏病只在感染或心力衰竭时出现咳嗽、咳痰。肺心病除肺动脉高压症状外,有肺气肿征;而高原性心脏病有肺动脉高压症状,但一般无肺气肿征。肺心病有二氧化碳潴留和呼吸性酸中毒,而高原性心脏病无高碳酸血症。肺心病从高原回平原后症状不能完全缓解;而高原性心脏病症状可明显减轻,甚至消失。

2. 心内膜弹力纤维增生症　本病1/3的患儿发病年龄都在1岁以内,此与小儿高原性心脏病发病年龄相似。不同的是:心内膜弹力纤维增生症的X线表现以左心室增大为主,心影普遍增大,近似主动脉型,透视下左心室搏动消失,右心室搏动正常。而小儿高原性心脏病则以右心室增大为主,肺动脉凸出,右心室搏动减弱,左心室搏动正常。心内膜弹力纤维增生症的心电图示左心室肥大,而小儿高原性心脏病以右心室肥大为主,极少出现左心室肥大。

3. 先天性心脏病　高原地区发病率较高,其心脏病杂音较高原小儿心脏病粗糙而响亮,在右向左分流的先天性心脏病(如法洛四联症)中,其肺动脉段不凸出。行超声心动图检查可有助于鉴别。

4. 风湿性心脏病　有风湿热病史,如发热、游走性关节肿痛、结节性红斑、环形红斑等;而高原性心脏病无风湿热病史。风湿性心脏病心脏杂音粗糙,各瓣膜区有相应病变的典型心脏杂音,如二尖瓣狭窄时可闻及舒张期隆隆样杂音;而高原性心脏病的心脏杂音性质较柔和,位于三尖瓣区,呈收缩期吹风样杂音。风湿性心脏病的左心房及相应心室增大;而高原性心脏病主要为右心室增大。超声心动图检查有助于鉴别。

5. 病毒性心肌炎　常有胸闷,胸痛和心悸等症状,心电图示ST-T改变,故需与高原性心脏病作鉴别。病毒性心肌炎有上呼吸道感染或腹泻等近期病毒感染史,而高原性心脏病则无病毒感染史。病毒性心肌炎有急、慢性心功能不全表现,而高原性心脏病多为慢性心功能不全,极少合并阿-斯综合征;病毒性心肌炎可有心包摩擦音,而高原性心脏病无心包摩擦音。病毒性心肌炎常见各种类型心律失常,而高原性心脏病较少,主要以肺型P波、右心室肥厚为主。病毒性心肌炎心脏扩大呈普大型,或以左心室扩大为主,而高原性心脏病以右心室扩大为主,肺动脉段突出。病毒性心肌炎有阳性病毒学检查证据,如柯萨奇B病毒IgG、IgM滴度增高等,而高原性心脏病则无。

6. 冠心病　和高原性心脏病相似,均可出现心前区疼痛、心力衰竭,有时会混淆。但冠心病患者多有易患因素,如高血压、高脂血症、糖尿病等,而高原性心脏病多有明确的移居高原史,无冠心病易患因素。冠心病患者的胸痛一般位于胸骨后,呈压榨样,于休息或含服硝酸甘油后可在1~5 min缓解,而高原性心脏病的胸痛位置不固定,呈隐痛,持续时间较长。冠心病一般为左心功能不全,少有右心功能不全;高原性心脏病以右心功能不全为主,左心功能不全较少见。冠心病的超声心动图表现为室壁节段性运动异常,很少有右心室肥大、肺动脉高压;高原性心脏病则以右心室肥大和肺动脉高压为主,无室壁运动异常。冠心病的运动试验大多阳性,心电图上无肺型P波,右心室肥大;而高原性心脏病正相反,且多伴有红细胞增多症。若行冠状动脉造影可见冠心病者有相应的冠状动脉狭窄;而高原性心脏病患者的冠状动脉造影正常。

7. 扩张型心肌病　常有胸闷、气短、心悸等症状,有时会与高原性心脏病混淆,但该病多以左心功能不全或全心功能不全为主,而高原性心脏病以右心功能不全为主。扩张型心肌病的X线检查示全心扩大或左心扩大为主,但肺动脉不凸出,而高原性心脏病以右心室增大为主,肺动脉凸出。扩张型心肌病的超声心动图示心腔大,室壁薄,且弥漫性活动减弱,可有心肌肥厚,但多为左心室,而高原性心脏病以右心室肥大和肺动脉高压为主。扩张型心肌病患者移居低海拔地区症状不会改善,而高原性心脏病患者则可以改善。

8. 脚气病性心脏病　其临床表现与高原性心脏病十分相似,但脚气病性心脏病有因营养不良致维生素B_1缺乏史,而高原性心脏病无维生素B_1缺乏史。脚气病性心脏病有对称性周围神经炎,体格检查可发现脉压增大、水冲脉、枪击音和毛细血管搏动,而高原性心脏病无此表现。脚气病性心脏病用大剂量维生素B_1治疗有效,高原性心脏病则治疗无效。转低海拔治疗,脚气病性心脏病症状改善不明显,而高原性心脏病可改善并治愈。

9. 高原生理性肺动脉高压　长期在高原居住的人群,其肺动脉终末部分发生肌化,从而形成肺动脉高压,是机体生理适应性表现。因高原性心脏病早期和一些不典型病例与高原生理性肺动脉高压较难鉴别,以下可供参考:① 肺动脉高压程度不同,高原性心脏病形成的肺动脉高压较高原生理性肺动脉高压显著,一般高原地区肺动脉平均压>30 mmHg,应为病理性。② 出现以下异常,一般考虑为病理学,心电轴≥120°或$Rv_1+Sv_5≥1.2$ mV;超声心动图示右心室流出道≥33 mm或右心室流出道/左心房内径>1.6;X线示右下肺动脉干横径≥17 mm或右下肺动脉干横径与气管横径比值≥1.10。③ 临床表现不同,在高原生活、工作正常,无临床症状,虽有轻度肺动脉高压和右心肥大,应视为生理性;而高原性心脏病患者有明显症状,较高的肺动脉高压,且常伴红细胞增多症。

六、治疗

(一) 一般治疗

合理安排生活作息制度,避免从事中等以上体力劳动,重者应卧床休息。以低盐、高蛋白、高纤维素饮食为主,少量多餐、禁酒。严密观察患者面、唇、甲床颜色，监测心率、呼吸等生命体征。积极预防控制呼吸道感染，以去除诱发因素。

（二）氧气疗法

高原性心脏病的致病因子是缺氧，所以纠正缺氧是治疗的关键。吸氧治疗应及时、早期和充分，白天可间断给氧，夜间最好持续给氧。一般采用鼻导管持续吸氧，一般 2～4 L/min，可降低肺动脉压力，减轻右心负荷，使血氧分压上升到 50 mmHg 以上或血氧饱和度上升到 85%以上为宜。

（三）降低肺动脉压力

可选用钙通道阻滞剂、前列环素、内皮素受体拮抗剂、5 型磷酸二酯酶抑制剂等。

1. 钙通道阻滞剂(CCB)　由于 CCB 有导致体循环血压下降、矛盾性肺动脉压力升高、心力衰竭加重、诱发肺水肿等危险，故对尚未进行急性肺血管扩张试验的患者不能盲目应用 CCB。对正在服用且疗效不佳的患者应逐渐减量至停用。对急性肺血管扩张试验结果阳性的患者应根据心率情况选择 CCB，基础心率较慢的患者选择二氢吡啶类(如硝苯地平或氨氯地平)；基础心率较快的患者则选择地尔硫䓬。使用时从小剂量开始，逐步增加剂量。应用 1 年还应再次行急性肺血管扩张试验进行重新评价，只有心功能稳定在Ⅰ～Ⅱ级且肺动脉压力降至正常或接近正常的长期敏感者才能继续应用。

2. 前列腺素　可抑制血管平滑肌的游离 Ca^{2+}，抑制血管交感神经末梢释放去甲肾上腺素，使血管平滑肌舒张，降低外周阻力，同时可抑制血小板聚集，抑制血小板合成血栓素 A_2，防止血栓形成。用法：前列腺素 E_1（前列地尔）0.01～0.12 μg/(kg・min)，前列环素(PGI_2)或依前列醇 4～16 μg/(kg・min)静脉滴注。伊洛前列素每次吸入剂量为 10～20 μg，每日 6～9 次。静脉应用伊洛前列素需从中心静脉泵入，起始剂量0.5 ng/(kg・min)，可逐渐加量至 4 ng/(kg・min)。贝前列素钠 40 μg 口服，每日 3 次。

3. 内皮素受体拮抗剂　包括双重内皮素受体拮抗剂(波生坦)和选择性内皮素 A 受体拮抗剂(西他生坦和安立生坦)。波生坦的用量需根据体重来调整，目前对 40 kg 以上患者推荐用法是初始剂量 62.5 mg，每日 2 次，连用 4 周后加量至 125 mg，每日 2 次维持治疗。西他生坦 100 mg/d。服用期间至少每月监测 1 次肝功能。

4. 5 型磷酸二酯酶抑制剂　包括西地那非(sildenafil)、他达那非(tadalafil)和伐地那非(vardenafil)。西地那非的用法建议为 20 mg，每日 3 次。伐地那非治疗剂量为 5 mg，每日 1 次，持续 2～4 周后加量为 5 mg，每日 2 次。

5. Rho 激酶抑制剂　能降低肺动脉压力并逆转肺血管和右心室重构。静脉注射法舒地尔(fasudil，商品名：川威)对患者的急性血流动力学影响与吸入伊洛前列素相似。用法：每日 2～3 次，每次 30 mg 稀释后静脉滴注。

6. 氨茶碱　降低肺动脉压力；改善心肌收缩力；增加肾血流量和肾小球滤过率，降低钠的重吸收而发挥利尿作用；降低腔静脉压力，使右心的回心血量减少，肺血容量也随之减少；扩张支气管平滑肌，改善肺通气功能。用法：0.25 g，用 25%～50%葡萄糖稀释后缓慢静脉推注，根据病情，4～6 h 可重复。注意氨茶碱的治疗有效量与中毒剂量较近。注射给药，极量每次 0.5 g，每日 1 g。

7. 血管紧张素转换酶抑制剂(ACEI)　降低肾素-血管紧张素-醛固酮系统活性，降低血管阻力和室壁张力，同时潴留体内钾离子，降低血儿茶酚胺浓度，防止室性心律失常。常用制剂有卡托普利(开搏通)、依那普利、贝那普利、培垛普利等。用法：卡托普利 25～50 mg，每日 3 次；依那普利 10 mg，每日 2 次；贝那普利 10 mg/d；培垛普利 4～8 mg/d。

8. 交感神经系统阻滞剂　如酚妥拉明、哌唑嗪等，可使血管扩张，肺动脉及外周血管阻力下降。目前较少使用。

9. 硝酸酯类　包括硝酸甘油、硝普钠、长效硝酸酯制剂。硝普钠具有直接扩张动脉和静脉作用，使体循环和肺循环阻力下降，但该药对体循环动脉下降比肺动脉下降明显，作用时间短，限制了其使用。使用时宜从小剂量开始，先以 12.5 μg/min 静脉滴注，无效时每 5～10 min 增加 5～10 μg，直至出现疗效或不良反应。硝酸甘油对静脉作用明显，使血管扩张，肺动脉压下降，常用量 10～200 μg/min 静脉滴注。

（四）心力衰竭的治疗

1. 利尿剂　高原性心脏病大多伴有红细胞增多，血容量增加，肺血量也增多，利尿剂可迅速减少血容量，有效缓解症状，但以缓慢或中速利尿剂为首选，以免利尿过度，血液浓缩，增加血栓形成或栓塞并发症。若口服利尿剂疗效不显著，或发生急性左心衰竭时，可考虑快速强效利尿剂。利尿剂使用时，应注意防止电解质紊乱。常用的利尿剂有：① 噻嗪类，氢氯噻嗪(双氢克尿噻)25～50 mg/次，每日 2 次。② 襻利尿剂，利尿作用强，有呋塞米(速尿)、托拉塞米、布美他尼(丁脲胺)等。用法：口服呋塞米 20～40 mg/次，每日 2～3 次，必要时静脉推注；托拉塞米 10 mg 口服，每日 1 次，必要时 10～40 mg 静脉推注。③ 保钾利尿剂，有螺内酯(安体舒通)和氨苯蝶啶，大多与上述利尿剂联用。肾功能不全者慎用。

2. 正性肌力药　高原性心脏病由于心肌缺氧，对洋地黄类强心剂敏感性增高，易发生洋地黄中毒，因而应选用作用快、积蓄少的制剂，避免过量。常用制剂有毛花苷丙(西地兰)或地高辛。若洋地黄类药物疗效不佳，可选用磷酸二酯酶抑制剂，如氨力农 100～200 mg 加入 250 ml 补液中静脉滴注，或米力农 10～20 mg 加入 250 ml 补液中静脉滴注，使用时应注意监测血压及心电监护(有无室性心律失常)。

（五）心肌营养治疗

曲美他嗪、1,6-二磷酸果糖(FDP)、三磷酸腺苷(ATP)、辅酶 Q_{10}、细胞色素 C、大剂量维生素 C 及维生素 B_6 等，对改善缺氧和心肌能量供给有利。

（六）肾上腺素皮质激素

肾上腺素皮质激素通过修复和保护受伤的肺组织，稳定细胞溶酶体膜，有效降低肺毛细血管的通透性，减少炎症的渗出和水肿。现在多数学者认为，激素作为 AHAPE 治疗的辅助用药，应掌握使用的适应证，以短期(2～3 d)应用为宜，尽量避免长期、大量应用。用法：地塞米松 5～10 mg，静脉滴注或静脉注射，每日 1～2 次；或氢化可的松 100～200 mg，静脉滴注。

（七）抗凝治疗

对合并红细胞增多症和肺栓塞患者，可使用抗凝和抗血小板聚集药物。抗凝药物包括华法林，用法见肺栓塞治疗。抗血小板聚集药有阿司匹林、氯吡格雷，用法见冠心病治疗。

(八) 转低地治疗

对病程长，且病情反复发作，在高原地区治疗疗效不满意或出现过心力衰竭者，宜转至海拔较低地区治疗，以后不宜重返高原。

第二章 高原肺水肿

高原肺水肿(high altitude pulmonary edema)在1894年由安吉洛·英索最早描述，是从低地急速进入海拔3 000 m(特别是4 000 m以上)地区的常见病，为急性高原病中严重的类型。初次进入或重返高原者，在进入高原1～7 d起病，乘飞机进入高原者多在3 d内发病。高原肺水肿的发病率与海拔高度呈正相关。Singh报道在海拔3 380～5 540 m地区本病的发病率为0.3%～15.5%，国内报道为0.6%～12.1%；国外报道死亡率为0.5%～12.7%，国内是0.42%～20%。高原肺水肿的发病率受海拔高度影响，而且与季节、营养、年龄、性别、职业、劳动强度等有关。冬季、男性、营养差、增龄、体力劳动、劳动强度大等因素使高原肺水肿的发病率增加。

一、病因和发病机制

寒冷、劳累和上呼吸道感染，是高原急性肺水肿的三大诱因。导致高原肺水肿的基本条件是海拔高度、寒冷和高原适应不全，前两项是外界条件，后一项为内在因素。其主要病因是缺氧。

高原肺水肿的发病机制与下列因素有关。

(1) 肺代偿功能异常和心功能不全：是造成重度低氧血症的直接原因。研究发现高原肺水肿患者的肺容积保持平原水平或代偿性肺气肿，但通气流速和弥散功能均降低，摄氧量降低。通过检测高原肺水肿患者的心脏结构和功能，发现其左心室舒张末期容量缩小，右心室舒张末期容量明显扩大，右心室流出道及肺动脉内径均明显增宽，射血分数、心搏量及心排血量明显下降。缪氏在海拔4 700 m使用右心导管测定了1例高原肺水肿伴脑水肿患者的肺动脉压，发现急性期平均肺动脉压为41.25 mmHg，恢复期为33.7 mmHg。Hultgren对5例再入型高原肺水肿的导管检查，平均肺动脉压为45 mmHg，其中1例可高达66 mm，左心房压基本正常。根据血流动力学检查结果，高原肺水肿是非心源性肺水肿。

(2) 缺氧：引起交感神经兴奋性增高，外周血管收缩，内脏组织血液增多，全身血液重新分布，从而使肺血容量急剧增加，肺毛细血管内压力增高，形成肺水肿；缺氧的应激作用可使肺毛细血管和肺泡的上皮细胞通透性增高，水分和血细胞通过细胞间隙而进入肺泡，形成肺水肿；肺部纤维溶解系统损害，肺部血栓形成，导致肺动脉高压；缺氧引起肺动脉和肺小动脉的收缩，产生肺动脉高压和血管阻力的增高，造成肺水肿。

(3) 炎症介质：引起毛细血管通透性增加和肾素-血管紧张素-醛固酮系统活性增加对肺水肿的形成起重要作用。

(4) 遗传因素：最近日本学者Hanaoka等发现，高原肺水肿易感者与正常人相比，人类白细胞抗原(HLA)出现率明显增高。高原肺水肿患者HLA-DR6和(或)HLA-DQ4的两个亚型显著高于对照组($P<0.01$)。DR6和(或)DQ4阳性者与阴性者相比，前者呈现较高的低氧性肺血管收缩反应和较低的低氧通气反应(HVR)，提示HLA与肺动脉高压之间可能有某些内在联系。

二、病理解剖

两肺体积增大，重量增加，左右肺重量往往在1 000 g以上，表面湿润，肺膜紧张，色暗红，压之流出粉红色泡沫状液体，并有局限性肺不张或轻度代偿性肺气肿。光镜下两肺弥漫性大片和小片出血，肺泡内充满水肿液，肺小血管扩张、充血和破裂，管壁有纤维蛋白渗出物及透明膜形成。肺泡毛细血管内有红细胞血栓。肌性肺小动脉中层肥厚，弹力层呈锯齿状，肺小动脉肌化。电镜下肺泡腔见无定形水肿液，肺泡隔变宽，隔内毛细血管扩张充血；肺毛细血管内皮细胞肿胀，胞质内微饮泡增多，肺毛细血管细胞连接间隙增宽；Ⅰ、Ⅱ型上皮细胞肿胀，尤其Ⅰ型上皮细胞肿胀损害较重。

心脏右心室扩张，右心室肥厚。肝小叶中央充血，可有局灶性坏死。肝窦内、肾小球和肾小管周围毛细血管中可见纤维蛋白血栓。肾上腺呈应激反应的改变，肾上腺皮质束状带几乎被网状带致密的细胞所替代。重症者可有脑水肿。

三、临床表现

其可分为急、慢性两种。

(一) 急性高原肺水肿

上呼吸道感染、劳累和寒冷是其诱因。发病时间多在进入高原1～7 d。初表现为头痛、头晕、乏力、纳差，继之出现剧烈头痛、心悸、气促、胸闷、胸痛和咳嗽，初为干咳或伴少量黏液，随之咳出均匀混合稀薄松散的粉红色、白色或血性泡沫痰，量多者从口、鼻涌出。烦躁不安，少数嗜睡，甚至合并高原昏迷。体格检查可见皮下水肿，结膜、咽部充血，唇、舌、耳垂、指甲及颜面不同程度的发绀，心率增快，部分心尖区或肺动脉区有2～3/6级收缩期吹风样杂音，肺动脉瓣区第二心音亢进或分裂，部分心界扩大，少数有右心衰竭体征。双肺听诊早期可闻及干性啰音或哮鸣音，以后约92%以上出现湿啰音，两侧肺底最多，但也有单侧者。15%的患者血压升高，少数低血压，随病情好转，血压恢复正常。重症患者的眼底表现为视网膜静脉弯曲扩张，色深红，动脉痉挛，视神经乳头充血，散在性点状或火焰状出血斑，眼底的改变预示病情严重，应警惕脑水肿或脑出血的发生。

(二) 慢性高原肺水肿

其见于少数高原移居者，肺底部长期存在湿啰音，而能除外支气管扩张症或迁延性肺炎等病因，当返回平原后肺部啰音即消失。

张进军等发现一种有别于健康人快速进入高原后短时间发病的急性高原肺水肿，遂将健康人移居高原后较长时间发病的称为B型高原肺水肿，而将前者称为A型高原肺水肿。B型高原肺水肿的临床特征是：健康人移居高原后较长时间发病，病前均有不同程度的慢性高原反应症状或慢性高原病。发病时均有各种诱因，如发热、着凉、过度劳累等，易误诊为其他病。临床主要表现为咳嗽、咳血性泡沫痰、心悸、气促、胸闷、唇绀、肺部湿啰音等。经适当治疗恢复顺利，但愈后留居高原易再发。

近年来将高原肺水肿分为以下两型：初入型（Ⅰ型，entry or ascent）和再入型（Ⅱ型，reentry or reascent）。Ⅰ型指平原人初抵高原后发病者。Ⅱ型指久居或世居高原者，去平原地区短期居住一段时间，重返高原而迅速发病者。两型除发病方式不同外，尚有以下差别：① Ⅰ型以成年男性多见，Ⅱ型则以青少年多见。② Ⅱ型发病多在3 000 m以上，Ⅱ型则常在4 000 m以上。③ Ⅰ型以受凉、感冒为主要诱因，Ⅱ型则以过劳及急速进入高原为主要诱因。④ 两型临床表现相同，但Ⅱ型病情更重，并发心力衰竭、昏迷的比率较大。⑤ Ⅱ型对氧疗效果较差，病死率较高。两型的不同点见表21-2-1。

表21-2-1　高原肺水肿Ⅰ型与Ⅱ型的比较

相关情况	Ⅰ　型	Ⅱ　型
发病情况	平原居民，初入高原	高原居民，去平原后重返高原
发病年龄	青壮年多见	小儿、青少年多见
发病时间	到高原后1～3 d易发	到高原后24 d内易发
发病高度	海拔3 000 m以上	海拔4 000 m以上
发病诱因	受凉、感冒为主	过劳、急速进入为主
重型比率	占16%	占32%
恢复时间	平均98 h	平均125 h
病死率	3%～8%	4%～15%

四、辅助检查

（一）实验室检查

红细胞、血红蛋白多在高原的正常范围内（西藏地区红细胞<5.6×10^{12}/L，血红蛋白<160 g/L，血细胞比容<0.54），少部分增高。白细胞计数增高，一般在（10～30）$\times10^9$/L，血小板、网状红细胞在正常范围内。其他检查同高原性心脏病。

（二）影像学检查

X线胸片早期为肺透明度减低，肺纹理增强，呈浑浊的磨玻璃样。随着病变迅速发展，还可见斑点状、结节状、绒毛状及云絮状阴影，有肺门向外扩散，常散布于中、下肺。病变多见于单侧（右侧常见），亦可双侧。阴影少有融合成大片者，肺总动脉可有扩张，而心影多正常，仅部分出现右心室增大或全心增大。有人将X线表现分为三种类型：中央型肺水肿、弥漫型（或周围型）肺水肿和局限型（或大叶型）肺水肿。

CT表现为早期磨玻璃样密度增高影，多出现于下叶背段及后基底段，且右下叶早于左下叶；中期为云絮状密度增高影，若早期未行有效治疗，则病变密度逐渐增高；晚期可发展到上叶后段及前段，病变充满整个肺叶，可见受累肺段支气管充气；右肺表现重于左肺。

（三）心电图

电轴右偏，P波高尖，aVR出现R波，V3R、V1呈Rs或RS型，T波倒置，右束支传导阻滞，S-T段下降或上升等。临床恢复3～6周后，心电图可转正常。

（四）心导管检查

可见明显的肺动脉高压，而肺楔压正常，心排血量增加，肺动脉阻力升高。吸氧后肺动脉压力明显下降，但仍高于低地的正常人。

五、诊断与鉴别诊断

（一）诊断

（1）近期初到或重返高原，或由高原到更高地区，个别可为在高原的当地患病者。

（2）均具有典型的肺水肿临床表现，如静息时呼吸困难、咳嗽、咳白色或粉红色泡沫痰、一侧或双侧肺部湿啰音或喘鸣音，中央性发绀，呼吸频率快，心动过速。

（3）X线胸片出现典型改变，可见以肺门为中心向单侧或双侧肺野呈点片状或絮状或云雾状的浸润阴影，常弥漫性，不规则分布，也可融合为片状。

（4）根据病史、体格检查和辅助检查，确可排除心肺或其他原因所致的肺水肿。

符合前两条，即可考虑高原肺水肿的诊断，四条均符合者可以确诊。

（二）鉴别诊断

1. 急性肺炎　在高原易见，极易与高原肺水肿合并或混淆，应仔细鉴别。肺炎常有高热等中毒症状，咳铁锈色痰，肺部体征局限，经抗生素治疗有效；而高原肺水肿体温不高或低热，肺部体征弥散，抗生素治疗无效。肺炎患者的白细胞总数及分类均升高；而高原肺水肿白细胞增高不明显。肺炎呈斑片状模糊影或肺叶实变；高原肺水肿呈典型肺水肿表现。以上几点有助于两者的鉴别。

2. 肺栓塞　患者常有形成静脉血栓的基础，如久病或大手术后长期卧床、分娩等，高原肺水肿多无，且多有红细胞增多症的特点。肺栓塞起病突然，常无高原肺水肿的先驱症状，如剧烈头痛、头晕、乏力、纳差等，肺栓塞虽然也多见胸痛、胸闷，有咯血，但较少咳嗽、咳粉红色泡沫样痰，肺部听诊多无喘鸣音。肺栓塞心电图可有$S_{Ⅰ}Q_{Ⅲ}T_{Ⅲ}$；而高原肺水肿无此改变。肺栓塞在胸片上表现为楔形影或圆形或斑片状影，肺血流少，肺野透亮度高，而高原肺水肿肺纹理增多，肺野透亮度低，呈肺水肿征。肺栓塞D-二聚体明显升高，而高原肺水肿多正常或轻微升高。肺栓塞CT检查可见肺动脉内血栓，而高原肺水肿无此表现，且可见肺水肿表现。肺栓塞放射性核素肺扫描可见局部肺灌注缺损，且与通气不成比例，高原肺水肿则无此表现。最后肺动脉造影有助于鉴别。

3. 急性呼吸窘迫综合征（ARDS）　与高原肺水肿临床上均以呼吸困难、进行性低氧血症和肺水肿为特点，均属于非心源性肺水肿，容易混淆。尽管两者临床表现相似，但ARDS有原发病因，如严重创伤、感染等，且病情严重。高原肺水肿的血气分析表现为低氧血症和呼吸性碱中毒，吸氧后迅速改善，而ARDS常为严重低氧血症（氧分压常＜40 mmHg）伴明显CO_2潴留，而一般吸氧治疗，效果不明显。行支气管肺泡灌洗液检查，ARDS者蛋白含量高，与血清清蛋白之比常＞1，而高原肺水肿相反，灌洗液内蛋白少，与血清清蛋白之比常＜1；ARDS的灌洗液中以中性粒细胞增多为主，而高原肺水肿以肺泡巨噬细胞为主，在无并发感染时白细胞总数及中性多形核分数均仅轻度增高。X线胸片，高原肺水肿呈斑点状、结节状、绒毛状及云絮状阴影，由肺门向外扩散，常散布于中、下肺野。病变多见于单侧（右侧常见），亦可见于双侧。阴影少有融合成大片者，肺动脉可有扩张，而心影多正常，经吸氧等治疗，肺部阴影迅速消退，而ARDS病变依病程发展而演变，典型者呈斑片状阴影，有时呈磨玻璃样改变，多在肺边缘部，大片状扩散，广泛波及双肺，最后至全肺，即所谓"白肺"，即使给予呼气末正压通气，阴影消散也很慢。高原肺水肿及时治疗恢复快，肺功能不受影响，ARDS恢复慢，肺功能不同程度受损。以上几点可资鉴别。

4. 其他心脏病引起的肺水肿　常见的心脏病有以下几种。

(1) 冠心病：患者多为中年以上，且多有冠心病危险因素和（或）心绞痛或心肌梗死史；而高原肺水肿在各个年龄阶段均可发生，冠心病危险因素、心绞痛和心肌梗死史可有可无，但多为初入高原者。冠心病引起的肺水肿，其心电图示心肌缺血性ST－T改变和（或）心肌梗死图形；而高原肺水肿为电轴右偏，P波高尖，右束支传导阻滞。冠心病引起的肺水肿为左心室功能障碍引起，而高原肺水肿为严重肺动脉高原引起，故相关检查有各自的表现，如心脏听诊前者可闻及奔马律，二尖瓣收缩期杂音，而后者无；超声心动图检查，前者可见左心室收缩功能障碍，而后者可见肺动脉高压，右心室功能障碍。而行心导管和造影检查可确诊。

(2) 风湿性心脏病（风心病）：有风湿热病史，如不明原因发热、游走性关节肿痛、皮损等，而高原肺水肿无风湿热病史。风湿性心脏病患者的心脏有典型的杂音，如二尖瓣狭窄者，可在二尖瓣区闻及舒张期隆隆样杂音；主动脉瓣关闭不全者可在胸骨左缘第3、4肋间闻及叹息样舒张期杂音，而高原肺水肿可因肺动脉高压在三尖瓣区闻及收缩期吹风样杂音。风心病因瓣膜病变可引起相应的典型房室、瓣膜或大动脉的病理改变，在超声心动图、X线胸片均可很好显示，而高原肺水肿只可见到与严重肺动脉高压引起的相应的病理改变。故两者不难鉴别。

(3) 扩张型心肌病：该病多以左心扩大或全心扩大，左心室收缩功能下降为特征。肺水肿在此基础上因各种诱因发生，与高原肺水肿的发病机制完全不同。结合病史、体格检查、心电图、X线检查及超声心动图等检查，比较容易与高原肺水肿鉴别。

六、治疗

（一）一般治疗

绝对卧床休息，若出现早期症状后仍继续活动或登高，则会使病情迅速恶化。除伴有休克和昏迷外，患者应取半卧位，以减轻心脏负担。病房温度适宜，被褥干燥保暖。除休克或昏迷外，可给予易消化流质或半流质饮食，补充大量B族维生素和维生素C。严禁大量饮水。注意观察患者的情绪、面色发绀程度、指甲颜色（有条件者应无创监测血氧饱和度）、呼吸、脉搏、血压和体温变化。对休克和昏迷者要保持呼吸道通畅，及时清除呼吸道分泌物，防止窒息。

（二）氧气治疗

氧气治疗是关键。必须早期充分吸氧，流量要大，氧的流量为每分钟6～8 L，甚至12 L。应持续给氧，直至病情缓解，即缺氧状态改善，烦躁不安转为安静，嗜睡或昏迷转为清醒，发绀消退，面色转为红润，粉红色泡沫痰减少，呼吸平稳，心率变慢。缓解后可改为间歇吸氧，并将流量适当减少，直至痊愈。断不可突然停止吸氧，否则病情会反跳。给氧方法有6种：① 鼻导管给氧法，适用于大多数患者。② 面罩加压吸氧法，适用于重症尤其是神志模糊或昏迷的患者。③ 气管插管或气管切开术，主要用于呼吸道分泌物过多的昏迷患者，并可采用间歇正压呼吸或持续正压呼吸。有条件者可使用高压氧舱治疗，但应注意离舱时部分患者的反跳。④ 高压氧舱治疗，适用于特重型患者或伴有高原昏迷及经内科抢救效果不佳者。⑤ 皮下载氧，在皮下建立"氧库"，改善组织氧合度，提高血氧饱和度（SaO_2），使肺毛细细胞通透性保持稳定。⑥ 液态氧吸入，液态氧装置体积小，重量轻，便于携带，随时吸氧，可减少高原肺水肿的发生。

因高原肺水肿时，大量液体渗入肺泡，当气体通过时可形成大量泡沫，而泡沫的体积比液体大得多，致使呼吸道更加阻塞。当患者有大量泡沫痰时，须行抗泡沫治疗。方法是在用鼻导管吸氧时，将氧气通过50%～70%乙醇瓶吸入。如系面罩吸氧，乙醇浓度改为20%～30%。乙醇瓶使用30 min，停15 min。如病情需要可重复。二甲基硅油气雾消泡沫剂喷雾亦可使用。

（三）一氧化氮治疗

用吸入一氧化氮（NO）治疗高原肺水肿是近几年高原肺水肿治疗的重要进展之一，尽管目前在使用剂量、时机、疗程等方面还存在异议，但大部分资料支持NO吸入治疗是救治高原肺水肿的有效手段。高原肺水肿是以肺动脉高压、肺毛细血管渗透性增加和低氧血症为特征的一种临床综合征，此时，吸入NO同时给氧能选择性迅速降低低氧造成的肺动脉高压，升高（SaO_2），同时可见患者肺部血液从肺水肿区向非水肿区分流现象，这是因为NO较易进入非水肿区的肺泡，引起该区域肺小动脉舒张，血管阻力降低，从而减轻了水肿区的过度灌注现象。王伟在国内最早报道吸入低浓度NO成功治疗高原肺水肿。在持续吸入NO治疗3 h后，症状明显改善，肺部X线改变基本消失。一般持续吸入（10～40）×10^6低浓度NO，直至肺动脉压力明显下降，SaO_2恢复正常。

（四）药物治疗

氨茶碱通过抑制细胞内磷酸二酯酶活性，减慢环磷酸腺苷（c－AMP）的分解速度，从而提高细胞内c－AMP浓度，扩张支气管，改善肺通气和肺换气功能，提高SaO_2，降低平均肺动脉压；氨茶碱通过提高肾血流量和肾小球滤过率，降低钠的重吸收而产生利尿作用，使循环血容量和肺血容量减少；氨茶碱具有轻微的增强心肌收缩力的作用，可以改善患者的心功能。方法见高原性心脏病的治疗。

利尿剂能移去肺的水肿液，降低肺血管阻力和改善氧的交换。对合并有高血压或水肿的患者效果较好。但对部分低血压患者不宜使用。常选用强效利尿剂，即襻利尿剂，用法见高原性心脏病。利尿期间宜补钾并观察脱水情况。

肾上腺皮质激素能有效降低肺毛细血管的通透性，促进糖原异生，加强细胞能量供应，增加肾血流量，对抗神经垂体（垂体后叶）抗利尿激素的分泌，改善心肌代谢等作用。然而，肾上腺皮质激素不应代替其他传统药物，也不应盲目和长期使用，限于病情危重者，时间最好不要超过 3 d。具体方法见高原性心脏病的治疗。

是否应用洋地黄类药物有争论。有些学者认为高原肺水肿为非心源性肺水肿，不主张使用强心剂，但是在临床观察发现高原肺水肿患者中确实存在合并右心或左心功能不全。故目前建议对以下情况使用强心剂：① 确实存在心力衰竭。② 病程较长且其他综合治疗效果不佳。③ 合并肺水肿者。应选择作用迅速、排泄快的洋地黄制剂。用法：毒毛花苷 K 0.125～0.25 mg 加入等渗葡萄糖液 20～40 ml 缓慢静脉推注，总量 0.25～0.5 mg/d；或毛花苷内（西地兰）0.4 mg 加入葡萄糖或生理盐水 20～40 ml 静脉注射，总量 1.0～1.2 mg/d。

吗啡通过减少患者的焦虑和不安可有助于降低中心静脉压，另外，它能使周围血管扩张而减少静脉回流，降低肺静脉压力和兴奋心脏。因此，对烦躁不安、剧烈咳嗽、咳大量泡沫痰、有劳力性呼吸困难的严重患者，经上述处理未见明显好转时，可使用吗啡。而对昏睡、昏迷、休克、酸中毒和呼吸抑制的患者则不宜使用。方法：吗啡 5～10 mg 皮下注射，对严重者可将吗啡 5 mg 加在 10%葡萄糖 20 ml 中缓慢静脉注射。对心律不太快、泡沫痰多的患者，与阿托品合用可增加疗效。

阿托品或山莨菪碱可使中心静脉压下降，心排血量减少，腹部储血量增加从而使肺血容量降低。方法：阿托品 3～5 mg 肌内注射，山莨菪碱 20～40 mg 肌内注射，亦可静脉注射或静脉滴注，每 15～30 min 重复使用 1 次，至出现“阿托品化”时，静脉维持 4～6 h，若连续给药无效则不宜再使用此类药物。

酚妥拉明适用于出现中度以上肺动脉高压（肺动脉平均压≥30 mmHg）。方法：5～10 mg 稀释于葡萄糖溶液，0.05～0.1 mg/min，缓慢静脉注射。

硝酸盐类包括硝酸甘油、硝酸异山梨醇酯和硝普钠，该类药扩张容量血管和肺血管，降低肺动脉压力，减轻心脏负荷。用法见高原性心脏病的治疗。

血管紧张素转化酶抑制剂（ACEI）可降低肾素-血管紧张素-醛固酮系统活性，增加缓激肽浓度，降低血管阻力，减少肺淤血和肺水肿，特别适合于高原肺水肿。用法见高原性心脏病的治疗。为减少低血压反应，应从小剂量开始。

理论上，前列腺素可用于降低肺动脉高压，但文献少有报道。有报道内皮素受体拮抗剂波生坦可预防高原肺水肿。

（五）中医药

索诺玛宝是红景天的提取物，具有较好的降低氧耗量、提高氧供及降低肺动脉压的作用。国内有报道用索诺玛宝治疗高原肺水肿，有效率为 96%。此外，川芎嗪也有较好的疗效。

（六）抗生素治疗

既往认为急性高原肺水肿由肺内感染引起，应常规使用抗生素治疗。然而，目前证实高原肺水肿是非感染性急性炎症过程。所以，多数学者不主张常规使用抗生素治疗。但由于上呼吸道感染是高原肺水肿的常见诱因，并且高原肺水肿易合并感染，所以抗生素在治疗高原肺水肿时仍占有重要地位，但须掌握指征。

（七）心理治疗

患者初到高原，环境生疏，生活不习惯，加之对高原肺水肿的认识不足，会产生恐惧心理。通过心理治疗可以消除患者的紧张情绪，较快适应新的医疗环境，指导患者积极配合治疗，从而达到提高疗效、缩短病程的目的。

（八）转低地治疗

国外多数学者认为，应迅速将患者向低地转移，不可延搁，也不要企图用药物治疗来代替转低地治疗，以免延误抢救时机。但结合我国国情，由于目前交通条件有限，不能过分强调转低治疗，应就地进行抢救，以免因长途转送和路途颠簸或供氧中断而致患者死亡。

第三章　高原血压异常症

高原血压异常症（high altitude blood pressure anomaly）包括高原高血压（high altitude hypertension）、高原低血压（high altitude hypotension）和低脉压。国外多数学者认为它是人体体循环对缺氧的反应，而不是独立的疾病。我国报道高原高血压的总发病率为 40%～50%。其变化特点以舒张压改变为多见，诊断和分期一般采用原发性高血压的诊断和分类方法。而高原低血压，往往伴有低脉压（<20 mmHg）。国内不少学者认为其症状与慢性高原反应相似，发病率低（据统计，仅占高原病住院的 0.9%～1.4%），可不予以单独分型。

一、病因和发病机制

高原高血压的发生与以下因素有关：① 机体缺氧通过刺激颈动脉体和主动脉体化学感受器，兴奋血管中枢，使外周血管收缩，血压升高。② 缺氧致心搏增快，心排血量增加。③ 肺循环压力增加和血压增高致肾缺血，激活肾素-血管紧张素-醛固酮系统。④ 代偿性红细胞增多症加大外周阻力。⑤ 缺氧使交感神经兴奋性增强，血中儿茶酚胺类血管活性物质释放增多等。

高原低血压的病因与以下因素有关：① 与高原地区水中含镁量高有关。② 高原居民体内钠储备减少。③ 与海拔高度呈正比。④ 神经体液失调，包括血管舒缩中枢失调，前列腺素、组胺分泌增多，醛固酮分泌降低，慢性肾上腺皮质功能不全。⑤ 肺动脉高压反射性引起体循环血压下降。⑥ 心肌因缺氧发生退行性变，收缩力下降等。

二、临床表现

(一) 高原高血压

本病多无明显症状，或被高原适应不全的症状所掩盖，常见症状如头痛、头晕、心悸、胸闷、手足麻木，但心、脑、肾的损害较少，重型高血压可发生左心衰竭、脑卒中或并有肾损害。体征：血压增高(＞140/90 mmHg)，多为舒张压增高，且脉压缩小，少有收缩压单纯升高，心界向左增大，心尖区可及 1～2/6 级收缩期杂音，若并有肺动脉高压及右心室肥大，胸骨左缘下端及剑突下搏动增强，P_2亢进，甚至 $P_2>A_2$。根据临床表现和发展过程可分为两型：单纯型和混合型。单纯型指以血压升高为主；混合型指高原高血压与高原红细胞增多症、高原性心脏病并存，形成慢性高原病混合型，称慢性高山病。

(二) 高原低血压

它可分为急性和慢性两类。

1. 急性高原低血压　主要发生于较快进入更高地区时，随海拔升高，下降愈明显。严重者血压测不出，出现虚脱、休克。有的可合并急性左心衰竭、急性肺水肿和昏迷。

2. 慢性高原低血压　指移居高原居民 1 年后发生的低血压。常见的症状有疲乏无力、头昏、头痛、失眠、记忆力减退、手足麻木、食欲降低、怕冷、偶见双下肢轻度水肿、性欲减退、遗精等。体征：国内对此型血压值判定标准不一，一般以血压＜90/60 mmHg 为标准，也有人定义为＜90/50 mmHg 或≤85/50 mmHg。患者除血压低外无明显体征。

三、辅助检查

高原高血压的 X 线表现多为双室扩大，同时可见肺动脉段隆起和主动脉结凸出。超声心动图也有类似的发现。心电图可见，电轴左偏，左心室肥厚，右心室肥厚(包括 $S_{I}\,S_{II}\,S_{III}$ 征)，完全性左、右束支传导阻滞，左前或后分支阻滞，一度房室传导阻滞等，ST－T 改变，U 波，QRS 波群低电压及电压交替等。

高原低血压心脏变化无特征性。心电图可见 ST－T 改变，低电压，电压交替，U 波，窦性心动过缓，窦性心律不齐，电轴右偏，不完全性右束支传导阻滞，左前分支阻滞，Q－T 间期延长等。

四、诊断与鉴别诊断

既往无高血压或低血压病史。在移居到高海拔地区发病，血压＞140/90 mmHg，特别是舒张压增高或血压＜90/60 mmHg，除外其他原因引起的血压异常，移居低海拔地区血压恢复正常，则可诊断为高原高血压和高原低血压。

高原血压异常症与其他原因引起的血压升高(如原发性高血压、继发性高血压)、血压下降需行鉴别。根据移居高原前血压正常，移居后出现血压异常变化，但迁至平原地区后血压恢复正常的特点，便不难鉴别。如若合并高原红细胞增多症、高原适应不全等其他高原病，则更支持高原血压异常症。

高原高血压与原发性高血压的鉴别：高原高血压患者青年人较多，年龄一般不超过 40 岁，而原发性高血压则 40 岁以后多见；高原高血压患者的临床表现除头痛、失眠等症状多见外，其恶心、呕吐、水肿、气促、心悸等高原病症状较原发性高原病为多；高原高血压患者体征上常有心脏轻度增大，心前区可闻及轻度收缩期杂音，肺动脉瓣听诊区第二心音亢进或分裂，心率多较快，发绀等，这些改变与血压高低、高血压时间持续长短无关；高原高血压患者多属轻度高血压，合并心、脑、肾损害者少见而轻微，治疗效果好，而原发性高血压患者多严重，降压效果不佳，且到中晚期，合并有不同程度的心、脑、肾等器官损害；高原高血压患者眼底改变少见，与血压高低无平行关系；高原高血压患者的心电图及 X 线检查同原发性高血压患者相比，前者往往有右束支传导阻滞和右心室肥大，后者有左心室肥大；高原高血压一般预后良好，转回平原 1～60 d，多数人血压恢复正常，各种临床症状亦随之消失；而原发性高血压移居低地后血压不降低。

高原高血压与继发性高血压的区别：两者均可在青年人发病。高原高血压有移居高海拔地区发病，往往合并有右心室肥大、右束支传导阻滞，且可有高原红细胞增多症、高原适应不全表现；而继发性高血压有其相应的特殊检查表现，故两者不难鉴别。

五、治疗

高原高血压的治疗原则和方法同高血压。但在治疗时应注意着重于高原适应不全症本身的治疗，提高患者的适应能力。

治疗措施包括休息、低钠饮食、镇静剂、降血压药(如利尿剂、血管紧张素转换酶抑制剂、钙通道阻滞剂、血管紧张素受体拮抗剂等)、中藏药(如红景天)及转至平原地区等。急性期患者应适当休息，服用大量 B 族维生素和维生素 C，给予低钠膳食和利尿剂。重者可吸氧。对合并左心衰竭、肺水肿者除迅速降压外，应做相应治疗。慢性患者主要采用低钠膳食和药物降压。混合型高血压，疗效较差，停药后可回升。对舒张压轻度增高而症状有不明显者不必强行降压治疗。对合并心脏病、红细胞增多症及重度高血压疗效欠佳者，宜转至低地治疗。

高原低血压目前尚无较满意的治疗方法。治疗以增强适应能力、改善心功能、提高心排血量为主。中药人参、党参、黄芪、麦冬、升麻、五味子和附子等可能有一定疗效。抗组胺药物、氢化可的松等亦有一定疗效。平时加强适应性锻炼、避免过劳、久立、暴晒、饥饿和睡眠不足等。

第四章　高原性心血管病的预防

进入高原地区前，应对人员进行严格的全面体格检查，凡孕妇及有明显心、肺、肝、肾等疾病，有高血压合并靶器官损害、癫痫、严重神经衰弱、消化性溃疡活动期、严重贫血者、肥胖、曾患高原肺水肿者均不宜进入高原地区。患有上呼吸道感染、肺炎等急性感染性疾病，体温在 38℃以上或虽在 38℃以下，但症状严重者，需待原发病治愈后再进入高原。进行健康教育和心理疏导，使其保持良好的心态，消除对高原不必要的恐惧心理，避免精神过度紧张。进行适应性锻炼，如采取较大强度的长跑，至少 1 个月。防寒保暖，防止感冒。可预防性服用乙酰唑胺、红景天、地塞米松、人参、刺五加、复方党参、曲美他嗪等。

进入高原途中，应采取中途分阶段停留，逐步升高，即阶梯性逐渐适应，一般应在 2 500～3 000 m 处停留 2～3 d，然后每日上升的速度不宜超过 900 m。同时，防寒保暖，避免受凉，保证休息。有高山病症状者，睡眠时最好采取半卧位，以减少右心的静脉回流和肺毛细血管充血。出现症状或病情较重者，不宜继续登高。

进入高原后，仍要注意休息，保证睡眠和合理饮食。前 3 d 避免剧烈运动及重体力劳动，1 周后逐步增加活动量。要合理安排饮食，应多食糖类、多种维生素和易消化食品。勿暴饮暴食和大量酗酒。进高原后 3～5 d 最好服抗高原反应保健品，如红景天等。

参考文献

1. 洪勇，孙克勤，陈洪章，等. 高原肺水肿发病机理的探讨[J]. 西藏医药杂志，2002，4：1－3.
2. 胡鸿勤. 高原卫生保健与疾病防治[M]. 西宁：青海人民出版社，1997：1－11.
3. 魏盟. 心血管疾病的诊断与鉴别诊断学[M]. 天津：天津科学技术出版社，2004：241－247.
4. 吴天一. 建立我国高原病命名及分型的综合评论[J]. 高原医学杂志，1994，4：1－8.
5. 西藏自治区人民医院. 实用高原医学[M]. 拉萨：西藏人民出版社，1984：192－297.
6. 张进军，牟信兵，廖国云. B 型高原肺水肿[J]. 高原医学杂志，1996，6(1)：32－33.
7. Ge R L，Helun G. Current concept of chronic mountain sickness：pulmonary hypertension-related high-altitude heart disease[J]. Wilderness Environ Med，2001，12(3)：190－194.
8. Gensini G F，Conti A A. A historical perspective on high altitude pulmonary edema[J]. Monaldi Arch Chest Dis，2003，60(1)：45－47.
9. Oliver S J，Sanders S J，Williams C J，et al. Physiological and psychological illness symptoms at high altitude and their relationship with acute mountain sickness：a prospective cohort study[J]. J Travel Med，2012，19(4)：210－219.
10. Schwartz B G，Jackson G，Stecher V J，et al. Phosphodiesterase type 5 inhibitors improve endothelial function and may benefit cardiovascular conditions[J]. Am J Med，2013，126(3)：192－199.

第二十二篇

心脏肿瘤

潘静薇　金立仁

第一章　概　述

心脏肿瘤分为原发性和继发性两类。原发性心脏肿瘤可发生于任何年龄，比较罕见，国外报道尸解发现率为0.001%～0.03%，国内两大组各近5 000例尸检(原上海医科大学和白求恩医科大学)资料显示心脏肿瘤约占0.028%。继发性肿瘤是原发性肿瘤的30～40倍。本篇讨论的重点是原发性心脏肿瘤。

在原发性心脏肿瘤和囊肿中，良性肿瘤约占3/4，恶性肿瘤约占1/4(表22-1)。心脏良性肿瘤中发病率最高的是黏液瘤，约占成人原发性心脏肿瘤的50%。其余良性肿瘤按发病率高低依次为：横纹肌瘤、脂肪瘤、纤维瘤及混合组织瘤。而几乎所有的恶性心脏肿瘤都是肉瘤，其中最常见的类型是血管肉瘤和横纹肌肉瘤。婴幼儿以横纹肌肉瘤最多见。1岁以内的小儿中25%的心脏肿瘤和囊肿为横纹肌瘤和畸胎瘤。横纹肌瘤、纤维瘤和黏液瘤是儿童最常见的心脏肿瘤。

表22-1-1　原发性心脏肿瘤的分类

良　性	恶　性
心包	心包
心包囊肿	间皮瘤
脂肪瘤	其他——恶性雪旺细胞瘤、恶性畸胎瘤、恶性胸腺瘤
畸胎瘤	心肌
异位混合组织瘤	血管肉瘤
心房—心内膜及心肌	横纹肌肉瘤
黏液瘤	纤维肉瘤
房间隔脂肪肥厚	骨肉瘤
房室结间皮瘤	其他——脂肪肉瘤、平滑肌肉瘤
心室—心内膜及心肌	
横纹肌瘤	
纤维瘤	
血管瘤	
脂肪瘤	
气管囊肿	
其他——粒细胞肿瘤、神经纤维瘤、平滑肌瘤、淋巴管瘤	
心瓣膜	
乳头肌成纤维细胞瘤	
血管囊肿	
骨肉瘤	
其他——脂肪肉瘤、平滑肌肉瘤	

肿瘤可位于心包、心肌或心内膜，其症状和体征与局部位置有关。但由于肿瘤的临床表现多与其他比较常见的心血管疾病和全身性疾病相似，因而易被误诊。在近代心肺旁路外科技术出现之前心内肿瘤准确的死前诊断大部分是空谈，进行有效的治疗更是不可能的。随着超声心动图、CT和MRI等无创性心血管诊断技术的发展，我们已有可能在患者生前即做出早期诊断，并通过手术摘除肿瘤从而挽救患者的生命。

一、临床表现

(一) 全身表现

心脏肿瘤，特别是心脏黏液瘤可产生广泛的非心脏性全身表现：发热、恶病质、全身不适、关节痛、雷诺现象、皮疹、杵状指、发作性异常行为，以及体循环和肺循环栓塞。实验室检查可有高γ球蛋白血症、红细胞沉降率加快、贫血或多血质、血小板增多或减少、白细胞增多症等多样发现。当肿瘤切除后，全身的体征和症状常可消除。心脏肿瘤的这些表现可能与肿瘤的产物、肿瘤坏死或免疫反应有关。

(二) 栓塞现象

肿瘤碎片或来自肿瘤表面的血栓脱落引起栓塞是比较常见的，而且在临床上常突然发生。黏液瘤是大多数瘤栓的来源，但其他种类的心脏肿瘤偶尔也可造成栓塞。

栓塞的分布则视肿瘤部位和心内是否存在血液分流而定。来自左侧心脏的瘤栓可产生体循环动脉栓塞，造成包括心脏在内的脏器栓塞和出血，以及周围肢体缺血和血管瘤。所以尽力发现和检查栓塞物是非常重要的，心内肿瘤往往可凭借体循环栓塞物的组织学检查做出诊断。中枢神经系统栓塞可引起一过性脑缺血发作、癫痫、晕厥和大脑、小脑、脑干、脊髓或视网膜的栓塞。如果一次栓塞性脑卒中发生在无脑血管疾病证据的年轻人，特别是窦性心律者，则应当考虑心内黏液瘤、感染性心内膜炎和二尖瓣脱垂的可能性。

多发性体循环栓塞可与全身的脉管炎或感染性心内膜炎相仿，特别是在合并其他全身性病症，如发热、体重减轻、关节痛、红细胞沉降率加快等时。血管造影发现其在脑、肾、股动脉和冠状动脉继发于肿瘤栓塞的多发性血管瘤并不少见，这可导致误诊为结节性多动脉炎。

右侧心脏肿瘤和邻近于左向右心内分流处的左侧心脏肿瘤可产生肺栓塞，反复肺栓塞可致肺动脉高压，甚至肺源性心脏病。这种肺栓塞与继发于静脉血栓形成的肺栓塞难以区别，但放射性核素肺灌注扫描在这种患者中可有不典型肺栓塞的两种表现：① 因心脏肿瘤产生的肺灌注缺损可长时期固定不变，与此相反，由静脉血栓所致的典型肺栓塞其灌注缺损一般经过几周即可恢复。② 这种栓塞可以是一侧肺完全没有血流而对侧肺则呈完全正常的灌注，这在典型肺栓塞中是少见的。

（三）心脏表现

心脏肿瘤本身所致的症状和体征可有胸痛、晕厥、充血性左心衰竭和（或）右心衰竭、瓣膜狭窄或关闭不全、心律失常、传导障碍、心内分流、缩窄性心包炎、血性心包积液或心包填塞等。由于心脏表现常呈非特异性，并且可能很轻微，甚至缺乏，以致心脏肿瘤的全身表现有时可误诊为结缔组织血管病变、感染或非心脏性恶性肿瘤。至于心脏肿瘤的特异性体征与症状则通常更与其解剖部位相关。

1. 心肌肿瘤　最常导致传导和节律障碍，可出现各种不同的心律失常，包括心房颤动或扑动、阵发性房性心动过速伴或不伴有阻滞、房室交接处心律、室性心动过速或心室颤动等。其确切的种类由肿瘤的位置决定，如位于房室结区域的肿瘤可引起房室传导障碍，包括完全性房室传导阻滞和心搏停止，可导致猝死。肿瘤浸润心肌壁偶可导致心肌破裂。

2. 左心房肿瘤　活动的、有蒂的左心房肿瘤可不同程度地突入二尖瓣口造成房室血流的阻塞，且常有二尖瓣反流。引起的体征和症状常与二尖瓣病变相仿，尤其是二尖瓣狭窄，包括呼吸困难、胸痛、咯血、肺水肿、周围水肿和乏力等。但体重减轻、苍白、晕厥和猝死（在二尖瓣病变不常见）也可发生。虽然左心房肿瘤产生的大多数症状是非特异性的，但阵发性症状的出现，并特征性地发生在特别的体位且与临床表现不相称时，则应考虑左心房肿瘤的可能。最常见的原发在左心房的心脏肿瘤是良性黏液瘤。

体格检查可显示肺淤血的体征，第一心音亢进且常明显分裂，心尖部最响的类似于二尖瓣反流的全收缩期杂音和舒张期杂音是由于肿瘤阻碍经二尖瓣口的血流所致。在许多病例中还可检出一早期的舒张音，称为肿瘤扑落音。虽然大多数病例中肿瘤扑落音的发生迟于二尖瓣开放拍击音并早于第三心音，但这个心音仍然较易与后两者混淆。

3. 右心房肿瘤　常产生右心衰竭的症状，包括疲劳、周围水肿、腹水、肝大等。右心衰竭发展迅速，且常伴有新的收缩期或舒张期杂音或两者俱有。此杂音常是肿瘤阻塞三尖瓣血流或是由于肿瘤干扰瓣膜关闭或是肿瘤直接或间接破坏瓣膜造成三尖瓣关闭不全所致。右心房肿瘤阻碍血液流经三尖瓣而引起右心房高压，后者通过未闭的卵圆孔导致心内右向左分流，引起全身缺氧、发绀、杵状指和红细胞增多症。肉瘤多发生在右心房。

体格检查可显示周围水肿、上腔静脉阻塞迹象（包括颜面水肿、颈静脉怒张、上肢及上胸部肿胀等）、肝大和腹水。单独存在或合并有继发于三尖瓣反流的全收缩期杂音的早期舒张期滚动样杂音可呈现呼吸或体位性变化。因为很少有“孤立的”风湿性三尖瓣病变，如果缺乏其他瓣膜性表现者需疑及右心房肿瘤。

4. 左心室肿瘤　当左心室肿瘤主要位于室壁内时通常无症状，也可表现为传导障碍或心律失常，或者干扰心室功能。可是当肿瘤也有明显的腔内成分时则可阻塞左心室流出道，导致晕厥和左心室衰竭的表现。也报道有不典型胸痛，这既可是肿瘤直接累及也可以是瘤栓栓塞到冠状动脉的结果。

体格检查可显示有收缩期杂音和杂音及血压随体位而变化。左心室肿瘤的临床表现与主动脉瓣狭窄、主动脉瓣下狭窄、肥厚型心肌病、心内膜弹力纤维增生症和冠状动脉疾病相似。

5. 右心室肿瘤　常表现有右心衰竭，这是右心室充盈或流出道受阻的结果。临床表现包括周围水肿、腹水、肝大、呼吸急促、晕厥和猝死。

体格检查常发现在胸骨左缘有一个收缩期喷射音。肺动脉瓣第二心音常延迟，强度可正常、减轻或加强。肿瘤栓子到肺动脉可造成肺动脉高压，肿瘤长在肺动脉瓣口可导致肺动脉瓣关闭不全。颈静脉怒张伴有明显的 a 波，且可显示 Kussmaul 征。

右心室肿瘤的临床表现常类似于肺动脉瓣狭窄、限制型心肌病或三尖瓣关闭不全。肺动脉瓣狭窄常无症状且进展缓慢，而右心室肿瘤的症状常迅速进展，且肺动脉无狭窄后扩张或收缩期喷射样喀喇音。

二、辅助检查

由于心脏肿瘤的临床表现不一，可类似于各种心脏病，因而诊断的确立常有赖于各种辅助检查，尤其是超声心动图具有很高的诊断价值。虽然 M 型和二维超声心动图都是有效的扫描技术，但二维超声心动图，特别是经食管超声心动图则更敏感并能提供相当多的涉及肿瘤的附着部位、活动形式和大小的信息。

（一）实验室检查

可有如下多项发现，但都没有特异性，仅作为提供心脏受累的线索：① 高 γ 球蛋白血症。② 溶血性贫血。③ 红细胞增多症。④ 血小板减少症。⑤ 5-羟色胺、色氨酸增高。⑥ 嗜酸细胞增多症。⑦ 抗心肌抗体滴度升高。⑧ 红细胞沉降率增快。⑨ 儿茶酚胺、甲氧基肾上腺素增高。

（二）X 线检查

胸部平片缺乏特异性，可显示有几种表现，包括心脏轮廓的改变、整个心脏大小的变化、特有的腔室扩大、肺血管的改变和心脏内钙化。心影轮廓可正常，或呈普遍性增大，亦可类似于任何心脏瓣膜病时心影的特异性增大，或呈畸形改变。心包积液相当常见，尤其是心脏肿瘤侵及心包腔时。由肺门和纵隔旁淋巴结肿大所致的纵隔增宽则可提示心脏肿瘤的播散。X 线检查看到的钙化可见于几种类型的肿瘤，包括横纹肌瘤、纤维瘤、错构瘤、畸胎瘤、黏液瘤和血管瘤。在婴儿或儿童中观察到心内钙化是不寻常的，需立即提出心脏内肿瘤的可能。心脏透视和螺旋 CT 检查可有助于鉴别心脏肿瘤的钙化与其他结构的钙化，如心脏瓣膜、冠状动脉、心包和附壁血栓。

（三）心电图检查

心电图非特异性改变，可发现心房或心室肥大、ST－T 改变、异常 Q 波及各种心律失常。

（四）超声心动图检查

对任何疑有心脏肿瘤的患者均应行超声心动图检查，它对确诊心脏肿瘤，尤其是原发性心脏肿瘤最为有效。前面已提及二维超声心动图在诊断和术前评估心脏肿瘤时比常规 M 型超声心动图更有优势，在大多数心脏肿瘤患者中它可以提供有关心包、心肌和心腔内肿瘤的大小、形态、附着点、活动状况、肿瘤对心脏和大血管功能的影响等信息，可替代手术切除前的心血管造影术。超声心动图对检出小的肿瘤是敏感的且对检出左心室肿瘤和那些不凸入二尖瓣和三尖瓣口的肿瘤特别有用。二维超声心动图敏感性的增加使对新生儿和子宫内诊断心脏肿瘤成为可能，该技术的广泛使用更增加了原发性心脏肿瘤的检出，在许多病例中甚至在临床症状和体征出现之前即被检出。频谱多普勒和彩色血流图可显示肿瘤所引起的血流受阻和（或）反流的存在与程度、心腔和大血管内压力变化以及心功能参数。

经食管超声心动图的优点包括提高肿瘤及其附着部位的分辨力，检出经胸超声心动图中看不到的某些团块，而且有助于右心房肿瘤的显现。虽然该项技术并不作为常规检查，但当经胸超声心动图有疑义时应考虑行经食管超声心动图检查。

（五）放射性核素显像

门电路血池扫描已被用于检出心房、心室和壁内肿瘤，但其分辨力一般较超声心动图或心血管造影术为低。

（六）CT 检查

心脏 CT 已被用于显示心脏肿瘤一种手段，虽然应用经验还不十分充足，但该技术的某些优点是很明显的，包括：① 高度的组织分辨力，它可确立壁内肿瘤的扩展程度。② 评估心外结构。③ 有能力创建各个平面的影像。近年来，CT 显示在评估可疑的心脏肿瘤以决定心肌受侵犯的程度和心包及心外结构的累及中最有用。

（七）MRI 检查

MRI 在检出和描绘心脏肿瘤中有相当的价值，在某些病例中描绘肿瘤的大小、形状和表面特性，比二维超声心动图更为清晰。MRI 有更好的时间和空间分辨率，比二维超声心动图能更好地确定肿瘤的脱垂、继发性瓣膜堵塞和心腔的大小。用 T_2 扫描和镓对比增强和在横轴、矢状轴及长轴的多面显像能提供精确的三维信息。MRI 也能提供有关组织成分的信息，这有助于鉴别肿瘤和血栓。

（八）心血管造影术

心导管检查和选择性心血管造影并非在所有心脏肿瘤病例中都是必要的，因为在许多病例中从超声心动图、CT 或 MRI 中已可获得足够的术前信息，况且造影尚有引起栓塞并发症等危险。但是在以下几种情况下，心导管检查所提供的附加信息将超过其危险性和花费，这些情况包括：① 无创性评估不足以确定肿瘤的部位或附着点。② 无创性检查不能充分观察所有 4 个腔室。③ 考虑像恶性心脏肿瘤，此时心血管造影可提供有关心肌、血管和（或）心包受累程度的有价值的信息。④ 其他心脏病损可与心脏肿瘤同时存在和可能指导选择不同的手术途径。例如，存在肺动脉高压或同时存在明显的瓣膜或冠状动脉病变，心导管检查和心血管造影可提供明显影响外科手术途径的信息。

心脏肿瘤患者心血管造影的主要表现包括：① 心脏或大血管受压或移位。② 心腔变形。③ 心腔内充盈缺损。④ 心肌显著肥厚。⑤ 心包积液。⑥ 局部室壁运动异常。

心血管造影术的主要危险是肿瘤或伴有的血栓碎片脱落引起的周围栓塞。因此，凡疑有心脏肿瘤的患者在做心导管检查前应先经非创伤性方法对所有心腔室进行全面评估以便造影剂可注入肿瘤部位腔室的近端（上游）。经间隔途径到左心房是特别危险的，因为左心房黏液瘤好发于卵圆窝部位。

（九）病理检查

瘤栓或瘤组织病理切片检查可明确肿瘤的性质。

三、诊断

因为心脏肿瘤的发病率低，并且临床表现不典型，因此很容易漏诊或误诊。但不能因此对其失去警惕，而耽误了早期诊断和早期治疗。为尽早做出诊断，凡有以下临床线索者，均应及时进行超声心动图检查，必要时行胸部 CT 或 MRI 检查，如仍不能明确诊断则可在以下情况考虑行心导管检查：① 无明显原因的严重进行性心力衰竭。② 无症状性血性心包积液。③ 多变的心律紊乱及晕厥。④ 类似感染性心内膜炎的栓塞现象。⑤ 症状重、体征及 X 线改变较明显，但不能完全以常见心脏病解释。

全面的临床评估包括完整的病史、体格检查和适合的实验室检查，所有这些在诊断原发性或继发性心脏肿瘤方面均必不可少，见表 22-1-2。

表 22-1-2 心脏原发性肿瘤典型的临床病理的特征

心脏原发肿瘤	流行病学特征	常见临床表现	临床伴发症	常见部位	病理学特征
黏液瘤	30～50 岁，女＞男，5%～10%遗传性	心脏机械和节律紊乱、栓塞、全身症状	5%～10%伴发 carney 综合征	左心房（83%）、右心房（13%）、心内膜下	＞90%为有蒂单发
脂肪瘤	任何年龄，男＝女	心脏机械和节律紊乱	无	内膜下和外膜下肿瘤，无腔室倾向	
脂瘤样肥大	＞70 岁，肥胖，男＞女	节律紊乱	无	房间隔	房间隔显著肥厚
乳头状纤维弹力瘤	老年	栓塞症状		80%～90%在瓣膜，心内膜，主动脉瓣最常见	1 cm 病损易碎的乳突状分叶，91%单发
横纹肌肉瘤	80%＜1年，50%家族史	心脏机械和节律紊乱	50%伴有结节状硬化	心室＞心房	多发小病灶（＜1 cm），50%为散发
血管瘤/淋巴管瘤	任何年龄	心脏机械和节律紊乱、栓塞	偶与消化道、面部和 Kasabach-Meritt 综合征等心外血管瘤相关	心室＞心房	多发肿瘤＞30%

续表

心脏原发肿瘤	流行病学特征	常见临床表现	临床伴发症	常见部位	病理学特征
血管肉瘤	30～50岁，男>女	心脏机械和节律紊乱、栓塞、原发性或系统性症状、转移性疾病		90%在右房	向腔内突出，浸润性，常累及心包
横纹肌肉瘤	儿童、青年和成人，男>女	心脏机械和节律紊乱、原发性或系统性症状、转移性疾病	嗜伊红细胞增多症	无腔室倾向	60%多发，浸润性
平滑肌肉瘤	3～40岁，男=女	心脏机械和节律紊乱、原发性或系统性症状、转移性疾病		70%～80%累及左房，也可累及肺动脉干	70%单发，浸润性
淋巴瘤	62～67岁，可见于任何年龄	心脏机械和节律紊乱、栓塞、原发性或系统性症状、转移性疾	HIV感染、免疫抑制状态、移植后	69%～72%在右心	66%单发，34%多发，心包浸润
纤维瘤	90%儿童，男=女	心脏机械和节律紊乱	一个小的亚型与Golin综合征相关	室间隔和左心室游离壁>90%	单发的腔内肿瘤(平均5 cm)

四、鉴别诊断

(一) 瓣膜病变

心腔内肿瘤堵塞瓣膜口或瓣膜本身受累后多有心脏杂音，需注意与瓣膜病变相鉴别，肿瘤所致杂音的特点是随体位的改变而变化，其性质随时可变。

(二) 感染性心内膜炎

当有发热、体重减轻、贫血及心脏杂音时要与感染性心内膜炎相鉴别。当多次血培养均阴性时需怀疑心脏肿瘤。

(三) 心包炎

心脏肿瘤浸润心包膜时可引起心包积液与填塞。心包积液的细胞学检查及心包活检有助于诊断。

(四) 限制型心肌病

心肌受肿瘤浸润后出现的征象有时类似限制型心肌病，必要时需做心内膜下心肌活检。

五、治疗

(一) 良性肿瘤

手术切除是大多数良性心脏肿瘤的首选治疗方法，许多病例可以得到完全根治。尽管在组织学上这些肿瘤属于良性，但因为腔内或瓣膜堵塞、周围栓塞、心脏节律或传导障碍的结果，使所有的心脏肿瘤均具有潜在的致死性。事实上，患者在等待手术期间死亡或发生较重的并发症并不少见，故一旦确诊应迅速进行手术。

(二) 恶性肿瘤

绝大多数原发性恶性心脏肿瘤因为累及大块心脏组织或者存在转移，故手术并非一个有效的治疗措施。对这些病例手术的主要作用是确立诊断以排除可治愈的良性肿瘤的可能性。不过，在某些病例积极的手术治疗可以达到减轻血流动力学和(或)症状并延长生命的目的。有时在手术治疗外需合并放射治疗和化疗。心脏淋巴肉瘤常对化疗、放疗或两者均有反应，但不幸的是也有许多其他的报道提示，尽管采用手术、化疗和放疗等多种联合方法也不能改变心脏肉瘤的病程。

第二章　良性肿瘤

第一节　黏液瘤

如前所述，黏液瘤是成人原发性心脏肿瘤中最常见的类型，约占原发性心脏肿瘤的50%。任何年龄均可发生，但以30～60岁的女性多见。单个黏液瘤患者的平均年龄为56岁。约86%的黏液瘤发生在左心房，超过90%是单发的。在左心房其最常见的附着部位是卵圆窝区域。黏液瘤也可发生在右心房，发生在右心室或左心室者很少见。虽然黏液瘤偶可发生于左心房后壁，但出现在这个部位的肿瘤需疑及是恶性的。

过去一般认为心脏黏液瘤只是一种良性肿瘤，少数或有低度恶性倾向。如今，随着国内外病例数的增加、经验的累积及研究手段的进展，人们对心脏黏液瘤的认识已逐渐深化。黏液瘤可分为单纯的(或散发的)和复杂的两大类。前者的特点是：占全部肿瘤病例的绝大多数、多数病例的肿瘤为单发，并多在典型部位(左心房内房间隔卵圆窝对应部位)生长、少数为多发(占病例的2%～4%)、无身体其他部位的黏液性病变、可于一次常规择期手术切除后不再发生，术后心脏及身体各部位可完全恢复正常或基本正常。复杂的心脏黏液瘤则包含三个方面，即黏液瘤综合征、家族性黏液瘤和多中心发生的心脏黏液瘤。这三方面又多有交叉重叠，患者多较年轻，心内黏液瘤多不在典型部位生长，病理生理及临床表现多较复杂，病势常较凶猛，且多有再发者。

家族性黏液瘤在全部黏液瘤中≤10%，且表现为常染色体显性遗传。有些心脏黏液瘤患者具有某种特征，被称为"综合征黏液瘤"或Carney综合征，可由下列部分组成：① 其他部位(乳腺或皮肤)的黏液瘤。② 多斑的色素沉着(着色斑病、色素痣或两者兼有)。③ 内分泌过度活跃(垂体腺瘤、原发性色素小结节状肾上腺皮质疾病或睾丸肿瘤累及内分泌成分)。Carney综合征的患者趋向于较年轻(平均年龄为 20 岁)，黏液瘤多半不在左心房，有时有双侧肿瘤，很可能反复发作。近年来的一些研究发现，某些 Carney 综合征患者同时存在远端肢体的关节挛缩(TPS)，进一步研究证实了和心脏黏液瘤及 TPS 都有联系的围生期肌球蛋白的基因突变，这样在远端肢体关节挛缩的患者中应考虑到心脏黏液瘤的危险，并应定期复查心脏超声。因为心脏黏液瘤可以是家族性的，常规超声心动图普查筛选第一代亲属很有必要，特别是年轻患者或有多个肿瘤者(图 22-2-1)。

一、病理解剖

黏液瘤外观似胶冻样，常呈分叶状或葡萄串状，或呈球形硬块。直径为 1～15 cm 不等，平均 4～8 cm。它们可以是无蒂的，也可以有一个独特的蒂，此蒂可狭可宽，在舒张期有蒂的肿瘤可脱垂到二尖瓣。约 90%的病例起源于心房，基底部附着在房间隔，常在卵圆窝的边缘部。约 10%的病例其起源点在心房的后壁或前壁或心耳，瓣膜黏液瘤是罕见的。心脏黏液瘤可以是多中心的，多处出血区域常见。肿瘤组织非常松脆，容易破碎、脱落后引起周围动脉或脑血管栓塞。极少数黏液瘤可恶变为黏液肉瘤。黏液瘤多属良性，但如手术切除不彻底，局部可以复发。而且脱落的肿瘤组织可在脑血管和周围血管上皮继续生长，破坏血管壁形成血管瘤。

黏液瘤细胞呈长形或纺锤状，有圆形或椭圆形核，核仁明显。黏液瘤的细胞和血管埋于富含黏多糖的无定形基质中。肿瘤富含薄壁毛细血管，其表面覆以内皮细胞，也可能有血栓覆盖。

二、病理生理

主要决定于瘤体部位、大小和阻塞房室瓣口的程度，瘤体阻塞二尖瓣瓣口，可导致血流通过二尖瓣瓣口的障碍而产生类似二尖瓣狭窄的临床表现，如肺淤血和左心房、右心室肥大。如瘤体阻塞三尖瓣瓣口，其临床表现类似三尖瓣狭窄、三尖瓣下移、缩窄性心包炎症状。另外，黏液瘤体碎片的脱落可引起体肺循环栓塞。

三、临床表现

心脏肿瘤中，黏液瘤在临床上是最变化多端的，其有 3 种主要症状：全身症状、栓塞症状和血流阻塞现象。

(一) 全身症状

全身症状是多变的，可能与心脏黏液瘤体内出血、变性、坏死等改变而引起的自身免疫反应有关。这些症状包括：血小板计数减低、白细胞计数增加、红细胞沉降率快、贫血(常为溶血性)、血清蛋白异常(通常 γ 球蛋白增加)、C 反应蛋白阳性、高热(可达 40℃)、杵状指、雷诺现象、纳差、消瘦、全身衰竭等。

(二) 栓塞症状

黏液瘤的组织疏松、脆弱、易有碎片脱落。黏液瘤是否有碎片脱落，与病程长短或瘤体大小无关，而与黏液瘤的形状和结构关系密切。息肉状或葡萄状者，其表面大小不等的小块，易成碎片脱落构成瘤栓。右心黏液瘤栓进入肺动脉可引起肺栓塞。左心黏液瘤栓进入体循环所造成的栓塞可发生于全身任何部位，较常见的是脑栓塞、股动脉栓塞、肾动脉栓塞、肠系膜栓塞等。动脉栓塞的征象因瘤栓大小不同、被栓塞的动脉大小不同(自微小动脉至大动脉)而在临床表现上相差悬殊，可有昏迷、偏瘫、急腹症、肢体坏死或雷诺现象，但也可无明显栓塞征象。

(三) 机械性心腔血流阻塞

心脏黏液瘤占据心腔一定位置，若体积尚小，则对血流不起阻塞作用。随着瘤体逐渐增大，其阻塞血流作用将逐渐明显。若瘤体巨大，充满心腔，则血液只能在瘤组织与心壁之间的间隙中流过，对血流动力学的影响将十分严重。

1. 左心黏液瘤　在左心房者，舒张期瘤体移向二尖瓣口，并经瓣口突入左心室，收缩期回入左心房，故左心房黏液瘤常酷似真性二尖瓣狭窄的表现，引起程度不同的肺淤血(最常表现为劳力性呼吸困难，严重者可有端坐呼吸、咳嗽、咯血等表现)和二尖瓣狭窄的体征(如典型的心尖部舒张期杂音、二尖瓣开放拍击音等)。但肺淤血的程度一般较轻，常与较重的自觉症状和体征不成比例。若瘤体过大，于收缩期不能全部回入左心房而卡在瓣口则将引起晕厥和猝死。若瘤体有一部分附着于二尖瓣环或瓣叶，阻塞二尖瓣活动，影响其关闭，则导致二尖瓣关闭不全。这样就可表现为二尖瓣狭窄兼关闭不全而出现双期杂音。

心脏黏液瘤在左心室者，可于收缩期阻塞左心室流出道或主动脉瓣口，而表现为主动脉瓣狭窄。心房与心室的大小亦因瓣口的病变而有继发改变，但改变的程度常较真性的瓣膜病者为轻。左心房黏液瘤可见左心房有轻度到中度的扩大。

2. 右心黏液瘤　粘连较多见，阻塞较严重，而活动度较小。在右心房者舒张期可阻塞三尖瓣口和(或)影响瓣叶活动，故呈三尖瓣狭窄或狭窄兼关闭不全征象。若瘤体近于腔静脉口或位于右心房中部而增大至腔静脉口者则阻塞腔静脉回流，导致相应的上腔静脉阻塞征象。

3. 多发黏液瘤　根据各瘤体所占心腔的不同、瘤数多少、瘤体大小差异、活动度范围等情况，对血流的影响也不尽相同。同时占有左、右心腔者，情况更加复杂，其总体表现为各个心腔情况的综合。

四、辅助检查

(一) 心电图检查

1. 左心房黏液瘤　心电图提示的线索有：不可解释的心律失常、心房颤动和扑动、传导障碍、束支传导阻滞，不伴有右

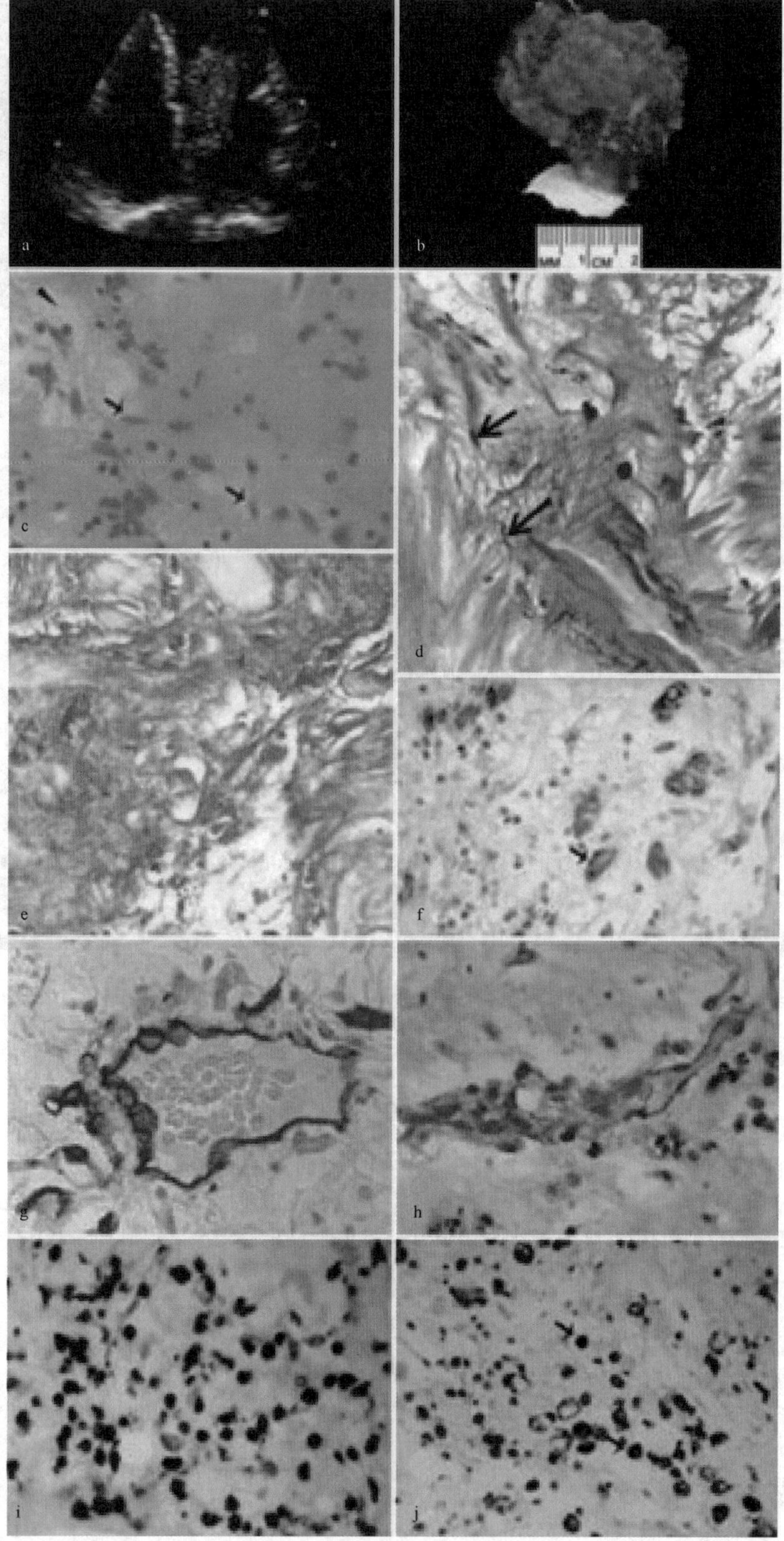

图 22-2-1　a. 71 岁女性的超声四腔心显示左心房黏液瘤通过二尖瓣突入左心室　b. 同一位女性患者经外科手术切除的黏液瘤肉眼所见，带蒂杂色易碎和富含胶质结构　c. HE 染色显示为富含糖蛋白松散肿瘤，肿瘤富含血管，管腔内包含红细胞混杂脂肪细胞遍布间质的网状结构（×200）　d. Movat pentachrome 染色协助定义黏液瘤的组成，一个多形的松散的（泡状绿松石样）富含多糖（glycosaminoglycan）和结缔组织（×400）　e. 免疫组化染色显示 versican（棕黄色），黏液瘤内主要为糖蛋白　f、g 和 h. 免疫组化血管染色分别显示 α 平滑肌肌动蛋白（actin）、CD34 和 CD31（×400）　i. 白细胞普通抗原染色，单核细胞阳性（×400）　j. CD68 染色显示几个巨噬细胞，一些含有血红素提示曾有陈旧出血，黏液瘤常见

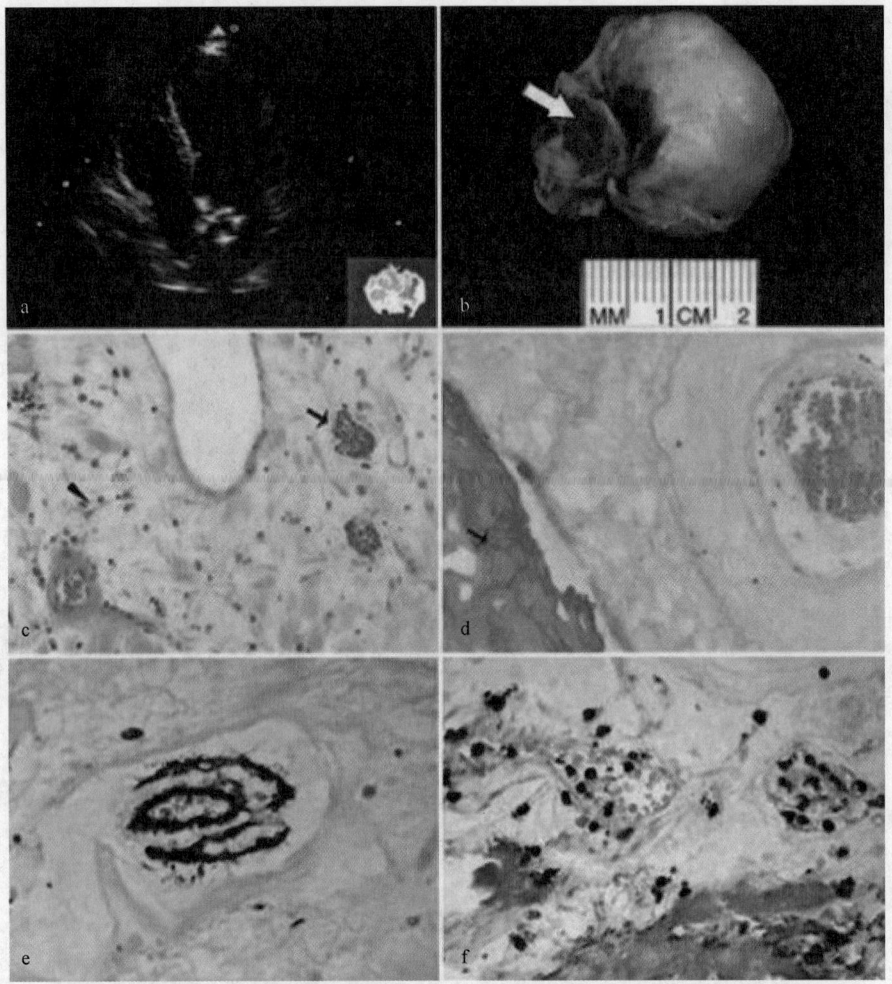

图 22-2-2　a. 超声四腔心显示左心房占位，下部为活体 X 线影像，黏液瘤钙化部位与超声相对应　b. 从一位 77 岁男性患者房间隔切除的部分钙化的黏液瘤，瘤体表面为奶黄色亮薄膜，切开可见短蒂　c. 脱钙后 HE 染色（×200）显示吞噬血红素的巨噬细胞和脂肪细胞　d. 箭头显示脱钙后 HE 染色的"水痕"　e. 内皮细胞 CD34 免疫组化染色（×400）　f. 白细胞常规抗原染色显示单核细胞阳性（×400）

心室肥厚的 P 波异常，右心室肥厚的表现并不少见。类似于心肌梗死的 S-T 段改变也曾有报道。

2. 右心房黏液瘤　心电图改变包括：右心房扩大型 P 波、低电压、右束支传导阻滞、右心室肥厚等。

（二）X 线检查

左心房黏液瘤的 X 线胸片类似于二尖瓣狭窄表现，两肺野淤血，心界可有轻度到中度增大，主要表现为左心房和右心室扩大，食管钡餐检查可见到食管轻度到中度的压迹。但一般左心房增大不显著，与其他心肺征象不相适应。右心房黏液瘤在 X 线胸片上可见钙质沉积。

（三）超声心动图

超声心动图简便而可靠，对心脏黏液瘤有特殊诊断价值，其主要表现为：① 左心房腔增大。② 在心腔内出现密集云雾状光团异常回声。③ 该异常回声随房室瓣开闭而改变，在舒张期瘤体异常回声可突入房室瓣口或瘤体部分突入左心室或右心室，在收缩期瘤体重新回纳入心房腔内。

（四）胸部 CT 和 MRI

如上节所述，两者均有很好的诊断价值，可以作为超声心动图检查的补充。

（五）心导管检查

左心房黏液瘤一般不需行心血管造影检查，因为心导管检查有造成瘤体破裂而致栓塞的危险。另外，该技术在鉴别黏液瘤与附壁血栓上尚存在一定困难，加之检查设备复杂，耗费较大，故已基本被超声心动图检查所替代。

五、诊断与鉴别诊断

（一）诊断

通过症状和体征做出心脏黏液瘤的可疑诊断，继而通过超声心动图可证实诊断。偶尔需要 CT、MRI 或心导管检查。

（二）鉴别诊断

左心房黏液瘤特别要与二尖瓣狭窄相鉴别（表 22-2-1）。

表 22-2-1　左心房黏液瘤与二尖瓣病变的鉴别

二尖瓣病变	左心房黏液瘤
往往有风湿热病史	无风湿热病史
症状进展缓慢	症状进展快
晕厥少见	晕厥常见
症状不会缓解消失	症状常缓解消失并多变
症状及体征不随体位而变化	症状及体征常随体位而变化
杂音典型	杂音不典型、多变
症状的严重程度与体征和X线表现有相关性	症状的严重程度与体征和X线表现相关性差

六、治疗

黏液瘤手术切除效果良好，通常能治愈。但1%～5%的患者术后10～15年复发或出现第二个心脏黏液瘤，故对术后患者应定期随访。环状切除瘤蒂周围组织，可成功地预防复发。

第二节　横纹肌瘤

横纹肌瘤起自心肌或心内膜，约占原发性心脏肿瘤的20%。其多见于15岁以下儿童，约50%的病例伴有结节性硬化，其他尚可伴有皮肤皮脂腺瘤、肾肿瘤和心律失常。临床上，肿瘤小者可无症状，肿瘤大者可向心腔突起，引起阻塞症状，多发性肿瘤常引起严重的充血性心力衰竭。肉眼观，肿瘤多位于左心室和右心室的心肌内，常为多发性，直径达数毫米至数厘米。镜下，瘤组织疏松，细胞较大(直径可达80 μm)，呈卵圆形。胞质空泡状，富含糖原，核居中，核仁明显。核周围的胞质呈疏网状，细胞形似蜘蛛，故有蜘蛛细胞之称。目前认为本瘤是一种源自胚胎心肌母细胞的婴儿错构瘤。

心脏的症状和体征包括房室传导阻滞和室内传导阻滞、阵发性室上性和室性心动过速、心脏增大和心室流出道阻塞、右侧或左侧心力衰竭，以及肺动脉或主动脉狭窄的杂音。这些表现及结节性硬化提示诊断，可由超声心动图和心血管造影证实。多发性结节的外科治疗通常无效，预后差。1年以上的存活率低。

第三节　纤 维 瘤

心脏纤维瘤是良性的结缔组织肿瘤，起源于成纤维细胞。其多见于婴儿和儿童，大多数发生于10岁以前。几乎所有的心脏纤维瘤发生于心室的心肌内，最常见在左心室前游离壁或室间隔内，较少发生在左心室后壁或右心室。肉眼观，肿瘤多位于左心室或室间隔内。肿瘤多为单发，大小不一，直径有时可达10 cm。镜下，与其他部位的纤维瘤相似。临床表现多变，包括杂音、非典型胸痛、充血性心力衰竭和主动脉瓣下狭窄、肺动脉瓣或漏斗部狭窄伴右心室肥大、三尖瓣狭窄的体征和传导障碍、室性心动过速和猝死。应用超声心动图可极好地检出心脏纤维瘤。治疗首选外科手术。

第四节　心包畸胎瘤

心包畸胎瘤常附于大血管的基底，通常发生于婴儿，常无症状，而在常规腹部X线片中发现，只在需要排除更严重的肿瘤时才进行手术。

第三章　恶 性 肿 瘤

心脏的恶性肿瘤可起自任何心脏组织且主要发生于儿童。心脏肉瘤为最常见的原发性心脏恶性肿瘤，其中30%为血管肉瘤，常发生于右侧心脏，尤其是右心房。由于生长迅速可阻塞心腔或腔静脉，并侵及心包。肉瘤也可发生于左侧心脏，并被误诊为黏液瘤。症状包括突然出现的心力衰竭，快速积聚血性心包积液，常伴心包填塞，以及各种心律失常或心脏阻滞(图22-3-1)。与良性心脏肿瘤相比，恶性心脏肿瘤起病更急、恶化更快，且可转移到脊柱、邻近的软组织及主要的器官。肉瘤虽可有几种组织学类型，但总的临床特点是一旦有血流动力学损害，局部侵犯或远处转移，病情便急转直下。往往由于肿瘤播散太广泛而不能手术切除，放疗和(或)化疗除对心脏淋巴肉瘤外，疗效不佳，患者常于数周至数月内死亡。

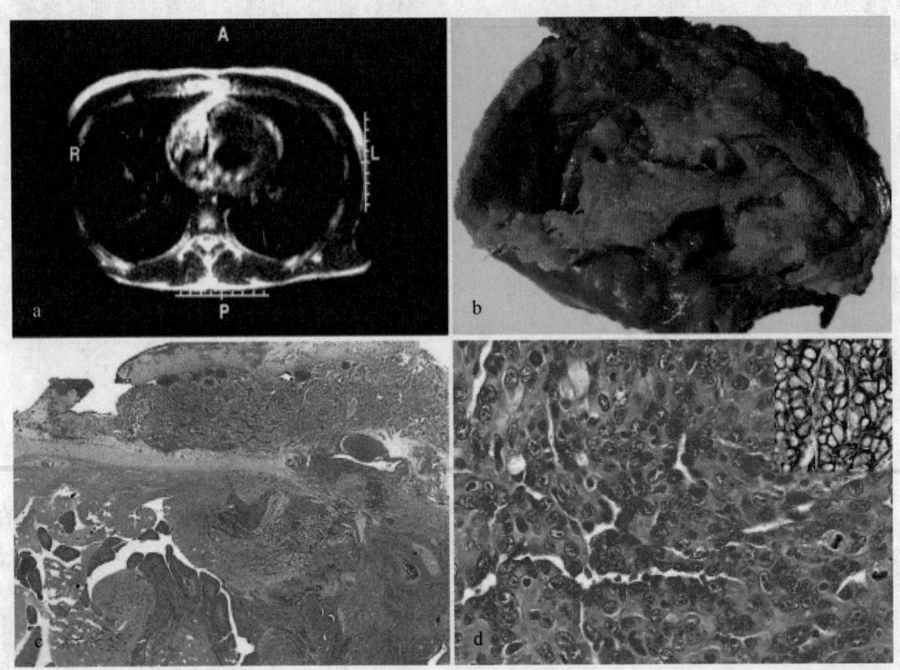

图 22-3-1　a. 心脏磁共振显示一位20岁男性患者右心房内血管肉瘤，验证经食管超声发现的右心房内占位3 cm×3 cm×3.5 cm，突入下腔静脉　b. 外科手术切下的血管肉瘤，瘤体由上腔静脉延伸至三尖瓣环，瘤体为暗红色分叶状　c和d. 血管肉瘤的HE染色(×400)，d图右上肿瘤细胞内CD31阳性

第四章　心脏转移性肿瘤

心脏转移性肿瘤发生于约5%的死于恶性肿瘤的患者中，属恶性肿瘤的晚期表现，并常和其他部位的转移瘤共存。其最常见的临床表现是心包渗液，心肌、冠状动脉或腔内的累及相对比较少见。任何恶性肿瘤均可转移至心脏和心包，但最常见的是肺癌和乳腺癌，其他还有淋巴瘤、白血病。50%～65%的播散性恶性黑色素瘤患者会发生心脏转移，因此该病具有最高的心脏转移率。结肠腺癌偶尔也可通过淋巴或血液播散途径转移到心脏，通常首先累及心包，其次是心肌。转移到心内膜的肿瘤有肾细胞癌、胃腺癌、喉癌、胰腺癌及盲肠和卵巢的黏蛋白状腺癌。肾细胞癌可以扩散到下腔静脉，其肿瘤栓子有时可累及右心房。

提示转移性心脏肿瘤的表现为突然心脏增大，胸片发现心影轮廓异常，有心包填塞、心律失常或不能解释的心力衰竭。

治疗的主要目的是缓解症状，所以多为姑息性治疗，与原发性恶性心脏肿瘤相同。

参考文献

1. 刘玉清. 心血管病影像诊断学[M]. 合肥：安徽科学技术出版社、辽宁科学技术出版社，2000：308.
2. 薛纯良. 默克诊疗手册[M]. 17版. 北京：人民卫生出版社，2002：2089.
3. Goldman L, Schafer A I. Goldman's cecil medicine[M]. 24th ed. philadephia: Elsevier Saunders. 2011: 1798.
4. Sarjeant J M, Butany J, Cusimano R J. Cancer of the heart: epidemiology and management of primary tumors and metastases[J]. Am J Cardiovasc Drugs, 2003, 3(6): 407-421.
5. Veugelers M, Bressan M, McDermott D A, et al. Mutation of perinatal myosin heavy chain associated with a Carney complex variant[J]. N Engl J Med, 2004, 351(5): 460-469.

第二十三篇

周围血管疾病

张庆勇　戎卫海

本篇主要叙述雷诺综合征、血栓闭塞性脉管炎、闭塞性动脉硬化、原发性红斑肢体痛症、手足发绀症、网状青斑和静脉血栓形成等。属于周围血管疾病中的多发性大动脉炎参见第二十篇第四章。

第一章　雷诺现象

雷诺现象(Raynaud phenomenon)以往称为雷诺病或雷诺征,是指在寒冷刺激、情绪激动及其他因素影响下,发生肢体末梢动脉阵发性痉挛,手足皮肤颜色呈现苍白、发绀、潮红、正常的间歇性变化。

雷诺现象可以分成原发性和继发性两种类型: ① 原发性改变,称为原发性雷诺现象,占确诊雷诺病患者的绝大部分。② 继发性改变,与其他疾病相关或有明确的诱发血管痉挛的原因,包括结缔组织疾病、动脉闭塞性疾病、胸廓出口综合征、神经系统疾病、创伤和药物影响等。

一、发病情况

雷诺现象临床并不少见,多发生于育龄期女性,男女比例为1∶(6～10)。发病年龄多在20～40岁。本病在寒冷季节发作较重。

二、病因和发病机制

(一) 原发性雷诺现象

造成雷诺现象的病因,目前仍未完全明确。一般认为: 交感神经系统活性增加和局部血管高反应性、内分泌功能紊乱、寒冷刺激等是其主要因素。

1. 交感神经系统活性增加　1982年Nielsen等报道,患者血中肾上腺素和去甲肾上腺素含量常高于正常人3倍。研究表明患者多属交感神经兴奋类型,血液循环中肾上腺素和去甲肾上腺素含量增高,导致局部血管的高反应性,引起雷诺现象。

2. 内分泌功能紊乱　表现为女性患者约占2/3以上,1970年Hines报道847例患者中女性占76.6%,1973年三岛统计209例患者中女性占82.3%。有些患者的病情在月经来潮期加重,妊娠期减轻。有的学者报道,用丙酸睾丸酮、甲基雄烯二醇和甲状腺素治疗,可使症状获得改善,因此有人认为本病与内分泌有关。

3. 寒冷刺激　患者对寒冷刺激极为敏感,怕冷是患者普遍的主诉。此病在寒冷地区的发病率比较高。在疾病初期,雷诺现象多在寒冷季节出现,而在温热季节临床表现常会好转或消失。晚期患者,由于引起动脉痉挛的临界温度上升,所以在夏季阴雨时也有轻度的皮色变化。

4. 肢体小动脉本身的缺陷　早在1929年,Lewis曾提出此病的血管起因学说,他认为指(趾)血管局部缺陷是末梢动脉的平滑肌对寒冷刺激产生敏感的一个原因,是对正常生理现象表现出过度反应所致。

5. 其他因素　患者常有家族史,提示可能与遗传有关,但目前未被证实。近来,血液黏滞性增高与此病发生的关系又开始引人注意,应用降低血液黏滞性药物也获得一定效果,但血液黏滞性增高是许多心血管疾病共有的血液变化,所以还难以肯定是此病发生的一个因素。

(二) 继发性雷诺现象

继发性雷诺现象的病因有结缔组织病、动脉闭塞性疾病、胸廓出口综合征、创伤和药物等。

1. 结缔组织病　① 系统性硬化病(硬皮病)中有80%～90%会出现雷诺现象。有些硬皮病患者以雷诺现象为唯一临床表现,在多年以后其他症状才出现。② 系统性红斑狼疮患者中雷诺现象的发病率为10%～35%。③ 类风湿关节炎患者中也可见到雷诺现象。④ 皮肌炎和多发性肌炎患者中,约有3%的患者出现雷诺现象。⑤ 原发性干燥综合征患者中,有13%～33%的患者出现雷诺现象。

2. 动脉闭塞性疾病　累及指(趾)血管的动脉闭塞性疾病往往伴发雷诺现象。肢端动脉粥样硬化患者中发生雷诺现象时,往往影响单侧肢端,一般累及一个到两个指(趾)。另外,Buerger病是一种累及小、中动脉和静脉的炎性血管闭塞性疾病,常伴发雷诺现象。

3. 胸廓出口综合征 颈及肩的神经血管受压出现综合症状,其中包括雷诺现象。出现雷诺现象的可能原因是锁骨下动脉受外源性压迫导致血管内压力下降等。

4. 创伤 多种外伤均与雷诺现象有关,被定义为外伤性血管痉挛性疾病。

5. 高黏滞血征、冷凝集血浆蛋白、红细胞凝集反应异常及骨髓增生性疾病 均与雷诺现象有关。

6. 药物及毒素 麦角衍生物(如溴隐亭、美西麦角等)、三环类抑郁药(如丙米嗪、苯丙胺等)及两种化疗药物(长春碱和博来霉素)均与雷诺现象有关。

7. 其他原因 甲状腺功能减退可诱发雷诺现象,动静脉瘘患者也易诱发雷诺现象,肺动脉高压患者也可见雷诺现象。

三、病理

病变初期,指(趾)动脉未见显著病理变化。后期可见动脉内膜增生、弹力膜断裂和肌层增厚等变化,使小动脉管腔狭小、血流减少。少数患者最后可有血栓形成,管腔闭塞,伴有局部组织的营养性改变,严重者可发生指(趾)端溃疡,偶有坏死。根据指动脉的病变状况,本征可分为梗阻型(62.6%)和痉挛型(37.4%)两大组。梗阻型有明显的掌、指动脉梗阻,多由免疫性疾病和动脉粥样硬化所伴随的慢性动脉炎所致。由于有严重的动脉梗阻,故室温时指动脉压明显降低。梗阻型对寒冷的正常血管收缩反应就足以引起发作。痉挛型无明显掌、指动脉梗阻,在室温时指动脉正常,在临界温度时(18~20℃)才引起发作。痉挛型有异常的肾上腺受体改变,血小板上 α_2 受体活性明显增加,致使血管对冷刺激的敏感性增高。

本病的发作过程,先是指(趾)动脉发生痉挛或功能性闭塞,其后毛细血管和小静脉亦发生痉挛,因而局部皮肤呈现苍白。动脉痉挛较小静脉痉挛消退快,而造成毛细血管内血液淤滞、缺氧,出现发绀。血管痉挛解除后,局部循环恢复,并出现反应性充血,故皮肤出现潮红,然后转为正常色泽。

四、临床表现

患者多属神经质类型,常有中枢神经失调现象,易于兴奋和情绪激动,多疑,郁闷或悲伤,以及失眠、多梦、痛无定处和全身不适等神经症表现。

典型的临床表现为:苍白—发绀—潮红—正常的间歇性皮色变化。当手指呈现苍白和发绀时,手指末端可伴有麻木、刺痛、发凉和感觉迟钝。采取保暖措施后,手部皮色就变成潮红色,皮温常上升,此时可有轻度的烧灼样胀痛。继而皮色正常,上述症状随之消失。在发病的初期,有明显的季节性,即寒冷季节发作频繁和动脉痉挛持续时间较长,而在温热季节发作的次数减少,动脉痉挛持续时间较短或很少发作。病情较重者对寒冷更为敏感,故在冬季不能在室外活动和工作。

雷诺现象皮色变化常有三个特点:① 先从一个手指开始,其顺序多是环指、小指、中指、示指;而拇指血液循环丰富,所以皮色变化只在病情严重者才出现。② 从手指末节开始,逐渐向全指和手掌扩展,但很少超过腕骨区域。③ 一般发生在手指,且呈对称性。

最常见为只有两手受累,有时可有两手和两足均受累,极少累及鼻、两颊、两耳和颏。非典型发作也不少见。在这些患者中,指(趾)受累不对称,只有1个或2个指(趾)受累,甚至只有指(趾)的一部分受累。指(趾)受累最严重的部分是最远端。而临床表现为仅有苍白和发绀,甚至有些仅有发绀。

五、辅助检查

(一) 激发试验

1. 冷水试验 将指(趾)浸于4℃左右的冷水中1 min,可诱发上述典型发作。

2. 局部降温试验 此法是冷水试验的改进。室温20℃时,先测手指皮温,再将双手浸入4℃水中2 min。然后观测手指皮温变化,计恢复试验前皮温时间,超过30 min者为阳性。这一试验可与冷水试验结合检查。

3. 握拳试验 两手握拳1.5 min后,在弯曲状态下松开手指,也可出现上述变化。

(二) 指动脉压力测定

用光电容积描记仪(PPG)测定指动脉压力同指动脉造影一样精确。如指动脉压低于肱动脉压>40 mmHg,则指示为梗阻型。

(三) 指温与指动脉压关系测定

正常时,随着温度降低只有轻度指动脉压下降;痉挛型,当温度降到触发温度时指动脉压突然下降;梗阻型,指动脉压也随温度下降而逐渐降低,但在常温时指动脉压仍明显低于正常。

(四) 指温恢复时间测定

浸冰水20 s使手指受冷降温后,应用热敏电阻探头测定其恢复正常温度所需的时间,用来估测手指血流情况。指温恢复正常的平均时间在15 min内,而本征患者常延长至20 min以上。

(五) 指动脉造影和低温(浸冰水后)指动脉造影

通过做上肢动脉造影,可了解指动脉情况,此法除能明确诊断外,还能鉴别肢端动脉是否存在器质性改变。此法特别适用于有缺血性溃疡者。

(六) 其他

血液抗核抗体、类风湿因子、免疫球蛋白电泳、补体、抗DNA抗体、冷球蛋白及Coombs试验检查;测定上肢神经传导速度有助于发现腕管综合征;手部X线检查有助于发现类风湿关节炎和手指钙化症。

六、诊断

White和Smithwick在Allen和Brown提出的诊断标准上进行了修订,其他学者根据自己的资料作了补充。综合上述有关诊断资料和我国实际情况,提出诊断标准如下:① 肢端皮肤在发作时有间歇性颜色变化。② 好发于女性,年龄一般在20~40岁,多属神经质类型。③ 一般为两手受累,呈对称性。④ 寒冷刺激可诱发症状发作。⑤ 少数晚期病例可有指动脉闭塞和(或)手指皮肤硬化、指端浅在性溃疡或坏疽。⑥ 排除引起继发性雷诺现象的其他类似疾病。

七、鉴别诊断

本征主要与手足发绀症、网状青斑、红斑性肢痛症、腕管综合征、类风湿关节炎、手指钙化症和正常人暴露于冷空气中体表血管暂时痉挛的状况相鉴别。

八、治疗

(一) 药物治疗

用交感神经阻滞剂及其他血管扩张剂，以解除血管痉挛，降低周围血管对寒冷刺激的反应。可选用：

1. 盐酸妥拉苏林　口服开始每次 25 mg，每日 4～6 次，根据患者的反应调节剂量。局部有疼痛和溃疡形成者，如患者能耐受，每次剂量可增至 50～100 mg。肌内注射剂量为每次25～100 mg。必要时可用 25～50 mg 溶于 20 ml 生理盐水内静脉注射或动脉内注射，每日 1～2 次。

2. 盐酸酚苄明　参见第二十篇第四章。

3. 双氢麦角碱(海特琴)　舌下含片 0.5 mg/次，每日数次。口服 1 mg，每日 3 次。根据病情调整剂量，也可以 0.15～0.6 mg 肌内注射或动脉内注射，每日 1～2 次。

4. 烟酸　口服 50～200 mg，每日 3～4 次。肌内注射或静脉注射每次 10～50 mg，每日 1～2 次。

5. 硫酸胍乙啶　口服 5～10 mg，每日 3 次，也可与苯苄胺合用。

6. 甲基多巴　口服 250～500 mg，每日 3 次。

7. 利血平　① 口服：0.25 mg，每日 3～4 次，共 1～3 d。② 肱动脉或桡动脉内注射：0.25～0.5 mg 溶于 2～5 ml 生理盐水，作用时间可维持 10～14 d，间隔 2～3 周重复注射。它适用于重症者，并可使肢端溃疡愈合。③ 静脉阻滞注射法：肘关节上方置压脉带，穿刺远端静脉后，压脉带内注气使压力维持在 250 mmHg，然后将 0.5 mg 利血平溶于 50 ml 生理盐水内缓慢静脉注射，使药物渗到肢端。其疗效与动脉内注射相似，可起到药物性局部交感神经切除术的作用。疗效一般维持 7～14 d。

8. 哌唑嗪　口服 1～5 mg，每日 3 次。

9. 钙通道阻滞剂　① 硝苯地平(对心率慢者)，口服 10～20 mg，每日 3～4 次。疗程 2 周至 3 个月。② 地尔硫草(对心率快者)，口服 30～60 mg，每日 3～4 次。

10. 硝酸甘油软膏或 PGE 软膏　局部涂擦。

11. 前列腺素　① PGE_1 或 PGI_2：PGE_1 剂量为 10 ng/(kg·min)持续静脉滴注数小时至 3 d；PGI_2 为 7.5 ng/(kg·min)，静脉滴注 5 h，每周 1 次，共 3 次。② 伊洛前列素(iloprost)：为 PGI_2 的同类药，剂量为 0.5～2 ng/(kg·min)，静脉滴注数小时。③ 米索前列素(misoprost)：为 PGE_1 的同类药，口服剂量为0.2 mg，每日 3～4 次。

12. 司坦唑醇(羟甲雄烷吡唑)　是一种具有激活纤维蛋白溶酶作用的同化皮质醇激素，口服 5 mg，每日 2 次，3 个月为 1 个疗程。

13. 三碘甲状腺原氨酸(triiodothyronine)　25 μg，每日 3 次。此药可使基础代谢率增高，通过体温调节反射使皮肤血管扩张。此药与利血平合用疗效更佳。

14. β组胺(betahistamine, trivastal)　饭后口服，采用递增法。前 3 d，每日 1 次，1 片/次；第 4～6 日，每日 2 次，1 片/次；第 7～9 日，每日 3 次，1 片/次；以后每日 4 次，1 片/次，至少 2 周。

15. 胰舒血管素(padutine)　① 肌内注射：10 U，每日 1 次。长效制剂 10～40 U，每日或隔日 1 次；或 40 U，每周 2 次，2～4 周为 1 个疗程。② 口服：10～50 U，每日 3 次。肠溶片 200～600 U，每日 2 次，空腹服用。

16. Katanserin　为一抗 5-羟色胺 2(5-HT2)受体药物，静脉给药，10 mg/d，可使症状明显缓解，溃疡愈合。

(二) 血浆交换疗法

本疗法可降低血浆黏滞度。每日抽去血液 500 ml，或 1～2 次抽去 350～1 000 ml，去除量 1 L 以内可用人造血浆 2～2.5 L 代替，去除量更大时必须用新鲜血浆或白蛋白等渗溶液。每周 1 次，共 5 次，疗效至少可维持 6 周。如用血细胞分离器仅去除血浆，保留血细胞，疗效更佳。

(三) 肢体负压治疗

患者取坐位，将患肢置入负压舱内。治疗压力为上肢 −100～−65 mmHg，一般为 −80 mmHg；下肢 −130～−80 mmHg，一般为−100 mmHg，每日 1 次，每次 10～15 min，10～20 次为 1 个疗程，平均治疗 14 次。治疗原理为负压使肢体血管扩张，克服了血管平滑肌的收缩，动脉出现持续扩张。

(四) 手术治疗

1. 指征　① 病程>3 年。② 症状严重，影响工作和生活。③ 足量疗程的药物治疗无效。④ 免疫学检查无异常发现。

2. 方法　① 交感神经切除术上肢病变可考虑施行传统的或经胸腔镜上胸交感神经切除术，疗效 40%～60%，2～5 年后症状可复发。下肢病变可施行腰交感神经切除术。② 掌和指动脉周围微交感神经切除术。

(五) 诱导血管扩张疗法

患肢及全身暴露在 0℃的寒冷环境中，而双手浸泡在 43℃的热水中，每次治疗 10 min。冷试验结果表明，治疗后肢端温度平均升高 2.2℃。其机制为通过条件反射，使患者再次暴露于寒冷环境中，肢端血管不再出现过度收缩反应。

(六) 病因治疗

可找到发病原因者，应针对其病因治疗。

九、预后

一般来说，各种药物治疗后约半数患者可获得较好结果。

第二章　血栓闭塞性脉管炎

血栓闭塞性脉管炎(thromboangitis obliterans, TAO)又称 Buerger 病，是我国慢性周围血管疾病中最常见的病种。这是一种周围血管的慢性炎症和闭塞为特征性的疾病，伴有继发性神经改变，主要发生于四肢的中动脉、小动脉和静脉，以下肢尤为多见。其临床特点为患肢缺血、疼痛、间歇性跛行、受累动脉搏动减弱或消失，伴有游走性血栓性浅表静脉炎，严重者有肢端溃疡或坏死。

一、发病情况

本病多发生于体力劳动者，我国北方较南方多见，男性显著多于女性，尤其是吸烟的青年男性。

二、病因和发病机制

本病病因和发病机制还不明确，可能与下列因素有关：① 吸烟，患者中吸烟者占 60%～95%，且戒烟可使病情缓解，再度吸烟又可使病情加重。患者皮肤对皮内注入烟草产物呈过敏，患者中有 HLAA9 和 HLAB5 抗原的高发率，提出“烟草过敏学说”。② 遗传因素，1%～5%的患者中有家族史；患者中组织相容抗原 HLAJ11、HLAB5、HLABW54、HLABW52 和 HLAA9 阳性率增高。其中，HLAJ 和 HLABW54 受遗传因子支配。③ 内分泌紊乱，患者中男性占 90%以上，且都在青壮年时期发病，故有人认为可能是前列腺功能紊乱或前列腺液丢失过多，使体内具有扩张血管和抑制血小板聚集作用的前列腺素减少所致；患者中女性少且病情轻，提示性激素可能影响本病的发生。④ 自体免疫学说，患者血清中免疫球蛋白 G、A 和 M 明显增高，而补体 CH50 和补体 C3 明显降低；患者血清和病变血管中有抗动脉抗体和对动脉有强烈亲和力的免疫复合物，以及弹性蛋白抗体等；77%的患者淋巴细胞对人血管壁中Ⅰ型和Ⅲ型胶原有细胞免疫，大约 50%的患者血中有抗原抗体水平的增高。⑤ 血液凝固性增高因素，复旦大学附属中山医院对 100 例患者检查结果显示其全血黏度和血浆黏度增高，红细胞电泳时间减慢；血小板聚集性增高和血浆因子相关抗原含量增高，指示存在高凝状态。⑥ 药物性脉管炎，近几年来有人提出丙硫氧嘧啶、肼屈嗪、集落刺激因子、别嘌醇、头孢克洛、米诺环素、D 青霉胺、苯妥英、异维 A 酸和甲氨蝶呤等可引起脉管炎。首次用药至出现症状之间的间隔从数小时至数年不等，但大多数病例在停药后可消退。⑦ 慢性砷中毒，近几年来有人提出慢性砷中毒之说，砷化合物可经皮肤或创面吸收，长期接触砷化合物可引起慢性砷中毒。动物实验中，砷中毒时可见血管内血栓形成伴有血管坏死及炎性单核细胞和中性粒细胞浸润。砷可抑制血管内皮生长因子(VEGF)的产生，引起内皮凋亡、血小板聚集和 cAMP 水平降低。在亚洲许多砷中毒高危地区，60%以上外周动脉疾病可能是由于血栓闭塞性脉管炎所致。在我国台湾西南地区，黑足病是一种地方性血栓闭塞性脉管炎，明显与饮用含砷量较高的井水有关。⑧ 内皮功能障碍，研究表明患者的外周血管内皮依赖性血管舒张减弱。组织活检，ICAM-1、VCAM-1 和 E-selectin 在增厚的内膜中内皮细胞和炎性细胞的表达增高。而且有研究表明内皮细胞在 TAO 中是活化的，而血管损伤与组织浸润炎性细胞的 TNF-α 的分泌、ICAM-1、VCAM-1 和 E-selectin 在内皮细胞中的表达及通过配体进行的白细胞黏附有关。⑨ 其他，患肢受寒冻、潮湿或创伤，病毒或真菌感染，缺乏蛋白质、维生素 B_1 和维生素 C 等营养不良，以及血管神经调节障碍使血管易处于痉挛状态，从而导致血栓形成，血管闭塞。

三、病理

血栓性脉管炎的病理基础是炎性血栓，和动脉粥样硬化的组织病理学特点明显有区别。病变主要发生于四肢血管，特别是下肢的中小型动脉，如下肢的胫前动脉、胫后动脉、足背动脉和跖部动脉等，严重者可累及腘动脉、股动脉，也可累及上肢桡动脉、尺动脉和指动脉，偶有累及内脏血管者。伴行的静脉可同时累及。肉眼可见动脉萎缩变硬，动静脉间有炎症性粘连，血管腔有血栓阻塞。阻塞呈节段性，同一血管可有多处阻塞，节段之间的血管壁可能正常。镜下可见病变初期，动脉从内膜到外膜各层都有炎症(全动脉炎)；周围组织有非特异性肉芽组织，其中有淋巴细胞、中性粒细胞、组织细胞、浆细胞和巨细胞浸润，伴有血管腔内血栓形成，血栓内可有微型脓肿形成。以后血栓开始机化，含有大量成纤维细胞，并与增厚的血管内膜融合。内弹力膜完整，中层有较多新形成的滋养血管和成纤维细胞，外层也有大量成纤维细胞和纤维组织增生。晚期，血栓机化，中层收缩，动脉周围广泛纤维化，动脉、静脉和神经被周围的致密结缔组织包裹，形成坚硬索条。同一血管的不同节段可呈现不同期的病理变化。静脉病变与动脉相仿。

受累肢体可因局部营养障碍而发生肌肉萎缩、骨质疏松、指(趾)甲肥厚、皮肤萎缩、毛发脱落，晚期可出现溃疡和坏疽。严重者可有神经纤维化，甚至发生神经纤维与其细胞体分离、变性。

本病虽为慢性进行性病变，但在血管闭塞的过程中同时有侧支循环建立。

尽管有人曾提出 Buerger 病血管闭塞不仅影响四肢血管，还可影响其他血管，如脑动脉、冠状动脉、肾动脉、肠系膜动脉等，但几乎都是单发病例。目前不太明确的还有在睾丸动脉和精索动脉发生的 Buerger 病。

四、临床表现

本病多在寒冷季节发病，病程长而反复，病变常从下肢肢端开始，以后逐渐向足部和小腿发展。单独发生在上肢者较少见，累及脑、肠、心、肾等部位者更少见。复旦大学附属中山医院所见 261 例中，上下肢同时受累者有 21 例，无 1 例单独发生于上肢，仅 1 例累及腹腔动脉和肠系膜动脉。上海交通大学附属瑞金医院报道的 1 079 例中，亦仅 3 例合并心肌梗死。

本病按发展过程在临床上可分为三期。

(一) 局部缺血期

1. 症状　往往在受寒冻或蹚凉水后，觉足部麻木、发凉疼痛，走路时小腿酸胀、易疲劳，足底有硬胀感。症状逐渐加重，发生间歇性跛行。随着病情的发展，患者在静息时也出现下肢疼痛，足部抬高时加重，下垂时减轻。检查患肢动脉搏动微弱或消失，下肢抬高后皮肤苍白，下垂后潮红或发紫。用手指压迫趾(指)端皮肤或甲床，可见其毛细血管充盈时间缓慢。40%～50%的患者在发病前期或病程中小腿或足部可反复出现游走性血栓性静脉炎，浅表静脉呈红色条索、结节状，伴有轻度疼痛。急性发作期持续 2～3 周，以后红肿消退，但经过一段时间又可重现。

2. 体征

(1) 患肢动脉搏动减弱或消失。

(2) 指压试验：指压指(趾)端后观察局部皮肤或甲床毛细血管充盈情况。正常时松压后在1～2 s恢复原状，如松压后5 s皮肤或甲床仍呈苍白色或紫红色，指示动脉供血不足(>2 s即为异常)。

(3) 肢体抬高试验：抬高肢体(下肢70°～80°，上肢直举过头)，持续60 s。如存在肢体动脉供血不足，则皮肤呈苍白色；下垂肢体后，皮肤颜色恢复时间由正常的10～20 s延长到45 s以上，且颜色不均，呈斑片状。

(4) 静脉充盈时间：抬高患肢使静脉排空、塌陷，然后迅速下垂肢体，观察足背浅表静脉充盈情况。延长>15 s(正常应在15 s内充盈)，常指示肢体动脉供血不足，部分患者可出现雷诺综合征表现。

(5) 尺动脉通畅试验(Allen试验)：检查者用拇指压迫患者的桡动脉，患者握紧拳头以挤出手部血液，然后将手指维持在部分伸展状态，并将手放至心脏水平。如果尺动脉通畅或有足够的侧支血流到手部，则指、掌在3 s内转为粉红色；反之，只有解除桡动脉指压后，皮肤才能恢复正常色泽。放松压迫后，正常时5 s内将出现反应性充血。本法反过来用压迫尺动脉的方法，也同样可检测桡动脉的通畅性。但此法用于下肢时效果不佳。

(二) 营养障碍期

病情继续发展，患肢麻木、怕冷、发凉和静止时疼痛明显，夜间痛更甚。患肢动脉搏动消失，局部不出汗，趾(指)甲生长缓慢、增厚变形。皮肤干燥，呈潮红色、紫红色或苍白色，汗毛脱落。小腿肌肉萎缩。

(三) 坏死期

患肢可因局部加温、药物刺激、拔甲、损伤等因素发生溃疡或坏疽，多局限于足趾或足部，向上蔓延累及踝关节和小腿者很少见，为干性坏疽，但并发继发感染可变为湿性坏疽。当患肢溃烂后，创面可经久不愈，疼痛更剧。患者体力日衰、胃纳减退、消瘦无力，可伴有发热、明显贫血，甚至意识模糊，但发生败血症者很少见。据溃疡、坏疽的范围可分为三级：Ⅰ级，溃疡、坏疽局限于趾(指)部；Ⅱ级，溃疡、坏疽超过跖趾(掌指)关节；Ⅲ级，溃疡、坏疽超过踝(腕)关节。

五、辅助检查

(一) 皮肤温度检查

在适宜的室温下(15～25℃)，患肢皮肤温度较正常低2℃时，即表示有血供不足。本病患者均有患肢皮肤温度的降低。

(二) 超声血管检查

1. 动脉搏动检查　患侧动脉搏动幅度降低，小于正常平均值的1/3或本人健侧肢体值的2/3；重者测不到搏动曲线，呈一直线；监听器中动脉搏动声降低或消失。

2. 踝-肱指数(ankle-brachial index, ABI)　正常人踝部血压>肱部血压，故ABI(踝部血压/肱部血压)>1.0。本病ABI<1.0，间歇性跛行时ABI平均为0.59，而静息痛时ABI仅为0.25左右，有坏死者ABI则降至0.05左右。

3. 踏车试验　正常人踏车时踝部血压轻度增高，停踏1.5 min后血压恢复正常。患者在踏车试验时踝部血压下降，休息后血压缓慢回升，至6 min后才恢复正常。

(三) 小腿阻抗式血流图检查

患肢血流图的波形呈现峰值幅度降低，降支下降速度减慢，其改变程度与患肢病变程度平行。

(四) ^{32}P 皮内廓清试验或 ^{133}Xe 小腿肌肉廓清试验

检查示患肢廓清时间延长。

(五) 甲皱微循环检查

患趾(指)毛细血管内血流速度减慢，血色暗红，白细胞聚集使血流呈颗粒状。异型毛细血管襻明显增多，其周围有渗出或出血。毛细血管壁张力较差，呈绒线状和波浪形。

(六) 血液物理化学特性检查

显示全血黏度增高、红细胞电泳时间延长、血细胞比容增加，而红细胞沉降率正常。

(七) 活动平板或脚踏车运动试验

可定量计算运动时肢体出现缺血症状的时间，以反映肢体有无缺血及缺血的程度。

(八) 红外线热像图

红外线热像仪能探测到肢体表面辐射的红外线，并转换成热像图。患者显示患肢缺血部位辉度较暗，出现异常"冷区"。

(九) 动脉造影

选择性动脉造影可以确定阻塞的部位、范围、程度，以了解侧支循环建立的情况。

六、诊断

年龄20～40岁的男性青壮年，有一侧或两侧下肢间歇性跛行，有腘动脉或肱动脉以下动脉搏动减弱或消失等肢体动脉慢性缺血的临床表现，伴有游走性血栓性浅表静脉炎的病史，而无高血压、高血脂、糖尿病或动脉粥样硬化病史者，即应考虑本病的可能。

七、鉴别诊断

本病需要同动脉硬化性闭塞症、多发性大动脉炎、特发性动脉血栓形成、结节性动脉周围炎、糖尿病性坏疽等鉴别。

(一) 动脉硬化性闭塞症

本病也是常见的肢体动脉慢性闭塞性疾病，具有以下特点：① 多见于中老年，男女均可发病。② 病变主要累及大、中动脉，尤以腹主动脉下段和髂股动脉最为多见。③ 常合并高血压、高血脂、糖尿病和内脏动脉硬化缺血。④ 多无游走性血栓性浅静脉炎。⑤ 胸腹部平片可显示主动脉弓突出和动脉钙化影，动脉造影显示动脉腔不规则充盈缺损，呈虫蚀样改变，闭塞远端的动脉可经侧支血管显影。⑥ 病理检查可见动脉中层和内膜均有变性，静脉则不受累。

(二) 多发性大动脉炎

本病具有以下特点：① 多见于青年女性。② 病变常同时累及多处大动脉。主要侵犯主动脉弓的分支和(或)主动脉及其内脏分支。病变部位常可闻及血管杂音，并可扪及震颤。③ 常有肢体慢性缺血的临床表现，但一般不出现肢体缺血性溃疡、坏疽。④ 动脉造影显示主动脉主要分支开口处狭窄或闭塞。

(三) 特发性动脉血栓形成

本病少见。具有以下特点：① 多见于结缔组织疾病、血液系统疾病和转移性癌肿患者。② 起病较急，主要表现为髂股动脉突然闭塞，可引起肢体广泛性坏死。③ 可伴有髂股静脉血栓形成。

（四）结节性动脉周围炎

本病主要累及中、小动脉，可出现与血栓闭塞性脉管炎类似的肢体缺血症状，但具有以下特点：① 多伴有发热、乏力、关节酸痛等全身症状。② 病变广泛，常累及肾、心、肝、肠等内脏动脉，出现相应内脏器官缺血的临床表现。③ 常出现循动脉行径排列的皮下结节。④ 实验室检查显示高球蛋白血症和红细胞沉降率增快。⑤ 活组织检查可以明确诊断。

（五）糖尿病性坏疽

肢体出现坏疽，应考虑到糖尿病性坏疽的可能。以下特点有助于鉴别诊断：① 三多一少的临床表现，即多饮、多尿、多食和体重减轻。② 实验室检查显示血糖升高或尿糖阳性。

八、治疗

（一）一般治疗

1. 戒烟　极为重要。戒烟后不会发生新的病变，已有的病变也较少进展。如继续吸烟，即使行交感神经切除术也几无价值。

2. 足部运动锻炼（Buerger 运动练习法），促进侧支循环的建立　患者平卧，抬高患肢 45°，维持 1～2 min，然后两足下垂于床边 2～5 min，同时两足和足趾向四周环旋活动 10 次，再将患肢放平休息 2 min。如此反复练习 5 次，每日数回。

（二）药物治疗

1. 低分子右旋糖酐　参见第二十篇第四章，每个疗程结束后间歇 7～10 d 可重复。在急性发展期和溃疡、坏疽伴有继发感染时不宜应用。

2. 血管扩张药物　主要适用于有雷诺综合征伴溃疡的患者，一般情况下对血管扩张药物的疗效尚有疑问。必要时可选用：① 盐酸妥拉苏林、烟酸和盐酸酚苄明，参见本篇第一章第一节。② 盐酸罂粟碱，口服或皮下注射 30～60 mg，每日 3～4 次。因有成瘾性，故不宜长期应用。③ 丁酚胺（vasculat），口服 25～50 mg，每日 3～4 次。④ 2.5%硫酸镁 100 ml 静脉滴注，每日 1 次，15 次为 1 个疗程，间歇 2 周后可重复。⑤ 己酮可可碱（pentoxifylline），口服 200～600 mg，每日 3 次。⑥ 前列腺素，PGE_1，100～200 μg 静脉滴注，每日 1 次。⑦ 环扁桃酯（抗栓丸），100～200 mg，每日 4 次。

3. 止痛药物　疼痛明显者，可选用各种止痛药物；或用普鲁卡因穴位封闭、静脉封闭或股动脉周围封闭，甚至用腰交感神经阻滞、硬脊膜外麻醉等。

4. 肾上腺皮质激素　在病情急性发展阶段又无感染时，可考虑应用泼尼松 5～10 mg 或地塞米松 0.75～1.5 mg，每日 3～4 次；或静脉滴注氢化可的松 100～200 mg，每日 1 次。泼尼松龙 20 mg 动脉内注射，3～7 d 可使疼痛明显减轻或消失。

5. 抗菌药物　有局部或全身感染时，选用合适的抗菌药物治疗。

6. 二氧化碳治疗　95%二氧化碳 2 ml/kg，股动脉内注射或 0.3 ml/kg，肱动脉内注射。每周 1 次，4～8 次为 1 个疗程。一般治疗 1～2 个疗程。此法能扩张血管，促进侧支循环建立。

7. 血液稀释疗法　患者仰卧，放血 500 ml，然后缓慢注入等量预加温的 10% Hetastarch（人造血浆），重复进行，维持血细胞比容至少降低 10%，3 周后停止治疗。

8. 高压氧治疗　每日 1 次，每次 3～4 h，10 次为 1 个疗程，休息 3 d 后进行第 2 个疗程。一般可进行 2～3 个疗程。

9. 血管内皮生长因子（VEGF）基因治疗　VEGF165cDNA 的真核基因表达载体，PUCCAGGS/HVEGF165 含有巨细胞病毒增强子、鸡 β 肌动蛋白的启动子、VEGF165cDNA 和兔 β 珠蛋白的多聚腺嘌呤核苷尾。VEGF 肌内注射，因肌肉组织具有摄取裸 DNA 的能力，因而可进行携带目的基因的裸露质粒直接肌内注射。VEGF 是一种内皮细胞特异性的分裂原，可促进内皮细胞的黏附、迁移和增殖，这是血管生成的必要前提。

缺点：促进肿瘤生成，加速转移。

10. 砷中毒的处理　如尿液中砷和头发中砷均高于正常，可试行慢性砷中毒的治疗方法，给予：① 10%硫代硫酸钠 10 ml，静脉注射，以辅助砷排泄。② 5%二巯丙醛钠 2.5～5.0 ml，肌内注射，每日 1 次，连续 3 d，停药 4 d 为 1 个疗程。一般用 2～3 个疗程。③ 皮肤或黏膜损伤处可用 2.5%二巯丙醇软膏外涂。上述疗法对本病是否有效尚待进一步探讨。

（三）介入治疗

主要是介入下肢血管插管溶栓，但疗效不确切。

（四）外科处理

1. 局部溃疡、坏疽的处理。

2. 手术治疗　经上述治疗无效者，可根据患者情况选择交感神经切除术、肾上腺部分切除术、动脉血栓内膜剥脱术、动脉旁路移植术、大网膜移植术、静脉动脉化（分期动静脉转流）手术或原位大隐静脉股动脉吻合术（疗效达 87.5%，适用于晚期患者）。对已形成趾（指）端坏疽的患者，要考虑截趾（指）或截肢手术。

九、预后

血栓闭塞性脉管炎患者的生命预后良好，但肢体预后较差，治疗后远期效果不佳，复发者占 33%～60%。动脉重建手术治疗本病与闭塞性动脉硬化症相比失败率很高，而治疗本病的截指（趾）的愈合率比闭塞性动脉硬化症要好。

第三章　闭塞性动脉硬化

闭塞性动脉硬化（arteriosclerosis obliterans）是动脉粥样硬化病变累及周围动脉（除外冠状动脉和主动脉）并引起慢性闭

塞的一种疾病。本病多见于髂总动脉、股浅动脉和腘动脉。由于动脉粥样斑块及其内部出血或斑块破裂,造成继发性血栓形成而逐渐产生管腔狭窄或闭塞,造成患肢缺血等临床表现。

一、发病情况

最近瑞典对一组60～90岁的人群进行的研究显示,下肢动脉闭塞的患病率为18%,间歇性跛行的患病率为7%。社区中2/3的下肢动脉闭塞典型患者是无症状的。其中60岁以上老年人严重肢体缺血的患病率极低,仅为0.4%。估计严重肢体缺血的年发病率为500～1 000/100万,在糖尿病患者中发病率则较高。下肢动脉闭塞的发病率与年龄的相关性强: 在50岁前不常见,在老年人中迅速升高。最近一项在德国进行的研究显示,45～49岁男性有和无症状下肢动脉闭塞的患病率为3.0%,在70～75岁的老年人,其患病率上升到18.2%。妇女相应年龄组的患病率为2.7%和10.8%。

对65岁人群进行的心血管健康研究发现,75%的男性和62%的女性有颈动脉斑块,而在Framingham研究的75岁男性中,有狭窄的占40%。

在对平均年龄为77岁的老年人群进行的心血管健康研究中,肾动脉病变(定义为动脉直径减少≥60%的狭窄或闭塞)的患病率男性为9.1%,女性为5.5%。一篇系统综述发现,依所检查的危险分类而定,10%～50%的患者有肾动脉狭窄。

在临床实践中,慢性症状性肠系膜动脉病罕见,虽然有时漏诊或误诊。它只占所有肠道缺血性事件的5%,但常常是严重甚至是致命的。一般人群中无症状肠系膜动脉病的患病率尚不明确。在有其他部位AS病变的患者中,肠系膜AS可能比较常见: 在有下肢动脉闭塞和肾动脉病变的患者中,27%的肠系膜动脉狭窄≥50%。

上肢动脉与下肢动脉相比,动脉粥样硬化明显少见。锁骨下动脉常受影响。在一项应用美国4个队列的资料进行的研究中,一般人群锁骨下动脉狭窄的患病率为1.9%,性别间无明显差异。患病率随年龄增加而升高,从50岁组的1.4%到70岁组的2.7%。在这项研究中,锁骨下动脉狭窄被定义为臂间血压差≥15 mmHg,但是如用血管造影作为金标准,这个定义的敏感性仅为50%,特异性为90%。因此,锁骨下动脉狭窄的真实患病率可能比在队列中观察到的高得多。这些病例大多数是无症状的。

应当引起注意的是,对外周动脉疾病流行病学资料的研究使用了不同的方法。早期研究焦点集中于通过Rose标准或其他标准诊断的跛行症状,而后期的研究多使用ABI作为诊断标准。因此,疾病的发病率以及同性别之间的关系等研究结果不尽一致。

二、病因和发病机制

本病是全身动脉粥样硬化的一部分,其病因与发病机制尚未完全阐明(参见第十篇)。某些血管区域血流的应力、张力和压力的变化是本病发病的基础。在血管分支或分叉的对角处所产生的湍流和涡流的持续性压力可导致内膜细胞损伤和增殖,故其节段性病变常出现于颈总动脉分出颈内动脉和腹主动脉分出髂动脉的分叉处;立位时,下肢血压较高可能是下肢受累多于上肢造成的。

三、病理

闭塞性动脉硬化多见于腹主动脉下端、髂动脉和股动脉,上肢动脉较少受累,偶尔可发生在锁骨下动脉近端和尺动脉。有些老年人或伴有糖尿病的患者,病变可先发生于较小的动脉,如胫前动脉和胫后动脉。病变后期动脉常扩张、变硬,呈条索状或不规则扭曲。

动脉壁中的改变参见第十篇。少数可导致动脉扩张,形成动脉瘤。

患肢的缺血程度取决于动脉闭塞的部位、程度、范围、闭塞发生的速度,以及侧支循环建立的代偿程度。臂部动脉循环闭塞时,因为颈部、肩胛带和肘部的丰富侧支网可能足以防止缺血症状,因此臂部的症状通常由靠近主动脉弓的锁骨下动脉和头臂动脉的阻塞性病变所致。血管狭窄不到75%通常不影响肢体静息时的血流,血管狭窄≥60%在运动时才会发生肢体缺血。患肢组织缺血后皮肤萎缩变薄,皮下脂肪消失而由纤维、结缔组织所替代,骨质稀疏,肌肉萎缩,并出现缺血性神经炎。后期可出现坏疽,坏疽常从患肢的末端开始,可以局限在足趾,也可扩展到足部或小腿,但很少超过膝关节,糖尿病患者易导致坏疽和组织感染。

四、临床表现

本病的症状主要由于动脉狭窄或闭塞引起肢体局部血供不足所致。早期可表现为无症状的患肢脉搏减弱或局部杂音,仅在常规体格检查时被发现。最早出现的症状是患肢发凉、麻木或间歇性跛行。如腹主动脉下端或髂动脉发生闭塞,行走时整个臀部和下肢均有酸胀、乏力和疼痛,且可有血管源性阳痿表现;如症状发生在小腿,则可能为股动脉或腘动脉闭塞;如症状累及足或趾时,可能有低达踝部的动脉闭塞。上肢动脉硬化也可表现为上肢间歇性跛行;可由于"脑窃血综合征"而出现耳鸣、眩晕、构语障碍、复视、双侧视力模糊、单侧或双侧肢体感觉缺失,甚至昏厥。随着病情的发展,缺血程度加重,出现下肢持续的静息痛和患肢皮肤、肌肉营养障碍表现(参见本篇第二章)。后期可产生趾、足或小腿的干性坏疽和溃疡。糖尿病患者常有继发感染和湿性坏疽。当2个或3个水平(髂总动脉、股动脉、腘动脉、胫动脉、腓动脉)有病变或侧支明显受损时缺血并发症更常见。有时可见微循环栓塞事件。

患肢动脉搏动减弱或消失,血压降低或测不出;上肢病变时两臂血压相差≥20 mmHg。患肢动脉如部分阻塞,则在狭窄动脉区可听到血管的收缩期吹风样杂音,此时常指示管腔减少≥70%;少数可扪及动脉瘤,多见于腘窝或腹股沟韧带以下的股动脉部。

患肢颜色改变,特别是足和趾在抬高时呈苍白色,下垂时呈潮红色、发紫,提示微循环水平的动脉缺血;两侧肢体皮肤温度不同,患侧足变凉、变冷;"充血膝征": 在股浅动脉远端或腘动脉近、中段阻塞时,患侧膝比健侧温暖,两膝温差可达－16.7～－15℃(2～5℉)。此征指示有来自股深动脉的膝周侧支循环。

五、体格检查

检查主要内容: ① 测量两臂的血压并注意臂间差异。② 颈部和锁骨上窝区域听诊和触诊。③ 触诊上肢的脉搏,仔细视诊双手。④ 在腹部的不同水平包括两侧、脐周和髂部进行触诊和听诊。⑤ 在腹股沟水平的股动脉听诊。⑥ 股部、腘部、足背和胫后部位的触诊。⑦ 双足必须要视诊，记录皮肤的颜色、温度及是否完整和存在溃疡。

六、辅助检查

(一) 包括血脂与血糖测定、心电图和运动试验检查等

(二) 行走试验

令患者在规定时间内做一定速度的原地踏步，直到出现跛行症状为止。根据肌肉酸痛、疲劳及紧固感出现的部位及时间，可初步提示病变的部位及严重度。

(三) 活动平板运动试验

详见本篇第二章。不同部位病变引起的运动试验后的反应不尽相同。病变位置越高、程度越广泛，引起的间歇性跛行的时间越短、运动后血压下降的程度越大。

(四) 患肢抬高及下垂试验

在暖室中，把肢体抬高到水平位以上 1～2 min，以观察足底面的皮肤颜色。正常者足底仍保持粉红色；患肢侧支循环不足时，则足底呈苍白色；如果运动后转为苍白色，说明病变不太严重。然后令患肢下垂，观察足背静脉充盈时间及足部发红时间。正常人静脉充盈时间≤15 s，发红时间＜10 s。一般认为肢体发红时间≥15 s不恢复为中度缺血，≥30 s为明显缺血，≥60 s为重度缺血；静脉充盈时间延长＞15 s也指示患肢动脉供血不足。

(五) 毛细血管充盈时间

正常时压迫甲床或趾跖侧(指掌侧)软组织后颜色立即恢复，如果颜色恢复＞2 s应考虑有缺血。患肢颜色恢复时间显著延长。

(六) 超声血管检查

1. 侧压法患肢 ABI　测定 ABI 是筛选外周动脉疾病的一种简单方法。ABI 即踝部动脉和肱动脉收缩压的比值。根据 ACC 最新的外周动脉疾病诊疗指南的标准，ABI 高于正常(＞1.40)、正常(1.00～1.40)、交界(0.91～0.99)和异常(≤0.90)。有研究表明 ABI＜0.6 与行走能力有关，＜0.4 提示患肢有明显缺血。静态 ABI 试验应用于诊断下肢动脉疾病：劳力性下肢症状、非愈合性创口、年龄≥65 岁或有吸烟或糖尿病史时年龄≥50 岁。在无下肢症状的患者中，使用 ABI 试验检测外周动脉疾病还要评估总的心脏和血管健康状况，并且如果当检出外周动脉疾病时，可使用有效的药物降低风险。如患肢症状典型，而足部血压接近臂部血压，则应在患肢运动后再测血压。正常人运动后约 30 s 内血压可略降低，随后上升至比运动前略高。但有动脉阻塞或狭窄者，患肢运动后血压降低，5 min后才逐渐恢复到运动前水平。如果踝部收缩压在 60 mmHg以下，提示该肢体有明显缺血；如果为 30 mmHg 以下，则为严重缺血，患肢将很快出现静息痛及肢端缺血性溃疡或坏疽。

2. 双功能超声　结合 B 型超声、彩色超声多普勒成像、脉搏多普勒速度分析等，可较为精确地识别出血管的狭窄程度和动脉粥样斑块的病变情况。

(七) 阻抗性容积描记术

此法在鉴别正常、间歇性跛行与静息痛肢体时很有价值。尤其在下肢反应性充血期测定动脉血流量峰值[ml/(s・100 ml 组织)]，正常人为 24.8±1.6，间歇性跛行者为 10.5±1.3，静息痛者为 5.3±0.5。

(八) 经皮组织氧张力测定($PtcO_2$)

此法是通过测定局部氧释放量来了解组织血液灌注情况。正常人 $PtcO_2$ 值为(60.7±7.48)mmHg，在站立时平均增加 10 mmHg，而后缓慢下降，10 min 后恢复到静息时水平。间歇性跛行者静息时 $PtcO_2$ 值接近正常，但运动后明显下降。静息痛者运动前 $PtcO_2$ 仅为(4.83±4.52)mmHg。

(九) 血管解剖成像检查

血管造影被认为是诊断下肢动脉粥样硬化的金标准，以往采用浸入性的血管造影检查(DSA 方法)，目前多采用非浸入性方法。

1. CT 血管造影(CTA)　已经成为诊断的常规手段，但不推荐作为筛选诊断。

2. 磁共振血管造影(MRA)　对动脉内膜斑块、腹部较大动脉分支均能显像，特别是能识别夹层动脉瘤。其绝对禁忌证包括植入了心脏起搏器、心脏复律除颤器、神经刺激器、电子耳蜗的患者，以及妊娠头 3 个月和严重肾衰竭[eGFR＜30 ml/(min・1.73 m^2)]的患者。恐怖症、金属异物和妊娠中晚期被视为相对禁忌证。

七、诊断

男性，50 岁以上，有下肢或上肢慢性缺血症状且动脉搏动减弱或消失，伴有高血压、高血脂、糖尿病和(或)其他内脏如脑、心、肾等动脉粥样硬化的临床表现；ABI≤0.90 可考虑该诊断。血管造影等可进一步明确诊断。

八、鉴别诊断

本病尚需与其他慢性动脉闭塞性病变相鉴别，包括血栓闭塞性脉管炎、多发性大动脉炎和结节性多动脉炎等。

九、治疗

(一) 一般治疗

吸烟是外周动脉疾病的重要危险因素。在一般人群中，吸烟可升高下肢动脉闭塞风险 2～6 倍。有下肢动脉闭塞的当前吸烟者升高截肢的风险，并增加术后并发症和死亡风险。应规劝吸烟者戒烟，并提供戒烟方案。对于有高度尼古丁依赖的患者，应用尼古丁替代治疗和(或)安非他酮或伐尼克兰能促进戒烟。

限制体力活动，卧床休息时应保持患肢低于水平面 20°～30°稍稍下垂的位置，并避免直接受热；应进行有规律的运动；患者应在指导下行走，走到引起跛行痛的距离，然而停止行走并休息到症状缓解。然后，重新行走，运动时间每次为 30～45 min，每周≥4 次。通过锻炼可增加侧支循环，并使肌肉群功能增强，可使行走距离增加达 200%以上。

(二) 降压治疗

参见第二十篇第一章。控制血压是预防脑卒中、心肌梗死和充血性心力衰竭的关键。尽管高血压合并外周动脉疾病的患者发生严重血管事件的危险性增高，但目前这方面的临床试验相对较少。另外对 DM 患者，应控制血糖，目标

$HbA_1c<7\%$。

（三）血管扩张药

此类药物不能改善间歇性跛行，只能增加皮肤血流，可能加速少数伤口的愈合。在某种情况下，由于降低了动脉压和减少了侧支血流或使血流转向病变近侧的健康区域，而使远侧患肢部的灌注压降低，以致加重缺血性损害。近来提出口服己酮可可碱（pentoxifylline），400 mg，每日 3 次，可延长患肢运动时间和增加红细胞变形能力，降低血黏度。

（四）抗血小板聚集药

参见第十一篇第五章。

阿司匹林（75～325 mg/d）或氯吡格雷（75 mg/d）的应用得到认同。但是 ESC 认为小剂量阿司匹林（75～150 mg/d）依然有效，而双重抗血小板出血风险相对较大，而治疗获益较小，目前暂不推荐使用。美国 ACC/AHA 则推荐适当的阿司匹林（75～325 mg/d）和（或）氯吡格雷（75 mg/d）治疗，但不包括华法林，后者可增加出血风险。

（五）抗凝治疗

抗凝治疗一般用于旁路术或经皮球囊扩张血管成形术（PTA）手术后，通常用华法林治疗，其用法和剂量参见第十一篇第三章。

（六）调脂药物

对伴或不伴 CAD 的外周动脉疾病患者，他汀治疗可降低死亡、心血管事件和脑卒中风险。在心脏保护研究中，6 748 例参与者有外周动脉疾病，随访 5 年，辛伐他汀治疗使主要心血管事件率相对降低 19%，绝对降低 6.3%，独立于年龄、性别和血脂水平。其他降脂药物的应用参考。应使所有外周动脉患者的血清 LDL－C 降低到＜2.5 mmol/L（＜100 mg/dl），最好＜1.8 mmol/L（＜70 mg/dl），当目标水平不能达到时，LDL－C 降低幅度应≥50%。

（七）手术治疗

鉴于本病病变具节段性，且多发于大、中动脉，故约 80%的患者可行手术治疗。手术适用于伴有严重静息痛、症状呈进行性加剧，有产生溃疡或坏疽可能者。对于估计（剩余）寿命超过 2 年的患者，开放性旁路血管手术（效果）更为持久，并且最为有效。腰交感神经节切除术可作为一种辅助性手术治疗方法，以增加患肢皮肤血流，促进皮肤溃疡愈合。大多数采用人造血管或自体大隐静脉旁路移植术，包括：主髂（股）动脉旁路移植术、解剖外双股动脉旁路移植术、解剖外股腘动脉旁路移植术、股腘动脉自体大隐静脉移植术（倒置大隐静脉移植术）、原位大隐静脉移植术、股腘动脉人造血管移植术及深股动脉成形术等，也可行动脉内膜剥脱术以疏通流向患肢的动脉血流。

（八）介入治疗

介入治疗主要适用于狭窄段相对较短和血管尚未完全阻塞者。对于有可能面临截肢的选择性重度 PAD 患者，应考虑下肢动脉球囊血管成形术作为一线治疗方法，主要有 PTA 和支架植入术、经皮血管腔内旋切或旋磨术。介入治疗方法简便、病残率低、价廉、成功率高、可反复使用。被扩张的血管有良好的远期通畅率，但由于血栓形成、内膜和中层增生所致者 1 年内再狭窄率仍高达 20%～30%。

近几年来，有一种血管腔内支架人工血管治疗的方法，其主要用于腹主动脉和髂动脉段，适用于长段狭窄，并合并有短段闭塞者。操作时，先解剖一小段股动脉，引入导丝行 PTA 后插入一种特殊导管，该导管内裹有一段管径和长度合适、管壁柔顺的人工血管。

该人工血管的近端有一个气囊扩张的内支撑架。将其送达合适位置后，气囊扩张内支架即将人工血管的近侧段固定在正常动脉壁上，其远侧段与动脉壁缝合或用内支架固定，以达到血管内重建管腔的目的。

十、预后

闭塞性动脉硬化症往往合并有糖尿病、高血压，以及心、脑、肾动脉硬化病变，因此其预后与这些重要器官动脉硬化的程度有密切关系。有人报道，非糖尿病的下肢动脉闭塞者 10 年死亡率为 10%、截肢率为 8%；而伴有糖尿病的下肢动脉闭塞者 10 年死亡率为 38%、截肢率为 34%。主髂动脉或股动脉硬化闭塞者，如仅伴有单纯的间歇性跛行症状，多数可在数年内由于侧支循环的逐渐建立而使缺血症状缓解，预后较好。如为股腘动脉硬化闭塞，或病变广泛及混合型硬化闭塞患者，则发生肢体缺血性溃疡、静息痛及坏疽前病变的机会增多，截肢率也增加。

第四章　红斑性肢痛症

红斑性肢痛症（erythermalgia）是一种原因不明的，末梢血管舒缩功能障碍性疾病。临床上主要表现为在温热环境中阵发性肢端发红、皮肤温度增高和烧灼样疼痛。原发性者比较多见。

一、发病情况

本病属少见病，目前尚无该病在人群中的发病率估计。患者多为儿童或＞40 岁者。国外报道男性患者多于女性。

二、病因和发病机制

本病的病因和发病机制尚不清楚。1964 年，Babb 等将此病分为原发性和继发性两类。

1. 原发性红斑性肢痛症　病因不明，目前认为与自主神经或血管舒缩神经中枢功能紊乱有关，但是在血管舒缩系统、下丘脑中枢或神经节无病理基础的证据。有些患者在交感神经切除后，临床表现获得改善，所以 Buerger 提出了交感神经功能异常学说。亦有人认为红斑性肢痛症灼性疼痛是因为在扩张的动脉和痉挛缩小的毛细血管或微动脉之间发生血管舒缩协调功能障碍，当血流通过扩张的动脉后，在微动脉和毛细血管中遇到阻碍时，强烈冲击富于感受器的动、静脉吻合支，因而就产生了强烈的灼痛。血管舒缩失常并非产生这种疼痛的唯一原因，可能与皮肤对温热过度敏感或细小血管对温热反应过度有关。近年来人们认为其可能与某种原因使血中血清素（5-羟色胺和缓激肽）的蓄积有关。

也有研究表明，原发性红斑性肢痛症可能是一种少见的常染色体显性遗传病，并证实其是由编码电压门控钠离子通道α亚单位的 *SCN9A* 基因突变所致，但目前报道的该病家系数量较少，有待进一步研究证实。

2. 继发性红斑性肢痛症　① 继发于某些疾病，如骨髓增生性疾病和血液病，如真性红细胞增多症和恶性贫血等。② 继发于药物，如环孢素 A、去甲肾上腺素、维拉帕米等。③ 继发于感染性疾病，如 HIV 感染、乙肝、流感等。④ 继发于肿瘤，如腹部肿瘤、星形细胞瘤等。⑤ 继发于神经系统疾病，如遗传性感觉神经病变、神经病变、多发性神经病、急性糖尿病病变等。⑥ 继发于结缔组织病，如系统性红斑狼疮等。

也有学者认为还有一种类型为特发性红斑性肢痛症，其致病因素可能不是单一的而是由许多因素综合作用的结果。青春期人群在天气突然变化，尤其是骤冷时好发此病，说明青春期自主神经和内分泌系统不稳定，对外环境变化的适应能力较差。另外，本病是否与某些生物性致病因子或营养缺乏有关尚不能确定。

三、病理

本病常无明显病理解剖变化，不伴有局部组织的器质性异常和营养性改变。主要同时累及双足，少数仅累及足底、足跟、足趾，手足同时发病者仅占 3.3%，常呈对称性。发作取决于皮温，皮温升高到临界温度（31.7～36.1℃）以上即引起发作，在各患者中临界温度点相当恒定。血管扩张和其后的充血是皮温升高的原因。然而，血流增加不是主要的因素，因为症状一旦被温热诱发，即使用压脉带加压到收缩压水平以上使血流降到 0 时，症状仍可持续，提示病变的原因是皮肤痛觉纤维对热或扩张血管壁的张力的异常敏感性所致。发作时局部毛细血管迅速扩张、充血，局部皮温升高（可达 35～37℃），足背动脉和胫后动脉搏动增强。

四、临床表现

起病急骤，常在温热环境中肢体下垂、站立或运动时，引起发作或使发作加重。局部皮温超过临界温度时常引起发作，夜间发作常较白昼为重。发作时的特点为两足对称性、阵发性剧烈疼痛，疼痛多为烧灼样，偶呈刺痛或胀痛。皮肤潮红充血，皮温增高伴出汗。足背动脉和胫后动脉搏动增强。冷敷、抬高患肢或将足露出被外，局部温度低于临界温度后可使发作缓解，皮肤颜色恢复正常。疼痛通常局限于足趾及其趾端，较少见于手的相应部位。每次发作持续数分钟，甚至数小时，偶尔伴有局部水肿。发作间歇期，趾端常遗留有轻度麻木或疼痛感，但不伴有溃疡或坏疽等神经营养障碍。

五、实验室检查

1. 皮肤临界温度试验　将足或手浸泡在 32～36℃水中，若有症状出现或症状加重即为阳性。

2. 甲皱微循环检查　示毛细血管襻轮廓模糊、扩张，其内压力增高，给予热刺激后更为严重。

六、诊断

由于症状常常是间歇发作，在体格检查期间可能无客观的表现，故此病的诊断很困难，只能依赖病史。以下可能对诊断有帮助：① 在发作时进行检查，嘱患者从事某种活动，如爬楼梯等可促使其发作。② 如果不在发作期，嘱患者拍摄发作时患处的照片。

本病大多为原发性。其他可由真性红细胞增多症、甲状腺功能亢进症、系统性红斑狼疮、原发性高血压、酒精中毒、恶性贫血、血栓闭塞性脉管炎、痛风、类风湿关节炎、静脉功能不全、与糖尿病有关的周围神经炎，以及铊、汞或砷中毒和糙皮病等疾病所引起的继发性病变，可能对诊断有多种帮助。

如诊断困难可行组织活检，但有报道特异性不强。

七、鉴别诊断

主要是原发性和继发性红斑肢痛症的鉴别。继发性红斑肢痛有明确的病因，如真性红细胞增多症、甲状腺功能亢进症、系统性红斑狼疮、原发性高血压、酒精中毒、恶性贫血、血栓闭塞性脉管炎、痛风、类风湿关节炎、静脉功能不全、与糖尿病有关的周围神经炎，以及铊、汞或砷中毒和糙皮病等。另外，血管疾病经动脉旁路移植术后，随着远端灌注压的恢复，缺血区可有明显的反应性充血。这种现象称为"暂时性红斑性肢痛症"，其表现可能持续数日，甚至数周，应注意鉴别。

八、治疗

（一）热脱敏

降低肢端血管对热的敏感性。先将患肢浸入临界温度以下的水中，然后逐渐升高水温直至出现轻微不适。每日浸泡并逐步提高水温，直到患者在临界温度以上的水温中不引起发作为止。

（二）药物治疗

1. 阿司匹林　口服 0.5～1.0 g，每日 1 次，可预防疼痛发作数日。

2. 血管收缩剂　可用：① 麻黄碱，口服 25 mg，每日 3～4 次。② 肾上腺素，发作时喷雾吸入 1∶1 000 肾上腺素溶液。③ 马来酸美西麦角（methysergide maleate），开始口服 8 mg/d，以后逐渐减小剂量到 2～4 mg/d；每年应间断 1～2 个月，以避免腹膜后纤维化的不良反应。④ β受体阻滞剂，如普萘洛尔，口服 10～30 mg，每日 3 次，对有些患者有效。

3. 5%葡萄糖酸钙　20 ml 静脉注射，每日 2 次。

4. 普鲁卡因封闭　0.25%～0.5%普鲁卡因行患肢套式封闭，1～3 次后症状可减轻。

（三）神经阻滞治疗

神经阻滞直接改变血管的舒缩功能，效果较为明显，特别是针对自主神经(腰交感神经、胸交感神经、星状神经)的治疗,将是最有效的治疗措施。

1. 骶管阻滞 缓慢注入0.5%~1%利多卡因5~10 ml,每日1次,连续3~7 d,对双足受累者有立即止痛的效果,亦可用盐酸利多卡因0.2 g(10 ml)、盐酸肾上腺素1 mg、泼尼松龙25 mg加入生理盐水20 ml给药。

2. 交感神经节阻滞 可选腰交感神经、胸交感神经和(或)星状神经阻滞治疗,亦可于腔镜下行腰交感神经、胸交感神经切断治疗。

九、预后

本病预后良好,无致死或致残并发症。

第五章 手足发绀症

手足发绀症(acrocyanosis)是一种血管痉挛状态,特点为四肢皮肤呈持续、均匀的青紫色,伴有局部皮肤温度降低,而四肢脉搏正常。与雷诺现象不同,手足发绀症不出现短暂发作和苍白。手足发绀可分为:① 原发性手足发绀(原因不明),是一种良性疾病,无疼痛、溃疡和坏疽。② 继发性手足发绀,是由于一种潜在情况(如缺氧)或疾病(如硬皮病)引起的,通常预后不良。

一、发病情况

发病年龄多在20~45岁,但是也有报道发病年龄更小或更大,以青年女性多见。目前尚无原发性手足发绀的流行病、发病率、地域特点或种族特点的研究。多数学者认为本病易发生在低体质指数的患者和寒冷的气候。

二、病因

原发性手足发绀病因不明。大多数证据指出局部小动脉对寒冷刺激异常的敏感,诱发了交感神经系统反应加剧引起血管痉挛。也有人认为部分患者至25岁左右时症状可明显缓解,故认为本病与内分泌功能失调有关。继发性手足发绀可由低氧血症、肺动脉高压、婴儿青紫症、动脉粥样硬化性栓塞、结缔组织病、类风湿关节炎、药物(包括丙米嗪、干扰素等)及遗传性疾病(如肌肉细胞色素C缺乏所致的乙基丙二酸尿、线粒体疾病等)引起。

三、病理

本病的主要特点是在常温下持续的毛细血管前小动脉痉挛,导致血流减少、皮肤青紫和皮温降低,而静脉张力减低,发生继发性扩张。毛细血管中血液潴留,真皮乳头下静脉丛中含氧量低的血红蛋白量增加,引起皮肤的青紫色改变。无缺血性神经营养障碍所致的溃疡或坏疽。抬高患肢可使静脉扩张和皮肤青紫消失,患肢下垂可使青紫加重和静脉充盈过度。

四、临床表现

四肢末端,特别是手和前臂有持续均匀的青紫,而足和腿受累较不显著,其他部位的皮肤颜色正常。皮肤青紫在寒冷环境中和情绪波动时加重,在温热环境中和运动时减轻,但通常不完全消失。局部加压后可产生白色斑点,消退缓慢。本病可能伴有手掌表面多汗,手指肿胀、麻木、僵硬感或局限性压痛。皮肤温度降低,而患肢脉搏正常。本病不发生溃疡或坏疽等组织营养改变。

五、辅助检查

目前尚无特殊检查可明确原发性手足发绀。甲皱微循环检查示毛细血管襻较扩张,其内血流缓慢、停滞,血色暗红。管襻周围可有渗出,造成管襻周围轮廓不清。冷刺激试验常呈阳性。

六、诊断

青年女性,持续出现手和(或)足青紫,患肢脉搏正常,无杵状指或心脏杂音,无慢性胸、肺疾病者即应考虑本病的可能。

七、鉴别诊断

本病需与一些慢性器质性动脉疾病、心脏病,特别是发绀型先天性心脏病,胸、肺疾病和全身性疾病所致的缺氧状态,以及正常人暴露于冷空气中体表血管暂时性痉挛的情况相鉴别。

八、治疗

本病通常不需要治疗,减少或防止受寒即可。必要时可考虑应用血管扩张剂治疗:① 盐酸酚苄明和氢麦角碱(海特琴)治疗,参见本篇第一章第一节。② 环扁桃酯(cyclospasmol),口服0.1~0.2 g,每日3~4次。③ 利血平,口服0.25~0.5 mg,每日3~4次。④ 钙通道阻滞剂,可根据心率快慢选用硝苯地平或地尔硫䓬治疗,详见本篇第一章第一节。⑤ 长效妥拉苏林,80 mg,每12 h 1次。⑥ 伴多汗症者可用山莨菪碱治疗,10 mg,每日3次。⑦ α_1受体阻滞剂,也可减轻症状。

严重者可行胸交感神经节阻滞术或切除术。

九、预后

本病预后良好,无致死或致残并发症。

第六章　网状青斑

网状青斑(livedo reticularis)是一种少见的功能性皮肤血管痉挛病,临床特点为肢体和(或)躯干皮肤出现持续、对称的网状或斑片状青紫。

一、发病情况

首次发病多在儿童或青春期,但多见于20～30岁,女性或皮肤较白的人较常见。无季节性差异。

二、病因

原发性网状青斑症的原因尚不清楚。继发性网状青斑症可以继发于许多疾病,如结节性动脉周围炎、类风湿性血管炎、系统性红斑狼疮、风湿热、皮肌炎等,但病因和发病机制目前尚不清楚。

三、病理

本病有特征性的皮肤循环血流动力学异常。显著和广泛的皮肤微动脉痉挛引起皮肤缺血,而毛细血管和静脉的无张力性扩张以及局部循环的淤滞,导致皮肤青紫。由于来自皮下组织的中央微动脉从下面穿入皮肤和中心区毛细血管的树枝状分支比周围毛细血管的张力稍大,血流稍快,引起的青紫围绕着中间的苍白区而呈网状改变。

后期,可发生皮肤微动脉内膜增生和血管周围浸润,导致血管壁增厚。有些微动脉管腔可因内皮增生和血栓形成而完全阻塞,导致血管梗死和皮肤溃疡。在皮肤微静脉中也可能见到类似的改变。

四、临床表现

较轻型者非常常见,但易被遗漏或当作正常皮肤的变异。本病多发生于外露的肢体部位,如手、前臂、踝部和小腿,但也可累及整个下肢或臀部,少数患者也可发生于颜面和躯干。皮肤呈持续、对称的网状或斑片状青紫,网状结构的中间皮色正常。青紫在寒冷环境中加重,抬高患肢和在温热环境中则减轻,但并不完全消失。检查患肢动脉搏动良好,亦无静脉功能不全的体征。一般无其他症状,有时可伴有多汗症,患肢发凉、麻木,足和腿的感觉异常或钝痛。偶尔,腿上的皮肤可有反复的溃疡形成,但足(趾)的坏疽很少见。溃疡出现之前,可先在皮肤中出现压痛的结节,或在青紫区有水疱形成,水疱破溃即留下类似缺血性损害的浅表溃疡,常伴有明显疼痛。溃疡常持续,不易治愈。有些溃疡可在冬季出现,夏季愈合。

本病可分成三种类型:① 大理石样皮斑(cutis marmorata),婴儿多见,是较轻的一种。受冷后皮肤出现紫红色网纹或斑点状阴影,纹理较细。在温热环境中皮肤表现可逐渐消失。② 特发性网状青斑,此型皮肤紫红斑纹较明显,且范围较广,在温热环境中也不完全消失,伴有较高的原发性高血压的发生率。③ 继发性网状青斑,常为全身性疾病的一个体征,如类风湿关节炎、风湿热、血小板增多症或特发性血小板减少性紫癜、白血病、某些神经系统疾病(如脑血管意外、反射性交感神经萎缩)、系统性红斑狼疮、结节性多动脉炎、冷球蛋白血症或来自腹主动脉瘤的胆固醇栓塞、全身性皮肤血管炎、金刚烷胺(金刚胺)或β受体阻滞剂治疗等,又称为"症状性网状青斑",青斑常持久存在,有时皮纹高出皮面,有轻压痛,呈条索状,在条索状皮纹中可扪及小结节。

五、诊断

年轻患者,表现有四肢(特别是下肢)皮肤持续、对称的网状或斑片状青紫,而患肢脉搏正常时,即应考虑本病的可能。

六、鉴别诊断

本病须与慢性冻疮、结节性血管炎、静脉功能不全、硬结红斑及正常人暴露于冷空气中体表血管暂时性痉挛的情况相鉴别。

七、治疗

大多数患者无任何症状,无须特殊处理。有溃疡者宜卧床休息。下肢肿胀者可用弹力绷带包扎,也可用血管扩张剂,如盐酸酚苄明、环扁桃酯、硝苯地平和利血平等治疗(参见本篇第一章、第五章)。

对下肢溃疡经上述治疗无效者,可考虑行腰交感神经切除术。对继发性患者的治疗应针对其基本病因。

八、预后

本病预后良好,无致死或致残并发症。

第七章　静脉血栓形成

静脉血栓形成(venous thrombosis, VTE)是静脉的一种急性非化脓性炎症,并伴有继发性血管腔内血栓形成的疾病。病变主要累及四肢浅表静脉或下肢深静脉。其临床特点为患肢局部肿痛、皮下可扪及有压痛的条索状物或伴有病变远端浅表静脉曲张等静脉回流受阻现象。偶可因血栓脱落而造成肺栓塞。

一、发病情况

本病的发病率因年龄的增长、体质指数的增加和吸烟等因素而增加。<80 岁的男性人群中 10.7%患有本病，80 岁人群的发病率是 30 岁人群的 30 余倍。手术、外伤、恶性肿瘤、妊娠、休克、心脏病、慢性阻塞性肺疾病及系统性疾病如结缔组织病等，均是本病的前期阶段。下肢静脉血栓形成占 61.2%，下腔静脉血栓形成占 14.3%，两者共占 75.5%；上腔静脉血栓形成占 20.4%；上肢静脉血栓形成占 4.1%。手术后并发下肢静脉血栓形成的发病率为 27.8%。深静脉血栓形成中并发肺栓塞者可高达 30%，而其中相当一部分却毫无症状(而被称为"沉默杀手")。

二、病因和发病机制

Virchow 三联征仍是 VTE 发病机制的统一概念，Virchow 三联征的组成与环境危险因素或获得性危险因素之间互相作用的意义已变得更加明显。

(一) Virchow 三联征

Virchow 三联征指的是静脉壁损伤、血流缓慢和异常的血液高凝状态。

1. 静脉壁损伤　静脉内壁为一层扁平的内皮细胞，其表面由含蛋白聚糖(proteoglycans)的多糖蛋白质复合物(glycocalyx)所覆盖。内皮细胞表面的覆盖物中含有大量的肝素，具有良好的抗凝作用，并能防止血小板的黏附；内皮细胞本身不但能合成一些抗凝物质，也能与某些重要的抑制血栓形成的物质相结合，如 α_2 -巨球蛋白等，而且能产生前列腺素，从而具有抗血小板黏附和扩血管作用。内皮细胞的表面有蛋白 C 存在，其可通过Ⅴa 和Ⅷa 因子灭能以及抑制血小板Ⅹa 因子受体，而发挥强烈的抗凝活力。此外，内皮细胞还能合成一些基膜的组成部分，如第Ⅳ和第Ⅲ类胶原等。因此，完整的内膜是防止纤维蛋白沉积的必要条件。病理证实，在静脉入口和汇合处，管壁的结构最为薄弱，淤血可使静脉管腔扩大，薄弱的内膜上发生极为微小的裂伤，从而使血小板黏附，出现纤维蛋白沉积。有人认为静脉管壁内平滑肌对损伤的反应，也是造成内膜破坏的主要原因之一。

2. 静脉血流缓慢　因手术或重病卧床、心力衰竭、腹内压增高、下肢静脉曲张或其他原因而长时间静坐后，均易引起深静脉血栓形成。静脉血流缓慢时可因组织缺氧出现细胞代谢障碍，使局部产生凝血酶积聚；细胞的破坏而释出血清素和组胺，使内皮细胞收缩及其下方的基膜裸露，使血流中的血小板黏附其上，引起凝血物质的释放和激活。此外，血流缓慢使静脉瓣窦底部氧分压降低，从而导致内皮细胞破坏，在内膜形成许多微小的裂伤。

3. 异常的血液高凝状态　血细胞和血浆蛋白的改变，如血小板黏附性增高、血小板数增加、血浆纤维蛋白原增加、凝血因子增多和抗纤维蛋白溶酶，尤其是 α_2 -球蛋白和 α_1 -抗胰蛋白酶的含量增高等，有助于静脉血栓形成。如抗凝血酶含量减少到 500 μg/L 以下时，极易导致血栓形成。能被凝血酶激活的蛋白 C 有强烈的抗凝作用和溶栓能力，血浆中蛋白 C 能被凝血酶缓慢地激活，但有一种与内皮细胞相结合的辅助因子——蛋白 S，则能使蛋白 C 的激活率增加 2 万倍。施行大手术后数日内，患者体内这些物质明显减少，血液处于高凝状态。其他如创伤、烧伤、分娩或严重脱水所致的血液浓缩；脾切除后血小板的急剧升高和红细胞增多症的血液黏稠度增高；因为内脏癌肿浸润组织及其破坏所释出的一些促凝物质，19%～30%的本病患者合并有恶性肿瘤，肺癌最易引发本病；大型手术时对血小板的刺激，使血小板聚集；某些药物的反应，如女性长期口服避孕药可降低抗凝血酶的水平，使深静脉血栓形成的发生率增高 8 倍；妊娠或某些感染等也可使血凝增高；家族性缺乏某种抗凝因子的患者有反复发生血栓性静脉炎的倾向。这种家族性"易栓症"最常见的病因是因子Ⅴ上精氨酸被谷氨酸置换。引起这些易栓症的其他病因包括高水平的抗磷脂抗体、高半胱氨酸血症、抗凝血酶缺陷症、蛋白 C 及蛋白 S 缺陷症。

(二) 与发生深静脉血栓形成有关的危险因素

1. 强危险因素(优势比>10)　① 骨折(髋骨或胫骨)。② 髋关节或膝关节置换术。③ 较大的普通外科手术。④ 较大的创伤。⑤ 脊髓损伤。

2. 中度危险因素(优势比为 2～9)　① 膝关节镜手术。② 中心静脉管道。③ 化学疗法。④ 充血性心力衰竭或呼吸衰竭。⑤ 激素替代治疗。⑥ 恶性肿瘤。⑦ 口服避孕药。⑧ 癫痫发作。⑨ 妊娠、产后。⑩ 既往静脉血栓形成。

3. 弱危险因素(优势比<2)　① 卧床休息>3 d。② 久坐不动(如长时间驾车或空中旅行)。③ 年龄增加。④ 腹腔镜手术。⑤ 肥胖。⑥ 妊娠、产前。⑦ 静脉曲张。

三、病理

目前认为血栓性浅表静脉炎和深部静脉血栓形成是一种疾病的两个不同阶段，且两者可相互转变。其主要区别在于血栓病理变化的发展程度不同。

血栓性浅表静脉炎的病理变化特点是静脉壁有不同程度的炎症、增厚和血管腔内血栓形成。血栓多与静脉壁紧黏，不易脱落。

深部静脉血栓形成主要是由静脉血流滞缓和血液高凝状态所致，血栓大部分由红细胞伴少量纤维蛋白和血小板组成，血栓形成过程中向血流方向延伸发展，血栓的远侧端与血管壁仅有轻度粘连，而近侧端则自由地漂浮在血管腔内，致使血栓容易脱落而导致肺栓塞。静脉血栓形成后可产生肢体静脉回流障碍，远端的静脉压增高和组织缺氧，导致毛细血管内静水压和血管壁通透性增加，出现浅表静脉曲张和肢体肿胀；在静脉血栓形成的同时，可伴有一定程度的动脉痉挛。在动脉搏动减弱的情况下可引起淋巴淤滞和回流障碍，从而加重肢体肿胀；此外，在静脉血栓形成过程中，静脉本身及其周围的炎症可引起患肢不同程度的疼痛。早期，静脉血栓远端的高压静脉血将利用平时不起重要作用的交通支增加回流。后期，血栓可以机化、再通，使静脉腔恢复一定的通畅度。同时，管腔受纤维组织的收缩作用使静脉瓣破坏，又可导致静脉功能不全。

四、临床表现

(一) 血栓性浅静脉炎

其多发生于四肢浅表静脉，如大小隐静脉、头静脉或贵要静脉。急性期时患肢局部疼痛、肿胀，沿受累静脉的行径可摸到一条有压痛的索状物，其周围皮肤温度增高、稍红肿。一般无全身症状。1～3 周后静脉炎症逐渐消退，局部遗留有硬条索状物和皮肤棕色色素沉着，常经久不退。本病有复发倾向。

(二) 深静脉血栓形成

深静脉血栓形成(DVT)其症状轻重不一，取决于受累静脉的部位、阻塞的程度和范围。有些患者可全无症状，而以大块肺栓塞表现成为第一症状，其炎症和血栓形成多发生于小腿静脉或腘静脉内，局部疼痛，行走时加重。轻者仅有局部沉重感、站立时明显。患肢肿胀，小腿肌肉、腘窝、腹股沟内侧等处有压痛。直腿伸踝试验(Homan 征)阳性，检查时让患者下肢伸直，将踝关节急速背屈时，由于腓肠肌和比目鱼肌被动拉长而刺激小腿中病变的静脉，引起小腿肌肉深部疼痛。同理，压迫腓肠肌试验(Neuhof 征)亦阳性。此外，常可见远侧静脉压增高所致的浅静脉曲张。

当静脉血栓延伸至髂静脉、股静脉时，患肢疼痛加剧，呈痉挛性痛，伴有凹陷性水肿，出现股内侧及同侧下腹壁静脉曲张。其发生于左侧者比右侧多 2～3 倍。检查时患侧股三角区有明显压痛，并可在股静脉部位摸到一条有压痛的索状物。同时，可伴有轻度的全身症状，如发热、乏力、心动过速，并有血白细胞计数增高和红细胞沉降率增快等。

当一侧髂静脉、股静脉血栓向下腔静脉延伸时，可出现上述两侧髂静脉、股静脉血栓形成的症状和体征。两下肢和外阴部均出现明显水肿，疼痛也向上扩展。后期，两侧腹壁、胸壁和臀部均有浅静脉曲张。但有时这种曲张的浅静脉可被明显的水肿所掩盖。偶可因下肢回流血量锐减而导致低血容量性休克。

上肢深静脉和上腔静脉血栓形成较少见。一旦受累，上述表现可出现于上肢或胸壁、颈和头面部，并常有局部皮色青紫或发绀。上腔静脉受累时，还可出现头痛、头胀、眩晕和眼睑水肿等症状。血栓脱落也可造成肺栓塞。

五、辅助检查

血栓性浅表静脉炎一般无须特殊实验室检查。深部静脉血栓形成时可做下列检查。

(一) 血液检查

深静脉血栓形成时 D-二聚体增高，其阳性价值不大，但阴性预测值高达 97%～99%。

(二) 静脉压测量

患肢的静脉压升高。正常站位时足背静脉弓的平均压力为 18.8 cmH_2O，而颈静脉压力为 7 cmH_2O。平卧位时在上、下肢的相当部位，下肢静脉压比上肢稍高。周围大静脉的正常压力平均为 6～12 cmH_2O，但患肢常>20 cmH_2O。

(三) 非创伤性检查

1. 放射性核素检查

(1) 放射性核素^{125}I 纤维蛋白原摄取试验：局部血栓形成时，^{125}I 标记的纤维蛋白原进入血栓内，使患病部位的放射性增高。此法特别适用于膝关节以下的静脉血栓的定位检查，但不适宜对腹股沟韧带以上的静脉血栓检查。

(2) 高^{99m}Tc 酸盐法：左髂总静脉或右髂总静脉完全闭塞时，显影延迟 30 s。本法适用于骨盆及下肢深静脉血栓形成的诊断。

(3) ^{99m}Tc 大颗粒聚合清蛋白(MAA)或^{99m}Tc 大颗粒微球体(MS)法：静脉无病变时，本检查中大隐静脉清晰可见。静脉有病变时，可显示大隐静脉畸形、静脉血栓阻塞、侧支血流或延迟显影。阻塞部位有放射性降低或缺损区；病损区的远端有放射性潴留，并可观察到一支或多支侧支循环。

2. 超声血管检查　利用多普勒原理来检测静脉阻塞，在采用改变静脉血流的各种动作时，如深呼吸、Valsalva 动作或腿部挤压，可检出有阻塞的静脉；用彩色血流多普勒实时显像法对膝以上深静脉血栓形成有良好的特异性和敏感性，可替代 X 线静脉造影检查。

3. 体积描记法　包括电阻抗体积描记法(IPG)、应变体积描记法(SGP)、静脉血流描记法(PRG)和充电体积描记法(PPG)。血流是体内良好的电导体，电阻抗体积描记法的原理是通过测量电阻抗的改变来了解血容量的变化。检测方法是在大腿上绑充气压脉带，小腿上绑电极带；先将充气压脉带内的压力升至 50 mmHg，持续 1～2 min，使下肢静脉充分扩张，静脉容量达到最大限度；再将充气压脉带迅速放气，测定电阻的下降速率。此法适用于髂静脉、股静脉、腘静脉的急性血栓形成者，准确率可达到 96%。

4. 皮肤温度测定　检测深静脉血栓形成：① 用扫描照相机检测红外线放射的方法进行下肢皮肤温度标测。② 液晶温度记录仪，可检出静脉炎所致的轻微皮温增高。

(四) X 线静脉造影

本法是诊断深静脉血栓形成的“金标准”，它可显示静脉阻塞的部位、程度、范围和侧支循环血管的情况。

(五) 磁共振静脉显像

磁共振静脉显像(MRV)对近端主干静脉(如下腔静脉、髂静脉、股静脉等)血栓的诊断有很高的准确率。

(六) 螺旋 CT 肺血管造影检查

如阴性则可以排除明显肺栓塞。

六、诊断

根据浅表静脉区的红肿和扪及压痛的条索状物等特点，血栓性浅静脉炎的诊断即可确立。

凡在术后、产后或因全身性疾病长期卧床的患者中，突然出现小腿深部疼痛、压痛、肿胀、Homan 征和 Neuhof 征阳性时，应首先考虑小腿深部静脉血栓形成的可能。结合超声检查，放射性核素扫描和静脉造影即能确诊。根据疼痛、肿胀、压痛的部位和范围的不同，浅静脉扩张的有无及其范围，结合静脉造影尚可做出阻塞部位的精确定位。

七、鉴别诊断

本病尚须与急性小腿肌炎、小腿蜂窝织炎、急性动脉阻塞和淋巴水肿等疾病相鉴别。

八、治疗

(一) 血栓性浅静脉炎的治疗

1. 一般治疗　卧床休息，抬高患肢超过心脏水平，局部热敷，必要时可穿弹力袜或用弹性绷带包扎。避免久立或久坐。

2. 药物治疗　保泰松 0.1 g，每日 3 次；或吲哚美辛（消炎痛）25 mg，每日 3 次；或吡罗昔康（炎痛喜康）1 mg，每日 1 次；或口服阿司匹林 0.5～1 g，每日 3 次。一般不必用抗生素或抗凝剂治疗。

(二) 深静脉血栓形成的治疗

1. 一般治疗

(1) 卧床休息 1～2 周，可减轻疼痛，并使血栓紧黏于静脉壁的内膜上。抬高患肢有利于静脉回流，患肢需高于心脏水平，离床面 20～30 cm，膝关节宜安置于 5°～10°的微屈曲位。床脚抬高 30°。

(2) 保持大便通畅，以免用力排便使血栓脱落导致肺栓塞。

(3) 开始起床后应穿有压差或无压差长筒弹力袜，前者踝部的压力为 18 mmHg，股部压力为 6～8 mmHg，可改善静脉回流，减轻水肿。根据受累部位和水肿程度的不同，穿着时间为 6 周至 3 个月。

2. 溶栓疗法

(1) 静脉溶栓疗法：适用于发病后 24 h 内，链激酶先 25 万～50 万 U 静脉注射，然后 10 万 U/h 静脉滴注 24～72 h。尿激酶先 4 400 U/kg 静脉注射，然后 4 400 U/(kg・h)静脉滴注 24～72 h。也可用重组组织型纤溶酶原激活剂（rt－PA），特别适用于合并肺栓塞时。总剂量 50～100 mg，先在 1～2 min 静脉注射 10 mg，剩余剂量在 2 h 内静脉滴入。

(2) 介入溶栓疗法：适用于发病后 10 d 内或合并肺栓塞时。在超声定位下穿刺患侧腘静脉，静脉造影后，将导引钢丝插过血栓，再顺行将直端多侧孔灌注导管插入血栓的近端中进行灌注；每 12 h 行 X 线造影，了解血栓情况，血栓溶解后将导管进一步深入到残留的血栓中，连续进行灌注。如用药 12 h 后检查血栓无溶解迹象，则应停药。

方法为用尿激酶(UK)灌注。① 高剂量法：导管到位后先行团注量灌注，15 min 内注入 UK 25 万 U，然后以 25 万 U/h 速度连续灌注 4 h，以后剂量减为 12.5 万 U/h 灌注。② 低剂量法：先团注，15 min 内注入 5 万 U，然后以 5 万 U/h 速度灌注。③ 中等剂量法：15 min 内团注 10 万 U，然后以 10 万 U/h 灌注。

UK 的剂量范围为 140 万～1 600 万 U，平均用量为 400 万 U。灌注时间为 15～74 h，平均 30 h。血栓溶解后，经导管团注肝素 5 000 U，然后以 800～1 000 U/h 速度静脉滴注，以防血栓再形成。

另一方案为 UK 4 000 U/min 连续灌注，直至血运建立，再以 2 000 U/min 灌注，直至血栓完全溶解。溶栓率可高达 88%。

亦可考虑应用相应剂量的链激酶溶栓治疗。

3. 抗凝治疗　参见第十一篇第三章。

4. 低分子右旋糖酐静脉滴注。

5. 抗凝剂禁忌的患者中，对肺栓塞危险低的患者可试以抬高肢体和局部热敷的方法。

6. 腰交感神经阻滞。

7. 手术治疗　上述治疗 48～72 h 无效时，可考虑行静脉血栓摘除术或 Fogarty 导管取栓术、下腔静脉结扎术或滤网成形术、大隐静脉腘静脉旁路移植术、耻骨上静脉旁路术、股腔静脉、髂腔静脉、下腔下腔静脉、腔房人造血管旁路术等。

8. 介入治疗

(1) 深静脉血栓形成已延伸到膝以上者，肺栓塞危险性高时；当抗凝剂因并发症而需要终止时；当在足量抗凝剂时仍有反复血栓栓塞发生时；以及当存在不能用抗生素控制的败血性血栓栓塞病变时，可考虑经皮下腔静脉内植入滤过器。操作时，局麻下，用导管经右颈内静脉通过右心房，再达肾静脉水平（第 2 腰椎）以下的下腔静脉，撑开滤过器固定于下腔静脉壁上。有多种滤过器，需根据下腔静脉造影时下腔静脉的内径来进行选择，但以 Greenfield 滤网在临床上应用最广。

(2) 慢性下肢静脉阻塞采用腔内介入治疗，主要针对髂静脉、下腔静脉等。当静脉血栓形成后再通不完全时，局部容易形成狭窄。静脉造影明确狭窄部位后，从对侧股静脉插管至狭窄处，用球囊扩张并置入支架。

九、预防

避免输入对静脉壁有刺激的溶液，早期拔除静脉插管，积极治疗静脉曲张，对防止血栓性浅静脉炎或深静脉血栓形成有一定作用。对有深静脉血栓形成倾向而又须手术者，可在术前 2 h 采用小剂量肝素 5 000 U 皮下注射。术后每日 2 次，持续 5～7 d，或术后第 4 日口服华法林；或手术前、后各用低分子右旋糖酐（相对分子质量 20 000～40 000）500 ml 静脉滴注，以后隔日 1 次，共 3 次。口服具有激活纤维蛋白溶解酶作用的同化类固醇激素——司坦唑醇（羟甲雄烷吡唑）5 mg，每日 2 次，可降低自发性浅静脉炎患者的血栓形成的发生率；术后也可采用肝素5 000 U 和二氢麦角胺 0.5 mg 联合皮下注射，每日 2 次，共5 d，预防效果更佳；也可用口服双嘧达莫或阿司匹林预防。手术时对邻近四肢或盆腔静脉周围组织的操作应轻巧，避免对静脉壁的损伤。术后避免在小腿或腘窝下垫枕，以免影响小腿静脉回流。对大手术后、产后或慢性疾病需长期卧床者，应鼓励患者在床上进行下肢的主动活动，并做深呼吸和咳嗽动作；必要时可做踝关节被动踏板运动，穿长筒弹力袜或采用充气长筒靴间歇压迫法和腓肠肌电刺激法；术后能起床者尽可能早期下床活动，促使小腿肌肉活动，增加下肢静脉回流。已有小腿静脉血栓形成时也应尽早处理，以防血栓向近心端延伸或脱落。创伤后 36 h 内皮下注射低分子量肝素 4 000～5 000 U，每 12 h 1 次，可预防深静脉血栓形成。

十、预后

下肢深静脉血栓形成后的多数血管能再通，但其静脉内的瓣膜常被破坏，导致继发性静脉瓣膜功能不全和瓣膜反流，造成下肢肿胀、色素沉着、皮肤湿疹等下肢深静脉血栓形成后综合征表现。下肢深静脉血栓形成后最主要的致命原因是肺栓塞，据国外报道深静脉血栓形成后并发肺栓塞的概率为 20%～50%，而引起肺栓塞的深静脉血栓形成中有 90%为下肢深静脉血栓形成。

参考文献

1. 石美鑫. 实用外科学[M]. 第 2 版. 北京：人民卫生出版社，2002：1186，1192，1208，1259，1282.
2. 王玉琦，叶建荣. 血管外科治疗学[M]. 上海：上海科学技术出版社，2003：107，136，216.
3. Alonso-Coello P，Bellmunt S，McGorrian C，et al. Antithrombotic therapy in peripheral artery disease：Antithrombotic Therapy and Prevention of Thrombosis，9th ed：American College of Chest Physicians Evidence-Based Clinical Practice Guidelines[J]. Chest，2012，141(2 Suppl)：e669S-690S.
4. Bourriot K，Couffinhal T，Bernard V，et al. Clinical outcome after a negative Spiral CT pulmonary angiographic finding in an inpatient population from cardiology and pneumology wards[J]. Chest，2003，123(2)：359.
5. Creager M A，Dzau V J，Loscalzo J L. 血管医学. 王宏宇，译. 北京：北京大学医学出版社，2009.
6. Rooke T W，Hirsch A T，Misra S，et al. 2011 ACCF/AHA focused update of the guideline for the management of patients with peripheral artery disease (updating the 2005 guideline)：a report of the American College of Cardiology Foundation/American Heart Association Task Force on Practice Guidelines[J]. J Am Coll Cardiol，2011，58(19)：2020-2045.
7. Ten Holder S M，Joy M S，Falk R J. Cultaneous and systemic manifestation of drug-induced vasculitis[J]. Ann Pharmacother，2001，36(1)：130.
8. Tendera M，Aboyans V，Bartelink M L，et al. ESC guidelines on the diagnosis and treatment of peripheral artery diseases：document covering atherosclerotic disease of extracranial carotid and vertebral，mesenteric，renal，upper and lower extremity arteries：the Task Force on the Diagnosis and Treatment of Peripheral Artery Diseases of the European Society of Cardiology (ESC)[J]. Eur Heart J，2011，32(22)：2851-2906.
9. Wang C H，Jeng J S，Yip P K，et al. Biological gradient between long-term arsenic exposure and carotid atherosclerosis [J]. Circulation，2002，105(15)：1804.

第二十四篇

心脏病与妊娠

胡 蓉 李笑天

20世纪50年代，我国医疗保健事业迅速发展，妇产科技术不断提高，以往常见的产后出血、感染等并发症得到有效防治，从而使妇产科的病残率和死亡率均显著下降。另一方面，先心病和风湿性心脏病等得到外科手术治疗者日益增多，许多患心脏病的青少年女性，能"健康"地存活至生育年龄，并有妊娠的机会，心脏病已成为妊娠期妇女非产科死亡的首要原因。正确处理好心血管系统疾病与妊娠的关系具有十分重要的意义。

患心脏病妇女的妊娠问题，应由心内科和产科医师共同关心、协同处理。妊娠前应正确评估能否顺利妊娠，并建议在什么情况下妊娠最为恰当。整个妊娠过程观察心血管系统的变化，必要时给予适当的指导和及时的处理，包括治疗疾病、中止妊娠，以保护母婴健康。

一、正常妊娠妇女心血管系统变化

(一) 妊娠期

随着胎儿的发育、生长，胎盘、子宫逐渐增大，孕妇要求更多氧需求和血液供应，加上代谢增加及内分泌变化等因素，孕妇的血容量、血流动力学及心脏均出现变化。

1. 血容量变化　从妊娠6～10周起，孕妇的循环血容量逐步增加，至32～34周时达到峰值，较妊娠前平均增加40%～50%，以后血容量增加趋缓，至产后2～6周才恢复到妊娠前水平。在增加的循环血容量中，血浆增加50%～60%，红细胞数仅增加10%～20%，血细胞比容(31%～34%)、血红蛋白含量(110～120 g/L)相对地有些下降，血液出现稀释现象，即"妊娠期生理性贫血"。在妊娠32～34周，血液稀释现象到达峰值，以后血细胞比容逐渐增加。

妊娠期出现循环血容量及全身体液量增加，可能与肾小管重吸收功能增强(钠增加500～900 mmol)、水潴留(液体增加6～8.5 L)有关；也与孕激素、肾素血管紧张素醛固酮系统、前列腺素、动脉利尿因子等复杂的互相作用有关。

2. 血流动力学变化　从妊娠早期10～12周起，心排血量(CO)逐渐增加，至32～34周达高峰，比妊娠前增高30%～50%。此后心排血量增加趋缓，至妊娠末期时仅增加20%或恢复至接近正常水平(表24-1)。

心排血量受心率(HR)和每搏量(SV)控制，CO＝SV×HR。妊娠初期，心排血量升高主要是由于SV增加，至妊娠晚期时，下腔静脉回流受增大的子宫体阻碍，同时又受静脉床血管扩张的影响，SV受到限制，且稍有下降。故妊娠后期心排血量的增加，主要依赖于心率增快，已不是受SV上刀的影响。临近分娩，心率增快比妊娠前高20%～25%(单胎增高21%；双胎增高40%)。

表24-1　正常妊娠期血流动力学变化(小结)

项　目	妊娠初期(首3个月)	妊娠中期(中3个月)	妊娠后期(末3个月)	分娩后(1～2 d)
血容量(BV)	↑	↑↑	↑↑↑	↑↑↑
心排血量(CO)	↑	↑↑-↑↑↑	↑↑↑-↑↑	↑↑↑-↑↑
每搏量(SV)	↑	↑↑↑	↑←→或↓	↑←→或↓
心率(HR)	↑	↑↑	↑↑或↑↑↑	↑↑
收缩压(SAP)	←→	↓	←→	←→↑
舒张压(DAP)	↓	↓↓	↓	↓←→
脉压(PP)	↑	↑↑	←→	←→↑
周围血管阻力(SVR)	↓	↓↓	↓	↓
氧耗量(O_2耗量)	←→	↑↑	↑↑↑	↑
动静脉氧差(A-VO_2差)	↓	←→	↑	↑

注：←→，与妊娠前相比无变化；↑，轻度增加；↑↑，中度增加；↑↑↑，重度增加；↓，轻度减少；↓↓，中度减少；↓↓↓，重度减少。

其次，心排血量与平均动脉压(MAP)呈正相关，而与周身血管阻力(SVR)呈负相关，即CO＝MAP/SVR。妊娠初期SV即已增加，动脉压不增高。收缩压(SAP)稳定，舒张压(DAP)稍下降，脉压(PP)增宽，出现毛细血管亢进，至临产时才恢复至原来水平。妊娠早期外周血管阻力(SVR)已下降，至20周时，减至妊娠前休息状态的2/3。此现象与胎盘子宫形成动静脉瘘样血流短路有关，可能与内分泌变化也有关。SVR以后稍上升，至产后数周才恢复至正常水平。

再次，心排血量还与孕妇氧耗量(O_2耗量)呈正相关，而与全身动静脉氧差(A-VO_2差)呈负相关，即CO＝O_2耗量/A-VO_2差。维持胎儿的生长、发育，氧耗量需增多。从妊娠20周起，氧耗量比妊娠前增加20%，并持续增长，至临产时，氧耗量增加约30%。妊娠早期，心排血量增加比氧耗上升为早，此时A-VO_2差变化小。当氧耗随妊娠进展而进一步增加时，全身A-VO_2差也自然地变大，至临产时已超过妊娠前水平。

这些血流动力学变化可引起一系列症状，如妊娠后期孕妇平卧位时间较长时，可因子宫体压迫下腔静脉，回心血量减少，心排血量突然下降，出现一过性低血压和晕厥，发生"妊娠卧位低血压综合征"。当孕妇改为侧卧位(左侧卧位)，症状即可恢复。这是妊娠外周血管阻力下降、体位改变而出现的临床现象。妊娠期血管阻力的改变，引起血液循环重新分布，出现肾血流量增加30%，肾小管滤过量增加50%，子宫血流量在妊娠前约为100 ml/min，妊娠28周时增加1倍，至临产时可增至1 200 ml/min。在低血压、低心排血量情况下，子宫血流量亦相应下降。当子宫血液分流很大以至于影响胎盘血供时，可影响胎儿的发育。因此，建议孕妇的运动量应保持在不出现症状的范围内，以免对胎儿产生不利影响。

3. 心脏变化 妊娠增加了心排血量，心脏工作负荷加重，心肌轻度肥大。在妊娠中后期，子宫增大、膈肌抬高，心脏向上向左推移，呈横位心。胸部X线检查心横位外，心影稍大，肺门血管影增多。心电图呈电轴左偏，通常心室肥大不明显，心率快，偶有期前收缩。超声心动图示左心室弛张期内径增大，室壁肥厚，收缩加强。这些变化在产后即逐步恢复正常。

(二) 分娩期

临产分娩期及产后24～48 h，全身循环系统变化最大，心脏负担最重，约70%的心力衰竭发生在这个时期。在分娩第一产程，由于子宫收缩时对血窦的挤压，回心血量增加，大量血液进入全身血液循环，每次宫缩使约500 ml进入全身血容量，心排血量比临产前还增加20%，周围血管阻力也上升，血压升高，中心静脉压升高，左心室负荷明显增加。在第二产程，除子宫继续收缩外，腹壁肌、骨骼肌也一并收缩，协助分娩动作。血管阻力继续升高，加上情绪紧张、疼痛屏气，肺循环亢进及右心室压力升高，来自腹腔内向心脏回流的血液增多，进一步加重心脏负荷。采用麻醉可减轻或解除这些显著的循环变化。进入第三产程及胎盘娩出后，膈肌下降，心脏从横位回到原位。子宫体缩小，使子宫的血液继续回到全身循环，血容量又趋于升高。虽然整个分娩过程时间不长，但氧耗、能量消耗很大；心率快速、心排血量增大，使心血管循环系统负担巨大，特别是在患心脏病的临产孕妇中，尤其容易发生心力衰竭。

(三) 产褥期

分娩过程虽有一定量失血(正常阴道分娩失血300～400 ml)，但产后24～48 h，组织内仍有大量液体回到全身循环，血容量可再次增加，分娩过程的心血管变化在产褥期还没有完全恢复。约在产后2周，体内多余的液体经肾排出体外后，血容量才得以恢复正常，心脏负担才减轻或解除。最后，需4～6周调整，妊娠期血流动力学变化才完全恢复到产前状态。

二、妊娠期心脏病妇女的几个特有问题

(一) 保障母儿安全

孕妇患心脏病对婴儿健康产生不利影响，胎儿状态亦会影响孕妇的安全。医师的责任是尽一切可能保障母儿安全，应尽量避免妊娠期的药物应用、诊断措施、外科手术，以免对胎儿不利。但当病情变化危及母亲的安全、迫切需要治疗时，母亲的安全总是应当首先考虑的。

(二) 对妊娠耐受能力的评估

妇女能否耐受妊娠期、分娩期和产褥期的负担，取决于心脏病类别、病变程度、心功能代偿状况及有无并发症等多种因素。有些患心脏病妇女在妊娠后，即使负担一般血流动力学变化也会发生危险。能否耐受妊娠，下列几点可供参考。

1. 可以妊娠 ① 年轻孕妇、心功能良好(Ⅰ～Ⅱ级)、轻型心脏病，没有心力衰竭史。② 无感染、营养不良、盆腔畸形、结核病、肾病、恶性肿瘤等严重并发症。③ 经手术纠正后的先心病和风湿性心脏病，心功能良好，无肺动脉高压等并发症。

2. 不宜妊娠 妊娠和生育应禁忌，如已妊娠，应在妊娠早期终止妊娠。① 重症心脏病，心功能Ⅲ级以上。② 有过心力衰竭史者，妊娠后心力衰竭常复发。③ 36岁以上患心脏病的高龄孕妇，妊娠期发生心力衰竭的可能性极大。④ 慢性风湿性心脏病合并反复持久心房颤动，合并三度房室传导阻滞，合并心内膜炎者。⑤ 发绀型先心病、肺动脉高压、马方综合征伴有主动脉根部扩张、主动脉狭窄、扩张肥厚型心肌病等。

(三) 胎儿、新生儿的健康和安全

孕妇需不断地给胎儿充分提供氧和营养物，并不断地清除胎儿的代谢产物。当孕妇的心脏病影响其自身安全时，血容量会重新分布，影响对子宫血供的充分灌注，从而影响胎儿的发育和安全。孕妇的药物治疗、诊断检查或手术措施有时可能导致胎儿流失、低体重儿或畸形儿。

父母患马方综合征、肥厚型心肌病等遗传性或先心病者，新生儿患遗传性或先心病的发生率也会增加。此外，有的药物会溢入乳汁，重病母亲不能哺乳，母亲的期望寿命常短于健康人，婴儿过早失去母爱等，这些因素都会影响婴儿的健康成长。

三、妊娠期心脏病的种类

妊娠期心脏病有两类：一类为妊娠前已有的器质性心脏病，以风湿性心脏病和先心病为多见，贫血性心脏病和高血压性心脏病次之，肥厚型和扩张型心肌病少见。另一类系妊娠诱发的心脏病，是产科所特有的心脏病，包括妊娠期高血压综合征心脏病和围生期心肌病。

妊娠期合并心脏病的发生率，各地报道不尽相同，为1%～4%。20世纪70年代前以风湿性心脏病居多，近年来先心病逐渐多见，而由妊娠诱发的心脏病已很少见。

(一) 妊娠前已有的器质性心脏病

1. 风湿性心脏病(风心病) 以风湿性二尖瓣狭窄和二尖瓣狭窄合并关闭不全居多，少数病例同时累及主动脉瓣。这些病变引起血流障碍，导致左心房压力增高，肺部慢性充血，加重了妊娠期血流动力学改变。中重度患者在病情恶化时，可出现急性肺水肿和左心衰竭、心房颤动等并发症。本病通常在妊娠20周起，随着血流动力学变化明显，症状也逐渐显现。分娩期患者心脏负荷最重，最容易发生心力衰竭。一般认为，心功能Ⅲ～Ⅳ级，心脏明显扩大，伴有心房颤动等快速心律失常或重度房室传导阻滞，伴有重度主动脉病变者的预后均比较严重，此类患者一般不宜妊娠或应及时终止妊娠。

2. 先心病 先心病常在幼儿期和儿童期被发现，病重者确诊后可行手术使病情减轻，甚至得到根治。非发绀型先心病，病变轻，心功能Ⅰ～Ⅱ级，一般能耐受妊娠期、分娩期和产褥期的负担。病情重，心功能Ⅲ～Ⅳ级，特别为发绀型先心病，有明显肺动脉高压者，过去曾发生过心力衰竭者，对母婴均有危险，不宜妊娠。

(1) 左向右分流型先心病

1) 房间隔缺损：最常见，临床症状取决于缺损大小，缺损面积<1 cm^2时，无明显症状，能顺利地适应妊娠和分娩。缺损面积>2 cm^2时，可因左向右分流增多而加重右心室负荷，加上妊娠引起的血流动力学负担，可引起右心室肥厚、肺血流量增加、肺动脉高压和右心衰竭等。右心房压力明显增高时，可发生右向左逆向分流，出现发绀现象。手术矫治心功能改善后妊娠，孕妇可顺利耐受妊娠。

2) 室间隔缺损：缺损面积小，左向右分流量小，症状不明显者，能顺利渡过妊娠期和分娩期。缺损面积大，同时合并房间隔缺损、肺动脉口狭窄或大血管移位等复杂异常，未经修复前，肺动脉高压可引致右向左逆向分流，可有心力衰竭、心律失常或感染性心内膜炎等并发症，不宜妊娠。

3) 动脉导管未闭：导管口径小，肺动脉压正常者，无症状，能正常妊娠。导管口径大者，宜在儿童期将导管切断缝合，减少感染等并发症。

(2) 右向左分流型先心病：较常见的有法洛四联症和艾森门格综合征等，未经手术矫治者很少存活至生育年龄。此类患者对妊娠期血容量增加和血流动力学改变的耐受性极差，妊娠时母体和胎儿的死亡率高达30%～50%。此类心脏病妇女不宜妊娠，若已妊娠，应尽早终止。经手术矫治后心功能为Ⅰ～Ⅱ级者，可在严密观察下继续妊娠。

(3) 无分流型先心病

1) 肺动脉瓣狭窄：妊娠增加心排血量，加重右心室负担。大多数为轻症，无并发症者，能耐受妊娠。

2) 主动脉缩窄：并发症有主动脉夹层分离和破裂、感染性动脉内膜炎等，危及生命，不宜妊娠。手术矫治可减少心力衰竭的发生。

3. 人工瓣膜置换术与妊娠　有些严重心脏瓣膜病需要行人工瓣膜置换术，以改善心功能状况。植入人工瓣膜后，患者可增加多种并发症的发生率，如加重血流动力学负荷，易发生血栓栓塞性疾病、感染性心内膜炎，长期使用抗凝剂治疗产后出血的机会增加，因此一般不宜妊娠。

(二) 由妊娠诱发、产科所特有的心脏病

1. 妊娠高血压综合征(简称妊高征)性心脏病　既往无心脏病病史，在妊娠期高血压疾病的基础上，突然出现以左心衰竭为主的全心衰竭。主要临床表现有显著高血压、蛋白尿、下肢水肿、肝酶值升高、凝血异常等子痫前期的症状。本病占妊娠期心脏病的4.0%～5.7%。随着产前监护和保健加强，近年来本类型已渐减少。

本病确切病因不明，基本病理生理变化为全身小动脉和冠状动脉痉挛，心肌缺血，心肌间质水肿、点状出血和坏死等变化，导致心肌收缩力下降、左心室舒张末期压力升高；同时有水钠潴留、血容量上升，加上周围小动脉因痉挛而阻力升高，形成低排血量、高阻抗心血管综合征，最后出现急性左心衰竭和全心衰竭。

本病是危重急症，提高对本病的认识，及早识别和防止诱发因素，不要滥用扩容治疗，控制心力衰竭，妥善处理分娩过程等是抢救成功的关键。

2. 围生期心肌病　是一种病因未明、发病机制尚未有定论、发生于分娩前后的心脏病，通常在分娩前1个月、产后5个月发作。临床病理生理变化主要是以心肌病损为主的充血性心力衰竭综合征。

患者在妊娠前期和妊娠早中期没有心脏病现象，起病可能是由于妊娠直接作用的结果。亦有人认为妊娠前已有潜在的心肌疾病，因症状隐匿而未被发现，直至妊娠后期和产后症状加重才引起注意。本病多见于高龄和多产孕妇。营养不良、贫困农村的青年女性亦易患此病。其发病可能与下列因素有关。

(1) 妊娠高血压综合征：围生期心肌病的发生率为一般孕妇的5倍。

(2) 感染：常有发热等感染现象，与病毒感染有关，尤其与柯萨奇B族病毒性心肌炎伴发，血清中可查及抗病毒抗体。

(3) 营养缺乏：饮食中缺乏足量蛋白质和B族维生素等营养物质。

病理变化有心脏扩大，心室壁血栓，冠状动脉内膜增厚，心内膜增厚，胶原纤维增多，有灰白色斑块。这些病理改变与扩张型心肌病相似。

临床表现有倦怠、乏力、夜间端坐呼吸，继之出现左心衰竭、肺水肿、全心衰竭、肝大、腹水、下肢水肿等。心律失常、心室血栓脱落，引起肺、脑、肾等血栓栓塞症。轻症和重症的临床表现差别很大。

治疗与扩张型心肌病相同，针对心力衰竭，应用强心药、利尿剂、血管扩张剂和降压药等，有栓塞症并发症者给予抗凝治疗。妊娠临产期可考虑早期引产。估计产程时间延长，在心功能改善和许可下，可考虑剖宫产。多数患者经及时积极治疗可以恢复，重症患者可死于心力衰竭或栓塞。以预防为目的，减少高龄产妇，适当降低分娩年龄，减少分娩次数，防治妊娠期高血压疾病、感染等诱发因素以减少本病的发生。

四、妊娠期心脏病的诊断

妊娠期心血管系统和血流动力学改变、血容量和氧交换量增加等，可以使无心脏病的健康孕妇也出现各种循环系统症状和体征，出现类似心脏病的心电图变化，使妊娠期有器质性心脏病与无心脏病功能性生理改变之间的鉴别诊断、病情评估等增加困难，需要借助特殊诊断设备来协助做出客观和可靠的判断，但对妊娠期妇女采用这些诊断措施要十分慎重。

(一) 病史

正常妊娠常有心悸、疲乏、呼吸困难、头晕，偶可发作晕厥。妊娠后期常有下肢水肿、颈静脉怒张等，可与心力衰竭的表现混淆。外周动脉搏动充盈、有力、快速，心音加强、有力等症状，应与甲状腺功能亢进症、主动脉瓣或二尖瓣反流症状相鉴别。

询问患者过去有无高血压、心脏病或心力衰竭病史很重要，必要时要查询过去疾病、用药或其他治疗措施等记录。这些信息对判断有或无器质性心脏病十分有用。

(二) 体格检查

健康孕妇在胸骨左缘和肺动脉瓣区有性质柔和、轻度至中度杂音，系良性收缩期杂音。此外，颈静脉区有响亮嗡嗡音，在乳内血管区有吹风样血流音，在正常妊娠也可出现。

Ⅲ级以上响度、声调粗糙、全程收缩期杂音和心前区舒张期隆隆样杂音，均表示有器质性心脏病。

严重心律失常如心房颤动和心房扑动、房室传导阻滞是病理现象。

(三) 特殊诊断性检查

考虑到这些诊断技术可能对孕妇和胎儿增加负担，只有在诊断必不可少时才选用特殊诊断检查。

1. 心电图检查 方便、安全，特别对心律失常诊断有用。正常妊娠在心电图上可显示下壁 S－T 段压低，QRS 电轴左偏，心电轴平均左偏 15°，心房和心室过早收缩相对频繁。当电轴左偏达 30°时常提示有临床意义。但妊娠并不导致心电压的改变。对判断孕妇心电图变化的临床意义应慎重。

2. 放射线检查 常规 X 线和 CT 检查在妊娠期早期均应避免，如临床必须，尽量延至妊娠 3 个月以后或妊娠中后期检查，并对胎儿屏蔽保护。尽管传统的胸部 X 线检查，对胎儿曝光剂量低(为 10～1 400 μGy)，迄今未发现增加胎儿先天性畸形或恶变的报道，但任何放射线都有潜在性有害生物效应，妊娠期最好避免这种检查。前后位和侧位胸部 X 线检查有助于本病的诊断，X 线检查可以排除显著的心脏肥大，但不能准确地发现轻微的心脏扩大，因为正常妊娠时心影也增大。

3. 超声心动图检查 提供了无创性评估心脏结构和功能的指标，对孕妇和胎儿均无害，可以使绝大部分妊娠期心脏病得以准确地诊断。本检查可显示心腔扩大、心肌肥厚、瓣膜运动状况、心内结构异常等器质性病变。正常妊娠可以引起三尖瓣反流增加、左心房舒张末期容积扩大和左心室重量增加。检查结果的临床价值应正确、慎重地加以解释，防止判断错误。应用时须掌握其适应证，避免滥用。

4. 放射性核素检查 许多放射性核素与白蛋白结合，不能通过胎盘到达胎儿，但胎儿仍有可能受到放射性核素暴露，应尽量避免。采用肺通气/灌注扫描或铊心肌扫描，测定的胎儿曝光剂量也是不大的(400 μGy)。

5. 磁共振成像 应用于妊娠期诊断先心病和主动脉夹层分离，但经验有限，没有对胎儿产生不良反应的报道。对孕妇植入心脏起搏器或除颤器者禁忌。

6. 肺动脉漂浮导管检查 采用无须 X 线透视在压力监测下植入漂浮导管进入肺动脉，用来监测血流动力学变化，对高危患者在妊娠期、分娩期和产后监测，能提供有价值的参数，十分有利于诊断疾病、估计预后和指导治疗。

(四) 心功能的临床分级

临床上尚无能准确衡量心脏功能的方法。1928 年，纽约心脏协会(New York Heart Association，NYHA)首次提出心功能的临床分级方法，到 1979 年已修订过 8 次。此分级方法是基于对患者过去和现在生活能力丧失程度的评估而制定的，不考虑患者的体征。

Ⅰ级——体力活动不受限：没有心功能不全的症状，也无心绞痛史。

Ⅱ级——体力活动轻度受限：休息时无不适，但从事平时一般的体力活动时，出现极度疲劳、心悸、呼吸困难或心绞痛等不适。

Ⅲ级——体力活动明显受限：休息时无不适，但从事小于平时一般的体力活动时，出现极度疲劳、心悸、呼吸困难或心绞痛。

Ⅳ级——严重受限：不能从事任何体力活动，心功能不全或心绞痛的症状即使在休息状态下也可出现，体力活动后加重。

2001 年，Siu 等拓展了 NYHA 分级，并提出了一个预测妊娠期心脏病并发症的评分系统。其包括以下内容：① 既往心力衰竭、短暂性脑缺血发作、心律失常或脑卒中。② 心功能 NYHA 分级为Ⅲ级或Ⅳ级，发绀。③ 左心系统梗阻，二尖瓣口面积＜2 cm^2，主动脉瓣口面积＜1.5 cm^2，或超声心动图检查示左心室流出道压力＞30 mmHg。④ 射血分数＜40%。

有以上一个或两个甚至更多危险因素的心脏病孕妇并发肺水肿、持续性心律失常、脑卒中、心脏骤停或心源性猝死的危险大大增加。

五、妊娠期心血管药物的应用

多数心血管药物能通过胎盘到达胎儿，有可能产生药理作用和不良反应。当孕妇心脏病必须进行药物治疗时，虽然有可能对胎儿产生影响，仍应权衡孕母的安危，谨慎又及时地用药。药物应用方法大致与非妊娠期时应用基本相同。

很多心血管药物在妊娠期临床应用已多年，积累了丰富的经验，对心脏病的疗效肯定，只要正确掌握有效剂量，对胎儿也是安全的，中毒少见。如治疗心力衰竭的强心苷(地高辛)、治疗心律失常的利多卡因、治疗高血压和心肌缺血的硝苯地平等，对胎儿没有发现明显的不良反应。

其次，妊娠期应禁忌某些药物，如血管紧张素转换酶抑制剂：贝那普利(洛汀新)、卡托普利(开搏通)、依那普利(依那林)等，虽它们有较理想的强心、降压作用，但有较高的胎儿或新生儿病残率和死亡率。胺碘酮是一种强的抗心律失常药，但对新生儿可致严重并发症。速效血管扩张剂(硝普钠)，可迅速减轻心脏负荷，用于治疗高血压危象、急性心力衰竭等高危心血管综合征，但由于药物能迅速通过胎盘进入胎儿体内，其代谢产物(氰化物)对胎儿有毒性作用，引起胎儿死亡，故妊娠期禁用。

再次，这类药物临床疗效明确，对胎儿无致畸作用，但在妊娠期不主张长期应用，以免出现药物不良反应。例如，噻嗪类利尿剂广泛应用于治疗高血压、心力衰竭、体液潴留等，长期应用可引致水、电解质紊乱，对胎儿可发生血小板减少、低钠血症、黄疸、心动过缓等。对这类药物必须掌握其适应证、正确剂量、疗程和使用方法，才能充分发挥其作用。

将常用的心血管药介绍如下。

(一) 强心药

洋地黄制剂治疗孕妇充血性心力衰竭和室上性心动过速。临床应选用排泄较快的制品(如地高辛)，不选用作用慢、排泄慢的制剂。对慢性心力衰竭者需给予维持量，不要过早达到洋地黄化的饱和量，以便在分娩或产后心力衰竭加重时进一步增大剂量。左心衰竭合并肺水肿时，静脉注射快速作用的毛花苷 C(西地兰)。孕妇通常对洋地黄的耐受性较差，需防止和观察其毒性反应。

洋地黄制剂能自由地通过胎盘，在脐带和胎儿血清中可测到，长期应用无致畸作用。本药能分泌入乳汁，但含量极少，对胎儿影响小，不影响母亲正常哺乳。

洋地黄中毒可使孕妇出现频繁恶心、呕吐、乏力等症状，与利尿剂联合使用应防止出现低钾血症、低钠血症等。补钙时防止血钙过高，增加毒性反应。联合使用肾毒性药或抗心律失常药时，可用放射免疫法测定孕妇血清洋地黄的浓度，指导及时调整用药剂量。

（二）升压药

血压低、低心排血量需用升压药时，常用升压药有多巴胺、多巴酚丁胺、去甲肾上腺素等。注意对子宫有刺激作用，引起子宫血流量减少。麻黄碱影响子宫血流量较小。

（三）抗快速心律失常药

1. 利多卡因　本药为妊娠时常用的抗心律失常药。纠正孕妇反复发作的心律失常，静脉滴注利多卡因是首选药物。由于胎盘屏障作用，胎儿血药浓度仅为母体血药浓度的60%。利多卡因血药浓度在孕妇应＜4 μg/L（相当于胎儿血药浓度2.5 μg/L）。血药浓度过高对胎儿产生一过性抑制作用而出现心动过缓。本药无致畸作用。

2. 奎尼丁　妊娠期应用治疗心律失常已累积多年经验，适当的治疗剂量对孕妇室上性心律失常是有效的，对胎儿是安全的。其可通过胎盘到达胎儿，无致畸作用，可分泌入乳汁，但剂量很少而不影响哺乳。中毒剂量可引起宫缩而导致流产或早产。注意不要在妊娠早期使用本药。

3. 其他抗快速心律失常药　普鲁卡因胺、丙吡胺（异脉停）、美西律（慢心律）、氟卡尼、普鲁帕酮（心律平）等对孕妇和胎儿室上性或室性心律失常有效。药物能通过胎盘屏障，但目前没有致畸的相关报道。迄今这些药物在妊娠期应用还需进一步积累资料和经验，通常不推荐作为一线药物使用。

胺碘酮治疗难治性心动过速有效。妊娠期应用可发生新生儿严重并发症，如甲状腺功能减退症、早产儿、低体重儿等。对其安全性没有保障，妊娠期禁用。产后接受胺碘酮治疗的妇女禁止哺乳。

（四）噻嗪类利尿降压剂

对限制钠盐摄入后仍不能控制的心力衰竭，本药有用。另外，这类药物是治疗高血压的一线药。该药可通过胎盘，对胎儿没有致畸作用。但在妊娠期妇女长期应用利尿剂时应防止电解质紊乱、胰腺炎、高尿酸血症等。过分利尿会引起血容量偏低，影响子宫血流。曾报道发生新生儿血小板减少症、黄疸、低钠血症和心动过缓。妊娠期良性足踝部水肿者不需治疗，预防子痫前期无效。

（五）钙通道阻滞剂

硝苯地平（心痛定）、氨氯地平（络活喜）、非洛地平（波依定）、维拉帕米（异搏定）、地尔硫䓬（硫氮酮）、尼卡地平（佩尔地平）、尼群地平等是一组钙通道阻滞剂，大量用于治疗高血压、子痫前期、室上性心律失常、减轻心肌缺血等，已累积了较丰富临床经验，有效、安全。这组药可通过胎盘，无致畸作用，对胎儿和新生儿均无不良反应。硝苯地平能松弛子宫平滑肌，抑制子宫收缩，预防早产。分娩前72 h之内不要使用。

（六）肾上腺素受体阻滞剂

肾上腺素受体分为可分为α受体和β受体两类。β受体阻滞剂包括非选择性的β受体阻滞剂，如普萘洛尔（心得安）、索他洛尔（施太可）；选择性的β_1受体阻滞剂，如美托洛尔（倍他乐克）；α受体+β受体阻滞剂，如拉贝洛尔（柳胺苄心定），应用于控制高血压或快速型心律失常。目前临床上应用较多的是选择性的β_1受体阻滞剂和α受体+β受体阻滞剂。这些药在理论上可降低脐带血流、诱发早产，甚至引起胎盘小的梗死，出生低体重儿等不良后果，故妊娠早期谨慎应用或不用。但临床实践显示妊娠期妇女中正确应用β受体阻滞剂未发生不良反应。这类药能通过胎盘，无致畸作用，亦可出现于母乳中。用药时需观察胎儿和新生儿的心率、血糖和呼吸状态。α受体阻滞剂，如酚苄明、酚妥拉明等，在妊娠期的应用经验较少。

（七）血管紧张素转换酶抑制剂（ACEI）

ACEI为较强的降压、强心药。常用的有卡托普利、贝那普利、依那普利、赖诺普利等。妊娠期使用影响胎儿发育、头颅异常、生长迟缓、肾衰竭，甚至出现胎儿和新生儿死亡。妊娠期不同阶段均应禁用此类药物。

血管紧张素Ⅱ受体拮抗剂是新开发的降高血压药，如氯沙坦（科素亚）、缬沙坦（代文）、依贝沙坦（安博维）等，未见到妊娠期使用的报道。

（八）血管扩张剂

1. 硝普钠（亚硝基铁氰化钠）　为速效、强效降压药，能扩张周围血管，降低外围阻力，用于治疗高血压危象、高血压脑病、脑出血、急性充血性心力衰竭等。在病情危急的情况下，硝普钠是一种可供选择的血管扩张剂。应用时注意在密切监测下稀释后静脉滴注。本药高效、及时，且停用后作用即刻消失。其代谢产物氰化物对胎儿不利，需要正确掌握剂量，限制和缩短用药时间，以避免出现中毒反应。

2. 其他血管扩张剂　紧急治疗子痫前期高血压等，可用肼屈嗪（肼苯达嗪）、拉贝洛尔、甲基多巴、钙通道阻滞剂、硝酸甘油等可供选用。必要时静脉使用。ACEI也有血管扩张作用，但妊娠期禁止使用。

（九）抗凝药

妊娠期抗凝治疗用作预防和控制血栓性静脉炎、肺动脉栓塞、风湿性心脏病二尖瓣病合并心房颤动、人工心瓣膜病等。应告诫患者，抗凝药对孕妇和胎儿有一定危险性。

1. 肝素　为首选药，其分子结构大、不通过胎盘，对胎儿相对有利。妊娠期每12 h行腹部皮下注射1次，剂量调整至部分凝血活酶时间正常值1.5～2倍。近来应用低分子量肝素同样有效，使用方便，每日皮下注射1～2次，剂量调整好后，不必反复验血做部分凝血活酶测定。缺点为价格较高。

2. 华法林（苄丙酮香豆素）　可通过胎盘影响胎儿，妊娠初3个月应用有5%～25%的胎儿出现畸形，发生"华法林胚胎病"（视神经萎缩、神经病变、指端畸形、智力发育迟缓）。妊娠7～12周用药危险性最大。此外，整个妊娠过程均可发生子宫出血、胎儿出血。故多数学者主张妊娠期禁用本药。

3. 抗血小板药　阿司匹林可通过胎盘，引起子宫出血，亦可造成流产和胎儿发育迟缓。目前有个体化服用小剂量阿司匹林用于预防子痫前期，但结论并不明确，其预防作用还有待进一步研究。新药替格瑞洛、普拉格雷、氯吡格雷（波立维）或噻氯匹定（力抗栓）未见到妊娠期应用的资料。

（十）产科药和麻醉药

用作引产的前列腺素E_2和前列腺素F_2一般不引起显著的血流动力学改变。合成缩宫素（催产素）对子宫有收缩作用。其可应用于引产、产前子宫无力、减少产后出血及子宫复旧等。人工制剂可避免明显血管收缩，但可伴有一过性低血压出现。

妊娠期、流产和分娩时，外科手术和应用麻醉对患心脏病孕妇可产生不良后果。此时可考虑采用硬膜外麻醉加阴部神经阻滞，可有效止痛，较少引起血流动力学异常。

(十一) 抗生素预防

许多先心病、风湿性心脏病、人工心脏瓣膜置换等易伴发细菌性心内膜炎，需应用抗生素预防。有感染的阴道分娩亦需常规预防，但对无并发症阴道分娩和剖宫产时不需要。

六、妊娠期心血管综合征的处理

心血管疾病对孕妇都可产生不同程度的并发症，根据不同病情，在妊娠、临产和产后不同阶段，给予个体化的妥善处理。对有心脏病的育龄期妇女，妊娠前查明心脏病的病因、病变的解剖改变及心脏代偿功能的分级。显著影响心功能(Ⅲ级以上)的风湿性心脏病瓣膜病变、伴或不伴有发绀型先心病患者，应考虑妊娠前手术，纠正畸形改善心功能。

(一) 充血性心力衰竭

发现有心力衰竭的症状和体征，应住院检测和治疗，评估其心功能状态。日常生活避免重体力活动，保持情绪平静，保证充足睡眠。摄取高蛋白、低脂肪、高纤维素、少盐或低盐平衡饮食，补充铁剂、钙剂和多种维生素。预防和治疗各种感染，尤其重视呼吸道感染防治。

心力衰竭的治疗方法与未妊娠者相同。出现急性肺水肿时，采取下列果断措施：① 协助孕妇取半卧位，用弹力绷带扎紧下肢，减少回心血量。② 吸氧。③ 应用作用快速洋地黄制剂，加强心肌收缩力。常用乙酰毛花苷C(西地兰)0.4 mg，5%葡萄糖稀释至20 ml，从静脉缓慢推注，必要时2～4 h后加用0.2 mg或0.4 mg，总量1.2 mg。病情稳定后，口服排泄较快的地高辛维持量，密切注意洋地黄毒性反应。其他强心药(如多巴胺、多巴酚丁胺等)也可酌情应用。④ 除给予强心药外，考虑静脉注射快速利尿剂，如呋塞米40 mg或60 mg。注意低钾血症和诱发洋地黄中毒。⑤ 血管扩张剂，如硝普钠、肼屈嗪，可减轻交感神经兴奋，能解除周围血管阻力，减轻心脏负荷。应用时密切观察血压、心率的动态变化，判断疗效，调整剂量。⑥ 必要时皮下注射吗啡5 mg。

(二) 高血压

未妊娠青年女性患高血压为1%～5%，妊娠后，高血压持续整个妊娠过程。正常血压临界水平为140/90 mmHg，妊娠后约有5%出现高血压，必须将血压控制在160/100 mmHg以下，避免在妊娠期出现高血压危象等严重并发症。处理与未妊娠前相同，甲基多巴、β受体阻滞剂、钙通道阻滞剂都可应用。利尿剂无致畸作用，不推荐长期应用。血管紧张素转换酶抑制剂禁用。

妊娠高血压综合征伴有重度高血压，是产科中严重并发症，按高血压危象紧急处理。

(三) 心律失常

心律失常会加重妊娠血流动力学不稳定，影响子宫血流量灌注，干扰胎儿的生长发育。

1. 室上性阵发性心动过速　最常见，先试用刺激迷走神经手法。进一步可试用维拉帕米或β受体阻滞剂，地高辛亦常有效，心房颤动和心房扑动的处理与未妊娠者相同。有血栓栓塞并发症史者，行抗凝预防和治疗。

2. 室性心动过速　是一种严重的心律失常，应及时急症处理。如系右心室流出道心动过速(左束支传导阻滞伴垂直电轴)，应用β受体阻滞剂有效；束支室性心动过速(常有右束支传导阻滞和电轴左偏)，试用维拉帕米或地尔硫䓬。

3. Q-T间期延长综合征　由药物引起者最常见，应及时撤药，如系遗传性，试用β受体阻滞剂。

4. 心动过缓心律失常　一般不需治疗。只有明显血流动力学异常影响妊娠时，才给予相应治疗。生育年龄妇女的完全性房室传导阻滞通常是先天性的，不多见，必要时植入心脏起搏器。

(四) 血栓栓塞症

妊娠期高凝状态、静脉淤滞充血、器质性心瓣膜病伴心房颤动等心律失常、人工瓣膜置换等易并发血栓栓塞症，采用预防性全量肝素或低分子量肝素治疗。在住院观察下，将肝素剂量调整至部分凝血活酶时间为正常的1.5～2倍。每12 h腹部皮下注射。妊娠期抗凝治疗不推荐应用华法林。

(五) 低心排血量综合征

应视为临床危险信号，发生在妊娠期更应高度重视。低血流量灌注可引致神志模糊、周围血管收缩、尿量少、血压下降等。监测血容量是首要预防目的，在高危妊娠患者，必要时采用漂浮导管来监测血流动力学的动态变化。阻碍心排血量的病变有二尖瓣狭窄、主动脉瓣或肺动脉瓣狭窄、肥厚型心肌病等。处理：条件许可应解除病因，如二尖瓣狭窄、心包积液等。升压药可用麻黄碱、多巴胺、多巴酚丁胺、去甲肾上腺素，勿用血管扩张剂、利尿剂、中枢神经镇静剂、麻醉剂。

(六) 感染性心内膜炎

在心脏瓣膜病和先心病基础上易并发心内膜炎，最常见的病原菌为链球菌；毒品依赖者易有葡萄球菌感染；泌尿道感染者为革兰阴性菌(多系大肠埃希菌)。本病应采用抗生素预防措施。

(七) 手术问题

妊娠期心脏病手术不多见。对手术操作不复杂、预期手术效果较好、麻醉要求简单者可于妊娠期进行手术。心功能Ⅲ～Ⅳ级的风湿性二尖瓣狭窄妊娠妇女，经内科治疗无效或继续加重者，可考虑及时行二尖瓣交界分离术，目前有孕妇获救成功的经验。当产科病情需要手术时，在术前充分准备下，行引产术和剖宫术。

参 考 文 献

1. 袁耀萼，盛丹菁. 妇产科学新理论与新技术[M]. 上海：上海科技教育出版社，1996.
2. 张爱知，马伴吟. 实用药物手册[M]. 第6版. 上海：上海科学技术出版社，2011.
3. 郑怀美. 现代妇产科学[M]. 上海：上海科技教育出版社，1998.
4. Cunningham F G, Leveno K J, Bloom S L, et al. Williams obstetrics. 23rd ed. Philadelphia: McGraw-Hill Co Inc., 2010.
5. Fuster V, Walsh R A, Harrington R G, et al. Hurst's the heart [M]. 13rd ed. Philadelphia: McGraw-Hill Co Inc., 2011.

第二十五篇

心脏病患者的心理和精神障碍

徐俊冕

第一章 概 述

目前，心脏病患者伴发心理障碍十分常见，抑郁、焦虑、谵妄和认知障碍是尤其普遍的问题。但在过去很长一段时期内，这些问题未被临床医学所关注，没有系统和周密的临床观察，也缺少深入细致的研究资料，通常临床医师对患者的心理障碍有不同程度的忽视。近 20 多年来，在生物-心理-社会医学模式指导下，情况开始发生了变化，一些研究显示，心脏病患者发生心理障碍的危险性增加，心肌梗死后患者常出现焦虑和抑郁障碍，心脏手术后患者常发生焦虑、抑郁和谵妄。Lloyd 与 Cawly、Vazquez-Barquero 等分别于 1978 年、1985 年使用症状评定工具表明，心脏病患者有显著心理和精神障碍者达 20%～45%；Carney、Schleifer 等分别在 1987 年、1989 年报道，多达 18%的冠心病患者符合现有抑郁症的诊断标准。心脏病患者发生抑郁障碍的危险增加，也有研究表明抑郁障碍患者发生心脏病的危险增加。1966 年，Pratt 等所做的一项前瞻性研究显示，有抑郁症史、身体健康的人群在 12 年跟踪随访之后发生心肌梗死者是无抑郁症人群的 4 倍。流行病学调查显示，能自由活动的心脏病患者有焦虑障碍(包括惊恐发作和恐惧症)的时点患病率为 5%～10%，心境障碍(指抑郁发作或心境恶劣)的时点患病率为 10%～15%，心肌梗死后则有 15%～20%的患者发生抑郁症。新近的研究表明，心理障碍与心血管病的关系远较人们过去想象的要复杂得多，大体上可分为三类情况：① 心脏病患者继发心理障碍与谵妄，心理障碍包括抑郁、焦虑与认知障碍。② 心理障碍在心血管病之前已经存在，成为罹患心血管病的危险因素，包括抑郁、焦虑、A 型行为模式(包括愤怒和敌意)及心理应激。③ 患者陈述和体验心脏病常见的症状，但反复检查没有发现心血管病变的证据，却符合某些精神医学诊断标准，如抑郁症、惊恐发作与惊恐障碍、躯体形式障碍(somatoform disorder)，这是心理障碍"躯体化"(somatization)的表现。过去所称"心脏神经症"现在认为是躯体形式障碍中的一种类型。

第一节 心脏病继发的心理障碍

一、焦虑

焦虑(anxiety)是普遍的情绪体验，当人知觉危险时就会产生焦虑。由于心绞痛、心律失常和急性心力衰竭威胁患者的生命，有致残和突然死亡的危险，能激起患者诸多的焦虑和恐惧。甚至在某些并无心脏病的人，由于出现一些类似心脏病的症状(如胸闷、心悸或想象心脏患病的危险)，同样会引起很强的焦虑。患者害怕死亡或失去享有的东西，或在同能力丧失乃至无法承担家庭或社会责任而有自罪感的斗争中体验到焦虑不安。焦虑是一种痛苦的体验，它驱使人采取措施对付或者逃避危险，动员机体处于战斗的准备状态。因此，其自主神经功能处于兴奋状态，警觉增强，血液循环加速，代谢增高，肌肉紧张，引起焦虑的临床症状。急性心脏病伴随自主神经功能改变(冷汗、恶心、头晕、气短、胸部紧缩等)，常常加强焦虑。家庭或朋友有心脏病突然死亡的人对心血管病更加敏感，更易出现焦虑。

心绞痛、心律失常和严重的焦虑发作(惊恐发作)有很多相同或相似的症状，如胸闷、心悸、气短、头晕等，并且也同惊恐发作一样，引起患者害怕再次发作，增强其对再次发作的预期性焦虑，导致对发病诱因或情境的恐惧性回避。当药物治疗对心血管症状有效时，急性焦虑常会迅速消退，有时在药物或手术治疗无效时也可能通过安慰剂作用(placebo effects)减轻其症状和伴随的焦虑。如焦虑持续存在，这些患者可能会成为一种"心脏病性残废人"(cardiac cripple)，实质上是危害积极生活的一种"心理残废"，严重而顽固的心绞痛或难以控制的室性心律失常易有这种并发症的危险。

抗心律失常药可引起精神性不良反应，利多卡因和普鲁卡因胺尤为多见，不但可出现焦虑、激动，有时还会引起认知缺陷或精神病性症状(幻觉、偏执观念等)。在埋置了自动起搏除颤器的患者中，大约 10%有明显的焦虑或抑郁症状，焦虑和回避行为限制了患者的日常活动，降低了患者的生活质量。

有些反复诉说心脏症状、对心脏病感到恐惧的人，尽管检查并无心脏病证据，但他们害怕活动，特别害怕工作与性生活。这种情况以往称为“心脏神经症”(cardiac neurosis)，现归于“躯体形式的自主神经功能紊乱”(somatoform autonomic dysfunction)。由于任何强烈的情绪都会引起心率增加，他们往往限制自己活动以避免“加重心脏负担”，总想进入冠心病监护病室，因为在那儿他们感到安全，可以得到照料，及时处理可能的胸痛或胸部不适，通过卧床休息以“排除心肌梗死”。由于他们自认为有心脏病可能会死去，所以他们可能消极地放弃纠正危险因素，如吸烟。焦虑和抑郁可能加剧吸烟、多食和强迫行为，使得改变其生活方式和矫正其危险因素的心理任务变得更为困难。坏习惯造成了适应不良、难以改变的行为惰性，戒烟可能加剧过多进食并使抑郁加重。

二、抑郁

慢性心脏病患者由于一系列丧失体验而引起抑郁(depression)情绪，这些丧失体验可以是现实的，也可以是象征性的。患者感觉自身的功能丧失或有功能丧失的威胁，职业、娱乐和性活动受到限制。死亡对人来说是最严重的灾难，但同过早死亡相关的丧失由于个体赋予的情绪不同而有不同的意义。患者可能感到疾病剥夺了其看着孩子成长的机会，或不能完成自理生活的任务，或失去在退休前挣钱的能力。性活动下降、性功能障碍在男性和女性心脏病患者中都很常见。

每次心脏病发作或住院都会激起患者的死亡意识和同心爱的人分离的威胁。假如家庭中曾有人患心脏病死亡，心脏病症状更能唤起其悲伤记忆。老年心脏病患者也会体验到类似的丧失和情感记忆。

患者可能责备自己未能戒烟、未能减轻体重与锻炼身体或未能配合治疗，而体验到罪恶感；也可能由于心脏病曾造成亲人的去世，而由于患者未能解决和因心脏病去世的亲人之间的深刻矛盾，他可能体验到自己的心脏病是与过去相敌对的报应。偶见在心脏病发作或心脏手术后治疗效果良好的患者出现抑郁，其因为自己活着而心爱的人却死了，从而感到罪过。

由于心脏病可以导致抑郁，所以抑郁也能在心脏病症状中表现出来。抑郁情感常常“躯体化”而表现为胸痛、疲乏，可在有心脏病和无心脏病的两种情况下见到。急性悲伤时常有胸部紧缩感，以后丧失感留下的记忆能诱发胸部不适。表现为胸痛患者中有很大一部分未发现心脏病却有抑郁或焦虑障碍。

第二节 影响心脏病过程和预后的心理因素

临床医师很久以来就怀疑心理因素和精神障碍能影响心血管病的过程和预后。在过去的几十年中对这些假设的研究大量增加。大多数研究集中于下列心理因素：抑郁症、焦虑和惊恐障碍、A型行为模式和敌意、愤怒及心理应激。

一、抑郁症

很多研究证据表明冠心病与抑郁障碍有很强的相关性。首先，冠心病患者中严重抑郁的患病率高达17%～22%，约为基层医疗机构诊治患者的2倍，是一般人群中30 d时点患病率的3～4倍。很多冠心病患者的抑郁症倾向于慢性过程，一个12个月的随访研究中，在冠状动脉造影后半数以上符合严重抑郁症标准的患者未得到治疗，仍有抑郁或反复抑郁发作，在有轻度抑郁症的患者中42%演变为严重抑郁症。

抑郁症常与冠心病共存，而且抑郁症也对冠心病和心肌梗死的预后有不良影响。事实上，抑郁症对冠心病的患病率和病死率的影响等于或超过了已知的危险因素。在过去的60年中，几个研究显示，抑郁症患者比一般人群有较高的心脏病病死率。新近对社区居民所作的几项大规模前瞻性流行病学研究取得了相当一致的结果，即抑郁症增加了心肌梗死的危险和心脏病病死率，与一般人群比较为(1.6～2.2)∶1，甚至在控制吸烟这一危险因素之后，抑郁症患者心脏病仍然比一般人群高得多，而且抑郁症影响持久，甚至在长达10～20年的随访后其影响依然可见。对已患冠心病的抑郁症患者进行的研究也证实，与冠心病有关不良结局的危险增加了近2倍，包括心肌梗死、需行不稳定型心绞痛的血管重建术和死亡。严重抑郁症是预测急性心肌梗死之后6个月内死亡的显著因素，和急性心肌梗死病史及其心功能Killip分级预测作用相等。对心肌梗死患者进行6～18个月随访观察，发现抑郁症状和严重抑郁使校正过的相对死亡危险增加3.5～6.6倍，这些患者死亡的方式多为心脏性猝死。心肌梗死后抑郁和经常的室性期前收缩一起出现增加了死亡危险，提示心律失常是这种突然死亡的机制。治疗抑郁症能否降低这一危险目前正在研究中，对急性冠状动脉综合征伴抑郁症的患者采用舍曲林进行随机双盲安慰剂对照试验以检验治疗的安全性和效果，结果表明治疗是安全有效的。一项社区居民心肌梗死后抑郁患者的病例对照研究证实，使用SSRI类药物比较其他抗抑郁药降低了危险。加拿大对抗抑郁药和心理治疗效果的多中心随机评价试验发现，284例抑郁症和CAD共病的患者采用西酞普兰加上临床处理对抑郁症的缓解比安慰剂或单纯的临床处理更为有效。在对CAD患者进行心脏导管术的一项研究中，抑郁症是随后发生心脏事件的最强预测因子。在因不稳定型心绞痛而住院的患者中，有抑郁症状的患者在其后1年内出现心肌梗死或心脏性死亡者是无抑郁患者的4倍。除了抑郁症影响冠状动脉疾病的临床过程之外，抑郁症对心脏病患者的功能和生活质量有深刻的影响。在同等程度心脏病患者中，有抑郁症的患者在心肌梗死后恢复工作者比无抑郁症的患者更少。最近有证据表明，抑郁症状的严重程度对CAD患者功能损害的影响比冠状动脉狭窄更大。心肌梗死后抑郁症状的严重程度和其后5年的心脏病死亡率显著相关。冠状动脉搭桥(CABG)术后6个月时有严重抑郁或术前就出现中等持续的抑郁症状者，经5年以上随访显示，抑郁能预测死亡危险性增加。

二、焦虑障碍

焦虑障碍(anxiety disorders)此处主要指惊恐障碍(panic disorder)与焦虑及恐惧为主的障碍。焦虑与心脏病的关系可以从两个方面来看，首先焦虑引发显著的自主神经功能亢进症状。心脏受交感、副交感神经系统的调节，对生活应激所引起的强烈情绪，如恐惧、愤怒或悲伤都极其敏感，所以急剧的情绪变化能激发心律失常，对有潜在心脏病者甚至可诱发心室颤动与猝死。众所周知，愤怒、强烈的痛苦情绪和突然的恐惧可以增高心率与血压，诱发脑血管意外与心脏骤停。有研究表明，除抑郁外，高度焦虑增加患者心肌梗死后进一步发生冠状动脉事件的危险，为无焦虑对照患者的 2～5 倍。近年社区样本的流行病学前瞻性研究证实，恐惧性焦虑和混合性焦虑症状增加了心脏性猝死的危险，即使在纠正其他心血管病危险因素之后，高度焦虑仍使心脏性猝死的危险增加 3 倍。对以往有过心肌梗死的患者，焦虑和不稳定型心绞痛与再发心肌梗死重新住院相关。有学者认为，焦虑对 CAD 预后的影响是使心率改变、Q－T 间期延长或对胆固醇和其他血脂浓度的影响。另一方面，严重的间歇发作性焦虑，即惊恐发作，由于发作时出现剧烈心悸、胸闷、窒息感、头晕、面手发麻和濒死感、非现实感等，常出现"躯体化"，误认为患"心脏病"，反复检查、急诊、住院。惊恐障碍患者不典型胸痛的发生增多，成为不典型胸痛鉴别诊断中的一个重要问题。

三、A 型行为模式、敌意和愤怒

20 世纪 50 年代后期心脏病学家 Friedman 与 Rosenman 开创了 A 型行为模式(type A behavior pattern，TABP)和冠心病关系的研究。他们将一组表现独特、日后易患冠心病的行为模式称为"A 型行为模式"。其主要特征包括：① 无缘无故的敌意。② 攻击性。③ 争强好胜。④ 总是感到时间紧迫，行动匆忙。⑤ 没有耐心。⑥ 不停地去实现并不明确的目标。⑦ 讲话和运动快速而莽撞。在对"TABP 的人易患冠心病"假设的初步检验中，他们随机抽样选择 TABP 与非 TABP 男性各 83 名，在年龄、饮食、吸烟等大体相同的情况下追踪观察，结果 TABP 男性中冠心病的发病率为 28%，而非 TABP 男性中仅有 4%，与假设一致。1960 年起，他们用 8 年半时间对 3 154 名 39～59 岁健康男性进行了大规模前瞻性研究，发现在此期间内 TABP 者冠心病的发病率是非 TABP 者的 2 倍，并且复发率为非 TABP 者的 5 倍。在研究期间有 80 人死亡，51 例尸体解剖证实其中 25 例死于心脏病。这 25 例患者中属于 TABP 者有 22 例，非 TABP 者仅有 3 例。不论死于冠心病或其他病，TABP 者尸体解剖的冠状动脉硬化程度比非 TABP 者严重得多。1978 年，美国西部协作组 8 年的前瞻性随访研究，TABP 被确认为冠心病的危险因素。该研究表明，TABP 者冠心病的病死率为非 TABP 的 2 倍。美国国立心肺血液研究所(NHLBI)组织专家审议，确认 TABP 与美国中年男性冠心病危险增加有关，TABP 与冠心病的关系一时成了研究热点。国内在 20 世纪 80 年代也有一些研究支持 TABP 与冠心病有关，如 1985 年李明德等对 100 例心血管病患者(包括高血压、冠心病及高血脂等，平均年龄 56 岁)、对照组 47 人(平均年龄 49 岁)进行比较研究，结果心血管病组属于 TABP 者 59 人，占该组人数的 59%，而对照组符合 TABP 者仅 13 人，占该组人数的 27.7%，两组有显著差异。1984 年，杨菊贤等曾对 3 361 人进行 TABP 与冠心病相关性研究，结果发现冠心病患者 239 例，患病率为 7.11%。TABP 与非 TABP 分别占 9.67%与 3.70%。在临床研究中，与非 TABP 者比较，TABP 者患冠心病后更易出现心肌梗死，血黏度增高，冠状动脉病变更为严重。实验室研究发现，TABP 者脑脊液、血液、尿液中儿茶酚胺含量，血中胆固醇、三酰甘油、低密度脂蛋白含量均较非 TABP 者高。

如果 TABP 会引发冠心病，那么纠正 TABP 应能降低冠心病的危险。研究证明，情况确实如此。1982 年，Friedman 对患过急性心肌梗死的 1 035 例患者随访 1 年，在部分患者中开展心理咨询，结果发现心理咨询组并发症的发生率为 2.9%～4.2%，死亡率为 0.9%～1.8%，而无心理咨询组相应为 8.9%与 4.8%，两组差异显著，表明通过心理咨询改变 TABP 可降低冠心病并发症的发生率和病死率。在原有心肌梗死的患者中一项为期 4.5 年纠正 TABP 的集体治疗中也证实，纠正 TABP 能降低再次心肌梗死和死亡的发生率。采用动态心电图监测方法，发现纠正 TABP 能减少无症状性心肌缺血(silent ischemia)发作。一项 23 个随机对照试验的 meta 分析评价心理社会干预对冠心病康复的影响，干预组共 2 024 人，对照组 1 156 人。以放松训练、应激管理和团体社会支持为主要干预模式，发现与对照组比较，干预组的情绪痛苦、收缩压、血胆固醇含量均有显著降低，而未行心理社会干预的患者在最初随访 2 年内病死率和复发性心脏事件都高得多。

但也有相当数量的研究数据并不一致，20 世纪 80 年代中对冠心病患者群体采用问卷法评估 TABP 进行临床研究时，未能发现 TABP 与冠心病的病死率相关。例如，TABP 与常有室性期前收缩的心肌梗死患者的死亡率降低有关(而不是增加)，这就引发了对 TABP 与冠心病关系的争议。由于 TABP 缺乏一致的明确定义，研究发现很不一致，20 世纪 80 年代后期起研究者们采用 TABP 的概念显著减少，而趋向于找出 TABP 中的特殊成分，试图确定这些特殊成分与心脏事件和病死率增加的相关性。例如，敌意是 A 型行为概念的核心成分，能预测冠心病预后获得相当多的经验支持。研究证实，低敌意和低冠心病危险相关，高敌意与心肌梗死的患者在其后 16 年随访中死亡危险增加相关。不过 meta 分析表明，敌意不仅是冠心病的危险因素，也是许多身体疾病的危险因素。临床经验早已发现，愤怒是诱发急性心肌梗死的重要原因，研究证实，愤怒是冠心病患者 ECG 监测显示缺血事件的强力危险因素，在极度愤怒之后 2 h 内心肌梗死的危险增加 1 倍。

TABP 或敌意、愤怒增加冠心病的发生及死亡危险的机制尚未明了。其或许是 TABP、高敌意和易怒者的态度和行为使他们对应激性事件产生过高而持久的应激反应。通过激活交感神经-肾上腺髓质系统，血内儿茶酚胺含量升高，从而升高血压、血脂、血糖，增加血液黏度和血小板聚集倾向。此外，也能通过激活下丘脑-垂体-肾上腺皮质轴分泌大量皮质激素以及激活肾素-血管紧张素-醛固酮系统，增加高血压、冠心病、脑血管意外的危险。TABP 的概念虽然过于简单和粗略，但 TABP 的关键特征(尤其是敌意和愤怒)确实在冠心病的发展过程中起到相当大的作用。这些特征可以改变，改变之后，患冠心病的危险可能会降低。

四、精神应激

急性精神应激(acute mental stress)对冠状动脉血流有显著影响，这对已有冠心病的患者很重要，恐惧、激动，特别是强烈的愤怒能降低粥样硬化的冠状动脉分支血流，诱发冠状动脉痉挛，且和左心室壁异常运动及心肌缺血有关。精神应激诱发的心肌缺血增加了冠心病患者心脏并发症与突然死亡的危险。

精神应激在促发致命的室性心律失常中起着重要作用。1997年 Gullette 等报道,挫折、精神紧张、悲伤对冠心病患者具有诱发缺血的双倍危险。最近的研究表明,放松训练能改变精神应激期间自主神经活动,提示放松训练可能对精神应激诱发的心肌缺血有潜在的治疗作用。

加利福尼亚大地震后死亡研究证实,精神应激能促发突然的心脏性死亡。在地震当日死亡高峰之后继有数日心脏性猝死期,提示巨大的应激影响潜在的心脏疾病使突然的心脏性死亡更易发生。死亡首先和应激性情绪反应有关,而不是体力消耗。猝死而无心绞痛提示有心律失常,死亡前胸痛提示有急性心肌梗死。其他研究也显示,20%～40%的心脏性猝死由急剧的精神应激促发。

慢性精神应激包括工作紧张、婚姻纠纷,也是 CAD 发生与发展的因素,一项 9 000 例英国人的研究显示,亲属关系长期困难是CAD的独立危险因素。在一项 900 名男人和女人首次心肌梗死后返回工作的研究中,工作紧张使其后 6 年再发心脏事件的危险增加 1 倍。一项关于心肌梗死预测指标的大型研究发现,在 52 个国家 11 119 个心肌梗死病例中,心理社会因素(应激和抑郁症结合)是心肌梗死第 3 位的预测指标,升高心肌梗死的危险和吸烟及糖尿病相同。

第二章 心脏病患者的抑郁障碍

"抑郁障碍"一词表示具有抑郁症的部分症状以及轻重不等的各种抑郁症,而不论其性质与过程如何。

前已说明,心脏病患者常伴有抑郁障碍。已有证据表明,抑郁障碍是心血管病的一种危险因素,其增加了心肌梗死的危险和心脏病的病死率。一项对抑郁症不伴身体疾病的人群经过 12 年跟踪追访的前瞻性研究显示,发生心肌梗死者是无抑郁人群的 4 倍。在不稳定型心绞痛住院的患者中,有抑郁症状者在其后 1 年内出现心肌梗死或心脏性死亡也是无抑郁患者的 4 倍。使用症状评定工具调查发现,心脏病患者中有显著心理和精神障碍者高达 20%～45%,冠心病患者中有 18%的患者达到重度抑郁症的诊断标准。有研究显示,综合医院的心脏病患者抑郁障碍发生率升高:心肌梗死后 15%～30%的患者发生抑郁症,65%的患者表现为轻度抑郁。尽管抑郁障碍的患病率高,但心肌梗死后抑郁的识别率只有 10%。心肌梗死后抑郁经常是持续性的,Travella 等报道,心肌梗死后抑郁发作的平均时间为 4～5 个月。Frasure-Smith 等发现,半数以上的心肌梗死后抑郁 1 年仍存在,仅有 26%的心肌梗死后立即发生抑郁的患者随访期间减轻和抑郁消失。可见心肌梗死后抑郁症是高发生率、低识别率和常持续难愈的疾病。特别是 Frasure-Smith 等的研究显示,在心肌梗死后立即出现抑郁症状者与 6～18 个月后心脏病死亡率增加 4～6 倍的危险相关。这一发现引起治疗心肌梗死后抑郁的兴趣和抗抑郁药在心肌梗死后使用的安全性和疗效问题。心脏病手术患者如果术前有抑郁预示将有较多的不良结局。其他的心脏患者也有抑郁患病率升高,Shapiro 等随访 30 例左心室支架(LVADs)患者,发现术后 17%出现抑郁。Baker 等发现,CABG 术前 30%以上的患者有抑郁。心脏移植对象可见焦虑和抑郁的患病率升高,抑郁症状可在移植后多年内持续存在。Dew 等报道,1/4 的移植患者在移植后 3 年内发生抑郁障碍。

心脏病患者发生抑郁障碍后不但躯体不适增加,功能损害加重,康复时间延长,生命质量更低,而且治疗困难也增加了。患者的抑郁、绝望导致不遵医嘱、自杀行为和心脏并发症的可能性增加。如果抑郁障碍长期得不到有效治疗而演变为慢性抑郁,不但可导致残疾,长期不能返回工作和社会,抑郁障碍更加难治,而且心血管病的危险将进一步增大。因此,早期、及时、充分治疗心脏病患者的抑郁障碍有重要意义。

一、病因与抑郁影响心脏病预后的可能机制

心脏病抑郁障碍的病因涉及生物、心理、社会的很多因素,通常包括以下几种情况:① 作为心脏病与并发症(糖尿病)及心血管手术等应激所引起的一种后果,可表现为或长或短的抑郁心境,具有部分抑郁症症状但达不到严格的抑郁症的诊断标准。由于患病被体验为丧失、功能受损或受到限制,导致了抑郁的心理反应。亦有部分患者抑郁症状严重,在症状和社会功能损害的严重程度方面都达到了抑郁症的诊断标准。而且由于患心脏病意味着对生存的威胁和危险,患者往往有焦虑症状同时存在。② 心脏病与脑血管病共存,由于脑血管病变造成的神经系统损害,特别是皮质下多发性腔隙性梗死常可导致抑郁障碍。这可能是由于脑血管病变累及大脑情感回路或患者觉察到认知功能下降所致。③ 心血管药物可引起精神性不良反应,特别是在抗高血压药(如利舍平、甲基多巴、可乐定等)使用过程中可出现抑郁症状。④ 先前有过抑郁倾向或恶劣心境,心脏病使抑郁症状加重,实质上这是抑郁症复发,心脏病对此起促发作用。⑤ 心脏病导致双相情感障碍复发,表现为抑郁发作,实质上这是双相抑郁症,心脏病只是促其复发的诱因。

抑郁影响心脏病过程和预后的机制有几种可能的解释:抑郁症时下丘脑-垂体-肾上腺皮质轴(HPA)失调,表现为血液内皮质醇水平升高,失去常见的皮质醇水平的昼夜变化。皮质醇水平升高对冠状动脉内皮组织具有毒性,在血小板斑块发生上起一定作用。抑郁症伴发的自主神经功能失调和心脏迷走神经调节的紊乱可能提供了心律失常增多和猝死的基础。现已证实心率变异性(HRV)降低是心脏性猝死的预测因子。抑郁的 CAD 患者可有 HRV 降低,导致对室性心律失常和心脏性猝死的敏感性增大,这一点可解释抑郁导致心脏病不良事件和死亡率的增加。血小板凝聚障碍导致血栓形成增加,也在抑郁症增加心脏事件的危险中起着一定的作用。抑郁症患者既有中

枢神经系统功能改变，也有血小板5-羟色胺(5-HT)或去甲肾上腺素(NE)功能的变化。特别是抑郁症患者，血小板5-HT受体密度增加，对5-HT结合能力增强，抑郁症患者更易受血小板激活介导的5-HT或NE的影响，进而导致动脉硬化、血栓形成、血管收缩。缺血性心脏病伴发抑郁症的患者血中血小板因子Ⅳ和β血栓球蛋白以及与血小板激活有关因子均有显著升高，虽然单有冠心病的患者这些因子也升高，但不如伴有抑郁症的患者明显。20世纪90年代后期曾有两项研究检测同时患有心血管病和无身体疾病两组抑郁症患者的血小板活性，结果显示，心血管病与抑郁症共病患者和健康对照组及没有抑郁症的心脏病患者组比较，其血小板激活和反应性的水平增高。两项研究显示，5-羟色胺能抗抑郁药帕罗西汀(paroxetine)和舍曲林(sertraline)能降低血小板激活的这些指标，但三环类药去甲替林(nortriptyline)不能。此外，抑郁还可能通过增强患者身体不适程度，或通过患者的不健康行为包括嗜烟、不依从医嘱等，影响CAD的过程与预后。

二、心脏病抑郁障碍的识别与评估

(一) 抑郁综合征的临床表现

不管抑郁障碍的性质(原发性或继发性)与过程如何，其临床表现基本相似，通常以情绪低落和兴趣丧失或无愉快感为主要特征，伴随一系列心理与躯体症状。因此，识别心脏病患者抑郁障碍的主要方法是全面了解病史，通过交谈与检查识别心血管病患者的抑郁综合征。

心脏病患者如情绪低落、闷闷不乐或悲痛欲绝持续2周以上，且已造成一定程度的社会功能损害，加上下列症状中的4项即可确定患者已有抑郁综合征：① 兴趣丧失、无愉快感。② 精力减退或疲乏感。③ 精神运动性迟滞或激越。④ 自我评价过低、自责或有内疚感。⑤ 联想困难或自觉思考能力下降。⑥ 反复出现想死的念头或有自杀、自伤行为。⑦ 睡眠障碍，如失眠、早醒或睡眠过多。⑧ 食欲降低或体重明显减轻。⑨ 性欲减退。

由于内科医师对精神病学术语不够熟悉，本部分对上述条目作下述一些说明。情绪低落不可只看外表有悲哀的表情，要询问患者内心的悲哀体验。实际上，有些患者内心极其抑郁，但会谈时并不显露悲伤的表情，只是面容呆板、没有生气、有的患者甚至可面露笑容(所谓"微笑抑郁症"smile depression)，医师不可为患者掩饰痛苦的假象所迷惑。情绪低落每日早晚常有不同，一般为"晨重夜轻"。丧失兴趣与失愉快感常需要医师去查问，患者并不一定会主动叙述，对原先感兴趣的活动心灰意冷，常常从社交活动中退缩。精神运动性迟滞或激越指的是患者言语和动作的变化，表现为言语减少、应答缓慢、整日少动，甚至可达到木僵程度，为精神运动性迟滞；反之，表现为坐卧不宁、诉说不停、动作增多者，则为精神运动性激越。两种形式均提示抑郁程度比较严重。抑郁症患者常有自我评价减低，觉得自己"无用""成了废物"，严重者自责自罪，认为"自己对不起亲人和同事"，甚至可达到罪恶妄想的地步。悲观的想法很常见，思考常很困难，诉说"记忆极差"或"头脑一片空白"。自杀的念头和行为是抑郁时的重要症状，65%～80%的抑郁症患者会出现自杀想法或企图，约有15%的患者有自杀行为。有些抑郁症患者常不暴露自杀想法，酝酿自杀计划，成为威胁患者生命的一大危险。所以对抑郁障碍的患者应深入了解有无自杀的观念或企图，以便防范。研究认为，绝望、无助感是预测自杀危险的有价值症状。

抑郁障碍较重时多有躯体症状，常见的有失眠、早醒(比通常早2 h以上醒来)、食欲丧失、体重降低、便秘、持续的疲乏无力、性欲抑制、女性闭经，还可有头痛、身痛、胸闷、心悸等症状，这些症状常使患者认为自己患躯体疾病。不同的患者上述症状的结构有很大差异，轻度抑郁时躯体症状不很显著，有时年轻的抑郁症患者可能反而多食，体重增加。

(二) 识别心脏病患者的抑郁障碍是一大挑战

尽管对抑郁综合征已经作了比较详细的描述，但是仍应指出，对内科医师而言，识别心脏病患者的抑郁障碍可能是一大挑战。这是因为患者和医师通常都重视心血管病的症状和体征，而忽略了抑郁情绪。有些患者即使体验有较重抑郁情绪，也常常加以掩饰，怕让人看出，而暴露了自己的"弱点"，或怕被人当成"精神病"而受歧视。内科医师的注意力大多放在躯体方面，抑郁症的识别率较低，世界卫生组织多中心合作研究资料显示，15个不同国家和地区的内科医师对抑郁症的识别率平均为55.6%，上海的内科医师对抑郁障碍的识别率只为21%，远低于国外水平。各种各样的躯体症状可能成为抑郁患者求医的主诉，掩盖患者抑郁情绪。这种突出申述躯体症状，遮盖抑郁情绪的抑郁症，被称为"隐匿性抑郁症"(masked depression)。问题在于抑郁症的躯体症状，如疲乏无力、食欲缺乏、日常活动兴趣丧失、睡眠不良，也可见于心肌梗死、心脏手术后或其他心血管事件之后，如何区别真正的抑郁还是心血管病的相关症状可能相当困难。明智的做法是将一时辨别不清的症状纳入抑郁综合征加以考虑，而非心脏疾病。因为心脏病患者抑郁障碍的发病率高，死亡率增加，医师不能忽略抑郁症状，而现有安全有效的抗抑郁药物和心理治疗联用可以迅速改善患者的抑郁障碍，促进整体情况好转，提高生活质量。

(三) 抑郁障碍严重程度的临床评估

抑郁障碍的程度轻重不等，按照ICD-10的诊断分类，抑郁发作有3种程度：① 轻度，有心境低落、兴趣与愉快感丧失，易疲劳等抑郁症状，但程度较轻，继续进行日常的工作和社交活动有一定困难。② 中度，有较多的典型抑郁症状，程度较重，继续进行工作、社交或家务活动有相当困难。③ 重度，分为两种形式，一种为"不伴精神病性症状"，抑郁症状严重，有明显的痛苦；精神运动性迟滞或激越突出；自尊丧失、无用感、自罪感很常见；并伴有较多的躯体症状；极严重者，有自杀的危险。除了在极有限的范围内，几乎不可能继续进行社交、工作或家务活动。但在抑郁发作期间未见精神病性症状。另一种形式为"伴精神病性症状"，具有严重的抑郁症状，并且存在妄想、幻觉或抑郁性木僵。妄想内容多为自罪、贫穷或灾难迫在眉睫的观念。听幻觉常为诋毁或指责性的声音。嗅幻觉多为污物腐败的气味。精神运动性迟滞可达到木僵程度。

(四) 症状评定量表的应用

症状评定量表是评估抑郁程度的有用工具，常用的抑郁评定量表有以下几种。

1. 抑郁自评量表(self-rating depression scale，SDS)　共有20个条目，每条文字及其评定方法如表25-2-1：

表 25-2-1 抑郁自评量表

自评条目	没有或很少时间	小部分时间	相当多时间	绝大部分或全部时间	评分
1. 我觉得闷闷不乐,情绪低沉	1	2	3	4	
2. 我觉得一日之中早晨最好	4	3	2	1	
3. 我一阵阵哭出来或觉得想哭	1	2	3	4	
4. 我晚上睡眠不好	1	2	3	4	
5. 我吃得跟平常一样多	4	3	2	1	
6. 我与异性密切接触时和以往一样感到愉快	4	3	2	1	
7. 我发觉我的体重在下降	1	2	3	4	
8. 我有便秘的苦恼	1	2	3	4	
9. 我心跳比平常快	1	2	3	4	
10. 我无缘无故地感到疲乏	1	2	3	4	
11. 我的头脑跟平常一样清楚	4	3	2	1	
12. 我觉得经常做的事情并没有困难	4	3	2	1	
13. 我觉得不安而平静不下来	1	2	3	4	
14. 我对将来抱有希望	4	3	2	1	
15. 我比平常容易生气激动	1	2	3	4	
16. 我觉得做出决定是容易的	4	3	2	1	
17. 我觉得自己是个有用的人,有人需要我	4	3	2	1	
18. 我的生活过得很有意思	4	3	2	1	
19. 我认为如果我死了别人会生活得好些	1	2	3	4	
20. 常感兴趣的事我仍然照样感兴趣	4	3	2	1	
					总组分
					总组分×1.25=标准分

按中国常模,SDS 总组分的分界值为 41 分,标准分为 53 分,即评分高于上述分界值时确认有抑郁症状存在,评分越高,程度越重。评定简便、有效。

2. 医院焦虑抑郁情绪评定表(hospital anxiety and depression scale, HADS) 主要用于综合医院患者焦虑和抑郁情绪的评估。共 14 个条目,其中 7 个条目评定抑郁,7 个条目评定焦虑。根据患者自评结果,将有关分值相加,即得 A(焦虑)总分及 D(抑郁)总分。按原制订者的标准,焦虑及抑郁量表分值的分界值为:0~7 分属无症状;8~10 分属可疑;11~21 分属症状肯定存在。叶维菲、徐俊冕应用本量表在综合医院患者中评定,并与中国精神障碍分类与诊断标准第 2 版(CCMD2)所作临床诊断进行对照,与 SDS、SAS 进行相关比较,发现以 9 分为界,敏感性与特异性均最为满意。故推荐以 9 分为界,>9 分者为阳性。可有效筛查心脏病患者或其他躯体疾病患者的抑郁和焦虑情绪(量表全文参见季建林主编的《医学心理学》第 3 版)。

3. 贝克抑郁量表(Beck depression inventory, BDI) 共 21 个条目,每个条目引出抑郁症的一个症状,由患者按症状的严重程度进行评定,评分等级为 0、1、2、3。患者评定完成后将各条得分相加,获得总分。徐俊冕曾对 46 例抑郁症、80 例健康对照组,用此量表评定,证实了此量表评定抑郁症的有效性。健康组大多<10 分(75/80),抑郁症的分界值定为 15 分,得分越高,抑郁程度越重(BDI 量表全文参见季建林主编的《医学心理学》第 3 版)。

三、心脏病患者抑郁障碍的鉴别诊断

鉴别诊断有两个方面,一是对抑郁综合征和其他精神综合征进行鉴别,二是对心脏病抑郁障碍的可能原因进行鉴别。临床医师要掌握抑郁综合征的特征和发展过程,并根据生物、心理和社会多方面的评估资料,从总体上和其他精神综合征做出鉴别。

(一) 对抑郁综合征的鉴别诊断

1. 神经衰弱 心脏病患者的抑郁程度如较轻,着重诉说失眠、易疲劳、记忆不佳时易被视为神经衰弱或神经症样综合征。但仔细了解患者的情绪体验,或用 HADS 筛查,不难发现其抑郁存在。ICD-10 指出,许多过去诊断为神经衰弱的病例,符合现在抑郁障碍或焦虑障碍的标准。故在这样的病例中应充分考虑抑郁障碍的可能性。

2. 焦虑综合征 焦虑是人们对生活事件做出威胁或危险评价时出现的情绪体验,主要特点是恐惧感、紧张不安、提心吊胆、警觉过度,并有显著的自主神经功能亢进的症状,如胸闷、气促、心悸、心动过速、肌肉颤抖、出汗或有恶心、尿频等。焦虑时行为表现多为回避,患者常感到需要别人帮助,或采取服镇静药等方式缓和其焦虑不安。焦虑严重时可达到惊恐(panic)程度。鉴别诊断主要依据占主导地位的综合征是焦虑还是抑郁。问题在于抑郁障碍常有一定程度的焦虑存在,而且焦虑症状常引人注目,抑郁却易为人忽略,故临床医师要重视对抑郁情绪、无兴趣、无愉快感、自我评价降低、动力减退等的检查。如抑郁与焦虑并存而以抑郁为主,应诊断为抑郁障碍。如抑郁与焦虑均很显著,且能满足各自的诊断标准,应诊断为抑郁与焦虑共病。

3. 妄想综合征 重度抑郁时有少数患者会出现妄想或幻觉(在全部抑郁患者中约为 10%),妄想常为自罪、疑病的内容,偶尔也有被害的内容,此时要与偏执性障碍及妄想型精神分裂症鉴别。如抑郁发病在前,程度严重,妄想在抑郁的基础上产生,应诊断为抑郁障碍。如原有精神病史,妄想明显,抑郁由妄想继发,则应诊断为偏执性障碍或精神分裂症。有时,脑动脉硬化可出现抑郁与妄想,妄想可为被害或嫉妒的内容,鉴别不易,主要在于脑血管病变的证据。抑郁障碍伴妄想时应请精神科会诊,考虑精神科住院治疗的可能性,妄想存在被视为联用抗精神病药的依据。

4. 痴呆综合征 中老年人患重度抑郁障碍时由于言语动作抑制,应答迟钝,思维迟缓,记忆困难,出现类似"痴呆"表现,称为"抑郁性假性痴呆",需与 Alzheimer 病、血管性痴呆等脑部器质性病变相鉴别。耐心和敏锐的会谈常可发现患者的抑郁心境,偶尔吐露的消极言语也提示抑郁,经过抗抑郁治疗情绪改善后假性痴呆常迅速消失。

5. 双相情感障碍 抑郁综合征确立后,需进一步分清单相或双相。所谓单相指只有抑郁发作,所谓双相则指过去病史中或目前发病中有躁狂或轻躁狂证据，如情感高涨、易激惹、动作言语增多、思维加快、睡眠需要减少、狂购滥买等症状。表现不典型者如易激惹、不合作，诊断可有困难。由于双相与单相需要的治疗不同，故对抑郁症患者要仔细追溯有无躁狂迹象。其中，抑郁发作与躁狂发作 1 年达 4 次以上者称为“快速循环性情感障碍”(rapid cycling disorder，RCD)，常易漏诊，治疗也颇为困难。

（二）引起或加重心脏病患者抑郁的疾病和药物

有很多疾病和药物能引起或加重心脏病患者的抑郁症状，因为抑郁对心脏病的过程和心理社会预后具有显著的影响，而且因为这些情况常是可逆和可治的，因此对所有抑郁的心脏病患者都应考虑是否存在这些情况。

现在扼要列举引起心脏病患者抑郁的常见疾病和药物，如表 25-2-2：

表 25-2-2　综合医院心脏病患者伴发抑郁的常见疾病及药物

1. 常见的与心脏病患者抑郁有关的疾病：
   甲状腺功能减退(包括原发和继发于胺碘酮者)
   库欣病(原发或用类固醇继发的症状)
   肿瘤(特别是胰腺癌)
   维生素 B_{12}和叶酸缺乏
   血管性抑郁，抑郁可能是由于尚未导致显著的运动与感觉损害的脑部多发性小梗死所引起
2. 能引起心脏病患者抑郁的药物：
   类固醇激素
   甲基多巴和利血平等抗高血压药
   有些物质影响情绪，如长期饮酒、可卡因和安非他明戒断通常会导致抑郁
   β受体阻滞剂，长期认为与抑郁有关，不过近年来再检查文献，提示两者间的关系微弱

四、心脏病患者抑郁障碍的治疗

临床医师在治疗前应对患者的整体情况进行全面和准确的评估，明确抑郁障碍的诊断，还应充分注意心血管病与抑郁综合征之间的相互影响。在生物-心理-社会医学模式的指导下，选择采取抗抑郁药物治疗和心理社会干预措施。

（一）心理治疗

虽然认知心理治疗与人际心理治疗已被证实对非精神病性单相抑郁症(nonpsychotic unipolar depression)有良好效果，但对心脏病患者的抑郁障碍是否适用尚无一致意见。一般而言，为了减轻抑郁的痛苦，改善患者对医药治疗的依从性，减少心血管病的危险因素，如吸烟、肥胖、缺少身体活动与 A 型行为模式，应用一般性心理治疗或借鉴认知行为治疗技术是有益的。内科医师要耐心倾听患者的诉说，消除患者的误解和种种疑虑，鼓励患者对医务人员的信任，倾诉其内心痛苦，帮助患者对付社会隔离感和应激性生活事件。在心脏病允许的条件下，鼓励患者进行适当的体力活动，做力所能及的事。如患者存在认知曲解，倾向于消极地看待问题，认为自己是“生活的失败者”“无能”“未来非常渺茫，没有希望”，则可采用认知治疗技术，利用其生活经历的事实盘诘其负性想法。如患者有绝望、无助感时要查询自杀观念，防范自杀危险。医师要注意建立良好医患关系，向患者提供希望，借鉴危机干预技术，强化其生存愿望和社会责任，1996 年，Linden 等的 meta 分析研究表明，心脏病康复措施中加入心理社会干预能降低高血压、高胆固醇血症、心脏病复发与病死率。各种行为矫正技术可用于控烟、处理应激事件、焦虑、降低高血压，医师可教会患者放松技术或进行生物反馈(biofeedback)训练。尽管这些心理行为干预技术十分安全，对改善患者的消极态度、改善依从性、减少不良行为因素是明显有益的，但目前尚未得到临床医师的充分注意和使用。

（二）药物治疗

心脏病患者抑郁障碍的药物治疗是一个复杂的问题，不但要对心脏病和抑郁障碍两者有全面准确的评估，而且要充分考虑抗抑郁药对心脏病的安全性及不良反应的处理，还要注意抗抑郁药和心血管药物的相互作用。由于抑郁障碍常常趋向于慢性或反复发作，因此临床医师要注意确定适宜剂量，以求达到临床痊愈的目标，并且坚持长期治疗的策略，以防复发，维护其良好社会功能。

单相抑郁选用安全有效的抗抑郁药进行充分的治疗，双相抑郁则应将抗抑郁药与情感稳定剂(碳酸锂、卡马西平、丙戊酸钠等)合用。

1. 三环类抗抑郁药(含四环类)　在抗抑郁药中以三环类(TCAs)临床使用时间最长，常用者有丙米嗪(imipramine)，从 25 mg 每日 2 次起渐增至 100～150 mg/d；氯米帕明(clomipramine；安拿芬尼，anafranil)，从 25 mg 每日 2 次起渐增至 100～150 mg/d；阿米替林(amitriptyline)，从 25 mg/d 起渐增至 100～150 mg/d；多塞平(doxepin)，从 25 mg 每日 2 次起渐增至 100～200 mg/d。以上诸药最大剂量不超过 300 mg/d。这些药物对心脏的影响有：奎尼丁样作用引起传导阻滞、心率增加和直立性低血压。20 年前临床医师认为 TCAs 有Ⅰ类抗心律失常药物性质，安全地适用于慢性稳定的心脏病患者，故经常开出 TCAs 处方。但 1998 年 Glassman 等研究发现，Ⅰ类抗心律失常药能使心肌梗死后死亡率增加，提示 TCAs 不宜在心肌梗死后使用。TCAs 的奎尼丁样Ⅰ类抗心律失常药作用可引起或加重 Q-T 间期延长和 QRS 波群增宽。直立性低血压是 TCAs 用于心脏病患者时最常见而严重的不良反应，特别是在同时使用心血管药物，左心室功能受损时或因其他疾病已经有过直立性低血压的老年人中最为严重。TCAs 也引起心率增快，在大剂量 TCAs 后可出现室性心律失常，有时有致死危险。也有少数病例在用 TCAs 正常剂量时突然死亡(包括儿童)的报道。根据现有的研究证据，TCAs 一般应避免用于心肌梗死之后、已有 Q-T 间期延长或 QRS 波群增宽或已经服用了有类似作用的其他药物者。如患者服用一种 TCA 时发生了急性心脏情况，则要避免突然停药，因可诱发室性心律失常和反应性心肌缺血。如必须停用，应逐渐减量。

四环类抗抑郁药马普替林(maprotiline；路滴美，ludiomil)有类似不良反应，但程度较轻。从 25 mg 每日 2 次开始，缓慢加至 75～100 mg/d，不超过 150 mg/d。米安舍林(mianserin；脱尔烦，tolvon)对心血管的影响比 TCAs 更小，而有催眠作用，每晚服 30～60 mg。

2. 选择性 5-羟色胺再摄取抑制剂(SSRIs)　20 世纪 80 年代以来，SSRI 类抗抑郁药陆续进入临床应用，现有 6 种，即氟西汀(fluoxetine；百忧解，prozac；奥麦仑，omelan；优克)、帕罗西

汀(paroxetine;赛乐特,seroxat)、舍曲林(sertraline;左洛复,zoloft)、氟伏沙明(fluvoxamine;兰释,luvox)、西酞普兰(citalopram;喜普妙,cipramil)和艾司西酞普兰(escitalopram)。由于SSRI类药物疗效肯定,对重症抑郁的疗效达70%~75%,与TCAs疗效相同,而且它们选择性作用于5-HT的再摄取,不良反应大为减轻,更易为患者接受,耐受性更好;SSRI对快速钠通道无抑制作用,不阻滞心脏传导,安全性比TCAs高,即使过量也无致死危险。故SSRI类药物应用日广,成为治疗抑郁症及相关障碍的一线药物。

虽同属SSRI类,6种药物各有一些不同特点,如氟西汀更适于疲劳、动力缺乏的抑郁患者;帕罗西汀对伴焦虑、激越症状的抑郁患者更为适宜,但突然停药产生撤药反应较多;氟伏沙明对抑郁伴强迫症状、自杀意念或伴精神病性症状的患者更为可取;西酞普兰和艾司西酞普兰对5-HT选择性最强,不良反应小而起效较快,对地高辛、法华林等药物没有相互作用,显示对心脏病患者的潜在优势。Glassman等报道,40个心脏病学中心和精神科的门诊参加为期4年的跨国研究,评估了舍曲林治疗369例急性心肌梗死和不稳定型心绞痛伴有重性抑郁患者的疗效和安全性,显示舍曲林疗效良好,不良反应与安慰剂无差异。这项研究有2个重要的限制,一是在心肌梗死后平均34 d才开始治疗,二是患者只随访了24周。因此,舍曲林或许还有其他SSRI在心肌梗死后1个月左右起连服24周治疗心肌梗死后抑郁是安全有效的。

SSRI的用量各不相同,一般而言,氟西汀、帕罗西汀、西酞普兰均为每日20 mg,早餐后服;舍曲林每日50 mg起,早餐后或晚餐后服,可增至每日100~150 mg;氟伏沙明起始剂量每日50 mg,晚上服用,可增至每日100~150 mg。如果一种SSRI已应用1个半月而效果不明显,应考虑增加剂量或更换另一种SSRI。由于抑郁障碍可能复发,应注意充分的维持治疗。

在冠心病患者中,应特别注意药物间的相互作用。SSRI中舍曲林、西酞普兰和艾司西酞普兰很少有药物相互作用,常可用于多药同用时。氟西汀、帕罗西汀抑制P450的2D6酶,不宜同时用I_C类抗心律失常药(恩卡尼、氟卡尼等),应慎用于使用β受体阻滞剂的患者,因为他们会增强β受体阻滞作用。氟伏沙明可干扰钙通道阻滞剂、某些他汀类、利多卡因、奎尼丁和环孢素的代谢。

新近发生心肌梗死、严重心脏病、有室性心律失常史或最近做心脏手术的患者用抗抑郁药时要仔细考虑风险与效益,对大多数刚发生心肌梗死或在CABG术后的患者,不宜在心肌梗死后或术后几日内用抗抑郁药治疗抑郁症状,因为他们此时可能还不符合抑郁症的标准,也没有足够的资料确定在此期间使用这些药物的安全性。对大多数心肌梗死后抑郁最好随访2~3周,如果还有抑郁,可开始用舍曲林、西酞普兰、艾司西酞普兰或选用其他抗抑郁药。如果抑郁患者出现自杀想法、严重抑郁以致不能参加康复或自我照料、原有严重抑郁症病史的患者在住院期间出现抑郁症状,那么抗抑郁药应可提早使用。由于抑郁时常有失眠和焦虑,SSRI使用初期又可引起焦虑和失眠,故临床上常在治疗初期将SSRI与苯二氮䓬类(BZD)同用,但要注意如有严重呼吸系统疾病、睡眠呼吸暂停及有药物依赖的患者则应避免使用BZD。

3. 其他精神药物 抗抑郁药中还有5-羟色胺和去甲肾上腺素双重再摄取抑制剂(SNRI)文拉法辛(venlafaxine;博乐欣,缓释剂名怡诺思),抗抑郁效果显著而迅速,但在高剂量时会出现血压升高。对冠心病患者的安全性尚未得到评估。博乐欣用法:25 mg,每日2次(早餐后、中餐后),有效剂量范围为75~375 mg/d,怡诺思每日75 mg(早餐后),可视情况加至150~225 mg/d。5-羟色胺拮抗/再摄取抑制剂(SARI)曲唑酮(trazodone,美抒玉)可能引起直立性低血压,偶有室性期前收缩,有良好的抗焦虑和催眠作用。催眠一般每晚25~50 mg,可视情况加至100~150 mg,晚服。米氮平(mirtazapine)抗抑郁作用肯定,又有促进睡眠作用,每晚30 mg,可加至每日45 mg,尚未发现心脏方面不良反应,但也缺乏用于心脏病患者的研究,虽然耐受性良好,但可能引起某些心脏病患者的体重增加。

碳酸锂(lithium carbonate)用于双相抑郁症,偶可引起心电图改变和心律失常,如从小剂量开始(每日250 mg)、缓慢增量(渐增至每日1~1.5 g)、仔细监测不良反应可安全地用于心脏病患者。老年患者应减量,如肾功能降低,维持剂量应更低些,且要注意低盐,利尿,水、电解质紊乱对血锂浓度的影响。对不适用锂盐者,可改用丙戊酸钠(sodium valproate),0.2 g,每日2~3次。

单胺氧化酶抑制剂(MAOI)对心率和心脏传导影响较小,现有吗氯贝胺(moclobemide,朗天)为选择性MAOA可逆性抑制剂,但不可与TCAs、SSRIs、SNRI等药同用,且必须停用其他抗抑郁药2周后(氟西汀半衰期长,须停用5周后)始可使用,还要注意忌富含酪氨酸的食物。常用剂量为100~400 mg/d。

抑郁伴有妄想、幻觉者,选择抗精神病药联用抗抑郁药。维思通(risperidone)1~4 mg/d,分次服;奥氮平(olanzapine)2.5~5 mg/d,分次服;喹硫平(quetiapine)25~200 mg/d,分次服,对心血管影响较小。舒必利(sulpiride)0.1~0.2 g/d,氟哌啶醇(haloperidol)2 mg(每日2次),在剂量不大的情况下心血管不良反应不多见,但氟哌啶醇在大剂量静脉注射时可能引起严重室性心律失常,在已有Q-T间期延长的患者,即使小剂量口服也会增加危险。

BZD基本上无心血管不良反应,能安全地用于冠心病患者,可改善心绞痛。适量口服艾司唑仑每晚1~2 mg、阿普唑仑(alprazolam)每晚0.4 mg、氯硝西泮(clonazepam)每晚1 mg、三唑仑每晚0.25 mg等,联用于抑郁伴失眠患者有效。但在睡眠好转数周后应逐渐减量停用,以免形成依赖。氯硝西泮静脉注射过快,可引起急性低血压。抑郁障碍伴失眠者服松果体素无效,有时还可增强抑郁。心脏病伴抑郁的患者如伴有睡眠呼吸暂停综合征,则忌用BZD类药物,因有引起睡眠窒息加重或猝死的危险。

第三章　焦虑和心脏病

焦虑是一种担心、不安和恐惧的情绪体验，程度轻重不等，轻者仅有一些内心不安，重者可出现极度的惊恐伴随行为惊慌失措。焦虑和心脏病关系密切，一方面，焦虑时常表现出许多功能性心血管症状，如胸闷、胸痛、气短、窒息感、心悸、心动过速、头晕、头痛和疲乏无力等，这些症状和心脏病症状混在一起，导致心脏病诊治的困难；另一方面，多年来研究提示，焦虑和担心可引起心脏问题，急性和慢性焦虑与心脏性猝死和冠状动脉疾病(CAD)显著有关。

评估心脏病患者的焦虑常常很复杂，首先是难以确定患者体验的不适症状是否是心肌事件、急性模糊状态引起，还是原发性焦虑，或者是这些因素复杂的相互作用。然后，心脏病患者的焦虑有很多可能的原因，如焦虑可能是对严重心脏事件的心理反应，也可能是治疗这些心脏事件的药物所引起的焦虑。和焦虑有关的自主神经功能的变化与儿茶酚胺水平升高对心肌梗死后、冠状动脉搭桥术后或心力衰竭后患者的心脏有很强的、深远的影响。

根据焦虑的严重程度和过程，心脏病患者的焦虑主要有两种类型：① 惊恐发作，呈间歇性严重焦虑急性发作。② 慢性持续性焦虑，在各种不同的情境中都可出现。

此外，还有恐惧性、疑病性焦虑，如果患者将心脏病视为“严重的、异乎寻常的精神创伤”，也可出现“创伤后应激障碍”(PTSD)。本章将论述两种主要类型。

第一节　惊恐发作和心脏病

以严重焦虑反复发作(惊恐发作)为基本特征，伴有明显躯体症状的心理障碍，称为惊恐障碍(panic disorder，PD)。由于其常见的躯体症状有剧烈的心悸和呼吸症状，患者常对其躯体症状作出“灾难性错解”，往往误认为是严重心脏病发作或将要“中风”，常去心脏科或急诊求助，反复检查和多次住院，成为心脏科临床的一个重要问题。

胸痛是惊恐障碍的常见症状，最近研究 1999 名表现为胸痛的患者，惊恐障碍诊断为 38%，惊恐障碍患者常为年轻人，女性多见。另一项研究急诊室的胸痛患者发现，惊恐障碍患者的特点是没有 CAD 证据、女性、胸痛不典型、青年、诉说可有较重的焦虑。Beitman 等报道，胸痛而冠状动脉正常的患者 30%以上符合 PD 的诊断标准，诉胸痛的心内科门诊患者 PD 更多见。不过，98%的 PD 患者因胸痛急诊时未能被医师识别。当然，并不是所有的 PD 患者都没有心脏病，CAD 伴 PD 者约为普通人群的 4 倍，CAD 和 PD 共病可能导致诊治困难，因为 PD 的胸痛、心动过速和其他症状通常找不到普通医学原因。近年来研究证据表明，高血压和惊恐发作(惊恐障碍)显著相关，1999 年 Davies 等病例对照研究发现，原发性高血压患者出现惊恐发作者高于无原发性高血压的对照组。在一个更多患者的样本中，在惊恐发作起病前常已诊断为原发性高血压，解释这种关系的可能机制是心脏活动和平滑肌张力的自主神经功能失调、冠状动脉的动力性异常(Zaubler & Katon，1998)。

PD 和心血管疾病特别相关(如阵发性高血压、心脏小血管缺血和原发性心肌病)，原发性心肌病被假设为儿茶酚胺水平升高引起扩张型心肌病的结果。一项 5 000 人以上的社区调查发现，控制人口学因素后，PD 患者发生心肌梗死的危险是无 PD 患者的 4 倍以上。一项较小的纵向研究提示，PD 患者总的心血管病病死率比无 PD 患者高，这种情况主要见于男性。重要的是要注意这种联系的程度，PD 引起的这些心血管情况原理虽然至今未明，不过，PD 患者的这些心血管情况确实比较常见。

一、病因和发病机制

惊恐发作就是急性严重的焦虑发作，往往伴有明显的自主神经激活，出现胸闷、气促、窒息感、眩晕、心悸等功能性心血管症状。通常人们对某些生活事件做出危险认知评价时产生急剧的应激反应，如果将应激反应中某些身体不适(如心悸、气短、胸闷等)进行灾难性认知错解，则将导致惊恐发作。

二、惊恐障碍的临床表现

基本特征是间歇性出现严重焦虑，发作不限于某一特殊情境或特殊场合，因而难以预料。主要症状因人而异，但多有突发的心悸、胸闷、窒息感和眩晕感。由于患者自觉呼吸的空气不足，常导致过度换气，此时过多的二氧化碳被呼出，使血液向碱性偏移，从而产生一侧或双侧手指麻木、刺痛，最严重者累及面部和四肢，特别是口周发麻。患者有头重脚轻的异样感觉，使惊恐更甚。几乎所有惊恐发作的患者都有濒临死亡的恐惧，或害怕失去控制，有的患者害怕会发疯。部分患者有出冷汗、手抖、站立不稳。少数患者有胃肠不适、腹内空虚或腹痛，也有一些患者出现非真实感(觉得环境变得疏远、不真实)或人格解体(觉得自己变了，思维和行为仿佛不属于自己)。每次发作持续时间长短不一，短者数分钟，长者可达 1 h 以上，但一般为 15～30 min。发作过后症状完全消失，但因担心再发，患者常有期待性焦虑。由于惊恐发作时有强烈的恐惧与心血管、呼吸症状，患者常去心脏科或急诊就诊，但检查表明除窦性心动过速或短暂的心电图改变外，心脏多无异常。小部分患者经超声心动图检查发现可有二尖瓣脱垂(从 0～50%，平均 18%)，但目前尚无足够的证据说明两者有因果联系。

惊恐发作不限于特定情境，每月发作达 4 次以上者，ICD-10 将其称为惊恐障碍。如发作总出现于人群聚集场所者，则称为惊恐障碍伴广场恐惧。后者似与惊恐障碍的病程有关，笔者观察84例惊恐障碍，24例并发广场恐惧(28.6%)，病程<1年者的发生率为23.9%，病程>1年者的发生率达40%，两者有显著性差别。

惊恐障碍患者(50%～65%)并发抑郁症状，笔者报道的84例中出现抑郁症状者39例(46.43%)，女性27例远高于男性。惊恐障碍伴发严重抑郁者，自杀的危险性增加。

惊恐障碍患者常有疑病倾向，胸闷、心悸等症状常被错解为心脏病发作，头痛、头晕症状常被误以为患脑瘤或脑卒中预兆，有些患者相信自己患了未被发现的严重疾病。笔者报道的84例中有疑病症状者22例(26.19%)，女性更易发生。

三、惊恐障碍的诊断与鉴别诊断

惊恐发作患者有极度恐惧或不舒服，数分钟内达到顶峰，据美国精神障碍诊断统计手册第4版(DSM-Ⅳ)在下列症状中有4种以上症状突然发生：① 心悸或心率增快。② 出汗。③ 颤抖。④ 觉得气短或气闷。⑤ 窒息感。⑥ 胸痛或胸部不适。⑦ 恶心或腹部难受。⑧ 头昏、站立不稳、头重脚轻或晕倒。⑨ 非真实感或人格解体。⑩ 怕失控或怕将要发疯。⑪ 害怕将要死亡。⑫ 感觉异常(麻木或刺痛感)。⑬ 寒战或潮热。

惊恐发作除可见于惊恐障碍(CCMD3要求1个月内至少有3次发作，或首次发作后继发害怕再发作的焦虑持续1个月，排除其他精神障碍与躯体疾病)，也可见于其他心理障碍，如社交恐惧症、特殊恐惧症、抑郁症等。同广泛性焦虑症比较，虽然都有焦虑症状，但惊恐发作程度更重，且有两组颇具特征性症状：① 过度换气症状，因二氧化碳呼出过多引起呼吸性碱中毒，有头晕、面部与四肢麻木感。② 认知症状，患者多有濒死感、怕晕倒、怕失控、怕发疯感。惊恐障碍特征为急性焦虑反复发作，广泛性焦虑症则慢性持续。

躯体疾病如癫痫、心脏病发作、嗜铬细胞瘤、甲状腺功能亢进症(甲亢)或自发性低血糖以及某些药物使用或戒断所致的严重焦虑等常需与惊恐障碍鉴别，医师要在宽大的范围内考虑鉴别诊断。仔细的病史询问与周密的全身检查、实验室检查可以区分。由于惊恐发作可能和CAD共病，临床医师要分辨患者的不适症状是PD还是CAD所致。心律失常与惊恐发作有很多共同症状，易于混淆，如惊恐发作常被误诊为阵发性心动过速，而且β受体阻滞剂能减轻两者症状，不能将两者鉴别开来；装置除颤起搏器的患者焦虑很常见；充血性心力衰竭的呼吸困难、端坐呼吸与惊恐发作颇为类似。但心内科医师对惊恐发作与心脏病的鉴别一般并无困难，惊恐发作患者的心悸是心脏活动增强所致，其节律整齐；胸闷、胸痛甚至放射至左侧肩部并非罕见，但持续仅几秒，且在卧床休息时也会出现，停止活动也不减轻，与冠心病不同；昏厥在惊恐发作中罕见，但在严重心律失常时则常见，惊恐发作高峰多持续5～10 min，而心律失常可从几秒至几日不等。如出现广场恐惧症则提示为惊恐障碍。对惊恐发作与心律失常鉴别有困难者，可用动态心电图检查是否有心律失常存在。以下几点有利于惊恐障碍的诊断：① 女性。② 年轻。③ 有明显心理社会应激因素。④ 显著的情绪焦虑。⑤ 无心脏病的明显证据。虽然惊恐障碍患者常无器质性心脏病史，但有证据显示，有惊恐障碍的人群后来患心脏病增多。有些抗心律失常药也会引起严重焦虑或激动，如利多卡因。抗高血压药特别是β受体阻滞剂突然停服可引起撤药症状：严重焦虑、不安、心悸、震颤、头痛和血压升高等。还要注意，惊恐或严重焦虑诊断易有偏差，患者看起来严重焦虑、颤抖，实际上可能是由谵妄状态下意识模糊、偏执或恐惧所致，故应仔细评估情感、行为与认知。精神活性物质使用或戒断与焦虑相关特别重要，如住院后发现焦虑、颤抖、失眠和24～48 h期间生命体征波动性变化，可能提示酒精戒断。

四、惊恐障碍的治疗

(一) 心理治疗

对事件或情境做出过度危险的认知评价，是焦虑发生的心理机制，惊恐发作则是患者对某种身体感觉做出灾难性错解所致。所以，医师在倾听患者诉说、对患者进行全面评估之后，应运用检查资料帮助患者弄清自己所患疾病的性质：是身体疾病还是心理障碍？医师可向患者提供焦虑的知识，说明焦虑是十分普遍的心理问题，夸大身体不适感觉的危险将导致惊恐发作；对有过度换气的患者可指导患者用完整信封套住口鼻呼吸，可缓和头晕、感觉异常等症状；教会患者呼吸控制法(腹式呼吸、缓慢深呼吸)结合放松暗示，能显著减轻自主神经亢进症状；进而质疑、挑战患者的灾难性认知错解；对伴广场恐惧症的患者则要引入暴露治疗，鼓励患者逐步接近原先回避的情境。只要上述认知行为治疗应用得当，可使80%～90%的惊恐发作症状消失，并使复发可能性减少。进行性肌肉放松训练、生物反馈训练等也可结合使用。

(二) 药物治疗

自1964年Klein证实丙米嗪能阻断惊恐发作之后，大量对照研究显示丙米嗪、氯米帕明对惊恐障碍有效，但一般剂量达150 mg/d以上，不良反应较大，可引起直立性低血压、抑制心脏传导等不良反应，使用有所限制。MAOI苯乙肼(nardil)15～30 mg/d也很有效，但也因不良反应以及和食物、其他抗抑郁药的不良相互作用，使用受到限制。BZD曾作为一线抗焦虑药，但研究显示，只有阿普唑仑0.4 mg每日2～3次；氯硝西泮1～2 mg每日2次；劳拉西泮(lorazepam)每日1～2 mg对惊恐发作有效，但由于惊恐障碍需要长时间治疗，长期使用BZD可能产生依赖，以致日后停药困难，且可引起学习记忆能力下降、运动失调，故应用BZD长期治疗已经减少。现在常将上述BZD和抗抑郁药联用，利用BZD起效快的优点，症状控制后将BZD逐渐减量，让抗抑郁药承担长期治疗任务。

近10多年来出现的SSRIs安全有效、不良反应小，对快速钠通道无抑制作用，不阻滞心脏传导，已成为治疗惊恐障碍的首选药物。

经对照研究证实，帕罗西汀对惊恐障碍疗效显著，一般剂量为20 mg/d，早餐后服用，少数患者有恶心、厌食、胃不适、无力等不良反应，治疗中大多自行消失。有的患者用药剂量要增至40 mg/d才能获得满意效果。由于惊恐障碍易复发，故应进行长期治疗。建议用药2年(第2年药量可酌情减少)，但应注意不宜同用$Ⅰ_c$类抗心律失常药，慎用于服用β受体阻滞剂的患者(血药浓度升高)。

舍曲林也被证实对惊恐障碍有效，美国心脏病学会将其用于急性心肌梗死或不稳定型心绞痛患者的抑郁障碍时证实了其安全性。也有少数患者用药后出现胃肠道症状、失眠、激动等不良反应，剂量为 50～200 mg/d。该药对细胞色素酶 P450 3A4 有抑制作用，对 2D6 也有弱抑制作用，使用高剂量时也须注意对抗心律失常药、β受体阻滞剂的相互作用，好转以后也应长期用药预防复发。

已有研究证实，西酞普兰和艾司西酞普兰对惊恐障碍有效，不良反应很少，现常用于老年、有躯体疾病的抑郁及焦虑患者，由于其对细胞色素酶影响很小，很少出现不良相互作用。但也不可和 MAOI 合用，互相替换时间需间隔 2 周。西酞普兰 20～30 mg/d，艾司西酞普兰 10～20 mg/d，早餐后服。长期治疗的安全性和耐受性均佳。

第二节　心脏病伴发焦虑

心脏病患者境遇性焦虑、惊恐发作和慢性持续性焦虑的发生率较高，这种焦虑与心肌缺血、猝死和其他心脏病的发生率升高有关。研究证据表明，焦虑能增加心律失常和无症状性心肌缺血，增加了心脏病不良事件和猝死的危险。对 2 280 例男性流行病学研究发现，在 Cornell medical index 中具有 2 项以上焦虑症状者心脏性猝死危险比无焦虑症状者大 4 倍。对恐惧性焦虑的前瞻性流行病学研究发现心脏性猝死率显著增加。大约 50%的急性冠状动脉综合征患者体验到异常的焦虑，焦虑高峰在入院后最初 2 d，以后缓慢减轻，不过这种过高的焦虑在住院期间可能会持续 1 年以上。大约 40%的冠状动脉搭桥术后患者有明显的焦虑，这种焦虑症状在搭桥术前最高，但在住院期间将持续存在。心脏病患者对某些装置常感到恐惧和惊恐，10%～15%装有起搏器和植入性心脏除颤器的门诊患者有过高的焦虑。装有植入性心脏除颤器的患者焦虑更明显，可能有半数以上。住院的心脏病患者常把其自身问题视为严重精神创伤，可表现出 PTSD 的症状，包括反复出现创伤体验的“闪回”，不由自主地回想；焦虑和惊厥持续性增高及对创伤有关情境的回避。研究发现 8%～16%的心肌梗死患者发生了 PTSD 症状，这些症状在 CABG 患者中也有同样的发生率。Moser 等发现，心肌梗死后有焦虑的患者出现住院期间缺血和心律失常并发症比无焦虑的患者多了近 5 倍。Frasure-Smith 等发现，心肌梗死后就出现焦虑程度增高者在其后 1 年内出现复发性心脏事件增加 2 倍以上。由于焦虑对心脏病预后的影响如此重要，认识和处理心脏病患者的焦虑应引起心脏科医师的注意。

一、病因和发病机制

焦虑的发生涉及生物、心理和社会多重因素的相互作用。如果一个人有较高的焦虑倾向，包括遗传因素、易焦虑人格、缺乏应对技能、认知曲解，又体验到某种生活应激，意识到危险或威胁可能要发生，则将引起焦虑。如果易焦虑的个体对应激反应的躯体感觉发生灾难性认知错解，则可能引起严重焦虑（惊恐）发作。日常生活中的各种社会事件诸如考试、求职、婚恋纠纷、人际关系紧张、生病、经济困难、退休或缺乏社会支持等，均可使某些个体体验到威胁或心理冲突，促发焦虑产生，焦虑时个体出现回避或主动逃避、寻求安全、过度筛查等行为，又有强化焦虑的作用，使其焦虑延续。心脏病常被人看成威胁健康、生命安全的事件，如果患者有易焦虑的倾向，通过自主神经活动调节的变化、儿茶酚胺增加及其他神经递质的相互作用，引起一组焦虑症状，进而影响心脏病的过程和预后。

二、心脏病伴发焦虑综合征的临床表现

焦虑的核心是过度的、不可控制的“担心”，一般伴有三组症状：运动性紧张、自主神经功能亢进及警觉性增高。患者整日提心吊胆，紧张不安，可有注意力不集中，记忆不良，常显示面容焦虑，眉头紧锁，姿势紧张，皮肤苍白，手足多汗，常有震颤。由于交感神经活动亢进和骨骼肌紧张性增强，可有一系列躯体症状，如心率增快、心前区不适、胸闷、呼吸不畅、头晕、眼花、疲乏、肌肉酸痛等，严重者可达到惊恐发作程度；少数患者也可有副交感活动增强，如尿频、阳痿、便意、月经期不适等。患者多有入睡困难，噩梦易惊，早醒少见。如有早醒，情绪低落应注意共患抑郁障碍的可能性。检查时可发现肢端震颤、腱反射活跃、心动过速和瞳孔扩大等。

三、心脏病伴发焦虑综合征的诊断与鉴别诊断

心脏病患者伴发焦虑多数可能是心脏病继发的，但也可能原先已有惊恐障碍或广泛性焦虑症，前者不是原发性焦虑症，故被称为焦虑综合征，后者则称为心脏病与广泛性焦虑症或惊恐障碍共病。两者的焦虑表现相同，诊断心脏病伴发焦虑综合征可参照广泛性焦虑症的症状标准。

在美国 DSM-Ⅳ诊断标准中，广泛性焦虑的症状标准要求在难以控制的、过度的持续性担心（>6 个月）的基础上，应具有下列 3 条以上症状：① 坐立不安或感到紧张。② 容易疲劳。③ 思想难以集中或感觉头脑突然空白。④ 易激惹。⑤ 肌肉紧张。⑥ 睡眠障碍，难以入睡或常常醒转，或辗转不安地睡眠不良。惊恐障碍参见前节所述。

心脏病患者的焦虑可由许多普通疾病和心脏药物引起，临床上要注意辨别。心脏事件引起焦虑不少见，心肌缺血、心律失常和充血性心力衰竭都能由于交感活动增高及其代表的心理含义如害怕死亡、病情恶化或失去社会角色而引起焦虑。其他能引起或加重心脏病患者焦虑的情况有：久坐心脏病患者的肺栓塞；心血管药物的精神性不良反应，还可以是物质滥用中毒或戒断所引起（如过度饮酒或停饮、BZD 戒断）；最后在冠心病病房由于对环境不熟悉或声音杂乱、频繁的护理操作影响睡眠而引起或加重焦虑。

四、心脏病患者伴发焦虑的治疗

（一）心理治疗和行为干预

要仔细了解引起焦虑的因素，如搭桥手术前焦虑可能是因为其亲属数年前心脏手术时死亡，心肌梗死母亲的焦虑可能是因为担心无人照料她的孩子，ICD 患者怕其除颤器再次痛苦的脱失。可通过教育、保证、用药或短期心理治疗提供帮助。另一任务是注意患者过去应对问题的方式和应对策略，以便采用适合患者应对焦虑的最佳方式。有些患者希望了解有关自己的详细医疗信息，如果觉得没有充分了解就会焦虑；另一些患者只要知道一般的具体信息，通常焦虑也较少，如果太多信息反而感到压力。

根据患者不同的需要，采取不同的干预，应让患者参与治疗决策（即使是很小的决策）能减轻焦虑，增加患者的控制感。

有些过度担心的心脏病患者需要向别人表达其焦虑,医务人员花一点时间倾听常能显著减轻焦虑,患者对治疗会更依从,医患关系也更好。如果患者过分地要求谈论其恐惧,医务人员可设定时间听患者诉说,如护士告诉患者听他说 5 min,如果患者还要说下去,护士可同患者另约限定的时间。

(二) 药物治疗

BZD 类药物常用于心脏病患者焦虑的治疗,能迅速减轻焦虑,对心血管有较多的有利作用。对心肌缺血和心肌梗死患者,BZD 能使儿茶酚胺水平下降,减少心血管的阻力。虽然 β 受体阻滞剂具有同样的作用,心脏病患者常用,但焦虑患者有儿茶酚胺水平增加和冠状动脉阻力提高,使用 BZD 则能有效治疗这些异常,且 BZD 能抑制血小板聚合,提高室性纤颤阈值。患者一般易耐受,低血压发生少,没有抗胆碱作用,使用标准剂量时对呼吸的危害很低,对严重患者也安全。173 例严重内科患者静脉注射地西泮(diazepam),不良反应发生率低,只有 3.5%。使用适当剂量、指征,依赖危险也很少。BZD 对急性心肌缺血具有有利的作用。Wheatley 报道,心肌梗死后患者将 BZD 加入常用心脏药物使用,导致梗死再发生率显著下降,请注意这些患者未用 β 受体阻滞剂。BZD 使用的一个重要警告是用于心脏病所致谵妄和痴呆患者时能加重意识模糊,反而可使兴奋激动恶化。因此,对谵妄或痴呆的心脏病患者的焦虑、恐惧以使用抗精神病药比较适宜。对高龄老人、有严重呼吸系统疾病和睡眠呼吸暂停者应避免使用 BZD。

抗抑郁药也可用于治疗焦虑,但起效常要数周,因此对急需处理焦虑的心脏病患者常同服 BZD 以迅速减轻焦虑,如地西泮 2.5～20 mg/d,阿普唑仑(alprazolam)0.4～2 mg/d,劳拉西泮(lorazepam)1～2 mg/d,氯硝西泮(clonazepam)0.5～4 mg/d,都应从低剂量开始,抗抑郁药通常选用 SSRI,如帕罗西汀、西酞普兰、艾司西酞普兰、舍曲林等,一般在 MI 后数周可以服用,剂量和用法与治疗惊恐障碍相同。

抗精神病药也可用于治疗焦虑,常用喹硫平,也用奥氮平、利培酮,能减轻心脏病患者的焦虑,对谵妄患者的症状控制有用,不会引起类似 BZD 的脱抑制矛盾反应,不过能引起直立性低血压和抗胆碱作用(主要和经典抗精神病药有关,非典型抗精神病药较少),也可能导致 Q-T 时间延长(剂量、用法参见本篇第二章)。

抗癫痫药丙戊酸钠(sodium valproate)、普加巴林(pregabalin)和加巴喷丁(gabapentin)也可用于治疗急性焦虑,没有生理依赖危险,也不引起直立性低血压和抗胆碱作用。对焦虑和伴有神经病性疼痛者可能特别有效。丙戊酸钠剂量开始为 200 mg/d,可渐增至 600～1 200 mg/d。普加巴林起始剂量为 150 mg/d,分次服,最大剂量为 600 mg/d,但心力衰竭患者慎用。加巴喷丁起始剂量为 300 mg/d,分次服,可渐增至 900～1 200 mg/d。

第四章 心脏病患者的认知障碍

心脏病引起或合并脑部组织及功能损害时可有两类认知功能障碍,一类为谵妄(delirium),这是一组广泛认知功能障碍,以意识障碍为主要特征的综合征,常因大脑弥漫性暂时的中毒、感染、代谢紊乱所引起,由于多为急性起病、病程短暂、中毒或感染等病变发展迅速,故又称为急性脑综合征(acute brain syndrome);另一类为在意识清晰背景上出现慢性认知功能减退为主要特征,患者有轻重不等的记忆力减退,严重者后期可有全面智能降低,认知功能全面受损,缓慢出现包括记忆、思维、理解、判断、计算等功能减退,伴有人格改变者,称为痴呆(dementia)。由于痴呆多缓慢起病、病程较长、脑部病变慢性进展,故又称为慢性脑综合征(chronic brain syndrome)。尽管痴呆和脑血管病变的因果关系还不能完全确定,但是和脑血管病变关联密切的痴呆,现在被称为"血管性痴呆"(vascular dementia)。如果兼具 Alzheimer 病和血管性痴呆的特征,则称为"混合性痴呆"。现在论述如下。

第一节 心脏病患者的谵妄

综合医院心脏病患者谵妄的发生率高,一项研究发现急性心肌梗死患者住院期内谵妄的发生率约为 20%,心脏手术后患者谵妄的发生率为 20%～25%,两项研究发现接受经皮主动脉内球囊反搏术(IABP)的患者,有 34%发生谵妄。

心脏病患者的谵妄与预后的关系尚无专门研究,但对 ICU 患者的研究表明,谵妄显著延长了在 ICU 的时间、全部住院时间和使用呼吸机时间。谵妄还与其他重要的预后变量显著相关:住院期内机体功能有较大的下降、长期照料需要增加及日常活动能力(ADLs)显著下降。最重要的是,谵妄导致死亡率增加。

一、病因和发病机制

心脏病患者的谵妄多见于以下 3 类患者:① 严重的充血性心力衰竭患者,常因缺氧、低钠血症、高镁血症、氮质血症、肺淤血、肝肾功能衰竭引起意识障碍,出现谵妄。② 心肌梗死或心脏手术早期出现心律失常而采用抗心律失常药的患者。很多抗心律失常药有精神方面的不良反应,包括谵妄、幻觉、偏执观念和情绪障碍,利多卡因和普鲁卡因胺尤为多见,甚至可见于血药浓度正常时。心脏手术后出现的代谢障碍、感染、抗胆碱药、镇静剂和麻醉药的应用、脑血管意外等也与之有关。洋地黄中毒可引起视错觉、厌食、抑郁与谵妄,故精神症状可能是洋地黄中毒的最早征兆。③ 心脏手术后患者。瓣膜置换术患者在术后早期有比较高的谵妄发生率,多因毒素或代谢紊乱所致。在ICU监护时间过长，由于睡眠剥夺、感觉刺激单调可导致间歇清醒的谵妄(所谓的“ICU精神病”)。心脏移植和冠状动脉支架术后也因感染、排异、出血、脑血管意外、高血压、肾功能不全、免疫抑制剂不良反应等引起精神障碍，也可出现抑郁和谵妄。

二、临床表现

谵妄的精神症状以意识模糊为主，多数患者的意识障碍呈日轻夜重，也有在1 d内出现多次波动。注意涣散、记忆减退，特别是短程记忆减退显著，如不能记起发生在数分钟或数小时内的事。意识恢复后，常不能回忆谵妄状态时的情境。患者有程度不等的定向障碍，难于正确判断时间、地点和人物。尤其时间定向最易受累。严重时出现错认、错觉和幻觉，尤多出现恐惧性幻视。患者答非所问，思维不连贯，并可产生短暂、不系统的被害妄想。谵妄时常有情感焦虑、恐惧，伴精神运动性兴奋或抑制，可在幻觉或情绪影响下伤人或自伤。患者常有睡眠-觉醒周期紊乱，睡眠颠倒，日轻夜重，入夜后吵闹加剧。

三、诊断与鉴别诊断

认识谵妄的关键是掌握患者意识模糊的特征，包括注意涣散，定向障碍，对外部刺激的反应不正确，言语不连贯或答非所问，有错觉和幻觉及片段的妄想观念，记忆缺失，多伴兴奋躁动，病情波动性明显，有日轻夜重特点。老年体衰患者可能兴奋不明显，而有喃喃自语、无目的性的混乱动作。

临床常用的检查方法有：① 简短的提问，看患者有无反应、反应快慢、回答是否切题。② 定向检查，向患者询问时间、地点和周围人物。③ 询问患者几件室内东西或日常用品的名称，数分钟后请患者回忆。④ 请患者做100连续减7的作业。⑤ 数字广度试验，从顺背4位数字开始，逐渐增加至5～7位。⑥ 简单算术题或常识问题。

综合上述检查所得以判断其是否有意识模糊。谵妄和痴呆的鉴别请见下节痴呆部分。

很多疾病与药物能引起或加重谵妄，在心脏病谵妄患者中要仔细考虑一些特殊的原因，大脑血液灌注不足是心脏病谵妄的常见机制，可由充血性心力衰竭(CHF)或心肌缺血引起心脏输出量严重下降所致，或合并颈动脉病、脑出血(抗凝剂使用时)或相对低血压。

相对低血压要特别注意，患者原有未能控制的基础高血压，由于心肌缺血或其他心脏事件常会用一种或多种降压药，于是血压下降，收缩压常降至100～120 mmHg，又因为这种患者的高血压长期未控制或不依从降压药治疗，导致脑血管硬化，损害其自我调节能力，如果这种患者血压显著低于“正常”血压，脑供血不足和缺血就会发生，从而引起谵妄。

其他引起心脏病患者谵妄的常见原因是CHF、高血压脑病、电解质异常(利尿致低钠血症)及药物不良反应(如抗胆碱药、地高辛中毒)所致的组织缺氧。在心脏病患者发生谵妄时要仔细地逐一考虑这些可能的原因。

四、心脏病患者谵妄的临床处理和药物治疗

(一) 谵妄的临床处理要点

要注意仔细考虑诊断与共病情况，一旦诊断与病因确定，要利用各种行为的与非药物的策略及合理地使用药物，以有效减轻症状，降低疾病风险。

1. 确定谵妄诊断，仔细考虑可能的原因　谵妄以急起、失定向、注意力很差、意识水平波动、醒睡周期改变为特征，精神病性症状、焦虑、担忧、抑郁可有或可无，仔细回顾病史和评估患者认知功能可帮助谵妄的鉴别诊断，一旦诊断明确，应寻找一切可能的原因，由于谵妄是多因的，识别一种可能原因并不能排除其他引起意识模糊的可能因素。要注意用药及其与谵妄的关系。

2. 治疗谵妄的可能原因　心脏病患者的谵妄在诊断明确之后，应针对可能的发病因素进行对因治疗，如控制感染、排泄毒素、纠正代谢障碍与水及电解质紊乱、改善心脏功能和缺氧。与抗心律失常药长期治疗有关者则应考虑改换药物。如果在ICU监护时间过长发生谵妄者，则应缩短在ICU的监护时间，注意维持昼夜节律、降低噪声和妨碍睡眠的其他因素。治疗谵妄的主要原因，谵妄将可以逆转。其他行为与药物治疗是对症的，减少危险和不舒服症状。但要注意，肺部感染和尿路感染、维生素B_{12}缺乏、轻度代谢异常或其他较小因素的治疗也可能是非常关键的。

3. 使用非药物策略减轻意识模糊和保证安全　将患者移近护士站，注意监护患者的行为，预防跌倒、乱跑、误伤，必要时给予约束，对家属做好解释工作。在谵妄患者的治疗中要防止因意识模糊或错觉幻觉引起攻击、跳窗、逃跑等危险行为。

4. 使用抗精神病药减轻激动与精神病性症状，调整醒睡周期　对兴奋激动、妄想的患者常选氟哌啶醇静脉注射，起效快而EPS少，但心脏病患者可能增加尖端扭转型室性心动过速(torsades de pointes，TdP)的危险，因此静脉注射之前要注意这种心律失常的危险因素(如Q-Tc间期延长和电解质异常)和渐进加量的方法，大多数患者需要2～10 mg，有些患者需要更大剂量。

(二) 心脏病患者谵妄的药物治疗

药物治疗是一种重要方法，要注意监护和确保安全，对患者及其亲属要给予疾病方面的教育，使用环境和支持性干预措施。

精神药物能减少患者兴奋激动与精神病性症状，帮助患者醒睡周期正常化，通常并非针对病因的治疗，但在找到特殊的谵妄原因前能减少伤害的危险，减轻患者的痛苦。

抗精神病药是谵妄对症治疗的最多选择，能有效减少兴奋激动，使患者镇静，而且一般是安全的。使用氟哌啶醇(haloperidol)的经验最多，可口服和肌内注射，但静脉给药不但起效快，而且出现锥体外系症状少，对心率、血压或呼吸功能影响轻微，基本上也无抗胆碱作用。

不过，氟哌啶醇可能与TdP有关联。用氟哌啶醇时TdP的发生率为0.36%～3.5%，在高剂量(>35 mg/d)时较多见，但也能见于低剂量时。由于低钾血症和低镁血症与TdP的发生有关，故建议在静脉给予氟哌啶醇时监测和补充这些电解质。氟哌啶醇静脉注射开始用0.5～1 mg，缓慢推注，20～30 min后如仍躁动，剂量加倍，其后每30 min剂量加1倍，以患者安静、清醒为目标，也可根据患者年龄、体质、躁动的严重程度取2～10 mg加入葡萄糖液内静脉点滴。使用氟哌啶醇静脉给药时应监测Q-Tc间期，如>450 ms，应慎用，如果Q-Tc

间期延长25%或>500 ms，应改用其他药物治疗。

近20年来，非典型抗精神病药用于治疗谵妄，特别是利培酮和奥氮平，这些药物耐受性良好，利培酮和喹硫平能引起直立性低血压，奥氮平有轻度抗胆碱作用，但是一般而言，它们对心率、血压和呼吸功能影响很小，故能在心脏病患者中安全使用。

非典型抗精神病药是否使Q-Tc间期延长(可能导致TdP)？研究154例用非典型抗精神病药后对Q-Tc的影响发现，经典抗精神病药甲硫达嗪口服者发生TdP最多，使用非典型抗精神病药齐拉西酮Q-Tc间期延长最明显，奥氮平和氟哌啶醇影响最小。

谵妄时BZD是禁忌证，因可加重意识模糊或反而出现脱抑制，特别是老年、痴呆或脑损伤患者。但在乙醇戒断或BZD戒断引起谵妄者以及不能耐受高剂量抗精神病药或药物有较大心血管不良反应(如低血压)者，BZD则是治疗的一个选择。BZD可与抗精神病药同用。

第二节　心脏病患者的慢性认知功能减退

心脏病患者可合并存在脑血管病变或脑组织变性，也可因心脏病心肌梗死、心律失常或心脏手术引起脑供血不足、慢性脑缺氧或脑代谢障碍而引起脑功能减退，出现轻重不等的认知损害。

一项新近研究对24个中心的2 100多例选择做冠状动脉搭桥手术的患者术后观察发现神经并发症占6.1%，死亡、局灶神经损害(脑卒中)或木僵占3.1%，非特异性智力损害占2.6%，抽搐占0.4%，这些事件的危险因素为老年、高血压动脉硬化、肺部疾病与过量饮酒。轻度的认知改变常与术后抑郁有关，这种情况可能是由于很多老年抑郁患者微小的脑血管病变所致，而这种脑血管病变可由搭桥手术加重。虽然中老年人的Alzheimer病、血管性痴呆是痴呆综合征的常见原因，但心搏停止、充血性心力衰竭所致的缺氧性脑病以及原有脑血管病变的心脏手术患者也可出现智能减退。心搏停止、心室颤动、三度房室传导阻滞、心脏复苏成功者，部分患者在历时2～4周的清醒期后，可再次出现意识模糊智能减退综合征，最后进入痴呆状态，伴有肌张力增高、腱反射亢进及锥体束征阳性。

一、病因和发病机制

心脏病导致慢性认知功能减退可有许多原因，如老年、高血压、动脉硬化、糖尿病、缺氧、营养、代谢、长期饮酒、情绪抑郁等，都可能与心脏病患者认知功能下降有关。

心脏病引起认知功能减退的机制可能有以下几种途径：① 心肌梗死经常并发脑血循环障碍，特别是左心室前壁心肌梗死，可由于心搏血量下降和动脉狭窄导致脑供血不足，发生脑缺血性梗死。② 心律失常反复发作，导致多次短暂脑缺血发作，出现心源性脑缺氧综合征，反复发作脑缺氧导致认知功能下降。③ 心脏或动脉壁上微小栓子脱落引起小卒中，导致多发性脑梗死灶，或皮层下腔隙性病灶。④ 慢性心力衰竭、缺氧引起代谢障碍和水、电解质紊乱，进而使脑功能减退。⑤ 有些心脏药物能加重认知损害，如奎尼丁、甲基多巴、苯妥英钠等。

二、临床表现

心脏病患者认知功能减退有不同程度，其中，极轻度者可见于所谓“血管性抑郁”，只在用细致的认知测验时才可发现。现有研究发现，即使抑郁症状已消失，患者的认知缺陷仍可存在。脑影像学研究发现，“无症状性卒中”发生率很高，一些学者认为抑郁是由于尚未导致显著的运动与感觉损害的多发性小梗死所引起。有证据提示，血管性抑郁对抗抑郁药的疗效比早发的抑郁症差。近年来“血管性轻微认知功能损害”受到重视，其时记忆缺陷轻微，而执行功能受损，如制订目标、组织计划、抽象推理能力下降，但尚未影响职业和社交。MRI可见数个腔隙性梗死灶。

部分患者的记忆损害比较显著，学习新知识能力下降，导致顺行性遗忘，也可能出现逆行性遗忘或虚构，但意识清晰，即刻记忆未受损害，智能相对保持完整，可能由血管病变累及脑的记忆结构(如乳头体、海马、间脑与颞叶)所致。有些中老年患者突然发作全面遗忘，持续数分钟至数小时，可能是大脑半球后部或下颞叶一过性缺血所致。

早期出现近记忆减退，情绪不稳，当碰到不熟悉或不能胜任的事情时，易感疲乏、沮丧、愤怒和焦虑，此时可伴发抑郁和消极意念，人格和自知力较长时间保持完好。患者常有多年高血压病史，可有反复发作的脑卒中或脑缺血发作，随着病情进展，逻辑思维及概括能力进一步减退，领悟与计算能力也明显下降，可有片段多变的妄想观念，如被窃、被害妄想。后期出现智能衰退，推理、判断和自制力下降，可出现情绪脆弱和行为障碍，现在称为“血管性痴呆”。一般认为是多次小卒中累积形成，常在认知逐渐减退的背景上出现多次轻重不等的意识障碍，记忆、智能呈阶梯式下降过程，常可发现局灶性神经症状和体征，MRI可见多发的脑梗死病灶。

三、诊断与鉴别诊断

心脏病患者有记忆、智能全面减退时应注意将心力衰竭患者与冠状动脉搭桥手术后可逆性认知损害、痴呆区分开来。有遗忘综合征的患者则要和心因性遗忘鉴别，后者有严重精神创伤，多呈界限性或逆行性遗忘，可资鉴别。如果是痴呆综合征，需与谵妄及抑郁性假性痴呆鉴别。

(一) 谵妄和痴呆的鉴别

因治疗和预后不同，中老年心脏病患者出现的痴呆综合征要与谵妄鉴别，其要点在于：谵妄急性起病，病程短暂(多在1个月内)，意识模糊，有定向障碍、注意和近事记忆受损，症状波动明显，日轻夜重。痴呆多隐性起病，病程缓慢发展，一般都较长，意识清楚，记忆累及近事及远事，注意完好，常无感知障碍与昼夜波动。如诊断仍有可疑，神经心理学检查会有帮助。

(二) 抑郁性假性痴呆与痴呆的鉴别

严重抑郁障碍可被误认为痴呆，但从病史中发现患者经常早醒，情绪波动晨重夜轻，自责与消极的言语，则提示抑郁状态。经过耐心劝说使患者暂时集中注意，能完成一些较复杂的作业，真正的痴呆患者则常做不到(参见本篇第二章)。

四、治疗

心脏病患者的认知功能减退，应注意辨别可能致病的原因。如果改善心脑功能、纠正代谢紊乱后认知功能可随之好转，表明患者的认知功能减退仍是可逆的。这类认知功能减退常由于颅外动脉壁上栓子脱落引起多次小卒中或反复发生脑血液灌注不足所致，故治疗应以改善脑供血为主要原则，结合使用脑代谢药物。可用尼莫地平 20 mg(每日 3 次)、桂利嗪 25～50 mg(每日 3 次)、活血化瘀中药(如丹参)等。吡硫醇(脑复新)0.1～0.2 g(每日 3 次)、吡拉西坦(脑复康)0.4～1.6 g(每日 3 次)、阿尼西坦 100～200 mg(每日 3 次)等脑代谢药也可选用。银杏制剂能显著增加脑供血，保护脑缺血、缺氧所致的氨基酸过度释放造成的脑损伤，有改善记忆和认知功能的效果，可用于记忆不良和血管性痴呆。我国学者研制的选择性乙酰胆碱酯酶抑制剂石杉碱甲(huperzine A)有增强记忆效果，可选用于老年人记忆减退与血管性痴呆早期，0.15～0.25 mg(3～5 片)，每日 3 次，但禁用于心绞痛、支气管哮喘等。如果有抑郁可选用舍曲林 50～100 mg/d，西酞普兰 20 mg/d；有焦虑症状者可选用丁螺环酮 5～15 mg/d；有失眠、焦虑者可选用曲唑酮 25 mg/d，晚服，此后可渐增至 50～100 mg/d；对有显著精神和行为障碍患者，可选用奥氮平 2.5～5 mg/d，利培酮 1～2 mg/d，喹硫平 25～100 mg/d 等。护理上要注意防止压疮、骨折，不让患者独自外出，以免走失。

第五章　心脏神经症

早在 1864 年 Hartshorne 观察到一种受精神因素影响、以自主神经系统为中介的综合征，症状涉及心血管、呼吸及肌肉系统，还有情绪障碍，他将其称为“心脏肌肉耗竭”(cardiac muscular exhaustion)。1867 年，Friedrich 提出“心脏神经症”(cardiac neurosis)的名称。1871 年，Da Costa 仔细观察和描述这一常发生于军队中的疾病，他将其称为“易激惹的心”(irritable heart)，后人将其称为“Da Costa 综合征”。以后出现了各种各样的名称来描述这种临床情况，如“奋力综合征”(effort syndrome)、“神经循环衰弱”(neurocirculatory asthenia)、“心脏恐惧症”(cardiac phobia)、“血管运动神经症”(vasomotor neurosis)、“功能性心血管障碍”(functional cardiovascular disorder)及“心理自主神经综合征”(psychovegetative syndrome)等，这说明：临床上确实存在一类患者具有心血管症状但无器质性心脏病的情况，但这种名称的多样化反映了学者们对这种障碍的理解不一致。直到不久以前，心脏神经症仍然是“功能性心脏不适”的同义词，如 Richter 和 Beckmann 把“因心脏不适去看医师，而实际上躯体又不能发现引起这种不适的具体病因”的障碍统称为心脏神经症。但按照这个定义，显然惊恐障碍(常因心血管症状和过度换气被患者错解为患了严重心脏病)、广泛性焦虑、抑郁障碍躯体化、疑病障碍(对患心脏病的恐惧)都可能包括在其中，这种混杂对临床治疗和研究都是不利的。ICD-10 将“心脏神经症”列入躯体形式障碍的一个类型，同惊恐障碍、广泛性焦虑症、抑郁障碍及疑病障碍等区分开来。

一、心脏神经症的概念

现在心脏神经症的概念发生了一些变化，其主要特征是持续存在“心血管症状”，如心悸、胸闷、胸痛、气短、倦怠、无力等，患者将它们归咎于心脏病，并据此寻求医学帮助，但经过各种检查，未能发现相应的心脏病变证据，常伴有对症状的担心和恐惧。

由于患者反复陈述突出的心血管症状，不断要求给予医学检查，无视反复检查的阴性结果，不管医师关于其症状并无躯体基础的再三保证，ICD-10 精神和行为障碍分类将心脏神经症列为躯体形式自主神经功能紊乱的一种类型。即使其症状的出现和持续与不愉快的生活事件、困难或冲突密切相关，患者通常仍拒绝探讨心理原因，甚至存在明显抑郁与焦虑时也如此。患者认为其“疾病”在本质上是躯体性的，一再要求医学检查，常有一定程度的寻求注意的行为。由于医学检查结果常使患者失望，医患双方对症状的理解不一致和治疗无效，易致医患纠纷。

二、病因和发病机制

现在认为心脏神经症的发病是由心理社会应激和易患素质的相互作用通过“躯体化”机制所引起，应激主要是以心血管反应来表达。各种各样的生活事件，通过不同个体的认知评价，发放信息指令至大脑应激反应系统进而引起自主神经和内分泌的变化。易患素质包括生理和心理两方面的特征。有些人对各种事件都发生明显的心血管反应，被认为是由于 β 受体的功能亢进所致，应激反应中儿茶酚胺增加，通过 β 受体的中介，导致心动过速、血压升高等症状。因此，β 受体阻滞剂可显著改善这些症状。这些人心理方面也有一系列特征，如人格有易焦虑的倾向，对心血管的变化过于敏感；其家庭成员或亲友中可能有心脏病死亡的经历或目睹心脏病发作的痛苦；医师在体检中夸大了心脏生理杂音或其他心血管检查发现的意义；还有相信了某些不适当的科普宣传等。这些因素促使个体专注于心血管变化，并倾向于做出威胁性的认知评价，导致明显的焦虑不安、恐惧紧张，加剧心血管反应。

三、临床表现

由于对心脏神经症的理解和范围不一致，故临床表现的描述也常常不同。许多心理疾病如惊恐障碍、广泛性焦虑、抑郁障碍和疑病症都可通过“躯体化”机制产生功能性心血管症状，如惊恐发作常有剧烈的心血管症状与过度换气引起的一系列表现，患者常向心脏科医师求助，反复多次检查心脏并无器质性病变。虽然有些研究发现惊恐患者中二尖瓣脱垂的发生率较高，但在二尖瓣脱垂患者中却未发现惊恐障碍增加，故两者的因果关系未能确定。广泛性焦虑常有心悸、气短、血压升高等症状，这些症状依焦虑程度而变化。疑病障碍包括疾病恐惧在内，故持续存在的对心脏病的恐惧性优势观念应列入疑病障碍。如果将这几种情况以及某些抑郁障碍躯体化从心脏神经症中划出，心脏神经症的临床表现可概括如下。

患者以年轻女性较多见，心悸、心动过速，有时可有期前收缩，伴出汗、颤抖、脸红等自主神经兴奋症状，这些症状时轻时重、持续存在至少 6 个月，令患者十分担心和苦恼。症状轻重可与情绪密切相关，焦虑不安时症状更为显著。

涉及心血管系统的主观主诉如胸闷、气短、呼吸不畅、心前区疼痛，更具个体特异性和主观性，如心前区疼痛或隐痛，部位不定，针刺样，持续时间长短不一，仅数秒或长达数日，和心绞痛完全不同。

患者因为有这些心血管症状相信自己患了心脏病或怕患心脏病，害怕发生心肌梗死，可引起明显的继发性焦虑，也可伴发抑郁情绪，对医学检查的正常结果多抱怀疑态度，倾向于限制自己的身体活动，有些患者反复要求医学检查，表现出对医务人员的依赖。

此外，患者常伴有入睡困难、疲乏、头痛、易激惹等症状。

四、诊断与鉴别诊断

根据 ICD－10，参考诊断躯体形式自主神经功能紊乱的要点，心脏神经症的诊断依据为：① 持续存在的自主神经兴奋症状，如心悸、心动过速，有时可见期前收缩，伴有出汗、颤抖、脸红等表现。② 涉及心血管系统的主观主诉，症状模糊多样、变化不定，如胸闷、气短、心前区疼痛等。③ 存在患心脏病的优势观念，医师的反复保证与解释无济于事。④ 心血管系统无结构和功能明显紊乱的证据。⑤ 符合症状标准已有 6 个月以上。

主要鉴别疾病如下。

1. 心肌梗死　Richter 及 Beckmann 认为以下主诉有利于与心肌梗死鉴别：① 抑郁心境。② 弥漫性焦虑。③ 休息的趋向。④ 内心不安。⑤ 心悸。⑥ 害怕患心脏病。⑦ 害怕心肌梗死。进一步鉴别在于对心血管系统的全面检查。

2. 惊恐障碍　为间歇发作的严重焦虑，每次发作持续数分钟至半小时，发作时常有过度换气所致的呼吸性碱中毒表现与濒临死亡、将发疯、将失控感，患者每次发作表现相似，具有特征性。心脏神经症的心血管症状持续存在，模糊多样，焦虑程度也远不如惊恐发作严重。

3. 广泛性焦虑症　其自主神经亢进的症状由原发性焦虑引起，且范围广泛，不局限于心血管系统，患者一般也不确信自己患心脏病，医师的适当解释能为患者所接受。心脏神经症的症状局限于心血管系统，焦虑是对这些症状的担心、恐惧所致，患者相信自己有心脏病而不断要求检查，对医师的解释或保证常有怀疑。

4. 疑病障碍　主要是持续存在的优势观念而不是躯体症状，表现为担忧与害怕患心脏病或其他躯体疾病，正常心脏活动的感觉变化被看成是异常和令人苦恼的，并拒绝医师关于其申诉的“症状”并不是心脏病的忠告与保证。心脏神经症也有患心脏病的优势观念，但心血管症状更为显著。

5. 抑郁障碍　伴发焦虑时也可出现某些心血管症状，如有躯体化时也会求助于心脏科。但患者的情绪低落、失愉快感、自信水平下降、消极观念等抑郁症状可与心脏神经症区别。

五、治疗

应请医学心理学、精神医学专家参与治疗或会诊。原则上应重视心理治疗。倾听患者的诉说，提供医学检查结果的积极信息，以评估、询问的方式帮助患者弄清问题的性质；以理解的态度认同他确有痛苦症状的事实，鼓励患者表达其观点或信念。然后一起对其论据进行审视，并同患者讨论焦虑与心血管症状的关系，鼓励患者对心理社会应激采取积极的应对方式，放松、生物反馈也有一定帮助。药物治疗对心血管功能亢进症状可采用美托洛尔 100 mg/d，分 2～3 次服。改善焦虑或抑郁的药物如 SSRIs 类为治疗心脏神经症常用的一线药物，如西酞普兰每日早餐后 20 mg，帕罗西汀每日早餐后 20 mg，氟伏沙明每晚 50 mg 均可选用。黛立新(deanxit)，每日早餐后 1～2 片，有抗焦虑、抗抑郁作用，不良反应很少，患者乐于接受，对心脏神经症、焦虑伴发的心身障碍有良好效果。因为本品中含有三环类药物成分“美利曲新”，虽然含量很小，但在严重心脏病心肌梗死时仍应避免使用。一般在症状消失后仍需持续治疗巩固 3～4 个月，再逐渐减量，缓慢停药，以防突然停药引起“停药综合征”，导致焦虑和心血管症状反复。谷维素 10 mg，每日 3 次，有辅助治疗作用。此外，地西泮、阿普唑仑等也可酌情短期使用。

参 考 文 献

1. 范肖冬，汪向东，于欣，等. 世界卫生组织 ICD10 精神与行为障碍分类[M]. 北京：人民卫生出版社，1993：97－106，113－115，129－135.
2. 李心天，岳文浩. 医学心理学[M]. 2 版. 北京：人民军医出版社，2009：415－424，522－554，952－972.
3. 徐俊冕. SSRI 类抗抑郁药的临床应用经验[J]. 国外医药・合成药生化药制剂分册，2001，22(4)：207－209.
4. 徐俊冕. 焦虑症及其治疗药物[J]. 世界临床药物，2003，24(1)：29－33.
5. 徐俊冕. 心血管疾病患者抑郁障碍的药物治疗[J]. 世界临床药物，2004，25(4)：216－219.
6. Bass C. Cardiorespiratory disorders[M]//Lloyd G and Guthrie E. Handbook of liaison psychiatry. Cambridge：Cambridge University Press，2007：365－389.
7. Glassman A H，O'Connor C M，Califf R M，et al. Sertraline treatment of major depression in patients with acute MI or unstable angina[J]. JAMA，2002，288(6)：701－709.
8. Levenson J L，Dwight M. Cardiology[M]//Stoudemire A，Fogel B S，Greenberg D B. psychiatric care of the medical patient. 2nd ed. Oxford：Oxford Univ Press，2000：717－731.
9. Shapiro P A，Wulsin L R. Cardiovascular disorders[M]//Sadock B J，Sadock V A，Ruiz P. Kaplan & Sadock's comprehensive textbook of psychiatry. 9th ed. Philadelphia：lippincott Williams and Wilkins，2009，2250－2263.

第二十六篇

老年心血管变化与老年心脏病

张昀昀　陈　歆

一、概述

随着人们生活水平的提高和医疗卫生事业的发展，我国人口的平均寿命日趋增高，社会正步入老龄化。老年心血管疾病已成为老年人的流行病和常见病，也是现代心脏病学和内科学的一个难题。

目前对老龄的界定存在各种不同的标准，包括：① 以实际年龄来划分。② 以生理年龄，即有无老年疾病(包括精神心理疾病)来划分。虽然老龄的界定比较困难，但目前除了以生理年龄来划分以外，没有公认的客观标准。2006 年，世界卫生组织(WHO)全球人口健康报告中建议根据各国的社会经济学背景确定老年期的年龄切点，即发达国家(如欧美国家)以≥65 岁作为老年人的年龄界限，而发展中国家则≥60 岁。1982 年，我国采用≥60 岁作为老年期的年龄切点，此标准沿用至今。

老年心血管疾病的诊治必须注意 3 个重要问题。第一，老年心血管系统的变化，包括心脏传导系统的退行性变(引起节律异常)、心肌和左心室功能的改变(引起舒张功能减退)及主动脉瓣的老年性钙化(最终导致瓣膜狭窄)都是老年性的心脏改变，但这些心脏改变的最终结果可形成老年心脏疾病。第二，老年心血管系统的改变，可以影响老年心血管疾病的临床表现和疾病预后。第三，作为衰老的重要属性之一，患者的多样性决定了在诊治过程中必须遵循个体化原则，尤其是对于 75 岁以上的患者。同时，在诊治过程中要重视老年患者的生活质量和价值观中的细微考虑。

(一) 老年心血管系统变化

心血管系统的老化与身体其他部位的老化同时发生。但是各器官老化的速度并不相同。某一器官或一组器官的老化，如脑、肺、肾，可能与年老引起的功能受限与退化有关，而同时其他器官的功能可能仍然完好，心血管系统的老化具有选择性。区分器官的老化和生活习惯的改变是重要的。许多老年人缺乏体力和脑力活动，但是经过康复治疗，无论患者的实际年龄大小，一些主要器官的功能退化可以恢复。

对于老年心脏的大体和镜下病理改变目前缺乏统一的认识。但是大致描述如下：在 30～90 岁，心脏的重量每年增加 1～1.5 g；30～100 岁，室间隔的厚度逐渐增加，从心底到心尖的距离逐渐缩短，心室腔缩小。老年心脏的另一种形态改变是所谓的乙状隔膜，这可能是由于心室缩小和升主动脉扩张右移所引起。老年人超声心动图中可以出现类似不对称性肥厚型心肌病的表现，但这种弯曲的室间隔对血流动力学影响不大。老年人心脏相对肥厚，特别是心肌中层，同时结缔组织基质明显增加，尤其是在左心室后壁。

随着年龄的增长，心脏中可伸展胶原减少，而一些僵硬的胶原增加，导致了中老年心肌硬化。这样就必须增加充盈压以适应 Frank-Starling 机制所需的前负荷增加。

动脉老化开始于中年，进入老年后这种变化就更为迅速。动脉的老化表现为动脉弹性、延伸性和舒张性发生改变。患者的收缩压升高，脉压增大。在仍维持一定体力活动的老年人中，由于后负荷加重，导致左心室壁轻度增厚，左心室质量增加。这种动脉的老化与动脉粥样硬化和高血压无关。

老年人动脉的组织学改变包括动脉和内皮细胞的大小、形态的不规则以及多核的内皮巨细胞增加；内皮下层变厚，平滑肌细胞、弹力层脂肪和钙化中心增多；血管中层除了弹力层碎裂外，还有胶原和黏多糖的增多。因此，动脉管径虽然增加，但是管壁仍然增厚。

老年人内皮细胞合成前列腺素减少，这在血栓和动脉粥样硬化的形成中起着重要作用。内皮舒张因子在老年人中的作用有所减弱，同时内皮依赖性的血管对乙酰胆碱的反应减少。这些变化在应激和疾病过程中有重要意义。虽然很难鉴别哪些是老年性的内皮变化，哪些是高血压、动脉粥样硬化和高血脂所引起的，但目前可以明确的是，年龄是内皮依赖性舒张功能丧失的一个独立危险因子。

对老年心功能改变已进行了广泛研究。研究范围包括细胞水平和亚细胞水平的老年心脏收缩和舒张功能的变化，能量储备的获得和利用、细胞内钙的调控以及跨膜电位的评价等。

总体上老年心脏的收缩功能(心肌缩短或产生张力的能力)基本是正常的。虽然老年动物实验中心肌对儿茶酚胺和洋地黄类的收缩反应降低，但是肌纤维对直接钙刺激的反应并没有改变。此外，年老动物中收缩后强化力仍然存在，这种反应可以通过钙的刺激预测。研究发现，老年鼠和犬对洋地黄反应性降低的变化同样存在于老年人心脏中。老年人基础以及应激后的儿茶酚胺水平较高，但心肌变时和变力能力较差。

Rodeheffer 等的研究入选了 61 名 25～79 岁受试者，其中小部分年龄在 70 岁以上(<10 人)，检查(包括放射性核素心肌显像)均未发现心血管疾病的证据。受试者接受 125 W 的运动试验直到筋疲力尽，提示其运动能力良好。受试者的最大心排血量并不随年龄增加而降低。放射性核素心功能检测发现，随

着年龄的增加,心率和心肌收缩力降低,后负荷增加,但被舒张末容量(前负荷)的增加所抵消。根据 Frank-Starling 机制,由于最高心率降低,可以通过舒张期容量增加使每搏量增大而维持心排血量。

虽然老年心脏的收缩功能基本得到保留(尽管对各种激动剂的反应有所变化),但舒张功能减弱。这种可能并不显著的变化具有重要的临床意义。人们在动物衰老模型中发现,最显著和具有预测价值的老年心功能变化是舒张期延长。这是由于随着年龄增长,细胞内钙利用减缓,同时动作电位延长导致。整体心脏的舒张功能不全可能还与老年左心室腔和二尖瓣结构的改变有关。此外,老年特异性淀粉样浸润可以加重心脏的舒张功能不全。

老年人心脏和外周血管的变化使机体对各种刺激(包括运动、站立、进食等日常活动)的综合反应发生了显著改变。这对分析急性心肌梗死和心力衰竭老年患者的预后具有重要意义。

明确区分老年心脏功能的改变和生活方式的改变较为困难。如以运动量为指标,老年心功能水平随着年龄增长而降低。老年人的最大氧耗量降低可能与肌肉量减少有关,而不是心功能和心排血量降低的结果。由于老年性动脉改变使心脏后负荷增加,同时由于老年人对β受体激动剂反应能力降低,因而应激或运动时心率和心肌收缩力增加的水平不如年轻人显著。

总之,老年心脏的收缩功能基本正常,最大心肌收缩力和心肌缩短能力不受影响。心肌对直接钙刺激的反应仍然如故。但一些受体对相应配体的反应能力有所减弱。老年心脏最常见的改变是心肌松弛能力的降低以及舒张功能不全。这种改变对于左心室充盈压改变的患者(如存在心肌梗死、高血压)以及用药(利尿剂)具有重要意义。

(二) 老年人心血管疾病的药物治疗及处理

老年人药物治疗应注意"起始小剂量,然后慢慢加量"。老年心血管疾病的用药较为复杂,一方面老年人药代动力学和药效动力学发生了改变;另一方面老年患者往往用药品种繁多,容易产生药物相互作用。老年患者胃肠道动力降低,小肠黏膜吸收面积减少约 30%,小肠血流减少 40%,此外经常使用抗酸剂和抗胆碱药可以影响其他药物的吸收。

体重和血浆蛋白水平引起的药物分布改变具有重要意义。老年患者的血药浓度升高与药物代谢减弱、药物与组织和蛋白的结合水平低、排泄缓慢等因素有关。老年人选择药物剂量时必须考虑肝肾血流和代谢的改变(尤其是 CYP 系统),这也是药物半衰期的重要影响因素。据报道,70 岁时肾小球滤过率仅为 60%,肾血流减少达 40%,维持水钠的能力降低。由于老年人传导系统和压力感受器的改变使降压治疗后更易出现心动过缓、直立性低血压等症状。同时,由于受体数量、亲和力以及代谢因素和靶器官的改变,靶器官对药物的反应降低,加上老年人用药种类繁多,所以必须从小剂量开始给药,同时严密监测药物不良反应和相互作用,并及时调整药物用法。在监测过程中有时也需要区分药物作用和疾病本身的表现。

老年患者的主要治疗目标是延长生命、减轻症状和改善生活质量。对于老年患者如果片面强调改善生存率可能会增加致残的发生,所以老年人缺少大量以生存率为观察终点的研究。由于年龄使患者的治疗反应发生了改变,所以年轻人群中得到的研究结果不能被臆断地推广到老年患者中。在对老年患者做出临床决策时,必须考虑其伴随疾病以及可能引起的治疗并发症,同时要重视年龄对治疗产生的影响。在老年人中可能更值得推荐一些能减轻症状、减少致残和提高生活质量的治疗方法。因为即便再好的治疗也可能对老年患者的寿命无显著影响。

在临床决策中必须参考患者的价值观和愿望。这可能会占用医师大量时间,也可能会使决策变得困难,尤其在那些紧急情况下(如急性心肌梗死或致命性心律失常)。此外,在老年患者中心理问题是一个普遍存在的挑战性课题。抑郁、痴呆、孤独、依赖性、依从性差、缺乏社会支持都会使对老年患者的处理变得复杂。因此,必须再次强调个体化治疗的重要性。

二、老年高血压

高血压是老年人最常见的疾病,也是脑卒中、肾脏病、心脏病突发和心力衰竭的并发症。Framingham 心脏研究显示,随着年龄增长,高血压,特别是老年单纯收缩期高血压的患病率增加。在<60 岁的人群中,27%的人患有高血压,其中 20%为 2 级高血压(未治疗时收缩压≥160 mmHg 或舒张压≥100 mmHg)。在80 岁左右的人群中,75%患有高血压,其中 60%为 2 级高血压。在≥80 岁的人群中,高血压的患病率>90%。2002 年卫生部组织的全国居民 27 万人营养与健康状况调查资料显示,我国≥60 岁的人群中高血压的患病率为 49%,显著高于中青年人群,平均每 2 位老年人中就有 1 人患高血压。我国第六次人口普查数据显示 60 岁及以上人口占 13.26%,65 岁及以上人口占 8.87%。随着人口老龄化的进展,我国老年人群高血压的患病率将增加。老年人高血压的发病机制、临床表现和预后等方面均具有一定特殊性。鉴于高血压对于老年人危害更大,更应积极防治。

(一) 老年高血压的诊断标准

人类血压水平是客观存在的,并呈连续性分布,正常血压和高血压的划分并无明确界线,高血压水平也是根据临床和流行病学资料人为界定的。对老年人这一特殊群体也是如此。早在 1978 年 WHO 建议老年高血压是指 60 岁以上的人群中,血压值或非同日 3 次以上收缩压≥160 mmHg 和(或)舒张压≥95 mmHg,可诊断为老年高血压。这项诊断标准用了 15 年,直到 1993 年 WHO 将高血压定义为血压≥140/90 mmHg。1999 年 WHO/ISH 高血压防治指南,年龄≥60 岁、血压持续或 3 次以上非同日坐位收缩压≥140 mmHg 和(或)舒张压≥90 mmHg,可定义为老年高血压。若收缩压≥140 mmHg,舒张压<90 mmHg,则定义为老年单纯收缩期高血压。2010 年中国高血压防治指南将年龄在 65 岁及以上、血压持续或 3 次以上非同日坐位收缩压(SBP)≥140 mmHg 和(或)舒张压(DBP)≥90 mmHg 定义为老年高血压。若 SBP≥140 mmHg,舒张压<90 mmHg,则定义为老年单纯收缩期高血压。关于老年高血压的分类和心血管病危险分层,参阅高血压章节。

(二) 老年高血压的特点

1. 收缩压增高为主　老年人收缩压水平随年龄增长而升高,而舒张压水平在 60 岁后呈现降低的趋势。在老年人群中,收缩压增高更常见,老年单纯收缩期高血压成为老年高血压最为常见的类型,占 60 岁以上老年高血压的 65%,70 岁以上老年患者中90%以上为老年单纯收缩期高血压。大量流行病学与临床研究显示，与舒张压相比，收缩压与心、脑、肾等靶器官损害的关系更为密切，收缩压水平是心血管事件更为重要的独立预测因素。

2. 直立性低血压　是指从卧位改变为直立体位的3 min内，收缩压下降≥20 mmHg或舒张压下降≥10 mmHg，同时伴有低灌注的症状。JNC-7指南则将其定义为：由卧位转换为直立位后收缩压下降≥10 mmHg且伴有头晕或晕厥等脑循环灌注不足的表现。由于老年人自主神经系统调节功能减退，尤其当高血压伴有糖尿病、低血容量，或应用利尿剂、扩血管药物及精神类药物时更容易发生直立性低血压。因此，在老年人高血压的诊断与疗效监测过程中需要注意测量立位血压。

3. 血压波动大　随着年龄增长，老年人压力感受器敏感性降低，而动脉壁僵硬度增加，血管顺应性降低，使老年高血压患者的血压更易随情绪、季节和体位的变化而出现明显波动，部分高龄老年人甚至可发生餐后低血压。老年人血压波动幅度大，可显著增加发生不良心血管事件及靶器官损害的危险，同时增加了降压治疗的难度，因此需谨慎选择降压药物。

4. 并发症多　老年高血压患者并发症比较多而且严重，如冠心病、心力衰竭、脑血管病、肾功能不全等。这主要与老年患者血管功能失调、动脉硬化、心功能下降等有关。

5. 假性高血压　老年人的肱动脉大多呈僵硬状态，目前临床上所用的间接测压法由于气囊压不住肱动脉，造成读数过高，产生"假性高血压"。

6. 脉压较大　脉压是反映动脉弹性功能的指标。由于动脉硬化使收缩压增高，而血管壁回缩力小导致舒张压下降。脉压越大，动脉硬化程度越严重。脉压>40 mmHg视为脉压增大，老年人的脉压可达50～100 mmHg。老年人脉压与总死亡率和心血管事件呈显著正相关。

7. 常见血压昼夜节律异常　健康成年人的血压水平表现为昼高夜低型，夜间血压水平较日间降低10%～20%(即杓型血压节律)。老年高血压患者常伴有血压昼夜节律的异常，表现为夜间血压下降幅度<10%(非杓型)或>20%(超杓型)，甚至表现为夜间血压不降反较白天升高(反杓型)，使心、脑、肾等靶器官损害的危险性显著增加。老年高血压患者非杓型血压的发生率可高达60%以上。与年轻患者相比，老年人靶器官损害程度与血压的昼夜节律更为密切。

(三) 老年高血压的治疗原则

关于老年高血压治疗问题争议较大，特别是心内科和神经内科医师，对于老年高血压是否需要治疗，治疗目标值应该定在何处为妥，以及对降压疗效评价标准均不一致。

目前，老年高血压的治疗目标值JNC-7和ISH均定为<140/90 mmHg，而2010年中国高血压防治指南中，老年患者的降压目标是<150/90 mmHg，如能耐受可降至140/90 mmHg。对于80岁以上的高龄老年人降压的目标值为<150/90 mmHg。但目前尚不清楚老年高血压降至140/90 mmHg以下是否有更大获益。

近年来完成的大规模多中心临床试验结果显示，合理、有效地控制血压水平，可显著地降低老年人脑卒中和心血管事件的危险性。降压治疗的"J"形曲线现象近年来倍受关注，冠心病患者舒张压低于70 mmHg时可能会增加不良心脏事件的危险，而脑卒中与"J"形曲线的关系并不明显。

80岁以上高龄老年人进行降压治疗是否同样受益，尚有待研究。2003年欧洲高血压指南指出，在降压治疗和随机对照试验中，80岁以上患者致死性和非致死性心血管事件均显著降低，但是总死亡率没有下降。2009年欧洲高血压指南指出，HYVET试验结果表明高龄老年高血压降压治疗可降低总死亡率和脑卒中的发生率等。因此，对80岁以上老年高血压的治疗策略，还须经大量临床循证医学提供有力的证据。

总之，根据最近欧美高血压治疗指南和2010年中国高血压防治指南，对于老年高血压治疗的看法有以下几点：① 大规模随机对照试验几乎毫无疑问地证实，无论是收缩期或舒张期高血压，还是单纯收缩期高血压，降压治疗都是有益处的。② 老年患者的初始降压治疗应遵循一般原则，即降压药从小剂量开始，降压速度不宜过快，对体弱患者应多观察药物反应。若合并有危险因素，靶器官损害，特别是有心血管病时，降压药选择应慎重。③ 应测立位和坐位血压，排除直立性低血压。动态血压监测有助于了解血压波动情况。④ 指南中介绍的五大类降压药(利尿剂、血管紧张素转换酶抑制剂、血管紧张素Ⅱ受体拮抗剂、β受体阻滞剂、钙通道阻滞剂)均可用于老年高血压患者。并且常需两种或更多种降压药联合应用，才能使血压控制到目标水平。对于合并前列腺肥大或者使用其他降压药血压控制不理想的患者，α受体阻滞剂亦可应用。⑤ 在临床实践中，应根据病情采用个体化用药原则。

三、老年冠心病

老年冠心病的患病率和发病率明显高于年轻人。尸检发现，50岁以上人群中50%以上至少出现一支冠状动脉的严重狭窄。随着年龄的增加，狭窄病变的数目和严重程度逐渐增加。老年冠心病患者的死亡率较高。据统计，85%以上的冠心病死亡发生于65岁以上人群。年龄每增长10岁，冠心病的死亡率增加2～3倍。老年冠心病在男性、女性中的发病情况有明显差别，男性冠心病相对早发，但随着年龄的增长两者的患病率趋近(85～94岁年龄段，男性为48%，女性为43%)。

(一) 老年冠心病的危险因子

老年人心血管危险因子与冠心病之间的关系具有自身的特点。例如，老年人吸烟与冠心病的关系并不十分明确。老年人血清胆固醇水平相对降低，高密度脂蛋白升高，胆固醇水平和冠心病的相关性较弱，但总胆固醇/高密度脂蛋白胆固醇是冠心病发生的良好预测因子。随着患者年龄的增长，高血压、糖尿病及左心室肥厚等危险因子对冠心病发生的影响有所增加。积极地控制这些危险因素(如治疗高血压)可以减少冠心病的发生(参阅冠心病章节)。

(二) 老年冠心病的临床表现和诊断

老年冠心病患者较少出现典型的胸痛，而更多可能表现为呼吸困难，甚至出现晕厥、脑卒中或意识模糊等神经系统表现。老年无症状性心肌缺血可能与老年人痛觉减弱、冠状动脉侧支循环形成、自主神经功能障碍有关。此外，由于老年人活动量减少，因此即便存在严重的心肌缺血，仍然可以不出现心绞痛症状。

心电图对于老年冠心病的诊断价值有限。老年人心电图经常存在一些非特异性的ST-T改变，这往往提示常见的老年性心肌肥厚，而对于心肌梗死的诊断价值并不大，除非S-T段和T波伴随症状而呈现相应的动态改变。老年急性心肌梗死的心电图常常可以表现为S-T段压低，而不是典型的S-T段抬高和Q波形成。

心电图运动试验可以用于老年冠心病的诊断、危险分层和预后判断。单支病变患者运动试验阳性的可能性较小，三支病变或左主干病变患者，运动试验的敏感性可以达到80%～85%。一般认为能完成Bruce方案2级以上的为低危患者。如果心电图显示束支传导阻滞或非特异性ST-T改变，心电图运动试验无法对心肌缺血做出诊断时，可以进行静息和负荷放射性核素心肌灌注显像或负荷超声心动图检查。如果患者活动受限，则可以进行药物负荷试验（如多巴酚丁胺、腺苷等）。

冠状动脉造影结果有助于临床决策，但其预后价值并不优于左心室射血分数。老年人冠状动脉造影并发症的发生率有所增加。但对于稳定型心绞痛患者，冠状动脉造影时心肌梗死、死亡和脑卒中的发生非常罕见。

（三）老年冠心病的治疗

老年冠心病治疗的首要问题是改善患者功能和提高生活质量，同时要注意治疗的个体化。

1. 药物治疗　老年冠心病患者的治疗药物和年轻患者相似，阿司匹林、氯吡格雷、硝酸酯类、β受体阻滞剂、钙通道阻滞剂和ACEI等均可使用。但是，由于老年人动脉粥样硬化程度严重同时可伴有左心室舒张功能不全等情况，因此对药物治疗的反应相对较差。同时由于老年人压力反射减弱、β受体的敏感性下降以及动脉硬化显著，容易出现治疗不良反应。例如在使用ACEI和短效硝酸酯类的过程中容易出现直立性低血压，而联用洋地黄、胺碘酮和钙通道阻滞剂则容易引起房室传导阻滞。因此，用药过程中必须注意药物剂量并进行严密监测。

2. 经皮冠状动脉介入治疗（PCI）　由于冠状动脉介入治疗相对创伤较小，越来越多的高危冠心病患者或者药物治疗效果不佳的心绞痛患者接受了这种治疗方法。近年来，老年人冠状动脉介入治疗的手术成功率有所提高，术后近期并发症有所减少。据报道，65岁以上多支病变的患者中手术成功率可达96%以上，52%的患者达到了完全血运重建。但是必须注意到，由于老年患者中多支病变、高度狭窄及复杂病变常见，因此介入治疗的并发症以及死亡率较年轻患者还是有所增加。80岁以上患者的手术死亡率为60岁以下患者的5倍。介入治疗后死亡的主要预测因子包括左心室射血分数<40%、三支病变及女性。

近年很多研究表明，随着年龄的增加，造影剂肾病（CIN）的发生率升高，并发现年龄是CIN的独立预测因子。随着年龄增加，血管僵硬度增加，内皮功能下降，血管舒张功能减退、多能干细胞修复血管的功能下降。上述因素表明老年人肾脏快速修复功能下降，CIN发生的危险增加。

3. 冠状动脉旁路移植术（CABG）　与药物治疗相比，CABG可以显著提高高危冠心病患者的5年存活率。尤其是对于左冠病变，特别是左主干病变患者预后改善更为显著。与介入治疗相比，外科治疗术后1年内的死亡率增高，但是再发心绞痛或再次手术干预的发生率明显减少。目前，有越来越多的老年冠心病患者接受外科治疗。必须指出的是，随着年龄的增加，手术并发症（包括神经系统并发症、伤口感染、死亡等）的发生有所增多。

对于患有严重伴随疾病的高龄患者，血运重建的目的主要是缓解症状，因此可以首选介入治疗。如果患者相对年轻或没有严重伴随疾病，则可综合考虑其冠状动脉病变范围、左心室功能及患者的意见而选择治疗方法。

（四）老年急性心肌梗死

年龄是急性心肌梗死后30 d内死亡的最有力预测因子。据统计，80%以上的心肌梗死死亡发生于65岁以上的患者。这可能与老年人左心室舒张功能减退、压力感受器和β受体敏感性的改变、肺肾功能的衰退有关。老年急性心肌梗死中心力衰竭、心律失常、心源性休克和心脏破裂等并发症的发生率也明显高于年轻患者。

1. 老年急性心肌梗死的诊断　老年急性心肌梗死按出现的症状可以分为典型、无痛性和无症状性心肌梗死，其中无症状性心肌梗死占40%。老年人左心室舒张功能减退同时往往伴有肺部疾病，所以无痛性心肌梗死主要表现为呼吸困难。此外，也可以表现为晕厥、意识障碍，甚至脑卒中和外周血管栓塞。即使部分老年心肌梗死患者出现胸痛症状，但其性质、部位等也不典型。加上相当一部分老年急性心肌梗死患者的心电图表现为S-T段压低，心肌酶释放又较少，使诊断尤为困难。

2. 老年急性心肌梗死的处理　急性心肌梗死发病24 h内的处理，特别是再灌注治疗方式的选择对预后具有至关重要的影响。

(1) 溶栓治疗：高龄患者溶栓易引起颅内出血等并发症，早期的溶栓研究并没有将其纳入。一般认为，70岁以上患者溶栓后脑卒中危险性的增加与脑血管系统完整性的破坏、既往发生无症状性脑缺血以及脑血管淀粉样变性有关。老年急性心肌梗死患者使用阿替普酶后脑出血的发生率要高于使用链激酶者。因此，高龄和使用阿替普酶是溶栓后出血的两个重要预测因素。其他预测因素包括女性、高血压和低体重等。

在老年心肌梗死患者中使用肝素必须谨慎。首次推注剂量可以减少至3 000 U，同时每小时用量可从1 000 U减少至500 U。肝素使用过程中必须密切监测aPTT。

年龄是老年心肌梗死患者死亡率的重要影响因素。是否选择溶栓治疗，必须充分权衡溶栓后死亡率减少以及溶栓后出血危险性增加之间的利弊。FTT研究显示，75岁以上老年心肌梗死患者溶栓后的绝对获益最大，是年轻患者的2倍（每治疗1 000人可挽救40人，而年轻患者中每治疗1 000人挽救21人）。同样GUSTO1研究显示，溶栓最大的获益见于65～85岁的心肌梗死人群。因此，如果在排除溶栓的禁忌证后，年龄的增加应当是溶栓的适应证而非禁忌证。

尽管有充足的证据表明老年患者可以从溶栓中获益，但是目前在老年人中溶栓开展得仍不充分，主要是由于老年患者的不典型临床表现使其丧失了溶栓的时机。其次，老年患者的一些常见伴随疾病是溶栓的禁忌证。因而只有少部分患者适合溶栓治疗。

(2) 直接PTCA：对S-T段抬高的急性心肌梗死患者，直接 PTCA 能够恢复梗死相关动脉的前向血流，其中 90%以上可恢复 TIMI 3 级血流。直接 PTCA 还能降低患者的死亡率、住院期间的再梗死率以及致残率。一项 75 岁以上高龄患者的回顾性分析显示，直接 PTCA 患者的死亡率为 2%，而溶栓的死亡率为 10%($P<0.05$)。两者差别的主要原因是介入治疗在很大程度上能避免溶栓导致的中枢神经系统并发症，而两组在心源性死亡方面没有明显差别。

对于非 S－T 段抬高型心肌梗死，常规早期进行直接 PTCA 目前尚无充分证据，除非患者有持续性缺血的表现。

(3) 其他药物治疗：一些大型临床研究结果表明，老年心肌梗死患者使用阿司匹林、氯吡格雷、ACEI 和 β 受体阻滞剂后存活率的改善程度要大于年轻患者，但用药时必须注意药物的不良反应和禁忌证。

四、老年瓣膜性心脏病

老年人中存在多种心脏瓣膜疾病，其中最常见的是主动脉瓣钙化性狭窄及二尖瓣黏液样变性引起的二尖瓣关闭不全。此外，心肌缺血引起的乳头肌功能不全以及各种原因导致的心力衰竭也可以产生二尖瓣关闭不全。老年人中原发性三尖瓣和肺动脉瓣病变罕见。

老年人瓣膜性心脏病与心脏瓣膜中纤维结构的非炎性、慢性退行性改变及多种因素相关。除心脏瓣膜的衰老和长期的血流动力学因素外，研究提示还有其他参与因素。瓣膜钙化不仅是老化的结果，而且还是一个主动进展的结果。这一发展和遗传、糖尿病、血脂紊乱、高血压、吸烟等相关。

(一) 主动脉瓣病变

老年主动脉瓣钙化性狭窄是因为瓣环和半月瓣根部的硬化和钙质沉积引起，病理改变中并不出现瓣膜的粘连融合。在 60 岁以上患者中，先天性主动脉瓣二瓣畸形合并钙化是主动脉瓣狭窄的最常见原因。

主动脉瓣狭窄杂音的强弱主要取决于左心室收缩压和每搏量。老年钙化性主动脉瓣狭窄的杂音一般不超过 2 级。杂音的出现并不提示存在严重狭窄。老年钙化性主动脉瓣狭窄出现代偿性左心室肥厚较少。颈动脉搏动延迟、脉压减小、心底部震颤等体征也不显著。在这些患者中，普遍存在第二心音减弱，这是因为严重钙化限制了瓣膜的活动。

主动脉瓣狭窄的诊断有赖于完整的体格检查以及心脏超声检查。老年人出现心绞痛、呼吸困难以及中枢神经系统症状时，必须考虑该病的可能性。对狭窄的预后进行判断较为困难，一些病例可以在 1～2 年迅速进展。

老年主动脉瓣反流较主动脉瓣狭窄少见。主动脉瓣反流的主要原因包括高血压、动脉粥样硬化引起的瓣膜变形以及主动脉根部的改变等。其他罕见原因包括感染性心内膜炎和主动脉夹层分离。

(二) 二尖瓣病变

老年人中由乳头肌功能不全引起的轻度二尖瓣反流十分常见。二尖瓣脱垂虽然少见，但更具临床意义。一些老年二尖瓣脱垂患者可以出现进行性二尖瓣反流，甚至可以出现腱索自发断裂。

二尖瓣瓣环钙化几乎仅见于老年患者。这些患者往往只具有轻中度的二尖瓣反流。胸片可以显示二尖瓣钙化，但确诊往往依赖心脏超声。老年人收缩期杂音的鉴别必须考虑该病的可能性。严重的瓣环钙化可以使左心室充盈受阻，而出现功能性二尖瓣狭窄。

老年性二尖瓣病变更多见于二尖瓣前叶。其病理改变包括弹力组织和纤维组织断裂，脂质和钙盐的沉积。严重的二尖瓣钙化使二尖瓣环丧失了括约功能，可引起二尖瓣反流。二尖瓣环广泛钙化时可以影响心脏传导系统产生传导阻滞，还可能引起栓塞或成为感染性心内膜炎的病灶。

(三) 老年瓣膜性心脏病的处理

值得注意的是，老年心脏瓣膜病合并心房颤动者较多，体循环栓塞和脑卒中的发生率明显增加。因此，抗凝治疗十分重要。

老年心脏瓣膜病患者手术指征的掌握较为困难。对于 75 岁以上患者，除了伴随疾病外，年龄本身就会增加瓣膜手术的风险性。此外，老年患者手术的主要目的是减轻症状和改善生活质量。因此，手术进行与否必须综合考虑患者的病变程度、伴随疾病以及手术风险等因素。

主动脉瓣狭窄患者如果出现心力衰竭、心绞痛和晕厥等症状，平均存活时间仅为 3 年。因此当患者出现上述症状或压力阶差在 50 mmHg 以上，即存在手术指征。老年主动脉瓣狭窄均伴有严重钙化，从而使瓣膜分离术的成功率降低，术后存活时间缩短。对于钙化性主动脉瓣狭窄，经皮主动脉瓣球囊成形术可以增加心排血量和周围组织灌注。但术后再狭窄率高，只适用于高龄、症状明显但有手术禁忌的患者，或者作为瓣膜置换前的过渡治疗。瓣膜置换是主动脉瓣狭窄的主要手术方法，目前包括外科主动脉瓣置换术和经导管主动脉瓣置换术两种手术方法。

主动脉瓣反流患者行主动脉瓣置换术的预后较主动脉瓣狭窄者差。手术与否取决于反流的病因和严重程度。慢性反流患者还须参考患者的左心室功能。

老年患者二尖瓣置换后的预后较主动脉瓣置换差。合并冠心病的患者术后死亡的危险性增高。二尖瓣修补术的死亡率较低，而且术后无须长期抗凝。无症状或轻度症状二尖瓣反流者应该采取药物治疗。对于没有严重钙化的二尖瓣狭窄，可以首选二尖瓣球囊成形术治疗。

近年研究提示，退行性瓣膜疾病和动脉粥样硬化有明确相关性，纠正各种致动脉硬化的危险因素非常重要。但至今，除了调脂治疗，尚无针对其他心血管危险因素的临床研究显示控制这些因素(包括高血压、糖尿病、吸烟等)后有利于控制疾病的进展。

组织工程学和干细胞的联合应用可能为瓣膜疾病的治疗提供乐观的前景。

五、老年心律失常

随着年龄的增长，窦房结细胞数量逐渐减少，形状变得不规则，同时窦房结中脂肪、纤维和胶原含量增加。房室结、希氏束和束支中的细胞也同样减少：40 岁后希氏束细胞减少，50 岁后右束支细胞减少，70 岁后左束支细胞减少。尽管如此，窦房结功能仍然可能正常。一般认为，窦房结动脉的病变并不能引起窦房结的组织学改变。

房室传导阻滞或室上性心动过速可以使患者产生症状。

但在更多的情况下,心律失常患者的症状与合并的心脏疾病(如冠心病或心力衰竭)有关。老年心律失常患者的治疗应当考虑患者的整体情况,而不仅是传导系统退行性变所致的心电图改变或者心律失常本身。此外,还必须警惕一些常用药物(如β受体阻滞剂、钙通道阻滞剂、洋地黄等)作用引起的心律失常。

(一) 老年心房颤动

心房颤动在老年人中十分常见,据统计,80 岁以上人群中发生率为 10%,而 85 岁以上为 18%。所有年龄段男性心房颤动的发病率均明显高于女性。心房颤动容易导致脑卒中和心力衰竭,具有较高的致死率和致残率。Framingham 研究中,心房颤动导致脑卒中的危险由 50～59 岁时的 1.5%增加到 80～89 岁时的 23.5%。在 2010 年欧洲心房颤动诊疗指南中,对于非瓣膜病变的心房颤动患者,脑卒中和血栓形成的危险因素分为:"主要"危险因素和"临床有关的非主要"危险因素。前者指脑卒中、TIA 或高龄(≥75 岁);后者包括心力衰竭或中重度左心室收缩功能不全(即 LVEF≤40%)、高血压、糖尿病、女性、年龄 65～74 岁和血管病变(心肌梗死史、周围动脉病变和主动脉斑块)。新的评分方法是 CHA2DS2 - VASc。关于 CHA2DS2 - VASc 评分及预防血栓的药物选择,参阅心律失常章节。

对老年心房颤动患者的全身情况必须进行评价。例如,必须明确患者有无甲状腺功能亢进症、慢性阻塞性肺疾病和低钾血症,以及是否使用β受体激动剂或酗酒等。

老年心房颤动患者的治疗目标与年轻患者相同,主要是预防血栓栓塞并发症以及心房颤动所引起的症状。

华法林是目前预防血栓栓塞最有效的药物,但可以明显增加老年患者的出血倾向,应当慎重使用。使用华法林应使 INR 保持在 2～3,同时控制高血压,以减少颅内出血的危险性。对脑卒中危险性较低或存在华法林禁忌证的患者,可服用阿司匹林。目前,新的抗凝药物主要是Ⅹ因子拮抗剂和Ⅱ因子拮抗剂,其对心房颤动患者的血栓预防作用不劣于华法林,而且出血风险少,尤其是严重出血的风险明显减少。同时,这些药物是固定剂量服用,无须监测 INR,受食物和其他药物的干扰少,因此患者长期服用的依从性较好。

关于老年心房颤动患者是否应当复律一直存在争议,主要担心使用复律药物后可能出现不良反应。另外即便复律成功,维持窦性心律的可能性较低(30%～60%的患者在 1 年内心房颤动复发)。因此,对于老年心房颤动患者一般不主张像年轻人那样积极复律。但对于舒张功能不全患者,复律可以降低左心室充盈压并减轻肺充血症状。对于大多数患者而言,积极的抗栓和有效地控制心室率仍是更好的选择。

近年,心房颤动的导管消融治疗取得令人鼓舞的进展,2010 年欧洲心房颤动诊疗指南积极肯定导管消融可作为心房颤动的一线治疗,但要充分考虑心房疾病的程度(心房颤动类型、左心房大小、症状的严重程度等)、伴发心血管疾病的严重程度、患者的意愿和医师的经验。2011 年美国心房颤动诊疗指南将导管消融的推荐级别从Ⅱa 级提高到Ⅰ级。

Holter 检查中常常可以发现心房颤动伴 2～4 s 的长间歇。对于这种情况是否需要安装起搏器一直存在争议。目前认为除非长间歇和症状明确相关,一般不需安装起搏器。

(二) 室性心律失常

室性期前收缩的发生率随着年龄的增长而增加。单形性或某些多形性室性期前收缩的临床意义必须结合基础心脏疾病才能确定。对既没有基础心脏疾病又不产生症状的室性期前收缩不必治疗。β受体阻滞剂是有症状的室性期前收缩患者的首选治疗。充血性心力衰竭伴室性心律失常的患者可使用 ACEI。如果其他药物无效时可选用胺碘酮。持续性或非持续性室速的治疗与年轻患者相同,但药物剂量和给药方法可根据老年人药物代谢特点进行调整;预期存活少于 1 年的老年患者不应置入 ICD。

(三) 完全性房室传导阻滞

老年患者由于心脏纤维支架的钙化和严重纤维化,使房室传导阻滞和束支传导阻滞的发生率增加。出现二度Ⅱ型或完全性房室传导阻滞时通常需要起搏器治疗。但在 65～79 岁孤立性房室传导阻滞患者中安装永久起搏器和对照组相比存活率没有差别,而在 80 岁以上组中存活率甚至低于对照组。老年人由于左心室质量的增加和分支的纤维化,电轴逐渐左偏。在 85 岁以上健康人中右束支传导阻滞的发生率为 3%,当存在基础心脏疾病时其发生率为 8%～10%。左束支传导阻滞的发生与年龄有关。当患者存在束支传导阻滞时应当积极寻找基础心脏疾病。但是除非发生严重的传导阻滞,一般不需要特殊治疗。

六、老年肥厚型心肌病

对老年肥厚型心肌病是否与年轻患者具有同样的遗传基础、病理生理表现和预后,目前尚无定论。心脏超声检查显示,老年肥厚型心肌病同样也呈现非对称性室间隔肥厚、二尖瓣收缩期前向运动以及严重程度不等的左心室流出道压力阶差。但老年患者的室间隔肥厚程度相对较轻,而且局限于基底部。年轻患者的左心室腔往往呈新月形,而老年患者的左心室腔正常。老年患者室间隔细胞排列紊乱的现象和壁内冠状动脉增厚较少。

老年肥厚型心肌病患者的二尖瓣和室间隔在收缩期有不正常的接触,形成主动脉瓣下狭窄。这种现象也可能与收缩期室间隔不正常后移有关。当二尖瓣环显著钙化时可以加重流出道梗阻。部分老年肥厚型心肌病表现为严重的向心性肥厚、心室腔变小、射血分数增加及左心室舒张功能不全。高血压可能与这种严重的左心室肥厚有关。一些老年患者中同时存在肥厚型心肌病和高血压,两者间可能存在病因学联系。但也有人认为高血压虽然可能加重心肌肥厚,但不是心肌病的病因。

从临床表现看,老年肥厚型心肌病患者更常伴有轻度高血压,而晕厥和猝死罕见。

对于有症状的老年肥厚型心肌病患者应当首选β受体阻滞剂和钙通道阻滞剂治疗。对同步起搏治疗目前仍存在争议。但多项研究显示同步起搏可以降低收缩期左心室流出道的压力阶差或者可以改善患者的症状和提高运动能力。

当药物治疗无效时,可以考虑对肥厚的室间隔施行心肌切除术。在过去的 10 余年中,该手术的死亡率仅为 1.9%。室间隔心肌切除术患者的年死亡率低于非手术患者(0.6%和 1.7%～4%),而且患者的症状和生活质量明显改善。

室间隔化学消融术能显著减轻室间隔肥厚和左心室流出

道的压力阶差,同时能增加左心室的被动充盈,降低静息和活动时的左心室充盈压。但是消融术可以引起高度房室传导阻滞。原则上对高龄患者应慎重,权衡利弊后决定是否行室间隔化学消融术治疗。

对那些进行过心脏复苏或者发生室性心动过速以及可能会发生致命性心律失常的患者,可以植入自动复律除颤器。

七、老年心脏淀粉样变性

根据免疫组化分析可将老年心血管系统的淀粉样变性分为三种类型:孤立性心脏淀粉样变性、老年主动脉淀粉样变性和老年全身性淀粉样变性。孤立性心脏淀粉样变的发生率仅为3.9%。淀粉样变性可累及一些特定脏器,如心脏和舌,也可累及骨骼和自主神经,以及肺、肝和肾等。淀粉样变可以使心室壁增厚,舒张功能逐步减退,最后出现限制型心肌病的临床表现。以往人们忽视了老年心脏淀粉样变性的临床意义。目前认为淀粉样变性是85岁以上人群中发生心力衰竭的重要原因。传导系统障碍和心房颤动虽然常常和老年心脏淀粉样变性并存,但尚无确切证据表明这是传导系统淀粉样物质浸润的结果。

对老年心力衰竭患者,尤其是左心室肥厚而心室腔大小正常、心电图有低电压表现的患者要怀疑老年心脏淀粉样变性的可能。该病的预后较差,由心内膜活检确诊后6个月内的死亡率高达50%。该类患者出现充血性心力衰竭时对各种治疗手段的反应较差,存活时间仅为9个月左右。老年心脏淀粉样变的患者对洋地黄类药物较为敏感,容易出现洋地黄中毒。

参考文献

1. 中国高血压防治指南修订委员会. 中国高血压防治指南2010[J]. 中华心血管病杂志,2011,39(7):579-616.
2. 中国居民营养与健康状况调查技术执行组. 中国居民2002年营养与健康状况调查[J]. 中华流行病学杂志,2005,26(7):478-484.
3. Bonow R O, Carabello B A, Kanu C, et al. ACC/AHA 2006 guidelines for the management of patients with valvular heart disease: a report of the American College of Cardiology/American Heart Association Task Force on Practice Guidelines (writing committee to revise the 1998 Guidelines for the Management of Patients With Valvular Heart Disease): developed in collaboration with the Society of Cardiovascular Anesthesiologists: endorsed by the Society for Cardiovascular Angiography and Interventions and the Society of Thoracic Surgeons[J]. Circulation, 2006, 114(5): e84-e231.
4. Zipes D P, Camm A J, Borggrefe M, et al. ACC/AHA/ESC 2006 Guidelines for Management of Patients With Ventricular Arrhythmias and the Prevention of Sudden Cardiac Death: a report of the American College of Cardiology/American Heart Association Task Force and the European Society of Cardiology Committee for Practice Guidelines (writing committee to develop Guidelines for Management of Patients With Ventricular Arrhythmias and the Prevention of Sudden Cardiac Death): developed in collaboration with the European Heart Rhythm Association and the Heart Rhythm Society. Circulation, 2006, 114(10): e385-e484.
5. Caira F C, Stock S R, Gleason T G, et al. Human degenerative valve disease is associated with up regulation of low density lipoprotein receptor related protein 5 receptor mediated bone formation[J]. J Am Coll Cardiol, 2006, 47: 1707-1712.
6. Cowell S J, Newby D E, Prescott R J, et al. A randomized trial of intensive lipid lowering therapy in calcific aortic stenosis[J]. N Engl J Med, 2005, 352: 2389-2397.
7. European Society of Hypertension. Reappraisal of European guidelines on hypertension management: a European Society of Hypertension Task Force document [J]. J Hypertens, 2009, 27(11): 2121-2158.
8. European Society of Hypertension-European Society of Cardiology Guidelines Committee. 2003 European Society of Hypertension-European Society of Cardiology guidelines for the management of arterial hypertension[J]. J Hypertens, 2003, 21(6): 1011-1153.
9. Fuster V, Rydén L E, Cannom D S, et al. 2011 ACCF/AHA/HRS focused updates incorporated into the ACC/AHA/ESC 2006 guidelines for the management of patients with atrial fibrillation: a report of the American College of Cardiology Foundation/American Heart Association Task Force on practice guidelines [J]. Circulation, 2011, 123(10): e269-e367.
10. Goldbarg S H, Elmariah S, Miller M A, et al. Insights into degenerative aortic valve disease[J]. J Am Coll Cardiol, 2007, 50: 1205-1213.
11. Katz R, Wong N D, Kronmal R, et al. Features of the metabolic syndrome and diabetes mellitus as predictors of aortic valve calcification in the multi ethnic study of atherosclerosis [J]. Circulation, 2006, 113: 2113-2119.
12. Kodali S K, Williams M R, Smith C R, et al. Two-year outcomes after transcatheter or surgical aortic-valve replacement[J]. N Engl J Med, 2012, 366(18): 1686-1695.
13. Moura L M, Ramos S F, Zamorano J L, et al. Rosuvastatin affecting aortic valve endothelium to slow the progression of aortic stenosis[J]. J Am Coll Cardiol, 2007, 49: 554-561.
14. Rahimtoola S H. The year in valvular heart disease[J]. J Am Coll Cardiol, 2007,49: 361-374.
15. Rajamannan N M, Otto C M. Targeted therapy to prevent progression of calcific aortic stenosis[J]. Circulation, 2004, 110: 1180-1182.
16. The seventh report of the Joint National Committee on prevention, detection and evaluation and treatment of high blood pressure: the JNC 7 report[J]. JAMA, 2003, 289(19): 2560-2572.

第二十七篇

运动与心脏

侯晓峰

运动与心脏的研究可以追溯到19世纪末，1899年，瑞典医师Henschen通过叩诊发现越野滑雪运动员心脏肥大，认为大心脏是赢得比赛胜利的保证，并把这种运动员特有的大心脏称为运动员心脏(athlete's heart)。同时也揭开了近百年来研究运动心脏的序幕，为心脏病学的一独立分支学科——运动心脏学的形成奠定了基础。此后，随着科学技术的发展，通过X线影像学技术、超声心动图及磁共振图像分析证实运动员确有心脏肥大，同时伴有心功能改变，因而也有人称之为运动员心脏综合征(athletic heart syndrome)。研究表明，运动员心脏的特征主要表现在形态与功能两个方面。20世纪后期现代细胞生物学和分子生物学技术的应用，使人们可从细胞、亚细胞乃至分子水平研究运动心脏，进一步揭示运动心脏形成的分子机制。

人类历史上第1例有据可查的运动性猝死可追溯到公元前490年。那一年，希腊军队在雅典附近的军事重镇——马拉松与入侵的波斯军队展开了一场决定希腊命运的激战。希腊军队大获全胜后，青年士兵菲迪皮德斯奉命跑回雅典报告胜利的喜讯。但是，当他跑到雅典时，他只喊了一声"我们胜利了"，便倒地死去。为纪念菲迪皮德斯，"马拉松"长跑运动诞生。历史上在运动中猝死的运动员为数不少，近年来就有一些曾在运动场上创造过辉煌的运动员的运动性猝死引起过轰动，如吉姆·菲克斯(1984年，马拉松，美国)、弗乐·海曼(1988年，排球，美国)、谢尔盖·格林科夫(1995年，花样滑冰，俄罗斯)及朱刚(2001年，排球，中国)。据推测，这些运动员均死于心脏性猝死(sudden cardiac death，SCD)。由此可见，SCD是运动性猝死的最主要原因，也是其最主要的表现形式。这些猝死事件，再加上以往的运动员猝死事件，带给人们的除了震惊，还有疑问：对于运动员(无论其为专业还是业余)这样一组一向被认为是最健康的人群，是什么导致了他们的不幸猝死？

第一章　运动员心脏

运动员心脏指长期大运动量锻炼引起心血管系统发生一种适应性的正常生理变异。

运动员心脏是适应运动训练的生理性结果，还是一种病理性征象，各国专家学者对此各抒己见，德国一些著名运动医学专家认为这是心脏对运动的适应性反应，故至今仍采用运动员心脏这一概念，而不少英美专家对此表示怀疑，则喜欢用运动员心脏综合征这一术语。

一、运动员心脏的形成原因及机制

(一) 运动员心脏的生理学改变

近年来，随着细胞、分子生物学理论与技术的发展及应用，运动员心脏的研究日趋深入，目前认为血流动力学超负荷及心脏神经内分泌改变是运动员心脏形态与功能改变的发生机制，其中，由于耐力与力量训练引起的心脏前后负荷过载及心脏中α_1受体儿茶酚胺、血管紧张素Ⅱ、心房钠尿肽、脑钠素、胰岛素样生长因子、内皮生长因子、转化生长因子、内皮素、降钙素基因相关肽及胞内钙的改变是运动性心脏肥大发生的主要调节因素，而心肌细胞内游离钙在运动心脏形态与功能改变的发生调节过程中起信使作用。所以，运动心脏肥大的发生已不仅仅是由于血流动力学超负荷所致的细胞体积增大及相应亚细胞结构改变的简单过程，而是在神经-体液因素调节下，尤其在心脏自身的自分泌、旁分泌及胞内分泌机制调控下的一类结构、功能及代谢诸方面的心脏重塑(cardiac remodelling)过程。研究表明，运动员心脏的特征主要表现在形态与功能两个方面。

1. 运动与血流动力学　心脏对耐力性或动力性运动的急性反应表现为心排血量和动静脉氧差增加。氧摄入量与心排血量呈线性相关。运动时骨骼肌的收缩对静脉的挤压作用，使静脉回流量增多，左心室充盈压升高，左心室舒张末容积增高以及胸内压下降，二尖瓣口增大等改变，在运动早期和较低水平运动时，激活Frank-Starling机制，以后在较高水平运动时，由于交感兴奋进一步增强Frank-Starling效应，使心肌收缩力增强，每搏出量增加，从而使心排血量增加。运动时心率增快，早期是由于迷走张力下降，以后则因交感兴奋和循环儿茶酚胺水平升高的缘故。而心率增快又使心排血量增加。动力性训练时收缩压升高，而舒张压和平均动脉压升高不明显，尤其是大肌肉或腿部训练时。肺动脉压较血压升高更明显。

力量性或静力性运动时，由于肌内压急剧升高，运动骨骼肌血流减少，所以机体无氧供能。其氧摄入量和心排血量增加较耐力性运动少，心排血量的增加主要是因心率增快，而心搏出量几乎不变。收缩压显著升高，是由于骨骼肌收缩叠加于动脉压力波，与心搏出量和系统血管阻力变化关系不大。动静脉氧差不变。

耐力性运动训练者心排血量的增加主要是心搏出量净增的结果。无论是在休息或各种水平的亚极量运动时心率随耐力训练而逐步减慢，这主要是迷走张力增高的缘故，但交感活力减低以及其他非自主因素减慢窦房结的内在心率可能亦起一定的作用。耐力训练的运动员休息时心腔内压力正常，运动时心腔内、肺动脉和周围血管压力的反应都是正常的。每分钟心室作功亦是正常的。心动过缓增加舒张期充盈时间进一步增加心搏出量和冠状动脉血流，因冠状动脉供血主要在舒张期。在耐力训练的运动员中总血红蛋白和血容量均增加，这就进一步增加对组织的供氧能力。耐力运动员尽管由于心室容积增加而使心室每搏作功增多，但心动过缓减少氧耗量却起着主导作用，因此对同等运动水平而言，心肌总的氧需量反而减少，故每分钟心室作功是正常的。耐力训练停止后心脏增大和心动过缓两项特征的表现都会消退。

力量性运动系因无氧供能，其心排血量的增加不及耐力性运动。

停止训练可引起系统适应性改变，发生暂时性逆转，称为停止训练效应(detraining effect)。停止运动训练后，60%的生理性心肌肥厚在 7 d 内发生逆转，即左心室重构。左心室后壁和室间隔的厚度同样减少，且室间隔与左心室后壁的比值保持不变。左心室舒张末内径在停止运动后 7 d 内减小，以后变化很小；Pelliccia 等报道 22%左心室腔扩张可持续存在，认为可能有远期临床意义。最大氧耗量在最初 3 周内下降 50%，12 周时降至 16%。最大心排血量在停止训练的头 3 周内下降 8%。停止训练后可因血红蛋白降低使血容积下降，Coyle 等报道耐力运动员停训 2～4 周后血容积下降 9%。

2. 运动与神经内分泌调节

(1) 心房钠尿肽：由心房组织分泌和产生的一种循环激素，具有利钠、利尿、舒张血管、对抗肾素-血管紧张素和去甲肾上腺素等作用。其舒血管的作用机制是抑制钙通道，减少 Ca^{2+} 内流，抑制肌质网内 Ca^{2+} 的释放，使胞内游离 Ca^{2+} 浓度下降，血管平滑肌松弛。心房钠尿肽通过扩张冠状血管，增加冠状动脉血流，改善心肌氧供。国内外文献报道，运动可使血浆心房钠尿肽水平大幅度上升，其幅度随运动强度增大而增加。但常芸通过对经不同运动强度耐力训练的大鼠血浆心房钠尿肽的测定发现，以中等以上强度训练组的心房钠尿肽水平升高最为明显，而心房钠尿肽水平增高与训练强度无明显相关性。心房钠尿肽分泌不是无限的，它的释放受到心率、血压、神经调节(如儿茶酚胺)、激素(如血管紧张素、内皮素、糖皮质激素等)因素影响，通过间接或直接增高心房压力发挥作用。停止训练较长时间后，心肌中心房钠尿肽的分泌和释放下降。

(2) 儿茶酚胺：包括肾上腺素、去甲肾上腺素和多巴胺。Simpson 等观察到肾上腺素和去甲肾上腺素可刺激心肌细胞肥大，与 α 受体和 β 受体结合，产生正性变时和变力作用，使心排血量增加。经跑台耐力训练后，大鼠心肌 α_1 受体数目增加，亲和力无明显变化；β 受体数目减少，亲和力不变，β_1 与 β_2 比例也不变。侯香玉等发现只有运动至力竭后，心肌 β 受体才会出现上调反应。

(3) 肾素-血管紧张素：目前证实心脏肾素-血管紧张素在运动超负荷和高血压等原因引起的心脏肥大中起重要作用，而血管紧张素中血管紧张素Ⅱ(AngⅡ)最为重要。AngⅡ可增强心肌收缩力，刺激心肌细胞生长，引起心肌肥厚。动物实验发现，大鼠游泳运动 8 周引起心肌肥大后，血浆和心肌局部 AngⅡ含量分别较正常对照组增加 45%和 49%，AngⅡ受体最大结合率(B_{max})比正常组降低 18%，解离常数(Kd)升高 11%，AngⅡ AT_1 受体亚型 mRNA 表达较正常组降低 30%，提示 AngⅡ参与运动心脏的重塑，但不同于高血压等病理性心脏肥大的调节。李昭波等发现运动性心肌肥大时局部 AngⅡ与 α-/β-肌球蛋白重链(MHC)变化呈正相关，而在高血压性心肌肥大呈负相关，认为心肌 AngⅡ可能对运动性心肌肥大时 α-MHC 具有上调作用，而对高血压性心肌肥大时 β-MHC 具有上调作用。

(4) 内皮素：是目前已知最强烈的缩血管物质之一，其正性肌力作用与细胞外 Ca^{2+} 内流和促进肌质网内储存的 Ca^{2+} 释放有关。我国石幼琪等观察到耐力运动员的血浆内皮素增高。动物实验发现，经过游泳训练后，随着运动强度的增加，SD 大鼠血浆内皮素含量逐渐上升，但与对照组相比无显著差异。只有过度训练，才会导致内皮素水平显著升高。在正常状态下，内皮细胞还可产生内源性血管舒张因子和前列环素抵消内皮素的作用。

(5) 降钙素基因相关肽：是近年发现的体内最强的舒血管活性肽，可以强烈地扩张血管、对抗内皮素、增加心肌收缩力，对缺血心肌有保护作用。其心房分布高于心室，左心室高于右心室。石幼琪等研究发现运动员血浆降钙素基因相关肽水平高于普通人，并且具有项目特征，柔道项目最高，游泳项目最低。停止训练较长时间后，降钙素基因相关肽的产生、分泌和释放下降。过度训练可使降钙素基因相关肽分泌减少。

3. 运动员心脏的形态学变化　研究表明，运动员心脏的特征主要表现在形态与功能两个方面。其中，运动性心脏肥大是运动员心脏的主要形态改变，可发生在左、右心室或(和)心房，但以左心室肥大为主。其肥大程度在一定范围内与运动强度和运动持续时间呈正相关，但通常运动员心脏呈中等程度肥大，运动员心脏一般不超过 500 g。运动员心脏系数为 7.5 g/kg。不同项目运动员心脏肥大类型各异，一般耐力项目运动员心脏为离心性肥大(eccentric hypertrophy)，以心腔扩大为主，也伴有心壁增厚；力量项目运动员心脏多为向心性肥大(concentric hypertrophy)，以心壁增厚为主。Blomqvist 等曾将优秀运动员心脏重量和病理性心肌肥厚的心脏重量进行比较后发现，优秀运动员的心脏不会超过 500 g，而病理性心脏则往往超过 1 000 g。Maron 分析 947 例运动员心脏超声，发现 98%的运动员耐力训练运动员的左心室舒张末期直径在 60 mm 以下，而力量性运动员变化不大；耐力性运动左心室后壁厚度增加 19%，但不超过12 mm，而力量性运动室间隔厚度可达到 16 mm，与左心室后壁之比不超过 1.2∶1。

女运动员心脏的增大较男运动员轻，其原因可能为女性血循环中雌激素水平较男性高，且心肌细胞内有雌激素的作用受体，运动后女性血睾酮升高，而雌激素和睾酮对心脏增大有抑制作用。此外，肾上腺素、生长激素的性别差异也可能对运动员心脏形成起一定作用。

4. 运动员心脏功能改变　主要表现为：安静时，运动员心率减慢，尤其耐力项目运动员心率可在 30 次/min 左右，呈现窦性心动过缓，心脏每搏量增大，心排血量变化不大；运动时，心力储备充分动员，心率增快，心排血量可达 42.3 L/min。运动员心脏具有可恢复性，即一旦停止运动，运动员心脏结构与功能的适应性改变减退，有人可恢复到常人水平。这种运动对心脏的影响是生理性还是病理性，抑或介于生理性与病理性之间，一直是目前众多学者争论不休的热点。

（二）运动员心脏形成的分子机制

20 世纪后期现代细胞生物学和分子生物学技术的应用，使人们可从细胞、亚细胞乃至分子水平研究运动员心脏，进一步揭示运动员心脏形成的分子机制。

1. 心肌肥大的机制　有研究表明，在外界刺激（运动训练）的条件下，心肌细胞肥大与胞内 Ca^{2+} 浓度升高有紧密的联系。Ca^{2+} 活化钙调神经磷酸酶（CaN）后，能使胞质中的 T 细胞核因子（NFAT）去磷酸化转位入核，调节心肌细胞肥大基因的表达。此外，Ca^{2+} 也作为核内的信号参与细胞的分裂、分化、DNA 复制和基因转录等。当核外胞质中的 Ca^{2+} 浓度升高时，钙调蛋白（CaM）抑制三磷酸肌醇与其受体（IP3 - IP3R）结合，减弱核 Ca^{2+} 释放，导致核 Ca^{2+} 聚集，从而调控核内的基因表达。所以，Ca^{2+} 是介导心肌细胞肥大的中心环节。

2. 心肌成纤维细胞的增殖和分泌功能　运动员心脏的形态和功能的改变除与其心肌细胞的肥大有关外，还与非心肌细胞的重塑作用相关，其中成纤维细胞的增殖和分泌功能起着重要作用。成纤维细胞具有自分泌功能，其自身分泌物以自身为靶细胞，调节自身的增殖和胶原合成。心室成纤维细胞分泌的内皮素，以内皮素受体为中介，增加胶原蛋白的合成。成纤维细胞又具有旁分泌功能，其分泌的某些肥大因子（如内皮素）作用于心肌细胞，促使心肌细胞的肥大。AngⅡ、去甲肾上腺素不是直接作用于心肌细胞，而是通过刺激成纤维细胞分泌内皮素发挥作用的。

（三）运动员心脏的遗传因素

Bouchard 等对双胎的放射线研究表明，心脏体积/体重的遗传系数为 25%～30%。Diano 等用 Echo 研究发现，父母与其子女心脏径线有明显的相关性，遗传成分可占 50%左右。然而也有人认为遗传因素对心脏的大小影响不大，家庭环境因素高于单纯遗传因素。由于目前研究遗传因素对心脏影响的资料甚少，故很难得出明确结论。

（四）运动员心脏的种族差异

国外学者曾调查 260 例黑人大学生运动员，其中 30%室间隔厚度超过 13 mm，而在调查的 500 例白人大学生运动员中只有 3%出现类似的室间隔肥厚，所以运动员心脏增大可能存在种族差异。

（五）运动员心脏的身材因素

在生长发育阶段（6 个月至 18 岁）心脏径线与身体大小高度相关。年轻人和老年人的心脏结构与体表面积相关。Blimkie 等认为 10～15 岁男孩心脏大小与最大氧耗量（VO_{2max}）之间的显著相关性主要受体重对心脏大小和 VO_{2max} 的影响。Savage 等报道左心室重量与体表面积或体重呈高度相关。Perrault 等对 200 例耐力运动员以及 Urhausen 等对阻力训练运动员的研究都得出类似的结果。

二、运动员心脏的主要临床表现

（一）症状与体征

耐力训练的运动员与未受训练的正常者血压无明显差别。颈动脉搏动呈高动力型。左心室搏动移位、增大亦呈高动力型。其常伴有第三心音，各学者报道检出率为 50%～96%，第三心音与舒张早期心室快速充盈有关，常为良性现象。第四心音则较少闻及，有时在舒张期充盈时间增加和胸壁薄者可闻及，在运动员的检出率为 42%～60%，发生原因尚不清楚。胸骨左缘可闻及收缩期喷射性杂音，在仰卧位转为直立位时减轻，可能与心搏量增加使非层流的血流经主动脉和肺动脉瓣有关。

（二）实验室检查

耐力运动可使有氧代谢过程中的酶活性增加，如碱性磷酸酶、肌酸激酶（CK）、乳酸脱氢酶、枸橼酸合成酶、磷酸果酸激酶、磷酸甘油脱氢酶和丙酮酸激酶等活性增加。有文献报道，急性运动和耐力运动时，抗氧化酶［如超氧化物歧化酶（SOD）和谷胱甘肽过氧化物酶（$GSH-P_X$）等］酶活性增加，心肌乳酸脱氢酶漏出减少。高原缺氧训练可引起血清肌钙蛋白 T 含量增高，递增缺氧训练可有效减轻肌钙蛋白 T 的升高。停止运动一段时间后酶活性皆可恢复正常。笔者在临床上曾发现 1 例从事手球运动项目的运动员，其停止训练后 CK - MB 一直未恢复正常，始终处于高水平，但无临床症状。

（三）心电图

国内外研究发现，运动员心电图常见类型有窦性心动过缓、窦性心律不齐、交界性逸搏、房性和室性期前收缩、房室传导阻滞、右束支传导阻滞、阵发性心动过速、预激综合征、心室复极异常等。

David 等对 20 例长跑运动员行动态心电图检查发现，清醒和睡眠状态最慢心率的范围分别为 34～53 次/min 和 30～43 次/min，睡眠期间有 1.6～2.8 s 的长间歇。Chapman 等报道个别静息时可慢至 25 次/min 而无任何临床症状，1/3 运动员睡眠时有 2 s 以上的长间歇。有认为无症状或不出现超过 4 s 以上的长间歇，均无须特殊处理。

房室传导阻滞是另一较常见的心律失常。国外报道一度房室传导阻滞的发生率为 0.8%～8.7%，一般属功能性，对训练和比赛无影响，少数为过度疲劳或病理因素（如急性心肌炎、电解质紊乱）所引起。二度以上房室传导阻滞心电图检出率为 2.4%～23%，高出同龄普通人 5 倍，多见于中长跑、马拉松等耐力项目的运动员。其可因过度训练、过度紧张而引起，常在夜间、卧位或闭气时出现，运动、心率加快、过度通气时消失。二度以上房室传导阻滞多短暂出现，若持续出现应视为病理性，Stegan 认为睡眠呼吸暂停可能为引起运动员严重缓慢心律失常的重要病因。

运动员不完全性右束支传导阻滞的发生率较非运动员高，马拉松和竞走项目运动员中可高达 51.11%。运动员完全性右束支传导阻滞的发生率为 0.22%，常无心脏病证据，完全性右束支传导阻滞和持久存在不完全性右束支传导阻滞，不能排除心脏病变的可能，应定期检查，进行随访观察。

期前收缩是运动员中最常见的心律失常。运动员静息心电图检出率为 3.7%，在 24 h 心电图检出率为 53.39%，以室性期前收缩最常见，其次为房性和交界性期前收缩。一般认为，运动员发生期前收缩的原因多为过度疲劳、情绪波动、感染等，少数为心脏病所致。约 1/3 为不明确原因，且无不适主诉，可照常参加训练比赛，无须药物治疗。但心电图上出现具有以下特点特征时，有心脏病的可能，应进行鉴别，如多源性室性期前收缩；室、房或交界性期前收缩同时存在，频发或是呈联律的期前收缩，并行心律性室性期前收缩；室性期前收缩发生较早与 T 波顶端重叠，QRS 波群畸形错折显著，其时间≥0.16 s；期前收缩后第一个或最初几个窦性心动的 T 波有改变，运动后期前收缩增加，伴有其他心电图异常，如房室传导阻滞、束支传导阻滞、缺血性 T 波改变等应全面检查，寻找原因。感染引起者，要暂停训练和比赛，给予药物治疗。过度疲劳者，应调整训练计划，辅以药物治疗。如为心脏病，应按心脏病治疗原则处理。原因不明者，应加强医学监督。

阵发性心动过速以室上性多见，多属功能性改变。室性心动过速少见，多伴有器质性心脏病。心房颤动和心房扑动少见，过度疲劳和过度紧张可发生。运动员心律失常都是无症状的，运动后心率增加而心律失常随之减少或消失。

心室复极异常与运动员心肌肥厚有关，示 QRS 波群电压增高，可逆性 S-T 段抬高和 T 波倒置、高大，ST-T 改变有以下特点：① 偶然发现，无心脏病症状和体征，运动能力良好。② ST-T改变的易变性大，可自然消失。③ 运动试验常使 ST-T改变消失或改善。④ 心室肌收缩时限和心脏功能均正常。⑤ 多年随访未见心血管系统病理表现。S-T 段下移较少见，一旦出现水平型 S-T 段下移为病理现象。运动训练和比赛时，由于心脏负荷增加，心脏结构、自主神经功能和内分泌激素水平发生的适应性或一过性的心脏结构与功能变化，这些必将影响心肌的电活动和心脏节律，继而影响运动员心脏射血功能与代谢功能。

患者可有预激综合征，在运动员中的发生率为 0.66%，其中约 30%的运动员有阵发性心动过速发作史，有阵发性发作者会对训练和比赛有不同程度的影响。过度训练和过度紧张也可增加其发作。

(四) 胸部 X 线

胸透时心搏幅度增大而有力。根据心脏 X 线摄片以及正位、斜位透视，将心脏分为四型：第一型左右心室都不大；第二型左心室增大；第三型右心室增大；第四型左右心室都大。运动员停止训练后心面积和容积缩小。高原训练的运动员，其心脏各房室径线和肺动脉段突出度增大，回到平原后缩小。

(五) 超声心动图

近年来国内外研究发现，耐力型运动员不仅左心室腔、主动脉内径增大，同时左心室壁明显增厚和左心室重量增加；而力量型运动员左心室腔和主动脉内径的增大和左心室壁的增厚与身材有一定关系，训练的效应只表现为室壁厚度和左心室重量轻度增加。但也有人认为力量型运动员有明显的心肌肥厚。总之，耐力型运动员心室腔扩大明显，可为四个腔室都扩大，但同时有心室壁增厚和肌肉重量增加，力量型运动员以心室壁厚度增加为主，同时有心腔扩大，但必须考虑到运动员的体重和身高。一般运动员心脏左心室舒张末径＜60 mm，有报道最大可达 70 mm，左心室后壁和室间隔厚度＜13 mm，主动脉和左心房内径＜40 mm。在安静状态下，运动员心率低于普通人，而每搏量、射血分数、左心室舒张末容积均显著高于普通人，其心排血量则无明显差异，表明运动员心脏有较强的储备能力。耐力型运动员心脏储备较强，尤其在超强运动时。力量型运动员安静状态下每搏量、射血分数和左心室短轴缩短率较耐力型运动员低，但随着运动负荷增加明显升高，表明是通过提高心肌收缩而增加心排血量的。有生理性心肌肥厚的舒张功能是正常的。

三、运动员心脏的鉴别诊断

运动员心脏是心脏对运动的适应性反应，是生理性心肌肥厚，由于心脏形态上与肥厚型心肌病(HCM)无明显差异，所以两者极易混淆。肥厚型心肌病的室间隔与左心室后壁比值＞1.3，而运动员心脏＜1.2；肥厚型心肌病的左心室内径大多＜45 mm，而运动员心脏＞55 mm；肥厚型心肌病往往左心房扩大，左心室充盈功能异常，而运动员心脏左心房扩大发生少，左心室充盈功能正常；肥厚型心肌病较运动员心脏有复杂的心电图表现；停止训练后运动员心脏的心室肥厚会减轻，肥厚型心肌病则无此表现；肥厚型心肌病有明确的家族史，而运动员心脏则无家族史。正确区分运动员心脏和肥厚型心肌病非常重要，由于运动员心脏和肥厚型心肌病存在一些相似，运动员心脏和肥厚型心肌病均受到种族和遗传背景影响，国外的诊断标准很难直接应用于国内。基因检测可能在其中起到关键的作用。一方面，基因检测可以大规模地进行基因筛查。另一方面，基因筛查有助于早期对 HCM 运动员进行诊断，对运动员心肌肥厚与 HCM 可进行鉴别诊断。若 HCM 基因型、表型和猝死危险因素之间的关系得以解决，应用基因芯片技术对运动员基因进行针对性筛查，对于预防运动性猝死可能是一个有用和有效的手段。

第二章 运动性心脏猝死

Maron BJ 对运动性猝死的定义是在运动中或运动后即刻出现症状，6 h 内发生的非创伤性死亡。目前大多数学者倾向于将猝死的时间限定在发病1 h内，如Chris CM认为是在运动过程中或运动停止1 h内发病并导致死亡，也有学者将运动中或运动后即刻发生的意外死亡称作即刻死（instantaneous death），症状发作后24 h内发生的意外死亡称运动性猝死。目前国内外研究者对运动性猝死发生的时间范围尚无统一的界定，大都是根据各自的目的来确定，所以时间就由30 s到24 h不等，这将不利于运动性猝死研究的发展。根据医学界对猝死的定义以及运动性猝死的发生情况，将运动性猝死定义为在运动过程中或运动后24 h内发生的非创伤性意外死亡。

研究表明，多数运动性猝死都由心血管异常所致，其病理变化主要涉及心肌组织血流动力学和电生理学方面的改变，致使心肌耗氧量增加，冠状血管供血不足。导致运动性猝死的主要心血管问题包括由冠状动脉疾病以及冠状动脉畸形导致的缺血性心脏病和心肌梗死，先天性血管结构发育异常所致的血管破裂，心脏电生理异常所致的心律失常，如长Q-T间期综合征、室性心律失常、预激综合征、病窦综合征，以及病毒性心肌炎和药物滥用导致的其他疾病等。导致运动性猝死的心源性疾病因年龄不同而不同。大多数年轻运动员（<35岁）猝死的主要原因是先天性心血管畸形，其中，36%猝死的年轻运动员患有肥厚型心肌病。年老运动员心源性猝死通常的原因是冠心病，偶尔为肥厚型心肌病和瓣膜性心脏病。

Thompson报道每年男女年轻运动员猝死的发生率分别为0.75/10万和0.13/10万，中年男性运动员猝死的发生率为6/10万。

一、运动性心脏猝死的病因

1. 肥厚型心肌病（HCM） 如前所述，HCM是年轻运动员SCD的主要原因，占1/3以上。据估计，一般人群HCM的患病率为1/500，但许多HCM患者终身都未被诊断。Maron等报道29例年轻运动员猝死病例中，14例尸检证实是肥厚型心肌病。国内报道19例猝死的年轻运动员尸检结果发现7例为肥厚型心肌病，占36.8%。

肥厚型心肌病是常染色体显性遗传性疾病，以左心室（或）右心室肥厚为特征，常为不对称肥厚并累及室间隔，左心室血液充盈受阻、舒张期顺应性下降为基本病变。根据左心室流出道有无梗阻又可分为梗阻性肥厚型和非梗阻性肥厚型心肌病。发病年龄为20～50岁，男、女发病比例2∶1，有明显家族史（约占60%），我国患病率为8/10 000，最后由于心力衰竭进行性加重而死亡或因心律失常而猝死，是运动性猝死的主要病因。在年轻无症状个体中，由肥厚型心肌病导致的猝死通常发生在中等强度或高强度的运动或比赛中。其可能的机制是大强度的训练和比赛时，机体所发生的一系列内环境变化（如血流量、水分和电解质的改变）增加了猝死的危险性或构成猝死的诱因。此外，反复大强度运动形成的心肌纤维化和心肌细胞排列紊乱所致的电生理异常以及致命性的室性心动过速的发作也是原因之一。

2. 先天性冠状动脉畸形 是年轻运动员SCD的第2位原因。与HCM一样，这种先天性畸形的漏诊率也很高。在运动员中，与SCD相关的最常见冠状动脉畸形是左主干起源于右Valsalva窦。从理论上来说，在运动时，冠状动脉畸形可导致心肌灌注不足，但其确切机制却不甚清楚，可能原因包括因运动时主动脉扩张而造成左主干狭窄，左主干起始部位为锐角，主动脉和肺动脉干对运行于两者之间的左主干造成压迫等。其他冠状动脉畸形还包括右冠状动脉起源于左Valsalva窦或肺动脉、单支冠状动脉和冠状动脉瘤。

一些冠状动脉畸形患者在发生猝死之前可表现出晕厥或心绞痛等症状。Maron等报道，在死于该原因的运动员中，31%死前曾表现出相关症状。由于大多数冠状动脉畸形可以通过手术来矫正，因此在患者出现临床可疑症状时，尽早进行超声心动图检查和血管造影检查以确诊，这将非常有益于患者的预后。近来的研究还显示，影像学（磁共振成像和CT）冠状动脉血管造影也被证实可以有效地检出冠状动脉畸形。

3. 特发性左心室肥厚（ILVH） 约占年轻运动员SCD的10%。ILVH是一种匀称的向心型肥厚。与HCM不同的是，ILVH与遗传无关，且无细胞排列紊乱的病理学表现。但是，现在还不确定，是否有些ILVH病例实际上就是下列几种疾病：① 形态学表现较轻微的HCM。② 罕见的转归较差的运动诱导的心脏肥厚（即所谓“运动员心脏综合征”）。③ 伴左心室肥厚的右心室心肌病。至于ILVH致死的确切机制，目前还所知甚少，估计与HCM相似。

4. 心肌炎 在心肌炎的急性期和康复期皆可发生SCD，Munscheck报道的10例运动员猝死，尸检均为心肌炎。唐培报道46例运动性猝死中，有3例为心肌炎，其中有2例死前曾有病毒感染史。李之俊在运动性猝死调查中发现，心肌炎占心源性猝死死因的第3位，平均年龄为（19.3±3.0）岁。因此罹患心肌炎的运动员需至少康复6个月以后方能重新返回运动场。

5. 二尖瓣脱垂 特发性二尖瓣脱垂（MVP）在普通人群中的发病率高达5%。虽然已有MVP导致猝死的报道，但这非常少见，大多数存在MVP的运动员可以完全没有症状。MVP患者心脏听诊时可有收缩中期喀喇音和收缩晚期杂音。已知罹患MVP的运动员如果出现晕厥、劳力性胸痛或中重度二尖瓣反流，应限制其运动。

6. 主动脉破裂 占年轻运动员SCD的5%～7%，其中一半发生在马方综合征运动员中。马方综合征是一种先天性全身性结缔组织疾病，男女均可发生，是一种常染色体显性遗传病。父母一方有病，子女患病风险为50%。马方综合征患病率为（7～17）/10万。马方综合征患者主要表现为体形瘦长，如长颈、长臂、长腿，尤以手指、足趾更为明显。下半身长于上半身；头颅前后径长，呈狭长脸；胸廓畸形，胸骨内陷呈鸡胸；关节囊和韧带松弛、软弱，关节活动范围较正常人大，甚至有的患者可做反向延伸动作。40%～60%的患者伴有先天性心血管畸形，以主动脉病变最多见，尤其是升主动脉及无名动脉，少数可波及降主动脉。病理检查发现，动脉中层呈囊性坏死，升主动脉呈瘤状膨出，导致主动脉瓣扩张及主动脉瓣关闭不全。一旦患者的心血管系统发生上述改变，或形成主动脉夹层动脉瘤，病情则迅速恶化，甚至危及生命。某些患有马方综合征的运动员可能成功地参加了很多剧烈的运动训练和比赛并未出现猝死情况，有的猝死前仅出现主动脉扩张。目前认为，主动脉扩张是主动脉出现严重破裂的重要先兆和标记。

7. 致心律失常性右心室心肌病（ARVD） 为常染色体显性遗传性疾病，发病率为2‰～4‰，主要病理改变为心肌组织脂肪化和纤维化，病变主要发生于右心室，严重者可累及左心室。ARVD以致命性室性心律失常为主要表现，是运动员猝死的主要原因之一。诊断依据为右心室结构与功能改变，心肌细胞除极与复极异常，呈左束支传导阻滞图形。心内膜活检显示心肌被脂肪组织取代。50%～70%的致心律失常性右心室心肌病有家族史，大多数死亡年龄<40岁，甚至发生于儿童期。主要临床表现为心悸、头晕、晕厥、气急、胸闷等。

根据病情的进展可分为四个阶段：① 隐匿期，右心室仅有轻度的结构改变，伴有或不伴有轻度的室性心律失常，猝死往往是其第一临床表现，常发生在剧烈运动或比赛时。② 心电生理异常期，常表现为右心室性心律失常，有明显的右心室结构及功能异常，易发生运动猝死。③ 右心室衰竭期，由于病程进展和病变范围扩大，引起右心室弥漫性运动减弱和心功能不全。④ 终末期或双心室衰竭期，随着病情的不断扩展，左心室逐渐受累扩大，以致发生心力衰竭、心房纤颤及栓塞事件。尽管心力衰竭是疾病晚期的重要并发症，但是临床主要表现为室性心律失常和心脏性猝死。

8. 预激综合征（WPW综合征）　在普通人群中的发病率仅为0.15%～0.2%，其导致猝死的危险也很小（<0.1%）。WPW综合征患者可出现包括心悸、晕厥和头晕在内的各种症状。其引发SCD的机制为旁路途径所介导的快速房室传导引起心房颤动，再引起快速心室应答，最终引起心室颤动。

9. 长Q-T间期综合征（LQTS）　是一组有遗传倾向、以心室复极延长（Q-T间期延长）为特征、易发生尖端扭转型室速（TDP）、心室颤动和心源性猝死的综合征，发病率为2/10 000，非治疗情况下，发生第一次晕厥后第1年死亡率为21%，10年内死亡率为50%～80%。按病因可分为获得性和遗传性两种类型。获得性者通常与心肌局部缺血、心动过缓、电解质紊乱和药物有关。美国遗传性LQTS患病率约为1/7 000，澳大利亚为1/5 000，我国的患病率目前尚不十分清楚。遗传性IMI'S有Romano-Ward（RWS）综合征和Jervell Lange-Nielsen（JLN）综合征两种形式。RWS综合征患者只有ECG上Q-T间期延长。临床表现为晕厥、猝死、癫痫。RWS综合征最常见，多数RWS呈常染色体显性遗传，后代患病的概率为50%。JLN综合征相对少见，为常染色体隐性遗传。其临床表现除了RWS综合征的症状外，还有神经性耳聋。JLN综合征患者Q-T间期比RWS综合征患者长，发生晕厥和猝死事件的概率也高。从ECG特点看，LQT1患者具有平滑、基底部较宽的T波；LQT2患者ECG上常见低振幅和有切迹的T波；而LQT3患者ECG更突出地以延迟出现的高尖T波为特征。然而，在各型LQTS患者中，这些ECG形态的差异有一定程度的交叉重叠，并且在一些家系中可以观察到T波形态的极度异质性。

10. 心脏震荡　是指无结构性心脏病的个体因心前区受到撞击而引起的电生理事件。其引起SCD的机制为心前区撞击落在心动周期的"易损期"而产生心室颤动。若心肺复苏和除颤及时，这类患者有生还的可能。美国心脏震荡登记处的一项研究显示，这类患者的生存率和完全康复的概率分别为10%和2.8%。

11. Brugada综合征　发生在结构正常且无冠心病的个体，可反复发作不可预测的室性心动过速或猝死，其心电图表现为完全或不完全性右束支传导阻滞伴V1～V3导联的S-T段抬高。目前抗心律失常药物尚未获得可靠证据，置入式心脏复律除颤器（ICD）是治疗该综合征的最佳选择。

12. 扩张型心肌病（DCM）　是原发性心肌病中最常见的类型，以左心室或两侧心室扩张和收缩功能障碍为特征的临床综合征，属常染色体显性遗传、伴X连锁遗传，发病率为7/10万，20%～48%为家族性，30～50岁最多见，男性多于女性，发病缓慢，可以无症状的心脏扩大多年，检测发现有左心室短轴缩短率<25%和左心室射血分数<45%，各种类型的心律失常，10%的患者血压增高，5年和10年死亡率约为35%和70%，其中30%为SCD所致，患者常合并有症状或无症状的室性心律失常。晕厥和猝死是扩张型心肌病较为罕见的首发症状。左心室功能不全是扩张型心肌病患者死亡的最强预测因子，心室壁中层纤维化程度是扩张型心肌病独立预测因子。晕厥是扩张型心肌病患者猝死危险性的强预测因子。

二、运动性心脏猝死的影响因素

1. 时间节律　国外资料表明，心脏性猝死的发生有时间节律性，一天中晨起3 h或9～10点为高峰，其次为下午；一周中星期一为高峰；一年中冬季为高峰。国内报道北京地区猝死多发生在每年10月至第2年1月，以星期日最多。有资料提示运动性猝死可能受时间节律影响，但尚不明确。

2. 心理应激　情绪激动时，由于血儿茶酚胺水平升高可增加心室颤动的易损性和诱发冠状血管痉挛。Myers等报道100例猝死病例，其中40例在24 h内有急性心理应激因素。

3. 运动负荷　剧烈运动引起体内儿茶酚胺水平升高，使心肌需氧量增加，心脏负担突然加重。Kohl提出猝死的危险性随运动的绝对强度或相对强度的增加而增加，但导致运动性猝死的因素很多，其与运动负荷的相关性还需进一步证实。

4. 年龄与性别　Ilkka报道运动性猝死的高危年龄在30～50岁，以40～50岁为高峰。国内报道猝死年龄高峰在30岁以下，较国外低。性别显示男女比例为7.2∶1，女性发生率低与其较少参加大负荷运动、对疲劳不易耐受、本身缺血性心脏病发生率低等有关。

三、运动性心脏猝死的预防

详细询问家族性心脑血管病、高血压和猝死病史，本人既往有无心脏病史。重视先兆症状，记录运动中有否心悸、晕厥、胸闷、心绞痛、呼吸困难、头痛、极度疲乏等。对年龄较大者注意其是否存在冠心病的危险因素（如高血压、高血脂、高血糖、吸烟、肥胖等）。参加运动训练或比赛前应进行严格的体格检查，尤其是心血管系统检查。注意准确测量血压、检查心脏大小、心脏杂音、心率及心律。进行必要的生化检查、心电图、动态心电图、超声心动图、运动试验等。对身材高大者，需排除马方综合征。

遵循科学训练的原则。应循序渐进、系统性、个体性和量力而行，保持良好的精神状态，避免过度训练和过度紧张。为适应大运动量，训练和比赛前应做好充分的准备活动，结束时做好整理放松运动。

遵守训练的卫生原则。培养良好的生活习惯，不吸烟、不喝酒，少吃高脂肪食物和高盐饮食，避免暴饮暴食，避免饱食后剧烈运动，避免运动后立即热水浴。忌滥用兴奋剂等药物。

遵守患病后恢复训练的原则。患有流感、急性扁桃体炎、麻疹等感染后不宜过早参加剧烈运动，否则易发生心血管意外。严格掌握运动的适应证和禁忌证，积极防治心肌炎和心肌病。患急性心肌炎时应停止运动训练。无论原发性还是继发性，只要有显著肺动脉高压，均不宜参加剧烈活动。患马方综合征者，避免从事等张或力量性运动。二尖瓣脱垂伴有晕厥、多形性室速、猝死家族史、Q－T间期延长等高危因素者，避免参加竞技运动。严格区分长期训练引起的生理性心肌肥厚和由肥厚型心肌病引起的病理性心肌肥厚，后者禁止参加竞技运动。患预激综合征者，运动中易发生快速心律失常，可行射频消融术后从事运动训练。左束支传导阻滞、右束支传导阻滞合并电轴左偏并有发展时，避免剧烈运动。

提供现场医务监督，建立一支训练有素的抢救队伍，备有完善的抢救设备(如除颤器)，可有助于降低运动性猝死的发生率。

参考文献

1. 常芸. 运动心脏的理论与实践[M]. 北京：人民体育出版社，2008.
2. 常芸. 运动员心脏的热点问题与研究进展[J]. 体育科学. 2010，30(10). 1
3. 马继政，李鹏. 肥厚型心肌病与运动员心脏[J]. 体育科技，2010，31(1).
4. Bjørnstad H H，Bjørnstad T H，Urheim S，et al. Long-term assessment of electrocardiographic and echocardiographic findings in Norwegian elite endurance athletes[R]. Cardiology. Epub，2008.
5. De Noronha S V，Sharma S，Papadakis M，et al. Aetiology of sudden cardiac death in athletes in the United Kingdom：a pathological study[J]. Heart，2009，95：1409－1414.
6. Swiatowlec A，Kro L W，Kuch M，et al. Analysis of 12－lead electrocardiogram in top competitive professional athletes in the light of recent guidelines [J]. Kardiol Pol，2009，67 (10)：1095－1102.
7. Yeh Y H，Burstein B，Qi X Y，et al. Funny current downregulation and sinus node dysfunction associated with atrial tachyarrhythmia：a molecular basis for tachycardia-bradycardia syndrome[J]. Circulation，2009，119：1576－1585.

第二十八篇

心脏病患者施行非心脏手术

刘铭雅

心脏病患者或有心血管疾病危险因素的患者接受非心脏手术时，心血管系统并发症的发病率和病死率是值得特殊关注的问题。心脏病患者施行非心脏手术和麻醉时，其心血管系统将受到多种刺激的影响，包括心肌收缩性和呼吸抑制、体温、动脉压、心室充盈压、血容量和自主神经活动的波动，均可增加身体的应激，使心脏氧耗增加；手术和麻醉的并发症，如出血、感染、发热、肺栓塞，均可增加心血管系统的负担，使术前已处于代偿期的心脏不能增加相应氧供而导致心肌缺血和心力衰竭。围手术期心肌损伤所带来的花费不仅使总医疗费用增加，并且延长平均住院时间。围手术期心血管并发症不仅影响术后早期，而且影响预后。近几十年来，心血管疾病患者行非心脏手术的围手术期处理的循证医学证据逐步发展，从识别高危人群到最近的随机临床研究，从而指导减少围手术期心血管并发症的策略。

一、术前评估及准备

心脏病患者进行非心脏手术前，对心脏病变的性质、严重程度、术中可能遇到的情况，应有充分的了解及评估，制订处理方案，这样可减少或减轻术中与术后主要由低血压及低血氧所致的并发症，各种措施都应从减少或减轻这些应激的发生着手。术前应注意电解质平衡，因低钾血症易诱发心律不齐，低钠血症易导致低血压，如有电解质不平衡，术前应及时纠正。对合并有其他感染者，如外科情况允许，须在术前予以控制。术前应常规做心电图、胸片及动脉血气分析，了解心律、心率、心脏大小及肺充血程度和血液酸碱状态，以及氧和二氧化碳分压情况，便于术中及术后比较。液体出入量要详细记录，术前液体输入应仔细监护，使补液量维持在小范围内，既不会因补液不足引起低血容量、低血压及肾损害，也不会因补液过多而引起肺水肿。对心功能不全患者，必要时术前应插入漂浮导管行血流动力学监测，了解心脏功能，以便及时纠正左心室前后负荷。

（一）术前心血管并发症的评估

对心脏病患者在手术前的评估，大多数患者通过病史、体格检查、心电图及X线胸片检查已能做出诊断，只有少数患者需做超声心动图、心脏放射性核素扫描、心导管术及冠状动脉造影检查。一般而论，心脏病患者能进行日常工作而无明显症状者，其手术的危险性与无心脏病者相仿，但如果患者心脏功能较差，心脏明显扩大，心肌损害或心肌供血不足较明显者则手术的危险性也较大。另一方面心脏病患者的手术安全度与手术种类及麻醉剂的应用有关，胸腔、大血管和上腹部手术，特别是手术持续3 h以上者，手术危险性较大。下腹部手术、前列腺手术及局部麻醉手术，如麻醉不过深，失血不多，血压无明显降低，并能保持充分氧供，常可安全渡过手术期。改良的心脏危险指数(RCRI)包含了6个并发症的独立预测因子：高危类型的手术、缺血性心脏病史、充血性心力衰竭史、脑血管疾病史、围手术期胰岛素治疗和围手术期血浆肌酐高于176.8 μmol/L(2 mg/dl)。随着危险因子数量的增加，并发症的发生率显著增加。根据RCRI危险指数为0、1，或2、3，或者以上可将患者分层为低危、中危和高危。RCRI指数已经成为评估特定患者围手术期心脏危险可能性的标准评估工具，决定是否需要进行心血管检查，确定围手术期治疗方案的工具。RCRI指数已经在血管手术的人群中得到证实，可预测长期预后和生活质量，也有研究组建议加入年龄作为危险因子。

（二）缺血性心脏病

缺血性心脏病是影响围手术期并发症和死亡率的一个重要决定因素。与临床上无冠心病患者比较，以往发生过心肌梗死的患者其围手术期心肌梗死的发生率增加10～50倍。

传统上认为，既往有心肌梗死病史的非心脏手术患者的冠状动脉危险评估主要依据手术和心肌梗死的时间间隔。曾有多个研究结果显示心肌梗死后6个月内行非心脏手术治疗会增加再梗死的发生率，但在目前溶栓、血管成形术和急性心肌梗死后常规的危险分层的应用，发生率已经大大降低。近期心肌梗死患者仍然存在心肌缺血和梗死的风险，此类患者术前接受评估是必需的，对严重的冠状动脉狭窄应先进行再血管化治疗或者接受最优化的药物治疗。AHA/ACC工作组在关于心脏病患者行非心脏手术的围手术期风险评估的建议中指出，最高危的人群是心肌梗死后30 d正处于斑块和心肌修复的过程中的患者。其次，危险分层应该根据疾病的表现(如那些有活动性缺血的患者是高危的)进行。

当患者存在危及生命疾病时，不管心源性危险性有多大，挽救患者生命的手术必须要做。但单纯选择性手术通常应推迟至心肌梗死6个月后进行，有些患者的手术虽非真正急诊，但也非单纯选择性，为了减少心源性危险性，手术应尽量延迟。心肌梗死充分愈合通常需要4～6周，合理的方法应该对患者做心肌梗死预后评估，在心肌梗死后的4周至3个月内，可进行亚极量运动试验及应用患者的临床和心脏情况作为选择手术时机的指导。

除了梗死的时间之外，再梗死的绝对危险性取决于多种因素，左心室功能状态和术前心绞痛严重性较术前伴有新发生的Q波心肌梗死的影响更大。心肌梗死后运动耐量和左心室功能佳、梗死后4～6周能重新恢复正常活动的患者，其手术的绝对危险性较小。相比较而言，梗死后心绞痛、^{201}Tl心肌显影大块可逆性缺损、左心室功能减低、运动试验时S-T段明显压低或其他易诱发心肌缺血的证据的患者，危险性显著增大。能携带重物（如拿两包杂货或怀抱一个小孩不停顿地登上一层楼梯而无明显症状）的患者，对手术的耐受性常佳。

对于术前评估是否需要行心脏检查，AHA/ACC指南提出以下流程。第一步：医师必须先判断非心脏手术的紧迫性。在很多病例中，患者或手术因素不允许进一步行心脏评估和治疗（如急诊手术）。第二步：患者是否有活动性心脏疾病？对于正在考虑择期非心脏手术的患者，有不稳定性冠心病、失代偿性心力衰竭或严重心律失常或瓣膜性心脏病患者，通常需要延迟或取消手术，需依据检查或治疗的结果评估手术的风险，在最大药物治疗的基础上行择期手术是合适的。第三步：患者是否将行低危手术？对于低危的患者，无须心血管检查，可继续计划的手术。第四步：患者在中等活动量下是否无症状？在高活动量下无症状的患者，无须心血管检查，可继续计划的手术。对于功能状态很差的患者，有症状，或者功能状态未知的，临床危险因子(RCRI)可决定行进一步检查的必要性。如果患者无临床危险因子，可继续计划的手术，无须改变治疗。对于有1～2个临床危险因子的患者，继续计划的手术是合理的（心室率控制下），某些情况可考虑进一步的检查。对于有3个或以上临床危险因素的患者，如果患者将行血管手术，建议仅在可能改变治疗策略的情况下才考虑检查。非血管手术围手术期的手术相关并发症的发生率为1%～5%（中危手术），尚无足够的证据决定最好的策略——使用β受体阻滞剂严格控制心率下继续计划中的手术或是进一步行心血管检查。

一些非侵入性的诊断方法可以评估非心脏手术前冠心病的程度。运动心电图是传统的评估冠心病的方法，日常运动耐量好的患者很少从进一步的检查中获益。相反，运动耐量差的患者在行心电图负荷试验时不能达到满足诊断目的心率和血压。这样的患者通常需要同时行影像学检查。

有很多高危的患者不能运动或者对运动有禁忌（如间歇性跛行或腹主动脉瘤拟行血管手术的患者围手术期发病率都很高）。因此，药物负荷试验被普遍推广，特别是作为血管手术患者的术前检查。一些研究已经发现双嘧达莫或腺苷同位素铊显像出现再分布缺损的周围血管手术患者可预测术后发生心脏事件。药物负荷试验最好用于中度临床危险的患者。再分布缺损随着缺损面积增大风险增加。另外，肺摄取量的增加和左心室腔扩大均提示缺血性心室功能不全。铊扫描高危的患者围手术期并发症的发生率和长期死亡率显著增加。

负荷超声心动图已经被广泛作为一种术前检查。这项检查的优点之一是它可以动态评价心肌对正性肌力和心率增加导致的缺血，同样的情况在围手术期可以发生。发生于低心率情况下的新的室壁运动异常是围手术期风险增加的最好的预测因子，其次是大面积的缺损。Boersma等评价了多巴酚丁胺负荷超声心动图的预测价值，在行主动脉大手术的患者中，评价室壁运动异常的程度以及术前β受体阻滞剂治疗是否可降低风险。

已经发现动态心电图监测、核素血管造影、双嘧达莫铊显像、多巴酚丁胺负荷超声心动图都有很好的预测价值。Beattie等meta分析了25个负荷超声心动图研究和50个铊显像研究。对于术后心脏事件，负荷超声心动图似乎比铊显像更具预测价值（似然比4.09；95%可信限3.21～6.56 vs 似然比1.83；95%可信限1.59～2.10，$P<0.001$）。这种差异可归因于负荷超声心动图的假阴性率更低。这两种检查出现中到大面积的灌注缺损均可预测术后的心肌梗死和死亡。术前检查选择的重要决定因素是当地医院擅长哪种检查。另一因素是当需对瓣膜功能或心肌厚度的评估，超声心动图可优先选择。负荷核素显像的敏感性略高，但负荷超声心动图可能更少产生假阳性结果。采用较新的显像方法，如磁共振、多排CT、冠状动脉钙化积分和正电子发射扫描成像来进行术前风险评估正在快速地发展。

尽管接受β受体阻滞剂和钙通道阻滞剂治疗患者应用全身麻醉有一些担忧，但无临床资料指出应在术前常规地停用这些药物。β受体阻滞剂和硝酸酯类药物可减少无症状性围手术期心肌缺血患者的临床缺血事件。硝酸酯类药物可以舌下含服、局部或静脉给药，有助于处理术后早期心绞痛，但对依赖β受体阻滞剂控制缺血性心脏病的患者，这些药物不能替代β受体阻滞剂。

(三)原发性高血压

原发性高血压是一种全身性疾病，可导致小动脉中层肥厚，促进动脉粥样硬化，增加周围血管阻力及向心性左心室肥大，损害肾脏血流，在老年人可以影响脑血流自动调节。高血压患者能否承受外科手术负担，因高血压严重程度以及是否伴有重要器官并发症而异。

一般来说，没有并发症的高血压患者的手术不必延迟或取消。抗高血压药物在围手术期必须继续使用，血压应该维持在接近术前水平以减少心肌缺血的风险。对于轻中度原发性高血压，舒张压在90～110 mmHg，无明显冠状动脉、颈动脉、脑动脉及肾动脉病变，未并发心力衰竭、肾衰竭及冠心病者，可如正常人一样承受麻醉及外科手术，只要术中严格控制血压，避免血压剧烈波动，不必为治疗高血压而延期手术。在更严重的高血压患者，如舒张压高于110 mmHg，为优化抗高血压药物治疗而推迟手术的获益必须权衡推迟手术造成的风险。通常使用快速作用的静脉内药物，血压在数小时内得到控制后可当天手术。而对严重恶性高血压，有进行性肾功能损害、神经系统病变、心力衰竭、心肌损害等并发症者，手术时危险性大，死亡率高，除急症手术外，要延期手术，用降压药物治疗，直至血压控制良好，受损脏器功能稳定。对疑由肾脏血管病变、嗜铬细胞瘤、原发性醛固酮增多症及库欣综合征等引起的继发性高血压，择期性手术必须延期，进一步明确高血压的病因。如病因能纠正者（肾血管支架、旁路手术，肾上腺瘤切除等）术前要先纠正。对暂不能纠正者，也必须在术前做好相应准备，如原发性醛固酮增多症者，在纠正血压的同时必须纠正低钾血症，嗜铬细胞瘤患者术前需服用α受体阻滞剂或应用酪氨酸羟化酶抑制剂(dimser)以减少儿茶酚胺的产生。

高血压引起的危险，主要是由于缺血性心脏病、左心室功能不全、肾衰竭、脑血管意外或高血压患者中其他常见的异常情况所致，在围手术期血压过度升高或降低均可使原已受损的脏器进一步加剧。关于术前降压药物应用，除单胺氧化酶抑制剂外，都可继续应用到手术当天前。近来有研究发现，术前应用ARB类药物，可增加围手术期低血压的风险，故有人主张术前换用其他降压药物。但β受体阻滞剂及可乐定类药物突然停药，可发生高血压危象，以往用可乐定的患者发生围手术期高血压及不能口服可乐定时，则以患者每日口服的可乐定半量剂量做肌内注射或局部用药，或老人舌下含服卡托普利、甲基多巴或β受体阻滞剂治疗。依赖β受体阻滞剂控制缺血性心脏病患者应该静脉应用普萘洛尔、美托洛尔、艾司洛尔，但对用这些抗高血压药物患者常不需静脉给药作预防。手术后血压也必须维持在正常范围内，应尽早地恢复口服降压药，如术后口服有困难，可选用相应药物注射给药。术前连续服用β受体阻滞剂可减少术中插管时引起的血压升高、心动过速及心肌缺血。术前应用噻嗪类和其他利尿剂可引起某种程度的慢性血容量减低，在麻醉时可出现低血压，必要时可用血浆扩容剂，术后早期可能需更多补液。术中如发生高血压，可用加深麻醉，静脉注射降压药物或扩血管药物，如普萘洛尔 0.5～1 mg 静脉注射，或酚妥拉明 1～3 mg、硝普钠 25～100 μg/min、硝酸甘油 50～400 μg/min 静脉滴注或甲基多巴 125～500 mg 注射。如高血压危象伴有肺水肿，可用血管扩张剂静脉注射。如在术中发生低血压，可用减轻麻醉深度或补充液体纠正，但不要用α受体兴奋剂，因后者增加周围血管阻力，增加已经受到抑制心肌的负担，可造成心排血量减少及冠状动脉血流受阻，增强心肌收缩力的药物（如多巴胺及多巴酚丁胺）则可以应用。

对老年人收缩期高血压的处理要特别注意，用药过度降低血压可引起严重低血压而有一过性脑缺血、心肌缺血或心肌梗死的危险，如血压在 170/90 mmHg 左右，一般不需药物治疗。

高血压患者麻醉时，氯胺酮可引起血压升高，如剂量过大或静脉注射过快又容易诱发低血压，不宜使用。氟烷及恩氟烷(enflurane)麻醉时，由于血管扩张及心肌抑制作用易发生低血压，但如麻醉浓度控制好，血压可以保持稳定，对高血压患者常可获得成功。

（四）心力衰竭

对于有心力衰竭症状或体征的拟行非心脏手术的患者，需要进一步明确原因。术前评估旨在识别基础的冠状动脉、心肌和(或)瓣膜疾病，并评估收缩性和舒张性功能不全的严重性。充血性心力衰竭是围手术期危险性的一个决定因素。非心脏手术的死亡率与心功能分级成正比，特别是存在肺淤血时。文献报道年龄 40 岁以上以往无心力衰竭史的患者在大的非心脏手术的围手术期心源性肺水肿的发病率约为 2%，术前心力衰竭充分控制者的发病率为 6%，术前体格检查或胸部 X 线摄片示持续心力衰竭患者为 16%，足见术前充分治疗心力衰竭的重要性。理想的(尽可能的)方法是应在心力衰竭积极治疗而病情稳定 1 周以上再行择期手术。

术前，对轻度心力衰竭（心功能Ⅰ级或Ⅱ级）一般用血管紧张素转换酶抑制剂及利尿剂可以达到心功能代偿状态，但利尿剂引起的低血容量及低钾血症，在术前必须得到纠正。在术前要小心地保持体液平衡，术后按临床情况，继续应用血管紧张素转换酶抑制剂及利尿剂。对严重心力衰竭者（心功能Ⅲ级或Ⅳ级）术前处理除血管紧张素转换酶抑制剂及利尿剂外，可再加静脉使用血管扩张剂和正性肌力药物（多巴酚丁胺、多巴胺或米力农）治疗，以改善心脏功能，如合并室上性快速性心律失常，可用洋地黄制剂。并在术前、术中及术后 1～2 d 进行心电及血流动力学监护，根据不同的血流动力学改变指导治疗，如患者左心室充盈压明显升高，而心排血量及平均动脉压正常，可用静脉滴注硝酸甘油以降低前负荷，开始用 15 μg/min，逐步增加滴速直至左心室充盈压降到 15～17 mmHg；如左心室充盈压正常，但心排血量低，平均动脉压降低或正常，可用多巴酚丁胺 5～15 μg/(kg·min)静脉滴注，以增加心排血量而不影响左心室充盈压或平均动脉压；如果左心室充盈压明显升高，心排血量降低而动脉压正常，可用硝普钠以减轻前后负荷，开始用 15 μg/min 静脉滴注，逐渐增量，直到左心室充盈压降到 6～18 mmHg，同时测定心排血量，使左心室充盈压、心排血量及动脉压调节到一个最适当水平，如需要增加心排血量可同时加用多巴酚丁胺。对有明显心力衰竭同时动脉压较低（平均动脉压＜70 mmHg）而需急症非心脏外科手术的患者，可先用静脉滴注多巴酚丁胺 5～20 μg/(kg·min)，然后再滴注硝普钠或硝酸甘油以减轻后负荷。

对严重主动脉瓣狭窄或二尖瓣狭窄并有心力衰竭的患者，如遇急症非心脏手术，则在术前、术中及术后进行心电及血流动力学监护，维持适当的左心室充盈压，防止明显低血压发生。

尽管洋地黄制剂能对抗许多常用麻醉剂的心肌抑制作用，但充血性心力衰竭中洋地黄的价值在某些患者中似是局限的，除非心力衰竭相当严重需长期洋地黄治疗，对一般患者不主张术前洋地黄化。

（五）心律失常

心律失常在围手术期很常见，尤其是见于年龄较大和行胸部手术的患者。易患因素包括既往心律失常史、基础心脏病、高血压、围手术期疼痛（如臀部骨折）、严重焦虑和其他提高肾上腺素能张力的情况。心律失常可能是基础左心室功能异常和冠心病严重性的一种表现，因此是可能发生围手术期心源性并发症的常见标记。单纯的房性及室性期前收缩，在正常人及心脏病患者均可出现，如为数不多，术前一般无须特殊处理，应对其病因进行治疗。房性心律失常是心房增大的一种表现，窦性以外的室上性节律似为发生围手术期并发症的危险因素。如术前有慢性心房颤动，应用洋地黄控制心室率在 80 次/min 左右，并非需要非心脏手术前进行心律转复。下列患者术后发生室上性快速性心律失常的危险性增高，包括肺部手术的高龄患者、严重瓣膜狭窄、以往室上性快速心律失常史。洋地黄可减低这些患者术后发生室上性心动过速的危险性以及减慢室上性心动过速时的心室率。当室上性心动过速发作时，可用维拉帕米或腺苷紧急治疗。对频发及复杂的室性期前收缩，如 R on T、双联律、多源性室性或短阵室速及室性期前收缩伴有明显 S－T 段压低，多伴有较严重的心脏病变，这些心律失常对血流动力学也有一定影响，在术前除对其病因及诱因进行治疗外，可用抗心律失常药，一般先用利多卡因静脉注射，继以静脉滴注，其他有效药物（如普鲁卡因胺、奎尼丁、吡二丙胺、普萘洛尔、美西律及胺碘酮等）也可应用。

二度Ⅱ型房室传导阻滞或完全性房室传导阻滞者，在手术或麻醉前必须安装临时心脏起搏器，以适应手术时心脏负担的增加。一度或二度Ⅰ型房室传导阻滞或束支传导阻滞者，在术前一般不需要预防性安装起搏器。有双束支传导阻滞及不能解释的晕厥史者，发展为完全性房室传导阻滞的可能性很大，在术前要安装临时心脏起搏器，术后出现双束支传导阻滞也需安装临时性心脏起搏器，因这些患者发展为完全性房室传导阻滞的可能性很大。对慢性双束支传导阻滞过去无完全性房室传导阻滞史的患者，术前不必安装临时性起搏器。对窦性心律而心率在 40～50 次/min 并有眩晕、晕厥者，也需安置临时性起搏器。对已安装永久性起搏器者，术前必须检查起搏器功能，如起搏器功能失灵或电池不足，术前要更换起搏器。为了预防术中感染及菌血症，对装有永久起搏器者，必须预防性应用抗生素。手术时应用电灼，对起搏器一般无影响，电灼放置的电极板尽量远离起搏器，如电灼离按需型起搏器在 30 cm 以内，必须用磁铁或术前程控使之转变为固定频率，以防止电灼引起的干扰。由于电灼也可干扰心电图监护，使其变得暂时性不能分析结论，因此对装有永久性起搏器患者在电灼时，应作直接动脉压监测。

(六) 瓣膜性心脏病和心肌病

瓣膜病变患者，能否耐受手术及麻醉，与其心功能有关。心功能Ⅰ～Ⅱ级患者除要预防感染性心内膜炎外，一般均能耐受手术，但心功能Ⅲ～Ⅳ级者，手术预后差，死亡率高。有症状的严重主动脉瓣狭窄及二尖瓣狭窄患者，在手术及麻醉时易发生突然死亡及肺水肿，对这些患者在术前可先行瓣膜纠治手术，然后再择期进行非心脏手术，但如需急诊手术，则在术前、术后进行心电及血流动力学监护及处理，维持适当的左心室充盈压，以防止出现严重低血压。对二尖瓣及主动脉瓣关闭不全的心力衰竭患者，也可在心电及血流动力学监护下，应用扩血管药物，如硝普钠静脉滴注，以降低左心阻力，增加心排血量，减少反流及降低左心室充盈压，在可能改善心功能的条件下进行手术。某些二尖瓣或主动脉瓣狭窄患者如瓣膜置换条件不理想，可用球囊瓣膜成形术以缓解严重梗阻，且危险性小。对风湿性心脏病伴有风湿活动者，在术前需先用阿司匹林或肾上腺皮质激素控制风湿活动。

瓣膜病变者(包括人工瓣膜)进行外科手术时，术前、术后均要使用抗生素以防止感染性心内膜炎发生。人工瓣膜患者，长期使用抗凝治疗，手术时可引起出血，在血栓形成危险性增高的人工瓣膜患者，主张术前 3 d 停用华法林，并静脉应用肝素，使术前 6 h 凝血酶原时间恢复至较正常延长 2～3 s，术后 36～48 h 恢复使用肝素，2～5 d 后改用华法林。瓣膜病患者常伴有心房颤动，其发生血栓栓塞的机会比较多，有人主张在停常规抗凝治疗后，于术前皮下注射小剂量低分子量肝素，术后即静脉给予足量肝素，再继以长期口服抗凝药物，以防止血栓栓塞的发生。

肥厚型心肌病患者对血容量减低耐受性较差，后者使前负荷减低心排血量降低，增加左心室流出道阻塞，但仔细的围手术期、术中和术后护理，可使这些患者严重心源性并发症的危险性较小。肥厚型心肌病患者脊髓麻醉可能是相对反指征，因其可降低外周阻力、减少静脉回流，因此加重流出道梗阻的严重性。

(七) 先心病

左向右分流的先心病如房间隔缺损、室间隔缺损及动脉导管未闭，心功能Ⅲ～Ⅳ级以下者，一般能耐手术。所有先心病患者，在术前需用抗生素预防感染性心内膜炎。发绀型先心病，由于继发性红细胞增多，在术中及术后易发生出血及血栓形成。对此，术前应放血并代以血浆输入，使血细胞比容降到 50%～60%。此类患者在手术或麻醉中如动脉压突然降低，右向左分流量增加，从而加剧缺氧，此时应快速输液扩容，并可用周围血管收缩剂(如苯福林)升高血压。法洛四联症患者，血压降低是由于儿茶酚胺的刺激，可使肺动脉血管收缩及右心室流出道漏斗部痉挛，更加剧右向左分流，因此在术前、术中及术后应用普萘洛尔可减轻漏斗部痉挛及右向左分流。

由于维持动脉压对发绀型先心病患者非常重要，因此在麻醉剂选择时，不用可引起血管扩张的氟烷或腰麻，而是选用对交感神经有兴奋作用的氯胺酮。由于右向左分流患者有矛盾性栓塞的危险性，因此静脉滴注和注射须十分谨慎，以防止该并发症。

二、麻醉的选择及管理

本病可有三种类型的麻醉：全身麻醉、局部麻醉和监测麻醉监护(MAC)。全身麻醉可被定义为这样一种状态，包括意识缺失、记忆缺失、痛觉缺失、固定不动及对毒性刺激的自主神经反应减弱。全身麻醉可通过吸入药物、静脉给药或者联合用药来达到。另外，全身麻醉可以行气管插管也可不插管。喉镜和插管传统上被认为导致心肌缺血风险的刺激和风险最大，而拔管可能产生更大的风险。通过面罩或喉罩给药实施全身麻醉是一种较新的方法，正好贴合于会厌上，不需要喉镜和插管。

现在美国已批准 5 种吸入性麻醉剂(除了一氧化氮)，尽管恩氟烷和氟烷现在已经很少使用。所有的吸入性药物均具有可逆性的心肌抑制作用，并导致心肌氧供降低。它们抑制心排血量的程度依赖于浓度、对体循环血管阻力的作用和对压力感受器反应性的作用；因此不同药物对心率和血压的作用是不同的。异氟烷引起负性肌力作用和强烈的血管平滑肌舒张，对压力感受器的功能影响最小。地氟烷起效最快，因此通常用于门诊。七氟烷的起效和失效时间介于异氟烷和地氟烷之间。它最主要的优点是气味很好，适用于儿童。

在理论上冠心病患者使用吸入性麻醉药物具有一些优点。一些观察性研究阐明，在实验室和动物实验中这些药物具有和缺血预适应类似的心肌保护作用。这个对于心肌氧需要量的有益作用抵消了理论上冠状动脉阻塞患者可能出现的冠状动脉窃血的作用。一些大规模的随机和非随机研究发现，在行冠状动脉搭桥手术的患者中，吸入性药物和以麻醉剂为基础的技术相比，并未增加心肌缺血或梗死。

地氟烷的安全性也已引起人们关注。地氟烷可引起气道高反应性，在志愿者可引起心动过速。在一项大规模的对比以麻醉剂为基础和以地氟烷为基础的麻醉，地氟烷组心肌缺血的发生率显著升高，尽管心肌梗死的发生率未见差异。合用麻醉剂和地氟烷可避免这种心动过速。一项随机研究通过对高危的心血管疾病患者吸入七氟烷和异氟烷的比较，发现心肌缺血的发生率未见差异，但该研究在比较心肌梗死发生率的差异时强度不够。总之，目前对于冠心病患者，似乎没有一个吸入性麻醉剂是最好的。

高剂量的麻醉镇痛技术在血流动力学稳定性具有明显的

优势并且没有心肌抑制作用。以麻醉镇痛为基础的麻醉技术被提倡用于高危患者，包括行非心脏手术的患者。这些传统的高剂量麻醉镇痛技术的缺点是需要术后机械通气。一种超短效的麻醉镇痛剂瑞芬太尼(remifentanil)被用于临床实践中，不需要延长通气。这个药物有助于心脏手术患者的早期拔管，并可帮助治疗高危患者术中的短暂强烈应激。

尽管在理论上高剂量麻醉镇痛技术具有优势，一些冠状动脉搭桥术的大规模的临床试验结果显示，和吸入性麻醉剂相比，生存率和主要并发症的发生率并没有差异。这一发现部分导致在多数心脏手术放弃高剂量麻醉镇痛技术，更注重早期拔管。大多数麻醉师采用平衡技术即联合低剂量的麻醉镇痛剂和吸入性麻醉剂。这种方法使得麻醉师能发挥每种药物的好处，同时使不良反应最小化。

另一种达到全身麻醉的方法是静脉使用丙泊酚(propofol)。丙泊酚是一种烷基酚，可用于全麻的诱导和维持。它可降低动脉的张力，而不改变心率，可导致严重的低血压。丙泊酚主要的优点是它快速的清除率，因此苏醒后残余作用很小，但由于它非常昂贵，目前主要用于时间很短的手术。尽管它对血流动力学有影响，仍被扩展用于辅助冠状动脉搭桥手术后的早期拔管。

目前的证据显示尚无一个最好的全身麻醉技术用于冠心病患者的非心脏手术，导致心脏麻醉的概念正逐步被抛弃。

局部麻醉包括脊髓、硬膜外和周围神经阻滞。每一种麻醉方法各有其优势和风险。周围神经阻滞技术，如臂丛或Bier阻滞，优点是对血流动力学影响最小或没有影响。相反，脊髓或硬膜外麻醉可产生交感神经阻滞，因此会降低血压和减慢心率。脊髓麻醉和腰部或下胸部硬膜外麻醉也可激发阻滞水平以上的反射性交感神经激动，可能会导致心肌缺血。

硬膜外麻醉和脊髓麻醉主要临床上的差异是通过放置硬膜外导管提供持续的麻醉或镇痛的强度不同，和单剂量的脊髓麻醉相反，尽管有些医师会在鞘内间隙放置导管。尽管起效的速度依赖于局部麻醉药物的使用，脊髓麻醉和它相关的自主神经作用比相同的药物经硬膜外给药来得更快。通常留置一根导管于硬膜外，可以滴定药物。硬膜外导管也可用于术后镇痛。

许多研究比较了冠心病患者的局部麻醉和全身麻醉，特别是接受腹股沟下转流手术的患者。有一项meta分析结果显示采用神经丛阻滞的患者总死亡率减少1/3，但这一发现存在争议，因为大多数的获益来自早期研究的发现。研究还发现心肌梗死和肾衰竭也降低。最近一项大规模的研究比较局部麻醉和全身麻醉在非心脏手术患者中的预后未见差异。

MAC(监测性麻醉监护)包括外科医师实施的局部麻醉，有或没有镇静。在一项大规模的队列研究中，单因素分析表明，和全身麻醉相比，MAC增加30 d的死亡率，然而在多因素分析中，考虑了患者的并发症，这种差异不再有显著性。MAC的主要问题是阻滞应激反应的强度是否足够，因为镇痛不足导致的心动过速比局部或全身麻醉药物潜在的血流动力学影响更大。由于引进了更新的短效的静脉内药物，全身麻醉可以实施而不需要气管插管。这使得麻醉师可以为时间短和周围手术提供深度麻醉而没有潜在的气管内插管和拔管的风险，因此使得全身麻醉和MAC的差异变得不明显。采用来自保险申报单的数据分析，Bhananker等发现MAC的呼吸并发症的发生率很高。

三、术中及术后内科并发症的处理

心脏病患者术后并发症较术中为多，术后心肌梗死发生的高峰是在术后第3 d，低心排综合征还要出现得迟些。因此术后要连续数日每日测体重、尿排出量、血细胞比容、血电解质及呼吸、脉搏、血压等生理指标。术后最初3 d要每日摄胸片、心电图检查及血气分析。左心衰竭的患者，在未出现症状及体征前，胸片可能已有肺水肿表现，定期行动脉血气分析，也可及早发现隐匿性肺水肿，尽管胸片肺野清晰，也可能有低氧血症存在。术后心肌梗死的患者可能不出现症状，而在心电图上表现出来。早期发现术后心肌梗死、充血性心力衰竭及低心排综合征，有可能导致患者存亡，所以术后的密切监护非常重要。

术后应及早恢复应用原用的抗高血压药物、抗心律失常药物、抗心绞痛药物及控制心力衰竭药物，必要时可用静脉给药，使心脏保持在最稳定的状态。

(一) 心肌梗死的处理

非心脏手术患者术中一过性缺血并不是术后缺血并发症的一个主要原因，但大多数术后临床缺血并发症出现之前存在无症状性缺血发作，后者可用心肌缺血动态监测检出。最近大多数报道指出，多次心电图、肌钙蛋白和心肌酶测定可检出许多术后最初24 h非Q波心肌梗死。围手术期心肌酶变化需仔细分析，心肌供氧和需氧不平衡引起早期术后非Q波心肌梗死高峰，但术后高凝状态可导致延迟性Q波心肌梗死高峰(术后3～5 d)。围手术期心肌梗死常为无痛性，如果高危患者围手术期不做常规系统心电图、肌钙蛋白和血清磷酸肌酸激酶同工酶(CK-MB)测定的话，则通常围手术期心肌梗死的发生率常被明显低估。小剂量肝素预防性抗凝治疗可降低术后血栓栓塞并发症的危险性，这种治疗在大多数心脏病患者行非心脏手术时是常规指征。

(二) 高血压的处理

术后高血压最可能在停用正压通气不久或在康复室内发生，更常见于颈动脉内膜剥脱术和腹部血管手术时。常见的促发因素包括停用正压通气后液体负荷过重、低氧血症、焦虑、疼痛。主要的治疗方法应集中于保持适当供氧，控制疼痛和液体量。吸氧、吗啡和利尿剂是术后高血压治疗的关键。严重高血压时优先使用硝普钠和拉贝洛尔。

(三) 充血性心力衰竭的处理

术中或术后发生心力衰竭，常见于原有肺动脉高压或心功能不全的患者。心肌缺血或梗死、心律失常、过量补液、高血压危象、贫血、败血症或肺栓塞均能诱发心力衰竭，治疗时除对心力衰竭外，应及时纠正其诱因。在出现急性肺水肿时，首先应静脉注射吗啡，以迅速减轻周围血管阻力及降低左心室充盈压，继以静脉注射呋塞米，在数分钟内即可降低肺动脉楔嵌压，并在1 h内大量利尿，如过去未用过洋地黄类药物可用毛花苷C静脉注射，必要时可用扩血管药物如硝普钠或硝酸甘油静脉滴注，以减轻心脏前、后负荷，增加心排血量，如经上述处理，心力衰竭未能得到控制，可用多巴酚丁胺或米力农静脉滴注以增强心肌收缩力。

(四) 心律失常的处理

术后心律失常比较常见，特别是原有心脏病的患者。大部分心律失常是良性的，但也可能有严重到足以威胁患者的生命。有些心律失常术前已存在，有些则是新出现的，可能由心外因素引起，如低或高血容量、发热、贫血、低氧血症、疼痛、焦虑、感染及电解质紊乱等。应及时找寻这些诱因，加以纠正，多数心律失常可很快得到控制，而不必应用抗心律失常药物治疗。

1. 窦性心动过速　多由心外因素引起，及时纠正诱因后，很少需用抗心律失常药物，除非心动过速与心功能受损有关，一般不用洋地黄类药物。

2. 房性期前收缩　一般不需特殊治疗，应对其基础病因进行治疗。

3. 室上性心动过速　心室率超过 200 次/min 者，常可引起血流动力学障碍，必须设法控制心室率，如迷走神经刺激法失败，可静脉注射洋地黄制剂，如毛花苷 C 0.4～0.8 mg 溶于 25%葡萄糖溶液 20 ml 静脉注射，如血压稳定，心功能正常者，也可用维拉帕米 5～10 mg 缓慢静脉滴注，常可转为窦性心律，已用过洋地黄类药物后再用维拉帕米静脉注射时必须慎重，因为其可加重房室传导阻滞及窦性心动过缓。如上述治疗无效，心室率较快，血流动力学出现不稳，可用低能量直流电复律。

4. 心房颤动　在术后常见，可发生于二尖瓣病变、高血压、心力衰竭等使左心房扩大的患者，也可由非心源性病因（如肺炎、肺不张、肺栓塞等）所致。治疗必须针对基础病因并控制心室率，首先是用洋地黄类药物，使心室率维持在 60～80 次/min。如术后由于交感神经兴奋，心室率控制不好，可加小剂量普萘洛尔类药物，对普萘洛尔有禁忌时可加用维拉帕米。对术前已存在慢性心房颤动者，只要药物控制心室率即可，术前用药物或直流电复律转为窦性心律并非必要，因为在术中或术后仍会转为心房颤动。

5. 心房扑动　处理原则与心房颤动相同，但如术后出现心房扑动，直流电复律是首选，转为窦性心律后再用奎尼丁或普鲁卡因胺或普罗帕酮等药物维持。如无直流电复律设备，亦可用洋地黄，必要时加服奎尼丁或胺碘酮复律。

6. 室性期前收缩及室性心动过速　偶发室性期前收缩，无须特殊处理。但如频发室性期前收缩、多源性室性期前收缩（室早）、R on T 室性期前收缩、双联律室性期前收缩或短阵室性心动过速，多出现于有严重心脏病基础上，再加上电解质紊乱，特别是低钾血症或酸碱平衡失调、药物毒性作用及缺氧等常见诱发因素，必须及时用抗心律失常药物治疗。如在术中出现，先用利多卡因 50～100 mg 静脉注射，继以每分钟 1～4 mg 静脉滴注，并找寻其诱因，及时解除。如室性心动过速心室率快，持续时间长，经利多卡因治疗无效，并对血流动力学产生影响时，必须迅速用直流电复律，其他常用的抗心律失常药物，如普鲁卡因胺、奎尼丁、吡二丙胺、美西律及胺碘酮，在术后可以应用。

7. 心搏停止　包括两种情况：心脏停顿及心室颤动，多在手术中发生，常由呼吸道通气不畅、供氧不足、低血压、出血过多引起缺氧及二氧化碳蓄积所致。麻醉过深、酸碱平衡失调、电解质紊乱也可促成心脏停顿或心室颤动。少数患者在气管插管或大血管、纵隔部位操作时，可能刺激迷走神经发生心脏骤停。如在术中发生，应立即在胸骨下段重力拳击一下，随机做胸外或直接心脏按压，并气管内插管做人工呼吸，同时每隔 10 min 左右静脉注入 5%碳酸氢钠 50～100 ml 以纠正酸中毒；若为心脏停搏，应立即静脉注入肾上腺素及异丙肾上腺素各 1 mg，必要时可重复应用，还可加用 10%氯化钙 5～10 ml 静脉注射；若为心室颤动，心电图示颤动波粗大，可电击除颤，在除颤前可用胺碘酮 150～300 mg 或利多卡因 50～100 mg 静脉注射，有助于电击复律成功。

（五）低排综合征的处理

在手术后心脏功能达到心脏指数 2.5 L/(m^2・min)及混合静脉血氧张力超过 30 mmHg 时，一般已足够；如心脏指数＜1.5 L/(m^2・min)，混合静脉血氧张力＜25 mmHg，则表示心脏功能严重抑制，可以导致死亡。低排综合征在非心脏手术的患者，可由多种因素引起，非心源性因素主要是循环血容量减低，如外科创伤部位体液流失、大量出汗、呕吐、腹泻、肠管引流、出血、败血症、过敏等。心源性因素有心肌坏死或缺血、心律失常、心力衰竭、瓣膜关闭不全、过量补液、心脏传导阻滞、肺栓塞等。其临床表现主要是周围血管阻力增加及微循环障碍，出现皮肤湿冷、四肢发绀、手背静脉收缩、脉搏微弱、低血压、烦躁不安或神志淡漠等症状及体征，尿量减少到每小时＜30 ml，尿素氮或肌酐上升。在手术初期，有血流动力学监护者，易早期发现，如无血流动力学监护或手术后数日血流动力学监护已撤出，主要依据临床表现，要及早认识与治疗，延误治疗可导致心脏停搏。治疗主要是纠正血容量及增强心肌收缩力，如中心静脉压及肺动脉楔嵌压，动脉氧分压低，怀疑有血容量不足引起，可在 20～30 min 快速静脉滴注补液 500 ml，好的反应可表现为尿量增多，心率变慢，呼吸减慢，皮肤颜色转红，四肢转暖，血压上升，脉搏增强；在补液过程中如出现脉搏呼吸增快，中心静脉压及肺动脉楔嵌压升高而尿量不增，则表示低排综合征可能由心源性或补液过多所引起，应立即停止补液，静脉注射呋喃苯胺酸 40 mg，并用强心剂如洋地黄类药物及其他增强心肌收缩力药物如多巴酚丁胺，必要时可用扩血管药物如硝普钠、硝酸甘油或酚妥拉明静脉滴注，以减轻心脏前后负荷。如伴有畏寒、发热，可能有败血症存在，取血培养即予足量抗生素，如高热不退可用适量退热药。

（六）休克的处理

术中及术后出现低血压及休克，可能由血容量不够、出血过多、酸碱紊乱或电解质紊乱、严重心律失常、败血症或心肌梗死所引起。休克时心排血量可高可低，周围血管阻力也可高或低，在感染性或过敏性休克时，周围血管阻力是低的。治疗时必须查明休克的原因，如由血容量过低引起者，必须快速静脉滴注生理盐水或平衡液，如由失血过多引起，必须输以全血，同时可用增强心肌收缩力的药物。如周围血管阻力低，可用 α 受体兴奋剂，如间羟胺、苯福林。代谢性酸中毒可用碳酸氢钠纠正，在血 pH 7.1 时估计心排血量约减少 50%，但纠正 pH 以不超过 7.4 为度，过度纠正可产生代谢碱中毒，使钾离子及钙离子丧失，再加过量钠的输入可发生或加剧心力衰竭。一般在休克纠正后，酸中毒可自行达到平衡。尿排出量为观察休克是否纠正的一个重要标志，如果少尿或无尿继续存在，多表示未得到缓解。在病情稳定后，应进行血流动力学监护。对不能解释持续存在的低血压，应考虑有术后心肌梗死可能，此时系列心电图检查、肌钙蛋白及血清酶测定，有助于及时确诊与治疗。

参考文献

Fleisher L A，Beckman J A，Brown K A，et al. 2009 ACCF/AHA focused update on perioperative beta blockade incorporated into the ACC/AHA 2007 guidelines on perioperative cardiovascular evaluation and care for noncardiac surgery：a report of the American college of cardiology foundation/American heart association task force on practice guidelines[J]. Circulation，2009，120(21)：e169 - e276.

第二十九篇

心脏移植中的内科问题

陈伟新　王齐兵

一、心脏移植简史

心脏移植是将供体的健康心脏植入受体胸腔或其他部位，部分或完全替代受体的心脏，维持循环功能。心脏移植自20世纪初开展以来，经历了从实验移植到临床移植两个历史时期。它可分为同种心脏移植（原位移植、异位移植）和异种心脏移植两类，前者已成为治疗终末期心脏病的一种公认有效的方法，后者尚处于实验研究阶段。现今，随着手术水平的提高和新的免疫抑制剂的问世，心脏移植在供体与受体选择标准、有效的免疫抑制治疗方案以及感染并发症的早期诊断和治疗、主动脉内囊反搏泵和左心室辅助装置技术的应用等方面取得了新的进展。

（一）实验移植时期

早在1905年，法国外科医师Alexis Carrel同Charles Guthrie在美国芝加哥大学率先将异体犬的心脏移植到受体犬的颈部，移植心脏术后持续搏动1 h，2 h后因未抗凝发生心腔内凝血而中断实验。这是最早报道同种异位心脏移植的实验模型，并在后来研究移植心脏的生理学、心脏保护、排异反应及免疫抑制治疗中继续应用。1933年，美国Mayo Clinic的Frank C. Mann等采用革新的血管吻合方法进行犬心脏移植实验，术后最长存活可达8 d；首次提出了心脏移植心脏排异反应的概念，将其描述为一种供体与受体间生物不相容性的反应过程，表现为排异心肌显著的单核细胞浸润。1946年，苏联实验外科学家Vladimir Demikhov率先开展犬胸腔内异位心脏移植实验并获得成功，并于1951～1955年在犬心脏移植实验中尝试了20余种将心脏移植入胸腔的方法；1955年，首次在没有心肺转流辅助措施的情况下成功地进行了犬原位心脏移植实验，移植犬术后最长存活可达6 d；至1956年已取得了术后最长存活32 d的奇迹。1953年，美国费城Hahnemann医学院的Neptune等首次在原位心-肺移植实验中试用低温保存方法。1957年，美国密西西比大学医学中心的Webb及Howard应用泵氧合器进行原位心-肺移植。1958年，美国马里兰大学的Goldberg等应用心肺转流辅助措施成功地进行了犬原位心脏移植实验。1959年，Webb等在低温下成功进行原位心脏移植实验。同年，英国伦敦Guys医院的Cass及Brock进一步改进了该项移植技术，手术方法简化为只需要心房、主动脉和肺动脉吻合。1960年，美国斯坦福大学的Richard Lower和Norman Shumway整合了前述的各项技术进展，受体支持与供体保存采用心肺转流及适度低温（4℃）的方法，取得了原位心脏移植犬术后存活21 d的成就，这是首次成功进行原位心脏移植的单一、常规技术，被认为是原位心脏移植实验研究的重要进展。现今最常用的心脏移植技术即源于Lower和Shumway的早期研究工作。

同种心脏移植实验的成功证明了心脏移植在生理学方面的可行性。但通过对移植犬死后的心肌病理解剖发现，移植心脏有大量的单核细胞浸润及出血，说明宿主存在损害心脏的免疫机制，如果宿主的免疫反应得到抑制，可能长期保存移植心脏的功能，由此开启了对抗排异反应的免疫抑制剂的研究。

1964年，Hardy等在大量心脏和肺移植动物实验研究的基础上，将一只黑猩猩的心脏移植给一位68岁男性高血压性心脏病患者，但因供体心脏小而不能维持循环，患者死于体外循环终止1 h后，首例人类异种原位心脏移植失败。

（二）临床移植时期

1967年12月3日，南非开普敦Groote Schuur医院的外科医师Christiaan Barnard为一位54岁男性终末期缺血性心脏病患者进行同种异体原位心脏移植获得成功，术后给予皮质激素、硫唑嘌呤、放线菌素C及局部照射治疗，患者于术后18 d死于假单胞菌性肺炎。这是首例人类心脏移植的成功。这次移植引起了全世界其他医学中心的极大兴趣，从1967年12月到1971年3月，包括美国、英国和法国等在内的全球24个国家的64个外科小组进行了170例心脏移植，但由于手术准备不充分、供心保护不良、对排异反应的认识和处理不足以及术后处理不当等原因，大多数受体术后短期内死亡，1年存活率不及20%。1968～1971年进行的3例心肺联合移植患者均在术后早期死亡，结果到1971年底人们对心脏移植的热情和积极性迅速降低，仅有少数医疗中心如美国斯坦福大学和弗吉尼亚医学院、法国巴黎Lapitie医院及南非开普敦Crrote Schuur医院等尚在坚持心脏移植的临床研究。

在随后数年的实质性研究工作中，研究人员重新修订了受体选择标准，观察了经静脉心内膜心肌活检（endomyocardial biopsy，EMB）在诊断排异反应中的作用，制备了兔抗胸腺细胞球蛋白（ATG）作为急性排异反应的有效治疗，明确了许多心脏移植的晚期并发症和处理原则。1973年，Caves和Billingham首次将EMB引入心脏移植排异反应的早期诊断。1975年，Barnard和Losman进行异位心脏移植治疗终末期心肌病获得成功。同年，兔抗胸腺细胞球蛋白用于临床。1977年，Thomas

和 Watson 借助于低温保存器官技术，成功建立远距离获取供体心脏的方法，增加了可用供体心脏数量。

可见，人类首例心脏移植虽然成功于 1967 年，但由于急性排异反应和免疫抑制疗法有关的感染影响了心脏移植的效果，使得 20 世纪 70 年代初期心脏移植发展非常缓慢，后期随着对供体脑死亡标准、术前处理方法以及受体选择标准的逐步完善，加之有效的免疫抑制剂的使用，尤其是环孢素的问世，降低了急性排异反应和感染并发症的发生率，使心脏移植术的成功率明显提高，重新激发了人们对心脏移植的兴趣和希望。

20 世纪 80 年代初，新的免疫抑制剂(环孢素)的应用和移植心脏处置的进展才使心脏移植的临床应用成为可能，长期预后得到明显提高，并逐渐被接受为终末期心脏病的有效治疗方法。1980 年，Oye 等在心脏移植中首先应用环孢素；1981 年，Reitz 等在心肺移植患者中应用环孢素作为免疫抑制治疗获得长期存活效果；1985 年，Bolman 等倡导应用三联药物(环孢素、硫唑嘌呤、皮质激素)免疫抑制疗法；其后，OKT3 单克隆抗体和 FK506 的相继应用均显著降低了早期排异反应的发生率。1992 年，国际上报道 4 例异种心脏移植，现在转基因动物培育已取得成功，但尚未在临床开展应用。随着适当选择受体、术后处理尤其是防治感染并发症、排异反应诊断技术的提高以及新的免疫抑制剂的问世，心脏移植和心肺移植的存活率和患者的生活质量逐渐提高，促使心脏移植再次迅速发展，同时也促进了心肺移植的成功和不断发展。

20 世纪 80 年代中期以后，心脏移植和心肺移植的发展可谓突飞猛进。全球的心脏移植中心由 1980 年的 17 个发展到 1994 年的 257 个，心脏移植手术也由 1980 年前不到 360 例增加到 1994 年累计超过 30 200 例，而这更加表明心脏移植术是在近期发展起来的。进入 20 世纪 90 年代初期发展速度趋向稳定，每年大约完成心脏移植 2 000 例、心肺移植 200 例左右，主要原因是可利用的有效供体不足。因此，人们开始对异种心脏移植产生兴趣，这也是当前心脏移植研究的难点之一。根据 2003 年国际心脏和肺移植协会(the International Society for Heart and Lung Transplantation，ISHLT)对 1998～2002 年心脏移植登记汇总资料报告显示，受体术后平均 1 年和 3 年生存率分别为 83.9%和 77.4%。至 2003 年底，全世界共进行心脏移植术68 308 例，手术成功率为 95%，受者的 1 年存活率为 85%～89%。

我国开展心脏移植始于 20 世纪 70 年代末，90 年代以来才逐渐在国内少数心脏中心展开，2000 年以后得到较快的发展。1978 年 4 月 21 日，上海交通大学附属瑞金医院张世泽医师在动物实验的基础上成功完成了亚洲第 1 例原位心脏移植，受体为 1 例终末期风湿性心脏瓣膜病患者，术后存活 109 d，死于急性排异反应。1992 年 3 月，北京安贞医院为 1 例 16 岁女性扩张型心肌病患者进行原位心脏移植，存活 213 d。1992 年 4 月，哈尔滨医科大学附属第二医院先后为 3 例男性扩张型心肌病患者进行异位心脏移植。1992 年 7 月，牡丹江心血管医院成功进行了 2 例原位心脏移植。1994 年，中南大学湘雅医院、南京军区总医院、福建医科大学附属协和医院、中国医学科学院阜外心血管病医院也相继开展心脏移植术。1995 年，广州中山医科大学进行我国第 1 例婴幼儿心脏移植，心脏跳动 11 h。2000 年 5 月 23 日，复旦大学附属中山医院王春生成功完成我国第 1 例儿童原位心脏移植。截至 2005 年 10 月，复旦大学附属中山医院共完成原位心脏移植 141 例，其中心肺联合移植 5 例，患者年龄为 12～75 岁，移植病例数在国内居首位，手术成功率达 97.9%。我国大陆地区的心脏移植起步较晚，发展较慢，尽管已经取得了一些可喜的进步，但由于目前条件所限、可利用的供体心脏来源不足，心脏移植仍处在发展阶段，还需要不断努力和探索，才能逐步缩短我国心脏移植同国际先进水平的差距。

二、心脏移植受体

(一) 受体的选择

心脏移植是治疗终末期心脏病如顽固性心力衰竭的一种行之有效的方法，但并非所有此类患者均适合心脏移植，审慎选择合适的患者作为受体是心脏移植成功的重要前提。一般认为，对终末期心脏病患者的评估和心脏移植潜在候选者的选择应由专家组确定，以确保将有限的供体心脏提供给最迫切需要、最有机会术后生存及康复的患者。鉴于当今心脏移植的良好效果和免疫抑制的改善，心脏移植的适应标准已经显著扩大，造成心脏供体不足，甚至危害将来的手术结果。因此，在进行心脏移植前应考虑以下几个问题：① 患者是否处于其他治疗方法无效的终末期心力衰竭。② 患者其他系统是否会影响心脏移植的成功率。③ 心脏移植后是否可以延长患者的寿命和改善生活质量。

心脏移植的适应证包括各种终末期心脏病，主要基础疾病是冠心病和心肌病，其适应证和潜在禁忌证参见表 29-0-1。这些入选或排除标准在各移植中心略有不同，基本目标在于对终末期心脏病或心力衰竭的预后进行评估。一般认为，凡是各种心血管疾病导致的顽固性充血性心力衰竭经过积极的内科治疗无效、复杂先心病或大血管畸形不适于外科手术矫正或矫正后无效、其他重要脏器无不可逆性病变或影响长期生存的因素、预期寿命小于 1 年者，均可选为心脏移植的候选受体。比较一致的病例选择标准包括：① 终末期心力衰竭(LVEF＜35%)患者经积极的药物治疗无效，且不适于外科手术矫正或矫正后无效。② 预期存活期＜1 年，其运动最大氧耗量(VO_{2max})＜10 ml/(kg·min)。③ 年龄一般应在 65 岁以下(复旦大学附属中山医院已行的 150 余例心脏移植者中，年龄为 12～77 岁)。④ 无严重顽固性肺动脉高压(肺动脉收缩压＜65 mmHg)。⑤ 无影响患者长期生存的其他疾病，如肺、肝及肾、脑等脏器功能无不可逆性损害。⑥ 术后药物治疗依从性及心理耐受性良好者。

表 29-0-1　心脏移植受体的选择

适应证及标准	绝对与相对禁忌证
适应证	绝对禁忌证
1. 收缩性心力衰竭(LVEF＜35%)	1. 年龄＞70 岁
(1) 入选病因：缺血性、扩张性、瓣膜性、高血压性心脏病及其他心脏病	2. 严重顽固性肺动脉高压(对药物干预无效) (1) 肺血管阻力＞6 Wood 单位(WU)
(2) 排除病因：淀粉样变、HIV 感染、心脏肉瘤	(2) 跨肺动脉压力梯度＞15 mmHg
2. 缺血性心脏病伴有难治性心绞痛	3. 系统性疾病限制移植后生存期限(如肝病或肺病)

续　表

适应证及标准	绝对与相对禁忌证
(1) 冠状动脉旁路移植术(CABG)或经皮冠状动脉血运重建术(PCI)无效	4. 不能治疗的恶性肿瘤 5. 艾滋病(AIDS)患者或HIV携带者 6. 淋巴毒交叉试验阳性
(2) 最大耐量的药物治疗无效	7. 全身活动性感染 8. 活动性SLE或肉芽肿累及多个系统
(3) 不适于进行直接血运重建或PCI (4) 心肌血运重建失败	9. 其他器官(肾或肝)不可逆性功能障碍
3. 难治性心律失常	10. 活动性精神病或心理障碍
(1) 植入式心脏复律除颤起搏器无效	相对禁忌证 1. 慢性阻塞性肺疾病(COPD)
(2) 电生理指导下单一或联合药物治疗无效	2. 明显的外周血管或脑血管疾病
(3) 不适于射频消融治疗	3. 消化性溃疡
4. 肥厚型心肌病	4. 胰岛素依赖性糖尿病伴有终末器官损害
经以下干预治疗后仍有心功能Ⅳ级症状：乙醇心肌消融、心肌切开术及心肌切除术、二尖瓣置换术、最大程度药物治疗、起搏器治疗	5. 既往有恶性肿瘤 6. 新近或未消除的肺栓塞 7. 新近或现有憩室炎 8. 其他系统疾病可能限制生存期或康复
5. 先心病，伴严重顽固性肺动脉高压	9. 恶病质 10. 药物或酒精依赖
6. 因排斥反应须再次心脏移植	11. 既往依从性不良或精神病史可能干扰长期依从性
适应标准 1. 年龄＜65岁 2. 无心脏病以外疾病 3. 依从性良好 4. 精神状态稳定，家庭或配偶支持	

1. 终末期心力衰竭的病因　确定终末期心力衰竭的病因和可逆性因素对选择心脏移植候选受体至关重要。绝大多数适于心脏移植的患者为心功能Ⅲ～Ⅳ级(NYHA分级)，由缺血性心脏病或扩张型心肌病所致；而难治性心绞痛、顽固性恶性室性心律失常、移植心脏闭塞性冠状动脉病及瓣膜性或先心病所致的心力衰竭等则是少见的移植适应证。在复旦大学附属中山医院的141例心脏移植患者中，病因包括扩张型心肌病118例，缺血性心肌病9例，原发性心脏恶性肿瘤4例，瓣膜性心肌病3例，肥厚型心肌病、限制型心肌病各2例，复杂性先心病、肌营养不良性心肌病及恶性心律失常各1例；术前心功能(NYHA分级)Ⅲ级者11例、心功能Ⅳ级者130例，均为经内科保守治疗效果差者。

然而，随着适当的药物治疗、高危及高难度血运重建术，以及更新的抗心律失常药物和装置的出现和普及，对不可逆性晚期心力衰竭的认知也在发生改变，而且心功能可受药物调整治疗的影响，故终末期心力衰竭不应成为患者等待心脏移植唯一必需的条件。如果可能，应基于患者的状况通过运动负荷试验和呼气分析来进行功能检测，以确定心功能受限程度。

2. 候选受体的评估　对候选受体常规进行完整的术前评估应包括详细的病史和体格检查、胸部X线片、常规血液及生化检查、有限的感染性疾病系列血清学检查、运动试验时最大氧耗量(MVO_2)测定等，并应进行右心导管及冠状动脉造影检查，用以除外不可逆性肺动脉高压和确认为终末期缺血性心肌病。对症状不足6个月的非缺血性心肌病患者，均应进行EMB检查以便做出治疗决策。另外，还应常规检查受体的甲状腺功能、空腹及餐后血糖、肌酐清除率、脂蛋白电泳、病毒学、细菌学、12导联心电图、Holter监测、超声心动图、肺功能测定、系列反应抗体筛查以及人体白细胞抗原(HLA)分型及淋巴细胞毒性抗体检查等。有些患者尚需进行特殊的必要检查如腹部超声、颈动脉及下肢动脉多普勒血流检查、血流动力学和EMB、胃镜及肿瘤筛查等，最后由心脏内科、外科医师确定是否为受体。

3. 适应证　心脏移植应选择性地适用于一组经过最佳的药物治疗或其他介入方法(如外科血运重建、经皮冠状动脉成形术或导管消融术等)无效的终末期心脏病患者，如不行心脏移植，预期1年生存率＜50%。目前，对这类患者预后的临床判断尚缺乏可靠的客观标准，常用的指标有：① 左心室射血分数(LVEF)低下(＜20%)。② 肺动脉楔压增高(＞25 mmHg)。③ 血清钠持续低水平(＜130 mmol/L)。④ 血浆去甲肾上腺素升高(＞600 pg/ml)。⑤ 心胸比例增大(＞0.5)。⑥ 最大氧耗量(MVO_2)降低[＜10 ml/(kg·min)]等。这些均被认为是患者预后差及潜在移植适应证的预测指标，其中LVEF及MVO_2降低是影响生存率的独立预测因素。

4. 禁忌证　目前比较一致的受体排除标准包括(表29-0-1)：① 年龄＞70岁。② 心功能尚在代偿阶段(LVEF＞40%)。③ 存在影响患者长期生存的疾病(如艾滋病、恶性肿瘤、系统性淀粉样变、严重的周围血管或脑血管疾病、胶原性血管疾病、1型糖尿病、未消除的肺栓塞、急性或活动性感染、活动性消化性溃疡等)。④ 其他重要器官的不可逆性损害(如肺气肿、与心力衰竭不相称的严重肝肾功能损害等)。⑤ 重度肺动脉高压(肺动脉收缩压＞70 mmHg)，或者肺血管阻力＞6 Wood单位或经扩血管干预后仍＞3 Wood单位。⑥ 供体与受体的ABO血型不配。⑦ 精神病或药物治疗依从性差者。

其中，年龄是心脏移植中最具争议的除外标准。受体年龄上限常由各移植中心决定，而且更着重于强调患者的生理年龄而不是时间年龄。在仔细选择的老年患者，尽管术后潜在并发隐性系统疾病的可能更大，但比年轻者较少发生排异反应，术后生存率和生活质量与年轻受体相当。

肺血管阻力(PVR)升高是原位心脏移植的绝对禁忌证之一。顽固性PVR＞6 Wood单位或跨肺动脉压力梯度＞15 mmHg是候选者的排除标准。对这些患者的术前评估应包括吸入NO及应用前列腺素类药物、内皮素-1受体拮抗剂、5型磷酸二酯酶抑制剂评价肺动脉高压的可逆性。如果这些措施仍不能使PVR降低50%或以上，可尝试输注正性肌力药物或血管扩张剂48～72 h，再次行导管检查。PVR经上述干预处理后仍不能显著降低(≥50%)者即为顽固性PVR，预示术后即刻期间移植心脏高危发生致命性右心衰竭。但这类患者可以是异位心脏移植或心肺移植的候选受体。对伴有中度肺动脉高压(3～6 Wood单位)的受体，常选择较大的供体心脏来提供额外的右心室功能储备。

另外，糖尿病患者仅当出现显著的终末器官损害(糖尿病性肾病、视网膜病或神经病)时才应视为心脏移植的禁忌证。因为在环孢素时代，通过减少或终止皮质激素的应用，控制血糖是可能的。而严重营养不良状况如恶病质可能增加感染的风险，并影响术后早期康复。

心脏移植的成功还有赖于受体的精神稳定性和依从性，因为移植术后强力的多药物治疗方案、频繁的 EMB 检查等均需要患者的积极配合。既往有精神病史、药物依赖史或无依从性史（尤其在药物治疗晚期心力衰竭时）者足可作为排除候选患者的原因。缺乏家庭成员或配偶的支持也是另一种相对禁忌证。

（二）受体的处理

1. 心力衰竭的内科治疗　受体在等待心脏移植期间，应持续有效地治疗其心力衰竭。当前，心力衰竭的治疗在药学上的进展，如联合应用 ACEI 或 ARB、β 受体阻滞剂、醛固酮受体拮抗剂及利尿剂等，已经明显改善了患者的生活质量和长期预后，提高了中重度心力衰竭患者的生存率。许多受体在确定移植时尚未经过恰当的系统治疗，对其术前进行积极有效的治疗是必要和有益的。

心功能严重失代偿患者予以静脉正性肌力药物治疗，如可选择应用米力农、多巴酚丁胺及多巴胺等。对起初药物措施无效的心力衰竭患者，必要时可放置主动脉内球囊反搏泵（intra-aortic balloon pump，IABP）。

2. 机械辅助循环过渡治疗　经最大限度的药物治疗及 IABP 辅助治疗仍有持续性肺充血或全身低灌注的患者，采用植入机械辅助装置作为心脏移植前的过渡治疗手段显示出有益的改善作用。随着心脏移植成功率的提高，可利用供体器官数量的短缺现象突出，使得以机械辅助装置作为心脏移植前过渡治疗的需求不断增加。1969 年，Cooley 等首次应用人工心脏植入的方法维持患者循环以等待心脏移植。1991 年，Kormas 等报道 20 例 Jarvik 人工心脏者中 17 例接受心脏移植，23 例植入 Novacor 装置者中 17 例接受心脏移植而存活。机械辅助循环方法包括 IABP、体外循环、左右心室离心泵辅助循环、左心室辅助装置（left ventricular assist device，LVAD）及全人工心脏，目前多采用 LVAD 维持循环。但应用机械辅助循环可引发感染、溶血、出血和栓塞并发症。因此，在选择应用机械装置前应该仔细甄别是否确为移植候选受体。

目前认为，对经 24～48 h 最大限度的药物支持治疗仍不稳定的潜在心脏受体患者，有适应证者可植入 LVAD 或全人工心脏（表 29－0－2）。最近的资料显示，约 70%的患者可由此成功地过渡到心脏移植，与药物治疗相比，其可以改善 1 年生存率（80%）、提高生活质量，这些证明它是一种非心脏受体候选者可接受的长期治疗方法。

表 29－0－2　LVAD 受体的选择标准

- ◆ 作为心脏移植受体
- ◆ 无凝血功能障碍疾病或胃肠出血
- ◆ 左心室衰竭［CI＜1.8 L/(m^2・min)，左心房压力＞25 mmHg，收缩压＜90 mmHg］，虽经下列处理：
  - 纠正代谢紊乱（温度、电解质、酸碱平衡）
  - 适当的前负荷，合理降低后负荷
  - 最大限度的正性肌力药物支持
  - IABP 辅助

3. 致命性室性心律失常的治疗　症状性室性心动过速（或心室颤动）及发生心脏性猝死（SCD）复苏史者有适应证者，可安置植入式心脏复律除颤起搏器（ICD）、长期胺碘酮治疗或个别行导管射频消融。SCD 是等待心脏移植的患者最常见的死因，并且常在拟行心脏移植后 3 个月内发生。研究显示，ICD 可改善有室性心动过速或心室颤动发作史或诱发史患者的生存率。

三、心脏供体

（一）心脏供体的选择

选择功能良好的心脏供体对心脏移植的成功至关重要。由于理想的心脏供体往往十分难得，而且涉及医学、法律、伦理道德及传统习俗等许多问题，因此可利用的心脏供体仍然是制约心脏移植发展的主要因素。为此，一些国家制定了有关器官移植中捐赠器官的法律、法规。

1. 脑死亡诊断标准　1959 年，法国学者 P. Mollaret 和 M. Goulon 首次提出“昏迷过度”（Le Coma Dépassé）的概念，这是最早的“脑死亡”概念。这一概念提出的基本前提是脑死亡，即人的死亡，也就是生物学死亡。1968 年，美国哈佛大学医学院制定了世界上第一个脑死亡诊断标准（以下简称哈佛标准）：① 不可逆的深度昏迷。② 自发呼吸停止。③ 脑干反射消失。④ 脑电波消失（平坦）。凡符合以上标准，并在 24 h 或 72 h 内反复测试，多次检查，结果无变化，即可宣告死亡。但需排除体温过低（＜32.2℃）或应用过巴比妥类及其他中枢神经系统抑制剂的情况。同年，世界卫生组织规定了类似的死亡标准，其基本内容同哈佛标准。此后，美国及其他各国也先后制定了多种脑死亡的诊断标准。1981 年，美国总统委员会通过了“确定死亡：死亡判定的医学、法律和伦理问题报告”，明确规定脑死亡即人的个体死亡标准之一（人的中枢神经系统死亡标准）。1983 年，美国医学会、美国律师协会、美国统一州法律全国督察会议及美国医学和生物学及行为研究伦理学问题总统委员会通过《统一死亡判定法案》。目前，世界上许多国家对脑死亡的诊断还是采用哈佛标准或与其相近的标准。

脑死亡标准的确立是当前心脏移植所迫切需要的，这样可在心脏仍然维持功能的情况下获得，从而尽可能缩小缺血性损伤，保证移植的成功率。国外，绝大多数心脏供体为不可逆性脑损害的患者，如脑钝挫伤（车祸）、脑贯通伤（枪击伤）或脑血管意外等，其中以颅脑损伤者最多。国内心脏供体则以急性颅脑损伤患者最为多见。脑死亡的临床诊断必须慎重，并经由患者的主治医师、神经内科或神经外科医师根据病史、神经系统全面检查及脑电图检查结果综合判定。然而，如果尚不能确定脑死亡，或者由于患者病情不稳定必须缩短观察期，需要进行辅助检查来明确供体的临床恶化情况或不确定性，包括脑电图、脑血管造影或放射性核素皮质层血流检查等。另外，宣布脑死亡及确认知情同意书应当在患者病史中记录。

2. 供体的选择标准　关于脑死亡个体作为器官供体的选择是极为严格的。脑死亡个体的呼吸、循环往往尚未完全停止，各器官仍维持最低的血供，这时摘取其器官供移植用是最佳时机；或者依靠体外循环技术维持脑死亡个体的呼吸和循环功能，使之成为器官移植的理想供体。但事实上，脑死亡者大多死于各种心肺衰竭和脑功能完全不可逆的损伤，其中适合选作器官供者只占很小的比例。因此，对确诊为脑死亡者，尚需要进一步确定是否符合选择为心脏供体的条件。一旦脑死亡者被确认为潜在的心脏供体，患者则应进入严格的三级筛选程序，其选择标准和评估项目详见表 29-0-3。

表 29-0-3 心脏移植供体的选择

建议的心脏供体标准	心脏供体的评估
◆ 年龄<55 岁 ◆ 供体与受体的体重之差<20% ◆ 供体心脏冷缺血时间<6 h ◆ 未有下列情况： - 长时间心脏骤停 - 长时间严重低血压 - 长时间机械通气(一般>7 d) - 原有心脏疾病 - 心内药物注射 - 严重胸外伤伴有心脏损伤的证据 - 败血症 - 颅脑以外的恶性肿瘤 - HIV、HBV 或 HCV 血清学阳性 - 需大剂量正性肌力药物维持血流动力学稳定[多巴胺>20 μg/(kg·min)]	◆ 既往医疗史 ◆ 体格检查 ◆ 心电图 ◆ 胸部 X 线片 ◆ 动脉血气 ◆ 实验室检查(ABO、HLA、HIV、HBV、HCV) ◆ 超声心动图 ◆ 冠状动脉造影(选择性病例)

初级筛选：由器官获取机构来进行，如美国器官共享联合网络(the United Network of Organ Sharing，UNOS)，负责收集患者的年龄、身高、体重、性别、ABO 血型、住院病程、死亡原因及常规实验室检查(包括 CMV、HIV、HBV 和 HCV 血清学资料等)。在我国，目前尚未建立类似的机构，初步筛选主要由移植中心和协作单位的医师来具体实施。

二级筛选：由心外科或心内科医师进行，进一步查找潜在的禁忌证，确定血流动力学辅助维持受体的必要性，复查心电图、胸部 X 线片、动脉血气、超声心动图等及其他必要的检查。通常，派遣一个工作组到医院对供体进行现场评估。其中，超声心动图对检测室壁运动异常和未知的先心病极有价值，这在美国作为常规检查。肺动脉导管(Swan-Ganz 导管)检查可用于精确测定心排血量。供体年龄较大(男性>45 岁、女性>50 岁)者或有多种冠状动脉粥样硬化危险因素(吸烟、糖尿病、家族史)者应行冠状动脉造影检查。

三级筛选：最后的，通常是最重要的供体筛选，由心外科医师小组在术中获取器官时进行。三级筛选可直接检视心脏，发现有否心室或瓣膜功能障碍、陈旧性心肌梗死、胸外伤导致的心肌淤伤等证据；触诊冠状动脉分支，寻找有无提示动脉粥样硬化病变的粗的钙化灶。如果直接心脏检查未见明显异常，应尽快通知受体所在医院，取心医师则开始切除供体心脏。

在供体初步选定之后，应进行血型匹配、淋巴细胞交叉试验、肝炎病毒、HIV、CMV 及鼠弓形虫等方面的检查，术前要求血型一致、淋巴细胞交叉试验阴性、无上述病毒感染的证据。人类白细胞相关抗原(HLA)检查则未必要求，因心脏供体有限，很难找到相互匹配者。

(二) 心脏供体的处理

在未获取供体心脏之前，应尽可能确保供体血流动力学稳定，积极处理各种并发症，并可预防性使用无肾毒性的抗生素。在获取供体心脏之后，应在 4 h 内进行心脏移植，以免供体心脏热缺血时间过长导致心肌损害。对心脏供体的处理原则应包括恢复和维持血流动力学稳定，保持各器官尤其是心脏的充足灌注，以保证移植后的器官功能正常，同时应积极处理与脑死亡有关的并发症(表 29-0-4)。保持正常的体温(>32℃)、电解质水平、渗透性、酸碱平衡及通气氧化对受体获得理想的治疗极其重要。脑死亡者的循环中常有儿茶酚胺水平升高，多有不同程度的血流动力学不稳及(或)呼吸功能障碍，并发生内分泌和代谢系统的功能改变，这对心脏的结构和功能均可能产生不利的影响。因此，对心脏供体理想的监护处理应包括有创性血流动力学监测(连续监测动脉血压、中心静脉压)、通气支持，并注意水、电解质、酸碱平衡及尿量等。现今，由于对有限的心脏供体数量的需求不断增加，一些移植中心对"临界供体(marginal donor)"(指年龄较大、需要大量正性肌力药物支持及心脏大小匹配不理想的心脏供体)的适应标准也随之放宽，并为此建立了流动性重症监护小组，以确保这些垂危患者得到最适当的处理。

表 29-0-4 心脏供体的处理

◆ 连续监测：动脉内导管、中心静脉或 Swan-Ganz 导管、遥控监测、脉搏血氧计、导尿管
◆ 心血管目标：平均动脉压 80～90 mmHg，中心静脉压 5～10 cmH_2O
◆ 补充液体：起始量给予林格液 1～2 L，维持量速度为 100 ml/h+前 1 h 尿量
◆ 低血压：正性肌力药物(多巴胺)及(或)血管收缩药物(苯肾上腺素)支持
◆ 高血压：降低后负荷(硝普钠、艾司洛尔)
◆ 体温调节目标：34～36℃，给予保暖、补液加温、吸入气体加温
◆ 水及电解质平衡目标：尿量>100 ml/h，正常血清电解质水平 - 尿崩症：容量替代治疗，抗利尿激素(0.8～1.0 U/h) - 无尿：快速补液，利尿剂(呋塞米、甘露醇) - 纠正电解质紊乱
◆ 机械通气支持：根据动脉血气分析调整
◆ 输血：血红蛋白<100 g/L 时
◆ 激素替代治疗：T_3、氢化可的松、胰岛素

1. 维持血流动力学稳定 脑死亡的供体发生血流动力学不稳可能是由血管张力功能障碍、低血容量(如大量脱水、利尿)、低温及心律失常所致，故应补充适当的晶体或胶体溶液，使平均动脉压维持在 80～90 mmHg 的安全水平，以防引起冠状动脉和肾动脉灌注不足。为避免液体过量，以防术后发生移植心脏心腔扩张及心肌水肿以致功能障碍，必要时可在 Swan-Ganz 导管监测下积极补充容量。如有失血性贫血(血红蛋白<80 g/L)，应予输血并维持血红蛋白>100 g/L，以便获得最佳的血氧运输。如经适当补液或输血后供体血压仍低或未恢复至安全水平，应予以输注正性肌力药物如多巴胺、多巴酚丁胺[5～10 μg/(kg·min)]。长期给予大剂量儿茶酚胺治疗[多巴胺>10 μg/(kg·min)]，可导致心肌去甲肾上腺素储备耗竭，并与术后期间出现心功能不全有关。这些患者传统上不适宜用作心脏供体，但需大剂量正性肌力药物支持的脑死亡者现已不再是供体的绝对禁忌证。对由系统性血管张力丧失导致的低血压，偶可应用抗利尿激素纠正。

颅内压增高可导致大量交感神经介质的释放，使循环中内源性儿茶酚胺水平升高，结果可造成系统性高血压和冠状动脉痉挛发作，有可能使移植心脏发生缺血性损伤的高度危险。对此，血管扩张剂如硝普钠、酚妥拉明及硝酸甘油可快速降低后负荷，而挥发性麻醉剂有助于降低交感神经的张力。在宣布脑死亡前，为了减轻脑水肿，潜在供体可通过严格限制液体和渗透性利尿来进行血管内脱水处理。

2. 激素替代治疗　脑死亡的供体常伴有内分泌功能紊乱，可有多种激素[如游离 T_3、可的松（皮质醇）及胰岛素]水平的下降或缺失，导致心肌能量储备减少，发生心功能恶化。其中50%以上可因垂体功能障碍发生中枢性尿崩症，也可因抗利尿激素减少发生大量利尿，造成水和电解质紊乱。常见的电解质紊乱包括高钠血症、低钾血症、低镁血症及低磷血症。实践证明，应用激素替代疗法对供体进行预处理是有益的。例如，首剂可静脉给予 T_3（3 mg）、氢化可的松（100 mg）及胰岛素（10～20 U），根据供体的治疗反应，每隔 1 h 重复给药 1 次，直至供体的心脏切取为止。这样可使供体心脏功能明显改善，平均动脉压显著增高，心率和中心静脉压下降。也可从小剂量（0.8～1.0 U/h）开始输注抗利尿激素，并逐渐增至使尿量维持在100～200 ml/h 的剂量。有时，抗利尿激素可定时（10 U，q4 h）经皮下或肌内注射给予。

3. 维持呼吸功能　脑死亡的供体一般采用机械通气的方法维持呼吸功能，并根据系列血气检查结果选择通气模式和调整吸入氧浓度，目的是使动脉血氧分压（PaO_2）和二氧化碳分压（$PaCO_2$）保持在正常范围，酸碱保持平衡。如果发生神经源性或心源性肺水肿，肺毛细血管发生通透性改变，应选用呼气末正压通气的模式，防止发生肺萎陷。在补液时不宜过多、过快，避免中心静脉压短时间内升高，以维持在 10～12 cmH_2O 为宜，这样可以减少肺充血和液体向肺间质或肺泡的转移。此外，可预防性应用广谱抗生素预防感染，通常选用第三代头孢菌素，尽可能避免应用有肾毒性的抗生素。

四、心脏移植手术方法

心脏移植手术通常是指同种异体心脏移植术，根据供体心脏植入的位置与受体心脏的关系、供体心脏植入的方式以及受体的年龄和移植次数的不同，又将其分为原位心脏移植、异位心脏移植、心肺联合移植、小儿心脏移植、再次心脏移植及异种心脏移植等类型。它包括三个基本过程：① 供体心脏的切取、保护和修剪。② 受体心脏的切除。③ 供体心脏植入受体（心脏血管的吻合）。

目前，原位心脏移植手术是最为成熟、应用最为广泛的一种移植方法。一般按改进的 Lower 和 Shumway 的手术步骤进行，即在受体心脏切除后，将供体的健康心脏植入受体心脏的正常解剖位置，完全取代受体的心脏功能。现有两种手术方式：① 经典法（Standard HT；Shumway、Lower），特点是操作方便，吻合口少（左心房、右心房、主动脉、肺动脉 4 个），速度快，术程短，吻合口漏血少见。但术后左心房、右心房的几何结构改变，心房过大，易导致心律失常、房内血液滞留、血栓形成及房室瓣反流等现象，术后存在双窦房结。② 全心法（Total HT；Reitz），特点是手术野暴露差，操作不方便，技术难度大，吻合口多（左肺静脉、右肺静脉、上腔静脉、下腔静脉、主动脉、肺动脉 6 个），速度慢，术程较长，吻合口漏血多见。术后左心房、右心房的几何结构无明显改变，心脏的血流动力学影响小，心律失常、房内血液滞留、血栓形成及房室瓣反流等现象少见。③ 双腔静脉法（Bi-vena cava HT，Sarsam），特点是操作上要比全心脏原位移植法简单，减少了左心房吻合口漏血的机会，吻合口较多（左心房、上腔静脉、下腔静脉、主动脉、肺动脉 5 个），速度稍慢，术程长，吻合口漏血多见。术后右心房、左心房的几何结构无明显改变，具有全心脏原位移植的优点，避免了心房内血流紊乱及房室瓣反流，其手术操作方法除了左心房吻合按标准法进行外，其余操作方法基本与全心脏原位移植方法相同。手术存在单窦房结。目前国内外多采用双腔静脉法。复旦大学附属中山医院 141 例心脏移植的手术方法是：120 例患者行双腔静脉吻合法原位心脏移植术，19 例行标准 Stanford 法原位心脏移植术，2 例原发性心脏肿瘤患者行全心脏移植术。其中 12 例再次手术的患者经股动、静脉插管建立体外循环，其余患者采用常规动、静脉插管建立体外循环。术前所有患者均置 Swan-Ganz 导管，监测肺动脉压力，计算肺血管阻力，并于术中、术后经漂浮导管于肺动脉内给药，以降低肺动脉压。

此外，异位心脏移植现今几乎不再采用，除非受体由于肺血管阻力太高或供体心脏太小无法维持受体循环而不能进行原位心脏移植时才考虑应用，但其效果不如原位心脏移植。

五、术后处理

心脏移植的术后处理同其他体外循环下的心脏外科手术者基本相似，但有其特殊性，主要在于监测和维护血流动力学状态、监测和发现可能的急性排异反应并给予积极的免疫抑制治疗、防治感染及其他并发症等。

（一）血流动力学处理

1. 移植心脏的病理生理学　完好的心脏是由自主神经系统的交感与副交感神经纤维的相互制约来神经激活和调节的。心脏移植时必然离断这些神经纤维，使心脏去神经化并发生生理学改变。由于缺乏自主神经的传入，移植心脏的窦房结以增快的内在静息频率（90～110 次/min）发出冲动。因移植心脏的激活依靠来源于远处非心脏部位的儿茶酚胺，故对应激（如低血容量、低氧血症、贫血）反应会有一定程度的延迟，直到循环中儿茶酚胺浓度达到足够高的水平，才能产生心脏正性变时效应。有时，心电图上可显示来源于受体心脏有神经激活的残余心房的清晰 P 波，其频率增快，可被用来作为反映应激的早期指标。另外，心脏移植患者对静脉血管池反应的正常反射性心动过速消失，易于频繁发生直立性低血压。心脏去神经化改变了其对直接通过心脏自主神经系统干预治疗的反应，使颈动脉窦按摩、Valsalva 动作、阿托品等对窦房结发出冲动或房室结传导的刺激无效。加之供体一般有长时间的正性肌力药物支持，致使心肌儿茶酚胺储备耗竭，故移植心脏常需要高剂量的儿茶酚胺激活。

移植心脏是缺血后的去神经化心脏。在术后即刻至早期阶段（一般 24 h 内），移植心脏会因手术创伤、心肌保护不良、保存时低温、缺血性损伤、肺动脉高压及心肺转流的影响等因素发生一过性心脏抑制，结果导致移植心脏的心室收缩力和顺应性减低，使心排血指数降低、动脉压力下降、左心房压力升高，以及右心房和肺动脉的平均压升高，最终发生受体血流动力学不稳定。因心房中部吻合所致的心房动力学异常使心室舒张期充盈进一步降低。所以，在手术室中即应常规开始输注肾上腺素或多巴酚丁胺，以提供临时的正性肌力支持。一般应在心功能恢复正常后 2～4 d 谨慎撤除正性肌力药物的支持。

病理学检查可显示有血管壁渗出、心肌灌注减少、心肌水肿/出血、左心室容积缩小、纤维素性心包炎、心内膜与心肌细胞膜及内质膜结构损害、膜通道系统活动障碍等。这些组织病理改变程度不一，一般持续存在 3～7 d。患者可表现为心功能不全及低位心房节律，此时适于应用异丙基肾上腺素治疗，但应与急性排异反应相鉴别。随着组织病理学改变的消退，移植心脏恢复窦性心律，血流动力学及心功能逐渐恢复正常。移植心脏后期可因长期免疫抑制治疗和慢性排异反应而发生冠状动脉血管病，导致心肌缺血、心肌梗死，甚至猝死，严重时可影响患者的长期预后。

2. 常规血流动力学处理　移植心脏的心排血指数(cardiac index，CI)<3.0 L/(m^2 · min)时，即认为是低心排血量，但患者可无临床症状。当 CI<2.0 L/(m^2 · min)时，患者可出现低心排血量的临床征象，表现为体循环低灌注状态，如动脉压低(血压<90/60 mmHg)、表情淡漠或神志异常、轻度发绀、肢体湿冷、血管充盈不良及尿量减少等，可伴有肺水肿的症状或体征，如两肺闻及湿啰音，有创性血流动力学监测(如 Swan-Ganz 导管检查)显示中心静脉压、左心房压力及肺毛细血管楔压升高等，应用热稀释法测心排血量可确定诊断。

除上述主要原因以外，血容量不足、心律失常、水电解质紊乱与酸碱平衡失调、感染及药物抑制心肌收缩作用等均可导致低心排血量。因而，低心排血量的治疗措施应根据具体原因、有创性血流动力学参数及临床表现进行综合评价，然后再行适当的治疗。

3. 早期心力衰竭　早期心力衰竭死亡约占移植受体围手术期死亡的 25%，其原因可能是多因素的，但最重要的病因为肺动脉高压、保存期缺血性损伤及急性排异反应。机械辅助循环支持(IABP 或心室辅助装置)适用于对药物干预无效的病例。在这种情况下，再次心脏移植的死亡率很高。

尽管筛选受体即为了排除无不可逆性肺动脉高压者，但由于慢性左心衰竭通常伴有肺动脉血管阻力升高，供体右心室可能无法克服这种后负荷的增加，因而右心衰竭仍然是移植后发生早期死亡的主要原因。对此，初始治疗可应用肺动脉血管扩张剂，如一氧化氮(NO)、前列腺素类药物、内皮素-1 受体拮抗剂、5 型磷酸二酯酶抑制剂等，中山医院对中度以上肺动脉高压的患者，经气管导管短期吸入 NO，有些移植中心甚至将吸入 NO 作为标准治疗；也可适当应用正性肌力药物，加强利尿处理。对药物治疗无效的患者，可以应用 IABP 或肺动脉内囊反搏及右心室辅助装置。

4. 心律失常　由于移植心脏是去神经化心脏，其对神经调节和体液调节的反应效果不良，术后可因缺氧、酸中毒、电解质紊乱、排异反应、机械刺激等原因出现各种心律失常。其中，半数以上可发生窦性或交界性心动过缓，心脏缺血时间过长是造成窦房结功能障碍的主要危险因素。对此，经静脉输注正性肌力药物如异丙基肾上腺素和(或)心外膜临时起搏可以获得适当的心率。茶碱对缓慢心律失常者也常有效，可以减少对安置永久起搏器的需要。绝大多数缓慢心律失常会在 1～2 周缓解，而术前接受胺碘酮治疗者则恢复延迟。在持续心电监护时，高约 60%的患者可见室性心律失常，主要是室性期前收缩及非持续性室性心动过速。对此，除纠正原因或诱因外，还应给予相应的抗心律失常药物治疗，但较未去神经化的心脏应为更大的剂量。发生房性心律失常，如心房颤动或心房扑动时，可应用洋地黄制剂(如地高辛)治疗以控制心室率，也可行药物(如胺碘酮、奎尼丁、普鲁卡因胺)复律或电复律。心律失常如房性期前收缩有时是急性排异反应的标志，如不能排除此种可能，应进行 EMB 检查确诊。

5. 系统性高血压　平均动脉压>80 mmHg 者需要治疗，以防对移植心脏产生不必要的后负荷张力。在早期术后阶段，可以静脉应用硝普钠或硝酸甘油。由于肺动脉低氧性血管收缩反射的相对保护作用，硝酸甘油治疗很少伴发肺动脉分流。如果高血压持续存在，可以加用口服抗高血压药物，从而逐渐撤除静脉制剂。

(二) 呼吸系统的处理

对心脏移植受体呼吸系统的处理与常规心脏外科术后的处理原则相同。

(三) 肾功能

由慢性心力衰竭所致的术前肾功能不全和环孢素的肾毒性效应均使受体术后发生肾功能不全的危险增高。环孢素诱发的急性肾功能不全通常在环孢素减量后缓解。有肾衰竭危险的患者，起初可以接受环孢素持续静脉输注治疗，以消除口服给药带来的血药水平大的波动。而且，环孢素联合应用甘露醇可以降低肾毒性。另外，有些移植中心在术后即刻阶段预防性给予细胞溶解剂，以延迟开始环孢素治疗的时间。目前术前肾功能不全患者术后的抗排斥治疗多采用他可莫司(FK506)替代环孢素。

(四) 过渡监护室与恢复期病房

由于医院内感染耐药性病原体的危险增加，迫使心脏移植受体缩短住院时间。多数患者在移植术后 7～14 d 即可出院。患者的宣教由心脏医护人员实施，内容包括药物治疗(方案及可能的不良反应)、饮食、运动(常规和限制)及感染的识别等。

(五) 门诊随访

由富有经验的心脏移植人员对心脏移植患者在门诊进行密切随访是成功获得长期生存的关键。应常规定期进行体格检查、系列实验室检查、胸部 X 线片、心电图及心肌活检等。这样有助于早期检测排异反应、机会感染、患者依从性不良及免疫抑制治疗的不良后果等。

中山医院对心脏移植患者的门诊随访方法为：术后每月随访 1 次。随访内容包括：① 心功能及生存质量评价。② 空腹血糖、血脂、肝肾功能、血环孢素或他克莫司(FK506)浓度的测定。③ 急性排斥反应的监测，依据患者的症状、体征、超声心动图、血清心肌酶学指标、心肌钙蛋白 T(cTnT)及心电图，怀疑发生排斥反应时进行心内膜心肌活检。④ 感染的监测，依据血清病毒抗体，胸片，血、痰、尿及粪细菌与真菌的培养等。⑤ 远期随访病例行移植心脏冠状动脉造影，以判断是否发生冠状动脉血管病。⑥ 监测新发肿瘤或心脏原发肿瘤的复发或转移等。

六、免疫抑制治疗

在心脏移植术后，受体的宿主防御机制一旦识别出移植心脏细胞上的人白细胞抗原(HLA)为非自身抗原，则会出现清除外来细胞的排异反应。心脏移植后免疫抑制治疗的最终目标为预防移植物排异反应的发生而有选择地调节受体的免疫反应，同时预防感染及恶性肿瘤并发症的发生，并使免疫抑制剂的毒性最小化。目前虽然对理想的免疫抑制治疗方案尚有不少争议，但明确一致的概念是低强度免疫抑制治疗，并应根据各移植中心的经验采用适当的个体化方案。

（一）药物免疫抑制治疗

心脏移植后的免疫抑制治疗包括早期诱导期和随后的长期维持期两个阶段（表 29-0-5）。尽管免疫抑制剂的选择、剂量、联合用药方案在各移植中心有所不同，但该策略基本上被普遍采用。由于在早期术后阶段发生移植心脏排异反应的倾向或危险最大，因此在诱导期应给予最强的免疫抑制治疗。数月后，对免疫抑制和排异反应的监测可逐渐降低到慢性维持期的水平和频率。

表 29-0-5　心脏移植免疫抑制的治疗方案

◆ 术前准备（许多中心现在不采用术前用药）
- 环孢素：术前 1～2 d，4～10 mg/kg，po（剂量可依据血清肌酐水平而定）

◆ 术中处理
- 甲泼尼龙：500～1 000 mg，iv（给予鱼精蛋白后）

◆ 术后即刻治疗
- 甲泼尼龙：125 mg，iv，q8 h×3 次
- 泼尼松：1 mg/kg，po，qd，3 周内逐渐减量至 0.4 mg/kg
- 环孢素：0.5 mg/kg，iv，qd，直至 po；然后 5～10 mg/kg，po，qd
- 他克莫司：0.1～0.2 mg/kg，po，bid，早期血药浓度谷值维持 10～20 ng/ml

◆ 术后维持治疗
- 泼尼松：0.1～0.2 mg/kg，po，qd
- 霉酚酸酯：1 g，po/iv，bid
- 环孢素：2～5 mg/kg，po，qd（维持血清浓度：峰值 200～350 ng/ml 或谷值 100～200 ng/ml）
- 他克莫司：0.1～0.2 mg/kg，po，bid（早期血药谷值浓度维持 10～20 ng/ml，后期 5～10 ng/ml）

注：po，口服；iv，静脉注射；qd，每日 1 次；bid，每日 2 次。

1. 诱导治疗　诱导治疗的引入旨在减轻皮质类固醇（皮质激素）的应用及与早期应用大剂量钙调磷酸酶抑制剂（Calcineurin inhibitors，CaNI）有关的毒性，从而使排异反应的发作最小化。这包括移植术后即刻短期（第 0～7 d）应用强效抗 T 淋巴细胞制剂，直至达到钙调磷酸酶（CaN）治疗水平，随后给予静脉应用皮质激素，并逐渐减量。

目前，绝大多数移植中心采用三联免疫抑制剂治疗方案（环孢素或他克莫司、皮质激素、霉酚酸酯或硫唑嘌呤），也有一些中心给予多克隆抗体（如 ALG、ATG、ATGAM、RATG）、单克隆抗体（OKT3）或 IL-2 阻滞剂等作为诱导预防治疗。其中，联合应用多种药物方案可以减少单一药物剂量而达到充分的免疫抑制效果，并将其毒性作用降到最小。应用多克隆抗体进行诱导治疗在某些亚组患者可能有益，如有显著肝肾功能障碍者、高危发生排异反应者及糖尿病伴有顽固性高糖血症者。

由于一些回顾性研究显示出其与效果相左的结果，故对心脏移植中是否需要诱导治疗或总体获益如何至今仍有争议。而且，多种制剂、剂量、方案以及与其他免疫抑制剂联合应用作为诱导治疗使得给出确定的比较和建议成为困难。因此，应用诱导治疗和特异性制剂在各移植中心是特异的，并有赖于各自的临床经验和习惯。

2. 维持治疗　维持免疫治疗的目标即免除排异反应及移植心脏功能障碍，同时将所用药物的毒性最小化。联合应用免疫抑制剂可作为一种个体化的方法，以期达到这一目标。CaNI、抗嘌呤代谢药及皮质激素是最常应用的免疫抑制剂。其中，环孢素的应用使得无皮质激素下维持免疫抑制治疗成为可能，从而避免了慢性皮质激素治疗伴发的多种不利后果。目前对撤除皮质激素的时间尚不统一，从移植后数周停用到移植后 6～12 个月后逐渐减量至停药不等。最近研究认为，大多数患者可以逐渐完全撤除皮质激素，并不增加排异反应的发生率。但对曾有排异反应发生史者，往往不能成功撤除皮质激素。

中山医院的心脏移植免疫抑制治疗方案为：术中于主动脉开放前给予甲泼尼龙 500 mg 静脉注射，然后 q8 h×3 次。术后应用环孢素、霉酚酸酯及皮质激素预防排异反应。环孢素用量为 2～4 mg/kg，维持血环孢素谷值浓度为 200～300 μg/L；霉酚酸酯的用量为 1.5～3.0 g/d；泼尼松的起始用量为 1 mg/kg，维持剂量为 0.2 mg/kg。141 例患者中，5 例因环孢素的不良反应或多次发生急性排异反应，将环孢素改为 FK506，用量为 0.1～0.2 mg/kg，血药谷值浓度维持在 5～15 μg/L；28 例患者同时应用抗 IL-2R 单克隆抗体——达利珠单抗（Zenapax，daclizumab）1 mg/kg×（1～5）剂。若发生急性排异反应，应用甲泼尼龙冲击治疗。

（二）常用免疫抑制剂

1. 皮质激素　自器官移植开展以来，皮质激素在免疫抑制治疗中占有不可或缺的地位，传统上在预防移植物排异反应中起关键作用。这类非选择性免疫抑制剂基本上可以影响整个免疫反应级联，其免疫抑制作用经由多种机制，可产生强力的、全身性的抗炎症反应。它主要对 T 淋巴细胞产生效应，通过各种途径阻滞其增殖，减低单核细胞-淋巴细胞的协同作用及单核细胞迁移；降低细胞因子释放，IL-2 产物直接或间接地被抑制；还可作用于 B 淋巴细胞，降低抗体的产生。

在多数移植中心，甲泼尼龙多用于诱导治疗期，而泼尼松通常用于维持治疗期。泼尼松在肝内代谢为泼尼松龙，肝功能降低可增加其半衰期，而诱导肝酶的药物则可缩短半衰期。在成人患者，皮质激素作为维持免疫抑制治疗常于上午单剂服用，恰与正常皮质醇峰值吻合。应注意的是，移植患者开始接受皮质激素治疗时，应给予负荷剂量。皮质激素剂量方案为：

（1）术中：甲泼尼龙 500 mg，静脉注射。

（2）术后：甲泼尼龙 125 mg，q8 h×3 次，静脉注射；之后，泼尼松 0.5 mg/(kg·d)，口服。

（3）维持：3～6 个月内，泼尼松减量至 0.1 mg/(kg·d)；之后，如可耐受，则撤除皮质激素。

皮质激素的不良反应具有多样性，常见食欲增加、体重增加及肥胖；长期应用可导致骨病如缺血性坏死及骨质疏松的发生率增加；可伴发高三酰甘油血症及高胆固醇血症，并可加重与环孢素有关的高脂血症；也可能参与移植后常见的高血压的发生。大剂量应用可造成高糖血症、明显的糖尿病或糖尿病难以控制；约 10%的患者可发生白内障，其中 1%～2%的患者需行手术治疗。情绪障碍（异常）包括欣快症、睡眠障碍，甚至一些少见的精神病也与应用皮质激素（常为大剂量）有关。不同程度的类 Cushing 综合征及大剂量用药时发生的肌病也较为常见。还常见皮肤萎缩及由于胶原的丢失所致的毛细血管脆性增加。应用皮质激素期间，有可能使消化性溃疡的危险增

加，故常给予预防制剂。与所有免疫抑制剂一样，皮质激素可影响伤口愈合，并可增加发生感染及肿瘤（尤为非黑色素瘤皮肤癌）的危险。

虽然CaNI的引入已使心脏移植后早期对皮质激素的需要显著减少，但撤除皮质激素可能增加急性或慢性排异反应的危险，故皮质激素仍然普遍用于移植术后的维持治疗，并且是治疗急性排异反应的一线治疗用药。

2. 钙调磷酸酶抑制剂（CaNI）　在心脏移植中，有效的免疫抑制治疗有赖于更好的免疫抑制剂的开发和应用。钙调磷酸酶（CaN）是一种受Ca^{2+}及钙调素活化的蛋白磷酸酶，可通过使活化T细胞核因子去磷酸化而使后者转位入核，调节核内一系列基因的表达。CaNI通过抑制CaN的活性，最终抑制IL-2的转录，阻断Ca^{2+}依赖性T细胞的活化途径，T细胞因而受到抑制，从而发挥强大的免疫抑制作用。目前临床常用的CaNI有环孢素（cyclosporine A，CysA）、他克莫司（tacrolimus，FK506）及西罗莫司（sirolimus）三种。

（1）环孢素（CysA）：是一种由真菌代谢产生的环型11个氨基酸多肽，能通过细胞溶质蛋白形成一种结合到CaN的复合物，通过辅助型T淋巴细胞选择性阻断白细胞介素-2（IL-2）的转录及合成，从而减少淋巴细胞激活及增殖刺激因子，降低细胞毒性T淋巴细胞增生。环孢素也可阻滞黏附分子及其他因子的上调，从而降低下游的炎性事件的发生。环孢素通过抑制巨噬细胞、中性粒细胞、抑制型T淋巴细胞及某些B淋巴细胞，比硫唑嘌呤及皮质激素发挥更具选择性的免疫抑制效应。在维持免疫抑制治疗期还可容许减少皮质激素的剂量。

20世纪80年代，环孢素免疫抑制治疗的引入是对器官移植患者最重要的一项治疗进展。环孢素的应用主要经由降低排异反应和感染率，改善短期及长期生存率，使心脏移植成为一项对晚期心脏病可行的及可接受的治疗方法。在环孢素时代，心脏移植受体生存率的改善主要是由于降低了与感染有关的死亡率，这可能与宿主保存有一定的防御病原体的能力有关。尽管环孢素的引入并未改变急性排异反应的发生率，但已经显著地减轻了排异反应发作的严重程度及相关发病率。

环孢素的应用可能伴有显著的不良反应。其中，肾毒性和高血压是与之有关的主要并发症。环孢素的肾毒性可以呈急性或慢性，并可导致永久性肾功能障碍（如肾衰竭）。急性肾毒性常与剂量有关，低血容量可使之加重或恶化。此时，应减少环孢素剂量或暂时停用，以改善肾功能，并应维持适当的液体。发生肾功能障碍的机制可能与CaN抑制、肾前列腺素抑制或血栓素产物增加导致的肾内入球小动脉血管收缩有关。环孢素肾毒性可由于联合应用其他肾毒性药物，如非甾体抗炎药或氨基糖苷类抗生素所恶化。增加环孢素浓度的制剂也可潜在诱发肾功能障碍。

高血压常与应用环孢素有关，见于高达68%的患者。其机制可能与其肾脏效应及其对NO合成酶的抑制效应有关，联合应用皮质激素也可能参与其中。高血压的治疗包括维持最低可行的环孢素（及皮质激素）剂量，但大多数患者也需要应用标准抗高血压药物治疗。

此外，神经毒性也常见于应用环孢素时，可表现为从颤抖（常见）及头痛（移植后早期环孢素水平很高时）到抽搐、感觉异常及情绪障碍，也可发生其他电解质或代谢异常，如高钾血症、低镁血症、高糖血症及高尿酸血症。由环孢素所致的肝毒性的典型表现为肝酶升高，减量环孢素常可缓解。而恶性肿瘤包括淋巴增殖性疾病、皮肤癌及实质器官肿瘤较普通人群更为常见。

环孢素较小的治疗指数和较大的药物动力学个体差异必然要求密切监测其血药水平，尤其在药物治疗的开始与终止阶段，以便获得最大的免疫抑制效应和最小的肾毒性作用。环孢素的剂量应调整到使之波谷血清药物水平介于150～300 ng/ml为宜。对发生肾功能不全的患者，环孢素可以临时持续输注给药，以减少血清药物水平大的波动。监测血清环孢素水平对确保恰当的抗排异反应活性及最小化不良反应至关重要。目标环孢素水平依赖于移植后的时限（表29-0-6）。每一患者的实际环孢素水平应根据排异反应的发生及不良反应而呈个体化。

表29-0-6　目标环孢素谷底水平（trough level）

移植时限（月）	0～3	3～6	6～12	＞12
目标水平（ng/ml）	300～400	200～300	150～250	100～150

已证实，环孢素峰值浓度最可能反映其毒性，而全药浓度（area under the curve，AUC）与治疗效应最为相关。应用序列动态血液监测确立AUC并不实际可行，故传统上常应用谷底水平测定以作为一种替代方法。另外，现今有多种环孢素水平分析方法，建议熟悉所在移植中心采用的方法，可以避免不同分析方法所导致的测定水平的差别。

（2）他克莫司（FK506）：是一种从链霉菌提取的发酵产物，化学结构属大环内酯类抗生素，也是另一种环孢素变体。FK506的主要作用机制同环孢素相似，其进入细胞后先与受体蛋白FKBP12结合为FK506-FKBP12复合物，后者再与CaN高亲和性结合并抑制其活性，最终抑制细胞因子IL-2的转录合成，阻断Ca^{2+}依赖性T细胞的活化途径，从而抑制T淋巴细胞增殖，发挥强大的免疫抑制效应。

最近研究显示，心脏移植者基于FK506和环孢素的免疫抑制治疗有相似的生存率和排异反应发生率，但FK506对逆转顽固性排异反应更为有效，在不良反应上可能也有所改善。而且FK506用于治疗急性排异反应发作时也显示有效。因此，一些应用环孢素的移植中心甚至将FK506视为一种抗排异反应的“补救（rescue）”剂。

FK506的多种不良反应为剂量相关性，主要与超大剂量及静脉应用有关，减少剂量及避免静脉应用可以减少不良反应的发生。FK506在不良反应方面也与环孢素类似，主要不良反应有肾脏损害、神经毒性、引发糖尿病、高脂血症、高血压等，故不宜与环孢素或有肾毒性的药物并用。其中，高血药水平、低血容量及同时合并应用其他肾毒性药物可以加重肾损害。FK506与环孢素相比，发生高脂血症、高血压较少见，而发生高糖血症及糖尿病的危险增加（甚至可高达5倍），但减少剂量可降低其发生率；发生中重度神经毒性不良反应也更为常见；发生高钾血症则与之相似。

FK506胃肠道吸收良好，故不建议静脉用药。由于其生物利用度差异性，故需密切监测血药浓度。FK506的血药水平可由全血或血浆酶联免疫吸附分析技术进行监测，谷底水平监测是标准监护方法。移植后初期,全血谷底水平的目标为 10～20 ng/ml,4 周后达标水平为 5～15 ng/ml。移植后 FK506 谷底水平应为：0～3 个月,10～20 ng/ml;＞3 个月,5～15 ng/ml。较高的血药水平可以减少排异反应的发生,但可增加毒性,故目标水平应因特殊患者的情况而异。

必须注意的是,许多常用药物与 CaNI 有相互作用,并可能导致药物水平明显升高或降低。这对免疫抑制效应、不良反应的发生与严重程度(如肾毒性)可有重要影响。同样,这些相互作用也可在某些难以达标的患者中用于升高血药水平。

(3) 西罗莫司(sirolimus)：又名雷帕霉素(rapamycin),是一种由链霉菌提取的大环内酯类抗生素,有轻度的抗真菌活性,在结构上与他克莫司相似,但作用机制不同。西罗莫司与 FKBP 结合为西罗莫司-FKBP 复合物,后者不是阻滞 IL-2 的产生,而是选择性阻断 IL-2 受体和 CD28 信号传导的下流效应,从而阻止 IL-2 及 IL-4 驱使的 T 淋巴细胞增殖作用,产生对抗细胞因子和生长因子的作用。

在动物模型中,雷帕霉素显示对预防及治疗心脏移植排异反应和预防移植物 CAV 有效。一些研究显示,雷帕霉素对顽固性排异反应的病例有效。已成功应用雷帕霉素作为补救措施治疗顽固性急性心脏排异反应并得以证实。建议的雷帕霉素目标剂量为 5～15 ng/ml。

雷帕霉素与环孢素及霉酚酸酯有强烈的协同作用,但不与 FK506 协同。不良反应包括血小板减少症及高胆固醇血症。雷帕霉素是当前最有前途的新型强效免疫抑制剂,其活性比环孢素强 100 倍,除可用于器官移植中的抗排异反应外,还可用以治疗类风湿关节炎、红斑狼疮、牛皮癣等自身免疫性疾病,现已成为防治冠状动脉再狭窄的支架涂层药物、基因治疗和抗肿瘤药物,具有广阔的应用前景。

3. 嘌呤抗代谢剂

(1) 硫唑嘌呤(azathioprine)：是一种巯嘌呤的咪唑衍生物,通过阻断抗原刺激性淋巴细胞增殖,在体内分解为巯嘌呤而起作用。其免疫抑制作用机制与巯嘌呤相同,即具有嘌呤拮抗作用,由于免疫活性细胞在抗原刺激后的增殖期需要嘌呤类物质,此时给予嘌呤拮抗剂能抑制 DNA 的合成,从而抑制淋巴细胞的增殖,即阻止抗原敏感淋巴细胞转化为免疫母细胞,产生免疫抑制作用。对 T 淋巴细胞的抑制作用较强,较小剂量即可抑制细胞免疫,抑制 B 淋巴细胞的剂量要比抑制 T 淋巴细胞的剂量大得多。

硫唑嘌呤的主要不良反应包括骨髓抑制、肝毒性(肝功能障碍)、胃肠道不适等。其中,骨髓抑制为剂量相关性,尤其在大剂量应用或合用别嘌醇时可发生严重骨髓抑制,故其剂量应调整为使白细胞计数维持在$(4.0\sim5.0)\times10^9$/L 为宜。

硫唑嘌呤与皮质激素合用是预防实体器官移植排异反应的第一代免疫抑制方案。它干扰正常嘌呤的(代谢)途径,抑制 DNA 及 RNA 合成,抑制 B 淋巴细胞及 T 淋巴细胞增殖,从而降低抗体的合成。但因其不良反应较多且严重,故一般不作为首选药物。通常是在单用皮质激素不能控制时使用,加用抗淋巴细胞球蛋白(ALG)时疗效较好。

为了减少单一用药的毒副反应,优化免疫抑制治疗效应,应用环孢素、硫唑嘌呤及皮质激素的三联药物治疗已成为过去 20 余年实体器官移植的标准治疗方案。随着更新、更特异、更有效的嘌呤代谢药物(如霉酚酸酯)的问世,硫唑嘌呤在心脏移植中已不再常用。

(2) 霉酚酸酯(mycophenolate mofetil,MMF)：为霉酚酸(MPA)的 2-乙基酯类衍生物,是一种自青霉菌属分离的具有较强免疫抑制作用的抗生素,也是一种嘌呤类似物抗代谢剂,但较硫唑嘌呤作用更强,更有选择性。其在体内快速水解为 MPA,高效、选择性、非竞争性、可逆性地抑制次黄嘌呤单核苷酸脱氢酶,抑制 T 淋巴细胞、B 淋巴细胞中嘌呤的经典合成,还通过直接抑制 B 淋巴细胞增殖来抑制抗体形成,但对其他组织细胞增殖无明显效应。由于其对 T、B 淋巴细胞均有抑制作用,故可降低细胞介导及体液介导的免疫反应。因其可特异性阻滞淋巴细胞嘌呤的全程合成,而嘌呤类似物硫唑嘌呤的作用是竞争性地抑制嘌呤合成,故在很大程度上已经取代硫唑嘌呤。

MMF 与硫唑嘌呤相比,有相近的排异反应发生率,但更能降低死亡率;如与环孢霉素或 FK506 合用,则可减少后者的剂量和毒性。早期临床研究中,MMF 是作为一种替代三联治疗方案中硫唑嘌呤的制剂,并易于使皮质激素撤药。在基于环孢素及皮质激素的背景下,MMF 可显著降低排异反应的发生率及 1 年总死亡率,可降低因排异反应所致的移植物丧失,并使总死亡率下降 36%,该益处可持续至移植后 3 年。

应用 MMF 伴发的副反应主要表现在胃肠道及造血系统方面。其中,腹痛、恶心、腹泻及胃炎是最常见的胃肠道不良反应,但通常症状较轻。对此,有时需要减量或增加给药频度(如 1 000 mg每日 2 次,改为 500 mg 每日 3 次),罕见需停药者。另外,在开始治疗后 30～180 d 可见骨髓抑制不良反应,出现白细胞减少、血小板减少及罕见的全血细胞减少等,在停药 1 周后常可逆转及改善。MMF 使机会感染的发生率增加,单纯疱疹、带状疱疹及 CMV 感染的发生更为常见,大剂量(3 g/d)应用可显著增加感染率。长期应用 MMF 时,偶可见肝功能异常、高血压、血糖升高、血脂异常、低钾血症等,但尚未见恶性肿瘤的发生率增加。

MMF 在胃肠道内迅速代谢为其活性代谢产物 MPA,口服及静脉应用 MMF 有相等的生物利用度。合并应用环孢素可伴有 MPA 水平降低,而 FK506 则不改变 MPA 水平,然而与两者合用常可产生强烈的免疫抑制,以致可能需要减量应用 MMF。

MMF 治疗期间,一般不行药物水平监测。但有研究显示,将药物水平维持在目标范围与降低急性排异反应的发生有关,故对心脏移植人群进行监测可能有益。建议 MPA 水平(HPLC 测定)维持在 AUC 30～60 mg/(L·h)、谷底水平1.6～4.2 mg/(L·h)为宜。

4. 多克隆抗体(抗胸腺细胞、抗淋巴细胞)　是由人淋巴细胞使动物免疫产生的抗体。这些抗体通过黏附到循环中的淋巴细胞上,促使细胞溶解或使之易受网状内皮组织的调理素作用,将循环中的 T 淋巴细胞降低到正常水平的 10%以下,从而发挥免疫抑制效应。抗胸腺细胞球蛋白(antithymocyte globulin,ATG)及血清(ATS)已被用于部分诱导治疗方案中,并用于急性排异反应对皮质激素无效时的补救性治疗。在移植术后即刻应用可减少早期皮质激素的剂量;对围手术期有肾衰竭危险的患者,可延迟开始环孢素治疗的时间。抗淋巴细胞球蛋白(antilymphocyte globulin,ALG)的作用与此相仿。

5. OKT3　是一种鼠单克隆抗体，能结合并调节细胞毒性T淋巴细胞上的CD3受体，直接特异性对抗T细胞，干扰抗原的识别及预防细胞的增殖。目的在于减低T淋巴细胞介导的细胞免疫而不影响其他免疫系统。与多克隆制剂一样，OKT3几乎可清除循环中的全部T淋巴细胞，而其单克隆特异性则免于对其他循环细胞的细胞溶解效应。因而，监测T3亚群细胞计数可被用于确定治疗是否充分适当。OKT3用于对皮质激素抵抗的排异反应时有效，显示其作为补救性治疗的益处。OKT3可以导致大量细胞因子的释放和显著的免疫源性移植后淋巴增殖性疾病(post-transplant lymphoproliferative disorder，PTLD)，后者可能阻碍其在治疗排异反应的后期应用。约30%的患者可产生抗OKT3抗体，但鲜有因产生高滴定度抗体而无法再次用药者。另外，应用大剂量OKT3还有增加感染的危险。

至今，对有关单克隆抗体与多克隆抗体长期治疗的疗效及不良反应问题尚存在争议。

(三) 非药物免疫抑制治疗

1. 全淋巴系统照射(total lymphoid irradiation，TLI)　即应用倒置的Y-遮盖区对淋巴组织给予分次照射，进行数周全身性、非特异性的免疫抑制治疗。TLI的适应证为：反复排异反应对药物干预治疗无效、与免疫抑制剂有关的毒性使治疗受限者。由于硫唑嘌呤潜在的致命性骨髓抑制作用，患者在接受TLI期间应停止使用。

2. 光量子疗法(photopheresis)　是通过白细胞分离技术从已经光敏化的受体获得外周单核血细胞，然后以紫外线A光体外激活，单核细胞被重新输注回受体，产生对T淋巴细胞的抑制效应。其作用机制不明，但初步研究结果显示这种无毒的免疫调节技术可以逆转急性排异反应(包括顽固性病例)。

3. 去血浆疗法(plasmapheresis)　又称分离性输血法(apheresis)，是指通过血液分离技术(如治疗性血浆置换)去除循环中的抗体和细胞因子的方法。将来，选择性免疫吸附滤过技术除了可以去除特异性细胞亚单位外，还可减少致敏患者的抗体及HLA抗原。至今，对有关应用分离性输血疗法的适应证仍存有争议。

七、急性排异反应

移植物排异反应是宿主对识别为非己细胞(异体抗原)的正常反应，但其产生的后果却是严重的甚至可致命的。绝大多数心脏排异反应是通过一连串由巨噬细胞、细胞因子及T淋巴细胞参与的细胞免疫反应所介导的(T淋巴细胞介导)，而由体液免疫介导(B淋巴细胞介导)的排异反应(也称血管性排异反应)并不常见。心脏排异反应依据出现的时间和病理改变特征可分为超急性排异反应(术后数分钟至数小时发生的排异反应)、急性排异反应和慢性排异反应(术后1年发生的冠状动脉血管病)三类。急性排异反应一般是指移植术后10～12 d发生的排异反应，其中80%以上的急性排异反应发生于术后的前3个月内，而且大多数受体在此期间至少发生过一次急性排异反应。女性受体、HLA匹配不当、年轻或女性供体等均是其高危因素。

尽管80%～96%的急性排异反应可以单由皮质激素治疗获得逆转，但排异反应仍然是心脏受体的主要致病和死亡原因，可占移植术后30 d内死亡的7%、1个月～1年死亡的18%、1～3年死亡的10%及3年以上死亡的5%。因此，对心脏排异反应的诊断和防治是心脏移植中的重要环节。

(一) 急性排异反应的诊断

在环孢素问世之前，急性排异反应的典型临床表现包括低热、乏力、食欲减退、白细胞计数增多、心包摩擦音、肺部啰音、室上性心律失常、心排血量降低、运动耐力降低及充血性心力衰竭的体征(舒张期奔马律)等。在环孢素时代，大多数排异反应以隐袭性发作为特征，患者即使已处于排异反应晚期仍可无临床症状。因此，为尽可能减少对移植心脏的累积性损伤，对排异反应进行早期监测和常规监护性检查至关重要。除超急性排异反应外，急性排异反应可主要从以下方面加以识别。

1. 严密临床观察　患者因应用免疫抑制药物而使排异反应的临床症状发生较迟缓和隐蔽，但仍有提示性线索如出现不适、疲倦、焦虑、嗜睡、低热、食欲减退、气促、活动能力下降、心率增快、心律失常、舒张期奔马律(S_3、S_4)或心包摩擦音等。在发生排异反应时可出现上述数种临床表现，其中奔马律很有诊断意义。

2. 系列无创性检查　超声心动图可显示左心室舒张功能减退，左心室体积增大、室间隔及后壁增厚，室壁回声光点增粗、不匀，心内膜回声增强以及心功能异常；心电图QRS电压下降；外周血淋巴细胞计数、可溶性白细胞介素-2受体(SIL-2R)水平增高等变化常提示存在排异反应可能。

3. EMB检查　右心室EMB仍然是诊断急性排异反应的金标准。对原位心脏移植最常用的活检技术即经右颈内静脉途径。标本宜取自室间隔部位，每次钳取心内膜组织4～6块，并用35%～40%甲醛溶液(福尔马林溶液)固定以备病理切片，必要时需行冷冻切片。进行EMB的合适时机在各移植中心有所不同，但应最大限度地反映术后6个月内发生排异反应的危险性。在早期术后阶段尤其是术后2个月内，EMB应每7～10 d进行一次；以后逐渐延长间隔时间，最终在手术1年后减少到每3～6个月进行一次。对怀疑有排异反应或抗排异反应治疗后者，应另外增加EMB的次数，并于出院前复查EMB。虽然EMB的并发症不常见(1%～2%)，如静脉血肿、颈动脉穿刺、气胸、心律失常、心脏传导阻滞及右心室穿孔等，但因其有创性和并发症危险，频繁EMB检查常不易被患者接受。复旦大学附属中山医院的经验认为，在细致的临床观察和系列的无创性检查监测下，不必频繁行EMB检查也常能很好地识别排异反应。当怀疑发生急性排异反应时更不必等待EMB证实，而应尽早给予甲泼尼龙冲击治疗，以免延误治疗时机。

EMB根据ISHLT的分级标准以判断排异反应的严重程度，并指导抗排异反应的治疗，其严重程度分级主要取决于心肌细胞坏死、淋巴细胞浸润的类型和程度(表29-0-7)。在判定排异反应的EMB组织学分级标准时，应从间质水肿、间质单核细胞浸润、细胞浸润中转化淋巴细胞(大淋巴细胞)增加、心肌细胞变性和(或)坏死、血管病理改变等5个方面来评估。心肌细胞改变可有水肿、溶解、空泡形成或凝固性坏死，以及轮廓碎裂、消失等。血管改变包括内膜细胞增生或坏死、血管壁单核细胞浸润及中层细胞丧失等。除上述细胞免疫介导的排异反应外，少见的主要由体液免疫介导的排异反应的组织学特征是显著的心肌间质水肿，主要是内皮细胞肿胀，伴或不伴单核细胞浸润，免疫荧光检查可见免疫球蛋白(IgG或IgM)、补体及纤维蛋白原(凝血因子Ⅰ)在血管壁内沉积，这些对诊断极有价值。

表29-0-7　国际心肺移植协会(ISHLT)排异反应EMB分级标准

分　级	组织病理表现	排异反应定义
0	无淋巴细胞浸润	无排异反应
1A	(血管周围或间质)局灶性大淋巴细胞浸润，无心肌细胞坏死	局灶性，轻度
1B	(血管周围或间质)弥漫性大淋巴细胞浸润，无心肌细胞坏死	弥漫性，轻度
2	单灶侵袭性炎性细胞(大淋巴细胞)浸润和(或)伴有心肌细胞损害	局灶性，中度
3A	多灶侵袭性炎性细胞(大淋巴细胞)浸润和(或)伴有心肌细胞坏死	多灶性，中度
3B	弥漫性炎性细胞(大淋巴细胞、嗜酸性粒细胞)浸润，伴有心肌细胞坏死	弥漫性，临界重度急性排异反应
4	弥漫侵袭性多种炎性细胞浸润，伴有心肌细胞坏死(±水肿、±出血、±小血管炎)	重度急性排异反应
比前次排异反应降低1级	愈合组织伴有纤维母细胞和含色素的巨噬细胞	消散性排异反应
无新的排异反应或0级	成熟瘢痕组织	已消散排异反应

此外，在环孢素治疗时，可由于淋巴细胞浸润和心肌细胞周围纤维化造成组织学解读困难；器官保存损伤伴有的炎症浸润或感染也可类似排异反应。因此，还应注意将排异反应与再灌注或缺血性心肌损伤、感染性心肌炎、移植后淋巴细胞增殖反应及Quilty效应(与环孢素有关的心内膜浸润：为界限分明的淋巴细胞浸润，而血管基质完整)相鉴别。有时移植心脏发生功能障碍，但其EMB可为阴性表现，可能的原因为局灶性排异、加速性冠状动脉血管病或偶为血管性排异反应。

然而，无创性检查方法对诊断急性排异反应并不可靠。心电图的电压总和、E-玫瑰花结分析技术在早期心脏移植实践中是有用的辅助手段，但目前对接受环孢素治疗者的诊断价值不大。最近，试图应用信号平均心电图、超声心动图、磁共振成像、核素心室显像、各种免疫学指标、生化标志物进行诊断，但在敏感性和特异性上均尚不足以替代EMB监测。

(二) 急性排异反应的治疗

1. 超急性排异反应　常为暴发性，是由于受体早先已形成的抗体对供体心脏抗原的直接作用，见于心脏移植后的即刻或数小时内，以急性泵衰竭为突出表现；应迅速采用大剂量的皮质激素、环磷酰胺及去血浆疗法，但疗效差、死亡率高，通常须立即再次心脏移植。

2. 急性排异反应　为最常见的排异反应，多由细胞免疫引起，可出现于心脏移植后的任何阶段。对排异反应发作的治疗应依据排异反应的程度、有无移植心脏功能障碍的症状以及移植术后排异发作的时间来实施。

在抗排异反应的发展史上，皮质激素应是抗排异反应治疗的里程碑。对术后1～3个月发生的任何排异反应或认为发作程度严重者，首选治疗即给予甲泼尼龙短程冲击治疗(一般给予静脉注射500～1 000 mg/d，3 d)，同时增加泼尼松用量[一般口服1.5 mg/(kg·d)]，并在EMB证实排异反应消散后逐渐减量，可于10～14 d减至原先水平。在不少移植中心，对所有急性排异反应在发作起初即予口服大剂量泼尼松(100 mg/d)治疗，并于数周内逐渐减少到基础剂量，已成功地减少了皮质激素的用量，对排异反应的逆转率同传统剂量相似。也可用抗胸腺细胞球蛋白肌内注射(200 mg/d，4～5次)、OKT3静脉注射(5 mg/d，5～7 d)或FK506口服[0.3 mg/(kg·d)，维持血清浓度为1～1.5 ng/ml]治疗。

在强化抗排异反应治疗停止7～10 d后应行复查EMB，以便评价治疗是否适当。如果EMB并未显示有显著改善，建议试用皮质激素冲击治疗；如果排异反应有进展或患者血流动力学不稳定，则有必要进行其他补救治疗。

(1) 轻度排异反应：对无临床症状的轻度排异反应(1A/1B级)，如无左心室功能障碍且发生于术后30 d内，一般不需特殊治疗，但应尽快复查EMB以评价排异反应的严重程度及进展情况。若EMB显示细胞浸润有进行性加重应予以治疗，尤其在移植术后2个月内发生者，增加口服皮质激素、MMF或环孢素剂量即可。对皮质激素正在逐渐减量者，至少应暂时停止减量。

(2) 中度排异反应：对EMB显示有中度以上的排异反应均应积极治疗，传统上一般静脉应用大剂量的皮质激素治疗，尤其是对移植后早期发生的排异反应。其中，对局灶性中度排异反应(2级)，因其几乎无临床症状，治疗上与轻度排异反应相似，但应重复EMB检查，增加或不增加皮质激素或环孢素的剂量。约90%的中度排异反应(3A/3B级)发作时血流动力学正常，但该排异反应分级即使没有临床症状也应需要治疗。对中度排异反应伴有血流动力学障碍者，应联合静脉应用皮质激素及细胞溶解剂(OKT3或ATG)治疗，并应每7～14 d随访EMB检查，监测排异状况以便调整用药。

(3) 重度排异反应(4级)：通常均有症状，治疗上与有症状或有血流动力学障碍的中度排异反应相同，但其移植物衰竭及死亡的发生率极高。

(4) 持续性或顽固性排异反应：即为在两次或以上的连续EMB上显示3A级或以上分级的排异反应，需要积极处理和强化免疫抑制治疗。其补救治疗方案包括甲泼尼龙加OKT3多克隆抗体治疗(ATS、ATG、ALG)或甲氨蝶呤治疗。甲氨蝶呤特别适于根治慢性低度排异反应。对皮质激素抵抗的排异反应(两次连续的排异反应发作经用皮质激素治疗仍未消除)应给予细胞溶解治疗(cytolytic therapy)。若细胞溶解治疗无效，其他药物治疗选择包括将环孢素改换为他克莫司，硫唑嘌呤改换为MMF(若尚未使用)以及应用雷帕霉素、环磷酰胺或甲氨蝶呤等。应用FK506、雷帕霉素及MMF的临床研究也显示对此有效，进一步的试验正在进行。非药物治疗选择有全淋巴系统照射、去血浆疗法和光量子疗法，其中全淋巴系统照射治疗在某些顽固性排异反应的病例显示有成功的逆转效应。对上述干预性治疗无效者，再次心脏移植是最后的治疗选择。然而，对有排异反应者行再次心脏移植的结果并不乐观，目前在多数移植中心已不再进行。

总之，除了个别排异反应病例偶有显著的临床症状和血流动力学不稳定外，治疗急性排异反应的决策应综合考虑。必须仔细权衡与加强免疫抑制有关的感染危险，以防排异反应未经治疗所造成的可能后果。无症状性轻度排异反应(1 级)通常无须治疗，但应重复 EMB 随访监测，因为仅有 20%～40%的轻度病例可进展为中度排异反应。另一方面，出现心肌细胞坏死(3B 级及 4 级)表示对移植心脏存活有明确的危害，因而是公认的治疗适应证。对中度排异反应(3A 级)的处理尚存有争议，需要考虑多种因素。有趣的是，在血流动力学上有显著排异反应的患者中，多达 60%的患者 EMB 结果仅显示出轻度至中度排异反应。因此，不管 EMB 结果如何，移植心脏发生功能障碍即需要住院及抗排异反应治疗，严重时需要有创性血流动力学监测及正性肌力药物的支持。

(三) 急性血管性排异反应

血管性排异反应(vascular rejection)可见于心脏移植后的早期或后期，与移植心脏的冠状动脉血管病有关，是由体液免疫反应所介导，尤其见于有细胞溶解剂应用史、系列反应性抗体增高或经产女性患者。由抗体介导的急性血管性排异反应与细胞性排异反应不同，前者导致的急性移植物功能障碍可发生于没有典型细胞性排异反应的组织学证据时，免疫介导的微血管损伤可见于没有细胞浸润时。这一过程即为体液或血管性排异反应。对其诊断需要有光镜或免疫荧光技术证实的内皮细胞肿胀的证据。其临床表现更为严重，常对标准抗排异反应治疗抵抗，其血流动力学不稳定常需要正性肌力药物支持，故预后不良。

目前对血管性排异反应尚缺乏有效的治疗手段。积极治疗方案包括大剂量皮质激素、环磷酰胺、去血浆疗法、肝素、免疫球蛋白等可改善生存率和移植心脏的功能。尽管有这些干预治疗，有症状的急性血管性排异反应常有很高的死亡率。而且，反复发作的急性血管性排异反应或慢性低级别的血管性排异反应均被认为在发生移植心脏冠状动脉血管病中起主导作用。其中，慢性血管性排异反应常在冠状动脉病变已达严重阶段时才被发现，是患者后期死亡的主要原因。

八、心脏移植的感染并发症

感染是心脏移植人群的主要致病和死亡原因之一，尤其是在移植术后 3 个月内及对急性排异反应加强免疫抑制治疗后或再次心脏移植后，患者发生致命性感染的危险极高。在导致受体感染的最常见病原微生物中，以细菌感染最为常见(占 30%～60%)，病毒感染次之(占 20%～50%)，霉菌(占 14%～25%)及原虫(占 5%以上)感染也时有发生。常见的病原微生物为葡萄球菌属、肠杆菌属、假单胞菌属、曲霉菌、深部念珠菌、放线菌属，以及 CMV、单纯疱疹病毒、卡氏肺囊虫、鼠弓形虫等(表 29-0-8)。由慢性免疫抑制继发的宿主防御功能的损害是病原体易感性增加的主要危险因素。在过去的数十年中，随着环孢素及更新的免疫抑制剂的引入及更积极的诊断和治疗手段的应用，移植相关的感染发生率和严重程度显著降低。

表 29-0-8 心脏移植受体常见的感染及病原微生物

早期感染(术后<1 个月)	后期感染(术后>1 个月)
◆ 肺炎 - 革兰阴性的杆菌(GNB) ◆ 纵隔炎及胸骨创口感染 - 表皮葡萄球菌 - 金黄色葡萄球菌 - GNB ◆ 导管有关的菌血症 - 表皮葡萄球菌 - 金黄色葡萄球菌 - GNB - 白假丝酵母菌 ◆ 泌尿道感染 - GNB - 肠球菌 - 白假丝酵母菌 ◆ 黏膜皮肤感染 - 单纯疱疹病毒(HSV) - 假丝酵母菌	◆ 肺炎 - 弥漫间质性肺炎 卡氏肺囊虫 巨细胞病毒(CMV)* HSV - 大叶性肺炎或结节性(空洞性)肺炎 隐球菌属 曲霉菌 细菌(社区获得性、医院获得性) 星形诺卡菌 分枝杆菌 ◆ 中枢神经系统感染 - 脓肿或脑膜脑炎 曲霉菌 鼠弓形虫* - 脑(脊)膜炎 隐球菌属 李斯特菌属 ◆ 胃肠道(GI)感染 - 食管炎 白假丝酵母菌 HSV - 腹泻或下消化道出血 曲霉菌 假丝酵母菌 ◆ 皮肤感染 - 泡状损害 HSV 水痘-带状疱疹 - 结节性或溃疡性损害 奴卡(放线)菌属 念珠菌属(播散性) 非典型分枝杆菌 隐球菌属

注：*，已知为供体传播的病原体。

(一) 病原微生物及感染时机

移植后感染源可能为外源性的(医院感染、供体器官潜在感染及社区感染)抑或是内源性的(受体潜在感染复活)。移植术后感染的类型通常遵循一种可预见的时间顺序而发生，术后半年尤其为感染的高发时期。

1. 术后 1 个月(早期围手术期) 多数感染是外科并发症的结果，因此同一般心外科手术患者所见相似，以医院内细菌病原体感染最为常见，部位多在外科创口、纵隔、肺部及尿道系统，与留置导管有关。多数早期围手术期感染需要监护治疗。

2. 术后 1～6 个月 也是致命性感染的危险期，多数为机会病原体感染，主要是病毒感染，如 CMV 及单纯疱疹病毒感染，也可有其他机会病原体，如卡氏肺囊虫、曲霉菌、诺卡菌属及鼠弓形虫感染。另外，供体感染(如肝炎或分枝杆菌感染)可在免疫抑制的宿主浮现。

3. 术后 6 个月以上(移植术后晚期) 在没有额外增加免疫抑制剂的情况下，感染的发生率及常见类型与普通人群相仿，包括流行性感冒及肺炎球菌性肺炎，而严重感染较少见。这期间常见的机会病毒感染是水痘-带状疱疹病毒感染。急性排异反应需大剂量皮质激素或细胞溶解剂冲击治疗者，以及反复发作排异反应并接受更大剂量基本免疫抑制治疗者，均是其高危患者。在这些患者中，也可见机会感染，如曲霉菌、卡氏肺囊虫或病毒感染（CMV 或 EBV），但其出现更晚。

（二）感染的诊断

心脏移植后的感染多数无典型症状，对感染患者的初步诊断需要有全面的病史和体格检查，以便确定可能的感染灶。基础检验则应包括完全的血常规、肝及肾全套检查和胸部 X 线片。对发热的移植患者而言，识别其发热病原体最为重要，这可由部位特异的受累或感染组织的培养及活检来实现。血培养可应用有氧或厌氧培养基，并应进行痰及尿培养；对某些感染，还应做特殊检查。例如，对卡氏肺囊虫感染应进行痰液、支气管肺泡灌洗物或肺活检组织进行特殊的检查（如 PCR），对确诊是必要的。

在感染并发症中，肺部感染的发生率最高，约占 30%，甚至达 40%～50%。肺部感染的症状与急性排异反应的临床表现相似，有时两者难以区别。对其诊断除了根据临床表现和胸部 X 线检查外，主要依据痰和支气管肺泡灌洗物的细胞、病毒和真菌培养、血培养、胸腔液体培养检出呼吸道致病菌。支气管肺活检对巨细胞病毒肺炎、卡氏肺囊虫肺炎有确诊价值，而在肺小血管周围检出有淋巴细胞浸润则可诊断为排异反应。

（三）预防措施及抗感染预防治疗

1. 围手术期筛选　术后感染的预防从移植前的供体和受体筛选时即应开始。目前建议的常规筛选和预防原则为（表 29-0-9）：对伴有活动性系统感染、HIV 或 HBV 血清学阳性的潜在供体或受体，不宜做心脏移植；对 HCV 血清学阳性者能否行心脏移植尚存有争议，因为移植术后 5 年生存率并未显示受到影响，但长期结果尚不清楚；对供体 CMV 或鼠弓形虫血清学阳性而受体血清学阴性者，应给予受体预防性治疗。

表 29-0-9　心脏移植中感染的常规筛选及预防指导原则

◆ 术前筛选
- 供体
  临床评价
  血清学检查（HIV、HBV、HCV、CMV、鼠弓形虫）
- 受体
  病史及体格检查
  血清学检查（HIV、HBV、HCV、CMV、鼠弓形虫、HSV、水痘-带状疱疹病毒、EB 病毒、地方性真菌）
  PPD（结核菌素）皮试
  尿培养
  粪便找寄生虫及卵（类圆线虫；或各移植中心特定）

◆ 抗微生物预防治疗
- 围手术期
  第一代头孢菌素（或万古霉素）
- 术后期
  甲氧苄氨嘧啶-磺胺甲基异噁唑（复方新诺明）或喷他脒（对卡氏肺囊虫）
  制霉菌素或克霉唑（对念珠菌属）
  出院时给予更昔洛韦，继之阿昔洛韦（对所有患者，除非为 CMV 阴性受体及供体）
  阿昔洛韦（对单纯疱疹及带状疱疹，但常规应用有争议）
  标准心内膜炎预防治疗

◆ 术后免疫接种
  肺炎球菌（每 5～7 年 1 次加强剂量）
  流行性感冒 A 型（每年 1 次；或各移植中心特定）

2. 围手术期感染的预防　第一代头孢菌素或万古霉素（对 β-内酰胺过敏者）应在诱导麻醉前开始使用，并继续应用至移植术后 48 h。尽管移植受体仍然被收入单独的房间，但已不再应用详尽的保护隔离措施。仔细洗手及尽量降低感染危险均为有效的防治手段。接受长时间机械通气的患者可能从选择性清除口咽及肠道污染中获益。

3. 术后抗微生物预防治疗　甲氧苄氨嘧啶-磺胺甲基异噁唑（TMP/SMX）或喷他脒可有效防治卡氏肺囊虫感染。TMP/SMX 也可降低鼠弓形虫、李斯特菌属、军团杆菌属及可能的奴卡（放线）菌属感染的发生率。常规给予制霉菌素或克霉唑以防黏膜皮肤念珠菌病。尽管常规应用更昔洛韦和阿昔洛韦预防治疗 CMV 或单纯疱疹病毒感染尚未被普遍接受，但小剂量口服阿昔洛韦可以减少单纯疱疹及水痘-带状疱疹的发生频度和严重程度。标准心内膜炎抗生素预防治疗适用于有产生菌血症的手术操作前应用。PPD 皮试阳性的受体应考虑给予预防性应用异烟肼（或利福平）治疗。

4. 术后免疫接种　心脏移植术后接种疫苗的原则为（表 29-9）：对免疫低下的移植患者，应避免使用减活的病毒疫苗；对接种流感病毒 A 疫苗有争议，因为这种病原体并非心脏移植致病的主要原因；对接触麻疹、水痘、破伤风或乙型肝炎的未接种疫苗的受体，常需要特殊的免疫球蛋白治疗（如水痘-带状疱疹免疫球蛋白）。

（四）供体传播的感染

CMV、鼠弓形虫、HBV、HCV 及 HIV 可经由供体移植心脏传播给受体。理想的是，受体的 CMV 或鼠弓形虫血清学阴性，并接受适当的血清学心脏以防术后发生致命性原发感染。由于对防治 CMV 的提高，CMV 血清学匹配检查已不再进行。现今，对 CMV 最有效的预防治疗方法为静脉给予更昔洛韦 1～2 周，之后口服给药 3 个月。

（五）特殊病原体感染

1. 细菌　革兰阴性细菌（杆菌）是心脏移植后并发细菌性感染的最常见原因。其中，大肠杆菌及铜绿假单胞菌是最常见的病原微生物，通常分别导致泌尿道感染及肺炎。链球菌属是革兰阳性细菌感染的主要原因。

2. 病毒　心脏移植后的病毒感染中，CMV 仍然是心脏移植患者最常见的病原体。感染的发生可继发于供体传播感染、受体潜在感染复活或 CMV 血清学阳性患者重新感染不同病毒株。与 CMV 感染有关的白细胞降低易使患者合并其他病原体（如 CMV、卡氏肺囊虫肺炎）的双重感染；EB 病毒感染可能与由移植后免疫低下导致发生的 PTLD 有关。

更昔洛韦和阿昔洛韦可用来治疗或预防 CMV 或单纯疱疹病毒的感染，其中更昔洛韦可显著降低由严重 CMV 感染所导致的死亡率。尽管阿昔洛韦对单纯疱疹病毒及带状疱疹病毒不能根治，但可降低其反复感染率及水疱性皮损带来的不适症状。

3. 霉菌　心脏移植后霉菌感染以皮肤黏膜的念珠菌病常见，应用局部抗霉菌制剂（制霉菌素或克霉唑）常可奏效，对治疗无效的念珠菌病或累及食管者适于应用氟康唑。移植术后 3 个月，5%～10%者可发生曲霉菌导致的严重肺炎，需要静脉应用两性霉素 B 或口服伊曲康唑治疗。但若曲霉菌播散至中枢神经系统，几乎均为致命性的。

4. 原虫 卡氏肺囊虫病是移植后期肺炎的最常见原因。由于原虫寄生于肺泡内，故确诊常需气管肺泡灌洗检查。TMP/SMX或喷他脒是治疗原虫的首选药物。鼠弓形虫感染除由供体传播外，也可来自未熟的食物或猫粪，常可造成中枢神经系统感染，应用乙胺嘧啶及磺胺药物治疗有效。

九、心脏移植的慢性并发症

心脏移植的慢性或晚期并发症除排异反应和感染外，主要有移植物冠状动脉病、体循环与肺循环（动脉系统）高压、恶性肿瘤等，而且多与免疫抑制治疗、慢性排异反应及巨细胞病毒感染有关。

（一）移植心脏冠状动脉血管病

1. 流行病学与临床表现 移植心脏冠状动脉血管病（cardiac allograft vasculopathy，CAV）是心脏移植术后第1年的主要患病及死亡原因，更是影响心脏移植术后中长期存活的重要因素，其在移植术后5年的发病率高达50%以上。CAV在移植术后1年、3年及5年经冠状动脉造影的检出率分别为10%～20%、25%～45%及50%～60%。

CAV与典型的冠心病不同，它可累及各级冠状血管树，包括动脉、静脉，而移植心脏之外的血管床除外。由于心脏去神经化，仅少数患者可有冠心病的典型症状（如心绞痛），而其常见症状是与心绞痛相当的气促或呼吸困难。当出现心脏症状时，通常提示已达严重病变阶段，如充血性心力衰竭、心肌梗死及猝死等。

2. 病理学机制 CAV的病理学特点有别于传统的冠状动脉粥样硬化，其发病早，先累及移植心脏冠状血管树的远端小血管，进而累及心肌内和心外膜动脉，表现为冠状血管内膜弥漫性向心性增生、平滑肌细胞及巨噬细胞浸润，晚期可有局灶性粥样硬化斑块、内膜增厚或两者并存，导致整个冠状血管狭窄性阻塞甚至完全闭塞，但侧支循环血管和钙化少见。CAV可发生于移植后数周内，隐袭加速进展，最终出现移植心脏缺血性衰竭。

CAV的病因及发病机制目前尚不十分清楚，可能是多因素的，既有免疫因素（细胞免疫和体液免疫）又有非免疫因素（如受体为男性、肥胖、高血压、高脂血症、吸烟、糖尿病或胰岛素抵抗，供体年龄较大、供体心脏问题等）参与。一般认为，CAV与慢性排异反应、CMV感染及免疫抑制治疗有关。最近研究显示，与免疫学有关的危险因素可能对CAV的发生更有意义；许多非免疫学相关的危险因素也显示与CAV有关。这些免疫及非免疫危险因素导致独特的冠状动脉特征性病理变化。

（1）免疫介导因素：CAV与供体特异性细胞介导的对移植血管内皮的反应性有关，但体液免疫所起的作用尚不清楚。各种细胞因子和生长因子似可促使发生血管内皮病变和CAV。急性排异反应发生的次数似乎也与加速发生的CAV有关。移植术后1年内发生2次以上急性排异反应者似有较高的危险。

（2）非免疫介导因素：研究表明，CMV与发生CAV有关。CMV感染者冠状动脉造影时冠状动脉严重阻塞更为常见，且独立于移植前的血清学状况及是否出现感染症状。

血脂代谢异常如高脂血症或脂蛋白a水平的升高似乎均与CAV有关。其中，高胆固醇血症常见于约75%的心脏移植者。这可能与肥胖、药物、术前高脂血症、年龄、性别及DM等综合因素有关。供体年龄较大、男性、高血压，受体为男性黑人也均是CAV的危险因素。其他非免疫性危险因素有吸烟、术后高血压、血浆半胱氨酸水平升高、血清cTnT水平升高及应用大剂量（累积总量＞15 g）泼尼松等。

3. 筛查及诊断 由于移植心脏去神经化造成CAV无症状性心肌缺血，因而室性心律失常、充血性心力衰竭及猝死可以是严重CAV的常见初发表现。加之绝大多数患者可无缺血性胸痛症状，致使CAV的早期识别比较困难，故在临床上应常规筛查无症状性CAV。

（1）无创性检查

1）多巴酚丁胺负荷超声心动图检查（dobutamine stress echocardiography，DSE）：近来有研究显示，应用DSE方法检测CAV更为敏感，特异性更强，DSE能可靠地反映CAV的严重性，其敏感性为95%、特异性为55%、阳性预测值为69%及阴性预测值为92%。有研究显示，其检测明显狭窄（＞50%）的敏感性为86%、特异性为91%。DSE若显示有室壁运动异常则是预测发生心脏事件的重要指标，其对预测发生心脏事件的危险优于运动负荷心电图及冠状动脉造影。DSE诱发性室壁运动异常可预测发生CAV、心肌梗死或死亡的危险。由于DSE具有高度可重复诱发性，故可用于心脏移植受体的系列检测，从而可降低对常规冠状动脉造影的需要。

2）心肌灌注显像：运动负荷与静息时的双同位素心肌扫描显像对检测CAV有77%的敏感性和97.7%的特异性。

但应用无创性检测方法对CAV进行筛查评估主要受限于其缺乏敏感性和预后预测价值，尤其是影像学方法往往依赖于各移植中心的经验，故无创性筛选检查（如铊核素心肌显像）可能并不十分可靠。

（2）有创性检查

1）冠状动脉造影：是目前检测CAV最常用和可靠的手段，也是监测CAV的金标准。由于CAV的弥漫性及冠状动脉严重内膜增厚所致的代偿性扩张和正性重构，冠状动脉造影常可能低估病变的严重程度，对检出早期动脉粥样硬化病变也不敏感。因而，有些移植中心在患者移植后1个月进行基线冠状动脉造影，移植后1年内进行系列冠状动脉造影，以便在统计学上甄别是否有显著的管腔狭窄。

2）血管内超声（intravascular ultrasound，IVUS）：与冠状动脉造影相比，IVUS则能更好地提供有关血管壁形态学和内膜增厚程度的重要定量信息，可以更精确地估测管腔内径，识别在冠状动脉造影显示正常的粥样硬化斑块及其组成特征。因而，其检出CAV的敏感性更高，是一种检测和评价CAV的最佳方法，是对冠状动脉造影检测CAV极有价值的辅助诊断方法。有些移植中心开始应用IVUS对CAV进行早期检测，并作为一种长期识别和研究CAV进展的行之有效的方法。

目前，建议对CAV的筛查及诊断原则为：① 在移植术后1年内，应行移植心脏冠状动脉解剖学的基线评价，如行冠状动脉造影检查，有条件时可行IVUS检查。② 之后，应每1～2年行CAV筛查。所采用的筛查方法可以是移植中心特异的，如无创性方法（DSE或心肌灌注显像）及（或）有创性方法（冠状动脉造影＋IVUS）。

4. 预防及治疗

(1) 预防：由于CAV的弥漫性和全血管性病理特点，对晚期CAV无法经皮冠状动脉成形术(PCI)或冠状动脉旁路移植术(CABG)治疗者，最终只能行再次心脏移植。鉴于这种缺乏疗效的治疗选择，我们应将防治的重点放到CAV的预防上，关键在于纠正危险因素(饮食、调脂治疗、戒烟、控制血压等)。现今对CAV尚无有效的预防方法。初步临床研究表明，早期应用钙通道阻滞剂(如地尔硫䓬)和他汀类药物可降低CAV的发生率，提示两者均有预防CAV加速进展、降低其发生率的益处。

另外，实验研究显示，ACEI可以减轻血管排异反应和血管内膜增厚，而应用L-精氨酸、雷帕霉素及血管抑肽(angiopeptin)等也均显示出对CAV有益的预防效应，但对此尚需进一步临床验证。

(2) 治疗

1) PCI：对大多数原发冠心病患者靶病变血管进行血运重建的策略是安全有效的，可以降低或消除缺血症状。但PCI对移植心脏弥漫性冠状动脉狭窄病变者则有较高的手术发病率、死亡率及术后再狭窄率。多数CAV患者几无可能经PCI再血管化治疗，仅在有选择性的冠状动脉局灶性病变的患者，PCI有较好的短期和长期结果，因此PCI用于治疗CAV的意义有限。

2) CABG：仅有极少数患者成功进行CABG治疗。但由于CAV的弥漫性质，CABG只能起极有限的治标作用。

(二) 肾功能障碍

心脏移植术后常见肾功能不全，常由于原有肾脏疾病、CaN毒性或DM所致。绝大多数肾损害发生在移植术后6个月内，多与高血清环孢素水平有关。其病理机制目前尚不清楚，可能是继发于入球小动脉血管收缩伴发的缺血，而直接肾小管毒性也可能参与其中。临床观察发现，由环孢素肾毒性导致的不可逆性肾间质纤维化是发生慢性肾功能障碍的主要原因。经常监测环孢素水平及避免血容量耗竭是重要的预防措施。少数患者(3%～10%)可发生终末期肾衰竭，最终需要透析或肾移植治疗。预防肾功能不全进展的策略包括减少CaNI的剂量，并应警惕其潜在增加排异反应的危险，对高血压者需强化降压治疗。

(三) 高血压

心脏移植术后，50%～90%的患者可罹患中重度系统性高血压，其确切机制不明，可能与环孢素的肾小管肾毒性、由交感神经激活所致的肾动脉及系统小动脉的血管收缩有关；也可能与应用泼尼松有关，使用泼尼松者术后1年高血压的发生率为60%，未使用者的发生率为25%。对心脏移植后高血压的治疗与现今标准抗高血压治疗一样，可有多种药物治疗选择(如ACEI、ARB或钙通道阻滞剂等)，但单一抗高血压药物多不能完全有效地控制血压，常需联合用药或经验性用药。

如果抗高血压治疗未能达标，可以考虑联合应用钙通道阻滞剂，β受体阻滞剂、ACEI或ARB，甚至中枢降压药物。其中，应用ACEI或地尔硫䓬可能还有预防CAV的作用，但也应注意ACEI的肾毒性及可能导致的高钾血症。

(四) 恶性肿瘤

恶性肿瘤是心脏移植术后重要的致病和死亡原因。其中，PTLD(淋巴瘤)及皮肤癌是心脏移植者最常见的恶性肿瘤，其他肿瘤如Kaposi肉瘤、非霍奇金病等也较为常见。这可能与免疫抑制治疗或既往缓解期癌肿的重新激活有关。慢性免疫抑制治疗使受体的免疫功能低下，可能诱发和促进肿瘤生长，使恶性肿瘤的发生率增加。在应用单克隆及多克隆抗体治疗时，发生恶性肿瘤的危险进一步增加。治疗选择除了常规肿瘤治疗(化疗、照射治疗及外科切除)外，还有减少免疫抑制剂用量及抗病毒治疗(如阿昔洛韦、更昔洛韦)。对顽固病例还可应用α-干扰素和抗B细胞抗体等。虽然如此，其死亡率仍然很高。

PTLD是指与移植后淋巴增生有关的所有临床综合征，包括单核细胞增生症、克隆染色体异常及恶性淋巴肿瘤。与非移植者发生的淋巴瘤不同，PTLD好发于淋巴结以外的部位，如肺、肠道及脑等。T淋巴细胞控制EB病毒的能力减弱，刺激B淋巴细胞增生，可能是发生PTLD的主要机制。EBV被认为在发生绝大多数PTLD中起主要作用。原发EBV感染有发生PTLD的高度危险。特殊的免疫抑制剂(如OKT3)也是发生早期PTLD的危险因素。当患者出现发热、出汗或神经症状淋巴腺病的体征时，应考虑PTLD的可能。PTLD的确诊和分类基于组织学标准，可经切除活检及针刺活检获取组织标本。PTLD的治疗首先应包括减低免疫抑制治疗强度，继之加用抗病毒制剂、单克隆抗体或干扰素，必要时行外科干预手术，化疗或照射治疗可用作辅助治疗。

(五) 其他慢性并发症

心脏移植后，常见痛风发作，其多由与CaNI有关的高尿酸血症所致。急性发作时，如果肾功能良好，可给予短期口服非甾体抗炎药或局部关节内注射皮质激素均可有效治疗；发作后，应用硫唑嘌呤者可改用MMF，并予别嘌醇预防发作。如有痛风或累及多关节，且伴有肾功能不全，可给予短期口服皮质激素治疗。

其他常见的慢性并发症还有高脂血症、糖尿病、骨质疏松、持重关节无血管性坏死、神经肌肉病、肥胖及胆石症等。对此，均应采取适当的防治措施。

十、再次心脏移植

在过去的30余年中，心脏移植为各种无法手术或治疗无效的终末期心脏病患者提供了一种有效的治疗方法。但其中2.2%～4.4%的受体仍然需要再次心脏移植，因而心脏移植只是一种姑息性治疗而不是根治的方法。

再次心脏移植采用的常见适应证包括原发性移植心脏衰竭、顽固性(急性)排异反应及CAV，其手术技术及免疫抑制治疗方案同初次移植相似。尽管其死亡率在环孢素时代有所降低，但因排异反应或急性移植心脏衰竭进行紧急再次心脏移植者，其结果不良。在初次移植后半年内或在发生急性排异反应的情况下再次移植时实际生存率明显降低，1年生存率为55%～60%。初次移植术后2年再次行心脏移植者，1年生存率显著提高，但仍较初次心脏移植为低。在有选择的患者，尤其是伴有CAV者，选择性再次心脏移植的结果可与初次移植相当。因而，再次心脏移植应用于低危患者时，是一种切实可行的、合理的治疗方法。

目前对应用有限的供体器官进行再次心脏移植仍持有争议，基于效价比的伦理原因，对再次心脏移植应持一定的审慎态度。

十一、心脏移植结果

目前,心脏移植已经成为可接受的治疗终末期心脏病的有效方法,全球每年进行心脏移植约 2 000 余例。初次心脏移植手术 30 d 死亡率为 5%～10%,而再次心脏移植者 30 d 死亡率较高(>20%),术后 1 年生存率约为 80%,之后每年死亡率约为 4%。其中,术后早期(6 个月)死亡的最常见原因是感染及排异反应导致的移植心脏衰竭,加速性 CAV 则是绝大多数患者长期生存的决定性因素。另外,术后依赖机械通气、再次心脏移植、术前应用心室辅助装置或 IABP、年龄>65 岁、女性(供体或受体)以及供体年龄>50 岁者均是术后死亡率增加的危险因素。

最近,国际心肺移植协会对全世界范围心脏移植的统计结果显示,心脏移植患者的 1 年、3 年、5 年存活率分别为 84.5%、78.0%、71.4%。复旦大学附属中山医院 138 例心脏移植术后存活者中,随访(21.5±7.8)个月,其 1 年、3 年、5 年存活率分别为 90.8%、84.6%、81.4%,手术疗效与国外相近。

在生存质量方面,大多数心脏移植患者的心功能、运动耐力和生活质量同术前水平相比有显著改善,基本可以享有一种接近正常人的健康生活。复旦大学附属中山医院的研究结果显示,90%的患者心功能可达到Ⅰ～Ⅱ级(NYHA 心功能分级),并恢复正常生活,其中近 20%的患者能胜任全日工作,仅 5%的患者因反复发生排异反应、感染等而需入院治疗。

总之,心脏移植是对终末期心脏病或晚期心力衰竭经最大限度的内科及外科治疗无效时可接受的治疗。由于器官保存、免疫抑制治疗的发展和外科手术、抗高血压治疗的改善以及常规他汀类药物的应用,移植结果已获得持续改善。

十二、问题与展望

在过去的数十年中,心脏移植取得了史无前例的成功和发展。尽管心脏移植是治疗终末期心脏病的最佳选择,但在进一步改善其生存率和降低与移植有关的病死率上仍然面临很多挑战。目前,排异反应和免疫抑制治疗的不良效应是影响受体长期生存的主要因素。因此,发展可靠的、无创性诊断方法将使早期检测排异反应和监测治疗效果成为可能,从而获得更有效的免疫抑制控制,减轻移植心脏的累积性损伤和感染并发症。

然而,随着心脏移植技术的不断发展和完善,适于接受手术的患者年龄范围扩大、病种增多、禁忌证缩小,使接受心脏移植的受体也随之增加,由此逐渐凸显出供体心脏不足的问题。所以,积极寻求改善器官保存方法、降低缺血性损伤、增加可用性供体心脏的数量以及开发异种来源的供体心脏研究等均是将来努力的方向。此外,机械辅助装置作为移植前的过渡及最后治疗方法,正在更多地用于晚期心力衰竭患者,可能为目前供体心脏短缺提供了很好的解决方法。

参 考 文 献

1. 王齐兵,魏盟.心脏移植中的内科问题[M]//陈灏珠.实用内科学.第 12 版,北京:人民卫生出版社,2005:1619－1622.
2. Bethea B T, Yuh D D, Conte J V, et al. Heart transplantation [M]//Cohn L H, Edmunds L H Jr, eds. Cardiac surgery in the adult. New York: McGraw-Hill, 2003: 1427－1460.
3. Deng M C. Cardiac transplantation [J]. Heart, 2002, 87: 177－184.
4. Hardy J D, Chavez C M, Kurrus F D, et al. Heart transplantation in man: development studies and report of a case[J]. JAMA, 1964, 118: 1132－1140.
5. Hunt S A. Current status of cardiac transplantation[J]. JAMA, 1998, 280(19): 1692－1698.
6. Lower R R, Shumway N E. Studies in Orthoptic Transplantation of the Canine Heart[J]. Surg Forum, 1969, 11: 18－19.
7. Razzouk A J. Cardiac retransplantation[J]. Current Opinion in Organ Transplantation, 2000, 5(2): 154－157.
8. Ventura H O, Muhammed K. Historical perspectives on cardiac transplantation: the past as prologue to challenges for the 21st century[J]. Curr Opin Cardiol, 2001, 16(2): 118－123.

第三十篇

其他系统疾病中的心脏问题

第一章　内分泌系统疾病中的心脏表现

樊　冰

内分泌系统疾病往往牵涉到心血管系统。临床推测法仍然是目前诊断内分泌系统疾病的最重要步骤之一，其心血管系统临床表现显得尤为重要。这些心血管系统表现可能不很明显，亦可为非特异性的。本章概述内分泌系统疾病与心血管系统之间的相互关系，以便于诊断与治疗。

第一节　甲状腺功能亢进症

从胚胎发育开始，心脏与甲状腺就有着密切的关系。生理学上，甲状腺疾病常伴随心血管系统表现。

女性较易发生甲状腺功能紊乱。在非选择人群甲状腺功能亢进症的发病率为2.7%，甲状腺功能减退症的发病率为1.99%。甲状腺功能亢进症是三碘甲状腺原氨酸(T_3)和(或)甲状腺素(T_4)过度分泌引起的临床综合征。最常见的病因是Graves病，占60%～90%，女性发病率是男性的10倍，自身抗体激活促甲状腺激素受体是该疾病的主要特征。引起甲状腺功能亢进症的其他病因有中毒性甲状腺瘤(Plummer病)、中毒性多结节性甲状腺肿、甲状腺炎、自主性甲状腺。甲状腺功能亢进症的主要症状有神经过敏、容易激动、睡眠障碍、震颤、腹泻、怕热、体重减轻。体征有甲状腺肿大、突眼、近端肌肉无力、反射亢进，偶有胫前黏液性水肿。老年人甲状腺功能亢进症的症状可能轻微，可有虚弱、体重减轻和表情淡漠等非特异性症状。

原先有自主性甲状腺者应用碘剂(胺碘酮或造影剂)可导致碘诱发甲状腺功能亢进症。碘缺乏、甲状腺肿及TSH基础水平低下是碘诱发甲状腺功能亢进症的危险因子。对碘缺乏地区行冠状动脉造影的近800例患者调查发现，其TSH水平低下(4%)和甲状腺肿(23%)的发生率较高，但发展为甲状腺功能亢进症的危险性较低(<0.03%)。相反，在碘缺乏地区患者胺碘酮引发的甲状腺功能亢进症可高达10%。

一、心血管系统表现

甲状腺功能亢进症患者死亡率增加与心血管并发症直接相关。心血管系统表现甚至可以成为甲状腺功能亢进症患者的主要症状。

1. 血流动力学改变及其导致的症状和体征　包括心排血量与每搏量增加、体循环血管阻力降低、收缩期血压增高、舒张期血压正常或减低。甲状腺功能亢进症的许多心血管症状和体征与β受体活性增加引发的相似，且对β受体阻滞剂敏感，提示该疾病有潜在的儿茶酚胺代谢功能紊乱，或对儿茶酚胺的敏感性增加。然而，甲状腺功能亢进症患者的血浆儿茶酚胺水平正常或偏低，尿儿茶酚胺排泄量正常，对静脉滴注儿茶酚胺的反应亦正常。尚无确凿的证据表明这类患者心肌肾上腺素受体密度增加、儿茶酚胺神经突轴传导增加或肾上腺素受体对儿茶酚胺的亲和力增加。病程短的甲状腺功能亢进症患者，其心肌收缩力增加，舒张期功能改善，其原因部分是肌质网Ca^{2+} ATP酶激活增加。研究发现，慢性甲状腺功能亢进症患者均有不同程度的左心室肥大，这是因为甲状腺激素可诱导心肌蛋白的合成。β受体阻滞剂可阻滞或逆转心室肥大，提示心脏负荷的增加介导心室肥大。除作用于心肌外，甲状腺激素尤其是T_3可直接作用于血管平滑肌细胞，亦可通过改变内皮素的合成和分泌而扩张血管，这可能就是甲状腺功能亢进症患者体循环血管阻力降低的原因所在。收缩期血压增高是血管调节功能失调、心排血量与每搏量增加所致。

患者常因心脏收缩增强、心率加快而有心悸；有的患者可以出现心绞痛样的胸痛。已确诊或疑似冠心病的老年患者，可因为心脏输出和收缩力增加而诱发心肌梗死，给予β受体阻滞剂或者调整甲状腺激素到正常水平可有较好效果。少部分患者，尤其是年轻女性，可以因冠状动脉痉挛而产生变异型心绞痛的表现，此时应用钙通道阻滞剂和硝酸甘油有效。尽管体循环阻力降低，但甲状腺功能亢进症患者的肺循环阻力常有升高，肺动脉收缩压可>75 mmHg。典型的体征为心前区搏动增强，心尖部第一心音增强和肺动脉瓣听诊区第二心音增强，可有第三心音，偶可闻及收缩期喀喇音。常有心尖部收缩期杂音，偶尔呼气时于胸骨左缘第2肋间听到收缩期抓扒声，即Means Lerman抓扒声，是高动力循环心脏心包膜与正常胸膜表面摩擦所致。

在病程较长而严重的患者中，由于甲状腺激素的作用和可能原先存在心脏病可引起心脏扩大、左心室扩大，可引起相对性二尖瓣关闭不全。

2. 心力衰竭 甲状腺功能亢进症是否会引起心力衰竭尚有争论。曾经常使用的名词"高输出性心力衰竭"现在看来并不恰当,因为运动耐力下降更可能与骨骼肌乏力以及肺动脉高压有关。在绝大部分病例,心力衰竭的发生可能是原有潜在的心脏疾病、心律失常和(或)慢性心排血量增加联合作用的结果。亦有报道心功能异常可发生于无潜在心脏疾病者,甲状腺功能恢复正常后心功能亦得到改善。某些因素可能与甲状腺功能亢进症患者的心力衰竭有关。如左心室肥大、进行性左心室僵硬而舒张期功能减退,可导致心脏充盈受损,尤其是合并心动过速和心房颤动时。心脏的高输出量状态可能会使隐匿性冠状动脉病变加重,而心肌缺血又成为心力衰竭加重的原因之一。

3. 心律失常 休息、睡眠和运动时的窦性心动过速是甲状腺功能亢进症最常见的心律失常。休息或睡眠状态下,患者的心率>90 次/min,白天心率变异程度减弱,运动状态下心率急剧升高。这可能是甲状腺激素改变了细胞间阳离子传递而直接作用于传导系统,使得心房肌兴奋阈值降低,窦房结兴奋性增加,传导组织不应期缩短。然而,心动过速的症状往往被甲状腺毒性导致的心房颤动引起的症状所掩盖。在所有心房颤动患者中甲状腺功能亢进症占 5%~15%,这是房室结传导加快、心室反应性增加所致。甲状腺功能亢进症患者心房颤动的发病率随患者年龄增加而增加,70 岁是高峰,达 15%。心房颤动,尤其是在老年患者,可能是甲状腺功能亢进症的唯一临床表现,故对心房颤动患者应先除外甲状腺功能亢进症。有报道,曾被认为是特发心房颤动的老年患者中,12.5%为轻度甲状腺功能亢进症。对另一组 60 岁以上老年人的研究证实,即使只有亚临床甲状腺功能亢进症(无症状,但其 TSH 水平低下),患者在随后的 10 年中发展为心房颤动的风险是无亚临床甲状腺功能亢进症患者的 3 倍。甲状腺功能亢进症患者心房颤动的主要并发症是心力衰竭和栓塞。

4. 甲状腺功能亢症性心脏病 是甲状腺功能亢进症最常见的并发症之一,有下述心脏异常至少一项者,可诊断为甲状腺功能亢进症性心脏病:① 心脏增大。② 心律失常。③ 充血性心力衰竭。④ 心绞痛或心肌梗死。诊断时须排除同时存在其他原因引起的心脏改变,单纯由甲状腺功能亢进症引起者,待甲状腺功能亢进症控制后,心脏大多可恢复正常。少数可遗留永久性心脏扩大。治疗的基本原则是控制增高的甲状腺激素水平和对心脏病的对症处理。

二、诊断与治疗

测定血清 TSH 水平是普查甲状腺功能亢进症最敏感的方法。TSH 测值不能作为甲状腺功能亢进症的标志,而 TSH 水平正常可排除本病。血浆游离 T_4 和 T_3 升高通常可以确诊甲状腺功能亢进症。

β受体阻滞剂可减轻心动过速、震颤、焦虑和心脏耐力低下等症状。非选择性β受体阻滞剂(如普萘洛尔)是传统的治疗甲状腺功能亢进症的药物,选择性β受体阻滞剂(如阿替洛尔等)药物亦同样有效。目标是将心率控制在 110~150 次/min。对β受体阻滞剂禁忌者可使用钙通道阻滞剂维拉帕米、地尔硫草等负性肌力药。但这些药物可能因进一步减少体循环血管阻力和心肌收缩力而致血流动力学不稳定,应引起重视。心力衰竭患者可以从小剂量短效β受体阻滞剂用起,酌情加用其他经典的抗心力衰竭药物(如利尿剂等)。心房颤动患者除了使用β受体阻滞剂外,可用洋地黄类药物控制心室率,但常常需要较高的剂量才可起效。抗凝治疗仍有争议,因为权衡栓塞风险与出血风险尚无有效方法。有报道指出,栓塞风险随年龄增大而增加,因此在无其他栓塞风险的年轻甲状腺功能亢进症心房颤动患者使用抗凝药物,尤其是华法林需要十分谨慎,使用阿司匹林的出血风险相对较低。无慢性心房颤动和基础心脏疾病者经 8~12 周抗甲状腺素治疗后可转为窦性心律。但在甲状腺功能亢进症持续存在者,心房颤动很可能复发。心脏复律需在甲状腺功能恢复正常后才能进行。复律成功后给予丙吡胺 300 mg/d,服用 3 个月可有效减少复发。

氨硫氧嘧啶和甲巯咪唑(他巴唑)可以有效地减少甲状腺激素合成。放射活性碘亦是有效的治疗方法,尤其适用于中度甲状腺功能亢进症和结节性甲状腺肿的老年人、对抗甲状腺药物过敏或有毒性反应者及不能按时服药者。放射活性碘治疗对碘诱导的甲状腺功能亢进症无效。结节性甲状腺肿过大引起呼吸道阻塞、恶变或呈边界不清的毛刺状结节者须外科手术治疗。偶尔亦对内科保守治疗无效的严重甲状腺功能亢进症患者行外科手术治疗。

第二节 甲状腺功能减退症

甲状腺功能减退症是甲状腺激素分泌减少所致的临床综合征。90%以上的病例甲状腺腺体本身病变引起(原发性甲状腺功能减退症),少数由垂体疾病(Ⅱ型甲状腺功能减退症)或下丘脑疾病引起(Ⅲ型甲状腺功能减退症)。在成年人中,甲状腺功能减退症最常见的病因是自身免疫性甲状腺炎或慢性淋巴细胞性甲状腺炎(桥本病),且女性患病率较高。慢性进展性甲状腺功能减退症诊断较为困难,尤其是在老年人,可能仅表现为皮肤干燥、体重增加、乏力、健忘等衰老症状而容易漏诊。甲状腺功能减退症患者的其他表现有疲劳、嗜睡、抑郁、怕冷、便秘、运动耐力降低,在无心力衰竭依据者可出现胸腔积液和可凹性水肿。

一、心血管系统表现

与甲状腺功能亢进症典型的临床表现相反,甲状腺功能减退症的临床表现常为隐匿。

1. 血流动力学改变以及前期的症状和体征 其血流动力学的改变与甲状腺功能亢进症相反,症状表现更为明显。特征性的改变为心排血量降低、每搏量减少、舒张功能降低、血管内容量减少、周围氧耗量减少、体循环血管阻力增加,当心排血量不能满足代谢需求时易发生心力衰竭。常见的有心动过缓,50%以上的患者可有心包积液,但较少引起血流动力学损害。左心室收缩功能和舒张功能可能因心肌细胞摄取与释放 Ca^{2+} 的改变而降低。另外,由于缺乏甲状腺激素的直接血管舒张作用,体循环血管阻力增加。尽管甲状腺功能减退症患者的症状提示交感神经张力降低,但其血浆儿茶酚胺水平是增加的。舒张期高血压、脉压减小、心前区搏动及心音减弱等皆较为常见。和甲状腺功能亢进症一样，甲状腺功能减退症者，其心力衰竭恶化往往是由原有心脏疾病病情加剧所致。但是，甲状腺功能减退症较少单独引起心肌病。因此，对不明原因的心力衰竭应立即检查甲状腺激素水平。在无潜在心脏病的甲状腺功能减退症患者，激素替代疗法可使其减退的心肌收缩力逆转，这可能与心肌细胞结合 Ca^{2+} 改善及体循环血管阻力降低有关。

2. 心律失常　最常见的是心动过缓。由于离子通道受影响，心电图上可有低电压以及 Q－T 间期延长，后者可诱发室性心动过速甚至尖端扭转型室性心动过速，但可被甲状腺激素替代治疗所改善。

3. 高血压　甲状腺功能减退症与高血压的发病率增加有关，在 12 个回顾性研究中，高血压总发病率为 21%，大样本高血压患者中 3%～5%患甲状腺功能减退症。甲状腺功能减退症患者低肾素高血压机制尚不明确，激素替代治疗可改善高血压，证明甲状腺激素缺乏与高血压可能相关。

4. 冠状动脉疾病　甲状腺功能减退症患者常常有多种冠状动脉疾病的危险因素。总胆固醇、低密度脂蛋白胆固醇(LDL)、极低密度脂蛋白胆固醇(VLDL)、脂蛋白(a)和载脂蛋白 B(ApoB)浓度通常用来评价甲状腺功能减退症，有些患者的血清三酰甘油可增高。已经证明，甲状腺功能减退症患者的内源性 LDL 分解代谢紊乱，且可被激素替代疗法逆转。因此，评价甲状腺功能减退症时应强调上述检查。由于甲状腺激素与脂类代谢的相互作用颇为突出，过去甲状腺激素曾被用作降脂药物。但是，对心肌梗死后患者，这一治疗方法可增加其发病率与死亡率。另外，高血压及血清同型半胱氨酸水平升高也是增加甲状腺功能减退症患者动脉粥样硬化及冠心病发病率的危险因素。研究表明，老年女性即使甲状腺功能减退症状轻微，动脉粥样硬化的发病率也会很高。有报道指出，未治疗的亚临床甲状腺功能减退症患者冠心病的发病率和死亡率明显提高，而甲状腺激素替代治疗有效。

5. 其他表现　可有心包积液、血清肌酸激酶(CK)升高等表现，在甲状腺激素替代治疗后数周至数月可恢复正常。

二、诊断与治疗

TSH 升高合并游离 T_4 降低可诊断为原发性甲状腺功能减退症。抗微粒体抗体和抗甲状腺球蛋白抗体增高是慢性淋巴细胞性甲状腺炎的特征。

甲状腺素半衰期长，是治疗甲状腺功能减退症的首选药物。血清 TSH 水平正常、临床症状消失可作为治疗成功的指标。50 岁以下的患者，可以在治疗开始即使用全量甲状腺素替代治疗，即左甲状腺素 100～150 μg/d；50 岁以上患者、已知或疑有冠心病的患者替代疗法宜从小剂量开始。适合冠状动脉成形术的患者激素替代疗法可以延迟到术后进行；无冠状动脉成形术指征的患者可以从 12.5 μg 左甲状腺素开始，每 6～8 周加 12.5～25 μg，直至 TSH 恢复正常，该过程中可联合 β 受体阻滞剂，既可帮助控制心率，也对冠心病的治疗有所裨益。对于虽无临床表现但有较高冠心病危险的患者，可以从 25～50 μg 左甲状腺素开始，每 6～8 周加 25 μg，直至 TSH 恢复正常。

【附】　胺碘酮与甲状腺功能障碍

胺碘酮是一种与甲状腺素结构类似的富含碘的苯并呋喃衍生物，有机碘约占其分子质量的 40%。每日 200 mg 的胺碘酮用量相当于摄入 75 mg 有机碘并且产生近 7 mg 的游离碘。正常人每日饮食所需的碘摄入量为 100～200 μg，故胺碘酮治疗会对机体造成相当大的碘负荷，并常导致血清碘和尿碘水平上升达 40 倍之多。由于碘是甲状腺素合成的必需元素，并且直接影响其生理作用过程，因此不难理解常有 60%以上的胺碘酮使用者甲状腺功能实验室指标异常，但大多数患者甲状腺功能尚正常。胺碘酮对甲状腺激素的主要外周作用表现在阻止 T_4 脱碘转化为 T_3，导致血清 T_4 水平升高而 T_3 水平下降。同时，高浓度的碘还可抑制甲状腺素的合成(Wolff Chaikoff 效应)。在胺碘酮治疗的前 3 个月中，由于 T_3 水平下降、反馈抑制作用的减弱，TSH 水平通常轻度上升，但经过长期调节后可趋于正常。对甲状腺功能的监测应该在患者接受胺碘酮治疗后每 3 个月进行一次。当决奈达隆可以控制患者的心律失常时，可以作为理想的替代药品，从而避免产生上述对于甲状腺的不良作用。但其禁用于心力衰竭和二度或以上的房室传导阻滞患者。

1. 胺碘酮所致甲状腺功能减退症　甲状腺功能减退症是胺碘酮治疗的常见并发症，总发病率为 15%～30%，据报道其发生率从中低碘摄入地区的 6%到高碘摄入地区的 13%不等，其发生与每日或累积药物用量无关。其发生的危险度在老年及女性患者中上升，尤其好发于自身免疫性甲状腺炎患者。通常，伴有抗微粒体抗体、抗甲状腺球蛋白抗体等自身抗体的女性患者，其发生甲状腺功能减退症的危险是正常人的 10 倍之多。可能的机制是 Wolff Chaikoff 效应和碘介导的原有自身免疫性甲状腺疾病的恶化。在长期使用胺碘酮的患者中，TSH>10 mU/L 者常出现甲状腺功能减退症。T_4 或游离 T_4 降低是确诊依据。T_3 或游离 T_3 的检测对诊断帮助不大，因其在正常甲状腺功能的胺碘酮使用者中同样会下降。甲状腺功能减退症的诊断确定后，胺碘酮仍可持续安全使用，必要时可予以甲状腺素替代疗法，在 4～6 周逐渐增加剂量直至 TSH 水平恢复正常、症状消失。停用胺碘酮后，甲状腺功能能否恢复受甲状腺抗体的影响。抗体阴性者甲状腺功能常常在数月内恢复，而抗体阳性者则通常难以恢复。

2. 胺碘酮所致甲状腺功能亢进症　在高碘摄入地区，胺碘酮所致的甲状腺功能亢进症并不像甲状腺功能减退症那样常见，约为 2%。在碘摄入缺乏地区，甲状腺功能亢进症的发生率可高达 10%。甲状腺功能亢进症起病常较为突然，可发生于胺碘酮治疗的任何阶段，甚至停药后数月，而甲状腺功能减退症在胺碘酮治疗超过 18 个月以后就很少发生。胺碘酮的抗肾上腺素能作用可能会部分掩盖甲状腺功能亢进症状。当出现新发或再发的房性心律失常或难以解释的体重减轻时，应怀疑甲状腺功能亢进症。长期胺碘酮治疗者并发甲状腺功能亢进症的病理生理机制可能有 3 个方面。第一，碘会影响甲状腺的自身调节机制，尤其是在有潜在甲状腺疾病的患者，可导致甲状腺素过量合成。第二，在该过程中，炎性组织改变、细胞因子(如白细胞介素-6)和甲状腺球蛋白水平的增高已经被证明，提示胺碘酮具有直接的细胞毒作用。第三，胺碘酮还有可能触发甲状腺的自身免疫反应。所以，应尽量避免持续使用胺碘酮。

临床上将甲状腺功能亢进症分为两型有助于指导治疗。Ⅰ型甲状腺功能亢进症患者常有甲状腺肿，甲状腺自身抗体阳性，24 h吸碘率升高。治疗包括：甲硫氧嘧啶或丙硫氧嘧啶和甲巯咪唑(他巴唑)合用，以阻滞激素的生物合成；高氯酸钾，以阻滞甲状腺对碘的摄取。Ⅱ型甲状腺功能亢进症者甲状腺大小正常，吸碘率较低。治疗时可单独予以肾上腺皮质激素，或与甲硫氧嘧啶合用。事实上，由于甲状腺功能亢进症的两种类型常难于区分，临床实用的治疗方案为首先联合应用甲硫氧嘧啶和高氯酸钾，2周后若症状无明显改善可再加用肾上腺皮质激素。在对上述治疗均无反应的患者，锂剂是较为适当的替代治疗。

心血管危险和持续给予胺碘酮治疗的相关性尚不明了。但中止胺碘酮治疗有一定的风险，尤其是伴室性心律失常时。由于胺碘酮的半衰期特别长，使用β受体阻滞剂(降低心肌收缩力，减慢传导)可能导致严重的心动过缓、传导异常，或两者同时出现。高浓度血浆碘会抑制甲状腺对碘的摄取，因此对这种特殊类型的甲状腺功能亢进症进行放射碘治疗无效。药物治疗无效时可选择甲状腺次全切除疗法。外科治疗围手术期的死亡率较低，术前可加用β受体阻滞剂，即使是在有甲状腺危象、心力衰竭或难以控制的心律失常者也无甲状腺风暴的报道。

第三节　嗜铬细胞瘤

嗜铬细胞瘤主要表现为儿茶酚胺的发作性释放。近90%的病例嗜铬细胞瘤局限于肾上腺，其中约10%的病例为双侧性，另有10%的病例则可能为肾上腺外的肿瘤、来源于所有交感神经嗜铬组织的副神经节瘤。90%以上的嗜铬细胞瘤为良性，并可以安全有效地通过外科手术治愈，但25%左右的病例术后仍有高血压。本病有晚期复发的趋向，因此有必要长期随访。10%的病例为家族性，且通常伴有双侧或肾上腺外病变，在Ⅱ型多发性内分泌腺瘤综合征中也可以见到。

嗜铬细胞瘤的特征性临床表现为突发性心悸、出汗和头痛三联征。这些症状常突然发作，持续数分钟到数小时，并逐渐缓解，呈戏剧性。其他相对少见的临床表现有直立性低血压、创伤或手术时血压异常升高、焦虑、震颤、胸痛或腹痛、无力及体重减轻。尸检研究发现，75%的患者因无典型症状被临床漏诊，50%的患者因为该病发作而死亡。

一、心血管表现

突发性发作是嗜铬细胞瘤的特点，但50%以上的患者血压可持续升高，近10%的患者血压正常。晨起直立性低血压发作的主要原因是儿茶酚胺的阵发性释放、血浆容量的下降及交感神经反射受损。研究表明嗜铬细胞瘤患者存在慢性容量减少，因为α受体阻滞剂治疗或切除肿瘤引起的严重低血压可以通过扩容来纠正。患者存在左心室肥厚，但无法鉴别是否仅由高血压引起。切除嗜铬细胞瘤可以逆转左心室扩大和左心室肥厚。亦有报道嗜铬细胞瘤患者心排血量正常，但有心率增快、直立性低血压伴心排血量下降和外周阻力的调节障碍，提示外周血管反射受损，这可能是嗜铬细胞瘤过度释放的去甲肾上腺素损害了内皮依赖性血管舒张功能。左心功能减弱以及心肌病也可发生，其机制较为复杂，可能包括：左心负荷增加，高血压引起的左心室肥厚，高儿茶酚胺引起心肌损伤，以及冠状动脉病变(如中膜增厚)等。有趣的是卡托普利治疗儿茶酚胺性心肌病2周后病情明显改善。卡托普利的这一有益作用机制尚不清楚，可能与抑制血管紧张素Ⅱ引起的心肌纤维化有关。尸检发现一部分患者具有心肌炎的病理学表现。由于儿茶酚胺介导的心动过速可能加剧左心功能不全，因此减缓心率的措施可能会提高心功能。

75%的嗜铬细胞瘤患者有心电图异常改变，包括T波倒置、左心室肥厚、窦性心动过速。某些病例可出现频发室上性期前收缩或阵发性室上性心动过速，偶有P-R间期缩短和QRS波群变窄，提示儿茶酚胺影响房室传导系统。动脉压显著升高时可出现心肌损伤的心电图改变，如短暂性S-T段抬高、多导联T波倒置和S-T段压低，切除肿瘤或用药物治疗后这些心电图变化可恢复正常。有人提出了儿茶酚胺性心肌炎和(或)心肌病这一概念。超声心动图常显示左心室肥厚，左心室收缩功能正常。高血压危象时可有收缩期二尖瓣前叶的前向运动。有人发现死于嗜铬细胞瘤中50%的病例有心肌炎，常伴有左心衰竭和肺水肿。病理上，心肌炎表现为有炎性细胞浸润的局灶性坏死，血管周围炎症，最终导致纤维化。嗜铬细胞瘤患者常有冠状动脉粥样硬化，最有特征性的改变是冠状动脉中膜增厚。

二、诊断与治疗

嗜铬细胞瘤约占所有高血压病因的0.1%，因此没有必要在所有高血压人群中进行筛选试验。尿液或血浆儿茶酚胺水平或其代谢产物之一增高可确定嗜铬细胞瘤的诊断。通常测定总儿茶酚胺、香草扁桃酸(VMA)和甲氧基肾上腺素水平。后两者是儿茶酚胺的代谢产物，可用作嗜铬细胞瘤的筛选试验。存在嗜铬细胞瘤的高血压患者单次尿液儿茶酚胺代谢产物正常的可能性<5%。在筛选嗜铬细胞瘤时，最好同时测定儿茶酚胺及其两个代谢产物之一，尤其是甲氧基肾上腺素。血压升高时收集尿液颇为重要。可乐定等特殊药理试验筛选嗜铬细胞瘤并无益处，通常是有危险的。大多数嗜铬细胞瘤位于腹部，可以通过CT或MRI明确。亦有嗜铬细胞瘤位于心房的报道。放射性I^{131}-MIBG显像对原位或异位的肾上腺嗜铬细胞瘤及转移性嗜铬细胞瘤具有诊断价值。

嗜铬细胞瘤的诊断确定后即应开始肾上腺受体阻滞剂治疗。可用α受体阻滞剂盐酸酚妥拉明治疗，开始剂量为每12 h给予10 mg，后每隔2～3 d逐渐增加剂量，直至动脉血压降至正常；也可用哌唑嗪。α受体阻滞剂可引起动脉血压下降伴严重的直立性低血压，应引起重视。这可能是由于低血容量时发生血管扩张引起，可用静脉滴注生理盐水预防和纠正。

β受体阻滞剂治疗对有明显心动过速、心悸和儿茶酚胺引起的心律失常的嗜铬细胞瘤患者是有效的。不过，在未使用α受体阻滞剂治疗之前，不应使用β受体阻滞剂，因为在高儿茶酚胺情况下，阻滞$β_2$受体的扩血管作用会加重α受体的缩血管作用而使高血压恶化。常用的药物包括非选择性β受体阻滞剂(普萘洛尔)、选择性$β_1$受体阻滞剂(阿替洛尔)及α/β受体阻滞剂(拉贝洛尔)。阿替洛尔对控制室上性心动过速效果较好；拉贝洛尔主要为β受体效应,同时其α受体作用对治疗也有帮助。对β受体阻滞剂有禁忌者,可用胺碘酮控制快速心律失常。严重的高血压危象可以使用硝普钠和α_1、α_2受体阻滞剂酚妥拉明。某些药物在嗜铬细胞瘤患者中有潜在的引起高血压的风险,应尽量避免使用,如阿片类、可卡因、三环类抗抑郁药和甲氧氯普胺(胃复安)。

外科手术对嗜铬细胞瘤的疗效是肯定的。内镜下切除已经成为首选术式。肿瘤解剖边界的准确定位、术中持续血压监测和控制是保证手术成功的关键。术前7～14 d服用肾上腺受体阻滞剂,某些紧急情况下的手术也应如此。术前药物治疗的目标在于有效地控制血压而不出现直立性低血压。不适合手术的患者可以用儿茶酚胺合成抑制剂甲酪氨酸来控制心血管系统的症状和体征。

第四节　肢端肥大症

生长激素产生并储存在脑垂体中,其作用途径有两条,一是通过与靶细胞的生长激素受体结合促进脂肪降解和糖原合成,二是通过促进类胰岛素生长因子-1(IGF-1)生成来发挥效应,该途径被认为起着主要作用。IGF-1因具有与胰岛素类似的作用,即可促进糖摄取和蛋白质合成,在生长激素的作用下由肝细胞和成纤维细胞合成,并以经典的反馈机制抑制生长激素的合成,同时在组织水平调节生长激素的作用(如促进软骨细胞增生、刺激蛋白质合成和骨骼肌细胞摄取葡萄糖)。应激、运动及各种神经刺激均可增加生长激素的分泌。生长激素在人一生中持续分泌,于青春期达到高峰,并在成年后进行性下降。现主要讨论成年后垂体功能异常所致的肢端肥大症。

肢端肥大症是由分泌生长激素的垂体瘤引起的一种罕见疾病,发病率约为3/100万。分泌生长激素的肿瘤占所有垂体肿瘤的10%～15%。其症状及体征由瘤体本身占位(如头痛、视野缺损、垂体功能减退)或生长激素分泌过度(如肢端过度生长、多汗、软组织水肿)引起。面部外貌变化包括下颌增生(凸颌畸形)及由此引起的咬合不正、牙距增宽,唇、舌、鼻窦肥大。不断增大的鞋码及无法佩戴戒指是较典型的表现。其他包括睡眠呼吸暂停、关节病变、神经病变。肢端肥大症患者发生结肠癌及癌前期息肉的概率是正常人的3～8倍。因此,50岁以后的肢端肥大症患者需常规结肠镜检查。该病显著缩短患者的期望寿命,仅有20%左右的患者生存超过60岁。心血管疾病,包括高血压、心脏增大、充血性心力衰竭及脑血管疾病,是影响肢端肥大症预后的主要疾病。此外,消化道疾病,尤其是结肠息肉和结肠癌的发病率增加也是影响肢端肥大症预后的重要因素。

一、心血管系统表现

尽管不到5%的肢端肥大症患者以心血管系统症状为主要表现,但20%的这类患者有明确的心脏疾病。

心脏结构的改变非常常见。约2/3的患者被心脏超声检出有左心室肥厚,右心增大、不对称的心间隔肥厚也不少见。已有资料表明,缺血性心脏病并不是导致心脏增大的主要原因,继发性高血压也无法解释右心增大。病理学可以发现心肌肥大、纤维细胞及炎症细胞浸润,但没有细胞坏死迹象,提示这些病理学表现可能是由IGR-1促发的凋亡所引起的。越来越多的证据表明,生长激素以及IGF-1水平升高导致特异性的心肌改变是导致心脏增大的重要原因。伴随这些改变,患者可出现左心功能不全、充血性心力衰竭等功能障碍,大部分可以通过及时、正确的诊治而逆转。此外,肢端肥大症患者主动脉瓣和二尖瓣疾病的发病率也有所升高。

肢端肥大症患者高血压的患病率为20%～40%,较一般人群高3～4倍。具体病理生理学机制尚不明了,可能与生长激素导致醛固酮升高、抑制抗利尿激素作用以及IGF-1的类胰岛素作用导致钠潴留有关。50%以上的患者存在糖耐量异常,10%～25%的患者有明确的糖尿病,其中75%的患者手术后糖尿病可以治愈。肢端肥大症患者脂质代谢的特征为高三酰甘油血症,尚无报道伴有胆固醇异常。有效控制高血压、糖尿病和高血脂这三方面因素,对于心功能的保护和治疗有着重要意义。

肢端肥大症常伴有心电图异常表现,包括S-T段及T波的改变、左心室肥厚,较少见的有传导异常。多种心律失常也可出现,如期前收缩、病窦综合征和心动过速等。80%的患者心脏超声检查异常,包括左心室的肥厚及收缩功能减退。伴有高血压和(或)冠心病时常使评估困难。对新发肢端肥大症且不伴有心血管系统异常的患者,心脏超声检查发现有左心室肥厚伴有或不伴有收缩功能减退。生长激素分泌过度得到治疗后,相应的左心室肥厚、左心室功能减退也将有所改善,这支持肢端肥大症性心肌病的观点。

二、诊断和治疗

因生长激素呈周期性分泌,故随机生长激素水平的测定对诊断肢端肥大症的价值不大。IGF-1水平与生长激素的产生及疾病发展相关,可以作为筛查试验。明确诊断需要同时行糖耐量试验,口服负荷剂量的葡萄糖后无生长激素水平下降。100 g葡萄糖负荷后1 h,血清生长激素高于5 ng/dl,IGF-1高于300 mIU/ml可以明确诊断。大部分患者空腹生长激素水平高于10 ng/ml。由于99%的病例是由垂体瘤导致的,故影像学诊断有较高的定位价值。

治疗的目标为逆转或阻止肿瘤压迫作用,降低病死率,同时不出现不可逆转的垂体功能减退。目前对于肢端肥大症的治疗主要有外科手术、放射性治疗及药物治疗。行外科手术治疗者中,只有60%的患者或不到50%的巨大肿瘤者可被治愈。由于肿瘤本身容易蔓延、浸润,常导致不能完全手术切除,使得治愈率较低。放射性治疗的特点是起效慢、效果差、垂体功能减退的发生率高。早期的脑功能区定位放射治疗(γ刀)结果显示其有治疗前景,但至今其对肢端肥大症的疗效尚不确切。多巴胺受体激动剂(如溴麦角环肽、卡麦角林、喹高利特等)仅能在少部分患者中降低生长激素水平,且其不良反应限制了其临床使用。生长抑素类似物奥曲肽(善得定)和兰乐肽抑制生长激素的分泌,被认为是肢端肥大症的一线用药,但这类药物也仅能使约50%的患者的生长激素及IGF-1降至正常水平。

培维索孟是一种新型的基因合成生长激素受体拮抗剂。其剂量根据 IFG－1 的水平可分别为 10 mg/d、15 mg/d 或 20 mg/d，给药途径为皮下注射。其有效率高达 90%，但有报道使用该药会造成垂体瘤增大、肝功能损害及脂肪代谢紊乱，而且该药的给药途径使其应用受到了限制。目前建议联用培维索孟和生长抑素类似物，不仅可以获得较为理想的疗效，也能减轻肝损害、减少培维索孟的给药次数和总剂量。

第五节 肾上腺皮质功能亢进症

肾上腺皮质产生肾上腺皮质激素，其髓质部分作为交感神经的功能中心，产生髓质激素。临床上和肾上腺皮质功能亢进相关的心血管系统综合征包括库欣综合征和原发性醛固酮增多症(Conn 综合征)，分别由皮质醇和盐皮质激素分泌过多所引起。与肾上腺功能不全相关的心血管系统表现则主要限于其急性类型：Addison 危象，表现为严重容量不足、难以控制的低血压，以及继发于电解质紊乱的心律失常和传导异常。

一、库欣综合征

作为糖类(碳水化合物)和蛋白质代谢的核心调节因子皮质醇由肾上腺皮质合成并受 ACTH 的调节。库欣综合征为糖皮质激素的分泌过多所致，包括内源性和外源性两种。其中继发于 ACTH 垂体瘤的库欣病(Cushing 病)占内源性皮质醇增多的 80%，10%则由异位 ACTH 肿瘤引起(异位 ACTH 综合征)，另外 10%由肾上腺病变引起，包括肾上腺腺瘤、癌变及双侧肾上腺增生。

(一) 临床表现与心血管危险性

库欣综合征的典型表现包括躯干性肥胖、腹纹、骨质疏松、近侧肌肉无力、疲乏，80%～90%的患者有高血压，20%的患者有糖尿病。伴随雄激素过多患者常出现多毛和闭经，盐皮质激素作用导致低钾血症。即使是轻度或者亚临床库欣综合征患者，其脑血管及周围血管疾病、冠心病及慢性充血性心力衰竭的发病率和病死率也均有所增加。其他心血管危险因素还包括躯干性肥胖和高钾血症。动脉粥样硬化的病理生理仍不清楚，高血压可能是其病因。皮质醇的慢性过度生成可致高脂血症和高胆固醇血症，两者均可加速动脉粥样硬化形成。高血压的病理生理可能是多因素的，与血容量过多、血管活性物质(如血管紧张素Ⅱ)生成增加和血管平滑肌细胞对血管活性物质的敏感性增高有关。与原发性高血压患者相比，左心室肥厚和左心收缩功能障碍更为常见和严重。部分患者表现为扩张性心肌病。心电图表现多种多样，常见 P－R 间期和 Q－T 间期改变，有报道认为这与糖皮质激素参与调控心脏离子通道有关。

(二) 诊断和治疗

地塞米松不能适当地抑制皮质醇分泌是诊断库欣综合征的依据。最佳的筛选试验是临睡前注射地塞米松 1 mg，次日早晨 7～10 时测定血浆皮质醇浓度。正常人皮质醇水平＜138 mmol/L(5 μg/dl)。在某些患者，特别是肥胖者，可能呈假阳性反应，而假阴性反应极少见。每隔 6 h 注射地塞米松 0.5 mg，2 d 后测定血浆皮质醇浓度(正常＜138 mmol/L)或测定 24 h 皮质醇的尿排泄率(正常＜30 μg/24 h)可以确诊为库欣综合征。影像学诊断有较高的定位价值。

库欣综合征的治疗主要针对其特殊的病因。有肾上腺癌或腺瘤或泌 ACTH 垂体瘤者需外科手术。有些肾上腺癌患者的病变不能完全切除，常需手术与化疗联合治疗。对有双侧肾上腺增生而无泌 ACTH 肿瘤患者的治疗仍有争议，因为其病因尚不明确。一些医院选择行双侧肾上腺切除法，而针对垂体(外科手术或放射治疗)的治疗则更为常用。

库欣综合征心血管方面的治疗是降低血压、纠正低钾血症。治疗高血压时用排钾利尿剂应引起重视，因为这类患者有低钾血症趋势，而保钾利尿剂或补充钾盐常常是必需的。库欣综合征有低钾血症时必须慎重应用强心苷。

常规抗高血压药物对库欣综合征高血压的疗效不佳。有报道仅 15%的库欣综合征高血压患者用常规抗高血压药物(如利尿剂、钙通道阻滞剂、血管紧张素转换酶抑制剂单独或联合应用)控制了血压。对常规治疗无效的患者，采用酮康唑(肾上腺酶抑制剂)治疗有明显疗效。因此，对库欣综合征高血压降低皮质醇生成的特殊疗法可能比常规抗高血压治疗更为有效。

二、原发性醛固酮增多症

1955 年，Conn 在 1 例泌醛固酮肾上腺腺瘤病例报道中首先描述了原发性醛固酮增多症。这种良性肿瘤是原发性醛固酮增多症的最常见病因，占 65%之多。另有约 30%的病例由双侧肾上腺增生(又称先天性醛固酮增多)引起。原发性醛固酮增多症是高血压的病因之一，占高血压人群的 0.05%～2.20%；女性发病率是男性的 2 倍，常在 30～50 岁被发现。近来的研究显示，原发性醛固酮增多症在高血压人群中的发病率更高。原发性醛固酮增多症的症状多为非特异性，并主要与钾缺乏相关，其神经肌肉表现包括肌无力、麻痹、痉挛、抽搐及感觉异常。

(一) 心血管系统表现

原发性醛固酮增多症常合并中度至重度高血压。盐皮质激素的即刻作用为促使肾脏保钠、排钾、排氢，导致血容量增加、低钾血症和代谢性碱中毒。高血压的发生通常被认为与水钠潴留有关，但在慢性醛固酮增多症患者，由于代偿机制的存在，血容量增多的程度较轻，外周水肿也较为少见。原发性醛固酮增多症常伴有心血管系统的重构，包括外周血管纤维化、左心室过度肥厚和心肌纤维化。最近有报道原发性醛固酮增多症与心房颤动的发生有关联。

心电图上可观察到由于低钾血症而引起的 T 波低平或明显 U 波、室性期前收缩及其他心律失常。超声心动图或心电图有左心室肥厚依据。

(二) 诊断和治疗

由于盐皮质激素增多常不产生特异性症状，因此原发性醛固酮增多症是一个生化诊断。诊断试验包括血浆肾素活性、血浆醛固酮水平、醛固酮肾素之比以及地塞米松抑制试验。如果舒张期高血压者无水肿，容量扩大时不能适当地抑制醛固酮的过度分泌，钠盐负荷增加时肾素分泌减少，并有低钾血症伴尿钾丢失，则原发性醛固酮增多症的诊断确立。肾素-血管紧张素系统正常与否常用来鉴别原发性醛固酮增多症与其他高血压和低钾血症。例如，高血压和低钾血症可能是继发性醛固酮增多症的临床症状，常伴有恶性或急进型高血压或肾动脉狭窄。通过测定血浆肾素活性易于区分继发性和原发性醛固酮增多症。在前者血浆肾素活性增高，后者降低。高血压伴低血浆肾素活性者并不一定都是原发性醛固酮增多症，因为15%～30%的原发性高血压患者的肾素活性亦降低，即低肾素性原发性高血压。这些患者可能有过量的盐皮质激素分泌。

原发性醛固酮增多症的主要治疗方法是手术切除产生醛固酮腺瘤。在某些情况下，由于患者体质不佳而手术危险太大，可长期应用药理学上能阻断醛固酮作用的药物螺内酯(安体舒通)。该药可产生男性乳房发育和阳痿，特别是每日剂量>200 mg时更易发生，故治疗男性患者有其局限性。有研究表明，盐皮质激素受体阻滞剂可能是日后治疗原发性醛固酮增多症比较好的选择。

对于单个泌醛固酮腺瘤应首选外科治疗。但在某些患者，原发性醛固酮增多症并非由单个泌醛固酮腺瘤所致，可能是双侧肾上腺增生的结果。两者的临床特征一样，但它们对外科手术治疗的疗效各异。两者外科手术治疗后均可以纠正低钾血症；单个泌醛固酮腺瘤外科治疗有35%～50%的病例高血压得到改善，但伴双侧肾上腺增生者常无动脉血压下降。伴双侧肾上腺增生患者的最佳治疗是予以低钠饮食、螺内酯和其他抗高血压药物。所以，手术前采用静脉造影或CT扫描区别双侧肾上腺增生和肾上腺腺瘤至关重要。

第六节　甲状旁腺功能亢进症

甲状旁腺疾病通过两种途径导致心脏疾病或改变心功能。一是甲状旁腺素(PTH)分泌改变，影响心脏和血管平滑肌细胞和内皮细胞；二是通过改变血清钙浓度来引起心血管疾病。血清游离钙浓度与甲状旁腺素的合成和分泌遵循负反馈调节机制。甲状旁腺功能减退症主要由甲状旁腺切除后引起，心血管系统症状主要由低钙血症引起，如Q-T间期延长、心脏收缩力减弱等，本章不作重点论述。

甲状旁腺功能亢进症按是否有原发病因，分为原发性和继发性。大部分原发性甲状旁腺功能亢进症由甲状旁腺腺瘤样增生引起。继发性甲状旁腺功能亢进症可由慢性肾功能不全等引起。

一、心血管系统表现

本病的心血管系统表现包括心脏收缩力增加、动作电位时程缩短、T波低平及S-T段改变、Q-T间期缩短，偶伴P-R间期缩短。高钙血症可引发心肌间质、传导系统等心脏结构的病理变化。

二、诊断和治疗

血清PTH升高伴血钙升高即可确立原发性甲状旁腺功能亢进症的诊断。继发性甲状旁腺功能亢进症则应寻找基础疾病的证据。

手术切除甲状旁腺瘤或增生的甲状旁腺仍是最为确切的治疗方法。最近研发出的钙离子类似物西那卡塞，可以治疗慢性肾功能不全引起的继发性甲状旁腺功能亢进症，关于其是否对于心血管系统有效的一项试验正在进行。

参考文献

1. 陈灏珠. 心脏病学[M]. 第5版. 北京：人民卫生出版社，2000：1715-1738.
2. Arnaldi G, Mancini T, Polenta B, et al. Cardiovascular risk in Cushing's syndrome[J]. Pituitary, 2004, 7: 253-256.
3. Bonow R O, Mann D L, Zipes D P, et al. Braunwald's heart disease: a textbook of cardiovascular medicine [M]. 9th ed. Philadelphia: Elsevier Saunders, 2012: 1829-1843.
4. Brigander M, Bondeson A G, Bondeson L, et al. Cardiac structure and function before and after parathyroidectomy in patients with asymptomatic primary hyperparathyroidism [J]. Endocrinologist, 2009, 19: 154-158.
5. Cappola A R, Fried L P, Arnold A M. et al. Thyroid status, cardiovascular risk, and mortality in older adults [J]. JAMA, 2006, 295: 1033-1041.
6. Galderisi M, Vitale G, Bianco A, et al. Pulsed tissue Doppler identifies subclinical myocardial biventricular dysfunction in active acromegaly[J]. Clin Endocrinol(Oxf), 2006, 64: 390-397.
7. Higashi Y, Sasaki S, Nakagawa K, et al. Excess norepinephrine impairs both endothelium-dependent and-independent vasodilation in patients with pheochromocytoma[J]. Hypertension, 2002, 39: 513-518.
8. Iglesias P, Acosta M, Sanchez R, et al. Ambulatory blood pressure monitoring in patients with hyperthyroidism before and after control of thyroid function [J]. Clin Endocrinol (Oxf), 2005, 63: 66-72.
9. Janmohamed S, Bouloux P M. The pharmacological treatment of primary aldosteronism[J]. Expert Opin Pharmacother, 2006, 7: 563-573.
10. Klein I, Danzi S. Thyroid disease and the heart[J]. Circulation, 2007, 116: 1725-1735.
11. Marvisi M, Zambrelli P, Brianti M. Pulmonary hypertension is frequent in hyperthyroidism and normalizes after therapy[J]. Eur J Intern Med, 2006, 17: 267-271.
12. Moorjani N, Kuo J, Wilkins D. Left atrial pheochromocytoma[J]. Heart, 2004, 90: e64.
13. Roffi M, Cattaneo F, Brandle M. Thyrotoxicosis and the cardiovascular system[J]. Minerva Endocrinol, 2005, 30: 47-58.
14. Topol E J. Textbook of cardiovascular medicine [M]. 3rd ed. Philadelphia: Lippincott Williams & Wilkins, 2007: 596-603.
15. Waston T, Karthikeyan V J, Lip G Y N, et al. Atrial fibrillation in primary aldosteronism[J]. J Renin Angiotensin Aldosterone Syst, 2009, 10: 190-194.

第二章 营养代谢性疾病与心血管病

第一节 脚气性心脏病

林贻梅

脚气性心脏病又称维生素 B_1(即硫胺)缺乏症或脚气病,是由于严重的维生素 B_1 缺乏持续至少 3 个月所引起的全身性疾病,临床主要累及消化系统、神经系统和循环系统。

一、发病机制

临床上习惯将神经系统受损为主的称为干性脚气病,以水肿和心脏受损为主的称为湿性脚气病。脚气性心脏病主要发生在远东地区,但近年来发病率有降低趋势。其主要发生于主食精米的人群,精米中缺乏维生素 B_1 但富含糖类(碳水化合物)。白面包粉中富含维生素 B_1,这就使美国和西欧国家实际上消灭了脚气性心脏病。在美国和西欧脚气性心脏病最常见于饮食追随时尚的人和嗜酒者。像精米一样,酒中的维生素 B_1 含量低而糖类含量高。西方嗜酒者维生素 B_1 缺乏不仅是因为维生素摄入少,还与吃腌制食物和大量饮用啤酒有关。这些食物糖类含量高使得对维生素 B_1 的需要量大。

亚洲患者以湿性脚气病居多,通常有不适和乏力。

二、病理解剖

心血管方面的改变可因病情的严重程度而有差异。多数患者的心脏明显增大,尤以右心扩张突出。镜检有时可见心肌纤维变性和心肌间质性水肿。心肌活检标本组织学和电镜检查可有非特异性的异常改变。心肌病变包括水肿、空泡变性和心肌纤维肥大。

三、病理生理

维生素 B_1 是糖代谢过程中的重要成分。维生素 B_1 缺乏,糖代谢受阻,可直接影响能量和辅酶的供应,造成血和组织堆积丙酮酸和乳酸。正常人血丙酮酸<159 μmol/L(1.4 mg/dl),脚气性心脏病时血丙酮酸升高,其浓度>227 μmol/L(2 mg/dl)。神经组织和骨骼肌、心肌代谢所需能量主要由糖代谢供应,因而受到主要影响。由于小血管扩张,周围血管阻力降低,血液循环加速,回心血量增加,因而心排血量及心脏负荷增加并引起心肌病变。循环系统的基本病理生理改变为:① 高输出状态。② 以右心室为主的左、右心室功能衰竭。③ 水钠潴留和水肿。

四、临床表现

西方国家,绝大多数病例表现为高心排血量状态,常有严重营养不良和维生素缺乏。脚气性心脏病的特征是全心衰竭,先驱症状有运动后心悸、气促、端坐呼吸、心前区疼痛、心动过速与水肿。病情较重时可出现烦躁不安、恶心、呕吐、上腹闷胀、发绀、阵发性呼吸困难或急性肺水肿、胸腔积液、皮下水肿、颈静脉怒张、肝大、休克等。体检时发现心脏向两侧增大、心尖部收缩期杂音、第一心音减弱、闻及第三心音,脉压因舒张压降低而增宽。大动脉上有枪击音、水冲脉和毛细血管搏动等体征。患者大多伴有小动脉扩张,皮下血管扩张,在晚期充血性心力衰竭时这些血管也可收缩。因此,手足不暖并不能排除脚气性心脏病的诊断。

五、实验室检查

心电图上除窦性心动过速外,可见低电压、S-T 段压低、T 波平坦、双相或倒置、Q-T 间期延长。胸片常有左、右心室扩大、肺淤血和胸腔积液。嗜酒者脚气性心脏病左心室射血分数和左心室 dp/dt 峰值常降低。

六、诊断

血清丙酮酸和乳酸水平增高,红细胞转酮酶活性降低就可以做出实验室诊断。为确定诊断,应当测定体液中维生素 B_1 浓度。

七、预防和治疗

不宜长期吃精白米、面食,避免采用使维生素 B_1 丢失的烹调方法。孕妇和乳母应进食富含维生素 B_1 的食物,对人工喂养儿或断乳后婴儿应适当添加辅食。

对维生素 B_1 缺乏症的患者应及时给予治疗。一般情况下口服维生素 B_1 片 15～30 mg/d,分 3 次口服。重症患者或有消化道疾病影响吸收者,可肌内或静脉注射维生素 B_1,50～100 mg/d,静脉注射时勿用葡萄糖溶液稀释,以免血中丙酮酸堆积。一般注射维生素 B_1 后 1～2 d 症状消失,好转后改用口服,疗程为 1 个月左右。因患者常伴随其他 B 族维生素缺乏,故应同时加以补充。

脚气性心脏病患者对单用洋地黄和利尿剂治疗反应不佳。而用维生素 B_1 治疗(静脉注射 100 mg 后每日口服 25 mg,1～2 周)后病情可改善。12～48 h 出现明显的利尿作用,心率减慢,心脏缩小和肺淤血消失。但维生素 B_1 缺乏纠正后血管扩张的迅速消失会造成还未适应的左心室发生低心排血量型心力衰竭。因此,在用维生素 B_1 的同时应当予以强心苷及利尿剂治疗。

隐性维生素 B_1 缺乏会发生于酒精性心肌病和其他类型的难治性心力衰竭。对原因不明的心力衰竭患者应当考虑到维生素 B_1 缺乏的可能性,在其他原因引起心力衰竭的基础上也可发生脚气性心脏病，除非患者维持足够的维生素 B_1 摄入。

第二节　糖 尿 病

林贻梅

糖尿病是最重要的心血管系统危险因素之一，约 70%以上的患者死于心血管病变的各种并发症。

一、流行病学资料

糖尿病患者多伴有心脑血管疾病的独立发病因素，如高血糖、高血脂、高血压、高黏血症、吸烟等。患者一旦合并心血管疾病，其死亡率增加 2～4 倍。心血管疾病病变的发生率在女性糖尿病患者较非糖尿病患者高 4 倍，男性高 2 倍，女性死于心血管疾病者多于男性。

国内外许多前瞻性及回顾性流行病资料均表明，糖尿病与冠状动脉疾病的发病有密切关系。目前一致认为糖尿病是冠心病发病的独立危险因素。

二、病理与病理生理

1979 年，Ledet 首先提出糖尿病心脏病的概念，可单独或联合表现在心肌、心脏微血管和大血管等部位。与糖尿病有关的血管病变可为非特异性（动脉粥样硬化和动脉硬化）或特异性（微血管或小动脉内膜增生性改变），前者主要累及大血管（特别是下肢）、心脏和老年患者的大脑，而后者主要局限于小血管。微血管病变引起特征性的视网膜、结膜、肾小球、脑、胰腺和心肌的毛细血管基膜增厚。

以心肌纤维化为主要改变的糖尿病心肌病变多见于久病的糖尿病患者，病理改变表现为：心肌细胞内大量糖原、脂滴和糖蛋白沉积，甚至局灶性坏死，心肌间质灶性纤维化。血管壁内可见过碘酸-席夫（PAS）染色阳性的糖蛋白类物质和玻璃样物质沉积，血管壁增厚。

糖尿病合并心肌梗死的患者其动脉粥样硬化常严重，病变范围广，多数累及三支血管。心脏外形增大，重量增加，梗死区心肌细胞凝固性坏死，非梗死区弥漫性心肌细胞肥大、空泡变性，部分心肌断裂。此外，还可见多处灶性心肌纤维消失，结缔组织增生，瘢痕形成。非梗死区和梗死灶附近心肌内小动脉内膜不同程度增厚，管腔变小，间质纤维组织增生，基膜增厚，PAS 染色阳性，个别病例可见梭形或囊状的微血管瘤。年轻的非胰岛素依赖的糖尿病（NIDDM）患者冠状动脉病变常很严重，显示多支、多处冠状动脉狭窄，远端冠状动脉狭窄较非糖尿病冠心病为多见。伴或不伴心肌梗死的糖尿病患者主要的并发症为左心室收缩功能减退。

三、发病机制

糖尿病患者动脉粥样硬化的发病率比常人高，患者不仅冠心病的发病率高，且起病年龄早、病情进展快、女性高于男性、无痛性心肌缺血、心肌梗死常见。心肌梗死、心绞痛可能与以下因素有关：① 高血糖的不利影响，不管是 1 型还是 2 型糖尿病，若患者血糖（尤其是餐后血糖）长期处于高水平会促进心血管病的发生与发展。胰岛素分泌异常，2 型糖尿病患者，特别是肥胖者，常存在胰岛素抵抗，这种状况可直接或间接促进动脉粥样硬化形成，诱发并加重心血管病。② 脂代谢紊乱，由于体内糖代谢紊乱，可致脂代谢紊乱，表现为血脂异常。HDL 降低，低密度脂蛋白（LDL）及极低密度脂蛋白（VLDL）的增高易发生动脉粥样硬化，从而发生冠心病。③ 血小板功能异常，患者常存在血小板功能亢进和凝血异常，从而促进血小板聚集和血栓形成，这在动脉粥样硬化中发挥主要作用。如合并高血压可损伤血管内皮细胞，内皮细胞功能改变，血小板聚集、黏附增加。

此外，糖尿病患者超氧化物歧化酶（SOD）活性下降，不能有效清除体内的活性氧自由基，引起体内自由基蓄积，从而引起心肌、血管等组织损伤，促进心血管疾病的发生或加重。

四、临床表现

（一）冠状动脉疾病

糖尿病合并冠心病的主要临床表现为心绞痛、心肌梗死、心力衰竭、心律失常。但有如下特点：① 临床症状常不典型，患者无症状心肌缺血多见，心肌缺血发作的时间和节律与非糖尿病冠心病相似，以上午 6～12 时为发作高峰，由于患者多合并自主神经病变，心肌缺血或坏死时患者疼痛减轻或丧失，故急性心肌梗死时无痛或轻微疼痛者多见，占 30%～42%。患者的血管病变常为多支冠状动脉血管受累，病变弥散广泛，有更多的斑块溃疡和血栓形成，这种弥漫性、多支血管病变，范围大且广，增加治疗难度。② 心肌梗死的发生率高、并发症多，死亡率高。导致患者急性心肌梗死的死亡率增加的因素包括：患者心肌梗死面积较大，心力衰竭和休克的发生率增高；心肌梗死后生存时间比非糖尿病患者短，心肌梗死后第 1 年中死亡率高达 25%。其死亡原因在急性和亚急性期以心源性休克、急性肺水肿为常见原因，出院后猝死常是主要原因，可能与神经病变引起的自主神经不平衡和心电的稳定性减低有关。

（二）高血压

高血压是糖尿病的常见并发症，糖尿病患者高血压的发生率为 40%～80%，是非糖尿病人群的 4～5 倍。患者高血压的发病年龄早且发病率随年龄的增长而增加，女性较男性多见。

患者发生高血压主要与糖尿病的微血管损害有关。此外，尚与β受体密度增加、细胞内 cAMP 增加及对肾上腺素及血管紧张素Ⅱ的敏感性增加有关。无并发症的高血压糖尿病患者，开始症状不明显，在病变进展时除糖尿病的症状外，可出现多种并发症的症状。

1. 肾脏病变　高血压糖尿病患者伴有糖尿病肾病时常出现蛋白尿，发生蛋白尿之前可检出微量白蛋白尿。患者可有水肿、乏力等症状。严重肾衰竭时可出现尿毒症。

2. 心血管病变　高血压糖尿病患者较早出现左心功能不全的症状，可有心悸、气短、劳动耐力减低，严重者可发生充血性心力衰竭。

3. 脑血管病变　糖尿病患者脑卒中的发生率为非糖尿病患者的 2～6 倍。糖尿病并或伴发脑血管病多为缺血性，约占 89%，可反复梗死并导致脑软化、脑萎缩、老年性痴呆、大大降低患者的生存质量。由于患者多伴高血压，故出血性脑血管病并非罕见，且死亡率高达 90%以上。

4. 卧位性高血压伴立位性低血压　多见于年老、久病并伴有自主神经功能紊乱的糖尿病患者。当患者从卧位起立时如收缩压下降>30 mmHg、舒张压下降>20 mmHg称直立性低血压。主要机制可能是由于血压调节反射弧中传出神经损害所致。其属于糖尿病神经病变的中晚期表现。

(三) 自主神经功能失调

涉及心脏的一种自主神经功能失调称为心脏性自主功能失调。其发生率为20%～40%,多见于年龄大、病程长的患者。其主要病理改变是Schwann细胞变性,常伴神经纤维脱髓鞘及轴突变性,病变特点与周围神经病变相似。它主要与微血管病变引起神经营养障碍及糖、蛋白质、脂肪代谢紊乱有关。

临床主要表现为静息时心率加快、心率固定、直立性低血压及无痛性心肌梗死。早期主要因副交感神经受累出现心率加速;当交感神经受累时可出现心率减慢、固定且不受外界因素的影响,类似无神经支配的移植心脏。自主神经的变性和数目减少也是患者无痛性心肌梗死发生率高的主要原因。由于心肌复极时自主神经调节紊乱,心电图上表现为Q-T间期延长。

对心脏性自主神经功能失调,如发现下列异常中两个或多个就能做出诊断:① 静息心率(休息15 min后)≥100次/min。② 缺乏心率变异性心电图记录≤10次/min。③ 最长R-R间期与最短间期比率在Valsalva动作时等于1.1或更小。④ 在站立后第30 min与第15次心跳的R-R间期比率等于1或更小。⑤ 在站立1 min后收缩压下降30 mmHg或更多。国外大型研究显示,心脏自主神经病变存在于超过1/3的患者并伴有左心室功能的下降。心脏功能障碍的严重性与心脏自主神经病变的严重程度直接相关。心脏神经病变是患者预后不良的临床征象之一,与患者发生猝死密切相关。

(四) 猝死

糖尿病伴发心脏病者由于症状不典型,患者难以防范,更易猝死。患者可因各种应激、感染、手术麻醉等导致猝死。临床上呈严重心律失常或心源性休克。

(五) 充血性心力衰竭

糖尿病可使各种原因引起的充血性心力衰竭发生率增加。Framingham研究提示糖尿病患者心力衰竭的高危险性并非由加速性动脉粥样硬化形成和冠心病所致,一个可能原因是糖尿病引起的心肌病。

(六) 糖尿病性心肌病

糖尿病和心肌病同时发生的概率相当高。心肌病可出现在无大血管病变依据或心内膜活检证实无心肌毛细血管基底层异常的患者中。最常见的组织学异常是间质纤维化和小动脉玻璃样变。糖尿病性心肌病的概念由Rubler提出,其病理改变有别于其他心脏病。糖尿病性心肌病的主要病理改变为心肌肥大、心脏重量可增至600～900 g,心肌内有PAS阳性物质沉淀,脂肪增多,心肌细胞内肌丝明显减少,严重时可见到肌纤维灶性坏死,继之出现纤维化。由于心肌变性、僵硬、顺应性减弱,心肌收缩力降低而致心力衰竭,尤以左心功能不全明显。病变有时累及房室结及窦房结发生严重心律失常。

临床主要表现为充血性心力衰竭,早期无症状,可出现心律失常,后期有心脏扩大,出现奔马律及心力衰竭。临床研究资料表明,部分死于心力衰竭的患者,无高血压、冠心病史,尸检也未能显示相应的病理改变。故临床上对于病程长、年龄较轻,以左心室功能减退为主要表现者应考虑糖尿病性心肌病的诊断。无创性左心室功能测定是目前诊断临床糖尿病性心肌病的主要方法。

(七) 血管病变

外周血管病变是糖尿病常见和重要的表现,除糖尿病对心功能的直接影响外,胰岛素本身可引起钠水潴留,其机制不清楚,多数情况下,这个液体潴留是自限性的,但在有潜在心血管疾病的患者中可导致明显的心力衰竭。

五、实验室检查

临床上采用无创伤性检查在早期帮助诊断:① 心电图,多无特异性,可有心室肥大、心肌缺血的心电图表现,心肌梗死时可见相应的图形。房室传导阻滞、室内传导阻滞较常见,Q-T间期延长。24 h动态心电图对无症状心肌缺血的检出有一定帮助。② 超声心动图,由于心肌病变和间质纤维化可出现早期左心室功能异常,尤其是舒张功能异常。应用二维超声心动图检查无高血压、无冠心病的糖尿病患者,可发现糖尿病心脏(肌)病的早期超声心动图表现:室间隔和(或)左心室后壁增厚,左心房扩大,左心室功能减低,主动脉硬化。冠状动脉造影等将更有助于确诊。

六、治疗

饮食控制、口服降糖药和应用胰岛素是目前治疗糖尿病的主要方法。尽量避免选择对心脏有影响的药物,如格列酮类药物可加重某些患者的水肿,心力衰竭患者需谨慎服用。研究证实,糖苷酶抑制剂阿卡波糖有确切的保护心脏的作用,能减少心肌梗死等事件的发生,较适用于合并冠心病的患者。如药物组合治疗失败,应改用胰岛素治疗。

糖尿病并发的血管病变,尤其是心脑血管病变威胁患者的健康,因此降低患者心血管系统总体风险水平应成为防治的主要目标。除高血糖外,2型糖尿病患者常合并其他心血管危险因素,其中不可控性危险因素主要包括增龄、男性、早发心血管病家族史及种族;可控性危险因素包括高血压、血脂异常、吸烟、超重/肥胖、缺乏运动及精神紧张。

(一) 预防糖尿病心血管疾病

戒烟、合理的饮食、积极控制体重,适量运动、改善生活方式有助于预防心血管疾病。

(二) 糖尿病合并高血压的治疗

糖尿病与高血压均为心血管系统最重要的危险因素,当两者并存时对心血管系统危害更大,目前推荐将血压<130/80 mmHg作为多数2型糖尿病患者的降压治疗目标值。对于高龄、一般健康状况较差或已经发生严重缺血性心脏病的患者,过于严格的血压控制可能会对患者产生不利影响,可将<140/90 mmHg作为血压目标值。联合用药是提高降压治疗达标率的有效措施。若患者血压水平超过目标值20/10 mmHg,直接启动联合治疗。基于大量临床试验证据,ARB与ACEI类药物被视为治疗2型糖尿病伴高血压的首选降压药物。在有效降压的同时,对糖代谢发挥有益影响。肾功能严重损害者慎用或禁用。长效钙通道阻滞剂具有可靠的降压效果和靶器官保护作用,对糖代谢无不良影响,用于不耐受ARB/ACEI治疗的首选药物,或在单用ARB/ACEI治疗血压不能达标时与之

联用。存在交感张力增高、心动过速、冠心病和心力衰竭患者，可在ARB/ACEI治疗基础上联合应用β受体阻滞剂。噻嗪类利尿剂对糖脂代谢的不良影响呈剂量依赖性，小剂量（≤25 mg的氢氯噻嗪）对糖代谢的影响甚微，对ARB/ACEI治疗血压仍未达标时，联合应用小剂量噻嗪类利尿剂有助于提高达标率。

（三）调脂治疗

已发生动脉粥样硬化的2型糖尿病患者，无论其血脂水平如何，应在改善生活方式的基础上予以他汀类药物治疗。将患者的LDL-C控制于2.6 mmol/L(100 mg/dl)以下。已发生心血管并发症的2型糖尿病患者是心血管疾病的极高危人群，应将其LDL-C控制在2.07 mmol/L(80 mg/dl)以下。2型糖尿病患者中TG增高更常见，应努力将TG降至1.7 mmol/L(150 mg/dl)以下。若TG水平轻中度升高[＜5.6 mmol/L(500 mg/dl)]，仍应首选他汀治疗。对TG严重升高[≥5.6 mmol/L(500 mg/dl)]患者，应将降低TG水平作为首要治疗目标以预防急性胰腺炎，常需首选贝特类药物。对于以HDL-C降低为主要表现的血脂异常者，仍可首选他汀类药物治疗，将HDL-C升高至1.0 mmol/L(40 mg/dl)(男性)或1.3 mmol/L(50 mg/dl)(女性)以上。

（四）合并冠心病、心力衰竭的治疗

对这部分患者而言，须注意β受体阻滞剂可降低对应急的高血糖反应，尤其在老年患者中更易产生低血糖，须警惕应用β受体阻滞剂时患者低血糖的症状轻，故β受体阻滞剂治疗时应下调胰岛素剂量。β受体阻滞剂虽能掩盖低血糖症状，但资料表明糖尿病患者获益更多。如同ACEI，β受体阻滞剂可减少死亡的危险以及降低死亡和住院的联合终点。对当前或近期有体液潴留的患者，在利尿剂使用前不要给予β受体阻滞剂。对冠心病的糖尿病患者创伤性检查如冠状动脉造影可明确患者血管的病变部位和范围，对累及多支血管及弥漫性病变的患者可考虑冠状动脉旁路移植术。

（五）抗血小板治疗

动脉粥样硬化性心血管并发症是2型糖尿病致死、致残的主要机制，合理应用抗血小板药物对于改善患者心血管预后具有重要作用。若无禁忌证，所有具有心血管事件史的2型糖尿病患者均应服用小剂量阿司匹林(75～150 mg/d)进行二级预防。不耐受者，可予以氯吡格雷替代(75 mg/d)。推荐对中度心血管风险的2型糖尿病患者(即50岁以下男性或60岁以下女性且伴有1项或多项危险因素，或不伴其他危险因素的50岁以上男性和60岁以上女性)应用小剂量阿司匹林(75～150 mg/d)预防心血管事件。

（六）微量白蛋白尿的筛查与干预

国内外临床研究资料显示，2型糖尿病患者出现微量白蛋白尿后，肾病容易进展，逐渐出现蛋白尿及肾功能损害，且心血管并发症也显著增高，增加患者心血管事件及死亡率。微量白蛋白尿也是2型糖尿病患者心血管疾病的危险因素之一，应予以积极筛查和干预治疗。

一旦出现微量白蛋白尿，无论有无高血压，均应给予ARB或ACEI治疗。高血压能促进微量白蛋白尿的发生，对这类患者，应予以ARB或ACEI为基石的降压药物联合治疗，使血压降达目标值(130/80 mmHg以下)。

第三节　肥胖症

林贻梅

肥胖是心血管疾病的独立危险因素，Framingham研究表明，肥胖使猝死、脑卒中、充血性心力衰竭和冠心病的危险分别增高2.8倍、2.0倍、1.9倍和1.5倍，预测值与年龄、血胆固醇、血压、吸烟、左心室肥厚或糖耐量异常无关。

美国的一项研究显示，随体质指数的增高，冠心病死亡的相对危险性显著增高。研究表明，体重增加10%，胆固醇平均增加18.5%，冠心病危险性增加38%；体重增加20%，冠心病危险增加86%。随着体质指数的升高，高血压和血脂异常的危险增高，有2个以上危险因素者增多。随着腰围增大，总胆固醇增高，HDL降低，高血压和糖尿病发生增多。

一、肥胖症和心血管的血流动力学改变

目前普遍认为重度肥胖症常伴血容量和心排血量显著增高，且与体重超重和肥胖症病程呈正比，血细胞比容常轻度增加。由于心率正常，心排血量增加继发于左心室舒张末期容积和每搏量增加；在运动时心排血量正常升高。在基础状态下卧位时，左心室充盈压力等于或接近正常的上限，随着被动性腿部升高而增高，在运动时达到显著增高水平。这些左心室充盈压力的增高与中心血容量增多有关，并可引起水肿。肥胖者，常存在胰岛素抵抗，即机体组织对胰岛素的敏感性降低。这些患者体内胰岛素并不缺乏，相反，其常处于高胰岛素血症状态，这种状况可直接或间接促进动脉粥样硬化形成，诱发并加重心血管疾病。

二、病理

慢性显著肥胖症患者的心脏大体和镜下解剖检查发现，心脏重量比理想体重预测的重得多，并伴左心室扩大和偏心性肥厚，少数患者有右心室肥厚。左心房异常也有报道。肥胖症引起的心脏肥厚不同于高血压引起的肥厚，高血压引起的是向心性肥厚，而肥胖症引起的是偏心性肥厚。与高血压引起心脏后负荷增加相反，肥胖症引起前负荷增加。肥胖症患者伴临床上明显的左心室肥厚与无左心室肥厚的肥胖者或消瘦者比较，期前收缩的发生率高，这可能部分与心脏自主功能失调有关。

三、临床表现

（一）高血压

高血压是肥胖者常见的表现。脂肪组织大量增加使循环血量相应增加，长期负担过重导致左心肥厚、血压升高。研究提示肥胖症者高血压发生的危险性是正常体重者的2.9倍，这个危险性的增加可能继发于伴随的高胰岛素血症，导致肾小管钠重吸收增加，儿茶酚胺活性增高并改变细胞离子转运。1988年，Reaven提出X综合征，包括胰岛素抵抗、高胆固醇、低HDL、肥胖并常伴高血压。

临床表现为舒张压、收缩压均升高，高血压和低血压相互交替，体位变化后测量血压可出现不符合规律的变化。正常人立位血压低于卧位血压，这些患者可有异常反应，如立位血压

等于甚至大于卧位血压。同时伴有心率变化，患者可出现迷走神经占优势的表现。心电图上出现一过性房室传导阻滞，T波异常并伴有胸闷等症状，临床上常以"心肌炎"为初步诊断。以高血压、糖尿病、高尿酸血症、心率增快等代谢紊乱综合征为主要表现。30岁左右患者(以男性居多)常合并脑卒中。

(二) 冠状动脉疾病

肥胖症通过增加几种危险因子而引起冠状动脉疾病。它包括高血压、高胰岛素血症、高脂血症和糖尿病。肥胖症本身也有独立作用但根据身体脂肪部位的不同而有所不同。

(三) 充血性心力衰竭

中重度肥胖者，由于腹腔和胸壁脂肪组织堆积，影响呼吸运动，致肺通气不良，换气受限，结果呈呼吸性酸中毒。患者血二氧化碳分压升高，动脉氧饱和度下降，氧分压下降，出现代偿性红细胞增多。同时，静脉压升高，静脉回流淤滞，颈静脉怒张，肝大，肺动脉高压，右心负荷加重。肥胖患者由于脂肪组织中血管增多，有效循环血容量、心搏量、心排血量及心脏负荷增高，同时心肌内外有脂质沉积，更易引起心肌劳损，以致左心室扩大与左心功能衰竭。高血压也是左心室肥大的一个原因，肥胖的高血压患者发生充血性心力衰竭和猝死的危险性大。在重度肥胖者中，通常表现为慢性心力衰竭。肺和体循环淤血症状如呼吸困难和水肿早期仅与左心室顺应性下降和充盈压力增高有关，后期这些症状也与左心室舒张末期容积增加和心肌收缩力下降有关。应用洋地黄、利尿剂等一般心力衰竭治疗，疗效不佳。肥胖减轻后上述症状亦可减轻或消失。

(四) 高脂血症

肥胖者可表现为血HDL降低，LDL升高。高三酰甘油血症在肥胖者中更为普遍，可能由于患者的胰岛素抵抗和高胰岛素血症使肝三酰甘油的合成量增加所致。

四、诊断

对重度肥胖、病程长，有心脏病表现的可疑患者，进行下列检查予以证实有无肥胖症性心脏病，并了解其心脏功能及受损程度。

1. 胸部X线　可见肺门阴影增大、肺纹理增多、心脏扩大、横膈抬高、心胸比值增大。

2. 心电图　可见电轴右偏、肺性P波、心房颤动、传导阻滞，右心室肥厚伴劳损。BMI>30 kg/m² 者，部分伴有左心室肥厚。

3. 超声心动图　表现为心房增大、心室容量增加，心室肥厚。心包膜(主动脉根部及左右心室心尖部及外侧1 cm处)脂肪厚度显著增大，心包膜脂肪厚度与肥胖度、皮下脂肪厚度、BMI极为相关。左心室射血分数降低。

五、治疗

肥胖与糖尿病无论在发达国家还是在发展中国家(包括中国在内)都在持续增长，已成为心血管疾病的重要危险因素，故而重视肥胖的预防与控制已刻不容缓。

合理减轻体重有利于糖尿病和代谢综合征的控制，有利于血压下降和血脂异常的调节。

应将BMI控制和保持在20～24 kg/m²。

减轻体重与控制肥胖的措施包括非药物治疗和药物治疗。前者即改变生活方式，包括控制饮食(总量的20%左右)，减少膳食脂肪，总脂肪量摄入量小于总热量的30%；坚持有氧代谢运动。改变生活方式对于"减肥"至关重要，在此基础上，减肥药物才能充分发挥作用。

减肥的心脏并发症有：快速减肥可致心律失常和猝死。部分患者可能继发于电解质紊乱，部分可能与心肌蛋白减少和心脏萎缩有关。当快速减肥时，猝死可在任何情况下发生。几乎所有患者都可出现Q－T间期延长和室性心律失常，对这类患者心电图检查是非常必要的。

第四节　代谢综合征

唐　斌

一、概述

代谢综合征(metabolic syndrome MS)是一组在代谢上相互关联的危险因素的组合，这些因素直接促进了动脉粥样硬化性心血管疾病的发生，也增加了2型糖尿病的风险。它以多种代谢性和心血管性危险因素在同一个体集合为特征，这些代谢异常因素有：腹型肥胖、糖代谢异常(糖尿病或糖调节受损)、高三酰甘油血症和低高密度脂蛋白血症为特点的血脂异常以及高血压等。随着社会经济发展、生活水平改善及人口老龄化进程，代谢综合征的患病率和发病率日趋上升，日渐成为一种新的慢性病和全球范围的重大公共卫生问题。代谢综合征全球患病率的显著上升，不同诊断标准存在的差异，不同组分复杂的多样性和预测疾病的能力，复杂的病因及发病机制使得其在当今心血管和糖尿病领域受到高度关注，同时也成为争论的热点。

代谢综合征的发病机制尚未完全阐明，是多种病因和病理生理机制相互作用的结果。一般认为，其是由遗传和环境因素共同作用的结果，胰岛素抵抗可能是其发病的重要病理生理环节，而且是导致各种心血管危险因素聚集的重要内在因素。确切病因目前尚未明确，但一些危险因素可以预测其发生，其中最重要的预测因子是肥胖和胰岛素抵抗，其他相关的危险因素包括炎症、神经内分泌异常及遗传因素，老年、长时间静坐、高尿酸血症、高半胱氨酸血症、尿微量白蛋白、非酒精性脂肪肝等也起到一定作用。

代谢综合征的防治以减少内脏脂肪含量和改善胰岛素抵抗为基础，综合防治各种代谢紊乱及其相关疾病。强烈建议开展健康教育，治疗性地改善生活方式、坚持科学的饮食计划和运动疗法，然后是针对各种危险因素的药物治疗。

二、流行病学

代谢综合征具有普遍流行性和较高的患病率。据国际糖尿病联盟(IDF)2005年估计，全球1/4的人口患有代谢综合征，而初步统计我国代谢综合征的患病率已达16%～30%。

代谢综合征的患病率地区间和人种间存在较大差异。美国第三次全国健康和营养调查(1988～1994年)资料显示，代谢综合征影响大约25%的20岁以上年轻人和45%的50岁以上成年人。亚洲人群代谢综合征的患病率低于欧美发达国家，我国20岁以上人群代谢综合征的患病率为15%左右，60岁以上人群约为20%。一项亚洲人群的流行病学研究发现，采用美国国家胆固醇教育计划成人治疗指南（NCEP-ATP Ⅲ）修正标准，分别用BMI>30 kg/m² 和>25 kg/m² 代替ATP Ⅲ中的腰围标准，日本人的代谢综合征患病率依次为7%和12%，韩国人依次为7%和13%，蒙古人依次为12%和16%。代谢综合征所包含的成分在不同个体间也有很大的差异，在不同种族和民族之间则这种差异更大。欧美人群与亚洲人群间肥胖患病率是差异最大的组成成分。

代谢综合征的患病率随年龄增高而增加。性别间的差异不同种族间结果并不一致。美国的一项研究显示，代谢综合征性别和种族间患病率差异显著，黑人女性代谢综合征的患病率最高，达到40%；黑人男性最低，为26%。美国白人男性与女性代谢综合征的患病率接近，约为30%。我国女性人群中患病率较高。

由于肥胖症已经开始流行，导致代谢综合征的发病率呈现明显上升趋势。美国哈佛大学研究还发现，使用某些抗精神病药物（如奥氮平、氯氮平）的患者，其肥胖和糖尿病的发生率是一般人群的2倍，提示医务人员应尽量避免使用类似药物。

三、代谢综合征与糖尿病和心血管疾病

代谢综合征中糖代谢异常的关键是胰岛素抵抗。分析费明汉队列的糖尿病男女新发病病例，不论男女，代谢综合征对糖尿病发生均有很高预告意义，人群糖尿病特异危险半数可用代谢综合征来解释。

胰岛素抵抗常与高血压、肥胖、高胰岛素血症、血脂异常增高等心血管高危因素相关联，加速动脉粥样硬化的发生和发展，且随年龄增加而增加。内皮细胞功能损伤是动脉粥样硬化最早期表现，胰岛素抵抗与内皮功能障碍具有非常密切的关系。美国国家胆固醇教育委员会成年治疗组将动脉粥样硬化性心血管疾病（包括冠状动脉粥样硬化性心脏病、脑卒中和周围血管动脉粥样硬化）作为代谢综合征的主要临床结果。代谢综合征的各组成成分单独存在时都是动脉粥样硬化的危险因素，它们同时存在、相互协同，增加心肌梗死、冠心病和冠心病死亡的发生率，并使各种病因引起的总死亡率增加。美国波士顿大学Najarian报道，代谢综合征患者的发生率中几乎是无代谢综合征患者的2倍。BORNIA研究显示，代谢综合征患者中冠心病、心肌梗死的发生率分别是正常个体的2.6倍和2.9倍，代谢综合征者死于心血管疾病危险是非代谢综合征者的2倍。我国11省市队列人群研究结果，代谢综合征患者心脑血管疾病的发病率是无代谢综合征者的3.12倍。

四、临床表现

代谢综合征患者在病程不同发展阶段的临床表现轻重差异较大。在疾病早期仅有轻度胰岛素抵抗，症状隐匿或轻微，较难察觉。随着心血管疾病危险因素的增加及相互影响，伴随的胰岛素抵抗逐渐加重，临床表现渐趋明显并逐渐加重。肥胖、多食、缺少体育运动及基因突变等因素均可导致胰岛素生理效应不能正常发挥，临床表现为高胰岛素血症。伴随高胰岛素血症的持续，血糖、血脂、血压及血管壁形态等相继受到影响，最终出现一系列相关代谢紊乱的临床表现。

五、诊断标准

自1984年代谢综合征的概念提出之日起，其定义及诊断就一直是关注的焦点之一。1998年，WHO正式使用“MS”来命名；2001年，NCEP-ATP Ⅲ提出关于MS的定义；2005年，美国心脏协会/国家心、肺、血液研究所（AHA/NHLBI）制定MS指南；同年，国际糖尿病联盟（IDF）也提出了MS的全球新的诊断标准。

2004年，我国糖尿病协会颁布“中华医学会糖尿病分会关于代谢综合征的建议”（CDS）；2007年，在CDS基础上“中国成人血脂异常防治指南”对MS的组分量化指标的修订。

2001年，NCEP-ATP Ⅲ指南阐述了代谢综合征的关键特征，以包括的肥胖、糖尿病、高血压、高脂血症等多种因素在同一个体集合为特征，而代谢综合征的组成成分都是独立的疾病而非症状或体征。基于临床实践提出了一个比较简单的标准（ATP Ⅲ定义），即同时具有下列3个或以上相互关联的因子：① 腹型肥胖，腰围男性>102 cm，女性>88 cm。② 血压≥130/85 mmHg。③ 高TG血症，TG≥1.7 mmol/L。④ 低HDL-C血症，HDL-C男性<1.04 mmol/L，女性<1.30 mmol/L。⑤ 空腹血糖≥6.1 mmol/L，如空腹血糖正常建议查餐后2 h血糖。NCEP-ATP Ⅲ的标准被临床和流行病学调查广泛采纳。AHA/NHLBI在肯定总体的实用性和有效性的同时，对ATP Ⅲ标准进行了少量的修正（ATPⅢ修正定义），修正内容包括对易于发生胰岛素抵抗的个体和种族，允许腰围标准进行调整，减小阈值；对于因为TG、HDL-C和血压异常而正在进行相应药物治疗的患者，可以认为异常；修订中把空腹血糖切点降至5.6 mmol/L。

2005年，由国际糖尿病联盟（IDF）提出了一系列新的诊断标准（IDF定义），与ATPⅢ修正标准类似。必须符合以下几点：中心性肥胖（中国男性腰围≥90 cm，女性≥80 cm，其他人种各有特定数值）；此外，还需加以下4项中2项：① TG≥1.7 mmol/L，或已经进行针对此项血脂异常的治疗。② HDL-C降低，HDL-C男性<1.03 mmol/L，女性<1.29 mmol/L。③ 血压升高，收缩压≥130 mmHg或舒张压≥85 mmHg，或已经诊断高血压并开始治疗。④ 空腹血糖≥5.6 mmol/L，或已经诊断为2型糖尿病。事实上，关于TG、HDL-C和血压的标准两者基本一致，最大的差异在于IDF标准中提出根据种族来校正腰围标准。

2009年，IDF和AHA/NHLBL就MS的诊断达成共识，发表新的联合声明，不再把中心性肥胖作为诊断MS的必要前提条件，而是与高血压、糖代谢异常、血脂异常等同为诊断MS的条件之一。共识中对MS的诊断如下：① 腹型肥胖，根据腰围诊断，不同国家地区和人种有各自特定的数值。② 高TG血症，TG≥1.7 mmol/L，或已经进行针对此项血脂异常的治疗。③ 低HDL-C血症，HDL-C男性<1.0 mmol/L，女性<1.30 mmol/L，或已经进行针对此项血脂异常的治疗。④ 血压升高，收缩压≥130 mmHg和（或）舒张压≥85 mmHg，或已经诊断高血压并开始治疗。⑤ 空腹血糖≥5.6 mmol/L，或已经诊断为2型糖尿病并开始治疗。故制定针对不同国家种族人群的腰围切点是目前MS诊断的关键，其中，针对美国成年人的腰围标准为男性≥94 cm，女性≥80 cm；而建议亚洲人腰围

标准为男性≥90 cm，女性≥80 cm；中国人为男性≥85 cm，女性≥80 cm。

2004 年，我国中华医学会糖尿病分会提出我国人群的代谢综合征诊断标准(CDS)，具备以下的 3 项或更多者判定为代谢综合征：① BMI≥25 kg/m^2。② 血 TG≥1. 70 mmol/L。③ 血 HDL-C男性＜0. 91 mmol/L，女性＜1. 01 mmol/L。④ 血压≥140/90 mmHg。⑤ 空腹血糖≥6. 1 mmol/L 或糖负荷后 2 h 血糖≥7. 8 mmol/L 或有糖尿病史。

2007 年，中国成人血脂异常防治指南对 MS 诊断的修订：具备以下 3 项或更多：① 腹型肥胖，腰围男性＞90 cm，女性＞85 cm。② TG≥1. 7 mmol/L。③ HDL-C＜1. 04 mmol/L。④ 血压≥130/85 mmHg。⑤ 空腹血糖，≥6. 1 mmol/L，或糖负荷后 2 h 后血糖≥7. 8 mmol/L，或有糖尿病史。

六、防治

目前尚无针对代谢综合征本身的特异性治疗。防治代谢综合征的主要目标是预防心血管疾病以及 2 型糖尿病的发生，对已有心血管疾病者则要预防心血管事件再发。强烈建议开展健康教育，治疗性改善生活方式，坚持科学的饮食计划和运动疗法，然后是针对各种危险因素的药物治疗。正如 IDF 指南中所述，临床医师最好侧重于确定那些已知的心血管危险因素，能尽早识别可能潜在的危险因素，对肥胖、超重、缺乏运动的患者给予警示，将防治开始得更早，将危害降到最低。中国高血压防治指南(2010)同样强调，代谢综合征的治疗重在早期干预，其干预要求主要组分综合达标。

1. 健康宣教　加强对患者的健康教育，使其认识到 MS 和 CVD 的相关性，纠正认识误区，进而调整不良生活习惯。对患者进行健康教育，提出健康的生活方式，包括科学饮食、保持理想体重、戒烟限酒、适当的身体锻炼、调整情绪、减轻社会心理压力等。然后，根据患者的自身特点为其制订治疗方案，采用行为疗法，帮助患者建立健康的生活方式。

2. 饮食调节　推荐饮食中饱和脂肪＜7%总热量，胆固醇＜200 mg/d，总脂肪占 25%～35%总热量。饮食调整中除热量摄入限制外，要多食全谷类及纤维素食品。根据标准体重及平时体力活动情况将热量限制在一定范围内。保持饮食中的糖类(55%～65%)、脂肪(20%～30%)、蛋白质(15%左右)的合理比例。对于 TG 水平特别高者应将糖类的比例进一步减少，增加蛋白质的比例。进行个体化饮食教育。

3. 运动锻炼　是防治 MS 的有效手段，能够显著改善 MS 患者的腰臀比、血压、血糖和血脂等指标，在预防 CVD 和 2 型糖尿病方面具有显著效力。MS 患者必须选择安全、有效的运动方法，根据个体差异制订运动疗法处方，循序渐进、持之以恒。推荐规则的中等强度体力活动。每周 5～7 d 进行每日 30～60 min步行以上轻或中等强度运动。对有心血管病者，在危险评估和运动试验后指导其运动量。

4. 药物治疗　主要是防治脂毒性、纠正血脂异常、保护 β 细胞功能、降低血压、恢复内皮功能及抗感染作用及减轻体质量。降脂调脂药，如他汀类和贝特类药物除直接具有改善血脂异常的作用外，同时还具有抗感染、改善内皮功能、稳定粥样斑块、减少血栓形成等功效，有利于防治动脉粥样硬化的发生，代谢综合征时调脂的目标是较为一致的，即 TG＜1. 70 mmol/L、HDL-C≥1. 04 mmol/L。对胰岛素抵抗及 2 型糖尿病患者，噻唑烷二酮类化合物可增加靶组织对胰岛素的敏感性，降低胰岛素抵抗，是一类新型口服降糖药，被称为胰岛素增敏剂，其作用机制目前认为与过氧化物酶体增殖激活受体有关，其作用于 PPAR-γ，间接参与胰岛素的信号传导，导致增强胰岛素的效应；同时其还能改善血液凝溶系统、降低血糖、抗动脉内皮细胞的炎症反应、抗动脉粥样硬化等。对于高血压患者，血管紧张素转换酶和(或)血管紧张素Ⅱ受体拮抗剂应作为首选，即可以增加胰岛素敏感性而改善胰岛素抵抗，又有抗动脉硬化、保护脏器等多项效果；如血压控制不理想，必要时应该联合用药。肥胖症必要时可以应用胃肠道脂肪酶抑制剂奥利司他或进行减肥手术。血小板聚集抑制剂(如阿司匹林)对于血栓前状态、中低危患者可单独使用，高危患者可合并使用氯吡格雷。

参考文献

1. 董承琅. 脚气性心脏病[M]//董承琅，陶寿淇，陈灏珠. 实用心脏病学. 第 3 版. 上海：上海科学技术出版社，1993：1032-1033.
2. 王紫晨，方向华，冯明，等. 代谢综合征的定义及进展[J]. 中华老年心血管病杂志，2011，13：376-378.
3. 袁明霞，秦明照. 代谢综合征的研究进展[J]. 中国老年心脑血管病杂志，2011，13：1151-1152.
4. 岳松，田风石. 代谢综合征的诊断标准和防治研究进展[J]. 天津医药，2011，8：770-773.
5. 赵峥. 代谢综合征的研究进展[J]. 实用心脑肺血管病杂志，2011，19：143-144.
6. 中国成人血脂异常防治指南制定联合委员会. 中国成人血脂异常防治指南[J]. 中华心血管病杂志，2007，35：390-419.
7. 中国高血压防治指南修订委员会. 中国高血压防治指南 2010[J]. 中华心血管病杂志，2011，39：579-616.
8. 中华医学会糖尿病学分会代谢综合征研究协作组. 中华医学会糖尿病学分会关于代谢综合征的建议[J]. 中华糖尿病杂志，2004，12：156-161.
9. Alberti K G，Eckel R H，Grundy S M，et al. International Diabetes Federation Task Force on Epidemiology and Prevention；National Heart，Lung，Blood Institute；American Heart Association；World Heart Federation；International Atherosclerosis Society；International Association for the Study of Obesity. Harmonizing the metabolic syndrome：a joint interim statement of the International Diabetes Federation Task Force on Epidemiology and Prevention；National Heart，Lung，and Blood Institute；American Heart Association；World Heart Federation；International Atherosclerosis Society；and International Association for the Study of Obesity[J]. Circulation，2009，120：1640-1645.
10. American Diabetes Association. Standards of Medical Care in Diabetes — 2010 [J]. Diabetes Care，2010，33 (SUPPL 1)：S1-S61.
11. Bangalore S，Parkar S，Grossman E，et al. A meta-analysis of 94，492 patients with hypertension treated with beta blockers to determine the risk of new-onset diabetes mellitus [J]. Am J Cardiol，2007，100：1254-1262.
12. Braunwald E. Heart Disease[M]. 5th ed. Philadelphia：W. B. Saunders Co.，1998：1727-1732.
13. Buse J B，Ginsberg H N，Bakris G L，et al. Primary prevention of

cardiovascular diseases in people with diabetes mellitus: a scientific statement from the American Heart Association and the American Diabetes Association[J]. Diabetes Care, 2007, 30: 162－172.

14. Grundy S M, Brewer H B Jr, Cleeman, J I, et al. Definition of metabolic syndrome: report of the National Heart, Lung, and Blood Institute/American Heart Association conference on scientific issues related to definition[J]. Circulation, 2004, 109: 433－438.

15. Rigo J C, Vieira J L, Dalacoste R R, et al. Prevalence of metabolic syndrome in an elderly community: Comparison between three diagnostic methods[J]. Arg Bras Cardiol, 2009, 93: 85－91.

16. The ACCORD Study Group. Effects of Intensive Blood-Pressure Control in Type 2 Diabetes Mellitus[J]. N Engl J Med, 2010, 362: 1575－1585.

第三章　睡眠呼吸障碍与心血管疾病

朱　伟

睡眠与心血管系统生理调节密切相关。已明确与心血管功能异常和病变相关的睡眠异常主要为阻塞性睡眠呼吸暂停和中枢性睡眠呼吸暂停。

一、阻塞性睡眠呼吸暂停

阻塞性睡眠呼吸暂停是间歇性呼吸道阻塞所致的以低氧血症和高碳酸血症为特征的一种睡眠异常，可由于呼吸道的部分和完全闭塞引起，常分别导致间断性通气不足和呼吸暂停。间断性的低氧血症和高碳酸血症可通过化学感受器的刺激增加呼吸以抵抗气道的狭窄和关闭，并出现惊醒和呼吸的恢复。它常出现日间的嗜睡和疲倦。因此，阻塞性睡眠呼吸暂停、相应的睡眠缺失的症状以及日间嗜睡构成了阻塞性睡眠呼吸暂停综合征。

呼吸暂停定义为：气道完全闭塞 10 s 以上；而通气不足则为气流量减少 30%持续 10 s 以上并表现动脉血氧饱和度下降至少 4%，或者气流量减少 50%持续 10 s 以上并表现动脉血氧饱和度下降至少 3%或者惊醒。阻塞性睡眠呼吸暂停的严重程度可根据呼吸暂停-通气不足指数（apnea/hypopnea index, AHI，即睡眠时每小时呼吸暂停和通气不足的事件发生次数）来评估。当每小时事件发生次数在 5 次或以上时即可确认；并进一步定量为：轻度（AHI 为 5～15）、中度（AHI 为 16～30）和重度（AHI>30）。阻塞性睡眠呼吸暂停的诊断以及严重程度的评估通常需要应用多导睡眠记录图监护定量分析。

（一）流行病学和危险因素

长期以来阻塞性睡眠呼吸暂停被人们忽视，然而它却是发病率很高的病理生理状态。有文献报道，包括日间无嗜睡症状的患者，男性和女性发病率分别高达 24%和 9%。年龄、性别、种族、家族史、吸烟、酗酒，以及诸如高血压、肥胖、充血性心力衰竭和冠状动脉粥样硬化等疾病都与其发病率相关。男性的发病率是女性的 2 倍。其原因与静息时更高的维持喉头扩张的张力、差异性的脂肪分布（男性具有更多的上部躯体脂肪以及出现相应的喉头周侧壁的脂肪垫）和女性潜在具有保护性激素都相关联。而肥胖是阻塞性睡眠呼吸暂停一项重要的预测因子。10%的体重增加可以提高阻塞性睡眠呼吸暂停的危险程度达 6 倍；相反，减轻 10%体重可以相应减少 20%AHI 的测定值。

（二）病理生理学

咽喉关闭压与调控气道关闭密切相关。正常人咽喉关闭压是负值，这就能够使得整个呼吸周期中，尤其是在吸气相胸腔内压明显下降时，气道仍然保持开放。然而睡眠呼吸暂停的患者，尤其是在夜晚，由于咽喉扩张的静息弛张力明显减弱，咽喉关闭压变为正值，这样在气道内压力下降时会关闭。

在呼吸暂停时由于无效的吸气运动所致的胸腔内压剧烈的摇摆，并可造成左心室跨壁压（即后负荷）增高，这也是发生左心室肥厚病理改变的诱因。负性胸腔内压可增加右心室扩张使得室间隔左移（出现反向 Bernheim 效应）。而血流动力学明显的变化是体循环和肺循环的压力都增高。

除以上出现的血流动力学改变外，阻塞性睡眠呼吸暂停也可改变夜间正常自主神经张力的生理指标值（包括心率、血压、外周血管阻力、心脏每搏量和心排血量的下降）。缺氧时可出现迷走张力增高（所谓潜水反射），虽然肺扩张可抵抗迷走效应。然而，在呼吸暂停时，由于无效吸气运动该效应不再出现，使得缺氧诱导的迷走张力增高更为明显。另一方面，由于交感神经活性增高所出现的警醒，也导致体循环血压增高（肺循环也可能出现压力增高）。

由于睡眠缺失及继发日间嗜睡，导致大脑糖代谢降低 50%，同时由于生长因子、皮质醇及炎症标志物的增多；而且进食的神经体液的调节（包括食欲素和瘦素的减少、胃饥饿素的增多）出现紊乱，导致饥饿和进食增多，体重增加、胰岛素抵抗和代谢综合征。研究显示，甲状腺素、醛固酮水平及血浆肾素和儿茶酚胺水平也发生改变。在心血管病中起重要作用的炎症介质、内皮功能紊乱及氧化应激在阻塞性睡眠呼吸暂停时也同样产生病理生理效应。数据显示在睡眠呼吸暂停相关心血管病变的程度与夜间低氧血症相关程度的事实上要明显高于 AHI 积分，表明低氧血症在一定程度上更能反映睡眠呼吸异常的病变严重程度。

（三）与心血管病关联

1. 原发性高血压　阻塞性睡眠呼吸暂停与高血压存在密切的联系。WSCS 研究表明，睡眠呼吸异常程度与高血压呈正相关，在 AHI>15 次/h 时，出现高血压的 OD 值为 2.89，且夜间血压无低谷现象。然而绝大多数都是横断面或前瞻性临床研究描述了阻塞性睡眠呼吸暂停与高血压患病率间的关联，很少有数据真正证实阻塞性睡眠呼吸暂停对高血压发病率间的因果关系。尽管如此，研究显示难治性高血压患者大多存在阻塞性睡眠呼吸暂停，更有研究显示阻塞性睡眠呼吸暂停患者经持续气道正压治疗（CPAP）后患者的收缩压和舒张压都降低。这些数据显然从另一方面表明阻塞性睡眠呼吸暂停对高血压病变的影响。

2. 充血性心力衰竭　心力衰竭时80%的患者可出现睡眠呼吸异常，其中70%为阻塞性睡眠呼吸暂停，30%为中枢性睡眠呼吸暂停（见下论述）。如前所述，阻塞性睡眠呼吸暂停病理生理改变中出现的缺氧、氧化应激、血压增高，胸腔内压剧烈的摇摆都可加重心力衰竭。一项前瞻性研究显示，慢性心力衰竭患者AHI≥15时在2.9年随访中死亡率是AHI<15心力衰竭患者的2倍。同时阻塞性睡眠呼吸暂停导致的心房颤动（见下文描述）本身也可导致心力衰竭的发生。在阻塞性睡眠呼吸暂停中常有舒张功能受损。到目前为止，大多数数据证实CPAP治疗睡眠呼吸暂停患者的同时也可改善心脏的收缩和舒张功能。

3. 冠状动脉心脏病　同样，如上述睡眠呼吸暂停出现的病理生理改变，如交感兴奋、氧化应激、高血压都可作为导致冠心病动脉粥样硬化病变的因素外，其本身由于增加跨壁压以及剧烈的胸腔内压摇摆都增加了心肌氧耗量，尤其是心肌作功增加与相应冠状动脉血管阻力增加这两者之间的不相匹配可加重心肌缺血以及急性心肌梗死患者的病情。研究显示，伴有睡眠呼吸异常的冠心病患者急性冠状动脉事件大多（可高达91%）出现于0～6时，而不伴有呼吸睡眠异常的冠心病患者大多在日间出现急性冠状动脉事件，表明夜间睡眠呼吸异常在急性冠状动脉缺血事件中的病变过程中起着重要作用。横断面数据分析显示，冠心病患者大多伴有阻塞性睡眠呼吸暂停，然而体质指数也是冠心病和阻塞性睡眠呼吸暂停的高危因素，因此无法判断两者间的关联。至今尚无可靠数据证实阻塞性睡眠呼吸暂停与冠心病间的因果关系。尽管如此，积极治疗睡眠呼吸异常仍可明显改善这些患者动脉粥样硬化的病变，并减少在冠状动脉介入治疗时的心源性死亡事件。

4. 心律失常　夜间迷走张力增高在呼吸暂停时相会进一步增强，这与呼吸暂停时相肺扩张抗迷走张力效应消失是相关的。这也导致缓慢性心律失常，包括窦性停搏、二度房室传导阻滞及完全房室传导阻滞的发生。同时惊醒所伴随的交感神经突发的兴奋可表现为心率和血压的增加，在阻塞性睡眠呼吸暂停患者有心率变异性的变化，表现为低频成分和高频成分比值的增加，表明高AHI指数的患者交感神经兴奋性增加。比较分析研究发现，46%的阻塞性睡眠呼吸暂停患者心源性猝死发生在0～6时，而无阻塞性睡眠呼吸暂停患者只有25%在该时间段发生猝死。

研究表明，心房颤动与睡眠呼吸异常有关联。在MrOS临床研究中发现，老年男性中随着睡眠呼吸异常的加重，心房颤动和复杂的室性期前收缩也增加；而且心房颤动在中枢性睡眠呼吸暂停患者中常见，而复杂的室性心律失常则在阻塞性睡眠呼吸暂停患者中高发。但是，并没有研究证实睡眠呼吸异常与房性或室性心律失常的关系。尽管如此，呼吸睡眠异常的治疗却可影响心房颤动和室性心律失常治疗的疗效。

5. 脑卒中　阻塞性睡眠呼吸暂停可出现高血压、颈动脉粥样硬化、内皮功能紊乱及高黏滞度和促血栓形成、促炎症反应，这些病理生理改变都促使脑卒中的发生。然而，由于脑卒中本身可产生中枢性呼吸调节障碍，这使得既往横断面或回顾性研究数据在分析阻塞性睡眠呼吸暂停导致脑卒中间的因果关系并不可靠。不少前瞻性研究显示阻塞性睡眠呼吸暂停增加脑卒中的发病率，而且给予CPAP治疗可改善脑卒中的预后。

6. 肺动脉高压　尽管反复间歇性缺氧可导致肺血管收缩和肺动脉重构，同时阻塞性睡眠呼吸暂停所导致的高血压及左心室功能受损都可导致肺毛细血管嵌压和肺动脉压力增高。然而临床研究尚未证实阻塞性睡眠呼吸暂停和肺动脉高压间的因果关系。而阻塞性睡眠呼吸暂停所导致的肺动脉压力增高其平均值通常在20～30 mmHg。

二、中枢性睡眠呼吸暂停

潮式呼吸（又称Cheyne-Stokes呼吸）是睡眠呼吸异常的一种类型，称为中枢性睡眠呼吸暂停。表现为在周期性呼吸由浅慢至深快而后出现呼吸暂停。中枢性睡眠呼吸暂停可出现于心力衰竭时，且随心力衰竭症状好转而消失。临床流行病学资料显示，中枢性睡眠呼吸暂停是心力衰竭最常见的异常呼吸状态，也有小部分患者有阻塞性睡眠呼吸暂停。心力衰竭患者出现中枢性睡眠呼吸暂停提示预后不良。

在患者入睡时出现Cheyne-Stokes呼吸，可造成低氧血症。但中枢性睡眠呼吸暂停低氧血症低氧饱和度谷峰通常出现在呼吸最高峰，而阻塞性睡眠呼吸暂停氧饱和度最低峰出现在呼吸恢复前。这与心力衰竭患者出现显著的循环时间延长、呼吸恢复后氧合血液从肺分布至周围组织需要更长时间有关。鼾症也可出现于患者过度通气的顶峰期呼吸运动增加时。因此，低氧血症及相应收缩压增高可进一步加重原有的心血管病变。然而并非所有低射血分数的心力衰竭患者都出现Cheyne-Stokes呼吸。这可能与调控化学呼吸的中枢神经感知功能受损相关，而非由心脏功能本身决定。

三、临床特点

阻塞性睡眠呼吸暂停患者临床上主要表现为日间嗜睡、鼾症及他人观察到的夜间呼吸暂停的发作，以及清醒时出现头痛、窒息感、记忆力及注意力减退、工作表现的下降。临床上可出现高血压和甲状腺功能减退症等。

除原有心力衰竭外，Cheyne-Stokes呼吸临床症状主要的临床表现是失眠，因此患者有严重的嗜睡和睡眠障碍。患者夜晚窒息后醒来时有严重的气促（阵发性夜间呼吸困难）、咳嗽和噩梦，并可出现心绞痛。

睡眠呼吸障碍的患者在白天有严重嗜睡，还可出现明显的认知功能障碍，有可能出现交通意外。

四、诊断

对睡眠呼吸暂停综合征的患者需询问其是否有睡眠问题，包括入睡时间长短、睡眠时惊醒次数、是否有鼾症，是否有阵发性夜间呼吸困难和心绞痛。进行夜间监护可明确睡眠呼吸暂停的临床表现、类型（区分中枢性或者阻塞性）、血氧饱和度的变化及睡眠的结构改变。多导睡眠图不仅可以确认异常睡眠状态的存在、心律失常的发生及唤醒时心绞痛的存在，并可以鉴别中枢性和阻塞性睡眠呼吸暂停。在行睡眠检查时通常开始3～4 h做基础评估，然后再给予氧疗（在确诊为中枢性睡眠呼吸暂停时给予2～3 L/min）和呼吸机（确诊为阻塞性睡眠呼吸暂停时，给予CPAP或者BiPAP模式经鼻导管）治疗以评估其对呼吸状态的影响及疗效，并调整呼吸机参数至最佳设置。即时的、在某个单一时间点对睡眠状态的监护或血氧饱和度的测定无助于诊断。

五、治疗

（一）阻塞性睡眠呼吸暂停的治疗

1. 治疗适应证　所有通过多导睡眠监测确诊存在睡眠呼吸暂停或呼吸浅慢超过20 s的患者均需治疗，以减少死亡率。由于死亡率与AHI值密切相关，因此学者建议在AHI>15时必须治疗。一旦出现睡眠呼吸暂停的临床并发症，如日间嗜睡及相应的心血管病变时，只要AHI>5也应给予治疗。

2. 解剖异常　阻塞性睡眠呼吸暂停患者治疗原则首先是减少危险因素，即首先排除是否存在特殊解剖异常（如扁桃体肥大、后缩颌及小颌畸形），以便选择相应的治疗措施（扁桃体切除或外科下颌骨重建术等）。而对不存在异常解剖的患者可通过辅助通气装置来逆转气道阻塞的程度。

3. 肥胖　由于阻塞性睡眠呼吸暂停患者中大多伴有肥胖，而在阻塞性睡眠呼吸暂停患者中肥胖也可以是独立因素并导致心血管病变加重，因此减轻体重对于伴有肥胖的患者是所有治疗措施的基础，即便数据显示体重减轻未能达标但睡眠呼吸暂停已明显改善也应坚持减轻体重。

4. 通气辅助装置治疗　CPAP和BiPAP通过气道正压促使眼部气道开放，治疗各参数可在睡眠监测时调节至最佳值。与其他治疗手段比较虽然该治疗相对最有效，然而其依从性只有50%～70%。所以与患者沟通、指导是医务工作者的任务，这样才能提高患者的生活质量及认知能力，并降低动脉血压。

由于阻塞性睡眠呼吸暂停与高血压间的因果关系，部分高血压患者再给予CPAP治疗血压可以明显得到控制，因此应密切监测患者的血压，以及时调整降压药物的剂量，以免血压过低。

对有阻塞性睡眠呼吸暂停患者行心血管介入和外科手术时风险增加，因给予吗啡镇痛治疗时将明显影响气道的开放状态，所以需经鼻CPAP通气辅助治疗，并监测动脉血氧饱和度。CPAP治疗能一定程度上改善术后患者伤口的疼痛感。而当未给予CPAP治疗的患者在术后出现传导阻滞时，应首先给予CPAP治疗而不是起搏器治疗。

（二）中枢性睡眠呼吸暂停的治疗

在多导睡眠图检查确诊后，治疗心力衰竭是改善中枢性睡眠呼吸暂停的基础，心功能的改善往往能够减缓睡眠呼吸暂停的程度。而且，其缓解程度能够反映心功能改善的程度。由于部分心力衰竭患者往往伴有阻塞性睡眠呼吸暂停，因此多导睡眠监测能够反映其是否同时存在阻塞性睡眠呼吸暂停，决定是否在夜间给氧治疗，给予经鼻导管CPAP或者BiPAP治疗。

中枢性睡眠呼吸暂停患者在给予镇静或催眠类药物治疗时往往风险较小，然而在有上呼吸道阻塞时也可能加重阻塞程度。

参考文献

1. Arzt M, Floras J S, Logan A G, et al. Suppression of central sleep apnea by continuous positive airway pressure and transplant-free survival in heart failure: a post hoc analysis of the Canadian continuous positive airway pressure for patients with Central Sleep Apnea and Heart Failure Trial (CANPAP)[J]. Circulation, 2007, 115(25): 3173 - 3180.
2. Bradley T D, Floras J S. Obstructive sleep apnoea and its cardiovascular consequences [J]. Lancet, 2009, 373 (9657): 82 - 93.
3. Bradley T D, Logan A G, Kimoff RJ, et al. Continuous positive airway pressure for central sleep apnea and heart failure[J]. N Engl J Med, 2005, 353(19): 2025 - 2033.
4. Fleetham J, Ayas N, Bradley D, et al. Canadian Thoracic Society guidelines: diagnosis and treatment of sleep disordered breathing in adults[J]. Can Respir J, 2006, 13(7): 387 - 392.
5. Gopalakrishnan P, Tak T. Obstructive sleep apnea and cardiovascular disease[J]. Cardiology in Review, 2011, 19(6): 279 - 290.
6. Kaneko Y, Floras J S, Usui K, et al. Cardiovascular effects of continuous positive airway pressure in patients with heart failure and obstructive sleep apnea[J]. N Engl J Med, 2003, 348(13): 1233 - 1241.

第四章　风湿病与心血管病

西　雁

风湿病是一组自身免疫性疾病，其病变主要累及骨、关节和结缔组织，在临床进程中大多有明确的全身表现。近几年，随着糖皮质激素、免疫抑制剂和生物制剂等药物有效而规范的治疗，疾病早期因病情活动而死亡的概率明显降低，而死于晚期并发症（如动脉粥样硬化性心血管病等）的概率明显增高，甚至成为风湿病患者死亡的重要原因之一，本章主要简述常见风湿病的一些心血管表现。

第一节　类风湿关节炎

类风湿关节炎（RA）是一种以侵蚀性关节炎为主要特征，可伴关节外表现及多种自身抗体的慢性进行性风湿病。慢性类风湿关节炎累及心脏引起的类风湿性心脏病，有人认为其可以作为一种独立的心脏病。

类风湿关节炎的主要病理改变是一种肉芽肿样结节，可累及瓣膜、瓣环、心肌、心包、冠状动脉和主动脉，最常受累的部位是心包，发生于11%～50%的患者中。急性心包炎时，可有胸痛、呼吸困难、心包摩擦音、心包积液，甚至发生心包填塞，此类心包积液呈低糖，补体活性低下、蛋白质含量>4 g/L、乳酸脱氢酶增高；少数可发展为慢性缩窄性心包炎。3%～5%的患者瓣膜可受侵犯，各瓣膜受累的发生率与风湿性瓣膜病类似，但其病变程度远较风湿性病变轻，因此代偿性心脏肥大与心力衰竭也甚为少见。类风湿性心肌炎通常是非特异性的，临床表现多不明显，极少数弥漫性心肌炎者可引起心功能不全，心电图上有非特异性 ST－T 改变或有不同程度的传导阻滞。

糖皮质激素对心脏病变的预防和治疗效果均不明显，但在缓解症状方面可以试用。对使用糖皮质激素治疗的 RA 患者，加用羟氯喹治疗对于预防血栓形成以及控制血脂、血糖有帮助，可能对 RA 患者的心血管事件有保护作用。合并缩窄性心包炎或发生心脏压塞者可行心包切开术；有完全性房室传导阻滞者可安装人工心脏起搏器；少数瓣膜受累者可能需要接受二尖瓣和(或)主动脉瓣置换术。

第二节　强直性脊柱炎

强直性脊柱炎(AS)是一种主要侵犯脊柱并可出现不同程度地累及骶髂关节和周围关节的慢性进行性炎性疾病，该病发病与 HLA－B27 密切相关，好发于 20～30 岁的青年男性。累及心脏的发生率与病程长短有关，病程为 15 年者心脏受累率为 3.5%，病程为 30 年者受累率可达 10%。

强直性脊柱炎心脏病变的主要特征是侵犯主动脉瓣，主动脉瓣膜因纤维化增厚而缩短，主动脉瓣环扩张而导致瓣膜反流。病变也可累及二尖瓣，引起二尖瓣关闭不全。多数患者瓣膜病变进展缓慢，对血流动力学影响不大，极少发生心力衰竭或需要施行瓣膜置换术，偶见心包和心肌纤维化。病变累及冠状动脉口时可发生心绞痛，少数患者可发生主动脉瘤及心包炎。心肌病变多呈亚临床型，较难发现。在强直性脊柱炎中心脏传导系统异常较主动脉瓣受累者更多见，其发生率约为 33%，可表现为预激综合征以及各种程度的传导阻滞。传导系统异常可为间歇性，无症状，且可自发缓解。

本病尚无根治方法，治疗方法主要包括运动锻炼、睡硬板床、理疗和药物治疗。药物治疗可选用柳氮磺胺吡啶、非甾体抗炎药、生物制剂和糖皮质激素。如并发严重主动脉瓣关闭不全，可行主动脉瓣置换术；如合并严重房室传导阻滞可安装人工心脏起搏器。

第三节　系统性红斑狼疮

系统性红斑狼疮(SLE)是一种好发于青年女性的以多器官损害为特点的自身免疫性炎症性结缔组织病，可有肾、肺、心脏和血液系统等多器官系统受累，血清中常出现多种自身抗体。临床报道中有 60%～90%的患者可在心脏方面有异常发现。其所引起的心肌炎、心包炎、心内膜炎、心肌梗死等情况被称为狼疮性心脏病。

系统性红斑狼疮的病理基础是血管炎以及组织中炎性细胞浸润，最常受累的部位是心包，以纤维素性心包炎为多，少数可能有心包积液，但心包填塞少见。如两层心包发生粘连，可造成缩窄性心包炎。心包炎时患者可无症状或有典型的心前区疼痛、心包摩擦音。心电图可能有广泛的 S－T 段抬高，心包积液常为渗出性，且有补体降低，有时可找到狼疮细胞。心脏方面其他较重要的病变是非细菌性疣状赘生物，这是 1924 年 Libman 和 Sacks 首次描述的，因此又称 LibmanSacks 心内膜炎。心内膜炎在尸检中的发生率高达 50%，但因壁层心内膜受损症状不明显，在生前较难做出诊断。当病变累及心内膜时，在瓣膜的边缘或腔壁内膜表面常可见一种 1～4 mm 大小的疣状赘生物；任何瓣膜都可能受累，但以二尖瓣底部的下侧面最为多见。因赘生物细小，一般瓣膜口无明显的狭窄或反流，仅约半数患者在心尖区可闻及轻微或短暂的收缩期杂音，但易并发感染性心内膜炎。心肌炎的临床发生率约为 10%，严重者可导致心力衰竭，一旦出现心力衰竭，其预后则较差。此外，还可出现各种传导阻滞，主要由于全心炎症扩展侵犯房室束或左右束支，加以冠状动脉炎使窦房结和房室结附近的动脉管腔变窄，使传导系统产生局部退行性变所致。本病可出现冠状动脉受累，常累及左前降支，表现为心绞痛和心电图 ST－T 改变，甚至出现急性心肌梗死，除冠状动脉炎参与发病外，长期使用糖皮质激素加速了动脉粥样硬化和抗磷脂抗体，导致动脉血栓形成，可能是冠状动脉病变的另外两个主要原因。约 5%的患者可出现肺动脉高压，这可能与血管痉挛和(或)血管炎有关，且可导致肺心病。

狼疮性心脏病诊断明确后，应给予糖皮质激素治疗。病情稳定后逐渐减量，减量过程中如病情不稳定，可暂时维持原剂量或酌情加大剂量或加用免疫抑制剂联合治疗。鉴于羟氯喹对心血管事件有保护作用，对使用激素治疗的患者，若无禁忌建议尽量加用该药治疗。对大多数心包炎患者需要心包切开或心包开窗以获得长期缓解。

第四节　结节性多动脉炎

结节性多动脉炎是一种原因不明的、以中小动脉的节段性炎症和坏死为特征的非肉芽肿性血管炎，病变可延及毗邻静脉，亦可累及微动脉、微静脉、心脏和大血管。

结节性多动脉炎主要累及中小型肌性动脉，以动脉壁全层坏死性炎症为特点。本病可在任何年龄发病，临床表现多样，可仅局限于皮肤，但多表现为持续性发热、体重减轻与多系统损害。心脏损害的发生率为 36%～65%，是引起死亡的主要原因之一。尸检心肌梗死的发生率为 6%，一般无明显心绞痛症状和典型心电图改变。充血性心力衰竭也是心脏受累的主要表现，心包炎约占 4%，严重者可出现大量心包积液甚至心包填塞症状。心律失常以心房颤动、心房扑动最为常见。肾动脉发生病变时，会引起肾性高血压。

目前该病的主要治疗方法是采用糖皮质激素联合免疫抑制剂。免疫球蛋白冲击治疗和血浆置换对重症患者有一定疗效。

第五节　系统性硬化症

系统性硬化症又称硬皮病，是以局限性或弥漫性皮肤和内脏结缔组织纤维化、硬化及萎缩为特点，可侵犯全身各器官，心脏常被累及。

心脏受累的主要病理变化是心肌灶性坏死及部分心肌细胞肥大、间质水肿和心肌纤维被结缔组织所取代，少数患者还可延及心包、心内膜和心脏传导系统。系统性硬化症多发生于中青年女性，起病缓慢，首发症状多为雷诺现象。心脏受累多出现于病程晚期，心包炎、心肌炎及心内膜炎均可发生。心包受累包括纤维素性心包炎、心包粘连及心包渗液，但心包填塞和心包缩窄少见。主要临床表现有胸痛、发热、呼吸困难等。心包积液多为渗出性的，其中无自身抗体或补体的下降。在尸检中80%的患者有片状心肌纤维化，但临床上仅不到5%的患者发生充血性心力衰竭。本病亦很少发生限制型心肌病和扩张型心肌病。系统性硬化症患者中50%有心电图异常，包括各种程度的心脏阻滞、室性心动过速、室上性心动过速和异常Q波等，心电图异常的范围与心肌纤维化程度有关。其他的心脏表现还包括二尖瓣和主动脉瓣非特异性增厚、肺动脉高压。

系统性硬化症的治疗措施包括抗感染及免疫调节治疗、针对血管病变的治疗和抗纤维化治疗。急性心包炎治疗是以非甾体抗炎制剂为主，密切随访肾功能，患者很少需要心包穿刺或手术干预。对于有心肌病变的患者，治疗与其他原因的心肌病或充血性心力衰竭并无不同。

第六节　多发性动脉炎

多发性动脉炎是指主动脉及其主要分支及肺动脉的慢性进行性非特异性炎症，可引起不同部位血管的狭窄和闭塞，少数患者因炎症破坏动脉壁的中层而致动脉扩张或动脉瘤。多发性动脉炎的病因迄今尚不明确，可能与感染引起的免疫损伤等因素有关。

本病早期阶段，受累的主动脉及其分支表现为肉芽肿性动脉炎伴继发性中层、外膜纤维化；发展至晚期硬化阶段，则表现为内膜增殖、中层退行性变、外膜纤维化；增生可导致受累血管管腔变小。本病最常累及主动脉弓及其分支，其次为降主动脉、腹主动脉和肾动脉，肺动脉亦可受累，仅不到10%的患者累及冠状动脉，依据病变受累的主要部位将多发性动脉炎分为4型：Ⅰ型，仅累及主动脉弓及其分支；Ⅱ型，主动脉弓正常，累及胸腹主动脉及其分支；Ⅲ型，Ⅰ型和Ⅱ型的混合型；Ⅳ型，累及肺动脉。

本病多发于年轻女性，男女之比为1∶8。50%以上的患者有全身炎症反应的症状，表现为发热、厌食、消瘦、盗汗、全身不适、易疲劳、胸痛等。由于这些症状通常是非特异性的，从出现首发症状到明确诊断往往需要数月至数年，因此确诊时85%～90%的患者已进入硬化阶段，有上肢或下肢血管供血不足的表现。Ⅰ型和Ⅲ型患者有典型的主动脉缩窄表现，可有上半身动脉搏动消失或减弱，上肢动脉难以测到，下肢动脉明显升高，主动脉病变处可闻及血管杂音等；颈动脉和椎动脉受累时，常伴有头晕、眩晕，甚至晕厥。Ⅱ型患者可有腹痛、下肢跛行，肾动脉受累时可有高血压倾向，累及冠状动脉可引起心绞痛或心肌梗死。本病合并肺动脉受累并不少见，约占50%，但尚未发现有单纯肺动脉受累。肺动脉高压多为一种晚期并发症。

糖皮质激素仍是本病活动的主要治疗药物，能显著改善症状，阻止全身炎症的进展，联合免疫抑制剂治疗能增强激素的疗效，也可以减少激素的用量。使用扩血管、抗凝治疗能改善部分临床症状。药物治疗能否预防远期并发症、延长寿命，目前还不清楚。外科手术一般用于矫治肾动脉高压，缓解脑缺血，修复主动脉或动脉瘤，减轻主动脉反流以及冠状动脉搭桥。肾动脉狭窄是目前最常见的手术指征。由于活动期外科手术有再阻塞的危险，因此手术应在炎症反应消退后进行；如活动期必须手术，则术后必须给予激素治疗。对于多发性动脉炎引起的阻塞性血管病变还可采用经皮腔内血管成形术。

第七节　特发性炎性肌病

特发性炎性肌病是一组以四肢近端肌肉受累为突出表现的异质性疾病，以多发性肌炎（PM）和皮肌炎（DM）最为常见。

PM/DM心脏受累的发生率为6%～75%，心脏损害主要侵及心脏传导系统，表现为细胞纤维化、肿胀、胶原变性，亦可发生心肌病变和心包炎；较少累及瓣膜和冠状动脉。约32%的患者有心电图异常，包括不同程度的传导阻滞、房性和室性心律失常等。心肌受累与骨骼肌相似，严重者可引起心力衰竭，这种情况多发生于有急性外周肌肉受累的患者。25%的患者可有心包炎和（或）心包渗液的表现。其他罕见的心脏表现还包括二尖瓣脱垂、不能解释的高排量心力衰竭、肺高压及系统性血管炎。心脏受累是本病不良预后最重要的临床因素之一。

PM/DM临床表现多种多样且因人而异，治疗方案也应遵循个体化原则。到目前为止，糖皮质激素仍是首选药物，对激素治疗无效时，可加用免疫抑制剂。在心肌炎有初发表现时最好做心内膜活检以了解心肌炎症或纤维化的程度；如以心肌纤维化为主，应停用激素或免疫抑制剂。

第八节　混合型结缔组织病

混合型结缔组织病的病因及发病机制尚不明确，临床上有雷诺现象、双手肿胀、多关节炎或关节痛、肢端硬化、肌炎、食管运动功能障碍、肺动脉高压等临床综合特征的临床综合征。部分患者随疾病的进展可发展为某种确定的弥漫性结缔组织疾病。心脏全层均可受累，20%的患者心电图不正常，常表现为右心室肥厚、右心房扩大和传导异常。心包炎是最常见的临床表现，见于10%～30%的患者，但心包填塞少见，心肌受累日益受到重视，一些患者心肌受累是继发于肺动脉高压，肺动脉高压早期往往没有症状，对出现劳累性呼吸困难的患者应注意检测肺动脉高压。

混合型结缔组织病治疗以系统性红斑狼疮、类风湿关节炎、多发性肌炎/皮肌炎、系统性硬化症的治疗原则为基础，心肌炎患者可试用糖皮质激素和环磷酰胺，避免使用地高辛，心脏传导阻滞避免使用氯喹。混合型结缔组织病的预后相对良好，且对皮质激素治疗显效，但重要器官受累者预后差，进展性肺动脉高压和心脏并发症是该病死亡的重要原因。

参考文献

1. Alves M G, Espirito Santo J, Queiroz M V, et al. Cardiac alterations in ankylosing spondylitis[J]. Angiology, 1988, 39: 567.
2. Meune C, Touze E. High risk of clinical cardiovascular events in rheumatoid arthritis: Levels of associations of myocardial infarction and stroke through a systematic review and meta analysis[J]. Archives of Cardiovascular Disease, 2010, 103: 253 - 261.
3. Pal Sohesz. Comparative assessment of vascular function in autoimmune rheumatic diseases: Considerations of prevention and treatment [J]. Autoimmunity Reviews, 2011, 10: 416 - 425.
4. Tanaseseu C, Jurcut C, Jurcut R, et al. Vascular disease in rheumatoid arthritis: from subclinical lesions to cardiovascular risk [J]. Eur J Interm Med, 2009, 20: 348 - 354.
5. Vincent E. Rheumatoid Arthritis and Atherosclerotic Cardiovascular Disease[J]. Am J Cardiol, 2010, 106: 442 - 447.
6. Yale S H, Adlakha A, Stanton M S. Dermatomyositis with pericardial tamponade and polymyositis with pericardial effusion [J]. Am Heart J, 1993, 126: 997.

第五章　肾脏疾病与心血管病

顾水明

肾脏的生理功能主要是排泄代谢产物及调节水、电解质和酸碱平衡，以维持机体内环境的稳定。肾脏本身包含多种复杂的血管系统，是影响心血管系统的重要器官之一。肾脏在巨大的生理调节过程中，通过分泌神经体液因子对肾脏内部和外部的环境加以调节，而这些体液因子直接或间接对心血管系统产生影响。可见，肾脏疾病时不仅能影响体内外液体的总体平衡，而且通过神经体液机制对心血管系统产生影响。肾脏疾病的种类很多，也较复杂，本章主要介绍几种常见的肾脏疾病的心血管表现。

第一节　急性肾小球肾炎

急性肾小球肾炎的心血管方面表现可以有以下 4 种：① 高血压。② 心脏增大。③ 心电图上心肌损害表现。④ 充血性心力衰竭。

高血压是急性肾小球肾炎的基本表现之一，见于 70%～90%的患者，程度不一，一般为轻度或中度，成人多在 150～180/(90～100) mmHg，经常有波动，可能与血管痉挛程度有关，少数严重者可发展成为高血压危象、高血压脑病。目前认为肾小球滤过率降低造成钠水潴留、血容量增加、血管痉挛等可能为急性肾小球肾炎高血压的主要原因。

轻度高血压一般经水、盐控制及利尿治疗后，血压可恢复正常；约半数患者仍不能控制，可加用降压药物。目前主张用血管紧张素转化酶抑制剂(ACEI)或血管紧张素Ⅱ受体拮抗剂(ARB)，它们既可降低全身高血压，又可降低肾小球内高压，可改善或延缓多种病因引起的轻度、中度肾功能不全的进程；也可用钙通道阻滞剂，但对肾功能的影响还有不同看法。Griffin 认为钙通道阻滞剂能降低全身高血压，但对肾小球的保护作用较少；而钙通道阻滞剂硝苯地平(nifedipine)对压力传导和肾小球损伤的有害作用已有报道。

心脏增大多是轻度的，但在有充血性心力衰竭病例，心脏可有明显增大。随着急性肾炎的消退，心脏增大也可消退。

心电图改变多为 T 波的轻度改变，在第一肢导联及胸导联可有 T 波平坦或倒置，这些变化多在几周内消去。

充血性心力衰竭是急性肾炎最严重的并发症，大多数发生于起病后不注意休息或治疗不当的儿童。近年来医疗条件改善，此类症状已少见。心力衰竭为由于肾小球滤过率降低，水、钠排出减少，但肾小管再吸收并未相应地减少，导致水、钠滞留于体内，加上肾缺血肾素分泌可能增加，产生继发性醛固酮增多，加重了钠的滞留，使血浆容量扩大。高血压也为促进因素，它使左心排出阻力加大，心脏负担加重。心肌本身病变也与心力衰竭有关，尸解资料显示，部分病例有心肌间质水肿和(或)浆液性心肌炎症变化，但病变轻微，一般未见心肌细胞坏死或明显的间质炎症浸润。

心力衰竭的起病方式可为渐起或突然发病，常发生于急性肾小球肾炎起病后 1～2 周，临床表现以左心室衰竭为主：阵发性呼吸困难、端坐呼吸，甚至急性肺水肿、窦性心动过速、第一心音减弱、心尖区收缩期杂音、舒张期奔马律、肺底啰音、胸腔积液、静脉压升高，但循环时间可能正常或延长。全心衰竭在老年患者中发生率可达 40%，主要有肝大和压痛、皮下和四肢水肿、颈静脉怒张等。

对于肾炎患者，预防心力衰竭的发生至为重要。急性肾炎患者均须降低钠盐的摄入量，严重少尿者的钠摄入量应限为每日 200 mg(即食盐 500 mg)。在急性期水分摄入量宜在 500～1 000 ml。如有明显心力衰竭，可静脉注射呋塞米以快速利尿。如肺水肿明显，可注射镇静剂或哌替啶或吗啡(小儿慎用)，并静脉缓慢注射或滴注酚妥拉明以扩张血管降低心脏负荷。硝普钠也可应用，其他措施可参见“心功能不全”。洋地黄类药物虽在心力衰竭时常用，但对本症并非主要措施。严重心力衰竭一般治疗措施无效者可考虑单纯超滤疗法等血液净化措施。

第二节　慢性肾小球肾炎

慢性肾小球肾炎在心血管系统方面的主要表现为高血压。多数患者有轻重不等的高血压，部分患者以高血压为突出表现。高血压的发生机制主要是水钠潴留、容量增加所致，也可因肾缺血致血浆肾素活性增加引起。充血性心力衰竭在慢性肾炎过程中并不多见。

控制高血压对于防止慢性肾炎的持续进展和继发的心血管并发症起着十分关键的作用。应把血压控制在理想水平(＜130/80 mmHg)，当尿蛋白＞1 g/d 时，血压目标应＜125/75 mmHg；并尽可能将尿蛋白降至正常。肾性高血压较原发性高血压难以控制，对常规降压药物效果较差，因采用一般降压药物虽可降低外周血管阻力，但不一定能降低肾小球内血管阻力，因此降压药物的选择十分重要。一般需用 1 种以上，甚至 3 种药物方能使血压控制达标，首选 ACEI/ARB，常与钙通道阻滞剂、小剂量利尿剂、β受体阻滞剂联合应用。应逐渐增加用药品种和剂量，避免使血压过急地下降，同时注意观察在血压下降时肾功能的变化。近年研究已证实，ACEI 具有降低血压、减少尿蛋白和延缓肾功能恶化的肾脏保护作用。后两种作用除通过对肾小球血流动力学的特殊调节作用(扩张入球小动脉和出球小动脉，但对出球小动脉扩张作用强于入球小动脉)降低肾小球内高压力、高灌注和高滤过外，还能通过其非血流动力学作用(抑制细胞因子、减少蛋白尿和细胞外基质的蓄积)达到减缓肾小球硬化的发展和肾脏保护作用。对中重度高血压和心脏肥厚患者，使用 ACEI 尚可减少或抑制血管紧张素Ⅱ促心肌、血管平滑肌增生肥大和血管壁中层增厚的作用，此对防止慢性肾炎高血压患者血管壁增厚和心肌细胞增生肥大十分有帮助。但 ACEI 引起肾小球出球小动脉张力降低，有时可使 GFR 下降，故在氮质血症时应用 ACEI 剂量不宜过大，且应密切观察肾功能，更不宜使用保钾利尿剂，以免发生高钾血症。对有肾功能不全者宜使用双通道排泄药物，如贝那普利和福辛普利等。近几年来多应用 ARB，它通过选择性阻断血管紧张素Ⅱ中 AT1 受体而降低血压。ARB 与 ACEI 相比有以下优点：① 它对缓激肽没有影响，因而不引起咳嗽。② ARB 可直接减少心脏血管紧张素Ⅱ的生理效应和细胞效应。③ ARB 的降压作用逐渐出现，故出现首剂低血压效应的机会少。所以血管紧张素Ⅱ受体阻断剂在抗高血压、防治左心室肥厚、防治肾功能不全、防治脑卒中和心肌梗死的复发等方面可能更具有潜力。

第三节　肾病综合征

肾病综合征是由多种病因和多种病理类型引起肾小球疾病的一组临床综合征。主要临床表现为大量蛋白尿(每日≥3.0 g)、低白蛋白血症(血浆白蛋白＜30 g/L)、水肿伴或不伴脂质代谢异常。其中脂质代谢异常的特点为血浆中几乎各种脂蛋白成分均增加，血浆总胆固醇(Ch)和低密度脂蛋白胆固醇(LDL－Ch)明显升高，三酰甘油(TG)和极低密度脂蛋白胆固醇(VLDL－Ch)升高。高密度脂蛋白胆固醇(HDL－Ch)浓度可以升高，正常或降低。在疾病过程中各脂质成分的增加出现在不同的时间。一般以 Ch 升高出现最早，其次才是磷脂及 TG。除浓度发生改变外，各脂质的比例也发生改变，各种脂蛋白中胆固醇/磷脂及胆固醇/三酰甘油的比例均升高。载脂蛋白也常有异常，如 ApoB 明显升高，ApoC 和 ApoE 轻度升高。脂质异常的持续时间及严重程度与病程及复发频率明显相关。

肾病综合征时脂质代谢异常的发生机制为：肝脏合成 Ch、TG 及脂蛋白增加；脂质调节酶活性改变及 LDL 受体活性或数目改变导致脂质清除障碍；尿中丢失 HDL 增加。肾病综合征患者的高脂血症对心血管疾病发生率的影响，主要取决于高脂血症出现时间的长短、LDL 与 HDL 的比例及其他冠心病的影响因素(如年龄、吸烟史、原发性高血压、糖尿病等)。长期的高脂血症，尤其是 LDL 上升而 HDL 下降，可加速冠状动脉粥样硬化的发生，增加患者发生急性心肌梗死的危险性。

近年来，人们认识到高脂血症对肾脏疾病进展的影响，而治疗肾病综合征的肾上腺皮质激素及利尿剂，均可加重高脂血症。故目前多主张对肾病综合征的高脂血症使用降脂药物。常用药物包括降胆固醇为主的羟甲基戊二酸单酰辅酶 A(HMG－CoA)还原酶抑制剂，如阿托伐他汀、普伐他汀或辛伐他汀等；或降三酰甘油为主的纤维酸类药物，如非诺贝特、苯扎贝特等。另 ACEI 可降低血浆中 Ch 及 TG 浓度，使血浆中 HDL 升高，而且其主要的载脂蛋白也升高，可以加速清除周围组织的 Ch，减少 LDL 对动脉内膜的浸润，保护动脉管壁。此外，ACEI 尚可有不同程度降低蛋白尿的作用。

第四节　肾动脉狭窄

肾动脉狭窄常由动脉粥样硬化、纤维肌性发育不良和大动脉炎引起，可发生于单侧或双侧、主干或分支。肾动脉狭窄常引起肾血管性高血压，其程度与肾动脉狭窄程度呈正比，肾动脉狭窄＞50％才会影响肾脏的血流灌注；＞70％才会明显减少肾血流量。肾缺血刺激肾素分泌，体内肾素-血管紧张素-醛固酮系统活化，外周血管收缩，水钠潴留致动脉血压升高。动脉粥样硬化所致肾动脉狭窄还能引起缺血性肾脏病，肾缺血导致肾小球硬化、肾小管萎缩及肾间质纤维化。

肾动脉狭窄高血压的特点是病程短、进展迅速，舒张压升高明显(常＞110 mmHg)，药物难以控制，可表现为急进性或恶性高血压(血压迅速增高，舒张压＞130 mmHg，并伴有Ⅲ级或Ⅳ级高血压视网膜病变)。

肾脏血管彩色多普勒超声能观察肾脏的大小、形态和结构，以及肾血管主干和肾内血管血流的变化。通过对某段动脉内的信号测定可以计算出肾动脉血流指数，从而判断肾血管疾病患者是否存在肾脏纤维化，同时指导治疗方式的选择。它具有无创、简单易行、不使用造影剂或示踪剂等优点。一般情况下，如果双侧肾脏长径相差 1.5 cm 以上提示可能存在肾血管疾病，但敏感性较低。螺旋 CT 血管造影对于判断肾动脉狭窄程度的敏感性和特异性分别为 100％和 98.6％，而且还可以同时观察和测量肾动脉管腔和动脉管壁，尤其对于血管壁的钙化和血栓显示最佳，但由于检查中需用大量造影剂，对于肾功能不全患者应慎用。磁共振血管造影诊断肾动脉狭窄的敏感性和特异性达90%～100%，而且不存在引起造影剂肾病的可能，主要用于肾功能减退和对碘造影剂过敏者的肾动脉狭窄筛选检查，但伴有金属内置物的患者不能进行该检查。肾动脉血管造影是诊断肾动脉狭窄的“金标准”，可以准确显示肾动脉狭窄的部位、病变的范围、狭窄的程度及侧支循环形成情况。造影检查在发现肾动脉异常的同时即可以有效地进行血管成形术或肾动脉入口支架术等治疗。肾血管性高血压患者中约75%有血浆肾素活性水平增高。如卡托普利肾图检查阳性(口服卡托普利25～50 mg，分别测定服药前及服药后1 h血浆肾素活性，如果服药后血肾素活性明显升高为阳性)，则诊断意义更大。

肾动脉狭窄的治疗方法主要有药物治疗、介入治疗和血管重建手术。介入治疗已成为肾动脉狭窄首选的治疗方法，包括经皮肾动脉腔内成形术和肾动脉支架植入术，均能不同程度地使患者血压下降、肾功能获得改善，适用于各种病因引起的肾动脉狭窄。血管重建手术治疗包括主动脉-肾动脉搭桥术(自身或人工血管)、肾动脉内膜切除术、肾动脉狭窄自身肾移植术等，适用于肾动脉狭窄介入治疗无效、多分支狭窄或狭窄远端有动脉瘤形成等情况。血管重建术治疗的成功率主要取决于肾实质的损伤程度，而不是血管的狭窄程度。药物治疗的主要目的是控制血压、改善肾小球灌注、保护残余肾功能，主要适应证包括单侧肾动脉狭窄，而且对降压药物治疗效果满意并肾功能稳定的患者；有介入治疗和血管重建手术绝对禁忌证的患者。治疗肾血管性高血压时多种降压药物均可使用，目前对于单侧肾动脉狭窄患者倾向于应用ACEI或ARB，它有利于改善健肾血灌流及肾功能，并能达到控制血压的目的，使用时必须从小剂量开始，逐渐加量，并密切观察血压及肾功能的变化。在孤立肾伴肾动脉狭窄或双侧肾动脉狭窄者一般不用ACEI及ARB类药物，因为可能导致肾功能的急剧恶化。

第五节 急性肾衰竭

急性肾衰竭是指肾小球滤过功能在数小时至数周内迅速降低而引起的以水、电解质紊乱和酸碱平衡失调及以含氮废物蓄积为主要特征的一组临床综合征。急性肾小管坏死是急性肾衰竭最常见的类型，占75%～80%，是由于各种原因引起肾缺血和(或)肾毒性损害导致肾功能急剧、进行性减退而出现的临床综合征。

急性肾衰竭可分为三个时期：少尿或无尿期、多尿期和恢复期。其心血管系统损害主要在少尿或无尿期。各种病因引起的急性肾衰竭对心血管系统的损害基本相同。

1. 高血压　除肾缺血时神经体液因素作用促使收缩血管的活性物质分泌增多外，水过多引起容量负荷过多可加重高血压。早期发生高血压不多见，但若持续少尿，约1/3的患者发生轻度、中度高血压，一般在140～180/(90～110)mmHg，有时可更高，甚至出现高血压脑病。

2. 急性肺水肿和心力衰竭　是少尿期常见的死亡原因。它主要为体液潴留引起，但高血压、严重感染、心律失常和酸中毒等均为影响因素。早年发生率较高，采取纠正缺氧、控制水分和早期透析措施后发生率已明显下降。但仍是严重型急性肾小管坏死的常见死因。急性心力衰竭其临床表现及处理措施与一般心力衰竭相仿，但急性肾衰竭患者对利尿剂的反应很差，同时泵功能损害不严重，故洋地黄制剂疗效欠佳。加之合并电解质紊乱和肾脏排泄减少，洋地黄剂量调整困难，易发生中毒。药物治疗以扩血管为主，应用减轻前负荷的药物。急性肾衰竭时心力衰竭的最有效治疗措施是尽早进行透析治疗，可选择间歇性血液透析、腹膜透析和连续性肾脏代替治疗。

3. 心律失常　毒素滞留、电解质紊乱、贫血及酸中毒可引起各种心律失常。如高钾血症引起窦房结暂停、窦性静止、窦室传导阻滞、不同程度的房室传导阻滞和束支传导阻滞、室性心动过速、心室颤动；因病毒感染和洋地黄应用等可引起室性期前收缩和阵发性心房颤动等异位心律发生。

4. 心包炎　早年发生率为18%，采取早期透析后降至1%。多表现为心包摩擦音和胸痛，罕见大量心包积液。

目前造影剂的广泛应用使造影剂肾病成为急性肾衰竭的另一重要原因。造影剂肾病是指暴露于造影剂48 h内血清肌酐水平>44.1 μmol/L，或较造影前升高>25%；造影后48 h内血清肌酐水平增加>88.4 μmol/L者定义为急性肾衰竭。2004年欧洲泌尿生殖放射协会对比剂指南指出，与造影剂肾病有关的最常见的操作是冠状动脉血管造影和(或)血管成形术及计算机断层摄影。引起造影剂肾病的危险因素主要包括原有肾脏疾病、糖尿病、老年人、造影剂用量过大、围造影期血容量减少、充血性心力衰竭、肝硬化、高血压、多发性骨髓瘤、高尿酸血症、同时使用血管紧张素转化酶抑制剂或非类固醇类抗炎药。动脉给予碘造影剂似乎比静脉给予更易引起造影剂肾病。对于造影剂的渗透压是否应列为危险因素目前尚有争议。

造影剂肾病的发病机制未明，主要有以下几种学说。① 肾脏血流动力学变化，引起肾血管阻力增加和肾血流量下降，肾内血流重新分布致使肾髓质缺血。② 造影剂的直接肾毒性作用，造影剂可破坏肾小管细胞线粒体膜的完整性，干扰细胞的氧代谢，从而诱发细胞损伤。③ 氧自由基损伤，造影剂使肾小管上皮细胞中的氧自由基产生增加，降低其抗氧化酶能力，从而引起肾小管细胞损伤。④ 肾小管阻塞，造影剂可引起尿酸排泄增加，尿酸从肾小管排泄时可形成尿酸结晶阻塞肾小管。⑤ 免疫机制，造影剂可以引起过敏反应，包括过敏性休克和死亡。造影剂肾病的临床表现不一，多为轻型或亚临床型，重者表现为少尿型或非少尿型急性肾衰竭。防治造影剂肾病首先要严格掌握造影检查的适应证，对高危人群应尽量减少应用造影剂，尽量选用低渗或等渗造影剂。维持充分水化可降低造影剂肾病的发生率并减轻其程度，但尚无公认的补液方案。一般主张在造影前12 h开始静脉滴注生理盐水，直至使用造影剂后12 h。对心功能不全患者要注意补液量和补液速度，以免加重心力衰竭。在注射造影剂后24～48 h应随访肌酐水平。轻度造影剂肾病一般仅对症处理，肾功能受损严重者需透析治疗，其中有些患者需永久依靠透析治疗。

第六节 慢性肾衰竭

慢性肾衰竭是指各种原发性或继发性慢性肾脏疾病所致进行性肾功能损害所出现的一系列症状或代谢紊乱组成的临

床综合征，可分为肾功能不全代偿期、肾功能不全失代偿期、肾衰竭期和肾衰竭终末期，心血管系统疾病是慢性肾衰竭患者最常见的并发症和死亡原因，包括动脉粥样硬化、高血压、心肌病、心包炎和心力衰竭等。

一、动脉粥样硬化

动脉粥样硬化是慢性肾衰竭患者心血管系统异常的重要表现之一，与冠心病和脑血管意外高发率呈正相关，尤多见于原发病为糖尿病和高血压的患者。其可表现为冠状动脉、脑动脉及全身动脉粥样硬化，是影响慢性肾衰竭患者存活的主要因素之一。发生原因包括：① 机械因素，主要有高血压和切应力改变，可增加血管壁张力，促进巨噬细胞向血管内膜迁移，激活压力依赖型离子通道，引起血管缺血与出血。② 代谢和体液因素，包括脂肪和糖代谢紊乱、高同型半胱氨酸血症和吸烟等。③ 其他促进动脉粥样硬化的因素，如钙磷代谢紊乱、维生素 E 缺乏等。动脉粥样硬化的结果，一方面会引起动脉结构的重塑，包括弥漫性扩张、肥大和大中小动脉僵硬，另一方面可引起心脏结构的改变，心肌供血不足，如左心室肥大和心内膜下心肌血流量下降。

二、高血压

慢性肾衰竭患者常有程度不等的血压增高，发生率达 80%，需要肾脏替代治疗的患者几乎均有高血压，其中 3/4 的患者用低盐饮食和透析除去体内过剩的细胞外液后，即能控制高血压，另外 1/4 的患者用透析去除体内过剩的钠和水后，血压反而升高。此外，高血压有其固有的特征，表现为夜间生理性血压下降趋势丧失，部分可为单纯性收缩期高血压。

高血压的发病机制主要有：① 钠水潴留、细胞外液总量增加，使心排出量增加，继而外周阻力增加，是慢性肾衰竭高血压的首要因素，通过控制水、钠摄入，利尿和透析可望有好转。② 内源性洋地黄类因子增加是机体对钠潴留的一种代偿反应，可抑制肾小管上皮细胞 Na^+-K^+-ATP 酶，减少肾脏钠重吸收，然而该物质亦抑制了血管平滑肌细胞 Na^+-K^+-ATP 酶活性，细胞内钠水平增加，抑制 Na^+-Ca^{2+} 交换，细胞内 Ca^{2+} 外流减少，血管平滑肌细胞钙水平增加，导致血管平滑肌张力增加，并提高血管平滑肌细胞对缩血管物质的敏感性。③ 肾素-血管紧张素-醛固酮系统（RAAS）功能紊乱，仅占肾衰竭高血压患者的 5%～10%，使用 ACEI 或双肾切除，血压可获控制。④ 肾脏分泌的抗高血压物质减少，如 PGE_2、PGI_2、激肽和肾髓质降压脂质等不仅能扩张血管、利钠排水，还能对抗 RAAS 作用。长期高血压不仅能促进动脉粥样硬化，损害心肌，也是慢性肾衰竭患者脑血管意外的重要因素。此外，高血压可使残存肾单位进一步减少，残存肾功能进一步减退，血压持续升高，形成恶性循环。

三、心肌病

心肌炎常在晚期患者中出现，亦称尿毒症性心肌病，是指尿毒症毒素所致的特异性心肌功能障碍，病理上特征性变化是心肌间质纤维化，发生原因有尿毒症毒素、贫血、高血压、酸中毒、缺氧、脂代谢障碍和肉毒碱（维生素 B_t）缺乏、局部血管紧张素Ⅱ作用及透析相关性淀粉样变，甲状旁腺激素（PTH）亦被认为是尿毒症性心肌病的重要因素。PTH 不仅能引起心肌内转移性钙化，而且还能抑制心肌细胞膜 Ca^{2+}-ATP 酶、Na^+-K^+-ATP 酶和 Na^+-Ca^{2+}-ATP 酶活性，促进细胞钙负荷增多。近年来，研究还发现 PTH 能引起左心室肥厚。尿毒症性心肌病最突出的表现为左心室肥厚和左心室舒张功能下降，亦可表现为充血性心力衰竭、心律失常和缺血性心脏病。

四、心包炎

晚期尿毒症患者心包炎的发生率约为 15.3%，可分为尿毒症性心包炎和透析相关性心包炎，前者主要发生于透析前或透析刚开始时，由尿毒症本身代谢异常引起，病因包括尿毒症毒素、水电解质代谢紊乱、继发性甲状旁腺功能亢进和感染等；后者可能与透析不充分，使体液及某些毒素特别是中分子物质和 PTH 等蓄积有关，其他如透析过程中细菌或病毒感染、肝素应用、血小板功能低下亦与透析相关性心包炎有关。病理上两类心包炎表现相似，都为纤维素性心包炎，有渗出、出血，可发展成包裹性纤维化、亚急性或慢性缩窄性心包炎。患者常有胸痛，卧位及深呼吸时加剧。发热在透析相关性心包炎中较常见，心前区可闻及粗糙的心包摩擦音或扪及摩擦感，可有不同程度的心包积液体征，重症者可发生心包填塞，透析相关性心包炎常与肝素过量有关，常因急性循环障碍致死。患者还可有不同程度的房性心律失常。心电图及 X 线检查可有特征性改变，但超声探测更有价值。血压突然降低或透析过程中出现低血压，是极为重要的诊断线索。尿毒症性心包炎对加强透析治疗有良好反应，对透析反应差者要考虑感染、炎症和免疫因素，透析相关性心包炎则需改变透析治疗方案，如血液透析滤过、腹膜透析等，透析时应尽量减少肝素用量，近年来发展的低分子肝素抗血栓效果好，对凝血参数影响小，可能是一种更好的替换品。

五、心功能不全

心功能不全是慢性肾衰竭患者死亡的重要原因，容量负荷过多是最常见的因素，其他如高血压、心肌病和心律失常、严重贫血、电解质代谢紊乱及严重代谢性酸中毒等也是重要因素。心功能不全常表现为心悸、气促、端坐呼吸、颈静脉怒张、肝大及水肿。严重者出现急性肺水肿。透析治疗常有良效，但对正性肌力药物如洋地黄类强心药往往反应差，且易在体内蓄积中毒。改善心脏前、后负荷的药物，如多巴胺、硝普钠和酚妥拉明等，有时能达到缓解症状的作用。

第七节　血液透析的心血管并发症

血液透析于 20 世纪 60 年代应用于临床治疗慢性肾衰竭，是目前最常应用的血液净化疗法。但血液透析过程中或透析结束后早期发生的心血管并发症，常较严重，甚可危及生命，为慢性肾衰竭持续性血液透析患者的重要死亡原因，其中以低血压、心力衰竭、心绞痛、心肌梗死、心脏骤停最多见。

一、低血压

低血压为常见的并发症，发生率高达 20%，以老年人和女性多见，主要因超滤速度快和超滤量过多等引起。血容量不足，服用降压药、长期低钠饮食、血浆渗透浓度低、长期使用乙酸钠透析液，特别在心功能减退和低氧血症患者易出现。此外，还可见于短时间高流量透析，少见而紧急的情况有血液管道漏血、心包出血、心肌梗死、心功能不全和严重心律失常、急性溶血或空气栓塞。低血压常发生于透析开始不久或近结束时，患者常诉头晕、恶心、呕吐，个别早期无任何感觉直至出现明显血压下降，甚至测不出。发现低血压时，即立即取平卧位、吸氧、降低负压，减少或停止超滤。血容量不足等一般经补充生理盐水或右旋糖酐即可迅速纠正，无效时给白蛋白或血浆，以致加用升压药。若处理无效，应停止透析。频繁地在透析开始不久发生低血压要警惕心包炎和心包填塞。预防措施有适当提高透析液钠浓度，改用碳酸氢钠透析液，降低透析液温度和减少负压，最好采用有控制超滤率的血液透析机，用高效能透析器时应控制超滤量和超滤速度，透析前 4 h 不用降压药、改长效或缓释降压药为睡前服用等。

二、心力衰竭

透析过程中发生心力衰竭者目前已较罕见。它主要见于容量过负荷、原有高血压、心脏扩大、心功能减退和贫血明显患者；或因透析过程中发生严重心律失常、心包炎或填塞、急性心肌梗死而致。其可为透析过程中发生寒战、高热等透析反应或输液、输血反应所诱发。在处理上，去除诱因外，对容量过多引起者，可改用单纯超滤，每小时 1.0～2.0 L。对非容量负荷引起者应中止透析。

三、心包炎和心包填塞

本并发症在维持性血液透析患者的发病率为 10%～15%，占死因的 5.5%～6.0%，是少见但极为严重的并发症，患者常原有尿毒症性心包炎，为全身肝素化所加重。凡透析中突然出现剧烈胸痛、低血压、交替脉、心音遥远等心包填塞征象者，需及时停止透析，必要时心包穿刺引流，改行腹膜透析。透析中晚期的心包炎发病机制未明，可能与过敏和病毒感染有关。

四、严重心律失常

本并发症的常见原因有高钾血症、低钾血症。高钾血症可见于透析意外引起的溶血，以及透析前进食含钾高的食物、无尿或少尿、服用 ACEI 降压药及透析不充分的患者。高钾血症引起的心律失常多表现为高度窦房阻滞、房室交界性心律、室性自身心律或严重房室传导阻滞并束支传导阻滞等。透析中发生低钾血症性快速性心室异位节律较为罕见。心律失常的治疗药物选择与其他人群相似，唯剂量应按其肾功能及透析清除率予以校正和补偿。

五、高血压

透析时发生高血压很常见，多见于透析开始后 1～2 h、结束前和结束后；严重者可引发心力衰竭和脑出血。透析中血压突然升高多见于超滤过多或过快、透析失衡综合征、低钠透析或紧张及恐惧等，特别多见于原有高血压者。

六、心绞痛和急性心肌梗死

本并发症主要是在原有缺血性心脏病基础上，血液透析时由于心脏负荷加重、低氧血症等引起。应及时处理，必要时心电图监护，应控制超滤负压，心绞痛持续者应中止透析。

七、心脏骤停

心脏骤停为少见而严重并发症。原因有：① 严重溶血引起高钾血症或体内缺钾，仍然用低钾透析液导致严重心律失常。② 心力衰竭、急性肺水肿。③ 出血性心包填塞。④ 超滤过多，血压突然下降或其他原因休克所致循环功能衰竭，未及时发现。⑤ 空气栓塞。⑥ 维持性血透患者原有低钙血症，透析中快速输入含枸橼酸的血液，加重缺钙引起心肌抑制。⑦ 内出血、颅内血肿、脑血管意外等。⑧ 严重透析失衡综合征。在预防上，对有严重贫血、心脏扩大、心力衰竭患者，在透析过程中突感胸闷，心动过速或过缓，呼吸急促或不规则，血压下降，在集气器内血液颜色变暗红等，往往预示严重意外即将发生，应及时停止透析，寻找原因。心脏骤停时按心肺复苏急救处理。

第八节　肾移植后心血管损害

同种异体肾移植是目前治疗晚期肾衰竭替代疗法中最有效的方法。随着组织配型技术的进步、排异反应免疫学机制研究的进展和新型免疫抑制剂的问世，器官移植出现了一个新的飞跃，移植肾长期存活率明显提高。近年来移植免疫学研究、排异反应的诊断和防治等方面均有一定的发展。目前外科并发症逐渐减少，内科并发症已成为影响肾移植成功主要问题之一，其中心血管并发症常见有以下几种。

1. 冠心病和脑血管意外　分别占肾移植病死率的 2%～14%和 3.3%～4.3%。肾移植患者死于脑血管意外的平均年龄为 38.4 岁，显著早于非移植的病例。冠心病及动脉硬化的发病率较常人为高。在处理上主要是预防和减少有害因素。

2. 心力衰竭　肾移植早期，原有高血压及心功能不全者在出现急性排异反应、严重感染时，易诱发心力衰竭。去除诱因，严格控制水和钠盐，应用强心、利尿药物，必要时超滤脱水可迅速控制心力衰竭。

3. 高血压　肾移植术后多见，且是影响移植肾功能的重要因素。常见原因有移植肾动脉狭窄、环孢素 A 应用、长时期肾上腺皮质激素治疗、原先的肾脏病引起的高血压和急慢性排异反应引起肾小血管损害，都可以使血压升高。由急性排异反应引起者，控制排异反应后血压可恢复正常。慢性排异反应患者常有不同程度的高血压。多数患者在移植后血压较易控制，有的甚至可以停用降压药物。由于原来的肾脏病变引起的肾素依赖性高血压，用药不能收效时，严重者应将双侧病肾切除。

参 考 文 献

1. 陈灏珠. 实用内科学[M]. 第 13 版. 北京：人民卫生出版社，2009：2165－2407.
2. Cole R T，Masoumi A. Renal dysfunction in heart failure[J]. Med Clin North Am，2012，96(5)：955－974.
3. McCullough P A，Assad H. Diagnosis of cardiovascular disease in patients with chronic kidney disease[J]. Blood Purif，2012，33：

112－118.
4. Tavares Mde S. Assessment and management of cardiovascular disease in patients with chronic kidney disease[J]. J Bras Nefrol, 2011, 33(1): 113－114.

第六章　脑部疾病与心血管病

蒋　利

尽管其中某些发生机制并不是十分清楚，但中枢神经系统和心血管系统之间的相互作用与联系非常密切。一方面，因为脑动脉和冠状动脉同属于中动脉，而动脉粥样硬化主要侵犯中动脉，故大部分动脉性疾病可同时累及心脏和脑。另一方面，脑损伤后神经调节和体液因素失衡对心血管系统可产生显著影响，而某些心脏病(瓣膜病、先心病、感染性心内膜炎、心肌梗死、心房颤动等)可引起脑动脉栓塞导致脑损害和功能异常。这些是脑部疾病和心血管病互相作用与联系的病理基础。这些脑部疾病和心血管疾病的临床表现常相互干扰，有时甚至以另一系统症状和体征为主要表现，经常导致诊断和处理的延误，给临床工作带来很大困难。因此，就心血管内科医师、神经内科医师及内科医师而言，熟悉和掌握脑部疾病和心血管疾病在对方系统中的表现及其处理是非常必要的。本章主要介绍几种常见中枢神经系统疾病的心血管表现和处理。有关心血管疾病在神经系统的临床表现和处理参见本书相关章节。

中枢神经系统疾病对心血管系统的影响主要表现为血压异常、心律失常、心电图异常、心肌标志物升高及并发急性心肌梗死等。其中，心律失常和心电图异常最常见，许多中枢神经系统疾病包括脑梗死、颅内出血、癫痫大发作、中枢神经系统感染、颅脑损伤等均可导致心电图异常。大多数临床表现能够用神经疾病解释，但某些突出心血管表现常被误诊为心血管疾病而延误神经疾病的处理。

第一节　急性脑血管病心血管表现

一、发病机制

迄今，有关急性脑血管病心血管表现的病理机制还不是十分清楚。大多数学者认为中枢神经系统功能异常、自主神经系统紊乱、体液调节失调、合并隐匿性冠心病和代谢紊乱是发生心血管系统异常的主要机制。

急性脑血管病发作时，脑缺血可直接损伤脑组织，而再灌注可加重脑损伤；继发性脑水肿、颅内压增高可引起脑内血液循环障碍。这些因素均可累及下丘脑和脑干网状结构的心血管调节中枢，通过迷走神经兴奋、交感神经非对称性改变和交感肾上腺素髓质分泌活动增强，释放大量儿茶酚胺，作用于心血管系统，出现外周动脉收缩、冠状动脉痉挛、激动起源异常、传导和复极障碍，导致血压升高、心律失常和心肌缺血。

大脑半球岛叶皮质及皮质下联系纤维的损害可引起自主神经功能失调，投射纤维与联合纤维激惹脑干神经核，通过自主神经系统导致心血管功能异常。神经解剖表明，额叶眶面和前扣带回为调节心脏活动的自主神经中枢皮质代表区，而下丘脑则作为皮质下较高级自主神经中枢，通过胆碱能纤维和肾上腺素能纤维分别与边缘系统、杏仁核、脑干和前脑的隔区、海马区等结构形成广泛联系，心脏活动在其调节下得以进行。因此，上述皮质和皮质下结构受损可引起心血管功能障碍。有研究表明，大脑半球岛叶病变对心脏自主神经活性的影响是导致心脏异常的主要机制，右侧岛叶病变后心脏副交感神经活动减弱，心脏交感神经活动相对增强，快速心律失常增加；左侧岛叶病变对反映的心脏自主神经活性变化无明显影响，但导致心电图异常明显增多。

体液内分泌因素在急性脑血管病引起的心血管病变中起重要作用，主要病理变化是肾上腺素分泌增多和儿茶酚胺在心肌积聚。动脉粥样硬化是一种全身性病理改变，可同时累及心脏和大脑动脉。有资料显示，28%～68%的脑血管病患者合并隐匿性冠心病。因此，急性脑血管病心电图改变可能是患者生理性张力增高导致的隐匿性冠心病发作。

急性脑血管病常出现内环境紊乱，包括电解质紊乱、糖代谢异常、酸碱平衡失调等，这些内环境紊乱除可引起代谢性脑病外，还可诱发心肌缺血和心律失常。其中，电解质紊乱最常见，低钾血症可导致严重的心律失常和特征性心电图改变。

二、脑梗死

脑梗死出现心血管并发症非常普遍，尤其合并心脏疾病时更多见。这些异常包括心律失常、心电图改变、心肌标志物升高、急性心肌梗死和神经源性肺水肿。

脑梗死常见的心脏表现是心律失常，包括窦性心动过速、窦性心动过缓、窦性停搏、心房颤动、心房扑动、房室传导阻滞及各种室性心律失常等。其中，心房颤动最为常见，心房颤动与脑梗死可以互为因果；室性期前收缩也是常见的心律失常；迷走神经过度刺激可引起房室传导阻滞。这些心律失常大多为良性的，并随原发病好转而消失，但某些恶性心律失常(窦性停搏、快速室性心律失常)可以致命。

脑梗死另一个多见的心血管表现为心电图异常，常见的心电图改变为S－T段移位、U波高尖、Q－T间期延长和T波异常。在严重的急性脑血管病(大面积脑梗死或脑出血)时可以出现一过性的尼亚加拉瀑布样T波改变(图30－6－1)。

心肌酶(CK和CK－MB)广泛存在于心肌、骨骼肌、肝、肾

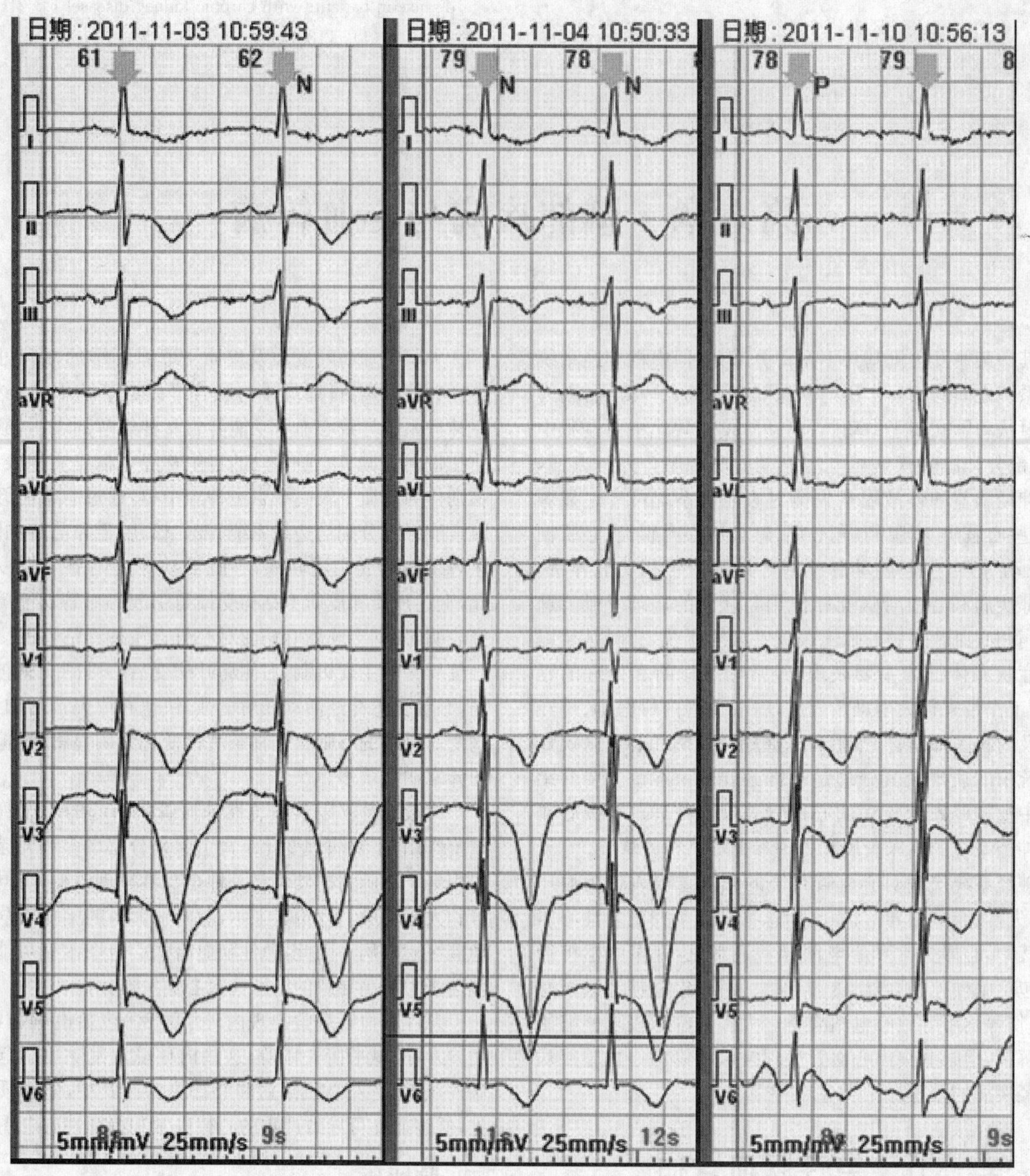

图 30-6-1　患者，女，73 岁，急性左侧额颞顶枕叶和胼胝体脑梗死合并高血压，发病第 1 日、第 2 日多个导联出现宽大、对称、深度倒置的 T 波（尼亚加拉瀑布样 T 波），1 周后消失，肌钙蛋白 I 峰值为 0.51 ng/ml（正常参考值为 0.40 ng/ml）

及脑组织中，这些器官和组织损害时会引起血清心肌酶升高。急性脑血管病患者经常出现血清 CK 和 CK-MB 增高，但多为轻度增高，一般不超过正常值的 2 倍，且多在发病 1 周后恢复正常。一般认为这些心肌酶来自心脏以外组织，主要来源于脑细胞，其机制是脑损害和脑水肿引起神经细胞和脑毛细血管内皮细胞变性坏死，进而导致漏出的酶通过血脑屏障，到达血循环。另外，应激反应、内环境紊乱等因素也可引起其他含心肌酶的器官（骨骼肌、肝、肾）损害，释放 CK 和 CK-MB。近来研究表明，急性脑血管病患者的心肌特异性肌钙蛋白阳性率远低于心肌酶和心电图异常的发生率，进一步证明这一假设。有些脑梗死患者会出现显著的 CK-MB 或肌钙蛋白升高，表明这些患者并发急性心肌损伤或急性冠状动脉综合征，其机制是：① 由于交感神经兴奋性增高、血儿茶酚胺升高，引起冠状动脉收缩及痉挛，致使心肌缺血、损伤、坏死。② 应激反应、凝血系统激活、内环境紊乱等因素导致冠状动脉粥样斑块破裂、血栓形成，诱发隐匿性冠心病急性发作。因此，心肌标志物显著升高表明患者合并急性心肌梗死，心肌标志物升高的幅度与病情程度和预后相关，升高的幅度越大，急性期死亡越多。

神经源性肺水肿是急性脑梗死较少见的并发症，其发生机制尚不清楚。动物实验表明，大鼠剧烈的脑受压可引发大量儿茶酚胺释放，全身血管阻力显著升高，心排血量明显下降和出血性肺水肿。人类发病除上述可能机制之外，年龄较大、高血压、隐匿性心脏病变等因素也可能是神经源性肺水肿发生的潜在原因。神经源性肺水肿起病急剧，常在脑血管病发生后数分钟内出现，且病情严重，进展迅速。值得注意的是，神经源性肺水肿表现类似急性心源性肺水肿，可为急性脑梗死的主要表现，掩盖了原发病的表现。因此，如临床遇有类似急性心源性肺水肿患者经处理后肺水肿好转但仍有意识障碍，应及时行头颅CT检查以排除急性脑血管病。

三、颅内出血

颅内出血常见的心血管表现包括血压升高、心律失常、心电图异常和心肌酶升高等。原发性脑出血患者，常见血压升高而心率缓慢，收缩压大多达180 mmHg以上。血压升高可是脑出血的重要诱因，也可是原发性脑出血的结果。

大量研究表明，原发性颅内出血（包括脑出血和硬脑膜下出血）经常出现心电图异常，心电图异常的发生率差异较大，为50%～98%。一组100例急性脑血管病研究显示，91%的颅内出血和蛛网膜下隙出血患者发生心电图异常，其中50%的患者出现Q-T间期延长、T波增高或明显U波。有作者通过年龄、性别配对研究发现，颅内出血、脑梗死、无心脑血管病史普通外科手术3组患者心电图异常的发生率分别为82%、54%和25%，Q-Tc延长的发生率分别为62%、18%、11%。这表明颅内出血心电图异常更常见，情况更严重。

颅内出血常见的心电图异常是S-T段下移、Q-T间期延长、T波增高或倒置、异常U波等心肌缺血性改变，而S-T段弓背状抬高呈损伤性改变较少见。多项研究显示，心电图异常与出血部位、出血量、出血是否破入脑室有关。脑干、小脑、丘脑出血心电图异常的发生率最高（90%～100%），而基底核区、脑叶出血的发生率较低（40%～50%）。这是因为脑干及其周围组织受损影响循环中枢，导致心脏传导系统、心肌除极和复极异常。出血量与心电图异常的发生率明显相关，出血量越大，心电图异常越常见。其机制可能是出血量大者颅内压增高明显，后者引起自主神经中枢张力异常，导致支配心脏的交感神经和副交感神经平衡障碍，影响心脏传导系统、心肌除极和复极。临床研究还表明，出血破入脑室较未破入脑室心电图异常多见，Q-Tc间期延长更常见于脑内出血或脑室出血。

几乎所有类型心律失常均可发生于颅内出血患者。国外一项通过动态心电图监测120例蛛网膜下隙出血患者研究发现，心律失常的发生率为90%，主要心律失常为室性期前收缩（46%）、窦性心动过缓（39%）、窦性心动过速（30%）、室上性期前收缩（27%）和窦房传导阻滞（21%）。值得注意的是，心律失常多发生于发病后48 h内和严重颅内出血患者，提示颅内出血尤其是严重颅内出血患者早期有必要给予心电监护。恶性室性心律失常少见，多发生于Q-Tc间期显著延长者。后者主要与低钾血症有关，近一半患者入院时有低钾血症，其中发生室性心律失常者入院后48 h内均有显著低钾血症。心律失常的发生频率和类型与出血部位无明显相关性。心律失常的危害性主要与其是否引起血流动力学改变有关，严重心律失常可减少脑灌注，增加脑损伤。有人认为恶性室性心律失常和停搏是颅内出血死亡的预测因素。据国内资料显示，约80%的脑出血患者急性期心电图异常和心律失常是可逆性的，若无器质性心脏病，可随着脑出血的好转而恢复。

脑出血患者可出现血清心肌酶升高，尽管有报道显示，脑出血较脑梗死更常见，但尚无一致意见，其产生机制与急性脑梗死基本一致。脑出血与脑梗死相似，可并发神经源性肺水肿。

四、脑血管病与急性心肌梗死

急性脑血管病（尤其脑梗死）合并急性心肌梗死并非罕见，国外资料显示其发生率约为15%。这可能与动脉粥样硬化的病理机制有关，大多数患者动脉粥样硬化常累及脑动脉和冠状动脉。当发生急性脑血管病时，由于中枢神经系统功能异常、自主神经系统和体液调节紊乱引起冠状动脉收缩、痉挛，诱发隐匿性冠心病发作，导致心肌细胞损伤、坏死。急性脑梗死发病时，血小板和凝血机制激活、血液处于高凝状态也是急性心肌梗死发生的重要机制之一。由于急性脑血管病神经系统表现突出，患者常有失语、意识障碍等表现，无法诉说胸痛、胸闷等心脏表现，容易掩盖心肌梗死的临床表现。因此，对急性脑血管病患者应仔细观察心电图、心肌标志物，排除急性心肌梗死，以避免延误后者的处理。合并急性心肌梗死的急性脑血管病患者的病死率和致残率更高，因此，明确急性脑血管病患者是否合并冠心病或急性心肌梗死是非常必要的。

急性脑血管病有时可出现酷似急性心肌梗死样心电图改变，表现为某些导联S-T段（尤其胸前导联）弓背样抬高，若同时有胸闷、胸痛主诉常误诊为急性心肌梗死，但这种S-T段抬高为一过性，常在数小时内回落，且无CK-MB、肌钙蛋白显著升高。其发生机制可能为交感神经兴奋性增高和血儿茶酚胺释放引起冠状动脉收缩、痉挛。此时，应仔细询问病史和体格检查，以及必要的辅助检查（头颅CT、MRI、心肌标志物等），以明确是否为颅内出血。若盲目溶栓、抗凝、抗血小板，可加重出血而致命。

五、急性脑血管病心血管并发症的处理

急性脑血管病出现心血管并发症时，常因两者并存致使处理复杂化，以下简述常见心血管并发症的处理要点。

（一）高血压

急性脑血管病常合并高血压，依据缺血性或出血性脑血管病，对血压处理有所不同。目前有关脑血管病后早期降压必要性、降压时机、降压目标值及降压药物的选择等问题尚缺少循证医学证据。对于急性缺血性脑血管病，《中国急性缺血性脑卒中诊治指南2010》建议：① 溶栓患者，血压目标值为<180/100 mmHg。② 非溶栓患者，24 h内血压升高者应谨慎处理。若持续性血压≥200/110 mmHg，或伴有严重心功能不全、主动脉夹层、高血压脑病，可给予平稳、缓慢降压治疗，并严密监测血压。③ 既往有高血压史正在服降压药患者，如病情稳定，可于脑卒中24 h后恢复使用降压药，血压值不必要立刻达标，血压轻度升高是颅内压增高和脑血管痉挛时维持正常脑灌注压的一种代偿机制，血压过低引起脑组织低灌注，导致脑损害加重。高血压更常见于出血性脑血管病，因过高血压可加重脑水肿和脑出血，常需迅速控制。一般血压控制在150～160/(90～100)mmHg，不宜过低，血压过低可加重脑损害。降压药可选择钙通道阻滞剂、血管紧张素转换酶抑制剂、利尿剂、α受体阻滞剂及血管扩张剂。某些降压药对脑血管有较强的作用，不宜选用，如β受体阻滞剂具有收缩脑血管作用，而肼苯哒嗪对脑血管有较强的扩张作用，增加脑血流和颅内压，加重脑水肿，甚至诱发脑疝。一些降压药（如甲基多巴、可乐定、利血平、β受体阻滞剂等）可有明显的中枢神经系统不良反应（包括嗜睡、眩晕、抑郁、视觉障碍等），应慎用。

(二) 心律失常

急性脑血管病并发心律失常很常见，建议病情严重者急性期行心电监护。Q-T间期延长者应监测血电解质，有电解质紊乱者应及时纠正。不影响血流动力学心律失常(如窦性心动过速、窦性心动过缓、期前收缩、一度或二度Ⅰ型房室传导阻滞等)，可不予以处理，一般随原发病好转而消失。严重心律失常应及时处理，以保证脑血流灌注，避免加重脑损伤。室性心动过速可给利多卡因、普罗帕酮、胺碘酮等静脉注射，无效时，可给硫酸镁静脉注射或同步直流电复律。尖端扭转型室性心动过速伴Q-T间期延长者可给异丙肾上腺素静脉滴注，也可行心房或心室超速起搏治疗。尖端扭转型室性心动过速伴Q-T间期正常而联律间期无明显缩短者可给利多卡因或普罗帕酮静脉注射和静脉滴注。尖端扭转型室性心动过速伴Q-T间期正常而联律间期明显缩短可给维拉帕米静脉注射和静脉滴注。快速室上性心律失常可给予普罗帕酮、毛花苷C(西地兰)、维拉帕米、胺碘酮等静脉注射，紧急时可给予同步直流电复律。严重缓慢心律失常必要时行临时心脏起搏处理。

(三) 心肌梗死

急性脑血管病并发心肌梗死时，依据脑血管病类型和心肌梗死情况而进行不同处理。缺血性脑血管病合并急性S-T段抬高性心肌梗死，若心肌梗死和脑血管病发生时间均<6 h且无溶栓禁忌证，可给予溶栓治疗，溶栓药物首选重组组织纤溶酶原激活剂(rt-PA)，其次为尿激酶，方法参见急性心肌梗死章节。溶栓后可给予抗血小板(肠溶阿司匹林、氯吡格雷)、抗凝(普通肝素、低分子肝素、磺达肝癸钠)，但应注意出血并发症，因缺血性脑血管病急性期有出血倾向。国外多中心研究表明，链激酶溶栓治疗急性脑梗死可增加患者的病死率，所以不宜用于急性脑血管病并发心肌梗死。若心肌梗死和脑血管病发生时间均>6 h，可给予抗血小板、抗凝处理，应严密观察出血情况。出血性脑血管病合并急性心肌梗死，需停用一切抗凝、抗血小板药物，溶栓治疗是绝对禁忌证。

(四) 神经源性肺水肿

因神经源性肺水肿病情严重、进展迅速，需快速处理，可参考急性心源性肺水肿的处理措施。

第二节　癫痫发作时的心血管表现

一、概述

癫痫是一组由神经元突然异常放电引起的短暂脑功能失调的综合征。依据病因不同可分为原发性癫痫和继发性癫痫，前者病因不明，占癫痫的大多数；而后者是由脑部和其他系统疾病引起。我国癫痫的患病率为3‰～6‰，男女之比为(1.15～1.7)∶1。尽管癫痫的致病原因复杂，但其病理生理机制基本相似，即脑内一个局限区域一些神经元猝然同步激活50～100 ms后抑制。若此局限区神经元重复放电数秒，则出现局限性发作。若放电经脑扩散并持续更长时间(十几秒至数分钟)，则表现为复杂部分发作或全身发作。癫痫发作最常见的心血管异常为心律失常，其他表现为缺血性心肌损害、血压升高和充血性心力衰竭。

二、发病机制

癫痫发作并发心律失常的病理生理机制尚不是十分清楚，目前认为心律失常的产生与大脑某些区域放电或受到刺激有关。动物实验和临床研究均证实，颞叶放电可引起心律失常。大鼠模型研究发现，边缘岛皮质存在心脏变时性组织，受到刺激可引起心律改变。进一步研究显示，刺激边缘岛头侧皮质可引起心动过速，刺激边缘岛尾侧可引起心动过缓。这种变化在控制癫痫发作的颞叶切除术前刺激中得到证实。尽管存在个体差异，但心动过速和升压反应常见于右侧边缘岛皮质的刺激，而刺激左侧边缘岛皮质更多引起心动过缓和血管抑制。临床实践中，心律失常类型和癫痫发作部位关系仍然不是非常清楚，某些研究观察到，颞叶发作可引起更多的心律失常。

癫痫频繁发作时，心脏交感肾上腺系统兴奋可使冠状动脉收缩，甚至痉挛，心肌需氧与冠状动脉供血失衡，引起缺血性心肌损害。如果心肌缺血达到一定程度时，可诱发心绞痛发作。动物模型研究还发现，癫痫发作时，刺激下丘脑和脑干可引起血压升高和充血性心力衰竭。故有人认为血压升高和心动过速与心脏交感肾上腺系统兴奋有关。此外，某些抗痫药物可导致脂代谢紊乱，如长期应用卡马西平可引起血总胆固醇和低密度脂蛋白水平升高。

三、心血管系统表现的特点

癫痫发作时的心血管系统表现主要为心绞痛和心律失常。国内一组20例心脏型癫痫报道显示，13例心绞痛样发作，7例心律失常性发作。其心绞痛样发作酷似冠心病心绞痛发作，伴胸闷、濒死感。但患者多年轻，发作间期负荷试验阴性，冠状动脉造影无异常。国外曾报道一组5例误诊为心绞痛性癫痫的患者，平均年龄为36岁，最长误诊达33年。因此，对某些发作性心绞痛但又难以确诊为冠心病的年轻患者必要时行24 h脑电图检查。

心律失常是最常见的并发症。癫痫发作时心律失常主要为快速心律失常，窦性心动过速最常见，发生率为97%，其次为期前收缩，严重的致命性心律失常仅占5%。而心脏停搏的发生率仅为0.27%～0.4%，多出现于顽固性癫痫患者。某些未经诊断的癫痫发作表现为无法解释的晕厥。

即使剔除癫痫发作相关性死亡，癫痫患者较一般人群有更高的猝死风险。流行病学资料显示，无法解释的猝死占癫痫患者总死亡的10%，猝死常归因于神经性心律失常。也有人认为猝死与癫痫发作时血管外周阻力升高、心脏负荷增加有关。

迄今，还没有任何证据表明癫痫有更高的潜在心脏病的危险。许多猝死癫痫患者无已知的心血管病的危险因素，猝死危险因素包括器质性中枢神经系统损害、非依从性抗痫性治疗、年轻和全身发作控制差等。与无癫痫的心源性猝死不同，这些患者心脏的病理解剖通常无明显改变。有报道癫痫猝死患者尸检显示局灶性心内膜纤维化形成，但这种病理变化无特征性，多种原因可导致心内膜纤维化。

癫痫发作时还可出现急性心力衰竭，主要是肺水肿，表现为气急、发绀、大汗、端坐呼吸、心率增快、两肺闻及广泛湿啰音和(或)哮鸣音。一般认为这种变化由交感活性增高引起，形成所谓的神经源性肺水肿。

四、心血管并发症的处理与预后

癫痫发作时伴发心律失常的处理目前尚无统一意见，一般按照心律失常的常规处理。大多数心律失常经过正规有效的抗痫治疗和去除诱因后多好转或消失，无须特殊处理。癫痫持续状态或发生严重心律失常时，应予以心电监护。严重心律失常应依据不同类型给予相应处理，顽固性癫痫发作伴心脏停搏或严重心动过缓者，应植入永久性心脏起搏器。急性肺水肿可给予快速利尿剂、血管扩张剂、快速洋地黄制剂、硝酸酯、吗啡等处理。癫痫心绞痛样发作，可给予硝酸酯、钙通道阻滞剂处理，抗癫痫药物是预防癫痫心绞痛样发作的关键。

大多数癫痫并发心律失常是良性的，随着癫痫发作控制而消失，严重并发症(致命性心律失常、急性肺水肿)多出现于癫痫持续状态，有一定的致命危险。

第三节　中枢神经系统感染时的心血管表现

中枢神经系统感染是一组由各种病原体(病毒、细菌、真菌、朊蛋白、螺旋体、寄生虫等)引起的中枢神经感染性疾病。其最常见的病原体为病毒和细菌，常累及的部位为脉络膜和脑实质，形成脑膜炎和脑炎。

中枢神经系统感染患者可出现心脏损害，其发生机制包括：① 病原体尤其是病毒及其毒素直接侵袭心肌细胞。病毒性脑炎的病原体以肠道病毒最多，病毒侵袭中枢神经系统的同时可侵袭心肌细胞。② 炎症时各种炎症因子、氧自由基直接损伤心肌细胞生物膜，导致细胞膜结构破坏。③ 颅内压升高或调节心脏的神经中枢受累。

中枢神经系统感染引起的心肌损伤主要表现为非特异性心电图异常和心律失常。其中，P波和u波增高的发生率为30%～40%，S-T段抬高和窦性心律失常约占30%，T波倒置占15%。其他常见的心律失常有病态窦房结综合征、房室传导阻滞和期前收缩。一组26例脑炎资料显示，38%的患者出现心电图异常，包括窦性心动过速、窦性心动过缓、窦性停搏、S-T段改变、T波异常及室性期前收缩等，未发现Q-T间期延长。也有脑炎患者出现尖端扭转性室性心动过速和室内传导阻滞的报道。

中枢神经系统感染引起心肌损伤的另一个常见表现是心肌酶异常，主要机制为心肌细胞损伤，细胞通透性改变，酶从受累细胞逸出。这种情况在小儿中更多见，国内有报道一组143例小儿中枢神经系统感染，心肌酶升高的发生率分别为61.5%(病毒性脑炎)，28.3%(化脓性脑膜炎)、15.6%(结核性脑膜炎)。这表明病毒性脑炎较化脓性脑膜炎和结核性脑膜炎更容易并发心肌损伤，可能与引起病毒性脑炎的病毒更多侵袭心肌组织有关。因此，在处理中枢神经系统感染时，无论其有无心肌损伤的临床表现，均应常规进行血清心肌酶的检测以早期明确有无心肌损伤及损伤程度。

中枢神经系统感染伴发的心电图异常和心律失常一般无须特殊处理，大多数患者心电图异常随着原发病痊愈而消失。某些严重心律失常(严重的缓慢性心律失常和致命性快速性心律失常)需给予相应处理。心肌酶轻度升高的患者无须特殊处理，但心肌酶显著升高患者，尤其合并心电图异常改变者可给予心肌营养药物治疗，包括维生素C、辅酶Q10等，同时，可参考病毒性心肌炎相关处理。中枢神经系统感染引起的心肌损伤大多可恢复正常，患者预后与原发病严重程度相关。

参考文献

1. 陈灏珠. 实用内科学[M]. 第12版. 北京：人民卫生出版社，2005：2664-2717.
2. 陈小娟，李君良，赵斌. 急性脑血管病患者心肌酶谱的变化及意义[J]. 齐齐哈尔医学院学报，2004，25：248-249.
3. 俸军林，林剑锋，曾爱源，等. 急性脑血管病患者心肌酶谱改变及其临床意义[J]. 临床荟萃，2003，18：742-744.
4. 李长清，董为伟，胡长林，等. 脑梗死患者心脏自主神经活性变化与心电图异常的关系[J]. 中华老年心脑血管病杂志，2000，5：328-331.
5. 王滨，王乃东，王其新. 癫痫发作期心搏停止研究进展[J]. 中华神经科杂志，2011，44：212-213.
6. 王鸣和. 系统疾病心血管损害的诊断及治疗[M]. 上海：上海科学技术文献出版社，2003：326-357.
7. 张书琼，王一萍，王学峰，等. 心、脑电Holter同步监测原因不明的阵发性室上性心动过速[J]. 中华神经医学杂志，2003，2：42-44.
8. 中华医学会神经病学分会脑血管病学组急性缺血性脑卒中诊治指南撰写组. 中国急性缺血性脑卒中诊治指南2010[J]. 中华神经科杂志，2010，43：1-8.
9. Bonow R O, Mann D I, Zipes D P, et al. Brauwald's heart disease [M]. 9th ed. Philadelphia：Saunders Co.，2012：1930-1933.
10. Topol E J. Comprehensive cardiovascular medicine [M]. Philadelphia：Lippincott Raven Publishers，1998：1005-1017.

第七章　贫血与心血管病

柏　瑾

一、贫血性心脏病

(一) 病理生理

贫血可从以下几方面影响心脏：① 贫血可引起高排量型血循环，增加心脏负荷。② 贫血可诱发心绞痛。③ 严重贫血可因心肌缺血而引起心肌变性等改变。

贫血是心排血量增加最常见的原因之一。急性贫血可降低冠状血管的阻力，而慢性贫血则使冠状动脉的侧支形成增加，使心脏的前负荷增加而后负荷降低，逐渐发展的严重贫血可通过血管扩张增加静脉回流（前负荷增加）和过度增加血容量而引起心肌肥厚，并降低外周阻力（后负荷）。慢性贫血时心排血量增加的另一个机制是血浆儿茶酚胺和非儿茶酚胺的心肌收缩因子水平增高。

心脏储备功能下降（如疲乏、劳累性呼吸困难和水肿）的严重程度，取决于贫血、基础心脏疾病（如心肌病、冠心病或瓣膜病）的严重程度。当血红蛋白（Hb）下降＜90 g/L 时，静息心排血量就会增加。

逐渐发展的严重贫血由于以下代偿机制几乎不产生心肌缺血：冠状动脉侧支形成，红细胞中 2,3-二磷酸甘油酸（2,3-DPG）浓度升高及其对血红蛋白氧离曲线的影响。红细胞中 2,3-DPG 浓度升高与脱氧血红蛋白结合，使 Hb 对氧的亲和力降低，因而 Hb 在不增加氧分压的情况下可放出更多的氧供组织摄取利用。慢性贫血患者能耐受较重的贫血主要依靠红细胞中 2,3-DPG 浓度升高这一代偿机制。

（二）临床表现

患者的症状取决于有无基础心脏疾病和贫血发展的进度。如某无基础心脏病者出现贫血时，其 Hb 水平只有 70 g/L 时，仍能从事一般体力活动。而有冠心病的患者，贫血降低了其心绞痛的阈值，因此即使轻度贫血患者也有可能发生心绞痛。因贫血引起的心脏储备功能下降，其产生的症状通常在贫血纠正和红细胞数恢复正常后缓解。严重贫血患者多有气急、疲倦、心悸等症状，有时可有心绞痛和阵发性呼吸困难。体格检查可发现心动过速，心前区搏动增强，周围血管扩张，水冲脉及脉压增加。严重贫血，如 Hb 水平降低到 30 g/L 左右时，心脏有明显增大，常出现第三心音和第四心音，心前区有功能性收缩期杂音，在胸骨左缘最响。杂音可能是由于血流通过肺动脉瓣和主动脉瓣口的速度加快和血黏度降低所致。有时在心尖区或沿胸骨左缘可听到舒张早中期隆隆样杂音，该杂音可能与通过二尖瓣和三尖瓣血流的增加有关。长期的严重贫血可发生充血性心力衰竭，尤其是当心脏有额外负荷时，如体力劳动、发热、妊娠等。值得注意的是，贫血患者有充血性心力衰竭表现时，应考虑有器质性心脏病存在，因为单纯贫血引起的充血性心力衰竭很少见。

贫血进展时心电图改变较常见。当 Hb＜70 g/L 时，心电图会出现 T 波压低和倒置，输血后这些改变通常会恢复正常。

慢性贫血患者的心脏对 Hb 水平降低已做出代偿，故对因输全血而引起的血容量增加耐受性差，血容量增加和左心充盈压增高会促发和加重心力衰竭，必要时可考虑缓慢输注红细胞悬液并合用利尿剂。

二、贫血与慢性心力衰竭

（一）发生率和对预后的影响

有研究已证实，贫血为 CHF 患者临床预后不良的独立危险因素。目前多数学者认可以男性 Hb≤120 g/L，女性 Hb≤110 g/L 作为标准判定贫血，并以此对 CHF 合并贫血的发病率的统计标准。大量研究显示，慢性心力衰竭（CHF）患者中贫血的发生率为 4%～61%，而且贫血的发生率和程度随心力衰竭程度的加重而升高或加重。贫血的发生率也会随 CHF 患者年龄的增加而升高，在 CHF 合并贫血的患者中约 40%的患者在 70 岁以上。贫血的发生率及程度随 CHF 程度的加重而升高或加重。

有研究证实，贫血为 CHF 患者临床预后不良的独立危险因素。研究认为，合并贫血的 CHF 患者的症状更多，CHF 合并贫血的患者肺水肿发生率较高，病死率也更高。CHF 患者合并贫血较单纯 CHF 患者的平均住院时间延长，其住院期间、30 d 及 1 年的死亡率也明显高于单纯 CHF 患者。贫血是增加 CHF 患者病死率的独立危险因素，无论其是否存在左心室收缩功能障碍。

（二）发病机制

CHF 合并贫血存在多种潜在机制。CHF 的许多临床表现，如肾功能异常、炎性细胞因子激活、右心衰竭、营养不良、血液稀释、骨髓灌注下降等，均可影响贫血的发展。

1. 炎性因子的作用　心室重构是 CHF 发生的关键因素之一，而炎性因子及神经内分泌功能亢进通过参与心室重构而促进 CHF 的发生与发展。其中，肿瘤坏死因子 TNF-α，可直接产生多种生物效应，也可通过诱导 IL-1β、IL-6 的释放及引起心肌细胞外基质结构异常，从而参与心肌损伤及心室重构。近年来动物模型试验结果显示，TNF-α 可干扰骨髓促红细胞生成素（EPO）的合成及活性，抑制骨髓造血系统及干扰铁离子由骨髓网状内皮系统中释放，从而造成贫血。

2. 水钠潴留引起的血液稀释　CHF 引起神经内分泌激素过度分泌，肾素-血管紧张素-醛固酮系统（RAAS）及交感神经过度激活，引起大量水钠潴留，导致血液稀释性贫血的发生。研究发现约 50%的 CHF 合并贫血是由水钠潴留引起血液稀释所致，并非真正的 Hb 水平下降。CHF 合并贫血的患者中，水钠潴留引起稀释性贫血者预后明显差于由 Hb 减少引起的真性贫血者。

3. 铁及叶酸等的缺乏和出血　CHF 患者中约有 37%存在铁缺乏症，其中有 2/3 的患者合并贫血。CHF 患者易发生体循环淤血加重，胃肠道淤血造成肠壁水肿、通透性提高，导致胃肠道功能减退、饮食不佳。另外，TNF-α 分泌增加也可通过影响下丘脑摄食中枢而加重厌食，严重影响铁、叶酸、维生素 B_{12} 等的吸收，引起造血原料缺乏而发生营养不良性贫血。有研究证实，炎性细胞因子在转录水平增加铁蛋白合成，减少转铁蛋白合成，导致肝细胞对铁摄取增加，铁向红细胞前体的运送减少，炎症也可引起黏膜上皮细胞对铁摄取和运输发生障碍，从而导致缺铁性贫血。另外，CHF 患者长期服用阿司匹林等抗血小板抗凝药物也可加重胃肠道症状，发生阿司匹林相关性胃肠道出血而导致失血性贫血。

4. 促红细胞生成素（EPO）生成减少和抵抗　CHF 时心排血量减少、肾血流量减少可造成肾低灌注，进一步导致或加重肾功能减退，造成 EPO 生成减少；肾功能不全合并蛋白尿时，使 EPO、铁及铁蛋白从尿中丢失增加，也可能是发生贫血的原因之一。Silverberg 等发现，重组人促红细胞生成素（recombinant human erythropoietin，rh-EPO）联合静脉铁剂治疗 CHF 合并贫血，可以改善心功能、肾功能，减少住院时间和利尿剂的用量。从而进一步说明 EPO 在 CHF 合并贫血的患者中的重要作用。

部分肾功能正常的 CHF 合并贫血患者表现为 EPO 水平升高，这可能与 EPO 抵抗有关，发生 EPO 抵抗的原因主要为炎性因子(如 TNF-α、IL-1β、IL-6 等)抑制 EPO 促骨髓红系祖细胞分化、Hepcidin 因子干扰铁代谢及炎症反应降低 EPO 受体敏感性等。

(三) 治疗

纠正贫血可能对延缓 CHF 病理生理进程及改善 CHF 患者的预后具有重要意义,针对贫血的治疗成为 CHF 治疗中应考虑的新靶点,但目前关于 CHF 合并贫血的治疗还存在争议。CHOIR 和 CREATE 研究发现血红蛋白 130～150 g/L 和 105～115 g/L 的两组患者相比,前者心血管事件的发生率和死亡率明显高于后者。因此,有学者提出,贫血可能是慢性疾病适应性的有益反应,对于轻度贫血可不予以处理,只对重度贫血患者采用治疗措施。治疗前须进行相关检查以明确贫血的原因,根据贫血的性质、原因和程度给予相应治疗。治疗措施主要包括应用 rh-EPO 或 EPO 刺激剂(ESA)、铁剂及输血等。

1. rh-EPO 或 ESA 应用　一些研究显示,应用 EPO 或 ESA 可以在升高血红蛋白水平的同时,降低 B 型脑钠肽(BNP)水平,改善 NYHA 心功能分级,提高运动耐量,降低住院率。但同时一些研究也显示,EPO 的使用存在增加高血压及血栓栓塞的风险。由于 EPO 可以增加血黏滞度,增强血管对低氧血症反应和促进儿茶酚胺释放,使用 rh-EPO 治疗贫血可以使高血压的发生率增加;EPO 还能增加血小板平均容积,使血小板更具活性,聚集反应增加,从而增加了血栓的风险。

2. 铁剂补充　CHF 患者常因胃肠道吸收不良造成铁的摄入不足,因此补充铁剂是治疗 CHF 合并贫血的重要方法。铁剂的补充途径有口服和静脉两种。口服铁剂的起效较缓,加上 CHF 患者胃肠道吸收功能差,往往影响治疗效果,而且胃肠道的不良反应也较多。对较严重的缺铁性贫血,静脉输注铁剂是较为快速和安全的手段,而且可以与 EPO 合用,为促红细胞生成提供足够的铁。FERRIC 和 FAIR-HF 研究显示,对合并缺铁性贫血的 CHF 患者静脉补充羧基麦芽糖铁(ferric carboxy maltose, FCM, 一种新型静脉铁剂),可以改善贫血,提高运动耐量,改善 NYHA 心功能分级,提高生活质量。

3. 输血　目前有关 CHF 合并贫血患者是否应接受输血治疗仍存在异议。输血可能引起急性容量负荷过重、增加血液黏稠度增加血栓形成、免疫抑制、人类白细胞抗原敏感、铁负荷危险性增加等风险,因此输血并非 CHF 合并贫血的长期治疗方法,而应作为 CHF 合并严重贫血的辅助治疗措施。美国医科大学和美国麻醉学会建议当 Hb<80 g/L 时,特别是有缺血表现时应短期接受输血治疗。

综上所述,贫血可以是心血管疾病的诱因,也可以是心血管疾病的继发表现。贫血与患者的生活质量、心功能状态、住院率和死亡率相关。但贫血在心血管疾病的发生、发展过程中的作用机制还不十分明确,临床上应针对不同情况采取适当的治疗措施,以改善心血管疾病患者的症状和预后。

参考文献

1. 柏瑾. 贫血性心脏病[M]//陈灏珠. 实用心脏病学. 第 4 版. 上海：上海科学技术出版社, 2007：1321-1322.
2. Ezekowitz J A, Mcalister F A, Armstrong P W. Anemia is common in heart failure and is associated with poor outcomes: insights from a cohort of 12 065 patients with new-onset heart failure[J]. Circulation, 2003. 107: 223-225.
3. Kirkwoocl F, Adams. Prospective assessment of the occurrence of anemia in patients with heart failure: results from the study of anemia in a heart failure population[J]. Am Heart J, 2009, 157(9): 926.
4. Peter A, Mc Cullough. Interface between renal disease and cardiovascular illness[M]//Braundwald's heart disease: a textbook of cardiovascular medicine. 9th ed. Philadelphia: Elsevier Saunders, 2012: 1935-1936.
5. Philipp S, Ollmann H, Schink T, el al, The impact of anaemia and kidney function in congestive heart failure and preserved systolic function[J]. NeUral Dial Transplant. 2005. 20: 915-919.
6. Saravia F, Martins H, Costa S, et al. Anemia: only a marker or an independent predictor of mortality in advanced heart failure[J]? Rev Port Cardiol, 2011, 30(5): 515-535.
7. Silverberg D S, Wexler D, Laina A, et al. The importance of anemia and its correction in the management of severe congestive heart failure[J]. Eur J Heart Fail, 2002, 4(6): 681-686.
8. Tang Y D, Katz S D. Anemia in chronic heart failure: prevalence, etiology, clinical correlates, and treatmet options[J]. Circulation, 2006, 113: 2454-2461.

第八章　梅毒性心血管病

陈世波

梅毒性心血管病(syphilitic cardiovascular disease)是梅毒螺旋体侵入人体后引起的心血管病变。绝大多数梅毒是后天性的,先天性梅毒罕见。新中国成立后,梅毒在我国广大地区已基本得到了控制,梅毒性心血管病已很少见。但 20 世纪 80 年代以后,由于社交活动频繁、不正当的性行为、滥用药物和人类免疫缺陷病毒(HIV)感染,梅毒重新发生流行,感染率有所上升,所以梅毒性心血管病仍然存在。

一、病因

梅毒螺旋体是一种螺旋形微生物,大约为 0.15 μm 宽,6～50 μm 长,通常有 6～14 个螺旋,它有特殊的附着和穿透宿主细胞的能力,可穿透正常人体黏膜,损伤上皮细胞。当螺旋体经受损的黏膜侵入人体后,30 min 就可以在淋巴系统中找到,经淋巴管进入淋巴结、肝、肾、心、骨、关节、眼、脑膜及脑部,为全身性疾病。部分经过肺动脉淋巴管,进入主动脉血管。由于升主动脉和主动脉弓横部淋巴组织较丰富，因此病变多发于该处。螺旋体极少直接侵入心肌，可能和心脏极少淋巴引流有关。螺旋体侵入主动脉后缓慢生长，10～15 年甚至更长时间后才产生临床症状和体征，但少数患者亦可在感染后 1～2 年即出现症状。患者中男性多于女性，两者比例为(4～5)∶1。这可能是因为女性血液中含求偶素较多，求偶素可减少螺旋体的活动及毒性。

在梅毒性心血管病患者中，约半数可伴有中枢神经性梅毒；同样，在中枢神经梅毒患者中，有约半数患梅毒性主动脉炎。近年来，中枢神经梅毒在梅毒性心血管病中发病率有减少趋势。

当人体感染梅毒螺旋体后 8～9 周，螺旋体在体内不断增殖，可引起继发性病变。动物实验证实，螺旋体接种的数量和宿主产生皮肤继发性损害所需的时间呈相反关系。至于多少螺旋体接种给宿主才能被感染，仍不清楚，也可能仅一个螺旋体就能被感染。螺旋体有附着和穿透宿主细胞的能力，但不确定其是否在穿透时引起宿主细胞的损伤。大多数螺旋体在细胞间隙找到，偶然也可在巨噬细胞内找到。无证据证明螺旋体长期在细胞内存活。如果不给予治疗，螺旋体亦可在体内引起免疫反应，使螺旋体逐渐减少。20～60 年后，约 15%的患者为良性晚期梅毒，10%转为心血管梅毒，6.5%为晚期神经梅毒。在第一次感染后，如再次感染，螺旋体继续存在仅能局限在入侵部位。以上现象说明梅毒感染后可使机体产生免疫状态(包括细胞免疫和体液免疫)。

细胞免疫状态可由患者皮内注射螺旋体抗原，24～48 h 后局部出现延迟变态反应。晚期梅毒中树胶样病变，可能与细胞免疫反应有关。体液免疫反应主要包括“反应素”和“螺旋体抗体”。“螺旋体抗体”在梅毒感染后 2～3 个月出现，可持续终身，表示机体对螺旋体感染后的免疫反应，可抑制螺旋体的增殖和活动；“反应素”在螺旋体侵入后 4～5 周出现，以后逐渐减少，在晚期梅毒患者中甚至可消失。因此，“反应素”增高仅表示病变的活动性，而不表示机体的免疫反应状态。

由螺旋体感染引起的延迟变态反应，可在早期或继发性梅毒患者中呈阴性，可能和人体产生一种抑制因素有关，但在晚期梅毒患者中常呈阳性。由于变态反应，某些患者在某些情况下可以形成循环免疫复合物，包括在Ⅱ期梅毒患者偶尔出现肾病综合征，肾活检显示膜性肾小球肾炎的局灶性上皮下基膜沉积 IgG 和 C3，并有螺旋体抗体存在。还有患者出现阵发性受冷性血红蛋白尿。

梅毒患者感染 HIV(人类免疫缺陷病毒)的危险比非梅毒患者增加 3～5 倍，如果两者混合感染Ⅱ期梅毒可以很快发展为神经梅毒，使原来各种梅毒的症状发生改变，加剧原有的临床症状，造成梅毒治疗上的困难或失败。HIV 血清学阳性患者患心血管梅毒的年龄要比 HIV 血清学阴性的人小(10 岁左右)。HIV 混合感染的梅毒患者在治疗以后 VDRL/RFR 可能有一个缓慢下降的过程，不应认为这是治疗失败的反应。HIV 感染是梅毒感染的危险因素，因此对所有梅毒患者应推荐 HIV 抗体试验。

二、病理和发病机制

病理上的改变主要是梅毒性主动脉炎和少见的心肌病变。心血管梅毒诊断病例占 10%，尸检发现梅毒性主动脉炎占 26%～50%。

肉眼观察梅毒性主动脉炎的病理改变主要在升主动脉，这与动脉粥样硬化产生的动脉改变往往不在升主动脉，而在胸降主动脉相反。梅毒性病变最常见于升主动脉，其次为主动脉弓、胸降主动脉、颈动脉及腹主动脉(常累及肾动脉分支以上)，更少见于肺动脉，因为升主动脉和主动脉弓横部有丰富的淋巴组织，有利于梅毒螺旋体的侵入，所以是受侵最多的部位。多数主动脉内膜病变呈灰黄色或蓝灰色，并呈散在性珠状分布，其下伴有中层坏死；中层病变部位可出现树皮样皱起，其折痕和主动脉长轴平行，这是梅毒性主动脉炎的特点，但不能以此作为梅毒性主动脉炎的诊断依据，病变常伴有动脉粥样硬化。升主动脉病变常因伸展至主动脉根部，使主动脉瓣环扩大而引起主动脉瓣膜分开，产生主动脉关闭不全，以后波及主动脉本身，使其退缩，卷起，加重主动脉瓣关闭不全。由于感染和炎症反应，引起局部中层明显坏死，血管的肌肉组织和弹性中层成分被破坏，被纤维组织所代替，经常发生钙化，使该部位动脉壁弹性消失，壁变薄，产生囊状或梭状主动脉瘤。主动脉瘤常位于升主动脉或主动脉弓。主动脉瘤(囊状)内常有血栓形成，可脱落引起周围动脉栓塞。主动脉瘤逐渐发展可压迫周围组织和血管，产生相应的临床症状，主动脉瘤亦可破裂而产生坏死。但梅毒性主动脉瘤很少产生夹层。主动脉关闭不全和主动脉瘤的发病率相仿，占梅毒性主动脉炎的 30%～40%。如果病变波及主动脉窦，则可因其导致主动脉壁纤维病变而引起冠状动脉口狭窄(占 20%～30%)。由于冠状动脉口狭窄的病变发展缓慢，常形成侧支循环，所以极少发生心肌梗死，但猝死及心绞痛仍属常见。

在显微镜下所见，病变主要从动脉外膜营养血管炎症开始，早期可见营养血管有淋巴细胞及浆细胞和单核细胞浸润，在某些情况下有多核白细胞浸润，内皮细胞增生，引起营养血管阻塞，产生动脉外膜纤维化，中层囊性坏死，表现为平滑肌细胞坏死，弹力纤维变性，浆细胞浸润。主动脉内膜下纤维增厚，在病变后期常伴有粥样硬化。心肌弥漫性增生，纤维化病变，主要由主动脉瓣关闭不全或冠状动脉口狭窄后引起。如伴有冠状动脉粥样硬化，则更易导致冠状动脉供血不足。

三、临床表现

临床上梅毒性心血管病有以下 5 种类型。同一患者可以有一种或一种以上的类型存在。

(一) 单纯性梅毒性主动脉炎

单纯性梅毒性主动脉炎可以发生在梅毒螺旋体感染的早期，但多发生于晚期梅毒，多发于升主动脉，亦可累及远端的降主动脉。

1. 症状 往往在梅毒感染以后 10 多年临床才表现出来。通常没有症状，很难诊断。在未经治疗的梅毒患者中，80%以上可发生梅毒性主动脉炎(其中有 10%发展为主动脉瘤、主动脉瓣关闭不全和冠状动脉口狭窄。最易受影响的升主动脉节段占 40%～50%，主动脉弓占 35%，降主动脉占 15%)，绝大部分患者没有症状，部分患者可以感到胸骨后不适或钝痛，但为非特异性的。

2. 体征 由于主动脉扩大，叩诊时心脏上方浊音界增宽，听诊时发现主动脉瓣区第二心音亢进，可伴有轻度喷射样收缩期杂音，但这种杂音也可以在其他非特异性主动脉炎或主动脉硬化患者中出现，其性质无特异性，难以凭此做出确诊。

(二) 梅毒性主动脉瓣关闭不全

梅毒性主动脉瓣关闭不全为晚期梅毒的表现，是梅毒性主动脉炎最常见的并发症(发生率为20%～30%)，在感染以后5～40年(大多数为10～25年)出现临床症状，绝大多数患者表现有明显的主动脉反流症状，类似于其他原因引起的主动脉瓣关闭不全的症状和体征。

1. 症状　临床表现的症状轻重不一，轻者无症状，或仅有轻度心悸，气急。如果脉压不超过收缩峰值的50%，或舒张压在70 mmHg以上，主动脉反流往往不引起血流动力学的严重改变(除非已产生了心力衰竭)，在临床上反流所产生的症状很轻，重者由于主动脉瓣大量反流，如果再合并冠状动脉口狭窄，冠状动脉血流减少而引起心绞痛，心绞痛的严重程度与主动脉瓣反流的严重程度不相一致。由于长期的主动脉瓣反流，左心室每搏容量增加造成左心室负荷加重，其可逐渐发展为充血性心力衰竭，尽管这个过程时间跨度很长(即无症状期长)，一旦出现心力衰竭症状，患者状况就每况愈下，病程在1～3年迅速进展，很快发展为反复发作的肺水肿及右心衰竭。

2. 体征　叩诊发现心界向左下扩大，由于升主动脉和主动脉弓增宽，叩诊时胸骨右缘第2、3肋间的浊音增宽。触诊时心尖搏动常增强。听诊时由于炎症波及主动脉瓣环早期引起主动脉瓣区第二心音常亢进或呈鼓音；在病变后期，由于主动脉瓣本身呈纤维收缩，活动力消失，使主动脉瓣区第二心音减弱或消失。主动脉反流产生的杂音在胸骨右缘第2、3肋间隙或胸骨左缘第3、4肋间隙可闻及来回性收缩期喷射性吹风样杂音和舒张期吹风样杂音(即称来回样杂音)。有时由于主动脉瓣环钙化，主动脉小叶根部僵硬，近侧主动脉扩张，患者虽无主动脉瓣狭窄病变，也可出现较响的收缩期喷射性杂音，也在胸骨右缘第2肋间最响。有时由于升主动脉明显扩张，胸骨右缘第2、3肋间的杂音比左缘更明显，向心尖部传导。舒张期吹风样杂音在左心室明显增大的患者中，并可向左腋下传导。收缩期杂音可向颈部传导，有时可在颈动脉或胸骨上窝扪及收缩期震颤，但很少在主动脉区扪及震颤。

就杂音性质而言，梅毒性和风湿性主动脉瓣关闭不全有所区别，梅毒性主动脉瓣关闭不全产生的喷射性收缩期杂音在收缩早期增强，持续时间较短，而风湿性主动脉狭窄及关闭不全的杂音声调常较尖锐，且在收缩中期或晚期增强。风湿性主动脉瓣病变，往往伴有二尖瓣病变，右心室扩大，心脏转位，因而舒张期吹风样杂音在胸骨左缘第3肋间最清楚。少数情况下，主动脉瓣右前叶外翻入左心室，产生音乐样3～4级舒张期杂音，可伴震颤，易被误认为收缩期杂音。

在心尖部除可听到由主动脉传来的杂音外，有时还可听到Ⅱ级左右的舒张期隆隆样杂音，其传导范围不广称为Austin-Flint杂音，它是主动脉反流的血流进入左心室时，撞击于二尖瓣前叶上产生的功能性二尖瓣狭窄引起的杂音，发生在二尖瓣迅速关闭时，杂音可以在收缩前期、舒张中期或全舒张期。这种杂音不伴有收缩前期增强，且不伴有第一心音亢进或开瓣拍击音，可与风湿性二尖瓣狭窄鉴别。

周围血管体征通常发生在严重主动脉反流的患者中，由于舒张期血流大量反流入左心室，收缩压升高而舒张压迅速下降，通常降到40 mmHg，甚至到0，脉压增大，继而产生各种周围血管征，包括水冲脉(Corrigan's pulse，科里根征脉搏)、枪击声(Traube'sings，特劳伯征)(参见第十三篇第五章)。

(三) 梅毒性冠状动脉口狭窄或阻塞

梅毒性冠状动脉口狭窄或阻塞的发病率很高，是梅毒性主动脉炎第二常见的并发症。根据Heggtveit尸检100名平均年龄30～92岁梅毒性主动脉炎的患者，其中冠状动脉口狭窄有26例。病变可累及冠状动脉开口处，但限于离开口处1.5～2.0 cm的部位。冠状动脉口狭窄病变进展缓慢，常伴侧支循环形成。在大多数患者中，常伴有明显的心绞痛症状，发作持续时间较由冠状动脉粥样硬化引起的心绞痛为长，且常可在夜间发作。除极少数严重患者可出现心肌梗死或心肌纤维化外，一般极少发生大面积心肌梗死。冠状动脉狭窄很少单独存在，多数合并有其他梅毒性心血管病变，如主动脉瓣反流或主动脉瘤。此类患者常呈现持续性心力衰竭，少数病例可在短期内发生猝死，是由冠状动脉口狭窄完全阻塞引起的。

(四) 梅毒性主动脉瘤

梅毒性主动脉瘤是梅毒性主动脉炎中最少见的临床表现，发病率占5%～10%。它多发生于胸主动脉的升部，50%发生于升主动脉弓，呈囊状或梭状，但不会产生夹层分离。胸主动脉升部或降部的梅毒性主动脉瘤可存在多年而无症状，随着瘤体逐渐扩大，多数患者在早期出现周围相应器官和组织受压，或因血管侵蚀而出现相应症状和体征。现将各不同部位血管动脉瘤导致的临床表现介绍如下。

1. 主动脉窦动脉瘤　主动脉窦周围是心脏及大的动脉，其左前是肺总动脉及左心室的圆锥部，其右上前是上腔静脉和右心房，其右后是左心房、右肺动脉及右侧支气管，其右后侧与左心房相关。因此，在主动脉窦瘤破裂以前较难诊断。如果主动脉窦瘤在前面或后面，压迫冠状动脉口，可产生心绞痛症状。主动脉窦瘤破入肺动脉或右心室腔，可出现严重的右心衰竭，引起相应部位连续性杂音，与动脉导管未闭，主动脉-肺动脉隔缺损相似。窦瘤破入左心房，在背部可听到连续性杂音，可表现为左心衰竭。

2. 主动脉升部动脉瘤　常向前、右及上部伸张。如向前扩大，则可引起胸骨右侧第1肋及第2肋间局部隆起及搏动，也可以在右侧胸锁关节或胸骨上凹处看见搏动，在主动脉瘤所在的体表部位闻及收缩期血管杂音。主动脉瘤如不压迫邻近组织，并无临床症状。瘤体压迫，侵蚀胸部可引起疼痛；如向右扩张，则可压迫上腔静脉、无名静脉、右肺和右支气管。上腔静脉受压迫，可以产生上腔静脉压迫综合征(即可引起面部和上肢水肿，颈部、上肢及胸壁静脉怒张、突眼、球结膜水肿和呼吸困难等症状和体征)；右肺或右支气管受压，引起气急、呼吸困难和铜音样咳嗽、肺不张、反复肺部感染；在少数情况下，肺总动脉可受压而产生肺动脉狭窄的症状和体征。患者可以出现右心衰竭；神经受压或骨质被侵蚀导致疼痛；如瘤体破入肺动脉，可出现类似动脉导管未闭的临床症状，由于升主动脉瘤常可增长到很大而无症状，故又称“体征性主动脉瘤”。少数患者可因瘤体破裂至胸腔引起休克及猝死。

3. 主动脉弓部动脉瘤　常因早期压迫周围器官和组织，如食管、气管、喉返神经、交感神经、膈神经、上腔静脉或胸椎，而产生相应的症状，故又称“症状性主动脉瘤”。如压迫食管，产生吞咽困难或因局部炎症而引起吞咽时疼痛感；如压迫左侧支气管，可引起支气管狭窄和肺不张。压迫左侧喉返神经，产生声嘶，由声带麻痹所致或咳嗽带金属调；如压迫交感神经，产生上眼睑下垂，瞳孔缩小，一侧面部少汗或无汗，称为 Horner 综合征（颈交感神经麻痹综合征）；如膈神经受压，产生呃逆或膈肌瘫痪或持续胸痛；上腔静脉受压，则产生上腔静脉综合征。少数患者因动脉瘤破裂入气管，导致大量咯血、窒息而死亡。

当主动脉瘤向前胸突出时，可产生搏动性痛，并可伴有震颤。如动脉瘤伸展至无名动脉，常可使两侧上肢血压及脉搏强弱不等，一般左侧上肢脉搏较小，心脏常无明显扩大，但在主动脉瘤部位，经常可听到收缩期杂音。

4. 胸降主动脉瘤 可以生长巨大而不产生症状，往往在常规胸部 X 线检查或其他疾病进行胸部 X 线检查时被发现，少数患者在肩胛角下方出现搏动，有时可以产生压迫主要支气管及食管时产生症状，如咳嗽、呼吸困难和吞咽困难等。压迫肺动脉引起肺动脉狭窄，压迫肺部，引起肺部继发感染。压迫肺静脉或奇静脉，引起胸腔积液。如动脉瘤压迫肋骨或胸骨，可引起剧烈胸痛。偶尔压迫脊髓神经根，引起剧烈疼痛、椎骨萎缩、脊椎受压。

5. 腹主动脉瘤 很少见，常发生于 50 岁左右，位于肾动脉起源上下。症状为持续性或阵发性上腹部剧烈疼痛。其主要由动脉瘤侵蚀脊柱或其他器官受压所致。有时在腹部可扪及搏动块状物，如动脉瘤压迫肾动脉可引起高血压。压迫或侵蚀脊髓神经根，引起剧烈疼痛，椎骨萎缩，脊髓神经受压，多发生在第 7～11 胸椎至第 2 腰椎部脊柱受到侵蚀。如腹主动脉瘤向前扩张，可以增至很大而不引起明显症状。如同其他动脉瘤一样，动脉瘤迅速扩张，压力不断上升，最后可引起致命性的动脉瘤破裂，可以破入腹膜后间隙、腹腔，也可以破入肠道引起突然死亡。

（五）心肌树胶样肿

梅毒螺旋体侵犯心肌组织引起梅毒性心肌炎（心肌树胶样肿），极为罕见，最常见的部位在左心室、室间隔底部。局部或弥漫性心肌树胶样肿很难诊断，往往在尸检时被发现。在临床上表现为传导阻滞或心肌梗死，局部病变无症状。如果病变侵犯瓣膜口，引起瓣膜假性狭窄产生假性瓣膜的症状和体征。如果梅毒弥漫性侵犯心肌组织，可引起顽固性心力衰竭。

四、检查

心血管梅毒属于晚期梅毒，除上述临床的表现外，还需要借助先进的诊断技术帮助确诊。目前主要靠血清学实验室检查和影像学检查。

（一）血清学检查

在晚期梅毒的受损组织中分离出螺旋体是不太可能的，因为目前没有证据说明梅毒螺旋体能在宿主细胞内长期存活。由于梅毒螺旋体存在于宿主主动脉的外膜层，近来提出采用聚合酶链反应（polymerase chain reaction，PCR）的方法测定梅毒螺旋体的 DNA，来诊断梅毒螺旋体感染的存在，特异性强、敏感性高、方法先进及最后确诊，但本方法需要采集标本。所以目前主要还是用血清学方法来确诊梅毒螺旋体感染。按照其特异性、敏感性从低到高的顺序介绍以下几种方法。

1. 非螺旋体血清试验（非特异性心脂抗体） 有 VDRL 试验、RPR（快速血浆反应素环状卡片试验）和 APT（自动反应素）试验、USR（the unheated serum regain，未加热的血清反应素）试验，经常用于梅毒筛选。VDRL 试验简单、便宜、容易标准化和定量，用于普查筛选、治疗反应的随访，早期梅毒阳性率为 70%，Ⅱ期梅毒阳性率为 99%，而晚期梅毒（包括心血管和神经梅毒）的阳性率仅为 70%～80%。如果合并 HIV 感染，早期梅毒和Ⅱ期梅毒试验反应，可以被延迟或阳性率降低。

2. 梅毒螺旋体血清试验 包括密螺旋体活动抑制试验（treponema pallidum immobilization test，TPI）、荧光密螺旋体抗体吸附试验（fluorescent treponemal antibody absorption test，FTA - ABS）和密螺旋体微量白细胞凝集试验（microbemagglutination，MHA - TP）均阳性。FTA - ABS 试验为梅毒确诊试验，尽管它比 VDRL 试验困难，不容易被定量，但具有高度的敏感性和特异性，在早期梅毒阳性率达 85%，在Ⅱ期梅毒阳性率高达 100%，在晚期梅毒阳性率达 98%（作为心血管和神经梅毒的阳性试验）。MHA - TP 试验，在初期梅毒其敏感性比 VDRL 试验和 FTA - ABS 试验要差些，在早期梅毒的阳性率仅为 50%～60%，但在Ⅱ期梅毒和晚期梅毒的敏感性和特异性与 FTA - ABS 试验相似，即在Ⅱ期梅毒阳性率也高达 100%，晚期梅毒阳性率达 98%，即使患者经过治疗，FTA - ABS 试验可终身保持阳性。

3. 密螺旋体 IgG 抗体测定（Western blot test） 具有 FTA - ABS 试验的特点，其敏感性达 99%，特异性达 88%，容易操作，特别用于怀疑重复感染的病例、先天性梅毒和 HIV 感染者。

（二）心电图检查

心电图表现并非特异性的，可表现为电轴左偏、左心室肥大及心肌损害（S - T 段缺血样压低），房室传导阻滞可以发生在主动脉瓣反流的后期，也可以没有左心室肥大。1940 年，我国学者报道 22 例梅毒性主动脉炎患者，其中 16 例心电图示 S - T 段下降或 T 波倒置，经用小剂量砷剂静脉注射 4 h 后，复查心电图 5 例 S - T 段与 T 波改变加剧，1 例原无胸痛史，用药后发生明显心绞痛症状，心电图示 S - T 段与 T 波段倒置加深，P - R 间期自 0.16 s 延长至 0.20 s，心电图变化持续 2 周后逐渐改善，临床亦见 1 例于用青霉素 9 d 后，心绞痛加剧，心电图由注射前正常者变为 S - T 段下降及 T 波平坦，于停止治疗后，症状和心电图逐渐改善。以上例子说明治疗时螺旋体被杀死后，引起病变的冠状动脉口组织肿胀使冠状动脉狭窄加重。这种现象称为“治疗逆反应”（Jarish-Herxheimer 反应），常在治疗后 24～48 h 或治疗中期出现，持续 6～12 h 或更长，可以借用心电图的改变进行检测。如果“治疗逆反应”较轻，持续时间较短，可减少剂量继续治疗。相反治疗后心绞痛发作频繁，发作时间延长或出现心力衰竭恶化，应考虑暂停治疗。

（三）影像学检查

1. 胸部 X 线检查 左心室扩大，在单纯性梅毒性主动脉炎可见到升主动脉近端突出、增宽，使升主动脉和动脉弓的曲线弧不能合成一线。主动脉的收缩期搏动较快，舒张期搏动较慢。约有 20% 的患者升主动脉有线条状（“蛋壳样”）钙化。而动脉粥样硬化时形成的钙化常见在胸降主动脉部位，形成块状钙化。梅毒性主动脉炎时，在主动脉结和胸降主动脉也可以钙化，但以近头、臂动脉处的升主动脉钙化最为广泛，而动脉粥样硬化时主动脉结与胸降主动脉钙化最为广泛，可以区别。胸主动脉瘤可由X线检查发现，但有时不易和纵隔肿瘤鉴别。尤其当动脉瘤内有较大血凝块时，搏动常不明显，此时可做逆行性主动脉造影鉴别。梅毒性主动脉炎病变可以从主动脉根部开始向远端延伸，最远可达横膈部位，病变部位的主动脉增宽。如存在主动脉瓣关闭不全，左心室扩大，心脏向左、下、后增大，心脏呈靴形，心脏和主动脉搏动强烈。如有主动脉瘤的存在，可以在相应部位见到动脉瘤的膨隆，称膨胀性搏动。升主动脉瘤或主动脉弓瘤可以侵蚀邻近的骨骼，可见骨折的破坏，瘤壁内可有钙化。

2. CT和MRI检查　CT与增强剂结合能精确测量出动脉瘤的大小，可以用于经胸部X线未确诊病例的筛选。螺旋CT血管成像(CTA)，能显示主动脉的解剖，有望代替逆行主动脉造影。该项技术的优点为非侵入性检查，也能识别是血栓还是假性瘤、心包积液等。缺点是需静脉用增强剂，对主动脉反流的可靠性不强。MRI不必静脉注射增强剂，能获得高分辨率静态影像，对胸主动脉瘤病变的诊断有高度的精确性，能显示囊性动脉瘤、动脉瘤真实的大小和特征，与周围组织炎症反应的关系，动脉瘤受累的范围与动脉弓的相互关系；对心脏瓣膜反流的探测也有高度的敏感性和特异性。当动脉瘤累及主动脉根部时，磁共振血管造影(MRA)可作为首选，因为CT扫描对根部影像显示欠佳，测量直径欠精确，尤其当胸主动脉比较扭曲时。

3. 超声心动图　可以进行床旁检查，能精确显示不同节段的动脉瘤(包括主动脉窦瘤)的大小、钙化和动脉瘤破裂部位。动态观察主动脉瓣关闭不全和狭窄情况。采用超声多普勒技术测出主动脉瓣反流量，测定左心室的间隔厚度和容积大小，左心室收缩末期和舒张末期压力和容量及左心室射血分数(即左心室收缩功能)等。显示二尖瓣活动异常包括前叶舒张期扑动(Austin-Flint杂音)。食管超声心动图由于气管内充满气体的干扰和主干气管的影响，限制了对远端升主动脉和近端主动脉弓病变部位的显像。超声心动图也能显示冠状动脉的开口处，也有助于冠状动脉开口处病变的诊断。

4. 心血管造影　逆行主动脉造影能显示主动脉瘤的部位和大小、主动脉瓣反流程度、左心室大小、心功能状况等，对于梅毒性心血管病患者，有心绞痛而怀疑有冠状动脉口狭窄或阻塞时，可行选择性冠状动脉造影，据有关资料显示20%～80%的梅毒性主动脉炎患者冠状动脉口狭窄，与动脉粥样硬化引起的冠状动脉病变不同，梅毒性主动脉炎引起的冠状动脉病变不发生于冠状动脉的远端，仅局限在冠状动脉口的部位。

五、诊断与鉴别诊断

患者有不正当的性接触史，在临床上有典型的梅毒或晚期梅毒临床表现、阳性的梅毒血清学反应及影像学特征，诊断不很困难。但应与常见的风湿性瓣膜病、冠心病及其他疾病(如马方综合征)引起的心脏瓣膜疾病产生的心脏杂音鉴别。

(一) 心脏瓣膜杂音的鉴别

1. 主动脉瓣区舒张期杂音　在临床上单纯性梅毒性主动脉炎时，升主动脉或主动脉弓局限性扩张或线索状钙化为主要表现，梅毒性主动脉瓣反流的杂音，由于主动脉根部扩张，所以胸骨右缘第2肋间隙杂音听得最响，而风湿性主动脉瓣反流产生的杂音，由于往往伴有二尖瓣病变右心室扩大，使心脏转位，所以舒张期杂音在胸骨左缘第3～4肋间隙最响。单纯主动脉瓣关闭不全亦可见于马方综合征患者，该综合征是一种自体显性遗传性结缔组织疾病，除主动脉瓣区有杂音外，还有综合性的特征性体征[虚弱体形，四肢细长，蜘蛛样指(趾)蓝色巩膜，晶状体半脱位及成骨异常等]，而且常伴有主动脉夹层，通过超声心动图检查不难区别。

2. 主动脉瓣区收缩期杂音　梅毒性主动脉瓣反流时，在该区尚可听到较响的拍击样收缩早期喷射音和收缩期杂音。而风湿性主动脉瓣狭窄的杂音，声调较高尖，在收缩中期、晚期增强，往往伴二尖瓣病变，发病年龄较早。主动脉粥样硬化，伴瓣环钙化，近端主动脉扩张，造成相对性瓣膜狭窄，也可以听到收缩期喷射性杂音，但在收缩早期增强，而且杂音持续时间较短。

3. 二尖瓣区舒张期杂音　梅毒性主动脉瓣严重反流到左心室的血流冲击在二尖瓣前叶上，产生的功能性二尖瓣狭窄引起的舒张期Ⅱ级隆隆样杂音(Austin-Flint杂音)较柔和，无收缩期增强，不伴有心尖部第一心音增强和二尖瓣开放拍击音。而风湿性单纯二尖瓣狭窄引起的舒张期隆隆样杂音常伴有收缩期增强，心尖部第一心音增强和二尖瓣开放拍击音。

(二) 梅毒血清学假阴性和假阳性反应的鉴别

1. 假阴性血清学反应　可以发生在获得梅毒螺旋体感染后和产生足量抗体[IgM和(或)IgG]2～4周出现。RPR/VDRL试验假阴性可出现于早期隐性、继发性和早期神经系统梅毒，也可发生于晚期梅毒(包括心血管梅毒)。

2. 任何梅毒血清学试验都可能发生偶然的假阳性反应　VDRL假阳性反应在急性感染期(6个月以内)要与不典型肺炎、疟疾、妊娠、预防接种、新近的心肌梗死和各种的发热性感染性疾病鉴别。在慢性感染期(在6个月以上)要与自身免疫性疾病(如系统性红斑狼疮有8%～20%假阳性)、吸毒(1/3的吸毒者假阳性)、HIV感染、麻风、慢性肝病(慢性乙型肝炎、慢性丙型肝炎)和少数老龄人(＞70岁，1%假阳；＞80岁，10%假阳性)的假阳性反应相鉴别。假阳性的血清效价＜1∶8(＞1∶16为阳性)。这些患者应长期跟踪观察。

3. FTA-ABS假阳性　更可能出现假阳性。高球蛋白血症(类风湿关节炎、胆汁性肝硬化)、系统性红斑狼疮有假阳性反应。

(三) 心绞痛的鉴别

心绞痛是梅毒性冠状动脉口狭窄引起的最常见的临床表现。由于病程进展缓慢，可建立较丰富的侧支循环，所以很少发生心肌梗死，除非合并冠状动脉粥样硬化同时存在。发病年龄比冠心病相对较轻，常发生在夜间，心绞痛持续时间较长，冠状动脉造影有助于鉴别。

六、预防

梅毒螺旋体感染极少是先天性的，绝大部分都是通过性接触传播的，也是不良社会风气、药物滥用和娼妓活动的产物，是可以预防的，要发动全社会的力量和行政强制性干预，形成社会好风尚，树立新道德，严禁非法性交往，防止梅毒的传播，禁毒，严厉打击贩毒，积极防治AIDS。对早期梅毒患者应用青霉素积极治疗，并随访血清学试验，必要时重复治疗，只有积极治疗早期梅毒，才能预防心血管梅毒的发生。

七、治疗

一旦心血管梅毒被确诊，为了进一步防止损害，应进行驱梅治疗。青霉素对梅毒螺旋体具有高度敏感性，是治疗梅毒的特效药物。有以下两种给药方法：① 苄星青霉素(benzathine penicillin)，240万U肌内注射，每周1次，共3周，总量720万。② 普鲁卡因青霉素(procaine penicillin)，60万肌内注射，每日1次，共21 d。对青霉素过敏者可选用头孢噻啶每日肌内注射0.5～1.0 g，共10 d。头孢曲松(ceftriaxone)每日250 mg肌内注射，共5 d或10 d。作为晚期梅毒和神经性梅毒可以用1～2 g肌内注射，每日1次，共14 d。阿奇霉素(azithromycin)每日500 mg口服，共10 d。也可以用红霉素每次500 mg口服，每日4次，共30 d。四环素每次500 mg口服，每日4次，共30 d。但疗效比青霉素差。驱梅治疗过程中，少数患者于治疗开始后1 d出现发热、胸痛加剧等症状，这是大量螺旋体杀死后引起的全身反应和局部水肿的结果，个别患者可以在治疗中发生冠状动脉口水肿，加重狭窄，导致猝死。所以在伴有主动脉瓣关闭不全、心力衰竭或心绞痛的患者，则开始剂量宜小，给青霉素1万U，每日1次或分2次肌内注射，于用药2～3 d后如无明显症状或心电图改变再逐渐增加剂量。在治疗过程中如出现心绞痛或心力衰竭加剧，应暂停治疗，待症状控制后再恢复治疗。为了防止驱梅治疗的不良反应，可以在开始治疗的数日内同时给泼尼松每次10 mg，每6 h 1次。如有神经梅毒或合并HIV感染，可以使用大剂量青霉素静脉给药治疗。

梅毒性主动脉瘤直径≥7 cm，或产生压迫症状，或瘤体迅速膨大者，进行手术治疗，切除动脉瘤，用同种动脉或血管代用品移植，有明显主动脉瓣反流者，可行主动脉瓣人工瓣膜置换术。冠状动脉口狭窄时，可行冠状动脉口内膜切除术或冠状动脉旁路术。

八、预后

单纯性梅毒性主动脉炎一旦发现应给予充分治疗，可以防止病变进一步进展，预后良好，平均寿命接近正常人。梅毒性主动脉瓣关闭不全，预后与其严重程度相关，如果反流量不大、心脏不大、无心力衰竭或无心绞痛，预后较好些；相反，如果反流量大、脉压很大、心脏扩大，甚至出现心力衰竭，预后差。梅毒性主动脉瓣关闭不全，如无心力衰竭(无症状期)可持续2～10年(平均6年)，一旦出现心力衰竭(有症状期)病情迅速恶化，1年内死亡率约为50%以上。临床随访26例梅毒性心血管患者，18例因并发症而在3年内死亡，其中13例在心力衰竭发生后1年内死亡。如果患者有冠状动脉口狭窄、心绞痛，预后更差，常于发生心绞痛后短期内猝死。有动脉瘤者预后非常差，平均寿命在症状发生后6～9个月。2年死亡率达80%，因为梅毒性主动脉瘤多属囊性，发展较快，患者常于1～2年因压迫周围器官或因动脉瘤破裂而死亡。

参考文献

1. 陈灏珠. 实用心脏病学[M]. 第4版. 上海：上海科学技术出版社，2007：1323-1328.
2. 陈灏珠. 实用内科学[M]. 第13版. 北京：人民卫生出版社，2009：1651-1654.
3. French P，Gomberg M，Janier M，et al. IUSTI：2008 European guidelines on the management of syphilis[J]. Int J STD AIDS，2009，300-309.
4. Paulo N，Cascarejo J，Vouga L. Syphilitic aneurysm of the ascending aorta[J]. Interact Cardiovascu Thorac Surg，2012，14(2)：223-225.
5. Zipes D P，Libby P，Bonow R O，et al. Bruanwald's Heart Disease[M]. 7th ed. Philadelphia：Elsevier Saunders，2005.

第九章 艾滋病的心血管表现

杨昌生

获得性免疫缺陷综合征(acquired immunodeficiency syndrome，AIDS)，又称艾滋病，是由人类免疫缺陷病毒(HIV)引起的传染性疾病。这种反转录病毒主要侵犯人的淋巴细胞，导致人体免疫功能障碍，引起各种条件性感染或发生与免疫功能减退有关的肿瘤而导致死亡。

HIV属于慢病毒科反转录病毒属，共有两型，HIV-1和HIV-2，两者在病毒核酸序列及基因结构上有较大的差异。HIV-1感染在世界各地均有流行；HIV-2感染主要流行于西部非洲地区，且病情不如HIV-1感染严重。HIV成熟病毒颗粒的直径为100～200 nm，病毒的核心状如子弹头，病毒核心的外壳由衣壳蛋白组成，在壳内有病毒的单链RNA、反转录酶、整合酶、核糖核酸酶及核壳蛋白。病毒的包膜是一个来源于宿主细胞膜的膜质结构，包膜上有刺突，含外表蛋白gp120和跨膜蛋白gp41，内衬于包膜之下的是豆蔻酰化的p17蛋白。

2011年底，全球存活的AIDS患者和HIV感染者共有3 400万人，当年新增感染250万人，AIDS相关死亡170万人。截至2011年底，我国已发现的AIDS患者和HIV感染者共有34.6万(而据估计我国AIDS患者和HIV感染者共有78万，也就是说，还有大约56%的感染者未被诊断)，当年新增感染4.8万人，死亡2.8万人。HIV感染的传播途径有性传播、血液传播和母婴传播。在我国，性传播已成为主要传播途径(超过80%)。

HIV进入人体后，多于2～6周出现急性感染症状(如发热、疲乏、咽炎、淋巴结肿大和皮疹)和病毒血症，症状为自限性,此后进入无症状期。人体从感染 HIV 到发展为 AIDS,大约需要经过 10 年的时间。1993 年,美国 CDC 修订的青年和成人 HIV 感染/AIDS 的分类方案,将 HIV 感染患者分为 3 种临床类型: A 型,是指无症状期患者,有持续性病毒血症和 CD4 细胞计数逐年降低,可有持续性全身淋巴结肿大。B 型,有症状患者,出现一些称为 AIDS 相关复合征(AIDS related complex,ARC)的临床疾病,如口腔毛状白斑、体重减轻、夜汗和慢性腹泻等,但尚无 AIDS 指征性疾病(AIDS defining illness)。C 型,即典型 AIDS,是指有任何一种 AIDS 指征性疾病者,AIDS 指征性疾病共有 25 种,包括机会性感染、肿瘤、食管念珠菌病、巨细胞病毒(CMV)性视网膜炎、肺或肺外结核、中枢神经疾病、消耗性综合征及复发性肺炎等;同时增加了对免疫抑制的检测,CD4 细胞计数<0.2×10^9/L 或 CD4 细胞百分比<14%的 A 型或 B 型 HIV 感染者也归入 AIDS 病例;大多数 AIDS 相关的心肌疾病和心包积液发生在这一阶段。

HIV 感染者的心脏并发症常发生在疾病晚期或与相关治疗有关(表 30-9-1)。在 20 世纪 90 年代以前,AIDS 相关的心血管病主要是心包积液、心肌炎、扩张型或浸润性心肌病、伴有肺动脉高压的肺部疾病、心律失常、消耗性心内膜炎及感染性心内膜炎。21 世纪以来,由于高效抗反转录病毒治疗(HAART,指两种或两种以上反转录酶抑制剂,与一种或一种以上蛋白酶抑制剂联合使用)的应用,患者的寿命延长,在有良好医疗条件的 AIDS 流行地区心脏并发症更加常见。用于治疗 HIV 感染的抗反转录病毒药物在增加生存率的同时,也会增加心血管病风险,加速动脉粥样硬化性疾病和事件的发生,后者是 HIV 感染者一个越来越重要的致病与致死原因。

表 30-9-1 HIV 感染相关性心血管疾病概要

疾病类型	可能原因	治疗
心肌炎	机会性感染、HIV 感染、自身免疫	治疗机会性感染,静脉输注免疫球蛋白,治疗心力衰竭和心律失常
扩张型心肌病	药物相关性:可卡因、齐多夫定、白细胞介素-2、多柔比星、干扰素 感染:HIV、弓形虫、柯萨奇 B 病毒、EB 病毒、CMV、腺病毒 代谢或内分泌:硒或肉毒碱缺乏、贫血、低钙血症、低磷血症、低钠血症、低钾血症、低白蛋白血症、甲状腺功能减退症、生长激素缺乏、肾上腺功能不全、高胰岛素血症、血色素沉着病、嗜铬细胞瘤、结节病、淀粉样变性 细胞因子:TNF-α、TGF-β、一氧化氮、内皮素-1、白细胞介素 免疫缺陷:CD4 细胞计数<0.1×10^9/L(100 细胞/mm^3) 自身免疫	利尿剂、地高辛、血管紧张素转化酶抑制剂、β受体阻断剂 HIV 感染者的辅助治疗:治疗感染,营养替代,静脉输注免疫球蛋白 HAART
心包疾病	细菌:葡萄球菌、链球菌、变形杆菌、克雷伯杆菌、肠球菌、李斯特菌、奴卡菌、分枝杆菌 病毒:HIV、单纯疱疹病毒、CMV、腺病毒、埃可病毒 其他病原体:隐球菌属、弓形虫、组织胞浆菌 恶性原因:卡波西肉瘤、淋巴瘤、毛细血管渗漏、恶病质、营养不良 甲状腺功能减退、免疫缺陷、尿毒症	病因治疗 HAART 心包穿刺术或开窗术
感染性心内膜炎	自身免疫因素 细菌:金黄色葡萄球菌或表皮葡萄球菌、沙门菌、链球菌、副流感嗜血杆菌、波氏假阿利什菌、HACEK 菌群 真菌:烟曲霉菌、假丝酵母菌、新型隐球菌	静脉应用抗生素、瓣膜置换术
血栓性心内膜炎	瓣膜损害,维生素 C 缺乏、营养不良、恶病质、弥散性血管内凝血、高凝状态、长期的获得性免疫缺陷	抗凝,治疗血管炎或基础疾病
恶性肿瘤	人类疱疹病毒 8 感染(卡波西肉瘤);HIV 感染(非霍奇金淋巴瘤);EB 病毒感染(非霍奇金淋巴瘤、平滑肌肉瘤)	可能的话,给予化疗
右心室和肺疾病	反复肺部感染、肺血管炎、微血管性肺栓塞	利尿剂,治疗潜在的肺部感染或疾病,抗凝
肺动脉高压	丛状肺动脉病	抗凝、血管扩张剂、前列环素类似物、内皮素拮抗剂、磷酸二酯酶-5 抑制剂
血管炎	抗生素和抗病毒药物	全身应用类固醇,停药
早发动脉粥样硬化和冠心病	蛋白酶抑制剂,感染病毒的巨噬细胞、慢性炎症、糖耐量异常、血脂异常	降低危险因素、锻炼、应用他汀类药物(有争议)
心律失常	抗病毒药物,喷他脒、自主神经功能障碍、酸中毒、电解质异常	停药,抗心律失常
脂肪营养不良和高脂血症	抗病毒药物:蛋白酶抑制剂	治疗血脂异常(注意药物相互作用)、有氧锻炼、更改抗病毒方案、整容手术、脂肪植入
自主神经功能障碍	中枢神经系统疾病、抗病毒药物、长期免疫缺陷、营养不良	β受体阻滞剂、氟氢可的松,增加盐分摄入

第一节 HIV感染的心肌炎

许多病理学研究证实，HIV感染者存在组织学表现各异的淋巴细胞性心肌炎。在HAART治疗之前，曾有心内膜心肌活检资料表明HIV感染者心肌炎的发生率高达50%以上，如今在发展中国家心肌炎仍较常见，而在发达国家其发生率已降至很低的水平。

一、病因和发病机制

心肌炎的病因可为机会性感染，多是全身播散性感染的组成部分。已知的病原体中以弓形虫最多见，其次为CMV、假丝酵母菌、曲霉菌，其他如组织胞浆菌、球孢子菌、隐球菌、卡氏肺孢子虫等，亦可累及心脏。

HIV自身也可成为心肌炎的致病因子。HIV能够感染细胞膜表面有CD4受体的单核细胞和心肌间质细胞。由于人心肌细胞表面没有CD4受体，HIV不能借其gp120与CD4受体的结合而进入心肌细胞，但是HIV可通过特异性的Fc受体内吞进入胎儿心肌细胞，HIV还可能通过尚未确定的机制进入心肌细胞，形成原发性HIV心肌炎。HIV产生的蛋白水解酶和机体针对HIV的免疫反应也会损害心肌细胞。HIV的外表蛋白gp120诱导巨噬细胞产生TNF-α，TNF-α能够增强白细胞介素-1β诱导新生大鼠心肌细胞产生NO，高水平NO有负性肌力作用，同时对心肌细胞有毒性作用；在活检证实有心肌炎的HIV感染者中，白细胞介素-6水平增高；这些证据提示HIV感染后的免疫反应参与心肌炎的发病。

二、病理

心肌炎的病理表现为心肌细胞变性坏死，可伴有淋巴细胞浸润。病变范围可为局灶性或弥漫性。如炎细胞浸润心脏传导系统，可导致心律失常。心内膜心肌活检对确定病变和病因有一定帮助，如在病灶中发现病原体则可明确病因。如为化脓性细菌感染，心肌间质内可见大量中性粒细胞浸润，而真菌（如曲霉菌）感染则可见菌丝或孢子。在尸检材料中，微灶性或局灶性心肌炎发现率较高，达10%～50%或更高，弥漫性心肌炎则很少见。在晚期AIDS患者，虽然微灶性心肌炎并不少见，但通常是偶然发现于广泛播散的真菌血症或其他感染病程中，并不引起有临床意义的心脏疾病。

三、临床表现

HIV感染并发心肌炎者，多伴有程度不等的心室功能异常。患者可因心脏自律性及传导异常引起各种类型心律失常，如病态窦房结综合征、房室传导阻滞等缓慢性心律失常，以及房性、房室交界性和室性快速性心律失常。患者可有胸痛、呼吸困难、心悸和疲乏等症状，体检可有心动过速、第三心音和心脏杂音。心电图可有非特异性传导异常、复极异常和ST-T改变。X线检查可发现心脏扩大和肺淤血。超声心动图检查在合并心肌炎的儿童HIV感染者可见左心室功能增强，而成人患者可见球形心、心室轻度扩大、射血分数降低、短轴缩短率异常等。重症心肌炎患者常因心力衰竭而死亡。

第二节 HIV感染的扩张型心肌病

一、发病率

一项对296例HIV相关疾病患者长达4年的观察性研究发现，44例（15%）有扩张型心肌病（左心室缩短分数<28%，并有左心室整体运动减弱），13例（4%）有孤立性右心室功能不全（判定标准为二维超声心动图显示右心室比左心室大），12例（4%）有临界性左心室功能不全（左心室收缩末期直径>58 mm，但左心室缩短分数>28%，或3个观察者中只有1位或2位观察者认为存在左心室整体功能障碍）。扩张型心肌病与CD4细胞计数<0.1×10^9/L有很强的相关性。

左心室功能不全是儿童HIV感染的常见结局。在一项因母婴传播感染了HIV的205例儿童的研究中，有5.7%发生左心室功能减退（左心室缩短分数≤28%），2年累积发生率为1.3%。

二、病因和发病机制

已经提出HIV相关性心肌病的诸多可能原因（表30-9-1），包括HIV感染心肌、机会性感染、病毒感染、对病毒感染的自身免疫反应、药物的心脏毒性、营养缺乏及细胞因子过度表达。

（一）心肌病变是HIV感染的结果

一些研究者用原位杂交技术在死于AIDS的患者心肌细胞中发现HIV DNA，有的尚同时见有灶性淋巴细胞性心肌炎，也有人用PCR技术在心肌组织切片中发现HIV-1前病毒。用免疫细胞化学技术在AIDS死者心脏浸润的淋巴细胞、心内膜心肌活检标本的内皮细胞及HIV感染者的心肌细胞中，均有查见HIV抗原的报道。

根据以上证据，许多研究者认为心脏或心肌疾病是由HIV感染直接引起的，但也有学者提出质疑，因为上述检测方法尤其是PCR技术，过于敏感，所测出的HIV DNA序列也可能为其他细胞（如感染的淋巴细胞和巨噬细胞）或血液中的HIV污染所致，因为有些炎细胞、血管内皮细胞中也含有HIV。再者，也有人发现检测出HIV的心脏并无相关的心脏结构和功能异常。因此，心脏病变是否由HIV感染直接引起，尚有争论。然而，HIV确实能够感染心肌间质细胞，在明确有心肌炎的患者中也发现感染的间质细胞数量增加；HIV也可能通过尚未确定的机制进入心肌细胞，形成原发性HIV心肌炎，进而导致扩张型心肌病。

（二）机会性感染累及心肌

AIDS患者常并发多种机会性感染，心脏疾病可由条件性病原体引起，尽管40%的患者在出现心脏症状之前都没有经历过任何机会性感染。引起心血管病变的各种机会性感染中，有弓形虫、卡氏囊虫、鸟型分枝杆菌、假丝酵母菌、烟曲霉菌、新型隐球菌、组织胞浆菌及巨细胞病毒（CMV）、EB病毒、柯萨奇B病毒（CVB）、腺病毒等病原体。感染因子可直接损伤心肌细胞（如弓形虫寄生于心肌内），也可借其毒素的作用引起心肌细胞坏死(如CMV),后者可不伴炎症反应。机会性感染也可抑制心肌的免疫反应。

核酸杂交证实有巨细胞病毒及其他机会性病毒感染的存在。凡由此类特殊病毒感染所致者,其病理表现可仅有心肌坏死,而无炎症改变,可能是由病毒直接感染损伤单核细胞所致。此外,AIDS患者的病理检查呈非炎症性心肌坏死时,尚与患者长期处于应激状态、过量分泌儿茶酚胺引起微血管痉挛,造成缺血坏死有关。一组AIDS尸检资料表明,受检病例两侧心室均有明显扩张,追溯其生前心内膜活检存在有炎症性浸润的病理改变、血清学检查示高滴度病毒抗体。据此认为,此类心肌病是病毒感染的最终结局。

(三) 免疫损伤机制导致心肌病

对非AIDS患者心肌炎的研究表明,病毒感染可导致心肌炎,并且当病毒在体内消失后炎症反应还会继续。当病毒抗原与心肌抗原有交叉反应时,针对病毒抗原的免疫反应会同时损伤心肌;或者说,病毒感染后心肌细胞的某些成分发生改变,导致自身免疫性抗体产生和心肌细胞损伤;从而使心肌坏死和炎细胞浸润继续发展。在合并心肌病的HIV阳性患者的血液循环中,用ELISA可检测到高滴度的抗心肌肌凝蛋白和抗线粒体ADP/ATP载体IgG抗体,而不合并心肌病的HIV阳性患者则无此现象。Currie报道HIV感染者心脏自身抗体阳性率较高(15%),而对照组较低(3.5%),左心室功能障碍者心脏自身抗体的阳性率最高(43%)。给AIDS儿童静脉注射免疫球蛋白可使左心室功能明显改善,也提示免疫损伤可能导致左心室功能障碍。

(四) 细胞因子的作用

心肌炎或心肌损伤也可能由HIV感染的单核细胞和淋巴细胞所释放的细胞因子引起。AIDS患者可产生过量的细胞因子,如肿瘤坏死因子(TNF)、白细胞介素-1、白细胞介素-2、干扰素-α等,可能通过旁分泌作用于邻近的心肌或导致全部心肌的功能下降。TNF-α会改变细胞内钙离子平衡,增加NO的生成,上调转化生长因子-β和内皮素-1,在严重心力衰竭患者的血液循环中TNF-α水平升高。

(五) 药物毒性作用

抗反转录病毒治疗的药物,特别是核苷类反转录酶抑制剂(NRTI),对心肌有损害作用。NRTI中以齐多夫定(叠氮胸苷,AZT)与心肌疾病的关系较大,齐多夫定通过抑制线粒体DNA复制可产生剂量依赖性的骨骼肌肌病,特异性组织学改变包括局灶性坏死、胞质体、线粒体异常及破碎红纤维(ragged red fibers, RRF),类似的病理特征也可见于喂饲齐多夫定的小鼠和大鼠心肌。治疗乙型肝炎的核苷类药物对线粒体也有毒性,给同时感染乙肝病毒的HIV感染者的治疗带来困难。应用齐多夫定的HIV感染者如发生心功能不全,应停药1个月,然后重新评估心功能,如心功能有改善则提示其心肌损害为齐多夫定的毒性所致,如无改善则应恢复给药。在AIDS患者中,多柔比星、干扰素-α、白细胞介素-2有时可导致可逆的心肌病。应用可卡因也与心肌炎和心肌病有关,偶尔有引起可逆性心功能障碍的报道。治疗CMV感染的膦甲酸也有引起可逆性心肌病的报道。

(六) 恶病质

许多AIDS患者有体重下降和恶病质。在一项14例神经性厌食症患者的研究中,二维多普勒超声检查发现8例有室壁运动障碍,对照组则没有。同时由于心脏缩小,每搏量也较对照组低。在动物进行的饥饿和重新给饲的研究证明,有心肌纤维萎缩和心脏间质水肿,伴有左心室顺应性下降和收缩力峰值下降。这些变化是由于蛋白质-热能营养不良所致。充血性心力衰竭可能会发生,特别是在重新给饲和恢复时。

(七) 营养缺乏

营养缺乏在HIV感染者中很普遍,尤其是晚期疾病患者。吸收不好与腹泻都会导致电解质紊乱及基础营养的缺乏。微量元素的缺乏与心肌病有关。例如,硒缺乏会增加柯萨奇病毒对心脏组织的毒性。对营养缺乏的患者,补充硒可以逆转心肌病并可以恢复左心室功能。在HIV感染者中,维生素B_{12}、肉毒碱及生长激素和甲状腺激素水平都会改变,所有这些都与左心室功能不全有关。

三、临床表现

在HIV感染者中,同时存在的肺部感染、肺动脉高压、贫血、门静脉高压、营养不良或恶性肿瘤会混淆心力衰竭的征象。患者可能无症状,也可能表现为NYHA心功能Ⅲ级或Ⅳ级的心力衰竭。AIDS并发重度心力衰竭者CD4细胞计数低,常伴有心肌炎及抗心脏抗体持续升高。

心电图表现可有非特异性传导障碍、复极改变、室上性或室性期前收缩。胸片诊断HIV感染患者充血性心力衰竭的敏感性和特异性均低。血中脑钠肽水平与左心室射血分数呈负相关,因此可用于充血性心力衰竭的鉴别诊断。

超声心动图在评价患者的左心室收缩功能方面非常有用,此外,还可了解有无心室肥厚或变薄、有无左心室腔扩大等。HIV感染者的左心室舒张功能损害常先于左心室收缩功能减退出现。对有心血管病临床表现或高危倾向的HIV感染者应进行超声心动图检查。在垂直传播感染HIV的儿童,有两种超声心动图表现:一种是左心室扩张,室壁厚度与心室收缩末期内径的比值减小;另一种是心肌向心性肥厚同时伴有左心室扩张,室壁厚度与心室收缩末期内径比值正常或增大。

四、治疗

HIV感染者扩张型心肌病的治疗与非缺血性心肌病的治疗相似,包括利尿剂、β受体阻滞剂、地高辛、醛固酮拮抗剂和血管紧张素转换酶抑制剂。

应该努力寻找机会性感染或其他感染并给予治疗,有可能使心肌病得到改善或消退。右心室活检有助于确定感染的原因,从而可给予针对性治疗。心肌活检还可了解有无淋巴细胞浸润及线粒体异常,后者在暂停抗反转录病毒治疗后可获得改善。

给HIV感染的儿童每月静脉输注1次免疫球蛋白可使左心室功能障碍减轻、左心室壁厚度增加、左心室壁应力峰值减小。免疫球蛋白可能通过清除心脏自身抗体,抑制细胞因子的分泌或效应而发挥作用。免疫调节治疗在一些特殊情况或儿童患者存在左心室功能减退时可能有益。

应对患者的营养状况进行评估,任何营养缺乏均应及时纠正。补充硒、肉碱和多种维生素可能有益,特别是对厌食、消瘦或腹泻的患者。

五、预后

患有心肌病的 HIV 感染者的死亡率增加，且独立于 CD4 细胞计数、年龄、性别和危险组别。在 HAART 之前，有左心室功能不全的患者其 AIDS 相关死亡的中位生存期是 101 d，而处于相同感染阶段的心脏正常者为 472 d。孤立性右心室功能不全或临界性左心室功能不全不会使患者处于危险中。

在儿童，死亡率增加与左心室缩短分数下降、左心室腔扩大、室壁厚度增加、心肌质量增加、室壁应力增加、心率加快、血压升高等有关。左心室缩短分数在死亡前 3 年就不正常，可以作为预示远期死亡的指标，而心室壁厚度增加发生在死亡前 18～24 个月，可以作为预示近期死亡的指标。

不论是成人还是儿童 HIV 感染者，起病急的充血性心力衰竭预示后果严重，超过一半的患者会在之后的 12 个月内死于原发性心力衰竭。而起病慢的心力衰竭患者可能对药物治疗有更好的反应。

第三节 HIV 感染的心包积液

一、发病率

AIDS 患者心包积液的年发病率为 11%。一项对 231 例 HIV 感染者(其中 74 例为 AIDS 患者)连续 5 年的前瞻性研究显示 16 例患者发生了心包积液，其中 3 例在进入研究之初就已存在心包积液，13 例在随访中出现心包积液(其中 12 例为 AIDS 患者)。Moreno 报道 141 例 HIV 感染者超声心动图结果，55 例(39%)有心包积液，但大多为少量积液(34/55 例)。有心包摩擦音及心电图复极异常改变者多为中等量或大量心包积液。在非洲国家，当年轻患者患心包积液或心脏压塞时应该考虑 HIV 感染的可能性。

二、病因和发病机制

心包积液的发生可能与机会性感染、恶性肿瘤(特别是卡波西肉瘤和非霍奇金淋巴瘤)或代谢异常有关，但常难发现确切病因。心包积液常是多浆膜腔积液的一部分，这种“毛细血管渗漏”综合征可能与 HIV 感染晚期细胞因子产生增加有关。其他原因有 HIV 相关肾病或药物肾毒性所致的尿毒症。

三、临床表现

HIV 感染并发心包积液者的 CD4 细胞计数(0.059×10^9/L)明显低于无心包积液者(0.146×10^9/L)，是 HIV 感染病程晚期的标志。通常积液量较少，且无症状，患者亦可表现为伴或不伴心包积液的纤维素性心包炎或缩窄性心包炎。大量积液也可见，可导致心脏压塞，出现颈静脉压升高、气急、低血压、持续性心动过速和奇脉等，超声心动图可发现房室瓣前向血流速度随呼吸变化、室间隔摆动、右心室舒张期塌陷。

四、治疗

所有合并心力衰竭、卡波西肉瘤、结核或其他肺部感染的 HIV 感染者均应行心脏超声心动图和心电图检查。有心包积液合并心脏压塞的临床表现或心脏超声征象时应进行心包穿刺。对于无心脏压塞的患者，若为机会性感染所致，可进行相应的抗感染治疗。尚未进行抗病毒治疗者应给予高效抗反转录病毒治疗。

五、预后

心包积液可显著增加死亡率。尽管多达 42%的心包积液可以自发性消退，有过心包积液的患者其死亡率仍然显著增加。

第四节 HIV 感染的心瓣膜与心内膜病变

一、感染性心内膜炎

约 6%的患者存在心内膜炎，大多数伴有感染性心内膜炎的 HIV 感染者为静脉吸毒者，可能在静脉注射毒品过程中病原体随之进入血流引起心内膜炎，病变瓣膜以三尖瓣居多。引起感染性心内膜炎的常见病原体有金黄色葡萄球菌和沙门菌，其他细菌和真菌有链球菌、表皮葡萄球菌、HACEK 菌群、波伊德假霉样真菌、烟曲霉菌、假丝酵母菌、新型隐球菌等。HIV 感染者患感染性心内膜炎时瓣膜损害较轻，这是由于患者均有免疫功能受损，而感染性心内膜炎的瓣膜毁损与机体产生的自身免疫反应有很大的关系。受累患者的突出临床表现为发热、出汗、体重减轻，约 42%的患者出现全身性栓塞，常见栓塞部位有脑、肺、脾、肾及冠状动脉等，部分患者呈潜隐性临床经过。

诊断一经明确，即应给予抗感染治疗。患者对抗生素治疗的反应较无 HIV 感染者要好。晚期 AIDS 患者由于营养状况差、抵抗力严重下降，心内膜炎的病程可呈暴发性，死亡率高。预期寿命较长的患者出现下列情况时可考虑手术治疗：血流动力学不稳定，经适当抗生素治疗血培养仍为阳性，以及严重的瓣膜毁损。

曲霉菌性心内膜炎在 AIDS 患者比较特殊，曲霉菌也可引起心肌炎和心包炎，但常不易获得阳性的血培养及检获明确的心脏杂音，从而给临床确诊造成困难。心内膜上的菌栓可脱落造成脑栓塞，使患者突然偏瘫失语，此类患者预后很差。

二、愈合性心内膜炎

愈合性心内膜炎与 AIDS 的关系尚不清楚，可能与长期静脉输液有关，也可能为以前的感染性心内膜炎愈合。

三、非细菌性血栓性心内膜炎

在 HIV 感染流行之初，有几个系列的病例报道提示非细菌性血栓性心内膜炎有较高的发生率，但此后很少有病例报道，而且在前瞻性研究中几乎未见有本病发生，因此本病应属少见。本病常发生于恶病质、血液凝固障碍或心瓣膜病变的基础上，可累及任何瓣膜。业已明确，非细菌性血栓性心内膜炎绝不出现在正常的内皮细胞处，仅当心内膜内皮细胞受损后，使其下方的基质暴露，并激活凝血机制，从而触发血小板及纤维蛋白在局部沉着。在肯定诊断的患者中，42%发生血栓栓塞。超声心动图检查可见心瓣膜赘生物形成。

治疗应着重于纠正血液凝固异常和心瓣膜内皮细胞损伤。应根据每个患者的具体情况评估抗凝治疗的风险和效益。

四、二尖瓣脱垂

二尖瓣脱垂常无临床症状，仅在超声心动图检查时发现，可能由恶病质引起，在AIDS患者中预后较差。

第五节　HIV感染与心脏肿瘤

AIDS患者(一般是晚期患者)常发生恶性肿瘤。心脏恶性肿瘤通常是转移性的。

一、卡波西肉瘤

卡波西肉瘤(KS)与人类疱疹病毒8感染有关，其发病率与CD4细胞计数呈负相关。大约35%的AIDS患者发生KS，同性恋者发病率较高。

心脏KS多是肿瘤播散性病变的一部分，罕见有心脏原发性KS的报道。在AIDS患者常见KS累及心肌和心外膜，为斑块状或结节状病损。通常心脏KS是在尸检时发现的，生前并无临床表现。Silver等报道18例晚期AIDS的尸检所见，5例(28%)心脏内有KS病灶。KS可累及心脏各处，包括心尖部、室间隔、心包、主动脉外膜、肺动脉干等，但未见肿瘤压迫冠状动脉导致狭窄者。KS如侵及心脏传导系统可引起心律失常，心包KS可引起心包积液和心脏压塞。发生心包积液的心脏KS位于心外膜，典型的心包液为浆液血性，无肿瘤细胞，病原体培养为阴性。

KS治疗困难，大多数患者死于与免疫缺陷有关的机会性感染，而非肿瘤本身。与应用HAART之前相比，蛋白酶抑制剂显著地减少了KS的发生率。

二、恶性淋巴瘤

与HIV感染有关的原发性心脏恶性肿瘤主要是心脏淋巴瘤。其主要类型为非霍奇金淋巴瘤(NHL)，尤其是Burkitt淋巴瘤。多达4%的AIDS新发病例以淋巴瘤为首发表现。患者可发生进展迅速的心脏压塞、充血性心力衰竭、心肌梗死、心动过速、传导异常或上腔静脉综合征。心包液检查可发现肿瘤细胞。全身化疗或同时给予放疗或手术治疗对部分患者有益，但总的来说预后差。HAART并不能明显降低NHL的发生率。

三、平滑肌肉瘤

平滑肌肉瘤与EB病毒有关，在儿童AIDS患者中发生率增加。平滑肌肉瘤通常累及动脉壁，在HIV感染晚期出现心内平滑肌肉瘤表明预后极差。

第六节　HIV感染与肺动脉高压

HIV感染相关性肺动脉高压并不少见，在20世纪80年代，估计住院AIDS患者肺动脉高压的发病率约为0.5%，而一般人群仅为1/200 000。罹患肺动脉高压的HIV感染者只有1/3处于AIDS阶段，也不一定合并肺部感染、CD4细胞计数低下、低氧血症或血栓性疾病。

一、病理和临床表现

病理检查可见毛细血管前肌性肺动脉和小动脉中层肥厚、纤维弹性组织增生和正常内皮细胞被纤维化组织替代为特征的丛状肺动脉病。受累肺动脉细胞无病毒直接感染证据，提示细胞因子可能是从他处感染HIV的细胞释放出来，导致内皮损伤和肺动脉病变。

临床发现主要有呼吸困难、低氧血症，伴有一氧化碳弥散能力降低的限制性肺疾病，以及ECG显示右心室肥厚。部分患者可能需要右心导管检查。

二、治疗和预后

患有肺动脉高压的HIV感染者急性肺血管反应试验阳性者比例很高(37%)，对这些患者可试用钙通道阻滞剂或一氧化氮。肺动脉高压的标准治疗包括磷酸二酯酶-5(PDE-5)抑制剂、内皮素拮抗剂及前列环素类似物，均可改善HIV感染者的活动耐量。抗凝治疗常因同时合并血小板减少而受到限制。尽管HAART对肺动脉的内皮功能可能有不利影响，但它却可能使肺动脉压降低，并改善患者的预后。

CD4细胞计数与患有肺动脉高压的HIV感染者的生存率独立相关，这些HIV感染者72%的直接死亡原因是肺动脉高压，其在1、2、3年存活率分别是73%、60%和47%，诊断肺动脉高压时NYHA心功能Ⅲ级或Ⅳ级患者的存活率分别是60%、45%和28%。

第七节　HIV感染的血管炎

在HIV感染者中常有血管炎的报道。血管炎的发生机制尚不清楚，可能与病毒(HIV、CMV、EB病毒、乙肝病毒等)的损伤作用或免疫复合物形成导致的血管损伤等因素有关，亦有认为其可能与应用抗生素和抗反转录病毒治疗有关。HIV蛋白转录的反式作用因子也与血管炎发病机制有关。

HIV感染者出现下列情况时应怀疑血管炎的可能：不明原因的发热，不能解释的多系统疾病，不能解释的关节炎或肌炎、肾小球肾炎、周围神经病，或不能解释的胃肠道、心脏或中枢神经系统缺血。在HIV感染者中有多种类型的血管炎，包括系统性坏死性血管炎、过敏性血管炎、过敏性紫癜、淋巴瘤样肉芽肿病及原发性中枢神经系统血管炎。

可给予类固醇治疗，并停用可疑药物。

第八节　HIV感染与动脉粥样硬化

在无冠心病危险因素的年轻HIV感染者中观察到加速性

动脉粥样硬化。尸检发现 23～32 岁的 HIV 阳性意外死亡者有明显的冠状动脉病变。AIDS 患者早发性脑血管疾病常见。据 20 世纪 80 年代的一项尸检研究估计 AIDS 患者脑卒中的患病率为 8%。

HIV 感染可能引起内皮功能障碍而导致动脉粥样硬化。HIV 感染者黏附分子(如细胞间黏附分子-1、内皮黏附分子)和炎性因子(TNF-α 和白细胞介素-6)表达增强。血浆高浓度的 TNF-α、白细胞介素-6 和血管性血友病因子水平与病毒负荷相关,表明存在内皮对损伤的反应。临床上,这同样会出现在经皮冠状动脉介入治疗之后,HIV 感染者术后再狭窄要高于其他人群。

蛋白酶抑制剂显著改变脂质代谢,可能与早发性动脉粥样硬化有关。慢性炎症状态同样与早发动脉粥样硬化性血管疾病有关。HIV 感染患者的动脉粥样硬化性疾病被认为是多因素造成的,而且斑块易于破裂,可能与宿主环境有关。

然而,总的来说蛋白酶抑制剂治疗,特别是 HAART 明确显示能减少致残和延长寿命,而没有心血管病死亡率增加的短期证据。脂肪营养不良包括脂肪重分布的躯干肥胖、暂时的消瘦、三酰甘油和小而密的低密度脂蛋白升高,以及糖耐量异常,均应给予治疗。心脏疾病的长期预防除需进行基于传统危险因子的危险分层外,还应考虑患者的饮食、乙醇摄入、体育锻炼、吸食可卡因或海洛因、甲状腺疾病、肾脏疾病和性腺功能减退等因素。

42%的儿童在抗反转录病毒疗法 5 年后出现脂肪再分配。常规体检和实验室评估应作为常规随访的一部分,以平衡心血管风险和必要的抗 HIV 治疗。推荐进行饮食和运动的改变来减少心血管风险。

第九节 HIV 感染的自主神经功能障碍

HIV 感染者自主神经功能障碍的早期临床表现包括晕厥和近似晕厥、少汗、腹泻、膀胱功能障碍和阳痿。在一项研究中,心率变异性、Valsalva 动作反应指数(Valsalva 动作后最大与最小 RR 间期的比值)、冷加压试验、对等长运动的血流动力学反应、桌面倾斜试验和立卧位试验等检查表明,AIDS 相关复合征患者存在自主神经功能障碍;AIDS 患者的自主神经功能障碍则更为明显。有 AIDS 相关的神经系统疾病者自主神经功能障碍最为多见。

治疗可根据病情选用 β 受体拮抗剂、氟氢可的松、增加盐分摄入。

第十节 HIV 感染与心律失常

心律失常和猝死约占 HIV 感染者心脏性死亡的 20%。HIV 感染者心律失常的原因包括心肌病变、药物不良反应、电解质紊乱和自主神经功能障碍(交感神经张力过高)。常见引起心律失常的药物有喷他脒,该药用于卡氏肺囊虫性肺炎的治疗和预防,常采用静脉或肌内注射,可导致 Q-T 间期延长、尖端扭转性室性心动过速(TDP)及难治性室性心动过速,甚至猝死。当 Q-T 间期>0.48 s 时,应避免使用喷他脒。除喷他脒外,尚有许多抗感染药物可引起 Q-T 间期延长甚至尖端扭转性室性心动过速,包括红霉素、克拉霉素、复方磺胺甲噁唑、司氟沙星、两性霉素 B、酮康唑、氟康唑、伊曲康唑等。用于治疗严重 CMV 感染的更昔洛韦也可诱发室性心动过速。随着采用 HAART 治疗的患者年龄的增长,合并的心律失常更多见,可发生心房颤动、病态窦房结综合征及心脏传导异常。由于可能存在进一步的药物相互作用,此时使用胺碘酮或地高辛转复心律或控制心房颤动的心室率要格外谨慎。

第十一节 HIV 感染治疗的并发症

有效的抗反转录病毒药物以及联合三种或更多药物且通常包括一种蛋白酶抑制剂的 HAART,确实可以延长 HIV 感染者的寿命并改善其生活质量。但是,蛋白酶抑制剂,尤其是应用在联合治疗或 HAART,与脂肪营养不良、脂肪消耗与再分布、代谢异常、高脂血症、胰岛素抵抗及动脉粥样硬化风险增加有关。与未接受蛋白酶抑制剂的患者相比,接受蛋白酶抑制剂的 HIV 感染者有明显的体脂减少,伴有周围性脂肪营养不良(面部、四肢和臀部的脂肪消耗)以及相对正常或增加的向心性肥胖(躯干性肥胖、乳房增大及水牛背)。与蛋白酶抑制剂有关的脂质改变包括升高的三酰甘油、总胆固醇、胰岛素、脂蛋白(a)和 C 反应蛋白的水平,以及降低的高密度脂蛋白水平,所有这些都是促进动脉粥样硬化的因素。

血脂异常随蛋白酶抑制剂的不同而改变。利托那韦对脂质的影响最大,可以使总胆固醇平均增加 2.0 mmol/L,三酰甘油平均增加 1.83 mmol/L。印地那韦和那非那韦可使总胆固醇轻度升高,而三酰甘油升高不明显。联合应用沙奎那韦并不会进一步升高总胆固醇。在治疗前脂蛋白(a)升高(>200 g/L)的患者,蛋白酶抑制剂治疗使脂蛋白(a)增加达 48%。在一些病例中,改变蛋白酶抑制剂有可能逆转三酰甘油的升高以及异常的脂肪储存。轻度的有氧训练同样可能帮助逆转脂质异常。

高脂血症需要给予相应的治疗。当三酰甘油<5.65 mmol/L 时,首选他汀类药物,大多数他汀类药物通过肝脏的细胞色素 P450 系统代谢,辛伐他汀、洛伐他汀和阿托伐他汀通过 CYP3A4 酶代谢,约 10%的瑞舒伐他汀和氟伐他汀通过 CYP2C9 酶代谢,普伐他汀则不通过细胞色素 P450 系统代谢。由于蛋白酶抑制剂和非核苷类反转录酶抑制剂通过 CYP3A4 酶代谢,为了避免竞争性抑制增加肌病和横纹肌溶解的危险,应尽可能不使用通过 CYP3A4 酶代谢的他汀类药,特别是辛伐他汀和洛伐他汀;可选用普伐他汀、氟伐他汀或瑞舒伐他汀,也可谨慎使用阿托伐他汀(剂量不超过每日 10 mg)。胆酸螯合剂虽然甚少发生药物相互作用,但会升高三酰甘油并影响抗反转录病毒药的吸收;另一种胆固醇吸收抑制药依折麦布可用于他汀类药物治疗未达标的 HIV 感染患者,单独使用亦有效果。高三酰甘油血症可用贝特类药物治疗。

齐多夫定(AZT)与骨骼肌肌病有关。在组织培养中,AZT会引起剂量相关的人肌管损害。用AZT处理人工培养的心肌细胞会发生线粒体异常,而且NRTI通常与线粒体DNA复制改变有关。但是在临床资料中并没有明显的心肌病出现。极少见的情况下,左心室功能不全的患者在AZT治疗中止后会有所改善。

HIV感染治疗过程中可能会发生多种药物反应和药物相互作用,这也是HIV感染患者发生心脏紧急事件的主要原因。常见的心脏药物相互作用见表30-9-2。

表30-9-2　治疗HIV感染药物的心血管不良反应及药物相互作用

药物类别	心血管不良反应	药物相互作用
蛋白酶抑制剂(PI)	脂肪营养不良或血脂异常 胰岛素抵抗或糖尿病 高血压或早发动脉粥样硬化、心绞痛、心肌梗死	升高胺碘酮、氟卡尼、普罗帕酮、奎尼丁、利多卡因、美西律、丙吡胺、地高辛等抗心律失常药的血浓度,增加它们的致心律失常作用 与大环内酯类抗生素合用时TDP的危险性增加 增强或减弱华法林的抗凝作用 升高钙通道阻滞剂的血浓度,增强其降压作用 与他汀类药物合用时肌病和横纹肌溶解的危险性增加(避免与辛伐他汀或洛伐他汀合用) 升高PDE-5抑制剂血浓度(避免与利托那韦合用)
核苷类反转录酶抑制剂(NRTI)	低血压(阿巴卡韦) 骨骼肌肌病、心肌炎/心肌病(齐多夫定) 乳酸性酸中毒 充血性心力衰竭、心肌病、高血压、胸痛(扎西他滨)	临床资料有限
非核苷类反转录酶抑制剂(NNRTI)	血脂异常(依非韦伦)	升高抗心律失常药的血浓度,增加其致心律失常作用 可能增强或减弱华法林的抗凝作用 地拉韦定升高钙通道阻滞剂的血浓度,增强其作用 升高或降低他汀类药物的血浓度 升高或降低PDE-5抑制剂的血浓度
膜融合抑制剂(如恩夫韦地)		临床资料有限

参考文献

1. 刘德纯. 艾滋病的病因和发病机制[M]//刘德纯. 艾滋病临床病理学. 合肥：安徽科学技术出版社,2002：97-128.
2. Fisher S D, Lipshultz S E. Cardiovascular abnormalities in HIV infected individuals//Bonow R O, Mann D L, Zipes D P, et al. Braunwald's heart disease — A textbook of cardiovascular medicine [M]. 9th ed. Philadelphia：Elsevier Saunders,2011：1618-1627.
3. Lewis W, Currie P F. HIV/AIDS and the cardiovascular system [M]//Fuster V, Walsh R A, Harrington R A. Hurst's the Heart. 13th ed. New York：McGraw-Hill,2011.

附　录

附录一　心血管病常用的临床检查参考值

一、血液检查

(一) 血脂、血糖

总胆固醇(TC)：3.1～5.9 mmol/L(117～220 mg/dl)

三酰甘油(TG)：0.56～1.70 mmol/L(50～150 mg/dl)

低密度脂蛋白胆固醇(LDL-C)：2.0～3.1 mmol/L(77～120 mg/dl)

高密度脂蛋白胆固醇(HDL-C)：0.4～2.0 mmol/L(16～77 mg/dl)

脂蛋白(a)[LP(a)]：0～300 mg/L

载脂蛋白AⅠ(ApoAⅠ)：1.0～1.3 g/L

载脂蛋白 B_{100}($ApoB_{100}$)：0.6～0.9 g/L

载脂蛋白E(ApoE)：29～53 mg/L

血糖：3.9～6.1 mmol/L(70～110 mg/dl)(葡萄糖氧化酶法)

糖化血红蛋白(GHb)：0～6%

(二) 心脏生化标志物及电解质

血清肌酸激酶(CK)：10～110 U/L(30℃)

血清肌酸激酶同工酶：

CK-MB：<6%　男性：<4.94 ng/ml
　　　　　　　女性：<2.88 ng/ml

CK-MM：>94%

CK-BB：0或微量

肌钙蛋白T：0～0.03 ng/ml

肌钙蛋白I：0～0.1 ng/ml

肌红蛋白(Myo)：<70 ng/ml

天门冬酸氨基转移酶(AST)：赖氏法：<40 U(8～20 U/L)
　　　　　　　　　　　　酶-速率法：<75 U/L

乳酸脱氢酶(LDH)：109～245 U/L

乳酸脱氢酶同工酶：

LDH_1：24%～34%

LDH_2：35%～44%

LDH_3：19%～27%

LDH_4：0～5%

LDH_5：0～2%

血清钠：136～145 mmol/L(310～330 mg/L)

血清钾：3.5～5.3 mmol/L(16～22 mg/L)

血清钙：2.25～2.75 mmol/L(9～11 mg/L)

血清磷：1.0～1.6 mmol/L(3.2～5.0 mg/L)

血清氯化物：96～108 mmol/L(570～620 mg/L)

(三) 相关出、凝血及血液流变学检查

血小板计数：100×10^9～300×10^9/L(10万～30万/mm^3)

血小板比容(PCT)：0.011～0.027

平均血小板体积(MPV)：4.4～12.5 fl

血小板体积分布宽度(PDW)：0.155～0.181

血小板黏附试验(玻珠法)：50%～70%

血小板聚集试验：

二磷酸腺苷(ADP)：	0.5 μmol	MAR：37.4%±14.3%
	1.0 μmol	MAR：62.7%±16.1%
肾上腺素：	0.4 μg/ml	MAR：67.8%±17.8%
胶原：	0.2 mg/ml	MAR：71.7%±19.3%
瑞斯托霉素：	1.5 mg/ml	MAR：87.5%±11.4%

(MAR为最大聚集率)

凝血时间(CT)：试管法：4～12 min
　　　　　　　硅管法：15～30 min

出血时间(BT)：Duke法：1～3 min
　　　　　　　Ivy法：2～6 min

血浆凝血酶原时间(PT)：11～13 s(90%～110%)

凝血酶时间(TT)：16～18 s，比正常对照延长3 s以上有意义

国际标准化比值(INR)：0.5～1.2

血浆纤维蛋白原含量：2～4 g/L

血浆D-二聚体(D-Dimer)：金标法<0.3 μg/ml

全血高切黏度：男性：5.63～6.87
　　　　　　　女性：4.74～5.86

全血低切黏度：男性：7.51～10.1
　　　　　　　女性：5.84～8.14

血浆比黏度：1.64～1.77

聚集指数(低切/高切)　男性：1.28～1.58
　　　　　　　　　　女性：1.15～1.47

红细胞电泳：15.02～17.32 s

血小板电泳：19.38～22.23 s

(四) 反映风湿热、链球菌、肠道病毒感染及心功能指标

红细胞沉降率(ESR)：男性：0～15 mm/h
(魏氏长管法)　　　女性：0～20 mm/h

C 反应性蛋白(CRP)：0～9.78 mg/L

高敏 C 反应性蛋白(hsCRP)：0.0～3.0 mg/L

抗链球菌溶血素"O"抗体(ASO)：0～200 U/ml

柯萨奇 B 病毒(CVB)中和抗体效价：
≥4 倍上升或一次≥1∶640 作为阳性标准

柯萨奇 B 病毒(CVB)特异性 IgM：正常：阴性
异常：阳性

N 端前脑钠素(NT-proBNP)：0～300 pg/ml

(五) 血栓弹力图常用指标(自然全血)

凝血反应时间(R)：10～16 min

血细胞凝集块形成时间(K)：5～10 min

血细胞凝集块形成速率(α)：50°～60°

最大振幅(MA)：45～55 mm

最大振幅时间(TMA)：35～45 min

血栓最大弹力度(EMX)：80～130

二、心电图检查及动态血压

P 波时间：<0.12 s

P 波振幅：肢体导联<0.25 mV，胸导联<0.2 mV

PR 间期：0.12～0.20 s

QRS 波间期：0.06～0.10 s

QRS 波振幅：V1<1.0 mV，V5、V6<2.5 mV，aVR<0.5 mV，Ⅰ<1.5 mV，aVL<1.2 mV，aVF<2.0 mV，V1 的 r/S<1，V5 的 R/s>1

S-T 段：等电位线，下移<0.05 mV，上移在 V1、V2<0.3 mV，V3<0.5 mV，V4、V6<0.1 mV

T 波：同 QRS 主波方向，振幅>同导联 R 波的 1/10

Q-T 间期：0.32～0.44 s

U 波：T 波后 0.02～0.04 s，肢体导联 0.1～0.15 mV (V2～V3 可达 0.2～0.3 mV)

电轴：-30°～+90°

动态血压：24 h 均值：<130/80 mmHg
昼(6:00～22:00)均值：<135/85 mmHg
夜(22:00～6:00)均值：<125/75 mmHg

三、超声心动图检查

(一) M 型超声心动图

右心室流出道：21～33 mm

主动脉根部内径：21～36 mm

左心房内径：19～33 mm

主动脉瓣开放幅度：16～26 mm

右心室前壁厚度：3～5.5 mm

左心室后壁厚度：6～11 mm

室间隔厚度：6～11 mm

室间隔与左心室后壁厚度之比：<1.5∶1

右心室内径(舒张期)：10～20 mm

左心室内径(舒张期)：35～55 mm

二尖瓣前叶 EF 斜率：70～160 mm/s

二尖瓣 E 峰-室间隔间距：<9 mm

左冠状动脉主干：2～6 mm

射血分数：>50%

缩短分数：>25%

平均周径缩短速率：(1.25±0.26)c/s

E 峰峰值速度：>60 cm/s

A 峰峰值速度：38～48 cm/s

E 峰与 A 峰峰值速度之比：>1.2∶1

(二) 二维超声心动图

主动脉根部内径：20～37 mm

左心室舒张末期内径：35～56 mm

左心室收缩末期内径：23～35 mm

左心房内径
前后径：19～40 mm
左右径：26～45 mm
上下径：34～52 mm

右心室内径
左右径(中间段)：<35 mm
上下径：<86 mm
室间隔厚度：6～11 mm
左心室后壁厚度：6～11 mm
射血分数(EF)：0.6～0.75
E/A：>1

(三) 多普勒血流频谱测值

二尖瓣瓣口：E 峰峰值速度>60 cm/s，A 峰峰值速度 38～48 cm/s

A 峰与 E 峰峰值速度之比：0.44～0.66

主动脉瓣瓣口：峰值速度 90～100 cm/s

左右心室收缩延迟时间(APEI-PPEI)：<40 ms

左心室内机械活动不同步的标准：

1. 室间隔-左心室后壁运动时差(septal-to-posterior wall motion delay, SPWMD)≥130 ms

2. 室间隔和左心室侧壁基底段心肌收缩 S 波达峰时间(Ts)差值>60 ms

3. 前间隔和左心室后壁达峰时差≥65 ms

4. 12 个左心室节段心肌收缩达峰时间的标准差Ts-SD>32.6 ms

四、心导管检查

(一) 压力

心导管在各腔的正常压力测值

部　位	压　力	正常值(mmHg)
右心房	平均压	0～5
右心室	收缩压	18～30
	舒张压	0～5
肺动脉	收缩压	18～30
	舒张压	6～12
	平均压	10～20

续 表

部 位	压 力	正常值(mmHg)
肺微血管	平均压	6～12
左心房	平均压	4～8
左心室	收缩压	90～140
	舒张压	0～10
主动脉	收缩压	90～140
	舒张压	60～90
	平均压	70～95
上腔静脉	平均压	3～6
下腔静脉	平均压	5～7

中心静脉压：6～12 cmH_2O

周围静脉压：4～12 cmH_2O

(二) 动脉血气、血氧及其各腔之间的差值

pH：7.35～7.45

二氧化碳分压($PaCO_2$)：4.67～6.0 kPa(35～45 mmHg)

氧分压(PaO_2)：坐位：104.2－0.27×年龄(mmHg)

卧位：103.5－0.42×年龄(mmHg)

标准碳酸盐(SB)：(5±3)mmol/L

缓冲碱(BB)：(45±55)mmol/L

剩余碱(BE)：－3～＋3 mmol/L

动脉血氧饱和度：94%～100%(平均97%)

右心房与上腔静脉的血氧差：＜1.9V%

右心室与右心房间的血氧差：＜0.9V%

肺动脉与右心室间的血氧差：＜0.5V%

(三) 阻力及心排量

肺小动脉阻力：0.6～2 Wood单位或4.7～16 kPa·s/L或47～160 dyn·s/cm^5

肺总阻力：2.5～3.7 Wood单位或20～30 kPa·s/L或200～300 dyn·s/cm^5

周围血管总阻力：15～20 Wood单位或130～180 kPa·s/L或1 200～1 600 dyn·s/cm^5

心排血量：3.5～7 L/min

心脏排血指数：2.6～4.0 L/(m^2·min)

每搏作功指数：45～75 g/m^2

(宿燕岗)

附录二 缩略词表

英文缩写	英文全称	中文全称
1/3EF	first-third ejection fraction	1/3射血分数
1/3FF	first-third filling fraction	1/3充盈分数
A		
AA	arachidonic acid	花生四烯酸
AAA	abdominal aortic aneurysm	腹主动脉瘤
AAD	antiarrhythmic drug	抗心律失常药物
AAP	antiarrhythmic peptide	抗心律失常肽
ABI	ankle-brachial index	踝-肱指数
ABPM	ambulance blood pressure monitoring	动态血压监测
AC	aortic coarctation	主动脉缩窄
ACE	angiotensin converting enzyme	血管紧张素转换酶
ACEI	angiotensin converting enzyme inhibitor	血管紧张素转换酶抑制剂
ACh	acetylcholine	乙酰胆碱
ACM	amyloid cardiomyopathy	淀粉样变心肌病
ACS	acute coronary syndrome	急性冠状动脉综合征
ACT	activated clotting time	活化凝血时间
ACT	activity sensors	体动传感器
AD	aortic dissection	主动脉夹层
AD	autosomal dominant inheritance	常染色体显性遗传
AECG	ambulatory electrocardiogram	动态心电图
AED	automatic external defibrillator	自动体外除颤仪

AEI	atrial escape interval	心房逸搏间期
AF	atrial fibrillation	心房颤动
AFL	atrial flutter	心房扑动
AGC	auto gain control	自动增益控制技术
AHA	American Heart Association	美国心脏协会
AI	augmentation index	反射波增强指数
AIDS	acquired immunodeficiency syndrome	获得性免疫缺陷综合征
AIH	aortic intramural hematoma	主动脉壁内血肿
ALCAPA	anomalous origin of the coronary artery from the pulmonary artery	冠状动脉异常起源于肺动脉
ALG	antilymphocyte globulin	抗淋巴细胞球蛋白
ALS	advanced life support	高级生命支持
AMPD1	AMP deaminase 1	腺苷酸脱氨酶 1
ANP	atrial natriuretic peptide	心房钠尿肽(心钠素)
AoR	aortic root	主动脉根部
AP	action potential	动作电位
APA	antiphospholipid antibodies	抗磷脂抗体
APD	action potential duration	动作电位时程(动作电位时间)
APSAC	anisoylated plasminogen streptokinase activator complex	茴香酰纤溶酶原链激酶激活剂复合物
APS	antiphospholipid antibodies syndrome	抗磷脂抗体综合征
APV	average peak velocity	平均峰值血流速度
APVC	anomalous pulmonary venous connection	肺静脉畸形连接
AR	adrenergic receptor	肾上腺素受体
AR	aortic regurgitation	主动脉瓣反流
ARB	angiotensin receptor blockade	血管紧张素受体阻滞剂
ARP	absolute refractory period	绝对不应期
ARVC	right ventricular cardiomyopathy	右心室心肌病
ARVD	arrhythmogenic right ventricular dysplasia	致心律失常型右心室发育不良
AS	aortic stenosis	主动脉瓣狭窄
AS	atherosclerosis	动脉粥样硬化
ASCOT	Anglo-Scandinavian Cardiac outcome trial	盎格鲁-斯坦的纳维亚心脏转归试验
ASD	atrial septal defect	房间隔缺损
ATG	antithymocyte globulin	抗胸腺细胞球蛋白
ATP	anti-tachycardia pacing	抗心动过速起搏
AUC	area under the curve	全药浓度
AVA	aortic valve area	主动脉瓣口面积
AVB	atrial ventricular block	房室传导阻滞
AVD	atrioventricular delay	房室延迟
AVJ	atrioventricular junction	房室交界区
AVJRT	atrioventricular junction recovery time	房室交界区恢复时间
AVN	atrial ventricular node	房室结
AVNRT	atrioventricular nodal reentrant tachycardia	房室结折返性心动过速
AVP	arginine vasopressin	精氨酸血管加压素
AVR	aortic valve replacement	主动脉瓣置换术

B

BAV	bicuspid aortic valve	二叶式主动脉瓣
BBB	bundle branch block	束支传导阻滞
BDI	Beck depression inventory	贝克抑郁量表
BiPAP	bi-positive airway pressure	双水平气道正压
BLS	basic life support	基础生命活动支持
BMI	body mass index	体质指数

BMP	bone morphogenic protein	骨形成蛋白
BMPRⅡ	bone morphogenetic protein receptorⅡ	骨形成蛋白Ⅱ型受体
BNP	brain natriuretic peptide	脑利钠肽(脑钠素)
C		
CABG	coronary artery bypass grafting	冠状动脉旁路血管移植术
CA	catecholamine	儿茶酚胺
CAD	coronary artery disease	冠心病
CAF	coronary artery fistula	冠状动脉瘘
CAG	coronary angiography	冠状动脉造影
CAR	coxsackie-adenoviral receptor	柯萨奇腺病毒受体
CAV	cardiac allograft vasculopathy	移植心脏冠状动脉血管病
CCTS	correlation coefficient of TS	震荡斜率的相关系数
CCU	coronary care unit	冠心病重症监护病房
CDC	Centers for Disease Control and Prevention	美国疾病控制和预防中心
CDFI	color doppler flow imaging	彩色多普勒血流显像
CDW	crosstalk detection window	交叉感知检测窗
CFR	coronary flow reserve	冠状动脉血流储备
CGRP	calcitonin-gene-related peptide	降钙素基因相关肽
CHD	coronary heart disease	冠状动脉性心脏病
CHF	congestive heart failure	充血性心力衰竭
CI	cardiac index	心排血指数
CIC	circulating immunocomplex	循环免疫复合物
CK	color kinesis	彩色室壁运动技术
CK	creatine kinase	肌酸激酶
CM	chylomicron	乳糜微粒
CMRA	coronary artery magnetic resonance angiography	磁共振冠状动脉造影
CMR	cardiovascular magnetic resonance	心血管磁共振
CO	cardiac output	心排血量
CPAP	continuous positive airway pressure	持续气道正压
CPR	cardiopulmonary resuscitation	心肺复苏
CPVT	catecholaminergic polymorphic ventricular tachycardia	儿茶酚胺敏感性多形性室性心动过速
CRT	cardiac resynchronization therapy	心脏再同步化治疗
CST	cardiac synchronization therapy	心脏同步化治疗
CSA	central sleep apnea	中枢性睡眠呼吸暂停
CS	coronary sinus	冠状静脉窦
CSNRT	corrected sinus node recovery time	校正的窦房结恢复时间
CT-1	cardiotrophin-1	心肌营养素
CTA	computer tomography angiography	CT 血管造影
CTO	chronic total occlusion	慢性完全闭塞
CVB3	coxsackievirus group B type 3	柯萨奇 B 组病毒 3 型
CVVH	continuous veno-venous hemofiltration	持续静脉-静脉血液滤过
CW	continous wave	连续多普勒
CYP450	cytochrome P450	细胞色素 P450
CysA	cyclosporine A	环孢素 A
D		
DAD	delayed after depolarization	延迟后除极
DAF	decay accelerating factor	衰变加速因子
DAN	diabetic autonomic neuropathy	糖尿病自主神经病
DAO	dynamic atrial overdrive	动态心房超速起搏

DCG	dynamic electrocardiography	动态心电图
DCM	dilated cardiomyopathy	扩张型心肌病
DFT	defibrillation threshold	除颤阈值
DORV	double outlet right ventricle	右心室双出口
DPI	dry power inhaler	干粉吸入剂
DSE	dobutamine stress echocardiography	多巴酚丁胺负荷超声心动图检查
DVT	deep venous thrombosis	深静脉血栓形成

E

EAD	early after depolarization	早期后除极
EAVC	enhanced A-V conduction	加速的房室传导
EAVNC	enhanced A-V nodal conduction	加速的房室结传导
ECC	external chest compression	人工胸外按压
ECMO	extracorporeal membrane oxygenation	体外膜氧合器
EDHF	endothelium-derived hyperpolarizing factor	内皮源性超极化因子
EDRF	endothelium derived relaxing factor	内皮源性松弛因子
EDV	end-diastolic volume	舒张末期容量
Ees	end systolic ventricular elastance	心室收缩末期弹回率
EF	ejection fraction	射血分数
EGF	epidermal growth factor	表皮生长因子
ELAM-1	endothelial leukocyte-adhesion molecule-1	内皮细胞-白细胞黏附分子-1
ELCA	excimer laser coronary angioplasty	准分子激光冠状动脉成形术
ELR	external loop recorder	体外事件记录仪
EMD	electromechanical dissociation	电-机械分离
EMS	emergency medical system	急救医疗系统
EOL	end of life	生命末期
EOS	end of service	服务末期
EPC	endothelial progenitor cells	内皮祖细胞
ER	evoked response	刺激除极波引起的反应
ERI	elective replacement indicator	选择性更换的指示剂
ERNA	equilibrium radionuclide angiography	平衡法放射性核素血管造影
ERP	effective refractory period	有效不应期
ERS	early repolarization syndrome	早期复极综合征
ES	electrical storm	电风暴
ESV	end-systolic volume	收缩末期容量
ET	endothelin	内皮素
EVs	enteroviruses	肠道病毒

F

FAF	familial atrial fibrillation	家族性心房颤动
FCM	ferric carboxy maltose	羧基麦芽糖铁
FDG-PET	fluorodeoxyglucose positron emission tomography	^{18}F-氟去氧葡萄糖正电子发射体层摄影
FFR	fractional flow reserve	血流储备分数(冠状动脉血流储备分数)
FFT	fast Fourier transformation	快速傅里叶转换
FGF	fibroblast growth factor	成纤维细胞生长因子
FK506	tacrolimus	他克莫司
FPRNA	first pass radionuclide angiocardiography	首次通过法放射性核素心血管显像
FSE	fast spine Echo	快速自旋回波技术
FTA-ABS	fluorescent treponemal antibody absorption test	荧光密螺旋体抗体吸附试验

G

GMP - 140	granule membrane protein	颗粒膜蛋白- 140
GRKs	G-protein-coupled receptor kinases	G 蛋白耦联受体激酶

H

HADS	hospital anxiety and depression scale	医院焦虑抑郁情绪评定表
HBE	His bundle electrogram	希氏束电图
HCM	hypertrophic cardiomyopathy	肥厚型心肌病
Hcy	homocysteine	同型半胱氨酸
HDL - C	high density lipoprotein cholesterol	高密度脂蛋白
HF	heart failure	心力衰竭
HFNEF	heart failure with normal LVEF	左心室射血分数正常型心力衰竭
HF - PEF	ejection fraction preserved heart failure	射血分数保存的心力衰竭
HFPEF	heart failure with preserved LVEF	左心室射血分数保留型心力衰竭
HFREF	heart failure with reduced LVEF	左心室射血分数减退型心力衰竭
HIFU	high intensity focused ultrasound	高强度聚焦超声
HIT	heparin induced thrombocytopenia	肝素诱发的血小板减少症
HIV	human immunodeficiency virus	人类免疫缺陷病毒
HMG - CoA	3 - hydroxy - 3 - methylglutaryl-coenzyme A	3 -羟基- 3 -甲基戊二酰辅酶 A
HOCM	hypertrophic obstructive cardiomyopathy	梗阻性肥厚型心肌病
HPETE	hydroperoxyeicosaretraenoic acid	羟基过氧化二十碳四烯酸
HRT	heart rate turbulence	窦性心律震荡
HRV	heart rate variability	心率变异性
HSSS	hereditary sick sinus syndrome	遗传性病态窦房结综合征
HUT	head upright test	直立倾斜试验

I

IAB	intra-auricular block	房内阻滞
IABP	intra-aortic balloon counterpulsation	主动脉内球囊反搏
IACB	interatrial conduction block	房间传导阻滞
IAF	isolated atrial fibrillation	孤立性心房颤动
ICD	implantable cardioverter defibrillator	植入型心脏复律除颤器
ICD	International Classification of Diseases	国际疾病分类
ICE	intracardiac echocardiography	心腔内超声心动图检查
IDL	intermediate density lipoprotein	中等密度脂蛋白
IECD	implantable electric cardiac device	植入性心脏电子装置
IEca	intracardiac electrocardiogram	心腔内心电图
IE	infective endocarditis	感染性心内膜炎
IGF - 1	insulin-like growth factor - 1	胰岛素样生长因子- 1
ILD	interstitial lung disease	间质性肺疾病
ILR	implantable loop recorder	植入式心电记录器
ILRs	implantable loop records	植入式心电记录
INR	international normalized ratio	国际标准化比值
IP3	inositol triphosphate	肌醇三磷酸
IPAH	idiopathic pulmonary artery hypertension	特发性肺动脉高压
IPF	idiopathic pulmonary fibrosis	特发性肺纤维化
IR	insulin resistance	胰岛素抵抗
ISR	in-stent restenosis	支架内再狭窄
IVDA	intra-venous drug abusers	静脉药物滥用
IVRT	isovolumic relaxation time	等容舒张时间

IVT	Idiopathic ventricular tachycardia	特发性室性心动过速
IVUS	intravascular ultrasound	血管腔内超声显像

J

JRT	junction recovery time	交界区恢复时间

L

LAFB	left anterior fascicular block	左前分支阻滞
LAISA	late acquired incomplete stent apposition	晚期获得的支架贴壁不良
LSM	late stent malapposition	晚期支架贴壁不良
LA	left atrium	左心房
LAP	left atrium pressure	左心房压力
LBBB	left bundle branch block	左束支阻滞
LBB	left bundle branch	左束支
LDH	lactate dehydrogenase	乳酸脱氢酶
LDL-C	low density lipoprotein cholesterol	低密度脂蛋白
LFA-1	lymphocyte function-associated antigen-1	淋巴细胞功能相关抗原-1
LGE Imaging	late gadolinium enhancement imaging	钆延迟增强成像
LGE	late gadolinium enhancement	钆延迟增强
LMWH	low molecular weight heparin	低分子量肝素
LPFB	left posterior fascicular block	左后分支阻滞
LQTS	long Q-T syndrome	长 Q-T 间期综合征
LRL	low rate limit	低限频率间期
LTOT	long-term oxygen therapy	长期家庭氧疗
LV	left ventricle	左心室
LVAD	left ventricular assist device	左心室辅助装置
LVCM	left ventricular capture management	左心室起搏阈值管理
LVEDP	left ventricular end-diastolic pressure	左心室舒张末压
LVEDV	left ventricular end-diastolic volume	左心室舒张末期容量
LVESD	left ventricular end-systolic dimension	左心室收缩末期内径
LVESV	left ventricular end-systolic volume	左心室收缩末期容量
LVOTG	left ventricular outflow tract pressure gradient	左心室流出道压力阶差
LVOT	left ventricular outlet tract (left ventricular outflow tract)	左心室流出道

M

MAPK	mitogen-activated protein kinase	丝裂素活化蛋白激酶
MASA	methicillin-resistant staphylococcus aureus	耐甲氧西林金黄色葡萄球菌
MB	myocardial bridge	心肌桥
MCE	myocardial contrast echocardiography	心肌声学造影超声心动图
MCP-1	monocyte chemoattractant protein-1	单核细胞趋化因子-1
M-CSF	macrophage colony-stimulating factor	单核巨噬细胞集落刺激因子
MDI	metered dose inhaler	定量气雾吸入剂
MHA-TP	microhemagglutination-treponem pallidum	密螺旋体微量白细胞凝集试验
MHC	major histocompatibility complex	主要组织相容性抗原复合物
MHC	myosin heavy chain	肌球蛋白重链
MI	myocardial infarction	心肌梗死
MLCK	myosin light chain kinase	肌球蛋白轻链激酶
MMF	mycophenolate mofetil	霉酚酸酯
MMPs	matrix metalloproteinases	基质金属蛋白酶
MPG	mean pressure gradient	平均压差
MPI	myocardial perfusion imaging	心肌灌注显像

MPV	minimizing pacing of ventricle	减少或最小化心室起搏
MR	mitral regurgitation	二尖瓣关闭不全
MRA	magnetic resonance angiography	磁共振血管造影成像
MRI	magnetic resonance imaging	磁共振成像
MRS	magnetic resonance spectroscopy	磁共振波谱成像
MS	metabolic syndrome	代谢综合征
MS	mitral stenosis	二尖瓣狭窄
MSA	mixed sleep apnea	混合性睡眠呼吸暂停
MSA	multiple system atrophy	多系统萎缩
MUGA	multiple gated	多门电路
MVA	mitral valve area	二尖瓣瓣口面积
MVD	multivalvular disease	多瓣膜病
MVS	minute ventilation sensor	每分通气量感知器
MVP	mitral valve prolapse	二尖瓣脱垂

N

NBTE	non-bacterial thrombotic endocarditis	非细菌性血栓性心内膜炎
NCHS	National Center for Health Statistics	美国国家卫生统计中心
NE	norepinephrine	去甲肾上腺素
NHANES	National Health and Nutrition Examination Survey	国家健康与营养调查
NIH	National Institutes of Health	美国国立卫生研究院
NO	nitric oxide	一氧化氮
NOS	nitric oxide synthase	一氧化氮合酶
NPAVD	non-physiological AV delay	非生理性房室传导延迟
NPPV	noninvasive positive pressure ventilation	无创性正压通气
NPY	neuropeptide Y	神经肽 Y
NSRT	nonsurgical septal reduction therapy	非手术性室间隔缩减疗法
NSTEMI	non－ST－segment elevation myocardial infarction	非 S－T 段抬高型心肌梗死
NSVT	nonsustained ventricular tachycardia	非持续性室性心动过速
NTG	nitroglycerin	硝酸甘油
NVE	native valve endocarditis	自身瓣膜心内膜炎
NVM	noncompaction of ventricular myocardium	心肌致密化不全

O

OCT	optical coherence tomography	光学相干断层扫描
OHS	obesity hypoventilation syndrome	肥胖低通气综合征
OS	opening snap	开瓣音
OSA	obstructive sleep apnea	阻塞性睡眠呼吸暂停

P

PAF	pure autonomic failure	单纯自主神经功能衰竭
PAH	primary alveolar hypoventilation	原发性肺泡低通气
PAH	pulmonary artery hypertension	肺动脉高压
PAI－1	plasminogen activator inhibitor l	纤维蛋白溶酶原激活剂抑制剂 1
PASP	pulmonary arterial systolic pressure	肺动脉收缩压
PAU	penetrating atherosclerotic aortic ulcer	穿透性粥样硬化性主动脉溃疡
PBMV	percutaneous balloon mitral valvuloplasty	经皮球囊二尖瓣成形术
PBPV	percutaneous balloon pulmonary valvuloplasty	经皮球囊肺动脉瓣成形术
PCBV	percutaneous catheter balloon valvuloplasty	经皮球囊导管瓣膜成形术
PCCD	progressive cardiac conduction defeat	进行性心脏传导障碍
PCC	prothrombin complex concentrate	凝血酶原复合物浓缩液

PCI	percutaneous coronary intervention	经皮冠状动脉介入术
PC	phase contrast	相位对比法
PCR	polymerase chain reaction	聚合酶链反应
PCWP	pulmonary capillary wedge pressure	肺毛细血管嵌顿压
PDA	patent ductus arteriosus	动脉导管未闭
PDEI	phosphodiesterase inhibitor	磷酸二酯酶抑制剂
PDGF	platelet-derived growth factor	血小板源性生长因子
PD	panic disorder	惊恐障碍
PD	proton density	自旋质子密度
PDWI	proton density-weighted image	质子密度加权像
PE	pulmonary embolism	肺动脉栓塞
PEA	pulseless electrical activity	无脉性电活动
PEEP	positive end expiratory pressure	呼气末正压
PER	peak ejection fraction	高峰射血分数
PES	programmed extrastimulation	程控期前刺激(程序控制期前刺激)
PET	positron emission tomograph	正电子发射断层显像仪
PFR	peak filling rate	高峰充盈率
PGI_2	prostacyclin	前列环素
PHT	pressure half-time	压力减半时间
PHV	prosthetic heart valve	人工心脏瓣膜
PKC	protein kinase C	蛋白激酶 C
PL	phospholipid	磷脂
PM/ICD - IE	pacemaker/ICD infective endocarditis	心脏起搏器/植入型心脏复律除颤器感染性心内膜炎
PM	pacemaker	心脏起搏器
PMS	pacemaker syndrome	心脏起搏器综合征
PNP	phrenic nerve palsy	膈神经麻痹
POTS	postural orthostatic tachycardia syndrome	体位性直立型心动过速综合征
PPCM	peripartum cardiomyopathy	围生期心肌病
PPG	peak pressure gradient	峰值压差
PPI	post pacing interval	刺激后间期
Pro2A	protease 2A	蛋白激酶 2A
PR	pulmonary regurgitation	肺动脉瓣反流
PS	pulmonary stenosis	肺动脉瓣狭窄
PSA	pace system analyser	起搏系统分析仪
PSV	pressure support ventilation	吸气压力支持通气
PTCA	percutaneous transluminal coronary angioplasty	经皮腔内冠状动脉成形术
PTE	pulmonary thromboembolism	肺血栓栓塞
PTLD	post-transplant lymphoproliferative disorder	移植后淋巴增殖性疾病
PTSMA	percutaneous transluminal septal myocardial ablation	经皮腔内室间隔心肌消融术
PVE	prosthetic valve endocarditis	人工瓣感染性心内膜炎
PVRAP	postventricular atrial refractory period	心室后心房不应期
PVR	pulmonary valve replacement	肺动脉瓣置换
PVT	prosthetic valve thrombosis	人工瓣膜血栓形成
PW	pulse wave	脉搏波
PWV	pulse wave velocity	脉搏波传导速度

Q

Q - Td	Q - T dispersion	Q - T 离散度

R

RAAS	renin angiotensin aldosterone system	肾素-血管紧张素-醛固酮系统
RAP	right atrium pressure	右心房压力
RBBB	right bundle branch block	右束支传导阻滞
RBB	right bundle branch	右束支
rCFR	relative CFR	相对冠状动脉血流储备
RCM	restrictive cardiomyopathy	限制型心肌病
REF	regional ejection fraction	局部射血分数
RFCA	radio frequence catheter ablation	导管射频消融
rh-EPO	recombinant human erythropoietin	重组人促红细胞生成素
RHIE	right heart infective endocarditis	右心感染性心内膜炎
ROS	reactive oxygen species	活性氧簇(活性氧代物)
RRF	ragged red fibers	破碎红纤维
RRP	relative refractory period	相对不应期
RRT	recommended replacement time	建议更换时间
RT-3DE	real-time three-dimensional echocardiography	实时三维超声心动图检查
rt-PA	recombinant tissue plasminogen activator	基因重组组织型纤溶酶原激活剂
RVG	radionuclide ventriculography	放射性核素心室造影
RVH	right ventricular hypertrophy	右心室肥厚
RVOT	right ventricular outflow tract	右心室流出道
RVP	right ventricle pressure	右心室压力
RV	right ventricle	右心室
RWPT	R-wave peak time	R 波峰值时间

S

SACT	sinoatrial conduction time	窦房传导时间
SAECG	signal averaged ECG	信号平均心电图
SAN	sino atrial node	窦房结
SAS	sleep apnea syndrome	睡眠呼吸暂停综合征
SCAG	selective coronary angiography	选择性冠状动脉造影
SCD	sudden cardiac death	心脏性猝死
SCM	stress cardiomyopathy	应激性心肌病
SDS	self-rating depression scale	抑郁自评量表
SE	spin echo	自旋回波
SIDS	sudden infant death syndrome	婴儿猝死综合征
SV	Sinus of Valsalva	主动脉窦
SIR	sensor-indicated rate	感知器指示的频率间期
SI	stroke volume index	心搏出量指数
SK	streptokinase	链激酶
sLDL	small dense LDL	小而密的低密度脂蛋白
SLE	systemic lupus erythematosus	系统性红斑狼疮
SMCs	smooth muscle cells	平滑肌细胞
SMI	silent myocardial ischemia	隐匿性心肌缺血
SNRT	sinus node recovery time	窦房结恢复时间
SPC	smooth muscle progenitor cells	平滑肌祖细胞
SPECT	single photon emission computed tomography	单光子发射型计算机断层显像
SQTS	short Q-T syndrome	短 Q-T 间期综合征
SR-A	scavenger receptor-A	A 型清道夫受体
SSFP	balanced steady-state free procession	平衡的稳态自由序列
STEMI	ST-segment elevation myocardial infarction	S-T 段抬高型心肌梗死

SUV	standardization uptake value	标准化摄取值
SV	stroke volume	每搏量
SVD	structural valve deterioration	瓣膜结构退化

T

TABP	type A behavior pattern	A 型行为模式
TAO	thromboangitis obliterans	血栓闭塞性脉管炎
TARP	total atrial refractory period	总心房不应期
TASH	transcoronary ablation of septal hypertrophy	经冠状动脉肥厚室间隔消融术
TAVI	transcatheter aortic valve implantation	经导管人工主动脉瓣植入术
TC	cholesterol	胆固醇
TDI	tissue Doppler imaging	组织多普勒显像
TdP	torsades de pointes	尖端扭转型室性心动过速
TD	turbulence dynamicity	动态心率震荡
TE	echo time	回波时间
TEE	transesophageal echocardiography	经食管超声心动图检查
TFD	turbulence frequency decrease	震荡频率减低
TGF-β1	transforming growth factor-β1	转化生长因子-β1
TG	triglyceride	三酰甘油
TID	transient ischemic dilation	一过性缺血性扩大
TIMPs	tissue inhibitor of metalloproteinase	金属蛋白酶组织抑制剂
TJ	turbulence jump	震荡跳跃
TLI	total lymphoid irradiation	全淋巴系统照射
T-LOC	transient loss of consciousness	短暂意识丧失
TOF	tetralogy of Fallot	法洛四联症
TO	turbulence onset	震荡初始
TPFR	time of peak filling rate	峰值充盈时间
TPI	treponema pallidum immobilization test	密螺旋体活动抑制试验
TP	threshold potential	阈电位
TPVI	transcatheter pulmonary valve implantation	经导管肺动脉瓣植入术
TRLs	triglyceride-rich lipoproteins	富含三酰甘油脂蛋白
TR	tricuspid regurgitation	三尖瓣关闭不全
TS	tricuspid stenosis	三尖瓣狭窄
TTE	transthoracic echocardiography	经胸超声心动图检查
TTT	tilt table testing	倾斜试验
TT	turbulence timing	震荡点
TWA	T wave alternans	T 波电交替

U

UA	unstable angina	不稳定型心绞痛
UIP	usual interstitial pneumonia	普通性间质性肺炎
UK	urokinase	尿激酶
URL	upper rate limit	上限频率间期

V

VAC	ventricular atrial conduction	室房逆传
VBP	ventricular blanking period	心室空白期
VCAM-1	vascular cell adhesion molecule-1	血管细胞黏附分子-1
VEF	ventricular ejection fraction	心室射血分数
VHD	valvular heart disease	心脏瓣膜病
VIP	vasoactive intestinal peptide	血管活性肠肽

VLDL	very low density lipoprotein	极低密度脂蛋白
VLP	ventricular late potential	心室晚电位
VLST	very late stent thrombosis	极晚期支架内血栓形成
VMC	viral myocarditis	病毒性心肌炎
VRP	ventricular refractory period	心室不应期
VSD	ventricular septal defect	室间隔缺损
VSMC	vascular smooth muscle cell	血管平滑肌细胞
VSP	ventricular safety pacing	心室安全起搏
VTE	venous thromboembolism	静脉血栓栓塞症
VTE	venous thrombosis	静脉血栓形成
VTI	velocity time integral	速度时间积分
VT	ventricular tachycardia	室性心动过速
VVS	vasovagal syncope	血管迷走性晕厥

W

WCT	wide QRS complex tachycardia	宽 QRS 波心动过速
WHO	World Health Organization	世界卫生组织